Braun-Falco's

Dermatologie, Venerologie und Allergologie

G. Plewig
M. Landthaler
W. H. C. Burgdorf
M. Hertl
T. Ruzicka
(Hrsg.)

Braun-Falco's Dermatologie, Venerologie und Allergologie

6., überarbeitete und erweiterte Auflage
Band 1

Mit 1485 Abbildungen und 341 Tabellen

Springer

Prof. Dr. med. Dr. h. c. mult. Gerd Plewig, F.R.C.P.
Ludwig-Maximilians-Universität München

Prof. Dr. med. Dr. h. c. Michael Landthaler
Universitätsklinikum Regensburg

Walter H. C. Burgdorf, MD
Ludwig-Maximilians-Universität München

Prof. Dr. med. Michael Hertl
Philipps Universität Marburg

Prof. Dr. med. Dr. h. c. mult. Thomas Ruzicka
Ludwig-Maximilians-Universität München

ISBN 978-642-24162-8

Die Deutsche Nationalbibliothek verzeichnet diese Publikation in der Deutschen Nationalbibliografie;
detaillierte bibliografische Daten sind im Internet über http://dnb.d-nb.de abrufbar.
Springer Medizin

Planung: Dr. Klaus Richter
Projektmanagement: Willi Bischoff, Heidelberg
Lektorat: Dr. Susanne Meinrenken, Bremen
Umschlaggestaltung: deblik, Berlin
Zeichungen: Luitgart Kellner, München
Satz und Reproduktion der Abbildungen: Fotosatz-Service Köhler GmbH – Reinhold Schöberl, Würzburg

Gedruckt auf säurefreiem und chlorfrei gebleichtem Papier

Springer Medizin ist Teil der Fachverlagsgruppe Springer Science+Business Media
www.springer.com

Vorwort

Historisches

Die erste Auflage des Lehrbuchs »Dermatologie und Venerologie« von Egon Keining in Mainz und seinem akademischen Schüler Otto Braun-Falco wurde 1961 im J.F. Lehmann's Verlag München herausgegeben, ebenso die zweite Auflage im Jahr 1969. Die dritte Auflage erschien 1984 im Springer-Verlag und wurde in München von Otto Braun-Falco, Gerd Plewig und Helmut H. Wolff in wesentlichen Teilen neu gestaltet. Die vierte, vollständig überarbeitete und erweiterte Auflage erschien im Jahr 1996. Wiederum wurde der Text von den Autoren überarbeitet und durch Literaturhinweise ergänzt. Die fünfte, vollständig überarbeitete und erweiterte Auflage erschien im Jahr 2005 und enthielt etwa 50% mehr Kapitel und fast 200 farbige Abbildungen mehr als die vorherige, jedoch einen verminderten Seitenumfang, um die Handhabbarkeit und Übersichtlichkeit zu erleichtern. Das bisherige Herausgebergremium wurde um Walter H.C. Burgdorf und Michael Landthaler ergänzt. Mittlerweile haben 103 Autoren aus Deutschland, Österreich, der Schweiz und Südafrika an dem Werk mitgewirkt.

Darüber hinaus konnten drei englische Auflagen realisiert werden, die erste durch Otto Braun-Falco, Gerd Plewig und Helmut Wolff unter bereitwilliger und kenntnisreicher Mitwirkung von Richard K. Winkelmann (USA) 1991. An der zweiten Auflage des Jahres 2000 war dankenswerterweise Walter H.C. Burgdorf (USA und Deutschland) wesentlich beteiligt. Die dritte, vollständig überarbeitete englische Auflage erschien im Jahr 2009 unter der Herausgeberschaft von Walter H.C. Burgdorf, Gerd Plewig, Helmut H. Wolff und Michael Landthaler. Weiterhin erschienen in der Zwischenzeit dank freundlich-kollegialer Aktivität jeweils eine spanische (1995), tschechoslowakische (2001), italienische (2002) und polnische (2002) Übersetzung; eine russische Ausgabe ist in Vorbereitung.

Zur sechsten deutschen Auflage

Wir Herausgeber freuen uns, dass wir die sechste Auflage des Lehrbuchs vorlegen können, und hoffen, dass es nicht nur Dermatologen, sondern vielen Ärzten anderer Fachrichtungen und Studenten, die sich für die Dermatologie interessieren, eine wertvolle Hilfe sein wird.

Im Vergleich zur fünften deutschen Auflage haben sich wesentliche Änderungen ergeben. Die erste Änderung zeigt sich schon im Buchtitel »Braun-Falco's Dermatologie, Venerologie und Allergologie«. Professor Otto Braun-Falco hat seit der ersten Auflage im Jahr 1961 über 50 Jahre das Lehrbuch als Autor und Herausgeber geprägt. In Würdigung seiner herausragenden Lebensleistung, seiner großen Verdienste um die nationale und internationale Dermatologie und seiner großen internationalen Reputation wurde deshalb das Lehrbuch nach ihm benannt. Die bereits für die dritte englische Auflage verwendete Schreibweise haben Verlag und Herausgeber bewusst auch für die nun vorliegende sechste deutsche Auflage gewählt. Nach der geltenden Rechtschreibung ist die Schreibweise »Braun-Falco's« sowohl für die englische als auch die deutsche Sprache möglich.

Mit Thomas Ruzicka und Michael Hertl wurden zwei neue Herausgeber gewonnen. Sie brachten neue Ideen, Schwerpunkte und Vorschläge für zusätzliche Kapitel und Autoren ein.

Zu den neuen Kapiteln zählen Immunologie, Hautalterung, Dermatoskopie, Sonografie, bildgebende Verfahren, Asthma und Rhinitis, Nahrungsmittelallergien, Hymenopterenallergie, Hautveränderungen durch Drogen, Rauchen und Alkohol, Gift-Tiere und aquatische Dermatologie, neonatale Dermatologie, psychiatrische Erkrankungen, Sportdermatologie und Doping, Wundheilung und ästhetische Dermatologie.

Die fünf Herausgeber arbeiteten bei der Planung und Herausgabe sehr eng zusammen, und jeder von ihnen brachte spezielle Expertise ein. Michael Landthaler leitete das Herausgeberbüro und war für die Organisation und die Zusammenarbeit mit dem Verlag zuständig. Gerd Plewig war für die Bilder verantwortlich, koordinierte die wissenschaftlichen Zeichnungen und fand die meisten Erstbeschreiber. Walter H.C. Burgdorf war wesentlich an der Organisation und der ersten Sichtung der Manuskripte beteiligt; seiner Arbeit ist es zu verdanken, dass inhaltliche Überschneidungen weitgehend vermieden wurden. Michael Hertl und Thomas Ruzicka brachten ihre Erfahrungen in der Immundermatologie, bei entzündlichen Dermatosen und in der Pharmakologie ein.

Die besondere Bedeutung der Allergologie für das Fachgebiet der Dermatologie wird durch die Aufnahme der Allergologie in den Buchtitel und die Ausweitung der entsprechenden Kapitel dokumentiert.

Viele Autoren aus vorhergehenden Auflagen sind aus dem aktiven Berufsleben ausgeschieden. An ihrer Stelle haben jüngere Kollegen die Kapitel übernommen, die sich in den letzten Jahren in dem Bereich besonders ausgewiesen haben. Durch die Beteiligung von Kollegen aus Österreich, der Schweiz, Kambodscha und den Vereinigten Staaten wird das Lehrbuch auch internationaler. Dies ist sicher auch für die Zukunft des Buchs von großer Bedeutung.

Dankesworte

Unser besonderer Dank gilt unseren Autoren. Sie hatten nicht nur die schwierige Aufgabe, die fünfte deutsche und die dritte englische Auflage auf den neuesten Stand zu bringen, sondern sie mussten auch alle neuen Entwicklungen in der Dermatologie einbringen.

Frau Uschi Ertl organisierte das Herausgebersekretariat, sie war unter anderem für die Koordination zwischen Autoren, Herausgebern und Verlag zuständig. Mit ihrer angenehmen, ruhigen und effektiven Art zu arbeiten war sie die wesentliche Stütze von Michael Landthaler.

Frau Luitgard Kellner fertigte die meisten Schemazeichnungen, in denen sie ihre künstlerischen Fähigkeiten mit einem soliden wissenschaftlichen Hintergrund verband.

An dieser Stelle möchten wir auch unserem Freund Helmut H. Wolff danken, der seit 1991 wesentlich am Buch beteiligt war. Die Zusammenarbeit bei der fünften deutschen Auflage und der dritten englischen Auflage war nicht nur konstruktiv und erfolgreich, sondern sie war auch immer ein Vergnügen.

Frau Diana Lingk und Frau Carla Lingner aus dem Photo- und Dokumentationslabor der Dermatologischen Klinik der Ludwig-Maximilians-Universität sei herzlich gedankt. Herr Winfried H. Neuse aus dem Photolabor der Dermatologischen Klinik der Heinrich-Heine-Universität Düsseldorf trug zu früheren Auflagen ebenfalls eindrucksvolle Bilder bei.

An dieser Stelle wollen wir auch an unseren Freund, den Photografen Peter Bilek denken, der 2009 verstarb. Er erstellte die meisten der ausgezeichneten Aufnahmen der früheren Auflagen. Manche der Abbildungen in der nun vorliegenden Auflage gehen noch auf seine Arbeit zurück.

Unser Dank gilt auch dem Springer-Verlag Heidelberg: Zu nennen sind die Herren Dr. Klaus Richter, Dr. Fritz Kraemer und Willi Bischoff. Verantwortlich für das Copyediting des umfangreichen Projekts war Frau Dr. med. Susanne Meinrenken in Bremen, mit der die Herausgeber gerne zusammengearbeitet haben.

Wir hoffen, dass unsere Leser auch diese Auflage ebenso wohlwollend aufnehmen wie die vorangegangenen. Darüber würden sich die Herausgeber, Autoren und auch Professor Otto Braun-Falco besonders freuen. Wir hoffen, dass alle, die dieses Buch in ihrer täglichen dermatologischen Tätigkeit und Weiterbildung, Klinik und Praxis benutzen, davon profitieren.

Gerd Plewig München
Michael Landthaler Regensburg
Walter H.C. Burgdorf Tutzing
Michael Hertl Marburg
Thomas Ruzicka München

Inhaltsverzeichnis

XVI Therapie

Autorenverzeichnis

Abeck, Dietrich, Prof. Dr.
Hautarzt Venerologie, Allergologie
Gemeinschaftspraxis für Haut-
und Geschlechtskrankheiten
Renatastraße 72
80639 München, Deutschland

Ambros-Rudolph, Christina M., PD Dr.
Klinik für Dermatologie
Medizinische Universität Graz
Auenbruggerplatz 8
8036 Graz, Österreich

Babilas, Philipp, PD Dr.
Klinik und Poliklinik für Dermatologie
Universitätsklinikum Regensburg
Franz-Josef-Strauß-Allee 11
93051 Regensburg, Deutschland

Becker, Jürgen C., Prof. Dr.
Klinik für Dermatologie
Medizinische Universität Graz
Auenbruggerplatz 8
8036 Graz, Österreich

Beltraminelli, Helmut, Dr.
Universitätsklinik für Dermatologie
Inselspital Bern
Freiburgstrasse
3010 Bern, Schweiz

Bendick, Christoph, MD, MA
Department of Dermatology
University of Health Sciences
73, Boulevard Monivong
Phnom Penh, Cambodia

Berking, Carola, Prof. Dr.
Klinik und Poliklinik für Dermatologie
und Allergologie
Ludwig-Maximilians-Universität München
Frauenlobstraße 9–11
80337 München, Deutschland

Berneburg, Mark, Prof. Dr.
Klinik für Dermatologie
Eberhard Karls Universität
Liebermeisterstraße 25
72076 Tübingen, Deutschland

Bieber, Thomas, Prof. Dr. Dr.
Klinik und Poliklinik für Dermatologie
Rheinische Friedrich-Wilhelms-Universität
Sigmund-Freud-Straße 25
53105 Bonn, Deutschland

Biedermann, Tilo, Prof. Dr.
Universitäts-Hautklinik
Eberhard-Karls-Universität
Liebermeisterstraße 25
72076 Tübingen, Deutschland

Binder, Michael, Prof. Dr.
Abteilung für Allgemeine Dermatologie
Medizinische Universität Wien
Währinger Gürtel 18–20
1090 Wien, Österreich

Blazek, Claudia, Dr.
Universitätsklinik für Dermatologie
Inselspital Bern
Freiburgstrasse
3010 Bern, Schweiz

Blum, Andreas, Prof. Dr.
Hautarzt
Allergologie, Phlebologie, ambulante
Operationen
Seestraße 3a
78464 Konstanz, Deutschland

Böhm, Markus, Prof. Dr.
Klinik für Dermatologie und Venerologie
Universitätsklinikum Münster
Von-Esmarch-Straße 58
48149 Münster, Deutschland

Borradori, Luca, Prof. Dr.
Universitätsklinik für Dermatologie
Inselspital Bern
Freiburgstrasse
3010 Bern, Schweiz

Braun-Falco, Markus, PD Dr.
Klinik und Poliklinik für Dermatologie
und Allergologie
Ludwig-Maximilians-Universität München
Frauenlobstraße 9–11
80337 München, Deutschland

Brinckmann, Jürgen, Prof. Dr.
Klinik für Dermatologie
Institut für Virologie und Zellbiologie
Ratzeburger Allee 160
23538 Lübeck, Deutschland

Bröcker, Eva-Bettina, Prof. Dr.
Klinik und Poliklinik für Dermatologie,
Venerologie und Allergologie
Universitätsklinikum Würzburg
Josef-Schneider-Straße 2
97080 Würzburg, Deutschland

Brokow, Knut, Prof. Dr.
Klinik und Poliklinik für Dermatologie
und Allergologie am Biederstein
Technische Universität München
Biedersteiner Straße 30
80803 München, Deutschland

Bruch-Gerharz, Daniela, Prof. Dr.
Hautklinik
Universitätsklinikum Düsseldorf
Moorenstraße 5
40225 Düsseldorf, Deutschland

Bruckner-Tuderman, Leena, Prof. Dr.
Klinik und Poliklinik für Dermatologie
Universitätsklinikum der
Albrecht-Ludwigs-Universität
Hauptstraße 7
79104 Freiburg, Deutschland

Buder, Susanne, Dr.
Klinik für Dermatologie und Venerologie
Vivantes Klinikum Neukölln
Rudowerstraße 48
12351 Berlin, Deutschland

Burgdorf, Walter H.C., M.D.
Traubinger Straße 45A
82327 Tutzing, Deutschland

Degitz, Klaus, Prof. Dr.
Hautarztpraxis Schatz, Barth & Degitz,
Pasinger Bahnhofsplatz 1
81241 München, Deutschland

Dissemond, Joachim, PD Dr.
Klinik für Dermatologie, Venerologie
und Allergologie
Universitätsklinikum Essen
Hufelandstraße 55
45122 Essen, Deutschland

Elsner, Peter, Prof. Dr.
Klinik für Hautkrankheiten und Klinik
für Dermatologie und dermatologische
Allergologie
Friedrich-Schiller-Universität Jena
Erfurter Straße 35
07743 Jena, Deutschland

Eming, Rüdiger, PD Dr.
Klinik für Dermatologie und Allergologie
Philipps-Universität Marburg
Baldingerstraße
35043 Marburg, Deutschland

Eming, Sabine A., Univ.-Prof. Dr.
Klinik und Poliklink für Dermatologie
und Venerologie
Universitätsklinikum Köln
Kerpener Straße 62
50937 Köln, Deutschland

Fölster-Holst, Regina, Prof. Dr.
Klinik für Dermatologie, Venerologie
und Allergologie
Universitätsklinikum Schleswig-Holstein
Campus Kiel
Schittenhelmstraße 7
24105 Kiel, Deutschland

Frank, Jorge, Prof. Dr.
Hautklinik und Porphyrie-Zentrum
Universitätsklinikum Heinrich-Heine-
Universität Düsseldorf
Moorenstraße 5
40225 Düsseldorf, Deutschland

Gaber, Yvonne, Dr.
Fachärztin für Allergologie und
Dermatologie
Kronsforder Allee 44–46
23560 Lübeck, Deutschland

Garbe, Claus, Prof. Dr.
Universitäts-Hautklinik
Universitätsklinikum Tübingen
Eberhard-Karls-Universität
Liebermeisterstraße 25
72074 Tübingen, Deutschland

Geusau, Alexandra, Prof. Dr.
Abteilung für Allgemeine Dermatologie
Medizinische Universität Wien
Währinger Gürtel 18–20
1090 Wien, Österreich

Gollnick, Harald, Prof. Dr.
Klinik und Poliklinik für Dermatologie
und Venerologie
Otto-von-Guericke-Universität
Leipziger Straße 44
39120 Magdeburg, Deutschland

Hafner, Christian, Prof. Dr.
Klinik und Poliklinik für Dermatologie
Universitätsklinikum Regensburg
Franz-Josef-Strauß-Allee 11
93051 Regensburg, Deutschland

Hamm, Henning, Prof. Dr.
Klinik und Poliklinik für Dermatologie,
Venerologie und Allergologie
Klinikum der Julius-Maximilians-
Universität Würzburg
Josef-Schneider-Straße 2
97080 Würzburg, Deutschland

Happle, Rudolf, Prof. Dr.
Klinik und Poliklinik für Dermatologie
Universitätsklinikum der
Albrecht-Ludwigs-Universität
Hauptstraße 7
79104 Freiburg, Deutschland

Harth, Wolfgang, Prof. Dr.
Klinik für Dermatologie und Allergologie
Vivantes Klinikum Spandau
Neue Bergstraße 6
13585 Berlin, Deutschland

Heckmann, Marc, Prof. Dr.
Praxisklinik für Dermatologie
Kreuzstraße 26
82319 Starnberg, Deutschland

Hein, Rüdiger, Prof. Dr.
Klinik und Poliklinik für Dermatologie
und Allergologie am Biederstein
Technische Universität München
Biedersteiner Straße 29
80802 München, Deutschland

Hertl, Michael, Prof. Dr.
Klinik für Dermatologie und Allergologie
Philipps-Universität Marburg
Baldingerstraße
35043 Marburg, Deutschland

Herzinger, Thomas, PD Dr.
Klinik und Poliklinik für Dermatologie
und Allergologie
Ludwig-Maximilians-Universität München
Frauenlobstraße 9–11
80337 München, Deutschland

Höger, Peter, Prof. Dr.
Abteilungen für Pädiatrie und
Pädiatrische Dermatologie
Katholisches Kinderkrankenhaus
Wilhelmstift
Liliencronstraße 130
22149 Hamburg, Deutschland

Hohenleutner, Ulrich, Prof. Dr.
Klinik und Poliklinik für Dermatologie
Universitätsklinikum Regensburg
Franz-Josef-Strauß-Allee 11
93051 Regensburg, Deutschland

Hölzle, Erhard, Prof. Dr.
Klinik für Dermatologie und Allergologie
Klinikum Oldenburg
Rahel-Straus-Straße 10
26133 Oldenburg, Deutschland

Homey, Bernhard, Prof. Dr.
Universitäts-Hautklinik
Heinrich-Heine-Universität Düsseldorf
Moorenstraße 5
40225 Düsseldorf, Deutschland

Hunzelmann, Nicolas, Prof. Dr.
Klinik und Poliklinik für Dermatologie
und Venerologie
Universität zu Köln
Kerpener Straße 62
50937 Köln, Deutschland

Itin, Peter, Prof. Dr.
Universitätsklinik für Dermatologie
Petersgraben 4
4031 Basel, Schweiz

Jansen, Thomas, PD Dr.
Klinik für Dermatologie
Universitätsklinikum Essen
Hufelandstraße 55
45122 Essen, Deutschland

Karrer, Sigrid, Prof. Dr.
Klinik und Poliklinik für Dermatologie
Universitätsklinikum Regensburg
Franz-Josef-Strauß-Allee 11
93051 Regensburg, Deutschland

Kaufmann, Roland, Prof. Dr.
Klinik für Dermatologie und
Venerologie, Klinikum der Johann-
Wolfgang-Goethe-Universität
Theodor-Stern-Kai 7
60590 Frankfurt/Main, Deutschland

Kempf, Werner, Prof. Dr.
Kempf u. Pfalz Histologische Diagnostik
Seminarstrasse 1
8042 Zürich, Schweiz

Kohl, Peter K., Prof. Dr.
Klinik für Dermatologie und Venerologie
Vivantes Klinikum Neukölln
Rudowerstraße 48
12351 Berlin, Deutschland

Köhn, Frank-Michael, Prof. Dr.
Andrologicum München
Burgstraße 7
80331 München, Deutschland

Krieg, Thomas, Prof. Dr. Dr. h.c.
Klinik und Poliklinik für Dermatologie
und Venerologie
Universität zu Köln
Kerpener Straße 62
50937 Köln, Deutschland

Kruse, Roland, Prof. Dr.
Gemeinschaftspraxis für
Haut- und Geschlechtskrankheiten
Alte Brauerei 11
33098 Paderborn, Deutschland

Kuhn, Annegret, Prof. Dr.
Klinik und Poliklinik für Hautkrankheiten
Allgemeine Dermatologie und Venerologie
Universitätsklinikum Münster
Von-Esmarch-Straße 58
48149 Münster, Deutschland

Kutzner, Heinz, PD Dr.
Dermatopathologische
Gemeinschaftspraxis
Siemensstraße 6/1
88048 Friedrichshafen, Deutschland

**Landthaler, Michael,
Prof. Dr. Dr. h.c.**
Klinik und Poliklinik für Dermatologie
Universitätsklinikum Regensburg
Franz-Josef-Strauß-Allee 11
93051 Regensburg, Deutschland

Lautenschlager, Stephan, Prof. Dr.
Dermatologisches Ambulatorium
des Stadtspitals Triemli
Herman-Greulich-Strasse 70
8004 Zürich, Schweiz

Lehmann, Percy, Prof. Dr.
Zentrum für Dermatologie, Allergologie
und Dermatochirurgie
HELIOS Klinikum Wuppertal,
Universität Witten-Herdecke
Heusnerstraße 40
42883 Wuppertal, Deutschland

Luger, Thomas, Prof. Dr. Dr. h.c.
Klinik für Dermatologie und Venerologie
Universitätsklinikum Münster
Von-Esmarch-Straße 58
48149 Münster, Deutschland

Marsch, Wolfgang Ch., Prof. Dr.
Universitätsklinik und Poliklinik
für Dermatologie und Venerologie
Martin-Luther-Universität
Halle-Wittenberg
Ernst-Kromayer-Straße 5
06112 Halle/Saale, Deutschland

Maurer, Marcus, Prof. Dr.
Universitätsmedizin Berlin,
Klinik für Dermatologie, Venerologie
und Allergologie
Charité Campus Mitte
Charitéplatz 1
10117 Berlin, Deutschland

Mayser, Peter, Prof. Dr.
Klinik für Dermatologie, Venerologie
und Allergologie
Universitätsklinikum Gießen und
Marburg GmbH, Standort Gießen
Gaffkystraße 14
35385 Gießen, Deutschland

Mebs, Dietrich, Prof. Dr. phil nat.
Toxikologe
Institut für Rechtsmedizin
Klinikum der Universität
Kennedyallee 104
60596 Frankfurt/Main, Deutschland

Melnik, Bodo, Prof. Dr.
Hautarztpraxis
Eickhoffstraße 20
33330 Gütersloh, Deutschland

Mempel, Martin, Prof. Dr.
Klinik und Poliklinik für Dermatologie
Technische Universität München
Biedersteiner Straße 29
80802 München, Deutschland

Metze, Dieter, Prof. Dr.
Klinik und Poliklinik für Dermatologie
Universitätsklinikum Münster
Von-Esmarch-Straße 58
48149 Münster, Deutschland

Mrowietz, Ulrich, Prof. Dr.
Klinik für Dermatologie, Venerologie
und Allergologie
Universitätsklinikum Schleswig-Holstein,
Campus Kiel
Schittenhelmstraße 7
24105 Kiel, Deutschland

Müllegger, Robert, PD Dr.
Klinik für Dermatologie
Landesklinikum Wiener Neustadt
Corvinusring 3–5
2700 Wiener Neustadt, Österreich

Nindl, Ingo, PD Dr. rer. nat. habil
Klinik für Dermatologie, Venerologie
und Allergologie
Charité Universitätsmedizin Berlin
Charitéplatz 1
10117 Berlin, Deutschland

Oji, Vinzenz, PD Dr.
Klinik und Poliklinik für Dermatologie
Universitätsklinikum Münster
Von-Esmarch-Straße 58
48149 Münster, Deutschland

Peter, Ralf Uwe, Prof. Dr.
Gefäß- und Hautzentrum Blaustein
Erhard-Grözinger-Straße 102
89134 Ulm-Blaustein, Deutschland

Pfützner, Wolfgang, PD Dr.
Klinik für Dermatologie und Allergologie
Philipps-Universität Marburg
Baldingerstraße
35043 Marburg, Deutschland

Plewig, Gerd, Prof. Dr. Dr. h.c. mult.
Klinik und Poliklinik für Dermatologie
und Allergologie
Ludwig-Maximilians-Universität München
Frauenlobstraße 9–11
80337 München, Deutschland

Prinz, Jörg Christoph, Prof. Dr.
Klinik und Poliklinik für Dermatologie
und Allergologie
Ludwig-Maximilians-Universität München
Frauenlobstraße 9–11
80337 München, Deutschland

Przybilla, Bernhard, Prof. Dr.
Klinik und Poliklinik für Dermatologie
und Allergologie
Ludwig-Maximilians-Universität München
Frauenlobstraße 9–11
80337 München, Deutschland

Ramelet, Albert-Adrien, Dr.
Spéc. FMH en Dermatologie
et en Angiologie
2 Place Benjamin-Constant
1003 Lausanne, Schweiz

Rappersberger, Klemens, Prof. Dr.
Abteilung für Dermatologie
und Venerologie
Krankenanstalt Rudolfstiftung
Juchgasse 25
1030 Wien, Österreich

Reich, Kristian, Prof. Dr.
Dermatologikum Hamburg
Drehbahn 1–3
20354 Hamburg, Deutschland

Reifenberger, Julia, Prof. Dr.
Universitätsklinikum Hautklinik
Heinrich-Heine-Universität
Moorenstraße 5
40225 Düsseldorf, Deutschland

Ring, Johannes, Prof. Dr. Dr.
Klinik und Poliklinik für Dermatologie
und Allergologie am Biederstein
Technische Universität München
Biedersteiner Straße 29
80802 München, Deutschland

Röcken, Martin, Prof. Dr.
Universitäts-Hautklinik,
Universitätsklinikum Tübingen
Eberhard-Karls-Universität
Liebermeisterstraße 25
72076 Tübingen, Deutschland

Roesch, Alexander, PD Dr.
Klinik und Poliklinik für Dermatologie,
Venerologie und Allergologie
Universitätsklinikum des Saarlandes
Kirrbergerstraße – Gebäude 18
66421 Homburg, Deutschland

Rompel, Rainer, Prof. Dr.
Hautklinik
Klinikum Kassel GmbH
Mönchebergstraße 41–43
34125 Kassel, Deutschland

Rose, Christian, Dr.
Dermatologisches Labor
Maria-Goeppert-Straße 5
23562 Lübeck, Deutschland

Ruëff, Franziska, Prof. Dr.
Klinik und Poliklinik für Dermatologie
und Allergologie
Ludwig-Maximilians-Universität München
Frauenlobstraße 9–11
80337 München, Deutschland

Rupec, Rudolf A., Prof. Dr.
Derma AG
Zuchwilerstrasse 43
4500 Solothurn, Schweiz

Rütten, Arno, Dr.
Dermatopathologsche
Gemeinschaftspraxis
Siemensstraße 6
88048 Friedrichshafen, Deutschland

Ruzicka, Thomas,
Prof. Dr. Dr. h.c. mult.
Klinikum der Universität München
Klinik und Poliklinik für Dermatologie
und Allergologie
Frauenlobstraße 9–11
80337 München, Deutschland

Sander, Christian A., Prof. Dr.
Eduard-Arning-Klinik für Dermatologie
und Allergologie
Asklepios Klinik St. Georg
Lohmühlenstraße 5
20099 Hamburg, Deutschland

Sattler, Elke, Dr.
Klinik und Poliklinik für Dermatologie
und Allergologie
Ludwig-Maximilians-Universität München
Frauenlobstraße 9–11
80337 München, Deutschland

Schaller, Martin, Prof. Dr.
Universitäts-Hautklinik,
Universitätsklinikum Tübingen
Eberhard-Karls-Universität
Liebermeisterstraße 25
72076 Tübingen, Deutschland

Scharffetter-Kochanek, Karin, Prof. Dr.
Klinik für Dermatologie und Allergologie
Universitätklinikum Ulm
Albert-Einstein-Allee 23
89081 Ulm, Deutschland

Schauber, Jürgen, PD Dr.
Klinik und Poliklinik für Dermatologie
und Allergologie
Ludwig-Maximilians-Universität München
Frauenlobstraße 9–11
80337 München, Deutschland

Schmid-Wendtner, Monika, Prof. Dr.
Dermatologie
Interdisziplinäres Onkologisches
Zentrum München
Nussbaumstraße 12
80336 München, Deutschland

Schuppe, Hans-Christian, Prof. Dr.
Klinik und Poliklinik
für Urologie, Kinderurologie
und Andrologie
Universitätsklinikum Gießen und
Marburg GmbH, Standort Gießen
Gaffkystraße 14
35392 Gießen, Deutschland

Schreml, Stephan, Dr.
Klinik und Poliklinik für Dermatologie
Universitätsklinikum Regensburg
Franz-Josef-Strauß-Allee 11
93051 Regensburg, Deutschland

Schürer, Nanna, Prof. Dr.
Klinik Osnabrück
Standort Natruper Holz
Fachbereich Humanwissenschaften,
Dermatologie, Umweltmedizin und
Gesundheitstheorie
Sedanstraße 115
49090 Osnabrück, Deutschland

Simon, Jan C., Prof. Dr.
Klinik für Dermatologie, Venerologie
und Allergologie
Universitätsklinikum Leipzig AöR
Philipp-Rosenthal-Straße 23
04103 Leipzig, Deutschland

Stadler, Rudolf, Prof. Dr.
Klinik für Dermatologie
Johannes-Wesling-Klinikum
Hans-Nolte-Straße 1
32429 Minden, Deutschland

Ständer, Sonja, Univ.-Prof. Dr.
Kompetenzzentrum Pruritus
Klinik für Hautkrankheiten
Universitätsklinikum Münster
Von-Esmarch-Straße 58
48149 Münster, Deutschland

Sterry, Wolfram, Prof. Dr.
Klinik für Dermatologie, Venerologie
und Allergologie
Charité Universitätsmedizin Berlin
Charitéplatz 1
10117 Berlin, Deutschland

Sticherling, Michael, Prof. Dr.
Hautklinik
Universitätsklinikum Erlangen
Hartmannstraße 14
91052 Erlangen, Deutschland

Stockfleth, Eggert, Prof. Dr.
Klinik für Dermatologie, Venerologie
und Allergologie
Charité Universitätsmedizin Berlin
Charitéplatz 1
10117 Berlin, Deutschland

Stolz, Wilhelm, Prof. Dr.
Klinik für Dermatologie, Allergologie
und Umweltmedizin
Klinikum Schwabing,
Städt. Klinikum München GmbH
Kölner Platz 1
80804 München, Deutschland

Sunderkötter, Cord, Univ.-Prof. Dr.
Klinik für Hautkrankheiten
Universitätsklinikum Münster
Von-Esmarch-Straße 58
48149 Münster, Deutschland

Szeimies, Rolf-Markus, Prof. Dr.
Klinik für Dermatologie und Allergologie
Klinikum Vest GmbH,
Knappschaftskrankenhaus Recklinghausen
Dorstener Straße 151
45657 Recklinghausen, Deutschland

Thomas, Peter, Prof. Dr.
Klinikum der Universität München
Klinik und Poliklinik für Dermatologie
und Allergologie
Frauenlobstraße 9–11
80337 München, Deutschland

Trautinger, Franz, Univ.-Prof. Dr.
Karl Landsteiner Institut für
Dermatologische Forschung
Abteilung für Haut- und
Geschlechtskrankheiten
Landesklinikum St. Pölten
Propst Führer-Straße 4
3100 St. Pölten, Österreich

Tronnier, Michael, Prof. Dr.
Klinik für Dermatologie, Venerologie
und Allergologie
Klinikum Hildesheim
Senator-Braun-Allee 33
31135 Hildesheim, Deutschland

Ugurel, Selma, Prof. Dr.
Klinik für Dermatologie
der Medizinischen Universität Graz
Auenbrugger Platz 8
8036 Graz, Österreich

Vogt, Thomas, Univ.-Prof. Dr.
Klinik für Dermatologie, Venerologie
und Allergologie
Universitätsklinikum des Saarlandes
Kirrberger Straße, Gebäude 18
66424 Homburg/Saar, Deutschland

von Stebut-Borschitz, Esther, Prof. Dr.
Universitäts-Hautklinik
der Johannes-Gutenberg-Universität
Mainz
Langenbeckstraße 1
55131 Mainz, Deutschland

Wedi, Bettina, Prof. Dr.
Kllinik für Dermatologie, Venerologie und Allergologie
Medizinische Hochschule Hannover
Carl-Neuberg-Straße 1
30625 Hannover, Deutschland

Welzel, Julia, Prof. Dr.
Klinik für Dermatologie und Allergologie
Klinikum Augsburg
Sauerbruchstraße 6
86179 Augsburg, Deutschland

Werfel, Thomas, Prof. Dr.
Klinik für Dermatologie und Venerologie
Medizinische Hochschule Hannover
Carl-Neuberg-Straße 1
30625 Hannover, Deutschland

Wlaschek, Meinhard, Dr. rer. nat.
Klinik und Poliklinik für Dermatologie und Allergologie
Universitätklinikum Ulm
Albert-Einstein-Allee 23
89081 Ulm, Deutschland

Wolf, Gerd, Dr. rer. nat.
Apotheker für Offizinpharmazie
Robert-Koch-Apotheke
Fauviller Ring 1
53501 Grafschaft-Ringen, Deutschland

Wolff, Hans, Prof. Dr.
Klinikum der Universität München
Klinik und Poliklinik für Dermatologie und Allergologie
Frauenlobstraße 9–11
80337 München, Deutschland

Wolff, Helmut H., Prof. Dr.
Thiewall 11
31840 Hess.-Oldendorf/Lachem
Deutschland

Wollina, Uwe, Prof. Dr.
Krankenhaus Dresden-Friedrichsstadt
Klinik für Dermatologie und Allergologie
Friedrichstraße 41
01067 Dresden, Deutschland

Wörle, Birgit, Dr.
Rosenparkklinik, Fachklinik für Ästhetisch-operative Dermatologie und Plastische Chirurgie
Heidelberger Landstraße 18–20
64297 Darmstadt, Deutschland

Zelger, Bernhard, Prof. Mag. Dr.
Universitätsklinik für Dermatologie und Venerologie
Medizinische Universität Innsbruck
Anichstraße 35
6020 Innsbruck, Österreich

Zillikens, Detlef, Prof. Dr.
Klinik für Dermatologie, Allergologie und Venerologie
Universitätsklinikum Schleswig-Holstein, Campus Lübeck
Ratzeburger Allee 160
23538 Lübeck, Deutschland

Grundlagen

Einführung

Michael Hertl und Helmut Wolff

1.1 Die Haut – ein umfassendes Organ

Die Dermatologie ist wie kein anderes klinisches Fach vielseitig in der Diagnostik und Behandlung hautbezogener Pathologien, die alle Aspekte der Medizin betreffen: Allergien, Autoimmunerkrankungen, entzündliche Erkrankungen, Tumoren, Genodermatosen, Stoffwechseldefekte, vaskuläre Erkrankungen, internistische Erkrankungen, Infektionen, STD (sexually transmitted diseases oder sexually transmitted infections, STI) und nicht zuletzt psychosomatische Erkrankungen. Die Haut ist nicht nur das größte Organ des Menschen, sondern auch erste Barriere gegenüber der Umwelt und ist damit vielfältigen Einflüssen ausgesetzt, die das individuelle Leben maßgeblich bestimmen. Dass die Haut nicht nur eine passive Hülle des Körpers darstellt, sondern komplexe Funktionen ausübt, hat sich in den letzten Jahrzehnten zunehmend gezeigt und ist Grundlage der modernen Dermatotherapie, die sich diese Kenntnisse bei der Entwicklung topischer und systemischer Therapeutika zunutze gemacht hat.

Viele Hauterkrankungen sind, auch wenn sie quoad vitam eine günstige Prognose haben, für viele Betroffene sehr belastend und führen zu einer massiven Einschränkung der Lebensqualität. Vergleichsweise führen chronische Hauterkrankungen wie die Psoriasis und der Pemphigus zu einer ähnlichen Einschränkung der Lebensqualität wie Tumorerkrankungen.

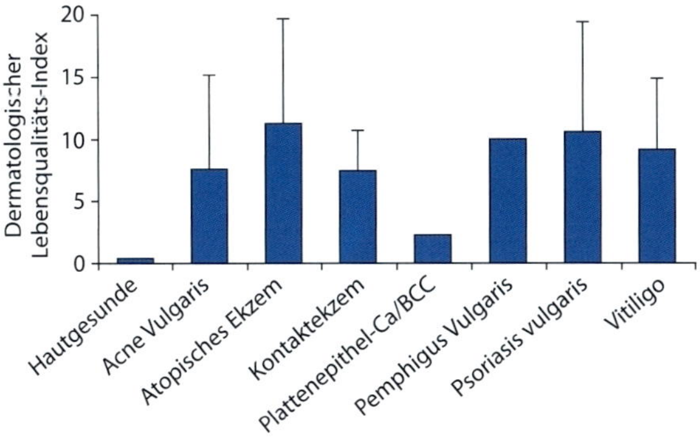

Abb. 1.1 Einfluss von Hauterkrankungen auf die Lebensqualität (Aus: Mayrshofer et al. 2005)

Darüber hinaus sind Hauterkrankungen häufig und betreffen alle Altersgruppen. In der ärztlichen Praxis ist etwa jeder 4.–6. Patient ein Hautkranker. Jeder Arzt sollte daher ein Grundverständnis der wichtigsten Hautkrankheiten besitzen. Beispielhaft sind einige Hauterkrankungen aufgeführt, die typischerweise in bestimmten Lebensaltern auftreten:

Neugeborene oder Säuglinge Sie werden von ihren Eltern wegen angeborener Fehlbildungen (»Muttermale«, kongenitale Nävi), Erbkrankheiten der Haut (Ichthyosen, Epidermolysen) oder der Erstmanifestation eines atopischen Ekzems (»Milchschorf«) vorgestellt.

Kinder Sie kommen wegen unklarer Exantheme oder juckender Hauterkrankungen (Strophulus infantum, atopisches Ekzem) oder Hautinfektionen (Warzen, Impetigo contagiosa, Kopfläuse).

Jugendliche In dieser Altersgruppe ist die Acne vulgaris eine häufige Hauterkrankung und spielt in dieser Phase der Persönlichkeitsentwicklung manchmal eine stigmatisierende Rolle.

Erwachsene Die Angst in der Bevölkerung vor weißem und schwarzem Hautkrebs nimmt zu. Veränderungen bestehender Hauterscheinungen beziehungsweise das Auftreten neuer Hautveränderungen gepaart mit Juckreiz führen zur Karzinophobie. Berufsbedingte Dermatosen wie Ekzeme finden sich häufig; diese werden von den Patienten aber nicht selten ignoriert, aus Angst, den Arbeitsplatz zu verlieren. Zunehmend spielen die Behandlung ästhetisch störender Hautveränderungen und Maßnahmen zur Hautverjüngung eine Bedeutung für das »Ich«-Verständnis vieler Patienten und wird zum Statussymbol.

Ältere Menschen Wegen der altersbedingten Austrocknung (Sebostase) der Haut ist bei älteren Menschen Juck-

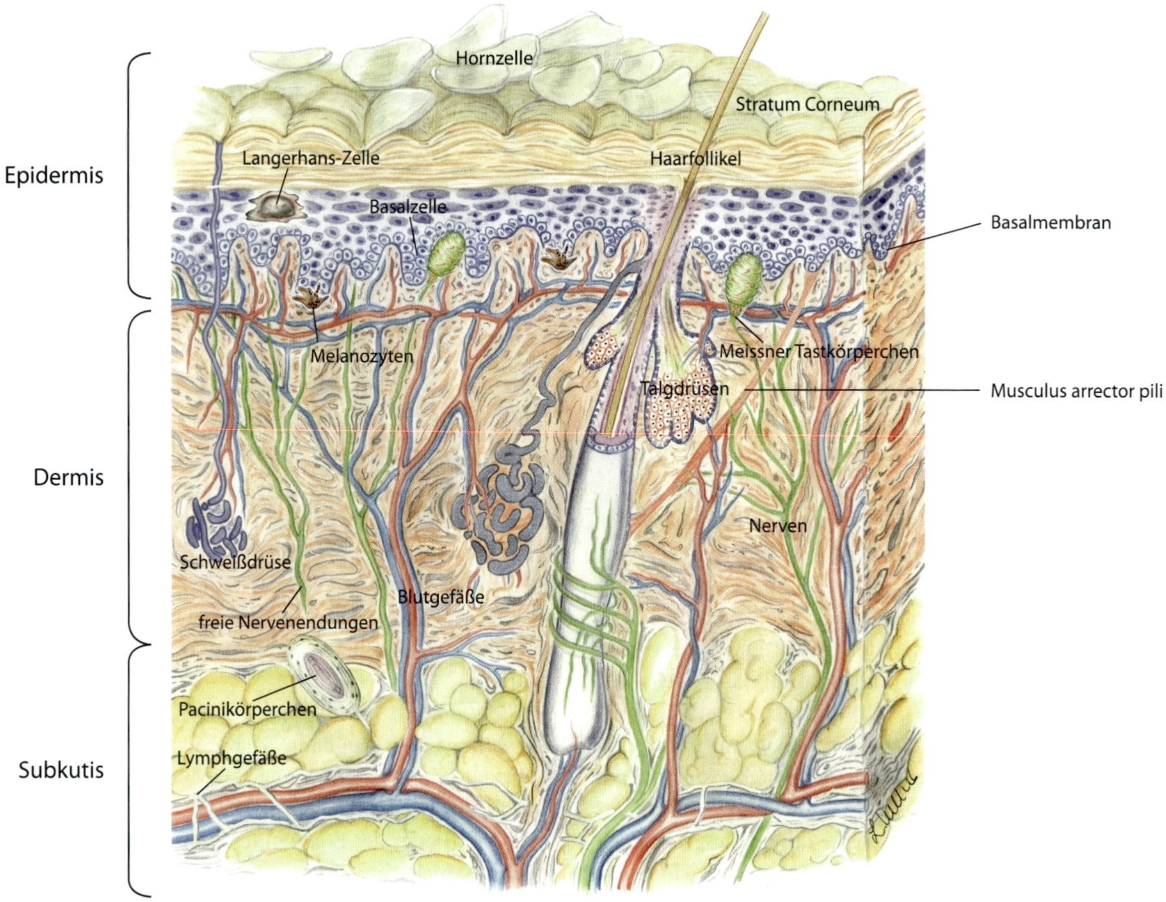

Abb. 1.2 Aufbau und Struktur der Haut (Schematische Darstellung)

reiz und Ekzemneigung sehr häufig. Im fortgeschrittenen Alter treten vermehrt Autoimmunerkrankungen auf. Fast jeder 80-jährige Patient leidet an lichtbedingten Hautschäden (aktinische Präkanzerosen, Hauttumoren).

1.2 Struktur und Aufbau der Haut

Die Haut besteht aus morphologisch und funktionell, distinkten Untereinheiten: Epidermis, dermo-epidermale Junktionszone (Basalmembran), Dermis und Subkutis.

1.2.1 Embryonale Entwicklung der Haut

Die gefäßfreie Epidermis als äußere Schicht ist ektodermaler Herkunft, Dermis und Subkutis einschließlich ihrer Gefäße sind mesodermalen Ursprungs. Während der Embryonalzeit entstehen aus den epidermalen Stammzellen durch Einstülpung die Schweißdrüsen und die Haarfollikel mit den Talgdrüsen. Etwa im 2. Monat differenziert sich das Ektoderm in die kuboide Basalschicht und das äußere flache Periderm. Während sich der Embryo in die Länge streckt, teilen sich die Zellen, und die Epidermiszellen wandern nach kaudal in Wirbeln, die den Blaschko-Linien entsprechen. Bei der Geburt sind alle Zellschichten der Epidermis vorhanden. Abgestoßene Schuppen und Talg verbinden sich zur schützenden Vernix caseosa.

Die primitive Dermis ist zellreicher als die erwachsene, aber relativ amorph. Etwa im 2. Monat der Embryonalzeit beginnen die Fibroblasten, Kollagen zu produzieren. Das Fettgewebe bildet sich, und es entwickeln sich Inseln primitiver Endothelzellen, die Gefäße mit Lumina entstehen lassen. Nerven sprossen etwa vom 4. Monat an in die Dermis ein.

Zwischen den epidermalen und mesodermalen Anteilen kommt es zur intensiven Interaktion: Die dermo-epidermale Junktionszone (Basalmembran) erscheint im 1. Trimenon, am Ende dieser Periode sind alle ihre Elemente präsent. Dies ist für die pränatale Diagnostik von genetischen Defekten bedeutsam, die sich in dieser Zone manifestieren (hereditäre Epidermolysen).

Die Hautanhangsgebilde entwickeln sich ebenfalls in enger Beziehung zwischen Invaginationen der Epidermis und dermalen Elementen. Haare, Talgdrüsen und apokrine Schweißdrüsen entstehen durch Zusammenwirken eines einsprossenden, epidermalen Haarkeims und einer dermalen Papille aus spezialisierten Mesenchymzellen. Während apokrine Drüsen in fetaler Haut noch weit verteilt sind, beschränkt sich ihr Vorkommen später auf kleinere Areale wie Axillae und Genitoanalregion. Die Haarbalgmuskeln zwischen Haarfollikel und dermalem Bindegewebe sind mesodermaler Herkunft. Die Nagelanlagen zeigen sich um den 3. Monat, zuerst an den Fingerspitzen, dann an den Zehen.

Die Epidermis enthält neben den Keratinozyten drei weitere Zellarten:

- Die immunologisch relevanten Langerhans-Zellen entstammen dem Knochenmark.
- Die für die Pigmentbildung verantwortlichen Melanozyten wandern aus der Neuralleiste in die Epidermis ein.
- Die neuroendokrinen Merkel-Zellen entstammen wahrscheinlich ebenfalls der Neuralleiste.

1.2.2 Epidermis und Hautanhangsgebilde (Adnexe)

Die Epidermis erneuert sich ständig; die sich mitotisch teilenden Basalzellen differenzieren innerhalb von 28 Tagen zu Hornzellen (Korneozyten), die überwiegend aus Keratin bestehen. Daher werden die Epidermiszellen auch als Keratinozyten bezeichnet. Histomorphologisch besteht eine gleichmäßige Schichtung, die vom Stratum basale (Stratum germinativum) über das Stratum spinosum und das Stratum granulosum zum Stratum corneum führt. Weitgehend unklar sind die Steuerungsmechanismen der Zellteilung in der Basalzellschicht und im Haarfollikel, die für ein Gleichgewicht zwischen verbleibenden teilungsfähigen Stammzellen und sich differenzierenden Zellen sorgen (▶ Kap. 61).

Die **Hautoberfläche** zeigt feine und grobe Falten, die durch chronische Entzündung und Reiben sowie lichtbedingte Alterung vergröbert werden (Lichenifikation). Die Linien an Handflächen und Fußsohlen sind genetisch individuell festgelegt, die Fingerabdrücke können zur Identifizierung dienen.

Die **Haarfollikel** entwickeln komplexe epithelial-mesenchymale Strukturen. Aus den fetalen Lanugohaaren entstehen Vellus- und Terminalhaare, deren zyklisches Wachstum durch genetische und hormonelle Einflüsse kontrolliert wird (▶ Kap. 74).

Die **Talgdrüsen** sind bei der Geburt infolge der Wirkung mütterlicher Hormone relativ groß, nach vorübergehender Involution vergrößern sie sich in der Pubertät erneut.

Die Rolle der **apokrinen Drüsen** ist unklar. Bei manchen Säugetieren sezernieren sie Pheromone, die über das olfaktorische System das soziale Verhalten beeinflussen können. Beim Menschen finden sich apokrine Drüsen in den Axillae und der Genitoanalregion.

Die **ekkrinen Schweißdrüsen** dienen überwiegend der Temperaturregulation, wobei sie unter neuraler Kontrolle stehen. Die Schweißsekretion wird durch Wärme, körperliche Anstrengungen und emotionalen Stress ausgelöst. Feuchte Handflächen und Fußsohlen erhöhen die Haftfähigkeit der Haut (▶ Kap. 73).

Die **Nägel** dienen der Greiffunktion, dem Schutz der Fingerkuppen und besitzen eine beachtliche ästhetische Wirkung. Ihr Keratin ist dichter gepackt als in Haaren und Hornschicht und daher sehr widerstandsfähig (▶ Kap. 75).

Die hautnahen **Schleimhäute** sind ebenfalls von dermatologischem Interesse, so die Mundschleimhaut, die Genital- und die Analschleimhaut. Sie sind unverhornt und zeigen eine feuchte, schleimbedeckte Oberfläche.

Das **Hautkolorit** wird wesentlich durch das Melanin der Epidermis bestimmt, wobei man nach Hautfarbe – und damit auch Lichtempfindlichkeit – die Hauttypen I–VI unterscheidet. Das Melanin wird von den Melanozyten produziert und über ihre Dendriten in die umliegenden Keratinozyten transferiert. Die Menge und Verteilung der Melaningranula bestimmt die Hautfarbe mehr als die Zahl der Melanozyten (▶ Kap. 70).

1.2.3 Dermo-epidermale Junktionszone

Die Verbindung zwischen Dermis und Epidermis ist äußerst komplex aufgebaut, muss sie doch einerseits hohe mechanische Festigkeit und Elastizität besitzen, andererseits den Austausch von Zellen, Stoffwechselprodukten und Zytokinen gewährleisten. Die Komponenten der dermo-epidermalen Junktionszone werden sowohl von den Fibroblasten der Dermis als auch von den basalen Keratinozyten produziert (▶ Kap. 48).

Dermis Das dermale Bindegewebe besteht vor allem aus Bündeln kollagener Fasern und einem Netzwerk elastischer Fasern, die beide von dazwischen eingestreuten Fibroblasten gebildet werden. Unterhalb der Epidermis, in der Verzahnungszone zwischen den epidermalen Retezapfen und den Bindegewebspapillen, ist das dermale Bindegewebe locker strukturiert (Stratum papillare), zur Tiefe folgt das gröbere Geflecht des Stratum reticulare. Aus dieser mechanisch sehr festen Schicht wird – aus Tierhäuten – Leder hergestellt, daher die deutsche Bezeichnung Lederhaut.

Die Dermis wird durch ein komplexes arterielles, venöses und lymphatisches Gefäßsystem versorgt, das dem Austausch von Wasser, Stoffwechselprodukten, Botenstoffen und Zellen dient und zur Abwehr von Fremdorganismen und Antigenen entzündlich reagieren kann (▶ Kap. 51).

Subkutis Das subkutane Fett dient als Schutzpolster und Energiereserve, ist aber aufgrund der Modellierung der Körperform auch ein wichtiger ästhetischer Faktor (▶ Kap. 78).

Knorpel Knorpel kommt hautnah als Stützgewebe in der Ohrmuschel und in der Nase vor. Er ist gefäßfrei, deswegen heilt er bei Entzündungen und Verletzungen nur schlecht (▶ Kap. 77).

1.3 Funktionen der Haut

Die Haut ist die Grenzfläche zur Umwelt. Neben der strukturellen Barriere bietet sie komplexe neurale und immunologische Schutzmechanismen. Unterschiedliche Nerven vermitteln die Wahrnehmung von Berührungsreizen, von Schmerz, Wärme und Kälte. Nerven regulieren die Durchblutung und kontrollieren die Schweißsekretion. Dysregulation ist für viele Störungen verantwortlich, wie Akrozyanose, Raynaud-Phänomen oder Hyperhidrose. Eine besondere Wahrnehmung an der Haut ist der Juckreiz, ein großes Problem bei vielen dermatologischen Erkrankungen. Ursprünglich besaß er möglicherweise protektive Funktion, indem er zum Wegkratzen stechender oder eindringender Insekten veranlasste.

Die Keratin- und Lipidschicht als äußerste Barriere der Haut schützt sowohl vor Austrocknung als auch vor dem Eindringen schädigender Stoffe (▶ Kap. 61). Die epidermalen Langerhans-Zellen fangen eindringende Antigene ab, verarbeiten diese und präsentieren sie dem Immunsystem, sodass dieses effizient reagieren kann. Die Mastzellen der Dermis reagieren auf IgE-Antigen-Bindung auf ihrer Oberfläche mit explosionsartiger Degranulation und lösen so eine allergische Reaktion vom Soforttyp aus. Ferner sind sie wesentlich beteiligt an der Induktion T-Zell-vermittelter Entzündungsreaktionen in der Haut (Ekzemreaktionen). Monozyten/Makrophagen bilden als Reaktion

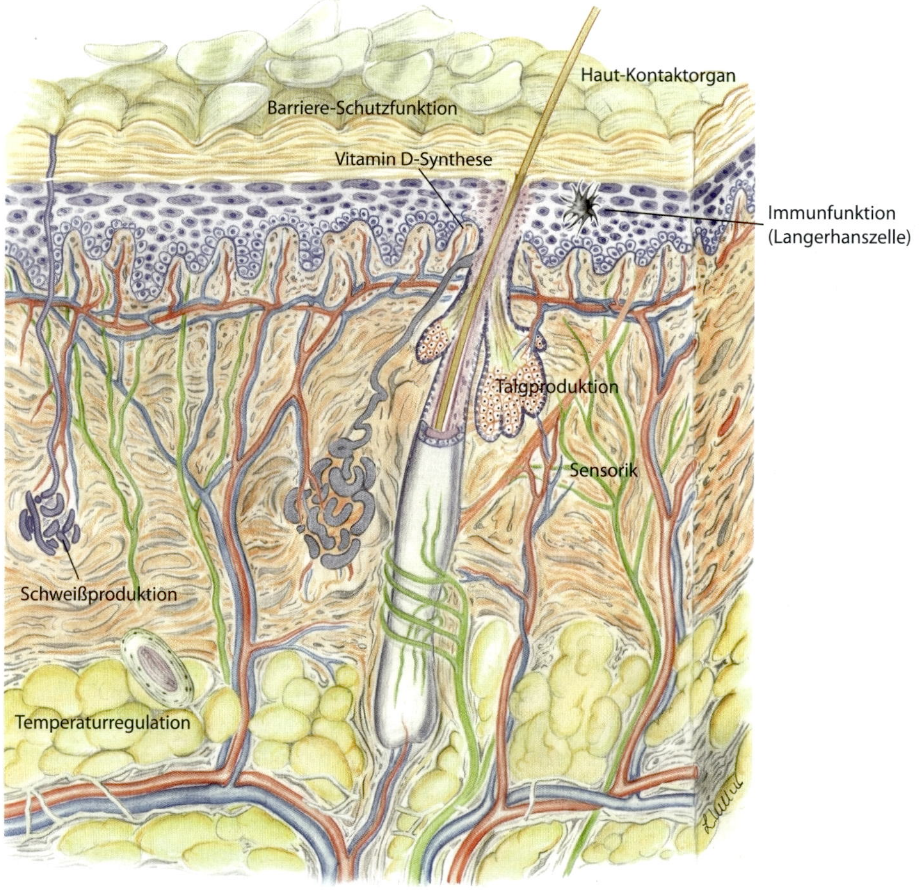

Abb. 1.3 Funktionen der Haut

auf Fremdkörper oder besondere Mikroorganismen eine als granulomatöse Entzündung bezeichnete Gewebereaktion. Manchmal dominieren auch Eosinophile.

In der Haut manifestieren sich zahlreiche metabolische Störungen, wie solche des Lipidstoffwechsels oder angeborene Enzymdefekte mit Speicherung von Metaboliten. Auch eine Akkumulation von Immunglobulinen, Amyloid, Muzin, Kalziumsalzen und Uratkristallen kommt vor. Störungen in der Hämoglobinsynthese führen zur Vermehrung lichtsensibilisierender Porphyrine in der Haut. Metallablagerungen in der Haut können Pigmentierungen zur Folge haben. Vitamine und Nahrungsbestandteile können die Haut ebenso beeinflussen wie Störungen der endokrinen Sekretion.

Nicht unterschätzt werden darf der hohe Stellenwert der intakten Haut für die individuelle Lebensqualität. Die Funktion der Haut als interindividuelles Kontaktorgan zeigt sich dadurch, wie intensiv Hautaffektionen als stigmatisierend empfunden werden. Die Haut mit ihren spezifischen, individuellen Eigenschaften trägt nicht unerheblich zur Wahrnehmung eines individuellen Menschen durch seine soziale Umgebung bei.

1.4 Hautveränderungen und Verteilungsmuster

Die klinische Inspektion des Hautpatienten ist nach wie vor der Standard der dermatologischen Diagnostik und muss erlernt werden, um eine hoch qualitative, reproduzierbare und auch für Dritte verständliche Beschreibung der Hautpathologie zu ermöglichen. Die hierfür erforderlichen Werkzeuge sind die **Effloreszenzen**, deren **Lokalisation** beziehungsweise **Verteilung** und **Ausdehnung** in der Zusammenschau Grundlage der klinischen Diagnosestellung sind.

Mithilfe der Effloreszenzenlehre lassen sich relativ einfach Diagnosen stellen beziehungsweise ausschließen. Der ältere Dermatologe sieht in der Regel mehr als der jüngere, da er auf einen größeren visuellen Erfahrungsschatz zurückgreifen kann. Ohne Kenntnis der Effloreszenzen sind eine einwandfreie dermatologische Diagnose und auch eine differenzialdiagnostische Abgrenzung nicht möglich. Die Beherrschung der Effloreszenzen ist außerdem Voraussetzung für eine reproduzierbare, von allen Dermatologen verstandene schriftliche Dokumentation von Hautbefunden sowohl im Interesse des einzelnen Patienten als auch der wissenschaftlichen Dermatologie.

Die kleinste Einheit der Hautveränderung ist die Einzeleffloreszenz. Diese zeigt häufig eine Dynamik; sie entsteht, blüht auf, wandelt sich und klingt zuletzt ab. Initial spricht man von einer Primäreffloreszenz, im weiteren Verlauf können durch Umwandlung oder Rückbildung Sekundäreffloreszenzen entstehen. Für die Diagnostik sind meist die Primäreffloreszenzen entscheidend; es gibt aber auch Fälle, in denen diese Differenzierung misslingt. Wichtig ist, dass alle vorliegenden Effloreszenzen möglichst präzise beschrieben werden.

1.4.1 Primäreffloreszenzen

Macula (Fleck)

Macula ist definiert als eine umschriebene Farbabweichung im Hautniveau; es findet sich keine Substanzvermehrung. Maculae können unterschiedlich groß sein, ihre Form ist vielgestaltig. Die Ursachen für umschriebene Farbveränderungen in der Haut sind mannigfaltig (▶ Kap. 71).

Urtika (Quaddel) und Angioödem

Diese Effloreszenz ist scharf umschrieben, beetartig flach über das Hautniveau erhaben, eindrückbar, flüchtig und intensiv juckend. Die Farbe ist durch Gefäßerweiterung hellrot (meist im Randbereich) oder durch Kompression der Kapillaren durch das dermale Ödem weißlich (Zentrum). Urtikae können Linsen-, Münz- und Handflächengröße, aber auch großflächig-landkartenartige Ausdehnung erreichen. Dann spricht man von einer Urtikaria. Durch rasche Rückbildung des Ödems ist die Hautveränderung flüchtig und bildet sich innerhalb von Stunden zurück. Umschriebene Ödeme können auch in der Subkutis auftreten. Dann erscheinen keine Quaddeln, sondern halbkugelig vorspringende, oft flächenhafte, weiche Anschwellungen, vor allem im Gesicht (Lippen) oder an den Akren. Dann spricht man von Angioödemen; auch diese können sich innerhalb von Stunden zurückbilden.

Papula (Papel), Nodus (Knoten), Plaque

Diese Effloreszenzen sind über das Hautniveau erhaben und dauerhafter, da ihnen eine Gewebevermehrung oder Zellinfiltration zugrunde liegt. Sie unterscheiden sich durch ihre Größe.

Papula (Papel) Papeln sind Erhabenheiten von 1 mm bis etwa 1 cm Durchmesser. Epidermale Papeln entstehen durch umschriebene Verdickung der Epidermis (Verruca vulgaris). Kutane Papeln beruhen auf Gewebevermehrung im Korium (Sarkoidose, Granuloma anulare). Gemischte oder epidermo-kutane Papeln entstehen durch die Kombination beider Pathomechanismen (Lichen ruber).

Nodus (Knoten) Hierbei handelt es sich um umschriebene Erhabenheiten mit einem Durchmesser von größer als 1 cm. Die Substanzvermehrungen sind meist kutan bis subkutan gelegen. Beispiele sind Zysten, Rheumaknoten, Erythema nodosum und Lymphome.

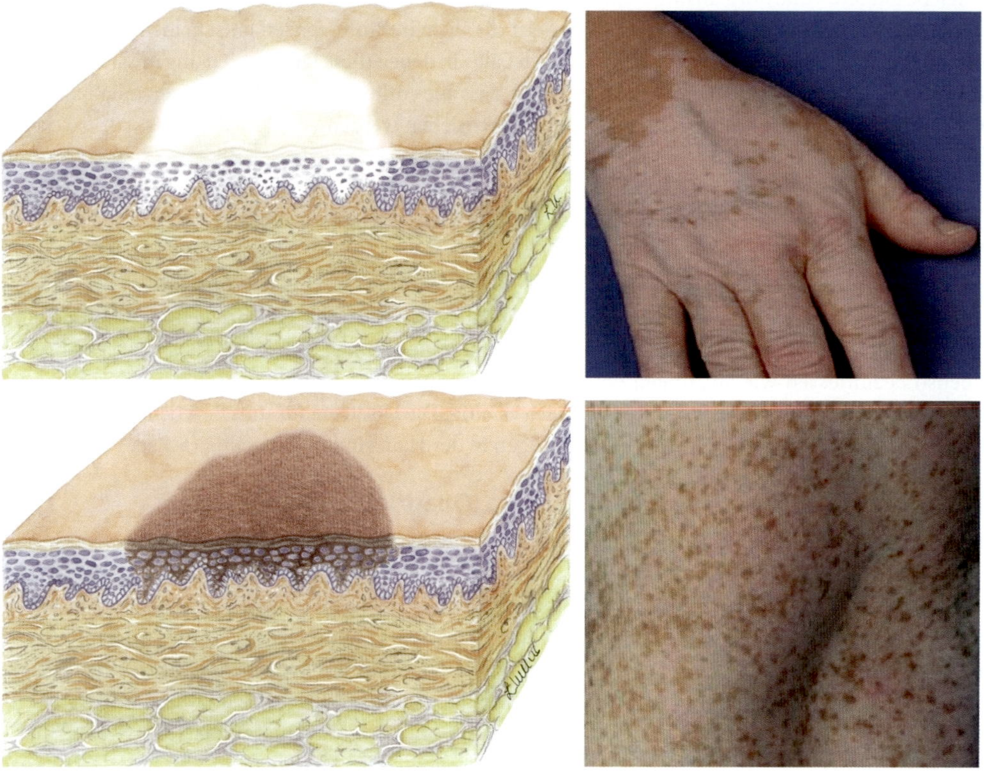

Abb. 1.4 Macula (Fleck), Hypopigmentierung bei Vitiligo; Hyperpigmentierung bei Epheliden

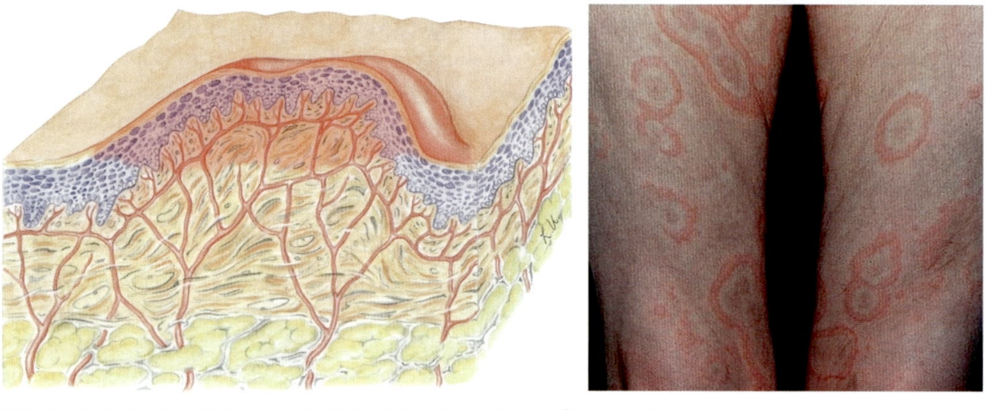

Abb. 1.5 Urtika (Quaddel): Durch Gefäßdurchlässigkeit bedingtes Ödem der Dermis

Plaque Flächenhafte umschriebene Infiltrate heißen auch Plaques. Diese können flüchtig sein bei der Urtikaria oder persistieren, zum Beispiel bei der Psoriasis und der Mycosis fungoides.

Vesicula (Bläschen), Bulla (Blase)

Diese Effloreszenzen sind mit Flüssigkeit gefüllte Hohlräume. Bläschen sind bis erbsgroß, Blasen größer. Bläschen oder Blasen können subkorneal (Impetigo contagiosa, Pemphigus foliaceus), intraepidermal (Ekzem, Pemphigus vulgaris), subepidermal (bullöses Pemphigoid) oder kutan (Epidermolysis bullosa hereditaria dystrophica) entstehen. Der Blaseninhalt besteht aus Serum, kann aber gelegentlich auch blutig tingiert sein. Die Ursachen der Blasen sind vielfältig. Die Kontinuitätstrennung innerhalb der Epidermis kann durch intrazelluläres Ödem

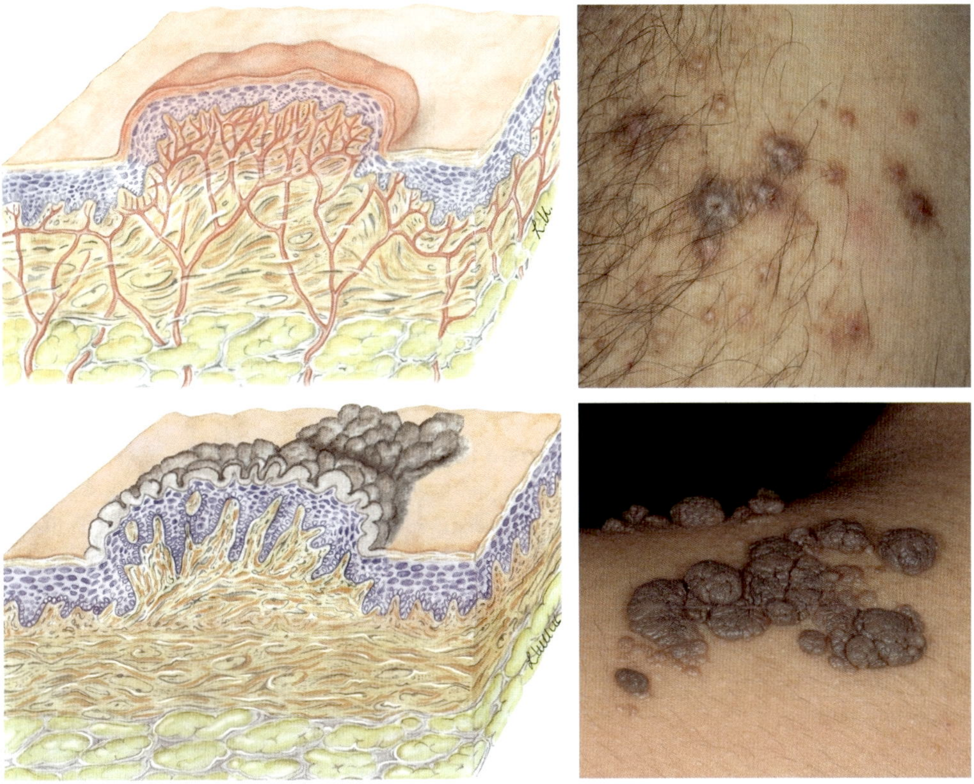

Abb. 1.6 Papula (Papel): Entzündliche Papel beim Lichen ruber und epidermaler Nävus

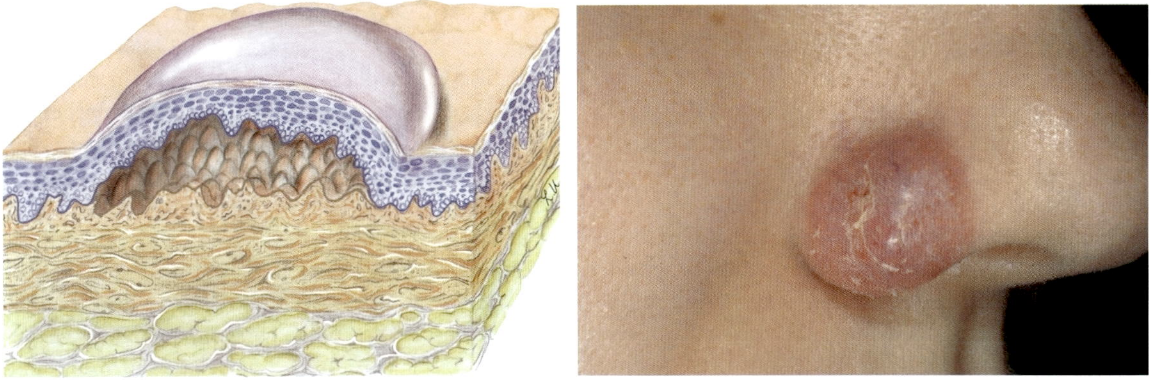

Abb. 1.7 Nodus (Knoten): Keratoakanthom

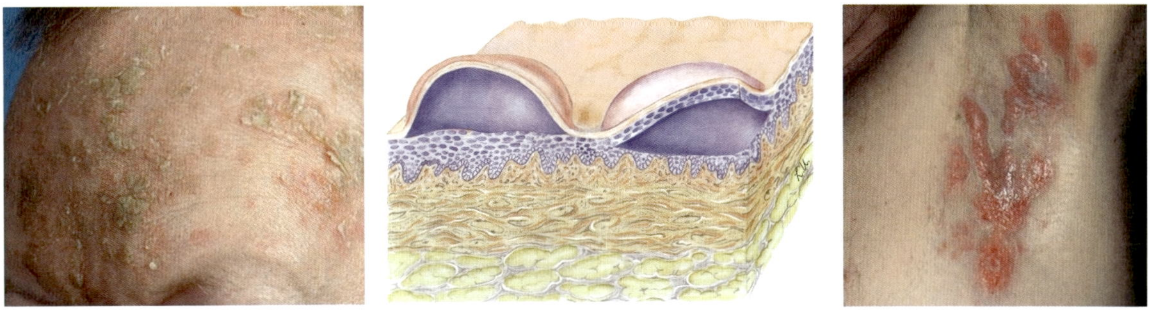

Abb. 1.8 Bulla (Blase): Schuppen mit subkornealem Spalt bei Pemphigus foliaceus und fragile Blasen bei suprabasalem Spalt bei Pemphigus vulgaris

und Zelluntergang (ballonierende Degeneration bei Herpes simplex), interzelluläres Ödem mit Auseinanderdrängen der Keratinozyten (Spongiose beim Ekzem) oder durch Verlust der desmosomalen Zellkontakte (Akantholyse, bei Pemphigus vulgaris) zustande kommen. Subepidermale Blasen entstehen durch Basalzelldegeneration (bei Lupus erythematodes), durch verminderte Adhäsion in der Junktionszone zwischen Epidermis und Korium (bei bullösem Pemphigoid) oder durch Kontinuitätstrennung unterhalb der Basalmembran (Epidermolysis bullosa acquisita).

Pustula (Pustel)

Die mit Eiter gefüllten Hohlräume können als primäre Pusteln entstehen, so bei Psoriasis pustulosa oder Morbus Behçet. Der leukozytäre Inhalt der primären Pusteln ist dann steril. Sekundäre Pusteln entwickeln sich häufig aus Bläschen und Blasen durch Eintrübung des primär serösen Inhalts (wie bei Impetigo contagiosa oder Follikulitiden) bedingt durch die Besiedlung mit Eitererregern.

Sekundärinfektionen von zunächst nichtbakteriellen Hauterkrankungen (zum Beispiel Ekzemen) durch Eitererreger nennt man **Impetiginisierung**.

1.4.2 Sekundäreffloreszenzen

Crusta (Kruste, Borke), Nekrose (Schorf)

Krusten entstehen durch Eintrocknung von Sekret – Serum (seröse Krusten), Blut (hämorrhagische Krusten) oder Eiter (eitrige Krusten) – auf Erosionen und Ulzera. Das Ausmaß des Defekts lässt sich meist erst nach Ablösen der Kruste erkennen. Eine dicke, austernschalenartige Kruste wird als **Rupia** bezeichnet.

Schorf entsteht durch umschriebene Nekrosen, er liegt im Hautniveau und lässt sich nicht aufweichen oder ablösen. Eine trockene Nekrose wird als Mumifikation, eine feuchte als Gangrän bezeichnet. Die Farbe von Schorf ist schmutziggrau bis schwarz. Zur Nekrose kommt es durch Störungen der Blutversorgung (Arteriosklerose, Embolie, entzündliche Gefäßerkrankungen) oder exogene Einwirkungen (Verätzung, Verbrennung, Erfrierung).

Squama (Schuppe)

Schuppen bestehen aus Hornzellen. Während sich die physiologische Abschilferung der Hornzellen an der Hautoberfläche unmerklich vollzieht (Desquamatio insensibilis), tritt sie bei vermehrter oder pathologischer Verhornung als Schuppung in Erscheinung, die nach Form und Größe unterschiedlich sein kann:
- Pityriasiforme Schuppung: Fein, mehl- oder kleieartig (einfache Kopfschuppen)
- Psoriasiforme Schuppung: Weiße, nicht kohärente spanartige Schuppen (Psoriasis vulgaris)
- Kleinlamellöse Schuppung: Kleine Hornlamellen (Ekzeme)
- Ichthyosiforme Schuppung: Fischschuppenartig, fest haftend (Ichthyosen)
- Exfoliative Schuppung: Große, lamellenartige Schuppen (nach Scharlach)
- Colleretteartige Schuppung: Umgibt einen Herd halskrausenartig (Pityriasis rosea)

Schuppenkrusten sind von eingetrockneten Sekreten (Serum, Blut, Eiter) durchtränkte Schuppenauflagerungen.

Erosio (Erosion), Ulcus (Ulkus)

Bei diesen Sekundäreffloreszenzen finden sich Substanzdefekte der Epidermis und/oder Dermis unterschiedlicher Ausprägung.

Erosion Sie entsteht durch einen Verlust der Epidermis bis zur dermo-epidermalen Junktionszone (Basalmembran) und heilt durch Reepithelisierung ohne Narbe ab. Erosionen entstehen nach Platzen von Bläschen, Blasen oder Pusteln und Verlust der Blasendecken durch Nekrose der Epidermis nach Strahlenschäden, schweren Arzneimittelexanthemen, Verätzung oder Mazeration in intertriginösen Bereichen. Hier tritt in der Regel eine Restitutio ad integrum ein.

Ulkus Das Ulkus oder Geschwür stellt einen in vorgeschädigter Haut bis in die Dermis oder Subkutis reichenden Substanzverlust mit schlechter Heilungstendenz dar, der stets narbig heilt. Die Hautschädigung kann exogen durch Verbrennung, Verbrühung, Erfrierung, Verätzung oder Strahlenschädigung 3. Grades sowie durch örtliche Infektionen erfolgen. Der Gewebeuntergang kann aber auch durch vaskuläre Minderversorgung entstehen, so bei Arteriosklerose, Embolien, entzündlichen Gefäßerkrankungen, chronisch venöser Insuffizienz und Druck (Dekubitus). Auch bei Granulomen ist ein ulzeröser Zerfall möglich (Tuberkulose), und maligne Tumore können ulzerieren. Zur Abheilung muss Granulationsgewebe aus der Tiefe gebildet werden und das Epithel vom Rand her regenerieren, wobei eine Narbe entsteht. Die genaue Analyse der Ulzera erlaubt diagnostische und prognostische Schlüsse. Wesentlich ist die Beurteilung von:
- Sitz und Zahl der Ulzera
- Größe, Tiefe und Form (rund, oval, nierenförmig, bizarr, polyzyklisch)
- Ulkusgrund (granulierend, eitrig, speckig)
- Ulkusrand (ausgestanzt, unterminiert, im Hautniveau liegend)

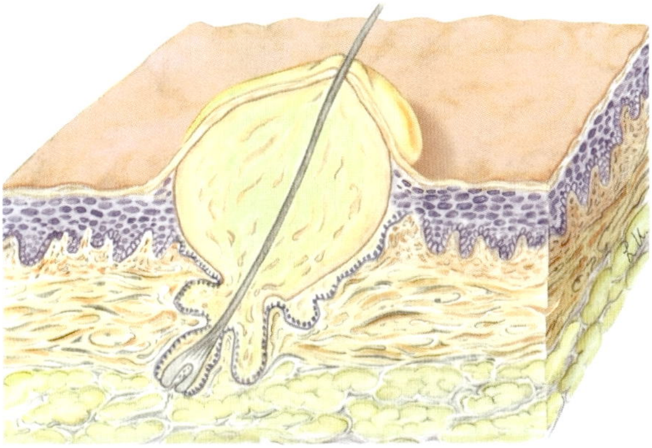

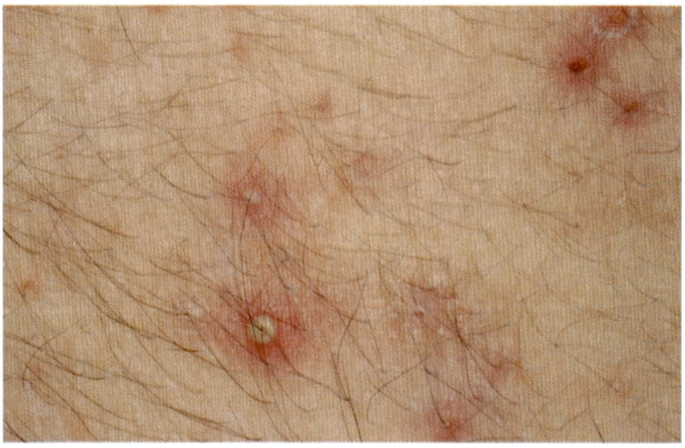

Abb. 1.9 Pustula (Pustel): Follikulitis

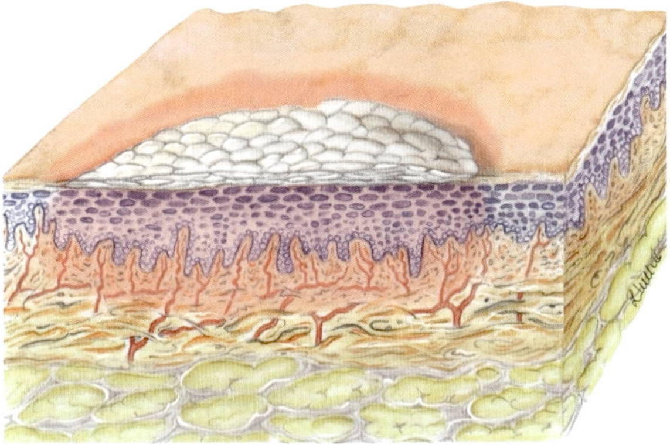

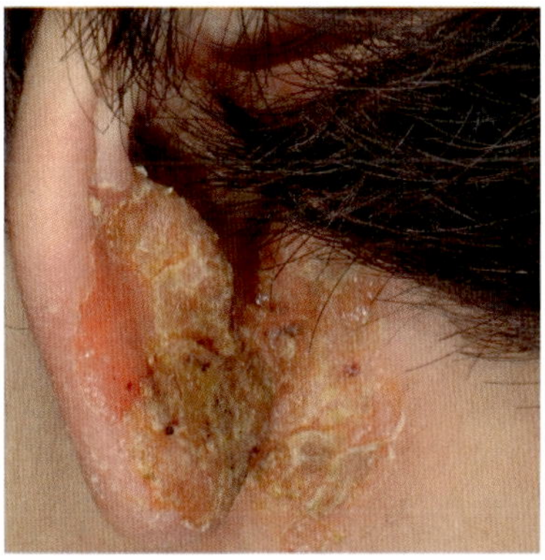

Abb. 1.10 Crusta (Kruste): Aufgelagertes, eingetrocknetes Sekret bei Impetigo contagiosa

- Konsistenz des Gewebes im Ulkusbereich (weich, derb, steinhart)
- Haut der Ulkusumgebung (reaktionslos, entzündlich gerötet, nässend, wallartig erhaben, infiltriert, Zeichen von Veneninsuffizienz)

Exkoriation, Rhagade, Fissur

Exkoriation Gewebedefekte, die gerade bis ins Stratum papillare reichen. Dadurch werden einzelne Kapillarbögen eröffnet, es entstehen punktförmige Blutaustritte. Es handelt sich um flächenhafte Schürfwunden oder strichförmige Kratzeffekte. Hier kommt es in der Regel zur narbigen Abheilung.

Rhagade Klinisch finden sich schmerzhafte Hauteinrisse durch Dehnung verdickter und meist hyperkeratotischer Hautareale, vorzugsweise im Bereich der Hände und Füße, aber auch an den Mundwinkeln.

Fissur Fissuren sind als radiäre, tiefe und schmerzhafte Einrisse vor allem an der unverhornten Übergangsschleimhaut, wie dem Analring.

Cicatrix (Narbe)

Narben sind bleibende Hautdefekte, die nach Defektheilung des Korium entstehen; die charakteristische Hautfelderung fehlt. Die Farbe frischer Narben ist rötlich bis blau-rot, die älterer weißlich. Fleckige Hyper- und Depigmentierungen sind nicht selten. Die Epidermis ist verdünnt, die Papillen sind verstrichen. Die Hautanhangsgebilde (Haare, Talg- und Schweißdrüsen) fehlen. Im Korium zeigen die Kollagenfaserbündel eine straffe, parallele Anordnung; elastische Fasern fehlen weitgehend. Es resultiert eine verminderte funktionelle Belastbarkeit.

Die ideale Narbe liegt im Hautniveau. Eine überschießende Bindegewebsneubildung führt zur wulstartig vorspringenden hypertrophischen Narbe, eine ungenügende Regeneration zur unter dem Hautniveau liegenden, atrophischen Narbe.

Atrophie

Atrophie der Haut entsteht durch regressive Veränderungen mit Verdünnung der Epidermis, des Korium und Verlust der Adnexe. Die Atrophie ist niemals auf die Epidermis

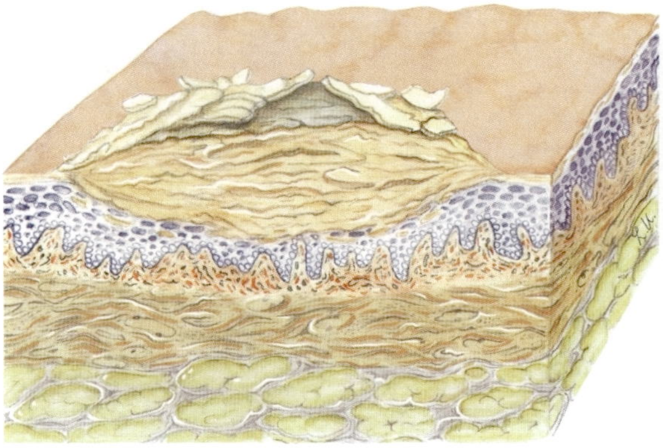

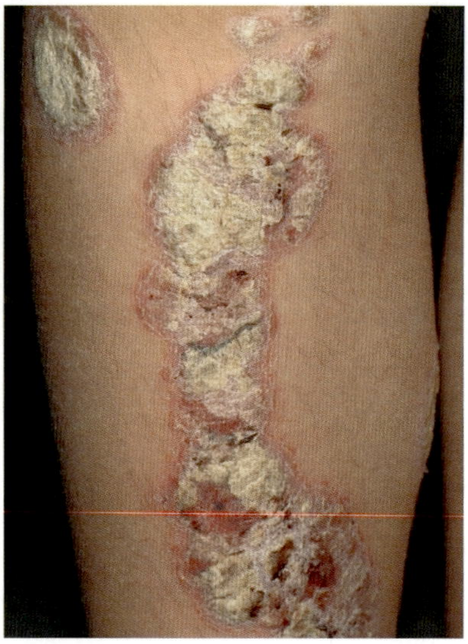

Abb. 1.11 Squama (Schuppe): Schuppende Plaque bei Psoriasis vulgaris

beschränkt. Bekanntestes Beispiel ist die senile, aktinische Atrophie der Haut an den Handrücken.

Schlaff atrophische Haut ist dünn und faltig, zigarettenpapierartig knitterbar, bei Straffung spiegelt die Oberfläche, Blutgefäße scheinen durch. Abgehobene Falten sinken nur langsam in das Hautniveau zurück. Schlaffe Atrophie ist typischer Endzustand bei Acrodermatitis chronica atrophicans.

Straff atrophische Haut ist hart und gespannt, mit der Unterlage oft verhaftet, kaum abhebbar und zeigt keine Faltenbildung. Hautrelief und Follikelmündungen fehlen, die Oberfläche spiegelt oder glänzt intensiv. Ursächlich ist die vermehrte Kollagenbildung mit Sklerose.

1.4.3 Weitere Hautveränderungen

Purpura

Bei der Purpura sind größere Hautgebiete in symmetrischer Aussaat von kleinfleckigen Blutaustritten übersät. Klassisch sind Petechien, das sind vereinzelte kleine Blutaustritte an den abhängigen Körperpartien als Folge einer Vaskulitis der kleinen Gefäße, Thrombopathie oder Koagulopathie. Sugillationen sind münzgroße, Ekchymosen oder Suffusionen flächenhafte Hauteinblutungen. Als Hämatom wird eine massive Blutung in die Haut oder tiefere Gewebe bezeichnet. Diese Blutaustritte sind im Gegensatz zu Erythemen mit dem Glasspatel (Diaskopie) nicht wegdrückbar.

Tief liegende Blutextravasate sind blau, oberflächliche primär rot. Der typische Farbwechsel von rot (Hämoglobin) über braun-schwarz (Verdoglobin) zu gelb-grün (Biliverdin) und gelb-braun (Bilirubin) entsteht durch Umwandlung des Hämoglobins in Gallenfarbstoffe.

Pachydermie

Als Pachydermie bezeichnet man eine meist flächenhafte Verdickung der Haut: Dies kann durch Fibrosierung wie bei systemischer Sklerose, zellulären Infiltraten wie beim atopischen Ekzem oder kutanem T-Zell-Lymphom (Facies leontina) oder Ablagerungen von azellulären Substanzen wie Polysacchariden (Skleromyxödem) bedingt sein.

Lichenifikation

Der Begriff Lichenifikation (Lichen = griechisch für Flechte) beschreibt eine flächenhafte Verdickung der Haut mit einer vergröberten Felderzeichnung. Ursachen einer Lichenifikation sind chronische, mechanisch, chemisch oder entzündliche bedingte Irritationen der Haut. Typisch ist die Lichenifikation als Symptom des chronischen atopischen Ekzems.

Poikilodermie

Eine Poikilodermie (Buntscheckigkeit der Haut) entsteht, wenn neben der Atrophie zusätzlich fleckige Hyper- und Depigmentierungen sowie Teleangiektasien auftreten. Poikilodermie ist typisch bei chronischer UV-Exposition der Haut, Röntgenspätfolgen (Radioderm), aber auch bei einigen angeborenen (kongenitale Poikilodermien) oder erworbenen, chronisch-entzündlichen Dermatosen (Dermatomyositis).

Erythrodermie

Bei der Erythrodermie liegt eine Rötung der gesamten Haut vor meist als Folge einer Entzündung und Gefäßerweiterung der gesamten Haut. Folge ist ein Flüssigkeits-, Salz- und Eiweißverlust, der zusammen mit Folgeinfektionen lebensbedrohlich sein kann. Die Erythrodermie ist

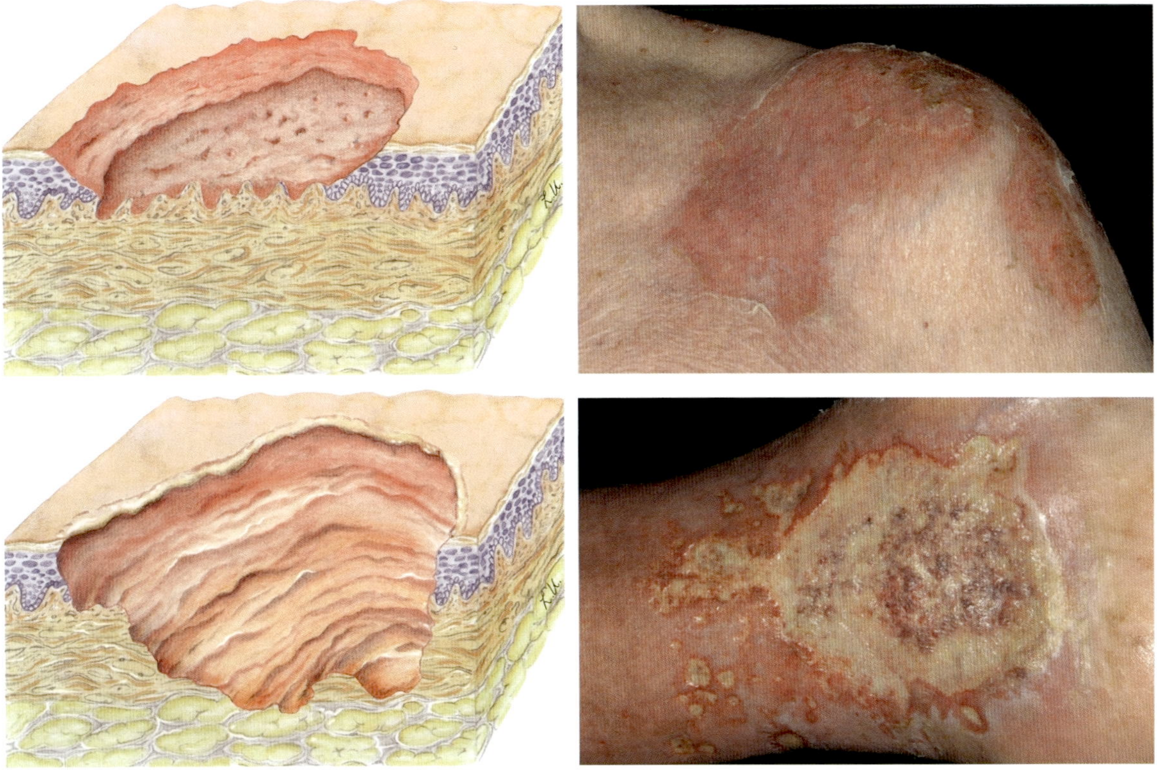

Abb. 1.12 Substanzdefekte: oben Erosio (Erosion) bei Verbrühung und unten Ulkus bei chronisch venöser Insuffizienz

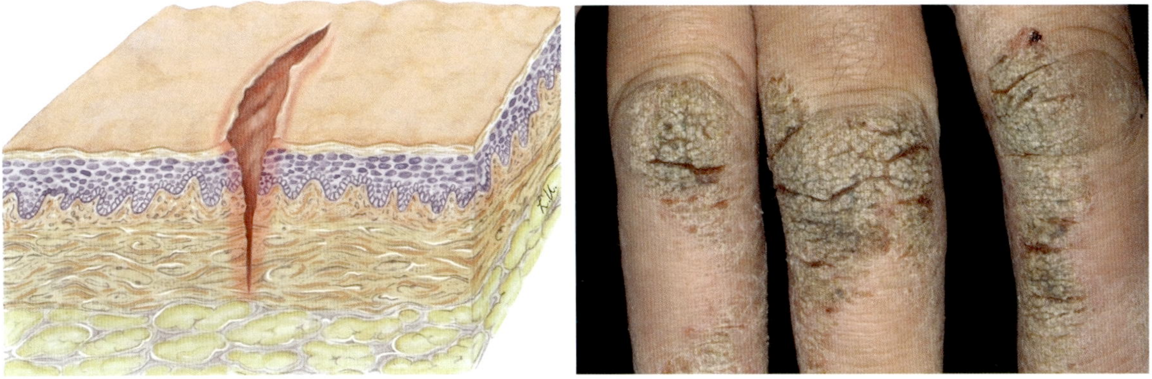

Abb. 1.13 Rhagade: Hyperkeratotisch rhagadiformes Fingerekzem

keine eigenständige Erkrankung, sondern ein Symptom. Ursächlich sind Mycosis fungoides, Sézary-Syndrom, Pityriasis rubra pilaris, Alterserythrodermie, Arzneimittelexantheme, Lichen ruber, atopisches Ekzem und Psoriasis vulgaris.

1.4.4 Verteilung und Anordnung der Effloreszenzen

Neben der oben geschilderten Einzelanalyse der Hautveränderungen ist es unerlässlich, die gesamte Haut aus angemessenem Abstand anzusehen.

Verteilung

Hautveränderungen können asymmetrisch, unilateral, bilateral oder gar symmetrisch angeordnet sein. Asymme-

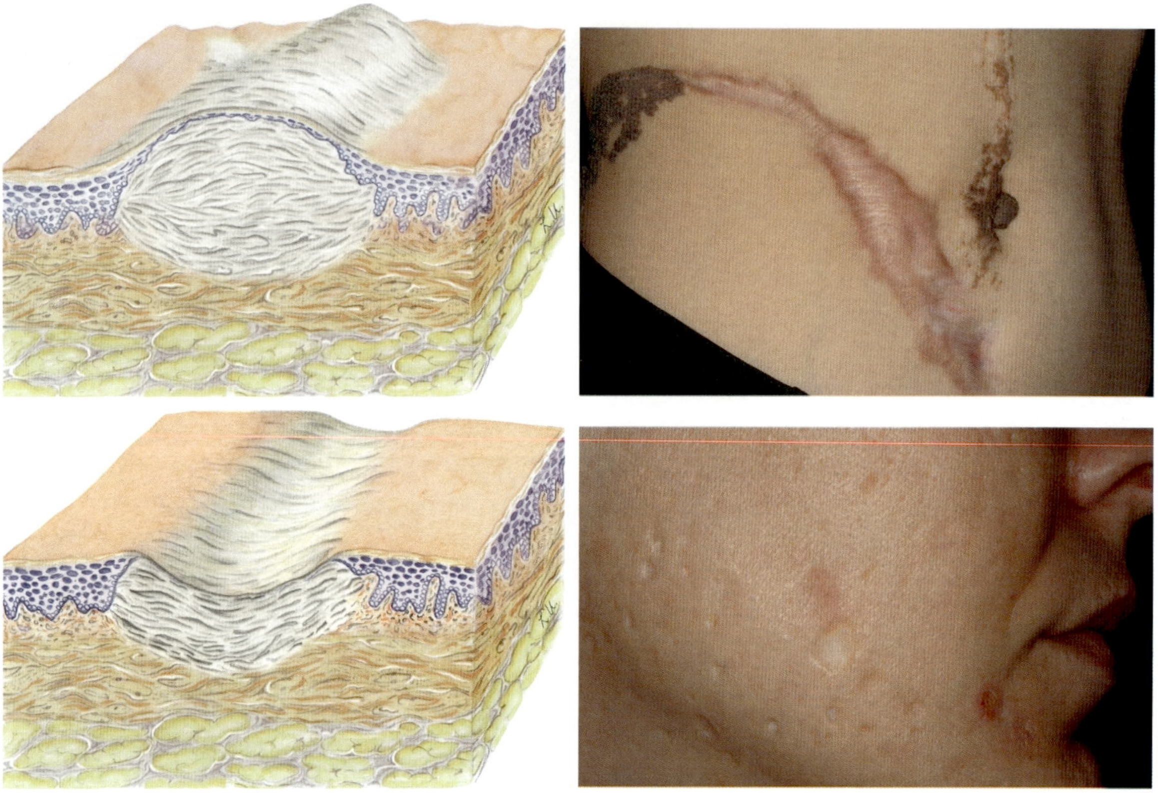

Abb. 1.14 Cicatrix (Narbe): Defektheilung mit hypertropher Operationsnarbe (oben) oder als Atrophie bei Akne (unten)

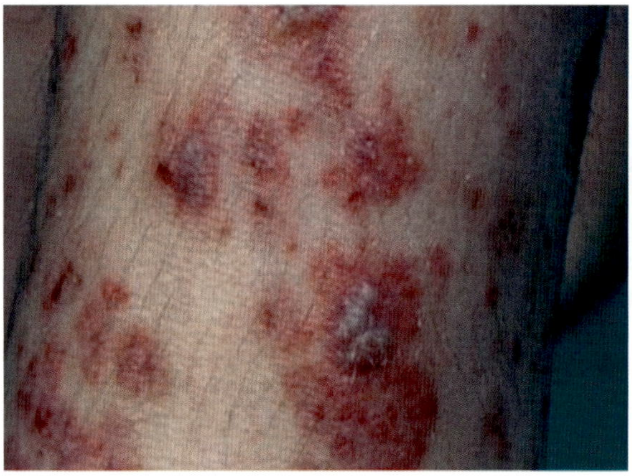

Abb. 1.15 Purpura: Petechiale Purpura bei Vasculitis allergica

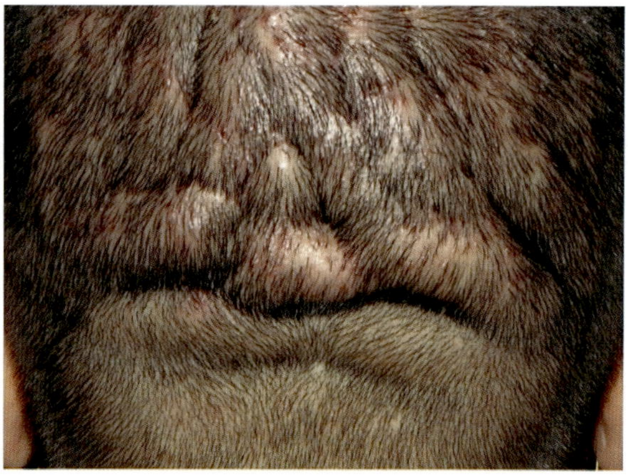

Abb. 1.16 Pachydermie bei Cutis verticis gyrata

trische Lokalisation lässt an eine exogene Genese (örtliche Infektion der Haut, physikalische oder chemische Kontaktnoxen) denken, bilaterale oder symmetrische Lokalisation eher an eine endogene Auslösung (Infektionskrankheiten wie Scharlach, Masern, Windpocken; Arzneimittelexantheme, Lichen ruber, Psoriasis vulgaris).

Exanthem Ein Hautausschlag wird als Exanthem bezeichnet; seine kleinsten Einzelelemente sind die Effloreszenzen. Diese können über eine größere Hautfläche disseminiert (ausgestreut) sein, es können aber auch größere Hautgebiete zusammenhängend, ohne gesunde Hautinseln dazwischen, diffus befallen sein. Prädilektionsstellen sollten beachtet werden. Ein Exanthem kann generalisiert auftreten, zum Beispiel bei Virus- oder Arzneiexanthemen oder lokalisiert, zum Beispiel beim fixen Arzneiexanthem.

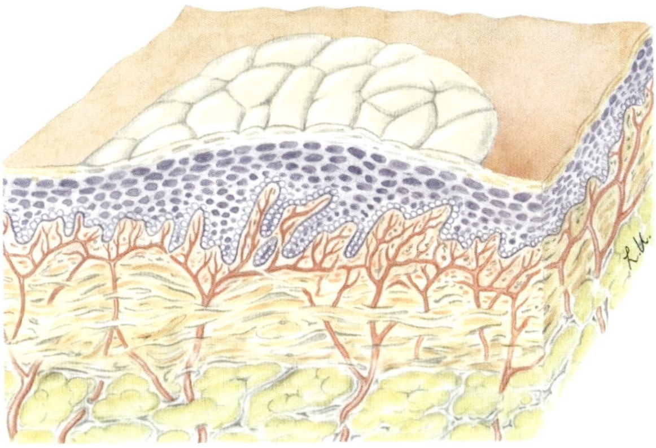

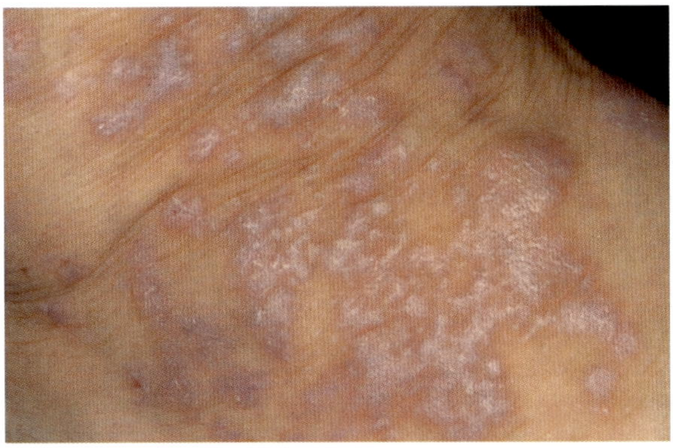

Abb. 1.17 Lichenifikation bei Lichen ruber planus

Enanthem Ein Ausschlag an der Schleimhaut heißt Enanthem. Dieses findet sich bei Virusexanthemen wie den Masern (Koplick-Flecken) oder Windpocken beziehungsweise beim systemischen Lupus erythematodes.

Anordnung

Die Einzelelemente können regellos, ungruppiert oder gruppiert stehen. Bei gruppierten Bläschen spricht man von herpetiformer Anordnung (benannt nach dem für diese Gruppierung typischen Herpes simplex). Bei linearer Anordnung finden sich die Effloreszenzen streifig, bei segmentaler Anordnung Nervensegmenten (Dermatomen) zugeordnet. Systematisierte Hauterscheinungen bei genetischem Mosaik sind in Linien oder Wirbeln angeordnet und folgen damit den Linien der embryonalen Zellwanderung (Blaschko-Linien).

Follikuläre Hauterscheinungen sind dann gegeben, wenn sich die Effloreszenzen an die Follikelöffnung halten (follikuläre Papeln, follikuläre Keratosen). Solitäre oder zirkumskripte Herde sind umschriebene, in Einzahl vorkommende Hautveränderungen.

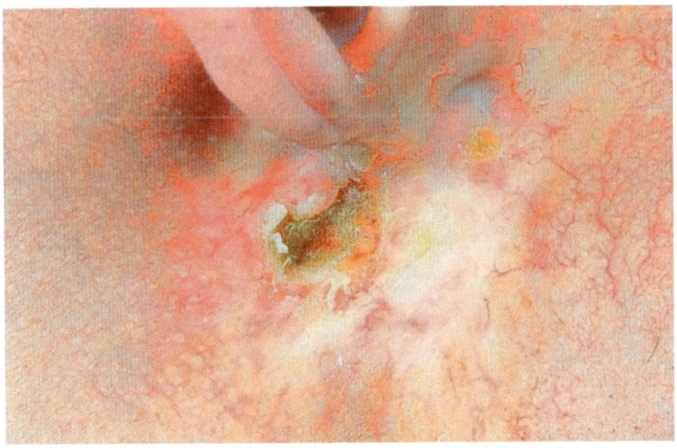

Abb. 1.18 Poikilodermie: Radioderm nach Bestrahlung eines Basalzellkarzinoms

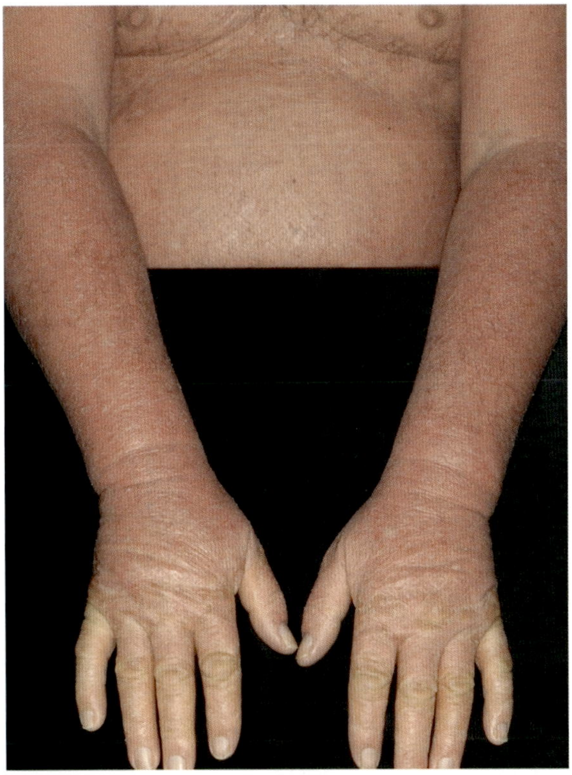

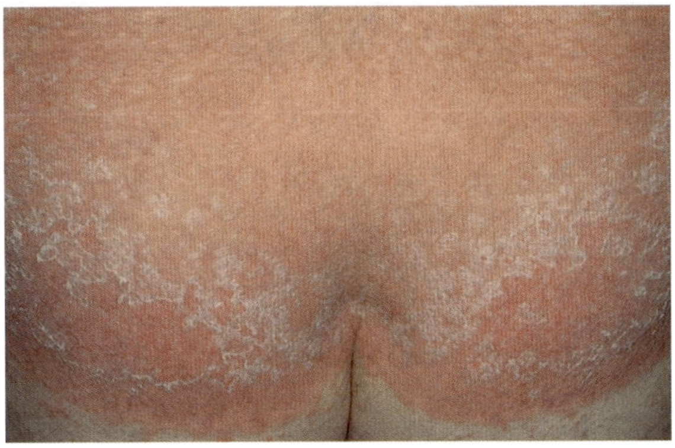

Abb. 1.19 Exanthem: Atopisches Ekzem (oben) und Arzneiexanthem (unten)

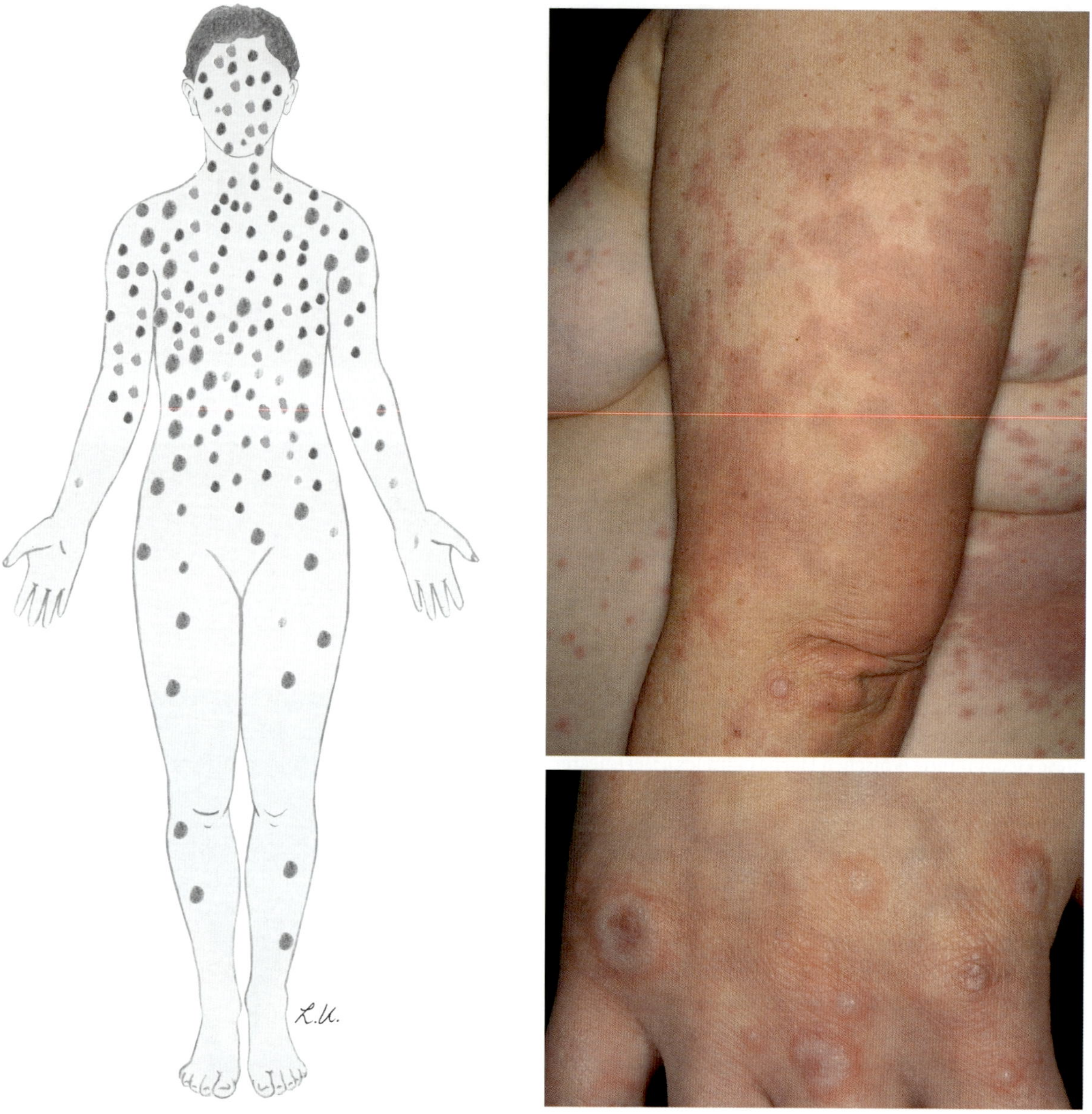

Abb. 1.20 Exanthem Verteilungsmuster (links): Makulöses Arzneiexanthem (oben) und multiformes Exanthem (unten)

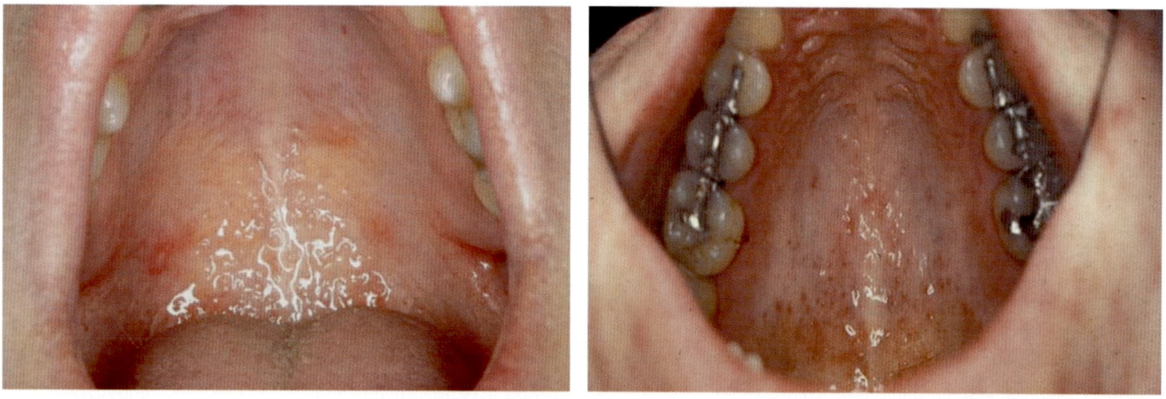

Abb. 1.21 Enanthem: Windpocken (links) und Lupus erythematodes (rechts)

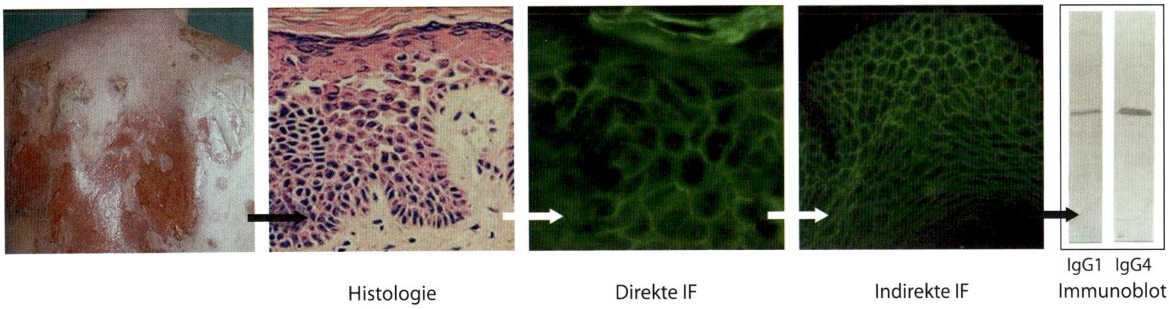

Abb. 1.22 Dermatologische Diagnostik – Pemphigus: Diagnosesicherung durch Histologie, direkte Immunfluoreszenz (DIF), indirekte Immunfluoreszenz (IIF) und Immunoblot (Desmoglein 3)

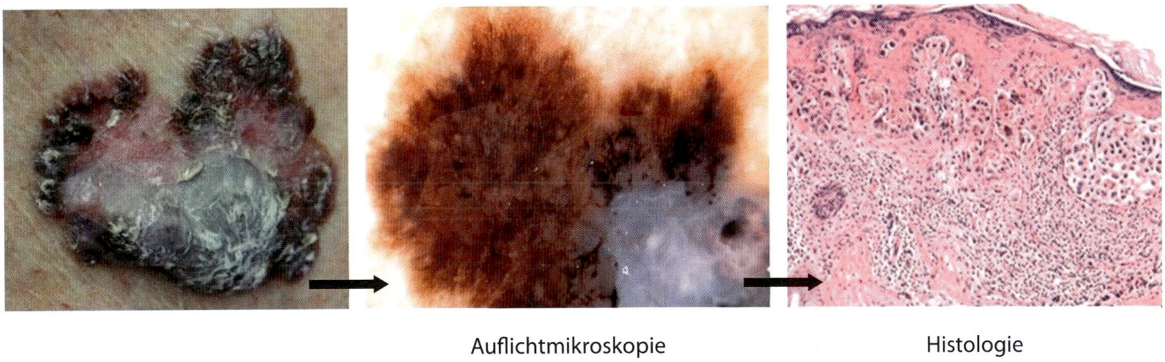

Abb. 1.23 Dermatologische Diagnostik – Malignes Melanom: Diagnosesicherung durch Auflichtmikroskopie und histologische Untersuchung

Form

Die meisten Effloreszenzen sind rundlich oder oval. Letztere sind manchmal nach den Spaltlinien der Haut ausgerichtet. Ringförmige (anuläre) oder zirkuläre Herde entstehen meist durch zentrale Abheilung und randweises zentrifugales Fortschreiten. Liegen mehrere ringförmige Effloreszenzen konzentrisch ineinander, ergibt sich Iris- oder Kokardenform. Entwickeln sich nur Teilsegmente von miteinander konfluierenden Ringen, entstehen bogige (gyrierte) oder schlangenförmig gewundene (serpiginöse) Herde. Durch Konfluieren zahlreicher kleiner rundlicher Elemente entstehen vielbogig begrenzte polyzyklische Herde.

1.5 Von der Klinik zur Diagnose – dermatologische Diagnostik

Die dermatologische Diagnostik ist aufgrund der kompletten Einsehbarkeit des Hautorgans zunächst eine rein klinische. Basierend auf den Hautveränderungen und ihrer Verteilung lassen sich in der Regel klinische »Arbeitsdiagnosen« stellen. Darüber hinaus haben sich in der dermatologischen Diagnostik einige Untersuchungsverfahren etabliert, die inhärenter Bestandteil unseres Fachgebiets sind. Essenziell ist die Photodokumentation von Hautveränderungen zur klinischen Befunddokumentation, Objektivierung von Therapieerfolgen bei wissenschaftlichen Studien, zur Dokumentation des Krankheitsbildes gegenüber Dritten und auch aus forensischen Gründen.

- Dermatoskopie (Auflichtmikroskopie), ▶ Kap. 6
- Dermatohistopathologie, ▶ Kap. 5
- Immunfluoreszenzuntersuchungen und Autoimmundiagnostik, ▶ Kap. 50
- Epikutane und intrakutane Hauttestungen, In-vitro-Allergiediagnostik, ▶ Kap. 25
- Mykologische Diagnostik, ▶ Kap. 16
- Ultraschall- und Doppleruntersuchungen, ▶ Kap. 7
- Hautphysiologische Messverfahren, ▶ Kap. 8
- Proktologische Untersuchung, ▶ Kap. 81
- Andrologische und venerologische Untersuchungen, ▶ Kap. 18, 19, 20, 84

Darüber hinaus haben mittlerweile bei Tumor-, Entzündungs- und genetisch bedingten Erkrankungen molekularbiologische und genetische Untersuchungen eine zunehmende Bedeutung bei der Diagnosestellung und Wahl therapeutischer Optionen erlangt.

1.6 Dermatologische Untersuchung

1.6.1 Anamnese

Familienanamnese

- **Vererbte Hauterkrankungen**, zum Beispiel Ichthyosen, palmoplantare Keratosen oder hereditäre Epidermolysen.
- **Disposition** zu bestimmten Erkrankungen, zum Beispiel Psoriasis oder Atopie.
- **Infektionskrankheiten.** Diese können pränatal oder intrapartal übertragen werden (Syphilis, HIV/AIDS) oder sich durch den engen Kontakt innerhalb einer Familie verbreiten (Pyodermien, Läuse, Krätze).

Allgemeine Anamnese

- **Berufsabhängigkeit.** Hauterkrankungen gehören zu den häufigsten Berufserkrankungen. Schon beim Verdacht auf eine Berufskrankheit sollte eine ärztliche Meldung an die zuständige Berufsgenossenschaft erfolgen.
- **Exogene Noxen.** Sonnenlicht, Wärme und Kälte, Kosmetika, Deodorants, Detergenzien, Chemikalien sowie Substanzen bei Hobbytätigkeiten sind für Hauterkrankungen verantwortlich.
- **Tiere.** Kontakt mit Tieren kann zu Rhinitis, Konjunktivitis, Asthma durch Tierhaarallergie oder Übertragung von Infektionskrankheiten wie Pilzerkrankungen oder Erysipeloid führen.
- **Systemische Noxen.** Exanthematische Hautausschläge sind meist Ausdruck allergischer, pseudoallergischer oder toxischer Reaktionen auf innerlich verabreichte Medikamente, Nahrungsmittel beziehungsweise Infektionskrankheiten.
- **Jahreszeitliche Abhängigkeit.** Lichtprovozierbare Hauterkrankungen sind im Frühling und im Sommer häufiger. Porphyria cutanea tarda, Miliaria und Dyshidrosis kommen im Sommer, Erythema multiforme und Pityriasis rosea im Frühling und Herbst häufiger vor. Kältebeeinflusste Dermatosen, kapilläre Durchblutungsstörungen wie Akrozyanose und Pernionen beobachtet man gehäuft in der kalten Jahreszeit.
- **Hormonelle Faktoren.** Hormonelle Faktoren sind für manche Dermatosen typisch (Acne vulgaris, Herpes simplex). Schwangerschaftsdermatosen treten während der Gravidität auf und heilen meist erst nach der Entbindung ab (Pemphigoid gestationis, Melasma gravidarum). Für die Verordnung von Medikamenten wie Retinoiden oder Tetrazyklinen ist die Kenntnis einer bestehenden Schwangerschaft oder Stillzeit wichtig.

Eigenanamnese

- **Vorliegen früherer Hautkrankheiten.** Milchschorf in der Säuglingszeit bei Atopikern.
- **Kinderkrankheiten.** Windpocken, Masern, Röteln und andere.
- **Innere Erkrankungen.** Hyperlipoproteinämien bei Xanthomen, Diabetes mellitus bei Kandidose, Hautmetastasen bei malignen Tumoren. Hautveränderungen im Rahmen paraneoplastischer Syndrome (Acanthosis nigricans, Dermatomyositis, Erythema necrolyticum migrans) oder bei Systemerkrankungen (Lupus erythematodes, maligne Lymphome, Stoffwechselkrankheiten).

Aktuelle Anamnese

- **Dauer der aktuellen Hauterkrankung.** Seit wann, wo beginnend, einmalig oder permanent?
- **Subjektive Symptome.** Juckreiz, Brennen, Ausfluss, Schweißsekretion, Haarausfall, Gewichtsabnahme, Schlafstörungen, Nachtschweiß
- **Medikamenteneinnahme.** Schmerzmittel, Kardiaka, Antibiotika, Schlafmittel, Antikonvulsiva. Dauer, Verträglichkeit und Wirksamkeit der Medikation
- **Nahrungsmittel und Nahrungsmitteladditiva.** Verzehr von allergenen, gefärbten oder konservierten Nahrungsmitteln. Toxische Nahrungsmittel zum Beispiel Shiitake-Pilze
- **Bekannte Allergien.** Vorliegen eines Allergiepasses
- **Verwendete Topika.** Hautpflegepräparate, Duftstoffe, Sonnenschutzmittel.

Körperliche Untersuchung

- **Inspektion des gesamten Hautorgans:** Adnexe (Haare, Nägel), Mundschleimhaut, Genitoanalregion, Palpation der peripheren Lymphknoten
- **Palpation der peripheren Pulse** zum Ausschluss arterieller Durchblutungsstörungen
- **Inspektion bestehender Muttermale oder sonstiger Hautveränderungen** mit dem Auflichtmikroskop
- **Inspektion des Kapillitiums**

Literatur

Lehrbücher/Handbücher

Bolognia J, Jorizzo J, Rapini R (Hrsg) (2008) Dermatology, 2. Aufl. Elsevier, Amsterdam

Burns T, Breathnach S, Cox N et al (Hrsg) (2004) Rook's textbook of dermatology, 7. Aufl. Blackwell, Oxford

Habif TP (2004) Clinical dermatology: a color guide to diagnosis and therapy, 4. Aufl. Mosby, Edinburgh

Harper J, Oranje AP, Prose NS (2006) Textbook of pediatric dermatology, 2. Aufl. Blackwell, Oxford

Hertl M (Hrsg.) (2010) Autoimmune diseases of the skin, 3. Aufl. Springer, Wien

James WD, Berger TG, Elston DM (Hrsg.) (2006) Andrews disease of the skin: clinical dermatology, 10. Auflage, Saunders, Philadelphia

Saurat J-H, Lachapelle J-M, Lipsker D et al (Hrsg.) (2009) Dermatologie et infections sexuellement transmissibles, 2. Aufl. Masson, Paris
Schachner LA, Hansen RC (2003) Pediatric dermatology, 3. Aufl. Mosby, Edinburgh
Traupe H, Hamm H (2006) Pädiatrische Dermatologie, 2. Aufl. Springer, Heidelberg
Wolff K, Goldsmith LA, Katz SI (Hrsg.) (2008) Fitzpatrick's dermatology in general medicine, 7th ed., McGraw-Hill, New York

Sonstige Literatur

Basra MK, Fenech R, Gatt RM et al (2008) The Dermatology Life Quality Index 1994–2007: a comprehensive review of validation data and clinical results. Br J Dermatol 159:997–1035
Korting HC, Callies R, Reusch M et al (Hrsg) (2011) Dermatologische Qualitätssicherung. Leitlinien und Empfehlungen, 7. Aufl. ABW Wissenschaftsverlag, Berlin
Mayrshofer F, Hertl M, Sinkgraven R, et al (2005) Deutliche Einschränkung der Lebensqualität bei Patienten mit Pemphigus vulgaris. Ergebnisse der Deutschen Studiengruppe zu blasenbildenden Dermatosen (BSD). J Dtsch Dermatol Ges 3: 431–435
Tang H, Ng JH (2006) Googling for a diagnosis – use of Google as a diagnostic aid: internet based study. Br Med J 333:1143–1145
Winkelmann RK (1987) Glossary of basic dermatology lesions. The International League of Dermatological Societies Committee on Nomenclature. Acta Derm Venereol Suppl (Stockh) 130: 1–16

Internetseiten

http://dermatlas.med.jhmi.edu/derm (Dermatology Image Atlas)
http://www.emedisine.com/derm/(eMedicine dermatology)
http://dermatlas.med.jhmi.edu/derm/quiz.cfm (Online Dermatology Quiz)
http://telemedicine.org/stamford.htm (Electronic textbook of dermatology)
http://www.dermis.net/dermisroot/de/home/index.htm (DermIS, Dermatology Information System)
http://www.enzyklopaedie-dermatologie.de/ (Altmeyer, Bacharach-Buhles: Enzyklopädie der Dermatologie, Venerologie, Allergologie, Umweltmedizin)

Immunologische Grundlagen

Martin Röcken und Tilo Biedermann

2.1 Einführung

Immunreaktionen beeinflussen entscheidend den Verlauf zahlreicher Erkrankungen der Haut, selbst bei primär nicht immunologisch bedingten Erkrankungen. Ein prominentes Beispiel könnte das atopische Ekzem sein, das vermutlich primär auf eine Barrierestörung beispielsweise durch bestimmte Formationen des Filaggrins zurückzuführen ist. Ein funktionierendes Immunsystem wird für die physiologische Homöostase der Haut benötigt. Die normale Immunantwort kann gegen Krankheitserreger wie Parasiten, Pilze, Bakterien, Viren sowie auch Tumoren oder Gifte, wie Diphtherietoxin, schützen. Bei Infektionen, besonders dem erworbenen Immundefizienz-Syndrom (AIDS), oder unter medikamentöser Immunsuppression kann die physiologische Immunabwehr blockiert oder verfälscht werden. Verfälschte oder fehlgeleitete Immunantworten sind für die verschiedenen Formen von Autoimmunkrankheiten und für allergische Reaktionen verantwortlich. Zu letzteren zählen Arzneimittelreaktionen, die Typ-I-Allergie bei extrinsischem Asthma, Rhinitis allergica und Hymenopterengift-Allergie sowie die Typ-IV-Immunreaktion, verantwortlich für Kontaktallergie, aber auch für entzündliche Hauterkrankungen wie Psoriasis, Lichen ruber und Graft-versus-Host-Reaktion (▶ Kap. 25).

Durch Impfungen, Glukokortikoidtherapie, Immunsuppressiva, Photo- und Photochemotherapie, Zytokine oder Zytokinantagonisten sowie durch Medikamente mit nicht genau definierten, immunmodulatorischen Eigenschaften wird kontinuierlich in die Regulation des Immunsystems eingegriffen.

Die Abläufe von Immunreaktionen haben sich so weit klären lassen, dass sich wichtige Aspekte der Pathogenese bei vielen dermatologischen Krankheiten und grundlegende Mechanismen immunmodulierender Therapien erklären lassen.

2.2 Begriffe und Strukturen

Antigen Als Antigen werden ganz allgemein Glykoproteine bezeichnet, die theoretisch von den spezifischen Rezeptoren der T-Lymphozyten oder von Immunglobulinen des Immunsystems erkannt werden können. Sie werden unterteilt in:

- Fremdantigene, Glykoproteine eines anderen Lebewesens, und
- Selbstantigene, Glykoproteine des eigenen Körpers.

Von den T-Zell-Rezeptoren werden 9–20 Aminosäuren lange Polypeptidbruchstücke dieser Glykoproteine erkannt. Immunglobuline können außer Proteinen auch bestimmte Zucker, wie Dextrane und Kohlenhydratseitenketten, erkennen; einige Rezeptoren erkennen spezifisch Lipide/Lipoproteine.

Hapten Haptene sind kleine Moleküle, die nur dann vom Immunsystem erkannt werden können, wenn sie an körpereigene Proteine gebunden sind. Viele Medikamente, zum Beispiel Betalactam-Antibiotika oder Sulfonamide sowie Kontaktallergene, wie Ni^{2+}, sind Haptene.

Haupthistokompatibilitätskomplex Der Haupthistokompatibilitätskomplex (MHC; major histocompatibility complex) oder auch humanes Leukozytenantigen (HLA) kann in verschiedene Gruppen von Oberflächenmolekülen unterteilt werden, deren wichtigste die MHC-Klasse-I- (HLA-A, HLA-B) und -II-Moleküle (HLA-D) sind. MHC-Moleküle definieren die immunologische Individualität. Daher stammen auch die alten Bezeichnungen Immunantwortgene und Transplantationsantigene. Während MHC-Klasse-I-Moleküle auf allen Zellen exprimiert werden, werden MHC-Klasse-II-Moleküle nur auf Antigen präsentierenden Zellen konstitutiv exprimiert. Auf anderen Zellen können MHC-Klasse-II-Moleküle nur nach bestimmten Aktivierungsvorgängen an der Oberfläche nachgewiesen werden.

Zytokine, Lymphokine, Interleukine Hierbei handelt es sich um biologisch hochaktive Glykoproteine, die Wachstum, Funktion und Differenzierung von Zellen regulieren und auf vielfältige Weise die Abläufe von Immunantworten und Entzündungen steuern. Sie werden in verschiedene, funktionell oder morphologisch verwandte Familien eingeteilt. Zytokine können nicht nur von Immunzellen, sondern von jeder Zelle gebildet werden, einschließlich Fibroblasten, Keratinozyten und Melanozyten. Wichtig ist aber, dass jede Zelle nur bestimmte Zytokine bilden kann. Die Zusammensetzung der gebildeten Zytokine hängt von ihrer Differenzierung und dem Stimulus ab.

Jede Zelle kann – abhängig von ihrer Differenzierung und dem Stimulus – nur bestimmte Zytokine bilden.

Zytokine von Makrophagen und T-Lymphozyten spielen bei der Regulation von Immunantworten eine besondere Rolle. Sie können Immunantworten einleiten, verstärken oder hemmen. Zu den proinflammatorischen Zytokinen werden in erster Linie Interleukin-1, -6, -12, -23, Tumornekrosefaktor (TNF) und Interferon-α, zu den antientzündlichen Interleukin-10 gerechnet. Wichtige T-Lymphozyten-Zytokine sind die entzündlich wirkenden Zytokine Interferon-γ, TNF und Lymphotoxin, Interleukin-15, -17, -22, der Wachstumsfaktor Interleukin-2, die antientzündlich wirkenden Interleukine 4, 9, 10, 11, 13, und das Juckreiz verursachende Interleukin-31.

Chemokine Chemokine können im weiteren Sinne den Zytokinen zugeordnet werden. Ihre Bedeutung wurde in den 1990er Jahren erkannt. Sie steuern die Wanderung von Immunzellen und somatischen Zellen aus und in Gewebe, bestimmen, wo und wie lange sich Zellen in den Geweben aufhalten, und beeinflussen entscheidend die Differenzierung von Organen. Unterteilt werden Chemokine und deren Rezeptoren entsprechend der Position von zwei wichtigen Cysteinmolekülen: Bei den meisten Chemokinen sind diese entweder direkt benachbart (CC-Chemokine und deren Rezeptoren, die CCR) oder sie sind durch eine Aminosäure voneinander getrennt (CXC-Chemokine und deren Rezeptoren, die CXCR). Eines der ersten identifizierten Chemokine, Interleukin-8 oder CXCL2, steuert die Einwanderung von neutrophilen Granulozyten in die Epidermis der Psoriasisplaques. Eine weitere wichtige Bedeutung der Chemokine ist deren Einfluss auf die Zell-Zell-Kommunikation und die Interaktion mit Krankheitserregern. Ein biologisch wichtiges Beispiel ist die Bedeutung des Chemokinrezeptors CCR5 für das intrazelluläre Einschleusen des humanen Immundefizienzvirus (HIV).

2.3 Angeborene Immunität

2.3.1 Grundlagen

Bevor das erworbene (adaptive) Immunsystem aus B- und T-Lymphozyten aktiviert wird, überwacht eine Vielzahl von Mechanismen, dass Krankheitserreger und Gefahrensignale erkannt und nötigenfalls abgewehrt werden. Diese Abwehrmechanismen sind essenziell für die Integrität eines Organismus und werden als angeborene oder natürliche Immunität zusammengefasst. Die »natürliche Immunität« schließt körpereigene Antibiotika, die antimikrobiellen Peptide ein, und »Pathogen erkennende Rezeptoren«. »Pathogen erkennende Rezeptoren« stellen einen hoch konservierten Schutzmechanismus dar, der bereits ähnlich in Pflanzen, Insekten und Reptilien vorliegt, und funktioniert über das Erkennen von hoch konservierten Bestandteilen von Mikroben, den pathogen associated molecular pattern (PAMP). Dieser Erkennungsmechanismus ist auch beteiligt an der Steuerung des Gleichgewichts zwischen pathogenen und apathogenen, schützenden, Mikroben. Wichtig ist, dass derartige Rezeptoren teilweise auch Gefahrensignale erkennen können, die nicht mikrobieller Natur sind, sondern im Rahmen von Entzündung oder Abwehr gebildet werden (danger associated molecular pattern, DAMP).

2.3.2 System der Pathogenerkennungsrezeptoren am Beispiel der Toll-like-Rezeptoren

Im Laufe der Evolution hat sich ein System herausgebildet, welches Signale erkennt, die mit der Gefährdung eines Individuums in Zusammenhang stehen. Dieses System besteht aus verschiedenen Rezeptorfamilien und ist auch für den Menschen von großer Bedeutung. Die größte und am besten charakterisierte Rezeptorfamilie im System der Pathogenerkennung ist die der Toll-like-Rezeptoren (TLR), daneben gibt es C-Typ Lectin-Rezeptoren (CLRs), RIG-1 Helicasen sowie NOD-leucin-rich-repeat-Rezeptoren (NLRs), die einzeln als NOD1- oder NOD2-Rezeptoren oder im Verbund mit dem Inflammasom vorkommen. Von diesen zellulären Rezeptoren werden hochkonservierte Bestandteile von Bakterien, Pilzen und Viren erkannt. Diese stellen meist überlebenswichtige Bestandteile für Mikroben dar, wie Zellwandbestandteile oder Nukleinsäuren, und man nennt sie pathogen associated molecular pattern (PAMP) (siehe oben).

Namenspatron für eine Gruppe von Pathogenerkennungsrezeptoren wurde das Genprodukt »Toll«, welches an der Fruchtfliege beschrieben wurde. Einen ersten Hinweis auf eine Funktion von »Toll« bei der Immunabwehr erbrach-

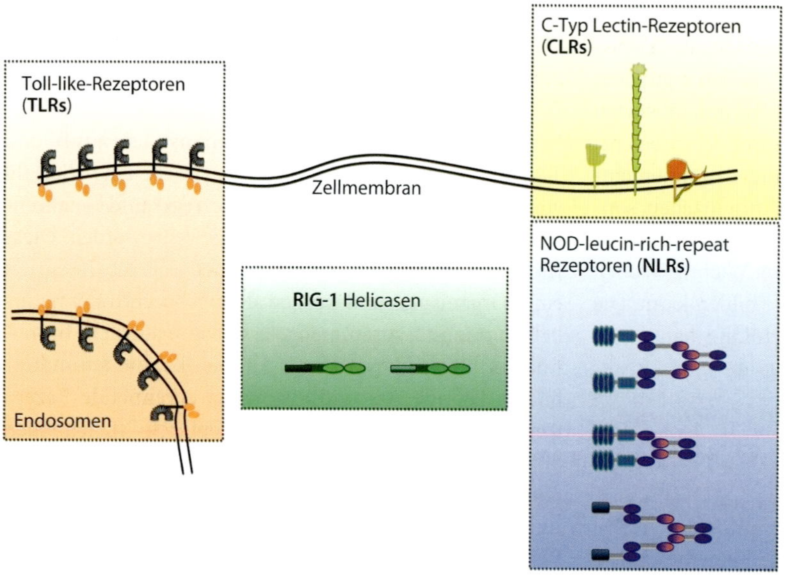

Abb. 2.1 Pathogenerkennungsrezeptoren (PRR) beinhalten die Familie der Toll-like-Rezeptoren (TLR), sie kommen an der Zelloberfläche sowie intrazellulär vor sowie als Homodimere und Heterodimere. Daneben gibt es an der Zelloberfläche die C-Typ-Lectin-Rezeptoren (CLRs), intrazellulär die RIG-1 Helicasen sowie NOD-leucin-rich-repeat-Rezeptoren (NLRs), die intrazellulär als isolierte PRR vorkommen (NOD1 oder NOD2) oder als Teil des Inflammasoms. Die Bindung von PAMPs an PRR vermittelt meist eine Entzündungsreaktion, beim Inflammasom die Freisetzung von aktivem Interleukin 1

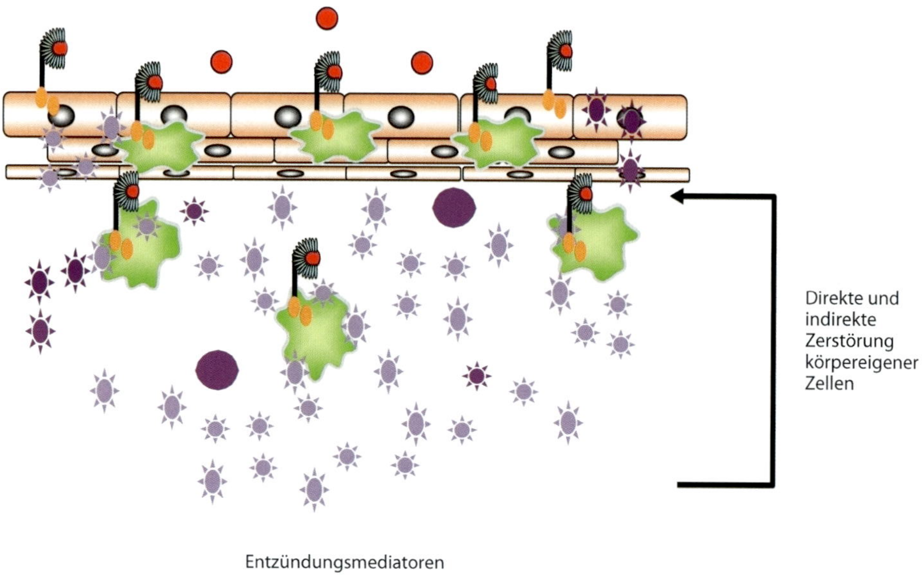

Abb. 2.2 Die Bindung von Liganden an PRR führt zur Produktion von entzündlichen Zytokinen. Dies führt zur Alarmierung und Aktivierung von Keratinozyten und Immunzellen. Direkt und durch die daraus entstehende Entzündung kommt es zur Zerstörung körpereigener Zellen. Somit können über diesen Mechanismus beispielsweise virusinfizierte und die direkt benachbarten Zellen weitgehend zerstört und die Virusausbreitung gehemmt werden

te die Beobachtung, dass Fruchtfliegen ohne »Toll« den Pilz Aspergillus fumigatus nicht abwehren können. Säugetiere und auch Menschen verfügen über »Toll«-ähnliche Rezeptoren (Toll-like-Rezeptor, TLR), die durch die Bindung von PAMPs aktiviert werden und eine Entzündungsreaktion auslösen können. Ein klinisch wichtiges Beispiel ist Lipopolysaccharid (LPS) Gram-negativer Bakterien, welches an TLR4 bindet. LPS führt über die Stimulation des TLR4 bei Sepsis zu den schweren Fieberschüben.

Heute sind elf verschiedene TLR bei Säugern beschrieben, die Mehrzahl wird an der Zelloberfläche exprimiert, TLR3, 7, 8 und 9 befinden sich intrazellulär in endosomalen

Strukturen. Die wichtigsten Liganden der TLR stammen von Mikroben und können mikrobiellen Familien zugeordnet werden: Die Zellwand Gram-positiver Bakterien beinhaltet Lipoteichonsäure und Lipoproteine sowie Peptidoglykan. Gram-negative Bakterien binden an TLRs über LPS, Porin oder andere Peptidoglykane und Mykobakterien weisen in ihrer Zellwand Substanzen auf, die überwiegend ein TLR1/TLR2-Heterodimer aktivieren. Die Aktivierung eines TLR durch diese Liganden führt unter anderem zur Produktion von Zytokinen, bei bakteriellen Infekten von Interleukin-1, -6 und -12, bei Virusinfekten von Typ-I-Interferonen. Dies zeigt, wie differenziert der Körper auf die Stimulation der TLR durch bakterielle oder virale PAMPs reagiert. Im Falle einer Infektion der Haut durch Herpes simplex führt bereits die Alarmierung und Aktivierung von Keratinozyten und Immunzellen durch PAMPs zur Entzündung und Zerstörung infizierter körpereigener Zellen, was die Virusausbreitung hemmt. So genannte immune response modifier, wie Imiquimod (Ligand von TLR7 und TLR8), nutzen diese Wirkung therapeutisch aus und kommen beispielsweise bei der Behandlung von genitalen Warzen zur Anwendung. Diese Vorgänge im Rahmen der angeborenen Immunität werden auch in Immunqualitäten der erworbenen Immunität übersetzt. So führt die Aktivierung von TLR zur Ausreifung von dendritischen Zellen, die wiederum naive T-Lymphozyten aktivieren und so eine erworbene Immunantwort induzieren.

2.3.3 Erkennungsrezeptoren für Gefahrensignale

Im Laufe der Untersuchungen zur angeborenen Immunität wurde erkannt, dass dieses System auch unter sterilen Bedingungen Funktionen übernimmt, die denen ähneln, die bei der Abwehr von Mikroben beobachtet wurden. Im Verlauf einer Gewebsschädigung werden Substanzen freigesetzt oder es entstehen Abbauprodukte von Zellbestandteilen oder extrazellulärer Matrix, die als DAMP bezeichnet werden und beispielsweise TLR aktivieren können. Die Liste der DAMPs wird derzeit kontinuierlich verlängert und umfasst Heat-shock-Proteine, antimikrobielle Peptide, S100-Proteine, extrazelluläre Matrix-Bestandteile wie Hyaluronsäurefragmente oder Heparansulfat sowie IgG-Chromatin-Komplexe. Die Erkennung der DAMPs führt zur Amplifikation einer Entzündungsreaktion und ist sowohl an nützlichen Abwehrreaktionen beteiligt als auch an schädlichen Immunreaktionen, wie Autoimmunkrankheiten oder Autoinflammationsreaktionen. Das dermatologisch bekannteste Beispiel ist das allergische Kontaktekzem (▶ Kap. 30). Kontaktallergien werden nur sehr selten auf gesunder Haut erworben. Die Hauptgefahr besteht dann, wenn potenzielle Kontaktallergene mit ekzematöser Haut in Kontakt kommen. Bei Ekzemen sind die dendritischen Zellen durch endogene DAMPs so aktiviert, dass sie potenzielle Kontaktallergene dem Immunsystem präsentieren, als seien sie gefährliche Viren oder Bakterien.

2.3.4 Interleukin-1 und Inflammasom

Interleukin-1 ist das erste beschriebene Interleukin; seine Rolle für die Medizin wurde erst in den letzten Jahren entdeckt. Unter Interleukin-1 werden heute zwei verwandte Moleküle zusammengefasst, Interleukin-1α und Interleukin-1β. Sie haben ihre klinische Bedeutung über zwei, möglicherweise verknüpfte Eigenschaften erlangt: Ihre Sekretion wird sehr schnell nach Bedrohung durch Gefahrensignale eingeleitet, und Interleukin-1α und Interleukin-1β können viele Phänomene der Entzündung provozieren. Beispielsweise sind die Symptome eines Gichtanfalls zumeist Folge einer krankhaften Freisetzung von Interleukin-1. Neben den akuten Folgen einer Freisetzung von Interleukin-1 wirkt es auch nachhaltig auf das erworbene Immunsystem, indem es beispielsweise die Differenzierung von Th17-Zellen fördert. Daher muss man annehmen, dass Entzündungen, bei denen neutrophile Granulozyten eine wichtige Rolle spielen, wie bei Psoriasis oder Sweet-Syndrom, durch Interleukin-1 in ihrer Manifestation beeinflusst werden.

Das Besondere von Interleukin-1 ist seine schnelle Freisetzung. Interleukin-1-Moleküle werden zunächst als reaktionslose Proformen produziert. Diese werden beispielsweise durch eine Stimulation der Toll-like-Rezeptor-Kaskade induziert. Die reaktionslosen Proformen sind Eiweißkomplexe, die einsatzbereit im Zytoplasma liegen. Von besonderer Bedeutung für die biologische Wirkung von Interleukin-1 ist ein intrazellulärer Proteinkomplex, genannt Inflammasom. Erfolgt neben der TLR-Stimulation eine Aktivierung des Inflammasoms beispielsweise über DAMPS, kommt es zur Überführung der Proformen in aktives Interleukin-1 und zum schnellen Export des Interleukin-1 und zur Auslösung der Entzündungskaskade. Bekannt wurde das Inflammasom durch genetische Störungen wie das Muckle-Wells-Syndrom, bei denen eine zu leichte oder ungehemmte Inflammasom-Aktivierung zu schweren Entzündungsreaktionen mit Fiebersyndromen führt. Eine Hemmung des Interleukin-1 durch Anti-Interleukin-1-Antikörper ist daher zur Therapie dieser Autoinflammationssyndrome zugelassen.

2.3.5 Antimikrobielle Peptide

Die Sekretion antimikrobiell wirksamer Substanzen ist ein wichtiger, evolutionär hochkonservierter Mechanismus, pathogene Mikroben abzuwehren, insbesondere an Grenzflächenorganen wie Haut und Schleimhäuten. Zu der großen Familie wirksamer Substanzen gehören α- und β-Defensine sowie Cathelicidine. Viele der antimikrobiellen Peptide zerstören Bakterien, indem sie die Funktion der Zellwand durch Porenbildung massiv stören. Sowohl residente Hautzellen als auch Entzündungszellen können diese antimikrobiellen Peptide sezernieren. Die Produktion der antimikrobiellen Peptide wird auch durch entzündliche Botenstoffe reguliert. So sind in der Psoriasisherden antimikrobielle Peptide deutlich heraufreguliert, während ihre Aufregulation beim atopischen Ekzem supprimiert ist. Interessant ist, dass das von Schweißdrüsen sezernierte antimikrobielle Peptid Dermcidin bereits konstitutiv im Schweiß von Atopikern im Vergleich zu Gesunden herunterreguliert ist. Dazu passt die Klinik: Die Psoriasis ist nahezu niemals superinfiziert, während das atopische Ekzem fast immer von Bakterien kolonisiert oder infiziert ist.

Das System der antimikrobiellen Peptide spielt also eine zentrale Rolle für die Integrität unserer Oberflächenorgane und Veränderungen dieses Systems sind mit Krankheiten von Oberflächenorganen wie Morbus Crohn assoziiert. Aus den Erkenntnissen zu antimikrobiellen Peptiden werden daher neue Therapiestrategien entwickelt.

2.3.6 Natürliche Killerzellen

Diese lymphoiden Zellen besitzen keinen spezifischen Antigenrezeptor, deshalb werden sie der angeborenen Immunität zugerechnet. Bei T-Lymphozyten ist die Interaktion des T-Zell-Rezeptors mit einem MHC-Molekül unabdingbare Voraussetzung für deren Aktivierung; im Gegensatz dazu ist eine Voraussetzung für die Aktivierung von natürlichen Killerzellen (NK) das Fehlen von MHC-Klasse-I-Molekülen. Oft verlieren virusinfizierte Zellen und Tumoren ihre Identifikation, die MHC-Klasse-I-Moleküle. Daher werden MHC Klasse-I-negative virusinfizierte Zellen und Tumorzellen oft von NK-Zellen erkannt und lysiert. Dies ist ein essenzieller Schutz in der frühen Phase von Virusinfektionen und scheint über das dabei ausgelöste Alarmsignal gleichzeitig die APZ so zu aktivieren, dass sie spezifische Immunantworten induzieren können. Die Aktivierung von NK-Zellen benötigt, neben dem Fehlen der MHC-Klasse-I-Moleküle, spezifische aktivierende Signale.

2.3.7 Dendritische Zellen

Dendritische Zellen sind von Vorläuferzellen des Knochenmarks abgeleitete Zellen, die sich überwiegend aus myeloiden monozytären Zellen ausdifferenzieren. Auch sie sind Teil der angeborenen Immunität, allerdings organisieren sie die **Schnittstelle zwischen angeborener und erworbener Immunität**. Sie sind besonders zahlreich in lymphoiden Organen und Grenzorganen wie der Haut. Ursprünglich wurden sie in der Epidermis erkannt und heißen dort nach ihrem Erstbeschreiber Langerhans-Zellen. Die meisten dendritischen Zellen der Haut befinden sich als dermale dendritische Zellen in der Dermis. Sie sind dort ortständige Zellen, die Fremdstoffe (Antigene) aufnehmen können. Werden sie durch Gefahrensignale, wie Traumen oder toxische Reize, aktiviert, wandern sie in die regionalen Lymphknoten und leiten dort die spezifische Immunantwort gegen die aufgenommenen Antigene ein. Dendritische Zellen finden sich in allen Geweben, sie sind die wichtigsten Antigen-präsentierenden Zellen.

2.4 Erworbene Immunität

2.4.1 Grundlagen

Das erworbene (adaptive) Immunsystem aus B- und T-Lymphozyten ist dem angeborenen Immunsystem nachgeschaltet. Signale aus dem Bereich der angeborenen Immunität werden übersetzt in biologische Informationen, die eine Selektion von spezifisch darauf reagierenden Lymphozyten ermöglichen. Mittels unterschiedlicher Immunqualitäten der T-Lymphozyten und unterschiedlicher Antikörpersubtypen kann das erworbene Immunsystem auf jede Infektion passend reagieren und auch Immunreaktionen kontrollieren.

2.4.2 Antigen-präsentierende Zellen

Antigen-präsentierende Zellen (APZ) haben die Aufgabe, Fremdkörper aufzunehmen, sie zu verdauen (zu prozessieren) und in kleine Polypeptide, die Antigene, zu zerlegen. Im Anschluss an die Verdauung werden die Polypeptide an die Zelloberfläche gebracht, gebunden an die antigenpräsentierende Struktur des MHC. Dort können sie von den antigenspezifischen Rezeptoren der T-Lymphozyten erkannt werden und zur Aktivierung oder Inaktivierung der T-Lymphozyten führen. Die Präsentation eines Antigens an T-Lymphozyten steht am Anfang einer jeden spezifischen Immunantwort. Neben den funktionell wichtigsten APZ, den dendritischen Zellen, gibt es weitere professionelle APZ; zahlenmäßig die größte Population sind die Monozyten/Makrophagen. Neben diesen professionellen APZ können auch B-Lymphozyten als APZ tätig sein. Zum Einleiten einer Immunantwort müssen APZ Antigen präsentieren. Darüber hinaus entscheiden APZ, ob spezifische T-Lymphozyten aktiviert oder inhibiert werden durch von

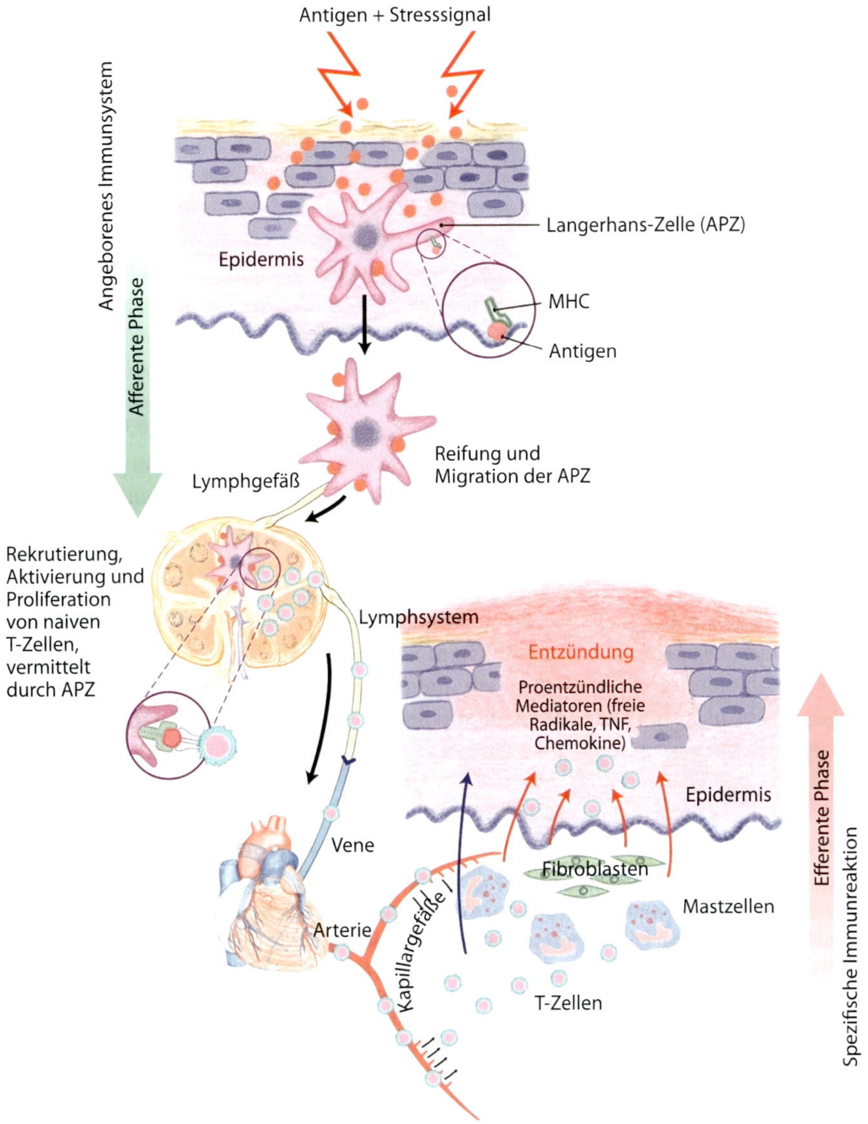

Abb. 2.3 Antigen kann von dendritischen Zellen der Haut aufgenommen werden, aktivierende Signale führen zu deren Wanderung in hautdrainierende Lymphknoten. Treffen dendritische Zellen oder auch andere Antigen-präsentierende Zellen auf für dieses Antigen spezifische T-Lymphozyten, werden diese aktiviert und vermehren sich. Außerdem werden sie ausdifferenziert und tragen dann unter anderem gewebsspezifische Homingrezeptoren auf ihrer Oberfläche (Sensibilisierungsphase). Homingrezeptoren erlauben es den T-Lymphozyten, bei Bedarf selektiv aus den Kapillaren in die Haut einzuwandern, wo sie Zytokine produzieren und weitere Entzündungs- und Effektorzellen anlocken und diese als auch residente Hautzellen stimulieren (Effektorphase)

ihnen produzierte Zytokine und besonders auch durch Oberflächenmoleküle, die kostimulatorische oder inhibitorische Signale auslösen, wie das inhibitorische CTLA-4.

2.4.3 Lymphozyten

Lymphozyten repräsentieren die erworbene Immunität und entstammen wie alle hämatopoetischen Zellen dem Knochenmark. Lymphozyten bilden eine sehr heterogene Gruppe mononukleärer Zellen. Ein gemeinsames Merkmal ist, dass sie immer nur spezifisch mit einer einzigen niedermolekularen Molekülstruktur, dem Antigen, meist einem Peptid, seltener Zucker oder Lipid, interagieren können.

Lymphozyten können immer nur spezifisch mit einem einzigen Makromolekül, dem Antigen, interagieren.

B-Lymphozyten

B-Lymphozyten können zwei grundlegend unterschiedliche Funktionen übernehmen. Ihre wichtigsten Funktiounterschiedlichen Partnern auf den APZ interagieren kann, beispielsweise mit dem Molekül B7.1. CD28, das die T-Lymphozyten aktiviert, wird früh während der Immunaktivierung exprimiert. Der Gegenspieler von CD28 ist das cytotoxic T lymphocyte antigen 4 (CTLA-4), das T-Lymphozyten paralysiert und spät während der Immunaktivierung exprimiert wird. Es hilft, Immunantworten abzuschalten.

Diese Erkenntnis hat zu wichtigen neuen Therapieansätzen geführt. Einerseits wurde vor über 10 Jahren ein CTLA-4-Ig-Konstrukt entwickelt, welches das CTLA-4 für längere Zeit stabil zirkulieren lässt. Dieses CTLA-4-Ig-Konstrukt bindet mit hoher Affinität an das B7.1-Molekül auf den APZ. Diese verlieren damit ihre Fähigkeit, T-Lymphozyten effizient zu stimulieren. Die Applikation dieses CTLA-4-Ig-Konstrukts führt zur Unterdrückung von Immunantworten und ist therapeutisch wirksam sowohl bei Psoriasis als auch bei rheumatoider Arthritis. Umgekehrt kann die immunsuppressive Wirkung von natürlichem CTLA-4 durch Anti-CTLA-4-Antikörper aufgehoben werden; das Entfernen dieser Immunbremse führt zu einer breiten Immunaktivierung, die entzündliche Haut- und Darmkrankheiten verursachen kann, ähnlich den klassischen Autoimmunkrankheiten. Therapeutisch hilft diese breit angelegte Immunaktivierung bei knapp 10% aller Patienten mit metastasiertem Melanom, eine lang (>1 Jahr) anhaltende Stabilisierung zu erreichen, und es ist deshalb eine Zulassung eines Anti-CTLA-4-Antikörpers (Ipilimumab) für das metastasierte Melanom erfolgt.

2.5 Immunologisches Gedächtnis

Beim immunologischen Gedächtnis handelt es sich um einen funktionellen Begriff. Wird ein Körper erstmals mit einem Antigen konfrontiert, benötigt er eine Alarmierung durch Gefahrensignale, um die akute Gefahr zu bekämpfen. Gleichzeitig bewirken die Gefahrensignale eine Aktivierung der APZ. Diese wandern in die Lymphknoten und stimulieren dort meist innerhalb von 1–2 Wochen die spezifischen T-Lymphozyten so, dass gegen das die Immunreaktion auslösende Antigen eine wirksame Immunantwort etabliert wird. Nach diesem ersten Kontakt gehen T- und B-Lymphozyten in eine Ruhephase über; sie verbleiben aber in etwa 1000-fach erhöhter Frequenz und einer Bereitschaft, schnell zu reagieren. Hierdurch erwirbt das Immunsystem die Fähigkeit, bei einem Zweitkontakt auf dasselbe Antigen wesentlich schneller, oft auch ohne oder nur mit minimaler Alarmierung durch Gefahrensignale, zu reagieren. Dieses Phänomen wird als immunologisches Gedächtnis bezeichnet. Es wird in Form der Impfung oder Immunisierung erfolgreich genutzt; umgekehrt scheint nach einer allergenspezifischen Immuntherapie (Hyposensibilisierung) die neu etablierte Toleranzreaktion des Immunsystems ebenfalls eine Gedächtnisantwort darzustellen. Klinisch problematisch sind diese Gedächtnisantworten im Rahmen der Kontaktallergie oder bei Autoimmunkrankheiten.

2.6 Immunität, Allergie und Autoimmunität

Wird ein Antigen von alarmierten APZ den spezifischen T-Lymphozyten im Lymphknoten präsentiert, beginnen diese, Zytokine zu produzieren, insbesondere Interleukin-2, neue Oberflächenmoleküle zu exprimieren und sich zu teilen. Dies kann innerhalb weniger Tage zu einer 10.000-fachen klonalen Expansion führen. Gleichzeitig finden wichtige Differenzierungsvorgänge statt, die den weiteren Verlauf der Immunantwort bestimmen. Beispielsweise entwickeln sich T-Lymphozyten zu den unterschiedlichen funktionellen Phänotypen, die anschließend den Ablauf der Immunantwort festlegen.

Th1-Zellen etablieren die zellvermittelte Immunität, die vor intrazellulären Krankheitserregern wie Viren oder Mykobakterien und Tumoren schützen kann. Klassische Beispiele sind die Tuberkulinreaktion und eine Immunität gegen Herpes simplex.

Th17-Zellen scheinen bei Infektionen durch Pilze und Staphylokokken involviert zu sein, wenn neben der T-Zell-Antwort auch neutrophile Granulozyten involviert sind.

Der funktionelle Gegenspieler ist die Antwort der Th2-Zellen, die über Interleukin-4, 9, 10 und 13 zellvermittelte Immunantworten hemmt, dafür aber für die Abwehr von extrazellulären Parasiten, insbesondere Nematoden, benötigt wird.

Diese Immunreaktionen können schädlich werden, wenn sich die Immunität nicht gegen pathogene Antigene, sondern gegen Umweltsubstanzen richtet, mit denen ein regelmäßiger Kontakt gewünscht wird. Dann wird allgemein die Immunität, sei sie vom Th1-, Th17- oder Th2-Typ, als **Allergie** bezeichnet. Daraus folgt, dass Allergie nicht dadurch definiert ist, dass eine unphysiologische Reaktion abläuft. Folgende zwei Eigenschaften charakterisieren eine Allergie:
- Die Immunantwort richtet sich gegen einen nicht als pathogen einzustufenden Umweltstoff.
- Die Immunantwort verläuft ungewöhnlich vehement.

Kontaktallergien und die lichenoide Graft-versus-host-Reaktion sind wichtige Beispiele einer Th1-Immunität, die sich als Allergie vom verzögerten Typ manifestiert (Typ-IV-Allergie). Sind neutrophile Granulozyten beteiligt, erfolgt wahrscheinlich auch eine Aktivierung von Th17-Zellen. Beispiele für Allergien mit Immunreaktionen vom Th2-Typ sind Rhinitis allergica, allergisches Asthma, Hymenopterenallergie, Kontakturtikaria und einige medikamenteninduzierte Sofortreaktionen (Typ-I-Allergie; ▶ Kap. 25).

Eine Immunantwort kann auch schädlich werden, wenn sie so ineffizient ist, dass biologisch signifikante Mengen an Krankheitserregern oder Antigenen persistieren. Als erstes erkannt wurde dies bei der chronisch persistierenden Hepatitis. Eine vergleichbare Situation besteht in den Spätstadien der Lues, den verschiedenen Formen der Lepra, bei Tuberkulose, persistierender Tinea pedum, chronischer Leishmaniose, Fremdkörpergranulomen und eventuell bei der Sarkoidose.

Eine Immunantwort gegen Autoantigene kann schädlich sein, muss aber nicht. So sind die meisten Menschen mit antinukleären Antikörpern (ANA) gesund. Führt diese **Autoimmunität** jedoch zur Entzündung, dann leitet sie eine Autoimmunkrankheit ein. Beispiele sind Psoriasis, bullöse Autoimmunkrankheiten sowie Lupus erythematodes.

2.7 Natürliche Toleranz, induzierte Toleranz und Terminierung von Immunreaktionen

Eine wichtige klinische Qualität des Immunsystems wurde erst in den letzten Jahren besser charakterisiert, die aktive immunologische Toleranzreaktion. Im Gegensatz zur bisherigen Sicht scheint, dass nicht das passive Nicht-Reagieren, sondern eine aktive immunologische Toleranzreaktion die Normalreaktion gegenüber harmlosen Kontaktstoffen darstellt. Dafür ist das Immunsystem mit Toleranz-vermittelnden natürlichen Treg-Zellen ausgestattet. Zu dieser Erkenntnis führten Patienten mit einer Mutation des für Treg-Zellen wichtigen Foxp3-Gens (X-chromosomales IPEX-Syndrom). Diese Patienten leiden an einem schweren, polyglandulären Autoimmunsyndrom mit Polyendokrinopathie, Enteropathie und Typ-I-Diabetes mellitus mit frühem Beginn sowie Vitiligo und anderen Hautkrankheiten durch ihre Immundysregulation.

Um entzündliche oder allergische Immunreaktionen durch Toleranzreaktionen ausgewogen balancieren zu können, muss das Immunsystem eine Vielzahl von Zellen und Mechanismen aufeinander abstimmen. Etwa die Hälfte aller kutanen T-Lymphozyten im Rahmen einer allergischen Kontaktdermatitis stellen Treg-Zellen dar. Es sind verschiedene Typen von regulatorisch wirkenden T-Zellen beschrieben sowie unterschiedliche Phänotypen von regulatorisch wirksamen APZ, die entweder selbst anti-entzündlich wirken oder die verschiedenen regulatorisch wirkenden T-Zellen induzieren. Weitere diskutierte Populationen sind die myeloiden regulatorischen Zellen, wie die alternativ aktivierten Makrophagen (AAM), die myeloid derived suppressor cells (MDSC) oder regulatorisch wirkende Mastzellen.

Die Bedeutung der aktiven Immunsuppression ist unter physiologischen Bedingungen der Erhalt einer Immun- und Organ-Homöostase. Bei einigen krankhaften Bedingungen, bei chronischen Infekten oder Tumorleiden, ist die immunologische Toleranz unerwünscht, da sie eine wirksame Abwehr behindert. Toleranzmechanismen greifen zudem oft in entzündliche Immunreaktionen ein, um diese zu beruhigen (Terminierung einer Immunreaktion). Immunologische Toleranz wird auch reguliert: Toleranz kann verlorengehen, beispielsweise, wenn eine Autoimmunkrankheit entsteht. Eine aktive Toleranz kann aber auch entstehen, wenn Kinder ihre Nahrungsmittelallergie verlieren. Auch die Wirkung der Hyposensibilisierung, einer systemischen Allergen-spezifischen Immuntherapie, kann mit der Induktion einer aktiven immunologischen Toleranz erklärt werden (▶ Kap. 28). Das natürliche Entstehen einer aktiven Toleranz nach Antigenkontakt im Verlauf einer Immunreaktion könnte auch erklären, warum eine Hyposensibilisierung bei Allergien klinische Routine ist, während es immer noch nicht richtig gelungen ist, bei bestehenden Infektions- und Tumorkrankheiten eine therapeutisch wirksame Th1- oder Th17-Immunität zu induzieren – es sei denn, man blockt einen Mechanismus der Toleranz, eine immunologische Bremse, so mit Anti-CTLA-4-Antikörpern oder Cyclophosphamid.

2.8 Therapeutische Ansätze

Die älteste immunologische Therapie ist die **Impfung**. Hier wird mit Antigenen, die große Homologien oder gar Identität mit Antigenen von pathogenen Keimen oder Toxinen aufweisen, eine immunologische Gedächtnisantwort induziert. Diese Gedächtnisantwort befähigt den Körper, spezifisch einen Erreger oder ein Toxin beim nächsten Kontakt schon in so kurzer Zeit abzufangen, dass es entweder gar nicht zur Krankheit kommt oder die Krankheitsverläufe deutlich milder ablaufen, als dies ohne Impfung der Fall wäre.

Therapieversuche, das Immunsystem durch Zytokine so zu erziehen, dass eine fehlende in eine wirksame **antitumorale Antwort** überführt wird, sind etwa seit dem Jahr 2000 in Entwicklung mit der realistischen Aussicht auf Erfolg. Im Bereich der Immunstimulation sind es die Behandlungen mit Interferon-α bei Tumoren und Viruskrankheiten, Interleukin-2 beim Melanom, oder die Stimulation von TLR7 und TLR8 durch Imiquimod bei der Behandlung von Papillomvirus-induzierten Warzen oder In-situ-Karzinomen wie aktinischen Keratosen. Ein weiterer Durchbruch ist der Einsatz von anti-CTLA-4-Antikörpern als Therapie des metastasierten Melanoms. Auch wenn nur etwa 10% der Menschen geholfen wird, so ist mit dem Ansatz erstmals gezeigt worden, dass eine immunologische Abwehr und somit auch Immuntherapien beim malignen Melanom prinzipiell einen sinnvollen Therapieansatz darstellen. Außerdem wurde bei initialen Zervixkarzinomen ein therapeutischer Erfolg mit einer Immunvakzine erreicht, die auf dendritischen Zellen beruht.

Anti-Zytokin-Antikörper, insbesondere gegen TNF, Interleukin-1, -6, -12/23, oder -17, haben als eine wirksame Behandlung schwerer entzündlicher Krankheiten die Therapie der Psoriasis, Psoriasis-Arthritis, möglicher Weise der Gicht und anderer schwerer entzündlicher Krankheiten revolutioniert.

Der endgültige Stellenwert von Immuntherapien ist in seiner Tragweite noch nicht abzuschätzen. Ziel dieser Ansätze ist es, aufbauend auf den Erfahrungen, die mit der Einleitung von schützenden Immunantworten gewonnen wurden, Impfungen auch für etablierte Erkrankungen zu entwickeln. Es ist jedoch erheblich schwerer, eine bereits laufende Immunantwort zu korrigieren als ursprünglich angenommen wurde. Die Hyposensibilisierung bei Typ-I-Allergien ist das erfolgreichste Beispiel für eine spezifische Immuntherapie bei einer etablierten Krankheit, wie oben ausgeführt.

Trotz des kürzlich erreichten Erfolgs im Bereich spezifischer Immuntherapien ist der Hauptansatzpunkt der meisten immunologischen Therapien immer noch die Immunsuppression mit Glukokortikoiden und Immunsuppressiva wie Methotrexat, Azathioprin, Mycophenolat Mofetil, Cyclophosphamid, Calcineurin-Inhibitoren oder mTOR-Inhibitoren (▶ Kap. 104, 105). Glukokortikoide haben multiple, teilweise auch heute noch nicht ganz definierte Effekte auf das Immunsystem. Sie beeinträchtigen die Migration von Leukozyten, induzieren Zelltod in proliferierenden Lymphozyten und dendritischen Zellen und hemmen die Aktivierung von T-Lymphozyten und deren Interleukin-2-Produktion. Obwohl der molekulare Angriffspunkt ein anderer ist, beruht auch die Wirkung der Calcineurin-Inhibitoren Ciclosporin A, Pimecrolimus oder Tacrolimus darauf, die Produktion von T-Zell-Zytokinen zu unterbinden. Eine zunehmend wichtige, immunsuppressiv wirkende Medikamentengruppe werden die Proteinsynthese-Inhibitoren, die mTOR-Inhibitoren, sein. Sie sind von besonderem Interesse, weil sie nicht die Transkription von Zytokinen, sondern die Eiweißproduktion hemmen. Diese Eigenschaft scheint es zu sein, die dazu führt, dass mTOR-Inhibitoren die Immunantwort wirksam unterdrücken und gleichzeitig prämaligne Zellen daran hindern, sich in Tumorzellen umzuwandeln.

Neben Glukokortikoiden sind Methotrexat und Azathioprin die wichtigsten und am besten etablierten Immunsuppressiva, deren besonders gute Wirkung und therapeutische Sicherheit auch in neuesten Studien wiederholt belegt wurde. Methotrexat kann Funktionen der T-Lymphozyten und auch die Antikörperproduktion hemmen, weshalb es nicht nur bei Th1/Th17-Zell-vermittelten Krankheiten, sondern auch in der Therapie immunglobulinmediierter Krankheiten, wie bullösen Autoimmunkrankheiten, eingesetzt wird. Azathioprin, Mycophenolat Mofetil und Cyclophosphamid, ursprünglich als Inhibitoren der DNA-Synthese entwickelt, können ebenfalls die Immunantwort von T- und B-Lymphozyten beeinträchtigen und werden zur Behandlung des Lupus erythematodes oder bullöser Autoimmunkrankheiten eingesetzt.

Literatur

Abbas AK, Lichtmann AH, Pillai S (2012) Cellular and molecular immunology, 7th ed. Saunders, Philadelphia

Delves PJ, Martin SJ, Burton DI, Roitt IM (2011) Roitt's essential immunology, 12th ed. Wiley-Blackwell, Oxford

Grevers G, Röcken M (2001) Taschenatlas Allergologie. Thieme, Stuttgart

Martinon F, Mayor A, Tschopp J (2009) The inflammasomes: guardians of the body. Annu Rev Immunol 27: 229–265

Murphy KM, Travers P, Walport M, Seidler L (2009). Janeway Immunologie, deutsche Ausgabe, Churchill Livingstone, New York

Paul WE (ed) (2008) Fundamental immunology, 6th ed. Raven, New York

Röcken M, Schaller M, Sattler E, Burgdorf W (2010) Taschenatlas Dermatologie. Thieme, Stuttgart

Volz T, Biedermann T (2007). Funktion der Pathogenerkennungsrezeptoren bei entzündlichen Hauterkrankungen. In: Thomas P, Plewig G (eds) Fortschritte der praktischen Dermatologie und Venerologie, Band 20. Springer, Berlin S 30–37

Volz T, Kaesler S, Biedermann T (2012) Innate immune sensing 2.0 – from linear activation pathways to fine tuned and regulated innate immune networks. Exp Dermatol 21: 61–69

Genetik

Peter H. Itin

3.1 Einleitung

Die molekulare Genetik ist in den letzten 20 Jahren zum eigentlichen Pulsschlag des medizinischen Fortschritts geworden.

Mit der Entschlüsselung des menschlichen Genoms wurden zukunftsträchtige Richtungen geschaffen, wie die Pharmakogenetik, welche die individuelle medikamentöse Therapie aufgrund genetischer Konstitution verfolgt, oder die Gentherapie, die darauf abzielt, mutierte Gene zu ersetzen. Beispiele für den Einsatz von individualisierter Medizin finden sich bei der Behandlung von HIV-Patienten oder Tumorpatienten mit spezifischen Mutationen in den Signalkaskaden. Familien mit hereditären Tumoren können präventiv auf das Vorhandensein eines Tumorgens untersucht und bei positivem Befund engmaschig kontrolliert werden, mit dem Ziel der Frühdiagnose. Das **Human Genome Project** hat unter anderem aufgezeigt, wie die Diversität des menschlichen Genoms neben der Entwicklung von monogenen Mutationen entstanden ist. Im Laufe der Evolution wurden von jedem Chromosom zahlreiche Genpartien mithilfe von Plasmiden auf andere Chromosomen übertragen. Dadurch ist es zu zahlreichen segmentalen Duplikationen gekommen. Dieses Phänomen erklärt, warum monogene Erkrankungen nicht selten an unterschiedlichen Genorten und Chromosomen kodieren. Es hat sich gezeigt, dass die beispielsweise durch Transposone veränderte genetische Nachbarschaft für den Phänotyp einer Erkrankung bedeutsam ist.

Das menschliche Genom beinhaltet etwa 25.000 Gene. Im Durchschnitt kodiert ein Gen für drei Proteine. Etwa 35% der Gene können auf verschiedene Arten abgelesen werden. Die unerwartet kleine Zahl der Gene im menschlichen Genom wird kompensiert durch deren flexible Nutzung mit erheblicher kombinatorischer Vielfalt auf der Ebene der Proteinarchitektur. Das Proteom des Menschen besteht aus etwa 250.000 Proteinen. Aktuell sind rund 2000 Genorte mit klinischer Relevanz bekannt. Über 2000 Phänotypen wurden im Genom genau lokalisiert. Bei mehr als 300 Genodermatosen kennen wir die genaue Kartierung und einzelne der verantwortlichen Gene, und die Genprodukte sind identifiziert. Das Wissen um den Genort allein ist aber für den Praxisalltag wenig hilfreich. Die Aufschlüsselung des verantwortlichen Gens bei verschiedenen Krankheiten ist heute erst bei wenigen Krankheiten bekannt. Die Kenntnis des verantwortlichen Gens mit ihrem Produkt ist die Voraussetzung einer einfachen Untersuchung von Genodermatosen.

> **Die technische Entwicklung in der molekularen Genetik war so rasant, dass sie an verschiedenen Orten die ethischen Fragestellungen überholt hat. Präimplantationsdiagnostik, Klonen von gesamten Organismen, Microarray-Untersuchungen Tausender von Genen mit wenigen Blutstropfen eröffnen in Einzelfällen sehr hilfreiche Möglichkeiten, doch sie bergen auch die Gefahr von Missbrauch. Aus diesem Grund ist die Ärzteschaft gefordert, nicht nur die Machbarkeit zu betrachten, sondern auch die ethischen Konsequenzen der modernen Entwicklung kritisch zu werten.**

Da das Wissen in der molekularen Genetik exponenziell angestiegen ist, sind die meisten Mediziner nicht mehr in der Lage, die prinzipiellen Aspekte der Genetik im Detail zu überblicken. Moderne Standardwerke zur molekularen Genetik sind heute meist mehrbändig (Scriver et al. The Metabolic & Molecular Bases of Inherited Disease. 8th edition 2001. 4-bändig, mehr als 5000 Seiten [OMIM]). Die umfangreichste Quelle für Informationen zu genetischen Erkrankungen ist die Online-Datenbank von Victor A. McKusick (http://www.ncbi.nlm.nih.gov/omim/).

Dieses Kapitel soll helfen, Grundlagen für das Verständnis der modernen Genetik zu liefern. In mehreren Kapiteln dieses Buchs wird grundsätzlich über die Genetik von Genodermatosen in Form eines kleinen Kastens informiert; folgendes Beispiel (Tab. 3.1) gilt für MEN-2B-Syndrom (► Kap. 114).

Praktisch alle Krankheiten sind letztendlich die Folge einer Interaktion zwischen Umwelteinflüssen und genetischen Begebenheiten. So führt eine Mutation im Filaggrin-

Tab. 3.1 Information zur Genetik von Dermatosen

OMIM-Nummer	Vererbungsmuster	Lokus
OMIM 162300	AD	10q11.2
Gen	Protein	
RET	RET-Onkogen	

Gen zur monogenen Ichthyosis vulgaris und ist auch beim polygen vererbten atopischen Ekzem relevant beteiligt. Doch auch bei der monogenen Ichthyose spielen Umwelteinflüsse, wie Kälte und Lufttrockenheit, für den Phänotyp eine Rolle. Beim polygenen atopischen Ekzem haben mehr Umwelteinflüsse einen Einfluss auf den Phänotyp. Bei monogenen Erkrankungen sind der Phänotyp und das Wiederholungsrisiko einfacher vorauszusagen als bei polygenen Erkrankungen, wie zum Beispiel dem atopischen Ekzem oder der Psoriasis. Weiterhin sind chromosomale Störungen und auch somatische (postzygote) Mutationen früh in der embryonalen Entwicklung mögliche Ursachen von Erbkrankheiten.

Es wird geschätzt, dass etwa 9.000 Erkrankungen monogen autosomal vererbt und rund 500 X-gebunden weitergegeben werden. Etwa 25 werden Y-gebunden vererbt, rund 60 zeigen ein mitochondriales Muster. Die Haut ist dasjenige Organ, welches mit 30% am häufigsten bei monogenen Erbkrankheiten mitbeteiligt ist.

3.2 Wichtige Begriffe in der Genetik

3.2.1 Mutationen

Die fehlerfreie Duplikation von genetischer Information ist die Voraussetzung jeglichen Lebens. Die genetische Information beruht auf einer linearen Abfolge von Nukleotiden innerhalb der DNA. Die DNA ist eine helikale, doppelsträngige chemische Verbindung, die neben repetitiven Zucker- und Phosphorsäureestern aus vier stickstoffhaltigen organischen Basen besteht: Adenin (A), Thymin (T), Guanin (G) und Cytosin (C).

Eine Änderung der genetischen Buchstabenabfolge kann bedeutende Konsequenzen für den Inhalt der genetischen Information verursachen. **Beispiel:** Durch eine Änderung von zwei organischen Basen wird die genetische Information in ihrem Sinn erheblich verändert, aus »Hau**t**arzt« wird durch eine Substitution von »t« durch »s« ein Hau**s**arzt.

Minimale Abweichungen oder Fehler bei der Replikation kommen häufig vor. Bei einer 100%ig fehlerfreien Duplikation der genetischen Information würden alle Individuen absolut gleich aussehen.

In jeder Generation ergibt sich eine Anzahl von Veränderungen im genetischen Material. Ein wichtiger Mechanismus ist die Rekombination, das heißt der Austausch von genetischem Material zwischen zwei Allelen.

Allele sind Varianten eines Gens und stellen eine bestimmte DNA-Sequenz dar. Der Terminus beschreibt die qualitative Eigenschaft einer Sequenz an einem definierten Genort. Die normale Form des Allels wird als Wildtyp bezeichnet. Unter Heterozygotie versteht man das Vorkommen von zwei verschiedenen Allelen auf den beiden homologen Chromosomen.

Chromosomen sind Struktureinheiten des Zellkerns mit der genetischen Information, welche durch die Zellteilung weitergegeben wird. Die Chromatide entsprechen den Hälften eines duplizierten Chromosoms während der Zellteilung. Das Chromatid ist mit dem Schwesterchromatid in der Zentromerregion verbunden.

Änderungen im Erbgut (Mutationen) können in der Keimbahn entstehen, und die erste Manifestation dieser Mutation wird sich bei den Nachkommen zeigen. Häufiger finden sich Mutationen außerhalb der Keimbahn als somatische Mutation, welche zu umschriebenen Fehlbildungen, Nävi oder Tumoren führen können. Mutationen, die bis zum 8/16-Zellstadium entstehen, können sowohl Keimbahn- wie somatische Mutationen verursachen. Mutationen während der Embryogenese führen zu Mosaikzuständen.

Es werden verschiedene Formen von Mutationen unterschieden:

Polymorphismen Polymorphismen entsprechen der individuellen genetischen Variation. Etwa 99,9% der DNA-Sequenz zwischen verschiedenen Individuen ist identisch. Genetische Polymorphismen haben eine Bedeutung für die Prädisposition von komplexen Krankheiten wie Diabetes mellitus, kardiovaskulären Erkrankungen, psychischen Erkrankungen oder bei der Metabolisierung von Medikamenten. Von einem Polymorphismus spricht man, wenn das seltene Allel in >2% der Bevölkerung vorhanden ist.

Gen-Mutation Die biologische Umsetzung der genetischen Information wird auch als Genexpression bezeichnet und entspricht einem komplexen, mehrstufigen Prozess. Die Veränderung in einem oder mehreren Basenpaaren eines Gens kann zu einer Alteration des Genprodukts mit besonderem Phänotyp führen. Dieses Ereignis findet in den Gameten oder während der frühen Phase der Embryogenese statt und ist beispielsweise für die Mendel'schen Erbgänge verantwortlich. In den letzten Jahren ist das Konzept der Rückmutation bei zahlreichen Erkrankungen beschrieben worden. Dies entspricht einer natürlichen Gentherapie, indem das veränderte Gen postzygot oder sogar im Erwachsenenalter wieder zum Wildtyp zurückmutiert wird. Die Ichthyosis en confettis konnte auf der Basis dieses Prinzips kürzlich molekulargenetisch erklärt werden.

Chromosomen-Mutation Veränderungen an Chromosomen haben stets eine erhebliche Auswirkung auf das betroffene Individuum. Es kann zu Verlust oder Duplikation eines ganzen Chromosoms oder von Chromosomenteilen kommen. Die Inversion eines Segments sowie Insertionen und Translokationen führen zu einer Änderung der chromosomalen Information. Chromosomenveränderungen in der Keimbahn führen zu komplexen Missbildungssyndromen, später erworbene sind für die Entstehung von Malignomen mitverantwortlich.

Genomische Mutation Eines oder mehrere Chromosomen können entweder fehlen oder in Überzahl vorliegen. Diesen Zustand nennen wir Aneuploidie. Sind drei statt zwei Chromosomen vorhanden, sprechen wir von Trisomie. Trisomien sind nur dann mit dem Leben vereinbar, wenn Chromosomen mit relativ geringer genetischer Information betroffen sind, wie Chromosom 21, 13, oder 18.

Mutagen wirken unter anderem energiereiche elektromagnetische Wellen, zu denen auch die UV-Strahlung gehört. Chemotherapeutika, wie sie in der Onkologie verwendet werden, haben ebenfalls ein mutagenes Potenzial. Weiterhin sind Viren in der Lage, das Erbgut zu verändern. So ist die Induktion eines Burkitt-Lymphoms durch Epstein-Barr-Viren gut dokumentiert.

3.2.2 Erbgang typisch

Autosomal dominante Vererbung

Autosomal dominant vererbte Erkrankungen sind gekennzeichnet durch das Auftreten in mehreren Generationen.

Ein mutiertes Gen in einem der beiden Allele auf einem bestimmten Chromosomenabschnitt ist ausreichend, um zur Krankheit zu führen. Ein häufiges und typisches Beispiel ist die Neurofibromatosis generalisata Typ I (Morbus Recklinghausen) (▶ Kap. 58). Die Kinder von betroffenen Eltern haben ein Wiederholungsrisiko von 50%. Gesunde Kinder aus einer Familie mit Morbus Recklinghausen haben kein erhöhtes Risiko, die Krankheit weiterzugeben. Bei Kindern mit Morbus Recklinghausen von gesunden Eltern besteht meist eine Spontanmutation. Dennoch konnte in den letzten Jahren gezeigt werden, dass in diesen Fällen nicht selten ein Mosaikzustand bei einem Elternteil besteht. Es findet sich in diesen Fällen eine Mutation, welche auf die Keimzellen beschränkt ist. Aus diesem Grund zeigt das Individuum mit dem Mosaikzustand in der Keimbahn einen normalen oder minimal pathologischen Phänotyp, doch seine Kinder können wiederholt eine Neurofibromatosis generalisata Typ I aufweisen. Kommt es zu einer homozygoten Vererbung (beide Eltern müssen die Mutation mit dominanter Erkrankung aufweisen), ist der Phänotyp in der Regel deutlich akzentuiert, oder es kommt zum Tod in utero.

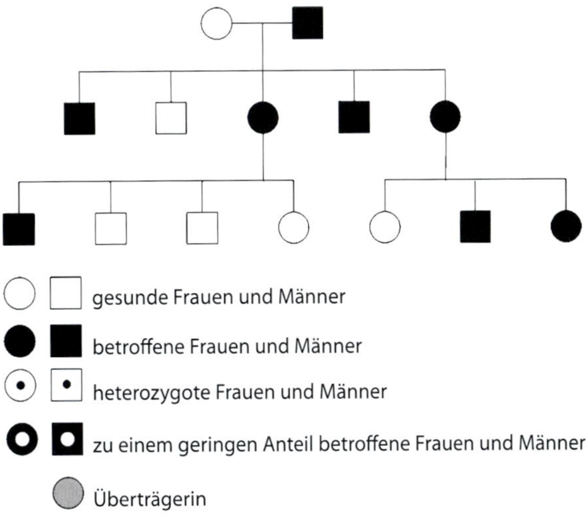

Abb. 3.1 Autosomal dominante Vererbung

Es gibt autosomal dominant vererbte Krankheiten, welche sich auf eine gemeinsame Mutation zurückführen lassen. In einer solchen Situation spricht man von einem **Founder effect**. Sind ein Großelternteil und ein Enkelkind betroffen, die Eltern aber klinisch nicht fassbar erkrankt, spricht man von einer inkompletten Penetranz. Penetranz und Expressivität (Maß der Ausprägung) haben keinen gesicherten molekulargenetischen Hintergrund, sondern helfen im Sprachgebrauch des Klinikers.

In der Regel betreffen autosomal dominante Erkrankungen Strukturproteine. Sind mehr als 50% eines bestimmten Strukturproteins abnorm, so ist die Funktion gestört, und das Krankheitsbild wird manifest. Nur wenige Stoffwechselerkrankungen, wie mehrere Porphyrien oder eine Form der familiären Hyperlipidämie, werden autosomal dominant vererbt, da meist die restlichen, normal funktionierenden Proteine den Mangel kompensieren können.

Zahlreiche familiäre Tumorerkrankungen (▶ Kap. 114) werden autosomal dominant vererbt. Bei der Keimbahnmutation für ein Protein, welches mehrere Funktionen ausübt und auch als Tumorsuppressor wirkt, ist die Wahrscheinlichkeit viel größer, dass eine weitere Mutation am gleichen Allel des homologen Chromosoms auftritt und zum Verlust der Heterozygotie führt. Dann zeigt sich keine Restaktivität mehr für die Tumorsuppressorwirkung. Das berühmteste Beispiel in der Dermatologie ist das Basalzellkarzinom-Syndrom (Gorlin-Goltz-Syndrom) (▶ Kap. 101).

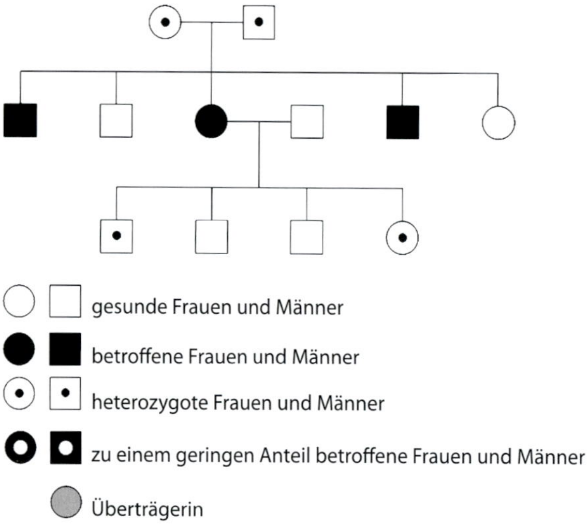

Abb. 3.2 Autosomal rezessive Vererbung

Autosomal rezessive Vererbung

Typisch für den autosomal rezessiven Erbgang sind das Vorhandensein von Konsanguinität (Nachkommen aus Verwandtenehen) und das Auftreten von Krankheitsfällen bei mehreren Geschwistern von klinisch gesunden Eltern. Bei der Aufdeckung von Genodermatosen ist eine exakte Familienanamnese mit Stammbaum unerlässlich. Heirat unter Verwandten muss speziell erfragt werden.

Bei einer rezessiv vererbten Erkrankung haben beide Eltern ein mutiertes Allel. Sie sind Merkmalsträger. Meistens handelt es sich um enzymatisch bedingte Erkrankungen, bei denen das normale Allel im heterozygoten Zustand die Funktion kompensieren kann. Die Kinder von Eltern mit je einem mutierten Allel haben eine 25%ige Wahrscheinlichkeit, beide mutierten Allele zu erhalten, und in 50% werden sie zu Merkmalsträgern. Nur ein Viertel der Kinder zeigt zwei gesunde Allele.

Die Kinder eines erkrankten Elters haben ein kleines Krankheitsrisiko, da beide Eltern für eine Homozygotie beim Kind ein mutiertes Allel aufweisen müssten. Manchmal haben heterozygote Merkmalsträger einen selektiven Vermehrungsvorteil für andere Erkrankungen, wie die heterozygoten Merkmalsträger der Sichelzellanämie einen gewissen Schutz gegen Malaria besitzen.

Im Gegensatz zu den autosomal dominant vererbten Erkrankungen mit unterschiedlichem Schweregrad des Phänotyps zeigen Patienten mit autosomal rezessiven Erkrankungen eine relative Monomorphie. In der Regel haben rezessive Erbleiden eine funktionell und vital schwerere Störung zur Folge als autosomal dominante Erkrankungen.

Kodominante Vererbung

Manchmal kann man nicht überzeugend von einer autosomal dominanten oder autosomal rezessiven Vererbung sprechen, da mehrere Gene exprimiert werden, wie beim ABO-System der Blutgruppen. Im strikten Sinn von Gregor Mendel sollte man nur von autosomal dominanten Phänotypen sprechen und nicht von Genotypen. Variable Expression oder inkomplette Penetranz bedeutet, dass der Phänotyp nicht immer gleich stark ausgeprägt ist. Bei rezessiven Erkrankungen nehmen wir an, dass die heterozygoten Merkmalsträger klinisch stumm sind, was aber nur in einem kleinen Teil zutrifft. Neuere Untersuchungen zeigen, dass heterozygote Merkmalsträger von rezessiven Erkrankungen zahlreiche Minimalmanifestationen der Erkrankung zeigen.

Pleiotropismus

Ein einzelner Gendefekt kann verschiedene Auswirkungen in unterschiedlichen Organen zeigen. Dieses Phänomen wird als Pleiotropismus bezeichnet. Eine Mutation im patched-Gen bei Basalzellkarzinom-Syndrom führt zu zahlreichen Veränderungen wie Kieferzysten, Grübchen in den Handflächen und Fußsohlen, Hypertelorismus, Gabelrippen, Verkalkungen in der Falx cerebri und verminderter Intelligenz. Die meisten Keimbahnmutationen haben eine gewisse Pleiotropie.

X-chromosomale Vererbung

Durch den Lyon-Effekt wird bei X-chromosomaler Vererbung der Unterschied zwischen den Begriffen dominant und rezessiv etwas verwischt.

X-chromosomal rezessive Vererbung

Ist ein funktionell bedeutsames Gen auf dem X-Chromosom lokalisiert und für eine Krankheit verantwortlich, ist der Stammbaum schwieriger zu interpretieren. Männer haben einen XY-Karyotyp und Frauen haben zwei X-Chromosomen. Führt eine Mutation auf dem Chromosom X nur bei einem Mann zur Krankheit, sprechen wir von einem X-rezessiven Erbgang. Wegen des Lyon-Effekts, der randomisierten X-Inaktivation, ist der X-gebundene rezessive Erbgang bei der Frau oft nicht einfach zu finden. Weibliche Individuen zeigen typischerweise keine oder nur minimale Zeichen der Erkrankung, können jedoch Trägerinnen des mutierten Gens sein. Ist ein Vater krank, sind alle seine Töchter Trägerinnen des Gens, sie zeigen aber kaum je das Vollbild der Erkrankung. In den letzten Jahren sind vermehrt segmentale Minimalmanifestationen bei Frauen im Rahmen der Heterozygotie beobachtet worden.

X-chromosomal dominante Vererbung

Dieser sehr seltene Erbgang ist von besonderem Interesse für Dermatologen. Dabei führt die Mutation auf einem X-Allel auch bei Frauen zur Erkrankung. Da weibliche Individuen physiologische Mosaike für X-Chromosomen sind, weisen Frauen sehr ausgeprägte Formen von kuta-

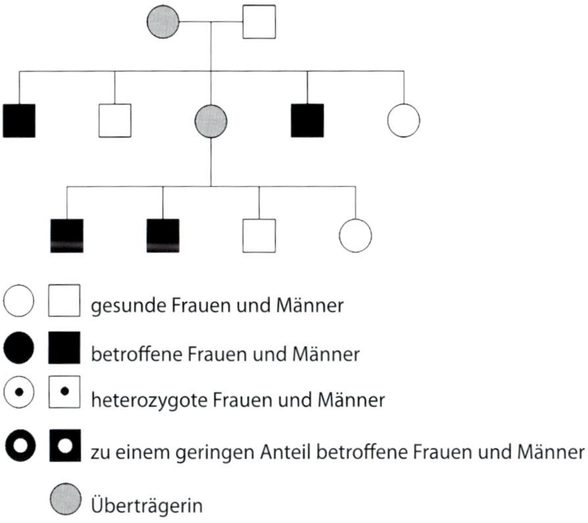

Abb. 3.3 X-chromosomal rezessive Vererbung

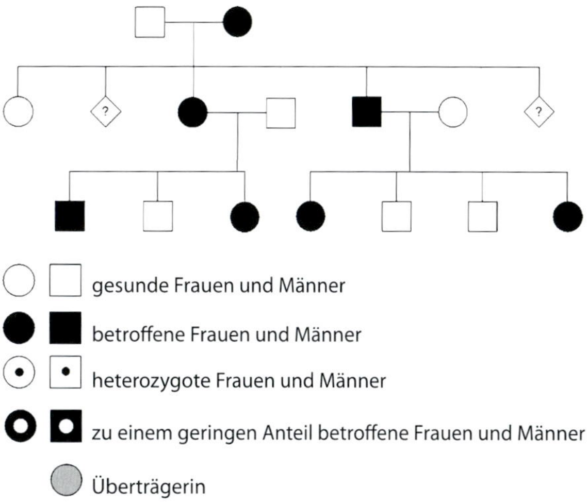

Abb. 3.4 X-chromosomal dominante Vererbung

nem Mosaizismus auf (▶ Kap. 59). Die Hautveränderungen folgen oft den Blaschko-Linien und enden in der Mittellinie. Wegen der zufälligen X-Inaktivierung kann der Phänotyp sehr unterschiedlich aussehen. Männer sind seltener betroffen. Ist die Mutation nur im heterozygoten Zustand überlebensfähig, sterben die männlichen Individuen in utero ab. Beim Klinefelter-Syndrom mit der Konstellation XXY kann eine X-gebundene dominante Erkrankung auch mit prinzipiell letaler Folge vorkommen. Eine Halb-Chromatid-Mutation in der Gamete kann ebenfalls zu einer Krankheitsmanifestation bei einem männlichen Individuum führen. Die Hälfte der Töchter einer befallenen Mutter wird krank sein und die Hälfte der Söhne sterben in utero, falls es sich um eine Letalvariante handelt. Die anderen Söhne sind gesund.

X-Inaktivierung (Lyonisierung)

Bei Frauen wird früh während der Embryogenese in den einzelnen Zellen zufällig entweder das väterliche oder mütterliche X-Chromosom inaktiviert. Dieser Mechanismus wird nach der Beschreiberin Lyon-Effekt genannt. Die Tochterzellen behalten dann aber ihre ursprüngliche Aktivierung. Dieser funktionelle Mosaizismus kann zu den typischen Blaschko-linearen Mustern führen. Das inaktive X-Chromosom erscheint zytologisch als X-Chromatin (Barr-Körperchen).

Umgehung der X-Inaktivierung

In den letzten Jahren wurden zunehmend Gene auf dem X-Chromosom gefunden, welche der Inaktivierung entgehen können. Aus klinischer Sicht heißt dies, dass eine heterozygote Patientin ohne Mosaikphänotyp eine Krankheit aufweist, deren mutiertes Gen auf dem X-Chromosom der Inaktivierung entgeht.

Y-chromosomale Vererbung

Die offensichtlichste Vererbung durch das Y-Chromosom ist das männliche Geschlecht. Es gibt zwei Übertragungsformen. Y-gebundene Gene können nur vom Vater auf den Sohn übertragen werden. Zusätzlich gibt es auf dem Y-Chromosom pseudoautosomale Gene, welche ihren Gegenspieler auf dem X-Chromosom haben. Die pseudoautosomale Region am Ende des kurzen Arms vom Y-Chromosom unterliegt einem Crossing-over mit dem telomerischen Anteil des X-Chromosoms. Merkmale, die durch solche Gene übertragen werden, zeigen ein Vererbungsmuster wie autosomal übertragene Erkrankungen. Die **Ohrhaare (hairy pinnae of the ears)** werden möglicherweise Y-gebunden vererbt.

Mitochondriale Vererbung

Das menschliche mitochondriale Genom besteht aus 14 Protein-kodierenden Regionen. Die mitochondriale Vererbung ist strikt matrilinear. Die bekannten mitochondrialen Erkrankungen beinhalten vorwiegend muskuläre, neurologische und ophthalmologische Erkrankungen. Bodemer und Mitarbeiter haben kürzlich die Haut- und Haarveränderungen bei mitochondrialen Erkrankungen untersucht. Sie fanden bei 10% der Kinder mit mitochondrialen Erkrankungen Haut- und Haarveränderungen. Sie konnten vier Kategorien unterscheiden: Haarveränderungen wie Trichothiodystrophie, Hypertrichosen, Exantheme und Pigmentstörungen.

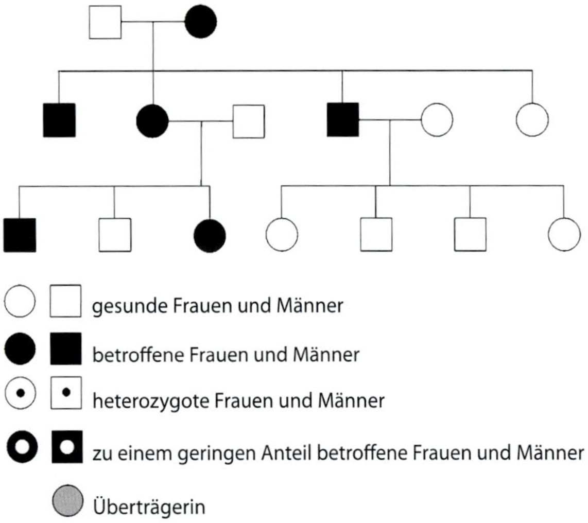

Abb. 3.5 Mitochondriale Vererbung

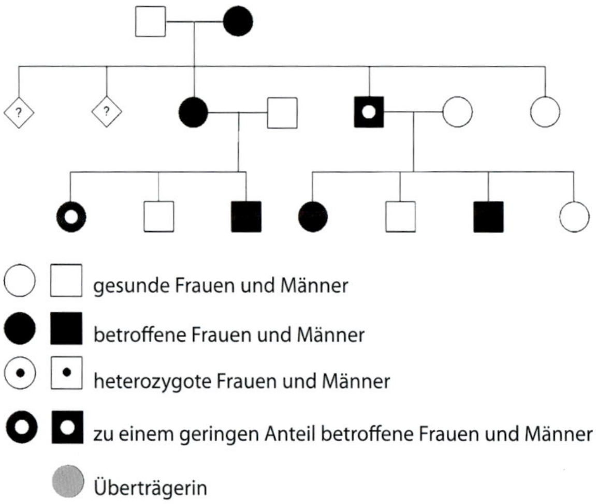

Abb. 3.6 Paradominanz

3.2.3 Erbgang ungewöhnlich

Erwartungsgemäß gibt es Ausnahmen zu den oben erwähnten Vererbungsmustern. Es werden nur solche besprochen, welche bei Genodermatosen eine Rolle spielen.

Geschlechtslimitation

Gewisse Erkrankungen zeigen sich nur bei einem Geschlecht, obwohl das Gen autosomal vererbt wird. Es gibt zum Beispiel ein Gen, das für eine Variante der Pubertas praecox verantwortlich ist, welches nur Knaben betrifft, aber nicht auf den Sexchromosomen lokalisiert ist.

Antizipation

Dies bezeichnet die Zunahme des Schweregrades einer Genodermatose von Generation zu Generation. Ein Beispiel ist die Chorea Huntington oder die Myotonia dystrophica. Molekulargenetisch kann bei der Myotonia dystrophica eine Verlängerung der Trinukleotid-Repeat-Expansion von Generation zu Generation dokumentiert werden.

Uniparentale Disomie

Ein Patient mit autosomal rezessiver Erkrankung kann in extrem seltenen Fällen nur ein Elternteil mit heterozygoter Mutation haben. Es konnte molekulargenetisch gezeigt werden, dass bei einem solchen Patienten beide mutierten Allele von dem einen befallenen Elternteil stammen.

Genomisches Imprinting

Manchmal ist es bedeutsam, ob ein Gen von der Mutter oder vom Vater stammt. Das am besten untersuchte Beispiel betrifft eine Mutation auf Chromosom 15q11q13. Ist das väterliche Gen nicht exprimiert, entwickelt sich das Prader-Willi-Syndrom. Fehlt das mütterliche Gen, entwickelt sich ein Angelman-Syndrom. Die beiden Phänotypen sind aber vollständig verschieden.

Kombinierte Heterozygotie

Ein Individuum kann zwei verschiedene Mutationen am selben Allelort aufweisen. Eine kombinierte Heterozygotie ist für den Morbus Hurler und das Scheie-Syndrom beschrieben worden, welches zu einem Scheie-Hurler-Phänotyp wird.

Pseudodominanz

Ein Stammbaum, der etwas an eine autosomal dominante Vererbung erinnert und dennoch durch ein rezessives Gen verursacht wird, entsteht, wenn ein Kind von einem klinisch Erkrankten mit rezessivem Krankheitsbild (homozygot) stammt, dessen zweiter Elter heterozygot ist. Das Erkrankungsrisiko bei den Kindern ist in dieser Situation 50%. Eine solche Konstellation ist besonders bei Verwandtenehen zu finden.

Paradominanz

Einzelne Entitäten wie der Becker-Nävus oder das Klippel-Trénaunay-Syndrom treten meist sporadisch auf, doch es gibt einzelne familiäre Beobachtungen. Um dieses Phänomen zu erklären, hat Happle den Begriff der Paradominanz vorgeschlagen. Heterozygote Genträger bei rezessiven Erkrankungen sind phänotypisch normal. Homozygote könnten nicht überleben. Unter diesen Voraussetzungen können solche Gene unbemerkt über zahlreiche Generationen weitergegeben werden. Kommt es jedoch durch ein postzygotes Ereignis wie Crossing-over oder Deletion in umschriebenen Körperarealen zum Verlust der Heterozygotie, wird das Merkmal klinisch sichtbar.

Zwillingsflecken

Das Auftreten von Zwillingsflecken wurde in der Dermatologie von Happle beschrieben und aufgearbeitet. Hierbei handelt es sich um einen Verlust der Heterozygotie in einzelnen Körperarealen. Zunehmend werden unterschiedlichste Phänomene in der Dermatologie mit dem Zwillingsfleckphänomen erklärt. Beispiele sind die Phakomatosis pigmento-keratotica, der vaskuläre Zwillingsnävus, der Naevus psiloliparus, um nur einzelne zu erwähnen. Obwohl die Hypothese besticht, fehlt bis heute der molekulargenetische Beweis für die Richtigkeit.

Ist ein Patient heterozygot für 2 unterschiedliche rezessive Gene, die ungefähr am gleichen Allelort liegen, so kann eine somatische Rekombination (auch bekannt als **Schwesterchromatid-Austausch**) zu einem Verlust der Heterozygotie mit homozygoten Mutationen führen, die unmittelbar neben einander liegen. Dies erklärt, dass ein Naevus anaemicus unmittelbar neben einem Naevus teleangiectaticus liegt.

Punktmutation und Deletion

Monogene Erkrankungen können durch eine Punktmutation oder aber durch eine Deletion (größerer Genverlust, Segment des Chromosoms fehlend) bedingt sein. Bei sehr großen Genen führen eher Deletionen zur Krankheit, während bei kleinen Genen oft Punktmutationen als Krankheitsauslöser gefunden werden.

Verlängerte Gendeletion (contiguous gene syndrome)

Große Deletionen können zum Verlust von zahlreichen Genen führen. Die verschiedenen Formen des Trichorhinophalangealen Syndroms mit zunehmendem Schweregrad können auch als contiguous gene syndrome interpretiert werden.

Genetische Heterogenie

Die moderne Molekulargenetik hat gezeigt, dass oftmals ähnliche Phänotypen genetisch völlig unterschiedlich verursacht werden. Die segmentalen Duplikationsereignisse innerhalb des menschlichen Genoms sind für die Tatsache verantwortlich, dass zum Beispiel die tuberöse Sklerose zwei Genorte kennt (Chromosom 9q und 16p).

3.2.4 Tumorassoziierte Gene

Die Bedeutung von Genen in der Karzinogenese ist in den letzten Jahren viel offensichtlicher, aber auch komplexer geworden. Es gibt zahlreiche dokumentierte Möglichkeiten, wie mutierte Gene zur Tumorentstehung prädisponieren können. Es gibt prinzipiell drei Hauptkategorien von tumorassoziierten Genen:

- Tumorsuppressorgene
- Onkogene
- Reparaturgene

Tumorsuppressorgene

Bei einer autosomal dominanten Erkrankung, bei der eine Keimbahnmutation in einem Tumorsuppressorgen zu einem komplexen Syndrom führt, ist das noch gesunde Allel ausreichend, um vor Tumorentstehung zu schützen. Die Gefahr einer erworbenen Mutation im zweiten Allel ist aber bei solchen Patienten mit Keimbahnmutation deutlich größer als bei Individuen, die mit zwei gesunden Allelen für ein Tumorsuppressorgen geboren wurden (Knudsen's 2-Hitmodell). **Beispiel:** Einzelne Kinder entwickeln beidseitige Retinoblastome früh im Kindesalter und andere entwickeln solitäre, einseitige Retinoblastome im späten Erwachsenenalter. Bei einem Individuum ohne Keimbahnmutation bestehen zwei unmutierte Allele mit normal funktionierenden Tumorsuppressorgenen. Für die Entwicklung eines Retinoblastoms müssen beide Allele am gleichen Ort mutiert werden, was einem seltenen Ereignis entspricht und viel Zeit beansprucht. Bei einem Kind mit Keimbahnmutation besteht schon eine Mutation für das Tumorsuppressorgen und bei einer zusätzlichen Mutation entsteht ein Verlust der Heterozygotie mit Fehlen eines funktionierenden Tumorsuppressorgens.

Diese Tatsache erklärt, warum Patienten mit Gardner-Syndrom (verantwortliches APC-Gen ist ein Tumorsuppressorgen) oder Cowden-Syndrom (Keimbahnmutation im Tumorsuppressorgen PTEN) in jungem Alter schon zahlreiche maligne Tumoren entwickeln können (▶ Kap. 114). Während sporadische Tumoren einzeln und im Erwachsenenalter auftreten, sind familiäre Tumoren meist multipel und zeigen sich früher **(Schnyder'sche Regel)**.

Onkogene

Im Gegensatz zu ihrem Namen stellen Onkogene einen Teil der normalen Kontrolle des Zellzyklus dar. Bei einer Mutation wird ihr Genprodukt übermäßig exprimiert und die Zellvermehrung wird nicht mehr gebremst. Das RET-Protoonkogen, verantwortlich für das Syndrom multipler endokriner Neoplasien mit zahlreichen Neuromen (MEN-2B) (▶ Kap. 114), kodiert einen Thyrosinasekinaserezeptor, der eine wichtige Funktion in der Kontrolle des Zellzyklus übernimmt. Bei einer Mutation in diesem Onkogen kann es zu einem weitgehend unkontrollierten Zellwachstum kommen.

DNA-Reparaturgene

Zahlreiche Gene sind dafür verantwortlich, Schäden in der DNA zu reparieren, welche durch Umwelteinflüsse oder bei der Zellvermehrung entstanden sind. Diese Gene sichern die genetische Stabilität der Zellen. Kommt es zu Mutationen in solchen Genen, sammeln sich Erbschäden rasch an. Frühzeitiges Altern und Tumorentwicklung sind die charakteristischen Merkmale. Klassische Beispiele sind das Xeroderma pigmentosum (▶ Kap. 58), Bloom-Syndrom (▶ Kap. 58), Rothmund-Thomson-Syndrom (▶ Kap. 58) oder das Muir-Torre-Syndrom (▶ Kap. 114).

3.2.5 Weitere Besonderheiten

Immortalisation

Natürlicherweise entwickeln lebende Zellen eine Seneszenz und beenden die Zellteilung nach 20–50 Zellzyklen. Einzelne Zellen können diesem Alterungsprozess entgehen. Die Telomere, welche als Uhr der Zelle gelten und bei jeder Zellteilung kürzer werden, können in Tumorzelllinien eine Telomerase entwickeln, welche Telomere synthetisieren kann. Somit wird die Zellalterung umgangen.

Zytogenetische Defekte

Zytogenetische Störungen im Sinne von Chromosomenanomalien (▶ Kap. 58) finden sich besonders oft bei Aborten im ersten Trimester. Chromosomenanomalien treten gehäuft bei fehlerhafter Sexualentwicklung, primärer Amenorrhoe oder Infertilität auf. Besonders schwerwiegend sind zusätzliche Chromosomen oder Verlust von Chromosomen. Durch komplexe Störungen in der Zellteilung können auch Teile von Chromosomen verlorengehen oder dupliziert werden. Durch eine Translokation können Teile von zwei verschiedenen Chromosomen ausgetauscht werden.

Multifaktorielle Vererbung

Resultieren mehrere mutierte Gene sowie Umwelteinflüsse in einer Erkrankung, spricht man von polygenen Krankheiten. Typische Beispiele sind die Psoriasis und das atopische Ekzem.

3.3 Genetische Beratung, Pränataldiagnostik und Gentherapie

3.3.1 Genetische Beratung

Vorausgehend soll hier erwähnt werden, dass die rein klinische genetische Beratung verschiedene Fallstricke aufweist. Bei dieser Tätigkeit ist besondere Vorsicht am Platz. Sowohl die emotionale Seite als auch die intellektuellen und juristischen Aspekte sind sehr delikat. Zwei Standardsituationen sind zu berücksichtigen:

- Eltern mit einem erkrankten Kind möchten wissen, wie groß das Wiederholungsrisiko für ein weiteres Kind ist.
- Ein Individuum mit einer bestimmten Erkrankung möchte wissen, wie groß das Risiko einer Erkrankung für seine Kinder ist.

Der erste wichtige Schritt einer guten Beratung ist die Sicherung einer exakten Diagnose. Ichthyose oder Epidermolysis bullosa sind ungenügende Bezeichnungen, da unterschiedliche Erbgänge existieren. Da es sich meist um sehr seltene Entitäten handelt, ist eine Kooperation mit einem spezialisierten Zentrum ratsam. Ist die Diagnose gesichert, kann anhand des bekannten Erbmodus die Wiederholungswahrscheinlichkeit errechnet werden. Ein Patient mit einer autosomal dominanten Erkrankung wird die Krankheit in 50% an seine Kinder weitergeben. Das Risiko, ein erkranktes Kind zu haben, ist bei Vorhandensein einer rezessiv vererbten Erkrankung eines Elters verschwindend klein. Bei einer X-gebundenen Vererbung kann ein betroffener Mann die Krankheit nicht an die Kinder übertragen, doch die Töchter sind Träger und die Söhne alle gesund.

Haben beide Elternteile ein krankes Kind, muss wiederum der Erbgang der Erkrankung erforscht werden. Die Eltern sollten intensiv auf Minimalzeichen der Erkrankung untersucht werden. Findet man bei einem der Eltern eines Kindes mit tuberöser Sklerose (autosomal dominant vererbt) einen Bindegewebsnävus oder Eschenblatt-Hypopigmentierungen, so ist das Wiederholungsrisiko 50%. Hat das betroffene Kind aber eine Spontanmutation, so ist das Risiko einer Wiederholung gleich groß wie in der sonstigen Population. Wird die Krankheit rezessiv übertragen, ist das Wiederholungsrisiko für das nächste Kind 25%. Ist die Mutter Trägerin einer X-gebundenen rezessiven Erkrankung, so werden die Söhne in 50% krank sein und die Hälfte der Töchter sind Trägerinnen.

3.3.2 Pränatale Diagnostik

Bei Frauen, die älter sind als 35 Jahre oder Eltern mit schweren genetischen Erkrankungen, stellt sich im Rahmen der Familienplanung die Frage, ob eine pränatale Diagnostik sinnvoll und möglich ist. Eine pränatale Diagnostik ist nur dann sinnvoll, wenn sich daraus eine Konsequenz ergibt, da der Eingriff mit Risiken und auch emotionaler Belastung verbunden ist. In einzelnen Fällen gibt es die Möglichkeit einer intrauterinen Therapie. Andererseits kann sich der Wunsch ergeben, dass die Mutter nur ein gesundes Kind austragen möchte und im Falle der Sicherung einer Krankheit ein Abort geplant wird. Diese erheblichen Konsequenzen der Untersuchung zeigen, wie wichtig die hohe Spezifität der erhaltenen Resultate sein muss. Zusätzlich birgt jede invasive pränatale Diagnostik ein gewisses Risiko, welches gegenüber dem Nutzen abgewogen und mit den Eltern besprochen werden muss. Die Liste der Krankheiten, bei denen eine pränatale Diagnostik möglich ist, wächst dauernd, sodass eine Aufzählung der Entitäten hier nicht sinnvoll erscheint. Datenbanken mit den neuesten Untersuchungsmöglichkeiten stehen heute zur Verfügung (http://www.geneclinics.org, http://www.hslib.washington.edu/helix). Wurde eine klinische Diagnose etabliert, wird selbst ein erfahrener Genetiker mithilfe von Datenbanken die neuesten Aspekte der Diagnosesicherung abfragen.

Es gibt invasive und nichtinvasive pränatale Diagnosemöglichkeiten. Die nichtinvasiven umfassen Ultraschalluntersuchungen sowie Blutanalysen bei der Mutter. Die moderne hochauflösende Ultraschalluntersuchung ist in der Lage, zahlreiche Malformationen bis hin zur Verdickung der Haut beim Harlekin-Fetus darzustellen. Mütterliche Blutanalysen beinhalten das α-Fetoprotein, welches bei Neuralkanalerkrankungen erhöht ist. Mittels PCR können auch einzelne kindliche Zellen im mütterlichen Blut nachgewiesen werden. Diese hochempfindliche Technik ist aber noch experimentell.

Die invasiven Methoden haben zum Ziel, fetales Gewebe zur Chromosomenanalyse oder für biochemische Enzymdefektbestimmungen zu gewinnen, und zunehmend wird DNA zur Erkennung von genetischen Mutationen untersucht. Auch das Geschlecht kann einfach bestimmt werden, obwohl dies heute in der Regel mittels Ultraschall geschieht.

Folgende pränatale invasive Diagnostikmethoden sind heute möglich:

- **Präimplantationsdiagnostik:** Mit dieser Methode können Blastozysten im 8-Zellstadium untersucht werden. Eine einzelne Zelle wird entfernt, geklont und auf die fragliche Mutation untersucht. Nur Blastozysten ohne Mutationen werden reimplantiert. Der Verlust einer einzelnen Zelle hat keine Auswirkung auf den Fetus, da im 8-Zellstadium alle Zellen omnipotent sind.
- **Chorionzottenbiopsie:** Die Chorionzottenbiopsie kann von der 8. Woche an durchgeführt werden. Ein gewisses Risiko für den Feten besteht.
- **Amniozentese:** Diese Methode liefert nicht nur fetale Zellen, sondern es kann auch Amnionflüssigkeit für biochemische Untersuchungen gewonnen werden. Diese Untersuchung kann ab der 14. Woche durchgeführt werden, doch bei der Notwendigkeit von Zellkulturen wird das Resultat erst ab der 18. Woche erhältlich sein.
- **Umbilikalvenenblut** kann von der 18. Woche an gewonnen werden und hat eine Bedeutung für hämatologische Erkrankungen. Die Umbilikalvenensondierung wird auch für intrauterine Transfusionen benutzt.
- **Fetale Hautbiopsie:** Sie hatte früher eine überragende Bedeutung für die pränatale Diagnostik von Genodermatosen ab der 18.–20. Woche, insbesondere bei Ichthyosen und Epidermolysen. Diese Methode wird heute zunehmend durch die molekulargenetischen Testmöglichkeiten nach Chorionzottenbiopsie verdrängt.

3.3.3 Gentherapie

In den letzten Jahren sind zahlreiche Grundlagen für eine Gentherapie gelegt worden. Die Haut ist ein geeignetes Organ, in welches funktionstüchtige Gene mit geeigneten Trägern gebracht werden können. Insbesondere bei den Verhornungsstörungen sind Resultate an Mausmodellen ermutigend. Dennoch sind die Fortschritte der Gentherapie deutlich langsamer als initial erhofft und der Einzug in die Klinik dürfte noch Jahre bis Jahrzehnte dauern.

Literatur

Berendes U (1972) Zur Genetik multipler Hauttumoren. 1. Multiple Lipome und Steatocystoma multiplex. Arch Derm Forsch 242: 361–371

Bodemer C, Rötig A, Rustin P et al (1999) Hair and skin disorders as signs of mitochondrial disease. Pediatrics 103: 428–433

Cao T, Arin MJ, Roop DR (2001) Gene therapy for inherited skin diseases. Curr Probl Dermatol 13: 173–182

Choate KA, Lu Y, Zhou J et al (2010) Mitotic recombination in patients with ichthyosis causes reversion of dominant mutations in KRT10. Science 330: 94–97

De S, Babu MM (2010) Genomic neighbourhood and the regulation of gene expression. Curr Opin Cell Biol 22: 326–333

Fassihi H, Eady RA, Mellerio JE et al (2006) Prenatal diagnosis for severe inherited skin disorders: 25 years' experience. Br J Dermatol 154: 106–113

Happle R (1991) Allelic somatic mutations may explain vascular twin nevi. Hum Genet 86: 321–322

Happle R (2009) What is paradominant inheritance? J Med Genet 46: 648

Leech SN, Moss C (2007) A current and online genodermatosis database. Br J Dermatol 156: 1115–1148

McKusick V (2001) The anatomy of the human genome. A Neo-Vesalian basis for medicine. JAMA 286:2289–2295

Subramanian G, Adams MD, Venter JC et al (2001) Implications of the human genome for understanding human biology and medicine. JAMA 286: 2296–2307

Textbücher

Gorlin RJ, Cohen MMJr., Hennekam RCM (2001) Syndromes of the head and neck. 4th ed. Oxford University Press, New York

Scriver CR, Beaudet AL, Sly WS, Valle D (2001) The metabolic & molecular bases of inherited disease. 8th ed. McGraw-Hill, New York

Datenbanken

Datenbank der National Library of Medicine (PUBMED; http://www.ncbi.nlm.nih.gov/entrez/query.fcgi)

Datenbanken mit den neusten genetischen Untersuchungsmöglichkeiten (http://www.geneclinics.org, http://www.hslib.washington.edu/helix)

Datenbank mit den neusten Methoden zur Untersuchung von genetischen Erkrankungen. http://www.geneclinics.org

Online Datenbank von Victor A. McKusick (http://www.ncbi.nlm.nih.gov/omim/)

Mechanismen der Hautalterung

Karin Scharffetter-Kochanek und Meinhard Wlaschek

4.1 Einleitung

Die demografische Entwicklung in den Industriestaaten lässt eine zunehmende Verschiebung der Altersverteilung in der Bevölkerung zu älteren und hochbetagten Menschen erwarten. Die aktuelle 12. koordinierte Bevölkerungsvorausberechnung 2009 des Statistischen Bundesamts der Bundesrepublik Deutschland prognostiziert, dass im Jahr 2060 jeder dritte in Deutschland 65 Jahre oder älter sein wird. Heute ist es jeder Fünfte. Laut Sterbetafeln von 2010 haben heute in Deutschland ein neugeborenes Mädchen eine Lebenserwartung von 82,4 Jahren und ein neugeborener Junge von 77,2 Jahren. Die Lebenserwartung Neugeborener steigt pro Dekade um weitere 2,5 Jahre. Bei der gleichzeitig zu erwartenden Abnahme der Bevölkerung auf 56–70 Mio. Menschen im Jahr 2060 wird die absolute Zahl der älteren Menschen deutlich zunehmen. Zusätzlich zu den gesellschaftspolitischen Veränderungen ist bereits heute und wird in Zukunft verstärkt die Diagnostik und Therapie älterer Menschen eine wesentliche Herausforderung der Medizin darstellen. In der Dermatologie ist ein Verständnis der zugrunde liegenden Mechanismen der Hautalterung von Bedeutung, um gezielt präventiv und kurativ lokale und systemische Wirkungen der Hautalterung zu behandeln. In dieser Übersicht werden zusätzlich zu Klinik und Histologie der gealterten Haut die zellulären und molekularen Mechanismen der Hautalterung nach heutigem Wissensstand sowie Erkenntnisse zu grundlegenden Mechanismen der Alterung skizziert und an Modellorganismen erfolgreiche »Anti-Aging«-Interventionen dargestellt, die zukünftig eine Anwendung beim Menschen erwarten lassen.

Alterung wird definiert als zunehmender Verlust von (Körper)-Funktion(en), der mit Multimorbidität und Mortalität einhergeht. Als leicht zugängliches Grenzorgan des Menschen ist die Haut ein geeignetes Modell, um stellvertretend für andere Organe und Organsysteme intrinsische/chronologische und extrinsische/induzierte Alterungsvorgänge in Ursachen, Mechanismen und Wirkungen zu untersuchen. Eine Untersuchung der Histologie und Morphologie der Haut erlaubt eine grobe Einschätzung des biologischen Alters. Da Alterungsvorgänge trotz gleicher zellulärer und molekularer Mechanismen aufgrund ihrer multifaktoriellen Komplexität zu individuellen Ausprägungen führen, ist die Entwicklung einer spezifischen Diagnostik des Alterungszustands, die zur Zeit durch das Fehlen validierter zellulärer und molekularer Alterungsmarker erschwert ist, eine der zukünftigen Aufgaben.

4.2 Klinik und Histologie der gealterten Haut

4.2.1 Grundlagen

Die alterungsabhängige Funktionsminderung der Haut betrifft gleichermaßen Dermis und Epidermis, die aus histogenetisch unterschiedlichen Strukturen aufgebaut sind (◘ Tab. 4.1). Betroffen sind lokale und systemische physiologische Funktionen der Haut, über deren individuell ausgeprägte Störungen über 80% der über 80-Jährigen berichten. Die Funktion der Haut als Grenzorgan gegen physikalische, chemische und biologische Einwirkungen erfährt im Alter Störungen und Abschwächungen von Immunabwehr, mechanischer Belastbarkeit, Thermoregulation, Feuchtigkeitskontrolle und Wundheilung. Charakteristische Änderungen der feingeweblichen Histologie umfassen eine generelle Atrophie mit Rarefizierung epidermaler und dermaler Zellen, Trockenheit (Exsikkose) mit feiner Fältelung und irregulärer Pigmentierung als Lentigines seniles. Die Abnahme von Reißfestigkeit und Elastizität der Dermis beruht, zumindest zum Teil, auf einem Verlust der Reteleisten-Verzahnung zwischen Epidermis und Dermis. Die extrazelluläre Matrix weist einen reduzierten Elastin- und Hyaluronsäuregehalt auf, und die verminderten interstitiellen Kollagene führen zu reduzierter Gewebeelastizität. Generell ist eine Degradation der Hautstruktur auf Ebene der elastischen und kollagenen Fasern zu beobachten. Rückgang der Synthese und Abbau von Kollagen-

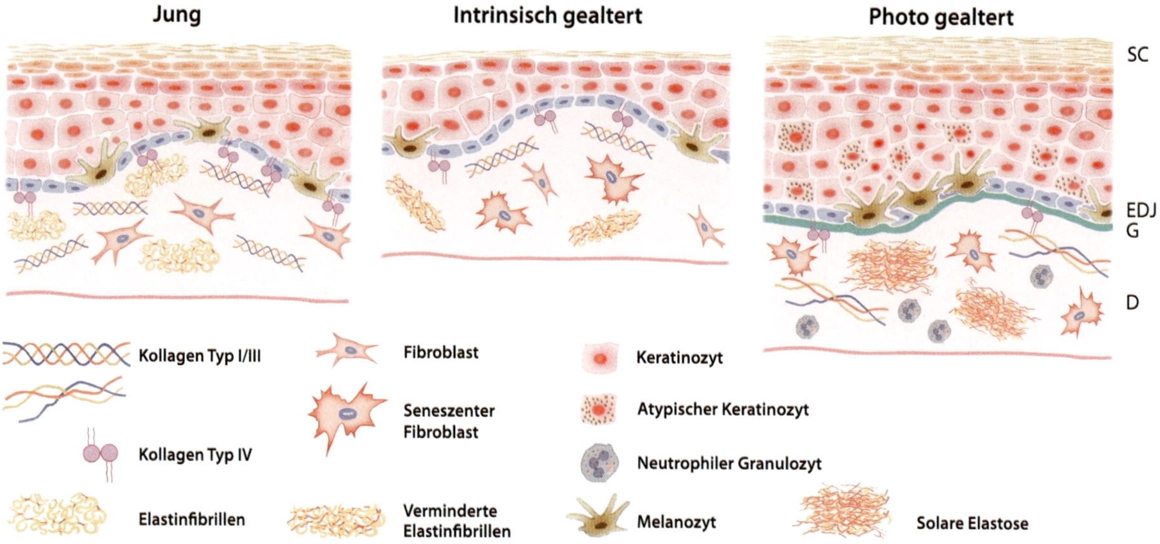

Abb. 4.1 Merkmale junger, intrinsisch und extrinsisch gealterter Haut. In junger Haut sind Keratinozyten in der Epidermis (E), Melanozyten in der Basalschicht nahe der dermo-epidermalen Junktion (EDJ), Fibroblasten in der Dermis (D) und die Strukturproteine in der dermalen extrazellulären Matrix gleichmäßig verteilt. Intrinsisch gealterte Haut ist meist atroph mit reduzierter Dicke von Epidermis und Dermis. Die Menge dermaler Strukturproteine wie Kollagen und Elastin ist verringert, und Kollagene zeigen ausgeprägte Kreuzvernetzungen. Die Zahl der Fibroblasten ist reduziert. Die vorhandenen Fibroblasten weisen zum Teil einen seneszenten Phänotyp mit veränderter Funktion eines proteolytischen Mikromilieus durch Matrixmetalloproteinasen und andere Merkmale der zellulären Seneszenz auf. Photogealterte Haut zeigt häufig Hyperplasie mit zunehmendem Stratum corneum (SC), Epidermis (E) und Dermis (D). Atypische Keratinozyten mit parakeratotischer Hyperplasie treten in stark geschädigter Haut als aktinische Keratose vermehrt auf. Pigmentverschiebungen wie Lentigines solares und Hypopigmentierungen sind Folge veränderter Melanozytenverteilung. Kollagen-Typ-VII-Ankerfibrillen sind vermindert. Elastose ist sichtbar durch Zunahme elastischer Fibrillen und der mikrofibrilliären Komponente Fibrillin. Chronische UV-Exposition führt zu Heliodermatitis als chronischer Entzündungsreaktion mit Zunahme von Entzündungszellen. In der Grenzzone (G) sind Reparaturaktivität und Kollagen ablagerung sichtbar

fasern und elastischen Fasern, der extrazellulären Matrix und von Muskelmasse und Fettgewebe bilden Grundlagen der Falten. Häufig sichtbar sind Purpura senilis als Einblutungen in das Gewebe nach Kapillarverlust, venöser Weitstellung und Wandstarre. Das Schwinden des Gefäßbetts ist verbunden mit einer beeinträchtigten Thermo- und Feuchtigkeitsregulation. Die Wärmeregulation ist gestört durch eine verminderte Schweißproduktion und Verlust von subkutanem Fett und Schweißdrüsen. Die Sebostase der Haut entsteht durch verringerte Aktivität der Talgdrüsen mit einer Prädisposition für Exsikkationsekzeme. Die Nägel zeigen verzögertes Wachstum mit gestörter Nagelqualität und Verhornungsstörungen. Das Haarwachstum ist verlangsamt.

Das klinisch individuelle Spektrum reicht von atroph, faltig, rau, trocken, dünn, schlaff, irritabel, vulnerabel bis zu hypertroph mit Hyper- bis zu Hypopigmentierung.

4.2.2 Bedeutung des dermalen Bindegewebes für die Hautalterung

Das dermale Bindegewebe verbindet funktionell und histogenetisch verschiedene Gewebe, wie Epidermis, Schweiß- und Talgdrüsen, Haarfollikel, Nervenendigungen, Gefäße und subkutanes Fettgewebe zu einer Gesamtstruktur, die für die physikomechanischen Barriere- und Schutzfunktionen der Haut verantwortlich ist. Die Epidermis und Dermis trennende Basalmembran wirkt als verbindende Verankerung mit filtrierender und selektierender Funktion. Der Metabolismus des Bindegewebes wird durch dermale Fibroblasten reguliert. Hierzu gehören Auf- und Abbau der Strukturkomponenten der extrazellulären Matrix und die Modulation anderer Bindegewebszellen, epidermaler Keratinozyten und Melanozyten durch lösliche Zytokine und Wachstumsfaktoren, deren Spektrum sich in der Alterung gravierend in Richtung einer Tumorprogression verändert. Die Fibroblasten differenzieren zu einem seneszenten, degradativ-proteolytischen Phänotyp. Die sezernierende und keratinopoietische Aktivität dermaler papillärer Fibroblasten ist im Alter stärker betroffen als diejenige retikulärer Fibroblasten.

4.2.3 Photo-/Lichtalterung der Haut

Die solare Strahlung ist der stärkste Induktor einer extrinsischen Alterung der Haut. Zusätzlich zur intrinsischen

Tab. 4.1 Histologische Merkmale gealterter Haut

Struktur	Änderung
Epidermis	Variable Dicke: – Reduziert in intrinsisch gealterter Haut – Atroph bis hypertroph bei extrinsischer Alterung
	Reteleisten abgeflacht
	Zahl der Melanozyten und Langerhanszellen reduziert
Dermis	Kollagenfibrillen dünn und vermindert
	Zunahme von abnormem elastotischem Material
	Gefäße reduziert
	Mastzellen reduziert
	Anhangsstrukturen Haare reduziert, depigmentiert, feiner
	Schweißdrüsen reduziert
	Talgdrüsen reduziert
	Nägel fragil
	Unterhautfettgewebe reduziert
	Zahl der Fibroblasten reduziert

Alterung entwickelt sich an sonnenexponierten Stellen die extrinsische Alterung akkumulierend zu einer solaren Elastose oder Cutis solaris, der hypertrophen Zitronenhaut (Milian) oder dem teleangiektatischen, atrophen Phänotyp. Beim hypertrophen Phänotyp hingegen finden sich ausgeprägte Elastose, gelbliche Färbung, Talgdrüsenhyperplasie, Falten, Schlaffheit und lederartiges Erscheinungsbild. Der Nacken zeigt als Cutis rhomboidalis nuchae charakteristische Furchen. Die senil-aktinische Elastose ist geprägt durch tiefe Furchen, noduläre elastotische Plaques periorbital und malar mit atrophischen Talgdrüsen und Haarfollikeln, senilen Komedonen und Keratinzysten. Auf Handrücken und Unterarmen bilden sich sternförmige Flecken. Bei ausgeprägter Atrophie zeigen sich markant ausgebildete Teleangiektasien. Generell sind Pigmentierungsstörungen von Hypopigmentierung (Hypomelanosis guttata) bis Hyperpigmentierung (Lentigo solaris) zu beobachten.

In sonnenexponierten Hautarealen überlappen intrinsische und extrinsische Alterung. Histologisch ist der Verlust prozessierter Kollagene als basophile Degeneration des Bindegewebes sichtbar. Dermal sind Glykosaminoglykane und elastotisches Material abgelagert. Unterhalb der dermo-epidermalen Junktionszone bilden elastische Fasern mit amorphen, hydrophobisch kreuzförmig vernetzten Elastin- und Fibrillin-reichen Mikrofibrillen typische Strukturen. Dermale Fibroblasten zeigen abnormal sternförmige Morphologie mit hoher Biosyntheseaktivität. Die Photoalterung ist charakterisiert durch eine chronische Entzündungsreaktion als Heliodermatitis mit entzündlichem Infiltrat von Mastzellen, mononukleären Zellen und Neutrophilen.

4.2.4 Die Haut als generelles Modellsystem für Alterung von differenziertem und mitotisch-aktivem Gewebe

Epidermis und Dermis unterscheiden sich nicht nur in Ihrer Entstehung aus verschiedenen Keimblättern – Epidermis aus Ektoderm und Dermis aus Mesoderm, sondern auch darin, dass Keratinozyten eine kontinuierliche Proliferation im Stratum basale und Differenzierung bis zum Stratum corneum zeigen, während Fibroblasten, außer unter Bedingungen von Wundheilung und Fibrose, proliferationsinaktiv und ruhend sind. Keratinozyten des Stratum basale haben Stammzellcharakter und zeigen Telomeraseaktivität, die nach ihrer Differenzierung verloren geht. Generell unterliegen Organe und Gewebe, die sich durch Proliferation und Differenzierung unterscheiden, auch unterschiedlichen Alterungsmechanismen. Postmitotische Organe wie Gehirn und Herz und das dermale Kompartment der Haut akkumulieren chronisch erworbene Schädigung. Ein Zell- und Gewebeersatz durch Neubildung ist nicht möglich, sondern häufig werden geschädigte Zellen seneszent. In proliferationsaktiven Geweben wie der Epidermis werden Keratinozyten kontinuierlich nachgebildet, die differenzieren und geschädigte apoptotische Zellen ersetzen können.

4.3 Molekulare und zelluläre Mechanismen der Alterung der Haut

Funktionsverlust und Strukturverlust des dermalen Bindegewebes, das für die physikomechanischen Eigenschaften wie Stabilität, Elastizität und Resistabilität der Haut verantwortlich ist, resultieren in den dargestellten klinischen Veränderungen. Die residenten und ruhenden Fibroblasten regulieren den ungleichgewichtigen Auf- und Abbau des dermalen Bindegewebes bei der Alterung, das mit dermalen Strukturen wie Haarfollikeln, Nerven, Gefäßen, Drüsen und Fettgewebe eine funktionsfähige Gesamtstruktur ausbildet. Bei der chronologischen und bei der beschleunigten Alterung der Haut sind Synthese und Metabolismus der struktur- und funktionsgebenden Makromoleküle gestört und manifestieren sich in den histologischen und morphologischen Merkmalen gealterter Haut.

Intrinsisch-systemische Effekte betreffen insbesondere auch die Reduktion des Hormons Östrogen in der Menopause der Frau mit Hautatrophie, Trockenheit und verringerter Wundheilung. Da die physiologische Synthese der Kollagene unabhängig von Östrogen stattfindet, ist der gesteigerte Abbau des Kollagen-Typ-I-Moleküls durch Matrix-Metalloproteasen verantwortlich. Unter den Bedingungen der Wundheilung ist die Kollagensynthese abhängig von der Induktion durch den Wachstumsfaktor TGF-β, wie Substitutionsstudien mit Östrogen zeigten. Auch bei der verzögerten Wundheilung des Mannes im Alter ist Östrogenmangel wesentlich beteiligt, da bei vergleichenden Expressionsanalysen in akuten Wunden Unterschiede insbesondere in östrogenabhängigen Genen auftraten.

4.3.1 Matrix-Metalloproteasen

Matrix-Metalloproteasen (Matrix Metallo Proteinases; MMP) bilden eine Gruppe von 28 zinkabhängigen Metallo-Endopeptidasen mit Substratspezifität vorwiegend für Moleküle der extrazellulären Matrix (extra cellular matrix; ECM). Sie werden als proaktive Zymogenform sezerniert und außerhalb der Zelle aktiviert. Ihre physiologische Funktion ist die Geweberemodellierung im Rahmen von Morphogenese und Angiogenese und der Um- und Abbau geschädigten Bindegewebes. Nach ihrer Substratspezifität und zellulären Lokalisation unterscheidet man Kollagenasen, Gelatinasen, Stromelysine und die Membran-gebundenen MT-MMP (MT: Membrane Type). Ihre Aktivität wird physiologisch kontrolliert durch TIMP-Moleküle (TIMP: Tissue Inhibitor of Metalloproteinases), deren Synthese und Aktivität jedoch im Falle einer intrinsischen oder extrinsischen Induktion der MMP nicht kompensatorisch reguliert werden. Die interstitielle Kollagenase (MMP-1) ist das wesentliche Enzym für den UV-induzierten Abbau des Kollagen-Typ-I-Moleküls, dem mengenmäßig dominierenden Protein in der Dermis. Sowohl Genexpression als auch Proteinsynthese und Aktivierung der MMP werden durch reaktive Sauerstoffspezies induziert und führen zu einem Abbau des Bindegewebes. Zu den extrinsischen Mechanismen zählen auch die Infrarot- (IR) und Wärmestrahlung, deren Fähigkeit zur Induktion von MMP in vitro und zum Teil in vivo gezeigt wurde.

Zusätzlich zu der kollagenolytischen Aktivität von Matrix-Metalloproteasen wurde kürzlich bei Entzündungsreaktionen als weiteres kollagenabbauendes Enzym das in den Lysosomen lokalisierte **Cathepsin K** beschrieben. Extrazellulär lokalisiertes Kollagen wird internalisiert und in den Lysosomen intrazellulär abgebaut. Die Expression von Cathepsin K wird durch Interleukin 1α über den NFκB-Signalweg induziert. Die ebenfalls vorhandene elastolytische Aktivität von Cathepsin K spielt wahrscheinlich eine wesentliche Rolle für die solare Elastose bei der Lichtalterung der Haut.

4.3.2 Reaktive Sauerstoff- und Stickstoffspezies

Reaktive Sauerstoff- und Stickstoffspezies bezeichnen radikalische und nicht radikalische Sauerstoff- und Stickstoffformen, die durch Oxidation zur Modulation oder Schädigung von zellulären Makromolekülen führen. Zu ihnen gehören das Superoxidanionradikal und das Hydroxylradikal wie auch Singulett-Sauerstoff, Wasserstoffperoxid und Peroxynitrit. DNA-, Protein- und Lipidperoxidation resultieren in Störungen und Veränderungen der zellulären Homöostase mit Inaktivierung oder Überaktivierung von Signalwegen und Effektormolekülen.

4.3.3 Signalwege der Hautalterung

Intrinsische und extrinsische Alterungsvorgänge der Haut konvergieren speziesübergreifend auf konservierte Signalwege der zellulären Stressantwort. Diese Signalwege werden durch DNA-Schäden, oxidativen Stress und Wachstumsfaktor-Rezeptor-Aktivierung aktiviert. Zentrale Signalwege sind die MAP-Kinasen-Signalwege (MAP: Mitogen Activated Protein) und NF-κB-Signalwege (NF: nuclear factor), die in den Transkriptionsfaktor AP-1 (Aktivator Protein-1) münden und die Expression und Aktivität der matrixdegradierenden Metalloproteinasen induzieren sowie die Kollagensynthese hemmen. Die für den kontinuierlichen Bindegewebsabbau in intrinsischer und extrinsischer Alterung verantwortliche wesentliche Matrix-Metalloprotease ist die interstitielle Kollagenase MMP-1 mit ihrer Substratspezifität für Kollagen Typ I und Typ III.

DNA-Schäden

In den Alterungstheorien des »free radical damage« und des »disposable soma« wird die Akkumulation stochastischer Schäden von biologischen Makromolekülen wie der DNA als wesentlicher Faktor postuliert. Die Subgruppen der DNA-Schäden umfassen die Verkürzungen der Telomeren als vor genetischer Instabilität schützende, nicht kodierende Endabschnitte der Chromosomen und die zufällig verteilten vielfältigen oxidativen Läsionen der DNA, die ohne Reparatur zu Punktmutationen einzelner Basen, zu Deletionen längerer Sequenzen und Translokationen ganzer Chromosomenabschnitte führen können. DNA-Schäden, die durch spontane chemische Reaktionen, durch den physiologischen Metabolismus und durch exogene chemische und physikalische Noxen entstehen und mit durchschnittlich 10.000 Schäden pro Zellkern pro Tag häufig auftreten, nehmen im Alter deutlich zu. Intakte Reparatursysteme, kontrollierter Zelltod/Apoptose und zelluläre Seneszenz verhindern, dass diese gravierende Zahl von Schäden unmittelbar zur Mutation der genetischen Information und folgend zu einem Verlust von Zell- und Organfunktion oder auch neoplastischen Veränderungen führt (http://www.nejm.org/toc/nejm/361/15/).

Ein Beleg der Kausalität zwischen DNA-Schäden und Alterung steht noch aus, während überzeugende korrelative Untersuchungen zum Beispiel bei DNA-Reparaturdefekten beim Menschen und in Mausmodellen vorliegen. Gleichzeitig wird die Untersuchung von DNA-Schäden auf Einzelzellebene immer wichtiger, da die Defekte zufällig verteilt auftreten und Zellaktivitäten aus energieökonomischen Gründen ein natürliches Rauschen (noise) zeigen. Zu berücksichtigen ist auch, dass für die klinische Wirkung einer DNA-Läsion und Mutation ein Schwellenwert überschritten werden muss, um pathogenetisch wirksam zu sein, wie insbesondere bei Mutationen der mitochondrialen DNA gezeigt wurde.

4.4 Endokrinologie der Hautalterung

Die Haut als peripheres endokrines Organ bildet und metabolisiert für die Hauthomöostase und den gesamten Organismus wesentliche Hormone. Dabei spielt insbesondere die Talgdrüse mit den Sebozyten durch die Kontrolle der Steroidgenese und des Androgenstoffwechsels eine zentrale Rolle. Systemischer Östrogen- und Testosteronmangel im Alter ist an der Hautalterung beteiligt. Gleichzeitig nimmt die Funktion der Sebozyten im Alter ab mit den lokalen Folgen von Exsikkose und Xerose.

4.5 Theorien der Alterung

Alterung läuft multifaktoriell und multikausal mit einer hierarchischen Struktur von der Zelle über Gewebe und Organe bis zum Organismus ab. Aus diesen Beobachtungen sind eine Vielzahl von Alterungstheorien entwickelt worden, die adäquat jeweils nur mechanistische oder strukturelle Teilaspekte der Alterung abbilden. Molekulare und zelluläre Alterungsmechanismen laufen zell-, organ- und organismusspezifisch ab, und es gibt »private« speziesspezifische und »public« speziesübergreifende, in der Evolution konservierte Mechanismen. Eine umfassende Alterungstheorie ist daher nicht zu erwarten und erscheint unwahrscheinlich. Die zahlreichen Alterungstheorien lassen sich in zwei Kategorien einteilen:

- Theorien, die die Mechanismen des Alterns adressieren – hierzu gehören deterministische und stochastische Theorien,
- Theorien, die auf die Ursachen – meist aus evolutionsbiologischer Sicht – fokussieren wie die Theorie der antagonistischen Pleiotropie von Genen.

Auch an der Haut ist exemplarisch erkennbar, dass Alterung sich organ-, gewebe- und zellspezifisch vollzieht. Deterministische und stochastische Mechanismen laufen unter dem Dach der biologischen Evolution ab und führen synergistisch zu unterschiedlichen Symptomen der Alterung. Bei den mechanistischen Theorien sollen hier die deterministische Theorie der Gerontogene und die Freie Radikaltheorie in ihrem Bezug zur Haut skizziert werden, da an Ihnen auch die Vernetzung der ablaufenden Prozesse deutlich gemacht werden kann.

4.5.1 Deterministische Alterungstheorie und Gerontogene

Gerontogene umfassen die genetische Information für Proteine, deren Ausschalten oder Aktivieren zu einer Modulation der Alterung auf molekularer, zellulärer und Organ-Ebene führt. Die Funktion der Gerontogene betrifft zelluläre Stress- und Schutzantworten wie antioxidative Enzyme und DNA-Reparaturgene; Gene, die an der Kontrolle des Energiemetabolismus beteiligt sind und Kontrollgene an Schaltstellen von Wachstum und Organogenese. Insbesondere die segmentalen Progeroid-Syndrome wie das Werner-, Cockayne- und Hutchinson-Gilford-Syndrom, bei denen einzelne Symptome der Alterung phänotypisch vorzeitig auftreten, ergaben in ihren Mutationen wertvolle Hinweise auf Gene, die spezifisch Alterungssymptome generieren. Defekte in den für die Syndrome verantwortlichen Genen, wie DNA-Helikasen (Werner-Syndrom) und Basen-Exzisionsreparatur-Proteine (Cockayne-Syndrom), führen zu unterschiedlich ausgeprägten und im Organismus verteilten segmentalen Alterungsphänotypen.

4.5.2 Freie Radikaltheorie

Nach der Freien Radikaltheorie der Alterung führt die Akkumulation oxidativ verursachter makromolekularer Schäden zu Funktionsverlust und Alterung. Die Konzentration freier Radikale in der Zelle wird durch antioxidative Mechanismen streng reguliert. Antioxidative Enzyme, wie die Superoxiddismutasen, Katalasen und Peroxidasen, detoxifizieren in einer Kaskade spezifische reaktive Sauerstoffspezies letztendlich zu Wasser. Der Ausfall ihrer Funktion führt zu vorzeitigen Alterungssymptomen oder Letalität. Reaktive Sauerstoffspezies schädigen durch Oxidation die Makromoleküle der Zelle und führen zu Funktions-

und Strukturstörungen und Verlust. Da die Haut als Grenzorgan in Kontakt mit der Umwelt und der sauerstoffreichen Atmosphäre steht, werden reaktive Sauerstoffspezies insbesondere auch extrinsisch chemisch und physikalisch generiert. Die durch reaktive Sauerstoffspezies verursachten Schäden entstehen zeitlich und örtlich zufällig und akkumulieren, falls sie nicht repariert werden, in der Alterung.

4.5.3 Stochastische Theorien und Schadensanhäufung

Stochastische Alterungstheorien postulieren, dass die zufällige ungerichtete Schädigung zellulärer Makromoleküle den wesentlichen Alterungsmechanismus darstellt. Nach der Freien Radikaltheorie der Alterung schädigen extrinsisch zum Beispiel durch UV-Strahlung generierte reaktive Sauerstoffspezies, intrinsisch zum Beispiel physiologisch in der Atmungskette der Mitochondrien oder nach Schädigung der mitochondrialen DNA generierte reaktive Sauerstoffspezies kontinuierlich die zelluläre Homöostase, und in der Zelle akkumulieren geschädigte Moleküle, bis der Funktionsverlust irreparabel ist und die Zelle apoptotisch oder seneszent wird. Seneszenz ist ein irreversibler Zellzyklusarrest, der nach Stress oder am Ende der replikativen Kapazität durch Telomerverkürzung eintritt.

Die Freie Radikaltheorie wird kontrovers diskutiert, da reaktive Sauerstoffspezies intrazelluläre Signalfunktionen ausüben und transgene Mausmodelle mit Überexpression antioxidativer Schutzenzyme nicht zu einer Verlängerung der Lebensspanne führen. In der aus der Epidermis als proliferierendem Kompartiment und der Dermis als mitotisch-inaktivem Kompartiment zusammengesetzten Haut laufen unterschiedliche Alterungsprozesse ab. Geschädigte epidermale Keratinozyten gehen in den kontrollierten Zelltod (Apoptose: sunburn cells) über, während geschädigte Fibroblasten altern. Gleichzeitig kommunizieren beide Kompartimente im Falle einer Fibroblasten-Seneszenz durch den senescence-associated secretory phenotype (SASP), der ein pro-tumorigenes Mikromilieu darstellt. Auch die Verkürzung der Telomere durch das Endreplikationsproblem, da an den Chromosomenenden aus sterischen Gründen die DNA-Polymerase eine Abfolge von etwa 70 Nukleotiden nicht replizieren kann, oder extrinsische Einflüsse, wie reaktive Sauerstoffspezies, haben unterschiedliche Wirkung auf die beiden Hautkompartimente. Die epidermalen proliferierenden Keratinozyten verfügen über Telomeraseaktivität, die die Telomerlänge konstant hält, während dermale Fibroblasten wegen ihrer Ruhephase keine Telomere durch das Endreplikationsproblem verlieren, aber vor einer Verkürzung durch Sauerstoff-/Stickstoff-Radikale durch chronische Entzündung oder andere pathologische Mechanismen ungeschützt sind.

4.5.4 Alterung aus Sicht der Evolutionsbiologie

Evolutionsbiologisch ist der Sinn von Genaktivität die Erhaltung der Spezies. Zur Erhaltung wesentlich sind Fertilität und Reproduktion eines Organismus. Daher liegt auf denjenigen Merkmalen Selektionsdruck, die zu den meisten Nachkommen führen und dafür sorgen, dass diese Merkmale in der Population verbreitet und erhalten bleiben. Die hier notwendigen Gene unterliegen im Alter keiner Selektion auf Funktion mehr, weil nach der Phase der Fertilität und Reproduktion der Energieaufwand von Genen zur Reparatur und Erhaltung des Organismus keinem evolutionären Nutzen unterliegt. Gleichzeitig können im Alter Genfunktionen akkumulieren, deren ungünstige Auswirkungen erst sehr spät auftreten, da keine Selektion gegen ihre Weitergabe in der reproduktiven Phase besteht. Nach der Theorie der antagonistischen Pleiotropie kontrolliert ein Gen mehrere phänotypische Merkmale, von denen mindestens eines die Fitness eines Organismus fördert und eines die Fitness einschränkt, dessen schädigende Aktivität erst in der Alterung evident wird.

4.6 Alterung von Stammzellen

Trotz feingeweblicher und zellulärer Veränderungen, die auch in der Epidermis ausgeprägt vorkommen, sind Proliferation und Zahl epidermaler Stammzellen in der Alterung, zumindest in der Maus, unverändert. Diese Stammzellen scheinen für eine intrinsische Alterung resistent zu sein. Die strukturellen und funktionalen Veränderungen in der Epidermis beruhen daher auf einer systemischen Wirkung löslicher dermaler Faktoren oder anderen Einflüssen des Microenvironment und der Stammzellnische. Es gibt allerdings erste Hinweise darauf, dass beim Menschen die Anzahl der Stammzellen in der Haut im Alter abnimmt. Sowohl Proliferation als auch Differenzierung epidermaler, haarfollikulärer und sebozytärer Stammzellen unterscheiden sich in ihren molekularen Mechanismen. In der Dermis wurden multipotente Fibrozyten als Vorläufer der Fibroblasten isoliert. Der Zusammenhang zwischen Fibrozyten und den unterschiedlichen dermalen Stammzellen, die insbesondere bei der Regeneration der Haut identifiziert wurden, ist unklar. Die Bedeutung der verschiedenen Stammzellen der Haut für den Alterungsprozess ist im Detail noch unverstanden. Gleichzeitig wird perspektivisch ein detailliertes Verständnis von Selbsterneuerungskapazität und Differenzierungspotential von Stammzellen der Haut die Möglichkeit einer präventiven oder therapeutischen Modulation von Alterungsvorgängen in der Haut eröffnen.

4.7 Prophylaxe und Therapie

Nur für wenige Methoden zur Behandlung der natürlich und der photogealterten sind überzeugende wissenschaftliche Belege und kontrollierte Studien für eine Wirksamkeit vorhanden. Topische und systemische Strategien zum Schutz der Haut gegen oxidativen Stress sind beschrieben. Präventive Maßnahmen mit Schutz vor UV-Strahlung und Vermeidung von Rauchen lassen die beste Wirksamkeit erwarten.

Sonnenschutz Der ultraviolette (UV-A)-Anteil der Sonnenstrahlung, wie sie auch in Sonnenbänken appliziert wird, ist der wesentliche Verursacher der extrinsischen Hautalterung, da UV-A bis in die Dermis eindringt. Die kurzwelligere und energiereichere UV-B-Strahlung, verantwortlich auch für die Immunsuppression der UV-Strahlung, wird zum größten Teil bereits von der Epidermis absorbiert. Konsequenter Sonnenschutz und Vermeidung der Exposition bei Sonnenstand im Zenit sowie Verzicht auf Gebrauch von Sonnenbank sind effektive Maßnahmen zur Prävention vor UV-induzierter Hautalterung. Rauchen sollte vermieden werden, da es die Faltenbildung fördert.

Kalorische Restriktion Kalorische Restriktion mit individuell reduzierter Nahrungsmenge auf 70% in Rhesus-Affen resultiert in verringerter Sterblichkeit mit reduziertem Auftreten alterungsassoziierter Erkrankungen wie Diabetes mellitus, Tumoren, Hirnatrophie und Herzerkrankungen. Diese Untersuchungen bestätigen Ergebnisse mit Nagetieren und Fadenwürmern. Bei der CALERIE-Studie (Comprehensive Assessment of Long-term Effects of Reducing Intake of Energy) zur Prüfung der Wirkung von kontrollierter kalorischer Restriktion auf den Menschen wurde die Probandenrekrutierung 2010 abgeschlossen. Detaillierte Ergebnisse sind in einigen Jahren zu erwarten. Eine generelle kalorische Restriktion von 45% im »Minnesota Starvation Experiment« im 2. Weltkrieg führte zu Krankheitsbildern mit Depression, Muskelschwäche und neurologischen Ausfällen. Kalorische Restriktion als Alterungsprävention kann daher nur eine individuell abgestimmte unterstützende Maßnahme darstellen.

Hormonersatztherapie Topische und systemische Hormongabe reduziert die menopauseabhängigen Effekte der Hautalterung. Aufgrund der gesteigerten Risiken einer Karzinogenese und anderer Nebeneffekte bleibt die systemische Anwendung einer Hormonersatztherapie einer Einzellfallprüfung nach sorgfältiger Indikationsstellung vorbehalten. Eine Rekonstituierung der Talgdrüsenfunktion durch Applikation einer Hormonmischung aus Sexualsteroiden und Wachstumsfaktoren konnte in vitro gezeigt werden.

Nahrungsergänzung Trotz zahlreicher Studien konnte bisher eine prophylaktische und/oder therapeutische »Anti-Aging«-Wirkung von Nahrungsergänzungsmitteln bei gesunden Probanden wissenschaftlich nicht zweifelsfrei belegt werden. Es ist zu erwarten, dass ein erweitertes Verständnis und die gezielte Entwicklung von Nahrungsstoffen im Rahmen von »Nutrigenomics« zukünftig weitere Optionen eröffnen werden.

Rapamycin und TOR-Signalweg 2009 wurde gezeigt, dass die pharmakologische Intervention des TOR (target of rapamycin)-Signalwegs mit Rapamycin in Versuchsmäusen zu einer deutlichen Verlängerung der Lebensspanne führt. Der TOR-Signalweg ist ein evolutionär konserviertes Netzwerk zellulärer Antworten, das Nahrungs-, Wachstums- und Stresssignale zentral verarbeitet. Eine direkte Übertragung der Wirkung auf die Lebensspanne des Menschen ist zurzeit nicht ersichtlich, da Rapamycin als Immunsuppressivum gravierend in die Organhomöostase eingreift. Es ist zu erwarten, dass zukünftig Rapamycinderivate zur Anwendung am Menschen entwickelt werden.

Antioxidanzien Präventive Maßnahmen vor einer ersten Schädigung sind Erfolg versprechend, da bereits erfolgte Schädigungen nicht rückgängig gemacht werden können. Der Nachweis für eine Reversion der Symptome der Photoalterung durch topische und oral zu verabreichende Substanzen mit Vitamin C und E, Coenzym Q10, Bioflavonoiden, Fruchtextrakten, Beta-Carotin und Extrakten von grünem Tee steht noch aus. Vitamin-C-Externa verbessern die Hautstruktur und stimulieren die Kollagensynthese. Tägliche Applikation einer 5%igen Vitamin-C-Lösung auf die Unterarme steigerte in einer Doppelblindstudie die Expression der Strukturproteine Kollagen I und II und des MMP-Inhibitors TIMP-1.

Vitamin-A-Säure-Derivate Reversion und Schutz vor Altershaut bietet die regelmäßige topische Applikation von Vitamin-A-Säure-Derivaten, wie auch topische Retinoide die Symptomatik reduzieren. Tretinoin and Tazarotene sind von der Food and Drug Administration (FDA) für die Behandlung von Symptomen der Photoalterung zugelassen. Vitamin-A-Säure-Derivate wirken dem Bindegewebsabbau durch Hemmung der Expression von Matrix-

Metalloproteasen und durch Stimulation der Kollagensynthese entgegen. Vitamin-A-Säure-Derivate füllen leere Vitamin-A-Reservoirs wieder auf. Auch Retinsäure scheint protektiv vor Photoalterung zu schützen und eine Reparatur zu unterstützen.

Fruchtsäure-Peelings Chemisches Peeling mit Hydroxysäuren zeigt begrenzte Effekte auf die Symptomatik von Alterung und Photoalterung. Bei Behandlung mit Hydroxysäuren ist ein gleichzeitiger Sonnenschutz notwendig. Polyhydroxysäuren mit geringerer irritativer Wirkung sind für die Behandlung der photogealterten Haut vielversprechend. Obwohl Hydroxysäuren mit einer Vielzahl zellulärer Prozesse von Apoptose bis Proliferation interagieren, sind der Nutzen von Hydroxysäuren und die Basis für ihren Einsatz biochemisch unzureichend untersucht und verstanden. Die Sicherheit bei chronischer Anwendung ist nicht geklärt.

Weitere Therapiemodalitäten bei Alterung und Photoalterung Kryotherapie mit flüssigem Stickstoff ist die Standardtherapie von aktinischen Keratosen als Vorläufer maligner Tumore der Haut. 5% Fluorouracil-Creme als Nukleotidanalogon verringerte die Keratosenzahl um 70%. Topisches Diclofenac ist reizarm mit geringer Wirkung, daher ist eine Anwendung über längere Zeit notwendig. Eine zeitlich begrenzte Wirkung zeigt Laserablation der Epidermis zur Entfernung von aktinischen Keratosen. Die photodynamische Therapie mit δ-Aminolävulinsäure (ALA) bei disseminierten aktinischen Keratosen und Symptomatik der Photoalterung ist viel versprechend und zur Behandlung in der EU zugelassen. Der Vorteil gegenüber einer konventionellen Behandlung ist im Einzelfall zu prüfen. In-vitro- und in einer In-vivo-Studie wurde die Wirksamkeit eines Extrakts aus der Alge *Phaeodactylum tricornutum* als Schutz vor Proteinoxidation nach UV-Bestrahlung gezeigt. Der Effekt wird auf die Aktivierung der 20S-Proteasom-Peptidase zurückgeführt.

Botox Die Sofortwirkung als Glättung der Altershaut durch Injektion des Neurotoxins Botulinumtoxin A durch Parese der Gesichtsmuskulatur erfreut sich großer Beliebtheit, auch wegen ihrer reversiblen und zeitlich begrenzten Nebenwirkungen. Voraussetzung der Anwendung sind anatomische Kenntnis der Gesichtshaut und der pharmakologischen Wirkung sowie klinische Erfahrung. Der verjüngende Effekt geht einher mit eingeschränkter Mimik bis zur maskenartigen Gesichtshaut.

Operativ Die Korrektur der Hautalterung durch ästhetisch-chirurgische Maßnahmen, Laser-Mikroablation, Botulinumtoxin- und Füllmaterial-Injektion ist weit verbreitet (▶ Kap. 122).

Literatur

Campisi J, Vijg J (2009) Does damage to DNA and other macromolecules play a role in aging? If so, how? J Gerontol A Biol Sci Med Sci 64: 175–178

Colman RJ, Anderson RM, Johnson SC et al (2009) Caloric restriction delays disease onset and mortality in rhesus monkeys. Science 325: 201–204

Costello R, Finkelstein J, Saldanha L, Dell'Orto M (2004) Executive Summary: Conference on Dietary Supplement Use in the Elderly – Proceedings of the Conference Held January 14–15, 2003, Natcher Auditorium, National Institutes of Health, Bethesda, MD. Nutr Rev 62: 160–175

Fisher GJ, Kang S, Varani J et al (2002) Mechanisms of photoaging and chronological skin aging. Arch Dermatol 138: 1462–1470

Harrison DE, Strong R, Sharp ZD et al (2009) Rapamycin fed late in life extends lifespan in genetically heterogeneous mice. Nature 460: 392–395

Hirschfeld G, Berneburg M, von Arnim C et al (2007) Progeroid-Syndrome – Übersicht zur Klinik und Molekularbiologie der vorzeitigen Alterung. Dt Ärzteblatt 104: A346–353

Hoeijmakers JH (2009) DNA damage, aging, and cancer. N Engl J Med 361: 1475–1485

Kornhauser A, Coelho SG, Hearing VJ (2010) Applications of hydroxy acids: classification, mechanisms, and photoactivity. Clin Cosmet Investig Dermatol 3: 135–142

Wlaschek M, Tantcheva-Poór I, Naderi L et al (2001) Solar UV irradiation and dermal photoaging. J Photochem Photobiol B: Biol 63: 41–51

Zouboulis CC, Adjaye J, Akamatsu H et al (2008) Human skin stem cells and the ageing process. Exp Gerontol 43:986–997

Diagnostische Verfahren

Dermatopathologie

Dieter Metze

5.1 Einleitung

Grundlegende Kenntnisse der Dermatohistologie der gesunden und pathologischen Haut sind die Voraussetzung für das Verständnis der Klinik, Pathophysiologie, Therapie von Hauterkrankungen und dermatochirurgischer Eingriffe, vor allem aber für eine sichere Diagnose.

Der Kliniker stellt die Indikation zur diagnostischen Probebiopsie, muss die Biopsie richtig durchführen und mit der klinischen Begleitinformation verschicken. Der Kliniker veranlasst häufig auch die Durchführung möglicher Zusatzuntersuchungen. Das histopathologische Labor ist lediglich für die Aufarbeitung und mikroskopische Begutachtung zuständig. Die Proben werden von qualifizierten Dermatologen mit der Zusatzweiterbildung für Dermatohistologie oder Pathologen befundet. Für die Befundinterpretation und endgültige Diagnose ist aber der Kliniker verantwortlich. Mögliche Fehlerquellen in diesem diagnostischen Ablauf sind mannigfaltig, meist treten sie in der Kommunikation zwischen Kliniker und Dermatohistopathologen auf. Der Kliniker sollte daher die Prinzipien der histologischen Diagnostik verstehen.

Der Weg von der Biopsie bis zur abschließenden Diagnose ist komplex und erfordert eine gute Zusammenarbeit von Kliniker und Dermatohistopathologen.

5.2 Indikation zur dermatohistopatologischen Untersuchung

Wenn klinisch eine Dermatose nicht einzuordnen ist, kann eine Probebiopsie häufig die Diagnose oder weiterführende Differenzialdiagnosen bringen, zumindest aber mögliche maligne Erkrankungen ausschließen. In diesen Fällen müssen dem histologischen Labor genaue Angaben zur Anamnese und dem klinischen Bild mitgeteilt werden. Autoimmundermatosen und andere unklare Erkrankungen, bei denen ein potenzielles Komplikationsrisiko an inneren Organen bekannt ist, müssen bioptisch abgeklärt werden. Bei Genodermatosen empfiehlt sich eine histologische, häufig auch elektronenmikroskopische oder histochemische Untersuchung, um Syndrome zu identifizieren. Dadurch kann der Patient gezielt auf mögliche Organbeteiligung untersucht und genetisch beraten werden. Bei chronischen Erkrankungen, besonders wenn eine längere, nebenwirkungsreiche Therapie erforderlich ist, sollte auch eine eindeutige klinische Diagnose histologisch abgesichert sein. Dies betrifft vor allem blasenbildende Dermatosen vor Einleitung einer immunsuppressiven Therapie. Die Aufklärung des Patienten über den Krankheitsverlauf kann durch Fakten untermauert werden, wie Irreversibilität einer fibrosierenden Alopezie.

Die Histologie ermöglicht in vielen Fällen Einblick in die Ätiologie und Pathogenese von Erkrankungen. Dies hat nicht nur wissenschaftliche Gründe, sondern auch häufig therapeutische Konsequenzen. So konnte die neuronale Pathophysiologie des HAES-induzierten Juckreizes aufgeklärt und die Patienten gezielter behandelt werden. Die histologische Untersuchung vor allem in Verbindung mit modernen molekularpathologischen Methoden kann auch infektiöse Erkrankungen identifizieren, sodass eine spezifische antimikrobielle Therapie eingeleitet werden kann.

Für eine sichere Diagnose von Neoplasien ist die Histologie der Standard. Erst eine Biopsie ermöglicht die sichere Abgrenzung einer solaren Lentigo von einem Melanoma in situ auf lichtgeschädigter Haut (Lentigo maligna). Diagnostische Stanzbiopsien zur Diagnose aus einem malignen Tumor sind jederzeit gefahrlos möglich und führen zu keinem erhöhten Metastasierungsrisiko. Die Histologie gibt auch Auskunft über histologischen Subtyp, Eindringtiefe, Mitosezahl, Tumorregression, mögliches perineurales Wachstum oder andere prognostisch wichtige Parameter. Dies ist Grundlage für die Operationsplanung und Festlegung des Sicherheitsabstandes der Nachexzision, Entnahme eines Wächterlymphknotens und Indikation zur Radio- oder Chemotherapie. Bestimmte Tumoren wachsen weit über das klinisch erkennbare Ausmaß hinaus (sklerodermiformes Basalzellkarzinom, Dermatofibrosarkome, Merkelzellkarzinome, extramammärer Paget, Melanome der Schleimhäute oder auf lichtgeschädigter Haut), was eine schnittrandkontrollierte Tumorchirurgie nötig macht. Prinzipiell muss jedes Gewebe, das dem Patienten entnommen wird, histologisch untersucht werden. Manchmal wird bei seborrhoischen Keratosen oder Fibromen von dieser Regel Abstand genommen. Für klinische Fehldiagnosen muss sich der behandelnde Arzt verantworten.

Nur eine Kontrollbiopsie kann mögliche Tumorrezidive mit Sicherheit ausschließen. Eine histologische Verlaufskontrolle hat sich auch bei der Entscheidung über die Fortführung immunsuppressiver Therapien bei blasenbildenden Autoimmundermatosen bewährt. Erst eine negative direkte Immunfluoreszenz aus klinisch unauffälliger Haut oder Schleimhaut bestätigt eine Abheilung einer Pemphigus- oder Pemphigoid-Erkrankung.

5.3 Wahl der Biopsiestelle und Biopsietechnik

5.3.1 Biopsiestelle

Die Wahl der richtigen Biopsiestelle und Biopsietechnik ist entscheidend für das histologische Ergebnis. Standardleitsätze aus den Lehrbüchern und der Literatur, wie »frischeste Effloreszenz«, »voll entwickelte Läsion«, »gesunde Haut miterfassen«, »aus dem Randgebiet«, »keine Ulzeration, Narbe, Atrophie, pustulösen Effloreszenzen« sind widersprüchlich und im Einzelfall auch falsch. Eine Biopsie aus einer frischen oder dem Randgebiet einer wachsenden Läsion zeigt häufig keine beweisenden histologischen Kriterien. Manche Dermatosen sind durch Ulzeration, Narbe, Atrophie oder Pusteln charakterisiert, eine Biopsie aus diesen Effloreszenzen ist daher unvermeidlich. Erst die klinische Verdachtsdiagnose und die Kenntnis des entsprechenden klinisch-pathologischen Korrelats ermöglichen die fachgerechte Probebiopsie und lassen nötige Zusatzuntersuchungen wie Immunfluoreszenz, Mikrobiologie oder Molekularpathologie veranlassen. Für die Wahl der Biopsiestelle und Biopsietechnik entscheidend sind also:

- Klinische Verdachtsdiagnose
- Kenntnis des klinisch-pathologischen Korrelats
- Fragestellung (warum, wann)
- Sinnvolle Probebiopsie (wo, wie, welche Zusatzuntersuchung)

Bei der Beurteilung entzündlicher Dermatosen sollten Palmoplantarhaut, Ellenbogen und Unterschenkel vermieden werden, da hier die histologische Diagnostik durch anatomische Besonderheiten beeinträchtigt sein kann. Funktionelle und kosmetische Gesichtspunkte müssen immer berücksichtigt werden. An bestimmten Hautarealen besteht die Gefahr von Keloiden, der Narbendehiszenz, gestörter Wundheilung oder kosmetisch störender Narben.

Funktionelle und kosmetische Gesichtspunkte der Hautbiopsie sind demnach:

- Palmoplantarhaut und alle Lokalisationen direkt über Nerven und Muskeln: Schmerzhaftigkeit der Lokalanästhesie
- Rücken: Gefahr der Narbendehiszenz
- Junge Patienten, dunkelhäutige Patienten, bestimmte Lokalisationen (Oberlippe, Ohrläppchen, Schulter, Prästernalregion): Gefahr von Keloiden
- Gesicht: Konvexe Hautregionen schlechtere kosmetische Ergebnisse als konkave, nicht einsehbare Lokalisationen bevorzugen, auch gute Wundheilung ohne Wundverschluss
- Intertriginöse Hautareale, Unterschenkel und akral
- Bestimmte berufliche Tätigkeiten: Gestörte Wundheilung

Bei unklaren Dermatosen in unterschiedlichen Entwicklungsstadien, polymorphen Läsionen oder Erythrodermie ermöglichen häufig erst multiple Biopsien eine eindeutige Diagnose. Liegen bei dem Patienten monomorphe Läsionen in multipler Verteilung vor, so genügt eine einzige Biopsie (◘ Tab. 5.1).

5.3.2 Biopsietechnik

Voraussetzung für eine aussagefähige Histologie und gutes chirurgisches Ergebnis sind eine adäquate Lokaldesinfektion, die richtige Anästhesietechnik und die chirurgisch korrekte Entnahmetechnik.

Bei der Lokaldesinfektion sollte darauf geachtet werden, dass diagnostisch wichtige Hornschuppen oder Blasendecken nicht entfernt werden. Bei Verdacht auf Mastozytose darf die Entnahmestelle nicht gerieben werden, um eine Degranulation der Mastzellen zu verhindern. Am besten geeignet sind Sprühdesinfektionen, die bei kleineren Biopsien ausreichend sind. Bei kleinen, flachen oder hautfarbenen Läsionen ist es hilfreich, vor der Lokalanästhesie die Biopsiestelle zu markieren, um die Läsion nicht zu verfehlen.

Die Einstichstelle für die Lokalanästhesie sollte außerhalb des Biopsats gewählt werden, um Artefakte zu verhindern (vakuolisierte Epithelien, Schweizer-Käse-Muster im Korium, Stichkanal mit Gewebequetschung und Hämorrhagien). Bei Verdacht auf Mastozytose wird auf einen Epinephrinzusatz verzichtet.

Es stehen verschiedene Techniken zur Verfügung, die abhängig von der Fragestellung gezielt eingesetzt werden müssen (◘ Tab. 5.1, ► Kap. 120).

■ **Tab. 5.1** Biopsiestelle und Biopsietechnik

Krankheitsbild	Biopsiestelle/-technik
Entzündliche Dermatosen	
Erythemato-squamöse Effloreszenz	Stanzbiopsie oder Inzisionsbiopsie, voll entwickeltes Stadium (Schuppen nicht entfernen, enthalten oft wichtige histologische »Clues«)
Zusammengesetzte Läsion	Möglichst alle Effloreszenzen in einer Inzisionsbiopsie
Anuläre oder randbetonte Läsion (Erythema anulare, Porokeratose, Livedo racemosa)	Inzisionsbiopsie im rechten Winkel zum Rand, aus paraläsionaler Haut in das gedachte Zentrum in hinein
Pigmentierungsstörung	Nicht betroffene Haut zum Vergleich, Inzisionsbiopsie oder zwei Stanzbiopsien
Papel, follikuläre Hyperkeratose	Stanzbiopsie
Pustel	Exzisionsbiopsie
Urtikarielle Hauteffloreszenz	Inzisionsbiopsie
Knotige Effloreszenz	Möglichst tief inzidieren oder exzidieren
Tiefreichende Infiltrate (Pannikulitis, Vaskulitis größerer Gefäße)	Inzisionsbiopsie
Purpura, palpable Purpura, Hämorrhagie	Stanzbiopsie
Bullöse Dermatosen	Möglichst frische Blase (kleinste Blase mit klarem Inhalt), Inzisions- oder große Stanzbiopsie aus Blase mit paraläsionaler Haut, wenn möglich Exzision einer ganzen Blase (Präparat nie teilen), für Immunfluoreszenz Stanzbiopsie aus dem Randgebiet der Blase
Epidermolysis bullosa	Inzisions- oder Stanzbiopsie aus klinisch intakter Haut in betroffener Region nach mehrmaligem, festem Reiben
Ulzeration	Tiefe Inzisionsbiopsie aus dem Randgebiet mit intakter Hautoberfläche
Hautatrophien	Inzisionsbiopsie, die Übergang und gesunde Haut/Subkutis zum direkten Vergleich miterfasst
Alopezie	Tiefe Inzisionsbiopsie oder zwei nebeneinander liegende Stanzbiopsien (für horizontale und vertikale Aufarbeitung), bei fibrosierenden (vernarbenden) Alopezien aus entzündlichen Abschnitten
Neoplasien	
Knotige Tumoren	Möglichst in toto exzidieren
Gutartige oberflächige Tumoren	Shave-Biopsie
Gutartige tief reichende Tumoren	Ringkürette, Stanzbiopsie
Bösartige Tumoren zur Diagnosesicherung	Wenn primär in toto zu aufwendig, repräsentative (Teil)-Biopsie, das heißt tiefer reichende Inzisions- oder Stanzbiopsie
Ulzerierender Tumor	Inzisionsbiopsie aus dem Ulkusrand unter Einbeziehung der umgebenden Haut und Ulkusanteile, eventuell multiple Stanzbiopsien vom Rand
Verdacht auf kutanes Lymphom	Die am stärksten infiltrierte Hautstelle biopsieren – tiefe Inzisionsbiopsie, im Zweifelsfall von verschiedenen Stellen, Verlaufsbiopsien
Melanozytäre Neoplasie	Anzustreben ist Exzision im Gesunden
Flächige melanozytäre oder epitheliale Neoplasie	Diagnose aus repräsentativen Anteilen: Stanzbiopsie (eventuell multipel), Inzisionsbiopsie oder scharfe Shave-Biopsie

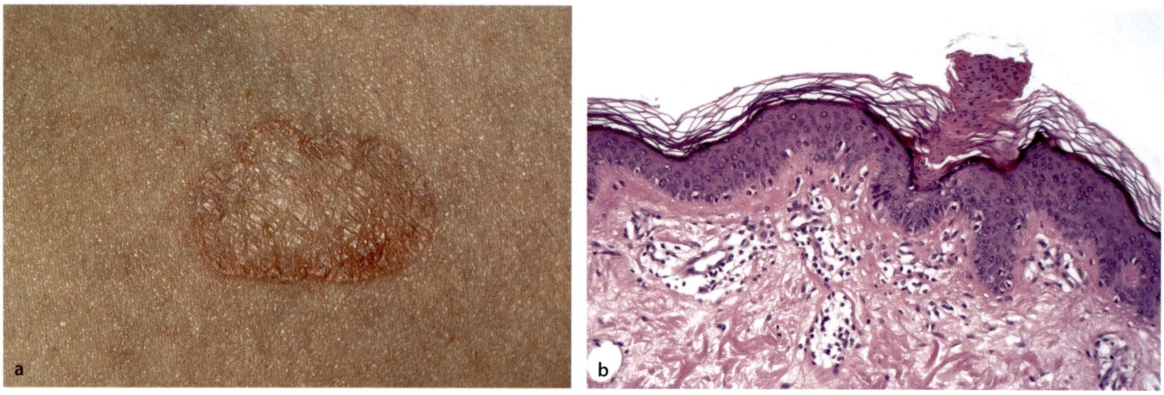

Abb. 5.1 **a** Porokeratosis mit randständiger Hornlamelle. **b** Histologisch die typische kornoider Lamelle mit fokaler Differenzierungsstörung der Epidermis nur sichtbar, wenn eine Schnittführung im rechten Winkel zum Rand der Läsion vorliegt

Stanzbiopsie

Stanzbiopsien sind eine einfache und schnelle Methode mit gutem kosmetischem Resultat, um Hautgewebe für diagnostische Zwecke zu entnehmen. Am Rücken erreicht eine Stanzbiopsie häufig nicht den unteren, diagnostisch wichtigen Gefäßplexus der Dermis und erfasst auch kaum Fettanteile. Stanzbiopsien sollten nicht unfixiert geteilt werden. Quetschartefakte mit der Pinzette oder Nadel beim Hochheben des Stanzzylinders sind zu vermeiden. Zur Abklärung von streifenförmigen Nagelpigmentierungen oder Dystrophien muss die Nagelmatrix biopsiert werden. Dabei wird der proximale Nagelfalz freipräpariert und zurückgeklappt. Die Stanzöffnung sollte nicht vernäht werden, um postoperative Nageldystrophien zu vermeiden.

Inzisions- oder Exzisionsbiopsie

Biopsien mit dem Skalpell haben den Vorteil, dass sie das Unterhautfettgewebe erreichen, mehr Gewebe erfassen und die Orientierung erleichtern. Bei Verdacht auf Pannikulitis, Vaskulitis oder Lymphom ist auf eine ausreichende Länge (mindestens 2–3 cm) der Präparats zu achten. Die Probe muss zur Tiefe hin möglichst rechtwinkelig entnommen werden, keilförmig zulaufende Biopsien sind unzureichend. Bei anulären, zentrifugal wachsenden Dermatosen, Atrophien, Ulzeration, aber auch blasigen Dermatosen sollte die Inzisionsbiopsie aus dem Zentrum zur Peripherie unter Einschluss der gesunden Haut im rechten Winkel zum Randgebiet gelegt werden. Die entnommene Spindelbiopsie muss dann entlang der Langachse im Labor aufgearbeitet werden; erst damit lassen sich die beweisende kornoide Lamelle bei Porokeratosen identifizieren, zentrale Gefäßveränderungen bei Sneddon-Syndrom auffinden oder komplex aufgebauten Effloreszenzen bei Erythema anulare centrifugum oder Atrophodermie histologisch darstellen. Die typische Architektur von Keratoakanthomen oder Spitz-Nävus kann nur in Skalpellbiopsien beurteilt werden. Stanzbiopsien ergeben in diesen Fällen keine eindeutige histologische Diagnose.

Shave-Biopsie

Mit Skalpell oder Einmalringkürette lassen sich oberflächliche Tumoren wie Fibrome, Warzen, In-situ-Karzinome (solare Keratosen, Morbus Bowen) oder solare Lentigines gut abtragen und histologisch aufarbeiten. Die homogene, flächige Gewebeentnahme erlaubt es, große Abschnitte von Tumoren zu untersuchen. Infiltrierende Tumoranteile lassen sich jedoch nicht beurteilen, auch die Dickenbestimmung von Malignomen ist dabei beeinträchtigt. Da die Randgebiete von melanozytären Tumoren für die Beurteilung der Dignität von entscheidender Bedeutung sind, sollte die Abtragung gesunde Haut miterfassen. Die Exkochleation (Kürettage, »stumpfe Shave«) wird häufig bei der Entfernung von seborrhoischen Warzen angewandt. Dabei auftretende Fragmente und Quetschartefakte können bei diagnostischen Problemfällen (melanozytäre Neoplasie, Karzinom, Lymphome) erhebliche Schwierigkeiten bei der histologischen Beurteilung machen.

Elektrochirurgie, Ablative Laser (CO_2-, Er:YAG-Laser)

Eine histologische Beurteilung von Gewebe ist nach physikalischer Schädigung nicht mehr möglich. Der Dermatohistopathologe wird auf die fehlende Beurteilbarkeit hinweisen müssen. Diese Techniken sind daher bei der Entfernung von Pigmenttumoren obsolet. Der Kliniker muss sich immer der Möglichkeit von klinischen Fehldiagnosen bewusst sein.

5.3.3 Versand und Aufarbeitung des Präparats

Versand

Nach der Entnahme muss das Gewebe sofort fixiert werden. Ablegen von Gewebe auf Gaze führt unmittelbar zu einer Antrocknung und erheblichen Gewebeartefakten, die die Beurteilung erschweren. Für Routinehistologien ist eine 10%ige, gepufferte Formaldehydfixierung ausreichend. Das Fixiervolumen sollte das mehrfache Volumen des Exzidats ausmachen, um eine Unterfixierung zu verhindern. Die Proben dürfen nicht in zu kleine Versandröhrchen gequetscht werden. Im Winter ist darauf zu achten, dass die Proben nicht gefrieren (entweder Vorfixierung bei Raumtemperatur für mindestens 6 h oder Zusatz von Alkohol zu den Fixativen). Die Röhrchen müssen zuverlässig beschriftet werden. Es sollten nicht mehrere Proben in einem Röhrchen eingeschickt werden, da eine nachträgliche Zuordnung zur Entnahmestelle häufig unmöglich ist. In der Tumorchirurgie ist für eine spätere Nachexzision auf eine entsprechende Markierung der Proben zu achten (Faden, locker geknüpft, oder Farbmarkierung). Für die Tumordickenmessung und Ausschluss von Regressionszonen in größeren Exzidaten muss die weitere Aufarbeitung im Labor (Zuschnitt) vor der Fixierung festgelegt werden, danach gehen klinische Details verloren.

Für mikrobiologische Untersuchungen muss das Gewebe unfixiert in steriler Kochsalzlösung eingesandt werden. Für Immunfluoreszenz-optische Untersuchungen wird die Probe eingefroren (flüssiger Stickstoff). Gewebe kann aber auch in speziellen Medien oder in physiologischer Kochsalzlösung verschickt werden. Dabei ist auf eine ausreichend rasche Zusendung zu achten. Das Gewebe wird im Labor sofort tiefgefroren und darf nicht über das Wochenende zwischengelagert werden. Die Elektronenmikroskopie erfordert spezielle Fixierlösungen, die direkt vom Labor anzufordern sind.

Die Biopsien müssen immer zusammen mit der entsprechenden klinischen Information eingesandt werden. Dazu muss das Begleitformular genauestens ausgefüllt werden. Angaben zu Anamnese, klinische Beschreibung, Differenzialdiagnosen, vorangegangene Behandlung, Biopsiestelle und Entnahmetechnik sind für den Dermatohistopathologen von essenzieller Bedeutung. Eine Schnittrandkontrolle oder spezieller Gewebezuschnitt (»längs anschneiden« bei der Diagnostik von entzündlichen Dermatosen oder Lymphomen) muss gesondert angefordert werden. Für den Zuschnitt größerer Präparate sind Skizzen, Polaroidphotos oder Digitalaufnahmen hilfreich. Ein Vergleich mit vorangegangenen Biopsien liefert wertvolle Informationen bei chronisch-persistierenden oder rezidivierenden Läsionen. Diesbezügliche Angaben müssen daher dem Dermatohistopathologen mitgeteilt werden. Die Patientendaten und Datum der Probenentnahme schützen vor Verwechslungen.

Aufarbeitung der Gewebeprobe im Labor

Im histologischen Labor werden die eingesandte Probe und der Zuweisungsschein mit einer fortlaufenden Nummer versehen, um sie im nachfolgenden Prozessierungsprozess eindeutig zu identifizieren. Die Fixierzeit hängt von der Größe des Biopsats ab (mindestens 6–24 h, Schnellfixierung und Schnelleinbettungen sollten wegen Qualitätsverlusten vermieden werden). Kleinere Proben werden geteilt und zugeschnitten (bessere Durchfixierung und Orientierung des Gewebes für den späteren Anschnitt). Aus größeren Operationspräparaten müssen jene diagnostisch repräsentative Gewebsanteile herauspräpariert werden, die der Kliniker vor der Fixierung festgelegt hat und in Form von Skizzen oder Photos dem Labor mitteilen muss. Größe, Form und Zuschnitt des Präparats müssen vom histologischen Labor im Befundbericht dokumentiert werden. Die anschließende Paraffineinbettung, das Schneiden und Färben der Gewebeproben sind streng standardisiert, um ein mikroskopisch beurteilbares, dem lebenden Gewebe adäquates Äquivalenzbild (»reproduzierbares Artefakt«) zu erhalten.

Während für die meisten Diagnosen die Hämatoxylin-Eosin-Färbung ausreichend ist, sind in manchen Fällen Sonderfärbungen nötig (PAS- und Grocott-Färbung stellen Pilzelemente dar; Gram, Warthin-Starry, Ziehl-Neelsen und Fite Bakterien; kolloidale Eisenfärbung und Alcianblau Mukopolysaccharide; Fontana-Masson Melanin; Berliner-blau Hämosiderin; von-Kossa Kalzium; Weigert elastische Fasern). Verschiedenste Antikörper können mittels immunhistochemischer Färbungen Entzündungszellen und Tumorzellen präzise identifizieren, auch wenn sie nur schlecht differenziert sind.

Immunfluoreszenz, Salt-Skin-Split und Antigen-mapping-Techniken am Gefriermaterial erlauben Diagnostik und Differenzierung von Autoimmunerkrankungen, Epidermolysen und Ichthyosen.

Elektronenmikroskopie und Immunelektronenmikroskopie finden nur noch bei bestimmten Fragestellungen (Genodermatosen, Speicherkrankheiten, Ablagerungsphänomenen) und wissenschaftlichen Untersuchungen Anwendung. Sie erfordern aufwendige Spezialfixierungen und Kunststoffeinbettungen. Moderne Mikroanalysen erlauben es, chemische Elemente und Verbindungen in kutanen Ablagerungen zu analysieren.

In-situ-Hybridisierung und Polymerasekettenreaktion können kleinste Mengen an Bakterien, Viren oder Pilzen in einem Biopsat nachweisen und differenzieren. Rearrangement-Untersuchungen des T-Zell-Rezeptors oder der Immunoglobulinketten werden in der Lymphomdiagnostik angewandt, die Resultate müssen aber immer kritisch gewertet werden. Neue Entwicklungen, wie Fluoreszenz-in-situ-Hybridisierung (FISH) oder Comperative genomische Hybridisierung (CGH), verbessern zunehmend die Diagnostik von Bindegewebstumoren und melanozytären Tumoren.

5.4 Mikroskopische Begutachtung und Befundung

Histologische Schnittpräparate werden nach einem bestimmten Schema mikroskopiert. Während der systematischen Analyse sollte der Befunder möglichst keine weitere Kenntnis der klinischen Angaben haben, um keine vorschnellen Schlüsse zu ziehen (»blind fashion«). Zuerst werden anatomische Lokalisation, Alter des Patienten und Biopsietechnik erfasst. Nach der Identifizierung der allgemeinen Kategorie der pathologischen Veränderung (entzündliche Dermatosen, Hyperplasien, Neoplasien, Zysten, weniger häufig Hamartome, Malformationen, Ablagerungen) kommen etablierte Algorithmen und Kriterien zur Anwendung. Dabei sollten auch »Entwicklungsstadien«, »Clues«, »Ausnahmen der Regel« und »unspezifische histologische Reaktionsformen« beachtet werden.

Diagnostische Algorithmen und Kriterien erlauben eine zuverlässige histologische Befundung.

5.4.1 Spezielles Vorgehen bei entzündlichen Dermatosen

Im ersten Schritt werden die Verteilung des entzündlichen Infiltrats und Veränderungen an Epidermis, Gefäßen, Adnexen, Binde- und Fettgewebe bestimmt. Daraus ergeben sich Hauptentzündungsmuster der Haut, wie sie von Ackerman beschrieben wurden (perivaskuläre Dermatitis, vesikuläre oder pustuläre Dermatitis, noduläre oder diffuse Dermatitis, Follikulitis, Alopezien, fibrosierende Dermatitis, Vaskulitis, Pannikulitis). Die Zusammensetzung des entzündlichen Infiltrats und Zusatzkriterien wie Zerstörung der dermal-epidermalen Junktionszone (Interface-Dermatitis), bandförmige lymphozytäre Infiltrate im Papil-

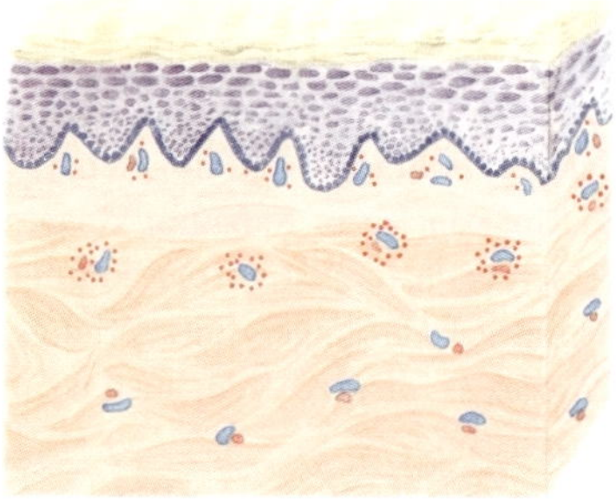

a Oberflächliche perivaskuläre Dermatitis

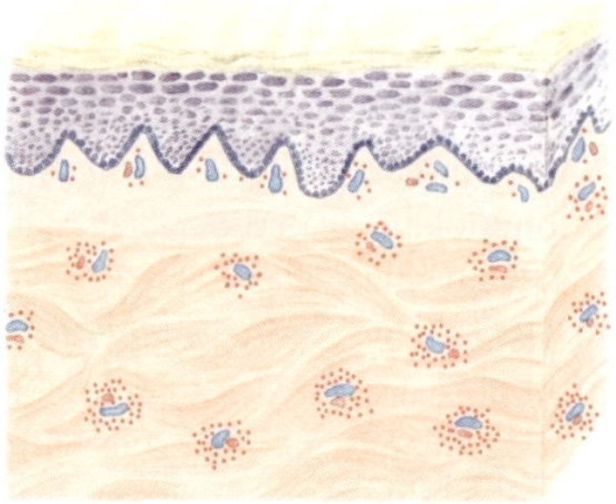

b Oberflächliche und tiefe perivaskuläre Dermatitis

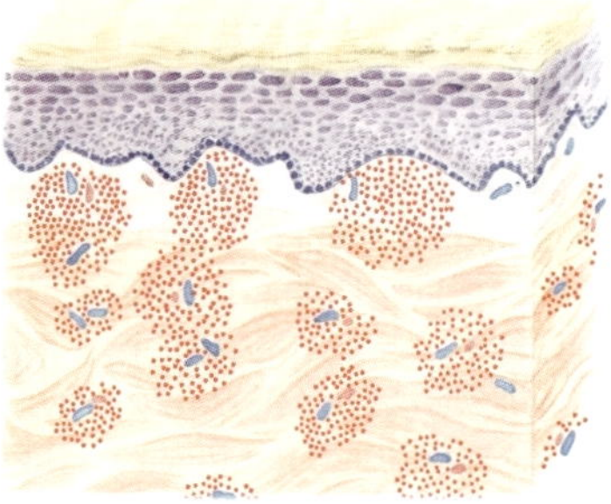

c Noduläre Dermatitis

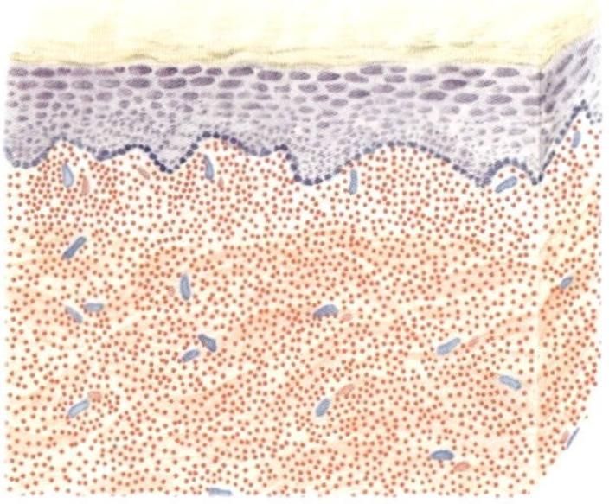

d Diffuse Dermatitis

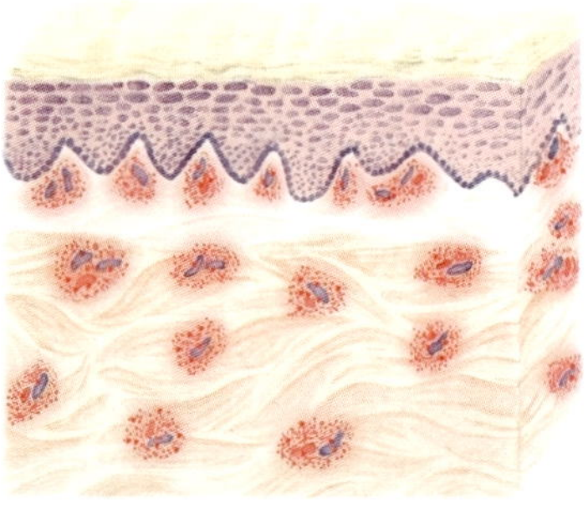

e Vaskulitis

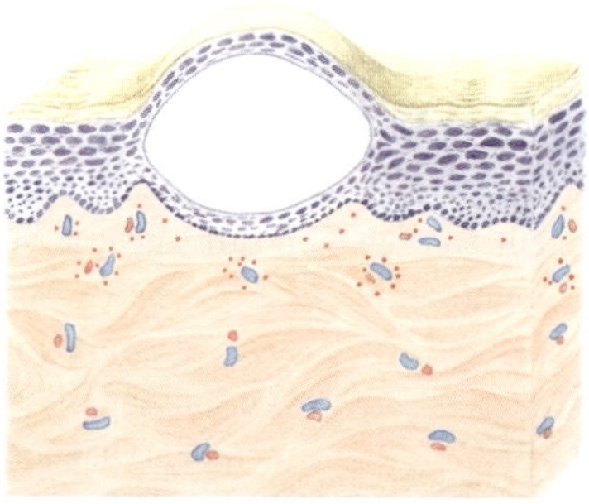

f Intraepidermale vesikuläre Dermatitis

Abb. 5.2a–l Histologische Reaktionsmuster entzündlicher Dermatosen nach Ackerman (1997)

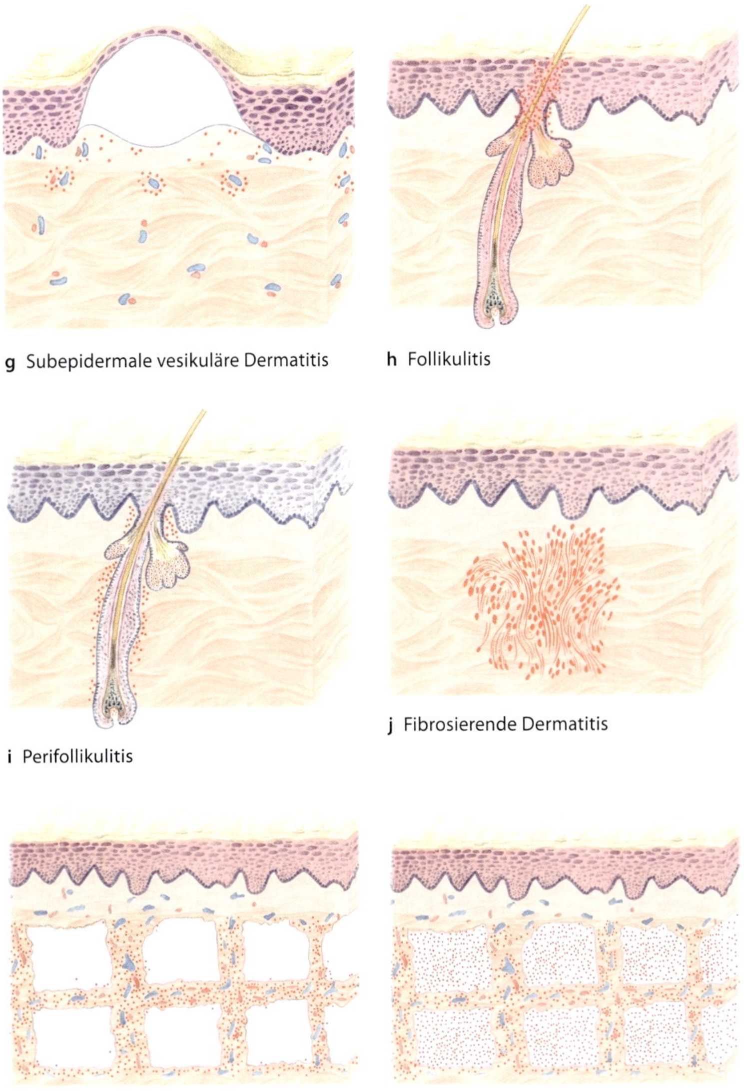

g Subepidermale vesikuläre Dermatitis

h Follikulitis

i Perifollikulitis

j Fibrosierende Dermatitis

k Septale Pannikulitis

l Lobuläre Pannikulitis

Abb. 5.2a–l (Fortsetzung)

larkörper (lichenoide Dermatitis), interzelluläres Ödem der Epidermis (spongioforme Dermatitis) oder Verbreiterung der Epidermis (psoriasiforme Dermatitis) ergeben unter Anwendung eines strengen Algorithmus eine histologische Diagnose, zumindest aber eine begrenzte Anzahl von Differenzialdiagnosen.

5.4.2 Spezielles Vorgehen bei Neoplasie, Zysten oder Hamartomen

Diagnose und Klassifizierung von Neoplasien, Zysten oder Hamartomen ergibt sich aus der Differenzierungsrichtung (epithelial, mesenchymal, hämatogen), nicht aus deren Ursprung. Letzterer bleibt meist unklar. Aufbau, Bezug zu anatomischen Strukturen (Epidermis, Gefäße, Bindegewebe und Fettgewebe, Adnexe), entzündliches Begleitinfiltrat, Zelltyp und Differenzierungsgrad sind wichtige Eckpunkte in den diagnostischen Algorithmen. Für die Festlegung der Dignität sind Silhouette, Größe, Symmetrie oder Begrenzung der Neoplasie, Anordnung der Tumorzellen, aber auch Zusammensetzung des Tumorstroma entscheidend. Die Zytomorphologie (Form und Größe der Tumorzelle, Kern-Plasma-Relation, Form und Chromatingehalt der Kerne) oder mitotische Aktivität der Tumorzellen (Zahl, Atypien) haben dabei, je nach Tumortyp, eine unterschiedliche Bedeutung.

Dieses systematische Vorgehen wurde in den letzten Jahrzehnten ständig weiterentwickelt. Die Identifizierung neuer histologischer Muster und Kriterien konnte die

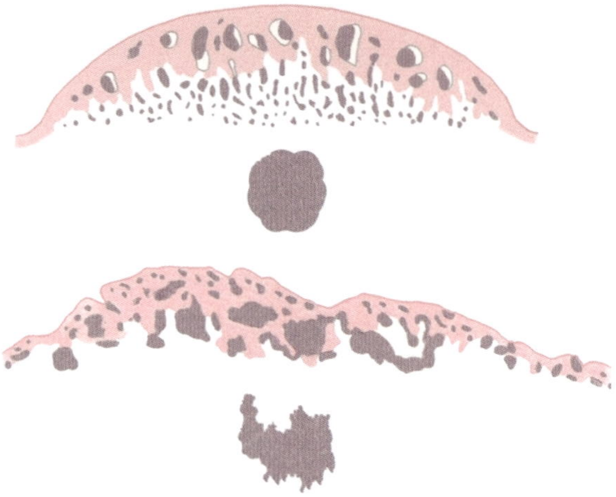

Abb. 5.3 Typische Silhouette einer benignen (oben) und malignen (unten) melanozytären Neoplasie nach Ackerman (1989)

Spezifität und Sensitivität der dermatohistologischen Diagnostik wesentlich steigern. Eine Mycosis fungoides lässt sich mittlerweile zuverlässiger in der Routinehistologie diagnostizieren als mittels molekularer Rearrangement-Bestimmung des T-Zell-Rezeptors.

Mit dieser reproduzierbaren Analysetechnik kann der Dermatohistologe eine sichere histologische Diagnose, zumindest aber einige Differenzialdiagnosen stellen. Dann erst werden die klinischen Angaben integriert, was meist zur endgültigen Diagnose führt. Diagnostische oder therapeutische Probleme werden in einem Kommentar vermerkt.

Ein dermatopathologischer Befund sollte folgende Angaben und Aussagen enthalten:
- Bei größeren Biopsien, insbesondere von Neoplasien, sollten Größe und Zuschnitt des Präparats angegeben werden. Bei Schnittrandkontrollen muss die Technik des Zuschnitts und Markierung des Operationspräparats für eine spätere topografische Zuordnung festgehalten werden.
- Der Dermatohistopathologe muss die histologischen Veränderungen beschreiben. Histochemische Färbungen sollten vermerkt sein. Eine Psoriasis kann nicht ohne Ausschluss einer Dermatophytose mittels der PAS-Färbung diagnostiziert werden.
- Wenn die histologische Diagnose unsicher ist, sollte dies im Kommentar vermerkt werden (»nicht beweisend«, »vereinbar mit ….«). In diesen Fällen müssen auch Differenzialdiagnosen angeführt und weitere diagnostische Schritte empfohlen werden (Immunfluoreszenz, Mikrobiologie, Molekularpathologie). Bei Neoplasien mit unklarer Dignität werden in der Regel konsiliarische Mitbeurteilungen veranlasst.
- Bei Neoplasien sollten dem Kliniker Hinweise für die Nachexzision mitgeteilt werden (Tiefenausdehnung, Sicherheitsabstand, Empfehlung von Schnittrandkontrollen bei der Nachexzision von sklerodermiformen Basalzellkarzinomen, perineural inflitrierenden Plattenepithelkarzinomen, Merkelzellkarzinomen, Melanomen an Akren, Schleimhäuten oder lichtgeschädigter Haut, Sarkomen und anderen Malignomen).

5.4.3 Interpretation von histologischen Befunden

Der Befund der Histologie, aber auch der Immunfluoreszenz oder Molekularpathologie, darf niemals kritiklos vom Kliniker übernommen werden. Die endgültige Diagnose ergibt sich immer aus der Zusammenschau der Anamnese, dem klinischen Bild und aller erhobenen Zusatzbefunde (chemisches Labor, Mikrobiologie, Allergologie). Der Kliniker sollte den Befundbericht des Dermatohistopathologen daher immer kritisch lesen und gegebenenfalls Rücksprache mit dem Befunder halten.

> **Die histologische Diagnose beginnt und endet beim Kliniker.**

Eine Diskrepanz von Klinik und histologischem Befund muss an folgende Möglichkeiten denken lassen:
- Präparatverwechslung
- Mangelhafte Biopsietechnik (zu klein, zu oberflächlich) oder Lokalanästhesie (Degranulation von Mastzellen)
- Ungünstige Biopsiestelle
- Falscher Zuschnitt oder qualitative Labormängel (technischer oder menschlicher Natur)

Zu beachten gilt auch, dass jede Untersuchungsmethode diagnostische Grenzen hat. Bestimmte histologische Reaktionsmuster lassen sich nicht weiter differenzieren und einer spezifischen Diagnose zuordnen. So können granulomatöse Dermatitiden häufig nur zusammen mit dem klinischen Aspekt sowie radiologischen, laborchemischen und mikrobiologischen Untersuchungen abgeklärt werden. Aussagen über die Ätiologie sind nicht immer möglich (Frage nach Erreger oder Art des Arzneimittels). Bestimmte Erkrankungen zeigen keine Veränderungen in der Routinehistologie. Bindegewebserkrankungen wie das Ehlers-Danlos-Syndrom, hereditäre Speicherkrankheiten (Glykogenosen, Mukopolysaccharidosen, Lipidosen), Abblagerungserkrankungen (Hydroxyäthylstärke-, Polyvinylpyrolidon- und andere Medikamentenablagerungen) oder bestimmte Infektionen bedürfen spezieller Untersuchungstechniken (Molekularpathologie, Elektronenmikroskopie, Immunelektronenmikroskopie, biochemische Untersuchung von Zellkulturen, Mikrobiologie).

Tab. 5.2 Histologisch nur schwer oder nicht differenzierbare/diagnostizierbare Dermatosen

Krankheitsgruppe	Entitäten
Entzündliche Dermatosen	– Erythema multiforme – TEN – GvHD – LE – Dermatomyositis – Lymphocytic infiltration – REM – Lupus erythematodes tumidus – Lichen ruber planus – chronische GvHD – Arzneimittelexantheme – virale Exantheme – Allergische Kontaktdermatitis – nummuläres Ekzem – photoallergische Kontaktdermatitis – Lichen simplex chronicus – atopische Dermatitis – Erythema anulare centrifugum – Pityriasis rosea – Akrodermatitis enteropathica – Pellagra – nekrolytisch migratorisches Erythem (Glukagonom) – Lupus vulgaris – chronische Leishmaniasis – Sarkoidose – sarkoidale Fremdkörperreaktion – Herpes simplex – Zoster – Varizellen – Morbus Grover – Pemphigus vulgaris – Morbus Hailey-Hailey – Morbus Darier – Pemphigus foliaceus – staphylococcal scalded skin-syndrome – Impetigo – IgA-Pemphigus – Traumatisch induzierte Blasen – bestimmte Typen von Epidermolysis bullosa – Psoriasis vulgaris –Netherton-Syndrom – Bullöses Pemphigoid – Epidermolysis bullosa aquisita – Herpes gestationis – lineare IgA-Dermatose – Granulomatöse Rosazea – periorale Dermatitis – Lupus miliaris disseminatus faciei – Pilonidalzyste – Perifollikulitis capitis abscedens et suffodiens – Acne conglobata – Halogenoderma – Morphaea – systemische Sklerodermie –– sklerodermiforme Porpyhria cutanea tarda, Pseudosklerodermien
Frühe Stadien von:	– Erythema exsudativum multiforme – Pityriasis lichenoides Mucha-Habermann – Leukozytoklastische Vaskulitis – Urtikaria – Dermatitis herpetiformis Duhring – Lupus erythematodes – lineare IgA-Dermatose – Arthropodenreaktion – Erythema chronicum migrans – Sklerodermie
Hamartome und Genodermatosen	– Acanthosis nigricans – Papillomatosis confluens et reticularis Gougerot und Carteaud – Epidermale Nävi – seborrhoische Keratosen – Differenzierung der Palmoplantarkeratosen – Differenzierung der Ichthyosen – Differenzierung der Erythrokeratodermien – Differenzierung der Epidermolysis bullosa – Fibröse Nasenpapel – Adenoma sebaceum – Infantile digitale Fibrome – Koenen-Tumor – palmoplantare Fibromatosen – Generalisierte idiopathische Teleangiektasien – Angioma serpiginosum – hereditär hämorrhagische Teleangektasie (Morbus Osler)
Hyperplasien und Neoplasien	– Verrucae planae – Epidermodysplasia verruciformis – Langerhanszell-Histiozytose – kongenitale selbstheilende Retikulohistiozytosis – Lymphomatoide Papulose – anaplastisches T-Zell-Lymphom – Lymphomatoide Papulose – Mycosis fungoides – Melanom – spitzoide Nävi – Persistierender Nävuszellnävus – persistierendes Melanom (Pseudomelanom) – Melanom – Nävuszellnävus in Non-Herlitz Epidermolysis bullosa (früher GABEB Nävus), Lichen sclerosus et atrophicus, Lupus erythematodes, Verbrennungsnarben

Die Relevanz des histologischen Befundes hängt vom diagnostischen Problem ab. Immunfluoreszenz, Histochemie und Immunhistochemie, Elektronenmikroskopie oder molekularpathologische Untersuchungen ergänzen die Routinehistologie.

In bestimmten Stadien (life of lesions) oder generell sind bestimmte Dermatosen nur schwer oder nicht differenzierbar/diagnostizierbar. Diese Problemfälle müssen dem Kliniker bekannt sein (Tab. 5.2). Erst die Integration des klinischen Bildes oder von Zusatzuntersuchungen erlauben eine korrekte Diagnose.

Auch die Gruppe der **histologisch »unsichtbaren« Dermatosen** kann zu histologischen Fehldiagnosen führen. Dabei handelt es sich um Dermatosen, die zwar klinisch eindrucksvoll erscheinen, aber histologisch nur sehr diskrete, leicht zu übersehende Veränderungen zeigen. Die diagnostischen Kriterien von Pityriasis versicolor, Pemphigus foliaceus, verschiedenen Pigmenterkrankungen oder Muzinosen, Mastozytose, orofazialen Granulomatosen, Sneddon-Syndrom, vielen Bindegewebserkrankungen

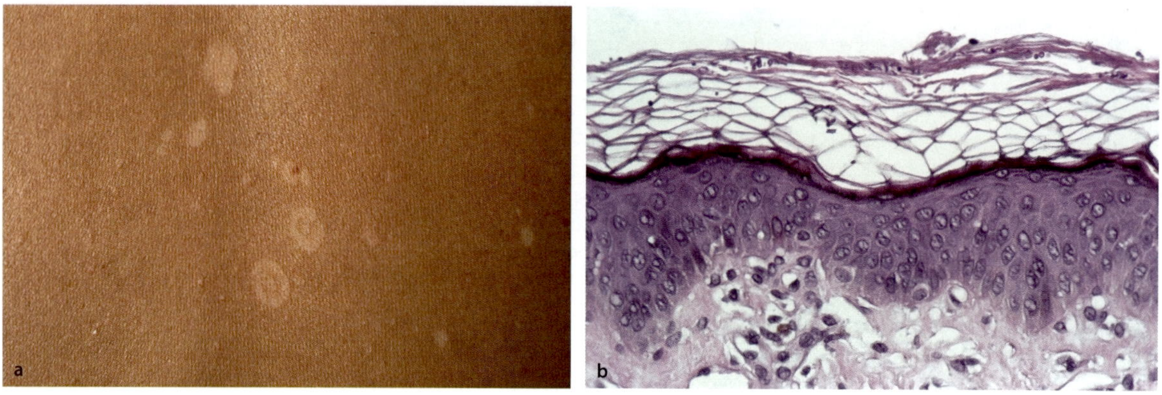

Abb. 5.4 a Klinisch hypopigmentierte Maculae der Pityriasis versicolor. b Histologische nur einzelne Sporen und Hyphen in einer sonst unauffälligen Hornschicht ohne Entzündungszeichen

oder Lipatrophien sind meist nur schwer unter dem Mikroskop zu finden. Klinische Angaben sind daher für den Dermatohistopathologen immer hilfreich.

Besondere Schwierigkeiten in der Befundung **entzündlicher Dermatosen** treten auf bei artifiziellen Hautveränderungen und Vortherapien (Kortikosteroide, Calcineurin-Inhibitoren, UV-Strahlung, Antimykotika). Die Entnahme in einem frühen Entwicklungsstadium lässt keine Differenzierung des Morbus Duhring von einer linearen IgA-Dermatose oder PLEVA von Erythema multiforme zu. Die Abheilung einer subepidermalen Blase des bullösen Pemphigoid täuscht aufgrund der Reepithelialisierung eine intraepidermale blasenbildende Dermatose vor. Die Wahl der Biopsiestelle ist entscheidend. Eine Biopsie aus dem Zentrum einer fibrosierenden Alopezie wird keine charakteristischen entzündlichen Veränderungen eines Lupus erythematodes oder Lichen planopilaris mehr aufweisen (Pseudopelade Brocq). Bestimmte Lokalisationen wie Unterschenkel, Knie, Ellenbogen oder Palmoplantarhaut machen diagnostische Probleme, so zeigt die Psoriasis vulgaris an akraler Haut häufig eine spongiforme Dermatitis wie bei Ekzemen. Es muss auch immer an die Möglichkeit der Überlagerung von verschiedenen Dermatosen gedacht werden. So führen Herpessuperinfektionen bei Morbus Darier oder Morbus Hailey-Hailey zu Blasen, kutane T-Zell-Lymphome können sekundär von Pilzen besiedelt werden.

Die Befundung von **Neoplasien** ist erschwert bei falscher Biopsietechnik, nicht repräsentativer Biopsiestelle, fehlerhaftem Zuschnitt, Vorbehandlung mit PUVA, Kortikosteroiden oder Imiquimod. Bestimmte Neoplasien neigen zu einem subklinischen Tumorwachstum, was bei bestimmten Melanomtypen (lentiginös, desmoplastisch, unpigmentiert, regressiv), oberflächlichen Basalzellkarzinomen, extramammärem Paget, Merkelzellkarzinom oder Dermatofibrosarcoma protuberans Schwierigkeiten bei der Wahl der Biopsiestelle macht. Bei Neoplasien kann die Bewertung der Dignität schwierig sein. An bestimmten Körperstellen täuschen Nävuszellnävi histologisch Melanome vor (Schleimhäute, Genitale, Mamille, Nabel, Nagel, Palmoplantarhaut, Ohr oder solar geschädigte Altershaut). In Konsensuskonferenzen wurde auch klar, dass bei manchen melanozytären Tumoren die herkömmlichen mikroskopischen Methoden ihre Grenze erreicht haben. Es ist besser, dies dem Kliniker mitzuteilen (»Tumor unklarer Dignität«) als sich in vage Formulierungen zu flüchten (»borderline lesion«, »schwer dysplastischer Nävus«, »atypischer Spitz«).

Ohne klinische Angaben können **histologische Veränderungen in der Normalhaut** fälschlich leicht als »Dermatose« fehlinterpretiert werden. Zufällig finden sich häufig umschrieben in der Nähe von melanozytären oder epithelialen Tumoren mikroskopische Reaktionsmuster wie bei Morbus Darier, Pemphigus oder Ichthyosis Brocq, ohne dass diesbezügliche Erkrankungen vorliegen. Eine Demodex- oder Pityrosporonbesiedlung der Haarfollikel hat nicht immer eine pathologische Relevanz. Die solare Melanozytenhyperplasie lässt sich nur schwer von einem Melanoma in situ abgrenzen.

Entscheidend für die endgültige Diagnose ist immer das klinisch-pathologische Korrelat.

Interessant für den Kliniker ist, dass histologische Fehldiagnosen zur richtigen Diagnose führen können. Ein isolierter Knoten an der Gesichtshaut, der histologisch als Syringom eingestuft wird, ist ein Wegweiser zur Diagnose eines mikrozystischen Adnexkarzinoms; die histologische Diagnose einer Pityriasis lichenoides Mucha-Haberman schließt keine Syphilis aus. Umgekehrt sind manchmal für den Dermatohistopathologen typische klinische Fehldiagnosen hilfreich, wie Verdacht auf oberflächliches Basalzellkarzinom oder Morbus Bowen bei Vorliegen einer Lichen planus-like keratosis (regressive solare Lentigo); Morphea bei Granuloma anulare; systemische Sklerodermie bei Skleromyxödem oder Scleroedema adultorum Buschke.

Glossar dermatohistologischer Grundbegriffe
Epidermis

Orthokeratose. Die Haut verhornt regelrecht und es entsteht eine Schicht von kernlosen, korbgeflechtartig (physiologisch an Leistenhaut) oder kompakt (physiologisch an Palmoplantarhaut) angeordneten Hornzellen.

Hyperkeratose. Die Hornschicht ist gegenüber der Norm verdickt. Es werden Retentionshyperkeratose mit schmalem Stratum granulosum und verminderter Abschilferung der Hornzellen (Ichthyosis vulgaris) von Proliferationshyperkeratose mit dickem Stratum granulosum und beschleunigter Hornbildung (Kallus, Lichen simplex chronicus, Prurigo nodularis) unterschieden.

Hypokeratose. Verdünnung der Hornschicht, wie bei Altershaut oder unter Steroidtherapie, dabei ist meist die gesamte Epidermis atrophisch.

Parakeratose. Die Parakeratose ist das histologische Äquivalent einer qualitativ abnormen oder unvollständigen Verhornung und des mangelhaften Abbaus von Zellbestandteilen. Dabei bleibt kondensiertes Kernmaterial in den Hornzellen sichtbar. Gleichzeitig fehlt das Stratum granulosum weitgehend. Nicht selten sind Para- und Hyperkeratose als Parahyperkeratose kombiniert.

Hypergranulose. Diese abnorme Verdickung des Stratum granulosum ist häufig mit einer Orthohyperkeratose assoziiert, herdförmig wie bei Lichen ruber planus oder durchgehend wie bei Prurigo nodularis.

Hyperplasie. Verbreiterung der Epidermis, regelmäßig mit verlängerten Reteleisten (psoriasiform), irregulär, pseudoepitheliomatös (Hyperplasie der Epidermis und Adnexen, täuscht invasives Karzinom vor), papillär (fingerförmige Ausziehungen der Epidermisoberfläche bei Verruca vulgaris).

Akanthose. Verbreiterung des Stratum spinosum.

Atrophie. Die Epidermis ist auf wenige Zelllagen reduziert, gleichzeitig kommt es meist zur Verdünnung des Stratum granulosum und der Hornschicht.

Dyskeratose. Einzelne Keratinozyten verhornen vorzeitig und fehlerhaft. Lösen sie sich als eosinophile Elemente aus dem noch nicht verhornten Epidermiszellgefüge, bezeichnet man dies als akantholytische Dyskeratose wie bei Dyskeratosis follicularis Darier.

▼

Fokale akantholytische Dyskeratose. Dermatohistologisches Reaktionsmuster der Epidermis charakterisiert durch umschriebenen suprabasalen Spalt mit Akantholyse und Dyskeratose in allen Epidermisschichten. Findet sich bei Morbus Darier, Morbus Grover, epidermalen Nävi, Akanthomen, warzigem Dyskeratom und zufällig in Normalhaut, melanozytären Nävi, Melanomen, Pityriasis rosea, aktinischer Keratose, Plattenepithelkarzinom.

Epidermolytische Hyperkeratose. Unspezifisches dermatohistologisches Reaktionsmuster der Epidermis charakterisiert durch Aggregation der Keratinfilamente mit granulär eosinophiler Degeneration und hellem Zytoplasma der suprabasalen Keratinozyten, verklumpten Keratohyalingranula und kompakter Orthohyperkeratose. Findet sich bei Ichthyosis Brocq, Palmoplantarkeratosen, epidermalem Nävus, epidermolytischem Akanthom und zufällig bei diversen entzündlichen oder neoplastischen Erkrankungen.

Spongiose. Interzelluläres Ödem der Epidermis führt zu erweiterten Interzellularräumen mit verlängerten Interzellularbrücken, bei der Maximalvariante entstehen so intraepidermale Bläschen und Blasen. Länger bestehende Spongiose verursacht einen Verlust des Stratum granulosum und Parakeratose mit Serumeinlagerungen in der Hornschicht (Schuppenkruste), typisch für viele Ekzemformen im akuten Stadium.

Spongiforme Pustel. Ausbildung eines schwammartigen Netzwerks von Zellresten in den oberen Epidermisschichten, in dessen Maschen neutrophile Leukozyten eingelagert sind unter anderem bei Psoriasis pustulosa.

Ballonierende und retikuläre Degeneration (Altération cavitaire). Intrazelluläres Ödem mit paranukleären Vakuolen. Bei massivem intrazellulärem Ödem wird der Zellleib ballonartig aufgetrieben und der Kern flach an die Zellwand gedrückt: Es entstehen intraepidermal multilokuläre Bläschen. Wegen der bestehen bleibenden Zellwandreste zeigt die Epidermis das Bild der retikulären Degeneration (Beispiel: Virusbläschen bei Herpesinfektion).

Akantholyse. Auflösung und/oder behinderter Aufbau der desmosomalen Zellverbindungen führen zur Abrundung der Epidermiszellen, hypereosinophiler Anfärbung des Zytoplasmas und Pyknose des Zellkerns. Es entstehen intraepidermale, zunächst spaltförmige Blasen. Ursächlich infrage kommen hierfür die extrazelluläre Bindung von Autoantikörpern (Pemphigus vulgaris) oder intrazelluläre

Störungen der Tonofilamentbildung aufgrund genetischer Defekte (Morbus Hailey-Hailey, dabei inkomplette Akantholyse, da die Aktin-adhaerens-junctions intakt bleiben).

Interface-Dermatitis. Vakuolisierung der dermo-epidermalen Junktionszone mit zytotoxischen Lymphozyten und apoptotischen Keratinozyten. Interface-Dermatitis vom vakuolären Typ: nur spärlich Lymphoyzten im Papillarkörper (Prototyp: Erythema multiforme, Lupus erythematodes). Interface-Dermatitis vom lichenoiden Typ: dichtes, bandförmiges lymphoyztäres Infiltrat im Papillarkörper (Prototyp: Lichen ruber planus). Die degenerative Veränderung der Basalzellen kann bis zu deren völliger Auflösung und dadurch zu subepidermalen Blasen führen.

Apoptose. Individueller programmierter Zelltod, vor allem bei Interface-Dermatitis, histologisch jedoch nicht von klassischer Nekrose zu differenzieren. Einzelne homogen eosinophile nekrotische Zellen können aus der Epidermis in die Dermis abgestoßen werden (Civatte-, Kolloid- oder apoptotische Körperchen).

Pigmentinkontinenz. Bei Schädigung der Basalzellen wird intrazelluläres Melanin frei. Es kommt zum Übertritt des Pigments in die obere Dermis, wo es von Makrophagen gespeichert wird (Lichen ruber planus, fixes Arzneimittelexanthem). Melanin speichernde Makrophagen heißen Melanophagen (postinflammatorische Hyperpigmentierung).

Exozytose. Entzündungszellen wandern aus der Dermis in die Epidermis ein, beispielsweise Lymphozyten und Monozyten bei Ekzem. Kleine Ansammlungen von Entzündungszellen in der Epidermis führen zu Mikroabszessen, die für manche Erkrankungen typisch sind (Munro-Mikroabszesse: Ansammlungen neutrophiler Leukozyten in der Hornschicht bei Psoriasis vulgaris; Pautrier-Mikroabszesse: Ansammlung lymphozytärer Zellen im Stratum spinosum bei T-Zell-Lymphomen).

Dermis

Basalmembranzone. Eine Verdickung der Basalmembran durch Kondensation von amorphem Material, wie bei Lupus erythematodes oder Porphyrien, kann mit der PAS-Reaktion oder zum Nachweis von Immunglobulinen durch Immunfluoreszenz dargestellt werden (Lupusband). Ein positives Lupusband findet sich aber auch bei Rosazea sowie anderen Dermatosen und ist daher nicht spezifisch für Lupus erythematodes. Eine Bestimmung der Ebene der Kontinuitätstrennung bei subepidermalen Blasen ist mittels Split-skin-Technik oder immunzytologischer Darstellung von Kollagen-Typ-IV möglich.

Papillomatose. Ausziehung der papillären Dermis über das Hautniveau, wie es bei blumenkohlartigen Warzen besonders ausgeprägt auftritt. Erweiterung der Kapillarschlingen und Serumaustritt im Stratum papillare führen zum Papillenödem.

Aktinische (solare) Elastose. Unter jahrzehntelanger Einwirkung von Licht kommt es in den chronisch exponierten Hautarealen zur Ansammlung von welligem, faserigem oder scholligem, basophilem Material, das sich mit Elastikafarbstoffen anfärbt (basophile Degeneration der Bindegewebsfasern).

Fibrose. Zellreiche Bindegewebsvermehrung, meist mit Verlust der elastischen Fasern, wie es in Narbengewebe oder Regressionszonen zu finden ist.

Sklerose. Zellarme Bindegewebsvermehrung mit hyalinisiertem Kollagen, typisch für Keloide oder Lichen sclerosus et atrophicus. Bei der Morphea sind dagegen die kollagenen Faserbündel auch verbreitert und liegen dicht aneinander, die fibrilläre Substruktur bleibt aber erhalten.

Andere Veränderungen von Kollagen und Elastika, Ablagerungen. Mit Spezialfärbungen lassen sich die elastischen Fasern darstellen. Bei Pseudoxanthoma elasticum sind sie zerstört (Elastorrhexis) und kalzifiziert, in Narben fehlen sie. Auch qualitative und quantitative Veränderungen des Kollagens können beobachtet werden (Kollagenome). Als pathologische Ablagerungen kommen in der Dermis unter anderem Amyloide, Hyalin, Muzin, Lipide und Kalzium vor. Doppelbrechende Kristalle (Cholesterin, Silikate, Harnsäure, manche Nahtmaterialien) leuchten im Polarisationsmikroskop auf.

Entzündungszellen. Das entzündliche Hautinfiltrat kann überwiegend lymphozytär, histiozytär (Makrophagen), leukozytär (Neutrophile, Eosinophile), plasmazellulär oder mastozytär sein. Man kann relativ monomorphe Infiltrate von bunten polymorphen Infiltraten unterscheiden. Neben den genannten Grundformen können abgewandelte Zelltypen vorkommen, insbesondere der monozytären Reihe: granulömatöse Aggregate von Makrophagen (Epitheloidzell-artig), lipoidspeichernde Makrophagen (Schaumzellen, Xanthomzellen), Riesenzellen vom Langhans-, Touton- oder Fremdkörpertyp, Hämosiderin speichernde Siderophagen oder Melanin speichernde Melanophagen. Bei malignen Lymphomen und Leukämien können atypische Zellen in ungewöhnlich interstitieller Verteilung zwischen den Kollagenfasern gefunden werden.

Gefäße. Bei Vaskulitiden finden sich Schäden an den Gefäßwänden. Zu beachten ist, ob die Gefäße des Stratum papillare, die größeren Arterien der Dermis oder der Subkutis betroffen sind. Kriterien einer Vaskulitis sind Endothelschwellung oder fibrinoide Wandnekrose, Thrombosierung, Durchsetzung der Gefäßwände mit Entzündungszellen (vor allem Neutrophile und Eosinophile), Fibrinablagerung, Zerfall von Neutrophilen (Leukozytoklasie, Kernstaub) und Extravasate von Erythrozyten.

Subkutis

Septale Pannikulitis. Entzündung der Fettsepten ohne Zeichen der Vaskulitis (Erythema nodosum) oder mit Vaskulitis (Panarteriitis nodosa).

Lobuläre Pannikulitis. Entzündung der Fettläppchen, meist mit Degeneration der Lipozyten einhergehend. Bei suppurativer Pannikulitis ist immer an eine infektiöse oder eine artifizielle Genese zu denken. Eine lymphozytär betonte Entzündung der Fettläppchen findet sich bei Lupus erythematodes, aber auch bei subkutanen Lymphomen.

Literatur

Ackerman AB, Böer A, Bennin B, Gottlieb GF (2005) Histologic diagnosis of inflammatory skin diseases. An algorithmic method based on pattern analysis. 3rd ed. Ardor Scribendi, New York

Ackerman AB (1989) Differentiation of benign from malignant neoplasms by silhouette. Am J Dermapathol 11: 297–300

Ackerman AB, Cerroni L, Kerl H (1994) Pitfalls in histopathologic diagnosis of malignant melanoma. Lea & Febiger, Philadelphia

Ackerman AB, Niven J, Grant-Kels JM (1982) Differential diagnosis in dermatopathology I. Lea & Febiger, Philadelphia

Böer A (2002) Steps in learning dermatopathology: II. Perception visually of sections of tissue. Dermatopathology: Practical & Conceptual 8: www.derm101.com

Cerroni L, Gatter K, Kerl H (2009) An illustrated guide to skin lymphoma. 3rd ed. Blackwell, Malden

Flaig MJ, Puchta U, Sander CA (2007) Immunohistochemische und molekularpathologische Untersuchungen in der Dermatohistologie. Hautarzt 58: 753–759

Kanitakis J, Vassileva S, Woodley D (eds) (1998) Diagnostic immunohistochemistry of the skin. An illustrated text. Chapman & Hall, London

Kempf W, Hantschke M, Kutzner H, Burgdorf W (Hrsg) (2007) Dermatopathologie. Steinkopff, Darmstadt

Kerl H, Garbe C, Cerroni L, Wolff HH (Hrsg) (2003) Histopathologie der Haut. Springer, Berlin

Kutzner H, Kempf W, Schärer L, Requena L (2007) Optimierung der dermatopathologischen Diagnostik durch digitale Fotografie und Internet. Bedeutung der klinisch-pathologischen Korrelation. Hautarzt 58: 760–768

Massi G, Leboit PE (2004) Histological diagnosis of nevi and melanoma. Steinkopff, Darmstadt

McKee PH, Calonje E, Granter SR (eds) (2011) Pathology of the skin: With clinical correlations. 4th ed. Vols 1&2, Elsevier & Mosby, Philadelphia

Metze D (2007) Von der Hautbiopsie zur Diagnose. Hautarzt 58: 730–735

Weedon D (2010) Skin pathology. 3rd ed. Churchill Livingstone, London

Weyers W (2007) Histographische Schnittrandkontrolle: Anspruch und Wirklichkeit. Hautarzt 58: 746–752

Dermatoskopie

Wilhelm Stolz

6.1 Einführung

Bei der dermatoskopischen (auflichtmikroskopischen) Untersuchung wird durch Anwendung einer Flüssigkeit und einer Glasplatte, teilweise auch durch Verwendung von polarisiertem Licht, zusammen mit einer 10-fachen, manchmal bis 40-fachen Vergrößerung eine bessere Auflösung der Strukturen und Farben erreicht. Obwohl ursprünglich für die Differenzialdiagnose pigmentierter Hautveränderungen entwickelt, hat sich in den letzten Jahren gezeigt, dass die Dermatoskopie auch sehr hilfreich bei der Beurteilung von hellen Tumoren, Parasiten, Fremdkörpern und Einblutungen sein kann. Auch bei zahlreichen Haarerkrankungen wird sie neuerdings angewandt.

Das erste Handdermatoskop mit etwa 10-facher Vergrößerung wurde 1989 an der Dermatologischen Klinik der Ludwig-Maximilians-Universität München von Bilek, Stolz und Braun-Falco entwickelt und führte zu einer weiten Verbreitung der bis dahin auf wenige Zentren beschränkten Untersuchungstechnik. Bis Ende 2010 sind mehr als 1500 Publikationen zur Dermatoskopie erschienen. Durch die Dermatoskopie wird eine deutliche Verbesserung in der präoperativen Diagnostik pigmentierter Hautveränderungen möglich. Nach einer Metaanalyse von 22 Studien mit 9004 pigmentierten Hautveränderungen erreichten Experten im Vergleich zur klinischen Diagnostik mit der Dermatoskopie einen 35%igen Anstieg der diagnostischen Treffsicherheit bei pigmentierten Tumoren.

6.2 Diagnostisches Vorgehen

Grundlage einer modernen dermatoskopischen Diagnostik ist zunächst die Unterscheidung zwischen einer melanozytären und nicht melanozytären Hautveränderung. Anschließend wird untersucht, ob die melanozytäre Veränderung als benigne, verdächtig oder maligne einzustufen ist.

Bei der Differenzialdiagnose der nicht melanozytären Hautveränderungen wird ein mehrstufiger Algorithmus empfohlen, der durch die Berücksichtigung verschiedener vaskulärer Muster noch verfeinert werden kann.

Zur Beurteilung der Dignität melanozytärer Veränderungen werden folgende Kriterienkombinationen am häufigsten eingesetzt:

- Modifizierte Musteranalyse [Pehamberger et al. 1993, Argenziano et al. 2003, Kittler 2009]
- 7-Punkte-Checkliste [Argenziano et al. 1998]
- ABCD-Regel der Dermatoskopie [Stolz et al. 1994]
- Vergleich mit den gutartigen Standardmustern melanozytärer Nävi [Hofmann-Wellenhof et al. 2001, Stolz et al. 2004, Marghoob et al. 2007], die aus den drei Grundmustern Netz, Schollen und strukturlose Areale bestehen (beauty and beast sign).

Ein einfach anzuwendendes Konzept für die rationelle und rationale Diagnostik aller pigmentierter Hautveränderungen sieht folgendermaßen aus: Zunächst muss unterschieden werden, ob eine melanozytäre oder eine nicht melanozytäre Hautveränderung vorliegt. Falls die Diagnose einer melanozytären Hautveränderung gestellt wird, kann mithilfe der ABCD-Regel der Dermatoskopie und dem daraus resultierenden Dermatoskopiepunktwert eine Unterscheidung in benigne, suspekte oder maligne melanozytäre Hautveränderungen vorgenommen werden.

Zuvor müssen aber einige benigne melanozytäre Hautveränderungen mit besonderem Muster abgegrenzt werden. Bei den nach der Berechnung der ABCD-Regel als unauffällig eingestuften Veränderungen müssen noch die zwei Schlüsselkriterien (Regression und Gefäßmuster) geprüft werden. Auch im Gesicht, an Hand- und Fußflächen, an den Nägeln und im Schleimhautbereich sind zusätzliche Kriterien für die Dignitätsbeurteilung wichtig.

Im Stufendiagramm sind alle wesentlichen Kriterien zur Differenzierung von melanozytären und nicht melanozytären Hautveränderungen zusammengefasst.

Im ersten Schritt ist zu entscheiden, ob eines der drei Primärkriterien Netzwerk, aggregierte Schollen oder verzweigte Streifen vorliegt. Sie beweisen eine melanozytäre Hautveränderung, wenn Farbe und Topografie stimmen.

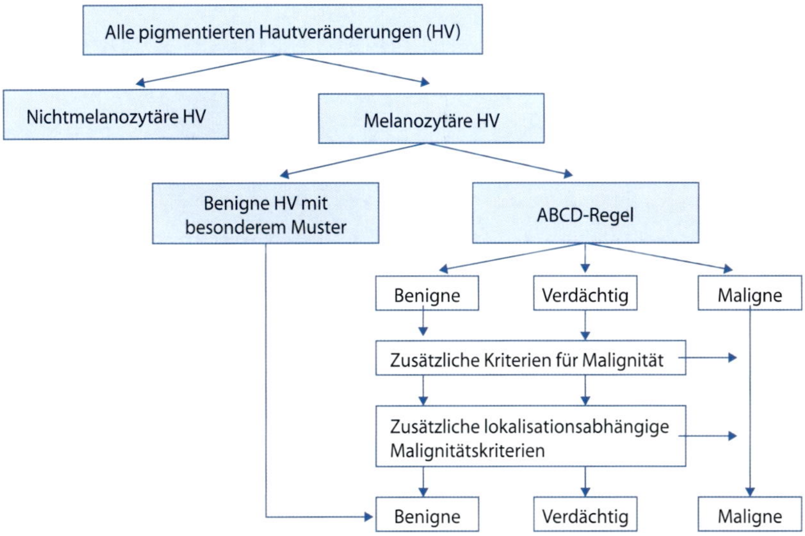

Abb. 6.1 Dermatoskopischer Algorithmus zur Differenzialdiagnose pigmentierter Hautveränderungen

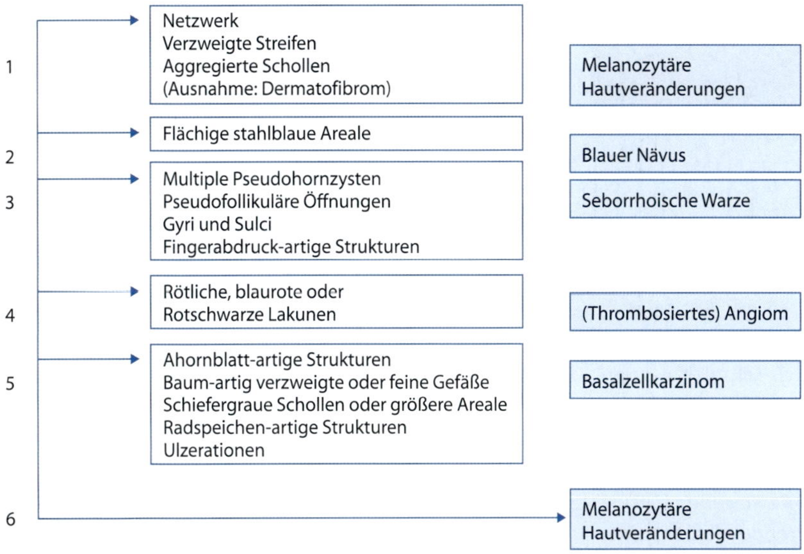

Abb. 6.2 Algorithmus zur Differenzialdiagnose melanozytärer und nicht melanozytärer Hautveränderungen

Dermatofibrome stellen eine Ausnahme von der Regel dar, dass die Kriterien Netzwerk und verzweigte Streifen nur bei melanozytären Hautveränderungen vorkommen.

Da Dermatofibrome besonders im Randbereich oft sehr stark pigmentierte und lange Reteleisten aufweisen, sind dort in der Peripherie um ein weißes oder hautfarbenes Zentrum sehr häufig netzartige Strukturen oder verzweigte Streifen zu beobachten.

Falls die für melanozytäre Hautveränderungen typischen Strukturelemente (Netzwerk, Streifen, Schollen) fehlen, wird im zweiten Schritt geprüft, ob eine flächige stahlblaue Pigmentierung wie bei einem blauen Nävus vorliegt.

Im dritten Schritt wird nach pseudofollikulären Öffnungen und multiplen Pseudohornzysten gesucht, den bedeutendsten Primärkriterien für seborrhoische Warzen. Bei einem kleineren Teil der seborrhoischen Warzen finden sich ein Berg-und-Tal-Muster (Gyrus- und-Sulkus-Muster) und bei flachen Herden auch fingerabdruckartige Strukturen und eine mottenfraßartige Begrenzung.

Im vierten Schritt des Algorithmus können Hämangiome und Angiokeratome aufgrund von roten, blau-roten oder rot-schwarzen, scharf begrenzten Lakunen abgegrenzt werden.

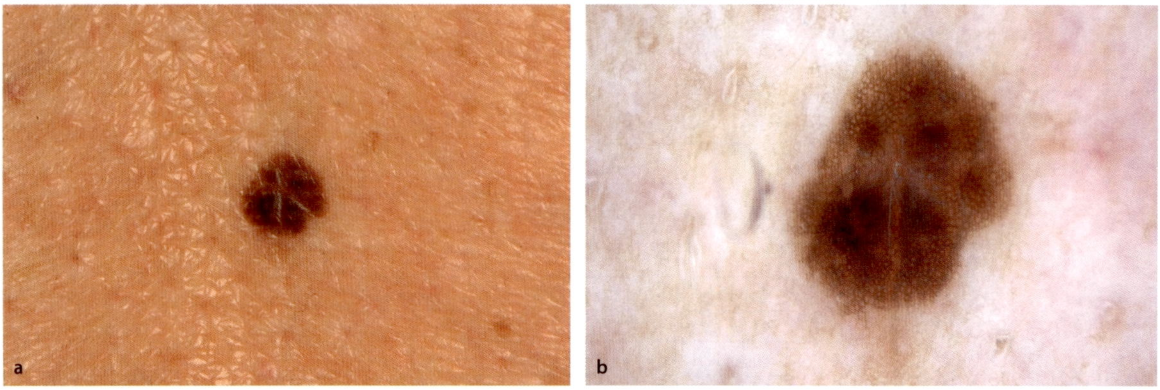

Abb. 6.3a, b Klinik und Dermatoskopie eines melanozytären Nävus mit einem regelmäßigen Netzwerk und einzelnen Schollen

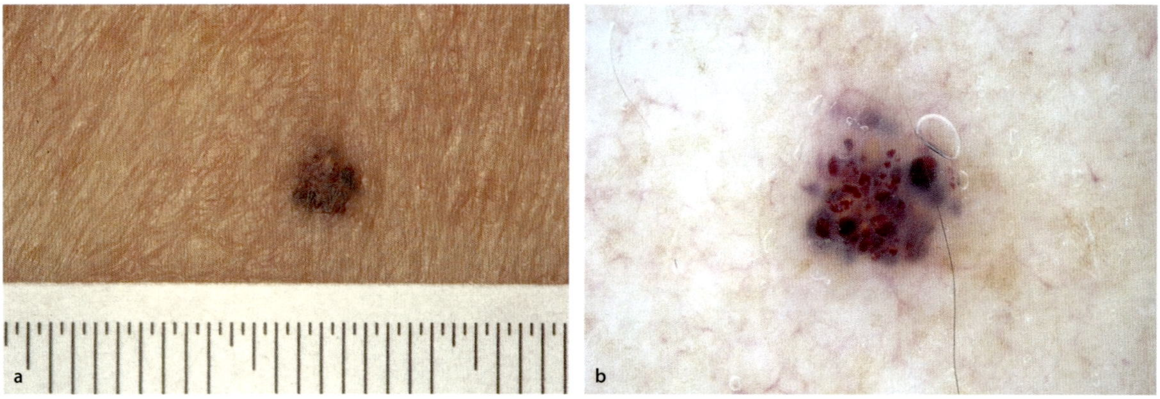

Abb. 6.4a, b Klinik und Dermatoskopie eines Angioms mit scharf begrenzten blutgefüllten Lakunen

Im fünften Schritt wird nach pigmentierten Basalzellkarzinomen gesucht, die sich durch schmutzig-graubraune sowie grau-blaue bis schiefergraue Strukturen auszeichnen, die zum Teil in einem typischen, ahornblattartigen Muster vorliegen. Zusätzlich können sich an der Oberfläche breitere, sich baumartig verzweigende Gefäße unterschiedlichen Kalibers (arborisierende Gefäße) oder feine Kapillaren finden. Wenig pigmentierte Basalzellkarzinome weisen oft einzelne, hauptsächlich peripher liegende, schiefergraue Schollen und/oder flächige Areale gleicher Farbe auf. Manchmal sind die schiefergrauen Punkte und Schollen auch in einem radspeichenartigen Muster angeordnet.

Nach dem fünften Schritt bleiben die pigmentierten Hautveränderungen übrig, die nicht positiv identifiziert werden können. Diese sind fast immer auch melanozytären Ursprungs und müssen daher, wie die im ersten Schritt als melanozytär erkannten Fälle, im Hinblick auf ihre Dignität evaluiert werden.

Falls die Diagnose einer melanozytären Hautveränderung gestellt wird, kann mithilfe der ABCD-Regel der Dermatoskopie und dem daraus resultierenden Dermatoskopiepunktwert eine Unterscheidung in benigne, suspekte oder maligne melanozytäre Hautveränderungen vorgenommen werden. Zuvor müssen aber einige benigne melanozytäre Hautveränderungen mit besonderem Muster abgegrenzt werden. Im Einzelnen sind hier melanozytäre Nävi vom Schollentyp, papillomatöse melanozytäre Nävi, pigmentierte Spitz-/Spindelzellnävi, Rezidiv-Nävi, kongenitale Nävi, Naevi spili und agminierte melanozytäre Nävi bedeutsam. Obwohl es sich um keine melanozytäre Hautveränderung handelt, ist auch die Sonnenbrandlentigo (Ink-spot-Lentigo) dabei zu berücksichtigen.

Die ABCD-Regel der Dermatoskopie beruht auf einer semiquantitativen Bestimmung der vier Merkmale **A**symmetrie, **B**egrenzung, Farbe (**C**olour) und **d**ermatoskopische Strukturen (Tab. 6.1). Je größer die Asymmetrie, je mehr Farben und je mehr unterschiedliche Strukturen im Dermatoskop zu sehen sind, desto größer ist die Wahrscheinlichkeit für Malignität.

> **Selbstverständlich können auch mit der ABCD-Regel nicht immer alle malignen Melanome identifiziert werden. Insbesondere die zum großen Teil amelanotischen, regressiven oder knotigen**
> ▼

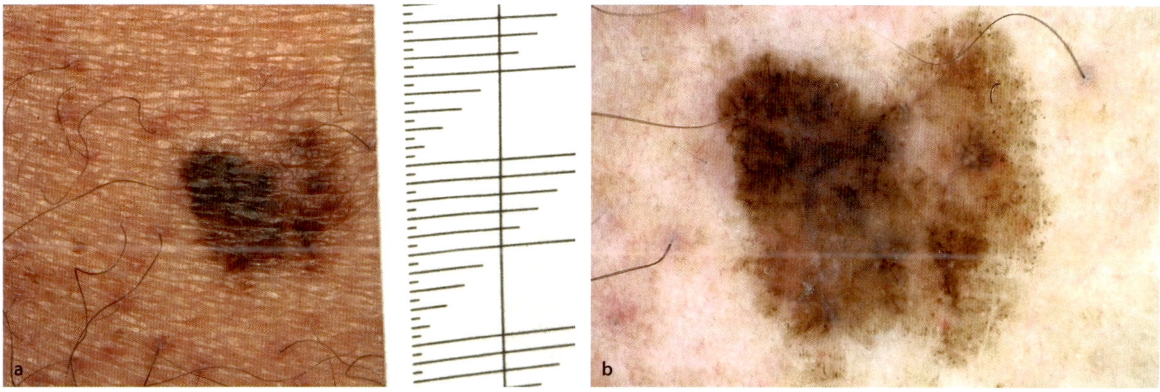

Abb. 6.5a, b Klinik und Dermatoskopie eines superfiziell spreitenden Melanoms (Tumordicke 0,25 mm) mit Asymmetrie in zwei Ebenen sowie vielen Farben und Strukturelementen

Tab. 6.1 ABCD-Regel der Dermatoskopie

Kriterium	Beschreibung	Punktwert	Gewichtungsfaktor
Asymmetrie	In keiner, einer oder zwei Achsen	0–2	1,3
Begrenzung	Abrupter Abbruch des Pigmentnetzes in 0–8 Segmenten	0–8	0,1
Colour	Unterschiedliche Farben: weiß, rot, hellbraun, dunkelbraun, blau-grau, schwarz	1–6	0,5
Differenzialstruktur	Netzwerk, strukturlose Areale, Punkte, Schollen, Streifen	1–5	0,5

Dermatoskopiepunktwert von <4,75: Sehr wahrscheinlich benigne
Dermatoskopiepunktwert zwischen 4,76 und 5,45: Verdächtige melanozytäre Veränderung; Exzision oder Verlaufskontrolle
Dermatoskopiepunktwert von >5,45: Hoher Melanomverdacht

malignen Melanome können auf den ersten Blick symmetrisch und monomorph aussehen. Daher sollten bei unauffällig eingestuften Veränderungen noch zwei Schlüsselkriterien geprüft werden, die insbesondere bei den zuletzt genannten Melanomtypen beobachtet werden können. Falls eines der drei Gefäßmuster (milchig-rote oder blau-rote Schollen oder flächige Areale, polymorphes Muster mit Punkten und Linien oder polymorphe Haarnadel-artige Gefäße) vorkommt, ist auch ein Melanom zu diagnostizieren. Auch regressive Veränderungen, die im Dermatoskop als weißliche, narbenartige Areale erscheinen, weisen auf ein malignes Melanom hin.

Im Gesicht, an Hand-/Fußflächen und im Schleimhautbereich sind zusätzliche Kriterien für die Dignitätsbeurteilung wichtig. Sie müssen daher bei Veränderungen in diesen Lokalisationen beachtet werden, bevor die Diagnose einer benignen melanozytären Hautveränderung gestellt werden kann.

Klinisch bedeutsam im Gesicht ist die Differenzialdiagnose zwischen einer Lentigo senilis, die einer initialen seborrhoischen Warze entspricht, und einer Lentigo maligna oder einem Lentigo-maligna-Melanom. Asymmetrisch pigmentierte Follikelöffnungen, blau-graue Punkte und Schollen sowie dunkelbraune und schwarze anuläre Streifen, im Ergebnis also ein anulär-granuläres Muster, sprechen für eine maligne Veränderung, Pseudohornzysten, Fingerabdruck-artige Muster sowie ein geleeartiger, mottenfraßartiger Rand für eine Lentigo senilis. Ähnliche Bil-

Asymmetrie × 1,3 +
Begrenzung × 0,1 +
Colour × 0,5 +
Differenzialstruktur × 0,5 =
↓
Dermatoskopiepunktwert

Abb. 6.6 Berechnung des Dermatoskopie-Punktwerts

der wie bei einer Lentigo maligna können auch bei einer pigmentierten aktinischen Keratose oder bei einer benignen lichenoiden Keratose beobachtet werden.

An Hand- und Fußflächen sind bei melanozytären Nävi anstatt eines Netzmusters parallel zu den Papillarleisten verlaufende streifenförmige Verdichtungen (Furchenmuster) zu erkennen, die teilweise auch ein quadratisches Gittermuster ausbilden können. Ein fibrilläres Muster wird bei melanozytären Nävi in den Arealen am Fuß, auf die Scherkräfte wirken, beobachtet. Neben den vaskulären Mustern, die auch in den anderen Lokalisationen eine wichtige Bedeutung haben, und regressiven Phänomenen sind für Melanome an Hand- und Fußflächen ein inverses paralleles (Leistenmuster) oder ein bizarres Muster typisch. Auch irregulär verteilte Punkte, Schollen und Streifen deuten auf ein malignes Melanom hin. Hilfreich ist die Dermatoskopie auch bei Nagelpigmentierungen. Melanozytäre Nävi sind durch reguläre parallele Linien mit homogener Pigmentierung charakterisiert. An ein Melanom muss gedacht werden, wenn die Pigmentierungen unregelmäßig werden. An den Nägeln lässt sich auch die Wachstumsgeschwindigkeit melanozytärer Läsionen gut abschätzen. Da die melanozytären Läsionen immer von den Melanozyten der Matrix ausgehen, sind schnell wachsende Herde durch eine im Vergleich zur Pigmentierung am Nagelende breitere Basis gekennzeichnet.

> **Besonders wichtig ist, dass im Gesicht, an Hand- und Fußflächen sowie an den Schleimhäuten die diagnostisch relevanten Pigment- und Gefäßmuster nicht im gesamten Herd vorkommen müssen. Daher ist es entscheidend, die Biopsien zur Diagnosesicherung aus den auffälligen Arealen zu entnehmen.**

Ausführlich illustrierte Darstellungen der relevanten dermatoskopischen Kriterien in allen Lokalisationen finden sich in mehreren veröffentlichten Farbatlanten zur Dermatoskopie in ausgezeichneter Qualität.

6.2.1 Dermatoskopie bei nicht pigmentierten Hautveränderungen und in der allgemeinen Dermatologie

Eine Skabies kann mit dem Dermatoskop schnell und sicher diagnostiziert werden. Die weibliche Milbe sitzt am Ende des Gangs und bildet zusammen mit den Eiern und Fäzes typische Dreiecksstrukturen am Ende eines Gangs aus.

Subkorneale Hämorrhagien können auch sehr einfach erkannt werden. Obwohl sie als paralleles Leistenmuster imponieren, erlaubt die charakteristische gelb-rote bis rotschwarze Farbe, eventuell mit einigen Satelliten eine sichere Abgrenzung. Klinisch nur diskret sichtbare Warzen können dermatoskopisch durch die Kapillarthromben nachgewiesen werden, was sich auch zur Therapiekontrolle eignet. Kleine rötliche bis rot-braune Punkte an den Hand- und Fußkanten können auf eine Dermatitis herpetiformis hinweisen.

In den letzten Jahren wurde auch eine Fülle von interessanten Kriterien für die Diagnostik weiterer Tumoren beschreiben, so beim Klarzellakanthom (kleine Gefäßkonvolute in linearer Anordnung), Morbus Bowen (punktförmige oder glomeruläre Gefaße), aktinische Keratosen (helles Zentrum innerhalb eines rötlichen Maschenwerks) und Trichoepitheliom (Kombination eines basalzellkarzinomartigen Gefäßmusters mit vielen Pseudohornzyten). Auf die hohe Bedeutung vaskulärer Muster in der Differenzialdiagnose auch nicht melanozytärer Hautveränderungen wiesen als Erste Kreusch und Rassner hin [1991].

Beim Lichen ruber lässt sich bereits dermatoskopisch das typische Wickham-Phänomen eindrucksvoll belegen. An den Nägeln ist eine Erythronychie für ein Onychopapillom oder Morbus Bowen der Matrix charakteristisch und die typischen erweiterten Kapillargefäße und Einblutungen in die Nagelhäutchen weisen auf Kollagenosen hin. Auch bei Haarerkrankungen wird zunehmend das Dermatoskop differenzialdiagnostisch zur Trichoskopie eingesetzt.

6.3 Computerunterstützte Dermatoskopie

Bei Patienten mit zahlreichen dysplastischen oder atypischen Nävi finden sich bei der dermatoskopischen Untersuchung häufig melanozytäre Hautveränderungen, bei denen der Verdacht auf ein Melanom zwar gering ist, jedoch ein ganz initiales Melanom auch nicht völlig ausgeschlossen werden kann, sodass diese Patienten nicht bedenkenlos ohne klinische Beobachtung bleiben können. Mögliche morphologische Veränderungen können hierbei exakt nur mithilfe der computergestützten Videodermatoskopie erfasst werden. Manchmal kann eine Hautveränderung auch nur dann als maligne identifiziert werden, wenn sie über den Zeitverlauf ein asymmetrisches Wachstum sowie Veränderungen in der Struktur und in den zu beobachtenden Farben zeigte. Die digitale Dokumentation von dermatoskopischen Befunden ist auch die Basis für die wichtige dermatoskopisch-histopathologische Korrelation, die insbesondere in Grenzfällen für eine exakte Bestimmung der endgültigen Dignität eines Tumors sehr hilfreich sein kann.

Literatur

Johr R, Stolz W (2010) Dermoscopy: An illustrated self-assessment guide. McGraw-Hill, New York

Kittler H, Pehamberger K, Wolff K et al (2002) Diagnostic accuracy of dermatoscopy. Lancet Oncol 3: 159–165

Kittler H, Guitera P, Riedl E et al (2006) Identification of clinically featureless incipient melanoma using sequential dermoscopy imaging. Arch Dermatol 142: 1113–1119

Kreusch J, Rassner G (1991) Standardisierte auflichtmikroskopische Unterscheidung melanozytischer und nichtmelanozytischer Pigmentmale. Hautarzt 42: 77–83

Marghoob AA, Braun R, Kopf AW (eds) (2004) Atlas of dermoscopy. Parthenon, London

Malvehy J, Puig S, Braun, RP et al (2006) Handbook of dermoscopy. Taylor & Francis, London

Menzies S, Crotty KA, Ingvar C et al (2009) An atlas of surface microscopy of pigmented skin lesions, 3rd ed. McGraw-Hill, Sydney

Menzies SW, Gutenev A, Avramidis M et al (2001) Short-term digital surface microscopic monitoring of atypical or changing melanocytic lesions. Arch Dermatol 137: 1583–1589

Ronger S, Touzet S, Ligeron C et al (2002) Dermoscopic examination of nail pigmentation. Arch Dermatol 138: 1327–1333

Saida T, Oguchi S, Ishihara Y (1995) In vivo observation of magnified features of pigmented lesions on volar skin using video macroscope. Usefulness of epiluminescence techniques in clinical diagnosis. Arch Dermatol 131: 298–304

Soyer HP, Argenziano G, Hofmann-Wellenhof R et al (2011) Dermoscopy: the essentials. Expert Consult Elsevier, Amsterdam

Tosti A (2007) Dermoscopy of hair and scalp disorders (2007) Informa, London

www.dermoscopy-ids.org (International Dermoscopic Society)

Zalaudek I, Kreusch J, Giacomel J et al (2010) How to diagnose nonpigmented skin tumors. A review of vascular structures seen with dermoscopy Part I. Melanocytic skin tumors. J Am Acad Dermatol 63: 361–374

Erstbeschreiber

Argenziano G, Fabbrocini G, Carli P et al (1998) Epiluminescence microscopy for the diagnosis of doubtful melanocytic skin lesions. Comparison of the ABCD rule of dermatoscopy and a new 7-point checklist based on pattern analysis. Arch Dermatol 134: 1563–1570

Argenziano G, Soyer HP, Chimenti S et al (2003) Dermoscopy of pigmented skin lesions. Results of a Consensus Meeting via the Internet. J Am Acad Dermatol 48: 679–693

Hofmann-Wellenhof R, Blum A et al (2001) Dermoscopic classification of atypical melanocytic nevi (Clark nevi). Arch Dermatol 137: 1575–1580

Kittler H (2009) Dermatoskopie: eine algorithmische Methode zur Diagnose pigmentierter Hautläsionen basierend auf der Musteranalyse. Facultas, Wien

Marghoob AA, Korzenko AJ, Changchien L et al (2007) The beauty and the beast sign in dermoscopy. Dermatol Surg 33:1388–1391

Pehamberger H, Binder M, Steiner A et al (1993) In vivo epiluminescence microscopy: improvement of early diagnosis of melanoma. J Invest Dermatol 100: 356S–362S

Stolz W, Bilek P, Landthaler M et al (1989) Skin surface microscopy. Lancet II: 864–865

Stolz W, Riemann A, Cognetta AB et al (1994) ABCD rule of dermatoscopy: a new practical method for early recognition of malignant melanoma. Eur J Dermatol 4: 521–527

Stolz W, Braun-Falco O, Bilek P et al (2004) Farbatlas der Dermatoskopie. 3. Aufl. Thieme, Stuttgart

Sonografie

Monika-Hildegard Schmid-Wendtner

7.1 Einleitung

Als nichtinvasive, bildgebende Methode gehört die Sonografie zu den diagnostischen Standarduntersuchungen in vielen medizinischen Teilbereichen und ist heute auch in der Dermatologie fester Bestandteil der Facharztausbildung in Deutschland. Die hochfrequente Sonografie (20–30 MHz) hat ihren Stellenwert bei der vertikalen Größenvermessung von Hauttumoren, der Hautdicken- und Hautdichtenmessung sowie der Beurteilung von entzündlichen Prozessen der Haut und des subkutanen Fettgewebes und ist somit hilfreich bei der präoperativen Planung und der Dokumentation von Therapieverläufen. Die mittelfrequente Sonografie mit Sonden im Bereich von 7,5–15 MHz wird überwiegend für die Diagnostik hautnaher peripherer Lymphknoten bei potenziell metastasierenden Hauttumoren eingesetzt und gilt als wichtigstes, risikoarmes, beliebig oft wiederholbares Verfahren zur Erfassung von unmittelbaren (real-time) Bildinformationen in der dermatologischen Onkologie. Dieses Kapitel gibt einen Überblick über wichtige Ultraschallphänomene, technische Aspekte, Untersuchungstechniken und Anwendungsmöglichkeiten mit besonderem Fokus auf Lymphknoten- und Tumordiagnostik in der dermatologischen Onkologie.

7.2 Ultraschallphänomene, Darstellungsverfahren, Bilddokumentation

Ultraschall ist definiert als akustische Energie oberhalb von 20 kHz, also jenseits des menschlichen Hörvermögens. Schallgeber (Transducer), bestehend aus dünnen, diskoiden piezogenen Kristallen, erzeugen akustische Energie nach Anlage von elektrischer Spannung. Ähnlich der Radartechnologie basiert ein diagnostisches Ultraschallsystem auf dem Impuls-Echo-Verfahren. Akustische Energie wird vom Transducer emittiert. Durch rasche Ausdehnung und Kontraktion piezoelektrischer Kristalle im Transducer wird ein Impuls in der angrenzenden Flüssigkeit oder im Gewebe erzeugt, welcher sich als Schallwelle ausbreitet und an Gewebegrenzflächen gebrochen oder reflektiert wird. Dabei erreichen zurückkehrende Wellen (Echos) den Transducer während der Pausen in der Impulsgeneration. Diese Echos werden innerhalb des Transducers in Signale konvertiert, die dann computergestützt verarbeitet und gespeichert werden.

Für die Darstellung der Schallinformation, welche zum Transducer zurückkehrt, gibt es verschiedene Arten von **Bildaufbauverfahren**:

- Beim A-Mode-Verfahren (Amplitude) werden die Echosignale als Amplituden auf der Nulllinie eines Oszillografen intensitätsabhängig eindimensional dargestellt.
- Beim B-Mode-Verfahren (Brightness) werden Informationen von sequenziell reflektierten Signalen empfangen. Die Amplituden der Signale jeder einzelnen Schalllinie werden dabei in Grauwerte kodiert und zu einem B-Bild zusammengesetzt, womit eine zweidimensionale Echtzeit-Darstellung von zu untersuchendem Gewebe möglich wird. Die B-Mode-Sonografie wird für dermatologische Fragestellung sowohl im hochfrequenten als auch im mittelfrequenten Bereich eingesetzt.

Bei der farbkodierten Duplexsonografie (FKDS) handelt es sich um eine Kombination aus B-Mode- und Dopplerverfahren unter Hinzunahme der Farbkodierung. Dabei wird die örtliche Dopplergeschwindigkeit und die Turbulenz innerhalb von Blutgefäßen für ein bestimmtes Untersuchungsfenster im B-Bild bestimmt und das Ergebnis dem B-Bild farbüberlagert dargestellt. Eine spezielle Form stellt hier der Power-Modus dar, ein amplitudenkodiertes Dopplerverfahren, bei dem die Intensität der reflektierten Ultraschallsignale unabhängig von der Blutflussrichtung dargestellt wird.

Für die **Befunddokumentation im B-Bild** werden morphologische Parameter wie Größe, Anzahl, Anordnung, Begrenzung und Echogenität einer interessierenden Gewebestruktur sowie deren Lage zu anatomischen Nachbarstrukturen beschrieben, ebenso sollten Ultraschallartefakte

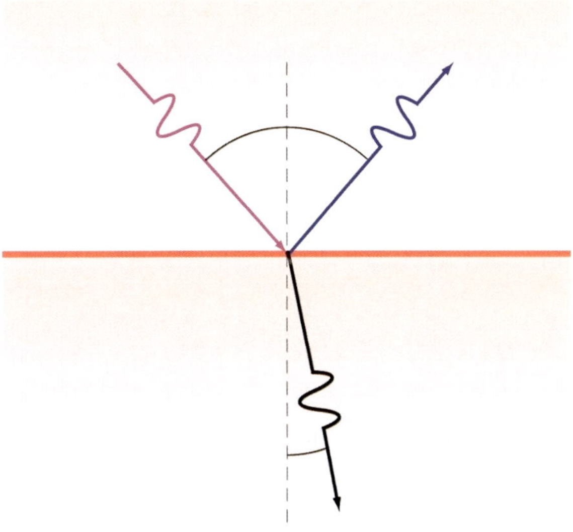

Abb. 7.1 Reflexion und Brechung von Ultraschallwellen

wie Zystenrandschatten festgehalten werden. Erst nach der genauen Beschreibung schließt sich im Untersuchungsdokument eine Beurteilung des Ultraschallbefundes an. Pathologische Befunde sind exemplarisch durch entsprechende Bilddokumente zu belegen und zu archivieren.

7.2.1 Hochfrequenz-Ultraschall (>20 MHz)

Gerätespezifikation, Untersuchungsgang, Indikationen

Häufig eingesetzte, kommerziell erhältliche Hochfrequenz-Ultraschallgeräte arbeiten mit Mittenfrequenzen von 20–25 MHz. Bei einer axialen Auflösung von etwa 80 µm und einer lateralen Auflösung von 200 µm können so Strukturen bis zu einer Tiefe von 8–10 mm abgebildet werden. Üblicherweise haben entsprechende Geräte eine Wasservorlaufstrecke zwischen Transducer und zu untersuchender Hautregion, um mit möglichst wenig Energieverlust eine Ausbreitung der Schallwellen in der Haut zu gewährleisten. Die Sonogramme sind mit einer Falschfarbenkodierung belegt, womit eine bessere visuelle Auflösung feiner Gewebestrukturen ermöglicht wird. Um Verzerrungen des Bildes und Fehlmessungen zu vermeiden, sollten der Anpressdruck des Transducers auf die Haut nicht zu groß und die Hautspannung nicht zu gering sein.

Die Beurteilung der Hautsonogramme erfolgt von der Oberfläche zur Tiefe. Sonogramme normaler Haut zeigen oben im Bild eine schmale, sehr echoreiche Linie, das Eingangsecho. Darunter schließt sich ein breites, überwiegend echoreiches Band an, welches dem Korium entspricht, gefolgt von der sich echoarm darstellenden Subkutis mit Durchzug von echoreichen Bindegewebssepten. Mittels spezieller Software sind Hautdichtemessungen möglich, was – in Ergänzung zur Hautdickemessung – den Indikationsbereich der Hochfrequenzsysteme von der präoperativen Tumordickenmessung über die Verlaufsbeurteilung entzündlicher Dermatosen bis hin zu kosmetisch-ästhetischen Fragestellungen erweitert. Für Hautdicken- und Hautdichtenmessungen sollte beachtet werden, dass intraindividuelle Schwankungen abhängig von Tageszeit, körperlicher Aktivität und hormonellem Status bei Frauen auftreten.

Tumordiagnostik

Maligne Hauttumoren stellen sich überwiegend als echoarme bis echoleere Strukturen dar, ohne dass vom Echobinnenverhalten Rückschlüsse auf die genaue histopathologische Einordnung gezogen werden können. Dennoch macht der Einsatz der Hochfrequenzsonografie in der präoperativen Situation Sinn, da häufig eine sehr genaue sonometrische Abschätzung der Tumordicke möglich ist. Entsprechend der vorliegenden Erfahrungen in der Tumordiagnostik sollte das Eingangsecho nicht oder nur zur Hälfte mit gemessen werden. Dies ist beim Melanom von praktischer Relevanz, da die Differenzierung zwischen dünnen (<1 mm) und dickeren (>1 mm) Tumoren für die Festlegung des operativen Sicherheitsabstandes bei Primärtumoren sowie für die Indikationsstellung zur Sentinellymphknotenentfernung bei einzeitigem operativem Vorgehen wichtig ist. Melanome stellen sich üblicherweise als echoarme Strukturen innerhalb der echoreichen Dermis dar. Das Vorliegen eines deutlichen subtumoralen entzündlichen Infiltrats kann im Einzelfall dazu führen, dass die sonometrisch ermittelte Tumordicke höher ist als die histopathologisch bestimmte Tumordicke, da sich das Infiltrat ebenfalls echoarm darstellt und somit nicht sicher vom Tumor abgrenzbar ist.

Eine differenzialdiagnostische Unterscheidung zwischen benignen melanozytären Nävi und Melanomen ist mittels Hochfrequenzsonografie nicht möglich.

Basalzellkarzinome stellen sich häufig ebenfalls als echoarme Strukturen dar, können jedoch auch eine gemischte Echogenität aufweisen. Schwierigkeiten in der Abgrenzung von umgebendem gesundem Gewebe machen neben kleinsten sklerodermiformen Ausläufern auch Wachstumsformen über die Dermis-Subkutis-Grenze hinaus, da sich Fettgewebe ebenfalls echoarm darstellt. Bei stark hyperkeratotischen spinozellulären Karzinomen kann der keratotische Anteil des Tumors zu einer Totalreflexion des Ultraschalls führen, wodurch naturgemäß keine Aussagen zum Tumor und dessen Ausdehnung mehr möglich sind.

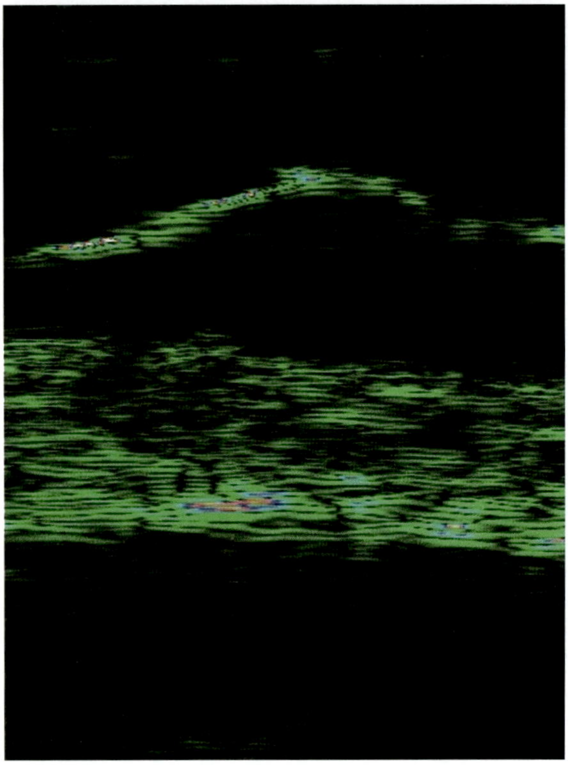

Abb. 7.2 B-Mode-Ultraschallbild eines Melanoms (20 MHz). Unter dem echoreichen Eingangsecho kommt eine dem Tumor entsprechende, zur Tiefe scharf begrenzte, echoarme Struktur zur Darstellung

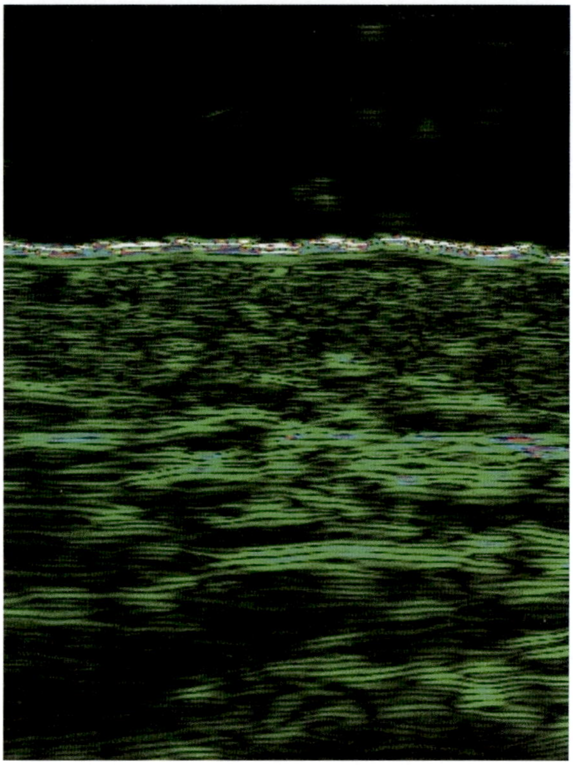

Abb. 7.3 B-Mode-Ultraschallbild einer zirkumskripten Sklerodermie im entzündlichen Stadium (20 MHz): Unter dem verstärkten echoreichen Eingangsecho stellt sich die Dermis als verbreitertes, homogenes und echogemindertes Band dar

Chronisch entzündliche und fibrosierende Erkrankungen

Die Hochfrequenzsonografie kommt auch bei einer Reihe von chronisch entzündlichen und fibrosierenden Hauterkrankungen zum Einsatz, wie der Psoriasis, dem Lichen ruber planus, der Graft-versus-Host-Erkrankung sowie bei verschiedenen Formen der Sklerodermie. Wichtig ist hierbei immer der intraindividuelle Vergleich mit möglichst kontralateral lokalisierter unbefallener Haut. Bei der zirkumskripten Skerodermie verändern sich die sonografischen Befunde abhängig von der Akuität der Erkrankung. Im entzündlichen Stadium sieht man unter dem homogen echoreichen Eingangsecho ein breites echoarmes Band im Korium, im sklerotischen Stadium dagegen ein sehr echoreiches verbreitertes Korium. Untersuchungen mittels Hochfrequenzsonografie erlauben eine objektivierbare, nichtinvasive, qualitative und quantitative Beurteilung chronisch entzündlicher sowie fibrosierender Hauterkrankungen im Hinblick auf Krankheitsverlauf und Therapieansprechen. Die Entwicklung von Ultraschalltransducern mit höheren Frequenzen (30–50 MHz) hat das klinische Anwendungsspektrum erweitert. So können Fragestellungen zu Wundheilung, Narben und Lymphödem oder auch das Ansprechen auf topische Glukokortikoidtherapie sowie deren unerwünschter Wirkung im Sinne einer Steroidatrophie genauer untersucht werden.

7.2.2 7,5- bis 15 MHz-Ultraschall

Gerätespezifikation, Untersuchungsgang, Indikationen

Für die Untersuchung im mittelfrequenten Ultraschallbereich steht eine Vielzahl von Gerätesystemen zur Verfügung, welche sich in ihrer Eindringtiefe deutlich von den hochfrequenten Systemen unterscheiden. So liegt im Frequenzbereich von beispielsweise 7,5 MHz die Eindringtiefe bei etwa 7,0 cm mit einer axialen und lateralen Auflösung von jeweils 0,2 mm. Dies ermöglicht die Identifikation und morphologische Beschreibung palpatorisch suspekter Strukturen in der Kutis und Subkutis wie auch die Beurteilung peripherer Lymphknoten. Bei der Sonografie im Rahmen der Ausbreitungsdiagnostik bei Hauttumoren ist eine standardisierte Vorgehensweise obligat, die neben der Untersuchung der Narbenregion eines Hauttumors auch die In-transit-Strecke sowie alle potenziell

Tab. 7.1 Morphologische Kriterien für die Beurteilung peripherer Lymphknoten in B-Mode-Sonografie und farbkodierter Duplexsonografie (Aus: Solbiati et al. 1988, Vassallo et al. 1992 und Tschammler et al. 1996)

Morphologische Kriterien	Metastatische Lymphknoten	Reaktive Lymphknoten
Form	Rundlich	Oval oder spindelig
Begrenzung	Meist scharf	Teils scharf, teils unscharf
Zentrum	Echoarm oder echoleer	Echoreich
Randsaum	Häufig fehlend	Im Akutstadium verbreitert und echoarm, im chronischen Stadium meist schmal und echoarm
Solbiati-Index (Quotient aus längstem und kürzestem Durchmesser)	<2	>2
FKDS/Power-Modus	Periphere Gefäße als Frühzeichen, bei Größenzunahme der Metastase chaotische Vaskularisation	Zentrales Hilusgefäß, oder branching

infrage kommenden lymphatischen Abstromregionen einschließt. Es wird empfohlen, die entsprechenden anatomischen Regionen mäanderformig in Längs- und Querrichtung zu untersuchen. Im Gegensatz zu Hochfrequenzsonografie handelt es sich bei der mittelfrequenten Sonografie um eine dynamische Untersuchung, bei der ein Ultraschallkontaktgel als Ankopplungsmedium an die Haut dient.

Indikationen zur mittelfrequenten Sonografie in der dermatologischen Onkologie

- Basisausbreitungsdiagnostik von potenziell metastasierenden Hauttumoren
- Beurteilung suspekter Palpationsbefunde/Weichteilschwellungen
- Sonografisch gestützte Interventionen (zum Beispiel Punktionen)
- Tumornachsorge
- Therapiekontrolle bei Radiatio oder Therapie mit Multityrosinkinase-Inhibitoren

Lymphknoten

Bei vielen Patienten ist eine Unterscheidung zwischen entzündlichen und metastatisch infiltrierten Lymphknoten aufgrund unterschiedlicher Sonomorphologie möglich. Zusätzlich dient die Sonografie der Information bezüglich der dreidimensionalen Ausdehnung von Lymphknotenstrukturen sowie deren anatomischen Lage im Verhältnis zu umgebenden Organen und Gefäßen. Dies wird in der präoperativen Situation beim primären Staging und im Rahmen von Nachsorgeuntersuchungen bei einer Vielzahl von malignen Hauttumoren genutzt, in erster Linie bei Melanomen und Hochrisiko-spinozellulären Karzinomen, aber auch bei anderen Tumorentitäten, wie Sarkomen, Merkelzellkarzinomen und kutanen Lymphomen. Zusätzlich kann die Sonografie zum Therapiemonitoring eingesetzt werden, etwa zur Beurteilung der Größenausdehnung einer Metastase unter Bestrahlung oder deren Vaskularisierung unter Therapie mit Multityrosinkinase-Inhibitoren (MTKI).

Im Zeitalter der Sentinellymphknotenentfernung ist besonders zu betonen, dass die sonografische Untersuchung **vor** dem operativen Geschehen durchgeführt werden sollte, um – im Falle eines sonografischen Metastasenbefundes – die Sentinellymphknotenentfernung auszusetzen und statt dessen eine komplette Lymphknotendissektion zu planen, wenn weitere systemische Metastasen durch ergänzende Bildgebung (CT, PET) ausgeschlossen werden konnten. Generell gilt, dass die Informationsqualität der sonografischen Untersuchung abhängig ist von Geräteausstattung, klinischem Befund und in besonderer Weise Ausbildung und Erfahrung der Untersucher.

In der B-Mode Sonografie zeigen normale »native« Lymphknoten eine dem umgebenden Fettgewebe vergleichbare Echogenität und können daher nur schwer oder gar nicht von diesem abgegrenzt werden. Erst die immunologische Auseinandersetzung (zum Beispiel bei Infektionen) führt zu Veränderungen in Lymphknotenkortex und -hilus, die sich sonomorphologisch darstellen lassen. Die differenzialdiagnostische Einordnung von Lymphknoten basiert auf der Beurteilung von Größe (Längen-Breiten-Index), Form, Begrenzung, Binnenechostruktur (Kortex und Hilus) sowie dem Verteilungsmuster (Tab. 7.1).

Eine entzündliche Lymphknotenaktivierung (zum Beispiel im Rahmen eines Erysipels) führt temporär zu

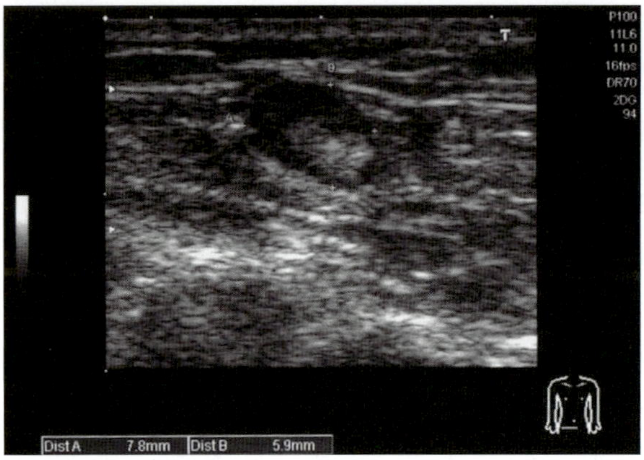

■ **Abb. 7.4** B-Mode-Ultraschallbild eines reaktiven Lymphknotens (11 MHz): Eine ovaläre Struktur mit echoreichem Zentrum und echoarmem Randsaum

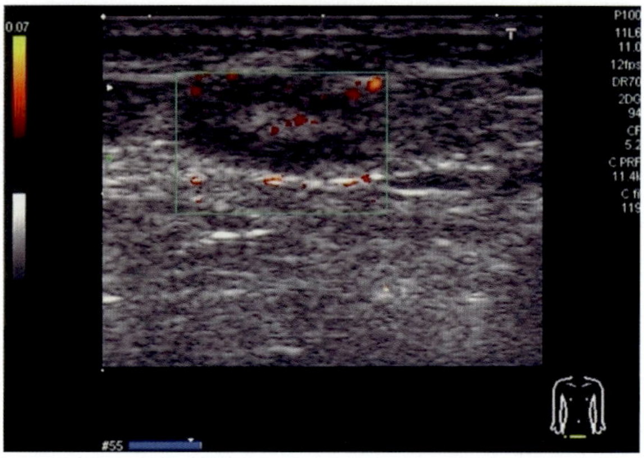

■ **Abb. 7.5** Power-Modus-Darstellung eines reaktiven Lymphknotens (11 MHz): Ovaläre Struktur mit echoreichem Zentrum und echoarmem Randsaum; zentral Darstellung eines Hilusgefäßes

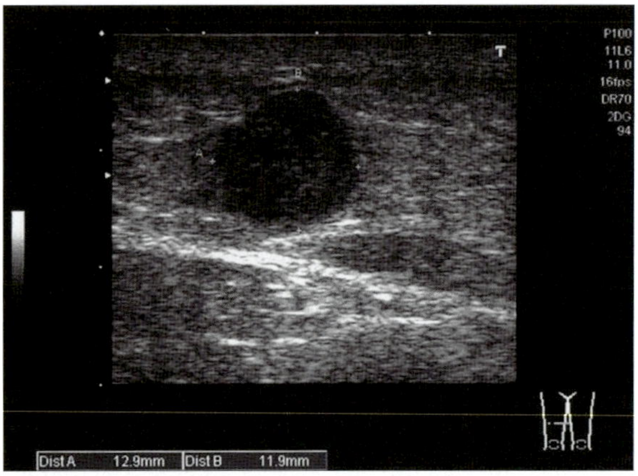

■ **Abb. 7.6** B-Mode-Ultraschallbild einer subkutanen Metastase (11 MHz): Rundliche, homogen echoarme Struktur

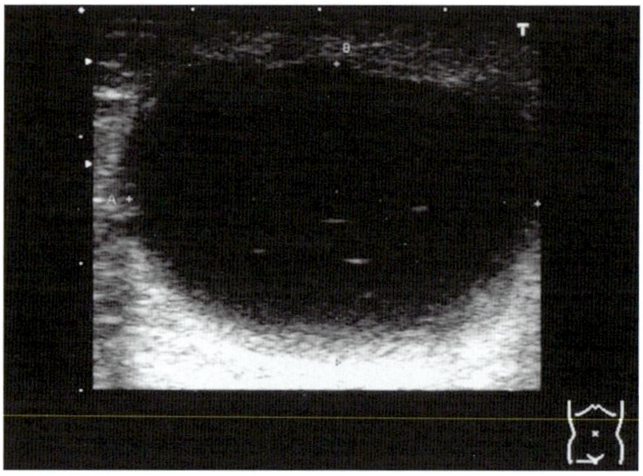

■ **Abb. 7.7** B-Mode-Ultraschallbild eines postoperativen Seroms (11 MHz): Halbrunde echoleere Struktur mit starker dorsaler Schallverstärkung und Zystenrandschatten

einer Verbreiterung des echoarmen Kortex und rundovalen Formänderung. Im weiteren Verlauf kommt es zur Transformation in eine ovaläre bis spindelige Form mit Darstellung eines echoreichen Hilus und einer echoarmen Kortexzone. Hierbei ist anzumerken, dass das echoreiche Zentrum bei zervikalen Lymphknoten in Abhängigkeit von Region und Patientenalter durchaus fehlen kann. Die Größe (post-)entzündlicher Lymphknoten kann zwischen wenigen Millimetern und etwa 3 cm variieren. Im Power-Modus lässt sich bei reaktiven Lymphknoten typischerweise ein Hilusgefäß darstellen, welches eine Aufzweigung zur Lymphknotenperipherie aufweisen kann (branching).

Eine Infiltration eines Lymphknotens mit Tumorzellen lässt sich im Frühstadium als asymmetrische echoarme Raumforderung in der Kortexzone darstellen. Ein weiteres Metastasenwachstum führt konsekutiv zur Zerstörung der normalen Lymphknotenarchitektur, welche sich sonografisch durch Verdrängung des echoreichen Hilusbereichs als rundliche, teils unregelmäßig begrenzte echoarme bis echofreie Tumorstruktur darstellt.

! Diese sonomorphologischen Kriterien sind nicht tumorspezifisch.

Abzugrenzende sonografische **Differenzialdiagnosen** sind, insbesondere bei Voroperationen, postoperative Serome, Hämatome, Abszesse und Lymphfisteln. Flüssigkeitsverhalte zeigen jedoch meist eine dorsale Schallverstärkung, welche hier diagnostisch hilfreich sein kann. Zusätzlich kann der Power-Modus zur Darstellung von Vaskularisationsmustern in kleinsten Gefäßen von Lymphknoten genutzt werden. Die Darstellung von peripheren randbetonten asymmetrischen Gefäßen ist ein Frühzeichen einer Metastasierung, bei größeren Metastasen kommt es dann auch zu Verdrängung des Hilusgefäßes sowie zu chaotischen Vaskularisationsmustern oder avaskulären Lymphknotenarealen, Nekrosezonen entsprechend.

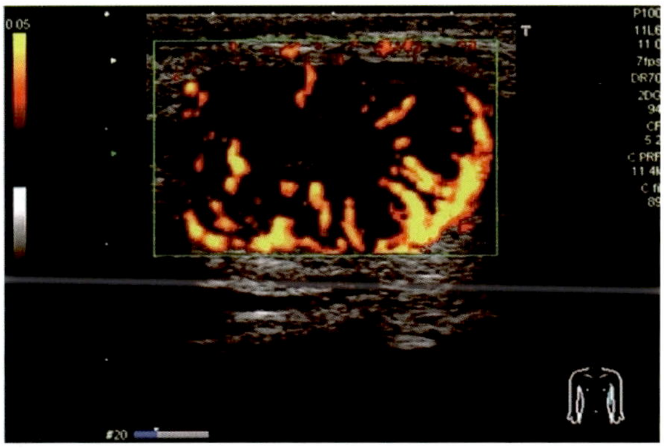

Abb. 7.8 Power-Modus-Darstellung einer Lymphknotenmetastase (11 MHz): Scharf begrenzte, rundliche, echoarme Struktur mit überwiegend randständiger Vaskularisierung

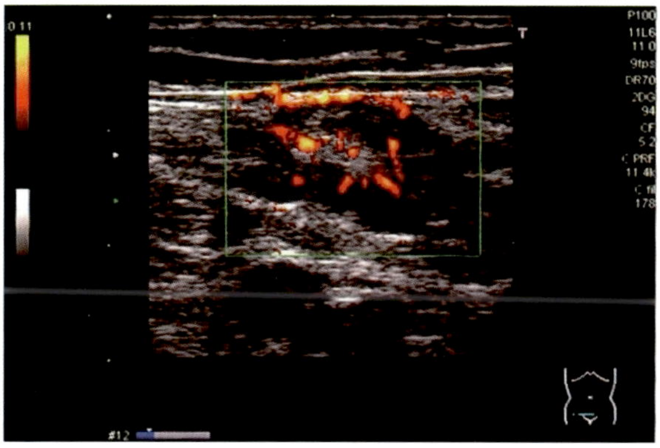

Abb. 7.9 Power-Modus-Darstellung eines Lymphknotens bei kutanem Lymphom (11 MHz): Ovaläre, teils bogig begrenzte Struktur mit echoreichem Zentrum und breitem echoarmem Randsaum; zentrales Hilusgefäß mit branching zur Peripherie

Eine Lymphknotenbeteiligung bei kutanen Lymphomen lässt sich sonografisch nicht sicher von einer Lymphknotenaktivierung im Sinne von dermopathisch veränderten Lymphknoten unterscheiden. In beiden Fällen können die Lymphknoten eine bogenförmige Verbreiterung der echoarmen Rinde bis hin zur echoarmen Kugelform und eine deutliche Hypervaskularisation vom zentralen Typ mit baumartiger Verzweigung im Power-Modus aufweisen. Lediglich das Verteilungsmuster mit multiplen dicht beieinander liegenden Lymphknoten **(Facetten-Zeichen)** stützt die Diagnose eines Lymphoms.

7.2.3 Spezielle Verfahren

Kontrastmittelsonografie

Der Einsatz von Ultraschallkontrastmittel kann erwogen werden, wenn unverstärkte Dopplersignale zu gering sind, um eine Beurteilung von Gefäßmustern zum Beispiel in sehr kleinen Lymphknoten zu ermöglichen. Das Prinzip beruht auf der Einbringung feinster Gasbläschen in den Blutkreislauf, die unter Beschallung zu einer deutlichen Reflexion und damit Verstärkung von Dopplersignalen führen. Kontrastmittel der ersten Generation, beispielsweise auf Galaktosebasis, führten nur zu einer sehr kurzfristigen Signalanhebung durch Zerplatzen der Mikrobläschen bei Einwirkung hoher Schallenergie. Ultraschallkontrastmittel der zweiten Generation, bestehend aus inerten Gasbläschen umhüllt von Phospholipiden, ermöglichen eine längere Untersuchungszeit bei Einsatz niedrigerer Schallenergien. Notwendig ist hierzu eine Ultraschallgeräteausstattung mit einer Contrast-harmonic-imaging-Funktion (CHI-Funktion), mittels derer bei gleichzeitiger Unterdrückung der Gewebesignale kontrastmittelspezifische Frequenzen empfangen werden können. Dies ermöglicht, bei entsprechender Software, detaillierte qualitative und quantitative Durchblutungsanalysen über mehrere Minuten. Lymphknotenuntersuchungen mit Zweitgenerationskontrastmitteln konnten in metastatischen Arealen eine verstärkte Anflutung zeigen, gefolgt von einer Kontrastmittelaussparung in der Spätphase. Auch für die Differenzierung von vitalem und nekrotischem Gewebe eignet sich die diese Methode.

Ultraschallgestützte Feinnadel-Aspirationszytologie

Die Feinnadel-Aspirationszytologie (FNAC) wird in vielen Bereichen der onkologischen Medizin eingesetzt, um bei fraglichen Befunden von Tumorpatienten rasch zu einer Klärung der Diagnose zu kommen. Die Kombination der FNAC mit der B-Mode-Songrafie erlaubt eine zielgerichtete und genaue Punktion subkutaner Strukturen für die weitere zytologische Bearbeitung (Ausstrich des Materials, Lufttrocknung und Schnellfärbung, zum Beispiel mit May-Giemsa-Grünwald) und hat sich insbesondere für die Beurteilung B-Bild-sonografisch nicht eindeutiger Befunde bei Patienten mit Melanomen bewährt. Bei dieser Indikation erscheint der Einsatz eines besonderen Aspirationsbestecks mit einem Unterdruckventil zur Vermeidung von Bewegungsartefakten bei der Aspiration sinnvoll. Daten aus Schwerpunktzentren bezüglich dieser diagnostischen Methode belegen eindrücklich den Stellenwert der ultraschallgestützten FNAC für die Früherkennung von Lymphknotenmetastasen in der Nachsorge sowie eine Verbesserung bei der präoperativ, diagnostischen Einordnung von Sentinellymphknoten. Auch wenn ein hohes Maß an Erfahrung und eine entsprechende Logistik für die zytologische Beurteilung notwendig ist, erscheint die ultraschallgestützte FNAC als minimal-invasive Methode zur Reduktion unnötiger operativer Eingriffe sehr interessant.

Literatur

Blum A, Schlagenhauff B, Stroebl W et al (2000) Ultrasound examination of regional lymph nodes significantly improves early detection of locoregional metastases during the follow-up of patients with cutaneous melanoma: results of a prospective study of 1288 patients. Cancer 88: 2534–2539

Blum A, Schmid-Wendtner MH, Mauss-Kiefer V et al (2006) Ultrasound mapping of lymph node and subcutaneous metastases in patients with cutaneous melanoma: results of a prospective multicenter study. Dermatology 212: 47–52

Cammarota T, Pinto F, Magliaro A et al (1998) Current uses of diagnostic high-frequency ultrasound in dermatology. Eur J Radiol 27: 215–223

Catalano O, Caraco C, Mazzillo N et al (2010) Locoregional spread of cutaneous melanoma: sonography findings. Am J Roentgenol 194: 735–745

Dill-Müller D, Maschke J (2007) Ultraschalldiagnostik in der Dermatologie. J Dtsch Dermatol Ges 5: 689–707

Eisenbeiss C, Welzel J, Eichler W et al (2001) Influence of body water distribution on skin thickness: measurements using high-frequency ultrasound. Br J Dermatol 144: 947–951

Gottlöber P, Leiter U, Friedrich W et al (2003) Chronic cutaneous sclerodermoid graft-versus-host disease: evaluation by 20 MHz sonography. J Eur Acad Dermatol Venereol 17: 402–407

Hashikabe M, Ohtsuka T, Yamazaki S (2005) Quantitative echographic analysis of photochemotherapy on systemic sclerosis skin. Arch Dermatol Res 296: 522–577

Hoffmann K, Happe M, Schuller S et al (1999) Ranking of 20 MHz sonography of malignant melanoma and pigmented lesions in routine diagnosis. Ultraschall Med 20: 104–109

Kunte C, Schuh T, Eberle JY et al (2009) The use of high-resolution ultrasonography for preoperative detection of metastases in sentinel lymph nodes of patients with cutaneous melanoma. Dermatol Surg 35: 1757–1765

Moehrle M, Blum A, Rassner G et al (1999) Lymph node metastases of cutaneous melanoma: diagnosis by B-scan and color Doppler sonography. J Am Acad Dermatol 41: 703–709

Nielsen KR, Klyver H, Hougaard Chakera A et al (2009) Sentinel node detection in melanomas using contrast-enhanced ultrasound. Acta Radiol 50: 412–417

Rubaltelli L, Khadivi Y, Tregnaghi A et al (2004) Evaluation of lymph node perfusion using continuous mode harmonic ultrasonography with a second-generation contrast enhancer. J Ultrasound Med 23: 823–836

Schmid-Wendtner MH, Burgdorf W (2005) Ultrasound scanning in dermatology. Arch Dermatol 141: 217–224

Schmid-Wendtner MH, Dill-Müller D, Baumert J et al (2004) Lymph node metastases in patients with cutaneous melanoma: improvements in diagnosis by signal-enhanced Doppler sonography. Melanoma Res 14: 269–276

Solbiati L, Rizzatto G, Belotti E (1988) High resolution sonography of cervical lymph nodes in head and neck cancer: criteria for differentiation of reactive versus malignant lymph nodes. In: Proceedings of the 74th Meeting of the Radiologic Society of North America. Chicago, Ill: Radiologic Society of North America; Abstract 113ff

Stramare R, Scagliori E, Mannucci M et al (2010) The role of contrast-enhanced gray-scale ultrasonography in the differential diagnosis of superficial lymph nodes. Ultrasound Q 26: 45–51

Szymanska E, Nowicki A, Mlosek K et al (2000) Skin imaging with high frequency ultrasound – preliminary results. Eur J Ultrasound 12: 9–16

Tschammler A, Wirkner H, Ott G et al (1996) Vascular patterns in reactive and malignant lymphadenopathy. Eur Radiol 6: 473–480

Vassallo P, Wernecke K, Roos N et al (1992) Differentiation of benign from malignant superficial lymphadenopathy: the role of high-resolution ultrasound. Radiology 183: 215–220

Voit C, Mayer T, Proebstle T et al (2000) Ultrasound-guided fine needle aspiration cytology in the early detection of melanoma metastases. Cancer 25: 186–193

Voit C, van Akkooi AC, Schäfer-Hesterberg G et al (2010) Ultrasound morphology criteria predict metastatic disease of the sentinel nodes in patients with melanoma. J Clin Oncol 28: 847–852

Wortsman X, Wortsman J (2010) Clinical usefulness of variable-frequency ultrasound in localized lesions of the skin. J Am Acad Dermatol 62: 247–256

Andere bildgebende und funktionelle Verfahren

Julia Welzel

8.1 Einleitung

Diagnostische Verfahren spielen in der Dermatologie aufgrund der einfachen visuellen Zugänglichkeit des Organs eine untergeordnete Rolle. Dennoch ist es von Interesse, mittels nichtinvasiver Verfahren strukturelle und funktionelle Veränderungen der Haut in vivo zu erfassen. Neben der Diagnostik können diese Methoden zur Untersuchung dynamischer Prozesse, zur Quantifizierung und zur Verlaufsbeobachtung eingesetzt werden. Zu den Methoden der morphologischen Darstellung gehören neben der Sonografie, die in ▶ Kap. 7 abgehandelt wird, die konfokale Lasermikroskopie, die optische Kohärenztomografie, die Multiphotonentomografie und die Profilometrie. Parameter der Hautfunktionen – wie Barrierefunktion, Hydratationsstatus, Farbe, pH-Wert, Fettgehalt, Schuppung, Elastizität, Sauerstoffversorgung und Durchblutung – können ebenfalls nichtinvasiv erfasst und quantifiziert werden.

Neben dem Einsatz dieser Methoden in Studien zur Quantifizierung von Therapieeffekten haben einige Techniken Eingang in die Routinediagnostik gefunden, zum Beispiel zur Hautkrebsfrüherkennung oder im Rahmen von Begutachtungen bei Berufserkrankungen.

8.2 Bildgebende Verfahren

8.2.1 Konfokale Lasermikroskopie

Die konfokale Lasermikroskopie ist ein nichtinvasives bildgebendes Verfahren, mit dem hochauflösend horizontale Schnitte oberflächlicher Hautschichten vom Stratum corneum bis in das obere Stratum reticulare der Dermis dargestellt werden können. Die Technik bietet eine zelluläre Auflösung von etwa 1 µm. Zur Minimierung von Bewegungsartefakten wird das zu untersuchende Hautareal mit einem Magnetring am Messkopf fixiert. Die Messung erfolgt in Echtzeit. Die kleinen Einzelspots von 500 µm × 500 µm können durch Lateralverschiebung zu zweidimensionalen Blöcken von mehreren Millimetern zusammengesetzt werden. Die Lichtquellen und Filter können modifiziert werden, sodass neben einer Reflektionsdiagnostik bei verschiedenen Wellenlängen auch Fluoreszenzfärbungen eingesetzt werden, um Strukturen besser voneinander zu differenzieren.

Die Methode eignet sich zur histologischen Diagnostik von Präkanzerosen und oberflächlichen Hauttumoren. Studien zu aktinischen Keratosen, Basalzellkarzinomen und melanozytären Tumoren haben eine hohe Spezifität und Sensitivität gezeigt. Bei entzündlichen Hauterkrankungen ist diese nichtinvasive Methode ebenfalls von Interesse, da sich mit ihr zusätzlich zur Morphologie auch dynamische Veränderungen wie Blutfluss, Infiltrate, Spongiose und Wundheilung über die Zeit untersuchen lassen. So ermöglicht die konfokale Lasermikroskopie eine nichtinvasive Differenzierung zwischen toxischen und allergischen Ekzemreaktionen. Auch Erreger und Infektionserkrankungen (Demodexmilben, Skabies, Mykose) lassen sich einfach und schnell diagnostizieren. Ex vivo kann die Methode zur Schnellschnittdiagnostik im Rahmen einer mikrografischen Chirurgie eingesetzt werden, wobei das

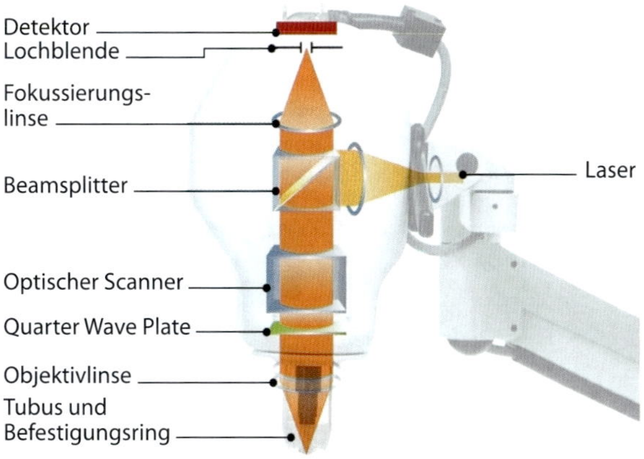

Abb. 8.1 Messprinzip der konfokalen Lasermikroskopie. Das Laserlicht wird auf die Haut fokussiert. Das zurückreflektierte Licht wird durch eine Lochblende geleitet, sodass nur Bildinformationen aus einer definierten horizontalen Ebene der Bildgebung dienen. (Mit freundlicher Genehmigung von Mavig GmbH, München, Deutschland)

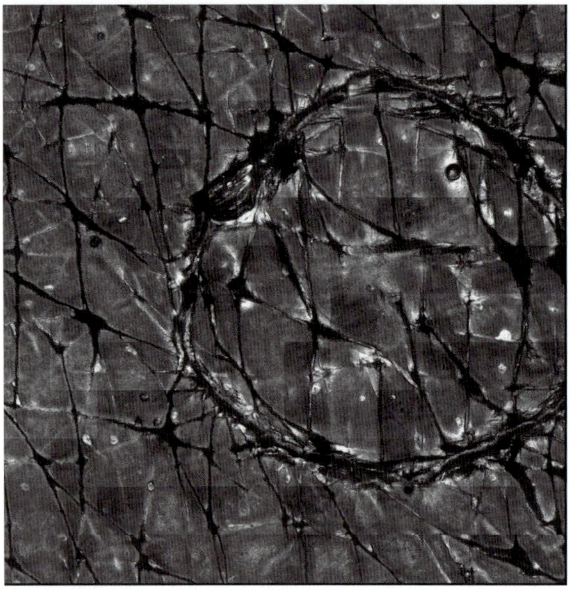

Abb. 8.2 Konfokale Lasermikroskopie einer Porokeratose. Horizontaler Block aus 12×12 Einzelbildern von je 500 µm × 500 µm

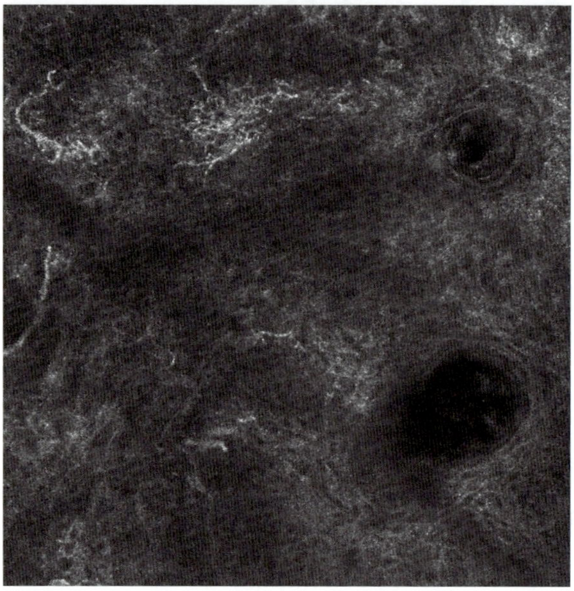

Abb. 8.3 Konfokale Lasermikroskopie einer Lentigo maligna. Das reguläre Wabenmuster der Keratinozyten ist durch zahlreiche dendritische, stark reflektierende Melanozyten unterbrochen. Horizontalschnitt in Höhe des Stratum spinosum, 500 µm × 500 µm

Gewebe frisch und ohne aufwendige Färbe- oder Schneideprozeduren untersucht wird, was eine deutliche Zeitersparnis im Vergleich zur konventionellen Histologie bedeutet.

8.2.2 Optische Kohärenztomografie

Die optische Kohärenztomografie (OCT) ist ebenfalls ein nichtinvasives optisches Verfahren, welches infrarotes Licht zur Bildgebung einsetzt. Im Vergleich zur konfokalen Lasermikroskopie werden hier Tiefenschnitte der Haut mit einer größeren Eindringtiefe des Signals bei geringerer Auflösung dargestellt. Hiermit lassen sich Stratum corneum, die lebende Epidermis sowie die obere Dermis hinsichtlich ihrer Schichtdicke vermessen. Größere Zellverbände sowie architektonische Veränderungen sind abgrenzbar, während die Auflösung von Einzelzellen auch aufgrund des geringen Kontrasts nicht gelingt.

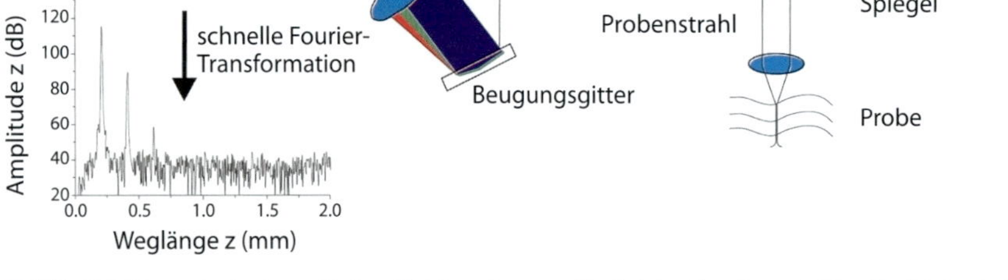

Abb. 8.4 Messprinzip der optischen Kohärenztomografie. Bei der hier dargestellten Spektralradartechnik wird das Licht einer Superlumineszenzdiode in einen Referenz- und einen Probenstrahl geteilt. Beide zurückreflektierten Signale werden mittels eines Spektrometers analysiert. Die Interferenzmodulation gibt Hinweise über die zurückgelegte Weglänge des Probenstrahls und damit Informationen über optische Inhomogenitäten im Gewebe. (Mit freundlicher Genehmigung von Thorlabs AG, Dachau, Deutschland)

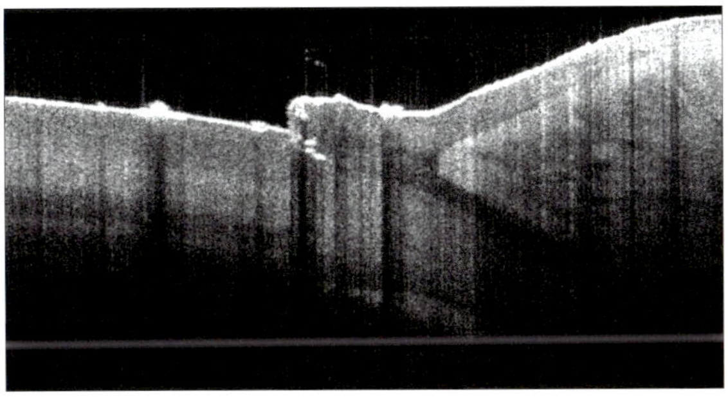

■ **Abb. 8.5** Optische Kohärenztomografie eines Fingernagels. Links die Nagelplatte, im Zentrum das Nagelhäutchen und rechts der Matrixbereich. Tiefenschnittbild, 1,9 × 4 mm

Die OCT eignet sich in der Dermatologie weniger zur Diagnostik als zur Quantifizierung und nichtinvasiven Verlaufsbeobachtung, zum Beispiel von Therapieeffekten und Wundheilung.

8.2.3 Multiphotonenmikroskopie

Die Multiphotonenmikroskopie oder Multiphotonentomografie stellt ähnlich wie die konfokale Lasermikroskopie Horizontalschnitte der Haut dar, allerdings mit einer noch besseren Auflösung. Die Bildgebung gelingt hier nicht durch die Reflektion eingestrahlten Lichts, sondern durch zwei unterschiedliche physikalische Phänomene, eine Anregung der Eigenfluoreszenz (Multiphotonen-, meist Zweiphotonenfluoreszenz) oder eine Frequenzverdopplung (second harmonic generation). Die Detektionstiefe ist besser als die der konfokalen Lasermikroskopie, aber geringer als bei OCT.

Die Anwendungsmöglichkeiten der Multiphotonentomografie sind vergleichbar mit denen der konfokalen Lasermikroskopie. Allerdings ist das Potenzial dieser Methode aufgrund der besseren Auflösung und Gewebedifferenzierung höher. Die Technik befindet sich noch in einem experimentellen Stadium.

8.2.4 Profilometrie

Mittels Profilometrie lassen sich Oberflächen hochauflösend darstellen und hinsichtlich ihrer Rauigkeit vermessen. Neben älteren Techniken, mit denen an Abdrücken Rauheitsprofile erstellt werden, kann in vivo nichtinvasiv mittels digitaler Streifenprojektion ein exaktes Oberflächenrelief der Haut abgebildet werden.

In der Dermatologie wird die Profilometrie eingesetzt, um das Makro- oder Mikrorelief der Haut zu quantifizieren. Anwendungsgebiete sind in erster Linie kosmetische

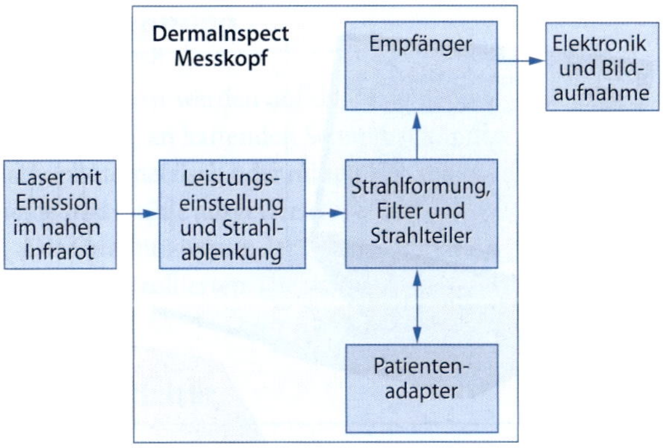

Schema des Multiphoton-Tomografen DermaInspect®

■ **Abb. 8.6** Vereinfachter schematischer Aufbau des Multiphotonentomografen DermaInspect. Ein durchstimmbarer Laser beleuchtet mit Femtosekundenimpulsen die Haut. Innerhalb eines sehr kleinen Volumens im Fokus des Lasers kommt es zur Anregung einer Eigenfluoreszenz oder Frequenzverdopplung. Die vom Gewebe emittierten Photonen werden im Empfänger erkannt. (Mit freundlicher Genehmigung von Dr. Martin Kaatz, JenLab GmbH, Jena)

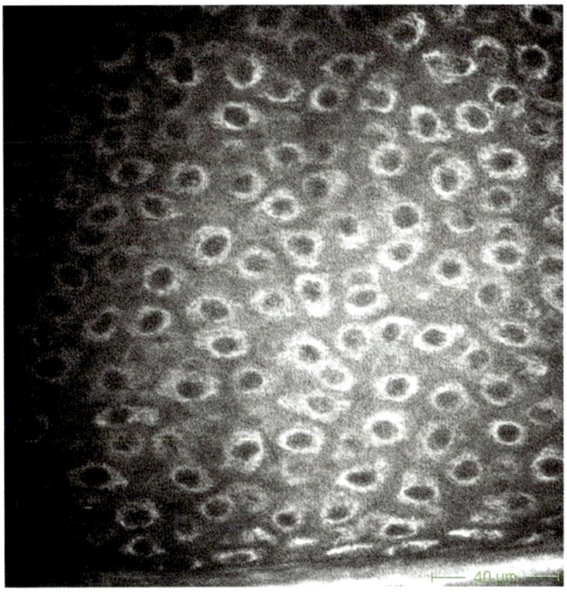

■ **Abb. 8.7** Multiphotonentomografie gesunder Haut. Die Keratinozyten sind voneinander abgrenzbar, die Zellkerne erscheinen dunkel. Horizontalschnitt in Höhe des Stratum basale der Epidermis, Balken 40 μm. (Mit freundlicher Genehmigung von Dr. Martin Kaatz, JenLab GmbH, Jena)

Coßmann M, Welzel J (2006) Evaluation of the atrophogenic potential of different glucocorticoids using optical coherence tomography, 20-MHz ultrasound and profilometry; a double-blind, placebo-controlled trial. Br J Dermatol 155: 700–706

Dimitrow E, Ziemer M, Koehler MJ et al (2009) Sensitivity and specificity of multiphoton laser tomography for in vivo and ex vivo diagnosis of malignant melanoma. J Invest Dermatol 129: 1752–1758

Gareau D, Li Y, Huang B et al (2008) Confocal mosaicing microscopy in Mohs skin excisions: feasibility of rapid surgical pathology. J Biomed Opt 13: 054001-1-054001-12

Gerger A, Koller S, Weger W et al (2006) Sensitivity and specificity of confocal laser-scanning microscopy for in vivo diagnosis of malignant skin tumors. Cancer 107: 193–200

Hanau A, Stücker M, Gambichler T et al (2003) Nichtinvasive Diagnostik von Hautfunktionen. Hautarzt 54: 1211–1223

König K, Speicher M, Bückle R et al (2009) Clinical optical coherence tomography combined with multiphoton tomography of patients with skin diseases. J Biophoton 2: 389–397

Nori S, Rius-Diaz F, Cuevas J et al (2004) Sensitivity and specificity of reflectance-mode confocal microscopy for in vivo diagnosis of basal cell carcinoma: a multicenter study. J Am Acad Dermatol 51: 923–930

Pellacani G, Guitera P, Longo C et al (2007) The impact of in vivo reflectance confocal microscopy for the diagnostic accuracy of melanoma and equivocal melanocytic lesions. J Invest Dermatol 127: 2759–2765

Ulrich M, Maltusch A, Rius-Diaz F et al (2008) Clinical applicability of in vivo reflectance, confocal microscopy for the diagnosis of actinic keratoses. Dermatol Surg 34: 610–619

Infektionskrankheiten

Viren

Humane Papillomviren

Eggert Stockfleth und Ingo Nindl

9.1 Einführung

Humane Papillomviren (HPV) infizieren ausschließlich Epithelzellen der Haut oder Schleimhaut. Die Infektiosität variiert stark und ist von der Menge der vorhandenen Viruspartikel, der Art und Intensität des Kontakts sowie dem Immunstatus des infizierten Menschen abhängig.

Bisher werden mehr als 150 humane Papillomvirus(HPV)-Genotypen (weniger als 90% Homologie in der DNA-Sequenz des Hauptstrukturproteins L1) unterschieden, von denen etwa die Hälfte Infektionen im Genitaltrakt verursachen (◘ Tab. 9.1). Mit sehr sensitiven Methoden können zwar in einer Warze mehrere HPV-Typen nachgewiesen werden, wobei nur ein HPV-Typ mit einer hohen Viruslast (>1 Kopie pro Zelle) vorhanden ist, der diese Erkrankung auslöst. Partielle HPV-Sequenzen, die in Biopsien identifiziert wurden, lassen auf die Existenz von mehr als 50 weiteren HPV-Typen schließen. Die außerordentliche Vielfalt der Papillomviren gilt als Ergebnis einer Evolution über viele Millionen Jahre.

Papillomviruspartikel sind kugelig mit einem Durchmesser von 50–55 nm. Die Proteinhülle **(Kapsid)** ist aus 72 identischen Untereinheiten als Ikosaeder aufgebaut. Sie umschließt das Virusgenom, eine ringförmig geschlossene, doppelsträngige DNA mit 7200–8000 Basenpaaren. Die Genomorganisation aller Typen weist große Gemeinsamkeiten auf. Man unterscheidet 3 Regionen:

- Eine etwa 400–1000 Basenpaare umfassende, nicht kodierende Region mit regulatorischen Aufgaben bei der Transkription und DNA-Replikation.
- Eine frühe Region (early region) aus offenen Leserahmen (ORF, open readingframes) (E1–7) mit der Kodierung für regulatorische Proteine in der DNA-Replikation, Transkription und Zelltransformation. Frühe Region bezieht sich auf die frühe Expression viraler Gene während des Lebenszyklusses.
- Eine späte Region (late region), die für die viralen Strukturproteine L1 und L2 kodiert (späte virale Expression).

◘ Tab. 9.1 HPV-Typen in Haut- und Genitalläsionen sowie Kopf-Hals-Tumoren, modifiziert nach de Villiers [1997]

Läsionsort	Läsion	Virustypen
Haut	Verrucae vulgares	1–4, 26–29, 38, 41, 49 57, 63, 65, 75–77
	Schlachterwarzen	2, 7
	Epidermodysplasia verruciformis	2, 3, 5, 8–10, 12, 14, 15, 17, 19–25, 34, 47, 50
	Morbus Bowen	16, 34, 35
	Spinozelluläres Karzinom	5, 8, 14, 17, 20, 41, 47
Genitale	Condylomata acuminata	6, 11 (seltener 42, 44, 51, 55, 69, 70)
	In-situ-Karzinome	6, 11, 16, 18, 30–35, 39, 40, 42, 43, 45, 51, 52, 56, 57, 59, 61, 62, 64, 71
	Karzinome	16, 18, 31, 33, 35, 39, 45, 51, 52, 54, 56, 66
Kopf-Hals-Tumoren	Papillome	6, 7, 11, 32, 57, 72, 73
	Fokale epitheliale Hyperplasie Heck	13, 32
	Karzinome	2, 6, 11, 16, 18, 30

Bei den als Hochrisikotypen identifizierten genitalen HPV-Genotypen kann es zur Integration von Virus-DNA in das Wirtsgenom kommen. Die virale Integration genitaler HPV Typen erfolgt erst zu einem späten Zeitpunkt während der Karzinogenese (Zervixkarzinom). Die Expression der Gene E6 und E7 führt zu einer Immortalisierung von Keratinozyten. Die Proteine bedingen eine Stimulation der Zellproliferation und verzögern gleichzeitig Zelldifferenzierung und Zellalterung. Die unterschiedliche Assoziation von HPV6/HPV11 mit Condylomata acuminata sowie von HPV16/HPV18 mit zervikalen Carcinomata in situ und Karzinomen korreliert mit unterschiedlichen Aktivitäten der E6- und E7-Genprodukte, die daher als die entscheidenden Onkogene gelten. Man vermutet, dass eine weitere Gruppe von kutanen HPV-Typen (5, 8, 17 und weitere) bei Personen mit normaler Immunabwehr nur zu subklinischen Infektionen, bei Patienten mit Epidermodysplasia verruciformis oder erworbenen Immundefekten jedoch zu extensivem Befall an Warzen führen kann. Bei Einwirkung zusätzlicher kanzerogener Faktoren wie UV-Strahlung kommt es dann häufig zur Entwicklung von kutanen Plattenepithelkarzinomen.

> **Genitale Hochrisiko-HPV-Typen sind mit malignen Tumoren der Cervix uteri assoziiert.**

Zum Nachweis von HPV-Typen stehen verschiedene Untersuchungsmethoden zur Verfügung:

- Direkte Immunfluoreszenz-Mikroskopie: Erkennung über gruppenspezifische Antigene in hochdifferenzierten Zellen mit hohem Virusgehalt; kommerziell erhältliche Testverfahren, aber wenig sensitiv und nicht spezifisch
- Serologische Tests: Keine Routinemethode, fast alle bekannten HPV-Genotypen nachweisbar
- DNA-Hybridisierung: Als Standardmethode zur Identifizierung neuer HPV-Typen galt die Southern-Blot-Hybridisierung, nicht andere Verfahren wie Hybrid capture (HC) oder Filter-in-situ-Hybridisierung (FISH). Der HC-Test erlaubt keine exakte Typisierung. Eine Differenzierung in Niedrig- und Hochrisiko-HPV-Typen ist aber möglich. HC-Test ist ähnlich sensitiv wie die Polymerasekettenreaktion (PCR), aber weniger spezifisch für den Hochrisiko-HPV-Nachweis.
- PCR: Gut zugänglich, durch exponenzielle Amplifikation können auch kleinste Mengen von Viren in Abstrichen, Kryogewebe und fixiertem Gewebe nachgewiesen werden; mit gruppenspezifischen PCR-Sonden ist sie typenspezifisch und hoch sensitiv.

Epidemiologie

Aufgrund der Vielzahl an Subtypen des Erregers, der massiven Durchseuchung weltweit und des unkomplizierten Infektionswegs handelt sich um eine weltweit sehr häufige Erkrankung. Die Inzidenz liegt weltweit bei etwa 13% und weist einen Gipfel im zweiten Lebensjahrzehnt auf. Die Anzahl der Erkrankungen nimmt in den letzten Jahren deutlich zu. Immunsupprimierte Patienten (HIV/AIDS, Organtransplantierte) können aufgrund ihrer eingeschränkten zellulären Immunabwehr ausgedehnte, ausgefallene und äußerst therapieresistente Warzen vor allem an untypischen Hautarealen ausbilden.

Aufgrund der Wirtsspezifität ist die Übertragung bei HPV von Mensch zu Mensch und bei Papillomviren (PV) von Tier zu Tier möglich. Eine HPV-Übertragung von Mensch zu Tier ist sehr unwahrscheinlich. Viruspapillome kommen bei fast allen Säugetieren, Haustieren (Rindern, Pferden, Hunde, Katzen) und Vögeln vor. Epidemieartige Erkrankungen sind bei Schlachthauspersonal als berufstypische Erkrankung wie Schlachterwarzen bekannt (HPV7). Der ständige und direkte Kontakt des Schlachthauspersonals mit Fleisch begünstigt sehr wahrscheinlich die typenspezifische Replikation von HPV7. HPV kann sich nur in benignen Läsionen (Warzen), nicht jedoch in malignen Läsionen (Karzinomen) vermehren. Warzen werden durch direkten Hautkontakt oder durch HPV-kontaminierte Gegenstände (unbelebte infektiöse Viren) übertragen. Sehr häufig kommt es zur Autoinokulation mit multipler Ausbreitung. Deshalb haben Kindern mit Warzen an den Fingern sehr häufig Warzen im Bereich des Mundes und der Mundschleimhaut. Warzen breiten sich auch strichförmig entlang von Kratzverletzungen aus.

Die Inkubationszeit von HPV-Infektionen ist sehr unterschiedlich und kann zwischen Wochen und Jahren variieren. Ein großer Anteil infizierter Personen weist lediglich eine latente oder subklinische Infektion auf, in der Virus-DNA nachweisbar ist, ohne klinische Symptome zu verursachen.

> **Die Persistenz von HP-Viren in subklinischen Arealen wird allgemein für die hohe Rate an Rezidiven verantwortlich gemacht.**

Ätiopathogenese

Papillomviren gelangen über Mikroverletzungen zum Stratum basale der Epidermis. Wundheilung sowie die Aktivität früher viraler Proteine unterstützen das Virus bei der Etablierung in den normalerweise ruhenden Zellen. Nach einer unbestimmten Latenzzeit verursacht HPV es verstärktes Zellwachstum. Die Differenzierungsfähigkeit der infizierten Zellen bleibt in den meisten Fällen erhalten, nicht jedoch während der Vermehrung von HPV in gutartigen Warzen. Histologisch entsteht ein typisches Akanthopapillom als selbst limitierender gutartiger epithelialer Tumor. Mit fortschreitender Differenzierung der Keratinozyten werden zunehmend virale Gene der frühen Region exprimiert. In den Zellen der oberen Hautschicht werden virale Strukturproteine der späten Region gebildet und schließlich reife infektiöse Viruspartikel zusammengesetzt. Zellkerne in den oberen keratinisierten Hautschichten können zum Teil erhebliche Viruspartikelkonzentrationen aufweisen. Mit dem Abschilfern der Zellen werden diese Partikel freigesetzt und bedingen weitere Infektionen.

■ **Klinik**

Zur Klinik der verschiedenen Warzentypen ▶ Abschn. 9.2.

■ **Therapie**

Die Behandlung HPV-assoziierter Veränderungen geht heute in Richtung Steigerung der lokalen Immunabwehr, abhängig von Lokalisation und Anzahl der zu behandelnden Areale. Da es sich um virusbedingte Erkrankungen handelt, die in einem hohen Prozentsatz zu spontaner Regression neigen, sollte eine Therapie nicht zu aggressiv sein, keine Narben verursachen und möglichst schmerzarm sein. Die Ausnahme bildet die konsequente Entfernung von tumorösen Hauterscheinungen, die ein Risiko zur malignen Entartung haben. Ebenso bedürfen auffällige Befunde bei immunsupprimierten Patienten besonderer Aufmerksamkeit. Herkömmlich angewendete Therapieverfahren entfernen medikamentös oder chirurgisch die Warzen, bekämpfen allerdings nicht die zugrunde liegende Virusinfektion. Sie sind daher primär effektiv, durch den Verbleib von subklinischen virusinfizierten Zellen in der Umgebung besteht ein Rezidivrisiko.

Die Auswahl der Therapie richtet sich nach Typ, Zahl, Größe und Lokalisation der Warzen. Außerdem kann nach der Erfahrung und den Fähigkeiten des Therapeuten und nach den Bedürfnissen und Fähigkeiten des Patienten ausgewählt werden. Prinzipiell stehen Therapien zur Selbstanwendung durch den Patienten und Therapien zur Anwendung durch den Arzt zur Verfügung.

Kryotherapie Die Anwendung von flüssigem Stickstoff ist weit verbreitet. Dieser kann entweder in Form eines Sprays, einer Metallsonde oder mit einem Watteträger aufgebracht werden. Die Applikation als Spray ist schneller, präziser und erlaubt das Gefrieren von tieferen Hautschichten. Das Prinzip besteht in der Erzeugung einer subepidermalen Blase, mit der die Warze abgehoben wird. Die Abheilung erfolgt ohne Narbe. Das HPV wird durch das Gefrieren nicht geschädigt. Kryotherapie sollte in einem Intervall von 1–3 Wochen angewandt werden.

Operativ Warzen können unter Lokalanästhesie mit scharfem Löffel, Elektroschlinge oder Scherenschlag entfernt werden. Auch Dornwarzen können chirurgisch beseitigt werden, allerdings sind die Läsionen dann tief, schmerzhaft und heilen narbig ab. Die Hauptindikation für die chirurgische Entfernung liegt bei einzeln stehenden, spitzen oder gestielten Warzen.

Laserablation Zur Exzision und Vaporisation von Warzen können CO_2- oder Farbstofflaser angewendet werden. Da Viruspartikel potenzielle Infektionsquellen für Patienten und Behandler darstellen, ist eine adäquate Absaugung mit Filter erforderlich. Laserablation ist besonders für periunguale Warzen und große Warzenareale des Genitales geeignet.

Keratolyse Für alle hyperkeratotischen Warzen, besonders für Plantarwarzen, empfiehlt sich eine kombinierte Behandlung mit einem salizylsäurehaltigen Pflaster und danach Abtragen der Hornzellmassen mit Schere, Skalpell oder Hornhauthobel. Salizylsäurehaltige Präparate stehen für Patienten als Pflaster, Lack oder Lösung und in Kombination mit anderen Inhaltsstoffen wie Milchsäure oder 5-Fluorouracil für die Behandlung von Verrucae vulgares zur Verfügung. Die Therapie kann Wochen, aber auch deutlich länger dauern. Zur Behandlung von Verrucae planae juveniles im Gesicht sollten mild wirkende keratolytische Mittel angewendet werden. Trichloressigsäure kann als 20- bis 50%ige Lösung durch den Arzt auf Warzen aufgetragen werden. Diese Therapie ist bei Condylomata acuminata möglich, allerdings muss sorgfältig auf die Eindringtiefe geachtet werden.

Zytostatisch wirksame Substanzen Über lange Zeit wurde Podophyllin als 20- bis 25%ige Lösung zur Behandlung von Warzen der Schleimhäute eingesetzt. Aufgrund der Nebenwirkungen gilt dies nach Maßgabe der Fachgesellschaften heute als obsolet. Zum Einsatz kommt Podophyllotoxin, eine standardisierte 1%ige Lösung aus Podophyllin, die für die Selbstbehandlung von Condylomata acuminata durch den Patienten geeignet ist.

Immunologische Therapie Ein erster kausaler Therapieansatz besteht in der Applikation von Interferonen zur Beeinflussung der spezifischen Immunantwort gegen die Virusinfektion. Interferone werden intraläsional, subkutan oder als topisches Gel angewendet. In der klinischen Anwendung konnten sie sich bisher nicht durchsetzen, da sie teuer und in ihrer Wirksamkeit herkömmlichen Therapieverfahren nicht überlegen sind. Das Prinzip der Stimulierung einer spezifischen T-Zell-Antwort wird seit einigen Jahren erfolgreich durch Imiquimod genutzt. Dieser Immune response modifier induziert lokal die Bildung von Zytokinen, wie auch Interferonen, kann vom Patienten als Creme aufgetragen werden und erfasst auch subklinisch in der Umgebung der Warze infizierte Zellen. Es ist zur Therapie von Condylomata acuminata in Deutschland zugelassen. Polyphenone oder grüner Tee wurde in einer besonderen Formulierung zur topischen Therapie von Condylomata acuminata zugelassen. Es wird über eine antioxidative und antiproliferative Wirkung des Polyphenons diskutiert.

Weitere Empfehlungen

Da Warzen gerade bei Kindern oft selbst limitierend sind, sollte eine Therapie gründlich abgewogen werden. Finden sie sich urethral, perianal oder genital, sollte die Behandlung von Spezialisten durchgeführt werden. Ein begünstigendes feuchtes Milieu sollte beseitigt werden. Patienten mit Condylomata acuminata werden über den Infektionsmodus und eine Partneruntersuchung aufgeklärt, weitere sexuell übertragbare Erkrankungen werden ausgeschlossen. Treten Condylomata acuminata bei Kindern auf, besteht die Möglichkeit von sexuellem Missbrauch. Dieser ist allerdings deutlich seltener als früher angenommen. Patientinnen mit anogenitalen Warzen sollten über eine mögliche Assoziation bestimmter HPV-Genotypen mit zervikalen Dysplasien und entsprechende Vorsorgeuntersuchungen aufgeklärt werden.

Prophylaxe

In den letzten Jahren wurden prophylaktische HPV-basierende **Impfstoffe** gegen Zervixkarzinome entwickelt, welche eine HPV-Infektion verhindern. Kommerziell sind seit 2006 zwei verschiedene Impfstoffe verfügbar, die beide das virale Kapsidprotein L1 von den Typen HPV6, HPV11, HPV16 und HPV18 (Gardasil) oder HPV16 und HPV18 (Cervarix) enthalten. Diese Impfstoffe werden in Deutschland von der ständigen Impfkommission (STIKO) des Robert-Koch Instituts für junge Frauen vor dem ersten Geschlechtsverkehr (12–17 Jahre) empfohlen. Zervixkarzinome werden von verschiedenen Hochrisiko-HPV-Typen verursacht, von denen 70% mit HPV16 und HPV18 infiziert sind. Aufgrund der geringen Kreuzreaktivität dieser Impfstoffe mit verwandten Hochrisikotypen wird ein Impfschutz von 70–80% gegen Zervixkarzinome vermutet. Eine potentielle prophylaktische Wirksamkeit wird von Experten auch gegen weitere HPV16/HPV18-verursachte Krebserkrankungen erwartet (Adenokarzinome, Vulvakarzinome, Peniskarzinome, Karzinome des Kopf-Hals-Bereichs). Weltweit beschäftigen sich mehrere Arbeitsgruppen mit der Entwicklung HPV-basierter, therapeutischer Impfstoffe gegen Zervixkarzinome, deren Wirksamkeit bisher nur vereinzelt mit klinischen Studien untersucht wurde. Ein weiteres Ziel ist die Entwicklung eines prophylaktischen Impfstoffes gegen Warzen, der auch bei immunsupprimierten organtransplantierten Patienten eingesetzt werden soll.

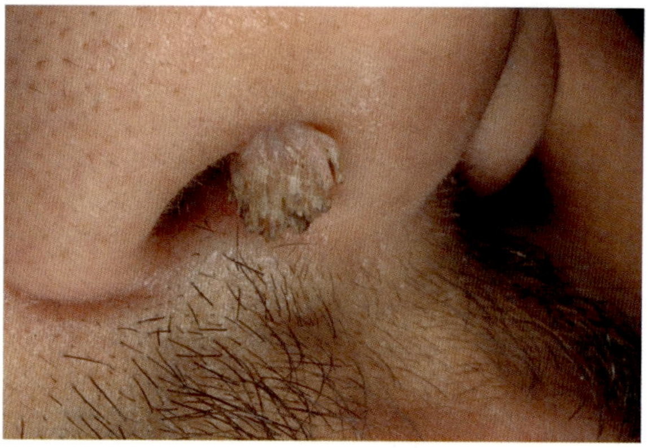

Abb. 9.1 Filiforme Warze im Naseneingang

9.2 Warzen

Synonym

Verrucae

Warzen sind benigne, virusbedingte, rückbildungsfähige Epithelhyperplasien, meist mit Papillomatose, Akanthose und Hyperkeratose, die ausschließlich an Haut und Schleimhaut vorkommen. Die Vermehrung von HPV findet in diesen benignen Erkrankungen statt. Die Rate spontaner Regressionen von Hautwarzen liegt bei etwa 60% in den ersten 2 Jahren und gilt als Resultat einer lokalen zellulären Immunreaktion. Sie ist meist mit bleibender Immunität verbunden. Im Folgenden werden die Warzen aufgrund ihrer morphologischen Eigenschaften ohne weitergehende Berücksichtigung der Erregertypen beschrieben.

9.2.1 Verrucae vulgares

Epidemiologie

Vulgäre Warzen kommen in der Regel multipel vor und können Haut und Schleimhaut jeder Lokalisation befallen. Akrozyanotische Körperpartien, die mechanischer Beanspruchung ausgesetzt sind, sind sehr häufig betroffen. Kinder mit atopischer Dermatitis scheinen aufgrund des sebostatischen Hauttyps und der verringerten zellulären Immunität empfänglicher für eine Virusinokulation zu sein.

Klinik

Die initiale Warze ist etwa 2–3 mm groß, von einer Verruca plana juvenilis wenig verschieden. Sie imponiert als sich kalottenförmig vorwölbende, harte, hautfarbene Papel. Allmählich wird sie größer, ihre Oberfläche wird durch zunehmende Verhornung rau. Sie ist scharf umschrieben und von einer zerklüfteten, grau-gelblichen, durch äußere Verschmutzung und Bluteinlagerungen auch schwärzliche Hyperkeratose gekrönt. Besonders als so genannte Mutterwarze wird sie 5–10 mm groß. In der Umgebung entstehen durch Autoinokulation oft Tochterwarzen. Die Gestalt der Warzen wird durch ihren speziellen Sitz beeinflusst.

An **Fingern und Handrücken** finden sich klassische kalottenförmige Warzen.

In den engen und vor äußeren Einwirkungen geschützten **Bereichen zwischen Fingern und Zehen** werden die Warzen mehr papillomatös.

Paronychiale Warzen sind häufig. Sie können sich überall im paronychialen Bereich wie am proximalen oder seitlichen Nagelfalz ansiedeln. Bei seitlichem Sitz können sie unter die Nagelplatte einwachsen, zu partieller Onycholyse führen und starke Schmerzen verursachen. Durch Fingerkauen werden paronychiale Warzen häufig verschleppt **(Pseudo-Koebner-Phänomen)**, da sich die Warzenviren leicht in den Epitheldefekten absiedeln können. Gleiches wird bei Patienten beobachtet, welche ständig zwangartig die Haut im Paronychialraum abziehen.

Selten entwickeln sich Warzen primär subungual. Sie sind dann tumorartig, druckschmerzhaft, unter der Nagelplatte direkt im **Nagelbett** lokalisiert und können zu Knochenusurierungen führen. Differenzialdiagnose sind Keratoakanthom, spinozelluläres Karzinom, Glomustumoren, subunguale Exostosen, Chondrome und Nagelpsoriasis.

An den Augenlidern kommen bevorzugt filiforme Warzen mit langem fadenförmigem Stiel (Pinselwarzen) vor. Sie werden oft für Fibrome gehalten.

Im **Bartbereich** finden sich kalottenförmige, aber auch filiforme Warzen, nicht selten in großer Zahl. Sie werden durch das Rasieren leicht angeschnitten und neigen dann zu großflächiger dichter Aussaat (Autoinokulation).

Warzen sind am **Lippenrot** gewöhnlich papillomatös oder filiform und sehen oft weiß aus.

Am **Kapillitium** treten Warzen nicht selten in Form von zotten-, faden- oder fingerförmigen Auswüchsen (Verrucae digitatae) auf, ähnlich papillomatösen Fibromen.

Am **Penisschaft und Außenseiten der großen Labien** finden sich solitäre oder multiple verruköse, breitbasig aufsitzende, hautfarbene oder hyperpigmentierte Papeln. Beim zytologischen Nachweis von Zellatypien liegt eine bowenoide Papulose vor.

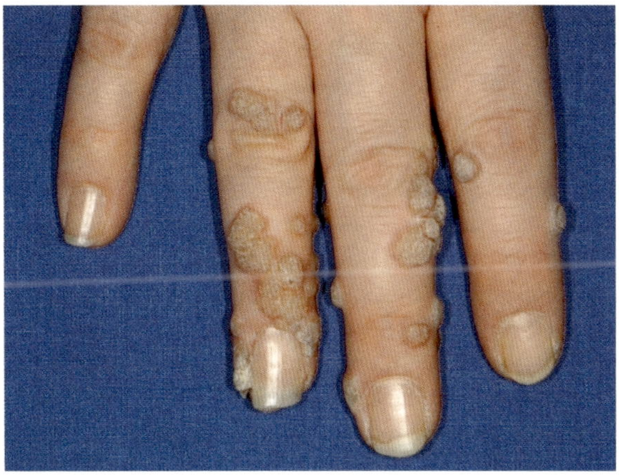

Abb. 9.2 Verrucae vulgares

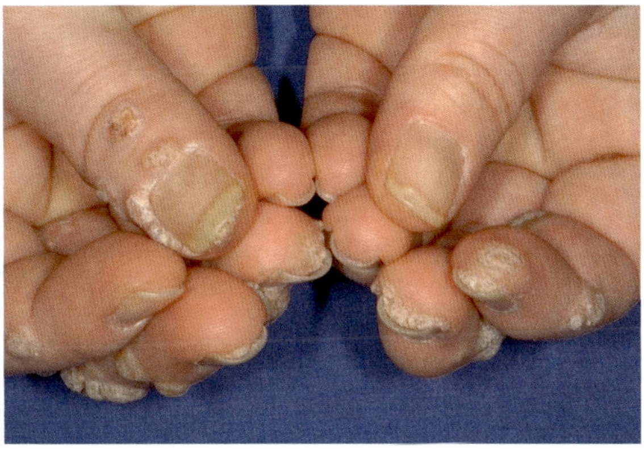

Abb. 9.3 Verrucae vulgares, paronychiale Warzen und subunguale Warzen

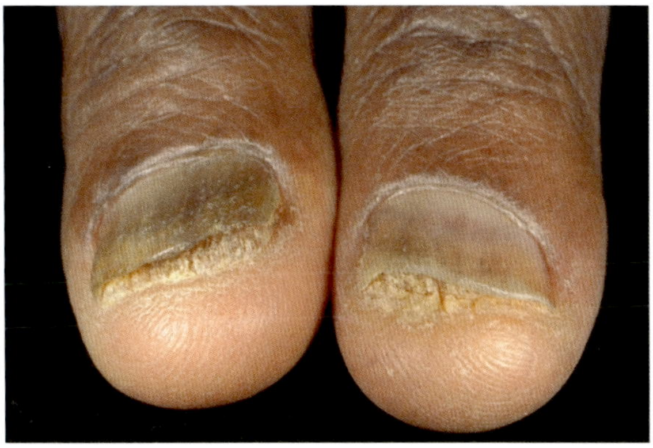

Abb. 9.4 Subunguale Warzen

▪ Differenzialdiagnose

Bei atypischen Befunden, beim Auftreten von Warzen bei älteren Patienten und bei therapieresistenten Verläufen sollten differenzialdiagnostisch berücksichtigt werden: Keratoakanthom oder Plattenepithelkarzinom bei aktinisch geschädigter Haut und an den Lippen sowie am Ohr; Cornu cutaneum auf aktinischer Keratose, Morbus Bowen; warziges Dyskeratom Szymanski und Trichilemmon bei solitärem Auftreten im Gesicht; hypopigmentierte seborrhoische Keratose im Gesicht oder am Körperstamm bei älteren Patienten; hypertropher Lichen ruber, besonders an den Unterschenkeln mit Juckreiz und weiteren

Haut- und Schleimhautmanifestationen; Arsenkeratosen an Handinnenflächen und Fußsohlen; Keratosis palmoplantaris punctata, Clavi syphilitici.

▪ Histopathologie

Das feingewebliche Bild weist Wachstum mit epidermaler Hyperplasie auf. Diese besteht aus einer Verbreiterung der Epidermis (Akanthose) und fingerförmig ausgezogenen bindegewebigen Papillen (Papillomatose) zwischen den stark verlängerten Retezapfen. Prominente dilatierte Gefäße in der oberen Dermis ermöglichen den Austritt von Blutbestandteilen in das Stratum corneum. Im oberen Stratum spinosum und im Stratum granulosum liegen große, vakuolisierte Zellen (ballonierte Retezellen) mit basophilen Kerneinschlüssen. Die Epidermis ist von ausgeprägter Hyperkeratose bedeckt, die charakteristische schlotförmige Parakeratosekegel und hämorrhagische Einschlüsse aufweist.

In der elektronenmikroskopischen Untersuchung können Viruspartikel fast ausschließlich in ballonierten Zellen (Koilozyten) im oberen Stratum spinosum, im Stratum granulosum und in den Kernresten der Parakeratose nachgewiesen werden. Der vergrößerte Zellkern ist auf die Amplifikation des HPV-Genoms beziehungsweise starke Transkription viraler Gene (Strukturproteine) zurückzuführen.

▪ Verlauf

> **Verrucae vulgares heilen in den meisten Fällen spontan nach unterschiedlich langem Verlauf von Wochen, Monaten oder Jahren narbenlos ab.**

Narben treten lediglich nach therapeutischer Intervention auf. Eine entzündliche Umwandlung der Warzen signalisiert die immunologische Abwehrreaktion des Körpers mit nachfolgender Abstoßung.

9.2.2 Verrucae plantares

▪ Synonym

Dornwarzen

▪ Epidemiologie

Die Häufigkeit entspricht der von Verrucae vulgares. Verrucae plantares kommen oft bei Kindern und Jugendlichen vor. Die Übertragung erfolgt durch Kontakt mit Viruspartikeln. Die Patienten infizieren sich häufig in Schwimmbädern, Gemeinschaftsduschen oder Turnsälen: Durch Feuchtigkeit und Wärme werden infizierte Keratinozyten von Fußsohlen einer Person freigesetzt, und es kann zur Inokulation von Viruspartikeln in die mazerierte Haut von Gesunden kommen.

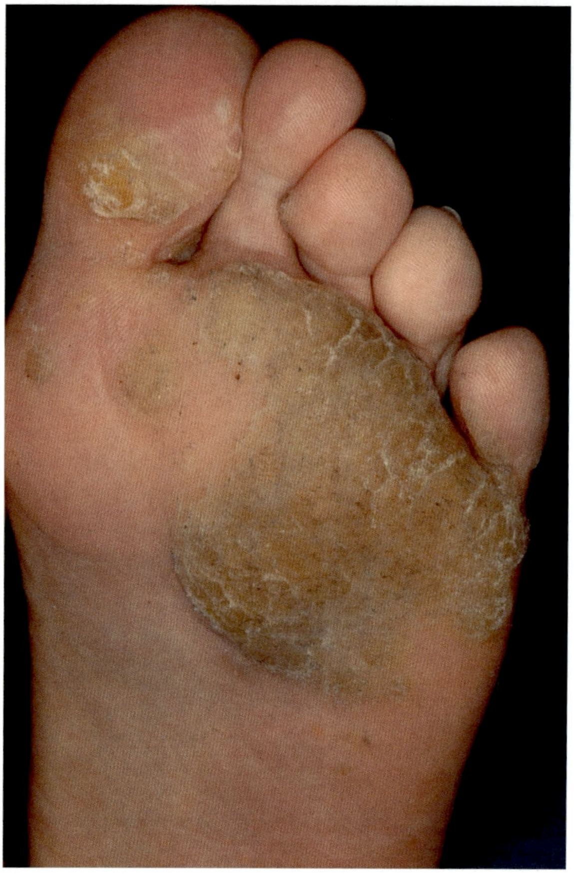

Abb. 9.5 Verrucae plantares (Mosaikwarzen)

▪ Klinik

Plantarwarzen können einzeln oder multipel vorkommen und finden sich typischerweise an den Metakarpalköpfchen. Die einzeln stehende Dornwarze kann sehr schmerzhaft sein, wenn sie in der Belastungszone des Fußes auftritt. Sie wird beim Gehen durch das Körpergewicht in die Fußsohle gedrückt. Durch einen umgebenden reaktiven Kallus ist sie auf breiter Fläche abgedeckt. Den Warzendorn stellt man durch Druck auf das Zentrum fest. In diesem Bereich finden sich zahlreiche bräunliche bis schwärzliche Punkte oder kleine Streifen, die durch schlotförmige Blutungen aus den Kapillaren in das Warzenepithel und anschließend transkorneale Erythrozytenausschleusung zustande kommen.

An den Fußsohlen konfluieren multiple Warzen zu einem mosaikartigen Teppich (**Mosaikwarzen, Myrmezien**) und breiten sich beetartig aus. Durch mechanischen Abrieb und den Druck des Körpergewichts sind sie kaum oder nicht erhaben. In sehr seltenen Fällen können große, sehr tief reichende Papillome als Riesenwarzen an der fersennahen Fußsohle auftreten. Entsprechend kommen diese Warzen auch an der Volarfläche der Hände vor.

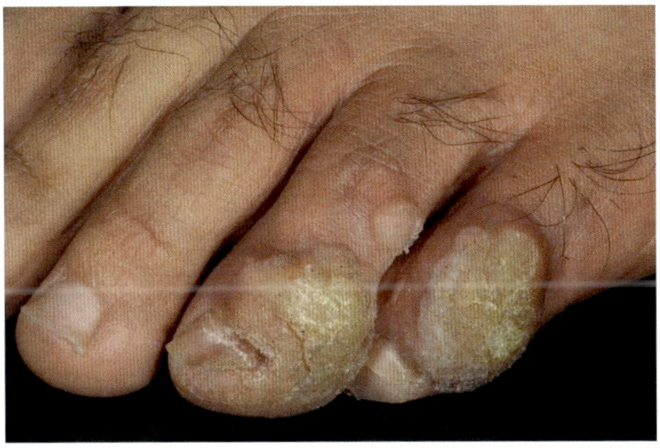

Abb. 9.6 Verrucae vulgares

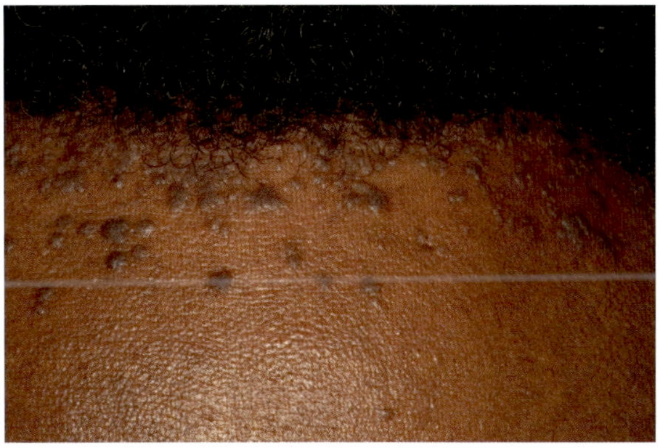

Abb. 9.7 Verrucae planae

▪ **Differenzialdiagnose**

Die Warzenhämorrhagien sind hilfreich zur Abgrenzung gegenüber Klavus, der einen zentralen verhornten Kern hat, und Kallus, der eine einfache Hyperkeratose darstellt. Die Unterscheidung zwischen einer Riesenwarze der Ferse, die benigne und reaktiv ist, und einem Epithelioma cuniculatum als verrukösem Karzinom (▶ Kap. 102) erfolgt aufgrund von Ausprägung und histologischer Klassifikation. Bei einer großen therapieresistenten Plantarwarze eines Erwachsenen sollten daher Biopsie und histologische Abklärung erfolgen.

▪ **Histopathologie**

Plantare Warzen sind in der Regel angefüllt mit viralen Einschlüssen, die auffällige Veränderungen im Stratum granulosum verursachen. In jedem Fall fehlen die papillaren Strukturen einer Verruca vulgaris. Verruköse Karzinome sind typischerweise unauffällig ohne Mitosen oder virale Veränderungen, sodass diese Diagnose schwierig zu stellen ist.

▪ **Verlauf**

Verrucae plantares sind in den meisten Fällen asymptomatisch, therapieresistent und neigen zu Rezidiven.

9.2.3 Verrucae planae juveniles

[Besnier und Doyon 1881]

▪ **Synonym**

Plane Warzen

▪ **Klinik**

Plane Warzen bestehen aus flachen kleinen Papeln, oft dezent hyperpigmentiert, die vor allem im Gesicht entstehen. Sie sind rundlich oder oval und wegen ihres stumpfen grauen, grau-gelblichen oder gelbbraunen Farbtons unauffällig. Sie treten typischerweise bei Kindern und Jugendlichen auf und können sich plötzlich in erheblicher Anzahl ausbreiten. Ähnliche Veränderungen finden sich an Hand- und Fingerrücken, Handgelenken, dem distalen Unterarm, an Stirn und Schläfen. Im Bart und an den Beinen breiten sich die Erscheinungen aus (Inokulation durch Rasieren). Eine entzündliche Rötung signalisiert häufig die immunologische Abwehr gegen die Viruspapillome, welche trotz monate- oder jahrelangem Verlauf innerhalb weniger Tage narbenlos abheilen.

▪ **Differenzialdiagnose**

Weisen Patienten multiple, große, flache Verrucae planae auf, kann eine Epidermodysplasia verruciformis vorliegen. Lichen ruber und Lichen nitidus können klinisch und histologisch unterschieden werden. Acrokeratosis verruciformis, eine Erscheinungsform des Morbus Darier, zeigt histologisch Dyskeratose. Verruca-plana-ähnliche seborrhoische Warzen bei älteren Leuten sehen klinisch ähnlich aus.

▪ **Histopathologie**

Die Veränderungen sind subtil: mäßige Akanthose, aber kaum Papillomatose, geringe Hyperkeratose mit Parakeratose, ballonierte Zellen im oberen Stratum granulosum und Stratum corneum sowie kaum entzündliche Veränderungen im oberen Korneum.

9.2.4 Genitalwarzen

▪ **Synonym**

Feigwarzen

Im intertriginösen Haut-Schleimhaut-Bereich kommen vier klinische Varianten vor:

- Condylomata acuminata: spitze Kondylome (klassischer Typ)

- Condylomata plana: vorwiegend an Cervix uteri und Präputium
- Bowenoide Papulose
- Condylomata gigantea: destruierende Form der Riesenkondylome (Buschke-Löwenstein-Tumoren)

Condylomata acuminata

Epidemiologie

Die anogenitale HPV-Infektion gilt mit jährlich 30 Mio. Erkrankungen weltweit als eine der häufigsten sexuell übertragbaren Virusinfektionen, welche durch HPV6 oder seltener HPV11 induziert werden. In Deutschland nehmen wie in anderen europäischen Ländern die HPV-Infektionen deutlich zu, der Durchseuchungsgrad ist stark abhängig vom Virustyp. Es gibt einen hohen Anteil an subklinischen Infektionen. Die Prävalenz der Anogenitalwarzen liegt bei etwa 1–2% der sexuell aktiven Bevölkerung im Alter zwischen 15 und 49 Jahren. Als Risikofaktoren gelten vor allem frühe sexuelle Kontakte und häufig wechselnde Sexualpartner.

Klinik

Genitalwarzen wachsen am besten in feuchtwarmer Umgebung, wie unter der Vorhaut, am Anus und auf den kleinen Labien. Begleiterkrankungen wie perianale Dermatitis oder Phimose begünstigen eine HPV-Infektion. Trotz des teilweise monströsen Aussehens kommt es in der Regel nicht zu einer malignen Entartung, die Befunde können spontan abheilen. Zunächst bilden sich kleinste, stecknadelkopfgroße, bei Mazeration weißliche, in anderen Fällen auch rötliche Knötchen, die noch Warzenähnlichkeit besitzen. Allmählich nehmen sie an Zahl und Größe zu, werden papillomatös und wachsen zu blumenkohlartigen Gebilden heran, die schließlich das ganze äußere Genitale überdecken können. Es entstehen gestielte Vegetationen, die sich auseinander blättern lassen. Wo sie zweiseitigem Druck ausgesetzt sind, werden sie abgeplattet und hahnenkammförmig. Ist das Terrain trocken, bleiben auch die Feigwarzen trocken und gut erhalten; die papillomatösen Erscheinungen treten zu Büscheln zusammen. Sie sind haut- bis perlfarben, glänzend und tragen häufig einen Hornbelag. Setzt Mazeration ein, werden sie porzellanfarben und matschig. In der Tiefe der Falten bleiben sie nassrot. Sie mazerieren an Oberfläche und Basis auf weiten Flächen, nässen, werden schmierig, übel riechend und schließlich nekrotisch. Bevorzugte Lokalisationen sind:

- Bei der Frau die großen und kleinen Labien bis zum Introitus vaginae
- Hier herrscht die Blumenkohlform vor. Gelegentlich treten sie auch an Vagina und Portio auf.
- Beim Mann der Sulcus coronarius und das innere Präputialblatt

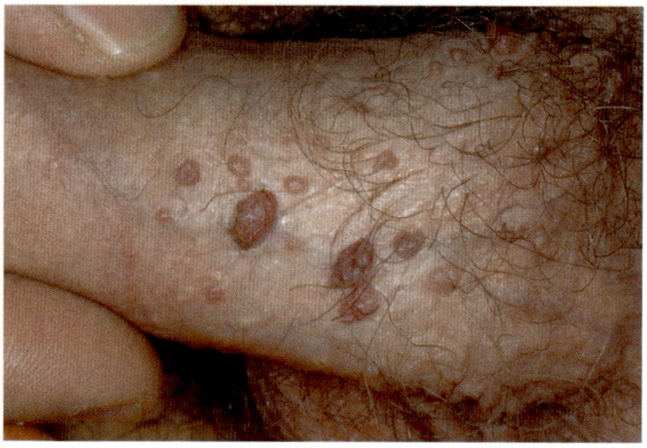

Abb. 9.8 Condylomata acuminata

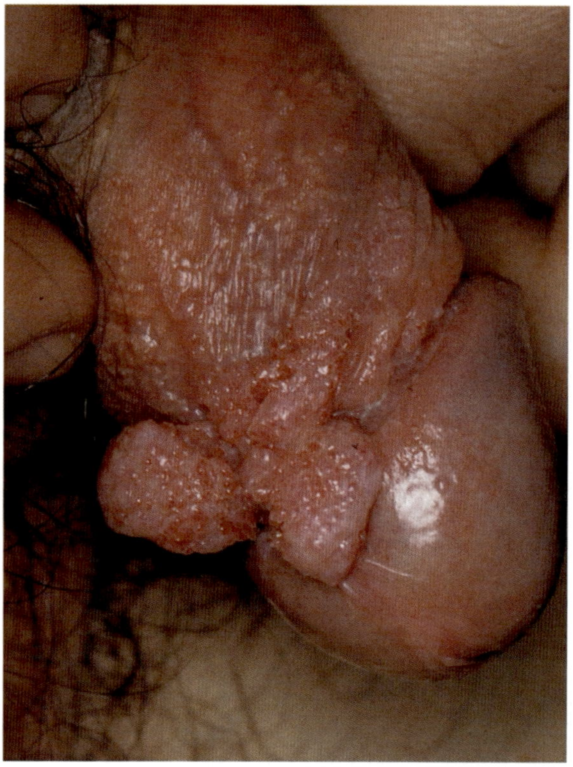

Abb. 9.9 Condylomata acuminata

Im Sulcus sind sie Maulwurftatzen-förmig und haben Ähnlichkeit mit papillomatösen Warzen. Häufig sind auch das Frenulum, seltener die Oberfläche der Glans, gelegentlich das Orificium urethrae befallen. An der Urethralschleimhaut können urethroskopisch ebenfalls Kondylome gefunden werden. Ist der Präputialraum mit Warzen angefüllt, führen Mazeration und Sekundärinfektionen zu Balanitis. Es können entzündliche Druckusuren mit Durchbruch nach außen entstehen (Fensterung). Sie können dann Karzinomen stark ähneln.

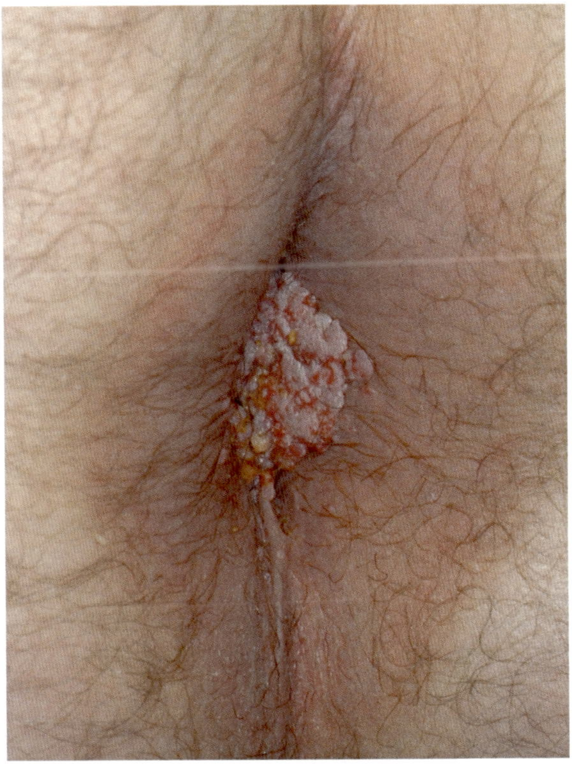

Abb. 9.10 Condylomata acuminata

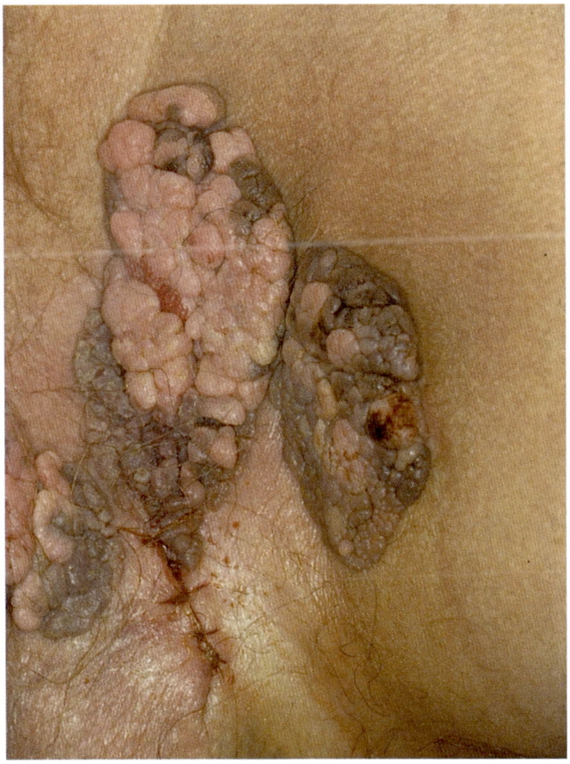

Abb. 9.11 Condylomata acuminata

Anale Feigwarzen werden seitlich gepresst und sind oft hahnenkammartig. Gleiches gilt für eine Lokalisation in den Inguinalbeugen. Nach erfolgreicher äußerer Entfernung der Condylomata acuminata sind daher Anoskopie und Proktoskopie durchzuführen, um intraanale Herde als Rezidivquellen auszuschließen. Homosexuelle Männer gelten als besonders gefährdet für perianale Warzen.

Extraanogenitale Manifestationen sind selten, so im Nabel, unter den Mammae, in den Achselhöhlen oder Nasolabialfalten bei Intertrigo, Seborrhö oder nässenden Ekzemen.

Differenzialdiagnose

Condylomata acuminata haben ein charakteristisches Erscheinungsbild. Die Unterscheidung zu Condylomata lata ist eher sprachlich als klinisch relevant. Letztere sitzen als klinische Manifestationen der sekundären Syphilis breit auf und sind nicht papillomatös, daher nicht mit einer Knopfsonde zu entfalten. Schwierig kann die Unterscheidung von mazerierenden Condylomata acuminata und Pemphigus vegetans sein. Dieser beschränkt sich nur selten auf das Genitale, sondern betrifft auch andere Körperregionen einschließlich der Mundschleimhaut. Seine Vegetationen sind nicht blumenkohlartig. Pusteln am Rand können zur richtigen Diagnose führen.

Condylomata plana

Großflächige plane Warzen oder Condylomata plana finden sich typischerweise an der Cervix uteri und am Präputium. Um die Veränderungen identifizieren zu können, sollte neben einer intensiven inspektorischen (kolposkopischen) Untersuchung zusätzlich ein 5%iger Essigsäuretest durchgeführt werden. Condylomata plana können als Vorstufen intraepithelialer Neoplasien von Vulva, Cervix uteri, Vagina, Penis, perianaler Haut und Anus betrachtet werden. Sie sind häufig mit den Hochrisiko-HPV-Typen 16 und 18 assoziiert.

Bowenoide Papulose

[Lloyd 1970, Kopf und Bart 1977]

Diese flachen Papeln kommen genital, meist bei jungen Menschen im geschlechtsfähigen Alter, vor. An den Schleimhäuten imponieren sie etwas heller, am Penisschaft oder den Labia majora sind sie dunkler pigmentiert (▶ Kap. 79, 80). Man grenzt diese Unterform der Condylomata plana, die fast immer durch HPV-16 oder -18 verursacht werden, begrifflich ab, weil sie histologisch Veränderungen im Sinne eines Carcinoma in situ zeigt. Sie ist daher oft nicht von einem Morbus Bowen zu unterscheiden. Im Gegensatz zu diesem bilden sich die bowenoiden Papeln normalerweise spontan oder unter topischer Warzenbehandlung zurück. Selten ist eine maligne Entartung möglich.

III

Condylomata gigantea

[Buschke 1896, Buschke und Löwenstein 1925]

- **Synonyme**

Riesenkondylom, Buschke-Löwenstein-Tumor
Es handelt sich um destruierend wachsende Warzenpapillome, häufig präputial oder perianal. Hier und am gesamten Perineum kommt es zu rasch wachsenden beetartigen und tumorförmigen Riesenkondylomen, die in die Corpora cavernosa einbrechen und Präputium und Penishaut perforieren können (Knopflocheffekt). Sie enthalten hauptsächlich HPV6 oder HPV11.

In der Regel beginnen diese Veränderungen als Warzen, allerdings entarten sie an einem bestimmten Punkt zu Plattenepithelkarzinomen vom verrukösen Typ (▶ Kap. 102). Klinisch lässt sich der Zeitpunkt der Entartung nicht festlegen. Großflächige penile und perianale Warzen, insbesondere wenn sie sich klinisch als destruierend erweisen, sollten daher generell exzidiert und histologisch aufgearbeitet werden.

9.2.5 Warzen der Mundschleimhaut

Tumorerkrankungen im Kopf-Hals-Bereich

Weltweit werden mehr als 550.000 Plattenepithelkarzinome des Kopf-Hals-Bereichs (HNSCC) diagnostiziert, mit einer jährlichen Mortalität von 300.000. Diese Karzinome sind hinsichtlich der Lokalisation und ihrer Kausalität sehr heterogen. Risikofaktoren sind Rauchen und Alkohol (150-fach erhöhtes relatives Risiko) sowie HPV-Infektionen. Die Niedrigrisiko-Typen HPV11 und HPV6 können Papillome induzieren und der Hochrisiko-Typ HPV16 ist ursächlich mit einer Unterform von HNSCC (Oropharynx, Mund, Rachen) assoziiert.

Larynxpapillome

Benigne Tumoren des Kehlkopfs, die sich je nach Verhornungsgrad in weiche oder härtere, zottige Tumoren mit bevorzugter Lokalisation an den Stimmlippen entwickeln. Bei Jugendlichen (juvenile) gibt es keine geschlechtsabhängige Entwicklung, bei Erwachsenen ist die Inzidenz bei Männern doppelt so hoch wie bei Frauen. Die spontane Regression ist bei juvenilen Larynxpapillomen höher als bei adulten (82% versus 62%). Verursacht wird diese Erkrankung durch HPV11 seltener HPV6, und ist gegensätzlich zu Condyloma acuminata, welche umgekehrt überwiegend mit HPV6 und seltener HPV11 assoziiert sind.

Larynxkarzinome

Larynxkarzinome (Kehlkopfkarzinome) entstehen wahrscheinlich aus Larynxpapillomen. Juvenile Formen entwickeln sich sehr selten in maligne Karzinome, meist in Kombination mit weiteren karzinogenen Faktoren (Röntgenbestrahlung). Adulte Larynxpapillome, insbesondere rezidivierende Tumoren, haben ein höheres Entartungspotential, das mit bis zu 20% angegeben wird. Zusammengefasst wurden in mehreren Fallbeschreibungen selten HPV11 oder HPV6, häufiger HPV16 oder andere genitale Hochrisiko-HPV-Typen gefunden. Die Rolle von HPV und deren Prävalenz ist zurzeit jedoch nur lückenhaft bekannt.

Oropharynxkarzinome (Mund-Rachen-Karzinome)

Männer sind 3- bis 4-mal häufiger betroffen als Frauen. Die jährliche Inzidenz für Oropharynxkarzinome liegt zwischen 0,5 und 2 pro 100.000 Einwohner. Die Erkrankung bricht meist zwischen dem fünfzigsten und siebzigsten Lebensjahr aus (Altersgipfel: 55–65 Jahre). Rauchen und Alkoholkonsum sind wesentliche ätiologische Faktoren jedoch nicht die alleinigen. Die Erkrankung entsteht meistens aus den Tonsillen (Gaumenmandeln), gefolgt von dem Zungengrund. Die Tonsillen scheinen für Infektionen mit Mikroorganismen sowie HPV empfänglich zu sein. Der genitale Hochrisiko-Typ HPV16 ist sehr wahrscheinlich ursächlich für die Entstehung von etwa 20% dieser Karzinome verantwortlich.

Orale Warzen

Die folgende Unterteilung der verschiedenen oralen Warzen ist oft klinisch schwierig. Es bestehen fließende Übergänge zwischen den einzelnen Unterformen.

Verrucae vulgares

Sie zeigen sich als solitäre, schmerzlose, exophytische, papillomatöse, nicht gestielte Effloreszenzen an Zunge, Mundboden, Gaumen, Uvula und Lippen. Ihre Oberfläche ist in der Regel weiß. Sie treten typischerweise bei Kindern und Jugendlichen auf und werden vermutlich von den Händen zur oralen Mukosa übertragen.

Condylomata acuminata

Sie stellen das orale Äquivalent zu genitalen Condylomata acuminata dar. Sie werden im Normalfall von genitalen HPV-Typen verursacht und durch orogenitalen Intimkontakt übertragen. Im ganzen Mundbereich treten kleine, weißliche, warzenähnliche Papeln, oft bis zu 100 Herde, auf. Die Bestandsdauer ist unterschiedlich lang. Eine Spontanabheilung nach Monaten oder Jahren ist möglich. Diese Veränderungen werden häufig bei immunsupprimierten Patienten, insbesondere HIV/AIDS-Patienten, gefunden.

Disseminierte orale Papillomatose

Wenige Patienten, die häufig einen immunsupprimierten Status haben, bilden multiple, sich langsam ausbreitende therapieresistente orale Warzen aus. Bei einigen Patienten finden sie sich bilateral an der Wangenschleimhaut, in der Regel nahe der Mundwinkel.

Fokale epitheliale Hyperplasie

▪ **Synonym**

Morbus Heck

Es handelt sich um die Infektion der oralen Mukosa überwiegend mit HPV-Genotyp 13, 32 und andere, die vor allem bei Indianern und Eskimos auftritt (▶ Kap. 76). Die Krankheit tritt in der Regel in der Kindheit auf. Die Patienten bilden typischerweise Hunderte von verruziformen Papeln aus, teilweise hautfarben, teilweise weiß, an Lippen, Gingiva sowie Mund- und Wangenschleimhaut.

9.2.6 Epidermodysplasia verruciformis

[Lewandowsky und Lutz 1922]

▪ **Synonym**

Verrucosis generalisata

▪ **Ätiopathogenese**

Im Jahre 1922 beschrieben Lewandowsky und Lutz in Basel ein neues eigentümliches Krankheitsbild einer sehr seltenen erblich bedingten Erkrankung, die sie als Epidermodysplasia verruciformis (EV) bezeichneten. Diese Patienten entwickeln sehr häufig an sonnenlichtexponierten Arealen epitheliale Hauttumoren. Einige Jahrzehnte später wurde gezeigt, dass diese sehr wahrscheinlich von kutanen HPV-Typen (insbesondere HPV5 und HPV8) verursacht werden. Bei einem Teil der Patienten wird ein autosomal-rezessiver oder X-chromosomal-rezessiver Erbgang beobachtet. Es wurden zwei Loci bei EV-Patienten beschrieben, EV1 (Chromosom 17q25) und EV2 (Chromosom 2p21-p24). Auf dem Genlocus EV1 wurden die beiden krankheitsauslösenden Gene TMC6 (EVER1) und TMC8 (EVER2) identifiziert, die bei EV-Patienten mutiert sind. Es handelt sich um »Transmembran Kanal-ähnliche Proteine«, die eine Rolle bei der Zinkregulation im Zellkern spielen und die Replikation von kutanen HPV-Typen blockieren.

Mit neueren, epidemiologischen Studien mittels PCR-basierter Methoden wurden EV-HPV-Typen nicht nur in EV-Patienten, sondern auch in der übrigen Bevölkerung gefunden. EV-HPV wurden in verschiedenen Hauttumoren, normaler Haut und in Haarfollikeln nachgewiesen. Offensichtlich unterliegen sie somit einer breiten Verteilung. Eine hohe Viruslast und somit starke Replikation dieser HPV-Typen liegt jedoch nur bei EV-Patienten vor. Hauterscheinungen, bei denen HPV 5 und 8 vorkommen, haben ein deutlich höheres Risiko, maligne zu entarten, und treten bei etwa 50% der Patienten auf.

▪ **Klinik**

Die Hautveränderungen sind entweder bereits angeboren oder treten in früher Jugend auf. Man unterscheidet zwei Erscheinungsformen: Breite, plane, gelblich-rötliche Papeln im Gesicht und am Stamm, die schuppen können und dann an Pityriasis versicolor erinnern, sowie warzenähnliche, lichenoide plane Veränderungen vorwiegend an chronisch lichtexponierten Körperstellen (Handflächen). Hauterscheinungen der chronisch lichtexponierter Haut der Akren haben ein höheres Risiko, maligne zu entarten. Die Warzen können zu Beeten konfluieren, besonders über Knien, Ellenbogen und am Rumpf. Auffällig ist, dass es zu einer enormen Aussaat von Effloreszenzen an nahezu jedem Hautareal kommen kann, wobei die Schleimhäute nicht betroffen sind.

▪ **Histopathologie**

Die histologischen Veränderungen entsprechen vorwiegend denen einer Verruca plana, jedoch mit gehäuftem Auftreten von Dyskeratosen und pyknotischen Kernen.

▪ **Verlauf**

Eine maligne Entartung einzelner Veränderungen kommt vor, sodass Übergänge in Morbus Bowen, Bowen-Karzinom und spinozelluläres Karzinom möglich sind. Daher ist eine regelmäßige Kontrolluntersuchung zum Auffinden und Entfernen verdächtiger Veränderungen erforderlich. Kryotherapie, Kürettage und Laserablation können angewendet werden. Röntgenstrahlen sollten aufgrund ihres kokanzerogenen Charakters nicht eingesetzt werden. Retinoide zeigen keinen befriedigenden therapeutischen Nutzen. Auch UV-Strahlen begünstigen die maligne Transformation.

9.2.7 Floride orale Papillomatose

Hierbei handelt es sich um eine Variante des verrukösen Karzinoms in der Mundhöhle (Kap. 102). Sie ist nicht mit der oben beschriebenen disseminierten oralen Papillomatose zu verwechseln, bei der es sich um eine Vielzahl gutartiger oraler Warzen handelt.

9.2.8 Warzen bei immunsupprimierten Patienten

Bei Patienten mit angeborenen oder erworbenen Immundefekten (HIV/AIDS, immunsuppressive Therapie) kann es zu einer ausgedehnten, möglicherweise unkontrollierbaren Aussaat von Warzen kommen. Auch bei Patienten

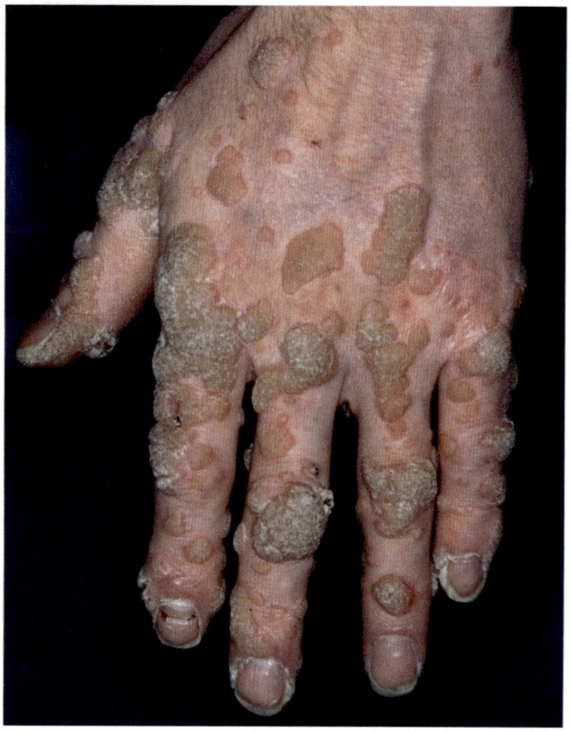

Abb. 9.12 Verrucae vulgares bei Immunsuppression

mit atopischem Ekzem können sie bei langfristiger lokaler Anwendung von Glukokortikoiden durch Autoinokulation am ganzen Körper auftreten.

Virusinfektionen mit humanen Papillomviren (HPV) sind für verschiedene Hautkrankheiten wie vulgäre Warzen, plane Warzen und Condylomata acuminata verantwortlich. Eine direkte onkogene Wirkung bestimmter HPV-Typen ist bisher lediglich für die Pathophysiologie des Plattenepithelkarzinoms der Zervix bekannt.

Während bei immunkompetenten Patienten Warzen eher sporadisch auftreten und eine spontane Rückbildungstendenz aufweisen, finden sich in Untersuchungen von Organtransplantierten (OTR) bereits fünf Jahre post transplantationem bei bis zu 92% der Patienten HPV-induzierte Warzen (Verrucae vulgaris). Bei Nierentransplantierten sind Inzidenzen von bis zu 50% schon nach dem ersten Jahr unter Immunsuppression bekannt.

Meist treten die Warzen multipel und multifokal an atypischen Lokalisationen wie dem Rücken und den Beinen auf. Multiple Warzen stellen eine nicht unerhebliche Beeinträchtigung der Lebensqualität und des Soziallebens der betroffenen Patienten dar und sind bei nicht bereits routinemäßig in dermatologische Nachsorgesprechstunden eingebundenen Organtransplantierten oft Anlass für die dermatologische Erstvorstellung. Anders als bei Immunkompetenten geben Organtransplantierte sogar gelegentlich schmerzhafte Missempfindungen in Hautarealen mit Warzen an. Ein weiteres wichtiges Markmal bei immunsupprimierten Patienten ist, dass diese Warzen über Jahre persistieren, was auf das nicht funktionierende Immunsystem zurückzuführen ist. Das HPV-Spektrum in Warzen bei OTR unterscheidet sich von dem der Normalbevölkerung. Es konnten neue HPV-Typen aus persistierenden Warzen von OTR isoliert werden, von denen zumindest einige Typen ursächlich sind.

Literatur

Bernard HU, Burk RD, Chen Z et al (2010) Classification of papillomaviruses (PVs) based on 189 PV types and proposal of taxonomic amendments. Virology 401: 70–79

Bouwes Bavinck JN, Neale RE, Abeni D et al (2010) Multicenter study of the association between betapapillomavirus infection and cutaneous squamous cell carcinoma.Cancer Res 70: 9777–9786

Clavel CE, Huu VP, Durlach AP et al (1999) Mucosal oncogenic human papillomaviruses and extragenital Bowen disease. Cancer 86: 282–287

De Villiers EM (1997) Humanpathogene Papillomaviren. Infektionsepidemiol Forsch II: 13–17

Gottschling M, Göker M, Stamatakis A et al (2011). Quantifying the phylodynamic forces driving papillomavirus evolution. Mol Biol Evol 28: 2101–2113

Gross G (2001) Condylomata acuminata und andere HPV-assoziierte Krankheitsbilder des Genitale und der Harnröhre. Leitlinie der Deutschen STD-Gesellschaft (DSTDG). Hautarzt 52: 405–410

International Agency for Research on Cancer (1995) IARC monographs on the evaluation of carcinogenic risks to humans. Human papillomaviruses. IARC Lyon France 64Iftner T, Bierfelder S, Csapo Z et al. (1988) Involvement of human papillomavirus type 8 genes E6 and E7 in transformation and replication. J Virol 62: 3655–3661

Köhler A, Gottschling M, Manning K et al (2011) Genomic characterization of ten novel cutaneous human papillomaviruses from keratotic lesions of immunosuppressed patients. J Gen Virol 92: 1585–1594

Lazarczyk M, Cassonnet P, Pons C et al (2009) The EVER proteins as a natural barrier against papillomaviruses: a new insight into the pathogenesis of human papillomavirus infections. Microbiol Mol Biol Rev 73: 348–370

Muschik D, Braspenning-Wesch I, Stockfleth E et al (2011). Cutaneous HPV23 E6 prevents p53 phosphorylation through interaction with HIPK2. PlosOne 6(11): e27655

Nindl I, Gottschling M, Stockfleth E (2007) Human papillomaviruses and non-melanoma skin cancer: basic virology and clinical manifestations. Dis Markers 23: 247–259

Ramoz N, Rueda LA, Bouadjar B et al (2002) Mutations in two adjacent novel genes are associated with epidermodysplasia verruciformis. Nat Genet 32:579–581

Schwarz E, Freese UK, Gissmann L (1985) Structure and transcription of human papillomavirus sequences in cervical carcinoma cells. Nature 314: 111–114

Stockfleth E, Ulrich C, Meyer T et al (2001) Skin diseases following organ transplantation, risk factors and new therapeutic approaches. Transplant Proc 33: 1848–1853

Wentzensen N, Vinokurova S, von Knebel Doeberitz M (2004) Systematic review of genomic integration sites of human papillomavirus genomes in epithelial dysplasia and invasive cancer of the female lower genital tract. Cancer Res 64: 3878–3884

zur Hausen H (2002) Papillomaviruses and cancer: from basic studies to clinical application. Nat Rev Cancer 2: 342–350

Erstbeschreiber

Besnier E, Doyon A (1881) Leçons sur les maladies de la peau. Traduites et annotées. Vol I. Masson, Paris

Buschke A (1896) Condylomata acuminata. In: Neisser A (Hrsg) Stereoscopischer Medicinischer Atlas. Fisher, Kassel, Tafel 61

Buschke A, Loewenstein L (1925) Ueber carcinomähnliche Condylomata acuminata des Penis. Berlin Klin Wochenschr 4: 1726–1728

Gissmann L, zur Hausen H (1980). Partial characterization of viral DNA from human genital warts (Condylomata acuminata). Int J Cancer 25:605–609

Jablonska S, Dabrowski J, Jakubowicz K (1972) Epidermodysplasia verruciformis as a model in studies on the role of papovaviruses in oncogenesis. Cancer Res 32:583–589

Kopf AW, Bart RS (1977) Tumor conference No. 11: multiple bowenoid papules of the penis: a new entity? J Dermatol Surg Oncol 3:265–269

Lewandowsky F, Lutz W (1922) Ein Fall einer bisher nicht beschriebenen Hauterkrankung (Epidermodysplasia verruciformis). Arch Dermatol Syph 141: 193–203

Lloyd KM (1970) Multicentric pigmented Bowen's disease of the groin. Arch Dermatol 101: 48–51

Orth G, Jablonska S, Favre M (1978) Characterization of two types of human papillomaviruses in lesions of epidermodysplasia verruciformis. Proc Natl Acad Sci USA 75: 1537–1541

Humane Herpesviren

Stephan Lautenschlager

10.1 Einführung

Derzeit sind acht humane Herpesviren (HHV) bekannt, von denen jedes mit Hauterkrankungen assoziiert sein kann (◘ Tab. 10.1). Die Doppelstrang-DNA, der zentrale Innenkörper der Herpesviren, ist von einem ikosaedrischen Kapsid umgeben. Über diesem liegt eine lipidhaltige Hülle, in die die immunogenen Oberflächenantigene, die aus Glykoproteinen bestehenden Spikes, eingebaut sind. Die Viren der Herpesgruppe verbleiben trotz Antikörperbildung und zellulärer Immunantwort zeitlebens in ihrem Wirt. Gemeinsam ist allen Herpesviren die Reaktivierbarkeit aus der Latenz. Herpesvirusinfektionen können bei angeborener, erworbener und auch iatrogener Immundefizienz lebensbedrohliche Erkrankungen hervorrufen.

Die Unterteilung der Herpesviren kann mittels Genomnachweis (PCR), Zellkultur oder auch durch Immunfluoreszenz-Tests vorgenommen werden. Das elektronenmikroskopische Erscheinungsbild der verschiedenen Herpesviren ist jedoch nahezu identisch. Während die humanen Herpesviren ausschließlich den Menschen betreffen, kann zum Beispiel Herpes simiae von den Affen auf den Menschen übertragen werden und bedrohliche Krankheitsbilder auslösen.

10.2 Erkrankungen durch Herpes-simplex-Virus

Das Herpes-simplex-Virus (HSV) ist neurotrop und epidermotrop. Es kann ein breites Spektrum an klinischen Erkrankungen verursachen – abhängig vom Alter und Immunstatus des Patienten sowie der Tatsache, ob es sich um eine Primär- oder Sekundärinfektion handelt. So kann eine Herpes-simplex-Infektion zum Beispiel bei Neugeborenen eine Sepsis oder Enzephalitis verursachen. Bei Kleinkindern kann es bei einer Primärinfektion zu einer starken Ausprägung einer Gingivostomatitis herpetica

◘ **Tab. 10.1** Humane Herpesviren

Virus	Subfamilie	Erkrankungen
Herpes-simplex-Virus 1 (HSV-1)	α	Herpes-simplex-Infektionen an unterschiedlichen Lokalisationen, speziell Herpes orofacialis, Gingivostomatitis herpetica, Eczema herpeticatum
Herpes-simplex-Virus 2 (HSV-2)	α	Herpes-simplex-Infektionen an unterschiedlichen Lokalisationen, speziell Herpes genitalis, Herpes neonatorum
Varizella-Zoster-Virus (VZV)	α	Varizellen und Zoster
Epstein-Barr-Virus (EBV)	γ	Infektiöse Mononukleose, Burkitt-Lymphom, Nasopharynxkarzinom, lymphoproliferative Erkrankungen bei Immunsupprimierten, Ulcus vulvae acutum Lipschütz, orale Haarleukoplakie
Zytomegalievirus (CMV)	β	Neonatale Infektion, atypische Mononukleose, Transfusionsinfektionen, Chorioretinitis bei HIV/AIDS
Humanes Herpesvirus 6 (HHV 6)	β	Exanthema subitum, infektiöse Mononukleose-ähnliche Erkrankung, Pityriasis rosea
Humanes Herpesvirus 7 (HHV 7)	β	Exanthema subitum, infektiöse Mononukleose-ähnliche Erkrankung, Pityriasis rosea
Humanes Herpesvirus 8 (HHV 8)	γ	Kaposi-Sarkom, Castleman-Lymphom, primäres Effusionslymphom

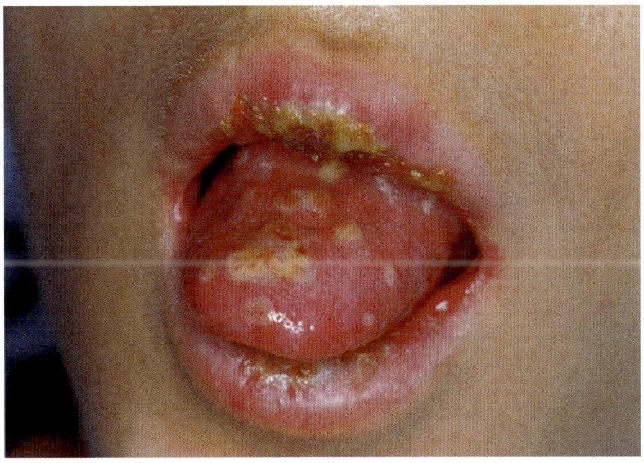

Abb. 10.1 Gingivostomatitis herpetica

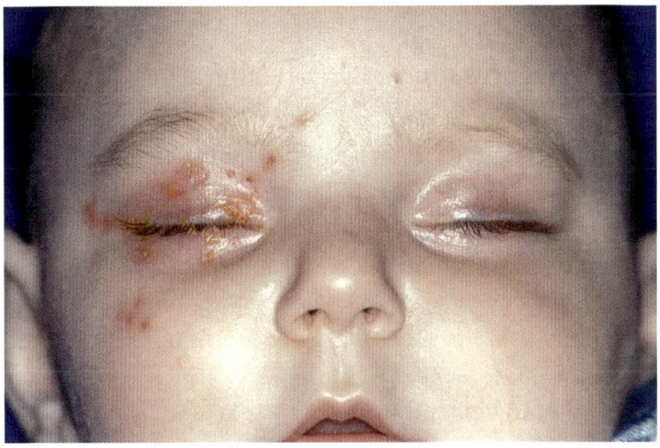

Abb. 10.2 Herpes simplex: Primärinfektion

kommen. Bei Erwachsenen sind rekurrierende Oral- oder Genitalinfektionen häufig. Bei älteren und immunsupprimierten Menschen können disseminierte Infektionen auftreten. Rekurrierende Infektionen lassen sich mit Triggerfaktoren wie Fieber, Sonnenlicht, Trauma oder Stress in Zusammenhang bringen. Die Anordnung gruppierter Bläschen oder polyzyklisch begrenzter Erosionen wird herpetiform genannt.

Erreger

Beim Menschen kommen zwei serologische Herpestypen vor:
- HSV Typ 1 (HSV-1)
- HSV Typ 2 (HSV-2)

HSV-1 und HSV-2 unterscheiden sich durch ihre biologischen und pathogenetischen Eigenschaften. Bei HSV-1, dem oralen Typ, erfolgt die Primärinfektion hauptsächlich über den Mundbereich, bei HSV-2, dem genitalen Typ, meist über die Genitalorgane. Die Zuordnung von HSV-1 und HSV-2 zu den klinischen Lokalisationen ist zunehmend fließend, da in den letzten Jahren insbesondere der Anteil an genitalen Infektionen durch HSV-1 im Rahmen orogenitaler Kontakte deutlich zugenommen hat. Seltener ist HSV-2 für orofaziale Infektionen verantwortlich.

Epidemiologie

Beide HSV-Typen sind weit verbreitet, sodass nahezu jeder Mensch einen oder auch beide Erregertypen beherbergt. Sowohl HSV-1- als auch HSV-2-Infektionen können überall am Körper in Erscheinung treten. Kleine oberflächliche Defekte an der Haut, der Mundschleimhaut, den Konjunktiven oder seltener an der Rektumschleimhaut können als Eintrittspforten dienen. HSV-1 und HSV-2 werden mittels Schmierinfektion übertragen.

Die initiale **HSV-1-Infektion** tritt üblicherweise in der Kindheit auf. Nach einer Inkubationszeit von etwa 1 Woche kommt es zur oralen Manifestation. Gewöhnlich sind die Infektionsquellen ein infizierter Elternteil oder Geschwister, welche zum Zeitpunkt der Erregerübertragung eine subklinische rekurrente Infektion mit Virusausscheidung durchlebten. In den letzten Jahren kann zunehmend die HSV-1-Primärinfektion bei jungen Erwachsenen unter dem Bild der Gingivostomatitis herpetica oder einer ulzerierenden Pharyngitis beobachtet werden. In diesen Fällen geschieht die Übertragung horizontal. Etwa 80% der Erwachsenen weisen eine Infektion mit HSV-1 auf.

Der Infektionsweg bei **HSV-2** ist weniger klar als bei HSV-1. Die Primärinfektion geschieht normalerweise im frühen Erwachsenenalter, verläuft jedoch in etwa zwei Dritteln asymptomatisch. Die Übertragung erfolgt mehrheitlich durch asymptomatische Virusausscheider, die häufig ihrer Infektiosität nicht gewahr sind. Eine asymptomatische Virusausscheidung kann bei Infizierten in 15–20% jederzeit vorkommen, betrifft häufiger HSV-2 als HSV-1, ist am häufigsten im ersten Jahr nach der Primärinfektion und kann gleichzeitig mehrere anatomische Lokalisationen betreffen. Die klinische Erstepisode, welche die Patienten zu ärztlichen Kontrollen führt, ist mehrheitlich nicht mit einer Primärinfektion gleichzusetzen, was Beurteilungen bezüglich der Ansteckungswege erschwert.

Der Anteil HSV-2-seropositiver Erwachsener hat in den letzten Jahrzehnten deutlich zugenommen. In Westeuropa weisen etwa 20% der Erwachsenen Antikörper gegen HSV-2 auf. Als wichtigste Risikofaktoren für eine Ansteckung ist die Anzahl unterschiedlicher Sexualpartner und das Nichtverwenden von Kondomen zu nennen. Da das Risiko einer Übertragung von Mann zu Frau etwa 5-mal höher ist als umgekehrt, sind Frauen auch häufiger betroffen. In einer groß angelegten Studie akquirierten 2% der Frauen HSV-2 während der Schwangerschaft. Eine HSV-2-Infektion gegen Ende der Schwangerschaft kann mit neonatalem Herpes simplex und perinataler Morbidität assoziiert sein, da mütterliche Antikörper noch nicht vorhanden sind. Eine Primärinfektion in der späten

Schwangerschaft ist als weitaus gefährlicher anzusehen als eine Reaktivierung. Genitaler Herpes führt auch zu einer vermehrten Akquisition und Transmission von HIV, weshalb die Prävention eines genitalen Herpes indirekt zur Verhinderung einer HIV-Infektion beitragen kann.

Ätiopathogenese

Bei der Erstinfektion tritt das HSV über einen lokalen Epitheldefekt in die Haut ein und beginnt intrazellulär seine Replikation, die sich in einer lokalen klinischen Veränderung mit Bläschen zeigen kann, danach folgt eine Virämie. Hierdurch kommt es zur Antikörperbildung, welche aber nicht zu einer Viruselimination führt. Stattdessen verbleibt das Virus in den Ganglien der sensiblen Nerven, wo nur limitierte virale Gene exprimiert werden. Triggerfaktoren können dieses immunologische Gleichgewicht stören, weshalb es zu rekurrenten Episoden kommen kann. Bei Manifestation im Gesicht sind fiebrige Episoden und Sonnenlicht die häufigsten Auslöser, während genital Friktionen (enge Kleidung, Geschlechtsverkehr), Menstruation und Stress am häufigsten verantwortlich gemacht werden können. Die Funktionsfähigkeit insbesondere der zellulären Immunabwehr spielt bei der Ausprägung der einzelnen HSV-Infektionen und -rezidive eine entscheidende Rolle.

Histopathologie

HSV verursacht typische mikroskopische Veränderungen mit epidermaler Nekrose, multinukleären Riesenzellen und stahlgrauem Zytoplasma in infizierten Zellen. Der Nachweis dieser Veränderungen ist unspezifisch und zudem aufwendig.

Immunpathologie

HSV-1- und HSV-2-Infektionen können durch den Nachweis von Typ-spezifischen IgG gegen Glykoprotein G von HSV-1 (gG-1) oder HSV-2 (gG-2) diagnostiziert werden. Indikationen für eine solche Untersuchung umfassen:

- Nachweis von Antikörpern bei Sexualpartnern betroffener Personen (zum Beispiel in der Schwangerschaft),
- im Rahmen eines Screenings bei Patienten mit anderen sexuell übertragbaren Infektionen (STI),
- bei Patienten mit anamnestischen Hinweisen für einen Herpes genitalis, aber fehlenden Symptomen zum Zeitpunkt der Untersuchung sowie
- für epidemiologische Fragestellungen.

> **Für die Diagnose bei einer Primärinfektion ist die typspezifische Immunantwort nicht geeignet, da deren Aufbau Monate umfassen kann (mit Ausnahme des Nachweises einer negativen Serologie bei erfolgtem Virusnachweis im Abstrich).**

Labor

Viruskultur

Der kulturelle Nachweis von HSV benötigt etwa 48 h. Die Sensitivität ist jedoch vom Alter der Läsion abhängig. Während aus frischen Läsionen der Nachweis ausgezeichnet gelingt, ist er aus bereits verkrusteten Herden häufig nicht mehr möglich. Die Spezifität ist den anderen Verfahren überlegen.

Antigen-Nachweis

Durch den Einsatz von spezifischen Antikörpern können HSV-1 und HSV-2 sowie VZV (Varizella-Zoster-Virus) im Probenmaterial mit hoher Sensitivität und in kurzer Zeit (etwa 1 h) durch Immunfluoreszenz oder enzymgekoppelter Immunadsorption (ELISA) nachgewiesen und differenziert werden.

Polymerasekettenreaktion (PCR)

Innerhalb von Stunden kann die HSV-DNA aus Abstrichmaterial oder Biopsiematerial identifiziert werden. Aufgrund der guten Verfügbarkeit und einfachen Entnahme und Transport wird diese Methode zunehmend verwendet. Der finanzielle Aufwand sollte allerdings berücksichtigt werden. Als Mittel der Wahl gilt die Methode beim Verdacht auf ZNS-Befall (Liquoruntersuchung), da hier eine hohe Sensitivität und ein schnell erhältliches Resultat entscheidend sind.

Weitere Nachweismethoden

Neben den oben beschriebenen existieren andere Methoden zum Nachweis von Herpesinfektionen. Diese sind weder zur Identifizierung von HSV-Typen noch zur Abgrenzung zu Varizella-Zoster-Virus geeignet:

Tzanck-Test [Tzanck 1947] Der Inhalt von Herpesbläschen zeigt im Objektträgerausstrich mit nahezu allen Kontrastmedien die typischen multinukleären Riesenzellen (HSV verursacht eine Verschmelzung von Epithelzellen). Normalerweise stellt der Tzanck-Test eine einfache diagnostische Methode zum Nachweis von HSV dar, ist jedoch unspezifisch.

Elektronenmikroskopie Mittels Negative Staining (Kohlebedampfung) von Blasenmaterial kann Virusmaterial innerhalb von Stunden identifiziert werden, lässt jedoch eine weitere Unterteilung nicht zu.

Therapie

Aciclovir

Dieses Purinnukleosidanalogon gilt als Medikament der Wahl. Es wird durch die virale Thymidinkinase phosphoryliert und interferiert dann mit der viralen DNA-Polymerase. Damit hat es die Fähigkeit, die virale Replikation zu inhibieren, ohne die Wirtszellen nennenswert zu schädigen. Die humane DNA-Polymerase ist um den Faktor 30–50 weniger empfindlich gegen Aciclovir, weshalb kaum unerwünschte Wirkungen auftreten. Aciclovir kann auch topisch als Creme, Gel oder Salbe angewendet werden. Die Effektivität solcher Externa ist allerdings gering, da sie zur ausreichenden Virushemmung einerseits bereits in der Frühphase, andererseits in etwa 2-stündigen Abständen aufgetragen werden müssen. Üblicherweise genügt es, bei nicht immunsupprimierten Patienten Aciclovir oder ähnliche Pharmaka oral zu verabreichen. Bei Immunsupprimierten und auch Neugeborenen sollte die i.v.-Therapie vorgezogen werden.

Aciclovir wird sowohl zur Behandlung von Primär- und Sekundärinfektionen als auch prophylaktisch (in der Frühphase nach einer Knochenmarktransplantation) eingesetzt. Im Rahmen einer Suppressionsbehandlung bei häufigen oder schweren Rezidiven kann Aciclovir auch über mehrere Monate eingesetzt werden. Orales Aciclovir hat eine Bioverfügbarkeit von nur 20%.

Aciclovir gilt als sehr sicheres Medikament, lediglich sollte aufgrund der nephrotoxischen Wirkung in manchen Fällen eine Dosisadaptation an die Kreatininclearance erfolgen und die Infusionsdauer sollte mindestens 1 h betragen. Sehr seltene Nebenwirkungen umfassen Hepatotoxizität und Knochenmarkdepression mit Anämie, Leukozytopenie und Thrombozytopenie. In der Schwangerschaft und Stillzeit können Primärinfektionen oder Rezidive ebenfalls therapiert werden; nennenswerte Risiken für den Fötus konnten nicht dokumentiert werden.

▪▪ Valaciclovir

Diese inaktive Vorstufe des Aciclovir hat eine höhere orale Bioverfügbarkeit, was eine patientenfreundlichere Dosierung erlaubt. Nach der Resorption wird Valaciclovir im Intestinaltrakt und in der Leber rasch zu Aciclovir konvertiert, sodass es durchschnittlich eine ebenso hohe Blutkonzentration wie i.v. appliziertes Aciclovir erreichen kann.

▪▪ Famciclovir

Famciclovir ist ebenfalls ein Purinnukleosidanalogon, das im Gastrointestinaltrakt und in der Leber zu Penciclovir metabolisiert wird. Bei verbesserter Bioverfügbarkeit ist die Dosierung einfacher; das Nebenwirkungsprofil ist mit demjenigen von Aciclovir zu vergleichen.

▪▪ Ganciclovir

Es ist prinzipiell gegen alle replizierenden Herpesviren wirksam, besonders jedoch gegen das humane Zytomegalievirus (CMV). Die geringe orale Bioverfügbarkeit macht eine i.v.-Gabe oder eine intravitreale Gabe bei der Retinitis erforderlich. Die hohe Knochenmarktoxizität führt besonders zur Granulozytopenie. Valganciclovir, ein Prodrug von Ganciclovir, steht als oral applizierbares Medikament ebenfalls zur Verfügung.

▪▪ Brivudin

Das Nukleosidanalogon wird zunächst – ähnlich wie Aciclovir – durch virale Kinasen aktiviert. Die virale DNA-Polymerase katalysiert den Einbau des aktivierten Brivudin in die DNA, wodurch eine fragile Nonsense-DNA entsteht. Brivudin ist im Gegensatz zu Aciclovir weder nephrotoxisch noch hepatotoxisch.

Zugelassen ist es nur für die Behandlung von Zoster bei immunkompetenten Erwachsenen (orale Gabe nur 1-mal tgl. nötig). Es besteht eine Wechselwirkung mit dem Antimetaboliten 5-Fluorouracil (5-FU). Brivudin hemmt das Enzym Dihydropyrimidindehydrogenase, welches am Abbau von 5-FU beteiligt ist. Somit kommt es bei gleichzeitiger Gabe von Brivudin und 5-FU zur Akkumulation von 5-FU mit erhöhter Toxizität, die bis zu Todesfällen geführt hat.

▪▪ Foscarnet

Dieses Arzneimittel für Aciclovir-resistente Herpesviren wird insbesondere bei immunsupprimierten Patienten eingesetzt. Das Pyrophosphatanalogon wirkt über die Hemmung der viralen DNA-Polymerase und hat keinen Einfluss auf die Thymidinkinase. Foscarnet wird auch bei schweren CMV-Infektionen eingesetzt, zum Beispiel CMV-Retinitis bei HIV/AIDS. Bei Foscarnet stehen als schwere unerwünschte Wirkungen Nierenversagen, kardiale Problematiken, Knochenmarktoxizität und auch die Verursachung von kutanen Ulzerationen im Vordergrund.

10.2.1 Primäre Infektion mit Herpes-simplex-Virus

Gingivostomatitis herpetica

[Pospischill 1921, Fessler und Feyrter 1926]

▪ Synonyme

Stomatitis aphthosa, Mundfäule

▪ Klinik

Überwiegend sind Kleinkinder betroffen, seltener ältere Säuglinge oder junge Erwachsene. Über 90% der primären oralen HSV-Infektionen sind subklinisch und werden nicht diagnostiziert. Nur knapp 10% weisen typische Symptome auf. Kontakt- oder Tröpfcheninfektion, besonders durch Personen mit anderen herpetischen Erkrankungen, können in Gemeinschaften von Kindern (Kindergarten, Krankenhaus) zu kleinen Endemien führen. Nach einer Inkubationszeit von 2–7 Tagen entwickelt

III

Tab. 10.2 Therapie des Herpes labialis/orofacialis

Wirkstoff	Erstinfektion	Rezidiv
Aciclovir	200 mg peroral 5-mal tgl. (5–10 Tage) 5–15 mg/kg i. v. alle 8 h (5–10 Tage)	Creme (alle 2 h, 4–5 Tage) mit minimaler Wirkung (häufig nur austrocknende, antiseptische Topika oder keine Therapie)
Valaciclovir	500–1000 mg peroral 2-mal tgl. (5–10 Tage)	
Famciclovir	500 mg peroral 2-mal tgl. (5–10 Tage)	
Penciclovir		Creme (alle 2 h, 4–5 Tage) mit minimaler Wirkung (häufig nur austrocknende, antiseptische Topika oder keine Therapie)

Wenn eine topische Therapie bei Rezidiven ungenügend wirkt, kann eine systemische Behandlung oder Prophylaxe entsprechend Tab. 10.4 erwogen werden.

sich ein akutes fieberhaftes Krankheitsbild mit vesikulo-aphthösen Mundschleimhautveränderungen. Zu den Prodromi wie Unruhe und Reizbarkeit treten allgemeine Erscheinungen wie Fieber, Abgeschlagenheit, Erbrechen, Krampfneigung und Zeichen von Gingivostomatitis und Stomatitis auf. Rasch entwickeln sich eine schmerzhafte entzündliche Rötung und Schwellung der Schleimhaut mit Foetor ex ore (Mundfäule), quälendem Speichelfluss und behinderter Nahrungsaufnahme. Falls indiziert, sollte die Ernährung parenteral oder über eine Magensonde erfolgen. Hinzu treten zahlreiche Aphthen, bevorzugt im Vestibulum oris, die sich aus Bläschen entwickeln, stets oberflächlich bleiben und die Gaumenmandeln verschonen. Die regionalen Lymphknoten sind meist schmerzhaft geschwollen.

Die Erkrankung nimmt eine rasche Entwicklung. Oft ist bereits nach 10 Tagen Heilung eingetreten. Selten kommt ein Mitbefall von Naseneingang, Oberlippe oder der Finger **(herpetische Paronychie)** hinzu. Die Prognose ist im Allgemeinen gut. Gefürchtet ist allerdings die Meningoenzephalitis herpetica.

▪ Differenzialdiagnose

Eine anguläre Cheilitis kann anfänglich Ähnlichkeit mit einer Gingivostomatitis herpetica haben. Bei immunsupprimierten Patienten kommen auch orale Kandidose sowie habituelle Aphthen in Betracht. Impetigo contagiosa in der perioralen Region kann einer HSV-Infektion klinisch ähnlich sein, betrifft aber nicht die Mukosa. Andere virale Enantheme wie bei Herpangina sind nicht so ausgeprägt und breiten sich nicht außerhalb der Schleimhaut aus.

▪ Therapie

▪▪ Topisch

Es werden Mundspülungen mit Chlorhexidin-haltigen Lösungen oder anderen antiseptischen Substanzen sowie Kamillentee verordnet. Eine lokale Schmerzstillung ist mit Lidocain-haltigen Externa zu erreichen.

▪▪ Systemisch

Milde Verlaufsformen bedürfen keiner innerlichen Therapie. Bei mittelschweren Verläufen bei immunkompetenten Patienten können Aciclovir, Valaciclovir und Famciclovir zur Behandlung eingesetzt werden (Tab. 10.2). Bei schwereren Verlaufsformen wird Aciclovir i.v. verabreicht. Auf die Therapie von immunsupprimierten Patienten wird weiter unten eingegangen. Bei bakterieller Sekundärinfektion können Antibiotika nach entsprechendem Erregerresistenznachweis verabreicht werden. Schmerzmittel wie Paracetamol, Mefenaminsäure oder Tramadol können zusätzlich zur symptomatischen Therapie notwendig werden.

Aphthoid Pospischill-Feyrter

▪ Ätiopathogenese

Als besonders schwere Verlaufsform der Gingivostomatitis herpetica wird das sehr seltene Aphthoid Pospischill-Feyrter angesehen. Es wird bei abwehrgeschwächten Kindern – bei Chemotherapie oder nach Organtransplantation – als Zweitkrankheit nach Keuchhusten, Scharlach, Masern, Röteln, Windpocken oder Mumps gesehen.

▪ Klinik

Typisch ist die gleichzeitige Erkrankung von Haut, Mundschleimhaut und Genitalregion. Im Gesicht finden sich in Mundnähe gruppiert stehende Bläschen auf gerötetem Grund mit zentripetaler Ausbreitung und Neigung zur Impetiginisation, an der Mundschleimhaut das Bild der Gingivostomatitis herpetica. Nicht selten ist auch das Genitale mitbetroffen. An den Akren kann es zu Bläschen kommen **(vagantes Aphthoid)**. Das Allgemeinbefinden ist stark beeinträchtigt.

▪ Therapie

Die Behandlung ist identisch wie bei der Gingivostomatitis herpetica, meist wird eine systemische Therapie notwendig. Analgetika und Antiphlogistika sind hier in jedem Fall einzusetzen.

Weitere Formen eines primären Herpes-simplex-Infektion

Eine primäre HSV-Infektion kann sich mit weiteren unterschiedlichen klinischen Bildern manifestieren:

- Bei manchen Kindern kommt es statt einer Gingivostomatitis herpetica zu klinisch sehr ausgedehnten, typischen Erscheinungen im Gesicht durch HSV-1, aber auch HSV-2.
- Das epidemieartige Auftreten von primären Herpes-simplex-Infektionen an der Haut bei sportlichen Aktivitäten, insbesondere bei Ringern, wird als **Herpes gladiatorum** bezeichnet. Üblicherweise gilt hier als Infektionsquelle ein Herpes simplex labialis. Durch den engen Körperkontakt gelangt das Virus auf verschiedene Körperteile der Kontaktperson.
- Primäre genitale Herpes-simplex-Infektionen werden insbesondere bei jungen Frauen zunehmend durch HSV-1 verursacht. Mehrheitlich verläuft auch hier die Infektion asymptomatisch.
- Zahnärzte oder andere Personen, die mit der Mundschleimhaut in Kontakt kommen, können Herpes-simplex-Viren im Nagelfalzbereich inokulieren; was zu einer herpetischen Paronychie (**herpetic whitlow**) führt. Seit dem präventiven Tragen von Schutzhandschuhen zur Vermeidung von HIV-Infektion und Hepatitis tritt diese Form der HSV-Erkrankung nur noch sehr selten auf. Heutzutage tritt die herpetische Paronychie im Erwachsenenalter überwiegend durch Hetero- oder Autoinokulation bei genitaler HSV-2-Infektion auf.
- Seltenere Formen umfassen Keratokonjunktivitis, isolierte Zervizitis, Urethritis und speziell die herpetische Proktitis, die praktisch nie durch Rezidive kompliziert wird.

Primärer Herpes genitalis

Der größte Teil der Fälle mit Herpes genitalis ist auf Infektionen mit HSV-2 (80–90%) zurückzuführen, zunehmend wird jedoch auch HSV-1 (10–20%) identifiziert. Die häufigste Manifestation ist die Vulvovaginitis herpetica.

Klinik

Unter dem Terminus Herpes genitalis sind verschieden lokalisierte Herpesvarianten zusammengefasst:

- Vulvovaginitis herpetica
- Cervicitis herpetica
- Proktitis herpetica
- Urethritis herpetica
- Balanoposthitis herpetica

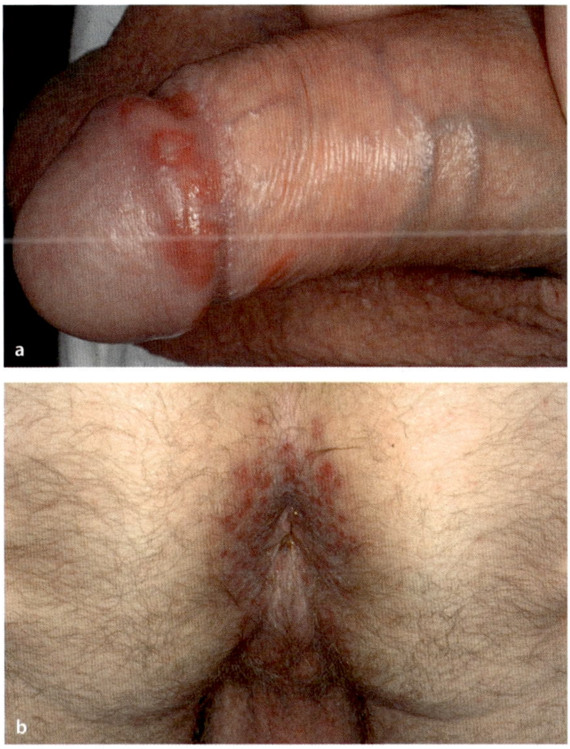

Abb. 10.3a, b **a** Herpes genitalis. **b** Herpes perianalis

Aber auch die Beteiligung des Penisschafts, der Gluteal-, Perineal- und Perianalregion werden hier mit einbezogen. Die primäre Infektion beim Herpes simplex genitalis erfolgt in knapp zwei Dritteln asymptomatisch. Bei einem symptomatischen Verlauf kommt es nach einem uncharakteristischen Prodromalstadium zu einem akuten schmerz- und fieberhaften Krankheitsbild mit allgemeinen Beschwerden wie Abgeschlagenheit, Fieber und Erbrechen. Es treten meist gruppiert angeordnete kleine Bläschen auf entzündlich geröteter und ödematöser Haut oder Schleimhaut auf, die zunächst klar erscheinen, später eintrüben, dann erodieren und gelegentlich auch in polyzyklisch begrenzte Ulzerationen übergehen können. In der Mehrheit der Fälle kommt es zur regionalen Lymphadenitis mit vergrößerten, derb palpablen und druckdolenten Lymphknoten. Dem Krustenstadium folgt innerhalb von 8–12 Tagen eine narbenlose Abheilung. Bei Frauen kommt es zu Dysurie und Miktionsbeschwerden, welche bei einem Harnverhalten in bis zu 15% eine suprapubische Blasenkatheterisierung notwendig machen. Der Schweregrad der Primärinfektion scheint mit der Häufigkeit der Rezidive zu korrelieren.

Herpes neonatorum

Ätiopathogenese

Es handelt sich um eine akute Primärinfektion mit Herpes-simplex-Viren. Bei Frühgeborenen sind sowohl die Inzidenz solcher Infektionen als auch deren Schweregrad deutlich erhöht. Die Erkrankung geht fast immer von einer Infektion des Geburtskanals aus, entweder aszendierend nach Blasensprung oder häufiger durch direkten Kontakt während der Geburt. Selten kommt Herpes neonatorum durch Transmissionen aus nichtgenitalen Läsionen der Mutter oder des Pflegepersonals vor (10–15% der Fälle). Eine diaplazentare Transmission vor der 20. Schwangerschaftswoche kann in bis zu 25% der Fälle zum Abort führen, ist dagegen nach der 20. Schwangerschaftswoche sehr selten. Eine mütterliche genitale Primärinfektion im dritten Trimenon der Schwangerschaft kann zur Dissemination des Erregers in innere Organe führen, was eine hohe fötale Mortalität zur Folge hat. Auch die mütterliche Mortalität erreicht dann bis 50%.

▪ Klinik

Nur etwa ein Drittel der herpesinfizierten Neugeborenen zeigen initial Hautveränderungen in Form herpetiformer Bläschen wie beim Erwachsenen, bei einem Drittel entwickeln sich erst im späteren Verlauf die kutanen Manifestationen, und etwa ein Drittel bleibt hauterscheinungsfrei. Symptome sind selten bei Geburt schon vorhanden, sondern treten in der Regel nach 5 Tagen, gelegentlich erst nach 4–6 Wochen auf. Die neonatale Infektion tritt in drei unterschiedlichen klinischen Formen auf. Am häufigsten besteht in etwa 50% die mildeste Form, die auf Haut, Augen und Mund beschränkt ist. Ein Drittel der Neugeborenen weist eine Enzephalitis auf, die sich mit Lethargie und Krämpfen präsentiert und meist zu irreversiblen Spätschäden führt. Knapp 20% der infizierten Kinder weisen eine virale Dissemination mit Hepatitis, Pneumonie, disseminierter intravasaler Gerinnung und Schock auf, was mit einer sehr hohen Mortalität einhergeht.

Etwa 75% der Herpes-simplex-Infektionen werden durch HSV-2, die restlichen durch HSV-1 ausgelöst. Bei Verdacht auf eine Infektion sollten bei Neugeborenen Abstriche von Konjunktiven, Oropharynx und Rektum im Alter von 24–48 h abgenommen werden.

Das TORCH-Syndrom (blueberry muffin syndrome) ist gekennzeichnet durch eine extramedulläre Hämatopoiese mit blauen dermalen Knoten. TORCH steht als Akronym für englisch: Toxoplasmose, Other (andere), Rubella (Röteln), Cytomegalovirus (Zytomegalievirus) und Herpes-simplex-Infektionen des Neugeborenen.

▪ Differenzialdiagnose

Neonatale Sepsis, Impetigo, Follikulitis, superfizielle Kandidose, Erythema toxicum neonatorum oder Trauma.

▪ Verlauf

Bei disseminierter Infektion kommt es in einem Drittel zum tödlichen Verlauf; zwei Drittel der Patienten mit Enzephalitis entwickeln bleibende Spätschäden. Das perinatale Übertragungsrisiko ist bei HSV-1 größer als bei HSV-2.

▪ Therapie

▪▪ Topisch

Eine lokale Schmerzstillung kann mit Lidocain-haltigem Gel erreicht werden. Zusätzlich kann der Mund der Neugeborenen vorsichtig mit Chlorhexidin-haltigen Lösungen, Kamillentee oder anderen antiseptischen Substanzen abgetupft werden.

▪▪ Systemisch

Das Medikament der Wahl zur Behandlung der Neugeborenen ist Aciclovir, 3-mal tgl. 10–20 mg/kg Körpergewicht i. v. über 14–21 Tage (Tab. 10.3). Besondere Dosierungsvorschriften gelten für Frühgeborene. Mit dieser Therapie können bis zu 90% der Erkrankten, auch bei ZNS-Beteiligung, überleben. Allerdings zeigen viele Kinder mit zentralnervöser Beteiligung trotz Therapie nur eine Defektheilung (neurologische Ausfälle, geistige Retardierung, epileptische Anfälle, Amaurosis). Neue Daten konnten zeigen, dass eine systemische Suppressionstherapie über 6 Monate die Folgeschäden am ZNS günstig beeinflusst. Wichtig ist die prophylaktische oder therapeutische Anwendung von Aciclovir oder Valaciclovir bei der Mutter bei nachgewiesenem perinatalem Herpes genitalis.

Pflegepersonal und Ärzte mit HSV-Erkrankungen dürfen nicht im Kreißsaal oder auf Neugeborenenstationen arbeiten.

Tab. 10.3 Therapie unterschiedlicher Herpes-simplex-Infektionen

Infektion/Indikation	Therapie
HSV-Enzephalitis	Aciclovir 10–15 mg/kg i.v. alle 8 h (14–21 Tage)
Immunsupprimierte	Aciclovir 5–10 mg/kg i.v. alle 8 h (7–14 Tage) oder Aciclovir 400 mg peroral 5-mal tgl. (14–21 Tage) Valaciclovir 500–1000 mg 2-mal tgl. (14–21 Tage) Famciclovir 500 mg 2-mal tgl. (14–21 Tage)
Neonatale Infektion	Aciclovir 60–90 mg/kg i.v. tgl. verteilt auf 3 Dosen für 14–21 Tage, spezielle Empfehlungen für Frühgeburten
Keratokonjunktivitis	Aciclovir AS 5-mal tgl. (+3 Tage nach Abheilung), 1% Trifluridin AT/AS etwa 8-mal tgl. (21 Tage) neben systemischer Therapie, augenärztliche Kontrolle obligat

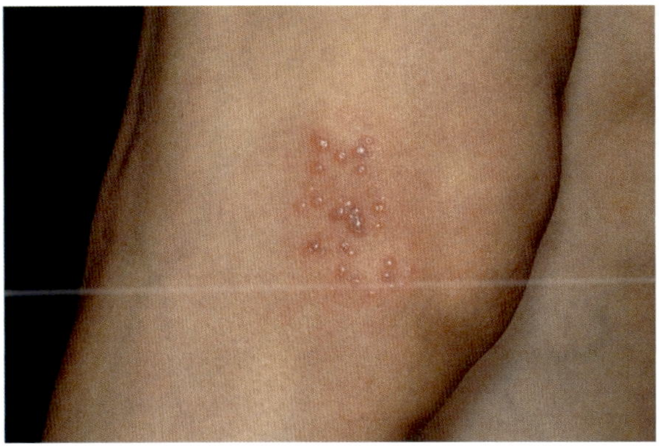

Abb. 10.4 Herpes recidivans in loco

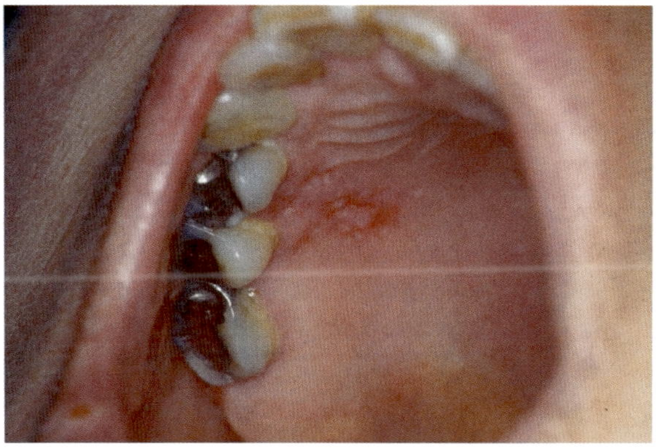

Abb. 10.5 Herpes recidivans in loco der keratinisierten Schleimhaut

Weitere Empfehlungen

Zur Risikominimierung werden in folgenden Situationen spezielle Maßnahmen empfohlen:

- Bei Frauen mit gesicherter Herpesinfektion oder dem Verdacht darauf zum Geburtstermin
- Bei früherem Herpes genitalis
- Bei Partnerinfektion

Weder serologische noch virologische mütterliche Untersuchungen vor dem Geburtstermin können eindeutig gefährdete Ungeborene identifizieren. Deshalb werden routinemäßige Abstriche vor der Geburt von den meisten Richtlinien nicht empfohlen. Der Stellenwert einer Typspezifischen serologischen Untersuchung in der Frühschwangerschaft zur Identifikation von Schwangeren mit einem Risiko für eine Primärinfektion ist noch nicht geklärt. Wenn jedoch zum Geburtstermin genitale Läsionen vorhanden sind, wird eine Sectio caesarea vor oder bis 4–9 h nach Blasensprung empfohlen.

Eine suppressive Behandlung ab der 36. Schwangerschaftswoche bis zur Entbindung verringert die Häufigkeit klinischer Manifestationen sowie der Virusausscheidung zum Zeitpunkt der Geburt und damit eine vaginale Geburt. Trotz fehlender offizieller Zulassung von Aciclovir/Valaciclovir ist der Einsatz in der Schwangerschaft infolge des bedeutenden Risikos bei einer Neugeboreneninfektion sowohl prophylaktisch als auch therapeutisch gerechtfertigt.

ZNS-Infektionen

Eine primäre herpetische Meningoenzephalitis wird üblicherweise durch HSV-1 verursacht. Sie ist eine gefürchtete Komplikation der primären herpetischen Gingivostomatitis, kann jedoch auch bei Patienten mit minimalem kutanem Befall auftreten. Nur selten kommt es bei der Meningoenzephalitis zu Rezidiven. Betroffene sind schwer krank und können neben Schwindel, Erbrechen, Krampfanfällen und Lethargie zahlreiche weitere Symptome aufweisen. Unbehandelt verläuft die Infektion in 70% tödlich, während sich eine schnelle und aggressive Behandlung mit Aciclovir i.v. häufig als lebensrettend erweist. Bei Patienten mit Fazialisparese scheint es sich in etwa 30–50% um eine Reaktivierung von HSV-1 zu handeln.

HSV-2 verursacht im Gegensatz zur HSV-1-Infektion meist eine mildere aseptische Meningitis oder eine periphere Neuropathie, die sowohl im Rahmen einer Primär- als auch einer Sekundärinfektion auftreten kann. HSV-2 ist die häufigste Ursache einer rezidivierenden aseptischen **Meningitis** (Mollaret Meningitis).

10.2.2 Sekundäre Infektion mit Herpes-simplex-Virus

Rezidivierende mukokutane Herpes-simplex-Infektionen

Synonyme

Rezidivierender labialer oder genitaler Herpes, Fieberbläschen, Herpes orofacialis

Ätiopathogenese

Infolge der großen Seroprävalenz von HSV-1-Infektionen ist der rezidivierende Lippenherpes auch in der Allgemeinbevölkerung gut bekannt. Sonneneinstrahlung und Fieber sind die wichtigsten Triggerfaktoren. Infolge des häufigen Vorkommens bei Skifahrern und Berggängern wird die Läsion in den Alpenländern auch Gletscherbrand genannt. Bei entsprechender Sonnenexposition kommt der Lippenherpes jedoch auch bei Seglern und Schwimmern vor.

Nach der Primärinfektion befindet sich das HSV in einer Ruhe- oder Latenzphase in peripheren Nervenganglien. In dieser Phase werden nur limitierte virale Gene exprimiert. Die exakten Mechanismen in der Latenzphase sind unklar, jedoch scheinen CD-8-positive Lymphozyten für das immunologische Gleichgewicht verantwortlich zu sein. Durch Triggerfaktoren initiiert kann sich das Virus replizieren und entlang der sensiblen Nervenäste erneut in die Haut wandern. Beim Herpes genitalis können Menstruation, mechanisches Trauma, körperliche Anstrengung und Stress schubauslösend wirken. Eine Besonderheit ist der **Herpes recidivans in loco**, der in regelmäßigen Abständen stets am selben Ort auftritt, wie an einem bestimmten Finger, am Ohr oder an jeder beliebigen Körperstelle.

Rezidivierende Eruptionen an exakt gleicher Stelle sprechen bis zum Beweis des Gegenteils für einen Herpes-simplex-Infekt.

Klinik

Ein Herpesrezidiv kündigt sich meist durch Spannungsgefühl und Juckreiz, gelegentlich auch durch Schmerzen 2–5 Tage nach auslösenden Faktoren an. Ein gerötetes Ödem mit pelzigem Gefühl geht in isoliert oder auch gruppiert stehende Bläschen über. Die zunächst prall gespannten, etwa 2–5 mm großen Bläschen stehen anfangs sehr dicht und konfluieren. Die Gruppe ist polyzyklisch begrenzt. Nach wenigen Tagen trübt sich der Bläscheninhalt ein, die Bläschen rupturieren und hinterlassen polyzyklisch begrenzte Erosionen, auf denen sich Krusten bilden. Nach einigen Tagen fallen die Krusten ab, und das verbleibende Resterythem bildet sich bei unkompliziertem Verlauf ohne Narben zurück. Die Krankheitsdauer liegt zwischen 7 und 14 Tagen. Häufigster Sitz dieser Herpes-simplex-Infektion ist das Lippenrot oder die angrenzenden Haut- und Schleimhautpartien **(Herpes simplex labialis)**. Die Lymphknoten können geschwollen und druckdolent sein. Schwer verlaufende bakterielle Sekundärinfektionen mit Impetiginisation können zu flach-narbiger Abheilung führen.

Identische klinische Bilder können beim Herpes simplex auch im Gesicht, an Naseneingang, Wangen, Ohrläppchen und Augenlidern vorkommen **(Herpes orofacialis)**.

Im Mund findet sich der Herpes meist an der keratinisierten Schleimhaut der Gingiva und des harten Gaumens und seltener an der Zunge oder der Wangenschleimhaut. Zu einer Nagelfalzentzündung durch Herpes simplex kann es durch Selbstinokulation von Patienten mit Herpes labialis bei Onychophagie oder häufiger durch Auto- oder Heteroinokulation bei Herpes genitalis kommen. Grundsätzlich kann ein rezidivierender Herpes am gesamten Integument auftreten und sowohl symptomatisch oder subklinisch (lediglich Virusausscheidung) verlaufen.

Der rezidivierende **Herpes genitalis** verläuft typischerweise milder als die Primärinfektion und weist nur gelegentlich eine Lymphknotenbeteiligung auf. Praktisch immer bestehen Prodromi. Neben dem Genitale können Gesäß, Oberschenkel, Finger sowie die Lokalisationen perianal und suprapubisch betroffen sein. Neben gruppierten Bläschen/Erosionen/Krusten können auch weniger typische Symptome vorkommen, die nur nach sorgfältiger Anamnese und nach Virusnachweis als herpetisch bedingt

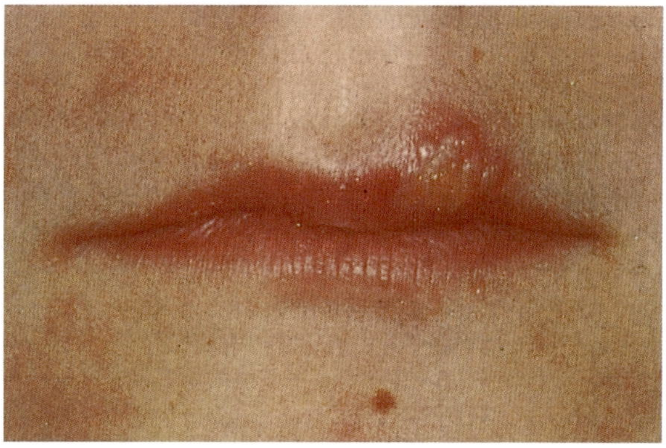

Abb. 10.6 Herpes simplex labialis

nachgewiesen werden können. Solche nicht seltene, morphologisch atypische Präsentationen umfassen Follikulitis, isolierte genitale Läsionen (Ulkus, Erosion, Fissur oder Kruste), Ödem oder ein Erythem.

Patienten mit einem durch HSV-2 bedingten Herpes genitalis entwickeln signifikant häufiger Rezidive als Patienten mit genitaler HSV-1-Infektion (5- versus 1-mal jährlich im Durchschnitt). Die Rezidive treten am häufigsten im ersten Jahr nach der Primärinfektion auf, wobei Frauen häufiger asymptomatisch bleiben als Männer. Asymptomatische Rezidive zeigen sich an der Haut oder Schleimhaut makroskopisch unauffällig, eine Virusausscheidung findet aber dennoch statt. Frauen mit einem dokumentierten rezidivierenden Herpes genitalis weisen eine asymptomatische Virusausscheidung an 15–20% aller Tage auf, üblicherweise zyklusunabhängig.

Differenzialdiagnose

Sie ist abhängig von der Lokalisation und der Entwicklungsphase der Erscheinungen: Am Mundwinkel sind Faulecken (Angulus infectiosus, Perlèche) zu erwägen. Manchmal ist eine HSV-Infektion klinisch schwierig von einem Zoster zu unterscheiden, besonders bei größeren Herden im Gesicht. Ein abortiver Zoster mit nur wenigen Bläschen kann ebenfalls differenzialdiagnostische Schwierigkeiten bereiten (Differenzierung mittels Immunfluoreszenz oder PCR). Eine kleinblasige Impetigo contagiosa lässt überwiegend das sukkulente Borkenstadium erkennen und ist selten polyzyklisch begrenzt. Aphthen führen in der Mundhöhle zu kreisrunden, meist größeren, isoliert stehenden Erosionen mit speckigen Belägen, während Herpeserosionen gruppiert angeordnet und polyzyklisch begrenzt sind. Herpes simplex recidivans am Nagelorgan von Fingern oder Zehen wird häufig mit Panaritien verwechselt.

Beim Herpes genitalis müssen Erosionen oder Ulzera bei Geschlechtskrankheiten (Ulcus molle, Ulcus durum, Donovanose, Lymphogranuloma venereum) und auch anderer Genese (viral, traumatisch, artifiziell) abgegrenzt werden. Zusätzlich kommen schankriforme Pyodermien, Candida-Infektionen, fixes Arzneimittelexanthem, Aphthen beim Morbus Behçet, Ulcus vulvae acutum (Lipschütz) sowie seltener bullöse Dermatosen infrage.

▪ Therapie

▪▪ Topisch

Grundsätzlich können von den meisten Patienten ein handelsübliches austrocknendes Externum, meist in Pastenform, oder alkoholische Lösungen, Gele mit Zinksulfat oder Trockenpinselungen mit antiseptischen Zusätzen verwendet werden. Povidon-Jod ist ebenfalls möglich. Im Bläschenstadium sollen keine Salben angewendet werden, da diese leicht zur Verschlechterung und Impetiginisation führen können. Erst im Krustenstadium kommen Salben zur Anwendung. Antibiotische oder antiseptische Zusätze sind nur bei zusätzlicher Keimbesiedelung indiziert. Topische Steroide in Creme- oder Gelform können in der Frühphase die Entzündung positiv beeinflussen, sollten jedoch nur in Kombination mit systemischen antiviralen Mitteln verwendet werden. Diverse topische Virostatika (Aciclovir und Penciclovir oder zahlreiche weitere wie Tromantadin, Vidarabin und Idoxuridin) haben sich als minimal effektiv beim Herpes labialis und ineffektiv beim Herpes genitalis erwiesen und können ursächlich für ein allergisches Kontaktekzem sein (Tromantadin). Trotz viel versprechender initialer Daten haben sich auch eine 2%ige Foscarnet-Creme und Resiquimod 0,01% Gel nicht durchgesetzt.

▪▪ Systemisch

Orales Aciclovir, Valaciclovir oder Famciclovir sind indiziert bei schweren oder komplizierten Herpesverläufen (◘ Tab. 10.4). Neuere Daten favorisieren bei Rezidiven kürzere und höher dosierte Therapien (Einmalgabe, Tagestherapien oder 2- bis 3-tägige Zyklen) zur schnellen Hemmung der viralen Replikation. Für die meisten Patienten ist ein solcher Zugang ausreichend, um eine Besserung oder ein Vermeiden des Rezidivs zu erreichen. Schwere Verläufe oder Ausbrüche bei Immunsupprimierten können jedoch eine i.v.-Gabe von Aciclovir oder eine prolongierte Behandlung mit Valaciclovir oder Famciclovir erfordern. Bei Bedarf können zusätzlich Analgetika und Antiphlogistika verordnet werden.

▪▪ Weitere Empfehlungen

Wenn episodische Therapien nicht ausreichen, kann eine **suppressive Dauertherapie** mit Nukleosidanaloga über Monate bis Jahre begonnen werden. Üblicherweise werden zunächst über einen Zeitraum von 6–12 Monaten entweder 2-mal tgl. 400 mg Aciclovir peroral oder 1-mal tgl. 500 mg Valaciclovir peroral verabreicht. Periodisch sollte mit Therapiepausen die Frequenz der Rezidive erneut beurteilt werden. Diese Suppressionstherapie verhindert etwa 80% der Rezidive und beeinflusst die Morbidität der Rezidive ausgeprägter als die episodische Behandlung. Zusätzlich reduziert die Dauerbehandlung die Transmissionsrate von HSV-2 bei serodiskordanten Paaren. Sogar nach jahrelanger Anwendung ist eine Resistenzentwicklung nur bei Immunsuppression in knapp 5% bekannt. Mittel der Wahl bei Aciclovir-Resistenz ist Foscarnet.

Wichtige Indikationen für eine Dauertherapie sind: Häufige (mehr als 6–9 Episoden jährlich) und schwere Rezidive eines Herpes genitalis, komplizierte Verläufe mit nachfolgendem Erythem exsudativum multiforme oder bei Immunsuppression.

❯ Integraler Bestandteil der Therapie von Patienten mit Herpes genitalis sollten ausführliche Beratungen zu Transmissionsrisiken, zum Krankheitsverlauf und zu Partnergesprächen sein.

◘ **Tab. 10.4** Therapie des Herpes genitalis

Wirkstoff	Erstinfektion	Rezidiv
Aciclovir	200 mg peroral 5-mal tgl. (5–10 Tage) 400 mg peroral 3-mal tgl. (7–10 Tage) 5 mg/kg i. v. alle 8 h (5 Tage)	400 mg peroral 2-mal tgl. (5 Tage) 800 mg peroral 3-mal tgl. (2 Tage)
Valaciclovir	500–1000 mg peroral 2-mal tgl. (5–10 Tage)	500 mg peroral 2-mal tgl. (3–5 Tage) 2 g 2-mal tgl. für 1 Tag
Famciclovir	250 mg peroral 3-mal tgl. (5–10 Tage)	125 mg peroral 2-mal tgl. (5 Tage) 1000 mg peroral 2-mal tgl. für 1 Tag
Rezidivprophylaxe		
Aciclovir	400 mg peroral 2-mal tgl.	
Valaciclovir	500 mg peroral 1-mal tgl. (oder 2-mal 250 mg)	
Famciclovir	250 mg peroral 2-mal tgl.	

Eczema herpeticatum

[Kaposi 1887, Juliusberg 1889]

▪ Synonyme

Pustulosis acuta varioliformis Juliusberg, varizelliforme Eruption Kaposi

▪ Ätiopathogenese

Das Eczema herpeticatum nimmt weltweit zu, wobei manche Patienten mehrere Krankheitsschübe innerhalb eines Jahres durchmachen. Die Zunahme der Erkrankung scheint durch die Zunahme des atopischen Ekzems bedingt zu sein, das mit Abstand die wichtigste Voraussetzung zur Ausbildung dieser kutanen Erregerdissemination bildet. Möglicherweise trägt der zunehmende Gebrauch der Calcineurin-Inhibitoren und der daraus resultierenden lokalen zellulären Immunschwäche dazu bei.

Das Eczema herpeticatum kann sowohl im Rahmen einer Primärinfektion als auch nach Rezidiven erfolgen. Im Rahmen von Erkrankungen mit defekter epidermaler Barrierefunktion, wie atopischem Ekzem, Morbus Darier oder Morbus Hailey-Hailey, kommt es zu einer raschen HSV-Ausbreitung, die meist von Zelle zu Zelle erfolgt. Entweder kommt es durch Autoinokulation bei einem Herpes labialis oder durch Fremdinokulation zur Symptomatik.

▪ Klinik

Das Krankheitsbild tritt ohne Prodromalerscheinungen akut auf und ist durch Allgemeinsymptome wie Kopfschmerzen, Temperaturanstieg, Müdigkeit sowie Spannungsgefühle und Schmerzen an der Haut an den betroffenen Stellen charakterisiert. Die meisten Patienten entwickeln multiple kleine, schlitzförmige, hämorrhagisch-verkrustete Erosionen bis Ulzerationen. Seltener treten gedellte Bläschen auf. Die Entwicklung der Hautveränderungen ist phasenhaft und gleichförmig. Bevorzugter Sitz sind Gesicht, Hals mit Übergang auf den Stamm und Arme. Als Komplikationen können Lidödeme, Bronchopneumonie sowie zerebrale Symptome auftreten.

▪ Differenzialdiagnose

Ein impetiginisiertes Ekzem kommt infrage. Selten werden animalische Pockeninfektionen (Katzenpocken, Affenpocken) als schwer verlaufende lokale, aber auch disseminierte Erkrankung bei Tierpflegern gesehen. Eine herpetische Follikulitis nach Nassrasur kann eine ähnliche Klinik hervorrufen, jedoch fehlen hier Allgemeinsymptome.

▪ Therapie

▪▪ Topisch

Bei sehr schmerzhaften Spannungsgefühlen der Haut kann eine vorsichtige indifferente Cremebehandlung eingesetzt werden, die mit feuchten Umschlägen kombiniert werden kann.

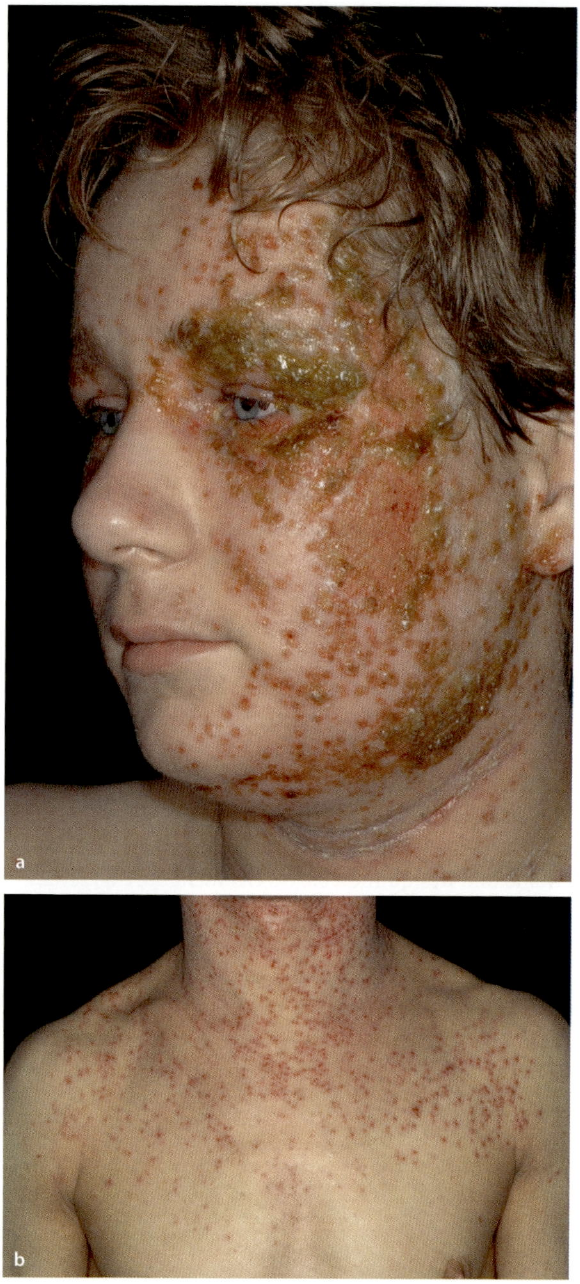

Abb. 10.7a, b Eczema herpeticatum

▪▪ Systemisch

Aciclovir und verwandte Substanzen haben die Behandlung des Eczema herpeticatum revolutioniert. Ein beginnendes E. herpeticatum kann gut mit systemischem Valaciclovir behandelt werden. Bei disseminiertem oder generalisiertem Befall sollte eine i.v.-Gabe von Aciclovir bevorzugt werden. Bei bakterieller kutaner Sekundärinfektion, meist durch Staphylococcus aureus, sollten orale Antibiotika eingesetzt werden; teilweise auch zur Prävention einer möglichen Bronchopneumonie. Wichtig sind Kreislaufbeobachtung, Flüssigkeits- und Elektrolytkontrolle sowie nachfolgende Behandlung der zugrunde liegenden Dermatose.

10.2.3 Komplikationen bei Herpes-simplex-Infektionen

Im Rahmen von Primärinfektionen mit Herpes-simplex-Viren (Gingivostomatitis herpetica, Herpes neonatorum, Herpes genitalis) kann es zur ZNS-Beteiligung kommen: Meningitis, Enzephalitis und auch die Kombination als Meningoenzephalitis werden beobachtet. Diese zentralnervösen Erkrankungen können selten auch bei HSV-Rezidiven auftreten.

Die HSV-bedingte aseptische Meningitis ist relativ häufig und verläuft meist mild. Ausnahmen dabei sind Polyradikulomyelopathie, aszendierende Myelitis und rekurrente Meningitis, die schwere Komplikationen bei meningealer Beteiligung darstellen.

Bei der Enzephalitis durch Herpes-simplex-Viren kommt es nach einem Prodromalstadium mit Kopfschmerzen, Übelkeit und Fieber zu einem Zustand mit eingeschränkter Vigilanz und/oder fokaler neurologischer Symptomatik. Da die HSV-Enzephalitis unbehandelt in 70% der Fälle zum Tod führt, sind rechtzeitige Diagnose und systemische Therapie unerlässlich.

Bei manchen Patienten mit Herpes simplex recidivans kommt es 5–14 Tage nach der Herpesinfektion, meist einem Herpes simplex labialis, zu einem **Erythema exsudativum multiforme**, vorwiegend an Handrücken, Unterschenkeln und Füßen, seltener am Rumpf. Die Erkrankung kann mit Fieber und allgemeinem Krankheitsgefühl einhergehen. Auch Schleimhautbeteiligungen im Mund und am Genitale sowie an den Konjunktiven können auftreten. Innerhalb der Erythema-exsudativum-multiforme-Herde wurde mittels PCR in etwa 90% der Fälle HSV nachgewiesen.

10.2.4 Herpes-simplex-Infektionen des Auges

▪ Klinik

Im Rahmen von orofazialen Primärinfektionen kann es zur Mitbeteiligung am Auge kommen, was nicht selten übersehen wird. Rezidive können jedoch auf das Auge beschränkt sein und die Sehkraft einschränken. Die Herpes-simplex-Erkrankung der Hornhaut nimmt eine besondere Stellung ein. Sie wird in der Ophthalmologie in 3 verschiedene Formen eingeteilt:

- Oberflächliche Form mit Befall des Hornhautepithels **(Keratitis dendritica)**
- Tiefe Entzündung des Hornhautstromas **(Keratitis interstitialis)**
- HSV-Infektion des Hornhautendothels **(Endotheliitis sive Keratitis disciformis)**

Jede dendritische Erosion der Kornea bei Patienten über 5 Jahren entspricht mit großer Wahrscheinlichkeit einer herpetisch bedingten Keratitis, da die Primärinfektion praktisch ausschließlich in der frühen Kindheit erfolgt. Das Herpesvirus kann aber auch andere Augenabschnitte befallen, insbesondere die Konjunktiva, die Uvea (Herpesuveitis) und die Retina (Herpesretinitis: akutes retinales Nekrose-Syndrom).

▪ Therapie

Bei einer okulären Beteiligung ist die Anwendung von lokalen Virostatika indiziert. Hier kann Aciclovir-Augensalbe oder Trifluridin appliziert werden (◘ Tab. 10.3). Massiver Augenbefall erfordert zusätzlich eine systemische Gabe von Nukleosidanaloga und engmaschige Mitbetreuung durch den Augenarzt.

10.2.5 Herpes-simplex-Infektionen bei Immunsupprimierten

Unter dem Begriff der Immunsuppression werden hier angeborene und erworbene (vor allem HIV/AIDS) (▶ Kap. 21) oder iatrogen bedingte Immundefizienzen besprochen, wie sie im Rahmen von Transplantationen, der Therapie von Autoimmunerkrankungen oder Malignomerkrankungen auftreten können. Bei viralen Infektionen ist die zelluläre Immundefizienz entscheidend.

▪ Klinik

Herpeserkrankungen bei immunsupprimierten Patienten treten häufig mit atypischer Klinik in Erscheinung. Häufig bestehen ausgedehnte, dauerhafte und therapieresistente Formen mit ausgeprägter Rezidivfreudigkeit. So kann es zu hämorrhagischen und nekrotischen Verläufen, teilweise mit Mutilationen kommen. Polyzyklische Begrenzung, Bläschen und die für Herpes-simplex-Infektionen sonst so charakteristischen klinischen morphologischen Gegebenheiten sind häufig nicht mehr zu erkennen. Besonders ausgedehnte zosteriforme HSV-Veränderungen können differenzialdiagnostisch Probleme bereiten, sich aber gut durch ihre fehlende Dermatomabhängigkeit abgrenzen lassen. Perianaler Herpes simplex ist bei Homosexuellen mit HIV-Infektion oder AIDS sehr häufig. Diese Herpesform ist durch eine ungewöhnliche Schmerzhaftigkeit, wochen- bis monatelanger Persistenz sowie die Neigung zur Ulzeration gekennzeichnet. Ähnliche klinische Bilder können bei Immunsuppression im Mund oder jeder anderen Körperlokalisation auftreten. Oft kommt es zu Sekundärinfektionen, welche einen komplizierten Verlauf aufweisen.

Systemische Komplikationen, besonders die zentralnervöse Mitbeteiligung, zeigen unter Immunsuppression meist dramatische Verläufe, selbst wenn die Hautbeteiligung nicht als besonders schwer zu werten ist.

▪ Differenzialdiagnose

In jedem Fall sollte bei Ulzerationen, Erosionen oder Vesikeln der Haut und der angrenzenden Schleimhäute bei immunsupprimierten Patienten eine HSV-Infektion differenzialdiagnostisch berücksichtigt werden.

▪ Therapie

Eine episodische oder suppressive antivirale Therapie wird empfohlen. Bei milden Verläufen kann eine perorale Applikation erfolgen, in schweren Fällen stellt i.v. gegebenes Aciclovir das Mittel der Wahl dar (◻ Tab. 10.3). Das Risiko einer Resistenzentwicklung steigt mit dem Schweregrad der Immunschwäche und der Anzahl der Therapien. Bei Herpes-simplex-Viren, die Resistenzen gegen Aciclovir oder dessen Derivate zeigen, kann alternativ Foscarnet i.v. verabreicht werden.

10.3 Erkrankungen durch Varizella-Zoster-Virus

▪ Erreger

Das Varizella-Zoster-Virus (VZV) oder humanes Herpesvirus 3 gehört in die Gruppe der α-Herpesviridae und weist eine nahe Verwandtschaft zum Herpes-simplex-Virus auf, das wegen der fast identischen Struktur elektronenmikroskopisch nicht differenziert werden kann. Eine Unterscheidung kann mittels PCR, Immunfluoreszenz oder Kultur (sehr aufwendig) erfolgen. Das VZV ist verantwortlich für sowohl die Primärerkrankung Varizellen im Kindesalter als auch die Sekundärinfektion Zoster, die im höheren Alter vermehrt auftritt. Da diese Erkrankungen vom selben Erreger verursacht werden, ist es möglich, dass eine Varizelleninfektion durch Kontakt zu einem Zoster-Patienten hervorgerufen wird. Daher sollten Patienten mit Zoster nicht mit Patienten mit primärer oder sekundärer Immunsuppression in Kontakt gebracht werden. Üblicherweise ist die Kontagiosität des Zosters jedoch gering.

Die Varizellen sind eine sehr verbreitete Krankheit und stellen die Erstinfektion mit dem VZV bei einem seronegativen Individuum dar. Obwohl durch die Erkrankung eine weitgehende Immunität ausgelöst wird, persistieren die Erreger in den sensiblen Ganglien lebenslang. Beim Zoster handelt es sich um eine endogene Reaktivierung des zuvor erworbenen VZV mit zunehmendem Alter oder bei Immunsuppression. Das Virus befällt normalerweise nur einen sensiblen Nerv und dessen Dermatom, seltener 2 oder mehr Dermatome. Patienten mit HIV/AIDS, Lymphom (speziell Morbus Hodgkin), Leukämie oder iatrogener Immunsuppression neigen zur frühzeitigen Entwicklung eines Zoster, zur ausgeprägteren Klinik mit Befall mehrerer Dermatome oder zu einem **Herpes zoster disseminatus**, einer Varizellen-ähnlichen Symptomatik, bei der jedoch das initiale Dermatom stets abgrenzbar bleibt.

10.3.1 Varizellen

▪ Synonym

Windpocken

▪ Epidemiologie

Mit einer jährlichen Fallzahl von etwa 500.000 (vor Einführung der Impfung) sind Varizellen in Deutschland eine sehr häufige Infektionskrankheit im Kindesalter. Die VZV-Erstinfektion ist bei 90–95% der Bevölkerung bis zum 15. Lebensjahr bereits aufgetreten. Die Prävalenz in tropischen und subtropischen Gegenden ist deutlich geringer als in Europa und Nordamerika, weshalb nicht selten Immigranten aus diesen Gegenden an Windpocken erkranken (Varicella adultorum). Varizellen treten epidemisch auf, hauptsächlich in Winter- und Frühjahrsmonaten.

▪ Ätiopathogenese

Das VZV wird mittels Tröpfcheninfektion oder direkten Kontakt übertragen. Der aerogene Übertragungsweg und die hohe Kontagiosität werden durch die Bezeichnung Windpocken dargestellt. Das Virus wird vom akut an Varizellen Erkrankten ausgeschieden; der Infizierte wird 1–2 Tage vor Krankheitsausbruch kontagiös und scheidet dann bis zum Krustenstadium das Virus aus. Varizellen sind hochkontagiös, nahezu jede Erstexposition mit VZV führt zur Infektion und konsekutiven Antikörperbildung. Selten kommt es zu inapparenten Krankheitsverläufen. Das Virus kann aus dem Körper nicht eliminiert werden, sondern bleibt nach der Erstinfektion in den sensiblen Ganglien der Hinterwurzeln zeitlebens vorhanden und kann später Rezidive (Zoster) hervorrufen.

Erworben wird das Varizella-Zoster-Virus über eine Infektion und Replikation im Epithel des Respirationstrakts oder der Konjunktiva. Dann folgt die erste virämische Phase, bei der eine Infektion des retikuloendothelialen Systems mit Replikation von VZV erfolgt. Dies führt nach etwa 2 Wochen zu einer zweiten Virämie und zum

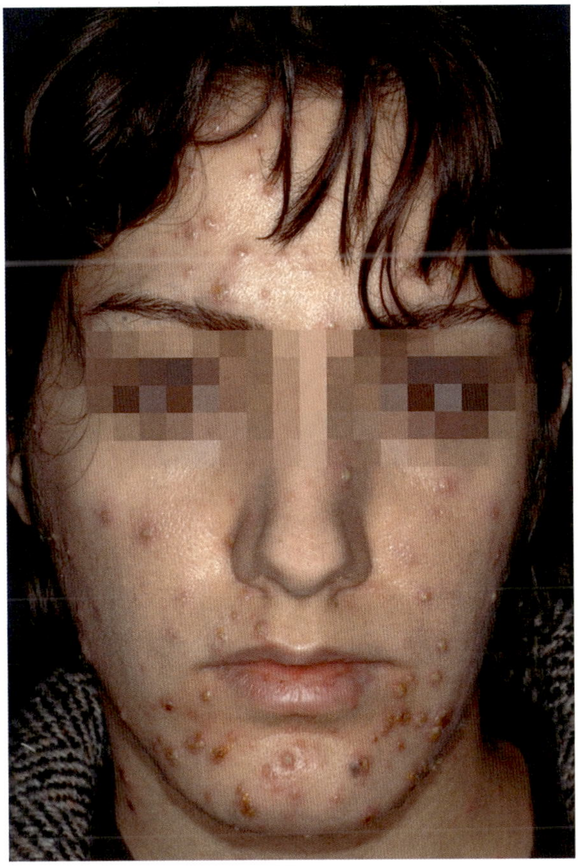

Abb. 10.8 Varizellen

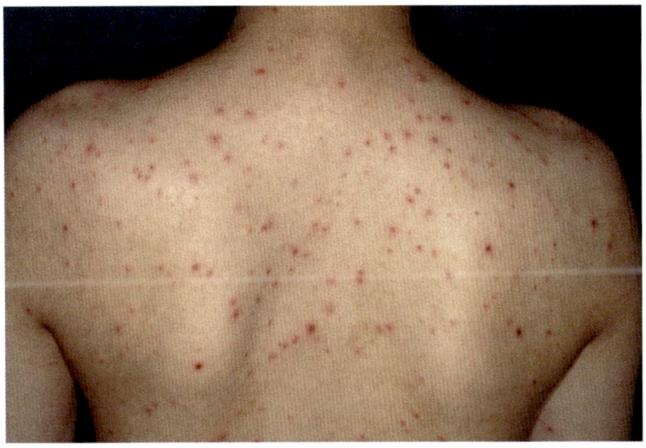

Abb. 10.9 Varizellen

typischen Exanthem mit Enanthem. Gleichzeitig werden Ganglienzellen infiziert und somit die Latenzphase eingeleitet. Hiervon betroffen sind die sensiblen Ganglien entlang der Wirbelsäule und auch die Ganglien der Hirnnerven. Das VZV-Genom persistiert sowohl in den Neuronen als auch in den Gliasatellitenzellen. Reinfektion mit einer zweiten Episode von Varizellen gilt bei erhaltener Immunkompetenz als ausgesprochene Rarität. Gelegentlich kann es bei Kleinkindern mit Exposition in den ersten Lebensmonaten durch den partiellen Schutz durch mütterliche Immunglobuline zu einer mangelhaften eigenen Immunabwehr kommen.

Klinik

Die Inkubationszeit beträgt etwa 2 Wochen. Die Hälfte der Kinder entwickelt Prodromi mit Fieber, Kopfschmerz, Bauchschmerzen und Malaise. Nach 1–3 Tagen treten am ganzen Körper, besonders an Kopf und Rumpf, rote Maculae auf, die zu kleinen Papeln und im Verlauf von Stunden zu etwa 2–5 mm großen, manchmal auch größeren dünnwandigen Bläschen mit wasserklarem Inhalt werden, die von einem schmalen roten Hof umgeben sind. Die Eruption verläuft über mehrere Tage weiter, neue Bläschen entstehen, ältere trüben ein, um schließlich Krusten zu bilden. Die Zahl der Bläschen ist verschieden, manchmal sind es einzelne, manchmal hunderte. Mit großer Regelmäßigkeit ist das Kapillitium befallen, oft finden sich hier die ersten Bläschen. Palmae und Plantae sind seltener betroffen. Durch die Vielzahl der unterschiedlichen Entwicklungsphasen entsteht das für Varizellen typische klinische bunte Bild [Heubner-Sternenhimmel 1911].

Das Bläschenstadium der Eruptionsphase geht innerhalb von Tagen in ein Krustenstadium über. Die bräunlichen Krusten haften fest an der Haut und fallen nach 2–3 Wochen ab. Üblicherweise heilen die Effloreszenzen komplikationslos ab. Nach Exkoriationen oder sekundärer bakterieller Besiedlung können jedoch eingesunkene Narben speziell an der Stirn resultieren. Auch die Schleimhäute sind regelmäßig betroffen, im Mund bevorzugt am harten Gaumen und an der Wangenschleimhaut. Hier stehen meist nur kleine verstreute Erosionen, die gelblich bedeckt und durch einen schmalen roten Saum ringförmig begrenzt sind. Auch an Konjunktiven, Kehlkopf und am Genitale können Bläschen auftreten.

Differenzialdiagnose

Varizellen sind gegen andere Virusexantheme abzugrenzen. Coxsackie- und ECHO-Viren können vesikuläre Exantheme verursachen, jedoch ist die Klinik meist schwächer ausgeprägt. Der Tzanck-Test erweist sich hier als negativ. Ein disseminierter Zoster kann infolge Persistenz des initialen segmentalen Befalls abgegrenzt werden. Bei disseminierten HSV-Infektionen, speziell beim Eczema herpeticatum, hilft der meist anamnestisch zu eruierende Herpes labialis. Des Weiteren kommen Prurigo simplex subacuta (Strophulus infantum), Dermatitis herpetiformis Duhring, Vaskulitiden oder Pityriasis lichenoides et varioliformis acuta mit jedoch meist hämorrhagischen Blasen infrage. Gelegentlich kann eine Epizoonose klinisch ähnlich aussehen, ein Enanthem ist jedoch fehlend. Herpangina verursacht ein ähnliches

Enanthem, jedoch keine vesikulösen Hautbefunde. Früher galten die Pocken (Variola vera) als die wichtigste Differenzialdiagnose. EBV kann ähnliche Exantheme verursachen.

▪ Histopathologie

Lichtmikroskopisch finden sich eine dünne Bläschendecke, epidermale Nekrosen, ballonierende Degeneration hauptsächlich der viele Kerne enthaltenden Basalzellen (epidermale Riesenzellen) sowie ausgeprägte perivaskuläre Infiltrate oder Zeichen der Vaskulitis.

▪ Verlauf

Während Kinder meist einen milden Krankheitsverlauf aufweisen, sind bei Erwachsenen häufiger schwerere Episoden zu erwarten. Die Mortalität wird bei immunkompetenten Kindern mit 2/100.000 angegeben, während sie bei Erwachsenen meist wegen der Varizellen-Pneumonie auf 17–30/100.000 ansteigt. Bei Kindern mit Leukämie kommt es in 10% zu letalen Verläufen. Ebenfalls weisen Kinder mit einem Asthma bronchiale, die mit Kortikosteroiden therapiert werden, einen schwereren Verlauf auf. Manchmal kann eine aseptische VZV-Meningitis auftreten, die häufig leichter als bei Erwachsenen verläuft. Das Reye-Syndrom [Reye et al. 1963] (akute Enzephalopathie mit fettiger Degeneration der Leber) kann bei gleichzeitiger Einnahme von Acetylsalicylsäure im Anschluss an eine VZV-Infektion auftreten.

! Bei Kindern unter systemischer Steroidbehandlung, bei Erwachsenen und bei Schwangeren kommt es oft zu einem schweren und komplikationsreichen Verlauf.

Bei Erwachsenen, besonders Immunsupprimierten, und Schwangeren zeigen Varizellen oft einen schweren und komplikationsreichen Verlauf. Besonders gefürchtet ist die o.g. VZV-Pneumonie, die etwa 1–9 Tage nach Exanthembeginn auftritt. Sie ist klinisch und auskultatorisch schwer nachzuweisen, sodass die Indikation für eine Röntgenthoraxuntersuchung großzügig gestellt werden sollte. Die Letalität liegt bei etwa 10%. Ein schweres Krankheitsbild stellt auch die Meningoenzephalitis, meist als Zerebellitis mit Ataxie, dar, die aber meist mit nur geringen Defekten ausheilt. Weitere Komplikationen können Augen, Ohren, Nieren und Muskeln betreffen. Selten ist eine Polyradikuloneuritis vom Typ Guillain-Barré.

Varizellen während der Schwangerschaft bergen auch für den Fötus ein erhöhtes Risiko. Während der ersten Schwangerschaftshälfte (meist zwischen der 13. und 20. Schwangerschaftswoche) kann sich beim Kind das **fötale Varizellen-Syndrom** entwickeln, das durch Extremitätenhypoplasien, Hauterosionen und Hautulzerationen oder Narben, Augenmissbildungen und Hirnschädigungen gekennzeichnet ist. Das Risiko beträgt weniger als 2% bei Infektion zwischen der 13. und 20. Schwangerschaftswoche. Zur Objektivierung von klinischen Zeichen ist der Ultraschall Mittel der Wahl. Werden fetale Abnormitäten entdeckt, müssen die Eltern auf die Möglichkeit eines assoziierten Hirnschadens hingewiesen und die Beendigung der Schwangerschaft diskutiert werden.

Varizellen im letzten Trimester gehen bei der Schwangeren häufig mit Komplikationen, besonders Varizellenpneumonie, einher, die zu Frühgeburt oder Abort führen können. Die Letalität für die Mutter liegt dabei bei etwa 20–45%. Kommt es bei der Schwangeren 5–7 Tage vor der Geburt bis 2 Tage postnatal zur Varizellenerkrankung, ist das Neugeborene am stärksten gefährdet (neonatale Varizellen), da zu diesem Zeitpunkt noch keine protektiven spezifischen Antikörper ausgebildet sind. Die Mortalitätsrate beträgt ohne Therapie bis zu 30%. Kinder, deren Mütter während der Schwangerschaft unter Varizellen litten, entwickeln in etwa 1% während der ersten 2 Lebensjahre einen Zoster.

▪ Therapie

▪▪ Topisch

Austrocknende Maßnahmen wie Antiseptika sind meist ausreichend. Bei Juckreiz sind verdünnte mentholhaltige Lösungen angebracht. Kommt es zur Impetiginisation, ist eine frühzeitige antiseptische Externatherapie indiziert.

▪▪ Systemisch

Der unkomplizierte Varizellenverlauf erfordert keine innerliche Behandlung. Schwere Varizellenverläufe, komplizierende Begleiterkrankungen, Immunmangelzustände sowie Varizellen während der Schwangerschaft und bei Neugeborenen stellen eine Indikation zur antiviralen Therapie dar. Antihistaminika, Analgetika und Antiphlogistika werden bei Bedarf und unter Berücksichtigung ihrer Kontraindikationen verordnet.

Postexpositionsprophylaxe und die antivirale Therapie sind in ◘ Tab. 10.5 beschrieben.

▪▪ Weitere Empfehlungen

Bei Varizellenexposition einer Varizellentiter-negativen Schwangeren kann durch die Gabe von Varizella-Zoster-Immunglobulin (VZIG) in bis zu 80–90% der Fälle eine mütterliche Varizellenerkrankung abgeschwächt oder sogar verhindert werden, wenn die Prophylaxe spätestens 72–96 h nach Exposition erfolgt. Außerdem scheint die Postexpositionsprophylaxe die Infektionsrate des ungeborenen Kindes zu reduzieren.

Bei VZV-seronegativen immunsupprimierten Patienten besteht neben der intravenösen Varizellentherapie mit Aciclovir die Möglichkeit der passiven Immunisierung. Eine antivirale Postexpositionsprophylaxe mit Aciclovir

Tab. 10.5 Post-Expositionsprophylaxe (PEP) und antivirale Therapie der Varizellen

Indikation	Medikamente	Dosierung	Kommentar
Bei Kindern bis 12 Jahre			
Prophylaxe			Nicht empfohlen
Behandlung	Symptomatische Externa Optionale systemische Therapie: Aciclovir	100 mg/kg tgl. peroral für 5–10 Tage	
Erwachsene			
Prophylaxe	PEP-Impfung		Prophylaxe und Therapie sollten innerhalb von 24 h begonnen werden
Behandlung	Aciclovir	800 mg peroral 5-mal tgl. für 5–10 Tage In schweren Fällen i. v. (3-mal 10 mg/kg tgl.)	
	Valaciclovir	1000 mg peroral 3-mal tgl. für 7–10 Tage	
	Famciclovir	500 mg peroral 3-mal tgl. für 7–10 Tage	

hat sich sowohl bei Immunkompetenten als auch bei Immunsupprimierten als nicht wirksam erwiesen. Dagegen ist eine Präexpositionsprophylaxe bei Knochenmarktransplantierten für den Zeitraum stärkster Immunsuppression indiziert.

VZV-Lebendimpfstoff (Oka-Stamm, Varilrix) wird Kindern ab 9 Monaten bis zum 12. Lebensjahr einmalig, ab 13 Jahren mit 2 Impfdosen im Abstand von 6 Wochen verabreicht. In seltenen Fällen ist eine Wiederholung bis zur Serokonversion indiziert. Empfohlen wird diese Impfung für Kinder mit Leukämie in hämatologischer Remission, Patienten mit soliden malignen Tumoren, bei schwerem atopischem Ekzem, vor geplanter Immunsuppression (vor Organtransplantation, bei Autoimmunerkrankung), für Angehörige der vorstehend Genannten und Frauen mit Kinderwunsch sowie für medizinische Mitarbeiter. Lebendimpfstoffe sind bei Immunsupprimierten kontraindiziert. Zusätzlich muss berücksichtigt werden, dass infektiöse Kinder keinen Kontakt mit Immunsupprimierten haben sollten und wenn immer möglich eine Hospitalisation zu vermeiden ist. Falls eine stationäre Aufnahme unumgänglich ist, müssen diese Patienten isoliert werden.

10.3.2 Zoster

Synonyme

Gürtelrose, Herpes zoster (griechisch: zostrix = Gürtel)

Epidemiologie

Weltweit nimmt die Erkrankungsrate an Zoster zu. Die jährliche Inzidenz beträgt in der Bevölkerung 1,3–3,4/1000 Einwohner; etwa 25% aller Menschen sind betroffen. Ursachen liegen einerseits in der höheren Lebenserwartung, andererseits in der Zunahme von Patienten mit akquirierter oder iatrogener Immunsuppression. Zoster kommt in jedem Lebensalter vor, zwei Drittel der Fälle betrifft jedoch über 50-Jährige und die Hälfte aller 85-Jährigen hat einen Zoster durchgemacht. Ebenso begünstigen andere Zustände mit reduzierter zellulärer Immunität eine Zosterinfektion. Die wichtigsten Risikogruppen umfassen Patienten mit arzneimittelbedingter Immunsuppression (zum Beispiel im Rahmen einer Chemotherapie, als Abstoßungsvermeidung nach Organtransplantation oder bei Autoimmunerkrankung), aber auch solche mit angeborenen Immunschwächen oder erworbenen Immunmangelzuständen (HIV/AIDS sowie lymphoproliferative Erkrankungen). Patienten, die in einem frühen Lebensalter einen Zoster entwickeln, sollten deswegen in jedem Fall bezüglich ihres Immunstatus untersucht werden. Bei älteren Betroffenen besitzt ein Zoster jedoch keine verlässliche Markerfunktion für eine zugrunde liegende Erkrankung. Kinder mit einem Zoster erfuhren in der Regel eine VZV-Exposition in utero oder in den ersten Lebensmonaten.

Normalerweise rezidiviert die VZV-Infektion nur einmal im Leben, nicht selten werden zosteriforme Herpes-simplex-Infektionen als Zosterrezidive fehlinterpretiert.

Ätiopathogenese

Dem Zoster liegt die endogene Reaktivierung des VZV zugrunde, wobei das Virus trotz Antikörperbildung nach der Erstinfektion in den sensiblen Ganglien persistiert und

III

nach Jahren oder Jahrzehnten durch örtliche oder systemische Provokation reaktiviert wird. So kann es nach Trauma, Röntgenbestrahlung oder Sonnenbrand zum Zoster kommen. Bei der Reaktivierung des VZV wird in den Neuronen und Gliasatellitenzellen ein größerer Teil des Ganglions zerstört. Dies führt zum akuten Zosterschmerz. Die Entzündung im Nervengewebe kann sehr lange andauern, Narben verursachen und durch den Verlust von Satellitenzellen (Neuronophagie) eine Deafferenzierung am sensiblen Ganglion auslösen, welche so die postherpetische Neuralgie auslöst.

▪ Klinik

Zoster ist eine klassische segmentale Erkrankung mit einer meist einseitigen, akuten Eruption herpetiform angeordneter Bläschen im Verlauf eines oder mehrerer Nervensegmente. Jedes Nervensegment kann befallen sein, am häufigsten sind die thorakalen und lumbalen Nervensegmente betroffen (Th3–L2) sowie der Trigeminusbereich (V1–3). Geschlechts- und altersabhängig sind unterschiedliche Körperstellen bevorzugt betroffen. Teilweise treten auch aberrierende Bläschen auf, die vereinzelt die Mittellinie entsprechend dem Verlauf von kleinen Nervenästen überschreiten können. Bis zu drei unterschiedliche Dermatome können involviert sein, weitere aberrierende Bläschen müssen jedoch an eine mögliche Dissemination denken lassen, insbesondere wenn sie früh im Krankheitsverlauf auftreten. Der Eruption geht mehrheitlich ein Prodromalstadium mit neuralgiformen Schmerzen voraus, was nicht selten zu Fehldiagnosen von vermeintlichen Zahnproblemen bis zu Diskushernien führt. Zusätzlich können Müdigkeit, Abgeschlagenheit, leichte Temperaturerhöhung und Magen-Darm-Störung vorausgehen; Fieber ist selten.

An der Haut zeigen sich innerhalb von 1–5 Tagen nach Beginn der Schmerzen meist leicht erhabene, scharf umschriebene Erytheme im Verlauf des Dermatoms. Schmerzen, Juckreiz, Parästhesien oder Hyperästhesien können bestehen. Innerhalb von Tagen bilden sich im Bereich der Erytheme etwa 2–5 mm große, manchmal auch größere, wasserklare, prall gespannte, perlartige Bläschen, zunächst in der Mitte, später auch randwärts. Viele Bläschen stehen isoliert, andere konfluieren. Das Auftreten der herpetiformen Bläschen ist gewöhnlich nach 2–3 Tagen abgeschlossen. Wegen der kräftigen Blasendecke platzen die Bläschen nur selten. Nach 2–7 Tagen trübt sich der Inhalt gelblich, die umgebende Rötung ist wieder abgeklungen. Etwa nach 1 Woche beginnt die Austrocknung der Bläschen, es bilden sich bräunliche oder gelbliche Krusten. Nach dem 10. Tag finden sich nur noch fest haftende Krustenauflagerungen, die sich erst nach 2–4 Wochen ganz abstoßen. Narben kommen häufig vor, insbesondere dann, wenn es zur nekrotisierenden Entzündung oder Impetiginisation gekommen war. Die gruppiert stehenden Narben sind zeitlebens ein charakteristisches Zosterresiduum.

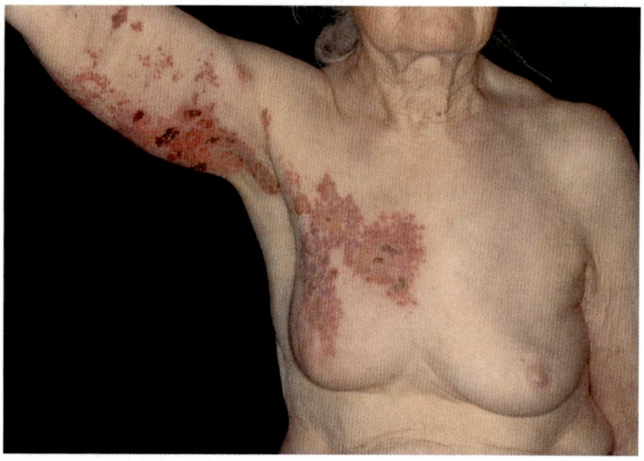

Abb. 10.10 Zoster thoracalis et brachialis

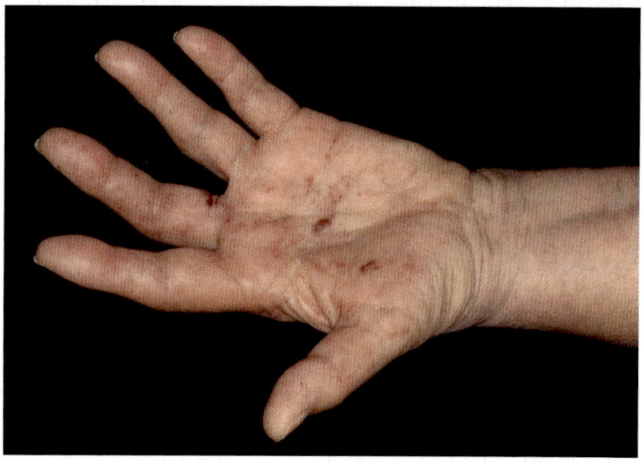

Abb. 10.11 Zoster in der Handinnenfläche

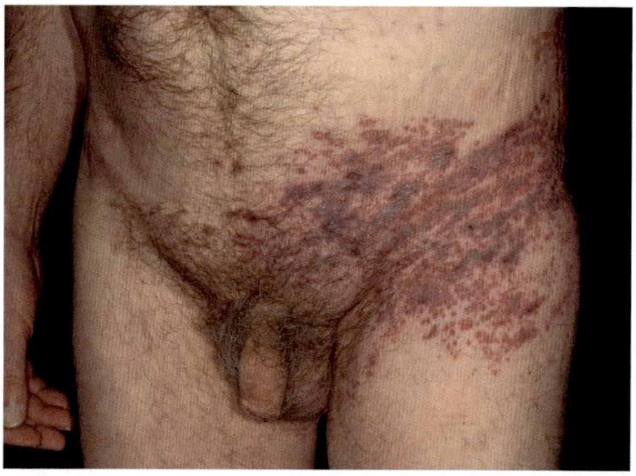

Abb. 10.12 Zoster abdominalis

Die Reaktivierung des VZV kann aber auch ganz ohne Hautmanifestation, jedoch zum Teil starken Schmerzen stattfinden, was als **Herpes zoster sine herpete** bezeichnet wird und häufig diagnostische Schwierigkeiten verursacht.

Neben dem afferenten Schenkel kann auch der motorische Anteil betroffen sein. Es kann so zu segmentalen Paresen kommen, deren Prognose im Allgemeinen günstig ist; des Weiteren kann eine Fazialislähmung auftreten **(Zoster oticus)**. Im Gegensatz zu den Varizellen existiert eine vertikale Übertragung des VZV beim Zoster während der Schwangerschaft praktisch nicht. Lediglich bei schweren Verlaufsformen **(Zoster generalisatus)** könnte dies aufgrund der Virämie möglich sein.

Zoster ist einer der häufigsten Ursachen für das Auftreten **isotoper Hautreaktionen** [Wolf et al. 1995]. Im vorgeschädigten Ausbreitungsgebiet (locus minoris resistentiae) kommt es dabei nach Monaten bis Jahren zur Entwicklung anderer Krankheiten wie Verrucae vulgares, Mollusca contagiosa, Tinea, Granuloma anulare, Lichen ruber oder sogar Basalzellkarzinomen. Dies kann auch nach Herpes-simplex-Infektionen, Verbrennungen und Sonnenbränden gesehen werden.

Da primär sensorische Nerven betroffen sind, werden die **Schmerzen** von den Betroffenen als Hauptproblem wahrgenommen. Diese werden in zwei unterschiedliche Typen unterteilt:

Akuter Zosterschmerz Der akute Zosterschmerz kann bereits etwa 4–5 Tage vor der Hauteruption einsetzen und zeichnet sich meist durch stechenden oder brennenden Charakter aus; üblicherweise sistiert er nach 4 Wochen. Mit Schmerzmitteln oder Psychopharmaka ist dieser Schmerz kontrollierbar.

Postherpetische Neuralgie Von einer postherpetischen Neuralgie wird gesprochen, wenn die Schmerzen länger als 4 Wochen nach Abheilen der Hautveränderungen fortbestehen oder nach vorübergehendem Abklingen wieder auftreten. Sie tritt bei 15–30% aller an Zoster-Erkrankten auf. Dabei steigt die Häufigkeit deutlich mit dem Alter an; bei über 70-Jährigen kann in 50–70% der Fälle mit der Entwicklung einer postherpetischen Neuralgie gerechnet werden. Der Schmerz wird als quälender Dauerschmerz von brennendem Charakter oder anfallartig (neuralgiform oder lanzinierend) beschrieben. Zudem ist eine im entsprechenden Dermatom auftretende **Allodynie** charakteristisch, diese greift teilweise auf benachbarte Dermatome über. Eine Allodynie beschreibt Schmerzen auf Reize, die normalerweise nicht schmerzhaft sind. Die Symptomatik kann jahre- oder gar lebenslang anhalten. Die wichtigsten Risikofaktoren für die Ausbildung einer Neuralgie sind:

- Alter >50 Jahre
- Schmerzen in der Prodromalphase
- Immunosuppression
- Befall von Hirnnerven (Zoster ophthalmicus) oder sakralen Dermatomen

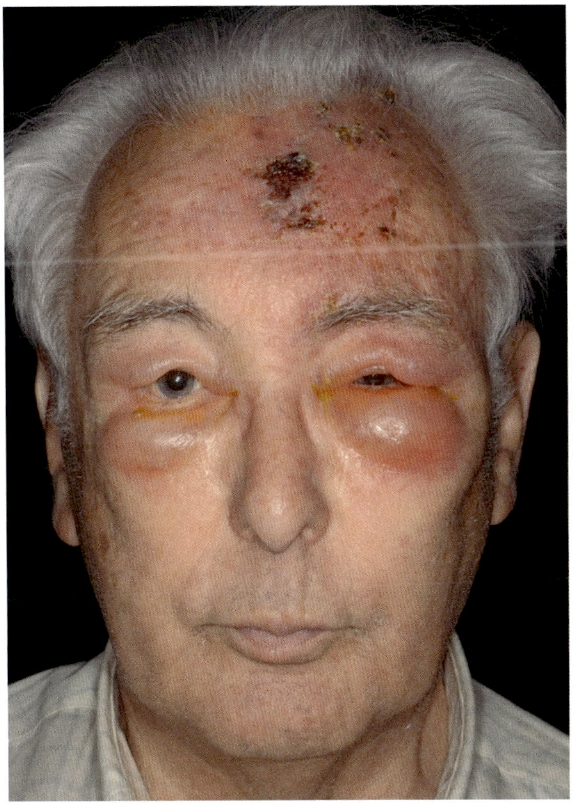

Abb. 10.13 Zoster ophthalmicus

Besondere Manifestationen von Zoster

Zoster ophthalmicus Der Zoster im Ausbreitungsgebiet des ersten Trigeminusasts macht etwa 7–18% aller Zoster-Fälle aus. An Stirn und Kapillitium wird der Zoster häufig hämorrhagisch und nekrotisch, eine präaurikulare Lymphadenitis kommt hinzu. Die Umgebung des Auges und die Lider, oft auch auf der nicht vom Zoster befallenen Seite, sind stark gerötet und ödematös geschwollen. Meist besteht eine ausgeprägte Schmerzhaftigkeit. Gelegentlich treten okuläre Komplikationen auf. Der Befall der Nasenspitze deutet auf die Beteiligung des N. nasociliaris und damit einen Augenmitbefall hin. Alle Patienten mit einem Zoster ophthalmicus sollten augenärztlich insbesondere bezüglich Konjunktivitis, Episkleritis, Iritis, Keratitis oder Chorioretinitis und Augenmuskellähmungen untersucht und nachkontrolliert werden. Als Spätkomplikationen kann es zu einer posterioren Skleritis oder akuten Retinanekrose kommen. Auch bei jüngeren Patienten sollte der Zoster ophthalmicus aufgrund seiner häufigeren Komplikationen systemisch antiviral therapiert werden.

Zoster des 2. und 3. Trigeminusasts Bei diesem ist häufig auch die Mundschleimhaut betroffen. Die hemilaterale Wangenschleimhaut, Zungenpartie (3. Ast) und der Gaumenrachen (2. Ast) weisen herpetiform angeordnete, aphthoide flache Erosionen oder Ulzerationen auf gerötetem Grund auf. Selten tritt eine stärkere Gingivitis auf, die zu Zahnverlust führen kann.

Kranialer Zoster Patienten mit Affektion von Kopf- oder Halsnerven können Symptome wie Kopfschmerzen, Nackensteifigkeit und Lymphadenopathie aufweisen.

ZNS-Beteiligung des Zosters Bei einigen Patienten liegt eine Meningitis vor, manche haben auch eine Pleozytose im Liquor cerebrospinalis. Eine symptomatische Meningoenzephalitis ist durch Kopfschmerzen, Fieber, Photophobie und Erbrechen gekennzeichnet. Eine seltene ZNS-Manifestation ist die granulomatöse Angiitis mit kontralateraler Hemiplegie. Eine weitere neurologische Manifestation ist die aufsteigende Myelitis mit oder ohne motorische Paralyse.

Zoster oticus Der Befall des Ohrs kann sich auf die äußeren Anteile beschränken. Bei ausgedehnterem Befund kann es zur peripheren Fazialislähmung kommen (etwa 50–60% der Fälle).

Ramsay-Hunt-Syndrom [Hunt 1907] Neben dem N. facialis ist auch der N. vestibulocochlearis beteiligt. Erosionen können auch auf dem Trommelfell gesehen werden. Tinnitus, Schwindel und Hörverlust sind möglich; etwa ein Drittel dieser Patienten bleiben auf dem betroffenen Ohr taub.

Perinealer Zoster Häufig ist das Dermatom schlecht abgrenzbar und die Patienten präsentieren sich mit Schmerzen und teilweise Obstipation oder Harnverhalt.

Zoster bei Immunsuppression

Insgesamt sind die Zosterverläufe bei reduzierter Immunabwehr schwerer und komplikationsreicher. So werden bei immunsupprimierten Patienten häufig mehrere Dermatome befallen. Es können auch aberrierende Bläschen auftreten. Ist ihre Zahl klein, werden sie eher zufällig entdeckt. Manchmal schießen hintereinander im Laufe von Tagen Hunderte von Bläschen auf, sodass der Aspekt eines Varizellenexanthems zustande kommt. Die Einzeleffloreszenzen besitzen somit unterschiedliche Ausprägung. Dadurch entwickelt sich ein sternkartenartiges varizellenähnliches Bild (**Zoster generalisatus**). In manchen Fällen kommt es auch zum systemischen Befall (Myokarditis, Pankreatitis, Ösophagitis, Hepatitis). Die hämorrhagisch-nekrotisierende Umwandlung der Bläschen ist vermehrt. Die Bläschen können bei Immunsupprimierten mehr als 3 Tage (teilweise bis Wochen) persistieren, insgesamt kann der Krankheitsverlauf bis zur kompletten Abheilung sehr protrahiert sein.

Atypische Präsentationen finden sich in Abhängigkeit vom Schweregrad der Immunsuppression und so können chronische Ulzerationen, hyperkeratotisch-verruköse Papeln oder Erythema multiforme-artige Läsionen bestehen. Bei HIV-infizierten Patienten kann es bereits früh im Krankheitsverlauf zu einem Zoster kommen, der nicht selten den Grund für die Diagnose der Grundkrankheit darstellt.

▪ Differenzialdiagnose

Abzugrenzen sind Herpes simplex, Eczema herpeticatum, akute Kontaktdermatitis, segmentale Dermatosen, autoimmunbullöse Dermatosen und bullöses Erysipel. Die akuten Zosterschmerzen, besonders präeruptiv, können den Schmerzen von Lumbago, Lungenembolie, Myokardinfarkt, Appendizitis oder Migräne ähnlich sein. Bei segmentalen Paresen müssen Diskushernien abgegrenzt werden.

▪ Histopathologie

Die Zosterläsion ist identisch mit denjenigen von Varizellen und Herpes-simplex-Infektionen. In schwereren Fällen kann eine Vaskulitis bestehen. Der Tzanck-Test ist positiv mit dem Nachweis von mehrkernigen Riesenzellen.

▪ Labor

Wenn das klinische Bild insbesondere zur Differenzierung gegenüber Herpes-simplex-Infektionen nicht ausreicht, kann ein Virusnachweis mittels PCR oder Kultur hilfreich sein. Serologische Untersuchungen sind für die Diagnose ungeeignet, da häufig ein IgM-Anstieg nicht dokumentiert werden kann.

▪ Therapie

Der Zoster wird antiviral und – soweit erforderlich – antiphlogistisch, analgetisch oder auch antiinfektiös behandelt.

▪▪ Topisch

Im Initialstadium sind austrocknende Maßnahmen (Zinkschüttelmixtur, Zinkpaste, Clioquinol-Lotio) angezeigt. Nach dem Eintrocknen der Bläschen sind Cremes, später Salben mit antiseptischem Zusatz anzuwenden. Im Gesicht sollte keine Zinkschüttelmixtur angewendet werden, da die Zinkpartikel leicht in das Auge übertragen werden und zu Reizungen führen und einen schon bestehenden Zoster ophthalmicus verschlechtern können. Auch am behaarten Kopf sollte keine Schüttelmixtur benutzt werden.

Tab. 10.6 Therapie des Zoster

Virostatikum	Dosierung	Behandlungsdauer	Bemerkung
Aciclovir (i. v.)	Erwachsene: 3-mal tgl. 10 mg/kg KG im Abstand von 8 h	5–7 Tage	Für Patienten mit einem schweren Krankheitsbild, insbesondere für Immunsupprimierte, wird die i. v.-Therapie empfohlen. Höchstdosis über 10 Tage ist zu erwägen.
	Kinder: 3-mal tgl. 10(–15) mg/kg KG, maximal 2500 mg/d	7 Tage	
Aciclovir (oral)	Erwachsene: 5-mal tgl. 800 mg	7 Tage	Oral verabreichtes Aciclovir ist infolge der Bioverfügbarkeit von nur 20% weniger wirksam als die anderen verfügbaren antiviralen Medikamente (Brivudin, Famciclovir, Valaciclovir)
	Kinder: 5-mal tgl. 15 mg/kg KG, maximal 4000 mg/d		
Brivudin (oral)	Immunkompetente Erwachsene: 1-mal tgl. 125 mg	7 Tage	Brivudin, Famciclovir und Valaciclovir sind bezüglich der klinischen Wirksamkeit gleichwertig. Brivudin darf nicht zusammen mit 5-Fluorouracil oder anderen 5-Fluoropyrimidinen verabreicht werden; zeitlicher Abstand von mindestens 4 Wochen.
Famciclovir (oral)	Immunkompetente Erwachsene: 3-mal tgl. 250 mg Immunsupprimierte Patienten ab dem 25. Lebensjahr und bei Herpes zoster ophthalmicus: 3-mal tgl. 500 mg	7 Tage	Famciclovir, Brivudin und Valaciclovir sind bezüglich der klinischen Wirksamkeit gleichwertig.
Valaciclovir (oral)	Immunkompetente Erwachsene: 3-mal tgl. 1000 mg, im Abstand von 8 h	7 Tage	Valaciclovir, Brivudin und und sind bezüglich der klinischen Wirksamkeit gleichwertig.

▪▪ Systemisch

Aktuelle Therapieempfehlungen finden sich in Tab. 10.6. Eine interne Therapie sollte spätestens 72 h nach Auftreten der Hautsymptome eingeleitet werden; ist bei noch aktiver Eruption, viszeralem Befall, Optikusbeteiligung und Immunsuppression jedoch auch noch später indiziert. Antiphlogistika werden nach Bedarf eingesetzt.

▪▪ Weitere Empfehlungen

Eine einmalige, aktive Immunisierung mit 14-fach höher konzentrierter Oka-Vakzine als Varilrix (Zostavax, seit 2009 in Deutschland für Immunkompetente >50 Jahre zugelassen) erniedrigt die Zosterinzidenz altersabhängig. Es scheint, dass eine aktive Impfung bei seropositiven Personen >50 Jahre aufgrund der Immunstimulation das Auftreten von Zoster um die Hälfte senkt. Die postherpetische Neuralgie kann um zwei Drittel reduziert werden. Bei immunsupprimierten Patienten, insbesondere bei Knochenmarktransplantierten, sollte während der Zeit der stärksten Immunsuppression eine Prophylaxe mit Nukleosidanaloga erfolgen.

▪▪ Therapie der postherpetischen Neuralgie

Topisch Capsaicin (0,025%)-Creme und Lidocain-haltige Externa können versucht werden. In der Regel reichen topische Maßnahmen aufgrund der erfolgten Nervenschädigung jedoch nicht aus. Eine neue und interessante Darreichungsform stellt das Capsaicin-haltige Pflaster (8%) dar.

Systemisch Die Therapie ist symptomatisch und entspricht grundsätzlich derjenigen neuropathischer Schmerzen. Tab. 10.7 zeigt die wichtigsten Möglichkeiten.

Tab. 10.7 Behandlungsmöglichkeiten der postherpetischen Neuralgie

Medikamentengruppe	Beispiele
Antidepressiva	Amitriptylin 25 mg tgl. als Anfangsdosis (sedierend) Imipramin, Clomipramin: 25–150 mg tgl. (aufhellend)
Antikonvulsiva	Gabapentin: 900–3600 mg tgl. Pregabalin: 150–900 mg tgl. Carbamazepin: 400–1600 mg tgl. Oxcarbazepin: 300–1500 mg tgl.
Opiate	Tramadol 200–600 mg tgl.
Lokale Anästhetika	Capsaicin Crème 0,025%: 5-mal tgl. für 2 Wochen, danach nach Bedarf (initiale Verschlechterung möglich). Eventuell Capsaicin-Pflaster für 1 h (unter Überwachung).

Die Behandlungsmöglichkeiten der Zoster-assoziierten Schmerzen bestehen in erster Linie in der Anwendung von Analgetika (nach WHO-Stufenschema), aber auch Antidepressiva (wie Amitriptylin), Antikonvulsiva (wie Gabapentin) und Sympathikolytika sollten zum Einsatz kommen. Die Wahl des Medikaments wird einerseits durch die zusätzlichen Eigenschaften (Sedation, Stimmungsaufhellung) und andererseits durch die Schmerzqualität bestimmt (Antikonvulsiva bei lanzinierenden Schmerzen). Eine zusätzliche hochdosierte Gabe von Steroiden verkürzt die Phase des akuten Zoster-Schmerzes, bringt jedoch keinen therapeutischen Zugewinn bezüglich der postherpetischen Neuralgie. Bei der Gabe von Aciclovir ist die Inzidenz der Neuralgie geringer als ohne Therapie. Mit Famciclovir, Valaciclovir oder Brivudin tritt eine postherpetische Neuralgie seltener auf als unter Aciclovir, sodass diese Pharmaka empfohlen werden. Eine additive Therapie mit Steroiden, Vitamin-B-Präparaten oder Interferon hat keinen therapeutischen Effekt.

10.4 Erkrankungen durch Epstein-Barr-Virus

Das Epstein-Barr-Virus (EBV) ist verantwortlich für mehrere Krankheitsbilder. Zusätzlich zur infektiösen Mononukleose besteht eine Assoziation mit dem Burkitt-Lymphom, lymphoepithelialen Nasopharynxkarzinomen und einer Vielzahl verschiedener lymphoproliferativer Erkrankungen, besonders bei HIV/AIDS- und anderen immunsupprimierten Patienten. Endemisch tritt als EBV-Assoziation in Malariagebieten das Burkitt-Lymphom, in China hauptsächlich das Nasopharynxkarzinom auf. Das Burkitt-Lymphom gehört zu der Gruppe der hochmalignen B-Zell-Lymphome (Non-Hodgkin-Lymphome). Es handelt sich dabei um einen wachsenden Tumor, der vorwiegend an Organen der Bauchhöhle und im Gesicht auftritt. Immer wieder werden Assoziationen mit der multiplen Sklerose diskutiert. Für die orale Haarleukoplakie sowie Leiomyosarkome bei Patienten mit HIV/AIDS ist ebenfalls EBV verantwortlich (▶ Kap. 21).

Seltener kann EBV orale und genitale Ulzerationen vor allem bei jungen Frauen verursachen (Ulcus vulvae acutum, [Lipschütz 1918]). Zahlreiche reaktive Dermatosen wurden in Assoziation mit EBV beschrieben: Erythema exsudativum multiforme, Gianotti-Crosti-Syndrom, Erythema nodosum, Erythema anulare centrifugum und Pityriasis lichenoides. EBV kann vielfältige Exantheme machen, nicht nur im Rahmen der Mononukleose.

10.4.1 Infektiöse Mononukleose

[Pfeiffer 1889]

▪ Synonyme

Mononucleosis infectiosa, Pfeiffer-Drüsenfieber, Monozytenangina

▪ Erreger

Das Epstein-Barr Virus (humanes Herpesvirus Typ 4) gehört in die Gruppe der γ-Herpesviridae.

▪ Epidemiologie

Die infektiöse Mononukleose tritt üblicherweise in kleinen Epidemien auf, häufig im Frühjahr. Betroffen sind meist Jugendliche oder junge Erwachsene. Bei etwa 50% der Angesteckten verläuft die Infektion inapparent. Bei Kindern, die jünger als 5 Jahre sind, ist der asymptomatische Verlauf die Regel. Bis zum 30. Lebensjahr ist nahezu jeder serokonvertiert. Die Durchseuchung beginnt in Entwicklungsländern sehr früh.

▪ Ätiopathogenese

Gewöhnlich wird das Virus durch Tröpfcheninfektion oder engen körperlichen Kontakt (kissing disease), aber auch durch Bluttransfusionen übertragen. EBV vervielfältigt sich initial in der Mundschleimhaut und kolonisiert dann die Speicheldrüsen. Das Virus kann hier zeitlebens persistieren und wird sporadisch in den Speichel ausgeschieden. Das Hauptziel des Virus sind jedoch B-Lymphozyten, die durch das EBV polyklonal stimuliert werden und heterophile Antikörper bilden. Neben der produktiven (lytischen) Replikation mit Produktion infektiöser Viruspartikel kann sich die EBV-Replikation auch in Form einer vermehrten Proliferation infizierter oder transformierter B-Zellen äußern (latente Virusreplikation); diese B-Zellen sind häufig immortal.

▪ Klinik

Die Inkubationszeit schwankt zwischen 4 und 14 Tagen, bei Erwachsenen liegt sie teilweise bei mehreren Wochen. Als Symptome finden sich neben einer Angina mit graugelben pseudomembranösen, diphtherieähnlichen Belägen typischerweise auch Lymphadenopathien (speziell zervikal), oft Hepatosplenomegalie (Gefahr der Milzruptur), Fieber, Abgeschlagenheit und atypische Lymphozyten im Blut (mononukleäre Zellen). Als weitere Symptome können auftreten: Hepatitis mit Ikterus, Meningitis, Meningoenzephalitis, Myalgie, Polyneuritis, Guillan-Barré-Syndrom, Thrombozytopenie, Myokarditis, Perikarditis, interstitielle Pneumonie, Glomerulonephritis, Ulzerationen an der Genitalschleimhaut, sowie Exantheme. Generalisierte Exantheme kommen bei etwa 3–15% der Pa-

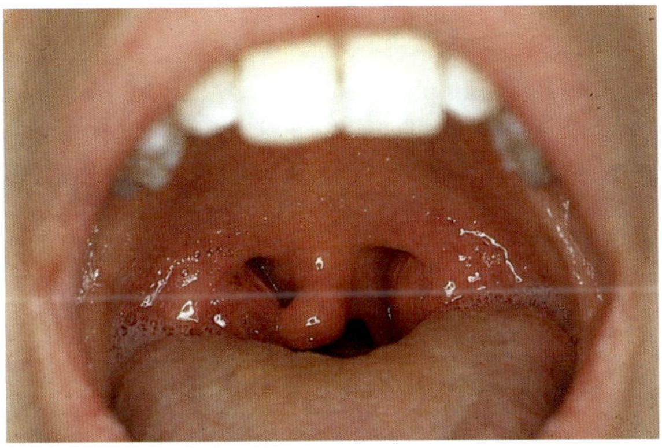

Abb. 10.14 Tonsillitis bei Mononukleose

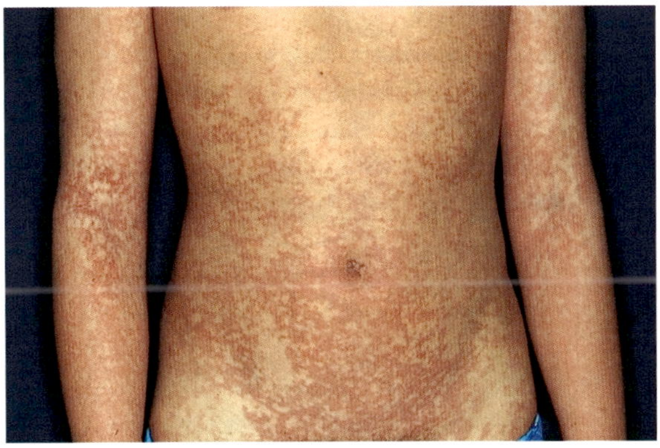

Abb. 10.15 Amoxicillinexanthem bei Mononukleose

tienten vor, sie sind oft makulopapulös und juckend mit morbilliformem oder rubeoliformem Aspekt. Wird der Patient mit Ampicillin/Amoxicillin behandelt, tritt dieses Exanthem zu fast 100% auf, ferner kommt es zu einem vorwiegend periorbitalen Gesichtsödem und Petechien am Gaumen. Viele Patienten zeigen nach der EBV-Infektion noch für einige Zeit Müdigkeit und Abgeschlagenheit. Bei immunsupprimierten Patienten besteht des Weiteren die Möglichkeit der Virusreaktivierung sowie der Entwicklung lymphoproliferativer Erkrankungen. In einigen Fällen sind bei sonst Gesunden chronisch aktive EBV-Infektionen beschrieben worden, die über Monate Bestand hatten. Bei milden Verläufen der EBV-Infektion können Abgeschlagenheit und Fieber im Vordergrund stehen und so differenzialdiagnostische Probleme bieten.

Differenzialdiagnose

Abzugrenzen sind andere Virusexantheme, Streptokokkenangina, Zytomegalievirusinfektion, Infektionen mit HHV 6 und 7, Toxoplasmose, Arzneimittelexantheme und Lues II. Im Erwachsenenalter muss immer ein akutes retrovirales Syndrom differenziert werden. Bei Lymphadenopathie und Leukozytose muss auch an myeloproliferative Erkrankungen gedacht werden.

Labor

Fast alle Patienten weisen eine ausgeprägte Leukozytose (10.000–40.000 Zellen/l) mit Lymphozyten bis über 50% und zahlreichen atypischen monozytoiden Zellen (>10%) auf. Milde transiente Neutro- und Thrombopenien sind häufig. Zusätzlich bestehen fast immer erhöhte Leberenzyme. Der Nachweis von heterophilen Antikörpern (Paul-Bunnel-Test respektive modifizierte Schnelltests) erreichen zum Nachweis einer akuten Infektion mit dem Epstein-Barr-Virus eine Sensitivität und Spezifität von über 90%. Zu beachten ist allerdings, dass diese Tests bei Kindern häufiger falsch-negativ ausfallen (geringere Sensitivität).

Diese Tests auf heterophile Antikörper werden für die Labordiagnose der EBV-Infektion zunehmend seltener eingesetzt, da modernere Testmethoden (ELISA) eine zuverlässigere Diagnose ermöglichen. Der Nachweis von IgG-Antikörpern gegen das nukleäre Antigen von EBV (EBNA-1-IgG) beweist das Vorhandensein des Virus; diese Antikörper sind jedoch erst nach Wochen bis Monaten positiv, weshalb der Test für die Diagnostik in der Akutsituation keinen Stellenwert hat. IgG gegen das virale Capsid-Antigen (VCA-IgG) sind ein Marker für eine akute oder durchgemachte Infektion.

Therapie

Topisch

Die Symptome werden mit Mundspülungen, zum Beispiel mit Chlorhexidin-haltigen Lösungen oder anderen antiseptischen Substanzen sowie Kamillentee, behandelt. Bei allenfalls juckenden Exanthemen werden kühlende Externa, wie Unguentum emulsificans aquosum oder Polidocanol-haltige Lotionen angewendet.

Systemisch

Eine virostatische Therapie mit Aciclovir zeigt nur geringe Wirksamkeit. Bedarfsweise werden Analgetika, Antipyretika und Antiphlogistika verwendet.

10.5 Erkrankungen durch Zytomegalievirus

Erreger

Das Zytomegalievirus (CMV, humanes Herpesvirus Typ 5) gehört in die Gruppe der β-Herpesviridae.

Epidemiologie

Die Durchseuchungsrate ist abhängig vom sozioökonomischen Status und der geografischen Lage und beträgt weltweit etwa 40–100%.

III

■ **Ätiopathogenese**

Die Übertragung findet durch Tröpfcheninfektion, Schmierinfektion und Transfusionen sowie Transplantationen statt. Die Virusreplikation erfolgt in der Mukosa des Oropharynx, daran schließt sich eine hämatogene Ausbreitung über Leukozyten im gesamten Körper an. Normalerweise verläuft die Infektion inapparent. Das Virus geht nach der Infektion in ein Latenzstadium in myeloischen Zellen über, aus dem es reaktiviert werden kann.

■ **Klinik**

Das CMV spielt in der normalen dermatologischen Praxis eher eine untergeordnete Rolle. Verschiedene klinische Manifestationen sind zum Beispiel die CMV-Chorioretinitis, die CMV-Pneumonie und Hautulzerationen (häufig in Kombination mit HSV) bei HIV/AIDS-Patienten. Bei Erwachsenen verursacht das CMV ein Mononukleose-ähnliches Bild. Besonders gefürchtet sind intrauterine CMV-Infektionen, die bei Neugeborenen eine Ursache für das TORCH-Syndrom sowie angeborene Defekte (Mikrozephalie, Optikusatrophie, Katarakte, intrazerebrale Verkalkungen) und Entwicklungsstörungen sind. Eine wichtige Rolle spielt dieses Virus auch bei Transfusionen, hier kann es das Posttransfusionsfieber auslösen. CMV ist der häufigste Infektionserreger nach Organ- oder Knochenmarktransplantationen und kann dabei zu Abstoßungsreaktionen führen. Die Verfügbarkeit einer wirksamen Systemtherapie zur Prophylaxe und Behandlung der CMV-Infektion hat die Transplantationsmedizin maßgeblich vereinfacht.

■ **Therapie**

Wichtigstes systemisches Virostatikum ist Ganciclovir oder das oral einsetzbare Valganciclovir. Auch Cidofovir und Foscarnet werden erfolgreich angewendet. In den letzten Jahren ist die Häufigkeit lebensbedrohlicher CMV-Komplikationen bei Transfusionen und Transplantationen durch prophylaktische und therapeutische Interventionen deutlich reduziert worden.

10.6 Erkrankungen durch andere humane Herpesviren

10.6.1 Humanes Herpesvirus 6

■ **Erreger**

Das humane Herpesvirus Typ 6 (HHV 6) gehört wie CMV zur Gruppe der β-Herpesviridae. Es ist der Erreger des Exanthema subitum. Da es zu den 6 klassischen Viruserkrankungen zählt, wird es in ► Kap. 11 abgehandelt. Bei Adoleszenten und jungen Erwachsenen kann es zusätzlich ein Mononukleose-ähnliches Bild verursachen und scheint bei der Pathogenese der Pityriasis rosea involviert zu sein.

Bei Organtransplantatempfängern tritt in der Frühphase nach der Transplantation bei etwa 50% der Patienten eine Reaktivierung von HHV 6 auf. In Verbindung mit einer CMV-Infektion kann dies zu einer Abstoßungsreaktion des Transplantats führen. Titerverlaufsbestimmungen werden empfohlen.

10.6.2 Humanes Herpesvirus 7

■ **Erreger**

Das humane Herpesvirus Typ 7 (HHV 7) gehört mit CMV und HHV-6 in die Gruppe der β-Herpesviridae.

Trotz häufigen Vorkommens ist die Bedeutung von HHV 7 noch weitgehend unklar. Gelegentlich konnte es als Auslöser eines Exanthema subitum dokumentiert werden. Bei der Pityriasis rosea scheint es ursächlich verantwortlich zu sein.

10.6.3 Humanes Herpesvirus 8 (HHV 8)

■ **Erreger**

Das humane Herpesvirus Typ 8 (HHV 8) gehört mit EBV in die Gruppe der γ-Herpesviridae. Es ist der Erreger des Kaposi-Sarkoms (► Kap. 107). Zusätzlich kann es bei Patienten mit Castleman-Lymphom oder beim primären Effusionslymphom gefunden werden.

Literatur

Arduino PG, Porter SR (2006) Oral and perioral herpes simplex virus type 1 (HSV-1) infection: review of its management. Oral Dis 12: 254–270

Benedetti JK, Zeh J, Corey L (1999) Clinical reactivation of genital herpes simplex virus infection decreases in frequency over time. Ann Intern Med 131: 14–20

Brown ZA, Selke S, Zeh J et al (1997) The acquisition of herpes simplex virus during pregnancy. N Engl J Med 337: 509–515

Cernik C, Gallina K, Brodell RT (2008) The treatment of herpes simplex infections: an evidence-based review. Arch Intern Med 168: 1137–1144

Corey L, Wald A, Patel R et al (2004) Once-daily valacyclovir to reduce the risk of transmission of genital herpes. N Engl J Med 350: 11–20

De Araujo T, Berman B, Weinstein A (2002) Human herpesviruses 6 and 7. Dermatol Clin 20: 301–306

Drago F, Broccolo F, Rebora A (2009) Pityriasis rosea: an update with a critical appraisal of its possible herpesviral etiology. J Am Acad Dermatol 61: 303–318

Dworkin RH, Johnson RW, Breuer J et al (2007) Recommendations for the management of herpes zoster. Clin Infect Dis 44: S1–26

Fatahzadeh M, Schwartz RA (2007) Human herpes simplex virus infections: epidemiology, pathogenesis, symptomatology, diagnosis, and management. J Am Acad Dermatol 57: 737–763

Gross G, Schöfer H, Wassilew S et al (2003) Herpes zoster guideline of the German Dermatology Society (DDG). J Clin Virol 26: 277–289

Gupta R, Warren T, Wald A (2007) Genital herpes. Lancet 370: 2127–2137
Heininger U, Seward JF (2006) Varicella. Lancet 368: 1365–1376
Hurt C, Tammaro D (2007) Diagnostic evaluation of mononucleosis-like illnesses. Am J Med 120: 911–918
Hyde TB, Schmid DS, Cannon MJ (2010) Cytomegalovirus seroconversion rates and risk factors: implications for congenital CMV. Rev Med Virol 20: 311–326
Itin PH, Battegay M (2009) Haut- und Schleimhautinfektionen bei Immunsuppression. Internist (Berl) 50: 150–159
Kempf W, Lautenschlager S (2001) Infektionen mit dem Varizella-zoster-Virus. Hautarzt 52: 359–376
Kimberlin DW, Whitley RJ (2007) Varicella-zoster vaccine for the prevention of herpes zoster. N Engl J Med 356: 1338–1343
Kimberlin DW, Whitley RJ, Wan W et al (2011) Oral acyclovir suppression and neurodevelopment after neonatal herpes. N Engl J Med 365: 1284–1292
Langenberg AG, Corey L, Ashley RL et al (1999) A prospective study of new infections with herpes simplex virus type 1 and type 2. N Engl J Med 341: 1432–1438
Lautenschlager S, Eichmann A (2001) The heterogeneous clinical spectrum of genital herpes. Dermatology 202: 211–219
Lebrun-Vignes B, Bouzamondo A, Dupuy A et al (2007) A meta-analysis to assess the efficacy of oral antiviral treatment to prevent genital herpes outbreaks. J Am Acad Dermatol 57: 238–246
Mendoza N, Diamantis M, Arora A et al (2008) Mucocutaneous manifestations of Epstein-Barr virus infection. Am J Clin Dermatol 9: 295–305
Oxman MN (2010) Zoster vaccine: current status and future prospects. Clin Infect Dis 51: 197–213
Patel R, Stanberry L, Whitley RJ (2007) Review of recent HSV recurrent-infection treatment studies. Herpes 14: 23–26
Sampathkumar P, Drage LA, Martin DP (2009) Herpes zoster (shingles) and postherpetic neuralgia. Mayo Clin Proc 84: 274–280
Schwartz RA, Micali G, Nasca MR et al (2008) Kaposi sarcoma: a continuing conundrum. J Am Acad Dermatol 59: 179–206
Swiss Herpes Management Forum (2004) Swiss recommendations for the management of genital herpes and herpes simplex virus infection of the neonate. Swiss Med Wkly 134: 205–214
Wagner G, Klinge H, Sachse MM (2012) Ramsay-Hunt-Syndrom. J Dtsch Dermatol Ges 10: 238–244
Weinberg JM (2007) Herpes zoster: epidemiology, natural history, and common complications. J Am Acad Dermatol 57: S130–S135
Whitley RJ, Volpi A, McKendrick M et al (2010) Management of herpes zoster and post-herpetic neuralgia now and in the future. J Clin Virol 48: S20–S28
Wollenberg A, Zoch C, Wetzel S et al (2003) Predisposing factors and clinical features of eczema herpeticum: a retrospective analysis of 100 cases. J Am Acad Dermatol 49: 198–205
Zerr DM, Meier AS, Selke SS et al (2005) A population-based study of primary human herpesvirus 6 infection. N Engl J Med 352: 768–776

Erstbeschreiber

Fessler A, Feyrter F (1926) Untersuchungen über das Aphthoid-Pospischill. Z Kinderheilk 41: 489–498
Heubner O (1911) Lehrbuch der Kinderheilkunde. Barth, Leipzig S 445
Hunt JR (1907) On herpetic inflammations of the geniculate ganglion. A new syndrome and its complications. J Nerv Ment Dis 34: 73–96. Anmerkung: James Ramsay Hunt (1872–1937) war ein amerikanischer Neurologe. Das Syndrom ist mit seinem Vornamen Ramsay eingebürgert
Juliusberg F (1898) Pustulosis acuta varioliformis. Arch Dermatol Syph 49: 21–28
Kaposi M (1887) Pathologie und Therapie der Hautkrankheiten. Urban & Schwarzenberg, Wien S 483
Lipschütz BC (1918) Über Ulcus vulvae acutum. Wien Klein Wochenschr 31: 461–464
Pfeiffer E (1889) Drüsenfieber. Jahrbuch Kinderheilkd Physische Erzieh 29: 257–294
Pospischill D (1921) Über Klinik und Epidemiologie der Pertussis. Karger, Berlin
Reye RDK, Morgan G, Baral J (1963) Encephalopathy and fatty degeneration of the vicera: a disease entity in childhood. Lancet 2: 749–752
Tzanck A (1947) Le cyto-diagnostic immediate en dermatologie. Ann Dermatol Venereol 7: 68–70
Wolf R, Brenner S, Ruocco V et al (1995) Isotopic response. Int J Dermatol 34: 341–348

Andere Viren

Regina Fölster-Holst

11.1 Pockenviren

Zu ihnen gehören Orthopockenviren (Variolavirus, Vacciniavirus, Kuhpockenvirus, Katzenpockenvirus, Affenpockenvirus), Parapockenviren (Orfvirus, Paravacciniavirus) und andere Viren (Molluscum contagiosum Virus).

11.1.1 Orthopockenviren

Pocken

Synonyme

Variola, Variola vera, echte Pocken, Blattern

Geschichte

Edward Jenner (1849–1923), einem Anatom und Chirurg aus England, ist die erste erfolgreiche Vakzination gegen Pocken zu verdanken. Basierend auf Beobachtungen an Melkerinnen, die offensichtlich durch ihre Kuhpocken-Infektion gegenüber den gewöhnlichen Pocken immun waren, führte er erfolgreich Impfungen mit Kuhpocken und Vacciniaviren durch.

Die Pocken, die 1967 noch zu 2 Mio. Todesfällen führten, wurden im Mai 1980 von der WHO als erloschen erklärt. Die letzte endemische Pocken-Infektion wurde 1977 in Somalia dokumentiert. Dass die Erreger nicht nur über Tröpfcheninfektion, sondern auch über größere Entfernungen übertragen werden können, zeigt die Infektion einer Fotografin, deren Fotoatelier mit einem Pockenlaboratorium lediglich über den gemeinsamen Luftabzug Verbindung hatte. Im Rahmen des **Bioterrorismus** haben die Pockenviren wieder an Aktualität gewonnen. Um dieser Gefahr begegnen zu können, wird weltweit erneut Impfstoff produziert.

Epidemiologie

Als hauptsächliche Epidemiegebiete für Pocken galten Indien und Teile Afrikas. Das Pockenvirus ist hochinfektiös. Die Übertragung erfolgt zumeist über Tröpfcheninfektion, bereits bevor Hautveränderungen aufgetreten sind, ist jedoch auch über die Haut (Schuppenkrusten), Stäube und Trinkwasser möglich.

Durch Impfschutz besteht ausreichende Immunität; kommt es dennoch zu einer Infektion, ist der Verlauf zumeist leicht. Bei unzureichender Immunitätslage (Teilimmunität), beispielsweise bei Menschen mit lange zurückliegender Schutzimpfung, bei unzureichendem Impfschutz (Variolois) oder bei Infektion mit abgeschwächtem Virus (Alastrim), verläuft die Pockenerkrankung atypisch.

Ätiopathogenese

Erreger ist *Poxvirus variolae*, ein 150–260 nm großes, DNA-haltiges Quadervirus. Nach Ansteckung über Tröpfcheninfektion beträgt die Inkubationszeit durchschnittlich 14 Tage. Bereits in dieser Phase sind die Patienten hochkontagiös (Tröpfcheninfektion) und zeigen Virämie. Auch von den Hautveränderungen vom Bläschen bis zur Kruste geht eine hohe Ansteckungsgefahr aus.

Infizierte Makrophagen initiieren die Produktion von zytotoxischen T- und B-Zellen. Nach der ersten Krankheitswoche lassen sich neutralisierende Antikörper nachweisen, die für mehrere Jahre persistieren.

Klinik

Nach einer Inkubationszeit von 12–14 Tagen, in der sich das Virus in Schleimhäuten, Lymphknoten, Milz und Knochenmark vermehrt, beginnt die Krankheit abrupt mit hohem Fieber bis 41°C und schweren grippeartigen Allgemeinsymptomen wie Kopf-, Glieder- und Kreuzschmerzen. Ein makulöses Initialexanthem des Gesichts und der oberen Extremität kann begleitend auftreten. Bei treppenförmigem Fieberabfall kommt es etwa am fünften Krankheitstag zu einem generalisierten monomorphen Exanthem, das schubweise innerhalb von 1–3 Wochen alle Stadien vom Erythem über Papel, Vesikel, Pustel bis hin zur Kruste durchläuft. Zu den klinischen Besonderheiten zählen:

- Dichteste Aussaat von Effloreszenzen findet sich im Gesicht, am behaarten Kopf und den distalen Extremitätenabschnitten.

- Ausgespart sind die Axillen und Innenseiten der Oberschenkel.
- Palmoplantare Papeln zeigen keinen Übergang in Pusteln.
- Im Pustelstadium wird die für Pocken charakteristische Eindellung deutlich (Pockennabel), die Pusteln sind mehrkammerig und von einem erythematösen Hof umgeben.

Im Pustelstadium fordert die Erkrankung durch Intoxikation und Herzschwäche Todesopfer mit einer Letalitätsrate von 10–30%. Nach Überstehen dieses Stadiums trocknen die Pusteln zu Krusten ein. Die Infektiosität endet mit dem Abfall der letzten Kruste; schüsselförmige, eingezogene Narben verbleiben.

▪▪ Varianten

Hämorrhagische Pusteln **(schwarze Blattern)**, Konfluenz der Pusteln (**Variola confluens**) und großflächige Ekchymosen ohne Pusteln waren mit einer schlechten Prognose verbunden. Die Mortalitätsrate lag bei 10–30%.

Zwei Varianten der Pocken zeigen einen milderen Verlauf und verursachen keine Narben:

- **Variola minor (Variolois)** bei Vakzinierten mit inkomplettem Impfschutz
- **Alastrim (weiße Pocken)** durch Infektion mit modifiziertem Wildtypvirus

▪ Differenzialdiagnose

Sie kann bei einem Einzelfall außerhalb einer Epidemie im Initialstadium schwierig sein, da in diesem Stadium zahlreiche exanthematische Infektionskrankheiten wie Varizellen, sekundäre Syphilis, Masern, Pityriasis lichenoides et varioliformis acuta, Erythema multiforme und auch Arzneimittelexantheme infrage kommen. Im Pustelstadium dagegen ist das Bild unverkennbar.

▪ Histopathologie

Im Pockenbläschen kommt es zu einer retikulären epidermalen Degeneration. Aufgrund der intrazellulären Ödeme bleibt nur noch ein Epithelzellnetz (Retikulum: Netz) bestehen. Im Zytoplasma finden sich die das Pockenvirus umhüllenden Reaktionsprodukte **(Guarnieri-Körperchen)**. Das Bläscheninfiltrat ist polymorphzellig.

▪ Labor

Die Untersuchungen erfolgen an Bläschen-, Pusteln- oder Krustenmaterial. Die intrazytoplasmatischen Einschlüsse (Guarnieri-Körperchen) sind bereits lichtmikroskopisch nachweisbar, bei Varizellen sind sie intranukleär lokalisiert. Auch der elektronenmikroskopische Nachweis gelingt nach Negativkontrastierung rasch.

Poxvirus variolae lässt sich auf der Chorioallantoismembran bebrüteter Hühnereier innerhalb von 2–3 Tagen kultivieren.

▪ Therapie

Die symptomatische Behandlung erfordert Bettruhe, ständige Überwachung von Herz- und Kreislauffunktion und Antipyretika- sowie Antibiotikagabe bei Sekundärinfektionen. Topisch werden Trockenpinselungen empfohlen.

▪▪ Weitere Empfehlungen

Bei allen Kontaktpersonen muss unter entsprechenden Vorsichtsmaßnahmen die sofortige Schutzimpfung durchgeführt werden. Bereits bei Verdacht besteht Meldepflicht. Die notwendigen Maßnahmen bei Pockenverdacht sollten in Ruhe und systematisch ergriffen werden. Der Patient ist dort, wo er sich gerade befindet, zu isolieren; Türen sind zu verschließen. Kontaktpersonen sind zunächst möglichst am Ort zu halten und zu registrieren. Der Patient darf nicht mit einem Krankenwagen in eine Klinik gefahren werden. Gesundheitsämter, Impfanstalten und Hautkliniken hatten früher einen Pockenalarmdienst vorbereitet. Telefonische Verständigung mit diesen Zentralen ist notwendig, wobei folgende Verdachtsmomente abgeklärt werden sollten:

- Reise in ein Endemiegebiet?
- Laborkontakt?
- Kontaktpersonen?
- Sind bisherige Pockenschutzimpfungen bekannt?
- Wann wurde zuletzt geimpft?
- Bestehen Impfnarben?

Eine charakteristische Impfnarbe macht einen Impfschutz wahrscheinlich, beweist ihn jedoch nicht. Bei Pockenverdacht wird der Patient an Ort und Stelle von Pockensachverständigen inspiziert, die durch Schutzanzüge vor einer Infektion geschützt sein sollen. Erhärtet sich der Verdacht, wird Material für eine elektronenmikroskopische Schnelldiagnose (Negativkontrastierung) entnommen. Das Ergebnis liegt sehr rasch vor. Gleichzeitig sollten virologische Kulturen angelegt werden. Bei Bestätigung der Diagnose gehen alle Kontaktpersonen in Quarantäne.

Vaccinia

Das Vacciniavirus (*Poxvirus officinalis*), ein Pockenvirus unbekannter Herkunft, wurde erfolgreich für die Impfung gegen Variola eingesetzt. Die meisten Geimpften entwickelten eine kräftige Lokalreaktion, die narbig abheilte und häufig mit Fieber und Abgeschlagenheit verbunden war. Die schwersten Formen der Vaccinia wurden bei Immunsupprimierten dokumentiert. Eczema vaccinatum trat bei Patienten mit epidermalen Defekten wie atopischem Ekzem, Morbus Darier und Morbus Hailey-Hailey auf.

Katzenpocken und Kuhpocken

▪ Epidemiologie

Erst in den letzten Jahren ist über Infektionen durch Orthopockenviren der Tiere berichtet worden. Es wird vermutet, dass die Einstellung der Pockenimpfung (Variola) die durch Kreuzimmunogenität bedingte Schutzwirkung gegenüber den Orthopoxviren der Tiere beeinträchtigt. Zu den Risikogruppen für schwere Verläufe von Kuhpocken und Katzenpocken zählen Atopiker und immunsupprimierte Patienten.

▪ Ätiopathogenese

Der häufigste Überträger der Orthopoxviren der Tiere ist die frei lebende Hauskatze; Kühe sind kaum noch betroffen. Das Erregerreservoir bilden Nager. Wie kürzlich berichtet, werden die Viren auch durch Ratten (Farbratten), Hirsche und Robben übertragen.

▪ Klinik

An den Kontaktstellen kommt es über verschiedene Stadien (Erythem, Papulovesikel, Pusteln) nach 14 Tagen zur Ulzeration, die von einer Schwellung umgeben ist. Begleitend treten grippeähnliche Allgemeinsymptome, Fieber und Halsschmerzen, selten eine Augenbeteiligung (Konjunktivitis, Keratitis) auf. Eine generalisierte Aussaat wird vor allem bei Immunsupprimierten und Atopikern gesehen.

▪ Differenzialdiagnose

Parapoxvirenerkrankung, Anthrax, Impetigo contagiosa sind zu unterscheiden.

▪ Histopathologie

Im Stadium der Blasen und Pusteln werden eine ballonierende Degeneration der nekrotischen Epidermis, epidermale Riesenzellen und intrazytoplasmatische Einschlusskörperchen sowie unspezifisches Entzündungsinfiltrat gesehen. Der Erregernachweis erfolgt elektronenmikroskopisch nach Negativkontrastierung von aus Bläschen, Krusten oder verändertem Gewebe gewonnenem Material.

▪ Labor

Die Diagnose wird mithilfe von ELISA oder Antikörperneutralisationstest gesichert.

▪ Therapie

Lokal wird desinfizierend behandelt, die Nekrosen werden abgetragen. Zur Vermeidung einer bakteriellen Sekundärinfektion werden systemisch Antibiotika gegeben. In schweren Fällen, wie sie beispielsweise bei Immunsupprimierten auftreten können, ist Cidofovir in Erwägung zu ziehen.

Humane Affenpocken

Die Zoonose mit Affenpocken (monkeypox virus) kommt vor allem in Afrika vor, wobei die Affen vermutlich Fehlwirte sind und Hörnchenarten und Nager, vor allem Ratten, als Reservoir infrage kommen. Allerdings kann es auch außerhalb Afrikas zu Epidemien kommen, wie der Ausbruch 2003 in Wisconsin und Illinois gezeigt hat.

Nach einer Inkubationszeit von 7–21 Tagen kommt es entsprechend der Pocken zu einem präexanthematischem Stadium mit hohem Fieber, Kopf-, Rücken- und Halsschmerzen sowie Husten und Diarrhoen. Diesem folgen Enanthem und Exanthem, das sich durch monomorphe Pusteln oder Vesikel, begleitet von einer Lymphadenopathie, auszeichnet.

11.1.2 Parapockenviren

Zu den durch sie verursachten Erkrankungen zählen Melkerknoten und Ecthyma contagiosum (Orf).

Melkerknoten

[Jenner 1798]

▪ Synonyme

Paravakzineknoten, Melkerpocken

▪ Epidemiologie

Sie sind heute selten. Der Kontakt mit Eutern infizierter Jungkühe, die eine Paravakzine-Erkrankung haben (Synonyme: Euterpocken, Spitzpocken, falsche Pocken), führt zur Hautinokulation. Hauptsächlich sind die Hände betroffen.

▪ Ätiopathogenese

Der Erreger ist ein spiralförmiges, 120–280 nm großes Virus der Pockengruppe. Es besteht keine antigene Kreuzreaktion mit dem Vacciniavirus.

▪ Klinik

Nach einer Inkubationszeit von etwa 5–7 Tagen treten an den Händen der Melker in Ein- oder Mehrzahl derbe, halbkugelige, über das Hautniveau erhabene, gewöhnlich erbsengroße, blaurötliche oder gelblichbraune, entzündliche Knoten auf, die eine blauschwärzliche Kuppe besitzen. Dadurch wird eine zentrale Delle vorgetäuscht. Die Oberfläche ist prall und spiegelnd, die Umgebung meist reaktionslos. Einschmelzung kommt nicht vor.

▪ Differenzialdiagnose

Klinisch identisch ist das Ecthyma contagiosum. Zur Unterscheidung hilft die anamnestische Klärung der Frage, mit welchem Tier der Patient Kontakt hatte. Gesichert wird

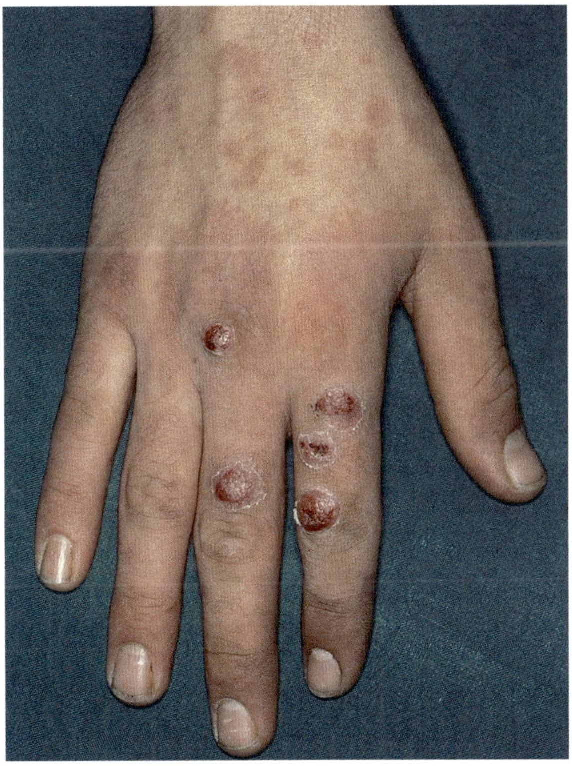

Abb. 11.1 Melkerknoten

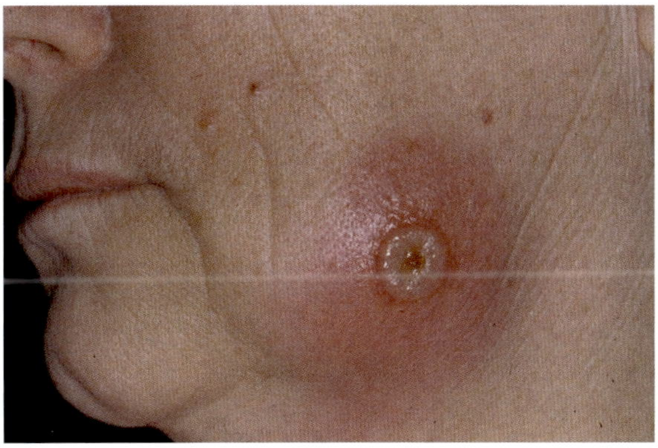

Abb. 11.2 Vaccina inoculata

die Diagnose durch Viruskultur oder PCR. Die elektronenmikroskopische Diagnostik hilft bei der Diagnosestellung, kann aber zwischen Orf oder Melkerknoten nicht unterscheiden. Kuhpocken entstehen durch Übertragung der Viren von einem erkrankten Rind auf den Melker. Auch bei Tuberculosis cutis verrucosa ist dieser Infektionsweg möglich.

Bei **Vaccinia inoculata** infiziert sich der Patient selbst nach Manipulation an der Impfstelle. Auch an Panaritien, Paronychien oder Granuloma pyogenicum, ferner Tularämie, Anthrax, Katzen- sowie Kuhpocken ist zu denken. Der syphilitische Primäreffekt am Finger nässt und verursacht eine regionale indolente Lymphknotenschwellung.

Histopathologie

Über einem gefäßreichen Granulationsgewebe in der Epidermis liegen ballonierte Zellen mit retikulärer Degeneration. Zudem finden sich multilokuläre Bläschen. Intrazytoplasmatische Einschlusskörperchen sind selten.

Labor

Zur Schnelldiagnose genügt der elektronenmikroskopische Nachweis in der Negativkontrastierung; ansonsten der kulturelle Nachweis auf Amnionzellkulturen. Ein einfaches und standardisiertes Verfahren ist der PCR-Nachweis der Viren.

Therapie

Symptomatisch werden feuchte Umschlägen angewendet. Lokal sind desinfizierende Maßnahmen zur Vermeidung einer bakteriellen Sekundärinfektion indiziert. Der Finger wird ruhiggestellt.

Ecthyma contagiosum

Synonyme

Orf, Schafpocken, Lippengrind der Schafe

Epidemiologie

Die Erkrankung kommt unter Schafzüchtern relativ häufig vor. Wegen der Selbstheilung wird der Arzt häufig nicht aufgesucht. Es besteht keine Infektionsimmunität.

Ätiopathogenese

Erreger ist *Parapoxvirus ovis*, das Orfvirus, ein langgestrecktes DNA-Quadervirus (250×158 nm) mit spiraliger Filamentstruktur aus der Pockengruppe. Das Virus ist wenig anfällig und hält sich über die Wintermonate an Zäunen, Futtertrögen und Scheunen. Schafe aquirieren das Orfvirus durch direkten Kontakt und entwickeln um Maul und Nase nässende, erythematöse sowie knotige Veränderungen. Junge Lämmer sind besonders anfällig, daher tritt Ecthyma contagiosum beim Menschen vorwiegend im Frühjahr auf. Die Übertragung erfolgt durch direkten Kontakt mit befallenen Tieren, besonders durch Flaschenfütterung kleiner Lämmer oder bei religiösen Feiern (Schafopfer während der Osterfeiertage in der Türkei). Eine Übertragung auf Rinder ist nicht möglich.

Klinik

Nach einer Inkubationszeit von 3–11 Tagen bildet sich betont an den Fingerstreckseiten eine entzündlich gerötete Papel, die nach 1 Woche in einen irisähnlich konfigurierten Knoten mit rotem Zentrum, einem weißlichen mittleren Ring und einer entzündlich geröteten Umgebung über-

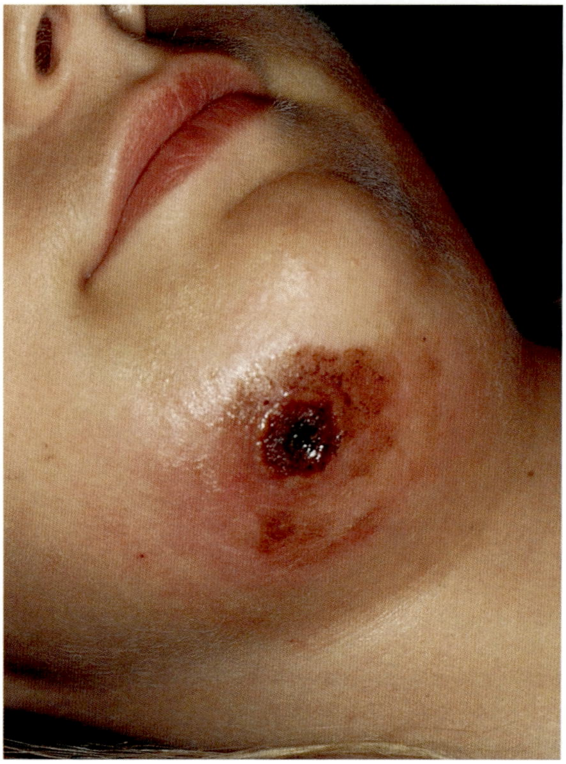

Abb. 11.3 Ecthyma contagiosum (Orf)

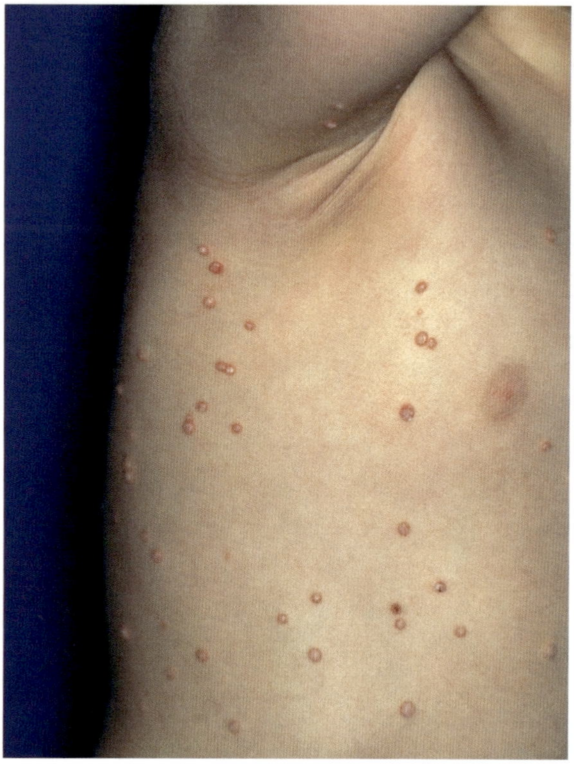

Abb. 11.4 Mollusca contagiosa

geht. Die flachkonvexen, 1–2 cm großen, nässenden Knoten mit papillomatöser Oberfläche sind von einer Kruste bedeckt und heilen nach durchschnittlich 5 Wochen im Normalfall narbenlos und nur bei bakterieller Sekundärinfektion narbig ab.

- **Differenzialdiagnose**

Hinsichtlich der Differenzialdiagnose wird auf die beim Melkerknoten beschriebenen Erkrankungen verwiesen.

- **Histopathologie**

Über einem gefäßreichen Granulationsgewebe in der Epidermis finden sich – identisch zum Melkerknoten – ballonierte Zellen mit retikulärer Degeneration.

- **Labor**

Laboruntersuchungen und -befunde sind mit jenen bei Melkerknoten identisch.

- **Therapie**

Ecthyma contagiosum wird wie Melkerknoten behandelt.

11.1.3 Molluscum contagiosum

[Bateman 1817]

- **Synonym**

Dellwarzen

- **Epidemiologie**

Die Erkrankung hat einen Häufigkeitsgipfel im Kindesalter (3–10 Jahre). Es besteht eine Assoziation zur Atopie und Immundefekterkrankungen. Die Infektion gehört zu den sexuell übertragbaren Krankheiten und tritt unter anderem gehäuft bei Patienten mit HIV/AIDS-Infektion auf.

- **Ätiopathogenese**

Das Molluscum-contagiosum-Virus gehört zur Pockengruppe und zeigt eine ausgeprägte Epidermotropie. Es ist ein doppelsträngiges 240×320 nm großes DNA-Virus, das über Hautkontakt, Autoinokulation und Stäube übertragen wird. Die Inkubationszeit beträgt 2–7 Wochen, kann jedoch auch bis 6 Monate dauern.

- **Klinik**

Auf normaler Haut entwickeln die Patienten weißliche oder blassrosafarbene, 2–10 mm große, breitbasig aufsitzende, zentral gedellte Papeln (Dellwarzen). Sie zeigen sich isoliert, in Gruppen stehend oder seltener strichförmig angeordnet und können das gesamte Integument betreffen mit Bevorzugung von Gesicht und Hals (vor allem bei Patienten mit HIV/AIDS-Infektion). Die Anzahl der Mollusca contagiosa ist unterschiedlich; die meisten Patienten zeigen 10–20, während bei Patienten mit atopischem Ekzem durch Autoinokulation Hunderte entstehen können (Eczema molluscatum).

▪ Differenzialdiagnose

Warzen, die im Gegensatz zu Mollusca eine verruziforme Oberfläche aufweisen; bei Gesichtsbefall des Erwachsenen Talgdrüsenhyperplasie, dermaler Nävus, Basalzellkarzinom, Milien, Hydrozystom kommen differenzialdiagnostisch infrage; bei Molluscum contagiosum giganteum das Keratoakanthom.

▪ Histopathologie

Die epitheliale Hyperplasie und Invagination formen einen Beutel, der mit großen basophilen virusinfizierten Epidermiszellen **(Molluscum-Körperchen)** angefüllt ist. Der pyknische Kern wird an die Zellwand gedrängt.

▪ Therapie

Aufgrund des selbstlimitierenden Verlaufs ist, vor allem dann, wenn lediglich wenige Dellwarzen bestehen, eine abwartende Haltung gerechtfertigt. Desinfizierende Maßnahmen sind ausreichend. Bei ausgedehntem progredientem Befall ist die operative Entfernung anzustreben. Hierfür eignen sich die Kürettagebehandlung, das Ausdrücken der Mollusca mittels gebogener Pinzette oder die Kryotherapie. Zur schmerzfreien Entfernung hat sich eine Vorbehandlung mit dem Lokalanästhetikum Lidocain-Prilocain (Emla) bewährt.

Ungünstige Lokalisationen und disseminierter Befall (Gesicht, Genitale) erfordern die Abtragung unter Allgemeinanästhesie. Konservative Behandlungsmethoden umfassen Immunmodulatoren (Imiquimod, Cimetidin, Candida-Antigen), das Virostatikum Cidofovir und lokale Maßnahmen, die über die Irritation ihre Wirkung entfalten (Cantharidin-Lösung, Kaliumhydroxid-Lösung, Vitamin-A-Säure-Lösungen).

11.1.4 Maul- und Klauenseuche

Die echte Maul- und Klauenseuche ist eine extrem selten auf den Menschen übertragene Zoonose der großen und kleinen Klauentiere (Rind, Schaf, Schwein). Sie ist nicht mit dem Hand-Fuß-Mund-Exanthem zu verwechseln.

◘ Tab. 11.1 Enterovirus-Infektionen mit Hautmanifestation

Erkrankung	Virus
Hand-Fuß-Mund-Exanthem	Hauptsächlich Coxsackievirus A16, seltener A2, A5, A9, A10, B2, B3, B5 oder Enterovirus 71
Pharyngitis	Coxsackievirus A1–10, A16, A22
Lymphonoduläre Pharyngitis	Coxsackievirus A10
Rötelnähnliches Exanthem	ECHO-Virus 9
Kleinfleckiges Exanthem	ECHO-Virus 16

11.2 Picornaviren

Zu diesen kleinen RNA-Viren zählen Rhinoviren und Enteroviren (einschließlich Coxsackie-, ECHO-, Polio- sowie andere Enteroviren) (◘ Tab. 11.1). Für den Dermatologen interessant sind die Viren der Coxsackie-Gruppe; Coxsackie ist eine Stadt im Staat New York, in der erstmals eine Epidemie beschrieben wurde.

11.2.1 Hand-Fuß-Mund-Erkrankung

[Dalldorf und Sickles 1948]

▪ Synonym

Falsche Maul- und Klauenseuche

▪ Epidemiologie

Weltweit kommen, vorwiegend in den Sommermonaten, Epidemien vor. Am häufigsten sind Kleinkinder betroffen. Nicht selten bieten auch Eltern und/oder Geschwister entsprechende Erscheinungen.

Normalerweise verläuft die Erkrankung komplikationslos. Enterovirus 71, ein seltener Auslöser der Erkrankung, kann mit ZNS-Beteiligung sowie pulmonaler Hypertonie einhergehen, wie Epidemien in Asien zeigten (1988 in Taiwan, 2008 in China). In Deutschland wurden im Zusammenhang mit Enterovirus 71 bisher keine lebensbedrohlichen Erkrankungen berichtet. Die Seroprävalenz für Enterovirus 71 in Deutschland liegt im Kleinkindesalter bei 12%, die für Coxsackie A16 bei 27%.

▪ Ätiopathogenese

Die Hand-Fuß-Mund-Erkrankung wird am häufigsten durch das Coxsackie-A16-Virus hervorgerufen, seltener sind Coxsackie-A2-, -A5-, -A9-, -A10-, -B2-, -B3-, -B5- und Enterovirus 71 verantwortlich. Die Mechanismen, die zu Bläschen führen, sind nicht bekannt.

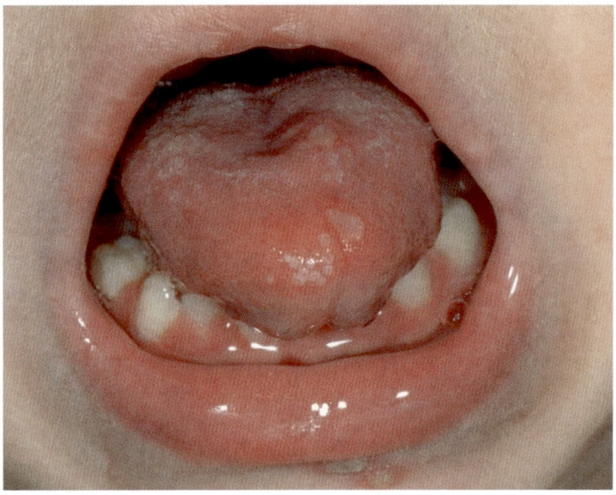

Abb. 11.5 Hand-Fuß-Mund-Erkrankung

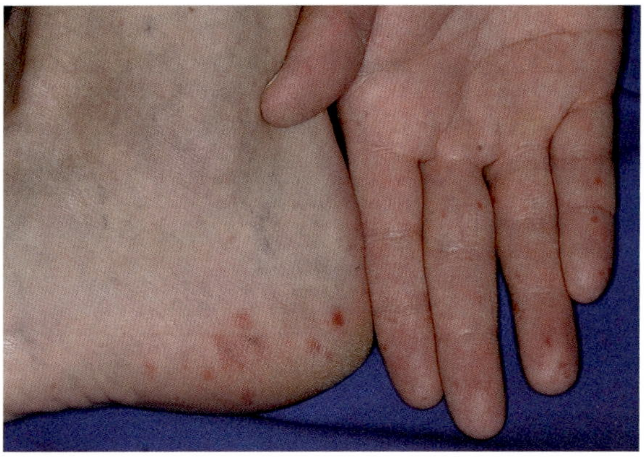

Abb. 11.6 Hand-Fuß-Mund-Erkrankung

Klinik

Nach einer Inkubationszeit von 3–5 Tagen treten nach anfänglichen Halsschmerzen an typischer Prädilektion (Schleimhaut von Lippen, Wangen, Zunge sowie palmoplantar und interdigital) ovale, gräulich erscheinende Bläschen auf gerötetem Grund auf. Das Allgemeinbefinden kann durch mäßiges Fieber und allgemeines Unwohlsein leicht beeinträchtigt sein. Der Verlauf ist normalerweise komplikationslos mit Abheilung nach 8–10 Tagen.

Differenzialdiagnose

Zu differenzieren sind Herpangina mit Erythema multiforme, Varizellen, ferner echte Maul- und Klauenseuche (Anamnese).

Labor

Die Diagnose wird klinisch gestellt. Die Virusisolierung aus Rachenspülwasser ist möglich. Serologische Diagnostik ist aufgrund der großen Anzahl von Enterovirustypen nicht sinnvoll.

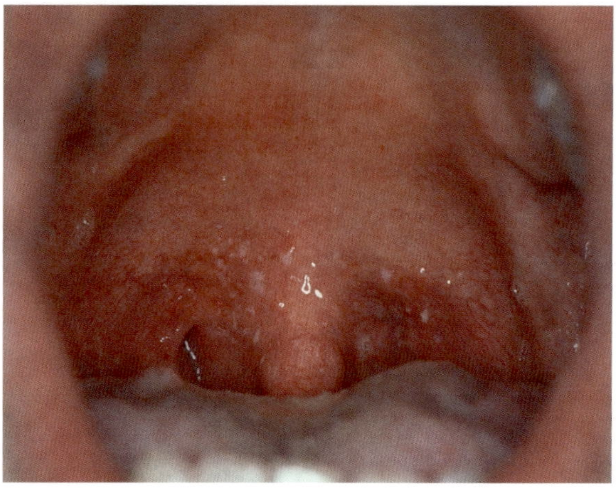

Abb. 11.7 Herpangina

Therapie

Symptomatisch wird mit Mundspülungen behandelt. Zur Schmerzlinderung kann die Kombination von Bepanthen-Lösung und Lidocain (aa) eingesetzt werden. Bei bakterieller Sekundärinfektion werden Antibiotika (Tetrazykline, Erythromycin, Sulfonamide) empfohlen.

11.2.2 Herpangina

[Zahorsky 1924]

Synonym

Pharyngitis vesicularis

Epidemiologie

Es handelt sich um einen vorwiegend bei Kleinkindern und Jugendlichen sporadisch, endemisch oder epidemisch auftretenden Racheninfekt mit einer saisonalen Häufung im Sommer und Herbst.

Ätiopathogenese

Coxsackieviren vom Typ A, vor allem A2, A4, A5, A6, A8, A10, selten A3 sind für die Erkrankung verantwortlich.

Klinik

Nach einer Inkubationszeit von 2–9 Tagen tritt plötzlich hohes Fieber bis zu 40°C auf. Der Fieberverlauf ist oft biphasisch. Allgemeinsymptome wie Krämpfe bei Kleinkindern, Abgeschlagenheit, Übelkeit, Erbrechen, Durchfall und Muskelschmerzen sind ausgeprägt. Nach diesen Prodromi schießen an Gaumenbögen, Uvula und Tonsillen 3–5 mm große, von einem roten Hof (Areola) umgebene Bläschen auf. Sie platzen nach wenigen Tagen und gehen in flache gelbgräuliche Ulzerationen über, die nach etwa 2 Wochen abheilen.

- **Differenzialdiagnose**

Gingivostomatitis herpetica, Angina Plaut-Vincenti, Masernenanthem, Diphtherie, Soor sind zu unterscheiden.

- **Labor**

Virusisolierung ist aus Rachenspülwasser, Stuhl, Blut oder Liquor möglich. Bei serologischen Untersuchungen auf Antikörper ist zu bedenken, dass sich Komplement fixierende Antikörper erst nach 2 Wochen nachweisen lassen und häufig nur gruppen-, nicht aber typenspezifisch sind.

- **Therapie**

Es wird symptomatisch behandelt.

11.2.3 Andere Coxsackievirus-Infektionen

Coxsackievirus-Exantheme sind klinisch nicht genau abgrenzbar und machen daher differenzialdiagnostisch Schwierigkeiten. Sie können an Röteln, Exanthema subitum, Varizellen und Arzneimittelexanthem erinnern. Das Coxsackievirus Typ B ruft eine aseptische Meningitis und die Sommergrippe hervor. Das Coxsackievirus Typ A ist Auslöser der Bornholm-Krankheit (Myositis epidemica, epidemische Pleurodynie), Myokarditis, Perikarditis und Meningoenzephalitis.

11.3 Die sechs klassischen Infektionskrankheiten

Ende des 19. Jahrhunderts wurden die infektiösen Exantheme im Kindesalter von 1–6 durchnummeriert und entsprechend benannt:

1. Masern
2. Scharlach (▶ Kap. 12)
3. Röteln
4. Rubeola scarlatinosa
5. Erythema infectiosum
6. Exanthema subitum

11.3.1 Masern

- **Synonyme**

Morbilli, 1. Infektionskrankheit

- **Epidemiologie**

Sie zeigen eine saisonale Häufung in den Winter- und Frühjahrsmonaten. Die hochkontagiösen Masernviren werden durch Tröpfcheninfektion (Sprechen, Niesen, Husten) hauptsächlich während des Prodromalstadiums übertragen. Die Inkubationszeit bis zum Prodromalstadium beträgt 10 Tage, 4 Tage später beginnt das Exanthem. Seit Einführung der Masernlebendimpfung 1967 ist neben dem allgemeinen Rückgang der Erkrankungsrate eine Verschiebung in das junge Erwachsenenalter festzustellen.

Ansteckend sind Masern im katarrhalischen Stadium und während der ersten 4–5 Tage des Exanthems.

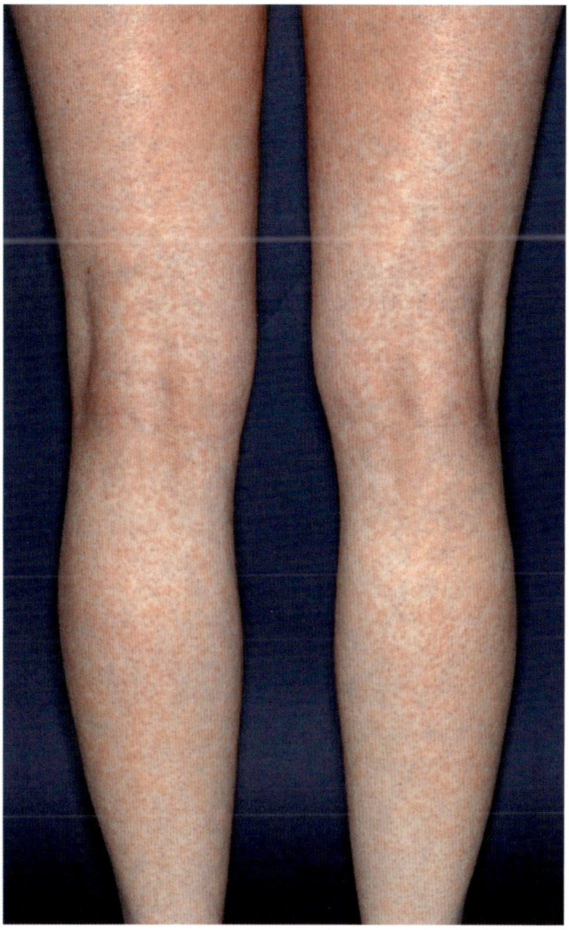

Abb. 11.8 Masern

- **Ätiopathogenese**

Masernviren sind etwa 140 nm große RNA-Viren aus der Familie der Paramyxoviren. Die Virusreplikation in den Keratinozyten und den Endothelien der oberflächlichen Dermis führt zum Auftreten der pathognomonischen Riesenzellen (**Warthin-Finkeldey-Zellen**).

- **Klinik**

Das katarrhalische Prodromalstadium ist durch Fieber bis zu 40°C, Rhinitis, Konjunktivitis, Lichtscheu, Pharyngitis und Tracheitis mit trockenem Husten gekennzeichnet. Am zweiten oder dritten Tag der Erkrankung treten **Koplik-Flecken** auf. Diese den Backenzähnen gegenüber sitzenden Schleimhautveränderungen sind punktförmig, reinweiß und besitzen einen roten Hof. Sie lassen sich nicht wie Milchreste oder Soor wegwischen und bestehen nur 1–2 Tage. Sie kommen auch bei anderen Viruserkrankungen vor.

Am dritten Tag folgt ein Enanthem aus roten Flecken an Gaumen, Tonsillen und Uvula. Inzwischen ist das katarrhalische Stadium abgeklungen, die Temperatur sinkt.

Erneutes Fieber tritt mit Beginn des exanthematischen Stadiums auf. Der Hautausschlag besteht aus morbilliformen, runden oder ovalen Flecken, die erst blassrot, dann dunkelrot imponieren; eine hämorrhagische Umwandlung ist möglich. Das Exanthem beginnt im Gesicht und hinter den Ohren, es folgen Hals, Rumpf und schließlich die Extremitäten. Während der Eruption wachsen die Flecken und zeigen eine Konfluenz. Nach 3–4 Tagen kommt es zum lytischen Abfall der Temperatur und Abblassen des Exanthems in der Reihenfolge des Auftretens. Oft folgt eine pityriasiforme Abschilferung. Während des 8-tägigen Verlaufs ist das Allgemeinbefinden stark beeinträchtigt.

Ausnahmsweise verlaufen Masern auch foudroyant, das gilt vor allem für Erwachsene. Dann finden sich toxische Symptome wie Somnolenz, Hyperpyrese, blutige Stühle, Kreislaufstörungen, Krämpfe oder rascher Exitus.

Masern können in seltenen Fällen auch foudroyant tödlich verlaufen.

Zu den häufigen Komplikationen zählen Bronchopneumonie und Otitis media. Gefürchtete, jedoch seltene Komplikationen sind Masern-Krupp, Masernenzephalitis (1:100.000) und die subakut sklerosierende Panenzephalitis (SSPE) sowie Resistenzminderung gegenüber Tuberkulose. Dermatologisch wichtig ist die während der Erkrankung mögliche Streuung von Tuberkelbakterien in die Haut, die zu disseminiertem Lupus vulgaris führen kann.

Differenzialdiagnose

Arzneimittelexantheme entwickeln sich vorwiegend von der Peripherie zum Rumpf hin. Bei Röteln besteht eine besonders deutliche Vergrößerung der Lymphknoten am Hals und am Processus mastoideus (Theodor-Drüse) und Plasmavermehrung im Blut. Das Scharlachexanthem ist kleinfleckig, distinkt, lässt das mittlere Gesicht frei, gleichzeitig liegen Angina und Himbeerzunge vor. Bei Fleckfieber findet sich eine Konjunktivitis, jedoch kein katarrhalischer Zustand. Bei Lues II kann die syphilitische Roseola an Masern erinnern, daher der im Volksmund gebräuchliche Name Kieler Masern.

Labor

IgM-Antikörper gegen Masernviren sind frühestens am dritten Tag des Exanthems nachweisbar (ELISA). Ein Titeranstieg um zwei Stufen bei der zweiten Blutabnahme innerhalb von 10–14 Tagen ist für eine Maserninfektion beweisend.

Therapie

Die symptomatische Therapie besteht in Bettruhe sowie Gabe von Antipyretika, extern von Lotio alba. Komplikationen erfordern eine interdisziplinäre Konsultation.

Weitere Empfehlungen

Die erste Masernimpfung (zusammen mit Mumps, Röteln und Varizellen, MMRV-Impfstoff) wird zwischen dem 11. und 15. Lebensmonat, die zweite im Alter von 15–23 Lebensmonaten empfohlen.

Bei ungeimpften, immungesunden Kindern kann der Ausbruch der Wildmasern durch den Lebendimpfstoff wirksam unterdrückt werden, wenn dieser innerhalb der ersten 3 Tage nach Exposition verabreicht wird (Inkubationsimpfung). Bei abwehrgeschwächten Patienten und chronisch kranken Kindern ist die Prophylaxe von Masern mit humanem Immunglobulin innerhalb von 2–3 Tagen nach Kontakt möglich.

Nach §6 des neuen Infektionsschutzgesetzes (seit dem 1.1.2001 gültig) sind der Verdacht, die Erkrankung und der Tod an Masern namentlich an das Gesundheitsamt und das Robert Koch-Institut zu melden. Das gilt auch für den Nachweis von Krankheitserregern (§7).

11.3.2 Scharlach

Die 2. Infektionskrankheit wird in ▶ Kap. 12 beschrieben.

11.3.3 Röteln

Synonyme

Rubella, 3. Infektionskrankheit

Epidemiologie

Sie treten hauptsächlich im Frühling auf. Die Übertragung erfolgt durch Tröpfcheninfektion, wobei die Kontagiosität geringer ist als bei Masern. Die Infektionszeit beträgt 2–3 Wochen. Die Patienten sind 7 Tage vor und 7 Tage nach Ausbruch des Exanthems ansteckend.

Die Impfung ab dem 12. Lebensmonat hat das Manifestationsalter von Röteln in das junge Erwachsenenalter verschoben. Bei bis zu 10% der gebärfähigen Frauen lassen sich jedoch keine Antikörper gegen Rötelnviren nachweisen; hier besteht die Gefahr der Embryopathie (**Gregg-Syndrom** [Gregg 1941]).

Ätiopathogenese

Das 50–100 nm große Rötelnvirus gehört zu den RNA-Togaviren und erreicht den Blutweg über die respiratorische Mukosa.

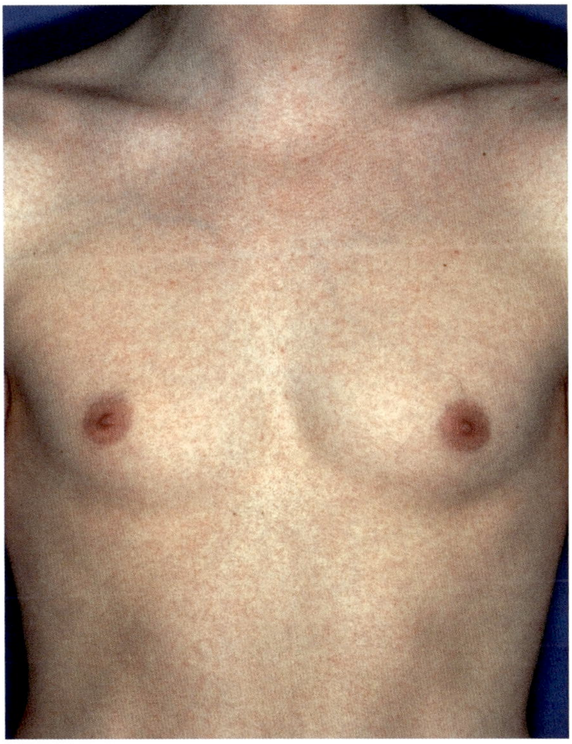

Abb. 11.9 Röteln

Klinik
Das kleinmakulopapulöse Exanthem beginnt schmetterlingsförmig im Gesicht, greift auf das retroaurikulare Areal über und wird rasch an Rumpf und Extremitäten sichtbar. Es neigt nicht zur Konfluenz und bildet sich bereits nach 3 Tagen zurück. Als Leitsymptom gelten die Lymphknotenschwellungen, vor allem auf dem Processus mastoideus **(Theodor-Drüse)**. Das Allgemeinbefinden ist durch erhöhte Temperaturen oder mäßiges Fieber (um 38°C) und grippeähnliche Symptome, die dem Exanthem als Prodromi auch vorausgehen können, wenig beeinträchtigt. Häufig bleibt die Röteln-Infektion symptomlos.

Sehr selten entwickeln die Patienten Enzephalitis und Arthralgien oder Arthritiden. Eine Infektion stellt vor allem zu einem frühen Zeitpunkt der Schwangerschaft eine Gefährdung des Kindes dar (80% im ersten Trimenon, 30% im zweiten Trimenon). Sie kann in den ersten Wochen der Schwangerschaft zu einem Abort führen, spätere Infektionen sind mit Frühgeburten und dem Gregg-Syndrom (Trias von Taubheit, Herzfehler und Katarakt) verbunden. Eine kongenitale thrombozytopenische Purpura ist ein weiteres wichtiges Symptom.

> **Eine Röteln-Infektion in der Schwangerschaft stellt – vor allem zu einem frühen Zeitpunkt der Gravidität – eine Gefährdung des Kindes (Abort, Gregg-Syndrom) dar.**

Differenzialdiagnose
Die Unterscheidung von Masern ist dann schwierig, wenn die Flecken konfluieren, und von Scharlach, wenn diffuse Rötungen auftreten, auf denen die dunkleren Flecken stehen. Bei Röteln ist im Gegensatz zum Scharlach die Zirkumferenz des Mundes befallen, im Blutbild wird zunächst eine Leukopenie mit vermehrten Eosinophilen und Lymphozyten, später eine Leukozytose gesehen. Des Weiteren sind Lues II, Mononukleose und Arzneimittelexantheme zu bedenken.

Labor
Beweisend für eine frische Röteln-Infektion sind ein Titeranstieg um zwei Stufen (4-facher Titer) im Hämagglutinationshemmtest (HAM) oder der Nachweis von rötelnspezifischem IgM-Antikörper. Eine Virusisolierung aus den Sekreten ist möglich. Die Rötelndiagnostik hat ihre besondere Bedeutung bei Infektionen in der Schwangerschaft.

Therapie
Eine blande externe Therapie ist ausreichend. Zu den prophylaktischen Maßnahmen gehört die Isolation der Kinder mit Röteln bis zu 1 Woche nach Ausbruch des Exanthems. Kinder mit konnatalen Röteln sind längere Zeit zu isolieren, da sie das Virus bis zu 1 Jahr über die Sekrete ausscheiden können.

Weitere Empfehlungen
Nach Impfempfehlungen der Ständigen Impfkommission (STIKO) erfolgt die erste Impfung zusammen mit Masern, Mumps und Varizellen zwischen dem 11. und 15. Lebensmonat, die zweite im Alter von 15–23 Lebensmonaten. Eine erneute Impfung zwischen dem 11.–18. Lebensjahr wird nur für Kinder und Jugendliche empfohlen, die bisher nicht geimpft wurden oder über keinen ausreichenden Impfschutz verfügen.

Bei Röteln-Infektionen während der frühen Schwangerschaft ist in Anbetracht der Komplikationen über die Möglichkeit der Schwangerschaftsunterbrechung zu diskutieren. Hatten schwangere Frauen ohne entsprechende Antikörper Kontakt mit an Röteln Erkrankten, ist eine Behandlung mit Rötelnimmunglobulin zu erwägen. Nach Exposition ist eine Inkubationsimpfung (innerhalb der ersten 3 Tage) in Erwägung zu ziehen.

11.3.4 Rubeola scarlatinosa

[Filatov 1886, Dukes 1894]

Synonym
Filatov-Dukes-Krankheit

Die Eigenständigkeit dieser 4. Infektionskrankheit ist zu bezweifeln. Vermutlich handelt es sich um eine besondere Verlaufsform von Röteln oder eine Abortivform des Scharlachs.

11.3.5 Erythema infectiosum

[Sticker 1899, Tschamer 1899]

- **Synonyme**

Ringelröteln, 5. Infektionskrankheit

- **Epidemiologie**

Erregerreservoir von Parvovirus B19 ist der Mensch. Die Übertragung erfolgt über Tröpfchen, kontaminierte Hände oder infizierte Blutprodukte. Das Erythema infectiosum zeigt eine Häufung in den Winter- und Frühlingsmonaten und betrifft vor allem Vorschulkinder und Schulkinder mit Betonung des weiblichen Geschlechts. Die Inkubationszeit beträgt 4–14 Tage. Die Infektiosität ist in den ersten Wochen am höchsten, bei Auftreten des Exanthems besteht sie bereits nicht mehr.

Die Durchseuchungsraten im Vorschulalter liegen bei 5–10%, im Erwachsenenalter bei 60–70%. Bei der Mehrzahl der Infizierten verläuft die Infektion klinisch stumm, lediglich 15–20% zeigen das typische Exanthem.

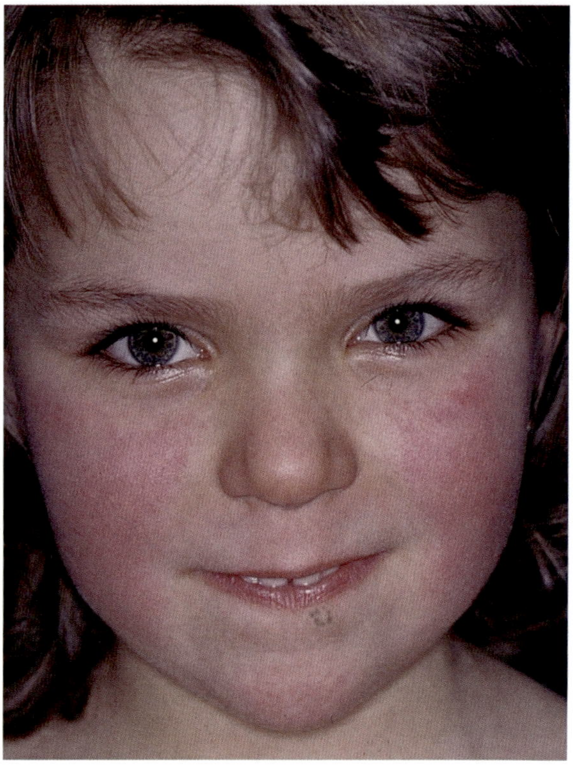

Abb. 11.10 Erythema infectiosum

- **Ätiopathogenese**

Parvovirus B19, das kleinste humanpathogene Virus, ist der Auslöser des Erythema infectiosum. Es wird der Familie der Parvoviridae (einzelsträngige DNA-Viren) zugerechnet. Da auch hämatopoetische Stammzellen zu den Zielzellen zählen, können bei Patienten mit Anämie-Erkrankungen schwere aplastische Anämien und bei intrauteriner Infektion über die Anämie und Myokarditiden ein Hydrops fetalis resultieren.

- **Klinik**

Das Exanthem beginnt im Bereich der Wangen und des Nasenrückens mit einer diffusen oder figurierten Rötung und zeigt sich 1–3 Tage später in charakteristischer girlandenförmiger oder retikulärer Anordnung an den Innenseiten der Extremitäten, der Stamm kann mitbetroffen sein. Oft sind die äußeren Ringe der girlandenförmig miteinander verbundenen elevierten Erytheme unvollständig und halbmondförmig. Das Exanthem bietet einen typischen Verlauf mit ständigem Abblassen und Wiederaufflammen im Wechsel, der durch Irritationen, Umgebungstemperatur (heißes Bad, Sonne) und emotionalen Stress beeinflussbar ist. Das Allgemeinbefinden ist nur wenig beeinträchtigt.

Etwa 10% der Feten werden diaplazentar über die Mutter infiziert. Das Risiko, durch eine Anämie und Myokarditis einen Hydrops fetalis mit der Gefahr des Absterbens zu entwickeln, ist zwischen dem 4. und 5. Monat am größten und liegt bei 10–15%. Epidemiologische Daten zeigen, dass 300–500 Aborte pro Jahr in Deutschland Parvovirus-B19-assoziiert sind.

> **Parvovirus-B19-assoziierte Aborte sind relativ häufig. Deswegen sind Schwangere auch beim bloßen Verdacht serologisch zu untersuchen. Bei nachgewiesener Erkrankung sind wöchentliche Ultraschallkontrollen notwendig.**

Patienten mit Anämieerkrankungen wie Sichelzellanämie oder Thalassämie sind gefährdet, aplastische Krisen zu entwickeln. Enzephalitiden, Myokartitiden und nekrotisierende Vaskulitiden treten ebenfalls Parvovirus-B19-assoziiert auf.

- **Differenzialdiagnose**

Die wichtigste Differenzialdiagnose ist die systemische juvenile Arthritis, die ebenfalls mit einem Exanthem assoziiert sein kann. Als weitere Differenzialdiagnosen kommen virale (klassische Kinderkrankheiten, Enterovirus-Infektionen) und Arzneimittelexantheme in Betracht.

- **Labor**

In diagnostisch unklaren Fällen und bei Kontakt einer Schwangeren mit Exanthempatienten wird die Infektion

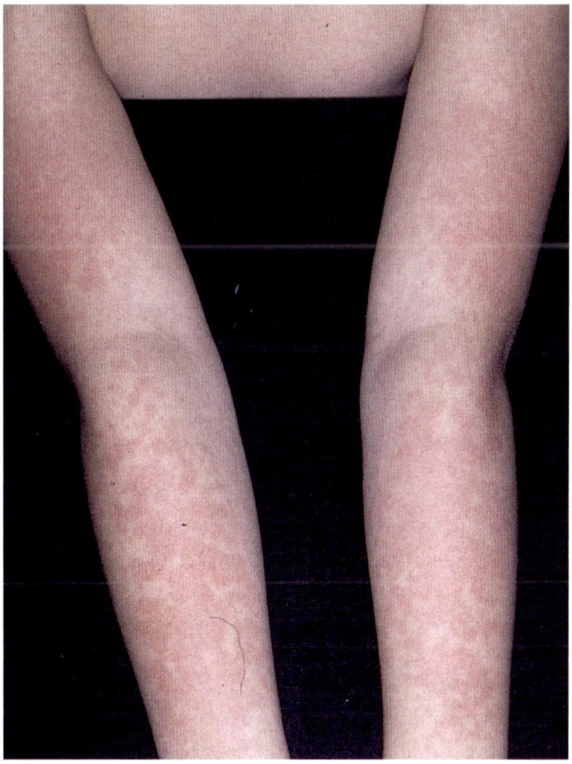

Abb. 11.11 Erythema infectiosum

serologisch nachgewiesen (IgM, IgG). Zur Abklärung fetaler Infektionen, aplastischer Krisen, Enzephalitiden, Myokarditiden und nekrotisierender Vaskulitiden dient der DNA-Nachweis mittels PCR.

Bei Infektion in der Schwangerschaft sind wöchentlich Ultraschallkontrollen notwendig.

▪ Therapie

Das Erythema infectiosum bedarf normalerweise keiner Therapie. Assoziierte Gelenkbeschwerden sprechen auf nichtsteroidale Antiphlogistika an. Bei einem Hydrops fetalis sind wiederholt intrauterine Erythrozytentransfusionen durchzuführen. Bei chronischen Parvovirus-B19-Infektionen und bei immunsupprimierten Patienten hat sich die Gabe von Immunglobulinen bewährt.

▪▪ Weitere Empfehlungen

Die Hände müssen gründlich desinfiziert werden. Es gibt keinen Impfstoff. Patienten mit hämatologischen Erkrankungen sind bei Verdacht auf Parvovirus-B19-Infektion zu isolieren.

11.3.6 Exanthema subitum

[Zahorsky 1910]

▪ Synonyme

3-Tage-Fieber-Exanthem, Roseola infantum, 6. Infektionskrankheit

▪ Epidemiologie

Für das humane Herpesvirus Typ 6 (HHV-6) ist der Mensch Erregerreservoir. Die Übertragung erfolgt durch Tröpfcheninfektion. Hauptmanifestationsalter ist das 1. Lebensjahr, bis zum Ende des 2. Lebensjahrs sind nahezu 100% der Kinder seropositiv. Die HHV-6-Infektion führt zur Immunität. Lediglich 24% der Kinder mit HHV6-Infektion entwickeln Symptome des Exanthema subitum.

▪ Ätiopathogenese

HHV-6 ist ein doppelsträngiges DNA-Virus mit zwei Serotypen (6A und 6B); Serotyp 6B ist mit dem Exanthema subitum assoziiert. Selten ist HHV-7 Auslöser des Exanthems. Nach Abklingen der akuten Infektion persistiert das Virus lebenslang latent im Körper. Reaktivierung bei Immunsuppression ist jederzeit möglich.

▪ Klinik

Nach einer Inkubationszeit von 1–2 Wochen tritt plötzlich hohes Fieber (39–40,5°C) auf, dem nach 3–4 Tagen bei Entfieberung das Exanthem folgt. Es beginnt an Brust und Armen (proximal) mit bis zu 5 mm großen roten Papeln und Maculae, die schnell eine Ausbreitung erfahren. Das Gesicht bleibt meist frei. Nach 1–2 Tagen ist das Exanthem abgeklungen. Mögliche Begleitsymptome und Komplikationen in der Reihenfolge ihrer Häufigkeit sind:

- Gastroenteritis
- Lidödeme
- Papeln am weichen Gaumen und an der Uvula
- Husten
- Zervikale Lymphadenopathie
- Gespannte Fontanelle
- Fieberkrämpfe

▪ Differenzialdiagnose

Hinweisend ist nicht die Morphe des Exanthems, die auch durch andere Viren (Adeno- und Enteroviren, Masern, Röteln und Parainfluenza) bedingt sein kann, sondern die typische Konstellation von frühem Manifestationsalter, Beginn des rubeoliformen Exanthems bei Fieberabfall und kurzer Dauer des Exanthems (1–2 Tage).

▪ Labor

Das Blutbild zeigt eine Leukopenie mit relativer Lymphozytose. Serologische Testungen (IgM, 4-facher IgG-Anstieg) bestätigen die Infektion. Der Nachweis von Viruspartikeln (Elektronenmikroskopie, PCR) beweist die Erkrankung nicht, da die Viren auch bei asymptomatischen Individuen zu identifizieren sind.

- **Therapie**

Die Behandlung erfolgt symptomatisch. Isolationsmaßnahmen sind nicht notwendig.

11.4 Andere virale Exantheme

11.4.1 Papular-purpuric gloves and socks syndrome (PPGSS)

[Harms et al. 1990]

- **Epidemiologie**

Es handelt sich um eine typische exanthematische Erkrankung, die hauptsächlich im jungen Erwachsenenalter auftritt und einen selbstlimitierenden Verlauf aufweist. Im Gegensatz zum Erythema infectiosum besteht im Exanthemstadium noch Kontagiosität.

- **Ätiopathogenese**

Die Erkrankung kommt vor allem Parvovirus-B19-assoziiert vor; seltener konnten andere Viren wie Coxsackie-, Zytomegalie-, Masern-, Hepatitis-B-, Epstein Barr-sowie die humanen Herpesviren HHV6 und HHV7 nachgewiesen werden. Weiterhin wird das PPGSS auch medikamentenassoziiert beschrieben (Trimethoprim/Sulfamethoxazol).

- **Klinik**

Die multiplen, 1–3 mm großen, roten, juckenden oder brennenden Papeln treten an den Händen in handschuhartiger und an den Füßen in sockenartiger Form auf. Nach 1–2 Tagen konfluieren sie, es kommt zum ödematösen Erythem. Eingestreute Petechien sind häufig. Neben der Haut ist auch die Schleimhaut betroffen, besonders oral in Form von Vesikeln, Erosionen und Aphthen. Die Erkrankung geht mit mäßig hohem Fieber, Lymphadenopathie, Myalgie, Arthralgie, Asthenie und Anorexie einher.

! Auf Infektionen während der Schwangerschaft und bei Patienten mit Anämie-Erkrankungen ist entsprechend anderer Parvovirus-B19-Infektionen sorgsam zu achten.

- **Differenzialdiagnose**

Im Anfangsstadium muss ein Erythema exsudativum multiforme in Erwägung gezogen werden, bei dem papular-purpuric gloves and socks syndrome fehlen jedoch die

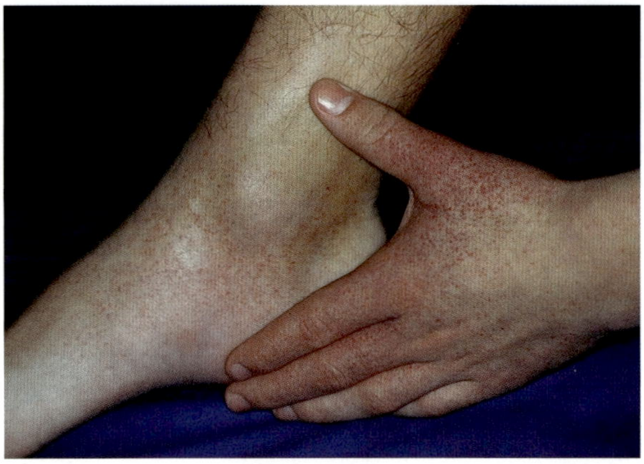

Abb. 11.12 Papular-purpuric gloves and socks syndrome

typischen Kokarden. Die akralen Ödeme lassen an das Kawasaki-Syndrom, die Petechien an Meningokokkensepsis denken.

- **Labor**

Sowohl der Erreger (PCR)- als auch der Antikörpernachweis (Enzymimmunoassay, Immunfluoreszenztest) werden zur Bestätigung der Diagnose eingesetzt.

- **Therapie**

Es wird symptomatisch behandelt. Bei Komplikationen werden Maßnahmen wie bei Erythema infectiosum notwendig.

11.4.2 Asymmetrisches periflexurales Exanthem

[Brunner et al. 1962, Bodemer und de Prost 1992, Taieb et al. 1993]

Das Krankheitsbild wurde bereits 1962 beschrieben, 30 Jahre vor Einführung der Krankheitsbezeichnungen.

- **Synonym**

Unilaterales laterothorakales Exanthem

- **Epidemiologie**

Hauptmanifestationsalter ist das 2.–3. Lebensjahr, sehr selten erkranken Erwachsene.

- **Ätiopathogenese**

Eine saisonale Häufung im Frühjahr und Sommer, Lymphknotenschwellung, das Hauptmanifestationsalter im frühen Kindesalter sowie der selbstlimitierende Verlauf lassen eine infektiöse Genese vermuten. Ein auslösendes Agens konnte bisher jedoch nicht ermittelt werden.

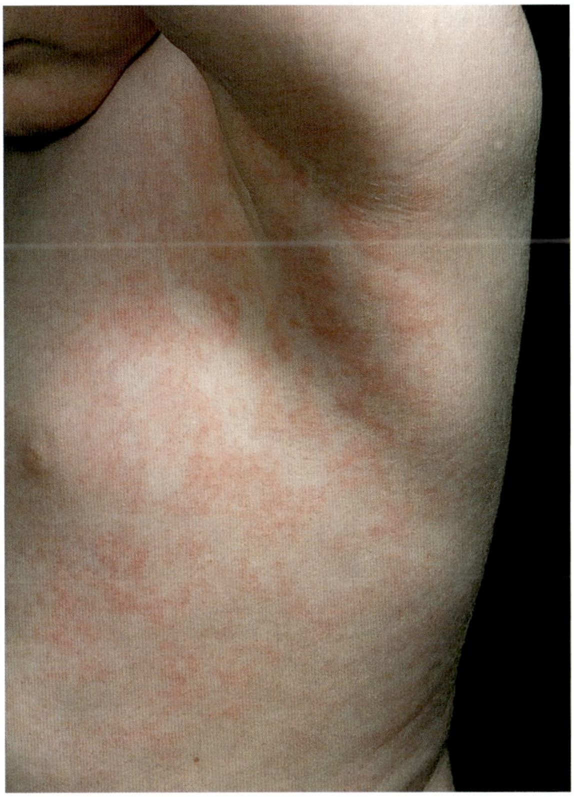

Abb. 11.13 Asymmetrisches periflexurales Exanthem

- **Klinik**

Dem Exanthem kann ein Infekt der oberen Luftwege vorausgehen. Der häufige Beginn der Hautveränderungen nahe der Axilla und die Betonung einer Körperhälfte haben zur Krankheitsbezeichnung unilaterales laterothorakales Exanthem geführt. Da das kleinpapulöse Exanthem seinen Ausgang jedoch auch von der Inguinalregion nehmen kann, beschreibt der Ausdruck asymmetrisches periflexurales Exanthem das Krankheitsbild umfassender.

Die Kinder entwickeln bei Wohlbefinden kleinlinsengroße, skarlatiniforme, rote, nicht juckende Papeln (meist axillanah, selten inguinal), die häufig eine Konfluenz erfahren und sich auf die Thoraxwand oder auf das Bein ausbreiten. Unter Betonung der Erstmanifestation ist in der zweiten Krankheitswoche eine Ausbreitung auf die kontralaterale Körperhälfte in disseminierter Aussaat möglich. Morphologisch bieten die Papeln im Verlauf eine diskrete Schuppung, die ihnen eine ekzematöse Note verleiht. Das Exanthem kann mit regionaler Lymphadenopathie verbunden sein. Nach 3 Wochen ist es normalerweise bereits rückläufig, nach 4 Wochen abgeheilt.

- **Differenzialdiagnose**

Pityriasis rosea, Gianotti-Crosti-Syndrom, Kontaktdermatitis, Miliaria rubra sind zu unterscheiden.

- **Therapie**

Eine Behandlung ist nicht erforderlich.

11.4.3 Eruptive Pseudoangiomatose

[Prose et al. 1993]
Sie ist eine seltene, plötzlich auftretende benigne, selbstlimitierende Dermatose des Kindes, die durch hämangiomähnliche Papeln gekennzeichnet ist. Prädilektionsstellen sind Wangen und Extremitäten.

Typische Prodromi wie Fieber, Diarrhoe und Infektionen der oberen Luftwege sowie der selbstlimitierende Verlauf lassen eine virale Genese vermuten. In einigen Fällen konnten ECHO-Viren nachgewiesen werden.

11.4.4 Infektiöse Dermatitis

[Sweet 1966]
Unter dieser Erkrankung werden HTLV-1-assoziierte, rezidivierende und schwer zu behandelnde Ekzemerkrankungen zusammengefasst, die nicht selten durch Superinfektionen mit *Staphylococcus aureus* und β-hämolysierende Streptokokken schwere Verläufe nehmen. Sie treten häufig gemeinsam mit neurologischen Erkrankungen wie spastischer Paraparese und Myelopathien auf. Als Endemiegebiete gelten die Karibik und Japan.

Dermatologisch ist die Erkrankung durch Krusten und exsudative Läsionen im Bereich der Prädilektionsstellen von Naseneingängen, Ohren und Kapillitium, verbunden mit einem feinpapulösem Exanthem und einer Lymphadenopathie, gekennzeichnet.

Virusassoziierte Trichodysplasia spinulosa

[Izakovic et al. 1995]

- **Ätiopathogenese**

Die virusassoziierte Trichodysplasia spinulosa ist selten und hat ihre Bedeutung hauptsächlich bei Patienten mit Immunsuppression. Polyoma-ähnliche Viruspartikel wurden elektronenmikroskopisch nachgewiesen.

- **Klinik**

Im Gesicht kommt es zum Auftreten multipler, follikulärer 1–3 mm im Durchmesser großer Papeln, häufig mit Verlust von Augenbrauen und Wimpern verbunden.

- **Differenzialdiagnosen**

Abzugrenzen sind Verrucae und multiple Trichilemmone, wie sie beim Cowden-Syndrom auftreten. Weiterhin kommen Keratosis pilaris einschließlich der Variante des Ulerythema ophryogenes sowie akneiforme Arzneimittelreaktionen in Betracht.

- **Histologie**

Es handelt sich um ein distinktes histologisches Bild mit erweiterten Follikeln, die mit basaloiden und eosinophilen Zellen ausgefüllt sind; hinzu kommt eine abrupte und verstärkte Verhornung.

- **Therapie**

Neben der operativen Entfernung haben sich topische Retinoide und topisches Cidofovir als effektiv erwiesen.

11.5 Andere Virusinfektionen

11.5.1 Flavovirus-Infektionen

Flavoviren sind behüllte, einzelsträngige RNA-Viren, die von Zecken und Stechmücken übertragen werden. Viele Infektionen mit Flaviviren gehen mit Hautveränderungen einher. Hierzu zählen:

Zecken-Enzephalitis Die Zecken, die in Europa Borrelien übertragen, sind auch Überträger von Flaviviren. Im Gegensatz zur erfolgreichen Impfung gegen die Frühsommermeningoenzephalitis ist eine Impfung gegen Borrelien-Infektionen nicht möglich.

Dengue Das Dengue-Virus gehört zu den umhüllten RNA-Viren und wird von Mücken (*Aedes aegypti*) übertragen. Am häufigsten sind Zentral- und Südamerika, Südostasien und Afrika betroffen. Im Rahmen des Klimawandels, der auch exotische Stechmücken nach Nordeuropa lockt, soll unter anderem vom Bernhard-Nocht-Institut für Tropenmedizin (BNI) in Hamburg geprüft werden, welche Mückenarten in Deutschland vorkommen und welche Viren durch sie übertragen werden können. Zu den Hauptsymptomen des Dengue-Fiebers gehören Fieber, Kopf- und retrookuläre Schmerzen sowie gastrointestinale Symptome. 50% der Patienten zeigen Hautveränderungen, die faziale Erytheme sowie makulöse Exantheme mit Petechien beinhalten. Schwere Verläufe sind durch Thrombozytopenie, Hämorrhagien, Ödeme und Schockzustände gekennzeichnet (Dengue-Hämorrhagisches Fieber, Dengue-Schocksyndrom). Impfungen und spezifische virostatische Behandlungsmaßnahmen gibt es nicht.

Gelbfieber Gelbfieber ist auf das gleichnamige Virus, ein umhülltes RNA-Virus, zurückzuführen und wird durch Stechmücken (*Aedes aegypti*) übertragen. Verbreitungsgebiete sind Südamerika und Afrika. Fieber, Übelkeit sowie Kopf- und Gelenkschmerzen prägen das Krankheitsbild. Während die meisten Patienten bereits nach wenigen Tagen eine Verbesserung erfahren, kommt es bei wenigen zu einer toxischen Phase, die mit Gelbsucht und Hämorrhagien einhergeht. Die Mortalität bei diesen Patienten wird mit 50% angegeben. Impfungen gegen Gelbfieber sind sicher und sehr effektiv. Eine spezifische antivirale Therapie ist nicht bekannt.

Chikungunya Chikungunya-Viren, behüllte doppelsträngige RNA-Viren, lösen das Chikungunya-Fieber aus. Sie werden von Stechmücken übertragen (vor allem *Aedes aegypti* und *Aedes albopictus*), die hauptsächlich in Afrika und Südostasien beheimatet sind. Jedoch ist auch in Europa im Rahmen des fluktuierenden Tourismus mit der Erkrankung zu rechnen, wie ein vermehrtes Auftreten 2007 in Italien zeigte. Eier der asiatischen Tigermücke wurden auch erstmals 2007 in Deutschland festgestellt. Das Chikungunya-Fieber geht mit Fieber, Arthralgien, Lymphadenopathien und einem makulopapulösem Exanthem einher. Es bestehen weder spezifische Behandlungsmöglichkeiten noch eine Impfprophylaxe.

Hepatitis Zu den klassischen Viren, die Hepatitis auslösen, zählen die Hepatitisviren A–E. Neben Ikterus treten unspezifische Exantheme und Urtikaria auf. Besondere Bedeutung in der Dermatologie haben Hepatitis B- und C-Viren. Erstere sind mit Gianotti-Crosti-Syndrom, Serumkrankheit, Urtikaria, Polyarthritis nodosa, Kryoglobulinämie, Sjögren-Syndrom und Lichen ruber planus assoziiert.

Literatur

Pockenviren

Breman JG, Henderson DA (2002) Diagnosis and management of smallpox. N Engl J Med 346: 1300–1308

Feuerstein B, Jürgens M, Schnetz E et al (2000) Kuh-/Katzenpocken. Zwei klinische Fallbeispiele. Hautarzt 51: 852–856

Moore ZS, Seward JF, Lane JM (2006) Smallpox. Lancet 367: 425–435

Skinner R, Ray S, Talanin NY (2000) Treatment of molluscum contagiosum with topical 5% imiquimod cream. Br J Dermatol 143: 921–922

Roess AA, Galan A, Kitces E et al (2010) Novel deer-associated parapoxvirus infection in deer hunters. N Engl J Med 363: 2621–2627

Töndury B, Kühne A, Kutzner H et al (2010) Molecular diagnostics of parapox virus infections. J Dtsch Dermatol Ges 8: 681–684

Becker C, Kurth A, Hessler F et al (2009) Kuhpocken bei Haltern von Farbratten: Ein nicht immer sofort erkanntes Krankheitsbild. Dtsch Arztebl Int 106: 329–334

Clark C, McIntyre PG, Evans A et al (2005) Human sealpox resulting from a seal bite: confirmation that sealpox virus is zoonotic. Br J Dermatol 152: 791–793

Enns LL, Evans MS (2011) Intralesional immunotherapy with Candida antigen for the treatment of molluscum contagiosum in children. Pediatr Dermatol 28: 254–258

Mathes EF, Frieden IJ (2010) Treatment of molluscum contagiosum with cantharidin: a practical approach. Pediatr Ann 39: 124–128

Picornaviren

Chang LY, King CC, Hsu KH et al (2002) Risk factors of enterovirus-71 infection and associated hand and mouth disease/herpangina in children during an epidemie in Taiwan. Pediatrics 109: e88

Rabenau HF, Richter M, Doerr HW (2010) Hand, foot and mouth disease: seroprevalence of Coxsackie A16 and Enterovirus 71 in Germany. Med Microbiol Immunol 199: 45–51

Die sechs klassischen Infektionskrankheiten/ Andere virale Exantheme

Duke T, Mgone CS (2003) Measles: not just another viral exanthem. Lancet 361: 763–773

Fölster-Holst R, Kreth HW (2009) Virale Exanthemerkrankungen bei Kindern – Infektiöse (direkte) Exanthemerkrankungen. Teil 1: Klassische Exanthme. J Dtsch Dermatol Ges 7: 309–316

Fölster-Holst R, Kreth HW (2009) Virale Exanthemerkrankungen bei Kindern – Infektiöse (direkte) Exanthemerkrankungen. Teil 2: Weitere virale Exanthemerkrnakungen. J Dtsch Dermatol Ges 7: 414–419

Young NS, Brown KE (2004) Parvovirus B19. N Engl J Med 350: 586–597

Andere Virusinfektionen

Gould EA, Solomon T (2008) Pathogenic flaviviruses. Lancet 9 371: 500–509

Halstead SB (2007) Dengue. Lancet 370: 1644–1652

Pincus LB, Grossman ME, Fox LP (2008) The exanthem of dengue fever: Clinical features of two US tourists traveling abroad. J Am Acad Dermatol 58: 308–316

Wyatt AJ, Sachs DL, Shia J et al. (2005) Virus-associated trichodysplasia spinulosa. Am J Surg Pathol 29: 241–246

Erstbeschreiber

Bateman T (1817) Delineation of cutaneous diseases: exhibiting the characteristic appearances of the principal general and species comprised in the classification of the late Dr. Willan; and completing the series of engravings begun by the autor. Longman, London

Bodemer C, de Prost Y (1992) Unilateral laterothoracic exanthem in children: a new disease? J Am Acad Dermatol 27: 693–696

Brunner MJ, Rubin L, Dunlap FE (1962) A new papular erythema of childhood. Arch Dermatol 85: 539–540

Dalldorf G, Sickles GM (1948) An unidentified filterable agent isolated from the feces of children with paralysis. Science 108: 61–62

Dukes C (1894) On the features which distinguish epidemic roseola (rose rash) from measles and from scarlet fever. Lancet I: 791–795

Filatov NF (1886) Zur Frage betreffs der Selbständigkeit von Rubeola scarlatinosa. Arch Kinderheilkd 1886: 241–247

Gregg N (1941) Congenital cataract following German measles in mother. Trans Ophthalmol Soc Aust 3: 35–46

Harms M, Feldmann R, Saurat J (1990) Papular-purpuric »gloves and socks« syndrome. J Am Acad Dermatol 23: 850–854

Izakovic J, Buchner SA, Duggelin M et al (1995) Haarartige Hyperkeratosen bei einem Nierentransplantierten. Eine neue Cyclosporin-Nebenwirkung. Hautarzt 46: 841–846

Jenner E (1798) An inquiry into the causes and effects of the variolae vaccinae, a disease discovered in some of the western counties of England, particularly Gloucestershire, and known by the name of the cow pox. Low, London

Prose NS, Tope W, Miller SE et al (1993) Eruptive pseudoangiomatosis: a unique childhood exanthem? J Am Acad Dermatol 29: 857–859

Sticker G (1899) Die neue Kinderseuche in der Umgebung von Giessen. Z Prakt Aerzte 8: 353–358

Sweet RD (1966) A pattern of eczema in Jamaica. Br J Dermatol 78: 93–100

Taieb A, Mégraud F, Legrain V et al (1993) Asymmetric periflexural exanthem of childhood. J Am Acad Dermatol 29: 391–393

Tschamer A (1889) Ueber örtliche Rötheln. Jb Kinderheilk 29: 372–379

Zahorsky J (1910) Roseola infantilis. Paediatrics 22: 60–64

Zahorsky J (1924) Herpangina (a specific infectious disease). Arch Pediatr 41: 181

Bakterien

Staphylokokken und Streptokokken

Dietrich Abeck

12.1 Einführung

Bei bakteriellen Hautinfektionen ist innerhalb der Gattung *Staphylococcus* (Familie *Cocacceae) Staphylococcus aureus* der relevante Erreger. Er ist koagulase-positiv, was ihn von den koagulase-negativen Vertretern der *Staphylococcus epidermidis* (unter anderem *Staphylococcus epidermidis, Staphylococcus hominis, Staphylococcus haemolyticus*)*- und Staphylococcus saprophyticus* (unter anderem *Staphylococcus saprophyticus, Staphylococcus xylosus*)-Gruppe unterscheidet. Zahlreiche biologisch hochaktive Exotoxine (Hämolysine, Leukocidin, Hyaluronidase, Nukleasen, Proteasen, Katalase, Lipasen und andere) werden von Staphylokokken produziert. *Staphylococcus aureus* kommt ubiquitär vor und ist Bestandteil der normalen Hautflora (bei 30% aller Menschen in Abstrichen von Nasopharynx und feuchten Hautpartien nachweisbar).

Staphylokokkeninfektionen können von offenen Wunden oder Abszessen ausgehen, aber auch von asymptomatischen Trägern oder von kontaminierten Materialen übertragen werden. Dadurch entwickeln sich Infektionsketten in Familien, Wohngemeinschaften oder im Krankenhaus.

Streptokokken (Gattung *Streptococcus,* Familie *Streptococcaceae)* sind Gram-positive, katalase-negative (wichtiges Unterscheidungsmerkmal gegenüber den Staphylokokken), rundliche bis ovale Bakterien, die in Ketten oder Paaren lagern. Sie sind unbeweglich und bilden keine Dauerformen (Sporen) aus. Die einfachste Klassifikation beruht auf der Eigenschaft einiger Streptokokkenstämme, bei Kultur auf Blutagar Hämolysehöfe zu bilden. Dabei unterscheidet man ein unterschiedliches Hämolyseverhalten:

- α-Hämolyse (Vergrünung) liegt vor, wenn die Kolonien auf dem Blutagar von einer grünen Zone umgeben sind, in der es zu einer unvollständigen Hämolyse gekommen ist. Es finden sich noch intakte Erythrozyten.
- Sind dagegen alle Erythrozyten hämolysiert und die Kolonien auf diese Weise von einem großen, klaren bis gelblichen Hämolysehof umgeben, liegt β-Hämolyse vor.
- Fehlen auf dem Blutagar Hämolysehöfe vollständig, spricht man γ-Hämolyse.

Eine weitere molekularbiologische Klassifikation beruht auf der Struktur des C-Antigens in der Bakterienwand. Anhand der Lancefield-Klassifikation unterscheidet man mehr als 20 Gruppen von Streptokokken. Zu den extrazellulären Toxinen gehören Streptokinase, Hyaluronidase und Streptolysin O und S. Die größte klinische Relevanz bei den Streptokokken besitzt *Streptococcus pyogenes* (Synonym: β-hämolysierende Streptokokken der Gruppe A, Gruppe A-Streptokokken, GAS).

12.1.1 Aktuelle Resistenzsituation

Eine geringe Zahl von Antibiotika reicht für die Behandlung der durch Staphylokokken und Streptokokken verursachten Hauterkrankungen aus (◘ Tab. 12.1). Während bei einer durch Streptokokken bedingten Erkrankung auch heute noch Penicillin das Antibiotikum der Wahl ist, werden durch *Staphylococcus aureus* bedingte kutane Infektionen vorzugsweise mit einem Cephalosporin der ersten Generation behandelt.

Methicillinresistente *Staphylococcus-aureus-Isolate*

Das Antibiotikum Methicilllin wurde Anfang 1960 entwickelt, wobei bereits wenige Monate nach dessen Ersteinsatz in England schon eine resistente Variante der Gram-positiven Bakterie isoliert wurde. Aus methicillinresistenten *Staphylococcus aureus* leitete sich die Abkürzung MRSA ab. MRSA-Isolate sind typische Problemkeime in Krankenhäusern (ha[hospital acquired]MRSA), spielen jedoch auch im ambulanten Bereich eine zunehmend wichtige Rolle (ca[community-acquired]MRSA)).

MRSA-Isolate im stationären Bereich (haMRSA)

Das Vorkommen von MRSA-Isolaten zeigt deutliche geografische Unterschiede. Bezogen auf alle *Staphylococcus-*

■ **Tab. 12.1** Geeignete Antibiotika bei unkomplizierten Infektionen durch *Staphylococcus aureus* und Streptokokken

	Staphylococcus aureus	Streptokokken
Penicillin	Verbreitete Resistenz	Antibiotikum der ersten Wahl
Cephalosporine der 1. Generation (Cephalexin, Cefaclor)	Antibiotika der ersten Wahl	Gute Wirksamkeit
Makrolide (Erythromycin, Azithromycin)	Gabe nur bei vorliegendem Antibiogramm	Alternative bei Penicillinallergie
Clindamycin	Alternative bei Penicillin-Allergie	Alternative bei Penicillinallergie

aureus-Isolate beträgt der Anteil in Deutschland etwa 15%. Es besteht ein deutliches Nord-Süd-Gefälle mit nur 1% in den skandinavischen Ländern und über 25% in den südeuropäischen Ländern.

Das Resistenzprofil der MRSA-Bildner ist charakterisiert durch eine Resistenz gegenüber einer Vielzahl oral einzusetzender Antibiotika. MRSA-Isolate zeigen eine vollständige Resistenz gegen alle β-Lactam-Antibiotika (Penicilline, Cephalosporine, Carbapeneme) und eine mehrheitliche Resistenz gegen weitere Antibiotikaklassen (Makrolide, Clindamycine, Chinolone). Somit steht für die orale Behandlung nur Linezolid zur Verfügung sowie für die parenterale Behandlung Vancomycin, Daptomycin und Tigecyclin.

Nicht jede Kolonisierung führt zu einer manifesten Erkrankung. Aber bei entsprechender Prädisposition können MRSA eitrige Entzündungen induzieren, die besonders bei abwehrgeschwächten Personen einen schweren Verlauf nehmen und deren Behandlung aufgrund der teuren Reserveantibiotika mit sehr hohen Kosten verbunden ist.

MRSA-Isolate bei Gesunden (caMRSA)

MRSA werden mit unterschiedlicher Häufigkeit auch als Besiedler des Nasenvorhofs sowie von Wundabstrichen in der nicht hospitalisierten Bevölkerung nachgewiesen. Bei Menschen ohne Kontakt zu Krankenhäusern liegt die caMRSA-Rate in Deutschland wahrscheinlich bei <1%. Die caMRSA-Stämme werden überwiegend im Zusammenhang mit tiefgehenden und nekrotisierenden Haut- und Weichteilinfektionen isoliert, insbesondere der Furunkulose. Diese Krankheitsbilder sind offenbar mit der Fähigkeit von caMRSA zur Bildung von Panton-Valentin-Leukozidin assoziiert (PVL, genetische Determinante, die mittels PCR nachgewiesen werden: LukS-LukF). Dagegen sind caMRSA selten Ursache einer nekrotisierenden Pneumonie. Vorteile weisen die caMRSA-Isolate hinsichtlich ihrer Antibiotikaempfindlichkeit auf. Im Vergleich zu den haMRSA-Epidemiestämmen fehlt dem caMRSA in der Regel die Multiresistenz und betrifft häufig nur Oxacillin und ein bis zwei weitere Resistenzen.

Vorgehen zur MRSA-Elimination bei besiedelten Personen im ambulanten Bereich

Die Bedeutung der caMRSA-Stämme wird zukünftig vermutlich weiter zunehmen.

Liegen keine Zeichen für eine durch MRSA-verursachte Infektion vor, ist die Eliminierung der Erreger durch MRSA von Haut, Schleimhäuten und anderen Körperoberflächen das Ziel. Mittels systemischer Antibiose kann eine MRSA-Besiedlung nicht saniert werden und ist erst bei Vorliegen manifester Infektionen gerechtfertigt. ■ Tab. 12.2 fasst einen für die Eliminierung von MRSA-

■ **Tab. 12.2** Sinnvolle medikamentöse und hygienische Maßnahmen bei Eradikation von MRSA-Isolaten im ambulanten Bereich

Maßnahme	Einzelheiten
Dekolonisation	– Nasenvorhöfe: 3-mal tgl. Anwendung einer Mupirocin (Turixin)-haltigen Nasensalbe – Rachenraum: 3-mal tgl. Gurgeln mit einer desinfizierenden 0,1%igen Chlorhexidin-Lösung
Ganzkörperantiseptik	– 1-mal tgl. Ganzkörperwaschung einschließlich der Haare mit einer antiseptischen Waschlotion (zum Beispiel Octenisan). – Nach jeder Benutzung von Wanne oder Dusche durch die verschiedenen Familienmitglieder ist eine Flächendesinfektion (zum Beispiel Meliseptol rapid) durchzuführen.
Intensive Haushaltshygiene	– Tgl. Wechseln und Waschen bei einer Temperatur von mindestens 60°C mit einem Vollwaschmittel von Handtüchern, Waschlappen, Unterwäsche, Bettwäsche und Kleidungsstücken – Tgl. Desinfektion der Zahnbürste durch 3-minütiges Eintauchen in 0,1%-iger Chlorhexidinlösung mit anschließender Lufttrocknung

Stämmen im ambulanten Bereich geeigneten Maßnahmenkatalog zusammen.

Der Sanierungsversuch wird über 5 Tage durchgeführt. Ein Patient gilt als saniert, wenn in den zuvor besiedelten Körperstellen MRSA-Isolate dann nach 3 Tagen nicht mehr nachweisbar sind.

12.2 Pyodermie

Diese durch Eitererreger, zumeist Staphylokokken und Streptokokken, verursachten, weltweit auftretenden Infektionen der Haut und der Hautanhangsgebilde manifestieren sich klinisch in zahlreichen Krankheitsbildern. Abzugrenzen sind Erkrankungsbezeichnungen, die nicht mit Erregern einhergehen, aber den Begriff Pyoderm enthalten, zum Beispiel Pyoderma vegetans.

12.2.1 Impetigo contagiosa

Epidemiologie

Bei der weltweit auftretenden Erkrankung ist heute *Staphylococcus aureus* unabhängig vom klinischen Bild der führende Erreger und kann auch mehrheitlich bei den kleinblasigen Varianten isoliert werden. Die Bedeutung von *Staphylococcus pyogenes*, vorzugsweise Gruppe A, hat dagegen deutlich abgenommen. Beide Keime finden sich bei vielen Gesunden im Nasen-Rachen-Raum. Die Übertragung auf die Haut ist besonders durch den kratzenden Finger möglich. Übertragung von Mensch zu Mensch erfolgt insbesondere bei engem Zusammenwohnen durch Schmierinfektion.

Ätiopathogenese

Der Erkrankung liegt eine Invasion von Eitererregern in oberflächliche Epidermisschichten zugrunde. Die Übertragung erfolgt über direkten Kontakt von Haut zu Haut. Das Eindringen der Erreger wird durch vorbestehende Mikroläsionen, in Form von kratzbedingten Mikrotraumen, oder vorbestehenden Erkrankungen wie einem atopischen Ekzem, einer Skabies oder Windpocken begünstigt. Kommt es zur Blasenbildung, liegt eine Infektion mit *Staphylococcus-aureus*-Stämmen zugrunde, die eines der exfoliativen Toxine, ET-A oder ET-B bilden. Diese Exfoliatine spalten als Serinproteasen das epidermale Desmoglein 1 (extrazellulärer Anteil) und verursachen so ein histopathologisches Bild, das dem Pemphigus foliaceus ähnlich ist.

Klinik

Überwiegend im Gesicht, jedoch auch an allen anderen Körperstellen, entstehen zunächst kleine rote Maculae, die rasch in glasstecknadelkopfgroße, prall gespannte, wasserklare Bläschen übergehen, die von einem schmalen Entzündungshof umgeben sind.

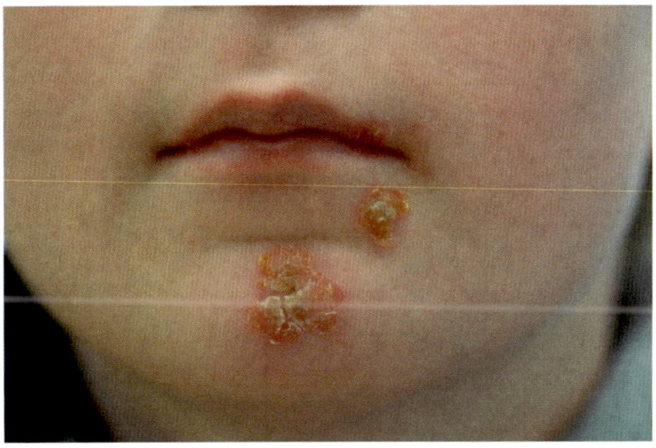

Abb. 12.1 Impetigo contagiosa

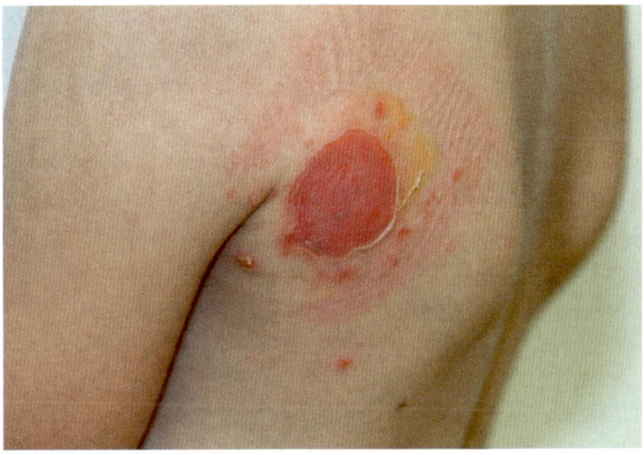

Abb. 12.2 Impetigo contagiosa, großblasig

Bei der **kleinblasigen Impetigo contagiosa** können die Primäreffloreszenzen häufig gar nicht beobachtet werden, da die Bläschendecke sehr dünn ist und rasch platzt. Aus dem Blasengrund setzt eine starke Exsudation ein, die nach Eintrocknen zu Borkenauflagerungen führt. Im Vordergrund des klinischen Bilds stehen daher honiggelbe Krusten auf gerötetem Untergrund.

Die **großblasige Impetigo contagiosa** (Synonym: bullöse Impetigo) ist durch das Vorhandensein intakter Blasen charakterisiert, die sich auch auf unbefallener Haut ausbilden können. Der Inhalt ist zunächst wasserklar, trübt sich im weiteren Verlauf weißlichgrau, dann rahmig-eitrig ein. Nach Zerstören der Blasendecke erscheinen gerötete erodierte Flächen, die feucht- und firnisartig glänzen und eine colleretteartige Schuppung aufweisen. Stärkere Verkrustungen wie bei der kleinblasigen Impetigo fehlen im Allgemeinen. Manchmal, insbesondere bei starker Ausdehnung, besteht ein ausgeprägter Juckreiz, der die weitere Ausbreitung der Erkrankung fördert. Allgemeinsymptome wie Fieber oder Übelkeit können bei einem kleinen Teil der Patienten vorkommen. Die Abheilung erfolgt narbenlos. Häufig bleiben vorübergehende Resterytheme zurück.

▪ Differenzialdiagnose

Die klinisch honiggelben Erscheinungen bereiten nur ausnahmsweise differenzialdiagnostische Schwierigkeiten. Nicht einfach ist manchmal die Abgrenzung zwischen Impetigo oder sekundär impetiginisierten Dermatosen, insbesondere Herpes simplex. Hier finden sich gruppiert angeordnete Vesikel mit zunächst wasserklarem Inhalt oder polyzyklisch begrenzte Erosionen und in der Anamnese häufig die Angabe von Rezidiven.

▪ Diagnostisches Vorgehen

Zur Untersuchung eignen sich Blasenflüssigkeit oder ein entsprechender Abstrich aus veränderter Haut. Das Abstrichmaterial wird hitzefixiert und nach Gram gefärbt. Bei starker Vergrößerung (1000:1, Ölimmersion) lassen sich Gram-positive Kokken in Haufen- oder Weintraubenform (Staphylokokken), beziehungsweise in Ketten gelagert (Streptokokken) nachweisen. Die Erregerkultivierung erfolgt in der Regel auf Blutagar und zeigt bei Streptokokken nach 24–48 h Bebrütung kleine, meist farblose Kolonien und bei Staphylokokken im typischen Fall mittelgroße, gelbliche bis gelbe, manchmal auch weißliche Kolonien. Die Identifizierung erfolgt neben makro- und mikromorphologischen Charakteristika biochemisch mit Hilfe der Bunten Reihe (Api-Staph- oder Api-20-Strep-System) und über einen Latexagglutinationstest.

▪ Histopathologie

Das Impetigobläschen sitzt bei kleinblasiger Impetigo subkorneal, die Blase bei großblasiger Impetigo intraepidermal. Der Inhalt umfasst außer Bakterien Fibrin und neutrophile Leukozyten. Daneben finden sich Spongiose und subepidermal eine mäßige entzündliche Reaktion.

▪ Verlauf

Die Erkrankung heilt in der Regel komplikationslos ohne Narben ab. Die gefürchtete postinfektiöse Glomerulonephritis (**Impetigonephritis**) tritt aufgrund des seltenen Vorkommens der das M-Oberflächenantigen tragenden Streptokokken nur in Ausnahmefällen auf. Um es auszuschließen, werden beim Nachweis von Streptokokken Urinuntersuchungen während der aktiven Erkrankung und etwa 2–4 Wochen später empfohlen. Eine rasche Elimination der entsprechenden Isolate ist insbesondere bei Streptokokkenendemien wichtig. Anders als nach Racheninfekten kommt es nach Hautinfektionen nur sehr selten zum rheumatischen Fieber.

▪ Therapie

Umschriebene, gut abgrenzbare Erscheinungen sind topisch erfolgreich zu behandeln. Falls die Hautveränderungen eine großflächige Ausbreitung zeigen oder disseminiert an verschiedenen Körperarealen gleichzeitig lokalisiert sind oder Allgemeinsymptome (Fieber, Gliederschmerzen, Lymphadenopathie) auftreten, ist eine systemische Antibiotikabehandlung indiziert. Diese ist auch angebracht, falls es nach erfolgreicher topischer Behandlung rasch zu einem Rezidiv kommt.

▪▪ Systemisch

Die Gabe des Antibiotikums erfolgt in der Regel vor Vorliegen eines Antibiogramms und sollte wirksam gegen Staphylokokken und Streptokokken sein. Therapie der Wahl sind Oralcephalosporine der ersten Generation (30–50 mg/kg KG; Cefaclor, Cefalexin) oder auch penicillinasefeste Penicilline (50 mg/kg KG; Flucloxacillin, Dicloxacillin). Bei Penicillinallergie ist Clindamycin (20–30 mg/kg KG) eine wirksame Alternative. Alle Substanzen stehen auch in der kindgerechten, flüssigen Darreichungsform zur Verfügung. Erythromycin oder andere Makrolidantibiotika sollten aufgrund der ungünstigen Resistenzsituation nur noch bei nachgewiesener Empfindlichkeit des Erregers eingesetzt werden.

Eine unterstützende topische, antimikrobielle Therapie im Rahmen der oralen Antibiotikagabe mit Antiseptika wie Triclosan (1–2%) oder Chlorhexidin (1%) in hydrophiler Grundlage ist sinnvoll. Nässende Läsionen können durch feuchte Umschläge unter Verwendung von Antiseptika (Octenidin 0,1%) behandelt werden. Für die Hautreinigung können antiseptische Waschlotionen verwendet werden.

▪▪ Topisch

Allgemeiner Konsens besteht, dass bei lokalisierten Formen der Impetigo contagiosa topische Antibiotika die Therapeutika der Wahl sind und einer oralen Antibiotikatherapie überlegen sind. Heute stehen mit der Fusidinsäure, dem Mupirocin und dem Retapamulin, dem ersten Vertreter aus der neuen Antibiotikaklasse der Pleuromutiline, drei zugelassene topische Antibiotika zur Verfügung (◘ Tab. 12.3).

Ist eine alleinige topische Behandlung ausreichend, sind fusidinsäurehaltige Medikamente Mittel der Wahl.

Die mäßige In-vitro-Empfindlichkeit der Fusidinsäure wird durch die hohe kutane Wirkkonzentration kompensiert. Die bestehende Cremeformulierung der Fusidinsäure führt zu einer geringeren Rate irritativer Reaktionen im Vergleich zu den für Mupirocin und Retapamulin ausschließlich zur Verfügung stehenden Salbenformulierungen.

Tab. 12.3 Topische antibiotische Therapie der Impetigo contagiosa

Substanz	Gegen Staphylococcus aureus wirksam	Gegen Streptococcus pyogenes wirksam	Zulassung für MRSA	Galenik
Fusidinsäure	Ja	Ja	Ja	Gel/Creme/Salbe
Mupirocin	Ja	Ja	Ja	Salbe
Retapamulin	Ja	Ja	Nein	Salbe

12.2.2 Ekthyma

[Stokes 1807–1808]

Synonym

Ecthyma simplex, Schützengrabengeschwür

Epidemiologie

Die Erkrankung tritt in tropischen und subtropischen Klimazonen bei mangelhafter Ernährung und unzureichender Hygiene auf (Ulcus tropicum). In unseren Breitengraden treten Ekthymata insbesondere bei Menschen auf, die unter unzureichenden, hygienischen Verhältnisse leben, zum Beispiel bei Obdachlosen oder Menschen in Massenunterkünften sowie bei immundefizienten Kranken mit ekzematös vorgeschädigter Haut.

Ätiopathogenese

Die Erreger sind zumeist Streptokokken der Gruppe A, seltener auch zusätzlich oder ausschließlich *Staphylococcus aureus*. Als Eintrittspforte spielen kleine Hautdefekte eine Rolle. Begünstigende Faktoren sind entsprechende Umwelteinflüsse (feuchtheißes Klima), mangelnde Hygiene, vorausgegangene Infektionen (wie Windpocken) sowie chronische Veneninsuffizienz oder Unterschenkelekzeme.

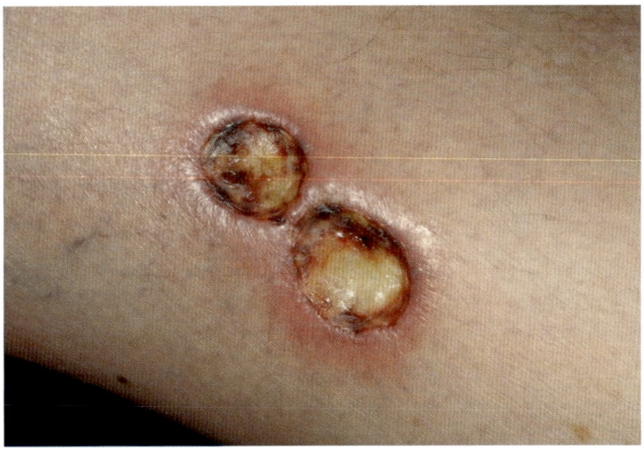

Abb. 12.3 Ekthyma

Klinik

Die normalerweise epidermal begrenzte Erkrankung beginnt wie eine großblasige Impetigo, aber auch mit einer münzgroßen Pustel mit gerötetem Hof und breitet sich rasch in das subkutane Gewebe aus. Es entsteht ein nekrotisches Ulkus, das von einer eintrocknenden, schmutzig graugelben, manchmal rupiaartig aussehenden Kruste zugedeckt ist. Hinzu treten können, wenn auch keineswegs regelmäßig, Lymphangitis, Lymphadenitis oder Phlebitis. Prädilektionsstellen sind die Unterschenkel, wobei auch jede andere Körperstelle betroffen sein kann. Die Abheilung erfolgt narbig, häufig unter Hinterlassung von bräunlichen Hyperpigmentierungen.

Differenzialdiagnose

Vaskulitische Unterschenkelulzerationen, ulzeriertes Erythema induratum, ulzeröse sekundäre Syphilide, ulzerierte Gummen. Ein ähnliches Krankheitsbild kann bei Pseudomonassepsis auftreten (hierbei schlechter Allgemeinzustand: Ecthyma gangraenosum) (▶ Kap. 13).

Verlauf

Ohne Sanierung der Provokationsfaktoren ist der Verlauf chronisch-rezidivierend, wobei komplizierend eine Glomerulonephritis auftreten kann.

Therapie

Systemisch

Es werden Antibiotika, insbesondere parenteral, wie beim Erysipel eingesetzt.

Topisch

Sie erfolgt stadiengerecht durch feuchte Verbände mit Antiseptika (Octenidin 0,1%; Chlorhexidindiglukonat 0,5–25%), Abdeckung der Umgebung mit Zinkpaste sowie Hautpflege mit antiseptikahaltigen Zubereitungen. Bei Lokalisation am Bein sind Kompressionsverbände indiziert.

12.3 Chronische Pyodermie

12.3.1 Schankriforme Pyodermie

[Covisa und Berjarano 1927]

▪ Ätiopathogenese

Es wird angenommen, dass sowohl eine veränderte und inadäquate entzündliche Antwort auf eine mikrobielle Infektion eine Rolle spielt als auch eine eingeschränkte Abwehrleistung des Wirts im Rahmen der lokal ulzerösen Entzündung. Wiederholt wurde über das Auftreten einer schankriformen Pyodermie in Assoziation mit anderen Erkrankungen wie Zink- oder Immunglobulinmangel berichtet.

▪ Klinik

Prädilektionsstellen sind das Gesicht, hier vor allem im Bereich der Augenlider sowie perioral und die Genitalregion. Auch über rezidivierende **schankriforme Schleimhautulzera** wurde berichtet. Initial entwickeln sich Papeln oder Pusteln im betroffenen Areal mit rascher Umwandlung in ein sich vergrößerndes, schmerzloses, flaches Ulkus, das auch nekrotisch belegt sein kann und von einem entzündlichen, häufig auch gering unterminierten Randsaum begrenzt wird. Klinisch erinnert die Hautveränderung an einen syphilitischen Schanker.

▪ Histopathologie

Diese ist unspezifisch und zeigt in der Regel ein flaches Ulkus mit zahlreichen Granulozyten und einer reaktiven epidermalen Hyperplasie am Rand.

▪ Labor

Die klinische Verdachtsdiagnose wird durch den Nachweis von *Staphylococcus aureus* gestellt und gleichzeitig fehlenden mikrobiologischen oder serologischen Nachweisen für andere Erreger, die Ulzera hervorrufen wie *Treponema pallidum, Haemophilus ducreyi* oder *Calymmatobacterium granulomatosis.*

▪ Therapie

Eine topische oder systemische Antibiotikabehandlung ist unwirksam. Eine stadiengerechte Ulkusbehandlung unter Verwendung von Hydrokolloidauflagen, eventuell in Kombination mit kurzeitigem Einsatz von topischen Glukokortikoiden führt zur häufig narbigen Abheilung.

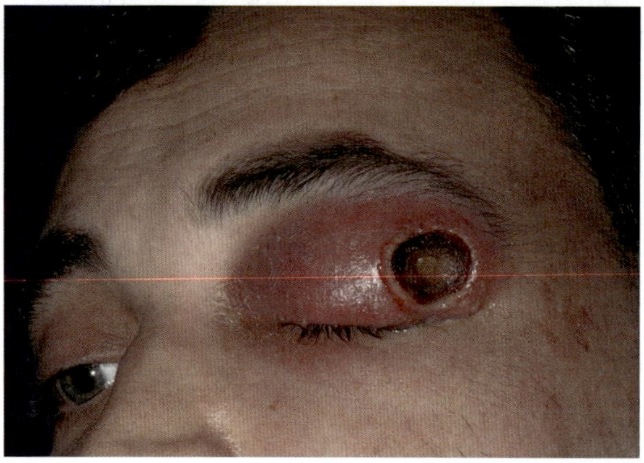

Abb. 12.4 Schankriforme Pyodermie

12.3.2 Pyoderma vegetans

[Hallopeau 1898]

▪ Synonym

Chronisch vegetierende Pyodermie

▪ Ätiopathogenese

Die Erkrankung steht in Zusammenhang mit einer überschießenden Entzündungsreaktion, wobei hierfür eine Vielzahl unterschiedlicher Stimuli verantwortlich zeichnen, zu denen neben bakteriellen Infektionen, vor allem durch β-hämolysierende Streptokokken der Gruppe A oder *Staphylococcus aureus*, auch Tattoos und Fremdkörperreaktionen gehören. Im Verlauf der Entzündung kommt es durch Bindegewebe aktivierende Proteine zur Entwicklung der Matrixformation sowie Proliferation von Fibroblasten und Epidermiszellen. Zumeist liegen prädisponierende Grunderkrankungen wie Lymphome, Leukämien, ulzeröse Darmerkrankungen, Immundefizienzen, Alkoholismus oder Mangelernährung vor.

▪ Klinik

Bevorzugt sind die Extremitäten betroffen. Der primäre Infektionsherd wächst an seinen Rändern. Mehr und mehr entwickeln sich größere und lividrote Infiltrationen, auf denen neue Pustulationen aufschießen. Innerhalb des entzündlich infiltrierten Bereichs entstehen kleinere oder größere Nekrosen und damit Ulzerationen, Unterminierungen, Fisteln oder Gänge, zudem papillomatöse und verruziforme Vegetationen (Wucherungen), die mit schmierig-eitrigem und verkrustetem Sekret bedeckt sind. Aus den Fistelgängen entleert sich auf Druck serös-eitriger Inhalt. Meist findet sich die chronisch vegetierende Pyodermie als Einzelherd, selten sind es mehrere. Die Herde schwanken zwischen Münz- und Handflächengröße. Nach Abheilung verbleiben unregelmäßige, narbig-atrophische

Einziehungen mit Brücken- und Zipfelnarben. Die Prognose ist in Abhängigkeit von der zugrunde liegenden Erkrankung zu stellen.

Histopathologie

Der unspezifische Befund ist charakterisiert durch eine ausgeprägte epidermale Hyperplasie, intra- und subepidermale neutrophile Mikroabszesse sowie ein dichtes dermales Entzündungsinfiltrat.

Therapie

Es gibt keine Standardtherapie. Die Behandlung einer bestehenden Grunderkrankung, die stadiengerechte Ulkusbehandlung, eventuell in Kombination mit topischen oder systemischen Glukokortikoiden, Dapson oder Cyclosporin sind als zielführend für eine Abheilung beschrieben worden. Auch ein chirurgisches Débridement mit Defektdeckung kann eine Therapieoption sein.

12.3.3 Kutane Botryomykose

Ätiopathogenese

Bei der chronisch granulomatösen Infektion, die in drei Vierteln der Fälle das Hautorgan betrifft, wird für die unzureichende Elimination der bakteriellen Erreger, die neben *Staphylococcus aureus* (etwa 40%) auch *Pseudomonas aeruginosa* (etwa 20%), *Streptococcus ssp.*, und *Staphylococcus epidermidis* sein können, eine reduzierte zelluläre Immunität diskutiert. Zu den prädisponierenden Faktoren gehören eine länger andauernde Glukokortikoidtherapie, eine bestehende Infektion mit dem HI-Virus, ein Hyper-IgE-Syndrom oder eine zystische Fibrose.

Klinik

Die Erkrankung ahmt häufig einen entzündeten Fistelgang nach, aus dem sich Körnchen zur Entlastung entleeren. Auch Papeln, Abszesse und seltener auch Ulzerationen können auftreten. Als Eintrittspforte fungiert häufig eine oberflächliche Hautverletzung.

Histopathologie

Es zeigen sich multiple Granula mit basophilem Zentrum und einer eosinophilen Peripherie in Verbindung mit einer chronisch suppurativen Entzündungsreaktion.

Therapie

Häufig bedarf es einer mehrwöchigen Antibiose entsprechend dem Antibiogramm. Auch ein kombiniert antibiotisch-chirurgisches Vorgehen kann den Abheilungsprozess beschleunigen beziehungsweise bei kleineren Läsionen kann die vollständige chirurgische Sanierung die sofortige Abheilung erzielen.

12.4 Erysipel

[Whetstone (Watestone) 1598]

Synonyme

Erysipelas, Wundrose, Rotlauf

Diese häufige akute Infektionskrankheit der Haut, insbesondere des Gesichts und der Extremitäten, ist bei erstmaligem Auftreten in der Regel mit Fieber und Schüttelfrost verbunden. Insbesondere bei Lokalisation im Bereich der unteren Extremitäten erfolgt die Einleitung der Behandlung stationär. Rezidive verlaufen häufig milder (**mitigiertes Erysipel**).

Ätiopathogenese

In über 90% sind Streptokokken, bevorzugt β-hämolysierende Streptokokken der Gruppe A, daneben aber auch Vertreter der Gruppen B, C und G, auslösend. Darüber hinaus kommen eine Vielzahl weiterer Bakterien in Betracht, so *Staphylococcus aureus* oder Gram-negative aerobe sowie anaerobe Erreger.

Der Erreger tritt meist durch eine Hautstelle mit gestörter Barrierefunktion ein (Tab. 12.4). Die möglichen Eintrittspforten bedingen die Prädilektionsstellen, neben den Unterschenkeln das Gesicht (Erosionen am Naseneingang aufgrund Rhinitis), wobei typischerweise eine gewisse räumliche Distanz zwischen Erysipel und auftretender Eintrittspforte zu erkennen ist (Beispiel: Zehenzwischenraumrhagade und Erysipel am Unterschenkel). Eine wesentliche Quelle für die Erreger stellt der Nasopharynx des Betroffenen selbst dar (Keimträgertum von *Streptococcus pyogenes* bei 20–30% junger Erwachsener).

Klinik

Die gewöhnlich asymmetrische Erkrankung beginnt unter dem Bild einer akuten Dermatitis mit Spannungsgefühl

Tab. 12.4 Erysipel – wichtige klinische Daten

Häufigkeit	100 Erkrankungen/ 100.000 Einwohner pro Jahr
Lokalisation	90% untere Extremitäten 5% obere Extremitäten 2,5% Gesicht
Risikofaktoren (odds ratio >1)	Verletzung der epidermalen Barriere (Ulkus, Wunde, fissurierte Zehenzwischenräume, Unterschenkeldermatose), venöse Insuffizienz, Beinödem
Komplikationen	<5% Sepsis 1–2% Tiefe Venenthrombose
Rezidivrate nach Erstmanifestation	10% innerhalb von 6 Monaten 30% innerhalb von 3 Jahren

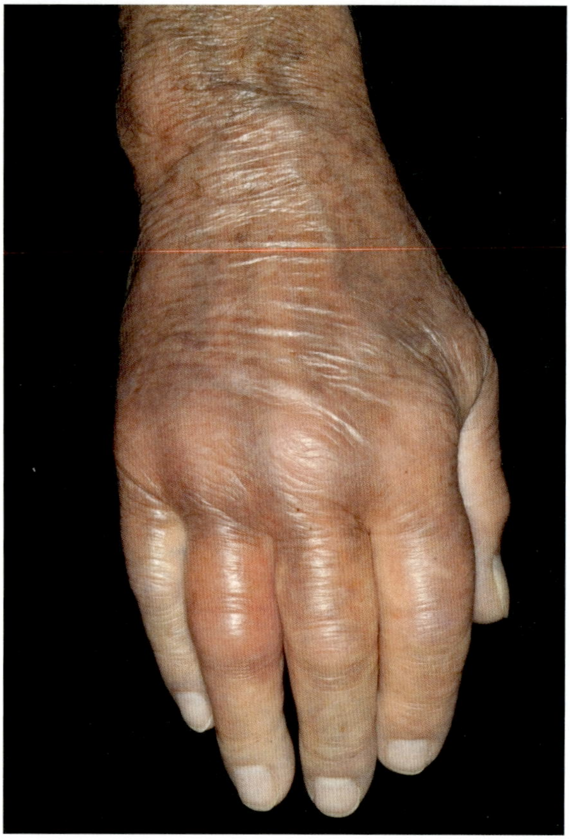

Abb. 12.5 Erysipel

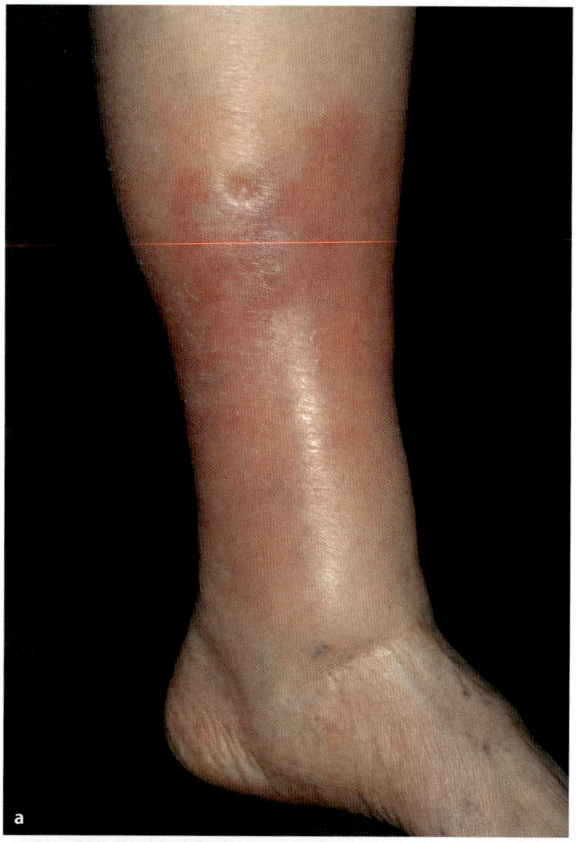

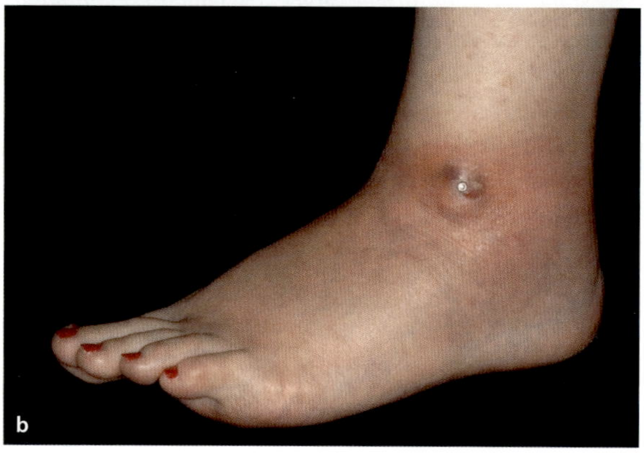

Abb. 12.6a, b Erysipel (a) und Erysipel nach Piercing (b)

und Druckschmerz. Rasch folgen flächenhafte intensive Rötung und Schwellung, die peripher wachsen, aber stets zur Umgebung hin scharf begrenzt bleiben. Typisch sind zungenförmige oder unregelmäßige Ausläufer. Das betroffene Gebiet fühlt sich heiß an. Periphere Ausbreitung erfolgt unterschiedlich rasch und ist von Lymphangitis und Lymphadenitis mit Fieber bis zu 40°C und Schüttelfrost begleitet. Die Blutsenkungsgeschwindigkeit ist stark erhöht (Sturzsenkung); im Blutbild lässt sich eine neutrophile Leukozytose feststellen.

Auf dem Erythem können Bläschen und große Blasen auftreten (**Erysipelas vesiculosum et bullosum**). Besonders an den stasisabhängigen Körperpartien kann das Erysipel hämorrhagisch-blasig werden. Selten, aber gefürchtet, ist die nekrotische Verlaufsform (**Erysipelas gangraenosum**).

Besonders häufig und gefährlich ist ein **Gesichtserysipel**, wenn es über dem Nasensattel beginnt und eine schmetterlingsförmige Ausbreitung mit beidseitigem Lidödem annimmt. Ausdehnung auf Orbita und Sinus sagittalis mit Sinusthrombose sind als mögliche Komplikationen gefürchtet.

Das **Erysipelas phlegmonosum** entsteht als schwerste Krankheitsform auf der Basis von infektiösen Entzündungen mit Abszessen. Vielfach sind dann auch Staphylokokken nachzuweisen. Besonders gefährdet sind die Augenlider (Lidnekrose) sowie Orbita und Mittelohr.

▪ Differenzialdiagnose

In erster Linie ist die akute Kontaktdermatitis (kein Fieber, keine Erhöhung der Blutsenkungsgeschwindigkeit, häufig allergische Streuphänomene, Juckreiz) abzugrenzen. Auch ein mit starker Entzündung einhergehendes Erythema migrans kann in seltenen Fällen differenzialdiagnostische Schwierigkeiten bereiten. Beginnender Zoster im Gesicht

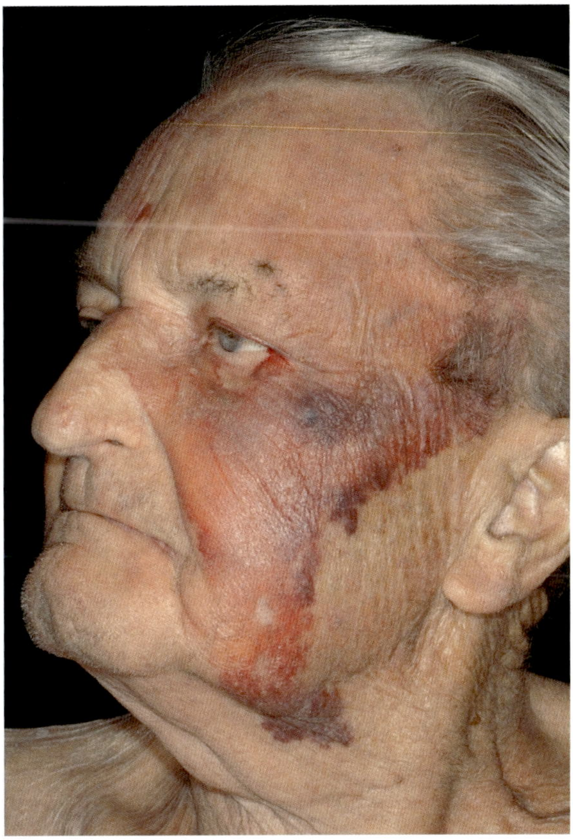

Abb. 12.7 Erysipel hämorrhagisch-bullös

kann von einem Erysipel schwer abzugrenzen sein. Erysipeloid sitzt bevorzugt an den Händen, weist einen mehr blauroten Farbton auf und entwickelt sich langsamer. Fieber besteht nicht. Die Berufsanamnese ist hilfreich. Angioneurotisches Ödem (Quincke-Ödem) im Gesicht kann Anklänge an Erysipel aufweisen, zeigt aber keine Rötung und kein Fieber. Hypodermitis nach Trauma oder bei chronisch-venöser Insuffizienz ist oft an beiden Unterschenkeln lokalisiert und geht ohne Fieber und Lymphknotenschwellung einher.

Diagnostisches Vorgehen

Die Diagnose wird klinisch gestellt. Bakteriologische Oberflächenabstriche sind in der Regel nicht aussagefähig; auch der kulturelle Nachweis der Erreger aus einem Aspirat nach intrakutaner NaCl-Injektion ist nur zu 20% positiv. Daher kann auf diese Methoden verzichtet werden. Serologische Untersuchungen sind bedeutungslos.

Histopathologie

Das ausgeprägte Ödem des gesamten Koriums greift auf die Subkutis mit Gefäßdilatation über; zudem werden entzündliche Infiltrate mit eingeschlossenen neutrophilen, polymorphkernigen Granulozyten gesehen. Unter Umständen lassen sich mittels Spezialfärbung (Gram, Giemsa) Bakterien nachweisen.

Verlauf

Bei rechtzeitiger adäquater Behandlung kommt es zur Abheilung, wobei aber chronische Schwellungszustände, bedingt durch Okklusion von Lymphgefäßen, zurückbleiben können. Bei manchen Patienten entwickelt sich in identischer Lokalisation von Zeit zu Zeit immer wieder ein Erysipel: **chronisch-rezidivierendes Erysipel**. Die Intervalle zwischen den Manifestationen können wenige Wochen betragen. In der Regel handelt es sich um mitigierte, also abgeschwächte Erysipele. Ursachen für chronisch-rezidivierende Erysipele sind nicht erkannte oder nicht sanierte Eintrittspforten, zumeist eine mazerative Tinea pedum. Zusätzliche Risikofaktoren sind kongenitales Lymphödem, chronisch-venöse Insuffizienz und eine periphere Verschlusskrankheit.

Mit Myo-, Endo- und Perikarditiden, Glomerulonephritis, aber auch Pneumonie muss besonders bei längerem Bestehen gerechnet werden. Auch die Entwicklung eines Toxinschock-Syndroms im Rahmen eines Erysipels ist möglich. Eine weitere Komplikation stellt die tiefe Beinvenenthrombose dar. In der Praxis häufiger ist beim chronisch-rezidivierenden Erysipel die Entwicklung der zunehmenden Gewebeverdickung (**Lymphödem**) im Sinne der **Elephantiasis nostras**. An den Lippen kann eine **Makrocheilie** (**Tapirlippe**) auftreten, Unterschenkel oder Amputationsstumpf können monströs aufgetrieben werden.

Therapie

Durch die Gabe von Antibiotika ist rasche Besserung zu erreichen, das weitere Fortschreiten der Erkrankung wird verhindert. Bei ausgeprägten Fällen, insbesondere bei Risikogruppen ist zu Beginn eine intravenöse Behandlung empfehlenswert.

Systemisch

Penicillin bleibt weiterhin Mittel der Wahl. 10–20 MU Penicillin G in 3 (6) täglichen Gaben sind die Behandlung der Wahl, wobei bei gutem Ansprechen die intravenöse Therapie nach etwa 3–5 Tagen auf die orale Gabe von Penicillin A (3–6 MU in 3 täglichen Gaben) umgestellt werden kann. Makrolide (Azithromycin, Clarithromycin, Erythromycin), Quinolone (Ciprofloxacin) und Cephalexin sind alternative Behandlungsoptionen, wobei die beiden zuerst aufgeführten Substanzklassen Mittel der Wahl bei Penicillinallergie sind. Bei ungenügendem Ansprechen müssen neben Streptokokken auch andere Erreger, insbesondere *Staphylococcus aureus*, in Erwägung gezogen werden. Die Umsetzung auf penicillinasefeste Penicilline wie Flucloxacillin oder auf die Kombination von Amoxicillin und

Clavulansäure ist in diesen Fällen indiziert. Bei erneutem Nichtansprechen wird empfohlen, das mögliche Erregerspektrum auf Gram-negative Erreger und Anaerobier auszudehnen, wobei sich die Kombination von Clindamycin und Netilmicin bewährt hat.

Die Therapie sollte ausreichend lange erfolgen, und zwar über mindestens 14 Tage bei der Erstinfektion und über 21 Tage beim Rezidiv.

Beim chronisch rezidivierenden Erysipel gelten folgende Therapieempfehlungen:

- Phenoxymethylpenicillin 1 g/Tag oral (bei Gabe über 15 Monate in 10% Rezidive unter Therapie)
- Intramuskuläre Gabe von Depotpenicillin G (Benzathinpenicillin G) 2,4 MU alle 3 Wochen, bei adipösen Patienten eventuell mit doppelter Dosis (kein Auftreten von Rezidiven während der Behandlung), eventuell über Jahre, falls es nach Absetzen wieder zu einem Rezidiv kommt
- Erythromycin oral 250 mg/Tag (bei Gabe über 18 Monate kein Rezidiv)

Topisch

Feuchte Verbände mit Antiseptika (Octenidin 0,1%) werden initial unterstützend eingesetzt, wobei auf eine ausreichende Rückfettung zu achten ist. Im Fall einer Gangrän ist oft eine nekrolytische Therapie oder chirurgische Versorgung angezeigt.

Weitere Empfehlungen

Bettruhe mit Ruhigstellung und Hochlagerung des erkrankten Körperabschnitts, bei Gesichtserysipel Sprechverbot und Ernährung mittels flüssiger Kost sind notwendig.

Beim chronisch rezidivierenden Erysipel sollten prädisponierende Faktoren, insbesondere alle Hautbarrierestörungen im Bereich der Zehenzwischenräume konsequent zur Abheilung gebracht werden.

12.5 Phlegmone und Abszess

Ätiopathogenese

Im Anschluss an Bagatellverletzungen oder ausgehend von einem Panaritium, einem Erysipel, nach unsteriler Injektionstechnik, von infizierten Operationswunden oder von einer Thrombophlebitis gelangen die Erreger – meist *Staphylococcus aureus* oder aber auch Streptokokken der Gruppe A – in das subkutane Gewebe. Erfolgt diese Ausbreitung diffus, liegt eine Phlegmone vor, kommt es zu einer Abkapselung der Eitererreger, liegt ein Abszess vor. Unbehandelt folgt ein rascher Einbruch in die Blut- und Lymphwege. Die Erkrankung ist mit schwerem Krankheitsgefühl und hohem Fieber assoziiert.

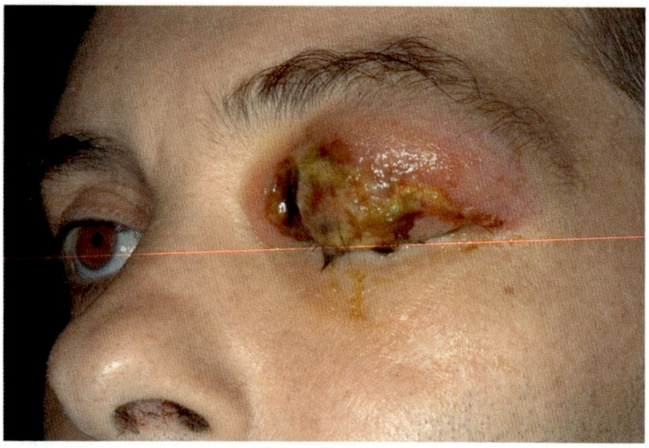

Abb. 12.8 Phlegmone

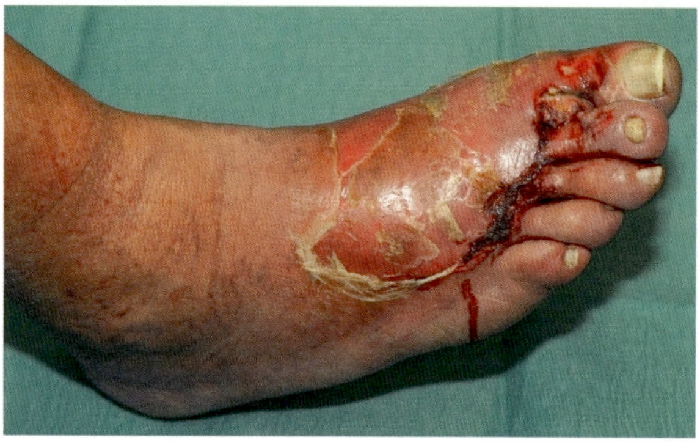

Abb. 12.9 Phlegmone

Klinik

An umschriebener Stelle entsteht eine sich heiß anfühlende Rötung, die zunächst wie ein Erysipel aussieht, aber von vornherein in einer tieferen Schicht der Haut lokalisiert ist, erkennbar an der leicht zu erzeugenden Delle im teigig-entzündlichen Ödem. Der Farbton wird rasch lividrot, die Haut wirkt durch das starke Ödem pseudoatrophisch und glänzend. Die klassischen Zeichen der Entzündung – **Rubor**, **Calor**, **Dolor** und **Functio laesa** – sind vorhanden. Ferner bestehen hohes Fieber, Erhöhung der Blutsenkungsgeschwindigkeit und ausgeprägte Leukozytose. Die Erkrankung ist außerordentlich schmerzhaft. Schwere Allgemeinsymptome kommen hinzu. In der Tiefe zerfallen das Bindegewebe und oft auch die Muskulatur nekrotisch. Sehr viel seltener kommt es in der Subkutis zu Abszessformationen, die bis zur Haut durchbrechen. Abszesse dehnen sich häufiger in die Tiefe aus. Lymphangitis und Lymphadenitis treten frühzeitig hinzu. Thrombophlebitis und Sepsis mit Allgemeinsymptomen sind möglich.

Differenzialdiagnose

Das Erysipel ist hellrot, flammenförmig begrenzt und zeigt keine weiche teigige Konsistenz. Es kann jedoch in eine Phlegmone übergehen.

■ **Diagnostisches Vorgehen**
Die Diagnose wird klinisch gestellt. Eine Anzüchtung der Erreger aus mittels Stichinzision gewonnener Gewebeflüssigkeit ist sinnvoll, wenn ein Verdacht auf ungewöhnliche Infektionserreger besteht (wie MRSA, Gram-negative Keime oder *Clostridium perfringens*) oder bei immundefizienten Patienten.

■ **Verlauf**
Unter Berücksichtigung des Lebensalters, des Allgemeinzustandes, der Lokalisation, des Erregers, ist die Prognose auch bei rechtzeitig eingeleiteter Therapie mit Vorsicht zu stellen. Gefürchtete Sonderformen mit deutlich schlechterer Prognose sind Halsphlegmone und Sehnenscheidenphlegmone.

■ **Therapie**
Ein kombiniertes Vorgehen ist wichtig. Die Notwendigkeit eines operativen Eingriffs ist in Absprache mit dem Chirurgen zu diskutieren. Zusätzlich erfolgt eine hochdosierte, perenterale Antibiotikatherapie, die ohne Vorliegen von Erreger und Antibiogramm zunächst *Staphylococcus aureus* und Gruppe A-Streptokokken erfassen muss.

Im Lauf der Erkrankung ist die Therapieentscheidung in Abhängigkeit vom Isolat und seiner Chemotherapeutika-Empfindlichkeit zu überprüfen.

Unterstützend erfolgt Bettruhe und allgemeine Ruhigstellung der erkrankten Körperpartie. Zur äußerlichen Behandlung wird Octenidin (0,1%) eingesetzt.

12.5.1 Halsphlegmone

[von Ludwig 1836]

■ **Synonym**
Holzphlegmone, Angina Ludovici

■ **Ätiopathogenese**
Ausgangspunkt einer Halsphlegmone ist häufig eine Zahnerkrankung, eine akute Entzündung der Glandula submandibularis, Entzündungen der Ohrspeicheldrüsen oder ein abszedierender regionärer Lymphknoten. Die Entzündung dringt ein in das Spatium parapharyngeum, den Bindegewebsraum seitlich des Rachens, und breitet sich von dort nach unten in die Weichgewebe des Halses aus. Vor allem erfolgt die Ausbreitung auch entlang der Gefäßscheide des Halses, wodurch häufig eine infizierte Thrombose der V. jugularis mit der Gefahr einer Sepsis entsteht. Im weiteren Verlauf erreicht die Entzündung das Mediastinum mit der Folge einer lebensbedrohenden Mediastinitis.

■ **Klinik**
Das Allgemeinbefinden kann teilweise nur gering eingeschränkt, jedoch auch durch hohes Fieber und schweres Krankheitsgefühl gekennzeichnet sein. Das Erstsymptom ist häufig eine druckempfindliche Schwellung im Bereich des Kieferwinkels mit schmerzbedingtem Schiefhals und im Folgenden rascher Ausbreitung der Schwellung über die ganze Halsseite und auf das Gesicht. Die seitliche Rachenwand zeigt bei Inspektion eine Vorwölbung, die bis in den Hypopharynx reichen und zu Schluckbeschwerden und zur Atembehinderung führen kann. Der synonym gebrauchte Begriff Holzphlegmone leitet sich von der typischen bretharten Induration ab.

■ **Diagnostisches Vorgehen**
In Zusammenschau mit dem klinischen Befund kann die Diagnose über bildgebende Verfahren (CT-, MR- oder Ultraschall-Untersuchung) gesichert werden.

■ **Verlauf**
Es handelt sich um eine ernste Erkrankung, die in der Vergangenheit durch hohe Letalität gekennzeichnet war. In den letzten Jahren ließ sich durch frühzeitige chirurgische Intervention die Prognose deutlich verbessern.

■ **Therapie**
Die Behandlung erfolgt durch entsprechende Freilegung der befallenen Gewebsstrukturen unter hochdosierter Antibiotikabehandlung.

12.5.2 Nekrotisierende Fasziitis

■ **Epidemiologie**
Exakte Daten zur Häufigkeit des Auftretens fehlen. Aus England wird aktuell über einen Anstieg der durch Streptokokken der Gruppe A ausgelösten Fälle berichtet, wobei auch eine Zunahme der Erkrankung bei Kindern beobachtet wurde. Besonders gefährdet ist die Altersgruppe der 38- bis 44-Jährigen. Männer erkranken häufiger als Frauen (2–3:1).

■ **Ätiopathogenese**
Dem Typ I liegt eine polymikrobielle Mischinfektion aus anaeroben (*Bacteroides spp., Clostridium spp., Vibrio ssp.*) und aeroben (*Escherichia coli, Pseudomonas aeruginosa, Enterobacter cloacae* und andere) Erregern zugrunde, während der Typ II durch Gruppe A-Streptokokken allein (Streptokokkengangrän) oder in Kombination mit *Staphylococcus aureus* oder *Staphylococcus epidermidis* hervorgerufen wird. Das Verhältnis zwischen Typ I und II beträgt etwa 3:1 bis 4:1.

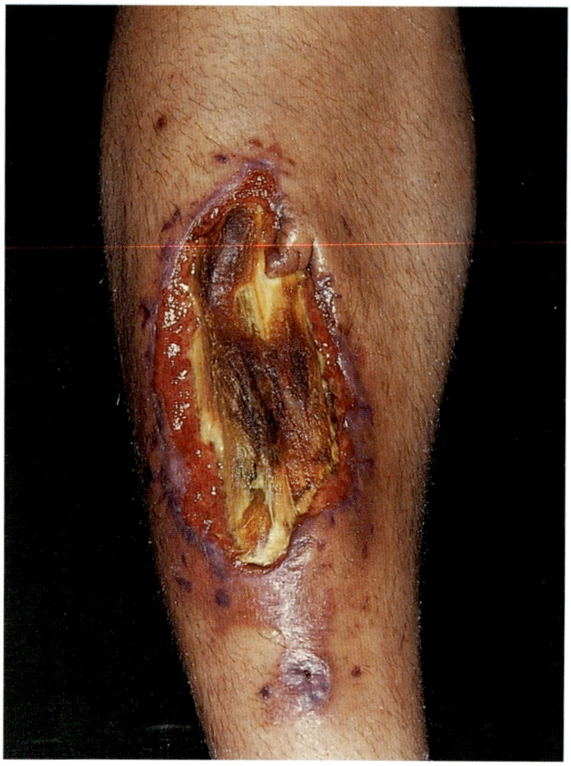

Abb. 12.10 Nekrotisierende Fasziitis

Diabetes mellitus, Glukokortikoidtherapie, Alkoholismus, intravenöser Drogenabusus, Leberzirrhose und Tumorerkrankungen gelten als Risikofaktoren. Auch bei immunkompetenten Kindern wurde wiederholt über eine nekrotisierende Fasziitis im Anschluss an eine Varizellen-Infektion berichtet.

▪ Klinik

Das schwere Krankheitsbild ist klinisch durch ein sehr stark überwärmtes, bretthartes, geschwollenes, flächenhaft gerötetes Hautareal, vorzugsweise am Hals oder den Extremitäten, gekennzeichnet. Die Infektion erfolgt überwiegend nach kleineren Hautverletzungen beziehungsweise operativen Eingriffen, aber auch nach Prellung, Verbrennung oder Insektenstich. Innerhalb von 3–7 Tagen kommt es zur Zerstörung von Subkutis und Faszien mit sekundärer Hautnekrose ohne Muskel- oder Knochenbeteiligung. Durch Nekrose von Nerven entstehen Gefühl- und Schmerzlosigkeit im Infektionsgebiet. Zu diesem Zeitpunkt sind in der Regel auch systemische Infektzeichen vorhanden, insbesondere hohes Fieber.

▪ Differenzialdiagnose

Hier ist an erster Stelle das Erysipel zu nennen. Tab. 12.5 weist auf wichtige klinische Unterscheidungsmerkmale hin.

Tab. 12.5 Differenzialdiagnostische Unterscheidungsmerkmale zwischen nekrotisierender Fasziitis und Erysipel

Merkmal	Nekrotisierende Fasziitis	Erysipel
Schmerzen	Sehr stark ausgeprägt	Selten
Erythem	Flammend rot	Blasses Erythem
Lymphangitis	Allenfalls gering ausgeprägt	Deutlich ausgeprägt
Tiefe der Nekrose	Faszie	Fehlend
Systemische Toxizität	Patient ist schwer krank	Patient zeigt ein mäßiges Krankheitsgefühl

▪ Diagnostisches Vorgehen

Die Diagnose wird klinisch gestellt, wobei die frühzeitige Diagnose der entscheidendste Parameter für das Überleben des Patienten ist.

▪ Verlauf

Die Letalität konnte in den letzten Jahren kontinuierlich gesenkt werden und liegt heute bei 15–20%. Bestehende chronische Leber- und Nierenfunktionsstörungen bedingen eine schlechtere Prognose.

▪ Therapie

Die grundlegende Therapie beruht auf frühzeitigem, ausgedehntem chirurgischen Débridement. Diese Maßnahme hat entscheidenden Einfluss auf die Prognose. Ebenso wichtig ist eine ausreichende antibiotische Therapie, die analog dem Vorgehen bei dem durch Streptokokken hervorgerufenen toxischen Schock-Syndrom erfolgt.

12.5.3 Fournier-Gangrän als Sonderform der nekrotisierenden Fasziitis

Diese Sonderform der nekrotisierenden Fasziitis befällt das äußere Genitale (Skrotum und Vulva) und das angrenzende Perineum (▶ Kap. 80). Männer erkranken etwa 10-mal so häufig wie Frauen. Ausgangspunkt der Fournier-Gangrän ist in der Regel eine bakterielle Infektion des Urogenitaltrakts oder des Kolorektalbereichs, von der sich die Entzündung entlang der Faszienräume ausbreitet. Nach initial unspezifischen Symptomen wie Juckreiz und Schmerzen im Genital- und Perianalbereich kommt es im weiteren Verlauf zu einer zunehmenden Schwellung und Rötung der betroffenen Region. Die Haut wird ödematös, induriert und wandelt sich gangränös um. Fieber und

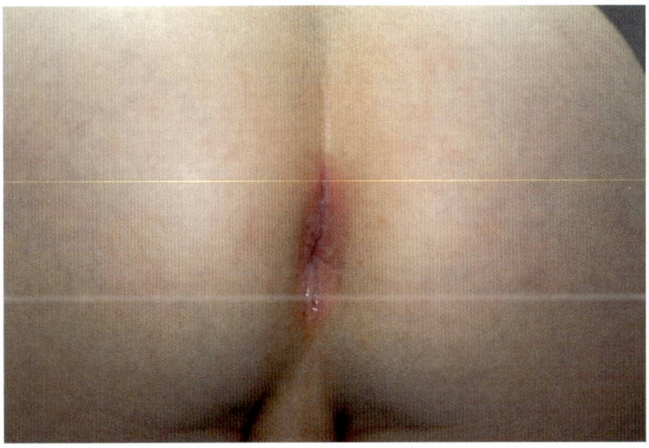

Abb. 12.11 Streptogene perianale Dermatitis

Tachykardie sind Zeichen der beginnenden Sepsis. Das therapeutische Vorgehen entspricht dem bei der nekrotisierenden Fasziitis. Die Letalität beträgt 20%, wobei ein bestehender Diabetes mellitus prognostisch ungünstig ist.

12.5.4 Streptogene perianale Dermatitis

[Amren et al. 1966]

- **Epidemiologie**

Es erkranken zumeist Kleinkinder im Alter von 1–10 Jahren.

- **Ätiopathogenese**

Es handelt sich um eine chronische, fast ausschließlich durch Streptokokken, vorzugsweise der Gruppe A, verursachte Erkrankung, für die eine oral-fäkale Transmission der Erreger diskutiert wird.

- **Klinik**

Perianal zeigt sich ein scharf begrenztes, nur gering schuppendes oder feuchtes Erythem. Selten ist auch eine perivaginale Manifestation möglich. Subjektive Symptome sind sehr starker Pruritus ani, rektale Blutungen, Schmerzen bei der Defäkation mit daraus resultierender Obstipationsneigung.

- **Differenzialdiagnose**

Intertrigo, Psoriasis intertriginosa (Psoriasis inversa), Kandidose, perianales atopisches Ekzem sind klinisch abzugrenzen.

- **Therapie**

Alleinige topische Behandlung führt nicht zur Abheilung. Orale Gaben von Penicillin (Phenoxymethylpenicillin) oder Erythromycin über 2 Wochen führen in der überwiegenden Zahl der Fälle zur raschen Symptomfreiheit, wobei jedoch antibiotikapflichtige Rezidive möglich sind. Cefuroxim zeigte sich in einer aktuellen Studie dem Penicillin überlegen. Unterstützend wird topisch antiseptisch mit Triclosan- (1–2%) oder chlorhexidinhaltigen (1% Chlorhexidin) Externa behandelt.

12.6 Follikulitis

- **Ätiopathogenese**

Der Haarfollikel, die Produktionsstätte des Haarschafts, bildet eine Öffnung der Hautoberfläche und beherbergt eine Mikroumgebung, die sich von der übrigen Haut in vielfacher Weise unterscheidet wie auch in Hinblick auf die den Haarfollikel kolonisierenden Mikroorganismen. Entzündungen des Haarfollikels können infektiöser (Bakterien, Pilze, Viren) und nichtinfektiöser Ursache sein. Eine Vielzahl von Faktoren kann Entzündungen des Haarfollikels begünstigen: Hyperhidrosis mit nachfolgender Mazeration, irritative Faktoren wie Reibung durch Kleidung, Adipositas mit Ausbildung von feuchten Kammern, die lokale Immunantwort schwächende Medikamente wie Glukokortikoide, okklusiv wirkende Externa, Erkrankungen, die mit einer verringerten Immunabwehr einhergehen wie Infektionen mit dem HI-Virus oder Autoimmunerkrankungen. Ein unzureichend eingestellter Diabetes mellitus geht mit einer gesteigerten Zahl follikulärer Infektionen einher. Tab. 12.6 hat eine Aufstellung der unterschiedlichen Auslöser einer Entzündung des Haarfollikels zum Inhalt.

Kopf, Gesicht, Nacken und Glutealregion sind die Prädilektionsstellen für Follikulitiden, die im Bereich von Palmae und Plantae aufgrund der fehlenden Anlage von Haarfollikeln nicht auftreten können. Eine Ausbreitung auf andere Körperteile ist jederzeit möglich. Oberflächliche, bakteriell bedingte Follikulitiden können sich zu sekundären Pyodermien entwickeln. Betrifft die Entzündung tiefere Follikelanteile, sind Einschmelzungen und narbige Zerstörung des Follikels möglich.

12.6.1 Folliculitis simplex

- **Synonyme**

Impetigo Bockhart [Bockhart 1887], Ostiofollikulitis

- **Epidemiologie**

Ostiofollikulitiden sind bei uns nicht selten, viel häufiger aber noch in feuchtwarmen, tropischen Zonen. Bevorzugt wird das männliche Geschlecht; vor der Pubertät ist die Erkrankung sehr selten.

- **Ätiopathogenese**

Ostiofollikulitis ist eine Infektion der Haarfollikel durch Staphylokokken und verlangt bestimmte Voraussetzungen:

III

Tab. 12.6 Auslöser von Follikulitiden

Art des Auslösers	Kapitel
Erregerbedingt	
Bakterien: Staphylokokken Gram-negative	 12 13
Pilze (Dermatophyten, Pityrosporum ovale, *Candida albicans*)	16
Viren (Herpes simplex Virus)	10
Parasiten *(Demodex* Follikulitis*)*	23, 72
Entzündlich bedingt:	
Acne necroticans	12
Folliculitis decalvans	74
Folliculitis et perifolliculitis capitis abscendens et suffodiens	74
Acne keloidalis nuchae	74
Eosinophile Follikulitis: Ofuji HIV/AIDS Im Kindesalter	 43 21 83
Mechanisch bedingt	
Auf dem Boden einer wiederholten Irritation (Jeans, Mieder)	
Perforierende Follikulitis	53
Pseudofolliculitis barbae	84
Chemisch bedingt	
Teer, Öl, halogenierte Kohlenwasserstoffverbindungen	
Medikamentenbedingt	
Glukokortikoide, Halogensalze	35

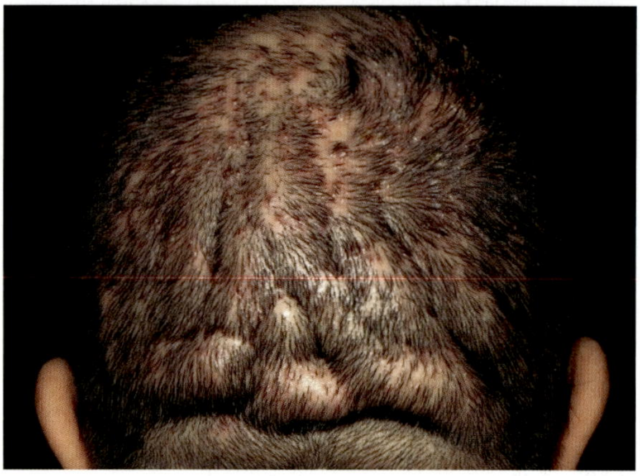

Abb. 12.12 Folliculitis simplex bei Cutis verticis gyrata

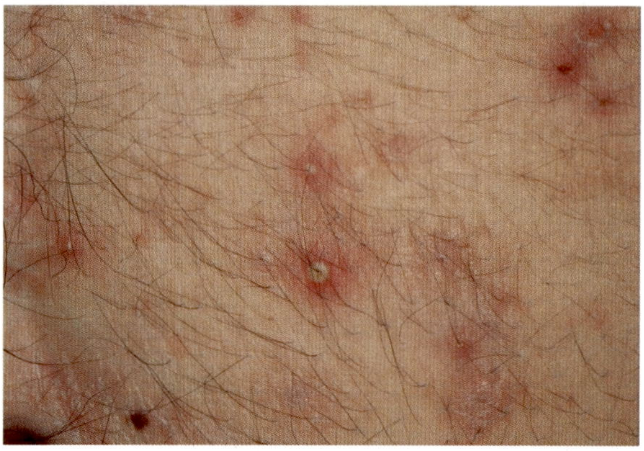

Abb. 12.13 Folliculitis simplex

Feuchtwarme, intertriginöse Räume, starkes Schwitzen bei adipösen Patienten im Rahmen von fieberhaften Erkrankungen, zu fett oder zu feucht behandelte Hautareale, feucht mazerierende Bedingungen eines Plastikfolienokklusivverbandes, Infektabwehrschwäche durch lange oder okklusive Anwendung von Lokaltherapeutika, wie Glukokortikoide oder Teere, begünstigen das Auftreten einer Infektion. Auch juckende Dermatosen wie ein atopisches Ekzem oder zyanotische Hautabschnitte wie die schlecht durchblutete Glutealhaut oder die behaarten Unterschenkelpartien prädisponieren für eine Ostiofollikulitis.

Klinik

Das führende Symptom sind follikulär gebundene, hellgelbe Pusteln. Betroffen sind die Terminalhaarfollikel mit einem kräftigen Haar, das zentral in der Pustel steht. Werden Vellushaarfollikel befallen, ist der follikuläre Sitz nicht so leicht zu erkennen. Die meisten der stecknadelkopfgroßen, halbkugelig prall gefüllten, gelblichen Pusteln besitzen peripher einen schmalen roten Entzündungshof. Dicht ausgestreute Pusteln stehen auf diffus entzündlichgeröteter Fläche. Zerstörte Pusteln führen zu eitriger Verkrustung, die sich nach wenigen Tagen unter Hinterlassung eines Resterythems abstößt. Ostiofollikulitis kann überall lokalisiert sein, bevorzugt kommt sie im Gesicht, an Kapillitium, Extremitäten und Achselhöhlen vor.

Eine Sonderform stellt die **chronisch follikuläre Pyodermie** dar. Sie tritt vorwiegend an Unterschenkeln und Gesäß von Männern auf, bei denen häufig auch gleichzeitig gluteal eine Pernio follicularis besteht. Im Gegensatz zu den üblicherweise symptomlosen Hautveränderungen der akuten Ostiofollikulitis besteht Juckreiz.

Differenzialdiagnose

Bei chronischem Verlauf und perioralem Sitz ist an Candida- oder Gram-negative Follikulitis zu denken. Chronisch-follikuläre Trichophytie (besonders an den Unterschenkeln bei Frauen, stärker infiltriert, positiver Pilznachweis) führt nur selten zur follikulären Pustulation. Akneiforme Exantheme durch Medikamente oder Halogene, Pusteln bei Acne vulgaris, Ölakne oder Teerakne sowie kleinpapulopustulöses Syphilid sollten erwogen werden.

▪ **Histopathologie**

Es werden follikulär gebundene, subkorneale Pusteln und leukozytäres entzündliches Infiltrat im Infundibulum des Follikels gesehen.

▪ **Verlauf**

Er erstreckt sich bei unbehandelter Erkrankung oft chronisch-rezidivierend über Wochen, Monate und Jahre, bei entsprechender Therapie ist er kurz.

▪ **Therapie**

▪▪ **Systemisch**

Nur bei ausgedehnten oder therapieresistenten Infektionen wird peroral mit Antibiotika entsprechend dem Antibiogramm behandelt.

▪▪ **Topisch**

Zur Therapie der Ostiofollikulitis reicht zumeist eine örtliche antiseptische Behandlung in Form von Zinkschüttelmixturen oder Öl/Wasser-Emulsionen mit Zusatz von Triclosan (1–2%) oder Chlorhexidin (1%). Auch die Anwendung antiseptischer octenidinhaltiger Waschlösungen beim Waschen oder Duschen ist in der Regel ausreichend. Provokationsfaktoren sollten, soweit möglich, beseitigt werden.

12.6.2 Klinische Sonderformen

Folliculitis simplex barbae

▪ **Synonym**

Follikulitis der Bartgegend

▪ **Klinik**

Im Bartbereich und an den seitlichen Halspartien treten einzeln, disseminiert oder auch zusammenstehend Follikulitiden auf. Durch Rasieren wird die Infektion übertragen.

Die Erkrankung verläuft chronisch und neigt zu Rezidiven, wobei es auch zur Ekzematisierung kommen kann (**Folliculitis eczematosa barbae**).

▪ **Differenzialdiagnose**

Candida-Follikulitis, Gram-negative Follikulitis, initiale tiefe Trichophytie, Pseudofolliculitis barbae sind zu unterscheiden.

▪ **Therapie**

Obwohl prinzipiell die Empfehlungen für Ostiofollikulitis gelten, gestaltet sich die Behandlung häufig schwieriger und ist insbesondere durch Rezidivfreudigkeit gekennzeichnet.

▪▪ **Systemisch**

Zeigt eine zunächst äußerliche Behandlung keinen Erfolg, ist eine orale Antibiotikagabe gemäß Antibiogramm sinnvoll. Antibiotika der Wahl sind neben penicillinasefesten Penicillinen wie Flucloxacillin Oralcephalosporine vom Cefalexintyp oder die Kombination aus Amoxicillin und Clavulansäure. Sie sollten ausreichend lang, in der Regel über 10 Tage gegeben werden.

▪▪ **Topisch**

Sie erfolgt wie unter Ostiofollikulitis beschrieben. Fusidinsäurehaltige Externa können entsprechend dem Antibiogramm zeitlich begrenzt eingesetzt werden. Ist die Entzündungsreaktion stärker ausgeprägt, kann für einige Tage eine alternierende Behandlung mit topischen Glukokortikoiden in Cremegrundlage indiziert sein. Entweder darf nicht rasiert werden oder das Rasiergerät sollte mit 70%igem Isopropanol desinfiziert werden. Bei hartnäckigem Verlauf kann die Epilation betroffener Haare notwendig sein.

Die Folliculitis eczematosa barbae bedarf einer stadiengerechten, antiekzematösen Therapie, eventuell initial auch fett-feucht, unter Verwendung topischer Glukokortikoide der Klasse II (Prednicarbat, Hydrokortisonbutyrat) in Kombination mit antiseptischen Maßnahmen wie bei Folliculitis simplex barbae. Bei chronisch-rezidivierendem Verlauf und Nachweis von *Staphylococcus aureus* im Nasenabstrich ist auch ein Vorgehen wie bei Furunkulose unter Mitwirkung von Hals-Nasen-Ohren-Ärzten.

Folliculitis eczematosa vestibuli nasi

▪ **Ätiopathogenese**

Die Chronizität ergibt sich aufgrund der die Erkrankung triggernden, schwierig zu beherrschenden Rhinitis, die bei Vorliegen eines derartigen Krankheitsbildes unbedingt eine enge Zusammenarbeit mit Hals-Nasen-Ohren-Ärzten erforderlich macht.

▪ **Klinik**

Die gelblichen Krusten sind das Korrelat der Besiedlung mit dem bakteriellen Eitererreger. Die Bezeichnung »eczematosa« weist auf das entzündliche, infiltrierte Erythem hin, dem die gelblichen Schuppenkrusten aufgelagert sind und kennzeichnet die Chronizität der Erkrankung.

▪ **Therapie**

Die Behandlung erfolgt antimikrobiell und antiinflammatorisch.

Die Eradikation des Erregers erfolgt zunächst nach Antibiogramm, wobei Mupirocin als das Antibiotikum der Wahl anzusehen ist (Turixin Salbe). Die zeitgleich durchgeführte, antiekzematöse Behandlung erfolgt neben einer intensiven Basistherapie mit einem topischen Glukokortikoid der IV. Generation beziehungsweise einem topischen Calcineurin-Inhibitor. Letztere Substanzgruppe hat den Vorteil eines problemlosen längerfristigen Einsatzes ohne Gefahr einer Hautatrophie.

Ist mit diesem Behandlungsregime eine längerfristige Eradikation von *Staphylococcus aureus* nicht möglich, ist diese mittels oraler Gabe eines gegen *Staphylococcus aureus* wirksamen Antibiotikums in Kombination mit Rifampicin anzustreben. Die 10-tägige Kombinationsbehandlung ermöglicht in der Regel eine mehrmonatige Erregerelimination.

12.6.3 Acne necroticans

[Baum 1910]

▪ Synonyme

Acne varioliformis, Acne frontalis, Acne atrophica, nekrotisierende lymphozytäre Follikulitis

▪ Epidemiologie

Die seltene Erkrankung tritt meist in der Pubertät auf, findet sich jedoch auch im Erwachsenenalter.

▪ Ätiopathogenese

Unbekannt, insbesondere nicht durch bakterielle Erreger. Einzelne Fälle durch persistierende intrafollikuläre Herpes-simplex-Infektionen wurden berichtet.

▪ Klinik

Die Hautveränderungen finden sich entlang der Haaransatzzone. Die Effloreszenzen stehen wenige Zentimeter weit innerhalb und außerhalb der Haargrenze. Ähnlich ist die Verteilung an der Begrenzung der männlichen Glatze. Die 2–4 mm großen Läsionen beginnen als entzündlich gerötete, derbe Papeln, die bald in eine Papulopustel übergehen, sich papulonekrotisch umwandeln und eintrocknen. Der zentrale Schorf ist gelblichbräunlich, oft auch düsterrot (hämorrhagische Nekrose). Er haftet fest und stößt sich später ab unter Hinterlassung einer varioliformen Narbe. Juckreiz wird angegeben.

▪ Histopathologie

Initial findet sich ein lymphozytäres Infiltrat, das sich zu einem intrafollikulären und perifollikulären granulozytären Abszess mit Nekrose des Infundibulumepithels umwandelt.

▪ Therapie

▪▪ Systemisch

Orale Antibiotika in niedriger Dosierung (antiinflammatorischer Effekt) mit Doxycyclin oder Makroliden kommen infrage. Vereinzelt wurde niedrig dosiertes Isotretinoin erfolgreich eingesetzt. Die strikten Auflagen beim Einsatz oraler Retinoide sind zu beachten.

▪▪ Topisch

Antibakterielle Zubereitungen wie bei Akne wurden genannt, die Wirkung ist jedoch wenig überzeugend

12.7 Furunkel und Karbunkel

▪ Epidemiologie

Genaue Angaben fehlen. Für die Altersgruppe der 30- bis 40-Jährigen wird eine Häufigkeit von 0,2–1,3% pro Jahr angegeben.

▪ Ätiopathogenese

Furunkel entwickeln sich aus einer Follikulitis durch Schmierinfektion. Diese kann durch Autoinokulation infolge Übertragung von Erregern aus dem Nasen-Rachen-Raum des Patienten selbst, durch Übertragung von außen wie beim Hospitalismus, durch Übertragung von Mensch zu Mensch oder durch staphylokokkenkontaminierte Kleidungsstücke zustande kommen. Die Bakterien dringen von außen in den Follikelkanal der Haare, meist von Terminalhaarfollikeln, ein, vermehren sich dort und entfalten aufgrund von Enzymwirkungen erhebliche entzündliche perifollikuläre Veränderungen. Chemotaktisch werden Leukozyten angelockt, was zu einem follikulär gebundenen Abszess führt. Furunkel treten ebenso wie andere Staphylokokkeninfektionen besonders bei Patienten mit konsumierenden Erkrankungen, Stoffwechselkrankheiten (wie Diabetes mellitus), kongenitalen oder erworbenen zellulären oder humoralen Immundefekten, auch bei HIV/AIDS, auf und werden außerdem durch lang andauernde innerliche oder äußerliche Glukokortikoidtherapie, immunsuppressive oder zytostatische Therapie begünstigt.

▪ Klinik

Der tief sitzende, äußerst druckschmerzhafte entzündliche Knoten mit zentraler eitriger Einschmelzung geht aus der Infektion eines Haarfollikels durch Staphylokokken hervor.

Scheuerstellen sowie das Vestibulum nasi oder der äußere Gehörgang gehören zu den bevorzugten Lokalisationen. Die Entzündung mit Abszedierung und nekrotischem Zerfall breitet sich auf das kutane und auch subkutane Gewebe aus. Häufig gesellen sich eine Lymphangitis und eine schmerzhafte Lymphadenitis hinzu, ebenso eine

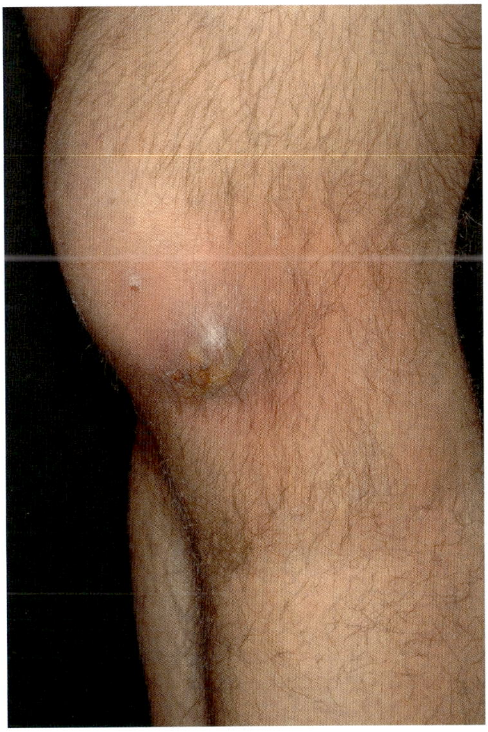

Abb. 12.14 Furunkel

leichte Temperaturerhöhung. Dort, wo ursprünglich eine Pustel saß, findet sich eine gelblichbräunliche Verkrustung als Zeichen der Gewebsnekrose. Da eine große Zahl der im Furunkelfeld sitzenden Haare mit ihren Papillen im Abszess liegt, erkranken auch diese. Nach mehreren Tagen erfolgt zentrale Einschmelzung mit zunehmender Verflüssigung und Abgrenzung. Im jetzt reifen Furunkel ist die Prüfung auf Fluktuation positiv. Die Verflüssigung schreitet zur Oberfläche hin fort, unter Entleerung gelblich-rahmigen Eiters erfolgt der Durchbruch nach außen, während sich das nekrotisch zerfallende Gewebe immer mehr als Pfropf demarkiert. Dieser sitzt zunächst noch fest in der Abszesshöhle; einige Zeit später löst er sich durch demarkierende leukozytäre Entzündung und lässt sich herausziehen.

Solange der Furunkelinhalt unter Druck steht, ist die Schmerzhaftigkeit groß. Nach Eröffnung des Furunkels lassen die Beschwerden sofort nach. Die Abheilung erfolgt meist mit Narben, die typischerweise eingezogen sind.

12.7.1 Nasen- und Oberlippenfurunkel

Aufgrund der topografisch-anatomischen Lage und der dadurch bedingten Komplikationsmöglichkeiten werden einige Furunkel besonders herausgestellt. Furunkel oberhalb der Verbindungsstelle Mundwinkel-Ohrläppchen sind besonders gefährlich, da ihre Abflussgebiete über die Vv. angulares zum Sinus cavernosus reichen, und dort zu gefürchteten Thrombosen führen können (**Sinusthrombose**).

Oberlippenfurunkel neigen zur raschen, phlegmonösen Umwandlung, wobei kaum eine Einschmelzungsneigung vorhanden ist. Es entwickelt sich ein ausgedehntes, kollaterales, entzündliches Gesichtsödem. Hohes Fieber, Schüttelfrost und Benommenheit weisen auf einen Einbruch des Erregers in die Blutbahn und Entwicklung einer Sepsis hin. Unsachgemäße Manipulation wie Drücken ist zu vermeiden. Besonders gefürchtet sind Furunkel durch antibiotikaresistente Erreger.

Nasenfurunkel sind nicht selten durch mechanisches Ausziehen der Vibrissen bedingt; wichtig ist daher die Empfehlung des Abschneidens derselben, um nicht durch Traumatisierung neue Eintrittspforten zu schaffen.

12.7.2 Furunkulose

Sie liegt vor, wenn ein Furunkel den anderen ablöst, oft über Jahre. Der Grund ist häufig eine Schmierinfektion; manchmal ist die Ursache nicht erkennbar. Zu beachten ist, dass Grundkrankheiten zu Furunkulose disponieren, etwa Diabetes mellitus, chronische Niereninsuffizienz, Kachexie, Immunmangelzustände und Dysproteinämien. Andere dermatologische Grundkrankheiten können eine Furunkulose begünstigen, wenn die sonst vor bakterieller Infektion schützende Hornschicht infolge juckender oder exkoriierter Dermatosen nicht mehr vorhanden ist, so bei Ekzemen (vor allem beim atopischen Ekzem), Skabies, Dermatitis herpetiformis oder Pedikulose. Auch durch äußerliche therapeutische Maßnahmen, wie Fettsalben, Teeranwendungen, Glukokortikoid-Okklusivverbände oder feuchte, auf der Haut verbleibende Kleidung, kann Furunkulose ausgelöst werden. In der Mehrzahl lässt sich bei den Betroffenen jedoch keine Ursache finden. Diagnostisch können Transferrin bestimmt und eine Neutrophilenfunktionstestung hinsichtlich Chemotaxis, Phagozytose und Superoxidgeneration durch Speziallabors durchgeführt werden. Häufig lässt sich im Nasenabstrich *Staphylococcus aureus* nachweisen.

Therapie

Sie wird mit Clindamycin (2-mal 300 mg täglich für 10 Tage) in Kombination mit Rifampicin (2-mal 300 mg täglich für 10 Tage) behandelt, falls im Abstrich aus Nase oder Hautfalten (axillär, anal) *Staphylococcus aureus* nachgewiesen wurde. Hierdurch ist in der Mehrzahl der Fälle eine mehrmonatige Erscheinungsfreiheit zu erzielen. Bei Bedarf ist eine Wiederholung möglich. Zusätzlich ist das aufgeführte Vorgehen zur MRSA-Elimination bei besiedelten Personen im ambulanten Bereich für Patienten mit Furunkulose durchzuführen.

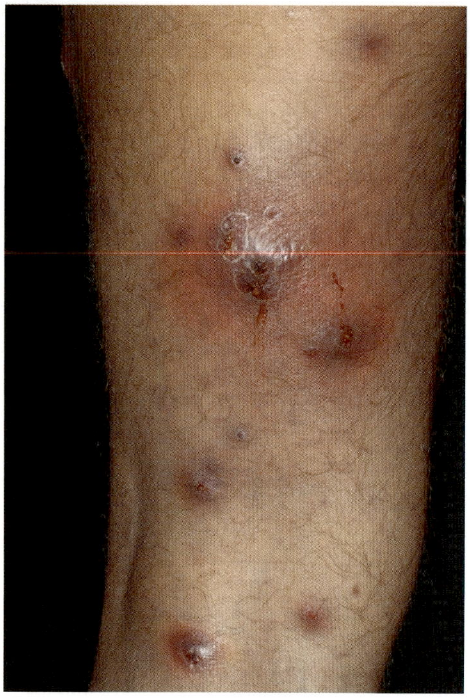

Abb. 12.15 Furunkulose

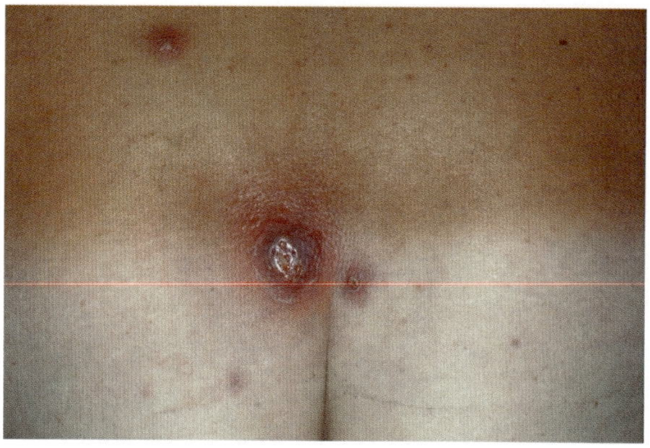

Abb. 12.16 Karbunkel und Furunkel

Ergeben sich Hinweise einer Eisenmangelanämie, ist Eisensubstitution indiziert. Bei Zeichen einer defekten Neutrophilenfunktion ist eine langfristige Substitution mit Vitamin C (1 g tgl.) angezeigt.

12.7.3 Karbunkel

Sie können wie Furunkel in allen Follikel tragenden Hautpartien vorkommen, reichen jedoch bis zur Faszie. Sie neigen zu foudroyantem Fortschreiten ohne erkennbare Abgrenzung, sodass phlegmonöse Komplikationen im Vordergrund stehen. In einem größeren Areal, beispielsweise bei einem Nackenkarbunkel, entwickelt sich eine brettharte, erhabene, äußerst schmerzhafte entzündliche Infiltration mit Übergreifen auf die Subkutis und die Faszien. An multiplen Stellen kann es zur eitrigen Einschmelzung mit wabenartigen Durchbrüchen durch die Haut kommen. In schweren Fällen schmilzt das gesamte infiltrierte Gebiet ein, sodass sich eine große Nekrose mit Gewebeabstoßung bis auf die Faszien entwickelt.

Der Allgemeinzustand ist angegriffen. Es bestehen starke Abgeschlagenheit, Fieber, Schüttelfrost, Lymphangitis und Lymphadenitis. Sepsisgefahr ist gegeben.

Der Verlauf ist abhängig von der gezielten Therapie, nimmt oft über mehrere Wochen in Anspruch und die Prognose ist auch bei ausreichender Therapie mit Vorsicht zu stellen.

Differenzialdiagnose

In der Bartgegend ist tiefe Trichophytie; in Achselhöhlen und Leisten sind Hidradenitis-suppurativa-artige Abszesse bei Acne inversa zu unterscheiden.

Histopathologie

Im oberen, mittleren und tieferen Korium, meist um Haarfollikel, findet sich eine abszedierende Entzündung, anfangs mit neutrophilen Granulozyten, später mit Aufräumreaktion und zentraler Nekrose. Noch spätere Stadien äußern sich als fibrosierende Entzündung.

Verlauf

Furunkel heilen meist unkompliziert mit zentral eingezogener Narbe ab. Bei besonderem anatomischem Sitz, wie im Gesicht, sind sie gelegentlich gefährliche Erkrankungen. Furunkulose kann über Jahre verlaufen.

Therapie

Topisch

Die betroffene Stelle wird, soweit möglich, hochgelagert, bei Gesichtsfurunkel werden Sprechverbot sowie weiche Kost empfohlen. Jedes Drücken am Furunkel ist schädlich, durch unsachgemäßes Herumdrücken wird oft eine bedrohliche Entwicklung provoziert. Zu Beginn werden feuchte Umschläge mit antimikrobiell wirkenden Zusätzen (Octenidin 0,1%) angewendet. Die Inzision wird von mancher Seite empfohlen, ist aber in der Ära effektiver Chemotherapeutika im Regelfall nicht notwendig. Der Verzicht hilft, das Entstehen unschöner Narben zu vermeiden.

Systemisch

In der Regel ist eine systemische Antibiotikabehandlung indiziert, die bei Lokalisation im Gesicht bzw. bedrohlicheren Veränderungen mit Übergang in eine Phlegmone zwingend notwendig ist. Die antimikrobielle Chemotherapie hat sich an der antibiotischen Empfindlichkeit von *Staphylococcus aureus* zu orientieren.

12.8 Infektionen in speziellen Lokalisationen

12.8.1 Hordeolum

■ **Synonym**

Gerstenkorn

■ **Ätiopathogenese**

Es handelt sich um eine Follikulitis mit Perifollikulitis (meist *Staphylococcus aureus*) der Augenwimpern (Zilien) durch Schmierinfektion durch Wischen am Augenlid. Patienten mit Furunkulose oder Lidekzem, vor allem auf Grundlage eines atopischen Ekzems, neigen zu Hordeola.

■ **Klinik**

Üblicherweise wird nur ein Follikel, aus dem die Wimper austritt, seltener werden gleichzeitig mehrere Follikel infiziert. Zunächst entsteht am Augenlid ein Fremdkörpergefühl, später lässt sich ein durchaus schmerzhaftes entzündlich-gerötetes Knötchen erkennen, das sich in einer Pustel um eine Wimper herum umwandelt. Ein Lidödem kann hinzukommen. Ist der Zilienabszess reif, entleert er sich spontan und heilt rasch ab. Gelegentlich können mehrere Hordeola gleichzeitig oder nacheinander auftreten, sodass eine Art Furunkulose der Augenlidränder zustande kommt (**Hordeolose**). Das wird bei atopischem Ekzem, seborrhoischem Ekzem oder anderen ekzematösen Lidranderkrankungen im Sinne von Blepharitis eczematosa beobachtet, da juckreizbedingtes Scheuern die bakterielle Follikelinfektion begünstigt.

■ **Differenzialdiagnose**

Differenzialdiagnostisch abzugrenzen ist das **Chalazion**, das eine von den Talgdrüsenfollikeln der Lider (**Meibom-Drüsen**) ausgehende granulomatöse Entzündung darstellt, die durch eine Sekretabflussstörung bedingt ist. Die sehr derben, entzündlichen Knoten sitzen nicht am Lidrand, sondern weiter oberhalb der Lidkante und sind im Gegensatz zum Hordeolum in der Regel subjektiv symptomlos. Dies gilt entsprechend auch für das Schweißdrüsenkarzinom.

■ **Histopathologie**

Die follikulär gebundene Entzündung abszediert.

■ **Therapie**

■■ **Topisch**

Es werden antibiotikahaltige, für die Anwendung am Auge zugelassene Externa auf Basis von Gentamicin oder Ofloxacin, möglichst nach Erreger- und Resistenzbestimmung, eingesetzt. Gegebenenfalls werden reife Abszesse gespalten beziehungsweise durch einen Ophthalmologen exprimiert, was rasch Erleichterung bringt.

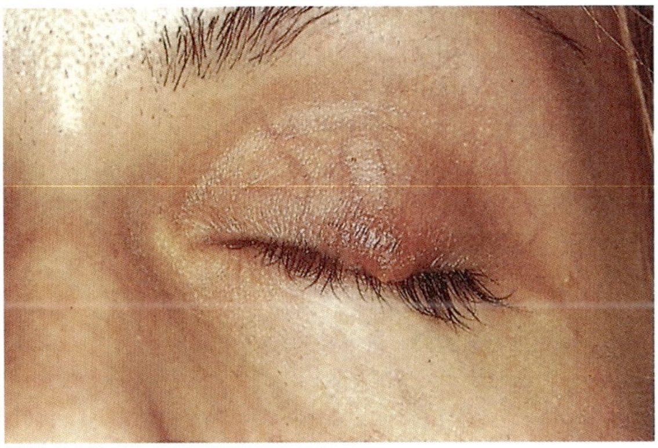

Abb. 12.17 Hordeolum (Gerstenkorn)

12.8.2 Panaritium

Unter diesen Sammelbegriff fallen alle eitrigen Infektionen des Nagelbetts, die meist nach Wundinfektionen auftreten. Man kann drei Formen unterscheiden:

- Akute Paronychie, einschließlich Bulla repens
- Chronische Paronychie
- Panaritium, das auch tiefere Schichten betrifft – entsprechend einer Phlegmone mit Risiko einer weiteren Ausbreitung zur Sehnenscheidenphlegmone

Akute Paronychie Die Entzündung des Nagelfalzes wird meist bakteriell, seltener auch durch Herpes-simplex-Viren verursacht, kann aber ausnahmsweise nichtinfektiös durch Retinoid- oder antiretrovirale Therapie bedingt sein. Meist ist nur ein Digitus betroffen, oftmals nach Verletzung des Nagelhäutchens. Typische klinische Zeichen sind Rötung und schmerzhafte, eitrige Einschmelzung des Nagelfalzes, was zu Nageldystrophie oder sogar -ablösung führen kann. Entsteht die Infektion mit *Staphylococcus aureus* an einer Stelle der Haut mit dicker Hornschicht, die ein Platzen verhindert, beispielsweise an einer Fingerspitze, besonders an der Volarseite der Finger, oder an Palmae oder Plantae, entwickeln sich sehr feste Blasen, was als **Bulla repens** bezeichnet wird. Meist entsteht nur eine Blase, die beachtlich groß werden kann und von einem Entzündungshof umgeben ist. Bei Sitz am Finger umgreift sie manchmal den ganzen Nagel (daher frühere Bezeichnung: **Umlauf**).

Chronische Paronychie Diese entsteht oft aufgrund von unterschwelligen Mikrotraumen, wie rezidivierenden Verletzungen des Nagelhäutchens oder durch wiederholte irritative oder allergische Faktoren. Ein Diabetes mellitus kann prädisponieren. Oft sind Daumen und Zeigefinger betroffen. Im Vergleich zur akuten Form ist sie weniger schmerzhaft.

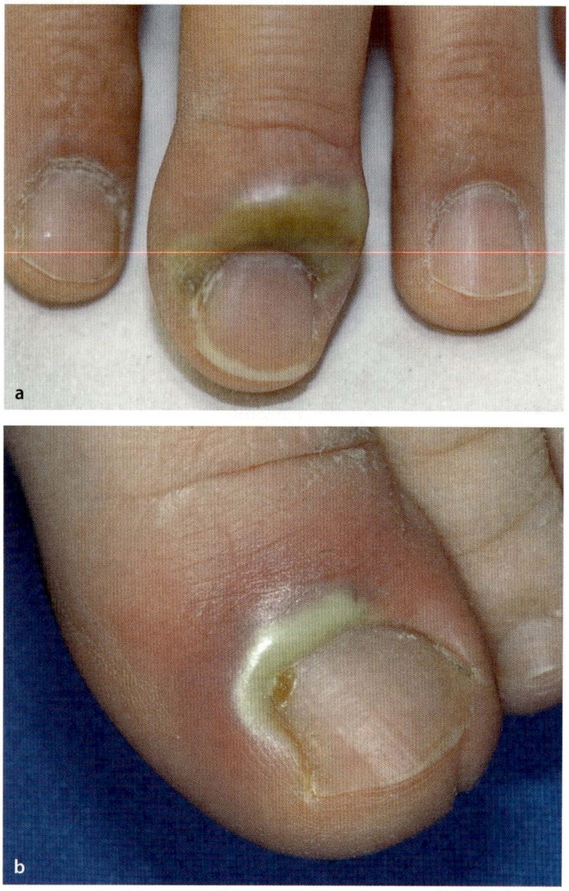

Abb. 12.18a, b Bulla repens

Therapie

Akute Verlaufsformen werden mit topischen Antibiotika (Fusidinsäure, Mupirocin) versorgt mit unterstützenden Essig- oder Schmierseifebädern. Ist die Entzündung stärker ausgeprägt ist auch die Kombination der antimikrobiellen Behandlung mit topischen Glukokortikoiden sinnvoll.

Bei der chronischen Paronychie ist neben dem konsequenten Meiden der Auslösefaktoren eine äußerliche antientzündliche Behandlung mit topischen Glukokortikoiden oder auch dem topischen Calcineurininhibitor Tacrolimus die Therapie der Wahl.

Während die akute Paronychie überwiegend bakteriell ausgelöst wird, steht bei der chronischen Paronychie die chronische Entzündung im Vordergrund.

Tiefes Panaritium Diese gefürchtete Komplikation der oben genannten Entzündungen am Finger entspricht einer Infektion der tieferen Schichten und birgt das Risiko eines Übergangs in eine Sehnenscheidenphlegmone, die leicht übersehen werden kann. Sie bedarf der sofortigen chirurgischen Intervention und systemischen Antibiotikagabe.

12.8.3 Felon

Felon ist ein Abszess der distalen Pulpa oder des Weichteilpolsters des Fingerendgliedes, das sich aus mehreren Septen zusammensetzt. Die Erkrankung resultiert gewöhnlich aus einer Inokulation von Bakterien in die Fingerspitze. Am häufigsten betroffen sind Daumen und Zeigefinger. *Staphylococcus aureus* ist der verantwortliche Erreger. Die sich ausbildende Schwellung kann sich in eine Nekrose umwandeln. Es bestehen starke Schmerzen. Die Schwellung überschreitet proximal das distale Interphalangealgelenk nicht.

Bei frühzeitiger Diagnosestellung sind eine Abheilung durch orale *Staphylococcus aureus* abdeckende Antibiotika und unterstützende Bäder mit Essig- oder Schmierseife möglich. Kommt es zur Fluktuation, ist die volare longitudinale Inzision oder eine hohe laterale Inzision die Therapie der Wahl.

12.9 Durch Staphylokokken- und Streptokokkentoxin vermittelte Hauterkrankungen

Mehrere, häufig schwer verlaufende Erkrankungen werden durch *Staphylococcus aureus* oder Streptokokken gebildete Toxine verursacht. Hierzu zählen:

- Staphylococcal scalded skin syndrome (SSSS)
- Staphylogenes Toxinschock-Syndrom
- Recalcitrant erythematous desquamating disorder (RED)
- Streptogenes Toxinschock-Syndrom
- Scharlach
- Toxin-mediated erythema

Darüber hinaus wird für folgende Erkrankungen Toxinen eine bedeutende Auslöserfunktion zugeschrieben:

- Nekrotisierende Fasziitis
- Kawasaki-Erkrankung
- Psoriasis guttata
- Atopisches Ekzem (atopische Dermatitis)

Die für die Krankheitssymptome verantwortlichen Toxine sind im Falle von *Staphylococcus aureus* das Toxic Shock Syndrome-Toxin-1 (TSST-1) und die Enterotoxine SEA bis SEO, im Falle der Streptokokken die pyrogenen Streptokokken-Exotoxine (SPE) A, B und C. Alle genannten Toxine fungieren als Superantigene, das heißt ihre Proteinsequenzen sind in der Lage, sowohl humane als auch murine T-Zellen zu aktivieren und durch ihre Bindung außerhalb der konventionellen MHC-II-Bindungsstelle eine klonal nicht restringierte Aktivierung von T-Zellen hervorzurufen. Die als Folge der T-Zellaktivierung resultierende Zytokinausschüttung, insbesondere von Tumor-Nekrose-Faktor, Interleukin-1β und Interleukin-6 führt zur oft rasch verlaufenden Krankheitsprogression der toxinvermittelten Erkrankungen. Fieber, Hypotension mit Schockgefahr und Ausbildung eines diffusen makulösen Exanthems sind das klinische Korrelat. Obwohl die bullöse Impetigo ebenfalls toxinvermittelt ist, wird dieses Krankheitsbild unter den Pyodermien abgehandelt.

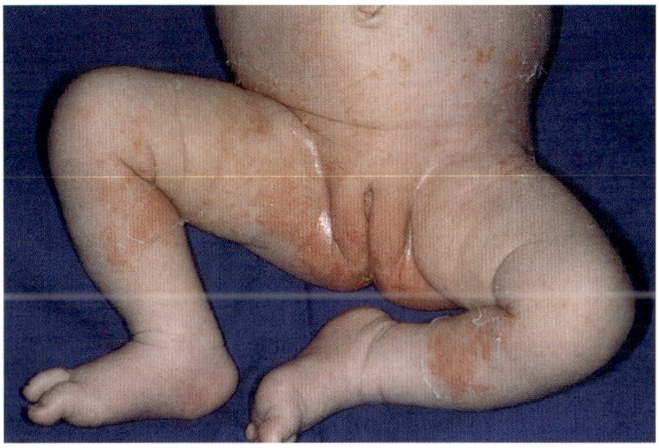

Abb. 12.19 Staphylococcal scalded skin syndrome

12.9.1 Staphylococcal scalded skin syndrome (SSSS)

[Lyell 1956]

Synonyme

Dermatitis exfoliativa neonatorum Ritter von Rittershain [Ritter von Rittershain 1878], staphylogenes Lyell-Syndrom, Syndrom der verbrühten Haut

Definition

Zum staphylococcal scalded skin syndrome (SSSS) im engeren Sinn werden das **staphylogene Pemphigoid des Neugeborenen** (Synonym: Pemphigus acutus neonatorum/neonatale bullöse Impetigo) und das **staphylogene Lyell-Syndrom** (Synonym: Dermatitis exfoliativa neonatorum Ritter von Rittershain) gezählt. Die durch ausgeprägte Blasen charakterisierten Erkrankungen werden durch exfoliative Toxine von *Staphylococcus aureus* hervorgerufen.

Epidemiologie

Es erkranken vor allem Säuglinge in den ersten drei Monaten sowie ältere Kleinkinder. Das Auftreten im Erwachsenenalter ist selten und betrifft in der Regel Patienten mit Niereninsuffizienz oder Immundefekt.

Ätiopathogenese

Erreger sind *Staphylococcus-aureus*-Isolate, die häufig, aber keineswegs immer, zur Lyso(phagen)gruppe II gehören. Verantwortlich für die Blasen sind vom Erreger produzierte exfoliative Toxine (ET), die ihre spezifische pathologische, blaseninduzierende Aktivität nur in der oberflächlichen Epidermis entfalten. Diese Toxine bewirken als Serinproteasen mit einer außerordentlich fokussierten molekularen Spezifität die Spaltung von humanem und murinen Desmoglein 1. Diese Spezifität erklärt auch, warum *Staphylococcus aureus* seine Aktivität nur epidermal unterhalb des Stratum corneum entfaltet, obwohl er beim SSSS im ganzen Organismus zirkuliert.

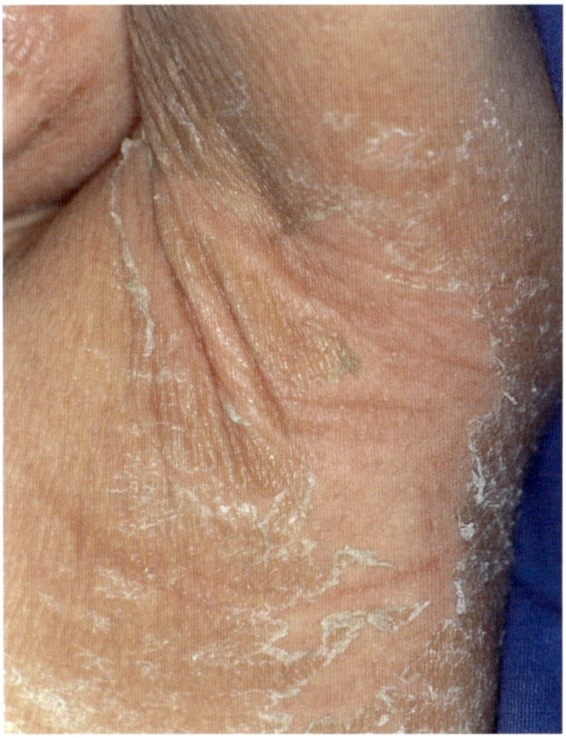

Abb. 12.20 Staphylococcal scalded skin syndrome

Klinik

Oft im Anschluss an eine eitrige Konjunktivitis, Otitis oder Pharyngitis tritt ein skarlatiniformes Exanthem auf. Hinweisend ist der periorifizielle Beginn des Exanthems. Es dehnt sich rasch aus; die Patienten fühlen sich krank. Das Nikolski-Zeichen ist positiv. Innerhalb von 24–48 h bilden sich weit ausgedehnt am ganzen Körper große schlaffe Blasen, die leicht rupturieren und wie aufgesetzt auf flächenhaften Erosionen liegen. Dadurch entsteht die Ähnlichkeit mit flächenhaften Hautverbrennungen zweiten Grades, ein kombustiformes Bild. Die Bläschendecke trocknet rasch aus und schuppt groblamellös ab.

Die Epithelisierung geht innerhalb von 1 Woche vonstatten, sofern die Behandlung rechtzeitig erfolgt.

▪ Differenzialdiagnose

Großblasige, bullöse Impetigo (Pemphigus neonatorum), skarlatiniforme Exantheme und medikamentöses Lyell-Syndrom (toxische epidermale Nekrolyse) sind zu unterscheiden.

III

▪ Diagnostisches Vorgehen

Das klinische Bild wirkt wie verbrühte Haut, das Nikolski-Zeichen ist positiv. Die Blasendeckenhistologie wird im Kryostatschnitt, akantholytische Zellen werden im Blasenausstrich untersucht. Der bakteriologische Nachweis von Staphylokokken kann auch aus hautfernen Infektionsherden (Auge, Ohr, Rachen) erfolgen.

▪ Histopathologie

Lichtmikroskopisch findet sich ein akantholytischer Spalt in der oberen Epidermis innerhalb des Stratum granulosum, also eine subkorneale Blase. Die restliche Epidermis sieht auffällig normal aus, insbesondere fehlen Zellnekrosen. Das Korium ist fast frei von Entzündungszeichen; die Spalten bilden sich ohne Zytotoxizität.

Wichtig ist die Abgrenzung gegenüber medikamentös ausgelöstem Lyell-Syndrom, bei dem die Spalten subepidermal liegen und die Blasendecke aus der gesamten eosinophilen nekrotischen Epidermis besteht.

▪ Verlauf

Auch heute noch ist bei Neugeborenen, besonders aufgrund sekundärer, durch den Verlust epidermaler Schichten bedingter Komplikationen und bei Erwachsenen mit zugrunde liegenden Erkrankungen Vorsicht geboten. Sepsis und Pneumonie sind gefürchtete Komplikationen.

▪ Therapie

Bei ausgedehnten Hautveränderungen ist eine intensivpflichtige Behandlung wie bei Brandverletzten notwendig.

▪▪ Systemisch

Penicillinasefeste Penicilline wie Flucloxacillin, aber auch eine Reihe weiterer Antibiotika (zum Beispiel Clindamycin) wurden erfolgreich eingesetzt. Bei Staphylokokken vom Phagentyp II handelt es sich sehr selten um multiresistente Isolate.

▪▪ Topisch

Es wird symptomatisch wie bei ausgedehnten Verbrühungen behandelt.

12.9.2 Staphylogenes Toxinschock-Syndrom

[Todd et al 1978]

▪ Epidemiologie

Exakte Zahlen für die Häufigkeit des staphylogenen Toxinschock-Syndroms (STSS) fehlen. Aus den USA wird über einen Rückgang der Inzidenz für das menstruelle STS (etwa 50 Fälle jährlich) bei gleichbleibender Inzidenz für das nicht menstruelle STSS berichtet.

▪ Ätiopathogenese

Es handelt sich um eine durch *Staphylococcus-aureus*-Toxine vermittelte, mit hohem Fieber einhergehende Erkrankung, die rasch zu einem Multiorganversagen führt. Das menstruelle STSS, das mit der Verwendung von Tampons im Zusammenhang steht und bei dem das auslösende Toxin mehrheitlich TSST-1 ist, wird vom nicht menstruellen STS unterschieden, das durch eine Vielzahl sehr unterschiedlicher Auslösefaktoren verursacht werden kann, zum Beispiel Bursitis, Insektenstiche, intraartikuläre Injektionen, und bei dem TSST-1 nur in 50% der Fälle das verantwortliche Toxin ist. Voraussetzung für das STSS ist die Kolonisation mit toxinbildenden *Staphylococcus-aureus*-Isolaten, die Bildung der Toxine, die Penetration dieser in ausreichender Menge durch die epidermale oder mukosale Barriere und das Fehlen oder unzureichende Antikörper, die in der Lage sind, die Toxine zu neutralisieren.

▪ Klinik

Das klinische Bild des menstruellen STSS entspricht in etwa dem des nicht menstruellen STSS. Die diagnostischen Kriterien des Center for Disease Control and Prevention (CDC) nennt ▫ Tab. 12.7.

Das STSS beginnt schlagartig mit einem grippeähnlichen Prodromalstadium mit hohem Fieber, Myalgien, Schwindel und Erbrechen, Hals- und Kopfschmerzen und einem diffusen makulösen Erythem. Auch das Auftreten der Himbeerzunge ist charakteristisch. Beim menstruellen STSS beginnt die Erkrankung zu über 90% während der Menstruation.

Wenige Tage nach Auftreten des Fiebers konfluiert das makulöse Erythem zunehmend unter Entwicklung einer Erythrodermie. Im Rahmen der Abheilung kommt es zur typischen großflächigen Desquamation. Auch ein Verlust der Haare und Nägel im weiteren Verlauf ist möglich.

▪ Differenzialdiagnose

Insbesondere das streptogene Toxinschock-Syndrom, septischer Schock oder Kawasaki-Syndrom sind in die differenzialdiagnostischen Überlegungen mit einzubeziehen.

▣ Tab. 12.7 Kriterien für die Diagnose des staphylogenen Toxinschock-Syndroms*

Merkmal	Befund
Fieber	>38,9°C
Exanthem	Diffuses makulöses Erythem
Hypotension	Systolischer RR <90 mm Hg für Erwachsene oder weniger als die fünfte Perzentile bei Kindern <16 Jahren
Multisystembefall von drei oder mehr der folgenden Bereiche:	
Gastrointestinaltrakt	Erbrechen oder Übelkeit bei Krankheitsbeginn
Muskulatur	Schwere Myalgien oder Anstieg der Kreatinphosphatkinase-Spiegel um mindestens das 2-Fache des Normalwerts
Schleimhäute	Vaginale, oropharyngeale oder konjunktivale Hyperämie
Niere	Harnstoff- und Kreatinkonzentrationsanstieg um mindestens das 2-Fache des Normalwerts
Leber	Thrombozytenabfall <100.000/µl
ZNS	Desorientiertheit und Bewusstseinstrübung, wobei keine neurologischen Auffälligkeiten bei normaler Körpertemperatur und Blutdruck bestehen
Negative Testausfälle für *Staphylococcus aureus*	Blut, Hals oder Liquor

* Diagnose wahrscheinlich: 5 der 6 Kriterien erfüllt; Diagnose gesichert: alle 6 Kriterien vorhanden (sowie zusätzlich großflächige Desquamation im Rahmen der Abheilung)

Diagnostisches Vorgehen

Das STSS wird klinisch anhand der Kriterien des CDC diagnostiziert (▣ Tab. 12.7).

Verlauf

Auch heute noch ist die Prognose mit Vorsicht zu stellen. Die Letalität für das menstruelle STSS liegt bei 2–5%, beim nicht menstruellen bei 8–11%.

Therapie

Die Therapie ist symptomatisch und besteht aus intensivmedizinischer Betreuung zur Schockbehandlung mit Volumenersatz und Kreislaufstabilisation. Die Gabe von Immunglobulinen wird vielfach empfohlen. Paracetamol ist für die Fiebersenkung sinnvoll unter Beachtung der Lebersituation. Nichtsteroidale Antiphlogistika sind nicht zu verwenden, da sie in der Lage sind über eine vermehrte Freisetzung von TNF-α das Krankheitsbild zu verstärken. Lässt sich ein Fokus eruieren, ist dieser unverzüglich entsprechend zu sanieren. Die Gabe von Antibiotika hat keinen Einfluss auf den Krankheitsverlauf, kann jedoch signifikant die Rezidivrate senken. Da eine inadäquate Antibiotikagabe die Prognose verschlechtert, ist dessen Gabe erst nach Vorliegen des Abstrichergebnisses nebst Antibiogramm zu initiieren.

12.9.3 Hartnäckige, erythematösdesquamative Erkrankung

[Cone et al 1992]

Synonym

recalcitrant erythematous desquamating disorder, RED
Dieses Krankheitsbild wird als STSS-Variante aufgefasst und wurde initial bei AIDS-Patienten beschrieben, wobei heute auch Fälle, die unabhängig von einer Infektion mit dem HI-Virus aufgetreten sind, dokumentiert sind. Klinisch ist der Krankheitsverlauf mit 50 Tagen deutlich prolongiert und durch wiederholte Rezidive gekennzeichnet. Die Haut- und Schleimhautveränderungen entsprechen dem STSS, wobei die Zahl der assoziierten Organveränderungen drei meistens nicht überschreitet. Toxinbildende *Staphylococcus aureus*-Isolate lassen sich in der Regel aus den Nasenvorhöfen, von der Haut und aus dem Blut isolieren. Die Behandlung entspricht der des STSS.

12.9.4 Rekurrierendes toxinbedingtes perineales Erythem

[Manders et al 1996]

Synonym

recurrent toxin-mediated perineal erythema
Es handelt sich um eine durch Staphylokokken- oder auch Streptokokken-Superantigene ausgelöste, junge Erwachsene und Kinder betreffende Hauterkrankung, bei der es im Bereich des Perineums mit eventuellem Übergreifen auf die Perianalregion zu einem flächigem, lachsfarbenen Erythem kommt, das innerhalb von 1–2 Tagen eine oberflächliche Desquamation zeigt. Subjektive Beschwerden bestehen nicht. Eine Erdbeerzunge, Schleimhautrötungen sowie akrale Erytheme mit ebenfalls oberflächlicher Desquamation können zusätzlich auftreten. Rezidive sind möglich. Die Behandlung erfolgt mit gegen Staphylokokken wirksamen oralen Antibiotika (▣ Tab. 12.1).

Bei der perianalen streptogenen Dermatitis handelt es sich im Unterschied zu den hier für die Hautveränderungen verantwortlichen Toxineffekten um eine direkte bakterielle Infektion.

III

12.9.5 Staphylogener Scharlach

[Dukes 1900, Stevens 1927]

- **Synonym**

staphylococcal scarlet fever
Es handelt sich um eine durch Staphylokokken-Enterotoxine (SEB, SEA, SEG, SEI und TSST-1) ausgelöste, sehr seltene Hauterkrankung, an der überwiegend Kinder mit einem Altersgipfel um das 3. Lebensjahr erkranken. Die generalisiert auftretenden Hautveränderungen sind klinisch nicht von einem Scharlachexanthem zu unterscheiden. Zusätzlich treten einzelne oder multiple Abszesse an der Haut auf. Im Gegensatz zum Scharlach fehlt jedoch das Enanthem. Die Behandlung der krankenhauspflichtigen Erkrankung erfolgt durch Gabe von gegen *Staphylococcus aureus* wirksamen Antibiotika und Eröffnung der Abszesse. Die Prognose ist gut. Die Erkrankung gilt als abortive oder mildere Verlaufsform des STS.

12.9.6 Streptogenes Toxinschock-Syndrom

[Willoughby u. Greenberg 1983]

- **Synonym**

streptococcal toxic-shock-syndrome (STSS)

- **Epidemiologie**

Unter den invasiven Streptokokkenerkrankungen betrug im Rahmen einer epidemiologischen Untersuchung von 586 Isolaten aus den Jahren 2003 bis 2007 des Nationalen Referenzzentrums für Streptokokken in Deutschland der Anteil des TSSS (Toxinschock-Syndrom durch Streptokokken) etwa 15%.

- **Ätiopathogenese**

Von Gruppe-A-Streptokokken produzierte pyrogene Toxine mit Superantigenwirkung führen über eine durch T-Zell-Aktivierung bedingte Ausschüttung verschiedenster Zytokine zu Exanthem und Schocksymptomatik.

- **Klinik**

Das schwere, durch Infektion mit Gruppe-A-Streptokokken bedingte, sich akut manifestierende Krankheitsbild mit hohem Fieber, Erbrechen, Diarrhoe und einem skarlatiniformen Exanthem mündet unbehandelt über eine zunehmende Kreislaufinstabilität in irreversiblem Schock und Multiorganversagen.

In 80% der Fälle geht die Krankheit aus einer Infektion der Haut (Erysipel) oder der hautnahen Faszien (nekrotisierende Fasziitis) hervor. Jedoch ist auch eine Entwicklung aus einer klinisch inapparenten Hautinfektion beziehungsweise einer Tonsillitis heraus möglich.

Innerhalb von 2–3 Tagen entwickelt sich das akute Krankheitsbild mit Exanthem, hämorrhagischen Blasen, hohem Fieber, Fasziitis, Myositis, Pneumonie, Meningitis und vielen anderen Organmanifestationen mit Schocksymptomatik. Ähnlich wie beim STSS ist auch beim TSSS ein diffuses makulöses Exanthem mit Übergang in eine Erythrodermie und verzögert einsetzende palmoplantare Desquamation häufig.

- **Differenzialdiagnose**

Zu differenzieren sind staphylogene Toxinschock-Syndrom, das in der Regel nur durch relativ geringe lokale Entzündungserscheinungen gekennzeichnet ist, und Jarisch-Herxheimer-Reaktion, bei der Fieber und Exanthem in unmittelbarem Anschluss an (die erste) antibiotische Therapie auftreten.

- **Verlauf**

Er ist von den Organbeteiligungen und der Schocksymptomatik abhängig. Die Mortalität ist mit 10–20% hoch.

- **Therapie**

Intensivmedizinische Aufnahme zur Behandlung der Schocksymptomatik. Nach Durchführung der Abstriche und Blutkulturen muss umgehend eine antibiotische Therapie erfolgen. Ist der Erreger nicht bekannt, muss die Antibiose Streptokokken und *Staphylococcus aureus* abdecken und wird in der Regel mit Penicillin (Penicillin G, wobei die initiale Dosierung bis zu 30 Mio. IU bei kontinuierlicher oder mindestens 4-facher Gabe pro Tag beträgt; bei klinischer Besserung kann die Dosis auf 250.000 IU/kg KG abgesenkt werden) und Clindamycin (30 mg/kg KG) geführt wird. Die Ergänzung der Therapie mit intravenöser Gabe von γ-Globulinen wird empfohlen. Hieruas resultiert eine signifikante Reduktion der T-Zell-getriggerten Produktion von TNF-α und IL-6.

12.9.7 Scharlach

[Sydenham 1676]

- **Epidemiologie**

Es handelt sich typischerweise um eine Erkrankung des Kindesalters mit der höchsten Erkrankungshäufigkeit etwa zwischen dem 5.–15. Lebensjahr. Die Übertragung der Erreger erfolgt durch Tröpfcheninfektion und wird durch enges Zusammenleben und kaltes Wetter begünstigt.

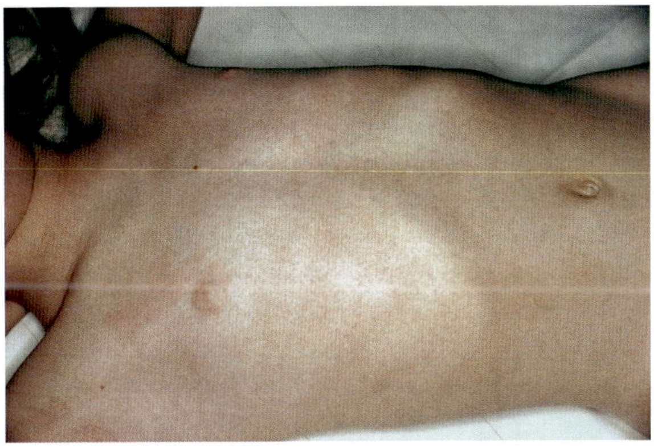

Abb. 12.21 Scharlach (Mit freundlicher Genehmigung Prof. H-J. Cremer, Heilbronn)

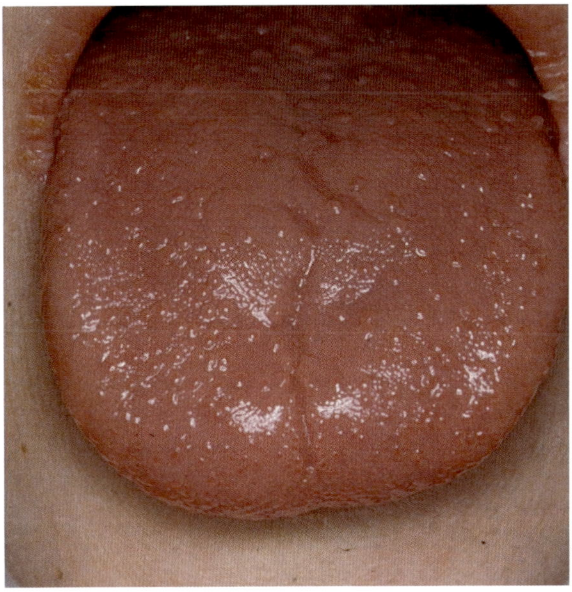

Abb. 12.22 Himbeerzunge bei Scharlach

Ätiopathogenese

Voraussetzung zur Entwicklung des Scharlachs ist die Infektion mit einem lysogenen Stamm der toxinbildenden Streptokokken der Gruppe A. Obwohl die Erkrankung mehrheitlich in Assoziation mit einer Angina auftritt, ist dies keine unabdingbare Voraussetzung, da auch andere A-Streptokokken-Infektionen, wie beispielsweise eine Impetigo, Ausgangspunkt der Infektion sein können. Die erworbene Immunität gegenüber den Scharlachtoxinen basiert auf neutralisierenden Antikörpern und ist dauerhaft. Da es drei antigene Varianten des erythrogenen Toxins gibt, kann eine Person maximal 3-mal an Scharlach erkranken.

Klinik

Nach einer Inkubationszeit von 2–5 Tagen treten Initialsymptome auf: Fieber, Kopfschmerzen, plötzliches Erbrechen und Halsschmerzen. Der Rachenring ist gerötet (Pharyngotonsillitis), am weichen Gaumen findet sich ein fleckiges Enanthem. Die Zunge ist belegt, die Halslymphknoten sind geschwollen und druckempfindlich. Nach dem zweiten Tag schilfert der Zungenbelag ab. Die Zunge ist jetzt rot, die Papillen sind geschwollen, was zum charakteristischen Bild der **Himbeer-** oder **Scharlachzunge** führt.

Jetzt, aber auch mit einer Verzögerung von einigen Tagen, kann ein Exanthem auftreten, das nur sehr geringfügig ausgeprägt sein oder auch ganz fehlen kann – in Abhängigkeit von der typenspezifischen antibakteriellen Immunität. Prädilektionsstellen sind Leistenbeuge, Schenkeldreieck und Armbeugen. Das Exanthem kann auf diese Prädilektionsstellen beschränkt bleiben, greift jedoch zumeist mit zunehmender Generalisation auf Brust, Bauch und Rücken über. Im Gesicht treten nur bei sehr starkem Eruptionsdruck makulöse Effloreszenzen auf. Die Wangen sind dann gleichmäßig gerötet unter charakteristischer Aussparung der perioralen Zone und der Kinngegend (**Facies scarlatinosa**).

Das Exanthem ist follikulär gebunden, in Form stecknadelkopfgroßer, erst blasser, dann deutlich roter und leicht erhabener Papeln, die wegen der dichten Aussaat beim Bestreichen den Eindruck einer samtartigen Haut erwecken. An Hand-, Finger-, Fuß- und Zehenrücken imponieren punktförmige Maculae. Ist die entzündliche Follikelreaktion sehr lebhaft, können kleinste scharlachtypische Bläschen auftreten (**Milaria scarlatinosa**). Die prall gefüllten Kapillaren innerhalb der Maculae können rupturieren und zu Hämorrhagien führen. Das **Rumpel-Leede-Phänomen** weist auf die abnorme Fragilität der Kapillaren hin. Der Dermographismus hinterlässt nach 10–20 s einen anämisch-ikterischen Streifen (**weißer Dermographismus**); der Subikterus beruht auf dem erhöhten Bilirubingehalt durch die Streptokokkentoxine.

Liegt eine Assoziation mit einer Angina vor, bleibt die typische Scharlachangina mit intensiver Rötung während des Exanthems bestehen und geht auf die hintere Rachenwand und den weichen Gaumen mit scharfer Abgrenzung an der Basis zur Uvula über. Unter lytischer Temperatursenkung klingen die Haut- und Schleimhautveränderungen rasch unter Abschilferung wieder ab. An Handinnenflächen und Fußsohlen kommt es zur großlamellösen Desquamation, an den Fingerbeeren und Zehenspitzen zur Ablösung der Haut entsprechend einem abgestreiften Handschuh. Diese charakteristische Abschuppung kann auch ohne vorausgegangenes Exanthem auftreten.

Differenzialdiagnose

Infrage kommen Masern, Röteln und skarlatiniforme Arzneimittelexantheme. Durch Staphylokokken bedingte toxische Schock-Syndrome, das Kawasaki-Syndrom und Lyell-Syndrom können klinisch ähnlich aussehen. Auch die Abgrenzung gegenüber der infektiösen Mononukleose und anderen viralen Infektionen des oberen Respirationstrakts (Adeno-, Coxsackie-Viren) kann Schwierigkeiten bereiten. Das seltene Krankheitsbild des Erythema scarlatinforme exfoliativum recidivans kann ähnlich aussehen und lokalisiert (vor allem palmar) oder generalisiert auftreten. Pathogenetisch werden virale oder bakterielle Infektionen als Auslöser vermutet (▶ Kap. 38).

▪ Diagnostisches Vorgehen

Die klinische Diagnose wird durch die Isolierung von Streptokokken der Gruppe A und einen positiven Ausfall der Serologie bestätigt. Die Abgrenzung der angezüchteten A-Streptokokken von anderen Serogruppen erfolgt mittels gruppenspezifischer Antikörper gegen das C-Polysaccharid, wofür kommerziell erhältliche Testsätze zur Verfügung stehen. Auch ein Schnelltest auf Basis der Agglutinationsreaktion steht zur Verfügung.

▪ Verlauf

Nach antibiotischer Behandlung ist die Prognose im Allgemeinen gut. Seltene Komplikationen sind Pneumonie, Perikarditis, Meningitis, Hepatitis, Glomerulonephritis und rheumatisches Fieber.

▪ Therapie

Penicillin ist das Antibiotikum der Wahl, das in der Regel oral (Penicillin V) für 10 Tage gegeben wird und neben der Verkürzung des Krankheitsverlaufs zu einer Verhinderung möglicher Komplikationen führt. Besonders in der dritten und vierten Krankheitswoche sollten Harnuntersuchungen (zum Ausschluss einer Nephritis) sowie eine EKG-Untersuchung (bei Myokarditisverdacht) stattfinden.

Bei Penicillinallergie sind die Makrolide Erythromycin oder Clarithromycin per os wirksame Alternativen. Patienten, die nach der Penicillinbehandlung noch A-Streptokokken auf der Rachenschleimhaut haben (10–15%), brauchen nicht erneut behandelt zu werden.

▪▪ Weitere Empfehlungen

Erkrankungsverdächtige dürfen Schulen oder ähnliche Gemeinschaftseinrichtungen nicht betreten und nicht in Lebensmittelbetrieben oder Trinkwasserversorgungsanlagen beschäftigt sein.

Meldepflicht besteht in den Bundesländern Sachsen, Sachsen-Anhalt und Thüringen.

12.10 Sekundäre Hautveränderungen durch Streptokokken

Gruppe-A-Streptokokken können eine Reihe anderer Krankheitserscheinungen verursachen, die sich auf normaler Haut oder auf anderen vorbestehenden Hautveränderungen entwickeln. Diese Krankheiten werden hier nur kurz angeführt.

- Subakute bakterielle Endokarditis
- Subunguale Splitterhämorrhagien
- Osler-Knoten bei subakuter Endokarditis durch *Streptococcus viridans* und andere Erreger (*Staphylococcus aureus*)
- Sie treten nicht selten zu Hunderten als kleine hämorrhagische Knötchen auf. Sie sind bis erbsengroß, entzündlich gerötet und schmerzhaft. Wegen des weißlichen Zentrums erinnern sie oft an urtikarielle Effloreszenzen. Prädilektionsstellen sind Finger- und Zehenkuppen, Thenar- und Hypothenargebiet. Nicht selten finden sie sich auch an Armen und Beinen; eine gruppenförmige Anordnung ist charakteristisch. Sie bestehen nur wenige Tage und heilen ohne Ulzeration, aber oft unter Schuppung ab.
- Janeway-Maculae sind kleine erythematöse Erscheinungen oder angedeutet knotenförmige, hämorrhagische Effloreszenzen, besonders an Handflächen und Fußsohlen. Sie treten bei subakuter bakterieller Endokarditis und häufig auch bei akuter Endokarditis (meist durch *Staphylococcus aureus*, seltener durch Streptokokken) auf. Sie sind zahlreich und im Gegensatz zu den Osler-Knoten nicht schmerzhaft.

Allergische Hautveränderungen durch Gruppe-A-Streptokokken Im Anschluss an eine akute Streptokokkeninfektion, besonders im Hals oder im oberen Respirationstrakt, können sich nach 2–4 Wochen, wahrscheinlich infektallergisch, verschiedene Dermatosen entwickeln:

- Erythema nodosum
- Erythema multiforme
- Vasculitis allergica
- Erythema rheumaticum
- Purpura fulminans
- Exazerbation einer Psoriasis, meist vom kleinfleckig-exanthematischen Typ

Literatur

Abeck D (2008) Impetigo contagiosa. Wann topisch, wann systemisch behandeln. Allgemeinarzt 20: 31–32

Adam D, Bodmann K-F, Elies W et al (Hrsg) (2009) Orale Antibiotika in Klinik und Praxis. Springer, Heidelberg

Brook I, Frazier EH (1995) Clinical and microbiological features of necrotizing fasciitis. J Clin Microbiol 33: 2382–2387

Brown CN, Pollard TC, Iyer S, Andrande AJ (2010) Invasive group A streptococcal infection: an update on the epidemiology and orthopaedic management. J Bone Joint Surg Br 92: 763–769

Celić D, Lipozenčić J, Budimčić D et al (2010) Chancriform pyoderma: a forgotten disease. Skinmed 8: 119–120

Chen SY, Fu JP, Wang CH, et al (2010) Fournier gangrene: a review of 41 patients and strategies for reconstruction. Ann Plast Surg 64: 765–769

Clark DC (2003) Common acute hand infections. Am Fam Physic 68: 2167–2176

Floret D (2001) Clinical aspects of streptococcal and staphylococcal toxinic diseases. Arch Pediatr 8: 762s–768s

Fritsch P (2001) Erytheme durch bakterielle Toxine. In: Plewig G, Degitz K (Hrsg) Fortschritte der praktischen Dermatologie und Venerologie 2000, Bd 17. Springer, Berlin S 457–462

Hahn H, Kaufmann SHE, Schulz TF, Suerbaum S et al (Hrsg) (2009) Medizinische Mikrobiologie und Infektiologie. Springer, Heidelberg

Herbst R (2003) Perineal streptococcal dermatitis/disease: recognition and management. Am J Clin Dermatol 4: 555–560

Imöhl M, Reinert RR, Ocklenburg C, van der Linden M (2010) Epidemiology of invasive Streptococcus pyogenes disease in Germany during 2003 - 2007. FEMS Immunol Med Microbiol 58: 389–396

Kilburn SA, Featherstone P, Higgins B, Brindle R (2010) Intenventions for cellulitis and erysipelas. Cochrane Database Syst Rev CD004299

Köck R, Becker K, Cookson B et al (2010) Methicillin-resistant Staphylocccus aureus (MRSA): burden of disease and control challenges in Europe. Euro Surveill 15: 19688

Krasagakis K, Valachis A, Maniatakis P et al (2010) Analysis of epidemiology, clinical features and management of erysipelas. Int J Dermatol 49: 1012–1017

Lee CY, Kuo LT, Peng KT, et al (2011) Prognostic factors and monomicrobial necrotizing fasciitis: gram-positive versus Gram-negative pathogens. BMC Infect Dis 11: 5

Leitlinie der Deutschen Dermatologischen Gesellschaft. Streptokokkeninfektionen der Haut und Schleimhäute. www.derma.de/leitlinien/leitlinien/neu-04102006-streptokokken.html

Lo W-T, Tang C-S, Chen S-J, et al (2009) Panton-valentine leukocidin is associated with exacerbated skin manifestations and inflammatory response in children with community-associated staphylococcal scarlet fever. Clin Infect Dis 49: e69–75

Mashhood AA, Shaikh ZI, Qureshi SM, Malik SM (2006) Efficacy of rifampicin in eradication of carrier state of Staphylococcus aureus in anterior nares with recurrent furunculosis. J Coll Physicians Surg Pak 16: 396–399

Meissner M, Spieth K, Gille J, et al (2007) Kutane Botryomykose. Hautarzt 58: 966–969

Meury SN, Erb T, Schaad UB, Heininger U (2008) Randomized, comparative efficacy trial of oral penicillin versus cefuroxime for perianal streptococcal dermatitis in children. J Pediatr 153: 799–802

Parsonnet J, Hannsamnn MA, Seymour JL, et al (2010) Persistence survey of toxic schock syndrome-1 producing Staphylococcus aureus and serum antibodies to this superantigen in five groups of menstruating women. BMC Infect Dis 10: 249

Patrizi A, Raone B, Savoia F et al (2008) Recurrent toxin-mediated perineal erythema: eleven pediatric cases. Arch Dermatol 144: 239–243

Rigopoulos D, Gregoriou S, Belyayeva E, et al (2009) Efficacy and safety of tacrolimus ointment 0.1% vs. Betamethasone 17-valerate 0.1% in the treatment of chronic paronychia: an unblended randomized study. Br J Dermatol 160: 858–860

Rigopoulos D, Larios G, Alevizos SA (2008) Acute and chronic paronychia. Am Fam Physic 77: 339–346

Todd JK (2011) Toxic shock syndrome – evolution of an emerging disease. Adv Exp Med Biol 697: 175–181

Wasserzug O, Valinsky L, Klement E et al (2009) A cluster of ecthyma outbreaks caused by a single clone of invasive and highly infective Streptococcus pyogenes. Clin Infect Dis 48: 1213–1219

Weisse ME (2001) The fourth disease.1900-2000. Lancet 357: 299–301

Erstbeschreiber

Amren DP, Anderson AS, Wannamaker LW (1966) Perianal cellulitis associated with group A streptococci. Am J Dis Child 112: 546–552

Baum J (1910) Ein Fall von sogenannter Acne urticata (Urticaria necroticans). In: Neisser A, Jacobi E (Hrsg) Ikonographia Dermatologica. Atlas seltener, neuer und diagnostisch unklarer Hautkrankheiten. Urban & Schwarzenberg, Berlin, S 5–8

Bockhart M (1887) Über die Ätiologie und Therapie der Impetigo, des Furunkels und der Sykosis. Monatsheft Prakt Dermatol 6: 450–471

Cone LA, Woodard DR, Byrd RG et al (1992) A recalcitrant, erythematous, desquamating disorder associated with toxin producing staphylococci in patients with AIDS. J Infect Dis 165: 638–643

Covisa JS, Berjarano J (1927) Piodermitis chancriformes. In: Jesner S (ed) Manual de las enfermedades de la piel y sexuales, vol 2. Espasa-Calpe, Madrid, S 432–442

Dukes C (1900) On the confusion of two different diseases under the name of rubella (rose rash). Lancet 2:89–94

Hallopeau H (1898) »Pyodermite végétante«, ihre Beziehungen zur Dermatitis herpetiformis und dem Pemphigus vegetans. Arch Dermatol Syph (Wien) 43: 289–306

Ludwig WF von (1836) Über eine Form von Halsentzündung. Med Correspbl Württ Ärztl Vereins 6: 21–25

Lyell A (1956) Toxic epidermal necrolysis: an eruption resembling scalding of the skin. Br J Dermatol 68: 355–361

Manders SM, Heymann WR, Atillasoy E et al (1996) Recurrent toxin-mediated perineal erythema. Arch Dermatol 132: 57–60

Ritter von Rittershain G (1878) Die exfolative Dermatitis jüngerer Säuglinge. Zentralzeitung für Kinderheilkunde 2: 3–23

Stevens FA (1927) Occurrence of Staphylococcus aureus infection with scarlatiniform rash. J Am Med Assoc 88: 1957

Stokes W (1807–1808) On an eruptive disease of children. Dublin Med Phys Essays 1: 146–153

Sydenham T (1676) Observationes medicae circa morborum acutorum historiam et curationem. Kettilby, London

Todd J, Fishaut M, Kapral F et al (1978) Toxic-shock syndrome associated with phage-group-I Staphylococci. Lancet 2: 1116–1118

Whetstone G (Watestone) (1598) The cures of the diseased, in remote regions. Preventing mortalitie, incident in forraine attempts, of the English nation. F.K. for H. L., London

Willoughby R, Greenberg RN (1986) The toxic shock syndrome and streptococcal pyrogenic exotoxins. Ann Intern Med 98: 559

Andere Bakterien

Martin Schaller

13.1 Gram-positive koryneforme Stäbchen

Die Gattung *Corynebacterium* umfasst morphologisch ähnliche, unbewegliche Gram-positive Stäbchen. Die ein- oder beidseitige keulenförmige Anschwellung hat zur Namensgebung geführt (griechisch koryne: Keule). Viele Arten gehören zur residenten Flora des Menschen und sind apathogen. Sie sind oft für Gerüche, insbesondere in Achselhöhlen und Leisten, verantwortlich.

Assoziierte Erkrankungen sind in ◻ Tab. 13.1 dargestellt. *Propionibacterium acnes* spielt bei Akne eine wichtige Rolle, wird aber nicht als direkte Ursache gesehen. Ein Zusammenhang mit Erysipel wurde bei immunsupprimierten Patienten beschrieben. Das Krankheitsspektrum koryneformer Stäbchen umfasst viele harmlose Infektionen bis zur potenziell tödlichen, gelegentlich nur auf die Haut begrenzten Diphtherie.

13.1.1 Erythrasma

[von Baerensprung 1862]

Epidemiologie

Ungefähr 20% der Bevölkerung sind von einer Infektion betroffen. Die Ausprägung klinischer Erscheinungen ist abhängig von der vorherrschenden Luftfeuchtigkeit. Die Erkrankung findet sich häufig in den Leisten, insbesondere bei älteren Männern. Mangelhafte Hygiene, Hyperhidrosis, Übergewicht und Diabetes mellitus sind prädisponierende Faktoren.

Ätiopathogenese

Erreger ist *Corynebacterium minutissimum*. Die harmlosen Bakterien können in eine traumatische oder durch Feuchtigkeit vorgeschädigte Hornschicht eindringen, ohne jedoch lebende Epidermisanteile zu erreichen. Diagnostisch bedeutsam ist die korallenrote Fluoreszenz ihrer Porphyrine im Wood-Licht.

Klinik

Am häufigsten betroffen sind die Intertrigines an der Kontaktstelle Oberschenkel und Skrotum bei Männern sowie Oberschenkel und Labia majora bei Frauen. Andere Prädilektionsstellen sind Achselhöhle, Anal-, Bauch- und

◻ **Tab. 13.1** Erkrankungen durch diphtheroide Bakterien

Erreger	Erkrankung	Vorkommen
Corynebacterium minutissimum	Erythrasma	Häufig
Corynebacterium tenuis	Trichobakteriosis	Nicht häufig
Corynebacterium spp.	Keratoma sulcatum	Häufig
Corynebacterium diphtheriae	Kutane Diphtherie	Sehr selten
Corynebacterium ulcerans	Kutane Diphtherie	Sehr selten
Arcanobacterium haemolyticum	Hautulzerationen	Sehr selten
Corynebacterium pyogenes	Hautulzerationen	In Thailand häufig
Corynebacterium jeikeium	Sepsis bei Immunschwäche	Häufig bei onkologischen Patienten
Propionibacterium acnes, *Propionibacterium granulosum*	Acne vulgaris, Acne conglobata	Sehr häufig, aber nicht kausal
	Follikulitis	Selten, nicht kausal

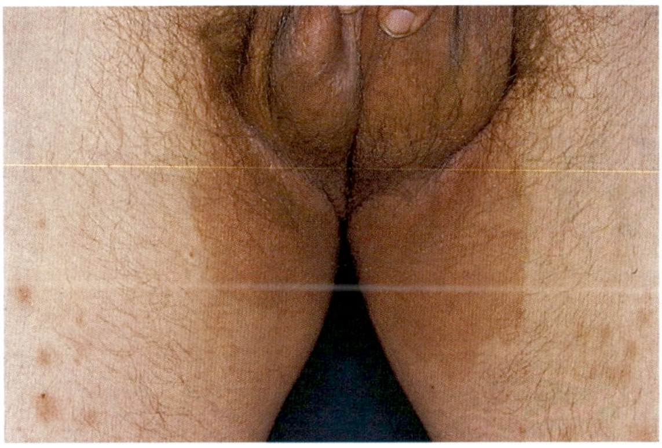

Abb. 13.1 Erythrasma

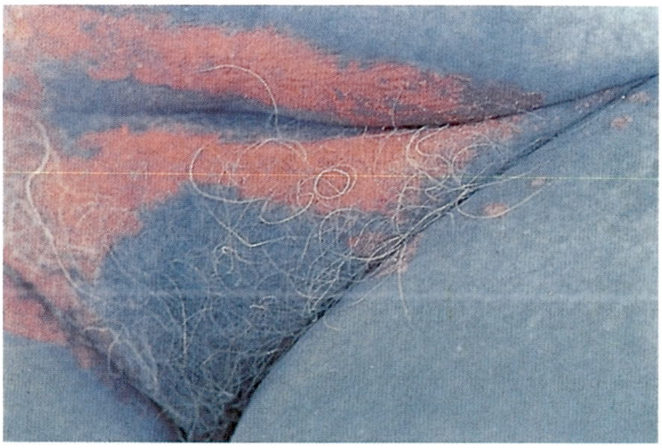

Abb. 13.2 Erythrasma mit ziegelroter Fluoreszenz im Wood-Licht

Brustfalte, Nabel und Zehenzwischenraum. Initial finden sich kleine rotbraune Maculae, die zu scharf begrenzten Herden mit Satelliten in der Umgebung konfluieren. Die Oberfläche ist glatt, bei gelegentlich feiner Schuppung. Obgleich die Erkrankung oft asymptomatisch verläuft, kann Juckreiz vorkommen und zu Exkoriationen und Entzündung führen. Schwitzen und langes Sitzen begünstigen den Juckreiz. Gelegentlich findet sich eine Fluoreszenz in klinisch noch unbefallener Haut.

▪ Differenzialdiagnose

Tinea inguinalis, Pityriasis versicolor, Intertrigo, initiale oder anbehandelte Psoriasis.

▪ Diagnostisches Vorgehen

Bedeutsam ist die nach dem Physiker Wood benannte Wood-Licht-Untersuchung, bei welcher ein Doppelfiltersystem fast reine UVA-Strahlung (320–400 nm) ermöglicht. Entsprechend dem Absorptionsspektrum der von *Corynebacterium minutissimum* produzierten Porphyrine kann es zu einer korallenroten Fluoreszenz kommen.

▪ Histopathologie

Bisweilen ist ein diskretes perivaskuläres Infiltrat zu sehen. Die winzigen Bakterien können in der Hornschicht mit Spezialfärbungen nachgewiesen werden.

▪ Labor

Eine kulturelle Anzüchtung unter aeroben Verhältnissen auf Spezialmedien mit Identifikation und Subklassifikation ist möglich, aber nicht notwendig.

▪ Verlauf

Trotz Therapie verläuft die Erkrankung oft chronisch und weist eine hohe Rezidivrate auf. Nicht selten verbleibt Restpigmentierung.

▪ Therapie

Systemisch Erythromycin in einer Gesamtdosis von 1,0 g auf 2–4 Dosen. Alternativ 250 mg tgl. für 1 Woche.

▪▪ Topisch

Zunächst werden Azol- oder Ciclopirox-haltige Cremes täglich für 1 Woche und dann prophylaktisch einmal wöchentlich aufgetragen. Unterstützend wirkt die Elimination von Begleitfaktoren wie Übergewicht, Schwitzen und Mazeration. Antibakteriell wirksame saure Syndets sind hilfreich. Für die Überprüfung des Therapieerfolgs eignet sich die Wood-Licht-Untersuchung.

13.1.2 Trichobacteriosis palmellina

▪ Synonyme

Trichomycosis palmellina (Trix, Trichos: Haar, Mycosis: frühere fälschliche Annahme einer Pilz-Infektion, palmellina: roter Farbstoff der Alge *Palmella cruenta*).

▪ Epidemiologie

Die relativ häufige Erkrankung betrifft Männer öfter als Frauen.

▪ Ätiopathogenese

Erreger ist *Corynebacterium tenuis*. Korynebakterien gehören zur normalen Standortflora der Haut und Haarschäfte. Bei mangelhafter Hygiene, Hyperhidrosis und intertriginösen Bedingungen bilden die saprophytären Gram-positiven Bakterien dichte, das Haar umschließende Kolonien.

▪ Klinik

Die Haare der Achselhöhlen, seltener des Mons pubis oder ganz selten die Terminalbehaarung des Körpers sind von weiß-gelblichen, rötlichen oder schwärzlichen, schwer abstreifbaren Auflagerungen umgeben. Demnach spricht man von **Trichobacteriosis palmellina flava**, **rubra** oder

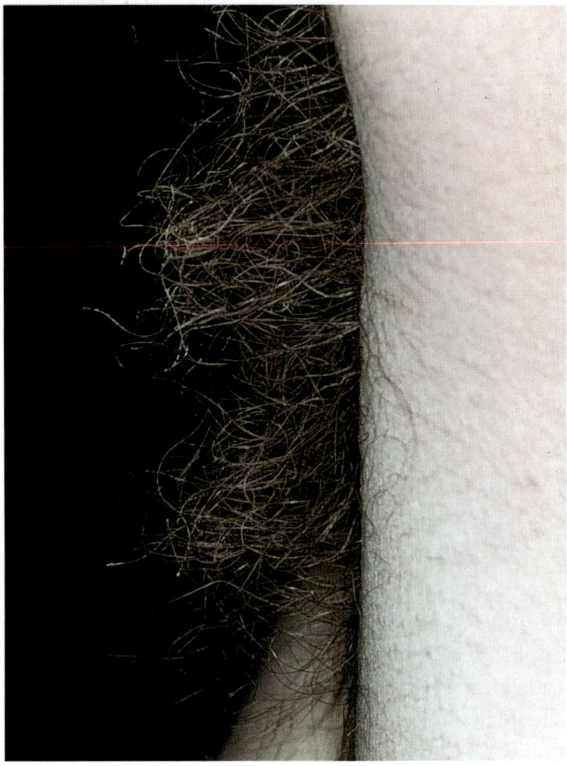

Abb. 13.3 Trichobacteriosis palmellina

nigra. Das Haar wirkt wie eingekrustet oder von Raureif überzogen. Der ranzige, säuerliche Geruch **(Bromhidrosis)** entsteht durch die bakterielle Zersetzung von Testosteron und Lipiden, die mit dem Schweiß ausgeschieden werden. Subjektiv bestehen keine Symptome.

▪ Differenzialdiagnose

Haarzylinder und Piedra.

▪ Diagnostisches Vorgehen

Abgeschnittene Haare zeigen schon bei schwacher lichtmikroskopischer Vergrößerung die Inkrustationen. Auch im Dunkelfeld grenzen sich die Bakterienmassen deutlich vom Haarschaft ab. Mikrobiologisch handelt es sich um Reinkulturen von *Corynebacterium tenuis*. Die Kultivierung der Bakterien ist möglich, aber nicht nötig. Verschiedenfarbige Fluoreszenz kann mit dem Wood-Licht nachgewiesen werden.

▪ Verlauf

Bei mangelnder Körperhygiene chronisch.

▪ Therapie

Adäquate Körperhygiene unter Einsatz von reinigenden Desinfizienzien oder sauren Syndets erforderlich. In hartnäckigen Fällen müssen die Haare abrasiert werden. Eine Hyperhidrosis sollte durch Desodoranzien behandelt werden. Täglicher Wäschewechsel ist anzuraten. Die ranzig riechende Kleidung ist entsprechend zu reinigen.

13.1.3 Keratoma sulcatum

[Castellani 1910]

▪ Synonyme

Pitted keratolysis (pit: Grube, Grübchen)

▪ Epidemiologie

Die weltweit beobachtete Erkrankung tritt häufig bei Männern auf und ist in tropischen und subtropischen Klimazonen verbreitet. Sie hat schon seit langer Zeit bei militärischen Operationen zu erheblichen Ausfällen geführt. Klassische Beschreibungen des Keratoma sulcatum stammen bereits aus der englischen Kolonialzeit in Indien.

▪ Ätiopathogenese

Erreger sind diphtheroide Stäbchen; vor allem Korynebakterien und *Dermatophilus congolensis*. Prädisponierend sind Hyperhidrosis, Hemmung der Abdunstung durch die Hyperkeratose der Fußsohlen und durch okklusives Schuhwerk. Weitere Faktoren sind die im feuchtwarmen Milieu zunehmende Vermehrung der diphtheroiden Stäbchen der Standortflora. Die Aufquellung der Hornschicht und die enzymatische Aktivität der Bakterien (keratolytische Wirkung von Keratinasen und Proteasen) führen zu flachen Grübchen in der Hornschicht. Sportler und bestimmte Industriearbeiter (Arbeiten in Gummistiefeln bei feuchtwarmer Umgebung) neigen zu Keratoma sulcatum.

▪ Klinik

Prädilektionsstellen sind die durch Druck belasteten Areale wie Ferse, Großzehenballen und seitliche Sohlenanteile. Die Hornhaut ist oft weißlich verfärbt, verquollen und weist grübchenförmige, 1–3 mm große, wie ausgestanzt wirkende Hornschichtdefekte auf. Bei Entlastung des Fußes werden keine Schmerzen angegeben. Es besteht nur geringer Druckschmerz, der zu unerträglich brennenden, stechenden Schmerzen beim Gehen und bei längerer Dauerbelastung führt. Oft liegen eine erhebliche Bromidrosis und Hyperhidrosis vor.

▪ Histopathologie

Im Stratum corneum werden umschriebene Defekte gesehen, Bakterien sind nachweisbar.

▪ Verlauf

Bei Beseitigung der auslösenden Faktoren ist die Prognose günstig; ansonsten verläuft die Erkrankung chronisch.

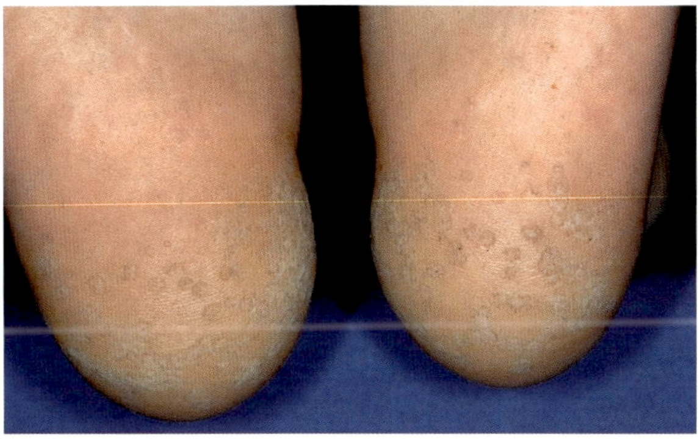

Abb. 13.4 Keratoma sulcatum

■ **Therapie**

Das feuchte Milieu und die mechanische Belastung werden beseitigt und Erythromycin, Imidazol oder Benzoylperoxid als Creme, Gel oder Lösung appliziert. Bei Hyperhidrose ist eine Leitungswasseriontophorese indiziert.

13.1.4 Diphtherie

[Bretonneau 1826]

■ **Epidemiologie**

In Industrienationen tritt die Diphtherie der oberen Atemwege seit Jahren nur noch sporadisch auf. Die Diphtherie-Inzidenz ist in Europa mit 228 gemeldeten Fällen im Jahr 2007 auf den historisch niedrigsten Stand zurückgegangen. Die meisten Fälle sind mit Auslandsaufenthalten oder Kontakten zu Personen aus Endemiegebieten assoziiert. Nach Haiti ist Lettland gegenwärtig das Land mit der zweithöchsten Diphtherie-Inzidenz weltweit, ohne dass es dort in den letzten 5 Jahren einen signifikanten Abwärtstrend gegeben hätte.

■ **Ätiopathogenese**

Bei Diphtherieerkrankungen in gemäßigten Klimazonen ist überwiegend der Respirationstrakt betroffen. In Westeuropa wird *Corynebacterium ulcerans* mittlerweile häufiger bei klinischen Diphtheriefällen isoliert als *C. diphtheriae.* Die Virulenz wird durch das Diphtherietoxin begründet, das betreffende Gen wird durch Phageninfektion erworben. Eine Übertragung erfolgt durch Tröpfcheninfektion, bei der Hautdiphtherie durch Schmierinfektion. Die Haut kann auch primäre Eintrittspforte sein, meist erfolgt aber eine Auto- oder Heteroinokulation aus dem Rachenraum. Die Inkubationszeit beträgt in der Regel 2–5 Tage, selten bis zu 8 Tagen. Die Haut- und Wunddiphtherie kommt vor allem in den Tropen vor, in westlichen Ländern insbesondere bei Obdachlosen, Alkoholikern und Drogenabhängigen.

■ **Klinik**

Durch Keimverschleppung auf Ekzeme oder impetiginisierte Hautveränderungen kommt es zu schmierig belegten, bogig begrenzten Ulzerationen mit entzündlichem Randsaum. Die Ulzeration ist von einer schmierig gelblichgrauen, fest haftenden Pseudomembran bedeckt. Toxinproduktion führt zu systemischen Krankheitserscheinungen (Tachykardie, Kreislaufkollaps).

■ **Differenzialdiagnose**

Andere bakteriell bedingte Ulzerationen und Ekthyma sind zu unterscheiden.

■ **Labor**

Im Ausstrichpräparat sind schlanke, bipolare Stäbchen mit Lagerung in parallelen Gruppen zu sehen, die an Schriftzeichen erinnern. Die Erreger können aus Rachen-, Nasen- oder Wundabstrichen isoliert und kultiviert werden, zudem ist die Diagnose durch den Nachweis des Diphtherietoxins (ELEK-Test) und des Diphtherietoxingens (PCR) möglich. Spezifische Antikörper gegen Toxoid im Serum sind nur für epidemiologische Fragestellungen von Bedeutung.

■ **Therapie**

Bei einer Diphtherieerkrankung ist die sofortige Gabe von Antitoxin in Form eines Immunserums vom Pferd und von Antibiotika indiziert. Empfohlen werden Penicillin G oder Erythromycin. Andere Antibiotika, wie Tetrazykline, Rifampicin und Clindamycin, sind ebenfalls wirksam.

■■ **Weitere Empfehlungen**

Die Prophylaxe besteht in der aktiven Immunisierung mit einem Toxoidimpfstoff. Die erzeugte antitoxische Immunität verhindert Erkrankungen weitgehend, nicht aber eine Infektion oder Kolonisation.

Meldepflichtig sind Krankheitsverdacht, Erkrankung, Tod sowie der Erregernachweis.

13.1.5 Weitere koryneforme Bakterien

Corynebacterium pyogenes ist tierpathogen, kann aber auch beim Menschen Ulzerationen und unterschiedliche opportunistische Erkrankungen auslösen. So wurde dieser Keim als Grund für das epidemische Auftreten von Unterschenkelulzera bei thailändischen Schulkindern identifiziert.

Corynebacterium jeikeium kann bei immungeschwächten Personen zur Sepsis führen.

Eng verwandt ist *Arcanobacterium haemolyticum*, das als Auslöser von Pharyngitis und Hautulzerationen bei amerikanischen Soldaten im Südpazifik während des 2. Weltkriegs identifiziert wurde. Der Organismus lässt sich nur auf Blutagar kultivieren, sodass er in der Differenzialdiagnose zwischen viraler und streptokokkenbedingter Pharyngitis übersehen werden kann. Assoziierte Exantheme sind morbilliform oder skarlatiniform und auf den Stamm und die proximalen Extremitätenabschnitte begrenzt. Eine antibiotische, gegen Streptokokken gezielte Therapie ist auch bei *Arcanobacterium haemolyticum* wirksam.

Weitere Mitglieder der Gattung *Corynebacterium* gehören zur Standortflora von oraler Schleimhaut, Leisten und Zehenzwischenraum oder können als tierpathogene Keime auf den Menschen übergehen.

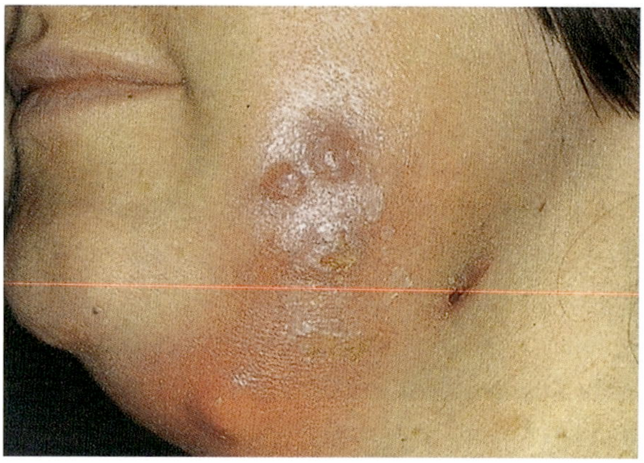

Abb. 13.5 Aktinomykose

13.2 Andere Gram-positive Bakterien

13.2.1 Aktinomykose

[Bollinger 1877, Israel 1878]

- **Epidemiologie**

Die weltweit auftretende Infektionskrankheit kommt öfter bei der Land- als bei der Stadtbevölkerung und 3-mal häufiger bei Männern als bei Frauen vor.

- **Ätiopathogenese**

Haupterreger ist *Actinomyces israelii*, ein Gram-positives pleomorphes fädiges Bakterium von bis zu 1 µm Dicke, nicht säurefest, anaerob oder mikroaerophil. Nicht selten finden sich Begleitkeime wie *Actinobacillus actinomycetemcomitans. Actinomyces israelii* ist ein Keim der normalen Standortflora bei Mensch und Tier und kommt im Mund-Rachen-Raum und sporadisch im Dickdarm vor. Von diesen physiologischen Standorten aus kann es zur endogenen Infektion kommen, sofern die Anaerobier beim Eindringen in das tiefere Gewebe anaerobe Bedingungen vorfinden. Aus nicht geklärten Gründen ist *Actinomyces israelii* nicht allein in der Lage, eine Aktinomykose hervorzurufen, sondern benötigt die Mithilfe anderer Bakterien.

Actinomyces israelii wird zu über 50% in exzidiertem Tonsillenmaterial nachgewiesen. Verletzungen wie Knochenfrakturen (Kieferbrüche) und Zahnextraktionen begünstigen die anaerobe Infektion.

Die als Boden- und Gräsersaprophyten weit verbreiteten Aktinomyzeten sind wahrscheinlich nicht humanpathogen.

- **Klinik**

Je nach Eintrittspforte und damit Lokalisation werden drei klinische Formen der Aktinomykose unterschieden:

Zervikofaziale Aktinomykose Sie ist die häufigste Form und macht etwa 95% aller Infektionen in Deutschland aus. Zahnfleisch, Mundboden, Wangenschleimhaut oder Unterkiefer bilden die Eintrittspforte, besonders bei odontogenen Infektionen kariöser Zähne. Zunächst entstehen derbe, entzündliche Knoten, danach subkutane Anschwellungen der Wange, der Submental- oder der Submandibularregion. Von hier aus kann es zu einer sekundären Hautaktinomykose kommen. Meist seitlich am Hals entstehen mächtige, brettharte, entzündliche Infiltrationen, die wulstförmig verlaufen, Einziehungen aben und paketartig voneinander abgetrennt sein können. Über den Geschwülsten sieht die Haut blaurot aus und fühlt sich hypertherm an. Es entstehen Fistelöffnungen oder auch kleine Ulzerationen, aus denen sich serös-eitriger Abszessinhalt abpressen lässt. Im Sekret finden sich charakteristische gelbe, eben sichtbare stecknadelkopfgroße Körnchen, die **Actinomycesdrusen**. Auffälligerweise fehlen Lymphknotenschwellungen. Periostitis und Osteomyelitis folgen bei längerem Krankheitsverlauf.

Abdominale Aktinomykose Sie kann beispielsweise nach operativer Versorgung einer Appendizitis durch Eintrittspforten am Darm entstehen und äußert sich als intraabdominale Tumormasse, oft mit einem Psoasabszess, begleitet von hohem Fieber, Gewichtsverlust und Nachtschweiß. Sekundär kann es zur Hautbeteiligung kommen.

Thorakale Aktinomykose Sie entsteht bei einem Lungenbefall und äußert sich durch Hustenreiz mit Auswurf und Pleuraschmerzen. Sekundär kommt es durch abszedierende Fistelgänge oder subkutane Abszesse zur Mitbeteiligung der Haut.

- **Differenzialdiagnose**

Dentogene Fisteln und andere chronisch-kolliquative infektiöse Dermatosen, wie Tuberculosis cutis colliquativa, Tuberculosis subcutanea et fistulosa, syphilitische Gummen,

Sporotrichose, Lymphogranuloma venereum und Nokardiose, sowie Metastasen maligner Tumoren müssen ausgeschlossen werden.

■ **Histopathologie**

Azidophile Granula mit peripheren Filamenten. *Actinomyces* spp. ist nicht säurefest, dadurch ist eine Differenzierung von der teilweise säurefesten Gattung *Nocardia* möglich. Actinomycesdrusen zeigen im HE-Schnitt ein sehr typisches Bild.

■ **Labor**

Die kulturelle Anzüchtung ist bei reduzierter Sauerstoffspannung und erhöhter Kohlendioxidkonzentration bei 35–37°C auf Hirn-Herz-Dextrose-Agar möglich. Bereits nach 48 h lässt sich plattenmikroskopisch an der Oberfläche des Kulturmediums das Wachstum von myzelartigen Kolonien (spinnenförmig) erkennen. Nach 10–14 Tagen sind weißliche Kolonien mit bloßem Auge erkennbar.

Im Ausstrichpräparat können Drusen – winzige derbe Körnchen, die gelb- bis rotbräunlich tingiert sind und bei schwacher Vergrößerung unter dem Mikroskop blumenkohlartig aussehen – nachgewiesen werden.

■ **Verlauf**

Die Erkrankung verläuft hochchronisch ohne Beeinträchtigung des Allgemeinbefindens. Die brettharten Infiltrate und die Osteomyelitis führen jedoch zu auffälligen, entstellenden Veränderungen. Die zervikofaziale Aktinomykose hat bei rechtzeitiger Diagnose und Therapie eine günstige Prognose.

■ **Therapie**

Sie erfordert oft sowohl chirurgisches als auch chemotherapeutisches Vorgehen. Abszesse werden inzidiert und drainiert, chronisch-fibrotisches, nicht durchblutetes Gewebe exzidiert. Das Mittel der Wahl ist Penicillin G als Kurzinfusion 4-mal tgl. in einer Einzeldosis von 1,5–3,0 Mio. IE, alle 4 h, kombiniert mit Metronidazol 3-mal 0,5 g i. v. über mindestens 6 Wochen, später oral Phenoxymethylpenizillin 4-mal 1 Mio. IE. Alternativ kann bis zur völligen Abheilung mit Depotpenizillin über 1 Jahr behandelt werden.

13.2.2 Morbus Whipple

[Whipple 1907]

■ **Ätiopathogenese**

Der Erreger *Tropheryma whippelii* ist ein anaerobes Grampositives Stäbchen aus der Familie *Actinomyces*.

■ **Klinik**

Whipple beschrieb ein Krankheitsbild, welches über ein Jahrhundert lang für eine Stoffwechselstörung gehalten wurde. Die Mehrzahl der Patienten sind Männer im mittleren Alter mit intermittierenden Arthralgien, Diarrhoe, Steatorrhoe, Bauchschmerzen, Fieber, Gewichtsverlust, Anämie und Kräfteverfall. Die Hälfte der Patienten leidet an einer diffusen Hyperpigmentierung unklarer Ätiologie.

■ **Histopathologie**

Die xanthomatösen Makrophagen sind mit PAS-positivem Material gefüllt und finden sich in jedem Organ.

■ **Labor**

Eine kulturelle Anzüchtung der Erreger ist schwierig, aber der DNA-Nachweis ist für die Therapiekontrolle geeignet.

■ **Therapie**

Therapeutisch werden Penizillin und Streptomycin parenteral empfohlen. Im Anschluss wird Trimethoprim-Sulfamethoxazol für 1 Jahr verordnet.

13.2.3 Anthrax

[Davaine 1863, 1865]

■ **Synonyme**

Pustula maligna, Milzbrand der Haut

■ **Epidemiologie**

Die Gefährlichkeit der Erkrankung beruht auf der sehr langen Persistenz der Sporen in der Natur. Milzbrandsporen sind sehr resistent und überleben jahrelang in tierischen Produkten (Haare, Häute), aber auch auf Weiden und in Stallungen. Rinder und Schafe können erkranken, weniger häufig sind Pferde, Schweine und Geflügel betroffen. Durch verseuchtes Futter gelangt der Erreger in den Darm, wo sich die Haupterscheinungen zeigen. Der Mensch kann sich unmittelbar am Tier oder an tierischen Produkten infizieren. Gefährdet sind Tierärzte, Bauern, Abdecker, Metzger, Lederhändler, Bürstenmacher, Entladearbeiter in Häfen oder Arbeiter in der Felle und Wolle verarbeitenden Industrie (Berufskrankheit). Sporenbildung ist auch unter Wundverbänden möglich. Impfungen und scharfe Kontrollen der Viehbestände haben Anthrax in westlichen Ländern sehr selten werden lassen, aber Importe aus dem Mittleren und Fernen Osten, Afrika und Südamerika bergen die Gefahr der Sporeneinschleppung. Ziegenhaare aus dem Mittleren Osten sind häufig infiziert. In Deutschland und Schottland starben seit 2009 mehrere Personen aufgrund von mit Milzbrandbakterien verunreinigtem Heroin.

III

Differenzialdiagnose

Aktinomykose, Tuberkulose, atypische Mykobakterien-Infektionen, Histoplasmose, Sporotrichose und Kokzidioidomykose (Erreger von lymphokutanen Syndromen) sind abzugrenzen.

Histopathologie

Im Routineschnitt sind die Erreger innerhalb des Abszesses nicht nachweisbar. Die fein verzweigten Filamente (Drusen) sind morphologisch ähnlich wie bei *Actinomyces*, aber säurefest und Gram- sowie PAS-positiv.

Labor

Im Gegensatz zu *Actinomyces* ist *Nocardia* stets als pathogen einzustufen. Der kulturelle Nachweis gelingt auf Universalnährböden oder Medien für Tuberkulosediagnostik wie Löwenstein-Jensen-Medium.

Verlauf

Bei primär kutaner Nokardiose ist der Verlauf relativ gut; bei pulmonaler oder systemischer Nokardiose beträgt die Letalität auch heute noch, bei umfassender Chemotherapie, bis zu 50%.

Therapie

Bei Innenorgan-, aber auch bei Hautbeteiligung wird eine Sulfonamidtherapie empfohlen, insbesondere mit Sulfadiazin in höchsten Dosen von bis zu 12 g/Tag. Steht die Hautbeteiligung im Vordergrund, kann mit Erfolg Cotrimoxazol 2-mal 1 Tablette tgl. (160 g Trimethoprim und 800 mg Sulfamethoxazol) eingesetzt werden. Die Behandlung wird bis zur völligen Erscheinungsfreiheit durchgeführt, dies kann Wochen bis Monate in Anspruch nehmen. Zusätzlich ist eine lokale Hyperthermie erwogen worden. In vielen Fällen kommt neben der Chemotherapie der chirurgischen Intervention entscheidende Bedeutung zu.

13.2.6 Erysipeloid

[Rosenbach 1887]

Synonym

Schweinerotlauf

Epidemiologie

Die krankheitsauslösenden Bakterien kommen bei Schweinen, Salzwasserfischen, auf Krabben, an Schalentieren, aber auch bei Geflügel, besonders Puten, sowie in Verbindung mit Tierprodukten, wie Knochen und Häuten, vor. Die Infektionen erfolgen in den Sommermonaten und sind fast ausschließlich auf Kontaktpersonen (Fischer, Schlachter, Hausfrauen) beschränkt. Epidemien sind bei Krabbenfischern (crab dermatitis) und bei Herstellern von Knöpfen aus Knochen bekannt. Es entwickelt sich keine bleibende Immunität.

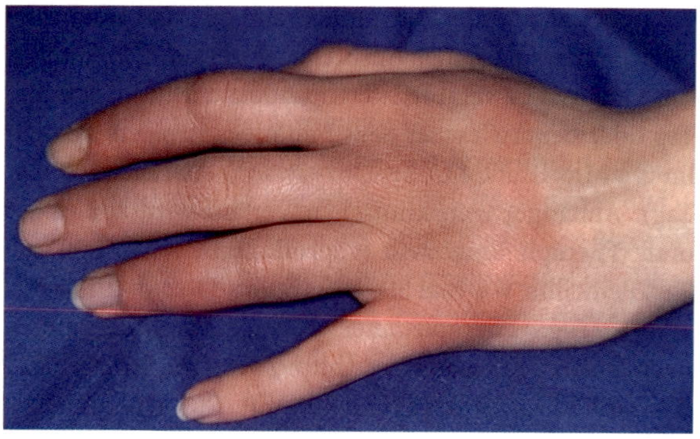

Abb. 13.7 Erysipeloid

Ätiopathogenese

Der Erreger ist *Erysipelothrix rhusiopathiae*, ein leicht kultivierbares, kurzes, nicht bewegliches Gram-positives Stäbchen. Der Patient ist meistens in der Fleisch oder Tiere verarbeitenden Industrie beschäftigt. Bei Bagatelltraumen mit Verletzung durch Fleisch, Fischgräten oder Krabbenstacheln kommt es zur Erregerinokulation. Die Erkrankung kann sehr selten auch durch kontaminierte Nahrung übertragen werden.

Klinik

Nach einer Inkubationszeit von 3–7 Tagen entwickelt sich ausgehend von der Hautverletzung sowie in deren Umgebung zunächst unter schmerzhaftem Spannungsgefühl ein hellroter Fleck, der peripher wächst und erysipelähnlich wirkt, auch dadurch, dass die Herde scharf bogig begrenzt sind. Im Zentrum klingt die Rötung wieder ab, am Rand schreitet sie fort, bis die Erkrankung zum Stillstand kommt. Meist bleibt sie auf ein umschriebenes Gebiet beschränkt, beispielsweise den Handrücken.

Bei gutem Allgemeinbefinden kommt es kaum zu Fieber. Selten kann eine Arthritis im befallenen Areal vorkommen. Oft entwickelt sich eine regionale Lymphknotenschwellung. Bronchitis tritt nach Inhalation der Erreger auf, auch Endokarditis und Septikämie können vorkommen.

Differenzialdiagnose

Beim fieberhaften Erysipel liegt ein foudroyanter Verlauf vor. Das Erythema migrans tritt bevorzugt am Stamm oder proximalen Gliedmaßenabschnitten auf und breitet sich viel langsamer aus.

Labor

Der kulturelle Erregernachweis gelingt am besten aus Biopsiematerial, aber auch aus Gewebeflüssigkeit, die aus

Proben isoliert wurde, welche durch Skarifikation der Randpartien gewonnen wurden.

Verlauf

Bei normalerweise unkompliziertem Verlauf klingt die Infektion nach 2–3 Wochen ab, kann aber auch mit Wechsel von Exazerbation und Besserung über viele Monate persistieren. Die Prognose ist, abgesehen von seltenen systemischen Komplikationen, gut.

Therapie

Penicillin wird oral in Dosen zwischen 2 und 3 Mio. IE/Tag für 3–6 Tage gegeben. Bei Penicillin-Unverträglichkeit wird Erythromycin empfohlen. Höhere und längere Antibiotikatherapie ist bei Arthritis, Endokarditis oder Sepsis erforderlich.

Weitere Empfehlungen

Risikogruppen (Tierärzte, Tierhändler) sollten geimpft werden. Die erkrankten Gliedmaßen werden ruhig gestellt, feuchte Umschläge sind hilfreich.

13.2.7 Pneumokokken-Infektion

[Fraenkel 1886]

Ätiopathogenese

Streptococcus pneumoniae findet sich bei 50% aller Menschen als Teil der normalen Bakterienflora des oberen Respirationstrakts. Von dort aus sind eine Infektion der Lunge durch den α-hämolysierenden Erreger und damit die Ausbildung einer schweren Lungenentzündung möglich.

Klinik

Streptococcus pneumoniae ist als Erreger der akuten Lobärpneumonie bekannt. Bei Kindern kann er Otitis media, Meningitis und eine Orbitalphlegmone auslösen.

Erysipele, manchmal mit Blasen, wurden bei Immunsuppression nach einer Pneumonie beobachtet.

Labor

In der Blasenflüssigkeit können Gram-positive Diplokokken im Ausstrich nachgewiesen werden. Zur endgültigen Differenzierung ist die Kultur unerlässlich.

Therapie

Obwohl sich das Auftreten penicillinresistenter Stämme zu einem zunehmenden Problem entwickelt, ist hochdosiertes Penicillin bei dermatologischen Manifestationen nach wie vor Therapeutikum der Wahl. Eine Impfung steht zur Verfügung und wird für Hochrisikopatienten empfohlen.

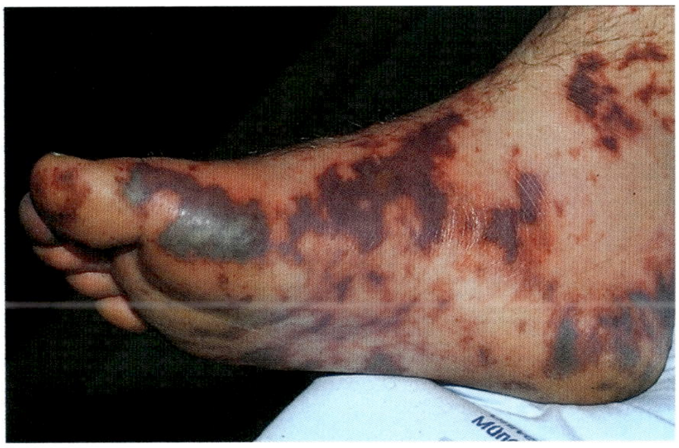

Abb. 13.8 Purpura bei Meningokokkensepsis

13.2.8 Meningokokken-Infektion

[Weichselbaum 1887]

Epidemiologie

Die Erkrankung ist weltweit verbreitet und kommt in Deutschland im Winter und Frühling gehäuft vor. Etwa 10% der Bevölkerung sind asymptomatische Träger. Invasive Meningokokkenerkrankungen traten am häufigsten bei Kindern unter 5 Jahren auf.

Ätiopathogenese

Der Erreger ist *Neisseria meningitidis*. Nach Anheftung an die Mukosa des Respirationstrakts werden die Bakterien phagozytiert, aber aufgrund ihrer Kapsel nicht abgetötet. Die dadurch freigesetzten Endotoxine schädigen die Gefäße. Es tritt eine charakteristische Purpura auf. Die Gefäßschädigung kann sich bis zur disseminierten intravaskulären Koagulopathie weiter entwickeln. Nach einer Infektion kommt es zur Immunität, Patienten mit Komplementdefekten können an rezidivierenden Verlaufsformen leiden.

Klinik

Die Inkubationszeit beträgt in der Regel 3–4 Tage (zwischen 2 und 10 Tagen). Die meisten Infektionen verlaufen subklinisch. Bei Petechien oder kleinen erythematösen Papeln in Verbindung mit Fieber bei Kindern sollten Meningokokken erwogen werden. Unterschenkel und Stamm sind am häufigsten betroffen. Das Ausmaß der Hautveränderungen korreliert gut mit dem Schweregrad der systemischen Koagulopathie. Purpura größer als 1 cm, Blasen und Ulzeration weisen auf ein beginnendes **Waterhouse-Friderichsen-Syndrom** hin [Waterhouse 1911, Friderichsen 1918], welches insbesondere bei splenektomierten Patienten möglich ist. Bei chronischen Verlaufsformen kann sich unter erhöhter Temperatur und Krankheitsgefühl eine pustulöse kutane Vaskulitis – ähnlich den Hautveränderungen bei disseminierter Gonokokkeninfektion – entwickeln.

■ Differenzialdiagnose

Bei Fieber mit petechialen Veränderungen müssen Rocky-Mountain-Fleck-Fieber, Haemophilus-influenzae-Sepsis, enterovirale Infektionen und subakute bakterielle Endokarditis abgegrenzt werden.

■ Histopathologie

Zeichen der akuten Phase sind Gefäßthromben, bei chronischen Verlaufsformen ergibt sich das Bild einer leukozytoklastischen Vaskulitis.

■ Labor

Die Bakterien können direkt mikroskopisch nachgewiesen werden, die Diagnose wird durch kulturelle Anzucht aus Liquor und Blut gesichert.

■ Verlauf

Unbehandelt liegt die Mortalität bei 80%. Bei großflächiger Hautbeteiligung ist die Prognose ungünstig.

■ Therapie

Die Meningokokkeninfektion wird i.v. mit hoch dosiertem Penicillin G behandelt. Kooperation mit Internist oder Pädiater ist zu empfehlen. Da Penicillin G nicht zu einer Eradizierung der Keime im Nasen-Rachen-Raum führt, sollten Patienten, die allein mit diesem Antibiotikum behandelt wurden, vor der Entlassung eine Chemotherapie mit Rifampicin, Ciprofloxacin oder Ceftriaxon erhalten, dies wird ebenso für enge Kontaktpersonen empfohlen.

■■ Weitere Empfehlungen

Die zur Verfügung stehenden Impfstoffe werden bei splenektomierten Patienten eingesetzt. Seit Juli 2006 empfiehlt die Ständige Impfkommission am Robert Koch-Institut eine Impfung mit einem konjugierten Meningokokken-C-Impfstoff für alle Kinder ab dem Alter von 12 Monaten. Meldepflicht besteht bei Krankheitsverdacht, Erkrankung, Tod sowie Erregernachweis.

13.3 Gram-negative Bakterien

13.3.1 Gram-negative Follikulitis

[Fulton et al. 1968]

Unter diesem Begriff wird ein Spektrum nosologisch unterschiedlicher Erkrankungen zusammengefasst, die durch das Vorhandensein follikulärer Pusteln und den kulturellen Nachweis Gram-negativer Erreger gekennzeichnet sind.

Die Gram-negative Follikulitis kann als Komplikation einer antibiotischen Langzeittherapie von Acne vulgaris und Rosazea oder als Komplikation nach Epilation auftreten. Eine weitergehende klinische Variante der Gram-negativen Follikulitis stellt die Schwimmbad- oder Whirlpool-Dermatitis dar.

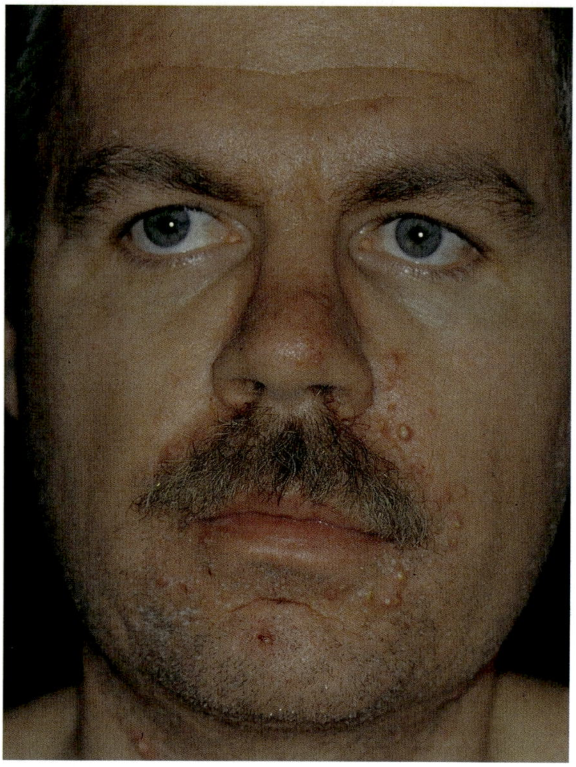

Abb. 13.9 Gram-negative Follikulitis

Nach antibiotischer Langzeittherapie von Acne vulgaris und Rosazea

■ Ätiopathogenese

Enterobacteriaceae und *Pseudomonas aeruginosa* sind die führenden Erreger beim Typ I, während sich *Proteus spp.* beim Typ II isolieren lassen.

Es wird von einer iatrogenen Komplikation einer lang dauernden, überwiegend oral geführten antimikrobiellen Akne- oder Rosazeabehandlung, insbesondere mit Tetrazyklinen, ausgegangen, die zu einer Verdrängung der normalen Gram-positiven Hautflora (Mikrokokken, Staphylokokken) durch Gram-negative Keime geführt hat. Erregerreservoir sind neben den Follikulitiden die Nasen-Rachen-Schleimhäute. Darüber hinaus werden konstitutionelle Störungen der zellulären und humoralen Immunität (Verminderung der T-Zellen, verminderte Gesamtkomplementaktivität) sowie eine starke Seborrhoe als zusätzlich begünstigende Faktoren diskutiert.

Eine Simultanbesiedlung der Haut und der Samen ableitenden Wege ist möglich und verlangt spezielles therapeutisches Vorgehen.

Die Erkrankung verläuft chronisch-rezidivierend über Jahre, ohne Hautatrophie, aber gelegentlich mit Juckreiz.

▪ Klinik
Rezidivierend treten follikulär gebundene, juckende Pusteln perinasal und perioral auf seborrhoischer Haut auf. Beim häufigeren Typ I finden sich vorwiegend perinasal angeordnete, oberflächliche, follikulär gebundene, kleine, hellgelbe Pusteln mit erythematösem Hof, während der seltenere und schwerer verlaufende Typ II durch vorwiegend nasolabial und perioral angeordnete, tief sitzende, sukkulente, Acne-conglobata-artige Knoten gekennzeichnet ist. Die Patienten leiden stets an massiver Seborrhoe.

▪ Differenzialdiagnose
Therapieresistente Acne vulgaris oder Rosazea, staphylogene Follikulitiden, Candida-Follikulitis sowie periorale Dermatitis sind zu differenzieren.

▪ Histopathologie
Follikulär gebundene kleine Abszesse ohne Komedonen sind typisch.

▪ Diagnostisches Vorgehen
Anamnestisch handelt es sich typischerweise um einen älteren Aknepatienten mit starker Seborrhoe und vorausgegangener antimikrobieller Therapie, der als klinisches Bild rezidivierende Pusteln um Mund und Nase oder am Stamm aufweist. Der Nachweis Gram-negativer Stäbchen und mangelndes Ansprechen auf Therapie sind diagnoseweisend. Mehrfachinfektionen mit zwei oder drei Gram-negativen Keimen (*Escherichia coli*, Klebsiellen und *Pseudomonas*) sind möglich.

▪ Therapie
Sie ist außerordentlich schwierig und unbefriedigend; in vielen Fällen kann keine dauerhafte Heilung erreicht werden. Wiederholte bakteriologische Untersuchungen mit Charakterisierung der Erregerempfindlichkeit sind notwendig.

▪▪ Systemisch
Isotretinoin (13-cis-Retinsäure) stellt die Behandlung der Wahl dar (10–20 mg tgl. für 6 Monate; besondere Vorschriften gelten für Frauen im gebärfähigen Alter). Darunter geht die Seborrhoe zurück, und die Gram-negativen Stäbchen werden eliminiert. Eine langfristige Remission ist möglich. Alternativ kommt nur eine systemische Antibiotikatherapie in Betracht, insbesondere parenteral mit Breitspektrumcephalosporinen der 3. Generation wie Cefotaxim oder mit Chinolonen der 2. Generation wie Ciprofloxacin. Bei einigen Patienten, bei denen die orale Monotherapie mit Isotretinoin versagte, konnte eine Simultanbesiedelung von Haut und Samen ableitenden Wegen nachgewiesen werden. In diesen Fällen wird eine simultane Kombination von Isotretinoin mit einem Antibiotikum empfohlen, wobei die antibiotische Behandlung mit Sulfonamiden (Trimethoprim 160 mg/Sulfamethoxazol 800 mg 2-mal 1 Tablette tgl. für 14 Tage) oder Cephalosporinen (Cefixim 200 mg 2-mal 1 Tablette tgl. für 14 Tage) durchgeführt werden kann, welche in Kombination mit Isotretinoin nicht zu einer benignen intrakraniellen Hypertension (Pseudotumor cerebri) führen.

▪▪ Topisch
Desinfizierende Maßnahmen (Waschen unter Verwendung von Povidon-Jod-Flüssigseife) und Einsatz von O/W-Emulsionen mit Zusatz von Triclosan (2%) oder Chlorhexidin (1%) sind sinnvoll. Rasierer sollten mit 70%igem Isopropanol regelmäßig desinfiziert werden. Auch Benzoylperoxid in niedriger Konzentration (3–5%) kann versucht werden.

Gram-negative Follikulitis als Komplikation nach Epilation
Nach vorangegangener Epilation treten an den Beinen Papeln und Pusteln auf, wobei die Infektion in der Regel auf die Verwendung kontaminierter Externa zurückzuführen ist. Mikrobiell wird meist *Pseudomonas aeruginosa* nachgewiesen. Therapeutisch reichen äußerliche, desinfizierende Maßnahmen (Waschen unter Verwendung von Povidon-Jod-Flüssigseife und Einsatz von O/W-Emulsionen mit Zusatz von Triclosan [2%] oder Chlorhexidin [1%]) aus.

Whirlpool-Dermatitis
[McCausland 1976]

▪ Synonym
Schwimmbaddermatitis

▪ Epidemiologie
Die Erkrankung trat zunächst vor allem in Nordamerika auf und ist inzwischen weltweit verbreitet. Sie kommt speziell im Winter vor, was mit der gehäuften Benutzung warmer Gemeinschaftsbäder zusammenhängen dürfte. Die Anzahl der Erkrankten unter den Benutzern einer kontaminierten Einrichtung wird auf 7–100% beziffert.

▪ Ätiopathogenese
Die durch die erhöhte Wassertemperatur bestehenden optimalen Wachstumsbedingungen führen zur Anreicherung von *Pseudomonas aeruginosa* (meist Serotyp 0:11). Die gleichzeitig durch Feuchtigkeit und Wärme begünstigte Minderung der epidermalen Abwehrleistung gegenüber den Keimen induziert das Entstehen der Follikulitis, wobei die Pseudomonasquelle häufig auf eine Otitis externa eines Benutzers zurückzuführen ist. In den letzten Jahren konnte auch *Aeromonas hydrophila* als auslösender Keim identifiziert werden.

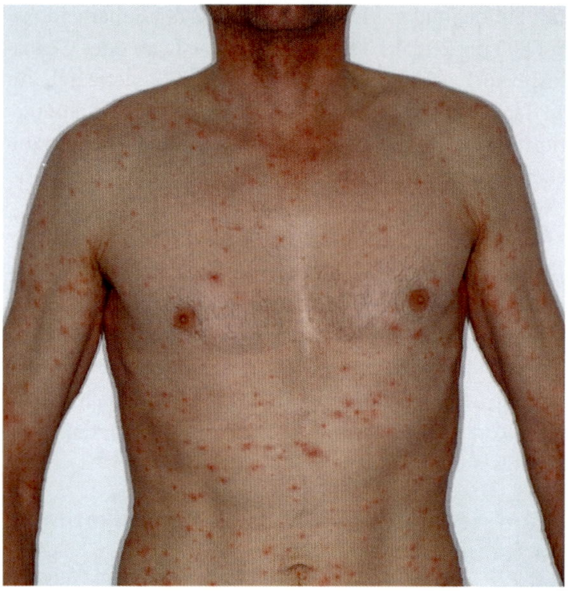

Abb. 13.10 Whirlpool-Dermatitis

■ Klinik

Vor allem am Stamm, speziell am lateralen Thoraxabschnitt, treten in symmetrischer Verteilung follikulär gebundene rötliche Maculae, Papeln, Pusteln und Bläschen auf. Zusätzlich kann es zu einer schmerzhaften Rötung und Schwellung der Brustdrüsen kommen. Auch schmerzhafte erythematöse Knoten der Handflächen und Fußsohlen wurden beschrieben. Nicht selten bestehen Allgemeinerscheinungen wie Fieber, Übelkeit und Erbrechen. Eine schmerzhafte Beteiligung der axillaren Lymphknoten kommt vor, ebenso können Ohren- und Halsschmerzen auftreten. Diese Symptome werden durch die Freisetzung von Exotoxinen verursacht. Die Hauterscheinungen können mit starkem Juckreiz einhergehen.

In der Regel verläuft die Erkrankung selbstlimitierend über 7–10 Tage, Komplikationen bis hin zur Sepsis wurden jedoch bekannt.

■ Therapie

Der Wert einer systemischen oder topischen Therapie bei unkompliziertem Verlauf ist bislang nicht gesichert. Örtlich wird die Anwendung von austrocknender Schüttelmixtur empfohlen.

■■ Weitere Empfehlungen

In den USA wird ein freier Chlorgehalt des Wassers von 1–3 ppm sowie die Einstellung des pH-Werts auf 7,2–7,8 empfohlen. Eine zu geringe Chlorierung oder Bromierung des Badewassers kann technisch bedingt sein.

13.3.2 Bowel-Bypass-Syndrom

[Dicken und Seehofer 1979]

■ Klinik

Nach ileojejunaler Bypass-Operation wegen starker Adipositas zur Erzeugung eines künstlichen Kurzdarms nach Ausschaltung fast des gesamten Dünndarms kommt es bei etwa 20% der Patienten zum Auftreten charakteristischer Beschwerden in Form grippeähnlicher Symptome, Polyarthritis, Tendinitis sowie Kryoglobulinämie. Die begleitenden Hautveränderungen sind pathognomonisch in Form von kleinen, derben, erythematösen Papeln oder Pusteln, die einzeln stehen oder locker verteilt am Stamm sowie an Armen und Beinen auftreten. Selten kommt es zum Auftreten eines Erythema nodosum, trockener Haut sowie Acrodermatitis-enteropathica-ähnlichen Hautveränderungen.

Eine spontane Abheilung ist ebenso möglich wie ein über Jahre intermittierender Verlauf.

■ Histopathologie

Neben der starken Infiltration neutrophiler Granulozyten wird ein papillares Ödem mit manchmal angedeuteter subepidermaler Vesikelausbildung gefunden. Ältere Läsionen wandeln sich pustulös um. In schweren Fällen zeigt sich eine nekrotisierende Vaskulitis mit Fibrinablagerungen. Zirkulierende Immunkomplexe sowie Kryoglobuline können nachgewiesen werden. Letztere sind für die Haut- und Gelenkprobleme verantwortlich.

■ Therapie

Die Wiederherstellung der normalen Darmfunktion führt zur vollständigen Abheilung, ist jedoch vielfach nicht möglich. Orale Antibiotika (Tetrazykline 4-mal 500 mg/Tag oder Metronidazol [bis zu 1,5 g/Tag]) sind wirksam. Alternativ werden bei Nichtansprechen niedrig dosierte Glukokortikoide (10 mg/Tag Methylprednisolon) eingesetzt.

13.3.3 Bartonellose

[Barton 1909]

Die Bartonellosen sind eine Gruppe bakterieller Infektionskrankheiten, die durch Vertreter der Gattung Bartonella verursacht werden. Die Bartonellosen werden überwiegend von Tieren auf den Menschen übertragen und gehören damit zur Gruppe der Zoonosen. Ihr Name leitet sich von Alberto Barton ab, dem Entdecker des Erregers.

Katzenkratzkrankheit

[Debré et al. 1950, Mollaret et al. 1950]

▪ Epidemiologie

Die weltweit vorkommende Erkrankung betrifft vorwiegend Kinder und Jugendliche, tritt nach einer Kratzverletzung auf und ist die häufigste Ursache benigner regionaler Lymphadenopathien in dieser Altersstufe. Übertragung von Mensch zu Mensch ist nicht möglich. Bei immunsupprimierten Patienten verursacht *Bartonella henselae* die bazilläre Angiomatose mit hepatischer Peliosis (▶ Kap. 21).

▪ Ätiopathogenese

Bartonella henselae, ein Gram-negatives pleomorphes Stäbchen bis 0,4×1,5 µm, ist für über 95% der Erkrankungsfälle verantwortlich. *Afipia felis* wird bei weniger als 5% der Patienten identifiziert. Im Zusammenhang mit einer mechanischen Schädigung der epidermalen Barriere, insbesondere durch Kratzen, kommt es zur Übertragung des Erregers von der Katze (Wirt) auf den Menschen, wobei Entzündungserscheinungen vorwiegend in den regionalen Lymphknoten auftreten.

▪ Klinik

Nach einer Inkubationszeit von meist 10 Tagen (3–60 Tagen) entsteht an der Inokulationsstelle eine Papel mit Lymphadenopathie im Abflussgebiet, meist den Axillae sowie am Hals oder Kiefer (Primärkomplex). Spontanheilung ist die Regel, aber bei 20% der Patienten kommt es zur Einschmelzung. Bei über 75% der Patienten treten Allgemeinerscheinungen (Fieber, Müdigkeit, Kopfschmerzen, Gewichtsverlust) auf. Ernste Komplikationen sind Enzephalitis, Fazialisparese, Arthritis sowie Splenomegalie. An der Haut können sich skarlatiniforme, morbilliforme und makulopapulöse Exantheme entwickeln. Erythema multiforme, Erythema nodosum, Zoster, Konjunktivitis und Enzephalopathie wurden als Zweitkrankheit beobachtet. Eine spezielle Manifestationsform stellt das okuloglanduläre **Parinaud-Syndrom** [1889] dar. Hierbei bildet sich bei Inokulation an der Bindehaut eine präaurikulare Adenopathie. Lebensgefährliche disseminierte Formen der Katzenkratzkrankheit wurden bei immunsupprimierten Patienten beschrieben.

▪ Histopathologie

Es handelt sich um eine nekrotisierende, epitheloidzellige, granulomatöse Entzündung. Der histologische Nachweis der Bakterien gelingt am besten durch Versilberung nach Warthin-Starry.

▪ Differenzialdiagnose

Tuberkulöser Primärkomplex, Primärkomplex bei Tularämie, Lymphogranuloma inguinale, Brucellose, Sporotrichose, atypische Mykobakterieninfektion und bazilläre Angiomatose sind zu differenzieren.

▪ Labor

Die Kultivierung ist auf einem Spezialmedium möglich. Neben der histologischen Identifizierung kann der Nachweis auch durch PCR erfolgen. Am sensitivsten sind der serologische Nachweis und die indirekte Immunfluoreszenz.

▪ Verlauf

Bei normalen Immunstatus ist die Prognose gut, da es zur spontanen Abheilung kommt. Nach durchlaufener Erkrankung besteht lebenslange Immunität.

▪ Therapie

Im typischen Fall verläuft die Erkrankung günstig, und eine systemische Chemotherapie ist nicht angezeigt. Erwogen werden insbesondere Breitspektrumantibiotika wie Erythromycin (2-mal 1 g i.v. für 3 Wochen, dann Umstellung auf orale Therapie für weitere 2 Wochen) oder Ciprofloxacin (2-mal 500–750 mg/Tag). Alternativ werden Trimethoprim-Sulfamethoxazol empfohlen. Bei Fluktuation kommt eine Punktion in Betracht. Lokal erfolgt eine desinfizierende Behandlung mit Polyvinylpyrrolidon-Jod-Lösung.

Verruga peruana, Carrión-Fieber, Oroya-Fieber

[Odriozola 1895]

▪ Epidemiologie

Die Bakterien werden durch die nachtaktiven Sandfliegen der Gattung *Lutzomyia*, insbesondere von *Lutzomyia verrucarum*, übertragen, die nur in den Hochgebirgstälern von Peru, Ecuador und Südwestkolumbien in einer Höhe von 600–3000 m vorkommen.

▪ Ätiopathogenese

In Endemiegebieten sind 5% der Bevölkerung asymptomatische Träger des ausschließlich humanpathogenen Erregers *Bartonella bacilliformis*. Die Übertragung erfolgt über den Saugakt, aber auch Erkrankungen nach Bluttransfusionen wurden beschrieben. Die Inkubationszeit schwankt zwischen wenigen Wochen und mehreren Monaten.

▪ Klinik

Bartonella bacilliformis verursacht zwei unterschiedliche Erkrankungen:

- Sepsis, das Oroya-Fieber
- Dermale Knoten, die Verruga peruana

Oroya-Fieber Bei der septischen Verlaufsform sind die Patienten schwer erkrankt mit Fieber, Schüttelfrost und Krankheitsgefühl. Neben einer ausgeprägten Anämie finden sich Hepatosplenomegalie, Lymphadenopathie und an der Haut petechiale Exantheme. Die Sterblichkeit unbehandelter Patienten schwankt je nach Studie zwischen 10 und 90% und wird meist durch eine septische Zweitinfektion mit Salmonellen verursacht.

Verruga peruana Sie manifestiert sich als dermale, gelegentlich gestielte, verruziforme und erodierte Papeln und Knoten. Diese treten gruppiert meist an den Extremitäten oder im Gesicht auf, können aber auch die Schleimhäute betreffen. Spontanheilung ist die Regel; aber auch eine jahrelange Persistenz der Veränderungen wurde beschrieben.

▪ Differenzialdiagnose

Alle hämolytischen Infektionen sollten bei der septischen Verlaufsform berücksichtigt werden. Morphologisch kann Verruga peruana einem Granuloma pyogenicum, einem Kaposi-Sarkom oder einer bazillären Angiomatose ähneln.

▪ Labor

Während der Sepsis können im Blutausstrich an Erythrozyten adhärente Erreger nachgewiesen werden. Diagnostisch werden ähnliche Verfahren wie bei der Katzenkratzkrankheit angewandt.

▪ Therapie

Chloramphenicol, i.v. 2 g/Tag mindestens 7 Tage lang, ist das Mittel der Wahl, da dadurch auch Salmonellen mit behandelt werden. *Bartonella bacilliformis* ist auch gegenüber Tetrazyklin, Erythromycin und Penicillin empfindlich.

13.3.4 Rickettsiosen

[Ricketts 1909]

▪ Synonyme

Fleck-Fieber (typhus group), Zeckenbiss-Fieber (spotted fever group), Busch-Fleckfieber (scrub typhus group)

▪ Definition

Rickettsiosen werden durch verschiedene Stämme von Rickettsien hervorgerufen, bakterienähnlichen pleomorphen Kokken, die sich nur in lebenden Zellen vermehren können. Auf den Menschen werden sie durch diverse Arthropoden, wie Läuse, Flöhe, Zecken und Milben, unter anderem von Hunden, Mäusen, Ratten und weiteren Kleinnagern übertragen.

Erkrankungen mit Erregern aus der Gattung *Rickettsia* umfassen die Gruppen von Fleck-Fieber, Zeckenbiss-Fieber und die Busch-Fleckfieber. Durch Erreger der Gattung *Coxiella* wird das Q-Fieber verursacht, durch *Rochalimea* das 5-Tage-Fieber.

Unter den **Ehrlichien**, rickettsienähnlichen Organismen, die auch zur Familie der *Rickettsiaceae* zählen, sind heute mehrere humanpathogene Arten bekannt.

▪ Epidemiologie

Die Verbreitung der Rickettsiosen ist weltweit, je nach Art unterschiedlich. Der zum Teil endemische Charakter oder die charakteristische geografische Verteilung hängen mit dem unterschiedlichen Reservoir an Insektenvektoren zusammen, sind aber auch Ausdruck der Bevorzugung von Populationen mit niedrigem sozioökonomischem Status und schlechter Hygiene. Größere Epidemien können nach technischen und Naturkatastrophen vorkommen. In Mitteleuropa treten Rickettsiosen vor allem und mit zunehmender Häufigkeit als Reise-Infektionen auf. Humane Ehrlichiose-Infektionen werden in Europa seit 1991 beschrieben. In Süddeutschland sind etwa 1,6–4% der Zecken mit granulozytären Ehrlichien infiziert.

Der Mensch ist der Endwirt für viele Rickettsiosen und spielt in der Erhaltung des Erregers in der Natur keine Rolle. Nahezu alle Rickettsiosen sind Zoonosen. Darüber hinaus werden alle Rickettsien in infizierten Arthropoden gefunden, die als natürliche Wirte dienen und die Infektion auf die nächste Generation übertragen können.

▪ Ätiopathogenese

Mit Rickettsien beladene Fäzes der verschiedenen Vektoren dringen in den Menschen über Haut, Schleimhaut und Atemwege ein. Mit Ausnahme von *Coxiella* und *Rochalimea* befallen die Rickettsien im menschlichen Organismus die Endothelien der Blutgefäße, wodurch es zu einer systemischen Vaskulitis und dem charakteristischen, mehr oder weniger ausgeprägt petechialen Exanthem kommt. Die Zielzellen der Ehrlichien sind neben Endothelzellen vor allem Granulozyten und Makrophagen. Das Q-Fieber wird durch Inhalation infektiösen Staubs oder durch direkten Kontakt zu infizierten Tieren übertragen.

▪ Klinik

Die Klassifikation der Rickettsiosen basiert auf den verschiedenen Rickettsiengruppen und dem klinischen Bild.

Für den Dermatologen ist es wichtig, mit Rickettsiosen assoziierte Exantheme möglichst frühzeitig zu erkennen, um eine prompte Therapie einzuleiten. In ihrem klinischen Verlauf zeigen alle Rickettsiosen Ähnlichkeiten. Sie beginnen mit hohem Fieber, Schüttelfrost, Kopfschmerzen und allgemeinem Krankheitsgefühl. Die Inkubationszeit beträgt im Mittel 3–20 Tage. An der Stichstelle des Vektors sieht man unterschiedliche Reaktionen vom leichten Erythem bis zu einer etwa 1 cm großen nekrotischen Papel mit schwärzlichem Schorf (**tâches noires**). Eine regionale Lymphadenopathie liegt besonders beim **mediterranen**

■ Tab. 13.2 Rickettsiosen

Krankheit	Erreger	Vektor	Vorkommen	Hauterscheinungen	Besonderheiten
Epidemisches Fleck-Fieber (klassisches Fleck-Fieber, epidemic typhus fever)	*Rickettsia prowazekii*	Läuse	Epidemisch weltweit	Exanthem am Stamm, Ausbreitung rasch zentrifugal mit Ekchymosen, Vaskulitis und Gangrän, Hand- und Fußflächen frei	Weltkriege: Millionen Erkrankte, Meldepflicht 2001: zwei importierte gemeldete Erkrankungsfälle in Deutschland
Endemisches Fleck-Fieber (murines Fleckfieber, endemic typhus)	*Rickettsia typhi*	Flöhe, Läuse	Endemisch weltweit Subtropen und Tropen	Diskretes Frühexanthem	Mildere Form des Fleck-Fiebers
Rocky-Mountain-Zeckenbiss-Fieber (Rocky Mountain spotted fever)	*Rickettsia rickettsii*	Zecken	Amerika	Kleinfleckiges Exanthem, teils petechial, Beginn an Hand- und Fußflächen, zentripetale Ausbreitung	Vor allem Kinder
Mediterranes Zeckenbiss-Fieber (fièvre boutonneuse, mediterranean spotted fever)	*Rickettsia conorii*	Zecken	Europa	Makulopapulöses Exanthem am Stamm, Ausbreitung zentrifugal, einschließlich Hand- und Fußflächen	Mittelmeerraum, regionale Lymphadenopathie, Komplikationen in etwa 10% der Fälle
Andere Zeckenbiss-Fieber (other tick typhus)	*Rickettsia australis, Rickettsia sibirica* und andere	Zecken	Indien, Süd- und Ostasien, Afrika, Australien	Makulopapulöses Exanthem, teils hämorrhagisch	Reise-Infektion
Rickettsienpocken (rickettsial pox)	*Rickettsia akari*	Milben	Sporadisch, Amerika, Südafrika, Russland, Korea	An Inokulationsstelle vesikuläre Papel, vesikulöses makulopapulöses Exanthem	Lymphadenitis
Tsutsugamushi-Fieber (Busch-Fleckfieber, Tsutsugamushi fever)	*Rickettsia tsutsugamushi*	Milben	Südostasien, Nordaustralien, Inseln im Indischen und Pazifischen Ozean	An Inokulationsstelle ulzerierende Papel mit schwarzem Schorf, dunkelrotes makulopapulöses Exanthem	Generalisierte Lymphadenitis, Konjunktivitis
5-Tage-Fieber (trench fever)	Bartonella Quintana (*Rochalimaea quintànà*)	Läuse	Epidemisch, Osteuropa, Mexiko	Rosiges Exanthem vom »rash-type«	1. Weltkrieg: >1 Mio. Erkrankte, rekurrierendes Fieber über 6–8 Wochen
Q-Fieber (Q fever)	*Coxiella burnetti*	Zecken	Sporadisch, weltweit	Kein Exanthem	Atypische Pneumonie, aerogene Übertragung, Meldepflicht
Ehrlichiose	Ehrlichiose	Zecken	Einige Arten weltweit, andere Europa, Westjapan	Nur ausnahmsweise Exanthem	»emerging infectious disease«, Leukozytopenie, Thrombozytopenie, Erhöhung der Transaminasen, Erreger befällt mononukleäre Zellen und zirkulierende Leukozyten

Zeckenbiss-Fieber vor. Nach etwa 4–7 Fiebertagen tritt ein für das jeweilige Krankheitsbild charakteristisches Exanthem auf, das von makulös über makulopapulös bis häufig hämorrhagisch reicht. Beim **epidemischen (klassischen) Fleck-Fieber** ist der Stamm betroffen, bei anderen Rickettsiosen wie dem **Rocky-Mountain-Zeckenbiss-Fieber** beginnt das Exanthem peripher und breitet sich zentripetal aus. Vesikulös tritt es bei den Rickettsienpocken in Erscheinung. Bei Ehrlichiosen bilden Exantheme die Ausnahme, Leukozytopenie, Thrombozytopenie und Erhöhung der Transaminasen sind charakteristisch. Q-Fieber ist häufig durch eine atypische Pneumonie gekennzeichnet

Proteus-Infektion

Proteus, meist *Proteus mirabilis*, verursacht Infektionen des Urogenitaltrakts. Die Erreger werden häufig auch bei Paronychien, Onycholysen, Brandwunden, im Dekubitus, in perinealen Abszessen, bei Erysipel sowie der Botryomykose gesehen.

Typhus

Epidemiologie

Das Reservoir stellt ausschließlich der Mensch als Ausscheider und Erkrankter dar. Unerkannte Ausscheider sind eine Gefahr. Die Zahl der Toten durch Typhus wird auf 200.000/Jahr geschätzt. Die bundesweite Inzidenz lag im Jahr 2006 bei unter 0,1 Erkrankungen pro 100.000 Einwohner. 1951 betrug die Inzidenz noch 10,6 Erkrankungen pro 100.000 Einwohner. Rund 89% der Erkrankungen im Jahr 2006 wurden importiert (Indien, Pakistan, Nepal und der Türkei).

Ätiopathogenese

Erreger des Typhus sind *Salmonella enterica* Serotyp Typhi. Etwa 10^7 Bakterien müssen aufgenommen werden, um eine Infektion bei 50% der Personen auszulösen. Die Übertragung erfolgt durch fäkale Verunreinigungen von Lebensmittel.

Klinik

Typisch sind Fieber, Krankheitsgefühl, Kopfschmerzen und Obstipation. Bei 50% der Patienten entwickeln sich schwach rötliche Flecken **(Roseolen)** an der Bauchwand. Nach einer Woche treten in gruppierter Anordnung winzige, 2–3 mm große, erythematöse Papeln auf. Sie sind diaskopisch exprimierbar und heilen mit postinflammatorischer Hyperpigmentierung ab.

Histopathologie

Korrelat der Roseolen sind stark erweiterte Kapillaren.

Labor

Eine kulturelle Erregeranzüchtung ist aus Blut und Stuhl möglich. Antikörper können serologisch nachgewiesen werden.

Therapie

Heutzutage wird Ciprofloxacin, 1 g/Tag über 2 Wochen, empfohlen. Chloramphenicol ist wegen der Nebenwirkungen nicht mehr das Mittel der Wahl. Es stehen ein oraler und ein parenteraler Impfstoff gegen Typhus zur Verfügung.

Der Erregernachweis ist meldepflichtig.

Weitere Salmonellen-Infektionen

Salmonella paratyphi verursacht ein dem Typhus ähnliches, aber abgeschwächtes Krankheitsbild, wobei auch im Gesicht Roseolen vorkommen können und Vulvovaginitiden und subkutane Abszesse beschrieben wurden.

Salmonella typhimurium, *Salmonella enteritidis* und andere Arten können eine nahrungsmittelbedingte Gastroenteritis auslösen.

Direkter Kontakt mit unterschiedlichen Salmonellen vom Tier kann zu Papeln, Knoten und Pusteln an Händen und Unterarmen führen. Salmonellen wurden auch als Auslöser der Gram-negativen Follikulitis beschrieben.

Der Erregernachweis ist meldepflichtig.

Pest

[Yersin 1894, Kitasato 1894]

Synonyme

Pestilentia, Schwarzer Tod

Epidemiologie

Der schwarze Tod hat in Europa im Mittelalter Millionen von Todesfällen verursacht. Es bestehen derzeit begrenzte Endemiegebiete in Nordamerika (Südwesten der USA), Mittel- und Südamerika, Afrika (Kongo, Madagaskar, Tansania), Asien (Russland, Kasachstan, China, Indien, Vietnam). **Bioterrorismus** mit Pestbakterien wurde aus den USA gemeldet.

Ätiopathogenese

Der Erreger, *Yersinia pestis*, ist ein aerobes Gram-negatives Bakterium mit charakteristischer Sicherheitsnadelform durch bipolare Anfärbung. In vielen Teilen der Welt findet sich *Yersinia pestis* in Nagetierpopulationen. Die Pest wird durch den Stich eines infizierten Rattenflohs auf den Menschen übertragen. Ebenso ist eine aerogene Übertragung des Erregers bei primärer Lungenpest möglich. Auch bei direktem Kontakt mit infizierten Nagern kann es zu einer Krankheitsübertragung kommen.

Klinik

Nach 1–6 Tagen Inkubation kommt es plötzlich zu Gliederschmerzen, Muskelschmerzen, Tachykardie und hohem Fieber. Dem Flohstich folgt eine kleine Papel oder Papulovesikel, die allerdings oft übersehen wird. Es entwickelt sich ein großer, schmerzhafter Lymphknoten im Abflussgebiet. Der Bubo erstreckt sich auf mehrere Lymphknoten, die Umgebung ist ausgedehnt infiltriert (Beulenpest). Folgt Bakteriämie, kommt es zum foudroyanten Verlauf mit Petechien, Ekchymosen und disseminierter intravaskulärer Koagulopathie durch das Pesttoxin **(Schwarzer Tod)**. Auch Erythem, gedellte Bläschen und Pusteln können auftreten. Vorwiegend ist der Rumpf betroffen.

Gelegentlich heilt die Infektion zu diesem Zeitpunkt aus, häufig erfolgt jedoch der Übergang in Sepsis und Lungenpest. Es handelt sich um eine schwer verlaufende, meist letal ausgehende Infektion, sofern die Diagnose nicht rechtzeitig gestellt wird.

Chemo- und Antibiotikatherapie haben die Mortalität auf unter 10% gesenkt.

▪ Labor

Die Diagnose wird durch den Nachweis von *Yersinia pestis* im Gram-gefärbten Ausstrichmaterial oder in spezifisch markierten Fluoreszenzpräparaten (Antikörpernachweis) aus infiziertem Gewebe und den kulturellen Erregernachweis aus Blut, Sputum oder Buboaspirat gestellt. Der serologische Antikörpernachweis durch Agglutinations- Hämagglutinations- und Komplementbindungsversuche ist hauptsächlich von epidemiologischem Interesse.

▪ Therapie

Behandelt wird mit i.m. Streptomycin 30 mg/kg KG auf 3 Tagesdosen verteilt für 10 Tage. Alternativ kann Gentamicin gegeben werden (3–5 mg/kg KG i.v. verteilt auf 3 Tagesdosen). Pestmeningitis wird mit Chloramphenicol therapiert. Auch der Einsatz von Doxycyclin, initial 100 mg, dann 200 mg 2-mal tgl., ist möglich. Multiresistenzen wurden in Madagaskar beschrieben.

Bubonen sollten nicht inzidiert werden.

▪▪ Weitere Empfehlungen

Eine Isolation ist unabdingbar; besonders gefährlich ist die Lungenpest. Krankheitsverdacht, Erkrankung, Tod und Erregernachweis sind meldepflichtig.

Yersiniose

[Schleifstein und Coleman 1939]
Sie ist nach Alexandre Émile Jean Yersin (1863–1943) benannt, einem Bakteriologen aus der französischsprachigen Schweiz, dem Mitentdecker der Pestbakterien.

▪ Epidemiologie

Die Erkrankung ist in Skandinavien häufig. Auch bei uns werden immer mehr Infektionen beobachtet, wahrscheinlich infolge verbesserter diagnostischer Möglichkeiten. Die Infektion erfolgt von Mensch zu Mensch oder über Tiere, besonders durch Schweine. Eine Disposition für Zweiterkrankungen auf erblicher Basis scheint zu bestehen. Insbesondere ist das Zustandekommen der Yersiniaarthritis genetisch mitbedingt: Über 90% der Patienten weisen den HLA-Typ B27 auf, der auch andere Komplikationen zu begünstigen scheint.

▪ Klinik

Erreger ist *Yersinia enterocolitica*, das primär den Darm befällt, seltener *Yersinia pseudotuberculosis*. Das klinische Bild wechselt mit dem Alter der Erkrankten. Kleinkinder leiden an Diarrhoe, ältere Kinder an Bauchschmerzen wie bei Appendizitis, aber nur selten Arthritis. Erwachsene haben Diarrhoe, Fieber, Arthritis und, fast nur bei Frauen vorkommend, Erythema nodosum oder ein Sweet-Syndrom. Ältere Patienten bleiben entweder symptomlos oder entwickeln nur ein Erythema nodosum.

▪ Labor

Kulturell kann der Erreger aus Stuhl oder betroffenem Gewebe unter Einsatz von aus der Salmonellendiagnostik bekannten Selektivmedien angezüchtet werden. Die serologische Klassifikation erfolgt über die 0-Serogruppierung und die biochemische Differenzierung.

▪ Therapie

Die Darmerkrankung vom Typ der Enteritis oder Pseudoappendizitis bedarf im Regelfall keiner Chemotherapie. Bei anderen Verlaufsformen ist diese jedoch zu erwägen, wenn Anhaltspunkte für eine septische Generalisation bestehen. Mittel der Wahl ist Tetrazyklin, zusätzlich gelten neuere Cephalosporine und Gyrasehemmer (Ofloxacin 2-mal 200 mg/Tag über 2 Wochen) als wirksam.

Der Erregernachweis ist meldepflichtig.

Vibrio-Infektion

Cholera ist die bekannteste Vibrio-Erkrankung und wird durch *Vibrio cholerae* ausgelöst. Krankheitsverdacht, Erkrankung, Tod und Erregernachweis sind meldepflichtig.

Andere Erreger dieser Art, wie *Vibrio vulnificus*, kommen im warmen Wasser vor und sind für die Bewohner am Golf von Mexiko ein ernsthaftes Problem. In Deutschland wurden erste Erkrankungen mit diesem Erreger an der Ostseeküste seit 1997 und zuletzt 2006 berichtet. Die Organismen können Wundinfektionen, Erysipele und schwere systemische Krankheitsverläufe mit nekrotisierender Fasziitis, Muskelnekrose und Sepsis auslösen. Die Übertragung erfolgt durch die Aufnahme infizierter Meeresfrüchte oder durch kutane Inokulation, behandelt wird mit Tetrazyklinen.

Aeromonas hydrophila, ein anderes Mitglied dieser Familie, verursacht Gastroenteritis, aber auch Erysipel und subkutane Abszesse.

13.3.6 Helicobacter-Infektionen

Helicobacter pylori, ein Gram-negatives gekrümmtes Stäbchen, wird als ein wesentliches ätiopathogenetisches Agens für die Entstehung der chronisch atrophischen Gastritis und des Magenulkus angesehen. Ein Zusammenhang wird bei Urtikaria diskutiert und ist beim **MALT-Lymphom** gesichert.

III

13.3.7 Malleus

[Loeffler 1882]

▪ Synonym

Rotz

▪ Ätiopathogenese

Malleus ist in Europa und Nordamerika sehr selten und wird durch ein leicht kultivierbares Gram-negatives Bakterium, *Burkholderia mallei*, ausgelöst. Die Hauptinfektionsherde stellen Pferde dar, durch die der Mensch direkt infiziert wird. Gefährdet sind Stalljungen, Landwirte, Tierärzte und Personen mit Kontakt zu toten Tieren. Die Übertragung erfolgt durch Kontakt mit nasalem Sekret oder dem Fleisch kranker Tiere.

▪ Klinik

Akuter Rotz an der Haut An der Inokulationsstelle tritt nach einer Inkubationszeit von 2–7 Tagen ein ödematöses Erythem, oft mit einer Pustel im Zentrum, auf und wandelt sich in ein gezacktes, unterminiertes, speckig-eitrig belegtes Ulkus um. Dieser Primärinfekt wird von einer schmerzhaften regionalen Lymphangitis und Lymphadenitis begleitet. Ausbreitung auf die Haut führt zu einem makulösen Exanthem, später zu bullösen oder pustulösen Hautveränderungen, die schließlich geschwürig zerfallen **(Rotzgeschwüre)**. Sitz der Erkrankung ist die gesamte Haut, bevorzugt jedoch das Gesicht. Nasen-, Mund- und Konjunktivalschleimhaut sind gleichfalls betroffen.

Primärer Nasenrotz Die Nasenschleimhaut ist die Eintrittspforte der Erreger. Die entzündliche Schwellung derselben macht Nasenatmung fast unmöglich. Später treten auch hier Pusteln und Geschwüre mit zäher, blutig-eitriger Sekretion mit Beteiligung des Larynx einschließlich Behinderung der Atmung auf.

Akuter systemischer Rotz Ab dem 3.–7. Krankheitstag kommt es zur Sepsis mit hohem Fieber, Schüttelfrost und Milzschwellung. Subkutane **(akuter kutaner Rotz)** und systemische Abszesse an Muskeln, Gelenken und den Nieren sowie die auftretende Pneumonie führen ohne Therapie häufig zum Tod.

Chronischer Rotz der Haut Diese seltene Form begründete das dermatologische Interesse an dieser Erkrankung. Sie verläuft lokalisiert. Der Primäraffekt kann fehlen, ebenso die Lymphknotenschwellung und die Beeinträchtigung des Allgemeinzustands. Die Entwicklung ist schleichend. Begleitet von Glieder- und Gelenkschmerzen kommt es an Gesicht, Rumpf oder Gliedern zu **sporotrichoiden Knoten**, die unter Temperaturerhöhung nekrotisch zerfallen, kraterförmig werden, einen proliferierenden Grund besitzen und schlechte Heilungstendenz aufweisen. Nach Erscheinungsfreiheit können neue Schübe auftreten. Der Übergang vom chronischen in den akuten Verlauf mit Todesfolge ist möglich.

Chronischer Rotz der Schleimhaut Es können sich tiefe, scharf begrenzte Ulzerationen, Infiltrationen und Abszesse mit Mutilationen im Gesicht entwickeln.

▪ Differenzialdiagnose

Miliartuberkulose und Typhus im Initialstadium; Bakterien- und Pilz-Infektionen, die zu sporotrichoiden Bildern führen, Melioidosis bei multiplen Hautabszessen.

▪ Verlauf

Ohne Antibiotikatherapie haben die akuten Formen eine schlechte Prognose, diese ist bei den chronischen Verlaufsformen des Rotzes besser.

▪ Labor

Der Bakteriennachweis erfolgt durch Gramfärbung und kulturelle Anzüchtung aus Ulkusabstrichen, Eiter oder Abszessgewebe. Serologische Tests stehen zur Verfügung.

▪ Therapie

Sulfonamide sind die Therapie der ersten Wahl, wobei Sulfadiazin in einer Dosierung von 120 mg/kg KG parenteral tgl. über 2–3 Wochen empfohlen wird. Alternativ können 2 Wochen parenteral tgl. 120 mg/kg Ceftazidim in Kombination mit 8 mg/kg Trimethoprim und 40 mg/kg Sulfamethoxazol verabreicht werden, anschließend wird über 6 Monate oral therapiert. Symptomatisch werden desinfizierende feuchte Verbände und Salben angewendet.

Erkrankung und Todesfall sind meldepflichtig.

13.3.8 Melioidose

[Whitmore und Krishnaswami 1912]

▪ Synonyme

Whitmore-Krankheit

▪ Ätiopathogenese

Akut septisch oder chronisch-granulomatös verlaufende systemische Infektion durch *Burkholderia pseudomallei* (früher *Pseudomonas pseudomallei)*, ein Gram-negatives Bakterium mit bipolarer Anfärbbarkeit. Hauptinfektionsquelle stellen feuchter Boden, Pflanzen sowie Wasser innerhalb tropischer Klimazonen dar. Obwohl sehr viele Haus- und Wildtiere infiziert sind, stellen sie kein Infektionsreservoir für den Menschen dar. Die Infektion erfolgt durch Inhalation oder Ingestion des Organismus, aber auch über Hautverletzung oder Verletzung mit gebrauchten Injektionsnadeln. Die Inkubationszeit kann von zwei Tagen bis zu mehreren Jahren reichen. Endemiegebiete liegen vornehmlich in Südostasien und Nordaustralien.

▪ Klinik

Im akuten Krankheitsstadium bestehen septische Bronchialinfektion mit Kopfschmerz, Muskelschmerzen und Husten, gelegentlich auch schwere Diarrhoen. Im chronisch-granulomatösen Stadium ist das Krankheitsbild der Lungen tuberkuloseähnlich. An der Haut zeigen sich Abszesse oder subkutane Fistulationen. Die Erkrankung kann nach einem mehrjährigen ruhenden Stadium wieder auftreten.

Diagnostische Probleme können sich ergeben, wenn es zu einer langen Latenzperiode zwischen der Ansteckung und dem Auftreten der ersten Krankheitssymptome kommt.

▪ Labor

Der kulturelle Nachweis erfolgt aus Blut, Eiter sowie Sputum. Der Nachweis von *B. pseudomallei* aus verdächtigen Kolonien oder direkt aus Untersuchungsmaterialien erfolgt mittels (Latex-)Agglutinationstests mit monoklonalen Antikörpern.

▪ Therapie

Aufgrund ausgeprägter Therapieresistenz ist eine kombinierte Behandlung mit mehreren Medikamenten notwendig, die zu einer verminderten Morbidität führt. Die Kombination von Cotrimoxazol und Ceftazidim wird vom Robert Koch-Institut empfohlen, alternativ Tetrazykline, Chloramphenicol und Novobiozin sowie Sulfadiazin hochdosiert über 5–6 Monate. Die Prognose ist ohne ausreichende Behandlung schlecht.

13.3.9 Weitere Pseudomonas-Infektionen

▪ Ätiopathogenese

Die häufigste Spezies ist *Pseudomonas aeruginosa*. Pseudomonaden gehören zur transienten Flora der Intertrigines. Ist dort die Feuchtigkeit erhöht, kann es zur Überwucherung mit Pseudomonasarten kommen. *Pseudomonas aeruginosa* kann harmlose, oberflächliche Infektionen der Haut, aber auch lebensbedrohende systemische Erkrankungen, besonders bei immunsupprimierten Patienten, auslösen.

Der grüne Farbstoff des Erregers **(Pyocyanin)** und seine Wood-Licht-Fluoreszenz **(Pyoverdin)** können in der Diagnostik hilfreich sein.

Stenotrophomonas maltophilia kann bei Immunschwäche Erysipele und erythematöse Knoten verursachen.

▪ Klinik

Infektionen mit unterschiedlichen Pseudomonasstämmen Immunsupprimierte Patienten, besonders mit Granulozytopenie und mit Dauerkatheder, haben ein erhöhtes Risiko für eine Pseudomonassepsis. Die Erkrankung zeigt sich an der Haut als schmerzlose Ulzera **(Ecthyma gangraenosum)**. Diese treten in den Achselhöhlen und Leisten mit dunkelschwarzer Kruste auf. Hautveränderungen im Rahmen einer Sepsis können auch bullös und hämorrhagisch sein. Auch Verbrennungen sind sehr häufig mit Pseudomonaden besiedelt, wobei die Kruste eine grüne Farbe aufweisen kann. Unbehandelt ist ein Übergang in eine Sepsis möglich. Bei Kindern wurden Nabelinfektionen beschrieben.

Hautinfektionen mit *Pseudomonas aeruginosa* *Pseudomonas aeruginosa* selbst kann unterschiedliche Hautinfektionen auslösen: Ein **Gram-negativer Fußinfekt** ist bei Personen, die okklusives Schuhwerk tragen müssen, wie Soldaten oder Fabrikarbeitern, häufig. Oft ist Arbeiten in feuchtem Milieu ein prädisponierender Faktor. Hyperhidrosis und Fußfehlbildungen sind ebenfalls Risikofaktoren. Zweitinfektionen mit *Candida albicans* sind möglich.

Eine **Whirlpool-Dermatitis** wird in der Regel durch relativ schwach pathogene Pseudomonas-aeruginosa-Stämme verursacht, die sich in ungenügend gechlortem Wasser vermehren können. Hitze und Mazeration können die Infektion begünstigen.

Eine **subunguale Infektion** äußert sich in Onycholysis mit grüner Pigmentierung, die Wood-Licht-Untersuchung kann die Diagnose bestätigen.

Hautveränderungen bei Blastomykose können mit *Pseudomonas aeruginosa, Proteus mirabilis* und *Staphylococcus aureus* superinfiziert sein. Klinisch zeigen sich verruziforme Knoten.

Typischer Erreger von **Otitis externa** ist *Pseudomonas aeruginosa*. Das **Schwimmerohr** ist durch einen geschwollenen äußeren Ohrkanal mit Rötung und Berührungsempfindlichkeit charakterisiert. Anamnestisch kann wiederholte Wasserexposition eruiert werden. Die maligne **Otitis externa** kommt bei älteren Patienten mit Diabetes mellitus vor.

▪ Histopathologie

Ecthyma gangraenosum zeigt histologisch eine epidermale und dermale Nekrose mit überraschend wenig Entzündung. In der Peripherie der Nekrose finden sich Gefäßthrombose und Gefäßzerstörung. Oft können Gram-negative Bakterien innerhalb der Gefäßwand nachgewiesen werden.

III

Labor

Pseudomonas aeruginosa wird angezüchtet. Bei Leukämiepatienten weist eine Nekrose mit Nachweis von *Pseudomonas aeruginosa* auf eine septische Verlaufsform hin.

Therapie

Bei oberflächlichen Infektionen sind austrocknende Maßnahmen und antiseptische Lösungen ausreichend. Ein Gram-negativer Fußinfekt sollte zusätzlich systemisch behandelt werden. Bei Sepsis ist aggressive antibiotische Therapie lebensrettend.

13.3.10 Haemophilus-influenzae-Infektion

Haemophilus influenzae ist ein häufiger Erreger von Meningitis und Sepsis bei Kindern. Vor der Einführung einer Impfung war *Haemophilus influenzae* Typ B der häufigste Grund für lebensbedrohende bakterielle Infektionen in der Kindheit. In Industrieländern kommt der Organismus selten vor. Der Erregernachweis ist meldepflichtig.

13.3.11 Pasteurella-multocida-Infektion

Der Gram-negative Keim ist Teil der normalen gastrointestinalen und respiratorischen Flora vieler Tiere. Häufig wird er bei Hautinfektionen nach Tierbiss gesehen. Klinisch findet sich ein erythematöser Abszess mit starker Schmerzhaftigkeit und Entleerung von Eiter. In der Folge kann es zu Osteomyelitis und Synovitis, in seltenen Fällen auch zu abdominalen und pulmonalen Erkrankungen ohne einen Tierbiss in der Anamnese kommen. Therapie der Wahl sind Tetrazykline und Penicilline.

13.3.12 Infektionen mit *Acinetobacter*, *Moraxella* und *Branhamella*

Alle drei Gram-negativen Gattungen sind Teil der Standortflora, können aber bei Immunsuppression schwere Erkrankungen verursachen.

Acinetobacterarten können in Leisten, Axillae, Zwischenzehenraum und perineal nachgewiesen werden. Wie die Pseudomonaden können auch diese Keime Wundinfektionen und Sepsis auslösen.

Moraxella verursacht Augeninfektionen, kann aber auch eine septische Vaskulitis wie bei einer Gonokokkeninfektion und eine reaktive Arthritis ähnlich wie beim Reiter-Syndrom auslösen.

Branhamella catarrhalis verursacht eitrige Bronchitis.

13.3.13 Clostridien-Infektionen

Epidemiologie

Clostridien sind in der Natur weit verbreitet und können eine Reihe schwerer Erkrankungen auslösen. Ihre Sporen finden sich im Erdboden, im Wasser und im Gastrointestinaltrakt verschiedener Tiere, aber auch des Menschen.

Ätiopathogenese

Clostridien sind anaerobe, Gram-negative, stäbchenförmige Sporenbildner.

Anaerobe Bedingungen nach Punktionen, Traumen oder in verunreinigten Wunden können das Wachstum begünstigen. Durch die Toxinproduktion werden unterschiedliche klinische Symptome hervorgerufen.

Klinik

Infektionen mit *Clostridium tetani* Der Erreger verursacht Tetanus, wird üblicherweise im Erdboden gefunden und durch Verletzung (Garten), Punktion, Biss oder Fremdkörper übertragen. Ohne Veränderungen an der Wunde kommt es durch ein Toxin zur Hemmung der motoneuronischen Synapsen. Ein Krampf der Kaumuskulatur sowie der Gesichtsmuskulatur führt zum **Risus sardonicus** und bei Beteiligung der Rückenmuskulatur zum **Opisthotonus**. Die Sterblichkeit liegt bei 20% mit steigender Tendenz im Alter. Besonders gefährlich sind **Nabelinfektionen des Neugeborenen** nach Kontakt der Nabelschnur mit Stuhl. Heroinabhängige sind ebenfalls gefährdet, falls eine Tetanus-Infektion als Entziehungssymptomatik fehlgedeutet wird.

Die dreimalige Injektion von Tetanustoxoid führt zu sicherem Impfschutz. Bei ungeimpften Personen ist nach tiefen Verletzungen die Gabe von Tetanushyperimmunglobulin notwendig.

Infektionen mit *Clostridium difficile* Der Erreger kann nach Antibiotikagabe Durchfall und eine pseudomembranöse Kolitis auslösen. Für Dermatologen von Interesse ist, dass beim Auftreten von Durchfall eine Therapie mit Clindamycin sofort beendet werden muss, um eine weitere Vermehrung der Clostridien aufgrund der selektiven Hemmung der physiologischen Stuhlflora zu verhindern. Medikamente der ersten Wahl sind Metronidazol (4-mal 250 mg oder 3-mal 500 mg oral/i.v.) oder Vancomycin (4-mal 125 mg oral) für 10 Tage. Der Einsatz von Metronidazol wird bei Patienten mit einem nicht schweren Verlauf bevorzugt, da es in dieser Situation eine vergleichbar gute Wirksamkeit mit Vancomycin hat, darüber hinaus aber die Selektion von Vancomycin-resistenten Enterokokken vermieden werden kann.

Beim Auftreten von Durchfall: sofortige Beendung einer Therapie mit Clindamycin.

Infektionen mit *Clostridium botulinum* Das Bakterium sezerniert mehrere Toxine, welche die präsynaptische Freisetzung von Acetylcholin hemmen. Botulismus-Symptome sind Lähmungen, Mundtrockenheit und Sehstörungen. Die Übertragung erfolgt durch ungenügend konservierte Räucherwaren und Konserven; bei Kindern ist eine Übertragung durch Honig möglich. Botulinumtoxin A wird erfolgreich zur Behandlung der Hyperhidrosis, von Falten (Muskelblockade), Torticollis und vielen anderen Erkrankungen eingesetzt. Krankheitsverdacht, Erkrankung, Tod, Erreger- oder Toxinnachweis sind meldepflichtig.

Infektionen mit *Clostridium perfringens* und verwandten Arten Hier sind besonders Myonekrose und Gasbrand zu nennen [Welch und Nuttall 1892]. Nach einer Verletzung kommt es zu heftigen Wundschmerzen und Ödem mit Knistern des betroffenen Hautareals bei mechanischem Eindrücken. Typisch ist das übel riechende Wundsekret. Tachykardie und Sepsis kommen hinzu. Differenzialdiagnosen sind Infektionen mit Streptokokken. Neben chirurgischen Maßnahmen werden Penicilline, i.v. hoch dosiert, empfohlen.

13.3.14 Tularämie

[McCoy und Chapin 1912 (Erstbeschreibung des Erregers beim Tier), Francis 1922 (Erstbeschreibung der Erkrankung beim Menschen)]

▪ Synonyme
Hasenpest, Nagetierseuche

▪ Epidemiologie
Der Name Tularämie stammt vom Ort der ersten Auffindung, Tulare in Kalifornien. Die Erkrankung ist aber in Arkansas und Oklahoma am häufigsten. Sie kommt auch in Europa in Norwegen, Schweden, Finnland und Österreich vor. Betrachtet man die für die einzelnen Bundesländer gemeldeten Fälle der letzten 31 Jahre, so entfallen etwa 48% (45 Infektionen) auf Baden-Württemberg, Hessen und Nordrhein-Westfalen. Jäger sind gefährdet und werden durch Kaninchen, Füchse, Eichhörnchen, Stinktiere und Ratten infiziert. Jährlich werden in den Vereinigten Staaten zwischen 150 und 250 Fälle und in Deutschland 1–2 Fälle registriert.

▪ Ätiopathogenese
Der Erreger ist *Francisella tularensis*, ein pleomorphes, Gram-negatives Stäbchenbakterium. *Francisella tularensis* gelangt durch kleinste Hautverletzungen in den Körper. Durch Mücken- oder Zeckenstiche wird die Erkrankung auf Menschen oder Tiere übertragen. Eintrittspforten beim Mensch sind je nach Infektionsmodus Haut, Mund- und Nasenschleimhaut, Konjunktiven, Respirations- und Verdauungstrakt.

▪ Klinik
Nach 2–10 Tagen Inkubationszeit können, begleitet von Kopf-, Glieder- und Muskelschmerzen sowie Fieber, folgende Manifestationsformen auftreten.

Ulzeroglanduäre Tularämie Sie ist die häufigste Form. An der Eintrittsstelle (Verletzung) bildet sich ein Primäraffekt in Form eines kleinknotigen, blauroten Infiltrats oder einer geschwürig zerfallenen Pustel. Rasch kommt es zu einer regionalen schmerzhaften Lymphadenitis, die oft nach 2–3 Wochen einschmilzt und dann fistuliert. Auch mehrere Primäraffekte mit unabhängiger Lymphknotenschwellung sind möglich, andererseits auch ein fehlender Primäraffekt. Dann besteht lediglich Lymphadenitis (rein glanduläre Form).

Mukoglanduläre Tularämie Der Primäraffekt sitzt an der Mundschleimhaut unter dem Bild von Aphthen; Lymphknotenschwellungen kommen hinzu.

Okuloglanduläre Tularämie Sie beginnt mit Konjunktivitis oder Lidödem. Es folgen präaurikulare submandibulare Lymphknotenschwellungen.

Typhoide Tularämie Es bestehen Krankheitsgefühl und gastrointestinale Symptome. Komplizierend kann eine Pneumonie mit Atemnot hinzutreten. Der Übergang in eine septische Verlaufsform ist ebenfalls möglich.

Allergisierte Tularämie Tularämien können als Ausdruck der Allergisierung der Haut als polymorphe Exantheme unter skarlatiniformen, papulopustulösen, ulzerösen, multiformen Bildern oder als nodöse Erytheme auftreten.

▪ Differenzialdiagnose
Beim Primäraffekt kommen Furunkel, Paronychie, Ekthyma, Anthrax sowie Sporotrichose infrage, bei ausgeprägter Lymphadenitis Katzenkratzkrankheit, Melioidose, Malleus, Lymphogranuloma venereum und HIV-Infektion. Bei fieberhafter Erkrankung Rocky-Mountain-Fleckfieber. Sonstige Differenzialdiagnosen sind Hauttuberkulosen, Brucellosen, Morbus Hodgkin.

▪ Histopathologie
In den Lymphknoten ist die charakteristische Nekrose sichtbar. Bei der Biopsie des Lymphknotens besteht die Gefahr einer Generalisierung.

Labor
Der Nachweis von *Francisella tularensis* aus Hautulzera, Blut oder Knochenmark in der Kultur sichert die Diagnose. Serologische Nachweismethoden und Immunfluoreszenzmarkierung sind am besten geeignet.

Therapie
Streptomycin 15–20 mg/kg wird täglich i.m. abhängig vom Schweregrad der Symptome für 7–14 Tage injiziert. Bei frühzeitiger Behandlung ist die Heilungsrate höher. Alternativ können Gentamicin (3–5 mg/kg tgl. parenteral für 10–14 Tage), Doxycyclin (2-mal 100 mg/Tag für 14–21 Tage) oder Ciprofloxacin (2-mal 500 mg/Tag für 10–14 Tage) eingesetzt werden.

Der Erregernachweis ist meldepflichtig.

13.3.15 Brucellose

[Bruce 1887]

Synonyme
Febris melitensis, Febris undulans, Malta-Fieber, Mittelmeer-Fieber

Epidemiologie
Die Erkrankung wurde zuerst in Malta in der letzten Hälfte des 19. Jahrhunderts beschrieben. Das Reservoir für *Brucellae* sind Haustiere. Der Mensch infiziert sich an erkrankten Tieren, infizierten Tierprodukten oder durch den Verzehr kontaminierter roher Milch. Brucellose kommt daher überwiegend bei Tierärzten, Tierpflegern und Angestellten der Fleisch verarbeitenden Industrie vor. In Deutschland erkranken jährlich zwischen 20 und 40 Menschen meist an aus der Türkei importierten Brucellosen. Endemiegebiete sind neben dem Mittelmeerraum, die Arabische Halbinsel, Afrika, Asien, Mittel- und Südamerika.

Ätioapthogenese
Brucellae sind kokkobazilläre, nichtbewegliche, Gram-negative Stäbchen. Für die meisten Erkrankungen sind drei unterschiedliche Arten verantwortlich: *Brucella suis* (Schwein), *Brucella melitensis* (Ziege) und *Brucella abortus* (Rind) als Erreger des Morbus Bang. Die Erreger persistieren im retikuloendothelialen System und in Makrophagen. Exotoxine verursachen die Krankheitssymptome.

Klinik
Nach 1–3 Wochen Inkubationszeit tritt Fieber mit Kopfschmerzen, gefolgt von allgemeinem Krankheitsgefühl und leichter Temperaturerhöhung auf. Das Fieber **(Febris undulans)** weist aufgrund seines wellenförmigen Verlaufs oft auf diese Infektion hin. Hautveränderungen sind uncharakteristisch und manifestieren sich als makulöse, hämorrhagische oder multiforme, polymorphe Exantheme.

Brucella-Antigen kann bei veterinärmedizinischem Personal besonders an den Unterarmen nach Abortausräumung verseuchter Rinder und Kontakt mit Fruchtwasser oder Scheidensekret zu akut fieberhaften Reaktionen führen, die mit entzündlich geröteten Papeln einhergehen und schließlich ulzerieren. Werden attenuierte Brucella-Stämme, die zur Immunisierung von Haustieren zur Verfügung stehen, zufällig bei Veterinärpersonen inokuliert, können schwerste allgemeine Symptome auftreten. Wahrscheinlich handelt es sich bei diesen Veränderungen um kontaktallergische Reaktionen.

Differenzialdiagnose
Zahlreiche andere bakterielle Infektionen wie Listeriose, Tuberkulose, Salmonellose, Endokarditis, Morbus Hodgkin kommen infrage.

Labor
Es wird versucht, den Erreger aus Blut, Knochenmark, Urin, Liquor oder Bioptaten (histologischer Nachweis von granulomatösen Veränderungen) anzuzüchten. Serologisch können spezifische Antikörper (ELISA, KBR) nachgewiesen werden. Der Antikörperverlauf erlaubt eine Kontrolle der Therapie.

Therapie
Eine Kombination von Doxycyclin, 200 mg tgl. mit Rifampicin, 600–900 mg tgl., für 6 Wochen, wird empfohlen. Im Einzelfall auch deutlich längere Behandlungszeiten.

Krankheitsverdacht, Erkrankung, Tod und Erregernachweis sind meldepflichtig.

13.3.16 Rattenbisskrankheit

[Place 1926]

Synonyme
Erythema arthriticum epidemicum, Haverhill-Fieber

Ätiopathogenese
Die Erkrankung ist in Asien häufig, bei uns selten. *Streptobacillus moniliformis*, ein Gram-negativer, pleomorpher Bazillus, wird im Oropharynx der Hälfte aller wild lebenden oder in Laboratorien gehaltenen Ratten gefunden. Durch Laborinfektion ist die Rattenbisskrankheit in den letzten Jahren häufiger geworden. Die Infektion wird durch Bissverletzung und Aufnahme verunreinigter Nahrung übertragen. 1926 kam es in der amerikanischen Stadt

Haverhill in Massachusetts durch den Verzehr kontaminierter Milch zu zahlreichen Erkrankungsfällen.

■ **Klinik**

Nach 1–5 Tagen Inkubationszeit treten, während der Rattenbiss oft bereits abgeheilt ist, Fieber, Schüttelfrost, Kopfschmerzen und Myalgien auf.

Ein morbilliformes, makulopapulöses Exanthem entwickelt sich 2–3 Tage nach Beginn der Infektionssymptome. Bevorzugt befallen sind die Extremitäten mit Palmae und Plantae; Petechien kommen hinzu. Beim Haverhill-Fieber kommt es zu gastrointestinalen Symptomen. Gefürchtet ist eine Beteiligung der Herzklappen.

■ **Differenzialdiagnose**

Eine Variante der Rattenbisskrankheit kommt im Orient vor und ist in Japan unter dem Namen **Soduku** (Rattengift) bekannt. Erreger ist die Gram-negative Spirochäte *Spirillum minor*. Die Luesserologie ist bei der Hälfte dieser Patienten falsch-positiv. Die Differenzialdiagnose umfasst ferner Leptospirose, Lues, Meningokokkensepsis, Gonokokkensepsis, verschiedene Virusexantheme und das Rocky-Mountain-Fleckfieber.

■ **Labor**

Streptobacillus moniliformis ist kulturell am besten im Blut nachweisbar. Das Wachstum in Kultur ist oft kettenförmig mit Filamentform und geschwollenen Körperchen, die wie *Candida (Monilia)* aussehen. Serologische Antikörpertests stehen zur Verfügung.

■ **Therapie**

Behandelt wird mit tgl. 2–3 Mio. IE Penicillin i.m. auf 3–4 Einzeldosen verteilt für 12–14 Tage. Bei Endokarditis wird Penicillin hochdosiert i.v. appliziert.

13.4 Mischinfektionen

13.4.1 Noma

■ **Synonyme**

Cancrum oris, Stomatitis gangraenosa, infektiöse Gangrän des Mundes, Wangenbrand, Wasserkrebs

Noma leitet sich von dem griechischen Wort nome ab, das wörtlich übersetzt Weide bedeutet, hier aber sinngemäß »um sich fressendes Geschwür«.

■ **Epidemiologie**

Die Erkrankung ist bei uns sehr selten und wird lediglich als Folgekrankheit bei anderen Erkrankungen wie Masern, Typhus oder HIV/AIDS gesehen. Dies spricht dafür, dass es sich um einen infektiösen Vorgang handelt, bei dem die gestörte Immunabwehrleistung des Organismus die Hauptrolle spielt. In Afrika, Südostasien und Südamerika sind hauptsächlich Kleinkinder und junge Schulkinder betroffen. Fast immer besteht Malnutrition in Form von Marasmus oder Kwashiokor.

■ **Ätiopathogenese**

Noma hat eine multifaktorielle Ätiopathogenese. Die Erkrankung wird durch eine Kontamination der Mundhöhle mit *Bacterioidaceae*, vor allem *Fusobacterium necrophorum*, und anderen Mikroorganismen wie *Prevotella intermedia*, α-hämolysierende Streptokokken und Aktinomyzeten hervorgerufen. Dieses opportunistischen Keime dringen in die Gewebe der Mundhöhle ein, deren Abwehrkräfte durch Mangelernährung, besonders Proteinmangel, durch akute nekrotisierende Gingivitis, Trauma und andere Ulzerationen der Mundschleimhaut geschwächt sind. Noma zeigt klinische Parallelen zur akuten nekrotisierenden ulzerativen Stomatitis. Ein wichtiger Faktor ist die mangelhafte Immunabwehrleistung der betroffenen Kinder gegenüber bakteriellen Infektionen.

■ **Klinik**

Die Erkrankung beginnt meist als **Stomatitis ulcerosa** am Gaumen oder als Schwellung der Gesichtsregion. Rasch kommt es zum Verlust der Zähne, zur Ausdehnung der Entzündung auf Knochen als sequestrierende Osteitis und zur Ulzeration der Wangen. Das gesamte Wangengewebe wird nekrotisch, sodass man direkt in die Mundhöhle sehen kann. Auch von anderen Orten, wie von Nase oder Vulva aus, kann Noma beginnen. Ohne Behandlung kommt es rasch zum tödlichen Verlauf. Seit der Einführung von Antibiotika hat sich die Prognose entscheidend gebessert.

■ **Differenzialdiagnose**

Noma ist in erster Linie eine klinische Diagnose. Die kulturellen Ergebnisse können für die Therapie hilfreich sein, sind aber nicht diagnostisch. Bei myeloproliferativen Erkrankungen ist Stomatitis ulcerosa differenzialdiagnostisch zu erwägen.

■ **Therapie**

Penicillin, Tetrazykline, Cephalosporine, Ciprofloxacin oder anderen Breitbandantibiotika sind je nach Antibiogramm indiziert. Diätetisch ist auf eine ausreichende kalorische Versorgung mit genügender Protein- und Vitaminzufuhr zu achten.

Äußerlich wird das nekrotische Gewebe abgetragen und antiseptisch behandelt. Eine peinliche Hygiene in der Mundhöhle ist unverzichtbar. Nach Infektsanierung werden die Defekte rekonstruktiv aufgebaut.

13.4.2 Ulcus tropicum

Synonyme
Wüstengeschwür, Tropengeschwür

Ätiopathogenese
Diese Mischinfektion von Streptokokken, Staphylokokken, Gram-negativen Keimen oder Plaut-Vincent-Organismen kommt hauptsächlich in tropischen, feuchtwarmen Gegenden, vorwiegend bei Erwachsenen, besonders bei Truppen in den Tropen oder Arbeitern auf Plantagen, weniger bei Kindern vor. Unterernährung, besonders Proteinmangel, mit Schwächung der Immunabwehr scheint eine Rolle zu spielen. Auch bei Stämmen im tropischen Afrika, die sich infolge örtlicher Gegebenheiten eiweißarm ernähren, wurde Ulcus tropicum gehäuft beobachtet.

Es dürfte sich um eine Infektion mit Streptokokken, Staphylokokken oder anderen Gram-negativen Erregern handeln. Die häufig nachgewiesene Fusospirillose wird von manchen Autoren als Sekundärbesiedelung der nekrotisch-ulzerösen Veränderungen interpretiert.

Klinik
Prädilektionsstellen sind Unterschenkel oberhalb der Malleolen. Hier kommt es, meist im Anschluss an Bagatellverletzungen, zu einer oder mehreren Blasen mit blutigem Inhalt. Wahrscheinlich handelt es sich bei diesen Veränderungen um ein Ecthyma. Wenn die Blase zerplatzt, stellt sich weichfeuchtes, matschig nekrotisches Gewebe dar. Der phagedänische Vorgang kann sich auf das subkutane Gewebe bis auf Faszien, Muskeln oder sogar Periost erstrecken und bei Eröffnung von Blutgefäßen zu unerwarteten Massenblutungen führen. Vernarbung mit dermatogenen Kontrakturen kann eine Amputation erforderlich werden lassen.

Verlauf
Es handelt sich um eine chronische Erkrankung. Wird früh systemisch antibiotisch therapiert, ist die Prognose günstig. Kleine Veränderungen heilen mit Narben ab, die einen charakteristischen hyperpigmentierten Randsaum besitzen. Nicht selten kommt es im Anschluss an banale Verletzungen zu Rezidiven in den atrophischen Narben.

Therapie
Eine Wende in der Behandlung und Prognose des Ulcus tropicum haben Antibiotika gebracht. Sie sollten entsprechend dem Antibiogramm eingesetzt werden. Empfehlenswert sind Penicillin oder Breitbandantibiotika wie Tetrazykline, Erythromycin, Cephalosporine, Gentamicin oder Ciprofloxacin in entsprechenden Dosen. Wichtig ist eine kalorisch ausreichende und qualitativ hochstehende Ernährung mit Polyvitaminzufuhr. Die äußerliche Therapie erfolgt nach den Gesichtspunkten der Wundbehandlung. Falls es erforderlich ist, wird chirurgisch interveniert.

Tab. 13.3 Tierbisse

Spezies	Erreger	Infektionsrisiko	Therapie
Hund	Streptokokken	15–20%	Ampicillin/ Clavulansäure
	Staphylococcus aureus		
	Pasteurella multocida		
Katze	*Pasteurella multocida*	50%	Ampicillin/ Clavulansäure
Mensch	*Staphylococcus aureus*	>50%	Ampicillin/ Clavulansäure
	Escherichia corrodens		
	Haemophilus influenzae		
Schwan	*Pseudomonas aeruginosa*	Nicht bekannt	Ciprofloxacin
Affe	Herpesvirus B	Nicht bekannt	

13.4.3 Tierbisse

Während Hundebisse klinisch auffälliger erscheinen, sind Katzenbisse aufgrund der Tiefe der Wunde gefährlicher und beinhalten ein deutlich höheres Risiko der Wundinfektion unter Einbeziehung der Sehnen.

Tierbisswunden sollten mit Ausnahme der Lokalisation am Gesicht nie zu okklusiv verbunden oder operativ verschlossen werden. Immer sind Tetanusprophylaxe und antibiotische Therapie erforderlich (Tab. 13.3).

! Bei Tierbisswunden: Tetanusprophylaxe.

Literatur

Übersichten
Plettenberg A, Meigel W (2004) Dermatologische Infektiologie. Thieme, Stuttgart

Gram-positive koryneforme Stäbchen
Blaise G, Nikkels AF, Hermanns-Lê T et al (2008) Corynebacterium-associated skin infections. Int J Dermatol 47: 884–890

Lee PL, Lemos B, O'Brien SH et al (2007) Cutaneous diphtheroid infection and review of other cutaneous Gram-positive Bacillus infections. Cutis 79: 371–377

Rho NK, Kim BJ (2008) A corynebacterial triad: Prevalence of erythrasma and trichomycosis axillaris in soldiers with pitted keratolysis. J Am Acad Dermatol 58: S57–58

Kavitha K, Latha R, Udayashankar C et al (2010) Three cases of Arcanobacterium pyogenes-associated soft tissue infection. J Med Microbiol 59: 736–739

Andere grampositive Bakterien

Booth MG, Hood J, Brooks TJ et al (2010) Anthrax infection in drug users. Lancet 375: 1345–1346

Gilchrist M (2009) Cutaneous Listeria infection. Br J Hosp Med (Lond) 70: 659

Patil D, Siddaramappa B, Manjunathswamy BS et al (2008) Primary cutaneous actinomycosis. Int J Dermatol 47: 1271–1273

Schaller J, Carlson JA (2009) Erythema nodosum-like lesions in treated Whipple's disease: signs of immune reconstitution inflammatory syndrome. J Am Acad Dermatol 60: 277–288

Veraldi S, Girgenti V, Dassoni F et al (2009) Erysipeloid: a review. Clin Exp Dermatol 34: 859–862

Z'Graggen WJ, Bregenzer T, Fankhauser H et al (2001) Primary cutaneous nocardiosis in an immune-competent patient. Eur J Dermatol 11: 569–571

Gram-negative Bakterien

Aste N, Atzori L, Zucca M et al (2001) Gramnegative bacterial toe web infection: a survey of 123 cases from the district of Cagliari, Italy. J Am Acad Dermatol 45: 537–541

Boni R, Nehrhoff B (2003) Treatment of gram-negative folliculitis in patients with acne. Am J Clin Dermatol 4: 273–276

Brouard MC, Chavaz P, Borradori L (2004) Acute pustulosis of the legs in diverticulitis with sigmoid stenosis: an overlap between bowel-associated dermatosis-arthritis syndrome and pustular pyoderma gangrenosum. J Eur Acad Dermatol Venereol 18: 89–92

Cragun WC, Bartlett BL, Ellis MW et al (2010) The expanding spectrum of eschar-associated rickettsioses in the United States. Arch Dermatol 146: 641–648

De Pontual L, Ovetchkine P, Rodriguez D et al (2008) Rhinoscleroma: a French national retrospective study of epidemiological and clinical features. Clin Infect Dis 47: 1396–1402

Krengel S, Kuhnt-Lenz K, Fetscher S et al (2003) Vibrio-vulnificus-Sepsis. J Dtsch Dermatol Ges 1: 959–961

Mulholland A, Yong-Gee S (2008) A possible new cause of spa bath folliculitis: Aeromonas hydrophila. Australas J Dermatol 49: 39–41

Lupi O, Madkan V, Tyring SK (2006) Tropical dermatology: bacterial tropical diseases. J Am Acad Dermatol 54: 559–578

Safa G, Loppin M, Tisseau L et al (2008) Cutaneous aseptic neutrophilic abscesses and Yersinia enterocolitica infection in a case subsequently diagnosed as Crohn's disease. Dermatology 217: 340–342

Son YM, Na SY, Lee HY et al (2006) Ecthyma gangrenosum: A rare cutaneous manifestation caused by Stenotrophomonas maltophilia in a leukemic patient. Ann Dermatol 21: 389–392

Weinspach S, Tenenbaum T, Schönberger S et al (2010) Cat scratch disease--heterogeneous in clinical presentation: five unusual cases of an infection caused by Bartonella henselae. Klin Padiatr 222: 73–78

Yu Y, Cheng AS, Wang L et al (2007) Hot tub folliculitis or hot hand-foot syndrome caused by Pseudomonas aeruginosa. J Am Acad Dermatol 57: 596–600

Mischinfektionen

Brook I (2009) Management of human and animal bite wound infection: an overview. Curr Infect Dis Rep 11: 389–395

Oehler RL, Velez AP, Mizrachi M et al (2009) Bite-related and septic syndromes caused by cats and dogs. Lancet Infect Dis 9: 439–447

Erstbeschreiber

Baerensprung FWF von (1862) Neue Beobachtungen über Herpes. Charité Ann 10: 123–143

Barton AL (1909) Descripción de elementos endo-globulares hallados en las enfermos de fiebre verrucosa. La Crónica médica de Lima 26: 7–10

Bollinger O (1877) Ueber eine neue Pilzkrankheit beim Rinde. Zentralbl Med Wiss 15: 481

Bretonneau P-F (1826) Des inflammations spéciales du tissu muqueux, et en particulier de la diphthérite, ou inflammation pelliculaire, connue sous le nom de croup, d'angine maligne, d'angine gangréneuse. Crevot, Paris

Bruce D (1887) Note on the discovery of a microorganism in Malta fever. Practitioner 39: 161–170

Carríon DA (1886) Apuntes sobre la verruga peruana. Posthumous publication. Clinical studies at the Dos de Mayo hospital in Lima, based on 9 cases

Castellani A (1910) Keratoma plantare sulcatum. J Ceylon Br Med Assoc 1: 12–14

Davaine CJ (1863) Recherches sur les infusóires du sang dans la maladie connue sous le nom de sany de rate. CR Acad Sci (Paris) 57: 220–223, 351–353

Davaine CJ (1865) Recherches sur la nature et la constitution anatomique de la pustule maligne. CR Acad Sci (Paris) 60:1296–1299

Debré R, Lamy M, Jammet ML et al (1950) Le maladie des griffes de chat. Bull Med Soc Hop Paris 66: 76–79

Dicken CH, Seehofer JR (1979). Bowel Bypass Syndrome. Arch Dermatol 115: 837–839

Fraenkel A (1886) Die Mikrococcen der Pneumonie. Z Klin Med 10: 426–449

Francis E (1921) Tularemia. Public Helath Rep 36: 1731–1756

Friderichsen C (1918) Nebennierenapoplexie bei kleinen Kindern. Jb Kinderheilkd 87: 109–125

Fulton JE Jr, McGinley K, Leyden J et al (1968) Gramnegative folliculitis in acne vulgaris. Arch Dermatol 98: 349–353

Hebra H von (1870) Ueber ein eigenthümliches Neugebilde an der Nase – Rhinosclerom, nebst histologischem Befund von Dr. M. Kohn. Wien Med Wochenschr 20: 1–5

Israel JA (1878) Neue Beobachtungen auf dem Gebiete der Mykosen des Menschen. [Virchows] Arch Pathol Anat Physiol Klin Med 74: 15–20

Kitasato S (1894) The bacillus of bubonic plague. Lancet 2: 428–430

Loeffler F (1882) Vorläufige Mittheilung über die Arbeiten des Kaiserlichen Gesundheitsamtes, welche zur Entdeckung der Rotzkrankheit geführt haben. Dtsch Med Wochenschr 8: 707–708

McCausland WJ (1976) Pseudomonas aeruginosa rash associated with whirlpool. JAMA 236: 2490–2491

McCoy GW, Chapin CW (1912) Bacterium tularense the cause of a plague-like disease of rodents. Public Health Bull 53: 17–23

Medina C, Medtanza E, Arce J et al (1886) La Verruga Peruana y Daniel Carrión. ;Lima: Imprenta del Estado (Carrión zur Ehre, der 1885 an seiner Krankheit starb, durch seine Kollegen veröffentlicht)

Mollaret P, Reilly R, Bastin R et al (1950) Sur une adénopathie régionale subaiguë et spontanément cutrable, avec intradermo-réaction et lésions ganglionnaires particulières. Bull Med Soc Hop Paris 66: 424–449

Murray EGD (1926) A disease of rabbits characterised by a large mononuclear leucocytosis, caused by a hitherto undescribed bacillus Bacterium monocytogenes (n. sp.). J Pathol Bacteriol 29: 407–439

Nocard E (1888) Note sur la maladie des bœufs de la Guadaloupe. Ann Inst Pasteur 2: 293–302

Odriozola E (1895) La erupción en la infermadad de Carrión (verruca peruviana). Monitor Med 10: 309–311

Parinaud H (1889) Conjunctivite infectieuse transmise par les animaux. Ann Ocul Bruxelles 101:252–253

Place EH (1926) Erythema arthriticum epidemicum; preliminary report. Boston Med Surg J 194: 285–287

Ricketts H (1909) A micro-organism which apparently has a specific relationship to Rocky Mountain spotted fever. J Am Med Assoc 52: 379–380

Rosenbach AJF (1887) Ueber das Erysipeloid. Arch Klin Chir 36: 346–350

Schleifstein JI, Coleman MB (1939) An unidentified microorganism resembling B. lignieri and Past. pseudotuberculosis and pathogenic for man. NY State J Med 39: 1749–1753

Waterhouse R (1911) A case of suprarenal apoplexy. Lancet I: 577–578

Weichselbaum A (1887) Über die Ätiologie der akuten Meningitis cerebro-spinalis. Fortschr Med 5: 573–642

Welch WH, Nuttall G (1892) A gas-producing bacillus (B. aerogenes capsulatus, nov.spec.), capable of rapid development in the blood vessels after death. Johns Hopkins Hosp Bull 3: 81–91

Whipple GH (1907) A hitherto undescribed disease characterized anatomically by deposits of fat and fatty acids in the intestinal and mesenteric lymphatic tissues. Johns Hopkins Hosp Bull 18: 382–391

Whitmore A, Krishnaswami CS (1912) An account of the discovery of a hitherto undescribed infective disease occurring among the population of Rangoon. Indian Med Gaz 47: 262–267

Yersin A (1894) La peste bubonique à Hong Kong. Ann Inst Pasteur 8:662–667 CR Acad Sci (Paris) 119: 356

Spirochätosen: Lyme-Borreliose, Leptospirose und Rückfallfieber

Robert R. Müllegger

14.1 Lyme-Borreliose

▪ Definition

Die Lyme-Borreliose ist eine multisystemische Infektionskrankheit, verursacht durch Spirochäten des *Borrelia-burgdorferi*-sensu-lato-Komplexes, die durch Schildzecken (Ixodes) von Wirtstieren auf den Menschen übertragen werden.

▪ Geschichte

Obwohl erst die Beschreibung einer endemischen Arthritis mit anulären Erythemen nach Zeckenstich durch Allen Steere in Lyme, Old Lyme und East Haddam/Connecticut (1977) und die nachfolgende Entdeckung von Borrelien im Mitteldarm von Zecken durch Willy Burgdorfer (1982) zur ätiopathogenetischen Klärung der Lyme-Borreliose geführt hat, waren die einzelnen Entitäten dieses Krankheitskomplexes schon lange zuvor in Europa bekannt. Die Benennung des Krankheitserregers (*-burgdorferi*) und des Krankheitskomplexes (Lyme-Borreliose) geht auf Willy Burgdorfer und das Fischerdorf Lyme zurück.

▪ Epidemiologie

Die Lyme-Borreliose tritt endemisch akkumuliert in den gemäßigten Klimazonen von Europa, Nordamerika und Asien auf, wo sie die häufigste durch Vektoren vermittelte Krankheit darstellt. Die hauptsächlichen Verbreitungsgebiete umfassen Zentraleuropa (inklusive Deutschland, Österreich, Schweiz), Skandinavien sowie den Nordosten und die nördlichen Zentralstaaten der USA. Die Durchseuchungsrate von Ixodes-Zecken mit Borrelien schwankt in weiten Grenzen (0–50%) und liegt in Endemiegebieten bei durchschnittlich 20%. In unterschiedlichen Regionen sind verschiedene Zeckenarten für die Übertragung verantwortlich:

- Europa – *Ixodes ricinus* (gemeiner Holzbock)
- Ostküste der USA – *I. scapularis*
- Westküste der USA – *I. pacificus*
- Osteuropa und Asien – *I. persulcatus*

Ixodes-Zecken entwickeln sich in einem Zweijahreszyklus aus Eiern zu Larven und häuten sich dann zwei Mal zu Nymphen und schließlich geschlechtsreifen, adulten Tieren. In jedem Stadium nimmt die Zecke eine Blutmahlzeit, wobei Larven vorwiegend Vögel und Mäuse befallen, Nymphen größere Nage- und Säugetiere und adulte Zecken besonders größere Wirbeltiere wie Haus- und Wildtiere und den Menschen. Hauptvektoren sind Nymphen und adulte weibliche Zecken. In seltenen Fällen kommt auch eine Übertragung durch fliegende Insekten wie Bremsen infrage. Aus Österreich weiß man, dass etwa 16% der Gesamtbevölkerung jährlich von Zecken gestochen werden. Etwa jeder zehnte Zeckenstich hat in Endemiegebieten eine Borrelieninfektion zur Folge. Aufgrund des Fehlens einer bundesweiten Meldepflicht und von flächendeckenden epidemiologischen Studien sind in den deutschsprachigen Ländern keine genauen Zahlen zur Inzidenz bekannt. Robuste Berechnungen gehen für Deutschland bei einer Inzidenzquote von ≤0,6% von 100–200 Fällen/100.000 Einwohnern und Jahr aus. In Slowenien und Ostösterreich sind die Fallzahlen noch größer. Die Spanne über alle Länder, in denen die Erkrankung endemisch ist, liegt zwischen >50 und >400 Fällen pro 100.000 Einwohnern und Jahr.

Der Hauptaktivität der Zecken entsprechend treten die meisten Fälle zwischen April und September auf. Aufgrund des speziellen Risikos wird bei Personen, die in der Land- und Forstwirtschaft oder dem Gartengewerbe tätig sind, bei Erfüllung der diagnostischen und berufskrankenrechtlichen Voraussetzungen die Lyme-Borreliose als Berufskrankheit anerkannt (von Tieren auf den Menschen übertragene Erkrankungen, in Deutschland BK Gruppe 3102).

▪ Ätiopathogenese

▪▪ Erreger und Immunreaktion

B. burgdorferi sensu lato und Rückfallfieber-Borrelien repräsentieren die Gattung Borrelien innerhalb der Familie Spirochaetaceae (Ordnung Spirochaetales). Borrelien sind flexible, bewegliche Schraubenbakterien mit wenigen unre-

III

Tab. 14.1 Genospezies von *Borrelia burgdorferi* sensu lato. Geografische Verteilung, Vektoren und dominierende assoziierte Krankheitsmanifestationen

Genospezies	Vorkommen	Zeckenvektor	Klinische Manifestation
B. afzelii	Europa Asien, Japan	*Ixodes ricinus* *Ixodes persulcatus*	Dermatoborreliosen
B. garinii	Europa Asien, Japan	*Ixodes ricinus* *Ixodes persulcatus*	Neuroborreliose, Dermatoborreliosen
B. burgdorferi sensu stricto	Nordamerika Europa	*Ixodes scapularis*, *Ixodes pacificus* *Ixodes ricinus*	Arthritis Dermatoborreliosen
B. valaisiana	Europa, Asien	*Ixodes ricinus*	Dermatoborreliosen Neuroborreliose Arthritis
B. spielmanii	Europa	*Ixodes ricinus*	Erythema migrans
B. lusitaniae	Europa, Nordafrika Japan	*Ixodes ricinus* *Ixodes columnae*	Dermatoborreliosen?
B. bissettii	Nordamerika Europa	*Ixodes spinipalpis* *Ixodes pacificus* *Ixodes ricinus*	Vermutlich klinisch relevant

Weitere Genospezies: *B. andersonii, B. japonica, B. tanukii, B. turdi, B. sinica*

gelmäßigen Windungen. Sie sind etwa 20 µm lang, aber nur 0,3 µm dick, weshalb sie nur im Dunkelfeld- aber nicht im Lichtmikroskop darstellbar sind. Von innen nach außen besteht *B. burgdorferi* aus einem Protoplasmazylinder, der von einer Zytoplasmamembran umhüllt und dann von einem periplasmatischen Spalt umgeben ist. In diesem liegen 7–12 Endoflagellen, die subterminal am Protoplasmazylinder inserieren, sich in Längsachse um den Protoplasmazylinder winden und der Fortbewegung dienen. Abschließend folgt eine Hüllmembran mit distinkten Lipoproteinen (Outer surface lipoproteins, OspA – OspF), die hauptverantwortlich für die Pathogenese und die Immunreaktion des Wirts sind. Die für Infektiosität und Immunogenität wichtigsten der insgesamt 853 Gene von *B. burgdorferi* sind auf Plasmiden lokalisiert. *B. burgdorferi* lässt sich unter mikroaerophilen Bedingungen in künstlichen Kulturmedien (Barbour-Stoenner-Kelly-Medium, modifiziertes Kelly-Pettenkofer-Medium) anzüchten, stellt aber hohe Ansprüche an das Nährmedium. Wegen der langen Generationszeit von 12–24 h werden Kulturen meist erst nach 3–5 Wochen positiv.

Bei der Abwehrreaktion gegen Borrelien ist das angeborene Immunsystem für die frühe Kontrolle der Infektion wie auch die Einleitung einer komplexen zellulären und humoralen erworbenen Immunantwort verantwortlich. Die Immunantwort ist beim Erythema migrans präferenziell auf die Stelle der Infektion und die Lymphknoten fokussiert. B-Lymphozyten, die durch intakte Borrelien-Antigene spezifisch aktiviert werden, sind für eine systemische Antikörperproduktion zuständig, und zwar speziell dann, wenn es zu einer Dissemination der Infektion kommt. Diese ist ebenso wie eine gelegentliche Persistenz des Erregers trotz der Immunreaktion möglich, vor allem durch die Fähigkeit von Borrelien, ihre Antigenexpression zu variieren.

▪▪ Borreliensubtypen

B. burgdorferi sensu lato ist genetisch und immunologisch sehr heterogen. Zur Einteilung wird meist die Genotypisierung herangezogen. Wie in Tab. 14.1 dargestellt, unterscheiden sich die einzelnen Genospezies durch ihre geografische Verteilung, hauptsächliche Vektoren, Gewebetropismus und pathogenetisches Potenzial und daraus resultierende Auslösung differenter Krankheitsmanifestationen. Die drei wichtigsten humanpathogenen Spezies sind *B. afzelii*, *B. garinii* und *B. burgdorferi* sensu stricto. In Europa verursachen alle drei Spezies Lyme-Borreliose, in den USA nur *B. burgdorferi* sensu stricto, was Unterschiede der Lyme-Borreliose zwischen den beiden Kontinenten erklärt. Hierzu zählen das Überwiegen der Lyme-Arthritis und multilokulärer Erythemata migrantia in den USA, während die Acrodermatitis chronica atrophicans nur in Europa vorkommt. Grundsätzlich können alle drei Spezies jede der drei charakteristischen Hautmanifestationen der Lyme-Borreliose verursachen, der häufigste Erreger ist jedoch *B. afzelii*.

Tab. 14.2 Krankheitsmanifestationen der Lyme-Borreliose nach Stadien

Lokalisation	Stadium		
	Lokalisierte Frühinfektion	Disseminierte Frühinfektion	Spätinfektion
Haut	Erythema migrans		Acrodermatitis chronica atrophicans
	Multiple Erythemata migrantia Borrelienlymphozytom		
Nervensystem		Polyradikuloneuritis Meningitis Hirnnervenparesen Enzephalitis Myelitis	Periphere Neuropathie Enzephalopathie
Muskuloskelettales System		Arthritis Myositis	Chronische Arthritis Fibromyalgien
Herz		Karditis AV-Block I–III	Kardiomyopathie
Auge		Konjunktivitis Iritis Chorioretinitis Keratitis Neuritis nervi optici	Keratitis

Übertragung und Koinfektionen

Zecken verweilen vornehmlich an der Unterseite von Pflanzen bis zu etwa 1 m über dem Boden und nehmen potenzielle Wirte mittels Chemorezeptoren für Milchsäure, Kohlendioxid und Ammoniak wahr. Nach Kontaktnahme suchen sie für den Stich warme Körperregionen mit möglichst dünner Haut auf. Beim Stich wird das widerhakenbewehrte Hypostoma (Stachel) in die Haut gebohrt und damit einerseits (erregerhaltiger) Speichel an den Wirt abgegeben, andererseits Blut gesaugt. Für die Übertragung von Borrelien bedarf es einer minimalen Zeckenanhaftung von 12–24 h. Die geringe Größe von Nymphen und der praktisch reizfreie Stich erklären, warum von Patienten oft eine negative Zeckenstichanamnese angegeben wird.

Neben Borrelien können in Europa durch dieselbe Zeckenart (*I. ricinus*) weitere Krankheitserreger auf den Menschen übertragen werden (Koinfektion), was zu einer Modulation des klinischen Bildes der Lyme-Borreliose führen kann. Es handelt sich um das FSME-Virus, ein Flavivirus, Erreger der Frühsommer-Meningoenzephalitis, Babesien, in Erythrozyten parasitierende Protozoen, Erreger der Babesiose, einer malariaähnlichen Krankheit mit Fieber, Anämie und Ikterus und *Anaplasma phagocytophilum*, ein obligat intrazelluläres Gram-negatives Bakterium der Ordnung Rickettsiales, Erreger der humanen granulozytären Anaplasmose (früher Ehrlichiose).

Anaplasmen befallen in erster Linie neutrophile Granulozyten und Endothelzellen und etablieren dadurch eine systemische Infektion, die zu je etwa einem Drittel asymptomatisch, mild oder schwer (selten letale Verläufe bei Immunsupprimierten) verläuft. Im typischsten Fall kommt es innerhalb von 30 Tagen nach Zeckenstich zu transienten, heftigen grippeähnlichen Krankheitserscheinungen inklusive Fieber, Schüttelfrost, Kopfschmerzen, Krankheitsgefühl, Myalgien und Abgeschlagenheit. Im Labor sind häufig Thrombozytopenie, Transaminasenerhöhung und CRP-Erhöhung festzustellen, immer wieder auch eine Leukopenie und geringgradige Anämie. Hautveränderungen im Rahmen einer Anaplasmose sind selten (wenige Prozent bis maximal ein Drittel der Patienten) und schlecht charakterisiert. Am ehesten ist mit einem makulopapulösen Exanthem, manchmal petechialen Erythemen oder Sweet-artigen Effloreszenzen zu rechnen. Sie treten vorwiegend an Stamm und Beinen auf und scheinen bei Kindern häufiger zu sein. Die Diagnose wird durch eine Serokonversion oder 4-fachen Serumtiteranstieg innerhalb von 2–3 Wochen erhärtet, sowie auch durch eine Polymerasekettenreaktion aus dem Blut oder den färberischen Nachweis (Giemsa oder Wright) von Morulae (intrazelluläre Bakterienaggregation) im Blutausstrich.

Klinik

Im Rahmen einer Borrelieninfektion kann es zu kutanen (Dermatoborreliosen) und/oder extrakutanen Krankheitsmanifestationen kommen (Tab. 14.2), die in einem regellosen stadienhaften Verlauf auftreten, der unter anderem von der Genospezies des Erregers, der Immunantwort des

Wirts und diversen prädisponierenden Faktoren abhängt. In der Regel beginnt die Lyme-Borreliose lokalisiert mit einem Erythema migrans, das oft selbstlimitiert ist, oder es wird die Borreliose durch eine antibiotische Therapie zu diesem Zeitpunkt ausgeheilt.

Bei **Dissemination des Erregers** jedoch ist innerhalb von Tagen bis Wochen (Monaten) ein Übergang in ein früh disseminiertes Stadium und binnen Monaten bis Jahren in ein chronisches Stadium möglich. Dabei können neben der Haut (>85% aller Fälle) auch das muskuloskelettale System, Nervensystem, Herz und Augen befallen werden. Komplizierte Verläufe werden zu diesem Zeitpunkt in der Regel durch eine adäquate Therapie vermieden. Ohne Behandlung kann sich aber eine späte (chronische) Manifestation entwickeln. An der Haut sind neben dem Erythema migrans zwei weitere Entitäten bekannt, das Borrelienlymphozytom und die Acrodermatitis chronica atrophicans. Seit geraumer Zeit wird in der Literatur sehr kontrovers über eine ätiopathogenetische Rolle von *B. burgdorferi* bei verschiedenen anderen Hauterkrankungen berichtet, zum Beispiel das kutane B-Zell-Lymphom und die zirkumskripte Sklerodermie (Morphea).

14.1.1 Dermatoborreliosen

Erythema migrans

[Afzelius 1910, Lipschütz 1913]

▪ Klinik

Das Erythema migrans, die Markerdermatose der frühen Lyme-Borreliose, ist ein expandierendes, rundovales, scharf begrenztes, rotes bis rot-blaues Erythem von mindestens 5 cm Größe. Die meisten Läsionen sind zwischen 10–20 cm im Längsdurchmesser. Im Einzelfall können Erytheme bis 80 cm beobachtet werden. Die Größe ist vor allem von der Bestandsdauer abhängig. Das Erythem entsteht durchschnittlich 2 Wochen nach Zeckenstich (Spanne: 3–180 Tage). Der Zeckenstich, an den sich nur ein bis zwei Drittel der Patienten erinnern, bestimmt die Prädilektionsstelle des Erythema migrans. Dieses kann grundsätzlich überall lokalisiert sein (Ausnahme Palmae und Plantae), bevorzugt aber folgende Regionen: Knie/Unterschenkel, Leiste/Gesäß und Achsel/Schulter/Brust. Bei Kindern findet es sich häufig in der Kopf-Hals-Region. Die Krankheitsdauer bis zum Aufsuchen des Arztes beträgt im Mittel 10 Tage. Das Erythema migrans kann als solitäre Läsion oder multilokulär auftreten. Das solitäre Erythema migrans ist entweder ringförmig mit zentraler Abblassung (solitär anulärer Typ) oder, häufiger, über den gesamten Verlauf persistierend homogen (solitär makulärer Typ). In der Kniekehle ist es oft bandartig livide. Selten nimmt es eine schießscheibenartige (bull's eye Typ) oder atypi-

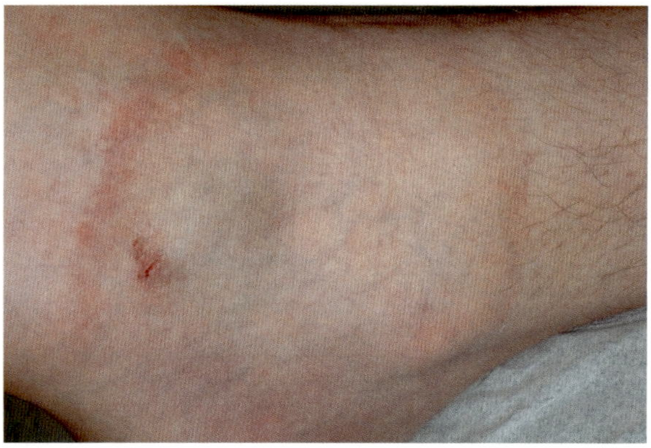

Abb. 14.1 Erythema migrans vom solitär anulären Typ

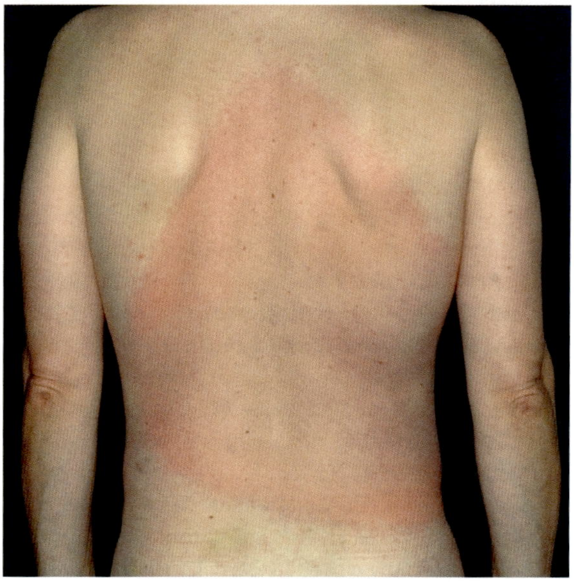

Abb. 14.2 Erythema migrans vom solitär makulären Typ

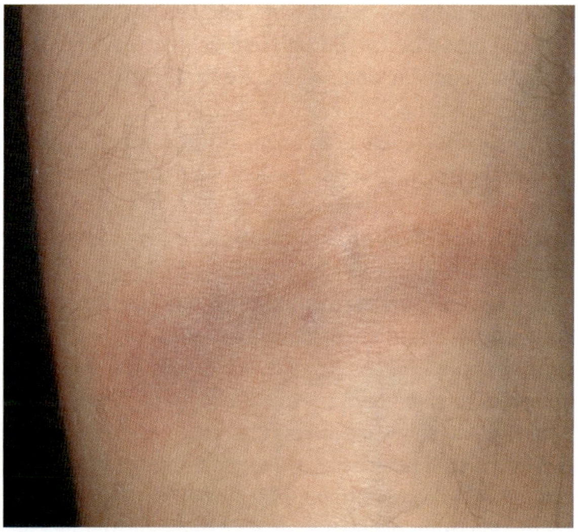

Abb. 14.3 Erythema migrans in der Kniekehle

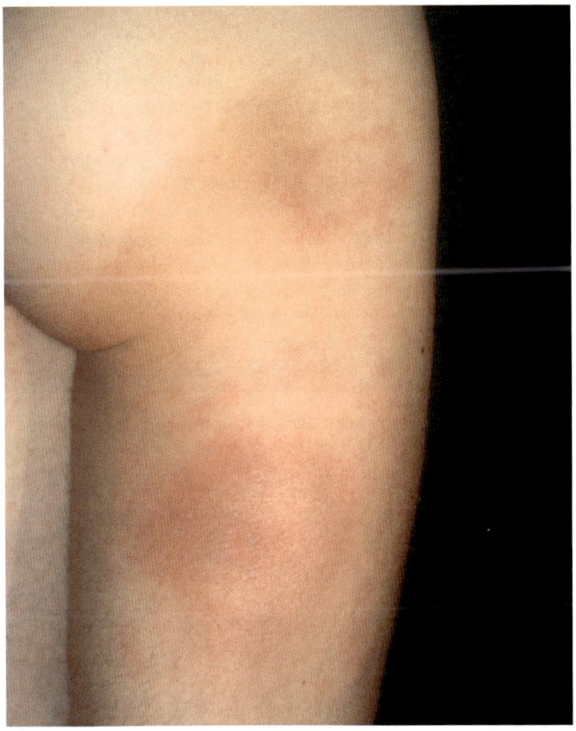

Abb. 14.4 Multilokuläres Erythema migrans

sche Morphologie an (elevierte oder fleckige Erytheme, inkomplette Ringbildung, Vesikelformation oder hämorrhagische Note).

Leichter Juckreiz oder Brennen begleiten das Erythema migrans in etwa der Hälfte der Fälle. Selten ist eine im Bereich des Erythems lokalisierte sehr schmerzhafte Oligoneuritis von bis zu mehreren Wochen Dauer. Extrakutane Krankheitssymptome entwickeln sich initial bei einem bis zwei Drittel der Patienten. Sie sind unspezifisch, moderat, von kurzer Dauer (Tage) und umfassen Müdigkeit, Krankheitsgefühl, Arthralgien, Myalgien, Cephalaea, (regionale) Lymphadenopathie und Temperaturerhöhung. Sie sind von den Erscheinungen einer frühen extrakutanen Organmanifestation wie einer Neuroborreliose sowie einer Koinfektion (▶ Ätiopathogenese) zu trennen. Das Vorhandensein oder Fehlen extrakutaner Symptome erlaubt keinesfalls einen Rückschluss auf eine eventuelle Dissemination von Borrelien.

Multiple Erythema-migrans-Herde, die bei maximal 20% aller Patienten auftreten und in den USA und bei Kindern häufiger sind, können durch hämatogene Dissemination von Borrelien bedingt sein. Hier folgen sekundäre, oft kleinere und weniger entzündliche Läsionen einem typischen primären Erythema migrans nach einer Latenz von wenigen Tagen. Multiple Läsionen können aber auch durch multiple infektiöse Zeckenstiche oder eine lokale Dissemination von Borrelien bedingt sein. Dann sind weniger Erytheme vorzugsweise gruppiert angeordnet. Die durchschnittliche Gesamtzahl an Erythemen pro Patient schwankt zwischen 2 und 70. Patienten mit multiplen Erythemen haben nicht signifikant häufiger extrakutane Allgemeinsymptome oder andere Organmanifestationen. Je nach zugrunde liegender Pathogenese sind multiple Erytheme eher der disseminierten oder der lokalisierten Frühinfektion zuzurechnen (Tab. 14.2).

Differenzialdiagnose

Trotz des klinischen Variantenreichtums ist das Erythema migrans meist klinisch eindeutig zu diagnostizieren (Tab. 14.3). Die wichtigste Differenzialdiagnose betrifft die unspezifische (gesteigerte) Arthropodenreaktion, die ebenfalls als Erythem mit mehr als 5 cm Durchmesser auftritt. Im Unterschied zum Erythema migrans, welches sich erst nach einer Latenz von einigen Tagen entwickelt und eine zentrifugale Ausdehnung zeigt, entsteht die Arthropodenreaktion sofort nach Stich und verkleinert sich in den folgenden Tagen von der Peripherie her. Arthropodenstiche jucken auch meist stärker.

Histopathologie

Die histopathologische Untersuchung läsioneller Haut ist bei allen drei Dermatoborreliosen diagnostisch wertvoll. In den allermeisten Fällen gelingt es, wichtige Differenzialdiagnosen durch den feingeweblichen Befund auszuschließen, oft ist die Histopathologie sogar diagnostisch. Die Biopsie ist beim Erythema migrans vom Rand zu gewinnen. Man findet ein unterschiedlich intensives, fleckiges, mononukleäres Entzündungsinfiltrat, welches in der superfiziellen Dermis stärker als in der tiefen Dermis ist und vorwiegend perivaskulär lokalisiert ist, obschon auch eine periglanduläre und interstitielle Beteiligung besteht. Die Blutgefäße können dilatiert sein. Das Infiltrat besteht vorwiegend aus Lymphozyten und Histiozyten. Plasmazellen sind in unterschiedlicher Zahl beigemengt, initial auch einige Eosinophile. Die Epidermis ist unauffällig.

Verlauf

Trotz der potenziellen klinischen Selbstlimitierung ist die prompte antibiotische Therapie jedes Erythema migrans indiziert, um eine eventuelle Persistenz des Erregers in der Haut und/oder dessen Dissemination zu verhindern. Mit einer adäquaten Behandlung heilt das Erythem innerhalb von 1–4 Wochen ab. Eine Persistenz von meist milden bis moderaten extrakutanen Symptomen, in aller erster Linie Arthralgien, kommt bei wenigen Patienten vor, speziell dann, wenn zu Beginn der Erkrankung stärkere Symptome bestanden. Die Symptome vergehen innerhalb maximal eines Jahres. Gravierende Folgeerscheinungen wie eine Meningitis treten nur sehr selten auf und heilen letztlich ebenfalls aus.

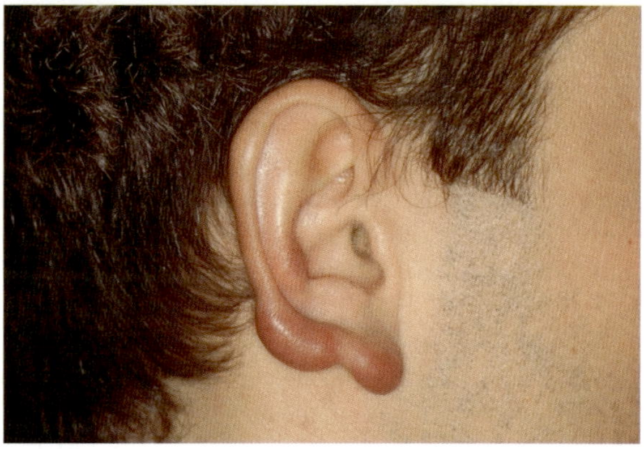

Abb. 14.5 Borrelienlymphozytom

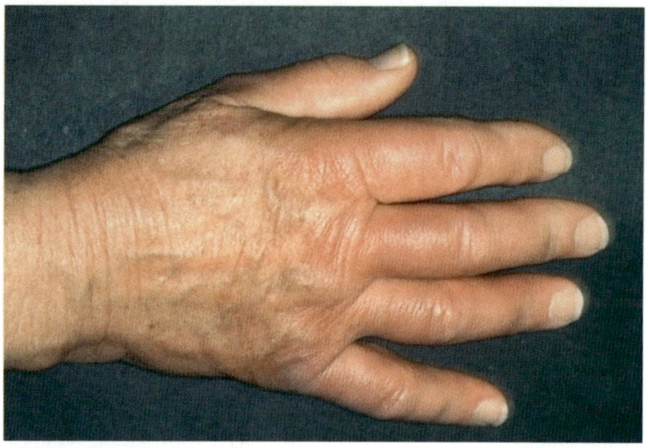

Abb. 14.6 Acrodermatitis chronica atrophicans, akutes Stadium

Borrelienlymphozytom

[Burckhardt 1911, Bäfverstedt 1943]

Ätiopathogenese

Das Borrelienlymphozytom ist ein B-Zell-Pseudolymphom in Reaktion auf die Präsenz von Borrelien-Antigenen in der Haut. Während *B. burgdorferi* in für Lyme-Borreliose endemischen Regionen Europas die häufigste Ursache solcher Pseudolymphome ist, wird das Borrelienlymphozytom in den USA nur extrem selten gesehen. Der Verlauf ist subakut, das Kindesalter bevorzugt betroffen. Die Zeckenstichanamnese ist in den meisten Fällen negativ, was die Beurteilung erschwert, ob eine lokale Frühinfektion an der Stelle eines unbemerkten Zeckenstichs vorliegt oder doch eine früh-disseminierte Form mit akral betonten Hautveränderungen nach Zeckenstich an anderer Stelle.

Klinik

Das Borrelienlymphozytom tritt meist solitär auf, obschon multiple (gruppierte) Läsionen berichtet sind. Stereotypisch und für die klinische Diagnose sehr hilfreich ist die Lokalisation. Diese betrifft vornehmlich das Ohr (häufiger bei Kindern), wo es oft dem Ohrläppchen tropfenförmig anzuhängen scheint, oder die Brust, vor allem Brustwarze und Areola mammae (häufiger bei Erwachsenen). Gelegentlich sind äußeres Genitale oder die (vordere) Axillarfalte befallen. Klinisch findet sich ein indolenter, weicher, blauroter Knoten bis Plaque von 1–5 cm Größe mit scharfer Begrenzung und eventuell leicht atropher Oberfläche.

Extrakutane Symptome sind sehr selten. Das Borrelienlymphozytom persistiert unbehandelt für viele Monate bis zu einem Jahr. Nach meist raschem erstem Ansprechen auf eine Antibiose dauert es bis zur kompletten Abheilung gewöhnlich mehrere Wochen (bis Monate). Spätfolgen sind nicht zu erwarten. Zur Histopathologie des Borrelienlymphozytoms ► Kap. 108.

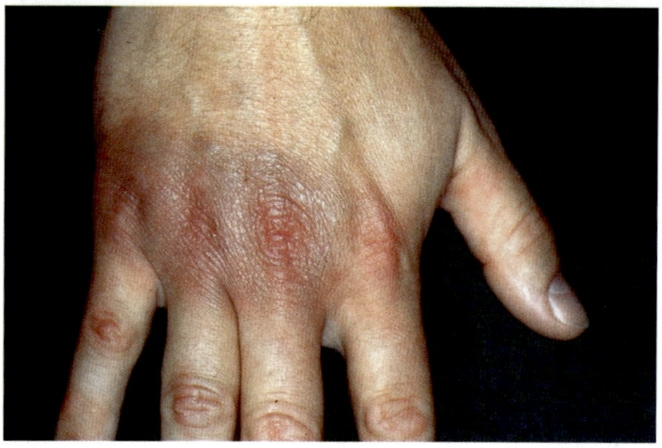

Abb. 14.7 Acrodermatitis chronica atrophicans, chronisches Stadium

Acrodermatitis chronica atrophicans

[Buchwald 1883, Herxheimer und Hartmann 1902]

Epidemiologie

Die Acrodermatitis chronica atrophicans ist die kutane Manifestation der späten Lyme-Borreliose in Europa, wo weniger als 10 Fälle pro 100.000 Einwohner und Jahr auftreten. In den USA ist sie eine Rarität.

Die Acrodermatitis betrifft gehäuft das höhere Lebensalter und Frauen. Der Acrodermatitis-Patient gibt in der Regel keine Anamnese eines Zeckenstichs in einem zeitlichen oder topografischen Zusammenhang zur Hauterkrankung. Wohl aber handelt es sich meist um Menschen, die sich sehr häufig in der Natur aufhalten und jährlich mehrfach Zeckenstiche an unterschiedlichen Körperstellen haben.

Klinik

Die Acrodermatitis chronica atrophicans ist bevorzugt an den Streckseiten der distalen Extremitätenabschnitte einschließlich der Ellenbogen, Knie und Hand- und Fuß-

Tab. 14.3 Differenzialdiagnosen der Dermatoborreliosen

Dermatoborreliose	Differenzialdiagnosen	Unterscheidungskriterien zur Dermatoborreliose
Solitäres Erythema migrans	Unspezifische Arthropodenreaktion	Rasches Auftreten Juckreiz
	Erysipel	Intensiv rot, Fieber, Schüttelfrost
	Zirkumskripte Sklerodermie	Elfenbeinfarben, induriert, Lilac Ring
	Granuloma anulare	Papulös elevierter Rand
	Interstitielles Granuloma anulare	Träger Verlauf
	Tinea	Randbetont schuppend
	Erysipeloid	Meist Hände, langsame Expansion, kleine Verletzung
	Fixes Arzneimittelexanthem	Medikamentenanamnese, blaubräunlich, Brennen, Akren
Multilokuläres Erythema migrans	Multilokuläres fixes Arzneimittelexanthem	Medikamentenanamnese, blaubräunlich, Schleimhäute
	Urtikaria	Flüchtig
	Erythema anulare centrifugum	Eleviert, schuppend, polyzyklisch
	Erythema infectiosum	Girlandenförmig konfluierend, symmetrische Wangenrötung
Borrelienlymphozytom	Arthropodenreaktion	Transient, Juckreiz
	Kutanes Lymphom	Zusatzuntersuchungen nötig
	Sarkoidose	Lupoides Infiltrat mit Glasspatel
	Kutane Metastase	Sehr derb
	Keloid	Derb, Traumaanamnese
	Perichondritis	Schmerzhaft, nur in Knorpelzone
	Granuloma faciale	Oft multipel, auch polyzyklisch
	Morbus Paget (Brust)	Schuppenkruste
Frühe Acrodermatitis chronica atrophicans	Chronische venöse Insuffizienz	Varizen, ankle flare, diffuse Schwellung, geringere Rötung (außer bei Stasisdermatitis)
	Beinvenenthrombose	(Sub)akuter Schmerz, Zyanose
	Akrozyanose	Symmetrisch, vorwiegend bei Jüngeren und Kälte
	Perniones	Schmerzhaft, ödematös, vegetative Symptome
	Erysipeloid	Scharf begrenzt, Exposition wie gegen Fisch, Geflügel
	Chilblainlupus	Keratosen, eventuell diskoider Lupus erythematodes
Späte Acrodermatitis chronica atrophicans	Periphere arterielle Verschlusskrankheit	Pulse schwach, verminderte Hauttemperatur, Claudicatio
	Hautalterung	Keine Entzündungszeichen
	Akroangiodermatitis	Chronische Stase

rücken lokalisiert. Sie zeigt einen langsam progressiven Verlauf über viele Wochen bis Monate von einer frühen inflammatorischen Phase zu einer chronisch atrophen Phase mit irreversiblen Schädigungen. Mit der Progredienz ist eine lokale Expansion und Ausbreitung auf weitere Extremitäten verbunden. Sie erklärt sich aus einer in ihrer Ursache ungeklärten Persistenz von *B. burgdorferi* im dermalen Bindegewebe über Jahre bis Jahrzehnte. Von einer spontanen Erregerelimination ist nicht auszugehen. Nur die antibiotische Therapie kann den Prozess aufhalten.

Zu Beginn der Akrodermatitis zeigt sich eine gut abgrenzbare, rot-blaue Verfärbung mit Irisblendenphänomen mit oder ohne teigige, nicht eindrückbare Schwellung. Ohne antibiotische Behandlung wird im Weiteren die Haut durch epidermale und dermale Atrophie dünn und gefältelt. Man spricht von einem bratapfel- oder zigarettenpapierartigen Aspekt. Subkutane Blutgefäße werden stärker sichtbar, es bilden sich multiple Teleangiektasien und Pigmentverschiebungen aus. Haarfollikel, Talgdrüsen und Schweißdrüsen können zugrunde gehen, es resultiert eine trockene, haarlose Haut.

Bei 10–20% der Patienten kommt es durch eine gesteigerte dermale Kollagensynthese zu derben Knoten oder bandartiger Pseudosklerodermie. Die solitären oder multiplen fibrotischen Knoten sind halbkugelig, hautfarben bis blaurot und juxtaartikulär lokalisiert, speziell über Ellenbogen oder Knie. Die morpheaartigen Areale sind indurierte, weißlich glänzende, scharf begrenzte Flecken oder Bänder innerhalb oder benachbart zu einer Akrodermatitis-Läsion, meist entlang der Ulna oder Tibia (**Ulnar-** oder **Tibiastreifen**). Die Entwicklung von Plattenepithelkarzinomen im Zusammenhang mit schlecht heilenden Wunden innerhalb einer Akrodermatitis oder von B-Zell-Lymphomen ist eine extreme Rarität.

Die Acrodermatitis chronica atrophicans kann von verschiedenen extrakutanen Symptomen begleitet sein. Etwa 60% der Patienten leiden unter einer axonalen peripheren Neuropathie, meist an der von der Hautveränderung befallenen Extremität. Manchmal kann auch eine disseminierte Polyneuropathie auftreten. Sie äußert sich zunächst mit Schmerzen und Sensibilitätsstörungen, später treten geringgradige Paresen hinzu. Ein charakteristisches Symptom der Acrodermatitis ist die **Allodynie**, eine übersteigerte nozizeptive brennende Schmerzreaktion auf minimale Reize. Arthralgien und/oder Myalgien betreffen ein Drittel bis die Hälfte der Patienten. Bei etwa 20% der Patienten können bei langer Krankheitsdauer, meist im Bereich der dermatologischen Affektion, Subluxationen bis Luxationen kleiner Hand- und Fußgelenke auftreten, ferner eine Arthritis großer Gelenke, rezidivierende Gelenksergüsse, Bursitis, Achillessehnenentzündung und Periostverdickung.

Eine zentralnervöse Beteiligung mit kognitiven Defiziten, depressivem Syndrom, chronischer Erschöpfung oder Persönlichkeitsstörungen ist umstritten.

▪ Differenzialdiagnose

Aufgrund der nicht sehr spezifischen Klinik und wegen ihrer Seltenheit wird die Akrodermatitis in einem hohen Prozentsatz verkannt (◘ Tab. 14.3). Die richtige Diagnose wird oft erst nach Monaten bis Jahren gestellt. Das Differenzialdiagnosespektrum ist groß und vom Stadium der Erkrankung abhängig. Am häufigsten sind Verwechslungen mit phlebologischen Leiden (chronische venöse Insuffizienz), peripheren Durchblutungsstörungen, Hautalterung oder, bei Vorliegen von fibrotischen Veränderungen, mit zirkumskripter Sklerodermie und eosinophiler Fasziitis. Juxtaartikuläre Knoten werden immer wieder für Rheumaknoten gehalten.

> **Entscheidend ist, bei blau-roten Veränderungen an den Extremitäten mit oder ohne Schwellung und Atrophiezeichen stets die Möglichkeit einer Acrodermatitis chronica atrophicans zu bedenken.**

▪ Histopathologie

Die Biopsie wird bei der Akrodermatitis aus der Zone mit der prominentesten Entzündung gewonnen. Zu diesem Zeitpunkt dominiert ein unterschiedlich intensives Infiltrat aus Lymphozyten, Histiozyten und stets einer größeren Anzahl von Plasmazellen, welches entweder mehr fleckig oder eher bandartig subepidermal angeordnet ist. Das Infiltrat ist in der oberen Dermis akzentuiert, reicht jedoch teilweise bis in die Subkutis. Es ist vornehmlich perivaskulär lokalisiert, aber auch interstitiell deutlich ausgeprägt. Die Gefäße sind meist erweitert. In der atrophen Phase wird das Entzündungsinfiltrat schwächer. Es tritt eine Atrophie der Epidermis und eine Erhöhung der Zahl der Fibroblasten auf. Elastische Fasern und Haartalgdrüseneinheiten gehen verloren. Vielkernige Riesenzellen mit dem Phänomen der Elastophagozytose sind erkennbar. Die pseudosklerodermiformen und juxtaartikulären Läsionen zeigen eine deutliche Fibrose, bei letzteren oft mit zwiebelschalenartigem Muster der Kollagenbündel.

▪ Verlauf

Mit der antibiotischen Therapie kann eine Eradikation von Borrelien sowie die Beseitigung von entzündlichen Hautveränderungen und der Allodynie erreicht werden. Letzteres nimmt etliche Monate bis über ein Jahr in Anspruch. Fibröse Knoten sprechen sehr gut an. Hingegen persistieren Atrophie, Teleangiektasien und Pseudosklerodermie. Die Abheilung einer assoziierten Neuropathie ist zögerlich und nicht selten inkomplett.

14.1.2 Diagnostik und Therapie der Dermatoborrelien

▪ Diagnostisches Vorgehen

Mit Ausnahme des Erythema migrans ist der klinische Verdacht auf eine Lyme-Borreliose durch Laboruntersuchungen zu bestätigen, wobei manchmal die Kombination verschiedener Methoden notwendig sein kann (◘ Tab. 14.5). Beim Erythema migrans sollte Zusatzdiagnostik nur bei klinischer Unsicherheit angewendet werden. Die Serologie wird keinesfalls zur Routinediagnostik empfohlen. Man erhält vor Therapie aufgrund der Serokonversionsdauer von 2–5 Wochen für IgM-Antikörper und 3–8 Wochen für IgG-Antikörper bei nur etwa 60% der Patienten ein positives Resultat. Zumal nach Therapie bei über zwei Drittel der Patienten Antikörper gefunden werden, kann in Einzelfällen die Analyse von Seren vor und nach Therapie hilfreich sein. Histopathologisch kann man die Diagnose eines Erythema migrans mit hoher Wahrscheinlichkeit stellen. Beim Borrelienlymphozytom ergeben serologische Tests meist ein positives Resultat für IgG- (und IgM-) Antikörper. Die histopathologische Untersuchung wird speziell dann empfohlen, wenn klinisches Bild und Serologie nicht übereinstimmen. Immunhistologisch exprimieren die zahlreichen Plasmazellen gleichermaßen κ- und λ-Immunoglobulin-Leichtketten. Die Polymerasekettenreaktion des IgH-Gen-Rearrangements ergibt üblicherweise ein polyklonales Muster der infiltrierenden Zellen. Der klinische Verdacht einer Acrodermatitis chronica atrophicans muss ausnahmslos serologisch und (wegen der Möglichkeit eines falsch-positiven Antikörpertiters) histopathologisch verifiziert werden. Ein signifikant erhöhter IgG-Antikörper-Titer gegen *B. burgdorferi* ist für die Diagnose unerlässlich, ein positiver IgM-Titer aber bei höchstens einem Viertel der Patienten zu finden.

Optional kann bei allen drei Formen der Dermatoborreliose ein direkter Erregernachweis aus läsioneller Haut geführt werden beziehungsweise notwendig werden. Die Polymerasekettenreaktion ist der Kultivierung hinsichtlich Sensitivität, Arbeitsaufwand und Geschwindigkeit überlegen.

Für die Diagnose der extrakutanen Manifestationen der Lyme-Borreliose (Neuroborreliose, Karditis, Lyme Arthritis) ist eine positive Serologie zu fordern. Beweisend für eine zentralnervöse Manifestation ist der Nachweis intrathekal gebildeter Antikörper gegen Borrelien im Liquor cerebrospinalis.

▪ Labor

Neben der (indirekten) serologischen Diagnostik (Analyse von IgG- und IgM-Antikörpern gegen *B. burgdorferi*) gibt es direkte Methoden zum Nachweis von *B. burgdorferi* oder deren DNA am Ort der Infektion. Kultivierung oder Polymerasekettenreaktion von Hautbiopsien sind hochspezifisch, aber nur mäßig sensitiv. Die beiden Methoden geben bei durchschnittlich der Hälfte bis zu zwei Drittel der Patienten positive Resultate. Die histopathologische Untersuchung läsionaler Haut erbringt wertvolle Informationen bei allen drei Formen der Dermatoborreliose, wie auch die chemische und zytologische Untersuchung des Liquor- beziehungsweise Gelenkpunktats bei Verdacht auf Neuroborreliose oder Lyme-Arthritis.

Die serologische Diagnostik ist durch die Möglichkeit falsch-negativer und falsch-positiver Resultate mit Unsicherheiten behaftet. Ersteres findet sich vorwiegend bei der frühen Lyme-Borreliose (Erythema migrans, Serokonversion). Letztere sind auf Kreuzreaktionen bei anderen spirochätalen Infektionen (zum Beispiel Treponemen, Leptospiren) oder eine polyklonale Immunstimulation im Rahmen einer anderen viralen oder bakteriellen Infektion (Epstein-Barr-Virus, Zytomegalievirus, Parvovirus, Influenzaviren, HIV) oder Autoimmunerkrankungen (zum Beispiel Lupus erythematodes, rheumatoide Arthritis, systemische Sklerodermie) zurückzuführen. In Endemiegebieten kann einem falsch positiven Resultat auch eine Seroprävalenz zugrunde liegen, die meist von einer asymptomatischen früheren Infektion herrührt. Die Seroprävalenzrate beträgt abhängig von Geografie und Bevölkerungsgruppe <10 bis >20%.

Die Serologie kann auch nicht exakt zwischen einer aktiven und einer vergangenen Infektion unterscheiden. So bleiben Antikörper auch nach adäquater Therapie oft Monate bis Jahre nachweisbar. Daher muss in unklaren klinischen Situationen ein positives serologisches Resultat auf seine Spezifität geprüft werden. Es wird daher ein zweischrittiges Testverfahren empfohlen (Stufendiagnostik, »Two-tier-Analyse«). Als erster Test wird ein Enzyme-linked-immunosorbent-Assay (ELISA) eingesetzt, der grundsätzlich eine höhere Sensitivität als Spezifität (80–90%) besitzt. Bei einem grenzwertigen oder positiven ELISA-Resultat wird dieselbe Probe mit einem Immunoblot (Westernblot) nachgetestet, der Nachweis und Diskrimination spezifischer Antikörper gegen verschiedene Borrelienantigene ermöglicht, also ein qualitativer Test mit nahezu 100%iger Spezifität ist. Die wichtigsten, durch Immunoblotanalyse voneinander unterscheidbaren immundominanten *B. burgdorferi*-Antigene von diagnostischer Relevanz umfassen die in ◘ Tab. 14.4 aufgeführten (Lipo)proteine. Eine Immunantwort gegenüber einigen dieser Antigene tritt vorzugsweise während der akuten Infektion auf, gegenüber anderen Antigenen wiederum eher später im Krankheitsverlauf, sodass die Beurteilung des Typs, der Zahl und der Kombination der Banden bis zu einem gewissen Grad eine Abschätzung der Aktualität beziehungsweise des Stadiums der Lyme-Borreliose erlaubt.

Ein Paradigmenwechsel in der Serologie zeichnet sich durch die Identifizierung eines C6-Peptids von VlsE ab, eines an der Oberfläche exprimierten Lipoproteins, das durch antigenische Variationen der Immunevasion dient. Das C6-Peptid löst unabhängig von der Spezies von *B. burgdorferi* sensu lato konstant eine starke Immunantwort des Wirts aus, und ein darauf basierender ELISA ist mit einer Spezifität und Sensitivität von weit über 90% in frühen wie auch späten Krankheitsstadien herkömmlichen ELISAs überlegen und gleichwertig zur Stufendiagnostik mit ELISA und Immunoblot.

Tab. 14.4 *Borrelia burgdorferi*-Antigene und ihre diagnostische Relevanz im Verlauf einer Lyme-Borreliose

Frühes Infektionsstadium			Spätes Infektionsstadium		
kDa	Antigen	Stadium	kDa	Antigen	Stadium
14	p41i	Früh	17–18	Osp17 = DbpA	Spät
19	OspE	Früh/spät	30	p30	Spät
22–25	OspC	Sehr früh	31	OspA	Spät
35	VlsE	Früh/spät	34	OspB	Spät
39	p39 = BmpA	Früh	43	p43	Spät
41	p41 = FlaB Flagellin	Früh	45	p45	Spät
47		Meningitis	55/56		Spät
			58	p58	Spät
			83/100	p83/100	Spät

BmpA, Borrelia membrane protein A; DbpA, Decorin binding protein; kDa, Kilodalton; Osp, Outer surface protein; p41i, internal p41; VlsE, Variable major protein-like sequence, expressed

Ein positives ELISA-Resultat bestätigt nicht notwendigerweise, dass bei einem Patienten eine Lyme-Borreliose vorliegt. Ein negatives ELISA-Resultat schließt eine Lyme-Borreliose nicht aus. Ein positiver Immunoblot-Befund bestätigt eine spezifische immunologische Reaktion gegen (eine Infektion mit) *B. burgdorferi*. Ein negativer Immunoblot macht eine Lyme-Borreliose in hohem Maße unwahrscheinlich.

Therapie

Die Standardtherapien der Dermatoborreliosen sind in Tab. 14.5 zusammengestellt. Die Antibiotika der Wahl zur Behandlung des Erythema migrans sind orales Doxycyclin, Amoxicillin und Cefuroxim-Axetil, deren Effektivität auf höchstem Evidenzniveau bewiesen ist. Doxycyclin penetriert gut in den Liquor, ein Vorteil, wenn man die mögliche Dissemination von Borrelien in das Zentralnervensystem bedenkt. Zusätzlich ist es effektiv gegen *A. phagocytophilum*, das im Sinne einer Koinfektion gemeinsam mit *B. burgdorferi* übertragen werden kann. Wenn Ultraviolettstrahlung nicht vermieden werden kann oder bei initialer Unsicherheit in der Differenzierung gegenüber einem Erysipel, sind Amoxicillin oder Cefuroxim-Axetil vorzuziehen. Die Behandlungsdauer beträgt 2 Wochen. Antibiotika zweiter Wahl umfassen das Makrolid Azithromycin, Phenoxymethylpenicillin und Minocyclin. Der Einsatz von Ceftriaxon (1-mal 2 g täglich i.v.) ist Fällen einer neurologischen oder schweren kardiologischen Mitbeteiligung vorbehalten. Bei Kindern unter dem 8. Lebensjahr ist Doxycyclin kontraindiziert. Hier werden Amoxicillin (50 mg/kg pro Tag in drei geteilten Dosen), Cefuroxim-Axetil (20–30 mg/kg pro Tag in zwei geteilten Dosen), Azithromycin (20 mg/kg am ersten Tag, gefolgt von 10 mg/kg pro Tag für weitere 4 Tage) oder Phenoxymethylpenicillin (50.000–100.000 IU/kg pro Tag in drei geteilten Dosen) gegeben. Während der Schwangerschaft und Laktation besteht die Therapie der Wahl in Amoxicillin oder Cefuroxim-Axetil (FDA Kategorie B) Doxycyclin ist kontraindiziert. Mittel zweiter Wahl sind Azithromycin und Phenoxymethylpenicillin, ebenfalls beide der FDA Kategorie B zuzurechnen. Auch intravenöses Ceftriaxon wird in der Schwangerschaft sehr erfolgreich eingesetzt. Eine Jarisch-Herxheimer-Reaktion ist eine Rarität.

Einzelfälle eines **Therapieversagens** (Persistenz einer klinischen Manifestation und/oder des Erregers) machen eine zweite Antibiose nötig, vorzugsweise mit einem anderen Wirkstoff als dem primär eingesetzten. Antikörper-Titerverläufe nach Therapie sind variabel und unvorhersehbar und müssen keinesfalls mit dem klinischen Verlauf korrelieren. Die Serologie ist deshalb nicht geeignet, über die Effektivität der Therapie zu urteilen. Nach Therapie können Serum-IgG- wie auch -IgM-Antikörpertiter abfallen, andererseits sich aber auch erstmals entwickeln, ansteigen oder für Monate bis Jahre persistieren. Zwischen einer persistierenden Infektion und einer persistierenden Immunantwort muss klinisch unterschieden werden. Wenn keine assoziierte Symptomatik besteht, ist keine weitere Behandlung nötig. Etwa die Hälfte der Patienten wird niemals im Krankheitsverlauf seropositiv.

Auch das **Borrelienlymphozytom** wird primär mit Doxycyclin, Amoxicillin und Cefuroxim-Axetil behandelt. Alternativen sind Azithromycin, Phenoxymethylpenicillin

Tab. 14.5 Diagnostisches und therapeutisches Management von Dermatoborreliosen

Manifestation	Diagnose		Therapie		
	Routine	Optional	Antibiotikum	Tagesdosis	Dauer
Erythema migrans	Klinische Untersuchung	Histopathologie	Doxycyclin	100 mg 2-mal tgl	2 Wochen
		Serologie in der Rekonvaleszenz	Amoxicillin	500 mg 3- bis 4-mal tgl	
		Borrelien-PCR	Cefuroxim-Axetil	500 mg 2-mal tgl	
			Azithromycin	500 mg 1-mal tgl	1 Woche (USA)*
Borrelien-Lymphozytom	Klinische Untersuchung	Histopathologie	Doxycyclin	100 mg 2-mal tgl	34 Wochen
	Serologie	Immunhistologie	Amoxicillin	500 mg 3- bis 4-mal tgl	
		Borrelien-PCR	Azithromycin	500 mg 1-mal tgl	wie E. migrans
		IgH Gen-Rearrangement			
Acrodermatitis chronica atrophicans	Klinische Untersuchung	Borrelien-PCR	Doxycyclin	100 mg 2-mal tgl	4–6 Wochen
	Serologie		Cefuroxim-Axetil	500 mg 2-mal tgl	
	Histopathologie		Phenoxymethyl-Penicillin	1,5 Mio. U 3-mal tgl	

*Europäisches Regime: 500 mg 2-mal tgl. am ersten Tag, dann 500 mg 1-mal tgl. für weitere 4 Tage

und Ceftriaxon. Aufgrund des subakuten Verlaufs des Borrelienlymphozytoms ist eine längere Behandlungsdauer (3–4 Wochen) zu bevorzugen.

Wegen des progredienten Verlaufes muss jeder Patient mit **Acrodermatitis chronica atrophicans** möglichst rasch behandelt werden. Die Acrodermatitis kann effektiv mit Doxycyclin, Minocyclin, Cefuroxim-Axetil, Cefotaxim (3-mal 2 g pro Tag), Ceftriaxon und mit oralem oder parenteralem Penicillin in denselben Dosierungen wie beim Erythema migrans angegangen werden. Eine periorale Therapie über 4 Wochen ist in der Regel ausreichend. Die Antikörpertiter gegen *B. burgdorferi* fallen zwar nach ca. 1 Jahr signifikant ab, bleiben aber beim großen Teil der Patienten für viele Jahre (hoch)positiv. Auch hier korreliert die Titerentwicklung nicht mit dem klinischen Verlauf und ist daher ungeeignet zur Kontrolle der Therapie.

Die Behandlung **extrakutaner Manifestationen** obliegt den neurologischen beziehungsweise internistischen Fachkollegen. Die Neuroborreliose wird meist intravenös therapiert (Ceftriaxon, Cefotaxim, Doxycyclin, Penicillin), es hat sich in den letzten Jahren aber gezeigt, dass orales Doxycyclin der parenteralen Medikation nicht unterlegen ist. Kardioborreliose (ausgenommen höhergradiger AV-Block) und Lyme Arthritis können peroral behandelt werden, in der Regel für 3–4 Wochen.

▪▪ Prophylaxe

In den USA war bis 2002 ein OspA-basierter Impfstoff verfügbar, der jedoch aus finanziellen Überlegungen, wegen des Verdachts, Arthritiden auszulösen und der niedrigen Protektionsrate von 60–70% wieder vom Markt genommen wurde. Da der Impfstoff nur gegen den Subtyp *B. burgdorferi* sensu stricto schützte, kam er in Europa nicht zum Einsatz. In absehbarer Zeit ist trotz laufender Forschung nicht mit der Marktreife eines neuen Impfstoffs zu rechnen. Somit ist man in der Vorbeugung auf grundlegende Maßnahmen wie geeignetes Verhalten im Freien (schützende Kleidung), Meiden von zeckenkontaminierten Haus- und Wildtieren und Gartenpflege (Kurzhalten des Rasens, Laubentfernung) angewiesen. Nach Aufenthalt im Freien empfiehlt sich das sofortige Absuchen des gesamten Körpers (Kopf bei Kindern nicht vergessen) nach Zecken und deren prompte Entfernung. Über die beste Art, eine anhaftende Zecke zu entfernen, sind höchst widersprüchliche und absurde Ratschläge verbreitet worden (zum Beispiel Drehen gegen den Uhrzeigersinn). Tatsächlich soll die Zecke entweder abrasiert (Einmalrasierer) oder unter vorsichtiger steter Traktion mit einer geeigneten Pinzette (Zecken- oder Splitterpinzette) aus der Haut gezogen werden. Aufgrund der Verankerung des Stachels mit Widerhaken kann dieser bei den genannten Manövern zurückbleiben, was bedenkenlos ist, weil er keine nennenswerten Mengen an Krankheitserregern enthält. Hilfsmittel wie Öl oder Klebstoffe sind zu vermeiden. Repellenzien (zum Beispiel Icaridin) haben nur eine beschränkte und kurze (~ 4 h) Wirkung gegen Zecken und können irritierend auf die Haut wirken. Die prophylaktische Einmalgabe von Doxycyclin nach Zeckenstich in einem endemischen Gebiet wird in den USA propagiert, hat sich aber in Europa nicht durchgesetzt (fehlende Langzeitdaten, schlechte Praktikabilität).

Mit Nachdruck ist in endemischen Gebieten die FSME-Impfung zu empfehlen, dabei jedoch aufmerksam zu machen, dass diese nicht gegen zeckenvermittelte Krankheiten im Allgemeinen schützt, wie vom Laien oft angenommen.

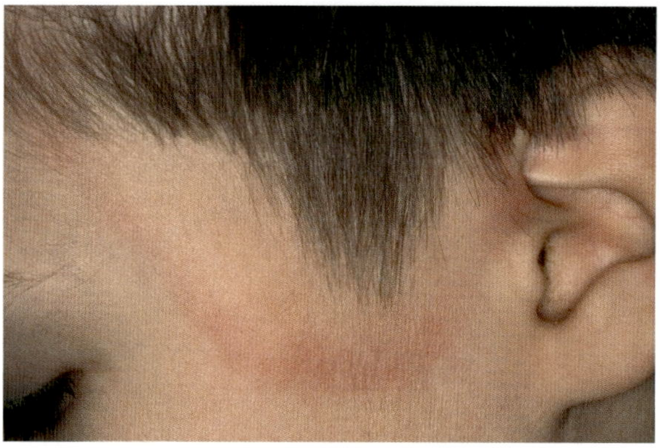

Abb. 14.8 Erythema migrans im Gesicht bei einem 7-jährigen Jungen

14.1.3 Extrakutane Manifestationen

Zu den extrakutanen Organmanifestationen der Lyme-Borreliose zählt die **Neuroborreliose** (in Europa etwa 10% der Fälle), die sich im Stadium der frühen Dissemination mit Entzündungen unterschiedlicher Teile des Zentralnervensystems und peripherer Nerven äußert. Charakteristisch sind Polyradikulitis und periphere Neuritiden mit heftigen asymmetrischen reißend-brennenden, nächtlich akzentuierten Schmerzen, Paresen und Sensibilitätsstörungen von Extremitäten oder Körperstamm. Weiterhin typisch ist eine aseptische (virale) Meningitis mit mononukleärer Pleozytose und Paresen von Hirnnerven, am häufigsten des N. facialis, gefolgt von N. abducens, N. trochlearis und N. oculomotorius. Das Vollbild der Neuroborreliose im Erwachsenenalter ist das **Garin-Bujadoux-Bannwarth-Syndrom** [Garin und Bujadoux 1922, Bannwarth 1941] (Meningopolyradikuloneuritis).

Die **Lyme-Karditis** manifestiert sich in Form von Rhythmusstörungen, meist als AV-Blockierung unterschiedlichen Grades. Vereinzelt können solche Patienten transient schrittmacherpflichtig werden. Die **Lyme-Arthritis** befällt vornehmlich die großen Gelenke als Mono- oder Oligoarthritis. Am häufigsten ist das Kniegelenk betroffen. Klinisch zeigt sich eine schmerzhafte, starke Gelenksschwellung ohne Rötung mit schubweisem Verlauf, wobei Anzahl und Dauer (Tage bis Wochen) der einzelnen Episoden sehr variabel sind und auch abwechselnd verschiedene Gelenke betroffen sein können. Tendinitis, Enthesitis und Bursitis sind gelegentlich anzutreffen. Die unbehandelte Arthritis sistiert meist nach Monaten bis Jahren und kann Gelenksschädigungen zurücklassen. Zur Chronifizierung (trotz Therapie) kommt es in Europa viel seltener als in den USA. Ein genetischer Hintergrund (beispielsweise HLA-DR2- oder -DR4-Phänotyp), der zur Entwicklung einer autoimmunologischen Entzündungskaskade disponiert, scheint dabei eine Rolle zu spielen. Neben chronischer Arthritis können bei ausbleibender Erregerelimination oder Abheilung einer früheren Krankheitsmanifestation selten Fibromyalgien oder neurologische Spätfolgen wie periphere Neuropathien und Enzephalopathie (kognitive Störungen, Depression, spastische Paraparese) entstehen.

14.1.4 Lyme-Borreliose bei Kindern

In erster Linie durch Eigenheiten des Immunsystems und die geringere Körpergröße unterscheidet sich die Lyme-Borreliose im Kindesalter teilweise erheblich von der des Erwachsenen. Der Inzidenzgipfel liegt zwischen dem 5.–9. Lebensjahr. Auch bei Kindern sind dermatologische Manifestationen die häufigsten. Das Erythema migrans kommt in über einem Drittel der Fälle im Kopf-Hals-Nacken-Bereich vor, gefolgt von Gesäß und Beinen. Es tritt schon nach einer durchschnittlichen Inkubationszeit von 1 Woche auf und ist im Gesicht oft wechselnd intensiv, bogen- bis bandförmig und von kurzer Dauer. Multilokuläre Erythemata migrantia und Borrelienlymphozytom sind bei Kindern häufiger, hingegen gibt es die Acrodermatitis chronica atrophicans nur in seltensten Fällen. Die üblichste neurologische Manifestation ist die aseptische Meningitis, oft in Assoziation mit einer peripheren Fazialisparese. Letztere kann eventuell bereits simultan und ipsilateral zu einem Erythema migrans im Gesicht auftreten. Das Garin-Bujadoux-Bannwarth-Syndrom gibt es bei Kindern fast nie. Arthritiden sind häufig und sprechen gut auf Antibiotika an.

14.1.5 Lyme-Borreliose in der Schwangerschaft

B. burgdorferi kann die Plazenta passieren. Moderne Studien an großen Kollektiven von Schwangeren und ihren

Kindern konnten jedoch kein erhöhtes Risiko für Missbildungen, Prämaturität, Fruchttod oder erniedrigtes Geburtsgewicht nachweisen, wobei alle diese Patientinnen adäquat antibiotisch therapiert wurden. Es ist zu folgern, dass eine Schwangere mit Lyme-Borreliose auf jeden Fall antibiotisch behandelt werden muss. In der Schwangerschaft ist das Erythema migrans meist makulös und sitzt in über 80% der Fälle an den Extremitäten. Extrakutane Begleitsymptome sind selten.

14.1.6 Chronische Lyme-Borreliose und Post-Lyme-Disease-Syndrom

Die beiden Begriffe beschreiben den Fortbestand von teilweise schweren Symptomen wie Arthritis, Fatigue, Myalgien, kognitiver Dysfunktion und Schlafstörungen nach adäquater antibiotischer Therapie einer in der Regel früh disseminierten oder späten Manifestation der Lyme-Borreliose. Die Ursache hierfür ist unklar. Mehrere Studien konnten den häufig vorgebrachten Grund einer persistierenden Infektion mit Borrelien weitestgehend widerlegen. Der Terminus chronische Lyme-Borreliose ist daher im strengen Sinne falsch, weil er eine Persistenz der Infektion mit *B. burgdorferi* suggeriert. Andere Theorien gehen von einer Koinfektion mit Anaplasmen oder Babesien oder einer durch die Borrelien-Infektion angestoßenen Autoimmunreaktion aus.

Bewiesen ist, dass solche Patienten nicht von einer wiederholten oder Langzeit-Antibiotikatherapie profitieren. Vorübergehende Besserungen nach Tetrazyklinen sind vielmehr auf deren zusätzlichen antiinflammatorischen Effekt zurückzuführen. Eine nach Antibiose persistierende Lyme-Arthritis kann gut mit Hydroxychloroquin oder Methotrexat behandelt werden. Intraartikuläre Kortisoninjektionen werden nicht empfohlen. Patienten mit chronischen, neuropathischen Schmerzen sprechen gut auf eine Gabapentin-Monotherapie an.

14.2 Leptospirose

[Weil 1886]

Synonyme

Morbus Weil, Canicola-Fieber

Epidemiologie

Die Leptospirose ist eine akute, fieberhafte, meldepflichtige Zoonose, die durch Bakterien des *Leptospira interrogans*-Komplexes hervorgerufen wird. Die primären Wirte des Erregers sind verschiedenste Tierarten, vor allem Nagetiere (Ratten, Mäuse), aber auch Haustiere (Hunde, Katzen, Pferde, Schweine, Rinder) und Wildtiere (zum Beispiel Rotwild, Igel). Der Erreger persistiert lange in den renalen Tubuli des klinisch oft asymptomatischen Wirts und wird mit dem Urin ausgeschieden, was zur Kontamination der Umwelt führt. In Gewässern und feuchtem Boden können Leptospiren wochen- bis monatelang überleben. Die Übertragung auf den Menschen erfolgt durch direkten Kontakt mit Urin, Blut oder Gewebe der infizierten Tiere oder noch häufiger über Urin-kontaminiertes Wasser, Schlamm oder Erdreich. Dementsprechend gibt es typische Habitate und Risikogruppen, zu denen Abwasserarbeiter, Landwirte und Feldarbeiter, Metzger, Tierärzte und -wärter, Bergbauarbeiter, Jäger, Fischer, Wassersportler (zum Beispiel Badeepidemien, Surfer) und Camper zählen. In bestimmten Regionen und Risikogruppen beträgt die Seroprävalenzrate bis zu 30%.

Die Leptospirose ist bei Menschen mit berufsbedingt engem Umgang mit Tieren und Tierabfällen in Deutschland als Berufskrankheit (BK-Gruppe 3102) anerkannt. Die Leptospirose ist weltweit verbreitet. Die Häufigkeit korreliert mit dem Ausmaß von schweren Regenfällen. In den Tropen ist sie mit einer Inzidenz von 10–100 Fällen pro 100.000 Einwohnern und Jahr endemisch. In gemäßigten Klimazonen kommt sie nur sporadisch vor (Inzidenz von höchstens 0,2 Fällen pro 100.000 Einwohner), zumeist im (Spät)sommer und Herbst. Von wenigen kleinen Epidemien abgesehen, sind die meisten Fälle importiert.

Ätiopathogenese

Die Bakteriengattung der Leptospiren gehört gemeinsam mit Borrelien und Treponemen der Ordnung der Spirochaetales an. Es sind dünne, lange, Gram-negative, bewegliche, spiralig gedrehte Schraubenbakterien mit langsamem Wachstum. Für den Menschen pathogen ist *L. interrogans*, von dem mehr als 20 Serogruppen mit über 200 Serovaren bekannt sind.

Die einzelnen Serogruppen finden sich bevorzugt in unterschiedlichen Reservoirtieren und geografischer Verbreitung und lösen teilweise verschiedene Krankheitserscheinungen aus. Einige wichtige Serovare sind:

- *L. interrogans serovar canicola* (Canicola-Fieber, mittelschwere, meist ikterische Verlaufsform mit Meningitis)
- *L. icterohaemorrhagiae* (Morbus Weil; schwerste, meist ikterische Verlaufsform)
- *L. grippotyphosa* (Überwiegen gatrointestinaler Symptome)
- *L. bratislava*
- *L. autumnalis* (Ford Bragg Fever)
- *L. pomona* (Schweinehüterkrankheit mit Meningitis)
- *L. bataviae* (Feld-, Schlamm- oder Erntefieber; benigne, meist anikterische Verlaufsform)
- *L. sejroe*
- *L. hardjo*

Leptospiren dringen durch klein(st)e Hautverletzungen oder Schleimhäute, vorwiegend des Gastrointestinaltrakts oder die Konjunktiven in den Menschen ein.

Nach Übertritt in die Blutbahn vermehren sie sich 1–4 Wochen lang. Von der Leptospirämie sind vornehmlich Leber und Nieren betroffen. Die Symptomatik ist anfangs durch den Krankheitserreger selbst bestimmt und umfasst zentrolobuläre Lebernekrosen, interstitielle Nephritis und Tubulusnekrosen. Im weiteren Verlauf (zweite Phase) führt die Immunantwort neben der Erregereradikation zu einer systemischen Entzündungsreaktion, die für sekundäre Endorganschäden verantwortlich ist. Hierbei provozieren zirkulierende Immunkomplexe kapilläre Endothelschädigungen mit disseminierter Vaskulitis.

▪ Klinik

Die meisten Fälle einer Infektion verlaufen klinisch inapparent und selbstlimitiert. Bei symptomatischer Ausprägung verläuft die Leptospirose zweiphasig. Nach einer Inkubationszeit von 5–14 Tagen tritt akut die erste oder leptospirämische Phase auf, die etwa 3–7 Tage anhält. Sie äußert sich mit einem unterschiedlich schweren, grippeartigen Bild mit hohem Fieber, Schüttelfrost, intensiven Kopfschmerzen, Meningismus, heftigen Myalgien (vor allem der Waden), Thoraxschmerzen, Husten, Konjunktivitis (sehr typisch), Episkleritis, Lymphadenopathie, Hypotonie und relativer Bradykardie. In der ersten Phase treten auch Hauterscheinungen auf. Es folgt ein wenige Tage dauerndes relativ asymptomatisches bis fieberfreies Intervall. Nun geht die Krankheit in die zweite Phase über. Begleitet durch (niedrigeres) Fieber entwickeln sich diverse Organmanifestationen. Je nach Serovar und Virulenz kommt es in verschiedenem Ausmaß zu Leberschädigung mit Ikterus, gastrointestinalen Symptomen (Diarrhoe oder Obstipation, abdominelle Schmerzen), hämorrhagischer Diathese mit Purpura, aseptischer Meningitis (häufig)/ Meningoenzephalitis, Nephritis (~ 50% der Patienten) mit Oligurie bis Anurie, Iridozyklitis, Uveitis, akutem respiratorischen Distress-Syndrom, Myokarditis und Perikarditis. Die schwerste Ausprägung der Leptospirose ist der Morbus Weil (5–10% der Fälle), der mit Leber- und Nierenversagen, Lungenbeteiligung und hämorrhagischer Diathese einhergeht und eine Mortalitätsrate bis zu 30% hat.

▪▪ Hautbefunde

In der ersten Krankheitsphase treten bei bis zur Hälfte der Patienten Hautveränderungen auf. Es handelt sich um unspezifische, stammbetonte Exantheme von urtikariellem, makulösem oder makulopapulösem Charakter, gelegentlich mit petechialer Note. Hämorrhagien können auch am Gaumen vorkommen. Bei Infektionen mit *L. interrogans serovar autumnalis* können schmerzhafte, flache, rote Plaques prätibial (prätibiales Fieber, **Fort-Bragg-Fieber**) entstehen. Die Hautveränderungen bilden sich bis zum Ende der ersten Krankheitsphase zurück.

▪ Differenzialdiagnose

Aufgrund der Vielfältigkeit der Symptome ist das differenzialdiagnostische Spektrum sehr groß. Je nach Schweregrad kommen verschiedene Formen von hämorrhagischem Fieber (Hanta, Dengue), Hepatitis, virale Meningitis, Malaria, Typhus, Influenza und eine Reihe anderer viraler und bakterieller Infektionen infrage, die bevorzugt influenzaartige Symptome, hepatorenales Syndrom und Meningitis hervorrufen. Wichtig ist die Berücksichtigung anamnestischer Angaben wie Tierkontakt und Aufenthalt in einem suspekten Umfeld. Hinweisend mögen auch die besonders starken Myalgien sein. Spezifische diagnostische Tests müssen eingesetzt werden. Das Exanthem ist unspezifisch und nicht von anderen infektiösen Exanthemen oder Arzneireaktionen zu unterscheiden. Hinsichtlich der prätibialen Erytheme ist ein Erythema nodosum abzugrenzen.

▪ Diagnostisches Vorgehen

In der ersten Krankheitsphase, vornehmlich vom 4.–14. Tag post infectionem, können Leptospiren durch Kultivierung im Blut, Liquor cerebrospinalis oder Urin (hier sogar wochenlang) nachgewiesen werden, was jedoch verzögert Ergebnisse liefert, da die mediane Zeit bis zur Positivität 3 Wochen beträgt. Auch eine Polymerasekettenreaktion aus dem Urin ist möglich. Serologisch können ab der zweiten Krankheitsphase typenspezifische zunächst IgM-, dann IgG-Antikörper gegen Leptospiren nachgewiesen werden (mikroskopischer Agglutinationstest oder ELISA). Eine Wiederholung der serologischen Untersuchung nach drei Wochen sollte durchgeführt werden. Eine Serokonversion oder vierfacher Titeranstieg sind beweisend. Die Antikörper sind über längere Zeit nachweisbar. Allgemeine Laboruntersuchungen zeigen eine periphere Leukozytose mit Linksverschiebung, und (nicht zwingend) eine moderate und transiente Erhöhung der Lebertransaminasen, von alkalischer Phosphatase und Bilirubin sowie Proteinurie, Hyperkaliämie und Hyperphosphatämie durch die Niereninsuffizienz.

▪ Therapie

Schwere Formen der Leptospirose müssen intravenös behandelt werden. Mittel der Wahl ist Benzylpenicillin. Zwischen 5 und 20 Mio. E Tagesdosis sind verteilt auf 4 Gaben zu verabreichen. Bei der Penicillinbehandlung kann selten eine Jarisch-Herxheimer-Reaktion auftreten. Alternativen sind Ceftriaxon, Cefotaxim und Erythromycin. Leichtere Formen werden sehr effektiv peroral mit Doxycyclin (2-mal 100 mg/Tag) therapiert. Auch Ampicillin, Amoxicillin und Azithromycin sind wirksam. Die Therapiedauer beträgt 1 Woche. Nur durch den raschesten

Therapiebeginn kann die klinische Symptomatik beeinflusst und Komplikationen verhindert werden. Die unterstützende Therapie umfasst die Kontrolle des Flüssigkeits-Elektrolyt-Haushalts und die Behandlung der hepatischen, renalen, hämatologischen und zentralnervösen Komplikationen. Dialyse und Transfusionen sind manchmal notwendig. Im Falle schwerer Hämorrhagien sollte der Einsatz von mittelhoch dosierten Glukokortikoiden für 7–10 Tage erwogen werden. Leichtere Verlaufsformen heilen nach Therapie innerhalb von durchschnittlich 4 Wochen ab.

Präventiv muss bei Arbeiten mit Infektionsrisiko Schutzbekleidung getragen werden. In der Freizeit sind Endemiegebiete zu meiden. Wassersportler müssen sich darüber im Klaren sein, dass das Infektionsrisiko mit der Aufenthaltsdauer im Wasser steigt. Hautverletzungen sind wasserdicht abzukleben. Nach Aufenthalt im Wasser oder Kontakt mit potenziell kontaminiertem Material ist gründliches Waschen empfohlen. Personen mit besonders hohem Infektionsrisiko in Endemiegebieten können auch prophylaktisch durch eine einmal wöchentliche Doxycyclingabe (200–250 mg) sehr effektiv geschützt werden, was jedoch keine Langzeitlösung darstellt. Die Einmalgabe von Doxycyclin ist auch eine Option für geplante Freizeitaktivitäten oder Militäreinsätze in Hochrisikogebieten.

14.3 Rückfallfieber

[Rutty 1770, Craigie 1843, Obermeier 1873]

▪ Epidemiologie

Diese akute meldepflichtige Infektionskrankheit kommt in zwei Formen vor: Das epidemische Rückfallfieber mit Übertragung von Borrelien durch Läuse (Läuserückfallfieber, Louse-borne relapsing fever) und das endemische Rückfallfieber mit Erregerübertragung durch Zecken (Zeckenrückfallfieber, Tick-borne Relapsing fever)

Das **Läuserückfallfieber** wird durch *B. recurrentis* hervorgerufen. Reservoir ist der Mensch, Vektoren sind Kleiderläuse (*Pediculus humanus corporis*). Es wird durch Armut, schlechte Hygiene und enge räumliche Verhältnisse gefördert, in denen sich Kleiderläuse leicht ausbreiten können (Kriege, Flüchtlings- und Gefangenenlager). Die letzten großen Epidemien in Europa brachen im ersten und zweiten Weltkrieg aus und haben mehr als 1 Mio. Todesopfer gefordert. Heute kommt es nur noch in bestimmten Regionen Afrikas (besonders Äthiopien, Sudan), im Jemen sowie Teilen Asiens und Südamerikas (Andenstaaten) vor.

Das **Zeckenrückfallfieber** wird abhängig von der geografischen Region durch unterschiedliche Borrelienspezies hervorgerufen. Es ist vorwiegend in großen Teilen Afrikas, im nahen und mittleren Osten, Süd- und Zentralasien, Südamerika und Mexiko verbreitet. Die Erkrankung kommt auch in den USA, Kanada und in mediterranen Ländern, speziell Spanien, vor. Ähnlich wie bei der Lyme-Borreliose gibt es Assoziationen zwischen bestimmten Borrelienspezies, verschiedenen als Vektoren dienenden Lederzeckenspezies (*Ornithodorus spp.*) und Geografie. Die wichtigsten Erreger sind *B. duttonii* und *B. crocidurae* (Afrika), *B. hermsii*, *B. turicatae* und *B. parkeri* (Nordamerika), *B. venezuelensis* und *B. neotropical* (Südamerika), *B. persica* (naher und mittlerer Osten, Asien) und *B. hispanica* (Spanien). Das Erregerreservoir ist/sind – abhängig von verschiedenen ökologischen Faktoren – der Mensch (Ostafrika), Nagetiere (zum Beispiel Mäuse, Ratten), Vögel und Hunde. In unseren Breiten sind Rückfallfieberfälle ausgesprochen selten und stellen importierte Reisekrankheiten dar.

▪ Ätiopathogenese

Beim Läuserückfallfieber nehmen die Läuse Borrelien durch Blut saugen bei einem Menschen auf und übertragen diese dadurch auf den nächsten Menschen; durch Zerquetschen der Laus werden Borrelien auf der Haut freigesetzt. Die Inokulation erfolgt dann durch Kratzen oder Reiben über kleine Hautverletzungen. Beim Zeckenrückfallfieber werden die Borrelien durch den Stich der Lederzecke (Speichelübetragung) sehr schnell in den Wirt übertragen (Saugakt kürzer als 1 h). Die Rückfallfieberborrelien vermehren sich im Blut und erreichen im Rahmen der fieberhaften Spirochätemie fast sämtliche Organe. Der Grad der Spirochätemie, der in der Regel beim Läuserückfallfieber stärker ist, bestimmt den klinischen Schweregrad. Die Krankheitserscheinungen sind durch eine Schädigung von Gefäßendothelien, Blutungsneigung und Organnekrosen bedingt. Der rekurrierende Verlauf ist auf rasche Veränderungen der Oberflächenantigene des Erregers zurückzuführen, sodass die Immunantwort sich gegen immer neue Antigene richten muss. Erst wenn das Repertoire borrelizider Antikörper des Wirts umfangreich genug ist, werden die Krankheitserscheinungen geringer und verschwinden schließlich. Immunität besteht nur teilweise und kurzfristig.

▪ Klinik

Nach einer Inkubationszeit von wenigen Tagen bis zu 2 Wochen entwickelt sich akut ein Krankheitsbild mit variabler Symptomatik und Intensität. Grundsätzlich ist das epidemische Rückfallfieber schwerer als das endemische. Im typischen Fall kommt es zu wiederholten Schüben von hohem Fieber (39–41°C) mit Schüttelfrost (Febris recurrens). Weitere Symptome sind Tachykardie, Cephalaea, Arthralgien, Myalgien, Bauchschmerzen, Übelkeit, Erbrechen und Diarrhoe, Müdigkeit und respiratorische Symptome (trockener Husten, Atemnot). Spleno- und Hepatomegalie mit Ikterus kommen speziell beim Läuserückfallfieber häufig vor. Die Fieberschübe dauern beim epidemischen Rückfallfieber (5–7 Tage) länger an als beim endemischen (2–4 Tage) und sind durch fieberfreie Intervalle von durchschnittlich 8–10 Tagen beim epidemischen und von 3–6 Tagen beim endemischen Rückfallfieber getrennt. Während es beim Läuserückfallfieber zu höchstens sechs (meist ein bis zwei) Rückfällen kommt, treten beim Zeckenrückfallfieber multiple (bis zu zwölf) Rückfälle auf. Die Fieberschübe werden mit der Zeit kürzer und weniger intensiv und die Intervalle dazwischen länger. Bei beiden Formen können die Fieberepisoden in einer krisenhaften Abfieberung mit massivem Schüttelfrost, Schwitzen und Blutdruckabfall enden.

Zu den Komplikationen des Rückfallfiebers zählen häufig starke Blutungsneigung (Epistaxis, konjunktivale Blutungen, Hämorrhagien im Magendarmtrakt, Lungen, Harnwegen und Zentralnervensystem), Nephritis, und adultes respiratorisches Distress-Syndrom. Eine schwere Myokarditis kann ebenso wie eine Sepsis mit disseminierter intravasaler Gerinnung ad exitum führen. Neurologische Manifestationen treten bei bis zu 10% der Patienten auf und schließen Meningitis mit lymphozytärer Pleozytose, transiente fokale Ausfälle, Krampfanfälle, Hemi- oder Paraparese, Hirnnervenparesen, Sehstörungen, Parästhesien und Bewusstseinstrübung bis Koma ein. Bei Schwangeren kommt es häufig zu Frühgeburten oder Abort.

▪▪ Hautbefunde

Bei etwa 60% der Patienten treten gegen Ende der ersten Fieberepisode unspezifische, stammbetonte, kleinmakulöse bis papulöse Exantheme auf, durch die Blutungsneigung häufig mit petechialem Charakter. Manchmal kommt es zu disseminierten Ekchymosen und Schleimhautblutungen. Die Hautveränderungen treten nach der ersten Fieberepisode nicht mehr auf. Beim endemischen Rückfallfieber kann an der Zeckenstichstelle selten ein ulzeriertes Knötchen mit schwarzer Kruste entstehen. In der Regel ist die Zeckenstichstelle jedoch klinisch unauffällig.

▪ Differenzialdiagnose

Die differenzialdiagnostischen Überlegungen erstrecken sich auf andere Infektionskrankheiten, vorwiegend auf episodisch rekurrierende Fieberkrankheiten und Zecken- oder Läuse-vermittelte Erkrankungen mit oder ohne (purpurische) Exantheme. Hierzu zählen unter anderem Rocky Mountain spotted fever, Colorado tick fever, Frühsommermeningoenzephalitis, Leptospirose, Wolhynisches Fieber, Rattenbissfieber, Fleckfieber, Malaria, Gelbfieber, Dengue Fieber und Brucellose (Morbus Bang). Für in Mitteleuropa tätige Mediziner ist wichtig, auf diese Krankheiten zu achten, wenn anamnestische Hinweise wie Zeckenstiche, Lausbefall, Reisen unter schlechten hygienischen Bedingungen oder Aufenthalte in der Natur in Endemiegebieten (zum Beispiel Blockhütten, Höhlen) bestehen.

▪ Labor

Im Vordergrund steht der Nachweis von Borrelien im Blut. Hierzu werden während eines Fieberanstiegs Blutausstriche gewonnen und nach Giemsa und Wright oder mit Acridinorange (Fluoreszenzfärbung) gefärbt. Bei Negativität (~ 30%) soll die Untersuchung mehrmals wiederholt werden. Ein Nachweis ist auch mittels Dunkelfeldmikroskopie oder Polymerasekettenreaktion möglich. Eine kulturelle Anzucht von Borrelien aus dem Blut ist unter mikroaerophilen Bedingungen in Spezialmedien möglich. Serologische Testmethoden werden von einigen Laboratorien durchgeführt, sind aber nicht standardisiert. Es sind Akutserum (innerhalb von 7 Tagen nach Krankheitsbeginn) und Rekonvaleszenzserum (frühestens 21 Tage nach Krankheitsbeginn) zu analysieren (Titeranstieg). Während der Fieberschübe besteht eine neutrophile Leukozytose mit Werten zwischen 15.000 und 30.000/mm^3. In den fieberfreien Phasen und bei Jarisch-Herxheimer-Reaktion besteht eine vorübergehende Leukopenie. Eine Thrombozytopenie ist häufig, erhöhte Leberwerte nahezu obligat, und manchmal ist auch eine Nierenfunktionsstörung nachweisbar. Geringgradig verlängerte Prothrombin- und partielle Thromboplastinzeit kommen vor.

▪ Therapie

Tetrazykline, insbesondere Doxycyclin, sind am wirksamsten. Erythromycin ist eine Alternative, die vor allem bei Schwangeren und jungen Kindern angewendet wird. Ferner ist Penicillin (weniger verlässlich) und Chloramphenicol (Nebenwirkungen) wirksam. Beim Läuserückfallfieber ist eine Einmaldosis ausreichend (Tetrazyklin oder Erythromycin oral 500 mg). Wenn keine Tabletten eingenommen werden können, erfolgt die Therapie intravenös (Tetrazyklin oder Erythromycin einmalig 250 mg). Beim Zeckenrückfallfieber des Erwachsenen besteht die Therapie der Wahl in oralem Doxycyclin in einer Tagesdosis von 2-mal 100 mg für 7–10 Tage. Alternativen sind Tetrazyklin (4-mal 500 mg/Tag) und Erythromycin (4-mal 500 mg/Tag). Doxycyclin (2-mal 100 mg/Tag), Tetrazyklin (4-mal 250 mg/Tag) und Erythromycin (4-mal 500 mg/Tag) können auch intravenös verabreicht werden. Unterstützend sind Antipyretika und Volumenersatz sowie die Behandlung der diversen internistischen Komplikationen (Herzversagen, Blutungen) unbedingt notwendig.

Zur Vermeidung der häufigen, schweren, potenziell lebensbedrohlichen **Jarisch-Herxheimer-Reaktion**, die innerhalb von Stunden nach Therapiebeginn auftritt, kann vor Antibotikagabe ein TNF-α-Antikörper gegeben werden. Bei adäquater Antibiose und unterstützender Behandlung der Jarisch-Herxheimer-Reaktion beträgt die Mortalität 1% (Zeckenrückfallfieber) bis 5% (Läuserückfallfieber). Bei schlechter Versorgung, zum Beispiel im Rahmen von Epidemien, liegt die Mortalität beim Zeckenrückfallfieber unter 10% und beim Läuserückfallfieber bei 10–70%. Beim Läuserückfallfieber ist auch eine Eradikation der Läuse durchzuführen.

Präventiv helfen gegen Zeckenrückfallfieber Repellents und schützende Kleidung. Auf Reisen sind saubere Unterkünfte zu bervorzugen. Gegen das Zeckenrückfallfieber gilt eine Postexpositionsprophylaxe mit Doxycyclin über 5 Tage als effektiv. Eine Impfung existiert nicht.

Literatur

Lyme-Borreliose

Aguero-Rosenfeld ME, Wang G, Schwartz I et al (2005) Diagnosis of Lyme borreliosis. Clin Microbiol Rev 18: 484–509

Branda JA, Aguero-Rosenfeld ME, Ferraro MJ et al (2010) 2-tiered antibody testing for early and late Lyme disease using only an immunoglobulin G blot with the addition of a VlsE band as the second-tier test. Clin Infect Dis 50: 20–26

Colli C, Leinweber B, Müllegger R et al (2004) Borrelia burgdorferi-associated lymphocytoma cutis: clinicopathologic, immunophenotypic, and molecular study of 106 cases. J Cutan Pathol 31: 232–240

Dennis DT, Hayes EB (2002) Epidemiology of Lyme borreliosis. In: Gray J, Kahl O, Lane RS, Stanek G (eds) Lyme borreliosis. Biology, epidemiology and control, CABI Publishing, Oxon S 251–280

Feder HM Jr, Johnson BJ, O'Connell S et al (2007) A critical appraisal of »chronic Lyme disease«. N Engl J Med 357: 1422–1430

Kowalski TJ, Tata S, Berth W et al (2010) Antibiotic treatment duration and long-term outcomes of patients with early Lyme disease from a Lyme disease-hyperendemic area. Clin Infect Dis 50: 512–520

Müllegger RR, Glatz M (2008) Skin manifestations of Lyme borreliosis: diagnosis and management. Am J Clin Dermatol 9: 355–368

Robertson J, Guy E, Andrews N et al (2000) A European multicenter study of immunoblotting in serodiagnosis of Lyme borreliosis. J Clin Microbiol 38: 2079–2102

Smith RP, Schoen RT, Rahn DW et al (2002) Clinical characteristics and treatment outcome of early Lyme disease in patients with microbiologically confirmed erythema migrans. Ann Intern Med 136: 421–428

Stanek G, Fingerle V, Hunfeld KP et al (2011) Lyme borreliosis: clinical case definitions for diagnosis and management in Europe. Clin Microbiol Infect 17: 69–79

Steere AC (2001) Lyme disease. N Engl J Med 345:115–125

Strle F, Nadelman RB, Cimperman J et al (1999) Comparison of culture-confirmed erythema migrans caused by Borrelia burgdorferi sensu stricto in New York and by Borrelia afzelii in Slovenia. Ann Intern Med 130: 32–36

Weger W, Müllegger RR (2001) Histopathology and immunohistochemistry of dermatoborreliosis. Acta Dermatoven APA 10: 135–142

Walsh CA, Mayer EW, Baxi LV (2007) Lyme disease in pregnancy: case report and review of the literature. Obstet Gynecol Surv 62: 41–50

Wormser GP, Dattwyler RJ, Shapiro ED et al (2006) The clinical assessment, treatment, and prevention of Lyme disease, human granulocytic anaplasmosis, and babesiosis: Clinical practice guidelines by the Infectious Disease Society of America. Clin Infect Dis 43: 1089–1134

Leptospirose

Griffith ME, Hospenthal DR, Murray CK (2006) Antimicrobial therapy of leptospirosis. Curr Opin Infect Dis 19: 533–537

Kobayashi Y (2005) Human leptospirosis: management and prognosis. J Postgrad Med 51: 201–204

Palaniappan RU, Ramanujam S, Chang YF (2007) Leptospirosis: pathogenesis, immunity, and diagnosis. Curr Opin Infect Dis 20: 284–292

Rückfallfieber

Cutler SJ (2010) Relapsing fever – a forgotten disease revealed. J Appl Microbiol 108: 1115–1122

Dworkin MS, Schwan TG, Anderson DE Jr et al (2008) Tick-borne relapsing fever. Infect Dis Clin North Am 22: 449–468

Larsson C, Andersson M, Bergström S (2009) Current issues in relapsing fever. Curr Opin Infect 22: 443–449

Erstbeschreiber

Afzelius A (1910) Erythema migrans. Verhandlungen der dermatologischen Gesellschaft zu Stockholm. Sitzung vom 28. Oktober 1909. Afzelius erwähnt ein von Ixodes reduvius wahrscheinlich hervorgerufenes Erythema migran bei einer älteren Frau. Arch Dermatol Syph 100: 404

Bäfverstedt B (1943) Über Lymphadenosis benigna cutis. Acta Derm Venereol (Stockh) (Suppl) 24: 1–202

Bannwarth A (1941) Chronische lymphocytäre Meningitis, entzündliche Polyneuritis und »Rheumatismus«. Arch Psychiatr Nervenkrankh 113: 284–376

Buchwald A (1883) Ein Fall von diffuser idiopathischer Hautatrophie. Arch Dermatol Syph 10: 553–556

Burckhardt JL (1911) Zur Frage der Follikel- und Keimzentrenbildung in der Haut. Frankf Z Pathol 6: 352–359

Burgdorfer W, Barbour AG, Hayes SF et al (1982) Lyme disease – a tick-borne spirochetosis? Science 216: 1317–1319

Craigie D (1843) Notice of a febrile disoder which has prevailed in Edinburgh during the summer of 1843. Edinburgh Med Surg J 60: 410–418

Garin Ch, Bujadoux A (1922) Paralysie par les tiques. J Med Lyon 71: 765–767

Herxheimer K, Hartmann K (1902) Über Acrodermatitis chronica atrophicans. Arch Dermatol Syph 61:57–76, 255–300

Lipschütz B (1913) Über eine seltene Erythemform (Erythema chronicum migrans). Arch Dermatol Syph 118: 349–356

Obermaier O (1873) Die Entdeckung von fadenförmigen Gebilden im Blut von Rückfallfieberkranken. Tagung der Berliner Medizinischen Gesellschaft, 26. Februar 1873

Rutty J (1770) A chronological history of the weather and seasons and of the prevailing diseases in Dublin. Robinson and Roberts, Dublin S 75–90

Steere AC, Malawista SE, Snydman DR et al (1977) Lyme arthritis: an epidemic of oligoarticular arthritis in children and adults in three Connecticut communities. Arthritis Rheum 20: 7–17

Weil A (1886) Über eine eigenthümliche, mit Milztumor, Icterus und Nephritis einhergehende, acute Infectionskrankheit. Deut Arch Klin Med 39: 209–232

Mykobakterien

Klaus Degitz

15.1 Einführung

Mykobakterien sind obligat aerobe, langsam wachsende Bakterien mit einer lipidreichen Zellwand. Nur ein Teil der etwa 100 bekannten mykobakteriellen Arten verursacht beim Menschen Erkrankungen. Die wichtigsten hautbezogenen Mykobakteriosen sind Tuberkulose, Lepra, Schwimmbadgranulom und Buruli-Ulkus.

15.2 Hauttuberkulose

Definition

Es handelt sich um eine kutane Infektion mit Tuberkuloseerregern, meist *Mycobacterium tuberculosis*.

Geschichte

Die Tuberkulose ist vielleicht so alt wie die Menschheit selbst. Prähistorische Knochenfunde deuten auf die Erkrankung hin. Einzelne Symptome waren in der Antike unter dem Begriff Phthisis bekannt. Die Tuberkulose wurde im 19. Jahrhundert im Zuge der Entstehung industrieller Ballungszentren und den damit verbundenen hygienischen Problemen zu einer der häufigsten Krankheits- und Todesursachen und stand im Mittelpunkt des medizinischen und öffentlichen Interesses. An Tuberkulose starben unter anderem René Laënnec, Erfinder des Stethoskops und Tuberkuloseforscher, der Komponist Carl Maria von Weber und der polnische Pianist und Komponist Frédérik Chopin. Der französische Arzt Villemin wies 1865 die Übertragbarkeit der Erkrankung im Tierexperiment nach. Robert Koch entdeckte 1882 die Tuberkelbakterien und fand die Erreger bereits 2 Jahre später in Hautveränderungen eines Lupus vulgaris. Koch beobachtete 1891 auch eine Hautreaktion auf hitzeinaktivierte Tuberkelbakterien, und von Pirquet interpretierte dieses Phänomen 1906 als tuberkulospezifische Allergie, die Basis der bis heute durchgeführten Hauttests für Tuberkulose.

Epidemiologie

Seit den vierziger Jahren des 20. Jahrhunderts war es aufgrund wirksamer Medikamente und verbesserter hygienischer Bedingungen zu einem ständigen Rückgang der Tuberkulose gekommen. Dies änderte sich ab Ende der 1980er Jahre aufgrund der Zunahme von immunsupprimierten Patienten (HIV/AIDS) sowie des Anstiegs an Antibiotikaresistenzen als Folge unsachgemäßer Behandlung. Die Zahl der Neuerkrankungen in Deutschland ist in den letzten Jahren wieder rückläufig und betrug 2009 5,4/100.000.

Die Infektion erfolgt meist aerogen durch Exspirationströpfchen, die beim Husten und Niesen aus Tuberkuloseherden der Lunge oder der Mundschleimhaut freigesetzt werden. Etwa ein Drittel aller Mitbewohner von Erkrankten steckt sich an. Eine Übertragung durch nicht pasteurisierte kontaminierte Milch ist möglich, aber im deutschsprachigen Raum aufgrund des weitgehend tuberkulosefreien Rinderbestandes unwahrscheinlich. Die Aktivierung einer latenten Tuberkulose wird durch Immunsuppression begünstigt, zum Beispiel durch Biologika und andere Immunsuppressiva oder durch HIV/AIDS.

Hauttuberkulosen machen nur einen geringen Anteil der Tuberkuloseerkrankungen aus (<1%). Im Gegensatz zur Lungentuberkulose ist die Hauttuberkulose bis auf die seltenen anergen Formen als wenig kontagiös anzusehen.

Nach dem deutschen Infektionsschutzgesetz ist der Nachweis von Tuberkuloseerregern sowie Erkrankung und Tod durch Tuberkulose namentlich meldepflichtig. Die Meldepflicht bei Erkrankung und Tod besteht auch dann, wenn (noch) kein Erregernachweis vorliegt.

Ätiopathogenese

Tuberkulose kann durch die eng verwandten Spezies *M. tuberculosis* (verantwortlich für >98% der Erkrankungen in Mitteleuropa), *M. bovis, M. africanum, M. microti, M. canetti, M. pinnipedi* oder *M. caprae* hervorgerufen werden. Diese Spezies werden zusammenfassend als **Mycobacterium-tuberculosis**-Komplex bezeichnet.

M. tuberculosis ist ein 2,5–3,5 µm langes und 0,3–0,6 µm dickes, aerobes unbewegliches sporenloses Stäbchen, das eine Zellwand mit hohem Lipidanteil aufweist. Das Genom von *M. tuberculosis* ist 4,5 Mio. Basenpaare lang und enthält etwa 4000 Gene. Spezielle Pathogenitätsfaktoren wie Exotoxine sind nicht bekannt, jedoch dürften Lipide und Peptidoglykane der Zellwand eine wichtige Rolle dabei spielen, dass die Tuberkelbakterien nach Phagozytose überleben. Die Immunreaktion auf *M. tuberculosis* wird durch Makrophagen, dendritische Zellen und unterschiedliche T-Lymphozyten (CD8, Th1, Th17, Treg) vermittelt. Komplexe Interaktionen führen zum Aufbau von Granulomen, in denen die Erreger verkapselt und so neutralisiert werden. Die primäre Infektion mit Tuberkelbakterien verläuft entweder inapparent oder es entwickelt sich in ungünstigen Fällen eine aktive Organtuberkulose. Wirtsseitig wird die Erkrankung durch iatrogene oder infektionsbedingte Immunsuppression oder einen schlechten Ernährungszustand begünstigt. Außerdem korreliert die Anfälligkeit für die Ausprägung einer floriden Tuberkulose mit Polymorphismen verschiedener Gene, die im angeborenen oder adaptiven Immunsystem eine Rolle spielen, zum Beispiel Vitamin-D-Rezeptor, Natural-resistance-associated macrophage protein 1, Mannose-bindendes Lektin sowie HLA-Gene. Tuberkelbakterien können nach abgelaufener Erkrankung noch viele Jahre in Granulomen persistieren, mit dem Risiko der Reaktivierung.

▪ Klinik

Die Infektion der Haut erfolgt entweder **exogen** (Inokulation) oder **endogen**, letzteres wiederum entweder lymphogen, hämatogen oder auch per continuitatem aus hautnahen inneren Organen.

Das klinisch-morphologische Bild der Hauttuberkulose ist facettenreich und wird vom Infektionsmodus, der Immunitätslage und von Terrainfaktoren geprägt. Hieraus ergeben sich sehr unterschiedliche Erscheinungs- und Verlaufsformen der Erkrankung, die weiter unten detaillierter dargestellt werden. Die Untersuchung innerer Organe auf Tuberkulose ist bei allen Fällen von Hauttuberkulose indiziert.

> **Bei Hauttuberkulose sind in jedem Fall innere Organe auf Tuberkulose zu untersuchen.**

▪ Diagnostisches Vorgehen

Die verschiedenen Formen der Hauttuberkulose werden klinisch diagnostiziert, eine labortechnische Absicherung der Diagnose ist aber in jedem Fall zu fordern. Für den direkten Erregernachweis stehen Kultur, färberischer Nachweis säurefester Stäbchen im Gewebe sowie Nukleinsäureamplifikationsverfahren zur Verfügung. Indirekte Hinweise ergeben sich aus immunlogischen Methoden wie dem Tuberkulin-Hauttest und dem γ-Interferontest an Blutleukozyten.

Unter den direkten Verfahren ist die kulturelle Anzüchtung auf Fest- und in Flüssigmedien aufgrund der hohen Sensitivität und Spezifität die wichtigste Laboruntersuchung. Ein positives Kulturergebnis beweist eine aktive Hauttuberkulose. Die Kultur dient nicht nur zur Erregeridentifizierung, sondern ist auch die Voraussetzung für die anschließende Bestimmung von Antibiotikaresistenzen. Beim Einsatz von flüssigen Kulturmedien lassen sich Tuberkuloseerreger bereits nach 1–2 Wochen nachweisen, jedoch müssen die Kulturen für ein definitiv negatives Resultat 6–8 Wochen beobachtet werden.

Mikroskopisch lassen sich die Tuberkelbakterien als säurefeste Stäbchen mit Spezialfärbungen sichtbar machen (**Ziehl-Neelsen-, Auramin-, Fite-Faraco-Färbung**; aufgrund der lipidreichen Hülle widersetzen sich die Keime der Entfärbung: Säurefestigkeit). Die Sensitivität dieser Methoden ist begrenzt. In den erregerreichen Formen der Hauttuberkulose werden säurefeste Stäbchen nicht immer, in den erregerarmen Formen wie dem Lupus vulgaris fast nie gefunden. Außerdem ist die Verwechslung mit anderen säurefesten Stäbchen möglich.

Die mykobakterielle Diagnostik hat durch den Einsatz von Nukleinsäureamplifikationstechniken wie der Polymerasekettenreaktion (PCR), eine Bereicherung erfahren. Die PCR ermöglicht den spezifischen Nachweis mykobakterieller DNA aus Hautgewebe, sie ersetzt aber nicht die Kultur, die auch zur Bestimmung von Antibiotikaresistenzen weiter notwendig ist. Zuverlässige serologische Verfahren existieren nicht.

Eine wichtige indirekte Untersuchungsmethode ist der **Tuberkulin-Hauttest**, der die zellulär vermittelte Spättypreaktion (Typ IV nach Coombs und Gell) gegenüber Tuberkuloseerregern misst. Beim Tuberkulintest dient gereinigtes Tuberkulin, auch **PPD (purified protein derivative)** genannt, als Antigen. Der Tuberkulinstempeltest (**TINE-Test**) zeigt eine hohe Sensitivität und eignet sich deshalb für Reihenuntersuchungen. Bei klinischem Tuberkuloseverdacht ist jedoch der **Tuberkulintest nach Mendel und Mantoux** angezeigt, da er eine höhere Genauigkeit aufweist. Ist die Testperson noch niemals mit Tuberkelbakterien in Berührung gekommen, bleibt die Hautreaktion nach intrakutaner Tuberkulinzufuhr negativ **(Anergie)**. Hat ein Patient die Erstinfektion (tuberkulöser Primärkomplex) überstanden, fällt der Tuberkulintest positiv aus **(Normergie)**. In diesem Fall entsteht am Impfort nach einem Zeitraum von 48–72 h eine Papel. Generell wird beim Mendel-Mantoux-Test eine 10 mm breite Induration als positive Testreaktion gewertet. Bei Patienten mit HIV/AIDS oder einer anderen Immunsuppression gilt bereits eine 5 mm große Papel als positiv. Alleinige Hautrötung ist ohne klinische Bedeutung. Die Interpretation kann durch

Kreuzreaktion mit in der Umwelt vorhandenen anderen mykobakteriellen Spezies und durch eine vorausgegangene BCG-Impfung erschwert sein.

Der Tuberkulintest erlaubt keine Unterscheidung zwischen aktiver oder ausgeheilter Tuberkulose.

Eine erneute Infektion oder endogene Reaktivierung ist trotz positiver Tuberkulinreaktion jederzeit möglich. Die tuberkulospezifische Immunantwort kann durch Erkrankungen abgeschwächt oder sogar negativ werden, die die Immunabwehr beeinträchtigen, wie Sarkoidose, HIV/AIDS oder Lymphome. Auch durch eine ungünstig verlaufende Organtuberkulose kann sich eine zunächst gute Abwehrlage verschlechtern, sodass der positive Tuberkulintest im Verlauf negativ wird. Eine solche **sekundäre Anergie** (im Gegensatz zur primären Anergie, wenn es nie einen Kontakt zum Erreger gab) ist ein schlechtes prognostisches Zeichen. Schließlich kann die Tuberkulintestreaktion auch besonders heftig ausfallen **(Hyperergie)**. In solchen Fällen findet man bereits mit niedrigen Testkonzentrationen eine stark positive Reaktion. Die hyperergе Reaktionslage ist typisch für Tuberkulide (siehe unten).

Ein weiterer indirekter Test ist der IFN-γ-Test. Er beruht auf der Inkubation von frischem Vollblut mit Antigenen, die für Tuberkuloseerreger spezifisch sind (early secretory antigenic target-6, culture filtrate protein-10 und TB7.7). Kreuzreaktionen mit anderen mykobakteriellen Spezies sind nicht zu erwarten. Eine starke Produktion von IFN-γ weist auf spezifische Gedächtnis-T-Zellen hin und zeigt eine Tuberkulose an, jedoch ist der exakte Zeitpunkt der Infektion auch mit dieser Methode nicht sicher bestimmbar.

Histopathologie

Das histologische Substrat der Hauttuberkulosen ist abhängig vom Immunitätszustand des Organismus. Im Zustand der Anergie zeigt sich eine unspezifische entzündliche Reaktion mit Exsudation und polymorphkernigen Leukozyten, später mononukleären Zellen (Lymphozyten, Makrophagen). Bei normerger oder hyperergеr Reaktionslage entwickelt sich das **tuberkulöse Granulom (Tuberkel)**. Charakteristisch sind eine zentrale Nekrose **(Verkäsung)** mit Untergang aller Gewebsstrukturen, eine Wall von Epitheloidzellen und mehrkernigen Langhans-Riesenzellen sowie eine Außenzone von Lymphozyten. Im tuberkulösen Granulom findet man mikroskopisch nur selten Erreger.

Nachweis eines tuberkuloiden Granuloms ist nicht gleichbedeutend mit der Diagnose Hauttuberkulose.

Das histologische Substrat eines tuberkulösen Granuloms lässt die Diagnose einer Hauttuberkulose nicht sicher zu, da andere chronische Hauterkrankungen ein ähnliches oder gleichartiges feingewebliches Erscheinungsbild aufweisen können, beispielsweise tuberkuloide Lepra, Sarkoidose oder tiefe Mykosen.

Tab. 15.1 Antituberkulotika

Substanz	Tagesdosis (mg/kg KG)	Nebenwirkungen
Isoniazid	5	Hepatitis, periphere Neuropathie
Rifampicin	10	Hepatitis, Thrombozytopenie, Arzneimittelwechselwirkungen
Ethambutol	15–25	Optikusneuritis
Pyrazinamid	25	Hyperurikämie, Hepatitis
Streptomycin	15	Innenohrschwerhörigkeit, Schwindel, Nephrotoxizität

Therapie

Vor der Antibiotikaära wurde Hauttuberkulose, vor allem der Lupus vulgaris, mit Klimatherapie, kaustischen und ätzenden Verfahren oder mit Lebertran behandelt, also mit Methoden, die vom Mut der Verzweiflung gekennzeichnet waren und meist erfolglos blieben. Vor diesem Hintergrund ist es verständlich, dass Niels Finsen 1903 den **Nobelpreis** für die Therapie der Hauttuberkulose durch ultraviolette Strahlen erhielt, eine nach aktueller Sicht allerdings ebenfalls unzureichende Methode.

Heute entspricht die Behandlung der Hauttuberkulose derjenigen anderer Organtuberkulosen und ist in erster Linie eine orale medikamentöse Therapie. Im Regelfall wird mit einer Viererkombination behandelt. Als Basismedikamente werden Isoniazid und Rifampicin eingesetzt, und zwar für mindestens 6 Monate. In den ersten 2 Monaten werden zur intensiven Keimreduktion 2 weitere Antituberkulotika gegeben. Dafür eignen sich Ethambutol, Pyrazinamid oder parenteral anzuwendenden Aminoglykoside wie Amikacin oder Streptomycin. Die Medikamente sollen als tägliche Einzeldosis verabreicht werden, da es auf hohe Spitzenkonzentrationen ankommt. Wegen zahlreicher potenzieller Nebenwirkungen (Tab. 15.1) der Antituberkulotika müssen die Patienten engmaschig kontrolliert werden.

Die Wirksamkeit der antituberkulösen Chemotherapie ist durch Antibiotikaresistenzen bedroht, die in den 1990er Jahren stark zunahmen. Als Hauptursache wird eine unregelmäßige Medikamenteneinnahme angeschuldigt. Zur **Vermeidung von Therapieversagern** ist eine ausreichend lange kontinuierliche Medikamenteneinnahme notwendig,

Tab. 15.2 Klassifikation der Hauttuberkulose nach Immunitätslage

Reaktionslage des Organismus	Tuberkulin-reaktion	Erreger-quantität	Kutane Formen	Subkutane Formen
Primäre Anergie	–	+++	Tuberkulöser Primärkomplex	
Sekundäre Anergie	–	+++	Tuberculosis cutis miliaris disseminata Tuberculosis miliaris ulcerosa cutis et mucosae Tuberculosis fungosa serpiginosa	
Normergie	+	+	Tuberculosis cutis verrucosa Lupus vulgaris	Tuberculosis cutis colliquativa Tuberculosis subcutanea et fistulosa
Hyperergie/ Tuberkulid	++	+/–	Lichen srophulosorum Papulonekrotisches Tuberkulid	Erythema induratum Bazin

die ärztlich kontrolliert werden sollte (im angelsächsischen Sprachraum: directly observed therapy). 2009 waren in Deutschland 2,1% der Erregerisolate gegenüber mehr als einem Antituberkulotikum resistent (multiresistent). Bei multiresistenten Keimen wird nach dem individuellen Resistenzmuster zusätzlich mit mehreren Zweitrang-Antituberkulotika behandelt. Dies sind Fluoroquinolone wie Ciprofloxacin oder Ofloxacin sowie Ethionamid, Protionamid, Paraaminosalizylsäure und Terizidon (Cycloserinvorstufe). Die Therapiedauer wird individuell auf 12–24 Monate ausgedehnt. Für HIV/AIDS gelten besondere Bedingungen.

Neben der medikamentösen Therapie haben bei der Hauttuberkulose andere Behandlungsmaßnahmen nur untergeordnete Bedeutung. In fortgeschrittenen Krankheitsstadien mit Weichteilzerstörung, Mutilation und Bewegungseinschränkung kommen plastisch-chirurgische Maßnahmen in Betracht. Bei der Halslymphknotentuberkulose (Skrophuloderm) kann die operative Ausräumung der befallenen Lymphknoten unter antituberkulöser Chemotherapie sinnvoll sein.

Obwohl die Hauttuberkulose weniger infektiös als die pulmonale Tuberkulose ist, sollen Haushaltkontakte und andere enge Kontaktpersonen im Bekanntenkreis und am Arbeitsplatz untersucht werden (Umgebungsuntersuchung). Gegebenenfalls ist insbesondere bei Kindern eine Isoniazid-Chemoprophylaxe durchzuführen. Besondere Aufmerksamkeit erfordern auch Umgebungen mit erhöhtem Tuberkuloserisiko wie Gefängnisse oder Hospize.

Eine allseits befriedigende Klassifikation existiert nicht. Praktisch bewährt hat sich die Klassifikation nach der tuberkulospezifischen Immunitätslage (Tab. 15.2); anhand dieser sollen die verschiedenen Formen der Hauttuberkulose besprochen werden.

15.2.1 Hauttuberkulosen bei Anergie

Diese Formen entwickeln sich bei Menschen, die entweder vorher noch nicht mit *M. tuberculosis* in Berührung gekommen **(primäre Anergie)** oder durch eine schwere Organtuberkulose im Krankheitsverlauf in diesen anergischen Reaktionszustand **(sekundäre Anergie)** geraten sind. Der intrakutane Tuberkulintest ist negativ. Wegen der fehlenden zellulären Immunabwehr können sich die Erreger stark vermehren. Läsionen sind daher erregerreich und kontagiös.

Tuberkulöser Primärkomplex der Haut

▪ Ätiopathogenese

Erstinfektionen entstehen vorwiegend in der Lunge oder im Darm und sind an der Haut selten. Der tuberkulöse Primärkomplex der Haut entwickelt sich meist bei Kindern an freien Hautstellen (Gesicht, Extremitäten), wobei eine kleine Hautverletzung den Tuberkelbakterien als Eintrittspforte dient.

▪ Klinik

Nach einer Inkubationszeit von 3–4 Wochen entsteht am Eintrittsort eine entzündliche Papel, welche rasch ulzerös zerfällt und wochenlang keine Spontanheilungstendenz besitzt, der **Primärinfekt**. Mit oder ohne Lymphangitis kommt es regional zu spezifischen Lymphknotenreaktionen mit entzündlicher Vergrößerung, Einschmelzung und nicht selten Perforation nach außen. Selten kann eine klinisch fassbare Lymphknotenschwellung auch fehlen. Primärinfekt und korrespondierender Lymphknotenbefall bilden den **tuberkulösen Primärkomplex**. Bei Kindern kann sich nach Trinken von tuberkelbakterienhaltiger Kuhmilch eine Tonsilleninfektion (Fütterungstuberkulose) entwickeln. Hierbei bleibt die meist einseitige Tonsillenveränderung relativ unscheinbar, während die einschmelzende regionale Halslymphknotentuberkulose das klinische Bild prägt. Die gleichseitigen Halslymphknoten schwellen an, können miteinander verbacken, abszedieren, fisteln, mit Zipfel- und Brückennarben abheilen.

▪ Differenzialdiagnose
Infektionen durch andere Mykobakterien, Tularämie, Aktinomykose.

▪ Histopathologie
Der tuberkulöse Primärinfekt zeigt zunächst eine uncharakteristische, abszedierende entzündliche Reaktion. Erst nachdem die tuberkulospezifische Immunantwort entstanden ist (3–6 Wochen), kommt es zu tuberkulösen Granulomen und zur Abnahme der Erreger.

▪ Labor
Im Ausstrich von eitrigem Material findet man mikroskopisch reichlich Erreger, desgleichen im histologischen Substrat und in der Kultur.

▪ Verlauf
Nach einem Krankheitsverlauf von 4–12 Wochen kommt es spontan zur Abheilung. An der Stelle der Primärinfektion kann sich nach Aufbau einer spezifischen Immunantwort ein Lupus vulgaris als Reaktion verbliebene Erreger bilden. Auch die Entwicklung eines Erythema nodosum ist möglich.

▪ Therapie
Es wird mit antituberkulöser Mehrfachkombinationen behandelt.

BCG-Ulkus
Die Tuberkuloseimpfung mit einem in seiner Virulenz abgeschwächten *M.-bovis*-Stamm **B**acille-**C**almette-**G**uérin soll durch Erzeugung einer tuberkulospezifische Immunreaktion die Frequenz von Tuberkuloseinfektionen reduzieren. Die BCG-Impfung wurde in Deutschland früher bei Neugeborenen und Tuberkuloseexponierten durchgeführt, wird aber von der Ständigen Impfkommission des Robert-Koch-Instituts seit 1998 nicht mehr empfohlen. Dies liegt an einer relativ günstigen epidemiologischen Situation, an der unsicheren Wirksamkeit (Impfschutz in Metaanalysen nur etwa 50% bezogen auf eine pulmonale Erkrankung) und den nicht seltenen unerwünschten Nebenwirkungen des BCG-Impfstoffs. Dennoch sollen Durchführung und klinischer Verlauf der BCG-Impfung zur Kenntnis gebracht werden.

Die **BCG-Impfung** führt bei Menschen ohne vorherigen Kontakt zu Tuberkelbakterien zu einer primärkomplexartigen Reaktion. Impfort bei Neugeborenen ist gewöhnlich die Gegend vor dem Trochanter major. An der Impfstelle entsteht nach 2–6 Wochen ein entzündlich gerötetes Knötchen, das sich im Verlauf zu einem bläulich-lividen Infiltrat umwandelt. Die regionalen Leistenlymphknoten können dabei leicht geschwollen sein. Als Komplikation sind Ulzerationen am Impfort möglich. Im eitrigen Sekret des Impfulkus sind massenhaft BCG-Keime nachweisbar, bis sich, innerhalb von 12 Wochen, die spezifische Immunität entwickelt hat. Innerhalb von Monaten kommt es zur Spontanabheilung. Auch die regionalen Lymphknoten können einschmelzen und perforieren. In solchen Fällen muss eine antituberkulöse Chemotherapie durchgeführt werden.

Tuberculosis miliaris ulcerosa mucosae et cutis

▪ Synonym
Tuberculosis orificialis

▪ Ätiopathogenese
Die seltene, erregerreiche und kontagiöse Tuberkulose der orifiziellen Schleimhäute und periorifiziellen Hautanteile entwickelt sich an den »Straßen«, über die tuberkelbakterienreiche Sekrete ausgeschieden werden. Man spricht daher von **Abseuchungstuberkulose**. Männer im mittleren und höheren Alter werden bevorzugt befallen. Zur Erkrankung kommt es bei nachlassender Abwehrleistung im Verlauf einer ungünstig verlaufenden inneren Organtuberkulose oder als Folge von HIV/AIDS (sekundäre Anergie). Die Veränderungen sind reich an Tuberkelbakterien und stellen daher eine beachtliche Infektionsquelle dar.

▪ Klinik
Hauptsitz ist die Mundhöhle, vom Kehlkopf bis zu den Lippen und deren Umgebung, also der Weg des erregerreichen Sputums bei offener Lungentuberkulose, ferner können das Orificium urethrae bei Nierentuberkulose sowie Rektum, After und Perianalbereich bei intestinaler Tuberkulose betroffen sein. An den Inokulationsstellen kommt es zu kleinen rötlichen Papeln, die sich pustelartig gelblich umwandeln und dann geschwürig zerfallen. Die kleinen, sich später ausweitenden, aber selten mehr als 2 cm großen oberflächlichen und unregelmäßig begrenzten Ulzera zeigen einen eitrigen, manchmal auch geröteten Grund. Oft sieht man auch zahlreiche gelbliche Stippchen, die kleinen Nekroseherden entsprechen. Die Ulzerationen sind meist von einem Mukosaödem umgeben. Sie sind weich und sehr schmerzhaft, weshalb sie bei Sitz im Mund die Nahrungsaufnahme und bei Sitz im Analtrichter die Defäkation erschweren.

▪ Differenzialdiagnose
In der Mundhöhle ist an Lues miliaris ulcerosa mucosae bei tertiärer Syphilis zu denken, hier fehlen aber Tuberkelbakterien und Organtuberkulose. Ulzerierte Karzinome sind steinhart, schmerzlos und lassen sich histologisch ausschlie-

ßen. Zu erwägen sind auch ulzeröse Aphthen und ulzerierter und persistierender Herpes simplex bei Patienten mit sekundärer Immundefizienz (Lymphom, HIV/AIDS), Agranulozytose, Wegener-Granulomatose oder Noma.

- **Histopathologie**

In den Ulzera ist eine massive, unspezifische, exsudative und zellulär proliferierende Entzündung mit Nekrosen zu sehen. Tuberkuloide Granulome kommen vereinzelt vor.

- **Labor**

Mikroskopische Untersuchung, Kultur und PCR liefern positive Ergebnisse.

- **Therapie**

Die medikamentöse Therapie der Organtuberkulose steht im Vordergrund. Örtlich wird zusätzlich entzündungshemmend und antiseptisch behandelt, gegen Schmerzen werden topische Anästhetika verordnet. In der initialen Behandlungsphase ist eine Isolation der Patienten erforderlich.

Tuberculosis cutis miliaris disseminata

- **Synonym**

Miliartuberkulose der Haut

- **Ätiopathogenese**

Miliartuberkulose der Haut entsteht durch hämatogene Aussaat von Tuberkelbakterien bei anerger Reaktionslage des Organismus (sekundäre Anergie). Daher findet man in den Hauterscheinungen reichlich Erreger. Die kontagiöse Erkrankung entwickelt sich im Anschluss an einen kompliziert verlaufenden Primärkomplex, bei Organtuberkulose, bei allgemeiner Miliartuberkulose oder nach interkurrenten Infekten.

- **Klinik**

Meist entstehen in einem Schub an der Haut dicht stehende rötlichbraune oder rötlichblaue makulöse oder papulöse Effloreszenzen, die eine hämorrhagische Note besitzen und sich ulzeronekrotisch weiterentwickeln können. Die Mundschleimhaut kann mitbetroffen sein.

- **Differenzialdiagnose**

Es ist an Arzneimittelexantheme, Abt-Letterer-Siwe-Erkrankung, Pityriasis lichenoides et varioliformis acuta oder sekundäre Syphilis zu denken.

- **Labor**

Der Erregernachweis ist mittels mikroskopischer Untersuchung, Kultur oder PCR möglich.

- **Therapie**

Antituberkulöse Mehrfachkombination.

Tuberculosis fungosa serpiginosa

- **Epidemiologie**

Diese sehr seltene chronische Hauttuberkulose entsteht durch exogene oder endogene Inokulation und entwickelt sich hauptsächlich bei älteren Menschen mit sekundärer Anergie.

- **Klinik**

Vorzugsweise an Unterarmen und Handrücken zeigen sich papillomatöse Wucherungen ohne Hornbildung. Die Veränderungen schmelzen oft in der Tiefe ein, perforieren, fisteln und entleeren ein trübseröses oder eitriges Sekret, können zentral abheilen und peripher serpiginös unter entzündlicher Reaktion fortschreiten. Auf diese Weise entsteht ein Krankheitsbild, das einer chronisch-vegetierenden Pyodermie sehr ähnlich sein kann.

- **Differenzialdiagnose**

Tinea, chronisch-vegetierende Pyodermie oder Papillomatosis cutis carcinoides sind zu erwägen.

- **Histopathologie**

Kennzeichnend ist ein unspezifisches entzündliches Infiltrat mit kleinsten tuberkuloiden Granulomen ohne wesentliche Verkäsungsneigung.

- **Labor**

Aus den Hauterscheinungen lassen sich leicht Tuberkelbakterien im Sekret, im histologischen Präparat und kulturell nachweisen. Der Tuberkulintest ist negativ.

- **Therapie**

Sie erfolgt durch antituberkulöse Mehrfachkombination, antiseptische feuchte Umschläge und eventuell durch Débridement.

15.2.2 Hauttuberkulosen bei Normergie

Sie haben eine tuberkulospezifische Immunreaktivität des Organismus zur Voraussetzung und können sich nur bei Menschen entwickeln, die bereits einen tuberkulösen Primärkomplex durchgemacht haben (**postprimäre Tuberkuloseformen**). Diese Erkrankungen sind durch Erregerarmut, typische tuberkulöse Granulome im feingeweblichen Substrat und einen positiven Tuberkulintest gekennzeichnet. Die Kontagiosität der Hauterscheinungen ist gering.

Tuberculosis cutis verrucosa

[Riehl und Paltauf 1886]

▪ Synonyme

Tuberculum anatomicum, Verruca necrogenica, Schlachtertuberkel, Leichentuberkel, warzige Hauttuberkulose

▪ Epidemiologie

Diese heute seltene postprimäre Inokulationstuberkulose betrifft meistens mit Tieren befasste Berufsgruppen (Bauern, Metzger, Tierärzte oder Abdecker), ferner Ärzte, Medizinstudenten, Sektionsgehilfen oder Anatomieangestellte, die in Kliniken oder in pathologischen Instituten mit tuberkulösem Material in Berührung kommen. Bei diesen Berufsgruppen gilt die Infektion als Berufskrankheit.

▪ Ätiopathogenese

Tuberculosis cutis verrucosa entwickelt sich als exogene Hautinfektion bei Menschen, die einen tuberkulösen Primärkomplex durchgemacht und dadurch eine Immunreaktion aufgebaut haben. Durch eine oft unscheinbare Eintrittspforte (Verletzung, Rhagade) gelangen die Erreger in die Haut.

▪ Klinik

Der **Schlachtertuberkel** ist meist auf eine Infektion durch *M. bovis* zurückzuführen. Er entwickelt sich äußerst chronisch, betont verrukös und örtlich begrenzt. Tuberkulöse Beteiligung der regionalen Lymphknoten fehlt zumeist. Beim **Leichentuberkel**, der gewöhnlich durch *M. tuberculosis* verursacht wird, vollzieht sich die Entwicklung oft rascher und entzündlicher als beim Schlachtertuberkel. Bereits nach einigen Tagen kann es an der Inokulationsstelle zu einer kleinen, schmerzfreien, düsterroten Papel oder Papulopustel kommen, die derb ist, peripher wächst und von einem entzündlichen Hof umgeben ist. Die Veränderungen sind vielfach frühzeitig von einer verruziformen Keratose bedeckt. Hat der plattenförmige Herd eine gewisse Größe erreicht, kann es zentral zur Rückbildung mit mäßiger Hautatrophie kommen. Peripheres Wachstum des entzündlichen warzigen Herdes führt zu ringförmigen, manchmal auch serpiginösen Konfigurationen. Diaskopisch sind Lupusknötchen nicht nachweisbar. Die Herde können von einer tuberkulösen Lymphangitis sowie selten von regionaler einschmelzender Lymphadenitis begleitet sein. In Einzelfällen können mehrere Herde entstehen.

▪ Differenzialdiagnose

Vor Verwechslung mit vulgären Warzen schützt das lividrote Umgebungserythem und die zentrale Atrophie. Die Abgrenzung gegenüber chronisch-vegetierender Pyodermie, Keratoakanthom, spinozellulärem Karzinom oder einer verrukösen Verlaufsform eines Schwimmbadgranuloms kann durch Histologie und/oder Identifizierung der Erreger aus der Haut erfolgen.

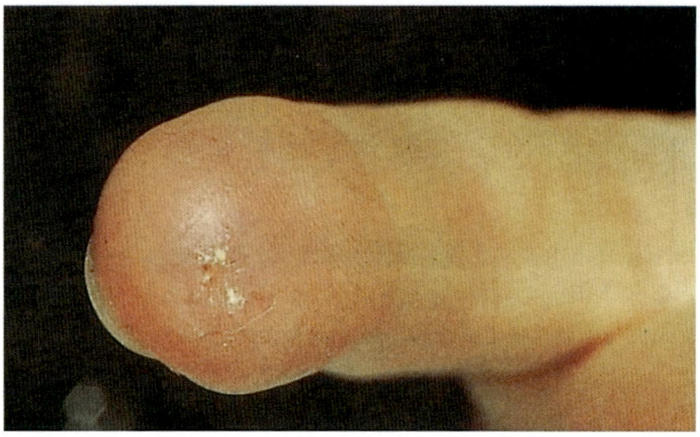

Abb. 15.1 Tuberculosis cutis verrucosa (Leichentuberkel)

▪ Histopathologie

Es finden sich tuberkuloide Strukturen, meist ohne typische Verkäsung im oberen Korium, Pseudoabszesse und Erweichungsherde an der dermo-epidermalen Verbundzone zusammen mit einer vielfach pseudoepitheliomatösen Verbreiterung der Epidermis mit bemerkenswerter Hyper- und Parakeratose.

▪ Labor

Tuberkelbakterien lassen sich färberisch fast nie darstellen. Erregernachweis durch Kultur oder Nukleinsäureamplifikation.

▪ Therapie

Es wird mit antituberkulösen Mehrfachkombinationen behandelt.

Lupus vulgaris

Diese Bezeichnung (Lupus: Wolf, fressende Flechte) wird auf den englischen Dermatologen Robert Willan (1757–1812) zurückgeführt.

▪ Synonym

Tuberculosis cutis luposa

▪ Epidemiologie

Lupus vulgaris ist heute selten, aber noch immer die häufigste Form der Hauttuberkulose. Er kommt in jedem Alter vor. Bei Frauen ist er häufiger als bei Männern.

▪ Ätiopathogenese

Lupus vulgaris ist eine postprimäre Hauttuberkulose und entwickelt sich nicht selten im Verlauf einer anderen tuberkulösen Organerkrankung. Die Erreger können sowohl durch exogene Inokulation als auch hämatogen oder lymphogen von einer inneren Tuberkulose aus ins Korium gelangen. Beim **Etagenwechsel der Tuberkulose** (Gottron) liegt primär eine subkutane Hauttuberkulose, beispielsweise eine Tuberculosis cutis colliquativa, vor. Sekundär kommt es zu einer Beteiligung der darüber liegenden Kutis. Begünstigende Terrainfaktoren sind kühle, wenig durchblutete Akren wie Nase, Wange, Ohrränder, Streckseiten der Glieder, Außenseiten des Gesäßes und der Mammae.

▪ Klinik

Gewöhnlich beginnen die Veränderungen solitär, aber auch zwei und mehr Hautstellen können gleichzeitig erkranken. Bei hämatogener Aussaat von Tuberkelbakterien im Rahmen einer vorübergehend anergen Reaktionslage, wie etwa nach Masern, kann es zum disseminierten Auftreten von Lupusherden kommen (Lupus vulgaris postexanthematicus). Oft bleibt der Ursprung auch unklar.

Primäreffloreszenz ist das kutane **Lupusknötchen**, eine kaum 2–3 mm große Effloreszenz von braun-rötlichem Farbton. Anämisiert man die Haut in diesem Bereich mit einem Glasspatel **(Diaskopie)**, wird ein stecknadelkopfgroßes, apfelgelee- oder mehr rehfarbenes, in der Kutis liegendes Knötchen sichtbar, das wie ein gekochtes Sagokorn in die Haut eingelassen erscheint, weil es durch einen schmalen, glasig aussehenden Saum unscharf von der Umgebung abgesetzt ist. Die Eigenfarbe des Lupusknötchens kommt durch den Lipidreichtum der Epitheloidzellen zustande. Der diaskopische Nachweis von Lupusknötchen ist nicht gleichbedeutend mit der Diagnose Lupus vulgaris, denn lupoide Infiltrate kommen bei verschiedenen Dermatosen mit einem zellreichen histologischen Substrat vor, so bei Sarkoidose, lupoider Rosazea oder Pseudolymphomen. Die diagnostische Einordnung wurde früher durch das **Sonden- oder Mandrinphänomen** unterstützt. Mit einer kleinen Knopfsonde oder einem Mandrin bricht man bei mäßigem Druck auf die Haut in das lupoide Infiltrat ein. Dem Herausziehen der Sonde folgt ein Blutstropfen. Das Sondenphänomen kommt dadurch zustande, dass im mittleren Korium das Bindegewebe durch nekrotisierende tuberkulöse Granulome zerstört ist. Andere Erkrankungen mit lupoiden Infiltraten zeigen in der Regel nur das Diaskopiephänomen.

Der klinische Initialherd **(Lupusfleck)** kann einem kleinen Hämangiom oder einem Nävus Spitz ähneln. Unter Glasspateldruck sieht man in der stecknadelkopf- bis linsengroßen Effloreszenz nur wenige, dicht aggregierte Lupusknötchen. Aus einem Lupusfleck entwickeln sich langsam über Monate und Jahre verschiedene Varianten. **Lupus vulgaris planus** breitet sich plaqueförmig horizontal aus. **Lupus vulgaris exfoliativus** ist durch eine psoriasiforme Schuppung, **Lupus vulgaris verrucosus** durch eine warzenähnliche Epidermisreaktion gekennzeichnet. **Lupus vulgaris tumidus (hypertrophicus)** ist durch eine stärkere Zunahme des kutanen tuberkulösen Infiltrats mit knotenförmig erhabenen Veränderungen charakterisiert. **Lupus vulgaris ulcerosus** kommt durch zunehmende Nekrosen innerhalb der tuberkulösen Granulome mit fortschreitendem ulzerösem Zerfall von Haut- und Knorpelanteilen zustande. In erosiven oder ulzerierten Flächen können papillomatöse Vegetationen entstehen **(Lupus vulgaris vegetans)**. Bei der peripheren Ausbreitung kann es zur Spontanregression unter Hinterlassung von atrophischen Narben kommen.

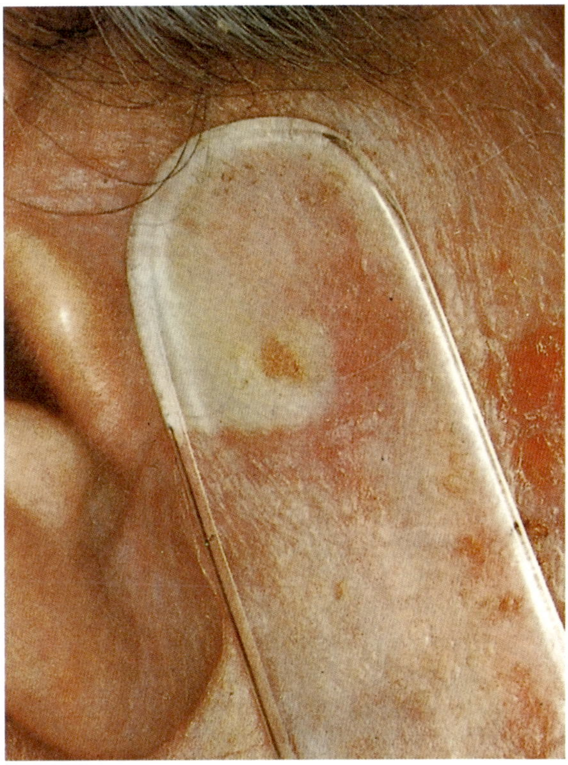

Abb. 15.2 Lupusknötchen bei Diaskopie

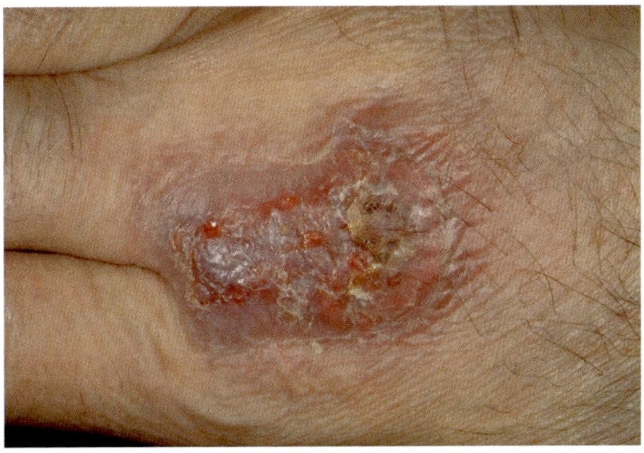

Abb. 15.3 Lupus vulgaris

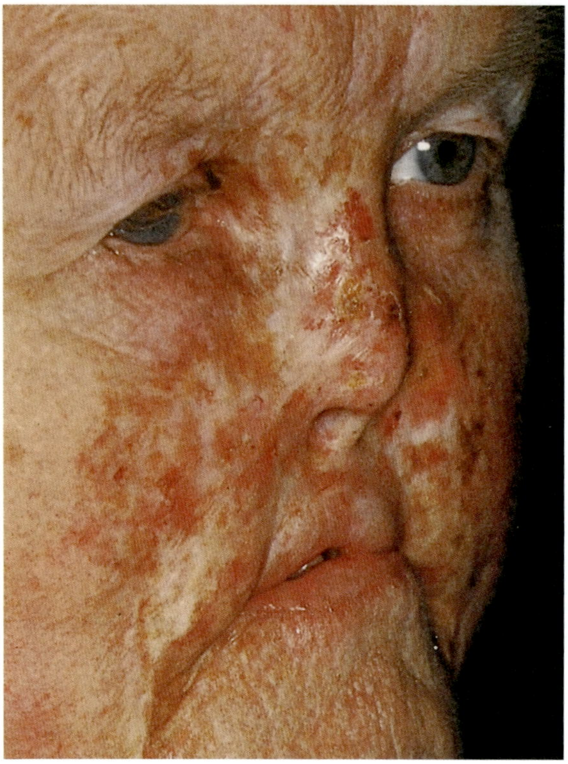

Abb. 15.4 Lupus vulgaris mutilans

Von den **Schleimhäuten** ist die Nasenschleimhaut am häufigsten befallen, oft das Vestibulum nasi zwischen Septum und Nasenflügel. In der Mundhöhle kommt Lupus vulgaris nur selten vor. An der Schleimhaut sind die Knötchen meist prominent, grau-weißlich oder froschlaichartig glasig-transparent. Durch Zusammenwachsen entstehen erhabene höckrige Knoten, die ulzerieren können, dann serös-eitrig bedeckt sind und einen granulierenden Grund aufweisen. Die Ulzerationen sind weich und bluten leicht. In der Nase kann es zu Verborkung, Atembehinderung, Sekretfluss und Blutungen kommen. Bei Dakryocystitis tuberculosa mit Fistulierung im Nasenlidwinkel kann durch Inokulation von Tuberkelbakterien um die Fistel ein Lupus vulgaris entstehen.

Lupus vulgaris hat unter Umständen schwere Entstellungen zur Folge (**Lupus vulgaris mutilans**), welche die freie Beweglichkeit von Gelenken (Hände, Füße) beschränken oder unmöglich machen. Im Gesicht können sich Haut- und Knorpeldefekte der Nasenspitze und der Ohren entwickeln. Durch atrophische oder sklerotische Narben kann es zur Verziehung des Mundes, Ektropionierung der Augenlider oder Anwachsen knorpeliger Restanteile der Ohren an die Kopfhaut kommen. An den Extremitäten ist eine distale Elephantiasis aufgrund zirkulärer Narbenzüge möglich. Neben den Mutilationen ist das **Lupuskarzinom** gefürchtet, das vor allem in straffen sklerotischen Lupusnarben entsteht. Bereits in kleinen sklerotischen Narben kann es zu keratotischen Auflagerungen kommen, welche an Röntgenkeratosen oder an aktinische Keratosen erinnern. Diese Erscheinungen sollten exzidiert werden. Das Lupuskarzinom hat wegen seines raschen Wachstums und seiner Metastasierungsneigung eine schlechte Prognose.

Differenzialdiagnose

Wegen der großen Erscheinungsvielfalt des Lupus vulgaris kann die Diagnose schwierig sein. Die Differenzialdiagnosen reichen von Psoriasis über Morbus Bowen, lupoide Leishmaniose bis hin zu Lupus erythematodes. Tuberoserpiginöse Syphilide entwickeln sich rascher und sind serologisch abgrenzbar. Bei Sarkoidose fehlen Zerfallsneigung und Keimnachweis, es finden sich typische Lungen- oder Knochenveränderungen sowie eine tuberkulospezifische Anergie.

Histopathologie

Die zu zentraler Verkäsung neigenden Granulome sind kutan lokalisiert. Erreger findet man im Schnittpräparat nur höchst selten. Die Epidermis ist meist atrophisch, kann aber auch zu Akanthose und Hyperkeratose neigen. Das unter Glasspateldruck erkennbare Lupusknötchen ist nicht mit einem mikroskopisch erkennbaren Tuberkel identisch, sondern besteht aus einem Konglomerat von vielen Tuberkeln.

Labor

Der Erreger wird durch Kultur und ergänzend durch PCR nachgewiesen. Die Sensitivität der Kulturmethode bei Lupus vulgaris wird mit 50–75% angegeben.

Diagnostische Hilfsmittel bei Lupus vulgaris

- Anamnese: Lupus vulgaris entwickelt sich über lange Zeiträume. Ein initialer Lupus vulgaris wird oft erst nach einer Bestandsdauer von 5 Jahren diagnostiziert.
- Diaskopischer Nachweis von Lupusknötchen
- Histologisch tuberkuloide Granulome, selten mikroskopisch Nachweis säurefester Stäbchen
- Erregernachweis durch Kultur und ergänzend durch PCR-Diagnostik sichert klinische Diagnose.
- Positiver Tuberkulin- oder IFN-γ-Test

Verlauf

Die Erkrankung verläuft chronisch über Jahre und Jahrzehnte. Lupusherde heilen mit Atrophie oder Narben ab. Typisch sind Lupusrezidive in Lupusnarben. Eine aktive innere Organtuberkulose ist häufig nicht nachweisbar. Alte verkalkte Herde in den Lungen können vorhanden sein.

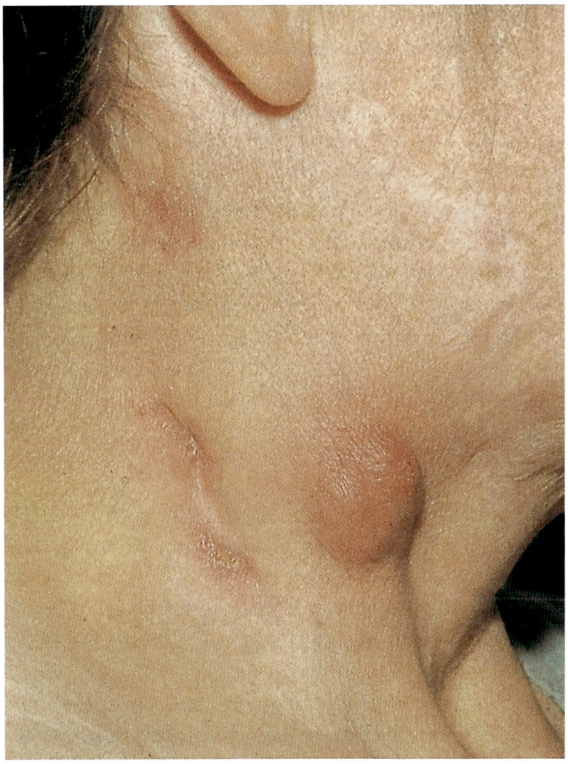

Abb. 15.5 Tuberculosis cutis colliquativa

Therapie

Sie wird wie bei den anderen Organtuberkulosen mittels antituberkulöser Mehrfachkombination durchgeführt. Der Lupus vulgaris hat heute viel von seinem Schrecken verloren, da er innerhalb von Monaten selbst in ausgedehnten Fällen durch antituberkulöse Chemotherapie heilbar geworden ist.

Die in der Dermatologie lange praktizierte und häufig erfolgreiche Isoniazid-Monotherapie des Lupus vulgaris ist obsolet, weil dadurch antibiotikaresistente Bakterienstämme selektioniert werden können.

Kleine Lupusherde können im Gesunden exzidiert werden; danach erfolgt eine 6-monatige antituberkulöse Schutzbehandlung. Begleitend kann eine topische Behandlung mit glukokortikoidhaltigen Externa in Betracht kommen. Hat die Erkrankung zu ausgedehnten Mutilationen geführt, sind nach Abheilung plastisch-chirurgische Maßnahmen indiziert. Im Gesicht kommt auch eine kosmetische Korrektur mit Epithesen aus Kunststoff in Betracht. Wichtig ist die Nachsorge im Hinblick auf Lupusrezidive und Lupuskarzinom. Letzteres erfordert eine vollständige Exzision und plastische Deckung des befallenen Areals.

Subkutane Hauttuberkulose

Synonym

Tuberculosis cutis colliquativa, Skrophuloderm

Ätiopathogenese

Die subkutane Hauttuberkulose entsteht postprimär, typischerweise aus einer der Haut benachbarten Organtuberkulose. Auch hämatogene Absiedlung oder exogene Inokulation kommen in Betracht. Eine andere Möglichkeit ist die Infektion durch eine erregerhaltige Punktionsnadel im Anschluss an eine Lumbalpunktion bei tuberkulöser Meningitis.

Klinik

Häufig sind tuberkulöse Lymphknoten im Halsbereich der Ausgangspunkt. Der Prozess beginnt mit derben Lymphknotenschwellungen. Die Knoten wachsen in Wochen bis Monaten heran, wobei sich die darüber liegende Haut livid-rot verfärbt. Schließlich wölben die Knoten die Haut tumorös vor, erweichen und weisen zentral Fluktuation auf. Inzwischen ist der Abszess mit der Haut verbacken. Durch Perforation entstehen Ulzerationen und Fisteln, aus denen sich wässriges, eitriges oder käsiges Material entleert. Durch Inokulation von Erregern über eitriges Sekret aus dem subkutanen Gewebe in die Kutis kann sich infolge eines Etagenwechsels ein Lupus vulgaris entwickeln. Es bestehen systemische Entzündungszeichen (BKS erhöht, Leukozytose). Ständiges Wechseln von Rückbildung und Exazerbation mit Auftreten frischer Knoten, welche abszedieren und nach außen durchbrechen, ist typisch. Abheilungsresultat sind gestrickt aussehende Narben mit trichterförmigen Einziehungen, Wülsten, Zipfeln oder Brücken. Die Narben nehmen manchmal größere Flächen ein und sind kosmetisch sehr störend.

Neben der typischen Lokalisation im Halsbereich tritt die subkutane Tuberkulose auch an beliebigen anderen Körperstellen auf. Eine Variante, die vor allem in der Leisten- und Anogenitalregion zu ausgedehnten abszedierenden Knoten und Fistelbildung führt, wird als **Tuberculosis subcutanea et fistulosa** bezeichnet.

Differenzialdiagnose

Wichtig ist die Abgrenzung morphologisch ähnlicher subkutaner Dermatosen insbesondere im Anogenitalbereich: Acne inversa, Lymphknotenabszesse durch andere Mykobakterienspezies, tertiäre Syphilis, Aktinomykose, Lymphogranuloma venereum.

Histopathologie

In der zentralen Kolliquationsnekrose und im Abszess besteht eine unspezifische nekrotisierende Entzündung, in Randgebieten werden dagegen tuberkuloide Granulome und verkäsende Tuberkel gefunden. Gelegentlich sind auch Tuberkelbakterien in den Gewebeschnitten nachweisbar.

Labor

Der Erregernachweis erfolgt mikroskopisch, kulturell und ergänzend durch Nukleinsäureamplifikation aus eitrigen Sekreten oder Exzisionsmaterial.

Therapie

Bei der Halslymphknotentuberkulose der Kinder hat sich die frühzeitige operative Ausräumung der möglichst noch nicht eingeschmolzenen Lymphknotenpakete bewährt. Die Krankheitsdauer wird dadurch wesentlich verkürzt und störende Narben werden reduziert. Wichtig ist, dass auch sofort mit antituberkulöser Chemotherapie begonnen wird. Tuberculosis cutis colliquativa bei Erwachsenen und alten Menschen ist für ein operatives Vorgehen oft ungeeignet, nicht zuletzt wegen der manchmal erheblichen Ausdehnung. Stets sollte nach Organtuberkulose gefahndet werden.

15.2.3 Tuberkulide

[Darier 1896]

Tuberkulide sind disseminiert und symmetrisch auftretende Exantheme, die dadurch entstehen, dass von einem innerlichen Tuberkuloseherd die Erreger oder ihre Bestandteile durch hämatogene Streuung in die Haut gelangen.

Bei hyperergar Reaktionslage löst der Organismus eine heftige Immunantwort aus. Der Tuberkulintest ist stark positiv. In den Hauterscheinungen von Tuberkuliden sind keine vermehrungsfähigen Erreger vorhanden, die Kultur ist stets negativ. Mit PCR-Technik kann indessen DNA von Mykobakterien entdeckt werden, wodurch die häufig erfolgreiche antituberkulöse Chemotherapie der Tuberkulide auf eine rationale Grundlage gestellt wird. Kontagiosität ist nicht gegeben.

Da die Tuberkulosemorbidität seit Beschreibung der Tuberkulide in der zweiten Hälfte des 18. Jahrhunderts stark zurückgegangen ist, sind Tuberkulide ebenfalls rar geworden. Ihre Existenz wurde daher von manchen Autoren angezweifelt. Vermutlich sind früher auch eine Reihe nichttuberkulöser dermatologischer Krankheitsbilder allein aufgrund ihres tuberkuloiden feingeweblichen Substrats als Tuberkulid interpretiert worden. Da Tuberkulide aber mykobakterielle DNA enthalten können, nach Injektion von Tuberkulin oder nach BCG-Impfung sowie unter medikamentöser antituberkulöser Behandlung (Freisetzung spezifischer Antigene?) auftreten können, ist an ihrer Existenz grundsätzlich nicht zu zweifeln.

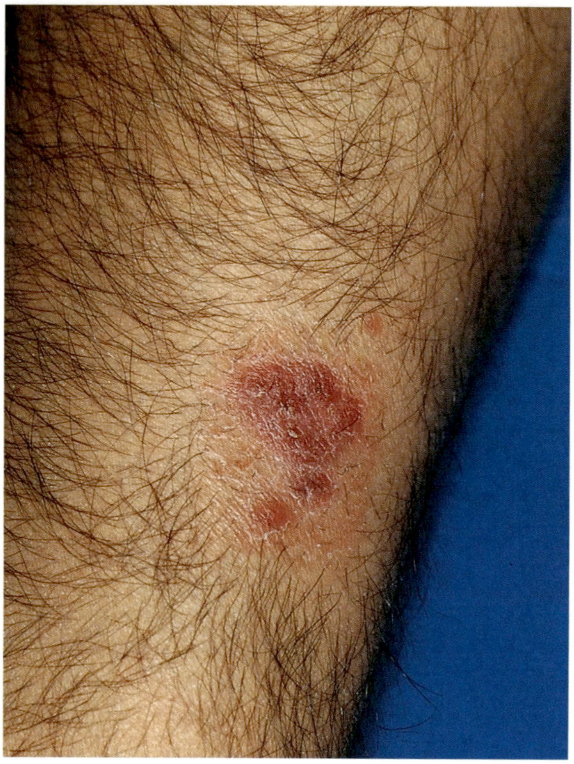

Abb. 15.6 Lichen scrophulosorum (Mit freundlicher Genehmigung Prof. Luis Requena, Madrid)

Lichen scrophulosorum

[Hebra 1860]

Synonym

Tuberculosis cutis lichenoides

Epidemiologie

Die seltene lichenoide Begleitreaktion bei innerlicher Tuberkulose betrifft besonders Kinder und Jugendliche mit Organtuberkulose. Lichen scrophulosorum wurde auch nach intrakutaner Tuberkulintestung, BCG-Impfung und unter antituberkulöser Therapie beobachtet.

Klinik

Prädilektionsstellen sind die seitlichen Rumpfpartien. Das Exanthem ist sehr diskret und besteht aus symmetrisch angeordneten, gruppiert stehenden kleinsten Einzeleffloreszenzen, welche zu bis zu zentimetergroßen Herden konfluieren können, die an den Spaltlinien der Haut ausgerichtet sind. Als Primäreffloreszenz ist eine follikuläre oder perifollikuläre spitzkegelige Papel zu erkennen, die an ihrer Spitze eine feine Keratose tragen kann und gelblich, braun, rötlich oder oft fast hautfarben erscheint. Sie kann auch selten ein kleines Bläschen tragen. Da das Exanthem keine subjektiven Beschwerden verursacht, wird es oft übersehen.

Differenzialdiagnose

Exantheme, die wie Lichen scrophulosorum aus follikulären oder perifollikulären sehr kleinen spitzkegeligen Papeln mit feiner Keratose bestehen, nennt man auch **spinulöse Exantheme**. Lichen syphiliticus ist ein kleinpapulöses, follikuläres Syphilid bei tertiärer Syphilis. Lichen trichophyticus kann bei tiefer Trichophytie (Tinea capitis oder Tinea corporis profunda) oder nach Trichophytininjektion beobachtet werden. Follikuläre Exantheme mit spinulösen Papeln können schließlich bei Streuung eines allergischen Kontaktekzems, bei Lichen ruber follicularis, lichenoider Sarkoidose oder bei Vitamin-C-Mangel als Lichen scorbuticus (Streckseiten der Extremitäten) vorkommen.

Histopathologie

Histologisch findet man perifollikulär tuberkuloide Strukturen mit Langhans-Riesenzellen. Zur Hautoberfläche hin können kleine Nekroseherde bestehen. Gelegentlich sind die tuberkuloiden Veränderungen mit einem unspezifischen entzündlichen Infiltrat untermengt. Auch die Schweißdrüsenausführungsgänge können von tuberkuloiden Granulomen umgeben sein.

Labor

Färberisch und kulturell ist *M. tuberculosis* nicht nachweisbar. Der Nachweis mykobakterieller DNA kann versucht werden. Der Tuberkulintest ist stark positiv.

Therapie

Die Behandlung der zugrunde liegenden Organtuberkulose steht im Vordergrund, begleitend können Zinklotion oder Glukokortikoidexterna angewendet werden. Falls eine BCG-Impfung die Ursache ist, ist keine spezifische Therapie erforderlich.

Papulonekrotisches Tuberkulid

Synonym

Tuberculosis cutis papulonecrotica

Epidemiologie

Die Erkrankung kommt meist bei jüngeren Frauen vor. Sie ist wegen der relativ geringen Tuberkulosedurchseuchung extrem selten.

Ätiopathogenese

Man interpretiert das papulonekrotische Tuberkulid als hypererge Reaktion auf mykobakterielle Strukturen. Hierbei dürften Gefäßablagerungen von Immunkomplexen, die Mykobakterienantigene enthalten, zu Vorgängen im Sinne einer allergischen Typ-III-Reaktion (nach Coombs und Gell) führen. Im weiteren Verlauf steht dann eine durch T-Zell-vermittelte granulomatöse Entzündung im Vordergrund.

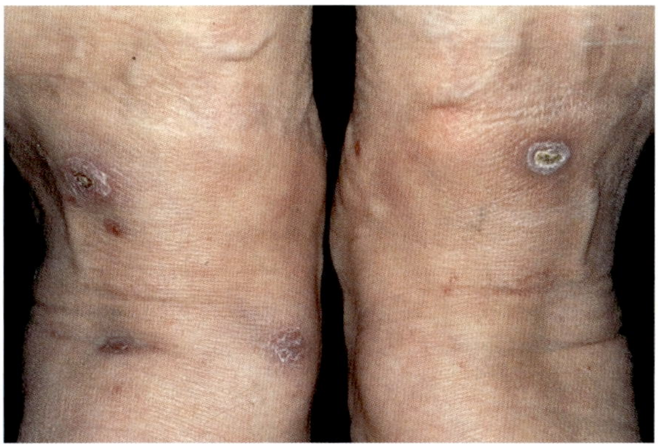

Abb. 15.7 Papulonekrotisches Tuberkulid

Klinik

Die Krankheit ist geprägt von chronisch-rezidivierenden Eruptionen nekrotisierender und varioliform narbig abheilender Papeln, besonders in durchblutungsgestörten Hautarealen. An den Streckseiten von Armen und Beinen mit Bevorzugung von Ellenbogen, Knien, Hand- und Fußrücken, am unteren Rumpf und am Gesäß kommt es symmetrisch zu locker disseminierten, manchmal auch gruppiert stehenden Eruptionen, die bevorzugt im Winter auftreten und im Sommer abklingen können. Durch das rezidivierende Auftreten von neuen Effloreszenzen, ulzerierten Knötchen und varioliformen Narben an Armen und Beinen sind die Patienten in ihrem Befinden stark beeinträchtigt. Primär entwickeln sich 1–5 mm große Papeln oder Knötchen, in deren Zentrum es zur Gewebsnekrose kommt. Ältere Effloreszenzen sind durch einen zentral eingelassenen nekrotischen Schorf gekennzeichnet, der nach einiger Zeit abgestoßen wird. Es bildet sich eine wie ausgestanzt wirkende varioliforme Narbe. Die Papeln können zu kraterartigen Ulzerationen zerfallen. Frische Papeln und alte Narben stehen oft nebeneinander. Die Zahl der Herde kann sehr verschieden sein.

Allgemeine und Hautsymptome (Juckreiz, Brennen) bestehen gewöhnlich nicht. Lymphknotentuberkulose oder Organtuberkulose kann vorhanden sein und muss sorgfältig abgeklärt werden. Der Übergang in Lupus vulgaris und die Assoziation mit Erythema induratum Bazin wurden bekannt.

Differenzialdiagnose

Vasculitis allergica vom papulonekrotischen Typ und Pityriasis lichenoides et varioliformis acuta müssen abgegrenzt werden. Prurigo simplex subacuta unterscheidet sich durch den intensiven Juckreiz.

Histopathologie

Im mittleren Korium finden sich Gefäßveränderungen (lymphozytäre Vaskulitis) mit Thromben sowie fibrinoider

Nekrose, Nekroseherde mit tuberkuloiden Strukturen, aber auch unspezifische entzündliche Veränderungen. Der typische feingewebliche Aufbau eines tuberkuloiden Granuloms fehlt.

III

▪ **Labor**

Histologisch und kulturell können keine Tuberkelbakterien nachgewiesen werden, der DNA-Nachweis ist jedoch möglich. Der Tuberkulintest ist selbst bei niedriger Dosierung stark positiv und kann nekrotisierend verlaufen.

▪ **Therapie**

Antituberkulöse Chemotherapie. Gelegentlich führt die kurzzeitige Kombination mit systemischen Glukokortikoiden in mittlerer Dosis rasch zur weitgehenden Besserung. Zusätzlich angewendet werden Wärmezufuhr und durchblutungsfördernde Maßnahmen sowie Kompressionstherapie an den unteren Extremitäten. Topische Glukokortikoide können ergänzend eingesetzt werden.

Erythema induratum Bazin

[Bazin 1861]

▪ **Synonyme**

Tuberculosis cutis indurativa, nodöses Tuberkulid

▪ **Epidemiologie**

Erythema induratum ist heute sehr selten und wird vorwiegend in Gegenden mit hoher Tuberkulosedurchseuchung beschrieben. Bevorzugt betroffen sind Frauen in jüngerem oder mittlerem Alter mit peripheren Zirkulationsstörungen. Bei Männern kommt es fast nicht vor.

▪ **Ätiopathogenese**

Nach hämatogener Streuung von Tuberkelbakterien oder von ihren Bestandteilen aus einem tuberkulösen Fokus kommt es an durchblutungsgestörten Akren unter Kälteeinflüssen (Arbeiten in kalten Räumen, unzureichende Beinbekleidung im Winter) zu einer disseminierten allergisch-hyperergen Reaktion unter dem Bild einer kutan-subkutanen nodulären Vaskulitis. Ein klinisch und histologisch gleichartiges Krankheitsbild wird auch ohne Assoziation mit Tuberkulose beobachtet. Tuberkulöse und nichttuberkulöse Formen werden unter dem Begriff noduläre Vaskulitis zusammengefasst (► Kap. 65), wobei die Bezeichnung Erythema induratum Bazin auf die mit Tuberkulose assoziierten Fälle beschränkt bleibt.

▪ **Klinik**

Die Erkrankung äußert sich durch kutan-subkutane entzündliche und zur Ulzeration neigende Knoten. Die Erscheinungen sind gewöhnlich symmetrisch ausgeprägt und bevorzugen die Wadengegend. Hier entstehen wenige,

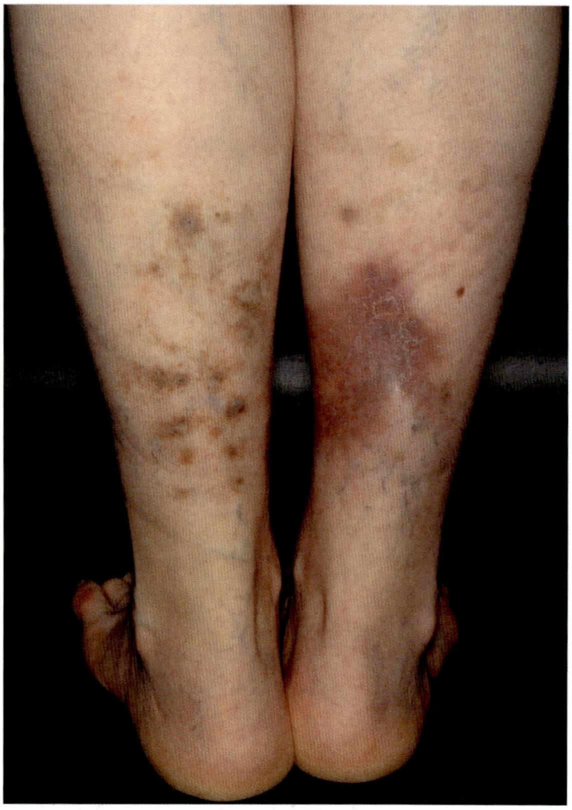

Abb. 15.8 Erythema induratum Bazin

zunächst subkutan gelegene, 5–10 mm große, manchmal plattenförmige, derbe, gut abgegrenzte, prall-elastische Knoten, die sich leicht palpieren lassen. Nach Monaten pflegen sich diese Knoten, besonders im Sommer, zurückzubilden. Oft werden sie aber auch größer, die Haut über ihnen wird livid-rot, sie verbacken mit dieser, schmelzen zentral ein, brechen nach außen auf und bilden Ulzerationen oder Fisteln. Die schmierig belegten oder verkrusteten Ulzerationen können über lange Zeit bestehen bleiben, verursachen aber keine Schmerzen.

Als Begleitsymptomatik finden sich Akrozyanose, Cutis marmorata, Hyperhidrosis palmoplantaris, Erythrocyanosis crurum oder Pernio follicularis. Bei sorgfältiger Anamnese stellt sich bei einer Reihe von Fällen eine aktive Organtuberkulose heraus oder es wurde eine durchgemachte Tuberkulose per Anamnese festgestellt.

▪ **Differenzialdiagnose**

Chronisch-rezidivierende, zur Ulzeration neigende Knoten an durchblutungsgestörten Extremitäten können auch unabhängig von der Tuberkulose auftreten (noduläre Vaskulitis). Wichtig ist die Abgrenzung weiterer knotiger Unterschenkeldermatosen (Pernionen, Panarteriitis nodosa, Lupus erythematodes profundus, subkutane Sarkoidose, Gummen bei tertiärer Syphilis). Das Erythema nodosum ist druckschmerzhaft, bevorzugt die Unterschenkelstreckseiten und ulzeriert nicht.

▪ **Histopathologie**
Oft benötigt man mehrere Biopsien, um eine definitive Diagnose zu stellen. Das Substrat ist eine granulomatöse Vaskulitis, welche subkutane Venen mit einer perivaskulären Entzündung betrifft. Sekundär werden granulomatöse lobuläre Pannikulitis und lipophager Fettgewebeersatz (Wucheratrophie) beobachtet. Zuletzt kommt es zur Fibrosierung.

▪ **Labor**
Der färberische und kulturelle Bakteriennachweis verläuft negativ. Mit PCR-Diagnostik kann mykobakterielle DNA nachgewiesen werden. Der Tuberkulintest ist üblicherweise stark positiv, kann jedoch auch negativ ausfallen. Der IFN-γ-Test fällt positiv aus.

▪ **Therapie**
Behandelt wird mit antituberkulöser Chemotherapie. Wichtig ist die Beachtung der peripheren Durchblutungsstörungen. Empfohlen werden warme Fußbekleidung, Vermeidung von Bodenkälte und Aufenthalt in warmen Räumen. Besonders rückbildungsfördernd wegen ihres guten zirkulatorischen Einflusses und der Wärmezufuhr an den Beinen wirken Kompressionsverbände.

Lupus miliaris disseminatus faciei

Er wurde früher den Tuberkuliden zugerechnet, da das histologische Substrat durch tuberkuloide Granulome in die Haut geprägt ist. Er wird inzwischen jedoch nicht mehr zum tuberkulösen Formenkreis gezählt, sondern als granulomatöse Verlaufsform der Rosazea gewertet (▶ Kap. 72). Immerhin sollte aber bei Patienten aus Ländern mit hoher Tuberkulosemorbidität auch heute noch an die Möglichkeit von im Gesicht lokalisierten Tuberkuliden gedacht werden.

15.3 Lepra

[Hansen 1874]

▪ **Synonym**
Morbus Hansen

▪ **Definition**
Lepra ist eine chronische Infektionskrankheit, ausgelöst durch *Mycobacterium leprae* oder *Mycobacterium lepromatosis*.

▪ **Geschichte**
DNA-Analysen lassen vermuten, dass Lepraerreger die Menschheit seit deren Beginn in Ostafrika und während der Wanderungen nach Europa, Asien und Amerika begleiteten. Lepra (griechisch Lepra: Aussatz; Lepis: Schuppe) ist in der Antike dokumentiert. Im Mittelalter erfuhr die Lepra in Europa eine seuchenhafte Ausbreitung. Im 16. Jahrhundert ging sie wieder zurück und war auf bestimmte Gegenden (südeuropäische Länder, Skandinavien und Baltikum) begrenzt. Lepröse mussten sich mit Lepraklappern bemerkbar machen, ehe sie eine Brücke überschreiten durften, damit die gesunde Bevölkerung ausweichen konnte. In vielen deutschen Städten gab es bis zum 18. Jahrhundert Leprosorien und Leprafriedhöfe. Ausgeschlossen aus der menschlichen Gemeinschaft wurden früher nicht nur Leprakranke, sondern aus Unkenntnis vermutlich auch Menschen mit anderen Hauterkrankungen wie Pemphigus, Mycosis fungoides oder Psoriasis.

Der Erreger wurde 1873 von dem norwegischen Arzt Gerhard Hansen entdeckt. Dies war das erste Mal, dass ein Bakterium mit einer Erkrankung in Zusammenhang gebracht wurde. Seither haben moderne Prophylaxe und Therapie die Lepra in Europa zum Verschwinden gebracht. In Deutschland gibt es heute Erkrankungsfälle durch Heimkehrer nach längeren Auslandaufenthalten, Personen mit Migrationshintergrund oder Heilungssuchende aus Endemiegebieten.

▪ **Epidemiologie**
Für das Jahr 2010 meldete die WHO weltweit 212.000 Neuerkrankungen, die Tendenz ist fallend. Lepra kommt heute vor allem in einer geografischen Zone zwischen dem 40. nördlichen und 40. südlichen Breitengrad vor. Die Hauptgebiete sind Brasilien, Zentralafrika, Indien/Nepal China und Indonesien. Leprabekämpfung gehört zu den vordringlichen Aufgaben der Medizin und wird von der WHO in besonderer Weise gefördert.

Die Übertragung erfolgt ganz überwiegend von Mensch zu Mensch. Als Hauptinfektionsmodus gilt Tröpfchen- oder Schmierinfektion durch Nasensekret unbehandelter Leprakranker. Eintrittspforten sind vermutlich der obere Respirationstrakt und seltener auch offene Hautstellen. Über konnatale Übertragung wurde berichtet, die Milch von Müttern mit erregerreicher Lepra kann lebende Leprabakterien enthalten. Die Ansteckung erfolgt jedoch gewöhnlich im Kindes- oder Jugendalter (Haushaltskontakte). In der Kindheit werden beide Geschlechter gleich häufig, nach der Pubertät Männer bevorzugt befallen. Neben dem Menschen gelten auch Armadillos (Gürteltiere) als Ansteckungsquelle. Im US-Staat Louisiana haben bis in unsere Zeit hinein Verletzungen von Jägern durch Armadillos oder Verzehr von Gürteltierfleisch Lepra ausgelöst. Nach einer sehr variablen Inkubationszeit von 3–20 Jahren können uncharakteristische Frühsymptome auftreten, die den Patienten oft nicht zum Arzt führen. In endemischen Gebieten scheuen Menschen den Arztbesuch auch bei begründeten Hinweissymptomen wie Pigmentaufhellung der Haut, Anästhesien, Muskelatrophien, chronischem Schnupfen oder Nasenbluten, da mit der Diagnose Lepra ihr soziales Gefüge zusammenbricht. Die Erkrankung kommt bei Menschen aller sozialen Schichten vor, jedoch vorzugsweise bei der armen Bevölkerung, die auf engem Raum unter unzureichenden hygienischen Verhältnissen zusammenlebt. In Deutschland besteht nach dem Infektionsschutzgesetz **namentliche Meldepflicht bei Erregernachweis**.

Ätiopathogenese

M. leprae ist ein sporenloses, nicht bewegliches säurefestes Stäbchen mit einer Länge von 4–7 µm. Das Genom enthält 3,3 Mio. Basenpaare. Etwa die Hälfte des Genoms besteht aus Pseudogenen und nichtkodierenden Sequenzen, sodass die Anzahl an funktionellen Genen mit etwa 1600 deutlich kleiner ist als bei *M. tuberculosis*. Kürzlich wurde ein zweiter Erreger der Lepra charakterisiert, *M. lepromatosis*. Sein Genom unterscheidet sich von *M. leprae* um 10%. *M. lepromatosis* wird vor allem in Fernost und Amerika angetroffen und ist aus noch unklaren Gründen mit der ungünstig verlaufenden diffusen Lepra assoziiert. Kultivierung auf leblosen Medien ist nicht möglich. Eine Primärläsion, wie sie bei Tuberkulose oder anderen Mykobakterien-Infektionen vorkommt, ist nicht bekannt. Leprabakterien befallen bevorzugt Haut, Schleimhaut, oberen Respirationstrakt und periphere Nerven, hier insbesondere die Schwann-Zellen.

Entstehung und Ausprägung der Erkrankung werden entscheidend durch das Wirtsimmunsystem beeinflusst. Es wird angenommen, dass etwa 95% der mit *M. leprae* infizierten Menschen protektive Immunität entwickeln, ohne dass sich eine Lepraerkrankung entwickelt. Die zelluläre Immunantwort ist für die Abwehr des Erregers entscheidend. Sie liegt auch der Polarisierung der klinischen Verlaufsformen zugrunde: Eine Th1-geprägte starke zelluläre Immunantwort führt zur erregerarmen, granulomatösen tuberkuloiden Lepra, eine Th2-geprägte, unzureichende zelluläre Immunantwort resultiert in der erregerreichen lepromatösen Lepra. Für eine genetische Komponente in der lepraspezifischen Immunantwort spricht die Identifizierung von Suszibilitätsloci, unter anderem im MHC-Komplex und auf Chromosom 10p13 in der Nähe des Mannose-Rezeptors, der bei der Makrophagen-Phagozytose eine Rolle spielt. Eine humorale Immunantwort wird bei Lepra regelmäßig beobachtet. Es ist ungeklärt, ob sie einen protektiven Nutzen hat. Die resultierende Immunkomplexbildung wird aber für vaskulitische Begleitphänomene (Leprareaktionen) verantwortlich gemacht.

Tab. 15.3 Vergleich zwischen lepromatöser und tuberkuloider Lepra

	Lepromatös	Tuberkuloid
Zahl der Läsionen	Viele	Wenige (<10)
Verteilung	Symmetrisch	Asymmetrisch
Begrenzung	Unscharf	Scharf
Hypopigmentierung	Gering	Deutlich
Oberfläche	Weich, glänzend	Trocken, schuppend
Nervenschäden	Spät, gering	Früh, deutlich
Schleimhaut- und Systembeteiligung	Häufig, bei Typ-2-Leprareaktion heftig	Fehlt
Erregerzahl	Hoch	Sehr niedrig
Verlauf	Progredient	Heilung oder Defektheilung

Klinik

Aufgrund klinischer, bakteriologischer, histologischer und immunologischer Befunde wird Lepra in zwei polar gegensätzliche Typen eingeteilt: die erregerreiche lepromatöse Lepra und die erregerarme tuberkuloide Lepra.

Diese Einteilung (Tab. 15.3) wird von der WHO als Grundlage zur Therapieentscheidung herangezogen. Daneben existiert auch eine detaillierte **Klassifikation nach Ridley und Jopling**, die instabile Zwischenformen definiert (Borderline-Formen), die zusammenfassend auch dimorphe Lepra genannt werden. Die Zwischenformen zeigen Eigenschaften sowohl der lepromatösen als auch der tuberkuloiden Lepra und können in diese polaren Formen übergehen. Schließlich wird noch eine Initialform als Lepra indeterminata abgegrenzt.

Lepra indeterminata Diese frühe und uncharakteristische Form der Lepra ist auf Haut und Nerven beschränkt, bakteriologisch durch wenige oder nicht nachweisbare Leprabakterien und histologisch durch uncharakteristische Entzündungsreaktionen charakterisiert. Die Hautveränderungen sind asymmetrisch verteilt. Es handelt sich um hypo- oder hyperpigmentierte, teilweise entzündliche makulöse Herde mit oder ohne Anästhesie. Gesäß, Hals, Rumpf und Extremitäten können befallen sein. Das Gesicht bleibt fast immer verschont. Die Lepra indeterminata kann Monate oder Jahre bestehen. Spontanheilung kommt vor. Der Übergang in lepromatöse Lepra – der vorher posi-

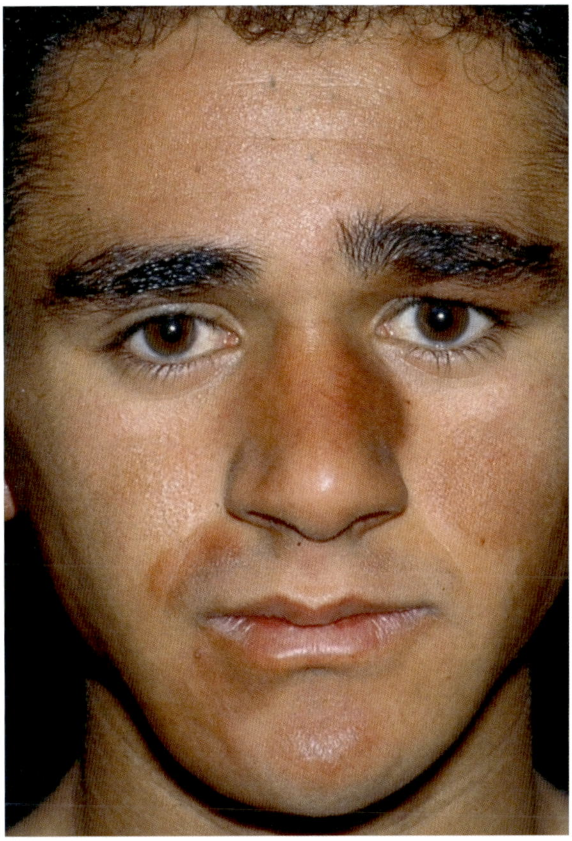

Abb. 15.9 Lepromatöse Lepra. (Mit freundlicher Genehmigung von Prof. Ricardo Romiti, Sao Paulo)

tive Lepromintest wird dann negativ – ist häufig, in tuberkuloide Lepra selten.

Lepromatöse Lepra Sie ist die anergische, infektiöse Verlaufsform der Lepra bei schlechter Immunitätslage und ernster Prognose ohne Neigung zur Selbstheilung. In den Hautveränderungen finden sich massenhaft Erreger. Solche Patienten können mehr als 1 kg Bakterien in sich tragen.

Die Hauterscheinungen sind symmetrisch ausgebildet und bestehen aus Maculae oder eher unscharf begrenzten, bräunlich-roten oder hautfarbenen Infiltraten. Lepraläsionen finden sich meist an den kühlen Körperzonen; an warmen Körperstellen, wie Kopfhaut, Nacken, Achseln, Leisten und Sternum fehlen sie häufig. Knoten **(Leprome)** können aus den vorbestehenden Infiltraten, aber auch aus normaler Haut hervorgehen. Sie sind millimeter- bis zentimetergroß und von elastischer bis harter Konsistenz. An Druckstellen wie Ellenbogen, Knien, Gesäß, Gesicht und Ohren sind sie häufig. Leprome ulzerieren spontan (lepromatöse Gummen), nach Trauma oder in reaktiven Stadien (Leprareaktion). Dann ist die Gefahr der Sekundärinfektion groß. Im Gesicht lokalisieren sich die Leprome auf Nase, Ohren, Jochbögen und Stirn. Die Hautfurchen bleiben frei, wodurch das Gesicht oft faltig aufgeworfen wirkt, was einen löwenartigen Aspekt erzeugt **(Facies leonina)**. Die Vergrößerung der Ohrläppchen ist fast pathognomonisch. Haarausfall der lateralen Augenbrauen **(Madarose)** durch weiche lepromatöse Infiltrate ist charakteristisch und häufig ein Frühsymptom. Die Nasenschleimhaut ist fast immer befallen. Chronischer Schnupfen und Epistaxis sind in Endemiegebieten verdächtig: Durch Leprome kommt es zur Behinderung der Nasenatmung sowie zur Penetration und Destruktion des Nasenseptums mit charakteristischer Einsenkung des distalen Nasendachs (**Kleeblattnase** nach Gay-Prieto). Andere Schleimhautmanifestationen betreffen Mundschleimhaut und Larynx (Laryngitis mit Erstickungsanfällen).

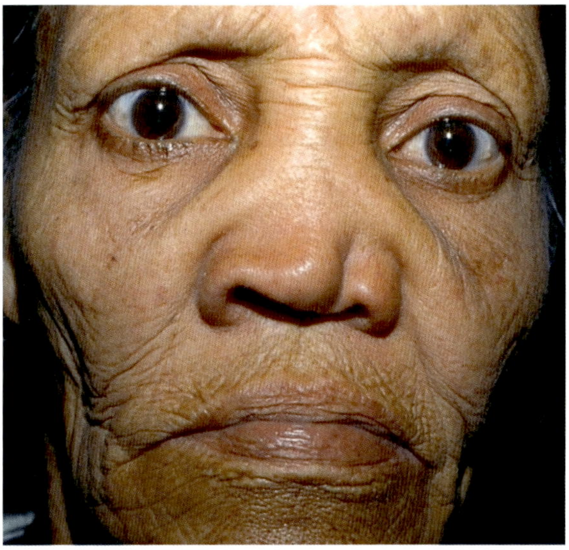

Abb. 15.10 Lepromatöse Lepra. (Mit freundlicher Genehmigung von Prof. Ricardo Romiti, Sao Paulo)

Augenbeteiligung ist häufig und schwerwiegend. Infiltrationen an Lidern, Skleren, Kornea, Iris oder Ziliarkörper können zu Sehbehinderungen oder Erblindung führen. Weitere Organe wie Lymphknoten, Leber, Milz und Hoden können ebenfalls betroffen sein. Nervenveränderungen stehen weniger im Vordergrund als bei der tuberkuloiden Lepra. Manchmal tritt Nervenbeteiligung erst bei Rückbildung der Hauterscheinungen auf.

Die diffuse Lepromatose [Lucio und Alvarado 1852] ist eine Sonderform der lepromatösen Lepra und wird auch **lazarine Lepra** (nach dem biblischen Lazarus) genannt. Diese Verlaufsform wird besonders in Mittelamerika und Mexiko beobachtet und ist mit *M. lepromatosis* assoziiert. Hier kommt es zu einer generalisierten, wachsartigen Hautinfiltration, die an ein Myxödem erinnert. Arme und Beine sind geschwollen, diffus gerötet mit zyanotischer Komponente, leicht hyperpigmentiert, auch teleangiektatisch. Knoten fehlen. Alopezie von Wimpern, Brauen und Kopfhaut gehören zum Krankheitsbild (**Alopecia lepromatosa**). Die übrige Haut ist trocken und schuppig. *M. leprae* findet sich massenhaft auch in anscheinend gesunder Haut. Im reaktiven Stadium kommt es zu Blasen und dann zu bizarren Hautnekrosen (**Lucio-Phänomen**), die sich in tiefe Ulzerationen umwandeln und schließlich mutilierend mit Narben abheilen.

Eine weitere Sonderform der lepromatösen Lepra ist die **histoide Lepra**, die durch das Aufschießen derber kutaner Knötchen gekennzeichnet ist, die mikroskopisch Dermatofibromen ähneln, aber erregerreich sind. Dieses Phänomen soll für einen Rückfall nach Therapie oder die Entwicklung einer Therapieresistenz gegenüber Dapson charakteristisch sein.

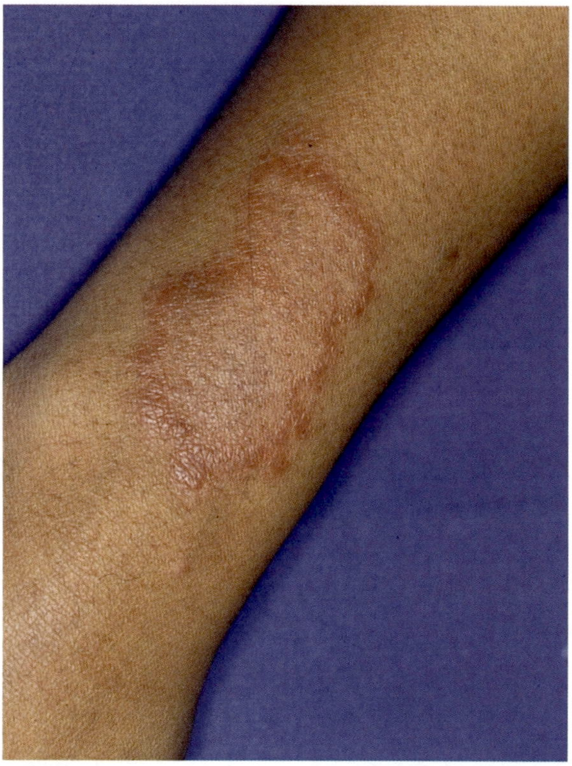

Abb. 15.11 Tuberkuloide Lepra

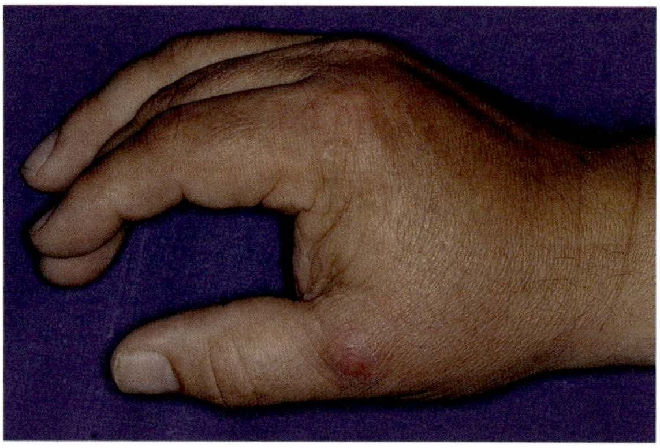

Abb. 15.12 Dimorphe Lepra mit neurologischer Symptomatik

Tuberkuloide Lepra Sie ist die wenig kontagiöse, relativ benigne und langsam verlaufende Lepraform ohne systemische Beteiligung, mit Neigung zu spontaner Regression bei guter Abwehrlage des Organismus und meist günstiger Prognose. Allerdings können die Patienten aufgrund von Nervenschädigungen schwere Mutilationen davontragen. Die Hautveränderungen sind bakterienarm. Histologisch liegen tuberkuloide oder sarkoide Granulome vor. Die tuberkuloide Lepra betrifft fast nur Haut und periphere Nerven, selten die Lymphknoten. Hauterscheinungen sind oft gering ausgeprägt, asymmetrisch und nicht selten auf das Ausbreitungsgebiet eines Nervs oder eine bestimmte Hautzone begrenzt. Die tuberkuloide Lepra beginnt wenig eindrucksvoll mit einer oder wenigen, gering erhabenen, aber meist scharf begrenzten, rötlichen oder leicht rötlich-violetten Maculae oder mit kleinen Papeln, die sich peripherwärts vergrößern und zentral unter Hinterlassung depigmentierter, auch gering atrophischer Herde abheilen.

Frische Hautveränderungen sind durch Hyperästhesie gekennzeichnet. Im Verlauf kommt es besonders im Zentrum zuerst zum Verlust der Temperaturempfindung, später der Berührungs- und Schmerzempfindung. Auch die begleitende Anhidrosis ist ein wertvolles diagnostisches Zeichen. Bei der tuberkuloiden Lepra treten häufig früh und ausgeprägt Nervenbeteiligungen auf. Die Nervenschädigungen sind asymmetrisch. Sie imponieren als strangartig palpable Verdickungen oder spindelförmige Auftreibungen an peripheren Nerven. Sie resultieren in Parästhesien, Paresen und sekundär Muskelatrophien. Weiteres zum Nervenbefall s. unten.

Dimorphe Lepra Die dimorphe Lepra wird im Englischen als borderline leprosy bezeichnet und steht zwischen den polaren Ausprägungen der lepromatösen und tuberkuloiden Lepra. Sie ist als instabiles Zwischenstadium anzusehen, in dem es durch Änderung der Immunreaktivität zu Änderungen der Klinik und unter Umständen zu Leprareaktionen kommt. Nach Ridley und Jopling werden weitere Unterformen unterschieden: eine der tuberkuloide Lepra nahestehenden Variante (Borderline tuberkuloid, BT abgekürzt), eine Borderline Variante (BB) und eine Borderline-lepromatöse Variante (BL). Die BB-Form ist die instabilste Ausprägung mit mäßig vielen, asymmetrisch verteilten, hypopigmentierten, erythematösen oder bräunlichen Veränderungen. Typisch sind anuläre Herde mit zentraler Abheilung und peripherer Schuppung, ferner wie ausgestanzt wirkende, aus normaler Haut bestehende Aussparungen in den Läsionen. Nervenbeteiligung ist häufig und asymmetrisch. Unbehandelt geht die dimorphe Lepra gewöhnlich in die lepromatöse Lepra über, behandelt in die tuberkuloide Lepra.

Leprareaktionen

Leprareaktionen sind immunologisch vermittelte akute Exazerbationen der Lepra.

Sie treten spontan oder unter Behandlung auf. Selbst nach erfolgreicher Therapie kann es im Rahmen der allmählichen Elimination abgetöteter Erreger noch zu immunologischen Reaktionen kommen. Man unterscheidet 3 Typen von Leprareaktionen.

Typ-1-Reaktion Diese häufigste Leprareaktion entspricht einer Änderung der zellulären Immunitätslage insbesondere bei Patienten mit dimorpher (Borderline) Lepra. Man spricht von Downgrading bei nachlassender Immunleistung mit Übergang zum lepromatösen Typ der Erkrankung sowie von Upgrading bei Zunahme der Immunreaktion und Übergang in den tuberkuloiden Typ. Medikamentöse Therapie ist häufig mit Upgrading verbunden, Downgrading tritt bei nicht adäquat behandelten Patienten auf.

Obwohl Downgrading und Upgrading in entgegengesetzte pathophysiologische Richtungen verlaufen, zeigen sie klinisch ähnliche Symptome. Charakteristisch sind die livide Verfärbung und das Anschwellen vorbestehender Hautveränderungen und das Auftreten von Neuritiden, die zu erheblichen Nervenschädigungen führen können. Beim Downgrading entstehen zudem oft neue Läsionen; außer Tendosynovitis sind systemische Symptome (Orchitis, Augenbeteiligung) selten.

Typ-2-Reaktion Diese auch als **Erythema nodosum leprosum** bezeichnete Reaktion tritt bei Patienten mit dimorpher oder lepromatöser Lepra auf, meist während der medikamentösen Behandlung, aber auch in der Schwangerschaft oder nach interkurrenten Infektionen. Die Ursache wird in einer Immunkomplexvaskulitis gesehen. Typische Hautveränderungen sind kutan-subkutane, schmerzhafte erythematöse Knoten, die im Gegensatz zum üblichen Erythema nodosum nicht nur Unterschenkel, sondern auch Rumpf und Gesicht betreffen. Die Knoten können sich pustulös umwandeln und heilen mit Hyperpigmentierungen ab. Es finden sich nicht nur Hautsymptome, sondern auch systemische Manifestationen einer Immunkomplexvaskulitis, unter anderem Nierenbeteiligung, entzündliche Veränderungen der Augen, des Bewegungsapparats sowie Lymphknotenschwellungen, Fieber und Leukozytose.

Typ-3-Reaktion Diese Form, auch **Lucio-Phänomen** genannt, ist eine mit bullösen und nekrotisch-ulzerierenden Hautveränderungen einhergehende ausgedehnte Vaskulitis, die bei Patienten mit diffuser lepromatöser Lepra beobachtet wird.

Weitere Organmanifestationen der Lepra

Nerven Nervenbeteiligung kommt bei allen Lepraformen vor und kann auch ohne Hautveränderung bestehen. Nur periphere Nerven sind betroffen. Typisch ist die gleichzeitige oder sukzessive Erkrankung von zwei oder mehr peripheren Nerven (multiple Mononeuritis). Bei lepromatöser Lepra tritt die Nervenbeteiligung eher symmetrisch, bei tuberkuloider Lepra eher asymmetrisch auf.

Die Veränderungen umfassen Verdickungen, Sensibilitätsstörungen, motorische und trophische Störungen. Klinisch finden sich zylindrische kordelartige Verdickungen, spindelige Auftreibungen und aufgereihte knotenförmige Verdickungen. Der Tastbefund ist fibrös hart oder weich (Pseudoabszess). Bei der Palpation werden oft Schmerzen angegeben. Sensibilitätsstörungen äußern sich in initialer Hyperästhesie und Parästhesie, dann Hypästhesie und Anästhesie. Peripher gelegene Körperpartien sind frühzeitig betroffen, die Sensibilitätsstörungen breiten sich nach proximal aus. Zuerst geht die Fähigkeit zur Unterscheidung von Wärme und Kälte, dann von Schmerz und Berührung verloren. Lepröse Neuritiden können von unerträglichem Juckreiz, Parästhesien, Störungen der Schweißsekretion und Neuralgien begleitet sein.

Auch motorische Störungen werden häufig beobachtet. Frühsymptom ist eine Muskelschwäche, beispielsweise beim Gehen, Halten kleiner Objekte oder bei der Mimik. Im Gesicht führen neurogene Muskelatrophien zu Ektropion, Lagophthalmus und Ausdruckslosigkeit **(Facies antonina)**, zu Stimmbandlähmungen, an den Händen zu Atrophien der Mm. interossei mit Kontrakturen und Klauenstellung, an den Füßen zu Muskelatrophien mit Steppergang.

Trophische Störungen umfassen Anhidrosis, neurotrophe Ulzera mit der Gefahr von Sekundärinfektionen und Osteomyelitis, resorptive Vorgänge an den distalen Knochensegmenten von Händen und Füßen mit typischer schmerzloser Verkümmerung von Fingern und Zehen, reaktive plantare Hyperkeratosen, Nagelverdickungen und Nagelatrophien.

Schleimhäute Bei der lepromatösen Lepra wird neben der Nasenschleimhaut auch weicher Gaumen, Uvula und Nasopharynx befallen.

Augen Unbehandelte lepromatöse Lepra führt fast unweigerlich zu Augenerkrankungen, direkt durch *M. leprae* oder indirekt durch Nervenbeteiligung (N. trigeminus, N. facialis). Perikorneale, schmerzlose Stauungskonjunktivitis, die einen rötlich-orangefarbenen Ring bildet, ist pathognomonisch. Eine miliare Aussaat von Lepromen kommt in Sklera und Iris vor (Irisperlen), Iridozyklitis zerstört den Ziliarkörper. Die akute Iritis, eine gefürchtete Augenkomplikation mit der Gefahr der Erblindung, kann sich bei Erythema nodosum leprosum entwickeln. Keratitis, Ulcus corneae und Pannus haben Vernarbung und Erblindung zur Folge. Ptose der Lider und Lagophthalmus führen indirekt zu Augenschäden (Panophthalmia leprosa).

Lymphknoten Inguinale Lymphknoten sind häufig schmerzlos vergrößert und bakterienreich.

Innere Organe Leber und Milz sind bei lepromatöser Lepra bei einem Drittel der Patienten betroffen; Hepatitis, Leberzirrhose und Amyloidose sind Komplikationen. Nierenbeteiligung äußert sich in Albuminurie, Glomerulonephritis, nephrotischem Syndrom und Amyloidose. Urämie ist wahrscheinlich die häufigste Todesursache bei Lepra.

Gonaden Schmerzhafte beidseitige Epididymitis und Orchitis treten bei lepromatöser Lepra auf und führen zu testikulärer Fibrose; Sterilität ist nicht selten. Die lepröse Gynäkomastie bei Männern steht damit in Zusammenhang. Die Ovarien sind selten betroffen.

Differenzialdiagnose

Sie kann für die verschiedenen Formen der Lepra sehr schwierig sein und erfordert Erfahrung. Bei uns ist bei Patienten an Lepra zu denken, die sich in Lepragebieten aufgehalten haben. In Endemiegebieten ist die beste Empfehlung: stets an Lepra denken.

Histopathologie

Sie ist facettenreich und unterscheidet sich in den verschiedenen klinischen Ausprägungen der Erkrankung. Bei der Lepra indeterminata finden sich noch keine Granulome, sondern ein unspezifisches entzündliches Infiltrat und wenige Bakterien. Für die lepromatöse Lepra charakteristisch sind Schaumzellen (**Virchow-Zellen** oder **Leprazellen**), die massenweise säurefeste Stäbchen enthalten. Die Erreger lassen sich mittels Ziehl-Neelsen- oder Fite-Faraco-Färbung darstellen. Sie sind oft in dichten Haufen (**Globi**) angeordnet oder auch dicht gepackt »wie Zigarren in einer Schachtel«. Die tuberkuloide Lepra ist von epitheloidzelligen Granulomen gekennzeichnet, die mehrkernige Riesenzellen und einen deutlichen Lymphozytenwall aufweisen. Säurefeste Stäbchen lassen sich hier gewöhnlich nicht nachweisen.

Labor

Basisdiagnostik ist der mikroskopische Nachweis säurefester Stäbchen. Er kann entweder an histologischen Präparaten, von Nasenabstrichen oder mittels Ausstrichpräparaten aus angeritzten Hautläsionen (**slit skin smear**) erfolgen. Die diagnostische Sicherheit wächst, wenn slit skin smears aus verschiedenen verdächtigen Hautveränderungen gewonnen werden. Das Vorgehen besteht aus Anritzen des Herds (intrakutan), Exprimieren und Abstreichen von Gewebematerial (darf nicht blutig tingiert sein) und Färbung nach Ziehl-Neelsen oder Fite-Faraco. Verwechslung mit unspezifischen säurefesten Saprophyten ist möglich, was bei untypischem klinischem Erscheinungsbild zu berücksichtigen ist.

Zur Quantifizierung der Bakterien dient der **bakteriologische Index**. Diese logarithmische Skala gibt die Zahl säurefester Stäbchen pro hoch auflösendem Gesichtsfeld wieder und reicht von Grad 1 (1 säurefestes Stäbchen pro 100 Gesichtsfelder) bis Grad 6 (mehr als 1000 säurefesten Stäbchen pro Gesichtsfeld). Ein abnehmender bakteriologischer Index zeigt das Anschlagen der Behandlung an. Eine Aussage zur Heilung kann jedoch nicht getroffen werden, da aufgrund der begrenzten Sensitivität trotz eines negativen mikroskopischen Befundes noch immer Lepraerreger im Gewebe vorhanden sein können.

Nukleinsäureamplifikation (zum Beispiel PCR) aus Sekreten, frischen oder formalinfixierten Gewebeproben bietet sich vor allem bei erregerarmen Verläufen an, wenn sich mit den konventionellen Färbemethoden keine Erreger nachweisen lassen.

Kultur ist nicht möglich. Als Versuchstier eignet sich das Neunbinden-Gürteltier (*Dasypus novemcinctus*), die Überimpfung auf Tiere kommt jedoch für die Routinediagnostik nicht in Betracht. Der **Lepromintest** ist eine nur noch selten angewendete Methode zur Bestimmung der Immunitätslage gegenüber Lepraerregern und zur Beurteilung der Prognose. Als Lepromin werden Präparationen hitzeinaktivierter Lepraerreger bezeichnet. Der Nachweis von Antikörpern gegen den Zellwandbestandteil phenolisches Glykolipid I (PGL I) aus Patientenserum ist lediglich eine Ergänzungsuntersuchung. Bei multibazillären Lepraformen ist mit einem positiven Nachweis bei mehr als 90% der Patienten, bei paucibazillären Formen nur bei 30–50% aller Erkrankten zu rechnen. Da die Antikörper auch bei Gesunden in Endemiegebieten vorkommen, besteht die Gefahr falsch-positiver Ergebnisse bei Umgebungsuntersuchungen.

Klinisch-chemische Diagnostik Nichttreponemale Seroreaktionen auf Syphilis können unspezifisch positiv ausfallen, jedoch sind die spezifischen treponemalen Reaktionen nicht reaktiv. Weitere Abweichungen sind Hyperglobulinämie, Auftreten von Autoantikörpern (antinukleäre Antikörper, Rheumafaktor, Antiphospholipid-Antikörper), Kryoglobulinämie, Anämie und Lymphopenie.

Neurologische Diagnostik

Läsional und im Versorgungsgebiet von peripheren Nerven werden Temperatur- (Warm-Kalt-Unterscheidungsfähigkeit), Schmerz- (Nadelstich) und Berührungsempfindlichkeit getestet. Im Schwitztest wird ein Parasympathikomimetikum (wie 0,1 ml von 1:100 verdünntem Pilocarpinchlorhydrat) intrakutan in einen mit Jod-Stärke-Lösung angepinselten Lepraherd gespritzt. Hierdurch wird das Fehlen der Schweißsekretion und der Cutis-anserina-Reaktion in lepromatösen Herden aufgedeckt. Der Histamintest entspricht der Kontrollreaktion im allergologischen Pricktest. Gesunde Personen zeigen eine **Dreifachreaktion (Lewis)**: Aus dem zunächst auftretenden Erythem bildet sich eine Quaddel, der sich ein größeres Reflexerythem (Axonreflex) anschließt. Bei Lepra bildet sich zwar eine Quaddel, aber wegen der pathologischen Veränderung an vasomotorischen Nerven kein Reflexerythem. Eine Nervenbiopsie kann erforderlich werden, wenn Hautveränderungen fehlen, wie bei der rein neuralen Lepra.

▪ Verlauf

Der Verlauf wird vom jeweiligen Lepratyp bestimmt. Lepromatöse und diffuse Lepra haben eine ungünstigere Prognose als andere Formen. Manche Patienten sterben nach wechselvollem Krankheitsverlauf von 10–15 Jahren an Amyloidose, interkurrenten Infekten, Osteomyelitis, Tuberkulose oder Sepsis. Bei tuberkuloider Lepra ist die Prognose günstiger, da es gewöhnlich nicht zu einer wesentlichen Lebensverkürzung kommt. Hier wird die Prognose auch durch den Grad der Nervenbeteiligung bestimmt.

▪ Therapie

Wichtig ist die Aufklärung des Patienten, dass diese gefürchtete und belastende Erkrankung sicher zu behandeln ist. Entscheidend sind die schnelle Einleitung und konsequente Durchführung einer medikamentösen Behandlung, die der vorliegenden Lepraform angepasst ist. Da die Lepra so selten ist, sollte die Konsultation von mit der Behandlung vertrauten Spezialisten erwogen werden. Ähnlich wie in der Tuberkulosebehandlung müssen mehrere gegen *M. leprae* wirksame Medikamente kombiniert werden (multiple drug therapy, MDT), um Antibiotikaresistenzen vorzubeugen. Die WHO empfiehlt folgende Therapieschemata:

Für die **erregerreichen Formen** (lepromatöse Lepra, dimorphe Lepra) Dapson (100 mg täglich ohne Aufsicht), Rifampicin (600 mg einmal monatlich unter Aufsicht) sowie Clofazimin (300 mg einmal monatlich unter Supervision und 50 mg täglich ohne Aufsicht). Die Behandlung dauert mindestens 12 Monate. Kontrolluntersuchungen nach erfolgreicher Therapie sind trotz diesbezüglicher Lockerung der WHO-Empfehlungen sinnvoll, um Rückfälle zeitnah zu erkennen und gegebenenfalls die 12-monatige medikamentöse Behandlung zu wiederholen.

Bei **erregerarmen Formen**, insbesondere bei der tuberkuloiden Lepra, wird mit Dapson (100 mg täglich ohne Supervision) und Rifampicin (600 mg einmal monatlich unter Supervision) für 6 Monate behandelt.

Bei Vorliegen einer einzelnen erregerarmen Läsion kann einmalig Rifampicin 600 mg; Ofloxacin 400 mg; Minocyclin 100 mg gegeben werden.

Leprareaktionen erfordern zusätzlich eine antientzündliche Intervention. Die Typ-1-Reaktion wird bei Nerven-, Augen- oder testikulärer Beteiligung mit systemischen Glukokortikoiden, ausschleichend über Wochen, abhängig vom Rückgang der Symptomatik, behandelt. Bei leichter Ausprägung kommen auch nichtsteroidale Antiphlogistika in Betracht. Bei der Typ-2-Reaktion (Erythema nodosum leprosum) gilt Thalidomid als Mittel der Wahl, eine Kombination mit systemischen Glukokortikoiden oder Clofazimin kann erforderlich sein. Die Lucio-Reaktion wird mit systemischen Glukokortikoiden behandelt. Bei allen Leprareaktionen ist die Fortführung der antibakteriellen Therapie erforderlich.

Leprapatienten sind schon bald nach der ersten Einnahme von Rifampicin nicht mehr infektiös, daher ist nur in den seltensten Fällen eine längere Isolation der Patienten erforderlich. Dennoch werden Patienten mit lepromatöser Lepra aus sozialen Gründen in vielen Ländern noch immer in Leprosorien behandelt. Rekonstruktive Chirurgie und Prothetik sind wichtige Strategien für neuromuskuläre Folgeschäden. Kontaktpersonen von Patienten mit lepromatöser Lepra sollen für 5 Jahre regelmäßig kontrolliert werden, eine prophylaktische Einmalgabe von Rifampicin ist zu erwägen.

Die BCG-Impfung vermittelt einen gewissen Schutz vor Lepra, weitere Impfstrategien zur Eindämmung der Erkrankung werden verfolgt.

15.4 Hautinfektionen durch andere Mykobakterien

Neben Tuberkulose- und Lepraerregern gibt es weitere Mykobakterienarten, die Hautkrankheiten hervorrufen können. Traditionell werden diese, in Abgrenzung von den »typischen« Mykobakterien, die Tuberkulose oder Lepra hervorrufen, wenig glücklich als »atypische« Mykobakterien bezeichnet. Im angelsächsischen Raum ist die Bezeichnung mycobacteria other than tuberculosis geläufig. Es handelt sich um eine heterogene Gruppe von Mykobakterienspezies, die ubiquitär in Boden und Gewässern vorkommen, sich saprophytisch, von der Zersetzung organischen Materials ernähren und nur gelegentlich Infektionen beim Menschen hervorrufen (▫ Tab. 15.4). Die Übertragung von Mensch zu Mensch ist nicht bekannt.

Hautinfektionen entstehen, abhängig vom Wirtsimmunstatus, nach zwei pathogenetischen Mustern:

Tab. 15.4 Hautpathogene Mykobakterien (außer Tuberkulose und Lepra)

Bakterium	Erkrankung
M. marinum	Schwimmbadgranulom
M. ulcerans	Buruli-Ulkus
M. fortuitum, M. chelonae/ M. abscessus	Haut- und Weichteilabszesse nach posttraumatischer Inokulation, Tätowieren oder medizinischen Injektionen, multiple Hautveränderungen im Rahmen generalisierter Infektionen bei Immunsuppression
M. avium-intracellulare	Selten umschriebene Hautveränderungen bei intaktem Immunsystem Exantheme im Rahmen disseminierter Infektionen bei Immunsuppression (zum Beispiel HIV/AIDS), chronische Lungenerkrankungen bei Erwachsenen, Osteomyelitis Zervikale Lymphadenitis bei Kindern
M. kansasii	Selten sporotrichoide Hautveränderungen, Lungenerkrankungen mit tuberkuloseähnlicher Klinik bei Erwachsenen, bevorzugt bei vorgeschädigter Lunge, multiple Hautveränderungen im Rahmen disseminierter Infektionen bei Immunsuppression
M. haemophilum	Haut- und Weichteilabszesse im Rahmen disseminierter Infektionen bei Immunsuppression
M. scroflaceum	Zervikale Lymphadenitis bei Kindern

Bei Patienten mit intaktem Immunsystem kommt es infolge akzidenteller Inokulationen in Mikrotraumen oder Unfallverletzungen, aber auch durch kontaminierte Instrumente bei medizinischen oder kosmetischen Eingriffen zu umschriebenen Hautveränderungen. Es entstehen inokulationsbezogen erythematöse Papeln, die sich langsam vergrößern, teilweise verruziform umwandeln und zu Ulzerationen neigen. Bei tieferer Einbringung entstehen Abszesse oder granulomatöse Pannikulitiden. Ausgehend vom umschriebenen Primärherd können sich die Mykobakterien in Form von locker disseminierten entzündlichen Knoten im Verlauf der ableitenden Lymphgefäße und der regionalen Lymphknoten ausbreiten (**sporotrichoider Verlauf**, auch als noduläre Lymphangitis bezeichnet). Tuberkulidartige Reaktionen wie papulonekrotisches Tuberkulid oder Erythema nodosum wurden beschrieben.

Bei **Immunsupprimierten** entstehen als Streuherde einer systemischen opportunistischen Infektion primär disseminierte Hautveränderungen ähnlich einer Tuberculosis cutis miliaris disseminata. Die Streuherde können einen frühen Hinweis auf eine Systeminfektion liefern, sind allerdings morphologisch uncharakteristisch und können sich in Erythemen, Pusteln, Abszessen, ulzerierenden Knoten oder Pannikulitiden äußern. Sie systemischen Symptome sind ebenfalls eher unspezifisch und bestehen aus Fieber, Nachtschweiß, Lymphadenopathie, Gewichtsverlust und Diarrhoe sowie, bei Knochenmarkinfiltration, Anämie. Meist (>90%) werden Erreger des *M.-avium-intracellulare*-Komplexes gefunden, daneben auch *M. kansasii* oder *M. xenopi*. Eine Häufung dieser Infektionen wurde bei HIV/AIDS-Patienten beobachtet, jedoch ist die Zahl der Erkrankungen aufgrund der antiretroviralen Therapie zurückgegangen (► Kap. 21). Durch die Einleitung einer antiretroviralen Therapie kann es zu einem Mykobakterien-assoziierten **Immunrekonstitutionssyndrom** kommen, das durch schmerzhafte Lymphknotenschwellungen (zervikal, axillär, inguinal) mit Abszedierung und Fistelung gekennzeichnet ist. Neben der Haut können auch Weichteilen und Knochen betroffen sein.

Anzucht und Unterscheidung mykobakterieller Spezies sind komplexe Vorgänge, die in das Aufgabengebiet des Mikrobiologen fallen und in ihren Einzelheiten für den behandelnden Arzt nur geringe Bedeutung haben. Eine erste **Klassifikation**, die **Runyon** in den 1950er Jahren abhängig von der Wachstumsschnelligkeit und dem Pigmentierungsverhalten der kultivierten Mykobakterien vorgenommen hat, wurde durch eine differenziertere Einteilung nach biochemischen und heute vor allem auch DNA-analytischen Kriterien ergänzt. Der Mikrobiologe muss bei der Probeneinsendung mit ausreichender klinischer Information versorgt werden, um die für den Nachweis optimalen Kulturbedingungen und Nachweistests durchführen zu können. Resistenzbestimmungen an Kulturisolaten sind nicht bei allen Spezies verlässlich, bezüglich der Interpretation empfiehlt sich die Rücksprache mit dem Mikrobiologen.

▪ Therapie

Isolierte Hautinfektionen bei nicht immunsupprimierten Patienten können mit einer Monotherapie, vorzugsweise mit einem Makrolidantibiotikum wie Clarithromycin, behandelt werden. Ausgedehntere und tiefergehende Hautinfektionen, vor allem aber disseminierte Infektionen, erfordern eine dem Erreger angepasste Kombinationsbehandlung aus mehreren Antibiotika abhängig von der Spezies und angepasst an aktuelle Empfehlungen. Die Dauer der medikamentösen Behandlung ist nicht standardisiert und liegt zwischen 6 Wochen für umschriebene Hautinfektionen und mehreren Monaten bei schwereren kutanen Manifestationen oder systemischen Infektionen.

15.4.1 Infektionen mit *Mycobacterium marinum*

[Norden und Linell 1951]

▪ Synonyme
Schwimmbadgranulom, Aquariumgranulom

▪ Epidemiologie
Die Erkrankung ist selten. *M. marinum* kommt in wärmeren Regionen in Süß- und Salzwasser vor und ist bei uns in beheizten Schwimmbecken oder Aquarien anzutreffen. Der Erreger lässt sich aus Schlamm oder erkrankten Fischen isolieren.

▪ Ätiopathogenese
Infektionen kommen nach Bagatellverletzungen oder Mikrotraumen beim Baden in ungenügend chlorierten Schwimmbädern (daher die Bezeichnung Schwimmbadgranulom) oder häufiger beim Reinigen von Aquarien zustande. Der Organismus wächst bei einer Temperatur von 30–33°C am besten. Dass die Infektionen praktisch stets auf die Körperoberfläche beschränkt sind, dürfte an den für den Erreger nicht optimalen höheren Temperaturen im Körperinneren liegen.

▪ Klinik
Am Verletzungsort entsteht meist innerhalb von 2–4 Wochen ein einzelner, bläulich-roter entzündlicher Knoten mit verruziformer Oberfläche. Die Veränderungen haben einen Durchmesser von etwa 1–3 cm und tendieren nach einer gewissen Zeit zur oberflächlichen Erosionen und Ulzeration. Prädilektionsstelle ist die obere Extremität mit Bevorzugung der Hand. Die Infektion kann von der Haut aus in tiefere Gewebeschichten vordringen und zum Beispiel eine Tendosynovitis verursachen, typischerweise an den Fingergelenken. Unbehandelt kann lymphogen eine sporotrichoide Ausbreitung bis in die regionalen Lymphknoten erfolgen. Bei Immunsupprimierten können auch disseminierte Krankheitsverläufe entstehen.

▪ Differenzialdiagnose
An Lupus vulgaris oder Tuberculosis cutis verrucosa ist zu denken. Bei lymphangitischen Krankheitsbildern müssen Sporotrichose und andere sporotrichoide Infektionen (▶ Kap. 16) in Erwägung gezogen werden.

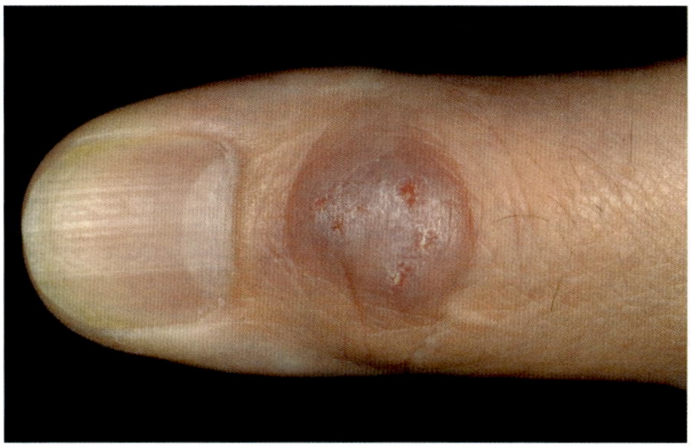

Abb. 15.13 Schwimmbadgranulom

▪ Histopathologie
Im oberen Korium finden sich typische tuberkuloide Strukturen mit zentraler, meist fibrinoider Nekrose. Manchmal gelingt der Nachweis säurefester Stäbchen.

▪ Labor
Die klinische Diagnose muss durch kulturellen Nachweis der Erreger bestätigt werden. Die Anzüchtung erfolgt aus bioptisch entnommenem Gewebe. Bei *M. marinum* korreliert die Resistenzprüfung gut mit dem therapeutischen Ansprechen. DNA-Nachweis mittels PCR kann ebenfalls versucht werden.

▪ Therapie
Für eine antibiotische Therapie eignet sich Clarithromycin (2-mal 500 mg tgl.). Alternativen sind Minocyclin, Fluorochinolone oder Trimethoprim-Sulfamethoxazol. Zur Behandlung von umschriebenen unkomplizierten Verläufen ist eine Behandlung von 6 Wochen mit einem dieser Medikamente gewöhnlich ausreichend. Bei sporotrichoiden Verläufen kann eine längere Behandlung bis zur klinischen Abheilung erforderlich sein. Kleine Herde können im Gesunden exzidiert werden.

15.4.2 Buruli-Ulkus

[MacCallum et al 1948]

▪ Epidemiologie
Buruli ist ein Distrikt in Uganda. Die meisten Buruli-Ulzera treten in Zentralafrika auf, die Erkrankung kommt aber auch in Mexiko, Brasilien, China, Südostasien und Australien vor. Sie wird weltweit als die häufigste Erkrankung durch Mykobakterien nach Tuberkulose und Lepra angesehen, wobei keine verlässlichen epidemiologischen Zahlen vorliegen. Die Erkrankung tritt hauptsächlich in Feucht- oder Sumpfgebieten auf, das natürliche Reservoir

für *M. ulcerans* ist jedoch nicht sicher geklärt. Neuere Untersuchungen lassen vermuten, dass Moskitos als Vektor beteiligt sind. Eine Übertragung von Mensch zu Mensch ist unwahrscheinlich.

- **Ätiopathogenese**

M. ulcerans vermehrt sich langsam und hat ein begrenztes Temperaturoptimum zwischen 31 und 34°C. Die Infektionen bleiben auf die oberflächennahen Körperbereiche beschränkt, wohl weil der Organismus die höheren Temperaturen des Körperinneren nicht toleriert. *M. ulcerans* produziert eine Gruppe von Exotoxinen, die Mykolaktone, die immunsuppressiv wirken und für die Gewebszerstörung verantwortlich gemacht werden.

- **Klinik**

M. ulcerans dringt entweder durch kleine Verletzungen in die Haut ein oder besiedelt vorbestehende Hautläsionen. Am häufigsten sind die Beine betroffen, gefolgt von den Armen. Nach einer Inkubationszeit von etwa 3 Monaten entwickelt sich eine zunächst schmerzlose subkutane Schwellung, die sich rasch vergrößert und ulzeriert. Die Ulzerationen können schnell fortschreiten und nicht nur das Subkutangewebe, sondern auch Nerven, Muskeln und Knochen betreffen. Unbehandelt heilen sie nach Monaten oder Jahren unter Hinterlassung von Narben und manchmal sekundärem Lymphödem ab. Bei gelenknahen Ulzera kann es zur Deformation und Bewegungseinschränkung kommen.

- **Differenzialdiagnose**

Frühe Läsionen sind im Erscheinungsbild unspezifisch und müssen von anderen infektiösen Ursachen abgegrenzt werden. Bei späteren Krankheitsstadien muss Pyoderma gangraenosum erwogen werden. Anamnese und Histologie helfen bei der Unterscheidung.

- **Histopathologie**

Die ausgeprägte Nekrose geht von den interlobulären Septen des subkutanen Fettgewebes aus. Die Nekrosen sind von Granulationsgewebe mit Langhans-Riesenzellen umgeben, typische tuberkuloide Granulome und Verkäsung fehlen. Säurefeste Stäbchen können vor allem am Ulkusrand nachgewiesen werden.

- **Labor**

Zum Erregernachweis wird ein Abstrich oder eine Probebiopsie vom Ulkusrand entnommen. Der Nachweis erfolgt kulturell oder mittels Nukleinsäureamplifikation, zum Beispiel PCR.

- **Therapie**

Im Vordergrund steht die medikamentöse Therapie nach WHO-Empfehlungen mit Rifampicin (10 mg/kg KG) und Streptomycin (15 mg/kg KG) jeweils täglich für 8 Wochen. Bei größeren Ulzera (>5 cm Durchmesser) wird nach 4 Wochen antibiotischer Therapie die Notwendigkeit eines chirurgischen Eingriffs geprüft und gegebenenfalls operiert, anschließend weitere 4 Wochen antibiotisch behandelt. Als ergänzende Maßnahmen wurde örtliche Wärmeanwendung empfohlen. Der BCG-Impfung wird ein gewisser Infektionsschutz gegenüber *M. ulcerans* zugesprochen.

15.4.3 Weitere mykobakterielle Hautinfektionen

M. fortuitum, M. chelonae, und *M. abscessus* (eine Subspecies von *M. chelonae*) gehören zu den schnell wachsenden Mykobakterien nach Runyon (Tab. 15.4). Sie sind ubiquitär in Erde und Gewässern verbreitet und häufiger für Haut- und Weichteilinfektionen verantwortlich. Die Infektionen entstehen aus Verletzungen, in die Erreger aus der Umwelt inokuliert werden, aber auch durch kontaminierte Instrumente bei ärztlichen oder nichtärztlichen Eingriffen: Subkutane oder intramuskuläre Injektionen, intravenöse Katheter, Liposuktion und andere dermatologische Operationen, Mesotherapie und andere ästhetische Verfahren, Akupunktur oder Tätowierung. Auch Pediküre und Whirlpool gelten als potenzielle Infektionsquellen. Mykobakterien des ***M.-avium-intracellulare*-Komplexes** verursachen selten isolierte Hautveränderungen bei nicht Immunsupprimierten, sind aber die Hauptverursacher von disseminierten mykobakteriellen Infektionen bei immunsupprimierten Patienten. *M. kansasii* verursacht ähnliche Krankheitsbilder an der Haut wie Mykobakterien des *M.-avium-intracellulare*-Komplexes. *M. haemophilum* erhielt seinen Namen, weil es nur unter Eisensupplementation angezüchtet werden kann. Der Erreger wurde als Auslöser granulomatöser Hautabszesse auf kühler Extremitätenhaut bei Immunsupprimierten beobachtet.

Literatur

Hauttuberkulose

Angus KJ, Roberts C, Kulkarni K et al (2007) Usefulness of the Quanti FERON test in the confirmation of latent tuberculosis in association with erythema induratum. Br J Dermatol 157: 1293–1294

Cooper AM (2009) Cell-mediated immune responses in tuberculosis. Annu Rev Immunol 27: 393–422

Degitz K (1996) Detection of mycobacterial DNA in the skin. Arch Dermatol 132: 71–75

Degitz K, Steidl M, Thomas P et al (1993) Aetiology of tuberculids. Lancet 341: 239–240

Jordaan HF, Van Niekerk DJ, Louw M (1994) Papulonecrotic tuberculid. A clinical, histopathological, and immunohistochemical study of 15 patients. Am J Dermatopathol 16: 474–485

Loddenkemper R, Hauer B (2010) Resistente Tuberkulose Dtsch Ärztebl 107: 10–19

Lönnroth K, Castro K, Chakaya JM et al (2010) Tuberculosis control and elimination 2010-50: cure, care, and social development. Lancet 375: 1814–1824
Park YM, Hong JK, Cho SH (1998) Concomitant lichen scrofulosorum and erythema induratum. J Am Acad Dermatol 38: 841–843
Robert Koch Institut (2011) Epidemiol Bull 11/2011: 81–88
Schaberg T, Forssbohm M, Hauer B et al (2001) Richtlinien zur medikamentösen Behandlung der Tuberkulose im Erwachsenen- und Kindesalter. Pneumologie 55: 494–511
Weilbach C, Schirren CG, Degitz K (1996) Diagnose und Therapie der Hauttuberkulose. Dtsch Med Wochenschr 40: 1231–1235
Wulff-Woesten A, Hildebrandt U, Leverkus M (2010) Rapidly metastatic carcinoma in lupo in a patient with lupus vulgaris for more than 50 years. J Dtsch Dermatol Ges 7: 529–531

Lepra

Biedermann T, Degitz K, Schirren CG et al (1997) Leprosy type 1 reaction as the first manifestation of borderline lepromatous leprosy in a young native German. Br J Dermatol 137: 1006–1010
Han XY, Sizer, KC, Thompson EJ et al (2009) Comparative sequence analysis of Mycobacterium leprae and the new leprosy-causing Mycobacterium lepromatosis J Bacteriol 191: 6067–6074
Jopling WH, McDougall AC (eds) (1998) Handbook of leprosy. Heinemann, Oxford
Pimentel MI, Sampaio EP, Nery JA et al (1996) Borderline-tuberculoid leprosy: clinical and immunological heterogeneity. Lepr Rev 67: 287–296
Tourlaki A, Marzano AV, Gianotti R (2008) Necrotic erythema nodosum leprosum as the first manifestation of borderline lepromatous leprosy. Arch Dermatol 144: 818–820
Walsh DS, Portaels F, Meyers WM et al (2010) Recent advances in leprosy and Buruli ulcer (Mycobacterium ulcerans infection). Curr Opin Infect Dis 23: 445–455
Yawalkar SJ (2002) Leprosy for medical practitioners and paramedical workers, 7th ed. Novartis Foundation, Basel

Hautinfektionen durch andere Mykobakterien

Ang P, Rattana-Apirmyakij N, Goh CL (2000) Retrospective study of Mycobacterium marinum skin infections. Int J Dermatol 39: 343–347
Aubry A, Chosidow O, Caumes E et al (2002) Sixty-three cases of Mycobacterium marinum infection. Arch Int Med 162: 1746–1752
Casal M, Casal MM (2001) Spanish group of mycobacteriology. Multicenter study of incidence of Mycobacterium marinum in humans in Spain. Int J Tuberc Lung Dis 5: 197–199
Dodiuk-Gad R, Dyachenko P, Ziv M et al (2007) Nontuberculous mycobacterial infections of the skin: A retrospective study of 25 cases. J Am Acad Dermatol 57: 413–420
Elston D N (2009) Nontuberculous mycobacterial skin infections. Am J Clin Dermatol 10: 281–285
Griffith DE, Aksamit T, Brown-Elliott BA (2007) An official ATS/IDSA statement: diagnosis, treatment, and prevention of nontuberculous mycobacterial diseases. Am J Resp Crit Care Med 175: 367–416
Herzmann C, Lange C (2010) Nicht-tuberkulöse Mykobakteriosen bei der HIV-Infektion. Dtsch Med Wochenschr 135: 1192–1197
Johnson PDR, Hayman JA, Quek TY et al (2007) Consensus recommendations for the diagnosis, treatment and control of Mycobacterium ulcerans infection (Bairnsdale or Buruli ulcer) in Victoria, Australia Med J Aust 186: 64–68
Palenque E (2000) Skin disease and nontuberculous atypical mycobacteria. Int J Dermatol 39: 669–666
Uslan DZ, Kowalski TJ, Wengenack NL et al (2006) Skin and soft tissue infections due to rapidly growing mycobacteria: comparison of clinical features, treatment, and susceptibility. Arch Dermatol 142: 1287–1292
Walsh DS, Portaels F, Meyers WM (2010) Recent advances in leprosy and Buruli ulcer (Mycobacterium ulcerans infection). Curr Opin Infect Dis 23: 445–455

Erstbeschreiber

Bazin E (1861) Leçons théoretiques et cliniques sur la scrofule. Delahaye, Paris, p 145
Darier J (1896) Des »tuberculides« cutanées. Ann Dermatol Syphilgr (Paris) 7: 1431–1436
Hansen GHA (1874) Untersuchungen zur Ursache der Lepra (norwegisch) Norsk Mag Laegervidenskaben 4: 1–88
Hebra F von (1860) Handbuch der speciellen Pathologie und Therapie, Bd 3. Enke, Stuttgart, S 311
Koch R (1882) Die Ätiologie der Tuberkulose. Berl Klin Wochenschr 19: 221–230
Lucio R, Alvarado I (1852) Opusculo sobre el mal de San Lazaro o Elefantiasis de los Griegos. M. Murguia y Cia, Mexico
Norden A, Linell FA (1951) A new type of pathogenic mycobacterium. Nature 168: 826
MacCallum T, Tolhurst JC, Buckle G et al (1948) A new mycobacterial infection in man. J Pathol Bacteriol 60: 93
Riehl G, Paltauf R (1886) Tuberculosis verrucosa cutis. Eine bisher noch nicht beschriebene Form von Hauttuberculose. Arch Dermatol Syph 18: 19–49
Villemin JA (1868) Etudes expirimentales et cliniques sur tuberculose. Balliere, Paris

Pilze

Mykosen

Peter Mayser

16.1 Einführung

Erreger

Pilze sind ubiquitär verbreitete, heterotrophe Organismen, die im Gegensatz zu Pflanzen nicht zur Photosynthese befähigt, sondern auf organische Substrate angewiesen sind. Ihr Genom ist im Gegensatz zu den Bakterien in einem Zellkern organisiert (Eukaryonten). Während die bakterielle Zellwand aus Teichon- und Muraminsäuren besteht, sind für die Zellwand der Pilze Chitin als Strukturelement zusammen mit Polysacchariden wie Mannan und Glukan charakteristisch. Aufgrund dieser Unterschiede bilden die Pilze ein eigenes Reich mit über 100.000 bekannten Arten, von denen jedoch nur einige hundert als Erreger von Mykosen bekannt sind.

Pilze vermehren sich sexuell oder asexuell (vegetativ). Alle der Vermehrung dienenden Zellen werden überbegrifflich als Sporen klassifiziert. Bedeutsame Mechanismen der asexuellen Vermehrung sind Sprossung, Zerfall von Hyphen in einzelne Fragmente unter Bildung von Gliedersporen (Arthrosporen) und Bildung vegetativer Sporen an vorbestehenden Hyphen oder Sporenträgern (Konidien). Nach der Anzahl der Zellen, aus denen diese bestehen, werden Mikrokonidien (bis zweizellig) und Makrokonidien unterschieden.

Aufbau und Morphologie werden bei der mikromorphologischen Differenzierung der Pilze eingesetzt. Typische Merkmale von Chlamydosporen (Mantelsporen) sind verdickte Außenwand (zum Schutz gegen Austrocknung), die rundliche Form und die Anreicherung des Zellinneren mit Reservestoffen. Sie fungieren als Organe größerer Widerstandsfähigkeit, um ungünstige Lebensbedingungen besser überstehen zu können. Bei der Sprossung bildet sich nach Auflösung eines Teils der Zellwand Zellinhalt der Mutterzelle zur Tochterzelle aus, aus der wiederum eine neue Zelle hervorgehen kann. Bleiben die Zellen aneinander haften und bilden ein verzweigtes Netzwerk, so kommt es zu einem Pseudomyzel. Im Gegensatz zu echtem Myzel finden sich an den Kontaktstellen der Zellen keine Septierungen, sondern lediglich Einschnürungen. Dimorphe Pilze treten sowohl in einer Sprosszell- als auch in einer Hyphenform auf. Sich asexuell vermehrende Pilze werden als anamorph oder Fungi imperfecti bezeichnet. Die meisten der klinisch bedeutsamen Pilze fallen in diese Gruppe. Bei Pilzen mit sexuellem Vermehrungszyklus spricht man von teleomorphen Pilzen (Fungi perfecti). Bei einigen Erregern können verschiedene, auch klinisch bedeutsame Anamorphen existieren (Synanamorphen), für die taxonomische Stellung ist jedoch die Teleomorphe maßgebend (Tab. 16.1).

Taxonomisch wird das Reich der Pilze hierarchisch untergliedert in Abteilungen (-mycota), Klassen (-mycetes), Ordnungen (-ales) und Familien (-aceae). Letztere setzen sich aus verschiedenen Gattungen (Genera) zusammen (beispielsweise Genus Candida), die wiederum aus verschiedenen Spezies bestehen (beispielsweise *C. albicans*). Vier Abteilungen werden derzeit unterschieden:

- Chytridiomycota
- Zygomycota (Jochpilze)
- Ascomycota (Schlauchpilze)
- Basidiomycota (Ständerpilze)

Tab. 16.1 Ausgewählte Dermatophytenspezies (neue Klassifikation) und ihre Teleomorphe*

Anamorph	Teleomorph
T. interdigitale	*A. vanbreuseghemii*
M. canis	*A. (N.) otae*
T. erinacei	*A. benhamiae*
T. mentagrophytes	*A. simii*
M. gypseum	*A. gypseum*
M. cookie	*A. (N.) cajetanii*

* Die mit (N.) bezeichneten Teleomorphen wurden früher als Gattung Nannizzia bezeichnet und erst vor kurzem mit Arthroderma vereinigt.

Die anamorphen Pilze, deren teleomorphe Fortpflanzungsform noch nicht bekannt ist, werden anhand ihrer Wachstumscharakteristika und Fruchtkörper artifiziell klassifiziert in:

- Hefen (Reproduktion durch Sprossung)
- Hyphomyceten (Hyphenbildung)
- Coelomyceten (Hyphenbildung und Fruchtkörper)

Die **medizinische Einteilung der Mykoseerreger** folgt nicht der biologischen Einteilung, sondern ordnet die bedeutsamen Mykoseerreger nach klinisch-therapeutischen Aspekten den folgenden drei formtaxonomischen Gruppen zu (DHS-System):

- Dermatophyten
- Hefen
- Schimmeln

Vertreter dieser drei Gruppen sind in der Lage, Infektionen bei Menschen und Tieren hervorzurufen.

Nach klinischen Gesichtspunkten lassen sich unterscheiden:

- Superfizielle Mykosen (Dermatomykosen)
- Subkutane Mykosen
- Systemmykosen, bei denen das Hautorgan im Rahmen einer septischen Absiedlung betroffen sein kann.

■ Diagnostisches Vorgehen

Die Diagnose einer Mykose basiert auf klinischen und labormedizinischen Untersuchungen. Erstere bestehen im Wesentlichen aus der Inspektion sowie gegebenenfalls der Untersuchung mittels UV-Licht (~365 nm; Wood-Licht), letztere auf direkt-mikroskopischen, gegebenenfalls histologischen (insbesondere PAS-Färbung) und serologischen Untersuchungen sowie dem Erregernachweis. Voraussetzung für valide Untersuchungsergebnisse ist eine optimale Probenentnahme. Hierzu sollte steriles Instrumentarium (Skalpell, scharfer Löffel, Schere, Pinzette) verwendet werden. Mykoseverdächtige Hautveränderungen werden mit 70% Ethylalkohol oder Isopropanol gereinigt, um Anflugflora und Begleitkeime zu verringern. Zur Untersuchung auf Mykosen der freien (unbehaarten) Haut sollten feine Schuppen aus dem Randbereich der Läsion entnommen werden. Bei Trichomykosen müssen Haare mit sterilem Instrumentarium epiliert werden. Haarstümpfe lassen sich direkt mikroskopieren, zudem können sie zwecks Anzucht des Erregers direkt in das Kulturmedium verimpft werden.

Bei Endothrix-Infektionen brechen die Haare noch innerhalb des Follikels ab. In diesem Fall sollte Schuppenmaterial entnommen oder ein Bürstenabstrich der Kopfhaut (sterile Massagebürste/ Einmalzahnbürste) durchgeführt werden. Die Bürste wird direkt nach dem Abstrich in den Agar einer Kulturplatte gedrückt.

Bei Verdacht auf eine Onychomykose wird nach Entfernung zerstörten Nagelgewebes mittels Brocq-Kürette, scharfem Löffel oder Fräsen verändertes Nagelmaterial so weit proximal wie möglich von den Veränderungen entnommen. Feines Material unterhalb der Nagelplatte (subunguale Hyperkeratose) ist oft reich an Pilzelementen und somit besonders geeignet für die Anlage von Nativpräparat und Kultur. Ganze Nagelstücke können für die histologische Diagnostik verwendet werden.

Bei Veränderungen der Schleimhäute ist Material von der Oberfläche abzustreifen, entweder mit der sterilen Platinöse oder einem Watteträger. Werden die Abstriche nicht direkt untersucht oder weiterverimpft, sollten die Wattetupfer in Transportmedien gelagert werden.

Bei Hefepilzerkrankungen des Orogastrointestinaltrakts kann es sinnvoll sein, quantitative Untersuchungen durchzuführen. Für die Untersuchung des Mundrachenraums wird Rachengurgelwasser gewonnen.

Bei Verdacht auf subkutane Mykose oder septische Absiedlung einer Systemmykose sollten neben Material für die histologische Untersuchung (PAS, Gomori Methenamin, Fontana-Masson bei melanisierten Pilzen, optische Aufheller) auch Teile der Probe in einen geeigneten Agar (möglichst steril) verimpft beziehungsweise für eine PCR-gestützte Analytik gewonnen werden.

■ ■ Mikroskopische Untersuchung

Das Direktpräparat (Nativpräparat) dient dem unmittelbaren Nachweis des Erregers. Im Allgemeinen kann aus dem Nativpräparat keine Aussage zur vorliegenden Gattung oder Spezies gemacht werden (Ausnahme *Pityriasis versicolor*). Mehrere Partikel (15–20) des zerkleinerten Untersuchungsmaterials werden auf einen Objektträger mit 1–2 Tropfen einer 20- bis 30%igen Kaliumhydroxid-Lösung (KOH) versetzt, mit einem Deckgläschen abgedeckt und 20–60 min (Nagelmaterial) in einer feuchten Kammer inkubiert. Sekretausstriche werden direkt bei 250- bis 400-facher Vergrößerung mikroskopiert. Durch Färbung mit Methylenblau oder nach Gram kommen die Pilzelemente noch deutlicher zum Vorschein. Die Pilzelemente erscheinen kräftig blau (Gram-positiv).

Haare sollten sehr rasch nach Zugabe der Kalilauge mikroskopiert werden, da sie leicht zerfallen und eine Zuordnung des Erregers zu einer Wachstumsform nicht mehr möglich ist.

Unterschieden werden kann zwischen Endothrix- (insbesondere *T. tonsurans, T. violaceum, T. soudanense*) und Ektothrix-Infektionen (große Sporen bei *T. verrucosum, T. mentagrophytes/interdigitale*, kleine Sporen bei Microsporum-Arten).

Wird anstelle von KOH Tetraethylammoniumhydroxid (TEAH) verwendet, so kann sofort mikroskopiert werden (Cave: Zerstörung der Pilzelemente bei längerer Inkuba-

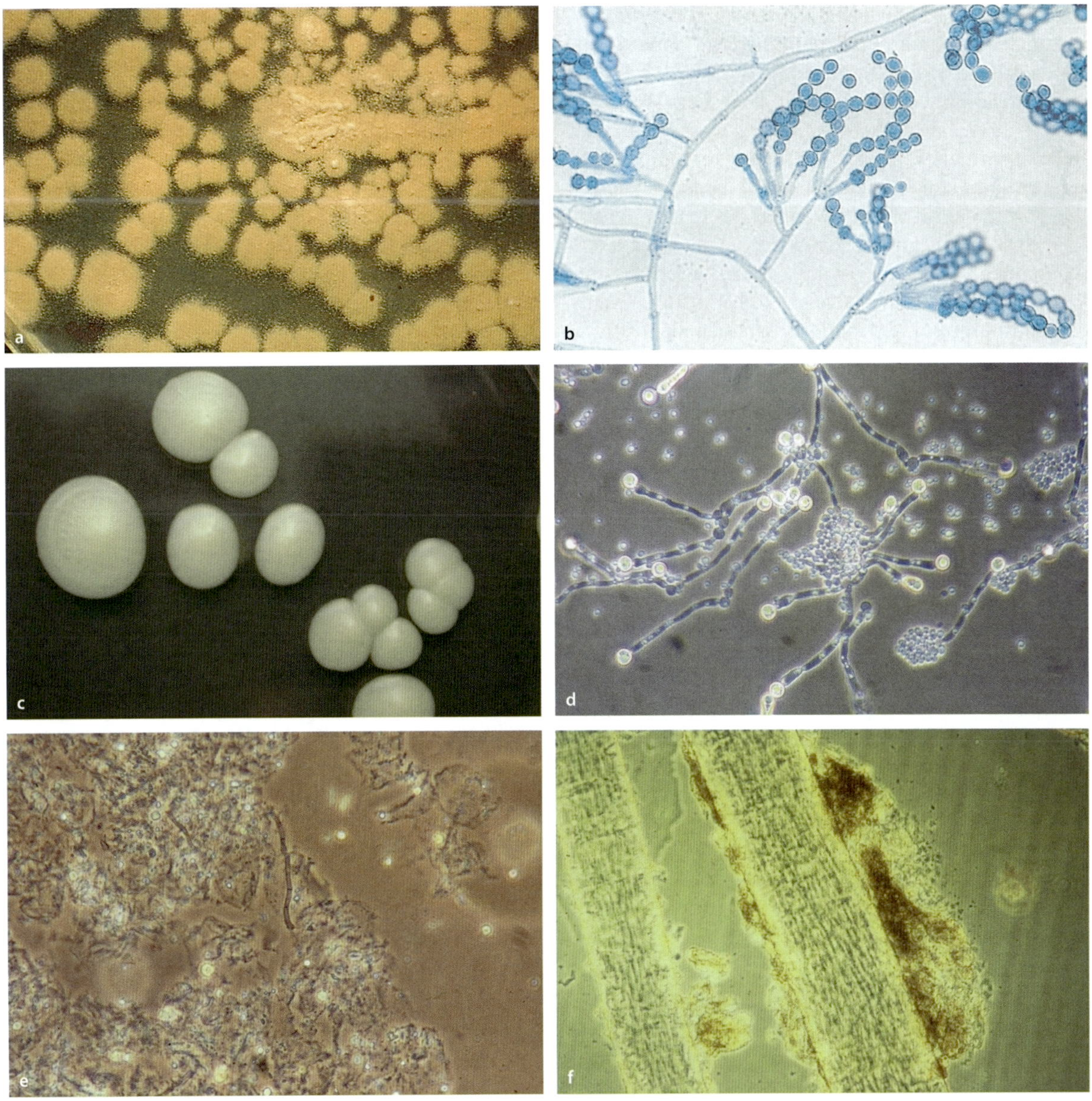

Abb. 16.1a–f Makroskopie und Mikroskopie ausgewählter Pilzkulturen. **a, b** *Scopulariopsis brevicaulis* (Schimmelpilz). **c** Makrokultur *C. albicans* (Hefe). **d** Chlamydosporen auf Reisagar. **e** Positives Nativpräparat. **f** Ektothrix-Befall (Mikrosporie)

tion). Die Beurteilung des Nativpräparats erfolgt lichtmikroskopisch, zunächst bei einer Übersichtsvergrößerung (100- bis 150-fach). Hyphen sind in Längsausrichtung überall gleich breit und zumeist durch Zwischenwände (Septen) unterteilt. Bei hoher Vergrößerung sind auch Zellkerne zu erkennen. Verwechslungsmöglichkeiten (falsch-positives Ergebnis) sind: Fasern, Kalilaugekristalle, Mosaik-»Fungi« (Interaktion von KOH und epidermalen Lipiden; orientieren sich an den Zellgrenzen), Russel-Körperchen (sehen aus wie sprossende Hefezellen, bestehen aus Lipofuscin). Durch bestimmte Färbungen (Kongorot, Methylenblau, Chlorazol Black) kann die Kontrastierung von Pilzzellen verstärkt werden. Für die Fluoreszenzmikroskopie mit optischen Aufhellern werden Farbstoffe wie Akridinorange oder Calcofluor white verwendet. Bei ~366 nm heben sich Pilzelemente grünlich gegen den schwarzen Hintergrund ab. Aber auch Zellulose (Baumwollfasern) fluoreszieren (Gefahr der Verwechslung mit Hyphen).

Kulturelle Anzucht

Zur kulturellen Anzucht wird das zu untersuchende Material auf in Kunststoffpetrischalen oder Schrägagarröhrchen befindliche Nährböden wie Sabouraud-Glukose-Agar aufgeimpft und bei 25°C inkubiert. Die Inkubationsdauer be-

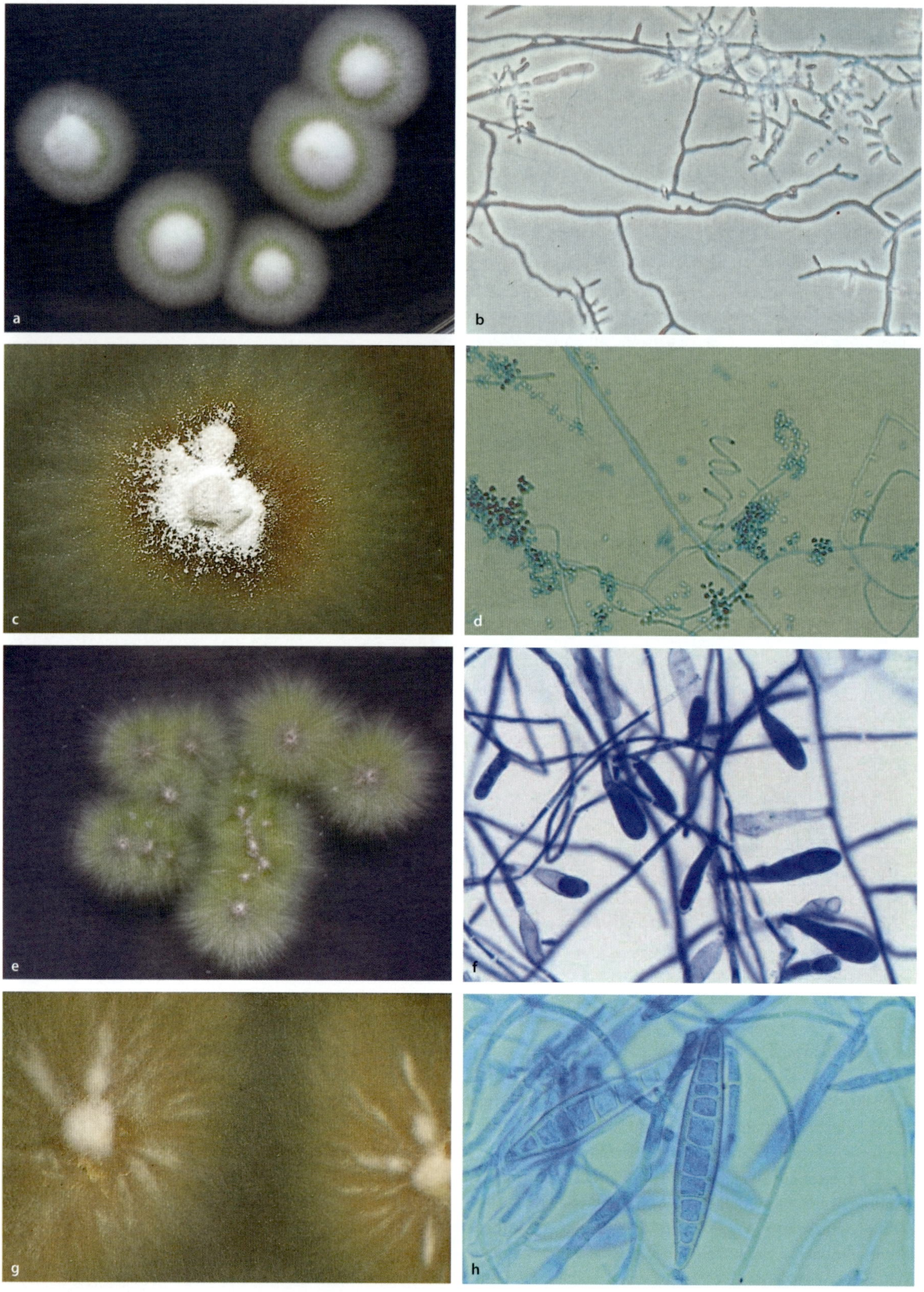

Abb. 16.2a–h Makroskopie und Mikroskopie ausgewählter Pilzkulturen. **a, b** Makrokultur *Trichophyton rubrum*. **c, d** *T. interdigitale zoophil*. **e, f** *Epidermophyton floccosum*. **g, h** *Microsporum canis*

trägt bei Dermatophyten 14–21, bei Hefen 2–5 und bei Schimmeln 5–14 Tage. Nährböden mit Cycloheximid-Zusatz verhindern ein Überwachsen relevanter Kulturen durch rasch wachsende Kontaminanten, sollten aber nicht isoliert eingesetzt werden, da auch bedeutsame Erreger unterdrückt werden können, wie *Cr. neoformans, C. glabrata*. Dermatophyten werden konventionell anhand makroskopischer und mikroskopischer Kriterien (Lactophenolblaupräparat; insbesondere anhand von Mikro- und Makrokonidien) sowie mittels physiologischer Eigenschaften (Ureasetest, Pigmentbildung auf Kartoffel-Glukose-Agar, Haarperforation, Auxotrophie) differenziert. Bei Anzüchtung von Hefen gilt es insbesondere zwischen *Candida albicans* und Non-Candida-albicans-Arten zu unterscheiden. Eine besonders rasche Differenzierung erlauben der Keimschlauchtest sowie die mikroskopische Differenzierung auf Reisagar. Spezialnährböden sind der Phenolrotagar nach Rebell und Taplin für die Dermatophytendiagnostik (Rotfärbung durch Alkalisierung des Milieus, aber nicht spezifisch für Dermatophyten) sowie farbgebende Nährböden für die Hefedifferenzierung (zum Beispiel Chromagar Candida, Candiselect 4). Molekulare Methoden erlauben eine Differenzierung auch direkt aus dem klinischen Material. Hoch sensitive und spezifische Methoden wurden für eine Differenzierung bis hin auf Speziesniveau entwickelt, jedoch basieren unter anderem RFLP, RAPD, PCR-Fingerprinting und auch die MALDI-TOF-Massenspektrometrie auf einer zeitaufwendigen Primärkultur. Methoden, die die direkt aus dem klinischen Material extrahierte DNA nutzen, ermöglichen daher ein deutlich schnelleres Ergebnis. Hierzu zählen Realtime-PCR sowie verschiedene PCR(ELISA)-Kits, die teils kommerziell angeboten werden. Eventuell müssen aber mehrere PCR's durchgeführt werden, um einen Erreger zu erfassen und ferner wird derzeit die Vitalität des Erregers noch nicht dargestellt (wichtig zur Therapiekontrolle bei der Tinea capitis).

▪ ▪ Weitere diagnostische Tests

Die In-vitro-Empfindlichkeit von Hefen, aber auch Dermatophyten gegenüber unterschiedlichen Antimykotika lässt sich durch Mikrodilutionstests erfassen. Eine spezielle Möglichkeit der klinisch-mykologischen Diagnostik bei einigen Erregern bietet die Untersuchung von verdächtigen Hautarealen mit der UV-Strahlung der Wood-Lampe (365 nm). Bei Infektion durch *Trichophyton schoenleinii* ist mit einer blauweißen Fluoreszenz zu rechnen, gelbgrüne Fluoreszenz ist bei *Microsporum audouinii*, *Microsporum canis*, *Microsporum gypseum* sowie *Microsporum ferrugineum* beschrieben worden.

Serologische Untersuchungen spielen derzeit bei Mykosen von Haut und angrenzenden Schleimhäuten keine wesentliche Rolle, aber bei subkutanen und Systemmykosen.

16.2 Superfizielle Mykosen – Dermatophytosen

Dermatomykosen umfassen Erkrankungen, die durch Besiedlung der Haut und ihrer Anhangsgebilde mit Pilzen hervorgerufen werden. Als Erreger finden sich überwiegend Dermatophyten, die als keratinophile Pilze oberflächliche Mykosen im Stratum corneum sowie in den keratinisierten Anhangsgebilden (Haare, Nägel) verursachen (Dermatophytosen). Auch die streng genommen opportunistischen Infektionen von Haut, Schleimhäuten und Nägeln mit Candida-Hefen werden zu den Dermatomykosen gerechnet. Schimmelpilze infizieren meist sekundär bereits krankhaft veränderte Haut oder Nägel.

Dermatophyten sind keratinophile Pilze, die von Mensch und Tier stammende keratinhaltige Strukturen (Haare, Nägel, Schuppen) verwerten können. Als Dermatophytose werden alle durch Spezies der Gattungen Epidermophyton, Microsporum und Trichophyton hervorgerufenen Infektionen der Haut und/oder ihrer Anhangsgebilde zusammengefasst. Sie bilden eine klinische Entität. Klinische Entitäten der Dermatophytose werden mit Tinea und einem Suffix, welches die infizierte Körperstelle beschreibt, bezeichnet. Der Begriff Tinea (lat. Motte, Holzwurm) kennzeichnete zu Beginn des 19. Jahrhunderts die Vermutung, dass die so bezeichneten Hautveränderungen erregerbedingt sein könnten. 1841 bestätigte Gruby dies für die Tinea capitis. Keratinophile Pilze gehören damit zu den ersten Krankheitserregern, die als solche erkannt wurden. Die Dermatophyten gehören, entsprechend der Ausbildung ihrer vegetativen (asexuellen) Fortpflanzungsorgane (Konidien), den folgenden anamorphen Gattungen der Deuteromyzeten (Fungi imperfecti) an. Die einzelnen Gattungen weisen folgende Merkmale auf:

- *Trichophyton spp.*: Makrokonidien glatt und meistens dünnwandig (Bleistiftartig), 1–12 Septen, einzeln oder in Gruppen auf den Hyphen. Mikrokonidien häufiger als Makrokonidien, rund, birnen- oder keulenförmig, einzeln oder in Bündeln den Hyphen aufsitzend.
- *Epidermophyton spp.*: Makrokonidien glatt, keulenförmig, zwei- bis (selten mehr) neunkammerig, entweder allein stehend oder in Gruppen. Keine Mikrokonidien.
- *Microsporum spp.*: Makrokonidien dünn- bis dickwandig, ei- bis spindelförmig, rau, vielkammerig (bis zu 15 Septen), einzeln den Hyphen aufsitzend. Mikrokonidien sind vorhanden.

Bei einigen Dermatophytenspezies der Gattungen Trichophyton und Microsporum sind die sexuellen Vermehrungsformen (Teleomorphen) bekannt. Diese bilden dann, im Gegensatz zu den Konidien, Ascomata mit Asci, die Ascosporen enthalten. Diese Arten werden der teleomorphen Gattung Arthroderma (A.) zugeordnet (Familie Arthrodermataceae, Ordnung Onygenales, Abteilung Ascomycota [Schlauchpilze]). Teleomorphen häufiger Arten wie *T. rubrum*, *T. tonsurans*, *T. violaceum* und *M. audouinii* sind noch nicht nachgewiesen.

Einteilung

Nach ihrem Vorkommen unterteilt man Dermatophyten in drei Gruppen:

Anthropophile Dermatophyten sind an den Menschen angepasst, bei dem sie zumeist nur gering entzündliche chronische Infektionen hervorrufen. Eine Übertragung erfolgt von Mensch zu Mensch oder durch Pilzmaterial (Sporen, Myzel), welches in der Umgebung bis zu 18 Monate lebensfähig bleibt. Ein asymptomatischer Überträgerstatus ist möglich. Mit Abstand häufigster Erreger ist *T. rubrum*. Weitere anthropophile Dermatophyten mit weltweiter Verbreitung sind *Trichophyton interdigitale* (anthropophil), *Trichophyton tonsurans, Microsporum audouinii* und *Epidermophyton floccosum*. Besondere Verbreitungsgebiete haben:

- *Trichohyton rubrum var. raubitschekii* (Afrika, Asien, Mittelmeerraum, Südamerika)
- *Trichophyton concentricum* (Pazifische Inseln, Südostasien, Zentralamerika), Erreger der Tinea imbricata
- *Trichophyton Schoenleinii* (Eurasien, Nordafrika)
- *Trichophyton soudanense* (Afrika)
- *Trichophyton violaceum* (Osteuropa, Afrika, Asien, Zentralamerika)

Zoophile Arten werden vor allem von warmblütigen Tieren isoliert, können aber durch Kontaktinfektion zu meist stark entzündlich verlaufenden Infektionen beim Menschen führen. Die Tiere sind oft nicht selbst erkrankt, aber asymptomatische Überträger. Weiterführende Übertragung von Mensch zu Mensch ist möglich, wobei sich die Infektiosität mit der Zahl der Passagen abgeschwächt und meist nach 3-4 Passagen erlischt. Wichtige Erreger sind (mit Hauptwirt):

- *Trichophyton interdigitale* (zoophil) (Nager)
- *Trichophyton mentagrophytes* (Nager)
- *Trichophyton verrucosum* (Rinder)
- *Trichophyton erinacei* (Igel)
- *Trichophyton equinum* (Pferde)
- *Microsporum canis* (Katzen, Hunde)

Geophile Spezies leben als Saprophyten im Erdboden und verursachen nur selten Mykosen beim Menschen. Wenn der Mensch infiziert wird, verlaufen diese Infektionen jedoch zum größten Teil stark entzündlich, da der Erreger nicht adaptiert ist. Bedeutsamste Erreger sind *Microsporum gypseum* und *Trichophyton terrestre*.

Ätiopathogenese

Dermatophyten besitzen die Fähigkeit, Keratin abzubauen. Dadurch sind sie in der Lage, keratinisierte Strukturen wie Stratum corneum, Haare, Nägel unter dem klinischen Bild einer Tinea zu infizieren. Neben erregerabhängigen Faktoren bestimmt die Wirtsantwort maßgeblich die klinische Ausprägung der Erkrankung. Nach der Adhärenz/Inokulation infektionsfähiger Pilzelemente an/in das Zielgewebe kommt es zum Durchwachsen der keratinhaltigen Strukturen unter Ausbildung von Myzel, wobei Keratinasen und weitere Enzyme bedeutsam sind. Ein Vordringen in die Kutis und obere Subkutis kann insbesondere über eine Invasion der Haarfollikel erfolgen. Es kommt einerseits zur Zerstörung der epidermalen Barriere, andererseits auch zu einer Proliferationssteigerung der Epidermis (als Abwehrmechanismus) sowie zur Expression von Defensinen. Weitere Faktoren der unspezifischen und spezifischen Immunabwehr sind eine Aktivierung von neutrophilen Granulozyten, Makrophagen, Antikörpern und T-Zellen, wobei letztere für die Abheilung verantwortlich sind. Bei Patienten mit einer Tinea lassen sich oft Antikörper gegen Dermatophyten im Blut oder Gewebe nachweisen. Diese Th2-assoziierte humorale Immunantwort bietet aber keinen Schutz gegenüber einer Dermatophytose und scheint sogar eher mit persistierenden Infektionen einherzugehen.

Ferner lassen sich neben neutrophilen Granuloyzten und Makrophagen überwiegend CD4-positive T-Zellen in läsionaler Dermis nachweisen. Es entwickelt sich bei einer Tinea eine spezifische verzögerte Th1-mediierte Immunreaktion ähnlich derjenigen beim allergischen Kontaktekzem, die auch für infektassoziierte sterile Fernreaktionen (Dermatophytid) verantwortlich sein könnte. Sie lässt sich durch einen positiven Trichophytintest nachweisen. Da sie nicht adaptiert sind und der Mensch demzufolge einen Fehlwirt darstellt, verursachen Infektionen mit zoophilen und geophilen Dermatophyten bei Menschen mit intaktem Immunsystem akut entzündliche Dermatophytosen. Die starke Reaktion führt oft in kurzer Zeit zu einer spontanen Abheilung. Welche Faktoren bei anthropophilen Erregern zu protrahierten Verläufen führen, ist im Detail nicht geklärt.

Als Standortfaktoren schaffen Okklusion und Mazeration Eintrittspforten und günstige Wachstumsbedingungen. Eine besondere Situation besteht bei der Onychomykose, da die Nagelplatte wichtigen Abwehrmechanismen nicht zugänglich ist, sowie im Bereich der Terminalhaarfollikel, insbesondere Kapillitium und Bartbereich. Die Infektion der immunologischen Nische Nagel verursacht eine dauerhafte Infektion insbesondere bei Strukturveränderungen des Nagels und eingeschränktem Wachstum, da der Nagel dann einen eindringenden Pilz nicht durch rascheres Wachstum eliminieren kann. Bei endotricher

Tab. 16.2 Wichtige Antimykotikaklassen

Klasse	Wirkstoff	Indikation	Anwendung	Darreichung
Allylamine	Terbinafin, Naftifin	Dermatophytosen, Onychomykose	Oral, topisch	Tablette, Creme, Lösung
Benzofurane	Griseofulvin	Tinea capitis (insbesondere Microsporum-Infektionen)	Oral	Tablette, Suspension (GB, USA)
Benzimidazole	Clotrimazol, Miconazol, Bifonazol, Sertaconazol	Dermatophytosen, Kandidosen, Pityriasis versicolor, seborrhoisches Ekzem	Topisch	Lösung, Creme, Lotion, Shampoo, Vaginaltablette
Echinocandine	Caspofungin Anidulafungin	Systemmykosen (Kandidosen, Aspergillosen)	i.v.	Lösung
Triazole	Itraconazol	Onychomykose, Dermatophytosen, Kandidosen	Oral	Kapsel, Liquid
	Fluconazol	Kandidosen, Onychomykose, Dermatophytosen	Oral	Kapsel, Saft
Polyene	Amphotericin B Nystatin	Kandidosen	Topisch, oral (keine Resorption), i.v. (Amphotericin B)	Creme, Gel, Paste, Suspension, Vaginaltablette
Pyridone	Ciclopirox Ciclopiroxolamin	Dermatophytosen, Onychomykose, Kandidosen	Topisch	Creme, Lösung, Nagellack, Puder Vaginalzäpfchen
Morpholine	Amorolfine	Dermatophytosen, Onychomykose, Kandidosen	Topisch	Creme, Nagellack

Haarinfektion entwickeln sich meist nur gering entzündliche Veränderungen, da auch hier die Pilzelemente relativ isoliert bleiben, während bei einer Durchsetzung und folgender Ruptur des Follikelepithels granulozytär dominierte oder auch granulomatöse Verläufe resultieren können. Dermatophyten können sich bei entsprechenden Dispositionsfaktoren von Seiten des Wirts so auch in die tiefere Dermis und sogar die Subkutis ausbreiten.

▪ Therapie

Eine erfolgreiche lokale und systemische Therapie setzt eine exakte Diagnostik möglichst mit Pilznachweis im Nativpräparat/kulturell oder mittels PCR-gestützter Methoden voraus. Diese Daten sind entscheidend für die Wahl des Antimykotikums, Art der Verabreichung sowie Dosis und Dauer. Bei einer systemischen Therapie sollten das Alter des Patienten, bei Kindern das Körpergewicht sowie mögliche Wechselwirkungen mit weiteren Medikamenten in die Therapieplanung eingehen. Bei Nachweis einer zoophilen Art ist das Tier, das ein kranker oder aber asymptomatischer Überträger sein kann, tierärztlich zu behandeln. Für Tinea capitis, Tinea der freien Haut sowie Onychomykose existieren regelmäßig aktualisierte Leitlinien der DDG und der DMYKG (http://www.awmf-online.de).

Zentraler Angriffspunkt verschiedener Antimykotika ist die **Ergosterol-Biosynthese** der Pilze. Ergosterol ist ein wichtiger Bestandteil der zytoplasmatischen Membran. Durch die Hemmung der Ergosterol-Biosynthese wird die Membran erheblich in ihrer Funktion gestört. Antimykotika, die außerhalb der Ergosterolsynthese ansetzen, wie Griseofulvin (DNA- und RNA-abhängige Proteinsynthese) und Ciclopiroxolamin (Mitochrondrien, Zellwand), können synergistische Effekte zu Ergosterolsynthesehemmern entfalten. Polyene sind bei Dermatophytosen nicht wirksam. Kennzeichen wichtiger Klassen von Antimykotika sind in Tab. 16.2 zusammengefasst.

Bei ausgedehnten Mykosen, Mykosen der Leistenhaut sowie Versagen einer topischen Therapie kann Terbinafin 250 mg 1-mal tgl. über 4 Wochen gegeben werden. Alternativ wird Itraconazol in Form einer Kapsel zu 100 mg oral gegeben, über eine Zeit von 2-4 Wochen (Befall von Handinnenflächen und Fußsohlen). Bei Fluconazol wird die Kapsel zu 50 mg 1-mal tgl. von 2–7 Wochen gegeben.

▪▪ Besondere therapeutische Situationen

Schwangerschaft und Stillzeit Wegen der Embryotoxizität stellt die Schwangerschaft (ebenso wie die Stillperiode) eine Kontraindikation für eine systemische antimykotische Therapie dar. Eine systemische Therapie mit Fluconazol, Itraconazol, Posaconazol oder Voriconazol darf nur bei zwingender Indikation und nicht im ersten Trimenon

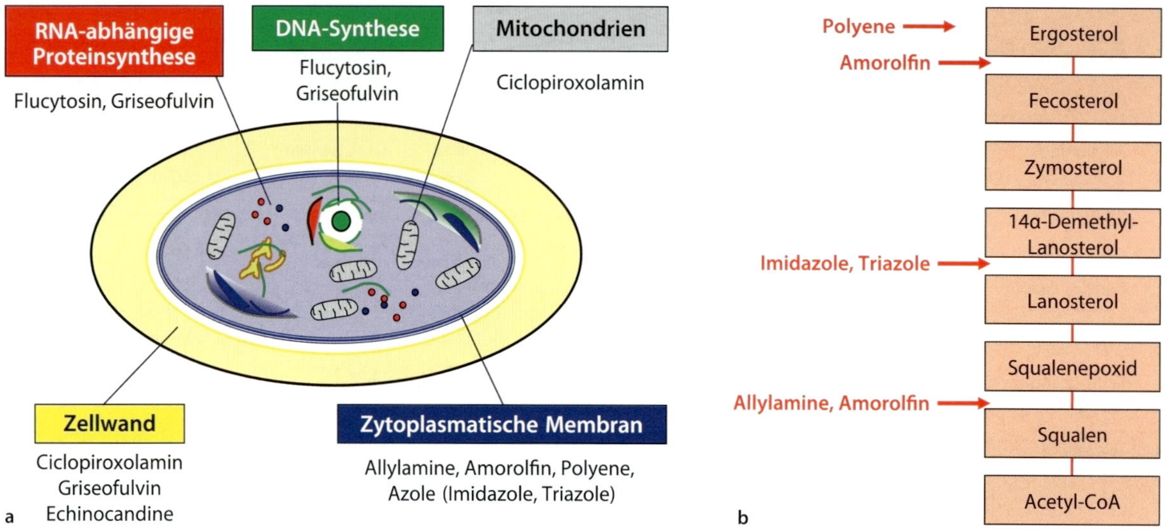

Abb. 16.3 Angriffspunkte von Antimykotika. **a** Angriffspunkte von Antimykotika an der Pilzzelle. **b** Beeinflussung der Ergosterol-Biosynthese durch einzelne Wirkstoffe

durchgeführt werden. Eine Therapie rechtfertigt keinen risikobegründeten Schwangerschaftsabbruch, ein hochauflösender Ultraschall sollte angeboten werden. Für die topische Therapie vorzugsweise anzuwenden sind Clotrimazol sowie Nystatin (bei Hefeinfektionen).

Immunsupprimierte/transplantierte Patienten Bei Immunsupprimierten sind bei der Gabe von Fluconazol und Itraconazol Wechselwirkungen zu beachten. Aufgrund einer Hemmung von Cytochrom P450 3A4 kommt es zu einem verminderten Abbau von Cyclosporin, auch ist das Risiko einer Glukokortikosteroid-bedingten Myopathie höher. Terbinafin erhöht die Plasmaclearance von Cyclosporin um 15%, sodass entsprechende Dosisanpassungen erfolgen sollten. Wechselwirkung von Terbinafin und Tacrolimus sind nicht bekannt.

Kinder Auf die Besonderheiten der systemischen Therapie wird bei der Therapie der Tinea capitis eingegangen (▶ Abschn. 16.2.2). Für die topische Therapie sind Amorolfin und Ciclopiroxolamin in Deutschland bei Kindern nicht zugelassen, Terbinafin erst nach dem 5. Lebensjahr.

16.2.1 Tinea der freien Haut (Epidermomykose)

Die klassischen Kriterien einer Tinea der freien Haut sind scharfe Begrenzung, randbetonte Schuppung, Erythem blass bis intensiv sowie zentrifugale Ausbreitung der Läsion. Die Reaktionen der befallenen Haut reichen von nur leichter Rötung und Schuppung, die mit Juckreiz verbunden sein können bis zu schweren vesikulösen, eitrigen-abszedierenden oder selten auch granulomatösen Veränderungen.

Tinea faciei/corporis

- **Klinik**

Die Tinea faciei/corporis ist eine entzündliche Dermatophytose der lanugobehaarten Haut einschließlich des Gesichts. Sie ist gekennzeichnet durch meist scheibenartige, erythematöse, juckende Herde mit randständiger Schuppung. Bemerkenswert sind die Abheilung der Herde im Zentrum und ihr peripheres Fortschreiten. Dadurch entstehen charakteristische Ringformen. Aber auch bei inadäquater, nur symptomatischer Behandlung durch glukokortikoidhaltige Externa werden die typischen Entzündungszeichen unterdrückt und die Beurteilung erschwert. Alle Dermatophytenspezies können das Krankheitsbild hervorrufen. Gerade bei der Tinea faciei sind es häufig zoophile Erreger (Kontakt mit Tieren, die asymptomatisch sein können). Eine Besonderheit ist die durch *T. tonsurans* gehäuft bei Ringern/Judoka auftretende Tinea corporis gladiatorum.

- **Differenzialdiagnose**

Ekzeme, Psoriasis vulgaris, Parapsoriasis en plaques Brocq, Mycosis fungoides, Pityriasis rosea, diskoider oder subakut kutaner Lupus erythematodes. »Wenn eine Läsion schuppt, sollte eine Mykose ausgeschlossen werden«.

Tinea inguinalis

Die Tinea inguinalis [Hebra 1860] wurde früher zumeist durch *E. floccosum*, heute durch *T. rubrum* verursacht. Prädilektionsorte sind die Innenseiten der Oberschenkel an den Anlageflächen des Skrotums sowie das Skrotum selbst.

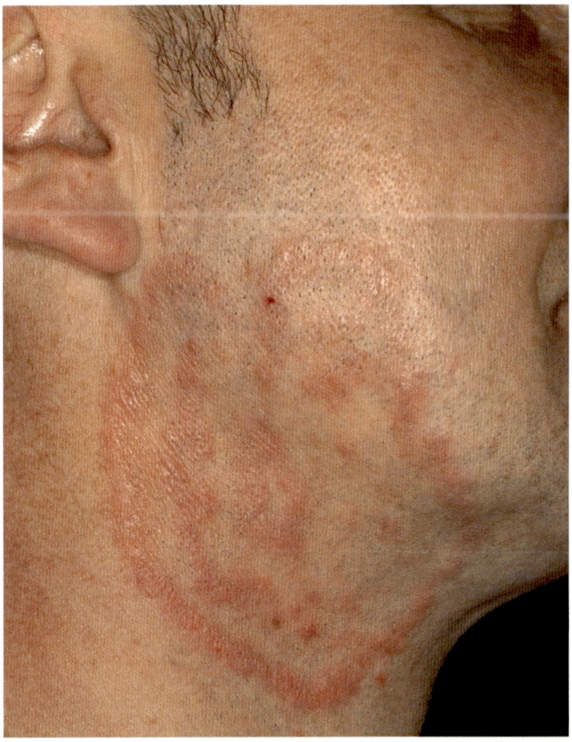

Abb. 16.4 Tinea faciei

Von hier schreitet die Krankheit auf die freien Hautflächen fort und greift nicht selten auf die Glutäalgegend über. Als weitere intertriginöse Bereiche können submammärer Raum bei adipösen Frauen sowie die Achselhöhlen, ferner Ellenbeugen und Kniekehlen erkranken. Die Infektion erfolgt entweder durch (Dritt-)Kontakt (Partneruntersuchung) oder durch Autoinokulation von einer gleichzeitig bestehenden Fußmykose, die bei Patienten mit Tinea inguinalis nicht übersehen werden sollte.

Differenzialdiagnose

Zu differenzieren sind Erythrasma (fehlende Randbetonung, ziegelrote Fluoreszenz im Wood-Licht), Ekzeme (unscharfe Begrenzung mit maximalen Veränderungen im Zentrum, eventuell Streuphänomene), Intertrigo, intertriginöse Psoriasis.

Tinea manus

Klinik

Die Tinea manus ist überwiegend einseitig lokalisiert und greift erst bei längerem Bestehen auf die andere Hand über. Am häufigsten ist die squamös-hyperkeratotische oder hyperkeratotisch-rhagadiforme Tinea manus mit Sitz an Palmae, palmaren Fingeranteilen und an den Fingerkuppen. In der Hohlhand findet sich eine feine, teils auch Collarette-artige Schuppung mit Akzentuierung der Handlinien, an Hand- und Fingerrücken gleicht das Bild dem

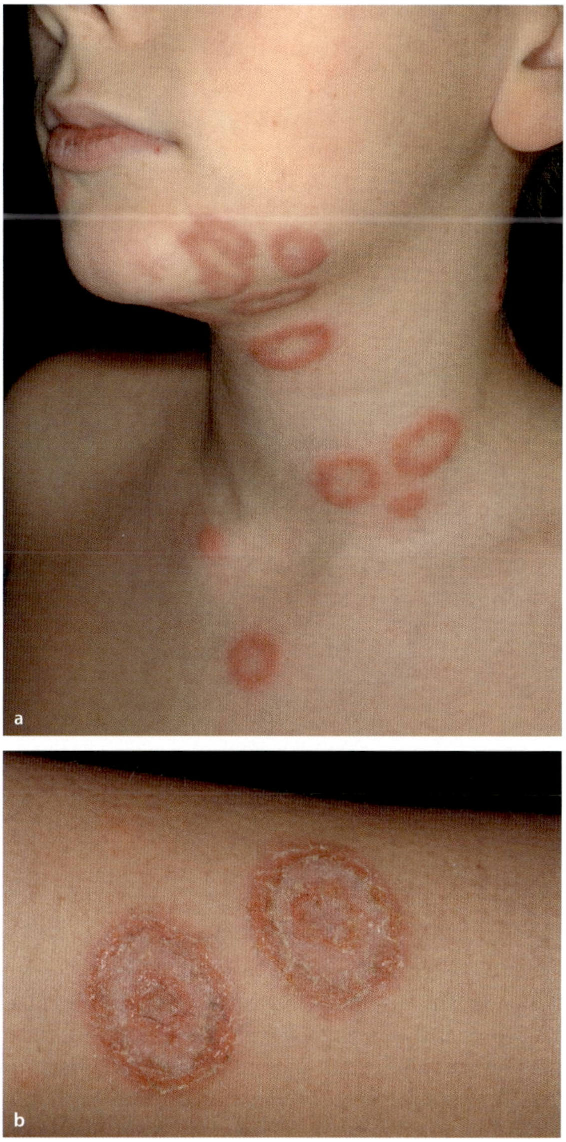

Abb. 16.5 **a** Tinea faciei et corporis. **b** Typische, ringförmige Läsionen (ring worm)

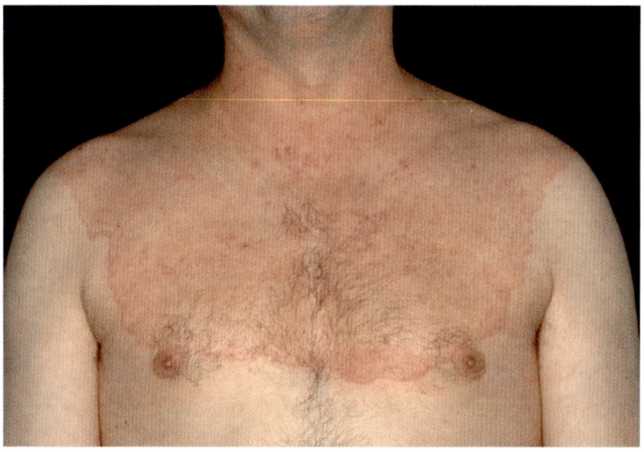

Abb. 16.6 Tinea corporis et colli

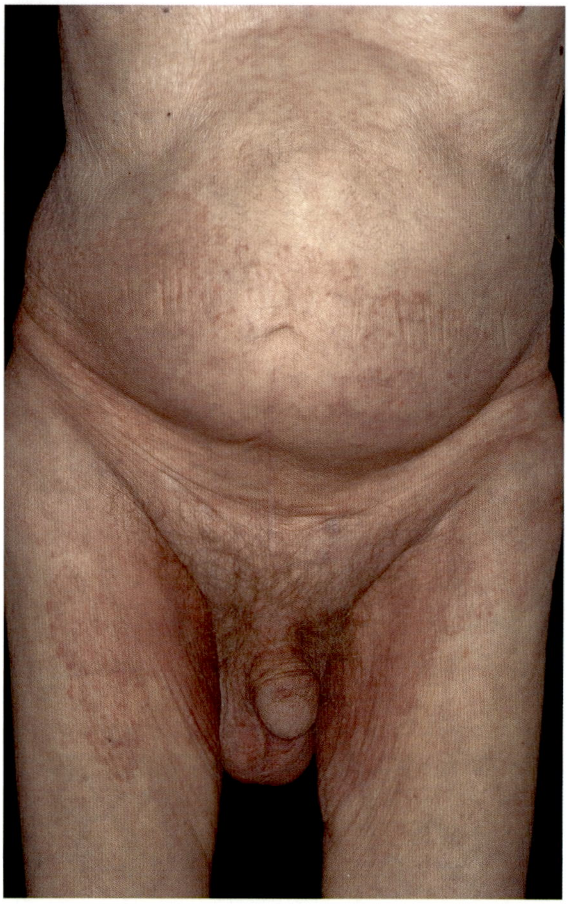

Abb. 16.7 Tinea inguinalis et abdominalis

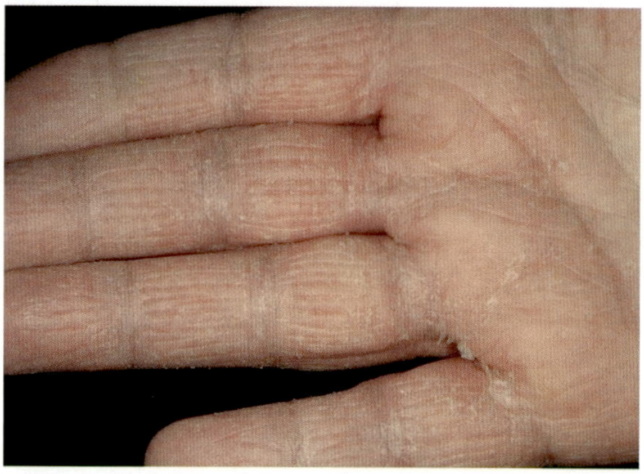

Abb. 16.8 Tinea manus

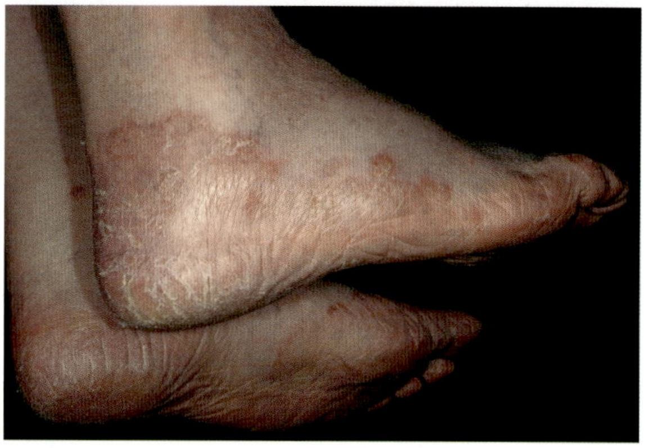

Abb. 16.9 Tinea pedum, hyperkeratotisch

der Tinea corporis mit erythematosquamösen, scharf begrenzten, randbetonten, polyzyklischen Herden, die sich randwärts ausbreiten und oft kleine Pusteln aufweisen. Oft liegt gleichzeitig eine Onychomykose vor. Die dyshidrosiforme Tinea manus ist durch juckende Bläschen und Pusteln an Handtellern, seitlichen und volaren Fingerregionen charakterisiert. Eine Sonderform stellt die One-hand/two feet-Mykose dar, bei der stets beide Fußsohlen sowie eine Handfläche (meist die dominante Hand) betroffen sind.

Differenzialdiagnose

Zu unterscheiden sind hyperkeratotisch rhagadiformes oder dyshidrosiformes Handekzem (doppelseitig), atopisches Handekzem, Kontaktekzeme, Psoriasis palmaris (Psoriasis an anderer Stelle), Mykidreaktion der Hände (wie bei Fußmykose).

Tinea pedis

Die Tinea pedis ist eine der häufigsten dermatologischen Erkrankungen. Ihre Prävalenz wird in Deutschland bei Erwachsenen mit etwa 20% angegeben. Es werden klinisch drei Erscheinungsformen unterschieden:

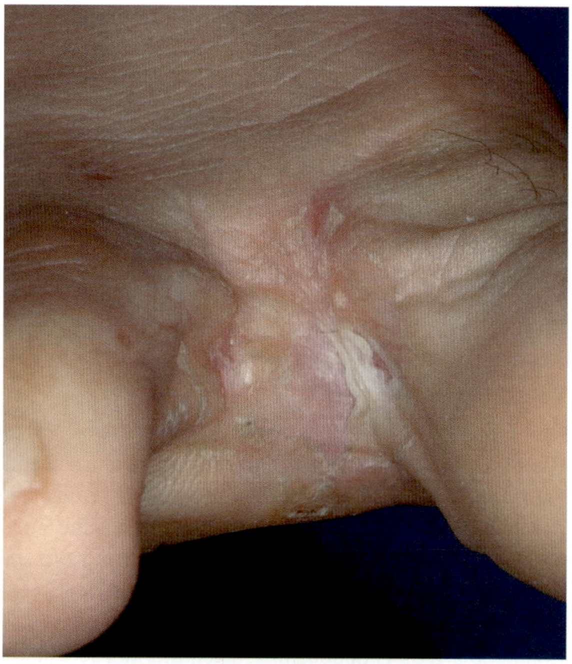

Abb. 16.10 Tinea pedis mit interdigitalem Befall

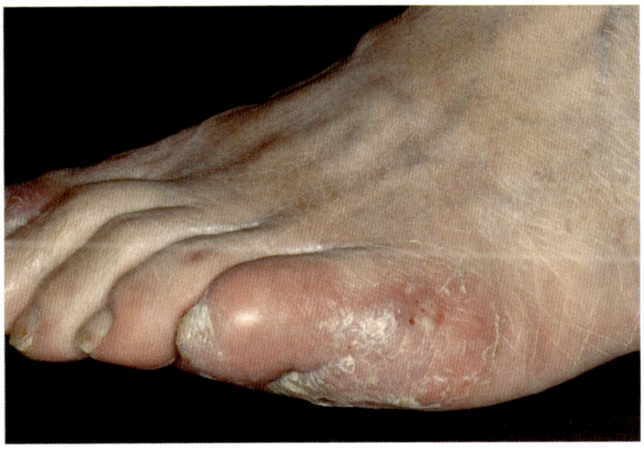

Abb. 16.11 Dyshidrosiforme Tinea pedis

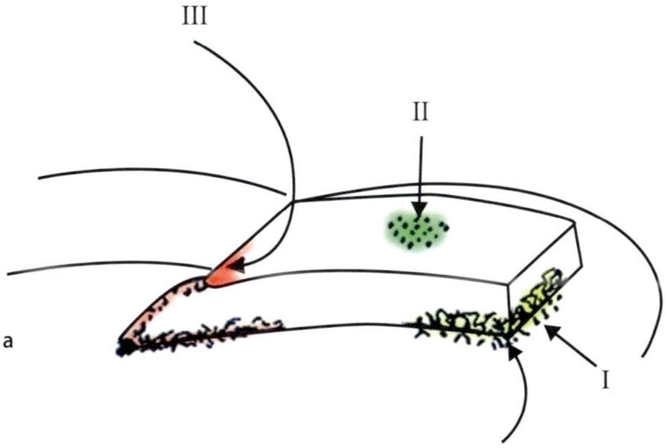

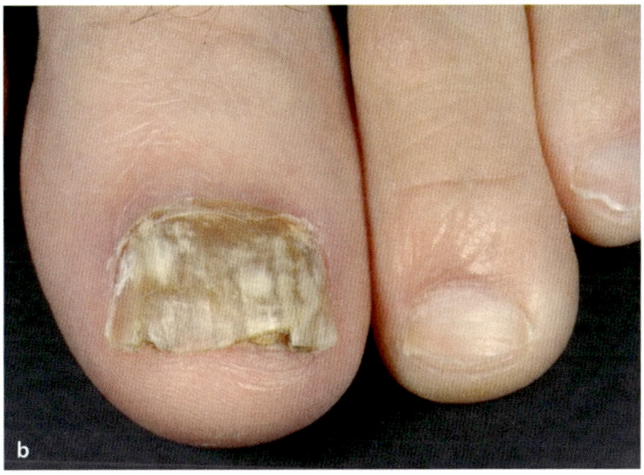

Abb. 16.12 **a** Schema der Onychomykose I. Distolaterale subunguale Onychomykose (DLSO); II. Weiße superfizielle Onychomykose (WSO); III. Proximal subunguale Onychomykose (PSO). **b** Onychomykose

Interdigitale Form (am häufigsten): Mazeration und groblamelläre Schuppung am häufigsten in dem besonders engen 3. und 4. Zehenzwischenraum. Durch Ablösung der mazerierten Schichten entstehen nässende Erosionen und Rhagaden. Die Erkrankung greift auf die Zehenunterseite über. Bei Hyperhidrose (Tragen von Gummistiefeln, Sportschuhen) kann es zu akutem Aufflammen der Erscheinungen mit starkem Juckreiz kommen.

Squamös-hyperkeratotische Form: Sie ist meist durch eine aphlegmasische, diffus schuppende Keratose der gesamten Fußsohle charakterisiert (oft als trockene Haut interpretiert). An den Fußrändern zeigt sich eine scharf begrenzte, randbetonte Schuppung auf erythematösem Grund (Mokassin-Mykose). Eine Miterkrankung der Nägel ist häufig.

Vesikulös-dyshidrotische Form: Besonders am Fußgewölbe sowie Klein- und Großzehballen kommt es zu dyshidrosiformen, oft leicht getrübten Bläschen auf leicht entzündlich gerötetem Grund. Es besteht heftiger Juckreiz, gelegentlich findet sich ein dyshidrosiformes Mykid der Hände. Selten entstehen größere Blasen (Pompholyx oder bullöser Typ der Tinea pedis). Bei fehlender Schuppung gelingt der Pilznachweis (meist *T. interdigitale*) aus dem Blasendach (Nativpräparat, Histologie).

> **Als wichtige Komplikation der Tinea pedis sind Erysipele der Unterschenkel zu nennen, für die Erosionen und Rhagaden zwischen den Zehen eine häufige Eintrittspforte darstellen.**

Differenzialdiagnose

Beim intertriginösen Typ sind die einfache Intertrigo, bakterielle Fußinfekte (insbesondere Gram-negativer Fußinfekt) sowie Kandidose abzugrenzen, beim squamös-hyperkeratotischen Typ vor allem hyperkeratotische oder hyperkeratotisch rhagadiforme Fußekzeme, Psoriasis plantaris, Lichen ruber und hereditäre Keratosen. Dem dyshidrosiformen Typ können dyshidrosiforme Ekzeme (meist doppelseitig) sowie Psoriasis pustulosa palmaris et plantaris ähneln. Mikroskopischer Pilznachweis und -kultur sind diagnostisch entscheidend.

Onychomykose

[Meissner 1853, Virchow 1854]

Häufig assoziiert mit den Mykosen der Leistenhaut ist die Onychomykose (Tinea unguium bei Verursachung durch Dermatophyten), deren klinische Symptomatik von leicht gelblicher Verfärbung bis zum vollständigen krümeligen Zerfall der Nagelplatte reicht. Die Onychomykosen machen unter den Nagelerkrankungen 18–40% aus. Sie repräsentieren 30% aller Dermatomykosen und betreffen 20% der Erwachsenen. Über 80% aller Onychomykosen gehen auf eine Dermatophyteninfektion zurück (10–20% Hefen oder Schimmel, wie *Scopulariopsis brevicaulis, Fusarium spp., Hendersonula toruloidea, Scytalidium dimidiatum*; zum Ausschluss einer Kontamination wiederholter Nachweis erforderlich). Die Onychomykose betrifft häufiger die Füße (ausgehend von einer Tinea pedis) als die Hände, bei Befall Letzterer sind die Füße meist mitbetroffen.

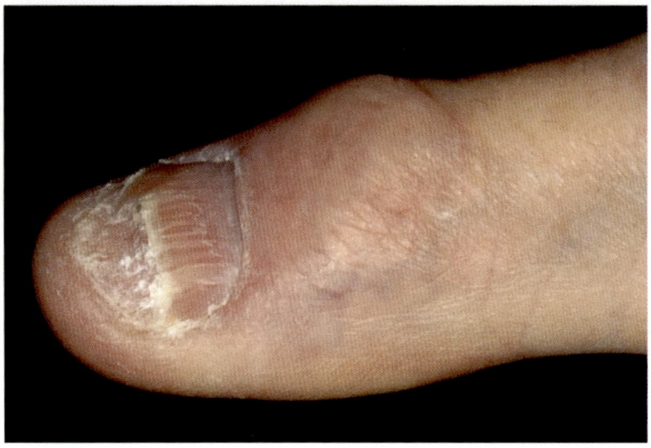

Abb. 16.13 Onychomykose mit Dystrophie

Unter therapeutischem Aspekt werden folgende Formen unterschieden:

- **Distolaterale subunguale Onychomykose** (DLSO) als häufigste Form, bei der der Pilz (meist *T. rubrum*) via Hyponychium in die Unterseite der Nagelplatte eindringt und sich von distal langsam nach proximal zur Matrix ausbreitet,
- **Weiße superfizielle Onychomykose** (WSO; Leukonychia trichophytica), gekennzeichnet durch weißliche Maculae mit Pilzelementen (oft *T. interdigitale*) in den oberen Schichten des Nagelkeratins,
- **Seltenere proximale subunguale Onychomykose** (PSO) mit Eindringen des Pilzes über das Eponychium zur Nagelmatrix und in die Nagelplatte und
- **Total dystrophische Onychomykose** (TDO) mit weitgehender Zerstörung der Nagelplatte als Endzustand der drei vorgenannten Formen.

Häufig spielen bei einer Onychomykose begünstigende Faktoren eine Rolle. Zu nennen sind genetische Disposition, rezidivierende Traumen durch ungenügendes Schuhwerk (besonders DLSO), Fußfehlstellungen, Angiopathien und Polyneuropathien, etwa im Rahmen eines Diabetes mellitus.

Differenzialdiagnose

Psoriasis vulgaris des Nagelorgans, Lichen ruber, Trauma des Nagelorgans und paraunguale Ekzeme sind zu differenzieren. Ein Pilznachweis schließt eine Nagelpsoriasis nicht aus. Einige Studien zeigen eine erhöhte Prävalenz einer Onychomykose/Pilzbesiedlung insbesondere durch Hefen oder Schimmelpilze bei der Nagelpsoriasis.

Therapie

Eine **topische Monotherapie** (insbesondere Nagellacke mit Ciclopirox oder Amorolfin) ist indiziert bei der WSO und der DLSO bis zu einem Befallsgrad <50% ohne Matrixbefall. Die Heilungsraten werden durch atraumatische Entfernung (Urea 20–40% in einer Salbengrundlage, eventuell in Kombination mit einem Antimykotikum wie Bifonazol oder hochtouriges Fräsen der Nagelplatte) erkrankter Nagelanteile deutlich erhöht. Die chirurgische Nagelextraktion ist obsolet. Bei allen anderen Onychomykoseformen ist eine zusätzliche systemische Therapie indiziert. Voraussetzungen dafür sind ein noch vorhandenes Nagelwachstum (>0,5 mm/Woche) sowie Compliance und Ausschluss möglicher Kontraindikationen/Wechselwirkungen (eine Übersicht über die Cytochrom-P450-Interaktion findet sich unter http://medicine.iupui.edu/flockhart/table.htm).

Für die **systemische Therapie** stehen Fluconazol, Itraconazol und Terbinafin zur Verfügung. Griseofulvin wird wegen geringer Heilungsraten, obwohl noch zugelassen, nicht mehr eingesetzt. Terbinafin gilt heute als Standard (250 mg/d über 6 Wochen bei Onychomykosen der Fingernägel, über 12 Wochen bei Fußnägeln). Das Nebenwirkungsspektrum umfasst Kopfschmerzen, Übelkeit (meist in der ersten Woche, Medikation abends verabreichen) sowie selten – in der Regel reversible – Geschmacksstörungen. In Einzelfällen kann es zu schwerer Leberschädigung und/oder schweren Hautreaktionen kommen. Terbinafin kann eine Psoriasis verschlechtern oder de novo provozieren (meist innerhalb der ersten 4 Therapiewochen), ferner kann ein medikamenteninduzierter subakut-kutaner LE auftreten, insbesondere dann, wenn Risikofaktoren (vorbestehende Kollagenose) vorliegen. Itraconazol ist ebenfalls zugelassen – gleichermaßen in Form einer kontinuierlichen Gabe von 200 mg/Tag über 3 Monate und einer intermittierenden Anwendung als Pulstherapie über 3 Monate (1 Puls = 2-mal 200 mg/d über 1 Woche, dann 3 Wochen Pause; maximal 3 Pulse). Eine vorbestehende Lebererkrankung und Gebrauch weiterer Arzneimittel bedingen eine besonders strenge Indikation. Eine gut verträgliche Alternative stellt Fluconazol dar. Im Rahmen der etablierten Intervalltherapie werden am 1. Tag der Woche 150 oder 300 mg peroral verabfolgt, bei Befall der Fingernägel über 6–9 Monate, der Fußnägel über 9–12 Monate.

> **Zur Vermeidung von Rezidiven sollten bei jeder Therapie entsprechende Maßnahmen (Desinfektion von kontaminiertem Material, insbesondere von Schuhen und Strümpfen) durchgeführt werden (Waschen bei mindestens 60°C, Einsatz quaternärer Ammoniumverbindungen).**

16.2.2 Trichomykosen

Als Trichomykosen werden Dermatophytosen der Terminalhaare bezeichnet. Unter klinisch praktischen Gesichtspunkten wird zwischen Tinea im engeren Sinne, Mikro-

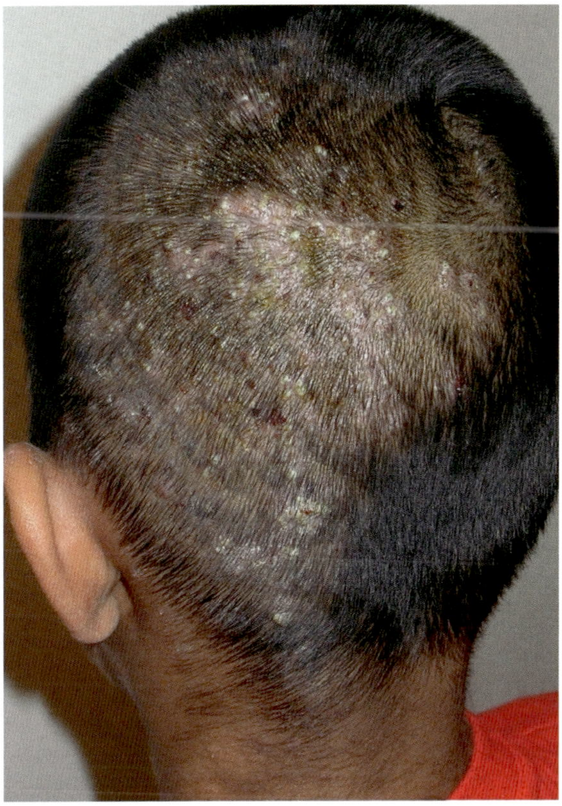

Abb. 16.14 Tinea capitis diffusa

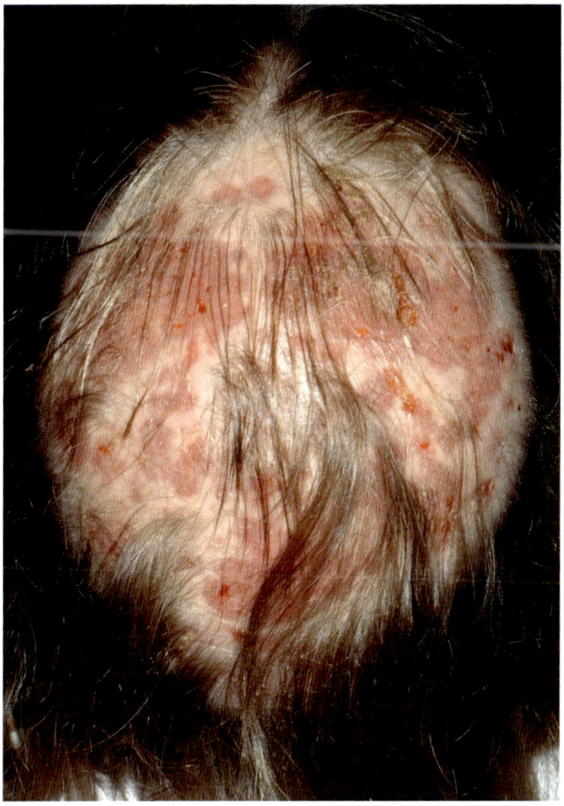

Abb. 16.15 Tinea capitis (Kerion celsi)

sporie und Favus (Tinea favosa) unterschieden. Trichomykosen entstehen durch Ausbreitung der Erreger vom Stratum corneum in Haarfollikel und -schaft bis zur Zone der Keratinisation (Adamson-Quaste). Es werden nur Anagenhaare befallen. Mit dem Wachsen des Haars nach außen kommt es zur Verbreitung von Sporen. In Abhängigkeit von Erreger und Immunantwort resultiert die klinische Form, die von weitgehend aphlegmasischen Veränderungen bis zu tief infiltrierenden und abszedierenden Infektionen (Kerion) reichen kann. Schalenförmige Krusten (Scutula), die zu größeren Massen konfluieren können, finden sich beim Favus (Tinea favosa).

Tinea capitis (sensu stricto)

[Gruby 1841]
Die Tinea capitis ist die häufigste Dermatophytose im Kindesalter. Mit der Pubertät ergibt sich eine fungistatische Wirkung der Sebumtriglyzeride, sodass Erwachsene seltener befallen werden. Das Spektrum der Erreger der Tinea capitis in Europa hat sich verändert. Während der zoophile *M. canis* besonders in Zentraleuropa und im Mittelmeerraum dominiert, ist insbesondere ein Anstieg der anthropophilen *T. tonsurans* in Westeuropa (in den USA nahezu ausschließlicher Erreger der Tinea capitis) und *T. soudanense* sowie *M. audouinii* zu beobachten. Anthropophile Erreger (insbesondere *T. tonsurans, T. violaceum, T. soudanense*) verursachen eine endothriche Infektion des Haares. Das Haar ist bei intakter Kutikula mit Sporen angefüllt und aufgrund der Trichomalazie als kleiner schwarzer Punkt in der Follikelöffnung erkennbar (**black-dot ringworm**). Die Kopfhaut zeigt bei fehlender oder geringer Rötung oft nur eine pityriasiforme Schuppung. Häufig sind hierbei auch asymptomatische Überträger (in Risikopopulationen bis 15%; insbesondere Erwachsene). Dringen die Pilze an den Haarfollikeln in die Tiefe, kommt es zu follikulären Pusteln und massiver eitriger Sekretion, was mit Allgemeinerscheinungen wie Fieber und Kopfschmerzen sowie Lymphknotenschwellung verbunden sein kann. Bei scheibenförmiger Ausprägung mit massiver eitriger Sekretion (wie der »Honig aus einer Wabe«) spricht man von **Kerion** (griechisch Honigwabe) **Celsi** (Celsus, römischer Arzt 30 vor bis 40 nach Chr.). Auslöser sind meist zoophile Dermatophyten wie *T. verrucosum* oder *T. interdigitale*. Eine Zerstörung der Haarwurzeln mit bleibender Alopezie (Pseudopeladezustand) ist möglich.

Diagnostisches Vorgehen

Entscheidend ist der Pilznachweis. Hierbei sollten Schuppen gewonnen oder bei follikulären Formen Haarstümpfe mit steriler Epilationspinzette ausgezupft werden (kein Untersuchen mit der Schere abgeschnittener Haare). Im Nativpräparat ergibt eine Unterscheidung von Endothrix- oder Ectothrixinfektionen einen Hinweis auf den Erreger. Abstrichuntersuchungen erbringen oft den Nachweis einer Superinfektion mit *Staphylococcus aureus*, sind für den Pilznachweis aber nicht zielführend.

Therapie

Eine Tinea capitis muss systemisch und adjuvant topisch behandelt werden. Das Behandlungsziel muss die mykologisch gesicherte Heilung sein (negative Kultur und negatives Nativpräparat). Für die orale Behandlung Erwachsener kommen neben Griseofulvin die Antimykotika Terbinafin, Itraconazol oder Fluconazol infrage. Zur Behandlung von Kindern besteht in Deutschland derzeit eine Zulassung lediglich für Griseofulvin (10 mg/kg KG/d). Fluconazol ist für Kinder >1 Jahr zugelassen, sofern eine therapeutische Alternative fehlt. Bei der Anwendung von Terbinafin oder Itraconazol im Kindesalter handelt es sich um einen Heilversuch gemäß Arzneimittelgesetz. Bei Trichophytonarten stellt Terbinafin die wirksamste Substanz dar (Dosierung körpergewichtsadaptiert <20 kg: 62,5 mg/d, 20–40 kg: 125 mg/d, >40 kg: 250 mg/d). Es hat sich aber bei einer Infektion durch Microsporum-Arten als deutlich weniger wirksam erwiesen. Hier empfiehlt sich Griseofulvin (20 mg/kg KG/d) oder Itraconazol (5 mg/kg KG/d; als Tablette mit einer fettreichen Mahlzeit oder als Saft nüchtern).

Die systemische Therapie kann durch ein topisches Antimykotikum (Clotrimazol, Miconazol, Econazol, Bifonazol, Sertaconazol, Tioconazol, Ciclopiroxolamin, Naftifin, Terbinafin, Amorolfin) ergänzt oder die topische Therapie als Monotherapie bei unkomplizierten Infektionen durchgeführt werden. Während Azole und Pyridon Breitspektrumantimykotika darstellen, ist bei Allylaminen die Wirkung gegenüber Dermatophyten größer als gegenüber sonstigen an der Haut vorkommenden Pilzen. Einen wesentlichen therapeutischen Fortschritt zumindest bei der sehr häufigen Tinea pedis hat die Einführung der 1%-igen Terbinafincreme erbracht, die 2-mal tgl. über 1 Woche appliziert der mehrmals täglichen Anwendung eines vergleichbaren Azolpräparats über 4 Wochen überlegen ist. Eine Einzeittherapie von 1% Terbinafin in einer filmbildenden Lösung in dieser Indikation ist zugelassen. Bei Mykosen durch zoophile Erreger oder dyshidrosiforme Mykosen steht die Entzündung, charakterisiert meist durch starken Juckreiz, für den Patienten oft im Vordergrund. Kombinationspräparate aus einem potenten Antimykotikum und einem Glukokortikoid ermöglichen eine raschere Besserung als die Monotherapie und fördern somit die Compliance. Sie sind im Allgemeinen für eine 1- bis 2-wöchige, 2-mal tgl. Therapie zugelassen und damit für die Initialtherapie geeignet.

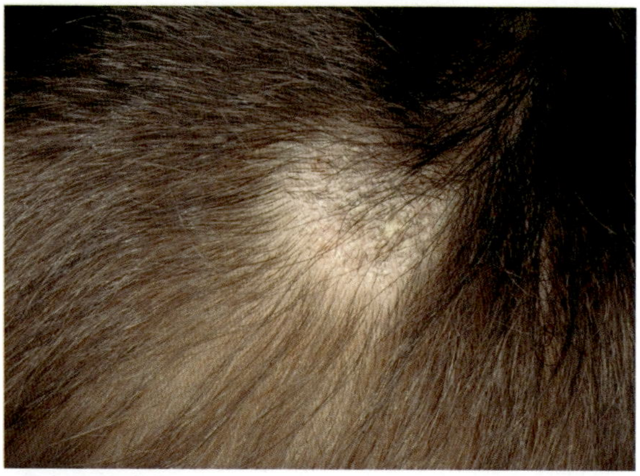

Abb. 16.16 Mikrosporie

Mikrosporie

Bei der Mikrosporie im engeren Sinne handelt es sich um eine nicht abszedierende, fast reaktionslos tiefe Follikulitis durch das anthropophile *M. audouinii* oder durch *M. canis* (zoophil; insbesondere von Katzen, welche auch asymptomatische Überträger sein können). Betroffen sind fast nur präpubertäre Kinder. Eine entzündliche Rötung fehlt meist völlig. Die glanzlosen Haare sind in den wie mit Mehl bestäubt erscheinenden Herden kurz über dem Haarboden abgebrochen. Typisch bei der mikroskopischen Untersuchung von Haarstümpfen ist eine Unzahl kleiner Sporen, die den Haarschaft umscheiden (Durchmesser 2–3 μm), weshalb die Erkrankung auch Mikrosporie genannt wird. Bei Reihenuntersuchungen wie auch beim Screening befallener Tiere kann das Wood-Licht hilfreich sein (aber nur in etwa 40% der Fälle positiv).

Favus

[Remak 1837, Schönlein 1839]
Der Favus ist gekennzeichnet durch Myzelmassen enthaltende, schildchenförmige Schuppenkrusten, den Scutula (Scutulum: Schildchen), die sich im und um den Haarfollikel entwickeln, im Zentrum einen oder mehrere Haarschäfte umschließen und mit narbiger Alopezie (Pseudopeladezustand) abheilen. Der Erreger ist das anthropophile *Trichophyton Schoenleinii*, der als erster beschriebene Dermatophyt. Die mögliche Übertragung von Generation zu Generation hat früher an eine Erbkrankheit denken lassen (Erbgrind). Die Inzidenz der Tinea capitis favosa ist weltweit deutlich zurückgegangen mit Ausnahme von China, Nigeria und Iran. 95% der Erkrankten haben klinische Symptome, insbesondere Scutula, Ausbleichen der Haare, Atrophie und Vernarbung.

Das Erkrankungsmaximum liegt bei Kindern im Alter von 6–10 Jahren (prädominant bei Jungen), die Erkrankung bildet sich aber mit der Pubertät nicht zurück. Sie kann lebenslänglich bestehen bleiben, die durchschnitt-

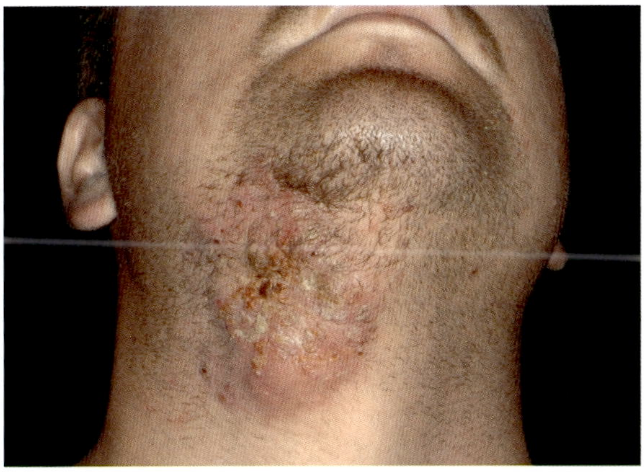

Abb. 16.17 Tinea barbae

liche Erkrankungsdauer beträgt 5 Jahre (10 Tage bis 59 Jahre). 7% der Tinea favosa Fälle umfassen die freie Haut sowie Nägel. Favus ist weniger ansteckend als andere Dermatophytosen, bedingt durch das Wachstum des Erregers innerhalb des Haarschafts (Endothrix favosa). Andererseits befindet er sich hier auch in einer der Infektabwehr und Umwelteinflüssen nur schwer zugänglichen Nische. So kann der Erreger in epilierten Haaren bis zu 54 Monaten überdauern.

Tinea barbae

Es handelt sich um eine tiefe abszedierende Follikulitis der Barthaare insbesondere durch *T. verrucosum* sowie die zoophile Form von *T. interdigitale*, die oft von Allgemeinsymptomen begleitet ist. Bei Landwirten kann die Erkrankung durch Kontakt mit infizierten Großtieren (Rinderflechte) beruflich bedingt sein und ist dann nach Nr. 3102 der Berufskrankheitenverordnung (vom Tier auf den Menschen übertragbare Erkrankungen) anzeigepflichtig. Die Erkrankung beginnt mit vereinzelten eitrigen Follikulitiden, wobei die Erreger beim Rasieren weiterverbreitet werden. Die zunächst oberflächliche Entzündung mit Rötung, Schuppung und Pusteln dringt rasch in die Tiefe der Haarfollikel vor, es entstehen weiche, infiltrierte, furunkuloide Knoten. Die Herde sind von follikulären Pusteln übersät. Durch Einschmelzung entstehende, unterminierte, konfluierende Abszesse großer Bartbereiche sind die schwerste Form der Tinea barbae. Die betroffenen Barthaare lassen sich schmerzlos zu diagnostischen oder therapeutischen Zwecken epilieren. Lymphknotenschwellung und Allgemeinerscheinungen kommen vor.

▪ Differenzialdiagnose

Zu differenzieren sind bakterielle Follikulitiden, wie insbesondere die staphylogene und Gram-negative Follikulitis, Candida-Follikulitis, Actinomykose und Tuberculosis cutis colliquativa.

Noduläre granulomatösen Perifollikulitis (Granuloma trichophyticum)

[Majocchi 1883]

Majocchi grenzte dieses Krankheitsbild von den tiefen follikulären Trichophytien ab und definierte seine klinischen Charakteristika als »intrakutane rundliche, oberflächlich abgeflachte, indolente, nur unter Fingerdruck dolente Knoten, welchen von normaler oder leicht geröteter, nicht schuppender Haut bedeckt sind«. Bei dem klassischen eher dermal gelegenen perifollikulitischen Typ kommt es bei Immunkompetenten mit einer chronischen Dermatophytose im Anschluss an ein Trauma (Rasieren der Unterschenkelhaare) zu einer Ruptur von Haarfollikeln mit einer granulomatösen Gewebsreaktion. Das dislozierte Keratin dient dem Erreger als Substrat. Die subkutane noduläre Form tritt vornehmlich bei Immunsupprimierten auf (auch bei topischer Anwendung potenter Steroide) und ist durch livid-rote Papeln und Knoten gekennzeichnet. Meist wird *T. rubrum* nachgewiesen.

▪ Differenzialdiagnose

Abzugrenzen sind tiefe bakterielle Follikulitiden, aber auch aufgrund seiner häufigen Lokalisation am Unterschenkel das Erythema induratum Bazin und das Erythema nodosum. Fast immer lässt sich jedoch eine bereits bestehende Tinea pedis, cruris oder unguis nachweisen, die die Diagnose erleichtert. Die Sonderstellung besteht jedoch im Nachweis (histologisch, kulturell) des Erregers in tieferen Hautstrukturen, die als lokale oder allgemeine Schwächung der Resistenzlage differenzialdiagnostisch erfasst und in die Therapie einbezogen werden muss.

16.2.3 Mykide

Eine sich bei einer Tinea entwickelnde spezifische verzögerte Th1-vermittelte Immunreaktion ähnlich derjenigen beim allergischen Kontaktekzem kann mit infektassoziierten sterilen Fernreaktionen (Dermatophytid) einhergehen. Sie lassen sich durch einen positiven Trichophytintest nachweisen. Klinisch handelt es sich um symmetrische, dyshidrosiforme Eruptionen an Händen und Füßen (Nativpräparat, Kultur negativ) oder auch nodöse oder multiforme Erytheme in extremitätenbetonter Lokalisation. Leicht zu übersehen ist der Lichen trichophyticus als symmetrisch am Stamm gruppiert stehende, blasse, erythematöse, spitzkegelige, follikuläre Papeln. Ein Hinweis ist das gleichzeitige Bestehen einer oft massiven Dermatophytose. Mykide können auch während intensiver Behandlung einer manifesten Mykose auftreten, möglicherweise wegen der verstärkten Antigenresorption bei Abtötung der Erreger. Sie bilden sich spontan zurück, wenn die Mykose unter der Behandlung abheilt.

III

16.3 Superfizielle Mykosen – Kandidosen und andere Hefepilz-Infektionen

Hefepilze sind alte Kulturbegleiter. Der Begriff Hefe leitet sich ab von dem Verb heben, der die Gärung bewirkende Stoff ist als Hebemittel benannt. Mittelalterliche Ausdrücke für Hefe sind Germ und Gest, welches sich auch in der englischen Bezeichnung yeast = gist = gischt (kocht, blubbert) wiederfindet. Hefen sind opportunistische Krankheitserreger, die bestimmter Prädispositonsfaktoren bedürfen, um Erkrankungen auszulösen. Betroffen von Hefepilzinfektionen sind daher vor allem abwehrgeschwächte Menschen.

16.3.1 Kandidosen

Candida-Mykosen werden durch Hefen der Gattung Candida, dabei zu einem großen Anteil durch *Candida albicans* hervorgerufen. Lokale Candida-Mykosen der Haut und angrenzender Schleimhäute werden von systemischen Candida-Mykosen unterschieden.

▪ Natürliches Vorkommen

Imperfekte Hefen der Gattung Candida machen etwa ein Viertel aller bekannten Hefearten aus. Die ubiquitär verbreiteten Organismen umfassen eine sehr heterogene Gruppe mit einer hohen morphologischen und physiologischen Vielfalt. Hefen der Gattung Candida finden sich beim Menschen als Kommensale im Gastrointestinaltrakt, oberen Respirationstrakt sowie im weiblichen Genitalbereich. Die Haut ist weder für *Candida albicans* noch für andere Species natürliches Reservoir. Jedoch ist in den benachbarten Hautarealen von Körperöffnungen sowie an den Fingern (häufiger Kontakt zum Mund) und intertriginös häufig eine Besiedlung mit diesen Hefen festzustellen. Es handelt sich hierbei um eine Kolonisation, nicht um eine Infektion, wobei sich Letztere nach Eintreten bestimmter Prädispositionsfaktoren jedoch relativ schnell manifestieren kann. Candida-Hefen werden als Erreger bei 10–15% aller dermatologisch bedeutsamen Pilzinfektionen gefunden.

▪ Ätiopathogenese

Candida-Species sind fakultativ pathogene, opportunistische Hefen. Das Auftreten bestimmter lokaler und systemischer Bedingungen auf Seiten des Wirts kann Trigger für die Umwandlung der kommensalen in die pathogene Form sein. Morphologisch ist dieser Schritt durch den Übergang von der Hefe- in die Myzelphase gekennzeichnet (Ausnahme: *C. glabrata*). Die Induktion der Hyphen wird von verschiedenen Faktoren begünstigt. Die Produktion von Hyphen gehört zu den auf Erregerseite ausgebildeten sechs **Virulenzfaktoren**. Durch Adhäsion (1) erfolgt der Kontakt zwischen Hefezellen und Wirtsepithel. Candida-Hefen erlangen die Fähigkeit zur Adhärenz durch Adhäsine, überwiegend Mannan- oder Proteinkomponenten der Zellwand. Auf Wirtsseite werden von den Schleimhautepithelzellen Mannan-bindende Proteine (MBP) exprimiert, weiterhin beeinflussen ortsständige Mikroflora und Schleimhautmilieu die Adhäsion. Nach Adhäsion breiten sich die Candida-Hefen vornehmlich in den oberen Schichten der Epidermis weiter aus. Die Invasion (2) erfolgt mithilfe von Enzymen (3) (Proteinasen – insbesondere sekretorische Aspartatproteasen [SAP's], Phospholipasen und Lysophospholipasen) mit hydrolytischen Eigenschaften, die sich in den Hefezellen konzentriert an der dem Schleimhautepithel zugewandten Seite nachweisen lassen. Die enzymatische Andauung der Zellen resultiert schließlich in Gewebsdefekt mit Entzündung des Hautareals, der abhängig von der Infektionslokalisation klinisch unterschiedlich aussieht. Einen weiteren Virulenzfaktor der Candida-Hefen stellt die Bildung von Toxinen (4) dar, die mit adhäsiven, zytotoxischen, enzymatischen, pharmakologischen und immunologischen Eigenschaften das Fortschreiten der Infektion unterstützen. Durch phenotype switching (5) und molekulares Mimikry (6) können sich Candida-Hefen der Immunantwort des Wirts entziehen.

▪▪ Bedingungen auf Wirtsseite/Prädispositionsfaktoren

Ein gesundes Haut- und Schleimhautmilieu stellt eine wirksame Barrierefunktion gegen von außen einwirkende Noxen und Erreger dar. Durch lokale und systemische Faktoren kann diese Barrierefunktion geschwächt und die Manifestation einer Infektion durch Candida-Hefen erleichtert werden.

▪▪ Lokale Prädispositionsfaktoren

Vorbestehende Haut- und Schleimhauterkrankungen, lokal angewandte Steroide, chronische Mazeration der Haut/Intertrigines, erhöhte Schweißneigung, Okklusion durch Verbände, geschlossenes Schuhwerk; Eintrittspforten durch Kunststoffteile: Venenverweilkatheter, Implantate.

▪▪ Systemische Prädispositionsfaktoren (»sehr alt, sehr jung, sehr krank«)

- **Gestörte zellvermittelte Immunantwort** bei Neugeborenen und Greisen, angeborenen Immunmangel-Syndromen, HIV-Infektion, Schwerkranken (Lymphome, Leukämie, Karzinome), zytostatischer und immunsuppressiver Therapie
- **Gestörte Phagozytosefähigkeit** bei Diabetes mellitus, Neutropenie
- **Endokrine Faktoren** bei Schwangerschaft, Diabetes mellitus, Morbus Cushing, Morbus Addison, Hypoparathyreoidismus, Hypothyreose

- **Stoffwechselstörungen:** Hypalimentation und Marasmus, Eisen-/Zinkmangel
- **Iatrogen:** Therapie insbesondere mit Östrogenen, Kortikosteroiden, Immunsuppressiva, Zytostatika, Antibiotika

▪ Diagnostisches Vorgehen

Ziel sollte bei Verdacht auf eine Hefe-Infektion die Identifikation der Spezies sein. Im Hinblick auf die Resistenzen einiger Candida-Spezies gegenüber bestimmten Antimykotika ist die alleinige Feststellung einer Hefe-Infektion oder Kandidose oft unzureichend. Besonders zu fordern ist die Bestimmung der Spezies bei allen chronisch-rezidivierenden Verläufen bei immunsupprimierten Patienten und bei Verdacht auf *Candida glabrata* oder andere *Non-albicans*-Species, da diese eine verminderte Empfindlichkeit/Resistenz gegenüber verschiedenen Azolderivaten aufweisen können.

Auf Standardmedien zeigen Candida-Spezies nach meist 1–4 Tagen das typische Wachstumsverhalten von Hefen: Luftmyzel ist nicht vorhanden, es finden sich weiße, cremefarbene oder rote Kolonien mit matter Oberfläche. Eine Differenzierung der Hefespezies anhand der Kulturmakromorphologie ist im Allgemeinen nicht möglich. Neben dem Nativpräparat erfolgt eine Differenzierung mittels chromogener Nährböden oder anhand der Mikromorphologie durch Überimpfung auf Reisextraktagar (nach Taschdjian). Unter semianaeroben Bedingungen unter einem Deckgläschen werden die Hefen 1–4 Tage bei 22°C inkubiert und bei 400-facher Vergrößerung direkt mikroskopiert. Der Reisextraktagar ist ein Mangelnährboden und ruft bei verschiedenen Spezies ein typisches Wachstumsmuster von (Pseudo-)Myzel und Blastosporen hervor. *C. albicans* bildet sehr charakteristische dickwandige Dauersporen, die Chlamydosporen (1–4 Tage bei 22°C; bei 37°C keine Chlamydosporenbildung), womit die Artdiagnose *C. albicans* hinreichend gesichert ist. Der Keimschlauchtest stellt ein weiteres spezifisches Diagnostikum für *C. albicans* dar. Bei Inkubation mit Serum bei 37°C über 2–4 h kommt es zu Keimschläuchen, Vorformen von Hyphen bis zur Bildung des ersten Septums. Gelingt keine Speziesbestimmung, werden Candida-Hefen anhand ihrer physiologischen Leistungen (Assimilations- und Fermentationstests; kommerzielle Tests verfügbar wie Auxacolor 2, Bio-Rad; ID 32C, BioMerieux) oder mithilfe molekulargenetischer Methoden weiter differenziert.

▪ Therapie

Die Therapie der opportunistischen Infektionen durch Hefen der Gattung Candida stützt sich auf Ausschalten von Prädispositionsfaktoren, die topische und gegebenenfalls systemische antimykotische Therapie. Candida-Infektionen der Haut können in den meisten Fällen topisch erfolgreich behandelt werden. Als wirksame Substanzklassen bei Candida-Infektionen kommen Polyene (Nystatin, Amphotericin B) sowie Azole infrage, weiterhin Allylamine (Terbinafin, Naftifin), Morpholine (Amorolfin) und Pyridone (Ciclopiroxolamin). Dabei wird entsprechend der Lokalisation die am besten geeignete Grundlage gewählt: Cremes und Salben (Haut an Körperstamm und Extremitäten), Pasten (Intertrigines), Lacke (Nägel), Suppositorien/Vaginaltabletten (Vaginal), Lutschtabletten und Suspensionen (Mundschleimhaut). Bei stark entzündlichen Verläufen kann eine kurzfristige Kombinationstherapie mit topischen Steroiden in Erwägung gezogen werden.

> **Griseofulvin sowie Tolciclat/Tolnaftat sind bei Hefen nicht wirksam.**

Gegen Polyene wurden nur wenige Resistenzentwicklungen beobachtet. *C. krusei* ist gegenüber Fluconazol und Itraconazol resistent, eine verminderte Empfindlichkeit gegenüber Azolderivaten wird bei *C. glabrata* und *C. guilliermondii* beobachtet. Gegenüber Ciclopiroxolamin besteht keine Resistenzentwicklung. In Einzelfällen kann die systemische Therapie einer lokalen Kandidose erforderlich sein, vor allem bei chronischer Candida-Paronychie/Onychomykose, Vulvovaginalkandidose oder chronischer mukokutaner Kandidose. Hier stehen Fluconazol, Itraconazol sowie Voriconazol oder Posaconazol zur Verfügung (letztere wirksam bei Non-albicans-Erregern, die gegen Fluconazol und/oder Itraconazol resistent sind; zugelassen derzeit nur für die Behandlung von Systemmykosen). Amphotericin, Echinocandine und Flucytosin müssen intravenös verabreicht werden und sind ebenfalls der Therapie invasiver Kandidosen vorbehalten. Zur Erzielung synergistischer Effekte ist die Kombination eines Systemantimykotikums mit einem topischen Antimykotikum einer differenten Wirkklasse zu empfehlen. Da sowohl Polyene, Azole, Allylamine als auch Amorolfin in den Ergosterolmetabolismus der Pilze eingreifen, ist eine Kombination mit dem Hydroxypyridon Ciclopiroxolamin (Chelatkomplexbildner und Zytotoxizität durch Wasserstoffsuperoxidinduktion in den Pilzzellen) sinnvoll. Systemisch verabreichtes Terbinafin ist bei Kandidosen nicht ausreichend wirksam.

Candida intertrigo

▪ Synonym

Intertrigo candidomycetica

▪ Epidemiologie

Sie stellt die häufigste Komplikation einer Intertrigo dar, wobei begünstigende Faktoren eine wesentliche Rolle spielen, insbesondere Adipositas, Diabetes mellitus und allgemeine Abwehrschwäche.

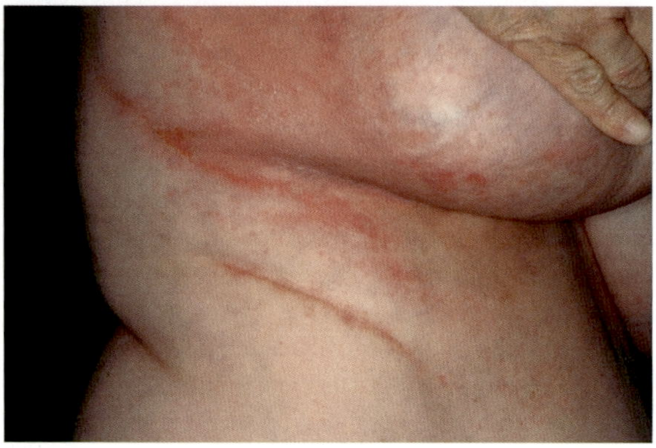

Abb. 16.18 Kandida-Intertrigo

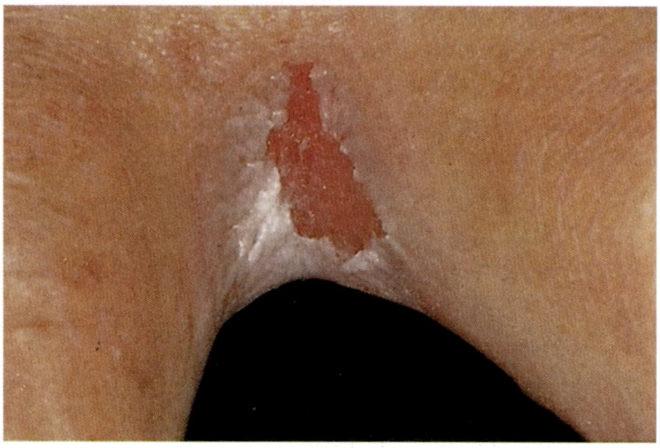

Abb. 16.19 Interdigitale Kandidose

Ätiopathogenese

Erosive, mazerative Hautveränderungen im feuchtwarmen intertriginösen Bereich stellen einen idealen Nährboden für *Candida albicans* dar. Die Kandidose ist daher die häufigste Komplikation einer Intertrigo. Ursache und Folge sind dabei nicht klar zu unterscheiden: Der Erreger verstärkt die Entzündung, die Entzündung begünstigt wiederum den Erreger. Weitere fördernde Faktoren sind starkes Schwitzen, enge und luftundurchlässige Kleidung sowie mangelhafte Hygiene.

Klinik

Hauptlokalisation sind die intertriginösen Hautregionen (Axillae, Leistenbeugen, Bauchfalten, submammär, Perigenital- und Perianalregion). Typisch sind die relativ scharfe Begrenzung durch eine dem entzündlich geröteten und nässenden Herdzentrum zugewandte Schuppenkrause (Collarette) und manchmal randwärts als Primäreffloreszenzen kleine Pusteln mit weißgelblichem Inhalt (im Gegensatz zur meist staphylogenen Ostiofollikulitis nicht an den Haarfollikel gebunden). Papeln und Pusteln treten auch als Streuherde (Satellitenläsionen) in der näheren Umgebung der juckenden Areale auf. Bakterielle Superinfektionen der Herde sind möglich.

Differenzialdiagnose

Einfache Intertrigo, toxische oder allergische Kontaktdermatitis, intertriginöse Psoriasis vulgaris, Morbus Hailey-Hailey sind abzugrenzen.

Therapie

Sorgfältiges Abtrocknen der intertriginösen Areale, Gewichtsreduktion, Tragen von Baumwollkleidung, Einlage von Leinenläppchen sind wichtig. Die antimykotische Behandlung erfolgt im Allgemeinen topisch (Polyene, Azole). Je nach Hautzustand sind die geeigneten Vehikel, insbesondere Pasten (intertriginöser Bereich) oder Cremes auszuwählen. Nachteilig ist der zusätzliche Okklusiveffekt bei fettenden Substanzen.

Interdigitale Kandidose

Synonyme

Erosio interdigitalis candidomycetica, Erosio interdigitalis blastomycetica

Klinik

Bei einer Candida-Infektion der Fingerzwischenräume fällt die starke Mazeration der Hornschicht auf. Sie ist aufgequollen und neigt zu Rhagaden. Oft finden sich als Kopathogene Gram-negative Bakterien. Ständige Durchfeuchtung der Hände sowie Okklusion durch das Tragen von Ringen wirkt begünstigend.

Kandidose im Windelbereich

Synonyme

Soorwindeldermatitis, Windelsoor

Ätiopathogenese und Klinik

Bei Inkontinenz führen Windeln in dem durch ihre Anwendung geschaffenen funktionellen intertriginösen Raum leicht zu einer mazerativ erosiven Intertrigo. Die Windeldermatitis ist eine primär irritative Erkrankung multifaktoriellen Ursprungs mit sekundärer Superinfektion durch Bakterien und Hefen der Gattung Candida. Eine primäre Kandidose im Windelbereich findet sich eher selten. Als typisches Unterscheidungsmerkmal gilt die Aussparung der tiefen Hautfalten bei der irritativen Form (W-Form), während diese Areale bei der primären Kandidose mitbetroffen sind. Bei genitoanaler Kandidose belegt die Stuhluntersuchung nicht selten eine starke Kolonisation des Darms als Infektionsquelle.

Differenzialdiagnose

Windeldermatitis, Psoriasis inversa, seborrhoisches Ekzem, Acrodermatitis enteropathica sind zu unterscheiden.

Therapie

Ausschalten von Prädispositionsfaktoren umfasst: Häufiges Windelwechseln, Gebrauch von atmungsaktiven, saugfähigen Windeln/Baumwollwindeln, windelfreie Episoden soweit möglich. Milde Reinigungsmaßnahmen der Haut, Ölbäder, gutes Abtrocknen/Trockenföhnen, Einlage von Leinenläppchen in die Hautfalten sind geeignete Maßnahmen. Weitere Optionen sind weiche Zinkpaste zum Hautschutz. Bei sekundärer Besiedlung durch Candida-Hefen wird eine externe Therapie empfohlen, insbesondere Polyene (Nystatin) und Azole in Pastenform. Bei schweren Verläufen sollte gegebenenfalls kurzfristig Hydrokortison 1% in Pastenform eingesetzt werden.

! Externa in den Intertrigines sowie bei großflächiger Entzündung werden 20-fach höher resorbiert als an anderen Lokalisationen.

Kontraindiziert sind fluorierte Glukokortikoide (Granuloma gluteale).

Candida-Paronychie und Candida-Onychomykose

Ätiopathogenese

Sie treten vor allem bei chronischer Belastung der Hände, durch ständige Durchfeuchtung bei der Hausarbeit, bei Köchen und anderen Berufsgruppen auf. Die Zehennägel sind meist frei. Eine Bedeutung kommt auch peripheren Durchblutungsstörungen, Immundefekten, Diabetes mellitus und übertriebener Nagelmaniküre zu. Frauen sind etwa 3-mal häufiger betroffen als Männer.

Klinik

Es findet sich ein roter, geschwollener Nagelwall an einem oder mehreren Fingern. Neben Verlust der Cuticula kommt es durch Abhebung des Nagelwalls von der Nagelplatte zu einem Recessus. Aus diesem kann sich spontan oder auf Druck dickliches weißes Material entleeren, das sich aus Hornbestandteilen, Pilzelementen und Entzündungszellen zusammensetzt. Das Gebiet ist sehr schmerzempfindlich. Bei längerem Bestehen kann es zu Nagelwachstumsstörungen mit Verdickung, Verfärbung und höckriger Verformung der Nagelplatte sowie zur Onycholyse kommen. Aus einer chronischen Candida-Paronychie kann die Candida-Onychomykose hervorgehen. Sie ist im Gegensatz zur durch Dermatophyten hervorgerufenen Onychomykose wesentlich seltener, aber klinisch nicht sicher zu unterscheiden. Beide Erregergruppen können zudem zusammen auftreten. Typisch sind der Beginn an Nagelfalz und Nagelbett als Paronychie (proximal subunguale Onychomykose) und die erst sekundäre Invasion der Nagelplatte. Grünschwarze Verfärbung des Nagels, besonders in seinen seitlichen Anteilen, kann ein Hinweis auf eine bakterielle Begleitinfektion (Feuchtkeime wie *Pseudomonas aeruginosa, Klebsiellen = grüne Nageldyschromasie*). Im Rahmen der chronischen mukokutanen Kandidose kommt es nicht selten zu einer starken Mitbeteiligung der Nagelorgane, sodass eine regelrechte Nagelplattenstruktur nicht mehr ausgebildet wird: Dystrophische Onychomykose.

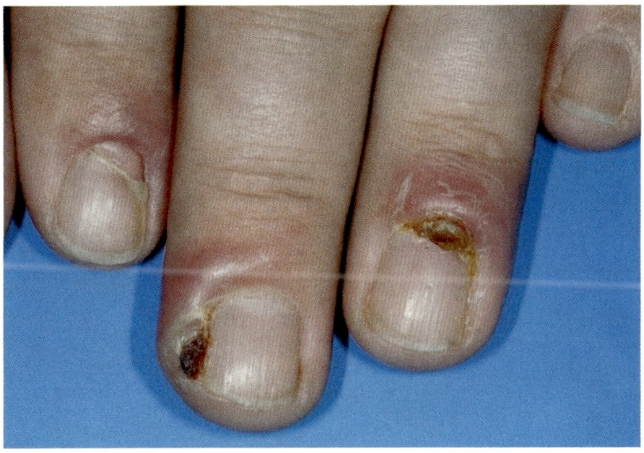

Abb. 16.20 Candida-Paronychie

Differenzialdiagnose

Abzugrenzen sind Paronychie und Onychodystrophie durch Dermatophyten und Bakterien (Staphylokokken, Streptokokken, *Pseudomonas aeruginosa, Proteus mirabilis*), selten auch durch Schimmelpilze.

Therapie

Prädispositionsfaktoren sind auszuschalten; indiziert ist bei unkompliziertem Befall (Nagel und Nagelbett frei) eine Lokaltherapie: lokale Antimykotika, antiseptische Maßnahmen. Ausgeprägte Formen sollten mit hefewirksamen Systemantimykotika behandelt werden, zum Beispiel Fluconazol 50 mg/d oder Itraconazol vorzugsweise kontinuierlich 100 mg/d bis zur Heilung. Sofern ein distaler Befall der Onychomykose vorliegt (maximal 50% der Nagelplatte betroffen), kann die alleinige Lokalbehandlung versucht werden. Adjuvant sollte eine atraumatische Entfernung der erkrankten Nagelplattenanteile erfolgen.

Kandidose der Mundschleimhaut

Synonyme

Stomatitis candidomycetica, Mundsoor

Ätiopathogenese

Eine orale Kandidose – bedingt durch *Candida albicans* – kann schon bei Neugeborenen vorkommen. Das Kind wird im Geburtskanal infiziert, die Erkrankung manifestiert sich in den ersten Lebenstagen. Im Alter findet sich Mundsoor nicht selten bei Zahnlosigkeit oder schlecht sitzenden Zahnprothesen. Prädisponierend sind auch erosive Erkran-

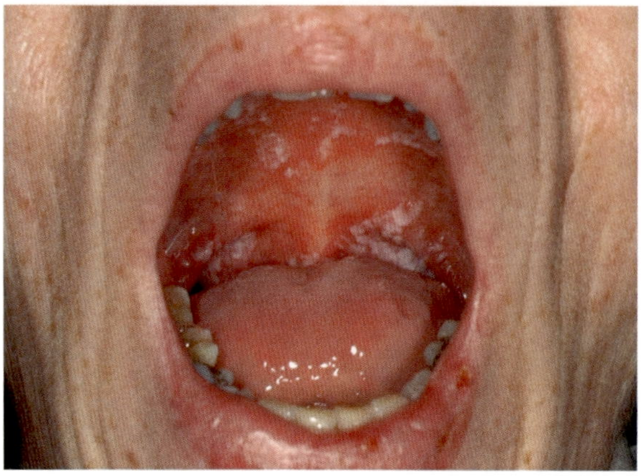

Abb. 16.21 Pseudomembranöse Kandidose

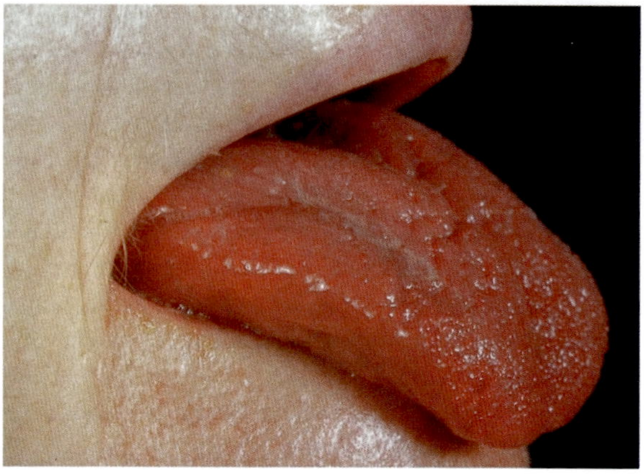

Abb. 16.22 Atrophische Kandidose

kungen der Mundschleimhaut, wie Pemphigus vulgaris und Lichen ruber. Die orale Kandidose stellt die häufigste opportunistische Infektion bei HIV-Infizierten dar. Der alleinige Nachweis einer Hefe definiert jedoch noch keine orale Kandidose (opportunistische Candida-Arten) Die verschiedenen klinischen Krankheitsbilder entstehen durch die Anwesenheit einer Candida-Spezies bei gleichzeitig bestehenden prädisponierenden Faktoren (Diabetes mellitus, gestörte Immunabwehr; im Bereich der Mundschleimhaut: verminderte Speichelproduktion, erhöhte Kohlenhydratkonzentration im Speichel, chemische Reize: Nikotinabusus, mechanische Reize: Gebissträger).

Klinik

Es lassen sich mehrere Manifestationsformen unterscheiden:
- Akute pseudomembranöse Kandidose (Mundsoor)
- Akute atrophische Kandidose
- Chronische atrophische Kandidose (Gebissträgerstomatitis)
- Chronische hyperplastische Kandidose (Candida-Leukoplakie)

Die **akute pseudomembranöse Form** ist die häufigste Erscheinungsform der oralen Kandidose und tritt vorwiegend bei Neugeborenen sowie bei Immundefizienz auf. Bevorzugt an Wangenschleimhaut und Gaumen finden sich stippchenförmige, später konfluierende, weiße, abstreifbare (mit Holzspatel; Abgrenzung zur Leukoplakie) Beläge, unter denen sich eine hochrote, leicht blutende Schleimhaut befindet. Bei massivem Befall können auch Zunge, Pharynx und Ösophagus betroffen sein. Im Allgemeinen ist die Erkrankung eher symptomarm, subjektiv bestehen Missempfindungen (Geschmacksstörungen, Pelzigkeitsgefühl). Sie kann sich aber insbesondere bei schwerer Immunsuppression durch sehr schmerzhafte, erosive Schleimhautveränderungen äußern, die die Nahrungsaufnahme deutlich beeinträchtigen.

Die **akute erythematöse Kandidose** geht mit brennenden Beschwerden im Mund einher. Sie entwickelt sich zumeist aus der akuten pseudomembranösen Kandidose und entsteht selten primär. Prädisponierend sind vor allem Antibiotikatherapie und HIV-Infektion. Es findet sich eine glatte, glänzende, erythematöse Schleimhaut mit verstrichenen Papillen, betroffen ist zumeist der Zungenrücken.

Begünstigend für die Manifestation der **chronischen atrophischen Kandidose** ist die chronische mechanische Irritation, einhergehend mit einer bakteriellen Überwucherung der Mundschleimhaut. Etwa ein Viertel der Gebissträger weist Schleimhautveränderungen im Prothesenbereich auf, die häufig mit einer Candida-Infektion assoziiert sind. Die Anordnung der empfindlichen Schleimhautveränderungen spiegelt vorwiegend am harten Gaumen und Zahnfleisch des Oberkiefers die Prothesenform wider. Hell- bis dunkelrote Läsionen mit einer glänzenden, atrophischen Oberfläche kennzeichnen das klinische Bild, insbesondere an Kontaktstellen mit Prothesenteilen und daher vorwiegend am harten Gaumen. Subjektiv bestehen leichte Missempfindungen oder auch Beschwerdefreiheit.

Die **Candida-Leukoplakie** findet sich gehäuft Immundefekten. Sie ist gekennzeichnet durch weiße Plaques der Mundschleimhaut, die unregelmäßig die Schleimhaut von Wangen und Zunge bedecken. Im Gegensatz zum akuten pseudomembranösen Typ der oralen Kandidose sind diese Beläge eher fest und nicht leicht wegwischbar. Die hypertrophen, bei der nodulären Variante pflastersteinartigen Schleimhautveränderungen sind zum Teil von einem erythematösen Rand umgeben, auch Atrophie und Ödem werden beobachtet. Wichtig ist hier die Abgrenzung zu anderen Formen der teils ein In-situ-Karzinom darstellenden Leukoplakien.

Ebenfalls der oralen Kandidose zugerechnet werden kann die **Perlèche (Angulus infectiosus)**, bei dem im Mundwinkel von Krusten bedeckte Einrisse auftreten, wenn sich *Candida spp.* nachweisen lassen. Weitere Ursachen der Cheilitis angularis umfassen mechanische Faktoren sowie Mischinfektionen mit Bakterien. Wie bei Kandidosen sind auch für die Entstehung der Cheilitis angularis lokale (atopisches Ekzem) und systemische Grunderkrankungen (Diabetes mellitus, Eisenmangelanämie, Vitamin-B_{12}-Mangel, Avitaminosen) von Bedeutung.

■ **Differenzialdiagnose**

Von wesentlicher Bedeutung ist die leichte Abstreifbarkeit der Beläge mit dem Holzspatel. Bei HIV-Infizierten ist an die Haarleukoplakie an den Seitenkanten der Zunge zu denken, ferner an Lichen ruber der Mundhöhle sowie an Plaques muqueuses bei sekundärer Syphilis.

■ **Therapie**

Nicht resorbierbare Antimykotika vom Polyen-Typ wie Amphotericin B oder Nystatin oder auch Azole in geeigneten Zubereitungen (Lösungen, Suspensionen, Lutschtabletten oder Mundgele, bei Lippenbeteiligung auch Cremes) für 10 Tage. Die Gabe der Polyen-Antimykotika in Tablettenform bewirkt eine Lokaltherapie des Orogastrointestinaltrakts und ist wegen fehlender Resorbierbarkeit dieser Wirkstoffe nicht als systemische Therapie zu interpretieren. Sofern eine oropharyngeale Kandidose mittels topischer Therapie nicht beherrschbar ist, werden überwiegend Azole eingesetzt (zum Beispiel Fluconazol 100 mg/d 7–14 Tage). In Fällen von Azolresistenzen kann Fluconazol in sehr hohen Dosen (800–1600 mg/d), Itraconazol auch als Lösung oder Voriconazol oder Posaconazol eingesetzt werden. Zugelassen sind die beiden letzteren Substanzen in Deutschland derzeit nur für die Behandlung von Systemmykosen. Bei immunkompetenten Säuglingen ist Miconazol-Mundgel das Mittel der Wahl. Daneben sind auch die Polyene Nystatin und Amphotericin B als Suspension zur Behandlung der oralen Kandidose im Säuglingsalter gut geeignet.

Entwickelt sich eine Kandidose der Mundhöhle und/oder des Ösophagus bei Vorliegen einer primären oder sekundären Immunschwäche, sollte eine systemische Therapie eingeleitet werden, auch bei Fehlen von Fieber.

Candida-Follikulitis

■ **Synonym**

Folliculitis (barbae) candidomycetica

■ **Ätiopathogenese**

Diese wird insbesondere im Bartbereich erwachsener Männer durch vornehmlich *Candida albicans* hervorgerufen. Prädisponierende Faktoren sind Diabetes mellitus und allgemeine oder örtliche Schwächung der Abwehrlage bei malignen Lymphomen, Leukämien, HIV/AIDS, Glukokortikoid- und Zytostatika-Behandlung sowie inadäquate längerfristige Vorbehandlung von Hauterscheinungen mit Glukokortikoiden und Antibiotika.

■ **Klinik**

Im Bartbereich finden sich honiggelbe Krusten, kleine follikuläre Pusteln oder mit Krusten bedeckte, von Pusteln durchsetzte Papeln und Knoten.

■ **Diagnostisches Vorgehen**

Das Krankheitsbild stellt gelegentlich die Erstmanifestation eines Diabetes mellitus dar. Chronischer Verlauf und fehlendes Ansprechen auf antibiotische Therapie sind hinweisend wie der Nachweis von *Candida albicans* aus Krusten und an epilierten Barthaaren.

■ **Differenzialdiagnose**

Zu differenzieren sind Impetigo contagiosa, Tinea barbae, staphylogene Ostiofollikulitis, Gram-negative Follikulitis.

Chronische mukokutane Kandidose

[Thorpe and Handley 1929]

■ **Definition**

Die chronisch mukokutane Kandidose (CMC) umfasst eine heterogene Gruppe seltener und angeborener Syndrome, die durch chronische und rezidivierende Infekte von Haut und Schleimhaut durch Candida-Hefen bedingt sind. Sie treten gleichzeitig an Haut, Nägeln und Schleimhäuten verschiedener Körperregionen auf, oft bereits im Kindesalter. Selten finden sich bei diesen Patienten disseminierte oder systemische Infektionen.

■ **Ätiopathogenese**

Bedeutsam für die unzureichende Abwehr sind Defekte von dendritischen Zellen sowie Th1-Zell-Defekte, während Defekte der angeborenen (Phagozytose, Migration von neutrophilen Granulozyten) und der humoralen Immunität eine geringere Rolle spielen. Th17-Zellen kommt eine bedeutende Rolle zu. Sie üben mittels IL-23 und IL-17 einen synergistischen Effekt auf die epitheliale Synthese kationischer antimikrobieller Peptide wie der Defensine aus. Störungen führen zu einer beeinträchtigten Auseinandersetzung mit Candida-Hefen insbesondere an der Oberflächenbarriere. Primäre Formen treten meist in den ersten Lebensjahren auf und sind häufig mit Autoimmunerkrankungen endokriner Drüsen assoziiert. Zu den bislang ermittelten Gendefekten zählen:

- Autosomal rezessive Formen: Autoimmune polyendocrinopathy candidiasis ectodermal dystrophy syndrome (APECED oder APS-1) – Mutation im Autoimmunregulator-Gen (AIRE); assoziiert mit Dysfunktionen der endokrinen Drüsen; Mutation im PTPN22 Gen assoziiert mit Autoimmunendokrino-

pathien und Antikörpermangel; Mutation im Caspase-associated-recruitment-domain 9-Gen (CARD9)
- Autosomal dominante Formen: Mutation auf Chromosom 2p; assoziiert mit einer Malfunktion der Schilddrüse. Hyper-IgE-Syndrom (Job-Syndrom); Mutation im STAT3-Gen, CMC, atopische Dermatitis und eine erhöhte Empfindlichkeit gegenüber Infektionen mit extrazellulären Bakterien; ferner Mikrodeletionssyndrom 22q11 – DiGeorge-Syndrom (Thymushypoplasie)
- Sekundäre Formen: Chronische Infektionen (HIV-Infektion), Stoffwechselerkrankungen (Diabetes, Übergewicht), maligne Tumoren, insbesondere Lymphome/Thymome, therapieinduzierte Abwehrschwäche (Immunsuppressiva, Zytostatika, Glukokortikoide)

Klinik

Gleichzeitig treten verschiedene therapieresistente Formen von Kandidose der Haut und Schleimhäute auf, beispielsweise oral (Mundsoor), gekennzeichnet durch weißliche Beläge auf rötlichem Grund, bis in den Pharynx und Ösophagus hinabreichend, Perlèche, Konjunktivitis und Blepharitis, Darmstörungen, erosive, mazerative Intertrigo, Tinea corporis-ähnliche anuläre oder serpiginöse Kandidosen der freien Haut, Urethritis, Zystitis, Vulvovaginitis, eitrige Paronychien, Onychodystrophie und Granulome der Haut. Besondere Risiken sind Strikturen des Ösophagus, Maldigestion und -nutrition und Entwicklung von Neoplasien.

Therapie

Da Resistenzen gegenüber Antimykotika eine zunehmende Problematik darstellen, ist ein rasches und nach Möglichkeit der Pathogenese angepasstes Vorgehen essenziell. Therapie der Wahl ist zunächst die Langzeitgabe von Fluconazol 100–200 mg/d. Bei Auftreten von Resistenzen (regelmäßige Tests erforderlich) können entsprechend der Empfindlichkeitsdaten Itraconazol, Voriconazol und Posaconazol eingesetzt werden. Echinocandine (Inhibition der Glucan-Synthese und damit der Ausbildung der Zellwand) zeigen eine gute Verträglichkeit, sind aber nicht oral verfügbar. Polyene (Nystatin, Amphotericin B) sind Standard für die topische Langzeittherapie oder Mittel der dritten Wahl für die Systemtherapie (Amphotericin B).

Vulvovaginale Kandidose

Synonyme

Vulvovaginitis candidomycetica, Candida-Vulvovaginitis, Kandidose der Vagina, vaginaler Soor, Candida-Kolpitis

Ätiopathogenese

Von Hefepilzen der Gattung Candida hervorgerufene Entzündung der Vulva und/oder der Vagina. Vermutlich erkranken drei von vier Frauen wenigstens einmal im Leben an einer vulvovaginalen Kandidose. Etwa 5% der Erkrankten leiden an einer chronisch-rezidivierenden vulvovaginalen Kandidose (RVVC), die durch mindestens 4 Rezidive innerhalb eines Jahres definiert ist. In 80–90% ist *Candida albicans* der Erreger, in 5–10% *C. glabrata*, in 1–3% *C. krusei*, daneben *C. parapsilosis, C. guilliermondii* und andere. Die vaginale Hefepilzkolonisation ist abhängig vom Glukoseangebot in der Vagina, das unter dem Einfluss der Sexualsteroide zyklisch unterschiedlich ausgebildet ist. Deshalb ist eine vaginale Kolonisation durch Hefepilze oder eine Vaginalkandidose bei Mädchen in der hormonellen Ruhephase und bei länger postmenopausalen Frauen selten. Eine Vielzahl von unterschiedlichen Faktoren wird als begünstigend angesehen: Schwangerschaft, Diabetes mellitus, orale Kontrazeptiva, Glukokortikoid-Therapie, antimikrobielle Chemotherapie (sowohl systemisch als auch lokal), mechanische Reize (Intrauterinpessare, Koitus), mechanische und chemische Irritation (Scheidenspülungen). Als bedeutsam wird die Übertragung vom Enddarm her im Falle von dessen Kolonisation erachtet. Eine sexuelle Übertragung ist nicht regelhaft. Bei der RVVC sind oft keine Prädispositionsfaktoren zu ermitteln.

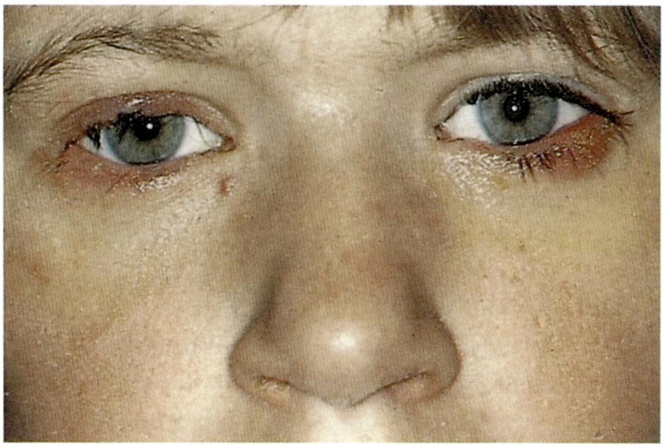

Abb. 16.23 Lidbeteiligung bei chronisch mukokutaner Kandidose

Klinik

Die hefepilzbedingten Erkrankungen des äußeren Genitale betreffen sowohl Vulva als auch Vagina und äußern sich in reichlichem Ausfluss, weißlichen, abwischbaren Auflagerungen auf der Scheidenwand sowie einem ausgeprägten Erythem der Vulva und der angrenzenden Inguinalregion. Prämenopausale Frauen leiden meistens unter einer Vaginalmykose mit Beteiligung des Introitus und der Vulva. Postmenopausale Frauen leiden primär unter einer Vulvakandidose. Als subjektive Symptome treten Wundsein des Scheidenvorhofs und der Perianalregion, Juckreiz sowie Ausfluss aus der Scheide auf. Charakteristisch ist weißlich-cremiger bis käsig-krümeliger Ausfluss. Bei der

Candida-glabrata-Vaginitis besteht meist nur gelegentliches, geringes, prämenstruelles oder postkoitales Jucken, manchmal mehr oder weniger cremiger Fluor ohne besonderen Geruch und eine weniger starke Rötung der Vagina. Die Diagnose muss sich auf Nativpräparat und Kultur stützen, wobei das gesamte Spektrum möglicher Erreger erwogen werden muss. Eine Stuhluntersuchung auf Candida ist insbesondere bei Rezidiven angezeigt.

▪ Differenzialdiagnose

Zu beachten sind bakterielle Vaginose, bakterielle Vaginitis insbesondere mit Nachweis von A-Streptokokken, Trichomoniasis, Herpes genitalis, bei leukozytärem Fluor der Zervix Chlamydieninfektion, Gonorrhoe, Lichen sclerosus, Lichen ruber planus, Lichen ruber mucosae, Psoriasis, verschiedene Ekzemformen, selten auch der extramammäre Morbus Paget, Burning-vulva-Syndrom und die Vulvodynie.

▪ Therapie

Eine Kolonisation mit Hefepilzen bedarf bei der gynäkologischen Patientin normalerweise keiner Therapie. Die akute Vaginalkandidose kann lokal oder systemisch behandelt werden. Für die lokale Therapie sind Polyene (Nystatin, Amphotericin B), Imidazole (Einmaltherapie möglich; wirksam auch gegen einige Bakterien und Trichomonas; Cave Erregerlücken: *C. glabrata, C. krusei, C. guilliermondii*) und Ciclopiroxolamin-Vaginalia (wirksam auch gegen Azol-resistente Hefen) verfügbar. Die Vaginaltabletten oder Ovula sind an 1, 3 oder 6 aufeinander folgenden Tagen (in Abhängigkeit vom Pharmakon) tief in die Scheide einzuführen. Bei Entzündungen der Vulva sollte eine hefewirksame antimykotische Salbe oder Creme 1- bis 2-mal täglich auf die betroffenen Stellen aufgetragen werden. Dehnt sich die Kandidose der Haut auf den Inguinalbereich aus, sind Nystatin- oder Azolzubereitungen in einer Pasten- oder Cremezubereitung anzuwenden.

Führt die alleinige Lokalbehandlung nicht zum gewünschten Erfolg und sind immer wieder *C. albicans* oder andere Candida-Arten im Scheidensekret nachgewiesen worden, wird eine systemische Behandlung mit oralen Triazolen empfohlen (Kontraindikation Schwangerschaft, insbesondere 1. Trimenon). Infrage kommen Fluconazol und Itraconazol (150 mg Einzeittherapie oder 2-mal 200 mg Eintagestherapie). Diese haben aber gegen *C. glabrata* und *C. krusei* eine so schwache Wirksamkeit, dass bei *C. glabrata* eine Fluconazoldosierung von 800 mg/d und bei *C. krusei* zunächst topischer Therapieversuch mit Ciclopiroxolamin Vaginalzäpfchen/-Creme empfohlen werden.

Die Therapiedauer beträgt im Allgemeinen 12 Tage, mykologische Kontrollen sollten frühestens 7–10 Tage nach Therapieende erfolgen. Eine gleichzeitige topische

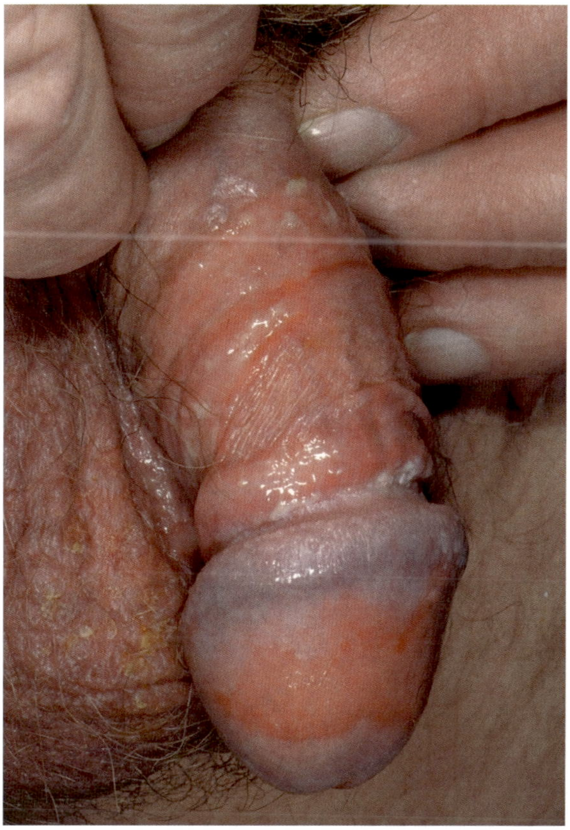

Abb. 16.24 Candida-Balanitis

Therapie mit Ciclopiroxolamin ist aufgrund seines differenten Wirkmechanismus zu den Azolen sinnvoll. Ferner werden bei der RVVC empfohlen: Stuhlkultur, Untersuchung der Mundhöhle (kariöse Zähne), Desinfektion eventueller Prothesen, Untersuchung des Partners mit Partnertherapie. Eine »Darmsanierung« ist normalerweise nicht erforderlich. Bei chronisch rezidivierender Vulvovaginalkandidose und Nachweis identischer Hefepilzarten in Vagina und Mund oder Stuhl sollte aber ein entsprechender Therapieversuch durchgeführt werden.

Candida-Balanitis

▪ Synonyme

Balanitis candidomycetica, Soorbalanitis

▪ Ätiopathogenese

Es handelt sich um eine durch *Candida spp.*, insbesondere *C. albicans*, seltener *C. glabrata* hervorgerufene Infektion der Glans penis und des Präputiums. Begünstigend sind das feuchtwarme Milieu im Präputialraum, mangelhafte Hygiene, speziell ungenügende Abtrocknung nach dem Waschen oder Candida-Vulvovaginitis bei Sexualpartnerinnen. Es handelt sich um eine sexuell übertragbare Erkrankung. Prädisponierende Faktoren sind insbesondere auch mangelnde Körperhygiene, Phimose und Diabetes mellitus (gelegentlich Erstmanifestation).

Klinik

Umschriebene Rötungen, grauweißliche Auflagerungen oder nässende Erosionen im Vorhautraum (Balanoposthitis) sind hinweisend. Im Krankheitsverlauf kann es akut oder subakut zur entzündlichen Schwellung des inneren Präputialblatts bis zur entzündlichen Phimose und stärkerer eitriger Sekretion infolge bakterieller Sekundärinfektion kommen. Subjektiv bestehen Brennen und Juckreiz.

Differenzialdiagnose

Bakteriell bedingte Infektionen, allergisches Kontaktekzem, Balanitis plasmocellularis Zoon, Lichen sclerosus et atrophicus, Balanitis erosiva circinata, Herpes-simplex-Infektionen, Psoriasis inversa und Erythroplasie Queyrat sind zu differenzieren.

Therapie

Die Therapie wird zumeist mit Antimykotika in Cremeform durchgeführt. Zusätzlich können Gliedbäder sowie die Einlage von Leinenstreifen zwischen Glans penis und innerem Präputialblatt erfolgen. Eine Partnertherapie ist empfehlenswert.

16.3.2 Erkrankungen durch Malassezia-Hefen

Lipophile Hefen der Gattung Malassezia (früher Pityrosporum) gehören einerseits zur residenten Mikroflora der menschlichen Haut und finden sich aufgrund ihrer obligaten Lipidabhängigkeit vornehmlich in den seborrhoischen Arealen. Andererseits spielen sie eine wichtige Rolle bei Erkrankungen wie Pityriasis versicolor, seborrhoischem Ekzem, *Malassezia*-Follikulitis und systemischen Infektionen. Zudem können *Malassezia*-Hefen auch ein Triggerfaktor für eine atopische Dermatitis sein.

Molekulargenetisch konnte nachgewiesen werden, dass das Genus aus derzeit 14 Spezies besteht (*M. furfur, M. sympodialis, M. globosa, M. pachydermatis, M. obtusa, M. nana, M. restricta, M. slooffiae, M. dermatis, M. equina, M. japonica, M. caprae, M. cuniculi und M. yamatoensis*), die mit Ausnahme von *M. pachydermatis* (vornehmlich bei Tieren und nicht obligat lipidabhängig) möglicherweise alle unterschiedliche Nischen auf der Haut besetzen. Eine artspezifische Assoziation mit einer einzelnen Erkrankung ist nicht sicher nachgewiesen worden. Ein Standardmedium zur Anzucht ist modifizierter Dixon-Agar mit den Lipidquellen Tween 40 und Olivenöl, die Differenzierung erfolgt mit dem Tween-Auxanogramm und/oder über eine Sequenzierung der ITS1-Region der rDNA.

Pityriasis versicolor

[Eichstedt 1846]

Synonyme

Tinea versicolor (der Begriff Tinea sollte jedoch den Dermatophytosen vorbehalten sein)

Definition

Schon 1801 von Willan beschrieben und 1846 von Eichstedt als erregerbedingt erkannt, gilt Pityriasis versicolor als eine der häufigsten superfiziellen Mykosen der Haut. Sie wird durch lipophile Hefen der Gattung Malassezia verursacht, tritt vermutlich ausschließlich beim Menschen auf und ist weltweit verbreitet.

Epidemiologie

Betroffen sind vor allem Jugendliche und jüngere Menschen in der 2. und 3. Lebensdekade, nach dem 60. Lebensjahr ist die Inzidenz deutlich geringer. Mit Ausnahme der Tropen findet sich die Erkrankung selten bei unter 10-Jährigen, da die Veränderung der Hautlipide in der Pubertät bedeutsam ist. Ausgesprochene Geschlechtspräferenz besteht nicht. Deutlich ist der Einfluss des Makroklimas. In tropischen bis subtropischen Regionen ist etwa jeder Zweite erkrankt. In Nord- und Mitteleuropa hat Pityriasis versicolor eine Inzidenz von 0,5–1% mit einem Maximum in den Monaten Mai bis September.

Ätiopathogenese

Die Kontagiosität gilt als gering oder nicht gegeben. Epidemisches Auftreten oder Partnerinfektionen wurden nur selten beschrieben. Experimentell ließ sich die Erkrankung jedoch in Einzelfällen reproduzieren. Zu den Prädispositionsfaktoren zählen, neben tropisch-feuchtwarmem Makroklima, auch individuelle Schweißneigung (Hyperthyreose, Tuberkulose, Malignome) und Einflüsse des Mikroklimas (Okklusion), ferner Malnutrition, eine positive Familienanamnese und die Anwendung lipidhaltiger Externa.

Diagnostisches Vorgehen

Die Diagnose erfolgt meist klinisch, ergänzt durch Wood-Licht (gelblichgrüne Fluoreszenz) und KOH-Nativpräparat. Da die Infektion sehr oberflächlich lokalisiert ist, liefert auch der Tesafilmabriss gute Ergebnisse. Mikroskopisch finden sich sehr charakteristisch kurze, zum Teil fragmentierte Pilzfäden neben runden Hefezellen (Spaghetti und Fleischklößchen). Auf das Anlegen einer Pilzkultur (lipidhaltige Medien wie Dixon- oder Leeming-Notman-Agar) kann verzichtet werden, da der Erreger zur residenten Keimflora der menschlichen Haut gehört. *M. globosa* wurde jedoch in den Läsionen als dominierende Spezies bei Pityriasis versicolor nachgewiesen und

Abb. 16.25 Hyperpigmentierte Pityriasis versicolor

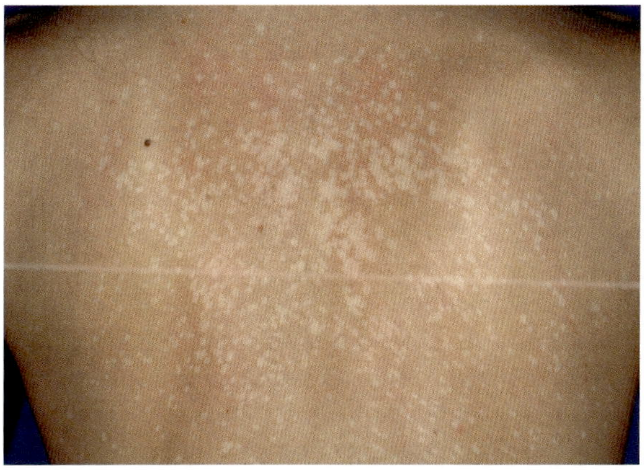

Abb. 16.26 Hypopigmentierte Pityriasis versicolor (PV)

aufgrund der runden Sprosszellen als pathogenes Agens vermutet.

Klinik

Die Erkrankung ist gekennzeichnet durch hell- bis dunkelbraune, zum Teil erythematöse Maculae, bevorzugt in den talgdrüsenreichen Arealen des Körperstamms. Die Herde sind zunächst 3-5 mm groß und neigen zu landkartenartiger Konfluenz. Beim Streichen über die Läsionen mit einem Holzspatel entsteht eine feine, kleieartige (pityriasiforme) Schuppung (**Hobelspanphänomen**). Häufig unter UV-Bestrahlung, aber auch an bedeckten Körperstellen kann es zu einer Umwandlung (versicolor) der hyperpigmentierten Areale in weiße, nicht oder nur gering schuppende Läsionen kommen (**Pityriasis versicolor alba**). Die Repigmentierung kann bis zu einigen Monaten dauern. Abgesehen von kosmetischen Aspekten sind die Patienten nicht beeinträchtigt, gelegentlich wird leichter Juckreiz beschrieben, vor allem bei stärkerem Schwitzen.

Differenzialdiagnose

Hier kommen bei den hyperpigmentierten Läsionen seborrhoisches Ekzem (stärkere entzündliche Komponente), Pityriasis rosea und Tinea corporis infrage, bei intertriginöser Lokalisation Erythrasma (karminrote Fluoreszenz im Wood-Licht), bei den hypopigmentierten Läsionen vor allem Vitiligo sowie postinflammatorische Hypopigmentierung.

Histopathologie

Die histologischen Veränderungen sind diskret: Hyperkeratose, Parakeratose sowie geringe Akanthose und kein oder nur geringes oberflächliches perivaskuläres lymphozytäres Infiltrat. Als pathogenetisch bedeutsam gilt die Induktion von Hyphen durch bislang nicht vollständig aufgeklärte Faktoren. Derzeit wird *M. globosa* als verantwortlicher Erreger postuliert, jedoch ist sowohl die Entstehung der Hyper- als auch der Depigmentierungen bisher nicht zufriedenstellend geklärt. *M. furfur* kann aus Tryptophan Pigmente bilden, die sowohl fluoreszieren als auch die Melanogenese hemmen. Der Pigmentweg ist nur von einem einzigen Enzym abhängig, der Transaminase (TAM) 1. Die Hemmung dieses Enzyms durch einen topisch applizierten Transaminaseinhibitor führt zur Abheilung der Läsionen.

Therapie

Die Krankheit ist gut behandelbar, neigt aber stark zu rezidivierendem Verlauf. Zu den Allgemeinmaßnahmen zählen häufiges Baden/Duschen unter Verwendung von Syndets, Vermeidung von Kleidung mit Okklusiveffekt und Ausschalten von Prädispositionsfaktoren. Topische Imidazolzubereitungen (Shampoo, Lösungen mit Econazol oder Ketoconazol), daneben auch klassische Therapeutika wie Natriumthiosulfat, Pyrithion-Zink, Propylenglykol und Selendisulfid sind wirksam. Topisch sollte immer der gesamte Körper behandelt werden. Die systemische Therapie ist bei ausgedehnten Herden und häufigen Rezidiven indiziert (Itraconazol 200 mg/d über 5–7 Tage, zur Prophylaxe 400 mg an einem Tag im Monat; Fluconazol 50 mg/d über 2 Wochen). Terbinafin systemisch appliziert ist nicht wirksam, da es mit dem ekkrinen Schweiß nicht ausgeschieden wird.

Seborrhoische Dermatitis

Es gibt zunehmende Hinweise, dass *Malasezzia spp.* eine wichtige Rolle in der Pathogenese der seborrhoischen Dermatitis spielt, diese Erkrankung ist in ► Kap. 33 abgehandelt.

Malassezia-Follikulitis

[Potter et al 1973]

Synonyme

Pityrosporum Follikulitis

III

Klinik

Sie ist durch follikulär gebundene, monomorphe kuppelförmige Papeln und Pusteln vornehmlich an Rücken, Brust und Oberarmen gekennzeichnet. Juckreiz, das Fehlen von Komedonen und von Gesichtsläsionen können zur Abgrenzung von der häufigsten Differenzialdiagnose Akne beitragen.

Ätiopathogenese

Ursächlich wird ein verstärktes Wachstum von Malassezia-Hefen im Haarfollikel diskutiert, jedoch ist auch die histologische Diagnostik schwierig, da Malassezia-Hefen regelhaft in den Follikelostien von Hautgesunden nachzuweisen sind. Molekulare Untersuchungen zeigen, dass die Veränderungen nicht durch eine definierte *Malassezia spp.* ausgelöst werden. Bei der Malassezia Follikulitis erscheint daher eine mykologische Diagnosesicherung nicht sinnvoll. Immundefizienz wird als Prädispositionsfaktor diskutiert. Insbesondere bei HIV/AIDS-Patienten besteht starker Juckreiz. Die neonatale zephale Pustulose zeigt ein ähnliches Bild (► Kap. 83).

Therapie

Wie bei Pityriasis versicolor vorzugsweise topische Antimykotika wie Econazol- oder Ketoconazol-Lösung, bei ausgedehntem Befall auch Itraconazol 200 mg/d oral über 7–14 Tage.

Weitere Malassezia-assoziierte Krankheitsbilder

Beim **atopischen Ekzem** wird eine Triggerwirkung durch Antigene von *Malassezia*-Hefen angenommen. Insbesondere Patienten mit einer Lokalisation der Erkrankung im Gesichts-Hals-Bereich (»head-neck-dermatitis«) können von einer Therapie mit Antimykotika (topisch, systemisch) profitieren.

Von der **Malassezia-Sepsis** betroffen sind insbesondere immunsupprimierte Erwachsene sowie Neu- oder Frühgeborene, die parenteral mit Lipidinfusionen ernährt werden (Katheter-assoziierte Sepsis). Als Erreger finden sich häufig *M. pachydermatis* und *M. furfur*.

16.4 Seltenere superfizielle Dermatomykosen

16.4.1 Piedra

Dies sind Infektionen des Haarschafts, die durch eine knotige Anlagerung von Pilzelementen charakterisiert sind (spanisch piedra: Stein).

Weiße Piedra

[Beigel 1869]
Erreger der weißen Piedra des Kopf-, Bart-, Axillen- oder Schamhaars sind Hefen der Gattung *Trichosporon*, insbesondere *T. mucoides*, *T. inkin*, *T. asahii* und *T. ovoides*. Die Erkrankung kommt sowohl in gemäßigten als auch in tropischen Regionen vor. Beide Geschlechter sind gleichermaßen betroffen, die Infektion der Schamhaare tritt aber mehr bei jungen Männern auf. Charakteristisch sind irreguläre, weiche, weißliche Knoten an den Haarschäften. Mikroskopisch sind die Knoten aus Hyphen, Arthrosporen und Sprosszellen zusammengesetzt.

Differenzialdiagnose

Trichobacteriosis axillaris, Pediculosis (Nissen) sind zu unterscheiden.

Schwarze Piedra

[Horta 1911]
Erreger ist *Piedraia hortae*, ein Ascomyzet, dessen natürliches Habitat nicht bekannt ist. Die Erkrankung tritt in feuchtwarmen Klimaregionen auf, vornehmlich bei jungen Erwachsenen ausschließlich im Bereich des Kopfhaars. Kennzeichnend sind spindelförmige schwarze Knoten, die fest an den Haarschaft angelagert sind, diesen aber nicht penetrieren. Sie bestehen aus Hyphen, die durch eine zementartige Substanz verbunden sind (Nativpräparat).

Differenzialdiagnose

Trichonodosis, Trichorrhexis nodosa sind abzugrenzen.

Therapie

Für beide Formen der Piedra ist ein Abschneiden/Rasur der befallenen Haare die einfachste Behandlungsform. Zusätzlich kann eine Imidazol-haltige Creme verwendet werden.

16.4.2 Tinea nigra

[Cerqueira 1916]
Der Erreger ist der halophile, melanisierte, Hefe-ähnliche Pilz *Hortaea werneckii*, der in verrottendem Pflanzenmaterial vorkommt. Aufgrund der Halophilie des Erregers tritt die Erkrankung vorzugsweise an den Handinnenflächen und Fußsohlen auf (Vielzahl ekkriner Schweißdrüsen). Sie ist gekennzeichnet durch asymptomatische, meist solitäre bräunlichschwarze Maculae mit scharfer Begrenzung. Frauen sind 3-mal häufiger als Männer betroffen, das Manifestationsalter liegt meist vor dem 20. Lebensjahr. Prädisponierend ist eine Hyperhidrose sowie Aufenthalt in Küstenregionen oder in einer salzhaltigen Umgebung, vornehmlich in den Tropen. Im Nativpräparat finden

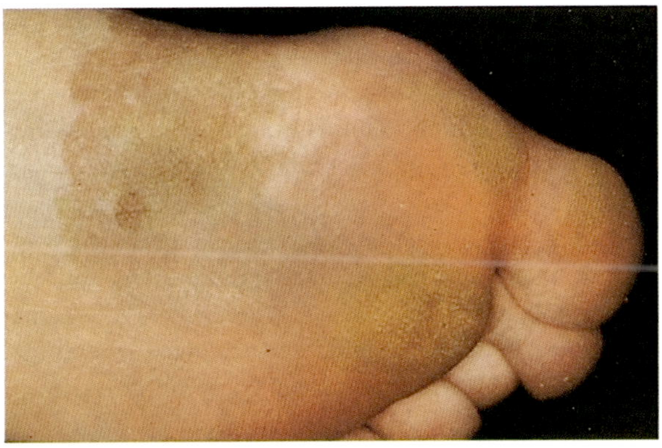

Abb. 16.27 Tinea nigra

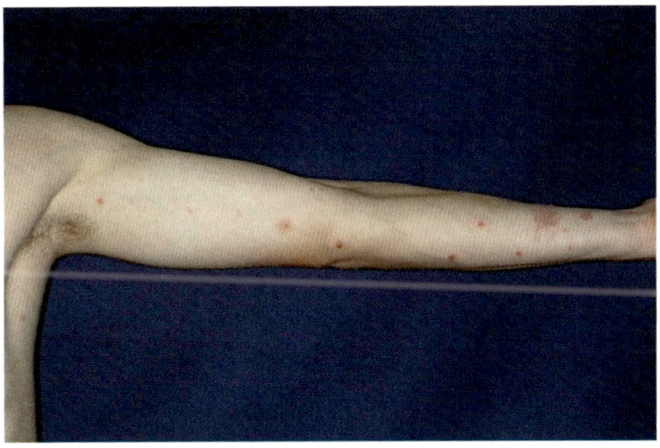

Abb. 16.28 Sporotrichose

sich hyaline, leicht gelbliche bis braune septierte Hyphen. *Hortaea werneckii* wächst auf Standardmedium in 5–8 Tagen, zunächst schwarz-hefeartig und erst später filamentös.

■ **Differenzialdiagnose**

Akrales Melanom/Nävuszellnävus (Dermatoskopie, Nativpräparat) sind zu differenzieren.

■ **Therapie**

Tägliche Applikation einer Imidazol-haltigen Creme über 2–3 Wochen.

16.5 Subkutane Mykosen

■ **Definition**

Subkutane Mykosen finden sich vor allem in tropischen und subtropischen Regionen (Ausnahme: kutane Alternariose). Fallbeschreibungen aus Europa betreffen meist Immigranten, Reiserückkehrer oder Personen, die sich beruflich in diesen Regionen aufgehalten haben. In nahezu allen Fällen handelt es sich um Verletzungsmykosen.

16.5.1 Sporotrichose

[Schenck 1898]

Die Sporotrichose ist eine subakute-chronisch verlaufende subkutane Mykose durch Erreger des Sporothrix schenckii-Komplexes. Neben *Sporothrix schenkii sensu stricto* umfasst dieser vier weitere Arten: *S. albicans*, *S. brasiliensis*, *S. globosa* und *S. mexicana*. Die Erreger finden sich auf Pflanzen, Holz und absterbender Vegetation in einem Klima mit einer mittleren Temperatur von 20–25°C und einer Feuchtigkeit von über 90%. Auch sind sie bei (Haus-)Tieren (Katzen, Hunde, Pferde, Armadillos) nachgewiesen, sodass eine Sporotrichose auch als Zoonose angesehen werden kann (Übertragung durch Katzenbisse).

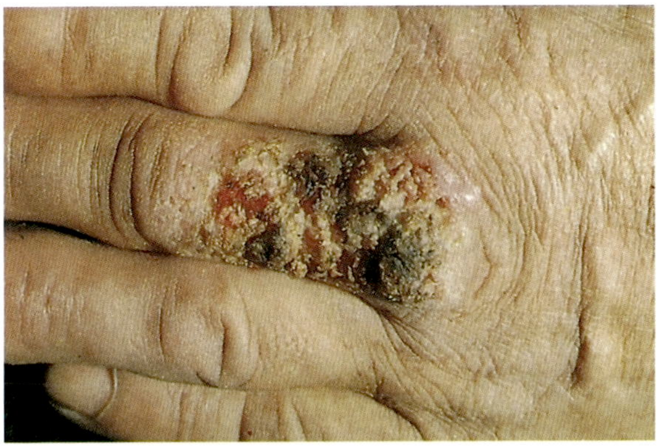

Abb. 16.29 Sporotrichose, fixer kutaner Typ

■ **Ätiopathogenese**

Der Erreger wird meist zusammen mit Pflanzenmaterial in die Haut oder seltener Schleimhaut verbracht, etwa beim Einziehen eines Splitters. Vor allem Hände und Füße sind betroffen. Aufnahme des Pilzes über Inhalation und Ingestion sind möglich, es kommt dann primär zur extrakutanen, selten systemischen Manifestation.

■ **Klinik**

Neben der umschriebenen kutanen Form (25%) ist die lymphokutane Form die häufigste (70%), selten werden disseminierte kutane oder extrakutane oder systemische Formen beobachtet.

Lymphokutane Sporotrichose Die Inkubationszeit beträgt durchschnittlich 3 Wochen nach Inokulation (5 Tage bis mehrere Monate). Als Primärherd entstehen eine entzündliche Papel, eine Papulopustel, ein Ulkus oder ein kutan-subkutaner Knoten mit Ulzeration durch nekrotischen Zerfall. Der Primärherd kann innerhalb von Monaten narbig abheilen, während sich neue Knoten, über denen die Haut blaurot erscheint, im Verlauf die den Primärherd drainierenden Lymphgefäße nach proximal entwickeln.

Die distalen Knoten abszedieren, brechen nach außen durch und sind von fest haftenden Krusten bedeckt. Die mehr vom Primärherd entfernten Knoten zeigen eher gummöse Konsistenz und geringere Neigung zur Nekrose. Das Allgemeinbefinden ist bei dieser Form meist nicht gestört, jedoch erstreckt sich der Verlauf über Jahre.

Fixe kutane Sporotrichose Bei dieser Form bleiben infolge guter Abwehrlage bei bereits vorhandener Sensibilisierung gegen den Erreger die Erscheinungen auf die Inokulationsstelle beschränkt. Meist finden sich verruköse oder krustenbedeckte, manchmal von Satelliten umgebene Herde mit livid-erythematösem Randsaum. Jahrelanges Bestehenbleiben, Spontanheilung unter Narben, auch örtliche Rezidive sind möglich.

Disseminierte Sporotrichose Bei der disseminierten Sporotrichose der Haut treten zahlreiche entzündliche Knoten überall am Körper auf, die 5–15 mm groß, subkutan gelegen und mit der Haut verbacken sind. Sie schmelzen zentral ein, brechen eitrig nach außen durch, fisteln oder bilden chronische Ulzera. Typisch ist das Nebeneinander von blauroten, zentral nabelartig eingedellten Knoten, ulzerierenden und fistelnden Herden. Oft ist eine Immunsuppression assoziiert.

Mukokutane Sporotrichose Diese Form liegt vor, wenn neben der Haut Schleimhäute betroffen sind. Extrakutane systemische Sporotrichose: Bei Immunsuppression/HIV-Infektion können neben der Haut Veränderungen in jedem Organ, insbesondere Knochensystem und Muskulatur auftreten.

▪ Differenzialdiagnose

Bei der lymphokutanen Form sind andere sporotrichoide Infektionen abzugrenzen: Bakteriell bedingt sind Nocardiose, atypische Mykobakteriose, Tuberkulose, Katzenkratzkrankheit und Anthrax, durch Protozoen bedingt Leishmaniose. Bei der fixen kutanen Form sind zu berücksichtigen: Tuberculosis cutis colliquativa oder verrucosa, atypische Mykobakteriosen, Leishmaniose, kutane Kryptokokkose, Chromoblastomykose, Syphilis III.

▪ Diagnostisches Vorgehen

Sporothrix schenkii ist ein dimorpher Pilz, der durch zähe, weißlich-gelbliche, später oft schwärzliche Kolonien mit wenig Lufmyzel gekennzeichnet ist, die in 3–5 Tagen auf Standardmedien wachsen. Auf Reisagar bilden sich entweder längliche Hefezellen oder Einzelkonidien, die auf kleinen Konidienträgern zu finden sind (Margeritenformen = blütenartig angeordnete Konidien auf Hyphenstielen). Eine Kultur erfolgt aus Abstrichen oder besser Biopsiematerial: Ausbildung der myzelialen Phase bei 22°C, Hefephase bei 37°C. Histologisch findet sich eine granulomatöse, teils abszedierende Entzündung mit zigarrenförmigen Sprosszellen (4–6 μm), die sich am besten in der PAS, Methenamin-Silberfärbung oder in der Fluoreszenz mit optischen Aufhellern darstellen. Asteroid bodies bei der Sporotrichose stellen Hefezellen, umgeben von eosinophilen, sich oft strahlenförmig ausbreitendem Material mit einer Größe von ~25 μm dar (**Splendore-Hoeppli-Phänomen**, auch bei anderen chronischen Infektionskrankheiten). Serologische Untersuchungen können bei der Diagnostik der disseminierten Form hilfreich sein.

▪ Therapie

Kaliumjodid (KJ) wird zur Behandlung der Sporotrichose seit mehr als 100 Jahren verwendet. Obwohl der Wirkmechanismus unbekannt ist, ist es aus Kostengründen in manchen Ländern noch Mittel der ersten Wahl. Eine gesättigte Lösung wird in allmählich steigenden Dosen beginnend mit 3 Tropfen 3-mal täglich nach Ansprechen bis zu einer Maximaldosis von 40 Tropfen/d verabreicht (meist 6–8 Wochen). Sehr bitterer Geschmack, Überempfindlichkeitsreaktionen und starke Nebenwirkungen (Übelkeit, Erbrechen, Halogenakne, Hypothyreose) haben die Anwendung eingeschränkt. Randomisierte, plazebokontrollierte (Vergleichs-) Studien sind nicht publiziert. Itraconazol hat sich als hocheffektiv erwiesen. Die amerikanische Gesellschaft für Infektionskrankheiten (IDSA) hat daher 2007 in ihren Leitlinien eine kontinuierliche Therapie mit 200 mg/d über 3–6 Monate als Therapie der ersten Wahl eingeordnet. Auch Terbinafin ist wirksam (250 mg/d bis zu 42 Wochen). Dies ist besonders bedeutsam, wenn Kontraindikationen/mögliche Wechselwirkungen den Einsatz von Itraconazol limitieren. Eine systemische Therapie sollte 4–6 Wochen über die klinische Abheilung hinaus fortgesetzt werden. Adjuvant werden eine lokale Hyperthermie sowie eine Kryotherapie mit flüssigem Stickstoff, gegebenenfalls nach Kürrettage eingesetzt. Die aktuellen Empfehlungen der Infectious Diseases Society of America finden sich in der Arbeit von Kaufman und Mitarbeitern.

16.5.2 Chromoblastomykose

[Lane 1915, Medlar 1915]

▪ Synonyme

Dermatitis verrucosa, Chromomykose

▪ Ätiopathogenese

Unterschiedliche Erreger können das durch knotige, papillomatöse oder verruziforme Veränderungen gekennzeichnete, chronisch verlaufende Krankheitsbild hervorrufen. Bei ihnen handelt es sich um melanisierte Schwärze-

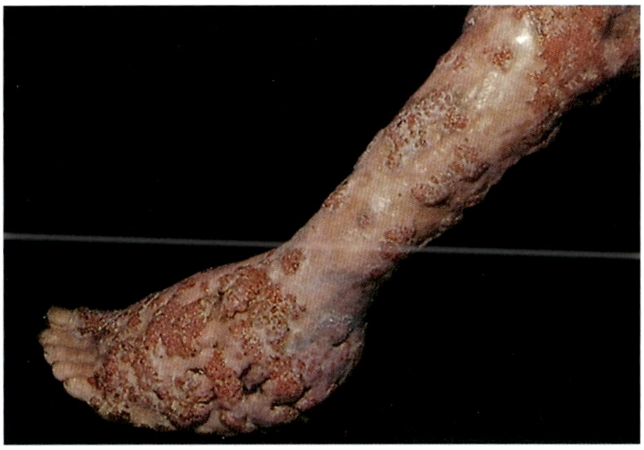

Abb. 16.30 Chromoblastomykose

pilze (Dematiaceen), die auf faulendem Holz vorkommen und bei Verletzung in die Haut gelangen können. Am bedeutsamsten sind *Fonsecaea pedrosoi* (tropische Regionen) und *Cladophialophora carrionii* (semiarides Klima; Übertragung durch Cactaceae), ferner *Fonsecaea compacta*, *Phialophora verrucosa* und *Rhinocladiella aquaspersa*. Die Chromoblastomykose tritt weltweit auf, besonders aber in den Tropen und Subtropen. In Europa sind Fälle durch Zerkleinern von tropischem Kistenholz und durch Nutzung einer Sauna beschrieben.

▪ Klinik

Prädilektionsstellen sind wegen der größeren Verletzungsmöglichkeit die Beine, speziell Unterschenkel und Füße, daneben die Hände. Meist ist die Infektion einseitig lokalisiert. Am häufigsten sind Papeln und Pusteln an der Inokulationsstelle, die sich hoch chronisch zu massiven verruziformen oder papillomatösen granulomatösen Hautreaktionen weiterentwickeln. Ulzerationen und bakterielle Superinfektionen sind nicht selten. Komplikationen sind Lymphödeme und Entwicklung eines spinozellulären Karzinoms.

▪ Diagnostisches Vorgehen

Die Erkrankung wird durch Erregernachweis in der Kultur und im histologischen Schnitt gesichert. Im Gewebe erscheinen die verschiedenen verursachenden Pilze identisch. Histologisch findet man neben granulomatöser, abszedierender und fibrosierender Entzündung vor allem eine pseudoepitheliomatöse Hyperplasie der Epidermis. Die oft schon im HE-Schnitt bräunlich aussehenden, melanisierten, 5–12 µm großen Pilzelemente zeichnen sich durch eine dicke Membran mit einem zentralen Septum aus (fumagoide oder sklerotische Zellen, Medlar-Körperchen, copper pennies). Höhere Sensitivität weist eine Färbung nach Gomorri-Grocott oder nach Fontana-Masson (Melaninnachweis) auf. Kulturen auf Sabouraud-Glukose-Agar oder auch Cycloheximid-haltigen Medien (~30°C, langsames Wachstum; Inkubation 4–6 Wochen) sind dunkelbraunschwarz, gelegentlich hefeähnlich und können orientierend anhand ihrer Mikromorphologie zugeordnet werden. Für die Speziesidentifikation bedarf es meistens der Sequenzierung.

▪ Differenzialdiagnose

Myzetom (Befall der Knochen), Sporotrichose, Tuberculosis cutis verrucosa (verruköse) Karzinome sind abzugrenzen.

▪ Therapie

Die Behandlung ist oft langwierig und von hoher Rezidivrate begleitet. In frühen Stadien sind chirurgische Exzision, Elektrodesikkation, Kryotherapie oder nach Kenntnis der Temperaturoptima des Erregers auch lokale Hyperthermie (43°C) sinnvoll. Itraconazol 200–400 mg/d zeigte eine komplette Heilung bei 42% der Erkrankten nach durchschnittlich 7,2 Monaten Therapie. Terbinafin 500 mg/d erbrachte Heilungsraten von 74,2% nach 12 Monaten. Auch eine Kombination von Itraconazol und Terbinafin wird eingesetzt.

16.5.3 Phäohyphomykose

Unter dem Begriff Phäohyphomykose wird eine heterogene Gruppe von Infektionen durch melanisierte Pilze (Schwärzepilze) zusammengefasst, deren morphologische Charakteristika im Gewebe Hyphen, Hefe-ähnliche Zellen oder eine Kombination aus beiden umfassen können. Erreger gehören unter anderem zu den Gattung Alternaria, Bipolaris, Exophiala und Phialophora. Eine disseminierte Ausbreitung von *Exophiala dermatidis* kann auch beim Immunkompetenten auftreten. *Exophiala jeanselmii* ist der Erreger der phäohyphomykotischen Zyste.

Kutane Alternariose

Lokalisierte Hautinfektionen durch melanisierte Hyphomyzeten der Gattung *Alternaria* (insbesondere *A.alternata* Komplex, *A. infectoria)* werden auch in gemäßigten Regionen zunehmend beobachtet. *Alternaria spp.* sind häufige Saprophyten an Pflanzenbestandteilen, im Staub oder anderen Substraten. Betroffen von der meist traumatisch bedingte Mykose sind vor allem (Hobby-)Gärtner, Floristen und Farmer unter Langzeit-Glukokortikoidtherapie oder Immunsuppression im Rahmen einer Organtransplantation.

▪ Klinik

Singuläre oder multilokuläre nässende, nicht heilende Ulzerationen, verkrustete vegetierende Läsionen, rötliche

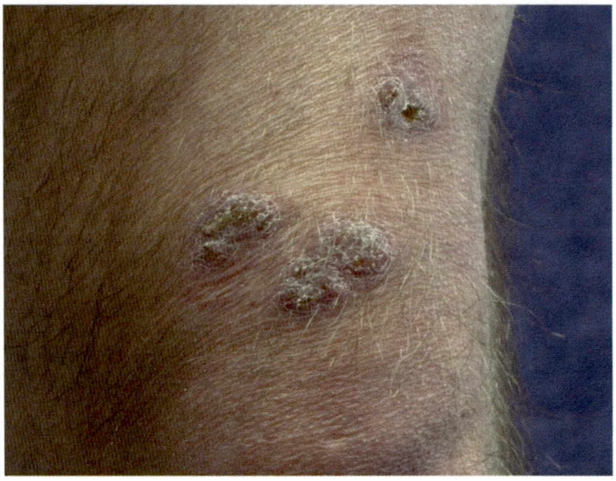

Abb. 16.31 Kutane Alternariose

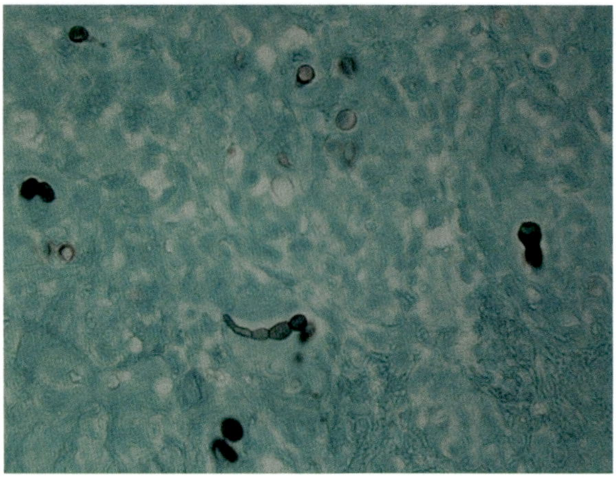

Abb. 16.32 Kutane Alternariose, Gomori-Färbung

Maculae oder verruziforme ekzemähnliche Läsionen, die diaskopisch auch ein granulomatöses Infiltrat aufweisen können, treten auf. Sporotrichoide Verläufe sind beschrieben. Meist sind die Veränderungen nicht schmerzhaft, der Verlauf ist protrahiert. Invasive oder systemische Erkrankungen mit letalem Ausgang sind sehr selten.

- **Diagnostisches Vorgehen**

Da *Alternaria spp.* häufig in der Umgebung gefunden werden, ist es gelegentlich schwierig zu entscheiden, ob ein positives Kulturergebnis eine Kontaminante oder das kausale Pathogen darstellt. Daher ist für die Diagnose nicht nur eine positive Kultur, sondern auch der Nachweis von Pilzelementen im Gewebe wichtig. Histopathologisch können Mikroabzesse sowie eine granulomatöse Entzündung in der Dermis beobachtet werden. Pilzelelemente können sich im Gewebe als verzweigte, dickwandige Filamente, als kugelige Zellen von 10–15 μm im Durchmesser oder als kurze Ketten länglicher Zellen darstellen. Weil die abgerundeten Elemente häufig unpigmentiert sind, wird die Alternariose nicht selten zunächst als Kryptokokkose fehldiagnostiziert. Hier bietet der Nachweis kurzer Hyphen (Gomori-Färbung) eine Differenzierungsmöglichkeit. Da insbesondere *A. infectoria* in Kultur kaum Konidien entwickelt, stellt die Sequenzierung der rDNA-ITS-Region eine weitere Möglichkeit der Differenzierung dar.

- **Differenzialdiagnose**

Granulomatöse Erkrankungen und bei sporotrichoiden Formen atypische Mykobakteriosen, Sporotorichose sind zu beachten.

- **Therapie**

In frühen Stadien ist die chirurgische Entfernung indiziert, nach Kenntnis der Temperaturoptima des Erregers auch lokale Hyperthermie (43°C). Bei ausgedehnten, multilokulären oder sporotrichoiden Krankheitsbildern wird neben der Reduktion der (iatrogenen) Immunsuppression eine antimykotische Therapie empfohlen. Bevorzugt wird Amphotericin B systemisch oder Itraconazol, wobei optimale Dosis (100–600 mg/d) und Therapiedauer weit variieren. Bei transplantierten Patienten müssen mögliche Wechselwirkungen von Azolantimykotika besonders mit den eingesetzten Immunsuppressiva Tacrolimus und Cyclosporin beachtet werden.

16.5.4 Myzetom

[Carter 1860]

- **Synonyme**

Madura-Fuß, Madura-Mykose (Madurai, bis 1949 Madura – Distrikt in Indien)

- **Definition**

Myzetome sind chronisch-eiternde Infektionen des subkutanen Gewebes mit möglicher Beteiligung und Zerstörung von Haut, Knochen und Gelenken.

- **Ätiopathogenese**

Durch Bakterien verursachte Aktinomyzetome (Gattungen Actinomyces, Nocardia und Streptomyces) werden von pilzbedingten Eumyzetomen unterschieden (Erreger *M. grisea, M. myzomatis; Aspergillus spp., Acremonium spp., Leptosphaeria spp., Pseudallescheria boydii, Neotestudina rosatii*, extrem selten auch Dermatopyhten). Zur Erkrankung kommt es vor allem in tropischen und subtropischen Räumen (Wendekreis des Krebses), in Indien und Südamerika sind diese Erkrankungen endemisch. Es handelt sich in der Regel um eine Verletzungsmykose durch Inoku-

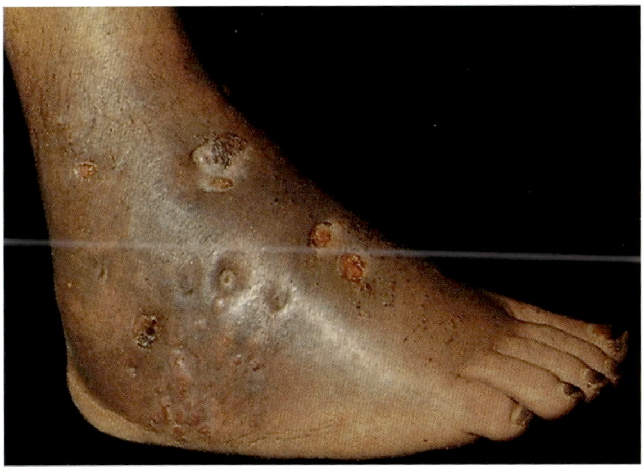

Abb. 16.33 Myzetom

lation des Erregers in das Gewebe. Die Erkrankungen sind daher meist an den Beinen lokalisiert (Barfußlaufen).

▪ Klinik

Sie ist unabhängig von der speziellen Erregerart. Knoten, die sich zu Abszessen entwickeln können, wachsen zunächst über Monate bis Jahre subkutan und verursachen keine oder nur geringe Beschwerden. Mit Größenzunahme kommt es zu tumorartigen deformierenden Schwellungen und Fistelgängen, aus denen sich spontan oder auf Druck Eiter entleert. Er enthält die charakteristischen Drusen, makroskopisch sichtbare, schwärzliche, weißliche oder gelbliche Körnchen, die Erregerkolonien darstellen. Trotz des oft monströsen klinischen Bildes besteht meist relativ geringer Schmerz. Superinfektion durch Staphylokokken ist häufig. Hämatogene oder lymphogene Generalisation kommt selten vor.

▪ Diagnostisches Vorgehen

Die Identifizierung des Erregers erfolgt in der Kultur aus Fisteleiter mit Drusen oder vorzugsweise aus Biopsiematerial. Drusen können zerkleinert und direkt auf Sabouraud-Dextrose-Agar ausgestrichen werden. Bereits aus Farbe (schwarz: Eumyzetom; weißgelb: Aktinomyzetom) und Größe der Drusen sind Rückschlüsse auf den speziellen Erreger möglich (Bakterien 1–2 μm, Pilze 4–6 μm). Histologisch finden sich die Drusen eingebettet in eine fibrosierende und granulierende Entzündung. Sie sind Gram-, PAS- oder Grocott-Gomori-positiv.

▪ Differenzialdiagnose

Osteomyelitis durch Staphylokokken oder *Mycobacterium tuberculosis*, Kaposi-Sarkom.

▪ Therapie

Sie sollte auf Erregernachweis und Ergebnis der Resistenztestung beruhen. Aktinomyzetome können oft erfolgreich antibiotisch behandelt werden. Bei Eumyzetomen ist ein Therapieversuch mit Itraconazol angezeigt (zunächst 600 mg/d, dann 400 mg/d unter engmaschigen Laborkontrollen). Kleinere Läsionen können chirurgisch saniert werden.

16.6 Systemmykosen

Systemmykosen lassen sich in zwei große Gruppen einteilen.

Systemmykosen durch obligat pathogene Pilze Sie treten bei immunkompetenten Wirten auf, Eintrittspforte ist meist die Lunge. Alle Erreger sind dimorphe Pilze. Die initiale Infektion der Lunge ist gewöhnlich mild oder subklinisch und heilt spontan, sodass eine Therapie nicht erforderlich ist. In der überwiegenden Mehrzahl der Fälle wird eine spezifische Allergie entwickelt, was schließlich zur Spontanheilung führt. Etwa 1‰ der betroffenen immunkompetenten Patienten entwickelt eine mehr ausgedehnte oder persistierende Erkrankung. Das Auftreten ist auf bestimmte Gebiete der Erde beschränkt. Die Haut spielt als Manifestationsorgan oft eine nachrangige Rolle.

Systemmykosen durch fakultativ pathogene Pilze Notwendige Bedingung für das Auftreten ist eine Abwehrschwäche (opportunistische Infektion). Die Eintrittspforte kann variieren. Die Prognose wird von der Grunderkrankung bestimmt. Die Gewebeantwort zeigt sich als Nekrose, Abszess oder Granulom. Die Erkrankungen sind grundsätzlich ubiquitär. Die Haut kann das Organ der Erstmanifestation darstellen oder Zielorgan bei einer Sepsis (Aspergillose, Fusariose, Zygomykosen). Daher sollte bei jedem immunsupprimierten Patienten, bei dem eine papulöse, nodöse, nekrotisierende oder ulzerative Hautveränderung auftritt, deren Ätiologie nicht sicher zugeordnet werden kann, eine Hautbiopsie durchgeführt werden, die neben Material für eine histopathologische Untersuchung auch solches für eine kulturelle (Verimpfung unter sterilen Bedingungen im Op) oder molekulare Diagnostik eines Erregers liefert. Eine frühzeitige Diagnostik kann die Prognose wesentlich verbessern.

16.6.1 Kryptokokkose

[Busse 1894, Buschke 1895]

▪ Synonyme

Kryptokokkenmykose, europäische Blastomykose, Torulose, Morbus Busse-Buschke.

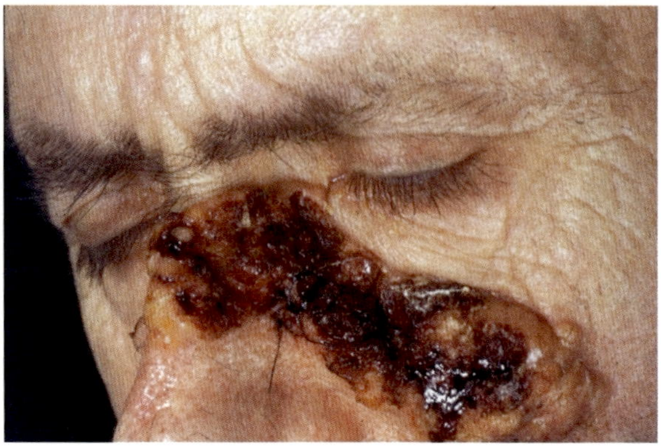

Abb. 16.34 Kryptokokkose bei Non-Hodgkin-Lymphom

Kutane Kryptokokkosen sind entweder sekundär durch hämatogene Aussaat oder sehr viel seltener primär kutan entstandene Infektionen durch *Cryptoccoccus neoformans.*

Ätiopathogenese

Neben einer HIV-Infektion und lymphoproliferativen Erkrankungen als wichtigsten Risikofaktoren ist auch eine immunsuppressive Therapie bedeutsam, wobei auch niedrige Glukokortikoidgaben ausreichend sein können. Weiterhin ist an Immunsuppression insbesondere nach Transplantation oder an eine Therapie mit TNF-a Inhibitoren zu denken. *Cryptococcus neoformans* ist die einzige pathogene Art innerhalb der Gattung Filobasidiella. Er kommt mit seinen beiden klinisch relevanten Subspezies *var. neoformans* (Kapsel-Serotypen A und D; Infektionen bei Immunsupprimierten) und *var. gattii* (Serotypen B/C; Infektionen bei Immunkompetenten) ubiquitär vor. Eine Kryptokokkose wird immer exogen akquiriert (im Gegensatz zu Kandidosen). Vogelexkremente, insbesondere Taubenkot, aber auch Exkremente von Ziervögeln enthalten hohe Erregerzahlen. *Cryptococcus neoformans* ist ein Basidiomyzet, dessen Lebenszyklus bekannt ist (Teleomorphe: *Filobasidiella neoformans*). Basidiosporen in trockenen, aufgewirbelten Exkremente werden inhaliert, keimen zu Hefezellen aus und führen bei den in der Regel immunsupprimierten Patienten zu einer primären Kryptokokkose der Lunge. In der Folge kommt es zu einer disseminierten hämatogenen Aussaat. Sprosszellen werden über die Nieren ausgeschieden. Nieren und Prostata können auch nach erfolgreicher Therapie ein lebenslanges Reservoir darstellen.

Klinik

Die initiale Infektion der Lunge ist meist asymptomatisch. Hautmanifestationen als sekundäre Kryptokkkose treten in 10–20% einer systemischen Infektion auf. Damit ist die Haut der wichtigste Manifestationsort nach dem ZNS. Eine primäre Kryptokkkose der Haut kann auch bei Immunkompetenten auftreten, meist als solitäre Veränderung der Finger oder des Gesichts. Bei Immungeschwächten finden sich oft mehrere Läsionen an Stamm und Extremitäten. Sie bestehen in akneiformen oder genabelten (Mollusca contagiosa ähnelnden) Papeln und Pusteln, kutan-subkutanen Platten und Knoten mit Einschmelzung und Ulzeration. Ulzera mit ausgestanzten oder gelatinös weichen Rändern entstehen häufig in der Umgebung von Nase und Mund. Transepitheliale und transfollikuläre Elimination von *C. neoformans* aus den Läsionen kann möglicherweise für Kontaktpersonenen gesundheitsgefährdend sein.

Diagnostisches Vorgehen

Im Exsudat aus Läsionen oder im Liquor finden sich im Tuschepräparat nach Burri 5–15 µm große Sprosszellen mit in der Regel gut sichtbarer Kapsel (Pathogenitätsfaktor). Kolonien auf Sabouraud-Glukose-Nährböden (kein Wachstum bei Cycloheximid-Zusatz) sind glänzend und schleimig (Biostoffverordnung Biosafetylevel 2–3). Auf Reisagar sind die Sprosszellabstände auffällig groß, bedingt durch die Schleimkapseln, die erst durch Tuschezugabe sichtbar werden. Erforderlich ist die serologische Untersuchung auf *C. neoformans* Antigen im Serum, Liquor und auch Urin mittels Latexagglutinationstest. Die Titerhöhe korreliert mit der Schwere der Erkrankung oder dem Erfolg einer antimykotischen Therapie.

Differenzialdiagnose

Die kutane Kryptokokkose kann eine Reihe von Hauterkrankungen nachahmen: Hauterscheinungen bei Meningoenzephalitis, Molluscum contagiosum, Vaskulitis/Pyoderma gangraenosum, maligne Tumoren wie Karzinome und Basalzellkarzinome, Tuberkulose und andere bakterielle Erkrankungen.

Therapie

Eine rasche Diagnose und Einleitung einer systemischen antimykotischen Therapie senkt die Mortalität deutlich. Bedrohlich unter den unterschiedlichen Manifestationsformen ist insbesondere die Kryptokokkenmeningitis. Zur systemischen Behandlung eingesetzte Chemotherapeutika sollen deshalb gut liquorgängig sein. Es wird etwa 0,4–0,6 mg/kg KG Amphotericin B i.v. tgl. verabfolgt, im Rahmen einer Monotherapie oder zusammen mit Flucytosin (75–100 mg/kg KG tgl.), aufgeteilt in 6 Einzeldosen. Ferner werden Fluconazol und Voriconazol empfohlen. Am ersten Behandlungstag gibt man 400 mg Fluconazol/d, anschließend 1-mal tgl. 200–400 mg; nach Behandlungsende sollten zur Prophylaxe mindestens 100 mg/d verabreicht werden, bei Aids-Patienten lebenslang. Die aktuellen Empfehlungen der Infectious Diseases Society of America finden sich in der Arbeit von Perfect und Mitarbeitern.

16.6.2 Blastomykose

[Gilchrist 1894]

Synonyme

Nordamerikanische Blastomykose, Morbus Gilchrist, Chicago-Krankheit

Epidemiologie

Blastomyces dermatitidis als Erreger kommt saprophytär im Boden vor. Vorzugsweise tritt die Erkrankung in Nordamerika (mittlerer Westen und südzentrale Regionen der USA) auf, insbesondere in den Ohio- und Mississippi-Tälern, vereinzelt aber auch Mittelamerika und in geringem Umfang Südamerika sowie Afrika.

Ätiopathogenese

Vor allem betroffen sind erwachsene Männer. *B. dermatitidis* wird in seiner Sporenform inhaliert und wächst in seiner Hefeform in der Lunge. Von hier aus kann es über hämatogene Streuung zu einem Befall anderer Organe kommen, Haut neben Prostata und Knochen (50% der Patienten; insbesondere asymptomatische Osteolysen).

Klinik

75% der Patienten mit einer extrapulmonalen Erkrankung zeigen eine Hautbeteiligung. Es entstehen einzeln stehende oder gruppierte Papeln, Papulopusteln und kutan-subkutane Knoten mit Neigung zur Ulzeration, hauptsächlich an den Händen, Füßen und im Gesicht, später auch am Stamm. Durch zentrale Abheilung resultieren bogig begrenzte, zentral narbig abheilende Herde mit wulstartig erhabenen und verrukösen Rändern, oft von Krusten bedeckt. Diagnostisch wichtig sind im Zentrum der Herde kleine thrombosierte Papillargefäße (wie bei einer Viruswarze). Inokulationsblastomykosen oder sporotrichoide Formen sind sehr selten.

Diagnostisches Vorgehen

Histologisch zeigt die Epidermis eine pseudoepitheliomatöse Hyperplasie sowie intradermal Mikroabszesse. Entscheidend ist der Nachweis der durch eine Doppelkontur der Zellwand und unipolare (*Paracoccidioides brasiliensis* multipolar) Sprossung ausgezeichneten Erreger in der Dermis, deren Größe bis zu 40 μm betragen kann. Besonders eignet sich zur Untersuchung eitriges Sekret aus Abszessen. Nativpräparat, Kultur sowie histologische Untersuchung (PAS-, Grocott-Färbung) tragen zur Diagnose bei. In der Kultur (Sabouraud-Glukose-Agar; Cave: Biostoffverordnung Biosafetylevel 3, Sicherheitslabor) Ausbildung der myzelialen Phase (weißer Thallus mit reichlich Luftmyzel) bei 30°C oder der Hefephase bei 37°C. PCR-gestützte Methoden (18S rDNA, WI-1 Adhesin) sind möglich.

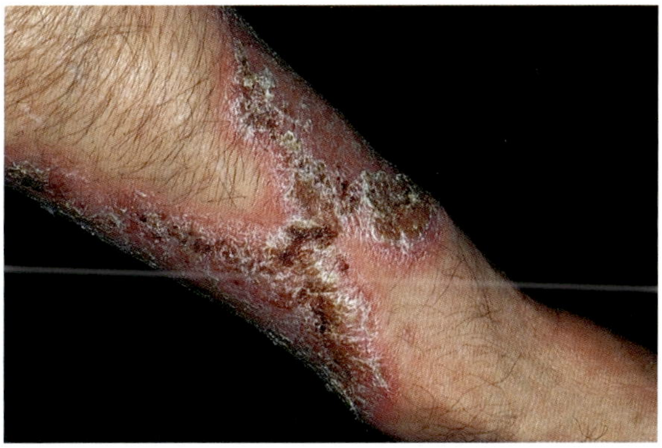

Abb. 16.35 Blastomykose. (Mit freundlicher Genehmigung Prof. Robert H. Schosser, Greenville, North Carolina)

Differenzialdiagnose

Ulzerierende Tumoren (Basalzellkarzinome, spinozelluläre Karzinome); Tuberculosis cutis verrucosa sowie andere granulomatöse Erkrankungen und Halogenoderm sind abzugrenzen.

Therapie

Die aktuellen Empfehlungen der Infectious Diseases Society of America finden sich in der Arbeit von Chapman et al. Bei der milden bis mäßiggradigen pulmonalen Blastomykose wird Itraconazol empfohlen, ebenso bei der milden extrapulmonalen Form, bei schweren Verläufen und ZNS-Beteiligung Amphotericin B.

16.6.3 Parakokzidioidomykose

[Lutz 1908]

Synonyme

Südamerikanische Blastomykose, brasilianische Blastomykose, Morbus Lutz-Splendore-Almeida.

Ätiopathogenese

Parakokzidioidomykose tritt in Süd- und Mittelamerika auf, besonders in Brasilien, wo sie ein zentrales Gesundheitsproblem darstellt. Die in der Regel chronisch verlaufende Erkrankung wird durch *Paracoccidioides brasiliensis* hervorgerufen, einen Keim, dessen eigentliches Habitat noch nicht aufgeklärt werden konnte. Es erkranken ganz überwiegend Männer. Obwohl die Infektionsrate bei beiden Geschlechtern gleich ist, ist das Risiko für eine disseminierte Infektion bei Männern 15-mal höher.

Klinik

Die Eintrittspforte ist die Lunge mit einer subklinisch verlaufenden Pneumonie. Eine Reaktivierung kann nach

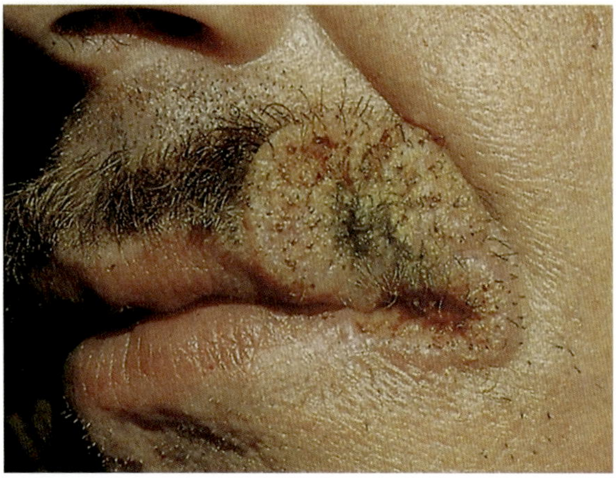

Abb. 16.36 Parakokzidioidomykose

Jahren erfolgen. Im Rahmen einer Dissemination sind Lymphknotenbefall und Befall der Nebennieren häufig, aber jedes Organ kann mit ausgeprägten Destruktionen befallen werden. Die chronisch-adulte Form führt zu einer Zerstörung der Lunge und Befall der oralen, nasalen und intestinalen Mukosa. In der juvenilen oder akuten Form findet sich eine ausgeprägte Infektion des retikuloendothelialen Systems mit Hepatosplenomegalie und Beeinträchtigung des Knochenmarks, die eine hämatologische Erkrankung imitiert. Diese Form verläuft häufig tödlich. Läsionen der Gesichtshaut manifestieren sich meist als periorale Knoten, die sich langsam vergrößern und ulzerieren. Krustöse Läsionen können die Oberlippe und die Nase einbeziehen. Gleichzeitig treten schmerzhafte Ulzerationen im Bereich der Nasen- und Mundschleimhaut auf. Zervikale, oft fistulierende Lymphadenopathie ist häufig.

▪ Diagnostisches Vorgehen

Paracoccidioides brasiliensis kann in geeignetem (eitrigem) Untersuchungsmaterial wie Punktat aus einschmelzenden Lymphknoten, Sputum und Wundsekret mikroskopisch und kulturell nachgewiesen werden. Er hat eine Größe bis zu 60 µm und zeigt, bedingt durch eine multipolare, engbasige Sprossung eine Steuerradform. Histologisch finden sich eine pseudoeptheliomatöse Hyperplasie sowie eine granulomatöse Entzündung, in der der Erreger am besten durch Gomori-Färbung dargestellt werden kann. Auf Sabouraud-Glukose-Agar wächst bei 24°C eine lederartige, weiß-braune Kolonie mit nur gering ausgeprägt Luftmyzel (Cave: Biostoffverordnung Biosafetylevel 3, Sicherheitslabor). Serologische Tests sind möglich. Die molekularbiologische Diagnostik mittels Polymerasekettenreaktion stützt sich auf Primer, die sich an den 5,8S- und 28S-Ribosomen-DNA-Genen orientieren.

▪ Differenzialdiagnose

Leishmaniose (insbesondere mukokutane Form durch *L. brasiliensis*), Frambösie, Lepra und andere granulomatöse Erkrankungen sind abzugrenzen.

▪ Therapie

Bei schweren Verläufen wird Amphotericin B i.v. bevorzugt. Itraconazol kann in einer Tagesdosis von 100 mg über 5 Monate verabfolgt werden. Erfahrungen existieren auch mit Voriconazol.

16.6.4 Histoplasmose

[Darling 1906]

▪ Synonym

Morbus Darling

▪ Epidemiologie

Histoplasmose ist eine Erkrankung, die besonders in den Tälern des Mississippi und des Ohio (ähnlich wie bei Blastomykose), aber auch in (sub)tropischen Regionen von Südamerika, Asien, Australien und Afrika (var. duboisii) auftritt. In den Endemiegebieten zeigen 80% der Bevölkerung eine Serokonversion, eine manifeste Erkrankung ist aber ungewöhnlich.

▪ Ätiopathogenese

Die Primärinfektion erfolgt meist in der Kindheit. Durch Inhalation von Staub gelangt der Erreger in die Lunge. *Histoplasma capsulatum* kommt in Erde vor, die mit (stickstoffhaltigen) Exkrementen angereichert ist, besonders von Fledermäusen, Hühnern und anderen Vögeln. Erstere können den Erreger auch selbst beherbergen.

▪ Klinik

Die primäre Infektion der Lunge verläuft leicht oder latent, sie fällt dann meist nur durch Zufall bei Röntgenuntersuchungen der Lunge oder serologische Tests auf. Die schwere disseminierte Form zeigt einen akuten Verlauf bei Kindern oder HIV/AIDS-Patienten und einen eher chronischen bei älteren Personen. Meningitis und Endokarditis sind häufige Symptome. Akute Infektionen sind oft von Erythema nodosum oder Erythema multiforme begleitet. Bei der chronischen disseminierten Erkrankung können Ulzerationen von Mundschleimhaut, Zunge, Oropharynx sowie des oberen Gastrointestinaltrakts auftreten. Eine Hautbeteiligung ist bei Patienten mit HIV/AIDS am häufigsten, beträgt aber auch hier nur weniger als 10%. Erythematöse Papeln, Knoten, Ulzeration und sogar pannikulitische Veränderungen werden durch hämatogene Dissemination beobachtet. Selten tritt die primäre schankriforme

Inokulationshistoplasmose auf. Hierbei kommt es nach Verletzung durch direktes Einbringen des Erregers zum geschwürigen Zerfall der Haut.

▪ Differenzialdiagnose

Die Hautveränderungen sind nicht diagnostisch. Eine Histoplasmose sollte differenzialdiagnostisch bei Ulzerationen der Mundschleimhaut und unklaren entzündlichen Hautveränderungen insbesondere nach einem Aufenthalt in den Endemiegebieten erwogen werden.

▪ Diagnostisches Vorgehen

H. capsulatum ist ein dimorpher Pilz, der auf Sabouraud-Dextrose-Agar in der Myzelform (weiß, später braun) bei 25°C und in der Hefeform bei 37°C wächst. Da die Kultur sehr infektiös ist, darf sie nur unter entsprechenden Sicherheitsvorrichtungen durchgeführt werden (Biostoffverordnung Biosafetylevel 3). Eine Kultur ist aus Sputum, Haut, Mukosa und Knochenmark möglich. In Biopsien lassen sich die Erreger (2–4 µm) mittels PAS- und Grocott-Färbung gut darstellen. Charakteristisch ist die Lokalisation innerhalb von Makrophagen. Oft zeigt sich ein klarer Halo um den Organismus, welcher aber (trotz seines Namens) keine Kapsel darstellt. Serologische Untersuchungen (Antigennachweis, Antikörpertiterverläufe) sind möglich.

▪ Therapie

Bei der blande verlaufenden Infektion der Lunge bedarf es keiner Behandlung. Die disseminierte Erkrankung des immunkompetenten Wirts ohne Beteiligung des zentralen Nervensystems wird mit Fluconazol, Itraconazol oder Voriconazol behandelt. In der Langzeitanwendung können Isolate mit geringerer Empfindlichkeit selektioniert werden. Alternativ kommt Amphotericin B i.v. in Betracht. Dies gilt besonders bei Beteiligung des zentralen Nervensystems oder bei Immunsuppression. Die aktuellen Empfehlungen der Infectious Diseases Society of America finden sich in der Arbeit von Wheat et al.

16.6.5 Kokzidioidomykose

[Posadas 1892, Wernicke 1892]

▪ Synonyme

Valley fever, Wüstenrheumatismus, San-Joaquin-Fieber

▪ Epidemiologie

Erreger der in der Regel oft inapparent verlaufenden Infektionskrankheit, die primär den Respirationstrakt befällt, sind *Coccidioides immitis* (San Jaoquin Valley in Kalifornien) und *C. posadasii* in anderen Wüstenregionen im Westen der USA, Mexiko sowie Zentral- und Südamerika.

▪ Ätiopathogenese

Die Übertragung erfolgt über erregerhaltigen Staub, begünstigt durch eine regenreiches Frühjahr und einen heißen windreichen Sommer, in dem die Sporen aufwirbelt werden. Die Erkrankung kommt endemisch in heißen und trockenen Klimazonen vor, speziell im Südwesten der USA. Sie ist auch bei nur geringer Exposition hochkontagiös.

▪ Klinik

Meist stellt die Lunge nach Einatmen erregerhaltigen Staubs die Eintrittspforte dar. Mehr als die Hälfte der Patienten sind asymptomatisch, die anderen zeigen nur geringe Symptome. Begleitsymptome können Erythema nodosum, Erythema multiforme oder makulopapulöses Exanthem sein. Ein großer Einzelherd in der Lunge in Form eines Kokzidioidoms kommt vor. Eine Dissemination in das ZNS (granulomatöse Meningitis) und Skelettsystem erfolgt in einer Frequenz von 1:1000, besonders auch bei immunsupprimierten Patienten mit hoher Letalität bei verspäteter Diagnose. Hierbei kann es zu Papeln und Knoten im Kopf-Hals-Bereich kommen, die einer Rosazea ähneln. Verruziforme Granulome mit Einschmelzung und Gewebedestruktion können im weiteren Verlauf auftreten.

▪ Differenzialdiagnose

Abzugrenzen sind Hautveränderungen (makulopapulöse Exantheme) und Symptome nach Aufenthalt in den Endemiegebieten sowie Rosazea-ähnliche und granulomatöse Veränderungen im Kopf-Hals-Bereich.

▪ Diagnostisches Vorgehen

Zur mikroskopischen Untersuchung eignen sich Eiter oder Sputum. Histopathologisch zeigt sich eine granulomatöse Reaktion, bei der sich Sphärulen finden. Dabei handelt es sich um mit Endosporen gefüllte Sporangien von 30–60 µm Größe, die schon in der HE-Färbung erkennbar sind. Die Anzüchtung des Erregers gelingt ohne Schwierigkeiten. Vorkehrungen zum Schutz des Laborpersonals vor Inhalation der hochinfektiösen Sporen sind zwingend erforderlich, da es sich um einen Erreger mit höchster Virulenz handelt (Cave: Biostoffverordnung Biosafetylevel 3, Sicherheitslabor). Eine serologische Diagnose ist möglich.

▪ Therapie

Die harmlos verlaufende, typische akute Lungenerkrankung bedarf im Allgemeinen keiner Behandlung. Bei entsprechender Schwere (Kavernen, fortschreitende Infiltration) wird Fluconazol und Itraconazol eingesetzt, alternativ kommt Amphotericin B i.v. in Betracht. Entsprechend geht man auch bei disseminierten Formen vor; besteht hier meningeale Beteiligung, wird Amphotericin B bevorzugt. Die aktuellen Empfehlungen der Infectious Diseases Society of America finden sich in der Arbeit von Galgiane und Mitarbeitern.

Literatur

Allgemeines

Boekhout T, Gueho E, Mayser P et al (2010) Malassezia and the skin. Springer, Heidelberg

Calderone RA (2001) Candida and candidiasis. American Society for Microbiology, Washington

Calderone RA, Cihlar RL (2001) Fungal pathogenesis: principles and clinical applications. Dekker, New York

De Hoog GS, Guarro J, Gené J et al (2000) Atlas of clinical fungi, 2nd ed. Centraalbureau voor Schimmelcultures/Universität Rovira i Virgili

Gubbins PO, Heldenbrand S (2010) Clinically relevant drug interactions of current antifungal agents. Mycoses 53: 95–113

Karthaus M (2002) Pilzinfektionen bei Krebspatienten. Aktuelle Aspekte der Diagnostik und Therapie invasiver Mykosen. Blackwell, Berlin

Lupi O, Tyring SK, McGinnis MR (2005) Tropical dermatology: fungal tropical diseases. J Am Acad Dermatol 53: 931–951

Seebacher C (2001) Dermatomykosen. Grundlagen und Therapie. Springer, Berlin

Schwartz RA (2004) Superficial fungal infections. Lancet 364: 1173–1182

Tietz HJ, Sterry W (2006) Antimykotika von A-Z. Anwendung und Pharmakologie auf einen Blick. 4. Aufl. Thieme, Stuttgart

Dermatophytosen

Almeida SR (2008) Immunology of dermatophytosis. Mycopathologia 166: 277–83

Brasch J (2004) Bewährte und neue Verfahren zur Differenzierung von Dermatophyten. Hautarzt 55: 136–142

Brasch J (2008) Dermatophytenspezies – »Neue« Taxonomie und »neue« Taxa. Hautarzt 59: 971–979

Brown SJ (2009) Efficacy of fluconazole for the treatment of onychomycosis. Ann Pharmacother 43: 1684–1691

Gupta AK, Tu LQ (2006) Therapies for onychomycosis: a review. Dermatol Clin 24: 375–379

Ilkit M (2010) Favus of the scalp: An overview and update. Mycopathologia 170: 143–154

Seebacher C, Abeck D, Brasch J et al (2007) Tinea capitis: ringworm of the scalp. Mycoses 50: 218–226

Seebacher C, Brasch J, Abeck D et al (2007) Onychomycosis. Mycoses 50: 321–327

Seebacher C, Korting HC, Abeck D et al (2010) Tinea of glabrous skin. J Dtsch Dermatol Ges 8: 549–554

Seebacher C, Bouchara JP, Mignon B (2008) Updates on the epidemiology of dermatophyte infections. Mycopathologia 166: 335–352

Infektionen durch Hefen

Achkar JM, Fries BC (2010) Candida infections of the genitourinary tract. Clin Microbiol Rev 23: 253–273

Bonifaz A, Badali H, de Hoog GS et al (2008) Tinea nigra by Hortaea werneckii, a report of 22 cases from Mexico. Stud Mycol 61: 77–82

Darabi K, Hostetler SG, Bechtel MA et al (2009) The role of Malassezia in atopic dermatitis affecting the head and neck of adults. J Am Acad Dermatol 60: 125–136

Eckert LO (2006) Clinical practice. Acute vulvovaginitis. N Engl J Med 355: 1244–1252

Eyerich K, Eyerich S, Hiller J (2010) Chronic mucocutaneous candidiasis, from bench to bedside. Eur J Dermatol 20: 260–265

Holland S, Vinh, D (2009) Yeast infections – human genetics on the rise. N Engl J Med 361: 1798–1801

Hu SW, Bigby M (2010) Pityriasis versicolor: a systematic review of interventions. Arch Dermatol 146: 1132–1140

Mayser P, Lang S, Hort W (2008) Pathogenicity of Malassezia yeasts. In: Brakhage A, Zipfel P (eds): The Mycota VI: Human and animal relationships. 2. Aufl. Springer, Heidelberg S 115–154

Mayser P, Rieche I (2009) Rapid reversal of hyperpigmentation in pityriasis versicolor upon short-term topical cycloserine application. Mycoses 52: 541–543

Reinel D, Plettenberg A, Seebacher C et al (2008). Leitlinie orale Candidose. J Dtsch Dermatol Ges 6: 593–597

Worthington HV, Clarkson JE, Eden OB (2007) Interventions for treating oral candidiasis for patients with cancer receiving treatment. Cochrane Database Syst Rev 18: CD001972

Subkutane Mykosen

Bonifaz A, Vázquez-González D, Perusquía-Ortiz AM (2010) Subcutaneous mycoses: chromoblastomycosis, sporotrichosis and mycetoma. J Dtsch Dermatol Ges 8: 619–627

Kauffman CA, Bustamante B, Chapman SW (2007) Clinical practice guidelines for the management of sporotrichosis: 2007 update by the Infectious Diseases Society of America. Clin Infect Dis 45: 1255–1265

N'diaye B, Gieng MT, Perez et al (2006) Clinical efficacy and safety of oral terbinafine in fungal mycetoma. Int J Dermatol 45: 154–157

Pilsczek FH, Augenbraun M (2007) Mycetoma fungal infection: multiple organisms as colonizers or pathogens? Rev Soc Bras Med Trop 40: 463–465

Ramos-e-Silva M, Vasconcelos C, Carneiro S et al (2007) Sporotrichosis. Clin Dermatol 25: 181–187

Xue S, Gu R, Wu T et al (2009) Oral potassium iodide for the treatment of sporotrichosis. Cochrane Database Syst Rev. 4: CD006136

Systemmykosen

Chapman SW, Dismukes WE, Proia LA et al (2008) Clinical practice guidelines for the management of blastomycosis: 2008 update by the Infectious Diseases Society of America. Clin Infect Dis 46: 1801–1812

DiCaudo DJ (2006) Coccidioidomycosis: a review and update. J Am Acad Dermatol 55: 929–942

Galgiani JN, Ampel NM, Blair JE et al (2005) Coccidioidomycosis. Clin Infect Dis 41: 1217–1223

Gilaberte M, Batralot R, Torres JM et al (2005) Cutaneous alternariosis in transplant recipients: clinicopathologic review of 9 cases. J Am Acad Dermatol 52: 653–659

Hay RJ (2007) Fusarium infections of the skin. Curr Opin Infect Dis 20: 115–117

Perfect JR, Dismukes WE, Dromer F et al (2010) Clinical practice guidelines for the management of cryptococcal disease: 2010 update by the Infectious Diseases Society of America. Clin Infect Dis 50: 291–322

Petrikkos G, Skiada A (2007) Recent advances in antifungal chemotherapy. Int J Antimicrob Agents 30: 108–117

Silveira FP, Husain S (2007) Fungal infections in solid organ transplantation. Med Mycol 45: 305–320

Spanakis EK, Aperis G, Mylonakis E (2006) New agents for the treatment of fungal infections: clinical efficacy and gaps in coverage. Clin Infect Dis 43: 1060–1068

Wheat LJ, Freifeld AG, Kleiman MB et al (2007) Clinical practice guidelines for the managenment of patients with histoplasmosis: 2007 update by the Infectious Diseases Society of America. Clin Infect Dis 45: 807–825

Erstbeschreiber

Beigel H (1869) The human hair: its structure, growth and diseases. Renshaw, London

Buschke A (1895) Über eine durch Coccidien hervorgerufene Krankheit des Menschen. Dtsch Med Wochenschr 21: 14

Busse O (1894) Über parasitäre Zelleinschlüsse und ihre Züchtung. Zentralbl Bakteriol 16: 175–180

Carter HV (1860) On a new and striking form of fungus disease principally affecting the foot and prevailing endemically in many parts of India. Trans Med Phys Soc Bombay 6: 104–142

Cerqueira AG (1916) Keratomycosis nigricans palmaris. Thesis, Bahia Medical School, Brazil

Darling ST (1906) A protozoen general infection producing pseudotubercles in the lungs and focal necrosis in the liver, spleen and lymph nodes. J Am Med Assoc 46: 1283–1285

Eichstedt E (1846) Pilzbildung in der Pityriasis versicolor. Froriep Neue Notizen Geb Naturkunde 39: 270–271

Gilchrist TC (1894) Protozoan dermatitis. J Cutan Genet Dis 12: 496–499

Gruby D (1841) Mémoire sur une végetátion qui constitue la vraie teigne. Comptes Rendus Acad Sci 13: 72–75

Hebra F (1860) Das umschriebene Eczem. Eccema marginatum. In: Virchow's Handbuch der speciellen Pathologie und Therapie. Enke, Erlangen S 361–363

Horta P (1911) Sobre uma nova forma de piedra. Mem Inst Oswaldo Cruz 3: 86–107

Lane CG (1915) A cutaneous disease caused by a new fungus Phialophora verrucosa. J Cutan Dis 33: 840–846

Lutz A (1908) Uma micose pseudococcidica localizada na boca e observada no Brasil: contribuição para o conhecimento das hyphoblastomycoses americanas. Bras Med 22: 121–124

Majocchi D (1883) Sopra una nuova tricofizia (Granuloma tricofitico), studi clinici micologici. Bull R Acad Med Roma 9: 220

Medlar EM (1915) A cutaneous infection caused by a new fungus Phialophora verrucosa with a study of the fungus. J Med Res 32: 507–521

Meissner G (1853) Pilzbildung in den Nägeln. Arch Physiol Heilkd 12: 193–196

Posadas A (1892) Un nuevo caso de micosis fungoidea con psorospermias. An Circulo Med Argent 15: 585–597

Potter BS, Burgoon CF Jr, Johnson WC (1973) Pityrosporum folliculitis. Report of seven cases and review of the Pityrosporum organism relative to cutaneous disease. Arch Dermatol 107: 388–389

Remak R (1837) De morbo scrufuloso. Inauguraldissertation, Berlin

Schenck RB (1898) On refractory subcutaneous abscesses caused by a fungus possibly related to the sporotricha. Bull Johns Hopkins Hosp 9: 286–290

Schönlein JL (1839) Zur Pathogenie der Impetigines. Arch Anat Physiol Med: 82

Thorpe ES, Handley HE (1929) Chronic tetany and chronic mycelial stomatitis in a child aged 4 and a half years. Am J Dis Child 38: 328–338

Virchow R (1854) Zur normalen und pathologischen Anatomie der Nägel und der Oberhaut, insbesondere über hornige Entartung und Pilzbildung an den Nägeln. Verhandl Phys Med Ges Würzburg 5: 83–105

Wernicke R (1892) Ueber einen Protozoenbefund bei Mycosis fungoides. Zentralbl Bakteriol 12: 859–861

Sexuell übertragbare Erkrankungen

Einführung

Peter K. Kohl und Susanne Buder

17.1 Sexuell übertragbare Erkrankungen

Definition

Infektiöse Erkrankungen, die vorwiegend durch sexuelle Kontakte übertragen werden, sind zur Gruppe der sexuell übertragbaren Infektionen zusammengefasst worden. Sexually transmitted infections (**STI**) hat die Bezeichnung sexually transmitted diseases (STD) abgelöst, um den asymptomatischen Infektionsstatus vieler dieser Erkrankungen zu betonen. Die Lehre von den sexuell übertragbaren Erkrankungen oder Geschlechtskrankheiten heißt Venerologie (Venus: römische Liebesgöttin) und ist integraler Bestandteil des Fachgebiets Dermatologie und Venerologie.

Epidemiologie

STI gehören zu den ältesten bekannten Krankheiten der Menschheit überhaupt. Überall dort, wo Menschen leben, sich lieben und sich vermehren, gibt es STI. Veränderungen im zahlenmäßigen Auftreten sind vorwiegend in den jeweiligen sozioökonomischen Verhältnissen, den herrschenden kulturellen und moralischen Auffassungen sowie in den gegebenen Therapiemöglichkeiten begründet. Unmittelbar nach den beiden Weltkriegen erreichten Syphilis und Gonorrhoe in Deutschland Höchstzahlen von über 500 Fällen/100.000 Personen. Die Entdeckung von Penicillin brachte die große Wende in der Behandelbarkeit dieser klassischen bakteriellen STI. Ende der 60er Jahre des 20. Jahrhunderts führte die zunehmende sexuelle Befreiung in den industrialisierten Ländern zu einer erneuten Zunahme von STI. Seit dem Auftreten der letztendlich tödlich verlaufenden Infektion mit dem humanen Immundefizienzvirus (HIV) sanken alle STI-Zahlen ab Mitte der 1980er Jahre auf ein relativ geringes epidemiologisches Niveau von 2–20 Fällen/100.000 Personen in der Gesamtbevölkerung. Seitdem gegen eine HIV-Infektion vermehrt neu entwickelte Therapieoptionen zur Verfügung stehen, kann weltweit wieder ein ansteigendes Risikoverhalten und eine damit verbundene Zunahme aller sexuell übertragbaren Erkrankungen beobachtet werden.

Ätiopathogenese

STI liegen eine Vielzahl unterschiedlicher Erreger zugrunde (▣ Tab. 17.1).

Klinik

Bei jedem sexuell aktiven Individuum besteht das grundsätzliche Risiko, sich mit einer STI zu infizieren. Zusätzlich ist auch eine perinatale Übertragung möglich.

Als echte **Risikofaktoren** für eine STI gelten:

- Wechselnde Sexualpartner
- MSM (men who have sex with men/männliche Homosexualität)
- Gewerbsmäßige Ausübung des Geschlechtsverkehrs (Prostitution)
- Fehlender Gebrauch von Kondomen
- Späte ärztliche Konsultation oder Behandlung
- Mangelnde Therapietreue
- Fehlende Partnerabklärung und -mitbehandlung

Koinzidentelle **Risikoindikatoren**, die auf sexuelles Risikoverhalten hindeuten, jedoch nicht kausal mit STI zusammenhängen, sind junges Lebensalter, frühe Koitarche, keine feste Partnerschaft, unerlaubtes Fernbleiben vom Schulunterricht, urbane Lebensverhältnisse und niedriger sozioökonomischer Status.

Eine Reihe unterschiedlicher **Symptome** sollten zur klinischen und labortechnischen Abklärung einer STI führen (▣ Tab. 17.2). Die klinische Symptomatik kann allerdings nur Hinweise auf den auslösenden Erreger geben, da sie im Einzelfall selten spezifisch ist und deswegen den diagnostischen Erregernachweis nicht ersetzt (▣ Tab. 17.3).

Diagnostisches Vorgehen

Eine korrekte **Anamnese** bei der Abklärung einer STI umfasst Fragen nach früheren STI und deren Symptomen beim Patienten und beim Sexualpartner sowie nach der kürzlichen Einnahme von Antibiotika. Bei Frauen sollten zusätzlich Fragen nach Geburten, Schwangerschaften (gesichert oder nicht ausgeschlossen), Stillen, Menstruation, Kontrazeption und dem letzten zytologischen Zervikalbe-

Tab. 17.1 Erregerübersicht

Pathogen	Art	Assoziierte Erkrankungen
Bakterien	*Neisseria gonorrhoeae*	Urethritis, Prostatitis, Epididymitis, Zervizitis, Endometritis, Adnexitis, pelvic inflammatory disease (PID), Perihepatitis, Konjunktivitis, Pharyngitis, Proktitis, präpubertale Vaginitis, disseminierte Gonokokkeninfektion (DGI), Chorioamnionitis, vorzeitiger Blasensprung, Frühgeburtlichkeit (► Kap. 18)
	Chlamydia trachomatis	Alle oben genannten, außer disseminierter Gonokokkeninfektion, Infertilität, zusätzlich: Konjunktivitis, Otitis media, Rhinitis und Pneumonie bei Kleinkindern, infektreaktive Arthritis, Reiter-Syndrom, Lymphogranuloma venereum (► Kap. 20)
	Mollicutes (Ureaplasma, Mycoplasma)	Nichtgonorrhoische Nicht-Chlamydien-Urethritis (NGNCU), Prostatitis, Salpingitis, Adnexitis, tubo-ovariale Abszesse, postpartales Fieber, Neugeborenenmeningitis
	Treponema pallidum	Syphilis (Lues) (► Kap. 19)
	Haemophilus ducreyi	Ulcus molle (weicher Schanker, Schankroid, Chancroid) (► Kap. 20)
	Klebsiella granulomatis	Donovanose (Granuloma inguinale) (► Kap. 20)
	Shigella spp.	Shigellose bei MSM
	Campylobacter spp.	Enteritis, Proktokolitis bei MSM
	Staphylococcus saprophyticus	Dysurie-Syndrom, Nichtgonorrhoische Nicht-Chlamydien-Urethritis (NGNCU)
	Enterococcus faecalis	Nichtgonorrhoische Nicht-Chlamydien-Urethritis (NGNCU)
	Moraxella catarhalis	Nichtgonorrhoische Nicht-Chlamydien-Urethritis (NGNCU)
Viren	Humanes Immundefizienzvirus (HIV)	HIV/AIDS (► Kap. 21)
	Humanes T-Zell-Leukämie-Virus (HTLV-1)	Humane T-Zell-Leukämie, tropische spastische Paraparese
	Humanes Papillomvirus	Condylomata acuminata, Larynxpapillome, intraepitheliale Dysplasie und Karzinome von Vulva, Vagina, Zervix, Anus und Penis, Karzinom des Kehlkopfs und der Mundhöhle, nichtmelanozytärer Hautkrebs (► Kap. 9)
	Herpes-simplex-Virus (HSV) 1 und 2	Initialer und rezidivierender genitaler Herpes, septische Meningitis, neonataler Herpes (► Kap. 10)
	Zytomegalievirus (CMV)	Mononukleose, kongenitale CMV-Infektion mit schweren Missbildungen und hoher Mortalität
	Humanes Herpesvirus Typ 8 (HHV-8)	Kaposi-Sarkom, multizentrische Castleman-Erkrankung, Körperhöhlenlymphom (► Kap. 21, 107)
	Hepatitis-A-Virus (HAV)	Akute Hepatitis A
	Hepatitis-B-Virus (HBV)	Akute Hepatitis B, chronische Hepatitis B, hepatozelluläres Karzinom, Polyarteriitis nodosa, chronische membranöse Glomerulonephritis
	Hepatitis-C-Virus (HCV)	Akute Hepatitis C, chronische Hepatitis C, hepatozelluläres Karzinom, gemischte Kryoglobulinämie, chronische Glomerulonephritis
	Adenoviren	Nichtgonorrhoische Nicht-Chlamydien-Urethritis (NGNCU)
Protozoen	*Trichomonas vaginalis*	Vaginale Trichomoniasis (► Kap. 22), nichtgonorrhoische Nicht-Chlamydien-Urethritis (NGNCU) (► Kap. 18)
	Entamoeba histolytica	Amöbiasis bei MSM
	Giardia lamblia	Lambliasis bei MSM
Pilze	*Candida spp.*	Vulvovaginitis, Balanitis, Posthitis (► Kap. 16)
Ektoparasiten	*Phthirus pubis*	Pediculosis pubis (► Kap. 23)
	Sarcoptes scabiei	Skabies (► Kap. 23)

MSM: men who have sex with men

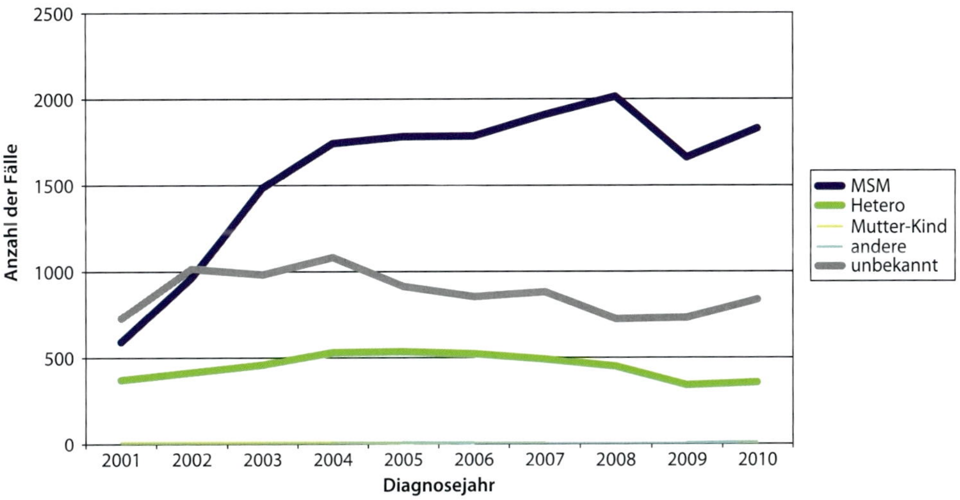

Abb. 17.1 MSM als Risikofaktor für Syphilis in Deutschland 2001–2009 (an das Robert Koch-Institut gemeldete Syphilisfälle nach Übertragungsrisiko (n=25.960)

Tab. 17.2 Symptome, die auf eine STI hinweisen

Geschlecht	Symptome
Weiblich	Genitaler Fluor Unterleibschmerzen Menstruationsunregelmäßigkeiten Dyspareunie
Männlich	Urethraler Fluor Balanitis circinata Hodenschmerzen
Beide Geschlechter	Dysurie Genitale Ulzeration(en) Genitale Warzen Rektaler Schmerz oder Ausfluss (assoziiert mit rezeptivem analem Geschlechtsverkehr) Mono- oder Oligoarthritis Konjunktivitis

Tab. 17.3 Genitale Befunde und deren häufige Erreger

Genitaler Fluor	Genitale Ulzeration	Genitale Warzen
Neisseria gonorrhoeae *Chlamydia trachomatis* *Trichomonas vaginalis* *Mycoplasma genitalium* *Ureaplasma urealyticum*	*Treponema pallidum* *Haemophilus ducreyi* *Klebsiella granulomatis* Herpes-simplex-Virus 1 und 2 (erst Bläschen)	Humanes Papillomvirus (HPV)

fund gestellt werden. Eine gezielte **Sexualanamnese** muss Fragen nach der sexuellen Orientierung, der Koitarche, der Zahl der Sexualpartner in den letzten 3 Monaten und im letzten Jahr, dem Zeitpunkt und der Art der Sexualkontakte (geschützter oder ungeschützter Sexualkontakt) sowie nach den ausgeübten Sexualpraktiken (genitaler, oraler und/oder analer Geschlechtsverkehr) beinhalten. Da diese Fragen die Intimsphäre betreffen, werden viele Patienten bei der Anamnese nicht die Wahrheit sagen.

Die **klinische Untersuchung** sollte beim Mann die inguinale Palpation und die genaue genitoanale Inspektion mit Palpation des Skrotalinhalts, der Exprimierung der Urethra und Retraktion des Präputiums umfassen. Bei der Frau muss die Zervix mithilfe eines Spekulums eingestellt und bei Symptomen einer Adnexitis eine bimanuelle vaginale Untersuchung durchgeführt werden. Bei entsprechender Anamnese oder Symptomatik wird zusätzlich eine Proktoskopie durchgeführt.

Labor

Bei der Diagnose einer STI muss grundsätzlich auch nach weiteren Infektionen gefahndet werden. So ist beim Vorliegen von Condylomata acuminata eine komplette diagnostische Suche nach allen bekannten STI notwendig. Dies sollte auch bei sexuellem **Risikoverhalten**, insbesondere bei ungeschütztem penetrativem Geschlechtsverkehr mit einem neuen Partner, mit mehreren Partnern, mit Partnern mit kürzlich zurückliegendem anderweitigem Sexualkontakt und Partnern mit einer diagnostizierten STI angestrebt werden. Auch die Ausübung oder Inanspruchnahme von Prostitution, stattgefundener sexueller Missbrauch oder Vergewaltigung stellen eine Indikation zur umfassenden Abklärung dar. Vor einer Interruptio, der Einlage eines Intrauterinpessars und einer geplanten In-vitro-Fertilisation sollte ebenfalls eine STI-Abklärung erfolgen.

III

Tab. 17.4 Labortechnische Abklärung von genitalem Fluor

Methode/Ausgangsmaterial	Diagnostik
Präparate	Färbepräparat mit Methylenblau oder nach Gram (Gram-negative Diplokokken, *Candida spp.*) Nativpräparat (*Trichomonas vaginalis, Candida spp.*)
Kulturen	*Neisseria gonorrhoeae* Mykoplasmen *Trichomonas vaginalis* *Candida spp.*
Amplifikation	*Neisseria gonorrhoeae* *Chlamydia trachomatis* *Mycoplasma genitalium* *Ureaplasma urealyticum* *Trichomonas vaginalis*
Serologie	*Treponema pallidum* (TPPA, VDRL, FTA-ABS, IgM-Tests) Herpes-simplex-Virus 1 und 2 (ELISA, nur Aussage über Infektionsstatus) HIV/AIDS (ELISA, Western-Blot, PCR)

Es ist immer eine komplette STI-Laborabklärung mit den zur Verfügung stehenden Möglichkeiten durchzuführen (Tab. 17.4).

Bei der Abklärung von STI-Patienten immer an HIV-Infektion und Syphilis denken.

Therapie

Bakterielle und durch Protozoen verursachte STI sind meist gut therapierbar. Virale STI verlaufen chronisch und rezidivierend, da eine Elimination des Virus letztlich nicht möglich ist. Vor der Einleitung einer Therapie sollte immer der Versuch eines direkten oder indirekten Erregernachweises erfolgen. Patienten sollten darüber unterrichtet werden, dass ungeschützte Sexualkontakte bis zum Abschluss der Therapie und der Kontrolle des Therapieerfolgs (auch des Partners) zu vermeiden sind.

Probleme bei der Therapie entstehen meist durch insuffiziente Ursachenabklärung, mangelnde Therapietreue, Reinfektion, fehlende Partnerabklärung und -behandlung oder bei Gonorrhoe durch Resistenzen gegen Antibiotika.

Eine schützende Immunität gegenüber STI entsteht nicht. Bisher steht nur ein prophylaktisches Vakzin gegen das Humane Papillomvirus (HPV) zur Verfügung (▶ Kap. 9). Weitere kommerziell erhältliche Impfstoffe existieren nicht.

Die beste Prophylaxe besteht in der Prävention. Vor der Aufnahme ungeschützten Geschlechtsverkehrs wäre bei beiden Partnern der Ausschluss von STI empfehlenswert. Als weitere prophylaktische Maßnahmen gelten der Gebrauch von Kondomen (safer sex), die vaginale Anwendung bakterizider Substanzen, die frühe ärztliche Konsultation und Behandlung, die Therapietreue sowie die leider häufig vernachlässigte Einbeziehung des Partners. Allerdings müssen auch die Grenzen prophylaktischer Maßnahmen berücksichtigt werden. So ist die korrekte Anwendung von Kondomen hocheffektiv bei der Prävention von Infektionen des Zylinderepithels der Urethra und der Endozervix (durch *Neisseria gonorrhoeae* und *Chlamydia trachomatis*), aber nur mäßig effektiv bei der Prävention von Infektionen der unverhornten Plattenepithelien der Vulva und des Penis (durch humanes Papillomvirus, Herpes-simplex-Virus, *Treponema pallidum* und *Haemophilus ducreyi*). Für die Verhinderung einer HIV-Infektion sind Kondome höchst wirksam.

In Deutschland besteht nach dem Infektionsschutzgesetz eine nicht namentliche Meldepflicht des Labors an das Robert Koch-Institut (RKI) für positive Serologiebefunde der Syphilis- und der HIV/AIDS-Infektion.

Literatur

Aral SO, Leichliter JS, Blanchard JF (2010) Overview: the role of emergent properties of complex systems in the epidemiology and prevention of sexually transmitted infections including HIV infection. http://www.ncbi.nlm.nih.gov/pubmed/21098053 Sex Transm Infect 86: iii1–3

Cole MJ, Chisholm SA, Hoffmann S et al (2010) European surveillance of antimicrobial resistance in Neisseria gonorrhoeae. European Surveillance of Sexually Transmitted Infections Network. Sex Transm Infect 86: 427–432

Donovan B (2004) Sexually transmissible infections other than HIV. Lancet 363: 545–556

Gross G et al (2008) Impfprävention HPV-assoziierter Neoplasien, Leitlinie. Deutsche Dermatologische Gesellschaft (DDG). Deutsche STD-Gesellschaft (DSTDG). Paul-Ehrlich-Gesellschaft für Chemotherapie e.V. (PEG) Hautarzt: 929–932

Kiehl W et al (2010) Arbeitsgemeinschaft sexuelle Gesundheit. Standards in der Prävention sexuell übertragbarer Krankheiten. RKI Epidemiologisches Bulletin Nr. 35

Rothengatter S, Sehr T, Gholam P et al (2009) Skin diseases and sexually transmitted diseases in HIV-infected patients on HAART compared to a non-infected population – results of a retrospective study. J Dtsch Dermatol Ges 7: 527–532

Workowski KA, Berman S (2010) Sexually transmitted diseases treatment guidelines, 2010. Centers for Disease Control and Prevention (CDC). MMWR Recomm Rep. 59(RR-12): 1–116

Internetseiten

http://www.rki.de

http://ecdc.europa.eu Surveillance report STI in Europe 1990–2010

http://www.iusti.org/regions/Europe/euroguidelines.htm Europäische STI Guidelines

http://www.cdc.gov/STD/treatment/ STD Treatment Guidelines

http://www.cdc.gov/HealthyYouth/yrbs/index.htm. Behavioral Surveillance Youth Risk Behavior Surveillance System

http://www.cdc.gov/std/stats/ STD Surveillance Reports 1993–2010

www.who.int/topics/sexually_transmitted_infections/

Gonorrhoe und andere Formen der Urethritis

Peter K. Kohl und Susanne Buder

18.1 Gonorrhoe

[Neisser 1879]

▪ Synonyme

Tripper, Blennorrhoe

▪ Definition

Die Gonorrhoe ist eine bakterielle, durch *Neisseria gonorrhoeae* hervorgerufene Infektionskrankheit. Sie tritt vorwiegend an den Schleimhäuten des Urogenitaltrakts, des Analkanals, des Rachens und der Konjunktiven auf. Aufsteigende Infektionen können zu Sterilität und hämatogene Ausbreitung zu einer disseminierten Gonokokken-Infektion führen.

▪ Epidemiologie

Die Gonorrhoe stellt heute mit weltweit 25 Mio. Erkrankungsfällen pro Jahr die vierthäufigste sexuell übertragbare Erkrankung nach Trichomoniasis, Chlamydien-Infektionen und genitalen Warzen dar. Der Mensch ist der einzige Wirt von *Neisseria gonorrhoeae*. Die Übertragung erfolgt ausschließlich durch direkten Schleimhautkontakt, beim Geschlechtsverkehr oder beim Geburtsvorgang. Die Inkubationszeit beträgt 1–14 Tage. Entscheidend für die Weiterverbreitung der Gonorrhoe ist der häufig symptomlose Verlauf der Erkrankung. Eine gesetzliche Meldepflicht für die Erkrankung besteht nicht.

▪ Ätiopathogenese

Neisseria gonorrhoeae oder der Gonokokkus wurde 1879 von dem Dermatologen Albert Neisser entdeckt. Gonokokken bevorzugen die Zylinderepithelien der weiblichen und männlichen Urethra, des Zervikalkanals, des Rektums und der Konjunktiven. Während die von Plattenepithel ausgekleidete Vagina der erwachsenen Frau von den Erregern verschont bleibt, kann jedoch das höhere vaginale Epithel präpubertärer Mädchen erkranken. *Neisseria gonorrhoeae* heftet sich mithilfe von Adhäsinen an seiner Oberfläche (Pilusprotein, Opaqueprotein) an die Wirtszelle an und führt durch andere Membranbestandteile (Lipooligosaccharid, Peptidoglykan) zur Schädigung der Epithelzellen. Die Gonokokken werden von Pseudopodien der Epithelzellen umschlossen und in die Wirtszelle aufgenommen. Im submukösen Bindegewebe treffen sie auf leukotaktisch angelockte Granulozyten, die sie phagozytieren und wieder an die Schleimhautoberfläche befördern. Das klinische und das mikroskopische Bild werden durch Eitersekretion geprägt. Bestimmte Gonokokkentypen können in den Blutkreislauf gelangen und eine disseminierte, septische Gonokokken-Infektion hervorrufen.

> **Die Gonorrhoe hinterlässt keine Immunität.**

▪ Klinik

Im Vordergrund stehen die Symptome der Schleimhautinfektion an der Eintrittspforte, die lokale Komplikationen hervorrufen und zu aufsteigenden Infektionen sowie zur disseminierten Gonokokkeninfektion führen können. Das breite klinische Spektrum wird durch asymptomatische Krankheitsverläufe ergänzt. Symptomatik und Verlauf der Erkrankung werden von Wirtsfaktoren sowie vom Gonokokkentyp bestimmt.

▪▪ Gonorrhoe des Mannes

Als **Urethritis gonorrhoica anterior** wird die durch Gonokokken hervorgerufene Harnröhrenerkrankung der Pars spongiosa urethrae bezeichnet. Die Mehrzahl der infizierten Männer entwickelt innerhalb von 2–6 Tagen nach der Infektion einen meist massiven urethralen Ausfluss und Dysurie. Das Orificium urethrea kann geschwollen und gerötet sein, es verklebt leicht. Durch Ausfluss und zusätzliche Keimbesiedelung kann es zu einer Balanoposthitis kommen. Ungefähr ein Viertel aller Patienten entwickelt nur einen spärlichen serösen Ausfluss, der von dem einer Chlamydienurethritis oder einer nichtgonorrhoischen Nicht-Chlamydien-Urethritis nicht unterscheidbar ist. Diese Männer sind tagsüber symptomfrei. Nur morgens, vor der ersten Miktion, kann ein Eitertropfen exprimiert werden (**Bonjourtropfen**). Bei rund 10%

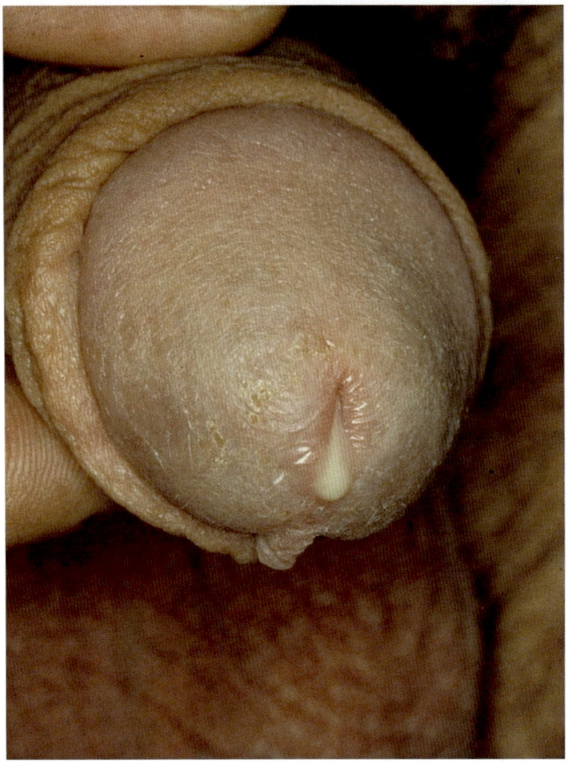

Abb. 18.1 Urethritis gonorrhoica

aller infizierten Männer nimmt die Gonorrhoe einen völlig asymptomatischen Verlauf.

Schon während des floriden Infekts werden oft die Urethraldrüsen (**Littré-Drüsen**) oder die Präputialdrüsen (**Tyson-Drüsen**) mit infiziert und können sich bis zu einem Abszess ausdehnen.

Ein Befall der hinteren Harnröhre (**Urethritis gonorrhoica posterior**) wird durch Pollakisurie mit terminaler Hämaturie angezeigt. Als Komplikation der Posteriorgonorrhoe kann eine Infektion der bulbourethralen Drüsen (**Cowper-Drüsen**) entstehen, bis hin zum Cowper-Abszess. Man findet dann hinter dem Skrotum eine bis kirschgroße Rötung und Schwellung. Eine Cowperitis kann zu einer Verengung der hinteren Harnröhre führen (Cowper-Striktur). Alle diese Komplikationen waren früher gefürchtet, sind heute aber sehr selten geworden.

Die aufsteigende Gonorrhoe kann eine Prostatitis, Vesikulitis, Funikulitis und Epididymitis zur Folge haben. Die Erkrankungen der einzelnen Abschnitte der männlichen Geschlechtsorgane sind klinisch kaum voneinander unterscheidbar. Urethraler Ausfluss kann bei der aufsteigenden Gonorrhoe völlig fehlen, obwohl die Gram-Färbung des Urethralabstrichs positiv ist. Kulturen sollten aus Mittelstrahlurin und Ejakulat gewonnen werden.

Außer *Neisseria gonorrhoeae* können auch *Escherichia coli*, *Enterococcus faecalis*, *Staphylococcus aureus* und *Chlamydia trachomatis* aufsteigende Infektionen hervorrufen. Bei jungen Männern mit akuter Epididymitis müssen Samenstrangtorsion, maligner Hodentumor und Mumpsorchitis in Zusammenarbeit mit dem Urologen ausgeschlossen werden.

Gonorrhoe der Frau

Der Muttermund mit dem Zervikalkanal ist der häufigste Infektionsort. Bei 70–90% der Frauen mit Cervicitis gonorrhoica ist eine begleitende Urethritis vorhanden. Vermehrter Fluor ist das Leitsymptom. Subjektiv bestehen stechende Schmerzen oder Brennen bei der Harnentleerung, die sich bei bakterieller Begleitzystitis zu Tenesmen steigern können. Menorrhagie und Zwischenblutungen sind Symptome der Mitbeteiligung des Endometriums. Rund 50% aller Frauen mit urogenitaler Gonorrhoe haben jedoch keinerlei Beschwerden, ein für die Epidemiologie entscheidender Faktor bei der Weiterverbreitung der Gonorrhoe.

Meist findet man bei der klinischen Untersuchung gelben bis weißlichgelben Fluor aus dem Zervikalkanal, Rötung und Schwellung der Portio und eine Kontaktblutung. Aus der Urethra kann Eiter exprimiert werden. Aber auch ein völlig unauffälliger klinischer Befund schließt eine Gonorrhoe nicht aus.

Lokale Komplikationen durch Mitbefall der urethralen Drüsen (**Skene-Drüsen**) und der Scheidenvorhofdrüsen (**Bartholin-Drüsen**, Bartholinitis) können auftreten. Letztere erkranken meist nur einseitig. Bei Sekretverhaltung kann ein Bartholin-Pseudoabszess entstehen, der kirsch- bis hühnereigroß wird und die erkrankte Frau beim Sitzen und Gehen stark behindert. Eine begleitende Vulvitis ist ebenfalls möglich.

Die klinische Diagnose einer Gonorrhoe der Frau wird dadurch erschwert, dass gleiche oder ähnliche Symptome durch *Chlamydia trachomatis*, *Trichomonas vaginalis*, *Candida albicans*, Herpes-simplex-Virus und eine Reihe weiterer Mikroorganismen hervorgerufen werden können. Diese Erreger können allerdings auch gleichzeitig mit *Neisseria gonorrhoeae* im weiblichen Genitaltrakt vorkommen. Entscheidend ist der Erregernachweis.

Die **aufsteigende Gonokokkenerkrankung** der Frau führt über das Endometrium und die Tuben zu den Ovarien und weiter in das Pelveoperitoneum, wobei oft keine Trennung von Einzelerkrankungen möglich ist. Klinisch finden sich vorwiegend eine Salpingitis, Adnexitis oder eine Infektion des gesamten Beckens (**pelvic inflammatory disease, PID**). Menstruation, Entbindung oder Fehlgeburt sind begünstigende Faktoren. Das Endometrium wird nur passager infiziert, Blutungsanomalien können aber auf eine Endometritis gonorrhoica hinweisen. Bedeutung hat die gonorrhoische Salpingitis insbesondere wegen ihrer langfristigen Folgen wie Infertilität, Extrauteringravidität und durch Adhäsionen bedingte chronische Unterleibsschmerzen. Die Gram-Färbung von Zervikalabstrichen ist bei 40–60% der Frauen mit einer gonorrhoischen Salpingitis negativ, was die Notwendigkeit des kulturellen Nachweises unterstreicht.

Eine **Perihepatitis acuta gonorrhoica (Fitz-Hugh-Curtis-Syndrom)** [Fitz-Hugh 1934, Curtis 1930] entsteht durch weiteres Aufsteigen von *Neisseria gonorrhoeae* aus den Tuben über die Bauchhöhle in den perihepatischen Bereich. Allerdings werden nur in rund 10% der akuten Perihepatitisfälle Gonokokken nachgewiesen. Bei der Laparoskopie können die diagnostisch typischen Violinsaitenadhäsionen der Leberkapsel mit anderen Abdominalorganen und mit dem parietalen Peritoneum beobachtet werden. Die Erkennung der Adnexitis bei gesicherter Gonorrhoe ist nicht schwierig. Eine enge Zusammenarbeit mit Gynäkologen ist angezeigt.

▪▪ Gonorrhoe der schwangeren Frau

Bedeutung hat die Gonorrhoe der schwangeren Frau wegen der damit verbundenen Komplikationen wie vorzeitiger Blasensprung, Frühgeburt, Chorioamnionitis und septischer Abort. Ohne Behandlung besteht Gefahr für das Neugeborene in Form einer **Ophthalmia neonatorum** und einer oropharyngealen Infektion. Diese schwer wiegenden Folgen einer Gonokokkeninfektion rechtfertigen eine routinemäßige Kontrolle bei der ersten Schwangerschaftsuntersuchung. Schwangere aus STI-Risikogruppen sollten in der 36.–38. Schwangerschaftswoche erneut kontrolliert werden.

▪▪ Gonorrhoe des Kindes

Im Gegensatz zur Scheide der geschlechtsreifen Frau bietet das Zylinderepithel des Vestibulums und der Vagina von präpubertären Mädchen mit einem alkalischen pH-Wert günstige Voraussetzungen für eine Gonokokkeninfektion. Auch beim Kind können alle anderen Anteile des Harn- und Geschlechtsapparats in die Infektion einbezogen werden. Obwohl auch asymptomatische Erkrankungen vorkommen, reichen die Symptome einer Vulvovaginitis gonorrhoica infantum meist von Juckreiz über eitrigen Ausfluss bis zu starker Dysurie, Appetitlosigkeit, Obstipation und Schlaflosigkeit des Kindes.

Bei allen kindlichen Genitalerkrankungen mit eitrigem Ausfluss muss man an eine Gonorrhoe denken. Mittelbare Infektionen durch verschmutzte Wäsche, Handtücher, Schwämme, Toilettensitz, Fieberthermometer oder Spielzeuge sind nicht erwiesen. Beim Nachweis einer Gonorrhoe bei Kindern muss daher der dringende Verdacht auf **sexuellen Missbrauch** geäußert werden. Koinfektionen mit anderen STI-Erregern müssen ausgeschlossen werden. Hier ist eine enge Zusammenarbeit mit dem Kinderarzt, dem Gesundheits- und Jugendamt oder dem Kinderschutzbund erforderlich. Eine kindliche Vaginitis oder Vulvovaginitis kann außer durch *Neisseria gonorrhoeae* auch durch Darmbakterien, Oxyuren, *Candida albicans*, Trichomonaden oder durch Fremdkörper hervorgerufen werden.

▪▪ Rektale Gonorrhoe

Eine Infektion der rektalen Schleimhaut besteht bei etwa der Hälfte der Frauen mit einer urogenitalen Gonokokkeninfektion, meist infolge sekundärer Kontamination durch die Genitalsekrete. Bei homosexuellen Männern ist das Rektum ein häufiger primärer Infektionsort. Das Rektum als einziger Infektionsort wird bei etwa 5% der Frauen mit Gonorrhoe und bei 40% der homosexuellen Männer festgestellt.

Bei Frauen verläuft die rektale Gonorrhoe häufig asymptomatisch, während rund zwei Drittel der Männer Beschwerden äußern. Die Symptome reichen von analem Pruritus über Hämorrhoidalbeschwerden bis zu einer klassischen Proktitis mit rektalen Schmerzen, Tenesmen, Völlegefühl und Obstipation. Nur gelegentlich bestehen perianale Rötung und Ausfluss. Bei der proktoskopischen Untersuchung findet man aber häufig Rötung, leichte Verletzlichkeit und eitrige Beläge der Schleimhaut. Die Materialentnahme für die mikroskopische und kulturelle Untersuchung sollte unter proktoskopischer Sicht erfolgen. Die symptomlose rektale Gonorrhoe stellt ein Infektionsreservoir für homosexuelle Männer dar.

▪▪ Pharyngeale Gonorrhoe

Der Rachen ist nur bei rund 5% der Gonorrhoepatienten der einzige Infektionsort. Bei Patienten, die eine urogenitale Gonorrhoe haben, liegt eine Mitbeteiligung des Rachens bei 8–22% der Frauen, 3–7% der heterosexuellen Männer und 11–25% der homosexuellen Männer vor. Die Übertragung erfolgt über orogenitalen Kontakt. Ungefähr 90% der Fälle mit Gonokokkenpharyngitis verlaufen asymptomatisch, weswegen bei jedem STI-Patienten routinemäßig ein Rachenabstrich – entnommen von der hinteren Rachenwand und den Tonsillen – zu fordern ist. Wegen des symptomlosen Vorkommens von Meningokokken und einiger apathogener Neisserienarten ist die zweifelsfreie Sicherung der Diagnose einer pharyngealen Gonorrhoe nur durch die Kultur des Erregers möglich.

▪▪ Ophthalmoblennorrhoea neonatorum

Die Gonokokkenkonjunktivitis des Neugeborenen kann durch intrauterine Infektion oder durch Ansteckung unter der Geburt hervorgerufen werden. Das Risiko einer intrauterinen Gonokokken-Infektion, bei der die klinischen Erscheinungen bereits bei oder wenige Stunden nach der Geburt auftreten, wird durch frühzeitigen Blasensprung oder durch Frühgeburt begünstigt.

Das Risiko einer intrapartalen Infektion durch eine infizierte Mutter liegt bei 30–50%. Erscheinungen einer akuten purulenten Konjunktivitis treten etwa 5 Tage nach der Geburt auf. Die Kinder entwickeln meistens an beiden Augen eine schmerzhafte, derbe Schwellung der Lider, gefolgt von zunehmendem eitrigem Sekret. Ohne Behandlung kann die Erkrankung rasch auf die Hornhaut übergreifen und über Ulzeration und Perforation zu Sekundärglaukom und Erblindung führen.

Im 19. Jahrhundert hatten mehr als die Hälfte aller Blinden ihr Augenlicht durch eine gonorrhoische Neugeborenenophthalmie verloren. Heute liegt die Inzidenz bei exponierten Kindern, die die 1881 von Karl Credé beschriebene **Silbernitratprophylaxe (Credé-Prophylaxe)** erhalten haben, bei maximal 5%. Ohne Prophylaxe erkranken bis zu 30% der exponierten Kinder. Neben der wässrigen 1%igen Silbernitratlösung wird heute eine 0,5%ige erythromycin- oder eine 1%ige tetrazyklinhaltige Augensalbe als einmalige Anwendung zur Prophylaxe eingesetzt. Eine gleichzeitige oropharyngeale Gonokokkeninfektion kommt bei 35% der Kinder mit einer Ophthalmie vor. Eine Gonokokkeninfektion muss bei jeder kindlichen Konjunktivitis ausgeschlossen werden. Eine Zusammenarbeit mit Ophthalmologen ist angezeigt. Über gonorrhoische Urethritis, Vaginitis und Proktitis bei Neugeborenen wurde berichtet.

Ophthalmoblennorrhoea adultorum

Die Gonokokken-Ophthalmie des Erwachsenen verläuft im Allgemeinen stürmisch und hat eine schlechtere Prognose als beim Neugeborenen. Meist wird ein Auge bei Patienten mit gleichzeitig bestehender genitoanaler Gonorrhoe befallen. Die Symptome bestehen aus Augentränen, Lichtscheu, Brennen und Juckreiz.

Die Übertragung erfolgt durch Autoinokulation. Patienten mit einer genitoanalen Gonorrhoe sollten auf eine mögliche Übertragung auf die Augen hingewiesen werden.

Disseminierte Gonokokkeninfektion

Eine disseminierte Gonokokkeninfektion (DGI) tritt bei etwa 0,5–3% der Patienten mit einer lokalen Gonorrhoe auf. Sie ist bei Frauen viel häufiger (60–97%) als bei Männern. Bei weiblichen Betroffenen treten die ersten Symptome meistens innerhalb von 8 Tagen nach der letzten Menstruation, nach Entbindung oder Abort auf. Ein angeborener Komplementdefekt der späten Komplementkomponenten (C5–C9) ist bei 5–15% der Patienten mit DGI nachweisbar, bei rezidivierendem Verlauf liegt dieser Prozentsatz höher. Die DGI wird vorwiegend durch Gonokokkenstämme mit dem Protein-IA-Phänotyp hervorgerufen, die häufig nur geringe lokale Beschwerden verursachen und in der Regel sehr penicillinempfindlich sind.

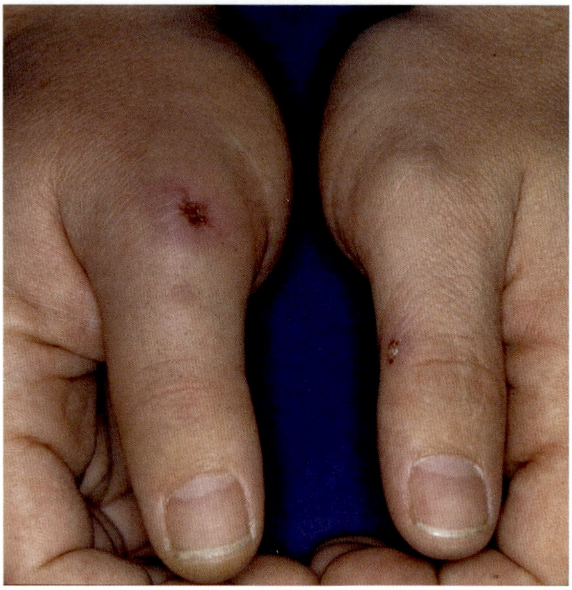

Abb. 18.2 Disseminierte Gonokokkeninfektion

Die DGI ist klinisch durch die Trias Fieberschübe, akute Polyarthritis und vaskulitische Hauterscheinungen gekennzeichnet. Sie beginnt in der Regel mit Arthralgien und Tendosynovialitis. Eine deutliche Arthritis mit Gelenkerguss tritt erst im späteren Verlauf bei 30–40% der Patienten auf. Am häufigsten sind Handgelenk, Fingergrundgelenke, Sprunggelenke oder die Knie betroffen. Fieber, Leukozytose oder Hauterscheinungen treten bei 50–75% der Patienten auf.

Eine DGI kann auch oligo- oder monosymptomatisch in Form einer **Monarthritis gonorrhoica** auftreten, entweder schlagartig primär nach einer Inkubationszeit von 1–3 Wochen, oder nach einer Polyarthritis. Fast immer handelt es sich um ein großes Gelenk, oft ein Kniegelenk. In abnehmender Häufigkeit folgen Sprung-, Hand-, Ellenbogen- und Hüftgelenk. Das betreffende Gelenk ist überwärmt, zeigt einen fluktuierenden Erguss und schmerzhaft eingeschränkte Beweglichkeit. Pathogenetisch handelt es sich bei den akuten Polyarthritiden um reaktive Gelenkveränderungen durch Immunkomplexe (**sexually acquired reactive arthritis**), während bei den eher chronischen Monarthritiden oft eine direkte Besiedelung durch Gonokokken nachgewiesen werden kann.

Die **Hautveränderungen** bestehen aus wenigen akral oder in Gelenknähe lokalisierten flohstichartigen Hämorrhagien, entzündlichen Papeln und hämorrhagischen Pusteln, die zentral nekrotisch werden.

Die **Perihepatitis gonorrhoica** kann gelegentlich im Rahmen einer DGI auftreten, ebenso wie Skleritis, Iritis und Iridozyklitis, Endo-, Myo- und Perikarditis, Meningitis und Osteomyelitis. Dabei können Gelenk- und Hautveränderungen fehlen. Insgesamt wird wegen der häufig asymptomatischen lokalen Gonokokkeninfektion und wegen uncharakteristischer systemischer Krankheitszeichen zu selten an eine DGI gedacht.

Der Nachweis einer systemischen Gonokokkeninfektion ist schwierig. Die Bakteriämie verläuft schubweise, und im Verlauf der Erkrankung gelingen die Blutkulturen selten. Nur bei 20–30% aller DGI-Patienten können Gonokokken im Blut, bei weniger als der Hälfte aus Gelenkpunktat oder Hautbiopsie angezüchtet werden. Bei 70–80% der Patienten kann dagegen *Neisseria gonorrhoeae* aus einem primären, meist genitalen Infektionsort isoliert werden, obwohl die Hälfte dieser Patienten keine entsprechenden klinischen Symptome zeigt.

▪ Histopathologie

Die Probebiopsie aus einer akralen entzündlichen Papel zeigt eine leukozytoklastische Vaskulitis mit fibrinoider Gefäßwandnekrose, Mikrothromben und Erythrozytenextravasaten.

▪ Labor

Die Diagnose einer Gonorrhoe erfolgt durch den Erregernachweis im mikroskopischen Präparat und in der Kultur. Bei Frauen wird der Abstrich urethral und endozervikal entnommen. Durch zusätzliche anale und pharyngeale Abstriche kann die Nachweisrate erhöht werden. Bei Männern wird der Abstrich urethral entnommen. Vor dem Urethralabstrich sollte der Patient mindestens 4 h nicht uriniert haben, am besten erfolgt die Untersuchung morgens vor der ersten Miktion. Bei spärlichem Ausfluss sollte die Urethra des Mannes zur Sekretgewinnung von hinten nach vorne ausgestrichen werden. Bei entsprechenden sexuellen Praktiken müssen auch ein analer und ein pharyngealer Abstrich entnommen werden.

▪▪ Mikroskopisches Abstrichpräparat

Das Sekret wird auf einem Objektträger in dünner Schicht ausgestrichen. Zur Fixierung wird das Präparat mehrfach kurz durch die Bunsen-Flamme gezogen und dann mit 1%iger wässriger Methylenblaulösung überschichtet oder in eine mit Farblösung gefüllte Küvette eingetaucht. Nach kurzer Einwirkung (15 s) wird mit Wasser abgespült und das Präparat zwischen Fließpapier getrocknet. Man sucht bei niedriger Vergrößerung die leukozytenreichen Stellen und durchmustert diese bei Ölimmersion. Typisch für Gonokokken ist ihre paarweise (Diplokokken), in Haufen angeordnete, intraleukozytäre Lagerung. Diplokokken stehen senkrecht zueinander, sind gleich groß und haben Bohnen- oder Nierenform. Bei der **Methylenblaufärbung** färben sich alle Bakterien blau. Sie sollte ausschließlich bei der unkomplizierten Urethritis beim Mann in Verbindung mit einer typischen klinischen Symptomatik als diagnostisches Kriterium eingesetzt werden.

Bei der Gonorrhoe der Frau und bei allen anderen Krankheitsmanifestationen ist eine **Gram-Färbung** erforderlich. Diese ist ebenfalls technisch einfach durchzuführen. Komplette Färbesets sind kommerziell erhältlich. Sie erlaubt die Differenzierung in Gram-negative (rot) und Gram-positive (blau-violett) Keime. Bei Vorliegen einer typischen klinischen Symptomatik ist der Nachweis von *Neisseria gonorrhoeae* erbracht, wenn in der Gram-Färbung negative Diplokokken intraleukozytär in typischer Morphologie nachgewiesen werden. Allerdings spricht beim Vorliegen einer symptomarmen Klinik auch der Nachweis von extrazellulären Organismen für eine Gonorrhoe. Der Nachweis ist zweifelhaft, wenn atypische Gram-negative oder Gram-labile Diplokokken vorhanden sind. Bei der symptomatischen Urethritis des Mannes liegt die Sensitivität der Gram-Färbung bei 95%. Bei asymptomatischen Männern, endozervikalen und rektalen Abstrichen sinkt die Sensitivität auf 40–70%. Die Spezifität einer typischen Gram-Färbung erreicht bei Vorliegen einer klinischen Symptomatik 100%.

▪▪ Gonokokkenkultur

Bei verdächtiger Anamnese ohne klinische Symptomatik, unklarem Beschwerdebild oder zweifelhafter Gram-Färbung sollte die kulturelle Anzüchtung durchgeführt werden. Für die Bestimmung der Antibiotikaempfindlichkeit des Erregers und bei forensischer Fragestellung ist die Kultur unabdingbar. Die kulturelle Isolierung und Identifizierung von *Neisseria gonorrhoeae* stellt immer noch den diagnostischen Standard zum Nachweis einer Gonokokkeninfektion dar. Gonokokken tolerieren kein Austrocknen und sollten sofort nach der Abstrichentnahme auf ein Kulturmedium (Selektivnährboden) geimpft werden. Als Alternative kann der Abstrich erst in eines der kommerziell erhältlichen Transportmedien überführt werden, in welchen Gonokokken bis zu 24 h bis zur Aufimpfung auf ein Nährmedium überleben können. Die Kulturplatten müssen bei 36°C und hoher Luftfeuchtigkeit, einem pH von 6,75–7,5 und in einer mit 4–6% CO_2 angereicherten Atmosphäre bebrütet werden. Nach 18–48 h erscheinen glänzend graue Gonokokkenkolonien.

Nach der kulturellen Anzüchtung müssen zur eindeutigen Identifizierung von *Neisseria gonorrhoeae* das mikroskopische Kulturpräparat, die positive Cytochromoxidase-Reaktion und die Kohlenhydratvergärung untersucht werden. Alternativ zur Kohlenhydratvergärung kann auch der schnellere Koagglutinationstest mit gonokokkenspezifischen monoklonalen Antikörpern durchgeführt werden, der auch eine Serogruppierung erlaubt. Die Identifizierung ist zur Unterscheidung von *Neisseria meningitidis* und von apathogenen Neisserienarten erforderlich. Sie wird ebenso wie die Gonokokkentypisierung in der Regel von venerologischen Speziallaboratorien durchgeführt.

Tab. 18.1 Therapie der Gonorrhoe

Infektion	Therapie
Urogenitale, pharyngeale und rektale Gonorrhoe sowie in der Schwangerschaft	Ceftriaxon 500 mg i.m. einmalig oder Cefixim 400 mg oral einmalig oder
Bei gesicherter Penicillinallergie	Azithromycin 2 g oral einmalig
Gonorrhoe bei Kindern	<50 kg KG: Ceftriaxon 250 mg i. m. einmalig >50 kg KG: Ceftriaxon 500 mg i. m. einmalig
Ophthalmoblennorrhoe	Neugeborene: Ceftriaxon (20–50 mg/kg KG) i. v. oder i.m. einmalig (nicht über 125 mg) oder Cefotaxim (100 mg/kg KG) i.v. tgl. aufgeteilt in gleich große ED über jeweils 7 Tage
	Erwachsene: Ceftriaxon 1 g i. v. tgl. über jeweils 5 Tage
Disseminierte Gonokokken-Infektion	Ceftriaxon 1 g i.v. tgl. oder Cefotaxim 3-mal 1 g i.v. tgl. über jeweils 7 Tage

Antibiotikaempfindlichkeit

Nach der Identifizierung von *Neisseria gonorrhoeae* sollte ein β-Laktamase-Test zur Bestimmung der plasmidvermittelten Penicillinresistenz durchgeführt werden. Anschließend erfolgt zur Erstellung eines Antibiogramms ein Agardiffusionstest mit antibiotikahaltigen Filterplättchen oder Teststreifen zur Bestimmung der Antibiotikaempfindlichkeit. Weitergehende Aussagen erlaubt der Agardilutionstest in Speziallaboratorien. Penicillinresistenz kann durch chromosomal oder in Plasmiden gelegene Erbinformation vermittelt werden. Letztere führt über die Bildung des Enzyms β-Laktamase (Penicillinase) zur Unwirksamkeit von Penicillin. Heute liegt der Anteil der Penicillinase produzierenden *Neisseria-gonorrhoeae* (PPNG-)Stämme in Europa bei 15%, in den USA erreicht er bis zu 30%, in Asien und in Afrika bis zu 90%, in Deutschland 13%. Gonokokkenstämme mit chromosomaler Spectinomycin- und mit plasmidvermittelter Tetrazyklinresistenz sind beschrieben worden. Seit 2004 kommt es zu einem weltweiten Auftreten von ciprofloxacinresistenten Stämmen. Derzeit sind etwa 60% aller *Neisseria-gonorrhoeae*-Isolate resistent gegenüber Ciprofloxacin. Ebenso wird weltweit eine steigende Azithromycinresistenz bei über 10% aller Stämme beobachtet.

Ein weiterer beunruhigender Trend lässt sich für die derzeit empfohlenen Cephalosporine der dritten Generation (Cefixim, Ceftriaxon) beobachten. Eine deutlich reduzierte Empfindlichkeit der isolierten Gonokokken findet sich in Südostasien, aber auch in einigen EU-Ländern.

Nukleinsäure-amplifizierende Verfahren (NAATs)

Der Einsatz von Amplifikationsmethoden wie polymerase chain reaction (PCR), ligase chain reaction (LCR) und DNS-RNS-Hybridisierungsverfahren (PACE 2) bietet sich bei den Fällen an, bei denen keine Kulturmethode zur Verfügung steht und die fehlende Testung der Antibiotikaempfindlichkeit in Kauf genommen wird. Der *Neisseria-gonorrhoeae*-Nachweis durch Amplifikationsmethoden ist insbesondere bei epidemiologischen Felduntersuchungen von Vorteil, da zur Materialentnahme keine Abstriche erforderlich sind, sondern die Untersuchung an Erststrahlurin erfolgen kann.

Serodiagnose

Zurzeit stehen keine serologischen Methoden zur Routinediagnostik einer unkomplizierten Gonorrhoe zur Verfügung.

Therapie

Eine ausführliche Übersicht zur Therapie der Gonorrhoe in Abhängigkeit von Lokalisation und Patientenkollektiv bietet Tab. 18.1.

Für die Abheilung der Gonorrhoe nach erfolgter Therapie ist nicht das subjektive Befinden des Patienten, sondern allein der negative bakterielle Kontrollbefund entscheidend. 3–7 Tage nach Beendigung der Therapie sollten von allen vorher infizierten Lokalisationen Kontrollabstriche abgenommen werden. Bei Bedarf können mehrere Kontrolluntersuchungen, bei Frauen am besten auch unmittelbar nach der nächsten Menstruation, erfolgen. Bei Weiterbestehen oder Wiederaufflammen der urethritischen Symptomatik nach der Behandlung kann es sich um ein Therapieversagen, eine Reinfektion, eine zusätzliche Chlamydienurethritis oder eine zusätzliche nichtgonorrhoische Nicht-Chlamydien-Urethritis handeln. Der Erregernachweis sollte erneut von allen infizierten Lokalisationen durchgeführt werden. Wegen der längeren Inkubationszeit einer Chlamydienurethritis sollten Chlamydienabstriche spätestens bei der Therapiekontrolle der Gonorrhoe abgenommen werden. Mit einer Chlamydienkoinfektion ist in bis zu 15% der Fälle zu rechnen.

Alle infrage kommenden Geschlechtspartner des Patienten sollten untersucht und gegebenenfalls mitbehandelt werden. Bei Gonorrhoe von Kindern müssen nicht nur alle Erwachsenen und kindlichen Haushaltsmitglieder, sondern auch alle Gelegenheitskontakte des Kindes untersucht werden. Partneruntersuchung und -behandlung ist nicht nur aus epidemiologischen Gründen von Bedeutung, sondern dient auch zum Schutz des Sexualpartners vor einer Erkrankung und des Patienten selbst vor einer Reinfektion.

18.2 Chlamydieninfektionen

[Halberstaedter und von Prowazek 1907]

Epidemiologie

Die urogenitale Chlamydieninfektion durch die Serovare D–K gehört weltweit zu den häufigsten STI. Jährlich infizieren sich 90 Mio. Menschen weltweit. Die Chlamydieninfektion tritt heute somit 4-mal so häufig wie die Gonorrhoe auf und wird fast ausschließlich durch Geschlechtsverkehr übertragen.

Seit 2008 wird Frauen unter 25 Jahren ein Chlamydien-Screening angeboten und von den deutschen Krankenkassen erstattet. Ein Screening auf Chlamydien bei Schwangeren ist Bestandteil der Mutterschaftsvorsorge. Für Erkrankungen durch *Chlamydia trachomatis* besteht keine gesetzliche Meldepflicht.

Ätiopathogenese

Chlamydia trachomatis wurde 1907 von dem Dermatologen Ludwig Halberstaedter und dem Mikrobiologen Stanislaus von Prowazek entdeckt. Chlamydien (griechisch Chlamys = Mantel) sind obligat intrazellulär wachsende Bakterien. Die humanpathogenen Arten *Chlamydophila psittaci*, *Chlamydophila pneumoniae* und *Chlamydia trachomatis* unterscheiden sich in der Form ihrer Einschlüsse. Die Spezies *Chlamydia trachomatis* kommt nur beim Menschen vor und besteht aus 2 **Biovaren**, dem **Trachom-Biovar** (Serovar A-K) und dem **Lymphogranuloma-venereum-Biovar** (Serovar L1–L3) (Tab. 18.2). Innerhalb des Trachom-Biovars sind die Serovare D–K für die urogenitalen Chlamydien-Infektionen verantwortlich. *Chlamydia trachomatis* liegt in zwei Entwicklungsformen vor:

- Extrazelluläre, infektiöse Elementarkörper
- Intrazelluläre, replikative Retikularkörper

Die **Elementarkörper** sind metabolisch inaktiv. Sie heften sich an die Mikrovilli der entsprechenden Wirtszelle an und werden aktiv aufgenommen. Nach Eindringen in die Wirtszelle wandeln sie sich in Retikularkörper um, die im Verlauf ihrer intrazellulären Vermehrung die Wirtszelle zerstören. Als obligat intrazelluläres Bakterium weist *Chlamydia trachomatis* einen unterschiedlichen Tropismus für Epithelien des Urogenitaltrakts, des Rektums und der Konjunktiven auf.

Klinik

Eine Chlamydieninfektion (Serovare A–K) ist eine infektiöse bakterielle Erkrankung der Zylinderepithelien der Konjunktiven, der Atemwege und des Urogenitaltrakts und verursacht bei beiden Geschlechtern ein breites Spektrum unterschiedlicher klinischer Auswirkungen. Im Vordergrund stehen die Symptome an der Eintrittspforte, gefolgt von jenen der aufsteigenden Infektionen und deren Spätfolgen. Asymptomatische Infektionen sind besonders häufig für Spätfolgen einer Chlamydia-trachomatis-Infektion verantwortlich.

Urogenitale Chlamydieninfektion des Mannes

Chlamydia trachomatis verursacht 30% aller Urethritisfälle beim Mann. Früher wurden für die Chlamydienurethritis Begriffe wie unspezifische Urethritis, nichtgonorrhoische Urethritis oder postgonorrhoische Urethritis verwendet.

Nach einer Inkubationszeit von 1–3 Wochen tritt ein weißer bis gelblicher mukopurulenter Ausfluss auf. Zusätzlich entwickeln sich Brennen und Schmerzen beim Wasser-

Tab. 18.2 Chlamydienarten

Erreger	Krankheit	Übertragung
Chlamydophila pneumoniae	Infektionen der Atemwege	Tröpfcheninfektion
Chlamydophila psittaci	Ornithose (atypische Pneumonie)	Einatmen von erregerhaltigem Staub
Chlamydia trachomatis Serovarianten A–C	Endemisches Trachom	Hände, Gegenstände, Fliegen
Chlamydia trachomatis Serovarianten D–K	Pneumonie, Konjunktivitis, Urethritis, Epididymitis, Zervizitis, Salpingitis, Perihepatitis, Proktitis, Konjunktivitis	Perinatal, sexuell
Chlamydia trachomatis Serovarianten L1, L2, L3	Lymphogranuloma venereum (▶ Kap. 20)	Sexuell

lassen. Bei der Untersuchung lassen sich neben einer diskreten Rötung des Orificium urethrae und der Verklebung der Harnröhrenmündung keine weiteren Befunde erheben. Im Einzelfall ist eine **Chlamydienurethritis** anhand des klinischen Erscheinungsbildes nicht von einer gonorrhoischen Urethritis oder nichtgonorrhoischen Nicht-Chlamydien-Urethritis zu unterscheiden. Bei rund 50% aller infizierten Männer verläuft sie völlig asymptomatisch. Durch intrakanalikuläre Ausbreitung des Erregers über den Ductus deferens kann eine Nebenhodenentzündung – **Chlamydienepididymitis** – entstehen. Meistens handelt es sich bei dieser um eine akute Erkrankung, die schlagartig beginnt. Mit der raschen Anschwellung des meist nur einseitig befallenen Nebenhodens gehen starke Schmerzen einher. Als Folge der Nebenhodenentzündung kann es zum Verschluss der Nebenhodenkanälchen und damit zur Oligozoospermie kommen.

▪▪ Urogenitale Chlamydieninfektion der Frau

Die wichtigste Lokalisation der Chlamydieninfektion ist die Zervix. Von dort kann die Infektion in die Tuben und in den Bauchraum aufsteigen. Die Infektion der weiblichen Urethra kann entweder sekundär oder isoliert erfolgen. Bei sexuell aktiven jungen Frauen mit Dys- und Pollakisurie, aber ohne Bakteriurie, ist in ungefähr 60% der Fälle *Chlamydia trachomatis* ursächlich. Die weibliche **Chlamydienurethritis** verläuft in bis zu 90% der Fälle asymptomatisch. Die **Chlamydienzervizitis** ist immer eine Endozervizitis, da *Chlamydia trachomatis* nur das hochprismatische Säulenepithel befallen kann. Bei bis zu 70% der Frauen mit einer Chlamydienzervizitis bestehen keinerlei Beschwerden. Die klinisch manifesten Verläufe äußern sich in weißlichgelblichem genitalem Ausfluss, der Irritation, Juckreiz und Brennen am Introitus vaginae nach sich zieht. Bei der Spekulumeinstellung zeigt sich bei 75% der Frauen mit einer Chlamydienzervizitis eine durch Entzündung und Ödem gerötete und geschwollene Zervix, aus der ein mukopurulenter Fluor abgesondert wird. Weitere klinische Infektionszeichen sind Ektopie und leicht induzierbare Kontaktblutung.

Bei 50% der Patientinnen mit einer Chlamydienzervizitis besteht auch eine Chlamydienendometritis. Begünstigende Faktoren der Ausbreitung sind Ovulation, Muskelkontraktionen des Uterus und Intrauterinpessare. Klinisch weisen leichte abdominelle Schmerzen, eine Hypermenorrhoe sowie Zwischenblutungen auf eine Endometritis hin.

Bei etwa 10% der Chlamydienzervizitis kommt es zu einer weiteren Aszendenz des Erregers in das Tubenepithel und damit zu einer **Chlamydiensalpingitis.** Sie führt zu einer bindegewebigen Umwandlung der Tubenwand mit Verklebung des Tubenlumens und damit zur Sterilität. Mehr als die Hälfte aller Fälle von **tubarer Sterilität** sind auf *Chlamydia trachomatis* zurückzuführen. Ihre Wahrscheinlichkeit beträgt nach der ersten Salpingitis etwa 20%, nach drei und mehr Salpingitiden liegt sie bei etwa 75%. Gleichzeitig steigt die Wahrscheinlichkeit einer ektopischen Schwangerschaft auf das 10-fache an. Klinisch ist die Chlamydiensalpingitis durch subakut bis chronisch auftretende abdominelle Schmerzen gekennzeichnet. Die Infektion kann weiter fortschreiten, indem sie Perioophoritis, Oophoritis, Peritonitis und Perihepatitis hervorruft. Bei diesem Verlauf spricht man von **pelvic inflammatory disease** (**PID**). Eine Trennung der Einzelzustände ist nicht mehr möglich.

▪▪ Chlamydienproktitis

Bei homosexuellen Männern werden bis zu 15% der Proktitiden durch *Chlamydia trachomatis* verursacht. Bei Frauen kann die Chlamydienproktitis Ausdruck einer Ausbreitung der genitalen Infektion in das Rektum sein. Das klinische Erscheinungsbild reicht vom völlig asymptomatischen Verlauf bis zu leichten anorektalen Schmerzzuständen, begleitet von Juckreiz und Analekzem. Bei der proktoskopischen Untersuchung zeigt sich gerötete, leicht verletzbare Schleimhaut mit mukopurulenten Sekretauflagerungen.

▪▪ Chlamydieninfektion des Neugeborenen

Besteht bei einer Gebärenden eine Chlamydienzervizitis, kann der Erreger beim Geburtsvorgang mit einer Wahrscheinlichkeit von etwa 60–70% auf das Neugeborene übertragen werden. In der Folge tritt bei 35–50% eine Konjunktivitis und bei 11–20% eine afebrile Pneumonie auf. Die Credé-Prophylaxe kann die Entstehung einer Chlamydienkonjunktivitis beim Neugeborenen nicht verhindern. Auch die Anwendung einer Erythromycinlösung bietet nur begrenzten Schutz, da es häufig zur Wiederbesiedlung der Konjunktiven vom Nasopharynx aus kommt.

Die klinische Symptomatik beginnt zwischen dem 5. und 12. Tag post partum und reicht vom völlig asymptomatischen Verlauf bis zur eitrigen Konjunktivitis. Die Konjunktiven sind gerötet, infiltriert, und bei längerem Verlauf (2–5 Wochen) können sich lymphoide Follikel in den tarsalen Konjunktiven bilden. Überlappungen zwischen der Einschlusskörperkonjunktivitis und dem Trachom kommen vor.

▪▪ Chlamydienkonjunktivitis des Erwachsenen

Die durch *Chlamydia trachomatis* verursachte Konjunktivitis wird direkt durch Schmierinfektion aus dem Genitalbereich übertragen. Das früher gebräuchliche Synonym Schwimmbadkonjunktivitis ist nicht zutreffend. Bei bis zu 90% der Frauen und bis zu 50% der Männer findet man eine begleitende urogenitale Chlamydien-Infektion. Eine urogenitale Diagnostik ist deshalb beim Vorliegen einer Chlamydienkonjunktivitis obligatorisch. Nach 5–21 Tagen entwickelt sich ein Fremdkörpergefühl mit Tränenfluss, später eine schleimige Sekretion. Die Konjunktiven sind gerötet und infiltriert.

▪▪ Trachom

Das endemische Trachom, hervorgerufen durch die *Chlamydia-trachomatis*-Serovarianten A–C, ist immer noch eine der führenden Ursachen für Blindheit in der Welt. Es ist in Teilen von Nordafrika, dem mittleren Osten, Indien und sogar unter Indianern im Südwesten der USA ein großes Problem. Die Augen von infizierten Menschen stellen das Erregerreservoir dar. Die Infektion wird durch manuellen Kontakt, unbelebte Gegenstände und vielleicht sogar durch Fliegen verbreitet. Kinder werden meistens schon in den ersten Lebensjahren infiziert. Die Kombination einer wiederholten Reinfektion mit Neovaskularisation der Kornea, Proliferation von lymphoiden Follikeln und konjunktivaler Vernarbung führt zur Erblindung.

▪▪ Reaktive Arthritis (SARA: sexually acquired reactive arthritis)

4–10 Wochen nach der Chlamydieninfektion kann sich bei rund 1% der Infizierten eine reaktive, sterile Arthritis einzelner, meist großer Gelenke entwickeln. Patienten mit einer HLA-B27 und HLA-DR4 Disposition sind vermehrt betroffen. Der Verlauf ist meist günstig. Auch *Neisseria gonorrhoeae* kann eine ähnliche Symptomatik hervorrufen.

▪ Labor

Alle Formen der Chlamydieninfektion lassen sich ausschließlich durch den **Erregernachweis** diagnostizieren. Aufgrund ihrer geringen Größe und geringen Affinität zu Farbstoffen sind Chlamydien weder nativ noch mittels Färbungen nachweisbar. Da sie obligat intrazelluläre Bakterien sind, ist auch keine Anzüchtung auf künstlichen Nährböden möglich. *Chlamydia trachomatis* kann mithilfe folgender Methoden nachgewiesen werden.

Nukleinsäure-amplifizierende Verfahren (NAATs) *Chlamydia trachomatis* wird heute mit sehr hoher Sensitivität (>90%) und Spezifität (>99%) mithilfe der Polymerasekettenreaktion (PCR), der Ligasekettenreaktion (LCR) oder der transkriptionsvermittelten Amplifikation (TMA) nachgewiesen. Der entscheidende Vorteil der Amplifikationsmethoden ist, dass kein Abstrichmaterial und bei der Frau keine Spekulumeinstellung erforderlich ist. Der Erregernachweis ist mit einer Sensitivität von 85–95% aus dem männlichen Erststrahlurin möglich. Bei Frauen ist der Introitalabstrich oder der morgendliche Erststrahlurin zu verwenden. Dieser große Fortschritt in der Chlamydiendiagnostik eröffnet Möglichkeiten für populationsbasierte Screeninguntersuchungen und damit für die Sterilitätsprävention.

Chlamydienzellkultur *Chlamydia trachomatis* kann nur in einer Zellkultur auf **McCoy-Zellen** angezüchtet werden. Die Durchführung ist mit größerem technischem Aufwand verbunden und daher nur wissenschaftlichen und forensischen Fragestellungen in Speziallaboratorien vorbehalten.

Enzymimmunoassay Dieser automatisierte Test erlaubt die Untersuchung größerer Probenmengen, allerdings nur mit einer maximalen Sensitivität von 85% und wurde weitgehend durch die Amplifikationsmethoden ersetzt.

Direktnachweis Mithilfe dieses Verfahrens wird wie beim Enzymimmunoassay auf Chlamydien-Antigene untersucht. Die heute noch gebräuchlichste Methode ist die direkte Immunfluoreszenz mittels fluoreszeinmarkierter speziesspezifischer monoklonaler Antikörper. Die technische Durchführung der Direktnachweisverfahren ist in kleinen Laboreinheiten möglich, setzt allerdings die geübte Interpretation der Befunde und die Standardisierung voraus. Die Versendung von Abstrichmaterial an Laboratorien erfolgt in Form eines fixierten Objektträgers.

Serodiagnose Bei der unkomplizierten urogenitalen Chlamydieninfektion kommt dem Nachweis von Antichlamydien-Antikörpern keine diagnostische Bedeutung zu. Bei der aszendierenden Chlamydieninfektion können hohe Anti-Chlamydien-IgG- und -IgA-Antikörpertiter die Verdachtsdiagnose erhärten.

▪ Therapie

Eine ausführliche Übersicht zur Therapie der Chlamydien-Infektion in Abhängigkeit von Lokalisation und Patientenkollektiv bietet ◘ Tab. 18.3.

Der natürliche Verlauf einer Chlamydieninfektion kann entweder zur Spontanheilung oder zu einer chronisch persistierenden Infektion führen. Da die Folgen einer Infektion schwerwiegend sein können (PID, Infertilität), ist die adäquate Therapie sehr wichtig. Resistenzentwicklung bei *Chlamydia-trachomatis*-Stämmen wird derzeit nicht beobachtet. Eine Resistenztestung mittels Antibiogramm ist nicht möglich.

Hauptursache für Therapieversagen ist meistens die fehlende Partnerbehandlung, weswegen die Mitbehandlung aller Partner zu fordern ist. Grundsätzlich muss auch immer an das Vorliegen weiterer STIs gedacht werden.

Da bei der Anwendung von NAATs-Nachweismethoden nicht zwischen lebenden und abgestorbenen Mikroorganismen unterschieden werden kann, wird eine frühe Kontrolluntersuchung zur Evaluierung des Therapieerfolgs nicht empfohlen und ist frühestens 3 Monate nach erfolgter Therapie in Betracht zu ziehen.

III

Tab. 18.3 Therapie der Chlamydieninfektion

Infektion	Therapie
Urogenitale Chlamydieninfektion	Azithromycin 1 g einmalig oder Doxycyclin 2-mal 100 mg tgl. über 7 Tage oder Roxithromycin 2-mal 150 mg tgl. über 7 Tage oder Clarithromycin 2-mal 250 mg tgl. über 7 Tage oder Erythromycin 4-mal 500 mg tgl. über 7 Tage (Die Behandlungsdauer kann auf über 14 Tage ausgedehnt werden)
Urogenitale Chlamydieninfektion bei Schwangeren	Azithromycin 1 g einmalig oder Amoxicillin 4-mal 500 mg tgl. über 7 Tage
Neugeborenenkonjunktivitis und -pneumonie	Erythromycinsirup 50 mg/kg KG tgl. oral (aufgeteilt in 4 Einzeldosen) über 14 Tage
Trachom	Doxycyclin 2-mal 100 mg tgl. über 6 Wochen

18.3 Nichtgonorrhoische Nicht-Chlamydien-Urethritis

Eine gonorrhoische Urethritis und eine Chlamydienurethritis können eindeutig durch den Erregernachweis diagnostiziert werden. Es verbleibt eine Gruppe von über 50% aller Urethritisformen, die durch eine Reihe unterschiedlicher Erreger hervorgerufen werden können: Mykoplasmen, Trichomonaden (▶ Kap. 22), andere Bakterien, Hefen und Viren. Schließlich existieren auch noch Urethritiden nichtinfektiöser Genese.

18.3.1 Mykoplasmenurethritis

Epidemiologie und Ätiopathogenese

Die allgemeine Bezeichnung Mykoplasmen wird zusammenfassend für die gesamte Gruppe zellwandloser Erreger verwendet, die in der Klasse der Mollicutes zusammengefasst werden. Für den Menschen wichtig sind die Gattungen Mycoplasma und Ureaplasma. Ureaplasmen unterscheiden sich durch die Fähigkeit zur Harnstoffspaltung von Mykoplasmen.

Mykoplasmen sind unbewegliche, sporenlose, pleomorphe Bakterien. Neben der geringen Zellgröße bestimmen vor allem zwei Eigenschaften ihre besondere Verhaltensweise:

- Kleines Genom
- Fehlen der Zellwand

Von den bisher beschriebenen Mykoplasmenarten, die vom Menschen isoliert werden konnten, sind sieben Arten vorwiegend im Genitaltrakt zu finden (Tab. 18.4). Die Kolonisierung des Genitaltrakts mit *Ureaplasma urealyticum*, *Ureaplasma parvum* und *Mycoplasma hominis* nimmt ab Beginn der sexuellen Aktivität mit der Zahl der Sexualpartner zu, sodass sie als Teil der Genitalflora (**friendly traveller**) bei sexuell aktiven Menschen angesehen werden muss.

Mycoplasma genitalium hingegen kann beim Mann die Ursache einer akuten und möglicherweise einer persistierenden oder rezidivierenden **nichtgonorrhoischen-Nicht-Chlamydien-Urethritis (NGNCU)** sein. *Mycoplasma genitalium* könnte bei bis zu 45% der NGNCU-Fälle der verantwortliche Erreger sein.

Klinik

Eine Erstinfektion mit *Ureaplasma urealyticum* und eine akute oder chronische Infektion mit *Mycoplasma genitalium* äußern sich durch einen weißlichen serösen Fluor, verbunden mit Juckreiz, mäßigem Brennen in der Harnröhre oder mäßiger Dysurie.

Labor

Selbstverständlich kann die Diagnose einer NGNCU erst nach Ausschluss einer Infektion mit *Neisseria gonorrhoeae* und *Chlamydia trachomatis* gestellt werden.

Aufgrund ihrer Größe und geringen Affinität zu Farbstoffen ist der Nachweis von Mykoplasmen in Gram-Prä-

Tab. 18.4 Taxonomie der häufigsten Mykoplasmenarten beim Menschen

Klasse	Mollicutes
Familie	Mycoplasmatoceae
Gattung	Mykoplasma, Ureaplasma
Art und Vorkommen	Respirationstrakt: *Mycoplasma pneumoniae, M. salivarium, M. orale, M. faucium, M. buccale*
	Urogenitaltrakt: *Ureaplasma urealyticum, U. parvum, Mycoplasma hominis, M. genitalium, M. penetrans, M. fermentans, M primatum, M. spermatophilum*

paraten nicht möglich. *Ureaplasma urealyticum* und *Mycoplasma genitalium* können mithilfe von Nukleinsäure-Amplifikationsmethoden (NAATs) nachgewiesen werden. Diese sind allerdings kommerziell derzeit noch nicht erhältlich.

Der kulturelle Nachweis mit Anzüchtung auf Nährmedien ist möglich. *Ureaplasma urealyticum* wächst innerhalb von 2–3 Tagen in Form von Kolonien, die aufgrund ihrer Größe (15–60 µm Durchmesser) nur mikroskopisch sichtbar sind. *Mycoplasma-hominis*-Kolonien sind größer (200–300 µm) und haben typischerweise eine Spiegeleiform.

Serologische Untersuchungen sind für die Diagnostik von Mykoplasmen-Infektionen ohne Bedeutung.

▪ Therapie

Mykoplasmen sind nur empfindlich gegen Antibiotika, die in den Zellstoffwechsel eingreifen. Als Mittel der Wahl für alle Mykoplasmeninfektionen gelten Azithromycin 1 g oral einmalig (oder 1. Tag 500 mg, 2.–5. Tag 250 mg tgl.) oder Doxycyclin 2-mal 100 mg tgl. über 7–14 Tage. Als Alternative stehen Erythromycin 4-mal 500 mg tgl. über 7 Tage, bei chronischen Urethritisformen sogar über bis zu 6 Wochen, zur Verfügung. Auch Ofloxacin 1-mal 400 mg oder 2-mal 200 mg tgl. über 7 Tage sind wirksam.

18.3.2 Urethritis durch andere Bakterien

Urethritiden können natürlich durch zahlreiche weitere Bakterien hervorgerufen werden. Eine Staphylokokkenurethritis kann am besten mithilfe der Gram-Färbung (Gram-positive Kokken in Haufen) von einer Gonokokkenurethritis unterschieden werden. *Staphylococcus aureus* und *Staphylococcus saprophyticus* können insbesondere bei Patienten mit Urethralkathetern eine Urethritis, Zystitis oder Prostatitis hervorrufen. Auch Streptokokken (Gram-positive Kokken in Ketten), insbesondere Enterokokken, können gelegentlich zu einer Urethritis führen. *Escherichia coli* (Gram-negative Stäbchen) kann bei homosexuellen Männern eine Zystitis, Prostatitis oder Epididymitis sowie eine Pyelonephritis verursachen.

Zur Diagnose sollte stets der bakteriologische Erregernachweis angestrebt werden.

▪ Therapie

Die Therapie richtet sich nach dem Antibiogramm.

18.3.3 Candidaurethritis

Candida albicans kann insbesondere bei Vorliegen eines Diabetes mellitus oder einer Immundefizienz sekundär von einer Balanitis oder einer Vulvovaginitis ausgehend eine Urethritis auslösen. Der Nachweis erfolgt nativ oder im Färbepräparat und durch die mykologische Kultur. Zur Therapie werden Imidazolderivate wie Itraconazol, 100–200 mg tgl. für 7 Tage, oder Fluconazol, 100 mg tgl. für 7 Tage eingesetzt.

18.3.4 Virale Urethritis

Das Herpes-simplex-Virus kann eine sehr schmerzhafte Urethritis (**Urethritis herpetica**), meistens begleitet von Herpes-simplex-Eruptionen am äußeren Genitale, hervorrufen. Seltener kommt eine ausschließlich intraurethrale Herpes-simplex-Virusinfektion vor. Die Standardtherapie erfolgt mit Aciclovir, 5-mal 200 mg über 5 Tage, oder mit den neueren Aciclovirderivaten wie Valaciclovir, 2-mal 500 mg über 5 Tage. Das Zytomegalievirus, das Varizella-Zoster-Virus, Adenoviren und das Rötelnvirus können als Teilsymptome ebenfalls Urethritiden hervorrufen.

18.4 Nichtinfektiöse Urethritiden

Mechanische und chemische Traumen können Urethritiden auslösen und unterhalten. Ursächlich kommen Manipulationen mit Kathetern, Instrumenten oder Fremdkörpern infrage. Wiederholtes Ausquetschen der Urethra kann urethralen Ausfluss hervorrufen. Im Nativpräparat findet man dann nur Epithelzellen, aber keine Entzündungszellen. Unbefriedigte sexuelle Erregungen können zu einer **Epididymitis erotica** (love nuts) mit vorübergehender Schwellung und Schmerzhaftigkeit der Nebenhoden führen.

Literatur

Gonorrhoe

Bignell C (2009) European guideline on the diagnosis and treatment of gonorrhoea in adults. Int J STD AIDS 20: 453–457

Cole MJ, Chisholm SA, Hoffmann S et al (2010) European surveillance of antimicrobial resistance in Neisseria gonorrhoeae, European surveillance of sexually transmitted infections network. Sex Transm Infect. 86: 427–432

Hook EW III, Handsfield HH (2008) Gonococcal Infections in the adult. In: Holmes KK, Sparling FP, Stamm W E et al (eds) Sexually transmitted diseases 4th ed. McGraw-Hill, New York, p 627–646

Ison CA, Martin IM, Lowndes CM et al (2006) Comparability of laboratory diagnosis and antimicrobial susceptibility testing of Neisseria gonorrhoeae from reference laboratories in Western Europe. J Antimicrob Chemoth 58: 580–586

Ison CA (2006) GC NAATs: is the time right? Sex Transm Infect 82: 515

Martin M, Hoffmann S, Ison CA (2006) European surveillance of sexually transmitted infections (ESSTI): the first combined antimicrobial susceptibility data for Neisseria gonorrhoeae in Western Europe. J Antimicrob Chemoth 58: 587–593

Tapsall J, Whiley D, Sloots T (2006) Applications of molecular testing in clinical laboratories for the diagnosis and control of gonorrhea. Future Microbiol 1: 317–324

Workowski KA, Berman S (2010) Sexually transmitted diseases treatment guidelines, 2010. Centers for Disease Control and Prevention (CDC). MMWR Recomm Rep 59(RR-12): 1–110

Chlamydien

Currie MJ, Bowden FJ (2007) The importance of chlamydial infections in obstetrics and gynaecology: update. Aust Z J Obstet Gynaecol 47: 2–8

Lanjouw E, Ossewaarde J M, Stary A et al (2010) European guideline for the management of Chlamydia trachomatis infections. Int J STD AIDS 21: 729–737

Mund M, Sander G, Potthoff P et al (2008) Einführung des Chlamydia-trachomatis-Screenings für junge Frauen in Deutschland. J Dtsch Dermatol Ges 6: 1032–1037

Stamm WE (2008) Chlamydia trachomatis infactions of the adult. In: Holmes KK, Sparling FP, Stamm WE et al. Sexually transmitted diseases, 4th ed. McGraw-Hill, New York, S 575–594

Mykoplasmen

Hartmann M (2009) Genitale Mykoplasmen-Infektionen. J Dtsch Dermatol Ges 7: 371–377

Jensen JS (2004) Mycoplasma genitalium: the aetiological agent of urethritis and other sexually transmitted diseases. J Eur Acad Dermatol Venereol 18: 1–11

Shahmanesh M, Moi H, Lassau F, Janier M (2009) European Guideline on the management of non-gonococcal urethritis. Int J STD AIDS 20: 458–464

Totten PA, Taylor-Robinson D, Jensen JS (2008) Genital mycoplasma. In: Holmes KK, Sparling FP, Stamm WE et al Sexually transmitted diseases, 4th ed. McGraw-Hill, New York, S 575–594

Erstbeschreiber

Credé CSF (1881) Die Verhütung der Augenentzündung der Neugeborenen. Arch Gynäkol 17: 50–53

Curtis AH (1930) A cause of adhesion in the right upper quadrant. JAMA 94: 1221–1222

Fitz-Hugh T Jr. (1934) Acute gonococcic peritonitis of the right upper quadrant in women. JAMA 102: 2094–2096

Halberstaedter L, Prowazek S von (1907) Über Zelleinschlüsse parasitärer Natur beim Trachom. Arb Kn Gesundh Amt 26: 44–47

Neisser A (1879) Ueber eine der Gonorrhoe eigentümliche Micrococcusform. Centralbl Med Wissensch 28: 497–500

Internetseiten

http://www.rki.de

http://ecdc.europa.eu Surveillance report STI in Europe 1990–2010

http://www.iusti.org/regions/Europe/euroguidelines.htm Europäische STI guidelines

http://www.cdc.gov/STD/treatment/ STD treatment guidelines

http://www.cdc.gov/std/stats/ STD surveillance reports 1993–2010

www.who.int/topics/sexually_transmitted_infections/ Guidelines for the management of sexually transmitted infections

Syphilis

Alexandra Geusau

19.1 Einführung

Synonym

Lues, venerische Syphilis

Definition

Syphilis ist eine weltweit, vorwiegend in den Entwicklungsländern, vorkommende systemische Infektionskrankheit mit dem Bakterium *Treponema pallidum,* welches über den Geschlechtsverkehr, intimen/sexuellen körperlichen Kontakt oder diaplazentar übertragen wird. Die Erkrankung durchläuft verschiedene Stadien, manifestiert sich an unterschiedlichen Organen wie Haut, zentralem Nerven-, Herz-Kreislauf- und Skelettsystem, und zeichnet sich durch eine große Vielfalt an Symptomen aus (Syphilis – der große Imitator). Die Symptome der Syphilis können über Jahre persistieren, aber auch spontan abheilen.

Epidemiologie

Der genaue Ursprung dieser Infektionskrankheit ist nicht ganz geklärt. Die ersten dokumentierten Fälle in Europa traten 1493 auf, nach der Rückkehr von Christoph Columbus aus dem neu entdeckten Amerika, vermutlich von seinen Matrosen eingeschleppt (**Kolumbus-Theorie**). Dem widersprechen Knochenfunde aus England, deren spezifische Veränderungen darauf hinweisen, dass bereits vor dieser Zeit die Syphilis in Europa aufgetreten war (**präkolumbische Theorie**). Die Wikinger hatten Nordamerika bereits 500 Jahre vor Kolumbus erreicht und könnten die Erkrankung schon damals mitgebracht haben. Noch am Beginn des 20. Jahrhunderts, in der vor-antibiotischen Ära, war die Syphilis sehr häufig, mit einer Prävalenz von 5–10% aller Autopsiefälle. Nach dem zweiten Weltkrieg kam es durch die Einführung des Penicillins 1943 weltweit zu einer drastischen Abnahme der Syphilis.

Nach einem kurzen Anstieg infektiöser Frühsyphilis bei bestimmten Risikogruppen in den 80er Jahren des vorigen Jahrhunderts an der Ostküste der USA, planten, da die Syphilis so selten geworden war, die Centers for Disease Control (CDC) 1999 in den USA ein Syphiliseradikationsprogramm. Theoretisch waren dafür alle Voraussetzungen gegeben: *T. pallidum* ist exklusiv humanpathogen, besitzt kein Tierreservoir, und ist nach wie vor, ohne Ausnahme, auf Penicillin empfindlich. Eine weltweite Auslöschung der Syphilis ist allerdings nicht abzusehen, im Gegenteil, es zeigt sich seit Ende der 1990er Jahre weltweit wieder ein Anstieg frischer Infektionen (in Teilabbildung a zu erkennen). Die Weltgesundheitsorganisation (WHO) schätzt, dass es jährlich zu 12 Mio. Neuinfektionen kommt, mehr als 90% davon in den Entwicklungsländern Südostasiens, Lateinamerikas, und Subsahara-Afrikas. In Osteuropa folgte 1991 dem Zusammenbruch der Sowjetunion, und damit eines funktionierenden Gesundheitssystems, und durch die dadurch bedingten sozialen Veränderungen, in den neu gegründeten Folgestaaten ein drastischer Anstieg der Syphilis bei Männern und Frauen von 5–10 Erkrankungsfällen pro 100.000 Einwohner 1990 auf 160–270 pro 100.000 im Jahr 1996. In den westeuropäischen Staaten stieg die Inzidenz ab dem Jahr 2000 deutlich an, vor allem bei Männern, die Sex mit Männern haben. In Deutschland ging die Inzidenz von 3,9 Fällen auf 100.000 Einwohner im Jahr 2008 auf 3,4 Fälle pro 100.000 Einwohner im Jahr 2009 leicht zurück, man kann jedoch nicht von einem rückläufigen Trend sprechen; die Zahl der jährlichen Neuerkrankungen scheint seit 2003/2004 auf einem hohen Niveau von rund 3000 Neuerkrankungen jährlich zu stagnieren, mit großen regionalen Unterschieden.

Mehr als 80% der frischen Infektionen treten durch sexuelle Kontakte zwischen Männern auf, von denen über 30% bereits HIV-positiv sind. Die Inzidenzraten 2009 sind in Deutschland bei Männern insgesamt 16-mal höher als bei Frauen; der Frauenanteil geht kontinuierlich zurück (Robert Koch-Institut 2009). Eine ähnliche Epidemiologie beobachtet man in den USA. Allerdings sind Vergleiche verschiedener Länder aufgrund unterschiedlicher Meldekriterien schwierig, manche Länder erfassen zum Beispiel alle Syphilisfälle, andere nur die Raten an infektiöser Frühsyphilis oder klinische Fälle ohne serologische Konfirma-

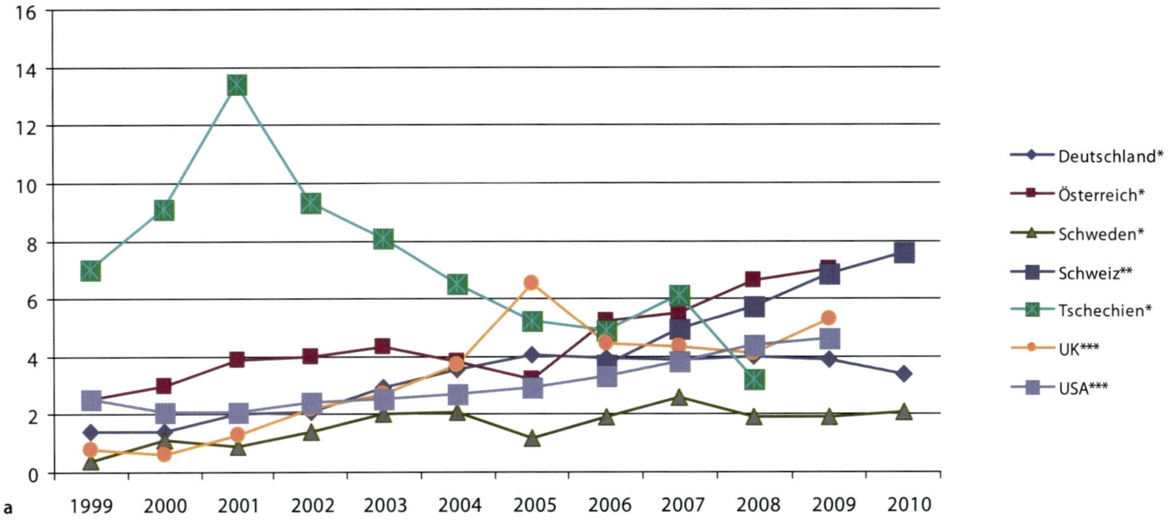

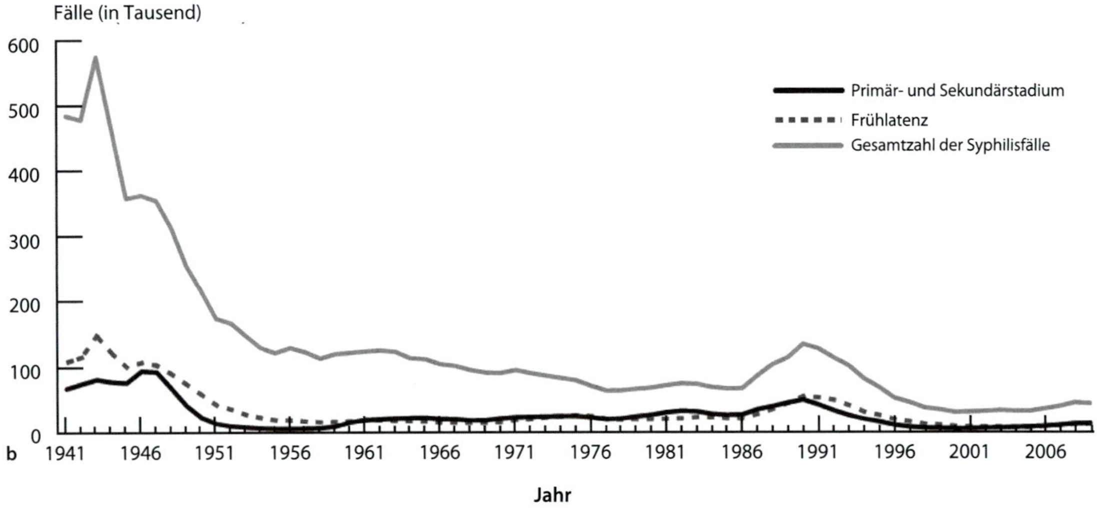

Abb. 19.1a, b **a** Syphilis: Trends der Syphilisinzidenz (Fälle auf 100.000 Einwohner) in einzelnen europäischen Staaten 1999–2010. Ein direkter Vergleich der einzelnen Länder ist aufgrund unterschiedlicher Meldesysteme und Falldefinitionen nicht möglich. (* alle Stadien; ** unpublizierte Schätzwerte des Schweizer Bundesamts für Gesundheit, kalkuliert aus der Gesamtzahl gemeldeter Fälle und verifizierter Syphilispatienten; *** nur Fälle im Primär- und Sekundärstadium). (Aus: ESSTI Surveillance Annual Report 2008, WHO Regional Office for Europe, www.eurosurveillance.org, STD statistics for the USA (www.avert.org/std-statistics-america.htm), Epidemiologisches Bulletin Robert Koch Institut Nr.49/Dezember 2010, www.bmgfj.gv.at (Bundes Ministerium für Gesundheit Österreich), Bundesamt für Gesundheit Schweiz Bulletin 1/2/11 (www.bag.admin.ch), www.hpa.org.uk, http://ecdc.europa.eu, Dr. A Six (NZZ)). **b** Syphilis: Gemeldete Fälle nach Stadium der Infektion, Vereinigte Staaten von Amerika, 1941–2009. (Quelle: CDC 2009 Sexually Transmitted Diseases Surveillance Report, http://www.cdc.gov/std/stats09/default.htm)

tion. Ob es durch diese Entwicklung auf lange Sicht auch zu einem Anstieg der HIV-Neuinfektionen kommen wird, bleibt abzuwarten.

Erreger

Treponema pallidum [Schaudinn und Hoffmann 1905] ist eine korkenzieherartig gewundene, 620 µm lange, motile Spirochäte mit der Fähigkeit zu Rotations- und Knickbewegungen. Die Treponemen gehören zur Familie der *Spirochaetaceae* innerhalb der Ordnung der *Spirochaetales*. Es gibt vier humanpathogene Erreger:

- *Treponema pallidum* subsp. *pallidum* (Erreger der venerischen Syphilis)
- *Treponema pallidum* subsp. *endemicum* (Erreger der endemischen Syphilis/Bejel)
- *Treponema pallidum* subsp. *pertenue* (Erreger der Frambösie)
- *Treponema carateum* (Erreger der Pinta)

Morphologisch sind diese Subtypen nicht unterscheidbar. An der Mundschleimhaut gibt es eine Reihe phylogenetisch eigenständiger Treponemen, die mit Periodontitis und anderen entzündlichen Veränderungen der Gingiva assoziiert sind. Am besten untersucht ist *T. denticola*. *T. pallidum* subsp. pallidum (**Nichols Stamm**) wurde 1998 als eines der ersten Bakterien vollständig sequenziert. Da *T. pallidum* nur schwer (am Kaninchenhoden) anzüchtbar ist beziehungsweise in vitro überhaupt nicht angezüchtet werden kann, hat dies wesentlich zur Erforschung des Metabolismus und potenzieller Virulenzfaktoren beigetragen. *T. pallidum* hat limitierte metabolische Fähigkeiten, weshalb sein Überleben als obligater Gewebeparasit vollständig vom Wirt abhängig ist. Das zirkuläre Chromosom enthält 1.138.006 Basenpaare, die Funktion von 45% der Gene ist bis dato unbekannt.

▪ Ätiopathogenese

Die Infektion erfolgt über direkten Haut- und Schleimhautkontakt mit einer erregerreichen Läsion des Primär- oder Sekundärstadiums. Eintrittsstellen sind kleinste Epitheldefekte, und es folgt an Ort und Stelle bereits eine Replikation von *T. pallidum*. Das Risiko einer Infektion durch einmaligen Sexualkontakt mit einem infektiösen Partner in der Frühsyphilis wird auf 30–60% geschätzt, und hängt unter anderem von der Zahl der inokulierten Erreger ab. Die Infektion kann auch intrauterin von der Mutter auf das Kind übertragen werden und zur konnatalen Syphilis führen. Eine Infektion über eine Bluttransfusion ist nur bei einer Blutspende direkt vom Spender möglich und kann aufgrund der routinemäßigen Testung der Blutspender und der Tatsache, dass Treponemen den Kühlprozess nicht überleben, ausgeschlossen werden.

Die klinischen Manifestationen der Syphilis sind durch die entzündliche und immunologische Antwort und nicht durch einen direkten zytotoxischen Effekt von *T. pallidum* bedingt. Deshalb ist auch am Ungeborenen erst nach ausreichender Reifung des fetalen Immunsystems eine klinische Symptomatik zu erwarten. Es handelt sich initial um eine zellmediierte Antwort, primär durch Lymphozyten, gefolgt von Makrophagen, welche über Phagozytose zur Elimination des Erregers und in der Folge zum Abheilen der Syphilisläsionen führt. Diese bedingt zusammen mit der humoralen Immunantwort eine Infektionsimmunität, die vor einer Zweitinfektion mit der homologen Spezies schützt, ein Effekt, der aber nach Therapie oder spontaner Ausheilung erlischt. Dies bedeutet, dass eine Reinfektion möglich ist. Trotz ablaufender Immunantwort handelt es sich bei der Syphilis um eine chronische Infektion, bei der über Jahrzehnte Treponemen im Gewebe persistieren können. Als Ursache für diesen »Escape«-Mechanismus wird die geringe Zahl der dem Immunsystem zugänglichen Oberflächenproteine von *T. pallidum* angesehen. Die Anwesenheit aktivierter T-Lymphozyten und Makrophagen im Primäraffekt erklärt auch den Zusammenhang mit einem erhöhten Akquisitions- und Transmissionsrisiko von HI-Virus. Außerdem erleichtert der Epitheldefekt ulzerierender Läsionen den Übergang der Erreger auf den Sexualpartner. Eine Impfung ist derzeit nicht verfügbar und auch nicht in Aussicht.

▪ Klinik

Aufgrund der unterschiedlichen Stadien und Formen der Syphilis wird auf einen eigenen Abschnitt verwiesen.

▪ Diagnostisches Vorgehen

Die Diagnose der Syphilis kann durch mikroskopische, serologische und molekulare Verfahren gestellt werden. Dabei geht es einerseits um den direkten Erregernachweis, andererseits um serologische Antikörpertests.

▪▪ Nachweis des Erregers

Methode der Wahl für die Diagnose der Frühsyphilis ist der Nachweis von *Treponema pallidum* in läsionalen Sekreten und Körperflüssigkeiten mittels **Dunkelfeld- oder Phasenkontrastmikroskop**. *T. pallidum* kann auch am Objektträger oder an Gewebeschnitten mittels direkter Immunfluoreszenz über monoklonale Antikörper (direkter Fluoreszenzantikörpertest) oder Versilberungsmethoden (zum Beispiel Warthin-Starry-Färbung) dargestellt werden. Manche Labors bieten außerdem, derzeit allerdings nicht kommerziell verfügbare, PCR-Tests an.

Dunkelfeldmikroskopie (DFM) Da der Erreger sich im Gewebe befindet, muss die zu untersuchende Läsion (Ulkus/Primäraffekt, nässende Effloreszenz des Sekundärstadiums) nach Reinigung mit Kochsalzlösung und Entfernen der Beläge seitlich zusammengepresst und der Ulkusgrund skarifiziert werden, bis glasklares Sekret, das so genannte Reizsekret, aus dem Gewebe austritt – in diesem befinden sich die Treponemen. Das Untersuchungsmaterial wird mithilfe einer Glaskapillare gewonnen, auf einen Objektträger aufgebracht, mit einem Deckglas eingedeckt und sofort bei 400-facher oder in Ölimmersion bei 1000-facher Vergrößerung befundet. Die Identifikation des Erregers erfolgt aufgrund seiner Morphologie und der charakteristischen Bewegungen (Knick- und Rotationsbewegungen). Es kann nicht oder nur schwer zwischen *T. pallidum* und saprophytären, apathogenen Treponemen unterschieden werden, die Teil der normalen Mundhöhlenflora sind und eine ähnliche Morphologie besitzen. Aus diesem Grund ist die DFM zur Untersuchung oraler Effloreszenzen der Syphilis ungeeignet. Die Sensitivität der DFM durch einen geübten Untersucher für das Primärstadium wird mit bis zu 80–97% angegeben, für Läsionen des Sekundärstadiums beträgt diese etwa 80% bezogen

III

Tab. 19.1 Interpretation der serologischen Befunde

VDRL	TPPA/IgG EIA	IgM EIA oder 19S-IgM-FTA-abs	Zeitpunkt nach Infektion	Diagnose
–	–	–	≤14 Tage	Inkubationszeit, oder keine Infektion, oder Seroreversion, oder der Patient kann keine Antikörper bilden
–	–	+	≥14 Tage	Primärstadium oder falsch positiver IgM-EIA
–	+/– oder +	+	≥14 Tage bis 5./6. Woche	Primärstadium
–	+	+	≥14 Tage, oder unbekannt	Primärstadium, Reinfektion (früh), oder Spätlatenz mit persistierenden IgM-Antikörpern
≥ 1:8	+	+	5./6. Woche bis 3 Monate	Primär- oder Sekundärstadium oder Frühlatenz
≥ 1:8	+	–	Unbekannt	Aktivierte Syphilis im Stadium der Spätlatenz, Tertiärstadium
≤ 1:8	+	–	Unbekannt	Spätlatenz (behandelt oder unbehandelt), Tertiärstadium
–	+	–	Unbekannt	Spätlatenz (behandelt oder unbehandelt), Tertiärstadium, oder falsch-positiv
+	–	–	–	Biologisch falsch reaktiv (BFR)

auf einen Enzym-Immuno-Assay (EIA), der in diesem Stadium zu 100% positiv ist. Ursachen für falsch-negative Befunde können neben einer Erregerarmut der Läsion auch eine vorangegangene lokale oder auch unspezifische systemische Antibiotikatherapie sein.

Direkte Immunfluoreszenz Das auf einem Objektträger aufgebrachte Reizsekret wird fixiert und mit einem gegen ein Oberflächenprotein von *T. pallidum* gerichteten fluoreszenzmarkierten monoklonalen Antikörper inkubiert. Bei der Befundung mittels Fluoreszenzmikroskop leuchten die Treponemen grün auf. Diese Methode, die allerdings meist nicht routinemäßig verfügbar ist, erlaubt die Unterscheidung zu apathogenen Treponemen. In Vergleichsstudien zur PCR zeigte sich für Effloreszenzen des Sekundärstadiums eine Sensitivität von etwa 90%. Mittels Immunhistochemie können Treponemen auch am Gewebeschnitt dargestellt werden.

PCR Mithilfe verschiedener Nukleinsäure-Amplifikationstechniken (NAT) kann treponemale DNA aus Gewebeproben und -exsudat, Abstrichen, Serum, Blutzellen (Granulozyten, PBMCs), Liquor, Schwangerschaftsprodukten (Plazenta/Amnionflüssigkeit) oder Augenkammerwasser nachgewiesen werden. Derzeit ist die PCR aus Kostengründen nicht kommerziell verfügbar und sollte außerdem nur ergänzend bei bestimmten Fragestellungen zum Einsatz kommen. Die Sensitivität der PCR ist trotz hoher Spezifität, abhängig vom Untersuchungsmaterial, allerdings sehr unterschiedlich. Das bedeutet, dass ein negatives Ergebnis die Infektion nicht ausschließt. In neueren Arbeiten zeigt die Real-time-PCR bezüglich des Gens für ein spezifisches 47-kD-Membranprotein beim syphilitischen Schanker eine 100%ige Positivität, verglichen mit einer serologischen Untersuchung mittels Suchtest oder auch verglichen mit der DFM. Diese haben in diesem Stadium nur eine Sensitivität von etwa 80%. Insgesamt ist mit der PCR eine Sensitivität zwischen 42 und 100% zu erreichen, abhängig vom Stadium der Syphilis, vom Substrat und von der Methode, die zur Anwendung kommt. Die Sensitivität der PCR, etwa zum Nachweis von *T. pallidum* im Liquor bei Patienten mit nachgewiesener Neurosyphilis, liegt nach Angaben in der Literatur nur bei maximal 65%.

Immunpathologie

Die wichtigste Methode für die Diagnostik der Syphilis ist die Serologie (Tab. 19.1). Beim Menschen kommt es im Verlauf der primären Syphilis zur Bildung nicht immunisierender humoraler Antikörper. Die Syphilisserologie muss immer im Zusammenhang mit der Anamnese und dem klinischen Befund interpretiert werden. IgM-Antikörper gegen *T. pallidum* werden etwa 2 Wochen nach der Infektion gebildet, noch vor dem Auftreten des Primäraffekts, und werden mit Therapie nach Wochen bis Monaten negativ, ohne Therapie erst nach Jahren. Spezifische IgG-Antikörper sind ab der 4. Woche nachweisbar, und bleiben dies auch nach der Therapie meist lebenslang (sogenannte **Seronarbe**); die Titer sinken auch nach erfolgreicher Therapie nur gering ab.

Es können zwei Klassen von Seroreaktionen bei der Syphilis unterschieden werden, solche, die »spezifische«, gegen Treponemen gerichtete Antikörper nachweisen, im Unterschied zu jenen, die »unspezifische« Antikörper nachweisen. Der Ursprung dieser so genannten Lipoid-Antikörpertests geht auf die allererste serologische Nachweismethode für die Syphilis, die Wassermann-Reaktion, zurück [Wassermann 1906].

▪ ▪ Nicht für Treponemen spezifische (Lipoid-) Antikörpertests

Venereal-Disease-Research-Laboratory-Test (VDRL-Test) Dieser Test ist ebenso wie seine in Deutschland und Österreich nicht eingesetzte Variante, der **Rapid-Plasma-Reagin-Test** (RPR-Test), ein Mikroflockungstest, der IgG- und IgM-Antikörper gegen ein Cardiolipin-Cholesterin-Lecithin-Gemisch als Antigenkomponente nachweist. Im Unterschied zum VDRL-Test benötigt man für den RPR kein Mikroskop. Der genaue Mechanismus der Reaktion ist nicht geklärt; möglicherweise kommt es zur Antikörperbildung auf Phospholipide von Mitochondrien, die bei der Syphilis durch Gewebezerfall freigesetzt werden, eine andere Theorie führt diese Reaktion auf die Bindung von Lipiden des Wirts an das Bakterium zurück, wodurch diese immunogen werden.

Der VDRL-Test ist nicht spezifisch für eine Syphilis und daher als Screeningmethode ungeeignet. Der Test wird etwa 5–6 Wochen nach der Infektion reaktiv, und der VDRL-Titer korreliert mit der Krankheitsaktivität. Dies gilt vor allem für das Sekundärstadium und auch für das Tertiärstadium. Aus diesem Grund wird der VDRL-Test für das Monitoring des Therapieerfolgs verwendet. Im Sekundärstadium ist der VDRL-Test zu 100%, meist in hohen Titerstufen, reaktiv, und wird nach erfolgreicher Therapie niedrig-titrig oder negativ. Je kürzer die Infektion bestanden hatte, umso schneller sinkt der Titer ab beziehungsweise wird negativ. Aber auch wenn eine Therapie ausbleibt, wird der VDRL-Test bei einem Viertel der Patienten im Lauf der Jahre negativ.

Ist der VDRL-Test isoliert positiv, ohne dass die für die Syphilis spezifischen Tests reaktiv sind, handelt es sich um einen biologisch falsch reaktiven (BFR) VDRL-Test. Die Prävalenz eines BFR-Tests beträgt 1–20%. Die BFR-Tests werden als akut (Dauer <6 Monate) oder chronisch klassifiziert. Ursachen dafür können physiologisch sein (Alter, Schwangerschaft), Infektionen (Mononukleose; Varizellen), zugrunde liegende entzündliche oder autoinflammatorische Erkrankungen (zum Beispiel Lupus erythematodes, Antiphospholipidsyndrom, chronische Lebererkrankung), Erkrankungen mit erhöhtem Zellzerfall (etwa Karzinome) oder intravenöser Drogenabusus. Bei Patienten mit sehr hohen Antikörperspiegeln kann es beim unverdünnten Serum zum Ausbleiben der Agglutination und zu einem falsch-negativen Testergebnis kommen (**Prozonenphänomen**, bei 1–2% der Patienten); aus diesem Grund sollte immer auch in Verdünnungen getestet werden.

▪ ▪ Für Treponemen spezifische Antikörpertests

Mit diesen werden Antikörper nachgewiesen, welche direkt gegen verschiedene antigene Determinanten von *T. pallidum* gerichtet sind. Als Antigensubstrat für die treponemalen Seroreaktionen werden Homogenisate oder Extrakte von pathogenen Treponemen, für den EIA rekombinante Antigene verwendet. Eine Unterscheidung der Syphilis von den nicht venerischen Treponematosen ist allerdings mit diesen Tests nicht möglich.

Enzymimmunoassay (EIA) Bei diesem automatisierten Test werden heute statt des ursprünglichen Nichols Stamm rekombinante Antigene als Substrat eingesetzt. Damit wird eine höhere Spezifität erreicht, etwa mittels Immunecapture EIA (ICE), bei welchem rekombinantes Tp15, Tp17 und Tp47 verwendet wird. IgM- und IgG-Antikörper werden qualitativ detektiert, entweder separat, oder simultan in polyvalenten Tests. Die Sensitivität des EIA beträgt je nach Stadium etwa 82–100%.

Treponema pallidum-Partikelagglutinationstest (TPPA-Test) Zum Patientenserum werden mit Antigenen von *T. pallidum* beladene (sensibilisierte) Gelatinepartikel gegeben. Ist der Patient mit Syphilis infiziert, reagieren seine (IgM- und IgG-) Antikörper mit den Partikeln. Dies führt zu einer mit freiem Auge sichtbaren Agglutination, im negativen Fall setzen sich die Partikel am Grund der Mikrotiterplatte als Sediment ab. Dieser Test hat den *Treponema-pallidum*-Hämagglutinationstest (TPHA) (identisch mit dem Mikrohämagglutinations-Assay für *T. pallidum* [MHA-TP]) abgelöst, bei welchem statt der Gelatinepartikel Hammelerythrozyten verwendet wurden. Der TPPA-Test wird üblicherweise nicht austitriert, sondern nur als positiv oder negativ bei einem cut-off von 1:80 ausgegeben. Manche Institutionen räumen allerdings der Kinetik des TPPA-Titers eine zusätzliche Aussage in Bezug auf Aktivität ein, die Quantifizierung ist allerdings schwierig. Die Sensitivität beträgt etwa 80% im Primär-, und nahezu 100% im Sekundärstadium; falsch-positive Resultate sind sehr selten und kommen bei weniger als 1% der Patienten vor. Der TPPA-Test wird 3–4 Wochen nach der Infektion positiv und bleibt dies, auch nach adäquater Therapie, üblicherweise lebenslang. Zu einer Seroreversion, also einem Verlust der Reaktivität, kommt es bei etwa 5% der Patienten, meist nach rasch erfolgter Therapie bei sehr kurzer Infektionsdauer.

Fluoreszenz-Treponema-Antikörper-Absorptionstest (FTA-abs-Test) Es handelt es sich um einen indirekten Immunfluoreszenztest, bei dem ein Objektträger, auf dem als

Testantigen Treponemen fixiert sind, mit dem Patientenserum und anschließend mit fluoreszenzmarkiertem Anti-Human-Ig-Antiserum inkubiert und im Fluoreszenzmikroskop befundet wird. Zuvor werden potenziell kreuzreagierende Antikörper durch Vorinkubation der Serumprobe mit dem Reiter-Antigen (**T.-phagedenis**-Antigen) absorbiert, einem apathogenen Treponemenstamm. Dieser Test ist deshalb hoch spezifisch, allerdings auch abhängig von der Routine des Befunders, und weist als polyvalenter Test IgM- und IgG-Antikörper nach. Er wird etwa 2–3 Wochen nach der Infektion, etwas früher als der TPPA-Test, positiv, wird qualitativ angegeben und bleibt bei 91% der Patienten lebenslang positiv. Die Sensitivität beträgt zwischen 70 und 100% im Primärstadium, und ist im Sekundärstadium immer positiv. Isoliert falsch-positive Testresultate sind im Rahmen von autoimmunologischen oder rheumatologischen Erkrankungen oder einer Borrelieninfektion bei etwa 1% der Patienten möglich.

19S-IgM-Fluoreszenz-Treponema-Antikörper-Test (19S-IgM-FTA oder 19S-IgM-FTA-abs-Test) Dieser Test ist eine Modifikation des FTA-abs-Tests, bei dem nur die IgM-Fraktion aus dem Serum verwendet wird, und stellt mit einer Spezifizität von nahezu 100% den sensitivsten Test in der Frühphase der Infektion dar. Der wiederholte Nachweis von IgM-Antikörpern mit dieser Methode spricht für die Persistenz des Erregers im Organismus und daher für Behandlungsbedürftigkeit. IgM-Antikörper sind etwa ab 2 Wochen nach der Infektion nachweisbar.

Chemolumineszenz-Mikropartikelimmunoassay (CMIA) Dieser Test ist ein neueres, automatisiertes Testverfahren, bei dem als Antigen Mikropartikel eingesetzt werden, die mit rekombinanten Treponemen-Antigenen (Tp15, Tp17 und Tp47) beschichtet sind. Testverfahren mit mehreren Antigenen haben eine höhere Sensitivität. Die IgG-und IgM-Treponemenantikörper werden an diese Partikel gebunden und über eine Chemolumineszenzreaktion nachgewiesen. Sowohl die Spezifität als auch die Sensitivität dieser Testverfahren sind mit dem TPPA-Test vergleichbar. Auch dieser Test benötigt einen Bestätigungstest.

IgG- und IgM-Westernblot Dies ist eine hochspezifische (100%) und sensitive Methode zum Nachweis von spezifischen IgG- und IgM-Antikörpern. Sie wird bei unklaren Befunden angewendet (zum Beispiel bei Verdacht auf einen falsch-positiven TPPA-Test oder inkonklusivem EIA) oder als Bestätigungstest. Die für *T. pallidum* spezifischen Banden sind die Antigene Tp47, Tp17, Tp15 und das TmpA-Antigen.

Rapid diagnostic tests (RDT; rapid point-of-care-tests) Für diese, seit einigen Jahren kommerziell verfügbaren, Schnelltests reicht zum Nachweis der Treponemen-spezifischen Antikörper auf Basis von Immunoassays unter Verwendung rekombinanter Antigene auch Blut aus der Fingerbeere. Das Ergebnis liegt in 10 min vor und die Sensitivität liegt im Vergleich zu herkömmlichen Testverfahren bei 84–98%. Diese Tests dienen zur Primärversorgung in bestimmen Szenarien (zum Beispiel Entwicklungsländer, anonyme STD-Beratungsstellen). Für ihren Einsatz in der Routinediagnostik ist ihre Sensitivität den Standardtests unterlegen. Da sie ebenfalls antikörperabhängig sind, sind sie für die Diagnostik in der frühen Primärsyphilis nicht geeignet.

Diagnose

Die Diagnose der Syphilis wird gestellt auf der Basis klinischer Befunde und Laboruntersuchungen wie mikroskopischer, serologischer und molekularer Verfahren.

Beweisend für eine Syphilis sind:

- Der direkte Erregernachweis aus dem Reizsekret mittels DFM oder äquivalenter Methode **oder**
- der Nachweis spezifischer T.-pallidum-Antikörper im **Screeningtest** (TPPA-Test oder EIA) und Sicherung der Diagnose durch einen **Bestätigungstest** unter Verwendung eines auf einer anderen Methode beruhenden T.-pallidum-spezifischen Antikörpertests (EIA oder TPPA, oder FTA-abs-Test (wird nur mehr in wenigen Labors durchgeführt), oder IgG-*Treponema-pallidum*-Immunoblot). Zur Beurteilung der Aktivität der Infektion wird noch ein quantitativer Lipoid-Antikörpertest und ein spezifischer IgM-Antikörpertest (zum Beispiel IgM-EIA) angeschlossen; **oder**
- durch den Nachweis spezifischer IgM-Antikörper (mittels IgM-EIA, IgM-Immunoblot oder 19S-IgM-FTA-abs-Test) initial, mit anschließendem Positivwerden spezifischer IgG-Tests.

Allgemeine Anmerkungen zur Diagnostik

- Nicht für Treponemen spezifische (Lipoid-) Antikörpertests sind als Suchtests ungeeignet.
- Jeder positive Syphilis-Screeningtest muss mit einem zweiten für Treponemen spezifischen Test, und am besten auch in einer zweiten Blutprobe bestätigt werden.
- Im Primärstadium können die Screeningtests noch negativ sein, weshalb bei entsprechendem Verdacht zusätzlich zum Screeningtest die Durch-

▼

führung eines spezifischen IgM-Antikörper-Tests (zum Beispiel IgM-EIA) angezeigt ist. In einem derartigen Fall, und bei dringendem Verdacht auf eine stattgehabte Infektion, sind außerdem wiederholt Blutabnahmen für die Syphilisserologie in zweiwöchentlichem Abstand angezeigt. Das gilt auch für den symptomfreien Partner eines Patienten mit Frühsyphilis.

- Bei allen Patienten mit einer frischen Syphilisinfektion sollten außerdem ein HIV-Antikörpertest und ein kompletter STI-Sekret-Status erhoben werden. Dabei ist die lange Serokonversionszeit für HIV- und Hepatitisviren zu berücksichtigen (Kontrolle nach 3 Monaten).

Eine Unterscheidung von **Reinfektion** und **Reaktivierung** (beim Therapieversagen) mithilfe der Antikörperbestimmung ist nicht möglich. Die Höhe des Lipoid-Antikörpertiters korreliert mit der Aktivität der Infektion und wird nach erfolgreicher Therapie üblicherweise negativ, während der TPPA-Test (falls er austitriert wird) über Jahre unverändert hohe Titer aufweisen kann. Ein Wiederauftreten oder starker Anstieg des VDRL-Titers und ein neuerlich positiver IgM-EIA können in Zusammenschau mit der entsprechenden Anamnese und Klinik ein Hinweis auf eine Reinfektion oder ein Therapieversagen (frühe Neurosyphilis?) sein. Allerdings ist die Kinetik im IgM-Antikörpertest kein sehr verlässlicher Marker, da IgM-Antikörper völlig fehlen können, beziehungsweise selten falsch-positive IgM-EIA vorkommen.

▪▪ Diagnose der Neurosyphilis

Es gibt keinen Standard für die Diagnose der Neurosyphilis, sie kann weder durch einen einzigen Test bewiesen, noch ausgeschlossen werden, sondern basiert auf einer Kombination verschiedener Befunde. Ein negativer für Treponemen spezifischer Syphilis-Screeningtest im Serum schließt eine Neurosyphilis allerdings definitiv aus, da kein isolierter Befall des Zentralnervensystems möglich ist.

Alle Patienten, bei denen serologisch eine unbehandelte, spätlatente Syphilis diagnostiziert wurde, müssen in Bezug auf Manifestationen einer Tertiärsyphilis (siehe unten) und insbesondere auf das Vorliegen einer Neurosyphilis untersucht werden. Nach Möglichkeit sollten alle diese Patienten lumbalpunktiert werden, allerdings kann nach dem derzeitigen Wissensstand auf eine Lumbalpunktion bei geringer Krankheitsaktivität (negativer Serum-VDRL) und klinisch-neurologischer beziehungsweise psychiatrischer Erscheinungsfreiheit verzichtet werden.

Eine Lumbalpunktion ist allerdings unbedingt angezeigt bei:

- Neurologischen oder psychiatrischen Symptomen/Erkrankungen, unabhängig vom Stadium der Syphilis (vor allem bei Beteiligung von Hirnnerven), also auch in der Frühphase der Infektion
- Klinischem und serologischem Behandlungsmisserfolg
- Einem Serum VDRL-Titer >1:32 in der Spätlatenz,
- Hinweisen auf ein Tertiärstadium
- Beim Patienten mit positivem HIV-Antikörpertest in der Spätlatenz (laut CDC; manche Experten raten bei diesen Patienten zu einer LP auch in der Frühsyphilis).

Neben der klinisch-neurologischen und der apparativen Diagnostik sind vor allem Befunde aus dem Liquor, wie Liquorchemie und die serologischen Syphilistests, die auch für die Untersuchung des Liquors geeignet sind, von Bedeutung für die Diagnostik der Neurosyphilis.

VDRL-Test Ein positiver VDRL-Test im Liquor wird als diagnostisch für eine Neurosyphilis angesehen. Die Sensitivität des VDRL-Tests im Liquor bei Patienten mit Neurosyphilis beträgt allerdings nur etwa 70% bei einer Spezifität von 99%. Ein negativer VDRL-Test im Liquor schließt somit eine Neurosyphilis nicht aus.

Für Treponemen spezifische Antikörpertests Ein positiver FTA-abs-Test und/oder ein positiver TPPA-Test im Liquor kann nicht als diagnostisch für eine Neurosyphilis angesehen werden, allerdings ist die Negativität dieser beiden Tests im Liquor ein starkes Argument gegen das Vorliegen einer Neurosyphilis.

Liquorchemie Mit einer Neurosyphilis vereinbar ist eine Pleozytose (mit einer Zellzahl von >5–10 Leukozyten/µl) und erhöhtes Liquor-Eiweiß (>0,4 g/l; als Zeichen der Entzündung).

Die **spezifische lokale Antikörpersynthese** im Zentralnervensystem ist entscheidend für die Diagnose. Dazu wird die Berechnung des erregerspezifischen Liquor/Serum-Quotienten aus *Treponema-pallidum*-spezifischem Antikörper-Titer (zum Beispiel TPPA-Titer) im Serum und im Liquor (Bestimmung am selben Tag), der **ITpA-Index**, herangezogen.

ITpA (= intrathekal produzierte *Treponema-pallidum*-Antikörper):

$$= \frac{\textit{Treponema pallidum}\text{-spezifischer IgG-Titer (Liquor)}}{\text{Gesamt IgG (Liquor)}} \times \frac{\text{Gesamt IgG (Serum)}}{\textit{Treponema pallidum}\text{-spezifischer IgG-Titer (Serum)}}$$

III

Die intrathekale **unspezifische IgG- und IgM-Antikörper-Produktion** als Parameter einer intrathekalen Synthese, welche mithilfe verschiedener Indizes errechnet wird, kann die Diagnose unterstützen, ist aber nicht immer automatisch mit einer Neurosyphilis gleichzusetzen. Bei der Beurteilung ist immer auch die Funktion der Blut-Hirn-Schranke zu berücksichtigen, da zum einen niedrig-titrige IgG-Antikörper aus dem Serum stammen beziehungsweise höhere Titer auf eine Störung der Blut-Hirn-Schranke zurückzuführen sein können.

IgG-Index:

$$\frac{\text{IgG (mg/l)(Liquor)}}{\text{IgG (mg/l)(Serum)}} \times \frac{\text{Albumin (mg/l)(Serum)}}{\text{Albumin (mg/l)(Liquor)}}$$

IgM-Index:

$$\frac{\text{IgM (mg/l)(Liquor)}}{\text{IgM (mg/l)(Serum)}} \times \frac{\text{Albumin (mg/l)(Serum)}}{\text{Albumin (mg/l)(Liquor)}}$$

Eine Neurosyphilis liegt dann vor, wenn von den folgenden Kriterien die Punkte 1), 2) und 3) und/oder 4) beziehungsweise 5) zutreffen:

1. TPPA-Test und/oder FTA-Abs-Test im Liquor positiv
2. Pleozytose >5–10 Leukozyten/µl
3. Erhöhter IgG-Index ≥0,7 und/oder IgM-Index ≥0,10
4. Reaktiver VDRL-Test im Liquor
5. ITpA Index: 0,5–2,0 (keine Neurosyphilis), >2,0 (Neurosyphilis wahrscheinlich), >3,0 (beweisend für eine Neurosyphilis)

Nach der Therapie kann der ITpA-Index jahrelang erhöht bleiben, dies bedeutet nicht, dass eine neuerliche Behandlungsbedürftigkeit besteht. Für die Beurteilung eines Therapieerfolgs sind neben dem Lipoid-Antikörpertiter im Serum auch unspezifische Liquor-Laborparameter wie Rückgang/Normalisierung von Pleozytose und Liquorgesamteiweiß beziehungsweise eine Normalisierung der Blut-Hirn-Schranke heranzuziehen.

▪▪ Diagnose der Syphilis in der Schwangerschaft und des Neugeborenen

Im Rahmen der Vorsorgeuntersuchungen wird jede Schwangere auf Syphilis gescreent, in Österreich ist dies als Teil der Mutter-Kind-Pass-Untersuchungen in der 16. SSW vorgesehen, in der Schweiz in der 12.–13. Woche. In Deutschland soll nach den Mutterschaftsrichtlinien »zu einem möglichst frühen Zeitpunkt der Schwangerschaft« auf das Vorliegen einer Syphilis getestet werden (Details unter: http://www.g-ba.de/downloads/62-492-429/RL_Mutter-2010-02-18.pdf). Dabei sollte immer ein für Treponemen spezifischer Test verwendet werden. Schwangere aus Populationen mit hohen Syphilisraten sollten nochmals im 3. Trimenon und zum Zeitpunkt der Geburt getestet werden; ebenso sollte bei jeder Frau mit einem intrauterinen Fruchttod oder einer Totgeburt eine Syphilisserologie durchgeführt werden.

Die Kriterien für die Diagnose und die Therapieentscheidung entsprechen jenen der übrigen Patienten (siehe oben). Seropositive schwangere Frauen sind, wenn die Infektion nicht bekannt oder keine Therapie lege artis durchgeführt worden war, auf jeden Fall ihrem Stadium entsprechend zu behandeln. Schwangere aus Regionen, in denen die endemische Syphilis oder andere Treponematosen vorkommen, die eine positive Syphilisserologie haben, sind ebenfalls aus Sicherheitsgründen zu behandeln, auch wenn eine venerische Syphilis nicht bewiesen werden kann. Wurde die Schwangere vor oder während der Schwangerschaft adäquat therapiert, muss das Neugeborene nicht mehr behandelt werden. Eine Therapie des Neugeborenen ist zwingend indiziert, wenn die Diagnose einer konnatalen Syphilis bewiesen ist, im Fall keiner oder einer unzureichenden Behandlung der Mutter, und wenn die Behandlung erst in den letzten 4 Wochen vor der Geburt erfolgt ist.

▪ Therapie

Mittel der Wahl für alle Stadien ist die parenterale Verabreichung von Penicillin. Auch 60 Jahre nach der Einführung des Penicillins sind keine Resistenzen von *T. pallidum* bekannt. Aufgrund der langen Generationszeit von *T. pallidum* von etwa 33 h muss ein Penicillinserumspiegel von mindestens 0,03 IE/ml über mindestens 7 Tage aufrechterhalten werden, um eine Replikation ausreichend zu hemmen und ein Therapieversagen zu verhindern. Die Art der Applikation, i.v. oder i.m., Dosis und Dauer der Therapie hängen vom Stadium der Syphilis ab.

Die **Jarisch-Herxheimer Reaktion** [Jarisch 1895, Herxheimer 1902] ist eine akute systemische Reaktion, die bei 10–25% der Patienten, meist innerhalb von 4–8 h nach Einleiten der Therapie, auftritt. Sie ist vermutlich auf durch den Erregerzerfall freiwerdende Endotoxine und die Aktivierung der Zytokinkaskade zurückzuführen. Patienten mit initial hohen Lipoid-Antikörpertitern, insbesondere wenn sie sich im Sekundärstadium befinden, sind wesentlicher häufiger, nämlich in 58–75% der Fälle, betroffen. Es kommt akut zu Fieber und Schüttelfrost, vergesellschaftet mit Kopfschmerzen, Myalgien, Tachykardien und Verstärkung der Syphilis-Symptome. Die Jarisch-Herxheimer-Reaktion tritt nur bei der ersten Antibiotika-Gabe auf, ist prinzipiell harmlos und selbstlimitiert. Als Prophylaxe wird die systemische Gabe von 1 mg Prednisolonäquivalent/kg KG p.o. 30–60 min vor der ersten Injektion empfohlen.

▪▪ Frühsyphilis

In dieses Behandlungsschema fallen Patienten, bei denen ein Primär- oder Sekundärstadium oder eine Frühlatenz

Tab. 19.2 Behandlung der Syphilis (Details siehe Leitlinien der DSTDG/AWMF bzw. CDC bzw. ÖGDV)

Stadium	Antibiotikum	Dosis	Dauer
Frühsyphilis	Benzathin-Benzylpenicillin	2,4 Mio. IE i.m.	Einmalig
	Alternative: Doxycyclin (KI: Schwangerschaft) Ceftriaxon**	 100 mg 2-mal täglich p.o. 1 g i.m. oder i.v. täglich	 Über 14 Tage Über 10–14 Tage
Spätsyphilis	Benzathin-Benzylpenicillin	7,2 Mio. IE i.m.	Aufgeteilt auf 3 Einzeldosen zu 2,4 Mio. IE in wöchentlichem Abstand
	Alternative: Doxycyclin (KI: Schwangerschaft) Ceftriaxon**	 100 mg 2-mal täglich p.o. 1 g i.m. oder i.v. täglich	 Über 28 Tage Über 14 Tage
Tertiärsyphilis	Benzathin-Benzylpenicillin	7,2 Mio. IE i.m. **Anmerkung:** Für kardiovaskuläre Syphilis wird auch ein Neurosyphilisschema empfohlen*	Aufgeteilt auf 3 Einzeldosen zu 2,4 Mio. IE in wöchentlichem Abstand
Neurosyphilis	Penicillin G	20–24 Mio. IE i.v. täglich	6-mal 3–4 Mio IE oder als kontinuierliche Infusion*** **Alternative** (gleichwertig)**: 3-mal 10 oder 5-mal 5 Mio IE, jeweils über 14 Tage
	plus (optional)* Benzathin-Benzylpenicillin	7,2 Mio. IE i.m.	Aufgeteilt auf 3 Einzeldosen zu 2,4 Mio. IE in wöchentlichem Abstand
	Alternative: Ceftriaxon (2. Wahl)** Cave: Kreuzallergische Reaktionen bei Penicillinallergie	2 g i.v. (initial 4 g), 1-mal täglich	Über 10–14 Tage
	Alternative: Doxycyclin (3. Wahl)**	200 mg 4-mal täglich p.o.	Über 28 Tage (KI: Schwangerschaft, Kinder)
	Bei Penicillinallergie: Desensibilisierung		
Konnatale Syphilis: Neugeborene	Penicillin G*	100.000–150.000 IE/kg KG/Tag i.v.	50.000 IE/kg/Dosis verteilt auf 2 (1. Lebenswoche) anschließend 3 Einzeldosen über 10 Tage
	Penicillin G ***	150.000 IE/kg KG/Tag i.v.	In 6 Einzeldosen zu 25.000 IE/kg alle 4 h, über 14 Tage
	oder Penicillin G **	200.000–250.000 IE/kg KG/Tag i.v.	Verteilt auf 2 (1. Lebenswoche) oder 3 (2.–4. Lebenswoche) Einzeldosen (ab 5. Lebenswoche 4 Einzeldosen), über 14 Tage
Konnatale Syphilis: ältere Kinder	Bei normalem Liquorbefund: Benzathin-Benzylpenicillin*	50.000 IE/kg i.m. (max. 2,4 Mio. IE)	Einmalig bei Frühsyphilis, dreimalig in wöchentlichem Abstand bei Spätsyphilis
	Bei pathologischem Liquorbefund: Penicillin G*	300.000 IE/kg i.v. täglich	In 6 Einzeldosen zu 50.000 IE/kg alle 4 h, über 14 Tage

* CDC treatment guidelines 2010, ** DSTDG-Leitlinie 2008, *** Leitlinie der ÖGDV 2009
KI = Kontraindikation

vorliegt, und der Infektionszeitpunkt weniger als ein Jahr zurückliegt. Empfohlen wird Benzathin-Benzylpenicillin (einheitliche Bezeichnung laut WHO), 2,4 Mio. IE i.m., einmalig. Bei anamnestisch erhebbarer Penicillinallergie ist diese zu verifizieren und, nach einer Desensibilisierung, eine nachfolgende Penicillinbehandlung möglich. Als Alternative kommt Doxycyclin 100 mg 2-mal täglich p.o. über 14 Tage infrage (Kontraindikation: Schwangerschaft). Ceftriaxon in einer Dosis von 1 g i.m. oder i.v./Tag für 10–14 Tage hat sich in Studien für die Behandlung der Frühsyphilis als wirkungsvoll gezeigt, es gibt allerdings keine ausreichenden Daten in Bezug auf Dosierung, Behandlungsdauer und Versagerquote. Azithromycin, 2 g verabreicht als orale Einzeldosis, hat sich in Studien als effektiv für die Behandlung der Frühsyphilis gezeigt, kann aber aufgrund der weltweit zunehmenden Resistenz von *T. pallidum* auf Makrolide nicht mehr empfohlen werden.

■■ Spätsyphilis

In dieses Behandlungsschema werden asymptomatische Patienten mit einer Spätlatenz, deren Infektionszeitpunkt länger als 1 Jahr zurückliegt oder unbekannt ist, eingeschlossen, und Patienten mit klinisch aktivem Tertiärstadium (Gummen, kardiovaskuläre Syphilis), nicht aber Patienten mit einer Neurosyphilis. Empfohlen wird Benzathin-Benzylpenicillin, 7,2 Mio IE i.m. aufgeteilt auf 3 Einzeldosen in wöchentlichem Abstand. Dasselbe Behandlungsschema gilt beim Therapieversagen der Frühsyphilis nach Ausschluss einer Neurosyphilis. Als Alternative kann Ceftriaxon 1 g i.m. oder i.v./Tag für 14 Tage oder Doxycyclin 100 mg 2-mal täglich, p.o. über 28 Tage verabreicht werden (Kontraindikation: Schwangerschaft). Bei bewiesener Penicillinallergie kann ebenfalls eine Desensibilisierung durchgeführt werden. Auch hier gibt es keine ausreichenden Studien bezüglich der Dosierung, Behandlungsdauer und Versagerquote. Manche Behandler empfehlen bei Vorliegen einer kardiovaskulären Syphilis die Durchführung eines Neurosyphilisschemas.

■■ Neurosyphilis

Da Benzathin-Benzylpenicillin nicht ausreichend liquorgängig ist, wird Penicillin-G, 24 Mio IE i.v., in 6 Einzeldosen zu 4 Mio IE oder in der Motorspritze als kontinuierliche Infusion, täglich verabreicht über 14 Tage, empfohlen. Als gleichwertig wird 3-mal 10 oder 5-mal 5 Mio. IE, jeweils über 14 Tage angesehen. Von der CDC wird außerdem optional die anschließende Durchführung des Therapieschemas der Spätlatenz (Benzathin-Benzylpenicillin, 7,2 Mio IE i.m. aufgeteilt auf 3 Einzeldosen in wöchentlichem Abstand) empfohlen, da sonst die Therapiedauer des neurosyphilitischen Schemas jene der Spätsyphilis unterschreitet. Im Falle einer Penicillinallergie muss der Patient desensibilisiert und anschließend analog zum gültigen Regime behandelt werden. Als 2. beziehungsweise 3. Wahl kann gemäß der geltenden Deutschen Leitlinie (DSTDG) die Neurosyphilis auch mit Ceftriaxon 2 g i.v. 1-mal täglich (initial 4 g) über 10–14 Tage oder mit Doxycyclin 200 mg 4-mal täglich über 28 Tage (Kontraindikationen: Kinder, Schwangere) therapiert werden.

■■ Schwangerschaft

Es wird auch in der Schwangerschaft eine dem Stadium der Syphilis entsprechende Therapie mit Penicillin durchgeführt. Tetrazykline sind in der Schwangerschaft kontraindiziert, weshalb bei einer Penicillinallergie ebenfalls eine Desensibilisierung angezeigt ist. Eine Therapie der Schwangeren nach der 36. SSW erfordert die zusätzliche Therapie des Neugeborenen, da eine adäquate Mitbehandlung des Ungeborenen nicht garantiert ist. Erfolgt die Therapie in der 2. Schwangerschaftshälfte, kann es als Folge der Jarisch-Herxheimer-Reaktion zur Frühgeburt, zum fetal distress und in sehr seltenen Fällen sogar zur Totgeburt kommen. Vor allem in der Frühsyphilis, wenn das Risiko einer Jarisch-Herxheimer-Reaktion am größten ist, sollten bei Schwangeren vor/nach Therapie sonografische Kontrollen (Frage: Aszites, Hydrops, verdickte Plazenta; Vitalzeichen des Ungeborenen) und eine Prämedikation mit Glukokortikoiden (zum Beispiel Methylprednisolon 1 mg/kgKG eine Stunde vor Therapie) durchgeführt werden. Zudem sind serologische Kontrollen in monatlichen Abständen angezeigt, um bei etwaiger Persistenz oder einem Anstieg des VDRL-Titers zeitgerecht eine neuerliche Behandlung durchführen zu können.

■■ Konnatale Syphilis

Die Therapie besteht gemäß der CDC-Guidelines in Penicillin G 100.000–150.000 IE/kg i.v. täglich verabreicht in 50.000 IE/kg/Dosis alle 12 h in der ersten Lebenswoche, danach alle 8 h für insgesamt 10 Tage. Ein anderes Schema sieht 150.000 IE/kg i.v./Tag verabreicht in 6 Einzeldosen zu 25.000 IE/kg alle 4 h, über 14 Tage, vor. Die Leitlinie der DSTDG empfiehlt für Neugeborene mit Syphilis connata 200.000–250.000 IE/kg KG/Tag Penicillin G i.v. täglich, verteilt auf 2 (1. Lebenswoche) beziehungsweise 3 (2.–4. Lebenswoche) Einzeldosen (ab 5. Lebenswoche 4 Einzeldosen/Tag), ebenfalls für 14 Tage.

Ältere Kinder und Jugendliche, bei denen eine Syphilis diagnostiziert wird, erhalten im Falle eines pathologischen Liquorbefundes Penicillin G 300.000 IE/kg i.v. täglich verabreicht, in 6 Einzeldosen zu 50.000 IE/kg alle 4 h, für 14 Tage. Bei normalem liquorserologischen Befund ist Benzathin-Benzylpenicillin, 50.000 IE/kg i.m., einmalig bei Frühsyphilis und bei Spätsyphilis Benzathin-Benzylpenicillin, 50.000 IE/kg i.m., dreimalig in wöchentlichem Abstand (Maximaldosis 2,4 Mio. IE pro Gabe) zu verabreichen. Bei effektiver Therapie sinken die Titer der Lipoid-Antikörper um mindestens 4 Stufen ab, daher kann der VDRL-Test zur Therapiekontrolle eingesetzt werden. Die behandelten Kinder sollten nach 3, 6 und 12 Monaten serologisch kontrolliert werden. Nach 6 (–12) Monaten sollten keine Lipoid-Antikörper mehr nachweisbar sein.

▪▪ Syphilis bei HIV-positiven Patienten/Patienten mit AIDS

Auch diese Patienten sollten in erster Linie mit Penicillin, und zwar mit einem dem Stadium der Syphilis entsprechenden Regime, behandelt werden. Aufgrund der derzeitigen Datenlage ist keine höhere Effizienz oder Reduktion des Risikos einer Neurosyphilis durch zusätzliche Gaben von Benzathin-Benzylpenicillin oder anderen Antibiotika (zum Beispiel Ceftriaxon) in der Frühsyphilis bewiesen. Manche Spezialisten für HIV-Infektionen empfehlen allerdings in dieser Phase das Behandlungsschema der Spätlatenz anzuwenden oder alternativ eine selektive Lumbalpunktion 6 Monate nach Therapie der Frühsyphilis bei Patienten mit niedriger CD4-Zellzahl durchzuführen, um eine asymptomatische Neurosyphilis auszuschließen.

▪▪ Verlaufskontrollen

Nach der Therapie im **Primär-, Sekundärstadium oder bei frühlatenter Syphilis** sollten klinische und serologische Kontrollen nach 1, 3, 6 und 12 (24) Monaten erfolgen. Wenn nicht innerhalb von 6 Monaten eine Reduktion des VDRL-Titers um das Vierfache (= 2 Verdünnungen) eintritt, wenn klinische Symptome bestehen bleiben oder es zu einem signifikanten VDRL-Titer-Anstieg kommt, und eine Reinfektion ausgeschlossen werden kann, muss vor einer neuerlichen Therapie eine Liquorpunktion zum Ausschluss einer Neurosyphilis erfolgen. Bei einer Frühsyphilis sollten, der VDRL nach einem Jahr, die IgM-Antikörpertests innerhalb von 6–12 Monaten negativ geworden sein. Bei HIV-Infizierten sind der Rückgang der Serotiter und das Verschwinden der IgM-Antikörper meist deutlich verzögert.

Nach Therapie der **Spätsyphilis** sollten nach 1, 3, 6 und 12 (24) Monaten VDRL-Titer-Kontrollen erfolgen. Ein inital hoher Titer (≥1:32) sollte innerhalb von 12–24 Monaten um das Vierfache (= 2 Verdünnungen) abfallen. Je länger die Infektion vor der Therapie bestanden hat, umso langsamer kommt es zum Abfall beziehungsweise zum Negativ-Werden des VDRL.

Bei der **Neurosyphilis** sind klinische und serologische Kontrollen 1, 3, 6 und 12 (24) Monate nach der Therapie angezeigt. Besteht anfangs eine Pleozytose, sollen die Liquoruntersuchungen in 6-monatigen Abständen so lange kontrolliert werden, bis sich die Zellzahl normalisiert hat. Ist 6 Monate nach der Therapie noch kein Absinken beziehungsweise nach 2 Jahren noch keine Normalisierung der Zellzahl eingetreten, ist eine neuerliche Therapie angezeigt. Gleichzeitig wird der Titerverlauf des VDRL-Tests im Serum als Parameter für die Beurteilung des Therapieerfolgs herangezogen. Der VDRL im Liquor kann ebenso wie die genannten Indizes über Jahre reaktiv beziehungsweise erhöht bleiben.

Gesetzliche Meldepflicht

In Deutschland ist seit 2001 mit der Einführung des Infektionsschutzgesetzes (IfSG), welches das Bundesseuchengesetz zur Bekämpfung der Geschlechtskrankheiten ablöste, nur mehr die aktive, behandlungsbedürftige Syphilis und die HIV-Neuinfektion anonym meldepflichtig an das Robert Koch-Institut (RKI) in Berlin. Alle anderen STI wurden dort über den so genannten STD-Sentinel des RKI bis 2010 schwerpunktmäßig erfasst, wodurch lediglich Trends der einzelnen Infektionen sichtbar werden. In der Schweiz war die Meldepflicht von 1999–2005 aufgehoben und 2006, nachdem sich ein Anstieg der Syphilisfälle bemerkbar gemacht hatte, wieder eingeführt. Es besteht nun ein obligatorisches Meldesystem für diagnostizierende Laboratorien und behandelnde Ärzte. In Österreich besteht eine Meldepflicht der Syphilis nach dem Geschlechtskrankheitengesetz (StGBl.Nr.152/1945 ifgF) aus dem Jahr 1945. Wenn eine Weiterverbreitung der Erkrankung zu befürchten ist oder sich die/der Kranke der ärztlichen Behandlung beziehungsweise Beobachtung entzieht, ist eine Meldung an die zuständige Bezirksverwaltungsbehörde zu erstatten. Seit 2001 gibt es außerdem ein europäisches Netzwerk, über das die epidemiologischen Daten der STI von 24 europäischen Ländern erfasst werden (http://www.essti.org). Damit können auf gesamteuropäischer Ebene Kontrollstrategien entwickelt und gesundheitspolitische Entscheidungen getroffen werden.

19.2 Klinische Stadien

Die Syphilis durchläuft mehrere Stadien, die sich abhängig vom Zeitpunkt der Infektion in unterschiedlichen klinischen Manifestationen äußern.

Die Syphilis wird klassifiziert in:

- **Frühsyphilis** (Infektionszeitpunkt (IZP) <1 Jahr zurückliegend [Definition der CDC]; IZP <2 Jahre zurückliegend [Definition der WHO]. Beinhaltet das **Primär-** und **Sekundärstadium** sowie das anschließende symptomfreie Intervall, die **Frühlatenz.**

- **Spätsyphilis** (IZP >1 Jahr zurückliegend [Definition der CDC]; IZP >2 Jahre zurückliegend [Definition der WHO]). Dazu zählt man die **Spätlatenz** (symptomfreies Intervall nach dem ersten Jahr der Infektion) und die **Tertiärsyphilis**, in der Organmanifestationen auftreten.

Aufgrund der Oslo-Studie, einer Studie aus der vor-antibiotischen Ära um 1900, in der mehr als 2000 frisch mit Syphilis Infizierte nicht behandelt, sondern nur über Jahrzehnte klinisch nachverfolgt wurden, weiß man, dass es bei zwei Drittel der Infizierten auch ohne Behandlung zu keinen Folgeerscheinungen kommt und die Patienten lebenslang im asymptomatischen Spätlatenzstadium bleiben. Bei den übrigen Patienten kann es im Rahmen des Tertiärstadiums bei 15% zu Spätmanifestationen an der Haut (»benigne« Spätsyphilis mit Gummen, tuberösen Syphiliden), bei 6,5% zur Neurosyphilis und bei 10% zu Manifestationen am Herz- und Gefäßsystem (kardiovaskuläre Syphilis, Aneurysmen) kommen. Alle Manifestationen in diesem Stadium sind nicht infektiös.

19.2.1 Frühsyphilis

Primärstadium

Nach einer Inkubationszeit von 10 Tagen bis 3 Monaten (meist 3 Wochen) kommt es an der überwiegend genital, perineal, anal oder oral lokalierten Eintrittsstelle des Bakteriums zum Auftreten des Primäraffekts. Die Generationszeit von *T. pallidum* ist mit 33 h sehr lang, weshalb im Schnitt die Inkubationszeit bis zum Auftreten von ersten Symptomen ebenfalls relativ lange dauert, nämlich 3 Wochen.

Klinik

Der Primäraffekt stellt initial eine derbe Papel dar, aus der sich ein derbes, meist solitäres, schmerzloses Ulkus mit braunrotem Grund und 1–2 cm Durchmesser entwickelt (**Ulcus durum, harter Schanker**), dieses entspricht einer lokalen Proliferation von Treponemen und ist deshalb sehr erregerreich. Das Ulkus hat einen sauberen Grund, meist ohne Fibrinbelag. Bevorzugte Stellen dafür sind bei der Frau die hintere Kommissur, das Perineum und die Labien, oder auch die Zervix, beim Mann die Glans penis, der Sulcus coronarius oder das Präputium, an dieser Stelle kommt es durch die Induration der Umgebung zum Klapphänomen, beim Hochziehen des Präputiums klappt dieses auf einmal um. Auch mehrere Ulzera können auftreten. Bei 70–80% besteht eine meist einseitige, schmerzlose Lymphknotenschwellung, welche zusammen mit dem Ulkus als **syphilitischer Primäraffekt** bezeichnet wird. Es kann eine deutliche periläsionale Schwellung bestehen. In seltenen Fällen manifestiert sich der Primäraffekt als **Oedema indurativum**, eine flächenhafte, harte, elefantiasisartige Schwellung an den Labien, dem Präputium oder den Lippen. Bei 5–12% der Fälle ist das Ulcus durum extragenital, davon in zwei Drittel der Fälle oral beziehungsweise perioral lokalisiert und ebenfalls schmerzlos. Auch ohne Therapie heilt das Ulkus innerhalb von 3–10 Wochen ab. Das Primärstadium verläuft bei 15–30% der Fälle asymptomatisch oder unbemerkt, vor allem dann, wenn das Ulcus durum intravaginal, an der Zervix oder im Analkanal lokalisiert ist. Das ist auch der Grund dafür, warum die Syphilis bei Frauen in diesem Stadium seltener als bei Männern diagnostiziert wird.

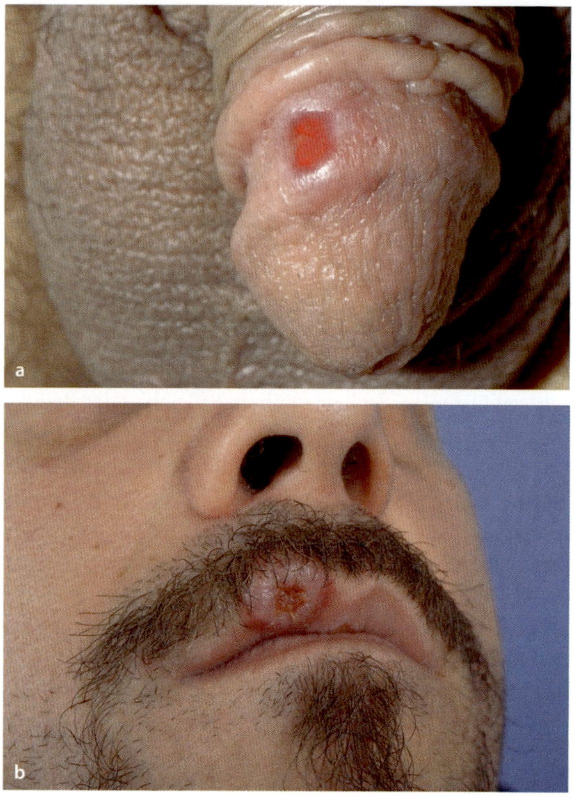

Abb. 19.2a, b Syphilis I, Primäraffekt: Ulcus durum beim Mann (**a**), an der Lippe (**b**)

> **Jedes genitale Ulkus ist primär als infektiös anzusehen, insbesondere als Primäraffekt der Syphilis, und diesbezüglich abzuklären.**

Differenzialdiagnose

Abzugrenzen sind andere infektiöse Ulzera im Genitalbereich (Tab. 19.3): Ulcus molle, Herpes genitalis; bakteriell (nicht STI); Lymphogranuloma venereum, Granuloma inguinale, Neoplasien (erodiertes Karzinom, Erythroplasie Queyrat, extramammärer Morbus Paget), genitale Ulzeration(en) als Teilsymptom nichtinfektiöse Dermatosen

Tab. 19.3 Differenzialdiagnostik des genitalen Ulkus

Erkrankung	Erreger	Charakteristika des Ulkus
Syphilis	*T. pallidum*	Initial eine Papel, dann solitäres Ulkus von etwa 5–15 mm Durchmesser, schmerzlos, induriert, scharf begrenzt, braunroter Ulkusgrund, schmerzlose regionäre Lymphadenopathie (ein- oder beidseitig).
Herpes genitalis (► Kap. 10)	Herpes-simplex-Virus Typ 1 und 2	Initial multiple Vesikeln oder Pusteln, die sich rasch zu einzeln stehenden, stecknadelkopfgroßen Erosionen von 1–2 mm Durchmesser entwickeln, dann konfluieren und schmerzhafte Ulzera bilden, beidseitige schmerzhafte Lymphadenopathie, vor allem in der Phase der Primärinfektion.
Ulcus molle (weicher Schanker) (► Kap. 20)	*Haemophilus ducreyi*	Initial besteht eine Pustel oder Papel, dann sehr schmerzhafte multiple Ulzera mit erodiertem Randsaum, putride belegt, weicher Ulkusgrund, schmerzhafte regionäre, meist einseitige Lymphknotenschwellung, eventuell mit Einschmelzung und Perforation. Abklatschulzera an anliegenden Hautarealen.
Granuloma inguinale (Donovanosis) (► Kap. 20)	*Klebsiella granulomatis*	Initial kleine schmerzlose Papeln, welche sich zu einem langsam ausbreitenden derben Ulkus mit granulomatösem Ulkusgrund entwickeln, erst später im Verlauf regionäre Lymphadenopathie.
Lymphogranuloma venereum (► Kap. 20)	*Chlamydia trachomatis* Serotyp L1–L3	Initial kleine schmerzlose Papeln/Pusteln, die rasch exulzerieren zu einem meist solitären Ulkus, verbunden mit akuter, schmerzhafter, meist unilateraler Lymphadenopathie, unter Umständen einschmelzend.

(Morbus Behçet, Erythema exsudativum multiforme, fixes Arzneimittelexanthem), Trauma.

Sekundärstadium

Dieses erregerreichste Stadium der Syphilis ist sehr infektiös und kann unter der klinischen Triade »Exanthem, Plaques muqueuses und Lymphadenopathie« zusammengefasst werden. Die vielfältigen Symptome dieses Stadiums sind Folge einer ausgedehnten hämatogenen und lymphogenen Dissemination der Treponemen und treten innerhalb weniger Wochen bis Monate nach dem oder bei noch bei bestehendem Primäraffekt auf. Dieses Stadium kann aber auch unbemerkt bleiben. Auch das Zentralnervensystem ist involviert, weshalb etwa 25% aller Patienten im Sekundärstadium auch einen abnormen Liquorbefund aufweisen, üblicherweise ohne klinisch-neurologische Symptomatik. Bei den meisten Patienten klärt sich der Liquorbefund im weiteren Verlauf unabhängig von einer Therapie, bei einigen kommt es zum Übergang in eine frühe, symptomatische Neurosyphilis.

▪ Klinik

▪▪ Hautbefunde

Die typischen Einzelläsionen des Sekundärstadiums werden als **Syphilide** bezeichnet. Diese sind in den meisten Fällen makulös, können aber auch makulopapulös, anulär, psoriasiform, papulopustulös oder follikulär sein. Wenn die Syphilide eine collaretteartige Schuppung und zentrale Krusten aufweisen, werden sie als papulosquamöse Syphilide bezeichnet. In seltenen Fällen können die Syphilide auch ulzerieren und vernarben. Treten dabei schwere Allgemeinsymptome wie Fieber, reduzierter Allgemeinzustand mit Schwäche auf, spricht man von einer **Syphilis (Lues) maligna**, ein Krankheitsbild, das meist im Szenario einer Immunsuppression vorkommt, wie etwa einer HIV-Infektion. Die **Lues maligna**, die häufig auch mit Arthralgien einhergeht, ist charakterisiert durch das Auftreten von Papeln, Papulopusteln, sowie scharf abgegrenzten runden oder ovalen Ulzerationen, die mit hämorrhagischen Borken bedeckt sind. Aufgrund ihrer Ähnlichkeit mit Austernschalen wurden diese als **Rupia syphilitica** bezeichnet. Bei den HIV-Patienten kommt eine **Syphilis maligna**, verglichen zu einem historischen Kollektiv, etwa 60-mal häufiger vor.

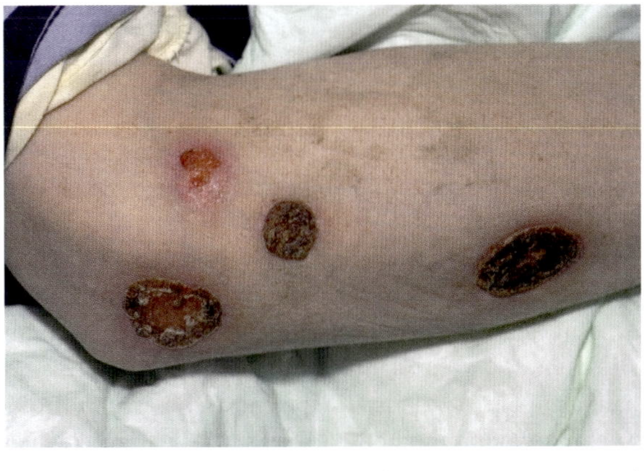

Abb. 19.3 Syphilis II: Syphilis maligna bei einer Patientin mit AIDS

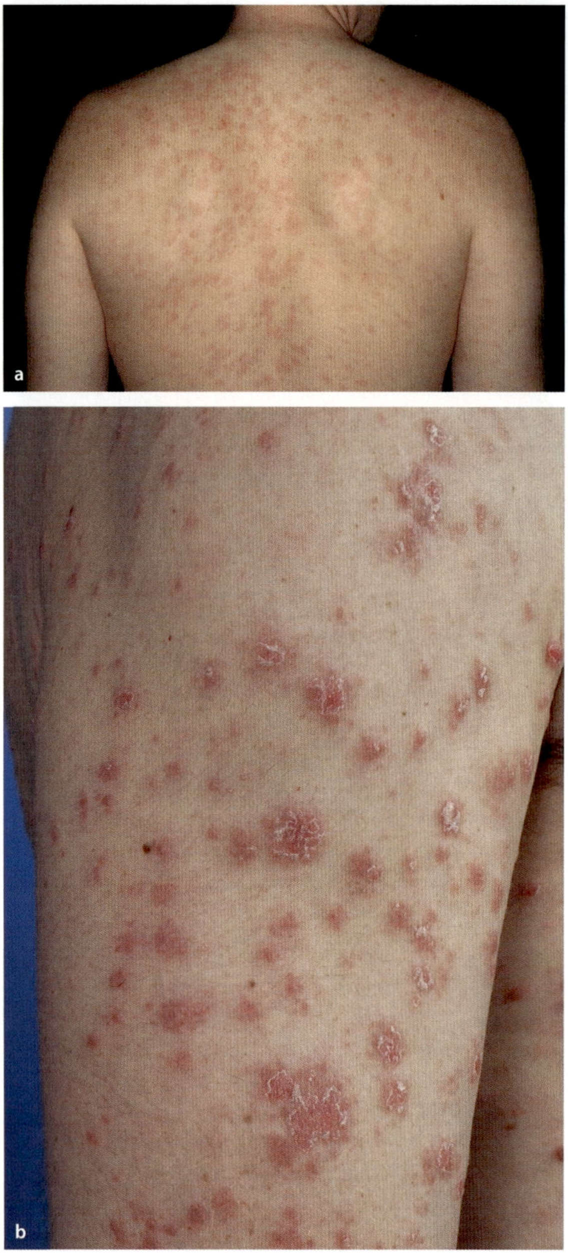

Abb. 19.4a, b Syphilis II: Roseola syphilitica: makulöses (**a**) papulosquamöses Exanthem am Stamm (**b**)

Charakteristisch für das Sekundärstadium, und oft auch die initiale Symptomatik, ist ein symmetrisches, vorwiegend am Stamm und an den Beugeseiten der oberen Extremitäten auftretendes, oft sehr blasses makulöses oder später makulopapulöses Exanthem (**Roseola syphilitica**, Erstlingsexanthem), mit Syphiliden von 0,5–2 cm im Durchmesser, von bräunlichrötlicher Farbe. Diese sind häufig auf Druck mit der Knopfsonde schmerzhaft (**positives Sondenphänomen**). Meist sind die Handflächen und Fußsohlen mitbetroffen und weisen einzeln stehende,

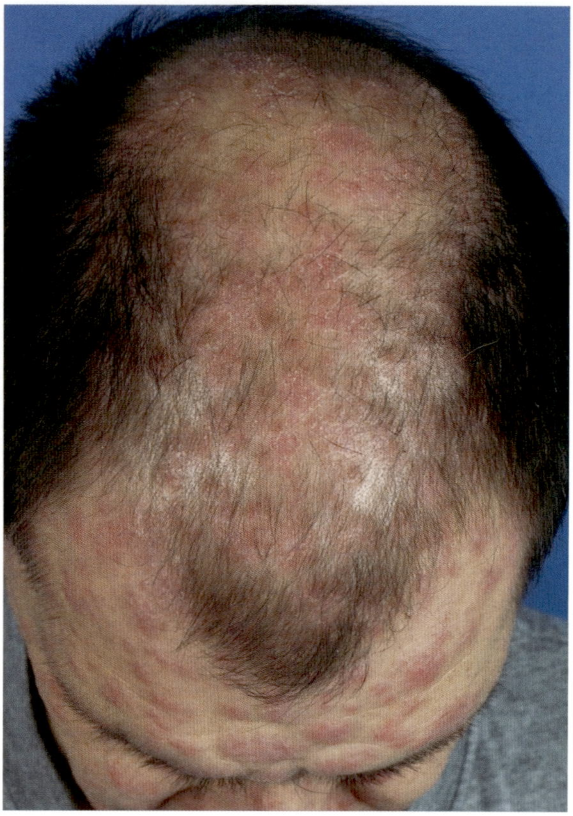

Abb. 19.5 Syphilis II: Syphilide am Kapillitium und an den seborrhoischen Arealen des Gesichts

braunrote, oft hyperkeratotische Syphilide auf; dies kann als diagnostisch für ein Sekundärstadium der Syphilis angesehen werden. Über der entzündlichen Infiltration können an diesen Lokalisationen umschriebene schwielenartige Keratosen entstehen, die als **Clavi syphilitici** imponieren. Umschriebene, braunrote, syphilitische Papeln am Nagelfalz, **syphilitische Paronychien**, können sich sekundär auf das Nagelwachstum auswirken. Papulöse Syphilide können auch an der Stirnhaargrenze (**Corona veneris**) auftreten. Die Rückbildung der Hauteffloreszenzen des Sekundärstadiums kann von Pigmentstörungen gefolgt sein, entweder als fleckförmige postinflammatorische Hyperpigmentierung oder Depigmentierung (**Leukoderma specificum**), die in der Folge, als Negativabbild kosmetisch störend, noch über Monate in Erscheinung treten.

Syphilide treten auch in den seborrhoischen Arealen im Gesicht auf, oder beetartig breitbasig aufsitzend in der Genitoanalregion und in den intertriginösen Arealen (**Condylomata lata**), an dieser Lokalisation neigen sie zur Mazeration. Condylomata lata sind die erregerreichsten Läsionen der Syphilis. Auch interdigitale Effloreszenzen der Syphilis können mazerieren und erosiv sein.

Ähnliche Veränderungen an den Mundwinkeln imponieren als **Anguli infectiosi**. An Mundschleimhaut, Gin-

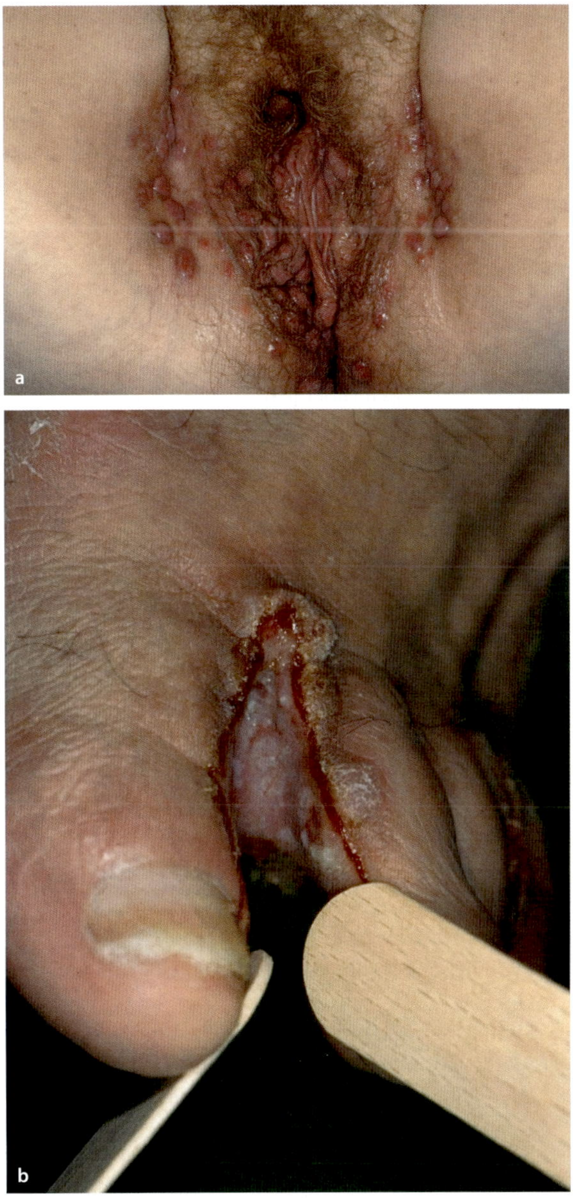

◘ **Abb. 19.6a, b** Syphilis II: Condylomata lata genital (**a**), mazerierte, erosive Areale interdigital (**b**)

giva, Gaumen, Lippen, Tonsillen, hinterem Pharynx und Zunge, und selten Schleimhaut der Genitoanalregion, kommt es zum Auftreten von **Plaques muqueuses**, welche primär als entzündlich infiltrierte, weißlich belegte Papeln und Plaques, später als schmerzlose Erosionen beziehungsweise Ulzerationen imponieren. Die Tonsillen können als **Angina specifica** beteiligt, und ebenso wie der Pharynx, diffus entzündlich gerötet, derb geschwollen mit grauweißlichen Belägen bedeckt sein. Im Unterschied zur Streptokokkenangina verläuft die Angina specifica schmerzlos und ohne Fieber. Im Sekundärstadium kann es auch zu einem reversiblen Haarausfall kommen, entweder diffus

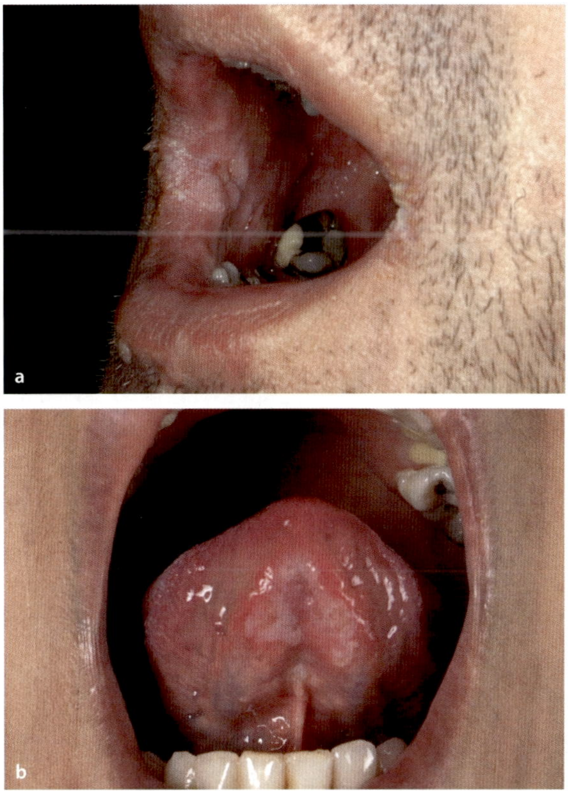

◘ **Abb. 19.7a, b** Syphilis II: Plaques muqueuses an der Wangenschleimhaut (**a**), an der Zunge (**b**)

(**Alopecia specifica diffusa**) oder fleckförmig (**Alopecia areolaris syphilitica**, Mottenfraßalopezie), welcher nicht nur das Haupthaar, sondern auch Barthaar, Schambehaarung und die Augenbrauen betreffen kann.

▪ ▪ Weitere Befunde

Etwa 70% der Patienten im Sekundärstadium haben als eines der charakteristischsten Symptome dieses Stadiums eine generalisierte, schmerzlose Lymphadenopathie ohne Einschmelzung, die sich, so wie alle anderen Manifestationen dieses Stadiums, auch ohne Therapie nach einigen Wochen bis Monaten von selbst zurückbildet. Den Hauterscheinungen des Sekundärstadiums gehen in etwa der Hälfte der Fälle Allgemeinsymptome wie Fieber, Kopfschmerzen und Grippegefühl, Abgeschlagenheit, Myalgien sowie Arthralgien voran und bei einem Viertel aller Patienten Knochenschmerzen, vermutlich durch eine unspezifische Periostitis (**Periostitis syphilitica**) bedingt. Betroffen sind in erster Linie die Tibia, der Schädel, das Sternum, die Rippen.

Weitere Komplikationen/Organbeteiligungen sind eine syphilitische Nephritis, welche eine akute membranöse Glomerulonephritis auf der Basis eines durch Immunkomplexe mediierten Geschehens darstellt, eine erosive

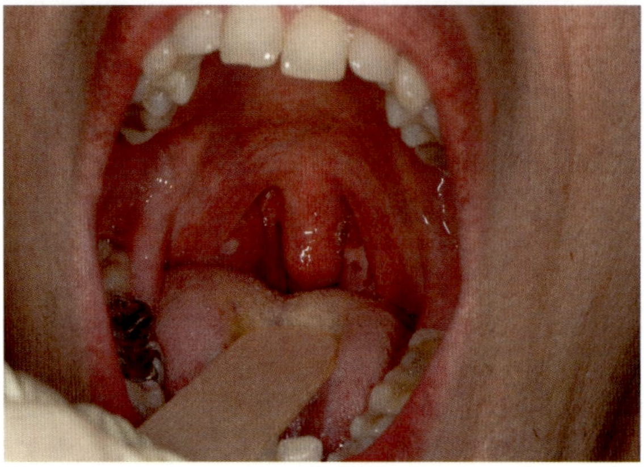

Abb. 19.8 Syphilis II: Angina specifica

Gastritis, und eine meist asymptomatische, mit pathologischen Leberparametern einhergehende Hepatitis, die bei 10% der Patienten im Sekundärstadium gefunden wird. Die Hepatitis kann auch mit Ikterus als Zeichen einer cholestatischen Hepatitis einhergehen.

Labordiagnostisch können Blutbildveränderungen (Anämie, Leukozytose) auftreten oder Funktionsparameter verschiedenster Organe pathologische Werte aufweisen.

Bei 25–40% der Patienten kann im Frühstadium der Syphilis eine pathologische Liquorserologie bestehen. Dieser Befund normalisiert sich, auch wenn kein Neurosyphilis-Therapieschema zur Anwendung kommt, weshalb in diesem Stadium, vorausgesetzt es liegt keine neurologische Symptomatik vor, eine Liquorpunktion nicht indiziert ist. Kopfschmerzen können Zeichen einer Meningitis cerebrospinalis sein, einer akuten syphilitischen Meningitis, die typischerweise ohne Fieber abläuft. Das Hauptsymptom dieser neurologischen Komplikation der Frühsyphilis sind als Zeichen einer ausgeprägten basalen Meningitis bei 40% der Patienten Hirnnervenausfälle und auch Hirndruckzeichen. In erster Linie sind der III., VI., VII., VIII. Hirnnerv betroffen. Bei 20% der Patienten mit akuter syphilitischer Meningitis kommt es zu einem sensoneuralen Hörverlust/Schwerhörigkeit, der Hörsturz entwickelt sich rasch innerhalb von 1–2 Wochen, oft geht Tinnitus voran. In derartigen Fällen muss deshalb immer eine Syphilisserologie veranlasst werden. Bei isoliertem Befall des VIII. Hirnnerven kann ein völlig normaler Liquorbefund vorliegen. Eine weitere neurologische Komplikation der Frühsyphilis ist ein Visusverlust durch eine **syphilitische Neuritis nervi optici**, für welche eine Inzidenz von 0,3–2,4% angegeben wird. Andere ophthalmologische Komplikationen sind Iritis, Iridozyklitis, Uveitis anterior, oder auch die Lähmung von Augenmuskeln. Die Hirnnervenausfälle sind üblicherweise bei entsprechender Therapie vollständig reversibel. Der Entzündungsprozess kann nicht nur die Meningen, sondern auch das Ependym betreffen, und eine Endarteriitis verursachen, welche sich klinisch als fokale zerebrale Geschehen wie Aphasie, Hemiplegie, und epileptische Anfälle äußert.

Differenzialdiagnose

Zu differenzieren sind anhand der Symptomatik folgende Krankheitsbilder:

- **Roseola syphilitica makulös:** Arzneimittelexanthem, virales Exanthem wie Pityriasis rosea, Erythema exsudativum multiforme, Masern, Röteln, akute HIV-Erkrankung; **papulös:** Psoriasis vulgaris, Keratosis pilaris, Lichen ruber planus, Pityriasis lichenoides, seborrhoisches Ekzem, Dermatomykose
- **Condylomata lata:** Condylomata acuminata, Granuloma inguinale, Tuberkulose, Buschke-Löwenstein-Tumor
- **Palmoplantare Syphilide**: Handekzem, Psoriasis, Keratoderm
- **Leukoderma specificum:** Vitiligo, Chloasma uterinum, Tinea versicolor, Erythema ab igne **Lymphadenopathie:** Lymphoproliferative Erkrankungen, Virusinfekt; Mononukleose, HIV-Infektion, Mykobakterieninfektion
- **Plaques muqueuses:** Aphthen, Erythema multiforme, Pemphigus, Lichen ruber, Leukoplakie
- **Angina specifica:** Streptokokkeninfekt, Angina Plaut Vincenti
- **Alopecia specifica diffusa:** Telogeneffluvium
- **Mottenfraßalopezie:** Alopecia areata
- **Syphilitische Nephritis:** Glomerulonephritis anderer Genese
- **Syphilitische Hepatitis:** Virale Hepatitis
- **Akute syphilitische Meningitis:** Andere Ursachen einer lymphozytären Meningitis, meist viraler Genese, oder verursacht durch Leptospiren oder Borrelien, Autoimmunerkrankungen.

Bei jeder unklaren Haut- oder Schleimhauterkrankung sollte eine Syphilisserologie veranlasst werden; insbesondere bei sexuell aktiven Erwachsenen, die ein generalisiertes Exanthem aufweisen.

Verlauf: Frühlatenz und Rezidive

Mit dem Einsetzen der spezifischen Antikörperbildung gegen *T. pallidum* kommt es auch ohne Therapie innerhalb weniger Wochen bis zu 12 Monaten zur Rückbildung der Symptome des Sekundärstadiums. Das nachfolgende asymptomatische Stadium innerhalb des ersten Erkrankungsjahres wird, wenn keine Therapie erfolgt ist, als Frühlatenz bezeichnet und ist nur durch eine reaktive Syphilisserologie nachzuweisen. Patienten in diesem Sta-

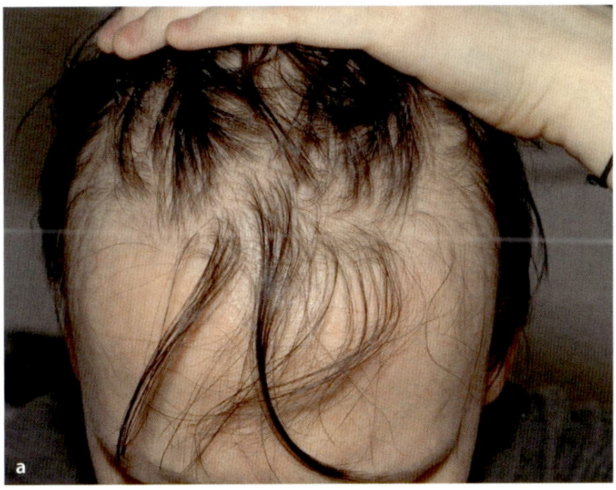

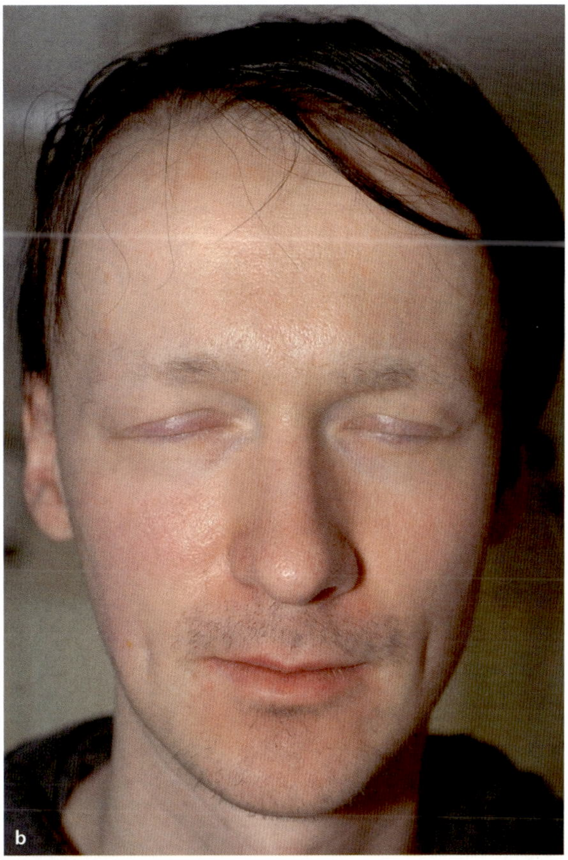

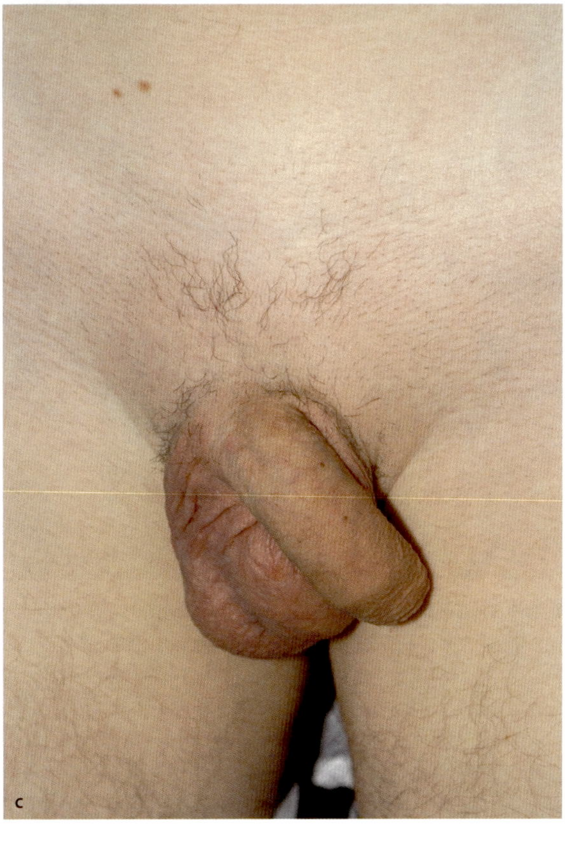

Abb. 19.9a–c Syphilis II: Fleckförmiger Haarausfall. **a** Haupthaar, **b** Augenbrauen/Bartbereich, **c** Genitalregion

dium sind potenziell noch infektiös. Bei einem Viertel der Patienten kommt es allerdings innerhalb der nächsten ein bis zwei Jahre zu Rezidivepisoden der Symptome des Sekundärstadiums, die sich wiederum als Exanthem, Fieberschübe, oder Ulzerationen an der Schleimhaut, meist allerdings in abgeschwächter oder modifizierter Form, äußern können und wiederum infektiös sind.

19.2.2 Spätsyphilis

Spätlatenz

Nicht immer klar von der Frühlatenz abzugrenzen ist die Phase der Spätlatenz, welche die symptomfreie Phase der Spätsyphilis darstellt, in der die Infektion nur über eine reaktive Syphilisserologie nachgewiesen werden kann. Definitionsgemäß (nach CDC) beginnt dieses Stadium zu Beginn des zweiten Jahres nach der Infektion. Auch jeder asymptomatische seroreaktive Patient, dessen Infektionszeitpunkt nicht bekannt oder nachvollziehbar ist, wird in dieses Krankheitsstadium eingeordnet. Zwei Drittel der unbehandelten Patienten verbleiben lebenslang im Stadium der Spätlatenz. Sie sind nicht infektiös. Die restlichen Patienten können Symptome des Tertiärstadiums entwickeln.

Jeder Patient, bei dem eine spätlatente Syphilis diagnostiziert wurde, muss vor einer Therapie auf eine HIV-Infektion und im Hinblick auf Manifestationen eines Tertiärstadiums untersucht werden. Dieses beinhaltet ein Röntgenuntersuchung des Thorax (Fragestellung: Aortenaneurysma, Verkalkungen der Aortenwand), eine

▼

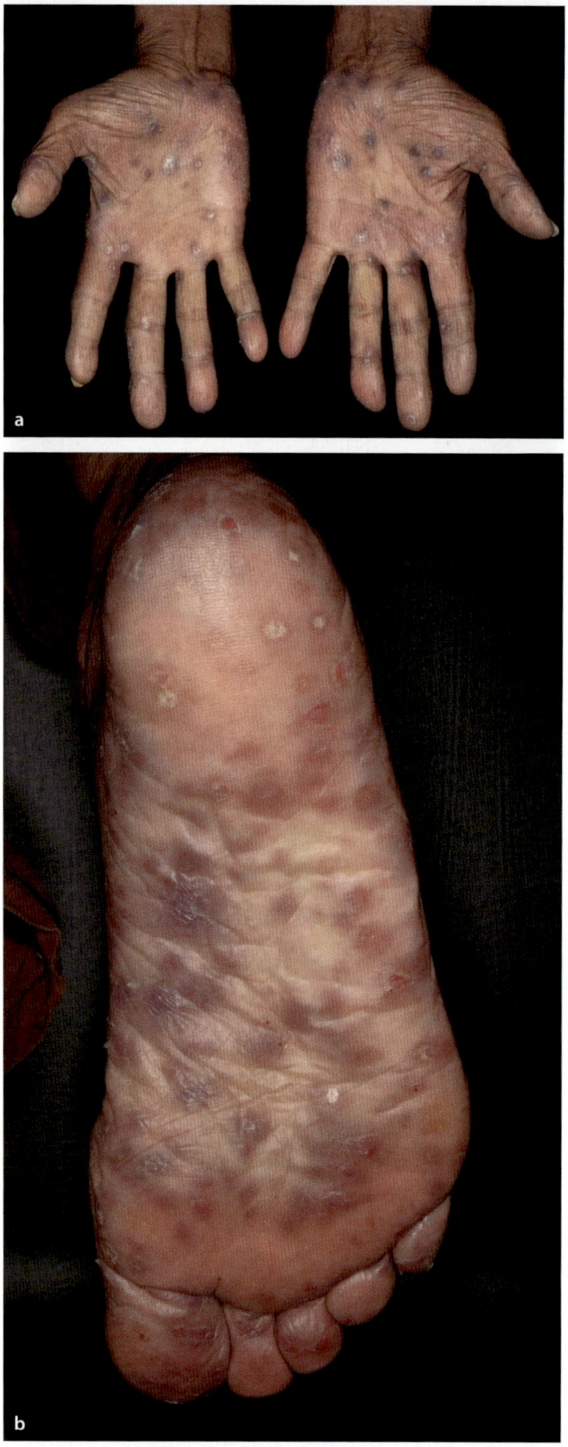

Abb. 19.10a, b Syphilis II: Palmoplantares Syphilid an den Handflächen (**a**) und Fußsohlen (**b**)

klinisch-neurologische Untersuchung (Fragestellung: neurologische Pathologien), gegebenenfalls eine Liquorpunktion (Kriterien dafür siehe unter »Neurosyphilis«), eine HNO-fachärztliche Untersuchung (Fragestellung: unter anderem Hörbeeinträchtigung), und eine augenfachärztliche Untersuchung (Fragestellung: unter anderem Neuritis nervi optici).

Tertiärstadium

Dabei handelt es sich um eine langsam progrediente Entzündungsreaktion beim infizierten, unbehandelten Patienten. Dieses Stadium kann innerhalb weniger Jahre oder Jahrzehnte post infectionem auftreten. Da keine Erreger mehr nachgewiesen werden können, ist dieses Stadium nicht infektiös. Zu diesem Stadium gehören die **benigne Spätsyphilis der Haut,** die **Neurosyphilis,** und die **kardiovaskuläre Syphilis.** Im Gegensatz zu den Daten der Oslo-Studie, gemäß welcher die benigne Spätsyphilis der Haut als die häufigste Form der Tertiärsyphilis angegeben wird, sieht man diese Manifestationen heute sehr selten, die wichtigste Form der Spätmanifestation heute ist die Neurosyphilis.

■ Klinik

»Benigne« Spätsyphilis Diese ist charakterisiert durch zu Nekrose neigende granulomatöse Entzündungen, die sich als oberflächlich kutan/dermal lokalisierte **tuberöse Syphilide** oder als **Gummen** manifestieren, die in der Subkutis entstehen und von dort auf die oberen Hautschichten übergreifen können. Gummen können jedes Organ betreffen, treten aber am häufigsten an der Haut oder am Knochen auf. Die Bezeichnung »benigne« kommt aus der vor-antibiotischen Ära, da durch diese Manifestationen keine Todesfälle auftraten.

Tuberöse Syphilide sind gruppierte, braunrote, schmerzlose, destruierende Papeln und Knoten, die sich peripher ausbreiten und zentral mit hyper- oder depigmentierter Atrophie zurückbilden. Tuberöse Syphilide können unterschiedlich konfiguriert sein, schlangenartig gewundene Ränder aufweisen oder auch ulzerieren (tubero-ulzero-serpiginöses Syphilid). Sie treten bevorzugt im Gesicht, am Rücken und an den Extremitäten auf. Differenzialdiagnostisch kommen Lupus vulgaris, Mycosis fungoides und Sarkoidose infrage.

Gummen bilden mit der Unterlage verbackene Knoten, die durch die Gewebsnekrose einschmelzen, schließlich perforieren und ulzerieren. Dabei entleert sich zähe, gelbliche Flüssigkeit (kalte Abszesse). Die Einschmelzung führt zur Gewebszerstörung von Muskeln, Knochen und knorpeligen Strukturen, in der Folge zur Perforation von Gaumendach, Nasenseptum und Nasenboden mit Mutilationen. Differenzialdiagnostisch abzugrenzen sind

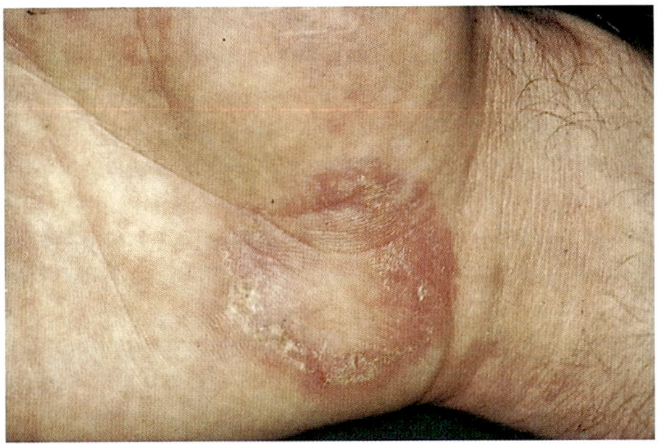

Abb. 19.11 Syphilis III, tuberöses Syphilid

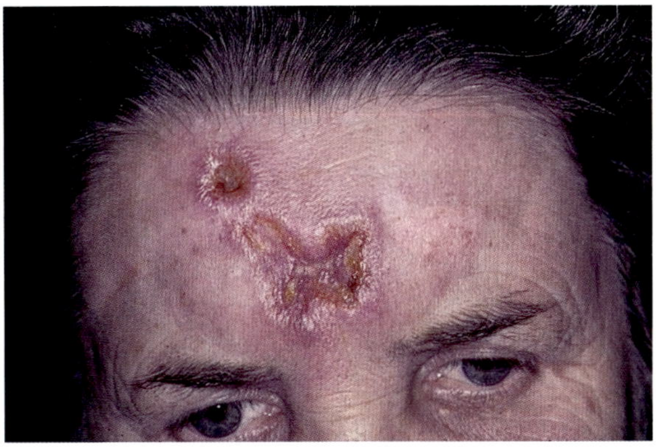

Abb. 19.12 Syphilis III: Gummata an der Stirn

exulzeriertes Basaliom, Plattenepithelkarzinom oder Lymphom, andere infektiöse Prozesse (Tuberkulose, Aktinomykose, Sporotrichose), Lupus erythematodes profundus, Pannikulitis, Wegener-Granulomatose, Osteomyelitis. Auch ohne Therapie erfolgt nach Wochen oder Monaten die Abheilung.

Kardiovaskuläre Syphilis Eine Endarteriitis obliterans der Vasa vasorum führt zu einer Nekrose der muskulären und elastischen Anteile der Aortenwand, und im Weiteren durch eine daraus resultierende Fibrose der Aortenwand zu einem **Aortenaneurysma**, in erster Linie der aszendierenden Aorta. In der vor-antibiotischen Ära war die Syphilis dafür die häufigste Ursache und für 5–10% der kardiovaskulären Todesfälle verantwortlich. Folge dieser fibrotischen Abheilung der Aortenwand kann auch eine **Stenose der Ostien der Koronararterien** sein, welche sich klinisch in pektanginösen Beschwerden bis hin zum Myokardinfarkt äußert. Im Unterschied zu arteriosklerotisch veränderten Koronararterien sind die Gefäße im Verlauf unauffällig. Eine weitere Folge der Aortitis ist die Dilatation des Aortenrings, woraus eine Aortenklappeninsuffizienz resultiert.

19.2.3 Neurosyphilis

- **Synonym**

Lues cerebrospinalis

- **Ätiopathogenese**

Bei 30% der betroffenen Patienten verläuft die Neurosyphilis als Manifestation des Tertiärstadiums asymptomatisch und stellt eine rein liquorserologische Diagnose dar. Bei diesen Patienten besteht aber trotzdem eine Behandlungsindikation, um eine symptomatische Neurosyphilis zu verhindern. Eine Neurosyphilis kann in jedem Stadium der Syphilis auftreten, meist jedoch erst 5–40 Jahre nach der Infektion. Bei 48% der Patienten manifestiert sich eine Neurosyphilis als parenchymatöse, bei 20% als meningeale Neurosyphilis, davon bei 10% als meningovaskuläre Form. Ein Befall des Zentralnervensystems mit Gummen ist selten (1%), die Symptomatik dabei abhängig von der Lokalisation. Es können bei ein und demselben Patienten verschiedene Formen der Neurosyphilis kombiniert auftreten, zum Beispiel eine zerebrovaskuläre Neurosyphilis begleitet oder gefolgt von einer Tabes dorsalis oder progressiven Paralyse.

Auch in den Frühstadien der Syphilis kann es zur Invasion des Zentralnervensystems mit Treponemen (Neuroinvasion) kommen. Aus diesem Grund treten bei 13% der unbehandelten Patienten im Primär- und bei 25–40% im Sekundärstadium Abnormitäten in den Liquorbefunden auf, und können bei 15–40% dieser Patienten mittels PCR Treponemen im Liquor nachgewiesen werden. Diese zentralnervöse Mitbeteiligung kann entweder spontan abheilen (in der Mehrzahl der Fälle) oder als asymptomatische oder symptomatische syphilitische Meningitis in den ersten Wochen und Monaten nach der Infektion persistieren.

> **Da Symptome einer Neurosyphilis auch in der Frühphase der Infektion auftreten können, sollten nur späte Formen der Neurosyphilis als Tertiärsyphilis bezeichnet werden.**

Bleibt eine Behandlung aus, kann diese zentralnervöse Infektion, üblicherweise 5–12 Jahre nach dem Primärstadium, zur meningovaskulären Neurosyphilis fortschreiten oder sich nach etwa 18–25 Jahren zur parenchymatösen Form der Neurosyphilis, der **Tabes dorsalis**, oder der progressiven Paralyse entwickeln. Das Ausmaß der initialen, pathologischen Liquorbefunde korreliert mit der Wahrscheinlichkeit, später eine Neurosyphilis zu entwickeln. Umgekehrt macht ein unauffälliger Liquor zwei Jahre nach der stattgehabten Infektion die Entwicklung einer Neurosyphilis beim unbehandelten Patienten sehr unwahrscheinlich.

Meningovaskuläre Neurosyphilis

Diese läuft als Endarteriitis obliterans an den kleinen Gefäßen der Meningen, des Gehirns und des Rückenmarks ab, kann jeden Teil des Zentralnervensystems betreffen, und ist somit in ihrer zerebralen oder spinalen Form durch eine vielgestaltige Klinik gekennzeichnet. Da die meningovaskuläre Syphilis früher als die progressive Paralyse oder die Tabes dorsalis auftritt, sind die betroffenen Patienten durchschnittlich jünger, nämlich 30–50 Jahre alt. Die Beteiligung der zerebralen Gefäße, meist der A. cerebri media, führt zum Bild eines apoplektischen Insults, welcher sich klinisch typischerweise als Hemiplegie oder Hemiparese manifestiert, aber auch durch eine Aphasie oder zerebrale Krampfanfälle. Psychiatrische Symptome (Verhaltens- und Persönlichkeitsveränderungen) können vorangehen. In der Bildgebung der großen und mittleren zerebralen Gefäße zeigt sich im Gegensatz zu den unregelmäßigen, kurzstreckigen Wandveränderungen der Arteriosklerose eine längerstreckige Verschmälerung der betroffenen Gefäße.

Die meningovaskuläre Syphilis des Spinalbereichs kommt isoliert nur selten vor (3% aller Neurosyphilis-Fälle). Sie kann als syphilitische Meningomyelitis und, seltener, als spinale vaskuläre Neurosyphilis ablaufen. Erstere äußert sich nach einer Latenzperiode von 20–25 Jahren durch eine asymmetrische, langsam fortschreitende Parästhesie und ein Schwächegefühl der unteren Extremitäten, die in einer Paraparese oder Paraplegie enden und mit Inkontinenz verbunden sein können. Die spinale vaskuläre Neurosyphilis manifestiert sich in einer plötzlichen einsetzenden Paraplegie, meist ab der thorakalen Ebene.

> **Jeder Patient, der einen zerebralen Insult erleidet, insbesondere wenn er jüngeren Alters ist und keine vaskulären Risikofaktoren aufweist, ist hinsichtlich einer Neurosyphilis abzuklären.**

Parenchymatöse Neurosyphilis

Die Folge einer Parenchymdegeneration mit begleitender Leptomeningitis ist die **progressive Paralyse** (Synonym: Dementia paralytica, general paresis of the insane). Dabei handelt es sich um eine Meningoenzephalitis mit einer direkten Invasion des Gehirns durch *T. pallidum*. Vor dem 2. Weltkrieg machte diese Form der Neurosyphilis 5–10% der Patienten der Psychiatrie aus. Dieses Krankheitsbild kann nahezu jede Form einer neurologischen oder psychiatrischen Erkrankung imitieren. Am Beginn steht oft eine auffällige Persönlichkeitsveränderung, die in einer vorzeitigen Demenz mit Einschränkung beziehungsweise Verlust der kognitiven Leistung endet. Das Spektrum psychischer Verhaltensauffälligkeiten reicht von emotionaler und Affektlabilität, inadäquater sozialer und moralischer Handlungsweise bis hin zu Größenwahn. Initial können auch schwere Depressionen oder zerebrale Krampfanfälle auftreten, die bei 15–20% der Patienten beschrieben sind. Die häufigsten neurologischen Auffälligkeiten sind Pupillenanomalien, die allerdings auch bei anderen Formen der Neurosyphilis auftreten, Tremor der Lippen, Zunge, Gesichtsmuskel und der Finger, in der Folge kommt es zur Beeinträchtigung von Sprache und Schrift. Die Pupillen können groß, ungleich mit träger Reaktion auf Licht und Akkommodation sein. Später kann man eine **Argyll-Robertson-Pupille** [Robertson 1869] vorfinden, die allerdings häufiger bei Patienten mit **Tabes dorsalis** zu finden ist. Diese ist durch eine fehlende Pupillenreaktion auf Licht bei erhaltener Reaktion auf Konvergenz charakterisiert. Ohne Behandlung kann dieses Stadium wenige Monate bis Jahre dauern, bis es zum Tod führt.

Bei der **Tabes dorsalis** handelt es sich ebenfalls um eine Parenchymdegeneration mit entzündlicher Komponente. In der Folge kommt es zur Entmarkung der Hinterstränge und der Dorsalwurzeln mit einer chronischen Leptomeningitis. In der prä-antibiotischen Ära machte die Tabes dorsalis etwa ein Drittel aller Patienten mit Neurosyphilis aus. Heute stellt sie eine sehr seltene Diagnose dar. Die Symptome treten nach einer Latenzperiode von etwa 20–25 Jahren auf und äußern sich durch blitzartig einschießende, stechende Schmerzen im Abdomen und an den Extremitäten, begleitet von Krämpfen, Ataxie, Parästhesien und Verlust der der Vibrations- und Tiefensensibilität sowie der Muskeleigenreflexe, die eine Schutzfunktion für die Gelenke haben. Dies führt zur Schädigung und Mutilation der Gelenke (**Charcot-Gelenke**). Ein typisches Symptom, und bei etwa 60–70% der Betroffenen vorhanden, ist die bei der progressiven Paralyse beschriebene Argyll-Robertson-Pupille.

19.2.4 Konnatale Syphilis

▪ Synonyme

Syphilis connata, Lues connata

▪ Epidemiologie

Aufgrund des heute obligaten Schwangeren-Screenings ist die konnatale Syphilis selten geworden, und betrifft in erster Linie Bevölkerungsschichten, die Vorsorgeuntersuchungen nicht in Anspruch nehmen. Die Inzidenz der konnatalen Syphilis korreliert mit der seit dem Jahr 2000 steigenden Prävalenz infektiöser Syphilis in der Bevölkerung beziehungsweise bei den Frauen im gebärfähigen Alter. In den USA zeigte sich demzufolge 2008 mit einer Inzidenz von 10/100.000 Lebendgeburten ein Anstieg um

23% im Vergleich zu 2005. Für Europa gibt es keine analogen Zahlen, nur anekdotische Berichte über das Wiederauftreten von Fällen mit konnataler Syphilis. Laut WHO treten weltweit jährlich bis zu 1,5 Mio. Fälle konnataler Syphilis auf, vor allem in den Entwicklungsländern. In diesen Ländern wird die unbehandelte Syphilis schwangerer Frauen für ein Viertel beziehungsweise 50% (zum Beispiel in Tansania) aller Totgeburten und für 11% aller Todesfälle bei Neugeborenen verantwortlich gemacht.

▪ Ätiopathogenese

Bei der konnatalen Syphilis kommt es zu einer diaplazentaren, intrauterinen Infektion des Kindes bei aktiver, unbehandelter Syphilis der Mutter. Eine diaplazentare Transmission auf das ungeborene Kind kann zu jedem Zeitpunkt der Schwangerschaft stattfinden, das Risiko dafür nimmt mit der Dauer der Schwangerschaft zu. Das Risiko hängt allerdings vom Stadium der Syphilis ab, in dem sich die Schwangere befindet; dieses ist umso höher, je kürzer die Infektion der Mutter zurückliegt. Das Risiko einer Infektion des Kindes beträgt 70–100% in der Phase der Primärsyphilis, 67% beziehungsweise 40–83% im Sekundärstadium beziehungsweise in der Frühlatenz, und 10% in der Spätlatenz. Die diaplazentare Infektion kann eine konnatale Syphilis, eine Frühgeburt, eine syphilitische Totgeburt durch intrauterinen Fruchttod (üblicherweise im 7.–8. Schwangerschaftsmonat) oder den Tod des Neugeborenen zur Folge haben. Ein Kind kann sich auch während der Geburt an floriden Läsionen im Bereich des mütterlichen Genitaltrakts infizieren.

Da die Syphilis eine systemische Infektion ist, bei der eine intravasale Verbreitung der Treponemen bereits in der Inkubationsperiode beginnt, kann diese bereits kurz nachdem sie erworben wurde auf das ungeborene Kind übertragen werden. Generell kann gesagt werden, dass bei unbehandelter aktiver Syphilis der Mutter 26% der Kinder gesund und seronegativ, 25% seropositiv und asymptomatisch und 49% manifest an Syphilis connata erkrankt waren.

Da mütterliche IgG-Antikörper die Plazentaschranke überschreiten, können auch Neugeborene, deren Mütter in oder vor der Schwangerschaft lege artis behandelt wurden, eine positive treponemenspezifische Syphilisserologie in den IgG-Antikörpertests aufweisen (Leihantikörper). Diese spezifischen Seroreaktionen sollten nach spätestens einem Jahr verschwunden sein. Zur Diagnosestellung einer konnatalen Syphilis müssen die Antikörpertiter der verschiedenen Tests von Mutter und Kind quantitativ verglichen werden. Ein positiver für Treponemen spezifischer IgM-Antikörpertest, klinische Zeichen einer Syphilis oder der Nachweis von *T. pallidum* aus einer verdächtigen Läsion mittels Dunkelfeldmikroskopie beziehungsweise ein VDRL-Titer, welcher über dem der Mutter liegt, sind beweisend für eine Infektion der Kinder.

▪ Klinik

Schätzungsweise 60% der Kinder mit konnataler Syphilis sind zum Zeitpunkt der Geburt asymptomatisch, und die Diagnose kann nur serologisch gestellt werden (siehe oben, Abschnitt Diagnostisches Vorgehen).

Es gibt verschiedene Stadien der konnatalen Syphilis.

Frühsyphilis nach pränataler Infektion (Syphilis connata praecox) Dieses Stadium umfasst alle Symptome, die bis zum Ende des 2. Lebensjahrs auftreten und auch die Totgeburt. Es entspricht im Wesentlichen dem Sekundärstadium des Erwachsenen, weshalb die Läsionen erregerhaltig und infektiös sind. Die Kinder fallen durch ihr greisenhaftes, dystrophes Aussehen auf. Niedriges Geburtsgewicht und Unreife bestehen bei 10–40% der infizierten Kinder. Das Abdomen ist durch die **Hepatosplenomegalie** (bei 33–100% der Kinder) aufgetrieben. Diese und die Anämie, die bei 90% der symptomatisch an Syphilis erkrankten Kinder vorliegt, sind oft die vorerst einzigen Symptome. Bei einem Teil der Neugeborenen kommt es innerhalb der ersten Lebenswochen zu einer **Rhinitis syphilitica** (**Coryza syphilitica**), gekennzeichnet durch ein erregerreiches, leicht blutiges Sekret aus der Nase. Außerdem kann es zu einer Knochenbeteiligung (mit **Periostitis, Osteomyelitis** und **Osteochondritis syphilitica**) kommen, verbunden mit einer schmerzhaften Epiphysiolyse der langen Röhrenknochen. Die dadurch schmerzbedingte Schonhaltung der betroffenen Extremität wird als **Parrot-Pseudoparalyse** bezeichnet. Mukokutane Symptome findet man in der Hälfte der Fälle, sie entsprechen jenen des Sekundärstadiums und zeigen sich als **makulopapulöses Exanthem** sowie Ulzerationen perioral und perianal, die mit radiären Narben abheilen (**Parrot-Furchen**). Sehr charakteristisch, aber selten und bereits zum Zeitpunkt der Geburt vorhanden, sind bullöse Läsionen palmoplantar (**syphilitischer Pemphigus**). Die Plazenta ist üblicherweise groß und verdickt.

Spätsyphilis nach pränataler Infektion (Lues connata tarda) Diese umfasst die Symptome, die nach dem 2. Lebensjahr auftreten, meist erst im Schul- oder Jugendalter. Dieses Stadium entspricht dem Tertiärstadium der Syphilis beim Erwachsenen und ist nicht infektiös. In erster Linie sind das Skelettsystem, die Zähne und das Zentralnervensystem von Manifestationen betroffen. Auch kardiovaskuläre Erkrankungen sind möglich. Folge einer Periostitis kann eine Verdickung und anteriorkonvexe Krümmung des Schienbeins sein (**Säbelscheidentibia**) oder auch eine abnorme Wölbung der Stirn (**Caput natiforme**, **Olympierstirn**). Eine **sensoneurale Innenohrschwerhörigkeit** beziehungsweise Taubheit aufgrund einer syphilitischen Neurolabyrinthitis bildet zusammen mit einer durch eine **interstitielle Keratitis** bedingten Trübung der Hornhaut, die bis

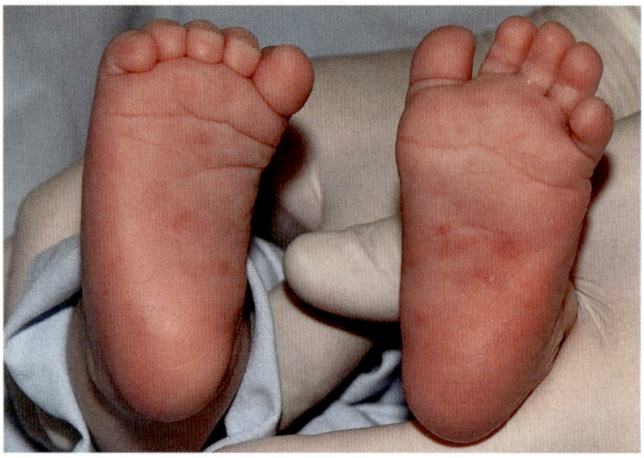

Abb. 19.13 Lues connata praecox

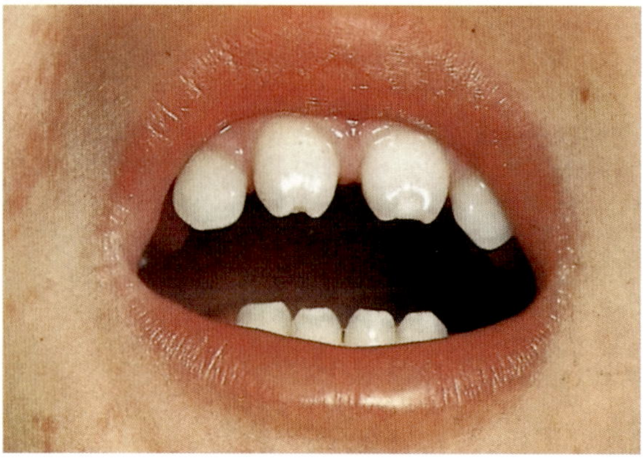

Abb. 19.14 Lues connata tarda: Tonnenzähne

zur Erblindung führen kann, und einer tonnenförmigen Verformung der bleibenden Schneidezähne (**Tonnenzähne**) die **Hutchinson-Trias** [Hutchinson 1858]. In diesem Stadium kann man unter Umständen weitere permanente Stigmata der konnatalen Spätsyphilis feststellen, wie Parrot-Furchen, Säbelscheidentibia, Caput natiforme, Sattelnase (zurückzuführen auf destruierende Infiltrate im Nasenseptum) und **Maulbeermolaren** (schmutzig-grau verfärbte erste untere Molaren, mit kleinen kuppelförmigen Vorwölbungen an der Oberfläche).

19.2.5 Syphilis im Szenario der HIV-Infektion

Obwohl eine HIV-Infektion prinzipiell keine Alteration der Syphilisserologie bewirkt, kann bei den koinfizierten Patienten die Interpretation der Befundkonstellation schwierig beziehungsweise inkonklusiv sein: Die Syphilisserologie kann im Frühstadium Sekundärstadium seronegativ sein, die Lipoidtests trotz adäquater Therapie hochpositiv bleiben oder der Titer verzögert abfallen. Sowohl der TPPA-, der FTA-Abs-, als auch der VDRL-Test können falsch-negativ sein, letzterer aufgrund des Prozonenphänomens. Ein biologisch falsch reaktiver VDRL-Test kommt häufiger als in der Normalbevölkerung, nämlich bei bis zu 20% der koinfizierten Patienten, vor, meist im Zusammenhang mit i.v.-Drogenkonsum. Trotz dieser serologischen Diskrepanzen soll bei HIV-positiven Patienten mit Syphilis genauso wie bei HIV-negativen vorgegangen werden.

Bei HIV-Infektion ist außerdem eine höhere Rate an Therapieversagern beschrieben. Neuere Daten haben aber gezeigt, dass diese unter einer suffizienten hochaktiven antiretroviralen Therapie (HAART) um etwa 60% gesenkt werden kann. In manchen Publikationen wird außerdem eine höhere Seroreversionsrate bei den für Treponemen spezifischen Antikörpertests HIV-Infizierter Patienten nach der Therapie angegeben.

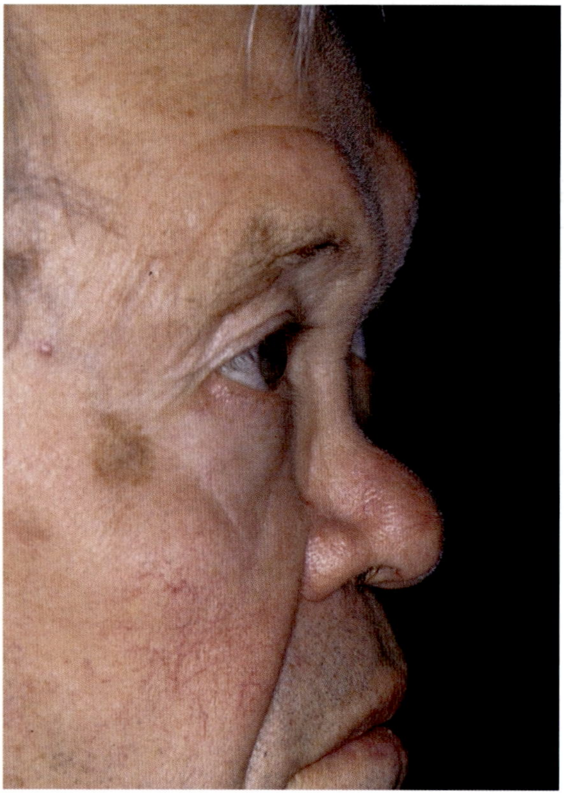

Abb. 19.15 Lues connata tarda: Sattelnase und Caput natiforme

Im klinischen Bereich erhöht eine Koinfektion mit HIV die Wahrscheinlichkeit, dass der Patient ein symptomatisches Sekundärstadium durchmacht. Außerdem sind HIV-infizierte Patienten prädisponiert, eine Neurosyphilis zu entwickeln, da sie aufgrund ihrer zellulären Immundefizienz begrenzt befähigt sind, **T. pallidum** aus dem Liquorraum zu eliminieren. Ein besonders hohes Risiko diesbezüglich haben Patienten mit CD4-Zellzahlen <350/µl und/oder VDRL/RPR-Serum-Titer ≥1:32.

19.3 Nichtvenerische Treponematosen

Die nichtvenerischen Treponematosen, Frambösie sowie Bejel, und die endemische Treponematose (Pinta), sind eine Reihe von Infektionen, die nicht über sexuellen Kontakt übertragen oder kongenital erworben werden. Sie stellen in bestimmten Regionen der dritten Welt ein beträchtliches, schwer ausrottbares Gesundheitsproblem dar, vergesellschaftet mit schlechten hygienischen Bedingungen und beengten Lebensverhältnissen. Abgesehen von prominenten Hautmanifestationen können diese Erkrankungen auch ossäre, neurologische und ophthalmologische Komplikationen verursachen, ein beträchtlicher Teil der Infizierten bleibt aber asymptomatisch. Die Erreger sind morphologisch nicht unterscheidbar, molekularbiologische Untersuchungen zeigen aber klare genetische Unterschiede. Außerdem besteht praktisch keine Kreuzimmunität zwischen Syphilis und den nichtvenerischen Treponematosen. Die spezifischen serologischen Tests für die Syphilis sind bei allen nichtvenerischen Treponematosen reaktiv, die Unterscheidung zur Syphilis beziehungsweise die Diagnose erfolgt rein auf Basis klinischer und epidemiologischer Charakteristika. Therapeutisch kommt ebenfalls Penicillin zum Einsatz.

19.3.1 Frambösie

[Piso 1648, Castellani 1905, Wellmann 1905]

▪ Synonyme

Yaws, Pian, Buba, Parru, Parangi

Frambösie ist die nichtvenerische Treponematose mit der höchsten Prävalenz. Sie wird durch *Treponema pertenue* verursacht und kommt in tropischen Regionen wie Afrika, Zentral- und Südamerika, Asien, Australien und den Pazifischen Inseln vor. Hauptsächlich erkranken Kinder unter 15 Jahren. In den 50-er Jahren des vorigen Jahrhunderts wurden in breitflächig eingesetzten Therapiekampagnen der WHO weltweit 300 Mio. Patienten mit Frambösie behandelt und damit eine drastische Reduktion der Neuinfektionen erreicht, auf etwa 0,5 Mio. 1995. In Indien gilt die Frambösie mittlerweile als eradiziert. Die Übertragung erfolgt über direkten Hautkontakt mit aktiven Läsionen oder auch über Insektenstiche, nicht aber vertikal von der Mutter auf das ungeborene Kind.

▪ Klinik

Das **Primärstadium** beginnt 2–4 Wochen nach der Inokulation der Erreger mit einem schmerzlosen Ulkus an der Eintrittsstelle der Treponemen, welches sich auf bis zu 5 cm im Durchmesser vergrößert und verkrustet. An Allgemeinsymptomen können Fieber, Gelenksschmerzen und eine regionäre Lymphadenopathie auftreten. Unter der Kruste zeigt sich ein vegetierender weicher, papillomatöser Ulkusgrund, der an eine Himbeere erinnert (framboise: Himbeere). Dieser Herd heilt nach Monaten spontan mit einer depigmentierten Narbe ab.

Wochen bis Monate nach dem Auftreten des Primärherdes (**mother yaws**) beginnt das **Sekundärstadium**, in dem kleinere Versionen des Primärherds disseminiert auftreten. Man findet sie oft um die Körperöffnungen, wie Mund und Nase, lokalisiert, und vergesellschaftet mit Allgemeinsymptomen wie Fieber, Kopfschmerzen und Lymphadenopathie. Hyperkeratotische palmoplantare Plaques mit schmerzhaften Rhagaden führen zu einem charakteristischen Gangbild des Kindes. Ebenfalls schmerzhaft sind Periostitis und entzündliche Knochenbeteiligung. Nach Wochen bis Monaten bilden sich die Symptome zurück. Alle Hautmanifestationen sind ebenso wie jene des Primärstadiums voller Treponemen und daher hoch infektiös.

10% der Patienten entwickelt nach 5–10 Jahren Symptome des **Tertiärstadiums**. Dabei entwickeln sich subkutane gummenartige Knoten und Plaques, die zur Gewebedestruktion führen, palmoplantare Keratodermien, Knochenmutilationen durch die Osteitis und Periostitis. Nach allgemeinem Verständnis ist das Zentralnervensystem nicht betroffen, allerdings finden manche Autoren Zusammenhänge einer Frambösie mit Myeloneuropathien.

▪ Differenzialdiagnose

Im frühen Stadium sind abzugrenzen: Pyodermie, Ekthymata, impetiginisierte Skabies, atypische Mykobakterieninfektion, Sarkoidose, Tuberkulose, mukokutane Leishmaniose, Sekundärstadium der Syphilis, Tungiasis, idiopathisches Keratoderm, tiefe Mykosen (zum Beispiel Blastomykose). Im Spätstadium sind Syphilis, Lepra, Tuberkulose, Pinta zu beachten.

▪ Therapie

Mittel der Wahl ist Benzathin-Benzylpenicillin, 1,2 Mio IE i. m., einmalig. Kinder unter dem 10. Lebensjahr bekommen die halbe Dosis.

19.3.2 Pinta

[Saenz et al. 1938]

▪ Synonyme

Mal de pinto, Carate, Cute, Cativa

Pinta, verursacht durch *Treponema carateum*, ist die nichtvenerische Treponematose mit der mildesten Verlaufsform und führt zu nur auf die Haut beschränkten Symptomen. Pinta kommt in erster Linie in Zentral- und Südamerika vor. Auch hier sind von einer Infektion in erster Linie Kinder betroffen. Übertragungsmodus ist direkter Hautkontakt mit einer infektiösen Hautläsion. An der Eintrittsstelle, meist an den unteren Extremitäten, kommt es nach wenigen Wochen zum Auftreten von Papeln, die zu einer oder mehreren nicht ulzerierenden Plaques verschmelzen (**Primärstadium**). Diese werden nach einigen Wochen hypo- oder hyperchrom oder verfärben sich gräulich. Nach einigen Monaten oder Jahren kommt es zum **Sekundärstadium** und Dissemination von multiplen Papeln und Plaques. Alle Herde heilen letztlich mit fleckigen Hypopigmentierungen, Dyschromie und Atrophie ab.

Differenzialdiagnose

Zu differenzieren sind andere Treponematosen, Ekzem, Psoriasis, atropher Lichen ruber planus, Tinea corporis, im Spätstadium Vitiligo und Lepra.

Therapie

Mittel der Wahl ist Benzathin-Benzylpenicillin, 1,2 Mio IE i. m., einmalig. Kinder unter dem 10. Lebensjahr bekommen die halbe Dosis.

19.3.3 Endemische Syphilis

Synonyme

Bejel (Syrien, Irak und andere arabische Länder), Sklerljevo (Jugoslawien), Njovera (Zimbabwe), Dichucheva (Botswana)

Es handelt sich um eine besondere Verlaufsform der Syphilis in Regionen hoher Durchseuchung, wird durch *Treponema pallidum* subsp. *endemicum* hervorgerufenen und in erster Linie auf nichtgeschlechtlichem Weg, über körperlichen Kontakt und gemeinsam genutztes Geschirr, übertragen. Meist sind ganze Familien, in erster Linie Kinder unter 15 Jahren, von einer Infektion betroffen. Anders als die Frambösie ist die endemische Syphilis in Regionen mit heißer trockener Hitze prävalent. Das klinische Erscheinungsbild in den einzelnen Stadien entspricht dem der Syphilis.

Therapie

Mittel der Wahl ist Benzathin-Benzylpenicillin, 1,2 Mio IE i. m., einmalig. Kinder unter dem 10. Lebensjahr bekommen die halbe Dosis.

Literatur

Syphilis

Centers for Disease Control and Prevention (CDC) Atlanta, USA (2010) Sexually Transmitted Diseases Treatment Guidelines, 2010. MMWR Morb Mortal Wkly Rep 59/RR-12: 26–40

Centers for Disease Control and Prevention. Sexually Transmitted Disease Surveillance 2009, Syphilis Surveillance Report. Atlanta: U.S. Department of Health and Human Services, Centers for Disease Control and Prevention, November 2010: 33-44

Chesson HW, Sternberg M, Leichliter JS et al (2010) The distribution of chlamydia, gonorrhoea and syphilis cases across states and counties in the USA, 2007. Sex Transm Infect 86 (Suppl 3): iii52–iii57

Clark EG, Danbolt N (1955) The Oslo study of the natural history of untreated syphilis. J Chron Dis Sep 2: 311–344

Fenton KA, Breban R, Vardavas R et al (2008) Infectious syphilis in high-income settings in the 21st century. Lancet Infect Dis 8: 244–253

Fraser CM, Norris SJ, Weinstock GM et al (1998) Complete genome sequence of Treponema pallidum, the syphilis spirochete. Science 281: 375–388

French P, Gomberg M, Janier M et al (2009) IUSTI: 2008 European guidelines on the management of syphilis. Int J STD AIDS 20: 300–309

Geusau A, Kittler H, Hein U et al (2005) Biological false-positive tests comprise a high proportion of Venereal Research Laboratory reactions in an analysis of 300,000 sera. Int J STD AIDS 16: 722–726

Ghanem KG (2010) Evaluation and management of syphilis in the HIV-infected patient. Curr Infect Dis Rep 12: 140–146

Holmes KK, Sparling PF, Stamm WE et al (2008) Sexually transmitted diseases, 4th ed. McGraw-Hill New York

Lukehart SA, Gordones C, Molini BJ et al (2004) Macrolide resistance in Treponema pallidum in the United States and Ireland. NEJM 351: 154–158

Marra CM (2009) Update on neurosyphilis. Curr Infect Dis Rep 11: 127–134

Mullooly C, Higgins SP (2010) Secondary syphilis: the classical triad of skin rash, mucosal ulceration and lymphadenopathy. Int J STD & AIDS 21: 537–545

Pless ML, Kroshinsky D, LaRocque R et al (2010) Case 26-2010: A 54-year old man with loss of vision and a rash. NEJM 363: 865–874

Robert WC, Ko JM, Vowels TJ (2009) Natural history of syphilitic aortitis. Am J Cardiol 104: 1578–1587

Robert-Koch-Institut: Epidemiologisches Bulletin Nr.49 (2010) vom 13.12.2010

Schöfer H, Brockmeyer NH, Hagedorn HJ et al (2006) Leitlinie der deutschen Gesellschaft zur Diagnostik und Therapie der Syphilis. J Dtsch Dermatol Ges 2: 160–177

Schöfer H (2005) Behandlung der Syphilis- Deutsche und internationale Leitlinien – ein Vergleich. Hautarzt 56: 141–150

Schöfer H (2010) Syphilis. In: Schöfer H, Baur-Beger S(Hrsg). Derma-Net-Online.de Internet-Lehrbuch. Kap. 2.7.1 (S. 1-27). http://www.derma-net-online.de/buch/kapitel2_7/Kap_2_7_1.pdf

Sena AC, White BL, Sparling PF (2010) Novel Treponema pallidum serologic tests: A paradigm shift in syphilis screening for the 21st century. Clin Infect Dis 51: 700–708

Simms I, Broutet N (2008) Congenital syphilis re-emerging. J Dtsch Dermatol Ges 4: 269-271

Stoner BP (2007) Current controversies in the management of adult syphilis. Clin Infect Dis 44: S130–146

Sutton M, Dorell C (2009) Syphilis. Glob libr women's med. ISSN: 1756–2228

Wöhrl S, Geusau A (2006) Neurosyphilis is unlikely in patients with late latent syphilis in a negative blood VDRL-test. Acta Derm Venereol 86: 335–339

Yang CJ, Lee NY, Lin YH et al (2010) Jarisch-Herxheimer Reaction after penicillin therapy among patients with syphilis in the era of the HIV infection epidemic: incidence and risk factors. Clin Infect Dis 51: 976–979

Nichtvenerische Treponematosen

Asiedu K, Amouzou B, Dhariwal AM et al (2008) Yaws eradication: past efforts and future perspectives. Bull WHO 86: 499–450
Antal GM, Lukehart SA, Meheus AZ (2002) The endemic treponematoses. Microbes Infect: 4: 83–94
Brown ST (1985) Therapy for nonvenereal treponematoses: review of the efficacy of penicillin and consideration of alternatives. Rev Infect Dis 7: S318–S326
Farnsworth N, Rosen T (2006) Endemic treponematosis: review and update. Clin Dermatol: 24: 181–190
Mitja O, Hays R, Ipai A et al (2011) Osteoporsis in early yaws: case series and literature review. Clin Infect Dis 52: 771–774

Websites

http://www.cdc.gov/std/treatment/CDC2010 (Centers for Disease Control and Prevention. Sexually transmitted diseases treatment guidelines)
http://www.essti.org
http://www.rki.de/ (Robert Koch Institut Berlin)
www.eurosurveillance.org
http://www.iusti.org/sti-information/pdf/guidelines.pdf
http://www.awmf.org/leitlinien/detail/ll/059-002.html (Leitlinien der Deutschen Dermatologischen Gesellschaft zur Diagnostik und Therapie der Syphilis 2008)
http://www.oegdv.at/cms/images/stories/dokumente/diverses/std3_gl.pdf (Therapie-Leitlinien der Österr. Gesellschaft für Dermatovenerologie 2009)
http://www.whocc.no/ ATC/DDD Index 2010 der WHO

Erstbeschreiber

Castellani A (1905) On the presence of Spirochaetes in two cases of ulcerated parangi (yaws). Br Med J 2 1280: 1330–1331,1430
Herxheimer K (1902) Ueber eine bei Syphilitischen vorkommende Quecksilberreaktion. Dtsch Med Wochenschr 28: 895–897
Hutchinson J (1858) Report on the effects of infantile syphilis in marring the development of the teeth. Trans Pathol Soc Land 9: 449–455
Jarisch A (1895) Therapeutische Versuche bei Syphilis. Wien Med Wochenschr 45: 720–721
Piso W (1648) De lue Indica. In: Piso W (Hrsg.) Historia naturalis Brasiliae. Hackium, Lugduni Batavorum. Elzevirum, Amstelodami, p 35
Robertson DMCLA (1869) On an interesting series of eye symptoms in a case of spinal disease, with remarks on the action of belladonna on the iris. Edinb Med J 14: 696–708
Saenz B, Grau Triana J, Alfonso Armenteros J et al (1938) Demostración de un treponema en el borde activo un caso de pinto de las manos y pies y en la linfa de ganglios superficiales (Creporte preliminar). Arch Med Interna 4: 112–117
Schaudinn FR, Hoffmann E (1905) Vorläufiger Bericht über das Vorkommen von Spirochaeten in syphilitischen Krankheitsprodukten und bei Papillomen. Arb Kn Gesundh Amt 22: 527–534
Wassermann A von (1906) Eine serodiagnostische Reaktion bei Syphilis. Dtsch Med Wochenschr 32: 745–746
Wellmann FC (1905) On a spirochaete found in yaws papules. J Trop Med Hyg 8: 345

Andere venerische Erkrankungen

Peter K. Kohl und Susanne Buder

20.1 Lymphogranuloma venereum

[Hunter 1786, Durand, Nicolas, Favre 1913]

Synonyme

Lymphogranuloma inguinale, Lymphopathia venerea, Poradenitis inguinale, Morbus Durand-Nicolas-Favre, klimatischer Bubo, LGV

Lymphogranuloma inguinale ist nicht mit Granuloma inguinale (Donovanosis) zu verwechseln.

Epidemiologie

Lymphogranuloma venereum (LGV) kommt endemisch in Asien, Afrika, Südamerika und im Südosten der USA vor und wird in Europa fast ausschließlich unter MSM (men who have sex with men, männliche Homosexualität) mit gleichzeitiger HIV-Infektion angetroffen. Männer sind 6-mal häufiger als Frauen betroffen. Eine gesetzliche Meldepflicht besteht nicht.

Ätiopathogenese

Der Erreger ist *Chlamydia trachomatis* (Serovare L1–L3), ein kokkoides, obligat intrazelluläres Bakterium. Während die Serovare A–K (▶ Kap. 18) in der Mukosa verbleiben, sind die L-Serovare invasive Organismen, die sich schon in der frühen Krankheitsphase in Blut, Liquor und Milz ausbreiten. Für die Anheftung von *Chlamydia trachomatis* an die Wirtszellen sind das Hauptaußenmembranprotein, das Hitzeschockprotein 70, sowie heparanähnliche Glykosaminglykane verantwortlich.

Klinik

Das klinische Bild wird in drei Stadien eingeteilt.

Stadium I: Primärläsion

Die Inkubationszeit beträgt 2–6 Wochen. Zunächst tritt eine wenige Millimeter große, entzündliche Papel auf, die sich im weiteren Verlauf rasch vesikulös umwandelt, dann in eine Papulopustel übergeht und schließlich flach ulzeriert. Die Primärläsion ist klinisch wenig spezifisch. Beim Mann finden sich die Veränderungen an der Glans penis, in der Kranzfurche, außerdem am Präputium oder vorderen Urethraabschnitt, bei der Frau an der Vulva, in der Vagina oder an der Zervix. Die Primärläsion ist schmerzlos und wird deswegen häufig nicht bemerkt. Sie heilt innerhalb von 10–14 Tagen spontan ab.

In der gegenwärtigen LGV-Epidemie in Europa und Nordamerika unter MSM stellt das Rektum den häufigsten Infektionsort dar. In diesem Rahmen kann der Patient starke anorektale Schmerzen mit Blutungen, Tenesmen und Obstipation entwickeln, sodass das Bild einer chronisch-entzündlichen Darmerkrankung imitiert werden kann.

Stadium II: Bubonen

Ein Bubo ist ein entzündlich veränderter Lymphknoten, der bei einer STI vorkommen kann. Etwa 24 Wochen nach dem Auftreten der Primärläsion breitet sich die Erkrankung über das Lymphsystem aus. Meist ist die **entzündliche Leistenlymphknotenschwellung** einseitig. Die schmerzhaften Lymphknoten verkleben mit der geröteten Haut, bleiben jedoch auf der Unterlage verschieblich. Normalerweise schwellen die Lymphknoten oberhalb, seltener unterhalb des **Poupart-Bandes** (**Furchenzeichen**) an und verschmelzen später miteinander zu Paketen. Im Zentrum des Knotens entsteht ein Abszess, der perforiert und zu multiplen Fisteln führt. Nach Verschluss der Fisteln bilden sich eingezogene Narben.

Liegt die Primärläsion in der Vagina oder im Rektum, kommt es zum Befall der perirektalen und paraaortalen Lymphknoten (**Gerota-Drüsen**). Umfasst man bei entspannter Bauchdecke und angewinkelten Knien die Beckenschaufel können auf ihrer Innenseite fest aufsitzende, geschwollene Knoten palpabel sein. Fieber, allgemeines Krankheitsgefühl, Appetitlosigkeit und Gewichtsverlust sind möglich. Auch rheumatoide Beschwerden, Gelenkschwellungen und Exantheme nach Art des Erythema nodosum oder Erythema multiforme, aber auch nur flüchtige Ausschläge können beobachtet werden. Konjunktivitis,

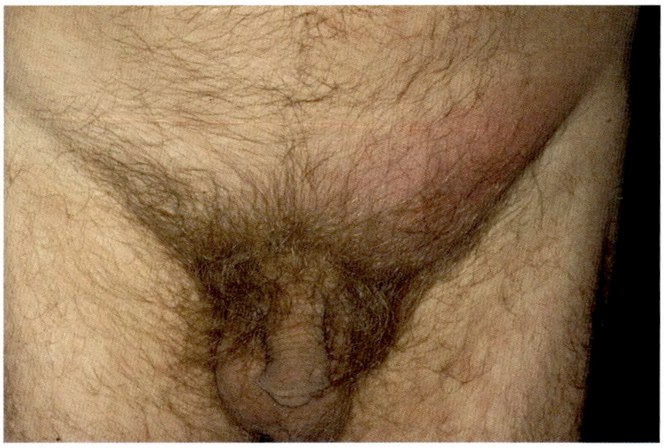

Abb. 20.1 Lymphogranuloma venereum mit Bubo

Meningoenzephalitis, Hepatosplenomegalie, Arthralgie, Nackensteife und Kopfschmerzen sind weitere Komplikationen. Zusätzlich besteht anfänglich eine Leukozytose, später eine Lymphozytose.

Stadium III: Elephantiasis genitoanorectalis ulcerosa und anorektaler Symptomkomplex

Das dritte Stadium wurde lange Zeit als selbstständiges Leiden, unter den Namen éléphantiasis de l'appareil génital, esthiomène [Huguier 1849] oder **anorektaler Symptomenkomplex** [Fournier] beschrieben und unter der Bezeichnung **Huguier-Jersild-Syndrom** [Jersild 1933] zusammengefasst. Erst die **Frei-Reaktion** (früher gebräuchlicher Hauttest mit abgetöteten Erregern) und der direkte Nachweis der Chlamydien zeigten, dass dieses Krankheitsbild eine Teilerscheinung des Lymphogranuloma venereum darstellt.

Dieses Endstadium verläuft über viele Jahre mit Abszessen, Fisteln, Strikturen und Fibrosen in Genitoanalbereich, die langfristig zur Elephantiasis der äußeren Genitalien führen. Gelegentlich beschränken sich die Veränderungen auf einen umschriebenen Bereich, zum Beispiel den Anfangsteil der Urethra (**Fischmaulurethra**) oder auf die Klitoris. In der Mehrzahl der Fälle ist eine der beiden großen Labien in ganzer Ausdehnung befallen, auffällig vergrößert und von gummiartiger Konsistenz. Manchmal finden sich glatte Wülste mit tiefen, auseinander faltbaren Furchen. Die betroffenen Stellen können sich verrukös und papillomatös verändern und ulzerieren. Kompliziert wird das Bild durch Strikturen der Urethra, Fisteln zwischen Urethra und Vagina sowie zwischen Vagina und Rektum. Bei Männern kann es zu einer Elephantiasis des Skrotums oder des Penis kommen. Der anorektale Symptomenkomplex entwickelt sich nahezu ausschließlich bei Frauen und MSM. Er leitet sich in der Regel von einer Infektion des Genitales her, kann aber auch unmittelbar aus Primärläsionen am After oder Rektum entstehen. In der Umgebung des Rektums erkranken die Gerota-Lymphknoten, die oberhalb des Afters in einem 2–6 cm breiten Gebiet zu schweren Stauungsphänomenen führen.

Die Erkrankung des Anorektums stellt die schwerste Komplikation beim Lymphogranuloma venereum dar. Der Enddarm ist verdickt, infiltriert und im Lumen eingeengt. Der Stuhl wird bleistiftförmig mit blutig-eitrigen Schleimauflagerungen. Im Rektum finden sich zahlreiche kleinere und größere Geschwüre. Schließlich treten perianal und perirektal Fisteln auf. Nach langem Verlauf lässt die Sekretion nach. Es entstehen Fistulae siccae und rektale Strikturen, die ohne Heilungstendenz fortbestehen.

Differenzialdiagnose

Im Stadium I ist das flache Ulkus gegenüber einer Infektion mit *Haemophilus ducreyi* (Ulcus molle) oder Treponema pallidum (Lues I) abzugrenzen, wobei auch Mischinfektionen mit diesen Erregern vorkommen können. Bei der für das Stadium II charakteristischen inguinalen Lymphadenopathie muss differenzialdiagnostisch auch an andere, gleichartige Krankheitssymptome hervorrufende Erkrankungen, wie genitaler Herpes simplex, Syphilis, Tuberkulose, Pest, Tularämie und Lymphomerkrankungen gedacht werden (Tab. 20.1). Andere, insbesondere infektiöse Ursachen einer Elefantiasis und chronisch-entzündliche Darmerkrankungen sind im Stadium III der Erkrankung differenzialdiagnostisch auszuschließen.

Histopathologie

Der histopathologische Befund einer Primärläsion ist unspezifisch.

Labor

Eine sichere Methode zur Diagnose eines Lymphogranuloma venereum gibt es derzeit nicht. Bei Verdacht auf das Vorliegen der Erkrankung sollten folgende Labormethoden angewandt werden:

DNA-Nukleinsäure-Amplifikationsmethoden (NAATs) Die Diagnose LGV ist gesichert, wenn Biovar-spezifische *C.-trachomatis*-DNA nachgewiesen werden kann. Als Probenmaterial können sowohl Abstriche aus Primärulzerationen als auch Abstriche aus dem Rektum oder Buboaspirate verwendet werden. Kommerzielle Tests werden derzeit entwickelt.

Serologie Besteht die Möglichkeit eines Nachweises mittels NAATs nicht, können serologische Assays herangezogen werden. Der Nachweis eines Anstiegs über vier Titerstufen oder eines einzelnen hohen Titers (>1:64) von Antichlamydien-Antikörpern stellt ein zuverlässiges diagnostisches Verfahren dar. Kein verfügbares serologisches Testverfahren führt aber zu einem spezifischen Nachweis

III

Tab. 20.1 Differenzialdiagnose venerisch bedingter Lymphadenopathie

Charakteristikum	Syphilis	LGV	Ulcus molle	Donovanosis
Initiale genitale Hautveränderung	Derbe Papel	Diskret	Multipel, diskret	Multiple Papeln und Knoten
Inkubationszeit	3 Wochen	2–6 Wochen	2–10 Tage	1–10 Wochen
Ausprägung	Einseitige Lymphadenopathie, schmerzlos	Einseitige Lymphadenopathie, schmerzhaft	Einseitige Lymphadenopathie, verbacken, schmerzhaft	Granulomatöse Massen, blutend, schmerzlos
Konsistenz der Lymphknoten	Fest	Variable Konsistenz, Furchenzeichen (groove sign)	Weich, fluktuierend	Subkutane Granulome (Pseudobubonen)
Eiter	Kein	Abszedierend, perforierend, fistulierend	Reichlich, blutig, schankrös	Oberflächlich von granulomatösen Ulzera ausgehend

von Antikörpern gegen die Serovare L1–3. Ein negativer Chlamydientiter schließt ein LGV aus.

Kultur Die McCoy-Zellkultur ist für die Routinediagnostik nicht geeignet.

▪ Verlauf

Die Erkrankung verläuft bei rechtzeitiger Diagnose und Behandlung im Stadium I und im frühen Stadium II relativ leicht. Bei voll ausgeprägtem Stadium III bleiben Residuen mit Fibrose, Elephantiasis genitalis und anorektalem Symptomenkomplex bestehen, die sich trotz adäquater Therapie nicht mehr beseitigen lassen.

▪ Therapie

▪▪ Systemisch

Die perorale antibiotische Behandlung mit Doxycyclin (2-mal 100 mg/Tag) für 21 Tage ist die Therapie der Wahl. Bei Unverträglichkeit von Doxycyclin ist Erythromycin (4-mal 500 mg/Tag) für 21 Tage eine wirkungsvolle Alternative. Auch Azithromycin oral 1 g pro Woche für 3 Wochen wird empfohlen, obwohl dazu noch keine klinischen Daten vorliegen.

Die antibiotische Therapie im Stadium III wirkt nur noch symptomatisch. In diesen Fällen sind oft chirurgisch-palliative und rekonstruktive Maßnahmen notwendig, um Fisteln und Strikturen zu korrigieren.

In der Schwangerschaft ist Erythromycin (4-mal 500 mg/Tag) das Therapeutikum der Wahl.

Alle Sexualpartner sollten untersucht und mitbehandelt werden.

Eine Kontrolluntersuchung nach Beendigung der Therapie wird empfohlen. Spätestens zu diesem Zeitpunkt sollten Untersuchungen auf andere STI und durch Blut übertragbare Erkrankungen erfolgen.

20.2 Ulcus molle

[Ducrey 1889]

▪ Synonyme

Schankroid, Chancroid, weicher Schanker

▪ Epidemiologie

Ulcus molle ist eine weltweit verbreitete Erkrankung, mit zahlenmäßig deutlichem Rückgang in den letzten Jahren. Sie ist in den Ländern des tropischen Afrikas und Südostasiens, auf dem indischen Subkontinent und in Südamerika endemisch. In den westlichen Industrieländern wird es gelegentlich bei Ferntouristen beobachtet. Die Ausbreitung der Erkrankung wird durch mangelnde medizinische Versorgung, unzureichende hygienische Verhältnisse sowie durch Prostitution begünstigt. Männer erkranken bis zu 10-mal häufiger als Frauen. Für die Ausbildung einer Infektion beim Mann scheint das Vorhandensein des Präputiums einen Risikofaktor darzustellen, da zirkumzidierte Männer seltener erkranken. Ulcus molle hat als Eintrittspforte für das HI-Virus eine zusätzliche Bedeutung.

▪ Ätiopathogenese

Haemophilus ducreyi ist ein kurzes, Gram-negatives Stäbchen mit abgerundeten Ecken, das in Abstrichen scheinbar in Ketten oder als Fischschwarm angeordnet ist.

Die Infektion mit *Haemophilus ducreyi* erfolgt über bestehende Mikroläsionen an Haut oder Schleimhäuten. Nach einer überstandenen Erkrankung entwickelt sich keine Immunität.

▪ Klinik

Die Inkubationszeit beträgt 2–10 Tage. Die Primäreffloreszenz ist eine vom Patienten gewöhnlich nicht wahrgenommene, entzündlich gerötete, zarte Papel mit umgebendem

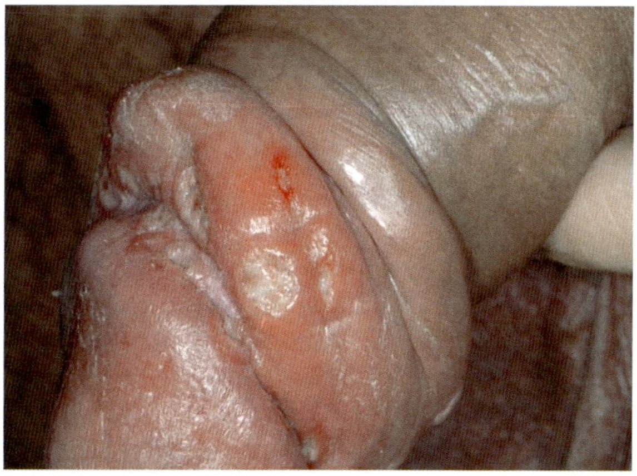

Abb. 20.2 Ulcera mollia

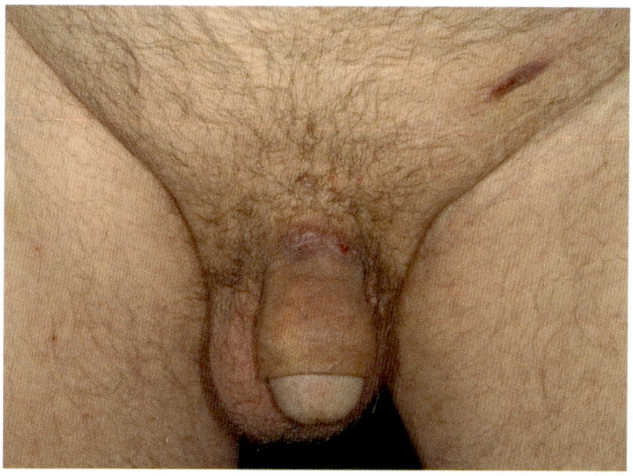

Abb. 20.3 Ulcus molle mit Bubo

Erythem, die rasch in eine Pustel und dann in ein schmerzhaftes, weiches Ulkus übergeht. In typischen Fällen ist der Geschwürrand aufgeworfen und unterminiert mit doppeltem Rand. Der Ulkusgrund ist graugelblich bedeckt. Darunter liegt ein gefäßreiches Granulationsgewebe. Palpatorisch ist es weich und schmerzhaft. Das Ulkus heilt nicht spontan ab und vergrößert sich ohne Therapie.

Beim Mann finden sich Ulcera mollia bevorzugt am inneren Blatt des ödematös geschwollenen Präputiums, am Sulcus coronarius und am Frenulum. Seltener findet man Veränderungen an Glans, Penisschaft oder Mons pubis. Bei der Frau sind große und kleine Labien, Umgebung der Urethra, hintere Kommissur, Scheide oder Portio betroffen. Männer haben eher singuläre Läsionen während bei Frauen oft multiple Läsionen nachweisbar sind. Die Größe der Läsionen reicht von <0,5 cm bis zu >2 cm im Durchmesser. Anale und extragenitale Veränderungen sind seltener, ebenso eine durch *Haemophilus ducreyi* bedingte isolierte Urethritis.

Bei der Hälfte der Patienten beschränkt sich die Erkrankung auf das typische Ulkus. Es kann sich aber auch eine charakteristische bakterielle **Ulcus-molle-Lymphangitis** mit Ausbildung von kirschkerngroßen Abszessen (**Bubonulus**) an der Peniswurzel entwickeln.

Die Mitbeteiligung der regionalen Lymphknoten bezeichnet man als **Ulcus-molle-Bubo**. Dieser manifestiert sich 1–2 Wochen nach der Primäreffloreszenz. Es kommt zu einer Anschwellung und Rötung der Leistenregion mit schmerzhafter Vergrößerung der Lymphknoten und Fluktuation (Lymphadenitis, Lymphoperiadenitis) mit anschließender Eiterentleerung. Ohne Therapie schließen sich nach der Lymphknotenabszedierung Fistulationen an. Die im Buboinhalt vorkommenden *Haemophilus ducreyi* infizieren den Fistelrand, sodass sich ein schankröser Bubo entwickelt.

Das Risiko für weitere Infektionen wird infolge der zum Teil großflächigen Ulzerationen stark erhöht. Neben *Haemophilus ducreyi* können auch andere STI-Erreger wie *Neisseria gonorrhoeae*, *Treponema pallidum* oder das HI-Virus eine Doppel- oder Mehrfachinfektion hervorrufen.

Differenzialdiagnose

Die wichtigste Differenzialdiagnose des Ulcus molle ist das Ulcus durum bei Syphilis (Tab. 20.2). Eine Verwechslung mit Lymphogranuloma venereum und mit einem exulzerierten Herpes simplex genitalis ist möglich. Erosionen oder tiefere Ulzerationen nicht venerischen Ursprungs müssen in die Differenzialdiagnose mit einbezogen werden. Hierzu zählen erosive Veränderungen bei Erythema multiforme oder bei fixer Arzneimittelreaktion, Balanoposthitis ulcerosa und schankriforme Pyodermie, Ulcus vulvae acutum Lipschütz, Morbus Behçet und ein exulzeriertes Karzinom.

Histopathologie

In einer Biopsie aus dem Ulkusgrund kann mithilfe der Giemsa-Färbung der Organismus im Granulationsgewebe innerhalb und außerhalb von Makrophagen dargestellt werden.

Tab. 20.2 Differenzialdiagnose von Ulcus molle und Syphilis

Charakteristikum	Ulcus molle	Syphilis
Ulzera	Multipel	Meist singulär
Ulkuskonsistenz	Weich	Hart
Ulkusbegrenzung	Unterminiert	Nicht unterminiert
Ulkusschmerzhaftigkeit	Ja	Nein
Lymphadenoapthie	Weich, schmerzhaft	Fest, schmerzlos

III

Labor

Anamnese und klinisches Bild sind in vielen Fällen hinweisend. Die eindeutige Diagnose ist allerdings nur durch den Erregernachweis möglich.

Direktausstrich Im mit Methylenblau oder nach Gram oder Giemsa gefärbten Abstrichpräparat aus dem unterminierten Randsaum sind Gram-negative (rote) Stäbchen in **fischzugartiger Anordnung** zu sehen. Sensitivität und Spezifität des Direktausstrichs sind gering. Mithilfe der Immunfluoreszenz können beide erhöht werden.

Kultureller Nachweis Nur der kulturelle Nachweis von *Haemophilus ducreyi* erlaubt die Sicherung der klinischen Verdachtsdiagnose. Das Material wird mit einem Watteträger oder einer Platinöse vom unterminierten Rand des Ulkus oder des perforierten Lymphknotens entnommen. Bei der Verwendung eines Selektivmediums lassen sich Anzüchtungsraten von etwa 70% erreichen. Die kulturelle Anzüchtung von Bubonenaspirat erreicht eine wesentlich geringere Nachweisrate.

Nukleinsäure-Amplifikationstechniken (NAAT) Diese zeigen in Speziallaboratorien mit hoher Sensitivität und Spezifität *Haemophilus ducreyi* an.

Serologie Dem serologischen Nachweis von Antikörpern gegen *Haemophilus ducreyi* kommt keine diagnostische Bedeutung zu. Allerdings sollten bei der Diagnose Ulcus molle zu Beginn der Therapie sowie 6 Wochen danach Serokontrollen (Suchreaktionen) auf Syphilis und HIV-Infektion durchgeführt werden.

Verlauf

Eine *Haemophilus-ducreyi*-Infektion ist heute in der Regel problemlos antibiotisch zu behandeln. Unbehandelt verläuft das Ulcus molle chronisch und heilt erst nach Wochen bis Monaten, oft unter ausgeprägter Vernarbung, ab.

Therapie

Haemophilus ducreyi ist resistent gegenüber älteren Antibiotika. Heute ist die einmalige Verabreichung von Ceftriaxon 250 mg i.m. das Mittel der ersten Wahl. Bei gleichzeitig bestehender HIV-Infektion kann es vermehrt zu Therapieversagen kommen. Alternativ können Azithromycin 1 g oral einmalig, Ciprofloxacin 2-mal 500 mg für 3 Tage oder Erythromycin 4-mal 500 mg für 7 Tage eingesetzt werden.

Bei Paraphimose oder entzündlicher Phimose ist notfalls eine Dorsalinzision notwendig. Bei prall gespannten Bubonen ist die Aspiration des Eiters angezeigt, die notfalls wiederholt durchzuführen ist. Alle Partner sollten untersucht und mitbehandelt werden.

20.3 Donovanosis

[Macleod 1882]

Synonyme

Granuloma venereum, Granuloma inguinale, Granuloma pudendum tropicum

Die Erkrankung ist endemisch auf den Karibischen Inseln, in Südamerika, Südafrika, Südostindien, Papua-Neuguinea und unter den Aborigines in Zentralaustralien. In den westlichen Industrieländern ist die Donovanosis ausgesprochen selten. Männer erkranken 10-mal häufiger als Frauen, unter denen auch asymptomatische Überträgerinnen vorkommen können.

Ätiopathogenese

Erreger ist *Klebsiella granulomatis*, früher als *Calymmatobacterium granulomatosis* oder als *Donovania granulomatosis* bezeichnet. *Klebsiella granulomatis* ist ein Gram-negatives, enkapsuliertes, fakultativ anaerob wachsendes Stäbchen, das in der Giemsa- oder Wright-Färbung eine typische **bipolare Chromatinverdichtung** (sicherheitsnadelartig) aufweist. Die Erreger wachsen intrazellulär in Makrophagen, die als **Donovan-Körperchen** bezeichnet werden. Die Donovanosis gilt unter Erwachsenen als eine sexuell übertragbare Erkrankung, auch wenn multiple und langdauernde Kontakte für die Übertragung erforderlich sind. Bei MSM ist rektaler Befall möglich. Nichtsexuelle Übertragung kommt bei Kindern vor. Tropische Klimaverhältnisse scheinen die Übertragung durch Ausbildung von Irritationen und Entzündungen im intertriginösen Bereich zu begünstigen.

Klinik

Die Inkubationszeit reicht von 1–10 Wochen. Die Primärläsion besteht aus multiplen, gelegentlich singulären, nicht schmerzhaften Papeln oder subkutanen Knoten, die ulzerieren und zu granulomatösen Hautveränderungen konfluieren. Der erhabene Ulkusrand ist nicht unterminiert. Die Ulzera sind schmerzhaft und bluten leicht. 80% der Patienten haben ausschließlich genitale Läsionen. Unbehandelt kommt es in 10% der Fälle zu einer peripheren Ausdehnung, die monströse Ausmaße annehmen kann. Inguinale Veränderungen entstehen durch subkutane Granulome, welche als **Pseudobubonen** bezeichnet werden, da die Lymphknoten selbst nicht beteiligt sind. Häufig besteht eine Sekundärinfektion. Aufgrund der Obstruktion der Lymphgefäße entsteht langfristig eine Elefantiasis im Bereich von Penis, Skrotum und Labien. Das Allgemeinbefinden ist in der Regel nicht beeinträchtigt. Mischinfektionen mit anderen sexuell übertragbaren Erkrankungen, wie Syphilis, Gonorrhoe, Lymphogranuloma venereum und Ulcus molle können auftreten. Eine HIV-Infektion kann begünstigt werden. Disseminierte Infektionen sind

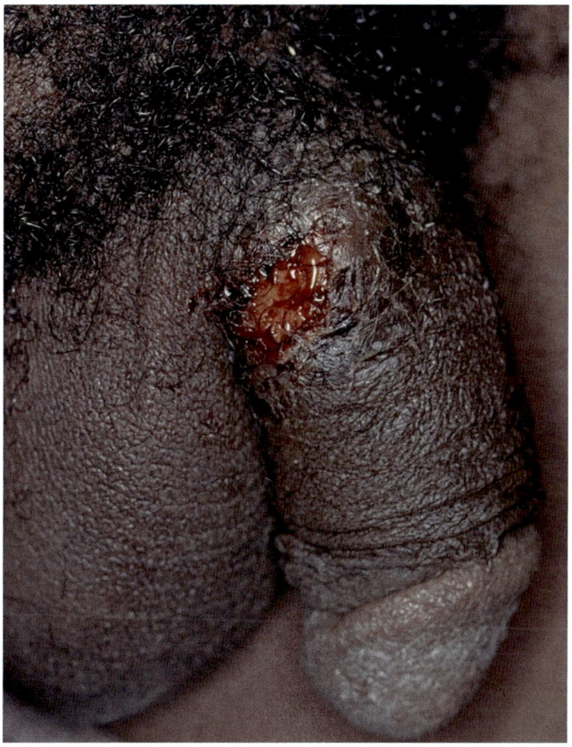

Abb. 20.4 Donovanosis

extrem selten. In Einzelfällen sind Knochen- und Leberbeteiligung beschrieben worden.

Differenzialdiagnose

Wie bei Ulcus molle besprochen, müssen alle ulzerierenden venerische und nichtvenerische Erkrankungen mit bedacht werden. Klinisch besteht eine Ähnlichkeit mit Ulcus molle.

Histopathologie

Unter einer zentral ulzerierten Epidermis findet sich in der Dermis ein dichtes entzündliches Infiltrat, vorwiegend aus Makrophagen und Plasmazellen. In der Giemsa-Färbung lassen sich innerhalb der Makrophagen bipolar färbende kokkoide, intrazytoplasmatische Einschlusskörperchen (Donovan-Körperchen) aus Haufen von Erregern darstellen. Dieser mikroskopische Nachweis ist beweisend für die Diagnose einer Donovanosis.

Labor

Klebsiella granulomatis ist kaum zu kultivieren und serologische Tests stehen nicht zur Verfügung. Nukleinsäure-Amplifikationsmethoden werden in Speziallaboratorien durchgeführt.

Verlauf

Unbehandelt besteht die Erkrankung weiter und kann langfristig zu Lymphödem und Narbenkarzinom führen. Bei rechtzeitiger Diagnose stehen für die Therapie wirksame Antibiotika zur Verfügung.

Therapie

Als Behandlung der Wahl gilt die orale Azithromycingabe von 1-mal 1 g/Woche oder 1-mal 500 mg tgl. über einen Zeitraum von 3 Wochen oder bis zur vollständigen Abheilung. Alternativ können Ciprofloxacin (2-mal 750 mg tgl.), Erythromycin (4-mal 500 mg tgl.), Doxycyclin (2-mal 100 mg tgl.) oder Trimethoprim-Sulfamethoxazol (2-mal 160 mg/800 mg tgl.) über jeweils 3 Wochen gegeben werden.

Liegt eine begleitende HIV-Infektion vor, muss die Behandlungsdauer deutlich verlängert werden. In der Schwangerschaft werden Azithromycin oder Erythromycin empfohlen.

Alle Sexualpartner sollten untersucht und mitbehandelt werden.

Literatur

Lymphogranuloma venereum

Chen CY, Chi KH, Alexander S et al (2008) A real-time quadriplex PCR assay for the diagnosis of rectal lymphogranuloma venereum (LGV) and non-LGV Chlamydia trachomatis infections. Sex Transm Infect 84: 273–276

De Vries HJ, Morré SA, White JA (2010) European guideline for the management of lymphogranuloma venereum. Int J STD AIDS 21: 533–536

Stamm WE (2008) Lymphogranuloma venereum. In: Holmes KK, Sparling FP, Stamm WE et al. (eds (2008) Sexually transmitted diseases, 4th ed. McGraw-Hill, New York S 595–605

Stary G. Stary A (2008) Lymphogranuloma venereum outbreak in Europe. J Dtsch Dermatol Ges 6: 935–940

White JA (2009) Manifestations and management of lymphogranuloma venereum. Curr Opin Infect Dis 22: 57–66

Ulcus molle

Lewis DA (2003) Chancroid: clinical manifestations, diagnosis, and management. Sex Transm Infect 79: 68–71

Spinola SM (2008) Chancroid and Haemophilus ducreyi. In: Holmes KK, Sparling FP, Stamm WE et al (eds) Sexually transmitted diseases, 4th ed. McGraw-Hill, New York S 689–699

Donovanosis

O'Farrel N (2008) O'Farrell N (2010) European guideline on donovanosis. http://www.iusti.org/regions/Europe/Euro_Guideline_

Erstbeschreiber

Ducrey A (1889) Recherches expérimentales sur la nature intime du principe contagieux du chancre mu. Premier Congrès International de Dermatologie et de Syphiligraphie, Paris S 387

Ducrey A (1889) Il virus dell' ulcera venerea. Gazz Int Sci Med 11: 44

Durand J, Nicolas J, Favre M (1913) Lymphogranulomatose inguinale subaiguë d'origine génitale probable peut-être vénérienne. Bull Soc Med Hop Paris 35: 274–288

Huguier PC (1849) Mémoire sur l'esthiomène ou dartre rongeante de la région vulvo-anale. Mem Acad Nat Med Paris 14: 501–596

Hunter J (1786) A treatise on the veneral disease. (Eigenverlag) London

Jersild O (1933) Elephantiasis genito-anorectalis. Derm Wochenschr 96: 433–438

Macleod K (1882) Granuloma pudendum tropicum. Indian Med Gaz 1882: 122

HIV/AIDS

Klemens Rappersberger

21.1 Einführung

Definition

Eine Infektion mit dem humanen Immundefizienzvirus (HIV) verursacht eine stetige Verringerung von $CD4^+$-Lymphozyten und konsekutiv eine Immundefizienz; in der Folge auftretende opportunistische Infektionen und Tumoren führen letztendlich zum **acquired immune deficiency syndrome** (AIDS).

Geschichte

1981 wurde ein auffallend häufiges Auftreten von erstens Pneumonien, verursacht durch *Pneumocystis jiroveci* (damals als *Pneumocystis carinii* bezeichnet), zweitens Kaposi-Sarkomen und drittens chronisch-ulzerativen, perianalen Herpes-simplex-Infektionen bei homosexuellen Männern in New York City, San Francisco und Los Angeles beobachtet [CDC 1981, Friedman-Kien 1981].

Im weiteren Text wird die Bezeichnung »homosexuelle Männer« vermieden und durch den politisch korrekteren Begriff »men who have sex with men« (MSM) ersetzt. 1982 wurde für diese ungewöhnlichen klinischen Erscheinungen der Begriff AIDS etabliert, Risikogruppen wurden definiert:

1. MSM
2. Intravenöse Drogenkonsumenten
3. Bewohner spezieller endemischer Gebiete in Zentralafrika und Haiti
4. Andere:
   - a) Patienten, welche Bluttransfusionen erhalten haben (insbesondere Mehrfachtransfusionen) beziehungsweise
   - b) Hämophile, welche mit Faktor-VIII-Konzentraten behandelt worden waren.

1983 identifizierten Montagnier und Barré-Sinoussi in Paris beziehungsweise Popovic und Gallo in Bethesda HIV (zunächst als HTLV-3 bezeichnet) als Erreger. Innerhalb eines Jahres wurden standardisierte biochemische Untersuchungsmethoden (ELISA, Immunoblot) entwickelt, welche einen raschen Nachweis der antiviralen Immunantwort erlaubten. Dadurch wurde es möglich, die Erkrankung auf Basis eines indirekten Erregernachweises und nicht aufgrund ihrer klinischen Symptome zu diagnostizieren. Nun konnten erstmals (zufällig) identifizierte, symptomfreie Patienten auf die mögliche Entwicklung dieser Erkrankung hingewiesen und Vorsichtsmaßnahmen in Bezug auf Krankheitsentwicklung und Übertragung getroffen werden. Etwas später wurden auch verschiedene (quantitative) Methoden zum direkten Erregernachweis entwickelt.

Erreger

HIV ist ein Retrovirus, das durch ein spezifisches virales Enzym, die reverse Transkriptase, in DNA umgeschrieben und dann in das humane Genom integriert wird. Es verbleibt hier lebenslang. HIV zählt zur Familie der Lentiviren und hat eine sehr hohe mutagene Kapazität, welche zusammen mit dem vom Immunsystem ausgeübten Selektionsdruck dazu führt, dass in jedem Patienten zu jedem Zeitpunkt eine Vielzahl von viralen Varianten (Quasispezies) vorliegt. Derzeit werden zwei unterschiedliche HIV-Typen unterschieden: HIV-1 und HIV-2, deren Genome vollkommen durchsequenziert sind. HIV-1 und HIV-2 gehören zwar taxomonisch zur selben Gruppe von Viren, sind aber definitiv zwei unterschiedliche Vertreter, die sich vor allem in der Zusammensetzung ihrer Oberflächenproteine unterscheiden.

HIV-1

HIV-1 überwiegt weltweit und wird in drei Untergruppen klassifiziert: die Major (M) group, die Outlier (O) group und die New (N) group, die spezifische geographische Verteilungsmuster zeigen. Die M-Gruppe ist in genetisch unterschiedliche Subtypen (-A, -B, -C, -D, (-E), -F, -G, -H, -J, und -K) unterteilt. Darüber hinaus wurden Sonderformen, die circulating recombinant forms (CRFs) bezeichnet, die dadurch entstehen, dass zwei unterschiedliche HIV-Subtypen sich in einer infizierten Zelle zu einem neuen Hybridvirus verbinden. Diese CRFs stellen weitere Subtypen aus der M-group von HIV-1 dar; der Subtyp E wurde kürzlich als CRFO1 reklassifiziert. O-group Viren weisen eine intrinsische Resistenz gegen Nicht-Nukleosidische-Reverse-Transkriptase-Inhibitoren (NNRTI) auf.

Unterschiedliche Charakteristika der verschiedenen HIV-1-Subtypen beeinflussen Transmission und Verlauf der Infektion. HI-Viren mit der Eigenschaft, den Korezeptor CCR5 zu nutzen (R5-Varianten), werden häufiger über Sexualkontakte übertragen als Varianten mit Tropismus für den Korezeptor CXCR4 (X4-Varianten). X4-Varianten werden vor allem in späten Stadien der HIV-1-Infektion beobachtet und sind mit einer schnelleren Krankheitsprogression assoziiert. Obgleich prinzipiell alle HIV-1-Subtypen beide Korezeptoren nutzen können, finden sich beim Subtyp D häufiger als bei anderen Subtypen Virusstämme mit Tropismus für beide Korezeptoren.

Darüber hinaus scheinen verschiedene HIV-1-Subtypen für unterschiedlich aggressive Krankheitsverläufe verantwortlich zu sein. Unterschiede in den untersuchten Populationen in Bezug auf Zugang zu medizinischer Versorgung, Ernährungsstatus, genetische Faktoren oder Transmissionsweg lassen jedoch noch keinen definitiven Schluss zum Einfluss des Subtyps auf den Krankheitsverlauf zu.

Letztlich verursachen sämtliche HIV-Subtypen nicht unterscheidbare klinische Symptome im Rahmen von AIDS.

HIV-2

HIV-2 ist auf bestimmte Gebiete in Westafrika beschränkt, wird offensichtlich weniger leicht übertragen, und ist mit einem längeren erscheinungsfreien Intervall zwischen der Infektion und dem Ausbruch erster Symptome verbunden.

Die Replikationsphase von HIV kann sehr kurz sein, die Zeitdauer zwischen viralem Eintritt in die Zelle, Einbau in die humane DNA und Produktion und Freisetzung neuer infektiöser Viruspartikel in den Extrazellularraum kann innerhalb von 36 h geschehen.

Beide HI-Viren sind sehr eng mit dem Simian Immunodeficiency Virus (SIV) verwandt, welches in über 40 nicht humanen Primaten nachgewiesen wurde. Mehrere Studien haben gezeigt, dass HIV-1 mit größter Wahrscheinlichkeit von Schimpansen (eventuell auch von Gorillas) auf den Menschen übertragen wurde; dagegen scheint HIV-2 von Mangaben in Afrika (sooty mangabey monkeys) zu stammen. Phylogenetische Analysen lassen vermuten, dass HIV in den ersten Jahren/Jahrzehnten des 20. Jahrhunderts auf den Menschen übertragen wurde. Andere Studien weisen auf erste Infektionen mit HIV-1 im Jahre 1930 in Westafrika hin, die früheste definierte HIV-Infektion wurde in Serumproben eines erwachsenen Mannes aus Kinshasa 1959, in einer Gewebeprobe eines 16-jährigen männlichen Prostituierten in St. Louis 1969, und in Gewebsproben eines norwegischen Seemanns, der 1976 gestorben ist, nachgewiesen.

Epidemiologie

Bereits kurz nach der molekularen Identifizierung von HIV als Erreger von AIDS wurde die erste antiretroviral wirkende Substanz Zidovudine (Retrovir) entwickelt und damit die erste antiretrovirale Therapie eingeführt. Ab den frühen 1990er Jahren wurde die Entwicklung neuer antiretroviraler Mittel stark vorangetrieben, sodass heute eine Vielzahl von Medikamenten mit unterschiedlichen Angriffspunkten im viralem Replikationszyklus zur Verfügung stehen, die im Rahmen der hochaktiven antiretroviralen Therapie (HAART) eingesetzt werden. Dadurch wurden Lebenserwartung und Lebensqualität der Infizierten entscheidend verlängert beziehungsweise verbessert. Allerdings hat sich AIDS über die gesamte Erde ausgedehnt (Pandemie), wobei derzeit die höchste Zahl an Neuinfektionen in Asien und in den ehemaligen Ostblockländern verzeichnet wird, während die Zuwachsraten in der Problemzone Afrika zu stagnieren scheinen. Nach wie vor problematisch ist der Umstand, dass die HAART eine kostspielige Therapie ist, daher bei Weitem nicht allen Infizierten zur Verfügung steht.

Im Dezember 2010 publizierte die WHO letztmalig weltweite epidemiologische Daten zur HIV/AIDS-Pandemie mit Bezug auf das Jahresende 2009 (www.mails.org/GlobalReport/Global_Report.htm, pages 16–61): etwa 33,3 Mio. Infizierte weltweit, davon 52% Frauen (15–17 Mio.) und 2,5 Mio. Kinder unter 15 Jahren, das bedeutet, dass von 100 Erwachsenen zwischen dem 15. und 49. Lebensjahr 1 Person HIV-infiziert ist. 2009 gab es weltweit 2,6 Mio. Neuinfekte, davon 420.000 Kinder, es starben etwa 2,1 Mio. Patienten an AIDS, davon 330.000 Kinder. Trotz dieser sehr hohen Zahl sieht die UN erstmals Erfolge der besseren Behandlungs- und Präventionsmaßnahmen. Erstmals infizierten sich in Subsahara-Afrika deutlich weniger Menschen; ungünstige Entwicklungen hingegen sieht man in Osteuropa und Teilen Zentralasiens, wo sich die Zahl der Neuinfizierten von 2000–2009 verdreifachte.

Auch in den USA und Zentral/Westeuropa wurde weiterhin ein Anstieg Neuinfizierter beobachtet (Beobachtungszeitraum 2001–2009) (www.mails.org/GlobalReport/Global_Report.htm, pages 16–61): **2001** lebten in den USA insgesamt 1,2 Mio. Infizierte, das bedeutet eine Prävalenz von 0,4% aller 15- bis 49-Jährigen; es gab 66.000 Neuinfektionen und 30.000 AIDS-Tote. Bis **2009** stieg die Zahl der Infizierten auf 1,5 Mio. (Prävalenz bei 15- bis 49-Jährigen: 0,5%), es wurden 70.000 Neuinfektionen und 26.000 AIDS-Todesfälle beobachtet. **2001** gab es in Zentral- und Westeuropa 630.000 Infizierte (Prävalenz von 0,2% aller 15- bis 49-Jährigen), 31.000 Neuinfektionen und 7300 AIDS-Tote. **2009** waren 820.000 Personen HIV-infiziert, die Neuinfektionsrate blieb gleich (31.000), ebenso die Prävalenz, 8500 starben an den Folgen von AIDS. In Österreich werden täglich 1–2 HIV-Neuinfektionen diagnostiziert.

Besonders dramatisch ist die Situation von Frauen und Kindern in den Entwicklungsländern, zwei Drittel davon in Subsahara-Afrika und Indien. Etwa 50% der Infizierten sind Frauen, davon ist mehr als die Hälfte jünger als 25 Jahre und oft in völliger Unkenntnis der Erkrankung beziehungsweise deren Folgen. Viele Infizierte werden auch niemals eine Therapie erhalten, allerdings das Virus weitergeben. Im Jahre 2006 zählte die WHO etwa 15 Mio. »AIDS-Waisenkinder« unter 18 Jahren, die weitaus meisten (über 12 Mio.) in Subsahara-Afrika.

Über 11.000 Menschen werden täglich weltweit mit HIV infiziert. 1500 dieser Infektionen erleiden Kinder unter 15 Jahren, 95% davon in Ländern mit niedrigem Einkommen (Entwicklungsländer).

Die HAART führt in vielen Fällen zu einer vollkommenen Erscheinungsfreiheit, sodass Betroffene ein normales Leben als Berufstätige führen können. Viele Krankheitsphänomene, die früher zu den typischen Problemen HIV-Infizierter gehörten, wie das Kaposi-Sarkom, werden unter HAART nicht mehr oder kaum beobachtet. Gleichzeitig haben diese therapeutischen und prognostischen Verbesserungen aber auch dazu geführt, die Gefahr einer HIV-Infektion aus dem Bewusstsein insbesondere von Jugendlichen und jungen Erwachsenen zu verdrängen. Dieses Phänomen ist verantwortlich für die hohe Zahl (55%) heterosexuell Infizierter, wogegen nur 34% bei MSM beobachtet werden und die intravenös Drogensüchtigen 10% der Neuinfizierten ausmachen. Sowohl die Zahl heterosexuell neuinfizierter Frauen und Männer, wie auch die Zahl homosexuell infizierter Männer, verdoppelte sich zwischen 1989 und 2005. Nahezu 46% der heterosexuellen Infektionen in der EU finden sich allerdings bei Immigranten, insbesondere aus Subsahara-Afrika, wobei die meisten Infektionen außerhalb der EU erworben wurden.

▪ Ätiopathogenese

HIV ist ein Retrovirus der Lentivirusgruppe. Es hat eine hohe Affinität für $CD4^+$-Helfer-T-Lymphozyten ($CD4^+$-Lymphozyten). Mutationen im Chemokinrezeptor 5 (CCR5) haben protektiven Effekt. HIV infiziert auch dendritische Zellen, unter anderem Langerhanszellen, die als Reservoir und Ort der Replikation des Virus dienen. Schließlich können Zellen der Mikroglia des Zentralnervensystems infiziert werden. HIV-infizierte $CD4^+$-Lympozyten gehen zugrunde, dadurch entwickelt sich ein Missverhältnis zwischen $CD4^+$- und $CD8^+$-Lymphozyten und damit eine Immunsuppression. Diese stellt die Voraussetzung für das Auftreten der (typischen) Infektionen und Tumoren dar.

HIV kann in allen Körperflüssigkeiten nachgewiesen werden. Das Übertragungsrisiko steigt mit der Viruskonzentration in den verschiedenen Körperflüssigkeiten (insbesondere Samen und Blut). Der wichtigste Übertragungsmodus ist Geschlechtsverkehr. Verletzungen oder Erkrankungen der Schleimhäute (Syphilis, HSV) erleichtern beziehungsweise erhöhen die Wahrscheinlichkeit einer Infektion. Auch die Übertragung von infizierten Müttern auf ihre (ungeborenen) Kinder stellt ein großes Problem dar. Die Infektion kann während der Schwangerschaft, im Rahmen des Geburtsvorganges und beim Stillen erfolgen. Die Behandlung schwangerer Frauen mit antiretroviralen Mitteln hat allerdings die Infektionsrate bei Neugeborenen in den westlichen Ländern auf <1,5% reduziert, nicht aber in den Entwicklungsländern.

Die Gefahr einer Übertragung durch infizierte Bluttransfusionen oder Blutprodukte ist durch direkte Virusnachweismethoden auf ein kleines Restrisiko reduziert. Die gemeinsame Benützung von Injektionsnadeln unter i.v.-Drogenabhängigen, aber auch Verletzungen bei Mitarbeitern in medizinischen Berufen bleiben problematisch. Selten wurde eine Infektion mit HIV nach Organtransplantationen berichtet.

▪ Klassifizierung

Klinisch läuft die HIV-Infektion stadienhaft ab: Die Primärinfektion/Serokonversion kann mit einer akuten Erkrankung verbunden sein (akutes retrovirales Syndrom), meist verläuft sie aber ohne klinische Symptomatik. Dieser folgt eine Latenzperiode, das Lymphadenopathie-Syndrom, der AIDS-related-complex (ARC) und schließlich entwickelt sich das volle Krankheitsbild AIDS. In ◘ Tab. 21.1 ist die

◘ **Tab. 21.1** CDC-Klassifizierung von HIV/AIDS

$CD4^+$-Zellen/µl	T-Zell-Kategorie	Klinische Kategorie		
		A	B	C
>500	1	Stadium 1	Stadium 1	Stadium 3/AIDS
200–499	2	Stadium 1	Stadium 2	
<200	3	Stadium 2		

A = asymptomatisch, akutes retrovirales Syndrom, Lymphadenopathie-Syndrom
B = HIV-assoziierte, aber nicht AIDS-definierende Erkrankung
C = AIDS-definierende Erkrankungen

Tab. 21.2 AIDS-definierende Erkrankungen

Gruppe	Erkrankungen
Protozoeninfektionen	Toxoplasmose des ZNS Kryptosporidiose, chronisch, gastrointestinal, Dauer >1 Monat
Pilzinfektionen	Kandidose von Trachea, Bronchien, Lunge und Ösophagus Pneumocystis-jiroveci-Pneumonie Kokzidioidomykose, disseminiert oder extrapulmonal Kryptokokkose, extrapulmonal Histoplasmose, disseminiert oder extrapulmonal Isosporidiose, chronisch, gastrointestinal, Dauer >1 Monat
Bakterielle Infektionen	*Mycobacterium avium-intracellulare* oder *Mycobacterium kansasii*, disseminiert oder extrapulmonal *Mycobacterium tuberculosis*, pulmonal und extrapulmonal *Mycobacterien*, andere oder unidentifizierte Spezies, disseminiert oder extrapulmonal Pneumonie, wiederholt Salmonella-Septikämie, wiederholt
Virusinfektionen	Zytomegalievirus-Retinitis (mit Verlust des Sehvermögens) Zytomegalievirus-Erkrankungen (andere als Leber, Milz, Lymphknoten) Herpes-simplex-Virus: chronisch-ulzerierend, Dauer >1 Monat oder Bronchitis, Pneumonitis oder Ösophagitis Progressive multifokale Leukoenzephalopathie (JC-Virus)
Andere	Zervixkarzinom, invasiv wachsend Enzephalopathie, HIV-bedingt Kaposi-Sarkom Lymphome: Burkitt, immunoblastisch oder ZNS Wasting syndrome

1993 hat die CDC die Lungentuberkulose, wiederholte Pneumonien und das invasive Zervixkarzinom in die Liste AIDS-definierender Erkrankungen mit aufgenommen. Außerdem wurde empfohlen, alle HIV-Infizierten mit <200 $CD4^+$/µl als AIDS zu klassifizieren (der letzte Vorschlag wird in Europa nicht generell angenommen).

derzeitig gültige CDC-Klassifikation von 1993 dargestellt. Diese bezieht sich auf die Zahl $CD4^+$-Lymphozyten im peripheren Blut und das Spektrum der klinischen Symptomatik. In Tab. 21.2 sind AIDS-definierende Erkrankungen aufgelistet. Sollte ein Patient mit einer dieser opportunistischen Infektionen oder ungewöhnlichen Tumoren HIV-negativ sein, muss nach anderen Ursachen einer Immundefizienz gesucht und der HIV-Status der betroffenen Person engmaschig kontrolliert werden.

Klinische Charakteristika von HIV/AIDS

Mit den Fortschritten der antiretroviralen Therapie (HAART) hat die HIV-Infektion viel von ihrem Schrecken verloren. In den ersten beiden Jahrzehnten der AIDS-Pandemie standen ungewöhnliche, schwere Infektionskrankheiten, oft mit tödlichem Ausgang sowie seltene Tumoren im Vordergrund, welche meist einen sehr progredienten Verlauf nahmen. Durch HAART hat sich die HIV-Infektion nun, vor allem in den westlichen Ländern, zu einer chronischen Erkrankung entwickelt, wobei die charakteristischen Infektionen und Tumoren deutlich in den Hintergrund getreten sind. Krankhafte Veränderungen an der Haut und den hautnahen Schleimhäuten stellen häufig erste klinische Zeichen einer Infektion dar (diagnostische Wichtigkeit) oder sind ein Hinweis auf eine Verschlechterung des Immunstatus (prognostische Wichtigkeit). Nur wenige Haut-/Schleimhautveränderungen sind diagnostisch für HIV/AIDS, vielmehr muss die Trias aus ungewöhnlicher Altersverteilung, atypischer Lokalisation und auffallender Morphologie auf das zugrunde liegende Problem der Immundefizienz hinweisen. Klassische klinische Zeichen für einen progressiven Krankheitsverlauf sind Ulzeration und Persistenz bestehender Läsionen und Disseminierung kutaner Infektionen und Tumoren.

Besonders gefordert sind Einfühlungsvermögen und Empathie der behandelnden Ärzte im Umgang mit HIV-Infizierten, weil viele der Patienten beim Auftreten der mehr oder weniger charakteristischen Krankheitsbilder natürlich an die Möglichkeit einer HIV-Infektion denken und große Angst vor dieser Diagnose haben, insbesondere dann, wenn sie einer Risikogruppe angehören.

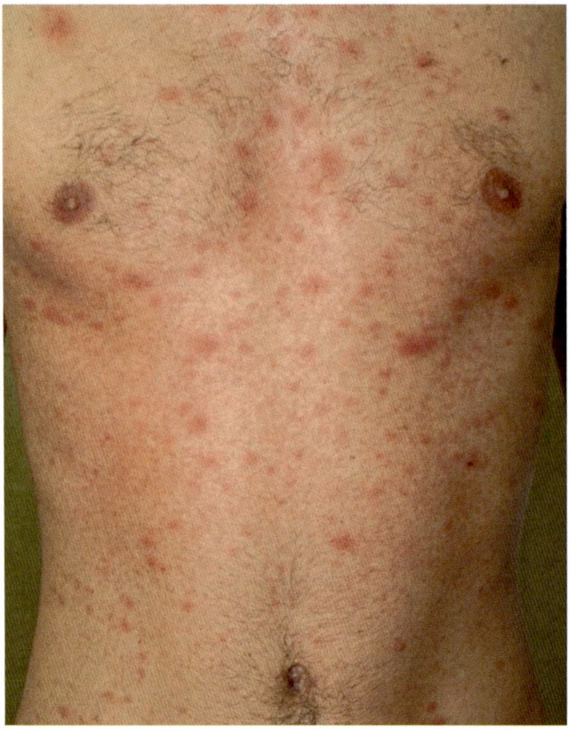

Abb. 21.1 Erstlingsexanthem einer HIV-Infektion: unspezifisches, generalisiertes makulopapulöses Exanthem. (Mit freundlicher Genehmigung von Prof. Georg Stingl und Prof. Armin Rieger, Wien)

Akute HIV-Infektion

Klinik

Innerhalb von 2–8 Wochen nach Infektion mit HIV und Serokonversion kann eine akute virale Erkrankung auftreten: ein recht unspezifisches makulopapulöses Virusexanthem, vor allem am Stamm, verbunden mit einer Entzündung im Hals/Rachen ist typisch. Kleine Aphthen in Verbindung mit dieser mukokutanen Symptomatik sind sehr spezifisch für ein Erstlingsexanthem im Rahmen der HIV-Infektion. Bei schwereren Fällen imponiert die akute Infektion nicht unähnlich einer infektiösen Mononukleose mit Fieber, beträchtlichen Allgemeinsymptomen, einer generalisierten Lymphknotenschwellung, Nachtschweiß, Gelenks- und Muskelschmerzen, aber auch gastrointestinalen Symptomen. Gelegentlich entwickeln die Patienten auch neurologische Symptome wie ein Guillain-Barré-Syndrom oder eine Fazialisparese.

Diagnostisches Vorgehen

Da die klinischen Manifestationen der akuten retroviralen Erkrankung recht unspezifisch sind, ist diese Diagnose nur dann naheliegend, wenn der Patient ein entsprechendes Risikoverhalten zeigt. Klinische Kontrollen sind dennoch in jedem Fall angezeigt. Immer sollten bei dieser Symptomatik serologische Untersuchungen zum Nachweis von HIV-Antikörpern, vor allem aber auch viraler Proteine, des p24-Antigens und HIV-RNA erfolgen. Mit den heute verfügbaren HIV-ELISAs der 4. Generation (Nachweis von p24-Antigen und HIV-spezifischen Antikörpern) lässt sich im Mittel bereits eine Woche früher als mit einem HIV-ELISA der 3. Generation (ausschließlicher Antikörpernachweis) eine Infektion nachweisen. Wichtig ist, dass diese Methode zwar das diagnostische Fenster einengt, allerdings liegt die Sensitivität des p24-Antigen-Nachweises nur bei 79%. Eine Sensitivität von beinahe 100% wird allerdings durch den RNA-Nachweis erzielt.

Therapie

Die Symptome werden mit Antiphlogistika und Antipyretika behandelt.

Die Richtlinien der European AIDS Clinical Society (EACS) empfehlen derzeit eine HAART in folgenden Situationen:

- AIDS-»Events« im Rahmen des ARS,
- Wenn >3 Monate nach Infektion die Zahl $CD4^+$-Lymphozyten immer noch <300/mm^2 liegt,
- Bei klinisch schweren oder prolongierten Verläufen, wie einer aseptischen Meningitis.

Ansonsten ist die Therapie symptomatisch.

Diagnostisches Vorgehen

Indikationen für HIV-Untersuchungen sind in Tab. 21.3 zusammengefasst. Grundsätzlich sollte dem Wunsch eines Patienten nach einem HIV-Test entsprochen werden. Ein negatives Testergebnis beruhigt den Patienten, es gibt dem Arzt außerdem einerseits die Möglichkeit zu einem aufklärenden, eventuell auch erzieherischen Gespräch, andererseits kann durch einen Test frühzeitig eine Infektion erkannt und eine entsprechende Therapie vorgeschlagen und eingeleitet werden.

Die wichtigsten Nachweismethoden einer HIV-Infektion sind in Tab. 21.4 aufgelistet. Eine Infektion kann durch den direkten Erregernachweis erfolgen, wobei virale Proteine in Serum und Körperflüssigkeiten molekularbiologisch identifiziert werden, oder durch den Nachweis von anti-HIV-Antikörpern indirekt bestätigt werden.

Ist ein indirekter HIV-Test positiv, sollten auf jeden Fall ein, am besten zwei Bestätigungstests durchgeführt werden (zum Beispiel ELISA und 2-mal Westernblot), bevor dem Patienten das Testergebnis mitgeteilt wird.

> **Bevor ein HIV-Test durchgeführt wird, muss der Patient über die Untersuchung informiert werden und seine Einwilligung am besten in schriftlicher Form bestätigen (Einwilligungserklärung, informed consent). Es ist darauf zu achten, dass die Einwilligung in diese Untersuchung in verschiedenen Ländern unterschiedlich gehandhabt wird.**

Tab. 21.3 Indikationen für einen HIV-Test

	Befunde/Symptome
Anamnese	– Homosexueller oder heterosexueller Geschlechtsverkehr mit wechselnden Partnern ohne Schutz (Kondom, Femidom) – Sexuell übertragbare Erkrankungen (Syphilis, Gonorrhoe) – Drogenmissbrauch, insbesondere mit riskantem Verhalten (gebrauchte Nadeln) – Prostitution ohne Schutz (Kondom, Femidom) – Kinder HIV-positiver Mütter – Reisende in Endemiegebiete, welche dort Bluttransfusionen erhielten oder (ungeschützten) sexuellen Kontakt hatten – Hämophile mit einer Faktor VIII-Therapie vor 1985 – Bluttransfusion vor 1985 oder aktuell in Hochrisikogebieten
Klinische Symptome	– Lymphadenopathie unklarer Genese, Dauer >6 Wochen – Gehäuftes Auftreten von Infekten – Auftreten HIV-assoziierter Krankheiten – Wasting, ungewollte Gewichtsabnahme von mehr als 10% des Körpergewichts

Tab. 21.4 Diagnose einer HIV-Infektion

Direkte Methoden: Nachweis von HIV oder bestimmter HIV-Proteine	– p24 Antigen Testa (Elisa). ELISA-Tests der IV.-Generation (Combo-Tests) weisen sowohl das p24-Antigen wie auch HIV-Antikörper nach – Polymerase-Ketten-Reaktion (PCR)[a], sensitiver Virusnachweis, 2 Wochen nach Ansteckung positiv – HIV-Kultur – Elektronenmikroskopie
Indirekte Methoden: Nachweis von HIV-Antikörpern	– ELISA (Suchtest)[a] – Westernblot (Bestätigungstest)[a] – Immunfluoreszenzuntersuchung – Radioimmunpräzipitationsassay (RIPA) – Agglutinationstest – Dot-blot-Assay

[a] Häufig verwendete Tests

Ist ein HIV-Test positiv, müssen mehrere Regeln beachtet werden. Das Serum des ursprünglichen Tests wird verworfen, der Patient entsprechend aufgeklärt und neuerlich Blut abgenommen, um die entsprechenden Kontrolltestungen durchzuführen. Es versteht sich, dass der Auftrag zur Testung nur von solchen Ärzten erteilt werden sollte, die mit den sich daraus entwickelnden Konsequenzen vertraut sind. Deshalb betrachten wir die Schnelltest-Kits, die den Patienten einen »privaten« Virusnachweis erlauben, auch mit Sorge, weil falsch-positive Ergebnisse zu Panikreaktionen führen, falsch-negative Reaktionen jedoch den Patienten in trügerischer Sicherheit wiegen können. In Notfallsituationen, insbesondere vor chirurgischen Eingriffen, können die Schnellnachweismethoden natürlich hilfreich sein. Sollte jedoch der klinische Verdacht einer HIV-Infektion vorliegen und das Ergebnis negativ sein, sollte die Testung nach 3, 6 und 12 Wochen wiederholt werden.

Beim indirekten Virusnachweis besteht nach wie vor ein **serologisches Fenster**, in welchem der Patient trotz Infektion negativ bleibt, da noch keine Serokonversion eingesetzt hat. Zu beachten ist, dass in seltenen Fällen die Serokonversion erst nach 1 Jahr eintreten kann. Die vierte Generation der handelsüblichen ELISA-Tests (HIV-Duo-Test) schließt dieses serologische Fenster durch den gleichzeitigen direkten Nachweis des HIV-p24-Antigens.

Beim Verdacht einer akuten retroviralen Erkrankung ist ein direkter Virusnachweis mittels PCR verpflichtend, da der Antikörpernachweis oft noch negativ ist.

Nach der Diagnose HIV-positiv sollte die Staginguntersuchung erfolgen:

Anamnese Von besonderer Bedeutung ist die Abklärung einer B-Symptomatik. Darunter versteht man die Trias: Fieber, Nachtschweiß und Gewichtsverlust. Diese drei Kriterien gelten als prognostisch ungünstig. Schon beim Erheben der Anamnese sollten auch andere Beschwerden hinterfragt werden. Dazu zählen Aktivitätsverlust, Husten, Atembeschwerden, Durchfall, Kopfschmerzen, Sehprobleme etc.

Klinik Die klinische Krankenuntersuchung umfasst einen dermatologischen Befund, also eine genaue Inspektion von Haut, Schleimhäuten und hautnahen Lymphknoten. Um einen repräsentativen Ausgangsbefund erstellen zu können, sollten die Patienten internistisch, neurologisch und ophthalmologisch abgeklärt werden. Ratsam sind zusätzliche bildgebende Untersuchungen wie Thoraxröntgen oder CTs von Thorax und Abdomen, gegebenenfalls Sonografie von Abdomen und Becken.

Labor Erhebung des HIV-Status, Identifizierung der Antikörper und der Viruslast, Beurteilung von $CD4^+$- und $CD8^+$-Zellzahlen und deren Ratio. Außerdem sollten ein komplettes Blutbild, Blutchemie, Serumelektrophorese und serologische Untersuchungen verschiedener infektiöser Erkrankungen wie Toxoplasmose, Syphilis, virale Hepatitis, EBV-, CMV- und HSV-Infektionen sowie einer Kryptokokkose durchgeführt werden. Auch eine Tuberkulose sollte durch eine Kultur nach Löwenstein und Jensen vom Sputum, einen Quantiferontest und einen Hauttest (Mendel-Mantoux) abgeklärt werden.

HIV-positive Patienten sollten zumindest 2- bis 4-mal/Jahr untersucht werden, wobei neben der klinischen Untersuchung insbesondere die Viruslast im Blut und die Zahl der $CD4^+$-Lymphozyten bestimmt werden müssen. Bei Veränderungen des Immunstatus müssen die Untersuchungsintervalle verkürzt werden; unter einer Zahl von 500 $CD4^+$-Lymphozyten/µl sollte eine HAART überlegt, bei einer Zahl <350 Zellen definitiv eingeleitet werden.

Antiretrovirale Therapie

Eine frühzeitige Erkennung der Infektion wird im Regelfall zu engmaschiger klinischer Betreuung führen und damit bei Notwendigkeit eine rasche antiretrovirale Therapie ermöglichen, denn von allen Unbehandelten entwickeln 50% AIDS-definierende Infektionen und Tumoren und 30% AIDS-assoziierte Erkrankungen in den ersten 10 Jahren der Infektion, wogegen nur 20% symptomfrei bleiben. Die antiretrovirale Therapie führt zu einer Verminderung der Viruslast, idealerweise sollte die Anzahl der Viren im Serum unter der Nachweisbarkeit liegen. Gleichzeitig steigt die Zahl der $CD4^+$-Lymphozyten, dadurch wird auch der Immunstatus wesentlich verbessert, vor allem aber die Gefahr einer HIV-Transmission reduziert.

Ein besonderes Problem der antiretroviralen Therapie ist die Entwicklung und Selektion resistenter Viren. Biologische Grundlage dafür ist die fehlerhafte Tätigkeit der HIV-reversen Transkriptase, das heißt das ungenaue Umschreiben von RNA zu DNA mit der Entstehung beziehungsweise dem Vorliegen von unzähligen Quasispezies (Mutationen) zu jedem Zeitpunkt der Infektion. Dieser Mechanismus kommt umso mehr zum Tragen, je höher die virale Replikationsrate ist. Hochaktive antiretrovirale Therapie ist eine Kombination unterschiedlich wirkender Medikamente. Dadurch wird die Replikation von HIV an verschiedenen Stellen unterbrochen, die Viruslast reduziert und das Auftreten von resistenten Virusstämmen minimiert. Am Beginn der HAART-Ära mussten die Patienten sehr viele Tabletten täglich einnehmen, durch die Entwicklung von Kombinationspräparaten ist man der Compliance der Patienten wesentlich entgegengekommen.

Die antiretroviralen Medikamente können aufgrund ihrer Interaktion mit viraler Replikation in drei Gruppen unterteilt werden.

Reverse-Transkriptase-Inhibitoren (RTI) Dazu zählen Nukleosidanaloga (NRTI), Nukleotidanaloga (N(t)RTI) und Non-Nukleotid-Inhibitoren (NNRTI), wobei alle mit der reversen Transkriptase, dem essenziellen Enzym für die Konversion viraler RNA in DNA, interferieren. Die Nukleosid/Nukleotid-Analoga werden in die replizierte virale DNA eingebaut und führen zu einem Kettenabbruch. Die nicht-nukleos(t)idischen Analoga verändern das Bindungspotenzial der reversen Transkriptase.

Proteaseinhibitoren (PI) Diese Substanzen interferieren mit HIV-Proteasen, Enzymen, welche HIV-Proteine spalten, und behindern dadurch weitere Modifikationen von HIV-Proteinen, sodass letztendlich keine funktionsfähigen Viruspartikel produziert werden können. Sie verhindern den Zusammenbau reifer Viruspartikel.

Fusionsinhibitoren (FI) Diese Medikamente verhindern eine Fusion des extrazellulären Virus mit der Zellmembran der zu infizierenden Zelle, und dadurch den Eintritt des Virus.

CCR5-Inhibitoren binden an CCR5, einen Korezeptor für HIV, und verhindern dadurch die Infektion.

Integrase-Inhibitoren (INSTI) blockieren Enzyme, welche die Integration viraler DNA in die menschliche DNA mediieren.

Die HAART wurde 1996 eingeführt und seitdem mehrfach modifiziert. Anfänglich wurde frühzeitig therapiert, bald erkannte man jedoch, dass die Nebenwirkungen der damals eingesetzten Substanzen (metabolisches Syndrom, Lipodystrophie, Herz-Kreislauf-Veränderungen) in einem ungünstigen Verhältnis zu den Vorteilen einer HAART in den frühen und asymptomatischen Stadien der HIV-Infektion standen. Vorübergehend wurde deshalb über mehrere Jahre etwas weniger aggressiv behandelt. Derzeit wird bei einem asymptomatischen Patienten spätestens bei einer Zahl von <350 $CD4^+$-Zellen pro µl eine HAART empfohlen. In Fällen von HIV-assoziierter Nephropathie oder behandlungsbedürftiger Hepatitis-B-Infektion ist eine geeignete HIV-Therapie ungeachtet der Zahl der $CD4^+$-Zellen einzuleiten.

Tab. 21.5 Antiretrovirale Substanzen/Substanzkombinationen (2011, Deutschland)

Substanzgruppe	Wirkstoff
Nukleosidanaloga (NRTI)	Emtricitabin, Abacavir, Lamivudin, Zidovudin, Stavudin, Didanosin,
Nukleotidanaloga (NtRTI)	Tenofovir
Nicht nukleosidische Reverse-Transkriptase-Inhibitoren (NNRTI)	Nevirapin, Efavirenz, Etravirin
Koformulierungen	Efavirenz + Tenofovir + Emtricitabin Tenofovir + Emtricitabin Abacavir + Lamivudin Zidovudin + Lamivudin, Zidovudin + Lamivudin+ Abacavir
Proteaseinhibitoren (PI) Koformulierung	Darunavir, Saquinavir, Indinavir, Ritonavir, Atazanavir, Fosamprenavir, Tipranavir Lopinavir + Ritonavir
Integraseinhibitor (INSTI)	Raltegravir
CCR5-Inhibitor	Maraviroc
Fusionsinhibitoren (FI)	Enfuvirtid, T20

Die Richtlinien des US-Department of Health and Human Services empfehlen die Behandlung aller Patienten mit einer AIDS-definierenden Erkrankung oder schweren Symptomen einer HIV-Infektion, sowie asymptomatischer Patienten mit <350 $CD4^+$-Zellen pro µl (strong recommendation). Asymptomatischen Patienten mit <500 $CD4^+$-Zellen pro µl sollte die Behandlung angeboten werden (moderate recommendation).

Die derzeitigen Behandlungsempfehlungen können im Internet unter http://www.hiv-medicine.com oder http://aidsinfo.nah.gov, http://cdc.gov.hiv/treatment, http://www.aids.org, und http://www.aidsnews.org eingesehen werden.

Derzeit werden verschiedene HAART-Kombinationen empfohlen, die immer aus zwei N(t)RTIs in Kombination mit entweder einem PI oder einem NNRTI oder einem INSTI bestehen. Beispiele dafür sind (Tab. 21.5):

- Efavirenz + Tenofovir + Emtricitabine
- Darunavir oder Atazanavir + Tenofovir + Emtricitabine
- Raltegravir + Tenofovir + Emtricitabine

Nebenwirkungen antiretroviraler Medikamente

Alle Substanzen können von einfachen makulopapulösen Exanthemen über das Stevens-Johnson-Syndrom bis hin zur toxisch-epidermalen Nekrolyse, Haut- und Schleimhautnebenwirkungen verursachen. Die antiretroviralen Medikamente zeichnen sich jedoch auch durch einige sehr spezifische Nebenwirkungen aus.

Reverse-Transkriptase-Inhibitoren (RTIs) Als **Nukleotidanalogon** kann **Tenofovir** eine Nierenfunktionsstörung verursachen.

Unter den Nukleosidanaloga kann **Abacavir** ein schweres Hypersensitivitätssyndrom mit Fieber, Störungen von Leber- und Nierenfunktionsparametern, Eosinophilie, einem Exanthem, Arthritis und Muskelschmerzen verursachen. Diese Symptomatik tritt meist innerhalb weniger Tage nach Beginn der Therapie, nahezu immer innerhalb der ersten 2 Wochen der Behandlung auf. Bemerkenswert ist das Crescendo-Muster, also die Zunahme der Intensität der verschiedenen Symptome. Offensichtlich besteht eine Assoziation mit dem HLA-B57.01-Genotyp. Bei Reexposition solcher Patienten kann es zu lebensbedrohlichen Zustandsbildern kommen. Entwickelt der Patient allerdings während der ersten Behandlungswochen keinerlei Nebenwirkungen, ist auch im weiteren Verlauf der Therapie nicht mehr mit solchen zu rechnen.

Die häufigsten Nebenwirkungen von **Zidovudin** sind Hyperpigmentierungen von Nägeln, Haut und Schleimhäuten; auch verstärktes Haarwachstum insbesondere der Augenbrauen wurde beschrieben. Wahrscheinlich spielt es auch bei der Lipodystrophie eine Rolle.

Hyperpigmentierungen palmar und plantar wurden unter Therapie mit **Emtricitabin** beobachtet, **Stavudin** und **Didanosin** verursachen mitochondriale Funktionsstörungen und Thymidinanaloga wie **Stavudin** oder **Zidovudin** werden mit der Lipoatrophie assoziiert.

Truvada, eine Kombination aus Emtricitabine mit Tenofovir, kann das Nebenwirkungsspektrum beider Substanzen induzieren.

Nicht nukleotidische RTIs Nahezu 10% der Patienten, welche mit **Efavirenz** behandelt werden, entwickeln makulopapulöse Exantheme. Diese können trotz Weiterführung dieser antiretroviralen Therapie unter Begleitmedikation mit systemischen Antihistaminika und Glukokortikoiden abklingen, einer Fortsetzung der Therapie mit Efavirenz ist dann möglich.

Nevirapine verursacht bei 0,3% aller Patienten schwere Nebenwirkungen an Haut und Schleimhäuten. Frauen mit >250 $CD4^+$-Zellen haben ein 9-fach erhöhtes Risiko, ein Stevens-Johnson-Syndrom zu entwickeln. Es hat sich gezeigt, dass eine niedrige Initialtherapie mit 200 mg/Tag und Dosissteigerung auf die reguläre Tagesdosis von 400 mg nach 2 Wochen das Risiko dieser schweren mukokutanen Nebenwirkungen deutlich reduziert.

Proteaseinhibitoren **Atacanavir** kann eine Hyperbilirubinämie induzieren. **Darunavir, Fosamprenavir, Lopina-**

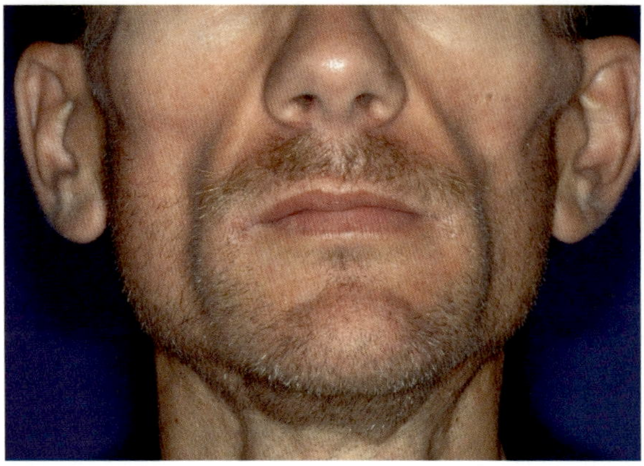

Abb. 21.2 Lipoatrophie

vir, Saquinavir und **Tipranavir** zeigen ein hervorragendes Wirkungs-/Nebenwirkungsprofil; sie können zwar Exantheme verursachen, häufiger jedoch interferieren sie mit Serumlipiden und können Diarrhoe verursachen.

Ritonavir ist derzeit als »Verstärker« eingesetzt, es blockiert die Cytochrom-P450-Oxidase (3A4-Isoenzym) und verzögert dadurch den Abbau aller Substanzen, welche über 3A4 metabolisiert werden: alle anderen Proteaseinhibitoren, der CCR5-Inhibitor Maraviroc, manche Statine, Sildenafil und Ecstasy.

Fusionsinhibitoren **T20-Enfuvirtide** verursacht lokale Reaktionen an der Einstichstelle und kann zu Sklerodermie-artigen Veränderungen führen.

Integrase-Inhibitor **Raltegravir,** die derzeit einzige zugelassene Substanz, verfügt über ein ausgezeichnetes Nebenwirkungsprofil. Einzelberichte über CK-Erhöhungen sind publiziert.

CCR5-Inhibitor Einzige Substanz am Markt ist **Maraviroc**. Seltene Nebenwirkungen in den klinischen Studien umfassen Leberfunktionsstörungen und eine erhöhte Neigung zu Nasopharyngitis und Bronchitis.

Medikamentös-toxische Reaktionen

Neben den oben dargestellten Reaktionen infolge der antiretroviralen Wirkstoffe können die im Folgenden beschriebenen Medikamente zu weiteren spezifischen Reaktionen führen.

Medikamentös-toxische Reaktionen sind häufig und ein besonderes Problem, da die Patienten oft auf die verursachenden Medikationen angewiesen sind. Leichte Reaktionen müssen daher gelegentlich toleriert werden. Selten wurde ein Hardening beobachtet; dies bedeutet, dass bei fortgesetzter Medikamenteneinnahme die Nebenwirkung zunehmend schwächer wird. Verschiedene Faktoren scheinen verantwortlich dafür zu sein, dass viele Patienten mukokutane Nebenwirkungen entwickeln:

- Die Patienten nehmen eine große Zahl unterschiedlicher Medikamente, oft in hohen Dosen und über einen langen Zeitraum ein. Außerdem ist die Neigung zur Selbstmedikation bei diesen Patienten sehr hoch, wodurch die Wahrscheinlichkeit von Medikamenteninteraktionen und Unverträglichkeiten gesteigert wird.
- Der Metabolismus von Medikamenten ist bei HIV/AIDS verändert.
- Immundefekte scheinen einen wichtigen Einfluss auf die Entwicklung von medikamentös-toxischen Reaktionen an Haut und Schleimhäuten zu haben.

Die Morphologie der Eruptionen ist ähnlich jener von HIV-Negativen und reicht von isolierten fixen Arzneimittelexanthemen bis hin zur toxisch-epidermalen Nekrolyse (TEN).

Sulfonamide Am häufigsten werden mukokutane Nebenwirkungen unter einer Therapie mit Trimethoprim-Sulfamethoxazol beobachtet. Der Sulfonamidanteil des Medikaments ist dafür in den meisten Fällen verantwortlich. Nahezu 50% aller Patienten entwickeln mukokutane Nebenwirkungen.

Sulfadiazin, welches zur Behandlung der Toxoplasmose verwendet wird, führt bei 30% zu mukokutanen Exanthemen. In der Regel tritt ein makulopapulöses Exanthem 10–14 Tage nach Beginn der Therapie auf, bei Patienten mit Vortherapien kann das Exanthem bereits nach 2–3 Tagen einsetzen. Meist sind Stamm, in der Folge auch die Extremitäten betroffen, Schleimhautbeteiligung von Mund, Genitalien, aber auch Konjunktiven ist häufig. Die Läsionen sind weniger juckend, als vielmehr schmerzhaft brennend; der Ausbruch des Exanthems kann von Fieber und allgemeinen Krankheitszeichen begleitet sein.

Die Abklärung des Exanthems ist meist sehr schwierig, einerseits weil die Patienten verschiedene Medikamente erhalten, andererseits weil auch infektiöse Ursachen ausgeschlossen werden müssen. Auch immunologisch-allergologische Abklärung der Unverträglichkeitsreaktion ist schwierig, da der Immunstatus dieser Patienten verändert ist. Daher bleibt in den meisten Fällen nur die klinische Diagnose.

Zur Behandlung milder Reaktionsmuster eignen sich systemische Glukokortikoide (Prednisolon 40–100 mg täglich), Antihistaminika, aber auch juckreizhemmende topische Maßnahmen.

Natürlich muss bei ausgedehnten Haut- insbesondere auch erosiven Schleimhautveränderungen das verdächtige Medikament abgesetzt werden. Alternativen für Sulfonamide bei *Pneumocystis-jiroveci*-Infektion sind inhalatives

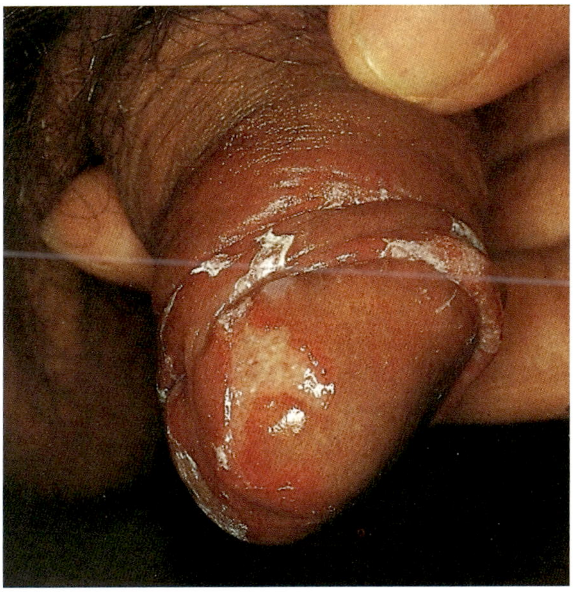

Abb. 21.3 Foscarnet-bedingte genitale Ulzera

Pentamidin, auch Dapson mit oder ohne Pyrimethamin, Atovaquon und Clindamycin mit Primaquin.

Andere Antibiotika Wie in der Normalbevölkerung stellen Antibiotika die häufigste Ursache mukokutaner Nebenwirkungen dar. Ampicillin und Amoxicillin führen bei 15% der Patienten, antituberkulöse Kombinationstherapien bei >25% der Behandelten zu Nebenwirkungen. Dazu zählen vor allem makulopapulöse Exantheme, es wurden aber auch Fälle von toxisch-epidermaler Nekrolyse beschrieben. Unter Therapie mit Ciprofloxazin wurde eine erhöhte Photosensitivität beobachtet.

Foscarnet Foscarnet wird bei persistierenden und resistenten HSV- und schweren CMV-Infektionen eingesetzt. Bis zu 20% aller Behandelten entwickeln schmerzhafte Schleimhautulzera, vor allem an der Glans penis, aber auch an der Mundschleimhaut und im Ösophagus. Oft sind diese Ulzera ganz schwierig von einer persistierenden HSV-Infektion abzugrenzen. Exakte und rasche Diagnose ist entscheidend. Dazu zählen die (gegebenenfalls wiederholte) Exfoliativzytologie zum Nachweis von epithelialen Virusriesenzellen, Abstriche für Kulturen und PCR, auch eine Biopsie. Bei Manifestation an der Mundschleimhaut und Schmerzen im Mediastinalbereich muss eine Candidainfektion ausgeschlossen werden. Sollte die Behandlung nicht abgesetzt werden können, müssen intensive topische Maßnahmen durchgeführt werden. Dazu zählen wiederholte Spülungen von Schleimhautläsionen mit physiologischem Kochsalz, Antiseptika, Anwendungen von abdeckenden Pasten und entzündungshemmenden Externa, vor allem Glukokortikoiden.

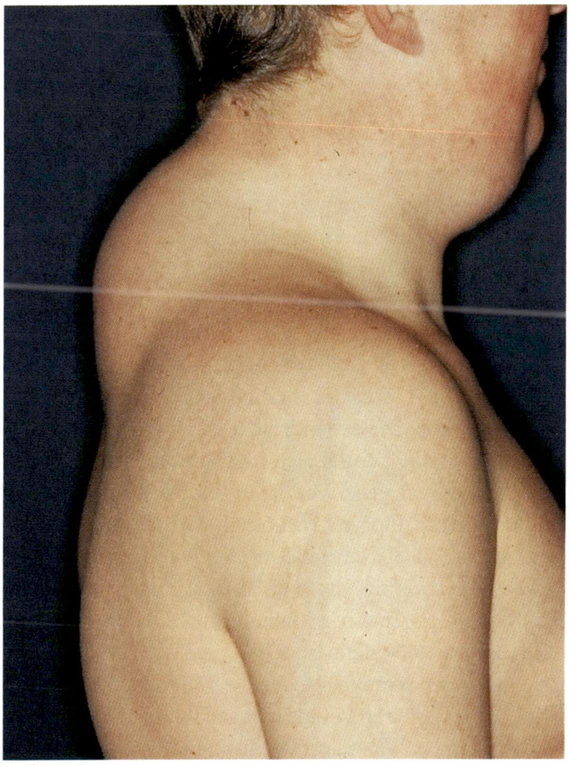

Abb. 21.4 Stiernacken bei HAART-induzierte Lipodystrophie

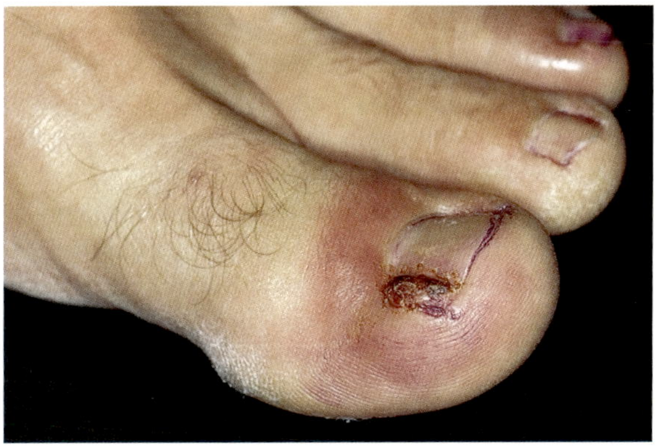

Abb. 21.5 Indinavir-bedingte Paronychie

Klassische Komplikation der HIV-Therapie: Lipodystrophie-Syndrom

[Carr et al. 1998, Miller et al. 1998]
Die Lipodystrophie wurde zunächst als Komplikation einer PI-Therapie beschrieben, später auch als eine Komplikation der NRTIs. Die exakten Mechanismen sind unklar: PIs verursachen eine Erhöhung der freien Fettsäuren mit einer Beeinträchtigung der Clearance von Triglyzeriden, während RTIs mit der Aufnahme und dem Transport zellulären Fetts interferieren. Das Risiko, eine Lipodystrophie zu entwickeln, korreliert eng mit einem höheren Alter

der Patienten, dem Grad der Immundysfunktion und der Dauer und Zusammensetzung der HAART.

Dieses HIV-HAART-assoziierte Krankheitsbild ist eines der neuesten **Stigmata der HIV-Infektion**. Ähnlich der idiopathischen Lipodystrophie (▶ Kap. 78) kommt es zu einer Missverteilung des Körperfetts: während sich die Fettpolster an den Wangen, gluteal, aber auch an den Extremitäten zurückbilden, kommt es zu einer Akkumulation von Fettgewebe im Nacken (**Stiernacken**) und häufig auch am Abdomen (**crix belly**), benannt nach Indinavir (Crixivan); Indinavir steht in keiner Leitlinie mehr, ist daher nur mehr von akademischem Interesse und ist der wichtigste, aber nicht ausschließliche Auslöser solcher Veränderungen. Dieses Syndrom tritt mit großer interindividueller Variabilität und Heterogenität auf. Bei manchen Patienten überwiegt der Verlust an Fettgewebe, wofür Thymidinanaloga pathogenetisch verantwortlich zu sein scheinen. Andere wiederum präsentieren vor allem eine Fettgewebshypertrophie, darüber hinaus gibt es aber auch Überschneidungen dieser Veränderungen. Gelegentlich ist nicht nur das subkutane, sondern auch das viszerale Fettgewebe in den Krankheitsprozess einbezogen. Diese klinisch leicht fassbaren Veränderungen stellen nur die Spitze des Eisbergs einer zugrunde liegenden mannigfaltigen Symptomatik, nämlich eines metabolischen Problems mit Insulinresistenz, Diabetes mellitus, Hypertriglyzeridämie, und Hypercholesterinämie dar. Das Risiko solcher Patienten, einen Herzinfarkt oder einen zerebralen Insult zu entwickeln, ist sehr hoch, insbesondere wenn die Patienten rauchen beziehungsweise übergewichtig sind. Osteoporose und aseptische Knochennekrosen wurden bei diesen Patienten ebenfalls wiederholt beobachtet.

Erst kürzlich wurde ein weiterer Symptomenkomplex aus dem Spektrum der Lipodystrophie als **bullfrog** beschrieben. Solche Patienten entwickeln unter Therapie mit Efavirenz neben der fazialen Lipoatrophie und dem buffalo hump eine Verbreiterung und Verfettung der gesamten Zirkumferenz von Hals und Nacken.

Lipidsenkende Medikamente und rekombinanter Wachstumsfaktor werden häufig therapeutisch verabreicht, ihre Wirksamkeit kann jedoch noch nicht eindeutig beurteilt werden. Diät, striktes Meiden von Nikotin und körperliches Training scheinen besonders sinnvoll zu sein. Darüber hinaus können kosmetisch korrektive Eingriffe (Fettabsaugung, Fettimplantate oder -füller) zumindest vorübergehend hilfreich sein. Auch eine Umstellung der HAART, zum Beispiel eines Thymidinanalogs auf ein Nicht-Thymidinanalog, hat zu Verbesserungen geführt.

Effekt der Therapie und Prognose

Jüngere und ältere (älter als 55 Jahre) Patienten sprechen auf die HAART unterschiedlich gut an. Während beide Gruppen eine etwa gleiche Reduktion der Viruslast aufweisen, steigen die Zahlen CD4⁺-Zellen bei älteren Patienten nicht so stark wie bei jüngeren. Verschiedene klinische Studien zur Beurteilung der Unterbrechung einer antiretroviralen Therapie (structural treatment interruption) zeigten nachteilige Effekte auf die Inzidenz von HIV/AIDS-assoziierten Erkrankungen und von nicht klassischerweise mit der HIV-Infektion assoziierten Pathologien, zum Beispiel Herz-Kreislauf-Erkrankungen. Daher wird derzeit die antiretrovirale Therapie lebenslang durchgeführt. Zusammenfassend hat HAART mit modernen antiretroviralen Substanzen die Lebensqualität und die Lebenserwartung von HIV/AIDS-Patienten dramatisch verbessert.

21.2 Hautmanifestationen von HIV/AIDS

Die im Folgenden dargestellten mukokutanen Krankheitsbilder von HIV/AIDS werden in den entsprechenden Spezialkapiteln detaillierter berichtet. Sie dienen hier im Wesentlichen dazu, eine Zusammenschau über das Krankheitsspektrum AIDS zu erhalten.

21.2.1 Virusinfektionen

Herpes-simplex-Virus

In Europa sind etwa 85% aller Erwachsenen HSV-1 und 25–40% HSV-2 positiv (▶ Kap. 10). Akuter genitaler Herpes simplex, verursacht durch HSV-2, verdoppelt das Risiko einer Infektion mit HIV, wahrscheinlich deshalb, weil in den Herpes-simplex-Läsionen große Mengen von $CD4^+$-Lymphozyten als Zielzellen einer HIV-Infektion vorhanden sind. Umgekehrt ist auch die Gefahr einer Übertragung von HIV von Patienten mit aktiven genitalen HSV-2-Infektionen besonders hoch. Dies scheint durch eine besonders hohe HI-Viruslast in den Genitalsekreten im Rahmen der HSV-2-Replikation bedingt zu sein.

Sinkt die Zahl der $CD4^+$-Lymphozyten auf <200/μl (im Weiteren wird nur die Zahl der $CD4^+$-Zellen ohne Bezug auf Serummenge angeführt, zum Beispiel 200), können sich persistierende, schmerzvolle, auch rasch progrediente Ulzera entwickeln. Diese sind oft polyzyklisch konfiguriert, haben unterminierte Ränder und einen vegetierenden Grund und werden in erster Linie perianal bei MSM beobachtet, können aber auch am Penis, bei

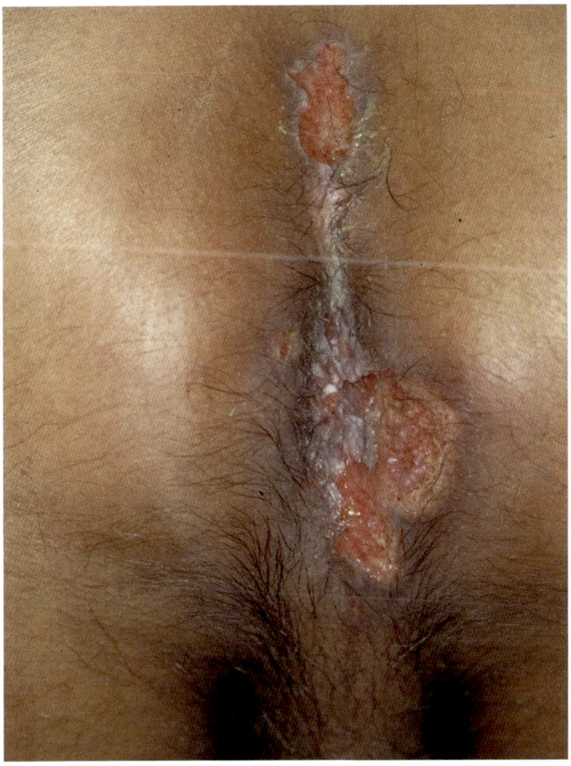

Abb. 21.6 Chronisch, vegetierender, ulzerierender, perianaler Herpes simplex: Sehr schmerzhafte, bizarr konfigurierte Ulzera

Frauen an der Vulva, wesentlich seltener um den Mund oder um die Nase auftreten. Obwohl ganz selten auch eine Disseminierung der Erkrankung beobachtet wird, sind andere Lokalisationen als die erwähnten äußerst selten. Koinfektionen mit Zytomegalievirus (CMV) wurden beschrieben.

Differenzialdiagnosen

In erster Linie müssen CMV-Infektion beziehungsweise gemischte CMV/HSV-Ulzera, die klassischen Geschlechtskrankheiten (Syphilis-Primäraffekt, Ulcus molle), aber auch Pyodermien in Betracht gezogen werden. Ähnliche Ulzera werden als Nebenwirkung einer Therapie mit Foscarnet beobachtet.

Therapie

Bei HIV-Patienten können Herpesrezidive einen schwereren und protrahierten Verlauf nehmen, die antivirale Therapie muss daher oft mit höheren Dosen und über eine längere Zeit durchgeführt werden. Kürzlich wurde nachgewiesen, dass Valaciclovir, 1,0 g täglich, das HIV-RNA-shedding im Genitale deutlich reduziert. Diese Daten unterstützen die Hypothese, dass die Behandlung des genitalen Herpes in HIV-positiven Individuen das Risiko einer Übertragung von HIV reduzieren kann.

Suppressionstherapie

Aciclovir 400–800 mg p.o. 2-mal oder 3-mal täglich; Valaciclovir 500 mg p.o. 2-mal täglich, Famciclovir 500 mg p.o. 2-mal tgl.

> **Wichtig ist, dass diese Prophylaxe mit einem erhöhten Risiko der Entwicklung von Resistenzen verbunden ist.**

Therapie des Herpes genitalis/labialis

Aciclovir 400 mg p.o. 3-mal täglich; Valaciclovir 1000 mg p.o. 2-mal täglich, Famciclovir 500 mg p.o. 2-mal tgl.

Therapie von schweren mukokutanen, disseminierten oder viszeralen Manifestationen

Intravenöses Aciclovir 5–10 mg (gegebenenfalls mehr) pro kg Körpergewicht alle 8 h für 5–10 Tage oder länger, abhängig von der Schwere der klinischen Symptome.

Neuere antivirale Mittel können ebenfalls eingesetzt werden, Brivudin ist für Herpes-simplex-Virus-Infektionen nicht zugelassen. Im Fall einer Aciclovirresistenz, Thymidinkinase negativer Stämme, Foscarnet 40 mg/kg KG i.v. 3-mal täglich in Form einer Einzelinfusion. Zur topischen Applikation kann neben Aciclovir auch 3% Cidofovir-Creme eingesetzt werden, diese Therapie ist bei HIV-Infizierten aber meist insuffizient.

Varizella-Zoster-Virus

Klinik

Über 90% der Erwachsenen in der Allgemeinbevölkerung tragen das Varizella-Zoster-Virus. Erstinfektionen und Serokonversion mit diesem Virus sind daher bei HIV-positiven Erwachsenen sehr selten (▶ Kap. 10). Allerdings nehmen sie meist einen schweren Verlauf mit nekrotisierenden mukokutanen Läsionen und Beteiligung von Lunge (Pneumonie), Leber (Hepatitis) und ZNS (Meningitis, Enzephalitis). Auch bei HIV-positiven Kindern führt die Infektion zu schwereren Krankheitsverläufen, deshalb ist eine rasche antivirale Therapie notwendig. Wesentlich häufiger als in der gesunden Bevölkerung wird bei HIV-positiven Patienten eine VZV-Reaktivierung und das Auftreten eines Zoster beobachtet. Auch heute noch führt ein Zoster bei jungen Männern immer wieder zur Erstdiagnose einer HIV-Erkrankung. Daher sollten bei solchen Patienten unbedingt umfassende virologisch-serologische Untersuchungen durchgeführt werden, insbesondere dann, wenn die Krankheit prolongiert und schwerer verläuft, wenn hämorrhagische Varianten oder ulzerierende Formen auftreten, mehrere Segmente betroffen sind oder die Erkrankung rezidiviert. Auch Dissemination, kaum unterscheidbar von Varizellen, sollte an eine HIV-Infektion denken lassen. Besonders charakteristisch für HIV/AIDS ist die hyperkeratotische Form.

III

Diagnostisches Vorgehen

Die Diagnose eines Zoster ist klinisch meist sehr einfach, disseminierte Formen müssen von Varizellen, in seltenen Fällen auch von einer disseminierten HSV-Infektion, bakteriellen Pyodermien, einer Pityriasis lichenoides et varioliformis acuta und eventuell auch einer Syphilis abgegrenzt werden.

Histopathologie

Für alle klinischen Veränderungen ist der Nachweis mehrkerniger epithelialer Riesenzellen diagnostisch. Es ist daher ganz wichtig, dass Proben für histopathologische Untersuchungen vom Rand der Läsionen genommen werden, wo Epithel vorhanden ist. Die Exfoliativzytologie (Tzanck-Test) ist eine sehr rasche und effiziente Methode: Im Abstrichpräparat, gefärbt mit Methylenblau, werden mehrkernige epitheliale Riesenzellen nachgewiesen. Direkter Virusnachweis mittels PCR ist heute überall verfügbar.

Therapie

Auch bei Varizellen und Zoster müssen Dosis und Behandlungsdauer dem Schweregrad der Erkrankung angepasst werden. Es ist ratsam, bei diesen Patienten eine intravenöse Therapie mit 10 mg/kg KG 3-mal tgl. über 10 Tage durchzuführen. Bei hohen Dosen ist unbedingt auf die Nierenfunktion zu achten.

Alternativen sind Famciclovir 250 mg p.o. 3-mal tgl. oder Valaciclovir 1000 mg p.o. 3-mal tgl. über 7–10 Tage. Wie bei HSV-Infektionen kann in Fällen von Resistenzen Foscarnet 40 mg/kg KG i.v. 3-mal tgl. eingesetzt werden. Topische Therapien sind unnütz, antipruriginöse Behandlung ist oft sinnvoll. Über Brivudin gibt es bei HIV/AIDS keine Studien.

Immunrekonstitutionssyndrom

Patienten mit sehr geringer Zahl an $CD4^+$-Lymphozyten ($<50/mm^2$) können latent infiziert sein, das heißt pathogene Keime in sich tragen, ohne manifeste Krankheitszeichen aufzuweisen. Eine durch HAART vermittelte Suppression der viralen Replikation und Verbesserung der Immunantwort kann nun in den ersten Wochen/Monaten nach Beginn der HAART zu einer Abwehrreaktion gegen zum Beispiel virale oder bakterielle Erreger und zu einer klinisch paradoxen Verschlechterung führen. Beispiele für solche Immunrekonstitutionssyndrome sind bei Mykobakteriosen, Herpes- und Hepatitisviren, *Pneumocystis jiroveci* und Kaposi-Sarkom beschrieben. Ein sorgfältiges klinisches, radiologisches und infektiologisches Screening von Patienten mit fortgeschrittener HIV-Infektion auf latente opportunistische Besiedlungen ist somit vor Beginn einer HAART empfehlenswert. So unangenehm ein Immunrekonstitutionssyndrom für den Betroffenen sein kann, sind diese Reaktionen doch der beste Beweis für die verbesserte Abwehrfunktion unter HAART.

Entzündliche Prozesse wie eosinophile pustulöse Follikulitis, seborrhoisches Ekzem oder Psoriasis können sich ebenso im frühen Verlauf einer HAART-Therapie verschlechtern. Auch Schübe von Lupus erythematodes und Autoimmunthyreoiditis wurden beobachtet.

Zytomegalievirus

In der Allgemeinbevölkerung liegt die Durchseuchung mit CMV bei etwa 50%, bei MSM und Drogensüchtigen dagegen bei 90%. Die häufigste Manifestation einer CMV-Infektion bei HIV/AIDS ist die CMV-Retinitis, die unbehandelt zur Erblindung führt. Die wichtigsten extraokulären Manifestationen sind gastrointestinale Erkrankungen, wie Ösophagitis oder Kolitis. Hautmanifestationen von CMV sind in der Normalbevölkerung so gut wie nicht bekannt, dagegen zählen sie zu den typischen Krankheitsbildern bei Immunsupprimierten, insbesondere bei HIV/AIDS-Patienten mit CD4 $<50/mm^2$. Am häufigsten treten persistierende Ulzera perianal, wesentlich seltener perioral auf, oft koinfiziert mit HSV; auch makulöse Exantheme, knotige Veränderungen, verruköse Plaques, Blasen, punktförmige und ausgedehnte Hautblutungen wurden beschrieben. CMV-induzierte Haut-/Schleimhautveränderungen stellen meist ein Zeichen einer disseminierten Erkrankung dar; vor HAART verliefen CMV-Infektionen mit solchen Manifestationen in 85% innerhalb von 6 Monaten letal.

Differenzialdiagnose

Herpes simplex, Syphilis, bakterielle Pyodermien, schwere Aphthen, Morbus Behçet, aber auch Foscarnet-induzierte Ulzera sind differenzialdiagnostisch zu berücksichtigen.

Histopathologie

Histologisch zeigen CMV-infizierte Zellen charakteristische Eulenaugeneinschlüsse, meist in Endothelzellen. In-situ-Hybridisierung und PCR sind diagnostisch aber wesentlich präziser und werden heute routinemäßig eingesetzt.

Therapie

Ganciclovir 5 mg/kg KG i.v. 2-mal tgl. wird bis zum Abheilen verabreicht, anschließend Sekundärprophylaxe mit 5 mg/kg KG 5- bis 7-mal/Woche. Im Falle einer Chorioretinitis kann auch eine intraokuläre Applikation erfolgen. Alternativen sind Foscarnet 90 mg/kg KG i.v. 2-mal tgl. oder Cidofovir 5 mg/kg KG 1-mal/Woche über 2 Wochen, anschließend jede 2. Woche in dieser Dosierung. Als Nebenwirkungen dieser 3 Medikamente wurden Leukopenie, Nephrotoxizität und Entgleisungen des Elektrolythaushalts beschrieben. Foscarnet kann darüber hinaus Ulzera-

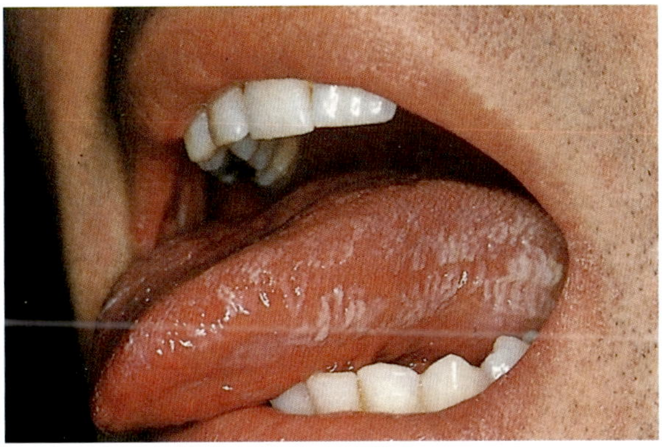

Abb. 21.7 Orale Haarleukoplakie: Samtig-weiße, nicht abstreifbare Beläge am seitlichen Zungenrand

tionen im Genitalbereich verursachen. Ursache hierfür ist eine direkt toxische Wirkung von Foscarnet im Urin. Die Sekundärprophylaxe kann unter einer HAART nach Anstieg der $CD4^+$-Zellen auf >100/mm^2 für 3–6 Monate und inaktiver Erkrankung wieder abgesetzt werden.

Orale Haarleukoplakie

[Greenspan et al. 1984]

Klinik

Die orale Haarleukoplakie ist ein besonderes klinisches Phänomen, das erstmals 1984 in Zusammenhang mit HIV/AIDS, anschließend aber (selten) auch bei anderen Immundefizienzsyndromen beobachtet wurde. Es handelt sich dabei um festhaftende, weißliche, papillomatös-samtige Beläge an den seitlichen Zungenrändern. Diese können im frühen Verlauf einer HIV-Infektion auftreten, typischerweise sieht man sie jedoch im späteren Verlauf der Infektion, wobei sie ein schlechtes prognostisches Zeichen darstellen. Als Erreger gilt Epstein-Barr-Virus, eine sekundäre Kolonisierung mit HPV und/oder Candida albicans wurde beschrieben.

Differenzialdiagnose

Die wichtigste Differenzialdiagnose ist eine Candidainfektion, allerdings sind die weißlichen Veränderungen der oralen Haarleukoplakie nicht abstreifbar. Auch an Druckstellen (Prothesen) im Sinne einer Morsicatio buccarum und an einen Lichen ruber mucosae oris sollte gedacht werden. Die schwarze haarige Zunge ist ebenfalls nicht ungewöhnlich bei HIV/AIDS-Patienten, sie betrifft vor allem die hinteren Aspekte des Zungenrückens.

Histopathologie

Es zeigen sich eine diskrete epitheliale Hyperplasie, Hypergranulose und Hyperkeratose, charakteristische Ballonzellen.

Therapie

Die orale Haarleukoplakie verbessert sich unter HAART, aber auch unter Ganciclovir- und Foscarnettherapie (zumeist aus anderen Indikationen verabreicht). Es gibt Hinweise, dass topische Retinoide und Podophyllin hilfreich sein könnten.

Humanes Papillomvirus

Derzeit sind über 150 unterschiedliche humane Papillomvirus-Serotypen (HPV-Serotypen) bekannt (▶ Kap. 9). Sie werden durch direkten Kontakt, die Serotypen 6, 11, 16 und 18 vor allem bei Sexualkontakten übertragen. Die verschiedenen mukokutanen Tumoren einer HPV-Infektion, zum Beispiel vulgäre, plane, plantare, und genitale Warzen, aber auch maligne Tumoren, insbesondere genital und (peri)anal, aber auch das verruköse Karzinom (▶ Kap. 102) sind mit unterschiedlichen HPV-Serotypen assoziiert.

Warzen sind ein häufiges Phänomen bei HIV-positiven Individuen, wobei sowohl an Haut als auch Schleimhaut besonders große und ausgedehnte Varianten beobachtet werden können. Condylomata acuminata findet man vor allem perianal, aber auch Penis, Vulva, Vagina und Zervix sind häufig betroffen. Mit Condylomen assoziierte Serotypen wurden auch in Läsionen der Mundschleimhaut nachgewiesen. Aufgrund von Größe und Ausdehnung ist die Therapie oft schwierig.

Ein besonderes Problem bei HIV-positiven Patienten sind Infektionen mit den karzinogenen HPV-Serotypen 16 und 18, die vor allem in Anal- und Zervixkarzinomen, aber auch bei Karzinomen von Penis, Vulva und Vagina nachgewiesen werden. Diese anogenital lokalisierten Karzinome entwickeln sich stadienhaft und werden als intraepitheliale Neoplasien definiert:

- Anale intraepidermale Neoplasie (AIN)
- Cervicale intraepitheliale Neoplasie (CIN)
- Penile intraepidermale Neoplasie (PIN) (▶ Kap. 80)
- Vulväre intraepidermale Neoplasie (VIN)
- Vaginale intraepitheliale Neoplasie (VAIN) (▶ Kap. 79)

Die präinvasiven Veränderungen werden mit I–III klassifiziert: Ist die Dysplasie der Keratinozyten auf das untere Drittel des Epithels beschränkt, liegt ein Stadium I vor, weisen die unteren zwei Drittel morphologische Zeichen von Malignität auf, spricht man von Grad II, ist die gesamte Breite des Epithels von dysplastischen Epithelzellen durchsetzt und finden sich Mitosen in sämtlichen Schichten, liegt ein Stadium III vor. Dann ist es nur mehr ein kleiner Schritt bis zum invasiven Karzinom.

Diagnostisches Vorgehen

Die Diagnose erfolgt zumeist klinisch, Koloskopie und (Ano-)Rektoskopie sollten unbedingt durchgeführt werden. Nach Auftragen von 3–5%iger Essigsäure verfärben sich Hornzellen weißlich, wodurch die Ausdehnung der Infektion oft klarer wird. Abstriche zum molekularen Nachweis der zugrunde liegenden HPV-Serotypen, aber auch zytologische Untersuchungen, insbesondere von Läsionen an der Zervix und im Anus, vor allem jedoch Biopsien für histopathologische Untersuchungen sind obligat und müssen gegebenenfalls wiederholt werden. Obwohl Inspektionen der Anogenitalregion bei HIV-Positiven zur klinischen Routine gehören, und daher Tumoren oft in frühen Stadien entdeckt und behandelt werden, hat sich die dramatische Zunahme von Zervix- und Analkarzinomen zu einem echten Problem bei HIV-Infizierten entwickelt, insbesondere auch deshalb, da die HAART auf diese Tumoren offensichtlich keinen Einfluss hat.

▪ Histopathologie

HPV-Papillome zeigen Hypergranulose mit bizarr konfigurierten Keratohyalingranula und Koilozyten, das Epithel kann papillomatös konfiguriert sein, oft findet man aber auch nur eine recht beträchtliche Akanthose. Dyskeratosen, atypische Kerne, Mitosen, die typischen morphologischen Zeichen maligner Transformation, zeichnen die malignen Varianten anogenitaler Tumoren aus.

▪ Therapie

Kryotherapie, Elektrokaustik, cwNd:YAG-Laserkoagulation, CO_2-Laservaporisierung (potenziell infektiöser Laserrauch), aber auch Exzisionen sind effektive Methoden. Bei extensivem Befall kann eine Zirkumzision sinnvoll sein. Genitale Läsionen können nichtinvasiv mit Podophyllotoxin, Imiquimod oder Cidofovir-Gel, nichtgenitale Läsionen mit Trichloressigsäure behandelt werden. Der Erfolg einer Behandlung maligner Läsionen sollte histologisch verifiziert werden.

Molluscum contagiosum

Mollusca contagiosa (▶ Kap. 11) werden bei HIV/AIDS-Patienten ebenfalls sehr häufig beobachtet, wobei sie eine Prädilektion für das Gesicht und die Genitalgegend zeigen. Riesige Tumoren mit einer Größe von 3–4 cm Durchmesser wurden beschrieben. Selten wurde eine Generalisation mit exanthematischem Erscheinungsbild beobachtet. Die Diagnose ist klinisch einfach zu stellen, die histologische Diagnose ist eindeutig.

▪ Differenzialdiagnose

Histoplasmose, Kokzidioidomykose, Kryptokokkose, aber auch kutane Infektionen mit *Pneumocystis jiroveci* oder *Penicillium marneffei* können Mollusca contagiosa bei immunsupprimierten Patienten imitieren.

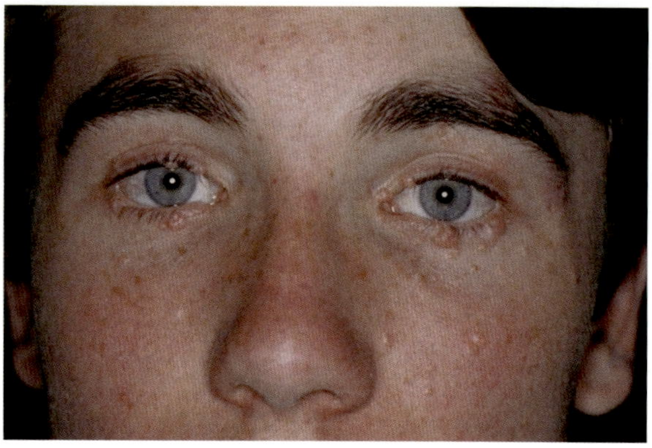

Abb. 21.8 Mollusca contagiosa: Disseminierte, hautfarbene Papeln mit zentralem Krater

▪ Therapie

Im Gegensatz zu HPV-induzierten Warzen bilden sich die Poxvirus-assoziierten Mollusca contagiosa unter einer HAART häufig zurück. Für die Therapie eignen sich sowohl ablative Maßnahmen wie Kürretage, Farbstoff- und CO_2-Laser, photodynamische Therapie und Kryotherapie, wie auch konservative topische Pharmakotherapie mit Imiquimod, Cidofovir, Trichloressigsäure bis zu 50%, Pyruvicsäure 95%ig, 5-Fluorouracil (2–5%ige Standardpräparationen) oder Retinoiden. Diese topischen Therapien müssen bis zu einer maximalen Irritation der Mollusken appliziert werden. Darüber hinaus gibt es Berichte über ein Ansprechen von Mollusca contagiosa auf eine orale Therapie mit Retinoiden.

21.2.2 Pilzinfektionen

Kandidose

Candida-Infektionen (▶ Kap. 16) zählen zu den häufigsten Erkrankungen HIV-infizierter Personen. Infektionen können im frühen Verlauf bei noch normalen CD4-Zellzahlen auftreten, oft führen sie zur Diagnose der HIV-Infektion. Die häufigsten Erreger sind *Candida albicans*, aber Infektionen mit *C. tropicalis*, *C. crusei* und *C. glabrata* sind ebenfalls keine Seltenheit. Wie für andere Infektionskrankheiten gilt für Candida, dass Schweregrad und Ausdehnung in direktem Zusammenhang mit der Immundepletion stehen.

▪ Klinik

Candidainfektionen verlaufen oft chronisch-rezidivierend, sind häufig genital oder in den Intertrigines lokalisiert, aber auch Paronychien werden immer wieder beobachtet. Die klassischen und häufigsten Infektionen finden sich jedoch im Mund und in der Speiseröhre. Nahezu alle Patienten zeigen im Verlauf der HIV-Infektion eine Can-

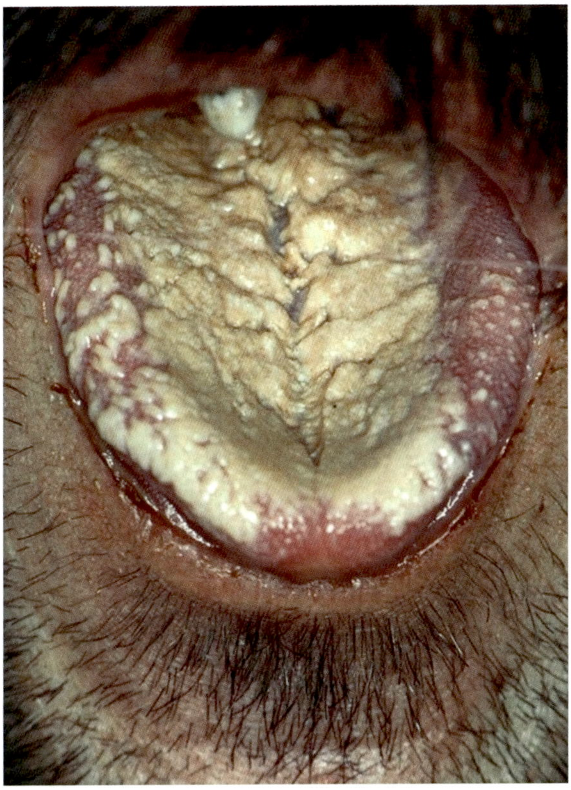

Abb. 21.9 Zungensoor: Dicke, schmutzig-weiße, abstreifbare Beläge am Zungenrücken. (Mit freundlicher Genehmigung von Prof. Georg Stingl und Prof. Armin Rieger, Wien)

didainfektion, die in über 80% der Fälle auch behandlungswürdig ist. Persistierender oder rezidivierender oraler Soor ist ein dringender Hinweis auf eine HIV-Infektion, die Candidaösophagitis ist eine AIDS-definierende Erkrankung. Alle klinischen Formen oraler Kandidosen werden bei HIV/AIDS beobachtet.

Differenzialdiagnose

Abzugrenzen sind Herpes-simplex-Infektion, AIDS-assoziierte Gingivitis, Aphthen, orale Haarleukoplakie und Medikamentenunverträglichkeiten.

Labor

Die Diagnose klassischer mukokutaner Kandidosen ist klinisch meist einfach, schwieriger kann die Diagnostik einer Soorösophagitis sein, auch die Candidaparonychie wird oft als bakterielle Infektion fehlinterpretiert. Daher sollten Abstriche für Pilzkulturen wiederholt angelegt werden, wobei die Durchführung quantitativer Kulturen sinnvoll sein kann. Gelegentlich ist es notwendig, die Diagnose bioptisch zu sichern. Alle Patienten mit oraler Kandidose, die über Dysphagie oder prästernalen Schmerz klagen, sollten endoskopisch untersucht werden.

Therapie

Die Prävalenz von Kandidosen ist im HAART-Zeitalter deutlich gesunken. Leichte mukokutane Infektionen können topisch zum Beispiel mit Amphotericin B (Ampho Moronal Lutschtabletten) behandelt werden, meist ist jedoch eine systemische Therapie mit Imidazolen notwendig. Abhängig vom Schweregrad der Erkrankung erfolgt die Therapie zum Beispiel mit Fluconazol (100–400 mg täglich p.o. oder i.v.), gegebenenfalls Itraconazol (200–400 mg p.o. täglich), über 1–2 Wochen. Bei persistierenden oder häufig rezidivierenden Kandidosen scheint bei Patienten <100 $CD4^+$-Lymphozyten eine Prophylaxe mit Fluconazol (50–100 mg 2- bis 3-mal/Woche) sinnvoll zu sein. Allerdings sollte man die Problematik der Selektion resistenter Keime beachten. Für Azol-refraktäre oropharyngeale und ösophageale Kandidosen wurde die Therapie mit Posaconazol (Arzneimittelinteraktionen mit HAART) als sicher und effektiv beschrieben: 400 mg 2-mal täglich über 3 Tage, anschließend 400 mg täglich über 25 Tage (alternativ: 400 mg 2-mal täglich über 28 Tage). Bei schweren und persistierenden, wie auch resistenten Infektionen sollte eine Therapie mit liposomalem Amphotericin B oder Flucytosin überlegt werden.

Schwarze Haarzunge

Die Haarzunge ist ein seltenes, harmloses Problem, das auch in der Normalbevölkerung mit einer Häufigkeit von etwa 3% auftritt (▶ Kap. 76). Bei HIV/AIDS-Patienten beträgt die Inzidenz bis zu 25%, eine Häufigkeit, die einen starken Hinweis auf eine Infektion darstellt. Man nimmt an, dass die Ursache eine gemischte Proliferation von nichtpathogenen Hefen und Bakterien darstellt, möglicherweise aufgrund elongierter Zungenpapillen. Die meisten Patienten entwickeln dunkle Zungenbeläge, seltener sind diese weiß oder gelblich.

Therapie

Die Zunge sollte mit antibakteriellen Spülungen oder Gelen gebürstet werden, auch topische Antimykotika können sinnvoll sein. Topische Retinoide sind hilfreich, werden aber selten benötigt.

Penicillium marneffei

Die häufigste Pilzinfektion bei HIV/AIDS-Patienten in Südostasien wird durch *Penicillium marneffei* verursacht; ein ungewöhnlicher Pilz, der in Bambusratten sein natürliches Reservoir hat, Infektionswege auf den Menschen sind unklar. Infizierte bekommen Fieber, Anämie und erleiden Gewichtsverlust; 70% der Patienten entwickeln Hautveränderungen, vor allem genabelte Papeln, nicht unähnlich Mollusca contagiosa, aber auch Abszesse. Solche Hautmanifestationen sollten bei allen Patienten nach Aufenthalten in Südostasien in Betracht gezogen werden.

Die Diagnose erfolgt mikroskopisch durch die Färbung nach Wright; als Substrat dienen Knochenmarkausstriche beziehungsweise Abklatschpräparate von Hautbiopsien oder Lymphknoten.

Unbehandelt verläuft diese Infektion meist sehr progressiv und häufig letal.

▪ Therapie

Die Behandlung erfolgt mit Amphotericin B 0,6 mg pro kg pro Tag über 2 Wochen; anschließend Itraconazol 200 mg 2-mal tgl. p.o. über 10 Wochen. Eine Sekundärprophylaxe mit Itraconazol 200 mg pro Tag lebenslang sollte angeschlossen werden.

Malassezia furfur

▪ Ätiopathogenese

Malassezia furfur ist eine lipophile Hefe, ein Bestandteil der normalen Hautflora und wurde früher als *Pityrosporum ovale/orbiculare* bezeichnet (▶ Kap. 16). Mitzunehmender Immundefizienz, so auch bei transplantierten und iatrogen immunsupprimierten Patienten, können unterschiedliche Krankheitsbilder beobachtet werden.

▪ Klinik

Etwa 4% aller HIV/AIDS-Patienten leiden an einer Pityriasis versicolor, die den Manifestationen in der Normalbevölkerung gleicht. Allerdings entwickeln HIV/AIDS-Patienten wesentlich häufiger Pityrosporum-Follikulitiden: intensiv juckende Papeln, häufig aufgekratzt, die vor allem am Schultergürtel und im Gesicht lokalisiert sind. In Biopsien findet man in den Follikeln reichlich die PAS-positiven Erreger. In seltenen Fällen kann *Malassezia furfur* bei Immunsupprimierten zur Sepsis führen, ein Phänomen, das bei HIV/AIDS-Patienten allerdings noch nicht beschrieben wurde. Solche schweren Infektionen erfolgen zumeist über lipidreiche Zusatzernährungsstoffe, die solche Patienten häufig einnehmen; Lipide stellen die wichtigste Lebensgrundlage des Erregers dar. Seltener scheinen systemische Infekte durch kontaminierte Subklaviakatheter und Ähnliches verursacht zu werden.

▪ Differenzialdiagnose

Follikulitiden verursacht durch Bakterien oder Demodex (Haarbalgmilbe), eosinophile pustulöse Follikulitis, aber auch andere papulöse Exantheme.

▪ Therapie

Topische Imidazole sind meist ausreichend für die Behandlung einer Pityriasis versicolor oder Pityrosporum-Follikulitis; bei schwereren Krankheitsverläufen und beträchtlicher Immunsuppression sollte eine orale Therapie mit Fluconazol oder Itraconazol durchgeführt werden.

Dermatophyten

Die Häufigkeit des Auftretens von Tinea corporis und Onychomykosen bei HIV/AIDS-Patienten wird in der Literatur sehr unterschiedlich bewertet. Die klinischen Veränderungen entsprechen im Wesentlichen jenen von Nicht-HIV-Infizierten. Dagegen ist die proximale subunguale Onychomykose klinisch wegen der kalkigen Nägel und einer Entzündung des proximalen Nagelfalzes sehr typisch und charakteristisch für eine zugrunde liegende HIV/AIDS-Infektion. Die Therapie wird mit systemischen Imidazolen durchgeführt.

Pneumocystis jiroveci

Pneumocystis jiroveci, in den Anfängen der HIV/AIDS-Pandemie als *Pneumocystis carinii* bezeichnet, galt lange als Protozoon. Heute wird der Erreger, der kein Ergosterol für seine Wand produzieren kann, als Pilz klassifiziert. Die *Pneumocystis-jiroveci*-Pneumonie (diese wird auch heute häufig noch als PCP/Pneumocystis-carinii-Pneumonie bezeichnet) hatte einen besonderen Stellenwert bei HIV/AIDS, da sie über Jahre die häufigste AIDS-definierende Erkrankung war. Die Diagnose erfolgt radiologisch, vor allem aber durch den direkten Erregernachweis in der bronchoalveolären Lavage. Mit Einführung der HAART traten *Pneumocystis-jiroveci*-Infektionen in den Hintergrund, sie stellen aber nach wie vor bei Unbehandelten beziehungsweise Therapieversagern ein häufiges Problem dar und werden auch bei andersweitig Immunsupprimierten nicht selten beobachtet.

Für Dermatologen ist diese Erkrankung besonders wichtig, da ihre Therapie mit Trimethoprim/Sulfamethoxazol sehr häufig zu mukokutanen Nebenwirkungen führt. Oft treten diese in schwerster Ausprägung als Stevens-Johnson-Syndrom oder toxische epidermale Nekrolyse auf. Ganz selten können im Rahmen disseminierter Infektionen entzündliche Papeln vor allem am Stamm und im Gesicht beobachtet werden.

▪ Therapie

Trimethoprim 160 mg/Sulfamethoxazol 800 mg, 2 Tabletten 3-mal täglich über 3 Wochen; in schwereren Fällen ist eine intravenöse Verabreichung notwendig. Alternativ, nur bei schwerer Pneumonie, Pentamidin, 200–300 mg täglich i.v. über 5 Tage, anschließend erfolgt die Verabreichung der halben Dosis, solange es die klinischen Symptome erfordern. Bei weniger schweren Verlaufsformen können Pentamidin-Inhalationen (300 mg) täglich ausreichend sein. Andere Alternativen sind Atovaquone, Clindamycin und Dapson; letzteres wird entweder alleine oder in Kombination mit Primaquin verabreicht.

Tiefe Pilzinfektionen

Tiefe Pilzinfektionen (▶ Kap. 16) können zu schwersten Erkrankungen bei HIV/AIDS-Patienten führen, treten aber nur selten an Haut und hautnahen Schleimhäuten auf. Kryptokokkosen, Histoplasmosen und Kokzidioidomykosen können genabelte Papeln und Knötchen verursachen, die klinisch Mollusca contagiosa ähnlich sind, gelegentlich auch eine verruköse Oberfläche aufweisen. Die Erreger können in Biopsien, gegebenenfalls unter Zuhilfenahme von Spezialfärbungen (Methenamin Silber), meist einfach identifiziert werden, auch mittels PCR können die Erreger nachgewiesen werden; die kulturelle Anzüchtung ist dagegen sehr aufwendig und langwierig.

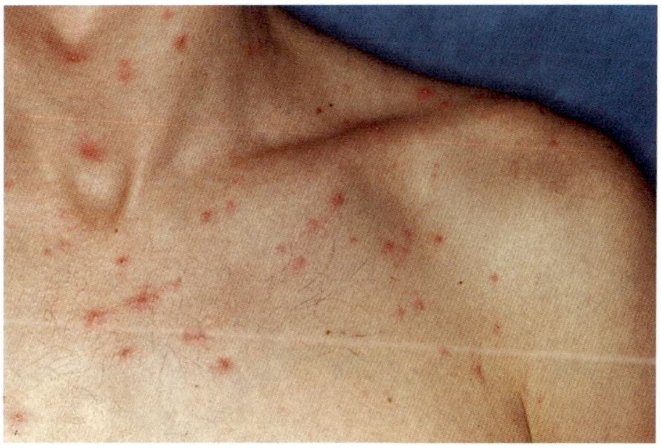

Abb. 21.10 Rezidivierende, juckende, bakterielle Follikulitis

- **Therapie**

Die Behandlung erfordert oft die Kombination verschiedener Medikamente wie Fluconazol, Itraconazol und (liposomales) Amphotericin B.

Aspergillus fumigatus

Im Gegensatz zu den genannten Infektionen, die häufig eine Reaktivierung von Keimen darstellen, wird eine Infektion mit *Aspergillus fumigatus* im Rahmen der HIV/AIDS-Infektion meist erworben. Verminderte CD4-Zellzahlen, begleitet von einer Neutropenie, sind ideale Voraussetzung für die Infektion. Häufig erfolgen die Infektionen über kontaminierte Venenzugänge oder Inhalatoren, selten durch Aufnahme des Erregers mit der Nahrung. Die Infektion führt meist rasch zur Sepsis und Beteiligung sämtlicher innerer Organe; an der Haut können entzündliche Papeln und Knoten, die zur Ulzeration neigen, auftreten.

Die Therapie erfolgt mit Amphotericin B, Itraconazol oder Voriconazol, gelegentlich in Kombinationsschemata.

21.2.3 Bakterielle Infektionen

Bakterielle Hautinfektionen bei HIV/AIDS-Patienten sprechen meist gut auf herkömmliche Antibiotika an. Ausnahmen werden unten beschrieben, grundsätzlich gilt, dass Systemtherapien der Vorzug vor einer Lokaltherapie gegeben wird.

Pyodermie

Bakterielle Infektionen spielen bei erwachsenen HIV/AIDS-Patienten eine überraschend kleine Rolle, für Kinder dagegen sind Staphylokokkeninfektionen von besonderer Bedeutung. Darüber hinaus sind deutliche Unterschiede der Infektionen in Bezug auf die Risikogruppen bekannt: Während bei MSM Follikulitiden und perianale Abszesse im Vordergrund stehen, entwickeln intravenöse Drogenkonsumenten insbesondere an den Einstichstellen häufig Furunkel und andere, oft tiefe Infektionen (▶ Kap. 12).

Schankriforme Pyodermien sind nicht selten, in den oft sehr großen Ulzera findet man typischerweise eine gemischte Bakterienflora. Ernährungsdefizite und mangelnde Hygiene scheinen ein prädisponierender Faktor dieser Risikogruppe zu sein. Im Verlauf der HIV/AIDS-Erkrankung, besonders bei einer Neutropenie, steigen die Gefahren bakterieller Infektionen.

Tiefe bakterielle Infektionen

Furunkel und Abszesse werden meist durch *Staphylococcus aureus*, aber auch durch Gram-negative Keime wie *Escherichia coli* und *Pseudomonas aeruginosa* verursacht, Ekthymata dagegen durch Streptokokken; neben bakteriellen Mischinfektionen sollten auch Koinfektionen mit Herpes-simplex-Viren, CMV, aber auch Erreger tiefer Pilzinfektionen in Betracht gezogen werden. Insbesondere bei fortgeschrittener HIV/AIDS-Erkrankung sind gemischte Erregerspektren die Regel und nicht die Ausnahme. Bakterielle Septikämien sind selten, wesentlich häufiger persistierende und lokal sehr aggressive, ulzeröse Verlaufsformen. Die Diagnose sollte histopathologisch und kulturell erfolgen.

Follikulitis

Bakterielle Follikulitis bei HIV/AIDS wird meist durch *Staphylococcus aureus*, seltener durch *Propionibacterium acnes* verursacht. Typischerweise treten die Follikulitiden am Rücken, an den Oberschenkeln, aber auch an den Gesäßbacken auf. Die entzündlichen Papeln sind irregulär verteilt und weisen meist einen erythematösen Randsaum auf. *Staphylococcus-aureus*-Follikulitiden treten bei Kindern wesentlich häufiger auf als bei Erwachsenen.

Bazilläre Angiomatose

Die Bazilläre Angiomatose wird durch Infektion mit *Bartonella henselae* (Überträger: Katzen/Katzenflöhe) oder seltener *Bartonella quintana* (Überträger: Kleiderlaus) verursacht und stellt eine HIV/AIDS-assoziierte Erkrankung dar. Die Infektion mit *Bartonella henselae* führt bei Im-

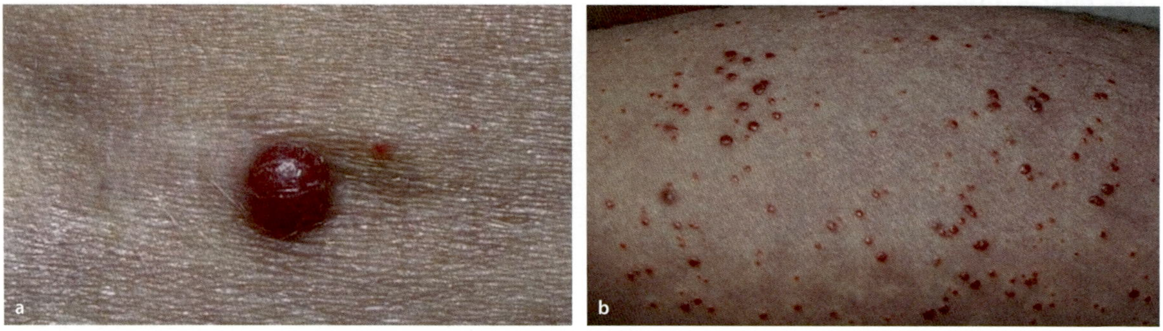

Abb. 21.11a, b Bazilläre Angiomatose: Isolierte (a) und disseminierte (b) gefäßreiche Papeln und Knoten. (Mit freundlicher Genehmigung von Prof. Georg Stingl und Prof. Armin Rieger, Wien)

munkompetenten zur Katzenkratzkrankheit (▶ Kap. 13). Bei HIV/AIDS treten an der Haut typischerweise Granuloma-pyogenicum-ähnliche Knötchen, gelegentlich in disseminierter, exanthematischer Form auf. Histologisch ist das Kaposi-Sarkom die wichtigste Differenzialdiagnose; die Erreger werden in histopathologischen Präparaten durch Silberfärbung nachgewiesen, andere Möglichkeiten sind Kultur und PCR. Nicht therapierte Bartonella-Infektionen können über Monate bestehen und innere Organe wie Leber (*Peliosis hepatis*) und Knochenmark befallen und gelegentlich auch tödlich verlaufen.

Therapie

Makrolide oder Tetrazykline führen meist rasch zur vollständigen Ausheilung. Eine Langzeitsuppression mit Doxycyclin oder Makrolid ist empfohlen, bis eine Immunrekonstitution (>200 $CD4^+$-Lymphozyten) für 3–6 Monate erzielt wird.

Syphilis

Epidemiologie

Viele HIV/AIDS-Patienten haben eine positive Syphilisserologie, in manchen Kohorten von MSM sind bis zu 40% *Treponema pallidum* seropositiv. Eine akute primäre Syphilis ist ein hoher Risikofaktor für eine gleichzeitige Übertragung von HIV.

Klinik

Der klassische klinische Verlauf der Syphilis (▶ Kap. 19) ist bei HIV/AIDS meist beschleunigt. Die primäre Syphilis hat eine kürzere Inkubationsphase, oft treten multiple Primäraffekte auf, die dann auch länger persistieren, schmerzhaft sind und langsam an Größe zunehmen. Die sekundäre Syphilis tritt oft als Lues maligna auf; charakteristisch sind ausgedehnte, nekrotische, schmerzhafte Papeln und Knoten, begleitet von Allgemeinsymptomen wie Fieber und Gewichtsverlust. Auch die Entwicklung einer tertiären Syphilis, insbesondere einer Neurosyphilis, kann sehr schnell erfolgen.

Labor

Die Interpretation der Laborergebnisse zur Identifizierung einer Syphilis ist bei HIV/AIDS wegen der verminderten Immunantwort oft sehr schwierig. Darüber hinaus kann das Prozonenphänomen (Ausbleiben der Agglutination) zu falsch-negativen Ergebnissen führen. Besondere Bedeutung hat der direkte Erregernachweis. Dieser kann sehr rasch und einfach ex vivo aus dem Ulkus mittels Dunkelfeldmikroskopie durchgeführt werden. Die Erreger können

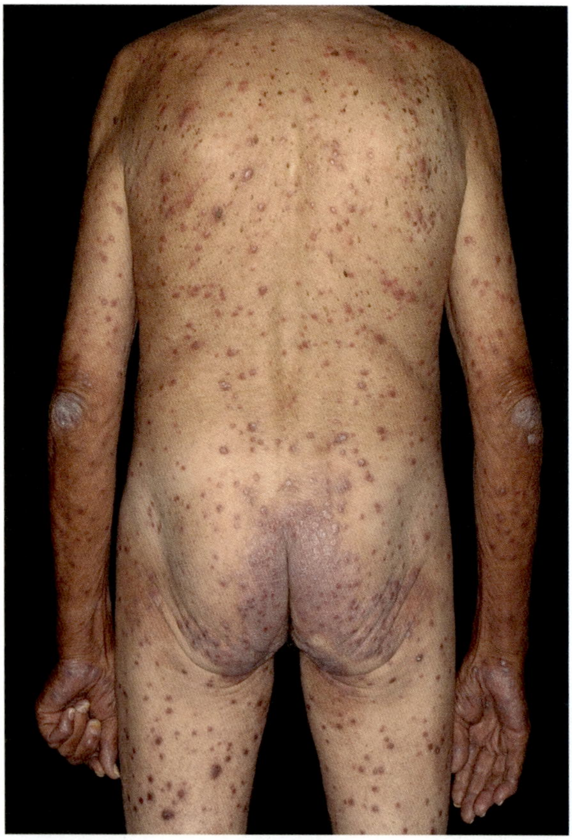

Abb. 21.12 Ausgeprägte Syphilis als Erstmanifestation einer HIV-Infektion

aber auch in histologischen Schnittpräparaten von Gewebeproben nachgewiesen werden, wobei der spezifischen immunmorphologischen Darstellung mittels (monoklonale) Antikörper heute der Vorzug vor der immunhistochemischen Färbung nach Warthin-Starry der Vorzug zu geben ist. Auch der Erregernachweis mittels PCR gehört heute zur Routine. Immer wieder werden bei HIV/AIDS-Patienten mit primärer oder sekundärer Syphilis ein positiver Erregernachweis, aber fehlende Seroreaktivität beobachtet, umgekehrt findet man auch enorm hohe Antikörpertiter. Liquoruntersuchungen erfolgen mittels PCR, Immunfluoreszenzmikroskopie und serologisch.

Alle HIV/AIDS-Patienten mit Syphilis müssen liquorpunktiert werden.

▪ **Therapie**

Unkomplizierte primäre und sekundäre Syphilis, insbesondere beim Fehlen einer zentralnervösen Beteiligung, wird ganz konventionell mit Benzathin Penicillin G behandelt. Die Primärsyphilis mit 2,4 IU i.m. einmalig; sekundäre Syphilis mit der gleichen Dosis, 3-mal jeweils im Abstand von 1 Woche, im Falle einer zentralnervösen Beteiligung Penicillin G, 4 Mio. IE i.v. alle 4 h über 2 Wochen. Anschließend sollen 3-mal 2,4 Mio. IU Benzathin Penicillin i.m. jeweils im Abstand von 1 Woche verabreicht werden. Das Ansprechen auf diese Therapie muss durch serologische Kontrollen überprüft werden, der Liquor sollte spätestens nach 6 Monaten ebenfalls untersucht werden. Sollte keine Verminderung der Syphilisantikörperspiegel erreicht sein, muss eine weitere Therapie erwogen werden.

21.2.4 Mykobakterien-Infektionen

Sowohl Infektionen mit *Mycobacterium tuberculosis hominis* wie auch solche mit atypischen Mycobakterien spielen bei HIV/AIDS eine besondere Rolle und führen oft zu schweren Krankheitsverläufen.

Tuberkulose

Neuinfektionen mit und Aktivierung von *Mycobacterium tuberculosis hominis* in abgekapselten Primäraffekten sind ein besonders großes Problem bei HIV/AIDS-Infizierten (► Kap. 15). Weltweit sind etwa 20 Mio. Patienten infiziert, jährlich werden etwa 200.000 Tuberkulosetodesfälle bei HIV/AIDS gezählt. Besonders wichtig ist der Umstand, dass Tuberkulose (Tb) und HIV einen synergistischen Infektionsverlauf nehmen; HIV beschleunigt die Progression einer Tb und erhöht die Rate der Aktivierungen latenter Herde. Umgekehrt fördert eine Tb die HIV-Replikation. Ein besonderes Problem der letzten Jahre ist die Entwicklung universell therapieresistenter Tb-Stämme besonders in Afrika und den Ländern der ehemaligen Sowjetunion.

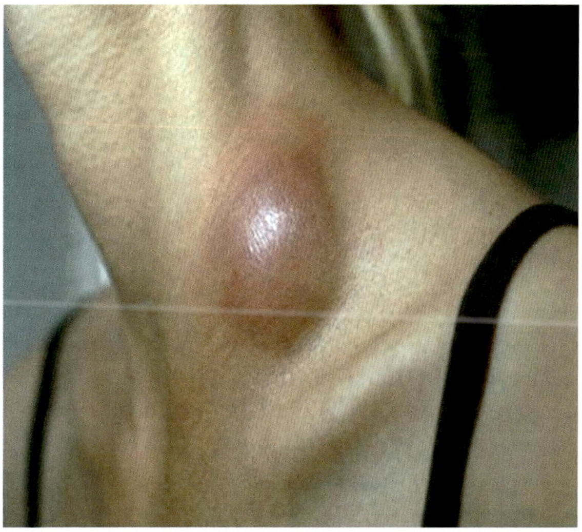

Abb. 21.13 *Mycobakterium tuberculosis hominis*: Abszess als Ausdruck eines Immunrekonstitutionssyndroms. (Mit freundlicher Genehmigung von Prof. Georg Stingl und Prof. Armin Rieger, Wien)

▪ **Therapie**

Patienten mit unkomplizierter Lungen- oder Lymphknotentuberkulose werden mit herkömmlichen Kombinationstherapien versorgt. Im Falle einer disseminierten Erkrankung oder bei CD4-Zahlen <150 muss das Therapieschema verändert werden. Idealerweise sollte eine HAART fortgeführt werden, obwohl immer wieder Medikamenteninteraktionen mit Tuberkulostatika beschrieben wurden. Verschiedene Schemata einer Tb-Prophylaxe erfolgen mit Isoniazid (INH) über 6 Monate, Kombinationen von INH mit Rifampicin oder INH, Rifampicin und Pyrazinamid über 6 Monate, oder INH mit Pyrazinamid für 2 Monate.

Die Tb-Prophylaxe mit Cotrimoxazol wird derzeit in Entwicklungsländern erprobt.

Hauttuberkulose

Die Hauttuberkulose tritt meist in Form von Ulzera auf, welche sich um Körperöffnungen ausbilden oder sich aus befallenen Lymphknoten (Lymphadenitis colliquativa) entwickeln. Auch disseminierte papulonoduläre Formen wurden beschrieben. Die Hautläsionen sind oft sehr erregerreich, sodass Spezialfärbungen nach Ziehl-Neelsen oder Fite-Faraco oft eine rasche Diagnose erlauben, sinnvoll ist jedoch immer das Anlegen einer Löwenstein-Kultur.

▪ **Therapie**

Die Therapie der Hauttuberkulose erfolgt mit adaptierten Kombinationsschemata, wobei natürlich die Ergebnisse des Antibiogramms beziehungsweise das Vorliegen lokaler Resistenzmuster berücksichtigt werden.

Infektionen mit *Mycobacterium tuberculosis hominis* und *Mycobacterium avium intracellulare* haben einen besonderen Stellenwert bei der Entwicklung des Immunrekonstitutionssyndroms.

Andere Mykobakterien

Der *Mycobacterium avium intracellulare*-Komplex (MAI) hat im Rahmen der AIDS-Pandemie eine besondere Bedeutung. Atypische Mykobakterien sind eher ungewöhnliche Krankheitserreger, werden in der Umwelt (Erdreich, Wassertanks, Aquarien) erworben und verursachen lokale Infektionen. Der Name atypisch scheint etwas unglücklich, da sie alle taxonomonischen Kriterien für Mykobakterien erfüllen. Der MAI-Komplex wurde ursprünglich in Vögeln und deren Kot identifiziert, und ist das häufigste atypische Mykobakterium bei HIV/AIDS.

Klinik

Die meisten Patienten zeigen eine B-Symptomatik mit Lymphadenopathie und Gewichtsverlust, viele haben beim Ausbrechen der Symptome eine CD4-Zahl unter 100. Hautveränderungen bei MAI sind selten, sie stellen immer eine Disseminierung der Erkrankung dar und treten als Papeln, Knoten, aber auch Abszesse auf.

Labor

Der Erregernachweis kann aus histopathologischen Schnitten erbracht werden. Blutkulturen müssen durchgeführt werden, hilfreich können auch Knochenmark-, Lymphknoten- oder Leberbiopsien sein, gegebenenfalls auch eine Stuhlkultur. Neben verschiedenen lichtmikroskopischen, insbesondere immunfluoreszenzoptischen diagnostischen Untersuchungen kann eine PCR-Untersuchung sehr nützlich sein.

Therapie

MAI-Infektionen sind schwierig zu behandeln. Behandelt wird mit Clarithromycin 500 mg 2-mal tgl. oder Azithromycin 600 mg tgl., kombiniert mit Ethambutol 20 mg/kg KG tgl. Auch Rifabutin 300 mg tgl. kann additiv verabreicht werden. Die Kombinationen richten sich natürlich nach den Antibiogrammen und werden über 6–9 Monate verabreicht. Sekundärprophylaxe wird gewöhnlich mit Azithromycin (600 mg 1- bis 2-mal/Woche) oder Clarithromycin (500 mg 1-mal tgl.) durchgeführt. Primärprophylaxe bei MAI-Infektion hat sich in Westeuropa nicht durchgesetzt und steht auch derzeit nicht mehr zur Diskussion, da die Zahl der MAI-Infektionen seit Einführung der HAART dramatisch gesunken ist.

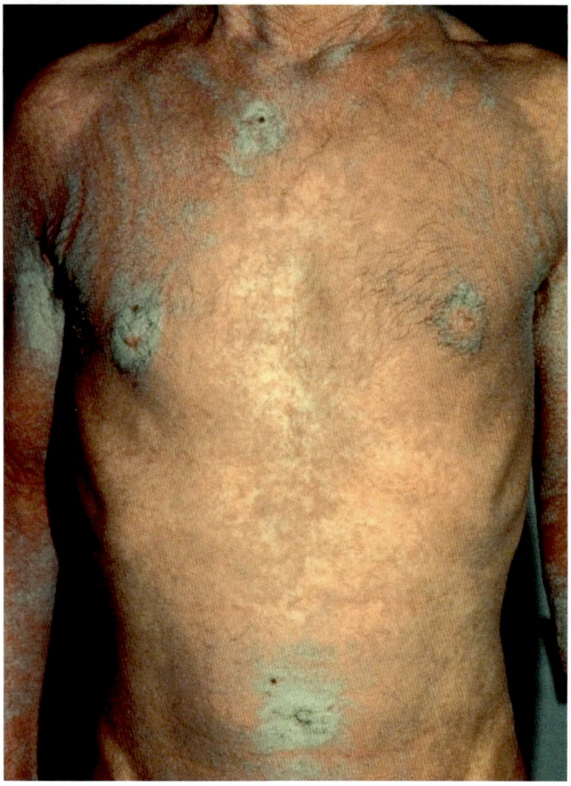

Abb. 21.14 *Scabies crustosa*: Disseminierte, dicke, psoriasiforme Schuppenauflagerungungen mit schmutzig-braun pigmentiertem Hautkolorit. (Mit freundlicher Genehmigung von Prof. Georg Stingl und Prof. Armin Rieger, Wien)

21.2.5 Ektoparasiten

Skabies

Neben gewöhnlichen Verlaufsformen wird bei HIV/AIDS immer wieder eine *Scabies crustosa (norvegica)* beobachtet (▶ Kap. 23). Diese Patienten zeigen ein generalisiertes, schuppendes Exanthem, das auch Hände und Füße einnimmt und erythrodermatisch verlaufen kann. Auffallend ist, dass der Juckreiz oft nicht sehr stark ausgeprägt und die Diagnose daher gelegentlich sehr schwierig ist. In Biopsien findet man in den Hyperkeratosen massenhaft Milben (1 g Schuppen soll bis zu 10.000 Milben enthalten). Diese Patienten sind daher höchst infektiös, Partner und medizinisch-soziale Betreuer oft ebenfalls infiziert. Das schuppende, ausgedehnte Erythem erinnert vor allem an ein atopisches Ekzem, eine Psoriasis, aber auch an eine Mycosis fungoides.

Therapie

Zusätzlich zur topischen Standardtherapie mit Permethrin ist es oft notwendig, die Patienten systemisch mit Ivermectin 150–200 μg/kg KG, Maximaldosis 12 mg, einmalig verabreicht, zu behandeln. Keratolytische Substanzen tragen zur Wiederherstellung eines normalen Hautbefundes bei.

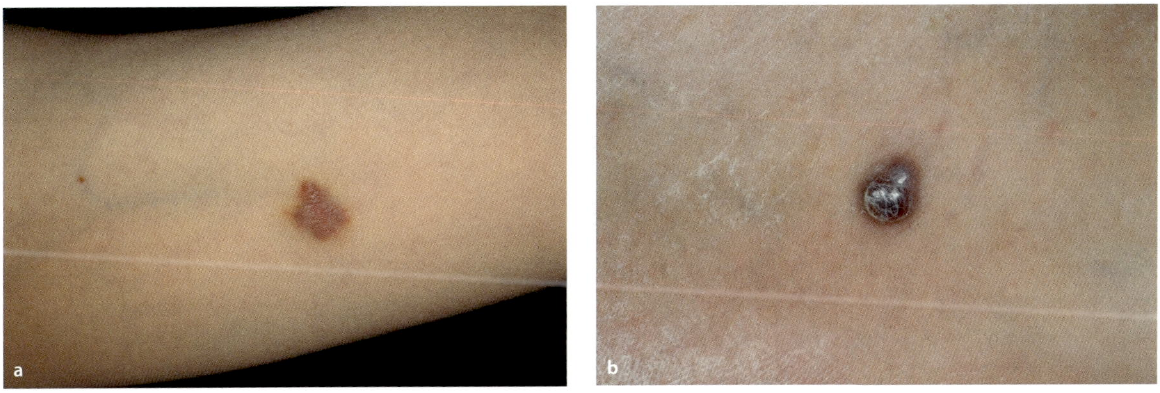

Abb. 21.15a, b a Kontusiformes frühes Kaposi-Sarkom. b Angiokeratom-artiges Kaposi-Sarkom

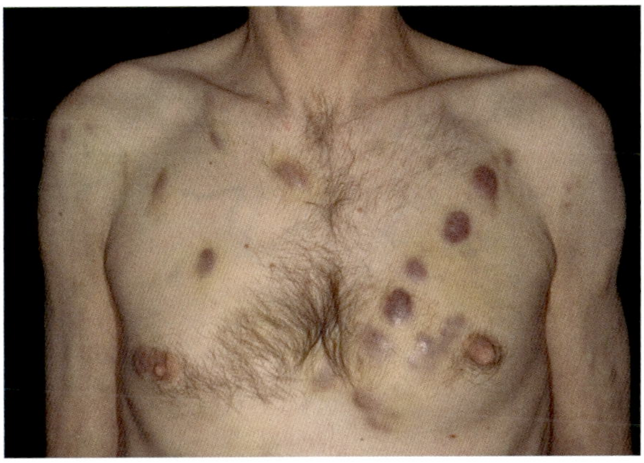

Abb. 21.16 Ausgedehntes, papulonodöses Kaposi-Sarkom

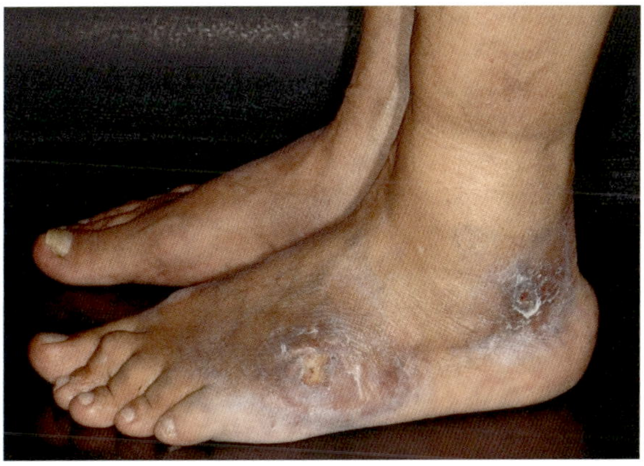

Abb. 21.17 Kaposi-Sarkom

Protozoen-Infektionen

Protozoen können beträchtliche Probleme bei HIV/AIDS-Patienten verursachen, führen aber nur selten zu Hautveränderungen. So wurden disseminierte entzündliche Papeln bei generalisierter Toxoplasmose beschrieben; in Leishmaniose-Endemiegebieten nehmen die Erkrankungsformen bei HIV/AIDS einen aggressiveren Verlauf, in Europa werden oft ulzerierende kutane Varianten nach Urlauben im Mittelmeerraum oder Nahen Osten beobachtet. Die Entwicklung einer Systemerkrankung ist auch bei diesen Patienten wesentlich häufiger als bei Nicht-HIV-Infizierten.

21.2.6 Tumoren

Kaposi-Sarkom

Epidemiologie

Das Kaposi-Sarkom (KS) (▶ Kap. 107) ist die charakteristische Erkrankung von MSM, wobei vor HAART 20% der Männer betroffen waren. Dagegen ist das KS in anderen Risikogruppen extrem selten.

Ätiopathogenese

Mit der Entdeckung des humanen Herpesvirus-8 (HHV-8; Kaposi-Sarkom-assoziiertes Herpesvirus/KSHV) in Kaposi-Sarkomen wurde die lange vermutete virale Ätiopathogenese dieses Tumors bestätigt. Auffallend ist, dass die Infektionsrate auch bei HIV-negativen MSM wesentlich höher als in der übrigen Bevölkerung ist. Virale DNA wurde in allen Kaposi-Sarkomen nachgewiesen, also auch jenen, die nicht mit HIV/AIDS assoziiert sind: dem klassischen Kaposi-Sarkom, dem afrikanisch-endemischen Kaposi-Sarkom, und dem Kaposi-Sarkom bei iatrogen Immunsupprimierten.

Klinik

Die Entwicklung eines Kaposi-Sarkoms hängt unmittelbar mit der Immundepletion/Immunsuppression zusammen. Der harte Gaumen ist die Prädilektionsstelle des HIV-assoziierten Kaposi-Sarkoms, eine Lokalisation, die vollkommen atypisch für die anderen Formen dieses Tumors ist. Die Tumoren durchlaufen eine stadienhafte Entwicklung, sie beginnen als Flecken, werden papulös und schließlich zu Tumoren. Gerne liegen sie in den Spannungslinien der

■ **Tab. 21.6** Klinische Klassifikation des AIDS-assoziierten Kaposi-Sarkoms*

Frühstadium (gute Prognose), wenn folgende Kriterien erfüllt werden:	Spätstadium (schlechte Prognose), falls eines der folgenden Kriterien erfüllt wird:
Tumor (T): 0. KS beschränkt auf Haut und Lymphknoten; nur minimale Läsionen an der Mundschleimhaut (flache Herde am harten Gaumen)	Tumor (T): 1. KS in Lunge oder Gastrointestinaltrakt; beträchtlicher Befall der Mundhöhle; Tumor-assoziiertes Ödem und Ulzera
Immunstatus (I): 0. >200 $CD4^{+}$-Zellen/µl	Immunstatus (I): 1. <200 $CD4^{+}$-Zellen/µl
Symptome (S): 0. Keine opportunistischen Infektionen, keine orale Kandidose, keine B-Symptome**	Symptome (S) 1. Anamnese opportunistischer Infektionen, orale Kandidose, Lymphome oder HIV-bedingte neurologische Erkrankung, B-Symptome

* Von AIDS Clinical Trial Group 1992
** B-Symptome = Fieber ungeklärter Ursache, Nachtschweiß, oder Diarrhoen über mehr als 2 Wochen, Gewichtsverlust ≥10%

Haut. Der klinische Verlauf ist nicht vorhersehbar, manche Tumoren bilden sich zurück, andere bleiben über längere Zeit unverändert groß, manche aber können überaus schnell wachsen und so größere Probleme verursachen. Tumoren können ulzerieren und auch zu Mutilationen führen. An Händen, Füßen, Genitalien, vor allem aber der Mundschleimhaut stellen sie eine beträchtliche kosmetische, aber auch funktionelle Beeinträchtigung dar, wobei sie lebensnotwendige Tätigkeiten wie Nahrungs- und Flüssigkeitsaufnahme oder das Sprechen behindern beziehungsweise unmöglich machen (■ Tab. 21.6).

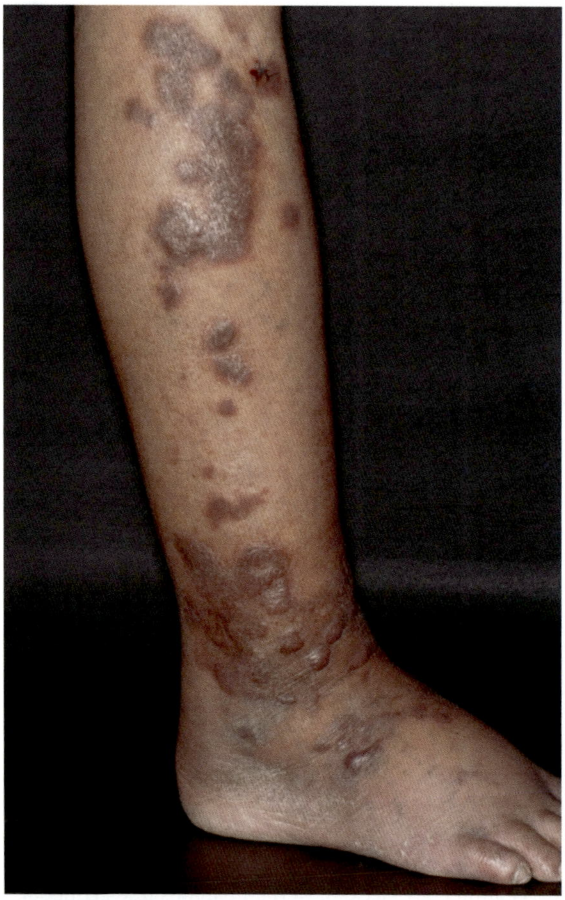

■ **Abb. 21.18** Kaposi-Sarkom mit Ödem

Das Kaposi-Sarkom ist eine AIDS-definierende Erkrankung. Mit der Einführung der HAART ist seine Inzidenz dramatisch zurückgegangen, sodass es heute bereits wieder ein seltenes Phänomen im Verlauf der HIV-Infektion geworden ist.

Differenzialdiagnose

Frühe Läsionen könnten mit einem Dermatofibrom, aber auch mit einem Granuloma pyogenicum, gegebenenfalls auch mit Läsionen einer bazillären Angiomatose verwechselt werden.

Therapie

Die Behandlung ist in ■ Tab. 21.7 dargestellt.

■ **Tab. 21.7** Therapie des AIDS-assoziierten Kaposi-Sarkoms

Typ	Auswahl
Obligatorisch	HAART
Lokaltherapie	Exzision Laser Kryotherapie Intraläsionale Vinka-Alkaloide Photochemotherapie Radiatio mit ionisierenden Strahlen Alitretinoin-Gel 0,1%
System-therapie	INF-α Mono-oder Polychemotherapie Liposomales Doxorubicin oder Daunorubicin

Lymphome

Etwa 10% aller HIV-positiven Patienten entwickeln im Laufe der Erkrankung Lymphome. Während in den ersten Jahren der HIV/AIDS-Pandemie eine ständige Zunahme der Inzidenz von Lymphomen beobachtet wurde, ist diese nach Einführung der HAART deutlich gesunken. Burkitt-Lymphome, immunoblastische Lymphome beziehungsweise primäre Lymphome des ZNS stellen AIDS-definierende Erkrankungen dar. Lymphome im Rahmen von HIV/AIDS werden in folgende Gruppen unterteilt:

- **Aggressive B-Zell-Lymphome**, bei denen das Epstein-Barr-Virus als ein wichtiger Kofaktor betrachtet wird. Diese treten einerseits in Lymphknoten auf, typisch bei HIV/AIDS ist deren Lokalisation im Oropharynx. Dabei werden diffuse großzellige B-Zell-Lymphome, B-Zell-immunoblastische Lymphome und das Burkitt-(Burkitt-ähnliche) Lymphom (AIDS-definierend) unterschieden.
- **Primäre ZNS-Lymphome**, welche die häufigste Erscheinungsform darstellen (AIDS-definierend).
- **Primäre Effusionslymphome**, welche sich in der Pleura beziehungsweise im Peritoneum finden, meist ohne primäre Beteiligung von Lymphknoten auftreten und mit humanem Herpesvirus-8 (HHV-8) oder Epstein-Barr-Virus assoziiert sind (AIDS-assoziiert).
- **Die multizentrische (plasmoblastische) Castleman-Erkrankung**, die ebenfalls mit HHV-8 assoziiert ist. B-Symptomatik, Lymphknotenschwellung, sowie Hepatosplenomegalie sind initiale Beschwerden; diese Tumoren können sich auch zu Effusionslymphomen beziehungsweise anaplastischen großzelligen Lymphomen entwickeln (AIDS-assoziiert).
- **Hodgkin-Lymphome** sind trotz Einführung der HAART etwa 5- bis 15-mal häufiger als bei HIV-Negativen.

Sowohl die klinischen Erscheinungsbilder, wie auch das Ansprechen auf Therapie unterscheiden diese Tumoren von ähnlichen Tumoren bei HIV-Negativen. Der Krankheitsverlauf ist meist wesentlich aggressiver, mit ausgedehnter extranodaler Beteiligung. Besondere Lokalisationen sind der Anus, das Herz, die Gallengänge und die Gingiva, wobei die Tumoren natürlich auch ein Verteilungsmuster wie bei HIV-Negativen einnehmen können. Eine Chemotherapie verursacht meist eine Zytopenie und verstärkt die bereits vorhandene Immunsuppression.

Details zur Diagnose und besonders zur Behandlung der AIDS-assoziierten Lymphome findet man unter http://www.lymphomainfo.net oder http://www.cancer.gov (National Cancer Institute).

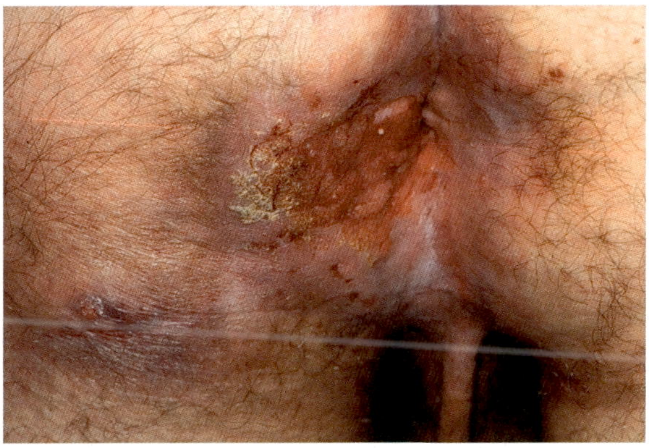

Abb. 21.19 Analkarzinom: weitgehend schmerzlose (peri)-anale Ulzera. Vorsicht vor Verwechselung mit ulzerierendem Herpes simplex

Karzinome

Sämtliche maligne Erkrankungen treten bei HIV/AIDS-Patienten wesentlich häufiger als bei HIV-Negativen auf. Dazu zählen Seminom, Leberzell- und Prostatakarzinom, und auch Leukämien. Aber auch für diese malignen Erkrankungen gilt, dass ihre Inzidenz nach Einführung der HAART deutlich gesunken ist. Auch Plattenepithelkarzinome der Haut und Basalzellkarzinome (non-melanoma skin cancers) treten HIV/AIDS-assoziiert wesentlich häufiger auf und nehmen auch einen wesentlich aggressiveren Verlauf, mit rascher Infiltration tieferer Gewebsschichten.

Ähnliches gilt für HPV-induzierte Erkrankungen. Diese Tumoren treten wesentlich häufiger auf, nehmen einen aggressiveren Verlauf und lokalisieren sich bevorzugt an Oropharynx, Lippen, Vulva, Penis, Anus und Zervix, wobei letztere ebenfalls eine AIDS-definierende Erkrankung darstellt.

Auch Melanome und Merkelzelltumoren sind bei HIV/AIDS-Infizierten häufiger.

21.2.7 Nichtinfektiöse Hautkrankheiten

Seborrhoisches Ekzem

Das plötzliche und schwere Auftreten eines seborrhoischen Ekzem (▶ Kap. 33) führt oft zur Initialdiagnose einer HIV-Infektion. Während des Erkrankungsverlaufs entwickeln 20–70% aller Betroffenen eines seborrhoischen Ekzem, also wesentlich häufiger als in der HIV-negativen Population, in welcher es etwa 10% der Bevölkerung betrifft. Die Bedeutung von *Malassezia furfur* als wesentlichem Kofaktor in der Entwicklung eines seborrhoischen Ekzem wird ganz besonders durch deren promptes Ansprechen auf Imidazole hervorgehoben.

Therapie

Topische Imidazolpräparationen (Cremen, Lösungen, Shampoos) stellen die Basis der Therapie dar, schwerere Verlaufsformen können aber auch den Einsatz systemischer Antimykotika (Fluconazol, Itroconazol) erfordern. Durch ihre entzündungshemmende Wirkung ist der zusätzliche Einsatz topischer Glukokortikoide (Lösungen, Schaumpräparate) oft sehr hilfreich. Bei geringer Krankheitssymptomatik können auch Calcineurininhibitoren (Tacrolimus und Pimecrolimus) sinnvoll sein.

Psoriasis

Plötzliches Auftreten einer ausgedehnten Psoriasis (▶ Kap. 39), schwere Schübe einer bekannten Erkrankung, oft kombiniert mit ausgeprägtem seborrhoischen Ekzem, gelegentlich auch mit einer Balanitis circinata Reiter, können ein Hinweis auf eine HIV-Infektion sein. Die Prävalenz ist mit 2–5% leicht erhöht im Vergleich zur Normalbevölkerung, bei Kaukasiern liegt sie etwa 2–3%. Gerade bei jüngeren Patienten sollte plötzliches Auftreten schwerer Verlaufsformen oder massive Verschlechterung einer bereits bestehenden Psoriasis immer Anlass für eine HIV-Testung darstellen.

Therapie

Die Behandlung der Psoriasis bei HIV-Infizierten folgt den Prinzipien der Behandlung von HIV-Negativen und setzt sich aus einer topischen Therapie mit Glukokortikoiden, Vitamin-D-Analoga, topischen Retinoiden und Dithranol/Cignolin zusammen. Sollte eine systemische Therapie notwendig sein, muss auf immunsuppressive Medikamente wie Methotrexat und Cyclosporin A verzichtet und systemischen Retinoiden der Vorzug gegeben werden. Auch Bestrahlungen mit UVB-Schmalband sowie PUVA, insbesondere in Form der Bade-PUVA-Therapie, sind sinnvoll. Bei Photochemotherapie muss die Zahl CD4-positiver Lymphozyten regelmäßig kontrolliert und die Bestrahlungsintensität dem Immunstatus angepasst werden.

Über die Behandlung der HIV-assoziierten Psoriasis mit Biologika liegen nur sehr unzureichende Berichte vor.

Morbus Reiter

Ein Morbus Reiter (▶ Kap. 39) tritt in etwa 0,5–1% der HIV/AIDS-Population auf. Diese Erkrankung wird als ein schlechter prognostischer Faktor betrachtet.

Therapie

Den höchsten Stellenwert in der Behandlung hat die HAART; darüber hinaus können systemische Retinoide, gegebenenfalls kombiniert mit einer kurzfristigen systemischen Glukokortikoidtherapie, sinnvoll sein. Kutane Manifestationen eines Morbus Reiter werden wie eine Psoriasis behandelt. Alle Patienten mit einem Morbus Reiter werden auf ihren HIV-Status untersucht.

Atopisches Ekzem

Die Bedeutung des atopischen Ekzems (▶ Kap. 32) bei HIV/AIDS-Patienten ist unklar, manche Studien berichten über dessen gehäuftes Auftreten, andere das Gegenteil. Sicher ist, dass die verschiedenen bakteriellen, viralen und mykotischen Infektionen zu einer Verschlechterung eines bestehenden atopischen Ekzems führen können.

Xerosis und Pruritus

Bis zu 30% aller Patienten entwickeln trockene Haut, assoziiert mit generalisiertem Pruritus (Juckreiz), ganz besonders während der Wintermonate. Neben lokoregionären Umweltbedingungen wie trockener Luft und überhöhter Raumtemperatur werden Verminderung der Talgproduktion, Veränderungen der Hautlipide, möglicherweise auch hormonelle Einflüsse als Ursache dieser Xerosis cutis vermutet. Mit zunehmender Immundysregulation im weiteren Verlauf der Erkrankung verschlechtern sich trockene Haut und Juckreiz. Besondere Kofaktoren stellen eine geringe Zahl von $CD4^+$-Lymphozyten, hohe virale Last und mäßiges Ansprechen auf die antiretrovirale Therapie dar. Häufig tritt die Xerosis cutis beim Wasting-Syndrom auf.

Eine Sonderform der Xerosis cutis stellt die **erworbene Ichthyose** dar, die sich vor allem auf die Streckseiten der Extremitäten, aber auch auf den Stamm lokalisiert, und häufig mit einem palmoplantaren Keratoderm assoziiert ist. Charakteristisch sind dicke, festhaftende Schuppen. Ob für diese Hautveränderungen ebenfalls Mutationen im Filaggringen, wie sie bei Ichthyosen und dem atopischen Ekzem beschrieben wurden, verantwortlich sind, ist derzeit nicht bekannt. Ein HIV-Test sollte bei allen Patienten mit ähnlicher Symptomatik durchgeführt werden. Verschiedene zugrunde liegende Erkrankungen wie Leberfunktionsstörungen, Lymphome, HAART-induzierte Lipodystrophie, aber auch deren Behandlung mit Statinen beeinflussen und verschlechtern das Symptom der trockenen Haut und erworbenen Ichthyose von HIV/AIDS-Patienten.

Papulöse juckende Eruption

Klinik

Diese morphologische Beschreibung spiegelt unser fehlendes Wissen um die Ätiopathogenese dieser Erkrankung wider. Die papulöse juckende Eruption (papular pruritic eruption) tritt bei bis zu 50% HIV-Infizierter auf, insbesondere in der Karibik und in Afrika; in den Vereinigten Staaten und Europa wird es dagegen nur sehr selten beobachtet. Es stellt eine spezifische, HIV-induzierte, pruritische Erkrankung dar, dic in unseren Breiten nahezu ausschließlich bei (dunkelhäutigen) Immigranten beobachtet wird. Die juckenden Papeln treten an den Extremitäten, am Stamm, aber auch im Gesicht auf, aufgrund des Juckreizes sind meist viele Papeln exkoriiert und von Krusten bedeckt. Sie heilen mit postinflammatorischen Hyperpigmentierungen ab. Ihr Ätiopathomechanismus ist unklar, nach wie vor wird eine unspezifische Reaktion auf (nicht näher definierte) Arthropodenbisse vermutet.

▪ Differenzialdiagnose

Alle Ursachen von Pruritus (▶ Kap. 34) müssen ausgeschlossen werden, dazu zählen natürlich auch hepatischer und renaler Juckreiz, Skabies und Medikamentenreaktionen. Die papulösen Exantheme bei AIDS-Patienten schließen auch die verschiedenen Follikulitiden, die durch Bakterien, *Malassezia furfur* oder *Demodex folliculorum* verursacht werden, eine Miliaria, insbesondere wenn sie mit Nachtschweiß assoziiert ist, aber auch idiopathische Ursachen ein.

▪ Histopathologie

Es finden sich oberflächliche und tiefe, keilförmige beziehungsweise perivaskuläre Infiltrate aus Lymphozyten, denen massenhaft Eosinophile, aber auch Neutrophile beigemengt sind.

▪ Therapie

Als wichtigste Behandlungsmaßnahme gilt eine Verbesserung des Immunstatus, weshalb der HAART eine besondere Bedeutung zukommt. Hilfreich können topische Glukokortikoide, rückfettende Externa, systemische Antihistaminika, aber auch eine Phototherapie sein, sei es mit PUVA oder Schmalband-UVB. Wichtig ist, auf sekundäre bakterielle Besiedelungen zu achten, da diese oft einer systemischen antibiotischen Therapie bedürfen.

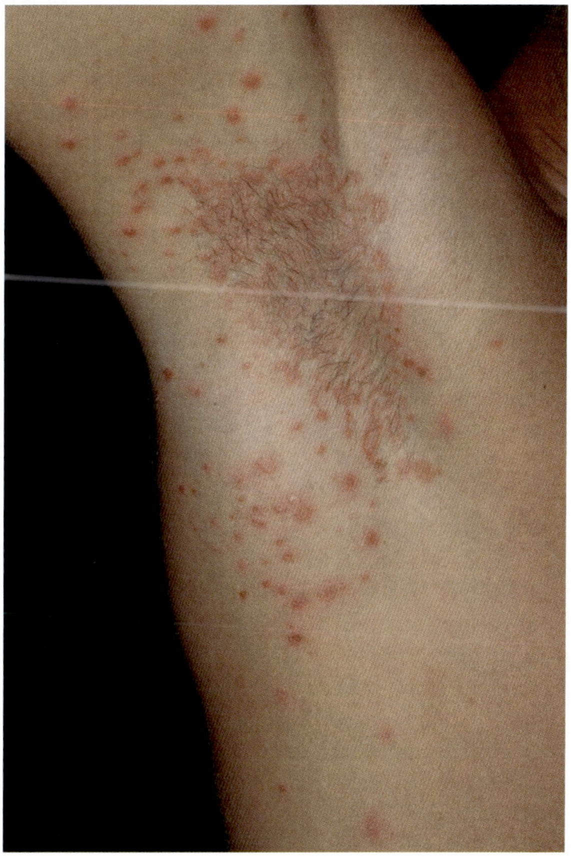

Abb. 21.20 Disseminierte eosinophile Follikulitis: Juckende follikuläre Papeln

Eosinophile Follikulitis

Die eosinophile pustulöse Follikulitis ist eine Entzündung der Haarfollikel vor allem durch eosinophile Granulozyten. Sie tritt in drei klinischen Varianten auf:

- Klassische Ofuji-Follikulitis
- Kindheitsassoziiert
- Bei Immunsupprimierten, insbesondere bei HIV/AIDS

▪ Klinik

Die eosinophile pustulöse Follikulitis im Rahmen einer Immunsuppression ist durch besonders juckende, erythematöse, follikuläre Papeln charakterisiert, die bei Präsentation meist exkoriiert und ödematös sind. Sie lokalisiert sich vor allem an der Kopfhaut, im Gesicht, an den oberen Extremitäten und symmetrisch über den oberen Anteil der Brust. Es besteht eine deutliche Assoziation mit dem Grad der Immunsuppression. Verschiedene Untersuchungen haben gezeigt, dass proinflammatorische Zytokine wie Eotaxin, RANTES und Interleukine 4, -5 und -13, die den Einstrom und das Überleben von Eosinophilen stützen, in den Läsionen gefunden werden. Die eosinophile pustulöse Follikulitis kann auch Ausdruck des Immunrekonstitutionssyndroms nach Einleitung einer HAART sein.

▪ Differenzialdiagnose

Alle Formen von Follikulitiden müssen in das differenzialdiagnostische Spektrum eingeschlossen werden.

▪ Histologie

Es findet sich ein entzündliches Infiltrat aus Eosinophilen und Lymphozyten, diese nahezu ausschließlich $CD8^+$, darüber hinaus einzelne Neutrophile auf der Höhe des Isthmus, aber auch in Talgdrüsen, gelegentlich auch in den Ausführungsgängen. Selten können sich auch eosinophile follikuläre Abszesse mit einer kompletten Destruktion des Follikels finden. Bei 40% der Patienten wird eine muzinöse Degeneration im Follikel vom Talgdrüsenapparat beschrieben. Gelegentlich kommt es zur Ausbildung von Flammenfiguren und Nekrosen.

▪ Therapie

Die wichtigste Behandlung ist HAART, obwohl massive Krankheitsschübe im frühen Verlauf einer HAART beobachtet wurden. Potente topische Glukokortikoide können das Auftreten neuer Läsionen unterdrücken, zentral wirkende Antihistaminika der 1. und 2. Generation helfen, den nächtlichen Juckreiz zu stillen. Phototherapie, UVA mit oder ohne Psoralene, und UVB-Therapie können hilfreich sein. Gutes Ansprechen zeigt diese quälende Krankheit auf systemische Glukokortikoide, zumindest in einer initialen Dosierung von 1 mg/kg KG täglich, wobei auf die Nebenwirkungen dieser Therapie besonders zu achten ist, und eine rasche Reduktion der täglichen Dosis, den klinischen Symptomen angepasst, erfolgen muss. Auch Isotretinoin in einer Dosierung von 1 mg/kg KG täglich über mehrere Wochen, anschließend reduziert auf eine tägliche Dosis von 20–40 mg, kann hilfreich sein.

21.2.8 Verschiedenes

Photosensitivität

In den ersten Jahren der AIDS-Pandemie wurde der regelmäßige Besuch von Sonnenstudios, insbesondere von MSM, für die Entwicklung von AIDS mitverantwortlich gemacht. UVA-Licht führt zur Depletion der Epidermis von Langerhans-Zellen und dadurch in der Folge auch zu einer vermehrten Freisetzung von HIV. In den folgenden Jahren wurden darüber hinaus Photosensitivitätssyndrome (► Kap. 44) assoziiert mit HIV/AIDS beschrieben. Dazu zählen die **Porphyria cutanea tarda**, insbesondere bei Koinfektionen mit Hepatitis B und/oder C. Diese Patienten sind deshalb schwierig zu behandeln, da Aderlässe wegen begleitender Anämie oft nicht zu verantworten sind, und Chloroquin meist schlecht vertragen wird.

Typisch, aber sehr selten und immer ein frühes Zeichen zunehmender Immundefizienz, ist die **chronisch aktinische Dermatitis**. Meist ist diese UVB-assoziiert, wahrscheinlich ist aber eine Kombination von UVA und UVB für die Entstehung dieser Erkrankung verantwortlich. Anders als bei HIV-Negativen findet sich kaum eine Anamnese für die Anwendung systemischer oder topischer photosensibilisierender Substanzen.

Sehr selten wurde ein **multiples Granuloma anulare** in lichtexponierter Haut beschrieben, erhöhte Photosensitivität gegen UVB-Strahlung solcher Patienten wurde wiederholt dokumentiert. Konsequente Photoprotektion ist die sinnvollste therapeutisch/präventive Maßnahme bei solchen Patienten, eine Therapie mit Dapson (50–100 mg täglich) kann sinnvoll sein, besonders störende und große Granulome können auch intraläsional mit Glukokortikoiden behandelt werden.

Selten ist die **UV-induzierte lichenoide Dermatitis**, klinisch einem idiopathischen Lichen ruber planus ähnlich, und meist eine Folge der Einnahme photosensibilisierender Medikamente, insbesondere Cotrimoxazol.

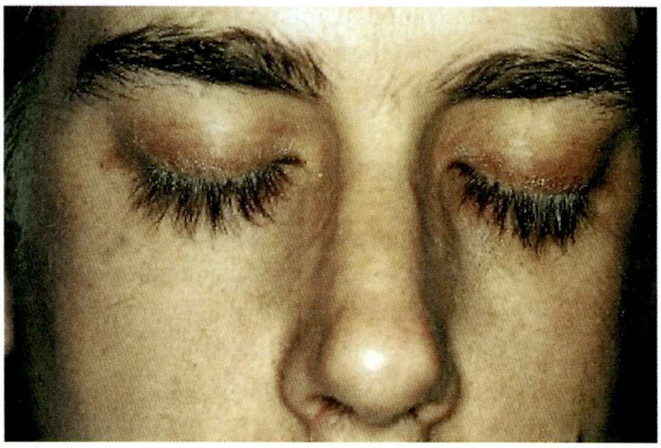

Abb. 21.21 Trichomegalie der Wimpern

Patienten mit Hauttyp V und VI können eine **UVB-induzierte Hyperpigmentierung** entwickeln. Die eigentliche Ursache ist nicht bekannt, HAART könnte ein Kofaktor sein. Zidovudin kann Hautverfärbungen verursachen, welche als braune Flecken, insbesondere an hautnahen Schleimhäuten und als diffuse Pigmentierung der Nagelplatten auftreten. Beim Wasting-Syndrom wird eine diffuse Hyperpigmentierung beobachtet, bei diesen Patienten ist ganz besonders auf einen Morbus Addison, verursacht durch CMV-Infektionen der Nebennieren, zu achten.

Haarerkrankungen

Telogeneffluvium ist eine häufige Folge physischen und psychischen Stresses und wird bei HIV/AIDS nicht selten beobachtet, ist aber unspezifisch. Ein typisches Krankheitsbild stellt die **Trichomegalie** der Wimpern dar, wobei diesen Patienten besonders kräftige und lange Wimpernhaare wachsen, die aus kosmetischen Gründen gekürzt werden müssen. Die Trichomegalie ist immer ein Ausdruck zunehmender Immundysfunktion.

Autoimmunerkrankungen

Paradox scheint die Entwicklung von Autoimmunerkrankungen bei HIV/AIDS mit zunehmender Immundefizienz. Dieses paradoxe Phänomen wird durch eine veränderte Immunmodulation erklärt, die zu einer vermehrten Antikörperproduktion führen könnte. Sowohl antinukleäre Antikörper, wie auch Antikardiolipin-Antikörper werden häufig nachgewiesen. Auch ein **Sicca-Syndrom** ist nicht selten, dagegen werden Ro- und La-Antikörper ganz selten gefunden. Solche Patienten werden am besten mit artifizieller Speichel- und Tränenflüssigkeit behandelt. Auch diese Patienten profitieren eindeutig von der HAART.

Andere häufige Hautsymptome sind Petechien, Teleangiektasien und eine leukozytoklastische Vaskulitis; aber auch Myositis und Arthritis werden bei HIV/AIDS gehäuft beobachtet.

Veränderungen der Mundschleimhaut

Aphthen

Orale Aphthen, assoziiert mit einem Exanthem, sind pathognomonisch für eine akute retrovirale Erkrankung. Orale Aphthen sind ein häufiges Problem bei HIV/AIDS-Patienten. Sie verlaufen chronisch-rezidivierend, können in ganz unterschiedlichen Schweregraden, als kleine, multiple Aphthen oder als schlecht und langsam heilende, tiefe aphthöse Geschwüre auftreten, die an einen Morbus Behçet denken lassen. Infektionen, insbesondere mit HSV und CMV, müssen immer ausgeschlossen werden. Gelegentlich findet man im Labor eine Leukopenie.

Therapie

Diese ist unbefriedigend, topisches Glukokortikoid (als Lutschtabletten oder in Gelform) ist Basistherapie, auch Tetrazyklinlösungen können hilfreich sein. Systemische Therapie mit Thalidomid oder Glukokortikoiden wirkt nahezu immer. Erfolgreiche Behandlungen wurden auch mit topischem GM-CSF (400 µg in 200 ml 5% Glukose) durchgeführt.

Akute nekrotisierende ulzeröse Gingivitis

Entzündungen der Mundschleimhaut, insbesondere der Gingiva, betreffen nahezu jeden HIV/AIDS-Patienten, bei etwa 9% tritt die akute nekrotisierende ulzeröse Gingivitis (ANUG) auf (▶ Kap. 76). Diese wird wahrscheinlich durch ein Gemisch aus fusiformen Bazillen, Spirillen, Gram-negativen Bakterien, *Candida albicans* und anderen Mikroorganismen, kombiniert mit einer inadäquaten Mundhygiene und Malnutrition verursacht. Ihren Ursprung nehmen die Nekrosen von den Interdentalpapillen und breiten sich dann über die gesamte Gingiva und weitere Schleimhautoberflächen des Mundes (ulzeröse Stomatitis) aus. Die Erkrankung ist sehr schmerzhaft, spontane Blutungen setzen ein, es besteht beträchtliche Halitosis (Foetor ex ore). Die regionären Lymphknoten schwellen an, schließlich können Knochendestruktionen auftreten, sodass letztendlich ein Noma-ähnliches Bild entsteht (▶ Kap. 13).

Differenzialdiagnose

Die Marginalgingivitis mit bandförmigem Erythem entlang der Gingiva um die Zahnaustrittsstellen ist nahezu spezifisch für HIV/AIDS, verläuft meist mild und ist um 2–3 Zähne lokalisiert. Ursache ist schlechte Zahnhygiene bei HIV/AIDS, assoziiert mit *Candida albicans*. Krankheiten wie Periodontitis, Herpes simplex- und CMV-Infektionen, mukokutanes Erythema multiforme und fixe Arzneimittelexantheme müssen ausgeschlossen werden.

Therapie

In erster Linie ist eine Verbesserung der Mund- und Zahnhygiene wichtig. Nekrotisches Gewebe muss entfernt werden. Spülungen mit Antiseptika wie Chlorhexidin können in akuten Phasen wie auch zur Prophylaxe hilfreich sein. Topische Anästhetika erlauben den Patienten eine schmerzfreie Nahrungs- und Flüssigkeitsaufnahme. Systemisches Metronidazol und Trimethoprim-Sulfamethoxazol, kurzfristig verabreicht, können bei schwereren Verläufen sinnvoll sein, wahrscheinlich durch die Wirkung dieser Medikamente im Gram-negativen Bereich.

Beim Vorliegen einer ANUG müssen die antiretrovirale Therapie evaluiert und zusätzliche hämatologische Erkrankungen (Leukämie, Lymphom) ausgeschlossen werden.

21.3 HIV/AIDS bei Kindern

Ätiopathogenese und Klinik

Die klinischen Manifestationen von HIV/AIDS im Kindesalter unterscheiden sich von jenen der Erwachsenen. Während in den frühen Zeiten der AIDS-Pandemie Kinder häufig über Blut und Blutprodukte infiziert wurden, stellen HIV-positive Mütter heute die erste und wichtigste Infektionsquelle dar. Wichtig ist, dass bei Kindern andere, meist angeborene Immundefizienzsyndrome ausgeschlossen werden müssen (Kap. 63).

Der Immunstatus wird entsprechend den 1994 überarbeiteten Klassifikationen bei Kindern unter 13 Jahren in 3 Kategorien unterteilt, welche sich nach dem prozentuellen Anteil von $CD4^+$-Lymphozyten richtet:

- 1–14% bedeutet schwere Immunsuppression
- 15–24% moderate Immunsuppression
- Sind mehr als 25% $CD4^+$-Lymphozyten vorhanden, liegt ein regelrechter Befund vor

Die **klinische Klassifikation** umfasst 4 Kategorien:

- N: Keine Symptome
- A: Milde Symptome
- B: Moderate Symptome
- C: Schwere Symptome

Bis zum Erreichen des ersten Lebensjahrs entwickeln etwa 75% aller Neugeborenen klinische Symptome. Schwere, bakterielle Infektionen stehen im Vordergrund, Lymphknotenschwellung, Hepatosplenomegalie, Entzündungen der Speicheldrüsen (insbesondere Parotis) und interstitielle lymphozytäre Pneumonien können ebenfalls vorkommen. Im Labor können Immunglobuline erhöht, die Zahl der $CD4^+$-Lymphozyten reduziert sein. Wichtig ist auf neurologische Symptome zu achten, auch Pneumonien mit *Pneumocystis jiroveci* wurden beschrieben.

Auch die Hautveränderungen bei Kindern unterscheiden sich von jenen erwachsener HIV/AIDS-Patienten. Infektionen bestimmen das klinische Bild. Bei Kleinkindern sind dies Candida-Infektionen, insbesondere der Windelregion und der Mundschleimhaut, später bestimmen bakterielle Hautinfektionen wie Impetigo, Abszesse und Erysipele das klinische Bild. Häufige Erreger sind *Staphylococcus aureus*, *Streptococcus pneumoniae* und *Haemophilus influenzae*. Auch Infektionen mit *Penicillium marneffei* und Dermatophyten sind häufig. Chronische und persistierende Herpes-simplex-Infektionen, ausgedehnte Mollusca contagiosa und HPV-Warzen müssen immer den Verdacht auf HIV/AIDS erwecken.

Herkömmliche Infekte verlaufen meist schwer, persistierend und chronisch-rezidivierend. Außerdem werden schwere Verlaufsformen von atopischem Ekzem und seborrhoischem Ekzem, vor allem die papulöse pruritische Eruption beobachtet.

Malignome sind eher selten, allerdings wurden Lymphome und Leiomyosarkome beschrieben. Kaposi-Sarkome treten bei Kindern so gut wie nie auf.

▪ Therapie

Auch bei Kindern und Säuglingen werden vor allem Therapiekombinationen eingesetzt. Säuglinge, welche in utero HIV-exponiert wurden, werden über 6 Wochen mit RTI's behandelt, anschließend erfolgen engmaschige klinische Kontrollen und Laboruntersuchungen.

Anders ist dies bei HIV-positiven (Kleinst-)Kindern. Mit den modernen Labormethoden, die auch den Nachweis von Viren erlauben, ist eine Diagnose meist innerhalb der ersten 3 Lebensmonate möglich. Bei Seropositivität erfolgen Laboruntersuchungen und klinische Inspektionen in einer ähnlichen Frequenz wie bei Erwachsenen. Die antiretrovirale Therapie ist eine Kombinationstherapie nach den gleichen biologischen Prinzipien wie bei Erwachsenen.

Wir selbst behandeln keine Säuglinge und Kinder und verweisen daher auf weiterführende Literatur unter http://www.aidsinfo.nih.gov/contentfiles/pediatricguidelines_pda.pdf.

21.4 Prophylaxe und allgemeine Gesundheitsmaßnahmen

21.4.1 Prophylaxe vertikaler Übertragung

Die Möglichkeit einer vertikalen Übertragung des Virus ist direkt proportional zur Viruslast (Anzahl der HIV RNA-Kopien im Plasma) der Mutter. Die antiretrovirale Therapie während der Schwangerschaft zielt in erster Linie auf eine Verminderung der Viruslast der Mutter, wodurch die Wahrscheinlichkeit einer Transmission verringert wird. Die Therapie während der Schwangerschaft muss hinsichtlich der Nebenwirkungen an Mutter und Kind vor allem in Bezug auf Mutagenität und Teratogenität besonders vorsichtig durchgeführt werden. Es sollten außerdem eventuelle zukünftige Behandlungsoptionen nicht kompromittiert werden.

Die meisten Studien bei HIV-positiven Schwangeren wurden mit Zidovudin durchgeführt. Zidovudin-Monotherapie während des 3. Trimenons, intravenös während der Geburtsphase, und anschließend 4–6 Wochen für das Kind, reduzierte die Transmission von 25 auf 8%. In Kombination mit Lamivudine wurden die Transmissionsraten in Studien in München und Wien auf unter 3,5% gesenkt. Dreierkombinationen mit dem NNRTI Viramune, NRTI's und PI's wurden ebenfalls eingesetzt. Efavirenz soll nicht während der Schwangerschaft verwendet werden, da es offensichtlich zerebrale Deformitäten verursachen kann, Stavudine und Didanosine sollten aufgrund ihrer hohen mitochondrialen Toxizität nicht eingesetzt werden. Die Geburt sollte mittels Kaiserschnitt erfolgen, bei HI-Virussuppression der Mutter bei Geburt kann allerdings auch eine Geburt per vias naturales in Betracht kommen. In unseren Breiten soll nicht gestillt werden. Die postnatale Prophylaxe der Neugeborenen wird mit Zidovudin (2 mg/kg KG pro Tag per os, alle 6 h über 4–6 Wochen oder 1,3 mg/kg KG i.v. alle 6 h für 10 Tage) fortgeführt.

21.4.2 Prophylaxe opportunistischer Infektionen

Neben der Prophylaxe einer HIV-Infektion spielen primäre und sekundäre Prophylaxe bei verschiedenen Infektionskrankheiten eine besondere Rolle. Unter primärer Prophylaxe versteht man die Verabreichung von Medikamenten zur Verhinderung des erstmaligen Auftretens einer Erkrankung, unter sekundärer Prophylaxe die Fortführung einer Behandlung nach erfolgreicher Therapie einer Infektionserkrankung.

21.4.3 Primärprophylaxe

Die Public Health Services der Vereinigten Staaten haben gemeinsam mit der Infectious Disease Society of America Richtlinien zur Verhinderung opportunistischer Infektionen bei HIV-Infizierten erstellt. Voraussetzungen für eine Primärprophylaxe sind die hohe Wahrscheinlichkeit einer Infektion und die Sicherheit, dass diese einfach, effektiv und weitgehend untoxisch ist. Eine Primärprophylaxe wurde für folgende vier Krankheitserreger empfohlen: *Mycobacterium tuberculosis* und *Mycobacterium-avium-intracellulare*-Komplex, *Pneumocystis jiroveci* und *Toxoplasma gondii*.

Für Patienten mit $CD4^{+}$-Werten <200 Zellen/µl gelten folgende Empfehlungen:

- ***Pneumocystis jiroveci:*** Trimethoprim (160 mg) – Sulfamethoxazol (800 mg) (Cotrimoxazol) täglich, oder Inhalationen mit Pentamidin (300 mg) 1-mal pro Monat. Alternativen sind Dapson und Atovaquone.

Für Patienten <100 $CD4^+$-Zellen/µl lauten die Empfehlungen:

- ***Toxoplasma gondii:*** Falls der Toxoplasmosetiter positiv ist, wird Trimethoprim – Sulfamethoxazol empfohlen. Die meisten der Patienten erhalten dieses jedoch bereits bei einer möglichen *Pneumocystis-jiroveci*-Infektion.
  Alternativen sind wiederum Dapson, Pyrimethamin und Folsäure.
- ***Mycobacterium-avium-intracellulare*-Komplex:** Azithromycin 1500 mg pro Woche (im deutschsprachigen Raum gibt es keine 600 und 1200 mg Präparate), Clarithromycin 2-mal 500 mg/Woche
- ***Mycobacterium tuberculosis:*** Isoniazid 300 mg über 9 Monate nach Kontakt mit einem infektiösen Patienten und positivem Hauttest (und/oder Interferon-γ-Release-Assay/Quantiferon Test). Rifabutin (300 mg täglich) wird ebenfalls verordnet, die Wirksamkeit ist jedoch nicht so gut dokumentiert. Bei Patienten, die wegen latenter Tuberkulose behandelt wurden, ist das Risiko einer Tb-Reaktion wesentlich geringer als die Gefahr der Toxizität der tuberkulostatischen Medikation.

Diese Richtlinien empfehlen nicht die Routine-Primärprophylaxe von Infektionen mit *Cryptococcus neoformans*, *Histoplasma capsulatum* oder CMV. Die Empfehlung einer Prophylaxe dieser Infektionen hängt primär vom aktuellen Krankheitsbild und der Zahl an $CD4^+$-Lymphozyten eines Patienten ab. Sobald unter einer HAART die Zahl peripherer Leukozyten auf >200 $CD4^+$-Zellen/µl steigt, können prophylaktische Maßnahmen abgesetzt werden.

21.4.4 Sekundärprophylaxe

Dabei handelt es sich um die Fortsetzung einer medikamentösen Therapie nach erfolgreicher Behandlung einer Infektionskrankheit, um die Gefahr einer Neuinfektion oder eines Wiederausbruchs zu minimieren.

- **Disseminierte *Mycobacterium-avium-intracellulare*-Infektion:** Prinzipiell Fortführung der Therapie (Chlarithromycin + Ethambutol) bis zur Immunrekonstitution (≥100 $CD4^+$-Lymphozyten/µl für 6 Monate und >12 Monate Therapie)
- **Cryptococcus-Meningitis:** Fluconazol 200 mg täglich.
- **CMV:** Ganciclovir 5 mg pro kg oder Foscarnet 90–120 mg pro kg, 5–7 Tage pro Woche.
- **Herpes-simplex-Virus:** Bei persistierenden Problemen Aciclovir 400 mg, 2-mal täglich durchgehend (dieses prophylaktische Schema ist nicht generell akzeptiert).
- ***Pneumocystis jiroveci:*** Gleiche Dosierung wie bei Primärprophylaxe.
- ***Toxoplasma gondii:*** Nach Enzephalitis Pyrimethamin (50 mg täglich) + Sulfadiazin 2000–4000 mg/Tag, ergänzt durch Folsäure.

In verschiedenen Lehrbüchern wird auch eine Sekundärprophylaxe für **Aspergillus niger** (Itraconazol oder Voriconazol, jeweils 200 mg jeden 2. Tag) und für **Candida albicans** bei $CD4^+$-Zahlen <100/µl und Beteiligung von Mundschleimhaut und Ösophagus (300 mg Fluconazol pro Woche) angegeben. Dafür gibt es allerdings in den MMWR-Leitlinien keine Empfehlungen.

21.4.5 Allgemeine Gesundheitsmaßnahmen

In einzelnen Ländern mit gut etablierten öffentlichen Gesundheitssystemen ist eine HIV-Infektion meldepflichtig. In anderen Ländern wiederum besteht keine Meldepflicht, weil dadurch Probleme bei der Krankenversicherung sowie Diskriminierung und Einschränkungen in vielen Bereichen des sozialen Lebens befürchtet werden. In Deutschland und Österreich ist eine HIV-Infektion meldepflichtig, wobei die Meldung ohne Angaben von Patientendaten erfolgt. Dies hat zwar einerseits den Vorteil für Betroffene, anonym zu bleiben, andererseits erschwert dies oft den Sozial- und Gesundheitseinrichtungen, einen frühzeitigen Kontakt herzustellen. In vielen größeren Städten wurde allerdings eine Reihe von HIV/AIDS-Beratungsstellen eingerichtet, an die sich Infizierte anonym wenden können. Diese werden im Wesentlichen von Freiwilligen aus Pflege und Ärzteschaft betrieben. So ist es in verschiedenen Städten in Großbritannien, in der Schweiz, jetzt auch in Deutschland und Österreich, dem Vorzeigebeispiel San Francisco folgend, durch den Zugang zu sterilen Nadeln und durch breite Aufklärung über Safer Sex gelungen, die Rate an Neuansteckungen deutlich zu reduzieren.

Die HIV/AIDS-Pandemie hat den pflegerischen und ärztlichen Zugang zu Patienten wesentlich verändert: So tragen sowohl Pflegepersonal wie auch Ärzte bei ihren Tätigkeiten selbstverständlich Schutzhandschuhe; dies gilt ebenso für Laborpersonal, welches mit Blut und anderen Körperflüssigkeiten und Gewebeproben beschäftigt ist. Da nachgewiesen wurde, dass 10–33% der Handschuhe, die bei abdominal-chirurgischen Eingriffen verwendet wurden, kleinste Löcher aufweisen, bei orthopädischen Chirurgen ist die Prozentzahl noch höher, wird empfohlen, bei invasiven Eingriffen zwei Handschuhe übereinander anzuziehen. Dringt eine blutkontaminierte Nadel durch den Handschuh, werden bis zu 90% des Bluts abgewischt.

Es ist heute strengstens verboten, verwendete Nadeln wieder in ihren Schutz zurückzuschieben; dieses recapping wird in den USA sogar strafrechtlich verfolgt.

Endoskope und ähnliche Instrumente werden heute ganz anders gewaschen und sterilisiert als das in der Zeit vor HIV/AIDS der Fall war, gleichzeitig hat die Verwendung von Einmalinstrumenten stark zugenommen. Mundpipettieren ist heute strengstens untersagt. Bei besonderen Eingriffen, zum Beispiel einer Lasertherapie, elektrokaustischen Abtragungen oder Dermabrasionen, welche mit Gewebsdämpfen beziehungsweise Versprühen von Gewebsmaterial verbunden sind, sollte man ganz besonders auf den HIV-Status des Patienten achten beziehungsweise alternative Therapien durchführen.

21.4.6 Berufsrisiko

Alle Personen des Gesundheitssystems, die direkten Kontakt mit Patienten und deren Gewebe haben, unterliegen in einem gewissen Maße dem Risiko, zufällig mit HIV-kontaminiertem Material in Berührung zu kommen und sich zu infizieren. Das größte Risiko einer Infektion besteht bei hoher Viruskonzentration, insbesondere im Blut und in anderen Körperflüssigkeiten im Rahmen einer akuten retroviralen Infektion, aber auch bei unbehandelten Patienten mit fortgeschrittener Erkrankung. Während ein Tropfen Speichel auf normaler menschlicher Haut so gut wie keine Gefahr birgt, stellen Verletzungen mit kontaminierten Nadeln und Skalpellen doch eine Gefahr der Infektion dar. Die Größe des Risikos hängt letztlich von der Art der Verletzung, von der Viruslast, von lokalen Faktoren (zum Beispiel Haut- oder Schleimhautentzündungen) und der individuellen Suszeptibilität des Betroffenen ab. Durch Einführung der Postexpositionsprophylaxe wurde die Gefahr einer Infektion um mindestens 80% reduziert (Tab. 21.8).

21.4.7 Unmittelbare Wundbehandlung

Jede Gesundheitseinrichtung, welche mit HIV-Infizierten zu tun haben könnte, muss einen genau definierten (standard operating procedure) Plan haben, wie nach der zufälligen Verletzung mit HIV-kontaminiertem Material vorgegangen wird. Wir gehen folgendermaßen vor:

- Förderung der Blutung aus der Verletzung, damit wird ein Ausritt kontaminierten Materials ermöglicht (1–3 min).
- Spülen mit Antiseptika wie 70%igem Alkohol oder Povidon-Jod-Lösung (10 min).

Tab. 21.8 Indikationen für eine Prophylaxe nach berufsbedingter HIV-Exposition

Anlass	Prophylaxe
Perkutane Verletzung mit Injektionsnadel kontaminiert mit Gewebsflüssigkeit mit hoher Viruszahl (Blut, Liquor, Punktate/Aspirate, Gewebe nach Feinnadelbiopsie)	Empfohlen
Tiefe Schnitte ins Gewebe (Haut) mit Klingen, die sichtbar mit Blut kontaminiert sind	Empfohlen
Oberflächliche Verletzung mit Operationsnadeln	Überlegenswert
Kontakt von Schleimhaut oder verletzter Haut mit infizierten Körperflüssigkeiten	Überlegenswert
Perkutaner Kontakt mit Körperflüssigkeiten mit geringer Viruszahl (Speichel, Urin)	Nicht empfohlen
Kontakt intakter Haut mit infiziertem Blut	Nicht empfohlen
Kontakt von Haut und Schleimhäuten mit Körperflüssigkeiten mit niedriger Viruszahl (Speichel, Urin)	Nicht empfohlen

- Sollte Material in die Augen gelangt sein, müssen diese intensiv mit Wasser oder physiologischem Kochsalz ausgewaschen werden. Nach peroraler Aufnahme sollte mit 80%igem Alkohol beziehungsweise 2,5%iger Povidon-Jod-Lösung gespült werden.
- Sollte Material auf entzündete Haut gelangen, muss besonders aggressiv desinfiziert werden.
- Nicht an der Wunde manipulieren, damit kontaminiertes Material nicht weiter in das Gewebe eindringt.
- Eine Postexpositionsprophylaxe überlegen.

21.4.8 Serologische Untersuchungen

Patient und Betreuer müssen nach solchen Vorfällen auf HIV getestet werden. Sollte der Patient negativ sein, erübrigt sich ein weiteres Vorgehen mit Ausnahme jener Fälle, bei welchen trotz vorläufig negativer Serologie der Verdacht einer HIV-Infektion besteht. Ein Schnelltest beim Patienten sollte sofort gemacht werden, um keine Zeit für eine Postexpositionsprophylaxe zu verlieren. Dies wiederum erfordert die Zustimmung des Patienten.

Nach solchen Verletzungen sollte aber auch an die mögliche Übertragung anderer Infektionskrankheiten wie Hepatitis B und C und Syphilis ▼

gedacht werden. Sie alle sind wesentlich leichter übertragbar als HIV und erfordern ganz andere therapeutisch/prophylaktische Maßnahmen.

21.4.9 Postexpositionsprophylaxe

Diese sollte maximal 72 h nach Exposition eingeleitet und über 4 Wochen durchgeführt werden. Gewöhnlich werden 2 RTI's und 1 PI eingesetzt. Typisch: Lopinavir/Ritonavir in Kombination mit Tenofovir/Emtricitabin. Eine Starterpackung für die sofortige Einleitung einer Postexpositionsprophylaxe sollte in jeder Gesundheitseinrichtung vorhanden sein. Im Zweifelsfall sollte die erste Dosis eingenommen werden und anschließend mit Spezialisten und erfahrenen Ärzten eine weiterführende angemessene Therapie diskutiert werden.

Frauen in gebärfähigem Alter sollten unbedingt einen Schwangerschaftstest machen. In jedem Fall sollte eine Prophylaxe initiiert werden; Erfahrungen mit einer Postexpositionsprophylaxe in der Schwangerschaft gibt es vor allem mit Zidovudin und Lamivudin.

Berufsverletzungen im Gesundheitsbereich müssen genau dokumentiert werden, damit im Falle einer Ansteckung den Betroffenen alle Rechte für entsprechende Kompensationen offenstehen. HIV-, Syphilis- und Hepatitisserologie sollten nach 6 Wochen, 3, 6 und 12 Monaten wiederholt werden. Die betroffenen Personen sollten innerhalb der nächsten 12 Monate nicht Blut spenden und über entsprechenden Schutz bei sexuellen Aktivitäten umfassend aufgeklärt werden.

21.4.10 Nicht berufsbedingte HIV-Exposition

Die häufigste nicht berufsbedingte Exposition erfolgt bei ungeschütztem Geschlechtsverkehr (häufig durch gerissene Kondome) und durch das gemeinsame Verwenden von Injektionsnadeln bei intravenös Drogensüchtigen (needle sharing). Nach Kontakt mit infektiösen Körperflüssigkeiten (Samen) sollen die kontaminierten Schleimhäute gründlich gewaschen beziehungsweise desinfiziert werden. Nach orogenitalem Sex empfiehlt sich wiederholtes Spülen mit Wasser und 70%igem Alkohol.

Postexpositionsprophylaxe sollte in jedem Fall nach penetrierendem, ungeschütztem, vaginalem und analem Geschlechtsverkehr mit einem HIV-positiven Partner durchgeführt werden und sollte auch nach orogenitalem Kontakt mit Ejakulation in den Mund überlegt werden. Eine Postexpositionsprophylaxe sollte auch unbedingt durchgeführt werden, wenn kontaminierte Nadeln unter Drogensüchtigen verwendet werden.

Literatur

Anastos K, Hoover DR, Burk RD et al (2010) Risk factors for cervical precancer and cancer in HIV-infected, HPV-positive Rwandan women. PLoS One 5: e13525

Boyd MA, Hill AM (2010) Clinical management of treatment-experienced, HIV/AIDS patients in the combination antiretroviral therapy era. Pharmacoeconomics 28: 17–34

Carr RL, Traufler R (2011) Immune reconstitution inflammatory syndrome in HIV-infected patients: what a critical-care nurse needs to know. Dimens Crit Care Nurs 30: 139–43

Cedeno-Laurent F, Gómez-Flores M, Mendez N et al (2011) New insights into HIV-1-primary skin disorders. J Int AIDS Soc 14: 5–16

de Pokomandy A, Rouleau D, Ghattas G et al (2011) F HAART and progression to high-grade anal intraepithelial neoplasia in men who have sex with men and are infected with HIV. Clin Infect Dis 52: 1174–1181

Deutsche AIDS Gesellschaft: Deutsch-Österreichische Leitlinien zur Therapie der HIV-1-Infektion, konsentierte Version vom 4.3.2010

Grant RM, Lama JR, Anderson PL et al (2010) Preexposure chemoprophylaxis for HIV prevention in men who have sex with men. N Engl J Med 363: 2587–2599

Heidari S, Mofenson L, Cotton MF et al (2011) Antiretroviral drugs for preventing mother-to-child transmission of HIV: a review of potential effects on HIV-exposed but uninfected children. J Acquir Immune Defic Syndr 57: 290–296

Hengge UR, Ruzicka T, Tyring SK et al (2002) Update on Kaposi's sarcoma and other HHV8 associated diseases. Part 1: epidemiology, environmental predispositions, clinical manifestations, and therapy. Lancet Infect Dis 2: 281–292

Hengge UR, Ruzicka R, Tyring SK et al (2002) Update on Kaposi's sarcoma and other HHV8 associated diseases. Part 2: pathogenesis, Castleman's disease, and pleural effusion lymphoma. Lancet Infect Dis 2: 344–252

Hoegl L, Thoma-Greber E, Röcken M et al (1998) HIV protease inhibitors influence of oral candidosis in HIV-infected patients: a 2-year study. Mycoses 41: 321–325

Hoffmann C, Rockstroh J, Kamps B (Hrsg) HIV.NET 2010. Medizin Fokus Hamburg 2010 (www.hivbuch.de)

Huiras E, Preda V, Maurer T et al (2008) Cutaneous manifestations of immune reconstitution inflammatory syndrome. Curr Opin HIV AIDS 4: 453–460

Introcaso CE, Hines JM, Kovarik CL (2010) Cutaneous toxicities of antiretroviral therapy for HIV: part I. Lipodystrophy syndrome, nucleoside reverse transcriptase inhibitors, and protease inhibitors. J Am Acad Dermatol 63: 549–561

Introcaso CE, Hines JM, Kovarik CL (2010) Cutaneous toxicities of antiretroviral therapy for HIV: part II. Nonnucleoside reverse transcriptase inhibitors, entry and fusion inhibitors, integrase inhibitors, and immune reconstitution syndrome.J Am Acad Dermatol 63: 563–569

Koegl C, Wolf E, Hanhoff N et al (2009) Treatment during primary HIV infection does not lower viral set point but improves CD4 lymphocytes in an observational cohort. Eur J Med Res 14: 277–283

Landovitz RJ, Currier JS (2009) Clinical practice. Postexposure prophylaxis for HIV infection. HIV Therapy. N Engl J Med 361: 1768–1775

Lankerani L, Thompson R (2010) Eosinophilic pustular folliculitis: case report and review of the literature. Cutis 86: 190–194

Le T, Wolbers M, Chi NH et al (2011) Epidemiology, seasonality, and predictors of outcome of AIDS-associated Penicillium marneffei infection in Ho Chi Minh City, Viet Nam. Clin Infect Dis 52: 945–952

Marconi VC, Grandits G, Okulicz JF et al (2011) Cumulative viral load and virologic decay patterns after antiretroviral therapy in HIV-infected subjects influence CD4 recovery and AIDS. PLoS One 6: e17956

Mesri EA, Cesarman E, Boshoff C (2010) Kaposi's sarcoma and its associated herpesvirus. Nat Rev Cancer 10: 707–719

Mocroft A, Kirk O, Clumeck N et al (2004) The changing pattern of Kaposi sarcoma in patients with HIV, 1994–2003: the EuroSIDA StudyCancer; 100: 2644

Mori S, Levin P (2009) A brief review of potential mechanisms of immune reconstitution inflammatory syndrome in HIV following antiretroviral therapy. Int J STD AIDS 20: 447–452

Namukwaya Z, Mudiope P, Kekitiinwa A et al (2011) The impact of maternal highly active antiretroviral therapy and short-course combination antiretrovirals for prevention of mother-to-child transmission on early infant infection rates at the Mulago national referral hospital in Kampala, Uganda, January 2007 to May 2009. J Acquir Immune Defic Syndr 56: 69–75

Plettenberg A, Lorenzen T, Burtsche ET et al (2000) Bacillary angiomatosis in HIV-infected patients – an epidemiological and clinical study. Dermatology 201: 328–331

Rappersberger K, Gartner S, Schenk P et al (1988) Langerhans' cells are an actual site of HIV-1 replication. Intervirology 29: 185–194

Robert Koch-Institut (2001) Berufsbedingte HIV-Infektionen bei medizinischem Personal. Bericht zur Situation in Deutschland. Epidemiol Bull 42: 319–326

Robert Koch-Institut (2011) HIV-Infektionen und AIDS-Erkrankungen in Deutschland: Epidemiologisches Bulletin 21/2011 Stand: 30.05.2011

Rodgers S, Leslie KS (2011) Skin infections in HIV-infected individuals in the era of HAART. Curr Opin Infect Dis 24: 124–129

Schöfer H, Brockmeyer NH, Hagedorn HJ et al (2006) Syphilis. Leitlinie der Deutschen STD Gesellschaft zur Diagnostik und Therapie der Syphilis. J Dtsch Dermatol Ges 4: 160–177

Streeck H, Jessen H, Alter G et al (2006) Immunological and virological impact of highly active antiretroviral therapy initiated during acute HIV-1 infection. J Infect Dis 194: 734–739

Szeimies RM, Lorenzen T, Karrer S et al (2001) Photochemotherapie kutaner Aids-assoziierter Kaposi-Sarkome mit Indocyaningrün und Laserlicht. Hautarzt 52: 322–326

Tierney EP, Hanke CW (2010) »Bullfrog neck,« a unique morphologic trait in HIV lipodystrophy: case series and review of the literature. Arch Dermatol 146: 1279–1282

Thompson MA, Aberg JA, Cahn P et al (2010) Antiretroviral treatment of adult HIV infection: 2010 recommendations of the International AIDS Society-USA panel. JAMA 304: 321–333

Vogel M, Friedrich O, Lüchters G et al (2011) Cancer risk in HIV-infected individuals on HAART is largely attributed to oncogenic infections and state of immunocompetence. Eur J Med Res 16: 101–107

Volberding PA, Steven, Deeks G (2010) Antiretroviral therapy and management of HIV infection Lancet 376: 49–62

Weis SE, Vecino I, Pogoda JM et al (2011) Prevalence of anal intraepithelial neoplasia defined by anal cytology screening and high-resolution anoscopy in a primary care population of HIV-infected men and women. Dis Colon Rectum 54: 433–441

Wong SY, Wong KF (2011) Penicillium marneffei Infection in AIDS. Patholog Res Int published online

Zolopa A, Andersen J, Powderly W et al (2009) Early antiretroviral therapy reduces AIDS progression/death in individuals with acute opportunistic infections: a multicenter randomized strategy trial. PLoS One 4: e5575

Erstbeschreiber

Barre-Sinoussi F, Cherman JC, Rey F et al (1983) Isolation of a T-lymphotropic retrovirus from a patient at risk for AIDS. Science 220: 868–861

Carr A, Samaras K, Burton S et al (1998) A syndrome of peripheral lipodystrophy, hyperlipidaemia and insulin resistance in patients receiving HIV protease inhibitors. AIDS 12: F51–F58

Centers for Disease Control (1981) Kaposi's sarcoma and Pneumocystis pneumonia among homosexual men – New York City and California. MMWR Morb Mortal Wkly Rep 30: 305–308

Friedman-Kien AE (1981) Disseminated Kaposi's sarcoma syndrome in young homosexual men. J Am Acad Dermatol 5: 468–471

Gallo RC, Sarin PS, Gelman EP et al (1983) Isolation of human T cell leukemia virus in acquired immune deficiency syndrome (AIDS). Science 220: 865–867

Greenspan D, Greenspan JS, Conant M et al (1984) Oral hairy leukoplakia in male homosexuals: evidence of association with both papillomavirus and a herpes-group virus. Lancet II: 831–834

Miller KD, Jones E, Yanovski JA et al (1998) Visceral abdominal-fat accumulation associated with use of indinavir. Lancet 351: 871–875

Montagnier L, Chermann JC, Barre-Sinoussi F et al (1984) Lymphadenopathy associated virus and its etiological role in AIDS. Princess Takamatsu Symp 15: 319–331

Andere Erreger

Protozoen

Esther von Stebut

22.1 Einführung

Protozoen (gr. »das erste Tier«, veraltete Bezeichnung) sind als tierisch angesehene, eukaryontische, einzellige Organismen. Sie besitzen eine Zellmembran und (im Gegensatz zu Bakterien) einen Zellkern. Sie sind als Erreger weit verbreitet und können schwerwiegende Krankheitsverläufe hervorrufen. Sie haben insbesondere als opportunistische Erkrankungen (zum Beispiel bei HIV/AIDS) an Bedeutung gewonnen. Infektionen mit Protozoen sind häufig schwierig zu behandeln; eine Prophylaxe durch Immunisierung existiert bisher nicht. Aufgrund ihrer Größe sind Protozoen in vielen Fällen im Gewebe sowie diversen Körpersekreten (Stuhl, andere Körperflüssigkeiten) zu erkennen.

Zu den für den Menschen wichtigen Erkrankungen, die von Protozoen hervorgerufen werden, gehören die in ◘ Tab. 22.1 genannten. Von diesen manifestieren sich nur die Leishmaniasis, die Trichomoniasis, sowie (gelegentlich) die Amöbiasis und Rhinosporidiose an der Haut und den Schleimhäuten.

22.2 Leishmaniasis

[Borovskii 1898, Leishman 1903, Wright 1903]

▪ Synonym

Leishmaniose (veraltete Bezeichnung, die neue, wissenschaftlich exaktere und korrekte Bezeichnung Leishmaniasis ist vorzuziehen)

▪ Epidemiologie

Nach Malaria und Dengue-Fieber ist die Leishmaniasis die dritthäufigste, von Vektoren übertragene Infektionserkrankung. Jährlich treten ca. 1,6 Mio. Neuerkrankungen an ku-

◘ **Tab. 22.1** Durch Protozoen hervorgerufene, häufige Erkrankungen

Übertragungsweg	Erreger	Erkrankung	Betroffenes Organ
Nahrung	Kryptosporidien	Kryptosporidiose	Darm, bei Immunsuppression chronischer Durchfall
	Giardia lamblia	Giardiasis	Darm
	Entamoeba histolytica	Amöbenruhr	Darm
	Mikrosporidien	Mikrosporidiose	Diverse Organsysteme
	Toxoplasma gondii	Toxoplasmose	Darm, Zysten diverser Organe, bei Immunsuppression im Hirn
Insektenstich	Leishmanien	Kutane, mukokutane und viszerale Leishmaniasis	Haut/Lymphknoten, Schleimhäute, viszerale Organe
	Trypanosomen	Afrikanische Schlafkrankheit, Chagas-Krankheit	Blut, Lymphe, Liquor
	Plasmodien	Malaria	Leber, Blut
Geschlechtsverkehr	*Trichomonas vaginalis*	Trichomoniasis	Genitaltrakt
Aquatisch	*Rhinosporidium seeberi*	Rhinosporidiose	Nasale, orale Schleimhaut, selten Haut

Tab. 22.2 Klassifikation der Leishmaniasis

Regionen	Klinische Erkrankung	Leishmania spp.	Geografische Verbreitung der Erkrankung
Alte Welt	Solitäre/ lokalisierte kutane Leishmaniasis	*L. (L.) major*	Naher und Mittlerer Osten, Zentralasien, Nordafrika
		L. (L.) tropica	
		L. (L.) infantum	Mittelmeerraum, Nordafrika
		L. (L.) aethiopica	Äthiopien, Kenia, Jemen, Sudan
	Diffuse anerge kutane Leishmaniasis (selten)	*L. (L.) aethiopica*	Äthiopien, Kenia, Jemen, Sudan
		L. (L.) major (bei Immunsuppression)	Naher und Mittlerer Osten, Zentralasien, Nordafrika
	Chronische hyperergе kutane Leishmaniasis	*L. (L.) tropica*	Mittlerer Osten, Mittelmeerraum, Zentralasien
	Viszerale Leishmaniasis (Kala-Azar)	*L. (L.) donovani donovani*	Indien, China, Ostafrika
		L. (L.) infantum	Mittelmeerraum, China, Zentralasien
		L. (L.) chagasi	Mittel- und Südamerika
	Dermale Post-Kala-Azar Leishmaniasis	*L. (L.) donovani donovani*	Indien
Neue Welt	Solitäre/lokalisierte kutane Leishmaniasis	*L. (V.) braziliensis*	Zentral- und Südamerika
		L. (L.) mexicana	
		L. (L.) amazonensis	
		L. (V.) panamensis	
		L. (V.) guyanensis	
	Diffuse anerge kutane Leishmaniasis (selten)	*L. (L.) mexicana*	Mexiko, Zentral- und Südamerika
		L. (L.) amazonensis	
		L.(V.) braziliensis (bei Immunsuppression)	
	Mukokutane Leishmaniasis	*L. (V.) braziliensis*	Zentral- und Südamerika
		L. (V.) guyanensis (selten)	
		L. (V.) panamensis (selten)	

taner Leishmaniasis auf. Weltweit sind etwa 12 Mio. Menschen infiziert.

Die Leishmaniasis kommt weltweit endemisch in etwa 90 Ländern vor, besonders in tropischen und subtropischen Zonen (ausgenommen Australien und Südostasien). Ihre Verbreitung ist eng verknüpft mit dem Vorkommen von Sandmücken. Hauptendemiegebiete sind der Nahe und Mittlere Osten (zum Beispiel Syrien, Jordanien, Israel, Ägypten, Iran, Irak, Afghanistan), die südlichen GUS-Staaten, Pakistan, Indien, China, Ost-, Nord, Zentral- und Westafrika sowie Zentral- und Südamerika (Tab. 22.2). In Europa tritt sie im Mittelmeerraum (alle Anrainerstaaten und Inseln) sowie Portugal auf. Häufig wird die Infektion von Reisenden erst nach der Rückkehr aus dem Endemiegebiet bemerkt.

Problematisch gesehen wird die Koinfektion von Menschen mit dem HI-Virus und Leishmania-Parasiten. Durch bei HIV-Infizierten auftretende protrahierte Parasitämien steigt die Wahrscheinlichkeit, dass der Mensch als Reservoirwirt fungiert; so erklärt sich der in Ländern mit einer hohen Leishmania-HIV-Koinfektionsrate (zum Beispiel Südeuropa) in den letzten 15 Jahren beobachtete Anstieg der Leishmania-Infektionen.

Ätiopathogenese

Verursachende Erreger sind Infektionen mit dem protozoischen Parasiten *Leishmania*. Von diesen existieren etwa 17 verschiedene Subspezies (Tab. 22.2). Leishmanien werden in zwei verschiedene Subgenera aufgeteilt, die sich auf molekularer Ebene vor allem in Bezug auf Entwicklungsstadien im Vektor voneinander unterscheiden. Leishmanien des Subgenus *Leishmania* werden in Amerika, Asien, Europa, und Afrika gefunden, während der Subgenus *Viannia* ausschließlich in der Neuen Welt (tropische und subtropische Regionen von Zentral- und Südamerika) vorkommt. Die Aufteilung der Parasiten in die verschiedenen Spezies findet sich in der Diagnostik der Erkrankung wieder und basiert auf einer Klassifikation der klinischen Manifestation, der Reservoirs, der Vektoren, der Geografie und verschiedener molekularbiologischer Methoden.

Leishmanien werden durch Sandmücken der Gattung *Phlebotomus* (Alte Welt), *Lutzomyia* und *Psychodopygus* (Neue Welt) übertragen. Diese Sandmücken sind klein (1–2 mm) und niedrig fliegende, nachtaktive Insekten. Selten werden Leishmanien auch durch Bluttransfusionen und diaplazentar übertragen. Als Reservoirwirt dienen üblicherweise Nagetiere und Hunde (zoonotische Leishmaniasis), für *L. tropica* ist jedoch der Mensch als alleiniger Wirtsorganismus beschrieben (anthroponotische Leishmaniasis). Durch die Umgestaltung von Lebensräumen und Einschränkung der Lebensvielfalt gewinnt der Mensch als Reservoirwirt für Leishmanien immer mehr an Bedeutung.

Leishmanien existieren als amastigote (unbegeißelte) und promastigote (begeißelte) Form. Nach Infektion einer Sandfliege während einer Blutmahlzeit entwickelt sich im Darm die 10–15 μm lange Promastigote, die bis in die Speicheldrüse wandert. Beim Stich eines Säugers/Menschen wird sie auf den nächsten Wirt übertragen. In der menschlichen Haut werden die Parasiten von Phagozyten aufgenommen; in diesen entwickeln sich dann innerhalb von Stunden 2–3 μm kleine intrazelluläre Amastigoten, sodass nur diese Parasitenlebensform im Gewebe des Menschen vorkommt.

Durch die Forschung hinsichtlich Impfstoffentwicklung ist nur bei wenigen anderen Infektionen die Immunantwort des Wirts vergleichbar detailliert bekannt. Die Immunabwehr basiert auf der Entwicklung einer T-Zell-vermittelten zellulären Immunreaktion. Die Hauptwirtszellen im Säuger/Menschen sind Gewebsmakrophagen. In diesen vermehren sich die Parasiten. Die durch infizierte dendritische Zellen ausgelöste zelluläre Immunität (Induktion einer CD4-Th1/CD8-Tc1-Immunantwort über IL-12) führt über Interferon-γ zur Aktivierung der infizierten Makrophagen, die hierdurch den Parasiten mithilfe von Stickstoffradikalen eliminieren könnten. Bei Patienten mit zum Beispiel disseminierter kutaner Leishmaniasis oder viszeraler Erkrankung werden andere Zytokinprofile beobachtet, zum Beispiel vornehmlich die Freisetzung von Th2-Zytokinen wie IL-4 und IL-13.

Mithilfe des **Montenegro-Tests** (Leishmanin-Test) kann die zelluläre Immunität überprüft werden. Analog zum Tuberkulintest werden hierfür durch Hitze abgetötete Leishmanien in die Haut gespritzt und an einer sich entwickelnden Papel kann das Ausmaß der T Zell-Immunantwort abgeschätzt werden. Die sich entwickelnde T-Zell-Immunantwort bleibt lebenslang bestehen, ist aber nur gegen eine Re-Infektion mit derselben Leishmania-Subspezies wirksam mit einer Ausnahme: Der Infektionsschutz gegen *L. major* wirkt gegen anschließende Infektionen mit *L. tropica*. Bei Immunsuppression (zum Beispiel HIV/AIDS mit sinkenden CD4-T-Zellzahlen) kann der Verlust von T-Helferzellen zur Reaktivierung einer Leishmaniasis führen.

Leishmania-spezifische Antikörper im Serum der Patienten scheinen nicht protektiv zu sein; die Antikörper sind aber für eine relevante Opsonisierung der Parasiten für andere Immunzellen (wie dendritische Zellen) notwendig. Die Antikörpertiter sind bei Patienten mit viszeraler Leishmaniasis sehr hoch.

▪ Klinik

Das klinische Spektrum der Leishmaniasis ist geprägt von einem Spektrum an Erkrankungen. Auf der einen Seite gibt es die **kutane Leishmaniasis**, bei der der Wirt eine hochspezifische zellvermittelte Immunität entwickelt, die für einen lebenslangen parasitenspezifischen Schutz sorgt. Die andere Seite repräsentiert die **viszerale Leishmaniasis**, bei der es wenig Hinweise auf eine wirksame Immunreaktion gibt. Intermediäre Formen sind die **mukokutane** und die **disseminierte kutane Leishmaniasis**, bei denen eine starke entzündliche Reaktion vorliegt, die Protozoen jedoch überwiegend nur lokal proliferieren, ohne sich viszeral auszubreiten.

Die Ausprägung der Erkrankungen wird im Wesentlichen bestimmt durch die verursachende Leishmanien-Spezies, wobei ein bestimmtes Krankheitsbild durch verschiedene Leishmanien-Spezies hervorgerufen werden kann (▣ Tab. 22.2). Die Immunreaktion ist zudem auch vom Immunstatus des Wirts abhängig.

22.2.1 Kutane Leishmaniasis

▪ Synonyme

Entsprechend der Häufigkeit der Erkrankung im Mittleren Osten gibt es zahlreiche Synonyme, wie Bagdad-, Delhi-, Aleppo- oder Orientbeule.

▪ Epidemiologie

Die Erkrankung kommt im Mittelmeerraum, im Mittleren und Nahen Osten und Asien sowie Nordafrika mit Ausnahme der tropischen Regenwaldregionen vor. Auf dem amerikanischen Kontinent ist die kutane Leishmaniasis endemisch in einem Gebiet in Texas, in Mexiko, der Do-

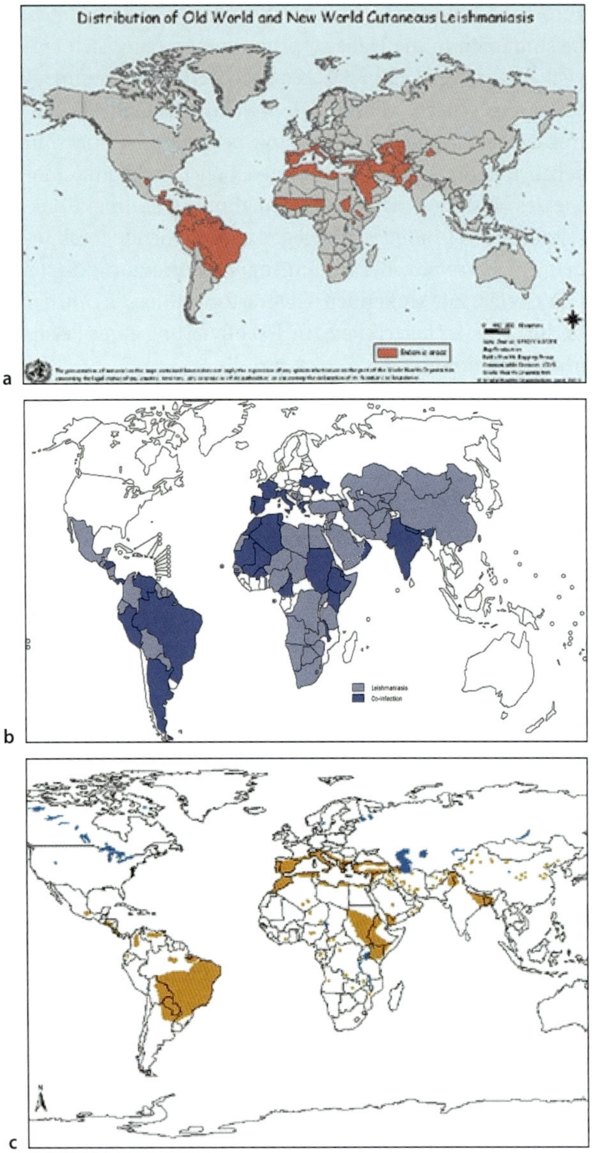

Abb. 22.1a–c Verbreitungskarte der kutanen Leishmaniasis (**a**), der Leishmania-HIV-Koinfektion (**b**) und der viszeralen Leishmaniasis (**c**). (Aus bei WHO, copyright per email zu erhalten, http://www.who.int/leishmaniasis/leishmaniasis_maps/en/index.html, 2010

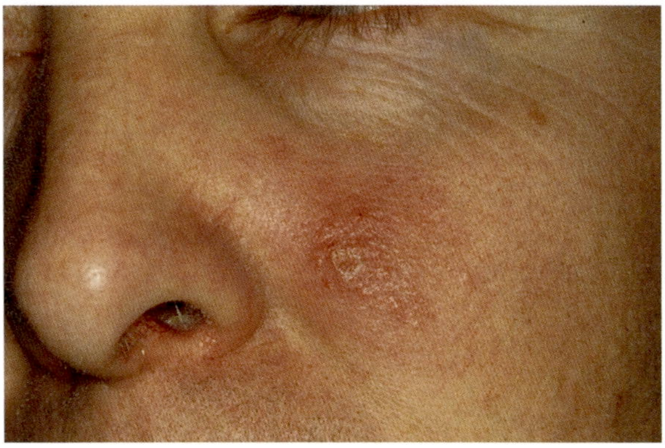

Abb. 22.2 Frühe Effloreszenz bei kutaner Leishmaniasis (Orientbeule)

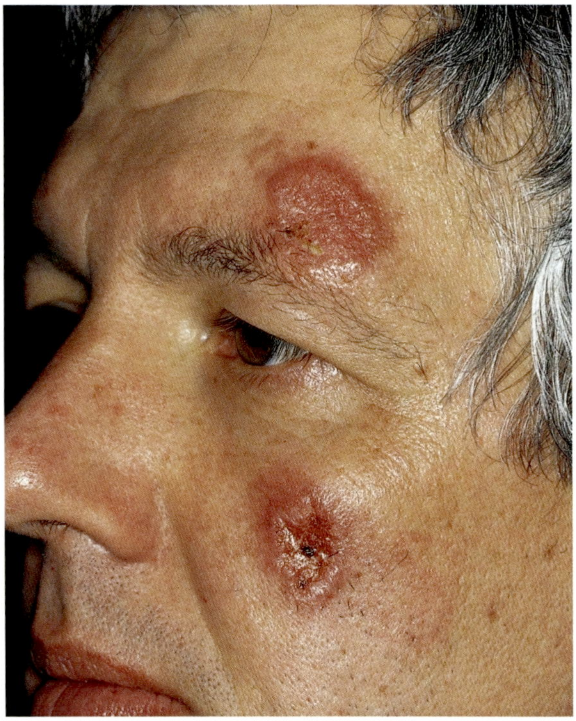

Abb. 22.3 Ausgedehntere Ulzeration bei kutaner Leishmaniasis der Alten Welt

minikanischen Republik und in Mittel- und Südamerika, außer Chile und Uruguay, verbreitet. Ungefähr 90% aller kutanen Leishmaniasis-Fälle kommen in Afghanistan, Algerien, Brasilien, Iran, Pakistan, Peru, Saudi Arabien und Syrien vor.

Klinik

In Endemiegebieten treten Erstinfektionen häufig bei Kindern auf. Prädilektionsstellen sind unbedeckte Hautareale, wie Kopf/Hals, Arme und Beine.

Die Erkrankung beginnt in der Regel mehrere Wochen bis Monate nach dem Stich mit einer kleinen erythematösen Papel, die im Laufe der folgenden Wochen und Monate langsam wächst. Der Randsaum ist livid-rot, während der zentrale Bereich ulzeriert und mit Krusten bedeckt ist. Der Randwall ist nun hyperkeratotisch und erhaben. Oft kommt es im Verlauf zu bakteriellen Superinfektionen und Schmerzen. Kleine periphere Satellitenknötchen oder subkutane Knoten entlang der Lymphabflusswege können auftreten. Gelegentlich werden auch erythematöse, ekzematöse oder flächig indurierte oder lupoide Manifestationsformen beschrieben. Selten kommt es zu invasivem Wachstum mit Ausdehnung ins Fettgewebe oder Muskel. Nach durchschnittlich 6–12 Monaten kommt es zu einer spontanen Abheilung unter Hinterlassung von atrophischen, flachen Narben.

Solitäre oder lokalisierte kutane Leishmaniasis

Dies ist die häufigste Form der kutanen Leishmaniasis. In der Alten Welt tendieren die Hautveränderungen zur spontanen Abheilung. Je nach auslösenden Leishmania-Subspezies werden folgende weitere Besonderheiten verzeichnet:

- *L. major* neigt dazu, multiple Ulzerationen zu verursachen, die Furunkeln gleichen und mit Lymphadenopathie einhergehen. Gelegentlich ähneln die Läsionen einem Erysipel. In seltenen Fällen bleibt der Prozess über mehr als 24 Monate aktiv.
- Im Gegensatz dazu ruft *L. tropica* eine begrenzte Anzahl von Hautveränderungen, üblicherweise im Gesicht hervor, jedoch ohne Lymphknotenbeteiligung. Allerdings entwickeln etwa 10% der Patienten ein Rezidiv, das häufig nahe der ursprünglich aufgetretenen Hautveränderung entsteht.
- Die Effloreszenzen, die durch *L. infantum* hervorgerufen werden, ähneln denen bei *L. major*, bleiben jedoch gewöhnlich kürzere Zeit bestehen und ulzerieren selten. Diese Form ist vor allem im Mittelmeerraum verbreitet.
- Nach Infektion mit *L. aethiopica* kommt es meist zu einer typischen, lokal begrenzten und selbst heilenden Hautveränderung. In etwa 20% der Fälle geht diese Form allerdings in eine diffuse kutane Leishmaniasis über.

In der Neuen Welt zeichnet sich die Erkrankung durch größere Variabilität und Aggressivität aus. *L. mexicana* neigt dazu, ein ähnliches Bild wie *L. major* mit multiplen exsudativen Hautveränderungen hervorzurufen. Besonders häufig ist das Ohr (zum Beispiel bei Waldarbeitern) befallen und kann ulzerieren, es entsteht ein **Chiclero-Ulkus**. Wenn der Ohrknorpel durch die Ulzeration geschädigt wird, treten Schmerzen auf, und es kommt nur langsam zur Abheilung. Im Andenhochland wird die durch *L. brasiliensis* verursachte kutane Form **Uta** genannt.

Diffuse (anerge) kutane Leishmaniasis

Das klinische Bild ist gekennzeichnet durch das verstreute Auftreten multipler, nicht ulzerierender Knoten. Anfänglich können sie sich um den initialen Herd herum anordnen, später verteilen sie sich symmetrisch über Gesicht und Stamm. Eine mit Keloiden einhergehende Variante, die auch als **atypische kutane Leishmaniasis** bezeichnet wird, ist vor allem in Honduras verbreitet.

Immunologisch findet sich hier eine selektive Anergie des Immunsystems gegenüber *Leishmania* mit entsprechend hoher Parasitendichte in den Hautveränderungen.

Als Auslöser kommen Infektionen mit *L. braziliensis, L. amazonensis, L. mexicana, L. guyanensis,* oder *L. aethiopica* infrage. In Nordbrasilien entwickelt sich diese seltene Form der Leishmaniasis bei etwa 0,2% der *L. braziliensis*-Infektionen. Sie kommt bei etwa 20% der Patienten in Äthiopien und im Sudan vor.

Rezidivierende kutane Leishmaniasis

Bei der rezidivierenden kutanen Leishmaniasis durch *L. tropica* (Alte Welt) und *L. braziliensis* (Neue Welt) kann es mehrere Monate bis zu 15 Jahre nach Abheilung der primären Infektion zu einem Rezidiv kommen, bei dem sich rötliche, unregelmäßig konturierte, schuppende Papeln in oder um die Primärläsion zeigen. Etwa 6% aller unbehandelten, primären kutanen Leishmaniasis-Fälle zeigen einen solchen Verlauf. Innerhalb dieser Papeln befinden sich nur wenige Leishmanien und die spezifische, zellvermittelte Immunreaktion auf Leishmanien-Antigene ist intakt.

Chronische hyperge kutane Leishmaniasis

Diese Variante wird in eine persistierende und eine rezidivierende Form unterteilt. Beide sind durch rötlich-braune, lupoide Infiltrate gekennzeichnet, die an eine Sarkoidose oder Hauttuberkulose erinnern. Klinisch finden sich Papeln, die häufig in der Nähe von abgeheilten Primärläsionen entstehen. Wenn die Papeln zu einer Plaque konfluieren, ähneln sie einem Lupus vulgaris. Gelegentlich können sich Keloide entwickeln.

Mukokutane Leishmaniasis

▪ Epidemiologie und Ätiopathogenese

Es handelt sich um eine schwere Form der kutanen Leishmaniasis (**Espundia** genannt) mit Ausbreitung der Parasiten nach wenigen Monaten bis einigen Jahren aus den ursprünglich kutanen Herden in die Schleimhäute. Diese Form tritt bei 1–3% der Patienten auf (Bolivien bis zu 20%), die an einer kutanen Leishmaniasis der Neuen Welt erkrankten und nicht oder nur unzureichend behandelt wurden. Die mukokutane Leishmaniasis tritt häufiger bei Männern auf oder bei solchen Patienten, die mehrere Läsionen hatten. In der Regel entwickelt sie sich nach 2–10 Jahren (90%). Die ursprüngliche Hautinfektion ist dann oft nur noch anhand der hinterbliebenen Narben zu erkennen.

Hervorgerufen wird der Schleimhautbefall durch eine gesteigerte zelluläre Immunreaktion.

▪ Klinik

Die Gewebezerstörung beginnt nach hämatogener oder lymphogener Streuung des Parasiten oft am Nasenseptum, das im Verlauf perforiert, wodurch die Nasenspitze nach unten hängt. Diese Veränderung in Kombination mit einer

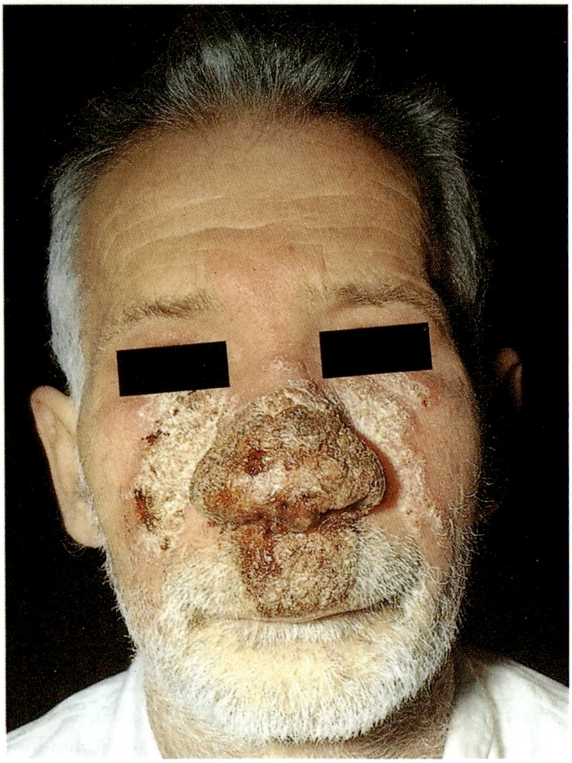

Abb. 22.4 Mukokutane Leishmaniasis der Neuen Welt

Unterlippenschwellung hat zur Bezeichnung **Tapirnase** geführt. Es kommt zur bakteriellen Superinfektion mit einer Vielzahl von Erregern. Der Prozess schreitet fort auf den Nasen-Rachen-Raum, Pharynx/Larynx und die Trachea. Unbehandelt kommt es durch Destruktion, Superinfektion und Obstruktion zu Schluckstörung und Kachexie. Die unbehandelte mukokutane Form ist mit einer hohen Letalität behaftet.

Differenzialdiagnose

Die kutane Leishmaniasis wird zunehmend häufiger auch in unseren Regionen gesehen. Die Ursache hierfür ist die zunehmende Mobilität. Typisch ist, dass die sichtbare Erkrankung meist erst Wochen nach dem Stichereignis nach Rückkehr aus dem Reiseland auftritt. Die Patienten sehen deshalb oft keinen Zusammenhang mehr zu ihrer Reise. So sollte bei Bestehen von chronisch ulzerierten Papeln, Plaques oder Knoten an primär unbedeckten Körperstellen (»schlecht heilender Insektenstich«) und bei positiver Reiseanamnese an das Vorliegen einer Leishmaniasis gedacht werden. Differenzialdiagnostisch von der lokalen kutanen Leishmaniasis abzugrenzen sind:

- Andere Infektionen, die mit nodulären, ulzerierenden oder flächig indurierenden Hautveränderungen einhergehen (zum Beispiel Mykobakteriosen, Lues, Staphylokokken).
- Tumoren (insbesondere bei unklarer zeitlicher Anamnese, zum Beispiel Lymphome). Das spinozelluläre Karzinom mit Ulzeration und Hyperkeratosen an lichtexponierten Körperstellen kann einer kutanen Leishmaniasis ähneln.
- Ulzerierende Erkrankungen unklarer Ätiologie (zum Beispiel das meist deutlich schmerzhaftere Pyoderma gangraenosum).

Bei der mukokutanen Leishmaniasis ist vor allem an Mykosen, Lues, Histoplasmose, Sarkoidose, Tumoren und Lymphome zu denken. Wegweisend sind hier das mutilierende Auftreten an der Schleimhaut und die Narben als Zeichen einer abgelaufenen kutanen Leishmaniasis.

Histopathologie

Das entzündliche Infiltrat einer typischen Primärläsion setzt sich aus zahlreichen Lymphozyten, Plasmazellen und Histiozyten zusammen. Die kutane Leishmaniasis kann fälschlicherweise für ein B-Zell-Lymphom gehalten werden.

Wenn zahlreiche Erreger vorhanden sind, können diese relativ gut in Histiozyten nachgewiesen werden. Leishmanien sind zwar in der Giemsa-Färbung positiv, jedoch ist diese Eigenschaft nicht spezifisch. Typischerweise finden sich intrazellulär gruppiert angeordnete Erreger von 2–4 µm Größe mit einem Kinetoplast. In älteren, eher granulomatösen Veränderungen fällt die Anzahl der Erreger deutlich ab, und es finden sich nur tuberkuloide granulomatöse Entzündungszeichen. Spezialfärbungen sind am hilfreichsten zum Ausschluss einer Histoplasmose.

Immunpathologie

Leishmanien-spezifische Immunglobuline können nachgewiesen werden. Die Suche nach Antikörpern ist jedoch bei einer unkomplizierten Leishmaniasis nicht sinnvoll, da die entsprechenden Testverfahren (zum Beispiel ELISA, Western-Blot oder Immunfluoreszenz) meist negativ ausfallen oder nur niedrige/grenzwertige Titer liefern.

Bei multiplen oder komplexen Läsionen mit Lymphadenopathie kann der Nachweis hochtitriger Antikörper differenzialdiagnostisch hilfreich sein, ersetzt aber nicht den Erregernachweis. Der Antikörpernachweis hat bei der mukokutanen und der diffusen kutanen Form der Leishmaniasis die größte Bedeutung. Die Titer korrelieren in gewissem Maß mit dem Krankheitsverlauf. In endemischen Gebieten sind positive Reaktionen jedoch häufig nicht aussagekräftig.

Zusätzlich wurde der **Montenegro-Test** herangezogen, um nach intrakutaner Injektion von hitzeabgetöteten Erregern das Ausmaß der vorhandenen zellvermittelten Immunität abzuschätzen. Er fällt in frühen oder anergen Fällen negativ aus und bleibt nach einer erfolgreich abgeheilten Primärinfektion positiv, sodass sein diagnostischer

Nutzen in Endemiegebieten eingeschränkt ist. Er ist in unseren Regionen nicht verfügbar.

▪ Labor

Die Diagnose einer kutanen Leishmaniasis erfordert den direkten Erregernachweis mittels Mikroskopie (Zytologie, Histologie, Immunhistologie), Kultur und/oder Polymerase-Ketten-Reaktion (PCR). Eine Speziesdifferenzierung sollte immer durchgeführt werden, da die optimale Therapie in vielen Fällen von der Parasitenspezies abhängt. Bei Patienten mit Verdacht auf südamerikanische Leishmaniasis ist eine Speziesdifferenzierung zwingend notwendig. Zur Erhöhung der Sensitivität sollten die nachstehend genannten Methoden (Mikroskopie, PCR, Kultur) kombiniert werden. Bei negativer Mikroskopie oder wenig Untersuchungsmaterial sollte in jedem Fall die PCR eingesetzt werden.

▪▪ Direkte Untersuchung

Als Untersuchungsmaterial eignen sich paraffinfixierte Hautbiopsien, sowie eventuell kleine Mengen an Gewebe oder Gewebeflüssigkeit, das durch oberflächliche Inzisionen (slit skin smear), mittels Skalpell oder scharfem Löffel (skin scrapings) oder durch Nadelaspiration gewonnen wurde. Schnitte oder Gewebestückchen können direkt auf Objektträger aufgebracht und mittels Giemsa-Färbung auf das Vorhandensein von amastigoten (intrazellulären) Leishmanien untersucht werden. Die Erreger sind frei oder befinden sich in Histiozyten. Die Methode erfordert Erfahrung und versagt, sofern die Zahl der Erreger sehr gering ist. Eine Bestimmung der Erregerspezies ist nicht möglich.

▪▪ Polymerase-Ketten-Reaktion (PCR)

Die Methode ist sehr sensitiv, quantifizierbar und gilt als Standard. Falls kein natives Untersuchungsmaterial verfügbar ist, kann die Methode auch mit DNA aus formalinfixiertem Gewebe durchgeführt werden (geringer Sensitivitätsverlust). Durch nachgeschaltete molekulare Analysen können der Leishmanien-Komplex und die Leishmania-Spezies bestimmt werden.

▪▪ Kultur

Von größtem Nutzen sind Aspirate oder Abstriche von Lymphknoten oder Biopsien. Die Anzucht von Leishmanien ist vergleichsweise zeitaufwendig, aber sensitiv und erlaubt jederzeit eine nachfolgende Speziesdifferenzierung sowie Empfindlichkeitstestung gegenüber Standardtherapeutika. Durch Grenzverdünnungsanalysen ist eine Quantifizierung der Parasitendichte im Gewebe möglich.

▪▪ Speziesdifferenzierung

Diese erfolgt heute durch PCR, Restriktionsfragment-Längen-Polymorphismus-Analysen und/oder DNA-Sequenzierungen. Die früher durchgeführten Isoenzymanalysen sind extrem aufwendig und Speziallabors vorbehalten.

▪ Therapie

Grundsätzlich kann die Therapie lokal oder systemisch erfolgen. Das therapeutische Vorgehen bei einer kutanen Leishmaniasis hängt von der Art der Läsion, dem Immunstatus des Patienten, der Parasitenspezies und anderen Besonderheiten (zum Beispiel Schwangerschaft, Kinder) ab. Es wird zwischen einfachen, unkomplizierten Hautläsionen und der komplexen kutanen Leishmaniasis unterschieden. Letztere liegt vor, wenn der Patient mehr als drei Hautläsionen aufweist, der Läsionsdurchmesser 4 cm überschreitet, die Läsionen kosmetisch oder anatomisch an ungünstigen Körperstellen liegen (zum Beispiel Gesicht, Gelenke), Hinweise für eine Parasitenaussaat bestehen (zum Beispiel in Form von Satellitenläsionen oder einer Lymphangitis), eine mukosale Beteiligung aufgetreten ist und/oder vorangegangene Therapien erfolglos waren.

Fälle mit komplexer kutaner Leishmaniasis, mit Hautleishmaniasis der Neuen Welt (wegen der erhöhten Gefahr für das spätere Auftreten einer mukokutanen Leishmaniasis), bei der mukokutanen Leishmaniasis selbst, sowie Patienten mit allen rezidivierenden, disseminierten oder diffus kutanen Leishmaniasis-Formen werden systemisch therapiert. Bei Patienten mit manifester Immunsuppression (zum Beispiel HIV-Infektion, Kortikoiddauertherapie) besteht ein erhöhtes Risiko für Erregerpersistenz, Erregerausbreitung und Rezidive, daher werden diese auch bevorzugt systemisch behandelt. Hingegen kann bei Schwangeren die systemische Applikation von *Leishmania*-wirksamen Substanzen kontraindiziert sein. Bei einer unkomplizierten kutanen Leishmaniasis der Alten Welt (zum Beispiel singuläre Hautveränderungen durch *L. major*, *L. tropica* oder *L. infantum*) kann auch gänzlich auf eine Therapie verzichtet und die Spontanheilung abgewartet werden.

▪▪ Systemisch

Für die systemische Therapie kommen infrage:
- Die i.v.-Injektion (oder i.m.-Injektion) von 5-wertigen Antimonen (Natriumstiboglukonat oder Meglumin-antimonat; 20 mg/kg KG, zum Beispiel 20 Tage).
- Die orale Gabe von Hexadecaphosphocholin (Miltefosin) (1,5–2,5 mg/kg KG über 28 Tage)
- Die orale Gabe von Ketoconazol (600 mg/Tag für 28 Tage), Itraconazol (200 mg/Tag, 6 Wochen; 400 mg/Tag für 3 Monate bei mukokutaner Leishmaniasis) oder Fluconazol (200 mg/Tag, 6 Wochen)
- Die i.v.-Injektion von liposomalem Amphotericin B (2–3 mg/kg KG, max. 14 Tage)

Die Auswahl des Medikaments hängt von der Parasitenspezies, vom geografischen Infektionsort (Existenz von resistenten Stämmen), der klinischen Manifestation und möglichen Kontraindikationen auf Seiten des Patienten ab. Die Therapien sind zum Teil nebenwirkungsreich (zum Beispiel bei Antimon). Eine unterstützende Immuntherapie mit verschiedenen Zytokinen, vor allem Interferon-γ, hat sich in Kombination mit Antimonverbindungen in einigen Fällen als hilfreich erwiesen, in denen keine zellvermittelte Immunität vorlag.

Topisch

Eine Vielzahl von topischen Therapieansätzen wurde bereits in klinischen Studien erprobt:

- Israelische Fertigarzneicreme aus Paromomycin (Aminosidinsulfat 15%) und Methylbenzethoniumchlorid (12%) (Auftragen 2-mal/Tag, 20 Tage)
- Injektion von 5-wertigen Antimon-Präparaten (Natriumstibogluconat oder Megluminantimonat) um und unter die Hautläsionen (1- bis 3-mal zum Beispiel im zweitägigen Rhythmus)
- Anwendung von Wärme (Thermotherapie)
- Applikation von flüssigem Stickstoff (Kryotherapie)

Weitere Therapieansätze sind die photodynamische Therapie sowie eine Wundfeuchtbehandlung mit pharmazeutischem Natriumchlorit (Natrium chlorosum), die gegenwärtig in klinischen Studien untersucht werden.

Bei der Anwendung von Paromomycin kann es zu Brennen, Juckreiz und starken Lokalentzündungen kommen, die gegebenenfalls zum Therapieabbruch führen. Die längste Erfahrung besteht mit der Injektion von 5-wertigem Antimon. Bei einfachen Läsionen gilt die lokale Injektion von Antimon in Kombination mit Kryotherapie als Mittel der ersten Wahl. Einzelne Herde lassen sich gegebenenfalls auch exzidieren.

> **Selbst nach Therapie kann die PCR von Gewebe wegen persistierender Parasiten positiv bleiben. Ebenso wie eine durch Immunsuppression bedingte Parasitenreaktivierung kann nach chirurgischer Entfernung von Leishmaniasisnarben eine Reaktivierung auftreten.**

Weitere Empfehlungen

Effiziente Maßnahmen zur Verhinderung der Parasitenübertragung durch den Stich der Sandmücke sind die Verwendung von Repellenzien, engmaschigen Mückennetzen (auch zur Malaria-Prophylaxe), das Schlafen in höher gelegenen Räumen (Sandmücken können das 1. Stockwerk nicht überwinden) und das Tragen von hautbedeckenden Kleidungsstücken.

22.2.2 Viszerale Leishmaniasis

Kala-Azar

[Briscoe 1870]

Synonym

Dum-Dum-Fieber; in Hindy: kala: schwarz, azar: Fieber

Epidemiologie

Die Erkrankung ist bevorzugt in ländlichen Regionen in Bangladesch, China, Indien, Pakistan, in den südlichen Ländern der Gemeinschaft Unabhängiger Staaten, Afrika südlich der Sahara, der Türkei, der Mittelmeerregion sowie Teilen Mittel- und Südamerikas verbreitet. 90% aller Fälle treten in Brasilien, Bangladesch, Indien, Nepal und Sudan auf, hiervon allein 50% nur in Asien. Die tatsächliche Zahl an Infektionen wird vermutlich bisher unterschätzt. In bestimmten Regionen ist der Mensch der einzige Wirt der *Leishmania*-Parasiten (anthroponotische Infektion).

Gemeinsam mit der Zunahme an HIV-Infektionen hat man wegen der geografischen Überlappung in den letzten Jahren auch mehr Fälle von Koinfektionen mit *Leishmania* und HIV vorgefunden. Die Koinfektion mit HIV führt zu einer oft unbehandelbaren Form der viszeralen Leishmaniasis mit hoher Mortalität. Mehr als 90% aller HIV-assoziierter viszeraler Leishmaniasisfälle basieren auf einer Reaktivierung einer vorherigen subklinischen Infektion. Beide Pathogene neigen zur Induktion verminderter zellulärer Immunität, was in einer insuffizienten Antwort auf die Antibiose, hohen Rückfallraten und dem Auftreten von verschiedenen opportunistischen Infektionen resultiert. Zudem ist die Diagnose einer viszeralen Leishmaniasis bei HIV erschwert, da ein größerer Teil dieser Patienten eine negative *Leishmania*-Serologie aufweist.

Ätiopathogenese

Die wichtigsten Erreger sind *L. donovani* (Indien, Asien, Afrika), *L. infantum* (Mittelmeerregion, Südwest- und Zentralasien) und *L. chagasi* (Südamerika; Tab. 22.2). Gefährdet sind vor allem unterernährte Kleinkinder. Fünf- bis 10-mal mehr Personen sind infiziert als die Zahl derjenigen beträgt, die an der Infektion erkranken. Entscheidend scheint die Balance zwischen dem Immunstatus des Wirts und der Virulenz der Erreger zu sein. Die Entwicklung einer adäquaten zellvermittelten Immunität fehlt im Allgemeinen.

Klinik

Das Krankheitsbild ist wesentlich vielgestaltiger als das der kutanen Form. Die initiale Hauteffloreszenz am Ort der Inokulation besteht aus einer Papel, die gewöhnlich unbemerkt bleibt. Nach einer sehr variablen Inkubationszeit von 3–8 Monaten, selten auch wenigen Wochen bis zu vielen Jahren, treten systemische Symptome auf.

Bei der viszeralen Leishmaniasis handelt es sich um eine schwerwiegende, meist subakut bis chronisch verlaufende Allgemeinerkrankung, die unbehandelt häufig tödlich ist. Die wichtigsten Symptome sind Fieber, Hepatosplenomegalie, Lymphadenopathie und Knochenmarkbeteiligung mit Anämie, Leuko- und Thrombozytopenie.

Hautveränderungen sind angesichts des gesamten klinischen Bilds wenig bedeutsam. Charakteristisch sind insbesondere **bräunlich-graue fleckförmige Pigmentierungen** (daher der Name Kala-Azar). Weitere Hauterscheinungen bestehen in Hauttrockenheit, Haarausfall, Blutungen und Mundschleimhautentzündung.

▪ Differenzialdiagnose

Die differenzialdiagnostisch zu erwägenden Erkrankungen sind regional sehr unterschiedlich und schließen hauptsächlich nicht dermatologische Infektionserkrankungen wie Malaria, Typhus, Chagas-Krankheit und andere ein. Auch an Leukämie und Lymphom muss gedacht werden. Bei Reiseanamnese, Fieber und Organhypertrophie (Leber, Milz) sollte eine viszerale Leishmaniasis ausgeschlossen werden.

▪ Labor

Die parasitologische Diagnosestellung basiert typischerweise auf der mikroskopischen Analyse von Knochenmark, Lymphknoten und Milzaspiraten. Auch eine Gewebekultur hiervon ist hilfreich und wichtig. Bei massiven Infektionen lassen sich in den Buffy-Coats vom Blut Parasiten nachweisen. Der Nachweis von intrazellulär lokalisierten Amastigoten (Leishman-Donovan-Körperchen) ist wegweisend. Ein Schnelltest unter Beteiligung von K39-Antigen-beladenen Nitrozellulosestreifen hat eine Sensitivität und Spezifität von über 98%. Mithilfe der PCR kann eine einzige infizierte Zelle in 5–10 ml Blut nachgewiesen werden, daher gilt diese Methode als die sensitivste. Auch die im Abschnitt über die kutane Leishmaniasis diskutierten diagnostischen Verfahren finden hier Anwendung. Typischerweise findet man bei der viszeralen Leishmaniasis hohe Antikörpertiter, aber der Montenegro-Test ist negativ.

▪ Verlauf

Ohne Behandlung versterben etwa 75–95% aller Patienten mit viszeraler Leishmaniasis innerhalb von 2 Jahren. Die Beteiligung von Leber, Milz, Herz und Knochenmark macht Kala-Azar zu einem großen Gesundheitsproblem.

▪ Therapie

Sie erfolgt in erster Linie mit Antimonverbindungen, Pentamidin, Miltefosin oder liposomalem Amphotericin B. Bei rechtzeitiger Behandlung ist die Prognose gut (95% Heilungsrate). Im Vergleich zur kutanen Leishmaniasis sind hier oft höhere Dosen und längere Gaben notwendig. Resistenzentwicklung wird beobachtet, vor allem in Indien. Zudem sind die verfügbaren Medikamente nebenwirkungsreich und toxisch. Antimonverbindungen sollten wegen dieser Toxizität, hohen Therapieversagern und Rezidiven bei HIV-Patienten nicht eingesetzt werden. Die 2. Wahl, in Europa 1. Wahl, ist liposomales Amphotericin B. Pentamidin ist sehr effektiv gegen *L. donovani*, wird aber wegen seiner Toxizität oft erst bei vorherigen Therapieversagern eingesetzt.

Bei immunkompetenten Patienten sind Rezidive selten (5–10%) und treten meist innerhalb der ersten 6 Monate nach Therapieende auf. Bei Immunsuppression (zum Beispiel HIV) ist die Rezidivrate erheblich höher.

Dermale Post-Kala-Azar-Leishmaniasis

Nach viszeraler Leishmaniasis kann sich eine chronische kutane Form entwickeln, die als dermale Post-Kala-Azar-Leishmaniasis oder -Leishmanoid bezeichnet wird. Charakteristisch sind **noduläre, makulo-papulöse Hautveränderungen** oder **dermale Knoten**. Letztere entstehen üblicherweise im Gesicht und an den Streckseiten der Extremitäten. Histologisch zeigen sie ein tuberkuloides lymphohistiozytäres Infiltrat und in Sonderfärbungen eine begrenzte Zahl von Parasiten.

Sie tritt in Ostafrika bei etwa 5% der Patienten in der Rekonvaleszenzphase auf. In Indien kommt die Post-Kala-Azar-Leishmaniasis häufig vor. Dort entwickeln etwa 20% der Patienten 1–2 Jahre nach einer viszeralen Leishmaniasis hypopigmentierte Maculae, die von linearen urtikariellen Veränderungen begleitet sein können. Im weiteren Verlauf entstehen zahlreiche Papeln mit wenig Tendenz zur spontanen Rückbildung. Auch in China, im Iran und Irak wird die Erkrankung beobachtet.

Bei Persistenz ist eine Behandlung erforderlich, die der bei Kala-Azar entspricht. Dies gilt insbesondere auch deshalb, da Patienten mit dermaler Post-Kala Azar-Leishmaniasis als wichtiges Reservoir für den Parasiten zu fungieren scheinen.

22.3 Trichomoniasis

[Donné 1836]

▪ Epidemiologie

Diese häufige Infektion wird fast immer über sexuellen Kontakt übertragen. Da der Erreger, *Trichomonas vaginalis*, in einem feuchtwarmen Milieu für 24 h überleben kann, ist eine Übertragung durch infizierte Gegenstände möglich. Frauen sind häufiger betroffen und haben öfter

Beschwerden als Männer. Neuere Studien zeigen eine Prävalenz von 2,5% aller jungen Frauen; 20% der Frauen zwischen dem 16. und 35. Lebensjahr haben mindestens einmal eine Infektion. Unter gynäkologischen Patientinnen sind etwa 10–20%, unter Prostituierten 50–70% infiziert. Etwa 70% der Frauen mit Gonorrhoe haben gleichzeitig eine Trichomoniasis.

Es kommt oft zur spontanen Rückbildung der Symptome (ein Drittel der Fälle). Nur bei etwa 5% der männlichen Patienten einer STD-Ambulanz ist der Nachweis positiv. Allerdings lassen sich die Erreger bei 15% der Männer mit einer nicht gonorrhoischen Urethritis nachweisen. Eine gleichzeitige Infektion mit *Neisseria gonorrhoeae* sollte immer ausgeschlossen werden.

▪ Ätiopathogenese

Für den Menschen sind drei Trichomonadenarten potenziell pathogen, und jede Art ist bezüglich ihrer Lokalisation hochgradig spezifisch. Die häufigste, *Trichomonas vaginalis*, bevorzugt verhornende Schleimhautoberflächen, wie die Urethra. Die anderen Arten, zum Beispiel *T. tenax*, finden sich im Mund und können bei Gingivitis und anaeroben oralen Infektionen eine Rolle spielen. *Pentatrichomonas hominis* kann mit Darmerkrankungen assoziiert sein. Darüber hinaus gibt es eine Vielzahl von klinisch nicht bedeutsamen serologischen Subtypen.

T. vaginalis ist 4–45 µm lang und 2–14 µm breit. Er besitzt vier vordere und eine größere hintere Flagelle, die in die undulierende Membran eingebettet ist. Aufgrund seiner charakteristischen zuckenden Bewegungen ist der Erreger unter dem Mikroskop gut erkennbar.

▪ Klinik

T. vaginalis bevorzugt das Epithel von Vagina, Urethra, Skene-Drüsen und weniger häufig die Zervix. Selten sind Blase und Harnleiter befallen. Nur etwa 15% aller infizierten Frauen zeigen Beschwerden. Symptomatische Frauen klagen üblicherweise über weißlich-gelblichen vaginalen Ausfluss, Brennen, Dysurie und Beschwerden beim Geschlechtsverkehr. Die Schamlippen sind häufig geschwollen. Gelegentlich finden sich an der Zervix punktförmige Einblutungen (Erdbeer-artiger Aspekt, meist nur während einer Kolposkopie sichtbar). Eine unbehandelte Trichomoniasis der Frau wird assoziiert mit entzündlichen Beckenerkrankungen, Zervixneoplasien und vorzeitigem Weheneinsatz. Ein Befall mit *T. vaginalis* führt zu einer erhöhten Infizierbarkeit mit HIV, HPV- und Herpesviren.

Der Befall von Prostata, des Ureters und des Präputiums bei Männern ist meist asymptomatisch. Selten kommt es zur Dysurie oder Ausfluss aus der Harnröhre mit Balanoposthitis. Eine aufsteigende Infektion mit Befall der Prostata und der Nebenhoden ist sehr selten.

▪ Immunpathologie

Die Antikörperantwort ist variabel und unzuverlässig, sodass eine routinemäßige serologische Testung nicht empfohlen wird.

▪ Labor

▪▪ Direkter Nachweis

Das beste diagnostische Vorgehen besteht in der mikroskopischen Untersuchung von Abstrichmaterial aus Scheidengewölbe, Zervix und Urethra. Bei Frauen lassen sich etwa 60% der Infektionen auf diese Weise diagnostizieren. Leichtes Anwärmen des Objektträgers und Herunterdrehen des Kondensors am Mikroskop erleichtern den Nachweis. Polarisations- oder Dunkelfeldmikroskopie sind noch effektiver. Der Abstrich ist in der Regel reich an Neutrophilen und Schleimhautepithelzellen, sodass die Flagellaten am besten an ihrer Bewegung zu erkennen sind. Bei Männern ist die Nachweisrate geringer, sodass Methoden wie das Sammeln von Morgenurinsediment, Prostatamassage oder Ejakulatuntersuchung erforderlich sein können.

▪▪ Kultur

Eine Reihe geeigneter Kulturmedien steht zur Verfügung (**Kupferberg-Medium**). Alle haben eine Sensitivität von etwa 95%. Gleichzeitig sollte eine Kultur zum Ausschluss einer Gonorrhoe angelegt werden.

▪▪ Andere Verfahren

Direkte Immunfluoreszenz, RNA-Nachweisverfahren, ELISA- und Latexagglutinationstests stehen zur Verfügung. Alle sind dem Feuchtpräparat überlegen, aber etwas weniger sensitiv als eine Kultur.

▪ Therapie

▪▪ Systemisch

Die systemische Applikation von Metronidazol, 2,0 g als Einmaldosis oder 500 mg 2-mal tgl. für 7 Tage, zeigt in der Regel eine Ansprechrate von 90–95%. Sexualpartner sollten mitbehandelt werden, ebenso asymptomatische Patienten, die durch direkten Nachweis oder Kultur identifiziert wurden. Zwei neuere orale Substanzen, Tinidazol und Ornidazol, können auch 1-mal tgl. angewendet werden.

Eine kurzzeitige Therapie mit Metronidazol ist in der Regel einfach und unproblematisch. Da tierexperimentelle Langzeitstudien auf Kanzerogenität hinweisen, sollte eine wiederholte unbedachtsame Anwendung vermieden werden. Resistenzen wurden beobachtet.

Metronidazol ist nicht bei Schwangerschaft zugelassen, während gerade Schwangere häufig an Trichomoniasis erkranken. Die Empfehlungen zur Behandlung dieser Patientinnen sind uneinheitlich.

Topisch

Es gibt keinen wirksamen topischen Therapieansatz. In einigen Ländern ist topisches Metronidazol erhältlich. Während der Schwangerschaft kann ein Versuch mit Metronidazol- oder Clotrimazol-Vaginaltabletten unternommen werden.

22.4 Amöbiasis

[Abreu 1623, Lösch 1875]

Epidemiologie

Amöben werden weltweit gefunden, die Amöbiasis tritt jedoch vorwiegend in tropischen und subtropischen Gebieten auf. In Mitteleuropa besteht bei etwa 1% der Bevölkerung eine asymptomatische Darminfektion, bei Homosexuellen in rund 20%. Jährlich sind etwa 50 Mio. Menschen von der Infektion betroffen, ungefähr 100.000 sterben.

Von asymptomatischen Zystenausscheidern geht das überwiegende Infektionsrisiko aus. Während in Entwicklungsländern zumeist ungenügende hygienische Bedingungen für die Ausbreitung verantwortlich sind, wird die Infektion in den westlichen Industrieländern meist direkt übertragen, insbesondere durch homosexuelle Kontakte. Die Zysten können in kühlem feuchtem Milieu über mehrere Monate infektiös bleiben, sind jedoch gegenüber Hitze und Trockenheit empfindlich. Inadäquate persönliche Hygiene, kontaminiertes Wasser und die Verwendung von menschlichen Exkrementen für Düngung fördern die Verbreitung des Erregers.

Ätiopathogenese

Nur wenige Amöbenarten sind für den Menschen pathogen. Innerhalb der Gattung *Entamoeba* ist *Entamoeba histolytica* die einzige bedeutsame pathogene Form, während im Kolon diverse nicht pathogene Amöben zu finden sind. Zur Gattung der frei lebenden *Acanthamoeba* zählen einige fakultativ pathogene Arten, die vorwiegend als opportunistische Erreger eine Rolle spielen.

E. histolytica kommt als ruhende Zyste vor oder als aktiver, motiler Trophozoit mit charakteristischen Pseudopodien. Wenn *E. histolytica* die Darmwand penetriert, beginnt eine aktive Infektion. Die Invasion ist progredient und führt zu Ulzerationen und möglicherweise Perforationen, sodass die Trophozoiten die Blutbahn erreichen können und zur Leber und selten auch anderen Organen wandern. Mittels Isoenzym- und DNA-Analysen konnte *E. dispar* als zweite Spezies abgegrenzt werden, welches eine intraluminale Infektion des Kolons ohne Invasion auslöst. Die meisten Zystenüberträger und Homosexuellen tragen *E. dispar*.

Klinik

E. histolytica kann eine akute Diarrhoe, eine milde persistente Infektion oder eine invasive Erkrankung hervorrufen. Die akute Amöbenruhr geht mit schleimig-blutigen Stühlen und in späteren Stadien mit unspezifischen Allgemeinsymptomen einher. Komplikation ist der Amöbenleberabszess. Bei der milden chronischen Amöbiasis lautet die Diagnose oft irritative Darmerkrankung.

Obwohl die Amöbiasis weltweit unter den häufigsten Infektionen ist, sind Hautveränderungen selten. Meist treten sie auf, wenn der Parasit vom Darm zur nahegelegenen Haut wandert. Einzelne Fallberichte über primäre Hautinfektionen liegen vor. Bei Männern kann es im Bereich von Penis, Analschleimhaut, seltener auch Perineum zu Hautveränderungen kommen, die sich als eitrige Knoten, Zysten und Sinus manifestieren. Das typische **kutane Ulkus** ist klar abgegrenzt, rund, und weist einen erhabenen Randwall mit rötlichem Halo auf.

Differenzialdiagnose

Eine detaillierte Auflistung der Differenzialdiagnose von Amöbendysenterien und Lebererkrankungen ist einschlägigen Lehrbüchern zu entnehmen. Die Amöbiasis sollte bei männlichen Homosexuellen und Patienten aus endemischen Gebieten insbesondere bei gastrointestinalen oder Leberbeschwerden als eine mögliche Ursache von kutanen Ulzerationen in der Genital- und Perianalregion in Betracht gezogen werden.

Histopathologie

In einem Ulkus können Trophozoiten in der Dermis gefunden werden. Diese sind 12–20 μm im Durchmesser, haben ein klares Zytoplasma, einen exzentrischen Nukleus und können Erythrozyten enthalten. Die darüber liegende Epidermis ist oft pseudoepitheliomatös hyperplastisch.

Labor

Der direkte Erregernachweis, Antigennachweisverfahren sowie die Bestimmung von Serumantikörpern sind möglich.

Konventionelle Verfahren zum Nachweis der Parasiten in Stuhl, Abstrich und Biopsiematerial sind kommerziell erhältlichen Tests auf spezifische Antigene überlegen. Mittels DANN-Analysen kann eine exakte Unterscheidung zwischen *E. histolytica* und nicht pathogenen Organismen durchgeführt werden.

Die fulminante invasive Amöbiasis und der Leberabszess (sichtbar im Ultraschall) lassen sich am besten serologisch nachweisen, während bei einer ausschließlichen Amöbenkolitis spezifische Serumantikörper nicht zu erwarten sind. In Endemiegebieten sind serologische Verfahren nicht hilfreich, da hier chronische Infektionen häufig vorkommen und die Tests auch nach Therapie positiv bleiben.

III

Tab. 22.3 Andere Protozoeninfektionen

	Schlafkrankheit	Chagas-Krankheit	Babesiosis	Toxoplasmosis
Erreger	*Trypanosoma brucei gambiense* (West- und Zentralafrika) *T. brucei rhodesiense* (Ost- und Südafrika)	*Trypanosoma cruzi* (Zentral- und Südamerika)	*Babesia microti* (Nordarmerika) *Babesia divergens* (Europa, selten Nordamerika)	*Toxoplasma gondii* (weltweit)
Übertragung	Tsetse-Fliege	Kot von Raubwanzen	Zeckenstich (wie bei Borreliose), daher Ausschluss bei Verdacht auf Borreliose und fehlendem Therapieansprechen	Aufnahme von unzureichend gekochtem Fleisch/direkter Kontakt mit Katzenkot
Reservoir	Mensch, Haustier	Mensch, Haustier, Gürteltier	Zecke (parallel mit Borrelien übertragen)	Katzen
Klinik	Im Verlauf uncharakteristische Allgemeinsymptome (Fieber, Kopf- und Gliederschmerzen, Lymphadenopathie), je nach Erreger unterschiedliche Organschädigungen. Spätstadium: überwiegend neurologische Symptomatik; unbehandelt immer tödlicher Verlauf	Fieber, Lymphknotenschwellung; im weiteren Verlauf Beteiligung von Herz, Intestinaltrakt und ZNS	Hohes Fieber, Schüttelfrost, Ikterus, hämolytische Anämie. Fulminanter Verlauf bei splenektomierten Patienten mit Fieber, Ikterus, Myalgien, hämolytischer Anämie. Schweregrad in Nordamerika geringer als in Europa.	Oft asymptomatisch; Fieber, Lymphadenopathie, Kopfschmerz und andere Symptome wie bei Mononukleose; Entwicklung von Zysten, die reaktivieren können. Risiko der intrauterinen Infektion und TORCH-Syndrom (► Kap. 10) in HIV-Infizierten (► Kap. 21)
Mögliche Hautveränderungen	Primäraffekt an der Stichstelle mit Lymphknotenschwellung	Ödematöse Primärläsion an der Infektionsstelle (Chagom); Lidödem (Romaña-Zeichen)	Keine Hautmanifestation	Makulopapulöses Exanthem
Diagnostik	Im akuten Stadium mikroskopischer Parasitennachweis im Primäraffekt und Blut (dicker Tropfen); Serologie (ELISA, indirekter Immunfluoreszenz-Antikörpertest: IFT)	Parasitennachweis im dicken Tropfen oder Blutausstrich	Serologie, Histologie	
Therapie	Suramin, Pentamidin, im Spätstadium: Melarsoprol	Nifurtimox, Benznidazol	Nur bei ausgeprägter Symptomatik *B. microti*: Clindamycin und Chinin. *B. divergens*: Pentamidin und Cotrimoxazol	Nicht zwingend notwendig; sonst Pyrimethamin, Sulfadiazin (oder Clindamycin), Folsäure, während Schwangerschaft Spiramycin.
Prognose	Meist tödlich ohne Therapie	Kardiomyopathie	Hohe Mortalität in Splenektomierten (~50%)	Abhängig von Grundkrankheit

22.4.1 Acanthamöbiasis

Die Arten der im Wasser und im Boden lebenden Gattung *Acanthamoeba* sind vor allem bei immunsupprimierten Patienten Auslöser einer granulomatösen Amöbenenzephalitis, deren Inzidenz in Zusammenhang mit HIV/AIDS deutlich zugenommen hat. Außerdem wurde bei HIV/AIDS-Patienten auch eine kutane Acanthamöbiasis mit unspezifischen chronischen, zumeist ulzerierten Hautveränderungen beobachtet.

Der verbreitete Gebrauch von Kontaktlinsen, insbesondere bei solchen Personen, die nicht regelmäßig sterile Reinigungslösungen verwenden, hat zu einer Zunahme der Amöbenkeratitis geführt.

▪ Therapie

Bei aktiver Erkrankung ist Metronidazol Mittel der ersten Wahl. Die allgemein empfohlene Dosis ist 250–750 mg alle 8–12 h für 10 Tage (oral oder i.v.). Andere wirksame Medikamente sind Tinidazol, Diloxanid, Emetin, Dehydroemitin und Pentamidin.

22.5 Rhinosporidiose

[Seeber 1900]

Rhinosporidium seeberi ist ein aquatischer Parasit. Er kommt in Amerika, Europa, Afrika und Asien vor, hauptsächlich aber in tropischen Regionen (besonders in Südindien, Sri Lanka und Südamerika). Der Übertragungsweg ist bisher unklar, aber eine Assoziation mit Frischwasser scheint vorzuliegen.

Die Erkrankung betrifft vorwiegend Männer und findet sich meist an der nasalen und oralen Schleimhaut. Hier löst die Infektion schmerzlose Knötchen aus, die letztlich zu großen, hyperplastischen Polypen mit unregelmäßiger, rötlicher Oberfläche wachsen. Nur sehr selten ist die Haut betroffen.

Das Protozoon kann bisher nicht kultiviert werden, daher wird die Diagnose mittels Biopsie gesichert. Charakteristisch ist ein riesiges Sporangium (die reife Form des Erregers), 100–400 µm im Durchmesser, die tausende von Endosporen enthält.

▪ Therapie

Die Therapie besteht in der chirurgischen Entfernung des betroffenen Gewebes, aber Rezidive sind häufig. Die zusätzliche Injektion von Amphotericin B kann Rezidive verhindern.

22.6 Andere Protozoeninfektionen

Die anderen Protozoeninfektionen zeigen häufig keine begleitenden Hauterscheinungen. Trypanosomiasis mit Schlafkrankheit [Valentin 1841, Dutton 1902] und Chagas-Krankheit [Smith und Kilborne 1893, Chagas 1909] können sich initial als Primäraffekt an der Haut manifestieren.

Eine Babesiose sollte ausgeschlossen werden, falls eine bereits diagnostizierte Borreliose nicht ausreichend auf eine spezifische Therapie anspricht, da diese Erreger öfter gemeinsam beim Zeckenstich übertragen werden.

Die Toxoplasmose kann sich als makulopapulöses Exanthem äußern.

Die wichtigsten Charakteristika von Trypanosomiasis, Babesiose und Toxoplasmose sind in ◘ Tab. 22.3 dargestellt.

Literatur

Leishmaniasis

Boecken G, Weitzel T, Sunderkötter C et al. (2009) Diagnose und Therapie der kutanen und mukokutanen Leishmaniasis in Deutschland. J Dtsch Dermatol Ges 7 (Suppl 7): 1–38

Mehregan DR, Mehregan AH, Mehregan DA (1999) Histologic diagnosis of cutaneous leishmaniasis. Clin Dermatol 17: 297–304

Reithinger R, Dujardin JC, Louzir H et al. (2007) Cutaneous leishmaniasis. Lancet Infect Dis 7: 581–596

Stebut E von, Schleicher U, Bogdan C (2012) Kutane Leishmaniasis als Reisedermatose. Klinik, Diagnostik und Therapie. Hautarzt 63: 233–249

Trichomoniasis

Hook EW III (1999) Trichomonas vaginalis – no longer a minor STD. Sex Transm Dis 26: 388–389

Stary A (2001) Trichomoniasis. In: Petzoldt D, Gross G (Hrsg) Diagnostik und Therapie sexuell übertragbarer Krankheiten. Leitlinien 2001 der Deutschen STD-Gesellschaft. Springer, Berlin S112–114

Huppert JS (2009) Trichomoniasis in teens: an update. Curr Opin Obstet Gynecol 21: 371–378

Amöbiasis

Fleischer K, Tannich E (2000) Amöbiasis und andere Amöbeninfektionen. In: Lang W, Löscher T (Hrsg) Tropenmedizin in Klinik und Praxis. Thieme, Stuttgart S 68–85

Torno MS Jr, Babapour R, Gurevitch A et al. (2000) Cutaneous acanthamoebiasis in AIDS. J Am Acad Dermatol 42: 352–354

Erstbeschreiber

Abreu A de (1623) Tratado de las siete enfermedades, de la inflammacion universal del higado, zirbo, pyloron, y riñones, y de la obstrucion, de la satiriasi, de la terciana y febre maligna, y passion hipocondriaca. Lleva otros tres tratados, del mal de Loanda, del guzano, y de las fuentes y sedales. Craesbeeck, Lisboa

Borovskii PF (1898) First description of the protozoon later named Leishmania tropica. Voenno Med Zhar 76: 925–941

Briscoe TB (1870) Kala azar. Proc Govt Bengal Med Dept 52: 31–33

Chagas C (1909) Nova tripanozomiase humana. Estudos sobre a morfologia e o ciclo evolutivo do Schizotrypanum cruzi n. gen., n. sp., agente etiolóogico de nova entidade morbida do homem. Mem Inst Oswaldo Cruz 1: 159–218

Donné A (1836) Animalcules observés dans les matières purulentes et le produit des sécrétions des organes génitaux de l'homme et de la femme. CR Acad Sci (Paris) 3: 385–386

Dutton JE (1902) Preliminary note upon a trypanosome occurring in the blood of man. Thompson Yates Lab Rep 4: 455–468

Leishman WB (1903) On the possibility of the occurrence of trypanosomiasis in India. Br Med J 1: 1252–1254

Lösch F (1875) Massenhafte Entwickelung von Amöben im Dickdarm. Virchows Arch Pathol Anat 65: 196–211

Seeber GR (1900) Un nuevo esporozoario parasito del hombre: dos casos encontrades en polipos nasales. Thesis. Universidad Nacionale de Buenos Aires

Smith T, Kilborne FL (1893) Investigations into the nature, causation and prevention of Texas or Southern cattle fever. Govt Printing Office, Washington

Valentin GG (1841) Ueber ein Entozoon im Blute von Salmo fario. Arch Anat Physiol Wiss Med 1841: 435–436

Wright JH (1903) Protozoa in a case of tropical ulcer (Delhi sore). J Med Res 10: 472–482

Epizoonosen

Michael Binder[1]

23.1 Einführung

Epizoonosen sind durch Arthropoden hervorgerufene Hauterkrankungen. Arthropoden sind im Tierreich der größte Stamm (Phylum), dem etwa 80% aller bekannten Tierarten angehören. Sie sind morphologisch durch ihre bilaterale Symmetrie, die Segmentierung und die gelenkigen Beine charakterisiert.

Verschiedene medizinisch bedeutsame Klassen gehören den Arthropoden an, allen voran die Insekten (Insecta) und die Spinnentiere (Arachnida) mit den Milben und Zecken (Acari), den Spinnen (Araneae) und den Skorpionen (Scorpiones). Dagegen sind Krebse (Crustacea), Hundertfüßler (Chilopoda) und Tausendfüßler (Diplopoda) von untergeordneter medizinischer Bedeutung.

Die Verursacher und die Formen der Epizoonosen sind vielfältig. Es kann sich dabei um auf und in der Haut lebende **permanente Ektoparasiten** handeln oder um Parasiten, die den Menschen zufällig, möglicherweise auch als Fehlwirt befallen. Dabei wird der Mensch nur zu einer kurz dauernden Blutmahlzeit aufgesucht. Wenn die Stichreaktion auftritt, ist der Parasit bereits nicht mehr auffindbar (**temporär akzidentelle Ektoparasiten**). Unter den Epizoonosen werden aber auch Schädigungen durch tierische Toxine verstanden, die als individuelle oder soziale Abwehrwaffen von Insekten wie Hautflüglern (Hymenoptera), Käfern (Coleoptera) und Schmetterlingsraupen (Lepidoptera), von Spinnen (Araneae), Skorpionen (Scorpiones) sowie Hundertfüßlern (Chilopoda) und Tausendfüßlern (Diplopoda) eingesetzt werden. Die permanenten Ektoparasiten zeigen eine hohe Adaptation an den Menschen und ein sehr schmales Wirtsspektrum. Die Parasiten sind auf dem oder im menschlichen Integument nachweisbar. Aus der Klasse der Insekten sind dies nur die Läuse mit der Kopflaus, Kleiderlaus und Filzlaus, aus der Klasse der Arachnida die Milbenspezies *Sarcoptes scabiei varietas hominis* (Krätzemilbe) und *Demodex folliculorum* und *brevis* (Haarbalg- und Talgdrüsenmilben). Eine Zwischenstellung nimmt die Bettwanze ein, die zwar in enger Vergesellschaftung mit dem Menschen in dessen Wohnung lebt, ihn aber nur zu regelmäßigen Blutmahlzeiten aufsucht.

Andere Parasiten infestieren den Menschen, indem sie ihre Eier in oder auf die Haut legen. Die Larven (Maden) entwickeln sich im Gewebe (furunkulöse Dermalmyiasis).

Die Erreger temporär akzidenteller Parasitosen haben ein sehr breites Wirtsspektrum, können auf verschiedensten Wirten parasitieren und treffen beim Menschen oft auf einen Fehlwirt, sie sterben nach der Blutmahlzeit ab.

Sowohl permanente als auch eine große Zahl temporär akzidenteller parasitärer Insekten und Milben wie die Pelzmilben, Raubmilben, Herbstmilben, Käfermilben und Zecken schädigen den Menschen durch den **Stich** ihrer stechend-saugenden Mundgliedmaßen, der zu juckenden, schmerzhaften Reaktionen Anlass gibt. Zoologisch korrekt ist immer von einem Insektenstich, Milbenstich oder auch **Zeckenstich** zu sprechen und nicht von einem **Biss**. Stiche und Bisse werden in der Verteidigung als soziale oder individuelle Verteidigungswaffe eingesetzt. So besitzen gewisse Ameisenarten einen Giftstachel wie die übrigen Hymenopterengattungen (Bienen und Wespen), während andere Ameisenarten mit beißenden Mundwerkzeugen eine Verletzung setzen können, die mit Ameisensäure bespritzt wird. Die Stichreaktion durch den Giftstachel der Skorpione ist bekannt, Hundertfüßler beißen mit Mandibeln, an deren Basis eine Giftdrüse sitzt, ähnlich wie bei den meisten Spinnen. Käferarten und Tausendfüßler scheiden Kontaktgifte wie Cantharidin aus.

Epizoonosen sind im gemäßigten Klima viel seltener als in den Tropen. Auch sind die hygienischen Verhältnisse entscheidend; mangelhafte Körperpflege und enger Wohnraum begünstigen Parasiten. Allerdings haben weltweiter Reiseverkehr und verstärkte Promiskuität, vielleicht auch immunologisch-epidemiologische Gründe in den letzten Jahren wieder eine Zunahme von Epizoonosen auch in Mitteleuropa bewirkt. Sie dürfen in der Abklärung von Pruritus differenzialdiagnostisch keinesfalls übersehen werden.

1 Basierend auf dem Beitrag von Theo Rufli † in der 5. deutschen Auflage.

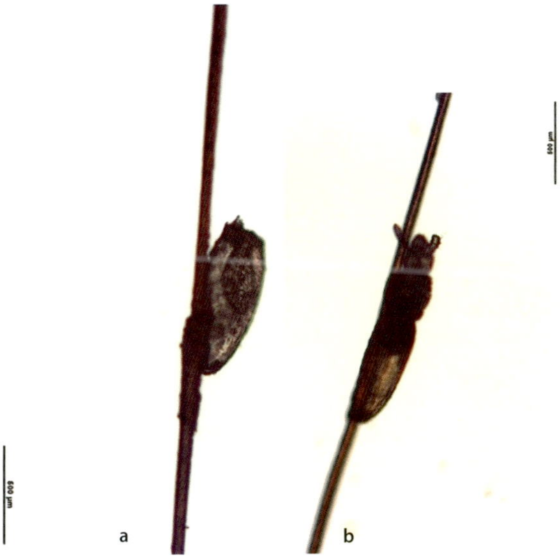

Abb. 23.1a, b Nisse von *Pediculus humanus capitis*. **a** Am Haar haftende Nisse. **b** Schlüpfende Kopflaus. (Mit freundlicher Genehmigung von Prof. Peter Itin, Basel)

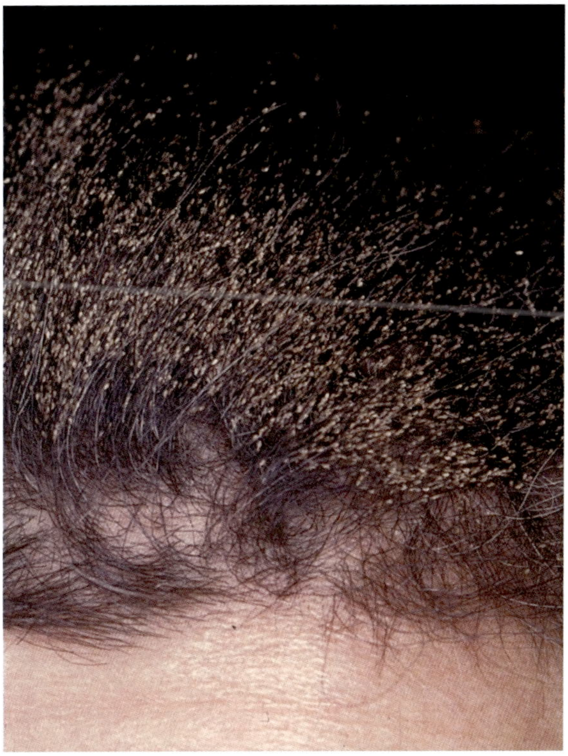

Abb. 23.2 Pediculosis capitis, Nissen im Haar

23.2 Insekten (Insecta)

23.2.1 Permanente parasitäre Insekten

Pedikulose

Synonyme

Pediculosis, Läusebefall

Erreger

Permanente Ektoparasiten ausschließlich des Menschen sind 3 Arten der Familie der Tierläuse (Anoplura):

- Kopflaus: *Pediculus humanus capitis*
- Kleiderlaus: *Pediculus humanus corporis*
- Filzlaus: *Phthirus pubis*

Läuse besitzen drei kräftige, mit Krallen versehene Beinpaare. Die befruchteten Weibchen kleben mit einem wasserunlöslichen Kitt aus genitalen Anhangsdrüsen ihre 80–100 Eier, die etwa 0,8 mm langen ovalen Nissen, an die Kopf- oder Schamhaare (Kopf-, Filzläuse) oder in die Säume der Wäsche (Kleiderläuse). Die Läuselarven schlüpfen nach etwa 8 Tagen, durchlaufen drei Häutungen und sind nach 2–3 Wochen geschlechtsreif. Läuse sind obligat hämatophag, das heißt, sie benötigen für die Eiablage eine Blutmahlzeit. Sie stechen alle paar Stunden und saugen Blut. Läuse können bis zu 1 Woche hungern.

Pediculosis capitis

Epidemiologie

Epidemiologische Untersuchungen zur Prävalenz zeigen beträchtliche Schwankungsbreiten. Weltweit werden mehr als 100 Mio. Infestationen pro Jahr vermutet. In den USA schätzt man jährlich 6–12 Mio. Infestationen mit Kopfläusen. Bei Schuleingangsuntersuchungen in Deutschland (2007) wurde eine Inzidenz von etwa 6% geschätzt.

Ätiopathogenese

Die Kopflaus (*Pediculus humanus capitis*) ist 2,5–4 mm lang. Die Übertragung erfolgt durch direkten Kontakt von Mensch zu Mensch. Kinder und Individuen mit langen Haaren werden deshalb bevorzugt befallen. Leben in engen Wohnverhältnissen wirkt begünstigend. Nicht selten kommt es zur Entwicklung kleiner Endemien in Kindergärten oder Schulen.

Klinik

Hauptsitz ist das Kapillitium (Bart- und Schamhaare sind nur selten befallen). Am behaarten Kopf ist besonders die Retroaurikularregion betroffen. Kopfläuse nehmen alle 2–3 h durch Stich Blut auf. Die reaktiven Hauterscheinungen werden erst nach Stunden oder mehreren Tagen bemerkt. Es entwickeln sich hochrote, stark juckende urtikarielle Papeln als Reaktion auf den Läusespeichel. Im Nacken entsteht oft das typische stark zerkratzte **Läuseekzem**, das häufig bakteriell sekundärinfiziert wird. Die eitrige Sekretion führt zu starker Verkrustung und Verklebung der Haare. Die Sekundärinfektion bedingt eine

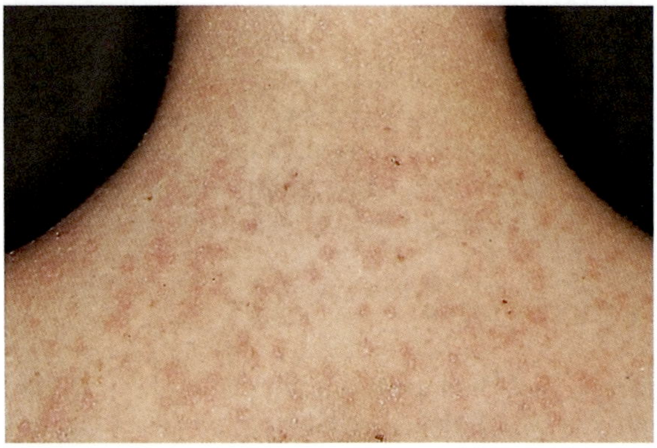

Abb. 23.3 Pediculosis capitis, Läuseekzem

schmerzhafte Lymphadenitis okzipital und am Hals, die zur Abszedierung neigt.

Differenzialdiagnose

Kopfekzem, Impetigo contagiosa, Tinea amiantacea, Psoriasis capillitii, seborrhoisches Ekzem der Kopfhaut, weiße Piedra sind zu unterscheiden.

Diagnostisches Vorgehen

Erheblicher Juckreiz kann bereits durch wenige Läuse hervorgerufen werden. Findet man keine Läuse, sucht man nach Nissen. Diese schuppenartig an den Haaren klebenden, ovalen, 0,8 mm langen Eier stecken in einer Chitinhülle. Sie sitzen zunächst nahe dem Haarboden und »wandern« durch das Wachstum der Haare zur Haarspitze. Der Deckel auf der Nisse fehlt dann, die Eihüllen sind leer. Nissen lassen sich im Gegensatz zu Kopfschuppen nicht vom Haar abstreifen, sie sind fest angeklebt. Prädilektionsstellen sind die Haarpartien hinter den Ohren. Bei Verdacht werden die Haare hinter den Ohren seitlich hochgehoben und die Nissen gesucht. Die Läuse selbst findet man wegen ihrer ausgeprägten Lichtscheu nur schwerlich. Juckreiz des behaarten Kopfs, Kopf- und Nackenekzem mit Impetiginisation müssen den Arzt an Kopfläuse denken lassen. Zur möglichst sicheren Erkennung einer aktiven Lausinfestation ist nasses Auskämmen des Haares die Methode der Wahl und führt zu einer signifikant besseren Identifizierung von mobilen Lausstadien (90% Erkennungsrate versus 29% bei rein visueller Inspektion).

Therapie

Nicht nur die Läuse, sondern auch die Embryonen in den Nissen müssen abgetötet werden. Zur Verfügung stehen die synthetischen Pyrethroide Allethrin (in Kombination mit Piperonylbutoxyd) und Permethrin sowie die insektiziden Inhaltsstoffe des aus *Chrysanthenum cineriaefolium* gewonnenen Pyrethrums. Lindan (γ-Hexachlorocyclohexan) wurde im Jahr 2008 EU-weit vom Markt genommen.

Seit 2007 ist Dimeticon (Polydimethylsiloxan (PDMS)) als Medizinprodukt zur Lokaltherapie gegen Kopfläuse zugelassen; die 4%ige Lösung ist ein Silikonderivat. Seine Wirkungsweise ist physikalisch, indem die Substanz die Parasiten mit einem dünnen Film überzieht, die Stigmata verschließt und somit zum Tod führt. Im Gegensatz zu den chemischen Insektiziden wirkt Dimeticon sehr rasch, kann in allen Altersgruppen und auch bei Schwangeren und Stillenden eingesetzt werden. Aufgrund der physikalischen Wirkungsweise ist die Entwicklung von Resistenzen nicht zu befürchten. Die hohe klinische Wirksamkeit von >95% Eradikation ist inzwischen in einigen randomisierten Studien belegt.

Pyrethroide und Pyrethrum sind in verschiedenen Applikationsformen als Arzneimittel zugelassen. Diese Substanzen blockieren als Neurotoxine die Natriumkanäle und führen so zu einer Überstimulierung des Nervensystems der Parasiten. Die Toxizität bei Menschen und Säugetieren ist deutlich geringer, die Anwendung und Verträglichkeit als allgemein sicher anerkannt. Vorsicht ist bei Patienten mit bestehender Allergie gegen Chrysanthemen und Ragweed gegeben. Hier wurde in einigen Fallberichten über Asthmaanfälle und allergische Kontaktdermatitis berichtet.

Kontraindikationen für die Anwendung von Insektiziden sind Schwangerschaft und Stillzeit sowie aufgrund von anekdotischen Berichten das Vorliegen eines multiplen chemischen Sensitivitätssyndroms (MCS). Durchaus erwähnenswert ist die hohe Toxizität von Permethrin besonders auf Katzen.

Aus zahlreichen Ländern werden zunehmend Resistenzen gegenüber Kopflausbehandlungen mit Insektiziden berichtet. Der molekulare Mechanismus ist der Resistenz gegen Pyrethrin und Pyrethroide ist inzwischen aufgeklärt und beruht auf einer Punktmutation im Bereich der α-Untereinheit der neuronalen Natriumkanäle. Die klinische Bedeutung dieser Untersuchungen muss noch abgewartet werden.

Weitere Empfehlungen

Kleine Endemien in Familien, Kindergärten oder Schulen sind nicht selten. Eine vorsorgliche Behandlung von Kontaktpersonen wird von Experten nicht grundsätzlich empfohlen. Auf jeden Fall sollten unter Verdacht einer Infestation stehende Personen sorgfältig untersucht werden (Nasskämmen). Wahrscheinlich sind Rezidive durch Reinfektionen häufiger als wirkliche Therapieversager aufgrund von Resistenzen.

Zur möglichst vollständigen Eradikation empfiehlt das Robert Koch-Institut folgendes Vorgehen (2008):

- Tag 1: Behandlung mit einem Insektizid – im Anschluss – nass kämmen
- Tag 5: Nass kämmen – zur Reduktion inzwischen frisch geschlüpfter Larven

- Tag 8, 9, oder 10: Erneute Behandlung mit einem Insektizid
- Tag 13: Nass kämmen
- Tag 17: Abschließende Kontrolle durch nasses Kämmen

Obsolet, ungeprüft oder sogar schädigend sind heißes Föhnen der Kopfhaut, die Anwendung von ätherischen Ölen oder zum Beispiel Mayonnaise.

Schulen und Kindergärten verlangen oft die »Nissenfreiheit« zur Wiederzulassung des Besuchs dieser Einrichtungen. Die Sinnhaftigkeit dieser Regelungen kann nach Durchführung einer effizienten Therapie durchaus diskutiert werden. Zur Diagnose aber auch Entfernung von verbliebenen Nissen eignen sich spezielle Laus- und Nissenkämme (zum Beispiel Bug Buster Kit, Licemeister oder Nisska, welche neben den Kämmen auch Informationsmaterial zur Verfügung stellen).

Kleidung, Bettzeug und insbesondere Mützen, Kämme oder Bürsten sind bei zumindest 60°C zu waschen. Als Alternative bietet sich die Lagerung der Kleidung in abgeschlossenen Plastiksäcken für 2–3 Wochen bei Raumtemperatur an. Nur 2 Tage bei -10°C sind zur sicheren Abtötung notwendig.

Pediculosis corporis

Ätiopathogenese

Die Kleiderlaus (*Pediculus humanus corporis*) ist mit 3–4,5 mm Länge etwas größer als die Kopflaus; ferner sind die Hinterleibsegmente nicht so scharf eingekerbt. Sie kommen unter geordneten sozialen Verhältnissen nur selten vor, sind aber bei Menschen ohne festen Wohnsitz häufiger und in Kriegs- und Elendszeiten verbreitet, nicht selten gleichzeitig mit Kopf- und Filzläusen. Die Tiere sitzen nicht am Körper, sondern in der getragenen Kleidung. Die Nissen werden rosenkranzartig an die inneren Säume der Kleider geklebt. Kleiderläuse vermehren sich sehr rasch.

Klinik

Der Stich bleibt zunächst unbemerkt, das Speichelsekret führt zu Rötung, Quaddeln und Knötchen mit sehr starkem Juckreiz. Die Haut ist bald übersät von strichförmigen Kratzeffekten, die oft sekundär impetiginisiert werden. Die Haut ist lichenifiziert und auch hyperpigmentiert (Hämosiderin und Melanin). Die so entstandene Vagantenhaut (**Cutis vagantium**) weist außerdem zahlreiche helle Närbchen mit umgebender Depigmentierung auf. Insgesamt ist dieses Bild recht charakteristisch.

Kleiderläuse übertragen Rickettsiosen wie Fleckfieber (*Rickettsia prowazeki*), Wolhynisches Fieber (*Rickettsia quintana*) sowie das Rückfallfieber (*Borrelia recurrentis*).

Kleiderläuse übertragen Rickettsiosen.

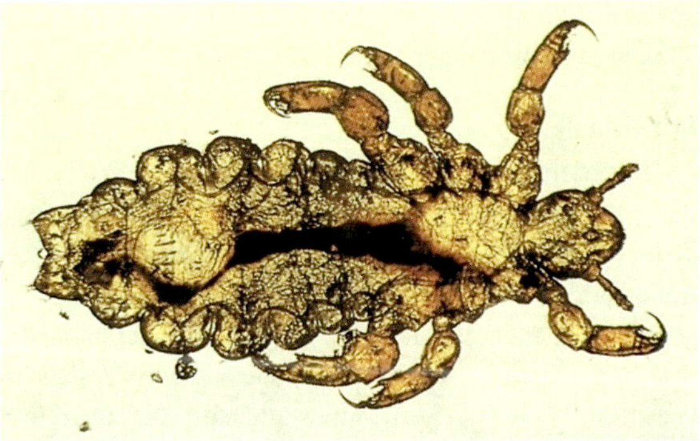

Abb. 23.4 *Pediculus humanus corporis*

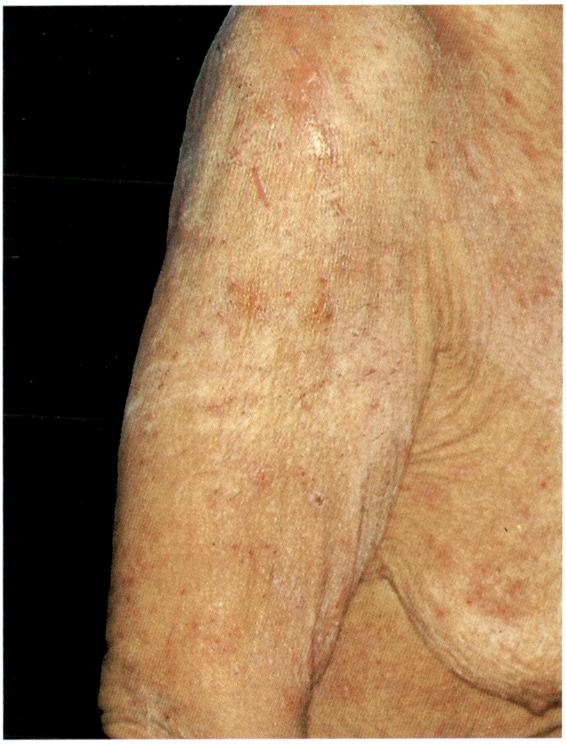

Abb. 23.5 Cutis vagantium

Differenzialdiagnose

Dermatitis herpetiformis, Ekzeme, Alterspruritus, diabetischer Pruritus, unspezifische Hautveränderungen bei Morbus Hodgkin sind abzugrenzen.

Diagnostisches Vorgehen

Der Befall wird durch den Nachweis von Kleiderläusen und Nissen in den Innennähten der Unterwäsche diagnostiziert.

Therapie

Die Wäsche wird ausgekocht oder durch spezielle Unternehmen entwest. Notfalls können Kontaktinsektizide in

Sprayform verwendet werden. Kleiderläuse sterben bei 50°C innerhalb weniger Minuten ab.

Phthiriasis

■ Ätiopathogenese

Die Filzlaus (*Phthirus pubis*) ist mit 1,5–2 mm Länge kleiner als die Kopf- und die Kleiderlaus und von breiter, trapezoider Gestalt. Das 2. und 3. Beinpaar enden in ausgeprägten Klauen, mit denen sich die Laus in der Nähe des Haarbodens am Haar festhält. Filzläuse bewegen sich im Gegensatz zu den übrigen Läusearten kaum, sie sind daher schwerer zu erkennen. Auch vermehren sie sich nur langsam. Die Nissen sind leichter zu finden. Die Übertragung erfolgt bei engem körperlichem Kontakt, meist beim Geschlechtsverkehr, aber auch von den Eltern auf die Kinder, dann auf deren Wimpern. Ausbreitung über die Kleidung, Bettwäsche oder Handtücher kann vorkommen. Außerhalb des Körpers überleben Filzläuse nur kurz.

■ Klinik

Gebiete mit apokrinen Schweißdrüsen sind Lieblingssitz dieser Läuseart, wie die genitoanale Schambehaarung, die Achselhaare, aber auch starke Behaarung der Brust und des Bauchs. Selten findet man Filzläuse bei Kleinkindern im Kapillitium, bei Kindern befallen sie fast ausschließlich Augenbrauen und Wimpern. Der Juckreiz bei Phthiriasis ist nur mäßig und nachts meist stärker ausgeprägt. Kratzeffekte fehlen gewöhnlich. Als Folge der Filzlausstiche entstehen verwaschene, stahlblaue oder schieferfarbene, linsen- bis fingernagelgroße Flecken, die **Maculae coeruleae** (**tâches bleuâtres**). Sie entstehen wahrscheinlich aus kleinen Hämorrhagien mit intrakutanen Einlagerungen von Hämoglobinabbauprodukten unter dem Einfluss von Läusespeichel.

■ Diagnostisches Vorgehen

Die Maculae coeruleae in typischer Lokalisation, besonders am Unterbauch oder Oberschenkelansatz, sind wichtige diagnostische Hinweise. Beweisend ist der Nachweis der Läuse oder ihrer Nissen. Immer wenn über Juckreiz am Genitale oder den Axillen geklagt wird, muss eine Phthiriasis in Betracht gezogen werden. Die Filzläuse sind als kleine braune Punkte an den Haarbasen erkennbar. Alle paar Minuten kann eine zuckende Bewegung beobachtet werden.

■ Therapie

Sie erfolgt nach dem gleichen Schema wie bei Kopfläusen, wobei die Präparate Allethrin/Piperonylbutoxid und Pyrethrumextrakte infrage kommen. Bei stärkerer Körperbehaarung muss diese neben Scham- und Achselhaaren mitbehandelt werden. Wichtig sind die Untersuchung und Behandlung der Kontaktpersonen.

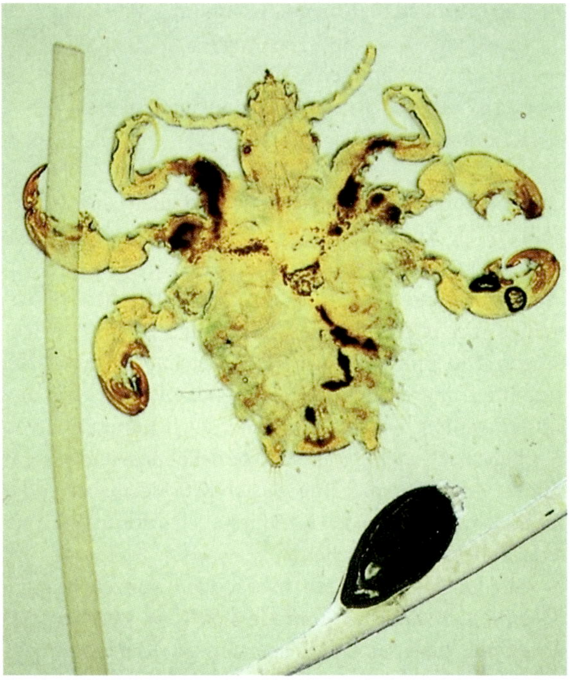

Abb. 23.6 *Phthirus pubis* mit Nisse

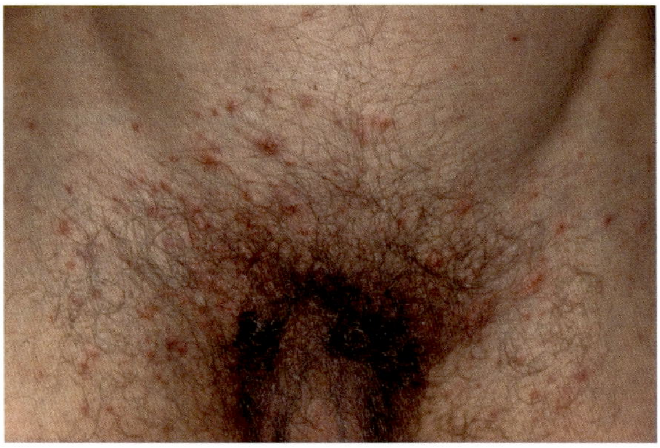

Abb. 23.7 Phthiriasis, Filzläuse und Nissen. (Mit freundlicher Genehmigung von Prof. Henning Hamm, Würzburg)

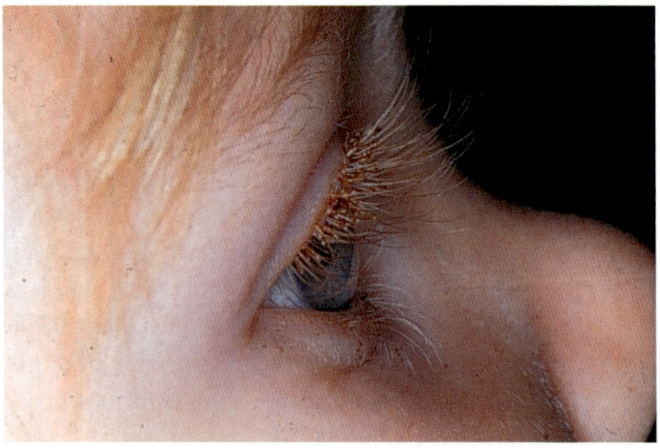

Abb. 23.8 Phthiriasis mit Befall der Wimpern

Die Behandlung des Befalls der Augenbrauen und Wimpern von Kleinkindern ist schwierig, da die genannten Präparate eine toxisch-irritative Konjunktivitis bewirken. Läuse und Nissen können aber einzeln mit einer Pinzette aus den Wimpern entfernt werden. Zur örtlichen Behandlung empfohlen werden in der Literatur auf anekdotischem Niveau einfaches weißes Vaselin (Rp. Vaselinum alb.), 0,5% Malathion oder 4% Pilocarpin-Gel.

23.2.2 Temporär akzidentelle parasitäre Insekten

Cimikose

Synonym

Cimicosis

Ätiopathogenese

Bei den Wanzen sind nur Arten der Familie *Cimicidae* hämatophage Ektoparasiten. Andere Arten stechen den Menschen zur Verteidigung oder bei temporär akzidentellem Kontakt (Tierwanzen).

Wichtig ist die Bettwanze (*Cimex lectularius*). Das Weibchen ist 5 mm lang und 3 mm breit, das Männchen kleiner. Die mit kurzen Borsten besetzten Wanzen sind nüchtern stark abgeplattet und von gelblich-transparenter Farbe; vollgesogen haben sie eine dunkelrote Farbe und sind aufgetrieben. Wanzen stinken, da Drüsen in der Nähe des dritten Beinpaars ein widerlich riechendes Sekret absondern. Das Weibchen legt täglich 2–3 Eier, die sich in 1–2 Monaten über fünf Larven- beziehungsweise Nymphenstadien zum Adulttier entwickeln. Die lichtscheuen Bettwanzen verkriechen sich tagsüber in dunkle Ritzen von Wänden, Möbeln, Fußböden, hinter Bilder, in elektrischen Schaltern und Wandlampen. Hier nisten sie. Sie stellen sich in verwahrlosten Räumen ein und waren früher schwer zu beseitigen. Die modernen Insektizide haben dies geändert.

Der Mensch wird nachts aufgesucht, zunächst unbemerkt. In wenigen Minuten ist die Nahrungsaufnahme beendet. Bettwanzen saugen etwa einmal pro Woche Blut, können aber auch monatelang hungern. Das durch den Stich eingebrachte Speicheldrüsensekret erzeugt Juckreiz und führt zu Hautveränderungen, die zunächst meistens erheblich, nach Gewöhnung geringfügig sind oder sogar fehlen.

Klinik

Erstmals gestochene Menschen weisen an allen von der Nachtkleidung freigelassenen Körperteilen, so an Händen, Armen und Gesicht, vielfach gruppierte Quaddeln auf. Ein Lidödem kann vorkommen. Die Stichreaktion ist aber stark vom Sensibilisierungsgrad des Wirts abhängig. So findet man im Zentrum der Quaddel beim wenig Sensibilisierten einen feinen hämorrhagischen Punkt, während

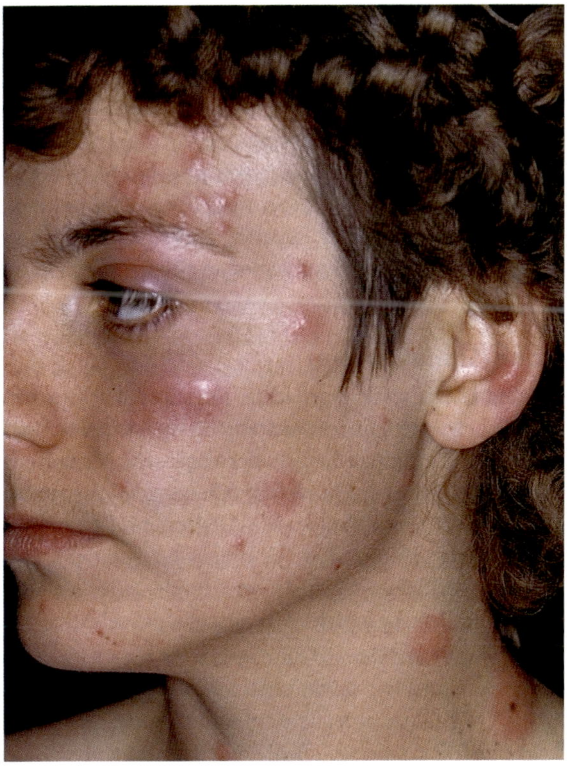

Abb. 23.9 Cimikose: Zahlreiche Wanzenstiche

die Stichreaktion beim hoch Sensibilisierten massiv hämorrhagisch verändert sein kann und angeschwollen mehrere Zentimeter groß erscheint. Besonders an den abhängigen Körperpartien können auch Bläschen und Blasen auftreten. Umwandlung in stark juckende, mehrere Tage bestehende Papeln kommt vor. Allmählich tritt eine Gewöhnung an die Wanzenstiche ein. Heftige Reaktionen bleiben dann aus. Schließlich bemerkt man nichts mehr von der Anwesenheit der Wanzen. Blutflecke und Wanzenkot in der Bettwäsche können Hinweise sein.

Differenzialdiagnose

Zu differenzieren sind Urticaria acuta, Prurigo simplex subacuta, Erythema exsudativum multiforme, Stiche anderer Insekten (Pulicosis).

Therapie

Die Hauterscheinungen behandelt man mit Lotio zinci (eventuell mit Zusatz von 2–4% Polidocanol zur Juckreizdämpfung), Mentholspiritus (1%), gegebenenfalls mit Glukokortikoidtinktur oder -creme. Der Wert der örtlichen Therapie mit Antihistaminika ist umstritten. Bei starkem Juckreiz können Antihistaminika innerlich eingesetzt werden. Wichtig ist die Vernichtung der Wanzen in den betroffenen Räumen durch Insektizide. Schlafen bei Licht kann präventiv wirksam sein.

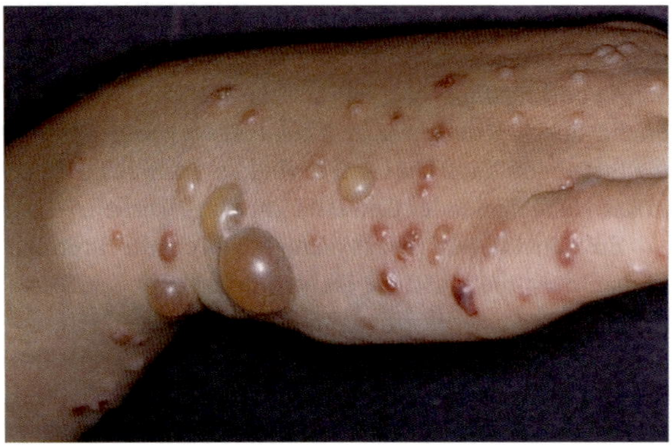

Abb. 23.13 Bullöse Mückenstiche

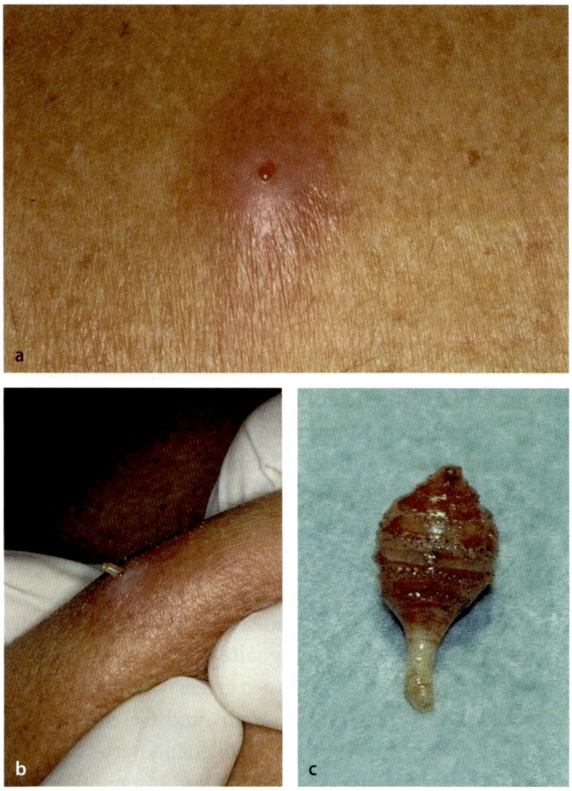

Abb. 23.14a–c a Myiase. b Bei seitlichem Drücken schlüpft der Unterteil der Made aus der Öffnung. c Made

die Malaria und Filariosen, andere Stechmücken unter anderem Gelbfieber, Dengue-Fieber, Pappataci-Fieber, Schlafkrankheit und wichtige Tierseuchen. Schmetterlingsmücken (Psychodidae) übertragen die Leishmaniase.

Therapie

Wie bei Wanzenstichen werden auch hier Repellents zur Vorbeugung eingesetzt.

Fliegen (Brachycera) und Bremsen (Tabanidae)

Sie gehören zu den häufigsten und am besten bekannten stechenden Brachyceraarten unserer Breiten. Die Blutmahlzeit dauert ungestört mehrere Minuten. Bremsen stechen nach dem Aufsetzen sofort zu, der Einstich ist manchmal als feiner stechender Schmerz spürbar. Die Stichreaktion tritt obligat auf, eine individuelle Reaktionsbereitschaft besteht nicht. Nach dem Stich entsteht eine urtikarielle Quaddel von etwa 1 cm Durchmesser, die während 15 min noch zunimmt und nach 1 h vollständig verschwindet. Bremsen können *Bacillus anthracis* und *Francisella tularensis* übertragen.

Echte Fliegen (Muscidae)

Die gewöhnliche Stubenfliege (*Musca domestica*) verfügt über keinen Stechapparat, sie lebt nicht parasitär. Dagegen benötigt die Gattung Stomoxys (Stechfliegen) obligat eine Blutmahlzeit für die Eiablage. Häufigste Stichstelle ist die untere Extremität, was den Vertretern dieser Gattung auch den Trivialnamen Wadenstecher eingetragen hat. Die äußere Ähnlichkeit mit der Stubenfliege ist markant.

Klinik

Der Stich erfolgt sofort nach Aufsetzen auf der Haut, auch durch Kleiderstoffe hindurch. Er ist schmerzhaft, ebenso die sich rasch, in wenigen Minuten, entwickelnde urtikarielle Stichreaktion, die je nach individueller Reaktionsbereitschaft von einer papulös verzögerten Reaktion gefolgt sein kann.

Therapie

Es wird symptomatisch behandelt. Repellents werden zur Vorbeugung eingesetzt.

Lausfliegen (Hippoboscidae)

Einige Arten dieser wenig bekannten Insektenfamilie leben parasitär auf Vögeln und Säugern. Sie werfen die Flügel ab, wenn sie einen Wirt gefunden haben. Der Mensch kann temporär akzidentell parasitiert werden. Primärwirte sind Pferde, Schafe und Rotwild.

Myiase

Synonym

Myiasis, Madenbefall

Ätiopathogenese

Vertreter der Familie Oestridae (Dassel- und Biesfliegen) legen ihre Eier in den Nasen-Rachen-Raum von Schafen, Pferden, Rotwild und anderen größeren Säugern ab, wo sich die Larven entwickeln und unter Umständen zu schwerwiegenden Verletzungen des Wirtstiers führen.

Rinderbiesfliegen kleben die Eier an die Fellhaare des Wirts, die geschlüpften Larven bohren sich in die Haut ein. Viehzüchter fürchten diese Arten wegen der dermalen

Schädigung, welche die spätere Lederqualität verschlechtert. Bei Menschen sind selten Infestationen mit Bies- und Dasselfliegen mitgeteilt worden, ebenso ist die Beobachtung einer Larva migrans durch Larven der Pferdemagenbremse (*Gasterophilus equi*) in den letzten 50 Jahren nicht mehr berichtet worden.

Tropische Fliegenarten (Cordylobia- und Oestrusarten) sind Ursache der furunkulösen **Dermalmyiasis**, einer nicht seltenen Erkrankung bei Tropenrückkehrern. Die Eier werden auf die Haut oder die Kleider abgelegt. Die sofort schlüpfenden Larven bohren sich in die Haut ein und verursachen eine furunkulöse Entzündung, aus der die Larve nach etwa 8 Tagen zur Verpuppung wieder austritt.

Die Ophthalmomyiasis, der Augenbefall durch Fliegenlarven, ist in unseren Breiten sehr selten. Am häufigsten wird die Wundmyiasis gesehen. Zerfallende Tumoren und chronische Wunden (Ulcera cruris) werden von verschiedenen einheimischen Fliegenarten wie Calliphoriden oder auch der Stubenfliege zur Eiablage genutzt. Normalerweise legen diese Fliegenarten ihre Eier auf zerfallendes organisches Material. Das im Fliegenlarvenspeichel vorhandene Chymotrypsin I kann vom humanen α1-Antichymotrypsin nicht inhibiert werden. Zum Débridement chronischer Wunden werden gezüchtete Maden ausgenützt (**Biochirurgie**).

23.2.4 Nichtparasitäre Insekten

Hautflügler (Hymenoptera)

Zu ihnen gehören die Bienen und Hummeln (Apidae), die Wespen und Hornissen (Vespidae) sowie die Ameisen (Formicidae). Die Stiche von Bienen, Hummeln und Wespen sind sehr schmerzhaft, Allgemeinsymptome einer Intoxikation sind aber erst bei einer extrem großen Zahl gleichzeitiger Stiche zu erwarten. Gefährlich werden Hymenopterenstiche nur über die Möglichkeit der Sensibilisierung, welche die Reexposition zu einem tödlichen Ereignis werden lassen kann.

Der Bienenstachel besitzt Widerhaken, er wird zusammen mit dem autonom sich kontrahierenden, weiterpumpenden Giftapparat nach dem Stich ausgerissen. Wespen und Hummeln können mehrfach stechen (▶ Kap. 28).

▪ Klinik

Die Stiche von Bienen und Wespen führen zu erheblichen ödematösen Schwellungen und Rötungen, die sich erst nach Tagen zurückbilden. Es handelt sich dabei um eine toxische Reaktion durch das aus zahlreichen Einzelkomponenten bestehende Insektengift. Stiche in Augennähe erzeugen ein Lidödem, Stiche in die Lippen eine rüsselartige Anschwellung. Gefährlich sind Stiche innerhalb der Mundhöhle, weil sie Zungenschwellung und Glottisödem mit Erstickungsgefahr nach sich ziehen. Eine Häufung von Stichen kann zur generalisierten Urtikaria und zu toxischen Allgemeinreaktionen bis zum tödlichen Kreislaufversagen führen. Wiederholte Stiche können bei Disponierten zu einer Allergie (Typ-I-Reaktion) gegen das betreffende Gift führen. In diesem Fall können auch die kleinsten Giftmengen nach einer Reaktionszeit von gewöhnlich 5–20 min maximale Reaktionen wie generalisierte Urtikaria, Schockfragmente oder das Vollbild eines anaphylaktischen Schocks auslösen.

Ameisen (Formicidae) verfügen entweder über Mandibeln mit Giftdrüsen (Formicinae) oder über einen Stachel und Giftdrüsen (Pomerinae und Myrmicinae). Die Stichreaktionen der Ameisen sind juckend und brennend, in unseren Breiten jedoch harmlos, Sensibilisierung ist sehr selten.

▪ Therapie

Ein im Einstich verbleibender Stachel ist zu entfernen.

Die topische Therapie erfolgt wie bei Wanzenstichen, Repellents werden zur Vorbeugung eingesetzt. Bei Insektengiftallergie, die mit dem RAST und gegebenenfalls durch den unter Vorsichtsmaßnahmen durchgeführten Prick-Test nachgewiesen werden kann, sollte ein Notfallset (EpiPen) mitgeführt werden. Eine Hyposensibilisierungstherapie ist empfehlenswert.

Schmetterlingsraupen (Lepidoptera)

Die Raupen mancher Schmetterlinge, so jene der Prozessionsspinner (Thaumetopoeidae), besitzen feine Härchen (Brennhaare, Setae) mit für die Haut toxischen Substanzen. Im Wald oder unter Bäumen fallen diese Haare auf die Haut. Die Härchen dringen wie feine Nadeln ein und entleeren ihre Toxine. Es kommt zu einer stark juckenden Aussaat von hellroten Erythemen und urtikariellen Papeln. In Bläschen können eingedrungene Haare nachgewiesen werden. Diese können auch mit einem transparenten Klebestreifen aufgenommen und auf diesem mikroskopisch sichtbar gemacht werden. In Mitteleuropa ist der Eichenprozessionsspinner (*Thaumetopoea processionea*) besonders bekannt.

Man erkennt die **Raupendermatitis** oder **Erukismus** an der herdförmigen Anordnung der Erscheinungen, ihrem Sitz an frei getragenen Körperpartien, vor allem am Nacken und auch aufgrund der anamnestischen Angaben. Bei Einatmung sind Irritationen des Mund- und Nasenschleimhaut, aber auch Asthmaanfälle beschrieben.

Käfer (Coleoptera)

Sie bilden eine der größten Ordnungen innerhalb der Klasse der Insekten. Vertreter einiger Familien wie der Ölkäfer (Meloidae) und Kurzflügler (Staphylinidae) produzieren Blasen induzierende Toxine. Der bekannteste Ölkäfer ist *Lytta vesicatoria*, aus der Familie der Meloidae, die Spanische Fliege. In Südeuropa kommen in den Sommermonaten kleine Epidemien vor, in tropischen Ländern macht der Tourist manchmal Bekanntschaft mit Kurzflüglern aus der Familie der Staphylinidae (Paederinae). Wenn diese Käfer von der Haut weggewischt oder gar auf ihr zerdrückt werden, treten bizarr geformte Blasen auf, die meist unter Hyperpigmentierung abheilen. Die Unterschiede zwischen dem **Cantharidin** der Meloidae und dem **Pederin** der Staphylinidae sind chemischer Natur, in der Wirkungsweise sind sie aber sehr ähnlich.

Von Interesse sind auch die Vertreter der Familie der Laufkäfer (Carabidae). Hierzu gehören *Brachinus crepitans* und *Brachinus explodens*, die über eine Explosionskammer verfügen, in der sie Hydrochinon und Wasserstoffperoxid reagieren lassen. Das Resultat ist ein etwa 100°C heißer Tropfen, der unter hörbarem Knall ausgeschleudert wird. Die Tiere können mehrmals hintereinander von dieser überraschenden Waffe Gebrauch machen.

23.3 Spinnentiere (Arachnida)

Hierzu gehören unter anderem die verschiedenen Ordnungen der Subklasse Acari (Milben und Zecken), die Ordnung der echten Spinnen (Araneae) und der Skorpione (Scorpiones). Chilopoden und Diplopoden (Hundert- und Tausendfüßler) dagegen werden unter dem systematischen Begriff der Myriapoda zusammengefasst, sie bilden eine eigene Klasse. Während Spinnen und Skorpione wegen ihrer Giftwaffen beachtet werden müssen, sind in der Ordnung der Acari parasitäre und nichtparasitäre Gattungen zu finden. Zu letzteren gehören die Vertreter der Familie der Hausstaubmilben (Pyroglyphidae). Als ubiquitäre Umweltantigene sind sie im Rahmen der Atopie von herausragender Bedeutung. Dagegen sind Vertreter der Vorratsmilben (Tyroglyphidae) bedeutsam als Auslöser von Inhalationsallergien bei beruflich Exponierten sowie als Ursache einer toxischen Reizdermatitis (Akarodermatitis).

Zu den parasitären Milbenordnungen zählen die Krätze- und Räudemilben (Sarcoptidae), die Pelzmilben (Cheyletiellidae), die Raubmilben (Dermanyssidae), die Trombiculidae (Herbstmilben), die Kornkäfermilben (Pyemotidae), die Haarbalgmilben (Demodicidae) und die beiden Zeckenfamilien Schild- (Ixodidae) und Lederzecken (Argasidae).

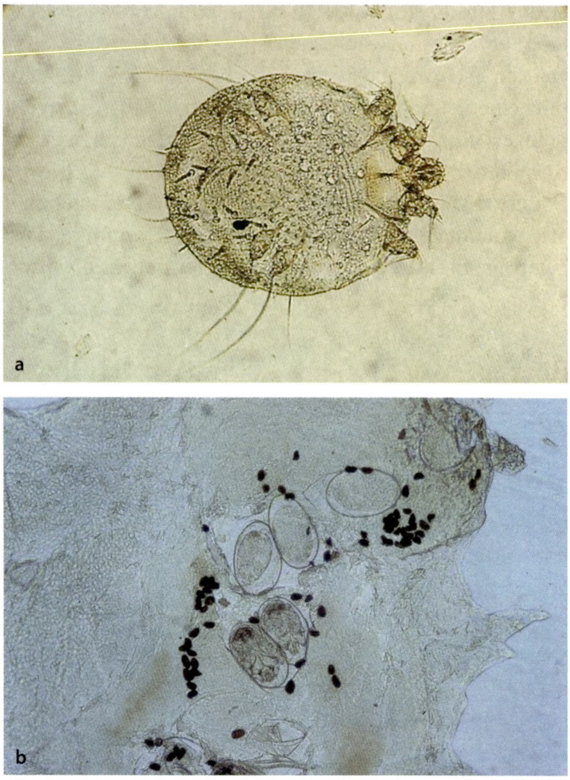

Abb. 23.15a, b *Sarcoptes scabiei*. **a** Milbe. **b** Skabieseier und Skybala

23.3.1 Permanente parasitäre Milben (Acari)

Skabies

[Renucci 1835]

- **Synonym**

Krätze

- **Ätiopathogenese**

Die Krätzemilbe (*Sarcoptes scabiei var hominis*) ist hochspezifisch auf den Menschen adaptiert. Eine Zucht der Milbe mit Generationenabfolge gelingt auf anderen Säugetieren nicht. Die weiblichen Milben sind 0,3–0,4 mm, die männlichen etwa halb so groß. Das begattete Weibchen legt täglich 2–3 Eier in einen subkornealen tunnelartigen Gang in der Epidermis. Es sitzt stets am Ende des Gangs im so genannten Milbenhügel, der als perlige Auftreibung erkennbar ist. Nach wenigen Wochen stirbt das Weibchen ab. Aus den Eiern entwickeln sich die sechsbeinigen Larven, aus denen wiederum die achtbeinigen Nymphen hervorgehen, die sich nach etwa 3 Wochen zu geschlechtsreifen Adulttieren häuten. Larven, Nymphen und Männchen leben auf der Haut in Mulden unter Hornschuppen. Die Männchen gehen nach der Kopulation zugrunde.

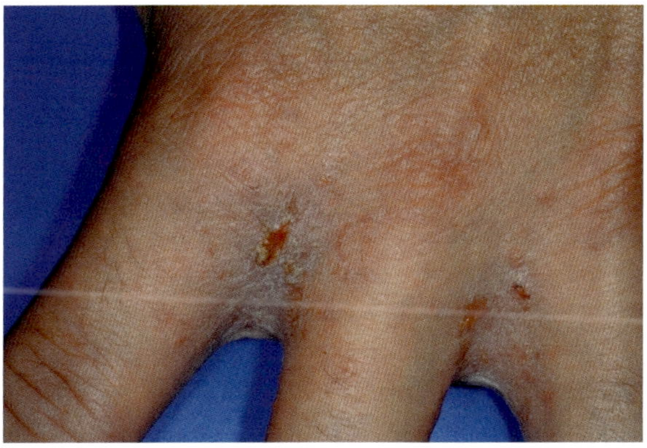

Abb. 23.16 Skabies, interdigitale Läsionen

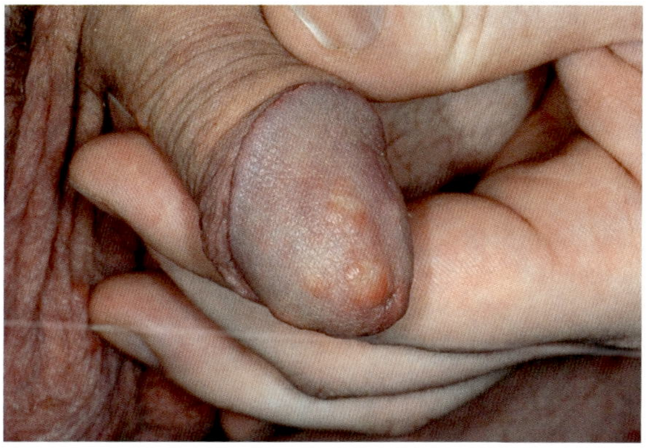

Abb. 23.17 Skabies, Penispapeln

Übertragen werden begattete Weibchen bei engem körperlichem Kontakt, besonders in der Bettwärme, beim Geschlechtsverkehr, in Massenlagern, zwischen Kindern und unter engen Wohnverhältnissen. Die Übertragung durch Körper- oder Bettwäsche ist selten. Nichtgebrauch und Auslüften von Wäsche für 4 Tage unterbrechen diese Infektionsmöglichkeit, da die Milben außerhalb der Haut nur 2–3 Tage überleben. Bis der intensive Juckreiz die erfolgte Übertragung anzeigt, vergehen 4 Wochen (3–6 Wochen) bei der Erstinfektion, dagegen nur 24 h bei einer Reinfektion. Die Inkubationszeit ist vom Sensibilisierungsgrad des Wirts abhängig.

Klinik

Typisches Symptom ist der starke generalisierte **Juckreiz**, besonders abends und **in der Bettwärme**. Diagnostisch entscheidende Hauterscheinungen sind die kommaartigen oder unregelmäßig gewundenen, wenige Millimeter, seltener Zentimeter langen Milbengänge. Am Ende des Gangs ist die Milbe mit bloßem Auge manchmal als dunkles Pünktchen gerade noch erkennbar, besser gelingt der optische Nachweis mit dem Dermatoskop. Prädilektionsstellen der Milbengänge sind die Interdigitalfalten der Hände und Füße, die seitlichen Partien der proximalen Phalangen, das volare Handgelenk, bei Frauen und Kindern nicht selten die Handflächen, beim Säugling auch die Fußsohle. Die Arcolae mammae und die vorderen Axillarfalten sind seltenere Lokalisationen, beim Mann ist fast immer der Penisschaft und nicht selten die Glans mitbetroffen.

Das **Sekundärexanthem** wird als Ausdruck der Sensibilisierung auf Milbenbestandteile und Milbenkot aufgefasst. Es besteht aus feinen Papeln, die meist als Folge der Kratzeffekte bräunliche Krüstchen tragen. Prädilektionsstellen sind die Areale, in denen auch die Milbengänge nachzuweisen sind, zudem vor allem aber auch die seitlichen Stammpartien, die proximalen Extremitäten, die glutealen Kontaktflächen und die Gürtelregion. Der Rücken ist selten befallen. Die Interskapularregion sowie Kopf und Nacken bleiben meist frei. Lediglich bei Säuglingen sind auch Kopf und Gesicht betroffen. Ekzematisation und Impetiginisation mit Entwicklung von Papulovesikeln, Pusteln, Follikulitiden und ausgedehnten eitrigen Krusten führen sekundär zu einem bunten Bild.

Das klinische Bild hängt vom Immunitätsgrad des Patienten ab: Erstinfektionen bei Normergen verursachen zuerst geringe Hauterscheinungen und Beschwerden, wobei der Patient aber bereits ansteckungsfähig ist. Mit zunehmender Sensibilisierung verstärkt sich der Juckreiz. An den Milbengängen entwickeln sich entzündliche Papeln, zusätzlich kann ein pruriginöses, papulovesikulöses ekzematoides Exanthem entstehen. In diesem Stadium ist wegen der oft ausgedehnten Kratzeffekte Impetiginisation häufig. Auch eine Ekzematisation der Skabies durch zusätzliche Kontaktallergien bei der Anwendung Juckreiz stillender oder antibiotischer Puder und Salben ist nicht selten. Besonders bei Patienten aus guten sozialen Verhältnissen, die ihre Haut pflegen, findet man oft starke subjektive Beschwerden bei minimalen Hauterscheinungen, die diagnostisch Schwierigkeiten bereiten. An diese **gepflegte Skabies** muss man denken und gezielt nach Milbengängen suchen.

Diagnostisches Vorgehen

Man beobachtet zunächst sämtliche Prädilektionsorte, sucht dort nach Gängen und darin wiederum nach Milben. Lupe oder Dermatoskop sind hilfreich. Im Auflichtmikroskop bei 20- bis 40-facher Vergrößerung kann die Milbe sogar eindeutig identifiziert werden. Zum mikroskopischen Milbennachweis geht man mit einer nicht zu spitzen Nadel, fast parallel zur Haut in den Milbengang ein, schiebt sie dort bis zu dem feinen Pünktchen vor, an dem sich die Milbe befindet. Der Gang wird in diesem Milbenhügel angeritzt und sein Grund mit der Nadel ausgewischt. Die feuchte Milbe bleibt als eben sichtbares Kügelchen an der Nadel haften. Als Instrument sind neben Injektionskanülen, feine Kosmetikmesserchen (Moncorps-Messer) sowie spitze Einwegskalpellklingen geeignet. Der Gang kann auch durch Auftupfen von Farbstoff mit einem Filzschreiber und Applikation eines Tropfens Alkohol dargestellt werden; durch Kapillarkraft zieht die Farbe in den Gang, der Überschuss wird abgewischt. Empfohlen wird ferner der Milbennachweis durch mehrmaliges Abziehen eines Tesafilmstreifens von der Haut bis zur Eröffnung der Gänge. Mikroskopisch erkennt man die Milbe bei schwacher Vergrößerung besonders gut auch an ihren lebhaften Beinbewegungen. Manchmal findet man nur typische Eier und leere Eihüllen sowie die **Skybala** (**Kotballen**).

Nur durch den Nachweis der Milbe ist die Diagnose einer Skabies eindeutig gesichert. Hinweisend sind die Gänge, starker nächtlicher Juckreiz an den Prädilektionsstellen sowie Juckreiz bei Kontaktpersonen, beispielsweise mehreren Familienmitgliedern.

> **Nur durch den Nachweis der Milbe ist die Diagnose einer Skabies eindeutig gesichert.**

▪ Differenzialdiagnose

Alle pruriginösen und prurigoartigen Exantheme, Kontaktekzem, atopisches Ekzem, Impetigo, bullöses Pemphigoid, Morbus Duhring und kutane T-Zell-Lymphome müssen bedacht werden. Jedes Mamillenekzem ist nicht nur verdächtig auf ein intraduktales Mammakarzinom (Morbus Paget), sondern auch auf Skabies.

▪ Therapie

▪▪ Topisch

Als Mittel der ersten Wahl wird bei allen Skabiesformen nun 5% **Permethrin** (ein synthetisches Pyrethroid) empfohlen. Permethrin wird im Stratum corneum, dem Habitat der Milben gut angereichert und kann noch nach 2 Tagen nachgewiesen werden. Die systemische Resorption ist gering, jedoch kann die Resorption bei stark ausgeprägter Ekzematisierung gesteigert sein. Zur Therapie stehen mehrere handelsfertige Formulierungen zur Verfügung. Lindan ist seit 2008 im EU-Raum nicht mehr zugelassen.

Bei Kindern über 3 Jahren und Erwachsenen sollte 5% Permethrin einmalig auf den gesamten Körper vom Unterkiefer abwärts aufgetragen werden. Die Retroaurikulärregion sollte mitbehandelt werden. Nach 8–12 h wird die Substanz mit Wasser abgewaschen. Bei ausgeprägtem Befall sollte auch der Kopf unter Aussparung der Mund- und Augenregion in die Behandlung einbezogen werden. Bei Befall von Palmae oder Plantae wird eine Wiederholungsbehandlung nach einer Woche empfohlen. Bei Verdacht auf Therapieversagen empfiehlt sich eine Wiederholung nach 14 Tagen.

Als Arzneimittel der zweiten Wahl steht **Benzylbenzoat** zur Verfügung (Applikation an 3 aufeinanderfolgenden Tagen, bei Erwachsenen 25%ige Formulierung, bei Kindern ab 3 Jahren 10%ige Formulierung; Abduschen erst am 4. Tag), Crotamiton (Auftragung an 3–5 aufeinanderfolgenden Tagen) und als dritte Wahl Allethrin (in der Kombination mit Piperonylbutoxid) zur Verfügung.

In Abwägung von Risiko und Nutzen ist 5% Permethrin auch bei Schwangeren und Stillenden, Säuglingen und Kleinkindern bis zum Alter von 3 Jahren als Mittel der ersten Wahl empfohlen. Permethrin ist erst ab dem 3. Lebensmonat zur Anwendung zugelassen. Patientinnen sind insbesondere darauf hinzuweisen, dass Permethrin für die Anwendung während Schwangerschaft und Stillzeit nicht zugelassen ist. Aufgrund der ungünstigen Ratio von Oberfläche und Volumen ist besonders bei Säuglingen das Risiko einer relevanten systemischen Resorption gegeben. Daher wird allgemein empfohlen, Säuglinge für eine Behandlung stationär aufzunehmen, um auch die korrekte Applikation zu gewährleisten. Bei Neugeborenen und Kleinkindern ist oft auch der Kopf befallen. Die Auftragung erfolgt deshalb am gesamten Integument unter Freilassung der Mund- und Augenregion. Bei Stillenden wird empfohlen, den Mamillenbereich (sofern dieser nicht befallen ist) auszusparen und im Anschluss an die Behandlung eine 3-tägige Stillpause einzulegen und die Milch in dieser Zeit zu verwerfen. Neben 5% Permethrin ist während der Stillperiode auch 25% Benzylbenzoat als Mittel der ersten Wahl empfohlen und unter strenger Indikationsstellung und ärztlicher Aufsicht für die Stillzeit zugelassen.

▪▪ Systemisch

Das makrozyklische Lakton **Ivermectin** ist zwar zur Therapie der Skabies nicht zugelassen, erfreut sich aber auch in Europa zunehmender Beliebtheit und wird oftmals in Publikationen zur Therapie der Skabies erwähnt. Ivermectin wirkt besonders bei Wirbellosen als potentes Neurotoxin. In der Veterinärmedizin wird es zur Therapie von Infestationen verschiedener Nemathelminthen und Arthropoden eingesetzt. Seit 1987 wird es von der WHO zur großflächigen Kontrolle der Flussblindheit beim Menschen verwendet, da es die Mikrofilarien von *Onchocerca volvulus* abtötet. Zur Therapie scheint sich Ivermectin besonders gut zu eignen, da sich die Substanz im Stratum corneum anreichert. Die Dosierung einer Einmalgabe beträgt 200 μg/kg Körpergewicht. Bei Kindern über 5 Jahre werden Dosierungen von 150 μ/kg Körpergewicht angegeben. Ivermectin ist nicht ovozid wirksam, deshalb sollte eine zweite Behandlung nach 14 Tagen erfolgen. In Studien wurde demonstriert, dass Ivermectin nach einer Einzelgabe zu einer Heilungsrate von etwa 70% führte, nach zwei Behandlungen konnten 95% geheilt werden.

Obwohl Ivermectin gut verträglich scheint, sind als Nebenwirkungen Schwindel, Gesichtsödeme, Pruritus und bei älteren Patienten der Verdacht auf eine erhöhte Mortalität beschrieben. Eine Abwägung von Nutzen und Risiko ist bei diesem für die Indikation nicht zugelassenes Medikament in jedem Fall kritisch zu prüfen.

Bei *Scabies crustosa* liegt eine besonders hohe Dichte an Milben vor. Zur Verbesserung der therapeutischen Wirksamkeit sind vor Beginn der antiskabiösen Behandlung Ölbäder und/oder keratolytische Maßnahmen angezeigt (zum Beispiel Salizylvaseline für Palmae und Plantae). Eine Kombinationsbehandlung mit Permethrin und Ivermectin wird oft empfohlen.

Generell wird folgendes Vorgehen empfohlen:

- Täglicher Wechsel und Waschen von Bett- und Körperwäsche (>50°C), Nichtbenutzung der Oberbekleidung für zumindest 4 Tage, möglichst chemische Reinigung derselben
- Dusche oder Vollbad mit Detergens zur Entfettung der Haut
- Gründliche Applikation des Wirkstoffs am gesamten Körper vom Unterkiefer abwärts, dabei Prädilektionsstellen wie Finger- und Zehenzwischenräume besonders beachten
- Nach 8–12 h Reinigungsbad oder besser Dusche
- Gleichzeitig Untersuchung und Behandlung aller Kontaktpersonen (Diese Maßnahme dürfte die wichtigste Zusatzmaßnahme sein, die ein rezidivfreies Therapieresultat garantieren kann)
- Nachbehandlung der meist gereizten beziehungsweise exsikkierten Haut durch blande Ölbäder oder Pflegesalben. Niedrig konzentrierte steroidhaltige Cremes je nach klinischem Bild (Impetiginisation, Ekzematisation)

▪▪ Weitere Empfehlungen

Die Kontaktpersonen von Skabiespatienten sollten untersucht werden. Wegen der Latenzzeit von einigen Wochen sind zunächst unbemerkte kleine Endemien in der Familie, in Schulklassen und Kindergärten nicht selten. Bei geringstem Verdacht sollte eine Mitbehandlung aller möglicher Kontaktpersonen erfolgen.

Klinische Sonderformen

Postskabiöse persistierende Papeln

Besonders bei Kleinkindern treten gelegentlich nach ausreichender antiskabiöser Behandlung und ohne Möglichkeit einer Reinfektion (wie unter klinischen Bedingungen) braunrote bis linsengroße Papeln meist am Rumpf auf. Histologisch findet man ein manchmal pseudolymphomartiges histiozytär-eosinophiles Infiltrat. Es dürfte sich um eine hyperergische Hautreaktion handeln. Die Behandlung kann durch Glukokortikoidexterna erfolgen.

Postskabiöser Pruritus

Die antiskabiöse Behandlung führt oft zu einer leichten Irritation der Haut mit Juckreiz, der einen Misserfolg der

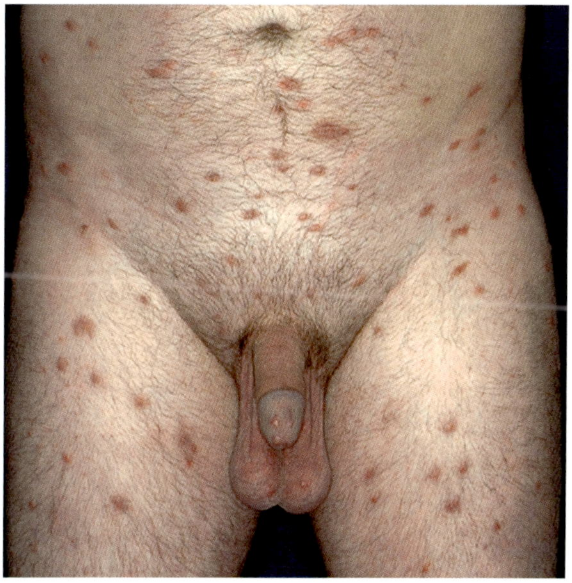

Abb. 23.18 Skabies: Persistierende Papeln

Behandlung vortäuschen kann. Ist dieser postskabiöse Pruritus trotz entsprechender Behandlung nach 2–3 Wochen noch nicht verschwunden, sollte auch an Rückfall oder Reinfektion (Anamnese) gedacht werden.

Skabophobie

Manche Patienten steigern sich in eine Skabophobie (Akarophobie) und führen andauernd verschiedenartigste antiskabiöse Behandlungen durch, die ihrerseits Hautreizungen bewirken. Sorgfältige Aufklärung, bei entsprechendem Verdacht auf einen Dermatozoenwahn, danach sollte psychiatrische Hilfe in Anspruch genommen werden (► Kap. 85).

Scabies crustosa

[Danielssen und Boeck 1848, Hebra 1852]

▪ Synonyme

Scabies norvegica, Borkenkrätze

▪ Klinik

Es handelt sich um eine seltene Variante der Skabies, bei der die Hauterscheinungen besonders massiv und ausgedehnt sind. Symmetrisch findet man bevorzugt an Händen, Ellenbogen, Knien und Sprunggelenken dicke schmutziggraue Keratosen und Borkenauflagerung. Daneben sind auch die normalerweise von Skabies verschonten Hautareale wie Gesicht, Kapillitium und Nägel befallen. Die gesamte Haut kann Rötung und Schuppung im Sinne einer Erythrodermie aufweisen. Hauptsächlich sind Patienten mit schweren Störungen der Immunabwehr betroffen, beispielsweise Patienten mit HIV/AIDS, Leukä-

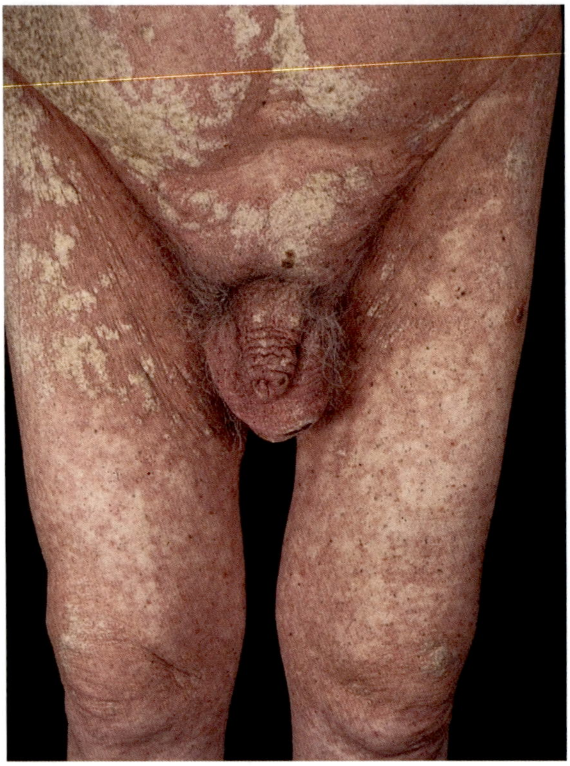

Abb. 23.19 Scabies crustosa

mien, Bloom-Syndrom, kachektische Tumorpatienten und Patienten unter lang dauernder Behandlung mit Glukokortikoiden oder Zytostatika. In allen Borken sind massenhaft Skabiesmilben nachweisbar. Daher besteht hohe Infektiosität für die Umgebung.

■ **Therapie**

Behandelt wird wie bei Skabies, zusätzlich werden besonders vor der eigentlichen Therapie keratolytische Maßnahmen verordnet.

Demodikose

■ **Synonym**

Demodicosis

■ **Erreger**

Die Erkrankung wird ausführlich in ▶ Kap. 72 beschrieben.

Demodex folliculorum und *Demodex brevis* leben als 0,3 mm lange Saprophyten in den Lumina der Talgdrüsenfollikel oder in der Tiefe der Talgdrüsen, besonders des Gesichts. Aber auch in Talgdrüsenausführungsgängen des äußeren Gehörgangs, der Brustwarzen, der Meibom-Drüsen und an fast allen anderen Körperstellen in der Peripherie können Haarbalgmilben nachgewiesen werden.

Eine sichere pathogenetische Beziehung zu Hauterkrankungen im Sinne einer Demodikose fehlt. Trotz zahlreicher Publikationen bleibt die ursächliche Bedeutung von Demodex spp. bei papulopustulöser Rosazea weiterhin spekulativ. *Demodex folliculorum* und *Demodex brevis* sind ausschließlich auf dem Menschen zu finden, sie lassen sich auf keine andere Säugerart übertragen und sind noch nicht züchtbar.

Die als Demodikose beschriebene Gesichtsdermatose ist oft asymmetrisch, aber sonst klinisch nicht von papulopustulöse Rosazea zu unterscheiden. Juckende follikuläre Papeln am Hals mit Nachweis zahlreicher Demodexmilben wurden bei HIV-positiven Patienten beschrieben. Im Gegensatz zum Menschen sind bei Tieren schwere, zur Kachexie führende Hautveränderungen bekannt.

■ **Therapie**

Haarbalgmilben können beispielsweise mit 5% Permethrin-Creme abgetötet werden. Diese Behandlungen werden bei resistenten Formen der papulopustulösen und indurierten Rosazea empfohlen.

23.3.2 Temporär akzidentelle parasitäre Milben

Tierräudemilben-Infestation beim Menschen

■ **Klinik**

Bei engem Kontakt mit befallenen Tieren gehen die Räudemilben, wie *Sarcoptes scabiei varietas canis* vom Hund, *Sarcoptes scabiei varietas suis* vom Schwein, *Sarcoptes scabiei varietas bovis* vom Rind, auf den Menschen über. Die in die menschliche Haut eingedrungenen Milben sind histologisch nachweisbar. Sie verursachen aber nur rasch zerkratzte, krustöse Einzelpapeln als lokalisierte Infestationsreaktion an den Kontaktstellen, die bei der Übertragung von Katzen vor allem am Hals und Unterarm, vom Hund am Unterschenkel und Unterarm zu finden sind. Eine Generationenabfolge kommt nicht zustande, der Mensch ist ein Fehlwirt.

■ **Diagnostisches Vorgehen**

Wichtig ist die anamnestische Angabe von Kontakten mit räudigen Tieren. Milben lassen sich auf dem Primärwirt in den Schuppenauflagerungen recht gut nachweisen.

■ **Therapie**

Die akarizide Behandlung der befallenen Haustiere durch den Tierarzt führt zum sofortigen Sistieren neuer Infestationen. Bestehende Hautveränderungen werden antipruriginös symptomatisch behandelt (Glukokortikoidcremes, Lotio zinci).

Cheyletiellose

[Lomholt 1918]

▪ Synonym

Cheyletiellosis

▪ Klinik

Die Cheyletiellose ist die Infestation des Fehlwirts Mensch mit Arten der Familie Cheyletiellidae, deren Primärwirte kleine Säuger sind. Der Stich provoziert eine Reaktion mit heftigem Juckreiz.

▪ Ätiopathogenese

Pelzmilbe (*Cheyletiella*) ist eine parasitäre, sich nicht in die Haut eingrabende Milbe mit stechend saugenden Mundgliedmaßen. Ihre Länge beträgt etwa 0,5 mm. Charakteristisch sind die apikalen Klauen tragenden Pedipalpen, mit denen sich die Milbe am Pelzhaar festhält. Von Bedeutung sind fünf Arten:

- *Cheyletiella parasitivorax* auf Kaninchen
- *Cheyletiella yasguri* auf Hunden
- *Cheyletiella blakei* auf Katzen
- *Cheyletiella furmani* auf Kaninchen
- *Cheyletiella strandmanni* auf Hasen

Diese Milben kommen weltweit vor. Die befallenen Primärwirte Kaninchen, Hasen, Hunde und Katzen zeigen oft eine mehlartige Auflagerung auf den Haaren, bedingt durch die als Nissen an die Haare geklebten Eier.

▪ Klinik

Prädilektionsstellen beim Menschen sind Arme und Stamm, oft dort, wo es zu besonders engem Kontakt mit dem erkrankten Haustier kam. Die Effloreszenzen sind polymorph mit erythematösen Maculae, Papeln, Vesikeln und exkoriierten Papeln. Der Juckreiz ist unterschiedlich stark ausgeprägt und hängt wahrscheinlich vom Sensibilisierungsgrad ab. Klinische und histologische Ähnlichkeiten des Krankheitsbilds mit einer Dermatitis herpetiformis Duhring sind mehrfach beschrieben worden, vor allem nach längerer Bestandsdauer.

▪ Therapie

Die Behandlung der Tiere erfolgt am besten nach vorübergehender Elimination aus dem Haushalt durch den Tierarzt. Ohne den natürlichen Wirt überleben die Milben nur wenige Tage (Weibchen bis zu 10 Tage).

Die Hauterscheinungen werden mit 5% Permethrin-Creme oder symptomatisch mit Glukokortikoidcreme beziehungsweise Lotio zinci behandelt.

Innerhalb von 1–3 Wochen nach Behandlung der Haustiere geht der Juckreiz spontan zurück und die Hauterscheinungen heilen ab. Eine postinflammatorische Hyperpigmentierung ist möglich.

23.3.3 Raubmilben

Hühner- oder Vogelmilben (Gamasidae)

Zu dieser Familie gehört als häufigster Vertreter *Dermanyssus gallinae*, die europäische rote Hühnermilbe, als Parasit von Vögeln. Sie lebt auf ihrem Wirt und in dessen Umgebung, dem Hühnerstall, den Vogelnestern, dem Vogelbauer, dem Taubenschlag. Der Mensch wird beim Reinigen dieser Plätze infestiert. In großer Zahl windverfrachtete Milben können aus Vogelnestern vor den Schlafzimmerfenstern den Menschen befallen. Gamasiden, zu denen auch die Rattenmilbe (*Ornithonyssus bacoti*) und *Ophionyssus natricis*, ein Reptilienparasit, gehören, besitzen stechend saugende Mundgliedmaßen.

▪ Klinik

Kleinfleckige, erythematöse, urtikarielle oder auch papulovesikulöse Exantheme mit starkem Juckreiz sind die Regel. Bei länger dauerndem oder mehrfachem Kontakt können sich die Hauterscheinungen verstärken.

▪ Diagnostisches Vorgehen

Entscheidend ist die Anamnese. Die Milben selbst können auf dem Menschen bei Entstehen der Stichreaktion nicht mehr aufgefunden werden. Ihr Nachweis erfolgt in den Vogelnestern, Käfigen oder auf dem Primärwirt selbst.

▪ Therapie

Nach Behandlung des Primärwirts und Entwesung der Nestbereiche werden die betroffenen Menschen symptomatisch antipruriginös behandelt.

Trombidiose

▪ Synonyme

Trombidiosis, Erntekrätze, Heukrätze, Herbstbeiße, Sendlinger Beiß, Giesinger Beiß

▪ Ätiopathogenese

Die Larven vieler Arten von Herbstmilben schwärmen bei warmer Temperatur in großer Zahl über Gräser, Blumen, Sträucher und Weinstöcke aus. Ihre Primärwirte sind kleine Nager. Der häufigste Vertreter dieser Milbenfamilie ist *Neotrombicula autumnalis*. Die Larven gelangen beim Aufenthalt im Garten, in der Nähe von Gebüschen oder auf Spaziergängen auf die Haut des Menschen. Sie saugen dort Blut und fallen wieder ab. Deshalb sind sie nur ausnahmsweise auf der Haut als eben noch erkennbare rote Pünktchen nachweisbar, aber nicht mehr dann, wenn die Stichreaktion aufgetreten ist. Andere Spezies als *Neotrombicula autumnalis* finden sich in vielen Teilen der Welt (USA, Südamerika, in Japan als Überträger des **Tsutsugamushi-Fiebers**, des japanischen Flussfiebers durch *Rickettsia tsutsugamushi*).

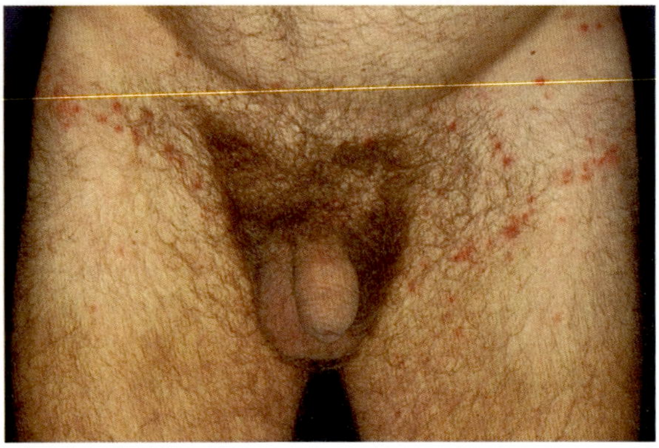

Abb. 23.20 Trombidiose

Klinik

Prädilektionsstellen für die Stichreaktionen sind die Anliegeflächen enger Kleidung wie Gürtel, Hosenträger, Büstenhalter oder Unterwäsche. Hauterscheinungen stellen sich erst einige Stunden nach der Exposition in Form von hochroten Flecken und Quaddeln ein, nach 24–48 h finden sich bis linsengroße Papeln oder Seropapeln mit manchmal leichter Hämorrhagie. Mit den Hauterscheinungen entwickelt sich ein sehr starker Juckreiz. Dieser hält meist 1 Woche an, die Hauterscheinungen bestehen etwa 2 Wochen lang.

Differenzialdiagnose

Prurigo simplex acuta, Strophulus, Urtikaria sind zu unterscheiden.

Diagnostisches Vorgehen

Die Diagnose ergibt sich aus der Anamnese, dem plötzlichen Beginn, der typischen Jahreszeit und den Strophulus-artigen Hauterscheinungen an bedeckten Hautarealen in typischer Lokalisation. Mit Neotrombicula befallene Gärten sind den Anwohnern meistens gut bekannt.

Therapie

Es erfolgt eine symptommildernde Lokaltherapie mit Lotio zinci, Polidocanol 5% in Lotio zinci spirituosa, Glukokortikoidlotionen oder -cremes. Eine Milbenfreiheit befallener Gärten kann nicht erreicht werden. Als Prävention wird die Applikation von Repellents an den Eintrittsstellen wie Hosenstöße, Gürtel, Kragen oder Manschetten empfohlen. Auch die Bekämpfung der Primärwirte (Mäuse) kann zu einem Rückgang der Infektion führen.

Kornkäfermilben (Pyemotidae)

Als gerade noch sichtbare Milbe kommt *Pyemotes ventricosus* mitunter in großer Zahl in Getreide, Bohnen und Stroh vor, wo sie sich von anderen Schädlingen des Getreides (Käferlarven, Puppen, Raupen) ernährt. Beim Schlafen im Stroh, beim Dreschen, bei der Arbeit in Silos gelangen die Milben auf die menschliche Haut. Nach wenigen Stunden kommt es zum Auftreten eines erheblichen Juckreizes und den exanthematischen Stichreaktionen, bestehend aus hell rötlichen, linsengroßen Papeln, die zentral ein Bläschen oder eine kleine Pustel tragen können. Daneben finden sich manchmal urtikarielle, auch zentral hämorrhagische Effloreszenzen. In schweren Fällen ist der ganze Körper übersät, dabei können Fieber und Albuminurie bestehen. Bei Sackträgern entwickelt sich die als **Getreidekrätze** oder **Gerstenkrankheit** bekannte Dermatose vor allem an Armen, Hals und Rücken. Strohblumenlager wurden als Ausgangspunkt kleiner Endemien bekannt.

Therapie

Antipruriginöse Maßnahmen und eine symptommildernde Lokaltherapie werden durchgeführt, präventiv werden Insektizide im Primärsubstrat angewendet.

23.3.4 Zecken

Ätiopathogenese

In Europa ist *Ixodes ricinus*, in den USA sind *Ixodes dammini* und *Ixodes pacificus* als Überträger von Krankheiten bedeutsam. Neurotoxin produzierende Zeckenarten, deren Stich lebensbedrohliche Vergiftungen hervorrufen kann, kommen unter anderem in den USA (*Dermacentor andersoni*) und Australien (*Ixodes holocyclus*) vor. Der in Europa heimische **Holzbock** (*Ixodes ricinus*) hält sich vor allem im Unterholz waldreicher Gegenden auf. Aus den Eiern entstehen über Larven und Nymphen in Wochen bis Jahren die 3–4 mm langen Weibchen und die kleineren Männchen. Jeder weitere Entwicklungsschritt benötigt eine Blutmahlzeit, wie zuletzt auch die Eiablage beim Weibchen. Die Zecken lauern auf Kleinsäuger, Haustiere, Vögel, größere Säuger oder den Menschen. Sie stechen zunächst unbemerkt unter Absonderung eines anästhesierenden und antikoagulierenden Sekrets ihr Mundwerkzeug (Hypostom) in die Haut ein, in der es durch Widerhaken verankert wird. Der Saugakt dauert 3–12 Tage, währenddessen eine Übertragung von Bakterien und Viren von der Zecke auf den Wirt möglich ist. Nach dem Saugakt zieht die Zecke die Mundwerkzeuge zurück und fällt vom Wirt ab.

Klinik

Der Saugakt verursacht nur geringen örtlichen Juckreiz. Wird die saugende Zecke als braunrotes oder schwarzblaues rundliches Gebilde gewaltsam entfernt, bleiben Teile in der Haut zurück und verursachen eine Fremdkörperreaktion, das **Zeckenstichgranulom**. Beim Eindringen von Bakterien können Pyodermien wie Furunkel oder

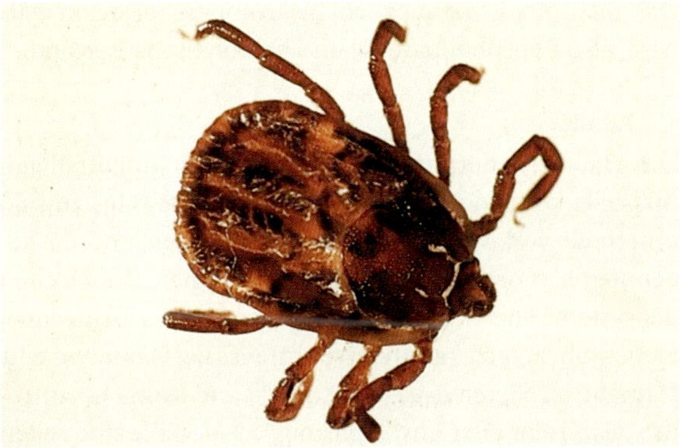

Abb. 23.21 Ixodes ricinus

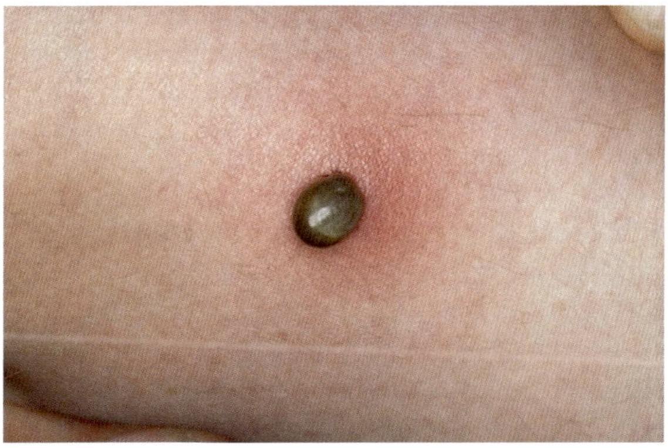

Abb. 23.22 Vollgesaugte Zecke und entzündliche Reaktion

Erysipel entstehen, die entsprechender Behandlung bedürfen.

Größere medizinische Bedeutung als die unmittelbare Zeckenstichreaktion hat die Übertragung von pathogenen Bakterien und Viren. In Süddeutschland und der Schweiz betragen die Anteile der mit *Borrelia burgdorferi* infizierten Zecken 10–50% (▶ Kap. 14). Dagegen ist die Durchseuchungsrate mit einem Arbovirus, dem Erreger der europäischen Frühsommermeningoenzephalitis, sehr viel geringer; sie beträgt etwa 1% in Zeckenpopulationen geografisch eng umschriebener Regionen.

Die **Frühsommermeningoenzephalitis (FSME)** zeigt als initiales Hauptsymptom Kopfschmerzen. Die Diagnose wird serologisch durch Nachweis spezifischer IgM-Antikörper gesichert, die Prognose ist relativ günstig. Neurologische Dauerkomplikationen sind jedoch möglich. Bei stärkeren Kopfschmerzen nach Zeckenstich sollte an eine FSME gedacht werden.

Endemiegebiete sind in Mitteleuropa besonders die Waldgebiete Süddeutschlands, der Nordschweiz und Österreichs, der Slowakei und Tschechiens.

Aktive Immunisierung gegen FSME ist bei erhöhter Exposition sinnvoll, wird derzeit wegen möglicher Nebenwirkungen jedoch nicht generell (wie für Urlauber) empfohlen.

▪ Therapie

Die Zecke soll mit einer am Hypostom angesetzten spitzen Pinzette vorsichtig herausgezogen werden, da eine Reizung durch das häufig empfohlene Aufbringen von Petroleum, Öl, Alkohol, Alleskleber und Ähnliches die Abgabe von Speichel und damit die Übertragung von Erregern verstärken soll. Allenfalls verbleibende Reste sollen durch Exzision oder mittels Stanzbiopsie baldmöglichst entfernt werden.

23.3.5 Nichtparasitäre Milben

Nahrungsmittel- oder Vorratsmilben (Tyroglyphoidea)

Vertreter der Familie Tyroglyphoidea kommen oft in großen Mengen als Schmarotzer in Produkten wie Mehl, Korn, Käse, Tabakblättern und getrockneten Früchten vor. Beim Sortieren, Verpacken und Verladen der Substrate gelangen die Milben auf die menschliche Haut und lösen an unbedeckten Körperstellen stark juckende, kleinpapulöse oder papulovesikulöse Exantheme aus, wahrscheinlich über einen irritativ-toxischen Mechanismus. Inhalative Allergisierung führt zu Asthma bronchiale.

Hausstaubmilben (Pyroglyphidae)

Dermatophagoides pteronyssinus vermehrt sich im Hausstaub insbesondere bei hoher Luftfeuchtigkeit. Ihre optimale Temperatur entspricht der Umgebungstemperatur des menschlichen Körpers im Bett. Teile und Ausscheidungsprodukte dieser Milbenart kommen für die Auslösung von allergischen Reaktionen vom Soforttyp (Typ-I-Reaktion) wie allergischem Asthma bronchiale, Rhinitis allergica und Conjunctivitis allergica, aber auch von atopischem Ekzem in Betracht. Dieser Zusammenhang lässt sich durch Intrakutantestung, RAST, IgE-Bestimmung und Epikutantest nach Abriss des Stratum corneum nachweisen (▶ Kap. 32).

23.3.6 Nichtparasitäre Spinnentiere

Spinnen (Araneae)

Der Spinnenkörper gliedert sich in Zephalothorax und Abdomen: Ersterer trägt vier Beinpaare und den Giftapparat mit Giftklauen und Chelizeren, aus welchen das Gift nach dem Biss entleert wird. Unter den mitteleuropäischen Spinnen hat nur eine Art genügend stark ausgebildete Giftklauen, um die menschliche Haut durchdringen zu können, und zwar die im Süden vorkommende **Dornfingerspinne**, *Cheiracanthium punctorium*. Ihr Biss – sie wird mittlerweile in Deutschland, Österreich und der Schweiz gefunden – ist sehr schmerzhaft und führt gelegentlich zu einer sich über Tage entwickelnden Nekrose.

Schwarze Witwe (*Latrodectus mactans*)

Sie ist fast über die ganze Erde verbreitet, außer in Mitteleuropa, Ostasien und der Subarktis. Das Weibchen ist bis 15 mm, das Männchen 3–5 mm lang; die Spinne ist tiefschwarz bis grau, mit roten Flecken und einem gelben, orangefarbenen oder roten sanduhrförmigen Fleck auf der Ventralseite des kugeligen Abdomens. Das Weibchen tötet das Männchen nach der Kopulation und erhielt deshalb den Trivialnamen **Schwarze Witwe**.

Der Biss erfolgt im Freien, bei Feldarbeit, beim Rasten auf Steinmauern, ferner in Schuppen, Scheunen oder gemäß persistierender Anekdoten in rustikalen Toilettenhäuschen (Sitz der Spinne unter dem Toilettendeckel).

▪ Klinik

Der Biss wird oft nicht bemerkt, nur winzige Punkte markieren die Stelle. Innerhalb von 15 min beginnt ein unerträglich werdender Schmerz in den regionalen Lymphknoten, der in Bauch und Extremitäten ausstrahlt. Starke Bauchkrämpfe lassen an ein akutes Abdomen, spastische Muskelkrämpfe an Tetanus denken. Weitere Symptome der Intoxikation sind Kopfschmerz, Atemnot, Nausea, Schweißausbrüche und Berührungsempfindlichkeit. Das ödematös gerötete, durch Grimassen verzerrte Gesicht wird als **Facies latrodectismica** bezeichnet. Die Episode dauert 1–2 Tage. Auslöser ist das Neurotoxin α-Latrotoxin, ein Protein mit einem Molekulargewicht von 125.000, das zur Freisetzung von Neurotransmittern aus cholinergen und adrenergen Nervenendigungen führt und wegen seiner Spezifität in der neurophysiologischen Forschung verwendet wird.

Trotz der großen Dramatik und komplexen Symptomatologie sind Todesfälle selten, sie kommen am ehesten bei Kindern oder alten Menschen vor.

▪ Therapie

Spezifisches Antivenom kann über die regionalen Zentren für Vergiftungsfälle angefordert werden. Es sollte eine symptomatische Therapie entsprechend der klinischen Präsentation erfolgen.

Loxosceles-Arten

Sie sind weltweit verbreitet, *Loxosceles laeta* in Südamerika, *Loxosceles reclusa* in den USA (**brown recluse spider**). Sie sind 8–15 mm lang, von gelb-brauner Farbe, mit geigenförmigem Ornament auf dem Zephalothorax. Sie leben überwiegend in Häusern (Kleider- und Vorratsschränke). Das Gift enthält vor allem ein Nekrotoxin (Sphingomyelinase, also Phospholipase D) und hämolytische Faktoren.

▪ Klinik

Die Hautveränderungen an der zunächst unauffälligen Bissstelle können von Juckreiz und Quaddeln bis zu sich innerhalb von Tagen entwickelnden Blasen und ausgedehnten hämorrhagischen Nekrosen reichen. Als Zeichen der systemischen Intoxikation können Nausea, Erbrechen, Fieber, aber auch progressive intravasale Hämolyse mit Hämaturie, Nierenversagen, Anämie und Koma hinzutreten (viszerokutaner Loxoscelismus). Todesfälle sind selten und kommen fast ausschließlich bei Kindern vor.

▪ Therapie

Kleine Bisse erfordern nur eine symptomatische äußerliche Behandlung. Die Therapie schwerer Verlaufsformen richtet sich nach dem Spektrum der Probleme: Spezifisch empfohlen wird die frühzeitige und großzügige chirurgische Exzision der entstehenden Nekrose, mit späterer plastischer Deckung. Einige Fallberichte beschreiben die günstige Wirkung einer frühzeitigen VAC (vacuum assisted closure) Behandlung.

Die Aktivität des Toxins Sphingomyelinase D ist temperaturabhängig, aus diesem Grund wird das Kühlen der betroffenen Stellen empfohlen, um weitere Nekrosen zu vermeiden.

Zahlreiche Berichte beschreiben den günstigen Effekt von Dapson (eine Sulfonverbindung). Es existieren jedoch keine gesicherten Daten aus kontrollierten Studien. Zudem führt Dapson unter anderem zu hämolytischer Anämie und Methämoglobinämie, insbesondere bei vorhandenem Glukose-6-Phosphat-Dehydrogenase-Mangel (6-GPD-Mangel).

Colchizin, Steroide, Antivenom und topisches Nitroglyzerin werden als günstig beschrieben. Kontrollierte Daten dazu fehlen aber. Eine tierexperimentelle Studie zeigte günstige Effekte durch hyperbare Sauerstofftherapie.

23.3.7 Skorpione (Scorpiones)

Sie sind weltweit verbreitet, ein ernstes Gesundheitsproblem beispielsweise in Mexiko (etwa 100.000 Stiche, davon 800/Jahr tödlich), Marokko, Algerien und Tunesien. Die Tiere leben verborgen, sind nachtaktiv und stechen mit ihrem am Hinterleib sitzenden gekrümmten Stachel nur, wenn sie nicht fliehen können (in Schuhen, Kleidung, beim Greifen unter Holz). Während die lokalen Stichreaktionen der bereits in der Südschweiz vorkommenden *Euscorpius italicus* und *Buthus occitanus* mit jener eines Wespenstichs vergleichbar sind und Intoxikationen ausbleiben, ist das Gift derselben Art, Butho, in Südeuropa und Nordafrika viel konzentrierter, sodass mit einer generalisierten Intoxikationsreaktion mit Neurotoxinen gerechnet werden muss. Stiche südeuropäischer Skorpione sind schmerzhaft, aber meist harmlos. Ansonsten können die Neurotoxine sofort oder innerhalb von Stunden schwere Krämpfe, Kreislaufversagen und Lungenödem auslösen, mit besonders bei Kindern tödlichem Ausgang.

23.4 Myriapoda

23.4.1 Hundertfüßler (Chilopoda)

Diese gut bekannten, sehr flink beweglichen, länglichen Arthropoden haben ein Beinpaar pro Körpersegment, je nach Art insgesamt 15–181 Beinpaare, wobei die Anzahl immer ungerade ist. Im ersten Segment befinden sich paarige Klauen. Ein Ausführungsgang verbindet die basal gelegene Giftdrüse mit den Klauenspitzen. Das Gift wird sowohl bei der Jagd als auch als defensive Waffe eingesetzt. Allerdings ist es recht schwer, unsere einheimischen Hundertfüßler zum Beißen zu bringen. Dieser Biss ist schmerzhaft, aber die Reaktion ist flüchtig.

23.4.2 Tausendfüßler (Diplopoda)

Sie besitzen 13–160 Beinpaare, immer zwei pro Segment mit Ausnahme der ersten vier und der letzten zwei Segmente. Diplopoden sind Vegetarier, meist harmlos und nachtaktiv. Einige Arten scheiden Sekrete aus, welche Fressfeinde schädigen können. Andere sezernieren Kontaktgifte, die vor allem auf Schleimhäuten Reizungen hervorrufen. Bekannt sind auch stinkende Sekrete, welche den Menschen den Genuss von mit Tausendfüßlern befallenen Früchten (wie Himbeeren) vergällen können.

Literatur

Alexander JO (1984) Arthropods and human skin. Springer, Berlin
Altenkirch H, Hopmann D, Brockmeier B, Walter G (1996) Neurological investigations in 23 cases of pyrethroid intoxication reported to the German Federal Health Office. Neurotoxicology 17: 645–651
Buckendahl J, Heukelbach J, Ariza L et al (2010) Control of tungiasis through intermittent application of a plant-based repellent: an intervention study in a resource-poor community in Brazil. PLoS Negl Trop Dis 9: e879
Burgess IF, Lee PN et al (2007) Randomised, controlled, assessor blind trial comparing 4% dimeticone lotion with 0.5% malathion liquid for head louse infestation. PLoS One 2: e1127
Chosidow O, Giraudeau B, Cottrell J et al (2010) Oral ivermectin versus malathion lotion for difficult-to-treat head lice. N Engl J Med 362: 896–905
Currie BJ, McCarthy JS (2010) Permethrin and ivermectin for scabies. N Engl J Med 362: 717–725
Fölster-Holst R, Hamm H (2009) Ektoparasitosen im Kindesalter. Hautarzt 60: 395–401
Hafner C (2009) Scabies. Hautarzt 60: 145–159
Hossler EW. Caterpillars and moths: Part I (2010) Dermatologic manifestations of encounters with Lepidoptera. J Am Acad Dermatol 62: 1–10
Hossler EW (2010) Caterpillars and moths: Part II Dermatologic manifestations of encounters with Lepidoptera. J Am Acad Dermatol 62: 13–28
Hu S, Bigby M (2008) Treating scabies: results from an updated Cochrane review. Arch Dermatol 144: 1638–1640
Isbister GK, Fan HW (2011) Spider bite. Lancet 378 (9808): 2039–2047
Jahnke C, Bauer E, Feldmeier H (2008) Pediculosis capitis im Kindesalter: epidemiologische und sozialmedizinische Erkenntnisse einer Reihenuntersuchung von Schulanfängern. Gesundheitswesen 70: 667–673
Jahnke C, Bauer E, Hengge UR, Feldmeier H (2009) Accuracy of diagnosis of pediculosis capitis: visual inspection vs. wet combing. Arch Dermatol 145: 309–313
McDade J, Ayguan B, Ware RE (2010) Brown recluse spider (Loxosceles reclusa) envenomation leading to acute hemolytic anemia in six adolescents. J Pediatr 156: 155–157
Mebs D (1992) Gifttiere. Ein Handbuch für Biologen, Toxikologen, Ärzte, Apotheker. Wissenschaftliche Verlagsgesellschaft, Stuttgart
Meinking TL, Entzel P, Villar ME et al (2001) Comparative efficacy of treatments for pediculosis capitis infestations. Arch Dermatol 137: 287–292
Mumcuoglu Y, Rufli T (1983) Dermatologische Entomologie. Humanmedizinisch bedeutsame Milben und Insekten in Mitteleuropa. Perimed, Erlangen
Nenoff, P, Handrick W, Kruger C et al (2009) Ektoparasitosen Teil 1: Läuse und Flöhe. Hautarzt 60: 663–671
Nenoff P, Handrick W, Kruger C et al (2009) Ektoparasitosen Teil 2: Bettwanzen, Haarbalgmilben, Sandfloh und Larva migrans cutanea Hautarzt 60: 749–757
Richling I, Böckeler W (2008) Lethal effects of treatment with a special dimeticone formula on head lice and house crickets. Arzneimittelforschung 58: 248–254
Schöllnast R, Kränke B, Aberer W (2004) Ödematöse Papeln und Papulovesikel bei Mutter und Kind. Hautarzt 55: 480–483
Steen CJ, Carbonaro PA, Schwartz RA (2004) Arthropods in dermatology. J Am Acad Dermatol 50: 819–844
Telford G, Brown AP, Kind A et al (2011) Maggot chymotrypsin I from Lucilia sericata is resistant to endogenous wound protease inhibitors. Br J Dermatol 164: 192–196
Walter B, Heukelbach J, Fengler G et al (2011) Comparison of dermoscopy, skin scraping, and the adhesive tape test for the diagnosis of scabies in a resource-poor setting. Arch Dermatol 147: 468–473

Erstbeschreiber

Danielssen DC, Boeck F (1848) Traité de la spédalskhed ou éléphantiasis des Gres. Ballière, Paris p 232
Hebra F (1852) Ueber eine in Norwegen beobachtete neue Form der Krätze. Z k k Ges Aerzte Wien 1: 390–402
Lomholt S (1918) To tilfaelde af dyrefant hos mennesket (Cheyletiella parasitivorax). Hospitaltidende 61: 1098–1099
Renucci SF (1835) Sur la déconverte de l'insecte qui produit la contagion de la gale, du prurigo et du phlyzacia. Thèse No 83, Hôpital St. Louis, Paris
Staden von Homberg zu Hessen H (1556) Wahrhaftige Historia und Beschreibung einer Landschaft der wilden, nacketen, grimmigen Menschenfresser Leuten, in der Neuen Welt America gelegen. Weigand Hahn, Frankfurt am Main

Klinik

Die Patienten sind meistens Kinder mit guter Gesundheit ohne nennenswertes Krankheitsgefühl. Hinweisendes Symptom ist der durch die Würmer hervorgerufene starke Pruritus ani. Durch das Kratzen werden die Finger mit den Wurmeiern infiziert und diese wieder in die Mundhöhle übertragen. Der Juckreiz stellt sich oft abends in der Bettwärme ein und kann zu Schlaflosigkeit führen. Das ständige Kratzen führt in der Analgegend zu Erosionen, zu Ekzematisation und möglicherweise zu Sekundärinfektionen wie Pyodermien oder Virusinfektionen (Condylomata acuminata, Mollusca contagiosa). Bei Mädchen kann das Einwandern von Oxyuren in das Genitale Vulvovaginitis erzeugen. Selten ist eine chronisch-rezidivierende Urtikaria ein Symptom einer Enterobiasis.

Diagnostisches Vorgehen

Durch Inspektion der Aftergegend oder des Stuhls sind Oxyuren makroskopisch erkennbar. Ebenso können Wurmeier im Stuhl nachgewiesen werden. Die einfachste Technik besteht darin, dass ein durchsichtiges Klebeband morgens an den ungereinigten Analrand gedrückt und anschließend auf einen Objektträger geklebt wird. Die Oxyureneier sind mikroskopisch an ihrer ovalen Form leicht erkennbar. Bei Kindern mit perianalem Juckreiz oder Ekzem sollte unbedingt eine Enterobiasis ausgeschlossen werden.

Therapie

Intern werden Pyrantelembonat (Einmaldosis 10 mg/kg KG), Pyrviniumembonat (50 mg/10 kg KG einmalig) oder Mebendazol (100 mg für 3 Tage) als Kurzbehandlung, die nach 2 Wochen wiederholt werden sollte, eingesetzt. Mebendazol ist das wirksamste Breitbandanthelmintikum und wirkt sicher bei allen Rundwürmern und ihren Larvenstadien.

Der durch den Wurmbefall hervorgerufene Analpruritus und das Analekzem heilen nach der Therapie ab. Wichtig ist, dass die Übertragung der Wurmeier vom After zum Mund verhütet wird. Kurzschneiden der Fingernägel und Handwäsche nach jedem Stuhlgang gehören als allgemeine Hygienemaßnahmen zur Behandlung.

24.2.2 Askariasis

Synonyme

Askaridiasis, Askaridose

Epidemiologie

Diese weltweit sehr verbreitete Wurmerkrankung ist auch in gemäßigten Breiten häufig.

Ätiopathogenese

Der starr-elastische, bis bleistiftdicke Spulwurm (*Ascaris lumbricoides*) wird 15–40 cm lang und lebt im Dünndarm. Die männlichen Würmer sind kleiner als die weiblichen, die täglich etwa 200.000 Eier produzieren. Die Erkrankung betrifft besonders Kinder. Mit dem Stuhl werden große Mengen von Wurmeiern ausgeschieden. Zur Infektion kommt es nach Aufnahme von reifen Wurmeiern, die an Frischgemüse, Obst und anderen pflanzlichen Nahrungsmitteln haften. Die frisch geschlüpften Larven durchwandern die Wand des Dünndarms, passieren die Leber und erreichen über den venösen Blutstrom die Lunge, in welcher sie ein vorübergehendes eosinophiles Infiltrat (**Löffler-Syndrom**) verursachen. Von der Lunge gelangen sie nach 9–10 Tagen über die Trachea zum Pharynx, werden dann erneut geschluckt und kehren in den Dünndarm zurück, wo sie ihre Reifung zum adulten Wurm beenden, erneut in den Zyklus eintreten und Eier produzieren. Die erwachsenen Würmer können über Jahre leben.

Klinik

Geringer Spulwurmbefall bereitet dem Träger von Seiten des Darms keine wesentlichen Beschwerden und wird meist nur zufällig entdeckt. Starker Wurmbefall ist jedoch nicht unbedenklich. Wurmeier, Stoffwechselprodukte und Bestandteile von Würmern und Larven führen aufgrund ihrer allergisierenden Bestandteile (**Askaridenallergene**) zu immunologischen Reaktionen wie chronischer Urtikaria, Bluteosinophilie, flüchtigen, eosinophilen Lungeninfiltraten, Tenesmen und Diarrhoen. Bei diesen Symptomen sollte stets auch an eine Askarideninfektion gedacht werden. Bedrohliche Komplikationen, die vor allem bei stärkerem Befall auftreten, sind intestinale Obstruktionen durch Dünndarmileus, Volvulus oder Invagination sowie eine Einwanderung in die Gallenwege.

Labor

Die Wurmeier können im Stuhl nachgewiesen werden. Bei geringem Befall sind Anreicherungsverfahren mittels Sedimentations- oder Flotationstechnik und gegebenenfalls wiederholte Diagnoseversuche erforderlich. Gelegentlich wird die Infektion durch Abgang von Würmern mit dem Stuhl oder Erbrochenem entdeckt, ebenso als Zufallsbefund bei einer Appendektomie oder Koloskopie. Bluteosinophilie und IgE-Erhöhung können diagnostische Hinweise geben.

Therapie

Medikamente der Wahl sind Mebendazol (2-mal 100 mg für 3 Tage) oder Albendazol. Alternativ kann mit Pyrantelembonat behandelt werden. Mit Beseitigung des Wurmbefalls verschwindet eine durch die Askariden bedingte Urtikaria.

24.2.3 Kutane Larva migrans

[Lee 1874]

▪ Synonyme

Hautmaulwurf, creeping eruption

▪ Epidemiologie

Die Erkrankung kommt weltweit in feuchten Gebieten, besonders in den Tropen und Subtropen vor. In gemäßigten Zonen ist sie selten und wird meist als Reisekrankheit importiert.

▪ Ätiopathogenese

Unter dem Ausdruck kutane Larva migrans verbirgt sich eine große Gruppe von Erkrankungen, die durch verschiedene Nematodenlarven ausgelöst werden, welche durch die oberflächlichen Hautschichten wandern. Die erste nachgewiesene Hautinfektion (creeping eruption) wurde durch *Ancylostoma brasiliense* ausgelöst. Neben diesem häufigsten Erreger können aber auch andere Hakenwürmer klinisch sehr ähnliche Bilder auslösen: Hundehakenwurm (*Ancylostoma caninum*), Rinderhakenwurm (*Bunostomum phlebotum*), Strongyloidesarten, Menschenhakenwurm (*Ancylostoma duodenale* und *Necator americanus*). Die letzten beiden Erreger können als **Ankylostomiasis** (Hakenwurmerkrankung) auch über den Blutweg in Organe wandern (viszerale Larva migrans) und eine eosinophile Pneumonitis sowie Anämie verursachen.

Die Larven leben im feuchten Erdreich oder an Sandstränden, wohin sie mit Menschen- oder Tierkot gelangen. Infektionen treten nach Barfußlaufen auf, so auch bei Grubenarbeiten, im Tunnelbau oder bei Installationsarbeiten in feuchten Hausschächten (**plumber's itch**). Die Larven dringen durch die intakte Epidermis ein, in welcher sie charakteristische Wanderungen in einem Tunnelgang zurücklegen (daher die Bezeichnung Larva migrans). Sekundär kommt es zu einer entzündlichen Reaktion. Je nach Typ können die Larven für Tage, Wochen und Monate in der Haut überleben.

Klinisch mit der kutanen Larva migrans verwandt ist die subkutane **Dirofilariasis**, die durch *Dirofilaria repens* ausgelöst wird, jedoch über einen anderen Infektionsmodus. Endwirt sind verschiedene Säugetierarten. Die Infektion des Menschen erfolgt über Stechmücken als Zwischenwirt, die infektionsfähige Larven übertragen. Im Gegensatz zu anderen Formen der Larva migrans ist die Dirofilariasis subepidermal in der Dermis oder subkutan lokalisiert.

▪ Klinik

An der Eintrittsstelle entwickelt sich in wenigen Stunden eine stark juckende Dermatitis mit Ödem, Papeln und Papulovesikeln. Mit Beginn der Larvenwanderung, deren Geschwindigkeit artabhängig ist, werden die pathognomonischen girlanden- oder zickzackförmigen entzündlichen Streifen sichtbar. In Minuten oder Stunden kann die Larve beachtliche Strecken zurücklegen. Je nach Exposition treten die Infektionen hauptsächlich an den Füßen auf, beim Liegen am Strand auch an anderen Lokalisationen. Aufgrund des starken Juckreizes kann es sekundär zu ausgeprägten impetiginisierten Ekzemen kommen, in denen die Larvengänge schwer erkennbar sind.

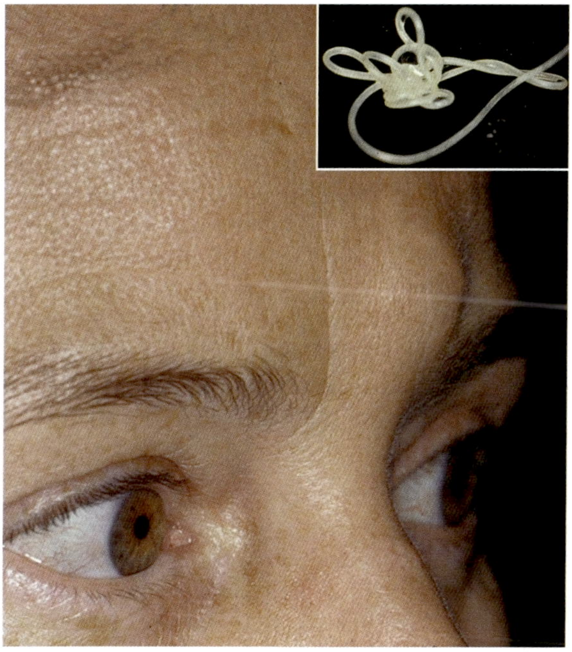

Abb. 24.1 Knoten bei Dirofilariasis und Wurm (oben)

Bei Infektionen mit Dirofilariaarten kommt es meist im Gesicht im Verlauf von Wochen und Monaten zu einer zunehmenden subkutanen Schwellung, die von rezidivierenden Ödemen im Sinn eines Quincke-Ödems begleitet sein kann.

▪ Differenzialdiagnose

Fliegenmadeninfektion der Haut (Myiasis interna), Strongyloidose sind zu differenzieren.

▪ Diagnostisches Vorgehen

Arbeits- und Urlaubsanamnese müssen erhoben werden. Diagnoseweisend sind die bizarr-streifigen Erythembänder. Histologisch kann die Larve bei idealer Schnittführung in dem intraepidermalen Tunnel mit umgebendem eosinophilenreichem Infiltrat dargestellt werden.

▪ Therapie

Oft ist eine topische Therapie mit Thiabendazol in 5- bis 15%iger Konzentration in Unguentum alcoholicum lanae

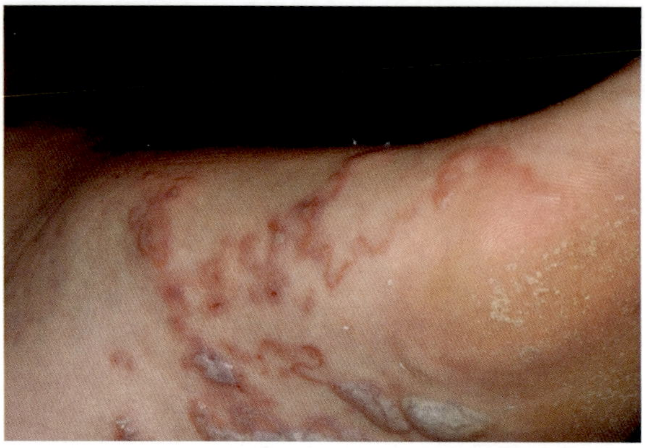

Abb. 24.2 Kutane Larva migrans, Fußgewölbe, superinfiziert

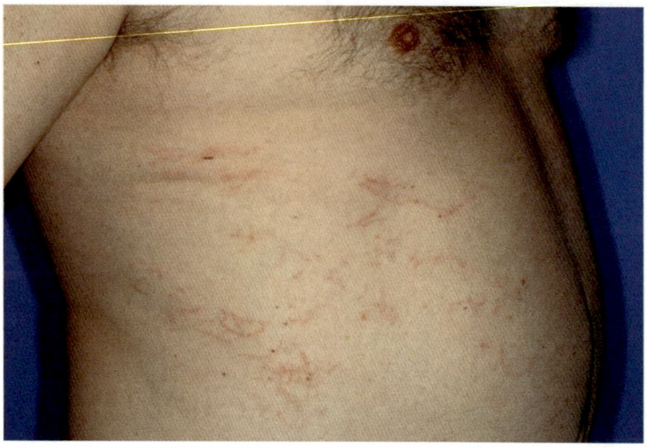

Abb. 24.3 Kutane Larva migrans

okklusiv über 3–4 Tage ausreichend, wobei derzeit Thiabendazol in Deutschland nicht erhältlich und im Ausland allenfalls als Kautabletten zu beziehen ist. Diese Therapie führt in 90% der Fälle zur Heilung. Die Lokalbehandlung muss großflächig über den Larvengang hinaus erfolgen, da die Larve oft vor dem sichtbaren Gang sitzt. Topische Zubereitungen mit Mebendazol oder Albendazol scheinen weniger wirksam zu sein.

Mittel der Wahl zur systemischen Therapie ist Albendazol 400 mg/Tag über 2–3 Tage. Eine Alternative stellt die Einmalbehandlung mit Ivermectin (200 µg/kg KG) dar. Auch Ivermectin ist in Deutschland nicht erhältlich und muss über internationale Apotheken bezogen werden.

Früher wurden auch kasuistische Applikationen von Säure oder eine Kryotherapie empfohlen. Schmerzen, Narben, Pigmentstörungen und die Ungewissheit, ob der Parasit getroffen wurde, führten dazu, dass diese Therapieverfahren nicht mehr empfohlen werden.

24.2.4 Andere Nematodeninfektionen

Strongyloidose

[Fülleborn 1914]

- **Synonym**

Larva currens

- **Epidemiologie**

Mit Zwergfadenwurm (*Strongyloides stercoralis*) sind weltweit etwa 90 Mio. Menschen infiziert.

- **Klinik**

Strongyloides stercoralis ist ein Humanparasit, wobei gelegentlich auch Hunde, Katzen und Primaten, hier auch durch *Strongyloides fuelleborni*, infiziert werden können. Der Wurm lebt im Darm und legt dort Eier. Ausgeschiedene Larven penetrieren die Haut, gelangen in die Blutgefäße und wandern in die Lunge. Neben Darmsymptomen wie Diarrhöen, Koliken und Blutungen sowie pulmonalen Symptomen mit Husten und Dyspnoe treten an der Haut schnell wandernde urtikarielle Bänder (**Larva currens**) auf, begleitet von unspezifischen urtikariellen Exanthemen und Juckreiz. Die Wandergeschwindigkeit kann bis zu 15 cm/h betragen. Daher sollte bei einer Urtikaria auch an eine Strongyloidesinfektion gedacht werden, wenn die Patienten aus Endemiegebieten stammen. Durch Autoinokulation kann eine Strongyloidose über Jahre persistieren.

Bei Immunsuppression kann es zu einer generalisierten, unbehandelt letal verlaufenden Strongyloidose kommen, in deren Verlauf eine Purpura am Abdomen durch intravasalen Larvenbefall auftreten kann. Eine Infektion kann über Jahre verlaufen.

- **Labor**

Die Diagnose wird durch den Larvennachweis im Stuhl oder serologische Tests gestellt. Eine Eosinophilie ist gewöhnlich vorhanden.

- **Therapie**

Eine systemische Behandlung mit Albendazol (400–800 mg für 3 Tage), Thiabendazol, Mebendazol und Ivermectin sind wirksam. Die Therapie sollte wegen der häufigen Autoinokulation nach 3 Wochen wiederholt werden.

Trichuriasis

Der Peitschenwurm (*Trichuris trichiura*) ist ein häufiger Parasit des Menschen. Die erwachsenen Würmer sind 3–5 cm lang. Im Dickdarm lebende Weibchen sondern täglich Tausende von Eiern ab, die mit dem Stuhl ausgeschieden werden. Der Infektionsweg ist fäkal-oral, beispielsweise durch Aufnahme von kopfgedüngtem, Fäkalien belasteten Gemüse. Neben asymptomatischen Verläufen können bei starkem Wurmbefall Diarrhoen und Krämpfe, teils mit Anämie und gelegentlich mit Urtikaria auftreten. Eine Therapie mit Mebendazol (2-mal 100 mg für 3–4 Tage) ist wirksam.

Trichinose

[von Zenker 1860]

▪ Epidemiologie

Die durch *Trichinella spiralis* verursachte Erkrankung kommt weltweit vor. Die aufgerollten, eingekapselten Larven befinden sich in der quergestreiften Muskulatur des Schweins.

▪ Ätiopathogenese

Die Infektion des Menschen erfolgt meist durch den Verzehr von larvenhaltigem Schweinefleisch. Über eine Penetration der Darmwand wird der gesamte Organismus mit Trichinen überschwemmt, die sich hauptsächlich in der Muskulatur einnisten. Durch trichinoskopische Schlachtfleischprüfung und ausreichendes Erhitzen des Fleischs lassen sich Infektionen vermeiden, wodurch die Häufigkeit einer Trichinose in den letzten Jahrzehnten stark rückläufig war. Der Parasit ist bei unseren Haustieren nahezu ausgestorben, kommt aber noch in Wildschweinen vor.

▪ Klinik

Die Schwere der Erkrankung hängt von der Menge der aufgenommenen Larven ab. Neben klinisch inapparenten Verläufen können verschiedene, schwere Allgemeinreaktionen bis hin zu Myokarditis, Enzephalitis und Sepsis auftreten. Dabei stehen Fieber, Muskelschmerzen, Anstieg der Serumkreatinkinase, eine hohe Eosinophilie und seitens der Haut Gesichtsödeme, roseolaartige Exantheme und subunguale Splitterblutungen im Vordergrund.

▪ Differenzialdiagnose

Abzugrenzen ist eine Dermatomyositis.

▪ Labor

Die Diagnose wird durch Trichinennachweis in der Muskelbiopsie und durch Seroreaktionen gestellt.

▪ Therapie

Es kommen Albendazol (2-mal 400 mg für 6 Tage) oder Mebendazol zum Einsatz. Zur Vorbeugung der während der Therapie möglichen sekundären Krankheitssymptome sollen begleitend Glukokortikoide in mittlerer bis hoher Dosierung eingenommen werden. Im Frühstadium ist die Behandlung erfolgreich, bei Muskelbefall sind die Heilungsraten schlecht.

Die Erkrankung ist meldepflichtig.

Lymphatische Filariose

[Bancroft 1876]

▪ Synonyme

Elephantiasis tropica, Bancroft-Filariose

▪ Ätiopathogenese

Die Erkrankung tritt nur in Endemiegebieten der Tropen und Subtropen auf. Die Erreger sind *Wuchereria bancrofti, Brugia malayi* und *Brugia timori*. Die weiblichen Filarien erreichen eine Länge von bis zu 10 cm. Die Mikrofilarien sind 0,2–0,3 mm lang. Die Übertragung erfolgt durch Moskitoarten (*Culex, Mansonia, Anopheles, Aedes*). Die Larven wandern entlang der Lymphgefäße zum Lymphknoten, wo sich der erwachsene Wurm entwickelt. Wie bei der Onchozerkose stellen die im Darm der Filarien lebenden symbiontischen Wolbachia-Baktieren einen wesentlichen pathogenetischen Faktor dar, da deren Endotoxine Entzündungen beim Wirt hervorrufen.

▪ Klinik

Die ersten Symptome in Form von sich wiederholendem Fieber und Lymphangitis, bevorzugt an Beinen und Genitale, treten Monate nach einer Infektion auf. Die Lymphangitis breitet sich, anders als beim Erysipel, vom befallenen Lymphknoten nach distal aus und rezidiviert. Durch Fibrose der Lymphwege kann es zu Lymphvarizen, Hydrozelen und Aszites kommen. Der Verlauf wird durch bakterielle Sekundärinfektionen und Erysipele kompliziert. Unförmige Anschwellungen führen zum Bild der **Elephantiasis tropica**.

▪ Labor

Die Diagnose wird durch eine mikroskopische Blutuntersuchung mit Identifikation der Mikrofilarien gestellt. Eine molekulare Diagnostik mittels Polymerasekettenreaktion ist etabliert.

▪ Therapie

Als Prophylaxe können neben Repellents Diethylcarbamazin, Albendazol oder Ivermectin (150 µg/kg KG 2-mal jährlich) in Endemiegebieten eingesetzt werden. Ein globales Programm zur Bekämpfung der lymphatischen Filariose setzt insbesondere auf die Unterbrechung der Übertragungswege von der Mücke zum Menschen und auf eine regelmäßige Massenbehandlung. Die genannten Medikamente dienen auch der Therapie. Eine Anti-Wolbachia-Chemotherapie mit Doxycyclin (100–200 mg über 4–6 Wochen) zeigt insbesondere in Kombination mit Anthelminthika eine hohe Effektivität bei geringen Nebenwirkungen. Ergänzt wird die Behandlung durch eine Bekämpfung bakterieller oder mykotischer Begleitinfektionen, eine Verbesserung der Lymphdrainage und gegebenenfalls chirurgische Maßnahmen.

Loiase

[Mongin 1770]

▪ Synonyme

Loa loa, Kamerun-Schwellung

III

▪ **Epidemiologie**

Die Loiase kommt fast nur in Äquatorialafrika vor und wird nur durch Tourismus in unsere Breiten eingeschleppt. Erreger sind Wanderfilarien (*Loa loa*), die durch Bremsen übertragen werden.

▪ **Klinik**

Die Larven reifen im tiefen Bindegewebe zu Würmern heran und wandern dann zur Hautoberfläche, wo sie eine mehrere Tage anhaltende entzündlich-ödematöse Schwellung hervorrufen. Selten ist eine Infektion der Konjunktiven. Begleitend können allergische Reaktionen wie Urtikaria auftreten.

▪ **Therapie**

Es werden Diethylcarbamazin, Mebendazol oder Ivermectin verordnet. Bei einer hohen Zahl von Mikrofilarien und insbesondere bei einer Koinfektion mit Onchozerkose können unter Therapie schwere neurologische Symptome auftreten.

Onchozerkose

[O'Neill 1875]

▪ **Synonym**

Flussblindheit

▪ **Epidemiologie**

Die Onchozerkose kommt in Äquatorialafrika, Zentral- und Südamerika, im Jemen und in Südwest-Saudi-Arabien vor, wo schätzungsweise 2% der Population durch die Infektion erblindet sind.

▪ **Ätiopathogenese**

Der Erreger *Onchocerca volvulus* wird durch Kriebelmücken von Mensch zu Mensch übertragen.

▪ **Klinik**

Innerhalb von einem Jahr reifen die bis zu 50 cm langen Würmer im subkutanen Fettgewebe heran, wo sich fibröse Knoten bis zu ausgedehnten Tumormassen bilden. Mit dem Schlüpfen der Mikrofilarien entstehen Dermatitiden in der Umgebung, die in Atrophie oder Pigmentstörungen übergehen können. Bei Schwarzafrikanern wird die charakteristische Depigmentierung umgangssprachlich auch **Leopardenhaut** genannt. Begleitend ist eine indolente Lymphadenopathie mit postinflammatorischer Elastolyse (**hanging groin**), wobei die Erreger über die Lymphspalten bis in die Augen einwandern können. Allergische Phänomene, wahrscheinlich hervorgerufen durch die Toxine der endosymbiontischen Wolbachia-Bakterien, die bei Tod des Wurms freigesetzt werden, rufen die gefürchteten Augenkomplikationen wie Keratitis, Chorioretinitis, Iridozyklitis, Glaskörperblutung und Pannus, aber auch chronische Urtikaria hervor.

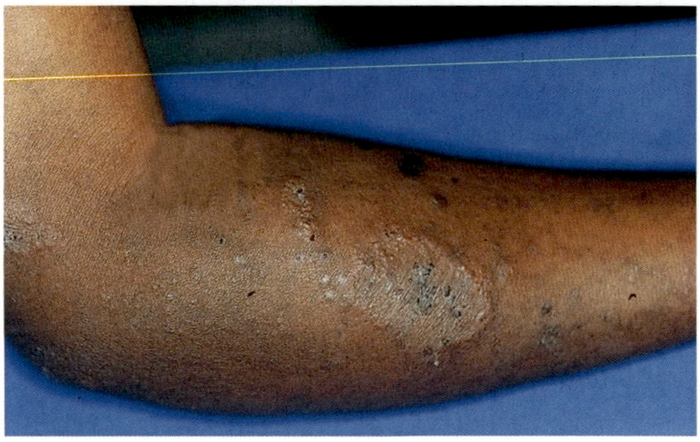

Abb. 24.4 Knoten und Gänge bei Onchozerkose

▪ **Labor**

Die Diagnose kann über den mikroskopischen Nachweis der Mikrofilarien aus einer oberflächlichen Hautprobe oder direkt in der vorderen Augenkammer mit einer Spaltlampe gestellt werden.

▪ **Therapie**

Sie kann von schweren Allgemeinreaktionen (**Mazzotti-Reaktion**) begleitet sein. Bevorzugt wird Ivermectin, welches als permanente Systemtherapie der gesamten Bevölkerung 2-mal jährlich als Prophylaxe eingesetzt werden kann und für Afrika kostenfrei zur Verfügung steht. Eine Doxycyclin-Therapie bekämpft die Wolbachia-Symbionten und führt zu einer Sterilisation adulter Würmer. Sie kann als Monotherapie oder in Kombination mit Ivermectin eingesetzt werden, wodurch das Risiko von Allgemeinreaktionen vermindert wird.

Drakunkulose

[Bastian 1863]

▪ **Epidemiologie**

Die Erkrankung ist seit dem Altertum bekannt und in tropischen und subtropischen Trockengebieten weit verbreitet. Erreger ist *Dracunculus medinensis*, der **Medina-** oder **Guineawurm**. Die Larven werden im Süßwasser von Flohkrebsen aufgenommen, die der Mensch mit dem Trinkwasser schluckt. Die Inkubationszeit beträgt 8–12 Monate, innerhalb derer der weibliche Wurm heranreift und in das Unterhautgewebe der unteren Extremitäten wandert. Die endgültige Größe der Würmer beträgt bis zu 120 cm.

▪ **Klinik**

Es entwickelt sich eine Blase, die rupturiert, wobei zahlreiche Larven freigesetzt werden. Im Ulkus ist der Kopf des adulten Wurms sichtbar.

■ **Therapie**

Früher und auch heute werden die Würmer langsam über viele Tage aus dem Ulkus extrahiert und über ein Hölzchen aufgerollt. Eine unterstützende Gabe von Diethylcarbamazin oder Ivermectin kann durchgeführt werden, wirkt aber nicht helminthozid. Sekundärinfektionen sind häufig.

Es wird von den Medizinhistorikern diskutiert, ob diese Jahrtausende alte Extraktionstechnik nicht das Vorbild für den **Äskulapstab**, das Symbol der Ärzteschaft, gab.

Gnathostomiasis

■ **Epidemiologie**

Es handelt sich um eine Erkrankung, die durch Aufnahme von Larven verschiedener Nematoden der Gattung *Gnathostoma* hervorgerufen wird. Sie tritt endemisch in Asien und Mittelamerika mit einem Schwerpunkt in Mexiko auf. In Europa sind nur Einwanderer oder Touristen aus Endemiegebieten betroffen. Zwischenwirt ist ein Krebs, der von weiteren Zwischenwirten wie Fischen, Fröschen, Reptilien, Vögeln oder kleinen Säugetieren gefressen wird. Endwirte sind Katzen und Hunde, der Mensch ist ein Fehlwirt. Die Infektion wird häufig durch die Aufnahme roher oder unzureichend gekochter infizierter Fische oder Froschfleisch erworben.

■ **Klinik**

Die Larven wandern in die Haut oder seltener in innere Organe. An der Haut zeigen sich intermittierend wandernde erythematöse Ödeme und teilweise auch oberflächliche serpiginöse Streifen ähnlich der Larva migrans.

■ **Labor**

Es besteht eine Bluteosinophilie. Ein serologischer Nachweis von Antikörpern bestätigt die Diagnose.

■ **Therapie**

Neben einer Extraktion der Larven, die zumeist schwierig ist, kommt eine systemische mehrwöchige Gabe von Albendazol zum Einsatz.

24.2.5 Plattwürmer (Plathelminthes)

Zestoden (Bandwürmer)

Zystizerkose

[Leuckart 1860, 1863–1876]

■ **Synonym**

Finnenkrankheit

■ **Ätiopathogenese**

Erreger ist der Schweinebandwurm (*Taenia solium*). Der Mensch ist normalerweise Endwirt und infiziert sich durch Aufnahme von Zystizerken (Finnen) aus dem Schweinefleisch. Diese Infektion führt zur intestinalen Bandwurmerkrankung, der **Taeniase**. Ein weiterer Erreger der Taeniase ist der Rinderbandwurm, *Taenia saginata*. Eine Zystizerkose kann allerdings nur durch *Taenia solium* hervorgerufen werden. Aus den Zystizerken reift der Bandwurm heran, der große Mengen von Eiern freisetzt, die dann wieder Schweine infizieren, die als Zwischenwirt die Zystizerken in der Muskulatur beherbergen.

Durch perorale Aufnahme von Bandwurmeiern kann eine Zystizerkose akzidentell auch beim Menschen auftreten. Während der Migration der Finnen sind dann allergische Phänomene möglich. Schwere Veränderungen treten auf, wenn sich Zystizerken in Organe einlagern, in denen keine Expansionsmöglichkeiten bestehen, wie Auge oder Gehirn. *Taenia solium* ist der häufigste Parasit des zentralen Nervensystems.

■ **Klinik**

Kutan und subkutan können Knötchen von Erbsen- bis Bohnengröße auftreten, die rundlich, prallelastisch und schmerzlos über Jahre bestehen bleiben. Der Diagnostik dienen die Exzision eines Hautknotens mit Nachweis der Finnen, die Darstellung verkalkter älterer Zystizerken im Röntgenbild, die Spaltlampenuntersuchung bei Finnen in der vorderen Augenkammer und serologische Tests.

■ **Therapie**

Zur Behandlung der intestinalen Bandwurminfektion, der Taeniase, kommen Praziquantel oder Mebendazol zum Einsatz. Bei Zystizerkose ist die Therapie der Wahl Albendazol (15 mg/kg KG für 8 Tage), alternativ Praziquantel (50 mg/kg KG für 15 Tage). Bei Augen- oder Gehirnbeteiligung ist eine begleitende Therapie mit Glukokortikoiden angezeigt. Bei Therapieversagen sowie bei Hydrocephalus internus und großen ventrikulären Zysten kann eine neurochirurgische Therapie unumgänglich sein.

Echinokokkose

[Rudolphi 1809–1810]

■ **Synonym**

Hundebandwurmkrankheit

■ **Epidemiologie**

Die weltweit verbreitete, vorwiegend durch Hunde und Füchse vermittelte Erkrankung weist charakteristische, zur Verkalkung neigende Zysten auf. Diese befinden sich bevorzugt in Leber und Lunge, können aber in allen Organen einschließlich der Haut auftreten. Von Bedeutung für den Menschen sind *Echinococcus granulosus* und *Echinococcus multilocularis*. Diese Bandwürmer leben im Dünndarm der Hunde und Füchse. Die mit Eiern angefüllten Endglieder (**Proglottiden**) werden mit dem Stuhl ausgeschieden und von verschiedenen anderen Tieren (Schafe, Schweine, Pferde, Mäuse) als Zwischenwirt aufgenommen, wo in Organen Larven mit der Bandwurmkopfanlage (Finnen) heranreifen. Der Entwicklungsgang wird geschlossen, wenn ein Endwirt, meist wiederum Hunde und Füchse, die Finnen aufnehmen. Der Mensch ist nur ein Nebenwirt und infiziert sich über Kontakt mit Hundekot oder die Aufnahme von kontaminierten Waldfrüchten. Diese sollten in Endemiegebieten nicht verzehrt werden.

▪ Klinik

Die klinisch meist über Jahre symptomlose Infektion führt zur Ausbildung von Zysten in verschiedenen Organen mit Bevorzugung der Leber. Die Zysten sind bei *Echinococcus granulosus* meist solitär, bei *Echinococcus multilocularis* tumorartig mit infiltrativem und organübergreifendem Wachstum. Symptome entstehen durch Wachstum mit Ikterus, Hepatosplenomegalie und Aszites. Die Diagnostik erfolgt durch bildgebende Verfahren wie Röntgendarstellung, Sonografie und Computertomografie.

▪ Labor

Verschiedene serologische Tests stehen zur Verfügung.

▪ Therapie

Sie besteht in erster Linie in der chirurgischen Entfernung der Zysten, die bei *Echinococcus granulosus* wesentlich leichter ist als bei *Echinococcus multilocularis*. Bei Ruptur der Zysten besteht die Gefahr einer Aussaat. Zur medikamentösen Behandlung stehen Albendazol und Mebendazol zur Verfügung, die allerdings nur parasitostatisch wirken und über eine lange Zeit gegeben werden müssen.

Andere Zestodeninfektionen

Es gibt etliche andere Bandwürmer, die den Menschen infizieren können und zu intestinalen Beschwerden führen, beispielsweise der Zwergbandwurm (*Hymenolepis nana*) oder der Fischbandwurm (*Diphyllobothrium latum*). Hauterscheinungen treten dabei üblicherweise nicht auf. Eine Ausnahme stellen die mobilen Larven dar, die bei Hautkontakt penetrieren und subkutane Knoten hervorrufen können (**Sparganose**). Die Therapie wird mit Praziquantel oder Niclosamid durchgeführt.

Trematoden (Saugwürmer)

Bilharziose

[Bilharz 1852]

▪ Synonym

Schistosomiase

▪ Epidemiologie

Wegen der schweren Krankheitsfolgen und der hohen Inzidenz mit etwa 250 Mio. infizierten Menschen zählt die Bilharziose zu einer der bedeutendsten Erkrankungen in warmen Ländern. Erreger sind verschiedene Schistosomen. Eier ausscheidende Vertebraten wie der Mensch verunreinigen über Fäkalien und Urin Gewässer. Als Zwischenwirte fungieren Schnecken, in denen Zerkarien heranreifen, die wieder in das Wasser ausschwärmen. Weitere Voraussetzungen sind eine konstant hohe Wassertemperatur über 25°C und ein direkter Kontakt der Menschen mit dem Wasser. Begünstigt wird die Schistosomenausbreitung durch Staudammbauten und Bewässerungsprojekte. Eine harmlose, aber sehr lästige Hautinfektion stellt die **Zerkariendermatitis** dar, die andernorts abgehandelt wird (▶ Kap. 47).

▪ Ätiopathogenese

Beim Trinken von verseuchtem Wasser, ebenso beim Durchwaten betroffener Gewässer oder durch Waschen kommt die menschliche Haut mit den Zerkarien in Kontakt. Diese durchdringen die Haut aktiv, gelangen auf dem Blut- und Lymphweg in die Venen des Splanchnikus- und Urogenitalbereichs und reifen dort zu geschlechtsreifen Würmern heran.

▪ Klinik

An der Hauteintrittsstelle kann ein juckendes urtikarielles Exanthem auftreten. Nach Wochen beginnt die allergische akute Krankheitsphase mit Fieber, Urtikaria, Gelenkschmerzen und Eosinophilie, gefolgt von einem jahrelangen chronischen Stadium durch die Eiablage mit Blasen-, Darm-, Lungen- und Gehirnbilharziose. An der Haut können genitale und perigenitale Veränderungen mit warzig vegetierenden Knötchen, wabenartig angeordneten Fisteln, Ulzerationen und maligner Entartung auftreten.

▪ Labor

Die Diagnose wird durch den Nachweis von Schistosomeneiern im Stuhl, Harn oder in Biopsien sowie durch serologische Untersuchungen mit Antikörpernachweis gestellt.

▪ Therapie

Eine Prophylaxe besteht in der Schneckenvernichtung und in allgemeinen Hygienemaßnahmen sowie in Massenbehandlungskampagnen mit Praziquantel (3-mal 20 mg/kg KG), welches als 1-Tages-Therapie eine sichere Wirkung zeigt.

Andere Trematodeninfektionen

Verschiedene Saugwürmer wie der chinesische Leberegel (*Clonorchis sinensis*), der Katzenleberegel (*Opisthorchis felineus*) oder der südostasiatische Leberegel (*Opisthorchis viverrini*) können zu Obstruktionen der Gallenwege führen (Clonorchiasis beziehungsweise Opisthorchiasis) und ein Gallengangkarzinom hervorrufen.

Fasciolopsiasis ist eine Erkrankung, die durch Verspeisen unzureichend erhitzter Wasserpflanzen ausgelöst wird, an denen Zerkarien von *Fasciolopsis buski* sitzen. Sie kann mit Darmbeschwerden und allergischen Reaktionen einhergehen.

Die Egelerkrankungen werden mit Praziquantel (3-mal 25 mg/kg KG über 1–3 Tage) behandelt.

Literatur

Barry M (2007) The tail end of guinea worm – global eradication without a drug or a vaccine. N Engl J Med 356: 2561–2564

Bethony J, Brooker S, Albonico M et al (2006) Soil-transmitted helminth infections: ascariasis, trichuriasis, and hookworm. Lancet 367: 1521–1532

Boatin BA, Richards FO (2006) Control of onchocerciasis. Adv Parasitol 61: 349–394

Despommier DD, Gwadz RW, Hotez PJ et al (2005) Parasitic diseases. 5th ed. Apple Trees, New York

Gryseels B, Polman K, Clerinx J et al (2006) Human schistosomiasis. Lancet 368: 1106–1118

Heukelbach J, Feldmeier H (2008) Epidemiological and clinical characteristics of hookworm-related cutaneous larva migrans. Lancet Infect Dis 8:302–309

Hotez PJ, Brooker S, Bethony JM et al (2004) Hookworm infection. N Engl J Med 351: 799–807

Hotez PJ, Molyneux DH, Fenwick A et al (2007) Control of neglected tropical diseases. N Engl J Med 357: 1018–1027

Ito A, Nakao M, Wandra T (2003) Human taeniasis and cysticercosis in Asia. Lancet 362: 1918–1920

Jacobson CC, Abel EA (2007) Parasitic infestations. J Am Acad Dermatol 56:1026–1043

Mendoza N, Li A, Gill A, Tyring S (2009) Filariasis: diagnosis and treatment. Dermatol Ther 22: 475–490

Olsen A (2007) Efficacy and safety of drug combinations in the treatment of schistosomiasis, soil-transmitted helminthiasis, lymphatic filariasis and onchocerciasis. Trans R Soc Trop Med Hyg 101: 747–758

Osei-Atweneboana MY, Eng JK, Boakye DA et al (2007) Prevalence and intensity of Onchocerca volvulus infection and efficacy of ivermectin in endemic communities in Ghana: a two-phase epidemiological study. Lancet 369: 2021–2029

Padgett JJ, Jacobsen KH (2008) Loiasis: African eye worm. Trans R Soc Trop Med Hyg 102: 983–989

Turner JD, Mand S, Debrah AY et al (2006) A randomized, double-blind clinical trial of a 3-week course of doxycycline plus albendazole and ivermectin for the treatment of Wuchereria bancrofti infection. Clin Infect Dis 42: 1081–1089

Taylor MJ, Hoerauf A, Bockarie M (2010) Lymphatic fliariasis and onchocerciasis. Lancet 376: 1175–1185

Erstbeschreiber

Bancroft J (1876) On filaria. Trans Intercol Med Congr Melbourne, pp 49–54

Bastian HC (1863) On the structure and nature of the Dracunculus or Guinea worm. Trans Linn Soc 24: 101–134

Bilharz TM (1852) Ein Beitrag zur Helminthographia humana aus brieflichen Mittheilungen des Dr. Bilharz in Cairo, nebst Bemerkungen von C.T. v. Siebold. Z Wiss Zool 4: 53–76

Fülleborn F (1914) Untersuchungen über den Infektionsweg bei Strongyloides und Ankylostomum und die Biologie dieser Parasiten. Arch Schiffs Tropen Hyg 18: 26–80

Lee RJ (1874) Case of creeping eruption. Trans Clin Soc London 8: 44–45

Leuckart R (1860) Untersuchungen über Trichinella spiralis. Winter, Leipzig

Leuckart R (1863–1876) Die menschlichen Parasiten und die von ihnen herrührenden Krankheiten: Ein Hand- und Lehrbuch für Naturforscher und Aerzte. Teil 1: 1863, Teil 2: 1876 Winter, Leipzig

Löffler W (1932) Zur Differential-Diagnose der Lungenifiltrierungen. II. Über flüchtige Succedan-Infiltrate (mit Eosinophilie). Beitr Klin Tuberkulose 79: 368–382

Mongin (1770) Sur un ver trouvé sous la conjunctive, à Maribou, isle Saint-Dominque. J Med Chir Pharm 32:338–339

O'Neill J (1875) On the presence of a Filaria in »craw-craw«. Lancet 1:265–266

Rudolphi CA (1809) Entozoorum sive vermium intestinalium historia naturalis.2 vol 1809–1810. Taberna libraria et artium, Amstelaedami. Vol 1, 247–251

Zenker FA von (1860) Ueber die Trichinenkrankheit des Menschen. Arch Pathol Anat Physiol Klin Med 18:561–572

Allergie und Intoleranzreaktion

Grundprinzipien von Allergie- und Intoleranzreaktionen

Tilo Biedermann

25.1 Einführung

Viele dermatologische Krankheitsbilder haben ihren Ursprung in verschiedenartigen Unverträglichkeitsreaktionen, die bedingt sind durch toxische Wirkung, Intoleranzen oder immunologisch/allergologische Reaktionen. Für ein besseres Verständnis werden hier Struktur und Grundlagen dieser Krankheitsbilder und die Grundprinzipien ihrer Diagnostik und Therapie vermittelt. Die Gliederung erfolgt nach den verschiedenen Unverträglichkeitsreaktionen und ihrer Pathogenese. Ergänzt wird die Darstellung durch typische Beispiele aus dem klinischen Alltag sowie Prinzipien der Diagnostik und Therapie.

Unverträglichkeitsreaktionen sind die Folge einer Auseinandersetzung unseres Körpers mit Bestandteilen unserer Umwelt. Die klinischen Krankheitsbilder müssen als Folge dieser Auseinandersetzung verstanden und als Grundlage für Diagnostik und Therapie mit den Auslösern in Zusammenhang gebracht werden. Dabei ist es hilfreich mit einer an der Pathogenese orientierten Einteilung zu arbeiten, welche die Zuordnung von Auslöser und Wirkung sowie ihre Interpretation erleichtert.

25.2 Allergologisch-immunologische Grundlagen

25.2.1 Induktion einer Immunität

Ein umfassendes Verständnis immunologisch/allergologischer Mechanismen erlaubt es, Krankheitsbilder aufgrund ihrer Pathogenese zu gruppieren, die Diagnostik gezielt auf sie abzustimmen und eine passende Therapie auszuwählen. Allergische Reaktionen sind wie andere Immunreaktionen durch ein immunologisches Gedächtnis charakterisiert. Dieses wird während einer Sensibilisierungsphase erworben (▶ Kap. 2). Diese Sensibilisierung ist antigen-/allergenspezifisch und findet in lymphoiden Geweben statt.

25.2.2 Angeborene Immunität

Neben den Antigenen/Allergenen werden für eine Sensibilisierung zusätzlich Signale benötigt, die Gefahr oder »Stress« symbolisieren. Gefahrensignale können dabei von Mikroben freigesetzt werden und an Erkennungsrezeptoren binden. Die Fähigkeit zum Erkennen dieser Gefahrensignale ist angeboren und ein zentraler Bestandteil der angeborenen Immunität. Interessant ist, dass bestimmte Allergene wie Nickel selbst ein solches Gefahrensignal darstellen. Gefahr oder Stress kann auch durch sterile Entzündung signalisiert werden und aktivierend wirken: So kann bei einem kumulativ-toxischen Kontaktekzem die Entzündung eine Sensibilisierung gegenüber einem Allergen vorbereiten. Grundlage dafür sind spezialisierte Immunzellen in Epidermis und Dermis, die dendritischen Zellen. Diese sind darauf spezialisiert, Gefahrensignale zu erkennen und Antigene/Allergene aufzunehmen. Erfolgt beides gleichzeitig, verlassen diese Zellen die Haut und wandern in drainierende Lymphknoten aus. Dort exprimieren sie die intrazellulär prozessierten Antigene/Allergene auf ihren MHC-Molekülen und werden aus diesem Grund auch Antigen-präsentierende Zellen (APC) genannt. Während der sich anschließenden Sensibilisierungsphase im Lymphknoten werden antigenspezifische B- und T-Lymphozyten selektioniert und expandieren (▶ Kap. 2). Abhängig von Signalen aus der Umwelt und ihrer Übersetzung in biologische Informationen (Aktivierung, Produktion von Mediatoren, Expression von Oberflächenmolekülen) werden von den APC die Zellen des erworbenen Immunsystems während der Sensibilisierung unterschiedlich dirigiert.

25.2.3 Erworbene Immunität

Während der Sensibilisierungsphase im Lymphknoten werden Zellen der erworbenen (adaptiven) Immunität, B- und T-Lymphozyten, antigenspezifisch aktiviert und expandieren daraufhin. Durch das Langzeitüberleben einiger dieser antigenspezifischen Lymphozyten bildet sich ein

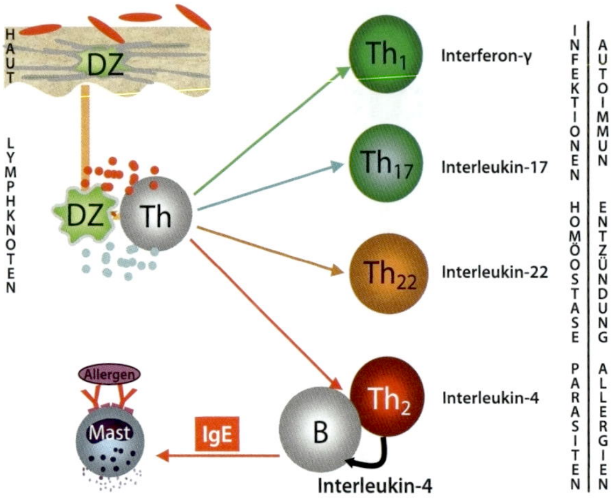

Abb. 25.1 Sensibilisierungsphase erworbener Immunität. Signale der Umwelt können durch Grenzflächenorgane wie die Haut und ihre dendritischen Zellen (DZ) erkannt werden, diese Information wird von DZ in biologische Information umgewandelt und im drainierenden Lymphknoten zusammen mit Antigen T-Lymphozyten präsentiert. T-Helfer-Lymphozyten können sich nach Aktivierung in aktivierte T-Helfer-Lymphozyten unterschiedlicher Qualität entwickeln (Th1, Th2, Th17, Th22). Diese Immunphänotypen sind in unterschiedlichen Funktionen wirksam, die nützlich (Abwehr von Infektionen) oder schädlich (Autoimmunreaktionen, Allergien, Entzündung) sein können. Th2-Lymphozyten vermitteln in B-Lymphozyten die Produktion von IgE-Antikörpern, die zellulär gebunden die Voraussetzung für eine allergenspezifische Aktivierung und Degranulation von Mastzellen und basophilen Granulozyten darstellen

immunologisches Gedächtnis aus (▸ Kap. 2). APC sind hauptverantwortlich für die Entwicklung von verschiedenen Immunqualitäten der erworbenen Immunität. Die verschiedenen Immunqualitäten werden nach erneuter Aktivierung erkennbar durch unterschiedliche Effektormechanismen, die sie vermitteln. So weiß man, dass Interferon-γ-produzierende T-Helfer (Th)-Zellen vom Th1-Typ zur Bekämpfung von intrazellulären Erregern wie Mykobakterien bedeutsam sind, Interleukin-17 produzierende T-Helferzellen vom Th17-Typ für Pilzinfektionen und beide zusammen in Abwesenheit einer Infektion die kutane Entzündung bei Psoriasis oder Autoimmunkrankheiten anderer Organe vermitteln können. Interleukin-4 produzierende T-Helferzellen vom Th2-Typ werden bei Wurm- und Parasiteninfektionen benötigt und sind bei IgE-vermittelten allergischen Reaktionen ursächlich beteiligt. Kürzlich wurde zusätzlich der Subtyp der Th22-Zellen beschrieben, der eine wichtige Rolle für die Homöostase der Haut zu spielen scheint.

25.3 Einteilung von Unverträglichkeitsreaktionen

Die Haut ist das größte Ober- und Grenzflächenorgan unseres Körpers und kontinuierlich unterschiedlichen

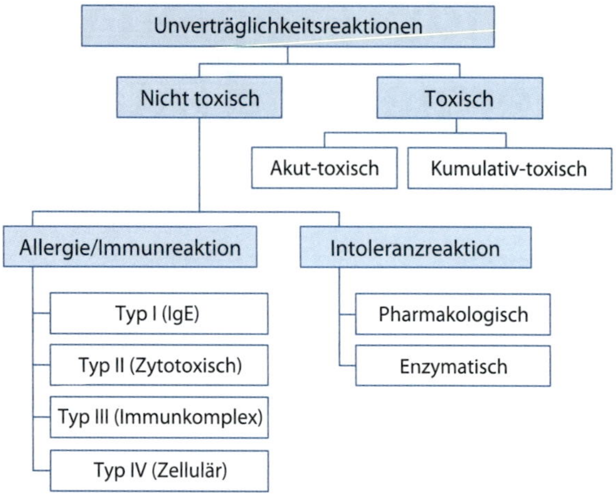

Abb. 25.2 Einteilung von Unverträglichkeitsreaktionen gegenüber körperfremden Substanzen basierend auf dem Pathomechanismus der Reaktion

Einflüssen ausgesetzt. Die Integrität der Haut ist dabei der erwünschte Normalzustand. Diese kann durch Infektionen oder Traumen gestört werden, die an anderer Stelle dieses Buchs behandelt werden. Wird die intakte Haut durch eine nicht lebende exogene Substanz gestört, sprechen wir von einer Unverträglichkeitsreaktion. Hierbei wird unterschieden zwischen toxischen Reaktionen sowie Allergien und Intoleranzreaktionen. Die Diagnostik wird erleichtert, wenn bereits in der Anamnese spezifische Hinweise gesammelt werden, um verschiedene Reaktionsformen zu unterscheiden. Der erste Schritt ist dabei in der Regel, toxische von nichttoxischen Reaktionen abzugrenzen.

25.3.1 Akut toxische und kumulativ toxische Unverträglichkeitsreaktionen

Die Wirkung schädigender Substanzen von außen auf die Haut kann grundsätzlich in zwei Kategorien eingeteilt werden: In akut toxische (hochtoxische Einwirkung) und kumulativ toxische Schädigungen (chronische Exposition mit schwachen Noxen). Die akut toxische Schädigung (▸ Kap. 30, 45) präsentiert sich häufig als Kontaktdermatitis beispielsweise nach Laugen- oder Säurekontakt. Das Erkennen kumulativ toxischer (irritativ toxischer) Schädigungen kann dagegen eine Herausforderung darstellen. Die chronische Einwirkung von subtoxischen Noxen schädigt kumulativ die Hautbarriere, dies führt zu einer Entzündung, die in ein Ekzembild mündet (▸ Kap. 30). Bei vorgeschädigter oder unvollständig ausgebildeter Haut-Barrierefunktion wie bei atopischem Ekzem oder Ichthyosis (▸ Kap. 32, 61) tritt diese Reaktion früher auf als bei gesunder Haut.

25.3.2 Intoleranzreaktionen

Ätiopathogenese

Zu den nicht toxischen Ursachen von Unverträglichkeitsreaktionen gehören die allergologisch-immunologisch vermittelten Reaktionen und die Intoleranzreaktionen. Zu letzteren rechnet man pharmakologisch ausgelöste, nichtimmunologische Reaktionen ohne Bezug zur pharmakologischen Toxizität beispielsweise gegenüber nichtsteroidalen Antiphlogistika (Idiosynkrasie) und enzymatisch vermittelte Reaktionen (Beispiel Laktoseintoleranz durch Laktasemangel im Darm). Während Symptome der Laktoseintoleranz auf den Darm beschränkt bleiben, wirkt sich die Idiosynkrasie gegenüber nichtsteroidalen Antiphlogistika systemisch aus. Die klinischen Symptome treten an der Haut als Urtikaria, an der Lunge als Asthma und im Darm als Durchfälle auf und entsprechen damit Symptomen einer Soforttyp-vermittelten, allergischen Erkrankung, weshalb auch der Begriff Pseudo-Allergie in diesem Zusammenhang benutzt wird. Darüber hinaus kann es bei Patienten mit Idiosynkrasie gegenüber nichtsteroidalen Antiphlogistika auch zur Ausbildung von Nasenpolypen kommen (**Samter-Trias** oder **Morbus Widal**). Ursächlich ist ein gestörter Metabolismus der Arachidonsäure nach COX-Hemmung mit vermehrter Bildung von pro-entzündlichen Leukotrienen. Der Entzündungsreaktion bei Idiosynkrasie liegt also eine pharmakologische Intoleranz und keine immunologische Reaktion zugrunde. Insbesondere das gegenüber nichtsteroidalen Antiphlogistika sensitive Asthma bronchiale und die gegenüber nichtsteroidalen Antiphlogistika sensitive Urtikaria, die je nach Studie bei bis zu 20% der Betroffenen vorliegen können, bereiten erhebliche Probleme in der Schmerztherapie.

Ein anderer Mechanismus mit ähnlicher Endstrecke liegt bei durch ACE-Hemmer induzierten Angioödemen vor. Durch Hemmung des Angiotensin-Converting-Enzyms (ACE) wird reaktiv das Kininsystem heraufreguliert, und Kinine können als vasoaktive Mediatoren Ödeme auslösen und im Kutis-Subkutis-Übergang teilweise schwere Schwellungen hervorrufen (▶ Kap. 35).

Diagnostisches Vorgehen

Bereits der Auslösemechanismus weist darauf hin, dass herkömmliche Prick- oder Intrakutantestungen eine Idiosynkrasie gegenüber nichtsteroidalen Antiphlogistika nicht nachweisen können. Zelluläre Aktivierungstests sind teilweise in der Lage, die Leukotrienfreisetzung durch nichtsteroidale Antiphlogistika im Reagenzglas nachzustellen; diese Tests sind allerdings spezialisierten Zentren und Fragestellungen vorbehalten. Einzig gezielte Provokationstestungen können eine Idiosynkrasie oder Verträglichkeit nachweisen. Diese sollten stationär und unter Überwachung durchgeführt werden. Entsprechend der Testergebnisse wird die Empfehlung ausfallen und dokumentiert (meist Eintrag in einen Allergiepass, auch wenn es sich um keine Allergie handelt).

Therapie

Karenz der auslösenden Medikamente ist die wichtigste therapeutische Maßnahme.

25.3.3 IgE-vermittelte Soforttyp-Reaktion (Typ I nach Coombs und Gell)

Ätiopathogenese

Die Soforttyp-Reaktion basiert auf der Produktion von IgE-Antikörpern durch B-Lymphozyten. Eine Voraussetzung dafür ist die Entwicklung von Th2-Zellen im Rahmen einer Sensibilisierung. Diese produzieren unter anderem Interleukin-4, welches als Switch-Faktor für B-Lymphozyten wirkt. Switch beschreibt hierbei in B-Lymphozyten die durch Interleukin-4 induzierte Ablösung der IgM-Produktion durch antigenspezifische IgE-Produktion. IgE-Antikörper verteilen sich und können in verschiedenen Flüssigkeiten nachgewiesen werden. Ein Großteil der IgE-Antikörper bindet an hochaffine IgE-Rezeptoren (FcεRI) auf Mastzellen und basophilen Granulozyten, die dadurch spezifisch sensibilisiert werden. Während sich basophile Granulozyten überwiegend im Knochenmark und im Blut befinden, lassen sich Mastzellen insbesondere an den Oberflächenorganen wie Haut, Lunge und Gastrointestinaltrakt nachweisen. Durch Bindung eines Allergens an Mastzellen oder Basophile gebundene IgE-Antikörper kommt es zu einer Quervernetzung von FcεRI. Dies führt zur Degranulation dieser Zellen, und ein breites Spektrum an Mediatoren, die teilweise präformiert und gespeichert in intrazytoplasmatischen Granula vorliegen, wird in den Extrazellularraum freigesetzt. Insbesondere vasoaktive Mediatoren sind hierbei von Bedeutung, allen voran Histamin, der prototypische Mediator der Soforttyp-Reaktion. Neben Histamin werden auch Proteasen wie Tryptase, verschiedene Leukotriene, Serotonin, Neuropeptide und weitere Zytokine freigesetzt. Die Symptome und Erkrankungen, die sich als Konsequenz der Mastzelldegranulation entwickeln, sind vielfältig und umfassen allergische Rhinokonjunktivitis, Angioödeme, allergisches Asthma bronchiale, Urtikaria und Kontakturtikaria wie auch das orale Allergie-Syndrom auf Kern- und Steinobst, sowie gastrointestinale Symptome.

All diese Symptome können auch Teil eines anaphylaktischen Schocks sein, der sich über kutane, respiratorische und gastrointestinale Symptome bis hin zur schweren Hypotension, Schock und Kreislaufstillstand entwickeln kann (Einteilung in Grad 1–4 nach Ring und Messmer). Eine wichtige Erkenntnis zur Anaphylaxie war, dass vielfach Aug-

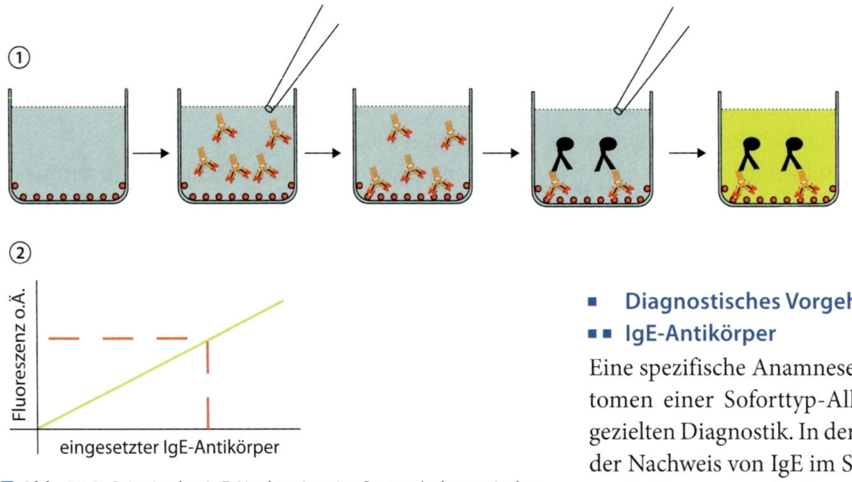

Abb. 25.3 Prinzip des IgE-Nachweises im Serum (schematische Dargestellung). (1) Gebundenes Allergen (rot) wird mit Patientenserum inkubiert. Enthält das Patientenserum allergenspezfische IgE-Antikörper, binden diese spezifisch an das Allergen und überflüssiges IgE kann daraufhin herausgewaschen werden. Durch einen sekundären Anti-IgE-Antikörper, der beispielsweise fluoreszenzmarkiert ist, lässt sich über einen Farbumschlag die Menge des an das Allergen gebundenen IgEs sichtbar machen. (2) Anhand einer Standardkurve lässt sich einer gemessenen Fluoreszenzstärke ein quantitativer IgE-Wert zuordnen. IgE-Antikörper; Allergen; markierter Sekundärantikörper

mentationsfaktoren nötig sind, um eine Anaphylaxie auszulösen. Diese führen dazu, dass eine subklinisch verlaufende Aktivierung zu einer fulminanten allergischen Reaktion wird. Man geht davon aus, dass Augmentationsfaktoren wie etwa körperliche Anstrengung, Alkohol, nichtsteroidale Antiphlogistika, Infekte oder Menstruation dazu beitragen, dass die Resorption eines Allergens umfassender und/oder die Aktivierung der Zielzellen deutlicher wird.

Kreuzallergien bei IgE-vermittelten Soforttyp-Reaktionen

IgE-Antikörper binden Epitope auf Allergenen, und diese sind in aller Regel Proteine. Die durch IgE-Antikörper erkannten Proteine lassen sich relativ wenigen Proteinfamilien zuordnen. So stammen die charakterisierten Pollenallergene aus nur 29 Proteinfamilien (0,35% aller möglichen Proteinfamilien). Nahrungsmittelallergene lassen sich aus insgesamt 27 Proteinfamilien (0,33% aller möglichen Proteinfamilien) ableiten. Außerdem sind zwischen den Allergenen einer Proteinfamilie Kreuzreaktionen möglich. Die Grundlage von Kreuzallergien ist in der Regel die primäre Sensibilisierung gegenüber einem Allergen (allergenspezifische IgE-Antikörper), welches allerdings das Erkennen von weiteren Allergenen durch diese IgE-Antikörper erlaubt. Typisch sind Kreuzallergien zwischen den Hauptallergenen verschiedener Baumpollenarten, da sie zur Familie der PR10-Proteine (pathogen-related proteins 10) gehören.

▪ Diagnostisches Vorgehen

▪▪ IgE-Antikörper

Eine spezifische Anamneseerhebung bei typischen Symptomen einer Soforttyp-Allergie ist die Grundlage einer gezielten Diagnostik. In der Routinediagnostik etabliert ist der Nachweis von IgE im Serum. Neben dem Gesamt-IgE wird allergenspezifisches IgE gemessen.

Zum Einsatz kommen Verfahren, die ein Sandwich-System wie bei der klassischen ELISA-Technik einsetzen, die den Nachweis von IgE-Antikörpern gegen viele hundert Allergene ermöglichen. Bei nicht standardisierten Allergenen kann allergenspezifisches IgE aus dem Serum mittels Immunoblot detektiert werden, einer Kombination aus Proteinaufspaltung nach Größe (Western) und Immundetektion. Bei Immunoblot-Verfahren ist lediglich eine qualitative oder semi-quantitative Auswertung möglich. Neben der Messung allergenspezifischer IgE-Antikörper aus dem Serum können IgE-Antikörper auch in anderen Körperflüssigkeiten nachgewiesen werden (Tränenflüssigkeit, Speichel, Stuhl). Diese Verfahren sind allerdings lediglich an spezialisierten Zentren und innerhalb von Studien im Einsatz.

Die serologische IgE-Diagnostik bei Soforttyp-Reaktionen kann zunehmend in Ergänzung zu den bisher üblichen Gesamtallergenextrakten auf rekombinante oder Einzelallergene ausgeweitet werden. So wissen wir, dass das Hauptallergen des Birkenpollens (PR-10-Protein bet v1) verantwortlich ist für Kreuzreaktionen mit Hauptallergenen von Haselnuss, Kern- oder Steinobst, die ein orales Allergie-Syndrom (**mukosale Kontakturtikaria**) auslösen können.

Bio-Chip-Technologien (Allergen-Microarrays) ermöglichen es, umfassend Sensibilisierungen gegenüber Einzelallergenen in einer Messung zu detektieren. Bei diesen Microarrays sind mehr als 100 rekombinante und hochgereinigte Einzel-Allergen-Komponenten auf ein Glas der Größe eines Objektträgers aufgebracht. Wie auch bei den anderen In-vitro-Verfahren kommt es zu einer Bindung an IgE aus Patientenserum, welches mithilfe eines Fluoreszenz-markierten Zweit-Antikörpers sichtbar gemacht wird. Das so entstehende Reaktionsmuster wird erfasst und computergestützt ausgewertet. Diese Testverfahren wären ideale Screeningtests zur Erfassung individueller IgE-Profile, die ein besseres Verständnis und eine bessere Einordnung der Krankheitsbilder eines Patienten erlauben würden. Wegen der vergleichsweise hohen Kosten und der noch fehlenden Zulassung des Verfahrens ist der Einsatz derzeit allerdings noch limitiert.

▪▪ Allergenspezifisches IgG/IgG4

Allergenspezifische Antikörper der Isotypen IgM, IgG oder IgA können sowohl in Seren von Gesunden als auch Allergikern nachgewiesen werden. Die Bildung dieser allergenspezifischen Antikörper ist Ausdruck einer normalen Immunantwort auf Fremdstoffexpositionen. Es besteht keine Korrelation zur klinischen Symptomatik einer allergischen Soforttyp-Reaktion. Die Rolle von allergenspezifischem IgG/IgG4 in der Pathogenese allergischer Soforttyp-Reaktionen ist unbekannt. Spezifisches IgG4 steigt während der spezifischen Immuntherapie an; es gibt Hinweise dafür, dass allergenspezifische IgG-Antikörper eine wesentliche Rolle bei der therapeutischen Toleranzinduktion spielen.

▪▪ Zelluläre Diagnostik bei Soforttyp-Allergien

Bei den zellulären In-vitro-Tests handelt es sich um indirekte Nachweisverfahren für eine Sensibilisierung vom Soforttyp. Diese Tests stützen sich auf die zellulär gebundenen IgE-Antikörper und eine durch Allergen und IgE ausgelöste spezifische Aktivierung von basophilen Granulozyten. Diese Aktivierung wird über den Nachweis von Mediatoren oder von zellulären Antigenen (CD63, CD203c), die bei erfolgreicher Aktivierung an der Zelloberfläche erscheinen, erfasst. Es muss berücksichtigt werden, dass ungefähr 5–15% der Zellspender trotz vorhandenem zellulärem IgE in diesem Test nicht reagieren können (non-responder). Zelluläre Tests gehen über die Routinediagnostik hinaus. Ihr besonderer Wert liegt darin, in Einzelfällen eine Sensibilisierung auch dann nachzuweisen, wenn mittels Serologie und Hauttest kein Sensibilisierungsnachweis möglich war.

▪▪ Akutdiagnostik bei schweren allergischen Reaktionen vom Soforttyp

Der Nachweis von Histamin und seinen Metaboliten im Plasma oder Urin bei anaphylaktischen Reaktionen ist möglich, Serum ist hierfür nicht geeignet. Bei der Untersuchung von Plasma ist es nötig, eine Kühlkette aufrecht zu erhalten. Ungünstig ist die geringe Halbwertszeit von Histamin (wenige Minuten). Histaminmetabolite wie N-Methylhistamin und Methylimidazolessigsäure weisen eine längere Halbwertszeit auf und werden über den Urin ausgeschieden. Allerdings stören andere Histaminquellen wie Nahrungsmittel oder histaminbildende Bakterien. Deshalb besitzt die Bestimmung von Histamin und seinen Metaboliten im Plasma oder Urin bei allergischen Ereignissen keinen großen diagnostischen Stellenwert mehr. Tryptasen gehören zu den Mediatoren, die für Mastzellen weitgehend spezifisch sind, aber auch von basophilen Granulozyten sezerniert werden können. Der Nachweis einer erhöhten Tryptasekonzentration kann Hinweise für eine aktuelle oder gerade abgelaufene Aktivierung dieser Entzündungszellen geben (zum Beispiel bei anaphylaktischer Reaktion). Im Gegensatz zum Histamin wird die Tryptase langsamer abgebaut (Serumhalbwertzeit etwa 2 h) und kann helfen, retrospektiv Ereignisse mit Mastzellbeteiligung aufzudecken. Die α- und die β-Tryptasen können mittels Immunoassay gemessen, aber nicht differenziert werden. Der Basiswert (Norm <11,4 µg/l) kann bei Patienten mit systemischer Mastozytose erhöht sein (>20 µg/l Minorkriterium für systemische Mastozytose) und stellt einen wichtigen Risikofaktor für schwere allergische Reaktionen dar. Es ist der Anstieg der β-Tryptase, der im Anschluss an anaphylaktische Ereignisse nachgewiesen wird. Der günstigste Zeitpunkt zur Erfassung eines Tryptaseanstiegs ist wenige Stunden nach einem anaphylaktischen Ereignis. Gleichbleibende Tryptasespiegel schließen aber eine Anaphylaxie nicht aus.

▪▪ Hauttests zum Nachweis einer Sensibilisierung vom Soforttyp

Mastzellen sind besonders in den Oberflächenorganen in hoher Dichte nachweisbar. Man geht davon aus, dass sie das gesamte Repertoire der IgE-Antikörper auf ihrer Oberfläche gebunden tragen. Die Indikation zum Hauttest ergibt sich bei Verdacht auf eine allergische Erkrankung vom Soforttyp. Hauttests, vor allem Prick- oder Intrakutantest, aber auch Reibe- oder Scratchtest entsprechen einem zellulären Allergentest in vivo. Das Testprinzip bei IgE-vermittelter Soforttyp-Allergie basiert darauf, das Allergen an die in der Dermis liegenden, IgE-Antikörper tragenden Mastzellen zu befördern. Dafür stehen standardisierte Allergenlösungen zur Verfügung, die zunächst im Hauttest eingesetzt werden sollten.

Da Testsubstanzen nach dem neuen Arzneimittelgesetz als Arzneimittel zu werten sind, müssen diese Testsubstanzen zugelassen sein. Auf andere Testsubstanzen soll nur dann ausgewichen werden, wenn standardisierte Testallergene nicht verfügbar sind oder Tests mit ihnen nicht weiterführend waren. Beispielsweise können native Allergene eingesetzt werden, indem eine Prick-Lanzette zunächst in frisches Obst und dann in die Haut eingebracht wird (Prick-zu-Prick). Diese anderen, oft durch den Patienten mitgebrachte Testsubstanzen, können individuell auch ohne zugelassen zu sein getestet werden, allerdings müssen Praxen und Kliniken ein derartiges Vorgehen dafür vorgesehenen Länderbehörden melden.

Sofern Hauttests in Betracht kommen, ist der Pricktest die Methode der ersten Wahl. Der Intrakutantest ist sensitiver als der Pricktest und soll vor allem dann vorgenommen werden, wenn der Pricktest unauffällig ist. Die Tests

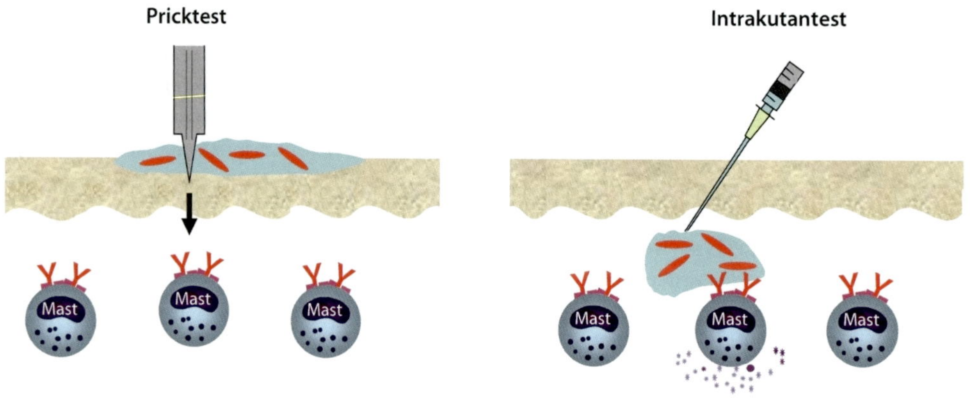

Abb. 25.4 Prinzip des Prick- oder Intrakutantests. Mastzellen sind besonders in den Oberflächenorganen in hoher Dichte nachweisbar. Sie tragen IgE auf ihrer Oberfläche gebunden. Prick- oder Intrakutantest entsprechen einem zellulären Allergentest in vivo. Das Testprinzip basiert darauf, das Allergen an den Ort der Mastzellen zu befördern. Tragen kutane Mastzellen für dieses Allergen spezifisches IgE auf ihrer Oberfläche, degranulieren sie und man kann nach 15–20 min lokalisiert die Folgen der Degranulation der Mastzellen an der Haut als Quaddel ablesen. ▬ Antigen/Allergen

werden an der Volarseite der Unterarme durchgeführt, beim schmerzhafteren Intrakutantest ist auch der weniger empfindliche Rücken geeignet. Tragen kutane Mastzellen für das zu testende Allergen spezifisches IgE auf ihrer Oberfläche, degranulieren sie, und man kann nach 15–20 min lokalisiert die Folgen der Degranulation der Mastzellen an der Haut ablesen. Diese Folgen einer Degranulation werden auch mit der **Lewis-Trias** oder **Dreifachreaktion** beschrieben: An der Stelle der Applikation des Allergens kommt es zunächst durch Vasodilatation zu einem Erythem, dann bildet sich ein dermales Ödem aufgrund der Kapillarpermeabilität (Quaddel, Urtika) und schließlich folgt der Erythemhof durch Gefäßerweiterung, der dem so genannten Axonreflex zugeschrieben wird. Neben den Allergenlösungen sollten immer auch eine Positiv- (beispielsweise Histamin) und Negativkontrolle (beispielsweise NaCl) mitgeführt werden.

Trotz bestehender allergischer Reaktionslage können Hauttests negativ sein.

Systemische Reaktionen bei Hauttests sind sehr selten. Für diesen Fall muss eine Notfallversorgung verfügbar sein. Relative Kontraindikationen sind Hautkrankheiten im Testfeld, ein deutlich beeinträchtigter Allgemeinzustand sowie ein schweres, therapeutisch nicht adäquat eingestelltes Asthma bronchiale. Für Tests, die mit einem erhöhten Risiko einer systemischen anaphylaktischen Reaktion behaftet sind, gilt eine Behandlung mit β-Blockern oder Schwangerschaft als weitere Kontraindikation.

Hauttests können in jedem Lebensalter vorgenommen werden, wobei im Säuglings- und Kleinkinderalter die Indikation zurückhaltend zu stellen ist. Auswaschphasen von Arzneistoffen, die das Testergebnis möglicherweise verfälschen, sowie eine Refraktärperiode von etwa einer Woche nach einer akuten anaphylaktischen Reaktion, sind zu berücksichtigen.

▪▪ Bewertung der klinischen Relevanz von Sensibilisierungen vom Soforttyp

Der Nachweis einer Sensibilisierung, ob serologisch oder im Hauttest, ist nicht mit einer funktionell wirksamen Soforttyp-Allergie gleichzusetzen. So ließen sich in Studien bei 25–50% der Bevölkerung IgE-Antikörper gegenüber Insektengift nachweisen, wobei nur bei 0,8–3% eine Soforttyp-Allergie vorliegt. Eine Ursache für IgE-Antikörper, die nach Bindung des Allergens keine Symptome vermitteln, können immunologisch regulatorisch wirksame Toleranzmechanismen sein. Deshalb muss jeder Sensibilisierungsnachweis auf seine funktionelle Relevanz hin überprüft werden. Bei Insektengiften wird dazu die Anamnese herangezogen – finden sich IgE-Antikörper ohne dazu passende Anamnese und Klinik, liegt in der Regel keine Insektengiftallergie vor. Bei anderen Auslösern werden nicht selten Provokationstestungen durchgeführt werden, um die funktionelle Bedeutung einer Sensibilisierung nachzuweisen oder auch, um ein Vertragen (Toleranz) zu erfassen. Als Methoden stehen konjunktivale, nasale, bronchiale und orale Provokationstests zur Verfügung. Diese Tests untersuchen, ob die Exposition mit dem Allergen zu Symptomen einer Soforttyp-Allergie führt und diese Klinik beweist die funktionelle Relevanz einer Typ-I-Sensibilisierung. Aus einer klinisch stummen Sensibilisierung ergibt sich in aller Regel keine praktische Konsequenz.

▪ Therapie

▪▪ Akuttherapie

Eine wichtige Therapieform allergischer Soforttyp-Reaktionen basiert auf der Blockade von Rezeptoren, die von Typ-I-Mediatoren aktiviert werden, insbesondere des Histamin-1-Rezeptors. Seltener kommen Histamin-2-Rezeptor-blockierende Substanzen zur Anwendung, vor allem bei mediatorvermittelten Magenschleimhautentzündungen und Ulzera. Möglich wäre zudem die Blockade weiterer Histaminrezeptoren (H3, H4), hier sind aber noch keine Substanzen zugelassen. Therapeutisch ebenfalls eingesetzt werden Leukotrien-Antagonisten.

Glukokortikosteroide blockieren insbesondere die Neusynthese von Mediatoren, können allerdings in hoher Dosierung auch membranstabilisierende Effekte haben. Der Stellenwert der Cromoglycinsäure, einer weiteren Substanz mit membranstabilisierender Wirkung, ist heute eher gering. In den Atemwegen dominiert die bronchokonstriktive Mediatorwirkung bei Soforttyp-Reaktionen, die durch β-2-sympathomimetisch wirkende Substanzen antagonisiert wird. Der den Kreislauf destabilisierenden Wirkung vasoaktiver Mediatoren wird vor allem durch systemische Epinephringabe entgegengewirkt.

▪▪ Immunmodulatorische Therapieprinzipien

Der Anti-IgE-Antikörper, Omalizumab, bindet lösliche IgE-Antikörper und dezimiert auch die Zahl der IgE-Antikörper auf der Zelloberfläche von Mastzellen und basophilen Granulozyten. Die Aktivierbarkeit dieser Zellen durch allergenspezifisches IgE bleibt daher aus oder wird deutlich reduziert. Eine Zulassung ist für allergisches Asthma bronchiale erfolgt. Im Off-Label-Bereich wird dieser Ansatz auch bei anderen IgE-assoziierten Erkrankungen teilweise erfolgreich eingesetzt, eine endgültige Bewertung steht allerdings noch aus. Klinisches Ansprechen ist insbesondere bei Patienten mit schwerer Anaphylaxie (Lebensgefährdung bereits durch Spuren eines Allergens), bei Patienten mit systemischen Reaktionen unter allergenspezifischer Hyposensibilisierungstherapie, insbesondere Mastozytose-Patienten, sowie bei chronisch spontaner Urtikaria dokumentiert. Bei chronisch spontaner Urtikaria wird eine Zulassung angestrebt, derzeit aber nicht bei den anderen Diagnosen (weiterhin off-label use).

Die **spezifische Immuntherapie** (Hyposensibilisierung) ist darauf ausgerichtet, immunologische Toleranzmechanismen in Gang zu setzen. Diese Toleranz soll nachhaltig wirken, da ein immunologisches Gedächtnis zur allergenspezifischen Toleranz aufgebaut wird. Dies erfolgt durch repetitive, hochdosierte Applikation von Allergenen. Die allergenspezifische Toleranz bleibt, abhängig von der applizierten kumulativen Allergendosis, im Anschluss an die Therapie für viele Jahre wirksam. Derzeit etabliert sind die subkutane und die sublinguale Applikationsform von Allergenpräparationen, die zur Therapie als Arzneimittel zugelassen sein müssen. Zur subkutanen spezifischen Immuntherapie werden nicht modifizierte Allergene als wässrige oder physikalisch gekoppelte (Semidepot-)Extrakte sowie chemisch modifizierte Extrakte (Allergoide) als Semidepot-Extrakte eingesetzt. Die vorwiegend unmodifizierten Allergenextrakte zur sublingualen Immuntherapie werden als wässrige Lösungen oder Tabletten angewandt.

Die Wirksamkeit der spezifischen Immuntherapie hängt von der Allergenart und dem Präparat ab. Die systemische Immuntherapie ist für die Soforttyp-Allergie auf Hymenopterengifte hocheffektiv (▶ Kap. 28), aber auch bei allergischer Rhinokonjunktivitis und allergischem Asthma bronchiale gut untersucht und als Therapieoption neben Allergenkarenz und Pharmakotherapie empfehlenswert, beim Asthma insbesondere dann, wenn zusätzlich eine allergische Rhinokonjunktivitis vorliegt.

Die Indikation zu einer spezifischen Immuntherapie wird bei Soforttyp-allergischen Reaktionen gegenüber Insektengiften und Aeroallergenen gestellt. Voraussetzung ist der Nachweis einer funktionell relevanten Soforttyp-Allergie (Typ-I-Sensibilisierung sowie klinische Symptome bei Exposition), Compliance des Patienten und das Fehlen von Kontraindikationen. Das Therapieziel ist Symptomfreiheit, insbesondere bei Insektengiftallergikern, beziehungsweise die Reduktion von Symptomen und Medikamentenverbrauch. Die verabreichte Dosis hat einen Einfluss auf den Therapieerfolg. Neben mehrjährig durchgeführten Therapien (3–5 Jahre) gibt es Kurztherapien oder lebenslange Therapien, beispielsweise bei Patienten mit Mastozytose. Zu beachten ist die Gefahr einer systemischen allergischen Reaktion nach Allergenapplikation. Das Risiko und die Folgen unerwünschter systemischer Reaktionen können durch Schulung des Personals, Beachtung der Sicherheitsstandards und rasche Notfallmaßnahmen wirksam vermindert werden. Zusammengenommen ist die spezifische Immuntherapie eine gut verträgliche Therapieform, die kausal ansetzt und sowohl direkte als auch präventive Wirkungen entfalten kann. Sie muss bei Patienten mit Soforttyp-Allergie (>Grad 1) gegenüber Hymenopterengiften indiziert werden und sollte auch gegenüber Aeroallergenen Soforttyp-allergischen Patienten nicht vorenthalten werden.

Im Gegensatz zur spezifischen Immuntherapie ist eine Toleranzinduktion trotz des deskriptiven Begriffs nicht in der Lage, eine nachhaltige, immunologische Toleranz zu induzieren. Die einschleichende, meist orale Aufdosierung im Rahmen einer Toleranzinduktion kann lediglich eine temporäre Verträglichkeit erzielen, und der Wirkmechanismus ist nicht gut charakterisiert. Wahrscheinlich greifen Mechanismen der Tachyphylaxie und der Desensibilisierung von Rezeptoren in den Effektorzellen der Soforttyp-Allergie (Mastzellen und basophile Granulozyten). Erfolgreiche Regime einer Toleranzinduktion sind für Chemotherapeutika (Platine, Taxane), für β-Lactam-Antibiotika sowie für verschiedene Nahrungsmittel beschrieben. Während bei Medikamenten die einschleichende Dosierung zur Toleranzinduktion meist für einen Einnahmezyklus durchgeführt wird und gegebenenfalls bei jedem Zyklus erneuert wird, wird bei Nahrungsmitteln an die Toleranzinduktionsphase eine dauerhafte Einnahme angeschlossen (zum Beispiel 1 Becher Milch oder Selleriesaft, eine Viertel Erdnuss pro Tag). Bei Nahrungsmitteln steht die Minimierung des Risikos durch akzidentelle Expositionen (Anaphylaxie) im Vordergrund, bei Medikamenten soll dagegen durch die Toleranzinduktion der Therapieerfolg ermöglicht werden.

25.3.4 Humorale zytotoxische Immunreaktion (Typ II nach Coombs und Gell)

▪ Ätiopathogenese

Ähnlich wie die Soforttyp-Allergie beruht auch die Typ-II-Reaktion auf der Entwicklung antigenspezifischer Antikörper; im Gegensatz zur Soforttyp-Allergie werden aber IgG-Antikörper gebildet. Diese binden Selbstantigene, seltener exogene Antigene, und induzieren gegebenenfalls den klassischen Aktivierungsweg der Komplementkaskade und dadurch die Zerstörung von Zielzellen (▶ Abschn. 25.3.5). Die Immunthrombozytopenische Purpura (ITP) stellt eine prototypische Typ-II-Immunreaktion dar, obwohl ein Beitrag zytotoxischer T-Zellen bei diesem Krankheitsbild nicht ausgeschlossen ist. Bei diesem Krankheitsbild sind es die Thrombozyten, die mit Auto-Antikörpern besetzt sind; dies führt zur Thrombozytopenie ($<20.000/mm^3$) mit Purpura an Haut und Schleimhäuten und inneren Blutungen.

Seltener können auch Arzneimittel eine Typ-II-vermittelte Thrombozytopenie hervorrufen. Bestandteile der Arzneimittel binden an Thrombozyten, führen zu einer immunologischen Sensibilisierung und Induktion spezifischer IgG-Antikörper sowie zur Zytolyse. Es sind insgesamt 30–40 Arzneimittel beschrieben, die über eine Typ-II-Reaktion eine Thrombozytopenie auslösen können. Die wichtigsten Beispiele sind Penicillin, Vancomycin und Carbimazol. Die heparininduzierte Thrombozytopenie (HIT) ist ein eigenständiges Krankheitsbild, bei denen Heparin-abhängige IgG-Antikörper multimolekulare Komplexe binden, bestehend aus Plättchenfaktor IV und Heparin.

▪ Diagnostisches Vorgehen

Primär sind der Verlauf der Thrombozytenwerte sowie die klinischen Zeichen der Purpura an Haut und Mukosa entscheidende Hinweise auf eine Typ-II-vermittelte Immunreaktion gegen Thrombozyten. Provokationstests sind als Nachweisverfahren in Einzelfällen möglich. Kommerzielle Immunoassays erlauben den Nachweis von Antikörpern gegen den PF4-Heparin-Komplex bei HIT. Dieser ist wenigen spezialisierten Zentren vorbehalten.

▪ Therapie

Erste therapeutische Maßnahme bei entsprechendem Verdacht ist das Absetzen des Medikaments. Immunsuppressive Therapien werden selten eingesetzt; bei Bedarf erfolgt die kurzfristige Gabe eines Glukokortikoids.

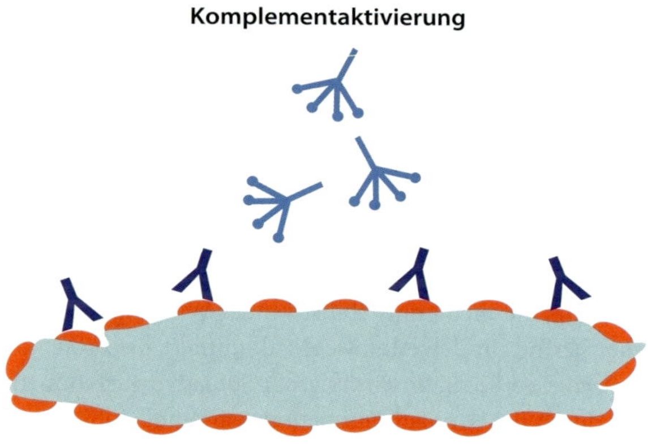

Abb. 25.5 Typ-II-Reaktion nach Coombs und Gell. IgG-Antikörper erkennen an Oberflächen gebundene Antigene. Diese Antigene können Selbstantigene sein (auto-immun) oder exogene Antigene (Medikamente). Komplementaktivierung führt zur Zerstörung der antigentragenden Zellen. Komplement; IgG-Antikörper

Bei klinischem Verdacht sollte eine Dokumentation (Allergiepass) mit Vermerk von Medikament und Immunreaktion erfolgen und auf eine lebenslange Karenz hingewiesen werden.

25.3.5 Immunkomplexvermittelte Immunreaktion (Typ III nach Coombs und Gell)

▪ Ätiopathogenese

Der einer Typ-III-Reaktion zugrunde liegende Mechanismus ist überwiegend die Entwicklung von Antikörper-Antigen-Immunkomplexen. Typischerweise präzipitieren diese Immunkomplexe an der Basalmembran von Gefäßen und führen durch Aktivierung der Komplementkaskade zu einer lokalisierten Entzündung bis hin zur Zerstörung der Gefäße. Die Größe der Immunkomplexe und das Ausmaß einer möglichen Komplementaktivierung sowie ihre zelluläre Aktivierung bestimmen Schädigung und klinische Manifestation einer Typ-III-Immunreaktion. Die Auslösung einer klassischen Typ-III-Immunantwort war bei Diphtherie-Patienten beschrieben worden, die mehrmals mit Pferde-Immunserum behandelt wurden (Serumkrankheit). Während der Sensibilisierungsphase gegenüber dem Pferdeserum entwickelten sich Gedächtnis-B-Lymphozyten, die IgG-Antikörper gegenüber Pferdeserumproteinen produzieren. Bei Persistenz der Antigene kommt es nach etwa 14 Tagen, bei erneuter Exposition innerhalb von 24 h zu systemischen Symptomen (Fieber, Arthralgien) und Zeichen einer Vaskulitis an der Haut. Heute kommen Typ-III-Reaktionen als allergische Reaktionen gegenüber einer Reihe von Antibiotika wie β-Lactam-Antibiotika, Sulfonamiden und auch gegenüber Insektengift vor. Am häufigsten sind Typ-III-Reaktionen allerdings im Verlauf

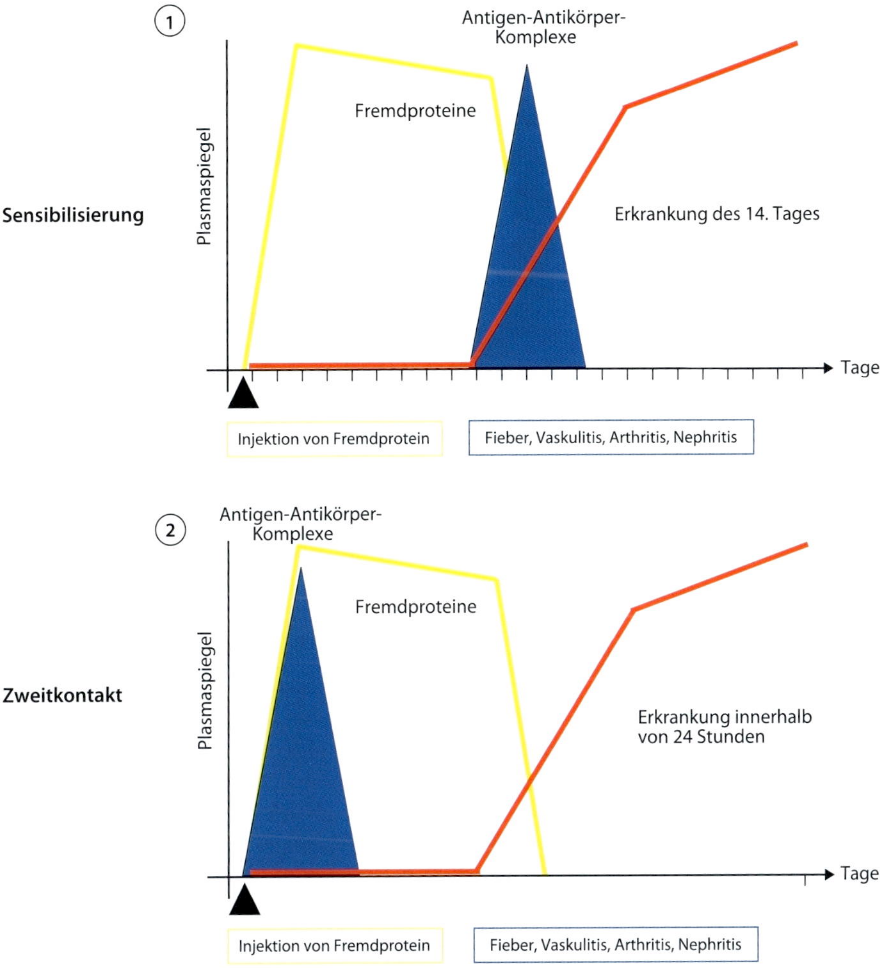

Abb. 25.6 Typ-III-Reaktion nach Coombs und Gell. Immunkomplexe aus Antikörpern und Antigenen bilden sich nach einer Sensibilisierungsphase direkt aus (1) und vermitteln Symptome einer Serumkrankheit. Nach Abschluss der Sensibilisierung können sich Symptome einer Typ-III-Reaktion auch innerhalb von 24 h ausbilden (2)

von viralen oder bakteriellen Infektionen als Zeichen einer Immunantwort gegenüber mikrobiellen Antigenen. Auch beim Krankheitsbild der exogen allergischen Alveolitis ist ein Antigen-Immunkomplex-vermittelter Mechanismus beteiligt. Außer beim letztgenannten Krankheitsbild hat der Nachweis allergenspezifischer IgG-Antikörper in der Routine allerdings keinen besonderen Stellenwert.

Das prototypische Krankheitsbild der durch Immunkomplexe vermittelten Typ-III-Reaktion ist die leukozytoklastische Vaskulitis (Vasculitis allergica). Durch Ablagerung der Immunkomplexe und darauffolgende Aktivierungsmechanismen kommt es zur Entzündung der Gefäße sowie zum Austritt von Leukozyten (»Leukozytoklasie«) und Erythrozyten. Ein wesentlicher Entzündungsmechanismus ist die durch Immunkomplexe vermittelte Komplementaktivierung.

Zum besseren Verständnis der Komplementaktivierung durch Immunkomplexe und der durch sie aktivierten Kaskade ist es hilfreich, das Schema der zwei wichtigen Aktivierungswege zugrunde zu legen. Der so genannte klassische Weg der Komplementaktivierung beginnt mit der Aktivierung der Serinprotease C1r nach Bindung von C1q an IgM- oder IgG-Antikörper. Dies wiederum führt zur Aktivierung weiterer Serinproteasen (C1s, C1r, C1s, C1q), die gemeinsam den C1-Komplex bilden. Der aktivierte C1-Komplex vermittelt die Bindung und Spaltung der Komplementfaktoren C2 und C4, und die Spaltprodukte lagern sich zur C3-Konvertase (C4b2a) zusammen. Dabei entsteht C3b; dies wiederum löst die Hydrolyse von C5 in C5a und C5b aus. Dieser Prozess ist grundsätzlich nicht pathologisch, da die Opsonierung von Immunkomplexen, speziell durch C3bi, deren effiziente Phagozytose vermittelt, beispielsweise im Rahmen einer antimikrobiellen Immunantwort. Erst bei ineffizienter Eliminierung von Immunkomplexen und ihrer Ablagerung im Gewebe hat die Komplementaktivierung durch Bildung der Anaphylatoxine C3a und C5a eine pathologische Wirkung zur Folge. Im Vordergrund steht hierbei die Rekrutierung und Aktivierung von neutrophilen Granulozyten, aber auch von Mastzellen und monozytären Zellen. Die Freisetzung unter anderem von vasoaktiven Substanzen, hat eine gesteigerte Gefäßpermeabilität zur Folge, welche das Eindringen von Immunkomplexen und von Immunzellen in das Gewebe erlaubt.

An der Haut kann man bei leukozytoklastischer Vaskulitis (Vasculitis allergica) Petechien und eine palpable Purpura als Zeichen der Entzündung und nicht selten punktförmige Nekrosen als Zeichen einer Zerstörung der Gefäße nachweisen. Nekrosen können zu Ulzerationen führen. Außer der Haut sind bei Typ-III-Reaktionen auch andere Organe betroffen, typisch sind Gelenk- und Bauchschmerzen, Proteinurie bei Nierenbeteiligung sowie febrile Temperaturen als Zeichen einer Systemreaktion.

▪ **Diagnostisches Vorgehen**

Als wichtigste diagnostische Maßnahme steht eine genaue Datenerhebung im Mittelpunkt der ersten Untersuchungen. Trotz einer geringen Sensitivität sind Hauttests wichtiger Bestandteil der Diagnostik von medikamentös induzierten Typ-III-Reaktionen. Die intrakutane Antigenprovokation ist dabei sensitiver, und eine Hauttestreaktion kann meist innerhalb von 24 h detektierbar sein. Die Einnahme eines Antibiotikums führt zur Freisetzung mikrobieller Antigene, welche von Antikörpern erkannt werden und mit ihnen Immunkomplexe bilden. Es ist daher im Einzelfall oft schwierig, den Auslöser einer Typ-III-Symptomatik (Antibiotikum oder Infekt) zu eruieren. Daher ist nicht selten eine Provokationstestung indiziert, um die Typ-III-Allergie oder Verträglichkeit wichtiger Arzneimittel nachzuweisen.

▪ **Therapie**

Die Therapie einer Typ-III-Reaktion besteht in der Elimination des Auslösers sowie in einer topischen oder systemischen anti-entzündlichen Therapie, seltener auch in einer systemischen Immunsuppression bei persistierender Vaskulitis.

25.3.6 Zelluläre Spättyp-Immunreaktionen (Typ IV nach Coombs und Gell)

▪ **Ätiopathogenese**

Spättyp-Reaktionen werden direkt durch Effektor-T-Lymphozyten vermittelt. Grundlage einer Spättyp-Reaktion ist die Sensibilisierung von Gedächtnis-T-Lymphozyten. Bei einem sensibilisierten Patienten kann ein erneuter Kontakt mit dem Antigen/Allergen eine durch T-Lymphozyten eingeleitete und durch Zytokine, aktivierte Effektorzellen oder direkte Zytolyse vermittelte Immunantwort die Symptome auslösen. Zu den Immunreaktionen vom Spättyp zählen einige Autoimmunerkrankungen, allergische Kontaktekzeme, hämatogene Kontaktekzeme sowie Arzneimittelexantheme. Die prototypische allergische Reaktion vom Spättyp ist die allergische Kontaktdermatitis. Beim sensibilisierten Patienten führt eine kutane Allergenapplikation zur Einwanderung und Aktivierung allergenspezifischer $CD4^+$- und $CD8^+$-T-Lymphozyten in der Haut. Dies führt zur Produktion und Freisetzung entzündungsfördernder Zytokine und zur Rekrutierung und Aktivierung weiterer Entzündungszellen wie Makrophagen/Monozyten, Mastzellen, neutrophilen Granulozyten. Die kutane Entzündung wird verstärkt durch Expansion antigenspezifischer T-Lymphozyten. Spättyp-Reaktionen werden typischerweise nach 48 h, 72 h oder auch zu einem späteren Zeitpunkt klinisch sichtbar, beispielsweise als Ekzem. Die beschriebene Dynamik der Entzündungsreaktion hat nicht nur dieser Immunreaktion ihren Namen gegeben, sie hat auch das Vorgehen beim Epikutantest festgelegt (► Kap. 30).

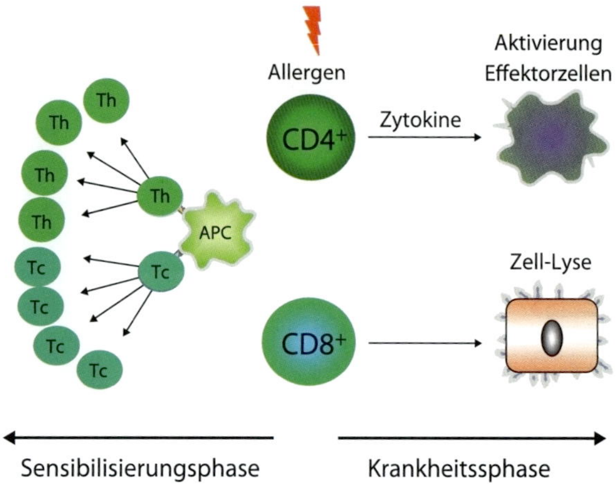

Abb. 25.7 Typ-IV-Reaktion nach Coombs und Gell. Antigen/Allergenspezifische $CD4^+$- und $CD8^+$-T-Lymphozyten proliferieren während der Sensibilisierungsphase und bilden unterschiedliche Immunqualitäten aus (links). Bei erneutem Kontakt zum Antigen/Allergen können spezifische Gedächtnis-T-Lymphozyten in der Haut aktiviert werden, Effektorzellen rekrutieren und aktivieren und Symptome einer Spättyp-Reaktion vermitteln

Bei der Spättyp-Reaktion bestimmen die Immun-Phänotypen (► Kap. 2) der spezifisch aktivierten T-Lymphozyten und die durch sie rekrutierten Entzündungszellen das klinische Bild. Das makulopapulöse Arzneiexanthem wird von Lymphozyten, Monozyten und eosinophilen Granulozyten dominiert und manifestiert sich selten extrakutan. Bei der akuten generalisierten exanthematischen Pustulose (AGEP) finden sich dagegen vor allem T-Lymphozyten und neutrophile Granulozyten in der Haut und häufig zusätzlich ein Leukozyten- und Leber-Enzym-Anstieg im Blut. Dies findet sich auch beim DRESS-Symptom

(Akronym für **D**rug **R**ash with **E**osinophilia and **S**ystemic **S**ymptoms), welches in besonderem Maße durch Eosinophile dominiert ist, auch Leber, Niere und Lunge betreffen kann und in etwa 10% letal verläuft (▶ Kap. 35). Bei Erythema exsudativum multiforme und toxisch-epidermaler Nekrolyse (TEN) kann eine Zerstörung von Keratinozyten zur Ablösung großer Areale der Epidermis führen. Auch diese zwei letztgenannten Arzneireaktionen können letal verlaufen (▶ Kap. 36).

▪ Diagnostisches Vorgehen

Diagnostisch kommt sowohl beim allergischen Kontaktekzem als auch bei den genannten Arzneimittelreaktionen ein Epikutantest zum Einsatz. Entscheidend ist die für diesen Reaktionstyp charakteristische Ablesung nach 48, 72, 96 oder mehr Stunden. Durch den Epikutantest kann es gelingen, eine spezifische kutane Immunreaktion als Nachweis der Allergie vom Spättyp auszulösen. Auch Prick- und Intrakutantestung mit entsprechender Spätablesung sind geeignet, um Immunreaktionen vom Spättyp nachzuweisen. Mittels eines Lymphozyten-Transformations- oder Lymphozyten-Aktivierungstests kann es gelingen, allergenspezifische T-Lymphozyten im peripheren Blut nachzuweisen, indem man sie im Reagenzglas aktiviert und ihre allergenspezifische Proliferation (Teilungsrate) misst. Dieser Test bleibt aufgrund aufwendiger Durchführung und gelegentlich schwieriger Interpretation spezialisierten Zentren vorbehalten.

▪ Therapie

Die Klinik von Immunreaktionen vom Spättyp ist das Ergebnis komplexer Aktivierungsmechanismen und involviert eine Vielzahl von Zelltypen. Bei der Behandlung steht die anti-entzündliche, topische und gegebenenfalls systemische Therapie im Mittelpunkt. Da gegenüber Typ-IV-Allergenen eine lebenslang bestehende Allergie anzunehmen ist (immunologisches Gedächtnis), muss nach entsprechender Diagnostik die gezielte Karenz empfohlen werden (Allergiepass). Dabei sind auch Kreuzallergien zu berücksichtigen.

25.3.7 Erkrankungen mit kombinierten Immunreaktionstypen nach Coombs und Gell

Natürlich ist die Einteilung der Immunreaktionen in vier Typen stark vereinfachend und bildet die Wirklichkeit nur näherungsweise ab. Nicht selten werden parallel mehrere Immunreaktionstypen aktiviert. So führen Sensibilisierungen gegenüber Medikamenten oft sowohl zu spezifischen Antikörpern als auch zu spezifischen T-Lymphozyten. Deshalb können klinisch Symptome einer Typ-III-Reaktion (Immunkomplexe) einem durch T-Lymphozyten vermittelten Arzneiexanthem vorausgehen. Ebenso kann eine Soforttyp-Allergie auf Insektengifte (IgE) auch von einem der Serumkrankheit ähnlichen Bild (IgG) gefolgt sein.

Das atopische Ekzem stellt eine Sonderform dar: Patienten weisen eine gestörte Hautbarriere auf, die dazu führt, dass bereits geringe Belastungen zu einem Entzündungsreiz im Sinne einer kumulativ-toxischen Unverträglichkeitsreaktion führen (▶ Kap. 32). Darüber hinaus weisen die Patienten als Atopiker überwiegend Typ-I-Sensibilisierungen auf (80%), obwohl die kutane Entzündung durch T-Lymphozyten vermittelt wird (Spättyp-artig). Analysen bei diesen Patienten haben gezeigt, dass die frühe Phase der kutanen Entzündung durch Th2-Lymphozyten, die chronische von Th1-Lymphozyten dominiert wird. Eine Typ-I-Diagnostik wird bei diesen Patienten durchgeführt, da sich neben dem kumulativ-toxischen Trigger bei einigen Patienten eine Auslösung oder Exazerbation durch Typ-I-Allergene nachweisen lässt. Diese Diagnostik kann durch einen Atopie-Patch-Test ergänzt werden, bei dem typische Typ-I-Allergene (Aeroallergene und Nahrungsmittel) okklusiv wie beim Epikutantest auf der Rückenhaut aufgetragen werden, und eine immunologische Spättyp-Reaktion klinisch als Ekzemreaktion abgelesen wird. Der Nachweis einer Reaktion im Atopie-Patch-Test kann als ein Hinweis auf eine Kombination einer immunologische Sofort- und Spättyp-Reaktion mit möglicher klinischer Relevanz gewertet werden. Die differenzierte Behandlung des atopischen Ekzems schließt die Unterstützung der Barrierefunktion neben der Ekzembehandlung ein.

Literatur

Averbeck M, Gebhardt C, Emmrich F et al (2007) Immunologische Grundlagen der Allergien. J Dtsch Dermatol Ges 5: 1015–1028

Berner D, Fischer J, Biedermann T (2007) Der Notfall unter allergologischer Testung oder Therapie. J Dtsch Dermatol Ges 5: 230–245

Biedermann T, Röcken M, Carballido JM (2004) Th1 and Th2 lymphocyte development and regulation of Th cell-mediated immune responses of the skin. J Invest Dermatol Symp Proc 9: 5–14

Biedermann T, Wölbing F (2010) Immunkomplexvermittelte Erkrankungen. In: Heppt W, Bachert C (eds) Praktische Allergologie, Thieme, Stuttgart 347–353

De Weck AL, Sanz ML, Gamboa PM et al (2008) Diagnostic tests based on human basophils: more potentials and perspectives than pitfalls. II. Technical issues. J Investig Allergol Clin Immunol 18: 143–155

Kleine-Tebbe J, Bufe A, Ebner C et al (2009) Die spezifische Immuntherapie (Hyposensibilisierung) bei IgE vermittelten allergischen Erkrankungen. Allergo J 18: 508–537

Kleine-Tebbe J, Ollert M, Jakob T (2010) Nomenklatur, Proteinfamilien, Datenbanken und potenzieller Nutzen. Allergo J 19: 390–394

Kneiling M, Caroli U, Grimmel C et al (2010) Para phenylenediamine specific lymphocyte activation test: a sensitive in vitro assay to detect para phenylenediamine sensitization in patients with severe allergic reactions. Exp Dermatol 19: 435–441

Komericki P, Arbab E, Grims R et al (2006) Tryptase as severity marker in drug provocation tests. Int Arch Allergy Immunol 140: 164–169

Larché M, Akdis CA, Valenta R (2006) Immunological mechanisms of allergen-specific immunotherapy. Nat Rev Immunol. 6: 761–771
Lonsdorf AS, Enk AH (2009) Immunologie des allergischen Kontaktekzems. Hautarzt 60: 32–41
Renz H, Biedermann T, Bufe A et al (2009) In-vitro Allergiediagnostik. Allergo J 19: 110–128
Rueff F, Bergmann K, Brockow K et al (2010) Hauttests zur Diagnostik von allergischen Soforttyp-Reaktionen. Allergo J 19: 402–415
Röcken M, Biedermann T (2011) Pathogenesis of autoimmune diseases. In: Hertl M (Hrsg) Autoimmune diseases of the skin, 3rd ed. Springer, Berlin p 1–23
Schmidt M, Raghavan B, Müller V et al (2010) Crucial role for human Toll-like receptor 4 in the development of contact allergy to nickel. Nat Immunol 11: 814–819
Umbreit C, Virchow JC, Thorn C (2010) Analgetikaintoleranz. Ein häufiges, interdisziplinäres Krankheitsbild. Internist 51: 1196–1201
Wölbing F, Fischer J, Biedermann T (2008) Ko-Faktoren der Anaphylaxie. Allergo J 7: 563–568

Soforttyp-Allergie: Rhinokonjunktivitis, Asthma bronchiale, Anaphylaxie

Johannes Ring und Knut Brockow

▪ **Synonyme**
Typ I-Allergien, IgE-vermittelte Allergien

26.1 Einführung

Klassische Beschreibungen von Krankheitsbildern wie Asthma oder Ekzem finden sich bereits in der antiken Literatur. Unter den ersten dokumentierten allergischen Individuen könnte Kaiser Octavian Augustus sein, der unter Asthma, Rhinokonjunktivitis und atopischem Ekzem bei positiver Familienanamnese im Julisch-Claudischen Kaiserhaus litt.

Soforttyp-Allergien haben in den letzten Jahrzehnten des 20. Jahrhunderts dramatisch an Häufigkeit zugenommen, ohne dass die Ursachen hierfür letztendlich geklärt wären. Man kann – moderat geschätzt – mit folgenden Prävalenzen in industrialisierten Ländern rechnen: Anaphylaxie 0,5–2%, Asthma bronchiale 5–10%, allergische Rhinokonjunktivitis 10–20%.

Allen Allergien gemeinsam ist, dass ein eigentlich für den Menschen ungefährlicher Stoff aus der Umwelt, der häufig lange Zeit problemlos vertragen wurde, beim Betroffenen auf einmal relevante Krankheitserscheinungen hervorruft. Eine Allergie ist eine krankmachende spezifische Überempfindlichkeit durch eine nachweisbare immunologische Sensibilisierung (► Kap. 25) (◻ Tab. 26.1).

Allergien manifestieren sich an zahlreichen Organen. Besonders häufig betroffen sind Haut und Schleimhäute, da sie Grenzflächen darstellen, an denen die Auseinandersetzung des individuellen Organismus mit seiner Umwelt stattfindet. Es macht deshalb Sinn, in einem Lehrbuch für Dermatologie kurz Allergien allgemein zu klassifizieren.

◻ **Tab. 26.1** Definitionen

Fachbegriff	Beschreibung
Empfindlichkeit	Normale Reizbeantwortung
Überempfindlichkeit	Eine das normale Maß übersteigende Reizbeantwortung
Toxizität	Normale Giftigkeit einer Substanz
Intoxikation	Reaktion auf die normale pharmakologische Toxizität
Sensibilisierung	Verstärkung der Empfindlichkeit nach wiederholtem Kontakt
Allergie	Krankmachende Überempfindlichkeit aufgrund immunologischer Sensibilisierung
Atopie	Familiär auftretende Neigung zur Entwicklung bestimmter Krankheiten (Rhinokonjunktitis, Asthma, atopisches Ekzem = Neurodermitis) auf dem Boden einer Überempfindlichkeit von Haut und Schleimhäuten gegen Umweltstoffe, assoziiert mit erhöhter IgE-Bildung und/oder veränderter unspezifischer Reaktivität
Idiosynkrasie	Nichtimmunologische Überempfindlichkeit ohne Bezug zur pharmakologischen Toxizität
Intoleranz	Überempfindlichkeit im Sinne der pharmakologischen Toxizität
Pseudo-Allergie	Nichtimmunologische Überempfindlichkeit mit klinischen Symptomen, die allergischen Erkrankungen entsprechen

Allergien können unterschiedlich eingestuft werden, so zum Beispiel:

- Nach Organen (Allergie der Nase, des Auges, der Haut)
- Nach Symptomen (zum Beispiel Urtikaria, Ekzem, Asthma, Rhinitis)
- Nach Pathomechanismen (zum Beispiel Typen nach Coombs und Gell)
- Nach Allergenquellen (zum Beispiel Nahrungsmittelallergie, Tierhaarallergie, Insektenallergie)
- Nach molekularen Allergenen (zum Beispiel Bet v 1, Ara h1)
- Nach Verlauf und Prognose (zum Beispiel akute oder chronische Allergien, lebensbedrohliche Allergien)
- Nach genetischen Einflüssen (zum Beispiel hereditäre Allergien, sporadisch auftretende Allergien)
- Nach Lebensalter (zum Beispiel kindliche Allergien, Allergien im Alter)

All diese logisch notwendigen Gliederungen führen im konkreten Einzelfall häufig zu Überschneidungen. In der klinischen Allergologie hat sich eine **Einteilung allergischer Erkrankungen** nach Pathomechanismen krankmachender Immunreaktionen seit vielen Jahren durchgesetzt. Diese von den Engländern **Coombs und Gell** erstmals vorgeschlagene und inzwischen erweiterte Klassifikation beschreibt sechs Typen verschiedener allergischer Reaktionen, wobei den Typ-I-Reaktionen (Soforttyp-Reaktion) und den Typ-IV-Reaktionen (zelluläre Überempfindlichkeit) in der Praxis die größte Bedeutung zukommt (◘ Tab. 26.2) (▶ Kap. 25).

Das folgende Kapitel befasst sich mit den wichtigsten Soforttyp-Allergien, nämlich der Anaphylaxie, der allergischen Rhinitis, allergischen Konjunktivitis und dem allergischen Asthma bronchiale. Allergische Urtikaria und Quincke-Ödem (▶ Kap. 29) sowie die allergische Gastroenteritis werden an anderer Stelle behandelt, ebenso das atopische Ekzem als Mischform zwischen IgE-vermittelter (Typ I) und zellulärer Überempfindlichkeit (Typ IV) (▶ Kap. 32).

Die Mechanismen der fehlgeleiteten Immunreaktion hin zur verstärkten Bildung von IgE-Antikörpern (Th2-Immundeviation) werden in ▶ Kap. 25 abgehandelt. An der Endstrecke der allergischen Entzündungsreaktion stehen die besonders im Haut- und Schleimhautbereich anzutreffenden Mastzellen sowie die im Blut zirkulierenden basophilen Leukozyten im Zentrum. Sie verfügen über hoch-affine Rezeptoren für Immunglobulin E (FcεR1), die nach Überbrückung mindestens zweier IgE-Moleküle auf der Zelloberfläche durch das Allergen in der Zellmembran verschoben und aktiviert werden. Dies löst eine Reihe von Signaltransduktionsmechanismen aus, die letztendlich zur Freisetzung präformierter (Histamin), aber auch zur Neubildung von Mediatorsubstanzen (zum Beispiel Eikosanoide wie Prostaglandine, Leukotriene) führen, welche dann die klinische Symptomatik bedingen.

Diese Freisetzungsreaktion kann nicht nur durch ein Allergen getriggert werden, sondern auch durch eine Reihe anderer Substanzen und führt oft bei chronischem Verlauf zu einer unspezifischen Hyperreaktivität von Haut und Schleimhaut. Dies erklärt die für viele scheinbar verwirrende Tatsache, dass klassische allergische Erkrankungen auch durch nichtimmunologische Mechanismen ausgelöst werden können. Man spricht dann von Pseudo-Allergie oder nichtimmunologischer Reaktion (zum Beispiel nichtallergische Anaphylaxie), wobei der Begriff Pseudo auf die Nicht-Nachweisbarkeit von Immunreaktionen anspielt und keineswegs die Realität der Erscheinung bezweifelt. Auch nichtimmunologisch vermittelte Anaphylaxien können tödlich verlaufen.

◘ **Tab. 26.2** Klassifikation pathogener Immunreaktionen nach (Coombs und Gell erweitert von Ring)

Typ	Pathogenese	Klinische Beispiele
I	IgE	Anaphylaxie Allergische Rhinitis Allergisches Asthma bronchiale Allergische Konjunktivitis Allergische Urtikaria Allergische Gastroenteritis (Atopisches Ekzem?)
II	Zytotoxisch	Hämolytische Anämie Agranulozytose Thrombozytopenische Purpura
III	Immunkomplexe	Serumkrankheit Anaphylaxie Immunkomplex-Vaskulitis Alveolitis Nephritis Arthritis
IV	Zellulär	Kontaktekzem Atopisches Ekzem Arzneimittelexantheme (Purpura pigmentosa) (Id-Reaktionen)
V	Granulomatöse Reaktion	Injektionsgranulome
VI	Stimulierende (neutralisierende) Überempfindlichkeit	Autoimmunthyreoiditis Myasthenia gravis Reverse Anaphylaxie Insulinresistenz Chronische Urtikaria (Unterform mit Auto-AK gegen FcεR)

Tab. 26.3 Klassifikation der allergischen Rhinitis (Khaltaev et al. 2001)

Kriterium	Klassifikation	Beschreibung
Dauer der Symptomatik	Intermittierend	Weniger als 4 Tage pro Woche oder weniger als 4 aufeinander folgende Wochen
	Persistierend	Mehr als 4 Tage pro Woche oder mehr als 4 aufeinander folgende Wochen
Schwere der Symptomatik	Gering	Symptome sind vorhanden, aber beeinträchtigen die Lebensqualität (Schlafqualität, tägliche Aktivitäten, Freizeitaktivitäten, Schule, Beruf) kaum
	Mäßig bis schwer	Symptome sind vorhanden und beeinträchtigen die Lebensqualität

26.2 Allergische Rhinokonjunktivitis

Synonyme

Heuschnupfen, Pollinosis, Heufieber

Definition

Die allergische Rhinitis ist eine symptomatische Erkrankung der Nase (verstärkte Sekretion, Niesen, Juckreiz, Obstruktion), hervorgerufen durch eine IgE-vermittelte Entzündung der Nasenschleimhaut nach Allergenkontakt. Häufig bestehen Symptome auch an den Augen (Juckreiz, Rötung, Augentränenfluss) als allergische Rhinokonjunktivitis.

Früher wurde sie nach dem zeitlichen Verlauf unterteilt in eine saisonale (zum Beispiel nur während der Frühjahr- und Sommermonate) und eine perenniale (ganzjährige) Form. Diese Einteilung hat sich durch häufige Mischformen einerseits und zunehmende Verlängerung der Pollensaison – wohl infolge des Klimawandels – über das Jahr hinweg andererseits überholt. Man unterscheidet eine intermittierende (weniger als 4 Tage pro Woche, weniger als 4 Wochen) von einer persistierenden (mehr als 4 Tage pro Woche, mehr als 4 Wochen) allergischen Rhinitis (Tab. 26.3).

Klinik

Als erstes Symptom nach Allergenkontakt entwickelt sich häufig Niesreiz, der bald in eine wässrige Sekretion übergeht. Parallel dazu kommt es zu einer Schwellung (Verstopfung) der Schleimhaut, zu Juckreiz, nasaler Stimme und Störung des Geruchs- und Geschmacksempfindens. Im chronischen Verlauf können auch die Nasennebenhöhlen mitbeteiligt sein (Sinusitis) und es kann zur Bildung von Polypen im Sinne einer hyperplastischen Sinusitis kommen.

Häufig sind auch die Augen im Sinne einer Typ-I-allergischen Konjunktivitis beteiligt, was sich als Juckreiz, Brennen, Lichtscheu, rasche Hyperämie bis hin zur Chemosis der Bindehaut sowie vermehrter Tränensekretion äußert.

Diese allergische Konjunktivitis ist abzugrenzen von der Typ-IV-allergischen Konjunktivitis und Blepharitis bei Kontaktallergie gegen Ophthalmika (▶ Kap. 30). Bei atopischem Ekzem entwickelt sich eine Mischform aus Typ-I-allergischer Konjunktivitis und Typ-IV-Reaktion in der Ausbildung der atopischen Keratokonjunktivitis (▶ Kap. 32).

Patienten mit allergischer Rhinitis weisen bestimmte Charakteristika der Fazies auf, das so genannte **Adenoidgesicht** bei verstärkter Mundatmung, periorbitale Schatten insbesondere im Unterlidbereich (allergic shiners), Unterlidödeme sowie die quere Nasenfalte im unteren Drittel durch den **Allergikergruß** (häufiges Hochwischen der Nasenspitze).

Nicht selten kommt es auch zu Halsschmerzen, Schlafstörungen und Husten insbesondere bei sich entwickelndem Asthma.

Die allergische Rhinokonjunktivitis muss differenzialdiagnostisch von einer Reihe anderer Rhinitisformen abgegrenzt werden. Praktisch wichtig: Bei den infektiösen Rhinitiden ist das Sekret meist eitrig milchig, während bei den verschiedenen Formen der Überempfindlichkeits-bedingten Rhinitis ein klares wässriges Sekret vorherrscht. Bei der Gruppe der nichtallergischen vasomotorischen Rhinitiden kann man durch zytologische Untersuchungen des Nasensekrets zumindest zwei Formen unterteilen, eine entzündliche Form mit Vermehrung von eosinophilen Granulozyten und eine nichtentzündliche Form.

Über die Beziehung der allergischen Rhinitis zur Otitis media wird diskutiert; es scheint so, dass Atopiker ein höheres Risiko zur Entwicklung einer serösen Mittelohrentzündung besitzen, ohne dass diese direkt als allergische Erkrankung bezeichnet werden könnte.

Die mit Eosinophilie einhergehende nichtallergische Rhinitis führt im Verlauf häufig zu starker Schleimhautschwellung mit Entwicklung von Polypen, manchmal entwickelt sich auch eine Überempfindlichkeit gegen Aspirin (Azetylsalizylsäure-Idiosynkrasie).

Patienten mit vasomotorischer Rhinitis reagieren verstärkt auf unspezifische Reize (zum Beispiel Trockenheit, Kaltluft, Staub, starke Gerüche), ohne dass eine immunologische Sensibilisierung fassbar wäre.

Diagnostisches Vorgehen

Die Diagnose der allergischen Rhinitis umfasst neben der klinischen Untersuchung, wozu auch die Inspektion der

Nasenschleimhaut (Rhinoskopie) gehört, insbesondere die Allergiediagnostik durch Hauttestung und Provokation.

Voraussetzung für die Diagnose einer allergischen Erkrankung ist neben entsprechender klinischer Symptomatik und Vorgeschichte der Nachweis einer immunologischen Sensibilisierung, der entweder im Hauttest oder im Reagenzglas (zum Beispiel durch den Nachweis von spezifischen Antikörpern oder spezifisch sensibilisierten Zellen) erfolgen kann.

Als Hauttest wird heute meist der Prick-Test eingesetzt, bei negativem Ausfall und starkem anamnestischen Verdacht auch der Intrakutantest mit kommerziell erhältlichen, standardisierten Allergenextrakten (▶ Kap. 25).

Im Labor erfolgt ein Nachweis von spezifischen IgE-Antikörpern analog zum Radio-Allergo-Sorbens-Test (RAST), der in vielfältiger Weise heute meist als Enzymimmunologisches Verfahren mit unterschiedlichen Methoden der Trennung von löslicher und fester Phase (zum Beispiel Immuno-CAP oder Immulite) eingesetzt wird.

Gelingt es nicht, aus Anamnese, Hauttest und In-vitro-Diagnostik zu einer eindeutigen Diagnose zu kommen, sind Provokationstestungen erforderlich, die entweder als konjunktivaler oder nasaler Provokationstest durchgeführt werden, wobei sich die Methode der anterioren Rhinomanometrie mit Quantifizierung der nasalen Obstruktion durch Druck-Volumen-Diagramme bewährt hat.

▪ Therapie

Bei der Therapie der allergischen Rhinokonjunktivitis muss man zwischen symptomatischer und kausaler Therapie unterscheiden. Erstere lindert die Symptome durch antiinflammatorische Pharmakotherapie oder Gabe von Vasokonstriktoren. In der symptomatischen Therapie stehen Antihistaminika und Vasokonstriktoren im Vordergrund.

Die kausale Therapie beinhaltet Allergenkarenz-Empfehlungen zur Vermeidung spezifischer Auslöser sowie die Allergen-spezifische Immuntherapie (ASIT), auch Hyposensibilisierung genannt (▶ Kap. 25).

Antihistaminika Antihistaminika stehen als H1-Antagonisten im Zentrum der symptomatischen Therapie. Sie werden meist systemisch eingesetzt (Ausnahme: Levocabastin) und sind seit Jahrzehnten erprobt. Man unterscheidet sedierende Antihistaminika der ersten Generation (zum Beispiel Dimetindenmaleat, Chlorpheniramin, Clemastin), die die Verkehrstüchtigkeit beeinträchtigen und abends verabreicht werden sollen, von neueren Antihistaminika der zweiten Generation (nicht sedierend) sowie deren noch besser verträglichen Metaboliten (auch als dritte Generation bezeichnet), wie beispielsweise Desloratadin, Levocetirizin, Fexofenadin oder Rupatadin (▶ Kap. 116).

Glukokortikoide Bei länger andauernden Beschwerden (persistierende Rhinokonjunktivitis) ist der Einsatz von topischen Glukokortikoiden zu empfehlen, der jedoch nicht akut symptomatisch, sondern längerfristig zu sehen ist (zum Beispiel Beclometason-Dipropionat, Flunisolid, Fluticason, Mometason). Die systemische Gabe von Glukokortikoiden wird kritisch beurteilt. Sie bleibt als Kurzzeitbehandlung den schwersten Fällen vorbehalten.

Vasokonstriktoren α-Adrenergika zur Vasokonstriktion (zum Beispiel oral als Pseudoephedrin oder Phenylephrin sowie topisch als Naphazolin, Xylometazolin oder Oxymetazolin) können unterstützend, jedoch nicht über längere Zeit eingesetzt werden; sonst kommt es zur gefürchteten Nebenwirkung der **Rhinitis medicamentosa** (**Privinismus**) mit trophischen Schleimhautschädigungen.

Weitere Substanzen Cromoglicinsäure und Nedocromil werden topisch bei besonderen Indikationen, beispielsweise bei Schwangerschaft, angewendet, sind jedoch geringer wirksam, als Antihistaminika oder Glukokortikoide. Ebenfalls eingesetzt, insbesondere auch bei vasomotorischer Rhinitis, werden Anticholinergika, wie Muscarinrezeptor-Antagonisten und Atropinabkömmlinge (zum Beispiel Ipratropiumbromid, Oxytropiumbromid oder Thiopropium). Wichtig ist auch die Schleimhautpflege bei chronischen Beschwerden mit Salben oder Spülungen.

26.3 Allergisches Asthma bronchiale

▪ Synonyme

Asthma, extrinsisches Asthma, atopisches Asthma

▪ Definition

Asthma bronchiale ist eine Erkrankung der Atemwege, hervorgerufen durch eine bronchiale Hyperreaktivität und eine variable Atemwegsobstruktion.

▪ Klinik

Das Hauptsymptom eines Asthmaanfalls ist die plötzlich einsetzende Atemnot mit keuchender Atmung, den charakteristischen trockenen, pfeifenden Rasselgeräuschen (Giemen und Brummen), Hustenattacken und Expektoration eines zähen, sagoartigen Sputums.

Die Patienten klagen oft über Engegefühl im Thorax. Durch die vermehrte Atmung wird die Atemhilfsmuskulatur verstärkt eingesetzt. Häufig sind die suprathorakalen Venen prall gefüllt, bei schwerem Verlauf kann Zyanose bestehen. Hält ein Asthmaanfall trotz Therapie länger als 24 h an, sprach man früher vom Status asthmaticus, heute besser vom akuten schweren Asthmaanfall.

Tab. 26.4 Asthamsymptome sind vorhanden und beeinträchtigen die Lebensqualität (Aus: Ring et al. 2010)

Kriterium	Kontrolliertes Asthma (alle Kriterien erfüllt)	Teilweise kontrolliertes Asthma (ein bis zwei Kriterien innerhalb einer Woche erfüllt)	Unkontrolliertes Asthma
Symptome tagsüber	Keine (≤2-mal pro Woche) Keine	>2-mal pro Woche	Drei oder mehr Kriterien des teilweise kontrollierten Asthmas innerhalb einer Woche erfüllt
Einschränkung von Aktivitäten im Alltag	Keine	Irgendeine	
Nächtliche Symptome/Erwachen	Kein/e	Irgendeine	
Einsatz einer Bedarfsmedikation/ Notfallbehandlung	Kein/e (≤2-mal pro Woche) Keine	>2-mal pro Woche	
Lungenfunktion (PEF oder FEV1)	Normal	<80% des Sollwerts (FEV1) oder des persönlichen Bestwerts (PEF)	
Exazerbation*/**	Keine	Eine oder mehrere pro Jahr	Eine pro Woche

* Jegliche Exazerbation in einer Woche bedeutet definitionsgemäß ein unkontrolliertes Asthma
** Exazerbation: Episode mit Zunahme von Atemnot, Husten, pfeifenden Atemgeräuschen und/oder Brustenge, die mit einem Abfall von PEF oder FEV1 einhergeht.

Ähnlich der Rhinitis wird das Asthma nach Dauer des Auftretens, Symptomatik und Lungenfunktion in verschiedene Schweregradstufen eingeteilt, die jedoch nur bei Erstbeurteilung der Patienten sinnvoll sind. Für die Verlaufskontrolle und als Grundlage für die Therapie ist die Beurteilung des Grades der Asthmakontrolle sinnvoller (Tab. 26.4).

Differenzialdiagnose

Differenzialdiagnostisch sind andere Krankheiten mit bronchialer Obstruktion, wie die chronisch obstruktive Bronchitis mit oder ohne Lungenemphysem (Chronic obstructive pulmonary disorder [COPD]), parenchymatöse Lungenerkrankungen (exogen-allergische Alveolitis, Sarkoidose) sowie eine Reihe anderer Zustände abzugrenzen.

Diagnostisches Vorgehen

Neben Anamnese und physikalischer Untersuchung einschließlich Auskultation und Röntgen des Thorax steht die Lungenfunktionsprüfung im Zentrum der Asthmadiagnostik. Sie kann spirometrisch oder über die Ganzkörper(body)-Plethysmografie erfolgen und misst die wichtigsten Parameter einer bronchialen Obstruktion über den Atemwegswiderstand und das forcierte expiratorische Volumen nach einer Sekunde (FEV1). Die maximale Ausatmungsgeschwindigkeit peak expiratory flow (PEF) kann vom Patienten selbst über längere Zeiträume bestimmt werden und gibt die größte Atemstromstärke wieder, die bei einer forcierten Exspiration nach einer maximalen Inspiration erreicht wird.

Im akuten Zustand sind Blutgasanalysen und Sputumuntersuchungen indiziert.

Im bronchialen Provokationstest mit unspezifischen Stimuli (zum Beispiel Methylcholin, Histamin oder Kälte) wird die so genannte bronchiale Hyperreagibilität (BHR) gemessen. Diese kann oft klinisch stumm auftreten und nur unter besonderen Bedingungen (zum Beispiel bei körperlicher Anstrengung) zu klinischen Symptomen führen. Ein wesentliches Charakteristikum von Asthma ist die Reversibilität der bronchialen Obstruktion durch Gabe von β-Adrenergika.

Bei bronchialer Hyperreagibilität führen harmlose, unspezifische Reize bereits zum Asthmaanfall (Tab. 26.5),

Tab. 26.5 Unspezifisches Reizsyndrom (nach Düngemann, zitiert bei Ring, 2004), das asthmatische Attacken auslösen kann

Reizart	Beispiele
Physikalisch	Temperaturwechsel, Staub, Nebel
Chemisch	Abgase, Smog, Gerüche, chemische Irritanzien
Pharmakodynamisch	Histaminliberatoren, β-Blocker, durchblutungsfördernde Speisen, Getränke und andere Pharmaka
Infektionskrankheiten	Infekt der oberen Luftwege
Psychisch-vegetativ	Stress, Anstrengung

häufig auch ohne Beteiligung allergischer Immunreaktionen (intrinsic asthma).

Die klassische Allergiediagnostik folgt den allgemeinen Prinzipien mit Hauttest, In-vitro-Diagnostik und – selten notwendig – spezifischer bronchialer Allergen-Provokation, welche die Domäne des allergologisch erfahrenen Pneumologen darstellt.

Therapie

Ähnlich wie bei der allergischen Rhinokonjunktivitis ist auch beim Asthma zwischen symptomatischer und kausaler Therapie zu unterscheiden. Unter kausaler Therapie ist neben der Karenz, das heißt weitestgehender Ausschaltung von Auslösefaktoren, die Allergen-spezifische Immuntherapie (ASIT) sinnvoll, welche besonders im Frühstadium der Asthmaentwicklung gut wirkt. Besondere Bedeutung kommt den Karenzempfehlungen bei berufsbedingten Asthmaformen zu, welche eine häufige allergische Berufserkrankung darstellen.

Eine Klimatherapie in klimatisch günstigen Lagen (zum Beispiel Nordseeinseln, Hochgebirge Davos) kann in Folge der geringeren Allergenbelastung, aber auch über unspezifische Klimaeffekte im Sinne einer Umstimmung langfristig positive Wirkungen erzielen.

β_2-Adrenergika Zur Akutbehandlung empfehlen sich β_2-Adrenergika (Salbutamol, Reproterol, Fenoterol, Terbutalin), die als Spray inhalativ oder systemisch eingesetzt werden. Ein Fortschritt sind die langwirksamen β_2-Adrenergika Salmeterol und Formoterol, die bei mittelschwerem oder schwerem Asthma mit inhalativen Glukokortikoiden kombiniert werden sollen.

Glukokortikoide In der Langzeitbehandlung sind topische Glukokortikoide im Zentrum (Beclometason, Budesonid, Fluticason, Triamcinolon). Neue Entwicklungen sind kombinierte, zur Inhalation eingesetzte Präparate mit langwirkenden β_2-Agonisten und Glukokortikoiden.

Bei schwerem Asthma müssen systemisch Glukokortikoide verabreicht werden. Der langfristige Einsatz ist jedoch durch die Gefahr von Nebenwirkungen deutlich eingeschränkt.

Anti-IgE Ein Fortschritt konnte durch monoklonale Antikörper gegen IgE (Omalizumab) erzielt werden, die für die Therapie des schweren Asthmas zugelassen ist.

Weitere Substanzen Theophyllin ist aufgrund seiner engen therapeutischen Breite heute ein Therapeutikum der zweiten Wahl. Cromone (Cromoglicinsäure, Nedocromil) haben eine allenfalls schwache Wirkung. Leukotrienrezeptor-Antagonisten zeigen bei manchen Patienten zusammen mit inhalativen Glukokortikoiden eine additive Wirkung auf die Asthmakontrolle. Sekretolytika und Anticholinergika ergänzen das Spektrum der Asthmabehandlung. Gezielte Maßnahmen der Physiotherapie (Atemgymnastik) sowie psychosomatische Beratung finden ihren Platz in einem Gesamtkonzept der Asthmaschulung.

26.4 Anaphylaxie

Synonyme

Anaphylaktoide Reaktion, anaphylaktische Reaktion, anaphylaktischer Schock

Definition

Anaphylaxie ist die Maximalvariante der allergischen Sofortreaktion, die als akute systemische Reaktion den gesamten Organismus erfassen kann und je nach Schweregrad mit unterschiedlichen Symptomen einhergeht.

Ätiopathogenese

Die Anaphylaxie entsteht durch Aktivierung von Zellen des Immunsystems, in erster Linie Mastzellen in der Haut und den Schleimhäuten sowie basophilen Granulozyten im Blut. Diese Aktivierung kann entweder über Immunglobulin-E-Antikörper erfolgen oder durch direkte Freisetzung von Mediatoren (nichtimmunologische Anaphylaxie, Pseudo-Allergie). Risikofaktoren für schwere Anaphylaxien umfassen Grundkrankheiten wie Mastozytose, die Einnahme von β-Blockern oder Angiotensin-Converting-Enzym-Hemmern. Bei bestimmten Patienten kommt es nur nach kombinierter Einwirkung verschiedener Reize zur anaphylaktischen Symptomatik, wie beispielsweise nach physikalischer Anstrengung, mentaler oder emotionaler Stressbelastung, akutem Infekt oder gleichzeitiger Exposition gegenüber Reizstoffen (zum Beispiel Alkohol) oder zusätzlichen Allergenen; wir haben für dieses Phänomen den Begriff **Summationsanaphylaxie** vorgeschlagen und halten es für sehr viel häufiger als allgemein vermutet.

Die häufigsten Auslöser anaphylaktischer Reaktionen sind folgende:

- Arzneimittel (alle Applikationsformen)
- Nahrungsmittel
- Insektengifte
- Aeroallergene
- Anstrengung
- Kontakt-Urtikariogene
- Seminalflüssigkeit
- Berufsstoffe (zum Beispiel Latex)
- Kälte, Wärme, UV-Strahlung
- Echinokokkenzysten
- Zusatzstoffe

- Summation (Infekt, Stress, Anstrengung, gleichzeitige andere Allergenexposition, Medikation: β-Blocker, NSAID)
- Idiopathisch (?)
- Grundkrankheiten: C1-Inaktivator-Mangel, Systemische Mastozytose

Klinik

Klinisch manifestiert sich die Anaphylaxie als Syndrom mit verschiedenen Organmanifestationen, die hintereinander, gleichzeitig oder einzeln auftreten können. Besonders oft betroffen ist die Haut mit flächenhaften Rötungen (Flush), Juckreiz, Quaddeln (Urtikaria) oder umschriebenen Schwellungen (Angioödem = Quincke-Ödem).

Der Magen-Darm-Trakt kann in Form von Übelkeit, Bauchschmerzen, Erbrechen und Durchfall beteiligt sein. An den Atemwegen kommt es zu Rhinitis, Heiserkeit, Kehlkopfschwellung, Atemnot mit Bronchokonstriktion, Asthma bis hin zum Atemstillstand.

Im Herz-Kreislauf-System sind häufig Pulsbeschleunigungen (Tachykardie) und Blutdruckschwankungen (häufig Abfall, manchmal aber auch akuter Blutdruckanstieg) sowie Herzrhythmusstörungen zu beobachten, die bis zum Kreislaufschock und zum Kreislaufstillstand führen können.

Prodromi umfassen subjektive Symptome wie Parästhesien an Handflächen und Fußsohlen, metallischen Geschmack im Mund, Angstgefühl, Schweißausbruch, Desorientierung.

Entsprechend der Intensität der Symptomatik hat sich eine Einteilung in Schweregrade von I–IV bewährt (Tab. 26.6).

Differenzialdiagnose

Differenzialdiagnostisch sind einige Zustände von der Anaphylaxie abzugrenzen:
- Pharmakologisch-toxische Effekte
- Krampfanfälle
- Synkope (kardial, zerebral)
- Lungenembolie
- Bolusaspiration
- Hypoglykämie
- Hyperventilation
- Vasovagale Reaktion
- Hysterischer Anfall
- Anaphylaxis factitia (Münchhausen-Syndrom)

Therapie

Die Akutmaßnahmen zur Therapie anaphylaktischer Reaktionen erfolgen nach Leitlinien und richten sich nach dem Schweregrad der Symptomatik. Erstreckt sich die Reaktion nur auf die Haut und ist der Kreislauf stabil, kann mit Antihistaminika begonnen und abgewartet werden. Auf jeden Fall ist ein intravenöser Zugang zu legen. In der weiteren Therapie der Anaphylaxie steht Epinephrin im Zentrum, das zur intramuskulären Selbstmedikation als Autoinjektor zur Verfügung steht (zum Beispiel Fastject, Epipen, Anapen, Jext), die sich in der Handhabung geringfügig unterscheiden. Zu Beginn sollen bei Erwachsenen 300 mg intramuskulär verabreicht werden. Bei schweren therapieresistenten Reaktionen ist Epinephrin langsam intravenös zu applizieren (zum Beispiel 1:10 Verdünnung der kommerziell erhältlichen Suprarenin-Lösung). Bei vorwiegender Atemwegsymptomatik sind β_2-Adrenergika oder Epinephrin inhalativ zu verabreichen. Bei schwerer Hypotension kommt der intensiven Volumentherapie eine entscheidende Bedeutung zu.

Der Einsatz von Glukokortikoiden beim anaphylaktischen Schock wird kontrovers diskutiert, da Glukokortikoide bis zum Wirkungseintritt bis 60 min benötigen. Ihre Wirkung ist jedoch möglicherweise geeignet, die so genannte Spätphase (late phase)-Reaktion nach 6–12 h zu unterdrücken. Bei Atem- und/oder Kreislaufstillstand sind die Akutmaßnahmen der kardiopulmonalen Reanimation (CPR) unverzüglich anzuwenden.

Tab. 26.6 Schweregrade der Anaphylaxie (Aus: Ring und Meßmer, 1977)

Grad	Haut	Abdomen	Respirationstrakt	Herz-Kreislauf-System
I	Juckreiz Flush Urtikaria Angioödem			
II	Nicht obilgat	Nausea Krämpfe	Rhinorrhoe Heiserkeit Dyspnoe	Tachykardie (Δ 20/min) Hypotension (Δ 20 mmHg systolisch) Arrhythmie
III		Erbrechen Defäkation	Larynxödem Bronchospasmus Zyanose	
IV			Atemstillstand	Kreislaufstillstand

IV

Prophylaxe

Eine Untersuchung des Feuerwehr-Notarzt-Diensts in München vor einigen Jahren ergab, dass bei zahlreichen Einsätzen wegen Anaphylaxie die Akutmaßnahmen erfolgreich durchgeführt wurden und lebensrettend waren, dass jedoch den Patienten keine – oder nur selten – weiterführende allergologische Diagnostik empfohlen wurde. Dabei kann man nur durch sachgerechte Allergiediagnostik wirklich den ursächlichen Auslöser identifizieren und entsprechende spezifische Meidungsstrategien erarbeiten.

Bestimmte IgE-vermittelte Anaphylaxien können durch eine Allergen-spezifische Immuntherapie (ASIT) kausal erfolgreich therapiert werden, wie die Insektengiftanaphylaxie (▶ Kap. 28).

Die Aufklärung eines Patienten, der eine anaphylaktische Reaktion erlebt hat, kostet viel Zeit und dessen aktive und motivierte Mitarbeit. Neben der Wissensvermittlung ist die praktische Handhabung der Selbstmedikation zu üben, insbesondere des Autoinjektors zur Epinpehringabe. Auch ein richtiges Verhalten in der Stress-Situation im Umgang mit Angst kann trainiert werden. Deshalb wurde von der Arbeitsgemeinschaft Anaphylaxietraining und Edukation (AGATE) ein Schulungsprogramm entwickelt, das als Anaphylaxie-Schulung deutschlandweit Verbreitung finden soll.

Da die meisten anaphylaktischen Reaktionen mit Hauterscheinungen einhergehen und häufig Hauterscheinungen die ersten sichtbaren Symptome einer beginnenden Anaphylaxie darstellen, ist der Hautarzt an vorderster Front im Management dieser schwersten und lebensbedrohlichen Form allergischer Sofortreaktionen.

Literatur

Bachert C für die Mitglieder der Arbeitsgruppe (2003) Allergische Rhinokonjunktivitis. Leitlinie der Deutschen Gesellschaft für Allergologie und klinische Immunologie (DGAI) Interdisziplinäre Arbeitsgruppe »Allergische Rhinitis« der Sektion HNO. Allergo J 12: 182–194

Bousquet J, van Cauwenberge P, Khaltaev N and the WHO Panel (2001) Allergic rhinitis and its impact on asthma. ARIA. In collaboration with the World Health Organization.J Allergy Clin Immunol 108: 1–315

Brockow K, Schallmayer S, Beyer K et al (2010) AGATE: Evaluationsstudie eines nationalen Schulungsprogramms bei Patienten mit Anaphylaxie. Deutscher Allergiekongress Hannover 09.09.2010 Allergo J 19 Sonderheft 1: 28

Buhl R, Berdel D, Criee CP, Gillissen A (2006) Leitlinie zur Diagnostik und Therapie von Patienten mit Asthma. Pneumologie 60: 139–183

Bundesärztekammer (BÄK), Kassenärztliche Bundesvereinigung (KBV), Arbeitsgemeinschaft der Wissenschaftlichen Medizinischen Fachgesellschaften (AWMF). Nationale VersorgungsLeitlinie Asthma – Langfassung, 2. Auflage. Version 1.X, 2010 [cited: 27.04.2011]. Erhältlich von: http://www.versorgungsleitlinien.de/themen/asthma

Coombs RRA, Gell PGH (1963) The classification of allergic reactions underlying disease. Gell PGH, Coombs RRA (eds) Clinical aspects of immunology. Davis, Philadelphia p 317

Heppt W, Bachert C (2011) (eds) Praktische Allergologie. 2. Aufl. Thieme, Stuttgart

Nolan JP, Soar J, Zideman DA et al (2010) On behalf of the ERC Guidelines Writing Group. Kurzdarstellung, Sektion 1 der Leitlinien zur Reanimation 2010 des European Resuscitation Council. Notfall Rettungsmed 2010; 13:515–522 (Erhältlich von: http://www.springerlink.com/content /1434-6222/13/7/)

Ring J (2004) Angewandte Allergologie. 3. Aufl Urban & Vogel, München

Ring J, Bachert C, Bauer CP, Czech W (Hrsg) (2010) Weißbuch – Allergie in Deutschland. 3. Aufl. Springer Medizin, München

Ring J, Brockow K, Duda D et al (2007) Akuttherapie anaphylaktischer Reaktionen. Allergo J 16: 420–434

Ring J (2010) (ed). Anaphylaxis. Karger, Basel

Ring J, Meßmer K (1977) Incidence and severity of anaphylactoid reactions to colloid volume substitutes. Lancet 1: 446–449

Schultze-Werninghaus G (2008) Asthmatherapie im Hochgebirgsklima. Pneumologie 62: 170–176

Szczepanski R, Lecheler J (1995) Standards und Qualitätssicherung der Asthmaschulung im Kindes- und Jugendalter. Prävent Rehabil 7: 1–32

Nahrungsmittelallergien

Thomas Werfel

Nahrungsmittelallergien sind definiert als immunologisch bedingte Überreaktionen, die mit klinischen Symptomen nach dem Genuss der betreffenden Nahrungsmittelallergene assoziiert sind. Oft ist das Hautorgan involviert. Während der Pathomechanismus von Nahrungsmittelallergien sehr gut aufgeklärt ist, besteht in diesem Zusammenhang immer noch großer Forschungsbedarf zu den von Betroffenen häufig vermuteten, jedoch in der Klinik selten reproduzierbaren, nicht immunologischen Intoleranzreaktionen auf Nahrungsmittelinhaltsstoffe, zum Beispiel auf das biogene Amin Histamin.

Klinik und Differenzialdiagnose

Nahrungsmittel werden sehr häufig als Ursache von Krankheitserscheinungen vermutet. Die Kausalität zu beweisen bereitet jedoch oft erhebliche diagnostische Schwierigkeiten. Nur jeder zehnte Mensch, der glaubt, unter einer Nahrungsmittelunverträglichkeit zu leiden, entwickelt objektivierbare Symptome nach kontrollierter oraler Provokation.

Die wichtigsten Differenzialdiagnosen der (vermuteten) Nahrungsmittelunverträglichkeit sind Projektionen und Aversionen, Stoffwechselkrankheiten (zum Beispiel Laktoseintoleranz, Fruktosemalabsorption), Intoxikationen (bakterielle Toxine) sowie – relativ selten objektivierbar – pseudoallergische Reaktionen auf Nahrungsmitteladditiva oder biogene Amine.

Bei echten Nahrungsmittelallergien, definiert als immunologisch bedingte Überreaktion, die obligat mit klinischen Symptomen assoziiert sind, ist das Hautorgan besonders häufig betroffen. Folgende Symptome sind im Rahmen von IgE-vermittelten Soforttypreaktionen zu beobachten:

- **Mukokutane Symptome:** Orales Allergiesyndrom, Urtikaria, Quincke-Ödem, Flush, Pruritus
- **Gastrointestinale Symptome:** Nausea, Erbrechen, Diarrhoe
- **Respiratorische Symptome:** Rhinoconjunctivitis allergica, Asthma bronchiale allergicum
- **Anaphylaktische Kreislaufreaktion**

Neben IgE-vermittelten immunologischen Reaktionen treten seltener T-Zell-vermittelte Nahrungsmittelallergien auf, die sich klinisch an der Haut als Ekzemverschlechterungen bei atopischem Ekzem oder als hämatogenes Kontaktekzem äußern. Auch bei eosinophiler Ösophagitis kann eine Nahrungsmittelallergie das klinische Bild prägen, wobei hier sowohl IgE-abhängige als auch zelluläre Mechanismen eine kritische Rolle spielen können.

Nur wenige Nahrungsmittel sind für die Auslösung der meisten Nahrungsmittelallergien im Kindesalter ursächlich. Hierbei handelt es sich insbesondere um Hühnerei und Kuhmilch; auch Soja, Weizen, Fisch, Baumnüsse und die zu den Hülsenfrüchten gehörenden Erdnüsse zählen zu den häufigeren Auslösern im Kindesalter.

Dagegen treten im Erwachsenenalter Nahrungsmittelallergien zu 60% kombiniert mit einer Inhalationsallergie auf. Pollenassoziierte Obst-, Gemüse- und Gewürzallergien können allerdings auch bereits im Kindesalter vorkommen.

Diagnostisches Vorgehen

Ein stufenweises Vorgehen unter Berücksichtigung individueller Faktoren ist sinnvoll. Die Diagnostik der Nahrungsmittelallergie unterscheidet sich nicht wesentlich von der Diagnostik anderer allergischer Erkrankungen: Nach einer gründlichen Anamnese, eventuell vertiefend erhoben nach Erstellung eines Symptomtagebuchs durch die Patienten, kommen gezielte Tests zum Nachweis einer Sensibilisierung (in der Regel Pricktests oder In-vitro-Nachweisverfahren von spezifischem IgE im Serum) zum Einsatz. Eine anschließende diagnostische Allergenkarenz kann bei unklaren Fällen sinnvoll sein. Die gezielte orale Provokation stellt die einzige Möglichkeit dar, Nahrungsmittelallergien zu beweisen, wenn die Anamnese nicht eindeutig ist.

Der diagnostische Stellenwert der Anamnese ist hoch bei Nahrungsmittelallergien vom Soforttyp und niedrig bei verzögert einsetzenden Symptomen, die in Zusammenhang mit dem Genuss von Nahrungsmitteln gebracht werden.

IV

Tab. 27.1 Nahrungsmittelallergien aufgrund von Kreuzreaktionen

Inhalationsallergene	Nahrungsmittel
Häufigere Konstellationen	
Baumpollen	Apfel, Haselnuss, Karotte, Kartoffel, Kirsche, Kiwi, Nektarine, Pfirsich, Sellerie, Soja
Beifußpollen	Gewürze, Karotte, Litschi, Mango, Sellerie, Sonnenblumensamen, Weintraube
Naturlatex	Ananas, Avocado, Banane, Kartoffel, Kiwi, Tomate
Seltenere Konstellationen	
Ficus benjamina	Feige
Gräser- und Getreidepollen*	Mehle, Kleie, Tomate, Hülsenfrüchte
Hausstaubmilbe	Krusten- und Weichtiere
Platane/Pfirsich**	Aprikose, Pflaume, Apfel, Salat
Tierepidermis	Kuhmilch, Fleisch, Innereien
Traubenkrautpollen (Rhagweedpollen, Ambrosia)***	Melone, Zucchini, Gurke, Banane
Vogelallergen	Ei, Geflügelfleisch, Innereien

* Kreuzreaktionen zwischen Gräser- oder Getreidepollen und Nahrungsmitteln sind extrem selten
** Primäre Sensibilisierung gegen Lipidtransferproteine (LTP) noch nicht abschließend geklärt, eventuell gastrointestinal gegenüber dem Leitallergen Pfirsich. LPT-Allergien sind klinisch aggressiv und in Spanien und anderen mediterranen Ländern häufig
*** Häufiger in den USA, Tendenz in Europa zunehmend

Im Gegensatz zur klassischen Nahrungsmittelallergie mit einer gastrointestinalen Sensibilisierung gegen vorwiegend stabile Nahrungsmittelallergene geht man bei Kreuzreaktionen davon aus, dass die primäre Sensibilisierung meist durch ein Inhalationsallergen erfolgt (Tab. 27.1). In Bezug auf die Anamnese ergibt sich hieraus die Besonderheit, dass bereits der Erstkontakt mit dem Nahrungsmittel (zum Beispiel exotische Früchte) zu allergischen Symptomen führen kann. Für Allergien gegenüber Hitze- und Säure-stabilen Allergenen, gegen die eine Sensibilisierung über den Gastrointestinaltrakt erfolgte, wurde der Begriff der Klasse-I-Nahrungsmittelallergien geprägt, bei Kreuzallergien kann man von Klasse-II-Nahrungsmittelallergien sprechen. Eine andere Einteilung wurde von Wüthrich vorgeschlagen:

- **Lebensmittelallergien Typ A** treten bei Säuglingen und Kleinkindern auf, welche sich über den Gastrointestinaltrakt sensibilisieren.
- **Lebensmittelallergien Typ B** entwickeln ältere Kinder, Jugendliche und Erwachsene über Kreuzreaktionen nach klinisch manifesten oder subklinisch verlaufenden Sensibilisierungen gegen Aeroallergene.
- **Lebensmittelallergien Typ C** beruhen auf einer Sensibilisierung über den Gastrointestinaltrakt, meist gegen wenige, relativ stabile Lebensmittelproteine, vornehmlich bei Erwachsenen.

In den letzten 10 Jahren wurden viele Allergene genau charakterisiert. Für die Birkenpollen-assoziierte Nahrungsmittelallergie werden zum Beispiel drei Birkenproteine (Bet v 1, Bet v 2 und Bet v 6) für viele Kreuzreaktionen zu pflanzlichen Lebensmitteln verantwortlich gemacht, weiterhin sind Kreuzreaktionen zu homologen Lebensmittelproteinen für zwei weitere Proteine (Bet v 7 und Bet v 8) wahrscheinlich. Eine profunde Allergenkunde ermöglicht das Erheben einer differenzierteren Anamnese. Aktuelle Informationen zu Allergenen sind kostenfrei zum Beispiel über www.allergome.com erhältlich.

Zur Diagnostik einer Nahrungsmittelallergie gehört nach der Erhebung von anamnestischen Angaben der Nachweis der spezifischen Sensibilisierung.

Der Pricktest ist der Standard-Hauttest zum Nachweis einer Sensibilisierung bei Verdacht auf Nahrungsmittelallergie.

Im Gegensatz zu den wichtigsten Inhalationsallergenen existieren bei Nahrungsmitteln nur wenige gut standardisierte Extrakte. Das Risiko einer systemischen allergischen Reaktion ist bei Pricktests mit Nahrungsmittelallergenen gering, darf aber bei Verdacht auf eine hochgradige Sensibilisierung nicht völlig außer Acht gelassen werden. Der Prick-zu-Prick-Test ist eine Sonderform unter Verwendung von nativem Material. Hier wird mit der Pricklanzette in das zu testende Nahrungsmittel und anschließend in die Haut der Testperson gestochen. Dieses Vorgehen ist häufig sensitiver als mit kommerziellen Extrakten.

Der Scratchtest (Skarifikationstest) hat wegen der Traumatisierung der Haut mit falsch positiven Ergebnissen und der Reibtest wegen fehlender klinischer Reproduzierbarkeit im Rahmen der Nahrungsmittelallergiediagnostik eine untergeordnete Bedeutung. Der Intrakutantest sollte wegen des höheren Risikos allergischer Reaktionen und der häufig unspezifischen Reaktion nur ausnahmsweise durchgeführt werden.

Der Epikutantest mit Nahrungsmitteln (Atopie-Patch-Test) hat keinen festen Stellenwert in der Alltagsdiagnostik, kann aber eine sinnvolle Ergänzung in der Spezialdiagnostik bei Verdacht auf das Nahrungsmittel-auslösbare atopische Ekzem darstellen. Bei positiven Ergebnissen sollte stets eine weitergehende Diagnostik (das heißt gezielte diagnostische Eliminationsdiät, orale Provokation) durchgeführt werden, bevor gegebenenfalls eine Diät eingeleitet wird.

Für Routineuntersuchungen sind weiterhin zum Teil sehr gut standardisierte Testmethoden zu Bestimmungen von spezifischen IgE-Antikörpern im Serum verfügbar. In der Praxis werden In-vitro-Testungen insbesondere bei kleinen Kindern den psychisch häufig stärker belastenden Hauttestungen vorgezogenen. Weitere Indikationen für die In-vitro-Testung können beispielsweise mangelnde Testfähigkeit des Patienten (Ekzeme an den Teststellen, Urticaria factitia) oder die Behandlung mit Medikamenten, die eine Testreaktion unterdrücken, sein.

Neuere Studien haben gezeigt, dass in manchen Fällen der Einsatz von rekombinanten Allergenen im In-vitro-Test sinnvoll sein kann, um durch das Sensibilisierungsmuster eine potenziell schwere von einer potenziell milderen Reaktion abzugrenzen. So ist zum Beispiel eine Sensibilisierung gegen das Erdnussallergen Ara h 2 eher mit einer systemischen Reaktion assoziiert, während eine Sensibilisierung gegen das Birkenpollen-assoziierte Erdnussallergen Ara h 8 eher mit einer Lokalreaktion assoziiert ist.

Spezifische IgG-Antikörper und Lymphozytentests haben keinen Stellenwert in der Routinediagnostik der Nahrungsmittelallergie.

> **Die Untersuchung von spezifischem IgE (nicht jedoch von spezifischem IgG) ist Bestandteil der allergologischen Diagnostik bei Verdacht auf Nahrungsmittelallergie.**

Sowohl die IgE-Titer als auch die Stärke der Pricktest-Reaktionen korrelieren mit der Wahrscheinlichkeit von klinischen Reaktionen. Dennoch zeigen spezifische IgE- und positive Pricktest-Reaktionen in vielen Fällen stumme, das heißt klinisch nicht relevante Sensibilisierungen gegen Nahrungsmittelallergene an. Dieses spricht gegen ein unselektives Screenen in der Individualdiagnostik. In bis zu 10% der Fälle kommt es weiterhin zu klinischen Soforttypreaktionen bei negativen IgE-Werten oder ausbleibenden Pricktest-Reaktionen.

Besteht ein Verdacht gegen ein Nahrungsmittel, der sich durch Anamnese und Allergietestungen nicht eindeutig spezifizieren lässt, kann eine diagnostische Eliminationsdiät hilfreich sein. Diese wird nach einer entsprechenden Ernährungsberatung meist zu Hause über mehrere Wochen durchgeführt. Bei komplexer Symptomatik beziehungsweise dann, wenn – zum Beispiel beim atopischen Ekzem – viele Triggerfaktoren das Krankheitsbild bestimmen, führt die diagnostische Eliminationsdiät allerdings selten zur eindeutigen Aussage der klinischen Relevanz des eliminierten Nahrungsmittels. Im Anschluss an die diagnostische Diät müssen in diesen Fällen oft orale Provokationstests durchgeführt werden, um eine klinisch relevante Allergie zu beweisen.

Patienten mit zweifelsfrei zuzuordnenden schweren Soforttypreaktionen auf Nahrungsmittel werden in der Regel keiner Provokationstestung unterzogen. Auch stellen bedrohliche Soforttypreaktionen in der Anamnese eine Kontraindikation für die Durchführung von oralen Provokationstests dar.

Offene orale Provokationen haben einen hohen diagnostischen Stellenwert, wenn sie im Ergebnis negativ sind. Grenzen des offenen Provokationstests sind durch psychologische Faktoren, fehlende Objektivierung und bei zu erwartenden Spätreaktionen gegeben. Standard ist die doppelblinde, Plazebo-kontrolliert durchgeführte orale Nahrungsmittelprovokation. Dieses gilt sowohl für IgE-vermittelte Reaktionen gegen klassische Nahrungsmittelallergene und Pollen-assoziierte Nahrungsmittelallergene als auch für durch Nahrungsmittel verschlechterte Ekzemreaktionen.

Bei negativen Ergebnissen nach oraler Provokation muss bedacht werden, dass gegebenenfalls Augmentationsfaktoren bei der Auslösung eine Rolle spielen können, wie körperliche Belastung, hormonelle und psychische Faktoren, interkurrente Infekte, die Einnahme von Medikamenten oder Alkohol und die Möglichkeit, dass erst die Kombination mehrerer Nahrungsmittel oder Nahrungsmittel plus Arzneimittel (zum Beispiel Azetylsalizylsäure) Symptome auslöst. Bei Patienten mit einer belastungsabhängigen allergischen Reaktion auf Nahrungsmittel muss die orale Provokation nach 45–60 min von einer altersadäquaten körperlichen Belastung am Ergometer oder Laufband gefolgt werden.

> **Nur mittels oraler Provokation kann die klinische Aktualität von vorhandenen Sensibilisierungen oder vermeintlich beobachteten Symptomen in vielen Fällen wirklich gesichert werden.**

Der relativ große Aufwand der oralen Provokationstestung ist insbesondere bei jüngeren Patienten gerechtfertigt, um zu einer gezielten Karenzempfehlung potenziell gefährlicher Nahrungsmittel zu gelangen beziehungsweise um unsinnige Diäten zu vermeiden. Auf ein bis zwei Nahrungsmittel beschränkte, stationär durchgeführte orale Provokationstestungen sind unter DRG-Bedingungen derzeit wirtschaftlich realisierbar, während der EBM den Aufwand der oralen Provokation, die unter ärztlicher Aufsicht in Notfallbereitschaft in der Praxis durchgeführt wird, derzeit nicht adäquat abbildet.

Besonderheiten bei der Abklärung der vermuteten Nahrungsmittelallergie bei Ekzemkrankheiten

Fast alle Eltern von erkrankten Kindern fragen nach dem Einfluss von Nahrungsmitteln auf den Verlauf des atopischen Ekzems. Etwa jedes dritte Kind unter 2 Jahren mit einem moderaten bis schwer ausgeprägten atopischen Ekzem reagiert tatsächlich auf ein Nahrungsmittel, der Anteil von Nahrungsmittelallergikern bei gering ausgeprägten Ekzemen, bei älteren Kindern, Jugendlichen und bei Erwachsenen mit atopischem Ekzem ist dagegen deutlich geringer.

Von den reagierenden Patienten mit atopischem Ekzem erfährt etwa die Hälfte auch eine Verschlechterung des Hautzustandes, die sich meist erst am Tag nach oraler Provokation objektivieren lässt. Entsprechend sensibilisierte Patienten können eine Ekzemverschlechterung auch nach dem Genuss von Pollen-assoziierten Nahrungsmitteln erfahren.

Bei der Abklärung von Nahrungsmitteln als Triggerfaktoren von Ekzemreaktionen ist es essenziell, dass die Haut der Patienten 16–24 h nach oraler Provokation durch den Arzt nochmals begutachtet wird – erfahrungsgemäß schätzen die Patienten und Angehörige den Hautzustand oft nicht richtig ein. Auch ist es wichtig, dass eine Plazebokontrolle unter identischen Bedingungen durchgeführt wird, da Ekzemverschlechterungen durch die multifaktorielle Genese der Ekzeme aus anderen Gründen als einer Nahrungsmittelallergie eintreten können.

Hautveränderungen im Sinne eines dyshidrotischen Hand- und Fußekzems – seltener auch disseminierte Ekzemmorphen – entwickeln sich beim hämatogenen Kontaktekzem meist innerhalb von einem Tag nach Allergenzufuhr. Als allergene Auslöser sind neben Arzneistoffen vor allem Metallsalze, insbesondere Nickel, sowie pflanzliche Stoffe, insbesondere Perubalsam, in Nahrungsmitteln beschrieben. Vor dem Hintergrund der Seltenheit des Krankheitsbildes und der unzureichenden Studienlage sollten restriktive Diäten (zum Beispiel Nickel-arm) nur bei sorgfältig selektionierten Patienten erwogen werden.

Histaminintoleranz

Exogen aufgenommene biogene Amine können Unverträglichkeitsreaktionen hervorrufen, höhere Histaminmengen lösen zum Beispiel Intoxikationen (beispielsweise nach Verzehr von verdorbenem Fisch) aus.

Histamin wird insbesondere im Dünndarm mittels Methylierung durch die Histamin-N-Methyltransferase und oxidativ durch die Diaminoxidase abgebaut. Als Ursache einer Unverträglichkeit gegenüber oralem Histamin wurde ein gestörter Katabolismus von Histamin infolge eines Diaminoxidasemangels postuliert; bewiesen ist dieser kausale Zusammenhang bisher nicht. Die Bestimmung der Diaminoxidase, des Histamingehalts im Plasma oder des Methylhistamingehalts im Urin ist für die Diagnostik der Histaminintoleranz umstritten.

▼

Als Haut- und Schleimhaut-Symptome werden Urtikaria, Juckreiz, Quincke-Ödeme, Rhinitis, Asthma und Verschlechterung eines atopischen Ekzems genannt. Wegweisend sollen Diarrhoen, Blähungen und gastrointestinale Schmerzen sein.

Als praktikables Vorgehen zur Sicherstellung einer Histaminunverträglichkeit wird vorgeschlagen, bei Patienten eine dreistufige Ernährungsumstellung durchzuführen:

- **Stufe 1:** Histaminarme Kost durch Beschränkung der Zufuhr an biogenen Aminen. Hierunter kann eine titrierte Provokation unter ärztliche Aufsicht in aufsteigender Dosierung in Abständen von 2 h mit bis zu 1 mg/kg/KG mit Histamin-Dihydrochlorid durchgeführt werden, um die individuell verträgliche Dosis festzulegen.
- **Stufe 2:** Gezielte Wiedereinführung Histamin-reicherer Nahrungsmittel unter Beachtung der individuellen Kostvorgaben des Patienten.
- **Stufe 3:** Individuelle Ernährungsempfehlungen, die sich an der ermittelten Histaminverträglichkeit unter der Berücksichtigung exogener Einflussfaktoren orientieren.

▪ Therapie

Die gezielte Eliminationsdiät ist bei gesicherter Nahrungsmittelallergie die einzige Intervention, deren Effekt gesichert ist. Die Karenz muss im Fall von Allergenen, die potenziell schwere respiratorische oder anaphylaktische Reaktionen auslösen können, mit Notfall-Medikamenten (schnell absorbierbares orales Antihistaminikum, Glukokortikoid, Epinephrin-Präparat zur intramuskulären Injektion) kombiniert werden.

Auch auf soliden Provokationstestungen beruhende Diätempfehlungen sind im Kindesalter nur für 12–24 Monate gültig; danach muss die klinische Aktualität – anhand erneuter Untersuchung des spezifischen IgE sowie gegebenenfalls wiederholter oraler Provokationstestung – evaluiert werden. Für das Erwachsenenalter sind längere Intervalle praktikabel.

Es gibt Fallberichte über erhebliche Nebenwirkungen durch einseitige strenge Diäten. Ärztlich verordnete Diätempfehlungen sollten daher in Form einer ausführlichen Diätberatung unter Mithilfe einer geschulten Ernährungsfachkraft umgesetzt werden. Die Kosten für eine derartige Beratung werden bei ärztlicher Indikationsstellung auf Antrag der Patienten von den meisten Krankenkassen getragen. Für Diätempfehlungen stehen aktuelle, in verschiedenen Zentren durch Ernährungsfachkräfte abgestimmte Vorschläge zur Verfügung.

Besonderer Sorgfalt bedarf die Betreuung von Patienten, die gegen Allergene reagieren, die zum Teil in kleinsten Mengen potenziell schwere anaphylaktische Reaktionen auslösen können. Zu diesen Nahrungsmitteln gehören Milch, Ei, Fisch und Krustentiere, Erdnüsse, Baumnüsse, Sesam und Sellerie. Sie können in verarbeiteten Produkten auch in versteckter Form vorkommen.

Asthmatiker mit Nahrungsmittelallergie haben ein besonderes Risiko lebensgefährlicher Reaktionen. Retrospektive Analysen von tödlichen oder lebensgefährlichen Reaktionen auf Nahrungsmittel zeigten, dass bei der Mehrzahl der Patienten der Auslöser der Reaktion zuvor bekannt gewesen war und dass häufig ein Asthma bronchiale vorbestand. Grundsätzlich gilt für schwere/tödlich verlaufende Nahrungsmittelallergien:

- Meist war die Allergie vorbekannt
- Meist geringe vorangehende Symptomatik
- Häufigste Todesursache: Status asthmaticus
- Häufige Nahrungsmittel: Baumnüsse, Erdnüsse, Schalentiere, Fisch, Milch, Ei
- Besonders gefährdete Altersgruppe: 12–20 Jahre
- Häufig versehentlicher Genuss von vorbekannten Allergenen

! Leider ist die Schwere der vorangegangenen klinischen Reaktion kein verlässlicher Indikator für die Schwere der Folgereaktion: Auch relativ leichte allergische Reaktionen auf Nahrungsmittel können von lebensgefährlichen späteren Reaktionen gefolgt sein.

Gerade jugendliche Patienten probieren den Genuss ihres Nahrungsmittelallergens manchmal unkontrolliert aus; eine Reihe von gefährlichen Zwischenfällen ereignet sich jedoch auch akzidentiell nach Genuss von unzureichend deklarierten Nahrungsmitteln.

Die seit 2004 in Deutschland gültige und zwischenzeitlich ergänzte Lebensmittelkennzeichnungsverordnung (LMKV) legt zum Schutz der Allergiekranken weitgehende Regeln fest. Ein entscheidender Fortschritt ist eine Liste (Anlage 3 der LMKV) obligat zu kennzeichnender allergener Lebensmittel (▶ Übersicht). Diese müssen für Lebensmittel in Fertigpackungen immer deklariert werden, wenn sie bewusst verwendet wurden. Zusätzlich zu den Allergenen wurden Sulfite, die pseudoallergische Reaktionen auch am Respirationstrakt auslösen können, in die Liste aufgenommen.

Deklarationspflichtige allergene Lebensmittel

(Gemäß Richtlinie 2003/89/EG zur Änderung der Richtlinie 2000/13/EG vom 25. November 2003 und der Aktualisierung vom 22.12.2006)

- Eier und daraus hergestellte Erzeugnisse
- Erdnüsse und daraus hergestellte Erzeugnisse
- Fisch und daraus hergestellte Erzeugnisse
- Glutenhaltiges Getreide sowie daraus hergestellte Erzeugnisse
- Krebstiere und daraus hergestellte Erzeugnisse
- Lupine
- Milch und daraus hergestellte Erzeugnisse (einschließlich Laktose)
- Schalenfrüchte: Mandel, Haselnuss, Walnuss, Cashewnuss, Pekannuss, Paranuss, Pistazie, Macadamianuss, Queenslandnuss sowie daraus hergestellte Erzeugnisse
- Mollusken (Muscheln, Tintenfisch)
- Sellerie und daraus hergestellte Erzeugnisse
- Senf und daraus hergestellte Erzeugnisse
- Sesamsamen und daraus hergestellte Erzeugnisse
- Soja und daraus hergestellte Erzeugnisse
- Schwefeldioxid und Sulfite in einer Konzentration von mehr als 10 mg/kg oder 10 mg/l, als SO_2 angegeben

Die spezifische subkutane Immuntherapie mit Pollenextrakten kann bei einem Teil, nicht jedoch bei allen Baumpollenallergikern mit Nahrungsmittelallergie, die Reaktionen auf kreuzreaktive Nahrungsmittel bessern. Es werden aber auch selten Verschlechterungen gesehen – ob dies durch die Hyposensibilisierung selbst oder im Rahmen des natürlichen Erkrankungsverlaufs bedingt ist, bleibt unklar. Die spezifische subkutane Immuntherapie mit Nahrungsmittelextrakten könnte ebenfalls eine wirksame Therapiemethode darstellen, wie am Beispiel der Erdnussallergie gezeigt wurde. Es handelt sich jedoch um eine mit zum Teil schweren Nebenwirkungen behaftete Therapieform, die weiteren wissenschaftlichen Untersuchungen vorbehalten sein sollte. Auch die sublinguale spezifische Immuntherapie mit Nahrungsmittelextrakten stellt eine Option für weitere kontrollierte Studien dar, nachdem die Wirksamkeit in ersten Studien gezeigt wurde.

Bei der spezifischen oralen Toleranzinduktion werden die Nahrungsmittel täglich in steigender Dosis oral verabreicht. Die Wirksamkeit ist mehrfach gezeigt, jedoch leider nicht anhaltend. Die Methode kommt in Einzelfällen und bei nicht sicher meidbaren Nahrungsmitteln infrage.

Anti-IgE-Antikörper haben erfolgreich zur Anhebung der Toleranzschwelle gegenüber Erdnüssen bei hochgradig sensiblen Patienten geführt – die lebensgefährliche Nahrungsmittelallergie kann somit eine seltene Off-label-Indikation für Anti-IgE darstellen.

Abzulehnen sind alternative Therapieformen wie Rotationskost oder so genannte bioenergetische Verfahren wie Elektroakupunktur nach Voll oder Bioresonanz.

Literatur

Bindslev-Jensen C, Ballmer-Weber BK, Bengtsson U et al (2004) Standardization of food challenges in patients with immediate reactions to foods – position paper from the European Academy of Allergology and Clinical Immunology. Allergy 59: 690–697

Erdmann SM, Werfel T (2006) Hämatogene Kontaktekzeme durch Nahrungsmittel. Hautarzt 57: 116–120

Henzgen M, Ballmer-Weber BK, Erdmann S et al (2008) Hauttestungen mit Nahrungsmittelallergenen. Allergo J 17:401-406, Allergologie 31: 274–280

Henzgen M, Vieths S, Reese I et al (2005) Nahrungsmittelallergien durch immunologische Kreuzreaktionen. Allergo J 14: 48–59

Jappe U (2011) Nahrungsmittelallergie: Klinik, Diagnostik und Therapie. Akt Dermatol 37: 218–230

Kleine-Tebbe J, Ballmer-Weber B, Beyer K et al (2009) In-vitro-Diagnostik und molekulare Grundlagen von IgE-vermittelten Nahrungsmittelallergien. Allergo J 18: 132–146

Lepp U, Ballmer-Weber B, Beyer K et al (2010) Therapiemöglichkeiten bei der IgE-vermittelten Nahrungsmittelallergie. Allergo J 19: 187–195

Niggemann B, Erdmann S, Jäger L et al (2006) Standardisierung von oralen Provokationstests bei IgE-vermittelten Nahrungsmittelallergien. Allergo J 4:262–270

Reese I, Zuberbier T, Bunselmeyer B et al (2009). Diagnostisches Vorgehen bei Verdacht auf eine pseudoallergische Reaktion durch Nahrungsmittelinhaltsstoffe. J Dtsch Dermatol Ges 7: 70–77

Reese I, Ballmer-Weber B, Beyer K et al (2012) Vorgehen bei Verdacht auf Unverträglichkeit gegenüber oral aufgenommenem Histamin. Leitlinie der Deutschen Gesellschaft für Allergologie und klinische Immunologie (DGAKI), der Gesellschaft für Pädiatrische Allergologie und Umweltmedizin (GPA) und des Ärzteverbandes Deutscher Allergologen (ÄDA) 21: 22–28

Turjanmaa K, Darsow U, Niggemann B et al (2006) EAACI/GA2LEN position paper: present status of the atopy patch test. Allergy 61: 1377–1384

Vieths S, Holzhauser T, Erdmann S et al (2006) Neue Deklarationspflicht für Nahrungsmittelallergene in Lebensmitteln. Stellungnahme der Arbeitsgruppe Nahrungsmittelallergie der Deutschen Gesellschaft für Allergologie und klinische Immunologie und des Ärzteverbandes Deutscher Allergologen. Allergo J 15: 114–122

Werfel T, Aberer W, Augustin M et al (2009) S2 Leitlinie Neurodermitis. J Dtsch Dermatol Ges Suppl 1: S1–46

Werfel T, Ballmer-Weber B, Eigenmann PA et al (2007) Eczematous reactions to food in atopic eczema: position paper of the EAACI and GA2LEN. Allergy 62: 723–728

Werfel T, Reese I (2010) Diätetik in der Allergologie. 3. Aufl, Dustri München

Wüthrich B, Ballmer-Weber B (2002) Lebensmittelallergien. Begriffsbestimmung – Prävalenz – Klinik – Diagnostik – Therapie. Mitt Lebensm Hyg 93: 537–549

IV

Erkrankungen durch Bienen- und Wespenstiche

Bernhard Przybilla und Franziska Ruëff

28.1 Einführung

Die Hautflügler (Hymenopteren), eine Ordnung der Klasse der Insekten, umfassen weltweit mehr als 100.000 bekannte Arten. Eine Teilgruppe der Hymenopteren sind die Stechimmen (Aculeata), deren Gift Erkrankungen auslösen kann. Krankheitserscheinungen durch Hymenopterenstiche werden verursacht durch Toxinwirkung oder allergische Reaktion auf Inhaltsstoffe des Gifts.

Auslöser klinisch bedeutsamer Hymenopterenstich-Reaktionen sind in Mitteleuropa ganz überwiegend Honigbienen (*Apis mellifera*; Biene) sowie bestimmte Faltenwespen (insbesondere *Vespula vulgaris*, *V. germanica*; Wespe), selten auch andere Hymenopteren wie Langkopfwespen (*Dolichovespula* spp.), Hornissen (*Vespa crabro*), Hummeln (*Bombus* spp.) oder Ameisen (*Formicidae*). Im Mittelmeerraum sind auch Feldwespen (*Polistes* spp.), im Süden der USA Feuerameisen (*Solenopsis invicta*) oder in Australien die Ameisenart *Myrmecia pilosula* (jack jumper) wichtige Anaphylaxieauslöser. Die Unterschiede in der Bedeutung einzelner Hymenopterenarten für die Entwicklung von Erkrankungen ergeben sich nicht nur aus deren örtlichem Vorkommen, sondern auch aus der Größe der Populationen und dem Verhalten der Insekten bei Nahrungsbeschaffung und Abwehr. Entscheidend ist letztlich die Exposition des Menschen.

Der Giftstachel der Hymenopteren hat sich aus dem Eiablageapparat entwickelt, sodass nur Weibchen stechen können. Bei einem Bienenstich werden 50–140 µg, bei einem Wespenstich bis etwa 3 µg Gift abgegeben. Beim Stich in Menschenhaut bleibt der Bienenstachel mit Giftapparat meist in der Haut zurück und gibt für etwa 1 min weiter Gift ab; Wespen können den Stachel wieder zurückziehen und daher auch mehrfach stechen. Dieser Unterschied ist auf die verschieden starke Ausbildung der Widerhaken der Stechborsten zurückzuführen. Allerdings gibt es von diesem typischen Ablauf nicht selten Ausnahmen, sodass der Verbleib eines Stachels in der Haut zwar Hinweise auf das stechende Insekt gibt, eine sichere Unterscheidung von Bienen- und Wespenstichen aber nicht ermöglicht.

Hymenopterengifte enthalten niedermolekulare Substanzen (biogene Amine, Leukotriene), Peptide und Proteine. Zytotoxische und neurotoxische Wirkungen sind vor allem auf Peptide und Phospholipasen zurückzuführen, Hyaluronidasen wirken zusammen mit biogenen Aminen als spreading factor. Die Zusammensetzung des Gifts kann

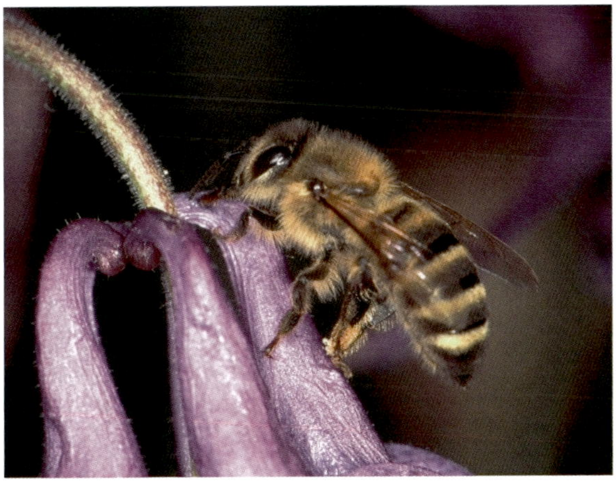

Abb. 28.1 Apis mellifera (Honigbiene)

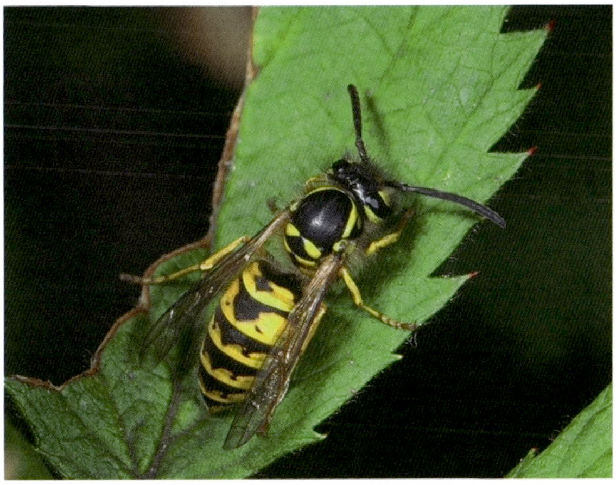

Abb. 28.2 Vespula germanica (Deutsche Wespe)

in Abhängigkeit vom Entwicklungsstand des Insekts und von seinen Lebensbedingungen variieren. Bei IgE-vermittelten systemischen Reaktionen sind Hauptallergene (mehr als 50% der getesteten Patienten zeigen eine Sensibilisierung gegen das jeweilige Allergen):

- In Bienengift Phospholipase A2, Hyaluronidase sowie wahrscheinlich saure Phosphatase und eine Serinprotease
- In Wespengift Phospholipase A1, Hyaluronidase und Antigen 5

Bienengift und Wespengift sind grundsätzlich unterschiedlich zusammengesetzt. Allerdings wird bei etwa der Hälfte der Patienten mit Hymenopterengift-Anaphylaxie eine Sensibilisierung sowohl auf Bienen- als auch auf Wespengift gefunden. Diese Doppelpositivität kann auf eine unabhängige Sensibilisierung gegen beide Gifte, auf eine Kreuzreaktion gegen ähnliche Proteine in Bienen- und Wespengift oder auf eine Reaktion gegen kreuzreaktive Kohlenhydratdeterminanten (cross-reactive carbohydrate determinants [CCD]) zurückzuführen sein. CCD-Epitope sind Panallergene, die im Pflanzen- und Tierreich weit verbreitet vorkommen, sodass auch Kreuzreaktionen mit Pollen- und Nahrungsmittelallergenen gefunden werden. Bienengift ist mit Hummelgift, Wespengift mit den Giften anderer Arten von *Vespula* sowie den Giften der Gattungen *Vespa* und *Dolichovespula* nahe verwandt.

28.2 Diagnostik und Therapie übersteigerter Stichreaktionen

28.2.1 Örtliche Stichreaktionen

▪ Epidemiologie

Bei bis zu einem Viertel der Allgemeinbevölkerung kommt es zu einer gesteigerten örtlichen Reaktion nach Hymenopterenstich.

▪ Ätiopathogenese

Das Gift selbst führt zu einer toxischen Reaktion an der Stichstelle. Gesteigerte örtliche Reaktionen sind vermutlich allergisch, aber nicht unbedingt IgE-vermittelt ausgelöst.

▪ Klinik

Die zu erwartende toxische Reaktion zeigt sich als schmerzhafte Rötung und Schwellung. Sie ist meist <10 cm im Durchmesser groß und hat innerhalb von einem Tag bereits eine deutliche Rückbildungstendenz.

Eine gesteigerte örtliche Reaktion (large local reaction) ist eine im Durchmesser >10 cm große, schmerzhafte erythematöse Schwellung, die länger als 24 h, manchmal bis zu 2 Wochen, persistiert und auch eine nicht infektiöse Lymphangitis hervorrufen kann. Milde Allgemeinbeschwerden (Krankheitsgefühl, Frösteln) können dabei auftreten.

Sehr selten kommt es durch örtliche, toxisch oder allergisch verursachte Schwellungen nach Stich im Bereich der Luftwege zu einer bedrohlichen Obstruktion.

▪ Diagnostisches Vorgehen

Anamnese und Befund führen zur Diagnose. Allergologische Tests sind im Allgemeinen nicht angezeigt.

▪ Therapie

Angezeigt sind ein stark wirksames topisches Glukokortikoid in Creme- oder Gelgrundlage sowie gegebenenfalls zusätzlich kühlende feuchte Umschläge, weiter ein H1-blockierendes Antihistaminikum oral. Bei ausgeprägter gesteigerter örtlicher Reaktion ist eine kurzfristige systemische Glukokortikoid-Therapie (initial 0,5–1 mg Prednisolonäquivalent/kg KG p.o.) indiziert. Bei gesteigerten örtlichen Stichreaktionen oder Stichen in die Schleimhaut im Kopf-/Halsbereich ist eine Nachbeobachtung zur raschen Versorgung des Patienten im Falle einer Verlegung der Atemwege wichtig. Bei örtlicher Stichreaktion mit Verlegung der Luftwege sollte eine symptombezogene Therapie erfolgen (vor allem Epinephrin per inhalationem oder systemisch, gegebenenfalls Intubation).

Wichtig ist die Anleitung zur künftigen Meidung von Bienen und Wespen. Das Verhalten bei erneutem Stich (vor allem Entfernung eines in der Haut verbliebenen Stachels, Therapiemaßnahmen) wird erläutert. Patienten mit gesteigerter örtlicher Reaktion erhalten zur sofortigen Selbstbehandlung bei erneutem Stich eine Notfallmedikation (stark wirksames topisches Glukokortikoid, H1-blockierendes oral einzunehmendes Antihistaminikum), die stets mitzuführen ist. Zudem sollen sie nach einem Stich möglichst rasch ärztliche Hilfe suchen, damit gegebenenfalls eine systemische Glukokortikoid-Therapie eingeleitet und eine Nachbeobachtung veranlasst werden können.

28.2.2 Anaphylaxie

▪ Synonym

Allgemeinreaktion (vom Soforttyp), systemische Reaktion (vom Soforttyp)

▪ Epidemiologie

Systemische Reaktionen (Allgemeinreaktionen) sind gekennzeichnet durch Symptome, die keinen örtlichen Zusammenhang mit der Stichstelle haben. Fast immer handelt es sich um allergische Reaktionen vom Soforttyp (Anaphylaxie). In der Allgemeinbevölkerung treten systemische Insektenstichreaktionen bei 1,2–3,5% im Laufe des Lebens auf. Hymenopterenstiche, vor allem durch Wespen, sind bei Erwachsenen die häufigsten Auslöser schwerer Anaphylaxie. In Deutschland werden jährlich etwa 20 Todesfälle durch Hymenopterenstiche vom Statistischen Bundesamt erfasst. Die tatsächliche Häufigkeit tödlicher Stichreaktionen dürfte aber deutlich höher sein, da Anaphylaxie oft nicht erkannt wird.

Durch Hauttest oder Bestimmung der spezifischen IgE-Antikörper im Serum lässt sich eine Insektengiftsensibilisierung vom Soforttyp bei bis zu 25% der Bevölkerung (bei Kindern bis zu 50%) zeigen. Während systemische Reaktionen auf Hymenopterenstiche keinen bedeutsamen Bezug zu einer atopischen Veranlagung haben, besteht ein Zusammenhang zwischen einer klinisch irrelevanten Hymenopterengiftsensibilisierung und Atopie.

▪ Ätiopathogenese

Anaphylaxie auf Bienen- oder Wespengift wird durch spezifische IgE-Antikörper ausgelöst, die gegen Inhaltsstoffe des Gifts gerichtet sind. Es handelt sich um eine typische allergische Soforttypreaktion (▶ Kap. 25).

▪ Klinik

Anaphylaxie wird meist durch einen einzelnen Stich verursacht. Die Reaktion setzt innerhalb von 30 min nach dem Stich ein, längere Intervalle kommen vor. Die Symptome reichen von ausschließlichen Hautreaktionen (Flush, generalisierte Urtikaria, Angioödem) über mäßig ausgeprägte respiratorische, kardiovaskuläre oder gastrointestinale Beschwerden bis hin zu schwerer Atemwegsobstruktion oder anaphylaktischem Schock (oft mit Bewusstlosigkeit) und schließlich Herzkreislauf-/Atemstillstand. Anhand der klinischen Symptome wird der Schweregrad der Reaktion klassifiziert (▶ Kap. 26). Die meisten Patienten erholen sich folgenlos, Myokard- oder Gehirninfarkte sowie arterielle oder venöse Thrombosen können aber zu bleibender Morbidität führen. Todesursachen bei Anaphylaxie sind vor allem Obstruktion der Atemwege oder kardiovaskuläres Versagen, seltener auch disseminierte intravaskuläre Gerinnung oder Epinephrin-Überdosierung. Kommt es bei einer Schwangeren zu Anaphylaxie, so sind Tod oder bleibende zentralnervöse Schädigung des Ungeborenen möglich.

▪ Differenzialdiagnose

Meist ist der Zusammenhang zwischen dem Stich einer Biene oder Wespe und Auftreten der Reaktion anamnestisch eindeutig. Vergleichbare Reaktionen durch Stiche anderer Arthropoden sind in Mitteleuropa selten. Konkurrierende Anaphylaxieauslöser (vor allem Nahrungsmittel, Arzneimittel) sind manchmal in Betracht zu ziehen. Auch spontane akute Urtikaria kann, insbesondere bei längerem Intervall zwischen Stich und Hautsymptomen, eine Differenzialdiagnose sein. Bei systemischen Reaktionen sind weiter die Differenzialdiagnosen der Anaphylaxie zu berücksichtigen.

▪ Diagnostisches Vorgehen

Anaphylaxie wird anhand der typischen Symptome diagnostiziert. Zu beachten ist, dass kein Symptom obligat ist; insbesondere bei schweren Reaktionen erinnert sich der Patient manchmal nur daran, das Bewusstsein verloren zu haben. Ein temporärer Anstieg der Serumtryptasekonzentration im Verlauf der Reaktion kann die Mastzellaktivierung objektiv zeigen und so die Diagnose einer Anaphylaxie stützen; die Blutentnahmen für diese Untersuchung sollten etwa 2–3 h nach Reaktionsbeginn sowie zur Bestimmung des Basiswertes 2–3 Tage später erfolgen.

Bei Patienten mit der Anamnese einer Hymenopterenstich-Anaphylaxie ist eine allergologische Diagnostik erforderlich. Ziel ist es, eine IgE-vermittelte Reaktion zu belegen und Hinweise auf das auslösende Insekt zu erlangen. Es werden Hautpricktests und/oder Intradermaltests mit Bienen- und Wespengift vorgenommen und die spezifischen IgE-Antikörper im Serum gegen die Gesamtgifte bestimmt. Führt dies zu keinem schlüssigen Ergebnis, können die Bestimmung von spezifischem Serum-IgE gegen relevante rekombinant hergestellte Einzelallergene der Gifte, Inhibitionstests sowie zelluläre Tests (vor allem der Basophilen-Aktivierungstest) hilfreich sein. Besonders bei vermuteter Wespengiftallergie ohne Nachweis von spezifischem IgE-Antikörper gegen Gesamtgift sind nicht selten Antikörper gegen das Majorantigen Ves v5 (Antigen 5) nachweisbar. Da die Sensitivität der IgE-Bestimmung mit dem Gesamtgift der Biene sehr gut ist, kann bei Doppelsensibilisierung besonders das Fehlen einer Reaktivität gegen Einzelallergene des Bienengifts für eine Kreuzreaktion sprechen.

Die Ergebnisse der Diagnostik werden von verschiedenen Variablen beeinflusst. Beispielsweise steigt die Konzentration der spezifischen IgE-Antikörper im Serum nach einem Stich meist innerhalb von einigen Wochen an, danach kommt es zu einer – manchmal raschen – Abnahme, auch bis unter die Nachweisgrenze. Bei der Interpretation der Ergebnisse ist zu beachten, dass in allen Testsystemen falsch-positive und falsch-negative Resultate vorkommen können und zwischen Sensibilisierungsgrad einerseits und Schweregrad früherer oder Auftreten beziehungsweise Schweregrad zukünftiger systemischer Reaktionen andererseits keine diagnostisch verwertbare positive Korrelation besteht. Bei nicht hyposensibilisierten Patienten sollen diagnostische Stichprovokationstests mit einem lebenden Insekt nicht vorgenommen werden, da sie zu bedrohlichen Reaktionen führen können (titrierte Tests im Gegensatz zur Provokation mit Nahrungs- oder Arzneimitteln nicht möglich).

Zur Einschätzung der künftigen Gefährdung wird das **Risikoprofil** des Patienten erfasst. Eine höhere Gefährdung

IV

Tab. 28.1 Risikofaktoren

Risiko häufiger Exposition	Erhöhtes Risiko schwerer Anaphylaxie
– Imker, Familienangehörige und Nachbarschaft von Imkern – Berufe wie Obst- oder Bäckereiverkäufer, Waldarbeiter, Gärtner, Feuerwehrmann, Landwirt, Bauarbeiter, LKW-Fahrer – Intensive Ausübung von Aktivitäten im Freien	– Schwere Stichanaphylaxie in der Anamnese (Schweregrad III, IV oder bedeutsame Atemwegsobstruktion bei Schweregrad II)* – Alter (etwa ab 40. Lebensjahr) – Kardiovaskuläre Erkrankung – Asthma – Bestimmte Pharmaka wie β-Blocker (auch Augentropfen), ACE-Hemmer, eventuell nichtsteroidale Antirheumatika – Körperliche oder psychische Belastungssituationen – Basale Serumtryptasekonzentration >11,4 µg/l (dann nicht selten Mastozytose) – Mastozytose (häufig systemische Manifestation)

* Auch leichtere frühere Stichreaktionen sind ein Risikofaktor für spätere schwere Anaphylaxie

besteht bei intensiver Bienen- oder Wespenexposition durch wiederholte Reaktionen sowie bei individuellen Risikofaktoren für sehr schwere Reaktionen (Tab. 28.1).

Durch schwere Anaphylaxie besonders gefährdet sind Patienten mit Mastozytose oder mit einer erhöhten basalen Serumtryptasekonzentration (>11,4 µg/l). Es sind daher eine Hautinspektion (kutane Mastozytose?) sowie eine Bestimmung der basalen Serumtryptasekonzentration angezeigt. Zum Vorgehen bei Verdacht auf Mastozytose und zur Versorgung von Mastozytosepatienten (▶ Kap. 111).

Therapie

Die akute systemische Soforttypreaktion wird leitliniengerecht behandelt (▶ Kap. 26).

Die langfristige Therapie besteht aus Allergenvermeidung sowie:
- Selbsthilfe oder notärztlicher Versorgung im Falle eines erneuten Stichs und
- Hyposensibilisierung (spezifische Immuntherapie [SIT]).

Über Maßnahmen der Allergenvermeidung wird mündlich und zusätzlich durch ein Merkblatt informiert. Die stets mitzuführende Notfallmedikation besteht bei älteren Kindern und Erwachsenen aus einem Autoinjektor zur intramuskulären Epinephrin-Applikation sowie einem schnell wirkenden H1-blockierenden Antihistaminikum und einem Glukokortikoid zur oralen Anwendung; bei jüngeren Kindern sind Besonderheiten zu beachten. Patienten mit Asthma oder mit deutlicher Bronchialobstruktion bei einer früheren Stichreaktion erhalten zusätzlich ein rasch wirksames β2-Sympathomimetikum zur Inhalation. Bei erhöhtem Risiko für Epinephrin-Nebenwirkungen ist die Indikation zur Epinephrin-Selbstanwendung durch einen Kardiologen zu überprüfen. Das Verhalten bei erneutem Stich wird sorgfältig erläutert, insbesondere die Entfernung eines in der Haut verbliebenen Stachels, Therapiemaßnahmen einschließlich Lagerung, Alarmieren der Umgebung und des Notarztes. Zu empfehlen ist eine Patientenschulung (Arbeitsgemeinschaft Anaphylaxietraining und Edukation [AGATE]). Patienten mit früherer Anaphylaxie sollen soweit möglich nicht mit β-Blockern oder ACE-Hemmern therapiert werden, da unter dieser Medikation Reaktionen schwerer verlaufen und möglicherweise therapeutisch schlecht beeinflussbar sein können; wenn die absolute Indikation zur Anwendung dieser Wirkstoffe besteht, so müssen sie allerdings weiter gegeben werden.

Therapie der ersten Wahl ist die **SIT**. Sie schützt mit der Standarderhaltungsdosis von 100 µg Insektengift etwa 75–95% der Behandelten vor einer systemischen Reaktion bei erneutem Stich. Bei Therapieversagen, das heißt erneuter systemischer Reaktion bei Stichprovokation oder auf Feldstich, tritt durch Steigerung der Erhaltungsdosis (meist auf 200 µg) fast immer doch noch der Therapieerfolg ein.

Die **Indikation zur SIT** besteht bei Erwachsenen mit einer Stichanaphylaxie vom Schweregrad ≥ II sowie bei Patienten mit Reaktionen vom Schweregrad I mit Risikofaktoren (Tab. 28.1) oder Einschränkung der Lebensqualität durch die Insektengiftallergie. Grundsätzlich aber ist allen erwachsenen Patienten mit systemischen Stichreaktionen vom Soforttyp die SIT unabhängig vom Schweregrad zu empfehlen, da frühere leichte Reaktionen ein Risikofaktor für das Auftreten späterer schwerer Reaktionen sind. Lediglich für Kinder im Alter bis 16 Jahren konnte gezeigt werden, dass bei auf die Haut beschränkten systemischen anaphylaktischen Stichreaktionen auch ohne SIT spätere Stiche bei weniger als 20% der Gestochenen erneut zu systemischen Reaktionen führten und eine Zunahme des Schweregrades nicht eintrat.

Die **temporären Kontraindikationen der SIT** (zum Beispiel interkurrenter Infekt, unzureichend eingestelltes Asthma, Impfungen) sind wie bei der Behandlung mit

Aeroallergenen zu beachten. Demgegenüber sind dauerhafte Kontraindikationen, vor allem schwere kardiovaskuläre Erkrankungen, maligne Erkrankungen oder angeborene beziehungsweise erworbene Immundefekte, beim potenziell lebensbedrohlichen Krankheitsbild der Insektengiftallergie nur relativ. Hier ist eine sorgfältige Abwägung von Nutzen und Risiko für den einzelnen Patienten erforderlich. Während der Schwangerschaft soll eine SIT im Allgemeinen nicht eingeleitet werden, eine gut vertragene Behandlung kann dagegen fortgesetzt werden.

Für die Dosissteigerung der Insektengift-SIT ist die stationär durchgeführte Schnellhyposensibilisierung zu empfehlen, mit der die Erhaltungsdosis in 3–5 Tagen erreicht wird. Die SIT mit Bienengift ist weniger wirksam als die Therapie mit Wespengift, sodass für Patienten mit Bienengiftallergie und Risikofaktoren (◘ Tab. 28.1) von vornherein eine erhöhte Erhaltungsdosis von 200 µg empfohlen wird. Örtliche Reaktionen an der Injektionsstelle und einzelne systemische anaphylaktische Reaktionen, die im Allgemeinen mild verlaufen, sind als Nebenwirkungen nicht selten, aber fast immer gut therapierbar. Selten sind wiederholte systemische anaphylaktische Nebenwirkungen, die auf ein Therapieversagen hinweisen. Eine kurzfristige Begleit- und/oder Vortherapie mit dem Anti-IgE-Antikörper Omalizumab führt bei diesen Patienten nahezu stets zur Verträglichkeit der SIT, ist derzeit allerdings nur als Off-label use möglich.

Zur Überprüfung der klinischen Wirksamkeit der SIT sollte ein Stichprovokationstest mit einem lebenden Insekt in intensivmedizinischer Notfallbereitschaft etwa 6–18 Monate nach Erreichen der Erhaltungsdosis erfolgen. Eine Überprüfung des Therapieerfolgs durch Laborparameter ist bisher nicht möglich. Bei Therapieversagen führt eine Steigerung der Erhaltungsdosis fast immer zum Erfolg.

Die Entscheidung zur Beendigung der SIT wird für jeden Patienten individuell getroffen. In den meisten Fällen kann die SIT nach 3–5 Jahren beendet werden, sofern die Behandlung selbst und ein erneuter Stich ohne systemische Reaktion vertragen wurden. Ist dies nicht der Fall oder bestehen besondere Risiken (◘ Tab. 28.1), so wird der Patient gegebenenfalls länger behandelt. Vor allem bei Mastozytose oder früherer Stichreaktion vom Schweregrad IV ist eine lebenslange SIT indiziert. Unabhängig von Erfolg und Dauer der SIT ist die persönliche Notfallmedikation stets mitzuführen.

28.2.3 Andere systemische Reaktionen

Intoxikation

Bei einer großen Anzahl von Stichen kann es durch die Toxinwirkung zu schweren Krankheitsbildern kommen, die tödlich verlaufen können. Rhabdomyolyse, Hämolyse, zerebrale Störungen sowie Leber- und Nierenparenchymschädigung stehen hier im Vordergrund. Solche Krankheitsbilder sind sehr selten.

Diagnostik und Therapie erfolgen symptombezogen.

28.2.4 Ungewöhnliche Stichreaktion

Sehr selten sind klinisch ungewöhnliche Reaktionen auf einzelne Stiche. Beobachtet wurden unter anderem neurologische, renale oder kardiovaskuläre Erkrankungen, Serumkrankheit, Vaskulitis sowie thrombozytopenische Purpura. Die Pathogenese solcher Reaktionen ist ungeklärt.

Die Diagnostik erfolgt symptombezogen. Grundlage der Therapie ist meist die systemische Gabe eines Glukokortikoids, weiter wird symptomatisch behandelt.

Literatur

Bilò MB, Ruëff F, Mosbech H et al (2005) Diagnosis of Hymenoptera venom allergy. Allergy 60: 1339–1349

Bonifazi F, Jutel M, Bilò BM et al (2005) Prevention and treatment of Hymenoptera venom allergy: guidelines for clinical practice. Allergy 60: 1459–1470

Hemmer W (2009) Kreuzreaktionen zwischen Hymenopterengiftallergenen. Allergo J 18: 359–372

Mauss V (2008) Bionomie und Abwehrverhalten der in Deutschland vorkommenden allergologisch bedeutsamen Bienen und Faltenwespen. Hautarzt 59: 184–193

Müller U, Mosbech H (1993) Immunotherapy with Hymenoptera venoms. Position paper. Allergy 48: 37–46

Przybilla B, Ruëff F, Walker A et al (2011) Diagnose und Therapie der Bienen- und Wespengiftallergie. Leitlinie der Deutschen Gesellschaft für Allergologie und klinische Immunologie (DGAKI), des Ärzteverbandes Deutscher Allergologen (ÄDA), der Gesellschaft für Pädiatrische Allergologie und Umweltmedizin (GPA), der Deutschen Dermatologischen Gesellschaft (DDG) und der Deutschen Gesellschaft für Kinder- und Jugendmedizin (DGKJ) in Zusammenarbeit mit der Österreichischen Gesellschaft für Allergologie und Immunologie (ÖGAI) und der Schweizerischen Gesellschaft für Allergologie und Immunologie (SGAI). Allergo J 20: 318–340

Ring J, Brockow K, Duda D et al (2007) Akuttherapie anaphylaktischer Reaktionen. Leitlinie der Deutschen Gesellschaft für Allergologie und klinische Immunologie (DGAKI), des Ärzteverbandes Deutscher Allergologen (ÄDA), der Gesellschaft für Pädiatrische Allergologie und Umweltmedizin (GPA) und der Deutschen Akademie für Allergologie und Umweltmedizin (DAAU). Allergo J 16: 420–434

Ruëff F, Jappe U, Przybilla B (2010) Standards und Fallstricke der In-vitro-Diagnostik der Insektengiftallergie. Hautarzt 61: 938–945

Ruëff F, Wenderoth A, Przybilla B (2001) Patients still reacting to a sting challenge while receiving conventional Hymenoptera venom immunotherapy are protected by increased venom doses. J Allergy Clin Immunol 108: 1027–1032

Schäfer T (2009) Epidemiologie der Insektengiftallergie. Allergo J 18: 353–358

Urtikaria und Angioödem

Bettina Wedi

29.1 Einführung

Synonyme

Nesselsucht, Nesselfieber

Geschichte

Die Erstbeschreibung der Urtikaria erfolgte durch Hippokrates 400 v. Chr., die Erstbezeichnung durch William Cullen [1769].

Das Angioödem wurde von Marcello Donati [1586] erstmals beschrieben, die Erstbezeichnung Hereditäres Angioödem geht zurück auf Osler [1888].

Histamin als ätiopathogenetischer Hauptmediator wurde von Dale und Laidlow [1910] beschrieben; das erste Antihistaminikum von Bovet und Staub [1937] entdeckt.

Definition

Die **Urtikaria** zählt zu den häufigsten Krankheiten in der Dermatologie und Allergologie. Sie stellt ein Reaktionsmuster auf zahlreiche interne und externe Faktoren dar. Das Reaktionsmuster ist meist per Blick diagnostizierbar, die Pathogenese aber multifaktoriell und nicht immer zu identifizieren.

Eine Urtikaria ist definiert durch akut oder chronisch auftretende, oberflächliche, juckende, erythematöse Schwellungen der Haut, so genannte Quaddeln (auch Urtika, lat. Urtica), welche durch Druck mit dem Glasspatel abblassen. Das klinische Bild ähnelt der typischen Hautreaktion nach Kontakt mit *Urtica dioica* oder *Urtica urens*, der Brennessel. Die einzelne Urtica verschwindet normalerweise nach einigen Minuten bis Stunden spontan. Flüchtigkeit und Juckreiz sind wichtige Charakteristika zur differenzialdiagnostischen Abgrenzung.

Das **Angioödem** ist definiert als plötzliche, meist für bis zu 3 Tage anhaltende, starke Schwellung der tieferen Dermis und des subkutanen oder submukosalen Gewebes und wird eher schmerzhaft als juckend wahrgenommen. Je nach Lokalisation (Zunge, Rachen, Glottis) kann akute Erstickungsgefahr bestehen.

Morphologie, Verteilung, Dauer der einzelnen Quaddeln/Schwellungen sowie weitere Symptome erleichtern die Zuordnung des Urtikaria- beziehungsweise Angioödemtyps. In den meisten Fällen treten Angioödeme zusätzlich zur Urtikaria auf, können aber auch ohne Quaddeln vorkommen.

Akute Urtikaria und/oder Angioödem können Frühzeichen beziehungsweise Begleitsymptom einer lebensbedrohlichen Anaphylaxie (▶ Kap. 26) oder einer anaphylaktoiden Reaktion (nicht immunologisch vermittelt) sein.

Epidemiologie

Mit einer geschätzten Lebenszeitprävalenz von 20% gehört die Urtikaria zu den häufigen Hauterkrankungen. Eine aktuelle Befragung inklusive bestätigender medizinischer Untersuchung von zufällig ausgewählten Berlinern ergab eine Lebenszeitprävalenz von 8,8% für alle Urtikariatypen.

Ätiopathogenese

Mechanismen der Quaddelbildung

Der Pathomechanismus der Urtikaria ist lokale Vasodilatation (Erythem) mit erhöhter Kapillarpermeabilität und Plasmaaustritt (Ödem, Quaddel), Axonreflex (Erythemhof) sowie Stimulation sensorischer Nerven (Juckreiz), bei länger bestehenden Läsionen auch Ansammlung von Immunzellen (Infiltrat). Diese klinisch als erythematöse, juckende Quaddel imponierende Reaktion wird durch den in Mastzellen präformiert vorliegenden Mediator Histamin, möglicherweise auch durch Leukotriene und weitere Mastzellmediatoren, vermittelt. Sie entspricht der **Lewis-Trias** oder **Dreifachreaktion** (Erythem, Ödem, Erythemhof), die nach intrakutaner Injektion von Histamin zu beachten ist.

> **Als Schlüssel zur Diagnose und Therapie gilt das Verständnis des Auslösers der Mastzellaktivierung mit Degranulation und Freisetzung von Mediatoren.**

Der Auslöser der Mastzellaktivierung ist bei den einzelnen Urtikariaformen bislang nicht im Detail geklärt. Mögliche

Kategorie	Beispiel
Allergisch (IgE-vermittelt)	Nahrungsmittel Medikamente (β-Lactam-Antibiotika) Aeroallergene Kontaktallergene Andere Proteine
Pseudo-allergisch (nicht IgE-vermittelt)	Azetylsalizylsäure (Aspirin) Andere nichtsteroidale Antiphlogistika (NSAIDs) Nahrungsmittelzusatzstoffe (Additiva) Röntgenkontrastmittel
Physikalisch	Scherkräfte Vertikaler Druck Kälte Wärme Ultraviolettes Licht, sichtbares Licht
Infektiös	Bakterielle Infektion (*Helicobacter pylori*, Streptokokken) Virale Infektion (grippaler Infekt) Parasiten (*Blastocystis hominis*)
Autoreaktiv/autoimmun	Hashimoto-Thyreoiditis, Morbus Basedow
Paraneo-plastisch	Lymphoproliferative Erkrankung, akute myeloische Leukämie, solide Tumoren
Psychisch	Stress Traumatische Belastung Depression
Körperkern-temperatur-erhöhung	Körperliche Anstrengung Emotionaler Stress Heißes Bad oder heiße Dusche
Idiopathisch	

Tab. 29.1 Mögliche Ursachen einer Urtikaria

assoziierte Ursachen sind in Tab. 29.1 dargestellt, die Wahrscheinlichkeit für eine bestimmte Ursache hängt vom Urtikariatyp ab (Tab. 29.2).

Mastzellen sind in der Nähe von Blutgefäßen, Hautadnexen und Nerven anzutreffen. Ihre Degranulation kann durch immunologische Stimulation mit Aktivierung des hochaffinen IgE-Rezeptors (FcεRI) oder durch nichtimmunologische IgE-unabhängige Stimulation erfolgen (durch direkte Histaminliberation von Opiaten oder Neurotransmittern wie Substanz P, physikalisch-chemische Reize, durch Pseudoallergene wie Azetylsalizylsäure, durch Infekte über möglicherweise Komplementaktivierung, Immunkomplexe, Pathogen-spezifisches IgG oder IgE, bakterielle Toxine). Die Aktivierung von FcεRI kann durch Kreuzvernetzung der an den Rezeptor gebundenen spezifischen IgE-Antikörper erfolgen (allergische Überempfindlichkeitsreaktion vom Soforttyp, Typ I nach Gell und Coombs) oder durch Autoantikörper, die direkt an den Rezeptor oder an IgE selbst binden (autoreaktiv).

Letzteres konnte bisher nur für die chronische spontane Urtikaria gezeigt werden, für die es die meisten Untersuchungen zur Ätiopathogenese gibt. Bereits vor über 30 Jahren wurde bei chronischer Urtikaria gezeigt, dass die Histaminfreisetzungsfähigkeit von Mastzellen nach Stimulation mit Anti-IgE gestört ist [Kern und Lichtenstein 1976]. Dieses Konzept wurde in den letzten Jahren neu untersucht und bestätigt. Es hatte sich gezeigt, dass nicht nur Mastzellen, sondern auch die einfacher zu untersuchenden basophilen Granulozyten im peripheren Blut bei chronischer Urtikaria Effektorzellen zu sein scheinen. Bei etwa einem Drittel der Patienten mit chronischer Urtikaria sind IgG-Autoantikörper gegen IgE beziehungsweise den hochaffinen IgE-Rezeptor (anti-FcεRI) nachzuweisen, die zum Teil funktionelle Aktivität auf basophile Granulozyten und/oder Mastzellen haben (Induktion von Histaminfreisetzung, Sulfidoleukotrienproduktion, Oberflächenexpression von Aktivierungsmarkern wie CD63, CD203c). Weiterhin ist bei einer Untergruppe die intrakutane Testung von autologem Serum positiv (autologer Serumtest), was aber nicht mit dem Vorhandensein oben genannter Autoantikörper korreliert. Das Testergebnis des autologen Serumtests wird nicht durch die Depletion von IgG oder Komplement-Inaktivierung durch Erhitzen des Serums beeinträchtigt. Es wird einerseits diskutiert, dass ein bisher

Tab. 29.2 Geschätzte Häufigkeit unterschiedlicher Ätiologien ausgewählter Urtikariaformen bei je 100 betroffenen Erwachsenen*

	Infektiös	Allergisch	Pseudoallergisch, nichtallergisch	Autoreaktiv	Unbekannt
Akute spontane Urtikaria	50	10	25	0	20
Chronische spontane Urtikaria	50	<1	20	35	20
Kälteurtikaria	10	0	0	0	90**
Kontakturtikaria	0	60	40	0	0
Anstrengungsinduzierte Urtikaria	0	30	0	0	70**

* Kombinationen sind möglich; ** Auslöser ist bekannt, aber nicht die Ätiologie

nicht näher charakterisierter Serumfaktor die Aktivität von Mastzellen beziehungsweise Basophilen supprimiert. Andererseits könnte die Aktivierungsfähigkeit von Mastzellen beziehungsweise Basophilen durch Veränderungen in der Signaltransduktion insbesondere des FcεRI-Pathways gestört sein. Auf welche Weise andere Triggerfaktoren, wie persistierende Infekte oder Pseudoallergene (Azetylsalizylsäure, Nahrungsmittelzusatzstoffe), zur Mastzelldegranulation führen, ist bislang im Detail unklar.

Nach Aktivierung sezernieren die kutanen Mastzellen präformierte (Histamin, Heparin, Proteasen) sowie neu gebildete (Prostaglandine, Leukotriene) Mediatoren und Zytokine (Tumornekrosefaktor α, Interleukin-8).

Da Antihistaminika die Symptome oft nicht ausreichend behandeln, sind offenbar neben Histamin weitere Mastzellmediatoren (Prostaglandine, Leukotriene C4 und D4, Bradykinin und Mastzellproteasen) wesentlich beteiligt. Eine Rolle weiterer Immunzellen und ihrer Mediatoren, beispielsweise von Eosinophilen, Basophilen oder Lymphozyten bei der Urtikaria, wird ebenfalls vermutet.

Die neuroimmunologische Plastizität zwischen Mastzellen und Nervensystem ist bislang weitgehend unverstanden. Überdies wird erklärt, dass auch psychovegetative Einflüsse die Mastzellmediatorfreisetzung steuern.

Neuere Untersuchungen zur Pathogenese betreffen das extrinsische Gerinnungssystem (Bildung von Thrombin und Fibrin) sowie das Enzym Matrix-Metalloprotease 9.

Der Grund für die flüchtige und unvorhersehbare Lokalisation beziehungsweise Verteilung der Urticae (oder Angioödeme) ist unklar, könnte aber durch lokale Durchblutungsverhältnisse oder andere lokale Faktoren bedingt sein.

Zumindest für die chronische spontane Urtikaria wurde ein multifaktorielles Modell entwickelt, bei dem bei den Betroffenen die Schwelle zur Entwicklung einer Urtikaria durch erhöhte Mastzellaktivierungsfähigkeit niedriger liegt als bei Gesunden. Die Herabsetzung der Schwelle bis zur Entwicklung der Urtikaria könnte durch intrinsische Faktoren (genetische Faktoren wie HLA-Assoziation, Autoantikörper gegen FcεRI oder unbekannte Faktoren) bedingt sein. Externe Faktoren wie Pseudoallergene oder Infekte könnten die Suszeptibilität der Betroffenen erhöhen und so die Variabilität des klinischen Bildes beim individuellen Patienten erklären.

▪▪ Mechanismen des Angioödems

Die meisten nicht C1-Esterase-Inhibitor-defizienten Angioödeme gelten wie die Urtikaria als histaminvermittelt durch IgE-abhängige oder IgE-unabhängige Mastzellaktivierung (siehe Mechanismen der Quaddelbildung). Bei C1-Inhibitor-Mangel sowie ACE-Hemmer- oder Angiotensin-II(ATII)-Rezeptorblocker-induzierten Angioödemen ist Bradykinin der Hauptmediator der klinischen Symptomatik.

▪ Histopathologie

Die Histopathologie der Urtikaria ist unspezifisch und zeigt ein Ödem im Stratum papillare und Stratum reticulare, Dilatation der kleinen Venolen der oberen Dermis sowie bei länger persistierenden Urticae ein perivaskuläres Infiltrat mit vorwiegend CD4-positiven T-Lymphozyten, Monozyten und teilweise Granulozyten (Neutrophile, Eosinophile, Basophile mit individuell unterschiedlicher Ausprägung). Das Infiltrat ähnelt dem einer Spätphase-Reaktion. Es gibt keine epidermale Beteiligung. Ob bei der Urtikaria Mastzellen vermehrt oder aktiviert sind, ist umstritten. In einigen Studien wurden erhöhte Mastzellzahlen in der Haut gefunden, in anderen dagegen nicht. Ob Mastzellmediatoren wie Histamin oder Tryptase erhöht sind, ist ebenfalls nicht eindeutig. Das zelluläre Infiltrat und das Zytokinmuster sind bei Patienten mit und ohne funktionelle Autoantikörper gegen FcεRI identisch.

Eine Beurteilung des Schweregrades der Urtikaria, der Ätiologie oder der Prognose hinsichtlich des Verlaufs oder Therapieansprechens ist histopathologisch nicht möglich. Biopsien sind somit nur zur Abgrenzung von Differenzialdiagnosen wie Urtikariavaskulitis (typisch: Leukozytoklasie, Erythrozytenextravasate, Ablagerungen von Fibrin, C3, IgG) sinnvoll.

▪ Klinik

Primäreffloreszenz ist die Quaddel (Urtica), ein tastbar erhabenes, scharf begrenztes Erythem, das juckt und auf Glasspateldruck die gelbliche Farbe des Serumaustritts zeigt. Um die einzelne Quaddel entsteht durch den Axonreflex (Signale von Hautrezeptoren werden auch über eine Kollaterale zu Blutgefäßen geleitet) ein unterschiedlich breites, manchmal fleckiges Erythem: Reflexerythem.

Größe, Anzahl und Form der einzelnen Urticae können stark variieren. Die typische Urtica entwickelt sich innerhalb von Sekunden bis Minuten und verschwindet meist innerhalb von 3–4 h mit einer restitutio ad integrum. An anderer Lokalisation können aber neue Urticae auftreten. Gewöhnlich sind Quaddeln hellrot (**Urtica rubra**), können infolge Kompression oberflächlicher Gefäße durch das kutane Ödem aber auch weißlich-anämisch aussehen (**Urtica porcellanea**). Urticae können stecknadelkopfgroß sein (bei cholinergischer Urtikaria), zu handflächengroßen Herden konfluieren (**Urtica gigantea**), durch zentrale Rückbildung anulär (**Urticaria anularis**), girlandenartig oder polyzyklisch begrenzt, landkartenartig (**Urticaria circinata**) aussehen. Selten kann es bei stärkerer Exsudation auch zu zentralen Blasen (**Urticaria bullosa**) kommen, beispielsweise bei Kleinkindern mit multiplen Insektenstichen und assoziierter Urtikaria.

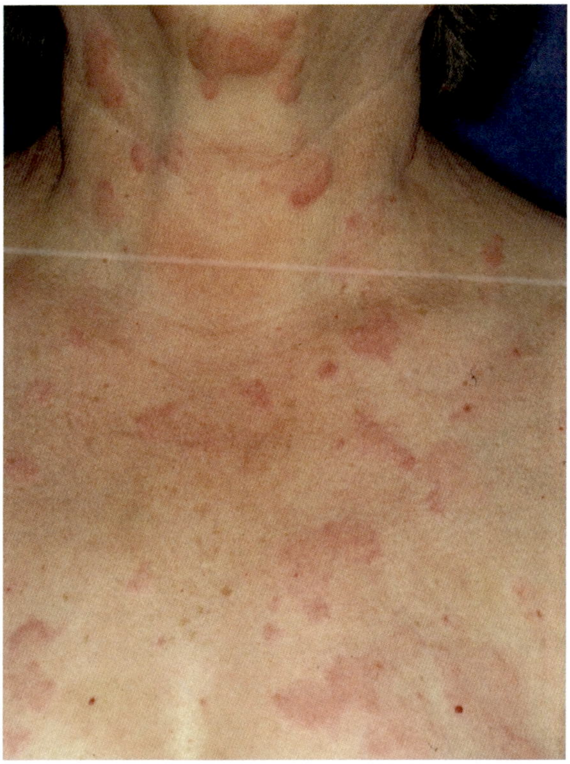

Abb. 29.1 Urtikaria

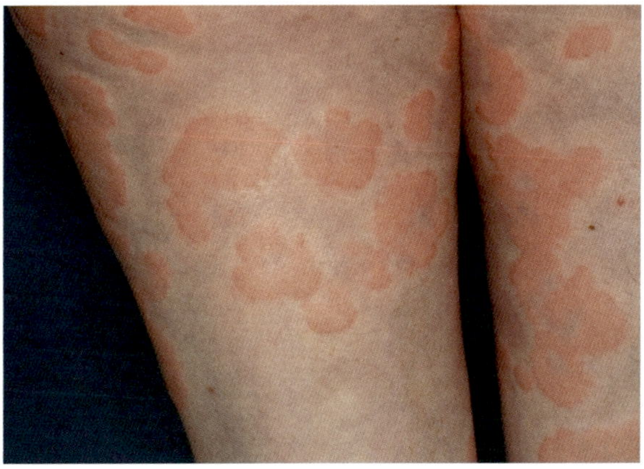

Abb. 29.2 Urtikaria mit teilweise zentral abgeblassten Quaddeln

Der Juckreiz (Pruritus) wird oft als stechend oder brennend beschrieben und ist häufig abends oder nachts (parasympatikotone Reaktionslage) am ausgeprägtesten. Typischerweise werden die Effloreszenzen gerieben, gescheuert oder gedrückt und nicht aufgekratzt. Sekundäreffloreszenzen wie Exkoriationen oder Narben sind somit nicht vorhanden. Urticae können grundsätzlich an jeder Stelle des Integuments auftreten. Seltener treten assoziierte Allgemeinsymptome wie Müdigkeit, Abgeschlagenheit, respiratorische, gastrointestinale Beschwerden, Arthralgien, Fieber (Nesselfieber) auf. Palmoplantare Kribbelparästhesien, Übelkeit, Brechreiz, Schwindel deuten auf eine beginnende anaphylaktische Reaktion hin, die zum anaphylaktischen Schock übergehen kann.

Entsteht das Ödem in der Subkutis, so entsteht eine umschriebene, hautfarbene Schwellung, das Angioödem (auch **Urticaria profunda**), das meist eher schmerzt als juckt und für 2–3 Tage persistieren kann. Obwohl Angioödeme ebenfalls am gesamten Integument auftreten können, sind sie häufiger im Bereich der Lider, Lippen und Genitale zu finden, manchmal betreffen sie auch Zunge, Glottis oder Larynx (Frühzeichen: Heiserkeit), sodass sie lebensbedrohlich werden können. Die Lokalisation wechselt und ist in der Regel asymmetrisch.

▪ Differenzialdiagnose

Eine Urtikaria ist meist mittels Blickdiagnose zu erkennen. Besonders bei Fehlen von Juckreiz, dem Vorhandensein tiefer Schwellungen (Druckurtikaria) oder Persistenz der Einzeleffloreszenzen sind Differenzialdiagnosen auszuschließen. Bestehen einzelne Urticae (Beobachtung des Verlaufs nach Markieren der Ränder) länger als 24 h, weisen eine hämorrhagische Komponente oder Abheilung mit Hyperpigmentierung auf, sollte mittels Probebiopsie histopathologisch der Ausschluss einer Urtikariavaskulitis erfolgen. Weitere Differenzialdiagnosen sind das urtikarielle Frühstadium eines bullösen Pemphigoids, verschiedene Formen figurierter Erytheme, Sweet-Syndrom oder Erythema elevatum diutinum.

▪ Therapie

Die Therapie ist bei den jeweiligen Formen beschrieben (► Abschn. 29.2, ► Abschn. 29.3).

29.2 Urtikaria

Urtikaria ist ein Oberbegriff. Die große Anzahl verschiedener Urtikariaformen ist sehr heterogen und wird in Gruppen, die auch gleichzeitig bestehen können, unterteilt (▫ Tab. 29.3) (Zuberbier et al. 2009a).

International existieren unterschiedliche Klassifikationen. Am gebräuchlichsten ist die klinische Klassifikation der internationalen Leitlinie, die spontane Urtikaria-, physikalische Urtikaria- und Sonderformen abgrenzt (▫ Tab. 29.3). Physikalische Urtikaria und Sonderformen werden in Abgrenzung zur spontanen Urtikaria auch als **induzierbare Urtikaria** bezeichnet. Zunehmend wird der Begriff idiopathisch für ätiologisch unklare Formen vermieden und kommt in der internationalen Klassifikation nicht mehr vor.

Andere weniger gebräuchliche Einteilungen betonen die Ätiologie (ordinäre Urtikaria, Autoimmunurtikaria, Infekturtikaria), wobei Überschneidungen möglich sind.

Tab. 29.3 Einteilung der häufigsten Urtikariaformen

Spontane Urtikaria		Physikalische Urtikaria		Sonderformen	
Subtyp	Definition	Subtyp	Definition	Subtyp	Definition
Akute spontane Urtikaria	Urticae spontan <6 Wochen	Urticaria factitia	Entsteht durch mechanische Scherkräfte (Latenz 1–10 min)	Kontakturtikaria	Entsteht durch Kontakt zu urtikariogener Substanz
Chronische spontane Urtikaria	Urticae spontan >6 Wochen	Kälteurtikaria	Entsteht durch Kontakt mit Kälte (Luft/Wasser/Wind)	Cholinergische Urtikaria	Entsteht durch erhöhte Körperkerntemperatur
		Wärmeurtikaria	Entsteht durch Kontakt mit lokaler Wärme	Anstrengungsinduzierte Urtikaria	Entsteht durch körperliche Anstrengung
		Verzögerte Druckurtikaria	Entsteht durch vertikalen Druck (Latenz 3–8 h)	Aquagene Urtikaria	Entsteht durch Wasserkontakt (temperaturunabhängig)
		Solare Urtikaria	Entsteht durch UV und/oder sichtbares Licht		
		Vibrationsurtikaria/-angioödem	Entsteht durch Vibrationskräfte		

Weiterhin sind noch Einteilungen nach zeitlichem Verlauf, Erkrankungsalter oder Einschluss von aus historischen Gründen ähnlich bezeichneten Erkrankungen wie Urtikariavaskulitis oder Urtikaria pigmentosa (kutane Mastozytose) zu finden.

Etwa 80% der Urtikaria ist spontan, 10% physikalisch und weniger als 10% einer Sonderform zugehörig.

Es können durchaus zwei oder selten mehr Urtikariatypen bei demselben Patienten vorkommen (zum Beispiel chronische spontane Urtikaria und Urticaria factitia oder chronische spontane Urtikaria und verzögerte Druckurtikaria).

Bei Patienten mit zwei oder mehreren Urtikariatypen ist die Urtikaria meist langwierig und sie sind schwer zu behandeln.

29.2.1 Spontane Urtikaria

Akute spontane Urtikaria

- **Synonym**

Akute Urtikaria

- **Definition**

Die akute spontane Urtikaria ist definiert als spontanes Auftreten von Urticae, eventuell begleitet von Angioödemen, über einen Zeitraum von weniger als 6 Wochen Dauer, bei 99% besteht sie nur für maximal 3 Wochen.

- **Epidemiologie**

Die akute Urtikaria ist der häufigste Urtikariatyp und macht etwa ein Drittel aller Urtikariaformen und zwei Drittel der spontanen Urtikaria aus. Die Lebenszeitprävalenz liegt zwischen 15–20%. Am häufigsten ist das junge Lebensalter betroffen, insbesondere Kinder mit atopischem Ekzem. Beide Geschlechter sind etwa gleich häufig betroffen. Aufgrund des akuten Auftretens wird sie häufig in Notaufnahmen gesehen.

- **Ätiopathogenese**

Am häufigsten ist die **akute spontane nichtallergische Urtikaria**, meist in Assoziation mit einem akuten Infekt des oberen Respirationstrakts (30–62%), der Harnwege, des Gastrointestinaltrakts, nicht selten in Kombination mit einer nichtallergischen (pseudoallergischen) Reaktion auf die gleichzeitige Einnahme nichtsteroidaler Antiphlogistika (vor allem Cyclooxygenase-I-Hemmer wie Acetylsalicylsäure). Die Hemmung des Cyclooxygenase-Wegs durch nichtsteroidale Antiphlogistika führt zu vermehrtem Anfallen von Leukotrienen statt Prostaglandinen im Arachidonsäuremetabolismus, sodass der hemmende Einfluss von Prostaglandin E2 auf die Mastzelldegranulation sowie die Leukotrienproduktion abgeschwächt wird.

Die **akute spontane allergische Urtikaria** wird durch eine IgE-vermittelte Allergie (auf Nahrungsmittelallergene) verursacht. Auch wenn die meisten Patienten mit akuter spontaner Urtikaria eine Allergie auf ein Nahrungsmittel vermuteten, ist dies eher selten der Auslöser und kommt eher bei Atopikern, vor allem Kleinkindern mit extrinsischem atopischerm Ekzem (etwa auf Kuhmilch, Hühnerei, Weizen, Soja, Erdnuss) vor. Bei Atopikern wie Nicht-Atopikern kann eine akute spontane allergische Urtikaria auch auf Medikamente (β-Lactam-Antibiotika) oder Insektengifte (Bienengift, Wespengift) auftreten. Bisher nur in Portugal und Spanien wurde als Auslöser einer akuten Urtikaria auch eine IgE-vermittelte Typ-I Allergie auf den Fischnematoden *Anisakis simplex* (Anisakiasis) nach Genuss von rohem oder nicht ausreichend gegartem Fisch beschrieben.

▪ Klinik

Die Urticae sind meist hellrot und größer als 1 cm im Durchmesser. Bei etwa 40% der Patienten ist mehr als die Hälfte des Integuments betroffen oder systemische Begleitsymptome wie Kurzatmigkeit/Luftnot (7%), Abgeschlagenheit, Übelkeit oder Durchfall treten auf.

▪ Diagnostisches Vorgehen

Ein spezifischer diagnostischer Marker existiert nicht. Die Diagnose der akuten Urtikaria basiert auf einer sorgfältigen Anamnese hinsichtlich potenzieller Triggerfaktoren (atopische Erkrankungen, bekannte Allergien, Medikamenteneinnahme, Nahrungsaufnahme, Insektenstiche, körperliche Aktivität, Infektzeichen) sowie einer körperlichen Untersuchung.

> **Wenn anamnestisch keine Ursache zu eruieren ist, sind bei akuter spontaner Urtikaria weiterführende Untersuchungen aufgrund des selbstlimitierten Verlaufs nicht indiziert.**

Es wird lediglich die Bestimmung eines Differenzialblutbilds sowie der BKS oder des C-reaktiven Proteins als unspezifische Hinweise auf Entzündung oder Infekt empfohlen. Der Nachweis einer spezifischen IgE-vermittelten Sensibilisierung (Prick-Test, spezifische IgE-Antikörper) sollte erfolgen, wenn anamnestisch begründete Hinweise für eine allergische Reaktion vorliegen.

▪ Verlauf

Bei mehr als 90% zeigt die akute spontane Urtikaria einen selbstlimitierten Verlauf innerhalb von 2–3 Wochen ohne Rezidiv. Obwohl jede chronische spontane Urtikaria per Definition als akute Urtikaria begonnen haben muss, ist eine Prognose darüber, welcher Patient einen chronischen Verlauf nimmt, nicht möglich. Daten zum spontanen Verlauf bei unbehandelten Patienten liegen nicht vor. Möglicherweise verhindert die adäquate symptomatische Therapie der akuten spontanen Urtikaria den Übergang zur chronischen.

▪ Therapie

Anamnestisch identifizierte Triggerfaktoren, wie Allergene oder Medikamente, sollten vermieden und Infekte adäquat behandelt werden. Eine stationäre Aufnahme ist bei Luftnot, Kreislaufstörung und generalisierter, schwerer Urtikaria sowie bedrohlichen Angioödemen indiziert. Die primäre symptomatische Therapie der akuten Urtikaria besteht aus modernen H1-Antihistaminika (in alphabetischer Reihenfolge: Azelastin, Cetirizin, Desloratadin, Ebastin, Fexofenadin, Levocetirizin, Loratadin, Mizolastin und Rupatadin), bei fehlendem Ansprechen auf die Standarddosis nach 2 Wochen ist eine bis zu 4-fache Dosiserhöhung zu erwägen (off-label use, potenzielle Nebenwirkungen der Dosiserhöhung sind zu berücksichtigen). Als zweite Wahl eignet sich die zusätzliche, kurzzeitige Gabe von oralen Glukokortikoiden (für 3–4 Tage 40–50 mg Prednisolonäquivalent pro Tag). In schweren akuten Fällen (assoziierte schwere Angioödeme) kann die initiale intravenöse Gabe von Glukokortikoiden (bis zu 100–250 mg Prednisolonäquivalent) parallel zu einem Antihistaminikum, auch wiederholt, erforderlich sein. Bei progredientem Verlauf bis hin zum anaphylaktischen Schock muss rechtzeitig mit Adrenalin behandelt werden. Die Gabe von Kalzium hat keine rationale Grundlage.

Akute spontane Urtikaria im Kindesalter

Eine Urtikaria im Kindesalter ist meistens akut spontan. Angioödeme sind bei mehr als der Hälfte vorhanden. Das diagnostische Vorgehen sowie die Therapie der akuten spontanen Urtikaria im Kindesalter unterscheiden sich grundsätzlich nicht vom Vorgehen bei Erwachsenen. Bei Kindern, insbesondere Kleinkindern mit einer Atopie, sollten potenzielle IgE-vermittelte Auslöser (insbesondere Nahrungsmittelallergene wie Kuhmilch, Hühnerei, Soja, Weizen, Fisch) besonders beachtet werden.

Moderne H1-Antihistaminika, die auch als Saft oder Sirup zur Verfügung stehen, sollten auch bei Kindern den älteren, mit mehr Nebenwirkungen behafteten Präparaten, vorgezogen werden.

Chronische spontane Urtikaria

▪ Synonyme

Chronische Urtikaria, ordinäre Urtikaria, chronisch idiopathische Urtikaria

▪ Definition

Persistieren spontan auftretende Urticae täglich oder nahezu täglich über einen Zeitraum von mehr als 6 Wochen, liegt eine chronische spontane Urtikaria vor. Eine Urtikaria mit selteneren Schüben über einen längeren Zeitraum wird episodische Urtikaria (auch: intermittierende Urtikaria) genannt, eine allergische Genese sollte dann ausgeschlossen werden. Die Bezeichnungen chronisch-kontinuierlich oder chronisch-rezidivierend werden zunehmend vermieden.

▪ Epidemiologie

Die Lebenszeitprävalenz der chronischen spontanen Urtikaria liegt bei 1–2%. Bevorzugt ist das mittlere Lebensalter (20–60 Jahre) betroffen, das weibliche Geschlecht doppelt so häufig. Im Gegensatz zur akuten spontanen Urtikaria ist Atopie kein Prädispositionsfaktor.

▪ Ätiopathogenese

Die Ursachen der Mastzellaktivierung bei der chronischen spontanen Urtikaria sind komplex, multifaktoriell und im Detail nicht geklärt. Eine IgE-vermittelte Sensibilisierung ist extrem selten Ursache der Symptome (◘ Tab. 29.2). Es können aber viele direkte und indirekte, die Mastzellen aktivierende Faktoren beteiligt sein wie autoreaktive Mechanismen (Autoantikörper gegen FcεRI oder IgE), infektiöse Erkrankungen (viral, bakteriell, parasitär), insbesondere eine *Helicobacter-pylori*-assoziierte Gastritis, pseudoallergische Reaktionen (auf nichtsteroidale Antiphlogistika oder Nahrungsmitteladditiva) und andere wie psychoneurologische Faktoren oder sehr selten hämato- oder lymphoproliferative Erkrankungen oder andere Malignome. Nicht selten sind mehrere Faktoren bei einem Patienten zu finden.

Etwa ein Drittel der Patienten mit chronischer spontaner Urtikaria zeigt Hinweise für autoreaktive Mechanismen durch funktionell die Mastzellen stimulierende IgG-Antikörper gegen die α-Kette des hochaffinen IgE-Rezeptors (FcεRI), selten auch gegen IgE selbst. Bei positivem autologen Serumtest liegt auch häufiger eine Autoimmunthyreoiditis mit Schilddrüsenautoantikörpern vor (etwa 30% der Patienten mit chronischer spontaner Urtikaria). Ob hier ein Kausalzusammenhang besteht, ist nicht geklärt.

Als Pseudoallergene, die IgE-unabhängig, dosisabhängig und ohne vorausgehende Sensibilisierungsphase eine Mastzellaktivierung mit unklarem Mechanismus verursachen, können Azetylsalizylsäure, weitere nichtsteroidale Antiphlogistika und als direkte Histaminliberatoren andere Mastzellen aktivierende Medikamente wie Morphin, Kodein, Muskelrelaxanzien, Röntgenkontrastmittel und Dextran die Symptome einer Urtikaria verschlimmern und Exazerbationen auslösen. Eher selten liegen nichtallergische Überempfindlichkeitsreaktionen auf einzelne Nahrungsmitteladditiva wie (Azo-)Farbstoffe, Konservierungsstoffe oder Antioxidanzien vor. Die als Entität umstrittene Histaminunverträglichkeit wurde als Auslöser einer chronischen spontanen Urtikaria bisher nicht gezeigt.

Eine kausale Rolle chronisch persistierender Infekte ist bislang nicht eindeutig belegt, dennoch kann die oft langjährige Beschwerdesymptomatik nach Eradikation eines Fokus (*Helicobacter pylori*-assoziierte Gastritis; Streptokokken oder Staphylokokken: chronische Tonsillitiden, Sinusitiden, Kieferabzesse; *Yersinia enterocolitica*: persistierende Yersiniose; Infestationen mit *Blastocystis hominis, Giardia lamblia, Entamoeba histolytica*) verschwinden. Am besten untersucht ist die Assoziation der chronischen spontanen Urtikaria mit einer *Helicobacter-pylori*-assoziierten Gastritis. Nach gesicherter Eradikation profitieren etwa doppelt so viele Patienten mit kompletter oder signifikanter Besserung ihrer Urtikaria im Vergleich zu nicht eradizierten Helicobacter-positiven oder -negativen Patienten. Die Anwendung strenger Evidenzkriterien führt allerdings nur zu einem qualitativ niedrigen Empfehlungsgrad für die Eradikationstherapie. Grundsätzlich haben Patienten mit chronischer spontaner Urtikaria Infekte nicht häufiger als Kontrollen, scheinen aber eine besondere Suszeptibilität zur Entwicklung einer Urtikaria aufzuweisen. Neben bakterienspezifischem IgE werden molekulares Mimikry von bakteriellen Antigenen mit der Induktion von Autoantikörpern diskutiert sowie Permeabilitätsveränderungen durch die Entzündungsreaktion. Einer intestinalen Kandidose wird entgegen früherer Annahmen keine Rolle für die chronische spontane Urtikaria mehr zuerkannt.

Etwa die Hälfte der Betroffenen berichtet außerdem, dass psychoneurologische Faktoren wie Stress, insbesondere akute Belastungssituationen, die Symptomatik verschlechtern. Bislang ist unklar, ob die psychopathologischen Auffälligkeiten primär vorhanden sind oder reaktiv – beispielsweise durch zentralnervöse Wirkung von Histamin – entstehen.

▪ Klinik

Die Urticae bei chronischer spontaner Urtikaria sind meist hellrot und rund mit einem variablen Durchmesser von einem bis zu mehreren Zentimetern. Bei mehr als 50% der Patienten treten zusätzlich zu den Quaddeln Angioödeme auf, bei etwa 30% nur Quaddeln und bei 10% Angioödeme ohne Quaddeln.

Urticae und/oder Angioödeme können jederzeit und grundsätzlich überall an der Haut auftreten, am häufigsten abends und an den Extremitäten. Angioödeme können spontan auch nachts auftreten und sind meist am Kopf lokalisiert (vor allem Augenlider, Lippen, Zunge), aber auch an Händen, Füßen und Genitale. Begleitsymptome wie Fieber, Kopfschmerzen, Arthralgien oder gastrointestinale Symptome, aber auch Luftnot sind möglich. Bei 10% kommt es täglich zu Symptomen. Die Lebensqualität ist aufgrund des starken Juckreizes, der Schlafstörungen und der sekundären psychosozialen Probleme deutlich eingeschränkt.

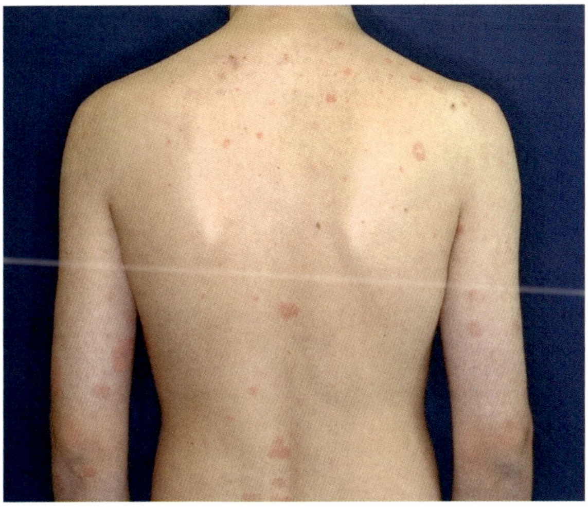

Abb. 29.3 Quaddeln bei chronischer spontaner Urtikaria

Differenzialdiagnose

Bei juckenden, urtikariellen Hautveränderungen sind differenzialdiagnostisch urtikarielle Stadien einer bullösen Autoimmundermatose (insbesondere bullöses Pemphigoid), Skabies und andere Arthropodenreaktionen, frühe Stadien einer Vaskulitis und eines Erythema multiforme, in der Schwangerschaft auch polymorphes Exanthem der Schwangerschaft beziehungsweise Pemphigoid gestationis zu erwägen. Differenzialdiagnostisch abzugrenzen ist das konzeptionell verwirrende Krankheitsbild der urtikariellen Dermatitis [Kossard et al. 2006], welche meist bei älteren Patienten vorkommt und durch länger als 24 h persistierende, stark juckende Plaques mit teils urtikarieller, teils ekzematöser Morphe einhergeht. Die Verteilung ist meist bilateral und symmetrisch am Stamm oder den proximalen Extremitäten. Histologisch zeigt sich eine vorwiegend dermale ekzematöse Reaktion mit Ödem im Stratum papillare, superfiziell perivaskulärem Infiltrat mit Eosinophilen und minimaler epidermaler Spongiose. Ursächlich kann eine Arzneireaktion oder eine nicht näher definierte Dermatitis zugrunde liegen. Die epidermale Beteiligung ermöglicht die Abgrenzung zur Urtikaria.

Bei nicht juckenden Quaddeln und fehlendem Ansprechen auf H1-Antihistaminika muss differenzialdiagnostisch an autoinflammatorische Syndrome mit Urtikaria-ähnlichen Hautveränderungen gedacht werden. Autoinflammatorische Syndrome unterscheiden sich von Autoimmunerkrankungen dadurch, dass Autoantikörper oder autoreaktive Lymphozyten fehlen. Autoinflammatorische Syndrome sind durch persistierendes oder rezidivierendes Fieber charakterisiert.

Zu den hereditären autosomal dominant vererbten Differenzialdiagnosen mit Mutation von NLRP3 (nucleotide-binding oligomerization domain-leucine rich repeats containing pyrin domain 3) zählen die Cryopyrin-assoziierten periodischen Syndrome (CAPS) durch Mutation von CIAS1 (cold induced autoinflammatory syndrome 1) auf Chromosom 1q44 (kodierend für Cryopyrin). Hierzu gehören das familiäre kälteinduzierte autoinflammatorische Syndrom (FCAS, auch als familiäre Kälteurtikaria bezeichnet), das NOMID (neonatal onset multisystem inflammatory disease) und das Muckle-Wells-Syndrom mit Urtikaria, Fieberschüben, Taubheit, Nephropathie und Amyloidose (▶ Kap. 63).

Das Schnitzler-Syndrom mit Arthralgien, Fieberschüben, monoklonaler IgM-Gammopathie (▶ Kap. 91) ist dagegen ein nicht hereditäres autoinflammatorisches Syndrom. Für einige autoinflammatorische Syndrome stehen Zytokin-antagonistisch wirkende Antikörper zur Verfügung (IL-1-Rezeptor-Antagonist Anakinra wurde erfolgreich bei Schnitzler-Syndrom beschrieben, IL-1β-Antikörper Canakinumab ist bei CAPS zugelassen).

Ein verbessertes pathogenetisches Verständnis dieser seltenen, mit Urtikaria-ähnlichen Hautveränderungen einhergehenden Differenzialdiagnosen könnte zukünftig für die Abgrenzung der Urtikaria sowie ätiologischer Klärung hilfreich sein.

Diagnostisches Vorgehen

Die Diagnose basiert auf einer sorgfältigen und strukturierten Anamnese unter Berücksichtigung potenzieller Triggerfaktoren (Tab. 29.4). Hilfreich ist ein vom Betroffenen zu führendes Beschwerdetagebuch mit zusätzlicher Dokumentation von Nahrungsmitteln, Medikamenten und Aktivitäten. Zur Diagnostik gehört eine körperliche Untersuchung einschließlich Überprüfung des Dermographismus, weiterhin Laboruntersuchungen und, falls erforderlich, zusätzliche weiterführende Untersuchungen wie konsiliarische Untersuchungen (Zahnarzt, HNO-Arzt, Gynäkologe) oder bildgebende Verfahren (Röntgen/Computertomografie Nasennebenhöhlen, Sonografie).

Entscheidende Fragen in der Anamnese sind:
- **Was glauben Sie ist die Ursache Ihrer Quaddeln?**
- **Was hat Ihnen bisher geholfen?**

Routine Prick-Tests auf Inhalations- und Nahrungsmittelallergene sind von geringem diagnostischem Wert. Eine Biopsie wird bei Verdacht auf Differenzialdiagnosen (insbesondere Urtikariavaskulitis, bullöses Pemphigoid) empfohlen. Bei Verdacht auf physikalische Urtikaria müssen standardisierte physikalische Tests durchgeführt werden, die in den entsprechenden Abschnitten dargestellt sind.

Tab. 29.4 Anamnese bei Urtikaria

Zeitliche Aspekte	Klinisches Bild Urtikaria/Angioödem	Weitere Symptome	Familiäre Belastung, Umfeld	Vor- und Begleiterkrankungen	Medikation
Zeitpunkt des Erstauftretens Häufigkeit und Dauer der Quaddeln Tägliche Schwankungen Bezug zu Wochenende, Urlaub, Reisen, Menstruation, Schwangerschaft Frühere Therapien und Ansprechen	Form, Größe, Verteilung der Quaddeln Assoziation von Angioödemen Subjektive Symptome (Juckreiz, Schmerz) Auslösung durch physikalische Reize oder Anstrengung Lebensqualität	Luftnot Kreislaufstörungen Magen-Darm-Beschwerden Arthralgien Fieber Emotionale Belastung	Familienanamnese für Urtikaria, Angioödemen, Atopie Bezug zu Beruf, bestimmten Tätigkeiten, Nahrungsmitteln Ernährungsgewohnheiten Rauchgewohnheiten Hobbys	Allergien Infektionen Innere Erkrankungen Psychosomatische und psychiatrische Erkrankungen Operationen (Implantate, unerwünschte Ereignisse)	NSAIDs ACE-Hemmer ATII-Rezeptorantagonisten, Injektionen Impfungen Hormone Laxanzien Sonstiges Letzte Antibiotikagabe

> **Jeder Versuch, eine Ursache oder einen Triggerfaktor zu finden, ist ratsam, da die Identifikation und Elimination die beste therapeutische Strategie darstellen. Dies gilt insbesondere für länger als 6 Monate bestehende chronische spontane Urtikaria.**

Es empfiehlt sich, den Schweregrad anhand eines etablierten vom Patienten täglich zu erhebenden **Urtikaria-Aktivitäts-Score (UAS)** festzulegen (Tab. 29.5), der häufig für 7 Tage (UAS7) bestimmt wird.

Tab. 29.5 Urtikaria-Aktivitäts-Score (UAS)

Befunde	Punkte
Wie viele Quaddeln sind in den letzten 24 h aufgetreten?	
Keine	0
Wenige (<20 Quaddeln)	1
Viele (21–50 Quaddeln)	2
Sehr viele (>50 Quaddeln oder große konfluierende Areale)	3
Wie stark war der Juckreiz in den letzten 24 h?	
Kein Juckreiz	0
Leicht (vorhanden, aber nicht beeinträchtigend)	1
Mittelstark (keine deutliche Beeinträchtigung täglicher Aktivitäten oder des Schlafs)	2
Sehr stark (deutliche Beeinträchtigung der täglichen Aktivitäten oder des Schlafs)	3
Urtikaria-Aktivitäs-Score (UAS) eines Tages	Summe der Punkte (0–6)
UAS7 = Summen-Score einer Woche (Maximum 42 Punkte)	

Zur Beurteilung der Einschränkung der Lebensqualität wurde ein in Italien entwickeltes Instrument (**Chronic Urticaria Quality of Life Questionnaire – CU-Q2oL**) ins Deutsche übersetzt und validiert. Dieser CU-Q2oL hat sich bereits im Rahmen von klinischen Studien durchgesetzt.

Beim **Labor** wird routinemäßig lediglich die Bestimmung eines Differenzialblutbildes sowie von BKS beziehungsweise C-reaktivem Protein als grobes Raster auf entzündliche/infektiöse Prozesse empfohlen, die weiterführende Diagnostik abhängig von der Anamnese sowie dem klinischen Bild.

Bewährt hat sich die in Tab. 29.6 gezeigte **weiterführende Diagnostik**.

Weitere mögliche diagnostische Maßnahmen, die aber nicht routinemäßig erforderlich sind, sind:

- ANA (eher bei Urtikariavaskulitis zum Ausschluss eines Lupus erythematodes)
- Stuhl auf Wurmeier (bei Eosinophilie, erhöhtem Gesamt-IgE, Verdacht auf Parasitose)
- Biopsie (bei >24 h persistierenden Einzeleffloreszenzen zur differenzialdiagnostischen Abgrenzung von urtikarieller Dermatitis, bullösem Pemphigoid, Urtikariavaskulitis, kutaner Mastozytose)
- Basale Serum-Tryptase (zur Abgrenzung einer Mastozytose)
- Spezifische IgE-Antikörper (bei Verdacht auf IgE-vermittelte Auslöser)

Der gebräuchlichste Test zur Bestimmung der Autoreaktivität ist der **autologe Serumtest**, da kommerziell erhältliche Tests zur Bestimmung der Autoantikörper gegen IgE beziehungsweise FcεRI nicht erhältlich sind und funk-

Tab. 29.6 Bewährte Diagnostik bei chronischer spontaner Urtikaria

Untersuchung auf	Im Detail	Methode	Bemerkung
Infekt	Allgemein	Differenzialblutbild C-Reaktives Protein oder BKS	
	Helicobacter pylori	Monoklonaler Stuhlantigentest oder ^{13}C-Harnstoff-Atemtest oder Histopathologie	Der nichtinvasive monoklonale Stuhlantigentest ist sehr sensitiv; Karenzzeiten zur Einnahme von Antazida und Protonenpumpenhemmern sowie Antibiotika beachten. Serologie unzuverlässig
	Streptokokken	Anti-DNaseB-Titer, Anti-Streptolysin-Titer, (Rachenabstrich)	Rachenabstrich oft unauffällig
	Staphylokokken	Anti-Staphylolysin-Titer	
	Yersinia enterocolitica	Yersinien-Serologie (IgA, IgG, Immunoblot)	IgA und mehrere Banden im Immunoblot deuten auf persistierende Yersiniose
Autoreaktiv	Schilddrüse	TSH_{basal} Schilddrüsen-Peroxidase-Antikörper Thyreoglobulin-Antikörper TSH-Rezeptor-Antikörper	Bei TSH-Auffälligkeiten auch FT3, FT4 bestimmen
	FcεRI (IgE), Serumfaktor(en)	Autologer Serumtest	Direkter Anti-FcεRI-Autoantikörpernachweis steht kommerziell nicht zur Verfügung; Funktionelle Untersuchungen des Serums auf Spenderbasophilen wie Histaminfreisetzung, Leukotrienproduktion, CD63- oder CD203c-Expression sind in der Routine zu aufwendig
Pseudoallergie	NSAIDs	Anamnese, Karenz	Alternativen (fragliche Wirksamkeit): Paracetamol, Tramadol, Etoricoxib; gegebenenfalls im Intervall oraler Provokationstest
	Nahrungsmittelzusatzstoffe	Standardisierte pseudoallergenarme Diät für 4 Wochen	Bei Nutzen gegebenenfalls stationäre Provokation mit pseudoallergenreicher Kost, Sammelexposition, Einzelsubstanzaufschlüsselung

tionelle Tests (Histaminfreisetzungstest, Sulfidoleukotrienproduktion oder durchflusszytometrische Bestimmung von Aktivierungsmarkern wie CD63 auf Basophilen) aufgrund des logistischen Aufwandes spezialisierten Zentren im Rahmen von Studien vorbehalten sind. Die Durchführung und Beurteilung des autologen Serumtests wurde auf europäischer Ebene konsentiert. Das Ergebnis wird aktuell jedoch lediglich zur Subklassifikation der chronischen spontanen Urtikaria in autoreaktiv und nicht autoreaktiv eingesetzt. Eine therapeutische Konsequenz hat sich bisher nicht ergeben.

Bei unauffälliger Basisdiagnostik kann nach qualifizierter Ernährungsberatung eine ambulante 4-wöchige standardisierte **pseudoallergenarme Diät** versucht werden. Bei signifikanter Beschwerdebesserung sollte eine stationär durchgeführte Provokationstestung mit standardisierter pseudoallergenreicher Kost, eine Sammelexposition mit Nahrungsmittelzusatzstoffen und Einzelsubstanzaufschlüsselung erwogen werden. Für die Details wird auf entsprechende Literatur verwiesen. Insgesamt profitiert etwa ein Drittel der Patienten von der Diät (unkontrollierte Beobachtungsstudien), komplette Beschwerdefreiheit wird jedoch nur selten erzielt und eine anschließende Provokationstestung ist nur selten auffällig. Nach 3- bis 6-monatiger strenger pseudoallergenarmer Diät wird die schrittweise Zufuhr von Lebensmitteln von den meisten Patienten wieder vertragen.

▪ Verlauf

Die chronische spontane Urtikaria besteht im Mittel für 3–5 Jahre, nur die Hälfte der Betroffenen zeigt eine Remission innerhalb von 10 Jahren.

▪ Therapie

Therapieziel ist komplette Beschwerdefreiheit. Zu den Strategien zählen Beseitigung oder Vermeidung des Auslösers (beispielsweise Eradikation von Helicobacter), Hemmung der Mediatorfreisetzung aus Mastzellen (Glukokortikoide, Phototherapie, Ciclosporin A) und Inhibition der Mediatorwirkung am Zielorgan (H1-Antihistaminika,

Blutentnahme in sterilen Röhrchen ohne Antikoagulans
(sorgfältige Beschriftung mit Name und Uhrzeit
zum Vermeiden von Verwechslungsgefahr)

↓

Nach exakt 30 min Blutgerinnung bei Raumtemperatur Abseren
durch Zentrifugation bei 450–500 g für 10 min

↓

Durchführung Intrakutantest:
Säubern des volaren Unterarms mit Antiseptikum,
Intrakutantest (je mit steriler 27 G Nadel und 3–5 cm Abstand)
von 0,05 ml NaCl 0,9% (Negativkontrolle)

und

0,05 ml 0,5–1 µg Histaminlösung (Positivkontrolle)

und

0,05 ml unverdünntem autologem Serum

↓

Bestimmung des jeweiligen mittleren Quaddeldurchmessers
nach 30 min

Positiver autologer Serumtest:
Autologes $\text{Serum}_{\text{Mittl. Quaddeldurchmesser}}$
minus
$\text{NaCl}_{\text{Mittl. Quaddeldurchmesser}} \geq 1{,}5$ mm
(Bedingung: Positivkontrolle positiv)

Abb. 29.4 Durchführung und Beurteilung des autologen Serumtests (Konstantinou et al. 2009)

Leukotrienrezeptorantagonisten). Einzelne Medikamente weisen Effekte mehrerer dieser Ansätze auf, von vielen ist die Wirkung im Detail nicht bekannt.

Allgemeine Empfehlungen bei Urtikaria

- Eliminierung kausaler Faktoren
- Vermeiden von nichtsteroidalen Antiphlogistika (Azetylsalizylsäure) oder Mastzellen aktivierenden Medikamenten
- Vermeiden von ACE-Hemmern, AT-II-Rezeptorantagonisten (nur bei rezidivierenden Angioödemen)
- Vermeiden von Überwärmung, Alkohol, Stress
- Topische Antipruriginosa (Polidocanol 3–5%), kühlende Lotionen
- Bei bedrohlichen Angioödemen, Anaphylaxie: Notfallmedikamente mitführen

Neben der Vermeidung unspezifisch aktivierender Faktoren (Übersicht) sollten identifizierte, persistierende bakterielle (*Helicobacter pylori*-Infektion) oder parasitäre Infektionen behandelt werden, da dies zur kompletten Beschwerdefreiheit führen kann. Der Erfolg der Therapie sollte überprüft werden (Resistenzen bei *Helicobacter pylori*). Das Ansprechen der Urtikaria stellt sich oft erst mit einigen Wochen (8–12 Wochen) Verzögerung ein. Bei Schilddrüsenautoantikörpern kann eine Therapie bei Schilddrüsenfunktionsstörung indiziert sein, hat aber keinen Effekt auf die Urtikaria. Bei Besserung unter pseudoallergenarmer Diät kann eine schrittweise Lockerung nach 3–6 Monaten versucht werden. Eine spezifische Therapie bei positivem autologem Serumtest und/oder Vorhandensein von Autoantikörpern gegen FcεRI steht bisher nicht zur Verfügung. In Einzelfällen wurden Erfolge mit Plasmapherese, hochdosierten intravenösen Immunglobulinen oder Immunsuppression mit Ciclosporin A beschrieben.

Eine topische Therapie ist wenig effektiv, wird aber von manchen Patienten zusätzlich zur systemischen Therapie eingesetzt. Geeignet sind juckreizlindernde und kühlende Externa, zum Beispiel Polidocanol-haltige (3–5%) Lotionen oder Cremes. Topische Antihistaminika werden aufgrund ihres Sensibilisierungspotenzials nicht empfohlen.

Die symptomatische Standardtherapie (Tab. 29.7) besteht aufgrund der zentralen Bedeutung von Histamin aus nicht oder wenig sedierenden H1-Antihistaminika (in alphabetischer Reihenfolge: Azelastin, Cetirizin, Desloratadin, Ebastin, Fexofenadin, Levocetirizin, Loratadin, Mizolastin und Rupatadin) in Standarddosierung. Es gibt bisher bei chronischer Urtikaria kaum direkte Vergleichsstudien dieser H1-Antihistaminika untereinander. In den beiden Studien, in denen ein Vergleich von Desloratadin mit Levocetirizin möglich ist, hat Levocetirizin besser abgeschnitten.

> **Komplette Beschwerdefreiheit ist mit der Standarddosis der H1-Antihistaminika nur bei wenigen Betroffenen zu erzielen, obwohl dies die einzigen für die Therapie der chronischen Urtikaria zugelassenen Medikamente sind.**

Sie blockieren die Histaminwirkung am H1-Rezeptor und somit Juckreiz, Erythem und Quaddel/Ödem. Eine regelmäßige und gegebenenfalls über den Tag verteilte Einnahme ist effektiver als die Einnahme nach Bedarf.

Kommt es innerhalb von 2 Wochen nicht zu einem Ansprechen auf die Standarddosis wird auf der zweiten Stufe (Tab. 29.7) eine bis zu 4-fache Dosiserhöhung (off-label use) unter Berücksichtigung potenzieller Nebenwirkungen empfohlen.

Bei weiterer Therapieresistenz innerhalb der nächsten 1–4 Wochen sollte auf der dritten Stufe zunächst aufgrund

Tab. 29.7 Evidenzbasierte Therapie der chronischen spontanen Urtikaria (Aus: Wedi und Kapp 2005, Wedi 2010) und konsentierter empfohlener Behandlungsalgorithmus (Aus: Zuberbier et al. 2009b)

Empfehlungsgrade nach Evidenz (Grad A bis D, nach www.sign.ac.uk) (Wedi und Kapp 2005, Wedi 2010)	Empfohlener Behandlungsalgorithmus nach Evidenz und Konsens (Zuberbier et al. 2009b)
Empfehlungsgrad A	
Tägliche Standarddosis von wenig sedierenden H1-Antihistaminika	**Stufe 1:** Standarddosis nichtsedierendes H1-Antihistaminikum
Empfehlungsgrad B	Nach 2–4 Wochen ohne Ansprechen
Kombination von wenig sedierenden H1-Antihistaminika mit Ciclosporin A (2,5–5 mg/kg/d) Omalizumab*	**Stufe 2:** Dosiserhöhung nicht sedierendes H1-Antihistaminikum bis zu vierfach (off-label)
Empfehlungsgrad C	Nach 1–4 Wochen ohne Ansprechen
Wenig sedierende H1-Antihistaminika bis zur vierfachen täglichen Dosis Eradikation der *Helicobacter-pylori*-Infektion	**Stufe 3:** Zusätzlich Montelukast oder Wechsel des nicht sedierenden H1-Antihistaminikums
Empfehlungsgrad D	Nach 1–4 Wochen ohne Ansprechen
Kausale Therapie Eradikation anderer Infektionserreger Standardisierte pseudoallergenarme Diät Kombination von wenig sedierenden H1-Antihistaminika mit: **Erste Wahl:** Leukotrienantagonisten **Zweite Wahl:** Glukokortikoiden (oral kurzfristig) Chloroquin, Dapson **Dritte Wahl** (in alphabetischer Reihenfolge): Cox-2-Hemmer, Cyclophosphamid, Doxepin, Eigenbluttherapie (bei positivem autologem Serumtest), Interferon, intravenöse Immunoglobuline, Ketotifen, Methotrexat, Mycophenolat-Mofetil, Nifedipin, Oxatomid, Phototherapie, Plasmapherese, Stanazolol, Sulfasalazin, Tacrolimus, Terbutalin, Theophyllin, Warfarin	**Stufe 4:** Zusätzlich zu nicht sedierendem H1-Antihistaminikum (in erhöhter Dosis) Ciclosporin A oder H2-Antihistaminikum oder Dapson oder Omalizumab **Bemerkungen:** Auf den Stufen 3 und 4 sind kurzfristig für 3–7 Tage systemische Glukokortikoide möglich Alle 3–6 Monate sollte die Notwendigkeit der Therapie überprüft werden.

* Stand 2012, Wirksamkeit in randomisierten plazebokontrollierten Studien gezeigt

des individuell unterschiedlichen Ansprechens der Wechsel auf ein anderes H1-Antihistaminikum erfolgen. Ältere H1-Antihistaminika (zum Beispiel Hydroxyzin) sollten insbesondere aufgrund der meist erforderlichen Dosiserhöhung nur eingesetzt werden, wenn eine Sedierung ausdrücklich gewünscht wird. Ihre negativen Einflüsse auf die REM-Schlafphase, Lernen und geistige Leistungsfähigkeit sind zu berücksichtigen.

▪▪ Vorgehen bei Antihistaminika-Resistenz

Das Risiko-Nutzen-Profil sollte für jede Alternative (off-label use) aufgrund des niedrigen Evidenzniveaus sorgfältig abgewogen werden.

Betroffene mit positivem autologem Serumtest und/oder pseudoallergischen Reaktionen auf Azetylsalizylsäure/Additiva können auf die zusätzliche Gabe eines Leukotrienrezeptorantagonisten (Montelukast, 1-mal 10 mg/d) ansprechen, der auf der dritten Stufe des Behandlungsalgorithmus empfohlen wird (Tab. 29.7).

Nach weiteren 1–4 Wochen können auf der vierten Stufe (Tab. 29.7) zusätzlich zu H1-Antihistaminika Ciclosporin A 2,5–5 mg/kg Körpergewicht pro Tag (Ansprechen innerhalb von 4–6 Wochen) oder H2-Antihistaminika (zum Beispiel Ranitidin 2-mal 150 mg) oder Dapson (100–150 mg/d 6 Tage pro Woche) oder Omalizumab (Anti-IgE-Therapie, subkutan, Dosierung nach Asthmatabelle) versucht werden.

Bisher existiert nur für Ciclosporin A und inzwischen auch für Omalizumab Evidenz für Wirksamkeit und Sicherheit bei der Indikation H1-Antihistaminika-resistente chronische Urtikaria aus randomisierten kontrollierten Studien. Aufgrund bisheriger Erfahrungen besteht die Aussicht, dass Omalizumab zukünftig für die Indikation chronische spontane Urtikaria zur Zulassung eingereicht wird. Im Rahmen individueller Heilversuche wurden bei schwerer chronischer spontaner Urtikaria, aber auch anderen therapierefraktären schweren Urtikariaformen sehr gute und rasche (nach ein bis zwei Injektionen) Erfolge beschrieben. Nach Absetzen kommt es aber meist genauso rasch zu einem Rezidiv. Der Wirkmechanismus von Omalizumab (Anti-IgE-Antikörper) ist bislang ungeklärt. Der rasche Erfolg spricht gegen eine Herunterregulation von hochaffinen IgE-Rezeptoren auf Mastzellen.

H2-Antihistaminika wurden nur in Kombination mit sedierenden H1-Anthistaminika in Studien mit widersprüchlichen Ergebnissen untersucht. Dapson eignet sich möglicherweise eher bei ausgeprägtem entzündlichem Infiltrat mit Neutrophilen und/oder Eosinophilen (bei druckassoziierter chronischer spontaner Urtikaria oder verzögerter Druckurtikaria). Andere in kleineren Studien oder Einzelfällen erfolgreiche Therapien sind (Hydroxy)-chloroquin, Sulfasalazin, Tacrolimus, Methotrexat, Mycophenolat-Mofetil, Cyclophosphamid, Phototherapie mit UVB.

Eher als erfolglos beschrieben und/oder mit zum Teil nicht unerheblichen Nebenwirkungen belastet sind Antidepressiva (Doxepin), Mastzellstabilisatoren (Oxatomid, Ketotifen), Kalziumkanalblocker (Nifedipin), Sympathomimetika (Terbutalin), Antikoagulanzien (Warfarin), Stanazolol.

Glukokortikoide sollten höchstens kurzfristig (maximal 2 Wochen) bei akuter Exazerbation eingesetzt werden, die initiale empfohlene tägliche Dosis liegt bei 0,5–1 mg/kg Körpergewicht Prednisolonäquivalent.

Grundsätzlich sollte regelmäßig alle 3–6 Monate überprüft werden, ob eine Dosisreduktion oder ein Absetzen der Medikation bei eventuell eingetretener Spontanremission möglich ist.

Chronische spontane Urtikaria im Kindesalter

Die chronische spontane Urtikaria im Kindesalter ist seltener als bei Erwachsenen. Exakte epidemiologische Daten fehlen. Das diagnostische Vorgehen sowie die Therapie der chronischen spontanen Urtikaria im Kindesalter unterscheiden sich grundsätzlich nicht vom Vorgehen bei Erwachsenen. Die Triggerfaktoren sind vergleichbar, wobei bevorzugt persistierende Streptokokkeninfekte vorkommen. Wie bei Erwachsenen findet sich bei einem Drittel ein positiver autologer Serumtest. Auch bei Kindern wird bei fehlendem Ansprechen auf die Standarddosis eine gewichtsadaptierte Dosiserhöhung moderner H1-Antihistaminika empfohlen. Alternativen wie Montelukast, Omalizumab und Ciclosporin A sind grundsätzlich im Kindesalter – allerdings für andere Indikationen – zugelassen. Nur für Ciclosporin A gibt es bisher unkontrollierte Beobachtungsstudien bei chronischer Urtikaria im Kindesalter.

29.2.2 Physikalische Urtikaria

[Duke 1924]
Physikalische Urtikariaformen werden durch externe mechanische Stimulation induziert. Hierbei bestehen die einzelnen Urticae für maximal 1–2 h, mit Ausnahme der verzögerten Druckurtikaria. Obwohl sie klinisch sehr eindrucksvoll erscheinen, konnten weder die Pathomechanismen der physikalischen Urtikariaformen im Einzelnen geklärt werden noch gibt es adäquate Evidenz für therapeutische Strategien aus kontrollierten Studien.

> **Die meisten physikalischen Urtikariaformen bestehen 3–5 Jahre oder länger.**

Die Diagnose wird durch sorgfältige Anamnese, klinische Untersuchung und standardisierte physikalische Testungen gestellt. Autoreaktivität im Sinne eines positiven autologen Serumtests oder von Autoantikörpern gegen IgE beziehungsweise den hochaffinen IgE-Rezeptor wurden nicht beschrieben.

Dermographismus

- **Synonym**

Dermatographismus
Nach leichter, linearer Streifung der Haut mit einem harten Gegenstand (Holzspatel, Stift) rötet sich das berührte Areal durch reflektorische Vasodilatation strichförmig innerhalb von 15–20 s: Roter Dermographismus (**Dermographismus ruber**). Bei Patienten mit atopischer Diathese oder atopischen Erkrankungen tritt dagegen durch Vasokonstriktion häufig ein weißer Dermographismus (**Dermographismus albus**) auf. Beim atopischen Ekzem gehört der weiße Dermographismus zu den diagnostischen Minor-Kriterien.

Urtikarieller Dermographismus

Bei Anwendung leichter Scherkräfte (Reiben, Scheuern oder Schreiben mit einem harten Gegenstand) auf der Haut unter Druckausübung kommt es innerhalb von 5 min im Kontaktareal und leicht darüber hinaus zu einer urtikariellen Reaktion ohne Juckreiz, die Minuten bis über eine Stunde bestehen bleiben kann. Dieser asymptomatische urtikarielle Dermographismus ist ohne Krankheitswert und kommt bei etwa 5% der Bevölkerung vor. Der sehr seltene urtikarielle Spätdermographismus entwickelt sich erst nach 3–6 h und kann bis zu 24 h bestehen bleiben.

Urticaria factitia

- **Synonyme**

Symptomatischer urtikarieller Dermographismus, dermographische Urtikaria
Die Urticaria factitia ist charakterisiert durch wellenartiges Anfluten von quälendem Juckreiz, vielfach morgens nach

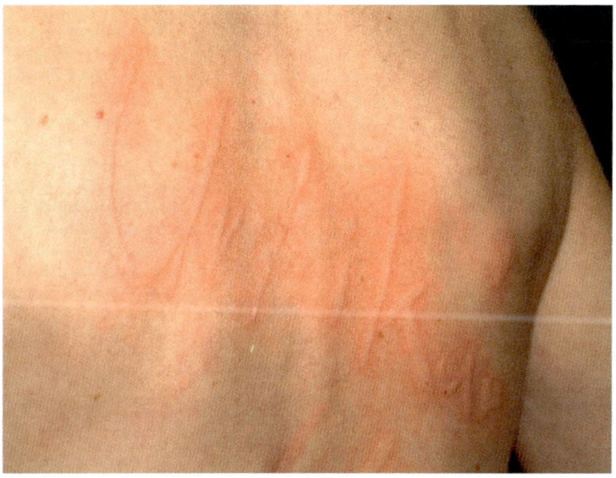

Abb. 29.5 Urtikarieller Dermographismus bei Urticaria factitia

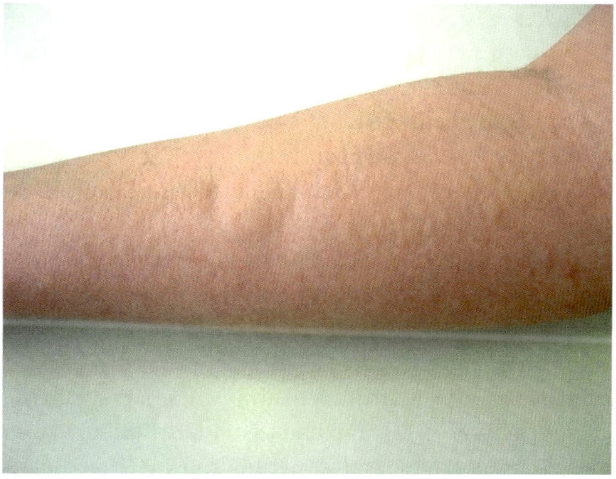

Abb. 29.6 Kälteurtikaria (nach 10-minütigem Armbad bei 10°C)

dem Aufstehen oder abends beim Zubettgehen. Durch Ausübung leichter Scherkräfte unter Druckeinwirkung wie Reiben, Scheuern oder auch Schreiben mit einem Stift auf der Haut oder Verwendung eines standardisierten Dermographometers, mit dessen Spitze ein Druck von 20–160 g/mm^2 anwendbar ist (HTZ Limited, Vulcan Way, New Addington, Croydon, Surrey, UK), entwickeln sich innerhalb weniger Minuten im Kontaktareal der Haut und darüber hinaus stark juckende, linear angeordnete, konfluierende Urticae. Das Reiben von Kleidung oder Schmuck oder Abtrocknen mit einem Handtuch kann bereits Symptome auslösen. Die Urticae sind in der Regel nicht rund, sondern entsprechend dem Stimulus meist strich- oder streifenförmig angeordnet (Schreiben auf der Haut ist möglich). Da durch Reiben ausgelöste Quaddeln erneut Juckreiz verursachen, wird ein Circulus vitiosus ausgelöst. Ähnlich wie ein urtikarieller Spätdermographismus kann auch eine verzögert eintretende und lang anhaltende Urticaria factitia tarda vorkommen.

Die Urticaria factitia ist der häufigste physikalische Urtikariatyp bei Erwachsenen und Kindern und dauert im Mittel 6,5 Jahre an. Häufig findet sich eine chronische spontane Urtikaria oder eine andere physikalische Urtikaria in Kombination. Die Diagnose ist leicht zu stellen. Wenn die Betroffenen nicht bereits bei der Vorstellung die von ihnen selbst mechanisch induzierten strichförmigen Quaddeln präsentieren, ist die Auslösung mittels Überprüfung des Dermographismus einfach. Meist findet sich kein triggernder Faktor, in Einzelfällen können aber eine Antibiotikatherapie (Penicillin), eine Skabies oder eine bakterielle Infektion auslösend sein.

Therapie

Die symptomatische Therapie besteht in erster Linie aus regelmäßig und meist über längere Zeit verabreichten modernen H1-Antihistaminika, gegebenenfalls mit Dosiserhöhung (off-label, bis zu 4-fach). Randomisierte Plazebokontrollierte Therapiestudien liegen kaum vor. Die meisten Patienten sind mit H1-Antihistaminika in erhöhter Dosierung ausreichend behandelbar. Zur lokalen Juckreizbekämpfung eignen sich Zinkschüttelmixtur oder Cremes mit Zusatz von anästhesierendem Polidocanol (bis 5%) oder kühlendem Menthol. Bei Therapieresistenz sind wie bei chronischer spontaner Urtikaria Versuche mit zusätzlich Montelukast (2. Wahl), oder Ciclosporin A (3. Wahl) möglich. Auch eine Phototherapie (UVB 311 nm) wurde in einer Fallserie erfolgreich beschrieben.

Kälteurtikaria

Synonyme

Urticaria e frigore, Kältekontakturtikaria, Kältereflexurtikaria

Die erworbene Kälteurtikaria gehört zu den häufigen Formen der physikalischen Urtikaria. Sie tritt bevorzugt im jungen Erwachsenenalter, aber auch im Kindesalter, innerhalb von Minuten nach Kontakt zu kalten Gegenständen oder Wasser, aber auch kalter Luft, seltener auch kalten Speisen oder Getränken auf. Bei Exposition großer Körperareale können Allgemeinsymptome (Abgeschlagenheit, Kopfschmerzen, Luftnot, Tachykardie) auftreten. Lebensbedrohliche Reaktionen bis hin zum Schock sind durch ausgedehnte kälteinduzierte Mediatorfreisetzung möglich (nach Sprung ins kalte Wasser). Werden Symptome durch kalte Speisen oder Getränke beschrieben, ist dies ein Warnhinweis für das Auftreten systemischer Reaktionen.

Bei manchen Patienten entwickelt sich die Reaktion erst dann, wenn sie nach dem Aufenthalt in der Kälte in einen warmen Raum kommen. Andere geben an, dass bevorzugt kalter Wind zur Auslösung führt oder ein Temperaturabfall an der Haut (Steigen aus dem Meer, Verdunstungskälte beim Schwitzen) bedeutsamer ist als die absolute Temperatur.

Seltener sind entfernte Reaktionen nach örtlicher oder innerlicher (durch kalte Infusionslösungen) Kälteeinwirkung (**Kältereflexurtikaria**) zu beobachten. Die Kombination mit cholinergischer Urtikaria oder chronischer spontaner Urtikaria ist möglich.

Die mittlere Dauer der Kälteurtikaria liegt bei 5–10 Jahren.

Auch bei Kälteurtikaria gilt Histamin als zentraler Mediator, Mediatoren von Neutrophilen, Eosinophilen und Thrombozyten sind möglicherweise beteiligt. Die genaue Ätiopathogenese ist nicht geklärt. Unterschieden werden **primäre**, erworbene **Kälteurtikaria** (diskutiert wird eine allergische Typ-I-Reaktion) und **sekundäre Kälteurtikaria** mit Nachweis kältesensitiver Serumproteine (Kryoglobuline, Kälteagglutinine, Kryofibrinogen) bei etwa 2% der Betroffenen, möglich im Rahmen eines malignen Lymphoms oder einer Leukämie oder bei Infektionskrankheit (Borreliose, HIV-Infektion/AIDS, infektiöse Mononukleose). Einige Patienten berichten auch eine Assoziation zur Hymenopterengiftallergie oder spezifischen Immuntherapie mit Insektengiften.

▪ Diagnostisches Vorgehen

Diagnostisch wird eine standardisierte Kältetestung durchgeführt, idealerweise mit Bestimmung der auslösenden Temperaturschwelle. Dies kann beispielsweise mittels serieller 10-minütiger kalter Armbäder mit definierten Temperaturen (mit Absinken bis auf 8–10°C) oder einzeitig mit 5-minütiger Applikation von Temperaturen von 4–28°C durch thermoelektrische Peltierelemente (TempTest, Emo Systems, Berlin) erfolgen. Bei Provokation mit Eiswasser (0°C), zerstoßenem Eis oder Eiswürfeln sind Kälteschäden unbedingt zu vermeiden (durch kontrollierte, vorsichtige und kurzzeitige Provokation für Sekunden bis wenige Minuten mit Gefäß oder in Plastiktüte).

Bei starken urtikariellen Reaktionen kann insbesondere bei seitlichem Druck ein Orangenhautphänomen auslösbar sein, verursacht durch Einziehung der Follikelmündungen infolge des Serumaustritts.

Zum Ausschluss einer sekundären Kälteurtikaria bei infektiösem Trigger wie Syphilis, Borreliose, Hepatitis, infektiöser Mononukleose, HIV-Infektion sollten serologische Untersuchungen durchgeführt werden, weiterhin die Untersuchung auf Kryoglobuline, Kälteagglutinine und Kryofibrinogen.

▪ Differenzialdiagnose

Besonders bei negativen Kälteprovokationstests müssen seltene Differenzialdiagnosen wie hereditäre autosomal-dominante familiäre Kälteurtikaria und familiäre Kälteautoinflammatorische Syndrome (zum Beispiel Muckle-Wells-Syndrom) ausgeschlossen werden.

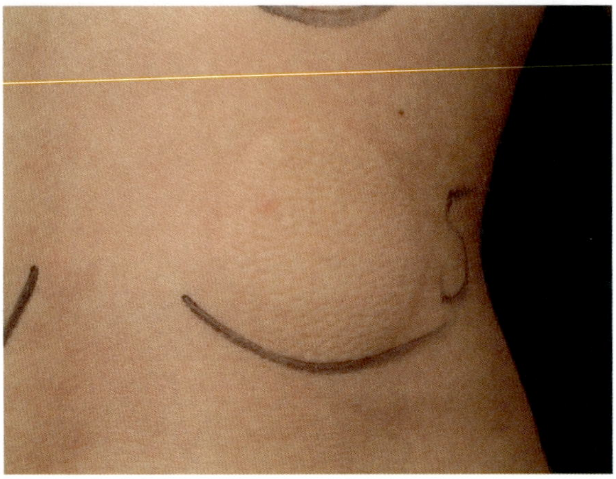

Abb. 29.7 Orangenhautphänomen bei Kälteurtikaria (nach eisgefülltem Zylinder)

▪ Therapie

H1-Antihistaminika der neueren Generation stellen die Therapie der ersten Wahl dar, obwohl sie auch in erhöhter Dosis (off-label, bis zu 4-fach) die Symptome zwar besser als mit Standarddosis, aber doch nicht immer komplett unterdrücken können. Ob die prophylaktische H1-Antihistaminikagabe potentiell lebensbedrohliche systemische Symptome unterdrücken kann, wurde bisher nicht untersucht. Deshalb sollten Patienten mit ausgeprägter Kälteurtikaria eindringlich hinsichtlich Vermeidens der Auslöser beraten werden und ein Notfallset einschließlich Epinephrin-Autoinjektor erhalten.

Eine Toleranzinduktion durch steigende Kälteexposition (mehrfaches tägliches Duschen) kann Erfolg zeigen, ist aber nicht ungefährlich und meist nicht dauerhaft praktikabel.

Eine hochdosierte und längerfristige (3 Wochen) antibiotische Therapie mit Penicillin parenteral (1 Mega Benzylpenicillin i.m. oder 3-mal 5–10 Mega Penicillin G i.v.) kann bei 20–50% der Patienten zur kompletten oder partiellen Remission führen. Erfolge wurden auch bei oraler Gabe von Penicillin sowie Tetrazyklinen beschrieben. Der Wirkmechanismus ist unbekannt. Die Evidenz für Cyproheptadin, Ketotifen oder Montelukast ist niedrig. Positive Einzelfallberichte zeigten Erfolg unter Therapie mit Omalizumab (Anti-IgE-Antikörper).

Wärmeurtikaria

▪ Synonyme

Urticaria e calore, Wärmekontakturtikaria

Eine Wärmeurtikaria ist äußerst selten und tritt wenige Minuten nach direktem Kontakt zu warmem Wasser, warmen Gegenständen oder warmer Luft (Auslösetemperaturen zwischen 38°C und 50°C) typischerweise mit kleinen und flüchtigen Urticae auf. Typische Auslöser sind das Anfassen von heißen Gegenständen, heißes Abwaschen, sehr heiße Bäder, Speisen, Sonnenbäder oder Haare föhnen.

Wie bei Kälteurtikaria sollte idealerweise durch standardisierte physikalische Wärmetestung die Reaktion ausgelöst und die Temperaturschwelle bestimmt werden. Hierfür geeignet sind 10-minütige warme Armbäder (38–42°C), mit entsprechend temperiertem Wasser gefüllte Testzylinder auf der Haut des volaren Unterarms appliziert für 5–10 min oder das Gerät TempTest (siehe Kälteurtikaria) geeignet.

▪ Therapie

Eine evidenzbasierte Therapieempfehlung gibt es nicht. Toleranzinduktion durch warme Bäder, H1-Antihistaminika, (Hydroxy-)Chloroquin oder Omalizumab wurden als erfolgreich beschrieben.

Verzögerte Druckurtikaria

▪ Synonym

Delayed pressure urticaria

▪ Klinik

Bei verzögerter Druckurtikaria treten meist 4–8 h verzögert nach vertikalem Druck, Stoß oder Schlag an den Stellen der Reizeinwirkung eher schmerzhafte als juckende, tief liegende Schwellungen auf, die für bis zu 2 Tage bestehen können. Aufgrund des ausgeprägten Ödems (Urticaria profunda) kann insbesondere bei seitlichem Druck ein Orangenhautphänomen sichtbar sein, verursacht durch Einziehung der Follikelmündungen infolge des Serumaustritts.

Typische Lokalisationen sind Handinnenflächen (nach längerem Fahrrad fahren, Auto fahren) und Fußsohlen (nach längerem Laufen, Stehen auf Leiter), Hüften, Schultern (Tragen von Taschen), Rücken und Haut unter BH-Trägern und Gürteln. Aufgrund des zeitlich verzögerten Auftretens nach Druckeinwirkung ist für die Betroffenen der Zusammenhang nicht immer erkennbar. Begleitend sind grippeähnliche Allgemeinsymptome wie Abgeschlagenheit, Myalgien, Arthralgien und Leukozytose nicht selten. Männer mittleren Alters sind häufiger und zum Teil bis zur Arbeitsunfähigkeit betroffen. Eine Druckurtikaria im Kindesalter ist eine absolute Rarität.

Die Dauer der Druckurtikaria beträgt durchschnittlich 6–9 Jahre. Kombinationen mit chronischer spontaner Urtikaria oder der physikalischen Urticaria factitia sind nicht selten.

▪ Differenzialdiagnose

Differenzialdiagnostisch ist eine druckaggravierte chronische spontane Urtikaria, bei der Urticae nicht nur spontan, sondern druckassoziiert (bevorzugt in druckbelasteten Arealen, Gürtelbereich) auftreten, abzugrenzen. Die Urticae treten dabei häufig nur nach 30 min im Drucktest auf, aber nicht verzögert nach mehreren Stunden.

▪ Diagnostisches Vorgehen

Ein Drucktest ist auf verschiedene Arten möglich. Gut standardisiert ist die Applikation einer Gewichtsbelastung mit 0,5–1,5 kg/cm^2 Haut durch entsprechende Zylinder für je 10 min in unterschiedlichen Arealen (Rücken, ventraler und dorsaler Oberschenkel). Die Ablesung erfolgt nach 30 min, 3 h, 6 h, eventuell 8 h und nochmals nach 24 h. Ungenauer ist die Einwirkung eines Gewichts von 3–10 kg auf einem Oberschenkel oder über einen Gurt auf die Schulter. Die Diagnose wird gestellt, sobald in einem oder mehreren Testarealen Schwellungen mit einer Verzögerung von 3–24 h auftreten.

▪ Histopathologie

Bei verzögerter Druckurtikaria kann eine Biopsie aus einer induzierten Urtica sinnvoll sein. Das Infiltrat ist ausgeprägter als bei anderen Urtikariaformen, eine Abgrenzung zur Urtikariavaskulitis ist histopathologisch möglich. Frühe Läsionen (<5 h) zeigen vermehrt Neutrophile und Eosinophile, spätere Läsionen (>12 h) eher Lymphozyten und Eosinophile. Die tiefer liegenden Schwellungen gelten auch als histaminvermittelt, wobei die Expression von Adhäsionsmolekülen auf Endothelzellen und das neutrophilen- sowie eosinophilenreiche Infiltrat auf eine Rolle von Zytokinen hinweisen.

▪ Therapie

Soweit möglich sollte vertikale Druckeinwirkung vermieden werden (durch Abpolsterung, Vergrößerung der Einwirkfläche). Dies kann in Einzelfällen auch die Aufgabe einer beruflichen Tätigkeit bedeuten.

H1-Antihistaminika, selbst in erhöhter Dosis, sind bei verzögerter Druckurtikaria oft wirkungslos, stellen aber mangels evidenzbasierter Alternativen die Standardtherapie dar. Einige Patienten profitieren von der zusätzlichen Gabe mittelhoch bis niedrig dosierter Glukokortikoide (40–20 mg Prednisolonäquivalent oder weniger), diese sollten längerfristig aber nur in Dosierungen unterhalb der Cushingschwelle gegeben werden. Dapson (50–150 mg täglich, 6 Tage pro Woche) wurde in Fallserien als erfolgreich beschrieben. Weitere Optionen sind Methotrexat (15 mg/Woche), Montelukast (10 mg/d), Ketotifen plus Nimesulid, Sulfasalazin (bis 3 g/d) oder bei begrenzter Lokalisation gegebenenfalls topisches Clobetasolpropionat 0,5%. Auch Omalizumab wurde in Einzelfällen als erfolgreich beschrieben.

Solare Urtikaria

▪ Synonym

Lichturtikaria

Die solare Urtikaria macht etwa 4% aller photosensitiven Dermatosen (▸ Kap. 44) aus und betrifft vorwiegend Frauen im dritten bis vierten Lebensjahrzehnt. Auslöser von Quaddeln sind ultraviolette Strahlen oder/und sichtbares Licht. Bedeckte Körperareale sind empfindlicher als Hände und Füße. Im Sommer können längerwellige UV-Strahlung oder sichtbares Licht auch durch Kleidung dringen und zu Hautveränderungen in bedeckten Arealen führen. Allgemeinsymptome wie Kopfschmerzen, Übelkeit, Luftnot, Abgeschlagenheit und sogar Bewusstlosigkeit sind möglich, wenn große Areale betroffen sind. Die meisten Patienten haben ganzjährig Beschwerden, andere nur von Frühling bis Herbst.

Histaminausschüttung aus Mastzellen wird als ursächlich angesehen, möglicherweise sind auch Eosinophile beteiligt. Je nach Aktionsspektrum wurden unterschiedliche Photoallergene mit Molekulargewichten von 25–1000 kD beschrieben.

Die standardisierte Provokationstestung mit Bestimmung der minimalen urtikariellen Dosis (MUD) sollte spezifische Wellenlängen eines Monochromators und eines Projektors (sichtbares Licht) für 10 min beinhalten. Die juckenden oder brennenden Quaddeln treten scharf abgegrenzt innerhalb von 5–10 min im belichteten Areal auf und verschwinden meist innerhalb von 15 min bis 3 h. Differenzialdiagnostisch sind Lupus erythematodes, erythropoietische Protoporphyrie und die viel häufigere polymorphe Lichtdermatose zu erwägen.

▪ Therapie

An erster Stelle steht das Vermeiden des jeweiligen Aktionsspektrums, bei sichtbarem Licht allerdings kaum möglich. Nach 5 Jahren zeigten 12–58% eine komplette Remission. H1-Antihistaminika stellen die Therapie der Wahl dar, sind bei einem Drittel der Betroffenen sehr erfolgreich, bei einem Drittel aber wirkungslos. Ein Photohardening kann erfolgreich sein, weitere Möglichkeiten sind Plasmapherese, Cyclosporin A, Photopherese, Plasmaaustausch, intravenöse Immunglobuline oder (Hydroxy-)Chloroquin. Auch Omalizumab wurde in therapierefraktären Fällen als erfolgreich beschrieben.

Vibrationsurtikaria

▪ Synonym

Vibrationsangioödem

Als Rarität führen Vibrationskräfte (Presslufthammer, Radfahren über Kopfsteinpflaster, Vibratoren, Massagegeräte, Blasinstrumente) zu Urtikaria oder Angioödemen (Vibrationsangioödem). Eine Provokation ist mithilfe eines laborüblichen Vortexers möglich, der für 15 min am Unterarm appliziert wird. Therapeutisch sollten entsprechende Vibrationskräfte gemieden werden.

29.2.3 Urtikaria Sonderformen

Ebenfalls induzierbare, aber nicht (nur) durch einen externen physikalischen Stimulus ausgelöste Urtikariaformen, werden als Sonderformen abgegrenzt. Hierzu zählen Kontakturtikaria, cholinergische Urtikaria, anstrengungsinduzierte Urtikaria/Angioödem und aquagene Urtikaria.

Kontakturtikaria

[Hjorth und Roed-Petersen 1975]

Bei der häufigen Kontakturtikaria kommt es immunologisch (IgE-vermittelt) oder nichtimmunologisch (IgE-unabhängig) vermittelt innerhalb von wenigen Minuten nach Hautkontakt zu einer urtikariogenen Substanz zu Urticae im betroffenen Areal. Sie kann auch als Sonderform einer allergischen Kontaktdermatitis mit Sofortreaktion betrachtet werden. Aufgrund der Beschränkung auf den Ort der Einwirkung ist die Kontakturtikaria oft asymmetrisch lokalisiert und zeigt Streifen oder Abrinnspuren.

Eine Generalisation, Bronchoobstruktion oder Anaphylaxie ist selten, je nach Sensibilisierungsgrad, Antigenangebot und Expositionsweg aber möglich.

Beispiele für Auslöser einer **allergischen Kontakturtikaria** (▶ Kap. 30) sind tierische Allergene (Insektengifte, Tierepithelien, Plazentagewebe, Amnionflüssigkeit, Innereien, Fleisch, Fleischprodukte, Fisch, Schalentiere, Seide, Insektenlarven), pflanzliche Allergene (Naturlatex, Obst- und Gemüsesorten, Gewürze), Arzneimittel (Antibiotika, Antiseren, Fumarsäure) und Berufschemikalien (Formaldehyd, Ammoniumpersulfat, Enzyme, Metallsalze, Akrylate, Phthalate; bevorzugte Berufsgruppen: Beschäftigte im Medizinbereich, Friseurhandwerk, Kosmetik, Nahrungsmittelherstellung), sehr selten auch humane Allergene (Seminalplasma). Bei der allergischen Kontakturtikaria besteht eine durch vorherigen Kontakt ausgelöste IgE-abhängige Sensibilisierung. Eine Sonderform ist das orale Allergiesyndrom, bei dem es bei Atopikern nach Kontakt und Verzehr bestimmter pollenassoziierter Nahrungsmittel (Stein-/Kernobst, Gemüse) zu perioralen Rötungen und Schwellungen kommt.

Häufigste Ursache einer **nichtallergischen Kontakturtikaria** ist direkte Histaminliberation oder Freisetzung vasoaktiver Substanzen (biogene Amine, Leukotriene, organische Säuren und Toxine) mit direkter Wirkung auf Gefäße, glatte Muskulatur und Nerven durch Hautkontakt. Klassisches Beispiel ist die Berührung von Brennnesseln oder Wolfsmilchgewächsen. Andere Substanzen sind Irritanzien wie Perubalsam, Benzoesäure oder Zimtaldehyd in Kosmetika, aber auch Stoffe von Tieren (Raupen, Wespen, Bienen, Quallen, Ameisen) und Pflanzen oder Nahrungsmitteln wie Erdbeeren. Eine spezifische Sensibilisierung liegt nicht vor, sodass je nach Stärke des Auslösers und individueller Empfindlichkeit alle Exponierten Symptome zeigen.

Für zahlreiche Substanzen lässt sich der Auslösemechanismus nicht eindeutig festlegen, da Merkmale der allergischen wie nichtallergischen Kontakturtikaria vorliegen (zum Beispiel Ammoniumpersulfat, Perubalsam).

Diagnostisches Vorgehen

Bei Verdacht auf allergische Kontakturtikaria werden Pricktests und/oder – falls erhältlich – spezifische IgE-Antikörper im Serum untersucht, weiterhin offene (oder geschlossene) Epikutantests auf intakter oder vorgeschädigter (Ekzem-)Haut oder bei bislang fehlendem Sensibilisierungsnachweis gegebenenfalls Expositionstests analog normalem Kontakt (Tragen von Latexhandschuhen). Die Ablesung der Tests sollte nach 20, 40 und 60 min, gegebenenfalls auch 24 h erfolgen. Aus einer Kontakturtikaria kann sich bei wiederholter Exposition gerade bei Beschäftigten in der Nahrungsmittelindustrie aus der passageren Sofortreaktion eine prognostisch eher ungünstig verlaufende **Proteinkontaktdermatitis** (ekzemartiges Krankheitsbild, insbesondere der Hände) entwickeln. Die Proteinkontaktdermatitis ist anders als das typische allergische Kontaktekzem an das Vorhandensein spezifischer IgE-Antikörper gebunden. Deshalb ist eine frühzeitige Identifikation des Auslösers wichtig.

Therapie

Beste therapeutische Maßnahme ist Karenz. Bei allergischer Kontakturtikaria können H1-Antihistaminika wirksam sein, ebenso theoretisch eine Hyposensibilisierungsbehandlung. Letztere wird aufgrund des Aufwandes nicht routinemäßig angeboten und ist nicht immer unbedenklich (zum Beispiel potenzielle Infektiosität von Seminalplasma).

Cholinergische Urtikaria

Synonyme

Schwitzurtikaria (veraltet: cholinerge Urtikaria)
Die cholinergische Urtikaria betrifft aus ungeklärten Gründen geschlechtsunabhängig vorwiegend Jugendliche oder junge Erwachsene mit einer Prävalenz von 10%. Sie wird ausgelöst durch eine Erhöhung der Körperkerntemperatur. Nach körperlicher Anstrengung, Fieber, passiver Überwärmung (heißes Bad), stark gewürzten Speisen und alkoholischen Getränken oder emotionalem Stress treten typischerweise flüchtige, für wenige Minuten bis 1 h bestehende, stark juckende 2–3 mm große kalottenförmige Urticae mit erythematösem Hof disseminiert am oberen Rumpf auf. Allgemeinsymptome wie Übelkeit, Bauchkrämpfe, Diarrhoe, Kopfschmerzen, Schwindel und Bewusstlosigkeit können vorkommen. Parallel kann eine Kälteurtikaria bestehen.

Die cholinergische Urtikaria gilt ebenfalls als histaminvermittelt, wobei die Mechanismen der Mastzellaktivierung nicht bekannt sind. Die Beteiligung von Acetylcholin aus lokalen sympathischen Nervenendigungen oder cholinergischen Rezeptoren ist unklar. Beschrieben wurde, dass die intrakutane Injektion von Carbachol bei einigen Betroffenen Urticae auslöst. Bisher nicht weiter untersucht wurde ein Bericht einer Typ-I-Sensibilisierung auf Schweißantigene.

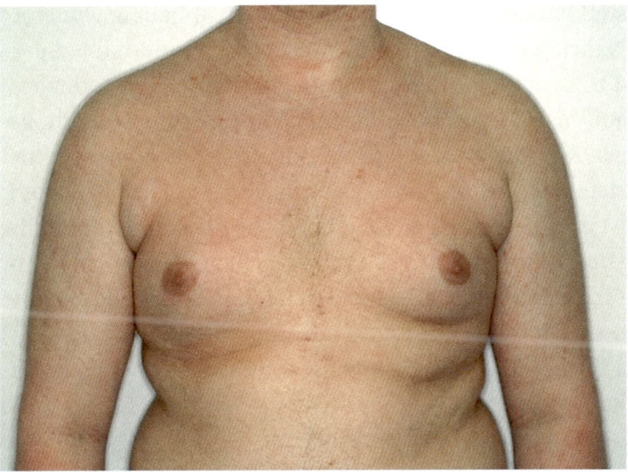

Abb. 29.8 Cholinergische Urtikaria (nach körperlicher Anstrengung auf dem Ergometer)

Diagnostisches Vorgehen

Die Provokation erfolgt unter Beobachtung in Notfallbereitschaft mittels körperlicher Belastung, auf einem Fahrradergometer mit Belastung bis zum Schwitzen oder gegebenenfalls durch ein heißes Teilkörperbad (40–42°C für 10 min).

Treten Quaddeln nur im Bad auf, sind eine aquagene Urtikaria oder eine Wärmeurtikaria zu erwägen. Fällt dagegen nur der Belastungstest positiv aus, muss eine Anstrengungsurtikaria ausgeschlossen werden.

Therapie

Therapeutisch werden moderne H1-Antihistaminika (gegebenenfalls off-label in erhöhter Dosierung) regelmäßig oder 30–60 min vor typischen Situationen prophylaktisch eingesetzt. Nicht selten werden Symptome hierdurch nur teilweise unterdrückt. Eine Toleranzinduktion hinsichtlich körperlicher Anstrengung ist nur schwer zu erzielen. Optionale Medikamente mit niedrigem Evidenzgrad sind Omalizumab, Ketotifen, Danazol, H2-Antihistaminika, Montelukast, Doxepin, β-Blocker oder Prednisolon.

Die durchschnittliche Dauer der cholinergischen Urtikaria beträgt 7,5 Jahre. Verläufe über 30 Jahre wurden beschrieben.

Anstrengungsinduzierte Urtikaria

Synonym

Exercise-induced urticaria/anaphylaxis (EIA)
Die anstrengungsinduzierte Urtikaria/Anaphylaxie (seltener auch Angioödem ohne Urticae) tritt nur nach körperlicher Anstrengung auf, nicht aber nach Erhöhung der Körpertemperatur durch andere Ursachen wie psychische Anstrengung oder passive Erwärmung durch ein Bad. Im Vergleich zur cholinergischen Urtikaria sind die Urticae größer und Allgemeinsymptome bis hin zum anaphylaktischen Schock (anstrengungsinduzierte Anaphylaxie)

sind häufig. Einige Reaktionen treten abhängig von einer Nahrungsaufnahme gleich welcher Art innerhalb von 4–6 h zuvor (Nahrungsmittel- und Anstrengungs-induziert) auf, manche nur nach Genuss von Nahrungsmitteln, gegenüber denen eine IgE-vermittelte Sensibilisierung besteht (zum Beispiel Weizen, Schalentiere). Gegebenenfalls ist die Triggerung durch zusätzliche vorherige Einnahme von Azetylsalizylsäure erforderlich. Als Laborindikator für die weizenabhängige anstrengungsinduzierte Anaphylaxie hat sich spezifisches IgE auf Omega-5-Gliadin (rTri a19) herausgestellt. Nahrungskarenz 4–6 h vor körperlicher Belastung, gegebenenfalls nur von bestimmten Nahrungsmitteln (Weizen), kann zur Beschwerdefreiheit führen. Betroffene sollten Notfallmedikamente, einschließlich Epinephrin-Autoinjektor, mit sich führen.

Adrenergische Urtikaria

[Shelley und Shelley 1985]

▪ Synonym

Adrenerge Urtikaria (veraltet)

Aufgrund von extrem selten beschriebenen Fällen ist die Entität der adrenergischen Urtikaria umstritten. Nach Episoden von starkem emotionalem Stress soll es zu starkem Juckreiz und der Eruption von makulösen und urtikariellen 1–4 mm großen Effloreszenzen kommen, die einen typischen weißen Halo (3–5 mm) aufweisen und sich hierdurch von einer cholinergischen Urtikaria (roter Halo) unterscheiden. Die Ätiopathogenese ist nicht genau bekannt. Die intradermale Testung mit Adrenalin (10 ng in 0,02 ml physiologischer Kochsalzlösung) oder Noradrenalin soll typische Quaddeln mit Juckreiz provozieren. Eine Auslösung durch ein heißes Bad ist nicht möglich. Therapeutisch erfolgreich beschrieben wurden β-Blocker wie Propranolol (2-mal 25 mg tgl.).

Aquagene Urtikaria

[Shelley und Rawnsley 1964]

Extrem selten führt Wasserkontakt jeglicher Temperatur vermutlich durch Freisetzung eines wasserlöslichen Allergens aus dem Stratum corneum, das ins Korium diffundiert und dort Mastzellen aktiviert, nach 2–30 min zu kleinen Quaddeln im Kontaktareal. Die Provokationstestung erfolgt durch Auflegen feuchter 37°C warmer Kompressen für 20 min. Die Haut sollte möglichst bei 37°C warm gehalten werden, um einen Temperaturabfall zu verhindern. Differenzialdiagnostisch ist ein aquagener Pruritus abzugrenzen, bei dem es bei Wasserkontakt zu Juckreiz, aber nicht zu Quaddeln kommt. Bei aquagenem Pruritus kann eine Polycythaemia vera zugrunde liegen.

▪ Therapie

Die prophylaktische Gabe von H1-Antihistaminika ist häufig ausreichend wirksam. Möglich ist auch das Einfetten der Haut vor Wasserkontakt oder bei starkem Juckreiz der Versuch mit topischen Capsaicin-Cremes. In therapierefraktären Fällen kann eine PUVA-Behandlung versucht werden.

29.3 Angioödem

[Donati 1586, Milton 1876–1877, Dinkelacker 1882, Quincke 1882, Osler 1888]

▪ Synonyme

Quincke-Ödem, angioneurotisches Ödem

▪ Definition

Als Angioödeme werden 1–7 Tage andauernde, tiefer liegende Schwellungen (Ödeme) des Koriums, der Subkutis oder Submukosa bezeichnet, die in unregelmäßigen Abständen rezidivieren können.

Die wesentlich häufigeren mastzellmediatorvermittelten (histaminvermittelten) Angioödeme werden von bradykininvermittelten Angioödemen unterschieden (◘ Tab. 29.8). Weitere wichtige Unterscheidungskriterien in der Klassifikation von Angioödemen sind, ob sie erworben oder hereditär und mit oder ohne Mangel an C1-Inhibitor vorkommen.

▪ Differenzialdiagnose

Alle mit Schwellung (vor allem des Gesichts) einhergehenden Krankheitsbilder kommen differenzialdiagnostisch insbesondere in ihren Frühstadien infrage: Akute Kontaktdermatitis, akute Photodermatitis, Zoster, Erysipel, Cheilitis granulomatosa, Melkerson-Rosenthal-Syndrom, Dermatomyositis, Lymphabflussstörungen, obere Einflussstauung, Vena-cava-superior-Syndrom, Blepharochalasis oder das seltene Ascher-Syndrom (Blepharochalasis, Doppellippe). Das episodische Angiödem mit Eosinophilie (**Gleich-Syndrom** [Gleich et al. 1984]) ist definiert durch Auftreten von Schüben mit Urtikaria, Fieber, Gewichtszunahme und Leukozytose (Eosinophilie) sowie IgM-Erhöhung. In Japan wurde auch ein nichtepisodisches (persistierendes) Angioödem mit Eosinophilie vorwiegend bei jungen Frauen an den Extremitäten und ohne IgM-Erhöhung beschrieben.

Mit Eosinophilie assoziierte Angioödeme sprechen meist auf systemische Glukokortikoide an.

Physikalische Urtikariaformen wie eine verzögerte Druckurtikaria, Kälteurtikaria oder ein vibratorisches Angioödem können durch entsprechende Provokationstestungen abgegrenzt werden.

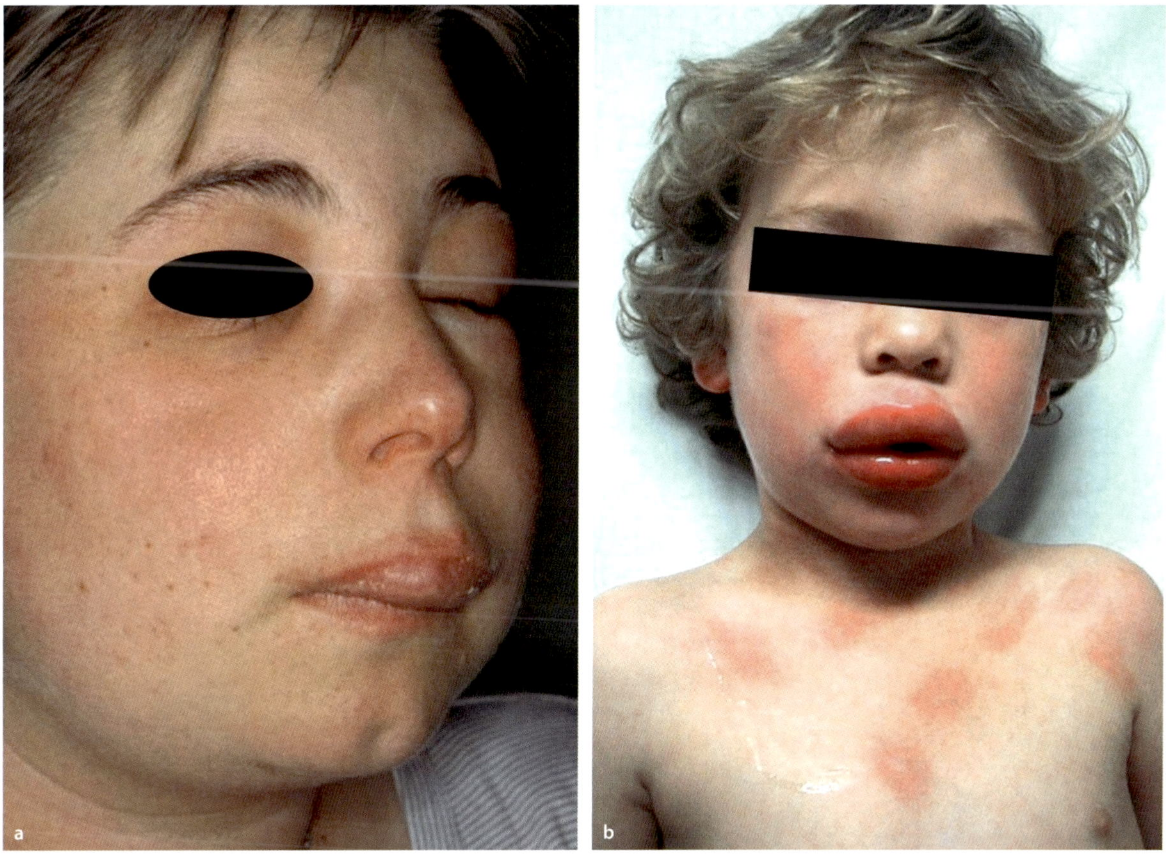

Abb. 29.9a, b a Angioödem der Oberlippe und linken Gesichtshälfte. b Quaddeln und Angioödem bei akuter Urtikaria

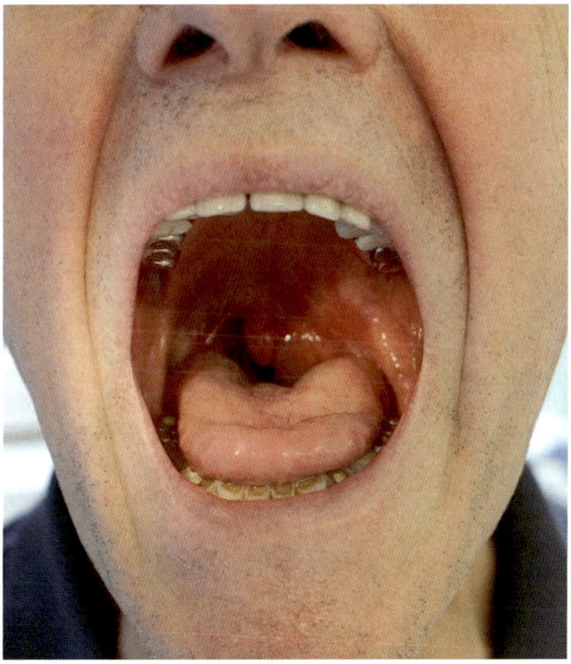

Abb. 29.10 Angioödem der Uvula und des linken oberen Gaumens nach oraler Provokationstestung mit Metamizol

29.3.1 Mastzellmediator(histamin-)vermittelte Angioödeme ohne C1-INH-Mangel

Diese treten auf bei Urtikaria oder auch idiopathisch, allergisch oder pseudoallergisch.

▪ Epidemiologie

Erworbene Angioödeme ohne C1-INH-Mangel sind häufig und können als Variante der Urtikaria angesehen werden. Exakte epidemiologische Daten liegen nicht vor. Männer und Frauen scheinen gleich häufig betroffen zu sein. Allergisch bedingte Angioödeme kommen häufiger bei Atopikern als bei Nicht-Atopikern vor.

▪ Ätiopathogenese

Am häufigsten kommen Angioödeme ohne C1-INH-Mangel bei akuter oder chronischer spontaner Urtikaria (85%) vor und sind dann meistens mit Quaddeln assoziiert. Mehr als 50% der Patienten mit chronischer spontaner Urtikaria berichten über gelegentlich oder häufig auftretende Angioödeme. Diese können gleichzeitig oder im Wechsel mit der Urtikaria auftreten. Nur bei etwa 10–

Tab. 29.8 Angioödeme

Bei/durch	Quaddeln	Mediator	Hereditär oder erworben	Gendefekt	C1-INH-Konzentration (Protein)	C1-INH-Aktivität	C4	C1q	Autoantikörper gegen C1-INH
Allergien	Mit/ohne	Histamin	Erworben	–	Normal	Normal	Normal	Normal	–
Pseudoallergien	Mit/ohne	Histamin	Erworben	–	Normal	Normal	Normal	Normal	–
Akuter/chronischer spontaner Urtikaria	Mit/ohne	Histamin	Erworben	–	Normal	Normal	Normal	Normal	–
Physikalischer Urtikaria/Sonderform	Mit/ohne	Histamin	Erworben	–	Normal	Normal	Normal	Normal	–
Kontakturtikaria	Mit/ohne	Histamin	Erworben	–	Normal	Normal	Normal	Normal	–
ACE-Hemmer/AT-II-Rezeptor-antagonisten	Ohne	Bradykinin	Erworben	–	Normal	Normal	Normal	Normal	–
HAE Typ I	Ohne	Bradykinin	Hereditär	C1-INH-Gen	Erniedrigt	Erniedrigt	Erniedrigt (fast immer)	Normal	–
HAE Typ II	Ohne	Bradykinin	Hereditär	C1-INH-Gen	Normal oder erhöht	Erniedrigt	Erniedrigt	Normal	–
HAE Typ III	Ohne	Bradykinin	Hereditär	FXII-Gen	Normal	Normal oder >50%	Normal	Normal	–
Erworbenem C1-INH-Mangel Typ I	Ohne	Bradykinin	Erworben	–	Erniedrigt	Erniedrigt	Erniedrigt		–
Erworbenem C1-INH-Mangel Typ II	Ohne	Bradykinin	Erworben	–	Erniedrigt	Erniedrigt	Erniedrigt	Erniedrigt	Vorhanden

15% kommt es isoliert zum Auftreten rezidivierender Angioödeme ohne Quaddeln. Die Pathogenese der Variabilität des klinischen Bildes ist unklar.

Weiterhin ist eine allergische (auf Nahrungsmittelallergene, Insektengifte, β-Lactam-Antibiotika) oder pseudoallergische Ursache (auf Azetylsalizylsäure oder andere nichtsteroidale Antiphlogistika) möglich. Dabei kommt es in der Regel zu zusätzlichen Symptomen wie Urtikaria, Bronchoobstruktion, Diarrhoe, Erbrechen, Kreislaufstörung bis hin zum anaphylaktischen beziehungsweise anaphylaktoiden Schock.

All diese Angioödeme gelten wie die Urtikaria als mastzellvermittelt, mit Histamin als Hauptmediator. Das Ansprechen auf Glukokortikoide und H1-Antihistaminika ist entsprechend gut.

▪ Klinik

Das lokale Ödem ist durch eine in der Regel einseitige, unscharf begrenzte, meist blasse und eher schmerzhafte Schwellung charakterisiert.

Ohne C1-INH-Mangel sind Angioödeme in wechselnder Lokalisation zu finden, bevorzugt an der Haut sowie im Gesicht (Augenlider, Lippe, Wange) und Genitalbereich. Zunge, Glottis und Larynx sind außer bei schweren IgE-vermittelten allergischen Reaktionen eher selten betroffen. Die Schwellung erreicht ihr Maximum nach einigen Stunden und kann einen Tag oder länger anhalten.

▪ Diagnostisches Vorgehen

Das diagnostische Vorgehen entspricht dem bei spontaner Urtikaria, je nachdem, ob es sich um ein einmaliges akutes Ereignis gehandelt hat (▶ Abschn. 29.2.1, akute spontane Urtikaria) oder um einen chronisch rezidivierenden Verlauf (▶ Abschn. 29.2.1, chronische spontane Urtikaria). Bei isoliertem Auftreten ohne Quaddeln sollte in jedem Fall mindestens die funktionelle Aktivität des C1-INH bestimmt werden, gegebenenfalls auch die C1-INH-Konzentration und die Komplementkomponente C4, um ein Angioödem mit C1-INH-Mangel (siehe dort) auszuschließen. Auf Einnahme von ACE-Hemmern und AT-II-Rezeptorblockern ist besonders zu achten (▶ Abschn. 29.3.2).

▪ Therapie

Die Therapie entspricht der Maßnahmen bei akuter beziehungsweise chronischer spontaner Urtikaria: Das Vermeiden beziehungsweise die Behandlung identifizierter Triggerfaktoren und die symptomatische Maßnahme. Bei akutem Auftreten müssen H1-Antihistaminika und Glukokortikoide gegebenenfalls intravenös verabreicht werden. Akute Angioödeme der Zunge und des Larynx können auch auf zusätzliche Inhalation mit Epinephrin (am besten über das Reservoir einer Sauerstoffmaske) ansprechen. Kontrollierte Therapiestudien zu Histamin-vermittelten, isoliert auftretenden rezidivierenden Angioödemen ohne Quaddeln liegen nicht vor. Die spontane Remissionsrate ist wahrscheinlich geringer als bei chronischer spontaner Urtikaria.

Bei häufigen Rezidiven wird die regelmäßige Gabe von H1-Antihistaminika, gegebenenfalls in erhöhter Dosierung (bis zu 4-fach), empfohlen. Die zusätzliche Gabe des Leukotrienrezeptorantagonisten Montelukast wird von einigen Autoren als nützlich erachtet. Erfolgreiche unkontrollierte Einzelfallberichte liegen auch für Omalizumab vor.

Da kein C1-INH-Mangel vorliegt, ist die Substitution nicht sinnvoll.

Liegen bei akuter, bedrohlicher Symptomatik keine Vorabinformationen hinsichtlich eines C1-INH-Mangels vor, ist aufgrund des viel häufigeren Vorkommens des histaminbedingten Angioödems zunächst ein Behandlungsversuch mit hochdosierten Glukokortikoiden und H1-Antihistaminika mit Nachbeobachtung des Patienten gerechtfertigt.

29.3.2 Erworbene bradykininvermittelte Angioödeme ohne C1-INH-Mangel

Diese sind durch ACE-Hemmerinduziert.

▪ Epidemiologie

Pharmakologisch bedingte Angioödeme kommen bei 0,1–2,2% der mit ACE-Hemmern behandelten vor. Besonders häufig betroffen sind Dunkelhäutige. Möglicherweise sind Frauen häufiger betroffen als Männer.

Das Erstauftreten ist auch noch Monate bis mehrere Jahre nach Beginn der Medikamenteneinnahme möglich, sodass der ursächliche Bezug oft verspätet erkannt wird. Durch den hohen Verbrauch an ACE-Hemmern in Deutschland kommt diese Form des Angioödems nicht selten vor, vor allem bei älteren Patienten. Das Risiko, auch auf AT-II-Rezeptorblocker ein Angioödem zu entwickeln, liegt bei Patienten, die ACE-Hemmer-induzierte Angioödeme haben, zwischen 2–17%.

▪ Ätiopathogenese

Durch die medikamentöse Hemmung des Renin-Angiotensin-Systems kommt es bei Prädisponierten (Ursache unklar) zu einem vermehrten Anfallen von Bradykinin, welches wie bei Angioödemen mit C1-INH-Mangel zu einer erhöhten Gefäßpermeabilität und somit zum Ödem führt.

▪ Klinik

Bei pharmakologisch bedingten Angioödemen sind häufig Gesicht und Zunge betroffen. Durch Verschluss der oberen Atemwege können Todesfälle durch Erstickung vorkommen. Selten wurden auch ACE-Hemmer-induzierte Ödeme

IV

des Magen-Darm-Trakts mit entsprechenden Schmerzen beschrieben.

▪ Diagnostisches Vorgehen

Diagnostisch entscheidend ist die Medikamentenanamnese sowie der Verlauf nach Umsetzung beziehungsweise Absetzen von ACE-Hemmern beziehungsweise AT-II-Rezeptorblockern.

▪ Therapie

An erster Stelle steht das Vermeiden von ACE-Hemmern und AT-II-Rezeptorblockern (gegebenenfalls ist die Aushändigung eines Notfallausweises mit entsprechender Eintragung sinnvoll). Zu berücksichtigen ist, dass selbst nach Absetzen noch bis zu 3 Monate lang Angioödeme auftreten können.

Bei lebensbedrohlicher Situation mit hochgradiger Dyspnoe sind gegebenenfalls Sofortmaßnahmen zum Offenhalten der Atemwege erforderlich (Intubation, Koniotomie, Tracheotomie).

Bezüglich der Wirksamkeit von H1-Antihistaminika und Glukokortikoiden gibt es bei diesen Bradykinin-vermittelten Angioödemen keine Studien, ihr Einsatz wird kontrovers diskutiert. Der Bradykinin-2-Rezeptorantagonist Icatibant (siehe hereditäres Angioödem) zeigte sich in ersten Fallberichten erfolgreich, ist aber für diese Indikation bisher nicht zugelassen.

29.3.3 Hereditäre bradykininvermittelte Angioödeme mit C1-INH-Mangel

[Donaldson und Evans 1963]

▪ Definition

Es werden zwei Typen von hereditärem Angioödem (HAE) mit C1-INH-Mangel (HAE Typ I und HAE Typ II) von einem erworbenen C1-INH-Mangel abgegrenzt. Seit einigen Jahren ist ein weiteres hereditäres Angioödem mit Faktor-XII-Genmutation und meist normalem C1-INH bekannt, das bisher fast nur bei Frauen beschrieben wurde (HAE Typ III).

Bei HAE Typ I, II und III gilt vermehrtes Anfallen von Bradykinin als ursächlich.

Hereditäres Angioödem, Typ I und II

[Osler 1888]

▪ Synonym

Hereditäres angioneurotisches Ödem

▪ Epidemiologie

Die Prävalenz des hereditären Angioödems (HAE) mit C1-INH-Mangel liegt bei 1:50.000. In Deutschland sind etwa 1200 Betroffene diagnostiziert. Frauen und Männer sind, soweit bekannt, gleich häufig betroffen, bei Frauen ist die Erkrankung häufig stärker ausgeprägt.

Tab. 29.9 Hereditäres Angioödem, Typ I und II

OMIM 106100	AD	11q11-q13.1
C1INH	C1-Inhibitor	

▪ Ätiopathogenese

Der C1-INH kontrolliert als multifunktionaler Serinproteaseinhibitor die spontane Autoaktivierung der ersten Komplementkomponente C1 und aktiviertes C1. C1-INH wird überwiegend in Hepatozyten gebildet, geringfügig auch in Monozyten, Fibroblasten und Nabelschnurendothelzellen.

Bei C1-INH-Mangel kommt es zur unkontrollierten Aktivierung der Anfangsphase des Komplementsystems mit permanenter Verminderung der Komplementkomponente C4 im Plasma. Ätiopathogenetisch entscheidender ist aber die fehlende inhibitorische Wirkung von C1-INH auf das Kallikrein-Kinin-System (Plasmakallikrein und Faktor XIIa). Durch die unkontrollierte Aktivierung des Kontaktsystems entsteht vermehrt Bradykinin, welches durch Erhöhung der Gefäßpermeabilität die Ödeme verursacht. Außerdem ist das Fibrinolysesystem durch Interaktion mit Kontakt- und Komplementsystem ebenfalls beeinträchtigt.

Das HAE mit C1-INH-Mangel wird autosomal dominant vererbt, jeder Patient ist für den C1-INH-Defekt heterozygot. 85% der Betroffenen besitzen ein normal exprimiertes C1-INH-Gen auf Chromosom 11 (q11.2-q13) und ein abnormales oder deletiertes Gen, das nicht exprimiert wird (**HAE Typ I**). Beim **HAE Typ II** (15% der Patienten) liegen ein normal exprimiertes und ein durch Punktmutationen abnormales und exprimiertes Gen vor (Synthese eines dysfunktionellen C1-INH) (Tab. 29.9).

> **Zu beachten ist, dass 20% der Patienten mit HAE Typ II durch Neumutationen entstehen (unauffällige Familienanamnese).**

Auslöser von Ödemattacken sind Traumen, Infekte, psychischer Stress, Druck, Menstruation, Ovulation. Die Einnahme von ACE-Hemmern und AT-II-Rezeptorblockern, bei Frauen auch von Östrogenen (Kontrazeptiva, Hormonsubstutition) verstärkt die Attacken und ist daher kontraindiziert. Die meisten Attacken entstehen aber spontan, ohne erkennbaren Auslöser.

▪ Klinik

Beim HAE kommt es in der Regel beginnend bereits in der ersten oder zweiten Lebensdekade zu rezidivierenden

Angioödemen in wechselnder und asymmetrischer Lokalisation. Patienten mit früherer Erstmanifestation scheinen schwerer betroffen zu sein als solche mit späterer Erstmanifestation. Die Frequenz der Angioödeme variiert von 12 oder weniger Attacken jährlich (70%) bis zu mehr (30%).

Betroffen sind häufig Extremitäten, Gesicht, Larynx, Schleimhaut des Mund- und Rachenraums, aber auch äußeres Genitale und Urogenitaltrakt. Weiterhin kommt es durch Ödeme im Gastrointestinaltrakt zu schmerzhaften Magen-Darm-Attacken (selten mit Kreislaufsymptomen, Erbrechen, Diarrhoe). In 25% der Fälle können die Magen-Darm-Attacken, die häufig bereits in der frühen Kindheit beginnen, den Angioödemen der Haut vorangehen.

Todesfälle, insbesondere bei nicht diagnostizierten Patienten, kommen bei Zungen-, Glottis- und Larynxödemen vor. Frühsymptome sind Kloß- und Engegefühl, Schluckbeschwerden, Heiserkeit, beginnende Dyspnoe.

HAE entwickeln sich zeitlich etwas langsamer (über 12–36 h) als Mastzell-bedingte Angioödeme ohne C1-INH-Mangel, bestehen oft länger (mehrere Tage), und können Prodromi aufweisen wie Müdigkeit, Frösteln, Gelenkbeschwerden, Fieber oder ein gyriertes Erythem des Oberkörpers. Typische Quaddeln finden sich dagegen nicht.

Auslöser für Attacken sind lokale Traumen wie zahnärztliche Behandlungen, Tonsillektomie, hormonelle Umstellungen, psychischer Stress, gelegentlich Nahrungsmittel oder Medikamente.

▪ Diagnostisches Vorgehen/Labor

Bei klinischem Verdacht auf C1-INH-Mangel sollten folgende Laborparameter untersucht werden:
- **C1-INH-Konzentration (quantitativ)**
- **C1-INH-Aktivität (funktionell)**
- **C4 im Plasma**

Beim HAE Typ I sind diese Werte im Plasma stets erniedrigt. Die C1-INH-Konzentration liegt im Intervall unter 50% (beweisend), meist sogar unter 25%, mit weiterem Abfall bei akuter Attacke. C4 ist in Folge des Komplementverbrauchs fast immer vermindert.

Beim HAE Typ II ist die Proteinkonzentration im Normbereich oder erhöht, während die Aktivität weniger als 30% der Norm beträgt und C4 ebenfalls vermindert ist.

Der kritische Schwellenwert für die Auslösung der Symptomatik ist eine C1-INH-Aktivität von etwa 40%.

Die Diagnose HAE mit C1-INH-Mangel ergibt sich aus dem typischen klinischen Bild und Verlauf, der positiven Familienanamnese sowie der verminderten C1-INH-Aktivität und (meist) verminderten C1-INH-Konzentration sowie vermindertem C4 im Plasma. Das gleichzeitige Vorliegen einer Urtikaria schließt ein hereditäres Angioödem nahezu aus.

Bei widersprüchlichen Laborergebnissen sollte die Indikationsstellung zu einer genetischen Untersuchung (Detektionsrate von 90–95%) in einem HAE-Behandlungszentrum gestellt werden.

Untersuchungen der Blutsverwandten auf die drei Laborparameter sind empfehlenswert (Neumutationen sind möglich).

! Da Infekte Attacken auslösen können – dies wurde auch für die Infektion mit *Helicobacter pylori* beschrieben – sollten sie diagnostiziert und adäquat behandelt werden.

▪ Therapie

Da eine kurative Therapie des hereditären Angioödems nicht möglich ist, stehen symptomatische Behandlung und Prophylaxe im Vordergrund.

Bei HAE mit C1-INH-Mangel sowie HAE ohne C1-INH-Mangel sind H1-Antihistaminika, Glukokortikoide, Adrenalin und Epinephrinderivate unwirksam.

Geringfügige Schwellungen von Füßen und Händen sind meist nicht behandlungsbedürftig. Bei leichten Magen-Darm-Attacken können krampflösende Suppositorien (Butylscopolamin) ausreichen.

Gesichtsschwellungen sollten, da sich ein Larynxödem ergeben kann, behandelt werden, ebenso stark schmerzhafte abdominelle Attacken. Ein HAE des Pharynx oder Larnyx muss sofort notfallmäßig stationär behandelt werden. Bei vitaler Bedrohung sind Intubation oder gegebenenfalls Koniotomie erforderlich.

Die Therapie der Wahl ist die frühzeitige Behandlung der akuten Attacke mit einem intravenösen C1-INH-Konzentrat (aus Blutplasma aufgereinigt, pasteurisiert und lyophilisiert, seit 1979 in Deutschland für Erwachsene und Kinder zugelassen in einer Dosierung von 20 U/kg Körpergewicht; bei nicht lebensbedrohlichen Angioödemen können 500–1000 U ausreichen) oder mit Icatibant subkutan (30 mg Icatibant in 3 ml Lösung als Fertigspritze, maximal 3 Injektionen/24 h).

Mit dem humanen C1-INH-Konzentrat besteht langjährige Erfahrung. Das Präparat zeigte sich auch bei HAE-Typ I in Schwangerschaft und Stillzeit sicher und wirksam. Meist beginnen sich innerhalb von 30–60 min die ersten Symptome zu bessern. Bei unter 1:1000 Anwendungen kommt es zu anaphylaktischen Reaktionen und/oder Temperaturanstieg. Theoretisch besteht ein infektiöses Restrisiko. Eine Hepatitis-B-Immunisierung wird empfohlen.

Nach dem deutschen Transfusionsgesetz ist eine Chargendokumentationspflicht vorgeschrieben.

Im Oktober 2010 wurde zur Behandlung von akuten Angioödem-Anfällen bei erwachsenen HAE-Patienten mit C1-Esterase-Inhibitormangel ein rekombinantes humanes C1-INH-Präparat aus der Milch von transgenen Kaninchen zugelassen (**Conestat alfa**).

Weiterhin erhielt im Juni 2011 ein pasteurisiertes und nanofiltriertes, aus Blutplasma gewonnenes, intravenös zu applizierendes C1-Inhibitor-Produkt für die Behandlung und die Prophylaxe von Angioödem-Attacken bei Erwachsenen und Jugendlichen mit hereditärem Angioödem (HAE) die europäische Zulassung.

Der selektive Bradykinin-B2-Rezeptorantagonist **Icatibant** antagonisiert die Wirkung von Bradykinin am Rezeptor und ist in der EU seit 2008 zur Therapie der akuten HAE-Attacke bei Erwachsenen zugelassen. Icatibant zeigte sich wirksamer als orale Tranexamsäure. Meist beginnen sich innerhalb von 30–60 min die ersten Symptome zu bessern. Kurzzeitige lokale Reaktionen an der Injektionsstelle sind sehr häufig. Bei 10% der Behandelten wurde ein Reboundphänomen mit Wiederauftreten der Schwellung nach 6 oder mehr Stunden beobachtet. Eine europäische Zulassung wird auch für den rekombinanten Plasma-Kallikrein-Inhibitor Ecallantid (subkutan) angestrebt.

Die Therapie mit frischem Gefrierplasma (FFP) wird aufgrund seines Gehalts an Bradykinin-fördernden Proteinen des Kallikrein-Kinin-Systems und der fehlenden Virusinaktivierung in Deutschland nur im Notfall empfohlen, wenn C1-INH-Konzentrat oder Icatibant nicht erhältlich sein sollten.

Androgene sind zur Behandlung akuter Attacken nicht geeignet.

▪▪ Prophylaxe

Die Einnahme von ACE-Hemmern und AT-II-Rezeptorblockern ist bei HAE kontraindiziert. Bei Frauen ist zusätzliche Östrogenzufuhr zu vermeiden.

Im Juni 2011 wurde für die Prophylaxe von schweren und rezidivierenden Angioödem-Attacken bei Erwachsenen und Jugendlichen (vor Eingriffen und zur Routineprophylaxe), wenn diese Patienten eine oral verabreichte Prophylaxe nicht vertragen oder nicht ausreichend darauf ansprechen oder wenn Patienten mit einer wiederholten Akuttherapie nicht ausreichend behandelt werden können, ein intravenös zu applizierendes C1-Inhibitor-Produkt zugelassen.

Bewährt hat sich bei besonders häufig auftretenden Attacken (>12-mal jährlich) oder mehrfachen Larynxödemen die **Langzeit-Prophylaxe mit attenuierten Androgenen** (Danazol 50–400 mg/d, Stanozolol, Oxandrolon). Prophylaktisch wirksam sind nur 17-α-alkylierte Androgene, die vermutlich die Synthese von C1-INH in der Leber steigern. Die durchschnittliche jährliche Attackenfrequenz konnte beispielsweise mit Danazol von 33 vor Behandlung auf 5 nach Behandlung gesenkt werden. Bei Langzeitbehandlung sind allerdings unerwünschte Nebenwirkungen wie Gewichtszunahme, Menstruationsstörungen, Virilisierung, kardiovaskuläre Erkrankungen, Hepatotoxizität und hepatozelluläre Tumoren zu beachten. In der Praxis sollte eine Erhaltungsdosis von unter 200 mg Danazol täglich angestrebt werden. In Deutschland unterliegen Danazol, Stanozolol und Oxandrolon den Einschränkungen nach Paragraf 6a des Arzneimittelgesetzes und müssen importiert werden, wobei der Arzt ihren Einsatz rechtfertigen und den Patienten über Doping aufklären muss.

> **Idealerweise sollte die Behandlung mit attenuierten Androgenen in einem HAE-Behandlungszentrum eingeleitet werden.**

Auch zwei antifibrinolytische Substanzen sind in der Langzeitprophylaxe wirksam, **ε-Aminocapronsäure** und die besser verträgliche **Tranexamsäure**. Sie hemmen die Plasminogen-Aktivierung und damit die Fibrinolyse, was zu einem verringerten Verbrauch von C1-INH führt. Tranexamsäure (initial 20–50 mg/kg Körpergewicht, Maximum 3 g bei Erwachsenen) wirkt allerdings deutlich schwächer als attenuierte Androgene.

Grundsätzlich eignet sich C1-INH-Konzentrat ebenfalls zur Langzeitprophylaxe (bis zu 2-mal wöchentlich 500–1000 E), sollte aber besonders schweren Krankheitsfällen vorbehalten bleiben.

Eine **Kurzzeit-Prophylaxe** kann vor bekannten Auslösern von Attacken wie operativen Eingriffen oder traumatischen zahnärztlichen Behandlungen erforderlich sein. Bei kleinen Eingriffen kann die Verfügbarkeit von C1-INH-Konzentrat oder Icatibant zur sofortigen Verwendung ausreichen. Auch eine orale Prophylaxe mit Danazol (5 Tage vor bis 2 Tage nach dem Eingriff mit 2,5–10 mg/kg KG täglich, nicht in den ersten beiden Trimestern der Schwangerschaft) oder Stanazolol (48 h vor und nach dem Eingriff mit 2–6 mg täglich) wird von manchen Autoren empfohlen.

Eine Stunde vor größeren Eingriffen (mit Intubation) oder zahnärztlichen Operationen müssen 1000 U C1-INH-Konzentrat infundiert werden. Sicherheitshalber sollten weitere Dosen zur Verfügung stehen.

Patienten mit HAE sollten mit einem Notfallausweis ausgestattet werden, der über die Therapie informiert. Die Familienangehörigen müssen gegebenenfalls untersucht und informiert werden. Günstig ist die Zusammenarbeit mit einem HAE-Behandlungszentrum. Betroffene sollten als Notfallmedikamente drei Ampullen des C1-INH-Konzentrats oder eine Fertigspritze Icatibant zuhause vorrätig halten und bei Reisen mit sich führen. Das nächstgelegene

Krankenhaus sollte informiert sein und die Präparate vorrätig halten.

Die diagnostischen und therapeutischen Möglichkeiten bei HAE haben sich in den letzten Jahren wesentlich verbessert, dennoch kommen Todesfälle weiterhin vor.

29.3.4 Hereditäre bradykininvermittelte Angioödeme ohne C1-INH-Mangel

Hereditäres Angioödem, Typ III, ohne C1-INH-Mangel

[Dewald und Bork 2006]

- **Synonym**

Östrogenabhängiges hereditäres Angioödem (Tab. 29.10)

- **Epidemiologie**

Das HAE Typ III wird vererbt, weist aber keinen C1-INH-Mangel auf. Die Prävalenz ist unbekannt. Seit 2000 wurden nur wenige Familien beschrieben. Betroffen ist fast nur das weibliche Geschlecht.

- **Ätiopathogenese**

Fast ausschließlich bei Frauen wurde erstmals 2000 ein hereditäres Angioödem (HAE Typ III) mit normalem C1-INH beschrieben, bei dem verschiedene Mutationen im Faktor-XII-Gen (p.Thr309Lys, p.Thr309Arg, p.Thre328Lys) nachgewiesen werden konnten. Die FXII-Aktivität und -Konzentrationen sind anscheinend nicht verändert.

Zumindest bei einem Teil der Patientinnen spielen Östrogene (Kontrazeptiva, Schwangerschaft, Hormonsubstitutionstherapie) als Auslöser und Verstärker eine wesentliche Rolle.

- **Klinik**

Das klinische Bild beim HAE Typ III entspricht grundsätzlich dem oben beschriebenen des HAE mit C1-INH-Mangel. Alle Attacken bisher untersuchter Frauen betrafen das Gesicht, andere Lokalisationen waren seltener. Als Auslöser wurden Trauma, physikalischer Druck und emotionaler Stress beschrieben sowie ein Beginn der Attacken nach oralen Kontrazeptiva, Schwangerschaft, Hormonersatztherapie, ACE-Hemmern oder AT-II-Rezeptorblockern.

Tab. 29.10 Hereditäres Angioödem, Typ III, ohne C1-INH-Mangel

OMIM 610618	AD	5q33-qter
F12 (HAF)	Faktor XII (Hagemann-Faktor)	

- **Diagnostisches Vorgehen**

Die Labordiagnostik entspricht dem Vorgehen bei HAE Typ I und II (s. oben). Die C1-INH-Aktivität ist nur bei wenigen Patienten vermindert und scheinbar im Intervall nicht unter 50%, die C1-INH-Konzentration ist normal und C4 im Plasma nicht vermindert (Tab. 29.8).

- **Therapie**

Bisher gibt es wenig Erfahrung mit diesem erst seit einigen Jahren bekannten HAE-Typ III. Eine Östrogenzufuhr ist unbedingt zu vermeiden.

In akuten Attacken hat sich C1-INH-Konzentrat wirksam gezeigt. Eine Langzeitprophylaxe mit Danazol scheint möglich. Als Besonderheit ist eine effektive Prophylaxe einiger Patienten mit Progesteron zu nennen.

Andere Formen Hereditärer Angioödeme ohne C1-INH-Mangel

[Bork et al. 2000]

Nicht in allen Familien mit hereditärem Angioödem ohne C1-INH-Mangel (C1-INH-Aktivität und -Konzentration normal) konnte ein Faktor XII-Gendefekt nachgewiesen werden (siehe HAE Typ III). Der Defekt bei diesen Betroffenen ist bisher unbekannt.

29.3.5 Erworbene bradykininvermittelte Angioödeme mit C1-INH-Mangel

[Caldwell et al. 1972, Alsenz et al. 1987]

- **Epidemiologie**

Die Prävalenz des erworbenen Angioödems mit C1-INH-Mangel ist unbekannt. Betroffen ist bei Erstmanifestation eher das höhere Lebensalter.

- **Ätiopathogenese**

Beim Angioödem mit erworbenem Mangel an C1-INH liegt ein erhöhter Katabolismus des C1-INH vor. Häufig liegen lymphoproliferative Erkrankungen, die die B-Lymphozyten betreffen, vor (Non-Hodgkin-Lymphome oder monoklonale Gammopathie, auch Lupus erythematodes). Durch die Produktion von Immunkomplexen kommt es zur Komplementaktivierung mit Verbrauch von C1q und erhöhter Fixierung des C1-INH (erworben, Typ I).

Bei einem zweiten Typ kommt es zur Bildung von Autoantikörpern gegen C1-INH ohne zugrunde liegende Erkrankung (erworben, Typ II).

- **Klinik**

Das klinische Bild beim erworbenem C1-INH-Mangel-Angioödemen entspricht dem des HAE mit C1-INH-Mangel.

IV

Diagnostisches Vorgehen

Bei klinischem Verdacht auf erworbenen C1-INH-Mangel sollten zusätzlich zur C1-INH-Konzentration und Aktivität sowie C4 noch folgende Parameter untersucht werden:
- C1q
- CH50
- C1-INH-Autoantikörper

C1q, C4 und die C1-INH-Aktivität sind bei erworbenem C1-INH-Mangel typischerweise vermindert, bei normalem oder leicht erhöhter C1-INH-Konzentration. Beim Typ II sind zusätzlich Autoantikörper gegen C1-INH nachweisbar.

Therapie

Die Behandlung der Grunderkrankung steht bei Typ I im Vordergrund.

Auch bei erworbenem C1-INH-Mangel sind H1-Antihistaminika, Glukokortikoide und Adrenalin unwirksam. Die Therapie unterscheidet sich nicht vom Vorgehen bei HAE mit C1-INH-Mangel. Icatibant zeigte sich ebenfalls wirksam, ist aber nicht für diese Indikation zugelassen. Auch die Langzeitprophylaxe mit Danazol oder ε-Aminocapronsäure wird als wirksam angegeben.

Beim autoimmunen Typ II kann eine immunsuppressive Therapie erforderlich sein.

Literatur

Bork K, Wulff K, Hardt J et al (2009) Hereditary angioedema caused by missense mutations in the factor XII gene: clinical features, trigger factors, and therapy. J Allergy Clin Immunol 124: 129–134

Bork K (2010) Rezidivierende Angioödeme mit potenzieller Erstickungsgefahr. Dtsch Arztebl Int 107: 408–414

Bowen T, Cicardi M, Farkas H et al (2010) International consensus algorithm for the diagnosis, therapy and management of hereditary angioedema. Allergy Asthma Clin Immunol 6: 24

Braun-Falco M, Ruzicka T (2010) Skin manifestations in autoinflammatory syndromes. J Dtsch Dermatol Ges 8:1–13

Brodell LA, Beck LA, Saini SS (2008) Pathophysiology of chronic urticaria. Ann Allergy Asthma Immunol 100:291–297

Church MK, Maurer M, Simons FE et al (2010) Risk of first-generation H(1)-antihistamines: a GA(2)LEN position paper. Allergy 65: 459–466

Haas N, Toppe E, Henz BM (1998) Microscopic morphology of different types of urticaria. Arch Dermatol 134: 41–46

Kaplan AP (2004) Chronic urticaria: pathogenesis and treatment. J Allergy Clin Immunol 114: 465–474

Konstantinou GN, Asero R, Maurer M et al (2009) EAACI/GA(2)LEN task force consensus report: the autologous serum skin test in urticaria. Allergy 64: 1256–1268

Magerl M, Borzova E, Gimenez-Arnau A et al (2009) The definition and diagnostic testing of physical and cholinergic urticarias – EAACI/GA2LEN/EDF/UNEV consensus panel recommendations. Allergy 64: 1715–1721

Maurer M, Magerl M (2010) Hereditäres Angioödem: Update zu verfügbaren Therapieoptionen. J Dtsch Dermatol Ges 8: 663–672

Mlynek A, Magerl M, Hanna M et al (2009) The German version of the Chronic Urticaria Quality-of-Life Questionnaire: factor analysis, validation, and initial clinical findings. Allergy 64: 927–936

Peroni A, Colato C, Schena D et al (2010) Urticarial lesions: if not urticaria, what else? The differential diagnosis of urticaria: part I. Cutaneous diseases. J Am Acad Dermatol 62: 541–555

Peroni A, Colato C, Zanoni G et al (2010) Urticarial lesions: if not urticaria, what else? The differential diagnosis of urticaria: part II. Systemic diseases. J Am Acad Dermatol 62: 557–570

Potter PC, Kapp A, Maurer M et al (2009) Comparison of the efficacy of levocetirizine 5 mg and desloratadine 5 mg in chronic idiopathic urticaria patients. Allergy 64: 596–604

Reese I, Zuberbier T, Bunselmeyer B et al (2009) Diagnostisches Vorgehen bei Verdacht auf eine pseudoallergische Reaktion auf Nahrungsmittelzusatzstoffe. J Dtsch Dermatol Ges 7: 70–77

Sabroe RA, Greaves MW (2006) Chronic idiopathic urticaria with functional autoantibodies: 12 years on. Br J Dermatol 154: 813–819

Shakouri A, Compalati E, Lang DM et al (2010) Effectiveness of Helicobacter pylori eradication in chronic urticaria: evidence-based analysis using the Grading of Recommendations Assessment, Development, and Evaluation system. Curr Opin Allergy Clin Immunol 10: 362–369

Staevska M, Popov TA, Kralimarkova T et al (2010) The effectiveness of levocetirizine and desloratadine in up to 4 times conventional doses in difficult-to-treat urticaria. J Allergy Clin Immunol 125: 676–682

Wedi B, Kapp A (2005) Chronic urticaria: assessment of current treatment. Exp Rev Clin Immunol 1: 459–473

Wedi B (2008) Urtikaria. J Deutsch Dermatol Ges 6: 306–317

Wedi B, Kapp A (2008) Urticaria and angioedema. In: Mahmoudi M (ed) Allergy: practical diagnosis and management. Mac Graw Hill, New York p 84–94

Wedi B, Raap U, Wieczorek D et al (2009) Urticaria and infections. Allergy Asthma Clin Immunol 5: 10

Wedi B, Kapp A (2009) Angioedema and urticaria. In: Custovic A, Platts-Mills TAE (ed) Managing allergy. Clinical Publishing, Oxford

Wedi B, Raap U, Wieczorek D et al (2010) Infektionen und chronische spontane Urtikaria: eine Übersicht. Hautarzt 61: 758–764

Wedi B (2010) Therapy of urticaria. In: Zuberbier T, Grattan C, Maurer M (eds) Urticaria and angioedema, Springer, Berlin p 129–139

Zuberbier T, Asero R, Bindslev-Jensen C et al (2009a) EAACI/GA(2)LEN/EDF/WAO guideline: definition, classification and diagnosis of urticaria. Allergy 64: 1417–1426

Zuberbier T, Asero R, Bindslev-Jensen C et al (2009b) EAACI/GA(2)LEN/EDF/WAO guideline: management of urticaria. Allergy 64: 1427–1443

Zuberbier T, Grattan C, Maurer M (Hrsg) (2010a) Urticaria and Angioedema, Springer, Berlin

Zuberbier T, Balke M, Worm M et al (2010b) Epidemiology of urticaria: a representative cross-sectional population survey. Clin Exp Dermatol 35: 869–873

Erstbeschreiber

Alsenz J, Bork K, Loos M (1987) Autoantibody-mediated acquired deficiency of C1 inhibitor. N Engl J Med 316: 1360–1366

Bork K, Barnstedt SE, Koch P et al (2000) Hereditary angioedema with normal C1-inhibitor activity in women. Lancet 356: 213–217

Bovet D, Staub A (1937) Action protectrice des éthers phenoliques au cours de l'intoxication histaminique. CR SocBiol 124: 547

Caldwell JR, Ruddy S, Schur PH et al (1972) Acquired C1 inhibitor deficiency in lymphosarcoma. Clin Immunol Immunopathol 1: 39–52

Cullen W (1769) Synopsia nosologiae methodicae, Kincaid & Creech, Edinburgh
Dale HH, Laidlow PP (1910) The physiological action of imidazolethylamine. J Physiol (Lond) 41: 318
Dewald G, Bork K (2006) Missense mutations in the coagulation factor XII (Hageman factor) gene in hereditary angioedema with normal C1 inhibitor. Biochem Biophys Res Commun 343: 1286–1289
Dinkelacker E (1882) Über akutes Ödem. Med Dissertation, Universität Kiel, Kiel
Donaldson VH, Evans RR (1963) A biochemical abnormality in hereditary angioneurotic edema: absence of serum inhibitor of C1-esterase. Am J Med 35: 37–44
Donati M (1586) De medica historica mirabilis, Mantua Osana
Duke WW (1924) Urticaria caused specifically by the action of physical agents. JAMA 83: 3–9
Gleich GJ, Schroeter AL, Marcoux P et al (1984) Episodic angioedema associated with eosinophilia. N Engl J Med 310: 1621–1626
Hjorth N, Roed-Petersen J (1975) Berufsekzeme durch Proteine. Z Hautkr 50: 851–852
Kern F, Lichtenstein LM (1976) Defective histamine release in chronic urticaria. J Clin Invest 57: 1369–1377
Kossard S, Hamann I, Wilkinson B (2006) Defining urticarial dermatitis: a subset of dermal hypersensitivity reaction pattern. Arch Dermatol 142: 29–34
Milton JL (1876–1877) On giant urticaria. Edinb Med J 22: 513–526
Osler W (1888) Hereditary angio-neurotic oedema. Am J Med Sci 95: 362–367
Quincke HI (1882) Ueber akutes umschriebenes Hautödem. Monatsheft Prakt Dermatol 1: 129–131
Shelley WB, Rawnsley HM (1964) Aquagenic urticaria. Contact hypersensitivity to water. JAMA 189: 895–898
Shelley WB, Shelley ED (1985) Adrenergic urticaria: a new form of stressinduced hives. Lancet ii: 1031–1033

Toxische und allergische Kontaktdermatitis

Franziska Ruëff und Bernhard Przybilla

30.1 Einführung

Kontaktdermatitis ist eine nicht infektiöse entzündliche Dermatose, bei der pathologische Veränderungen in der Epidermis und im oberen Korium das klinische Bild prägen. Ätiopathogenetisch handelt es sich um eine **exogen ausgelöste**, oft durch eine individuelle Disposition begünstigte, **toxische oder allergische Reaktion** auf Kontakt mit einer Noxe.

Kontaktdermatitis – einschließlich der photoinduzierten Sonderformen (▸ Kap. 44) – gehört mit atopischem Ekzem (▸ Kap. 32), seborrhoischem und nummulärem Ekzem (▸ Kap. 33) zum Formenkreis der Dermatitis- oder Ekzemerkrankungen. Diese sind häufig; etwa 15–20% der dermatologischen Patienten sind von ihnen betroffen.

Die Nomenklatur der Dermatitis- oder Ekzemerkrankungen ist uneinheitlich, weil bislang weder ätiologisch noch pathogenetisch eine gesicherte Klassifikation möglich ist. Die Diagnosen Dermatitis oder Ekzem werden vielfach synonym gebraucht, wobei sich im angloamerikanischen Raum der Begriff Dermatitis weitgehend durchgesetzt hat. Traditionell wurden in der deutschsprachigen Fassung dieses Buchs Erkrankungen mit akutem Verlauf und rascher Rückbildungsfähigkeit als Dermatitis und solche mit chronischem Verlauf und geringer Spontanregressionstendenz als Ekzem bezeichnet. Klinisch kommen natürlich Übergänge und Zwischenformen vor.

Eine Kontaktdermatitis wird ausgelöst:

- **Toxisch** durch die Einwirkung einer Noxe, die in Abhängigkeit von der Intensität und der Dauer der Einwirkung die Haut schädigt oder
- **Allergisch** durch eine individuelle immunologische Sensibilisierung (meist T-Zell-vermittelt, Typ-IV-Reaktion nach Coombs und Gell) gegenüber einem ansonsten unschädlichen Stoff.

Grundsätzliche Unterschiede zwischen toxischer und allergischer Kontaktdermatitis sind in ◘ Tab. 30.1 zusammengefasst.

◘ **Tab. 30.1** Unterschiede zwischen toxischer und allergischer Kontaktreaktion

Kriterium	Toxisch	Allergisch
Immunologische Reaktion	Nein	Ja
Früherer Kontakt nötig	Nein	Ja
Reaktionshäufigkeit bei gleichartig Exponierten	Hoch	Meist niedrig
Abhängigkeit von Intensität der Kontaktnoxe	Ja	Geringer
Streureaktion	Nein	Ja

Ein bestehendes Ekzem führt zu einer gestörten Homöostase der Haut; dadurch ist die Toleranz gegenüber weiterer Noxeneinwirkung abgeschwächt und es wird die Entstehung weiterer immunologischer Sensibilisierungen erleichtert. Eine rasch zur Abheilung führende Therapie wirkt daher präventiv gegen eine Chronifizierung des Ekzems wie auch gegen einen Erwerb von zusätzlichen Sensibilisierungen.

Klinik

Unabhängig von Pathomechanismus oder Auslöser sind Ekzeme durch eine charakteristische Morphologie gekennzeichnet. Bei **akuter Kontaktdermatitis** findet man oft einen phasenhaften Verlauf der entzündlichen Hautreaktion mit einem zeitlichen Nacheinander verschiedenartiger klinischer Stadien (**metachrone Polymorphie**). Allerdings werden nicht immer alle Krankheitsphasen durchlaufen.

- **Stadium erythematosum et oedematosum:** Innerhalb des Kontaktbereichs mit der Noxe entwickeln sich Hautrötung und ödematöse Schwellung. Besonders in Körperregionen mit lockerem Bindegewebe wie Augenlidern kann das Ödem massiv werden.

- **Stadium vesiculosum** oder **Stadium bullosum:** Im entzündlich geröteten Bereich treten bei stärkerer Intensität der Reaktion intraepidermal Bläschen oder Blasen auf. Die dünne Decke der oberflächlich gelegenen Bläschen zerreißt rasch, sodass Erosionen entstehen.
- **Stadium madidans:** Das klinische Bild ist durch erodierte, entzündlich gerötete und nässende Flächen gekennzeichnet.
- **Stadium crustosum:** Das aus den Erosionen ausgetretene Sekret trocknet zu Krusten ein.
- **Stadium squamosum:** In der Heilungsphase werden die Krusten abgestoßen, es kommt vorübergehend zu Schuppen.
- **Resterythem:** Die Haut hat sich regeneriert, lediglich eine geringfügige Rötung lässt noch für einige Zeit die Lokalisation der abgelaufenen Kontaktdermatitis erkennen.

Charakteristisch für **chronische Kontaktekzeme** ist das zeitliche Nebeneinander von entzündlicher Rötung, Hautverdickung, Bläschen, Krusten und Schuppung (synchrone Polymorphie). Erscheinungen der akuten Hautentzündung wie Bläschen und Krusten sind dabei gering ausgeprägt oder fehlen ganz, im Vordergrund steht die chronische entzündliche Infiltration mit Lichenifikation und eventuell Rhagaden.

▪ Therapie

Nachfolgend wird das therapeutische Vorgehen zusammenfassend dargestellt. Besondere Aspekte, die bei einzelnen Ekzemformen oder Lokalisationen zu beachten sind, sind unter den Abschnitten unten erwähnt (▶ Abschn. 30.2 und ▶ Abschn. 30.3).

Die Behandlung von Patienten mit Kontaktdermatitis bedarf großer Erfahrung und umfassenden therapeutischen Einfühlungsvermögens. Die Therapie hat folgende Ziele:

- Aktuelle Krankheitserscheinungen durch antiinflammatorische Behandlung zur Abheilung zu bringen
- Die durch die Entzündungsreaktion gestörte Hautbarrierefunktion wiederherzustellen
- Rezidive zu verhindern

Grundlegend für einen dauerhaften Behandlungserfolg ist die Erkennung auslösender Noxen, um sie in Zukunft meiden zu können. Hierzu sind kenntnisreiche Erhebung der Anamnese und des Befundes sowie, bei Verdacht auf kontaktallergische Auslösung, Epikutantests nötig. Die Vermeidung von ubiquitär oder versteckt vorkommenden Kontaktallergenen (beispielsweise Duftstoffe, Dichromat) kann schwierig sein. Unter einer dem Krankheitsbild angepassten antiinflammatorischen Behandlung klingen allergische Kontaktekzeme im Allgemeinen rasch, kumulativ-toxische Ekzeme manchmal erst nach längerer Therapie ab. Die Wiederherstellung der Hautbarrierefunktion benötigt insbesondere bei irritativ ausgelöster Reaktion Wochen bis Monate. Meist ist auch nach vollständiger Abheilung eine rückfettende und hydratisierende topische Therapie (Basistherapie) erforderlich.

Wegen der Komplexität der Auslösefaktoren und therapeutischen Maßnahmen sind Rezidive oder gar längerfristig kontinuierliche Krankheitsverläufe nicht selten. Dies darf nicht zu therapeutischem Nihilismus führen. Durch sorgfältige Analyse der Einflüsse auf den individuellen Patienten und Anpassung der Therapie kann meist doch ein zumindest befriedigender Erfolg erzielt werden. Verwiesen sei hier auch auf ▶ Kap. 31, in dem die wegen ihrer Häufigkeit und ihres Einflusses auf die Lebensplanung besonders bedeutsamen beruflichen Ekzeme abgehandelt werden.

▪▪ Hautreinigung

Insbesondere bei akuten Reaktionen können Kontaktnoxen auf der Haut verblieben sein. Es sollte daher zunächst eine Reinigung durch ein mildes Dusch-, Teil- oder Vollbad mit einem Syndet unter Vermeidung stärkerer mechanischer oder thermischer Belastung vorgenommen werden. Das früher bei Ekzemtherapie strenge Waschverbot ist überholt. Allerdings müssen auch milde Reinigungsmaßnahmen bis zur weitgehenden Abheilung eingeschränkt werden, da auch ihre wiederholte Anwendung irritativ wirken und aufgebrachte Therapeutika abwaschen kann. Um mehrfach tägliches Händewaschen zu vermeiden, müssen möglichst für die jeweilige Exposition geeignete Handschuhe getragen werden. Alkalische Seifen sollten durch neutrale oder leicht saure Syndets ersetzt werden, da diese den physiologischen pH-Wert der Haut weniger stören und im Allgemeinen besser verträglich sind. Nach jeder Reinigungsmaßnahme wird ein rückfettendes, dem Hautzustand angepasstes Externum aufgebracht.

▪▪ Indifferent topisch (Vehikeltherapie)

Die äußerliche Behandlung verlangt viel Erfahrung, da sie der Akuität und Lokalisation der Hautveränderungen sowie dem Hauttyp des Patienten angepasst sein muss. Besonders wichtig ist auch die Wahl des geeigneten Vehikels, also der indifferenten Therapie. Durch ihre physikalischen und chemischen Eigenschaften kann sie bereits kurativ, bei falscher Wahl jedoch irritativ wirken. So wird beispielsweise eine differente Therapie (Pharmakotherapie) selbst mit einem hochwirksamen Glukokortikoid in alkoholischer Lösung bei trockener, stark schuppender Haut oder in Fettsalbe bei nässenden Hautveränderungen nicht nur zu keinem Therapieerfolg, sondern zur Verschlimmerung der Hautkrankheitserscheinungen führen. Es ist daher zunächst zu prüfen, welches Vehikel (Schüttelmixtur, Paste, Creme oder Salbe) geeignet ist. Erst dann erfolgt die Auswahl des differenten Wirkstoffs. Dabei ist auch darauf zu achten, dass für den jeweiligen Patienten bedeutsame Kontaktallergene in der ausgewählten Zubereitung nicht vorkommen.

Akuität der Hautveränderungen

Akute Kontaktdermatitis Im Stadium erythematosum erfolgt die Abheilung spontan nach Beseitigung der Kontaktnoxe. Schüttelmixtur, hydrophile Creme (Typ Ö/W) oder Lotion (Milch) wirken unterstützend. Kontraindiziert sind Paste, lipophile Creme (Typ W/Ö) oder Salbe, da sie die Wärme- und Wasserdampfabgabe hemmen und so die Entzündung fördern. Im Stadium vesiculosum kann man versuchen, initiale kleinblasige Eruptionen durch Schüttelmixtur, hydrophile Creme oder Lotion einzutrocknen. Im Stadium bullosum sind feuchte Umschläge (für 20–30 min, bis 2-mal täglich) indiziert, die mazerierend auf die Blasendecken wirken und durch Verdunstungskälte die Entzündung hemmen, aber auch die Haut rasch austrocknen. Sie sollten daher nicht länger als 2–3 Tage angewandt werden. Die austrocknende Wirkung kann durch Unterlegen einer hydrophilen, gegebenenfalls glukokortikoidhaltigen Creme abgemildert werden (fett-feuchte Behandlung), die auch nach dem Umschlag aufgetragen werden kann. Bei ausgedehnten Bläschen ist eine Badetherapie hilfreich. Sehr große, pralle Blasen mit stabiler Blasendecke werden mit einer sterilen Kanüle abpunktiert, bei offensichtlicher Sekundärinfektion wird die Blasendecke abgetragen. Im Stadium madidans oder crustosum kommen ebenfalls feuchte oder fett-feuchte Umschläge zur Anwendung. Bei sehr ausgedehnten Hautveränderungen kann entsprechend ein feuchter Schlafanzug angewandt werden. Im Stadium squamosum ist lipophile Creme indiziert. Hierdurch werden der Flüssigkeits- und Fettgehalt der Hornschicht restituiert und die Schuppen vermindert. Wegen ihrer zu oberflächlichen und austrocknenden Wirkung sind dann Schüttelmixtur, feuchter Umschlag oder hydrophile Creme nicht geeignet.

Chronisches Kontaktekzem Bei entzündlich infiltriertem, lichenifiziertem oder hyperkeratotischem Ekzem sind weiche Paste, lipophile Creme, Salbe oder auch Fettsalbe angezeigt. Je chronischer oder je stärker infiltriert ein Ekzem ist, desto fetthaltiger sollte das Vehikel sein. Bewährt hat sich dann auch die Okklusivbehandlung, bei der nach Auftragen einer glukokortikoidhaltigen Creme oder Salbe die Haut über einige Tage oder Nächte für täglich 4–12 h mit Polyethylenhaushaltsfolie abgedeckt wird. Dies führt zu einer größeren Tiefenwirkung mit Förderung der Aufnahme differenter Arzneistoffe. Das dabei erhöhte Risiko einer Sekundärinfektion ist zu beachten.

Lokalisation der Hautveränderungen

Intertriginöse Hautbereiche In Hautfalten sind wegen Wärmestau, stärkerer Hornschichthydratisierung und verminderter Wasserdampfabgabe mikrobielle Sekundärinfektionen begünstigt. Verstärkung der Okklusion durch Puder, weiche Paste, lipophile Creme oder Salbe ist zu vermeiden. Indiziert sind feuchter Umschlag, wässrige Lösung, Lotion oder hydrophile Creme, manchmal kurzfristig auch Schüttelmixtur.

Palmae und Plantae Bei hyperkeratotisch-rhagadiformem Hand- oder Fußekzem sind Salbe oder Fettsalbe geeignete Vehikel, die auch mit einem feuchten Verband angewendet werden können. Oft ist Okklusivbehandlung angezeigt. Austrocknende Externa sind nicht geeignet.

Behaarter Kopf Hier angewandte Externa müssen leicht auswaschbar sein. Geeignet sind hydrophile Creme oder Lotion. Auch werden speziell für diese Lokalisation entwickelte, gut auswaschbare Zubereitungen angeboten.

Wässrige oder alkoholische Lösungen sind zwar leicht anzuwenden, führen aber meist zu Austrocknung und zusätzlicher Irritation. Zu vermeiden sind nicht auswaschbare Grundlagen wie lipophile Creme, Salbe, Fettsalbe oder Paste.

Genitale Die externe Therapie ist schwierig. Am ehesten geeignet sind Creme, weiche Paste oder Zinköl. Zu vermeiden sind Salbe (wegen der Okklusivwirkung), irritierende alkoholische Lösung oder Schüttelmixtur. Insbesondere die Skrotalhaut neigt zur Austrocknung. Hydrophile Cremes sollten hier nur kurzfristig zur Anwendung kommen.

Des Weiteren ist zu beachten, dass durch die Skrotalhaut Substanzen wesentlich stärker aufgenommen werden als an anderen Körperstellen. Beispielsweise ist die perkutane Resorption von Hydrokortison hier 40-mal höher als am Unterarm.

Hauttyp

Patienten mit Seborrhoe (fettige Haut) vertragen relativ fettarme Grundlagen wie wässrige oder alkoholische Lösung, Schüttelmixtur, hydrophile Creme oder harte Paste besser als fettreichere Vehikel. Umgekehrt verhält es sich bei Patienten mit Sebostase (trockene Haut), bei denen lipophile Creme, Salbe, weiche Paste oder Zinköl angezeigt sind. Bei intermediärem Hauttyp sind mäßig fettende Grundlagen geeignet. Auch die Lokalisation ist entsprechend zu beachten: An der eher fettigen Haut der Stirn werden austrocknende Vehikel besser toleriert als an der zur Sebostase neigenden Schienbeinregion.

Spezifisch topisch

Glukokortikoide Ihre äußerliche Anwendung ist Mittel der Wahl in der Ekzemtherapie. Ihre anti-exsudative und antiphlogistische Wirkung bessert die entzündlichen Erscheinungen innerhalb weniger Tage entscheidend. Wichtig ist die Wahl der richtigen Grundlage (Vehikel) und Wirkstärke (► Kap. 115). Es hat sich bewährt, initial eine mittel- bis hochwirksame Zubereitung einzusetzen und nach weitreichender Besserung die Behandlungsintensität zu reduzieren und schließlich überlappend mit dem Beginn der Anwendung der Basistherapie die Glukokortikoidtherapie auszuschleichen. Bei umschriebenen, lichenifizierten Kontaktekzemen kommt auch die Therapie mit Folienokklusion in Betracht. Glukokortikoidexterna werden gewöhnlich 1-mal, höchstens 2-mal tgl. angewandt; sie bilden ein Depot im Stratum corneum und werden von dort weiter freigesetzt.

Topische Glukokortikoide werden systemisch aufgenommen. Vor allem dann, wenn stärkere Wirkstoffe auf größeren Körperflächen – insbesondere unter Okklusion bei Kindern oder auf ausgeprägt entzündlicher Haut mit gestörter Hornschichtbarriere – nicht nur kurzfristig angewandt werden, kann die systemische Absorption klinische Bedeutung erlangen.

Einzelne infiltrierte Ekzemherde können auch durch intrafokale Injektion einer Glukokortikoid-Kristallsuspension behandelt werden (Triamcinolon-Kristallsuspension, mit Lokalanästhetikum auf 2–3 mg/ml verdünnt). Damit es nicht zur Fettgewebeatrophie kommt, muss in das Korium, keinesfalls in die Subkutis injiziert werden.

Durch örtliche Behandlung mit Glukokortikoiden heilt die akute oder subakute Kontaktdermatitis meist innerhalb einiger Tage ab. Bei chronischer entzündlicher Infiltration und insbesondere bei Lichenifikation ist die Behandlungszeit meist länger. Da Glukokortikoidexterna eine morbostatische, nicht eine kausale Therapie sind, kommt es nach plötzlichem Absetzen nicht selten zu Rezidiven, insbesondere bei chronischem Ekzem. Man sollte daher die Therapie ausschleichen. Um das Nebenwirkungsrisiko von Glukokortikoiden zu vermindern, kann nach der Initialtherapie auch eine alternierende Behandlung mit wirkstoffhaltiger und -freier Zubereitung in Betracht gezogen werden. Auch andere Behandlungsmöglichkeiten werden im Therapieplan berücksichtigt.

Teere oder teerartige Wirkstoffe Insbesondere Steinkohlenteer (Pix lithantracis) oder sulfoniertes Schieferöl (Bituminosulfonate) können verschiedenen Grundlagen zugesetzt und vor allem bei chronischen entzündlichen Infiltraten angewandt werden. Teere oder teerartige Wirkstoffe sollten nur wenige Tage gebraucht werden, um unspezifische Irritation oder Nebenwirkungen wie Teerfollikulitis oder Teerakne zu vermeiden. Bei Anwendung von Steinkohlenteer sind auch die photosensibilisierende Wirkung sowie die potenzielle Kanzerogenität, die allerdings bislang für die relativ kurzfristige Anwendung in der Dermatotherapie eines Ekzempatienten nicht überzeugend belegt wurde, zu bedenken. Wegen des unangenehmen Teergeruchs und Verfärbung wird diese Therapie im ambulanten Bereich kaum noch angewendet.

Salizylsäure Acidum salicylicum wird wegen seiner keratolytischen, leicht antimikrobiellen sowie penetrationsfördernden Wirkungen eingesetzt. Bei hyperkeratotisch-rhagadiformem, palmoplantarem Ekzem haben sich 5–10% in fettender Grundlage (wie Vaselin oder Unguentum molle) bewährt.

> **Salizylsäurehaltige Zubereitungen dürfen wegen des Risikos resorptiver Vergiftungen nicht großflächig angewandt werden. Bei Säuglingen oder Kleinkindern sollte man auf sie verzichten.**

Harnstoff Er besitzt keratolytische, epidermisverdünnende, juckreizstillende, leicht antibakterielle, wasserbindende und penetrationsfördernde Wirkungen. Bei chronischen Ekzemen kommt er in Konzentrationen bis zu 10% in lipophiler Creme oder Salbe zur Intervallbehandlung oder in Kombination mit Glukokortikoiden zur Anwendung. Zu beachten ist, dass akute entzündliche Hautveränderungen durch höhere Harnstoffkonzentrationen irritiert werden können.

Phototherapie Photochemotherapie (PUVA), oft als Bade- oder Creme-PUVA durchgeführt, manchmal auch UVB-Phototherapie können insbesondere in der Behandlung von Handekzem, aber auch bei anderen Ekzemformen erfolgreich sein.

Antimikrobiell Mit Sekundärinfektionen durch Bakterien oder Pilze ist vor allem bei subakutem oder chronischem Kontaktekzem zu rechnen. Sie werden nach Einleitung der nötigen mikrobiologischen Untersuchungen mit Antiseptika, Antibiotika oder Antimykotika behandelt. Während topische Antimykotika zur Behandlung sekundärer Pilzinfektionen oft ausreichend sind, ist bei ausgeprägterer Impetiginisation meist eine systemische Therapie angezeigt.

Bei der topischen Anwendung von Antibiotika besteht das Risiko einer Resistenzentwicklung der Bakterien oder einer Kontaktsensibilisierung, welche die Verwendbarkeit des Wirkstoffs für eine spätere systemische Therapie einschränken oder ausschließen können. Topische Antibiotika sollten daher zurückhaltend eingesetzt werden. Am ehesten wird Fusidinsäure angewendet. Neomycin ist wegen des hohen Sensibilisierungsrisikos zu vermeiden.

Badetherapie Als adjuvante Behandlungsmaßnahme hat sich auch die Badetherapie bewährt, die als Teil- oder Vollbad zur Anwendung kommt. Sie kann als Reinigungsbad, gegebenenfalls unter Verwendung von milden Syndets, sowie zur Hautpflege mit Ölzusätzen erfolgen.

Weitere Therapeutika Antipsoriatika (wie Dithranol, Tazaroten, Vitamin-D-Analoga) können bei sehr chronischen Ekzemen mit psoriasiformem Aspekt, vor allem bei hyperkeratotisch-rhagadiformem Hand- oder Fußekzem, erfolgreich sein. Die Calcineurin-Inhibitoren Tacrolimus und Pimecrolimus sind zur externen Therapie des atopischen Ekzems zugelassen. Auch bei Kontaktekzemen besonders der Hände sind Calcineurininhibitoren wirksam; ihre Anwendung kann derzeit nur unter Beachtung der Modalitäten eines off-label-use erfolgen.

▪▪ Systemisch

Glukokortikoide Sie können bei ausgedehnter allergischer Kontaktdermatitis, ausgeprägtem dyshidrotischem Ekzem oder schwerer toxischer Kontaktdermatitis angezeigt sein. Systemische Glukokortikoide sind nur symptomatisch und morbostatisch wirksam, die Behandlungsdauer ist auf 1–2, allenfalls 4–6 Wochen zu begrenzen. Initial wird bei Erwachsenen tgl. etwa 0,5–1 mg Methylprednisolon pro kg Körpergewicht verabreicht. Nach deutlicher Besserung wird die Therapie rasch schrittweise reduziert und schließlich abgesetzt.

Kontraindikationen und Nebenwirkungen der Glukokortikoidgabe sind zu beachten. Eine lang dauernde innerliche Glukokortikoidtherapie ist zwar bei hartnäckig persistierenden oder rezidivierenden Ekzemen wirksam, aber auch in niedriger Dosierung nur selten gerechtfertigt.

Retinoide Für die Behandlung therapieresistenter Handekzeme ist Alitretinoin zugelassen (siehe unten unter Therapie des kumulativ-toxischen Kontaktekzems, ▶ Abschn. 30.2.2).

Antihistaminika (H1-Blocker) Der therapeutische Nutzen H1-blockierender Antihistaminika ist bei Kontaktdermatitis allenfalls gering. Sie werden gelegentlich gegen Juckreiz verordnet, wobei die sedierende Wirkung mancher dieser Arzneistoffe wohl die wesentliche Rolle spielt.

Antibiotika Bei impetiginisierter Kontaktdermatitis ist die kurzfristige systemische Therapie mit einem gegen *Staphylococcus aureus* und Streptokokken wirksamen Antibiotikum oft einfacher als eine topische antiseptische oder antibiotische Therapie. Sofern eine Erregerresistenzbestimmung (noch) nicht vorliegt, wird man im Allgemeinen ein geeignetes Cephalosporin oder ein Penicillinase-resistentes Penicillin wie Flucloxacillin verordnen. Makrolidantibiotika kommen wegen des zunehmenden Auftretens resistenter Bakterienstämme nur eingeschränkt in Betracht.

Immunsuppressiva In besonders schweren Einzelfällen kann ausnahmsweise die Gabe von Immunsuppressiva (Azathioprin, Cyclosporin A, Methotrexat) in Betracht gezogen werden. Ihre Anwendung kann nur unter Beachtung der Modalitäten eines off-label-use erfolgen, die Patienten müssen darüber besonders aufgeklärt werden.

▪▪ Weitere Empfehlungen

Nachsorge Nach Abheilung der Kontaktdermatitis gilt es, Rückfälle zu vermeiden. Der Patient ist ausführlich darüber zu beraten, wie er den Kontakt mit erkannten Auslösern vermeiden kann. Insbesondere nach Abheilung eines chronischen Handekzems sollten gut verträgliche Hautreinigungsmittel dauerhaft weiterbenutzt werden, ebenso sind rückfettende und hydratisierende Externa (Basistherapie) zur Vermeidung von Rückfällen wichtig. Kommt es zu einem Rezidiv, ist möglichst rasch antiphlogistisch zu behandeln. Das Vorgehen bei Berufsekzemen, auch die Verwendung von Schutzhandschuhen und Hautschutzsalben, werden in ▶ Kap. 31 dargestellt.

Diät Häufig wird die Frage gestellt, ob eine bestimmte Ernährung bei chronischem Ekzem sinnvoll ist. Im Allgemeinen ist dies nicht der Fall. Nur wenn durch kontrollierte orale Provokationstests gesichert ist, dass in Nahrungsmitteln enthaltene Allergene wie Nickel, Perubalsam, Farb- oder Konservierungsstoffe zum Auftreten oder zur Verschlechterung einer Ekzemkrankheit führen, ist eine gezielte Eliminationsdiät angezeigt.

Ohne den Nachweis der Auslösung einer hämatogenen Kontaktdermatitis durch oralen Provokationstest ist vor Eliminationsdiäten zu warnen, da sie den Patienten psychisch, physisch und sozial erheblich beeinträchtigen können und sinnvolle Therapiemaßnahmen in Erwartung eines Diäterfolgs oft unterbleiben.

Psychische Betreuung Bei Patienten mit chronischem Ekzem besteht oft ein erheblicher Leidensdruck. Unterstützend kann daher manchmal eine psychosomatische Mitbehandlung durch einen Psychotherapeuten oder Psychiater hilfreich sein.

Hyposensibilisierung (spezifische Immuntherapie) Die Erzeugung von Immuntoleranz gegenüber Kontaktallergenen ist Gegenstand wissenschaftlicher Bemühungen, bisher allerdings noch ohne Relevanz für die Praxis.

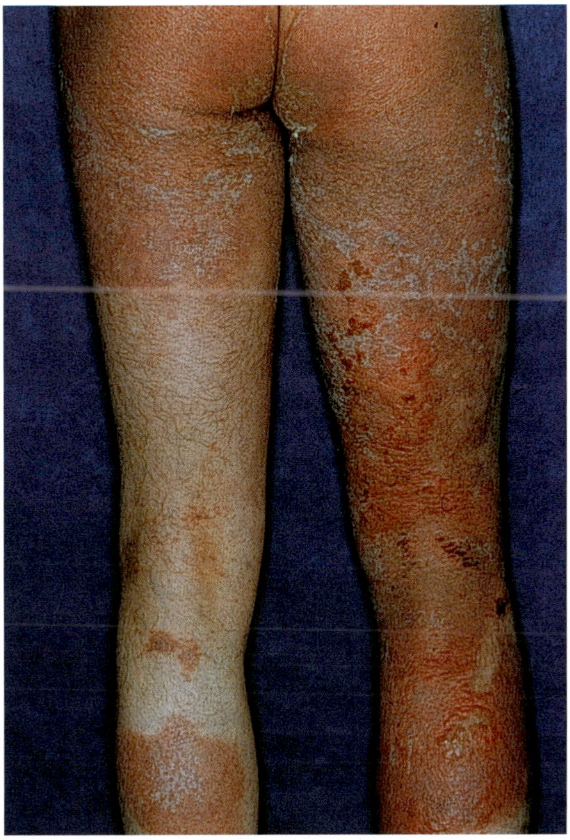

Abb. 30.1 Akute toxische Kontaktdermatitis durch Chloracetophenon (CN, »chemische Keule«)

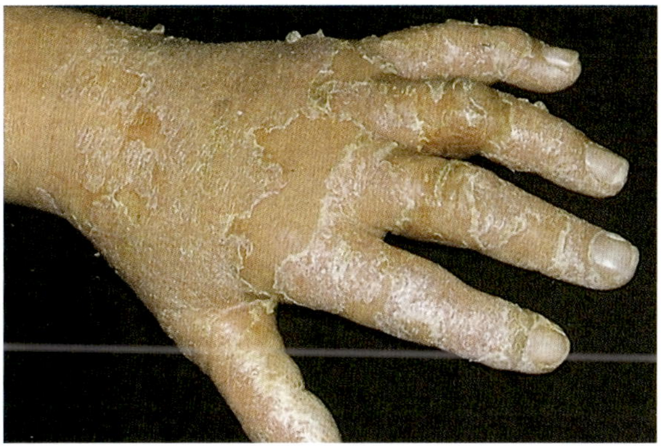

Abb. 30.2 Akute toxische Kontaktdermatitis: Stadium squamosum

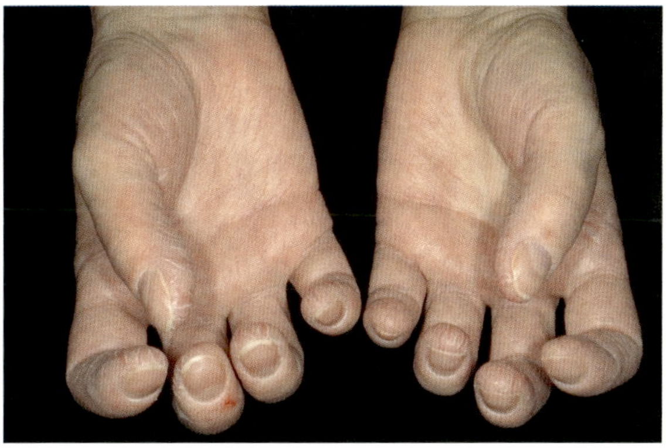

Abb. 30.3 Chronisches kumulativ-toxisches Handekzem bei Reinigungskraft

30.2 Toxische Kontaktdermatitis

Sie wird durch exogene hautschädigende Einwirkungen ausgelöst, wobei zwei Mechanismen zu unterscheiden sind:

- Hochgradig toxische Noxen wie Säuren, Laugen lösen oft schon bei geringem Kontakt auch bei normaler Hautempfindlichkeit eine **akute toxische Kontaktdermatitis** aus. Es bestehen Beziehungen zu physikalisch oder chemisch bedingten Hauterkrankungen (▶ Kap. 45).
- Das **chronische kumulativ-toxische Kontaktekzem** entwickelt sich bei wiederholter oder langfristiger Exposition der Haut gegenüber schwach irritierenden Stoffen. Für diese Form der toxischen Kontaktdermatitis sind offensichtlich individuell prädisponierende Faktoren bedeutsam.

30.2.1 Akute toxische Kontaktdermatitis

Synonyme

Akute nichtallergische Kontaktdermatitis, akutes toxisches Kontaktekzem

Es handelt sich um eine akute entzündliche Reaktion der Haut auf äußerlichen Kontakt mit einer obligat hautschädigenden Noxe.

Epidemiologie

Die akute toxische Kontaktdermatitis ist häufig. Toxische Substanzen können am Arbeitsplatz, im Haushalt, in Tier- und Pflanzenwelt und bei Hobbys vorkommen.

Ätiopathogenese

Sehr starke Irritanzien führen obligat innerhalb weniger Minuten zu Blasen oder Gewebsnekrosen, beispielsweise Verätzung durch konzentrierte Säuren oder Laugen (▶ Kap. 45). Bei weniger starken Irritanzien hängt das Ausmaß der Hautreaktion von exogenen und endogenen Faktoren ab (Tab. 30.2). Die entscheidende Penetrationsbarriere ist die Hornschicht, deren Eigenschaften (Dicke, Schichtung der Korneozyten, Lipidzusammensetzung) die Widerstandsfähigkeit der Haut bestimmen. Im Allgemeinen ist die Haut von Gesicht, Hals, Genitale oder intertriginösen Räumen leichter penetrierbar und irritabler als diejenige des übrigen Körpers; insbesondere Handflächen und Fußsohlen sind relativ widerstandsfähig. Haarfollikel- und

Tab. 30.2 Determinanten toxisch ausgelöster Hautkrankheiten

	Faktoren
Exogen	Art des Irritans (chemische Struktur, pH) Kombinationen verschiedener Irritanzien Menge des penetrierten Irritans (Löslichkeit, Vehikel, Konzentration, Art und Dauer der Einwirkung) Körperregion Temperatur Mechanische Faktoren (Druck, Reibung, Abrasion) Klimatische Bedingungen (Temperatur, Luftfeuchtigkeit, Wind)
Endogen	Individuelle Empfindlichkeit Primär empfindliche Haut Atopie, insbesondere atopisches Ekzem Abhärtung (Hardening-Phänomen) Sekundäre Hyperirritabilität (Status eczematicus) Ethnische Faktoren UV-Strahlen-Empfindlichkeit Alter

Schweißdrüsenausführungsgänge fördern einerseits die Penetration, andererseits bilden Talg- und Schweißsekrete einen Oberflächenfilm, was schützend wirkt.

Die interindividuellen Unterschiede der Hautirritabilität können auf endogene Faktoren bezogen werden, deren zellbiologische und molekulare Grundlagen aber bisher weitgehend unbekannt sind. Beispielsweise sind Dunkelhäutige nicht nur gegenüber UV-Strahlung unempfindlicher als Weiße, sie reagieren auch auf die meisten chemischen Irritanzien schwächer. Des Weiteren ist die Haut von hellhäutigen, zu Sonnenbrand neigenden Individuen (Hauttyp I oder II nach Fitzpatrick) irritabler als diejenige von weniger UV-empfindlichen Personen weißer Hautfarbe. Eine erhöhte Hautirritabilität haben auch ältere Menschen. In der klinischen Praxis wohlbekannt sind Patienten mit überempfindlicher Haut, die über Hautreizung durch viele, für andere harmlose Einwirkungen berichten. Während aber beispielsweise eine Hyperreagibilität des Bronchialsystems durch standardisierte Provokationstests erfasst werden kann, existieren bislang solche Methoden zur Bestimmung der individuellen Hautempfindlichkeit nicht, denn es ist nicht möglich, aus der Stärke der Hautreaktion auf »Test«-Irritanzien bedeutsame Schlüsse auf die Empfindlichkeit der Haut gegenüber anderer Substanzen zu ziehen.

Die Zahl der **obligat toxischen Einwirkungen** ist unüberschaubar groß. Einige Beispiele sind:

- Physikalische Kontaktnoxen:
  UV-Strahlung, Röntgen- oder andere ionisierende Strahlung, Laserstrahlung, Hitze, Kälte, mechanische Reize
- Chemische Kontaktnoxen:
  Alkalische oder saure Lösungen, organische Lösungsmittel (Xylol, Toluol, Benzin, Azeton, Tetrachlorkohlenstoff), Tenside, Krotonöl, Nahrungsmittel (Spargel, Senf, Fruchtsäfte), Pflanzen (Anemone, Agave), Tiere (Quallen, Eichenprozessionsspinner), chemische Kampfstoffe (Tränengas, Lost)
- Phototoxische Substanzen:
  Verbindungen, die von außen oder durch systemische Zufuhr in die Haut gelangen und bei Einwirkung von nichtionisierender Strahlung (häufig UVA) zur phototoxischen Reaktion führen (▶ Kap. 44)
- Aerogene Kontaktnoxen:
  Stäube oder Dämpfe können luftübertragen in nicht von Kleidung bedeckten Körperarealen (vor allem Gesicht) irritative Reaktionen, auch mit starkem Ödem und Blasen, verursachen. Auslöser sind beispielsweise Holzstäube oder das Schneiden, Zermahlen oder Erhitzen von Kunststoffen.

Die **Pathomechanismen** der Irritanzienwirkung sind vielfältig: Kampfstoffe hemmen Enzymsysteme in den Keratinozyten. UV- oder ionisierende Strahlung induzieren DNA-Schäden und freie Radikale, Tenside lösen Lipide aus der Hornschicht und verursachen in höherer Konzentration Membranschäden lebender epidermaler Zellen. Organische Lösungsmittel führen zu Vasodilatation und intravasalen Thromben. Krotonöl und einige Tenside sind chemotaktisch für neutrophile Granulozyten. Dimethylsulfoxid schädigt die Hornschichtbarriere und degranuliert Mastzellen. Die irritative Wirkung mancher Arzneistoffe wie Anthralin, Tretinoin, Benzoylperoxid ist oft von der pharmakologischen Wirkung nicht zu trennen. Diese beispielhafte Aufzählung lässt die zahlreichen Angriffspunkte von Irritanzien erkennen, endgültig verstanden sind ihre Wirkungen jedoch nicht.

Klinik

Abhängig von Art und Intensität der Noxe sowie der individuellen Reaktionslage kann das klinische Bild sehr unterschiedlich sein. Typisch sind hell- bis düsterrote Erytheme, zudem können sich Infiltrate, Einblutungen, Blasen, Pusteln, Quaddeln und epidermale Veränderungen wie Schuppen, Erosionen oder Krusten entwickeln. Die Hautveränderungen beschränken sich auf den Kontaktort. Streuphänomene, wie sie bei kontaktallergischen Reaktionen gesehen werden, fehlen. Die akute toxische Kontaktdermatitis ist daher scharf begrenzt und gewöhnlich asymmetrisch lokalisiert. Zumeist sind Kontaktnoxe und Art der Auslösung vom Patienten einfach in Erfahrung zu bringen. Subjektiv besteht meist brennender Schmerz, selten Juckreiz. Nur bei sehr ausgedehnten Veränderungen kommt es zu Störungen des Allgemeinbefindens.

! Nach Einwirkung mancher Kontaktnoxen (wie chemische Kampfstoffe, Flusssäure) ist auf mögliche toxische Wirkungen auch an inneren Organen zu achten.

▪ **Differenzialdiagnose**

In erster Linie ist an eine allergische Kontaktdermatitis oder ein Erysipel zu denken. Vor allem bei Sitz im Gesicht sind bei längerem Bestand manchmal auch Lupus erythematodes oder Dermatomyositis in Betracht zu ziehen. Phototoxische und andere physikalisch oder chemisch ausgelöste akute Hautreaktionen sind ebenfalls zu berücksichtigen (▶ Kap. 44, 45).

▪ **Histopathologie**

Als Zeichen akut toxischer Entzündung finden sich in der Epidermis Spongiose und intraepidermale Bläschen oder Blasen, bei schwerer Schädigung kann die Epidermis nekrotisch sein oder fehlen. Im Korium sieht man weitgestellte Gefäße, Ödem und perivaskuläre Infiltrate mit Exozytose von neutrophilen Granulozyten und Lymphozyten. Neben diesem Bild einer ausgeprägten Reaktion gibt es zahlreiche Varianten. Oft ist die Histologie unspezifisch und nur im Zusammenhang mit der Anamnese einzuordnen. Epidermal stärker als dermal ausgeprägte Veränderungen können den Verdacht auf eine exogene Kontaktnoxe lenken.

▪ **Verlauf**

Die Hautentzündung heilt ab, wenn die Kontaktnoxe beseitigt ist (cessat causa, cessat effectus). Postinflammatorische Hypo- oder Hyperpigmentierungen können zurückbleiben.

› Manchmal kommt es im Rahmen einer akuten toxischen Kontaktdermatitis zu einer Kontaktsensibilisierung gegenüber der einwirkenden Noxe, die dann später auch in niedrigen Konzentrationen kontaktallergische Reaktionen auslösen kann.

▪ **Therapie**

Die Kontaktnoxe ist zu beseitigen, bei chemischen Noxen auch durch Abwaschen oder Abbaden. Danach erfolgt die phasengerechte topische antiphlogistische Behandlung (▶ Abschn. 30.1 unter Therapie). Systemische Glukokortikoide sind nur bei stark exsudativ-entzündlichen oder ausgedehnten Veränderungen angezeigt. Nicht selten werden auch Analgetika benötigt. Mögliche systemische Wirkungen einer Noxe sind zu berücksichtigen.

30.2.2 Chronisches kumulativ-toxisches Kontaktekzem

▪ **Synonyme**

Toxisch-degeneratives Ekzem, nichtallergisches Kontaktekzem, Abnutzungsdermatose

▪ **Definition**

Es handelt sich um eine chronische entzündliche Hautreaktion durch wiederholte oder längerfristige Einwirkung von schwachen Irritanzien, die bei einmaligen beziehungsweise kurzfristigen Kontakten keine Hautreaktion auslösen.

▪ **Epidemiologie**

Kumulativ-toxische Kontaktekzeme sind häufig. Sie werden oft durch austrocknende oder andere irritierende Substanzen verursacht, so durch Wasser, Tenside, Schneideöle, Zement, Teer oder viele andere Umgangsstoffe. Entsprechend der Exposition finden sie sich vor allem an Händen und Unterarmen. Bevorzugt erkranken Hausfrauen, Friseure, Beschäftigte der Bauindustrie oder des Gesundheitswesens.

▪ **Ätiopathogenese**

Wesentliche Ursache für Entwicklung und Aufrechterhaltung des chronischen kumulativ-toxischen Kontaktekzems ist eine wiederholte oder andauernde geringgradige Hautirritation. Selten hat die Erkrankung eine einzelne Ursache, meist ist sie multifaktoriell ausgelöst. Individuelle Unterschiede der Schutzmechanismen der Haut erklären, warum unter gleichen Umständen nicht jeder ein kumulativ-toxisches Kontaktekzem entwickelt. Filaggrin ist ein Strukturprotein, das maßgeblich an der epidermalen Barrierefunktion beteiligt ist. Genmutationen für Filaggrin sind mit Ichthyosis vulgaris, atopischem Ekzem und auch mit kumulativ-toxischen Handekzemen assoziiert. Somit kann aufgrund genetischer Ursachen die Hautschutzbarriere so gestört sein, dass das Eindringen von Allergenen und Irritanzien erleichtert wird und chronische Ekzeme entstehen.

Die Haut verfügt Haut über Schutzmechanismen gegen viele Kontaktnoxen. Zu Krankheitserscheinungen kommt es, sobald die Abwehrfunktion gestört beziehungsweise überlastet ist:

Pufferkapazität Die Hautoberfläche hat einen sauren pH-Wert um 5,7. Dieser **Säuremantel** [Schade und Marchionini 1928] kann in begrenztem Umfang schwach alkalische oder gering konzentrierte saure Lösungen abpuffern. Ist die Pufferkapazität erschöpft, werden tiefere Epidermisschichten leichter geschädigt.

Wasserbindungsvermögen Das Stratum corneum besteht aus Keratin sowie anderen, wasser- oder fettlöslichen Substanzen, die von den Keratinozyten während ihrer Entwicklung zum Korneozyten in den Interzellularraum freigesetzt werden. Zudem werden Lipide von den Talgdrüsen in das Stratum corneum abgegeben. Man kann dieses mit einer Ziegelmauer vergleichen, wobei die Korneozyten die Ziegel und die epidermalen Lipide der Mörtel sind. Mangel an epidermalen Lipiden, insbesondere an Ceramiden, führt zu verminderter Wasserbindung.

Die wasserbindenden Substanzen insgesamt werden als **natural moisturizing factor** bezeichnet und bestehen aus Aminosäuren, Zuckern und Lipiden. Werden sie aus der Hornschicht herausgelöst, nimmt das Wasserbindungsvermögen ab und es entwickelt sich eine raue, zur Schuppung neigende Hautoberfläche. Die Barrierefunktion der Hornschicht ist beeinträchtigt, transepidermaler Wasserverlust und Durchlässigkeit für exogene Noxen nehmen zu.

Lipidfilm Der Lipidfilm der Hautoberfläche besteht aus Hauttalg und Lipiden, die von den Keratinozyten produziert werden. In Abhängigkeit von der Schweißsekretion liegt er als Wasser-in-Öl- oder Öl-in-Wasser-Emulsion vor. Wiederholter Kontakt mit Seife, anderen Tensiden oder organischen Lösungsmitteln führt zu Entfettung und bei Überbeanspruchung der hauteigenen Rückfettung zu rauer, trockener, zu Schuppung neigender Haut.

Individuelle Faktoren Standardisierte Tests mit Irritanzien haben gezeigt, dass es Unterschiede der individuellen Reaktion auf Kontaktnoxen gibt. Solche experimentellen Befunde können die individuelle Empfänglichkeit für die Entwicklung eines kumulativ-toxischen Ekzems erklären. Primär trockene Haut (Xerose, Sebostase) scheint der wesentliche Risikofaktor zu sein, infolgedessen sind Patienten mit atopischem Ekzem oder Ichthyosis besonders gefährdet.

Die **Kontaktnoxen**, die zu kumulativ-toxischem Kontaktekzem führen können, sind außerordentlich zahlreich. Sie werden oft am Arbeitsplatz angetroffen (▶ Kap. 31), kommen aber auch im Haushalt, bei Hobbytätigkeiten und andernorts vor:

- **Wasser und Tenside.** Wasser allein oder Seife sowie andere Tenside lösen Lipide und wasserlösliche Substanzen aus der Haut. Gehäuftes Duschen, Baden oder Händewaschen können zur Austrocknung der Haut, Exsikkationsekzematid oder Ekzem führen.
- **Chemikalien.** Organische Lösungsmittel wie Azeton, Alkohol, Benzin, Benzol, Tetrachlorkohlenstoff oder Toluol entfetten die Haut und führen zur Austrocknung. Alkalische oder saure Lösungen erschöpfen rasch die begrenzte Pufferkapazität. Es gibt zahlreiche weitere chemische Reizstoffe, die ein kumulativ-toxisches Ekzem auslösen können.
- **Physikalische Reize.** Auch mechanische Noxen wie Sand, Staub, Textilien oder Papier können zur Austrocknung führen. Vor allem bei atopischer Veranlagung wirkt Kontakt mit Wolle oft hautreizend. Des Weiteren können Sonnenlicht, niedrige relative Luftfeuchtigkeit oder Reiben und Scheuern Austrocknung oder vermehrte Rauheit der Haut verursachen.
- **Körpersekrete.** Die hautreizende Wirkung von Stuhl oder Urin führt zu Windeldermatitis. Wundsekrete sind beispielsweise am Rand eines Ulcus cruris oder Stomas ekzemauslösend. Schweiß ist für die Entwicklung der Intertrigo bedeutsam. Speichel ist die Ursache des Lippenleckekzems.

Klinik

Nach Erschöpfung der protektiven Funktionen der Hautoberfläche durch wiederholte oder dauerhafte Einwirkung der für sich allein genommen nicht krankheitsverursachenden Kontaktnoxen kommt es zur entzündlichen Reaktion. Das klinische Bild kann unterschiedlich sein, wobei im Allgemeinen als Zeichen der chronischen Schädigung Lichenifikation, Schuppung und Fissuren vorherrschen. Stärker entzündliche Veränderungen mit Rötung, Schwellung, manchmal auch Bläschen und Krusten sind möglich. Wichtige Ekzemerkrankungen, bei denen chronische, irritative Einwirkungen eine pathogenetische Rolle spielen, sind im Folgenden aufgelistet. Dabei muss bei den meisten dieser Erkrankungen eine kontaktallergische Mit-/Auslösung differenzialdiagnostisch in Betracht gezogen werden. Bei vielen dieser Erkrankungen spielen unterschiedliche Faktoren eine Rolle, beispielsweise kann ein Ekzem durch Pflanzen sowohl irritativ, allergisch wie auch photoallergisch ausgelöst sein.

Ekzemerkrankungen nach chronischen irritativen Einwirkungen

- Chronisches Handekzem
- Pityriasis simplex
- Exsikkationsekzematid
- Intertrigo
- Windeldermatitis
- Stomaekzem
- Aerogene Dermatitis
- Pflanzenekzem
- Ekzem durch Wolle oder andere Textilien
- Juvenile plantare Dermatose
- Lidekzem
- Lippenleckekzem
- Perianalekzem
- Pflasterreizung
- Reaktion auf Kosmetika oder topische Medikamente

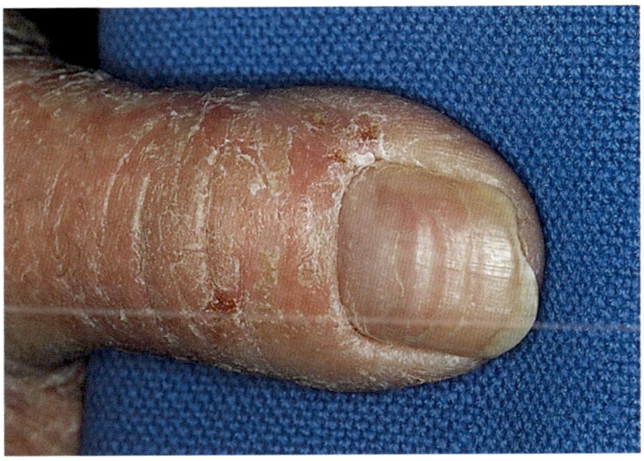

Abb. 30.4 Chronisches kumulativ-toxisches Ekzem des Daumens mit Onychodystrophie: Ekzemnagel

Besonders bedeutsam ist das **chronische kumulativ-toxische Handekzem**. Für seine Entwicklung sind vor allem Einwirkungen am Arbeitsplatz verantwortlich (▶ Kap. 31). So ist beispielsweise bei Hausfrauen der häufige Kontakt mit Wasser, Tensiden oder anderen hautreizenden Noxen die wesentliche Krankheitsursache. Als Hautschutz benutzte Handschuhe können manchmal selbst durch ihre Inhaltsstoffe oder Okklusion zur Ekzementwicklung beitragen: So kommt es bei etwa 40% der im medizinischen Bereich Beschäftigten durch das Tragen von Schutzhandschuhen zu Hautreaktionen, die meist nicht allergisch bedingt sind.

Betroffen sind bevorzugt Handrücken, Fingerzwischenräume und distale Unterarmstreckseiten. Es finden sich diffuse oder umschriebene, zumeist unscharf begrenzte, schuppende, entzündlich gerötete Herde. Die Arbeitshand ist meist stärker betroffen. Akute exsudative Reaktionen mit Bläschen und Krusten sind möglich. Häufig kommt es im Verlauf zu einer zunehmenden entzündlichen Hautverdickung (Lichenifikation), auch mit Rhagaden. Es können sich Paronychien entwickeln, die zu Onychodystrophie führen (**Ekzemnagel**). Manchmal sind die Hautveränderungen auffällig lokalisiert, so beispielsweise beschränkt auf die Greifflächen der Finger – vor allem der Fingerspitzen – bei Feinarbeit. Stets sind die Krankheitserscheinungen auf den Kontaktbereich mit den auslösenden Irritanzien beschränkt. Es fehlt die bei allergischem Kontaktekzem mögliche Streureaktion in andere Hautbereiche. Subjektiv besteht häufig, aber nicht immer Juckreiz.

Differenzialdiagnose

Vor allem ist an ein kontaktallergisches Ekzem zu denken. Nicht selten bestehen kumulativ-toxisches und kontaktallergisches Handekzem gleichzeitig. Die Zuordnung zu einer einzelnen Diagnose ist dann nicht möglich und auch nicht sinnvoll, wenn eine Exposition sowohl gegenüber Irritanzien als auch Kontaktallergenen besteht. Weitere wichtige Differenzialdiagnosen sind Psoriasis, Tinea, Lupus erythematodes, Dermatomyositis oder kutanes T-Zell-Lymphom.

Diagnostisches Vorgehen

Sorgfältige Anamnese, klinisches Bild und Erfassung der individuellen Ekzembereitschaft (atopische Diathese, Sebostase, Ichthyosis) reichen zur Diagnose meist aus. Neben einer Auslösung durch Irritanzien am Arbeitsplatz sind Freizeitaktivitäten und insbesondere Reinigungsgewohnheiten zu berücksichtigen.

Auch bei klinisch typischem Bild sollte ein Epikutantest (siehe unten) vorgenommen werden, um eine Kontaktallergie nicht zu übersehen.

Bisher existiert kein Test, mit dem die individuelle Hautempfindlichkeit gegenüber toxischen Irritanzien sicher erfasst werden kann. Auch die zur Feststellung des Puffervermögens der Haut von Burkhardt und Dorta [1957] eingeführten Bestimmungen der **Alkalineutralisation** und **Alkaliresistenz** sind hierzu nicht geeignet. Sie erlauben keine sichere Abschätzung des Ekzemrisikos, da die Alkaliempfindlichkeit nicht für die Reaktion auf alle Irritanzien repräsentativ ist.

Als begünstigender Faktor für ein kumulativ-toxisches Kontaktekzem gilt eine atopische Diathese. Sie wird am einfachsten anhand der Anamnese (atopisches Ekzem, Rhinoconjunctivitis allergica, allergisches Asthma bronchiale) oder Pricktestreaktionen vom Soforttyp auf häufige Umweltallergene (vor allem Gräser-, Hausstaubmilben- oder Katzenallergene) festgestellt. Da Hinweise auf Atopie aber bei etwa 50% der Bevölkerung gefunden werden, ist ihre tatsächliche pathogenetische Bedeutung beim individuellen Patienten kritisch zu überprüfen.

Histopathologie

Eine Biopsie ist nur selten nötig. Das histologische Bild ist nicht spezifisch, insbesondere können irritative nicht sicher von kontaktallergischen Reaktionen unterschieden werden. Entsprechend der klinischen Ausprägung findet man manchmal epidermal deutliche spongiotische Veränderungen, eher aber akanthotische Epidermisverdickung mit Hyperkeratose und nur diskreter spongiotischer Auflockerung. Im Korium besteht eine geringe Papillomatose mit vorwiegend perivaskulären, lymphohistiozytären Infiltraten.

Verlauf

Er ist chronisch, insbesondere dann, wenn die Auslöser nicht auf Dauer konsequent gemieden werden. Wirken ursächliche berufliche Noxen zeitweise nicht auf die Haut ein, wie im Urlaub oder während Arbeitsunfähigkeit, kommt es zwar oft zu Besserung oder gar Abheilung. Aber auch nach Abheilung ist die Rezidivneigung groß.

Kumulativ-toxische Kontaktekzeme sind häufig Wegbereiter einer Kontaktsensibilisierung gegenüber Umgangsstoffen oder auch therapeutisch eingesetzten Externa, sodass sich ein Mischbild aus kumulativ-toxischem und allergischem Kontaktekzem entwickelt. Die sekundär erworbene Kontaktallergie (**Pfropfallergie**) äußert sich klinisch häufig als Akuitätssteigerung des Ekzems, es kommt dann zu einer akuten Dermatitis mit Bläschen, Nässen und Krusten, sowie zu typischen Streuphänomenen.

▪ Therapie

Erstes Ziel ist es, die entzündlichen Hautveränderungen zur Abheilung zu bringen. Sämtliche Kontaktnoxen sind zu meiden. Bei Handekzem ist Hände waschen so weit als irgend möglich zu unterlassen. Eine phasengerechte topische Glukokortikoidtherapie führt meist rasch zu deutlicher Besserung (▶ Abschn. 30.1 unter Therapie). Da kumulativ-toxische Handekzeme wegen der oft nicht konsequent umsetzbaren Noxenkarenz jedoch sehr langwierig verlaufen, sind bei längerer Behandlungsdauer zur Verhinderung einer durch Glukokortikoide induzierten Atrophie Glukokortikoide einsparende Therapieverfahren angeraten: Calcineurininhibitoren (bei anderen als atopischen Ekzemen sind die Modalitäten des off-label-use zu beachten) und topische PUVA-Behandlung.

Für die Behandlung therapieresistenter Handekzeme ist die orale Gabe von Alitretinoin zugelassen, einem oralen Retinoid. In einer Studie mit großer Fallzahl wurde gezeigt, dass etwa die Hälfte der Patienten deutlich gebessert war oder erscheinungsfrei wurde. Die Standarddosis von 30 mg Alitretinoin pro Tag wird meist gut vertragen, im Falle von Nebenwirkungen – meist vorübergehend Kopfschmerzen und ein Anstieg von Blutfett- und Cholesterinwerten – wird die Dosis zeitweise oder dauerhaft auf 10 mg reduziert. Während der Behandlung, sowie je einen Monat vor Therapiebeginn und nach Therapieende müssen Frauen im gebärfähigen Alter sicher verhüten und darüber hinaus monatliche Schwangerschaftstests durchführen, weil die Substanz wie alle Abkömmlinge von Vitamin A teratogen ist. Die Behandlungsdauer mit Alitretinoin beträgt meist 6 Monate.

Parallel setzt die Anwendung rückfettender und hydratisierender Externa (Basistherapie) zur Wiederherstellung und Erhaltung der Barrierefunktion ein. Zur Prävention des Erwerbs von Sensibilisierungen gegen Inhaltsstoffe von Schutzhandschuhen sollten bei bestehendem Handekzem nur naturlatexfreie Handschuhe getragen werden.

Trotz klinischer Abheilung eines kumulativ-toxischen Ekzems ist die Hautbarrierefunktion über viele Wochen gestört und damit weniger belastbar. Meist besteht längerfristig Arbeitsunfähigkeit. Insbesondere bei Frauen besteht oft eine Doppelbelastung durch berufliche Tätigkeit und Haushalt.

Meidung von Irritanzien (Schutzhandschuhe über feuchtigkeitsabsorbierenden Baumwollhandschuhen), schonende Reinigung und Basistherapie sind bei vielen Patienten dauerhaft nötig. Rezidive sind häufig und erfordern erneut konsequente Behandlung. Einzelheiten zu Therapie und Prophylaxe von Berufsekzemen finden sich in ▶ Kap. 31.

30.2.3 Hyperkeratotisch-rhagadiformes Hand- und Fußekzem

▪ Synonyme

Tylotisches Hand- und Fußekzem, Schwielenekzem

▪ Ätiopathogenese

Sie ist nicht bekannt. Kontaktallergische Reaktionen oder Irritanzien haben meist keine oder allenfalls aggravierende Bedeutung. Möglicherweise führt eine zugrunde liegende Dermatitis bei besonderer, eventuell genetisch determinierter Veranlagung des Patienten zu einer ungewöhnlichen, durch Hyperkeratosen gekennzeichneten Reaktion. Hierfür spricht, dass vor allem in der Anfangsphase der Erkrankung, manchmal auch im weiteren Verlauf, dyshidrosiforme Bläscheneruptionen auftreten.

▪ Klinik

Es finden sich umschriebene, gering entzündlich gerötete, schwielenartige Plaques unterschiedlicher Ausdehnung mit verdickter, gelblicher Hornschicht. Sie können von teilweise tiefen Rhagaden durchzogen sein, die auch bei geringer Ausprägung oft äußerst schmerzhaft sind. Manchmal finden sich dyshidrosiforme Bläschen, insbesondere in den Randzonen der Plaques. Nicht immer sind Palmae und Plantae gleichzeitig betroffen. Der Verlauf ist hochchronisch mit ausgeprägter Rückfallneigung.

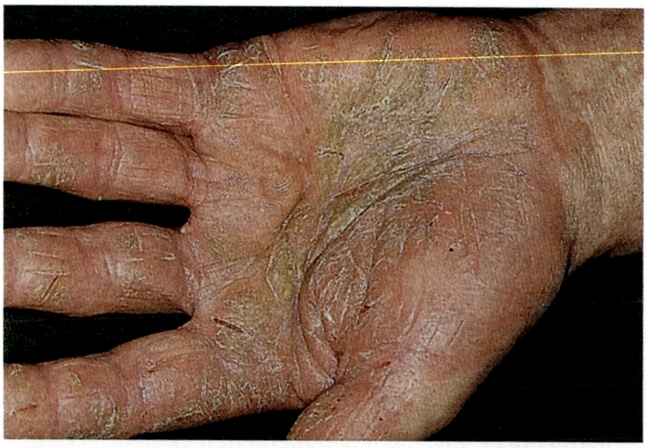

Abb. 30.5 Hyperkeratotisch-rhagadiformes Handekzem

■ **Differenzialdiagnose**

Insbesondere Psoriasis vulgaris und hyperkeratotische Tinea, aber auch hyperkeratotischer Lichen ruber oder selten Lupus erythematodes chronicus manuum seu pedum sind auszuschließen. An Dyshidrose und atopische Diathese ist zu denken. Epikutantests zur Aufdeckung einer Kontaktallergie sind angezeigt (▶ Abschn. 30.3.4).

■ **Histopathologie**

Gewöhnlich finden sich eine ausgeprägte Hyperkeratose und nur geringgradige Entzündung.

■ **Therapie**

Sie ist sehr schwierig. Grundsätze der Behandlung finden sich oben (unter kumulativ-toxisches Kontaktekzem). Zusätzlich haben sich entsprechend der Morphologie der Erkrankung Verfahren der Psoriasistherapie bewährt. Initial werden durch Salizylsäure-haltiges (5–10%) Vaselin die Hyperkeratosen so weit als möglich abgelöst; alternierend hierzu – alle 12 h wechselnd – setzt die antiinflammatorische Behandlung mit stark wirksamen Glukokortikoiden in fettenden Salben ein, die gegebenenfalls durch Plastikfolienokklusivverbände noch verstärkt wird. Auch Cignolin, Vitamin-D-Derivate (Calcipotriol, Tacalcitol) oder Tazaroten können topisch angewandt werden. Zusätzliche Bäder in hypertoner Kochsalzlösung (bis 10%) für jeweils 10 min tgl. oder Schmierseifenbäder sind nützlich. Systemische PUVA- oder Creme-PUVA-Therapie kommen ebenfalls in Betracht.

30.2.4 Pityriasis simplex

■ **Ätiopathogenese**

Die Pityriasis simplex kommt vielfach durch zu intensive Reinigungsmaßnahmen zustande und ergibt sich aus einem Missverhältnis zwischen reinigungsbedingter Irritation der Haut und Regeneration. Betroffen sind vor allem Patienten mit trockener Haut – also mit atopischer Diathese – vor der Pubertät oder im höheren Lebensalter. Niedrige Luftfeuchtigkeit, die vor allem in der kalten Jahreszeit vorherrscht, ist ein weiterer begünstigender Faktor.

Pityriasis simplex capillitii

Diese trockene Kopfschuppung kann bei Patienten mit Sebostase bereits durch wenige Haarwäschen mit entfettenden Shampoos ausgelöst werden. Es kommt zu mehr oder weniger umschriebenen, stärker schuppenden, auch juckenden Stellen. Eine pathogene Rolle von *Pityrosporum ovale* wird diskutiert.

Als Maximalvariante kann die **Pityriasis (Tinea) amiantacea** angesehen werden, häufig besteht eine Assoziation zur Psoriasis vulgaris oder zum atopischen Ekzem.

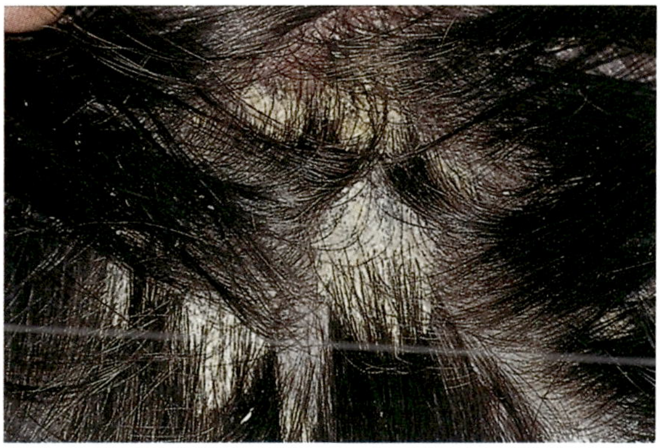

Abb. 30.6 Tinea amiantacea

Die Ätiologie ist bisher nicht eindeutig geklärt. Es kommt in umschriebenen Bereichen der Kopfhaut zu asbestartiger, an Haaren und Kopfhaut fest haftender Schuppung.

Therapeutisch ist bei Pityriasis simplex capillitii die Vermeidung austrocknender Reinigungsmaßnahmen meist ausreichend, bei Pityriasis amiantacea erfolgt die Behandlung wie bei Psoriasis capitis, wobei irritierende Arzneizubereitungen zu vermeiden sind. Differenzialdiagnosen sind vor allem seborrhoisches Ekzem und Tinea capitis.

Pityriasis simplex faciei aut corporis

Am häufigsten bei Säuglingen oder Kleinkindern mit atopischer Veranlagung findet man vor allem an den Wangen oder distalen Extremitäten fein kleieförmig schuppende Haut ohne wesentliche entzündliche Rötung. Ursache sind meist ungeeignete, zu stark austrocknende oder zu häufige Reinigungsmaßnahmen. Entsprechende Veränderungen können auch bei älteren Kindern oder Erwachsenen auftreten. Die fein schuppenden Hautbereiche bleiben infolge des die UV-Penetration störenden Effekts der Schuppen blass (**Pseudoleukoderm**) und fallen dann bei Bräunung der umgebenden Haut besonders auf: **Pityriasis alba**, oft Zeichen einer atopischen Diathese. Juckreiz kann führendes Symptom sein, so sind viele Fälle von **Alterspruritus** auf eine Pityriasis simplex corporis zurückzuführen. Umstellung der Reinigungsgewohnheiten, rückfettende und hydratisierende Basistherapie und – bei Notwendigkeit – auch topische Glukokortikoide (Wirkstärke Klasse I–II) führen rasch zur Abheilung. Differenzialdiagnostisch ist manchmal eine Tinea auszuschließen.

30.2.5 Exsikkationsekzematid

■ **Synonyme**

Austrocknungsekzem, xerotisches Ekzem, asteatotisches Ekzem

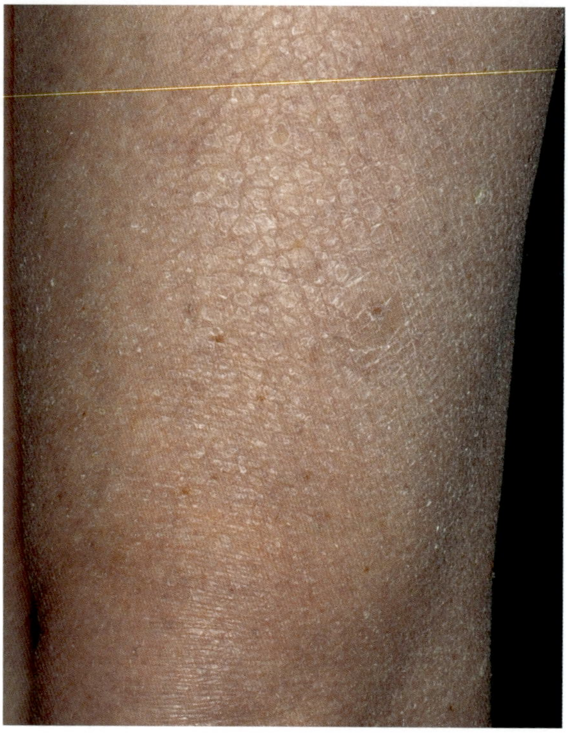

Abb. 30.7 Eczema craquelé

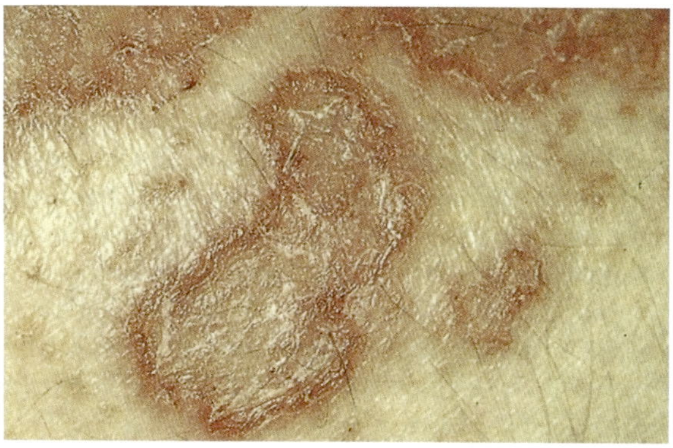

Abb. 30.8 Eczema cannelé

■ **Klinik**

Es ist eine gering ausgeprägte Form eines kumulativ-toxischen Kontaktekzems. Über eine pityriasiforme Schuppung hinaus besteht ein Erythem als Ausdruck einer Entzündung.

Bevorzugt im Gesicht oder an den distalen Extremitätenabschnitten, aber auch am übrigen Körper findet man meist locker disseminiert mehrere 2–4 cm im Durchmesser große, rundlich oder oval konfigurierte Herde. Die Haut ist gering entzündlich gerötet und schuppt pityriasi- oder psoriasiform. Bestehen in einer solchen Veränderung tiefrote Hornschichteinrisse, die an die maschenförmigen Einrisse in alten Ölgemälden oder Glasuren (craquelé: rissig, gesprungen) erinnern, spricht man von **Eczéma craquelé**. Manchmal kommt es in den Randbezirken kleinerer Ekzematidherde zu einem bis zu 1 mm breiten, zirkulär verlaufenden Hornschichteinriss, durch den der Papillarkörper rot durchscheint (**Eczéma cannelé**; canneler: auskehlen). Führendes Symptom ist mäßiger bis starker Juckreiz. Die Erkrankung tritt vor allem im Winterhalbjahr auf, da sie durch niedrige Luftfeuchtigkeit begünstigt wird.

■ **Differenzialdiagnose**

In Abhängigkeit von Verteilung und Ausprägung ist an Pityriasis rosea, pityriasiformes Seborrhoid, Psoriasis vulgaris, Parapsoriasis en plaques (Brocq), initiale Mycosis fungoides oder Tinea zu denken. Auch ein Auftreten als Paraneoplasie wurde beobachtet.

■ **Therapie**

Gehäufte austrocknende Reinigungsmaßnahmen müssen vermieden werden. Die Haut wird mit rückfettenden Externa behandelt. Notfalls führt eine kurzfristige topische Therapie mit Glukokortikoiden mittlerer Wirkstärke rasch zur Abheilung.

30.2.6 Intertrigo

■ **Ätiopathogenese**

Diese kumulativ-toxische Dermatitis wird durch die irritativen Wirkungen an flächenhaft aneinander liegender Haut ausgelöst. In intertriginösen Räumen – retroaurikular, Halsfalten, Achselhöhlen, submammär, Nabel, Bauchfalten, Genitokruralfalten, Rima ani, präputial, interdigital – berühren sich Hautflächen normalerweise gegenseitig. Ein wichtiger Risikofaktor der Intertrigo ist Adipositas, da mit zunehmender Körpermasse Tiefe und Anzahl der Hautfaltenflächen zunehmen, vor allem submammär und abdominal. Liegt Haut flächenhaft aneinander, kann es durch mechanische Reibung und Sekretstau infolge behinderter Schweißabdunstung und Störung des Säuremantels zu Mazeration, Entzündung und bakterieller oder mykotischer Sekundärinfektion kommen.

■ **Klinik**

Bei akuter Intertrigo sind die Anlageflächen der Haut gerötet, mazeriert, erodiert und teilweise serös exsudiert. Der Patient verspürt Wärmegefühl mit Juckreiz oder brennende Schmerzen. Auslöser sind vermehrte mechanische Belastung, oft größere körperliche Anstrengung mit starkem Schwitzen, auch durchnässte Kleidung. Betroffen sind besonders Säuglinge oder Kleinkinder sowie korpulente, leicht schwitzende Menschen. Die Hautveränderungen finden sich vor allem axillär, perianal (**Wolf**) und in der Gesäßfalte.

Primär chronisch oder – bei Fortbestehen der auslösenden Faktoren – aus einer akuten Intertrigo entwickelt sich das chronische intertriginöse Ekzem. Meist symmetrisch findet sich eine entzündlich gerötete, verdickte Haut mit Schuppung, manchmal auch Nässen oder Rhagaden. Typische Lokalisationen sind der submammäre Raum, die Analregion und Bauchfalten. Die Begrenzung zur gesunden Haut ist relativ scharf. Subjektiv besteht oft starker Juckreiz.

Häufige Komplikationen sind Sekundärinfektionen durch Bakterien oder *Candida albicans*, für deren Entwicklung die feuchte, geschädigte Haut ein guter Nährboden ist. Bei Analekzemen spielen häufig Hämorrhoidalleiden eine Rolle und sollten entsprechend abgeklärt und behandelt werden. Begünstigend sind auch Kontaktsensibilisierungen gegenüber Inhaltsstoffen örtlich angewandter Therapeutika, die dann zu komplizierender allergischer Kontaktdermatitis führen können.

▪ Differenzialdiagnose

Bei chronischem intertriginösem Ekzem ist vor allem an Psoriasis vulgaris, seborrhoisches Ekzem oder Kandidose zu denken. Ferner in Betracht zu ziehen sind Pemphigus vulgaris, Lichen ruber, Morbus Hailey-Hailey, Morbus Darier oder Langerhans-Zell-Histiozytose, im Analbereich Erythrasma, extramammärer Morbus Paget oder Streptokokkendermatitis.

▪ Therapie

Nach eher häufiger vorzunehmender, milder Reinigung mit Syndets ist vorsichtiges Trockenföhnen der betroffenen Areale hilfreich. Wichtig ist die Beseitigung der intertriginösen Verhältnisse durch Einlegen von Leinenstreifen (hilfsweise Verbandmull). Die Entzündung kann initial mit einem topischen Glukokortikoid in Lotion, Milch oder Creme (Ö/W) behandelt werden. Bewährt ist auch die Trockenbehandlung mit Lotio zinci. Bei nässenden Hautveränderungen können kurzfristig feuchte Umschläge zur Anwendung kommen (danach trocken föhnen). Fettende Salben sind wegen Behinderung der Abdunstung und Förderung von Sekundärinfektionen kontraindiziert. Puder, besser Zinkpaste, können die Reibung der Haut vermindern. Sie dürfen jedoch nicht auf nässenden Hautarealen angewandt werden, da sie sonst durch Verklumpung zu vermehrter Irritation führen. Bei Adipositas ist eine Gewichtsreduktion anzustreben.

30.2.7 Windeldermatitis

[Jacquet 1905]

▪ Synonyme

Dermatitis glutealis, Dermatitis ammoniacalis, Erythema gluteale

▪ Epidemiologie

Sie ist häufig und beginnt bei Säuglingen meist im 2.–4. Lebensmonat. Bei Inkontinenz kann das Krankheitsbild in jedem Lebensalter auftreten. Die Häufigkeit der Erkrankung hat aufgrund der hohen Saugfähigkeit moderner Einmalwindeln abgenommen. Die in diesen Windeln enthaltenen Gele können große Mengen Flüssigkeit aufnehmen, sodass die Haut trockener bleibt.

▪ Ätiopathogenese

Die Erkrankung wird multifaktoriell ausgelöst. Reibung der Windel sowie Feuchtigkeitsstau und Sekretdurchtränkung mit Stuhl und Urin sind die wesentlichen, zu Mazeration der Hornschicht und Entzündungsreaktion führenden Noxen. Zu seltener Windelwechsel begünstigt die Erkrankung. Sekundärinfektionen mit Bakterien wie hämolysierende Streptokokken oder insbesondere *Candida albicans* sind häufig. Es bleibt offen, ob darüber hinaus be-

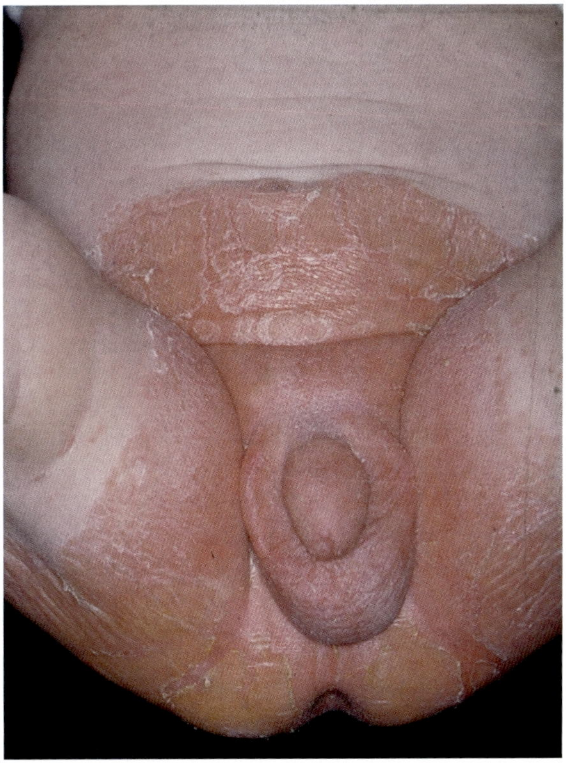

Abb. 30.9 Windeldermatitis

sondere Bedingungen – wie mit dem Stuhl ausgeschiedene proteolytische Enzyme oder die bakterielle Zersetzung von Harnstoff mit Entstehung von basischem Ammoniak – eine wesentliche ätiologische Rolle spielen.

▪ Klinik

Windeldermatitis beginnt mit Rötung und Schuppung bevorzugt an den konvexen Körperoberflächen (Oberschenkel, Gesäß, Unterbauch, Genitalien). Die Leistenbeugen sind zumindest initial eher ausgespart, da sie dem irritierenden Windelinhalt weniger ausgesetzt sind. Bald kommt es zu stärkerer Entzündung mit Bläschen, Nässen und am Rand auch Krusten. Oft ist deutlicher Ammoniakgeruch wahrnehmbar. Erosionen, die manchmal auch kraterförmig aussehen, sind nicht ungewöhnlich.

Bei sekundärer Kandidose finden sich am Rand weißlich trübe Pusteln oder kleine erythematöse Maculae mit colleretteartiger Schuppung. Bakterielle Sekundärinfektion kann zu Pusteln, Krusten und multiplen, wie ausgestanzt wirkenden Ulzera (Ekthymata) führen. Bei längerer Bestandsdauer treten manchmal entzündlich gerötete Papeln auf, die an ein papulöses Syphilid erinnern (**posterosives Syphiloid**). Eine gering blutende Erosion der Harnröhrenmündung ist eine örtliche Komplikation, nicht Zeichen einer aufsteigenden Entzündung.

Windeldermatitis kann mit Juckreiz und Schmerzen einhergehen und bei Kindern weinerliches Verhalten verursachen. Allgemeinsymptome wie Fieber weisen auf eine bakterielle Sekundärinfektion hin.

▪ Differenzialdiagnose

Seborrhoisches Ekzem der Säuglinge kann wegen der unterschiedlichen Prädilektionsstellen meist rasch ausgeschlossen werden. Miliaria führt zu Veränderungen auch außerhalb des Windelbereichs. Kandidose kann schwer abzugrenzen sein, da *Candida albicans* auch bei asymptomatischen Menschen in diesem Bereich nicht selten gefunden wird. Auch an perianale streptogene Dermatitis ist zu denken.

Bei psoriasiformer Morphologie zeigt erst der Verlauf, ob es sich um eine psoriasiforme Windeldermatitis (**napkin psoriasis, Psoriasoid**) handelt oder ob möglicherweise, was in etwa 20% der Fälle zu erwarten ist, die Erstmanifestation einer durch die Windeldermatitis provozierten Psoriasis vulgaris vorliegt. Mangelhaftes therapeutisches Ansprechen und Auftreten psoriasiformer Hautveränderungen auch außerhalb des Windelbereichs führen diagnostisch weiter.

Sind die Hautveränderungen hämorrhagisch, treten sie außerhalb der kontaktirritierten Hautareale auf oder werden sie knotig, ist differenzialdiagnostisch eine Langerhans-Zell-Histiozytose auszuschließen.

▪ Verlauf

Windeldermatitis neigt zu chronischem Verlauf. Bei sorgfältiger Behandlung und richtiger Pflege ist die Prognose jedoch günstig.

▪ Therapie

Die wichtigste Maßnahme ist häufiger Windelwechsel. Zusätzliche Okklusion durch Gummi- oder Plastiküberwindeln ist zu vermeiden. Auch an die Beseitigung anderer Irritanzien, beispielsweise Diarrhoe, ist zu denken.

Bei jedem Windelwechsel wird die Haut mit einem milden, nicht irritierenden Reinigungsmittel gesäubert, auch ein Reinigungsbad kann erfolgen. Stärkere Krustenauflagerungen werden durch feuchte Umschläge entfernt. Die entzündlichen Hautveränderungen werden örtlich austrocknend mit Zinköl (Oleum zinci) oder vorübergehend mit Schüttelmixtur (Lotio zinci) behandelt. Wenn nötig kommen kurzfristig topische Glukokortikoide mittlerer Wirkstärke als Milch oder Creme zur Anwendung; bewährt hat sich hier die 2-Schichten-Therapie, bei der nach der Glukokortikoidzubereitung Zinköl aufgetragen wird. Fettende Zubereitungen sind wegen der Akuität der Entzündung und der intertriginösen Lokalisation kontraindiziert. Bei Candida-Besiedlung werden topische Antimykotika (Nystatin, Imidazole) in Cremes oder Pasten angewandt. Bei schlechtem Ansprechen und Hefepilznachweis im Stuhl kommt die orale Gabe von Nystatin in Betracht. Bakterielle Sekundärinfektionen werden topisch mit antibakteriellen Externa behandelt. Bei schwerem Krankheitsbild ist eine systemische antibiotische Therapie indiziert. Bei starkem Juckreiz kann die orale Gabe eines Antihistaminikums hilfreich sein.

Wichtig ist, Sekundärinfektionen durch Bakterien oder Pilze rasch zu erkennen und zu behandeln sowie potente Kontaktallergene wie Neomycin bei der topischen Therapie wegen des Sensibilisierungsrisikos zu vermeiden. Längerfristige Anwendung von topischen, insbesondere halogenierten Glukokortikoiden kann zu Hautatrophie, Reaktionen ähnlich einer perioralen Dermatitis (verrutschte periorale Dermatitis) oder Granuloma glutaeale infantum, aber auch zu systemischen Wirkungen führen und ist daher zu vermeiden.

30.2.8 Granuloma gluteale infantum

[Tappeiner und Pfleger 1971]
Die Ätiopathogenese ist ungeklärt. Am ehesten besteht ein Zusammenhang mit längerfristiger topischer Anwendung von fluorierten Glukokortikoidexterna. Jedoch tritt die Erkrankung bei manchen Patienten auch ohne Glukokortikoidvorbehandlung auf.

Im Bereich einer Windeldermatitis, manchmal auch einer anderen exsudativen Dermatitis, treten rundliche oder den Spaltlinien folgende ovale, kalotten- oder polsterartige, prall-elastische blau-rote Knoten auf. Die Oberfläche kann durch Scheuern erodiert sein. Die Erkrankung ist selten. Betroffen sind vor allem Säuglinge, aber auch alte Menschen mit Inkontinenz. Klinisch besteht zwar das Erscheinungsbild einer granulomatösen Erkrankung, histopathologisch jedoch findet sich ein gemischtes entzündliches Infiltrat mit neutrophilen und eosinophilen Granulozyten, Plasmazellen und Riesenzellen, aber keine eigentliche granulomatöse Entzündung.

Differenzialdiagnostisch sind im Einzelfall Pseudolymphom, Mastozytom, Lymphom oder posterosives Syphiloid abzugrenzen.

▪ Therapie

Durch Trockenbehandlung (Lotio zinci, Pasta zinci, Oleum zinci), häufigen Windelwechsel und verbesserte Hautpflege kommt es innerhalb weniger Wochen zur Abheilung. Zu vermeiden sind Okklusion und topische fluorierte Glukokortikoide.

! Fettende Externa oder Plastikhöschen dürfen nicht benutzt werden.

30.2.9 Stomaekzem

Die Haut in der Umgebung künstlich geschaffener Hohlorganöffnungen zur Körperoberfläche (Anus praeter, Gastrostoma) ist chronischer Reizung durch Körperabsonderungen, Reinigungsmaßnahmen sowie okklusiv angebrachte Stomabeutel ausgesetzt. Hierdurch kommt es oft zu einem kumulativ-toxisch ausgelösten Stomaekzem, dessen Entwicklung von verschiedenen Faktoren abhängt. Beispielsweise sind die flüssigen und enzymhaltigen Sekrete eines Ileostomas stärker reizend als diejenigen einer Kolostomie, aus der sich geformter Stuhl entleert. Eine wesentliche Rolle spielen zudem die Qualität des Operationsergebnisses und die Schulung des Patienten durch Fachkräfte für Stomapflege. Differenzialdiagnostisch ist zu beachten, dass die zur Anlage eines Stomas führende Erkrankung im Bereich der Öffnung rezidivieren und ein Stomaekzem imitieren kann, was bei entzündlichen Darmerkrankungen eher der Fall ist als bei Karzinomen.

Charakteristisch sind Rötung und Nässen der peristomalen Haut.

Eine Sekundärinfektion durch Bakterien oder Hefepilze kann vorkommen. Sensibilisierung gegenüber Kontaktstoffen (vor allem Klebstoff, Kunststoff, Reinigungs- und Pflegeprodukte, topische Therapeutika) führt zu allergischer Kontaktdermatitis. Manchmal kommt es durch die Hautreizung zur Provokation einer Hauterkrankung (Koebner-Phänomen), insbesondere bei Patienten mit Psoriasis.

▪ Therapie

Grundlegend wichtig ist ein operativ optimal angelegtes Stoma. Da sich dieses im Lauf der Zeit manchmal verändert, kann eine Korrekturoperation erforderlich sein. Kundige Anleitung zur Stomapflege durch eine geschulte Fachkraft ist unbedingt nötig. Die entzündlichen Hautveränderungen werden mit einem topischen Glukokortikoid mittlerer Wirkstärke in Creme oder Paste behandelt, auch Gerbstoffe wirken günstig. Die Kombination mit einem topischen Antimykotikum kann nützlich sein. Günstig ist es, wenn – so weit Kontinenz erreicht werden kann – die peristomale Haut täglich eine Zeit lang frei liegt.

30.2.10 Pomadenkruste

[Gartmann und Steigleder 1975]

Werden Säuglinge übermäßig mit Basistherapeutika wie Salben, Cremes, Ölen oder weichen Pasten behandelt, können sich grau- oder gelb-bräunliche, wie gepflastert wirkende, große polygonale Auflagerungen entwickeln, die fest haften und sich mechanisch nicht vollständig ablösen lassen. Typisch ist symmetrische Lokalisation in Inguinal-, aber auch Glutealfalten. Selten wurde Pomadenkruste auch bei älteren Patienten in anderen Lokalisationen wie Wangen oder bei Stauungsekzem an Unterschenkeln gesehen.

Bei der Pomadenkruste handelt es sich nicht, wie ursprünglich angenommen, um eine ausschließliche Auflagerung mangelhaft entfernter Externa, vielmehr sind die Erscheinungen auf eine okklusionsbedingte Epidermishyperplasie mit parakeratotischer Hornschichtverdickung zurückzuführen und entsprechen somit einer **granulären Parakeratose** [Northcutt et al. 1991].

▪ Therapie

Die auslösenden Pflegemittel werden abgesetzt. Kurzfristig feuchte Verbände, Pflege durch Bäder mit Ölzusatz und Einpudern führen zur Abheilung.

30.3 Allergische Kontaktdermatitis

30.3.1 Grundlagen

▪ Definition

Es handelt sich um eine entzündliche Hautreaktion mit besonderer Beteiligung der Epidermis. Ihr liegt pathogenetisch eine zellvermittelte Allergie vom Spättyp zugrunde (Allergie vom Ekzemtyp, Typ-IV-Reaktion nach Coombs und Gell). Auslöser sind meist niedermolekulare Substanzen. Im Unterschied zur toxischen Kontaktdermatitis tritt eine allergische Kontaktdermatitis nur dann auf, wenn eine immunologische Sensibilisierung gegenüber dem Kontaktstoff besteht.

▪ Epidemiologie

An einer Hautklinik macht die allergische Kontaktdermatitis etwa 5–15% aller Dermatosen aus. Pro Jahr erkranken 7% der Allgemeinbevölkerung zu irgendeinem Zeitpunkt an einem allergischen Kontaktekzem, die Lebenszeitprävalenz liegt bei 15%. Noch häufiger sind im Epikutantest nachweisbare allergische Kontaktsensibilisierungen. Die Prävalenz von Kontaktsensibilisierungen bei Erwachsenen wird auf über 30% geschätzt, gegen verbreitete Allergene liegt sie bei 15–20%. Insbesondere bei chronischem Verlauf einer Kontaktdermatitis liegt nicht selten eine Kombination von kumulativ-toxischer und allergischer Auslösung vor. Kontaktsensibilisierungen und Handekzeme sind bei Frauen häufiger, was jedoch wohl weniger auf eine geschlechtsspezifische Disposition, als vielmehr auf eine erhöhte Exposition zurückzuführen sein dürfte, beispielsweise eine Doppelbelastung durch Beruf und Haushalt.

▪ Ätiopathogenese

Ein früherer Kontakt mit einer Substanz hat zu einer Sensibilisierung geführt und bei erneuter beziehungsweise andauernder Exposition gegenüber diesem Kontaktallergen entwickelt sich dann eine allergische Kontaktdermatitis. In der Pathogenese allergischer Kontaktreaktionen sind verschiedene Faktoren von Bedeutung.

Individuelle Disposition Obwohl die bedeutsamsten Kontaktallergene ubiquitär vorkommen und viele Personen annähernd gleichen Expositionsbedingungen ausgesetzt sind, erwerben nur manche eine Kontaktallergie. Das bedeutet, dass die Disposition, eine Sensibilisierung zu erwerben, unterschiedlich ist. Belegt werden kann dies durch Untersuchungen an Familien und Tierexperimente. Welche Mechanismen hierfür ursächlich sind, ist jedoch nicht geklärt.

Möglicherweise könnte genetisch determinierten Unterschieden im körpereigenen Metabolismus von Fremdstoffen eine Rolle zukommen. Beispielsweise ist die Acetylierung ein wichtiger Vorgang bei der Biotransformation von Stoffen, Glutathiontransferasen haben eine zentrale Funktion bei der Entgiftung organischer Stoffe. Genpolymorphismen von N-Acetyltransferase-1 und 2, Glutathion-S-Transferase M und T, Angiotensin converting enzyme (ACE), Tumornekrosefaktor-α oder Interleukin-16 sind mit einem erhöhten Risiko einer Kontaktsensibilisierung verbunden, wobei dies besonders für eine Polysensibilisierung zutrifft.

MHC-Moleküle auf Antigen-präsentierenden Zellen haben eine Schlüsselrolle beim Erwerb einer Sensibilisierung. Eine Kontaktsensibilisierung gegen Nickel war mit HLA-B 35 und DQA1*061 positiv und mit DR15 negativ assoziiert.

Filaggrine haben eine wichtige strukturbildende Funktion in der Epidermis, sie sind an der Vernetzung von Keratinfilamenten beteiligt. Bislang wurde noch nicht gezeigt, dass Mutationen im für Filaggrin kodierenden Gen das Risiko, eine allergische Kontaktsensibilisierung zu erwerben, tatsächlich erhöhen. Offensichtlich besteht jedoch bei Patienten häufiger eine klinische Relevanz einer Kontaktsensibilisierung, wenn eine Filaggrin-Mutation vorliegt.

Bei Patienten mit atopischem Ekzem ist zwar die experimentelle Sensibilisierbarkeit vermindert, in der Praxis aber sind allergische Kontaktreaktionen, wohl wegen der gestörten Hautbarrierefunktion und der Exposition gegenüber zahlreichen Externa, nicht weniger wichtig als bei anderen Patienten. Psoriasis geht ebenfalls mit einer verminderten Bereitschaft zur Kontaktsensibilisierung einher.

Örtliche Faktoren Penetration potenzieller Kontaktallergene und Sensibilisierung werden begünstigt durch intensiven Kontakt wie Okklusion, Permanentschmuck und insbesondere krankhafte Zustände der Haut, die mit einer Störung der physiologischen Funktion einhergehen. Hyperhidrosis begünstigt das Herauslösen von Kontaktallergenen aus Kontaktgegenständen. Eine durch kumulativ-toxische Noxen, Mazeration, Stauung, Erosionen oder Fissuren veränderte Epidermisbarriere und alle Formen einer Kontaktdermatitis begünstigen die Sensibilisierung.

Insbesondere ist ein chronisches kumulativ-toxisches Kontaktekzem nicht selten Wegbereiter einer Kontaktallergie. Aber auch ein chronisches allergisches Kontaktekzem begünstigt weitere Sensibilisierungen, sodass es zur Ausweitung des Allergenspektrums kommt.

▪▪ Kontaktsensibilisierung

In der zur Sensibilisierung führenden Primärreaktion oder Induktionsphase (afferenter Schenkel der Immunreaktion) wird das Kontaktallergen aufgenommen und vom Immunsystem so verarbeitet, dass sich eine spezifische, zur allergischen Reaktionslage führende Immunantwort entwickelt. Späterer Kontakt mit dem Allergen führt dann in der Sekundärreaktion oder Auslösungsphase (efferenter Schenkel der Immunreaktion) zur allergischen Hautreaktion.

Induktionsphase Zur allergischen Reaktion vom Spättyp (Ekzemtyp) führende Kontaktallergene sind meist Substanzen mit relativ niedrigem Molekulargewicht (wie Metallionen, substituierte Benzolverbindungen), gelegentlich auch Verbindungen mit höherem Molekulargewicht. Die Sensibilisierungspotenz von Kontaktallergenen ist unterschiedlich, sie hängt auch von Konzentration und Einwirkungsdauer auf der Haut ab. Die chemische Struktur lässt keine sicheren Rückschlüsse auf die Sensibilisierungspotenz zu. Es existieren hochwirksame Kontaktallergene, mit denen nahezu alle Menschen rasch sensibilisiert werden können, beispielsweise 2,4-Dinitrochlorbenzol (DNCB), das auch in der experimentellen Kontaktallergieforschung Anwendung findet, oder Diphencypron, das zur Immuntherapie der Alopecia areata verwendet wird. Bereits durch einmalige Exposition kann der Mensch nach 5–7 Tagen sensibilisiert sein.

Auch Pikrylchlorid, Thioglykolatverbindungen und zahlreiche Pflanzeninhaltsstoffe (wie aus Primeln, Giftefeu, Palisander oder Teakholz) sind potente Kontaktallergene. Demgegenüber sind Nickel- und Dichromationen eher schwache Sensibilisatoren, dennoch gehören sie klinisch zu den häufigsten Kontaktallergenen, da häufig ein intensiver Hautkontakt besteht und diese Kontaktallergene weit verbreitet sind. Gerade Dichromat führt beispielsweise bei Maurern vielfach erst nach jahrzehntelangem intensivem Umgang zu einer allergischen Kontaktreaktion (Maurerkrätze).

In die Haut gelangende Kontaktallergene haben meist ein niedriges Molekulargewicht und werden als Haptene (inkomplette Antigene) erst durch die Bindung an Proteine zu Vollantigenen. Das Kontaktallergen wird in einem ersten Schritt von epidermalen, Antigen-präsentierenden Zellen, den Langerhans-Zellen, aufgenommen. Diese dendritischen Zellen der Makrophagenreihe machen etwa 3–5% der epidermalen Zellpopulation aus. Mit ihren Dendriten bilden sie ein intraepidermales Netzwerk und sind in der Lage, Mikroben oder chemische Substanzen aufzunehmen und für eine Immunantwort zu verarbeiten. Ultrastrukturell sind Langerhans-Zellen durch Birbeck-Granula charakterisiert, die offensichtlich an der Phagozytose beteiligt sind. Langerhans-Zellen finden sich auch in der Dermis und in Lymphknoten. An ihrer Oberfläche wird das neue Antigen an Strukturen des **m**ajor **h**istocompatibility **c**omplex (MHC) der Klasse II (HLA-DR) gebunden. In der Haut oder nach Wanderung der Langerhans-Zelle zum regionären Lymphknoten wird der Allergen-MHC-Klasse-II-Komplex T-Lymphozyten mit entsprechender Spezifität des T-Zell-Rezeptors präsentiert. Die Aktivierung der T-Zellen benötigt Interleukin-1, das sowohl von Langerhans-Zellen als auch von Keratinozyten sezerniert wird. Die Proliferation antigenspezifischer Gedächtnis-T-Lymphozyten (memory cells) findet in der parakortikalen Zone des regionalen Lymphknotens statt. Antigenspezifische Effektorzellen verlassen den Lymphknoten und gelangen in die Zirkulation, wo sie bei erneutem Kontakt mit dem Allergen dieses nun über ihren spezifischen Rezeptor erkennen. Neben Effektor-T-Zellen können auch Suppressor-T-Zellen gebildet werden. Die resultierende Reaktionslage ist das Ergebnis von fördernden und hemmenden Effekten. Die Entwicklung einer Kontaktsensibilisierung benötigt mindestens 5–7 Tage. Ist sie einmal eingetreten, bleibt sie langfristig, wahrscheinlich meist lebenslang bestehen.

Auslösungsphase Beim Sensibilisierten genügen oft bereits sehr geringe Allergenmengen zur Auslösung einer allergischen Kontaktreaktion. Sie wird als **allergische Reaktion vom Spättyp** (Ekzemtyp) an der Haut im Allgemeinen frühestens nach 4–8, gewöhnlich nach 24–48 h erkennbar, manchmal auch erst später. Art des Kontaktallergens, Sensibilisierungsgrad und Ort des Kontakts sind für unterschiedliche Reaktionszeiten verantwortlich.

Die Erkennung des Kontaktallergens über die Rezeptoren der antigenspezifischen Effektor-T-Zellen führt zur Zellaktivierung mit Freisetzung proinflammatorischer Zytokine (Interleukin-1, -2, Tumornekrosefaktor-α). Diese locken weitere Entzündungszellen an, und es entwickelt sich eine inflammatorische Kaskade, die sich klinisch als Kontaktdermatitis manifestiert. Allergische Kontaktdermatitis ist primär eine T-Zell-vermittelte Erkrankung. An der Auslösungsphase können jedoch auch B-Zellen beteiligt sein. Die pathogenetische Bedeutung von humoralen Antikörpern oder Immunkomplexen, die manchmal gefunden werden, ist bisher unklar.

Bei allergischer Kontaktdermatitis kommt es nicht selten – im Unterschied zur toxischen Kontaktdermatitis – zum Auftreten von Hautkrankheitserscheinungen auch außerhalb des ursprünglichen Allergenkontaktbereichs. Diese **Streureaktion** kann damit erklärt werden, dass Zytokine, aktivierte Entzündungszellen oder das Kontaktallergen selbst über die Zirkulation auch an andere Körperstellen gelangen. Häufig treten dabei zunächst follikulär gebundene Papulovesikel auf, die konfluieren und sich in eine flächenhafte Dermatitis weiterentwickeln können. Primär systemische Allergenzufuhr (Nahrungsmittel, Arzneistoffe) kann bei bestehender Sensibilisierung zu disseminierten, teilweise großflächigen Reaktionen führen: **Hämatogenes allergisches Kontaktekzem**.

▪▪ Resistenz und Immuntoleranz

Diese immunologischen Begriffe sind auf die Klinik der allergischen Kontaktdermatitis nur bedingt anwendbar. Resistenz gegen die Entwicklung einer Kontaktallergie setzt ein funktionsgestörtes T-Zell-System voraus. Zwar gibt es bei atopischem Ekzem, Psoriasis oder HIV-Infektion experimentelle Hinweise auf eine verminderte Kontaktsensibilisierbarkeit, jedoch sind diese Befunde eher unbedeutend.

Demgegenüber ist Immuntoleranz eine aktive Auseinandersetzung des Immunsystems mit dem Kontaktallergen, die zu einer Hemmung der entzündlichen kontaktallergischen Reaktion führt. Experimentell lässt sie sich beispielsweise auslösen, wenn einem Organismus vor der dermalen Exposition das Kontaktallergen parenteral oder enteral zugeführt wird. Auch epidemiologische Daten unterstützen einen protektiven Effekt oral zugeführter Kontaktallergene gegen eine spätere Kontaktsensibilisierung. Eine bereits etablierte Sensibilisierung ist allerdings kaum zu beeinflussen. Das Phänomen der Immuntoleranz würde eine Immuntherapie der Kontaktallergie nahelegen, jedoch führten solche Behandlungsversuche beim Menschen bisher nicht zu klinisch anwendbaren Verfahren.

Ein Abhärtungseffekt (**Hardening**) tritt vor allem bei manchen Patienten mit beruflichem, chronischem, kontaktallergischem Handekzem auf. Trotz weiterem Kontakt mit dem auslösenden Allergen kommt es nach einigen Wochen bis Monaten zu einer wesentlichen Besserung. Es handelt sich dabei vermutlich um einen unspezifischen Effekt, der auch wenig verlässlich ist. Im weiteren Verlauf kann es wieder zur Verschlechterung des Krankheitsbildes kommen. Auch die Epikutantestreaktion auf das ursächliche Kontaktallergen bleibt unverändert nachweisbar.

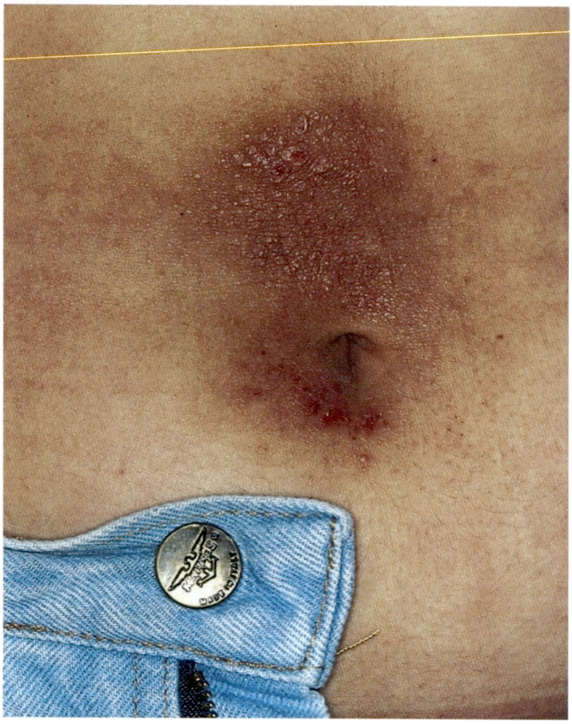

Abb. 30.10 Akute allergische Kontaktdermatitis durch nickelhaltigen Jeansknopf

Kontaktallergene

Die Anzahl bekannter Kontaktallergene ist sehr groß und nimmt laufend zu. Sie haben meist ein Molekulargewicht unter 1000, aber auch höhermolekulare Substanzen wie Proteine verursachen gelegentlich kontaktallergische Reaktionen, beispielsweise Proteinkontaktdermatitis an den Händen durch Lebensmittel. Die Häufigkeit der Sensibilisierung gegen einzelne Kontaktallergene ist regional unterschiedlich und ändert sich im Lauf der Zeit. So wurde beispielsweise der Konservierungsstoff Dibromdicyanobutan 2008 EU-weit in Kosmetika und Körperpflegeprodukten verboten, was sich in sinkenden Sensibilisierungsquoten niederschlug. Seitdem der Einsatz des Duftstoffs Hydroxymethylpentylcyclohexencarboxaldehyd (beispielsweise Lyral) in Kosmetika reduziert wurde, zeichnet sich auch hier ein Rückgang der Sensibilisierungsquote ab. Dies ist bei der Zusammenstellung von Testreihen zu berücksichtigen. Am häufigsten sind derzeit hierzulande Kontaktsensibilisierungen gegen Nickel, Duftstoffe und Perubalsam nachzuweisen (Tab. 30.3).

Kontaktallergene mit hohem Sensibilisierungsvermögen (wie parasubstituierte Benzolverbindungen, Pflanzenallergene, ätherische Öle, Antibiotika wie Neomycin) lösen häufiger primär eine akute allergische Kontaktdermatitis aus. Demgegenüber führen Kontaktallergene mit geringerem Sensibilisierungsvermögen (beispielsweise Nickel, Kobalt, Chromat, Gummihilfsstoffe wie Thiurame) eher von vornherein zu chronischen Hautveränderungen (wie Nickelekzem durch Modeschmuck oder Jeansknöpfe, Chromatekzem der Maurer).

Nachfolgend werden bedeutsame Allergene und deren Quellen aufgeführt.

Pflanzen Kontaktallergene können sich in allen Teilen einer Pflanze finden. In Nordamerika ist **Giftefeu** (**poison ivy**) eine besonders häufige Ursache akuter allergischer Kontaktdermatitiden, die oft schwer verlaufen und verzögert abheilen. **Giftsumach** (**poison sumach**) oder **Gifteiche** (**poison oak**) können ähnliche Reaktionen auslösen. An dieses Krankheitsbild ist auch hierzulande zu denken, wenn ein Patient mit akuter Kontaktdermatitis gerade aus Nordamerika zurückgekehrt ist. Unter den Zierpflanzen, die in Mitteleuropa häufiger allergische Kontaktreaktionen verursachen, sind am bedeutendsten bestimmte Kompositen (**Korbblütler**, Asteraceae; wie Ringelblume, Mutterkraut), die als wichtige Allergene **Sesquiterpenlaktone** enthalten, Tulpen (**Tulpenfinger** bei Gärtnern und Züchtern), Alstromerien, Primeln und Hyazinthen. Narzissen verursachen eher irritative Kontaktreaktionen. Tulpen- und Narzissenzwiebeln können bei chronischem Kontakt zu einem hyperkeratotisch-rhagadiformen Fingerekzem führen. Das sehr potente Kontaktallergen **Primin**, eine Benzochinonverbindung, kann bereits dann eine schwere, akute Kontaktdermatitis an frei getragenen Körperstellen

Tab. 30.3 Die 20 häufigsten Kontaktallergene. Daten des IVDK (Informationsverbund dermatologischer Kliniken) aus den Jahren 2007–2009 zu 34.091 Patienten aus Deutschland, Schweiz oder Österreich

Allergen	Häufigkeit
Nickelsulfat	16,5
Duftstoff-Mix I	6,6
Perubalsam	6,6
Kobaltchlorid	6,5
Kaliumdichromat	4,8
Duftstoff-Mix II	4,5
Kolophonium	3,9
Dibromdicyanobutan/Phenoxyethanol	2,9
Propolis	2,3
Thiuram-Mix	2,2
Wollwachsalkohole	2,2
4-(4-Hydroxy-4-methylpentyl)-3 cyclohexankarboxaldehyd (z.B. Lyral)	2,1
MCI/MI (z.B. Kathon CG)	2,1
Terpentin	1,7
Epoxidharz	1,6
Kompositen-Mix	1,3
Bronopol	1,2
Bufexamac	1,1
Formaldehyd	1,1
Paraben-Mix	1,0

auslösen, wenn der Sensibilisierte ein Zimmer betritt, in dem sich *Primula obconica* befindet. Dank Züchtung priminarmer Arten wird die Primelallergie heute jedoch nicht mehr so häufig beobachtet. Potente Kontaktallergene sind auch in zahlreichen tropischen Hölzern enthalten.

Aus Harzen gewonnene Naturprodukte wie **Perubalsam**, Kolophonium oder **Propolis** sind komplexe Stoffgemische, die bedeutende, teilweise noch nicht im Einzelnen identifizierte Kontaktallergene enthalten. Perubalsam wird weit verbreitet insbesondere als Duft- und Aromastoff eingesetzt, beispielsweise in Kosmetika, Tabak und Nahrungsmittelprodukten. Er kann ein hämatogenes Kontaktekzem auslösen.

Es besteht eine Gruppenallergie mit zahlreichen anderen Duft- und Aromastoffen, so auch mit Kolophonium (wie in Pflastern, Kosmetika, Papierprodukten) oder Propolis (Kittharz der Bienen).

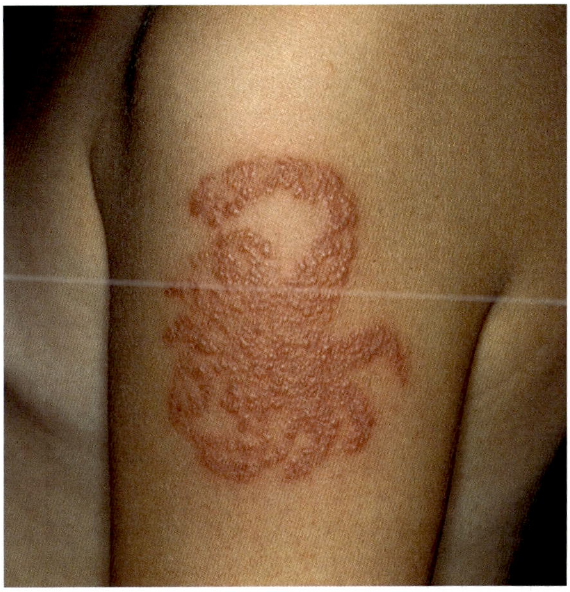

Abb. 30.11 Akute allergische Kontaktdermatitis durch Paraphenylendiamin in Henna-Temptoo

> **!** **Naturheilprodukte oder Naturkosmetika, die Teebaumöl, Propolis oder Auszüge von Ringelblumen oder Arnika enthalten, erfreuen sich in der Bevölkerung großer Beliebtheit und sind eine wichtige Ursache kontaktallergischer Hautreaktionen.**

Örtliche Therapeutika Bei jeder Kontaktdermatitis ist in Betracht zu ziehen, dass zur Behandlung angewandte Externa (Mit-)Ursache der Erkrankung sind. Dies gilt nicht nur für Hausmittel, sondern auch für verordnete Präparate. Mögliche Kontaktallergene sind Grundlagenstoffe (Wollwachsalkohole, Propylenglykol), Konservierungsmittel (Parabene, (Chlor)Methylisothiazolinon, Euxyl K400), Wirkstoffe (wie Bufexamac, Dexpanthenol; Antibiotika wie Neomycin oder Framycetin; Lokalanästhetika wie Benzocain oder Cinchocain; Antimykotika, Desinfizienzien, Lichtschutzmittel, Glukokortikoide) oder Begleitstoffe wie Duftstoffe.

Kleidung Am häufigsten sind Reaktionen auf Nickel oder Kobalt in Metallschließen oder -knöpfen (Jeansknopfekzem). Weiter zu berücksichtigen sind Appreturen (oft Kunstharze auf Formaldehydbasis), Farbstoffe (Paragruppenstoffe wie p-Phenylendiamin, Azo- oder Anthrachinonverbindungen), Chromat (beispielsweise in Leder) und Gummihilfsstoffe.

Schmuck Das wichtigste Allergen ist Nickel, das oft auch in Goldlegierungen gefunden wird. Auch an andere Komponenten wie Kobalt, Palladium oder Gold selbst ist zu denken. p-Phenylendiamin in temporären **Henna-Schmucktätowierungen (Temptoos)**, die auf die Haut gemalt werden, kann zu rascher Sensibilisierung und sehr schwerer allergischer Kontaktdermatitis führen (▶ Kap. 71).

Kosmetika Das Risiko kontaktallergischer Reaktionen auf kommerziell angebotene Kosmetika ist recht gering. Ihre weit verbreitete Anwendung hat aber zur Folge, dass doch immer wieder Erkrankungen auftreten. Mögliche Kontaktallergene sind wie bei den örtlichen Therapeutika Grundlagen-, Konservierungs-, Begleit- oder Wirkstoffe (Duftstoffe, Kunstharze in Nagellack, Dauerwellenlösungen, Haarfarben).

Berufliche Kontaktallergene Für Kontaktsensibilisierung und Auslösung eines allergischen Kontaktekzems sind Umgangsstoffe am Arbeitsplatz von großer Bedeutung (▶ Kap. 31). Eine Exposition gegenüber berufstypischen Kontaktallergenen kann auch bei manchen Hobbytätigkeiten erfolgen.

▪ Klinik

Das klinische Bild kontaktallergischer Reaktionen ist sehr unterschiedlich und abhängig von der Art des Allergens, dem Sensibilisierungsgrad des Patienten, Ort und Dauer der Einwirkung sowie weiteren individuellen Faktoren. Auch handelt es sich um einen dynamischen Vorgang, das Erscheinungsbild hängt von der Phase der Krankheit ab. Ein einmaliger Kontakt mit einem potenten Allergen, möglicherweise in hoher Konzentration, führt bei starkem Sensibilisierungsgrad zu einer akuten allergischen Kontaktdermatitis, während sich bei wiederholter, weniger intensiver Allergeneinwirkung und geringerer Reizbeantwortung eher ein chronisches allergisches Kontaktekzem entwickelt. Zwischen diesen Extremen existieren vielfältige Kombinationen von akut exsudativen und chronisch-entzündlichen Erscheinungsbildern einer Dermatitis.

Nicht immer manifestieren sich kontaktallergische Hautreaktionen als Dermatitis. Morphologische, wohl auch pathogenetische Varianten sind unter anderem granulomatöse Reaktionen sowie Pseudolymphom-, Erythema-multiforme- oder Lichen-ruber-artige Krankheitsbilder. Auch hämorrhagisch-pigmentäre Dermatosen können kontaktallergisch ausgelöst sein. Manchmal entwickelt sich Kontakturtikaria (▶ Kap. 29) zu einer Kontaktdermatitis weiter.

▪ Verlauf

Die akute allergische Kontaktdermatitis heilt nach Erkennung und Meidung des ursächlichen Kontaktallergens rasch spontan ab (cessat causa, cessat effectus) (▶ Abschn. 30.3.2). Unterstützend wirkt die phasengerechte antiinflammatorische Therapie (▶ Abschn. 30.1, unter Therapie).

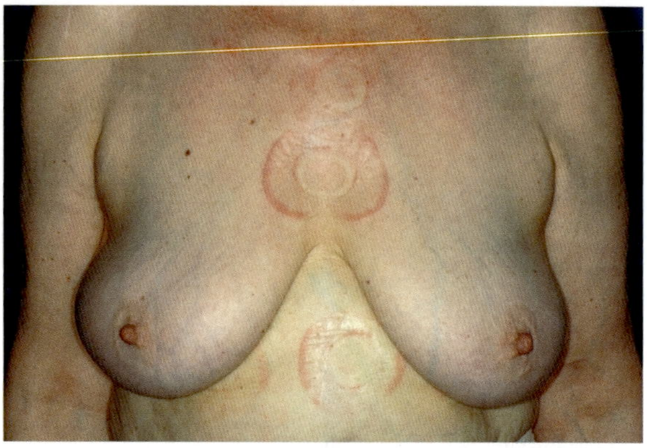

Abb. 30.12 Allergisches Kontaktekzem bei Kontaktsensibilisierungen gegen Klebstoffe in den EKG-Elektrodenklebern

Auch ein chronisches allergisches Kontaktekzem bildet sich bei konsequenter Allergenmeidung und angemessener Therapie rasch zurück. Nicht immer gelingt es jedoch, alle Kontaktallergene zu identifizieren. Außerdem können manche erkannte Kontaktallergene wie Nickel, Chromat, Duftstoffe, Gummiinhaltsstoffe wegen ihrer weiten oder versteckten Verbreitung nicht sicher gemieden werden. Vielfach liegen häufig Mischformen von kontaktallergischem und kumulativ-toxischem Ekzem vor. Viele irritative Einflüsse sind nicht vollständig zu eliminieren. Daher ist das chronische allergische Kontaktekzem durch einen protrahierten Verlauf gekennzeichnet (▶ Abschn. 30.3.3). Konsequente Allergenmeidung und Therapie führen zwar zu weitgehender Besserung bis hin zur Abheilung, die aber oft nicht dauerhaft sind. Wiederholte Ekzemschübe oder Persistenz der Hautveränderungen über längere Zeit können für den Patienten nicht nur erhebliche berufliche Folgen haben (▶ Kap. 31), sondern auch das private Leben wesentlich beeinträchtigen und zu bedeutsamen, oft unterschätzten sozialen und psychischen Belastungen führen.

30.3.2 Akute allergische Kontaktdermatitis

▪ Klinik

Sie entwickelt sich gewöhnlich 24–48 h nach Kontakt mit dem auslösenden Stoff primär an der allergenexponierten Haut und ist daher häufig asymmetrisch lokalisiert. Der Patient kann die ursächliche Einwirkung oft angeben. Der Ablauf der akuten Dermatitis gestaltet sich in verschiedenen Stadien (**metachrone Polymorphie**), wobei schwere Ekzeme zunächst mit Bläschen einhergehen, später kommt es zu Nässen und Erosionen. Innerhalb der einzelnen Entwicklungsphasen ist das klinische Bild relativ einheitlich, im zeitlichen Ablauf aber unterschiedlich. Ein Resterythem im betroffenen Bereich kann einige Zeit zurückbleiben.

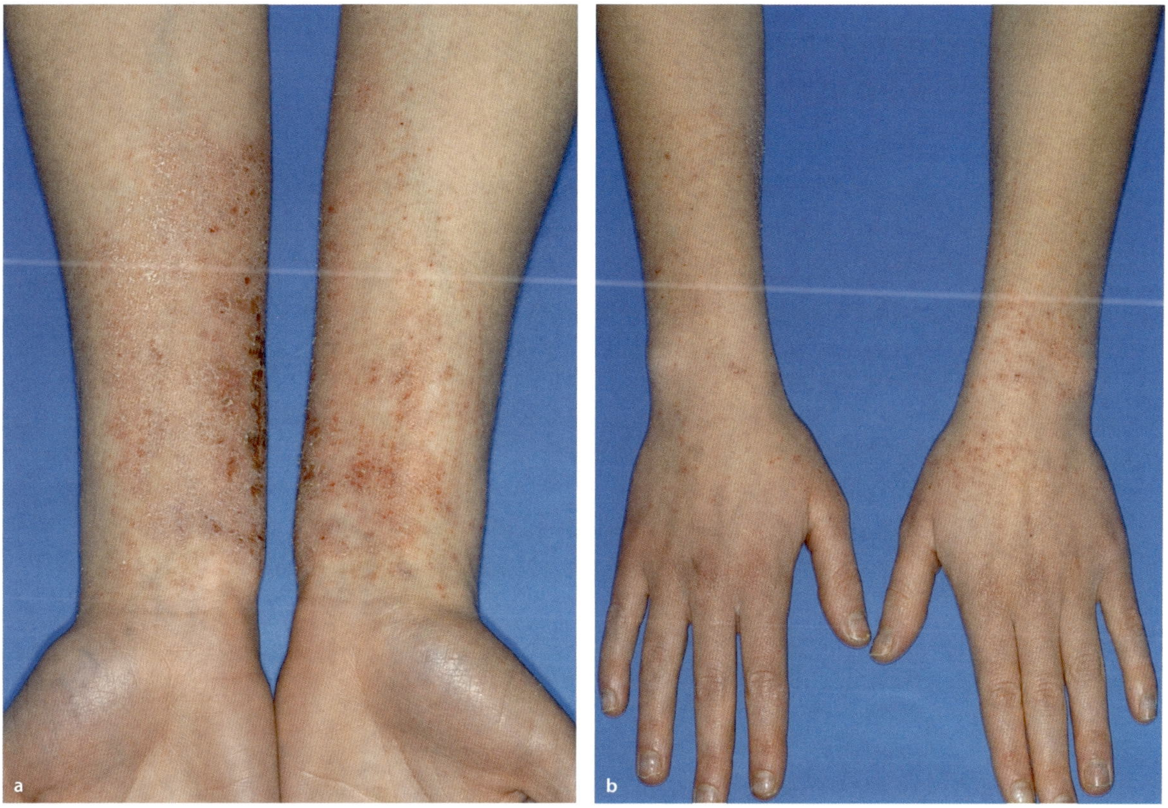

Abb. 30.13 Akutes allergisches Kontaktekzem bei Friseurin mit Kontaktsensibilisierung gegen Ammoniumpersulfat. Die von Handschuhen geschützten Areale sind bis auf Streureaktionen ausgespart

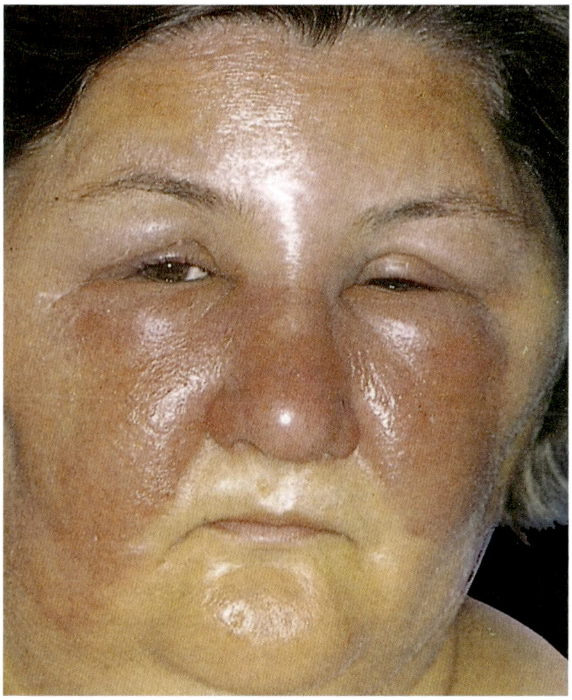

Abb. 30.14 Akute allergische Kontaktdermatitis durch Terpentindämpfe. Im Gesicht kann eine akute allergische Kontaktdermatitis mit ausgeprägten Schwellungen einhergehen

Es können Streureaktionen auftreten, die sich oft in unmittelbarer Nachbarschaft des allergenexponierten Hautareals zeigen, manchmal aber auch in mehr oder weniger dichter Dissemination symmetrisch große Anteile der Hautoberfläche betreffen. Bei ausgedehnten Streureaktionen kann die Abgrenzung von einer hämatogenen allergischen Kontaktdermatitis schwierig sein, insbesondere dann, wenn die Effloreszenzen konfluieren.

Subjektives Symptom ist Juckreiz. Das Allgemeinbefinden ist meist ungestört. Bei ausgedehnter Reaktion kann Bluteosinophilie bestehen.

Differenzialdiagnose

Während die akute allergische Kontaktdermatitis im Zentrum der Veränderungen am stärksten ausgeprägt ist, sich randwärts eher unscharf gegenüber der normalen Haut abgrenzt und zu Streureaktionen neigt, ist die akute toxische Kontaktdermatitis im erkrankten Bereich morphologisch einförmig, randwärts gewöhnlich scharf begrenzt und ohne Streuphänomene. Weitere wichtige Differenzialdiagnosen sind Erysipel sowie lokalisationsabhängig an den Händen Erysipeloid, im Gesicht systemischer Lupus erythematodes oder Dermatomyositis, orbital auch initialer Zoster oder Quincke-Ödem.

Tab. 30.4 Körperregionen und häufige Kontaktallergene[a]

Körperregion	Kontaktallergene
Behaarter Kopf	Haarpflegemittel oder -farben, Haarspangen
Stirn	Haarpflegemittel oder -farben, Schutzmasken, Haarnetze, Hutband, aerogen übertragene Allergene
Augenlider	Kosmetika, Ophthalmika, Kontaktlinsenpflegemittel, aerogen übertragene Allergene, Nagellack
Ohren	Schmuck, Brillengestelle, Hörgeräte, Otologika
Mundschleimhaut	Mund- oder Zahnpflegemittel, Dentalwerkstoffe, Nutritiva, Kaugummi
Gesicht	Kosmetika, Haarpflegemittel oder -farben, Toilettenartikel, Sonnenschutzmittel, Schutzmasken, aerogen übertragene Allergene
Hals	Schmuck, Kosmetika, Nagellack, Kleidungsstücke (Halstücher, Woll- oder Pelzkragen), Haarpflegemittel oder -farben, aerogen übertragene Allergene
Achselhöhlen	Kosmetika, Toilettenartikel, Kleidung
Stamm	Schmuck, Kleidung (Schließen, Knöpfe), Kosmetika, Toilettenartikel
Genitale	Toilettenartikel, Kondome (Gummihilfsstoffe, Naturlatex, spermizide Substanzen), andere Antikonzeptiva, Schmuck, Desinfektionsmittel
Arme	Schmuck, Kosmetika, Kleidung
Hände	Berufsstoffe, Handschuhe (Gummihilfsstoffe, Naturlatex, Chromat, Farbstoffe), Hautschutzmittel, Kosmetika, Toilettenartikel, Schmuck
Beine	Toilettenartikel, Kosmetika, Strümpfe (Farbstoffe, Gummi), andere Kleidung, Schmuck
Unterschenkel	Topische Therapeutika (bei Stauungsekzem oder Ulcus cruris): Duftstoffe, Wollwachsalkohole, Cetylstearylalkohol, Neomycin, Chloramphenicol, Dexpanthenol, Konservierungsstoffe, Benzocain, Phytoallergene
Füße	Schuhmaterialien (Chromat, Gummi, Klebstoffe), Kosmetika, Toilettenartikel, Antimykotika, Strümpfe
Perianal	Desinfektionsmittel, Toilettenpapier, Hämorrhoidentherapeutika

[a] In jeder Lokalisation ist auch an eine Auslösung durch topisch angewandte Therapeutika zu denken.

Histopathologie

Charakteristisch sind erweiterte Gefäße im Stratum papillare und oberen Stratum reticulare mit ausgeprägtem, besonders die Papillen betreffenden Ödem sowie perivaskulären Infiltraten aus Lymphozyten, vereinzelt auch neutrophilen sowie eosinophilen Granulozyten. In der Epidermis kommt es in umschriebenen Bereichen zu interzellulärem Ödem mit schwammartiger Epidermisauflockerung (Spongiose) und Einwanderung von lymphozytären Zellen in den interzellulären Raum (Exozytose). Durch Abreißen der interzellulären desmosomalen Verbindungen entwickeln sich Bläschen und Blasen, die Erosionen und Krusten zur Folge haben können. Das histologische Bild lässt eine von den Gefäßen zur Epidermis hin gerichtete Reaktion erkennen, während bei toxischer Kontaktdermatitis die Epidermisschädigung das Initialereignis darstellt. Überlappungen der histologischen Bilder kommen vor.

Diagnostisches Vorgehen

Bei **akuter allergischer Kontaktdermatitis** kann anhand einer sorgfältigen Anamnese das ursächliche Allergen oft bereits recht sicher vermutet werden, wenn der Patient angibt, dass der erkrankte Hautbereich mit bestimmten Substanzen oder Gegenständen in Berührung kam. Nicht vergessen werden darf die Frage nach topischer Therapie, da diese vom Patienten gewöhnlich nicht als Ursache der Erkrankung vermutet und so meist nicht spontan berichtet wird. Wenn die Anamnese unergiebig ist, kann auch die Lokalisation einen Hinweis auf mögliche Auslöser geben (Tab. 30.4). Manche kontaktallergischen Reaktionen, wie auf Heftpflaster, bleiben meist auf die Kontaktstelle begrenzt, andere (wie durch Antibiotika, Lokalanästhetika verursachte) neigen zu unscharfer Begrenzung und örtlicher oder allgemeiner Streuung. Aerogene Kontaktdermatitis wird durch volatile, luftübertragene Kontaktallergene, die als Gas, Dunst oder Staub auf die Haut gelangen, ausgelöst und manifestiert sich dementsprechend vor allem an unbedeckter Haut (Gesicht, Nacken, Handrücken, Unterarme, eventuell auch Unterschenkel). Auslöser sind unter anderem Pflanzeninhalts-, Duft- und Konservierungsstoffe, Desinfektionsmittel und Epoxidharze. Differenzialdiagnostisch ist vor allem an eine photoallergische Kontaktdermatitis zu denken.

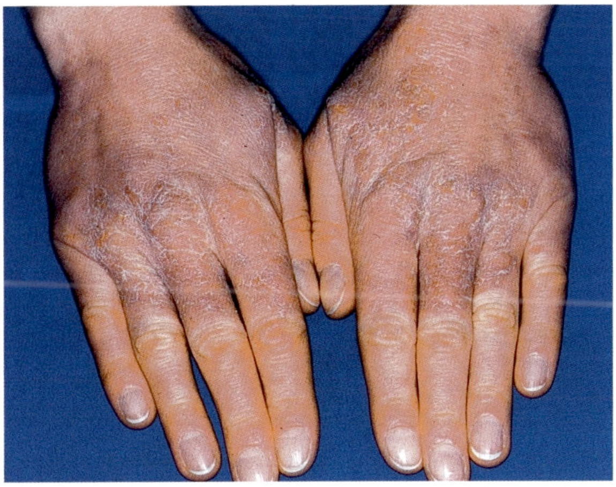

Abb. 30.15 Chronisches allergisches Kontaktekzem durch Hilfsstoffe in Gummihandschuhen

30.3.3 Chronisches allergisches Kontaktekzem

Klinik

Es kann sich primär oder durch Chronifizierung einer akuten allergischen Kontaktdermatitis entwickeln; nicht selten geht ein kumulativ-toxisches Ekzem voraus. Ursächlich ist die fortgesetzte Exposition gegenüber einem meist nicht erkannten Kontaktallergen. Das klinische Erscheinungsbild ist geprägt durch eine Neigung zu entzündlicher Hautverdickung mit Lichenifikation infolge zellulärer Infiltration im oberen Korium und reaktiver Epidermisverdickung (Akanthose) mit Ausbildung einer ebenfalls verdickten und qualitativ gestörten Hornschicht (Hyperparakeratose). Gleichzeitig nebeneinander finden sich in dieser entzündlich geröteten und verdickten Haut Rötung, Bläschen, Erosionen, Krusten und Schuppen: **Synchrone Polymorphie**. Die Erkrankung neigt zu symmetrischer Lokalisation, unscharfer Begrenzung und Streureaktionen mit Dissemination von Papulovesikeln.

Steht die entzündlich-zelluläre Proliferation im Vordergrund, kommt es zum **lichenifizierten Ekzem**. Die Haut ist entzündlich verdickt, die Hautfelderung ist vergröbert, es finden sich oft eine lichenartige Spiegelung sowie Exkoriationen durch Kratzen aufgrund des intensiven Juckreizes. Diese Hautveränderungen sind außerordentlich chronisch.

Differenzialdiagnose

Lichen simplex chronicus (Vidal) und umschriebene Lichenifikationen bei atopischem Ekzem sind abzugrenzen. Lokalisationstypische Besonderheiten und Differenzialdiagnosen chronischer allergischer Kontaktekzeme sind:

- Kapillitium: Psoriasis vulgaris, atopisches Ekzem oder seborrhoisches Ekzem
- Äußeres Ohr: Psoriasis vulgaris, atopisches Ekzem, seborrhoisches Ekzem, kumulativ-toxisches Kontaktekzem (beispielsweise bei Schwimmern)
- Augenlider: Atopisches Ekzem, Demodikose (Lidrand)
- Lippen: Kumulativ-toxisches Lippenleckekzem, Cheilitis sicca bei Atopie, photoallergisches Kontaktekzem
- Hände: Chronische allergische Handekzeme bevorzugen die Hand- und Fingerrücken, die Handinnenflächen sind durch die dickere Hornschicht besser geschützt. Sie treten meist beidseitig auf, wobei die Arbeitshand oft stärker betroffen ist. Kumulativ-toxisches Kontaktekzem, Psoriasis vulgaris und Tinea manuum.
- Fingerkuppen: Hier ist neben kontaktallergischer Auslösung (wie Lokalanästhetika bei Zahnärzten, Zierpflanzen bei Gärtnern) an kumulativ-toxische Einwirkungen, ekzematisierte Dyshidrosis oder Tinea manuum zu denken.
- Mamillen: Atopisches Ekzem (häufig und stets beidseitig), Skabies oder Morbus Paget (meist einseitig).
- Unterschenkel: Stauungsekzeme bei chronischer venöser Insuffizienz betreffen bevorzugt die beiden distalen Drittel der Unterschenkel. Ob es neben dem kontaktallergischen Unterschenkelekzem ein eigentliches Stauungsekzem gibt, scheint fraglich, denn weder primäre Varikose noch kardiale oder renale Ödeme verursachen Ekzem. Bei der Mehrzahl der Patienten mit Unterschenkelekzem finden sich Kontaktsensibilisierungen vor allem auf Inhaltsstoffe, die zur topischen Therapie angewandt wurden. Bei zusätzlichem Ulcus cruris sind sie besonders häufig, da sich in der Umgebung durch Sekretmazeration eine toxische Kontaktdermatitis entwickelt (periulzeröses oder paratraumatisches Unterschenkelekzem), welche eine Kontaktsensibilisierung begünstigt (Pfropfallergie). Typisch sind Varikose, Ödem, Rötung, Schuppung oder Schuppenkrusten, gelegentlich auch Bläschen mit Nässen. Streureaktionen sind bei kontaktallergischem Unterschenkelekzem nicht selten. Es können sich auch scheibenförmige Plaques mit psoriasiformem Aspekt, allerdings mit mehr exsudativen Schuppenkrusten entwickeln (psoriasiformes Ekzem mit Beziehungen zum nummulär-mikrobiellen Ekzem). Wichtig ist die Abgrenzung dieser auch Parakératose infectieuse genannten Erscheinungen von Psoriasis vulgaris. Meist besteht starker Juckreiz. Auch an ein Exsikkationsekzematid, manchmal auch Tinea crurum ist zu denken.
- Genitale: Chronisches allergisches Kontaktekzem ist hier eher selten, vermutlich weil Kontaktallergene in dieser Lokalisation meist zu akuten Reaktionen

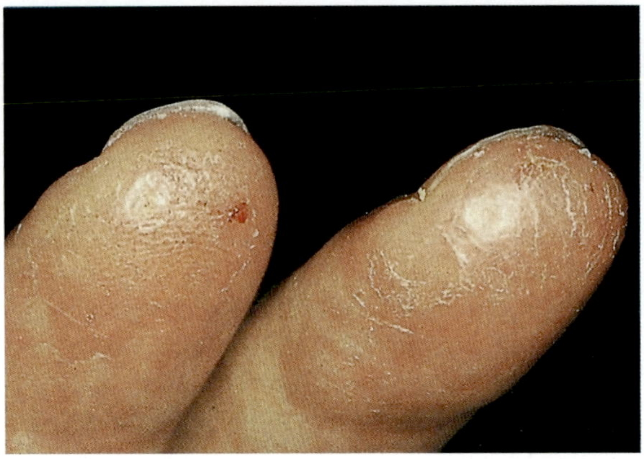

Abb. 30.16 Kontaktallergisches Fingerkuppenekzem durch Lokalanästhetikum bei einem Zahnarzt

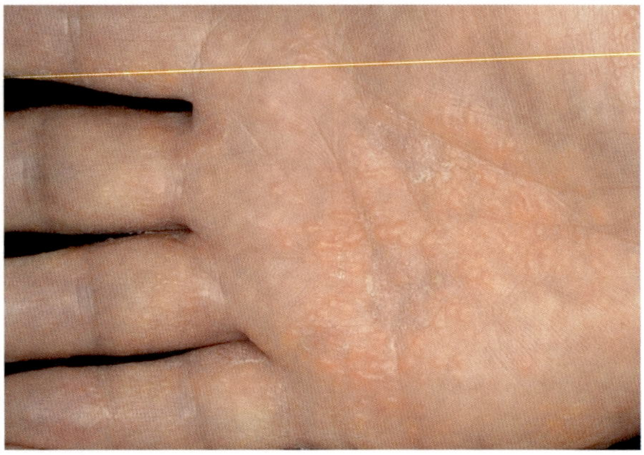

Abb. 30.17 Dyshidrotisches allergisches Kontaktekzem bei Nickelkontaktallergie

führen, rasch identifiziert und gemieden werden. Differenzialdiagnosen sind vor allem Intertrigo, atopisches Ekzem und Kandidose, sehr selten Zink- oder Vitamin-B-Mangel oder Glukagonom-Syndrom.

- Perianal: Chronische allergische perianale Ekzeme sind selten, am ehesten sind sie durch örtliche Therapeutika oder Inhaltsstoffe von Toilettenpapier ausgelöst. Sonst kommen insbesondere Intertrigo, atopisches Ekzem, Kandidose und Psoriasis vulgaris, selten extramammärer Morbus Paget in Betracht.

Histopathologie

Es finden sich eine Verbreiterung der Epidermis (Akanthose) und Verhornungsstörungen (Hyperparakeratose). Im verdickten Stratum papillare (Papillomatose) und oberen Stratum reticulare stehen dichtere, gewöhnlich gemischte entzündliche Infiltrate im Vordergrund. Sie sind manchmal bandartig, ohne dabei unbedingt mit dem klinischen Bild eines lichenifizierten Ekzems zu korrelieren. Spongiose und Exozytose sind eher gering ausgeprägt oder fehlen.

Diagnostisches Vorgehen

Die auslösenden Allergene des chronischen allergischen Kontaktekzems, das besonders an Handrücken, Gesicht oder Hals auftritt, sind meist nicht einfach aus der Anamnese zu erschließen. Neben der Lokalisation der Hauterscheinungen (Tab. 30.4) sind durch eine besonders sorgfältige Anamnese Expositionen vor allem im Beruf, bei Hobbys und durch andere, auch alltägliche Umgebungskontakte zu erfassen. Meist gelingt es, die in Betracht kommenden Kontaktallergene einzugrenzen. Gezielt ist nach Kosmetika, Reinigungsgewohnheiten und örtlichen Pflege- oder Behandlungsmaßnahmen zu fragen.

30.3.4 Besondere Formen allergischer Kontaktekzeme

Hand- und Fußflächen

Im Akutstadium kommt es an den stärker verhornten Handflächen und -seiten sowie an den Fußsohlen zu kleinen stark juckenden Bläschen auf normaler oder entzündlich geröteter Haut, was als **dyshidrosiformes** oder **dyshidrotisches Ekzem** bezeichnet wird. Eine Variante mit geringer Entzündung und rasch eintrocknenden Bläschen ist die Dyshidrosis lamellosa sicca, die Maximalvariante mit Bilden größerer Blasen wird bei Lokalisation an den Händen als **Cheiropompholyx** beziehungsweise an den Füßen als **Podopompholyx** bezeichnet. Einzelheiten sind in ▶ Kap. 33 dargestellt.

Allergische Kontaktreaktionen an Schleimhäuten

Bei Kontaktstomatitis, -cheilitis, -konjunktivitis, -balanitis oder -vulvitis sind die führenden Symptome entzündliche Rötung, eventuell auch mit Ödem, sowie postvesikuläre Erosionen oder auch Ulzerationen. Zumindest an der Mundschleimhaut wurden auch Lichen ruber mucosae oder Aphthen infolge kontaktallergischer Reaktionen beobachtet. Subjektiv bestehen Juckreiz, Brennen oder Schmerzen. Es gibt verschiedene Manifestationen, je nach Lokalisation der Schleimhaut, mit diversen Auslösern (▶ Kap. 76):

- Allergische Stomatitis: Dentalwerkstoffe, Zahnpasten, Mundwässer, Haftpasten für Prothesen, Therapeutika (Antiseptika, Antibiotika, Lokalanästhetika, Lutschtabletten), Kaugummi
- Allergische Cheilitis: Lippenstiftinhaltsstoffe, Sonnenschutzmittel, Arzneistoffe
- Allergische Konjunktivitis: Ophthalmika, Konservierungsmittel für Kontaktlinsen, Kosmetika, Sprays

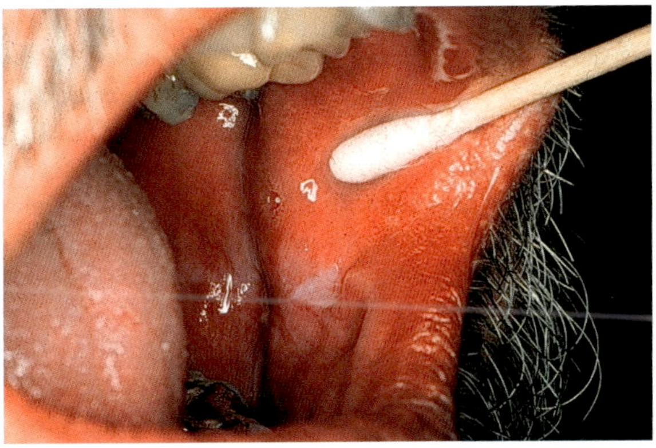

Abb. 30.18 Lichenoide Kontaktdermatitis an der Wangenschleimhaut durch Zahnfüllungen bei Kontaktallergie gegen Amalgam

- Allergische Balanitis oder Vulvitis: Intimkosmetika, Kondome, örtliche Antikonzeptiva, Gleitmittel, Desinfektionsmittel, örtliche Therapeutika

Therapie

Um eine möglichst lange Wirkung an der Schleimhaut zu erzielen, werden glukokortikoidhaltige Externa, insbesondere in Form von Haftsalbe oder mit salbengetränkten Tupfern, an die zu behandelnde Stelle gebracht.

Hämatogene allergische Kontaktdermatitis

Bei Sensibilisierung kann ein allergisches Kontaktekzem nicht nur durch äußerliche, sondern auch innerliche Exposition gegenüber dem Kontakt- oder einem Gruppenallergen ausgelöst werden. Die Zufuhr erfolgt dabei enteral oder parenteral. Hautveränderungen entwickeln sich meist innerhalb von 1–2 Tagen, manchmal auch später oder wesentlich rascher (wenige Stunden). Selten kann eine chronische Exposition durch langfristig in den Körper eingebrachtes Material (Endoprothesen) bestehen (es besteht dann oft auch ein Ekzem der über dem Implantat liegenden Haut). Es kommt gewöhnlich zu disseminierten und symmetrischen Hauterscheinungen mit einer meist zunächst mehr follikulären, dann flächenhaften allergischen Reaktion bis hin zur Erythrodermie. Das klinische Bild entspricht einer Streureaktion, wobei ein an der Haut lokalisierter Ausgangsherd fehlt.

Eingeschränktes Allgemeinbefinden, Fieber, Beschleunigung der Blutsenkungsgeschwindigkeit, Lymphknotenschwellungen, Leukozytose mit Eosinophilie, Durchfall, Erbrechen oder ZNS-Symptomatik treten gelegentlich auf. Sonderformen eines hämatogenen allergischen Kontaktekzems können sein:

- Dyshidrotisches Hand- und Fußekzem
- Pigmentpurpura (Purpura pigmentosa progressiva)
- Beugenekzeme

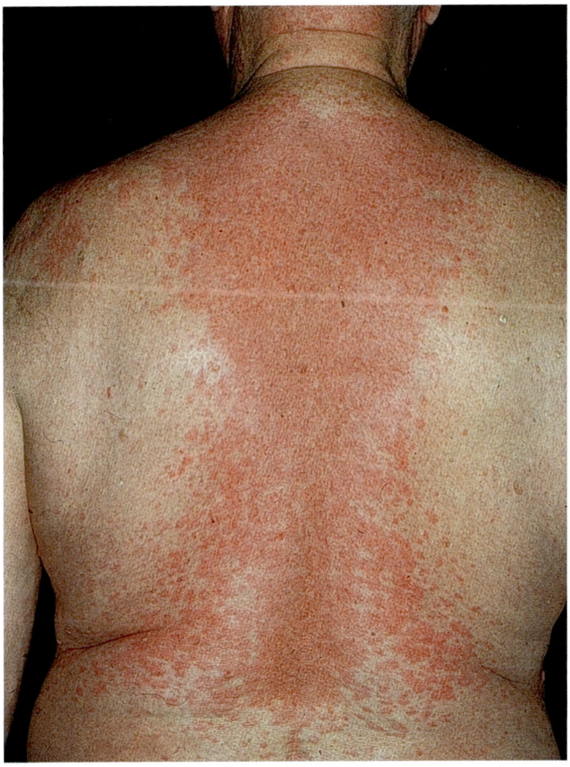

Abb. 30.19 Hämatogene allergische Kontaktdermatitis auf Celecoxib

- Symmetrical drug-related intertriginous and flexural exanthema (SDRIFE; früher Baboon-Syndrom) (▶ Kap. 35)
- Flare-up-Reaktionen an älteren, klinisch bereits abgeheilten Ekzemherden, auch am Ort eines früheren Epikutantests

Nichtallergische hämatogene Kontaktdermatitis

Einige Arzneistoffe und auch Nahrungsmittel können über unterschiedliche, vermutlich toxische Mechanismen zu teilweise sehr charakteristischen Hautreaktionen führen. Die Reaktionen treten allerdings nicht bei allen Exponierten obligat auf, sodass eine begünstigende individuelle Disposition anzunehmen ist. Ein Beispiel ist die **Flagellanten-Dermatitis** nach Verzehr von **Shiitake-Pilzen** (*Lentinula edodes*) [Nakamura 1977], die am ehesten durch eine toxische Reaktion gegen Lentinan verursacht wird. Es kommt zu peitschenhiebartigen striären Erythemen. Auch Bleomycin kann bei etwa 30% der damit Behandelten eine Flagellanten-Dermatitis verursachen. Die Ursache für diese Verteilung ist unklar.

Differenzialdiagnosen von hämatogenen Kontaktekzemen sind insbesondere virale Exantheme oder Arzneimittelexantheme, bei schwerem Krankheitsverlauf ist

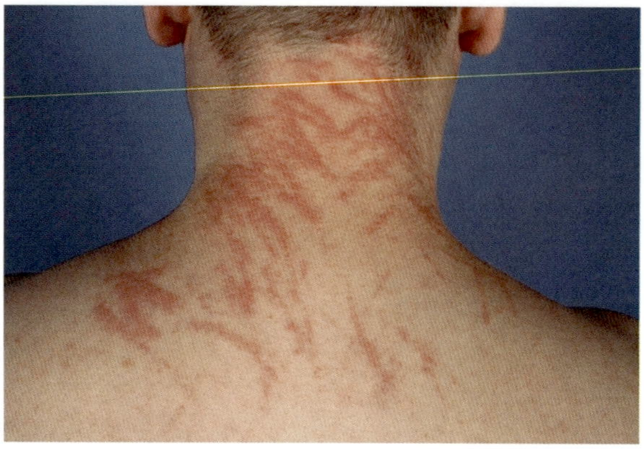

Abb. 30.20 »Flagellanten-Dermatitis« nach Verzehr von Shiitake-Pilzen

auch an das lebensbedrohliche Hypersensitivitätssyndrom (HSS) zu denken, das auch als drug rash with eosinophilia and systemic symptoms (DRESS) bezeichnet wird.

30.3.5 Diagnostik

Epikutantest

Sorgfältige Anamnese, Berücksichtigung des Befundes, insbesondere der Lokalisation der Hautveränderungen (Tab. 30.4) und die Kenntnis früher identifizierter Kontaktallergene lassen den Auslöser einer kontaktallergischen Reaktion oft bereits vermuten. Die endgültige Identifizierung krankheitsauslösender Kontaktallergene erfolgt durch den **Epikutantest**, der auf Jadassohn [1896] zurückgeht. Der Epikutantest ist ein Provokationstest, bei dem vermutete Kontaktallergene unter standardisierten Bedingungen auf kleine Hautareale aufgebracht werden und dort bei Bestehen einer Kontaktallergie umschrieben eine akute allergische Kontaktdermatitis auslösen, die beim Nichtsensibilisierten ausbleibt. Es können jedoch manchmal auch toxische oder andere nichtallergische Hautreaktionen auftreten, deren Abgrenzung von kontaktallergischen Reaktionen nicht immer einfach ist.

Zur Erkennung von höhermolekularen Kontaktallergenen, beispielsweise bei Proteinkontaktdermatitis, ist das Standardverfahren des Epikutantests nur bedingt geeignet. Hier sollten zusätzlich Testverfahren angewandt werden, die in der Diagnostik von atopischen Erkrankungen oder von Arzneimittelreaktionen eingesetzt werden, so vor allem Prick- oder Intradermaltest mit Sofort- und Spätablesung, Atopiepatchtest und die Bestimmung spezifischer IgE-Antikörper im Serum (▶ Kap. 25, 32).

Indikation

Ein Epikutantest wird vorgenommen, wenn beim Patienten eine Erkrankung besteht, die durch eine Kontaktallergie vom Spättyp ausgelöst oder aggraviert sein kann. Unnötige Tests oder Testwiederholungen innerhalb eines Jahres sind möglichst zu vermeiden.

Nebenwirkungen

Typisch sind ekzematöse Testreaktionen und Juckreiz im Bereich der Auflagestellen der Testsubstanzen. Gesteigerte, manchmal auch längerfristig persistierende örtliche Testreaktionen und hämatogene kontaktallergische Reaktio-

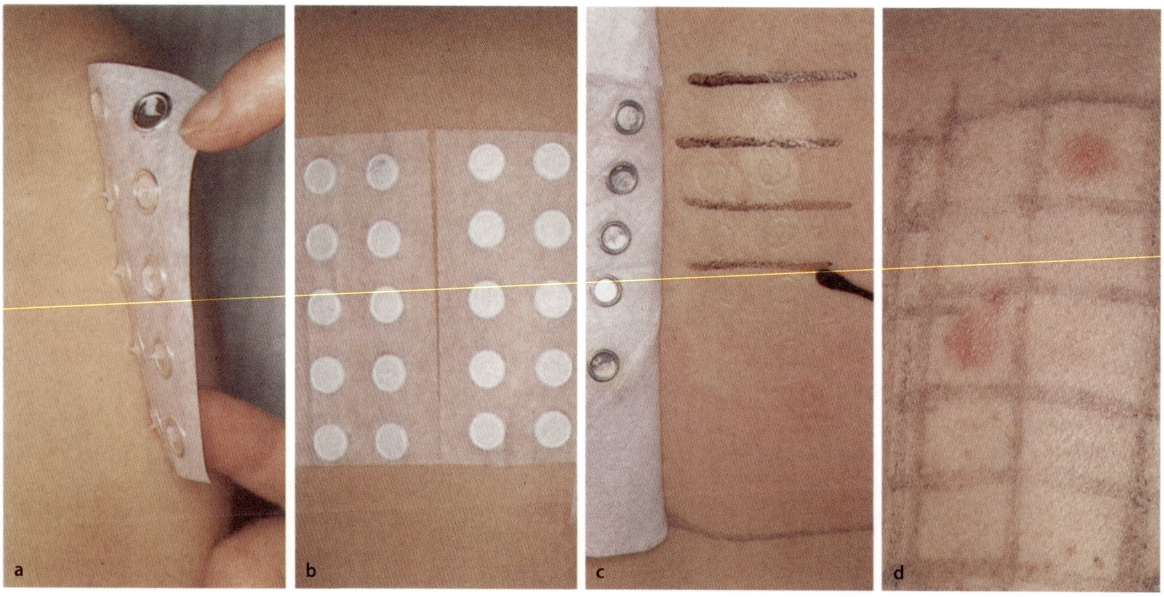

Abb. 30.21a–d Epikutantest. **a** Aufkleben der Teststreifen. **b** Fixierte Teststreifen auf der Haut. **c** Abnahme der Teststreifen nach 2 Tagen, Markierung der Testfelder. **d** Kontaktallergische Reaktionen in 2 Testfeldern

Tab. 30.5 Standardreihe[a] des Epikutantests der Deutschen Kontaktallergie-Gruppe (Stand: Oktober 2011)

Testsubstanz	Testkonzentration (%)	Testvehikel	Testsubstanz	Testkonzentration (%)	Testvehikel
Thiuram-Mix[c]	1,0	V	Paraben-Mix[f]	16,0	V
Kobalt(II)-Chlorid, $6H_2O$	1,0	V	Cetylstearylalkohol	20,0	V
Perubalsam	25,0	V	Zink-Diethyldithiocarbamat	1,0	V
Kolophonium	20,0	V	Dibromdicyanobutan	0,2	V
N-Isopropyl-N'-Phenyl-p-Phenylendiamin	0,1	V	Propolis	10,0	V
			Bufexamac	5,0	V
Wollwachsalkohole	30,0	V	Kompositen-Mix[g]	6,0	V
Mercapto-Mix[d]	1,0	V	Mercaptobenzothiazol	2,0	V
Epoxidharz	1,0	V	Hydroxymethylpentylcyclohexencarboxaldehyd (z.B. Lyral)	5,0	V
Nickel(II)-Sulfat, $6H_2O$	5,0	V	Bronopol	0,5	V
p-tertiäres Butylphenol-Formaldehydharz	1,0	V	Duftstoff-Mix II[h]	14	V
			Natriumlaurylsulfat	0,25	V
Formaldehyd	1,0	W	Ylang-Ylang (I+II)-Öl	10	V
Duftstoff-Mix I[e]	8,0	V	Sandelholzöl	10	V
Terpentin	10,0	V	Jasmin absolut	5,0	V
(Chlor)Methylisothiazolinon (beispielsweise Kathon CG)	110,0 ppm	W			

[a] p-Phenylendiamin wird nur gezielt bei Verdacht auf eine Unverträglichkeit gegen Farbstoffe getestet
V: weißes Vaselin, W: Wasser
[b] Soweit nicht anders angegeben
[c] Thiuram-Mix 1%: Tetraethylthiuramdisulfid 0,25%, Tetramethylthiuramdisulfid 0,25%, Tetramethylthiurammonosulfid 0,25%, Dipentamethylenthiuramdisulfid 0,25%
[d] Mercapto-Mix 1%: N-Cyclohexylbenzothiazylsulphenamid 0,33%, Dibenzothiazyldisulfid 0,33%, Morpholinylmercaptobenzothiazol 0,33%
[e] Duftstoff-Mix I 8%: Zimtalkohol 1%, Zimtaldehyd 1%, Eugenol 1%, Amylzimtaldehyd 1%, Hydroxyzitronellal 1%, Geraniol 1%, Isoeugenol 1%, Eichenmoos 1%
[f] Paraben-Mix 16%: Butyl-, Ethyl-, Methyl-, Propyl-p-Oxybenzoesäure je 4%
[g] Kompositen-Mix 6%: Extrakte aus Arnikablüten 0,5%, Kamillenblüten 2,5%, Rainfarnkraut 1%, Schafgarbenkraut 1%, Mutterkraut 1%
[h] Duftstoff-Mix II 14%: α-Hexylzimtaldehyd, Citral, Citronellol, Cumarin, Farnesol, Hydroxymethylpentylcyclohexenkarboxaldehyd (z.B. Lyral)

nen (Flare-up-Reaktionen an vormals von kontaktallergischen Ekzemen betroffenen Arealen) sind möglich. Auf eine mögliche Verfärbung dem Testareal anliegender Textilien ist der Patient hinzuweisen. Eine geringe Beeinträchtigung des Allgemeinbefindens kann im Testverlauf auftreten. Testinduzierte anaphylaktische Reaktionen wurden in Einzelfällen beobachtet. Auch bei standardisiertem Vorgehen besteht ein zwar sehr geringes, aber nicht ganz auszuschließendes Risiko der Induktion einer Kontaktallergie durch den Testvorgang selbst.

Voraussetzungen

Der Testort muss frei von entzündlichen Hautveränderungen sein. Auch ausgeprägte ekzematöse Veränderungen an anderen Körperstellen können durch eine allgemeine Steigerung der Hautreagibilität (Status eczematicus) unspezifische Testreaktionen (**angry back** [Mitchell 1975]) begünstigen. Umgekehrt führen bestimmte Arzneistoffe wie Glukokortikoide oder andere, örtlich oder innerlich angewandte immunmodulierende Pharmaka, aber auch die Einwirkung von ultravioletter Strahlung am Testort zu einer Abschwächung der Reaktionslage, sodass falsch-negative Testresultate auftreten können. Gegebenenfalls ist der Test zeitlich zu verschieben, bis solche Einflüsse nicht mehr zu erwarten sind.

Testort

In der Regel wird in der oberen Rückenhälfte getestet, zur Mittellinie werden 2–4 cm Abstand eingehalten.

Über unsichere Testreaktionen wie bei angry back oder fraglich positiven Reaktionen darf keinesfalls ein Allergiepass ausgestellt werden, da dies zu nicht begründbaren, manchmal weit reichenden Einschränkungen bis zur ungerechtfertigten Aufgabe der beruflichen Tätigkeit führen kann.

Eine **Gruppenallergie** liegt vor, wenn Sensibilisierungen gegen verschiedene Stoffe gleicher oder ähnlicher chemischer Grundstruktur gefunden werden. Gruppenallergie kann durch Kontakt nur mit einer dieser Substanzen erworben worden sein. Ein wichtiges Beispiel ist die Parastoffgruppenallergie gegen Substanzen, die als aromatische p-Aminoverbindungen eine Kernstruktur mit einem Benzolring und paraständig reaktiven Gruppen haben. Typische Vertreter sind p-Phenylendiamin, Azofarbstoffe und p-Aminobenzoesäureester, zum Beispiel Lokalanästhetika wie Benzocain oder Sulfonamide. Von Bedeutung ist auch die Gruppenallergie gegenüber verschiedenen Aminoglykosidantibiotika, so beispielsweise Neomycin, Gentamicin, Kanamycin, Framycetin oder Paromomycin. Eine andere bedeutsame Gruppenallergie kann gegen Formaldehyd und Formaldehydabspalter (enthalten unter anderem in Bioziden, Textilharzen, Kunstharzen) bestehen. Zu beachten ist, dass **Kreuzreaktionen** gegen chemisch verwandte Substanzen aufgrund einer Gruppenallergie zwar möglich, aber keineswegs obligat sind.

Unter **Kopplungsallergie** versteht man eine gleichzeitige Sensibilisierung gegen verschiedene Kontaktallergene in ein- und demselben Gegenstand oder Material. Beispiele sind kontaktallergische Reaktionen gegen Dichromat und Kobalt bei Zementarbeitern oder gegen unterschiedliche Inhaltsstoffe in einem Externum.

Eine **Pfropfallergie** liegt vor, wenn eine entzündliche Hauterkrankung die Entwicklung der Kontaktsensibilisierung begünstigt hat. Oft entstehen zunächst Kontaktsensibilisierungen gegen Berufsstoffe, dann gegen Inhaltsstoffe von Schutzhandschuhen und noch später gegen Externa, die zur Therapie der Hautveränderungen angewendet werden wie Neomycin, Duftstoffe oder (Chlor)-Methylisothiazolinon.

Falsch-negative Ergebnisse sind im Epikutantest nicht ganz selten. Bei synchroner Testung beträgt die Reproduzierbarkeit positiver Testreaktionen nur zwischen 60% und 90%. Wird eine aufgrund der klinischen Situation erwartete Kontaktsensibilisierung nicht gefunden, ist der Test gegebenenfalls gezielt mit den verdächtigten Substanzen zu wiederholen. Die Indikation zur Testwiederholung muss wegen des zwar geringen, aber doch bestehenden Risikos der testinduzierten Sensibilisierung sorgfältig gestellt werden.

In-vitro-Methoden

Besteht eine Kontaktallergie, kann mittels immunologischer Methoden die Reaktion peripherer Blutzellen auf Inkubation mit dem Allergen untersucht werden. Am häufigsten wird der **Lymphozytenstimulationstest** verwendet, bei dem in vitro die DNA-Synthese von Blutzellen mit und ohne Allergenkontakt gemessen und als Stimulationsindex dargestellt wird. Auch die Bestimmung der allergenabhängigen Freisetzung von Zytokinen ist möglich. Bisher sind aber weder der Lymphozytenstimulationstest noch andere In-vitro-Methoden zum Nachweis einer Kontaktallergie für die Praxis geeignet. Nur in Einzelfällen können solche Verfahren der wissenschaftlichen Forschung auch zur Klärung eines klinischen Krankheitsbilds beitragen, wobei die Ergebnisse stets sehr kritisch im Gesamtzusammenhang interpretiert werden müssen.

Provokationstests

Gebrauchstests werden manchmal angewandt, um die klinische Unverträglichkeit einer Substanz oder Zubereitung zu belegen. Die Exposition ahmt nach Möglichkeit die üblichen Expositionsbedingungen nach. Eine längerfristiges und wiederholtes (wie 2-mal tgl. für 1–2 Wochen oder bis zum Auftreten einer Reaktion) Aufbringen einer Substanz auf ein Testareal bezeichnet man als **repeated open application test** (ROAT). Die Abgrenzung irritativer von kontaktallergischen Reaktionen ist dabei nicht unproblematisch. Der **ROAT** kann auch geeignet sein, die Verträglichkeit eines Produkts, dessen Inhaltsstoffe nicht eindeutig bekannt sind, zu belegen. Als Testort hat sich die Ellenbeuge bewährt.

Die hämatogene Auslösung einer allergischen Kontaktdermatitis wird durch einen **systemischen Provokationstest** mit innerlicher, meist oraler Gabe des vermuteten Auslösers wie Nickel, Perubalsam oder eines Arzneistoffes diagnostiziert. Nicht selten führt eine orale Provokation trotz Fehlens einer epikutanen Testreaktion zu hämatogener Ekzemprovokation. Systemische Provokationstests sollten wegen der Möglichkeit des Auftretens nicht nur schwerer, sondern auch unerwarteter, beispielsweise anaphylaktoider Reaktionen, nur in der Klinik erfolgen. Sorgfältige Aufklärung des Patienten über Ziel, Ablauf und zu erwartende Reaktionen ist notwendig.

Bevor Diäten zur Meidung von Kontaktallergenen in der Nahrung (vor allem Nickel oder Perubalsam) empfohlen werden, sollte eine systemisch auslösbare Überempfindlichkeit, die sich nur bei einem Teil der Sensibilisierten findet, durch einen Provokationstest belegt sein.

Beratung des Patienten

Nach Identifizierung der relevanten Kontaktallergene wird der Patient eingehend individuell über Notwendigkeit und Möglichkeit der Allergenmeidung beraten. Nur so sind Rückfälle der Hauterkrankung zu vermeiden. Wurden aktuell nicht relevante Sensibilisierungen gefunden, ist der Patient auch über deren Bedeutung zu informieren. Stets ist zu überprüfen, ob nachgewiesene Kontaktallergene am Arbeitsplatz vorkommen und ob die Sensibilisierung beruflich erfolgte (▶ Kap. 31). Über sicher nachgewiesene Kontaktsensibilisierungen erhält der Patient einen **Allergiepass**, in dem auch die wichtigsten Kontaktmöglichkeiten angegeben werden sollten. Dies ersetzt aber nicht die persönliche Beratung.

Literatur

Axell T (2001) Hypersensitivity of the oral mucosa: clinics and pathology. Acta Odontol Scand 59: 315–319

Boukhman MP, Maibach HI (2001) Thresholds in contact sensitization: immunologic mechanisms and experimental evidence in humans – an overview. Food Chem Toxicol 39: 1125–1134

Bourke J, Coulson I, English J (2009) Guidelines for the management of contact dermatitis: an update. Br J Dermatol 160: 946–954

Brasch J, Henseler T, Aberer W et al (1994) Reproducibility of patch tests. A multicenter study of synchronous left- versus right-sided patch tests by the German Contact Dermatitis Research Group. J Am Acad Dermatol 31: 584–591

Choi JM, Lee JY, Cho BK (2000) Chronic irritant contact dermatitis: recovery time in man. Contact Dermatitis 42: 264–269

Diepgen TL, Elsner P, Schliemann S et al (2009) Management von Handekzemen. Leitlinie der Deutschen Dermatologischen Gesellschaft (DDG). J Dtsch Dermatol Ges 7: S1–16

Frosch PJ, Pilz B, Peiler D et al (1997) Die Epikutantestung mit patienteneigenen Produkten. In: Plewig G, Przybilla B (Hrsg) Forschritte der praktischen Dermatologie und Venerologie, Bd 15. Springer, Berlin S 166–181

Frosch PJ, Menne T, Lepoittevin J-P (2006) Contact dermatitis. Springer, Berlin

Groot AC de (1994) Patch testing. Test concentrations and vehicles for 3700 chemicals, 2nd ed. Elsevier, Amsterdam

Geier J, Uter W, Krautheim A et al (2011) Die häufigsten Kontaktallergene der Jahre 2007 bis 2009. Aktuelle Daten aus dem Informationsverbund Dermatologischer Kliniken (IVDK). Allergo J 20: 93–101

Hausen BM, Vieluf IK (1997) Allergiepflanzen, Pflanzenallergene. 2. Aufl. Ecomed, Landshut

Kayser D, Schlede E (Hrsg) (2001) Chemikalien und Kontaktallergie – eine bewertende Zusammenstellung. Urban & Vogel, München

Killig C, Werfel T (2008) Contact reactions to food. Curr Allergy Asthma Rep 8: 209–214

Korting HC, Sterry W (Hrsg) (2001) Therapeutische Verfahren in der Dermatologie. Blackwell, Berlin

Kunkeler L, Bikkers SC, Bezemer PD et al (2000) (Un)usual effects of patch testing? Br J Dermatol 143: 582–586

Lepoittevin JP, Basketter DA, Goossens A et al (eds) (1998) Allergic contact dermatitis. The molecular basis. Springer, Berlin

McFadden JP, Basketter DA (2000) Contact allergy, irritancy and »danger«. Contact Dermatitis 42: 123–127

Memon AA, Friedmann PS (1996) »Angry back syndrome«: a non-reproducible phenomenon. Br J Dermatol 135: 924–930

Molin S, Vollmer S, Weiss EH et al (2009) Filaggrin mutations may confer susceptibility to chronic hand eczema characterized by combined allergic and irritant contact dermatitis. Br J Dermatol: 161: 801–807

Nakada T, Hostynek JJ, Maibach HI (2000) Use tests: ROAT (repeated open application test)/PUT (provocative use test): an overview. Contact Dermatitis 43: 1–3

Przybilla B, Bergmann K-C, Ring J (Hrsg) (2000) Praktische allergologische Diagnostik. Steinkopff, Darmstadt

Rietschel RL, Fowler JF (eds) (2001) Fisher's contact dermatitis, 5th ed. Lippincott, Philadelphia

Ruzicka T, Lynde CW, Jemec GB et al (2008) Efficacy and safety of oral alitretinoin (9-cis retinoic acid) in patients with severe chronic hand eczema refractory to topical corticosteroids: results of a randomized, double-blind, placebo-controlled, multicentre trial. Br J Dermatol 158: 808–817

Santos R, Goossens A (2007) An update on airborne contact dermatitis: 2001–2006. Contact Dermatitis 57: 353–360

Schäfer T, Bohler E, Ruhdorfer S et al (2001) Epidemiology of contact allergy in adults. Allergy 56: 1192–1196

Schnuch A, Westphal G, Mössner R et al (2011) Genetic factors in contact allergy – review and future goals. Contact Dermatitis: 64: 2–23

Schnuch A, Aberer W, Agathos M et al (2008) Leitlinien der Deutschen Dermatologischen Gesellschaft (DDG) zur Durchführung des Epikutantests mit Kontaktallergenen. J Dtsch Dermatol Ges 6: 770–775

Thyssen JP, Johansen JD, Linneberg A et al (2010) The epidemiology of hand eczema in the general population – prevalence and main findings. Contact Dermatitis 62: 75–87

Wahlberg JE, Maibach HI, Kanerva L, Elsner P (2008) Management of positive patch test reactions. Springer, Berlin

Zhai H, Maibach HI (2001) Skin occlusion and irritant and allergic contact dermatitis: an overview. Contact Dermatitis 44: 201–206

Erstbeschreiber

Burkhardt W, Dorta T (1957) Die Alkaliresistenz bei Ekzemen verschiedener Genese und bei Neurodermitits. Dermatologica 114: 252–257

Gartmann H, Steigleder GK (1975) Inguinale »Pomaden« – Kruste der Säuglinge. Z Hautkrankh 50: 667–669

Jacquet L (1905) In: Grancher J, Comby J, Marfan AB (eds) Traité des maladies de l'enfance. Masson, Paris S 714

Jadassohn J (1896) Zur Kenntnis der medicamentösen Dermatosen. Verhandlungen der Deutschen Dermatologischen Gesellschaft, 5. Congress, Wien 1895. Braunmüller, Wien S 103–129

Mitchell JC (1975) The angry back syndrome: eczema creates eczema. Contact Dermatitits 1: 193–194

Nakamura T (1977) Toxicoderma caused by shiitake (Lentinus eodes) In Japanese. Jpn J Clin Dermatol 31: 65–68

Northcutt AD, Nelson DM, Tschen JA (1991) Axillary granular parakeratosis. J Am Acad Dermatol 24: 541–544

Schade H, Marchionini A (1928) Zur physikalischen Chemie der Hautoberfläche. Arch Dermatol Syphil 154: 690–716

Tappeiner S, Pfleger L (1971) Granuloma gluteale infantum. Hautarzt 22: 383–388

Berufsdermatosen und Begutachtung

Peter Elsner

31.1 Ekzeme als Berufskrankheit

Durch regelmäßige Feuchtarbeiten, den täglichen Kontakt mit aggressiven Reinigungsmitteln und anderen Berufsstoffen können kumulativ-toxische Kontaktekzeme und/oder allergische Kontaktekzeme induziert werden. Berufsdermatosen wurden im Jahr 2008 in Deutschland in 16.549 Fällen angezeigt. Dies entspricht 26,3% aller angezeigten Berufserkrankungen. In 617 Fällen (3,7%) wurde eine Berufskrankheit anerkannt. Etwa 30% dieser anerkannten Fälle wurden entschädigt. Die Berufsdermatosen verursachten im Jahr 2008 über 92 Mio. € Aufwendungen der Unfallversicherungsträger (Berufsgenossenschaften), wobei hier neben den Kosten der medizinischen Rehabilitation insbesondere diejenigen für die berufliche Rehabilitation (Umschulung) und andere Maßnahmen zu nennen sind. Die Kosten für Berufskrankheiten der Haut liegen damit nach Mesotheliom, Silikose, Lungen-/Kehlkopfkrebs und Lärmschwerhörigkeit an fünfter Stelle.

31.1.1 Chronische kumulativ-toxische Handekzeme

Sie entwickeln sich vielfach als erste Intoleranzreaktion bei Menschen, die in erheblichem Umfang (mehr als 2 h täglich) Feuchtarbeiten verrichten oder durch ihre berufliche Tätigkeit mit alkalischen Substanzen (Maurer), Fettlösungsmitteln (Berufe mit Ölkontakten) oder wegen starker Verschmutzung hautaggressiven Waschmitteln zu tun haben (Tab. 31.1). Erste Hautveränderungen treten häufig

Tab. 31.1 Häufige berufliche Irritanzien

Beruf	Irritanzien
Buchbinder	Klebstoffe, Lösungsmittel
Chemische und pharmazeutische Industrie	Detergenzien, Seifen, Lösungsmittel, Feuchtarbeit, andere für den jeweiligen Beruf spezifische Irritanzien
Bauarbeiter, Fliesenleger, Maurer	Säuren, Zement, Kalk, Klebstoffe, Farben, Feuchtarbeit, Holzschutzmittel
Elektriker, elektrische Industrie	Reinigungsmittel für Metalle, organische Lösungsmittel, Lötmittel
Bauer	Tierische Produkte, Reinigungsmittel, Dieselöl, Desinfektionsmittel, Öle, Pestizide, Pflanzen, synthetische Wachstumsfaktoren/Fertilisatoren
Lebensmittelindustrie, Bäcker, Metzger, Koch	Reinigungsmittel, Meeresfrüchte, Detergenzien, Fisch, Fleisch, Konserven, Seifen, Gewürze, Gemüse- und Fruchtsäfte, Essig, Feuchtarbeit
Gärtner, Florist	Synthetische Wachstumsfaktoren, Kompost, Pestizide, Pflanzen und deren Teile
Friseur	Haarfarben, Shampoos, Seifen, Dauerwellenpräparate, Feuchtarbeit
Beschäftigte im Gesundheitswesen	Detergenzien, Desinfektionsmittel, Medikamente, Gummihandschuhe, Seifen, Lösungsmittel, Feuchtarbeit
Hausfrau	Reinigungsmittel, Detergenzien, Lebensmittelzusatzstoffe, Seifen, Feuchtarbeit
Juwelier, Goldschmied	Säuren, Basen, Klebstoffe, Poliermittel, Rostentferner, Lötmittel

Tab. 31.1 (Fortsetzung)

Beruf	Irritanzien
Beschäftigte von Reinigungen und Textilindustrie	Bleichmittel, Enthaarungsmittel, Detergenzien, Stoffe, Oxidations- und Reduktionsmittel, Lösungsmittel, Feuchtarbeit
Metallarbeiter, Mechaniker, Galvaniker	Frostschutzmittel, Batteriesäuren, Kühlschmiermittel, Entfettungsmittel, Detergenzien, Fette, Handreinigungsmittel, Seifen, Lötmittel, Lösungsmittel
Bergarbeiter	Zement, Reinigungsmittel, Schmutz, Öl, Steinstaub
Büroangestellte	Kohlenstofffreie Kopien, Papier, insbesondere Kopierpapier
Anstreicher	Handreinigungsmittel, Farbenreiniger, Farben, Lösungsmittel, Verdünnungsmittel, Tapetenkleister
Photograph	Basen, Säuren, Oxidations- und Reduktionsmittel, Lösungsmittel
Beschäftigte der Kunststoffindustrie	Säuren, Acrylmonomere, Diallylphthalate, Diisozyanate, Epoxidharze, Oxidationsmittel, Lösungsmittel, Styrole
Installateur/Klempner	Handreinigungsmittel, Öle, Lötmittel, Feuchtarbeit
Drucker	Acrylate, Handreinigungsmittel, Lacke, Lösungsmittel
Beschäftigte der Gummiindustrie	Lösungsmittel, Talk, Zinkstearat
Schuster	Farben, Klebstoffe, Poliermittel, Lösungsmittel
Gerbereibeschäftigte	Säuren, Basen, Oxidations- und Reduktionsmittel, proteolytische Enzyme, Lösungsmittel, Feuchtarbeit
Tierarzt	Tierische Produkte, Kreosot, Detergenzien, Hypochlorit, Seifen
Beschäftigte der Holzindustrie (Schreiner, Tischler, Holzarbeiter)	Detergenzien, Klebstoffe, Poliermittel, Lösungsmittel, Holzschutzmittel

Tab. 31.2 Häufige Berufsallergene

Beruf	Allergene
Bäcker	Aromen, Gewürze, Zitronen- und Mandelöle, Zimt, Konservierungsmittel (Benzoate), allergische Reaktionen vom Soforttyp gegenüber Eiweiß oder Mehlproteinen
Elektriker	Gummi (Gummiinhaltsstoffe), Metalle, Isolationsmaterialien (Kolophonium), Epoxidharze und Formaldehyd
Bauer	Pestizide, Konservierungsmittel in Fetten, aerogene Pflanzenallergene (Kompositen), Nahrungsmittelzusatzstoffe (häufig Photosensibilisatoren), Gummi
Gärtner	Pflanzenallergene, Gummi, Pestizide
Friseur	Dauerwellenpräparate (Thioglykolate), Duftstoffe, Farben (Paraverbindungen, Azofarbstoffe), Gummi, Nickel (häufig bereits vorberuflich nachweisbar)
Hausfrau	Nahrungsmittel, Gewürze, Gummi, Seifen und Detergenzien (Duftstoffe, Konservierungsmittel), Desinfektionsmittel, Metalle (Chromate, Nickel), Kosmetika, allergische Reaktionen vom Soforttyp gegen Naturlatex
Beschäftigte im Gesundheitswesen	Gummi, Duftstoffe, Desinfektionsmittel (Formaldehyd, Glutaraldehyd, Quecksilbersalze), Arzneimittel, allergische Reaktionen vom Soforttyp gegenüber Naturlatex
Bauarbeiter	Chromate und Kobalt in Zement, Betonhärter, Epoxidharz und Formaldehyd, Isolationsschaum, Gummi
Metallarbeiter	Kühlschmiermittel, Fette, Lötmittel, Konservierungsmittel, Duftstoffe, Klebstoffe, Konservierungsmittel in Rostentferner, Gummi, Metalle
Büroangestellte	Kopierpapier, Drucker- und Kopierfarbstoffe, Klebstoffe, Gummi
Beschäftigte der Textilindustrie	Harze (Formaldehyd), Farbstoffe, Konservierungsmittel, Gummi, Fleckenentferner

in den nur unzureichend geschützten Interdigitalräumen auf, wo ein Locus minoris resistentiae vorliegt.

Oft sind diese Ekzeme Vorläufer einer Kontaktallergie. Infolge epidermaler Schädigungen (Erschöpfung des Pufferungsvermögens der Hautoberfläche, Verlust epidermaler Lipide, Lockerung der Korneozytenkohäsion) gelangen Kontaktallergene leichter in die Haut und führen so sekundär zur Kontaktsensibilisierung gegenüber berufsbedingten Kontaktallergenen (◘ Tab. 31.2). Wenn diese Sensibilisierung klinisch relevant wird, entsteht ein häufig chronisches allergisches Kontaktekzem.

Berufsdermatosen werden durch das Vorliegen einer atopischen Hautdisposition begünstigt, insbesondere Personen mit klassischem Eczema flexurarum oder Varianten des atopischen Handekzems (Dyshidrosis lamellosa sicca, Pompholyx) sind gefährdet. Eine reine Schleimhautatopie erhöht dagegen nicht das Risiko für ein berufliches Handekzem. Die Diagnostik der atopischen Hautdisposition erfordert dermatologische Erfahrung (▶ Kap. 32).

Da Berufsdermatosen aufgrund der Auswirkungen der irritativen Schädigungen oder der Kontaktallergien die Gefahr einer Berufsunfähigkeit innewohnt, hat der Gesetzgeber Regelungen zur Prävention und Rehabilitation für Hauterkrankungen festgelegt.

31.2 Rechtliche Bestimmungen

In Anlage 1 zur **Berufskrankheitenverordnung** (BeKV) ist unter Nr. 5101 aufgeführt, in welchen Fällen eine Hauterkrankung als Berufskrankheit zu betrachten ist:

Schwere oder wiederholt rückfällige Hauterkrankungen, die zur Unterlassung aller Tätigkeiten gezwungen haben, die für die Entstehung, die Verschlimmerung oder das Wiederaufleben der Krankheit ursächlich waren oder sein können.

Im dermatologischen Bereich hat diese Verordnung wegen der zu ergreifenden und nachweislich wirksamen Präventionsmaßnahmen eine besondere Bedeutung. Im Text der Verordnung heißt es wörtlich:

§3

(1) Besteht für einen Versicherten die Gefahr, dass eine Berufskrankheit entsteht, wiederauflebt oder sich verschlimmert, so hat der Träger der Unfallversicherung mit allen geeigneten Mitteln dieser Gefahr entgegenzuwirken.

Ist die Gefahr für den Versicherten nicht zu beseitigen, hat der Träger der Unfallversicherung ihn aufzufordern, die gefährdende Tätigkeit zu unterlassen. Der für den medizinischen Arbeitsschutz zuständigen Stelle ist Gelegenheit zur Äußerung zu geben.

(2) Stellt der Versicherte die Tätigkeit ein, weil die Gefahr für ihn nicht zu beseitigen ist, so hat ihm der Träger der Unfallversicherung zum Ausgleich hierdurch verursachter Minderung des Verdiensts oder sonstiger wirtschaftlicher Nachteile eine Übergangsleistung zu gewähren. Als Übergangsleistung wird ein einmaliger Betrag bis zur Höhe der Jahresvollrente oder eine monatlich wiederkehrende Zahlung bis zur Höhe der Vollrente, längstens für die Dauer von fünf Jahren gewährt.«

Entscheidend für die Anwendung des §3 BeKV ist: Es besteht die **konkrete Gefahr**, dass eine Berufskrankheit für den Versicherten mit Wahrscheinlichkeit entsteht, wieder auflebt oder sich verschlimmert. Die gefährdende Tätigkeit muss nicht bereits aufgegeben worden sein. Der Kausalzusammenhang zwischen Beruf und Hautkrankheit, zumindest im Sinne der wesentlichen Teilursache, muss jedoch gegeben sein. Unter die Maßnahmen nach §3 fallen nicht nur die Behandlungskosten, sondern auch Aufwendungen für individuelle persönliche Schutzausrüstungen, Ausgleich von Minderverdienst bei innerbetrieblicher Umsetzung sowie die Kosten unvermeidlicher Umschulungen, insbesondere bei jüngeren Versicherten.

31.2.1 Heilverfahren

Im Rahmen des §3 kann ein Heilverfahren gewährt werden. Dies setzt stets voraus, dass die Dermatose beruflich bedingt oder verschlimmert wurde. Wenn ambulant keine Abheilung oder wesentliche Besserung erreicht werden kann, bietet sich ein stationäres Heilverfahren an, bei dem neben der rein dermatologischen Therapie eine ausführliche präventive Schulung der Versicherten erfolgen sollte. Hierdurch kann neben einer Wiederherstellung des gesunden Hautzustandes ein erneuter Eintritt in die Berufstätigkeit unter optimierten Haut- und Arbeitsschutzbedingungen vorbereitet werden. Zudem ermöglicht eine mehrtägig klinisch-stationäre Verlaufsbeobachtung häufig eine eindeutige Bewertung des Ursachenzusammenhangs.

31.2.2 Hautarztverfahren

Um beruflich verursachte Hauterscheinungen möglichst frühzeitig zu erkennen und die notwendigen Schritte einzuleiten, welche die Entstehung einer Berufskrankheit verhindern können, wurde 1972 das Verfahren zur Früherfassung beruflich verursachter Hauterkrankungen eingeführt. Mit diesem so genannten »Hautarztverfahren« soll erreicht werden, dass durch den vorbehandelnden Arzt oder Werksarzt eine hautärztliche Untersuchung und Beratung veranlasst werden, wenn die Möglichkeit einer Hauterkrankung durch berufliche Tätigkeit besteht, wieder auflebt oder sich verschlimmert. Der Hautarzt erstellt zu Lasten des Unfallversicherungsträgers, das heißt der zuständigen Berufsgenossenschaft (BG), einen Bericht auf einem speziellen Formblatt (**Hautarztbericht**), das dem behandelnden Arzt und in Durchschrift der Berufsgenossenschaft und der Krankenkasse zugesandt wird. Er kann unter anderem den Präventionsdienst der Berufsgenossenschaft veranlassen, Ermittlungen am Arbeitsplatz vorzunehmen. Wenn jedoch ein begründeter Verdacht auf eine Berufserkrankung gegeben ist (Vorliegen aller rechtlichen Kriterien), erfolgt die ärztliche Anzeige über eine Berufskrankheit.

In der Praxis besteht oft Unklarheit darüber, wann ein Hautarztbericht und wann die **ärztliche Anzeige über eine Berufskrankheit** (BK) (so genannte »**Grüne Meldung**«) erfolgen soll. Der Hautarztbericht soll möglichst frühzeitig immer dann erstellt werden, wenn der Dermatologe der Überzeugung ist, dass bei diesem Patienten zwar eine Berufsdermatose vorliegt, er aber bei geeigneten Behandlungs- und Schutzmaßnahmen noch eine Chance hat, im ausgeübten Beruf zu verbleiben. Eine ungünstige Berufsperspektive bei schwerem oder wiederholt rückfälligem Verlauf und dem medizinischen Zwang, die gefährdende berufliche Tätigkeit aufzugeben, ist dagegen Anlass für die Grüne BK-Anzeige. Bevor diese erstellt wird, sind vom Hautarzt drei Fragen zu beantworten:

1. Besteht eine Berufsdermatose? Ja/nein
2. Ist sie schwer oder wiederholt rückfällig? Ja/nein
3. Muss sich der Patient beruflich verändern? Ja/nein

Kann er alle drei Fragen mit Ja beantworten, erstellt er die BK-Anzeige. Kann er auch nur eine Frage nicht mit Ja beantworten, ist ein Hautarztbericht abzusenden.

31.3 Ärztliche Anzeige über eine Berufskrankheit

Zur Erstattung der »Anzeige über eine Berufskrankheit« ist bei begründetem Verdacht neben dem Arzt auch der Unternehmer verpflichtet. Das sich regelhaft anschließende Ermittlungsverfahren kann der Versicherte (Patient) auch selbst durch eine Anzeige an den Unfallversicherungsträger in Gang setzen.

In einem dermatologischen Gutachten zur Frage, ob eine Berufskrankheit gemäß Nr. 5101 vorliegt, werden insbesondere folgende Sachverhalte geprüft: Grundsätzlich muss im Vollbeweis gesichert sein, dass:

- Eine versicherte Tätigkeit vorliegt
- Eine berufliche Exposition gegenüber schädigenden Substanzen vorgelegen hat
- Eine berufsbedingte oder beruflich verschlimmerte Dermatose vorliegt

Der Zusammenhang zwischen der beruflichen Exposition und der Berufsdermatose muss kausal wahrscheinlich sein. Dies kann anhand der Berufsanamnese und des Verlaufs der Erkrankung (Abheilung oder Besserung in arbeitsfreier Zeit) überprüft werden.

31.3.1 Schwere der Hauterkrankung

Eine Berufsdermatose ist dann schwer, wenn zumindest eines der folgenden Kriterien gegeben ist:

- Die Erkrankung ist nach Art, Ausprägung oder Ausdehnung klinisch schwer. Maßgebliche Kriterien sind der klinische Befund, wie Blasen oder Rhagaden, daneben Schmerzhaftigkeit, Entstellung oder Folgeschäden.
- Klinisch manifeste Kontaktsensibilisierungen auf beruflich nicht vermeidbare Kontaktallergene liegen vor.
- Ein behandlungsbedürftiger Krankheitsverlauf von mindestens 6 Monaten ist dokumentiert.

Bei einem positiven Epikutantest ist immer die klinische Relevanz zu prüfen (▶ Kap. 30). Die Möglichkeit des beruflichen Kontakts reicht alleine nicht aus. Die Relevanz ergibt sich aus dem nachgewiesenen wiederholten Kontakt und dem klinischen Korrelat eines allergischen Kontaktekzems. Eine stark positive (+++) Reaktion, beispielsweise auf Nickelsulfat, begründet bei einer Metallarbeiterin oder Friseurin alleine nicht die Schwere der Erkrankung.

31.3.2 Wiederholte Rückfälligkeit

Diese ist gegeben, wenn mindestens zwei Rückfälle und damit drei Erkrankungsfälle dokumentiert sind. Dabei ist darauf zu achten, ob der Versicherte zwischen den einzelnen Krankheitsschüben noch behandlungsbedürftig war, da dann nicht ein Rückfall, sondern eine Verschlimmerung vorliegt.

31.3.3 Unterlassung aller gefährdenden Tätigkeiten

Hierunter fallen auch Tätigkeiten, die keine besondere berufliche Ausbildung erfordern, wie bei Reinigungsberufen oder Hilfsarbeitern in verschiedenen Branchen. Die aufzugebende Tätigkeit kann auch nur einen Teil der am Arbeitsplatz verrichteten Aufgaben betreffen, beispielsweise Aufgabe von Haare färben oder Dauerwellen legen bei einem selbstständigen Friseurmeister unter Beibehaltung der kaufmännischen und supervisorischen Tätigkeiten. Wurde die gefährdende Tätigkeit bei insgesamt leichtem Krankheitsverlauf und fehlender fachgerechter Behandlung aus freien Stücken vom Versicherten aufgegeben, ist ein objektiver medizinischer Zwang nicht nachgewiesen.

Der objektive medizinische Zwang ist erst dann gegeben, wenn alle Möglichkeiten der Prävention ausgeschöpft wurden. Insbesondere sollte ein erneuter Arbeitsversuch nach völliger Abheilung der Hautveränderungen unter optimierten Hautschutz- und Arbeitsschutzmaßnahmen erfolgt sein, sofern ein unmittelbarer Hautkontakt zu starken Noxen und Berufsallergenen ausgeschlossen werden kann.

31.3.4 Wesentliche Teilursache

Bei gleichzeitigem Vorliegen einer anlagebedingten Erkrankung wie eines atopischen Ekzems ist zu prüfen, ob die beruflich schädigende Tätigkeit wesentlich gewesen ist, das heißt den Verlauf der zum Zeitpunkt der Begutachtung vorliegenden Erkrankung zumindest in gleichem Maß beeinflusst hat wie die endogenen Faktoren. Im Unterschied hierzu handelt es sich um eine **Gelegenheitsursache**, wenn die endogenen Faktoren eindeutig überwiegen und die berufliche Tätigkeit keinen größeren Einfluss auf die Erkrankung genommen hat als dies auch für Einwirkungen des täglichen Lebens anzunehmen ist, wie bei im Haushalt üblicherweise anfallenden Reinigungsarbeiten.

31.3.5 Verschlimmerung

Bei der vorübergehenden Verschlimmerung erreicht die Hauterkrankung mit einem beruflich bedingten Anteil nach einer bestimmten Zeit (Wochen bis Monate) wieder den alten Zustand.

Die dauernde Verschlimmerung kann unterteilt werden in eine richtungsgebende und in eine abgrenzbare Verschlimmerung. Bei der **richtungsgebenden Verschlimmerung** treten die endogenen Ursachen gegenüber den exogenen (beruflichen) für den Krankheitsverlauf in den Hintergrund. Der Ablauf der Erkrankung wird nachhaltig verstärkt und nimmt einen schweren Verlauf an, so können sich minimale Hauterscheinungen bei einem Patienten mit einem atopischen Ekzem vor der Berufsaufnahme zu einem schweren persistierenden Handekzem nach einigen Jahren im Beruf entwickeln, mit Persistenz der Hauterscheinungen – wenn auch in abgeschwächter Form – nach Aufgabe der schädigenden Tätigkeit. Dagegen ist bei der **anhaltenden begrenzten Verschlimmerung** der Verschlimmerungsanteil durch die berufliche Tätigkeit in seiner Höhe überschaubar und abgrenzbar.

Tab. 31.3 Hauterkrankungen als Berufskrankheit, Einschätzung der MdE gemäß Bamberger Merkblatt, gemeinsame Empfehlungen der ABD[a] und der DGUV[b] (Stand 2008)

Auswirkung der Allergie	Hauterscheinungen/Auswirkungen der irritativen Schädigung (%)			
	Keine	Leicht	Mittel	Schwer
Keine	0	10	20	25
Geringgradig	0	10	20	25
Mittelgradig	10	15	25	30
Schwerwiegend	20	20	30	≥30

[a] Arbeitsgemeinschaft für Berufs- und Umweltdermatologie.
[b] Deutsche Gesetzliche Unfallversicherung

Der dermatologische Gutachter prüft, ob die Voraussetzungen zur Anerkennung einer Berufskrankheit vorliegen. Die entsprechende Anerkennung erfolgt durch den Unfallversicherungsträger. Der Gutachter bereitet diese Entscheidung sachgerecht vor.

31.3.6 Beurteilung der Minderung der Erwerbsfähigkeit

Nach Anerkennung einer Berufsdermatose als Berufskrankheit Nr. 5101 ist die **Minderung der Erwerbsfähigkeit (MdE)** zu bemessen. Die Empfehlung der Arbeitsgemeinschaft für Berufsdermatologie in der Deutschen Dermatologischen Gesellschaft (DDG) in Zusammenarbeit mit der Deutschen Gesetzlichen Unfallversicherung (DGUV) stellt eine Leitlinie dar, mithilfe derer die vormals häufig großen Abweichungen zwischen einzelnen Gutachten vermieden werden sollen. Der Inhalt der Punktetabelle (Tab. 31.3) ist jedoch nicht absolut bindend, im Einzelfall können Abweichungen notwendig sein. Bei der Festsetzung der Minderung der Erwerbsfähigkeit (MdE) ist im deutschen Berufskrankheitenrecht entscheidend, in welchem Umfang dem Versicherten der **Allgemeine Arbeitsmarkt** mit seinen vielfältigen Arbeitsmöglichkeiten verschlossen ist.

Bei den Auswirkungen der Allergie sind insbesondere die Verbreitung der Allergene auf dem Allgemeinen Arbeitsmarkt und der individuelle Sensibilisierungsgrad zu prüfen. Bei den Auswirkungen der irritativen Schädigung ist das Ausmaß der dokumentierten Hauterscheinungen wesentlich. Darüber hinaus sollte auch berücksichtigt werden, wie sich die Hautempfindlichkeit des Versicherten durch die schädigende Berufstätigkeit verändert hat (Hautirritabilitätstest).

31.3.7 Rente

Sie wird einem Versicherten zuteil, wenn die Voraussetzungen für seine BK erfüllt sind und die MdE mindestens 20% (bei selbstständigen Versicherten in der Landwirtschaft 30%) beträgt. Liegt die MdE unter 20%, liegt abgesehen von den Stützrentenfällen (§581 Abs. 2 RVO) keine entschädigungspflichtige BK vor. Es erfolgt die »Anerkennung dem Grunde nach«: 2 Jahre nach Eintritt des Versicherungsfalls muss die Dauerrente festgesetzt werden.

Eine Änderung der MdE kann nur erfolgen, wenn eine **wesentliche Änderung** im Krankheitsverlauf eingetreten ist, das heißt eine Abweichung der MdE um mehr als 5%.

31.3.8 Meldung und Begutachtung bei berufsbedingtem Hautkrebs

Auch Hautkrebs kann eine Berufskrankheit sein, wenn die Erkrankung durch eine berufliche Einwirkung verursacht wird. Die deutsche Berufskrankheitenverordnung kennt mit Stand 2011 folgende Ziffern für beruflichen Hautkrebs:

- Hautkrebs durch Ruß, Rohparaffin, Teer etc. (BK-Nr. 5102)
- Durch Arsen (BK-Nr. 1108)
- Durch Halogenkohlenwasserstoffe (BK-Nr. 1302)
- Durch halogenierte Alkyl-, Aryl- oder Alkylaryloxide (BK-Nr. 1310)
- Durch ionisierende Strahlen (BK-Nr. 2402)

Aufgrund heute verbesserter Arbeitsschutzmaßnahmen sind diese Fälle selten geworden. So wurden 2008 nur 93 Verdachtsfälle einer BK 5102 gemeldet.

Bei begründetem Verdacht auf durch eine der genannten karzinogenen Einwirkungen verursachten Hautkrebs ist eine Berufskrankheitenanzeige (»Grüne Meldung«) zu erstatten; der Hautarztbericht gilt nur für die BK 5101. Durch berufliche UV-Einwirkungen entstandene Hautkrebserkrankungen sind derzeit in der Liste der Berufskrankheiten in der Berufskrankheitenverordnung nicht aufgeführt. Sie können aber nach § 9 Abs. 2 SGB VII als so genannte »Wie-Berufskrankheiten« anerkannt werden. Es handelt sich dabei um Krankheiten, die nach neuen »Erkenntnissen der medizinischen Wissenschaft durch besondere Einwirkungen verursacht sind, denen bestimmte Personengruppen durch ihre versicherte Tätigkeit in erheblich höherem Grade als die übrige Bevölkerung ausgesetzt sind«.

Für das Plattenepithelkarzinom der Haut und seine Vorstufe, die aktinische Präkanzerose als In-situ-Karzinom, liegen neue epidemiologische Erkenntnisse vor, die eine signifikante Risikoerhöhung für Berufstätige in Außenberufen (zum Beispiel Landwirte, Gärtner, Bauarbeiter) belegen. Für das Basalzellkarzinom ist die Diskussion wegen widersprüchlicher epidemiologischer Studien noch nicht abgeschlossen.

Bei Verdacht auf einen beruflichen durch UV-Strahlung bedingten Hautkrebs durch langjährige Tätigkeit im Außenbereich sollte daher ebenfalls eine Berufskrankheitenanzeige erstattet werden. Für die Begutachtung und Entschädigung dieser Versicherten enthält das »Bamberger Merkblatt« eine eigene MdE-Tabelle.

Bisher wurden nur wenige Hautkrebs-Fälle nach § 9 Abs. 2 SGB VII angezeigt und entschädigt, sodass in diesem Bereich mit einer großen Dunkelziffer gerechnet wird.

Literatur

Bauer A, Schmitt J, Bennett C et al (2010) Interventions for preventing occupational irritant hand dermatitis. Cochrane Database Syst Rev 16: CD004414

Diepgen TL, Merk H (2004) Berufsbedingte Hauterkrankungen. Hautarzt 55: 8–9

Diepgen TL, Bernhard-Klimt C, Blome O et al (2008) Bamberger Merkblatt: Begutachtungsempfehlungen für die Begutachtung von Haut und Hautkrebserkrankungen Teil I: Hauterkrankungen. Dermatologie Beruf Umwelt 58: 132–150

Diepgen, TL, Bernhard-Klimt C, Blome O et al (2009) Bamberger Merkblatt: Begutachtungsempfehlungen für die Begutachtung von Haut und Hautkrebserkrankungen Teil II: Hautkrebs. Dermatologie Beruf Umwelt 59: 3–17

Dörfler H, Eisenmenger W, Lippert HD et al (eds.) (2008) Medizinische Gutachten. Springer, Berlin

Frosch PJ, Aberer W, August PJ et al (2011) International comparison of legal aspects of workers' compensation for occupational contact dermatitis. In: Johansen JD, Frosch PJ, Lepoittevin (eds) Contact dermatitis. Springer, Berlin

John SM, Skudlik C, Römer W et al (2007) Leitlinie Hautarztverfahren. J Dtsch Dermatol Ges 5: 1146–1148

Rustemeyer T, Elsner P, John SM, Maibach HI (eds) (2012) Kanerva's occupational skin diseases. Springer, Berlin

Rietschel LR, Fowler JS (2007) Fisher's contact dermatitis, 6th ed. Lippincott, Williams & Wilkens, Philadelphia

Schliemann S, Elsner P (2005) Beruflicher Hautschutz. J Dtsch Dermatol Ges 3: 120–133

Schmitt J, Diepgen Th, Bauer A (2010) Berufliche Exposition gegenüber natürlicher UV-Strahlung und nicht-melanozytärer Hautkrebs – ein systematischer Review zur Frage einer neuen Berufskrankheit. J Dtsch Dermatol Ges 8: 250–264

Schwanitz HJ, Wehrmann W, Brandenburg S et al (2003) Gutachten Dermatologie. BK 5101 Verdachtsmeldungen. Steinkopff, Darmstadt

Atopisches Ekzem

Bernhard Homey, Franziska Ruëff und Thomas Ruzicka

32.1 Einführung

Der Begriff Atopie (griechisch: atopos; fehl am Platz, unziemlich) bezeichnet die Überempfindlichkeit gegenüber alltäglichen Einwirkungen, die atopischen Erkrankungen zugrunde liegt. Dabei umfasst die atopische Überempfindlichkeit zum einen IgE-vermittelte allergische Reaktionen gegen spezifische Auslöser, zum anderen eine Hypersensitivität gegen alltägliche mechanische, physikalische oder chemische Einwirkungen. Häufig, jedoch nicht obligat, geht das atopische Ekzem zeitgleich oder zeitversetzt mit einer allergischen Rhinokonjunktivitis und/oder dem allergischen Asthma bronchiale einher. Wenn sich bei einem Patienten die Trias atopischer Erkrankungen manifestiert, so kommt es typischerweise im Säuglingsalter zunächst zum atopischen Ekzem, erst später treten allergische Rhinokonjunktivitis und Asthma auf (atopischer Marsch). Bei atopischer Veranlagung besteht zudem ein erhöhtes Risiko für anaphylaktische Reaktionen gegen bestimmte Soforttyp-Allergene, zum Beispiel Nahrungsmittel oder Naturlatex.

Es besteht ein klarer genetischer Hintergrund: Leidet kein Elternteil an einer atopischen Erkrankung, so beträgt das Risiko des Kindes für eine atopische Erkrankung bis zu 15%, leiden beide Eltern an der gleichen atopischen Erkrankung, so beträgt das Risiko des Kindes, dieselbe Erkrankung zu entwickeln, 60–80%. Die deutliche Zunahme von atopischen Erkrankungen in den letzten Jahrzehnten macht jedoch deutlich, dass neben der genetischen Disposition äußere Faktoren für eine Krankheitsmanifestation notwendig sind. Es wird vermutet, dass die Zunahme atopischer Erkrankungen mit einer Reihe von geänderten Lebensbedingungen zusammenhängt, wie sie für Industrieländer charakteristisch sind. Zum einen bestehen diese geänderten Lebensbedingungen in einer Abnahme von Infektionskrankheiten; in letzter Konsequenz kommt es anstelle erwünschter immunologischer Abwehrreaktionen zu unerwünschten krankmachenden allergischen Immunantworten (Th1-Th2-Shift). Zum anderen führen andere Ernährungsgewohnheiten, Wohnverhältnisse und eine gestiegene Umweltbelastung zu einer veränderten Exposition gegenüber Allergenen und Schadstoffen. Damit wird die Entstehung IgE-vermittelter Sensibilisierungen erleichtert.

Die Hautveränderungen des atopischen Ekzems können abheilen, bei der Mehrzahl der betroffenen Kinder verliert sich das atopische Ekzem bis zum Erwachsenenalter. Die Veranlagung zu Überempfindlichkeitsreaktionen von Haut und Atemwegen bleibt allerdings lebenslang bestehen. Die Häufigkeit der Erkrankung und die besondere Bevorzugung des Kindes- und Jugendalters machen das atopische Ekzem zu einer der großen Herausforderungen auf dermatologischem Fachgebiet.

32.2 Atopisches Ekzem

▪ Synonyme

Atopische Dermatitis, Neurodermitis, Neurodermatitis, endogenes Ekzem, konstitutionelles Ekzem, Prurigo Besnier

▪ Definition

Es handelt sich um eine meist chronische oder chronisch-rezidivierend verlaufende, entzündliche, nicht kontagiöse Hauterkrankung, die mit starkem Juckreiz einhergeht und häufig familiär, allein oder in Verbindung mit Asthma bronchiale oder Rhinoconjunctivitis allergica (Heuschnupfen) auftritt. Morphologie und Lokalisation unterliegen im Laufe des Lebens einem Formenwandel. Die Mehrheit der Patienten leidet unter einer leichten Form mit geringer Ausdehnung und intermittierenden Krankheitsschüben, die Erkrankung kann jedoch auch schwer verlaufen.

Bei den meisten Patienten lassen sich IgE-vermittelte Sensibilisierungen gegen Aero- oder Nahrungsmittelallergene nachweisen. Der vermutete Bezug zu spezifischen äußeren Auslösern führte zur Bezeichnung **extrinsisches atopisches Ekzem**. Davon unterschieden wird ein morphologisch gleichartig sich präsentierendes Krankheitsbild, bei dem weder spezifische IgE-Antikörper im Serum noch Soforttyp-Reaktionen im Hauttest gegen verbreitete Aeroallergene nachweisbar sind (**intrinsisches atopisches**

Ekzem). Dass bei einem Teil dieser Patienten mit intrinsischem atopischem Ekzem jedoch im Atopie-Patch-Test Ekzemreaktionen gegen Aeroallergene auslösbar sind ist ein Beleg für die Bedeutung allergenspezifischer T-Zellen beziehungsweise IgE-Antikörper bei der Krankheitsauslösung.

▪ Geschichte

Das klinische Erscheinungsbild des atopischen Ekzems wurde erstmals 1808 von dem englischen Arzt Robert Willan ausführlich beschrieben. Die Bezeichnung Neurodermitis oder Neurodermatitis wurde ab 1891 von Brocq und Jacquet geprägt. Besnier beschrieb die Erkrankung 1892 als mit Juckreiz einhergehende Ekzemerkrankung (Dermatitis multiformis pruriginosa). Er erkannte auch erstmals den Zusammenhang mit Asthma und Heuschnupfen.

▪ Epidemiologie

Das atopische Ekzem hat in den letzten Jahrzehnten an Häufigkeit zugenommen: Während in den 50er und 60er Jahren des 20. Jahrhunderts die Prävalenz im Vorschulalter bei etwa 2–3% lag, sind heute in Europa 10–15% der Kinder in dieser Altersgruppe zumindest zeitweilig von atopischem Ekzem betroffen. Bei Erwachsenen beträgt in Deutschland die Prävalenz 1,5–5%.

▪ Ätiopathogenese

Wissenschaftliche Studien der letzten Jahre haben wesentlich zum besseren Verständnis der zugrunde liegenden molekularen und zellulären Mechanismen beigetragen, die zur Entwicklung eines atopischen Ekzems führen. Auf der Basis dieser Erkenntnisse lässt sich ein Amplifikationszyklus des Entzündungsprozesses definieren.

▪▪ Amplifikationszyklus atopischer Hautentzündung

Patienten mit atopischem Ekzem weisen einen Barriereschaden der Haut auf (Genetik), der zu verstärktem transepidermalen Wasserverlust führt und in der Entwicklung einer Xerosis cutis mündet (Barrieredefekt). Trockene Haut juckt und Juckreiz führt konsekutiv zur Verletzung der Haut durch Kratzen. Dieses mechanische Trauma induziert die Produktion von proinflammatorischen Zytokinen und Chemokinen, die die Rekrutierung einer ersten

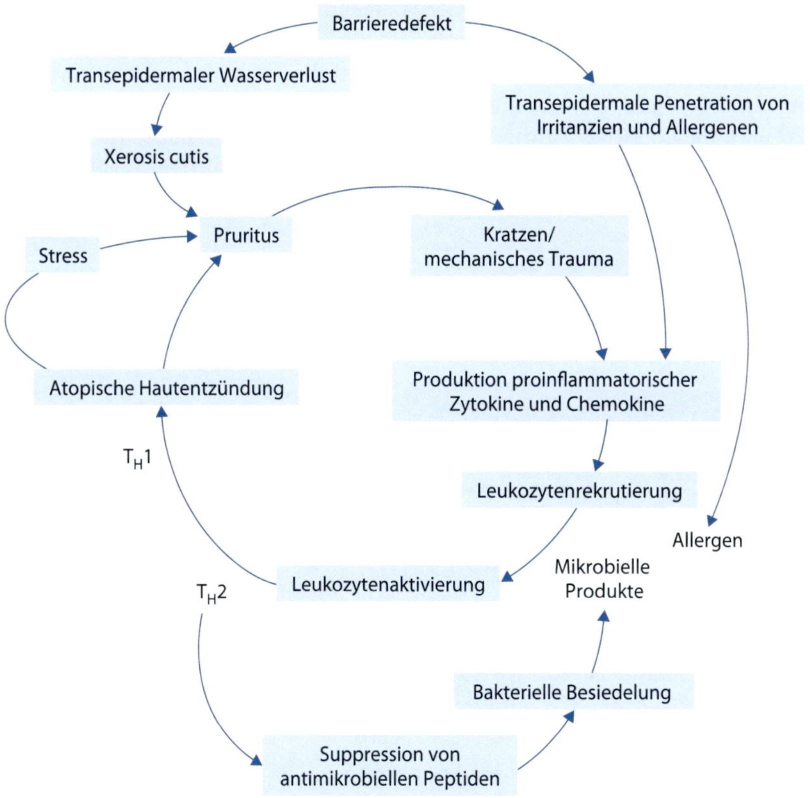

Abb. 32.1 Amplifikationszyklus atopischer Hautentzündung. Juckreiz ist ein zentrales Symptom des atopischen Ekzems. Dieser kann über einen epidermalen Barrieredefekt und Hauttrockenheit induziert werden und über ein durch Kratzen resultierendes mechanisches Trauma eine Leukozytenrekrutierung initiieren. Im Verlauf werden Leukozyten in der Haut durch Kontakt mit Irritanzien, Allergenen und/oder mikrobiellen Produkten aktiviert. Diese atopische Hautentzündung sowie emotionaler Stress verstärken wiederum den Juckreiz und schließen einen sich selbst verstärkenden Kreislauf, der zur Ausbildung eines atopischen Ekzems führt

Welle von Entzündungszellen in die Haut vermitteln (Zytokin-/Chemokinnetzwerk). Der anlagebedingte Barrieredefekt begünstigt gleichzeitig die Penetration von Irritanzien sowie Allergenen und kann so die Aktivierung von Leukozyten in der Haut und die Sensibilisierung des Patienten gegenüber Umweltstoffen fördern. Im Kontext der atopischen Hautentzündung produzieren epidermale Keratinozyten vermehrt Zytokine, die eine T-Zelldifferenzierung in Richtung eines Th2-Phänotyps unterstützen. Hautinfiltrierende Th2-Effektorzellen dominieren die akute atopische Ekzemreaktion. In Keratinozyten führt der Einfluss von Th2-Effektorzytokinen zur Reduktion antimikrobieller Peptide und begünstigt so die bakterielle Kolonisation der Haut (mikrobielle Abwehr). Die mikrobielle Besiedlung atopischer Haut kann eine Leukozytenaktivierung initiieren oder unterhalten.

Im Verlauf entwickelt sich aus dem akuten exsudativen Ekzem ein von Th1-Zellen dominiertes, chronisches, schuppendes und lichenifiziertes Ekzem. Effektorzytokine von Th2- und Th1-Zellen bestimmen den histopathologischen und klinischen Phänotyp des atopischen Ekzems. Sie unterstützen über die Induktion charakteristischer Chemokinsignaturen die Rekrutierung von Immunzellen (eosinophile Granulozyten, T-Zellen, dendritische Zellen, Mastzellen) und die Aktivierung von epithelialen sowie stromalen Zellen, die mit Proliferation, vermehrter Keratinproduktion und fibrotischem »Remodelling« reagieren. Schließlich können emotionaler Stress sowie die atopische Hautentzündung die Juckreizschwelle modulieren oder direkt Juckreizsignale induzieren (siehe unten, Juckreiz/neurogene Entzündung), sodass ein sich selbst verstärkender Zyklus entsteht, der in der Ausbildung eines atopischen Ekzemphänotyps resultiert.

▪▪ Genetik

Zwillingsstudien demonstrieren eindrucksvoll die Rolle von genetischen Faktoren bei der Entwicklung eines atopischen Ekzems. Die Konkordanzrate in eineiigen Zwillingen ist mit 0,72–0,77 deutlich höher als bei zweieiigen Zwillingen (0,15–0,23). Die Bedeutung von genetischen Faktoren wird weiter durch die Tatsache unterstützt, dass eine positive Familienanamnese der Eltern der stärkste Risikofaktor für das Auftreten eines atopischen Ekzems im Verlauf des Lebens ist.

Moderne genetische Untersuchungsmethoden, Kopplungsanalysen und genomweite Assoziationsstudien haben in der letzten Dekade zu der Identifikation von verschiedenen Kandidatengenen geführt (▫ Tabelle 32.1). Das Interesse fokussiert sich derzeit besonders auf die chromosomale Region 1q21. Diese Region beinhaltet Gene, die die epidermale Homöostase regulieren und zum so genannten epidermalen Differenzierungskomplex gehören. Insbesondere Loss-of-function-Mutationen im Profilaggrin/Filaggrin-Gen konnten als wichtige Risikofaktoren identifiziert werden und zeigen Assoziationen mit dem frühen Auftreten sowie dem chronischen Verlauf des atopischen Ekzems. Ein weiterer genetischer Faktor, der zu einer gestörten Barrierefunktion der Haut führt, ist das Gen SPINK5, welches den Serinprotease-Inhibitor LEKTI kodiert. Der Verlust dieses Proteins führt zur Entwicklung

▫ **Tab. 32.1** Identifizierte Genloci als Risikofaktoren für atopische Erkrankungen

Genname	Chromosom	Protein	Funktion
COL29A1	3q21	Kollagen Typ XXIX, α 1	Unbekannt; vermutlich Integrität und Funktion der Epidermis
EMSY	11q13.5	EMSY	Unbekannt; vermutlich epidermale Immunität
FLG	1q21	Filaggrin	Epidermale Integrität
RAD50	5q23–q31	RAD50	Nuklease (DNA-Reparatur)
SPINK5	5q31–q32	LEKTI	Serinprotease-Inhibitor
IL4	5q31.1	Interleukin-4	Adaptive Immunantwort
IL4RA	16p12.1–p11.2	Interleukin-4-Rezeptor	Adaptive Immunantwort
IL5	5q31.1	Interleukin-5	Adaptive Immunantwort
IL13	5q31	Interleukin-13	Adaptive Immunantwort
IL18	11q22.2–q22.3	Interleukin-18	Adaptive Immunantwort
GM-CSF	5q31.1	granulocyte-macrophage colony stimulating factor	Wachstumsfaktor
CCL5	17q11.2–q12	CCL5/RANTES	Adaptive Immunantwort
FcεRI	1q23	Hochaffiner IgE-Rezeptor	Adaptive Immunantwort

des Netherton-Syndroms, jedoch wurden Polymorphismen im SPINK5-Gen auch mit dem atopischen Ekzem in Verbindung gebracht. Interessanterweise verdeutlichen aktuelle Untersuchungen, dass Patienten mit atopischem Ekzem neben genetischen Defekten im Stratum corneum auch Polymorphismen im Tight-junction-assoziierten Protein Claudin-1 Gen zeigen und in läsionaler Haut Claudin-1 und 3 deutlich reduziert sind. Diese Befunde weisen darauf hin, dass Defekte im Stratum corneum sowie in den tight junctions der Epidermis die Barrierefunktion der Haut des atopischen Ekzempatienten beeinträchtigen.

Neben dem epidermalen Differenzierungskomplex wurden weitere Kandidatengene aus den chromosomalen Regionen 1q23, 5q23, 5q31, 11q13, 11q22, 16p12 und 17q11 als assoziiert mit einem atopischen Ekzemphänotyp gefunden. Gene in diesen Regionen kodieren für Proteine mit Funktionen im Immunsystem, wie IL-4, IL-5, IL-13, GM-CSF, CCL5 (RANTES), IL-4R, IL-18 oder FcεRI.

▪▪ Epidermaler Barrieredefekt

Die ausgeprägte Hauttrockenheit ist ein klinisches Charakteristikum des Patienten mit atopischem Ekzem. Sie wird durch einen erhöhten transepidermalen Wasserverlust verursacht. Als zugrunde liegende Mechanismen werden derzeit folgende Phänomene angenommen:

- Die Dysregulation der Ceramid-Zusammensetzung in atopischer Haut reduziert die Barrierefunktion und die Wasserspeicherfähigkeit der Haut.
- Ein Anstieg des pH im Stratum corneum führt zur Aktivierung von Serinproteasen, zum Beispiel Kallikreinen, die über den PAR-2-Rezeptor die Sekretion von Lamellenkörperchen ins Stratum corneum blockieren und direkt Entzündungsreaktionen initiieren.
- Der Defekt oder die Reduktion von Filaggrin in der Haut reduziert die Hydratation des Stratum corneum, führt zur Abflachung der Korneozyten und erhöht den Stratum corneum pH über eine verminderte Produktion azider Metabolite.
- Neben einem erhöhten transepidermalen Wasserverlust erleichtert der epidermale Barrieredefekt die Aufnahme von Irritanzien sowie Allergenen durch die Haut. Studien an filaggrindefizienten Mäusen unterstützen dieses Konzept und zeigen, dass die allergische Sensibilisierung durch Verlust dieses Proteins des epidermalen Differenzierungskomplexes deutlich erhöht ist.

▪▪ Zytokin-/Chemokinnetzwerk

Im atopischen Ekzem produzieren epidermale Keratinozyten mit Thymic Stromal Lymphopoietin (TSLP), IL-25 und IL-33 eine Gruppe von Zytokinen, die die Differenzierung von naiven $CD4^+$-T-Zellen in die Richtung eines Th2-Phänotyps unterstützen. Interessanterweise konnte kürzlich gezeigt werden, dass eine Störung der epidermalen Barriere die Produktion von TSLP induziert und andererseits IL-25 die Produktion des Barriereproteins Filaggrin reduziert. Somit scheint der epidermale Barrieredefekt des Atopikers direkt die Entwicklung IL-4-, IL-5- und IL-13-produzierender Th2-Zellen zu fördern. Untersuchungen im akuten und chronischen atopischen Ekzem sowie Kinetikstudien mithilfe des Atopie-Patch-Tests unterstreichen, dass die akute Phase der Entzündungsreaktion durch eine Dominanz hautinfiltrierender Th2-Zellen charakterisiert ist. Im Gegensatz dazu überwiegen IFN-γ-produzierende Th1-Zellen in chronisch lichenifizierten Hautläsionen.

Die Th2-Zytokine IL-4 und IL-13 instruieren B-Zellen, vermehrt IgE zu produzieren (isotype switch), wobei der Einfluss von IL-5 das Überleben von eosinophilen Granulozyten steigert und ursächlich für die systemische Eosinophilie ist. Interessanterweise exprimieren Langerhans-Zellen (LZ) sowie inflammatorische dendritische epidermale Zellen (IDEC) von Patienten mit atopischem Ekzem den hochaffinen Rezeptor für IgE (FcεRI) auf ihrer Oberfläche. Dies ist von besonderer Bedeutung, da diese dendritischen Zellpopulationen über FcεRI deutlich geringere Mengen an IgE-gebundenen Allergenen effektiv spezifischen Effektor-T-Zellen präsentieren können und so die allergengetriggerte Leukozytenaktivierung verstärkt wird.

Neben Zytokinen spielt eine Familie von kleinen zytokinähnlichen Proteinen, so genannten Chemokinen, eine besondere Rolle in der Pathogenese des atopischen Ekzems. Chemokine regulieren die Leukozytenrekrutierung und beeinflussen die Zusammensetzung des entzündlichen Hautinfiltrats. Im atopischen Ekzem konnte mit der Expression von CCL1, CCL2, CCL3, CCL4, CCL5, CCL11, CCL13, CCL17, CCL18, CCL20, CCL22, CCL26, CCL27 und CX3CL1 eine charakteristische Signatur von Chemokinen nachgewiesen werden. Die Vertreter CCL27 und CCL17 steuern über ihre Rezeptoren CCR10 und CCR4 die Wanderung von hautspezifischen Effektor-T-Zellen in Ekzemherde. Die IL-4-induzierbaren Chemokine CCL11 und CCL26 scheinen für die Rekrutierung von CCR3-positiven eosinophilen Granulozyten verantwortlich zu sein. Darüber hinaus modulieren CCL1 und CCL18 entscheidend das Einwandern von Leukozytensubpopulationen in die läsionale Haut des Atopikers.

▪▪ Mikrobielle Abwehr

Klinisch fällt die starke Kolonisation läsionaler sowie nichtläsionaler Haut von Patienten mit mikrobiellen Erregern auf, insbesondere durch *Staphylococcus aureus*. In den letzten Jahren konnte gezeigt werden, dass Patienten mit atopischem Ekzem deutlich geringere Mengen von antimikrobiellen Peptiden, so genannten körpereigenen Antibiotika, in der Epidermis bilden. Interessanterweise regulieren die Th2-Zytokine IL-4 und IL-13 antimikrobielle Peptide herunter. Diese Befunde können über die signifikant verringerte Expression der humanen β-Defensine-2 und 3, des Kathelicidin LL-37 sowie des von Schweißdrüsen sezernierten Dermcidin einen Erklärungsansatz für die erhöhte Anfälligkeit der Patienten mit atopischem Ekzem für bakterielle Infektionen darstellen.

Dies ist von besonderer Bedeutung, weil Staphylokokken eine Vielzahl von Toxinen (unter anderem *Staphylococcus*-Enterotoxin A, B, C, D) bilden, die als Superantigene T-Zellen antigenunabhängig stimulieren, die Chemokinproduktion induzieren oder die Funktion von regulatorischen T-Zellen unterdrücken. Darüber hinaus korrelieren die Serumspiegel von superantigenspezifischen IgE-Antikörpern des Patienten direkt mit der Krankheitsaktivität des atopischen Ekzems.

▪▪ Juckreiz/neurogene Entzündung/ psychogene Faktoren

Der enge Zusammenhang zwischen Nervensystem und Immunsystem im Rahmen der Pathogenese des atopischen Ekzems wird im Begriff Neurodermitis deutlich. Klinisch ist emotionaler Stress ein wesentlicher Triggerfaktor des atopischen Ekzems. Viele Neurotransmitter und Nervenwachstumsfaktoren, die in das Blut oder in die Haut freigesetzt werden, können bei einer neurogenen Entzündung beteiligt sein. Obwohl die genauen neuroendokrinologischen und neuroimmunologischen Mechanismen, die der stressinduzierten Juckreizentstehung zugrunde liegen, bisher unklar sind, konnte gezeigt werden, dass Mediatoren von Nervenzellen, zum Beispiel das Neuropeptid Substanz P, signifikant vermehrt während atopischer Hautentzündung gebildet werden und Juckreiz sowie neurogene Entzündung vermitteln. Auf der anderen Seite finden sich im atopischen Ekzemherd vermehrt Botenstoffe wie nerve growth factor, Neurotrophin-4 oder PAR-2-Agonisten wie Tryptase, die von strukturellen Zellen der Haut oder von Immunzellen wie Mastzellen, eosinophilen Granulozyten oder T-Zellen gebildet werden, die direkt auf sensorische Nervenzellen der Haut wirken und Juckreiz auslösen.

Bis vor kurzem war es unklar, wie die T-Zell-getriebene Entzündungsreaktion die charakteristischen Juckreizsymptome des Patienten mit atopischem Ekzem unterstützt. In den letzten Jahren konnte ein neues, von T-Zellen gebildetes Zytokin, IL-31, identifiziert werden, welches in Mäusen zur Induktion von Juckreiz und der Entwicklung einer Dermatitis führt. Im Verlauf konnte gezeigt werden, dass IL-31 in der Tat in entzündeter Haut von Patienten mit atopische Ekzem signifikant vermehrt produziert wird und bakterielle Superantigene potente Triggerfaktoren seiner Produktion sind. Somit repräsentiert das Zytokin IL-31 einen Botenstoff, der ein Juckreizsignal von T-Zellen an das Nervensystem weitergibt.

▪▪ Autoimmunität

Studien der letzten Jahre geben Hinweise darauf, dass Autoimmunreaktionen bei Patienten mit schwerem atopischem Ekzem eine Rolle spielen. So konnten IgE-vermittelte Immunantworten gegen so genannte Auto-Allergene festgestellt werden. Diese Auto-Allergene gehören zu einer Gruppe von Proteinen, die eine hohe Homologie zu Umweltallergenen aufweist. Hierzu gehören der Transkriptionsfaktor LEDGF/DSF70, die von Keratinozyten gebildeten Proteine HOM S1-S5 und die Mangan-Superoxid-Dismutase. Weitere Untersuchungen sind erforderlich, um die Entstehung und die klinische Relevanz dieser IgE-vermittelten Immunantworten beim Patienten mit atopischem Ekzem besser zu verstehen.

▪ Klinik

▪▪ Haut

Es können alle Veränderungen auftreten, die ein Ekzem morphologisch charakterisieren (▶ Kap. 30). Die Ekzemmorphe zeigt zunächst akute Veränderungen mit unscharf begrenztem Erythem, ödematöser Schwellung, Infiltrat, Seropapeln, intraepidermalen Bläschen, Erosionen und Krusten. Im Akutstadium besteht zudem eine große Neigung zur bakteriellen Sekundärinfektion (Impetiginisierung) durch *Staphylococcus aureus*. Diese ist klinisch durch Auflagerung gelblicher Krusten gekennzeichnet. Bei chronischem Verlauf stehen infiltrierte Erytheme und Lichenifikation im Vordergrund, vorwiegend im Erwachsenenalter kommt es auch zu Prurigoknoten. Typischerweise variiert das klinische Bild im Lauf des Lebens in Bezug auf Prädilektionsstellen und Ekzemmorphe: Während im Säuglingsalter vorwiegend Kopf und Stamm betroffen sind, kommt es ab dem Kleinkindesalter zu Beugenekzemen, bei Erwachsenen sind oft Kopf- und Schulterbereich betroffen (head-neck-shoulder dermatitis). Im späteren Erwachsenenalter kann es zu Prurigoknoten an Stamm und Extremitäten kommen, die wegen ihres intensiven Juckreizes oft aufgekratzt werden. Das führende Symptom des atopischen Ekzems ist quälender Juckreiz, der anfallsweise auftritt und zu Schlafstörungen führt. Als Zeichen des quälenden Juckreizes finden sich oft ausgeprägte Exkoriationen und die Fingernägel werden durch ständiges Kratzen und Scheuern abgewetzt und poliert (**Glanznägel**).

Provokationsfaktoren: Grundsätzlich stellt sich immer die Frage, warum ein Patient genau zu einem bestimmten Zeitpunkt und an einer bestimmten Lokalisation Ekzeme entwickelt. Bei lokalisierten Ekzemen ist an örtlich wirksame Faktoren, zum Beispiel physikalische Faktoren (häufiges Hände waschen, reibende Kleidung), oder Allergenexposition zu denken, bei generalisierten rezidivfreudigen Ekzemen können zum Beispiel Nahrungsmittelallergie, Infektionen oder psychische Faktoren ursächlich sein.

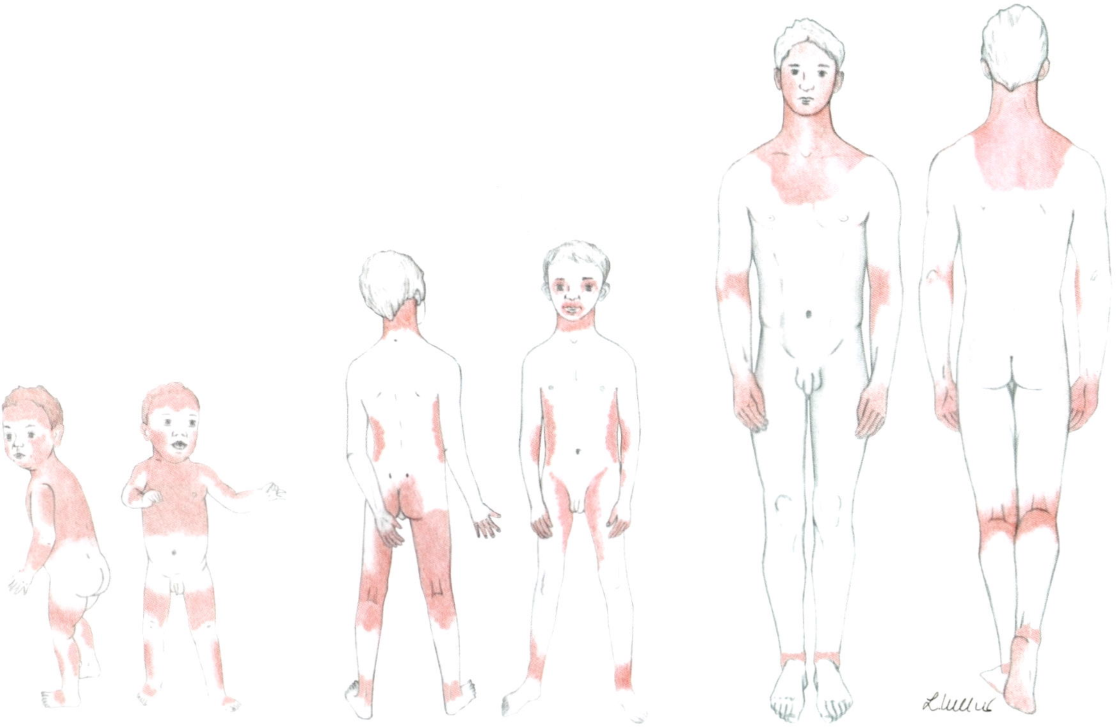

Abb. 32.2 Typische Prädilektionsstellen des atopischen Ekzems in verschiedenen Lebensaltern. Bei Säuglingen sind häufig Kopf und Stamm betroffen, der Windelbereich ausgespart. In Kindes- und Jugendalter sind die Ekzeme beugenbetont, im Erwachsenenalter kommt es dann meist zu einem Befall von Kopf, Hals und Schultern (head-neck-shoulder dermatitis) und der Hände

Provokationsfaktoren bei atopischem Ekzem

Physikalische Einwirkungen, vor allem wenn die Einwirkungen intensiv und/oder lange beziehungsweise wiederholt erfolgen:

- Irritierende oder raue Bekleidung (Einnähetiketten, Nähte, Schafwolle, grobe Stoffe)
- UV-Exposition
- Okklusives Milieu, zum Beispiel in Handschuhen
- Feuchtexposition, Schwitzen
- Hautreizstoffe, zum Beispiel Seife, alkoholische Lösungen
- Kälte, niedrige Luftfeuchtigkeit (zum Beispiel Klimaanlage)

IgE-vermittelte Soforttyp-Reaktionen mit konsekutiver Spätphase-Reaktion. Die Allergenexposition kann durch direkten Hautkontakt, luftübertragen (aerogen) oder systemisch nach Ingestion erfolgen:

- Hausstaubmilben, Pollen, Tierhaare und Schimmelpilze
- Kontakturtikaria und anschließende Proteinkontaktdermatitis durch tierische Proteine (zum Beispiel Krustentiere, Fische, Fleisch), Nahrungsmittel (zum Beispiel rohe Kartoffel) oder Aeroallergene (zum Beispiel Gräserpollen)
- Systemisch durch Ingestion von inhalierten Aeroallergenen sowie durch Nahrungsmittel

Pseudo-Allergie, Intoleranzreaktion:

- Biogene Amine (zum Beispiel Zitrusfrüchte)

Neurovegetativ:

- Stress
- Psychiatrische Erkrankungen

Hormonell:

- Schwangerschaft: unterschiedliche Auswirkungen möglich sowohl im Sinne einer Besserung wie auch Verschlechterung
- Menstruationszyklus

Lokale Infekte:

- *Malassezia* species bei Ekzemmanifestation im Kopf-/Schulterbereich
- Superinfektion mit *Staphylococcus aureus*

Systemische Erkrankungen:

- Infektionen, zum Beispiel mit Streptokokken oder Staphylokokken, HIV

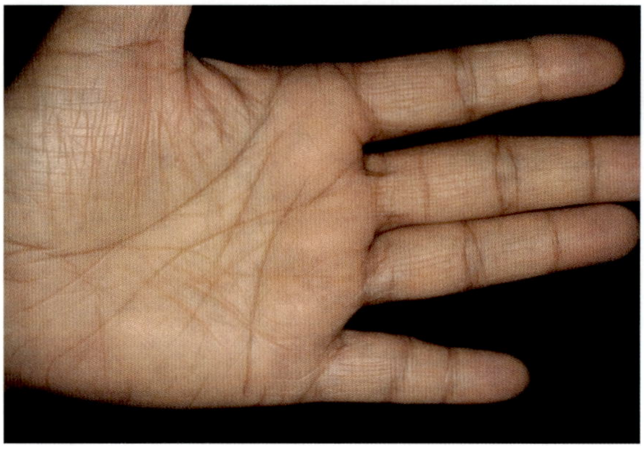

Abb. 32.3 Hyperlinearität von Handflächen und Fußsohlen

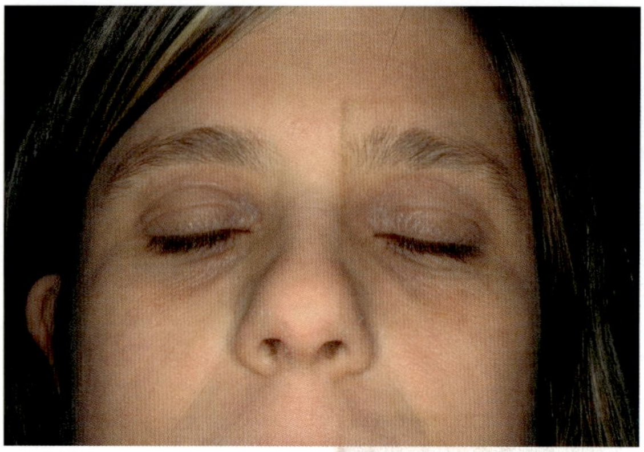

Abb. 32.4 Halonierte Augen, Lidekzem und doppelte Unterlidfalte

Atopiestigmata

Es handelt sich um charakteristische Befunde, die selbst keinen Krankheitswert haben, die aber auf eine atopische Diathese hinweisen und es erleichtern, die Diagnose eines atopischen Ekzems zu stellen beziehungsweise bei einer anderen Dermatose den Bezug zu einer atopischen Veranlagung festzustellen. Die wichtigsten Stigmata sind:

- Sebostase (Xerosis cutis)
- Unverträglich von Schafwolle oder rauen Fasern auf der Haut
- Hyperlinearität von Handflächen und Fußsohlen (Ichthyosis-Hände und -Füße)
- Dennie-Morgan-Falte [Morgan 1948] (doppelte Unterlidfalte)
- Hertoghe-Zeichen (Rarefizierung der lateralen Augenbrauen)
- Pelzkappenförmiger Haaransatz
- Gesichtsblässe
- Halonierte Augen (dunkle Ringe um die Augen)
- Weißer Dermographismus: Nach kurzem festen Streichen über die Haut kommt es infolge der durch den Druck erzeugten Anämie zu einer lokalen Vasokonstriktion
- Keratosis follicularis/pilaris

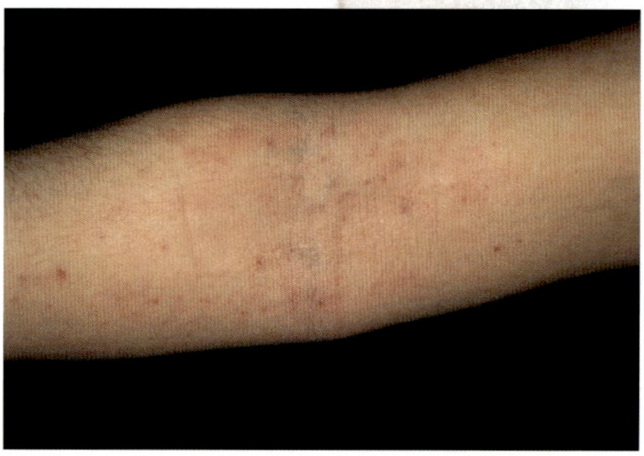

Abb. 32.5 Beugenekzem mit weißem Dermographismus

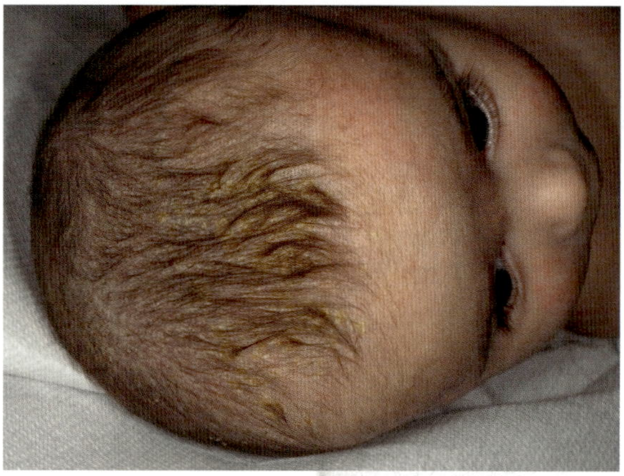

Abb. 32.6 Atopisches Ekzem beim Säugling: Milchschorf

Klinisches Bild in verschiedenen Lebensaltern

Atopisches Ekzem in der Säuglingszeit

Die Erstmanifestation des atopischen Ekzems findet meist erst nach dem 3. Lebensmonat statt, in einzelnen Fällen bereits ab der 6. Lebenswoche. Da für die Diagnosestellung neben dem klinischen Bild auch der Verlauf wichtig ist, kann eine sichere Diagnose bei Erstmanifestation oft noch nicht gestellt werden. Die Bezeichnung **Eczema infantum** für Ekzeme in den ersten 3 Lebensmonaten stellt einen Überbegriff für eine Reihe unterschiedlicher Hautkrankheiten dar, wie seborrhoisches Ekzem, Psoriasis, Windeldermatitis oder atopisches Ekzem. **Milchschorf** tritt häufig erstmals im Gesicht und am behaarten Kopf auf. Die Bezeichnung ist auf die Ähnlichkeit zwischen blättrig eingetrockneter Milch (**Crusta lactea**) und den Schuppen zurückzuführen. Typischerweise sind neben dem Kopf die Streckseiten der Extremitäten und der Stamm befallen, die Windelgegend bleibt nicht selten ausgespart. Häufig kommt es zu bakterieller Superinfektion mit sekundärer Impetiginisierung. Der subjektiv wahrscheinlich stark

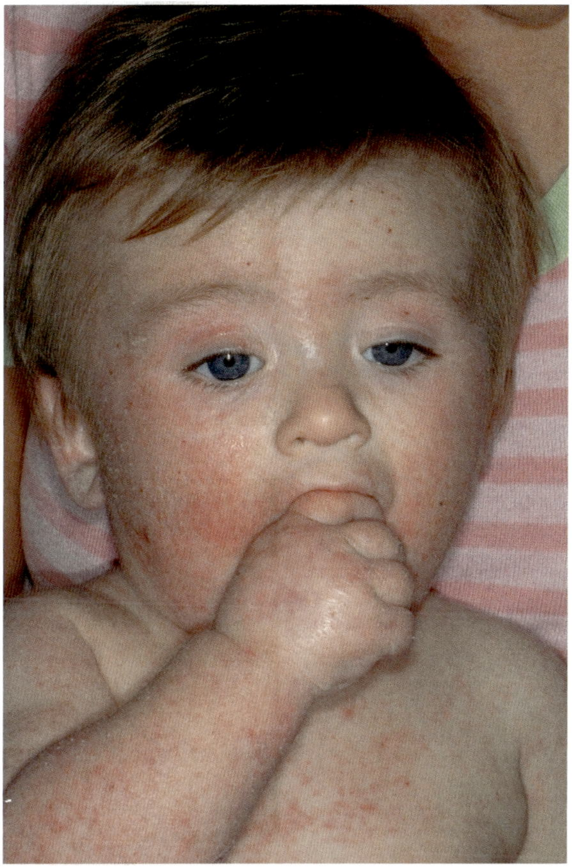

▫ **Abb. 32.7** Atopisches Ekzem beim Kleinkind

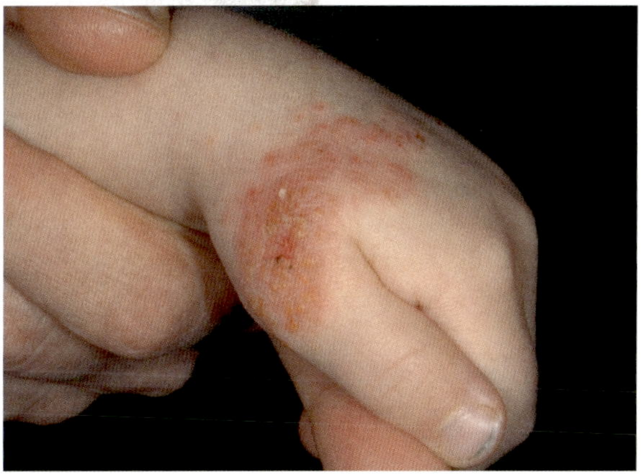

▫ **Abb. 32.8** Atopisches Ekzem beim Kleinkind

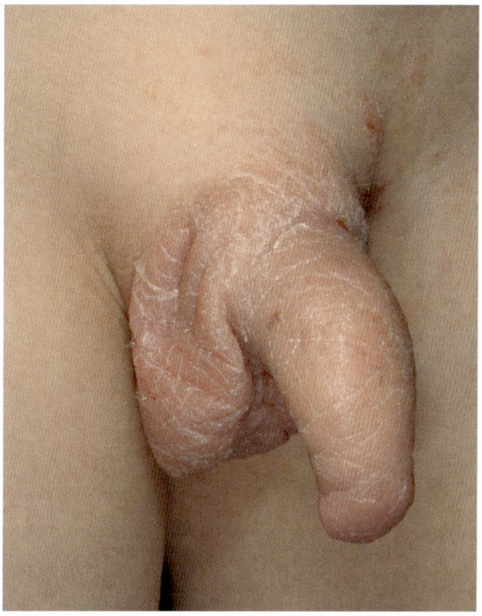

▫ **Abb. 32.9** Atopisches Ekzem

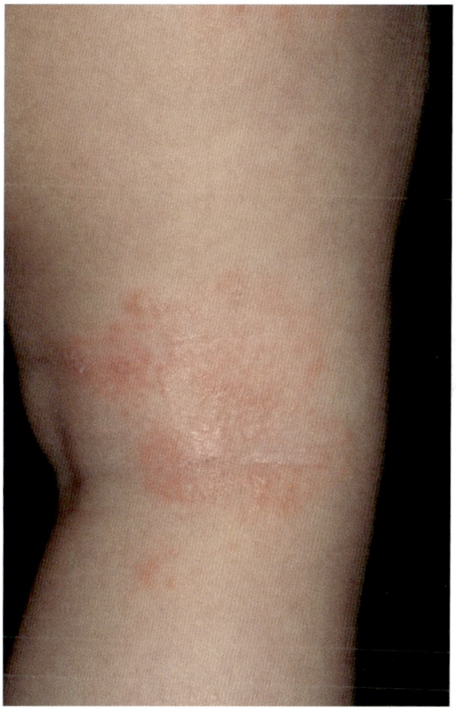

▫ **Abb. 32.10** Atopisches Beugenekzem beim Kleinkind

empfundene Juckreiz wird oft nicht erkannt, da Säuglinge erst zwischen dem 3. und 6. Lebensmonat die Fähigkeit entwickeln, sich zu kratzen. Die einzige altersgemäß mögliche Ausdrucksform ist Weinen, die kindlichen Schlafstörungen führen konsekutiv auch zu entsprechenden Beeinträchtigungen der Eltern.

▪▪ Atopisches Ekzem in der Kindheit und Adoleszenz

Nach dem 1. Lebensjahr verändern sich die exsudativen Hautveränderungen in Richtung mehr trockener Ekzeme. Die Prädilektionsstellen sind nun die großen Gelenkbeugen, zu denen auch Hals und Leisten gehören: **Beugenekzem** (Eczema flexurarum). Man findet typischerweise

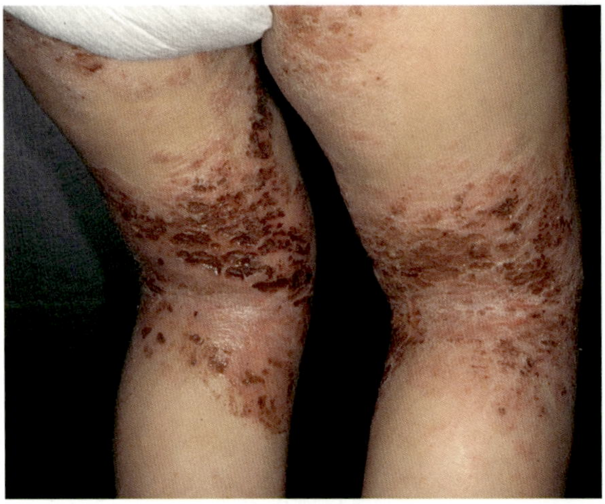

Abb. 32.11 Atopisches Beugenekzem beim Kleinkind, impetiginisiert mit schmerzhafter Bewegungseinschränkung

unscharf begrenzte, entzündliche erythematöse Infiltrate mit Kratzspuren sowie kleieförmiger Schuppung.

Eine Sonderform, die bevorzugt in den Sommermonaten auftritt, manifestiert sich an den Streckseiten der Akren, besonders an Ellenbogen und Knien in Form kleiner gruppierter hautfarbener oder weißlicher Papeln mit lichenoidem Aspekt (**Dermatitis papulosa juvenilis**, Synonym: summertime pityriasis of the knees and elbows [Sutton 1956]). Dem vermuteten Auslöser, der mechanischen Irritation beim Spielen, verdankt sich auch die Bezeichnung **sandbox dermatitis**. Die Kinder sind dadurch wenig beeinträchtigt, die Hautveränderungen heilen oft spontan wieder ab, um für einige Jahre jeweils im nächsten Frühjahr zu rezidivieren.

Ebenfalls von geringem Krankheitswert ist die **Pityriasis alba**, die vor allem bei Kindern auftritt. Es besteht nur eine geringe Entzündung, manchmal fehlt sogar der Juck-

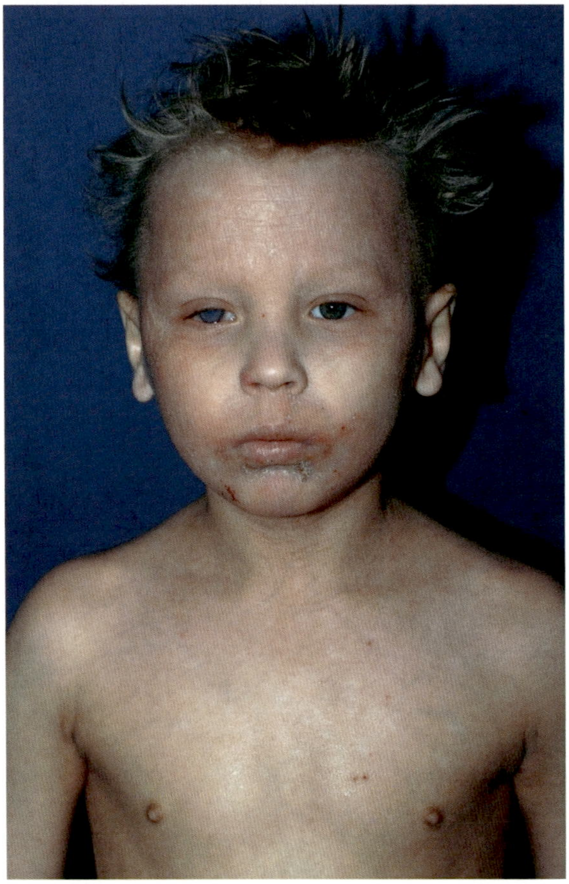

Abb. 32.12 Atopisches Ekzem, impetiginisiert

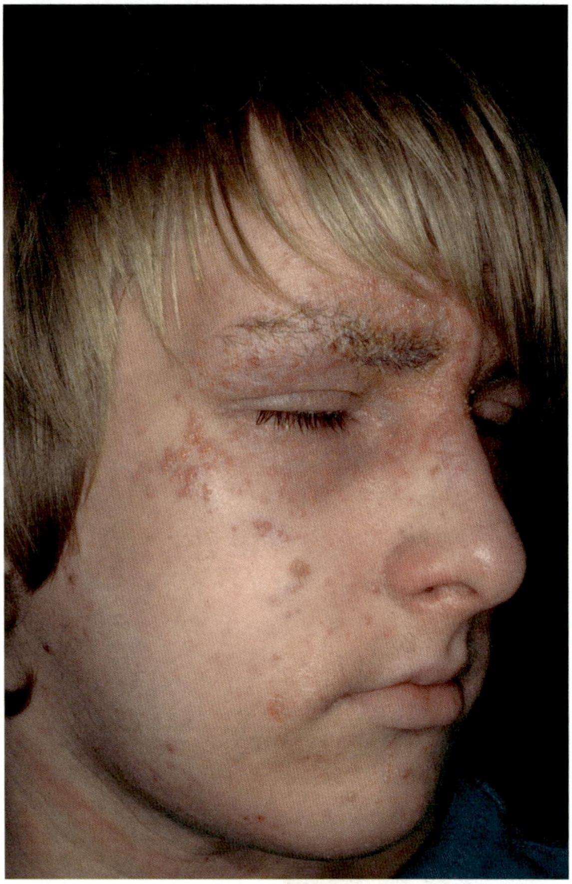

Abb. 32.13 Atopisches Ekzem, impetiginisiert

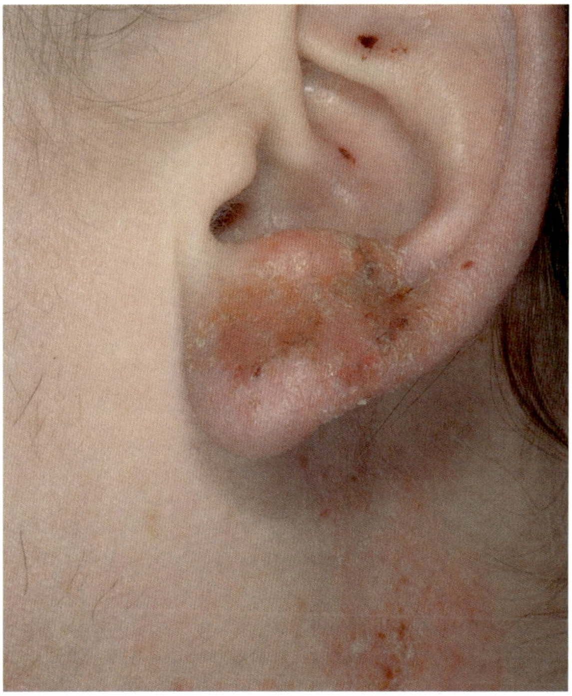

Abb. 32.14 Atopisches Ekzem, impetiginisiert

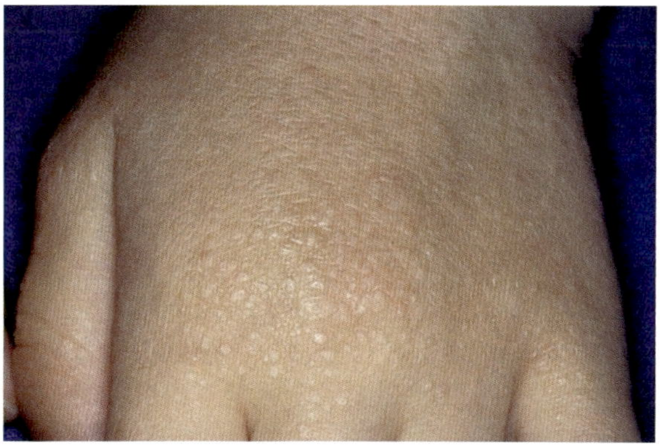

Abb. 32.15 Dermatitis papulosa juvenilis (frictional lichenoid dermatitis)

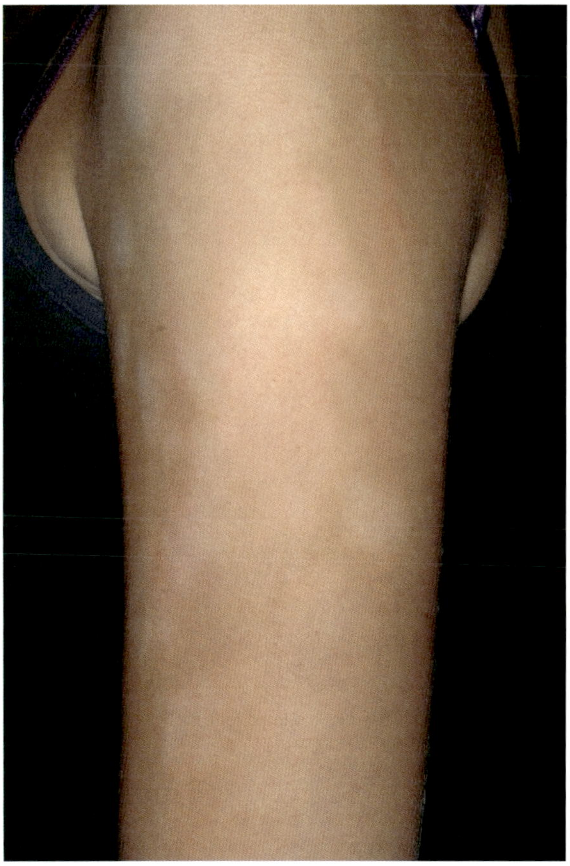

Abb. 32.16 Pityriasis alba

reiz. Die feinen Schuppen wirken wie ein UV-Filter, im Bereich der Herde besteht nach UV-Exposition in Unterschied zu der umgebenden normal gebräunten Haut eine Hypopigmentierung (**Pseudoleukoderma atopicum**). Gelegentlich ist die Abgrenzung zur Vitiligo schwierig, die Herde sind jedoch weniger scharf begrenzt und zeigen eine feine Schuppung.

Atopisches Ekzem bei Erwachsenen

Auch weiterhin können die Beugen betroffen sein, zusätzlich die Augenlider und die periorale Region. Häufig manifestiert sich das atopische Ekzem am gesamten Kopf, Hals- und Schulterbereich (**head-neck-shoulder dermatitis**). Bei dieser Lokalisation spielt die Besiedlung mit *Malassezia species* eine große Rolle. Der häufige Befall der Hände ist meist Folge einer stärkeren Beanspruchung.

Ab dem 3. Lebensjahrzehnt kann es zu multiplen kleinknotigen Veränderungen meist an den Streckseiten der Extremitäten kommen. Es besteht starker Juckreiz, die Knoten werden oft aufgekratzt und sind außerordentlich therapieresistent. Die **Prurigoform des atopischen Ekzems** wird häufig mit anderen Prurigo-Erkrankungen verwechselt (Prurigo simplex subacuta oder Prurigo simplex chronica).

Lokalisierte Ekzeme und Sonderformen

Die nachfolgend aufgezählten Ekzemformen können isoliert oder in Verbindung mit ausgedehnteren oder andersartigen Ekzemen vorliegen. Bei isoliertem Auftreten kann manchmal nur bei gleichzeitigem Vorliegen von Atopiestigmata, positiver Atopieanamnese und anderen Befunden die Zuordnung zu einer atopischen Erkrankung möglich werden. Trotz der vergleichsweise geringeren Ausdehnung an nur umschriebenen Hautarealen kann auch lokalisierten Ekzemen ein wesentlicher Krankheitswert zukommen.

IV

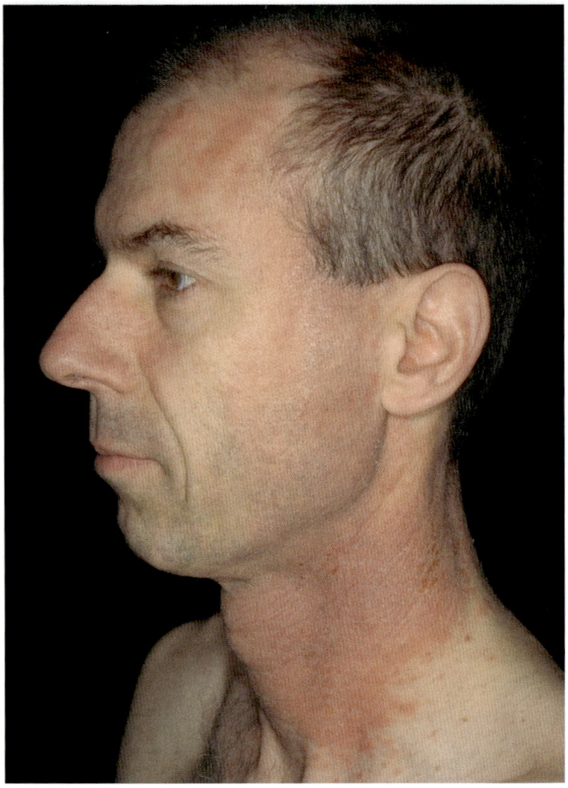

Abb. 32.17 Atopisches Ekzem im Erwachsenenalter

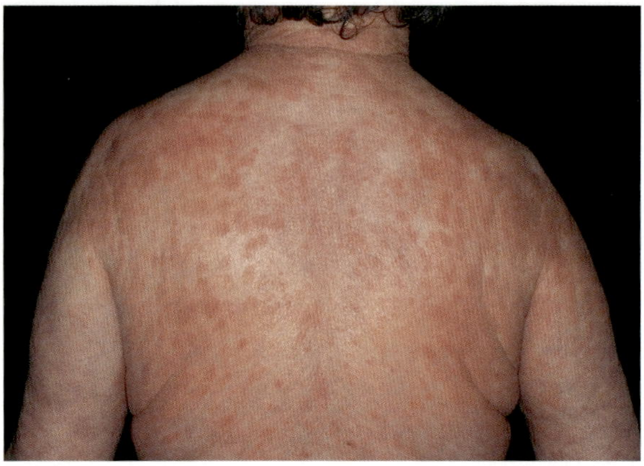

Abb. 32.19 Ausgedehntes atopisches Ekzem im Erwachsenenalter, erythrodermisch

Kapillitium Eine vermehrte **Pityriasis simplex capillitii** kann auch im Rahmen der Sebostase bei Atopie auftreten. Wenn die Kopfhaut massiv in Form von starker Schuppung und hämorrhagischen Krusten beteiligt ist, kann es zu Haarausfall kommen. Eine Maximalvariante eines Ekzems am behaarten Kopf ist die Pityriasis (Tinea) amiantacea mit asbestartiger, an Haaren und Kopfhaut fest haftender Schuppung. Beim Anheben der Haare hebt sich die Schuppung dachziegelartig an den Haarschäften haftend ab.

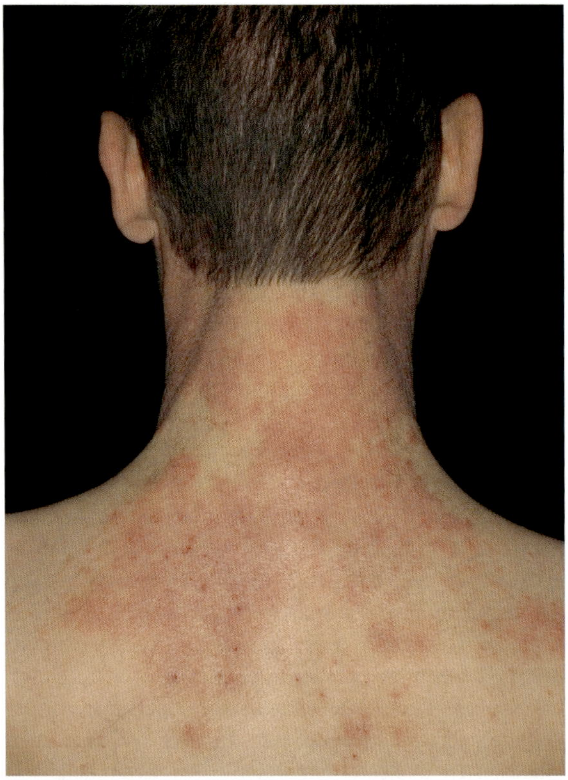

Abb. 32.18 Atopisches Ekzem im Erwachsenenalter

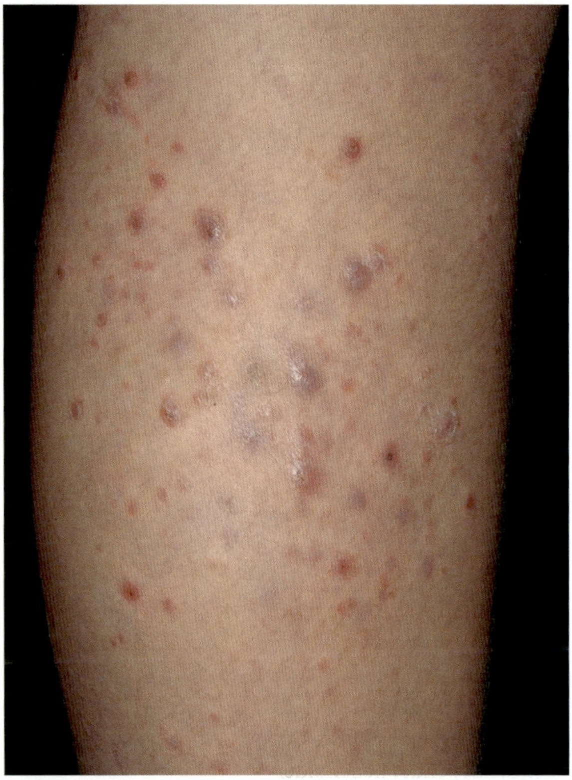

Abb. 32.20 Prurigoform des atopischen Ekzems

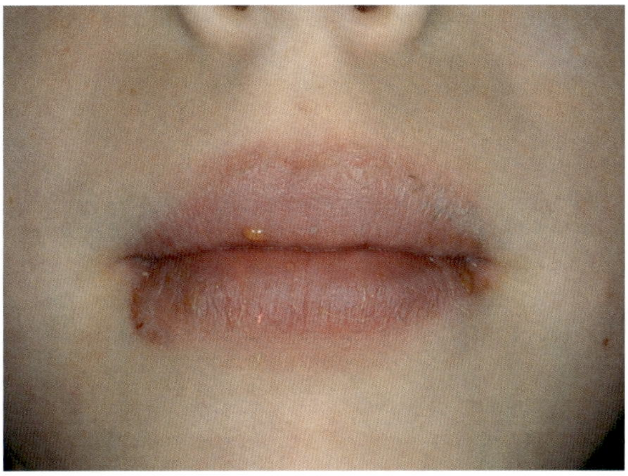

Abb. 32.21 Cheilitis sicca

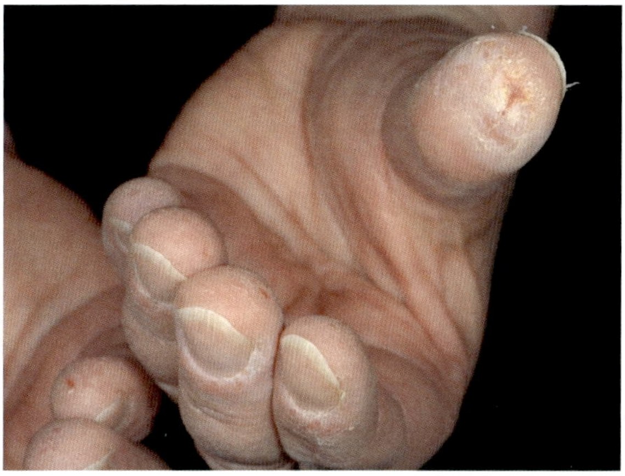

Abb. 32.22 Pulpitis sicca bei Atopie

Augenlider Isolierte atopische **Lidekzeme** können Folge einer aerogenen Exposition gegenüber Allergenen oder Irritanzien sein. Bei maximaler Lichenifikation – Lichénification géante – kann es zu einem Verlust von Wimpern kommen.

Ohrläppchen An den Ohrläppchen finden sich oft Rhagaden.

Lippen Eine vermehrte Fältelung der Lippen wird als **Pseudo-Parrot-Furchen** bezeichnet. Vor allem in der kalten Jahreszeit kommt es zu **Cheilitis sicca** mit Juckreiz und Brennen. Die oft schmerzhaften Rhagaden an den Mundwinkeln werden als **Perlèche** bezeichnet. Das **Lippenleckekzem** entsteht durch Lecken und ist auf den Bereich beschränkt, der mit der Zunge erreicht werden kann. Bei Säuglingen besteht oft perioral ein **Lutsch- oder Saugekzem**.

Hände und Füße Ein trockenes Ekzem an Finger- oder Zehenkuppen (**Pulpitis sicca**) ist eine Manifestationsform des atopischen Ekzems, die besonders bei Kindern und im Winter auftritt (Synonym: atopic winter hands/feet). Die Haut ist gerötet und imponiert pseudatrophisch mit fest haftender Schuppung und oberflächlichen Hornschichteinrissen. Bei Beteiligung des Paronychiums können Onychodystrophie sowie durch bakterielle Sekundärinfektion Paronychie induziert werden. An Hand- und Fußflächen sowie an den seitlichen Fingerrändern können dyshidrosiforme Ekzeme (**dyshidrosiformes Hand- und Fußekzem**) (▶ Kap. 30) mit juckenden Bläschen bestehen.

Follikuläre Prädilektion Eine Sonderform mit starker follikulärer Betonung und fleckförmigem Auftreten pityriasiform schuppender lichenoider Hautveränderungen wurde als **patchy pityriasiform lichenoid eczema (Morbus Kitamura-Takahashi-Sasagawa)** [Kitamura 1966] beschrieben. Differenzialdiagnostisch sind follikuläre Hyperkeratosen, Lichen nitidus, Id-Reaktionen und Keratosis follicularis abzugrenzen.

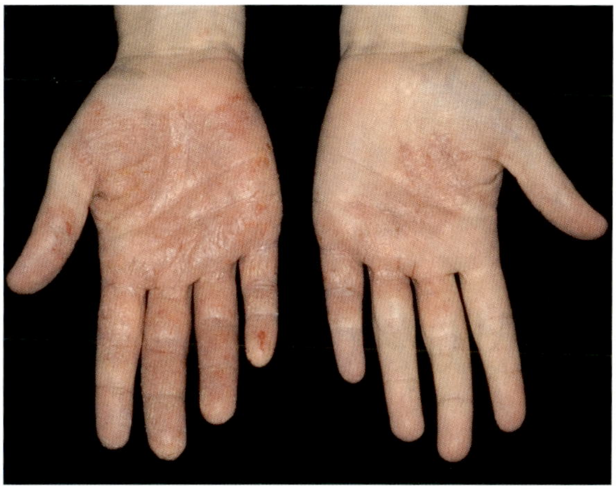

Abb. 32.23 Dyshidrosiformes und rhagadiformes Handekzem bei Atopie

Nummuläres atopisches Ekzem Bei einigen Patienten entwickeln sich runde, scharf begrenzte, exsudativ wirkende, mit Krusten belegte Plaques im Sinne eines nummulär-mikrobiellen Ekzems (▶ Kap. 33).

Mamillen Bei symmetrischen Mamillenekzemen handelt es sich in aller Regel um ein atopisches Ekzem.

Genitale Bei Mann können isolierte chronische Ekzeme am Skrotum bestehen beziehungsweise bei der Frau an der Vulva. Ekzeme in dieser Lokalisation zeichnen sich oft durch sehr starken Juckreiz, große Rezidivneigung und ausgeprägte Lichenifikation aus.

Histopathologie

Das histomorphologische Bild des atopischen Ekzems spiegelt die klinische Bandbreite der makroskopischen Erscheinungsformen wider. In der akuten Phase können die histologischen Phänomene sehr subtil ausgeprägt sein. Häufig findet sich eine geringe Spongiose, einzelne spongiotische Bläschen, leichtes intrazelluläres Ödem, das Stratum corneum zeigt meist noch Orthokeratose. In der Dermis findet sich ein meist perivaskulär zentriertes, lymphohistiozytäres Infiltrat mit einzelnen Eosinophilen. Mit zunehmender Chronifizierung verbreitert sich die Epidermis und entwickelt eine Epidermishyperplasie, wohingegen die Spongiose meist abnimmt. Das Stratum corneum zeigt zunehmende parakeratotische Verhornung. Im entzündlichen Infiltrat fallen im Verlauf Mastzellen und Eosinophile in ansteigender Zahl auf. Beim lymphozytären Infiltrat überwiegen $CD4^{+}$-gegenüber $CD8^{+}$-T-Lymphozyten, die absolute Zahl und Dichte der epidermalen Langerhans-Zellen ist deutlich erhöht. Das histomorphologische Bild lässt jedoch keine Differenzierung zur kontaktallergischen Dermatitis oder zum nummulären Ekzem zu.

Komplikationen

Denkbar wäre, dass aufgrund der für das atopische Ekzem typischen immunologischen Defekte und noch begünstigt durch eine immunsuppressive Therapie eine erhöhte Disposition für Infektionen besteht. In der klinischen Wirklichkeit scheint aber vor allem das nicht beziehungsweise das nicht ausreichend behandelte Ekzem den Patienten für Superinfektionen zu disponieren. Die beste Prävention von Superinfektionen ist eine konsequente Therapie der Hauterscheinungen, da die antientzündliche Behandlung eine Hochregulation antimikrobieller Peptide bewirkt. Andere wesentliche Komplikationen sind entweder Folgen der lange bestehenden entzündlichen Hauterkrankung oder Nebenwirkungen der Therapie.

Bakterielle Sekundärinfektion

Eine Impetiginisation mit gelben Krusten wird meist durch *Staphylococcus aureus* hervorgerufen, vorwiegend Kinder sind betroffen.

Virale Sekundärinfektion

Eczema herpeticatum ist Folge einer akuten, generalisierten Aussaat von Herpes-simplex-Viren auf einer vorbestehenden ekzematösen Hauterkrankung. Selten kann eine generalisierte Herpes-Infektion auch auf nicht ekzematösen Dermatosen auftreten, am häufigsten kommt sie jedoch bei atopischem Ekzem vor. Auf den vorbestehenden Ekzemen kommt es zu einer dichten Aussaat kleiner Bläschen, die rasch platzen und etwa 3 mm durchmessende hämorrhagische Erosionen hinterlassen. Vor allem Kopf, Nacken, Hals und Brustbereich sind befallen. Zum Teil bestehen starkes Krankheitsgefühl, Fieber und Lymphknotenschwellung. Todesfälle infolge einer Herpes-Enzephalitis sind möglich.

Eczema vaccinatum war früher eine gefürchtete Komplikation nach Pockenimpfung mit hochakutem Verlauf, Fieber und schweren Allgemeinsymptomen. Seit Abschaffung der Pockenimpfung wurden vereinzelt Patienten mit generalisierter Infektion durch Tierpocken, einige sogar mit Todesfolge, beschrieben.

Eczema molluscatum durch Molluscum contagiosum betrifft praktisch ausschließlich Kinder und tendiert mit zunehmendem Lebensalter zu einer Spontanheilung. Das durch Humane Papillomviren (HPV) verursachte **Eczema verrucatum** ist seltener, es kommt ebenfalls vor allem bei Kindern zu hartnäckigen Warzen an Händen oder Füßen.

Mykotische Sekundärinfektion

Generalisierte Infektionen mit **Dermatophyten** sind selten, müssen jedoch vor allem dann in Erwägung gezogen werden, wenn eine Tinea pedum besteht und randbetonte erythematosquamöse Effloreszenzen unter antiinflammatorischer Therapie nicht zur Abheilung zu bringen sind. Bei am behaarten Kopf und am Nacken auftretenden Ekzemen (**head-neck-shoulder dermatitis**) sind vermutlich *Malassezia species* ursächlich von Bedeutung. Die oft vor allem bei Asiaten auftretende head-neck-shoulder dermatitis ist ferner durch stark juckende, hochentzündliche Plaques an den seitlichen Gesichts- und Halspartien gekennzeichnet.

Spätfolgen

Lange andauernde topische oder systemische Glukokortikoidtherapie kann zur Hautatrophie führen. Vor allem bei schweren Verlaufsformen im Erwachsenenalter ist eine postinflammatorische Hyperpigmentierung nicht selten. Eine retikuläre Pigmentierung im Bereich des vorderen Halses wird als **dirty neck** bezeichnet. Durch persistierende Entzündungen und Kratzeffekte kann eine Amyloidose der Haut auftreten. Chronisch rezidivierende und schwere Verlaufsformen von atopischem Ekzem können, ähnlich wie für das chronische Kontaktekzem und die chronische aktinische Dermatitis beschrieben, auch in kutane T-Zell-Lymphome übergehen.

Diagnostisches Vorgehen

Bis auf die Erstmanifestation im Säuglingsalter und isolierte Formen stellt die Diagnose der Erkrankung meist kein Problem dar. Eine histologische Untersuchung ist kaum jemals nötig, allenfalls zum Ausschluss anderer Dermatosen. Die Diagnose wird in Zusammenschau von klinischem Bild mit der Anamnese eines chronischen Verlaufs und von Juckreiz gestellt. Die von Hanifin und Rajka [1980] publizierten Kriterien (▣ Tab. 32.2) haben eine diagnos-

Tab. 32.2 Diagnostische Kriterien des atopischen Ekzems nach Hanifin und Rajka [1980]

Einteilung	Kriterium
Majorkriterien	– Juckreiz – Typische Morphologie und Befall der Prädilektionsstellen, zum Beispiel Lichenifikation in den Beugen (Erwachsene) und Gesicht und Streckseiten (Kinder) – Chronisch-rezidivierender Verlauf – Atopische Erkrankungen in der Eigen- oder Familienanamnese
Minorkriterien	– Sebostase, Ichthyosis, Hyperlinerarität der Handflächen (Ichthyosis-Hand) – Soforttyp-Sensibilisierungen – Erhöhter Gesamt-IgE-Spiegel im Serum – Früher Krankheitsbeginn – Neigung zu kutanen Infektionen (*Staphylococcus aureus*, HSV) – Neigung zu Hand- und Fußekzem – Mamillenekzem – Cheilitis – Rezidivierende Konjunktivitis – Dennie-Morgan-Falte – Keratokonus – Anteriorer subkapsulärer Katarakt – Periokuläre Schatten (Halonierung) – Gesichtsblässe oder Gesichtserythem – Pityriasis alba – Fältelung des Nackens – Juckreiz bei Schwitzen – Unverträglichkeit von Wolle oder Lösemitteln – Perifollikuläre Akzentuierung – Nahrungsmittelüberempfindlichkeit – Abhängigkeit von Umwelt- und psychischen Faktoren – Keratosis follicularis – Weißer Dermographismus
Es müssen je drei Haupt- und Nebenkriterien erfüllt sein	

tische Spezifität von nur 78%, sodass auch bei Vorliegen von je drei Haupt- und Nebenkriterien eine andere Diagnose möglich ist. Für gutachtliche und berufsdermatologische Fragestellungen wird häufig der »Erlanger-Atopie-Score« von Diepgen et al [1996] verwendet, bei dem verschiedene Stigmata und anamnestische Angaben mit Punkten bewertet werden (Tab. 32.3).

Vor allem bei schweren, chronisch verlaufenden Ekzemen ist die Erfassung von Provokationsfaktoren wichtig, damit diese eliminiert und weitere Schübe möglichst verhindert werden können. Weiter müssen Begleiterkrankungen diagnostiziert werden, um diese zu behandeln und nach Möglichkeit deren Progredienz zu verhindern.

Tab. 32.3 Der Erlanger Atopie-Score (Diepgen et al. 1996)

Anamnesekriterium		Punktscore
Atopische Familienanamnese (Verwandte 1. Grades)		
Ekzem		1–2
Rhinitis/Asthma		1
Atopische Eigenanamnese		
Beugenekzem		0
Rhinitis/Konjunktivitis		1
Allergisches Asthma		1
Milchschorf		1
Juckreiz verstärkt bei Schwitzen		3
Textilunverträglichkeit		3
Metallunverträglichkeit		1
Photophobie		1
Atopische Minimalformen (anamnestisch/klinisch)		
Xerosis		3
Ohrrhagaden		2
Dyshidrotisches Handekzem		2
Pityriasis alba		2
Pulpitis sicca/Winterfuß		2
Brustwarzenekzem		2
Perlèche		1
Atopische Stigmata		
Palmare Hyperlinearität		1–2
Hertoghe-Zeichen		1–2
Dirty neck		1–2
Keratosis pilaris		1
Dermales Neurovegetativum		
Weißer Dermographismus		3
Akrozyanose		3
Serologie		
IgE >150 U/ml		1
IgE >400 U/ml		2
Positiver Phadiatop (inhalativer Atopietest)		1
Bewertung		
Punktesumme	**Beurteilung**	**%-Anteil mit atopischem Ekzem**
0–3	Keine atopische Hautdiathese	0
4–7	Atopische Hautdiathese unwahrscheinlich	5
8–9	Atopische Hautdiathese unklar	34
10–14	Atopische Hautdiathese	78
15–19	Atopische Hautdiathese	97
>20	Atopische Hautdiathese	100

Anamnese

Zu erfragen sind jahreszeitliche Schwankungen, Einfluss hormoneller Faktoren (zum Beispiel Zyklus, Schwangerschaft), besondere psychische Belastungen, Beruf, Freizeitverhalten, Pflanzen in Wohnräumen, Luftbefeuchter, Halten beziehungsweise Kontakt zur Tieren, Aktiv- oder Passivrauchen, ganzjährige oder saisonale Rhinokonjunktivitis, Asthma, Überempfindlichkeitsreaktionen gegen Nahrungsmittel (eventuell Diättagebuch), Kontakturtikaria nach Exposition zu Nahrungsmitteln, Kontaktstoffen (zum Beispiel Naturseide, Nickel, Externa) oder Naturlatex.

Allergiediagnostik

Zum Vorgehen ist auf ▶ Kap. 25 zu verweisen. Patienten mit atopischem Ekzem stellen hier insofern eine diagnostische Herausforderung dar, als oft gegen zahlreiche Allergene Sensibilisierungen im Hauttest oder bei In-vitro-Untersuchung nachweisbar und diese Sensibilisierungen vielfach klinisch irrelevant sind. Gerade weil so viele klinisch nicht bedeutsame Sensibilisierungen bestehen können, ist eine eindeutige Identifizierung krankheitsrelevanter Auslöser besonders wichtig, um dem Patienten unnötige Karenzmaßnahmen zu ersparen.

Laboruntersuchungen Gesamt-IgE-Spiegel und ECP-Konzentration sind meist erhöht, wobei parallel zur klinischen Abheilung ein Abfall der ECP-Konzentration feststellbar ist, in geringerem Ausmaß trifft dies auch für den Gesamt-IgE-Spiegel zu. Wertvoller ist die Bestimmung von spezifischen IgE-Antikörpern gegen Allergene (Gesamtallergene, bei speziellen Fragestellungen auch gegen molekulare Allergene) der allgemeinen Umwelt und, bei schwerem Ekzem oder anderen klinischen Verdachtsmomenten, auch gegen Nahrungsmittel. Eine Palette von Allergenen, denen häufig eine Krankheitsrelevanz für das atopische Ekzem zukommt, findet sich in ◘ Tab. 32.4. Für den individuellen Patienten ist die Testpalette entsprechend klinischem Verdacht entweder zu erweitern oder zu reduzieren.

Hauttests Sie erfordern eine Erscheinungsfreiheit zumindest im Testareal, optimal auch darüber hinaus. Jedoch müssen manchmal Kompromisse eingegangen werden, dann wird eventuell gezielt unter Mitführen vor Kontrollen nur mit einzelnen Allergenen getestet. Zur Ermittlung von Soforttyp-Sensibilisierungen ist der Hauttest der Wahl der **Pricktest,** falls dieser unauffällig ist, wird ein **Intradermaltest** vorgenommen. Auch soll ein **Epikutantest** mit dem Standardblock entsprechend den Empfehlungen der Deutschen Kontaktallergie Gesellschaft und gegebenenfalls weiteren Testblöcken erfolgen (▶ Kap. 25, ▶ Kap. 30). Es bestehen häufig Kontaktsensibilisierungen, da zum einen eine gestörte Hautbarrierefunktion vorliegt und zum anderen eine Exposition gegenüber zahlreichen zur Therapie angewandten Externa erfolgt. Auch bei Kindern können bereits Kontaktsensibilisierungen bestehen. Der **Atopiepatchtest** wird mit Aeroallergenen vorgenommen, die Testung von Nahrungsmitteln im Atopiepatch ist umstritten. Die Spezifität einer positiven Patchtestreaktion gegen Aeroallergene ist hoch.

◘ **Tab. 32.4** Bedeutsame Allergene für Patienten mit atopischem Ekzem

Allergengruppe	Allergen
Nahrungsmittel	– Hühnerei – Kuhmilch – Weizen – Roggen – Haselnuss – Erdnuss – Soja – Fisch – Sellerie – Apfel
Aero-Allergene	– Gräserpollen – Birkenpollen – *Alternaria alternata* (Schimmelpilz) – *Cladosporium herbarum* (Schimmelpilz) – *Dermatophagoides pteronyssinus* (Hausstaubmilbe) – *Dermatophagoides farinae* (Hausstaubmilbe) – Katze – Hund
Mikrobielle Antigene	– Pityrosporum orbiculare – *Staphylococcus*-Enterotoxin
Sonstige	– Naturlatex – Ficus (*Ficus benjamini*)

Provokationstests Bei schweren Ekzemen ist an Nahrungsmittel als Auslöser zu denken. Nur bei Nahrungsmitteln, die pharmakologisch wirksame Substanzen wie biogene Amine enthalten, zum Beispiel Zitrusfrüchte, reicht manchmal bereits die Anamnese, um deutliche Anhaltspunkte für eine Überempfindlichkeit und die Empfehlung zu Karenzmaßnahmen zu geben. Von ungerichteten Diätempfehlungen gegenüber den »üblichen Verdächtigen« oder auch gegen Nahrungsmittel, gegen die eine nachgewiesene Sensibilisierung besteht, ist dringend abzuraten: Solche Diätmaßnahmen können unnötig zu einer Einschränkung der Lebensqualität bis hin zu Mangelernährung führen; zudem kann durch das Weglassen von vertragenen Nahrungsmitteln die Toleranz dagegen verloren gehen und sich überhaupt erst eine Nahrungsmittelallergie ausbilden. Die Abklärung einer IgE-vermittelten Nahrungsmittelallergie als (Mit)Ursache eines atopischen Ekzems ist aufwendig.

Sie erfordert zunächst über einen umschriebenen Zeitraum eine Auslassdiät hinsichtlich der zu testenden Nahrungsmittel. Anschließend werden plazebokontrollierte Provokationstests in Notfallbereitschaft vorgenommen.

Mikrobiologische Untersuchung Staphylokokken-Abstriche mit Prüfung auf MRSA sind angezeigt. Bei Verdacht auf Eczema herpeticatum kann ein Erregernachweis durch PCR erfolgen. Bei entsprechendem klinischem Verdacht wird die Therapie allerdings vorher einzuleiten sein, sodass sich die Frage nach dem klinischen Nutzen einer PCR-Untersuchung stellt. Im Blasenausstrich können sich epitheliale Riesenzellen nachweisen lassen.

▪ Differenzialdiagnose

In der Säuglingszeit kommen in erster Linie seborrhoisches Ekzem, nummuläres Ekzem, Windeldermatitis und ekzematisierte Psoriasis in Betracht. Seltene Differenzialdiagnosen sind angeborene Immundefekte, die mit ekzematösen Hauterscheinungen einhergehen: Netherton-Syndrom, Dubowitz-Syndrom, selektiver IgA-Mangel, Wiskott-Aldrich-Syndrom, Hyper-IgE-Syndrom, Phenylketonurie und Defekte des Biotinstoffwechsels.

Bei größeren Kindern ist an ein allergisches Kontaktekzem oder Pyodermien zu denken. Im Erwachsenenalter kommen andere Ekzemformen (▶ Kap. 30, 31 und 33) in Betracht, wobei hier Übergänge und Mischbilder vorkommen ebenso wie ekzematisierte andere genuine Dermatosen, beispielsweise ekzematisierte Ichthyosis oder Psoriasis. Abzugrenzen ist das Ekzem-Stadium eines kutanen T-Zell-Lymphoms (Mycosis fungoides, Sézary-Syndrom). In jedem Lebensalter ist an eine Skabies zu denken.

▪ Verlauf

Im Prinzip sind alle vorstellbaren Verlaufsformen und Ausprägungsgrade möglich. Am häufigsten ist die Erstmanifestation im Kindesalter, doch auch Erwachsene können bis in das Seniorenalter hinein erstmals an atopischem Ekzem erkranken. Bei Erstmanifestation im Kindesalter verliert sich das atopische Ekzem in bis zu 70% der Fälle dauerhaft bis zur Adoleszenz. Oft sind im Sommer Hautkrankheitserscheinungen geringer ausgeprägt, was möglicherweise an der höheren Luftfeuchtigkeit in Innenräumen und an günstigen Effekten natürlicher UV-Exposition liegt.

Zur Therapieplanung erfolgt eine Einteilung des Ekzems in leicht, mittelschwer und schwer/persistierend. Dazu und auch um den Verlauf besser beurteilen zu können hat sich der SCORAD (**Scor**ing **a**topic **d**ermatitis) bewährt, in den subjektive Parameter (Schlafstörung und Juckreiz) sowie der Hautbefund (unterteilt nach Ausdehnung in Körperoberfläche und Ausprägungsgrad der Morphe) eingehen.

▪ Therapie

Die Therapie hat zum Ziel, Hautkrankheitserscheinungen zur Abheilung zu bringen und langfristig Rezidive zu verhindern. Die Behandlung muss sich am klinischen Bild (Lokalisation, Morphe) und der Ausdehnung orientieren. Je nach Jahreszeit werden im Winter eher Wasser-in-Öl-, in der heißen Jahreszeit eher Öl-in-Wasser-Grundlagen vertragen. Immer ist zu bedenken, dass es sich beim atopischen Ekzem in vielen Fällen um eine chronische Erkrankung handelt und daher immer wieder, manchmal sogar permanent, eine antientzündliche Therapie notwendig ist. Nebenwirkungen von topischen Glukokortikoiden, die bei kurzfristiger Anwendung zu vernachlässigen sind, müssen bei längerer Anwendung besonders beachtet werden und es sollen möglichst nur Wirkstoffe mit einem günstigen therapeutischen Index verwendet werden. Es ist ein Therapieplan zu entwickeln, um Glukokortikoide einzusparen. Paradoxerweise ist es dazu erforderlich, die Behandlung mit Glukokortikoiden initial konsequent vorzunehmen und ausreichend lange fortzusetzen. Alternativ kann nach kurzzeitiger Behandlung mit Glukokortikoiden die Therapie auf Calcineurin-Inhibitoren umgestellt werden.

▪▪ Basistherapie

Die Basistherapie ist Grundlage jeglicher Versorgung von Patienten mit atopischem Ekzem, auch wenn aktuell keine Hautkrankheitserscheinungen bestehen. Sie umfasst:
- Hautreinigung
- Rückfettung und Hydratisierung
- Meidung von relevanten Provokationsfaktoren
- Patientenschulung

Hautreinigung Die Hautreinigung dient auch der Entfernung von Allergenen oder bakteriell besiedelten Krusten. Empfohlen wird zur Reinigung ein Syndet, alkalische Seifen sind eher ungünstig. Bei Befall der Kopfhaut empfiehlt sich die mindestens einmal wöchentliche Anwendung eines Shampoos mit antimykotischem Zusatz (zum Beispiel Ketoconazol), das dann vor dem Abwaschen 3–5 min einwirken soll. Duschbäder sollen nicht länger als 5 min dauern. Bei akuten Hautveränderungen sind Bäder mit adstringierenden (zum Beispiel Eichenrinde) oder antiseptischen Zusätzen sinnvoll. Bei mehr chronischen, lichenifizierten Herden sind auch Schieferölbäder zu erwägen. Günstig sind bei vorwiegend trockener Haut auch Ölbäder, wobei zwischen Emulsions- und Spreitungsbädern zu unterscheiden ist. Letztere haben die stärkere rückfettende Wirkung. Wichtig ist die Nachfettung der noch feuchten Haut nach dem Bad.

Rückfettung und Hydratisierung Es ist nachgewiesen, dass bereits eine geeignete Basistherapie allein den Hautzustand sowie Lebensqualitätsparameter verbessert, in Kombination mit antientzündlicher Therapie können topisch angewandte Glukokortikoide eingespart werden. Da stadiengerecht und der betroffenen Lokalisation angepasst eine rückfettende und hydratisierende Behandlung dauerhaft erfolgen muss, ist es wichtig, bei den Patienten eine Akzeptanz für diese Maßnahme zu erzeugen. Die Grundlagen der Dermatotherapie (▶ Kap. 115) sind zu beachten.

Um die Entwicklung von Kontakt- oder Soforttyp-Sensibilisierungen zu vermeiden, sollten Basistherapeutika wie auch die Grundlagen von topisch angewendeten Arzneimitteln keine Duft- und möglichst auch keine Konservierungsstoffe enthalten. Potente Nahrungsmittelallergene (zum Beispiel Erdnuss, Soja oder Sesam) gehören nicht auf die Haut. Manche Grundlagen (zum Beispiel mit hohem Propylenglykolanteil) können die Haut irritieren und sind zu vermeiden, beziehungsweise es sollen potenzielle Irritanzien in möglichst niedriger Konzentration angewendet werden. Von einigen Herstellern werden wirkstofffreie Grundlagenpräparate in Ergänzung zu den wirkstoffhaltigen antientzündlichen Produkten angeboten, auch Kosmetikprodukte erfüllen ihren Zweck. Für manche Patienten ist die Magistralrezeptur individueller Mischungen notwendig.

Harnstoffpräparate (3–5%) erhöhen die Wasserbindungskapazität der Haut, werden jedoch von Kleinkindern und bei akutem Ekzemschub schlecht vertragen.

Meidung von relevanten Provokationsfaktoren

Hinsichtlich einer **Diät** existiert keine Pauschaldiät bei atopischem Ekzem. Wohl aber ist die Karenzempfehlung als spezifisch relevant erkannter Nahrungsmittel notwendig. Meist sind es nur einige wenige Nahrungsmittel, die tatsächlich gemieden werden müssen. Daneben gibt es pharmakologisch bedingte Unverträglichkeiten, zum Beispiel gegen Zitrusfrüchte, die bei einem hohen Prozentsatz von Patienten ohne spezifische Sensibilisierung dosisabhängig Juckreiz und Ekzemverschlechterung auslösen. In Bezug auf **Kleidung** sollten keine rauen Materialen auf der Haut getragen werden, insbesondere keine Wolle. Beim Einkauf von Kleidung sind die Innennähte zu prüfen, nach dem Kauf auf der Haut liegende Einnähetiketten zu entfernen. **Milbenallergendichte Überzüge** (encasings) für **Matratzen** und Bettzeug können – wie bei Asthma – zur Verbesserung auch des atopischen Ekzems führen.

Patientenführung Ein offenes vertrauensvolles Verhältnis zwischen Arzt und Patient ist essenziell. Wie wichtig das Arzt-Patienten-Verhältnis ist, zeigt sich an einem meist sehr großen Plazeboeffekt bei Arzneimittelprüfungen an Patienten mit atopischem Ekzem. Dieser Plazeboeffekt bei nur mit Basistherapie und Notfallmedikation versorgten Patienten resultiert aus dem heilsamen Effekt einer regelmäßigen ärztlichen Visitation des Patienten. Hierbei kann eine dem aktuellen Krankheitsbild angepasste Therapieempfehlung erfolgen sowie der Patient in Bezug auf Basistherapie und Karenzmaßnahmen beraten werden. Das bedeutet, dass den Patienten bereits durch eine regelmäßige ärztliche Untersuchung und Beratung sehr geholfen werden kann und eine konsequente fachdermatologische Betreuung ratsam ist.

Patientenschulung Die Diagnosestellung eines atopischen Ekzems bedeutet nicht selten eine sich über Jahre erstreckende, manchmal sogar lebenslange Erfordernis der Krankheitsbewältigung für Patienten und deren Angehörige. Strategien der Prävention und Behandlung müssen erlernt werden. Viele Patienten informieren sich ausgiebig im Internet und handhaben die Erkrankung in einer für sie schädlichen Weise. Dem entgegenzutreten und den Patienten fundiert zu beraten, ist im üblichen Rahmen einer Sprechstunde nicht zu leisten. Daher wurden Konzepte für Neurodermitis-Schulungen erarbeitet, in denen Patienten beziehungsweise deren Erziehungsberechtigte in Sitzungen im Umgang mit der Erkrankung geschult werden. Falls die Teilnahme an einer solchen Schulung nicht möglich ist, so können Merkblätter hilfreich sein, in denen die wichtigsten Empfehlungen zusammengefasst sind.

▪▪ Antientzündliche Behandlung

Auch bei der spezifischen Therapie kommt der Grundlage eine wesentliche Rolle zu. Eine fett-feuchte Behandlung (glukokortikoidhaltige Externa und darüber feuchter Verband oder feuchter Schlafanzug) hat sich im Akutstadium bewährt. Ansonsten werden im Akutstadium eher Cremes verwendet, bei vorwiegend trockenen Ekzemen Salben und für chronisch lichenifizierte Herde oder Prurigoknoten sind eher Pasten geeignet. Die antientzündliche Standardtherapie sind äußerlich angewendete Glukokortikoide. Im akuten oder chronisch lichenifizierten Stadium haben sich kurzzeitig halogenierte Glukokortikoide bewährt (Klasse III und IV). Meist sind jedoch Präparate der Klassen I und II ausreichend. Besonders bewährt haben sich neuere, wenig zu Atrophie führende Diesterverbindungen wie Prednicarbat und Methylprednisolonaceponat oder andere nichthalogenierte Glukokortikoide wie Mometasonfuroat und Hydrokortisonbutyrat. Der Vorteil einer 2-mal täglichen Anwendung konnte in Studien nicht eindeutig belegt werden, sodass üblicherweise eine einmalige Anwendung ausreichend ist. Eine mehr als 2-mal pro Tag erfolgende Anwendung ist eindeutig abzulehnen. Nach Erreichen einer klinischen Verbesserung ist eine allmähliche Reduktion der Wirkstärke von Glukokortikoiden (Ausschleichen) möglich.

Die topischen Immunmodulatoren Tacrolimus und Pimecrolimus, die als Calcineurin-Inhibitoren wirken, verursachen keine für Glukokortikoide typischen Nebenwirkungen wie Atrophie oder – bei Anwendung im Gesicht – Rosazea oder periorale Dermatitis. Das Brennen nach Auftragen auf die Haut, von dem viele Patienten vor allem anfänglich betroffen sind, kann durch die Prämedikation mit Azetylsalizylsäure abgemildert werden. Calcineurin-Inhibitoren sind vor allem dann angezeigt, wenn aufgrund der Dauer der Behandlung oder der Lokalisation der Hautveränderungen eine topische Therapie mit Glukokortikoiden nicht oder nicht in der nötigen Dauer in Betracht kommt. Für Hautareale, die besonders für die atrophisierende Nebenwirkung von Glukokortikoiden anfällig sind, wie zum Beispiel das Gesicht und dort vor allem die Lider sowie am Hals, setzen wir Calcineurin-Inhibitoren als Therapie der ersten Wahl ein. Zwar gibt es bislang keine Hinweise für die Zunahme von UV-induzierten malignen Hauttumoren, sicherheitshalber sind die Patienten über konsequenten Lichtschutz während der Dauer der Anwendung aufzuklären.

Erfahrungsgemäß tendieren die Patienten bereits nach Erreichen einer klinischen Besserung dazu, die topische antientzündliche Therapie unverzüglich wieder abzusetzen. Der Patient ist darüber aufzuklären, dass gerade bei abruptem Absetzen der topischen antientzündlichen Behandlung mit einem prompten Rezidiv zu rechnen ist. Ein sehr effektives Konzept zur Senkung des Rezidivrisikos ist die proaktive Therapie. Nach Erreichen der Erscheinungsfreiheit wird über einen Zeitraum von 3–4 Monaten eine anschließende Intervalltherapie vorgenommen. Bei mittelschweren Verlaufsformen wird 2-mal, bei schwereren bis zu 3-mal pro Woche an den vorher betroffenen Arealen entweder ein glukokortikoidhaltiges Externum oder ein Calcineurin-Inhibitor aufgetragen.

Für viele Substanzen, die sich im klinischen Alltag mehr oder minder bewährt haben, liegen keine ausreichenden Daten zur Wirksamkeit vor. Gerbstoffe (zum Beispiel synthetische oder natürliche Gerbstoffe) haben eine antipruriginöse Wirkung und können im Akutstadium als Umschläge, Badezusatz oder Cremezubereitung hilfreich sein. Auch sulfonierte Schieferölpräparate und Steinkohleteer wirken antientzündlich und können bei chronisch lichenifiziertem Ekzem versucht werden. Wegen ihres unangenehmen Geruchs sind diese Wirkstoffe jedoch kaum noch vermittelbar. Das nichtsteroidale Antiphlogistikum Bufexamac hat zum Teil schwere Kontaktekzeme verursacht, daher hat das Bundesinstitut für Arzneimittel und Medizinprodukte (BfArM) im Mai 2010 die Zulassungen für alle Arzneimittel widerrufen, die Bufexamac enthalten.

▪▪ Antiseptische und antimikrobielle Behandlung

Der längerfristige großflächige Einsatz von topisch angewendeten Antibiotika (zum Beispiel Mupirocin oder Fusidinsäure) ist kritisch zu bewerten, an einzelnen Ekzemarealen jedoch durchaus kurzfristig vertretbar. An einzelnen nässenden Herden können Farbstofflösungen verwendet werden. Aufgrund ihrer Toxizität sollen auch Farbstoffe nur zurückhaltend eingesetzt werden. Eosin scheint noch die beste Risiko-Nutzen-Relation zu besitzen. Bei klinischer Sekundärinfektion mit Impetiginisierung ist eine systemische antimikrobielle Behandlung indiziert; hier kommen dann Staphylokokken-wirksame Antibiotika, zum Beispiel Cephalosporine oder Flucloxacillin, zum Einsatz. Auch bei klinisch nicht akuter Impetiginisierung haben topische Antiseptika wie Triclosan oder Chlorhexidin einen günstigen Effekt. Bei breitem Einsatz ist mit einer Resistenzentwicklung zu rechnen, sodass der Einsatz von topischen Antiseptika nicht unkritisch ist. Mit Silber beschichtete Textilien bewirken eine Reduktion der Staphylokokkenbesiedlung der Haut und sind manchmal hilfreich.

▪▪ Physikalische Verfahren

Phototherapie Eine UV-Therapie ist zur Therapie des atopischen Ekzems geeignet. Allerdings limitieren mögliche Langzeitnebenwirkungen die UV-Therapie, dies trifft vor allem für Kinder zu. Besondere Erfolge bei akuter Exazerbation wurden mit dem langwelligen UVA-1 beschrieben. Auch eine Bestrahlung mit Wellenlängen im UVB-Bereich hat sich bewährt; für UVB 311 nm wurde ein antipruriginöser Effekt gezeigt. Manchmal kommt eine PUVA-Therapie in Betracht, wobei eine systemische PUVA-Behandlung einer Bade-PUVA-Behandlung vorzuziehen ist.

Klimatherapie Besonders gute Erfahrungen liegen mit Hochgebirgslagen über 1500 m sowie den Nordsee-Inseln vor, wobei individuelle Verträglichkeitsunterschiede bestehen. Zwar kommt es nach Rückkehr in das gewohnte Umfeld allmählich wieder zu einem Rückfall, bei einigen Patienten kann durch eine Klimatherapie eine Stabilisierung des Hautbefundes über einen längeren Zeitraum erreicht werden.

▪▪ Systemische Therapie

Antipruriginös Die neueren nichtsedierenden Antihistaminika (Ebastin, Desloratadin, Fexofenadin, Levocetirizin, Mizolastin, Rupatadin) haben erfahrungsgemäß wenig Effekt, können aber für die Anwendung untertags versucht werden. Die sedierende Nebenwirkung älterer Antihistaminika (Dimetinden, Clemastin, Hydroxyzin, Doxylamin) ist bei Schlafstörungen infolge von Juckreiz durchaus willkommen.

Antientzündlich Bei ausgeprägter Exazerbation ist eine kurzzeitige systemische Gabe von 0,5–1 mg/kg KG Prednisolon hilfreich, um den Schub rasch zu überwinden. Bei Kindern ist die Indikation zurückhaltender zu stellen. Patienten mit schweren, persistierenden Ekzemen benötigen zum Teil längerfristig eine systemische Immunsuppression. Zugelassen ist hierfür lediglich Ciclosporin im Erwachsenenalter. Die empfohlene Einzeldosis von 2,5 mg/kg Körpergewicht erweist sich oft als zu niedrig. Eine rasche Besserung lässt sich mit 3,5 mg/kg Körpergewicht erreichen. Aufgrund der langfristigen Nebenwirkungen ist anzustreben, die Behandlung möglichst innerhalb von 2 Jahren wieder zu beenden. Falls Ciclosporin nicht wirksam ist oder nicht vertragen wird, können unter den Modalitäten des off label use Azathioprin, Mycophenolat-Mofetil oder Methotrexat eingesetzt werden.

■ Adjuvante Maßnahmen

■■ Komplementärmedizinische Verfahren

Der oft chronischer Krankheitsverlauf und die Furcht vor Glukokortikoidnebenwirkungen machen Patienten beziehungsweise deren Erziehungsberechtigte anfällig für komplementärmedizinische Verfahren. Für keines dieser Verfahren gibt es die notwendige wissenschaftliche Evidenz, in einigen Fällen ist deren Unwirksamkeit nachgewiesen. So gibt es weder überzeugende Daten für Probiotika (Laktobazillen), Homöopathie, noch für die orale Zufuhr essenzieller Fettsäuren wie Borretschöl und Nachtkerzenöl (γ-Linolensäure) oder chinesische Kräuter. Der Beliebtheit komplementärmedizinischer Verfahren tut dies bei medizinischen Laien nicht notwendigerweise Abbruch.

■■ Spezifische Immuntherapie

Es liegen Studien vor, die positive Effekte einer spezifischen Immuntherapie mit Aero-Allergenen auf den Ekzemverlauf zeigen konnten. Bislang besteht keine Zulassung für die Indikation atopisches Ekzem. Zumindest lässt sich aber sagen, dass wenn aufgrund einer allergischen Atemwegserkrankung eine spezifische Immuntherapie angezeigt ist, nicht mit einer ungünstigen Beeinflussung des atopischen Ekzems gerechnet werden muss.

■■ Psychologische Therapie

Bei vielen Patienten mit atopischem Ekzem können psychische Stressfaktoren Ekzemschübe auslösen. Es liegt daher nahe, speziell diese Patienten mit der Frage nach einer Psychotherapie oder anderen geeigneten Interventionen beim Psychologen oder Psychiater vorzustellen. Auch das Erlernen von Techniken zur Stressbewältigung (autogenes Training, Kratzkontrolltechniken) kann hilfreich sein.

32.3 Assoziierte Erkrankungen

32.3.1 Allergische Rhinokonjunktivitis, Asthma bronchiale, allergische Soforttyp-Reaktionen, allergische Kontaktekzeme

Meist findet die Erstmanifestation einer atopischen Erkrankung in Form eines atopischen Ekzems statt. Da zeitgleich oder nacheinander auch **Rhinoconjunctivitis allergica** (Synonyme: Pollinosis, Heuschnupfen, Heufieber) und **Asthma bronchiale** bestehen können, sind auch für den Dermatologen Kenntnisse über klinische Symptome und Therapiemöglichkeiten von inhalativen allergischen Erkrankungen wichtig. Hier ist auf das einschlägige Kapitel in diesem Buch zu verweisen (▶ Kap. 26). Eine organspezifische Mitbetreuung durch die entsprechenden Fachdisziplinen ist angezeigt, dies gilt sowohl für Patienten mit Beschwerden an den oberen wie auch tieferen Atemwegen.

Auch ohne Vorliegen einer atopischen Veranlagung können einige besonders potente Soforttyp-Allergene Sensibilisierungen und als Symptom meist Anaphylaxie auslösen. Dazu gehören Insektengifte (▶ Kap. 28) oder β-Lactam-Antibiotika (▶ Kap. 35) oder unter den Nahrungsmitteln beispielsweise Sesam. Bei Patienten mit atopischer Veranlagung besteht das Risiko für Soforttyp-Allergien auch gegen weniger potente Allergene. Ein besonderes Risiko besteht bei atopischem Ekzem, bereits über den Hautkontakt Sensibilisierungen gegen Soforttyp-Allergene zu erwerben. Hier sind Aeroallergene (zum Beispiel Pollen, Hausstaubmilben) und Naturlatex zu erwähnen, weiter Nahrungsmittel, tierische Sekrete (relevant für in der Veterinärmedizin Tätige oder in der Lebensmittel verarbeitenden Industrie) oder Naturseide.

Eine **Nahrungsmittelallergie** (▶ Kap. 27) kann sich abhängig von Alter und Auslöser ganz unterschiedlich manifestieren. Unterschiedliche klinische Krankheitsbilder kommen bei IgE-vermittelten Nahrungsmittelallergien vor:

- Orales Allergie-Syndrom
- Kontakturtikaria
- Proteinkontaktdermatitis
- Gastrointestinale Beschwerden
- Anaphylaxie (Schweregrad I, II, III und IV)
- Atopisches Ekzem

Bei Säuglingen und Kleinkindern bestehen Allergien typischerweise gegen solche Nahrungsmittel, gegen die die Sensibilisierung primär oral erfolgt ist. Dagegen werden im Erwachsenenalter Nahrungsmittelallergien meist über den Weg einer Kreuzreaktion gegen Aeroallergene und somit primär inhalativ erworben. Der Sensibilisierungsweg entscheidet auch über das Muster einer Sensibilisierung

Tab. 32.5 Nahrungsmittel als Auslöser anaphylaktischer Reaktionen (2006–2009) in Deutschland, Österreich und der Schweiz (Aus: Hompes et al. 2010)

Erwachsene (n=156)	%	Kinder (n=115)	%
Früchte, zum Beispiel Apfel, Banane, Mango, Dattel	13	Hülsenfrüchte, zum Beispiel Erdnuss	31
Tierprodukte, zum Beispiel Meeresfrüchte, Fisch, Ei	12	Baumnüsse, zum Beispiel Haselnuss, Cashew, Mandel	25
Gemüse, zum Beispiel Sellerie, Gelbe Rübe	2	Tierprodukte, zum Beispiel Milch, Ei, Fisch	23
Hülsenfrüchte, zum Beispiel Soja, Erdnuss	11	Früchte, zum Beispiel Apfel, Mango	4
Baumnüsse, zum Beispiel Haselnuss, Walnuss, Mandel	11	Gewürze, Saaten, zum Beispiel Sesam, Knoblauch	4
Gewürze	8	Gemüse	3
Weizen	7	Getreide	3

gegen Einzelallergene. Entsprechend unterscheiden sich Kinder und Erwachsene sowohl was Auslöser (Tab. 32.5), klinisches Bild wie auch Prognose der Nahrungsmittelallergie anbetrifft. Bei Kindern sind am häufigsten Nahrungsmittel Auslöser von anaphylaktischen Reaktionen, während bei Erwachsenen Nahrungsmittel erst an dritter Stelle nach Insektengiften und Arzneimitteln stehen.

Das grundsätzliche diagnostische Vorgehen zur Klärung allergischer Soforttyp-Reaktionen ist andernorts dargestellt (▶ Kap. 25).

32.3.2 Sonstige assoziierte Erkrankungen

Autoimmunerkrankungen Ein gehäuftes Auftreten von Vitiligo (▶ Kap. 70) und Alopecia areata (▶ Kap. 74) bei atopischem Ekzem ist beschrieben. Die Koinzidenz scheint ein prognostischer Faktor für einen ungünstigen Verlauf der Autoimmunerkrankung zu sein.

Augenerkrankungen Selten und bevorzugt bei besonders schweren Verlaufsformen des atopischen Ekzems bestehen ophthalmologische Veränderungen wie **Glaukom**, **Keratokonus** und **Netzhautablösung**.

Genodermatosen Bestimmte **Syndrome** sind mit Hautveränderungen im Sinne eines atopischen Ekzems vergesellschaftet, so das Hyper-IgE-Syndrom (▶ Kap. 63), das Wiskott-Aldrich-Syndrom (▶ Kap. 63), das Comèl-Netherton-Syndrom (▶ Kap. 61) oder das Syndrom der unkämmbaren Haare (▶ Kap. 74).

Die Assoziation mit einer gleichzeitig bestehenden **Ichthyosis vulgaris** wird mit bis zu 30% angegeben.

Literatur

Abeck D, Ring J (Hrsg) (2002) Atopisches Ekzem im Kindesalter: Neurodermitis – das zeitgemäße Management. Steinkopff, Darmstadt

Akdis CA, Akdis M, Trautmann A et al (2000) Immune regulation in atopic dermatitis. Curr Opin Immunol 12: 641–646

Benedetto De A, Rafaels NM, McGirt LY et al (2011) Tight junction defects in patients with atopic dermatitis. J Allergy Clin Immunol 127: 773–786

Bieber T, Salle de la C, Wollenberg A et al (1992) Constitutive expression of the high affinity receptor for IgE (FCeR1) on human Langerhans-cells. J Exp Med 175: 1285–1290

Bieber T (2008) Atopic dermatitis. N Engl J Med 358: 1483–1494

Boneberger S, Rupec RA, Ruzicka T (2010) Complementary therapy for atopic dermatitis and other allergic skin diseases: facts and controversies. Clin Dermatol 28: 57–61

Carmi-Levy I, Homey B, Soumelis V (2011) A modular view of cytokine networks in atopic dermatitis. Clin Rev Allergy Immunol 41: 245–253

Darsow U, Lübbe J, Taïeb A et al (2005) Position paper on diagnosis and treatment of atopic dermatitis. J Eur Acad Dermatol Venereol 19: 286–295

Darsow U, Vieluf D, Ring J (1995) Atopy patch test with different vehicles and allergen concentrations – an approach to standardization. J Allergy Clin Immunol 95: 677–684

Grewe M, Walther S, Gyufko K et al (1995) Analysis of the cytokine pattern expressed in situ in inhalant allergen patch test reactions of atopic dermatitis patients. J Invest Dermatol 105: 407–410

Hanifin JM, Cooper KD, Ho VC et al (2004) Guidelines of care for atopic dermatitis. J Am Acad Dermatol 50: 391–404

Homey B, Alenius H, Müller A et al (2002) CCL27-CCR10 interactions regulate T cell-mediated skin inflammation. Nat Med 8: 157–165

Homey B, Steinhoff M, Ruzicka T et al (2006) Cytokines and chemokines orchestrate atopic skin inflammation. J Allergy Clin Immunol 118: 178–189

Hompes S, Scherer K, Köhli A et al (2010) Nahrungsmittelanaphylaxie: Daten aus dem Anaphylaxieregister. Allergo J 19: 234–242

NN (1993) Severity scoring of atopic dermatitis: the SCORAD index. Consensus report of the European task force on atopic dermatitis. Dermatology 186: 23–31

Ong PY, Ohtake T, Brandt C et al (2002) Endogenous antimicrobial peptides and skin infections in atopic dermatitis. N Engl J Med 347: 1151–1160

Ring J, Przybilla B, Ruzicka T (Hrsg) (2006) Handbook of atopic eczema. Springer, Berlin

Ruëff F, Bergmann K-C, Brockow K et al (2010) Hauttests zur Diagnostik von allergischen Soforttyp-Reaktionen. Allergo J 19: 402–415

Sandilands A, Terron-Kwiatkowski A, Hull PR et al (2007) Comprehensive analysis of the gene encoding filaggrin uncovers prevalent and rare mutations in ichthyosis vulgaris and atopic eczema. Nat Genet 39: 650–654

Schultz-Larsen F, Holm NV, Henningsen K (1986) Atopic dermatitis. A genetic-epidemiologic study in a population-based twin sample. J Am Acad Dermatol 15: 487–494

Sonkoly E, Muller A, Lauerma AI et al (2006) IL-31: a new link between T cells and pruritus in atopic skin inflammation. J Allergy Clin Immunol 117: 411–417

Soumelis V, Reche PA, Kanzler H et al (2002) Human epithelial cells trigger dendritic cell mediated allergic inflammation by producing TSLP. Nat Immunol 3: 673–680

Weidinger S, Illig T, Baurecht H et al (2006) Loss-of-function variations within the filaggrin gene predispose for atopic dermatitis with allergic sensitizations. J Allergy Clin Immunol 118: 214–219

Werfel T, Erdmann S, Fuchs T et al (2009) Vorgehen bei vermuteter Nahrungsmittelallergie bei atopischer Dermatitis. J Dtsch Dermatol Ges 7: 265–271

Werfel T, Aberer W, Augustin M et al (2009) Neurodermitis. S2-Leitlinie. J Dtsch Dermatol Ges 7: S1–46

Wollenberg A, Bieber T (2009) Proactive therapy of atopic dermatitis – an emerging concept. Allergy 64: 276–278

Erstbeschreiber

Besnier E (1892) Première note et observations préliminaires pour servir d'introduction à l'étude diathésique. Ann Dermatol Syphiligr 3: 634

Brocq L, Jacquet L (1891) Notes pour servir a l'histoire des névrodermites. Du lichen circumscriptus des anciens auteurs, ou lichen simplex chronique de M.le Dr. E. Vidal. Ann Dermatol Syphiligraph. Troisième série, tome II: 193–208

Diepgen TL, Sauerbrei W, Fartasch M (1996) Development and validation of diagnostic scores for atopic dermatitis incorporating criteria of data quality and practical usefulness. J Clin Epidemiol 49: 1031–1038

Hanifin JM, Rajka G (1980) Diagnostic features of atopic dermatitis. Acta Derm Venereol 92: 44–47

Kitamura K (1966) Zur Frage des Kinderekzems. Hautarzt 17: 53–55

Morgan DB (1948) A suggestive sign of allergy. Arch Dermatol 57: 1050

Sutton RL (1956) Summertime pityriasis of the elbows and knees. Sutton RL (ed) Diseases of the skin, 11th ed. Mosby, St. Louis

Willan R (1808) On cutaneous diseases. Johnson, London

Andere Formen von Dermatitis

Thomas Bieber

33.1 Dyshidrose

[Fox 1873]

Synonym

Dyshidrosis

Definition

Es handelt sich um häufige, juckende, zu Rezidiven neigende, ausschließlich an Händen und Füßen vorkommende Bläschen- und Blaseneruptionen, die oft mit Hyperhidrose verbunden sind.

Epidemiologie

Eine Vielzahl möglicher Faktoren kommt in Betracht, sodass eine einheitliche epidemiologische Einteilung schwer zu treffen ist. Die meisten Patienten erkranken im jüngeren und mittleren Lebensalter, Kinder und ältere Patienten sind selten betroffen. Die Dyshidrose ist in Gebieten mit feuchtwarmem Klima häufiger anzutreffen.

Ätiopathogenese

Das polyätiologische Krankheitsbild ist oft vergesellschaftet mit Hyperhidrosis manuum et pedum. Ein gehäuftes Auftreten in den Sommermonaten unterstreicht die Beziehung zur gesteigerten Schweißsekretion. Ursprünglich wurde Dyshidrose allein als Funktionsstörung oder Erkrankung ekkriner Schweißdrüsen angesehen, daher auch die Krankheitsbezeichnung. Sorgfältige histologische Untersuchungen haben gezeigt, dass eine spongiotische Dermatitis in schweißdrüsenreicher Region vorliegt. Dyshidrose wird heute deswegen den Dermatitis- und Ekzemerkrankungen zugeordnet.

Als Ursachen kommen die in der Übersicht genannten in Betracht.

Ursachen der Dyshidrose

- Atopische Diathese: Sie kommt bei atopischen Patienten im Erwachsenenalter vor.
- Id-Reaktion: Dyshidrose der Hände kommt als Mykid bei akuter Exazerbation einer Fußmykose infolge größerer Antigenresorption vor. In den Hauterscheinungen an den Händen finden sich zwar keine Pilze, sie heilen aber nach erfolgreicher Behandlung der Fußmykose spontan ab. Auch bei Trichophytie und nach Trichophytininjektion kann es zur Id-Reaktion in Form einer Dyshidrose kommen.
- Kontaktallergie: In den meisten Fällen tritt sie auf dem Boden einer Dyshidrose auf, häufig ausgelöst durch eines der vielen verwendeten Therapeutika. Selten – bei Kontaktallergie durch Schuheinlagen oder Schafslederschuhe – ist sie alleiniger Auslöser einer Dyshidrose. Dabei ist nicht nur an Typ-IV-Sensibilisierungen zu denken, sondern auch an eine Spätreaktion auf Soforttypallergene.
- Systemische allergische Reaktion: Einige Patienten mit Nickelallergie entwickeln Dyshidrose nach Allergenexposition über die Mundschleimhaut. Auslöser können nickelhaltiger Zigarettenrauch, Perubalsam und einige Bleichmittel sein. Allen Reaktionen ist gemeinsam, dass durch Allergenexposition über eine systemische Verteilung eine dyshidrosiforme Reaktion entsteht. Dabei ist die Akkumulation dieser Stoffe in ekkrinen Schweißdrüsen der Hände und Füße möglicherweise pathophysiologisch bedeutsam.
- Weiterhin können medikamentös-allergische Reaktionen, wie sie nach Penizillin oder intravenösen Immunglobulinen beobachtet werden können, eine Dyshidrose verursachen oder unterhalten.
- Psychogene Reaktion: Dyshidrose kommt als Ausdruck emotionaler Stresssituationen vor, sollte aber erst nach sorgfältiger Eliminierung anderer Kausalzusammenhänge diskutiert werden.
- Genuin (idiopathisch): Bei vielen Patienten bleibt die Ursache der Dyshidrose unbekannt.

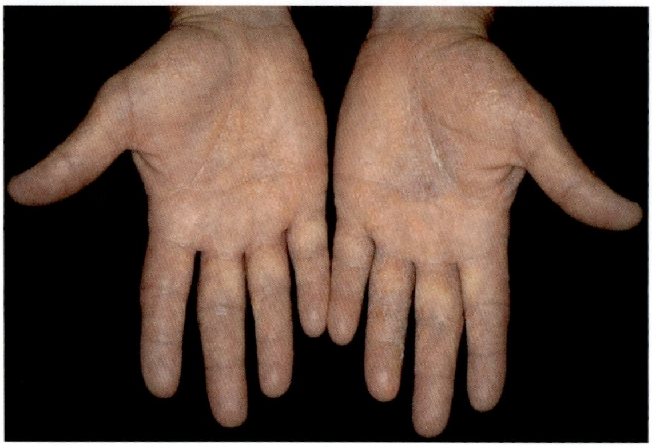

Abb. 33.1 Dyshidrose

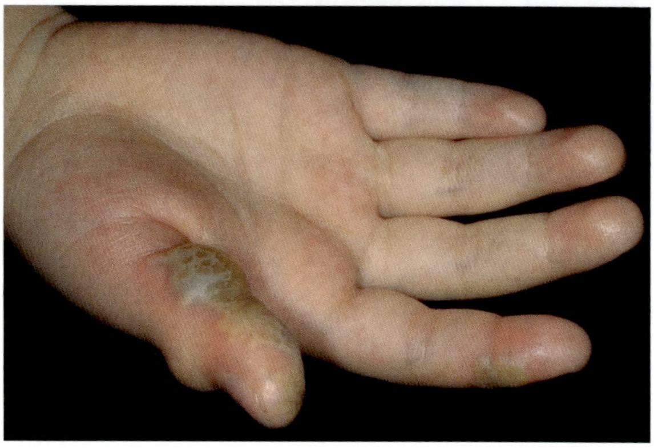

Abb. 33.2 Cheiropompholyx

IV

Klinik

Es findet sich meist eine symmetrische Eruption von prallen, oberflächlich oder tiefer gelegenen, unterschiedlich großen Bläschen oder Blasen mit wasserklarem Inhalt auf normaler Haut, an den Handinnenflächen und Fußsohlen, hier besonders im Fußgewölbe. Prädilektionsstellen an den Händen sind seitliche Partien der 2.–5. Finger. Initial können die Bläschen kaum wahrnehmbar sein oder liegen schrotkugelartig tastbar in der Haut. Die Veränderungen können sich schubweise über einen längeren Zeitraum hinziehen. Nicht selten besteht Juckreiz. Bei Abheilung der Bläschen können sich erythematöse, schuppende Plaques bilden. Hier führt erst die genaue Anamnese (wasserklare Bläschen) zur richtigen Diagnose.

Folgende Varianten der Dyshidrose sind bekannt:

Cheiropompholyx und Podopompholyx

[Hutchinson 1876]

Bei diesen Maximalvarianten der Dyshidrose an Handflächen oder Fußsohlen treten bis zu kirschgroße Blasen auf, die konfluieren. Handinnenflächen oder Fußsohlen sind dann von prall gespannten Blasen überzogen und geschwollen. Aus dieser ausgedehnten Blaseneruption, seltener auch aus den kleinen Bläschen der sehr viel leichter verlaufenden Dyshidrose, können sich drei Komplikationen entwickeln:

- Bakterielle Sekundärinfektion mit eitriger Trübung der Bläschen, begleitet von massiven Ödemen der Hände und/ oder Füße, seltener gefolgt von einer Lymphangitis mit schmerzhafter Lymphadenitis und Sepsisgefahr.
- Mykotische Sekundärinfektion: Bei wiederholten Schüben können Dermatophyten oder Hefepilze in Erosionen oder mazerierte Haut eindringen.
- Dyshidrotisches Ekzem: Da die Erosionen abheilender Bläschen und Blasen eine Kontaktsensibilisierung erleichtern, kann sich im Anschluss an dyshidrotische Eruptionen auch eine allergische Kontaktdermatitis entwickeln.

Dyshidrosis lamellosa sicca (Exfoliatio manuum areata)

Bei geringfügigen Dyshidroseeruptionen, die vom Patienten oft unbemerkt bleiben, trocknen die kleinen Bläschen rasch ein. Es kommt an vielen Stellen zu einer typischen, trockenen, halskrausenartigen Schuppung, die das klinische Bild prägt. Häufig liegt atopische Diathese vor.

Differenzialdiagnose

Nur bei einem geringen Teil der Patienten liegt eine lokalisierte vesikuläre Tinea manuum vor. Weiterhin sollte bei Beteiligung des Hand- und/oder Fußrückens eine allergische Kontaktdermatitis ausgeschlossen werden. Prägen das klinische Bild nur kleine typische Bläschen in erythematöser Umgebung mit lokalisierten Schuppen, ist an atopische Diathese zu denken. Selten können auch T-Zell-Lymphome, das bullöse Pemphigoid oder der Pemphigus vulgaris das Bild einer Dyshidrosis nachahmen.

Histopathologie

Das feingewebliche Substrat entspricht dem einer akuten allergischen Kontaktdermatitis. Es finden sich spongiotische intraepidermale Bläschen, gelegentlich auch in den Akrosyringien, ferner perivaskuläre, vorwiegend lymphozytäre Infiltrate im Stratum papillare und Stratum reticulare mit Exoserose und Exozytose.

Therapie

Soweit möglich ist eine ätiologisch orientierte Behandlung anzustreben. Dem Patienten sollte empfohlen werden, den Nikotinkonsum einzustellen.

Topisch

Die einfachste therapeutische Maßnahme ist die kurzfristige Anwendung von hochpotenten Glukokortikoiden als Lotion oder Creme (nicht in Salbenform) für 4–7 Tage, eventuell mit Lotio zinci abgedeckt. Austrocknende Maßnahmen durch Trockenpinselungen mit Lotio zinci spirituosa, vor allem aber Bäder mit Gerbstoffzusätzen sind hilfreich. Bei stärkerer Blaseneruption empfehlen sich die Anwendung feuchter Verbände mit physiologischer Kochsalzlösung oder antiseptischen Lösungen aus Chinolinol oder Polyvinylpyrrolidon-Jod-Komplex bis zur Epithelisierung der Erosionen, danach Cremes oder weiche Pasten mit antiseptischen Zusätzen.

Bei chronischen Formen können auch eine Bade- oder Creme-PUVA-Therapie mit Erfolg eingesetzt werden.

▪▪ Systemisch

Ein rasches Abfangen der dyshidrosiformen Eruption gelingt meist mit einer kurzfristigen oralen Gabe von Glukokortikoiden für einige Tage bis zu 2 oder 3 Wochen, beginnend etwa mit 30–60 mg Prednisolon tgl. oder 24– 40 mg Methylprednisolon. Rezidive sind nicht selten. Psychopharmaka, beispielsweise Opipramol, oder Sedativa können bei chronischem Verlauf versucht werden, auch eine Behandlung mit Alitretinoin oder Cyclosporin ist möglich. Bakterielle Sekundärinfektion verlangt Ruhigstellung mit Hochlagerung der erkrankten Extremitäten, feuchte Umschläge und orale Breitbandantibiotika, möglichst nach Antibiogramm. Mykotische Sekundärinfektion wird wie eine Pilzerkrankung, dyshidrotisches Ekzem wie ein chronisches Ekzem behandelt.

33.2 Seborrhoisches Ekzem

[Unna 1887]

▪ Synonyme

Morbus Unna, seborrhoische Dermatitis

▪ Epidemiologie

Wenn man das gesamte Spektrum des seborrhoischen Ekzems betrachtet, einschließlich der Varianten bei Säuglingen, Erwachsenen und älteren Menschen, hat fast jeder Mensch diese Erkrankung durchlebt. Sie wird von vielen Ärzten und Patienten eher als eine Normvariante der Haut als eine Erkrankung betrachtet und akzeptiert. Ungefähr 5% der Bevölkerung leiden an einer ausgeprägteren behandlungsbedürftigen Form des seborrhoischen Ekzems. Bei Säuglingen tritt es in den ersten 3 Lebensmonaten und bei Erwachsenen bevorzugt um das 4. Lebensjahrzehnt auf. Obwohl familiäres Vorkommen beobachtet wird, ist ein gesicherter Erbgang bisher nicht nachgewiesen.

▪ Ätiopathogenese

Die genaue Ursache ist unklar. Folgende Faktoren werden diskutiert:

Status seborrhoicus Vermehrte Talgdrüsenproduktion ist ein wesentlicher prädisponierender Faktor. Dadurch erklärt sich das seborrhoische Ekzem bei Säuglingen, deren Talgdrüsenaktivität durch eine temporäre, endogene, hohe Androgenbildung der Nebennierenrinden gesteigert ist. Auch Prädilektionsstellen in talgdrüsenreichen Arealen am Kapillitium, im Gesicht, aber auch an anderen behaarten Stellen unterstützen diese Theorie ebenso wie das gehäufte Auftreten bei Patienten mit Morbus Parkinson, die eine vermehrte Talgdrüsenproduktion aufweisen. Kleidung, die Hautsekrete (Talg, Schweiß) auf der Haut zurückhält (Woll-, Perlon-, Nylonunterwäsche), fördert die Entstehung dieses Ekzems oder kann den Zustand verschlechtern; daher auch die Bezeichnung eczéma flanellaire.

Mikrobielle Einflüsse Bereits Unna und Sabouraud haben Bakterien oder Hefepilze (*Malassezia furfur, Pityrosporum ovale*) ätiologisch verantwortlich gemacht (▶ Kap. 16). In den Prädilektionsstellen ist der Gehalt an Bakterien und insbesondere an lipophilen Hefen ungewöhnlich hoch, da gerade *Malassezia furfur* zur Standortflora von behaarten Arealen und deren Talgfilm gezählt wird. Bei Säuglingen mit seborrhoischem Ekzem findet man oft *Candida albicans* im Stuhl und/oder in den Hautveränderungen. Mittels Intrakutantest, dem Nachweis von agglutinierenden Antikörpern im Serum und Lymphozytentransformationstest konnte bei den erkrankten Säuglingen eine Sensibilisierung gegenüber *Candida albicans* nachgewiesen werden.

Aber auch bakterielle Zersetzung des Talg-Schweiß-Films an der Hautoberfläche sowie vermehrt vorkommende Staphylokokken können pathogenetisch über eine Sensibilisierung gegen bakterielle Bestandteile oder Stoffwechselprodukte bedeutsam sein.

Weiterhin unterstützen Beobachtungen in den frühen Jahren der HIV/AIDS-Epidemie, wonach jüngere HIV/AIDS-Patienten nicht nur häufiger an einem seborrhoischen Ekzem erkrankten, sondern auch ein Ansprechen auf Azolantimykotika zeigten, die alte Hypothese von Unna. Allerdings besitzen Azolantimykotika möglicherweise auch antiphlogistische Effekte, sodass ein therapeutisches Ansprechen keinen sicheren Beweis für eine Kausalität darstellt.

Immunsystem Ausgeprägte Formen eines seborrhoischen Ekzems, besonders bei jüngeren Patienten, erregen Verdacht auf eine frühe HIV-Infektion.

Verbindung zu Psoriasis Schweres seborrhoisches Ekzem und Psoriasis am Kapillitium sind sich sehr ähnlich. Bei Patienten im Erwachsenenalter mit psoriatischer Diathese kann sich über das Phänomen des isomorphen Reizeffekts (Köbner-Phänomen) aus einem seborrhoischen Ekzem eine Psoriasis entwickeln. Der Begriff **Seborrhiasis** be-

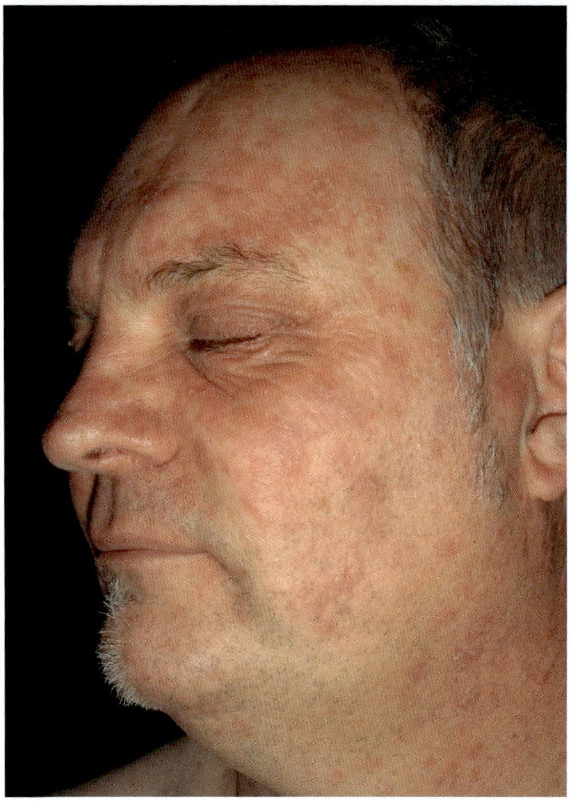

Abb. 33.3 Seborrhoisches Ekzem

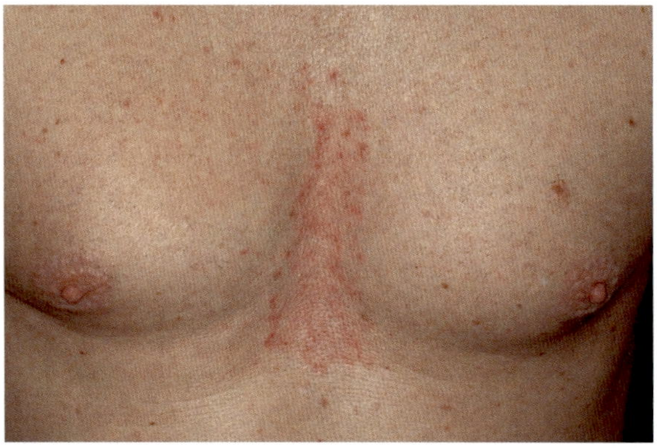

Abb. 33.4 Seborrhoisches Ekzem

schreibt diesen Zustand. Auch das Neuauftreten einer Psoriasis oder die Verschlechterung einer schon bestehenden Psoriasis können mit HIV/AIDS vergesellschaftet sein. Da das pathologisch-anatomische Substrat ganz dem eines psoriasiformen Ekzems entspricht, denkt man am ehesten an eine allergische Reaktion (Typ-IV-Reaktion nach Coombs und Gell vom Ekzemtyp).

Andere Faktoren Hauterscheinungen bei Trigeminusschädigung, Poliomyelitis, Syringomyelitis oder in nicht innervierten Arealen bei Schlaganfallpatienten sprechen für

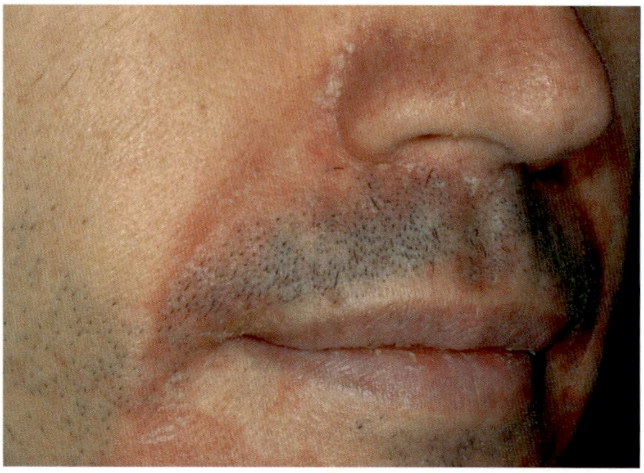

Abb. 33.5 Paranasales Erythem bei seborrhoischem Ekzem

eine mögliche Rolle des Nervensystems. In vielen Ländern zeigt sich eine Abhängigkeit von den Jahreszeiten mit einem Erkrankungsgipfel im Winter. Störungen im Stoffwechsel essenzieller Fettsäuren sollen diese Dermatose ebenfalls verursachen können.

Klinik

Als vorherrschende Hautveränderung findet man beim seborrhoischen Ekzem erythematöse Plaques mit leichter pityriasiformer fettiger Schuppung, die häufig mit Pruritus verbunden sind. Typische Prädilektionsstellen sind Kapillitium, Haaransatz, Barthaare, Koteletten, Augenbrauen, Glabella, Nasolabialfalte sowie an und hinter den Ohren. Weitere Stellen beinhalten lateralen Hals, Brustmitte, Achselhöhlen und Leisten. In seltenen Fällen kann sich die Erkrankung auf den ganzen Körper ausdehnen.

Als **seborrhoisches Ekzematid** bezeichnet man die mildeste Ausprägungsform (Ekzematid: präekzematöser Zustand). Neben starker Seborrhoe, oft verbunden mit Hyperhidrose (Hyperhidrosis oleosa), findet man am Kapillitium, im Gesicht, hier bevorzugt an Augenbrauen und nasolabial, aber auch retroaurikular, nicht selten auch in der Brustmitte, eine fettig-gelbliche, pityriasiforme Schuppung, die sich auf unregelmäßigen, scharf begrenzten, wenig intensiven Erythemen ausbildet. Bei manchen Patienten, bevorzugt jungen Frauen, findet man nur paranasal ein schuppendes Erythem (**Erythema paranasale**). Juckreiz fehlt oder ist sehr gering, der Verlauf ist hochchronisch.

Schwerere Ausprägungsformen des seborrhoischen Ekzems treten je nach Lokalisation verschieden auf. Allen gemein sind erythematöse, fettig-gelbliche Plaques mit feiner pityriasiformer Schuppung an den schon erwähnten Prädilektionsstellen. Am Kapillitium mit Bevorzugung des Haaransatzes findet man gelegentlich ein diffuses schuppendes Erythem. Im Gesicht kann das seborrhoische Ekzem lichtprovoziert sein. Hinter den Ohren besteht eine Neigung zu Fissuren, wodurch bakterielle Sekundärinfek-

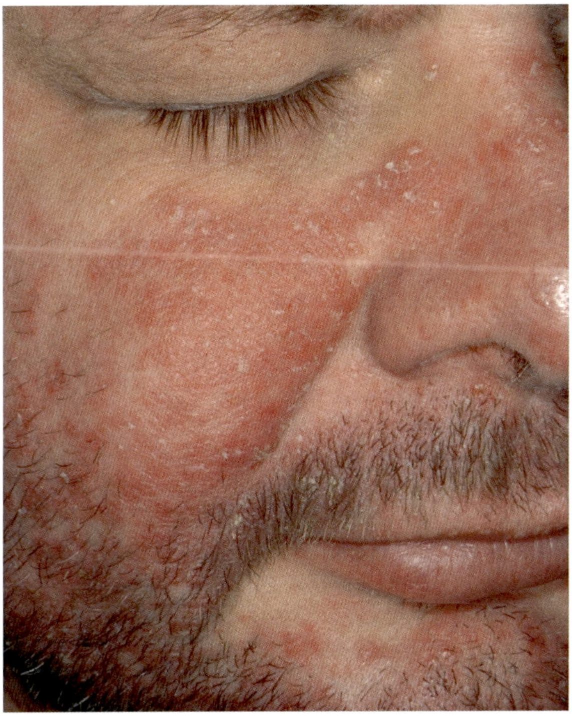

Abb. 33.6 Ausgeprägtes seborrhoisches Ekzem

tionen oder irritative Dermatitiden vorkommen können. Am Rumpf ist häufig die prästernale Region betroffen. Die Schuppung ist hier gewöhnlich gering, weil sich die Schuppen durch vermehrtes Schwitzen ablösen oder durch Kleidung abreiben.

▪▪ Disseminiertes sebborhoisches Ekzem

Es entwickelt sich akut oder subakut in zwei Formen. Entweder entsteht es ohne ersichtliche Ursache oder nach Irritation vorhandener Herde, so nach Sonnenexposition oder durch irritierende äußerliche Behandlung, wodurch es zu einer Aussaat neuer, stärker entzündlicher und mehr exsudativer Veränderungen kommt. Immunsuppression scheint ebenfalls eine Rolle zu spielen. Neben Kopf, Gesichtsmitte, seitlichen Halspartien, Brust und Rückenmitte sind auch Axillen, submammäre Räume, Mamillen, Nabel, Genitokruralregion und große Gelenkbeugen betroffen. In symmetrischer Aussaat findet man unterschiedlich große, zum Teil konfluierende Herde, die entzündlich gerötet sind und schuppen, aber auch erodieren, nässen und verkrusten können. Die Ähnlichkeit mit intertriginösen Ekzemen kann sehr groß sein, wodurch die Diagnose häufig erschwert wird.

Bakterielle Sekundärinfektion und insbesondere intertriginöse sekundäre Infektion durch *Candida albicans* sind nicht selten. Der Juckreiz ist in solchen Fällen stärker. Diese Form muss von Kontaktekzem, Psoriasis vulgaris und Candida-Infektion abgrenzt werden.

▪▪ Pityriasiformes Seborrhoid

Es ist zwar selten, aber doch Ausdruck eines seborrhoischen Ekzems. Akut oder subakut kommt es zu einem rumpfbetonten Exanthem, das sehr an Pityriasis rosea erinnert. Man findet runde oder ovale, entsprechend den Hautspaltlinien ausgerichtete, entzündlich gerötete Herde mit einer leichten, oft zentral betonten pityriasiformen Schuppung, die zu größeren Arealen konfluieren können. Auch die distalen Extremitätenabschnitte sowie Gesicht und Nacken können betroffen sein. Im Gegensatz zu Pityriasis rosea fehlen die Primärplaque und eine eindeutige Colleretteschuppung.

▪▪ Seborrhoische Erythrodermie

Bei älteren Patienten stellt das seborrhoische Ekzem eine der häufigsten Ursachen für die Entstehung einer Erythrodermie dar. Gelegentlich ist die Neigung zur Exazerbation bei disseminiertem seborrhoischem Ekzem groß. Besonders bei nicht tolerierter äußerlicher Behandlung oder Kontaktsensibilisierung kann es zur Generalisierung kommen.

Wichtig in solchen Fällen ist die Abgrenzung von der Altersmelanoerythrodermie mit Kachexie und Lymphknotenschwellung und vom Sézary-Syndrom, bei dem Hautveränderungen vorangehen können, die an ein seborrhoisches Ekzem erinnern. Letzteres geht aber nicht mit einer Lymphknotenschwellung einher.

▪▪ Blepharitis chronica eczematosa

Nicht selten ist das Auftreten von Erscheinungen an den Lidern mit einer seborrhoischen Blepharitis, die als Blepharitis chronica eczematosa alleiniger Ausdruck eines seborrhoischen Ekzems sein kann. Dadurch ist in solchen Fällen die Diagnose unter Umständen schwierig zu stellen.

▪ Differenzialdiagnose

Die klinische Abgrenzung von Psoriasis vulgaris kann schwierig sein. Diese tritt meist über die Stirn-Haar-Grenze hinaus, und die Schuppung der Herde ist trockener. Typische Psoriasisphänomene an Hautherden können bei der Diagnose ebenso helfen wie die Suche nach Psoriasisherden in deren Prädilektionsstellen sowie Nagelveränderungen. Die Familienanamnese kann weitere Hilfestellungen in der differenzialdiagnostischen Überlegung geben. Ferner ist an Impetigo contagiosa bei Herden am Kopf und im Gesicht zu denken. Ein allergisches Kontaktekzem durch Brillenrahmen kann gelegentlich, insbesondere retroaurikulär, ein seborrhoisches Ekzem imitieren. Am äußeren Ohr wird häufig die Diagnose einer Otomykose gestellt. Unglücklicherweise handelt es sich dabei meist um eine Fehldiagnose, da Dermatomykosen am äußeren Ohr sehr selten sind. Die hier nachgewiesenen Pilzarten sind für gewöhnlich apathogen. Erythematöse, schuppende Hautveränderungen am äußeren Ohr weisen eher auf seborrhoisches Ekzem,

Irritations- oder Kontaktekzem sowie Psoriasis hin. Bei weniger flächenhaften, aber eher papulösen Veränderungen in der Nasolabialfalte sollte an periorale Dermatitis gedacht werden, die nicht selten durch topische Glukokortikoidanwendung verursacht werden kann, eventuell sogar im Rahmen der Behandlung eines seborrhoischen Ekzems.

Bei intertriginösen seborrhoischen Ekzemen sind Psoriasis vulgaris, Morbus Hailey-Hailey und intertriginöse Kandidose in Betracht zu ziehen. Bei disseminiertem seborrhoischem Ekzem sollten Pityriasis rosea und streuende oder hämatogene Kontaktekzeme abgegrenzt werden. Bei seborrhoischer Erythrodermie ist an Sézary-Syndrom zu denken.

▪ Histopathologie

Es finden sich Akanthose der Epidermis mit Hyper- und Parakeratose, Serum in der Hornschicht, Krusten, Spongiose und im oberen Korium Ödem sowie vorwiegend perivaskuläre lymphohistiozytäre Infiltrate. Mikroabszesse gehören nicht zum Bild des seborrhoischen Ekzems, sondern weisen auf Psoriasis vulgaris hin.

▪ Verlauf

»Wir können die Erkrankung kontrollieren, aber nicht heilen«. Das ist der Leitsatz, der den Verlauf und die Behandlung treffend erfasst, denn der Verlauf von seborrhoischen Ekzematiden und herdförmigen seborrhoischen Ekzemen ist meist chronisch. Unter geeigneter Behandlung bessern sich die Veränderungen, um nach Aussetzen derselben oft zu rezidivieren. Ein seborrhoisches Ekzem kann durch einen isomorphen Reizeffekt bei Patienten mit psoriatischer Diathese in Psoriasis vulgaris übergehen. Bei schweren Verlaufsformen und Patienten aus Risikogruppen ist der Ausschluss einer zugrunde liegenden HIV-Infektion oder HIV/AIDS-Erkrankung obligatorisch.

▪ Therapie

▪▪ Topisch

Wegen Rezidivneigung ist langfristig entzündungshemmend und antimikrobiell zu behandeln und die Seborrhoe so weit wie möglich zu korrigieren. Wichtig ist, dass das seborrhoische Ekzem eine reizbare Dermatose darstellt.

Kopfherde Eine Reduktion der übermäßigen Hefenbesiedlung der Kopfhaut hat sich bei der Langzeittherapie als sehr hilfreich erwiesen. Allen voran hat sich der Einsatz von Ketoconazol- oder Ciclopirox-haltigen Waschlösungen sehr bewährt. Für die Kopfwäsche kommen antiseborrhoische Haarwaschmittel in Betracht, welche keratolytische und antimikrobielle Zusätze enthalten: Selensulfid, Zinkpyrithion, Salizylsäure oder Teer. Kopftinkturen enthalten Schwefel, Salizylsäure, Resorcin oder nichtfeminisierende Östrogene.

Nur bei stärker entzündlich veränderten Herden kommt man initial ohne Glukokortikoide nicht aus. Da Salben nicht vertragen werden und Haare zusammenkleben, sind als Vehikel Lösungen, Cremes, Lotionen oder Gele vorzuziehen. Hierbei empfiehlt sich folgendes Vorgehen: 3-mal wöchentlich abends Auftragen der glukokortikoidhaltigen Creme, beispielsweise Mometason, mit Okklusion (Einmalduschhaube), morgens Kopfwäsche, danach Applikation einer alkoholischen Glukokortikoidtinktur. Schuppenkrustenauflagerungen auf dem Kopf lassen sich durch Anwendung von Salizylsäure (3–5%) in Adeps benzoatus oder Lygal-Kopfsalbe über Nacht mit anschließender Kopfwäsche entfernen.

Gesichts- und Körperherde Die Behandlung des seborrhoischen Ekzems ist schwierig und verlangt sowohl vom Arzt als auch vom Patienten Geduld. Auch hier hat sich der Einsatz von ketoconazol- oder ciclopiroxhaltigen Cremes bewährt. Zur Reinigung sind alkalifreie Waschmittel empfehlenswert. Auch metronidazolhaltige Gele oder Cremes und lithiumsuccinathaltige Salben kommen für Gesichtsherde in Betracht. Bei schweren Formen können Glukokortikoide in Cremeform angewandt werden oder aber Makrolide wie Tacrolimus oder Pimecrolimus.

▪▪ Systemisch

Unter der Vorstellung, dass lipophile Hefen eine wesentliche Krankheitsursache darstellen, kommt eine antimykotische Behandlung mit Ketoconazol oder Itraconazol in Betracht. Eine antibiotische Behandlung nach Antibiogramm nur bei massiver Sekundärinfektion, Glukokortikoide in mittlerer Dosis (Prednisolon, beim Erwachsenen 40–60 mg tgl.) nur bei disseminiertem seborrhoischem Ekzem mit Exazerbationsneigung. Isotretinoin in niedrigen Dosen (10 mg tgl. oder jeden 2. Tag) kann die Seborrhoe reduzieren und eine Besserung des seborrhoischen Ekzems bewirken.

33.2.1 Seborrhoisches Ekzem des Säuglings

▪ Synonym

Dermatitis seborrhoides infantum

▪ Epidemiologie

Diese entzündliche ekzematoide Erkrankung des behaarten Kopfs und der intertriginösen Räume mit flächenhaften Erythemen und fettigen Schuppen tritt sehr häufig bei Säuglingen innerhalb der ersten 3 Lebensmonate auf.

▪ Ätiopathogenese

Sie ist unklar. Unter dem Einfluss einer temporären endogenen hohen Androgenbildung durch die Nebennierenrinde sind die Talgdrüsen bei Neugeborenen aktiv, werden aber dann inaktiv und bleiben es bis zu Beginn der Pubertät. Das seborrhoische Ekzem der Säuglingszeit ist deshalb häufig auf die ersten 3 Lebensmonate beschränkt. Bei Säuglingen mit atopischer Diathese oder Neigung zu Psoriasis kann es häufiger beobachtet werden. Mehr als 50% der Säuglinge mit ausgedehntem seborrhoischem Ekzem haben ein atopisches Ekzem oder werden ein solches entwickeln.

In dieser Altersgruppe wurde häufig eine Besiedlung der Haut mit *Candida albicans* festgestellt. Bei 200 erkrankten Säuglingen konnte dieser Pilz zu 95% auf der Haut und zu 97% im Darm nachgewiesen werden. Daher wird eine infektallergische Genese diskutiert, wobei eine Rolle von *Pityrosporum ovale (Malassezia sympodialis)* allenfalls durch Kreuzreaktivitäten erklärbar wäre.

▪ Klinik

Gewöhnlich wird die Erkrankung in den ersten 3 Lebensmonaten beobachtet, kann aber auch noch innerhalb der ersten 18 Monate auftreten. Prädilektionsstellen sind Scheitelregion, mittlere Gesichtspartien, Hals- und Brustfalten sowie große intertriginöse Körperfalten.

Am Kapillitium findet man zunächst bevorzugt im Scheitel über der vorderen Fontanelle unterschiedlich starke Auflagerungen fettiger, verdickter und durch Einrisse gefelderter gelblicher Schuppen ohne entzündliche Rötung, den **Gneis**. Er ist durch vermehrte Talgdrüsenproduktion und leichte Hyperkeratose bedingt, kann das einzige Zeichen eines seborrhoischen Ekzems bleiben oder wird über kurz oder lang abgestoßen. Es entwickeln sich umschriebene erythematöse Herde mit fettiger Schuppung oder Schuppenkrusten.

Recht häufig werden im Verlauf der Erkrankung, begünstigt durch Wärme und Feuchtigkeitsstau, die Hautfalten und intertriginösen Räume (Halsfalten, Axillen, Anogenitokruralfalten, Windelgegend) meist durch scharf begrenzte, nässende Veränderungen mitbetroffen. Nicht selten sind Streuherde am Rumpf. Wegen der Ähnlichkeit dieser Herde insbesondere im Windelbereich mit Psoriasis vulgaris hat man auch die Bezeichnung **Psoriasoid** oder **Napkin Psoriasis** eingeführt. Eine seborrhoische Erythrodermie wird bei Säuglingen äußerst selten beobachtet. Bakterielle (*Staphylococcus aureus, Pseudomonas aeruginosa*) und mykotische (*Candida albicans, Epidermophyton floccosum*) Sekundärinfektionen sind dagegen nicht selten. Der Verlauf ist chronisch, jedoch selbst limitierend.

Als Komplikation ist spontan oder nach irritierender Therapie auch mit Streuphänomenen und Entwicklung einer **Erythrodermia desquamativa** oder Morbus Leiner [1908] zu rechnen. Sie ist klinisch durch Hautrötung mit fettig-lamellöser Schuppung gekennzeichnet. Allgemeinsymptome wie Fieber, Anämie und Diarrhoen können die Hauterscheinungen begleiten. Die Eigenständigkeit des Krankheitsbilds ist nicht gesichert. Wahrscheinlich handelt es sich um eine generalisierte Ekzemreaktion bei schwerkranken Kindern mit Immundefekten (▶ Kap. 63).

▪ Differenzialdiagnose

Das atopische Ekzem ist besonders zu berücksichtigen. Hier beginnen die sehr viel stärker juckenden Hauterscheinungen (Kratzeffekte) gewöhnlich erst ab dem 3. Lebensmonat. In der Familienanamnese findet sich häufig mindestens ein Elternteil mit einer atopischen Erkrankung. Bei Zwillingen entwickeln zumeist beide Kinder ein atopisches Ekzem. Bei ausgeprägtem seborrhoischem Ekzem sollte an Psoriasis gedacht und eine Skabies ausgeschlossen werden.

Bei therapieresistenten Verläufen mit persistierenden erythematösen Schuppungen und hämorrhagischer Komponente muss eine Langerhans-Zell-Histiozytose histologisch ausgeschlossen werden, besonders bei reduziertem Allgemeinzustand oder Hepatosplenomegalie.

▪ Histopathologie

Die histologischen Bilder des seborrhoischen Ekzems im Säuglings- und Erwachsenenalter gleichen sich.

▪ Therapie

Sie muss austrocknend und entzündungshemmend sein. Wegen der Exazerbationsneigung sollten differente Maßnahmen nur vorsichtig eingesetzt werden. Reichlich Flüssigkeitszufuhr, ferner Ausgleich von Unter- oder Überernährung, insbesondere unter Beachtung des Vitamin-H(Biotin)-Haushalts, sollten beachtet werden.

▪▪ Topisch

Wäsche und Windeln sollten häufig gewechselt werden. Auf leichte Bekleidung ist zu achten. Bei warmer Witterung oder entsprechenden Verhältnissen sollte das Kind ohne Windeln hingelegt werden. Die Schuppen der Kopfherde werden mit Salizylsäure (3%) in Oleum olivarum oder 0,5–1,0% in Salbengrundlage abgelöst, danach werden nichthalogenierte Glukokortikoide in Cremegrundlage aufgetragen. Mögliche mikrobielle Sekundärinfektionen sollten behandelt werden. Feuchte Verbände sind gelegentlich zweckmäßig.

Zur Behandlung intertriginöser Bereiche hat sich Zinköl bewährt. Halogenierte Glukokortikoide sollten als Creme oder Lotion nur für kurze Zeit angewandt werden, bei bakterieller Sekundärinfektion mit antiseptischem Zusatz. Bei einer Candida-Infektion ist zusätzlich die Behandlung mit Amphotericin B, Nystatin oder Imidazolen indiziert. Seifenwaschungen sollten wegen ihrer irritierenden Wirkung vermieden werden. Handwarme Bäder mit entzündungshemmenden Zusätzen (Haferstrohextrakt, Weizenkleieextrakt, Milcheiweiß) sowie Zusätzen von Öl wirken oft günstig.

Systemisch

Glukokortikoide (Prednisolon 1,0 mg/kg KG tgl.) sind nur sehr selten indiziert. Antibiotika sollten nur nach Antibiogramm eingesetzt werden, wenn entsprechende klinische Symptome auf Sekundärinfektion hindeuten. Bei Juckreiz werden symptomatisch Antihistaminika als Sirup gegeben.

33.3 Nummuläres Ekzem

[Devergie 1857]

Synonyme

Dermatitis nummularis, nummuläre Dermatitis, diskoides Ekzem, mikrobielles Ekzem

Epidemiologie

Die Erkrankung tritt bei Erwachsenen für gewöhnlich zwischen dem 50. und 70. Lebensjahr auf und betrifft Männer häufiger.

Ätiopathogenese

Die Erkrankung ist sehr wahrscheinlich polyätiologisch verursacht. Es wurde vermutet, dass Bakterien entweder direkt oder auf dem Weg einer kontaktallergischen Reaktion vom Ekzemtyp gegenüber mikrobiellen Antigenen die Erkrankung auslösen können. Daher auch die Bezeichnung **mikrobielles Ekzem**. Obwohl in solchen exsudativen Ekzemherden (guter Nährboden) nicht selten Staphylokokken oder Streptokokken nachweisbar sind, bleibt ihre pathogenetische Bedeutung unklar. Gelegentlich findet man eine Fokalinfektion (im Zahnapparat, chronische Bronchitis, Bronchiektasien, chronische Prostatitis, chronische Tonsillitis). Ihre pathogenetische Bedeutung ist unklar, denn nach einer Fokussanierung persistiert das nummuläre Ekzem häufig. Vielleicht ist eine mikrobielle Kontaktallergie für die Chronizität und die Disseminierungsneigung verantwortlich. Eine Beziehung zum atopischen Ekzem wird diskutiert. Obwohl einige Patienten mit atopischem Ekzem im Rahmen ihrer Erkrankung häufig nummuläre Hautveränderungen entwickeln, sind diese eher als Ausdrucksform des atopischen Ekzems zu werten. Deshalb sollte das nummuläre vom atopischen Ekzem abgegrenzt werden. Andernfalls würde das atopische Ekzem sicherlich die Hauptursache darstellen. An eine Kontaktsensibilisierung sollte insbesondere bei den akral lokalisierten Formen auch gedacht werden. Alkohol- sowie Tabakkonsum gelten als Aggravationsfaktoren. Vielfach bleibt die Ursache für die stark exsudative Ekzemreaktion unbekannt.

Nicht selten beginnt die Erkrankung mit einem therapieresistenten Herd an einem Unterschenkel, von dem sich dann die Krankheit explosionsartig ausdehnt. In solchen Fällen sollte auch an eine chronisch venöse Insuffizienz (zum Beispiel Perforansvene) als Ursache gedacht werden. Das nummuläre Ekzem kann auch als Arzneimittelnebenwirkung zum Beispiel bei Interferon-α2b, α-Methyldopa oder Paracetamol auftreten.

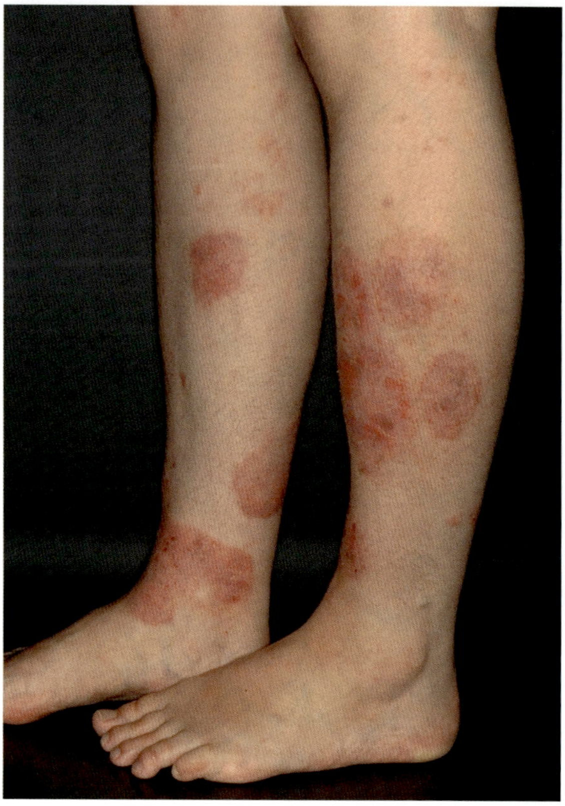

Abb. 33.7 Nummuläres Ekzem

Klinik

Die Erkrankung beginnt meist an den unteren Extremitäten mit einem oder mehreren, zunächst kleinen (Durchmesser 0,3–1,0 cm), scharf begrenzten, erythematösen, gelegentlich auch leicht ödematösen Herden mit Papulovesikeln, welche manchmal besser zu tasten als zu sehen sind. Die akut-exsudative Reaktion führt zum Zerplatzen der Bläschen, sodass scharf begrenzte münzförmige, entzündlich gerötete Herde mit einem Durchmesser von 5 cm und mehr und gelblichen Krusten oder Schuppenkrusten das führende Symptom darstellen. Randweises Fortschreiten mit Neigung zu zentraler Regression kann zu trichophytiformen Bildern führen. Die Zahl der Herde ist verschieden. Manchmal existiert nur ein Herd. Nicht selten entwickeln sich bilateral oder sogar symmetrisch zahlreiche Läsionen, die an Größe zunehmen. Auch zusätzliche kleinherdige oder follikulär-symmetrische Ekzemstreuung kommt vor. Prädilektionsstellen sind vor allem Unterschenkel, Stamm, hier besonders obere Rückenpartie, und

Oberarme. Bei jüngeren Frauen und Männern beginnt die Erkrankung nicht selten an Handrücken und Unterarmen. Die Erscheinungen heilen ohne Narben ab. Die Schleimhäute sind nicht beteiligt. Es besteht in der Regel ein mäßiger bis intensiver Juckreiz. Perifokale Ekzemstreuung ist nicht selten. Erhöhte Antistreptolysintiter kommen vor. Häufig sind auch staphylokokken- oder exotoxinspezifische (wie SEA oder SEB) IgE-Antikörper nachzuweisen.

▪ **Differenzialdiagnose**

Zahlreiche Dermatosen sind zu berücksichtigen. Einzelherde können an Tinea corporis erinnern. Hier sind neben den typischen randbetonten Pusteln und zentraler Regressionstendenz vor allem der Pilznachweis im Nativpräparat und Kultur entscheidend. Einzelne nummuläre Psoriasisherde sind frei von Bläschen. Kleinere Einzelherde können mit Impetigo contagiosa verwechselt werden, zumal häufig Streptokokken oder Staphylokokken nachweisbar sind.

Bei Kindern vor der Pubertät kann sich die atopische Dermatitis in disseminierten diskoiden Herden mit Erythemen, geringer Infiltration und meist nur Schuppung mit Kratzeffekten, bevorzugt an Armen und Beinen, zeigen. Bei Erwachsenen, hauptsächlich Frauen mit stärkerer Sebostase, kann sich die atopische Disposition ebenfalls allein in nummulären Ekzemherden manifestieren. Sie sind zwar scheibenförmig, aber zumeist nicht sehr exsudativ und bevorzugen Handrücken, Streckseiten der Unterarme sowie selten die Beine. Meist neigen solche Herde auch zur Lichenifikation. Diagnostisch hilfreich sind Atopieanamnese, Untersuchung auf klinische Atopiezeichen, Intrakutantestung, RAST und IgE-Bestimmung.

Disseminierte Exsikkationsekzematide lokalisieren sich bevorzugt an den Streckseiten der Extremitäten bei Erwachsenen mittleren und höheren Alters mit ausgeprägter Xerosis, oft nach zu intensiven Reinigungsprozeduren. Bläschen, Krusten und Schuppen fehlen. Im Gegensatz zum nummulären Ekzem verbessern einfache rückfettende Maßnahmen oft das klinische Bild.

Bei der Parapsoriasis en plaques (Morbus Brocq) finden sich nie exsudative (keine Bläschen, keine Krusten) Herde. Auch das allergische Kontaktekzem kann selten eine nummuläre Ausprägung aufweisen. Besonders bei Lokalisation solcher Herde an Hand- und Fußrücken ist daran zu denken. Als auslösende Allergene kommen Nickel, Chromat, auch örtlich angewandte Arzneimittel in Betracht. Hilfreich ist die Berufsanamnese.

▪ **Histopathologie**

Es besteht ein typisches akutes oder subakutes Ekzembild mit Spongiose, Ödem und vorwiegend perivaskulärem lymphohistiozytärem Infiltrat in der oberen Dermis. Häufig zeigt sich ein psoriasiformes Bild mit Akanthose mit Hyper- und Parakeratose, jedoch ohne Munro-Abszesse.

▪ **Verlauf**

Die Dermatose neigt zur Chronizität mit wechselndem wellenförmigem Verlauf. Viele Patienten leiden über viele Jahre daran. Wegen der Rezidivneigung und manchmal relativ schwieriger Therapiezugänglichkeit ist die Prognose vorsichtig zu stellen. Auch auf bakterielle Sekundärinfektionen ist zu achten. Wichtig ist ferner die Aufklärung über kausal in Betracht kommende Faktoren.

▪ **Therapie**

Sie umfasst die Suche nach auslösenden Faktoren.

▪▪ **Topisch**

Bei nachgewiesener mikrobieller Besiedlung sollten geeignete antiseptische Waschlösungen angewandt werden. Auch der Einsatz von Antibiotikasalben wie Mupirocin im Nasenvorhof kann das Ausstreuen der Keime verhindern. Das Krankheitsbild ist sehr irritabel, sodass Fettsalben und teerhaltige Externa bei frischen exsudativen Herden nicht vertragen werden. Feuchte Verbände mit Glukokortikoidcreme sind sehr hilfreich. Bei besonders schweren Fällen hat sich eine Okklusivbehandlung mit Glukokortikoidcreme für 12–24 h bewährt. Für stärker infiltrierte Einzelherde kommt auch die intrafokale Injektion einer in einem Lokalanästhetikum verdünnten Triamcinolon-Suspension in Betracht. Bäder mit entzündungshemmenden Zusätzen und Öl sind von günstiger Wirkung; ebenfalls Nachfettung. Sehr bewährt hat sich das Schmalspektrum-UVB (311 nm). Diese scheint auf die bakterielle Kolonisierung zu wirken und den Juckreiz zu hemmen. Eine Kompressionstherapie wirkt bei den Formen mit chronisch venöser Insuffizienz oder Perforansvene in der Regel sehr gut.

▪▪ **Systemisch**

Die Sanierung von Fokalinfektionen ist angezeigt, eventuell mit Breitspektrumantibiotika, wenn möglich nach vorheriger Resistenzbestimmung von Bakterien aus Krankheitsherden und dem Nasenvorhof. Ein Glukokortikoidstoß in mittlerer Dosis (40–80 mg Prednisolonäquivalent) nur in schweren Fällen und für kurze Zeit. Auch der erfolgreiche Einsatz von Methotrexat wurde insbesondere bei Kindern mit therapieresistenten Formen beschrieben.

33.4 Exsudative diskoide lichenoide Dermatitis

[Sulzberger und Garbe 1937]

▪ **Synonyme**

Morbus Sulzberger-Garbe, oid-oid disease

Die Eigenständigkeit dieser Erkrankung mit unglücklichem Namen bleibt umstritten. In der Erstbeschreibung

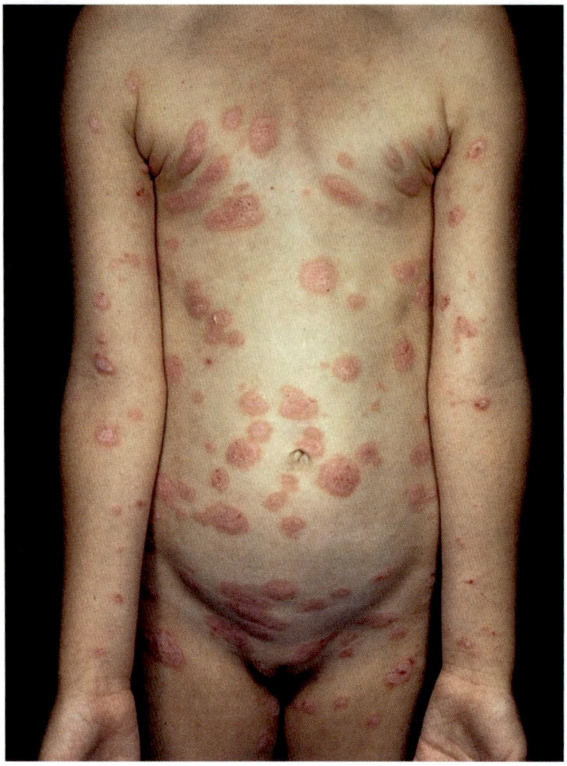

Abb. 33.8 Diskoide lichenoide Dermatose

waren Männer gewöhnlich im 5.–7. Lebensjahrzehnt betroffen. Erkrankungen bei Kindern kommen vor, auch Frauen können davon betroffen sein. Penis und Skrotum sind regelmäßig und vielfach zu Beginn der akut einsetzenden, ätiologisch ungeklärten Erkrankung betroffen. Sitz der disseminierten, stark juckenden Dermatose sind auch Streckseiten der Extremitäten, Axillen und die untere Gesichtspartie. Man findet zwei Effloreszenztypen, die zur Bezeichnung oid-oid-disease geführt haben:

- Exsudative diskoide Herde (an nummuläres Ekzem erinnernde Effloreszenzen)
- Lichenoide Plaques, wobei die primäre Läsion eine Papel sein kann

Die Histologie ist unspezifisch und zeigt einzelne eosinophile Granulozyten.

Therapie

Glukokortikoide können topisch oder systemisch angewendet werden, Lichttherapie mit Schmalspektrum-UVB (311 nm) sowie sedierende Antihistaminika gegen den Juckreiz werden empfohlen.

Literatur

Dyshidrose

Guillet MH, Wierzbicka E, Guillet S et al (2007) A 3-year causative study of pompholyx in 120 patients. Arch Dermatol 143:1504–1508

Landow K (1998) Hand dermatitis. The perennial scourge. Postgrad Med 103: 141–142, 145–148, 151–142

Lofgren SM, Warshaw EM (2006) Dyshidrosis: epidemiology, clinical characteristics,and therapy. Contact Dermatitis 17: 165–181

Storrs FJ (2007) Acute and recurrent vesicular hand dermatitis not pompholyx or dyshidrosis. Arch Dermatol 143: 1578–1580

Wollina U, Abdel Naser MB (2004) Pharmacotherapy of pompholyx. Expert Opin Pharmacother 5: 1517–1522

Veien NK (2009) Acute and recurrent vesicular hand dermatitis. Dermatol Clin 27: 337–353

Seborrhoisches Ekzem

DeAngelis YM, Gemmer CM, Kaczvinsky JR et al (2005) Three etiologic facets of dandruff and seborrheic dermatitis: Malassezia fungi, sebaceous lipids, and individual sensitivity. J Invest Dermatol Symp Proc 10: 295–297

Elish D, Silverberg NB (2006) Infantile seborrheic dermatitis. Cutis 77: 297–300

Schwartz RA, Janusz CA, Janniger CK (2006) Seborrheic dermatitis: an overview. Am Fam Physician 74: 125–130

Warshaw EM, Wohlhuter RJ, Liu A et al (2007) Results of a randomized, double-blind, vehicle-controlled efficacy trial of pimecrolimus cream 1% for the treatment of moderate to severe facial seborrheic dermatitis. J Am Acad Dermatol 57: 257–264

Aschoff R, Kempter W, Meurer M (2011) Seborrhoische Dermatitis. Hautarzt 62: 297–307

Nummuläres (mikrobielles) Ekzem

Shen Y, Pielop J, Hsu S (2005) Generalized nummular eczema secondary to peg-interferon Alfa-2b and ribavirin combination therapy for hepatitis C infection. Arch Dermatol 141: 102–103

Litt JZ, (ed) (2007) Litt's Drug Eruption Reference Manual, 13th ed. Informa Healthcare, London

Roberts H, Orchard D (2010) Methotrexate is a safe and effective treatment for paediatric discoid (nummular) eczema: a case series of 25 children. Australas J Dermatol 128–130

Johansen JD, Hald M, Andersen BL et al (2011) Classification of hand eczema: clinical and aetiological types. Based on the guideline of the Danish Contact Dermatitis Group. Contact Dermatitis 65: 13–21

Exsudative diskoide lichenoide Dermatitis

Jansen T, Küppers U, Plewig G (1992) Sulzberger-Garbe exsudative discoide und lichenoide chronische dermatitis (»Oid-Oid disease«)- Realität oder Fiktion? Hautarzt 43: 426–431

Erstbeschreiber

Devergie A (1857) Traité pratique des maladies de la peau. Masson, Paris XII, p 852

Fox T (1873) On dyshidrosis. Am J Syphilol Dermatol 4: 1–7

Hutchinson J (1876) Cheiro-pompholyx. Lancet 1876: 630

Leiner K (1908) Über Erythrodermia desquamativa, eine eigenartige universelle Dermatose der Brustkinder. Arch Dermatol Syphilol 89: 65–75, 163–186

Unna PG (1887) Seborrhoeic eczema. J Cutan Genito Urinary Disord 5: 449–453

Sulzberger MB, Garbe W (1937) Nine cases of a discoid and lichenoid chronic dermatosis. Arch Dermatol Syphilol 36: 247–272

Pruritus und Prurigo

Sonja Ständer

34.1 Pruritus

Definition

Pruritus (Juckreiz) ist definiert als eine unangenehme Hautempfindung, die mit dem Wunsch zu kratzen verbunden ist. Akuter Pruritus dient als sensorische Schutzempfindung dazu, Parasiten oder andere Fremdkörper von der Hautoberfläche zu entfernen. Chronischer Pruritus (ab 6 Wochen Dauer) ist die häufigste Hautsensation und kommt sowohl bei dermatologischen, systemischen, neurologischen, psychiatrischen und gynäkologischen Erkrankungen als auch bei Medikamenteneinnahme vor. Pruritus muss klinisch und neurophysiologisch von Schmerz, Berührung und Kälte- und Hitzegefühl unterschieden werden.

Epidemiologie

Die Inzidenz und Prävalenz von Pruritus ist spärlich dokumentiert. Jedes Individuum hat von Zeit zu Zeit akuten Pruritus infolge von alltäglichen Auslösern wie Insektenstichen oder trockener Haut. Die Prävalenz von chronischem Pruritus liegt bei etwa 20% in der erwachsenen Bevölkerung. Obwohl umfangreiche demografische Studien fehlen, ist die Prävalenz von chronischem Pruritus bei einigen Erkrankungen bekannt. So sind chronische Nierenerkrankungen oder die primär biliäre Zirrhose in etwa 20% beziehungsweise bis zu 80% der Fälle mit Pruritus assoziiert.

Ätiopathogenese

Neurophysiologie

Die Identifikation von pruritogenen Mediatoren und Neurorezeptoren auf primär afferenten Neuronen und auch die Entdeckung spezialisierter spinaler Projektionsneurone grenzen die Empfindung des Pruritus klar von der Schmerzempfindung ab. Die Mechanismen von klinisch definierten Pruritusformen, wie dem cholestatischen Pruritus, nephrogenen (urämischen) Pruritus oder atopischen Pruritus bleiben weitestgehend unverstanden.

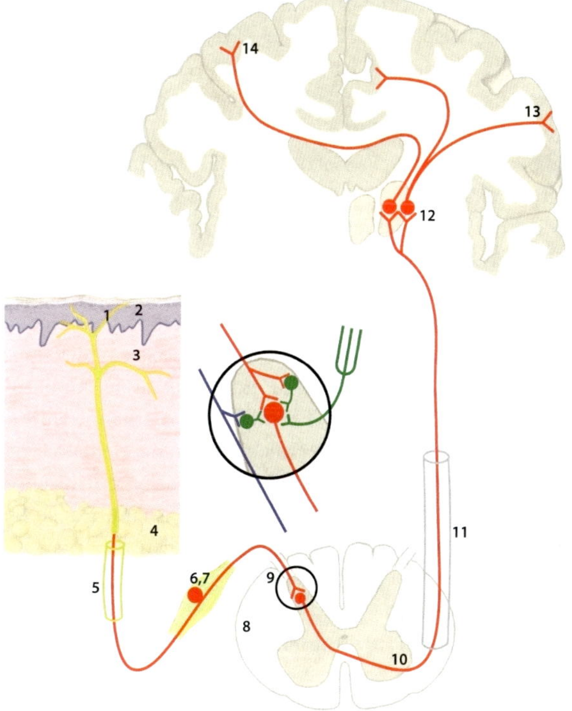

Abb. 34.1 Peripherer und zentralnervöser Leitungsweg von Pruritus. 1. Freie Nervenendigung (unmyelinisierte C-Fasern), 2. Epidermis, 3. Dermis, 4. subkutanes Fett, 5. peripherer Nerv, 6. Spinalganglion (Ort der Zellkerne des 1. Neurons), 7. primäres Neuron, 8. Rückenmark, 9. Hinterhorn, 10. Sekundäres Neuron, 11. Spinothalamischer Trakt, 12. Thalamus, 13. Sensomotorischer Kortex (postzentraler Gyrus), 14. Motorischer Kortex. Die Vergrößerung zeigt die das Hinterhorn, wo die primären auf die sekundären Neurone verschaltet werden. Interneurone zwischen Schmerz-(blau) und Juckreizfasern (rot) können die Pruritus-Afferenzen hemmen

Induktion

Pruritus wird durch mechanische, thermische, elektrische und hauptsächlich chemische Stimulation von kutanen sensorischen C-Fasern ausgelöst. Die freien Nervenendigungen dieser unmyelinisierten Nervenfasern in der Epidermis und oberen Dermis dienen als Nozizeptoren und können entweder direkt oder durch die Freisetzung von Mediatoren stimuliert werden. Die Liste der potenziellen Mediatoren ist lang, enthält aber sowohl Amine (Histamin, Serotonin), Proteasen (Papain, Kallikrein, Tryptase, Mucunain), Neuropeptide (Substanz P, vasoaktives intestinales Polypeptid – VIP, Calcitonin gene-related Peptide – CGRP, Neurotensin, Melanozyten stimulierendes Hormon – MSH), Bradykinin, Opioide (Enkephalin, Endorphin), Acetylcholin, Arachidonsäuremetabolite (Prostaglandine), Interleukine (IL-2, IL-6, IL-8, IL-31) und Wachstumsfaktoren (NGF, Neurotrophin-4) als auch Bestandteile von Blutplättchen (Endothelin-1) und von eosinophilen Granulozyten (Neurotrophine). An den freien Nervenendigungen sind spezifische, für Pruritus relevante Neurorezeptoren, wie zum Beispiel der Histamin- (H1), Capsaicin-Rezeptor (TRPV1), Varianten der Mas-related-G-Protein-gekoppelten Rezeptoren (Mrgpr) oder die Cannabinoid-Rezeptoren (CB1, CB2) entdeckt worden. Viele der Liganden wirken abhängig von der Freisetzung von Histamin (Neuropeptide); andere, wie Tryptase, binden an spezifische Rezeptoren der freien Nervenendigungen und verursachen direkt Pruritus. Einige dieser Substanzen, wie Prostaglandine (freigesetzt von Mastzellen) und Endorphine (freigesetzt von Entzündungszellen), induzieren oder modulieren den Pruritus kutan oder spinal. Histamin spielt eine wichtige Rolle, was insbesondere nach Entdeckung des Histamin-4-Rezeptors (H4) auf den T-Lymphozyten erkannt wurde, ist aber eindeutig nicht der alleinige kutane Mediator von Pruritus. Seine untergeordnete Rolle in vielen pruritischen Dermatosen mag erklären, warum Antihistaminika so oft eine therapeutische Enttäuschung darstellen.

▪▪ Weiterleitung

Die afferenten Pruritusfasern der Haut bündeln sich in extrakutanen peripheren Nerven, die bis zum Spinalganglion und dann ins Hinterhorn des Rückenmarks ziehen. Dort werden sie auf ein zweites Neuron umgeschaltet, welches über den Tractus spinothalamicus zur kontralateralen sensomotorischen Region des Kortex zieht. Absteigende und parallele Fasern im Hinterhorn können sowohl inhibitorische als auch exzitatorische Funktionen übernehmen. Dies sind meistens myelinisierte, schmerzleitende Fasern, die die Aktivität der Pruritusneurone über zwischengeschaltete inhibitorische Interneurone unterdrücken. Bis vor kurzem war es nicht möglich, die Schmerzfasern von den Juckreizfasern zu unterscheiden. Da die Reizschwelle für Pruritus niedriger liegt, wurde der Pruritus lange Zeit als leichtgradige Schmerzsensation angesehen. Es gibt jedoch viele Erkenntnisse, die für eine separate Natur des Pruritus sprechen. Zum Beispiel wurde der Gastrin-releasing-peptide-Rezeptor (GRPR) nur auf denjenigen spinalen Neuronen gefunden, die Jucken, nicht aber Schmerz vermitteln.

▪ Pruritusqualität

Mucunain, ein Enzym aus den Härchen der Juckbohne, kann in der Haut Pruritus auslösen, ohne dass ein begleitendes Erythem entsteht. Im Unterschied dazu verursacht intrakutan verabreichtes Histamin immer die neurogene Entzündung mit Jucken, Erythem und Ödem. Capsaicin löst ebenfalls eine neurogene Entzündung aus, verbunden mit Brennen und gelegentlich auch Pruritus. Sind die Nozizeptoren Bradykinin oder einem Gewebeschaden infolge einer entzündlichen Dermatose ausgesetzt, verursacht Histamin, freigesetzt durch Iontophorese, vermehrt Brennen. Zudem empfinden die Patienten unterschiedliche Pruritusqualitäten. Sie berichten über reinen Pruritus, Pruritus in Verbindung mit Brennen und Stechen und Pruritus ausgelöst durch mechanische Stimuli, elektrische Stimuli oder durch Kontakt mit Wasser. Es ist noch nicht gelungen, den verschiedenen Qualitäten die genauen zugrunde liegenden Pathomechanismen zuzuordnen.

▪▪ Alloknesis

Das Verstehen dieses Phänomens ist essenziell für die klinische Vorgehensweise bei Pruritus. Wird eine Quaddel durch Histamin induziert, löst sie einen lokalisierten und kurz andauernden Pruritus aus. Zugleich kann es sein, dass, wenn das umgebende, erythematöse Areal einem Reiz ausgesetzt ist, der normalerweise keinen Pruritus auslöst (mechanischer Reiz), die Reizantwort ein schlecht lokalisierbares und persistierendes Jucken ist. Die erhöhte Fähigkeit der Haut, auf taktile Reize mit Pruritus zu reagieren, ist vermutlich bedeutend bei Pruritus in Verbindung mit Insektenstichen, Urtikaria, Xerose und atopischem Ekzem. Alloknesis wird durch Nervaktivität an der Ursprungsstelle unterstützt, kann mit Lokalanästhesie unterdrückt und durch Kühlen reduziert werden. **Atmoknesis** ist ähnlich, hierbei wird der Pruritus aber durch Exposition mit Luft ausgelöst.

▪▪ Kratzen

Kratzen oder andere mechanische Reaktionen (Reiben, Scheuern, Kneifen) unterbrechen den Pruritus durch Unterdrückung der zentralen Prurutissensation mittels einer dominanten Schmerzsensation beziehungsweise bei forciertem Kratzen durch Verletzung/Entfernung der oberflächlichen Nozizeptoren. Die kutane Freisetzung von Neuropeptiden aus den unmyelinisierten C-Fasern bei Entstehung des Signals Pruritus und die sekundäre Entzündung, ausgelöst durch Kratzen, sind beide pruritogen und führen zu einem kutanen Kreislauf aus Jucken und Kratzen.

▪ Klinik

Patienten empfinden Pruritus als unterschiedlich intensiv und störend sowie meist als die Lebensqualität beeinträchtigend. Chronischer Pruritus kann den Schlaf stören und zu physischer und emotionaler Erschöpfung führen. Bei Kindern kann die normale Entwicklung behindert werden. Ebenso wie Patienten mit chronischen Schmerzen haben Patienten mit chronischem Pruritus ein reduziertes Wohlbefinden, ein beeinträchtigtes soziales, familiäres und berufliches Leben und eine verminderte Leistungsfähigkeit. In extremen Fällen besteht sogar die Gefahr eines Suizids. Pruritus wird vom Umfeld mitunter als gesellschaftliches Stigma betrachtet; vielleicht in Verbindung mit Parasitenbefall und mangelnder Sauberkeit gebracht, sodass Patienten das Symptom leugnen, nicht als krankhaft wahrnehmen und stattdessen ein Brennen, Kribbeln oder eine Trockenheit beschreiben.

Die Beschreibung des Problems durch den Patienten kann sehr variabel sein. Pruritus kann generalisiert, lokalisiert oder sogar wechselnd auftreten. Er kann plötzlich verschwinden, sich allmählich verschlimmern oder kontinuierlich präsent sein. Manchmal nimmt das Symptom bei einem Temperaturanstieg, beim Schwitzen oder beim Abtrocknen der Haut zu. Bei manchen Erkrankungen, wie dem atopischen Ekzem, wird solange an der pruritischen Hautläsion gekratzt, bis sie entepithelialisiert und der Pruritus beseitigt ist. Trotzdem kann sich das Jucken in der umgebenden Haut durch das Kratzen verstärken; dies ist das typische Szenario beim atopischen Ekzem. Einige Pruritusformen tauchen nur am Abend auf; dies ist oft bei Skabies der Fall. Sowohl die Wärme im Bett als auch der Mangel an ablenkenden Reizen tragen möglicherweise zu diesem Phänomen bei.

Die komplexe Natur des Pruritus, das Vorhandensein von Alloknesis und die Möglichkeit einer peripheren und zentralen Modulation erklären die höchst variablen Parameter wie Qualität und Verlauf des Pruritus. Juckende Haut kann aufgekratzt, gescheuert, aufgeschürft, gepresst oder gekühlt werden. Das Kratzen kann zu einem akuten oder chronischen Hautschaden und einer Entzündung führen. Kratzläsionen werden in den Bereichen der Haut gefunden, die mit den Fingernägeln leicht erreicht werden können. Somit ist in vielen Fällen der mittlere Rücken ausgespart (**Schmetterlingszeichen**). Bei akuten Kratzläsionen finden sich parallele Kratzexkoriationen; initial bluten die Läsionen, später sind sie verkrustet. Eine Impetiginisation ist nicht ungewöhnlich und eine Ausbreitung der Infektion auf andere Areale kann die Folge persistierenden Kratzens sein. Chronisches Kratzen oder Reiben hinterlässt seine Zeichen in Form von linearen Narben, Hyperpigmentierung, Hypopigmentierung und Lichenifikation. Die späten Stadien werden häufig (nach gegenwärtig vorherrschender Meinung unkorrekterweise) als bestimmte Erkrankungen, wie Lichen simplex chronicus, Prurigo nodularis und entweder Lichen amyloidosus oder makulöse Amyloidose angesehen (▶ Kap. 92).

Diagnostisches Vorgehen

Pruritus kann durch internistische, neurologische, psychiatrische Erkrankungen oder entzündliche, infektiöse, genetische oder neoplastische Hauterkrankungen verursacht werden. Als Folge eines lang dauernden Bestehens kann Pruritus chronifizieren. Es gibt ähnliche Phänomene bei Schmerz und Pruritus wie die Allodynie und punktförmige Hyperalgesie beim Schmerz und Alloknesis und punktförmige Hyperknesis beim Pruritus. Somit scheint es wahrscheinlich, dass persistierender, chronischer Pruritus ein eigenständiges Symptom ist, das wie der chronische Schmerz das periphere und zentrale Nervensystem mit einbezieht.

> **Die Haut eines Patienten mit Pruritus kann unverändert sein, die zugrunde liegende systemische Erkrankung reflektieren, akute oder chronische Kratzläsionen aufweisen oder spezifische Zeichen einer Dermatose zeigen.**

Zum Beispiel kann Pruritus in Verbindung mit einer Virushepatitis (Hepatitis C) mit normaler Haut, ikterischer Haut, Kratzläsionen (Erosionen) oder sogar Lichen ruber assoziiert sein. Die Hautuntersuchung bietet normalerweise wenige Hinweise für die Ursache des Pruritus, sofern nicht Zeichen einer spezifischen Hauterkrankung vorhanden sind. So können Schwangerschaftspruritus (intrahepatische Schwangerschaftscholestase) und Pruritus infolge einer Hepatitis nicht anhand der Haut unterschieden werden. Einige stark juckende Hauterkrankungen sind fast nie exkoriiert, wie die chronische Urtikaria, Urticaria factitia oder Mastozytose. Bei diesen Erkrankungen greifen die Patienten auf Drücken, leichtes Reiben oder sogar Kühlen zurück. Schließlich verschleiern Kratzläsionen manchmal auch völlig die zugrunde liegende Dermatose, wie es beispielsweise bei der Skabies der Fall sein kann.

In der Vergangenheit war chronischer Pruritus ohne Veränderungen an der Haut als Pruritus sine materia bekannt. Dieser Ausdruck ist nicht eindeutig definiert, da manche unter ihm einen Pruritus unklarer Ursache, mit systemischer Ursache oder einen psychogenen Pruritus verstehen. Die gegenwärtige klinische Klassifikation der Gesellschaft **International Forum for the Study of Itch** (IFSI) definiert diesen Typ von Pruritus als Pruritus auf primär unveränderter Haut. Die IFSI-Klassifikation konzentriert sich auf das klinische Bild und unterscheidet zwischen Veränderungen mit oder ohne primären oder sekundären Hautläsionen. Drei Gruppen wurden definiert:

- Pruritus auf primär veränderter (entzündlicher) Haut (Dermatosen)
- Pruritus auf primär unveränderter (nichtentzündlicher) Haut
- Pruritus mit chronischen Kratzläsionen, wie die Prurigo nodularis

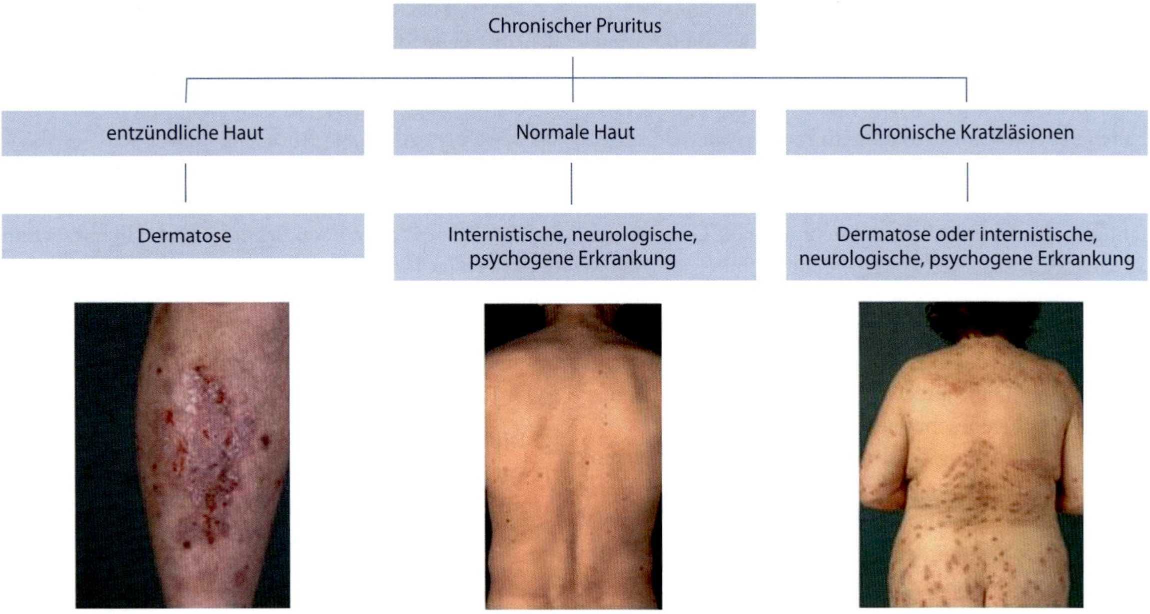

Abb. 34.2 Klinische Gruppen bei chronischem Pruritus gemäß der Klassifikation

Das Vorhandensein von Pruritus ohne Hautveränderungen und Pruritus mit chronischen Kratzläsionen erfordert eine ausführliche Suche nach einer nicht dermatologischen zugrunde liegenden Ursache.

Die **differenzialdiagnostischen Hauptkategorien** gemäß der IFSI-Klassifikation sind:

- Dermatosen (einschließlich unsichtbarer Minimaldermatosen)
- Internistische Erkrankungen (insbesondere Blut-, Leber-, Nierenerkrankungen, Neoplasien) einschließlich des medikamentös induzierten Pruritus
- Neurologische Erkrankungen (Notalgia paraesthetica, brachioradialer Pruritus)
- Psychogene Erkrankungen (somatoformer Pruritus)
- Multifaktorieller Pruritus
- Pruritus unklarer Ursache

Eine gezielte Anamnese kann Hinweise auf die Ursache des Pruritus geben. Wichtige Parameter sind die Intensität (erhoben anhand einer visuellen Analogskala), der zeitliche und lokalisationsbezogene Beginn und Verlauf sowie bekannte Auslöser (Wasser, Temperatur, Reiben, physische und emotionale Faktoren, Nahrungsmittel). Man muss sowohl nach Allergien, atopischer Diathese, vorbestehenden systemischen Erkrankungen, medikamentösen Behandlungen als auch nach Pruritus bei Familienmitgliedern oder Kontaktpersonen fragen. Die Anamnese kann ebenfalls Hinweise auf eine Grunderkrankung geben; zu fragen ist nach Fieber, Nachtschweiß, Temperaturintoleranz, Polydipsie, Polyurie, entfärbtem Urin, Inkontinenz, Menses, Schwangerschaft, Müdigkeit, Nausea, Erbrechen, Diarrhö, Gewichtsverlust, Kopfschmerz, Schlaf, Stimmungslage und psychologischen Störungen.

Die dermatologische Untersuchung sollte präzise und vollständig, einschließlich der Haare, Nägel, Anogenitalregion und der Mundschleimhaut durchgeführt werden. Geachtet werden sollte auf: Trockenheit, Dermographismus, Pigmentveränderungen, sekundäre akute und chronische Kratzläsionen, Blässe oder Ikterus. Nagelveränderungen, wie Onycholyse (Schilddrüsenerkrankung), Dystrophie (Lichen ruber planus) und polierte Oberflächen (persistierendes Reiben) können ebenso hilfreich sein. Die allgemeine Untersuchung kann eine Lymphadenopathie oder Hepatosplenomegalie als Anzeichen für eine hämatologische Erkrankung, eine Hepatomegalie oder schmerzhafte Bauchdeckenspannung für Hepatitis oder einen Exophthalmus als Hinweis für eine Hyperthyreose aufdecken.

Die folgende laborchemische Vorgehensweise wird durch die aktuelle deutsche AWMF-S2k-Leitlinie (www.awmf.org) bei Vorliegen eines chronischen Pruritus bei unbekannter Grunderkrankung empfohlen. Die Erfahrung hat gezeigt, dass die schrittweise Durchführung der laborchemischen und radiologischen Diagnostik kosteneffektiv ist. Somit werden routinemäßig angewandte Screening-Verfahren mit spezialisierten Tests, die aufgrund der Anamnese und des klinischen Verlaufs ausgewählt werden, kombiniert.

▪▪ Initiale Untersuchungen

- Blutsenkungsgeschwindigkeit (BSG / CRP)
- Blutbild mit Differenzialblutbild
- Kalzium, Kreatinin, Harnstoff

- GGT, GPT, alkalische Phosphatase, Bilirubin, Hepatitis B/C-Serologie
- Eiweiß, Glukose, gegebenenfalls HbA1C
- TSH, Eisen, Ferritin
- Urinstatus
- Stuhluntersuchungen auf okkultes Blut
- Nur bei analem Pruritus: Wurmeier, Parasiten, PSA
- Ultraschall Abdomen und Lymphknoten, Röntgen-Thorax

Bei Hautveränderungen:
- Bakteriologische und mykologische Abstriche
- Skabiesmilben-Nachweis (nativ oder Hautbiopsie)
- Hautbiopsie (Histologie, Immunfluoreszenz, Elektronenmikroskopie)

▪▪ Spezialisierte Tests

- Eiweißelektrophorese, Paraproteine und Immunglobuline
- Antinukleäre Antikörper (ANA), C3, C4, Antimitochondriale Antikörper (AMA), Anti-Gliadin, Anti-Transglutaminase-Antikörper, Autoantikörper gegen epidermale Proteine (BP 180, 230, Desmoglein)
- Natrium, Kalium, Parathormon, Porphyrine, Phosphat
- Vitamin B12, Vitamin D, Folsäure, Zink
- HIV-Serologie
- Tryptase, 24-h-Urinausscheidung der Mastzellmetabolite oder 5-Hydroxyindolessigsäure, Aminolävulinsäure
- Kreatininclearance
- *Helicobacter-pylori*-Diagnostik: HP-Antigennachweiss im Stuhl oder C13-Atemtest, endoskopisch-bioptisch: HUT (Helicobacter-Urease-Test)
- Allergologische Diagnostik: Gesamt-IgE, spezifisches IgE, Prick-Testungen der Atopene, Epikutantestungen, weitere spezifische allergologische Diagnostik (Medikamente, Additiva)

Bei auffälligen Befunden und gemäß den erhobenen Befunden:
- CT, MRT, Knochenmarkbiopsie/-zytologie, endoskopische Diagnostik, szintigrafische Untersuchungen
- Bei vermuteter neuropathischer Ursache: Neurologie und dann gezielt MRT, Röntgen-Thorax (Halsrippe?)
- Bei aquagenem Pruritus: Laktoseintoleranztest
- Bei genitoanalem Pruritus: Prokto- und Rektoskopie, gynäkologische/urologische Untersuchung mit Sonografie Uterus, Prostata/Biopsien, MRT (LWS, Sakrum)

> **Die Herangehensweise an einen chronischen Pruritus unklarer Genese sollte interdisziplinär sein.**

Bei einem Patienten können sich eine oder mehrere Ursachen für den Pruritus in Form eines **multifaktoriellen Pruritus** finden. Insbesondere bei älteren Menschen können Xerosis, medikamentöse Behandlungen und Stoffwechselstörungen eine Rolle spielen, während auch ein zugrunde liegender bösartiger Tumor nicht übersehen werden darf. Außerdem sollten die Folgen des Pruritus (Schlafmangel, Unruhe, reaktive Depression) mit in die Betrachtung eingeschlossen werden, auch wenn sie nur als sekundäre Folge und nicht als primäre Ursache für den Pruritus angesehen werden. Nur wenn alle diagnostischen Maßnahmen ausgeschöpft worden sind und keine Ursache gefunden werden konnte, kann man von einem **Pruritus unklarer Ursache** (pruritus of unknown origin; PUO) sprechen. Pruritus kann das erste, prämonitorisch auftretende Warnsignal einer (malignen) Grunderkrankung sein, sodass der Patient weiterhin beobachtet werden sollte. Zum Beispiel kann der aquagene Pruritus der Polycythaemia vera im Schnitt um bis zu 2 Jahren, maximal bis zu 13 Jahren vorausgehen.

> **! Pruritus unklarer Ursache sollte niemals die endgültige Diagnose sein. Der Patient sollte in regelmäßigen Abständen erneut untersucht werden, um zu sehen, ob die zugrunde liegende Ursache mittlerweile erkennbar ist.**

▪ Therapie

Die Behandlung der zugrunde liegenden Ursache ist der erste Schritt bei der Therapie des akuten und chronischen Pruritus. Die komplexe Neurophysiologie des chronischen Pruritus erklärt, warum er so schwierig zu behandeln ist und warum es fast immer einer Kombination von verschiedenen Maßnahmen bedarf. Bei (älteren) Patienten mit trockener Haut sollte zunächst ein Therapieversuch mit einer rückfettenden Basistherapie erfolgen. Insbesondere in den Wintermonaten spielt Trockenheit der Haut fast immer eine Rolle.

▪▪ Topisch

Die Trägersubstanz ist entscheidend bei der Behandlung des Pruritus. Gewöhnlich sind Gele, Schüttellotionen, Lotionen, Cremes oder Lipolotionen, weniger Salben hilfreich. Bei Xerosis ist eine rückfettende Basistherapie unerlässlich. Urea ist nicht nur ein effektives Feuchtmittel, sondern hat auch einen direkten antipruritischen Effekt. Auch topische Anästhetika (Polidocanol) oder Menthol und Kampfer können kurzfristig antipruritische Eigenschaften entfalten. Kalte Duschen, Bäder oder feuchte Verbände helfen vorübergehend; es muss darauf geachtet werden, dass die Haut nicht austrocknet und sofort rückgefettet wird. Lichenifizierte Areale und Prurigo nodularis erfordern möglicherweise einen Verband, um die Penetration zu verbessern. Wenn eine entzündliche Dermatose vorliegt, sind normalerweise topische antiinflammatorische Mittel, im Wesentlichen Glukokortikoide, aber auch Calcineurin-Inhibitoren, hilfreich.

! Der längerfristige Einsatz von Präparaten mit einem hohen Kontaktallergiepotenzial, wie topisches Doxepin, sollte vermieden werden.

Capsaicin ist eine sehr potente antipruritische Substanz. Das natürliche Alkaloid aus Chilischoten reduziert, topisch appliziert, die epidermalen Nervenfasern, das Neuropeptid Substanz P desensibilisiert afferente Neurone und unterdrückt dadurch die Wahrnehmung von Jucken und Schmerz. Obwohl es ursprünglich bei Schmerzen eingesetzt wurde, wie bei der postzosterischen Neuralgie, kann Capsaicin bei verschiedenen Pruritusformen benutzt werden, solange die Haut intakt ist. Als Magistralrezeptur verordnet muss die Creme 4- bis 6-mal am Tag aufgetragen werden und verursacht initial Brennen und Stechen; dieses sind die Hauptfaktoren, die einen großflächigen Einsatz limitieren. Capsaicin-Creme kann in höheren Konzentrationen auch bei Lichen simplex chronicus und Prurigo nodularis verwendet werden. Wegen seines anfänglich irritierenden Effekts sollte Capsaicin zunächst in einer niedrigen Dosierung angewendet werden, die dann später erhöht werden kann. Aus diesem Grund ist eine Magistralrezeptur sinnvoll und ebenfalls kostengünstig. Üblicherweise wird mit einer 0,025%igen Capsaicin-Creme begonnen und individuell bis auf 0,1% pro Woche gesteigert. Capsaicin kann mit einer Reihe verschiedener Trägersubstanzen gemischt werden; ein standardisiertes Rezept in Deutschland ist unten aufgeführt. Reines Capsaicin ist sehr teuer, sodass der standardisierte und günstige Extrakt als Grundlage genommen werden sollte. Alternativ stehen wenige kommerzielle Cremes mit fixer Konzentration zur Verfügung.

Rezeptur für 0,025%/0,05%/0,1% Capsaicin-Creme (Haltbarkeit 6 Monate):
Capsaicinextrakt (1%): 2,5 g/5,0 g/10,0 g
Basiscreme DAC: 50,0 g
Propylenglykol: 10,0 g
Wasser: ad 100,0 g

Neuentwicklungen, wie topische Calcineurin-Inhibitoren oder Cannabinoid-Rezeptoragonisten, weisen ebenfalls einen hohen antipruritischen Effekt auf. Beide zeigten in einigen Studien und Fallberichten eine gute Verträglichkeit bei Patienten mit therapieresistentem Pruritus verschiedener Ursache.

▪▪ Systemisch

Generalisierter oder schwerer lokaler Pruritus bedarf normalerweise zusätzlich zu einer topischen auch einer systemischen Behandlung. Nichtsedierende Antihistaminika sind effektiv bei histaminvermitteltem Pruritus und bei Urtikaria. Hochdosierte Antihistaminika sind effektiv bei schweren Formen von chronischer Urtikaria und bestimmten Formen von chronischem Pruritus. Sedierende Antihistaminika, wie Hydroxyzin, können bei Schlafstörungen empfohlen werden. Die Antihistaminika sollten passend zum Tagesverlauf des Pruritus verschrieben werden. Mastzellstabilisatoren, wie Ketotifen, können bei Neurofibromatose und nephrogenem Pruritus hilfreich sein.

Trizyklische (Doxepin, Amitriptylin) und tetrazyklische (Mirtazapin) Antidepressiva, Neuroleptika (Promethazin) und selektive Serotonin-Wiederaufnahme-Hemmer (Paroxetin, Fluvoxamin) beeinflussen die zentrale Modulation des Pruritus. Alle sind mit zum Teil erheblichen unerwünschten Wirkungen verbunden und sollten vorsichtig, gegebenenfalls in Zusammenarbeit mit einem Psychiater/Psychosomatiker, eingesetzt werden.

Substanzen, die auf spinaler Ebene wirken, wie die Neuropathiemittel Gabapentin und Pregabalin, können ebenfalls bei chronischem Pruritus verschiedener Ursache angewendet werden. Wiederum sollten unerwünschte Wirkungen, wie Verschlechterung der Nierenfunktion und eines Diabetes mellitus (besonders ältere Patienten), Gewichtszunahme und periphere Ödeme, bedacht werden. μ-Opioid-Rezeptorantagonisten vermitteln ihren antipruritischen Effekt durch die Unterdrückung der spinalen Pruritusweiterleitung (chemisches Kratzen) und hemmen endogene Opioide, die an der zentralen Wahrnehmung von bestimmten Pruritusformen beteiligt sind. Parenteral (Naloxon i.v.) und oral (Naltrexon) verabreichte Formen sind am effektivsten bei cholestatischem Pruritus. Naltrexon kann ebenso bei anderen Formen von generalisiertem Pruritus, wie Mycosis fungoides, aquagenem Pruritus oder Pruritus unklarer Ursache eingesetzt werden. Unerwünschte Wirkungen wie Nausea, Schwindel und Müdigkeit sind häufig, normalerweise aber leicht und nur vorübergehend. Eine Tachyphylaxie kann durch Erhöhung der Dosis überwunden werden (initiale Dosis: 50 mg Naltrexon, kann auf bis zu 150 mg erhöht werden). Auch κ-Opioid-Rezeptoragonisten haben einen antipruritischen Effekt, insbesondere bei nephrogenem Pruritus.

Systemische, antiinflammatorische Medikamente sind bei pruritischen, entzündlichen Dermatosen effektiv (Ciclosporin A bei der Prurigovariante des atopischen Ekzems). Angewendet werden Glukokortikoide, Ciclosporin A und Calcineurin-Inhibitoren bei atopischem Ekzem, Interferon-α bei Mastzellerkrankung, Dapson bei Dermatitis herpetiformis oder Retinoide bei Lichen ruber.

▪▪ Physikalisch

Eine Bestrahlung mit UVB, UVA, UVA/UVB, UVA1 oder PUVA kann effektiv bei generalisiertem Pruritus sein. Etablierte Indikationen sind der nephrogene Pruritus und HIV/AIDS-assoziierte Pruritus. Ein Nutzen kann aber auch bei älteren Patienten, bei denen sich eine systemische Therapie verbietet, einer Reihe pruritischer Dermatosen und auch bei systemisch induziertem Pruritus (Polycythaemia vera, Morbus Hodgkin) erzielt werden. UV-Bestrahlung kann oberflächliche Nozizeptoren beeinflussen, die Mastzellmembran stabilisieren oder pruritogene Serumfaktoren inaktivieren. Lokaler Pruritus kann, zumindest vorübergehend, auf transkutane elektrische Nervenstimulation, kutane Feldstimulation (CFS) oder Akupunktur ansprechen.

▪▪ Zusätzliche Empfehlungen

Der Patient sollte bestimmte Pruritus auslösende Faktoren meiden. Hierzu zählen trockene Haut (zu häufiges oder zu warmes Baden, Benutzung austrocknender topischer Medikamente), Kontakt mit irritierenden Substanzen, übermäßige Wärme, extreme Feuchtigkeit und die Aufnahme von durchblutungsfördernden Nahrungsmitteln und Getränken (Alkohol und scharfe Gewürze). Synthetische Detergenzien sollten Seifen bevorzugt werden; Badeöle können, ebenso wie sofortige Rückfettung nach Wasserkontakt, hilfreich sein. Baumwollkleidung wird normalerweise am besten vertragen; Wolle und wasserabstoßende synthetische Fasern sollten vermieden werden.

Stressvermeidung, autogenes Training, andere Entspannungstechniken, Verhaltenstherapie (habit reversal) und eine gezielte psychologische oder psychosomatische Therapie können Patienten mit chronischem Pruritus helfen, mit der Verarbeitung des Symptoms besser umzugehen. Aufklärung des psychosozialen beruflichen und privaten Umfelds kann ebenfalls Verbesserungen bringen.

34.2 Krankheiten, die mit Pruritus assoziiert sind

34.2.1 Dermatosen

Viele Hautkrankheiten weisen als ein Symptom Pruritus auf; bei einigen ist Pruritus ein Kardinalsymptom und immer vorhanden (atopisches Ekzem, Urtikaria). Andere Dermatosen zeigen Pruritus bei einem Großteil der Patienten (Psoriasis). Einige Dermatosen sind klinisch gelegentlich dezent ausgebildet, entwickeln aber klinisch relevanten Pruritus (Mastozytose). Diese sind als unsichtbare Dermatosen bekannt.

Pruritus ist ein Kardinalsymptom des atopischen Ekzems. Die Patienten stellen sich häufig mit sekundär infizierten Exkoriationen vor. Zudem spiegeln einige Stigmata, wie polierte Nägel, den Pruritus wider. Einige stark pruritische Erkrankungen wie Skabies und Dermatitis herpetiformis Duhring zeigen normalerweise Exkoriationen, da die primären Läsionen schnell zerstört sind. Oft geben die Prädilektionsstellen wertvolle Hinweise, wie die Interdigitalräume bei Skabies oder die Ellenbogen bei Morbus Duhring. Viele Erkrankungen mit chronischem Pruritus entwickeln Lichenifikationen oder Prurigo nodularis. Beispielsweise gibt es eine pruriginöse Form des bullösen Pemphigoids und eine stark lichenifizierte Form des Lichen ruber (hypertropher Lichen ruber). Im Gegensatz dazu zeigt die Urtikaria fast nie Exkoriationen. Follikulitiden sind oft pruritisch, insbesondere bei HIV/AIDS-Patienten. Der Pruritus bei den erythrodermischen Formen der kutanen Lymphome kann ein immenses Problem darstellen.

Jeder Patient mit Pruritus sollte auch auf Ektoparasiten untersucht werden (▶ Kap. 23). Obwohl Skabies mit Abstand am häufigsten vorkommt, gibt es viele andere Parasitosen, die Pruritus verursachen können. Pruritus im

Tab. 34.1 Pruritische Hautkrankheiten (nur die häufigsten)

Erkrankungsgruppe	Erkrankung
Entzündliche Dermatosen	Asteatose Atopisches Ekzem Allergische und irritative Kontaktdermatitis Arzneimittelexantheme Exsikkationsekzem Lichen ruber planus Lichen sclerosus et atrophicus Mastozytose Nummuläre und dyshidrotische Dermatitis Pityriasis rosea Polymorphes Exanthem der Schwangerschaft (PEP) Polymorphe Lichtdermatose Psoriasis vulgaris Seborrhoische Dermatitis Urtikaria Xerosis
Infektionskrankheiten	Persistierende Arthropodenreaktion Insektenstiche Follikulitis Pedikulose Skabies Virale, bakterielle und mykotische Erkrankungen
Autoimmunerkrankungen und Genodermatosen	Bullöses Pemphigoid Dermatitis herpetiformis Duhring Ichthyosen Neurofibromatose Porphyrie, erythropoetische Protoporphyrie
Neoplasien	Mycosis fungoides, insbesondere erythrodermische Form Sézary-Syndrom

Nacken, oft mit Dermatitis assoziiert, deutet auf *Pediculus humanus capitis* hin, während diffuser Pruritus bei mangelnder Hygiene *Pediculus humanus corporis* repräsentieren kann (Vagabundenhaut). Pruritus in der Schamgegend erfordert eine Suche nach *Phthirus pubis*. Eine andere Möglichkeit ist das Auftreten von tierischen Ektoparasiten, entweder Flöhen oder Milben. Bei Patienten mit Haustieren und besonders bei Personen mit Kontakt zu Tieren im Beruf oder in der Freizeit hat die Untersuchung der Kontakttiere eine große Bedeutung. Eine tierärztliche Beratung ist oft hilfreich.

Unsichtbare Dermatosen

Im deutschsprachigen Raum bekannt als minimale oder unsichtbare Dermatosen, können diese Erkrankungen symptomatisch sein, ohne jedoch klinisch in Erscheinung zu treten. Mit anderen Worten führt der pathophysiologische Prozess zu Pruritus vor dem Auftreten der dermatologischen Symptome oder bei nur minimalen Hautveränderungen. Das klassische Beispiel ist die Xerosis bei älteren Patienten (**Pruritus senilis**). Sie wird unter anderem ausgelöst durch die reduzierte Fähigkeit, epidermale Lipide zu produzieren, durch übermäßig warmes Baden, durch eine fehlende Rückfettung der Haut und durch eine reduzierte relative Luftfeuchtigkeit in geheizten Räumen. So verschlechtert sich der Pruritus oft im späten Herbst oder frühen Winter zu Beginn der Heizperiode, sodass der Ausdruck **Pruritus hiemalis** geprägt worden ist. Skabies zeigt sich oft bei Patienten mit adäquater Hygiene durch Pruritus, aber ohne eindeutige Befallszeichen (gepflegte Skabies). Die frühen Stadien des Morbus Grover, der Dermatitis herpetiformis Duhring und des bullösen Pemphigoids zeigen möglicherweise über Wochen oder Monate nur Pruritus, bevor die Hautveränderungen klinisch eindeutig sichtbar werden und die korrekte Diagnose gestellt werden kann. Einige Fälle der Mastozytose haben entweder ausschließlich eine systemische Beteiligung oder nur sehr geringe Zeichen an der Haut. Sowohl die erythropoetische Protoporphyrie als auch die polymorphe Lichtdermatose können lichtinduzierten Pruritus ohne Hautveränderungen aufweisen.

Einige Formen der Urtikaria können ebenfalls schwer zu erkennen sein. Solare, cholinerge und adrenerge Urtikaria sind oft so transient, dass der Pruritus das einzige Symptom darstellt. Bei der Urticaria factitia können die Patienten über Pruritus klagen, ohne ihre Hautläsionen zu bemerken. Ein besonderes Problem stellt der aquagene Pruritus dar. Typischerweise haben diese Patienten einen intensiven Pruritus, der sich innerhalb Minuten nach Wasserkontakt entwickelt – unabhängig von der Temperatur des Wassers oder der zugesetzten Inhaltsstoffe. Familiäre aquagene Urtikaria kann mit familiärer Laktoseintoleranz assoziiert sein. Erworbener, aquagener Pruritus kann ein Anzeichen für Polycythaemia vera oder andere myeloproliferative Erkrankungen sein.

34.2.2 Systemische Erkrankungen

Viele systemische Erkrankungen sind mit Pruritus assoziiert ▣ Tab. 34.2.

Nephrogener Pruritus (urämischer Pruritus)

Patienten mit einer chronischen Nierenerkrankung und Hämodialyse leiden in etwa 20% der Fälle an chronischem Pruritus. Der Pruritus ist unabhängig vom Alter, von der zugrunde liegenden Nierenerkrankung und Art der Dialyse. Er kann generalisiert oder lokalisiert auftreten. Der Ausdruck urämischer Pruritus ist nicht korrekt, da nur eine bedingte Korrelation zwischen dem Blut-Harnstoff-Spiegel und dem Pruritus besteht und einige Patienten, während oder kurz nach der Dialyse, bei idealen Harnstoffwerten im Blut über Juckattacken klagen. Die Ursache des nephrogenen Pruritus ist vermutlich multifaktoriell, bleibt aber ungeklärt. Die Xerose, oft bei diesen Patienten beobachtet, scheint ein wichtiger Kofaktor zu sein. Einige Studien zeigen eine erhöhte intraepidermale Proliferation der Nervenfasern, eine erhöhte Anzahl an kutanen Mastzellen oder einen erhöhten Histaminspiegel, jedoch sind diese Ergebnisse nicht konsistent. Der Einfluss von Neuropathie, sekundärem Hyperparathyreoidismus, abnormen Magnesium-, Kalzium-, oder Phosphatspiegeln, abnormem Vitamin-A-Metabolismus und veränderten Porphyrinspiegeln bleibt spekulativ. Die Akkumulation von endogenen Opioiden oder anderen nicht näher bestimmten, nicht dialysierbaren Substanzen wurde als Auslöser einer zentralen Modulation des Pruritus vermutet.

Sind kutane Läsionen vorhanden, sollten eine allergische Kontaktdermatitis (Sterilisationsgas, Ethylenoxid, Formaldehyd, Weichmacher, Latex) und eine Medikamentenallergie (Heparin) ausgeschlossen werden.

▪ Therapie

Das therapeutische Vorgehen hängt von der Schwere des Pruritus ab. Das Dialyseprogramm sollte optimiert und verlängert und eine proteinarme Ernährung eingeleitet werden. Sekundärer Hyperparathyreoidismus sollte medikamentös oder chirurgisch behandelt werden. Den ersten Schritt stellt eine optimierte Hautpflege dar, die oft eine deutliche Verbesserung bringt. Aktivkohle (6 g/Tag), Gabapentin (300 mg, 3-mal pro Woche nach der Dialyse) oder Thalidomid (100 mg/Tag) zeigen einen antipruritischen Effekt. Thalidomid hat seine Befürworter, verursacht aber neben seiner Teratogenität bei vielen Personen irreversible Polyneuropathien, wenn es über einen längeren Zeitraum eingenommen wird. Auch wenn die Effekti-

■ **Tab. 34.2** Pruritische systemische Erkrankungen

Erkrankungsgruppe	Erkrankung
Endokrine und metabolische Erkrankungen	Anorexia nervosa (BMI <16) Chronische oder dialysepflichtige Nierenerkrankungen (nephrogener Pruritus) Diabetes mellitus Hyper- und Hypothyreose Hyperparathyreoidismus Lebererkrankungen, mit/ohne Cholestase (cholestatischer Pruritus) (primär biliäre Zirrhose, primär sklerosierende Cholangitis, Hepatitis B/C, medikamenteninduzierte Cholestase, intrahepatische Schwangerschaftscholestase) Malabsorption (Essstörungen, glutensensitive Enteropathie) Perimenopausaler Pruritus
Infektionen	*Helicobacter pylori* HIV/AIDS Intestinale Parasitose (*Gardia lamblia*, Helminthen) Onchozerkose
Hämatologische und lymphoproliferative Erkrankungen	Eisenmangel Essenzielle Thrombozytose Hämochromatose Hodgkin-Lymphom, Non-Hodgkin-Lymphom Hypereosinophilie-Syndrom Mastozytose (systemisch) Multiples Myelom Myelodysplastisches Syndrom Polycythaemia vera
Solide Tumoren	Karzinome: Lunge, Pankreas, Kolon, Prostata, Zervix, Rektum Karzinoid-Syndrom
Neurologische Erkrankungen	Brachioradialer Pruritus Multiple Sklerose Notalgia paraesthetica Postzosterische Neuralgie
Psychiatrische/psychosomatische Erkrankungen (Somatoformer Pruritus)	Angststörungen Depression Halluzinationen (taktil) Schizophrenie Zwangsstörungen

vität von Naltrexon (50–150 mg täglich) und Ondansetron (4–8 mg täglich) schwankend ist, sind sie in Einzelfällen hilfreich. Capsaicin ist ein topischer Ansatz. Der Effekt systemischer Antihistaminika ist in der Regel enttäuschend. Der neue κ-Opioid-Rezeptoragonist Nalfurafin hat sich in einer aktuellen Phase-III-Studie bewährt. Die Substanz ist in Europa nicht erhältlich. UVB-Bestrahlung ist hilfreich; der Patient sollte allerdings gewarnt werden, dass das Risiko für Hautkrebs bei einer eventuellen späteren Nierentransplantation und Immunsuppression erhöht ist. Oft spricht der Pruritus auf all diese Therapien nicht an.

Cholestatischer Pruritus

Pruritus ist ein sehr frühes Symptom der Cholestase und häufige Komplikation vieler erworbener oder angeborener (zum Beispiel Morbus Alagille) Lebererkrankungen. Bei allen cholestatischen Lebererkrankungen wurde ein gemeinsamer Serummediator gefunden, das **Autotaxin**. Autotaxin (ATX) ist ein Membran-Ektoenzym, das Funktionen in der neuronalen Entwicklung hat. ATX besitzt außerdem Lysophospholipase-D-Aktivität und spaltet Lysophosphatidylcholin zu Lysophosphatidsäure (LPA). Dementsprechend wurden auch erhöhte Mengen an LPA im Serum der cholestatischen Patienten mit Pruritus gefunden, was die Entwicklung einer gegen die Zielstruktur gerichteten Therapie erlaubt. Im Allgemeinen ist der cholestatische Pruritus generalisiert und verschlechtert sich typischerweise unter enganliegender Kleidung oder während des Kratzens. Bei der primär biliären Zirrhose sind Pruritus und Müdigkeit bei etwa 80% der Patienten vorhanden; diese Symptome können einem erhöhten Bilirubinspiegel vorausgehen. Die hormoninduzierte Cholestase ist häufig in der Schwangerschaft oder sogar bei der Menstruation. Sexualhormone und anabole Steroide verursachen ebenso eine Cholestase.

Neben Autotaxin spielen endogene Opioide eine Rolle. Vermutlich führt eine verminderte hepatobiliäre Ausscheidung zu einer Ansammlung endogener Opioide, was die Effektivität von μ-Opioid-Rezeptorantagonisten (Naltrexon) erklären würde.

▪ Therapie

Die Grunderkrankung muss diagnostiziert und die Cholestase behandelt werden. Liegt eine extrahepatische Stauung vor, muss möglicherweise ein Stent eingesetzt werden. Ursodesoxycholsäure (10–20 mg/kg/Tag), Cholestyramin (4–16 g/Tag), Rifampicin (150–600 mg/Tag), Naltrexon (50–150 mg/Tag) oder Naloxon (0,02–0,2 μg/kg/min i.v.) erzielen bei cholestatischem Pruritus einen antipruritischen Effekt (Indikationen: siehe Leitlinie). Cholestyramin und Ursodesoxycholsäure wirken beide durch die Unterbrechung der enterohepatischen Zirkulation von Gallensäuren; deshalb sind sie bei einer vollständigen Stauung nicht wirksam. Eine Behandlung mit μ-Opioid-Rezeptorantagonisten kann in einzelnen Fällen initial mit Opioidentzugserscheinungen einhergehen; hierbei ist eine schrittweise Erhöhung der Dosis zu empfehlen. Rifampicin ist in der Lage, Leberenzyme zu induzieren. Andere Möglichkeiten stellen Sertralin, Ondansetron, Thalidomid (irreversible Polyneuropathien), UVB-Bestrahlung, Hämoperfusion mit Aktivkohleabsorption oder Plasmapherese und als ultima ratio die Lebertransplantation dar.

Hämatologische und lymphoproliferative Erkrankungen

Die zwei klassischerweise mit Pruritus verbundenen hämato-lymphoproliferativen Erkrankungen sind der Morbus Hodgkin und die Polycytaemia vera, aber auch andere Erkrankungen können Jucken aufweisen. Die Polycythaemia vera geht in bis zu 50% der Fälle mit schwerem, häufig aquagenem Pruritus einher. Erhöhte kutane Histaminspiegel und erhöhte Plättchenaggregation wurden lange als ätiologische Faktoren vermutet. Eine Mutation im Januskinase-2-Gen ist bei der Polycythaemia vera mit für den Pruritus verantwortlich und führt zu einer Vermehrung der CD63-positiven, eosinophilen und basophilen Granulozyten im Blut, die konstitutiv aktiviert werden und in der Haut die Degranulation der Mastzellen fördern. Bei Hodgkin-Lymphomen kann der Pruritus prämonitorisch oder im frühen Krankheitsverlauf auftreten und sich in dem durch den betroffenen Lymphknoten drainierten Areal oder generalisiert befinden. Er wird als schlechter prognostischer Faktor angesehen.

▪ Therapie

Die Behandlung der Grunderkrankung ist entscheidend. Bei aquagenem Pruritus sind viele Substanzen (Azetylsalizylsäure, Propranolol, Clonidin, Astemizol, Ibuprofen, Interferon-α) mit mäßigem Erfolg versucht worden. Bäder mit Natriumbikarbonat oder PUVA-Bestrahlungen scheinen – solange durchgeführt – am effektivsten. Pregabalin ist eine weitere Option. Bei hämatologischen Erkrankungen zeigen Gabapentin und Paroxetin überzeugende Ergebnisse.

Neoplasien

Solide Neoplasien können lokalisierten oder generalisierten Pruritus hervorrufen. So können Prostata-, Rektum- und Zervixkarzinome, spinale Gliome oder Neurofibrome lokalisierten oder generalisierten Pruritus verursachen. Auch Lungen- und Pankreaskarzinome oder Karzinoidtumoren können generalisierten Pruritus auslösen. Der Pruritus bei malignen Neoplasien ist normalerweise so schwerwiegend, dass der Patient in kürzester Zeit ärztlichen Rat sucht. Zudem sind einige Hautkrankheiten, die Anzeichen von bösartigen Tumoren sein können, sehr pruritisch; zu dieser Gruppe gehört der paraneoplastische Pemphigus, das bullöse Pemphigoid und Erythema gyratum repens. Eruptive Varianten der Acanthosis nigricans sind ebenfalls häufig pruritisch (▶ Kap. 100).

Endokrine und metabolische Erkrankungen

Eine Hyperthyreose kann zu generalisiertem Pruritus, assoziiert mit warmer und glatter Haut, aber auch zu Exkoriationen, Prurigo oder sogar Urtikaria führen. Eine Hypothyreose kann ebenfalls mit Pruritus verbunden sein unter anderem sekundär durch die begleitende Xerose. Sekundärer Hyperparathyreoidismus scheint eine Rolle beim nephrogenen Pruritus zu spielen. Hormonelle Faktoren spielen eine Rolle bei postmenopausalem, genitalem Pruritus, bei dem Hormonsubstitution häufig eine effektive Therapie darstellt. Pruritus während der Schwangerschaft oder vor der Menstruation ist häufig mit Cholestase verbunden. Andere Ursachen für Pruritus umfassen Malabsorption, Anorexie, Mangelerscheinungen und die glutensensitive Enteropathie. Die Haut kann unverändert sein oder Lichenifikation und Prurigoknoten aufweisen. Eisenmangel kann, der Entwicklung einer Anämie vorausgehend, zu Pruritus führen; das Jucken kann generalisiert oder häufiger genitoanal vorliegen. Eine Substitutionstherapie führt zu sofortiger Verbesserung; das Ziel ist es, den Ferritinspiegel zu normalisieren.

HIV-assoziierter Pruritus

Eine HIV-Infektion sollte als Ursache eines Pruritus beziehungsweise einer Prurigo ausgeschlossen werden (▶ Kap. 21). In dieser Patientengruppe finden sich viele dermatologische Ursachen für Pruritus, dazu gehören: Xerosis, Skabies, *Demodex-folliculorum*-Infektionen, andere Formen von Follikulitis und das seborrhoische Ekzem. Oft ist die Dermatose relativ unauffällig, aber mit einem schweren Pruritus assoziiert, was vermutlich die immunologischen Störungen widerspiegelt. Pruritus auf klinisch normaler Haut beziehungsweise die Prurigo kann das erste Anzeichen für HIV/AIDS sein. Der Pruritus kann ebenfalls während der Lymphozytenregenerationsphase infolge des Beginns der HAART auftreten. Sowohl allgemeintherapeutische Maßnahmen als auch die spezifische Behandlung der Dermatose sind hilfreich.

Neurologische Erkrankungen

Tumoren, Abszesse oder eine unzureichende Durchblutung des ZNS können Pruritus auslösen. Der Pruritus ist oft einseitig und kontralateral zur betroffenen Gehirnhälfte und wird normalerweise von anderen sensorischen Störungen begleitet. Multiple-Sklerose-Patienten können unter Schüben von paroxysmalem Pruritus leiden, assoziiert mit Schmerzen; Carbamazepin ist häufig effektiv. Pruritus kann mit verschiedenen Formen von Neuropathien und dem Restless-Leg-Syndrom assoziiert sein. Postzosterische Neuralgien weisen bei bis zu 48% der Patienten Pruritus auf, der auf topisches Capsaicin, Cannabinoid-Rezeptoragonisten oder Gabapentin reagieren kann. Die Notalgia paraesthetica weist lokalisierten Pruritus auf dem Rücken auf, während der brachioradiale Pruritus an den Armen (Dermatom C5/C6) lokalisiert ist. Beide werden hauptsächlich durch Nervenkompression in Spinalnähe (Brachioradialer Pruritus) beziehungsweise der Rami posteriores der peripheren Nerven (Notalgia paraesthetica) verursacht (▶ Kap. 86).

Somatoformer Pruritus

Faktoren wie Angst, Stress oder Müdigkeit können Pruritus auslösen oder einen vorbestehenden Pruritus unterschiedlicher Ätiologie sekundär verstärken. Die Diagnose eines primären, somatoformen Pruritus durch eine Depression bedarf der Konsultation eines Psychiaters oder Psychosomatikers. Patienten mit psychiatrischen Erkrankungen können über generalisiert oder lokalisiert (Kopfhaut, anogenital) auftretenden Pruritus klagen. Die Patienten können andauernden Pruritus oder paroxysmale Attacken beschreiben. Depressionen verursachen meistens konstanten Pruritus auf unveränderter Haut. Neurotische Störungen führen häufiger zu markanten Exkoriationen und artifiziellen Verletzungen insbesondere des Gesichts (▶ Kap. 85). Patienten mit taktilen Halluzinationen neigen dazu, häufiger einschießende Schmerzen, Krabbeln oder andere Sensationen anstatt Pruritus zu beschreiben. Pruritus ist in der Regel eine Nebenkomponente des Dermatozoenwahns.

▪ Therapie

Der Patient sollte interdisziplinär behandelt werden. Psychopharmaka, Psychotherapie oder Verhaltenstherapie können versucht werden. Die Therapie des Dermatozoenwahns ist sehr schwierig und häufig nicht aussichtsreich.

Medikamentös induzierter Pruritus

Pruritus als Nebenwirkung einer Medikamenteneinnahme muss abgegrenzt werden von Arzneimittelexanthemen (▶ Kap. 35). Akuter und chronischer Pruritus ohne Auftreten eines Exanthems kann bei Einnahme einer Vielzahl von Arzneimitteln auftreten. Akuter Pruritus (Dauer <6 Wochen) tritt häufig nach Einnahme von Chloroquin oder Opioidanalgetika auf. Bei chronischem Pruritus werden zwei Gruppen unterschieden. Die erste ist dadurch gekennzeichnet, dass die Pathophysiologie des Pruritus bekannt ist und ein klarer anamnestischer Zusammenhang zwischen Applikation des Arzneimittels und Auftreten des Pruritus besteht. Zum Beispiel führt Hydroxyethylstärke (kolloidale Infusionen zur Hämodilution bei Hörsturz) über eine Einlagerung der Substanz in kutane Nerven zu einem Monate persistierenden, attackenartigen Pruritus. Die Attacken treten nach Druck, Berührung und anderen mechanischen Reizungen der Haut auf, was dazu führt, dass der Patient nicht kratzt, Berührung mit Kleidung vermeidet und nicht berufsfähig ist. Im Laufe der Zeit werden die Attacken kürzer und schwächer durch den Abbau der Substanz in den Nerven. Des Weiteren führen viele Medikamente, wie ACE-Hemmer oder Ibuprofen, zu einer Cholestase, die Pruritus induzieren kann.

Andere Medikamente können chronischen Pruritus über unbekannte Mechanismen auslösen und werden der zweiten Gruppe zugeordnet. Hier besteht kein klarer anamnestischer Zusammenhang zwischen dem Beginn der Einnahme und dem Auftreten des Pruritus. Diese Gruppe umfasst eine große Anzahl von Arzneimitteln wie Allopurinol, β-Blocker, Statine oder Citalopram (Auflistung der Medikamente siehe AWMF-Leitlinie). Meist wird durch Arzneimittel ein generalisierter, gelegentlich ausschließlich genitoanal lokalisierter Pruritus induziert. Die Symptome können diskret sein.

> **Der Patient sollte nach allen verschreibungspflichtigen und apothekenpflichtigen Arzneimitteln und ebenfalls nach Nahrungsergänzungsmitteln befragt werden.**

Die Diagnostik und Therapie des chronischen Pruritus ist in Verbindung mit einem potenziellen durch Medikamente induzierten Jucken erschwert. Dies ist häufiger bei älteren Patienten mit multifaktoriell bedingtem Pruritus der Fall. Die Mechanismen des durch Medikamente induzierten Pruritus sind außer der Induktion einer Cholestase vielfältig. Allergische, toxische und idiosynkratische

Mechanismen können beteiligt sein. Andere Faktoren umfassen Mastzelldegranulation oder Neurotoxizität. Retinoide, Antiandrogene und Lipidsenker können in den epidermalen Fettstoffwechsel und Talgfettstoffwechsel eingreifen und einen asteatotischen Pruritus verursachen. Der durch Medikamente induzierte Pruritus kann erst nach einer gewissen Latenzzeit auftreten, was die Diagnostik weiter erschwert. Dann tendiert der Pruritus dazu, solange zu persistieren, bis die Medikation abgesetzt worden ist. Die Diagnostik kann auch einen Allergietest und ein Aussetzen oder Wechsel der Medikation mit anschließender vorsichtiger Provokation umfassen. Dabei sollte auch auf Konservierungsmittel und Farbstoffe geachtet werden.

■ Therapie

Ist es unmöglich, eine Medikation abzusetzen oder persistiert der Pruritus, sollte eine symptomatische Behandlung mit zentral wirksamen Substanzen (Gabapentin, Antidepressiva) versucht werden. In den Fällen, in denen der Pruritus durch PUVA oder Hydroxyethylstärke-Infusionen ausgelöst wurde, ist auch topisch appliziertes Capsaicin wirksam.

Exogener Pruritus

Es gibt viele exogene Ursachen für Pruritus. Sie können im Allgemeinen durch eine detaillierte Anamnese und körperliche Untersuchung festgestellt werden. Mögliche Auslöser umfassen:

- Chemikalien
- Pflanzen (Nesseln, Juckbohne)
- Insekten/Arthropoden (Stiche, Bisse, Ektoparasiten)

34.3 Prurigo

Im Lateinischen bedeutet Prurire und Prurigo übersetzt Jucken. In der Dermatologie beschreibt Prurigo eine heterogene Gruppe von primären und sekundär-reaktiven Hauterkrankungen. So ist zum Beispiel die Primärläsion der Prurigo simplex eine winzige urtikariaähnliche Seropapel (Prurigopapel). Die Läsionen sind klein, erythematös und ödematös und weisen gelegentlich ein winziges serumgefülltes Bläschen auf; anders als bei der echten Urtikaria verschwinden sie aber nicht spurlos nach einigen Stunden.

Der Begriff Prurigo beschreibt außerdem Papeln und Knoten als sekundäre Folge von Kratzen und anderen Manipulationen bei anderen juckenden Erkrankungen; Prurigoknoten bei atopischem Ekzem sind häufig. Das einzige gemeinsame Merkmal aller Prurigo-Erkrankungen ist das Vorhandensein juckender Papeln.

In der amerikanischen Nomenklatur ist Prurigo kein sehr gebräuchlicher Ausdruck. Ausgenommen von Prurigo nodularis und aktinischer Prurigo wird der Begriff kaum in amerikanischen Fachbüchern erwähnt. Allerdings gibt es keine andere Gruppe von Erkrankungen mit so vielen Synonymen und so viel Verwirrung in der Klassifikation der einzelnen klinischen Bilder. Außerdem sind Ätiologie und Pathophysiologie der unterschiedlichen Prurigo-Erkrankungen weitestgehend unklar; dennoch gibt es eindeutige klinische Unterschiede zwischen den einzelnen Formen. Zusammenfassend lässt sich sagen, dass alle mit Prurigo bezeichneten Erkrankungen nur vom Namen her miteinander verwandt sind.

34.3.1 Prurigo simplex acuta

[Brocq 1894]

■ Synonyme

Prurigo simplex acuta infantum, Strophulus infantum, Urticaria papulosa infantum, Lichen urticatus, Lichen simplex acutus, akute Prurigo

■ Epidemiologie

Prurigo simplex acuta tritt am häufigsten bei Kindern zwischen dem 2. und 8. Lebensjahr, insbesondere im Sommer und frühen Herbst auf. Sie ist seltener bei Jugendlichen und Erwachsene.

■ Ätiopathogenese

Die Erkrankung ähnelt am ehesten der Urtikaria. Sie wird durch Insektenbisse oder -stiche verursacht und kommt häufiger in ländlichen Gegenden, insbesondere in den Sommermonaten vor. Zudem zeigen Patienten mit Prurigo simplex acuta eher positive Reaktionen im Pricktest auf Insektenantigene. Es wird vermutet, dass die Prurigo simplex acuta aus einer kombinierten Typ-I- und Typ-IV-Reaktion besteht.

■ Klinik

Ein völlig gesundes Kind zeigt sich plötzlich mit stark pruritischen Seropapeln mit einer blass roten erhabenen Begrenzung. Die Läsionen sind normalerweise weit verstreut, können aber auch gruppiert auftreten. Rumpf und Extremitäten sind am häufigsten betroffen. Die Primärläsion ist eine winzige, weiche, urtikarielle Seropapel, deren Zentrum bei der Diaskopie eine gelbe Farbe, als Zeichen der initialen Serumexsudation, zeigt. Manchmal entwickelt sich ein kaum sichtbares Bläschen, während sich in anderen Fällen das Bläschen vergrößert und klinisch sichtbar wird (**Strophulus bullosus**). Normalerweise entwickelt sich die Seropapel schnell zu einer soliden, harten Papel und verliert ihre erythematöse Begrenzung. Das ist das am stärksten pruritische Stadium, sodass die Läsion fast ausnahmslos aufgekratzt und häufig denudiert ist, wodurch sich eine Kruste bildet. Die Heilung verläuft in der Regel ohne Narben, geht aber manchmal mit einer Hyper- oder Hypopigmentierung einher. Häufig befinden sich die Läsionen zur selben Zeit in unterschiedlichen Entwicklungsstadien. Die Schleimhäute sind nicht betroffen.

▪ Differenzialdiagnose

Das Hauptproblem ist die Unterscheidung der Prurigo simplex acuta von multiplen Insektenstichen. Schwere Fälle können eine Varizellen-Infektion vortäuschen, allerdings fehlt eine orale Beteiligung, die behaarte Kopfhaut ist ausgespart und das Kind ist nicht fiebrig. Die Flüssigkeit in der Blase enthält keine viralen Bestandteile. Skabies und Trombidiose können normalerweise aufgrund ihrer klinischen Merkmale ausgeschlossen werden.

▪ Histopathologie

Eine frische Seropapel zeigt intraepidermal, oft subkorneal, spongiotische Vesikel mit lymphozytärem und eosinophilem Infiltrat, das perivaskulär oder keilförmig sein kann. Die Epidermis kann Spongiose oder nekrotische Keratinozyten aufweisen. Nach Exkoriation zeigt die Läsion entweder eine Erosion oder Kruste mit sekundärer epidermaler Hyperplasie und Serumablagerungen im Stratum corneum.

▪ Verlauf und Prognose

Es können Läsionen in unterschiedlichen Entwicklungsstadien vorhanden sein und so zu einem varizellenartigen Bild führen. Sekundäre Impetiginisation kommt gelegentlich vor. Ein schneller, spontaner Rückgang ist die Regel.

▪ Therapie

Orale Antihistaminika und topische antipruritische Mittel wie Lotionen mit Polidocanol oder Menthol sind am hilfreichsten. Manchmal ist eine trocknende Lotion ausreichend. Topische Glukokortikoide können ebenfalls kurzzeitig eingesetzt werden.

34.3.2 Prurigo simplex subacuta

[Hebra 1874]

▪ Synonyme

Urticaria papulosa chronica, Prurigo simplex acuta et subacuta adultorum, Strophulus adultorum, Lichen urticatus, subakute Prurigo

▪ Epidemiologie

Ungefähr zwei Drittel der Patienten sind Frauen, die meisten befinden sich zwischen dem 20. und 30. Lebensjahr oder nach der Menopause. Männer sind zum Zeitpunkt der Erstmanifestation in der Regel älter als 50 Jahre. Arthropodenreaktionen spielen keine Rolle; es gibt keine saisonalen oder regionalen Unterschiede hinsichtlich der Verbreitung. Die Patienten weisen manchmal neurotische Verhaltensmuster auf. Einige haben eine zugrunde liegende atopische Diathese oder Entwickeln nach Jahren ein bullöses Pemphigoid.

▪ Ätiopathogenese

Die Ursache ist unbekannt; viele mögliche Auslöser wurden als Ursache benannt. Dementsprechend wurden viele Unterkategorien der Prurigo simplex subacuta definiert, die aber eher Pruritus als gemeinsamen Hintergrund anstatt echter Entitäten widerspiegeln. Zu diesen gehören:

- Prurigo diabetica, Prurigo hepatica, Prurigo uraemica, Prurigo lymphatica, Prurigo lymphogranulomatotica (Hodgkin-Lymphom)
- Prurigo gestationis. Möglicherweise eine Variante des atopischen Ekzems während der Schwangerschaft (▶ Kap. 82).
- **Prurigo dermatographica** [Marcussen 1950]. Kombination von Dermographismus und Exkoriationen, normalerweise in Bereichen, die Druck ausgesetzt sind, wie Gürtellinie und durch BH-Träger.

Andere Erkrankungen, die als Prurigo bezeichnet worden sind, stehen noch weniger in Zusammenhang mit diesem Krankheitsbild. Dazu zählen die aktinische Prurigo (▶ Kap. 44), die Prurigo aestivalis (eine Form der polymorphen Lichtdermatose) (▶ Kap. 44) oder die Prurigo pigmentosa (▶ Kap. 70).

> **Die Subtypen der Prurigo simplex subacuta führen derzeit zu Verwirrung und passen in kein einheitliches Konzept.**

▪ Klinik

Das auffallendste Merkmal ist der starke Pruritus, der nachlässt, wenn der Patient die Läsion aufkratzt, bis es blutet. Die Exkoriationen breiten sich fast nie auf die angrenzende normale Haut aus; dieses klinische Merkmal hilft, die Prurigo simplex subacuta von anderen Dermatosen zu unterscheiden. Der Primärläsion ist eine hellrote Seropapel mit einem zentralen Bläschen, das als winziges Korn ertastet werden kann. Die Läsion ist so pruritisch, dass sie sofort aufgekratzt wird und der Arzt sie nur selten zu Gesicht bekommt. Die typischerweise betroffenen Stellen sind Schultergürtel und lateralen Flächen der Oberschenkel. Dieselben Läsionen werden im Gesicht **Acne urticata** genannt.

Die Sekundärläsionen sind verkrustete, variabel große Exkoriationen, die scharf begrenzt sind. Die Kruste enthält gelegentlich etwas Blut. Die interläsionale Haut ist im

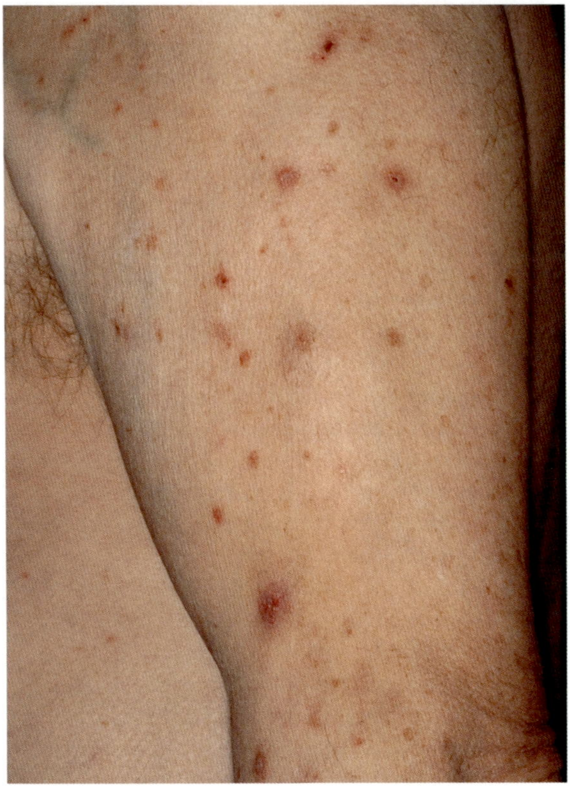

Abb. 34.3 Prurigo simplex subacuta

Gegensatz zu pruritischen Dermatosen wie Skabies und oder atopischem Ekzem unverändert. Anders als bei der Prurigo simplex acuta kommen häufig hypopigmentierte, oft atrophische Narben mit einer hyperpigmentierten Peripherie vor. So entsteht ein zweigestaltiges Bild mit verkrusteten Läsionen und Narben, das nur selten Primärläsionen aufweist. Lichenifizierte Läsionen, die häufig bei anderen juckenden Dermatosen zu sehen sind, entstehen nicht. Handinnenflächen, Fußsohlen und Schleimhaut sind ausgespart.

▪ Differenzialdiagnose

Exkoriierte papulöse Läsionen sind häufig bei der Dermatitis herpetiformis Duhring zu finden. Patienten mit atopischem Ekzem können ähnliche Läsionen entwickeln, weisen aber noch andere Anzeichen ihrer Grunderkrankung auf. Papulöse und noduläre Skabies haben kleinere Läsionen, die ebenfalls sehr pruritisch sein können. Bei aktinischer Prurigo sind die Läsionen auf die sonnenexponierte Haut beschränkt.

▪ Histopathologie

Die histologischen Merkmale spiegeln die klinischen Stadien wider. Das akute Stadium ist identisch zur Prurigo simplex acuta; in einigen Berichten befindet sich das anfängliche Ödem innerhalb des Follikelepithels. Später wird die Epidermis akanthotisch und kann Lymphozyten und eosinophile Granulozyten, oft in einer intraepidermalen oder subkornealen Blase enthalten. Die Exkoriation bestimmt im Weiteren das histologische Bild, während sich das dermale Infiltrat uneinheitlich darstellt. Bei Eintreten der Regeneration können eine dermale Fibrose und neugebildete Gefäße mit verdickten Wänden gefunden werden.

▪ Prognose

Die Prognose ist unbefriedigend. Wenn sich ein zugrunde liegender Zustand bessert (oder, im Falle einer Schwangerschaft, vorübergeht), kann eine Verbesserung erwartet werden.

▪ Therapie

Wird eine Grunderkrankung festgestellt, sollte diese behandelt werden. Leider wird häufig keine potenzielle Ursache gefunden.

▪▪ Topisch

Sowohl antipruritische Substanzen (Menthol) als auch lokale Anästhetika (Polidocanol) können versucht werden. Der Pruritus ist gelegentlich schwerpunktmäßig auf einige Regionen beschränkt, so dass den Patienten empfohlen werden kann, ein antipruritisches Medikament zu verwenden anstatt die Läsion durch aggressives Kratzen zu zerstören. Hochpotente Glukokortikoide können ebenso wie Capsaicin hilfreich sein. Bei einer weit verstreuten Erkrankung können UVB, UVA oder PUVA versucht werden.

▪▪ Systemisch

Antihistaminika sind die Grundpfeiler der Therapie. Systemische Glukokortikoide haben nur einen geringen Effekt, so dass die Krankheit schnell wieder zurückkehrt. Antipruritische Mittel, wie sie oben diskutiert worden sind, sollten eingesetzt werden.

34.3.3 Acne urticata

(Kaposi 1893)

Acne urticata ist eine Variante der Prurigo simplex subacuta, die ausschließlich auf das Gesicht beschränkt ist. Bei fast allen Patienten handelt es sich um junge Frauen mit emotionalen oder psychologischen Problemen. Prämenstruelles Auftreten ist möglich. Andere zugrunde liegende Ursachen sind im Allgemeinen nicht vorhanden.

Die Differenzialdiagnose umfasst eine Anzahl akneiformer Läsionen. Acne vulgaris verursacht selten Pruritus. Bei der Acne excoriée sind die Läsionen manipuliert und exkoriiert. Bei Acne necrotica bestehen die Veränderungen zunächst in Pusteln, die den Haaransatz befallen. Außerdem werden sie aufgekratzt und heilen unter varizelliformen Narben ab. Die Therapie ist ebenso undankbar wie die der nicht auf das Gesicht beschränkten Form.

34.3.4 Prurigo nodularis

[Hyde 1883]

Synonyme

Prurigo simplex chronica, Lichen obtusus corneus, chronische Prurigo

Definition

In der älteren Nomenklatur beschreibt der Begriff Prurigo simplex chronica Patienten, die zunächst Seropapeln und dann Knoten entwickelt haben, wohingegen der Begriff Prurigo nodularis die Patienten ohne Seropapeln bezeichnet. Vermutlich ist dies eine künstliche Unterscheidung.

Epidemiologie

Prurigo nodularis kann bei jeder Krankheit, die mit chronischem Pruritus in Verbindung steht, auftreten. Bei einigen Krankheiten, wie beispielsweise der Cholestase, verschlechtert sich der Pruritus durch Kratzen. Als Folge weisen diese Patienten seltener Prurigo nodularis auf. Die größte Gruppe, die bis zu 50% der Fälle ausmacht, besteht aus Patienten mit atopischem Ekzem oder zumindest einer atopischen Diathese. Viele Patienten sind ältere Frauen, auf die die gleichen zugrunde liegenden emotionalen Risikofaktoren, wie Depression und psychologische Probleme zutreffen, die auch bei den anderen Prurigoformen diskutiert werden.

Ätiopathogenese

Prurigo nodularis stellt eine unspezifische Kratzreaktion dar und kann mit allen oben diskutierten pruritusauslösenden Krankheiten assoziiert sein. Sie kann auch aus neurotischen Exkoriationen entstehen (▶ Kap. 85); hier sind die Läsionen typischerweise initial nicht pruritisch. Es gibt sowohl klinische als auch histologische Überschneidungen zwischen Prurigo nodularis und Lichen simplex chronicus. Typisch ist der für die Chronizität der Erkrankung verantwortliche Juck-Kratz-Kreislauf. Andere Faktoren können die Proliferation von dermalen Nerven mit einem erhöhten Gehalt von Neuropeptiden sein. Dies führt zu einem Anstieg der inflammatorischen Zytokine und stimuliert Keratinozyten und Fibroblastenwachstum, wodurch die epidermale Hyperplasie und Fibrose erklärt werden können.

Patienten mit Prurigo nodularis weisen oft ein erhöhtes Serum-IgE und Zeichen einer atopischen Diathese auf. Andere Dermatosen, einschließlich Lichen ruber, chronischem Kontaktdermatitis, Skabies, Stauungsekzem und bullösem Pemphigoid, sind häufig mit Prurigo nodularis assoziiert. Die Prurigoknoten überlagern und verschleiern dann das zugrunde liegende klinische Bild. Patienten mit Prurigo nodularis zeigen auch häufig Anzeichen einer Depression oder chronischer Angst, allerdings ist es schwierig zu unterscheiden, was zuerst vorhanden war – die juckenden Knoten oder die emotionalen Probleme.

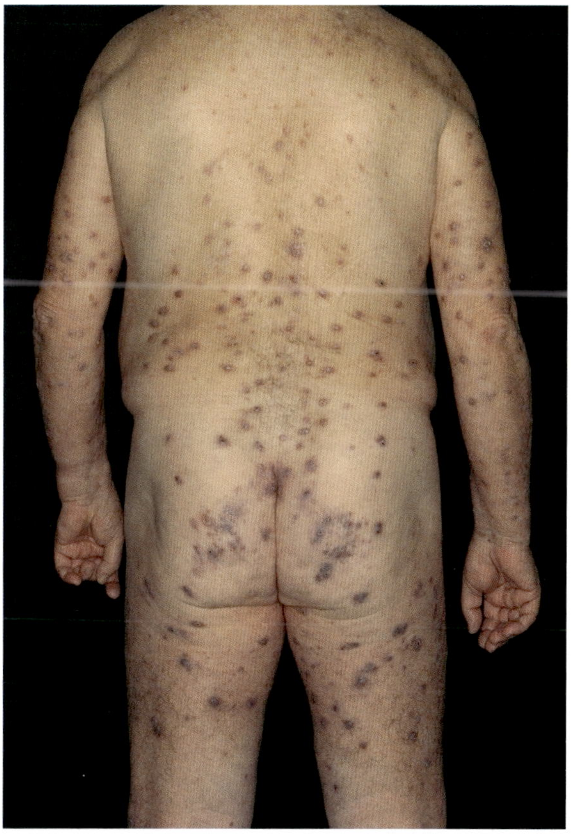

Abb. 34.4 Prurigo nodularis

Klinik

In der Regel finden sich wenige bis multiple, symmetrisch verteilte, isolierte, derbe, hyperkeratotische Knoten mit einer Größe von 0,5–3,0 cm. Die Läsionen befinden sich am häufigsten an den distalen Extremitätenabschnitten, an Gesäß, aber auch Rumpf, wobei die zentrale Rückenregion oft ausgespart ist. Gesicht, Handflächen und Fußsohlen sind normalerweise ausgespart. Die interläsionale Haut ist normal oder lichenifiziert und hyperpigmentiert. Frühe Läsionen können einen erythematösen Farbton aufweisen; später ist die Farbe rotgrau oder mehr ein schmutziges Grau. Bei Seitenlicht erscheint die Oberfläche stumpf, nicht glänzend. Da die Knoten weiterhin jucken, sind sie oft exkoriiert oder hämorrhagisch verkrustet. Assoziierte Bereiche mit Lichen simplex chronicus können zwischen oder neben den Knötchen gefunden werden.

▪ Differenzialdiagnose

An den Beinen muss der Lichen ruber in Betracht gezogen werden; die Läsionen sind manchmal recht ähnlich, sogar in der Biopsie. Man sollte nach einem typischeren Lichen ruber an anderen Stellen suchen, insbesondere an der Schleimhaut, die nicht von der Prurigo nodularis betroffen sind. Die Prurigoknötchen bei atopischem Ekzem werden von anderen atopischen Krankheitsmanifestationen begleitet. Die Prurigo-Variante des bullösen Pemphigoids tritt bei älteren Patienten auf und kann nur durch Immunfluoreszenzuntersuchung festgestellt werden. Andere Möglichkeiten bei nur einzeln vorhandenen Läsionen schließen das Dermatofibrom, das Keratoakanthom und kutane Metastasen ein.

▪ Histopathologie

Die epidermale Hyperplasie ist unregelmäßig und kann adnexale Strukturen enthalten (pseudoepitheliomatöse Hyperplasie). In der Peripherie ist oft eine irreguläre oder psoriasiforme Hyperplasie zu sehen. Das Stratum corneum zeigt eine kompakte, breite Orthohyperkeratose mit fokaler Parakeratose (**hairy-palm-sign** bei gleichzeitigem Vorhandensein einer breiten Orthohyperkeratose und dermaler Haarfollikel; eine Konstellation, die nur bei Prurigo nodularis und Lichen simplex chronicus vorkommt). Kleine Erosionen können vorhanden sein. Die dermalen Papillen sind verbreitert und haben vertikale Kollagenbündel; elastische Fasern fehlen. Es ist ein gemischtzelliges, entzündliches perivaskuläres Infiltrat vorhanden; Mastzellen und eosinophile Granulozyten können vermehrt sein. Chronische Läsionen können Melanophagen oder Hämosiderophagen enthalten. Verdickte Hautnerven und prominente Schwann-Zellen können in der Dermis vorhanden sein; gelegentlich haben sich winzige Neurome gebildet (Pautrier-Neurom). Gleiche Kriterien finden sich auch bei dem Lichen simplex chronicus, daher ist die histologische Unterscheidung der beiden Krankheitsbilder kaum möglich.

▪ Verlauf und Prognose

Der Verlauf hängt von der Grunderkrankung ab, ist aber in der Regel chronisch. Nur eine intensive Behandlung von Grunderkrankung, Pruritus und kutanen Läsionen vermag die Prurigo nodularis langsam zur Abheilung zu bringen. Narben nach Abheilung sind häufig.

▪ Therapie

Die wichtigsten Schritte sind die Suche nach einer zugrunde liegenden Ursache und eine psychosomatische Diagnostik, um eine Unterstützung in der Krankheitsverarbeitung anzubieten und, auch wenn sie nicht vermutet wird, eine emotionale oder psychiatrische Grundlage auszuschließen.

▪▪ Topisch

Eine alleinige topische Therapie ist zum Scheitern verurteilt. Als Minimum werden Glukokortikoide okklusiv oder intraläsional benötigt (mit Dermojet, Triamcinolonacetonid Kristallsuspension 40 mg in 5 ml, auf mehrere, mindestens 5 Läsionen verteilt). Die Läsionen können ebenfalls auf Calcineurin-Inhibitoren oder Capsaicin (okklusiv anwenden) ansprechen. Sind die Läsionen aufgekratzt, kann man sie zunächst für einige Tage mit topischen Glukokortikoiden behandeln und dann Capsaicin anwenden. Phototherapie (UVA, UVB, PUVA) kann ebenfalls wirkungsvoll sein.

> **Die Anwendung von fixen Verbänden, um Manipulationen zu vermeiden oder die Anweisung an den Patienten, nicht zu kratzen, ist nicht hilfreich und ruft bei den Patienten nur emotionalen Stress hervor, der den Pruritus verstärkt. Stattdessen sollten die Grunderkrankung und eine adäquate Therapie ermittelt werden.**

▪▪ Systemisch

Hohe Dosen von nicht-sedierenden Antihistaminika können hilfreich sein. Systemische Glukokortikoide helfen, sollten aber nur bei sehr hohem Leidensdruck und für eine kurze Zeit verabreicht werden. Zentral wirksame Substanzen (Antikonvulsiva, Antidepressiva, μ-Opioid-Rezeptorantagonisten) können verwendet werden, um den Pruritus zu unterdrücken. Die Therapie, die bis zur vollständigen Abheilung aller Läsionen beibehalten werden sollte, kann Monate bis Jahre andauern. Einige dieser Substanzen (Antidepressiva) sollten in Kooperation mit einem Psychiater/Psychosomatiker oder Internisten verordnet werden. Täglich 50–100 mg Thalidomid wurden oft als wirkungsvoll beschrieben; irreversible unerwünschte Wirkungen schränken die Verwendung jedoch ein. Alternativen beinhalten Ciclosporin A und die UV-Therapie.

34.3.5 Lichen simplex chronicus

[Vidal 1886]

▪ Synonyme

Umschriebene Neurodermitis, Lichen Vidal

▪ Epidemiologie

Lichen simplex chronicus ist ein sehr verbreitetes Krankheitsbild, häufiger bei Frauen auftretend.

▪ Ätiopathogenese

Lichenifikation beschreibt die Reaktion der Haut auf wiederholte, mechanische Irritation in Form einer Verdickung und einer markanten Hautzeichnung. Der Lichen simplex chronicus (LSC) besteht aus einer scharf begrenzten Lichenifikation, häufig ohne eindeutige Anamnese einer vorbestehenden Dermatitis. LSC kann bei atopischem Ekzem, aber auch bei jeder anderen pruritischen Erkrankung auftreten. LSC wird durch Reiben und Kratzen der Haut verursacht. Experimente haben gezeigt, dass es möglich ist, durch permanentes Reiben und Kratzen eine lokalisierte Lichenifikation hervorzurufen. Der Juck-Kratz-Kreislauf ist für die Persistenz der Läsionen verantwortlich. Warum LSC so oft ein so begrenztes Areal befällt und warum es so einheitliche Prädilektionsstellen gibt, bleibt unklar.

Klinik

Infolge von Reiben und Kratzen entwickeln sich scharf umschriebene Areale verdickter Haut mit einer markanten Hautzeichnung. In der Peripherie kann sich eine postinflammatorische Hyperpigmentierung finden. Die typischen Prädilektionsstellen sind der Nacken (**Lichen nuchae**) und die distalen Extremitätenabschnitte. Die Genitalien und die oberen Augenlider sind ebenfalls, vielleicht aufgrund der dünnen Haut in diesen Arealen, Prädilektionsstellen. Der typische Patient weist eine einzelne Läsion auf, obwohl gelegentlich auch mehrere vorhanden sein können.

Während die meisten Läsionen rot oder hellrot sind, können manche Läsionen, insbesondere im Gesicht und bei Personen mit dunklerer Hautfarbe, im Zentrum ihre Farbe verlieren. Die Läsionen sind rund oder oval, können aber auch linear sein oder andere bizarre Formen annehmen. Die Erkrankung ist chronisch; selbst wenn die Therapie eine temporäre Verbesserung erzielt, sind Rückfälle wahrscheinlich. Es existieren einige klinische Varianten des LSC:

- Prätibiale pruritische papulöse Dermatitis [Annessi et al. 2006]: Sehr pruritische Papeln an den Schienbeinen infolge von Reiben; histologisch mit mehr entzündlichen Veränderungen und weniger epidermaler Reaktion
- Follikuläre Keratose des Kinns [Padilha-Goncalves 1979]: Prominente Follikel am Kinn infolge des Abstützens des Kinns auf den Händen und infolge von Reiben
- Lichénification géante [Pautrier 1928]: In der Genito-Anal-Region ist der Lichen simplex chronicus oft proliferativer, papillomatöser und mazerierter. Die Läsionen ähneln dem Pemphigus vegetans oder der Hailey-Hailey-Krankheit.
- Verruköser Lichen simplex chronicus: Patienten mit chronischer venöser Insuffizienz können deutliche, verruköse Plaques an den distalen Flächen der Schienbeine oder Fußrücken entwickeln.

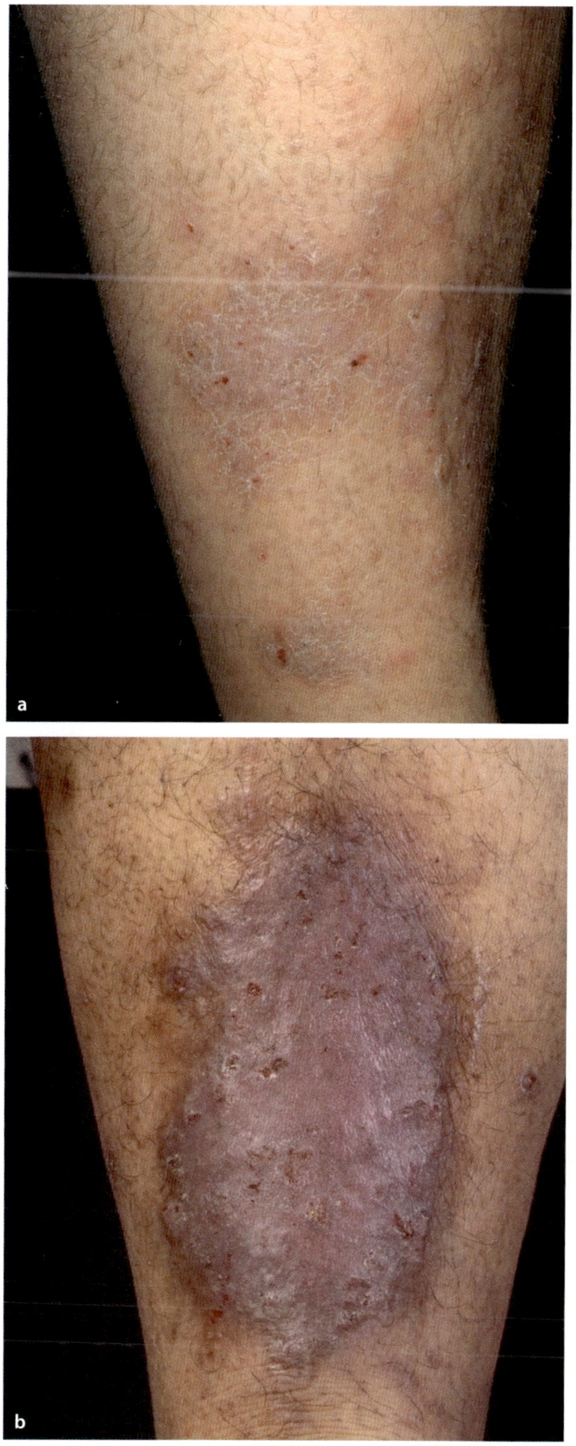

Abb. 34.5a,b Lichen simplex chronicus. **a** Initiales Stadium. **b** Fortgeschrittenes Stadium

Differenzialdiagnose

Lokalisierter Lichen ruber und die nummuläre Dermatitis müssen abgegrenzt werden. Viele andere Erkrankungen können einen einzelnen pruritischen Fleck aufweisen, sodass eine Biopsie immer sinnvoll ist, um andere Diagnosen wie Mycosis fungoides, Sarkoidose oder Lichen amyloidosus auszuschließen. Notalgia paraesthetica ist zwischen den Schultern lokalisiert, kann aber dem Lichen simplex chronicus sehr ähneln.

▪ Histopathologie

Die Epidermis zeigt kompakte, breite Orthohyperkeratose, fokale Parakeratose, verdicktes Stratum granulosum und psoriasiforme Hyperplasie mit verlängerten und verbreiterten Reteleisten. Es besteht das hairy palm sign bei gleichzeitigem Vorhandensein der breiten Orthohyperkeratose und Haarfollikel in der Dermis (eine Konstellation, die nur bei Prurigo nodularis und Lichen simplex chronicus vorkommt). Hämorrhagische Einschlüsse im Stratum corneum, fokale Nekrosen oder Erosionen sind möglich. Die papilläre Dermis weist verdickte, vertikal angeordnete Kollagenfasern mit einem Verlust von elastischen Fasern auf.

▪ Verlauf und Prognose

Der Verlauf ist meist langwierig. Wird eine Läsion im frühen Krankheitsverlauf behandelt, ist die Reaktion zufriedenstellend.

▪ Therapie

Kann eine Grunderkrankung festgestellt werden, sollte sie behandelt werden. Die gleiche Vorgehensweise, wie sie für Pruritus beschrieben wurde, ist hilfreich; es werden topische Glukokortikoide entweder unter Folienverband oder appliziert durch eine getränkte Binde favorisiert. Genau wie bei der Prurigo nodularis ist Triamcinolonacetonid-Injektion per Dermojet wirksam. Capsaicin und topische Calcineurin-Inhibitoren können ebenfalls helfen. Sobald eine Verbesserung erreicht worden ist, kann eine niedrig potente Glukokortikoidcreme oder -salbe mit einer Basistherapie zur Rückfettung kombiniert werden. Auch Antihistaminika können eine Hilfe bei der Linderung des Pruritus sein. In einigen Fällen ist eine psychologische Beratung hilfreich.

Literatur

Aschoff R, Wozel G (2007) Topical tacrolimus for the treatment of lichen simplex chronicus. J Dermatol Treat 18: 115–117

Bernhard JD (1994) Itch. Mechanisms and management of pruritus. McGraw-Hill, New York

Kumagai H, Ebata T, Takamori K et al (2010) Effect of a novel kappa-receptor agonist, nalfurafine hydrochloride, on severe itch in 337 haemodialysis patients: a Phase III, randomized, double-blind, placebo-controlled study. Nephrol Dial Transplant 25: 1251–1257

Edmonds EV, Riaz SN, Francis N et al (2004) Nodular prurigo responding to topical tacrolimus. Br J Dermatol 150: 1216–1217

Fleischer AB (2000) The clinical management of itching. Parthenon, New York

Ikoma A, Steinhoff M, Ständer S et al (2006) The neurobiology of itch. Nat Rev Neurosci 7: 535–547

Johansson O, Liang Y, Emtestam L (2002) Increased nerve growth factorand tyrosine kinase A-like immunoreactivities in prurigo nodularis skin – an exploration of the cause of neurohyperplasia. Arch Dermatol Res 293: 614–619

Kimmel M, Alscher DM, Dunst R et al (2006) The role of micro-inflammation in the pathogenesis of uraemic pruritus in haemodialysis patients. Nephrol Dial Transplant 21: 749–755

Klein PA, Clark RA (1999) An evidence-based review of the efficacy of antihistamines in relieving pruritus in atopic dermatitis. Arch Dermatol 135: 1522–1525

Phan NQ, Bernhard JD, Luger TA et al (2010) Antipruritic treatment with systemic mu-opioid receptor antagonists: A review. J Am Acad Dermatol 63: 680–688

Schmelz M (2002) Itch-mediators and mechanisms. J Dermatol Sci 28: 91–96

Schneider G, Hockmann J, Ständer S et al (2006) Psychological factors in prurigo nodularis in comparison with psoriasis vulgaris: results of a case-control study. Br J Dermatol 154: 61–66

Sommer F, Hensen P, Bockenholt B et al (2007) Underlying diseases and co-factors in patients with severe chronic pruritus: a 3-year retrospective study. Acta Derm Venereol 87: 510–516

Ständer S, Luger T, Metze D (2001) Treatment of prurigo nodularis with topical capsaicin. J Am Acad Dermatol 44: 471–478

Ständer S, Schmelz M (2006) Chronic itch and pain – similarities and differences. Eur J Pain 10: 473–478

Ständer S, Weisshaar E, Mettang T et al (2007) Clinical classification of itch: a position paper of the international forum for the study of itch. Acta Derm Venereol 87: 291–294

Wallengren J (2004) Prurigo: diagnosis and management. Am J Clin Dermatol 5: 85–95

Weisshaar E, Kucenic MJ, Fleischer AB Jr (2003) Pruritus: a review. Acta Derm Venereol Suppl (Stockh): 5–32

Yesudian PD, Wilson NJ (2005) Efficacy of gabapentin in the management of pruritus of unknown origin. Arch Dermatol 141: 1507–1509

Yosipovitch G, Greaves MW, Schmelz M (2003) Itch. Lancet 361: 690–694

Erstbeschreiber

Annessi G, Petresca M, Petresca A (2006) Pretibial pruritic papular dermatitis: A distinctive cutaneous manifestation in response to chronic rubbing. Am J Dermatopathol 28: 117–121

Brocq L (1894) Le prurigo simplex et sa série morbide. Ann Dermatol Syph 1894: 3

Hebra F (1874) Traité des maladies de la peau comprenant les exanthèmes aigus. Prurigo (vol 1) p 681–709. Prurit cutané (vol 2) p 723–741

Hyde JN (1883) A practical treatise on diseases of the skin, for the use of students and practitioners, 1st ed. Lea & Febiger, Philadelphia

Kaposi M (1893) Acne urticata. In Pathologie und Therapie der Hautkrankheiten in Vorlesungen für Praktische Ärzte und Studierende. 4. Aufl. Urban und Schwarzenberg, Wien

Marcussen PV (1950) Dermographic prurigo; a syndrome with constitutional, psychic and mechanical aetiology. Acta Derm Venereol 30: 95–113

Pautrier (1928) Les Lichénifications anormales. Acta Derm Venereol 8: 313–342

Padilha-Goncalves A (1979) Traumatic anserine folliculosis. J Dermatol 6: 365–369

Vidal E (1886) Du lichen (lichen, prurigo, strophulus). Ann Dermatol Syphiligr 7: 133–154

Arzneinebenwirkungen

Arzneimittelreaktionen

Wolfgang Pfützner

35.1 Grundlagen

Arzneimittel sind chemische Verbindungen geringer Molekülgröße (meist <1 kD), die zur Behandlung, Vermeidung oder Diagnose einer Krankheit verabreicht werden. Neben erwünschten pharmakologischen Wirkungen können sie auch zahlreiche unerwünschte Reaktionen auslösen. Dies ist schon seit dem Altertum bekannt, und so bedeutet das griechische Wort Pharmakon auch Heilmittel und Gift gleichermaßen. Arzneimittelreaktionen sind häufige Ereignisse und ihre Historie reicht bis zu einer Beschreibung von Galen (129–199 n. Chr.) zurück, der eine Nebenwirkung auf ein Pulver dokumentierte. Aktuelle epidemiologische Studien zeigen, dass bis zu 15% aller hospitalisierten und 10% der ambulanten Patienten Arzneimittelreaktionen entwickeln. Insgesamt erfährt etwa jeder vierte Erwachsene eine Arzneimittelreaktion, wobei kutane Symptome häufig sind.

▪ Ätiopathogenese

Arzneimittelreaktionen lassen sich nach ihrer Pathogenese in zwei Gruppen unterteilen (Tab. 35.1). Reaktionen vom Typ A (augmented) beruhen auf einer dosisabhängigen, pharmakologisch verstärkten Wirkung im Sinne einer Intoxikation. Typ B (bizarr)-Reaktionen stellen dagegen nicht durch die pharmakologischen Effekte oder applizierte Medikamentendosis erklärbare und damit in ihren Auswirkungen unvorhersehbare Ereignisse dar. Sie bilden den geringeren Anteil aller Reaktionen (etwa 25%), sind aufgrund ihres unerwarteten, von individuellen Patienten- und Expositionsbedingungen abhängigen Auftretens jedoch schwieriger diagnostisch einzuordnen. Vereinfachend können sie in immunologische und nichtimmunologische Reaktionen eingeteilt werden, wobei das spezifische Merkmal immunologischer Reaktionen eine pathologische Aktivierung des erworbenen Immunsystems darstellt, während Komponenten des angeborenen Immunsystems bei allen Typ-B-Reaktionen beteiligt sein können. In einer abgewandelten Klassifizierung der klassischen Einteilung nach Coombs und Gell (▶ Kap. 25) unter Berücksichtigung modifizierender Vorschläge von Ring und Pichler lassen sich die immunologischen Reaktionen in sechs Typen mit Subtypen unterteilen. Typ I–IV entsprechen Arzneimittelallergien und erfordern eine initiale spezifische Sensibilisierung auf ein Medikament. Dagegen ist für Arzneimittelreaktionen der Klasse V und VI die genaue Ätiopathogenese teilweise unbekannt. Folgende immunpathologische Mechanismen sind bedeutsam:

▪▪ Sensibilisierungsphase

Sie ist die Voraussetzung dafür, dass das adaptive Immunsystem ein Arzneimittel als pathogenes Substrat erkennt und bei erneutem Kontakt eine dagegen gerichtete Immunreaktion auslöst. Die meisten Medikamente sind kleinmolekulare Substanzen, die selbst nicht immunogen sind, sondern als Haptene erst nach Bindung an ein Trägerprotein vom Immunsystem als Antigen erkannt werden. Prominentes Beispiel ist Penicillin, dessen Penicilloylring als reaktive Major-Determinante kovalent an Lysin-Bestandteile körpereigener, löslicher Proteine gebunden wird und erst dann nach Aufnahme und Prozessierung durch dendritische Zellen eine antigenspezifische Aktivierung des Immunsystems bewirkt. Pro-Haptene sind Medikamente, die erst im Rahmen einer Metabolisierung zu chemisch reagiblen Haptenen werden, wie beispielsweise Sulfamethoxazol, das nach hepatischer Bioaktivierung zum Hapten Nitroso-Sulfamethoxazol transformiert wird. Diskutiert wird, ob bestimmte Medikamente zudem auch ohne vorherige Aufnahme und Verarbeitung durch eine Antigen-präsentierende Zelle einen direkten Kontakt zwischen T-Zelle und MHC-Komplex der Antigen-präsentierenden Zelle herstellen können (pharmakologische Interaktion von Medikamenten mit immunologischen Rezeptoren = p-i-Konzept). Im Rahmen der Sensibilisierung kann es zu einer Aktivierung verschiedener Immunzellen kommen, so zur Stimulation von B-Lymphozyten, die unterschiedliche arzneimittelspezifische Antikörper produzieren, oder zur Entwicklung arzneimittelspezifischer T-Lymphozyten, die je nach sezerniertem Mediatorprofil unterschiedlichen Subtypen angehören können. In Abhän-

Tab. 35.1 Klassifikation von Arzneimittelreaktionen

Pathomechanismus	Beispiele
Typ-A-Reaktionen: Intoxikationen	
Überdosierung	Akutes Effluvium (Chemotherapeutika) Chronische Glukokortikoidatrophie
Reduzierte Elimination	Leberzirrhose, Niereninsuffizienz Gestörter Arzneimittelmetabolismus (CYP-Inhibition durch Cimetidin, Erythromycin, Ketoconazol oder CYP-Induktion durch Barbiturate, Phenytoin)
Unsachgemäße Arzneimittelapplikation	Paravasate (Zytostatika) Embolia cutis medicamentosa
Immunsuppression	Infektionen (Zytostatika, TNF-α-Blocker)
Typ B-Reaktionen: Aktivierung immunologischer oder nichtimmunologischer Pathomechanismen	
Immunologisch	
IgE-vermittelte Mastzellaktivierung (Typ I)	Urtikaria (Antibiotika, Insulin, Muskelrelaxanzien)
IgG (IgM)-vermittelte Zytotoxische Reaktion (Typ II)	Anämie (Cephalosporine) Granulozytopenie Thrombozytopenische Purpura (Sulfonamide, Heparine)
IgG (IgM. IgA)-vermittelte Immunkomplex-Reaktion (Typ III)	Serumkrankheit (monoklonale Antikörper) Arthus-Reaktion (Tetanustoxin) Vaskulitis
T-zelluläre Reaktionen (Typ IV)	Exantheme (makulopapulös, lichenoid, multiform, bullös, SDRIFE, DRESS, AGEP)
Granulomatöse Reaktion (Typ V)	Granulome (Allergenextrakte)
Immundeviationen (Typ VI)	Autoimmunerkrankungen, beispielsweise Lupus erythematodes (Hydralazin, Procainamid, TNF-α-Blocker, IFN-α)
Nichtimmunologisch	
Direkte Mastzellaktivierung	Urtikaria (Opiate, Muskelrelaxanzien Röntgenkontrastmittel)
Enzyminhibition	Urtikaria (Cyclooxygenase-Inhibitoren) Angioödeme (ACE-Inhibitoren)

CYP=Cytochrom P 450
SDRIFE=symmetrical drug-related intertriginous and flexural erythema
DRESS=drug-induced rash with eosinophilia and systemic symptoms
AGEP= akute generalisierte exanthematische Pustulose

gigkeit vom jeweiligen Aktivierungsprofil sind dann bei erneuter Arzneimittelaufnahme die nachfolgend beschriebenen Arzneimittelreaktionen möglich.

▪▪ Soforttyp-Reaktion (Typ I)

Bindung eines Arzneimittels an IgE-Antikörper führt zur Freisetzung von Mediatoren einer anaphylaktischen Reaktion. Beschwerden zeigen sich meist innerhalb weniger Minuten, selten erst verzögert nach einigen Stunden. Zuweilen wird auch eine biphasische Symptomatik beobachtet, die auf einer erneuten Freisetzung von Entzündungsmediatoren etwa 4–12 h später aus im weiteren Verlauf eingewanderten Immunzellen beruht. Diskutiert wird, ob eine Mastzell- und Basophilenaktivierung auch durch arzneimittelspezifische IgG-Antikörper erfolgen kann.

▪▪ Humoral-zytotoxische Reaktion (Typ II)

Arzneimittel können zum einen durch unspezifische Adhärenz an Zellen oder pharmakologische Interaktionen mit der Zellmembran Neo-Antigene ausbilden, die von IgG-, seltener auch IgM-Antikörpern fixiert werden. Ferner können Medikamente auch in löslicher Form mit IgG- oder IgM-Antikörpern Immunkomplexe bilden, die dann über Fc-Rezeptoren zellulär gebunden werden. Die konsekutive Komplementaktivierung führt zur Zytolyse oder Zellsequestrierung über das retikuloendotheliale System. Betroffene Zellen rekrutieren sich typischerweise aus dem

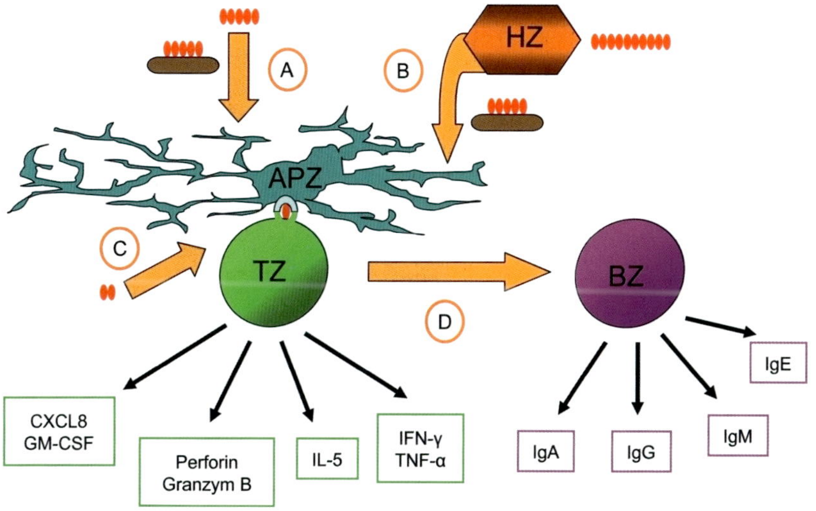

Abb. 35.1 Immunologische Pathomechanismen von Arzneimittelallergien. Medikamente können auf unterschiedliche Weise von Antigen-präsentierenden Zellen (APZ) T-Zellen (TZ) präsentiert werden (Sensibilisierungsphase). Dies kann entweder nach Bindung des Arzneimittels als Hapten an ein Trägerprotein (A), nach vorheriger Umwandlung von einem Pro-Hapten in ein Hapten (beispielsweise durch Hepatozyten (HZ) in der Leber; B) oder möglicherweise durch direkte Interaktion zwischen Arzneimittel, MHC-Komplex der APZ und T-Zellrezeptor (p-i-Konzept; C) erfolgen. Arzneimittelspezifische T-Zellen können dann entweder B-Zellen (BZ) stimulieren, die arzneimittelspezifische Antikörper produzieren (D), oder in Effektor-T-Zellen mit unterschiedlichem Zytokinprofilen differenzieren

hämatopoetischen System; Beispiele sind hämolytische Anämien, Granulozytopenien und thrombozytopenische Purpura. Während die Sensibilisierungsphase mit Ausbildung entsprechender Antikörper etwa 5–10 Tage dauert, währt die Effektorphase bis zum Auftreten der klinischen Symptomatik 2–3 Tage.

Immunkomplex-Reaktion (Typ III)

Auslöser sind Aggregate aus Arzneimittel-Hapten plus Trägerprotein und hierdurch induzierten Antikörpern oder Komplexe, die sich ausschließlich aus arzneimittelspezifischen Immunglobulinen zusammensetzen (meist IgG, selten IgM, bei der Schönlein-Henoch-Purpura IgA). Diese können in den postkapillären Venolen ausfallen und eine leukozytoklastische Vaskulitis hervorrufen. Während die Sensibilisierungsphase etwa 10 Tage beträgt, dauert die Effektorphase bis zum Auftreten klinischer Beschwerden meist 2–5 Tage. Bisweilen kann eine Immunkomplexreaktion jedoch auch durch überschießende Aktivierung des Komplementsystems sehr rasant ablaufen (Serumkrankheit). Entsprechende lokalisierte Hypersensitivitätsreaktionen lassen sich gelegentlich nach Impfungen bei vorbestehendem hochtitrigen Antikörperschutz beobachten (Arthus-Reaktion).

T-zelluläre Reaktionen (Typ IV)

Effektorzellen sind arzneimittelspezifische, inflammatorische und zytotoxische T-Lymphozyten. Die große Variabilität an Krankheitsbildern, die durch mehr oder weniger charakteristische Exantheme geprägt sind, wird bestimmt durch den jeweiligen Anteil und das Ausmaß der für die Arzneimittelreaktionen verantwortlichen unterschiedlichen T-Zellsubpopulationen:

- **Typ IVa:** IFN-γ- und /oder TNF-α-sezernierende $CD4^+$-T-Helfer Zellen (Th1-Typ). Sie induzieren inflammatorische Signalkaskaden und besitzen eine wichtige Funktion bei der Aktivierung zytotoxischer T-Zellen
- **Typ IVb:** IL-5 (und IL-4, IL-13)-sezernierende $CD4^+$-T-Helfer Zellen (Th2-Typ). Sie sind vor allem für die Mobilisation und Aktivierung eosinophiler Granulozyten verantwortlich, die ein häufiges Kennzeichen allergischer Arzneimittelreaktionen sind.
- **Typ IVc:** Perforin- und Granzym-B-produzierende $CD8^+$ (und $CD4^+$) zytotoxische T-Zellen. Sie stellen wesentliche Effektorzellen der meisten Arzneiexantheme dar. Je nach Ausmaß der Arzneimittel-induzierten T-Zell-Aktivierung und Freisetzung von Perforin und Granzym B kommt es zur reversiblen Keratinozytenschädigung mit Vakuolisierung und Dyskeratose oder aber zur Zellnekrose mit Blasen.
- **Typ IVd:** CXCL8- und GM-CSF-sezernierende T-Zellen. Sie sind vor allem für die Rekrutierung neutrophiler Granulozyten bedeutsam und spielen damit eine wichtige Rolle bei der Entstehung der akuten generalisierten exanthematischen Pustulose (AGEP).
- **Granulomatöse Reaktionen (Typ V).** Hierunter werden zelluläre Reaktion unter Beteiligung von Monozyten und den zu deren Aktivierung erforderlichen Th1-Lymphozyten verstanden.

- **Immundeviationen (Typ VI).** Verschiedene Arzneimittel, insbesondere Biologika wie IFN-α- oder TNF-α-Antagonisten, können Autoantikörper oder autoinflammatorische Zytokine mit dem Risiko der Entwicklung von Autoimmunerkrankungen durch das adaptive Immunsystem induzieren. Auf welche Art und Weise dies geschieht, ist unklar, möglicherweise kommt es bei entsprechend prädisponierten Personen zu einer Störung des Th1-/Th2-Lymphozytengleichgewichts.

Nichtimmunologische Typ-B-Reaktionen beruhen auf direkter Zellaktivierung, Induktion inflammatorischer Signalkaskaden oder Hemmung von Enzymsystemen. Da es hierbei zur Auslösung gleicher Effektormechanismen wie bei immunologischen Typ-B-Reaktionen und entsprechenden Symptomen einer Allergie kommen kann, wird auch von Pseudoallergie gesprochen. Zu den nichtimmunologischen Pathomechanismen zählen:

- **Arzneimittelinduzierte Histaminfreisetzung.** Durch membrandestabilisierende Effekte können Arzneimittel eine direkte Histaminfreisetzung aus Mastzellen und Basophilen induzieren. Folge sind anaphylaktische Reaktionen mit Urtikaria und Angioödemen.
- **Enzyminhibition.** Nichtsteroidale Antiphlogistika vom Typ der Cyclooxygenase-I-Inhibitoren können bei vermutlich bereits vorbestehender vermehrter Lipooxygenase-Aktivität durch verminderte Synthese von Prostaglandin E2 eine konsekutiv überschießenden Bildung von Cysteinyl-Leukotrienen aus Arachidonsäuremetaboliten in Mastzellen und Eosinophilen induzieren. Folge dieser als Analgetikaintoleranz beschriebenen Reaktion sind Urtikaria oder Asthma bronchiale. Ein anderes Beispiel ist die Hemmung des Bradykininabbaus durch ACE-Inhibitoren, was zu Angioödemen führen kann.

> **Arzneimittelunverträglichkeiten können durch Intoxikationen ausgelöst werden oder durch immunologische Reaktionen sowie durch andere biologische Interaktionen mit einem Medikament, die unabhängig von seiner therapeutisch genutzten pharmakologischen Wirkung auftreten. Letztere sind aufgrund ihrer Abhängigkeit von individuellen Faktoren des Patienten im Allgemeinen nicht vorhersehbar und stellen daher eine besondere diagnostische Herausforderung dar. Oft gehen sie mit klinisch wegweisenden Hautveränderungen einher.**

Vielfach ungeklärt ist, warum bestimmte Menschen eine Arzneimittelreaktion entwickeln und andere nicht. Allerdings gibt es verschiedene Risikofaktoren, die deren Entwicklung begünstigen. Hierzu gehören Geschlecht (zwei Drittel aller Betroffenen sind Frauen), genetische Prädisposition, gleichzeitig bestehende Infekte (beispielsweise Ampicillin-Exanthem bei EBV-Mononukleose, gehäuftes Auftreten makulopapulöser und multiformer Arzneimittelexantheme bei HIV-Infektion) und Komorbiditäten (anaphylaktische Reaktionen auf potenziell histaminliberierende Medikamente bei Mastozytose) sowie Summationsfaktoren (Summationsanaphylaxie auf Acetylsalicylsäure bei Anstrengung, Aufnahme von Alkohol oder Nahrungsmittelallergenen).

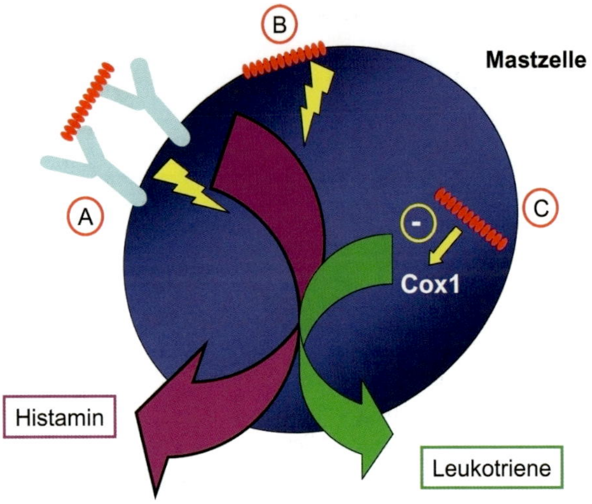

Abb. 35.2 Immunologische und nichtimmunologische Pathomechanismen können dieselben Effektorsysteme aktivieren. IgE-Antikörper auf der Oberfläche von Mastzellen können nach Kreuzvernetzung durch ein Arzneimittel die Freisetzung von Histamin und Leukotrienen induzieren (immunologische Aktivierung einer allergischen Soforttyp-Reaktion, A). Medikamente wie Opiate, Muskelrelaxanzien oder Röntgenkontrastmittel können auch durch direkte Membrandepolarisation eine Histamin- und Leukotrienliberation auslösen (B). Cyclooxygenase-I(Cox1)-Inhibitoren können zudem durch Interferenz mit dem Arachidonsäuremetabolismus eine vermehrte Leukotriensynthese bewirken (C). Die letzten zwei Mechanismen (B, C) stellen nichtimmunologische Vorgänge dar. Da sie jedoch zu gleichartigen klinischen Symptomen (Urtikaria/Anaphylaxie) wie die IgE-vermittelte immunologische Mastzellaktivierung führen, werden sie als pseudo-allergische Reaktionen bezeichnet

Zudem besitzen bestimmte Medikamente ein deutlich höheres Risikopotenzial, Arzneimittelreaktionen auszulösen. Beispiele sind:

- Anaphylaxien auf Antibiotika, Analgetika, Röntgenkontrastmittel und monoklonale Antikörper
- Arzneimittelexantheme auf Antibiotika, Antikonvulsiva und Kinaseinhibitoren
- schwere bullöse Arzneimittelreaktionen auf Allopurinol und Sulfonamide

Auch das Applikationsschema kann von Bedeutung sein. So führt eine repetitive Medikamentenaufnahme in kurzen

Abständen eher zu allergischen Reaktionen als eine Dauertherapie.

Zahlreiche Fallbeschreibungen befassen sich mit der Frage, inwiefern bestimmte Arzneimittel in der Lage sind (latent) existierende Dermatosen zu provozieren beziehungsweise Hautveränderungen hervorzurufen, die spezifische Hauterkrankungen imitieren. Typische Beispiele sind akneiforme Arzneimittelreaktionen durch Glukokortikoide, Halogene und Lithium, die Triggerung einer Psoriasis durch β-Blocker, Lithium, Antimalariamittel, Tetrazykline sowie nichtsteroidale Antiphlogistika wie Indomethazin und Phenylbutazon und die Stimulation einer Dermatitis herpetiformis durch Halogene; zudem erscheint möglich, dass ein Pemphigus (-ähnliches Krankheitsbild) durch thiolhaltige Medikamente hervorgerufen werden kann. Der medikamentös induzierte Lupus erythematodes wird als eigenständiges Krankheitsbild definiert, für dessen Entstehung vor allem Hydralazin und Procainamid als potente Auslöser gelten, jedoch insgesamt mehr als 80 Arzneimittel in der Literatur genannt werden. Zu bedenken ist, dass derartige Zusammenhänge meist primär auf zeitlichen Assoziationen zwischen Einnahme eines Medikaments und Ausbruch oder Verschlechterung einer Dermatose beruhen, da kontrollierte Provokationstests nicht durchführbar sind.

> **Etwa ein Viertel der Bevölkerung entwickelt eine Arzneimittelunverträglichkeit. Besondere Risikofaktoren sind das weibliche Geschlecht, hereditäre Veranlagung, Komorbiditäten, Begleitinfekte, Summationsfaktoren und die Einnahme von Medikamenten mit erhöhtem Risikopotenzial für Unverträglichkeitsreaktionen.**

■ Diagnostisches Vorgehen

Bei Verdacht auf Arzneimittelunverträglichkeiten sollte nicht nur versucht werden, den Auslöser zu identifizieren, sondern auch abgeklärt werden, welcher Reaktionstyp zugrunde liegt, da dies entscheidend für die Auswahl der richtigen Testverfahren und das praktische Management bezüglich der Vermeidung und Behandlung erneuter Arzneimittelreaktionen ist. Im Einzelnen umfasst die Diagnostik folgende Maßnahmen:

■■ Anamnese

Die Grundmedikation des Patienten ist zu erheben sowie nach den Medikamenten zu fragen, die nur vorübergehend oder kurzfristig im zeitlichen Zusammenhang mit der Unverträglichkeitsreaktion eingenommen wurden. Hierbei ist zu beachten, dass je nach zugrunde liegendem Reaktionsmechanismus unterschiedliche zeitliche Abstände zwischen Beginn der Medikamentengabe und klinischer Reaktion liegen können. Bedeutsam ist vor allem die Unterscheidung zwischen Reaktionen vom Soforttyp (Urtikaria, Angiödem) und Spättyp (Exantheme), die mit etwa 80% den Hauptanteil kutaner Arzneimittelreaktionen stellen und zu deren Abklärung unterschiedliche Haut- und Labortests eingesetzt werden. Wichtige Hilfen sind hier Angaben zur zeitlichen Dynamik (Soforttyp-Reaktion meist innerhalb von 1 h nach Medikamenteneinnahme, akut einsetzend, rasches Abklingen bei fehlendem weiteren Medikamentenstimulus; Spättyp-Reaktion meist nach mehrtägiger, gelegentlich sogar erst nach Ende der Einnahme, schleichender Beginn, kann Tage bis sogar Wochen zur Abheilung brauchen). Ferner ist nach begleitenden Kofaktoren wie Mastozytose, Infekt, Alkohol, Anstrengung zu fahnden.

■■ Klinische Untersuchung

Besondere Bedeutung kommt dem aktuellen Hautbefund einer Arzneimittelreaktion zu, da er wichtige Informationen über den Reaktionstyp und damit die Möglichkeit gibt, die weiterführende Diagnostik zielgerichtet durchzuführen. So sind Urtikaria und Angioödeme Hinweise auf IgE-vermittelte und andere, möglicherweise nichtimmunologische Reaktionen einschließlich der Analgetika-Intoleranz. Purpura kann bei zytotoxischen Thrombozytopenien oder einer Immunkomplexvaskulitis auftreten, Exantheme bei T-zellulären Reaktionen. Zusätzlich sollten im Rahmen einer Ganzkörperinspektion auf begünstigende Ko-Faktoren, wie Zeichen einer Mastozytose, geachtet werden.

■■ Hauttests

Sie eignen sich zur Diagnostik immunologischer Arzneimittelreaktionen, wobei die zur Verfügung stehenden Tests Nachweise einer IgE-vermittelten Sofort- oder T-zellulären Spättyp-Sensibilisierung erlauben (Typ I und Typ IV). Für erstere werden vornehmlich Prick- und Intrakutantest (Ablesung nach 20 min), für letztere Epikutantest und gegebenenfalls auch Intrakutantest (Ablesung nach 48–72 h) eingesetzt. Falsch-positive Sofortreaktionen sind durch direkte Histaminliberatoren wie Opiate, Muskelrelaxanzien oder Röntgenkontrastmittel möglich, falsch-negative Ergebnisse können auf einer ungenügenden Arzneimittelkonzentration/-penetration am Testort sowie fehlender Verstoffwechslung zum eigentlich reaktiven Metaboliten oder Haptenbindung an ein benötigtes Trägerprotein beruhen. Ferner ist die Sensitivität auch stark vom zeitlichen Abstand der Testung zur Arzneimittelreaktion abhängig.

■■ In-vitro-Tests

Spezifische IgE-Antikörper lassen sich nur auf sehr wenige Arzneimittel nachweisen, so vor allem auf β-Lactam- und einige andere Antibiotika. Zur Abklärung einer Soforttyp-Reaktion können zusätzlich zelluläre Testsysteme wie Basophilenaktivierungstest (durchflusszytometrische Quantifizierung eines Aktivierungsmarkers, CD63, nach Kreuzvernetzung spezifischer IgE-Antikörper an der Oberfläche von Basophilen durch ein Medikament), Histamin-Release (Messung der durch Arzneimittel induzierten Freisetzung von Histamin aus Basophilen) und der Leukotrienfreisetzungstest (Bestimmung der Leukotriensynthese von Basophilen und Eosinophilen nach Inkubation mit einem Arzneimittel) zum Einsatz kommen, die bezüglich ihrer Sensitivität und Spezifität an entsprechenden Kontrollen zu überprüfen sind. Ein weiterer diagnostischer Parameter bei der Abklärung anaphylaktischer Reaktionen stellt die Mastzelltryptase dar. Sie ist im peripheren Blut sowohl nach IgE- als auch direkter durch Arzneimittel induzierter Mastzellaktivierung erhöht und kann somit helfen, eine anaphylaktische Arzneimittelreaktion von anderen, ähnlich verlaufenden Krankheitsbildern (zum Beispiel psychovegetative Reaktion) abzugrenzen. Allerdings muss die Messung innerhalb der ersten Stunden nach Eintritt der klinischen Symptomatik erfolgen und mit einem 24 h später abgenommenen Basiswert verglichen werden. T-zelluläre Reaktionen können mit dem Lymphozytentransformationstest überprüft werden, der die Proliferationrate patienteneigener Lymphozyten auf ein Arzneimittel bestimmt. Die diagnostische Relevanz wird jedoch aufgrund der großen Variabilität positiver Ergebnisse, fehlender Normwerte, adäquater Kontrollen sowie eingeschränkter Reproduzierbarkeit kontrovers beurteilt.

▪▪ Karenzversuch

Ein Karenzversuch kann bei Besserung der Symptomatik einen Hinweis (jedoch keinen Beweis) auf einen möglichen Auslöser geben. Vorher ist zu klären, ob auf das Präparat verzichtet oder auf ein nicht strukturverwandtes Medikament ausgewichen werden kann.

▪▪ Provokationstests

Provokationstests erlauben die klinische Überprüfung einer fraglichen Arzneimittelreaktion direkt am Patienten und besitzen daher die größte diagnostische Aussagekraft. Vor ihrer Durchführung sollte immer eine kritische Nutzen-Risiko-Analyse erfolgen, gerade was das mögliche Auftreten nicht mehr adäquat zu beherrschender Nebenwirkungen angeht. Insbesondere die Abklärung von humoral-zytotoxischen Reaktionen und Immunkomplexreaktionen sowie schwer verlaufender exanthematischer Arzneimittelreaktionen sind hier auszunehmen. Allerdings stellt der Provokationstest nach wie vor oft die einzige Möglichkeit dar, eine Arzneimittelunverträglichkeit sicher nachzuweisen. Dies hat eine hohe Bedeutung im Falle eines dringenden Bedarfs des verdächtigten Medikaments oder falls verschiedene Präparate gleichzeitig vor der Reaktion eingenommen wurden. Zudem erlaubt er die Überprüfung einer Verträglichkeit möglicher Ausweichmedikamente. Provokationstests sollten zur optimalen Überwachung in Abhängigkeit zu erwartender, auch verzögerter Reaktionen, stationär und unter Beachtung möglicher Kontraindikationen erfolgen (zum Beispiel keine Testung einer Soforttyp-Allergie bei gleichzeitiger Einnahme von β-Blockern). Idealerweise sollte das Arzneimittel in der Form appliziert werden, in der es vor der ursprünglichen klinischen Reaktion verabreicht wurde. Wegen der besseren therapeutischen Reaktionsmöglichkeiten im Falle einer Unverträglichkeitsreaktion empfiehlt sich jedoch die orale vor einer intravenösen, intraartikulären oder intramuskulären Testung. Zu beachten ist, dass im Rahmen der titrierten Verabreichung therapeutisch relevante Dosen erzielt werden,

Tab. 35.2 Diagnostik von Arzneimittelunverträglichkeiten

Vorgehen/Verfahren	Erhebung folgender Befunde
Anamnese	Dauermedikation Sporadische Medikation Form der Applikation Intervall zwischen Beginn der Arzneimitteltherapie und klinischer Reaktion Intervall zwischen letzter Applikation und klinischer Reaktion Klinische Symptome der Reaktion Verlauf der Reaktion Erneute Anwendung des Arzneimittels nach der Reaktion, Verträglichkeit Frühere Unverträglichkeitsreaktionen Grunderkrankungen (Mastozytose, HIV-Infektion, Leber-/Nierenfunktionsstörung) Kofaktoren (Begleitinfekte, Alkohol, Anstrengung, Nahrungsmittelunverträglichkeiten)
Klinische Untersuchung	Aktueller Hautbefund Mastozytosezeichen
Kutane Tests	Prick, Intrakutan (IgE-vermittelte Soforttyp-Allergie) Epikutan, Intrakutan (T-zelluläre Spättyp-Allergien) UVA-belichteter Epikutantest (photoallergische T-zelluläre Spättyp-Allergie)
In-vitro-Tests	Spezifisches IgE Basophilenaktivierung, Histamin-Release, Leukotrienfreisetzungstest Mastzelltryptase Lymphozytentransformations-Test
Karenzversuch	Verdächtiges Medikament absetzen oder auf nicht strukturverwandtes umsetzen
Provokationstests	Testung des verdächtigen Medikaments und/oder von Ausweichmedikamenten Bevorzugt oral oder subkutan

idealerweise gleich hoch oder über der Dosis bei vorheriger Einnahme. Jedoch sind auch hier falsch-negative Resultate möglich, da sich nicht immer alle für die Auslösung der vormaligen Unverträglichkeitsreaktion relevanten Einflussfaktoren reproduzieren lassen, wenn zum Beispiel unbekannte Kofaktoren oder Begleitinfekte eine begünstigende Rolle spielten.

Nach Abschluss der Diagnostik ist der Patient umfassend über die Ergebnisse und ihre Relevanz zu informieren. Ferner sollte er einen Allergiepass erhalten, in dem die ursprüngliche Arzneimittelreaktion, der Auslöser und die zu seiner Identifizierung durchgeführten Testverfahren, zu meidende kreuzreaktive oder verwandte Arzneimittel sowie gegebenenfalls zu empfehlende Ausweichpräparate aufzuführen sind.

Ziele der Diagnostik von Arzneimittelreaktionen sind die Identifikation von Auslösern und die Bestimmung des zugrunde liegenden Reaktionstyps. Etwa 80% aller kutanen Arzneimittelnebenwirkungen entsprechen Soforttyp-Reaktionen oder Spättyp-Reaktionen, zu deren Unterscheidung eine gezielte Anamnese erforderlich ist und spezifische Testverfahren zur Verfügung stehen. Der Allergiepass stellt die unverzichtbare Synopsis der Diagnostik dar und sollte in übersichtlicher und verständlicher Form alle relevanten Informationen für Arzt und Patient enthalten.

35.2 Kutane Arzneimittelreaktionen

35.2.1 Urtikaria und Angioödeme

Urtikaria und Angiödeme (▶ Kap. 29) sind für etwa 25–30% aller medikamentös bedingten Hautveränderungen verantwortlich.

Ätiopathogenese

Arzneimittel können auf unterschiedliche Weise als Auslöser fungieren. So können bestimmte Medikamente wie Opiate, Muskelrelaxanzien, Röntgenkontrastmittel, verschiedene Antibiotika oder Biologika eine direkte Histaminliberation induzieren, nichtsteroidale Antiphlogistika im Rahmen einer **Analgetikaintoleranz** zur vermehrten Freisetzung von Cysteinyl-Leukotrienen beitragen. Immunologische Formen beruhen zumeist auf einer Histaminfreisetzung nach Quervernetzung arzneimittelspezifischer IgE-Antikörper mit IgE-Rezeptoren auf der Oberfläche von Mastzellen und Basophilen; häufige Auslöser sind β-Lactam-Antibiotika, aber auch andere Antibiotika. Mögliche IgG-induzierte Reaktionen sind Folge einer Komplexbildung aus Arzneimitteln, beispielsweise hochmolekularen Polysacchariden wie den Dextranen, mit spezifischen IgG-Antikörpern und hierdurch ausgelöster Komplementaktivierung.

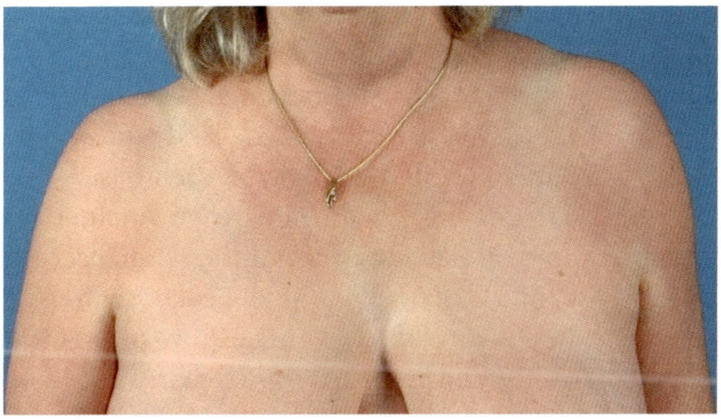

Abb. 35.3 Flushartiges Erythem auf Clindamycin. An natürlichen Druckstellen (Achseln, Büstenhalter) zeigt sich eine Abblassung

Solitäre Angioödeme sind meist durch ACE-Hemmer ausgelöst (seltener Angiotensin-II-Rezeptorantagonisten, nichtsteroidale Antiphlogistika, Antibiotika, Röntgenkontrastmittel und Biologika) und beruhen dann vermutlich auf der Inhibition des Bradykininabbaus. Ihr vermehrtes Auftreten bei Afrikanern und Asiaten lässt vermuten, dass hereditär prädisponierende Faktoren bedeutsam sind, und es wird diskutiert, ob genetische Polymorphismen weiterer Inhibitoren eines Bradykininabbaus oder ein verändertes Ansprechen der Zielzellen von Bradykinin hierfür verantwortlich sind.

Klinik

Die Hautveränderungen zeigen sich meist innerhalb weniger Minuten bis zu einer Stunde nach Arzneimittelaufnahme. Systemische Beschwerden wie Dyspnoe, Blutdruckabfall, Tachykardie, Übelkeit, Erbrechen und abdominelle Krämpfe mit der Maximalvariante eines anaphylaktischen Schocks können assoziiert sein oder auch ohne kutane Symptomatik auftreten. Eine Sonderform stellt das **Red-man-Syndrom** dar, bei dem es zu einem flushartigen Erythem an Kopf, Hals und Oberkörper durch direkte Histaminausschüttung kommt. Klassischer Auslöser ist intravenös appliziertes Vancomycin, allerdings kann es auch nach dessen oraler Einnahme oder Gabe anderer direkter Histaminliberatoren auftreten. Die **Analgetikaintoleranz** kann zwei klinische Bilder aufweisen, entweder ein kutanes mit Urtikaria und Angioödemen oder ein respiratorisches, das auch als Samter-Trias (Rhinitis, Polyposis nasi und Asthma bronchiale) [Samter und Beers 1968] bezeichnet wird.

Diagnostisches Vorgehen

IgE-vermittelte Reaktionen lassen sich durch Prick- und Intrakutantests weiter abklären, allerdings können verschiedene Medikamente wie Opiate, Muskelrelaxanzien oder Chinolone aufgrund direkter Histaminliberation falsch-positive Befunde verursachen. Der Nachweis spezifischer IgE-Antikörper ist nur für wenige Arzneimittel möglich. Bei der Dextran-Anaphylaxie lassen sich spezifische IgG- und/oder IgM-Antikörper nachweisen. Für die Abklärung der nichtimmunologischen **Analgetikaintoleranz** besitzen Hauttests keine Aussagekraft, dagegen zeigen Basophilenaktivierungs- und Leukotrienfreisetzungstest eine hohe Spezifität. Die orale Provokation dient auch der Identifikation möglicher Ausweichpräparate. Von den Cyclooxygenase-I-Hemmern wird am ehesten noch Paracetamol vertragen, oft muss jedoch auf andere Substanzklassen wie Cycloxygenase-II-Hemmer oder Opioide ausgewichen werden, wobei mögliche Kontraindikationen für deren Gabe zu beachten sind. Angioödeme durch ACE-Hemmer oder Angiotensin-II-Rezeptorantagonisten lassen sich nur durch den erfolgreichen Karenzversuch nachweisen.

▪ Therapie

Sie ist symptomorientiert und entspricht den akuten, nicht medikamentösen Formen von Urtikaria und Angioödemen (▶ Kap. 29). Bei Vorliegen zusätzlicher anaphylaktischer Symptome ist eine entsprechende notfallmedizinische Behandlung erforderlich. Als unverträglich identifizierte Medikamente sind fortan strikt zu meiden. Bei dringlichem Bedarf besteht gegebenenfalls die Option der Toleranzinduktion. Diese erfolgt durch eine rasche (innerhalb weniger Stunden bis Tage) Dosissteigerung des initial in sehr geringer Konzentration verabreichten unvertragenen Medikaments, bis die therapeutisch benötigte Dosis erreicht ist. Der Wirkmechanismus dieses Verfahrens ist ungeklärt, es wird vermutet, dass es zur Stabilisierung von Mastzellen und Basophilen mit verminderter Verfügbarkeit von IgE-Bindungsstellen kommt. Allerdings besteht die so erzielte Toleranz gegenüber einem Arzneimittel nur für die Dauer seiner Applikation, sodass bei wiederholt benötigter Verabreichung stets eine erneute Toleranzinduktion erfolgen muss.

35.2.2 Arzneimittelexantheme

[Köbner 1877]
Arzneimittelexantheme sind Hautveränderungen, die durch die Einnahme eines Medikaments provoziert werden. Sie beruhen zumeist auf T-zellulären Überempfindlichkeitsreaktionen, die je nach zugrunde liegenden Pathomechanismen charakteristische klinische Bilder aufweisen (◘ Tab. 35.3).

Makulopapulöse Exantheme

▪ Ätiopathogenese

Makulopapulöse Exantheme stellen die häufigste Form der Arzneimittelexantheme dar. Sie sind Folge einer Spättyp-Reaktion (Typ-IV-Allergie) gegen Arzneimittelantigene unter Beteiligung von T-Lymphozyten vom Typ IV a, b und c. Häufige Auslöser sind Antibiotika (insbesondere β-Lactam-Antibiotika und Sulfonamide), Antikonvulsiva, Allopurinol und nichtsteroidale Antiphlogistika. Die Sekretion zytotoxischer Granula, welche die Membran der Keratinozyten schädigen, stellt vermutlich den entscheidenden Effektormechanismus dar. Es kommt zum intrazellulären Ödem und Zelltod vorwiegend basaler Keratinozyten (Vakuolisierung). Hierbei scheint das Verhältnis zytotoxischer $CD8^+$- zu $CD4^+$-T-Zellen ausschlaggebend für das Ausmaß der klinischen Reaktion zu sein. $CD4^+$-T-Zellen interagieren mit Keratinozyten, die Medikamentenantigene MHC-Klasse-II-restringiert exprimieren, und induzieren eher mildere Verläufe, während $CD8^+$-T-Zellen (die Keratinozyten mit MHC-Klasse-I-gekoppelten Medikamentenantigenen erkennen) mit schwereren, eventuell blasenbildenden Exanthemvarianten assoziiert werden. Eine Sonderform ist das Ampicillin-/Amoxicillinexanthem, das fast obligat bei gleichzeitigem Vorliegen eines Virusinfekts, insbesondere durch Viren der Herpesvirusgruppe (speziell Epstein-Barr-Viren), auftritt, und möglicherweise durch kreuzreaktive Virusantigene oder infektgetriggerte Kofaktoren ausgelöst wird.

▪ Klinik

Das Exanthem entsteht meist nach 8–10 Tagen Arzneimitteleinnahme, wenn es direkt im Anschluss an die Sensibilisierungsphase auftritt. Liegt bereits eine Sensibilisierung vor, kann es jedoch bereits innerhalb von 3 Tagen auftreten. Auch ein Beginn erst nach Beendigung der Medikation ist möglich. Selten zeigt es sich auf ein bereits über mehrere Wochen eingenommenes Medikament, meistens dann, wenn das Präparat wiederholt an- und abgesetzt wurde. Üblicherweise nimmt das Exanthem seinen Ausgang von Stamm und Nacken und breitet sich dann zentrifugal über die Extremitäten aus. Vereinzelt tritt es zunächst auch nur in den Intertrigines auf. Der Kopf bleibt im Allgemeinen frei, ein häufiger Unterschied zu den differenzialdiagnostisch abzugrenzenden viralen Exanthemen, ebenso die Handflächen und Fußsohlen sowie die Schleimhäute. Die Einzelmorphe kann eine hohe Variabilität aufweisen, was seinen Ausdruck in klein- (rubeoliformen) und großfleckigen (morbilliformen), anulären, polyzyklischen, urtikariellen, lichenoiden oder Purpura-ähnlichen Exanthemvarianten findet, als Maximalvariante kann sich eine Erythrodermie ausbilden. Juckreiz ist nicht obligat, kann allerdings vorkommen. Sonstige systemische Beschwerden fehlen meist, ausgeprägtere Verläufe mit Fieber

Tab. 35.3 Charakteristika verschiedener Arzneiexantheme

	MPE	SDRIFE	Lichenoides Arzneiexanthem	Fixes Arzneiexanthem	AGEP	DRESS
Häufigste Auslöser	Antibiotika Antikonvulsiva Allopurinol Analgetika	β-Lactam-Antibiotika (Amoxicillin)	ACE-Hemmer Antimalariamittel β-, Kalziumkanalblocker Thiaziddiuretika	Tetrazykline Trimethoprim-Sulfamethoxazol Analgetika Barbiturate	Aminopenicilline Makrolide	Antikonvulsiva Allopurinol Dapson Salazosulfapyridin
Hautbefund	MPE, stammbetont	Erytheme gluteal, inguinal, Beugen	Lichenoide Papeln stammbetont	Rotlivide Plaque akral oder mukosal	Pusteln auf diffusem Erythem, stammbetont	MPE oder Erythrodermie
Systemzeichen	Lymphadenopathie und Fieber möglich	–	–	–	Fieber	Fieber Lymphadenopathie Hepatitis, Nephritis
Labor	Eosinophilie möglich	–	–	–	Leukozytose Neutrophilie	Leukozytose atypische Lymphozyten Eosinophilie
Histologische Merkmale	Dyskeratose, Vakuolisierung basalerKeratinozyten, lymphozytäre Infiltrate dermal, gelegentlich Eosinophilie	wie bei MPE	Interface-Dermatitis	Lymphozytärer Epidermotropismus, junktionale Spaltbildung	Pusteln subkorneal und intraepidermal Neutrophile peri-vaskulär	Epidermotropismus atypischer Lymphozyten
Allergologische Diagnostik	Epikutattest Provokation	Epikutantest Provokation	Epikutantest Provokation	Epikutantest* Provokation	Epikutantest	Epikutantest

MPE = makulopapulöses Exanthem
SDRIFE = symmetrical drug-related intertriginous and flexural erythema
AGEP = akute generalisierte exanthematische Pustulose
DRESS = drug-induced rash with eosinophilia and systemic symptoms
OPT = oraler Provokationstest, * in-loco, Ablesung bereits nach 24 h

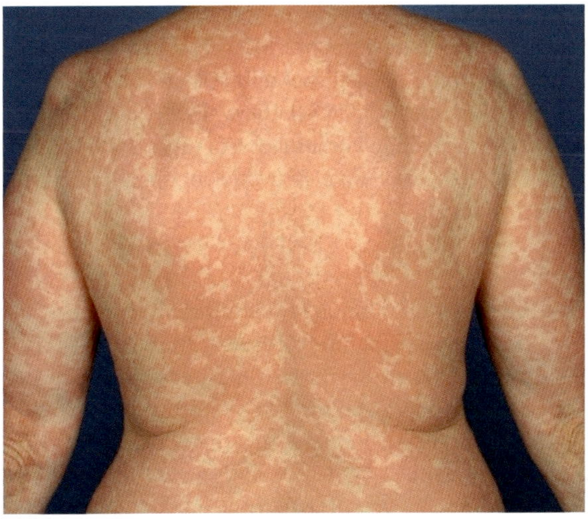

Abb. 35.4 Makulopapulöses Arzneimittelexanthem

und Lymphadenopathie sind jedoch möglich. Die Abheilung stellt sich nach Absetzen der auslösenden Medikation meist innerhalb von 1–2 Wochen ein und kann mit einer deutlichen Schuppung einhergehen.

Differenzialdiagnose

Wichtigste Differenzialdiagnose ist das Virusexanthem, das meist von einer ausgeprägteren Allgemeinsymptomatik begleitet ist sowie Lymphadenopathie, Lymphozytose, mukosale Beteiligung (Enanthem) und spezifische Organsymptomatik (beispielsweise bei einem respiratorischen Infekt) aufweisen kann. Auch bakterielle Infekte (Scharlach, Syphilis) kommen in Betracht. Generelles Problem ist, dass Arzneiexantheme sich häufig im Rahmen von Infekten manifestieren, da es hier zur Verabreichung klassischer Auslöser wie Antibiotika oder nichtsteroidaler Antiphlogistika kommt und eine zusätzliche Aktivierung des Immunsystems als möglicher begünstigender Kofaktor vorliegt. Auch andere Arzneimittelreaktionen wie DRESS (drug induced rash with eosinophilia and systemic symptoms) und TEN (toxisch-epidermale Nekrolyse), die sich aus einem initial makulopapulösen Exanthem entwickeln kann, dann jedoch rasch progredient verläuft und durch dunkel- bis violettrote, oft auch schmerzhafte Effloreszenzen charakterisiert ist, sind auszuschließen.

▪ Diagnostisches Vorgehen

Die Diagnose gründet sich auf Anamnese und klinischem Bild. Histologisch zeigen sich eine Vakuolisierung beziehungsweise hydropische Degeneration basaler Keratinozyten, epidermale Spongiose und vereinzelte dyskeratotische Keratinozyten. Die superfizielle Dermis weist ein perivaskuläres lymphozytäres Infiltrat auf. Vereinzelt können eosinophile Granulozyten präsent sein, mitunter findet sich auch im Blut eine Eosinophilie. Wichtig ist die Identifikation des auslösenden Medikaments, hier liefert die Anamnese entscheidende Informationen. Nach Abheilung sollte eine weitere diagnostische Abklärung durch Epikutan- oder alternativ Intrakutantest erfolgen, dessen Aussagekraft allerdings bei einer Durchführung mehr als 6 Monate nach dem auslösenden Ereignis deutlich abnimmt. Daher empfiehlt sich bei negativen Testbefunden eine orale Provokation mit dem verdächtigen Präparat. Zwar sind auch hier falsch-negative Testergebnisse möglich, epidemiologische Studien legen jedoch gerade bei β-Lactam-Antibiotika einen hohen negativen Vorhersagewert nahe.

▪ Therapie

Wichtigste Maßnahme ist das Absetzen des auslösenden Medikaments. Allerdings kann dies schwierig sein, wenn bei unklarem Auslöser eine Vielzahl an Arzneimitteln probatorisch abzusetzen wäre oder das verantwortliche Medikament dringlich benötigt wird und nicht durch ein anderes, verträgliches ersetzt werden kann. In diesem Fall können die verdächtigen Arzneimittel unter Umständen unter entsprechender klinischer Beobachtung weiter verabreicht werden. Falls keine Kontraindikationen bestehen, können Glukokortikoide in einer Dosis von 0,5–0,75 mg/kg Prednisolonäquivalent verabreicht werden, um den Krankheitsverlauf abzukürzen. Topische Präparate haben dagegen vermutlich nur einen geringen Einfluss auf das Krankheitsgeschehen. Besteht eine Indikation für die erneute Gabe eines auslösenden Medikaments, so kann eine Toleranzinduktion erwogen werden, deren erfolgreicher Einsatz in Einzelfällen (beispielsweise für Sulfonamide bei HIV-infizierten Patienten) beschrieben ist.

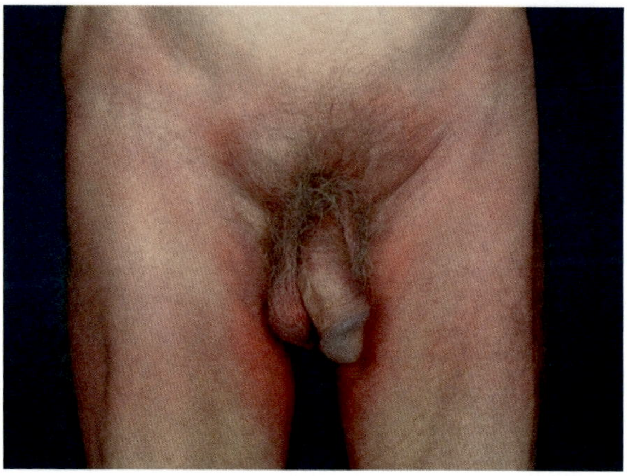

Abb. 35.5 SDRIFE auf Amoxicillin mit V-förmigem, scharf begrenztem Erythem der Perigenitalregion

SDRIFE (symmetrical drug-related intertriginous and flexural exanthema)

[Andersen et al. 1984; Häusermann et al. 2004]

▪ Synonym

Baboon-Syndrom

▪ Ätiopathogenese

Es wird davon ausgegangen, dass es sich beim SDRIFE um eine lokalisierte T-zelluläre Reaktion vom Spättyp auf Medikamente handelt, wobei unklar ist, warum sie sich nur an spezifischen Lokalisationen, speziell gluteal und den Intertrigines, manifestiert. Spekuliert wird, ob es sich hierbei um ein Recall-Phänomen in Arealen handeln könnte, in denen zu einem früheren Zeitpunkt eine andere Dermatose bestanden hatte (**isotope Reaktion**). Eine Vielzahl unterschiedlicher Arzneimittel wie Antibiotika, Antimykotika, Allopurinol, Hydroxyurea, Heparin, Röntgenkontrastmittel, Immunglobuline und monoklonale Antibiotika wurde als Auslöser beschrieben, wobei nahezu 50% aller Fälle durch β-Lactam-Antibiotika, speziell Amoxicillin, verursacht sind. Diskutiert wird, ob eine genetische Prädisposition vorhanden sein muss, auffallend ist, dass die Mehrzahl aller Betroffenen männlichen Geschlechts ist.

▪ Klinik

SDRIFE ist definiert durch fünf klinische Kriterien:

1. Systemische Aufnahme eines Arzneimittels
2. Scharf begrenzte Erytheme gluteal und/oder V-förmiges Erythem perigenital
3. Ähnliches Erythem mindestens einer weiteren Beugenregion
4. Symmetrische Verteilung und
5. Fehlen systemischer Beschwerden

Die Erytheme treten in der Regel bereits innerhalb weniger Stunden bis Tage nach Beginn der Medikamentenexposition auf und zeigen typischerweise eine intensive Rotfärbung, gelegentlich können auch streckbetonte Areale betroffen sein.

Diagnostisches Vorgehen und Therapie

Diagnostik und Therapie folgen dem bei makulopapulösen Exanthemen beschriebenen Procedere.

Lichenoide Arzneimittelexantheme

Ätiopathogenese

Lichenoide Arzneimittelexantheme beruhen auf einer zytotoxischen Gewebereaktion, deren Ätiopathogenese letztlich unklar ist. Diskutiert werden T-zelluläre Reaktionen gegen bezüglich Arzneimitteln kreuzreaktive Keratinozytenantigene, möglicherweise auch aufgrund einer photoallergischen Reaktion. Typische Auslöser sind ACE-Hemmer, Kalziumkanal- und β-Blocker (letztere auch als Augentropfen), Gold, Thiaziddiuretika, Antimalariamittel sowie nichtsteroidale Antiphlogistika.

Klinik

Das klinische Bild ähnelt dem disseminierten Lichen ruber planus (▶ Kap. 40). Jedoch finden sich meist weder der sonst typische Befall distaler Extremitäten noch Schleimhautläsionen, stattdessen überwiegt entsprechend den klassischen makulopapulösen Arzneimittelexanthemen eine stammbetonte Effloreszenzenverteilung.

Diagnostisches Vorgehen und Therapie

Histologisch zeigen sich eine vakuoläre Degeneration und Einzelzellnekrosen basaler Keratinozyten unter dem Bild einer lichenoiden Interface-Dermatitis, ähnlich der beim Lichen ruber planus. Dieser stellt auch die wesentliche Differenzialdiagnose dar. Möglich erscheint auch der Übergang eines Arzneimittelexanthems in einen Lichen ruber planus aufgrund eines isomorphen Reizeffekts (Köbner-Phänomen). Die Identifikation des Auslösers und das therapeutische Vorgehen folgen dem für makulopapulöse Exantheme beschriebenen Vorgehen.

Fixes Arzneimittelexanthem

[Bourns 1889, Brocq 1894]

Ätiopathogenese

Das pathogenetische Reaktionsmuster wird von IFN-γ-sezernierenden und zytotoxischen $CD8^+$-T-Lymphozyten dominiert. Bemerkenswerterweise persistieren $CD8^+$-zytotoxische T-Zellen in abgeheilten Läsionen in unmittelbarer Nachbarschaft zu dendritischen Zellen. Dies könnte das rasche Wiederaufflammen des Exanthems sowohl nach topischer (durch Epikutantest in loco) als auch erneuter systemischer Medikamentenexposition erklären. Typische Auslöser sind Antibiotika (speziell Tetrazykline und Trimethoprim-Sulfamethoxazol), nichtsteroidale Antiphlogistika und Hypnotika (vor allem Barbiturate).

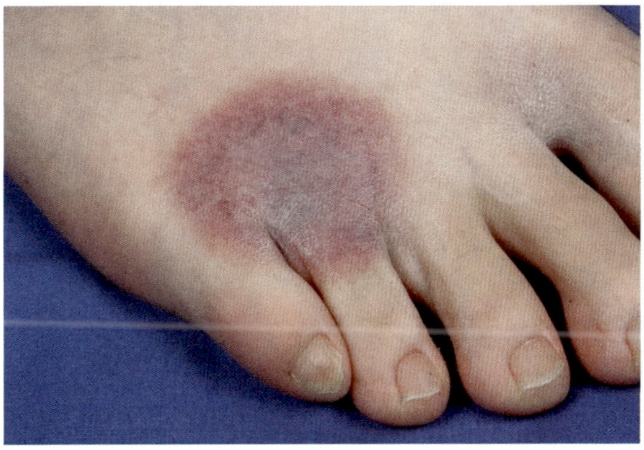

Abb. 35.6 Fixes Arzneimittelexanthem

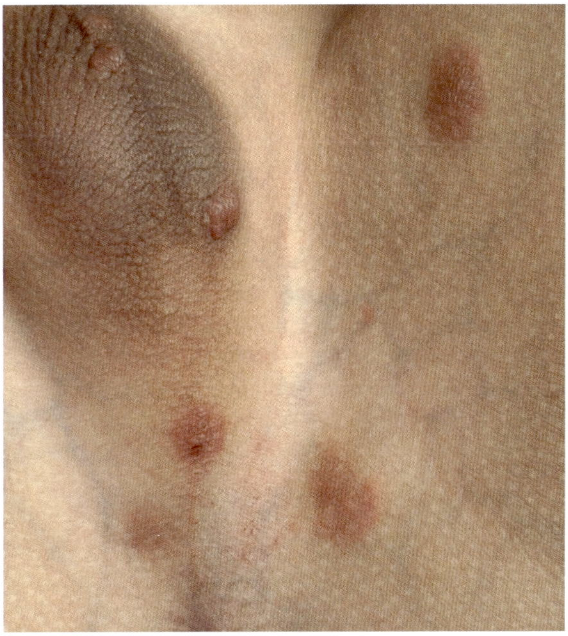

Abb. 35.7 Multilokuläres fixes Arzneimittelexanthem am Perineum

Klinik

Initial tritt das fixe Arzneimittelexanthem meist innerhalb von 2 Wochen nach Beginn einer Medikamenteneinnahme auf, bei Re-Exposition kann es innerhalb von 30 min bis zu etwa 12 h zur Reaktivierung eines abgeheilten Herdes kommen. Es zeigt sich dann eine runde bis ovale, scharf begrenzte, erythematöse bis lividrote Plaque variablen Durchmessers (wenige Millimeter bis zu über 10 cm). Zentral kann sich eine schlaffe Blase ausbilden, atypische Formen können urtikariell, kokardenförmig oder purpurisch imponieren. Klassischerweise handelt es sich um einen singulären Herd in akraler Lokalisation (Lippen, Genitale, Hände, Füße) oder an der Schleimhaut (oral, genital). Es können aber auch multiple Läsionen auftreten, mit der Maximalvariante eines generalisierten fixen Arzneimittelexanthems. Die Abheilung dauert einige Tage bis zu mehrere Wochen und kann bräunlich pigmentierte Maculae zurücklassen.

▪ Diagnostisches Vorgehen

Die Diagnose ergibt sich in der Regel aus dem typischen klinischen Bild. Histologisch finden sich lymphozytäre Infiltrate einer ödematös aufgelockerten, papillären Dermis mit Epidermotropismus von $CD8^+$-Lymphozyten. Junktional zeigt sich eine Blase bei Vakuolisierung und Einzelzellnekrosen basaler Keratinozyten. Epikutantestungen sollten in der abgeheilten Läsion durchgeführt werden, wobei eine mögliche Refraktärzeit von 4 Wochen zu berücksichtigen ist. Im Vergleich zu Spättyp-Reaktionen makulopapulöser Exantheme kann es bereits innerhalb von 24 h zu einer positiven Reaktion mit Erythem und Infiltration kommen.

▪ Differenzialdiagnose

An Lippen und Genitale ist ein Herpes simplex auszuschließen, an der Mundschleimhaut ist zudem an Stomatitis aphthosa, Pemphigus vulgaris, Behçet-Syndrom und erosiven Lichen ruber zu denken. Disseminierte Herde sind von blasenbildenden Autoimmunerkrankungen, Erythema exsudativum multiforme und TEN abzugrenzen.

▪ Therapie

In der Regel reicht neben dem Absetzen des auslösenden Medikaments eine topische Glukokortikoid-Therapie, bei generalisierten Verläufen ist eine systemische Glukokortikoidmedikation zu erwägen. Erfolgreiche Toleranzinduktionen wurden beschrieben.

Akute generalisierte exanthematische Pustulose (AGEP)

[Baker und Ryan 1968, Beylot 1980]

▪ Ätiopathogenese

Im Rahmen der Sensibilisierungsphase kommt es zur Induktion arzneimittelspezifischer, vorwiegend $CD4^+$-T-Zellklone vom Typ IV d, die nach Migration in die Haut und dortiger erneuter Aktivierung durch Medikamentenantigene vor allem die Neutrophilen aktivierenden Faktoren CXCL8 und GM-CSF freisetzen. Hierdurch kommt es subkorneal und intraepidermal zu sterilen Pusteln. Eine Vielzahl an Medikamenten, einschließlich Glukokortikoiden, kann eine AGEP induzieren, am häufigsten sind Antibiotika, speziell Aminopenicilline und Makrolide, die Auslöser.

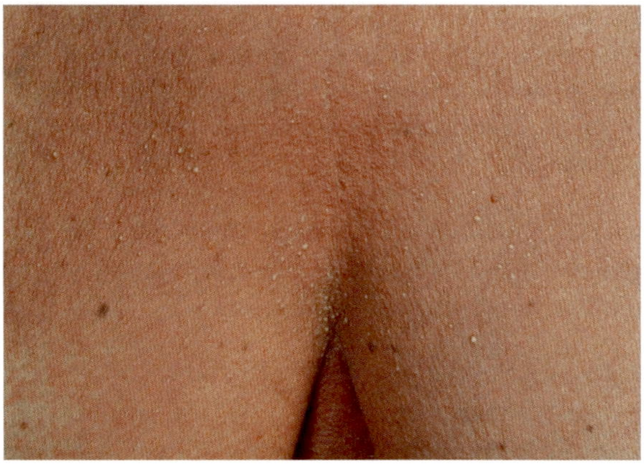

Abb. 35.8 AGEP auf Ampicillin mit multiplen, stecknadelkopfgroßen Pusteln auf flächigem Erythem

▪ Klinik

Liegt noch keine Sensibilisierung vor, entwickelt sich innerhalb von 3 Wochen, ansonsten bei entsprechender Sensibilisierung innerhalb von nur wenigen Tagen, nach Beginn der Medikamenteneinnahme ein diffuses, ödematöses Erythem, das sich rasch großflächig ausbreitet. Sodann erscheinen vor allem in den Körperfalten zahlreiche, kleine (<5 mm Durchmesser), nicht follikulär gebundene Pusteln. Gelegentlich können sie auch konfluieren und ein positives Nikolski-Zeichen imitieren. Außerdem können sich ein Gesichtsödem, Purpura (primär an den Beinen) und Schießscheibenläsionen ausbilden, bis zu 20% der Betroffenen weisen eine Schleimhautbeteiligung auf. Zeitgleich entwickeln die Betroffenen Fieber über 38°C, Leukozytose und Neutrophilie. Trotz dieses initial sehr rasanten Krankheitsverlaufs fehlen jedoch in der Regel Zeichen einer inneren Organbeteiligung. Innerhalb von 2 Wochen kommt es üblicherweise zur Abheilung mit einer feinen Schuppung, sodass die allgemeine Prognose gut ist. Komplikationen sind allerdings durch Sekundärinfekte bei gleichzeitig bestehenden Komorbiditäten möglich und äußern sich in einer Mortalitätsrate von bis zu 5%.

▪ Differenzialdiagnose

Wichtige Differenzialdiagnosen sind Infekte unterschiedlicher Genese (bakterielle Follikulitiden, impetiginisierte Ekzeme, Staphylodermie, Mykosen, auch Virusinfektionen, die vermutlich für etwa 10% nicht medikamentenallergischer AGEP-Fälle verantwortlich sind). Auch können schwere Hautreaktionen wie TEN imitiert werden und durch eine histopathologische Untersuchung auszuschließen sein. Weitere wichtige Differenzialdiagnosen sind generalisierte pustulöse Psoriasis Typ von Zumbusch, subkorneale Pustulose Sneddon-Wilkinson und Pustulosis acuta generalisata, eine vor allem bei Kindern (die durchaus auch eine AGEP entwickeln können) auftretende Post-Streptokokken-Erkrankung.

Diagnostisches Vorgehen

Klinisch wegweisend sind die stecknadelkopfgroßen Pusteln auf flächigem Erythem, Fieber und eine Neutrophilie. Histologisch zeigen sich subkorneale und intraepidermale Pusteln, ein ausgeprägtes Ödem der papillären Dermis, perivaskuläre Infiltrate aus Neutrophilen sowie vereinzelte Eosinophile. Nach Abheilung empfiehlt sich ein Epikutantest, mit dem der Nachweis des nicht vertragenen Arzneimittels oft durch eine entsprechende pustulöse Spättyp-Reaktion gelingt.

Therapie

In der Regel reicht das Absetzen des auslösenden Medikaments, eine zusätzliche systemische Glukokortikoid-Therapie ist aufgrund des allgemein benignen Verlaufs in der Regel nicht erforderlich. Topisch empfehlen sich feuchte, gegebenenfalls desinfizierende Verbände.

DRESS (drug rash with eosinophilia and systemic symptoms)

[Merritt und Putnam 1938, Bocquet et al. 1996]

Ätiopathogenese

Als Auslöser sind verschiedene Medikamente beschrieben, gegen die im Verlauf der Erkrankung T-Lymphozytensensibilisierungen nachgewiesen werden konnten. Zu diesen gehören vor allem Antikonvulsiva wie Carbamazepin, Phenytoin und Lamotrigen, aber auch andere Arzneimittel wie Allopurinol, Minocyclin, Dapson, Salazosulfapyridin, Nevirapin oder Abacavir. Der genaue Pathomechanismus ist unklar. So wird diskutiert, ob für die Pathogenese auch ein wiederholt festgestellter Immunglobulinabfall zu Beginn der Erkrankung oder eine Reaktivierung von Herpesviren, speziell HHV-6, im weiteren Verlauf bedeutsam sein könnte. Letztere wurde bei einem Teil der Patienten, vornehmlich aus dem asiatischen Raum, beschrieben und für die häufig zu beobachtenden Rezidive selbst nach Absetzen des auslösenden Medikaments verantwortlich gemacht.

Klinik

Die Latenz zwischen Beginn der Medikamenteneinnahme und Beschwerden beträgt durchschnittlich bis zu 6 Wochen, kann jedoch mit über 3 Monaten auch deutlich länger sein und unterscheidet sich damit von der anderer Arzneimittelexantheme. Üblicher Weise stellt sich zuerst Fieber bis 40°C ein, ein paar Tage später gefolgt von einem relativ unspezifischen, meist makulopapulösen Exanthem, das konfluieren und in eine Erythrodermie übergehen kann. Das Gesicht zeigt häufig ein Ödem mit kleineren

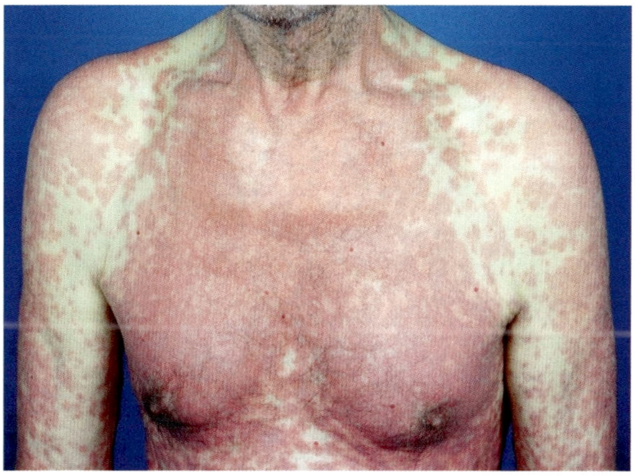

Abb. 35.9 DRESS auf Sorafenib mit konfluierendem, zum Teil düsterroten, makulopapulösen Exanthem

Pusteln, die im Gegensatz zur AGEP meist follikulär gebunden sind. Orale Läsionen finden sich in der Regel nicht, gelegentlich sind jedoch auch Cheilitis, Enanthem oder einzelne Erosionen möglich. Des Weiteren zeigt sich eine Lymphadenopathie, an innerer Organbeteiligung findet sich zumeist eine Hepatitis. Auch eine interstitielle Nephritis ist möglich und stellt ein prognostisch ungünstiges Zeichen dar. Andere Organmanifestationen sind interstitielle Pneumonitis, Arthritiden, Myositis und Myokarditis, auch eine akute Pankreatitis wurde beschrieben. Etwa 60–70% der Betroffenen zeigen eine ausgeprägte Bluteosinophilie, die bis zu 2 Wochen verzögert auftreten kann. Weitere pathologische Laborparameter sind eine Leukozytose und atypische Lymphozyten, allerdings gibt es auch Berichte über eine Leuko- und/oder Lymphopenie, zudem kann eine Erythropenie und Thrombopenie vorkommen. Bei bis zu 70% findet sich ein Transaminasenanstieg, selten ist eine Proteinurie zu beobachten. Die Mortalität liegt bei bis zu 20%.

Interessanterweise führt das Absetzen des auslösenden Medikaments nicht immer zur baldigen Besserung, Vielmehr kann es sogar zur paradoxen Zunahme der Symptome kommen, ebenso sind im weiteren Verlauf wiederholte Rezidive möglich. Die Abheilung geht meist mit einer exfoliativen Dermatitis einher.

Differenzialdiagnose

Häufigste Differenzialdiagnose ist ein viraler Infekt (beispielsweise durch Epstein-Barr-, Zytomegalie- oder Hepatitis-Viren), auch ein makulopapulöses Arzneimittelexanthem in Kombination mit einem Infekt ist möglich. Bei Übergang in eine Erythrodermie mit anschließender exfoliativer Dermatitis kann die Abgrenzung zur TEN schwierig sein. DRESS zeigt in der Regel keine ausgeprägte Schleimhautbeteiligung, bei der TEN finden sich keine atypischen Lymphozyten. Ferner kann ein akuter Schub eines systemischen Lupus erythematodes ähnlich verlaufen. Selten können auch hämatologische Erkrankungen wie die idiopathische, selbstlimitierende Lymphadenopathie oder das Hypereosinophiliesyndrom ein DRESS imitieren.

Diagnostisches Vorgehen

Die Diagnose gründet sich auf dem klinischen Symptomenkomplex aus:

1. Exanthem
2. Fieber
3. Systemische Organbeteiligung (Lymphadenopathie mit Lymphknoten >2 cm, Hepatitis, Nephritis, Pneumonie und/oder Myokarditis)
4. Blutbildauffälligkeiten (Eosinophilie und/oder atypische Lymphozyten)

Dabei müssen mindestens drei der vier Kriterien erfüllt sein. Histologisch zeigt sich ein lymphozytäres Infiltrat, das diffus, lichenoid und/oder perivaskulär angeordnet sein kann. Mitunter sind atypische Lymphozyten, die einen Epidermotropismus aufweisen, sowie vereinzelte eosinophile Granulozyten, präsent. Die Laboruntersuchungen umfassen Differenzialblutbild, Lebertransaminasen, Kreatinin, Herz- sowie Pankreasenzyme, an bildgebender Diagnostik Röntgenthorax und Abdomensonografie, gegebenenfalls Herzechografie. Zum Nachweis des auslösenden Arzneimittels kann nach Abheilung ein Epikutantest durchgeführt werden, von einem oralen Provokationstest ist bei diesem potenziell schwer verlaufenden Krankheitsbild jedoch abzuraten.

Therapie

Glukokortikoide werden in einer Dosis von etwa 0,5–1 (bis zu 1,5) mg/Prednisolonäquivalent/kg empfohlen. Selbst bei rascher Besserung sollten sie aufgrund der hohen Rezidivgefahr jedoch langsam über 6–8 Wochen ausgeschlichen werden. Alternative Behandlungsformen beinhalten eine intravenöse Pulstherapie mit Methylprednisolon (30 mg/kg über 3 Tage), intravenöse Immunglobuline oder Plasmapherese.

Serumkrankheit

Ätiopathogenese

Fremdeiweiße wie heterologe Seren, Vakzine, Immunglobuline (einschließlich monoklonaler Antikörper) können mit antigenspezifischen IgG (selten IgM)-Antikörpern Komplexe bilden, die zu einer Aktivierung des Komplementsystems mit Fieber, Exanthem und Arthralgien führen. Ähnliche Beschwerden können auch durch Arzneimittel wie β-Lactam-Antibiotika (speziell Cefaclor, Cephalexin, Amoxicillin), Trimethoprim-Sulfamethoxazol, nichtsteroidale Antiphlogistika oder Diuretika ausgelöst werden, wobei der Pathomechanismus unklar ist.

Klinik

Das Beschwerdebild ist gekennzeichnet durch Fieber, urtikarielle Exantheme, Arthralgien, Lymphadenopathie und Leukozytopenie, von denen mindestens drei für die Diagnose vorliegen müssen. Die Symptome stellen sich etwa 5–10 Tage nach Beginn der Medikamentengabe ein, bei bereits bestehender Sensibilisierung sind Beschwerden bereits innerhalb weniger Stunden möglich. Im weiteren Verlauf kann es zur inneren Organbeteiligung, insbesondere Glomerulonephritis, kommen.

Diagnostisches Vorgehen

Selten lassen sich IgG-Antikörper auf die auslösenden Medikamente nachweisen. Eine besondere Herausforderung kann die Abgrenzung zu einer Infektion darstellen.

Therapie

Glukokortikoide, Immunsuppressiva.

Weitere Arzneimittelexantheme

Arzneimittelreakionen können verschiedene Dermatosen imitieren und werden dann je nach ihrem Erscheinungsbild als **Pityriasis-rosea-ähnliches, psoriasiformes, anuläres oder multiformes Arzneimittelexanthem** bezeichnet. Eine Sonderform stellt die **Erythrodermie** dar, die mit einer generalisierten Lymphadenopathie einhergehen und als Komplikationen Hypothermie, Flüssigkeits- und Elektrolytverluste sowie eine kardiale Dekompensation zur Folge haben kann. Ob eine Erythrodermie direkt durch Arzneimittel ohne vorherige Hautveränderungen hervorgerufen werden kann oder vielmehr aus einem vorbestehenden Arzneimittelexanthem entsteht, wird kontrovers diskutiert.

35.3 Spezifische Haut- und Adnexveränderungen

35.3.1 Purpura

Arzneimittelbedingte Blutungen lassen sich nach zugrunde liegendem Pathomechanismus in zwei Arten klassifizieren, jene Gruppe, die auf einer beeinträchtigten Blutgerinnung beruht, und jene, die Folge einer Schädigung der Blutgefäße ist. Die bedeutsamste Form medikamentös bedingter Hämostasestörungen ist die **thrombozytopenische Purpura**. Ursache kann eine toxische Knochenmarksuppression durch Zytostatika (Typ-A-Reaktion) oder eine durch Antikörper vermittelte Schädigung der Thrombozyten (Typ-B-Reaktion) sein. So können Arzneimittel wie Diuretika oder Penizilline die Synthese komplementaktivierender Antikörper induzieren, die sich gegen Neoantigene aus Thrombozytenproteinen und Medikament richten oder an kreuzreaktive Strukturen auf den Thrombozyten binden. Diese medikamentenallergische Thrombozytopenie kann bei bereits Sensibilisierten sehr rasch (innerhalb von 30 min bis wenigen Stunden) auftreten. Bei Thrombozytenabfall unter etwa 30.000/µl sind akute Blutungen möglich, meist an Bereichen mit erhöhtem hydrostatischen Druck (Unterschenkel) oder stärkerer mechanischer Belastung (Mundschleimhaut). Es zeigen sich Petechien, aber auch großflächigere Haut- oder sogar Organblutungen; auch hämorrhagische Blasen sind möglich. Nach Absetzen des Auslösers kommt es üblicher Weise innerhalb von 2 Wochen wieder zur Normalisierung der Thrombozytenzahl, wobei die Gabe systemischer Glukokortikoide oder gar von Thrombozytenkonzentraten diese Zeitspanne deutlich verkürzen kann. Ferner können Medikamente durch eine Interferenz mit der Gerinnungskasakde zu Blutungen führen. Ein Beispiel sind **heparinbedingte Mikroblutungen** in den Haarfollikeln, die zu einem reversiblen Effluvium führen können.

Arzneimittelinduzierte Blutungen durch Gefäßschäden können toxisch entstehen (beispielsweise aufgrund der Schädigung des perivaskulären Kollagens durch Glukokortikoide), oder durch eine Gefäßentzündung. Häufigste Form ist die **Vasculitis allergica** (▶ Kap. 65), eine leukozytoklastische Vaskulitis, die durch Immunkomplexe aus Medikament und dagegen gerichteten Antikörpern entsteht (Typ III nach Coombs und Gell). Etwa 20% aller leukozytoklastischen Vaskulitiden sind medikamentös induziert, typische Auslöser sind Antibiotika, nichtsteroidale Antiphlogistika, Propylthiouracil, Allopurinol und Isotretinoin. Histologischer Hinweis auf eine arzneimittelinduzierte Vaskulitis ist eine Eosinophilie, im Vergleich zur nichtmedikamentösen Vaskulitis findet sich seltener eine Systembeteiligung. Die Identifikation auslösender Arzneimittel kann sich allerdings schwierig gestalten, da keine adäquaten Haut- oder Labortests existieren und ein Provokationstest sich aufgrund möglicher Schädigung innerer Organe verbietet. Diskutiert wird ein ätiopathogenetischer Einfluss von Arzneimitteln auch bei verschiedenen anderen Vaskulitiden wie der Urtikariavaskulitis, Purpura Schönlein-Henoch und ANCA-Vaskulitiden.

35.3.2 Bullae

Blasige Arzneimittelreaktionen können durch UV-Licht-mediierte energetische Anregung pharmakologischer Substanzen als eine **phototoxische Reaktion** entstehen (▶ Kap. 44). Zu den auslösenden Medikamenten zählen Tetrazykline, Chinolone, nichtsteroidale Antiphlogistika, Antimalariamittel, Chemotherapeutika wie Dacarbacin, Vinblastin, Fluorouracil, Tegafur, Doxorubicin und Hydroxyurea sowie schwefelhaltige Arzneimittel wie Sulfonamide, Hydrochlorothiazide oder Furosemid. Phototoxische Arzneimittelreaktionen unter dem Bild einer Porphyria cutanea tarda werden als **Pseudoporphyrie** bezeichnet und können beispielsweise durch Naproxen, Nalidixinsäure, Tetrazykline oder Schleifendiuretika wie Furosemid und Torsemid ausgelöst werden. Auch UV-Licht-unabhängige Blasen durch nichtsteroidale Antiphlogistika wurden beschrieben.

Immunologische Arzneimittelreaktionen, die mit Blasen einhergehen können, sind **fixes Arzneimittelexanthem** und schwere Arzneimittelreaktionen wie **TEN** (▶ Kap. 36). Diskutiert wird, ob bestimmte Medikamente **bullöse Autoimmundermatosen** (▶ Kap. 50) induzieren oder zumindest imitieren können, so beispielsweise jodhaltige Präparate die Dermatitis herpetiformis. Für jodhaltige Präparate als Triggerfaktor bei der Dermatitis herpetiformis ist dies gut belegt. Am ehesten scheinen ansonsten Arzneimittel, die Thiole oder Sulfhydrylgruppen (die dann zu Thiolen metabolisiert werden) enthalten, wie ACE-Hemmer, D-Penicillamin, Propanolol, Indomethacin, Vancomycin oder Phenylbutazon, in der Lage zu sein, bullöse Arzneimittelreaktionen (unter dem Bild eines Pemphigus foliaceus oder einer linearen IgA-Dermatose) auszulösen. Pathogenetisch wird eine direkte Störung der Keratinozytenadhäsion durch Interaktion reaktiver Schwefelgruppen mit Bestandteilen der Keratinozytenoberfläche vermutet, aber auch die Induktion autoimmunologischer Prozesse.

35.3.3 Pusteln

Halogensalze (zum Beispiel kaliumbromidhaltige Antiepileptika) können akneiforme pustulöse Arzneimittelreaktionen auslösen.

35.3.4 Knoten

Subkutane Knoten können Zeichen einer arzneimittelinduzierten Pannikulitis sein. Diese kann durch fälschliche subkutane Injektion von intramuskulär zu applizierenden Medikamenten entstehen. Diskutiert wird, ob das **Erythema nodosum** (▶ Kap. 78) auch durch eine hypererge Arzneimittelreaktion (mögliche Auslöser: Kontrazeptiva, nichtsteroidale Antiphlogistika, Sulfonamide, Pyrazolone) hervorgerufen werden kann. Das **Bromoderma tuberosum** bezeichnet rotbraune, granulomatöse Knoten, die Pusteln aufweisen und zentral ulzerieren können und sich vornehmlich an den Streckseiten der Beine und im Gesicht als Folge einer Bromideinnahme finden.

35.3.5 Teleangiektasien

Kasuisitische Beschreibungen weisen auf eine Assoziation der Einnahme von Kalziumkanalblockern wie Nifedipin, Amlodipin und Felodipin mit der Entwicklung von Teleangiektasien hin. Eine mögliche Erklärung ist das stärkere Ansprechen aktinisch oder traumatisch vorgeschädigter Gefäße auf die gefäßdilatierende Wirkung dieser Pharmaka.

35.3.6 Nekrosen

Kutane Nekrosen können durch direkte zytotoxische Arzneimittelreaktionen entstehen, wie sie durch **Zytostatika-Paravasate** möglich sind, oder ein Medikament kann auch indirekt einen Gewebeschaden (beispielsweise durch Begünstigung einer Hypoxie) hervorrufen. So sind **Cumarin-Nekrosen** Folge von Endstromthrombosen aufgrund initialer Hyperkoagulabilität unter Cumarin-Therapie. Grund ist ein im Vergleich zum Protein C verzögerter Abfall des prokoagulativen Prothrombins, das eine längere Halbwertszeit aufweist. Wenige Tage nach Beginn der Cumarin-Einnahme entwickeln sich auf druckschmerzhaften Erythemen hämorrhagische Nekrosen. Die Behandlung ist auf Heparinderivate umzusetzen. Ein anderes Beispiel ist die **Embolia cutis medicamentosa** [Freudenthal 1924 und Nicolau 1925], die auf arteriellen Emboli oder Gefäßspasmen nach versehentlicher intra-/paraarterieller Medikamenteninjektion beruht. Innerhalb weniger Minuten bis Stunden kommt es zur peripheren, schmerzhaft lividen Verhärtung, gelegentlich als Livedo racemosa dem Verlauf des geschädigten Gefäßes folgend, und schließlich zur nekrotischen Demarkierung, die bis in die Muskulatur reichen kann. Die Therapie ist symptomatisch und beinhaltet in erster Linie die Gabe nichtsteroidaler Antiphlogistika.

Die **heparininduzierte Hautnekrose** beruht auf einer immunologischen Typ-B-Arzneimittelreaktion und ist Folge einer heparininduzierten Thrombozytopenie (**HIT**). Verantwortlich hierfür sind IgG-Antikörper, die gegen Aggregate aus Heparin und Plättchenfaktor 4 gerichtet sind und mit diesen Immunkomplexe bilden, die von Fc-Rezeptoren der Thrombozyten gebunden werden. Dies führt zur Aktivierung und Destruktion der Blutplättchen. Es kommt zum Abfall der Thrombozyten um mehr als 50% oder unter 100.000/µl und paradoxer venöser und/oder arterieller Thromboembolien bei bis zu 3% der Betroffenen. Diese entstehen etwa 5–15 Tage nach Beginn der Heparinbehandlung, bei einer zuvor erfolgten Sensibilisierung innerhalb der letzten 100 Tage bereits nach 3–5 Tagen. Es zeigen sich schmerzhafte, erythematöse Plaques mit zentraler, gelegentlich blasiger Nekrose, die auch an injektionsfernen Stellen auftreten können und den Cumarin-Nekrosen ähneln. Gelegentlich lassen sich die auslösenden Antikörper funktionell oder serologisch nachweisen. Das Risiko einer HIT ist auf unfraktioniertes im Vergleich zu niedermolekularem Heparin etwa 10-mal höher, therapeutisch empfiehlt sich eine Umstellung auf Danaparoid, Hirudine oder Argatroban, wobei es sich je nach Indikation hierbei um einen Heilversuch handeln kann.

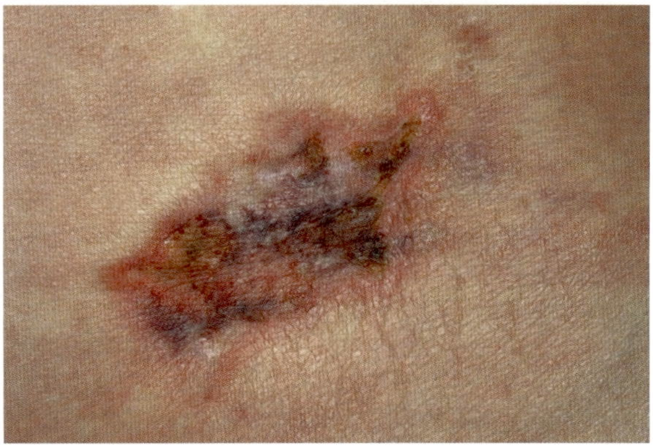

Abb. 35.10 Ulzerierte Nekrose nach subkutaner Injektion von IFN-α

35.3.7 Ulzera

Letztendlich können alle arzneimittelinduzierten Nekrosen in Ulzera übergehen. Typische Beispiele sind lokalisierte Ulzera an den Injektionsstellen von IFN-α, die dosisunabhängig auftreten, und akrale Ulzera auf Methotrexat oder Hydroxyurea.

35.3.8 Haarwuchsveränderungen

Die häufigste und psychosozial bedeutsamste Veränderung ist die **Alopezie**, die entweder auf einem rasch einsetzenden Anagen- oder verzögert auftretenden Telogeneffluvium beruht. Während ersteres Ausdruck einer zytotoxischen Reaktion auf hochdosierte Zytostatika ist, kann letzteres Folge unterschiedlicher Medikamente und Mechanismen sein, wie einer direkten oder indirekten zytotoxischen Reaktion auf Zytostatika, Kinase-Inhibitoren, Cumarin und Heparin oder einer hormonellen Störung durch Kontrazeptiva, Thyreostatika oder den Ovulationsauslöser Clomifen. Typischerweise ist der Haarverlust reversibel, für Busulfan wurde jedoch auch eine nekrotisierende Alopezie beschrieben. Ciclosporin, Minoxidil, Glukokortikoide und Phenytoin induzieren dagegen eine **Hypertrichose**. EGF-Rezeptor-Antagonisten können zu Haarwuchsstörungen mit Veränderungen der Haartextur und einer **Trichomegalie** führen.

35.3.9 Nagelveränderungen

Die meisten ungualen Arzneimittelreaktionen beruhen auf einer toxischen Schädigung der Matrix durch Zytostatika und resultieren in einer Onychodystrophie. Diese zeigt sich bei zyklusabhängiger Wuchsschädigung durch repetitive **Beau-Reil-Querfurchen**. Des Weiteren kann es insbesondere auf Mercaptopurine auch zu einer **Photoonycholyse** kommen. Eine spezifische Reaktion auf Docetaxel, die bei bis zu 40% aller Behandelten auftritt, ist die **Onychomadesis**. **Brüchige Nägel** können Folge sowohl einer Zytostatika- als auch Retinoid-Therapie sein. EGF-Rezeptor-Antagonisten führen gelegentlich zu **Paronychien**, Kinase-Inhibitoren zu subungualen **Splinter-Hämorrhagien**. Zudem können Zytostatika eine Vielzahl von **Nagelverfärbungen** verursachen, wie Hyperpigmentierungen (Bleomycin, Busulfan, Cyclophosphamid, Dacarbazin, Doxetaxel, Fluoruracil, Methotrexat) oder Leukonychien (Cisplatin, Cytarabin, Vincristin).

35.3.10 Verfärbungen

Verschiedene Medikamente können sich in Haut, Schleimhaut, Haaren oder Nägeln anreichern und hierbei auf unterschiedliche Weise zu Verfärbungen führen. Tetrazyklinablagerungen in Zähnen und Knochen führen zu gelblich-fluoreszierenden, in kutanen Osteomen zu bläulichen Verfärbungen. Minozyklin kann nach Phagozytose in dermalen Makrophagen Komplexe mit Hämosiderin bilden, die eine graublaue Verfärbung von Narben hervorrufen. Zahlreiche Zytostatika sind in der Lage entweder generalisierte (so Busulfan, Doxorubicin, Dactinomycin) oder lokalisierte (Cisplatin, Cyclophosphamid, Mitoxantron, Hydroxyurea) Hyperpigmentierungen, möglicherweise durch direkte toxische Melanozytenschädigung, hervorzurufen.

Eine sehr charakteristische Arzneimittelreaktion löst Bleomycin in Form streifenförmiger Erytheme aus, die in Anlehnung an die durch Selbstgeißelungen christlicher Laienbewegungen des 13. Jahrhunderts hervorgerufenen, ähnlich konfigurierten Verletzungen als **Flagellantendermatitis** (flagellum, lat.: Geißel, Peitsche) bezeichnet werden. Innerhalb von 24 h bis mehreren Wochen nach Beginn der Bleomycin-Therapie zeigen sich bei bis zu 20% der Behandelten streifige, zuweilen urtikariell elevierte und pruriginöse Erytheme, die in bis zu mehrere Monate persistierende Hyperpigmentationen übergehen. Die Entstehung der Dermatitis ist dosisabhängig, wurde aber auch schon nach intrapleuraler und sogar intraläsionaler (Injektion in Verrucae plantares) Applikation beobachtet.

Andere Arzneimittel verursachen erst nach photoinduzierten Reaktionen Farbänderungen. Dies ist meist

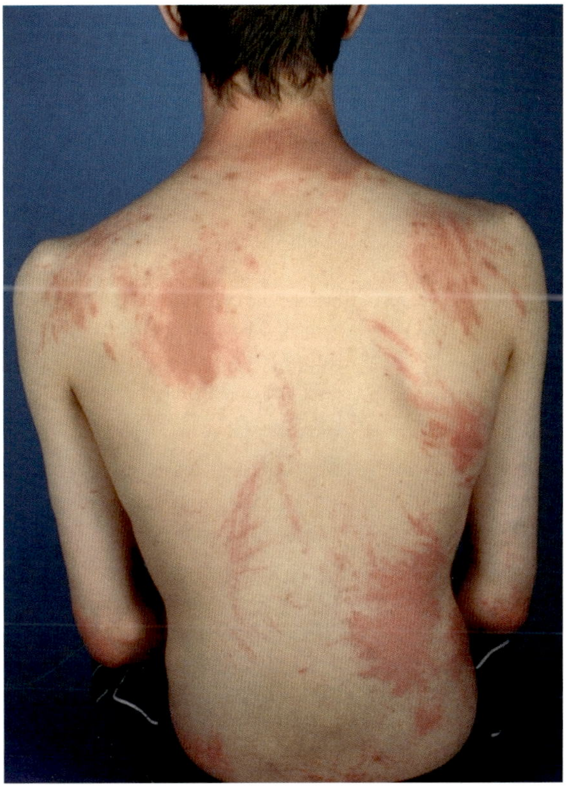

Abb. 35.11 Flagellantendermatitis nach Bleomycin-Therapie

Folge kutaner Anreicherung und phototoxischer Melanozytenschädigung. Beispiel ist die blaugraue Verfärbung sonnenlichtexponierter Haut nach meist langjähriger Einnahme von Amiodaron, dessen Abbauprodukte UV-strahlungsabhängig in der Haut akkumulieren und zu einer toxischen Melanozytenschädigung mit Melaninpigmentverlust führen. Weitere Medikamente, die ähnliche lichtgekoppelte Pigmentierungen der Haut verursachen, sind Chloroquin und Hydroxychloroquin, Phenothiazine, Phenytoin, Clofazimin und Tetrazykline. Östrogene können eine UV-strahlungsabhängige Melaninpigmentierung (Melasma) verursachen.

Hypopigmentierungen können im Rahmen einer Interleukin-2 (IL-2)-induzierten Vitiligo oder reversibel durch Multikinase-Inhibitoren wie Imatinib und Sunitinib (vermutlich durch Hemmung der Tyrosinkinase c-Kit) entstehen. Sunitinib kann zudem auch eine vorübergehende Gelbfärbung der Haut etwa 1 Woche nach Therapiebeginn verursachen. Streifige Hypopigmentierungen der Haare (**Achromotrichie**) sind nach längerer Einnahme von Chloroquin oder Hydroxychloroquin möglich.

Tab. 35.4 Häufige kutane Arzneimittelreaktionen in der Tumortherapie*

Zytostatikum	Reaktion
Bleomycin	Flagellantendermatitis, neutrophile ekkrine Hidradenitis, Alopezie, Radiatio-Recall, Beau-Reil-Linien, Onycholyse, bräunliche Lunulaverfärbung
Cisplatin	Hand-Fuß-Syndrom (selten), fleckige Hyperpigmentierungen (streckseitig, Druckareale, Schleimhaut, Nägel), Beau-Reil-Linien, Leukonychie
Cyclophosphamid	Hand-Fuß-Syndrom (selten), Stomatitis (selten), neutrophile ekkrine Hidradenitis, Radiatio-Recall, Hyperpigmentierung (auch Gingiva, palmoplantar, Nägel), Alopezie, Haarverfärbungen (rot bis schwarz), Beau-Reil-, Mührke-Linien, Onycholyse
Cytarabin	Hand-Fuß-Syndrom, Stomatitis (selten), neutrophile ekkrine Hidradenitis, Alopezie, Radiatio-Recall, Beau-Reil-Linien, Leukonychie
Dacarbazin	Phototoxizität, Alopezie, Hyperpigmentierung (auch Nägel)
Daunorubicin	Alopezie, Radiatio-Recall, Beau-Reil-, Mees-Linien, Onycholyse, Hyperpigmentierung der Nägel
Docetaxel, Paclitaxel	Exantheme, Hand-Fuß-Syndrom, Stomatitis, Pseudosklerodermie, irritierte aktinische Keratosen, (Docetaxel), Radiatio-Recall, Beau-Reil-Linien, Onycholyse, Hyperpigmentierung
Doxorubicin	Stomatitis, Hand-Fuß-Syndrom, irritierte aktinische Keratosen, Alopezie, neutrophile ekkrine Hidradenitis, Radiatio-Recall, Phototoxizität, blau-graue Hyperpigmentierung (Gesicht, Zunge und Wangenschleimhaut, Hals, Schultern, Hände, Füße, Nägel), Beau-Reil-Linien, Onycholyse
Fluorouracil	Hand-Fuß-Syndrom (selten), Radiatio-Recall, Phototoxizität, irritierte aktinische Keratosen, Hyperpigmentierung (insbesondere Zunge, Konjunktiven, Nägel), Onycholyse, Nagelverdickung
Gemcitabin	Exantheme, Stomatitis, Radiatio-Recall, Pseudosklerodermie, Alopezie
Hydroxyurea	Lichenoides Exanthem, Hand-Fuß-Syndrom (selten), Ulzera (Extremitäten), Radiatio-Recall, Phototoxizität, Hyperpigmentierung (auch Zunge, Wangenschleimhaut, Nägel), Alopezie, Onycholyse
Methotrexat	Stomatitis, Hand-Fuß-Syndrom (selten), Ulzera (Extremitäten), Alopezie, Phototoxizität, Radiatio-Recall, UV-Recall, braune Hyperpigmentierung (auch Lunula), streifige Hyperpigmentierung, blonde Haare, Beau-Reil-Linien, Onycholyse
Vinca-Alkaloide	Hand-Fuß-Syndrom, Stomatitis (selten), Radiatio-Recall, Alopezie, Beau-Reil-Linien, Leukonychie
Biologikum	**Reaktion**
Cetuximab	Papulopustulöses Exanthem, Xerose, Ekzeme, Blepharitis, dünner/brüchiger/gewellter Haarwuchs, Trichomegalie, Paronychie
Imatinib	Lichenoides Exanthem, periorbitales Ödem, neutrophile ekkrine Hidradenitis (selten), lokalisierte/generalisierte Hyperpigmentierung
Sorafenib	Exantheme, periorbitales Ödem, Hand-Fuß-Syndrom, Xerose, seborrhoisches Ekzem, Stomatitis, Alopezie
Sunitinib	Exantheme, periorbitales Ödem, Hand-Fuß-Syndrom, Xerose, Stomatitis, transiente Gelbfärbung, Depigmentierung der Haare, subunguale Splinterhämorrhagien

* Ausgenommen: akute toxische (Paravasate) und immunologische (Hypersensitivitäten) Reaktionen

35.4 Kutane Arzneimittelreaktionen durch Zytostatika und Biologika

35.4.1 Kutane Arzneimittelreaktionen durch Zytostatika

Zytostatika sind Medikamente, die aufgrund von spezifischen Interaktionen mit der DNA-Replikation oder der Ausbildung der Mitosespindel die Zellteilung hemmen. Neben der erwünschten Hemmung neoplastischer Zellproliferation zeigen sie zahlreiche unerwünschte Wirkungen, zu denen auch charakteristische mukokutane Krankheitsbilder gehören (Tab. 35.4). Haar- und Nagelveränderungen sowie Verfärbungen sind in den vorherigen entsprechenden Abschnitten bereits beschrieben.

Paravasatreaktionen

Bis zu 6% aller Zytostatika-Patienten sind von Infusionsparavasaten betroffen. Irritative, nicht nekrotische Reaktionen sind durch indurierte Erytheme und brennende Schmerzen sowie Spannungsgefühl gekennzeichnet. Die Beschwerden klingen meist rasch wieder ab. Nekrotische

Reaktionen, die um Tage bis Wochen verzögert auftreten können, äußern sich initial ähnlich, in den folgenden Tagen kommt es jedoch zu zunehmender Verhärtung, Schmerzen und bräunlichen Verfärbung. Blasen können auftreten, die in nekrotisch zerfallende, tiefe und schlecht heilende Ulzera übergehen können. Für die notfallmäßige Versorgung chemotoxischer Paravasate wird auf die entsprechenden Leitlinien onkologischer Zentren (zum Beispiel http://www.uniklinik-ulm.de/fileadmin/Zentren/Tumorzentrum/Leitlinien/ParavasateLeitlinie2007-05-30.pdf) verwiesen.

Hypersensitivitätsreaktionen

Sämtliche Zytostatika können auch allergische oder pseudo-allergische Arzneimittelreaktionen hervorrufen, häufig sind leichtere Reaktionen wie Pruritus, Flush oder milde Urtikaria. Besonders oft zeigen sich anaphylaktische Reaktionen auf Paclitaxel, dessen Trägerstoff Cremaphor ein unspezifischer Histaminliberator ist, und Platinsalze. Für die Gabe von Paclitaxel wird eine prophylaktische Prämedikation mit Dexamethason und H1-Antihistaminika empfohlen, für Platinsalze existieren Desensibilisierungsprotokolle.

Stomatitis

Etwa 40% aller mit Zytostatika behandelten Patienten entwickeln orale Läsionen, häufige Auslöser sind Bleomycin, Daunorubicin, Doxorubicin, Docetaxel, Fluoruracil und Methotrexat. Direkte schleimhauttoxische Reaktionen zeigen sich innerhalb von einer Woche durch Enantheme und Aphthen. Stomatitis aufgrund chemotherapeutischer Myelosuppression äußert sich dagegen meist erst nach 2 Wochen mit enoralen Blutungen und schmerzhaften, aphthösen Infekten, wobei mukosale Entzündungszeichen aufgrund der Neutropenie fehlen können. Sorgfältige orale Hygienemaßnahmen stehen sowohl therapeutisch (neben desinfizierenden und analgesierenden Mundspüllösungen) als auch präventiv im Vordergrund.

Hand-Fuß-Syndrom

[Zuehlke 1974]

▪ Synonyme

Zahlreiche Synonyme wie akrales Erythem, Burgdorf-Syndrom [Burgdorf et al. 1982], palmoplantares Erythem oder palmoplantare Erythrodysästhesie existieren für dieses Krankheitsbild.

Bis zu 42% aller Zytostatika-Patienten sind betroffen, vornehmliche Auslöser sind Anthrazykline (Doxorubicin), Taxane (Docetaxel) und Pyrimidinalanloga (Cytarabin, 5-Fluoruracil, Capecitabin), aber auch andere Medikamente (Zytostatika anderer Substanzklassen, Multikinase-Inhibitoren). Pathogenetisch wird von einer toxischen Reaktion nach vermehrter Freisetzung in schweißdrüsenreichen und druckbelasteten Arealen ausgegangen. Diese äußert sich zunächst in palmoplantaren Dysästhesien, die innerhalb weniger Tage in brennende Schmerzen und scharf begrenzte, ödematöse Erytheme übergehen. Eine Zunahme der Beschwerden in der Hornschicht ist möglich. Im weiteren Verlauf kann es zur flächigen Ablösung der Hornhaut mit Ulzerationen kommen. Zuweilen können auch Hand- und Fußrücken sowie die Intertrigines betroffen sein. Eine Sonderform ist die fixe **erythrodysästhetische Plaque**, die sich mit ähnlicher Symptomatik proximal der intravenösen Injektion von Doxitaxel zeigen kann.

Bei Tumorpatienten unter Zytostatika-Therapie, die eine Knochenmarktransplantation erhalten haben, ist differenzialdiagnostisch eine akute GVHD auszuschließen. Histologisch zeigt sich je nach Schweregrad eine zunehmende Nekrose basaler Keratinozyten, die letztendlich die gesamte Epidermis beteiligen kann. Findet sich histologisch eine ekkrine squamöse Syringometaplasie, wird oft der Begriff **chemotherapieinduzierte ekkrine squamöse Syringometaplasie** verwendet. Hier sind die Körperfalten oft betroffen. Eine wirksame Therapie existiert nicht, eine Besserung stellt sich meist erst nach Dosisreduktion oder Absetzen des Zytostatikums ein. Unterstützend werden harnstoffhaltige Externa, topische Glukokortikoide und Bäder mit Kaliumpermanganat oder Gerbstoffen empfohlen. Prophylaktisch stehen die Meidung druckbelastender Tätigkeiten, rückfettende Hautpflege und lauwarme Bäder im Vordergrund. Gegebenenfalls können auch vorherige Eisbäder durch lokale Drosselung der Durchblutung oder die Gabe von Pyridoxin (150–300 mg/d) hilfreich sein.

Ekkrine neutrophile Hidradenitis

[Harrist et al. 1982]

Die ekkrine neutrophile Hidradenitis wird als eine durch Zytostatika induzierte, direkte toxische Schädigung ekkriner Schweißdrüsenepithelien angesehen. Allerdings kann sie auch unabhängig von einer Chemotherapie auftreten. Sie äußert sich als fieberhaftes Exanthem mit meist asymptomatischen rötlich-lividen Maculae, Papeln, Pusteln und Plaques, das meist innerhalb der ersten drei Wochen nach Beginn der Zytostatika-Therapie auftritt und 1–4 Wochen nach ihrem Ende wieder abheilt. Breite Differenzialdiagnosen wie virale Exantheme und Arzneimittelexantheme, Sepsis, Leukemia cutis, Erythema multiforme oder Sweet-Syndrom, sind auszuschließen. Charakteristisch ist die Histologie, die ein dichtes neutrophiles Infiltrat um die ekkrinen Drüsen mit Nekrose einzelner Drüsenepithelien zeigt, eine neutrophilenarme Variante wird bei stark neutropenischen Patienten diskutiert. Die Therapie beschränkt sich auf antipyretische, gegebenenfalls antipruriginöse Maßnahmen, der Erfolg systemischer Glukokortikoide ist zweifelhaft.

Strahlenassoziierte Arzneimittelreaktionen

Zytostatika können die Toxizität einer zeitgleichen oder im Abstand weniger Tage zuvor applizierten Radiatio deutlich steigern. Es kann dann zu einer ausgedehnten Radiodermatitis mit Nekrosen und Ulzerationen kommen. **Radiatio-Recall** beschreibt eine Dermatitis, die sich innerhalb weniger Stunden bis Tage (selten auch Wochen) nach Einleitung einer Zytostatika-Therapie in einem vormals bestrahlten Areal zeigt und deren Stärke von Dosis und zeitlichem Abstand der Strahlentherapie abhängt, wobei die Latenz über 10 Jahre betragen kann. Auslöser sind zumeist Doxorubicin und Dactinomycin, aber auch eine Vielzahl anderer Zytostatika. Methotrexat kann in ähnlicher Weise ein **UV-Recall** auslösen, wobei die UV-Strahlung allerdings nicht länger als 5 Tage her sein darf. Die Behandlung ist jeweils symptomatisch, meist besteht keine Notwendigkeit zum Abbruch der Chemotherapien.

Irritierte aktinische Keratosen

Aktinische Keratosen können etwa 1 Woche nach Beginn einer systemischen Therapie mit 5-Fluoruracil Entzündungszeichen wie Rötung, Schwellung und Schuppung als Zeichen einer zytotoxischen Reaktion entwickeln, etwa ein bis vier Wochen später kommt es zur Regression der Präkanzerosen. Auch für andere Zytostatika ist dieser Effekt beschrieben.

Pseudosklerodermie

Für Doxetaxel und Gemcitabin wurde die Entwicklung sklerodermieartiger Hautveränderungen beschrieben, entweder an den Extremitäten oder im Gesicht, die nach Beendigung der Therapie vollkommen reversibel waren. Bleomycin kann sklerodermieähnliche Verhärtungen an den Händen hervorrufen. Die Pathogenese ist jeweils unklar.

35.4.2 Kutane Arzneimittelreaktionen durch Biologika

Biologika sind therapeutische Wirkstoffe, die auf unterschiedliche Art und Weise in biologische Signalkaskaden eingreifen und daher auch als biological response modifiers bezeichnet werden. Drei Substanzklassen sind zu unterscheiden: Rekombinante Zytokine wie Interferone und Interleukine; monoklonale Antikörper, die entweder humanen, murinen oder chimären Ursprungs sind; Fusionsproteine, die als lösliche Zytokinrezeptoren oder Zellliganden fungieren. Als targeted drugs sollen sie zelluläre Interaktionen spezifisch aktivieren oder inhibieren und so eine möglichst zielgerichtete therapeutische Wirkung ausüben. Vornehmliche Einsatzbereiche sind die Behandlungen von Tumoren und chronisch-entzündlichen Erkrankungen. Aufgrund der Komplexität interzellulärer Kommunikationsvorgänge und der potenziellen Interferenz mit weiteren Signalkaskaden sowie dosisabhängig oft unterschiedlicher Wirkungsprofile ist eine Vielzahl an Arzneimittelreaktionen möglich (■ Tab. 35.4). Diese lassen sich vereinfacht unterteilen in wirkungs- und dosisabhängige toxische Reaktionen, die sich je nach Zielstruktur des Biologikums in immunstimulierenden (mit dem Risiko einer Immundeviation), immunsupprimierenden oder anderen biologischen Effekten ausdrücken (Typ-A-Reaktionen), und Hypersensitivitätsreaktionen, die durch den Aufbau des Biologikums bedingt sind und sich als allergische oder pseudoallergische Reaktion äußern, sowie Immundeviationen, deren Pathogenese unklar ist (Typ-B-Reaktionen).

Wirkungsabhängige, toxische Reaktionen

Immunstimulierende Reaktionen

Je nach Dosis des Biologikums und seiner spezifischen Eigenschaften können sich ausgeprägte Wirkungen auf das Immunsystem zeigen. Die leichteste Form entspricht verstärkten Lokalreaktionen an den Injektionsstellen, die sich als ödematöse Erytheme und infiltrierte Plaques (auf den IL-1-Rezeptor-Antagonisten Anakinra bei bis zu 80% aller Behandelten) oder Ulzera (zum Beispiel auf IFN-α), äußern können. Zu den systemischen Beschwerden gehören grippeähnliche Symptome wie Fieber, Myalgien, Schüttelfrost, Übelkeit und Kopfschmerzen durch Zytokine wie IFN-α oder IL-2, die von einem Tumorlyse-Syndrom abzugrenzen sind. Eine dosisabhängige, bedrohliche Folge von IL-2 ist das Capillary-Leak-Syndrom, das durch rapide Gewichtszunahme mit progredienten peripheren Ödemen, Flush, Atemnot, Bauchkrämpfen und Schocksymptomatik gekennzeichnet ist. Schwerste Systemreaktionen können Zeichen einer massiven Zytokinfreisetzung (Zytokinsturm) sein, wie sie nach Gabe T-Zellen aktivierender monoklonaler Antikörper beschrieben ist.

Immunsupprimierende Reaktionen

Das Risiko einer klinisch bedeutsamen Immunsuppression unter Biologika wie den TNF-α-Antagonisten wird kontrovers diskutiert. So weisen Patienten unter TNF-α-Blockern intakte angeborene und adaptive (sowohl humorale als auch zelluläre) Immunantworten auf. Allerdings zeigt sich eine Tendenz zu vermehrtem Auftreten respiratorischer Infekte (speziell Tuberkulose und Listeriose) und gehäufter Reaktivierung viraler Infekte. Zudem gibt es Hinweise auf höhere Inzidenzen von Hauttumoren und Lymphomen. Empfohlen wird daher, Patienten, die eine Anti-TNF-α-Behandlung erhalten, regelmäßig auf Plattenepithelkarzinome, Lymphadenopathie, Hepatosplenomegalie und Auffälligkeiten im Differenzialblutbild zu untersuchen.

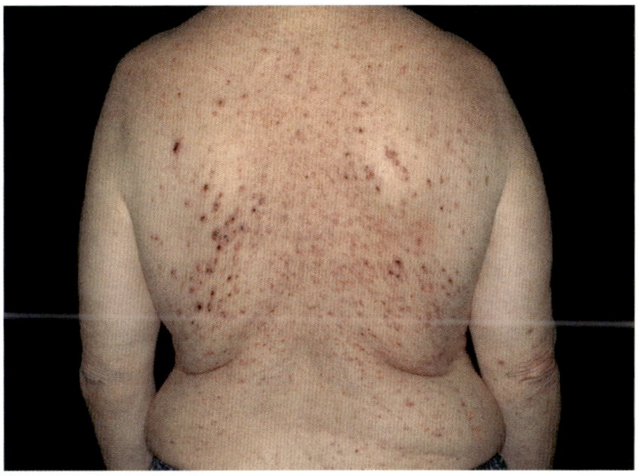

Abb. 35.12 Papulopustulöses Exanthem auf Panitumumab

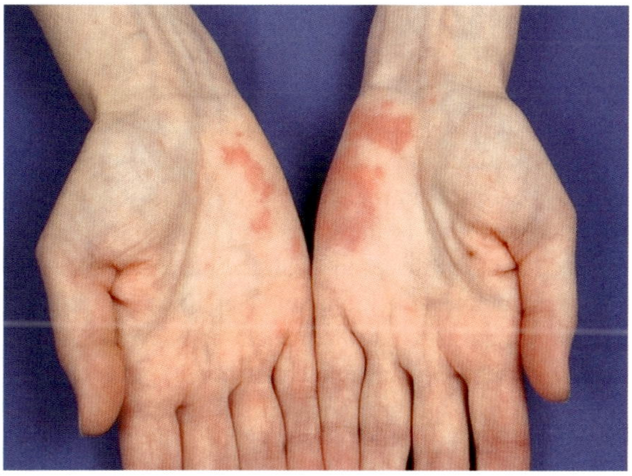

Abb. 35.13 Umschriebene palmare erythematöse Papeln und Plaques auf den Multikinase-Inhibitor Sorafenib

EGF-Rezeptor-Inhibition

EGF-Rezeptor(EGFR)-Aktivierung stimuliert unter anderem Zellproliferation und Angiogenese. Tumoren, die den EGFR überexprimieren, lassen sich daher durch EGFR-bindende Antikörper (Cetuximab, Panitumumab) oder Inhibitoren der EGFR-Tyrosinkinase (Gefitinib, Erlotinib) behandeln. Da der EGFR auch auf basalen Keratinozyten, Sebozyten und der äußeren Haarwurzelscheide exprimiert wird, zeigen diese Biologika bei der Mehrzahl der Behandelten spezifische kutane Nebenwirkungen. So können bis zu 100% innerhalb von 2 Wochen ein follikulär gebundenes, **papulopustulöses Exanthem** der seborrhoischen Areale (Gesicht, Kopfhaut, Nacken, Brust, oberer Rücken) entwickeln, das sich selten auch auf untere Abschnitte des Stamms und Extremitäten ausbreiten kann. Komedonen fehlen typischerweise. Im weiteren Verlauf kann es zu konfluierenden Pusteln, Teleangiektasien, Impetiginisierung, Erosionen und hämorrhagischen Krusten kommen. Histologisch zeigt sich eine nekrotisierende Follikulitis. Je nach Ausprägung werden neben Antiseptika Metronidazol, Clindamycin oder Tretinoin topisch, Minozyklin oder Doxycyclin (die auch prophylaktisch wirksam sein können) sowie topische und orale Glukokortikoide bei schwereren Verläufen eingesetzt.

Ferner zeigt sich häufig eine ausgeprägte **Xerose**, die auch die Schleimhäute betreffen und eine irritative Konjunktivitis zur Folge haben kann. Etwa ein Drittel bildet sebostatische, schuppende **Ekzeme** in den Arealen vormaliger papulopustulöser Exantheme aus. Hier ist eine entsprechende pflegende Rückfettung erforderlich. Nach etwa 4–8 Wochen kommt es bei weniger als 10% zu schmerzhaften **Paronychien**, zudem ist im weiteren Verlauf (bis zu Monate später) eine Vielfalt an **Haarwuchsstörungen** möglich, die in dünnerem, brüchigem oder gewelltem Haar sowie umschriebenen, reversiblem Haarausfall resultieren können. Besonders markant ist die Entwicklung einer Trichomegalie, die auch Augenbrauen und Wimpern betreffen kann.

Kinase-Inhibitoren

Tyrosinkinasen spielen sowohl im Rahmen proliferationsfördernder als auch angiogenetischer Signalkaskaden eine wichtige Rolle. Multikinase-Inhibitoren haben sich daher als sehr wirksame Tumortherapeutika erwiesen, zeigen aufgrund vielfältiger Interferenzen mit verschiedenen biologischen Signalwegen jedoch auch zahlreiche unerwünschte, meist dosisabhängige Effekte. So können Imatinib, Sorafenib und Sunitunib unterschiedliche **Exantheme**, **Juckreiz** und primär periorbital lokalisierte **Gesichtsödeme** hervorrufen. Ein **Hand-Fuß-Syndrom** ist unter Sorafenib bereits in den ersten Therapiewochen, unter Sunitinib dagegen erst nach einigen Monaten möglich. Im Unterschied zum durch Zytostatika induzierten Hand-Fuß-Syndrom ist es vor allem an mechanisch belasteten Druckpunkten lokalisiert, die kallusartige Hyperkeratosen entwickeln. Zudem können Multikinase-Inhibitoren zu **Störungen von Nagel- und Haarwuchs** sowie **Verfärbungen** führen, die in den entsprechenden Abschnitten und Tab. 35.4 zusammengefasst sind. Bemerkenswerterweise zeigen Patienten, die unter Sorafinib Hautveränderungen entwickeln, ein besseres Ansprechen auf die Tumortherapie.

Hypersensitivtätsreaktionen

Anaphylaktische Reaktionen

Da Biologika Proteine, oft mit Fremdeiweißanteil (vor allem bei murinen oder chimären Antikörpern), sind, verursachen sie relativ häufig Überempfindlichkeitsreaktionen, deren Schweregrad von hyperergen Lokalreaktionen bis zu lebensbedrohlichen Anaphylaxien reicht. Zumeist innerhalb weniger Minuten bis 2 h (selten, wie vor allem bei Omalizumab, auch verzögert nach mehr als 24 h) kommt es zu oft anaphylaktischen Symptomen wie Juckreiz, Übelkeit, Angioödemen oder Urtikaria. Kardiopulmonale Beschwerden sind selten und ereignen sich vor allem auf chimäre Antikörper wie Infliximab oder Cetuximab. Nur ein kleiner Teil ist wohl IgE-induziert, häufig bleibt der Mechanismus unklar. Neben pseudoallergischen Reaktionen spielen vermutlich auch IgG-vermittelte Anaphylaxie-ähnliche Reaktionen durch Immunkomplexe getriggerte Komplementaktivierung eine Rolle, ähnlich den Reaktionen auf Dextrane. Vor allem chimäre Antikörper führen häufig zu akuten, oftmals bereits während der ersten Infusion auftretenden und daher vermutlich eher pseudoallergischen Beschwerden. Nach Reduktion der Infusionsrate wird ihre Gabe dann oft vertragen. Alternativ ist auch eine Komedikation mit Immunsuppressiva möglich, die prophylaktische Gabe von Antihistaminika ist dagegen nicht wirksam. Ferner können auch existierende Antikörper wie kreuzreaktive IgE-Antikörper gegen Galaktose-α-1,3-Galaktose-Epitope des Cetuximab zu Symptomen bereits bei Erstapplikation eines Biologikums führen. Da schwerere Anaphylaxien meist während der ersten Zyklen auftreten, wird für die ersten drei Injektionen eine Nachbeobachtung von 2 h empfohlen, danach nur noch über 30 min.

Weitere Hypersensitivitätsreaktionen

Biologika induzieren häufig IgG-Antikörper, die zwar meist asymptomatisch bleiben, bisweilen jedoch auch verzögerte Reaktionen durch Bildung von Immunkomplexen auslösen können. Diese äußern sich wenige Tage bis 2 Wochen nach Therapiebeginn mit Symptomen einer **Serumkrankheit, Vasculitis allergica** oder als **ARDS** (**a**cute **r**espiratory **d**istress **s**yndrome). Zudem können **Exantheme** auftreten, die T-zellulären Arzneimittelreaktionen ähneln, deren Genese jedoch meist unklar bleibt. Hierzu zählen makulopapulöse, lichenoide und auch multiforme Exantheme (letztere häufig auf TNF-α-Blocker). Sehr selten finden sich granulomatöse Reaktionen in Form erythematöser Plaques an den Extremitäten und Intertrigines (beispielsweise auf TNF-α-Blocker oder Anakinra). Auch umschriebene, bei jedem Zyklus rezidivierende Erytheme oder Plaques können auftreten. Sie beeinträchtigen die Fortführung der Therapie in der Regel nicht, zuweilen lassen sich derartige Reaktionen durch eine Dosiserniedrigung des Biologikums positiv beeinflussen. Allerdings sind auch schwerere Hautreaktionen wie DRESS oder Stevens-Johnson-Syndrom (auf Rituximab beschrieben) möglich.

Immundeviationen

Ein bislang noch weitgehend unverstandenes Phänomen ist die Entwicklung von **Autoimmunerkrankungen** unter Biologika, die möglicherweise auf einer immunologischen Störung der Th1/Th2-Lymphozytenbalance oder der T-Zellregulationsmechanismen beruht. Mögliche Erkrankungen sind Autoimmunthyreoidtis, systemische Sklerose und Vitiligo unter IFN-α- sowie multiple Sklerose und Lupus erythematodes unter TNF-α-Blocker-Gabe. Insgesamt ist das Risiko, eine Autoimmunerkrankung zu entwickeln, jedoch gering. So kommt es bei bis zu 68% aller mit dem TNF-α-Antagonisten Infliximab Behandelten zwar zur Bildung antinukleärer Antikörper, einen Lupus erythematodes entwickeln jedoch nur 0,5%. Ferner können diese Substanzen auch zur Exazerbation oder Aggravation entzündlicher Hauterkrankungen wie der Psoriasis beitragen. Es wird diskutiert, ob dieses paradoxe Phänomen auf die gerade zur Therapie der Psoriasis eingesetzten TNF-α-Blocker eine dosisabhängige Reaktion darstellt, die bei entsprechender genetischer Prädisposition durch zu starke Blockade TNF-α-abhängiger Signalwege entsteht.

Literatur

Abess A, Keel DM, Graham BS (2003) Flagellate hyperpigmentation following intralesional bleomycin treatment of verruca plantaris. Arch Dermatol 139: 337–339

Birchler AJ (1996) Arzneimittelallergie und Haut. Thieme Stuttgart

Blanca M, Romano A, Torres MJ et al (2009) Update on the evaluation of hypersensitivity reactions to betalactams. Allergy 44: 183–193

Borchers AT, Keen CL, Gershwin ME (2007) Drug-induced lupus. Ann NY Acad Sci 1108: 166–182

Britschgi M, Pichler WJ (2002) Acute generalized exanthematous pustulosis, a clue to neutrophil-mediated inflammatory processes orchestrated by T cells. Curr Opin Allergy Clin Immunol 2: 325–331

Cernadas JR, Brockow K, Romano A et al (2010) General considerations on rapid desensitization for drug hypersensitivity – a consensus statement. Allergy 65: 1357–1366

Cox NH, Walsh ML, Robson RH (2009) Purpura and bleeding due to calcium-channel blockers: an underestimated problem? Case reports and a pilot study. Clin Exp Dermatol 34: 487–491

Degen A, Alter M, Schenck F et al (2010) Das Hand-Fuß-Syndrom als Nebenwirkung der medikamentösen Tumortherapie – Klassifikation und Management. J Dtsch Dermatol Ges 8: 652–662

Demoly P, Romano A, Botelho C (2010) Determining the negative predictive value of oral provocation tests with beta-lactams. Allergy 65: 327–332

Dika E, Varotti C, Bardazzi F et al (2006) Drug-induced psoriasis: an evidence-based overview and the introduction of psoriatic drug eruption probability score. Cutan Ocul Toxicol 25: 1–11

Fernández TD, Canto G, Blanca M (2009) Molecular mechanisms of maculopapular exanthema. Curr Opin Infect Dis 22: 272–278

Halevy S (2009) Acute generalized exanthematous pustulosis. Curr Opin Allergy Clin Immunol 9: 322–328

Heidary N, Naik H, Burgin S (2008) Chemotherapeutic agents and the skin: an update. J Am Acad Dermatol 58: 545–570

Mastalerz I, Setkowicz M, Sanak M et al (2004) Hypersensitivity to aspirin: common eicosanoid alterations in urticaria and asthma. J Allergy Clin Immunol 113: 771–775

Merk HF (2006) Allergische Arzneimittelreaktionen der Haut: Epidemiologie, Klinik und Pathogenese. Allergo J 15: 476–491

Özkaya E (2008) Fixes Arzneimittelexanthem: State of the art. J Dtsch Dermatol Ges 6: 181–188

Pichler WJ (2003) Delayed drug hypersensitivity reactions. Ann Intern Med 139: 683–693
Pföhler C, Ugurel S (2008) Kutane Nebenwirkungen molekularer zielgerichteter Therapien. Hautarzt 10: 814–820
Pichler WJ (2007) Drug hypersensitivity. Karger, Basel
Przybilla B, Aberer W, Bircher AJ et al (2008) Allergologische Diagnostik von Überempfindlichkeitsreaktionen auf Arzneimittel. J Dtsch Dermatol Ges 6: 240–243
Ring J (2010) Anaphylaxis. Karger, Basel
Rozieres A, Vocanson M, Ben Said B et al (2009) Role of T cells in nonimmediate allergic drug reactions. Curr Opin Allergy Clin Immunol 9: 305–310
Scherer K, Spoerl D, Bircher AJ (2010) Unerwünschte Arzneimittelreaktionen auf Biologika. J Dtsch Dermatol Ges 8: 411–427
Sontheimer RD (2009) Lichenoid tissue reaction/interface dermatitis: clinical and histological perspectives. J Invest Dermatol 129: 1088–1099
Susser WS, Whitaker-Worth DL, Grant-Kels JM (1999) Mucocutaneous reactions to chemotherapy. J Am Acad Dermatol 40: 367–398
Torres MJ, Mayorga C, Blanca M (2009) Nonimmediate allergic reactions induced by drugs: pathogenesis and diagnostic tests. J Invest Allergol Clin Immunol 19: 80–90
Vieluf D (2000) Arzneimittelreaktionen. In: Przybilla B, Bergmann KC, Ring J (Hrsg) Praktische allergologische Diagnostik. Steinkopff, Darmstadt S 224–242
Yawalkar N, Pichler WJ (2004) Mechanismen kutaner arzneimittelinduzierter Reaktionen. J Dtsch Dermatol Ges 2: 1013–1023

Erstbeschreiber

Andersen KE, Hjorth N, Menne T (1984) The baboon syndrome: systemically-induced allergic contact dermatitis. Contact Dermatitis 10: 97–100
Baker H, Ryan TJ (1968) Generalized pustular psoriasis. A clinical and epidemiological study of 104 cases. Br J Dermatol 80: 771–793
Beylot C, Bioulac P, Doutre MS (1980) Acute generalized exanthematic pustuloses (four cases) (author's transl). Ann Dermatol Venereol 107: 37–48
Bocquet H, Bagot M, Roujeau JC (1996) Drug-induced pseudolymphoma and drug hypersensitivity syndrome (Drug Rash with Eosinophilia and Systemic Symptoms: DRESS). Semin Cutan Med Surg 15: 250–257
Bourns DCG (1889) Unusual effects of antipyrine. Br J Med 2: 218–220
Brocq L (1894) Éruption érythemato-pigmentée fixe due a l'antipyrine. Ann Dermatol Syphiligr 5: 308–313
Burgdorf WH, Gilmore WA, Ganick RG (1982) Peculiar acral erythema secondary to high-dose chemotherapy for acute myelogenous leukemia. Ann Intern Med 97: 61–62
Freudenthal W (1924) Lokales embolisches Bismogenol-Exanthem. Arch Dermatol Syph 147: 155–160
Häusermann P, Harr T, Bircher AJ (2004) Baboon syndrome resulting from systemic drugs: is there strife between SDRIFE and allergic contact dermatitis syndrome? Contact Dermatitis 51: 297–310
Harrist T, Fine J, Bermann R et al (1982) Neutrophilic eccrine hidradenitis: a distinct type of neutrophilic dermatoses associated with myelogenous leukaemia and chemotherapy. Arch Dermatol 118: 263–266
Köbner H (1877) Über Arznei-Exantheme, insbesondere über Chinin-Exantheme. Berl Klin Wochenschr 14: 305–309
Merritt HH, Putnam TJ (1938) Sodium diphenylhydantoinate in the treatment of convulsive disorders. JAMA 111: 1068–1073
Nicolau S (1925) Dermate livédeoide et grangéneuse de la fesse, consécutive au injections intra-musculaires dans la syphillis. A propos d'un cas d'embolie artérielle bismuthique. Ann Mal Vénér 20: 321–329
Samter M, Beers RF (1968) Intolerance to aspirin. Clinical studies and consideration of its pathogenesis. Ann Intern Med 68: 75–83
Zuehlke R (1974) Erythematous eruption of the palms and the soles associated with mitotane therapy. Dermatologica 148: 90–92

Schwere kutane Arzneimittelreaktionen

Michael Hertl

Einführung

Zum klinischen Spektrum schwerer kutaner Arzneimittelreaktionen zählen Erythema exsudativum majus (EEM), Stevens-Johnson-Syndrom (SJS) und die toxisch epidermale Nekrolyse (TEN). Insgesamt sind diese Krankheitsbilder selten (1–2/1 Mio./Jahr) und betreffen typischerweise Haut und Schleimhäute. Alle drei Erkrankungen unterscheiden sich durch das Ausmaß der Epidermolyse, wobei das Erythema exsudativum multiforme majus die mildere Verlaufsvariante und die toxisch epidermale Nekrolyse die Maximalvariante dieser kutanen Arzneiexantheme darstellen. Charakteristisch ist initial eine besondere Empfindlichkeit der Schleimhäute mit Einblutungen, Rötung und einer mehr oder weniger ausgeprägten Epidermolyse. In erster Linie sind Medikamente wie Allopurinol, Trimethoprim-Sulfamethoxazol, weitere Sulfonamide, Aminopenicilline, Cephalosporine, Chinolone, Carbamazepin, Phenytoin, Phenobarbital und nichtsteroidale Antiphlogistika die Hauptursache dieser Krankheitsbilder. Darüber hinaus spielen vermutlich aber auch Infektionen, zum Beispiel durch *Mycoplasma pneumoniae* und Viren der Herpesgruppe, eine ätiologische Rolle.

Definition

[Hebra 1866, Stevens, Johnson 1922, Lyell 1956]
Im Jahr 1866 beschrieb von Hebra in seinem Atlas das Erythema multiforme beziehungsweise Erythema exsudativum multiforme als eigenständiges Krankheitsbild. Das Stevens-Johnson-Syndrom wurde erstmals 1922 als ein akutes mukokutanes Syndrom mit eitriger Konjunktivitis, schwerer Stomatitis sowie ausgeprägter mukosaler Nekrose definiert. Lyell beschrieb 1956 vier Patienten mit einem Exanthem, welches durch eine flächenhafte Ablösung der Haut bedingt war, das er entsprechend toxisch epidermale Nekrolyse nannte (früher als Lyell-Syndrom bekannt). Erst nach der Beschreibung weiterer solcher Fälle zeigte sich, dass diese Entität durch bestimmte Medikamente bedingt ist.

Epidemiologie

Stevens-Johnson-Syndrom und toxisch epidermale Nekrolyse sind insgesamt selten mit einer Inzidenz von etwa 1,8 Fällen/1 Mio. Einwohner/Jahr in Westdeutschland im Jahr 1996 bzw. 1,9 Fällen pro 1 Mio. Einwohner/Jahr in den USA; eine geringere Inzidenzrate wurde in Singapur beschrieben. Bestimmte Infektionserkrankungen sind additive Risikofaktoren, insbesondere die HIV-Infektion, die zu einem ungefähr 1000-fach höheren Risiko gegenüber der Allgemeinpopulation führt. Faktoren wie regionale Unterschiede bei der Verschreibung bestimmter Medikamente, ethnischer Hintergrund der Patienten (HLA-Faktoren, Polymorphismen fremdstoffmetabolisierender Leberenzyme) sowie gleichzeitiges Auftreten von Tumorerkrankungen oder Bestrahlungsbehandlungen sind weitere Risikofaktoren.

Eine hereditäre Disposition zu schweren Arzneimittelreaktionen ist wahrscheinlich gegeben, das Zusammenspiel verschiedener genetischer Faktoren aber komplex. Eine Studie an chinesischen Patienten zeigte eine deutliche Assoziation des durch Carbamazepin induzierten Stevens-Johnson-Syndroms mit HLA-B*1502; diese Assoziation fand sich auch bei Thai-Patienten. In der europäischen RegiSCAR-Studie konnte die Assoziation mit HLA-B*1502 jedoch nicht bestätigt werden. Dagegen fand sich bei europäischen Patienten eine Assoziation mit HLA-A*3101. Eine zweite, starke immungenetische Assoziation des durch Allopurinol induzierten Stevens-Johnson-Syndroms oder der toxisch epidermalen Nekrolyse besteht mit dem Allel HLA-B*5801; diese Assoziation findet sich bei Han Chinesen, Japanern, Thai und Europäern.

Ätiopathogenese

Die Pathogenese des Erythema exsudativum multiforme majus, Stevens-Johnson-Syndrom und der toxisch epidermalen Nekrolyse ist komplex und noch nicht vollständig verstanden. Pathologisch bedeutsam ist die flächenhafte Apoptose epidermaler Keratinozyten, welche die klinisch charakteristische Epidermolyse bedingt. Von zentraler pathogenetischer Bedeutung sind vermutlich $CD8^+$ zytotoxische T-Lymphozyten, die in den frühen Phasen der Erkrankung das epidermale Entzündungsinfiltrat ausmachen und sich auch später in der Blasenflüssigkeit finden.

Ex-vivo-Untersuchungen zeigten, dass CLA^+ $CD8^+$-T-Zellen eine arzneimittelspezifische zytotoxische Aktivität gegenüber epidermalen Keratinozyten entwickeln, diese ist Granzym-B-abhängig. Die Blasenflüssigkeiten enthalten hohe Konzentrationen von Granolysin. Dieser zytotoxische Mediator von T-Zellen führt bei intradermaler Injektion in Versuchstiere ebenso zu Blasen.

Darüber hinaus spielt der Todesrezeptor Fas-Ligand (FasL) auf epidermalen Keratinozyten und sein spezifisches Bindungsmolekül, Fas, bei der Induktion einer Apoptose eine entscheidende Rolle. Löslicher FasL findet sich in erhöhter Konzentration auch im Serum von Patienten mit schweren Arzneimittelreaktionen.

Aufgrund dieser Evidenzen spricht vieles dafür, dass $CD8^+$ zytotoxische T-Zellen und die Interaktion von Fas-FasL als zentrale Ereignisse in der Pathogenese schwerer Arzneimittelreaktionen zu sehen sind. Autoimmunphänomene wurden darüber hinaus bei dem Erythema exsudativum majus beschrieben; bei einzelnen Patienten fanden sich IgG-Autoantikörper gegen Desmoplakin, die im Tiermodell zur Blasenbildung führten. Diese Antikörper finden sich ansonsten beim paraneoplastischen Pemphigus.

Größere Studien in Europa und Israel zeigen, dass Allopurinol in einer Mindesttagesdosis von 200 mg die Hauptursache medikamentös bedingter schwerer Exantheme ist. Aufgrund der Daten einer multizentrischen Fallkontrollstudie in Frankreich, Deutschland, Italien und Portugal erstellten Roujeau et al. eine Liste der Medikamente, die Hauptursache eines Stevens-Johnson-Syndroms beziehungsweise der toxisch epidermalen Nekrolyse sind:

- Trimetroprim-Sulfamethoxazol
- Sulfonamide
- Amonipenicilline
- Cephalosporine
- Chinolone
- Chlormezanon

Bei langfristig eingenommenen Medikamenten liegen Antikonvulsiva (Carbamazepin, Phenyton, Penobarbital, Valproinsäure, Lamotrigin) sowie nichtsteroidale Antiphlogistika des Oxicam-Typs an der Spitze (Übersicht).

Schwere bullöse Arzneiexantheme treten typischerweise innerhalb der ersten 2 Monate nach Behandlungsbeginn auf, danach sinkt das Risiko des Auftretens unerwünschter kutaner Nebenwirkungen drastisch. In einer weiteren europäischen Fallkontrollstudie, die von Mockenhaupt et al. durchgeführt wurde, wurden Nevirapin, Lamotrigin und Sertralin als häufige Auslöser eines Stevens-Johnson-Syndroms oder einer toxisch epidermalen Nekrolyse identifiziert. Ferner zeigte sich in dieser Studie, dass die durch diese Medikamente bedingten Fälle eines Stevens-Johnson-Syndroms oder einer toxisch epidermalen Nekrolyse innerhalb der ersten 63 Tage nach Beginn der antikonvulsiven Therapie auftraten. Das Risiko solcher bullöser Exantheme war nach Einnahme aliphatischer Antikonvulsiva wie der Valproinsäure deutlich geringer als nach Einnahme aromatischer, klassischer Antiepileptika wie Carbamazepin oder Phenytoin. Dagegen lässt sich ein signifikanter Zusammenhang des Auftretens schwerer bullöser Arzneiexantheme mit Impfungen nicht belegen.

Medikamentöse Auslöser schwerer bullöser Arzneiexantheme

- Allopurinol
- Trimetroprim-Sulfamethoxazol
- Sulfonamide
- Amonipenicilline
- Cephalosporine
- Chinolone
- Chlormezanon
- Antikonvulsiva
  Carbamazepin
  Phenyton
  Penobarbital
  Lamotrigin
  selten: Valproinsäure
- Nichtsteroidale Antiphlogistika (Oxicam-Typ)
- Nevirapin
- Sertralin
- Isotretinoin

Darüber hinaus wurden infektiöse Ursachen als alleiniger Auslöser beschrieben wie *Mycoplasma pneumoniae*- und Herpes-simpex-Infektionen. Die ätiologische Rolle von Viren der Herpesgruppe wurde kürzlich von Picard et al. bei 40 Patienten mit medikamentös bedingten Exanthemen mit Eosinophilie und Allgemeinsymptomen (DRESS-Syndrom) bestätigt. Bei diesen Patienten fand sich eine Reaktivierung von Epstein-Barr-Virus und den humanen Herpesviren 6 und 7. Ferner zeigten periphere T-Zellen der Hälfte dieser Patienten Spezifität für Epstein-Barr-Virus.

Aktuell wurden weltweit 66 Fälle eines Erythema exsudativum multiforme majus beziehungsweise Stevens-Johnson-Syndrom oder toxisch epidermaler Nekrolyse in Zusammenhang mit der Anwendung von Isotretinoin gemeldet. In vier Fällen trat das Erythema exsudativum multiforme majus nach Reexposition mit Isotretinoin erneut auf, sodass ein direkter Zusammenhang sehr wahrscheinlich ist.

Klinik

Entsprechend der Klassifikation von Bastuj-Garin et al. werden Erythema exsudativum multiforme majus, Stevens-Johnson-Syndrom und toxisch epidermale Nekrolyse als

Tab. 36.1 Klassifikation schwerer bullöser Arzneiexantheme (Aus: Bastuji-Garin et al. 1993)

Kriterium	EM majus	SJS	SJS/TEN Überlappungssyndrom	TEN
Epidermolyse (%)	<10%	<10%	10–30%	>30%
Typische Schießscheiben-Erytheme (Kokarden)	Ja	Nein	Nein	Nein
Atypische Schießscheiben-Erytheme (Kokarden)	Erhaben	Flach	Flach	Flach
Erytheme	Nein	Ja	Ja	Ja

EEM majus: Erythema exsudativum multiforme majus
SJS: Stevens-Johnson-Syndrom
TEN: toxisch epidermale Nekrolyse

eine Entität verstanden, die sich allein aufgrund der Ausdehnung der Hautbeteiligung voneinander unterschieden (Tab. 36.1). Das in dieser Klassifikation bei einer Hautbeteiligung von 10–30% vorgeschlagene Stevens-Johnson-Syndrom/toxisch epidermale Nekrolyse-Überlappungssyndrom ist für Kliniker hinsichtlich des therapeutischen Vorgehens unbefriedigend, da es sich in Bezug auf das allgemeine Konzept nicht wesentlich von dem der toxisch epidermalen Nekrolyse unterscheidet (Tab. 36.1).

Das Erythema exsudativum majus zeigt typischerweise an den Extremitäten streckseitig betonte kokardenartige Erytheme, die im Gegensatz zum Stevens-Johnson-Syndrom und der toxisch epidermalen Nekrolyse meist eine infiltrative Komponente aufweisen (Tab. 36.1). Daneben finden sich auch kokardenförmige Erytheme am Stamm, die weniger als 10% der Körperoberfläche betreffen. Hoch charakteristisch ist ferner eine Beteiligung der Lippen und Mundschleimhaut, seltener auch der Konjunktiven, Nasenschleimhaut und der anogenitalen Schleimhaut. Das Fuchs-Syndrom [1876] ist eine klinische Variante des Erythema exsudativum multiforme majus mit ausschließlicher Beteiligung von Konjunktiven und Mundschleimhaut.

Die Initialphase der toxisch epidermalen Nekrolyse und des Stevens-Johnson-Syndroms ist häufig unspezifisch und weist Allgemeinsymptome wie Fieber, Brennen der Augen und Lichtempfindlichkeit sowie Schluckbeschwerden auf. Diese Symptome gehen den Hautveränderungen in der Regel einige Tage voraus. Typischerweise finden sich erste Erytheme am Oberkörper, dem Gesicht sowie an den Händen und Füßen. Eine Beteiligung der Schleimhäute zeigt sich häufig an der Mund- und Genitalschleimhaut sowie den Konjunktiven, später auch an den tieferen Atemwegen sowie im Gastrointestinaltrakt. Eine okuläre Beteiligung ist bei Krankheitsbeginn häufig und kann von akuter Konjunktivitis über Lidödeme, konjunktivaler Injektion bis zu Hornhauterosionen oder -ulzerationen reichen. An der Haut finden sich meist erythematöse, zum Teil livide Maculae mit mehr oder weniger aus-

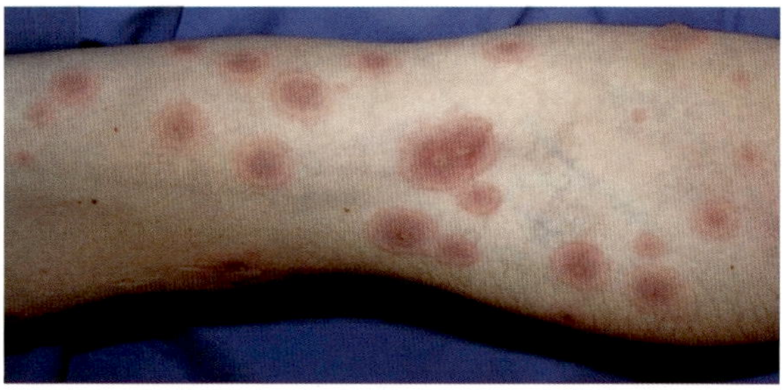

Abb. 36.1 Erythema exsudativum multiforme majus. Generalisiertes multiformes Exanthem mit kokardenartigen Erythemen

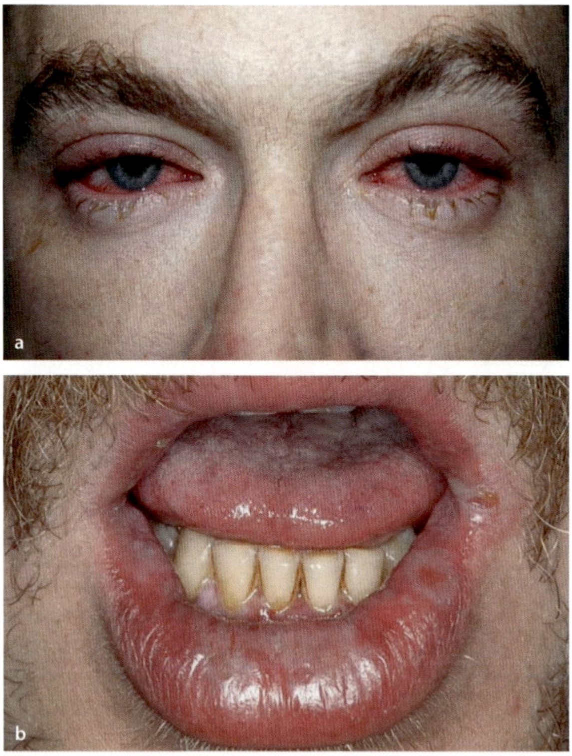

Abb. 36.2a, b Fuchs-Syndrom. Ausgedehnte Erosionen an Konjunktiven und der Mundschleimhaut ohne Beteiligung der sonstigen Haut

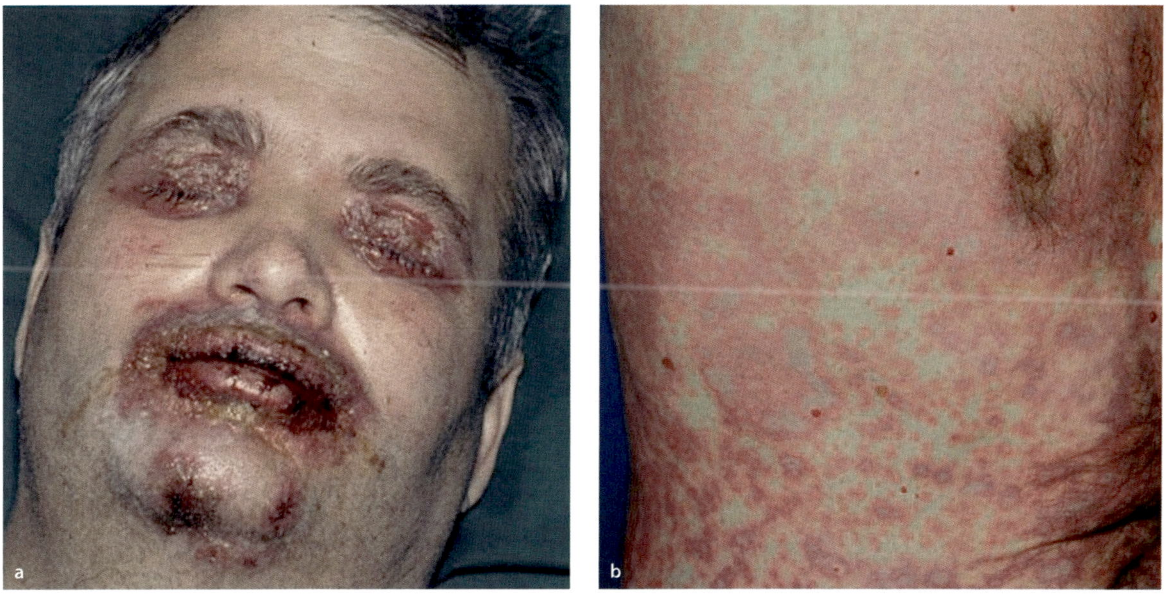

Abb. 36.3a, b Stevens-Johnson-Syndrom. Generalisiertes multiformes Exanthem mit Beteiligung von Mund- und Konjunktivalschleimhaut

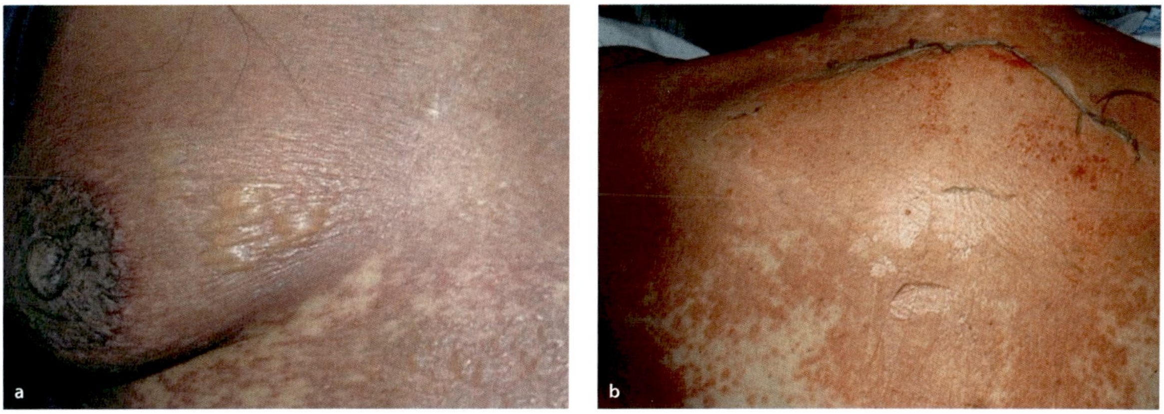

Abb. 36.4a, b Toxisch epidermale Nekrolyse. Multiformes Exanthem mit flächenhafter Epidermolyse (Syndrom der verbrühten Haut). An der Schulter positives Nikolski-1-Zeichen bei tangentialer Verschiebung zuvor intakt erscheinender Haut

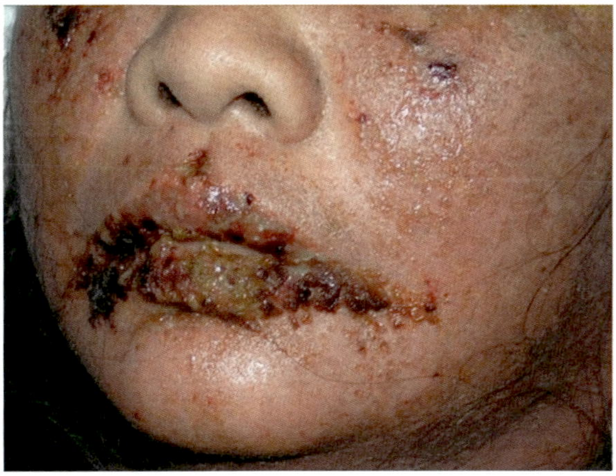

Abb. 36.5 Toxisch epidermale Nekrolyse. Ausgedehnte Beteiligung von Gesichtshaut und Lippen

geprägter Infiltration. Später entwickeln sich großflächige Erosionen aufgrund der spontan einsetzenden Epidermolyse. Charakteristisch ist das positive Nikolski-1-Zeichen, das heißt das Auslösen einer Epidermolyse durch tangentiale Verschiebung klinisch gesund erscheinender Haut in Nachbarschaft der Hauterosionen. Das Nikolski-1-Zeichen ist nicht spezifisch für bullöse Arzneiexantheme, sondern findet sich auch beim Pemphigus. Prognostisch ist das Ausmaß der Epidermolyse bedeutsam.

Die Folgeschäden der ausgedehnten Epidermolyse sind zum Teil beträchtlich. Bei vielen Patienten finden sich postinflammatorische Hypo- und Hyperpigmentierungen der Haut, Nageldystrophien sowie okuläre Komplikationen wie Symblephara und Erblindung; gerade die Augenbeteiligung kann bei Patienten mit toxisch epidermaler Nekrolyse in 50% der Fälle zu permanenten Restschäden führen.

Tab. 36.2 Differenzialdiagnose schwerer bullöser Arzneiexantheme

Entität	EEM majus/SJS/ TEN	SSSS	DRESS (► Kap. 35)	Pemphigus (► Kap. 50)	Lineare IgA-Dermatose (► Kap. 50)
Hautbeteiligung	Flächenhafte Epidermolyse	Flächenhafte Epidermolyse	Multiforme Erytheme	Häufig	Polymorphes Bild
Schleimhautbeteiligung	Konjunktiven, Mundschleimhaut, Ösophagus, Genitalschleimhaut	Nicht beteiligt	Gelegentlich Mundschleimhaut	Häufig: Mundschleimhaut, selten: Konjunktiven	Mundschleimhaut und Konjunktiven selten beteiligt
Nikolski-1-Zeichen	Positiv	Positiv	Negativ	Positiv	Negativ
Histologie	Nekrose der gesamten Epidermis	Subkorneale Epidermolyse	Gemischtzelliges Entzündungsinfiltrat mit Eosinophilen	Intraepidermaler Adhäsions-verlust	Subepidermaler Spalt
Direkte Immunfluoreszenz	Negativ	Negativ	Negativ	Positiv (intraepidermal)	Positiv (IgA an der Basalmembran)
Allgemeinsymptome	Deutlich reduzierter Allgemeinzustand	In der Regel guter Allgemeinzustand	Häufig Fieber, reduzierter Allgemeinzustand, Eosinophilie!	Deutlich reduzierter Allgemeinzustand	In der Regel guter Allgemeinzustand
Ursache	Medikamente, bakterielle und Virusinfekte	Staphylokokkentoxin	Medikamente	Autoimmunerkrankung Trigger: Infektionen, Tumoren, Medikamente	Autoimmunerkrankung Trigger: selten Medikamente, assoziiert mit weiteren Autoimmunopathien

EEM majus: Erythema exsudativum multiforme majus
SJS: Stevens-Johnson-Syndrom
TEN: toxisch epidermale Nekrolyse
SSSS: Staphylokokken-Schäl-Syndrom, staphylococcal scalded skin syndrome
DRESS: Arzneiexanthem (drug eruption) mit Eosinophilie und Systemzeichen

Postinflammatorische Strikturen können an alle Schleimhäuten, so an der Mundschleimhaut und dem Ösophagus, auftreten, in geringerem Ausmaß auch am Respirationsorgan und der Genitalschleimhaut.

Diagnostisches Vorgehen

Die Diagnose wird neben der Klinik durch die histologische Untersuchung (möglichst im Schnellschnittverfahren) einer Biopsie gestellt. Hier zeigt sich typischerweise beim Stevens-Johnson-Syndrom und der toxisch epidermalen Nekrolyse eine komplette epidermale Nekrolyse, die durch die Apoptose epidermaler Keratinozyten bedingt ist. Differenzialdiagnostisch muss eine lineare IgA-Dermatose und ein paraneoplastischer Pemphigus sowie weitere bullöse Autoimmundermatosen, das DRESS-Syndrom, multiple fixe Arzneimittelexantheme sowie das Staphylokokken-Schäl-Syndrom (SSSS, staphyloccocal scalded skin syndrome) ausgeschlossen werden (Tab. 36.2). Mittlerweile wurden einige Fälle eines medikamentös induzierten Pemphigus oder einer linearen IgA-Dermatose beschrieben; hier sind häufig Antibiotika (Makrolide, Vancomycin und Cephalosporine) die Auslöser.

Aufgrund der hohen Mortalität ist es wichtig, dass Patienten mit Verdacht auf toxisch epidermale Nekrolyse oder Stevens-Johnson-Syndrom möglichst frühzeitig diagnostiziert werden. Anhand des SCORTEN-Score lässt sich die Prognose dieser Krankheitsbilder prädiktiv abschätzen; dies ist essenziell für die Gesamtplanung des Behandlungskonzepts, zum Beispiel die Einleitung einer intensivmedizinischen Versorgung wie bei Verbrennungspatienten (Tab. 36.3). Fujita und Mitarbeiter zeigten in einem kleinen Patientenkollektiv, dass der Nachweis erhöhter Granulysin-Serumspiegel als prognostischer Marker für das Auftreten schwerer Arzneireaktionen dienen könnte.

Verlauf

Stevens-Johnson-Syndrom und toxisch epidermale Nekrolyse sind schwere, mit hoher Letalität behaftete kutane Arz-

Tab. 36.3 SCORTEN – Parameter des Schweregrades bullöser Arzneiexantheme (Aus: Bastuji-Garin et al. 2000)

Faktor	Score	Wichtungsfaktor
Alter	>40 Jahre	1
Tumorerkrankung	Ja	1
Hautbeteiligung (%)	>10%	1
Tachykardie	>120/min	1
Serum-Harnstoff	>10 mmol/l	1
Serum-Glukose	>14 mmol/l	1
Serum-Bikarbonat	<20 mmol/l	1
	Möglicher Gesamt-Score	0–7

neimittelreaktionen. Die durchschnittliche Mortalität liegt bei 1–5% (Stevens-Johnson-Syndrom) sowie 25–35% (toxisch epidermale Nekrolyse). Derzeit ist der SCORTEN-Score der einzige allgemein akzeptierte Parameter, der verlässliche Aussagen über die Prognose des individuellen Patienten erlaubt, basierend auf Alter, begleitender Tumorerkrankung, Tachykardie, initialem Ausmaß der Hautbeteiligung, Serum-Harnstoff, Serum-Glukose und Bikarbonat-Konzentration im Serum (Tab. 36.3). Mehr als 50% der Patienten mit toxisch epidermaler Nekrolyse erleiden Langzeitschäden. Hierzu gehört die Bildung von Symblephara und Ektropium am Auge, Narben an der Haut, Strikturen an den Schleimhäuten, wie Phimose und vaginale Synechien, Nageldystrophien und diffuser Haarverlust.

Therapie

In der Akutphase schwerer bullöser Arzneimittelreaktionen ist es das Ziel, das auslösende Medikament zu identifizieren, eine supportive, multimodale Therapie einzuleiten und Folgeschäden zu vermeiden. Das sofortige Absetzen des auslösenden Medikaments hat die höchste Priorität; oft wurde es bereits 1–4 Wochen vor Auftreten erster Hautveränderungen verabreicht. Oberstes Ziel ist die Aufrechterhaltung des Flüssigkeits- und Elektrolythaushalts. Erosive Areale werden in der Regel konservativ behandelt unter Vermeidung invasiver Maßnahmen wie dem forcierten Débridement epidermolytischer Hautareale. Ferner sollten nichtadhäsive Wundauflagen verwendet werden und die topisch angewendeten Grundlagen keine Antibiotika enthalten. Die Prognose und davon abhängige Notwendigkeit einer intensivmedizinischen Betreuung sollten mittels SCORTEN-Score festgelegt werden (Tab. 36.3). Patienten mit einem SCORTEN >3 benötigen eine Infrastruktur wie Verbrennungspatienten. Multizentrische Studien aus den USA zeigen, dass Patienten mit toxisch epidermaler Nekrolyse, die in spezialisierte Verbrennungseinheiten innerhalb von 7 Tagen nach Diagnose eingeliefert wurden, die besten Überlebenschancen hatten. Als Hauptrisikofaktoren wurden bakterielle Sepsis, fortgeschrittenes Lebensalter sowie das Ausmaß der Hautbeteiligung identifiziert.

Derzeit gibt es keine kontrollierten klinischen Studien, welche die Definition eines Standards für die Behandlung schwerer bullöser Arzneiexantheme erlauben. Verschiedene, aufgrund meist retrospektiver Studien und den Erfahrungen der klinischen Praxis ermittelte Behandlungsmodalitäten sind im Folgenden aufgeführt.

Systemische Glukokortikoide

Diese werden seit den frühen 1990er Jahren als Therapie der Wahl eingesetzt. Retrospektive Studien zeigen aber keinen eindeutigen therapeutischen Effekt. Eine retrospektive Monocenter-Studie legt nahe, dass eine kurzzeitige Puls-Therapie mit hochdosierten Glukokortikoiden möglicherweise einen therapeutischen Nutzen bei der toxisch epidermalen Nekrolyse besitzt.

Hochdosierte intravenöse Immunglobuline

Der Nachweis hoher Konzentrationen des löslichen Fas-Liganden, FasL, in Serum und Blasenflüssigkeit von Patienten mit toxisch epidermaler Nekrolyse führte zum Einsatz von intravenösen Immunglobulinen, die anti-Fas IgG enthalten. Viard et al. konnten ex vivo und auch an Patienten mit toxisch epidermaler Nekrolyse zeigen, dass intravenöse Immunglobuline durch Fas-Blockade das Auftreten Fas-FasL-induzierter Apoptose verhinderten. Die klinische Wirksamkeit intravenöser Immunglobuline bei der toxisch epidermalen Nekrolyse wurde mittlerweile in verschiedenen Fallserien und zwölf nicht kontrollierten klinischen Studien untersucht. Hierbei zeigte sich bei insgesamt neun Studien eine gute klinische Wirksamkeit und exzellente Verträglichkeit. Vor Durchführung einer Therapie mit hochdosierten Immunglobulinen sollte eine Nieren- oder Herzinsuffizienz, ein selektiver IgA-Mangel sowie thromboembolische Risiken ausgeschlossen werden. Aufgrund der derzeitigen Datenlage lautet die Empfehlung, intravenöse Immunglobuline in einer Dosis von 3 g/kg Körpergewicht über 3–4 Tage verteilt i.v. zu verabreichen.

Immunsuppressiva

Ciclosporin A und Cyclophosphamid wurden bislang in Fallserien bei der toxisch epidermalen Nekrolyse eingesetzt. Hier zeigte sich eine höhere Überlebensrate im Vergleich zur Kontrollgruppe, es fehlen jedoch größere prospektive Studien, um die Wirksamkeit definitiv zu bestätigen. In einer aktuell publizierten Phase-II-Studie mit

Ciclosporin (3 mg/kg/ Tag) über einen Monat bei 29 Patienten mit Stevens-Johnson-Syndrom oder toxisch epidermaler Nekrolyse zeigte eine geringere Ausprägung der Epidermolyse und bessere Prognose als aufgrund der Klassifikation der Patienten mittels SCORTEN-Score zu erwarten gewesen wäre.

▪▪ Tumornekrosefaktor-Blocker

Der Tumornekrosefaktor-Blocker Thalidomid wurde in einer doppelblinden, randomisierten, plazebokontrollierten Studie bei der toxisch epidermalen Nekrolyse eingesetzt. In dieser Studie zeigten die mit Thalidomid behandelten Patienten aber einen schlechteren Verlauf, sodass Thalidomid bei schweren Arzneiexanthemen nicht empfohlen wird. Dagegen erscheint der Einsatz von Biologics, die spezifisch Tumornekrosefaktor-α blockieren, beispielsweise die einmalige Gabe des chimären Anti-Tumornekrosefaktor-α-Antikörpers Infliximab (5 mg/kg) erfolgversprechend. Bei einem Patienten mit initialer toxisch epidermaler Nekrolyse führte die Gabe des löslichen Tumornekrosefaktor-Rezeptors Etanercept (25 mg an den Tagen 4 und 8) innerhalb von 24 h zu einem Sistieren der Epidermolyse. Aufgrund der derzeitigen Datenlage ist es aber noch nicht möglich, eine allgemeine Schlussfolgerung zu ziehen.

▪▪ Plasmapherese/Plasmaaustausch

Plasmapherese und Plasmaaustauschverfahren wurden bereits bei Stevens-Johnson-Syndrom und toxisch epidermaler Nekrolyse therapeutisch eingesetzt. Es gibt einzelne retrospektive Studien, die keine eindeutigen Vorteile dieser Verfahren gegenüber der alleinigen Therapie mit Glukokortikoiden zeigen.

Literatur

Bachot N, Revuz J, Roujeau JC (2003) Intravenous immunoglobulin treatment for Stevens-Johnson syndrome and toxic epidermal necrolysis. A prospective non-comparative study showing no benefit on mortality or progression. Arch Dermatol 139: 33–36

Bastuji-Garin S, Rzany B, Stern RS et al (1993) Clinical classification of cases of toxic epidermal necrolysis, Stevens-Johnson syndrome, and erythema multiforme. Arch Dermatol 129: 92–96

Bastuji-Garin S, Fouchard N, Bertocchi M et al (2000) SCORTEN: a severity of-illness score for toxic epidermal necrolysis. J Invest Dermatol 115: 149–153

Chung WH, Hung SI, Yang JY et al (2008) Granulysin is a key mediator for disseminated keratinocyte death in Stevens-Johnson syndrome and toxic epidermal necrolysis. Nat Med 14: 1343–1350

Forman R, Koren G, Shear NH (2002) Erythema multiforme, Stevens-Johnson syndrome and toxic epidermal necrolysis in children: a review of 10 years' experience. Drug Safe 25: 965–972

Fujita Y, Yoshioka N, Abe R et al (2011) Rapid immunochromatographic test for serum granulysin is useful for the prediction of Stevens-Johnsom syndrome and toxic epidermal necrolysis. J Am Acad Dermatol 65: 65–68

Halevy S, Ghislain PD, Mockenhaupt M et al (2008) Allopurinol is the most common cause of Stevens-Johnson syndrome and toxic epidermal necrolysis in Europe and Israel. J Am Acad Dermatol 58: 25–32

Harr T, French LE (2010). Toxic epidermal necrolysis and Stevens-Johnson syndrome. Orphanet J Rare Dis 5: 39

Hunger RE, Hunziker T, Buettiker U et al (2005). Rapid resolution of toxic epidermal necrolysis with anti-TNF-α treatment. J Allergy Clin Immunol 116: 923–924

Mockenhaupt M, Viboud C, Dunant A et al (2008) Stevens-Johnson syndrome and toxic epidermal necrolysis: assessment of medication risks with emphasis on recently marketed drugs. The EuroSCAR-study. J Invest Dermatol 128: 35–44

Murata J, Abe R, Shimizu H (2008). Increased soluble Fas ligand levels in patients with Stevens-Johnson syndrome and toxic epidermal necrolysis preceding skin detachment. J Allergy Clin Immunol 122: 992–1000

Palmieri TL, Greenhalgh DG, Saffle JR et al (2002) A multicenter review of toxic epidermal necrolysis treated in U.S. burn centers at the end of the twentieth century. J Burn Care Rehabil 23: 87–96

Roujeau JC, Kelly JP, Naldi L et al (1995) Medication use and the risk of Stevens-Johnson syndrome or toxic epidermal necrolysis. N Engl J Med 333: 1600–1607

Rzany B, Correia O, Kelly JP et al (1998) Risk of Stevens-Johnson syndrome and toxic epidermal necrolysis during first weeks of antiepileptic therapy: a case-control study. Study Group of the International Case Control Study on Severe Cutaneous Adverse Reactions. Lancet 353: 2190–2194

Viard I, Wehrli P, Bullani R et al (1998) Inhibition of toxic epidermal necrolysis by blockade of CD95 with human intravenous immunoglobulin. Science 282: 490–493

Wolkenstein P, Charue D, Laurent P et al (1995) Metabolic predisposition to cutaneous adverse drug reactions: role in toxic epidermal necrolysis caused by sulfonamides and anticonvulsants. Arch Dermatol 131: 544–551

Erstbeschreiber

Fuchs E (1876) Herpes oris conjunctivae. Klin Monatsbl Augenheilkd 14: 333–351

Hebra von F (1866) Erythema exsudativum multiforme. In: Atlas der Hautkrankheiten. Kaiserliche Akademie der Wissenschaften, Wien S 54–57

Lyell A (1956) Toxic epidermal necrolysis: an eruption resembling scalding of the skin. Br J Dermatol 68: 355–361

Stevens AM, Johnson FC (1922) A new eruptive fever associated with stomatitis and ophthalmia: report of two cases in children. Am J Dis Child 24: 526–533

Hautveränderungen durch Drogen, Rauchen und Alkohol

Christian Hafner

37.1 Hautveränderungen durch illegale Drogen

Der Missbrauch von illegalen Drogen ist mit einer Vielzahl von zum Teil spezifischen Hautveränderungen vergesellschaftet (▶ Übersicht). Zu den am häufigsten verwendeten illegalen Drogen zählen Cannabis, Crack Kokain (modifiziertes Kokain mit hohem Suchtpotenzial), Benzodiazepine (häufig in Kombination mit Opiaten; Flunitrazepam wird auch als K.o.-Droge eingesetzt), Metamphetamine (verursachen zerebrale Schäden und ausgeprägte Entzugssymptomatik), MDMA (Methylendioxymethamphetamin, Ecstasy), LSD (Lysergsäurediethylamid), anabole Steroide (physische Abhängigkeit möglich) sowie GHB (γ-Hydroxybutyrat, von Bodybuildern zum Muskelaufbau verwendet, auch als K.o.-Droge eingesetzt). Die Reinsubstanzen (insbesondere Heroin) werden dabei häufig durch Zusätze wie Natriumbikarbonat, Laktose, Dextrose, Quinin und Mannitol gestreckt. Als Applikationswege stehen perorale Aufnahme, intravenöse Injektionen, subkutane Injektion (skin popping), Inhalation von drogenhaltigem Rauch oder Schnupfen der entsprechenden Substanzen mit anschließender Resorption über die Nasenschleimhäute zur Verfügung.

Kutane Stigmata bei Drogenabusus

- Einstichstellen (Punktionsmarken)
- Nichtinfektiöse Thrombophlebitis
- Lineare Hyperpigmentierungen entlang sklerosierter Venen (skin tracks) und lineare Narben
- Rundliche eingesunkene hypopigmentierte Narben (Skin-popping-Narben)
- Ekchymosen/Petechien distal der Staubinde
- Zirkuläre Hyperpigmentierung im Bereich der Staubinde
- Rußpartikel-Tätowierungen (shooting tattoos)
- Fremdkörpergranulome (Talk, Stärke)
- Periorale und perinasale Dermatitis bei Lösungsmittel-Schnüfflern
- Verbrennungsnarben
- Toxische Ulzera/Nekrosen
- Sklerodermiforme Hautveränderungen
- Gingivaretraktion, Gingivitis und Karies durch schlechte Mundhygiene (meth mouth)
- Pruritus mit Exkoriationen und Prurigoknoten

37.1.1 Lokale Infektionen am Applikationsort

Bakterielle Haut- und Weichteilinfektionen zählen zu den häufigsten Komplikationen bei Drogenabhängigen. Konsumenten intravenöser Drogen in San Francisco wiesen zum Untersuchungszeitpunkt in einem Drittel der Fälle einen Abszess, ein Erysipel oder eine Phlegmone auf. Dabei suchten die Betroffenen häufig keinen Arzt auf. Mangelnde Hygiene spielt eine wichtige Rolle. Die Injektionsstellen werden häufig nicht ausreichend desinfiziert und die Nadeln mehrfach benutzt oder untereinander ausgetauscht. Initial finden intravenöse Injektionen meist im Bereich der Ellenbeuge statt. Nach einigen Jahren wird aufgrund zunehmender Obliteration der Venen auf den Oberarm und die Hände ausgewichen. Bei langjähriger Drogenabhängigkeit werden schließlich auch Venen von Hals, Inguinalregion, Penis, Bein, Fuß, Zehen und Fingern herangezogen. Die Praxis des skin popping, also der subkutanen Injektion der Drogen aufgrund fehlender venöser Zugänge, erhöht die Infektionsgefahr erheblich. Die verursachenden Bakterien stammen häufig von der kommensalen Flora des Betroffenen selbst.

Am häufigsten werden Erysipel und Phlegmone an der Injektionsstelle gesehen. Die Entzündung kann auch ulzerierend oder gangränös verlaufen. Lymphangitiden sowie (septische) Thrombophlebitiden können mit Erysipel und Phlegmone assoziiert sein. Das Auftreten von Ekthymata

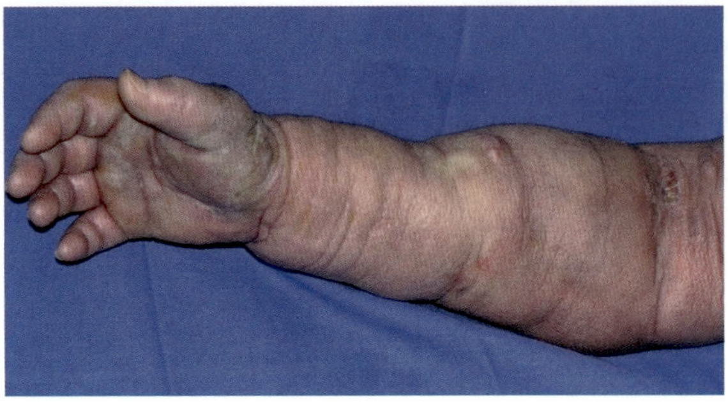

Abb. 37.1 Phlegmonöse Entzündung von Hand und Unterarm sowie alte Narben bei lange bestehendem intravenösen Drogenabusus

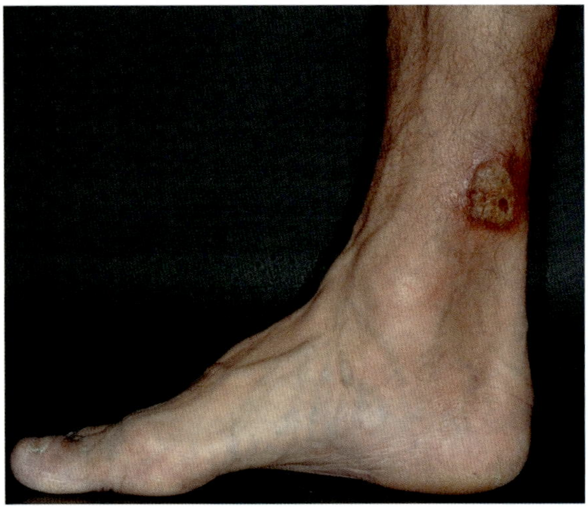

Abb. 37.2 Durch skin popping hervorgerufene Hautläsion

bei Drogenabhängigen ist ebenfalls möglich. Abszesse werden relativ häufig beobachtet. Bei den Hautinfektionen kann es komplizierend zu einer eitrigen Arthritis oder einer Osteomyelitis angrenzender Gelenke und Knochen kommen. Eine sehr schwerwiegende Erkrankung stellt die **nekrotisierende Fasziitis** dar. Diese kann bei Drogenabhängigen klinisch atypisch ohne kutane Nekrosen, Blasen und Krepitation ähnlich einem gewöhnlichen Erysipel verlaufen. Charakteristisch sind jedoch starke Schmerzen, die scheinbar nicht zum klinischen Befund passen, sowie Fieber und erhöhte Entzündungsparameter im Blut. Es können auch schwere Krankheitsbilder unter Ausbildung einer septischen Schocksymptomatik, Rhabdomyolyse und ausgeprägter lokaler Nekrose der Injektionsstelle mit hoher Mortalität entstehen. Eine Fournier-Gangrän des Genitale durch Gram-positive Kokken nach Selbstinjektion von kristallinem Kokain in den Penisschaft wurde beschrieben.

Die am häufigsten isolierten Erreger bei Hautinfektionen sind *Staphylococcus aureus* und verschiedene *Streptococcus*-Arten. Drogenabhängige stellen auch eine Risikogruppe für primär abszedierende Hautinfektionen durch cMRSA (community-associated methicillin resistent *Staphylococcus aureus*) dar.

Bei Drogenabhängigen sind auch wiederholt Fälle von Wundbotulismus durch *Clostridium botulinum* dokumentiert, insbesondere beim Konsum von black tar Heroin. Auch Tetanuserkrankungen durch *Clostridium tetani* sowie Weichteilinfektionen bis hin zur nekrotisierenden Fasziitis durch weitere *Clostridium*-Arten sind bei Drogensüchtigen bekannt. Inhalation von Kokain erhöht das Risiko für Infekte des oberen Respirationstrakts (Sinusitis) und Abszesse des Nasenseptums. Bei Schnupfern von Kokain finden sich manchmal nasale Warzen. In seltenen Fällen kann bei Drogenabhängigen eine Infektion der Haut durch Pilze (Zygomykosen durch opportunistische Erreger wie *Mucor*, *Absidia*, *Rhizopus*) auftreten.

37.1.2 Lokale nichtinfektiöse Hautveränderungen

Multiple Einstichstellen, Ekchymosen, Petechien distal der angelegten Staubinde, Hämatome und Krusten entlang von Venen zählen zu den akuten sichtbaren Hautveränderungen bei intravenösem Drogenabusus. Als chronische Residuen abgelaufener Phlebitiden findet man typischerweise lineare Narben sowie postinflammatorische Hyperpigmentierungen entlang der fibrosierten Gefäße (**skin tracks**). Bei subkutaner Injektionstechnik zeigen sich rundliche, eingesunkene und teilweise hypopigmentierte Narben (**Skin-popping-Narben**). Auch hypertrophe Narben und Keloide können vorkommen. Zirkuläre Hyperpigmentierungen am Arm entstehen insbesondere bei Dunkelhäutigen durch den wiederholten mechanischen Druck beim Stauen der Venen mittels Staubinden. In manchen Fällen sind auch multiple Schnittwunden zu finden, in die bei frustraner Venenpunktion die pulverförmige Droge eingerieben wird. All diese Hautveränderungen an entsprechender Lokalisation bilden typische Stigmata, mit denen Konsumenten intravenöser Drogen erkannt werden können.

Ulzerationen und Nekrosen entstehen bei Drogenkonsumenten außer im Rahmen von Infektionen auch durch die direkte Toxizität der Drogen oder Drogenzusatzstoffe bei subkutaner Injektion sowie durch **ischämische Gefäßverschlüsse** aufgrund einer irritativen oder prothrombotischen Wirkung der applizierten Substanzen. Bei komatösen Patienten mit Barbituratintoxikation treten häufig Blasen auf. Der aufgrund des bitteren Heroin-ähnlichen Geschmacks zum Strecken von Heroin verwendete Zusatzstoff Quinin wirkt toxisch mit direkter Ausbildung von Nekrosen und zudem sklerosierend mit resultierendem Lymphödem. Injektionen von Propoxyphen sind beinahe obligat mit der Ausbildung einer Thrombophlebitis und

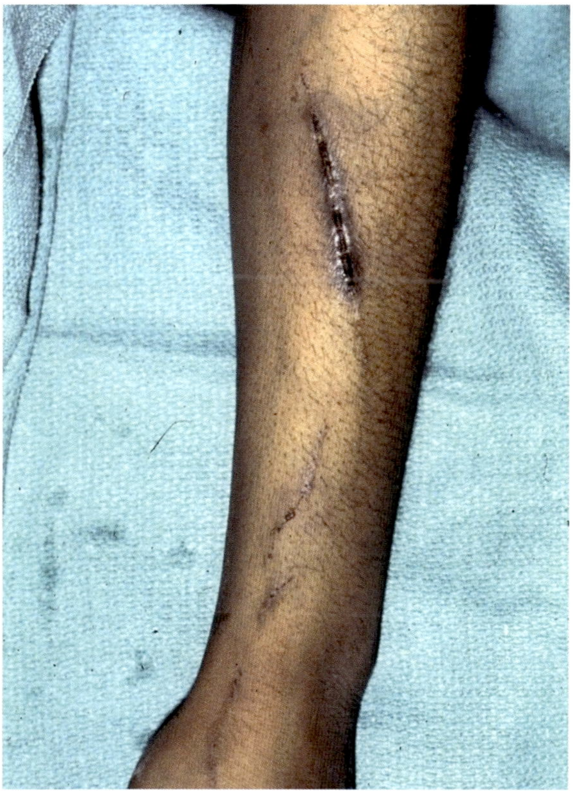

Abb. 37.3 Skin tracks bei intravenösem Drogenkonsum. (Mit freundlicher Genehmigung von Prof. Kurt Nolte, Albuquerque)

Hautnekrose assoziiert. Auch bei der kombinierten Injektion von Tripelennamin und Pentazocin sind Ulzera und Nekrosen beschrieben, ebenso für Levamisol. Pentazocin ist darüber hinaus in der Lage, eine sklerodermiforme Verdickung der Haut zu verursachen, insbesondere wenn als Komorbidität ein Diabetes mellitus besteht. Bei Drogenabhängigen wird eine erhöhte Rate an chronisch-venöser Insuffizienz mit Ulzera beobachtet.

Gehäuft finden sich bei Drogenabhängigen Verbrennungsnarben. Beim Rauchen von Crack kann es zum Versengen der Augenbrauen und zur Madarosis kommen. Bekannt sind auch **shooting tattoos** durch Einbringen von Fremdmaterial und Rußpartikeln, die sich nach dem Erhitzen auf der Injektionsnadel befinden. Laien- und Profitätowierungen dienen bei Drogensüchtigen auch dazu, Hautareale mit Stigmata des Drogenabusus zu kaschieren.

In die Haut eingebrachte Fremdstoffe wie Talk und Stärke können Granulome verursachen, welche klinisch als kutane Knoten erscheinen. Die Granulome entstehen unter Umständen erst nach einer sehr langen Latenzphase. Bei Schnüfflern von Lösungsmitteln und ähnlichen Substanzen kann sich eine papulöse periorale und perinasale irritative Dermatitis ausbilden.

37.1.3 Generalisierte Hautveränderungen bei Drogenabusus

Infektionserkrankungen wie HIV, Hepatitis B und C kommen bei Drogenabhängigen häufig vor. Auch andere sexuell übertragbare Erkrankungen wie Syphilis, Gonorrhoe, Infektionen durch *Chlamydia trachomatis*, *Trichomonas vaginalis*, bakterielle Vaginose durch *Gardnerella vaginalis*, virale Infektionen durch Herpes simplex (HSV 1 und 2) sowie durch humane Papillomviren (Condylomata acuminata) sind aufgrund eines veränderten Risikoverhaltens, Prostitution und Promiskuität bei Drogenkonsumenten häufiger anzutreffen. Darüber hinaus findet man bei Drogenabhängigen insbesondere bei gleichzeitiger Obdachlosigkeit und damit verbundener Verwahrlosung gehäuft Skabies, Tinea, Pediculosis capitis/corporis und Impetigo contagiosa.

Durch das Einbringen von Bakterien bei der intravenösen Injektion der Drogen und einer konsekutiven Bakteriämie kann es zu einer Besiedlung der Herzklappen mit Ausbildung einer Endokarditis kommen. Durch Kontamination der applizierten Drogen kann eine systemische Infektion mit *Candida albicans* entstehen, die an der Haut charakteristischerweise mit Knoten und Pusteln in behaarten Arealen in Erscheinung tritt. Daneben kommen auch andere Candida-Arten wie *Candida glabrata* als Auslöser in Betracht.

Als Besonderheiten beschrieben sind weiterhin palmoplantare Keratosen bei Konsumenten von Crack und eine Pseudoacanthosis nigricans bei Heroinabhängigen. Beim Auftreten von akneiformen Hautveränderungen sollte an Missbrauch von Anabolika gedacht werden.

Da Opiate Histaminliberatoren sind, treten nach intravenöser Heroininjektion ein Flush sowie ein generalisierter oder auch genitaler Pruritus auf, der bis zu 24 h anhalten kann. Der kombinierte Konsum von Kokain und Marihuana kann ebenfalls Juckreiz induzieren. Neben dem Juckreiz findet man bei Heroinkonsumenten häufig trockene Haut, Mundtrockenheit, Rhinorrhoe und vermehrte Sekretion von Tränenflüssigkeit. Zudem kommt es bei vielen Drogenabhängigen aufgrund vernachlässigter Mundhygiene zu diversen Krankheitsbildern der Mundhöhle wie Karies, Zahnverfall und gingivaler Retraktion. Entzündliche Veränderungen bis hin zur akut nekrotisierenden ulzerösen Gingivitis sind möglich. Bei Cannabinoiden findet man gehäuft Plattenepithelkarzinome der Mundhöhle. Metamphetaminabusus führt zu einer trockenen, grauen Haut mit strengem Foetor und zum **meth mouth** mit einem extremen Kariesbefall insbesondere der Vorderzähne. Die Einnahme von Metamphetaminen kann ebenso wie LSD eine Hyperhidrosis hervorrufen. Bei Konsumenten von Amphetaminen treten Artefakte in Form von Exkoriationen und Ulzerationen durch zwanghafte repetitive Manipulationen an der Haut ähnlich einer Acne excorieé auf. Bei langjährigem Kokainabusus sind **taktile Halluzinosen** wie Kribbelparästhesien oder Dermatozoenwahn (**cocaine bugs**) möglich. Konsekutiv kann es bei chronischem generalisiertem Pruritus zu Prurigoknoten kommen. Zusätzlich kann bei Kokainabusus Trichotillomanie auftreten.

Die applizierten Drogen und deren Zusatzstoffe können eine breite Palette an bekannten (allergischen) Reaktionsmustern an der Haut zeigen. Diese reichen von Urtikaria, Angioödem, Serumkrankheit, makulopapulösem Exanthem, leukozytoklastischer Vaskulitis, Pseudovaskulitis, Purpura Schönlein-Hennoch, Churg-Strauss-Vaskulitis, Erythema multiforme, bullöser Arzneireaktion, fixem toxischen Arzneimittelexanthem und Stevens-Johnson-Syndrom bis hin zur toxischen epidermalen Nekrolyse. Bei der kokaininduzierten Pseudovaskulitis sind Antikörper gegen HNE (humane Neutrophilenelastase) beschrieben. Nach dem Konsum von Kokain und Marihuana trat eine akute generalisierte exanthematische Pustulose (AGEP) (► Kap. 35) auf, und eine Psoriasis guttata wurde durch Ecstasy getriggert. Weiterhin sind Typ-IV-Sensibilisierungen gegenüber Heroin bei Krankenschwestern beschrieben, die im Rahmen staatlicher Projekte Heroin an Süchtige abgaben. Das Rauchen von Cannabis wurde wiederholt als möglicher ätiopathogenetischer (Ko-) Faktor bei der Endangiitis obliterans (Morbus Winiwarter-Buerger) diskutiert.

Durch die Identifikation typischer kutaner Stigmata für Drogenabusus kann der Dermatologe diese Patienten frühzeitig identifizieren. Für die Behandlung der zahlreichen infektiösen und nicht-infektiösen dermatologischen Komplikationen ist es von Bedeutung, die klinischen Besonderheiten bei Drogenabhängigen zu kennen.

37.2 Hautveränderungen durch Rauchen

Das Rauchen von Tabakwaren stellt den wichtigsten vermeidbaren Morbiditäts- und Mortalitätsfaktor in den westlichen Industrienationen dar. Neben den bekannten Risiken für kardiovaskuläre und maligne Erkrankungen hat Rauchen auch Einfluss auf die Haut und verschiedene Hauterkrankungen (► Übersicht). Langjährige Raucher weisen häufig charakteristische Haut- und Schleimhautveränderungen auf (► Übersicht Stigmata).

37.2.1 Hautalterung

Rauchen beschleunigt die physiologische Hautalterung. Das Gesicht von chronischen Rauchern ist gekennzeichnet durch prominente Falten, vorzeitige Falten, ausgemergelte

Hauterkrankungen mit Auslösung/ Verschlechterung durch Rauchen

- Pustulosis palmoplantaris
- Psoriasis vulgaris
- Condylomata acuminata
- Acne vulgaris
- Acne inversa
- Systemischer Lupus erythematodes
- Chronisch-diskoider Lupus erythematodes
- Plattenepithelkarzinom
- Necrobiosis lipoidica

Kutane Stigmata von Rauchern

- Gelb verfärbte Fingernägel
- Gelbverfärbung der Barthaare
- Rauchergesicht (Furchen und Falten vor allem perioral und periorbital, hagere Gesichtszüge, atrophe Haut mit grauem oder gerötetem Kolorit)
- Raucherkomedonen (große offene und geschlossene Komedonen)
- Leukokeratosis nicotina palati
- Leukokeratosis nicotina glossi
- Rauchermelanose der Mundschleimhaut

Gesichtszüge sowie eine atrophe, blassgraue Haut. Das Risiko für starke Raucher (>50 pack-years) für frühzeitige Falten ist gegenüber Nichtrauchern fast um den Faktor 5 erhöht. Bei zusätzlicher aktinischer Belastung der Haut potenziert sich das Risiko für vorzeitige Falten. Auf der molekularen Ebene ist unter anderem eine gesteigerte Produktion von Matrixmetalloproteasen, eine verminderte Kollagenbiosynthese sowie die Entstehung exogener freier Radikale durch Tabakrauch von Bedeutung.

37.2.2 Wundheilung

Viele Untersuchungen belegen, dass Rauchen zu einer schlechteren Wundheilung führt. Raucher haben gegenüber Nichtrauchern ein deutlich erhöhtes Risiko für postoperative Wundheilungsstörungen oder Transplantatabstoßungen. Die Gründe hierfür liegen in der schlechteren peripheren Durchblutung, da Nikotin über die Stimulation der sympathischen Ganglien und des Nebennierenmarks eine Vasokonstriktion bewirkt. Das im Zigarettenrauch enthaltene Kohlenmonoxid führt zu einer verminderten Oxygenierung des Hämoglobins, zudem erhöht Rauchen auch die Koagulabilität und Plasmaviskosität, was in einer verschlechterten Mikrozirkulation resultiert. Bereits das

Rauchen einer Zigarette führt zu einer messbaren Reduktion der peripheren Durchblutung. Daneben hemmt Nikotin die Aktivität und Migration von Fibroblasten und Myofibroblasten. Durch das Rauchen ist auch die Funktion der an der Wundheilung beteiligten Komponenten des Immunsystems gestört. Die negativen Auswirkungen von Zigarettenrauch auf die Wundheilung sind prinzipiell reversibel. Deshalb ist perioperativ ein Rauchverzicht zu empfehlen, um eine verbesserte Wundheilung zu erreichen. Rauchen ist damit auch ein Faktor, der insbesondere bei Diabetikern die Entstehung von Ulzera fördern und die Abheilung von chronischen Ulzera verzögern kann.

37.2.3 Hautkrebs

Im Zigarettenrauch sind zahlreiche Karzinogene enthalten. Die Auswirkungen auf die Entwicklung von Hautkrebs sind dabei jedoch für die verschiedenen Entitäten differenziert zu betrachten. Raucher haben ein erhöhtes Risiko für das Entstehen von Plattenepithelkarzinomen der Mundschleimhaut, insbesondere in Verbindung mit Alkoholabusus. Aber auch das Risiko für kutane Plattenepithelkarzinome ist bei Rauchern um den Faktor 1,5–3 erhöht. Dagegen sind die Daten für das Basalzellkarzinom kontrovers. Beim malignen Melanom fand sich kein signifikanter Zusammenhang mit Rauchen im Sinne einer erhöhten Inzidenz, allerdings sind die Melanome von Rauchern offensichtlich im Durchschnitt dicker als die von Nichtrauchern, was mit einem erhöhten Metastasierungsrisiko einhergeht.

37.2.4 Entzündliche Hauterkrankungen

Eine enge Assoziation besteht zwischen Rauchen und Psoriasis palmoplantaris (▶ Kap. 39). Das Risiko für Raucher, diese Erkrankung zu entwickeln, ist um das 7-fache erhöht. Die Prävalenz von Rauchern unter Patienten mit Psoriasis palmoplantaris betrug in verschiedenen Studien bis zu 94%. Daneben ist bei Rauchern auch das Risiko für die Entwicklung einer Psoriasis vulgaris oder die Verschlechterung einer bereits bestehenden Psoriasis erhöht. Bei einem Zigarettenkonsum von mindestens 15 Zigaretten pro Tag betrug das relative Risiko für die Erstmanifestation einer Psoriasis 1,6 bei Männern und 3,2 bei Frauen. Für pustulöse Formen der Psoriasis liegt das Risiko bei Rauchern noch deutlich höher.

Auch bei der Acne vulgaris wurde über eine erhöhte Prävalenz der Erkrankung bei Rauchern berichtet, außerdem korrelierte der Schweregrad der Erkrankung mit der Anzahl der gerauchten Zigaretten. Rauchen ist ein bekannter Risikofaktor für die Acne inversa (▶ Kap. 72). Die Prävalenz von Rauchern bei dieser entzündlichen Erkrankung beträgt annähernd 90%.

Der Zusammenhang zwischen Rauchen und Ekzemen, insbesondere dem dyshidrosiformen Handekzem, wird kontrovers diskutiert. Eine aktuelle Studie fand eine positive Korrelation zwischen dem Auftreten von Handekzemen und der Anzahl der gerauchten Zigaretten. Raucher mit chronischen Handekzemen sprechen schlechter auf eine Bade-PUVA-Therapie an. Über eine Korrelation zwischen dem Rauchen von Müttern in der Schwangerschaft und einem atopischen Ekzem bei den Kindern wurde berichtet.

Rauchen erhöht auch das Risiko, einen chronisch-diskoiden oder systemischen Lupus erythematodes zu entwickeln (▶ Kap. 55). Zudem treten bei Rauchern mit einem systemischen Lupus erythematodes häufiger kutane Manifestationen auf, und Raucher sprechen schlechter auf eine Therapie mit Antimalariamedikamenten an. Über eine Assoziation zwischen Rauchen und Necrobiosis lipoidica bei Diabetes wurde ebenfalls berichtet. Urtikarielle Reaktionen auf Tabakrauch sind sehr selten beschrieben.

37.2.5 Infektiöse Erkrankungen

Bei Rauchern ist die Inzidenz von Condylomata acuminata sowohl bei Männern als auch bei Frauen deutlich erhöht. Dies dürfte insbesondere auf die negativen Effekte des Rauchens auf die immunologische Abwehr zurück zu führen sein. Dadurch lässt sich auch das erhöhte Risiko für Infektionen bei Rauchern mit diabetischen Ulzera erklären.

37.2.6 Veränderungen der Mundschleimhaut

Bei Rauchern treten eine Reihe von typischen Veränderungen der Mundschleimhaut auf. Hierzu zählt die reversible Leukokeratosis nicotina palati und Leukokeratosis nicotina glossi (▶ Kap. 76). Leukoplakien treten bei Rauchern gehäuft auf. Als charakteristisch gilt auch eine Hyperpigmentierung der Mundschleimhaut (**Rauchermelanose**). Daneben spielt Rauchen vermutlich auch eine Rolle bei der Entstehung der schwarzen Haarzunge.

37.2.7 Protektive Effekte

Auch wenn Rauchen überwiegend negative Auswirkungen auf die Haut hat, sind für bestimmte dermatologische Krankheitsbilder auch positive Effekte durch Rauchen beschrieben. So sollen Raucher ein geringeres Risiko für das Auftreten von oralen Aphthen haben, auch die bipolare Aphthose beim Morbus Behçet soll bei Rauchern seltener sein. Protektive Effekte des Rauchens wurden auch für

Pemphigus vulgaris, Kaposi-Sarkom bei AIDS und Herpes labialis berichtet. Rauchen wirkt auch protektiv bei der Colitis ulcerosa, und das damit assoziierte Pyoderma gangraenosum konnte erfolgreich mit Nikotin behandelt werden.

37.3 Hautveränderungen durch Alkohol

Chronischer Alkoholabusus kann sich an der Haut in unterschiedlicher Art und Weise manifestieren. Einerseits findet man Hautveränderungen, die durch die direkte toxische Wirkung des Alkohols sowie indirekt durch eine alkoholtoxische Schädigung von Organen (vor allem der Leber) bewirkt werden. Andererseits können verschiedene dermatologische Erkrankungen durch Alkoholkonsum ausgelöst oder aggraviert werden. Aufgrund der Häufigkeit von chronischem Alkoholabusus in der Bevölkerung können die damit assoziierten dermatologischen Veränderungen relativ häufig beobachtet werden. Auch wenn die alkoholinduzierten Hautveränderungen im Gegensatz zu den Schäden an inneren Organen für die Prognose des Patienten in der Regel nicht entscheidend sind, kann der Dermatologe durch ihre Kenntnis Anzeichen von Alkoholabusus erkennen (► Übersicht) und versuchen, den Patienten frühzeitig einer kausalen Therapie durch die entsprechenden Fachabteilungen zuzuführen.

37.3.1 Direkte Effekte von Alkohol

Alkoholkonsum kann durch Vasodilatation im Gesichtsbereich eine plötzlich auftretende Gesichtsrötung (Flush) verbunden mit einem Hitzegefühl und einer vermehrten ekkrinen Sekretion bewirken. Auch der Hals und obere Rumpfbereich können hiervon betroffen sein. Bei chronischem Alkoholabusus kann man eine **Facies ethylica** beobachten (► Übersicht), die durch einen einfältigen Gesichtsausdruck, glatte ölig-glänzende blassgelbe bis graurote Haut, gerötete Augenbindehäute, verdickte Lidränder, eine Voralterung der Haut sowie eine Poikilodermie im Bereich des Nackens charakterisiert ist.

Alkoholkonsum der Mutter während der Schwangerschaft ist die Ursache für das **fetale Alkoholsyndrom**. Dermatologische Charakteristika für dieses Syndrom sind flaches Philtrum, verdünnte Oberlippe, Epikanthus, prominente Nasolabialfalten, kurzer eingesunkener Nasenrücken, veränderte palmare Furchung, vermindertes subkutanes Fettgewebe, Hypertrichose, zusammengewachsene Augenbrauen (**Synophrys**) und vermehrt Hämangiome. Die Veränderungen des Gesichts bilden sich im weiteren Verlauf meist zurück und sind im Erwachsenenalter oft nur noch schwer zu erkennen.

Kutane Stigmata von Alkoholabusus

- Facies ethylica (einfältiger Gesichtsausdruck, glatte ölig-glänzende blassgelbe bis graurote Haut, gerötete Augenbindehäute, verdickte Lidränder, vorgealterte dünne Haut)
- Flush und vermehrte ekkrine Sekretion (akut bei Alkoholgenuss)
- Spider Nävi
- Terry-Nägel
- Muehrcke-Nägel
- Koilonychie
- Trommelschlegelfinger
- Ikterus
- Palmoplantares Erythem
- Caput medusae
- Gynäkomastie
- Verlust der Körperbehaarung (Bauchglatze)
- Petechien und Ekchymosen

37.3.2 Indirekte Effekte von Alkohol

Durch die Hepatotoxizität von chronischem Alkoholabusus und die daraus resultierenden Leberschäden von der Steatosis hepatis über die alkoholische Hepatitis bis hin zum Endstadium der Leberzirrhose wird eine Reihe von Hautveränderungen hervorgerufen. Zu den kutanen Manifestationen einer alkoholbedingten Leberschädigung zählen **Naevi aranei** (Spider Nävi) im Bereich von Gesicht, Hals, Thorax und Armen. Eine hohe Zahl an Spider Nävi korreliert dabei mit einer erhöhten Prävalenz von Ösophagusvarizen. Auch beidseits symmetrische scharf begrenzte palmoplantare Erytheme sind typisch. An Nagelveränderungen beobachtet man eine weiße Verfärbung der Nagelplatte mit einem distalen rosafarbenen Band (**Terry-Nägel**), paarweise transversale weiße Nagelstreifen (**Muehrcke-Nägel**, vor allem bei Hypalbuminämie), Trommelschlegelfinger oder eine Koilonychie der Nägel. Durch die Verschiebung des Testosteron-Östrogen-Gleichgewichts kommt es zu einem weiblichen Behaarungstyp mit Reduktion der Körperbehaarung (Bauchglatze) und Gynäkomastie. Bei Leberzirrhose mit portaler Hypertension und Umgehungskreislauf zeigt sich eine verstärkte Zeichnung umbilikaler Venen (**Caput medusae**). Durch hepatisch bedingte Gerinnungsstörungen treten vermehrt Petechien und Ekchymosen auf. Bei Cholestase beobachtet man beginnend an den Skleren einen Ikterus. In diesem Zusammenhang kann auch das **Zieve-Syndrom** auftreten (Ikterus, Hyperlipidämie, hämolytische Anämie), das mit bizarr konfigurierten Erythemen vergesellschaftet ist, welche eine Ähnlichkeit zum Erythema necroticans migrans aufweisen und bei Abstinenz reversibel ist. Im Rahmen einer alkoholtoxischen Leberschädigung tritt auch relativ häufig ein generalisierter Pruritus auf (▶ Kap. 34). Klinisch findet man dabei lediglich Exkoriationen auf ansonsten weitgehend unauffälliger Haut.

Neben der Leber wird durch chronischen Alkoholkonsum auch die Bauchspeicheldrüse in besonderem Maße geschädigt. Im Rahmen einer (alkoholbedingten) Pankreatitis können dabei eine pankreatogene lobuläre Pannikulitis (▶ Kap. 78), subkutane Fettgewebsnekrosen, Hämorrhagien mit Ödem im Bereich der rechten Flanke (**Grey-Turner-Zeichen**) sowie eine periumbilikale Hämorrhagie mit Zyanose und Gitterzyanose der übrigen Bauchhaut (**Cullen-Phänomen**) auftreten. Die pankreatogene Pannikulitis wird vermutlich durch freigesetzte Pankreasenzyme hervorgerufen und führt insbesondere an den Beinen und präsakral zu schmerzhaften rötlichen subkutanen Knoten, die fluktuieren und eine bräunlich-ölige Flüssigkeit enthalten. Die Rückbildung erfolgt in der Regel nach 2–8 Wochen mit einer Atrophie des Fettgewebes und Hypopigmentierungen.

Durch Malnutrition kommt es bei Alkoholabhängigen sekundär zu Vitaminmangelzuständen. Mangel an Vitamin A führt dabei zu Hauttrockenheit, follikulären Hyperkeratosen (**Phrynoderm**), einer verzögerten Wundheilung sowie Nachtblindheit. Vitamin-B1-Mangel kann in Ödemen von Gesicht, Händen und Malleolarregion resultieren, während eine Defizienz von Vitamin-B2 und Vitamin-B6 zu Stomatitis angularis, Blepharitis, Konjunktivitis, Cheilitis und Glossitis führt. Aufgrund eines Vitamin-B3-Mangels kann es zu **Pellagra** (▶ Kap. 97) kommen, daneben auch zu Vulvitis, Glossitis und Stomatitis. Mangel an Vitamin C verursacht Skorbut, während als Ergebnis eines Zinkmangels eine Acrodermatitis enteropathica beobachtet wird. Ein Mangel an essentiellen Fettsäuren kann in eher unspezifischen erythematosquamösen Dermatitiden sowie trockener Haut resultieren. In der Praxis findet man häufig durch kombinierte Mangelzustände an Vitaminen und Spurenelementen Mischbilder.

Chronischer Alkoholabusus bewirkt auch eine Schwächung der Immunfunktion. Dadurch bedingt sind Alkoholiker häufiger von viralen, bakteriellen und Pilzinfektionen betroffen, und die Komplikationsrate bei Infektionen ist erhöht.

37.3.3 Auslösung oder Verschlechterung von Dermatosen

Für einige dermatologische Erkrankungen wurde ein Zusammenhang mit chronischem Alkoholabusus bezüglich Auslösung der Dermatose oder Verschlechterung der präexistenten Dermatose berichtet (▶ Übersicht). Für die Psoriasis vulgaris liegen keine einheitlichen Daten vor. Einige Studien weisen auf ein erhöhtes Risiko für das Auftreten einer Psoriasis bei chronischem Alkoholabusus hin. Man fand unter Psoriatikern eine erhöhte Prävalenz von Alkoholabhängigen, allerdings ist nicht klar, ob der vermehrte Alkoholkonsum Ursache oder eventuell auch Folge der Erkrankung aufgrund der psychosozialen Beeinträchtigung ist. Psoriatiker mit chronischem Alkoholmissbrauch zeigen häufig einen schwereren Verlauf und ein schlechteres Ansprechen auf Therapien.

Hauterkrankungen mit Auslösung/ Verschlechterung durch Alkohol

- Psoriasis vulgaris
- Plattenepithelkarzinom der Mundschleimhaut
- Seborrhoisches Ekzem
- Nummuläres Ekzem
- Acne vulgaris
- Rosazea
- Morbus Dupuytren
- Acropathia ulcero-mutilans acquisita (Bureau-Barrière-Syndrom)
- Benigne symmetrische Lipomatose (Launois-Bensaude)
- Eruptive Xanthome

Alkohol gilt auch als Risikofaktor für einen **Morbus Dupuytren** (Palmarfibromatose) (▶ Kap. 53). So steigt das Risiko für diese Erkrankung bei gleichzeitigem starken Alkohol- und Nikotinabusus auf das Doppelte an. Bei der Induratio penis plastica ist Alkoholkonsum mit einem schlechteren therapeutischen Ansprechen assoziiert. Alkohol wird auch als Triggerfaktor bei der Rosazea diskutiert. Epidemiologische Studien konnten allerdings keinen signifikanten Zusammenhang zwischen übermäßigem Alkoholkonsum und Rosazea finden. Allerdings soll das therapeutische Ansprechen bei der Rosazea durch Alkoholabstinenz verbessert werden. Auch die Acne vulgaris soll bei Alkoholikern einen schwereren und chronischeren Verlauf nehmen. Beim seborrhoischen Ekzem wird ebenfalls über eine erhöhte Inzidenz und Aggravation durch vermehrten Alkoholkonsum berichtet. Nummuläre Ekzeme sind überzufällig häufig mit chronischem Alkoholabusus vergesellschaftet. Bei Ausschluss anderer Ursachen gilt das nummuläre Ekzem sogar als Indikator für Alkoholmissbrauch. So zeigten in einer Studie über 90% der Patienten mit einem **nummulären Ekzem** einen gesteigerten Alkoholkonsum. Eine Reduktion des Alkoholkonsums ist dringend zu empfehlen, da sich darunter die Ekzeme bessern können, während bei fortgesetztem Alkoholabusus häufig eine Therapieresistenz beobachtet wird.

Alkohol ist ein bekannter aggravierender Faktor bei der **Porphyria cutanea tarda** (▸ Kap. 94). Als Mechanismus werden eine Hemmung der Uroporphyrinogen-III-Dekarboxylase in der Leber sowie eine Stimulation der Porphyrinsynthese vermutet.

Bei den malignen Erkrankungen ist seit langem bekannt, dass chronischer Alkoholkonsum das Risiko für Plattenepithelkarzinome der Mundschleimhaut erhöht. Für kutane Plattenepithelkarzinome ist jedoch keine Risikoerhöhung bekannt. Ebenso wenig ist das Basalzellkarzinom mit Alkoholabusus assoziiert. Beim malignen Melanom fanden dagegen einige Studien, dass chronischer Alkoholkonsum das Risiko erhöht.

Die Acropathia ulcero-mutilans acquisita (**Bureau-Barrière-Syndrom**) ist gekennzeichnet durch die Trias aus sensorischer Polyneuropathie, akralen Ulzera und Osteodestruktion. Sie tritt insbesondere bei männlichen Alkoholikern auf. Durch den neuropathischen Verlust von Vibrationsempfinden und Sensibilität kommt es zu Verletzungen und trophischen Störungen, die in indolenten akralen Ulzerationen resultieren, die wie ausgestanzt wirken, feucht-schmierig belegt sind und häufig einen kallös-hyperkeratotischen Randwall besitzen. Die Osteolysen können zu Mutilationen führen. Es wird vermutet, dass der chronische Alkoholkonsum bei der Acropathia ulcero-mutilans acquisita zu einer Demyelinisierung der peripheren Nerven führt (▸ Kap. 86).

Chronischer Alkoholabusus wird bei der Mehrzahl der Patienten mit **benigner symmetrischer Lipomatose (Lipomatosis Launois-Bensaude)** angetroffen, sodass hier ein pathogenetischer Zusammenhang vermutet wird. Bei dieser Erkrankung handelt es sich um eine symmetrische dysproportionierte Vermehrung von subkutanem Fettgewebe. Man unterscheidet dabei den zerviko-nuchalen Typ (Madelung-Fetthals), den Schultergürtel- oder pseudoathletischen Typ sowie den Beckengürtel- oder gynäkoiden Typ. Alkoholkarenz kann den Progress der Erkrankung stoppen, allerdings sind die bereits vorhandenen Fettgewebsvermehrungen nicht reversibel.

Chronischer Alkoholabusus ist die häufigste erworbene exogene Ursache für **eruptive Xanthome**. Diese treten als kleine gelbe Papeln multipel und in Schüben auf. Prädilektionsstellen sind Glutealregion, Rücken und Streckseiten der Extremitäten. Ursächlich ist vermutlich der durch Alkohol gestörte Abbau von Fettsäuren in der Leber. Bei einer Normalisierung der Blutfettwerte kommt es zu einer Rückbildung der Xanthome ohne Residuen.

Literatur

Bassetti S, Battegay M (2004) Staphylococcus aureus infections in injection drug users: risk factors and prevention strategies. Infection 32: 163–169

Binswanger IA, Kral AH, Bluthenthal RN et al (2000) High prevalence of abscesses and cellulitis among community-recruited injection drug users in San Francisco. Clin Infect Dis 30: 579–581

Brewer JD, Meves A, Bostwick JM et al (2008) Cocaine abuse: dermatologic manifestations and therapeutic approaches. J Am Acad Dermatol 59: 483–487

Chung C, Tumeh PC, Birnbaum R et al (2011) Characteristic purpura of the ears, vasculitis, and neutropenia – a potential public health epidemic associated with levamisole-adulterated cocaine. J Am Acad dermatol 65: 722–725

De Hertog SA, Wensveen CA, Bastiaens MT et al (2001) Relation between smoking and skin cancer. J Clin Oncol 19: 231–238

Foutch PG, Sullivan JA, Gaines JA, Sanowski RA (1988) Cutaneous vascular spiders in cirrhotic patients: correlation with hemorrhage from esophageal varices. Am J Gastroenterol 83: 723–726

Freiman A, Bird G, Metelitsa AI et al. (2004) Cutaneous effects of smoking. J Cutan Med Surg 8: 415–423

Friedman H, Newton C, Klein TW (2003) Microbial infections, immunomodulation, and drugs of abuse. Clin Microbiol Rev 16:209–219

Goldminz D, Bennett RG (1991) Cigarette smoking and flap and full-thickness graft necrosis. Arch Dermatol 127: 1012–1015

Gupta MA, Schork NJ, Gupta AK, Ellis CN (1993) Alcohol intake and treatment responsiveness of psoriasis: a prospective study. J Am Acad Dermatol 28: 730–732

Kadunce DP, Burr R, Gress R et al (1991) Cigarette smoking: risk factor for premature facial wrinkling. Ann Intern Med 114: 840–844

Kaklamani VG, Markomichelakis N, Kaklamanis PG (2002) Could nicotine be beneficial for Behcet's disease? Clin Rheumatol 21: 341–342

Kimura AC, Higa JI, Levin RM et al (2004) Outbreak of necrotizing fasciitis due to Clostridium sordellii among black-tar heroin users. Clin Infect Dis 38: e87–91

Knuutinen A, Kokkonen N, Risteli J et al (2002) Smoking affects collagen synthesis and extracellular matrix turnover in human skin. Br J Dermatol 146: 588–594

Koh HK, Sober AJ, Day CL Jr. et al (1984) Cigarette smoking and malignant melanoma. Prognostic implications. Cancer 53: 2570–2573

König A, Lehmann C, Rompel R, Happle R (1999) Cigarette smoking as a triggering factor of hidradenitis suppurativa. Dermatology 198: 261–264

Meding B, Alderling M, Wrangsjo K (2010) Tobacco smoking and hand eczema: a population-based study. Br J Dermatol 163: 752–756

Naldi L (1998) Cigarette smoking and psoriasis. Clin Dermatol 16: 571–574

Pieper B, Kirsner RS, Templin TN, Birk TJ (2007) Injection drug use: an understudied cause of venous disease. Arch Dermatol 143: 1305–1309

Walsh NM, Green PJ, Burlingame RW et al (2010) Cocaine-related retiform purpura: evidence to incriminate the adulterant, levamisole. J Cutan Pathol 37: 1212–1219

Entzündliche Erkrankungen

Erythematöse, papulonodöse und erythematosquamöse Erkrankungen

Kristian Reich und Ulrich Mrowietz

38.1 Einführung

Bei den hier aufgeführten Hauterkrankungen handelt es sich zunächst um Reaktionsmuster der Haut, die durch eine entzündliche Vasodilatation gekennzeichnet sind (Erythem), zu der eine zelluläre Infiltration, meist angeführt durch T-Zellen und neutrophile Granulozyten, und epidermale Veränderungen hinzukommen können. Diese führen klinisch zur Ausbildung von Papeln oder Plaques und zu einer zum Teil charakteristischen Schuppung (zum Beispiel psoriasiform oder pityriasiform). Die Einteilung ist nicht streng systematisch und nicht in allen Fällen ist klar, ob es sich um eigenständige klinisch pathologische Krankheitsentitäten handelt. Ein Beispiel ist das Erythema anulare centrifugum. Andere Erkrankungen, die grundsätzlich dieser Gruppe zugerechnet werden können, werden als eigenständige Erkrankungen in anderen Kapiteln abgehandelt (zum Beispiel Psoriasis, ▶ Kap. 39, oder Lichen ruber planus, ▶ Kap. 40). Auch Erkrankungen, bei denen die Einwanderung von Entzündungszellen zu einer makroskopisch sichtbaren Pustelbildung führt, wie das Erythema toxicum neonatorum, sind hier ausgenommen.

Über die Ätiologie der in diesem Kapitel besprochenen Hautveränderungen ist oft noch wenig bekannt. Es gibt bezüglich der auslösenden Faktoren zum Teil Überlappungen (vergleiche etwa die auslösenden Faktoren bei Erythema anulare centrifugum, Erythema exsudativum multiforme und Sweet-Syndrom), ohne dass bisher bekannt wäre, unter welchen Umständen sich bei unterschiedlichen Patienten die jeweiligen Hautreaktionen entwickeln.

Bei einigen Vertretern der Gruppe bietet sich aber eine andere als die rein klinisch morphologische Zuordnung an, wie etwa die Einordnung des Erythema necroticans migrans und des Flush bei Karzinoid-Syndrom als kutane Paraneoplasien (▶ Kap. 113).

38.2 Erytheme

Bei den dieser Gruppe zugeordneten Hautveränderungen steht die Rötung der Haut aufgrund einer Vasodilatation im Vordergrund; eine Infiltration oder Schuppung können in variabler Ausprägung vorhanden sein. Einige ausschließlich durch ein Erythem charakterisierte Vertreter dieser Gruppe werden in ▶ Kap. 64 besprochen. Beispiele hierfür sind das Erythema faciale perstans sowie die familiären oder erworbenen palmoplantaren Erytheme.

38.2.1 Figurierte Erytheme

Diese Gruppe erythematöser Hauterkrankungen ist durch das Auftreten figurierter oder anulärer rötlicher Läsionen mit Neigung zu zentrifugaler Ausbreitungstendenz gekennzeichnet. Obwohl einige als unabhängige Entitäten beschrieben wurden, handelt es sich nach neueren Konzepten eher um Reaktionsmuster, die vor allem bei allergischen Reaktionen, Kollagenosen und paraneoplastisch auftreten können. Zu den Erkrankungen, bei denen figurierte Erytheme beobachtet werden, gehören:

- Pilzinfektionen der Haut
- Urtikarielle Reaktionen, einschließlich früher urtikarieller Stadien des bullösen Pemphigoids
- Erythema exsudativum multiforme
- Anuläre Psoriasis (cum pustulatione)
- Lupus erythematodes, besonders der subakut kutane und der neonatale Lupus erythematodes
- Sjögren-Syndrom, besonders in Asien
- Lymphome

Erythema anulare centrifugum

[Darier 1916]

▪ Epidemiologie

Die Erkrankung tritt hauptsächlich bei Erwachsenen im mittleren Lebensalter ohne Geschlechtsbevorzugung auf.

Ätiopathogenese

Es handelt sich eher ein klinisch definiertes Reaktionsmuster als eine eigenständige Entität, auch wenn nicht immer andere Erkrankungen aufgedeckt werden können. In einer retrospektiven Analyse von 90 Fällen konnten 22% einer anderen Diagnose zugeordnet werden (Urtikaria, leukozytoklastische Vaskulitis, Psoriasis), 32% einem Lupus erythematodes und 18% einem Pseudolymphom, wovon die Mehrzahl der Patienten eine Borreliose hatte. Die in der Übersicht genannten Assoziationen mit dem Auftreten eines Erythema anulare centrifugum wurden beschrieben.

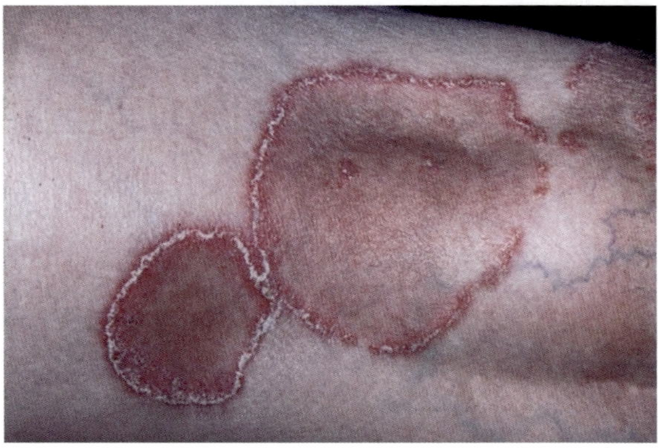

Abb. 38.1 Erythema anulare centrifugum

Mit einem Erythema anulare centrifugum assoziierte Erkrankungen

- **Maligne Tumoren:** B-Zell-Lymphome, chronisch lymphatische Leukämie, Mycosis fungoides; nach Entfernung maligner Tumoren (beispielsweise Brust, Magen, Darm, Lunge) wurden Abheilungen und nach Rezidiv erneutes Auftreten der Hauterscheinungen beobachtet.
- **Infektionen und Parasitosen:** Zoster, intestinale Kandidose, Syphilis, Borrelien, HIV, als Mykid und Differenzialdiagnose bei Tinea corporis; auch andere bakterielle Infektionen sowie Befall mit Askariden oder anderen Würmern wurden mit dem Auftreten der Hauterscheinungen in Verbindung gebracht.
- **Arzneimittelreaktionen:** Überempfindlichkeitsreaktionen unter dem Bild eines Erythema anulare centrifugum wurden bei verschiedenen Medikamenten beschrieben, darunter: Diuretika (Hydrochlorothiazid, Aldacton), NSAID (Salizylate, Piroxicam), Chloroquin, Cimetidin, Amitriptylin, Etizolam, Finasterid.
- **Nahrungsmittelallergien:** Reaktionen auf Fisch, Erdnüsse und Käse (vor allem Blau- oder andere Schimmelkäsearten) sollen unter dem Bild eines Erythema anulare centrifugum ablaufen können.
- Als Manifestation einer **Autoimmun-Progesteron-Dermatitis** und bei **Schwangerschaft** (drittes Trimenon)
- **Chronisch entzündliche/rheumatische Erkrankungen:** Lupus erythematodes, Sarkoidose, Polychondritis, Appendizitis

Dabei lässt sich bei der Mehrzahl der beschriebenen Fälle ein zeitlicher, aber kein sicher ursächlicher Zusammenhang ableiten.

Klinik

Am Rumpf, auch proximal an den Gliedmaßen und gluteal, dagegen seltener im Gesicht, am Kopf oder an den Akren, entwickeln sich zunächst meist asymmetrisch elevierte, teilweise urtikarielle Erytheme, die sich zentrifugal ausbreiten und dabei zentral langsam zurückbilden. So entstehen allmählich bogenförmige, ringförmige oder polyzyklisch begrenzte bandförmige Herde, die zum Teil innerhalb von Stunden ihre urtikarielle Note verlieren können und dann nur noch erythematös erscheinen. Die Veränderungen können sich nach Tagen, Wochen oder Monaten wieder zurückbilden. Neue Herde entstehen an noch nicht befallenen, aber auch im Bereich abgeheilter Areale. Die zentral abgeheilten Partien können sekundär leicht hyperpigmentiert sein. In der Regel ist im Randbereich eine nach innen gerichtete (colleretteartige) Schuppenkrause, selten sind auch feine Bläschen oder Hämorrhagien zu sehen. Die Patienten haben oft nur wenige Symptome, besonders bei urtikariell elevierten Erythemen kann Juckreiz vorhanden sein. Manche Patienten weisen subfebrile Temperaturen bei der Entwicklung neuer Herde auf.

Differenzialdiagnose

Nach heutigem Verständnis sollte die erste Frage sein, ob tatsächlich ein Erythema anulare centrifugum oder eine anuläre Variante einer anderen Erkrankung vorliegt, wie Urtikaria, Tinea corporis, Erythema multiforme, Lupus erythematodes, Sjögren-Syndrom, Psoriasis, Dermatitis herpetiformis, bullöses Pemphigoid oder Pemphigus. Weiter ist zu berücksichtigen, dass es sich bei der Mehrzahl der vermuteten Fälle tatsächlich um einen anulären Lupus erythematodes tumidus (▶ Kap. 55) oder ein B-Zell-Pseudolymphom (▶ Kap. 108) handelt. Schließlich müssen andere Erkrankungen mit anulärer Manifestation ausgeschlossen werden, darunter granulomatöse Erkrankungen wie Granuloma anulare oder anuläre Formen der Sarkoidose (lupoides Infiltrat, Diaskopie) und Lepra. Bei Erythema gyratum repens (Gammel) wandern die Erytheme rasch. Das Erythema palpatum centrifugum [Watanabe 1962] weist Ähnlichkeiten zum Erythema anulare centrifugum auf, besitzt aber einen stärker papulösen Aspekt und wurde bisher nur in Japan beschrieben. Im Kindesalter kommen andere Formen anulärer Erytheme als Differenzialdiagnose in Betracht.

Histopathologie

Kennzeichnend ist ein perivaskuläres lymphozytäres Infiltrat in der Dermis, meist relativ superfiziell. Es treten geringe epidermale Veränderungen mit Spongiose und Parakeratose auf. Gelegentlich finden sich auch einzelne Eosinophile. Die früher vorgenommene Unterteilung in eine oberflächliche und eine tiefe Form gilt als hinfällig. Die tiefe Form ist mit einem Lupus erythematodes tumidus oder einem Pseudolymphom identisch.

Therapie

Wichtig ist die Behandlung der spezifischen Hautkrankheit, gegebenenfalls der Grunderkrankung. Je nach Schweregrad und Persistenz wurden für die Therapie des Erythema anulare centrifugum topische oder systemische Glukokortikoide oder auch Vitamin-D-Analoga in Kombination mit einer Phototherapie (zum Beispiel UVB 311 nm) beschrieben.

Erythema gyratum perstans

[Colcott Fox 1885]

Synonym

Familial annular erythema [Beare et al. 1966]
Die autosomal-dominante (OMIM 106500), sehr seltene Erkrankung mit anulären Erythemen tritt kurz nach der Geburt oder im Kindesalter auf und verläuft chronisch in der Regel ohne weitere systemische Beteiligung. Ein Fallbericht beschreibt eine Assoziation mit familiär auftretenden neurologischen Störungen. Die Hautveränderungen ähneln klinisch dem Erythema anulare centrifugum.

Andere anuläre Erytheme des Kindesalters

Zusätzlich zum Erythema gyratum perstans werden in der Literatur weitere figurierte Erytheme im Kindesalter beschrieben. Diese anulären Erytheme des Kindesalters beginnen typischerweise mit Papeln, die in erythematöse bogen- oder ringförmige Herde ohne Schuppung übergehen. Die Hautveränderungen persistieren einige Tage und flammen in unregelmäßigen Abständen wieder auf. Histologisch zeigt sich ein perivaskuläres lymphozytäres Infiltrat nicht selten mit Eosinophilen. Es besteht wahrscheinlich eine enge Verwandtschaft mit dem Erythema anulare centrifugum.

In einigen Fällen entwickelt sich im Zentrum der Herde eine Atrophie. Diese Form ist als **Erythema gyratum repens atrophicans transiens** [Gianotti and Ermacora 1975] bekannt. Andere Autoren sehen diese Hautveränderung als Variante des neonatalen Lupus erythematodes. Bei anderen Fällen eines anulären Erythems zeigt das histologische Bild Ähnlichkeiten mit einer leukozytoklastischen Vaskulitis mit Einwanderung und Zerfall von Neutrophilen. Für diese Sonderform wurde der Begriff **neutrophiles figuriertes Erythem des Kindesalters** (neutrophilic figurate erythema of infancy) eingeführt [Annessi et al. 1997]. Sie scheint am ehesten der urtikariellen Vaskulitis des Erwachsenenalters zu entsprechen und zeigt in der Regel einen gutartigen selbstlimitierenden Verlauf über Monate ohne systemische Beteiligung. Auch das Erythema anulare rheumaticum wird meist bei Kindern beobachtet. Generell muss immer ein neonataler Lupus erythematodes (► Kap. 55) ausgeschlossen werden, der sich als subakut kutaner Lupus erythematodes oft mit anulären Herden präsentiert. Auch eine Pilzinfektion durch Dermatophyten oder *Malassezia*-Spezies sollte man nicht übersehen.

Eine spezifische Behandlung der anulären Erytheme des Kindesalters existiert nicht. Es empfiehlt sich, zunächst den Verlauf zu beobachten.

Erythema anulare rheumaticum

[Lehndorff und Leiner 1922]

Synonyme

Erythema marginatum (rheumaticum), Erythema circinatum

Epidemiologie

Diese bei etwa 10–20% der Patienten mit akutem rheumatischem Fieber, zumeist bei Kindern, vorkommende Hautveränderung weist oft auf eine Herzbeteiligung hin, welche auch ohne Gelenkbeteiligung vorliegen kann. Auch bei anderen Erkrankungen, wie dem hereditären Angioödem, können ähnliche Hautveränderungen vorkommen.

Ätiopathogenese

Wahrscheinlich handelt es sich um eine Überempfindlichkeitsreaktion, bei der in der Folge einer Infektion mit β-hämolysierenden Streptokokken der Gruppe A bei genetisch prädisponierten Individuen durch Kreuzreaktion mit körpereigenen Antigenen von Th1-Zellen dominierte Entzündungsreaktionen an verschiedenen Organen (Gelenke, Niere, Herz, ZNS, Haut) auftreten können.

Klinik

Es entwickelt sich ein diskretes urtikarielles Exanthem aus multiplen, zartroten Flecken, die rasch – innerhalb von Minuten – auswachsen und zu anulären, polyzyklischen oder serpiginösen Figuren führen, die nur für wenige Stunden bestehen. Prädilektionsstelle ist der Stamm, besonders periumbilikal. Auch Gesäß oder Handrücken, seltener das Gesicht, können betroffen sein. Das Exanthem wird gewöhnlich von Fieberschüben begleitet und ist am

60% der Fälle wird kein Auslöser identifiziert. Ein den Zusammenhang zwischen den vielfältigen Auslösern, dem immunologischen Reaktionsmuster und dem charakteristischen klinischen Bild erklärendes Konzept fehlt bisher.

Als mögliche Auslöser eines Erythema exsudativum multiforme kommen die in der Übersicht genannten Möglichkeiten in Betracht.

Mögliche Auslöser eines Erythema exsudativum multiforme

- **Virusinfektionen:** Wenn ein Auslöser identifiziert werden kann, ist es meist eine Infektion mit Herpes-simplex-Viren: Postherpetisches Erythema multiforme. Meist handelt es sich um einen Herpes labialis, seltener um einen Herpes genitalis. Trotz eines klinischen Zusammenhangs gelingt der Nachweis von Herpes-simplex-DNA in den Hautveränderungen nur selten. Andere Virusinfektionen, die im Zusammenhang mit einem EEM beschrieben wurden, sind: Parvovirus-B19, H1N1, Parapoxvirus ovis (Orf, Schafpocken), Varizellen, CMV, EBV, Molluscum contagiosum, Hepatitis C
- **Impfungen:** Selten wurde nach Impfungen mit dem polyvalenten Masern-Mumps-Röteln-Impfstoff, nach Hepatitis B-Impfung und Vakzinierung mit dem polyvalenten HPV-Impfstoff ein EEM beobachtet
- **Andere Infektionen:** Streptokokken-Infekte im oberen Respirationstrakt sowie insbesondere Infektionen durch Mykoplasmen können als Trigger fungieren. Auch EEM-Majorformen sind nach Mykoplasmen-Infektionen beschrieben; EEM bei Syphilis, insbesondere bei gleichzeitiger HIV-Infektion, Einzelfälle bei Infektion mit *Trichophyton mentagrophytes*, vulvovaginaler Kandidose oder *Gardnerella vaginalis*
- **Kontaktallergien:** Immer wieder wurde ein kontaktallergisch ausgelöstes EEM beschrieben (Paraphenylendiamin in Tattoos, Heilkräuter wie *Alpinia galanga*, topische Glukokortikoide)
- **Chronische Entzündungskrankheiten, Autoimmunopathien:** Kawasaki-Syndrom, Morbus Crohn, Lupus erythematodes (Rowell-Syndrom), GVHD
- **Hormone:** Selten tritt das EEM parallel zur Regelblutung auf; Fälle eines progesteronabhängigen EEM wurden beschrieben.
- **UV-provoziert:** EEM-artige polymorphe Lichtdermatose, EEM-artige photoallergische Reaktion nach Einnahme von Medikamenten
- **Malignome:** T-Zell-Leukämie, Cholangiokarzinom

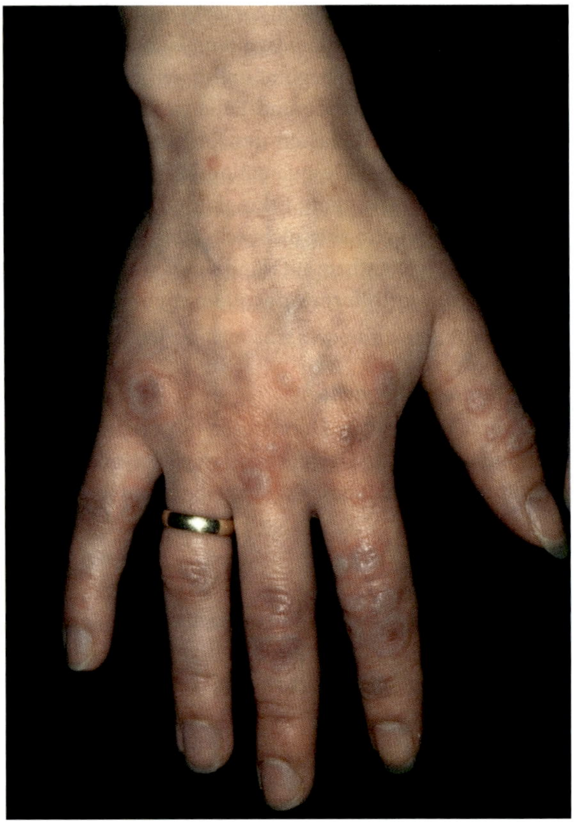

Abb. 38.3 Erythema multiforme

Klinik

Die akut einsetzende Erkrankung ist durch symmetrische Hauterscheinungen charakterisiert. Prädilektionsstellen sind Handrücken und Streckseiten der Vorderarme, bei stärkerer Ausprägung auch Ellenbogen, Knie, Fußrücken, seitliches Gesicht und Hals. Die Handinnenflächen und Fußsohlen können betroffen sein. Bei Kindern und Jugendlichen entwickeln sich nicht selten auch Läsionen am Stamm.

Es entstehen – manchmal nur an den Handrücken – hellrote, scharf abgesetzte Erytheme, die durch Exsudation rasch ein urtikarielles Aussehen entwickeln (elevierte Erytheme) und sich innerhalb von 2–3 Tagen zu 5–15 mm großen Herden vergrößern können. Das Zentrum wird bald flach und livide, gelegentlich auch hämorrhagisch, während der Rand hellrot bleibt. Im Zentrum kann es zu Blasen kommen. Damit hat sich die für dieses Krankheitsbild so charakteristische **Kokarden- oder Iriseffloreszenz** entwickelt: Zentrale Hämorrhagie mit Bläschen oder Blase, umgeben von einer lividen Zone und nach außen abgegrenzt von einem schmalen, hellroten, leicht elevierten Erythem – ein multiformes Bild.

Die Herde können disseminiert sein, gruppiert stehen, konfluieren und dann randständig eine zirzinäre Begrenzung aufweisen. Auch anuläre Formen mit Rückbildung im Zentrum sind nicht selten. Bei Beteiligung der Mundschleimhaut zeigt sich oft ein diffuses Enanthem. Gelegentlich kommt es durch subepidermale Blasen zu Erosionen und Ulzerationen an der Mundschleimhaut, besonders auch an den Lippen. Letzteres wird vor allem beim postherpetischen Erythema multiforme beobachtet. Die Abgrenzung von einem noch bestehenden Herpes simplex am Lippenrot zu Erythema-multiforme-Erscheinungen in dieser Lokalisation ist oft klinisch nicht möglich. Sehr selten liegt eine Augenbeteiligung vor.

Die Hauterscheinungen heilen fast immer ohne Residuen ab, manchmal kommt es allerdings zu länger bestehenden Hyperpigmentierungen.

▪ Differenzialdiagnose

Bestehen eindeutige Kokardenläsionen, ist die Diagnose klar. Andernfalls kommen differenzialdiagnostisch Urtikaria, initiales bullöses Pemphigoid, Sweet-Syndrom oder eine fixe toxische Arzneimittelreaktion infrage. Auch eine Vasculitis allergica, insbesondere das akute Stadium mit hämorrhagischem Ödem bei Kindern, kann klinisch einem Erythema multiforme minor ähneln.

Das Auftreten Erythema-multiforme-artiger Effloreszenzen bei Patienten mit einem Lupus erythematodes stellt möglicherweise eine eigene Krankheitsentität dar, die auch als Rowell-Syndrom bezeichnet wird (▶ Kap. 55).

▪ Histopathologie

Initial besteht ein lymphozytäres perivaskuläres Infiltrat mit Ödem und geringen Erythrozytenextravasaten. Eosinophile finden sich nicht. Im Krankheitsverlauf entstehen epidermale Veränderungen mit vakuolärer Degeneration der Basalzellschicht und nekrotischen Keratinozyten (interface dermatitis). Aufgrund des kurzen Krankheitsverlaufs ist die Hornschicht dabei weitgehend orthokeratotisch erhalten. In ausgeprägten Fällen kann die gesamte Epidermis nekrotisch sein. Subepidermale Blasen entstehen durch den Schaden an der Basalmembranzone. Das Auftreten einer Vaskulitis oder eine massive Neutrophileninfiltration sprechen gegen die Diagnose eines Erythema multiforme. In der direkten Immunfluoreszenz finden sich gelegentlich Veränderungen wie bei interface dermatitis (Ablagerungen von Komplement und Immunglobulinen entlang der Basalmembran, cytoid bodies entsprechend apoptotischen basalen Keratinozyten).

▪ Verlauf

Typisch ist ein akut rezidivierendes Auftreten von 3- bis 10-mal/Jahr, entsprechend dem akut rezidivierenden Verlauf einer Herpes-simplex-Virus-Infektion. Allerdings wurden auch nur einmaliges Auftreten und umgekehrt so häufige Schübe berichtet, dass diese fast zu einem kontinuierlichen Bestehen führten.

▪ Therapie

Sie hat sich der Schwere der Erkrankung anzupassen. Der unkomplizierte Verlauf ist ohne Therapie selbstlimitierend.

▪▪ Topisch

Bei elevierten Erythemen und geschlossenen kleinblasigen Eruptionen an der Haut kommt man mit Lotio alba oder glukokortikoidhaltigen Lotionen aus. Erodierte Flächen werden mit antiseptischen Externa (mittels fett-feuchter Verbände) behandelt, um Sekundärinfektionen zu vermeiden. Bei Erscheinungen an der Mundschleimhaut sind Spülungen mit antiseptischen Lösungen angezeigt, vor der Nahrungsaufnahme zur Behandlung von Schmerzen gegebenenfalls Spülungen mit anästhesierender Lösung. Schmerzhafte Verkrustungen der Lippen werden durch fettende oder fett-feuchte Maßnahmen (Rp. Unguentum molle, Paraffinum subliquidum aa) erweicht.

▪▪ Systemisch

Bei akuten schwereren und rezidivierenden Verlaufsformen sind Glukokortikoide, die zunächst in höheren Tagesdosen (1 mg/kg KG Prednisolon oder Äquivalentdosen), dann in ausschleichender Dosierung eingesetzt werden, zwar wirksam, werden aber aufgrund der oft noch bestehenden Infektion kontrovers diskutiert. Bei Auftreten der Erythema-multiforme-Läsionen kommt eine hoch dosierte antivirale Therapie meist zu spät, aber bei rezidivierenden Formen eines postherpetischen Erythema multiforme wird eine niedrig dosierte Langzeitprophylaxe mit Aciclovir, Valaciclovir oder Famciclovir empfohlen (▶ Kap. 10). Auch Patienten mit rezidivierendem Erythema multiforme minus, bei denen keine Herpes-simplex-Infektion nachgewiesen werden kann, profitieren oft von einer antiviralen Prophylaxe. Daneben wurden verschiedene andere immunsuppressive oder immunmodulatorische Therapien bei schweren Langzeitverläufen zum Teil erfolgreich eingesetzt, darunter Dapson, Hydroxychloroquin, Azathioprin, MTX, IVIG und vermehrt auch Mycophenolat-Mofetil.

38.2.4 Papulöse oder papulonodöse Erytheme

Unter diesem Begriff werden Erkrankungen unklarer Ätiologie aufgeführt, bei denen sich umschriebene papulöse, plaqueartige oder nodöse erythematöse Entzündungsherde ohne wesentliche epidermale Komponente ausbilden. Auch hier handelt es sich am ehesten um Reaktionsmuster, wahrscheinlich auf dem Boden einer Überempfindlichkeitsreaktion. Das Spektrum der auslösenden Faktoren bei dem sich akut und mit systemischen Krankheitszeichen manifestierenden Sweet-Syndrom ist dabei denen des Erythema anulare centrifugum und des Erythema multiforme ähnlich. Beim Granuloma eosinophilicum faciei und Erythema elevatum et diutinum handelt es sich um symptomarm und chronisch verlaufende Varianten einer lokalisierten Entzündungsreaktion. Allen hier aufgeführten Hautveränderungen ist gemeinsam, dass sie histologisch Zeichen einer leukozytoklastischen Vaskulitis aufweisen; sie werden jedoch nicht als primäre Vaskulitiden angesehen. Im Gegensatz zu diesen in der Regel kutanen Entzündungen (subkutanes Sweet-Syndrom) ist das Erythema nodosum eine septale, zum Teil granulomatöse Pannikulitis. Es wird daher, auch wenn es klinisch mit nodösen Erythemen einhergeht und selten auch parallel zu einem Sweet-Syndrom vorkommen kann, an anderer Stelle behandelt (▶ Kap. 78).

Sweet-Syndrom

[Sweet 1964]

▪ Synonym

Akute febrile neutrophile Dermatose

▪ Epidemiologie

Die Erkrankung ist selten. Nach den auslösenden Faktoren werden verschiedene Typen unterschieden. Die klassische idiopathische Form des Sweet-Syndroms manifestiert sich typischerweise zwischen dem 30. und 50. Lebensjahr, wobei Frauen deutlich häufiger betroffen sind.

▪ Ätiopathogenese

Vermutlich gemischte Überempfindlichkeitsreaktion der Typen III und IV nach Coombs und Gell mit entzündlicher Reaktion an den Gefäßen. Die Auslösung durch G-CSF und die Überlappung mit anderen neutrophilenreichen Dermatosen (zum Beispiel Pyoderma gangraenosum) unterstreicht die pathophysiologische Bedeutung dieses Zelltyps. In einigen Fällen wurden Antikörper gegen Neutrophile (ANCA) im Blut der Patienten nachgewiesen.

Nach auslösenden Faktoren werden verschiedene Formen unterteilt:

- Idiopathische oder klassische Form ohne erkennbare Ursache; Beginn nicht selten im Herbst; Häufigkeit 20–60% (spätere Entwicklung einer malignen Erkrankung ist möglich)
- Paraneoplastisches Sweet-Syndrom; vor allem myelodysplastische Erkrankungen und myeloische Leukämien, selten Haarzell-Leukämien, CLL oder solide Tumoren; Häufigkeit etwa 10%
- Infekte (obere Atemwege, Gastrointestinaltrakt)/Impfungen: Yersinien, Parvovirus B19, HIV
- Arzneimittel: G-CSF (am häufigsten), Carbamazepin, Chloroquin, Azathioprin, Clindamycin, Hydralazin, orale Kontrazeptiva, Minocyclin, Cotrimoxazol, Imatinib, Bortezomib
- Schwangerschaft: Selbst limitierender benigner Verlauf im ersten und zweiten Trimenon ohne Gefährdung für das Kind; Rezidiv bei Folgeschwangerschaft möglich
- Entzündliche Systemerkrankungen und Autoimmunopathien: Chronisch entzündliche Darmerkrankungen (am häufigsten), Zöliakie, Lupus erythematodes, Morbus Behçet, Hashimoto-Thyreoiditis, Polychondritis

▪ Klinik

Nicht selten einer Grippe ähnliches Prodromalstadium mit Abgeschlagenheit und Arthralgien. Akutes Auftreten der Hautveränderungen mit Temperaturanstieg (Fieber fehlt bei etwa 30% der Patienten) und Neutrophilie im Blutbild. Typische Hautveränderungen sind rötliche bis livide nummuläre Herde, die an Kokarden erinnern können. Besonders im Gesicht und an den Extremitäten unter Bevorzugung der Streckseiten, aber auch am oberen Rumpf und Nacken entwickeln sich bei Druck schmerzhafte ödematöse, sukkulente, polsterartig infiltrierte, hoch entzündlich gerötete Plaques mit unregelmäßiger Oberfläche, die zentral vesikulös oder pustulös werden können. Selten entstehen auch Blasen innerhalb der Läsionen – vor allem dann, wenn eine hämatologische Erkrankung zugrunde liegt.

Eine akrale Variante (**neutrophile Dermatose der Handrücken**) wurde beschrieben. Sie wird von anderen Autoren als atypisches Pyoderma gangraenosum angesehen.

Ohne Behandlung können die Herde über mehrere Wochen persistieren. Sie heilen meist ohne Residuen ab.

Eine extrakutane Beteiligung jenseits der einer Grippe ähnlichen Prodromi kommt vor. Dabei findet sich nicht selten eine Augenbeteiligung (Konjunktivitis, aber auch Episkleritis, Iritis, ulzerative Keratitis, Choroiditis), selten eine protrahierte Lymphadenopathie und Milzschwellung (sterile Milzabszesse), sehr selten eine gefährliche Lungen-

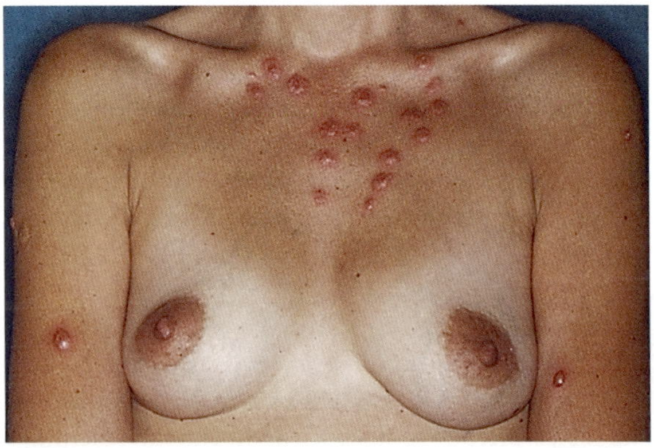

Abb. 38.4 Sweet-Syndrom

beteiligung und ein Visusverlust bei okulärer venöser Vaskulitis.

Differenzialdiagnose

Hauptkriterien, die erfüllt sein müssen, sind:

1. Das typische klinische Bild plötzlich aufgetretener sukkulenter Knoten oder Plaques
2. Histologie mit papillärem Ödem und massiver Neutrophileninfiltration.

Hinweisende Kriterien, von denen mindestens zwei erfüllt sein sollen, sind:

1. Ein vorausgegangener Infekt oder eine vorausgegangene Impfung, eine vorliegende lymphoproliferative oder chronisch entzündliche Erkrankung oder eine Schwangerschaft
2. Fieber >38°C
3. BSG >20 mm/h, Leukozytose mit Linksverschiebung
4. Promptes Ansprechen auf systemische Gabe von Glukokortikoiden.

Mit diesen Kriterien kann man das Erythema multiforme abgrenzen, das klinisch ähnlich sei kann. Das Erythema elevatum et diutinum zeigt gewisse histologische Übereinstimmungen, aber ein anderes klinisches Bild. Der akute Lupus erythematodes kann mit infiltrierten Knoten einhergehen, Laboruntersuchungen und Histologie erleichtern die Differenzialdiagnose. Überlappungen zwischen Sweet-Syndrom und Pyoderma gangraenosum sind oft mit myeloproliferativen Erkrankungen assoziiert. Die Patienten haben multiple oberflächliche, oft blasige Läsionen; zusätzlich können eine orale Beteiligung und Neutrophileninfiltrate in inneren Organen vorliegen. Auch beginnende Leukämien oder maligne Lymphome können sich mit einem dem Sweet-Syndrom ähnlichen klinischen Bild präsentieren.

Histopathologie

Hauptkennzeichen ist ein dichtes dermales neutrophiles Infiltrat, betont um Blutgefäße und oft mit Leukozytoklasie. Die obere Dermis ist ödematös. Die Epidermis kann spongiotisch aufgelockert und auch von Neutrophilen durchsetzt sein. Ältere Läsionen werden von Lymphozyten dominiert. Gefäßwände sind verschwollen, zeigen fibrinoide Degeneration und weisen in Immunfluoreszenz-Untersuchungen Ablagerungen von Komplementfaktoren und Immunglobulin auf. Das histiozytoide Sweet-Syndrom ist charakterisiert durch ein Infiltrat histiozytoider unreifer myeloider Zellen, die leicht mit leukämischen Infiltraten verwechselt werden können. Beim subkutanen Sweet-Syndrom findet sich eine Infiltration des subkutanen Fettgewebes mit Neutrophilen, aber keine septale Pannikulitis mit Ausbildung von Miescher-Knötchen wie beim Erythema nodosum.

Labor

Die Blutsenkungsgeschwindigkeit ist stark beschleunigt. Es besteht eine hohe Leukozytose mit 70–90% neutrophiler Leukozyten.

Therapie

Die Patienten bedürfen nicht selten einer stationären Einweisung, auch zur Durchführung weiterer technischer Untersuchungen. Neben einer Behandlung der Grunderkrankung erfolgt die Therapie mit systemischen Glukokortikoiden (Anfangsdosis 1 mg/kg KG Prednisolon; später abfallende Dosierung über 2–3 Wochen). Alternativ, vor allem bei starken Infekten, NSAIDs (über mehrere Wochen) oder Colchizin (1–1,5 mg tgl. für 3 Wochen), oder Kaliumjodid (600–1200 mg tgl.). Eine erfolgreiche Behandlung mit Dapson, Cyclosporin oder IVIG wurde beschrieben.

Granuloma faciale

[Wigley 1945, Pedace und Perry 1966]

Synonym

Granuloma eosinophilicum faciei

Epidemiologie

Eine seltene chronische Dermatose mit meist einzelnen entzündlichen Herden im Gesicht, bei weniger als 10% der Patienten auch mit extrafazialen Plaques. Die meisten Patienten sind kaukasische Männer zwischen dem 4. und 5. Lebensjahrzehnt.

Ätiopathogenese

Die Ursache ist unbekannt. Die Erkrankung wird nicht mehr zu den granulomatösen Erkrankungen gerechnet, sondern zeigt histologisch im Frühstadium Zeichen einer leukozytoklastischen Vaskulitis. Möglicherweise handelt es sich um eine umschriebene persistierende Gefäßentzündung, bei deren Manifestation UV-Licht als Triggerfaktor wirkt.

Klinik

Anfänglich finden sich einzelne oder mehrere erythematöse, stellenweise polyzyklische, scharf begrenzte, leicht infiltrierte Herde, später braunrote Plaques. Die Oberfläche zeigt meist erweiterte Follikelostien mit einem charakteristischen Peau d'orange-artigen Aspekt. Die Konsistenz ist eher weich, umschriebene Knötchen oder Knoten können vorkommen. Vereinzelt treten auch Teleangiektasien auf. Prädilektionsstellen sind Schläfen, Wangen, Nase, Kinn, Kopfhaut und Ohrläppchen, das gesamte Gesicht kann betroffen sein. Die Läsionen sind meist asymptomatisch, gelegentlich wird über leichtes Brennen und Juckreiz berichtet. Der Verlauf ist meist chronisch, aber Spontanremissionen sind möglich.

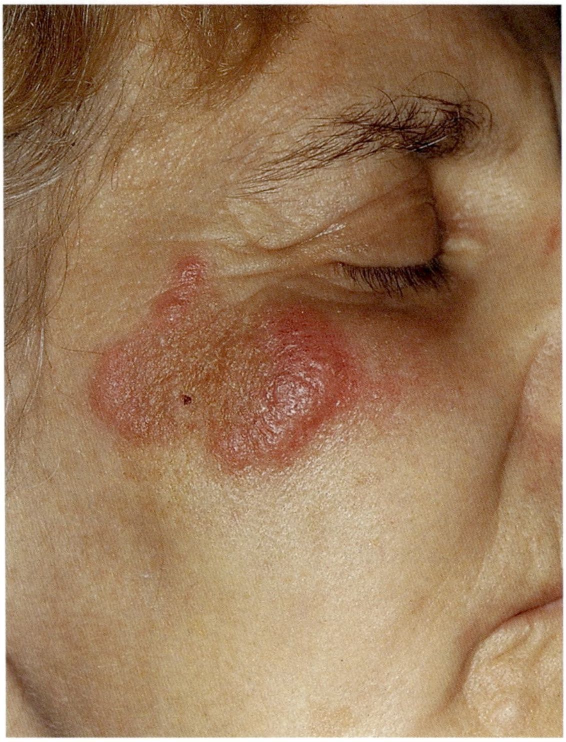

Abb. 38.5 Granuloma faciale

Die Beziehung des Granuloma faciale zu der **eosinophilen angiozentrischen Fibrose**, einer seltenen benignen eosinophilenreichen Entzündung der Nasennebenhöhlen und der oberen Atemwege, gelegentlich auch des Larynx oder der Orbita, ist ungeklärt.

▪ Differenzialdiagnose

Das Granuloma faciale zeigt klinisch Ähnlichkeiten mit einer Tuberculosis cutis luposa und einer kutanen Sarkoidose (bei Glasspateldruck auch gelblichbräunliches Infiltrat), im Gesicht lokalisierten Pseudolymphomen wie der lymphocytic infiltration of the skin und dem B-Zell-Pseudolymphom bei Borreliose, dem Lupus erythematodes tumidus, weniger einem CDLE oder einem Basalzellkarzinom. Das Erythema elevatum et diutinum ist vor allem an den Extremitäten lokalisiert und zeigt histologisch weniger Eosinophile. Weiterhin abzugrenzen sind Lymphome, Infiltrate bei Leukämien und fixe Arzneimittelexantheme.

▪ Histopathologie

Mikroskopisch zeigen sich eine normale Epidermis und ebenfalls normale papilläre Dermis. Zuerst finden sich Ansammlungen neutrophiler und eosinophiler Granulozyten um die Gefäße. Riesenzellen oder schaumige Makrophagen finden sich nur selten. In sehr frühen Läsionen zeigen sich Zeichen einer leukozytoklastischen Vaskulitis, in späteren Läsionen finden sich nur wenige Eosinophile und ein Infiltrat aus Lymphozyten, Plasmazellen und Mastzellen dominiert bei gleichzeitiger Fibrose und Nachweis von Hämosiderin. Die Untersuchung mittels direkter Immunfluoreszenz zeigt unspezifische Ablagerung von Immunglobulin und Komplement an der Basalmembranzone. Neuere histologische Untersuchungen deuten darauf hin, dass das Granuloma faciale wiederkehrend akute Phasen durchläuft.

▪ Therapie

▪▪ Topisch

Verschiedene Fälle wurden erfolgreich mit Tacrolimus oder auch Pimecrolimus behandelt, die eine Alternative zur intermittierenden Therapie mit Glukokortikoiden darstellen. Relativ gut wirksam ist auch die intraläsionale intradermale Injektion von kristalloiden Glukokortikoidsuspensionen. Ein vorsichtiger Versuch mit Kryotherapie ist möglich. Es wurde über gute therapeutische Ergebnisse mit dem gepulsten Farbstofflaser (595 nm) berichtet. Kryotherapie und Lasertherapie erzielten allerdings meist keine lang anhaltenden Ergebnisse.

▪▪ Systemisch

Wegen der Gutartigkeit der Erkrankung sollte das therapeutische Risiko erwogen werden. Empfohlen werden insbesondere Dapson, Chloroquin und Hydroxychloroquin.

Erythema elevatum et diutinum

[Hutchinson 1878, Bury 1889, Crocker und Williams 1894]

▪ Synonym

Extrazelluläre Cholesterinose [Urbach et al. 1932]

▪ Epidemiologie

Die Erkrankung ist selten und zeigt keine Geschlechtspräferenz. Meist sind Erwachsene zwischen dem 3. und 6. Lebensjahrzehnt betroffen, aber auch einzelne Fälle bei Kindern wurden beschrieben.

▪ Ätiopathogenese

Die Ursache ist unbekannt. Ähnlich wie beim Granuloma faciale wird eine chronische lokalisierte Vaskulitis diskutiert, getriggert durch eine Arthusreaktion auf virale oder bakterielle Antigene. Das Erythema elevatum et diutinum tritt häufig nach rezidivierenden Infekten auf. Oft sind Antikörper gegen Streptokokken nachweisbar. Intrakutantests mit Streptokokkenantigen, manchmal auch anderen bakteriellen Antigenen wie *Escherichia coli*, fallen auffällig stark aus. Andere Assoziationen finden sich zu Infekten (HIV, Hepatitis), chronischen Entzündungskrankheiten (Morbus Crohn, rheumatoide Arthritis, Zöliakie, Kollagenosen) und Malignomen (IgA-monoklonale Gammo-

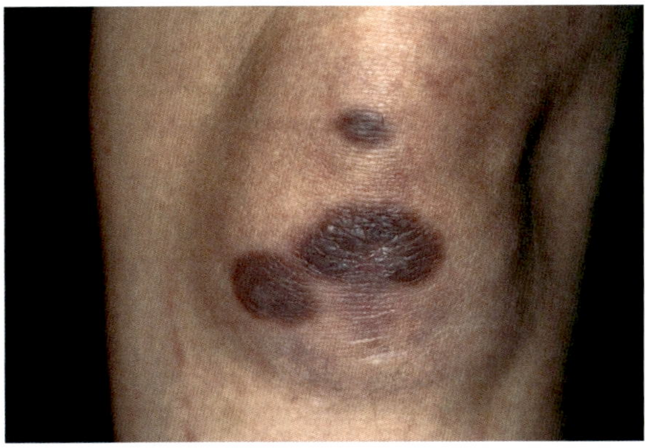

Abb. 38.6 Rotlivide Knoten im ersten Stadium eines Erythema elevatum et diutinum

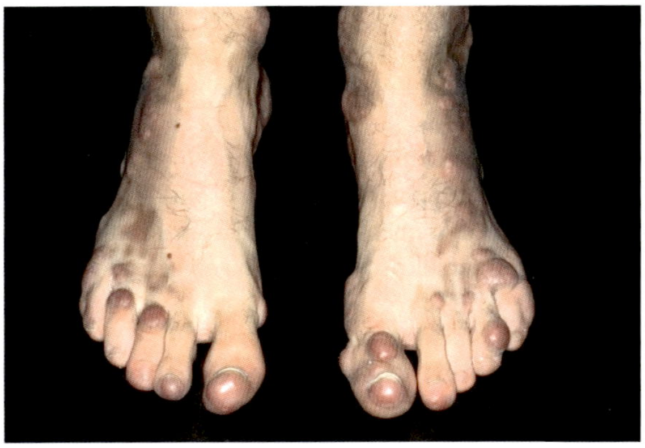

Abb. 38.7 Erythema elevatum et diutinum

pathie, Plasmozytom, selten Karzinome). Auch bei Patienten mit Erythema elevatum et diutinum wurden vereinzelt ANCAs nachgewiesen.

Klinik

Prädilektionsstellen sind die Streckseiten der Extremitäten, besonders Füße, Knie, Ellenbogen und Handrücken. Eine atypische palmoplantare Manifestation wurde beschrieben. Allmählich entwickeln sich Papeln, Knötchen oder infiltrierte und deutlich über die Haut erhabene Plaques mit glatter Oberfläche, oftmals auch mit eingesunkenem Zentrum in symmetrischer Anordnung, locker disseminiert oder aggregiert. Gelegentlich bestehen Parästhesien oder leichter Juckreiz. Jüngere Effloreszenzen sind hellrot, spätere Läsionen zeigen einen lividroten oder auch rötlichbraunen Farbton. Die Veränderungen sind rund bis oval, manchmal auch anulär oder polyzyklisch, ihre Konsistenz derb elastisch. Bläschen und Blasen wurden bei Kindern beschrieben, Ulzerationen sind selten. Die Läsionen können auch nach Jahren spontan abheilen und hinterlassen eine Hyperpigmentierung. Selten wurden okuläre Veränderungen (ulzeröse Keratitis) beobachtet.

Differenzialdiagnose

Das Erythema elevatum et diutinum wird klinisch oft mit einem Granuloma anulare verwechselt (▶ Kap. 42). Im Unterschied zum Granuloma anulare sind die Hautveränderungen aber entzündlicher und zeigen ein anderes histologisches Bild. Andere Differenzialdiagnosen sind ein extrafaziales Granuloma eosinophilicum, ältere Läsionen eines akralen Sweet-Syndroms, EEM, Erythema anulare centrifugum und eine Arzneimittelreaktion. Läsionen an den Beinen können mit Dermatofibromen oder seltenen Lymphomvarianten (B-Zell-Lymphom der Unterschenkel, pagetoide Retikulose) verwechselt werden.

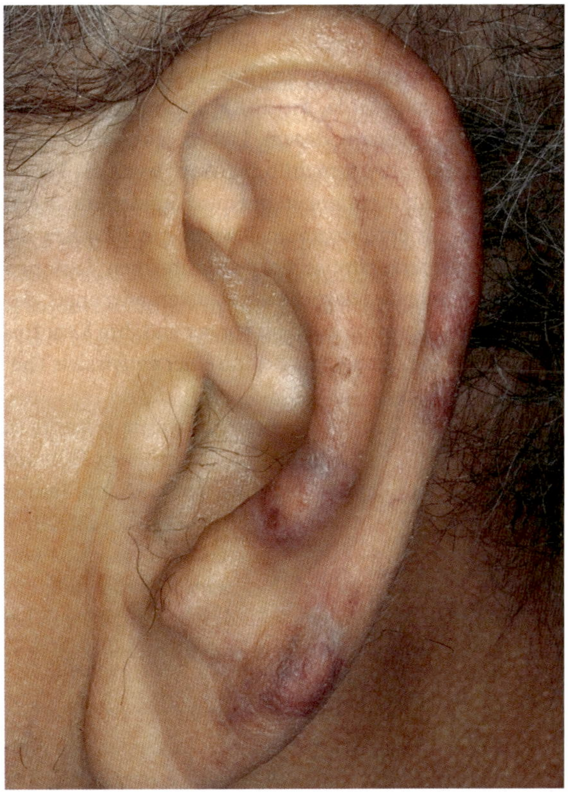

Abb. 38.8 Erythema elevatum et diutinum

Histopathologie

Mikroskopische Untersuchungen ergeben eine diffuse dermale Infiltration durch Neutrophile und Eosinophile. Blutgefäße weisen Fibrinablagerungen auf; weitere Zeichen sind Leukozytoklasie und Kernstaub. Ältere Läsionen können granulomatös oder sogar fibrotisch sein. Nekrobiotische Areale bestehen nicht. Manchmal kann im Bindegewebe Cholesterin nachgewiesen werden (**extrazelluläre Cholesterinose**).

am Rand eine typische Colleretteschuppung auf und können zentral pityriasiform schilfern. Die Einzelherde des Exanthems sind stets kleiner als die Primärplaque. Das Zentrum der Herde kann eine epidermale Pseudoatrophie mit einer Fältelung wie Zigarettenpapier aufweisen. Eine Schleimhautbeteiligung tritt nicht auf.

Gelegentlich besteht leichter bis mäßiger Juckreiz. Selten treten Temperaturerhöhung, Abgeschlagenheit und Lymphadenitis, besonders zervikal, auf. Typisch ist aber die Diskrepanz zwischen dem ausgeprägtem Exanthem und dem subjektiven Wohlbefinden des Patienten.

Bei dunkelhäutigen Patienten kann sich ein etwas anderes Bild der Pityriasis rosea mit vornehmlichem Befall von Nacken, Gesicht und distalen Extremitätenabschnitten zeigen. Dieses Verteilungsmuster wird **inverse Pityriasis rosea** genannt. Die einzelnen Läsionen sind oft deutlich kleiner, follikulär gebunden, jucken und heilen unter Ausbildung ausgeprägter postinflammatorischer Hypopigmentierungen ab. Bei kleineren Kindern dagegen können die Hautveränderungen eine mehr urtikarielle Ausprägung aufweisen. Selten können bei der Pityriasis rosea auch hämorrhagische oder vesikuläre Herde auftreten.

▪ Differenzialdiagnose

Vor Verwechslung mit oberflächlicher Trichophytie oder Pityriasis versicolor schützen die Symmetrie der multiplen Herde und der negative Pilznachweis im Nativpräparat. In jedem Fall sollte eine serologische Untersuchung auf Syphilis durchgeführt werden, um ein erythematosquamöses Sekundärstadium nicht zu übersehen (keine Primärplaque). Auch an Arzneimittelreaktionen (zum Beispiel ACE-Hemmer, Diuretika), eine eruptiv-exanthematische Psoriasis vulgaris und ein (anderes) Virusexanthem muss gedacht werden. Eine ausgeprägte seborrhoische Dermatitis mit blattförmigen (petaloiden) Herden im Bereich von Nacken, Achselhöhlen und Sternalregion kann einer Pityriasis rosea ähnlich sein. Eine colleretteartige Schuppung fehlt jedoch. Die Erkrankung verläuft chronischer und weist meist weitere Symptome des seborrhoischen Ekzems im Bereich von Kopfhaut und Gesicht auf.

▪ Histopathologie

Die Epidermis weist eine geringe und typischerweise nur fokale Spongiose mit umschriebener Parakeratose auf, letztere oft als kappenförmige Schuppenkruste. In der Dermis besteht ein spärliches perivaskuläres lymphozytäres Infiltrat. Typisch sind Erythrozyten-Extravasate.

▪ Verlauf

Die Hauterscheinungen bilden sich gewöhnlich spontan innerhalb von 3–6 Wochen zurück. Selten persistieren sie über mehrere Monate. Eine vorübergehende sekundäre Hypo- oder Hyperpigmentierung ist möglich. Rückfälle sind selten (≤3%): **Pityriasis rosea recidivans**.

▪ Therapie

Wegen der spontanen Rückbildungstendenz innerhalb von Wochen zurückhaltende Therapie. Zudem ist die Erkrankung leicht irritierbar und kann durch Einreiben topischer Präparate verschlechtert werden. Das gilt auch für häufiges Baden oder Duschen mit Seife. Besonders bei dunkelhäutigen Patienten kommen lokale mittelpotente Glukokortikoide zum Einsatz, gegebenenfalls in Kombination mit Antihistaminika. Bei hellhäutigen Patienten mit ausgedehntem Befall kann eine vorsichtige Phototherapie mit UVB-Breitband oder UVA1 erfolgreich sein. Nach neueren Studien sind Antibiotika wie Erythromycin nicht effektiv. Dagegen scheint Aciclovir 5-mal 400 mg tgl. über 1 Woche die Krankheitssymptome zu verbessern.

38.3.2 Pityriasis rubra pilaris

[Devergie 1863]

▪ Epidemiologie

Die Erkrankung ist mit einer Prävalenz von 2/100.000 Einwohner etwa 1000-mal seltener als die Psoriasis. Das Alter bei Erkrankungsbeginn zeigt ein bimodales Verteilungsmuster mit Erstmanifestation im Kindesalter (erste Dekade) und im Erwachsenenalter (häufig 5.–6. Dekade). Grundsätzlich kann die Pityriasis rubra pilaris in jedem Alter auftreten.

▪ Ätiopathogenese

Die Ursache ist unbekannt. Bei den verschiedenen Typen stehen möglichweise unterschiedliche Aspekte im Vordergrund. Bei den familiären Fällen (meistens Typ V) wurde ein autosomal-dominanter Erbgang berichtet, aber auch autosomal-rezessive und X-chromosomale Fälle kommen vor. Von vielen Autoren wird eine Verhornungsstörung ursächlich erwähnt, die sich histologisch ähnlich wie bei der Psoriasis als Hyperparakeratose darstellt, aber mit Erhalt des Stratum granulosum und anderem Verteilungsmuster im Wechsel zwischen Ortho- und Hyperkeratose (Schachbrettmuster). Fälle mit epidermolytischer Hyperkeratose wurden beschrieben. Viele Überlappungen mit der klinisch-entzündlichen Komponente der Psoriasis lassen daneben ähnliche entzündliche Krankheitsmechanismen vermuten, darunter das Auftreten nach Infekten (EBV, CMV, VZV, Hepatitis) und bei HIV-Infektion, die mögliche Assoziation mit einer seronegativen Spondylitis, der Nachweis einer lokalen Überexpression des Tumor-Nekrose-Faktors-α und insbesondere auch das vielfach gute Ansprechen auf TNF-Antagonisten und Ustekinumab. Sel-

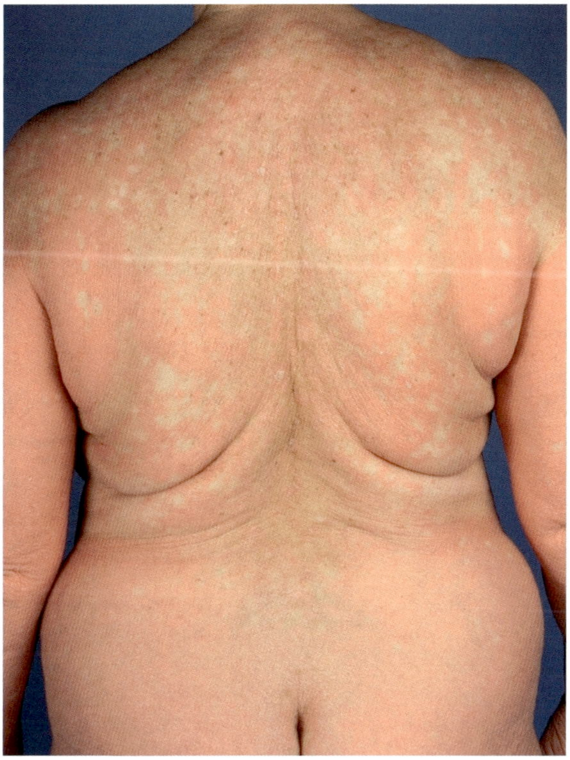

Abb. 38.10 Pityriasis rubra pilaris

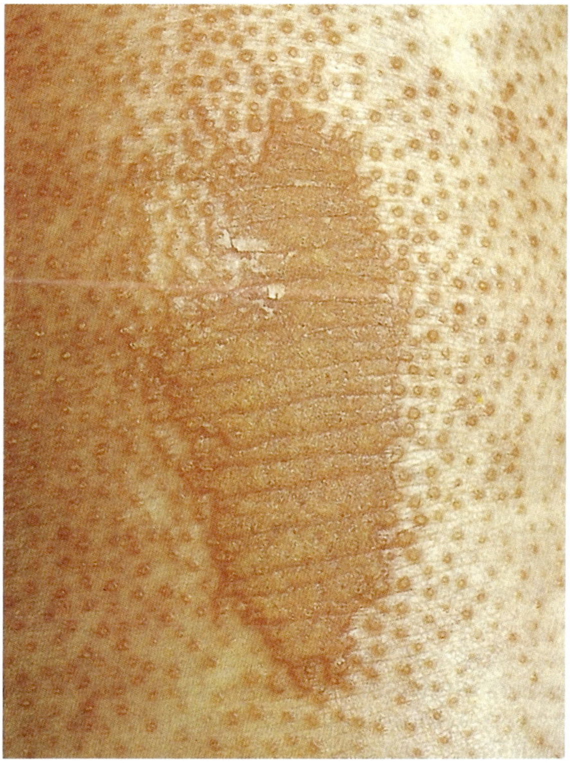

Abb. 38.11 Pityriasis rubra pilaris

ten wurden Fälle einer Pityriasis rubra pilaris in Assoziation mit Malignomen und Autoimmunkrankheiten beschrieben.

Klinik

Die klassische Pityriasis rubra pilaris ist geprägt durch follikuläre erythematokeratotische Papeln, die zu pityriasiform schuppenden erythematösen Plaques und großflächig befallenen Arealen konfluieren, in denen Inseln unbefallener Haut bestehen bleiben (**nappes claires**). Der Farbton ist eher orange bis hellrot, im Vergleich zu einem eher dunkelrot bis lividen Farbton bei psoriatischen Plaques vergleichbar entzündlicher Aktivität. Die keratotischen Papeln sind bis zu stecknadelkopfgroß, spitz und weisen eine zentrale Keratose auf. Letztere kann spinulös sein, also konisch zugespitzt, oder sie fällt kraterartig in den Follikel ab. Das Haar des betreffenden Follikels ist intakt oder auch atrophisch und meist dicht über dem Hautniveau abgebrochen. In der Regel stehen diese Effloreszenzen sehr dicht und erzeugen ein typisches Reibeisengefühl. Prädilektionsstellen für die follikulären keratotischen Papeln sind die Haarfollikelmündungen an Finger- und Handrücken, ferner die Streckseiten der Gliedmaßen, die Gegenden über den großen Gelenken, Brust, Bauch und die Gesäßregion.

Die Kopfhaut ist oft großflächig wie eine Psoriasis capitis befallen. Auch das Gesicht ist typischerweise deut-

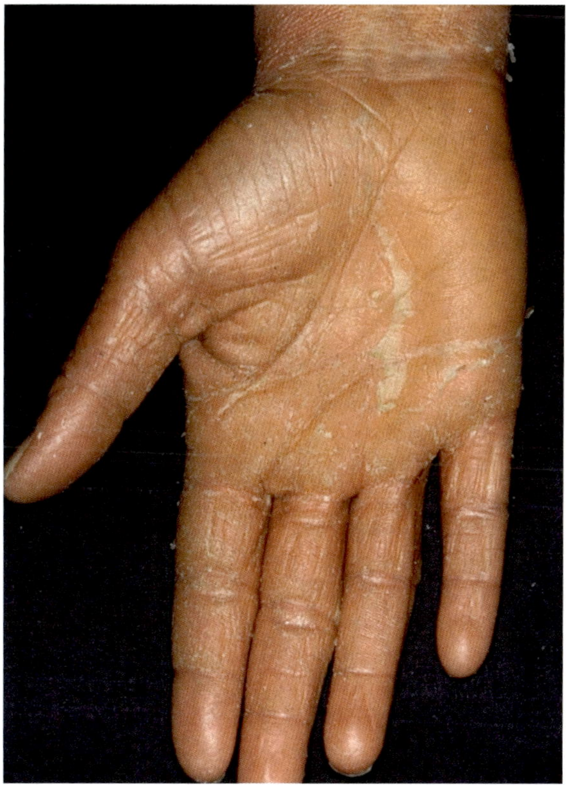

Abb. 38.12 Pityriasis rubra pilaris

lich betroffen unter dem Bild eines schweren seborrhoischen Ekzems mit hellroten Infiltrationen im Bereich von Augenbrauen und Nasolabialfalten mit diffuser Schuppung oder fettigen Krusten. An den Handinnenflächen und Fußsohlen entwickelt sich eine diffuse lachsfarbene Infiltration mit deutlicher flächiger Hornauflagerung, die zu schmerzhaften Rhagaden aufreißen kann. Typisch sind auch harte subunguale Hyperkeratosen sowie eine Verdickung und Verfärbung der Nagelplatte. Tüpfel, Ölflecken und andere klassische Zeichen einer Nagelpsoriasis werden dagegen nicht gefunden. Es besteht keine Schleimhautbeteiligung.

Besonders bei Erwachsenen kann die Erkrankung manchmal einen akuten Verlauf nehmen und sich innerhalb von Tagen bis wenigen Wochen zu einer **Erythrodermie** entwickeln. Letztere bleibt aber immer inkomplett, weil die typischen **Inseln normaler Haut** erhalten bleiben. Auch hier findet man in der Regel Bezirke mit gedrängt stehenden follikulären keratotischen Papeln an den Prädilektionsstellen. Stets sind Hände und Füße diffus stark keratotisch verdickt. Gelegentlich besteht Juckreiz. Bei den erythrodermatischen Formen mit starker Gesichtsbeteiligung kann sich als Komplikation ein **Ektropium** entwickeln, das sich mit einer erfolgreichen antientzündlichen Therapie zurückbildet.

Bei Kindern nimmt die Krankheit oft einen zunächst langsamen Verlauf. Nahezu die Hälfte der betroffenen Kinder zeigt eine umschriebene Form der Pityriasis rubra pilaris mit persistierenden Papeln und erythematösen Plaques im Bereich von Ellenbogen und Knien (Typ IV). Bei diesen Patienten wird häufig fälschlicherweise eine Psoriasis diagnostiziert. Bei den übrigen Kindern zeigen sich Merkmale der klassischen Pityriasis rubra pilaris, jedoch zumeist in limitierter oder modifizierter Form. So präsentiert sich die atypische oder Typ V genannte Variante zum Beispiel allein mit Hautveränderungen an Handflächen und Fußsohlen, die denen der klassischen Form gleichen.

Anhand von Erkrankungsbeginn, klinischem Bild und Verlauf werden verschiedene Formen unterschieden, die vom oben beschriebenen typischen Bild der klassischen Pityriasis rubra pilaris abweichen (◻ Tab. 38.2).

◻ Tab. 38.2 Klassifikation der Pityriasis rubra pilaris nach Griffiths [1976] und [1992]

Typ		% Anteil an den Gesamtfällen	Klinische Merkmale und Verlauf
Erwachsene			
I	Klassisch	55	Plötzlicher Beginn, klassisches klinisches Bild, Krankheitsdauer 2–5 Jahre, selten Jahrzehnte
II	Atypisch	5	Langsamer Beginn, lokalisierte Herde, ekzematös oder ichthyosiform, Alopezie, chronischer Verlauf
Kinder			
III	Klassisch	10	Wie Typ I, Abheilung jedoch bereits nach 1–2 Jahren
IV	Umschrieben	25	Nicht selten infektassoziiert; psoriasiforme Hautveränderungen über den Gelenken, Auftreten präpubertär, Verlauf über Monate bis Jahre
V	Atypisch	5	Limitiert auf Handflächen und Fußsohlen, Auftreten im ersten Lebensjahr, gelegentlich familiär, chronischer Verlauf
Andere			
VI	HIV-assoziiert		Ähnlich Typ II

▪ Differenzialdiagnose

Die Pityriasis rubra pilaris wird oft fehldiagnostiziert. Die Abgrenzung von Psoriasis und seborrhoischem Ekzem kann sehr schwierig sein. Auch Fälle gleichzeitigen Auftretens von Psoriasis und Pityriasis rubra pilaris sind bekannt. Bei Kindern wird die Erkrankung (Typ III) oft mit einem atopischen Ekzem verwechselt. Bei vorwiegender Entwicklung scharf abgesetzter schuppender Erytheme über Knien und Ellenbogen sowie keratotischer Verdickungen der Handinnenflächen und Fußsohlen ist auch an hereditäre Erythrokeratodermien zu denken. Sobald die typischen follikulären keratotischen Papeln sichtbar sind, wird die Diagnose einfacher. Beim Lichen ruber acuminatus (follicularis) sind die Veränderungen rumpfbetont, viel diskreter und nicht mit schilfernden Erythemen verbunden. Zur differenzialdiagnostischen Abgrenzung sollte bei erythematosquamösen Erkrankungen auf Inseln gesunder Haut, lachsfarbene Läsionen und palmoplantare Beteiligung geachtet werden. Die Pityriasis rubra pilaris verschlechtert sich häufig im Sommer und bessert sich im Winter, umgekehrt zu den Verhältnissen bei Psoriasis.

Im Verdachtsfall sollten Biopsien von morphologisch unterschiedlichen Hautmanifestationen durchgeführt werden.

▪ **Histopathologie**

Die Epidermis ist akanthotisch verbreitert, typischerweise mit einer erhaltenen kräftigen Granularzellschicht und alternierender Ortho- und Parakeratose, sowohl in vertikaler als auch horizontaler Richtung. Die Parakeratose zeigt sich oft an den Follikelmündungen und füllt diese gelegentlich aus. Eine Spongiose kann über den dermalen Papillenspitzen auftreten. Areale, in denen erweiterte Papillarkörper dicht unter der Hornschicht liegen, fehlen (kein Auspitz-Phänomen). In der Dermis besteht ein lymphozytäres perivaskuläres Infiltrat. Die keratotischen Papeln zeigen typischerweise eine lamelläre follikuläre Keratinisierung des Talgdrüsengangs. Insbesondere das Fehlen von Ansammlungen Neutrophiler innerhalb der Epidermis und Hornschicht erlaubt histologisch die Abgrenzung zur Psoriasis.

▪ **Verlauf**

Bei Kindern mit einer klassischen Form der Pityriasis rubra pilaris spricht die Erkrankung meist rasch auf eine Behandlung an und heilt oft innerhalb von 1 Jahr ab. Bei Erwachsenen dagegen beträgt die Erkrankungsdauer gewöhnlich einige Jahre.

▪ **Therapie**

▪▪ **Topisch**

Eine Lokaltherapie mit potenten Glukokortikoiden (Klasse III oder IV), an hartnäckigen Stellen gegebenenfalls unter Plastikfolienokklusivverband, kann zu einer Besserung der Hautsymptome führen. Über positive Effekte topischer Calcineurin-Inhibitoren wurde berichtet. Ein Einsatz kommt zum Beispiel bei Kindern mit umschriebener Form und bei Gesichtsbefall in Betracht. Unter Imiquimod wurde, wie bei der Psoriasis, eine Exazerbation beobachtet.

▪▪ **Phototherapie/Systemische Therapie**

Im Gegensatz zur Psoriasis spricht die Pityriasis rubra pilaris, obwohl einzelne positive Fallberichte vorliegen, in der Regel nicht auf eine Phototherapie an oder verschlechtert sich sogar. Acitretin in einer Dosierung von etwa 0,5 mg/kg Körpergewicht kann gegeben werden, der antientzündliche Effekt ist aber häufig nicht ausreichend. Positive Einzelfallberichte zum Einsatz von Alitretinoin liegen vor. Auch Cyclosporin wurde in Einzelfällen erfolgreich angewendet. Da bei vielen Patienten eine Langzeittherapie erforderlich ist, sind die mit zunehmender Therapiedauer auftretenden Nebenwirkungen zu beachten. Methotrexat ist bei schweren Verläufen hilfreich und wird analog der Therapie bei Psoriasis dosiert. Beide Medikamente sprechen jedoch bei der Pityriasis rubra pilaris langsamer an als bei der Psoriasis. Eine Vielzahl von Einzelfallberichten belegt gute Effekte einer Therapie mit TNF-Antagonisten (Infliximab, Adalimumab, Etanercept) zum Teil in Kombination mit niedrigdosiertem MTX oder Retinoiden. Etanercept kann in Analogie zur Behandlung der Psoriasis auch bei schweren therapierefraktären Formen im Kindesalter eingesetzt werden. Auch zeigt der IL-12/-23p40-Antagonist Ustekinumab in Einzelfällen eine gute Wirksamkeit. Bei Patienten mit HIV-Infektion zeigt sich oft eine Besserung unter erfolgreicher antiviraler Therapie, gegebenenfalls in Kombination mit Retinoiden.

38.3.3 Pityriasis lichenoides

Unter dieser Bezeichnung werden zwei Krankheitsbilder zusammengefasst, die lange Zeit als eigenständige Entitäten aufgefasst wurden: die **Pityriasis lichenoides et varioliformis acuta** (PLEVA) [Mucha 1916, Habermann 1925] (Mucha-Habermann-Erkrankung) und die **Pityriasis lichenoides chronica** (PLC) [Jadassohn 1894, Juliusberg 1899]. Klinische und histologische Ähnlichkeiten und das nicht selten zu beobachtende Nebeneinander oder der Übergang der akuten in die chronische Form sprechen für das Konzept einer Grundkrankheit.

▪ **Epidemiologie**

Beide Erkrankungen kommen sowohl im Kindesalter mit Gipfel im Vorschul- (2–3 Jahre) und Grundschulalter (5–7 Jahre) als auch im Erwachsenenalter (mittleres Alter etwa 40 Jahre) vor. Die Prävalenz beträgt ~20/100.000 Einwohner. Die infantile Pityriasis lichenoides zeigt im Vergleich zur adulten Form einen ausgedehnteren Befall mit häufigeren Rezidiven, eine stärkere Tendenz zur postinflammatorischen Dyspigmentierung und ein schlechteres Ansprechen auf die üblichen Therapiekonzepte. Die PLEVA ist in diesem Alter mit etwa 60% die dominierende Variante und manifestiert sich meistens im Herbst oder Winter. In den meisten Studien sind Männer etwas häufiger betroffen als Frauen.

▪ **Ätiopathogenese**

Drei wesentliche Theorien werden diskutiert:

1. Es handelt sich um eine infektallergische Reaktion. Etwa 20% der Fälle mit infantiler Pityriasis lichenoides geht ein Infekt voraus, meist der oberen Atemwege (Pharyngitis), Windpocken oder eine Gastroenteritis. Als auslösende Erreger werden diskutiert unter anderem *Toxoplasma gondii*, EBV, HIV, CMV, Parvovirus B19, *S. aureus* sowie β-hämolysierende Streptokokken.
2. Es handelt sich um eine entzündliche lymphoproliferative Erkrankung. Diese Theorie wird vor allem aus Ähnlichkeiten mit der lymphomatoiden Papulose abgeleitet und dem in einzelnen Untersuchungen erfolgten Nachweis infiltrierender T-Zellen mit einem

Phänotyp möglicher maligner Transformation (CD5, CD7, CD62L negativ; CD30 positiv) sowie einer klonalen oder oligoklonalen Expansion. Bei der PLEVA und FUMHD (febriles ulzeronekrotisches Mucha-Habermann-Syndrom) finden sich häufiger $CD8^+$ zytotoxische Zellen im Infiltrat, während bei der PLC eher $CD4^+$-Zellen dominieren. Den $CD8^+$-Zellen wird eine Rolle bei der Kontrolle klonal expandierender $CD4^+$-Zellen, aber auch bei der Schädigung epidermaler Zellen zugeschrieben. Ein Übergang einer Pityriasis lichenoides in ein kutanes Lymphom wurde allerdings nur äußerst selten beschrieben.

3. Es handelt sich um eine Immunkomplex-Hypersensitivitätsvaskulitis. Dieses Konzept fußt auf dem Nachweis von Immunglobulinen und Komplement in einigen Immunfluoreszenzstudien nicht nur im Bereich der Junktionszone, sondern auch in der Wand dermaler Gefäße. Es überschneidet sich zum Teil mit der ersten Theorie. Interessant ist der Nachweis chimärischer maternaler Keratinozyten bei einigen Patienten mit Pityriasis lichenoides, sodass auch eine direkt gegen epidermale Zellen gerichtete GVHD-ähnliche Reaktion beteiligt sein könnte.

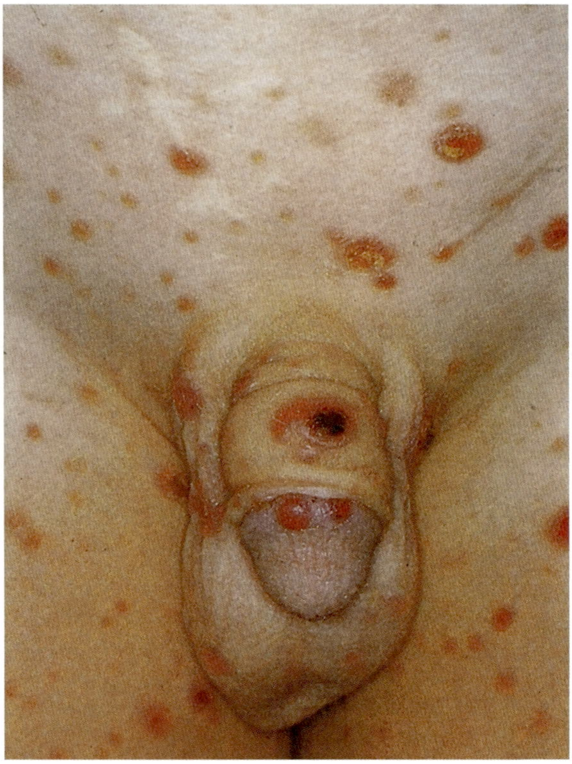

Abb. 38.13 Pityriasis lichenoides et varioliformis acuta

Klinik

Bei der **PLEVA** entwickeln sich oft akut betont am Rumpf erythematöse, papulosquamöse und papulovesikulöse Effloreszenzen. Die Herde weisen Ähnlichkeiten mit den Hautveränderungen bei Windpocken auf und können über Wochen nachschieben. Je nach Krankheitsaktivität treten hämorrhagische Bläschen auf und bestehende Läsionen werden zentral nekrotisch. Bei stärkerem Gewebsdefekt erfolgt die Abheilung mit feinen varioliformen Narben. Juckreiz besteht bei den meisten Patienten, seltener Fieber und Arthralgien; etwa ein Drittel haben keine Symptome. Im Kindesalter kommt es bei 80% der Betroffenen zu Rezidiven. Die mittlere Dauer der infantilen Pityriasis lichenoides beträgt etwa 2 Jahre; sie kann aber auch über 10 Jahre nicht zur Ruhe kommen.

Weltweit wurden bisher etwa 50 Fälle einer schwer verlaufenden Variante der PLEVA beschrieben. Diese kann sich aus einer PLEVA entwickeln oder akut auftreten. Die Patienten haben hohes Fieber bis zu 40°C. Sie tritt besonders bei Kindern, Jugendlichen und jungen Erwachsenen auf; das mittlere Alter der berichteten Fälle liegt bei 27 Jahren, doppelt so viele männliche wie weibliche Individuen waren betroffen. Es kommt zum Auftreten großer papulonekrotischer und hämorrhagischer Läsionen am ganzen Körper, die in größere Ulzerationen übergehen. Das klinische Bild in Verbindung mit den typischerweise hohen Temperaturen führte zu der Bezeichnung **febrile ulzeronekrotische Mucha-Habermann-Erkrankung** (schwer verlaufende febrile ulzeronekrotischen Variante (**febrile ulceronecrotic Mucha-Habermann disease; FUMHD**) [Degos et al. 1966]). Vielfach treten bakterielle Superinfektionen auf, und die Abheilung erfolgt nicht selten mit hypertrophen Narben. Die orale, konjunktivale oder genitale Schleimhaut ist oft mitbeteiligt. Außerdem sind häufig systemische Manifestationen zu beobachten, darunter eine gastrointestinale, neurologische oder pulmonale Beteiligung, eine Kardiomyopathie, rheumatologische Beschwerden oder Gerinnungsstörungen bis hin zu einer disseminierten intravasalen Gerinnung. Einige Fälle zeigen eine megaloblastäre Anämie oder eine Panzytopenie. Die zumeist kardiovaskuläre Mortalität der berichteten Fälle ist mit 20% sehr hoch, fast alle Todesfälle waren ältere Erwachsene.

Die PLEVA kann schleichend in eine **Pityriasis lichenoides chronica** (PLC) übergehen, was das Nebeneinander von typischen klinischen Zeichen einer PLEVA und einer PLC bei etwa 10% der Fälle mit infantiler Pityriasis lichenoides erklärt. Eine PLC kann sich aber auch langsam als primäre Manifestationsform entwickeln. Initiale Einzeleffloreszenzen sind kalottenförmige, etwa 2–10 mm große, entzündlich gerötete oder bräunlichrote, ziemlich derbe Papeln. Ihre Oberfläche ist stumpf oder lichenoid spiegelnd. Gelegentlich entwickeln sich einzelne hämorrhagische Papeln. Dass sie eine feine Schuppe bedeckt, wird

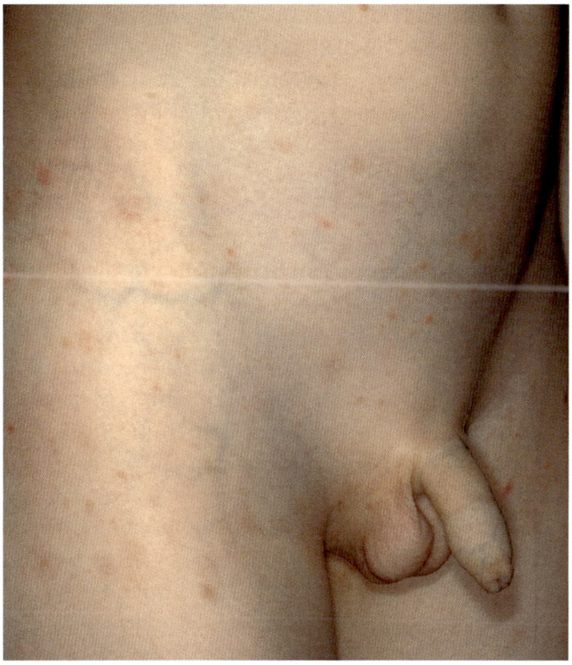

Abb. 38.14 Pityriasis lichenoides chronica

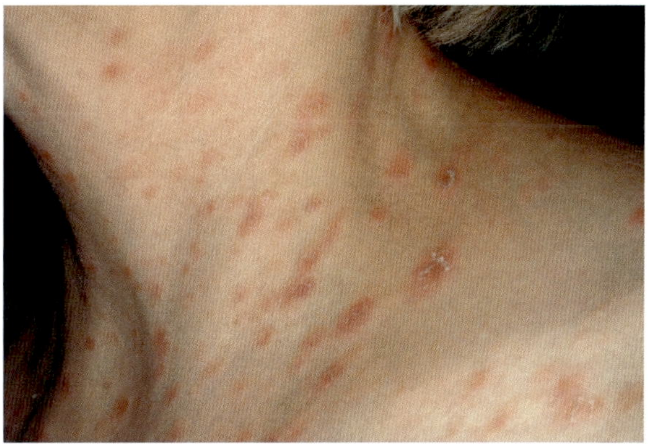

Abb. 38.15 Pityriasis lichenoides chronica

meist erst beim Kratzen sichtbar. Die Papeln wachsen, werden im Verlauf wieder flacher, auch blasser oder eher bräunlich, während an ihrer Oberfläche immer deutlicher eine kompakte, die Effloreszenz bedeckende Schuppe auftritt. Nach weiterer Regression (3–4 Wochen) ist die Effloreszenz wieder plan und wird an ihrer Oberfläche nur noch durch eine Oblaten-artige Schuppe markiert, die wie ein Kollodiumhäutchen fest haftet und sich mit einem Spatel als Ganzes seitlich abheben lässt. Manchmal kommt es am Ort der rückgebildeten Effloreszenzen zur sekundären Hyper- oder Hypopigmentierung (Leukoderm bei PLC). Wegen fehlender subjektiver Beschwerden sieht man die Erkrankung meist erst in voller Ausprägung. Rumpf und proximale Gliedmaßenabschnitte sind hauptsächlich betroffen. Eine symmetrische Verteilung der Effloreszenzen ist typisch. Der Gesamtaspekt des Exanthems ist polymorph, weil sich die einzelnen Effloreszenzen in unterschiedlichen Phasen von Entwicklung und Rückbildung finden. Die Erkrankung verläuft chronisch über einige Wochen, mehrere Monate oder sogar über Jahre.

Differenzialdiagnose

Die PLEVA kann an Varizellen erinnern, deren polymorpher Charakter mit Beteiligung der Schleimhäute und der Kopfhaut und ein oft deutliches Krankheitsgefühl sprechen dagegen. Ausgeprägte hämorrhagische Varizellen, zum Beispiel bei immunsupprimierten Personen, können unter Umständen schwer von einer FUMHD abzugrenzen sein. Andere Differenzialdiagnosen der Pityriasis lichenoides sind eine lymphomatoide Papulose, Pityriasis rosea, Arzneimittelexantheme, ein Gianotti-Crosti-Syndrom sowie Iktusreaktionen. Insbesondere bei der PLC ist auch an eine Psoriasis guttata (die Bezeichnung der PLC von Brocq war Parapsoriasis guttata) und bei Erwachsenen auch an ein papulosquamöses Syphilid bei Lues II (Serologie) zu denken.

Histopathologie

Für die PLEVA typisch sind vakuoläre Veränderungen im Bereich der dermo-epidermalen Grenzzone, zum Teil mit Exozytose von Lymphozyten in die unteren epidermalen Schichten, die häufig eine Spongiose aufweisen. Zudem finden sich Hyperkeratose und fokale parakeratotische Verhornung, die teilweise mit neutrophilen Granulozyten durchsetzt ist. Das dermale Infiltrat ist perivaskulär betont und rein lymphozytär. Typischerweise zeigt es einen tiefen keilförmigen Aufbau in der Dermis, ähnlich der lymphomatoiden Papulose. Im Gegensatz hierzu finden sich jedoch fast nie CD30-positive Zellen. Bei der FUMHD sind die histologischen Veränderungen sehr ausgeprägt, insbesondere die Zeichen einer zytotoxischen epidermalen Zellschädigung. Einige Autoren berichteten zudem mehr oder weniger prominente Zeichen einer leukozytoklastischen Vaskulitis. Bei der PLC findet sich das lymphozytäre Infiltrat perivaskulär bis bandförmig (lichenoid) entlang der dermo-epidermalen Junktionszone. Geringe Spongiose und minimale Akanthose bei gleichzeitiger Parakeratose können auftreten, vereinzelt zeigt sich eine Exozytose von Erythrozyten. In späteren Läsionen besteht ein nur äußerst geringes Infiltrat bei kompakter Verhornung.

Therapie

Die Behandlung richtet sich unter anderem nach der klinischen Ausprägung, dem Alter des Patienten, einer eventuell bestehenden Grunderkrankung (zum Beispiel Infekt) und dem Verlauf. Bei leichter Erkrankung, gerade im Kindesalter, kann aufgrund der guten Prognose oft abgewartet werden. Die febrile ulzeronekrotische Variante sollte als potenziell lebensbedrohlicher dermatologischer Notfall angesehen werden mit der möglichen Konsequenz einer raschen aggressiven Therapie unter stationären Bedingungen.

▪▪ Topisch

Eine topische Therapie ist rein symptomatisch und selten wirklich hilfreich. Glukokortikoidhaltige Externa in Cremeform werden appliziert, beeinflussen den Krankheitsverlauf aber nur wenig.

▪▪ Phototherapie/Systemische Therapie

UVB-Breitband, UVB 311 nm und PUVA sind etwa gleich wirksam. Da es sich um eine provozierbare Erkrankung handelt, sollte eine UV-Bestrahlung vorsichtig erfolgen, um keinen akuten Krankheitsschub auszulösen. Als morbostatisch wirksam hat sich auch Klimatherapie (Sonnenexposition am Meer oder in den Bergen) bewährt. Eine photodynamische Therapie wurde bei wenigen chronischen Herden erfolgreich eingesetzt. Auch Antibiotika (zum Beispiel Tetrazyklin 1–2 g/d, Doxycyclin 100–200 mg/d, bei Kindern eher Makrolide wie Erythromycin 1 g/d oder Azithromycin 250–500 mg/d) über 3–4 Wochen gegebenenfalls in Kombination mit kurzfristiger systemischer Glukokortikoidgabe in mittlerer Dosierung (0,5 mg/kg KG) werden empfohlen. Etwa zwei Drittel der Fälle mit infantiler Pityriasis lichenoides sprechen auf Erythromycin an. In schweren Fällen können Dapson (100 mg/d) oder MTX gegeben werden (10–20 mg/Woche) oder systemische Glukokortikoide (beginnend mit 1 mg/kg KG).

Bei FUMHD ist eine rechtzeitige immunsuppressive Therapie mit MTX und Pulstherapie mit hochdosierten systemischen Glukokortikoiden indiziert. Im Serum dieser Patienten sind erhöhte TNF-α-Spiegel nachgewiesen worden, und bei einzelnen Patienten fand sich ein gutes Ansprechen auf TNF-Antagonisten. Allerdings gibt es auch Fallberichte über Patienten, bei denen sich eine Pityriasis lichenoides erstmals unter laufender Therapie mit TNF-Antagonisten manifestierte. In Einzelfällen wurden IVIG und ECP erfolgreich eingesetzt.

38.3.4 Pityriasis rotunda

[Matsuura 1906, Toyama 1906]

▪ Epidemiologie

Es handelt sich um eine seltene Erkrankung, charakterisiert durch hyper- oder hypopigmentierte scharf begrenzte, nummuläre, schuppende Herde an Stamm und Extremitäten, die zunächst als Tinea circinata von Toyama in Japan beschrieben wurde. Die meisten Fallberichte dieser Verhornungsstörung stammen aus Japan, Südafrika und den Karibischen Inseln. Bei Kaukasiern ist die Erkrankung deutlich seltener. Die meisten Patienten sind zwischen 20 und 45 Jahre alt, bei familiären Fällen sind auch Kinder betroffen. Die Inzidenz bei Männern und Frauen ist gleich.

▪ Ätiopathogenese

Die Ursache ist nicht genau bekannt. Die meisten Autoren halten sie für eine Form einer erworbenen Ichthyose, eine sich verspätet manifestierende kongenitale Ichthyose oder die kutane Manifestation einer systemischen Erkrankung. So haben etwa 10% der Patienten Karzinome der Lunge, Leber und des Magens und etwa ein Drittel andere Erkrankungen wie Tuberkulose, Mangelernährung, Leberzirrhose und Leukämien. Bei Kaukasiern findet man selten assoziierte Erkrankungen. Basierend auf den beschriebenen Fällen ist folgende Klassifikation vorgeschlagen worden:

- Typ I – Farbige und asiatische Patienten mit weniger als 30 hyperpigmentierten Läsionen ohne familiäre Häufung; in 30% findet sich eine Assoziation mit einem Malignom oder einer systemischen Erkrankung.
- Typ II – Kaukasische Patienten mit mehr als 30 meist hypopigmentierten Läsionen, gelegentlich mit familiärer Häufung, aber ohne assoziierte Erkrankung.

Seit der Einführung der Klassifikation 1994 sind allerdings Fälle mit Charakteristika beider Typen beschrieben.

▪ Klinik

Die typischen Herde sind in der Ausprägung sehr variabel; bei einigen Patienten bestehen nur einzelne, bei anderen mehr als 100 Herde. Sie reichen in der Größe von wenigen bis zu über 20 cm. Die Erkrankung verläuft manchmal selbstlimitierend über Monate, in anderen Fällen kommt es zu einem chronischen Verlauf über Jahre bis Jahrzehnte. Schubartige Verläufe mit Verschlechterung in den Wintermonaten wurden beschrieben.

▪ Differenzialdiagnose

Pityriasis versicolor, Pityriasis rosea, Pityriasis alba, nummuläres Ekzem, Parapsoriasis, Erythrasma, Lepra, fixe Arzneimittelexantheme sind klinische Differenzialdiagnosen.

▪ Histopathologie

Das histologische Bild ist wenig spezifisch. Es zeigen sich oft eine Hyperparakeratose mit verminderter oder fehlender Granularzellschicht, eine leichte Spongiose und ein spärliches oberflächliches, perivaskulär akzentuiertes lymphohistiozytäres Infiltrat. Pigmentveränderungen zeigen sich in unterschiedlichem Ausmaß (vermehrte basale Pigmentierung, Pigmentinkontinenz).

■ **Therapie**

Wenig hilfreich sind topische Glukokortikoide, antimykotische Substanzen, Salizylsäure, topische Retinoide oder Teerpräparate. Eine Besserung wurde nach lokaler Anwendung von milchsäurehaltigen Lotionen und systemischen Retinoiden beobachtet. Bei erfolgreicher Behandlung der Grundkrankheit kann es auch zu einer Besserung der Pityriasis rotunda kommen. Bei familiären Fällen wurde eine Besserung mit Eintritt in die Pubertät beschrieben.

38.4 Erythrodermien

[Hebra und Kaposi 1868]

■ **Synonym**

Exfoliative Dermatitis

■ **Definition**

Erythrodermie bezeichnet eine Rötung und Infiltration des Integuments von mehr als 90% betroffener Körperoberfläche, die meist mit Schuppen einhergeht.

■ **Epidemiologie**

Es gibt wenig epidemiologische Daten zur Erythrodermie. Zahlen schwanken zwischen 0,9/100.000 in Europa und 35/100.000 in Indien. Männliche Patienten überwiegen (2–4:1) vor allem im Erwachsenenalter. Werden kindliche Erythrodermien nicht mitgerechnet, liegt das durchschnittliche Erkrankungsalter bei über 60 Jahren.

■ **Ätiopathogenese**

Arzneimittelreaktionen, Psoriasis und atopisches Ekzem sind für je 25% der Fälle verantwortlich. Bei 10% kann eine Mycosis fungoides als Ursache der Erythrodermie gefunden werden. In ◘ Tab. 38.3 sind häufige Ursachen für Erythrodermien nach Altersgruppen aufgeführt. Wegen des hohen Anteils von kutanen Lymphomen an Erythrodermien werden in der Literatur heute auch erythrodermic inflammatory dermatoses von den sekundären, T-Zell-Lymphom-assoziierten Erythrodermien unterschieden. Die häufigere Einteilung ist die in primäre und sekundäre Erythrodermien:

- **Primäre Erythrodermien.** Die Veränderungen entwickeln sich hierbei aus gesunder Haut. Typische Ursachen sind Arzneimittelreaktionen, Mycosis fungoides und Sézary-Syndrom. Seltener stellen die primären Erythrodermien einen paraneoplastischen Marker für andere maligne Erkrankungen dar.
- **Sekundäre Erythrodermien.** Die Erythrodermie entwickelt sich hierbei aus einer vorbestehenden Hauterkrankung. Typischen Ursachen sind atopisches Ekzem bei Kindern, Psoriasis und Pityriasis rubra pilaris bei Erwachsenen und seborrhoisches Ekzem bei älteren Patienten. Oft ist die Erythrodermie dabei so ausgeprägt, dass die zugrunde liegende Erkrankung nicht sofort erkannt werden kann.

◘ **Tab. 38.3** Mögliche Ursachen einer Erythrodermie nach Altersgruppen

Altersgruppe	Krankheiten
Neugeborene	Ichthyose (vor allem lamellöse Ichthyose-Formen und bullous ichthyosiform erythroderma), Comèl-Netherton-Syndrom, Staphylococcal scalded skin syndrome (SSSS) Erkrankungen mit Immundefizienz
Kinder	Atopisches Ekzem Pityriasis rubra pilaris Psoriasis Staphylococcal scalded skin syndrome (SSSS)
Erwachsene	Arzneimittelreaktionen Psoriasis Atopisches Ekzem Maligne hämatologische Erkrankungen (Mycosis fungoides, Sézary-Syndrom) Pityriasis rubra pilaris Lichen ruber planus Pemphigus foliaceus Scabies crustosa
Ältere Menschen	Alterserythrodermie des Mannes Seborrhoisches Ekzem

Die eine Erythrodermie begleitende Allgemeinsymptomatik ist durch die universelle Entzündung der Haut und die gestörte Verhornung bedingt. Die Haut wird in der Regel von einer großen Zahl an Entzündungszellen infiltriert, die eine Flut von Zytokinen mit Wirkung auf nahezu jedes Organsystem freisetzen. Blutgefäßerweiterung und erhöhter Blutdruck führen zu einer gesteigerten Wärmeabgabe, die sich meist im Frieren der Patienten äußert. Bei chronischen Erythrodermien kann es sogar zur Hypothermie kommen. Die kompensatorische Erhöhung des Gesamtstoffwechsels kann sich in einem erhöhten Grundumsatz äußern, ohne dass primär eine Veränderung der Schilddrüsenaktivität vorhanden wäre. Der auf das Vielfache gesteigerte kutane Wasserverlust (erhöhte Perspiratio insensibilis) hat zum Teil eine Exsikkose zur Folge. Der tägliche Proteinverlust in Form von abgeschilferten Schuppen kann bei chronischen Erythrodermien bis zu 10 g/m^2 Körperoberfläche betragen, sekundär sind Eiweißmangelzustände möglich. Hypoproteinämie mit Albuminverminderung und relativer Vermehrung von Globulinen, speziell auch γ-Globulinen, ist typisch.

Eine Enteropathie mit Proteinverlust kann zu einer Verminderung der Blutspiegel von Eisen, Folsäure und anderen Vitaminen führen, die oftmals in einer ausgeprägten Anämie resultieren. Kardiovaskuläre, renale und hepatische Komplikationen sind häufig.

Bei akuten und auch chronischen Erythrodermien ist außerdem Beeinträchtigung mitotisch aktiver Gewebe wie Haare und Nägel möglich, die sich nicht selten in Telogeneffluvium und Querfurchen der Nägel äußert. In schweren Fällen können auch Anageneffluvium und Nagelverlust auftreten. Im Verlauf einer chronischen, über Monate bestehenden Erythrodermie kann es zu zunehmender Reduzierung des Allgemeinzustandes kommen.

▪ Klinik

Die klinische Diagnose Erythrodermie ist morphologisch einfach. Die Haut zeigt eine universelle entzündliche Rötung meist mit Schuppung. Nase und die paranasalen Areale können ausgespart sein (**nose sign**). Infiltration kann in unterschiedlichem Ausmaß hinzutreten. Die Schuppung kann bei akuten toxischen Erythrodermien mehr lamellös sein, bei chronischen Erythrodermien ist sie meist psoriasiform oder pityriasiform. Häufig besteht ausgeprägter Juckreiz. Kleine Bezirke normaler Haut können von wichtiger differenzialdiagnostischer Bedeutung sein (Mycosis fungoides, Pityriasis rubra pilaris → nappes claires).

▪ Diagnostisches Vorgehen

Die Ursache sollte eruiert und zwischen primären und sekundären Erythrodermien unterschieden werden. In einigen Fällen kann weder eine zugrunde liegende Hauterkrankung noch ein exogener Triggerfaktor als Auslöser identifiziert werden.

Zur Abklärung der Ursachen ist folgendes Vorgehen angezeigt.

Anamnese Zu klären ist, ob die Symptome seit Geburt bestehen und ob akute Erythrodermie, chronische Erythrodermie, Arzneimitteleinnahmen, vorausgehende Dermatosen, atopische Krankheiten, Kontaktallergien vorliegen.

Klinisch-morphologischer Befund Es sollte sorgfältig nach Zeichen einer zugrunde liegenden Hauterkrankung gesucht werden. Dazu gehört die Inspektion von Nägeln, Kopfhaut und der Rima ani bei Psoriasis, der Schleimhäute beim Lichen ruber planus, das Erkennen von Atopiestigmata beim atopischen Ekzem und von Inseln gesunder Haut bei Pityriasis rubra pilaris.

Hautbiopsie Diese sollte möglichst vor Einsetzen der Behandlung, besonders mit Glukokortikoiden, vorgenommen werden. Gelegentlich werden mehrere Biopsien aus unterschiedlich infiltrierten Hautbezirken oder Randzonen zu noch normal aussehender Haut benötigt. Während der histologische Befund in einigen Fällen die Ursache eindeutig zu klären vermag, können die mikroskopischen Veränderungen in anderen Fällen sehr unspezifisch sein. Eine Mycosis fungoides lässt sich mittels Biopsien meist ausschließen. Epidermisnekrosen können auf frühe Formen einer toxischen epidermalen Nekrolyse hinweisen. Typische Zeichen für Psoriasis, atopisches Ekzem und andere Dermatosen können durch die starke Entzündungsreaktion überlagert sein.

Lymphknotenstatus Bei vielen Erythrodermien kommt es infolge der entzündlichen Gewebereaktion in der Haut zur Entwicklung einer dermopathischen Lymphadenopathie und damit zu einer Schwellung besonders der axillären und inguinalen Lymphknoten. Können sonografisch nicht eindeutig para-/postinflammatorische Lymphknoten dargestellt werden, ist eine Lymphknotenbiopsie zum Ausschluss einer hämatologischen Grunderkrankung indiziert.

Allgemeinuntersuchung Die Patienten sollten sorgfältig auf eine zugrunde liegende Erkrankung untersucht werden. Bildgebende Untersuchungen von Brust, Abdomen und Becken, Routinelabor, Bluteisen- und Folsäurespiegel, Immunelektrophorese des Serums und gegebenenfalls Knochenmarkbiopsien werden empfohlen. Ist eine dermatologische Vorerkrankung bekannt, kann gegebenenfalls eine deutlich eingeschränkte Diagnostik erfolgen.

▪ Verlauf

Die Erkrankung ist oft chronisch. Ausnahme ist die akute Form bei einer Arzneimittelunverträglichkeit, die zwar potenziell tödlich verlaufen kann, sich aber meist direkt nach Absetzen der Noxe bessert. Die Prognose von Erythrodermien wird von der Grunderkrankung bestimmt. Die häufigste Todesursache bei Erythrodermie-Patienten sind Pneumonie, Sepsis und Herz-Kreislauf-Versagen. Bei älteren Patienten kommen häufig Komplikationen wie Infektionen, Flüssigkeits-/Elektrolytstörungen und Herzversagen vor. Zahlen zur Letalität schwanken weltweit zwischen 4,6% in den Industrieländern und bis zu 64% in Entwicklungsländern. Schnelle Diagnosestellung und adäquate Therapie verbessern die Prognose signifikant.

▪ Therapie

Unabhängig von der Ätiologie sind bei Erythrodermie zunächst allgemeine Maßnahmen notwendig. Dazu gehören vor allem Flüssigkeitsersatz, Elektrolytausgleich und parenterale Ernährung unter engmaschiger stationärer Überwachung des Patienten. Renale oder kardiale Komplikationen müssen adäquat behandelt werden. Bei ausgeprägter Exfoliation der Haut muss der Patient wie ein Verbrennungspatient behandelt werden. Zugrunde liegende maligne Erkrankungen müssen erkannt und therapiert werden. Bei einer ursächlichen Hauterkrankung wird zunächst indifferent, später spezifischer behandelt. Dabei sollte immer bedacht werden, dass zu aggressive Lokaltherapien die Hautveränderungen triggern und den Befund weiter verschlechtern können.

38.4.1 Erythrodermie-Varianten

Erythrodermie bei Kindern

Bei Neugeborenen unter einem Lebensmonat sind Erythrodermien lebensgefährlich. Im ersten Lebensmonat sind Erythrodermien meist durch Genodermatosen oder primäre Immundefizienz-Syndrome verursacht. Später können Erthrodermien auch durch atopisches Ekzem, Psoriasis, metabolische Erkrankungen oder Infektionen entstehen.

Bullöse Erythrodermien Im Vordergrund steht hier ätiologisch das staphylococcal scalded skin syndrome (SSSS), die bullöse Ichthyosis (heute auch als epidermolytische Ichthyose bezeichnet) sowie, selten, eine generalisierte kutane Mastozytose.

Erythrodermien mit Schuppung/Exfoliation Diese Gruppe von Erythrodermien ist sehr heterogen. Vor allem kommen das primäre Immundefizienz-Syndrom (Omenn-Syndrom und severe combined immunodeficiency [SCID]) (▶ Kap. 63) und das Comèl-Netherton-Syndrom in Betracht, weiterhin die lamelläre Ichthyose und die kongenitale ichthyosiforme Erythrodermie sowie die Harlekin-Ichthyose. Die heute bekannten Gendefekte bei den genannten Ichthyosen und ihre pathogenetische Bedeutung sowie Einzelheiten zu den klinischen Erscheinungsformen werden in ▶ Kap. 61 besprochen.

Medikamenteninduzierte Erythrodermie

25 % der Erythrodermien im Erwachsenenalter sind durch Medikamente induziert (▶ Kap. 35).

Arzneimittelexantheme mit erythrodermischer Ausbreitung wurden früher auch als toxische Erythrodermie bezeichnet. Sie können nach Gabe zahlreicher Medikamente auftreten, am häufigsten wurden sie im Verlauf einer Behandlung mit Phenytoin, Carbamazepin, Captopril, Cimetidin, Diltiazem, Nitrofurantoin, Goldpräparaten, Isoniazid, Lithium oder Antimalaria-Medikamenten beschrieben. Meist entwickelt sich ein zunächst skarlatiniformes oder morbilliformes Arzneimittelexanthem. Akut kommt es innerhalb von 1–2 Tagen zu universeller entzündlicher Rötung und zu Ödemen, später zur lamellösen Schuppung der Haut, mitunter auch, nachdem vorher Bläschen oder Blasen aufgetreten sind. Wird das auslösende Medikament abgesetzt, bessern sich die Hautveränderungen oft rasch, nur selten persistieren sie trotz Absetzen noch für Tage oder Wochen. Die Entwicklung der Hauterscheinungen ist meist von schwerem Krankheitsgefühl, Fieber und Schüttelfrost begleitet. Mitunter ist das Krankheitsbild lebensbedrohlich. Sobald sich blasige Abhebungen entwickeln, ist an einen Übergang in eine durch Medikamente induzierte toxische epidermale Nekrolyse zu denken (▶ Kap. 36).

Akute Erythrodermien können sich auch hämatogen durch **Generalisation einer akuten allergischen Kontaktdermatitis** entwickeln. Dann ist das klinische Bild zusätzlich durch nässende und krustöse Veränderungen charakterisiert.

Erythrodermien in Assoziation mit malignen hämatologischen Erkrankungen

Heute wird zwischen Erythrodermien bei der **Mycosis fungoides** und beim **Sézary-Syndrom** unterschieden (▶ Kap. 109). Entwickeln Patienten mit einer typischen Mycosis fungoides eine Erythrodermie, so wird das als schlechtes prognostisches Zeichen angesehen. Das Sézary-Syndrom ist durch Erythrodermie, zirkulierende maligne T-Zellen und Lymphadenopathie definiert. Biopsien von Haut und Lymphknoten helfen, die beiden Erkrankungen zu unterscheiden. Erythrodermien können als paraneoplastischer Marker auch bei einer Vielzahl anderer maligner hämatologischer Erkrankungen (zum Beispiel bei Hodgkin- oder Non-Hodgkin-Lymphomen und leukämischen Erkrankungen) vorkommen, selten werden sie sogar bei nichthämatologischen Tumoren gefunden. In diesen Fällen entwickelt sich die Erythrodermie meist rasch ohne vorhergehende Hautveränderungen. Eine histologische Untersuchung von Lymphknoten oder anderen Geweben ist ausschlaggebend, um die richtige Diagnose zu stellen, da die Hautveränderungen selten durch infiltrierende Tumorzellen hervorgerufen werden.

Erythrodermien bei Hauterkrankungen

Etwa 60% der Erythrodermien werden durch Exazerbation einer zugrunde liegenden Hauterkrankung hervorgerufen. In den meisten Fällen werden die charakteristischen Zeichen der Hauterkrankung dabei von einer ausgeprägten Entzündung überdeckt. Häufig lassen sich aber in der Anamnese oder durch Untersuchung von Mundhöhle oder Nagelplatte Hinweise auf die Grunderkrankung finden. Die Liste aller Hauterkrankungen, die jemals mit dem Auftreten von Erythrodermien in Verbindung gebracht wurden, ist lang. Im Folgenden werden die häufigsten Ursachen beschrieben:

Atopisches Ekzem Das atopische Ekzem stellt die häufigste Ursache für eine Erythrodermie bei jüngeren Patienten dar. Gewöhnlich ist die Eigen- oder Familienanamnese für Atopie positiv. Der Juckreiz ist oft intensiv und kann zu Sekundärinfektionen führen. Vielfach deuten Atopiestigmata oder ekzemtypische Nagelveränderungen auf die richtige Diagnose hin.

Psoriasis Während die Psoriasis pustulosa generalisata mehr zur Entwicklung einer akuten Erythrodermie neigt, kann sich bei Psoriasis vulgaris durch eine zu intensive Behandlung oder starke Zunahme des Krankheitsbildes ebenfalls eine sekundäre Erythrodermie entwickeln. Die klinisch typische psoriatische Ausprägung der Erkrankung geht verloren. Es resultiert eine intensiv entzündlich gerötete und infiltrierte Haut, die mehr pityriasiform schuppt. Typische psoriatische Nagelveränderungen können zum diagnostischen Leitsymptom werden, manchmal auch starker Juckreiz.

Pityriasis rubra pilaris Obwohl die Pityriasis rubra pilaris eine seltene Erkrankung bei Erwachsenen und Kindern darstellt, ist sie für einen überproportional großen Anteil der Erythrodermien verantwortlich. Nahezu jeder Patient mit einer klassischen Form der Pityriasis rubra pilaris scheint wenigstens einmal eine Erythrodermie durchzumachen. Leitsymptome sind kleine normale Hautinseln innerhalb der lachsroten, pityriasiform schuppenden Erythrodermie, in deren Randzonen manchmal typische keratotische spinulöse Papeln nachweisbar sind. Auch eine Verdickung von Handflächen und Fußsohlen kann auf die richtige Diagnose hinweisen.

Seborrhoisches Ekzem Bei älteren oder gebrechlichen Patienten, die nicht mehr in der Lage sind, ihre Haut oder Kopfhaut adäquat zu behandeln, kann es zu einer dramatischen Verschlechterung eines vorher gut beherrschbaren seborrhoischen Ekzems kommen. In dieser Patientengruppe stellt das seborrhoische Ekzem zwar die häufigste Ursache für eine Erythrodermie dar, dennoch sollte immer gründlich nach malignen Grunderkrankungen gesucht und die Medikamentenliste sorgfältig überprüft werden.

Lichen ruber planus Erythrodermie stellt eine äußert seltene Komplikation des Lichen ruber planus dar. Oft wird sie durch zu aggressive Therapie hervorgerufen. Schleimhaut- und Nagelbeteiligung deuten auf die richtige Diagnose.

Pemphigus foliaceus Besonders bei älteren Menschen kann sich aus einem Pemphigus foliaceus eine Erythrodermie entwickeln. Veränderungen im Gesicht und oberen Rumpf gehen der Erythrodermie meist voraus, die Schuppung ist feucht und blätterteigartig. Gelegentlich deutet eine zirzinäre Schuppung den Rest einer flachen Blase an.

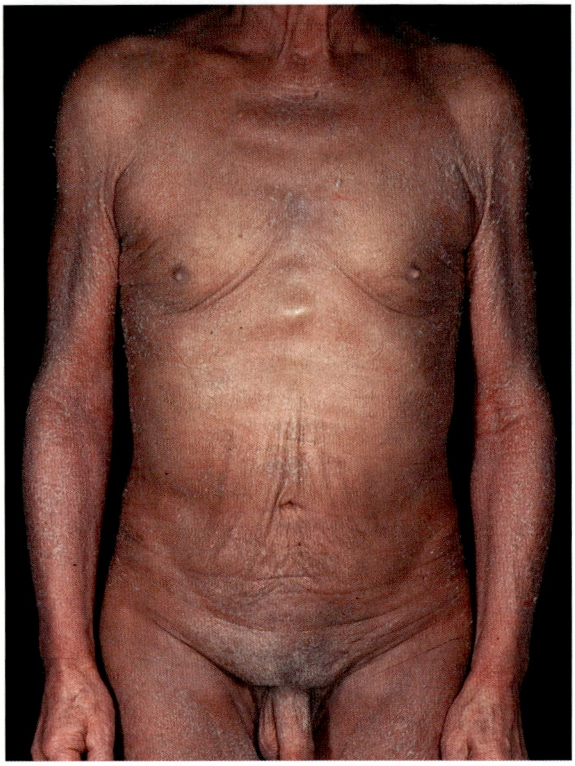

Abb. 38.16 Alterserythrodermie

Scabies crustosa Vor allem bei älteren, behinderten (Down-Syndrom) oder immundefizienten Patienten können Infektionen mit *Sarcoptes scabiei* ausgeprägte Hautveränderungen hervorrufen. Oft bestehen extremer Juckreiz und Eosinophilie. Meist zeigt sich eine massive Verkrustung – vor allem an Händen und Füßen. Angehörige oder Pflegepersonal haben häufig ebenfalls Juckreiz. Inadäquate Pflege kann die Erythrodermie verschlimmern. *S. scabiei* ist in großer Anzahl in den Hautläsionen vorhanden und lässt sich leicht nachweisen.

Alterserythrodermie des Mannes (red man syndrome) Diese fast ausschließlich bei älteren Männern auftretende Erythrodermie zeigt klinisch ein ekzematoides Bild mit starkem Juckreiz. Charakteristisch sind Hyperkeratosen an Handflächen und Fußsohlen (79% der Fälle) und erhöhte IgE-Spiegel (69% der Fälle). Übergänge in kutane T-Zell-Lymphome, auch nach Jahren, wurden beschrieben. Bioptische Verlaufskontrollen sind daher wichtig. Nicht selten finden sich Kachexie und Polylymphadenopathie. Der Name der Erkrankung kann Verwirrung hervorrufen, da die Franzosen den Begriff l'homme rouge auch zur Bezeichnung des Sézary-Syndroms verwenden.

Melanoerythrodermie Bei dieser seltenen Form der Erythrodermie vor allem bei Männern kommt es parallel zur Rötung zu einer Pigmentierung der gesamten Haut, die dann nach Rückgang der Rötung zum Bild einer Melanodermie (häufig mit Inseln depigmentierter Haut) führt. Meist besteht eine Lymphknotenschwellung sowie Kachexie. Haarverlust und Onychodystrophie kommen vor.

Andere Assoziationen Kasuistisch sind Erythrodermien auch bei Lupus erythematodes, Dermatophytosis, Hepatitis, Nierenversagen, AIDS, Omenn- Syndrom, graft-versus-host disease, Histoplasmose, Thyreotoxikose und Sarkoidose beschrieben.

Literatur

Figurierte Erytheme und nekrolytisches akrales Erythem

Halpern AV, Peikin SR, Ferzli P et al (2009) Necrolytic acral erythema: an expanding spectrum. Cutis 84: 301–304

Macias ES, Pereira FA, Rietkerk W et al (2011) Superantigens in dermatology. J Am Acad Dermatol 64: 455–472

Moneib HA, Salem SA, Darwish MM (2010) Evaluation of zinc level in skin of patients with necrolytic acral erythema. Br J Dermatol 163: 476–480

Patrizi A, Savoia F, Varotti E et al (2008) Neutrophilic figurate erythema of infancy. Pediatr Dermatol 25: 255–260

Beek AP van, Haas ER de, Vloten WA van et al (2004) The glucagonoma syndrome and necrolytic migratory erythema: a clinical review. Eur J Endocrinol 151: 531–537

Ziemer M, Eisendle K, Zelger B (2009) New concepts on erythema annulare centrifugum: a clinical reaction pattern that does not represent a specific clinicopathological entity. Br J Dermatol 160: 119–126

Erythema multiforme

Sanchis JM, Bagán JV, Gavaldá C et al (2010) Erythema multiforme: diagnosis, clinical manifestations and treatment in a retrospective study of 22 patients. J Oral Pathol Med 39: 747–752

Schofield JK, Tatnall FM, Leigh IM (1993) Recurrent erythema multiforme: clinical features and treatment in a large series of patients. Br J Dermatol 128: 542–545

Wetter DA, Davis MD (2010) Recurrent erythema multiforme: clinical characteristics, etiologic associations, and treatment in a series of 48 patients at Mayo Clinic, 2000 to 2007. J Am Acad Dermatol 62: 45–53

Papulöse und papulonodöse Erytheme

Ayirookuzhi SJ, Ma L, Ramshesh P et al (2005) Imatinib-induced Sweet syndrome in a patient with chronic myeloid leukemia. Arch Dermatol 141: 368–370

Cohen PR, Kurzrock R (2002) Sweet's syndrome: a review of current treatment options. Am J Clin Dermatol 3: 117–131

Ortonne N, Wechsler J, Bagot M et al (2005) Granuloma faciale: a clinicopathologic study of 66 patients. J Am Acad Dermatol 53: 1002–1009

Ratzinger G, Burgdorf W, Zelger BG et al (2007) Acute febrile neutrophilic dermatosis: a histopathologic study of 31 cases with review of literature. Am J Dermatopathol 29: 125–133

Wallach D, Vignon-Pennamen MD (2006) From acute febrile neutrophilic dermatosis to neutrophilic disease: forty years of clinical research. J Am Acad Dermatol 55: 1066–1071

Erythematosquamöse Erkrankungen

Ayanlowo O, Akinkugbe A, Olumide Y (2010) The pityriasis rosea calendar: a 7 year review of seasonal variation, age and sex distribution. Nig Q J Hosp Med 20: 29–31

Bowers S, Warshaw EM (2006) Pityriasis lichenoides and its subtypes. J Am Acad Dermatol 55: 557–572

Ersoy-Evans S, Greco MF, Mancini AJ et al (2007) Pityriasis lichenoides in childhood: a retrospective review of 124 patients. J Am Acad Dermatol 56: 205–210

Khachemoune A, Blyumin ML (2007) Pityriasis lichenoides: pathophysiology, classification, and treatment. Am J Clin Dermatol 8: 29–36

Klein A, Landthaler M, Karrer S (2010) Pityriasis rubra pilaris – A review of diagnosis and treatment. Am J Clinical Dermatol 11: 57–170

Rassai S, Feily A, Sina N et al (2011) Low dose of acyclovir may be an effective treatment against pityriasis rosea: a random investigator-blind clinical trial on 64 patients. J Eur Acad Dermatol Venereol 25: 24–26

Rebora A, Drago F, Broccolo F (2010) Pityriasis rosea and herpesviruses: facts and controversies. Clin Dermatol 28: 497–501

Sotiriou E, Patsatsi A, Tsorova C et al (2008) Febrile ulceronecrotic Mucha-Habermann disease: a case report and review of the literature. Acta Derm Venereol 88: 350–355

Wahie S, Hiscutt E, Natarajan S et al (2007) Pityriasis lichenoides: the differences between children and adults. Br J Dermatol 157: 941–945

Erythrodermien

Fraitag S, Bodemer C (2010) Neonatal erythroderma. Curr Opin Pediatr 22: 438–444

Hasan T, Jansen CT (1983) Erythroderma. A follow-up of fifty cases. J Am Acad Dermatol 8: 836–840

Okoduwa C, Lambert WC, Schwartz RA et al (2009) Erythroderma: review of a potentially life-threatening dermatosis. Indian J Dermatol 54: 1–6

Ram-Wolff C, Martin-Garcia N, Bensussan A (2010) Histopathologic diagnosis of lymphomatous versus inflammatory erythroderma: a morphologic and phenotypic study on 47 skin biopsies. Am J Dermatopathol 32: 755–763

Erstbeschreiber

Annessi G, Signoretti S, Angelo C et al (1997) Neutrophilic figurate erythema of infancy. Am J Dermatopathol 19: 403–406

Beare JM, Froggatt P, Jones JH et al (1966) Familial annular erythema. An apparently new dominant mutation. Br J Dermatol 78: 59–68

Besnier E (1890) Pathogénie des érythèmes. Erythème polymorphe. Erythèmes scarlatiniformes. Ann Dermatol Syphiligr (Paris) 1890: 1–24

Bury JS (1889) A case of erythema with remarkable nodular thickening and induration of skin, associated with intermittent albuminuria. Illustr med News 3: 145–148

Cockayne EA (1912) Rheumatic rashes and their significance. Arch Middlesex Hosp 28 (Clin series 11): 28–33

Colcott Fox T (1885) Erythema gyratum perstans in two elder members of a family. In: Morris MA, Unna PG, Duhring LA et al (eds) (1889–1899) Internationaler Atlas seltener Hautkrankheiten. International atlas of rare skin diseases. Atlas international des maladies rare de la peau. Voss, Hamburg, S 1–16

Crocker RH, Williams C (1894) Erythema elevatum diutinum. Br J Dermatol 6: 1–9, 335

Darier J (1916) De l'érythème annulare centrifuge. Ann Dermatol Syph (Paris) 6: 57–76

el Darouti M, Abu el Ela M (1996) Necrolytic acral erythema: a cutaneous marker of viral hepatitis C. Int J Dermatol 35: 252–256

Degos R, Duperrat B, Daniel F (1966) Le parapsoriasis ulceronecrotique hyperthermique. Ann Dermatol Venereol 93:481–496

Devergie MAG (1856) Pityriasis pilaris, maladie de la peau non décrite par les dermatologistes. Gazette Hebdomadaire Med Chir 3: 197–201

Féréol N (1876) Pseudo-exanthème scarlatiforme récidivant. Bull Mem Soc Med Hop Paris Serie 2, Tome 12, p 30

Gianotti F, Ermacora E (1975) Erythem, a gyratum atrophicans transiens neonatale. Arch Dermatol 111: 615–616

Gibert CM (1860) Traité pratique des maladies de la peau et de la syphilis (3r ed). Plon, Paris, S 402

Habermann R (1925) Über die akut verlaufende, nekrotisierende Unterart der Pityriasis lichenoides (Pityriasis lichenoides et varioliformis acuta). Dermatol Z 45: 42–48

Hebra F (1866) Erythema exsudativum multiforme. In: Atlas der Hautkrankheiten. Kaiserliche Akademie der Wissenschaften, Wien Lieferung 2. 6: 55–57

Hebra F, Kaposi M (1868) On diseases of the skin: including exanthemata. 5 vol. The New Sydenham Society, London Vol 2: 69

Hutchinson J (1878) Illustration of clinical surgery. Churchill, London, pl VIII, p 42

Jadassohn J (1894) Ueber ein eigenartiges psoriasiformes und lichenoides Exanthem. (Mit Krankendemonstration.) In: Verhandlungen der Deutschen Dermatologischen Gesellschaft. Vierter Congress. Im Auftrage der Gesellschaft herausgegeben von Prof. Dr. A. Neisser, z.Z. Vorsitzender. Mit 26 Tafeln, 12 Stereoskopbildern und 21 Abbildungen im Text. Braumüller, Wien und Leipzig, S 524–535

Juliusberg F (1899) Über die Pityriasis lichenoides chronica (psoriasiform-lichenoides Exanthem). Arch Dermatol Syph 50: 359–374

Lehndorff F, Leiner C (1922) Erythema anulare. Ein typisches Exanthem bei Endokarditis. Z Kinderheilkd 32: 46

Matsuura U (1906) Über eigentümliche kreisrunde Pityriasis. Jpn J Dermatol Urol 6: 332–337

Mucha V (1916) Über einen der Parakeratosis variegata (Unna) bzw. Pityriasis lichenoides chronica (Neisser-Juliusberg) nahestehenden eigentümlichen Fall. Arch Dermatol Syph 123: 586–592

Pedace FJ, Perry HO (1966) Granuloma faciale. A clinical and histopathologic review. Arch Dermatol 94: 387–395

Sweet RD (1964) An acute febrile neutrophilic dermatosis. Br J Dermatol 76: 349–356

Toyama I (1906) Über eine schuppende pigmentierte kreisrunde Hautaffection. Jpn J Dermatol Urol 6: 91–105

Urbach E, Epstein E, Lorenz K (1932) Extrazelluläre Cholesterinose. Arch Derm Syph 166: 243–272

Watanabe Y, Nagashima T (1962) Erythema papulatum centrifugum. Hifu Rinsho 14: 437–445 (japanisch)

Wigley JEM (1945) Sarcoid of Boeck? Eosinophilic granuloma? Br J Dermatol 57: 68–69

Psoriasis

Ulrich Mrowietz und Jörg Christoph Prinz

39.1 Einführung

Psoriasis vulgaris ist eine familiär gehäuft auftretende akut-exanthematisch oder chronisch-stationär verlaufende entzündliche Hauterkrankung mit einer polygenetischen Prädisposition. Psoriasis beginnt meist im frühen Erwachsenenalter. Klinisch ist sie charakterisiert durch scharf begrenzte, silbrig-weiß schuppende erythematosquamöse Plaques in typischer Verteilung, die weite Bereiche der Haut bedecken können und auf einer entzündlich gesteigerten Epidermopoese beruhen. Psoriasis wird heute als vornehmlich T-Zell-vermittelte, entzündlich-immunologische Erkrankung angesehen, bei der es unter anderem zur Aktivierung eines bestimmten Typs von Th17-Zellen kommt.

Neben den klassischen Manifestationen als Guttata- oder chronische Plaque-Psoriasis gibt es verschiedene generalisierte oder lokalisierte Sonderformen mit oder ohne Pusteln. Ein beträchtlicher Anteil der betroffenen Patienten entwickelt eine seronegative Polyarthritis. In Abhängigkeit von ihrer Dauer und Schwere beinhaltet Psoriasis zudem ein eigenständiges Risiko für Übergewicht, metabolisches Syndrom, kardiovaskuläre Erkrankungen und eine gesteigerte Mortalität.

39.2 Psoriasis vulgaris mit Unterformen

Geschichte

Psoriasis ist seit dem Altertum bekannt. Beschreibungen des Krankheitsbildes finden sich in den Schriften des Hippokrates und im dritten Buch Mose. Erst zu Beginn des 19. Jahrhunderts wurde Psoriasis durch den britischen Arzt Robert Willan als eigenständige Erkrankung von der Lepra abgegrenzt.

Epidemiologie

Die Prävalenz der Psoriasis wird in Europa und den USA einheitlich mit etwa 2% angegeben. Sie variiert abhängig von der geografischen Region und der ethnischen Zugehörigkeit der untersuchten Bevölkerungsgruppe. Kaukasier sind am häufigsten betroffen, gefolgt von Asiaten (0,1–1%) und Menschen mit Hauttyp IV–V. Bei Indianern, Eskimos und Samoanern fehlt Psoriasis nahezu vollständig. Ursachen dafür werden in der unterschiedlichen genetischen Prägung, Ernährung, Umweltfaktoren oder auslösenden Infektionserkrankungen gesucht.

Ätiopathogenese

Die Psoriasis wird als eine immunologisch vermittelte Entzündung angesehen, bei der eine Aktivierung des angeborenen und erworbenen Immunsystems eine zentrale Rolle spielt. Unterschiedlich differenzierte dendritische Zellen werden durch Gefahrensignale über Rezeptoren der angeborenen Immunität wie die Toll-like-Rezeptoren aktiviert. Diese Signale können pathogene Mikroorganismen, eigene DNA nach Komplexierung mit dem antimikrobiellen Protein Cathelicidin/LL-37 oder proinflammatorische Zytokine IFN-α und TNF-α sein. Sie induzieren eine T-Zell-vermittelte Immunantwort in der Haut, die durch ein von den Interleukinen (IL-)17, -21, -22 und IFN-γ dominiertes Zytokinmuster eine gesteigerte Keratinozytenproliferation und die Bildung von Chemotaxinen und antimikrobiellen Peptide (AMP) anregt. Hierbei scheint die starke genetische Assoziation zum HLA-Cw6 möglicherweise durch die Präsentation bestimmter Autoantigene eine wichtige Rolle zu spielen. Nahezu alle bisher bekannten AMPs werden in der Psoriasisplaque überexprimiert. Hierzu zählen Psoriasin, humanes β-Defensin 2 (hBD2) und RNAse 7. Die pathognomonische Infiltration neutrophiler Granulozyten mit Mikroabszessen im Stratum corneum (Munro Mikroabszesse) wird auf die verstärkte Expression von Chemotaxinen wie IL-8 zurückgeführt.

Die immunologisch vermittelte Entzündung führt zu einer starken Hyperproliferation der basalen Keratinozyten mit der Folge eine Akanthose und Hyperparakeratose. Die Epidermopoese ist von normalerweise 28 auf weniger als 5 Tage reduziert.

Tab. 39.1 Durch Kopplungsstudien ermittelte Loci für Kandidatengene bei Psoriasis

Name des Suszeptibilitätslocus	Lokalisation auf Chromosom
PSORS1	6p21,3
PSORS2	17q25
PSORS3	4q
PSORS4	1q21
PSORS5	3q
PSORS6	19p13–q13
PSORS7	1p35–p34
Weitere	16q12–13 20p

Genetik

Die genetische Prädisposition der Psoriasis zeigt sich an einer oft über Generationen nachweisbaren familiären Häufung. Psoriasis ist eine multifaktorielle polygenetische Erkrankung mit zahlreichen assoziierten Genorten. Die Genorte betreffen vor allem Gene mit Funktionen für die Hautbarriere (beispielsweise *LCE3C, LCE3Bdel*, epidermaler Differenzierungskomplex), für die mikrobielle Pathogenerkennung und die Aktivierung des angeborenen Immunsystems (beispielsweise *NFKBIA, REL, TYK2, IFIH1, IL28RA, TRAF3IP2*), sowie für die spezifische Immunaktivierung (zum Beispiel *ERAP1, ZAP70*, HLA-Klasse I) und Differenzierung bestimmter Zytokinmuster von T-Lymphozyten (zum Beispiel *TRAF3IP2, TYK2, IL12B, IL23A, IL23R*). Hauptrisikoallel für die Psoriasis ist HLA-Cw6. *hBD2* vermittelt ein erhöhtes Risiko durch eine erhöhte Kopienzahl diese Gens im Genom (copy number variation). Andere assoziierte Genorte sind durch bestimmte Einzelnukleotid-Polymorphismen charakterisiert, welche möglicherweise die Expression der betroffenen Gene beeinflussen. Insgesamt reflektiert die genetische Prädisposition die pathologischen Veränderungen der Psoriasis.

Genetische Marker mit signifikanter Assoziation zur Psoriasis wurden zunächst als **psoriasis susceptibility genes (PSORS)** bezeichnet. Neun PSORS wurden definiert (Tab. 39.1), die Zahl der heute bekannten assoziierten Gene ist aber deutlich größer. Einige PSORS stellen auch Risikogene für andere Erkrankungen wie Morbus Crohn dar.

Anhand von Erkrankungsalter, Familienanamnese und HLA-Assoziation lassen sich zwei Typen der nicht pustulösen Psoriasis definieren:

- **Typ-1-Psoriasis** mit frühem Beginn (<40. Lebensjahr): Hier liegt der Gipfel der Erstmanifestation in der 2. Lebensdekade. Bei Kindern im 10. Lebensjahr beträgt die Prävalenz der Psoriasis bereits 1%. Meist findet sich eine familiäre Häufung und eine Assoziation mit HLA-Cw6. Der Verlauf ist oft schwer.
- **Typ-2-Psoriasis** mit spätem Beginn (>40. Lebensjahr): Der Gipfel der Erstmanifestation liegt in der 5.–6. Lebensdekade, familiäre Häufung und ein signifikanter Bezug zu HLA-Allelen fehlt. Oft zeigt die klinische Manifestation eine atypische Ausprägung.

Das Erkrankungsrisiko für Kinder von Patienten mit Typ-1-Psoriasis beträgt etwa 10%. Eineiige Zwillinge zeigen eine Konkordanz von 60–70% für Psoriasis. Ein Teil des Erkrankungsrisikos bei entsprechender genetischer Prädisposition wird somit durch Umweltfaktoren vermittelt.

Provokationsfaktoren

Die Auslösung einer Erstmanifestation oder ein Schub der Psoriasis kann durch viele verschiedene Faktoren bedingt sein. Die wichtigsten sind durch Streptokokken bedingte Tonsillitiden, Stress sowie eine Reihe von Medikamenten (Lithium, Chloroquin/Hydroxychloroquin, β-Blocker, ACE-Hemmer). HIV-Infektionen können eine Psoriasis auslösen. Bei einem Teil der Patienten mit klinisch manifester Psoriasis führt eine umschriebene, mit einer epidermalen Regeneration verbundene epidermale Reizung beispielsweise durch Kratzen zum Auftreten einer Psoriasis-Läsion an der betroffenen Stelle (**isomorpher Reizeffekt, Köbner-Phänomen** [1876]).

Klinik

Psoriasis ist sowohl genetisch als auch klinisch ein heterogenes Krankheitsbild mit unterschiedlichen Phänotypen. Das Erkrankungsalter zeigt Häufungen in der Jugend und im frühen Erwachsenenalter sowie in der Altersgruppe

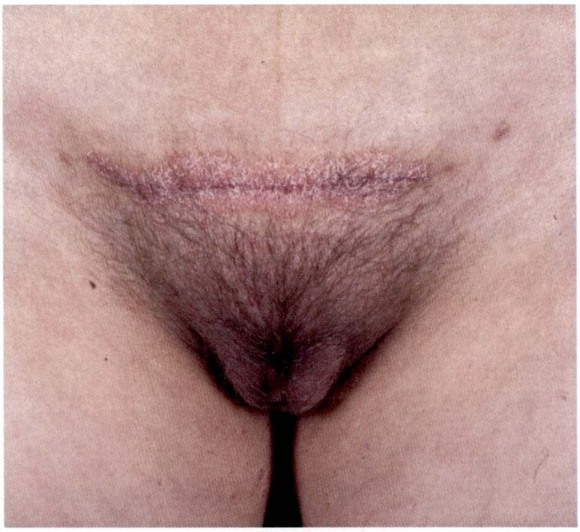

Abb. 39.1 Köbner-Phänomen in einer Narbe

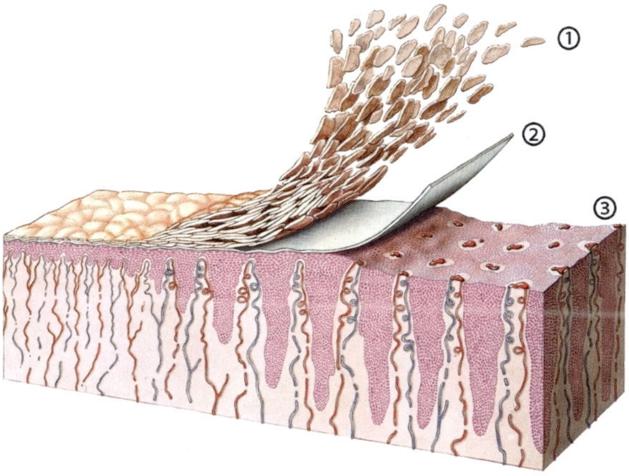

Abb. 39.2 Schema einer Psoriasisplaque, die die verschiedenen klinischen Psoriasisphänomene zeigt: 1. Kerzenwachsphänomen, 2. letztes Häutchen, 3. blutiger Tau (Auspitz-Phänomen)

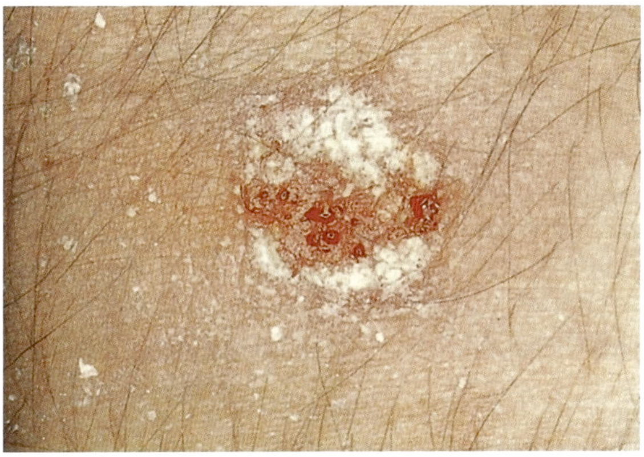

Abb. 39.3 Auspitz-Phänomen

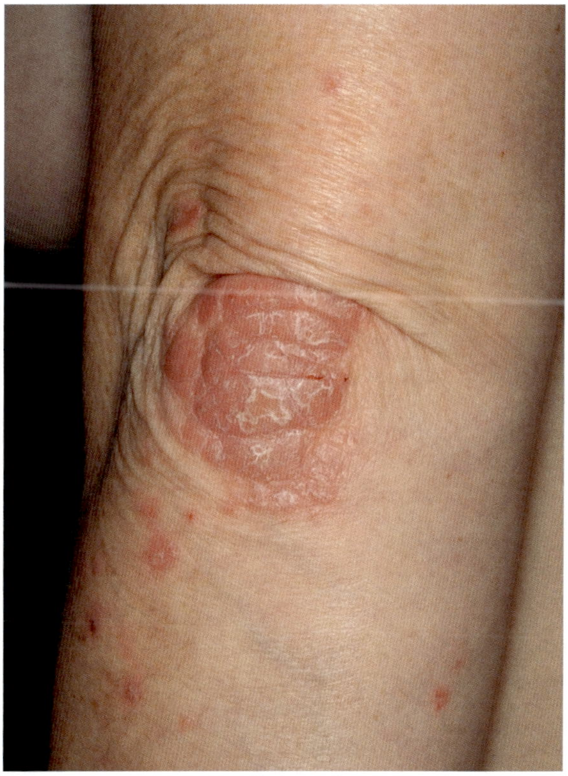

Abb. 39.4 Psoriasis vulgaris am Ellenbogen

nach 40 Jahren. In der Mehrzahl erfolgt der Beginn als chronische Plaque-Typ-Psoriasis. Größe, Konfiguration, Intensität und Ausbreitung sind hierbei sowohl bei Beginn als auch im Verlauf von Patient zu Patient sehr unterschiedlich. Gleiches gilt für das Ansprechen auf die unterschiedlichen Therapieformen.

Klinische Morphologie der psoriatischen Hautveränderungen

Die Grundeffloreszenzen der Psoriasis sind erythematosquamös und typischerweise monomorph. Sie bestehen in scharf begrenzten, oft rundlichen leicht erhabenen Plaques. Unter einer silbrig-weißen leicht entfernbaren Schuppung findet sich ein kräftiges Erythem.

Bei mechanischer Entfernung der Psoriasisschuppen (beispielweise mit dem Holzspatel) werden drei Phänomene beschrieben:

1. Zu Beginn lässt sich das silbrige Schuppenmaterial wie Wachs einer Stearinkerze abschilfern (**Kerzenwachsphänomen**).
2. Weiteres Abkratzen der Schuppen deckt eine letzte intakte Epithelschicht auf (**Phänomen des letzten Häutchens**).
3. Beim Entfernen des letzten Häutchens kommt es zu punktförmigen Blutungen aus den arrodierten Kapillarschlingen der Papillenspitzen (**blutiger Tau**). Dieses Phänomen wird als **Auspitz-Phänomen** [1870] bezeichnet und ist ebenso wie die beiden erstgenannten in hohem Maß spezifisch. Zusammen mit der Beobachtung, dass Psoriasisherde niemals serös-nässend sind, wurden diese Phänomene vor allem in früheren Zeiten zum differenzialdiagnostischen Ausschluss einer Syphilis genutzt.

Klinische Manifestationen

Psoriasis vulgaris vom Plaque-Typ

Diese international auch als plaque-type psoriasis bezeichnete Manifestation ist die häufigste klinische Form mit typischen Plaques in symmetrischer Verteilung an den Prädilektionsstellen (behaarter Kopf, Lumbosakralregion, Ellenbogen, Knie, umbilikal, Rima ani, (retro)aurikulär). Die Ausprägung reicht von wenigen Herden an den Prädilektionsstellen bis hin zu nahezu generalisiertem Befall des gesamten Integuments. Daten zur Epidemiologie und Genetik gelten fast ausschließlich für diese Form der Psoriasis.

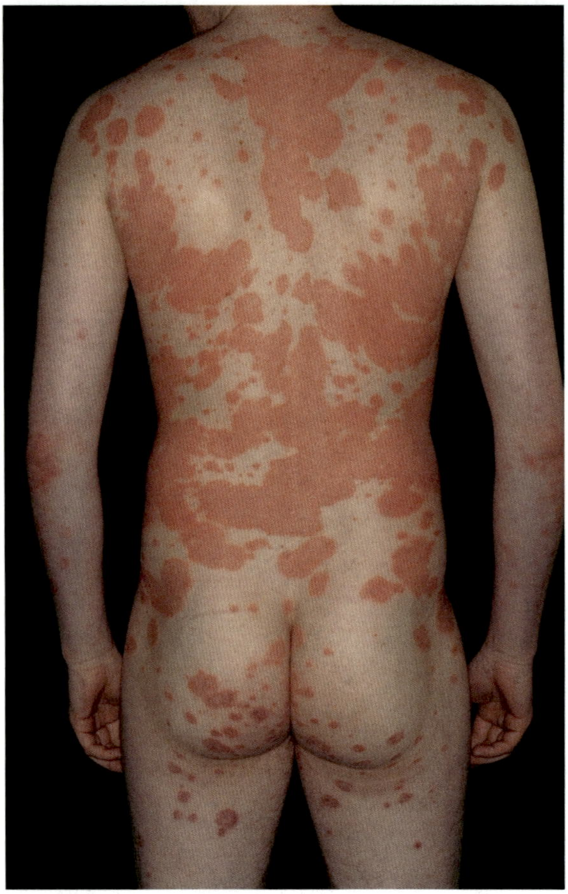

Abb. 39.5 Psoriasis vulgaris, akuter Schub

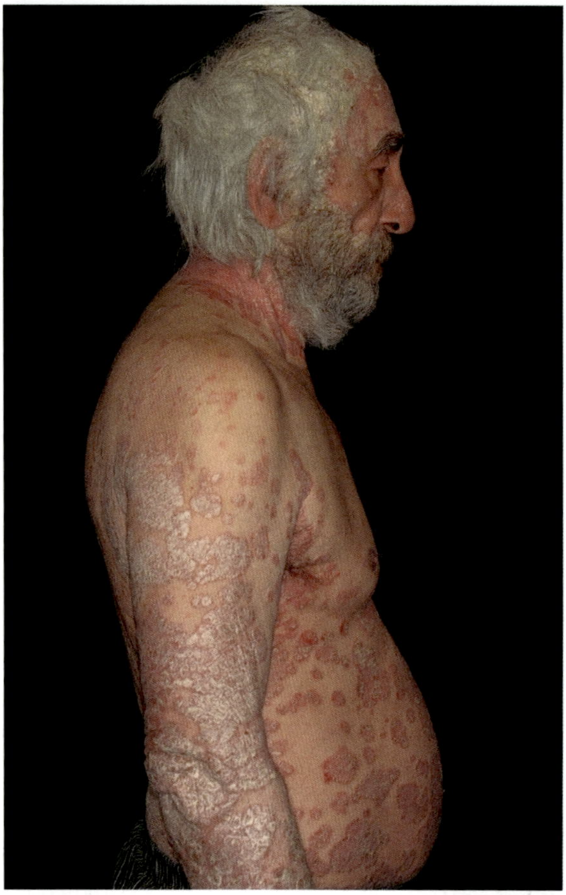

Abb. 39.6 Psoriasis vulgaris: Chronisch-stationäre Form mit Exazerbation

Klinische Besonderheiten bei Psoriasis vulgaris

- Kopfhautpsoriasis. Der behaarte Kopf ist die am häufigsten befallene Körperstelle. Anders als bei Ekzemen erstreckt sich der psoriatische Kopfhautbefall oft etwa eine Querfingerbreite vom Haarboden auf die freie, unbehaarte Haut. Bei sehr starkem Befall der Kopfhaut kann es zu einem vermehrten reversiblen Haarausfall kommen. Werden die Läsionen gekratzt, ist eine vernarbende Alopezie mit bleibendem Haarverlust möglich. Der Befall der Kopfhaut ist durch die ständige Sichtbarkeit der Schuppung und starken Juckreiz für die betroffenen Patienten oft sehr belastend.
- Klinisch kann es an der Kopfhaut und im Gesicht morphologisch und in der Verteilung der Herde am Kapillitium, nasolabial und den Schläfen zu einer Überlappung zwischen seborrhoischem Ekzem und Psoriasis kommen. Diese Form mit oft gelblich wirkender Schuppung wird als **Seborrhiasis** oder **Sebopsoriasis** bezeichnet. Hier lassen sich häufig Pityrosporum-Hefen als lokaler Trigger der Psoriasis nachweisen.

Intertriginöse Psoriasis Das Auftreten von Psoriasisläsionen in Achselhöhlen, submammär, am Nabel, in der Rima ani und in den Leisten sowie interdigital bei Patienten mit Läsionen an anderer Lokalisation oder auch als alleinigem Manifestationsort wird als intertriginöse Psoriasis bezeichnet. Durch das okklusive Milieu fehlt die Schuppung und die Herde sehen hochrot aus. Sind ausschließlich die Beugeseiten betroffen wird diese Form als **Psoriasis inversa** bezeichnet.

Genitale Psoriasis Psoriasis der Genitalhaut kommt als spezielle Lokalisation isoliert oder im Rahmen einer Psoriasis der übrigen Haut vor. Es finden sich meist scharf begrenzte erythematöse Plaques mit wechselnder Schup-

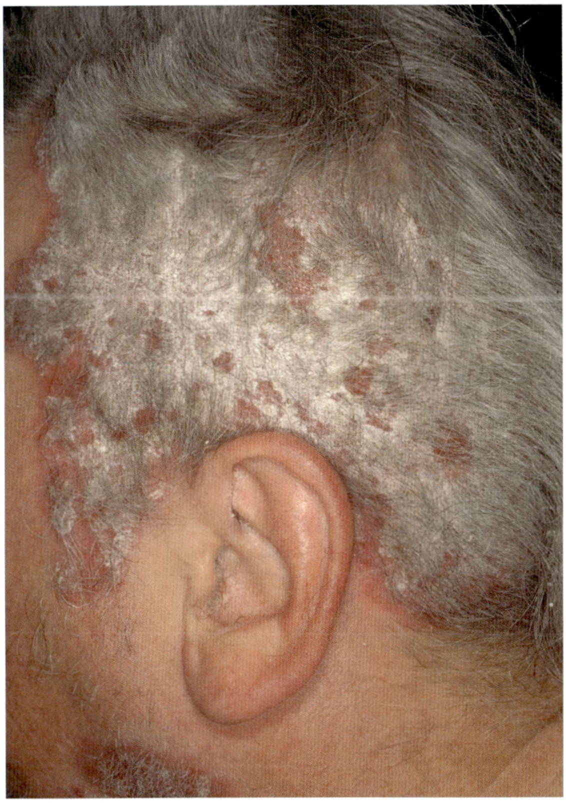

Abb. 39.7 Kopfhautpsoriasis (Psoriasis capillitii)

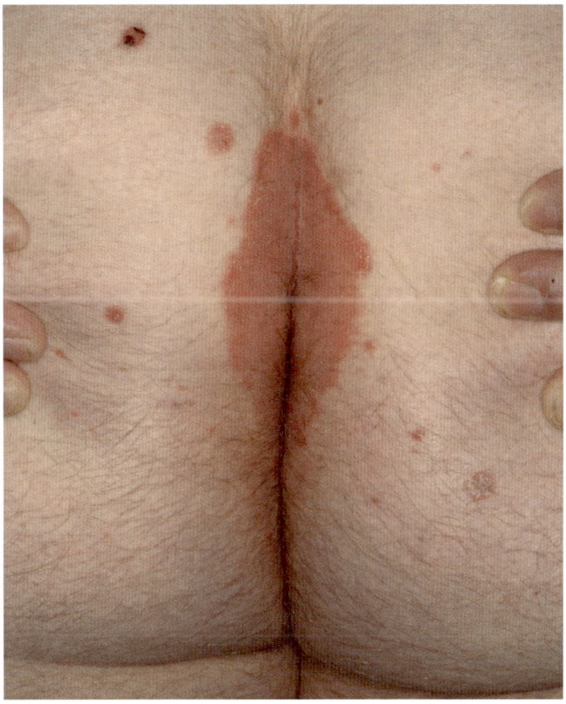

Abb. 39.8 Psoriasis der Rima ani

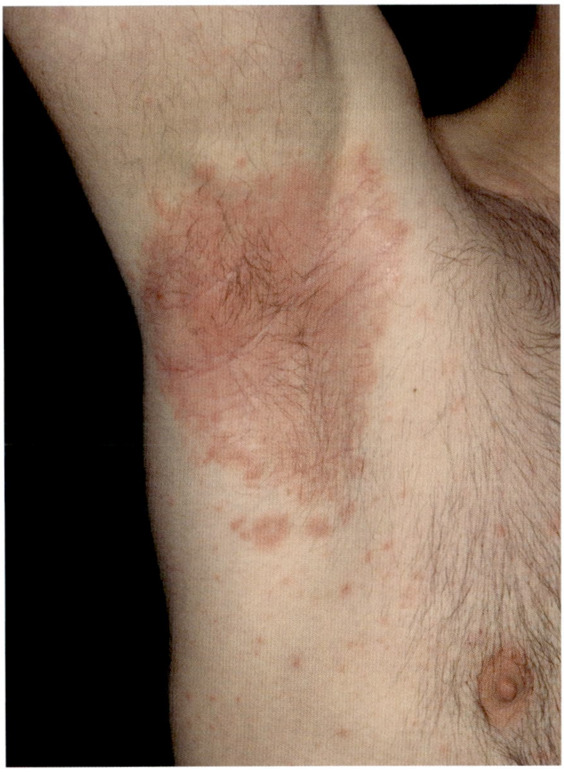

Abb. 39.9 Intertriginöse Psoriasis axillär

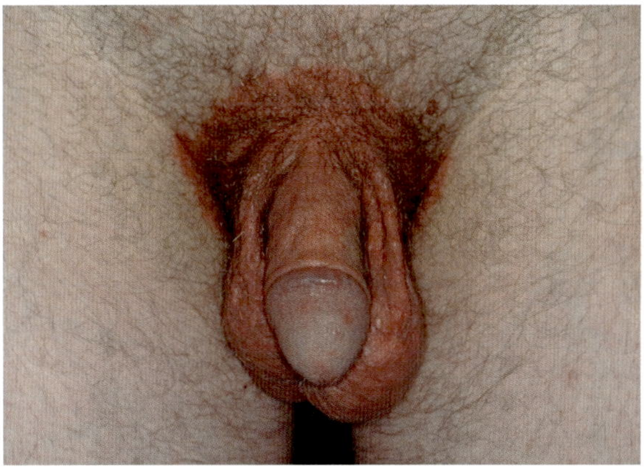

Abb. 39.10 Genitale Psoriasis an Skrotum und Penis

pung. Beim männlichen Genitale können Skrotalhaut, Penisschaft, Sulcus coronarius und Glans penis teilweise oder ganz betroffen sein. Im Präputialraum fehlt aufgrund des okklusiven Milieus die Schuppung. Rhagaden und Fissuren kommen vor, Juckreiz ist häufig. Psoriasis der Vulva zeigt meist symmetrische, silbrig schuppende Plaques, die von der freien Haut der Labia majora auf die Inguinalregion und den Mons pubis übergreifen können. Intertriginös fehlt die Schuppung, hier liegt meist eine Mazeration vor. Während die genitale Psoriasis bei Kindern und Jugendlichen sich nicht wesentlich von der im Erwachsenenalter unterscheidet, ist Psoriasis im Windelbereich eine Hauptmanifestation der Psoriasis bei Kindern

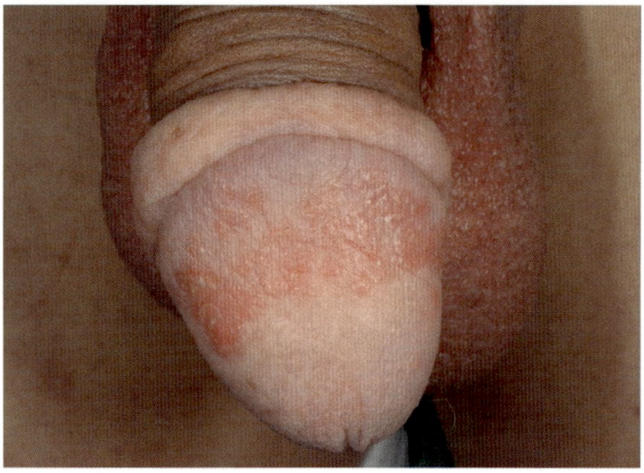

Abb. 39.11 Psoriasis an der Glans penis

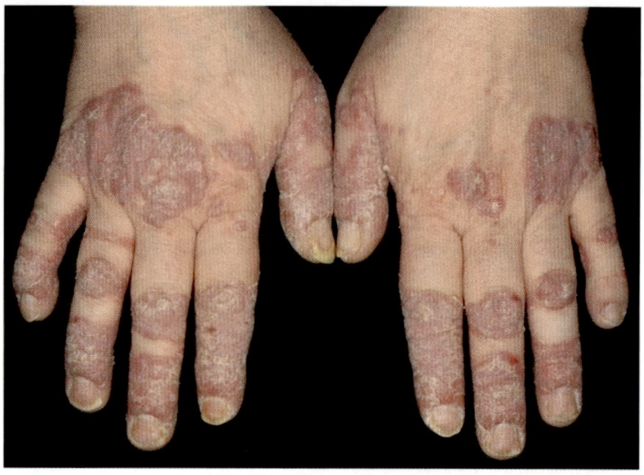

Abb. 39.12 Psoriasis an Handrücken und Fingern mit Nagelbefall

im Alter von unter 2 Jahren. Der Leidensdruck durch genitale Psoriasis ist durch die Einschränkung partnerschaftlicher Beziehungen oft erheblich.

Nagelpsoriasis Nagelveränderungen bei Psoriasis entstehen entweder durch Psoriasisherde im Bereich der Nagelmatrix oder des Nagelbetts:

- Befall der proximal-dorsalen Nagelmatrix kann zu kleinen hyperparakeratotischen Herden führen, die nach Auswachsen in den sichtbaren Nagelbereich herausfallen und die so Tüpfel bilden. Bei Beteiligung der gesamten Matrix kommt es zur Onychodystrophie. Nagelmatrixpsoriasis ist häufig mit einer Psoriasisarthritis assoziiert, da sie durch eine Entzündung der Enthese der distalen Streckersehnen hervorgerufen wird.
- Psoriasis im Bereich des Nagelbetts führt zu einer Hyperkeratose unter der Nagelplatte, die bei Aufsicht auf den Nagel als gelbliche Verfärbung sichtbar und als psoriatischer Ölfleck bezeichnet wird. Stärkerer Befall des Nagelbetts führt dann zur Onycholyse, bevorzugt im distalen Nagelbereich. Bei Psoriasis des Hyponychiums entsteht die häufige Form der distalen Onycholyse mit Hyperkeratose.
- Neben diesen für Psoriasis spezifischen Veränderungen können auch unspezifische Veränderungen wie Leukonychie und Splitterhämorrhagien auftreten.

Psoriasis guttata Diese akut-exanthematische Psoriasis ist charakterisiert durch die generalisierte exanthematische Aussaat kleiner Psoriasisläsionen, die als kleinste, punktförmige Erytheme beginnen und dann zu tropfengroßen Erythemen mit zentraler silbriger Schuppung auswachsen. Psoriasis guttata tritt vor allem als Erstmanifestation bei Kindern auf, findet sich in genetischer Assoziation mit HLA-Cw6 und wird häufig durch eine Streptokokkenangina ausgelöst. Diese Form kann entweder wieder abklingen (Trigger beseitigt) oder in eine chronische Psoriasis vulgaris übergehen.

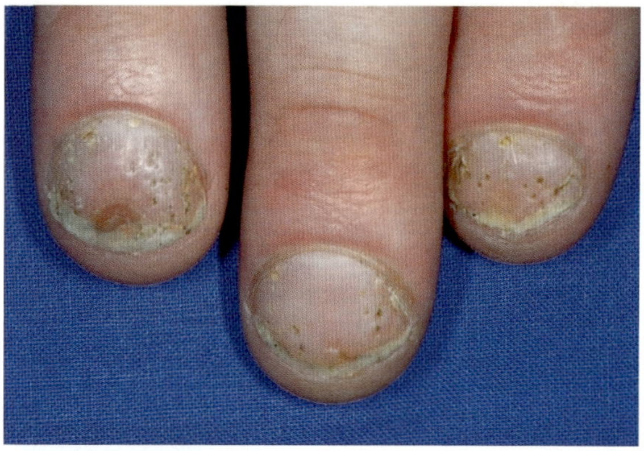

Abb. 39.13 Nagelpsoriasis mit Tüpfeln und Ölflecken

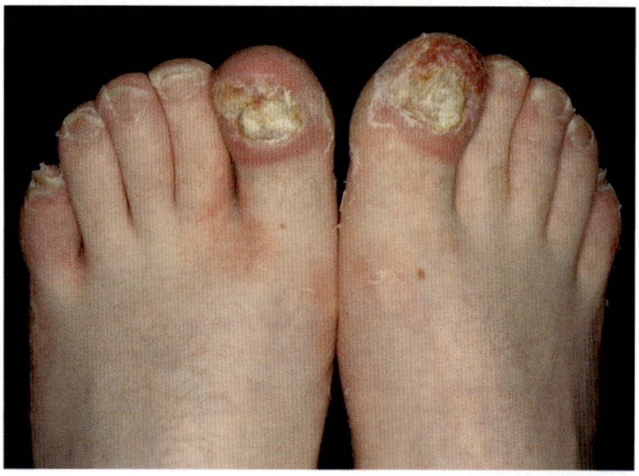

Abb. 39.14 Nagelpsoriasis mit Onychodystrophie und Onycholyse

Lineare Psoriasis Es handelt sich hierbei um eine seltene lineare Manifestation einer Psoriasis, mit Psoriasisherden an anderen Körperstellen vergesellschaftet.

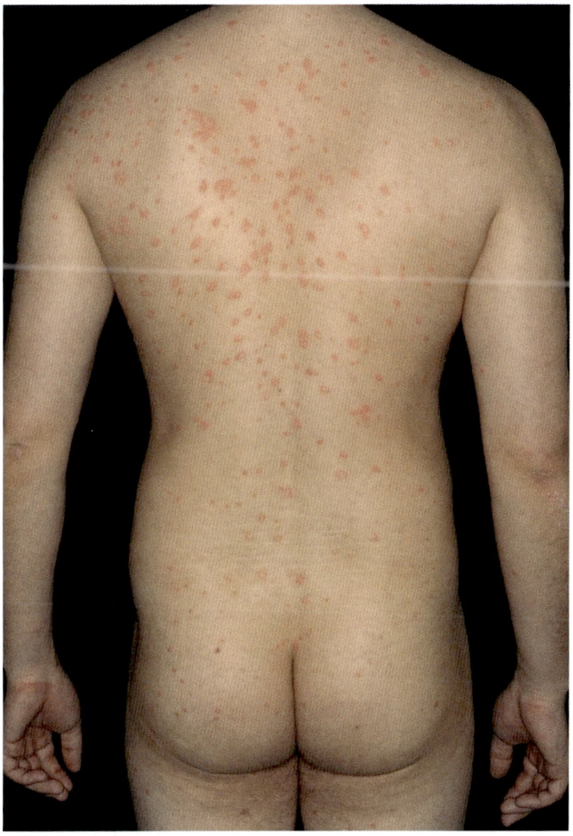

Abb. 39.15 Psoriasis guttata

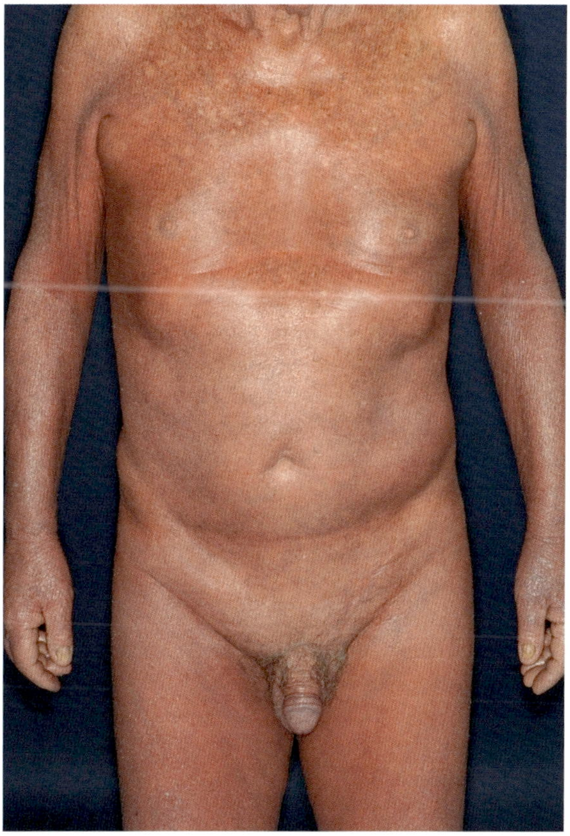

Abb. 39.17 Psoriatische Erythrodermie

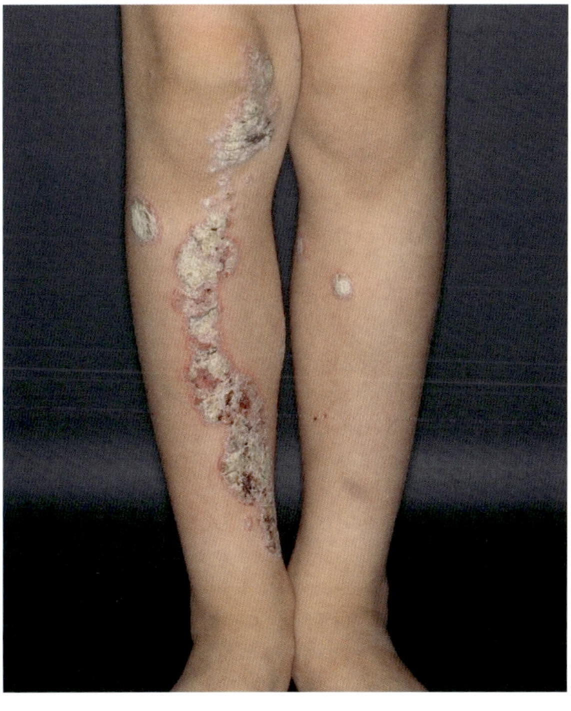

Abb. 39.16 Überlagerte lineare Psoriasis bei einem siebenjährigen Jungen

Psoriatische Erythrodermie Diese Form kann sich als sekundäre Erythrodermie aus einer Psoriasis vulgaris entwickeln, bleibt dann aber oft als eigenständiges Krankheitsbild über Monate bis Jahre bestehen. Die gesamte Haut ist intensiv entzündlich gerötet. Die epidermale Regeneration ist so stark gesteigert, dass die Schuppung kaum auf der Haut verbleibt, sondern in großen Mengen pityriasiform abschilfert. Die psoriatische Erythrodermie ist eine hochakut entzündliche Form der Psoriasis mit Allgemeinsymptomen, Zeichen systemischer Entzündung (Leukozytose, erhöhte Blutsenkungsgeschwindigkeit, CRP-Erhöhung), peripheren und zentralen Ödemen und ausgeprägtem Krankheitsgefühl. Oft besteht eine dermopathische Lymphadenopathie.

HIV-assoziierte Psoriasis Psoriasis kann mit einer HIV-Infektion assoziiert sein. Die Prävalenz ist schwierig zu beurteilen und hat sich möglicherweise mit der Entwicklung wirksamer Therapieverfahren für die HIV-Infektion vermindert. Nur etwa ein Drittel der Patienten hat eine positive Familienanamnese für Psoriasis. Psoriasis kann sich bei einer HIV-Infektion verschlechtern oder neu auftreten, sehr schwer verlaufen, in fortgeschrittenen HIV-Stadien zurückbilden und ist bei unbehandelten HIV-Verläufen mit einer schlechten Prognose verbunden. Charakteristisch sind ungewöhnliche oder untypische Manifestationen, das gleichzeitige Vorkommen morphologisch unterschiedlicher Psoriasistypen, schwere Verläufe und häufige Exazerbationen der Psoriasis. Je nach Untersuchung und geografischer Region wurden überwiegend Plaque-Typ (USA) oder erythrodermische Psoriasis (Südafrika) vermehrt beobachtet. Sebopsoriasis und Psoriasis mit Rupia-artigen hyperkeratotischen Plaques und exsudativen Krusten sind ebenfalls mit HIV-Infektion assoziierte Sonderformen. Psoriasisarthritis ist bei Psoriasis unter HIV-Infektion häufig und kann besonders mit palmoplantarer Psoriasis oder Keratoderma blenorrhagicum assoziiert sein. Die Behandlung der HIV-assoziierten Psoriasis sollte zunächst eine effiziente Therapie der HIV-Infektion mit Normalisierung oder zumindest Erhöhung der Helfer-T-Zellen anstreben und dann das Spektrum der topischen und systemischen Behandlungsformen nutzen (▶ Kap. 21, siehe unten). Der Einsatz von Ciclosporin scheint trotz seiner immunsuppressiven Wirkung relativ sicher zu sein. Da die Proteinase-Inhibitoren zur HIV-Therapie die Bioverfügbarkeit von Ciclosporin erhöhen, sollte die Ciclosporindosis niedrig gewählt und der therapeutische Spiegel gut kontrolliert werden. Der Einsatz von TNF-α-Antagonisten muss im Einzelfall in Abhängigkeit von der therapeutischen Dringlichkeit und unter Einbeziehung der möglicherweise erhöhten Infektionsgefahr entschieden werden.

▪▪ Definition des Schweregrades der Psoriasis vulgaris

Die Definition des Schweregrades orientiert sich an dem Befall der Körperoberfläche und der Ausprägung von Schuppung, Rötung und Induration. Weltweit werden der prozentuale Befall der Körperoberfläche in % **BSA** (**body surface area**), der **PASI** (**psoriasis area and severity index**) und/oder die **globale Beurteilung der Krankheitsschwere durch den Arzt** (**physician's global assessment, PGA**) verwendet. Auch die durch Psoriasis oft stark beeinträchtigte gesundheitsbezogene Lebensqualität wird in die Definition des Schweregrades einbezogen. Hierfür wird international meist der **DLQI** (**dermatology life quality index**) verwendet. Nach einem Europäischen Konsensus wird eine leichte Psoriasis als BSA<10%, PASI<10 und DLQI<10 und eine mittelschwer bis schwere Psoriasis als BSA>10%, PASI>10 und/oder DLQI>10 definiert. Besondere klinische Manifestationen wie der Befall sichtbarer Areale, großer Teile des behaarten Kopfs, der Genito-Anal-Region, der Handflächen und/oder Fußsohlen, von mindestens zwei Fingernägeln sowie das Auftreten von starkem Juckreiz können die Definition einer leichten Psoriasis in eine mittelschwere bis schwere Form verändern.

Zur Definition der Krankheitsschwere gehört auch, dass leichte Formen durch eine topische Behandlung kontrolliert werden können, während mittelschwere bis schwere Formen einer Phototherapie oder systemischen Therapie bedürfen.

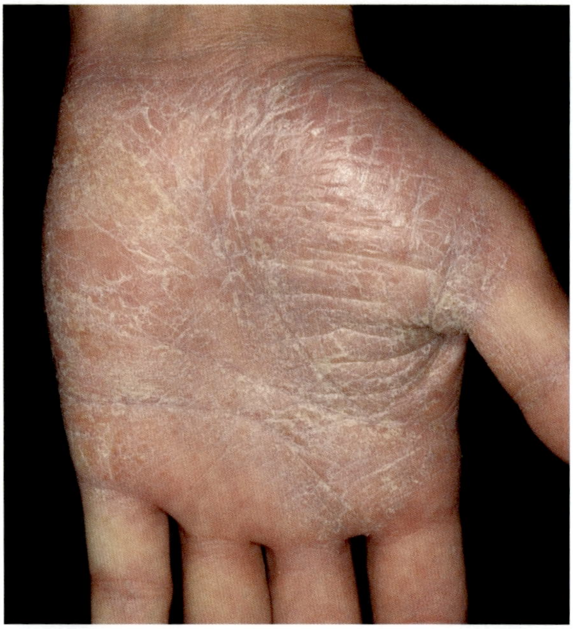

Abb. 39.18 Hyperkeratotische Psoriasis palmaris

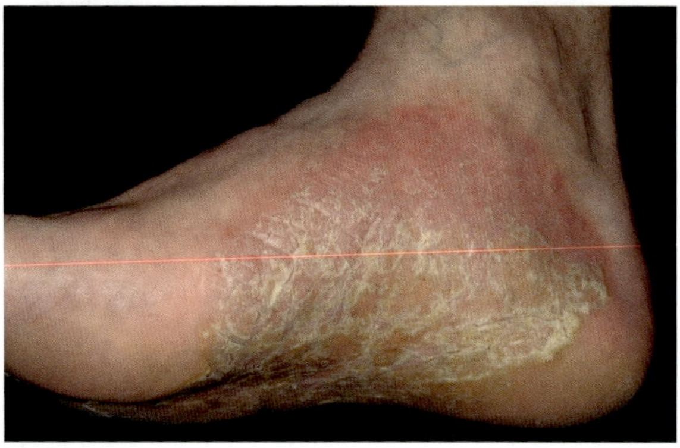

Abb. 39.19 Hyperkeratotische Psoriasis am Fußgewölbe

▪▪ Begleiterkrankungen

Psoriasis ist mit verschiedenen anderen Erkrankungen assoziiert. Zu ihnen zählen Übergewicht, **metabolisches Syndrom** (insulinresistenter Diabetes mellitus Typ II, arterielle Hypertonie, Dyslipidämie), Morbus Crohn und Depression. Insbesondere kardiovaskuläre Erkrankungen wie Koronararteriosklerose, Myokardinfarkt und Apoplex kommen in Abhängigkeit von Schwere und Dauer der Psoriasis signifikant häufiger vor und sind mit einem erhöhten Mortalitätsrisiko verbunden: Patienten mit schwerer Psoriasis haben eine um 2–5 Jahre kürzere Lebenserwartung. Mögliche Ursachen hierfür sind die systemischen Auswirkungen der psoriatischen Hautentzündung und/oder gemeinsame genetische Prädispositionen.

Psoriasis geht aufgrund der Stigmatisierung und gestörten Selbstwahrnehmung mit einem erheblichen Leidensdruck einher. Folgen sind häufig reaktive Depression, Alkoholabusus oder Suizidalität. Die Einschränkung der physischen und mentalen Leistungsfähigkeit der Patienten ist vergleichbar mit anderen schweren medizinischen Erkrankungen wie Herzinsuffizienz, Tumorerkrankungen, Arthritis oder Depression.

Andere Erkrankungen treten bei Psoriasis-Patienten seltener auf. Zu diesen gehören atopisches Ekzem (50-fach weniger häufig) und allergisches Kontaktekzem.

▪ Differenzialdiagnose

Im klassischen Fall ist die Diagnose leicht zu stellen. Sie erfordert die Inspektion der gesamten Haut unter Beachtung von Prädilektionsorten einschließlich der Analfalte, Nagelveränderungen und möglichem Köbner-Phänomen. Die Auslösung des Auspitz-Zeichens kann hilfreich sein. Schwierigkeiten kann die Abgrenzung einer frühen Psoriasis guttata von Pityriasis lichenoides, Pityriasis rosea oder sekundärer Lues bereiten. Frühformen von Pityriasis rubra pilaris können gleichfalls schwierig von einer kleinfleckigen Psoriasis abzugrenzen sein. Das nummuläre Ekzem, vor allem an der Rumpfhaut, ähnelt gelegentlich der Psoriasis.

Intertriginöse Psoriasis zeigt morphologische Ähnlichkeit zur Kandidose, Tinea corporis oder bakteriellen Intertrigo. Öfter wird ein seborrhoisches Ekzem an behaartem Kopf, Stirn und an der Brust mit Psoriasis verwechselt.

Schwierigkeiten bereitet die isolierte Nagelpsoriasis, die sich durch mykologische Untersuchungen abgrenzen lässt, wie auch durch anamnestische Hinweise oder weitere Manifestationen.

Zur Diagnose einer initialen Psoriasisarthritis können eine gezielte Anamnese und eine orientierende Untersuchung mit Feststellung schmerzhafter Gelenke notwendig sein. Hilfreich sind weiterhin orientierende Fragebögen (zum Beispiel **GEPARD-Fragebogen**, **Ge**rman **P**soriasis **Ar**thritis **D**iagnostic Questionaire). Besteht klinisch ein entsprechender Verdacht, sollte die Diagnose von einem Rheumatologen bestätigt werden.

▪ Histopathologie

Das Vollbild der Psoriasis zeigt eine ausgeprägte Hyperplasie der Epidermis mit tief ausgezogenen epidermalen Reteleisten (Akanthose) und oftmals kolbenförmig aufgetriebenen Papillarkörpern. Die Verhornung ist oft unvollständig (Parakeratose) unter Verlust des Stratum granulosum, oder hyperkeratotisch. Länger bestehende Herde zeigen vielfach ein Stratum granulosum über den Reteleisten mit fokaler Parakeratose. Die Kapillaren in den dermalen Papillen sind elongiert, ektatisch und stark gewunden. Ein pathognomonisches Kennzeichen ist die Einwanderung neutrophiler Granulozyten betont subkorneal und in den Parakeratoseherden in Form mikroskopisch kleiner, sogenannter **Munro-Mikroabszesse** [Munro 1898]. Eine Spongiose ist nur angedeutet. In der Dermis findet sich paravaskulär und interstitiell ein entzündliches Infiltrat aus Lymphozyten, Makrophagen und Mastzellen.

▪ Labor

Es gibt keine spezifischen Laboruntersuchungen zur Sicherung der Diagnose Psoriasis. Bei Erstvorstellung oder Verdacht auf infektiöse Trigger sollten entzündliche Foci besonders im HNO- und Zahnbereich ausgeschlossen werden. Die Bestimmung streptokokkenspezifischer Serumantikörpertiter (Antistreptolysin O, Anti-DNAse B, Antihyaluronidase) sowie bakteriologische Kulturabstriche von den Tonsillen und der Rima ani sollten durchgeführt werden, um eine akute oder chronische Streptokokkentonsillitis oder eine perianale streptogene Dermatitis als infektiösen Auslöser der Psoriasis zu identifizieren. Die Bestimmung von Rheumafaktor und CCP-Antikörpern sollte bei Verdacht auf Psoriasisarthritis erfolgen.

▪ Verlauf

Der Verlauf einer Psoriasis hinsichtlich des Schweregrades und Krankheitsaktivität ist nicht vorhersehbar. Bei den meisten Patienten besteht die Psoriasis nach Ausbruch lebenslang. Längere spontane oder therapieinduzierte Remissionen sind möglich. Bei schwerer Psoriasis sollten alle möglichen Einflussfaktoren (infektiöse Foci, Medikamente) ausgeschaltet werden. Da eine Psoriasis grundsätzlich nicht heilbar ist, muss sie durch eine geeignete Therapie kontrolliert werden.

▪ Therapie

▪▪ Therapieziele

Die Therapie der Psoriasis richtet sich vor allem nach Schweregrad, klinischer Form und individuellen Faktoren. Letztendlich sind bei der Therapieentscheidung aber auch die jeweilige Indikation der einzelnen Medikamente und die Vorgaben des Sozialgesetzbuchs V zu berücksichtigen. Die Therapie sollte, wo immer möglich, nach den Regeln der evidenzbasierten Medizin durchgeführt werden, wie sie in der S3-Leitlinie zur Therapie der Psoriasis vulgaris publiziert sind, und sollte zu einer weitgehenden oder im Idealfall vollständigen Erscheinungsfreiheit führen. Besonders bei mittelschwerer bis schwerer Psoriasis ist eine effiziente Therapie zur Reduktion der immunologisch bedingten Entzündung wichtig (◘ Tab. 39.2). Erste Daten zeigen, dass damit auch das Risiko für kardiovaskuläre Begleiterkrankungen gesenkt werden kann. Daher muss jede verordnete Behandlung auch auf ihre Effektivität hin überprüft und bei einem unzureichenden therapeutischen Ansprechen modifiziert oder gewechselt werden.

Tab. 39.2 Synopsis: Therapie der Psoriasis vulgaris

Form	Therapie
1. Leichte Formen (Herde an Prädispositionsstellen, Körperoberflächenbefall <10%)	Beginn mit topischen Glukokortikoiden dann Erhaltungstherapie mit Vitamin D3 oder -Analoga. Alternativ: fixe Kombination von Betamethason und Calcipotriol, später Übergang auf Calcipotriol-Monotherapie. Alternativ: Cignolin
2. Mittelschwere Formen	Wie unter 1, zusätzlich: 311 nm UV-B oder Bade-PUVA oder systemische Therapie
3. Schwere Formen	Systemische Therapie auch in Kombination mit topischer Therapie
4. Erythrodermie	TNF-α-Antagonisten, Methotrexat oder Ciclosporin, eventuell Fumarsäureester, Phototherapie
5. Pustulöse Psoriasis (Psoriasis cum pustulatione, Pustulosis palmoplantaris)	Acitretin oder Methotrexat oder Ciclosporin zusammen mit topischen Glukokortikoiden; in einzelnen Fällen lokale PUVA-Therapie (bei Pustulosis palmoplantaris)
6. Generalisierte pustulöse Psoriasis (von Zumbusch)	Acitretin und/oder TNF-α-Antagonisten, alternativ Methotrexat oder Ciclosporin
7. Psoriasisarthritis	
Periphere Arthritis	Sequenziell NSAR, Glukokortikoide, DMARD (MTX, Ciclosporin, Sulfasalazin, Leflunomid), Biologics (TNF-α-Antagonisten)
Axiale Beteiligung	Sequenziell NSAID, physikalische Therapie, Biologika (TNF-α-Antagonisten)
Daktylitis	NSAID, Glukokortikoidinjektionen, Biologika (TNF-α-Antagonisten)
Enthesiden	NSAID, Glukokortikoidinjektionen, Biologika, (TNF-α-Antagonisten)

DMARD = disease modéfying antirheumatic drugs; NSAR = nichtsteroidale Antirheumatika; NSAID = nonsteroidal antiinflammatory drugs

Bei einer systemischen Behandlung sind diese Therapieziele für eine langfristig ausgerichtete effiziente Entzündungskontrolle von großer Bedeutung. Nach einem Europäischen Konsensus ist bei der Induktionstherapie nach 12–24 Wochen eine mindestens 75%ige Besserung des PASI (PASI75) als Therapieerfolg anzusehen. Wird eine 50%ige Besserung des PASI nicht erreicht, so ist die Behandlung zu verändern (zum Beispiel Dosiserhöhung, verringerte Dosisintervalle, Kombinationstherapie) oder umzusetzen. Liegt ein Ansprechen des PASI von mehr als 50% aber weniger als 75% vor, sollte der Patient den Dermatology Life Quality Index (DLQI) bestimmen. Liegt dieser bei 5 und darunter, kann die Behandlung weitergeführt werden, bei einem DLQI von mehr als 5 ist die Therapie anzupassen.

▪▪ Topisch

Die topische Therapie sollte bei Patienten angewendet werden, die einen Körperoberflächenbefall von weniger als 10% aufweisen. In Kombination kann eine Lokaltherapie auch zusammen mit UV- oder systemischer Therapie Anwendung finden. Es sollte allerdings beachtet werden, dass die Compliance abnimmt, je mehr Zeit und Medikament der Patient für die topische Behandlung aufwenden muss.

Salizylsäure Eine Keratolyse mit Salizylsäure ist nur noch in Ausnahmefällen notwendig. Salizylsäure wird bei topischer Anwendung resorbiert. Da sie dosisabhängig vor allem neuro- und nephrotoxisch ist, kann es bei großflächiger Anwendung und unter Okklusion (Folienverband) am behaarten Kopf und auf kindlicher Haut zu Vergiftungen mit Nierenversagen und Krämpfen bis hin zum Atem- und Herzstillstand mit letalem Ausgang kommen. Daher sollten salizylsäurehaltige Präparate bei Schwangeren sowie wegen der gesteigerten Resorptionsrate kindlicher Haut bei Neugeborenen und Kindern bis mindestens zum 8. Lebensjahr nicht angewendet werden.

Dithranol Das ursprünglich von Galewsky 1916 sowie Unna 1916 entwickelte Anthracenderivat Dithranol (Anthralin, Cignolin) gilt noch immer als wichtiger Bestandteil der topischen Psoriasistherapie. Die Applikation erfolgt mit einer langsamen Konzentrationssteigerung. Je nach behandelter Region wird mit 1/32% bis 1/8% Cignolin, am besten in Vaseline-Grundlage, begonnen und jeweils im Abstand von Tagen streng auf die Herde begrenzt bis auf eine 1- bis 2%ige Konzentration gesteigert. Dithranol kann als Minutentherapie auch kurzfristig appliziert und dann abgewaschen werden.

Dithranol ist ein Irritans und verursacht durch Überdosierung oder auf unbefallener Haut eine toxische Dermatitis mit einem typischen rötlichen Farbton (Cignolin-Dermatitis), die erst nach etwa 24 h auftritt. In Kontakt mit Sauerstoff oxidiert Cignolin zu einer braunen, schmutzenden Farbe, die Wäsche und Oberflächen verfärben kann.

Die Dithranol-Behandlung kann mit anderen Therapeutika oder mit UV-Bestrahlung kombiniert werden. Besonders bei chronischer Plaque-Psoriasis ist die Kombination von Dithranol mit UVB-Bestrahlung (modifiziertes **Ingram-Schema**) wirksam. Bei akut-exanthematischer Psoriasis muss die Cignolin-Konzentration vorsichtig gesteigert werden, um eine Psoriasisexazerbation durch zu starke Reizung zu verhindern. Eine Besonderheit der Dithranol-Therapie ist die gelegentlich auftretende Hypopigmentierung behandelter Herde und deren Umgebung. Dies wird auch als **Pseudoleukoderm** (**Woronoff-Ring** [Woronoff 1928]) bezeichnet.

Glukokortikoide Sie sind in verschiedenen Grundlagen die mit Abstand am häufigsten verwendeten topischen Psoriasispräparate. Ihr Vorteil besteht in der ausgezeichneten Wirksamkeit bei Kurzzeitanwendung. Bei der topischen Therapie sollten wirkstarke Glukokortikoide (Klasse III oder IV) bevorzugt werden. Durch Okklusivtherapie kann die Wirkung noch gesteigert werden. In der Langzeitanwendung sollten Glukokortikoide nur in der Intervallbehandlung mit blanden Externa oder Vitamin-D-Analoga kombiniert angewendet werden (zum Beispiel Wochenendschema, Sa/So Glukokortikoid, Mo–Fr Pflegetherapie).

Glukokortikoide eignen sich sehr gut zur Kombinationsbehandlung mit UV-Licht und systemischen Medikamenten. Nebenwirkungen einer langfristigen Gabe sind Atrophie, Glukokortikoidpurpura, Hypertrichose, Striae distensae, Teleangiektasien und mögliche systemische Wirkungen durch Resorption. Wichtig ist, dass sich nach einer Glukokortikoidtherapie Rezidive in loco rascher entwickeln und dann oft schwerer zu behandeln sind. Besonders nach Absetzen ohne Zusatztherapie kann eine akut exazerbierende Rebound-Psoriasis mit Pustulation entstehen. Gemessen an der Häufigkeit der Glukokortikoidanwendung ist diese Komplikation selten. Viel eher entwickelt sich eine Therapieresistenz (**Tachyphylaxie**) gegenüber einzelnen Wirkstoffen (zum Beispiel Triamcinolonacetonid), die einen Wechsel des Glukokortikoids oder therapeutische Alternativen erfordert.

Vitamin D3 und -Analoga Vitamin D3 (Calcitriol) und seine Analoga Calcipotriol und Tacalcitol sind für die topische Therapie der Psoriasis zugelassen. Die Wirkstärke liegt unter der eines Klasse-III-Glukokortikoids. Daher werden sie vor allem in der Kombinationstherapie mit Glukokortikoiden oder in einer fixen Kombination angewendet. Unerwünschte Wirkungen können passagere Hautreizungen sein, besonders im Gesicht.

▪ ▪ Phototherapie

Am weitesten verbreitet ist die Schmalspektrum-UV-B-Therapie (311 nm). Gelegentlich wird auch noch die UV-B-Breitband-Therapie durchgeführt. Bei starkem Befall und stark infiltrierten Plaques kann eine PUVA-Behandlung notwendig sein (Psoralen plus UV-A). Dabei wird der Photosensibilisator (meist 8-Methoxypsoralen) entweder oral eingenommen oder dem Badewasser (Bade-PUVA) oder einer Creme beigemischt (Creme-PUVA). Anschließend wird mit UV-A-Licht bestrahlt. Die Phototherapie sollte unter Beachtung der Empfehlungen zur Phototherapie und Photochemotherapie möglichst als Kombinationsbehandlung durchgeführt werden, um die Wirkung zu steigern und die zur Abheilung notwendige, aber auch die kumulative Gesamt-UV-Dosis und damit das Risiko möglicher Langzeitschäden zu vermindern. Topische Kombination ist möglich mit Glukokortikoiden, Cignolin oder Vitamin-D-Analoga. Zur systemischen Kombination eignet sich das aromatische Retinoid Acitretin (Re-UVB, Re-PUVA-Therapie).

▪ ▪ Klimatherapie

Die Kombination von Salzbädern im Meer mit Sonnenbestrahlung wird auch als Klimatherapie bezeichnet. Ein Teil der Wirkung der Klimatherapie wird dem hohen Salzgehalt des Wassers (am Toten Meer 27%) zugeschrieben. Ohne UV-Bestrahlung haben Salzwasserbäder alleine keine therapeutische Wirkung.

▪ ▪ Tonsillektomie

Bei eindeutigem zeitlichem Zusammenhang zwischen Psoriasisbeginn oder Psoriasisrezidiven mit einer chronischen Streptokokkenangina sollte die Indikation zur Tonsillektomie erwogen werden. Entsprechend kleinerer Fallserien kommt es bei etwa zwei Drittel der Patienten hierdurch zu längerfristigen Teil- oder Vollremissionen. Eine kurzfristige Antibiotikatherapie hat nach heutigem Kenntnisstand keinen wesentlichen Einfluss auf den Verlauf einer Psoriasis. Da *Streptococcus pyogenes* die Fähigkeit zur Aufnahme, Persistenz und Vermehrung in Tonsillenepithelzellen besitzt, kann sich der Erreger hierdurch einer antibiotischen Eradikation bei Kurzzeitantibiose entziehen, zumal das meist hierzu eingesetzte Penicillin nur im Extrazellulärraum wirksam ist. Dennoch sollte jede nachgewiesene Streptokokken-Infektionen antibiotisch behandelt werden.

▪ ▪ Systemisch

Oral oder parenteral zu verabfolgende Pharmaka werden vor allem bei mittelschweren bis schweren Formen der Psoriasis angewendet (▣ Tab. 39.3). Vorteile einer systemischen Therapie sind die meist gute Wirksamkeit und der geringere Behandlungsaufwand für den Patienten.

Tab. 39.3 Systemische Psoriasistherapie

Arzneimittel	Dosierung	Nebenwirkungen	Laboruntersuchungen
Methotrexat	Maximale Dosis 25 mg/Woche; s.c.	Lebertoxisch, nephrotoxisch, Übelkeit, Kopfschmerzen, Mukositis, Knochenmarkinsuffizienz, Lungenfibrose, Pneumonitis	Leberwerte, Blutbild, Nierenwerte, Prokollagen-III-Peptid, Sonografie
Ciclosporin	2,5–5 mg/kg/Tag, bezogen auf das ideale Körpergewicht; individuelle Erhaltungsdosis	Nierentoxisch, arterielle Hypertonie, gastrointestinale Beschwerden, Hypertrichose, Tremor, Müdigkeit, Gingivahyperplasie, Karzinome der Haut (Langzeitwirkung)	Nierenwerte, Blutdruck, Blutbild, Magnesium, Leberwerte, Blutfette
Acitretin	20–50–80 mg/Tag	Teratogenität, Hyperlipidämie, trockene Schleimhaut, Alopezie, Arthralgien, Hyperostosen, Knochenschmerzen, gastrointestinale Beschwerden, Hepatotoxizität	Schwangerschaftstest, Blutfette, Leberwerte, Blutbild, Nierenwerte, Urinstatus
Fumarsäureester	Bis zu 6 Tabletten tgl.	Gastrointestinale Beschwerden, Flush, Leukopenie, Eosinophilie	Blutbild, Leberwerte, Nierenwerte, Urinstatus

Fumarsäureester Das Kombinationspräparat mit dem Hauptwirkstoff Dimethylfumarat ist das in Deutschland am häufigsten für die systemische Therapie der Psoriasis verwendete Medikament. Dimethylfumarat wird gemäß Leitlinie besonders zur Langzeittherapie der Psoriasis empfohlen. Da Unverträglichkeitszeichen wie Völlegefühl, Übelkeit, Diarrhoe oder Sodbrennen zu Beginn häufig sind, wird die Dosierung bis zu einer Dosis von 3–6 Tabletten pro Tag langsam gesteigert. Nach Erreichen einer Remission sollte sie auf die minimal notwendige Erhaltungsdosis reduziert werden. Transiente Eosinophilie und eine Lymphozytopenie sind die wichtigsten möglichen Veränderungen von Laborparametern. Wegen des seltenen Auftretens einer Proteinurie müssen entsprechende Urinkontrollen erfolgen.

Methotrexat Die Wirksamkeit von Methotrexat (MTX) bei Psoriasis [Weinstein 1977] ist individuell sehr unterschiedlich. Bei einer Subgruppe von Patienten kann MTX eine hohe Effektivität besitzen, allgemein wird eine 75%ige Reduktion des PASI bei maximal 40% der Patienten erreicht. Methotrexat liegt in verschiedenen Applikationsformen vor (oral, i.m., i.v., s.c.) Heute wird allgemein die subkutane Applikation bevorzugt. Nach Leitlinienempfehlung beträgt die Standarddosis 15 mg/Woche, diese kann bei Bedarf bis auf 25 mg/Woche gesteigert werden. Es wird empfohlen, am Tag nach der MTX-Gabe 5 mg Folsäure oral zu substituieren.

Vor und während der Behandlung sind Kontrollen der Leukozyten- und Thrombozytenzahl sowie Leber- und Nierenwerte anfangs wöchentlich, später alle 2 und dann alle 4 Wochen durchzuführen. Vor Therapiebeginn sollte eine Röntgenaufnahme der Lunge als Ausgangsbefund zur Beurteilung einer MTX-induzierten Alveolitis und zum Ausschluss einer Lungentuberkulose durchgeführt werden. Relative Überdosierungen infolge Ausscheidungsverzögerung sind durch viele Begleitmedikamente wie nichtsteroidale Antiphlogistika (Diclofenac, Ibuprofen) möglich. Methotrexat ist hepatotoxisch und kann langfristig eine Leberfibrose und Leberzirrhose auch bei normalen Leberwerten induzieren. Auf frühere Lebererkrankungen, pathologische Leberwerte und die Ergebnisse der klinischen Untersuchung sollte geachtet werden. Als sensible Parameter für einen MTX-induzierten Leberschaden gelten hoch auflösende Sonografie und Bestimmung des aminoterminalen Propeptids des Typ-III-Prokollagens. Die Indikation zur Durchführung einer Leberbiopsie wird heute sehr streng gestellt und richtet sich nach Transaminasen und Sonografie.

Akute Nebenwirkungen durch Methotrexat sind in hohem Maß dosisabhängig. Betroffen sind rasch proliferierende Gewebe wie Magen-Darm-Trakt (Stomatitis, gastrointestinale Ulzerationen, Enteritiden, Blutungen und Diarrhoe), Knochenmark (Knochenmarkaplasie mit Leukopenie, Thrombozytopenie, Anämie), Haut (diffuse toxische Alopezie, ulzerierende Psoriasisherde) sowie Leber (akute toxische Leberzellschädigung). Dosisunabhängig kann es zu einer potenziell lebensbedrohlichen Alveolitis oder Pneumonitis kommen. Die Toxizität von Methotrexat bei Überdosierung kann durch Citrovorumfaktor (N-5-Formyl-Tetrahydrofolsäure) oder Leukovorin kompensiert werden. Die akute Myelosuppression tritt im Abstand von etwa 7–10 Tagen ein. In allen Fällen einer vermuteten oder manifesten Überdosierung ist Leucovorin (20 mg i.v.) sofort und (soweit erforderlich) im Abstand von 6 h zu injizieren.

Ciclosporin Das Immunsuppressivum Ciclosporin ist ein Calcineurin-Inhibitor und hemmt die NFκB-vermittelte T-Zell-Aktivierung. Die Wirksamkeit bei Psoriasis ist sehr gut, bis zu 70% der Patienten können in Abhängigkeit von der Dosis eine 75%ige Besserung des PASI erreichen. Die empfohlene Anfangsdosis beträgt 2,5 mg/kg/Tag, eine Steigerung bis auf 5 mg/kg/Tag ist möglich. Bei übergewichtigen Patienten sollte diese Dosierung zur Vermeidung einer Überdosierung auf das ideale, nicht das reale Körpergewicht bezogen werden.

Die wichtigste Nebenwirkung von Ciclosporin ist eine Einschränkung der Nierenfunktion, die mit funktionellen und morphologischen Veränderungen der Nierentubuli und Gefäße sowie einer Blutdrucksteigerung einhergeht. Daher ist Ciclosporin vor allem zur Remissionsinduktion oder zur Intervalltherapie, weniger zur langfristigen Erhaltungstherapie geeignet. Bei längerfristiger Anwendung von Ciclosporin kann es bei Patienten, die bereits mit hohen kumulativen UV-Dosen bestrahlt wurden, zu epithelialen Hauttumoren kommen. Die Kombination von Ciclosporin mit einer therapeutischen UV-Bestrahlung ist kontraindiziert.

Retinoide Das aromatische Retinoid Acitretin wird heute meist nur noch in Kombination mit UV-Licht zur Behandlung der Psoriasis verwendet. Die Wirkung ist vergleichsweise schwach, und nur etwa 30% der Patienten erreichen bei Monotherapie eine 75%ige Reduktion des PASI. Die beste Wirksamkeit zeigt Acitretin in Kombination mit Phototherapie oder TNF-α-Antagonisten sowie bei den verschiedenen Formen der lokalisierten oder generalisierten pustulösen Psoriasis.

Acitretin ist teratogen, daher ist die Anwendung bei Frauen im gebärfähigen Alter nur unter besonderer Indikationsstellung und unter strenger Antikonzeption möglich. Eine Schwangerschaft muss bis 2 Jahre nach Absetzen von Acitretin vermieden werden.

Nebenwirkungen einer Acitretin-Therapie sind insbesondere Cheilitis sicca, eine oft ausgeprägte Sebostase und reversibler Haarausfall. Ein Teil der Patienten entwickelt erhöhte Cholesterin- und Triglyzeridwerte oder erhöhte Lebertransaminasen im Serum. Bei Langzeittherapie sind Osteoporose und Ligamentverkalkungen möglich.

Biologics/Biologika

Der Begriff ist die Kurzform für Biological Products und bezeichnet grundsätzlich Medikamente, welche von lebenden Organismen abstammen. Die Biologika zur Behandlung der Psoriasis gehören zur Gruppe der **disease modifying antirheumatic drugs** (**DMARDs**). Sie sind entweder chimärisierte, humanisierte oder vollständig humane Antikörper oder rekombinante Fusionsproteine und werden durch biotechnologische Verfahren hergestellt. Die aktuell verfügbaren Biologika zur Therapie der Psoriasis vulgaris sind entweder Zytokin-Antagonisten, welche die biologische Aktivität krankheitsrelevanter Mediatoren neutralisieren, oder T-Zell-Antagonisten, welche die Rekrutierung und Aktivierung von T-Lymphozyten hemmen. Die Biologika haben die Therapie der Psoriasis revolutioniert und selbst schwerste Verlaufsformen behandelbar gemacht. Als Proteinmoleküle fehlen ihnen chemisch oder metabolisch bedingte Toxizitäten oder Arzneimittelinteraktionen. Alle Biologika werden parenteral verabreicht (Infliximab i.v., alle anderen s.c.). Die Therapie und Therapieüberwachung richtet sich nach den Empfehlungen in den entsprechenden Leitlinien.

Vor der Therapie mit allen zugelassenen Biologika muss ein sicherer Ausschluss einer Tuberkulose, von HIV- und floriden Hepatitisvirus-Infektionen sowie anderer chronischer Infektionen erfolgen. Nach den heuten geltenden Empfehlungen sind dafür ein Röntgen-Thorax und ein für Mykobakterien spezifischer In-vitro-Test erforderlich (**Interferon-γ release assay; IGRA**). Der früher übliche Tuberkulinhauttest kann eine Infektion nicht von einer TBC-Impfung unterscheiden, eignet sich aber zur Verlaufskontrolle unter Therapie.

Die derzeit zugelassenen Zytokin-Antagonisten sind TNF-α-Antagonisten und ein p40-Antikörper (■ Tab. 39.4). Der T-Zell-Antagonist Alefacept ist nur in der Schweiz und den USA/Kanada zugelassen. Weitere Biologika und Biosimilars sind derzeit in der klinischen Entwicklung.

TNF-α-Antagonisten Sie beinhalten den chimärisierten monoklonalen Antikörper Infliximab, die vollständig humanen Antikörper Adalimumab und Golimumab und den mit einem IgG1-Fc-Teil fusionierten löslichen p75 TNF-α-Rezeptor Etanercept. Sie binden und neutralisieren TNF-α, Etanercept zusätzlich auch Lymphotoxin. Alle wirken bei Psoriasis und Psoriasisarthritis, wobei Golimumab nur für die Therapie der Psoriasisarthritis zugelassen ist. Je nach Molekül erreichen sie bei der Psoriasis in einem Zeitraum von 12 Wochen (Remissionsinduktion) als Monotherapie eine 75%ige Besserung der Psoriasis zwischen etwa 50% (Etanercept) und 80% (Infliximab). In der Langzeittherapie gleichen sich die Wirksamkeiten an. Eine Kombinationstherapie mit MTX oder Acitretin kann bei bestimmten Indikationen die Wirksamkeit steigern, und die Entwicklung von Antikörpern gegen den therapeutischen Antikörper vermindern (MTX). Aufgrund verschiedener anderer zugelassener Indikationen (verschiedene Arthritisformen, chronisch-entzündliche Darmerkrankungen) und großer rheumatologischer Patientenregister ist die klinische Erfahrung mit den TNF-α-Antagonisten hoch.

Bei gleichem Zielmolekül gibt es zwischen den TNF-α-Antagonisten Unterschiede, die bei der individuellen Indikationsstellung zu berücksichtigen sind. Infliximab wird körpergewichtsadaptiert appliziert. Adalimumab und Golimumab haben fixe, Etanercept flexible Dosier-

V

Tab. 39.4 Systemische Psoriasistherapie: Biologics

Klasse	Präparat	Zielmolekül	Wirkungs-mechanismus	Dosierungs-intervalle nach Aufsättigung	Therapiedauer
TNF-α-Antagonisten	Infliximab i.v.	TNF-α	Zytokinblockade, ADCC, CDC	8-wöchig	Dauertherapie
	Adalimumab s.c.	TNF-α	Zytokinblockade, ADCC, CDC	2-wöchig	Dauertherapie
	Golimumab s.c.	TNF-α	Zytokinblockade, ADCC, CDC	4-wöchig	Dauertherapie
	Etanercept s.c.	TNF-α, Lymphotoxin	Zytokinblockade	1-bis 2-mal/Woche	Intervalltherapie, Dauertherapie
p40-Antikörper	Ustekinumab s.c.	IL-12, IL-23	Zytokinblockade	12-wöchig	Dauertherapie
T-Zell-Antagonist	Alefacept s.c.	CD2	Hemmung der T-Zell-Aktivierung, ADCC	Wöchentlich für 12 Wochen	Intervalltherapie

ADCC: Antikörpervermittelte zelluläre Zytotoxizität
CDC: Komplementabhängige Zytotoxizität über das Zielmolekül

schemata und Dosierungsintervalle. Als chimärer Antikörper induziert Infliximab in vermehrtem Maße Anti-Infliximab-Antikörper, die die Wirksamkeit vermindern und anaphylaktische Reaktionen hervorrufen können. Bei monoklonalen Antikörpern besteht bei Therapieunterbrechungen grundsätzlich ein höheres Risiko für einen Wirkungsverlust durch neutralisierende Antikörper. Bei Wirkungsverlust des einen TNF-α-Antagonisten kann auf einen anderen gewechselt werden.

TNF-α-Antagonisten haben verschiedene klassenspezifische Nebenwirkungen. Aufgrund der zentralen Position von TNF-α in der angeborenen und erworbenen Immunität gehört hierzu vor allem ein erhöhtes Risiko für Tuberkulose und andere schwer verlaufende bakterielle, virale, mykotische und opportunistische Infektionen. Weiterhin können TNF-α-Antagonisten verschiedene systemische oder organbezogene autoimmunartige Krankheitsbilder hervorrufen. Sie beinhalten das lupus like syndrome (ein dem SLE ähnliches Krankheitsbild), Sarkoidose, Vaskulitiden, interstitielle Pneumonie, psoriasisartige Krankheitsbilder sowie zentrale und periphere Neuropathien wie Optikusneuritis, Guillain-Barré-Syndrom, Polyneuropathien, und der multiplen Sklerose ähnliche Demyelinisierungen. Auch wenn ihre Pathogenese ungeklärt ist, liegen ihnen in vielen Fällen möglicherweise unentdeckte reaktivierte oder neu erworbene virale (Epstein-Barr-Virus, Zytomegalievirus, Herpes-simplex-Virus, humanes Herpesvirus Typ 6–8) oder bakterielle Infektionen (*Borrelia burgdorferi*, Mykoplasmen, Chlamydien) zugrunde, die unter TNF-α-Blockade einen atypischen Verlauf nehmen können.

P40-Antikörper Zugelassen ist der p40-Antikörper Ustekinumab. p40-Antikörper neutralisieren gleichzeitig die biologische Aktivität der heterodimeren Zytokine IL-12 und IL-23, die als gemeinsame Untereinheit eine p40-Kette besitzen. Ustekinumab blockiert damit die Aktivierung und Ausdifferenzierung von Th1- (IL-12) und Th17-T-Zellen (IL-23), die bei Psoriasis von zentraler pathogenetischer Bedeutung sind. Eine gewichtsadaptierte Dosierung ist möglich: 45 mg als Einzeldosis bei Patienten <100 kg, 90 mg ≥100 kg Körpergewicht entsprechend Dosierungsschema. Bei guter Wirksamkeit (PASI 75 >70% der Patienten) und Sicherheit ist eine langfristige Therapie der Psoriasis möglich. Wie bei den TNF-α-Antagonisten sollten Infektionen vor und während der Behandlung ausgeschlossen oder kontrolliert werden. Da Psoriasis aktuell noch die einzige Indikation für Ustekinumab ist, sind die klinischen Erfahrungen mit p40-Antagonisten derzeit begrenzt.

T-Zell-Anatogonisten **Alefacept** ist ein Fusionsprotein aus LFA-3 mit einem IgG1-Fc-Teil. LFA-3 bindet an das CD2-Molekül von T-Zellen. Alefacept hemmt die Rekrutierung und Aktivierung von T-Zellen und eliminiert gleichzeitig CD45 RO-positive Gedächtnis-T-Zellen durch Fc-Teil-vermittelte Zytotoxizität. Alefacept wird in Zyklen von jeweils 12 Wochen verabreicht und erreicht entsprechend der Studienergebnisse am Ende des ersten Zyklus eine längerfristige PASI-Besserung von ≥75% bei etwa 25%, nach dem zweiten Zyklus bei etwa 40% der Patienten.

39.3 Pustulöse Psoriasis

39.3.1 Generalisierte Formen

Bei hoher Krankheitsaktivität können massenhaft neutrophile Granulozyten in die Epidermis bis zum Stratum corneum einwandern und sterile Pusteln bilden. Meist sind diese disseminiert, jedoch kommen auch lokalisierte Formen vor. Die Genese der Pustelbildung ist unklar (▶ Kap. 41).

Psoriasis pustulosa generalisata

[von Zumbusch 1910]

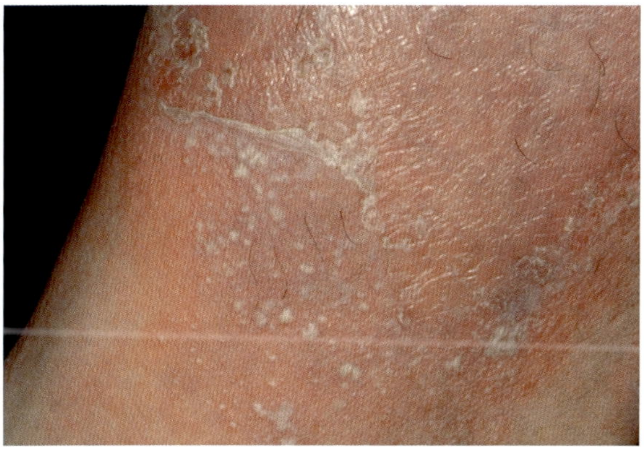

Abb. 39.20 Psoriasis pustulosa generalisata (von Zumbusch)

▪ Definition

Psoriasis pustulosa generalisata ist eine hochentzündliche, potenziell lebensbedrohliche Variante der Psoriasis mit generalisierter Aussaat steriler Pusteln, Fieber, entzündlichen Allgemeinsymptomen und ausgeprägtem Krankheitsgefühl.

▪ Epidemiologie

Aufgrund der klinischen Morphologie, des Verlaufs und fehlender HLA-Assoziation gleicht die Psoriasis pustulosa generalisata einer eigenständigen Erkrankung. Angaben zur Häufigkeit liegen nicht vor. Es erkranken mit wenigen Ausnahmen Patienten ab der fünften Lebensdekade. Pustulöse Psoriasisformen einschließlich Psoriasis pustulosa generalisata sind im Kindesalter sehr selten.

▪ Ätiopathogenese

Als eine genetische Ursache wurden Mutationen im Gen des IL-36-Rezeptorantagonisten (*IL36RN/IL-1F5*) identifiziert. Sie führen zu Änderungen in der IL-1-Signalkaskade und einer verstärkten Entzündungsantwort. Provokationsfaktoren der Psoriasis pustulosa generalisata sind unter anderem schwere Infektionen, Absetzen einer längeren systemischen Behandlung mit Glukokortikoiden oder Schwangerschaften.

▪ Klinik

Die Krankheit kann de novo oder auf einer vorbestehenden Psoriasis entstehen. Sie beginnt mit Schüttelfrost, Fieberschüben, allgemeinem Krankheitsgefühl und bald darauf einsetzender Hautsymptomatik. Innerhalb von Stunden zeigen sich flächige Erytheme mit dicht stehenden Pusteln von 1–3 mm im Durchmesser. Sie erscheinen zunächst intertriginös, breiten sich dann auf Rumpf und Extremitäten aus, können konfluieren und hinterlassen nach Aufplatzen eine colleretteartige Schuppung.

Die Patienten sind schwer krank. Im peripheren Blut finden sich eine ausgeprägte Leukozytose (Neutrophilie), Hypokalzämie und Hypoalbuminämie mit starker Erhöhung der Blutsenkungsgeschwindigkeit und weiterer Entzündungsparameter wie C-reaktivem Protein. Periphere und zentrale Ödeme sind häufig. Ohne Therapie kann die Erkrankung, bedingt durch interkurrente Infekte, besonders Pneumonie oder Kreislaufversagen, letal verlaufen.

Eine Sonderform der Psoriasis pustulosa generalisata ist die durch Glukokortikoide induzierte generalisierte pustulöse Psoriasis. Sie kann nach Absetzen einer systemischen Glukokortikoidgabe bei Patienten mit vorbestehender Psoriasis auftreten und ist ausgesprochen therapieresistent. Die systemische Gabe von Glukokortikoiden bei Patienten mit Psoriasis sollte daher möglichst vermieden werden.

Von der Psoriasis pustulosa generalisata ist das lokalisierte oder generalisierte Auftreten von Pusteln in vorbestehenden psoriatischen Plaques zu unterscheiden. Sie wird als **Psoriasis cum pustulatione** bezeichnet und findet sich als Exazerbation einer vorbestehenden Psoriasis vulgaris nach Absetzen topischer Glukokortikoide oder systemischer Antipsoriatika oder bei zu starker lokaler therapiebedingter Irritation (Cignolin, UV).

▪ Differenzialdiagnose

Bei de novo auftretender generalisierter pustulöser Psoriasis kann eine Abgrenzung von einer akut-exanthematischen generalisierten Pustulose (AGEP) (▶ Kap. 35) schwierig sein.

▪ Histopathologie

Frisch entnommene Pusteln bieten ein einheitliches, für die Erkrankung charakteristisches Substrat. Unter einem regelrecht strukturierten Stratum corneum finden sich dichte Ansammlungen von intakten neutrophilen Granulozyten, die in der ganz frühen Phase und besonders an den Rändern die Epidermis spongiform durchsetzen. Sie werden als **spongiforme Pusteln** [Kogoj 1938] bezeichnet. Die Pusteln treten immer in der Epidermis dicht unterhalb des Stratum granulosum auf, während die basalen

Abschnitte interzellulär liegende Neutrophile aufweisen. Der Papillarkörper ist geschwollen, die Kapillaren sind weit gestellt und mit Erythrozyten und wandständigen Neutrophilen gefüllt. Perivaskulär gelegene neutrophile Granulozyten sowie einzelne Lymphozyten und Makrophagen ergänzen das Bild.

Therapie

Deutsche Leitlinien zur Therapie der Psoriasis pustulosa generalisata liegen nicht vor. Als Therapie der ersten Wahl gelten Acitretin (je nach Verträglichkeit bis zu 80 mg/d), MTX (20–25 mg/Woche s.c., i.v.) oder Ciclosporin (2,5–5 mg/kg KG/d). Lokal können, ergänzend oder bei Kontraindikationen gegen die vorgenannten Medikamente auch als Monotherapie, Glukokortikoide der Klasse III oder IV in Cremeform eingesetzt werden. Besonders wirksam sind die TNF-α-Antagonisten. Sie können zur weiteren Wirkungssteigerung mit Acitretin oder MTX kombiniert werden.

Erythema anulare centrifugum-artige Psoriasis

Sie ist eine morphologisch distinkte Form der pustulösen Psoriasis mit anulär geformten, von kleinen Pusteln durchsetzten, mäßig schuppenden und oft unscharf begrenzten erythematösen Maculae oder Plaques mit zentrifugaler Ausbreitung und zentraler Rückbildungstendenz. Die Allgemeinsymptome sind geringer ausgeprägt als bei der Psoriasis pustulosa generalisata, der Verlauf meist harmloser. Die Therapie entspricht den anderen generalisierten, pustulösen Formen.

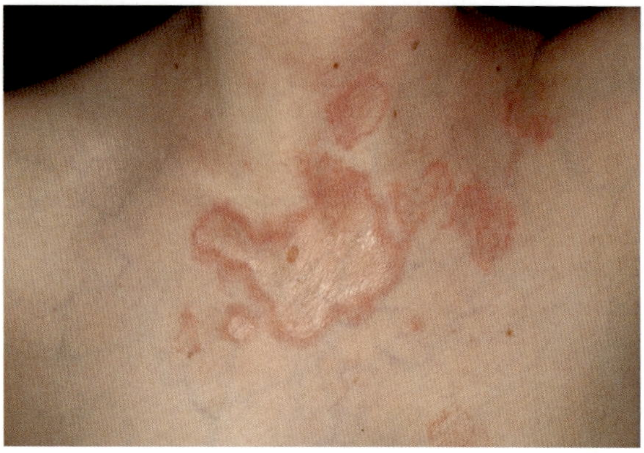

Abb. 39.21 Erythema anulare centrifugum-artige Psoriasis pustulosa

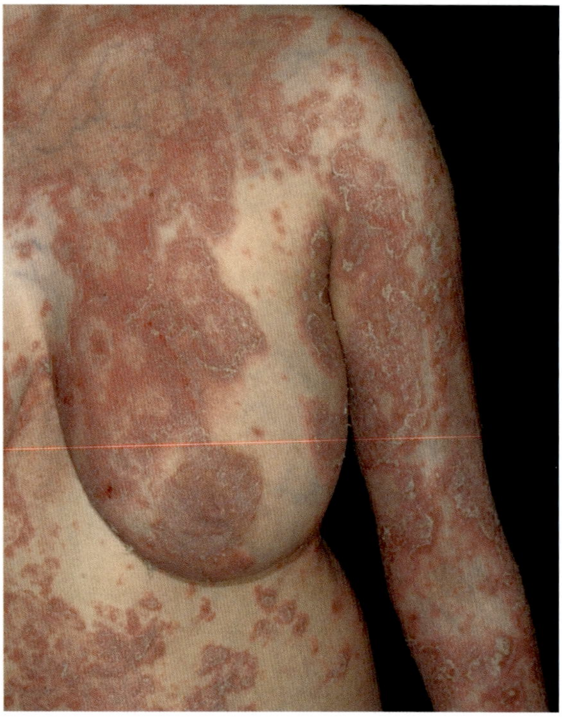

Abb. 39.22 Schwere Psoriasis bei initialer Schwangerschaft mit Erythema anulare centrifugum-artiger und pustulöser Variante

Impetigo herpetiformis

[Hebra 1872]

Definition

Impetigo herpetiformis ist eine sehr seltene Schwangerschaftsdermatose, die klinisch und histologisch einer generalisierten pustulösen Psoriasis entspricht.

Ätiopathogenese

In der Regel tritt sie im dritten Schwangerschaftstrimester auf, meist ohne persönliche oder Familienanamnese für Psoriasis. Ein konstantes Begleitphänomen ist Hypokalzämie, weshalb verschiedentlich das Krankheitsbild auch als **hypokalzämische Pustulose** aufgefasst wird. In seltenen Fällen wird Impetigo herpetiformis postpartal beobachtet, gelegentlich auch nach Schilddrüsenoperationen als Folge einer Parathyreoidektomie. Welche Rolle Schwangerschaft, Hypokalzämie, Vitamin-D-Mangel oder alle drei Faktoren hierbei ätiologisch spielen, ist unklar. Die Abgrenzung von der generalisierten pustulösen Psoriasis ist derzeit nicht eindeutig möglich.

Klinik

Die schwer verlaufende Krankheit geht mit ausgeprägten Hauterscheinungen und systemischer Symptomatik einher, die klinisch einer generalisierte pustulösen Psoriasis oder einer Erythema anulare centrifugum-artigen Psoriasis entsprechen. Die wichtigsten Komplikationen sind Plazentainsuffizienz und Elektrolytstörungen. Es besteht ein erhöhtes Risiko für Totgeburten und fetale Missbildungen. Schon zu Beginn der Erkrankung zeigen sich ausgeprägtes Krankheitsgefühl, Fieber und Schüttelfrost sowie Übelkeit, Brechreiz und gelegentlich Diarrhoen. Symptome einer Hypokalzämie mit positivem **Chvostek**- und **Trousseau-Zeichen** oder Tetanie sind einem Hypoparathyreoidismus vergleichbar. Seltener kommt es zu peripheren Neuropathien oder Nierenversagen.

▪ Differenzialdiagnose

Die Diagnose bietet bei generalisierten Pusteln vor dem Hintergrund einer ausgeprägten Allgemeinsymptomatik keine Schwierigkeiten. Eine Abgrenzung zur pustulösen Psoriasis vom Typ von Zumbusch ist nicht möglich. Bei subkornealer Pustulose fehlt die ausgeprägte Allgemeinsymptomatik.

▪ Histopathologie

Das mikroskopische Bild einer frischen Pustel ist von den Veränderungen der Psoriasis pustulosa generalisata nicht zu unterscheiden.

▪ Labor

Es finden sich Hypokalzämie, Leukozytose mit deutlicher Neutrophilie und stark erhöhte systemische Entzündungslaborparameter. Oftmals entwickeln sich Hypoalbuminämie mit Proteinurie und Ödemen sowie Eisenmangel mit Anämie.

▪ Verlauf

Sowohl Mutter als auch Kind sind gefährdet. Herzversagen infolge Hypokalzämie sowie Nierenversagen haben letale Verläufe verursacht. Totgeburten, Aborte oder Frühgeburten sind möglich.

▪ Therapie

In der Literatur existieren nur wenige Kasuistiken zur Behandlung. Eine vorzeitige Entbindung gilt als Maßnahme der Wahl, um Mutter und Kind zu schützen. Ist diese nicht möglich, beinhaltet das therapeutische Spektrum systemisches Prednisolon (Methylprednisolon) 60–80 mg/Tag, Ciclosporin und UV-/PUVA-Therapie. Postpartal kann eine Weiterbehandlung auch mit Acitretin, MTX und/oder TNF-α-Antagonisten erfolgen. Die Therapie sollte in enger Abstimmung mit Gynäkologen und, wegen der oft begleitenden Multiorganerkrankung, Internisten erfolgen. Wegen der Rezidivgefahr ist von weiteren Schwangerschaften abzuraten.

39.3.2 Lokalisierte Formen

Pustulosis palmoplantaris

[Barber 1936, Königsbeck 1917]

▪ Synonyme

Palmoplantare Pustulose, pustular bacterid of Andrews [Andrews et al. 1934]

▪ Definition

Die Pustulosis palmoplantaris (PPP) ist eine chronische Entzündung an Handflächen und/oder Fußsohlen mit sterilen Pusteln, schuppenden Erythemen und Hyperkeratosen. Die PPP wurde früher als pustulöse Variante der Psoriasis angesehen. Heute gilt diese Erkrankung als eigenständig, da sie meist bei Patienten auftritt, die weder aktuell noch anamnestisch an einer Psoriasis erkrankt sind. Jedoch gibt es Patienten mit einer bekannten Psoriasis, die auch eine PPP entwickeln. Interessanterweise kann eine PPP nach Anwendung von TNF-α-Antagonisten auftreten. Ob es sich hierbei um eine klassische PPP oder um ein PPP-artiges Exanthem handelt, ist unklar.

▪ Epidemiologie

Die Erkrankung ist sehr viel seltener als Psoriasis vulgaris. Die PPP kommt in Asien häufiger vor. Frauen erkranken im Verhältnis 3:1 häufiger als Männer. Die HLA-Assoziation der PPP unterscheidet sich von der Psoriasis vulgaris. Vor allem aus Japan wird über eine signifikant gehäufte Assoziation mit Spondylarthropathien berichtet.

▪ Ätiopathogenese

Veränderungen im Bereich des Akrosyringiums lassen sich bei Patienten mit PPP nachweisen. Verschiedene Arbeitsgruppen konnten eine Überexpression von Rezeptoren für Nikotin im Akrosyringium nachweisen. Auch eine Aktivierung von Langerhans-Zellen und Überexpression von Interleukin 17 im Bereich des Akrosyringium konnten gezeigt werden. Neue Daten belegen die Bedeutung einer T-Zell-Aktivierung im Tonsillengewebe für das T-Zell-Infiltrat in der Haut von Handflächen und/oder Fußsohlen. Rauchen ist ein wichtiger Kofaktor bei der Krankheitsentstehung. Bei einer Subgruppe von PPP-Patienten ließen sich in Schweden Antikörper gegen Gliadin oder das Vorliegen einer Gluten-sensitiven Enteropathie nachweisen. Diese Patienten profitierten von einer Gluten-freien Diät. Auch über einen Zusammenhang zwischen Schilddrüsenerkrankungen und PPP wurde berichtet.

▪ Klinik

Die Primäreffloreszenzen sind Pusteln mit einem Durchmesser von 2–4 mm. Sie treten innerhalb von Stunden in Schüben oder kontinuierlich an Handflächen und/oder Fußsohlen auf. Nach wenigen Tagen verfärben sich die Pusteln gelbbraun und werden danach innerhalb von etwa 10 Tagen abgestoßen. In unterschiedlicher Ausprägung bestehen oft groblammellär schuppende Erytheme und flächige Hyperkeratosen. Die Erkrankung ist überzufällig häufig mit sternomanubrialen und sternoklavikularen Osteoarthritiden verbunden.

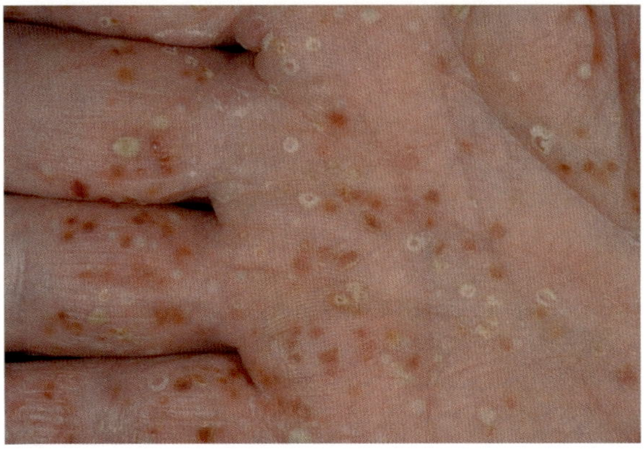

Abb. 39.23 Pustulosis palmaris

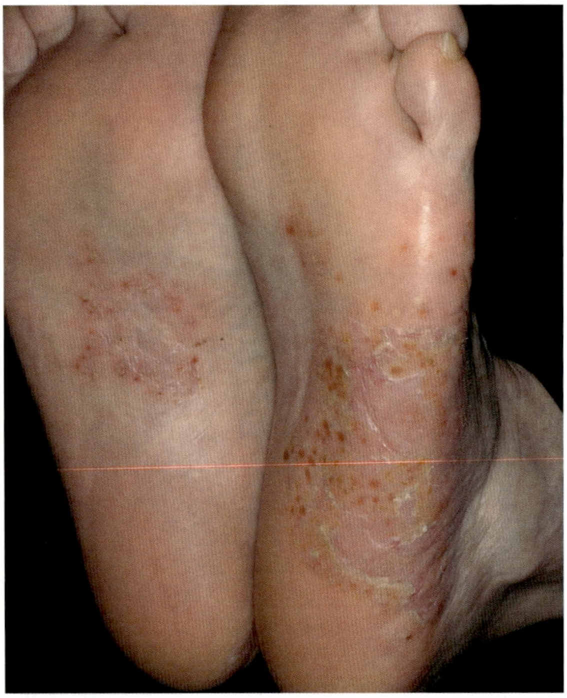

Abb. 39.24 Pustulosis palmoplantaris

Histopathologie

Charakteristisch ist eine intraepidermale spongiforme Pustel, gefüllt mit neutrophilen Granulozyten, umgeben von randständiger Spongiose. Ältere Veränderungen zeigen kompakte Ansammlungen von Neutrophilen im Stratum corneum. Im Stratum papillare finden sich Gefäßweitstellung, mononukleäre Infiltrate und einzelne Neutrophile.

Therapie

Die Behandlung der PPP ist schwierig. Leitlinien oder randomisierte Studien für die Therapie sind nicht publiziert. Nach einem Cochrane Review liegt die beste Evidenz für die topische Anwendung von potenten Glukokortikoiden unter Okklusion vor, sowie für die systemische Therapie mit Acitretin in Kombination mit einer lokalisierten PUVA-Therapie. Häufig werden zudem Methotrexat oder Ciclosporin angewendet. Acitretin und Fumarsäureester gehören ebenfalls zum therapeutischen Spektrum der PPP mit interindividuell unterschiedlichem Ansprechen. TNF-Antagonisten oder Ustekinumab (IL-12/IL-23 p40-Antagonist) scheinen nur kasuistisch wirksam, können jedoch auch eine PPP verursachen. In asiatischen Ländern ist Tonsillektomie eine wichtige Therapiemaßnahme. Prospektive Studien zur Wirksamkeit einer Tonsillektomie bei Kaukasiern gibt es nicht. Bei Rauchern kann Nikotinkarenz den Verlauf und das therapeutische Ansprechen langfristig verbessern.

Acrodermatitis continua suppurativa

[Hallopeau 1890]

Synonyme

Dermatitis repens [Crocker 1888], Acrodermatitis perstans

Definition

Acrodermatitis continua suppurativa Hallopeau ist eine Sonderform der pustulösen Psoriasis mit Ausbildung kleinerer oder flächig konfluierender Pusteln an Endgliedern von Fingern und Zehen sowie betont peri- und subungual.

Ätiopathogenese

Die Erkrankung weist morphologisch Gemeinsamkeiten mit Psoriasis pustulosa palmoplantaris auf. Ähnlichkeiten bestehen auch zur generalisierten Psoriasis pustulosa. Die Ursache ist wie bei allen pustulösen Psoriasisformen unbekannt. Eine Assoziation mit HLA-B27 ist beschrieben.

Klinik

Zumeist an einem Fingerendglied beginnend unter Verlust des Papillarreliefs bilden sich sterile, 1–3 mm große Pusteln auf gerötetem Grund. Bei Fortschreiten nach proximal verbleiben vernarbende Atrophie, Onychodystrophie, Nagelverlust und hohe Verletzlichkeit. In den pseudoatrophischen Zonen können neue Pustelschübe auftreten, sodass kräftige Rötung, Pusteln und Abstoßung mit Hinterlassung pseudoatrophischer Bereiche das Krankheitsbild prägen. Mit der Zeit werden mehrere Finger und/oder Zehen betroffen. Die Patienten empfinden Juckreiz und Schmerzen. Bei chronischem Verlauf können sich die Endglieder kolbig-hypertroph umwandeln, mit Osteoporose und gelegentlich osteolytischen Umwandlungen der Akren einhergehen. Ein Übergang in eine generalisierte pustulöse Psoriasis ist möglich.

Differenzialdiagnose

Beim erstmaligen Auftreten von akralen Pusteln kommt eine akute Paronychie infrage. Deshalb sind virologische,

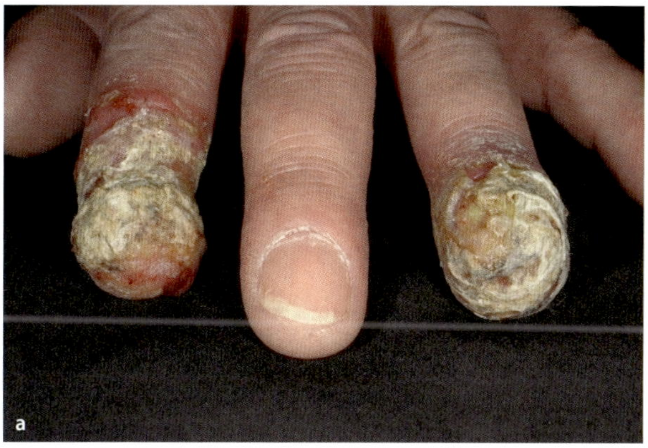

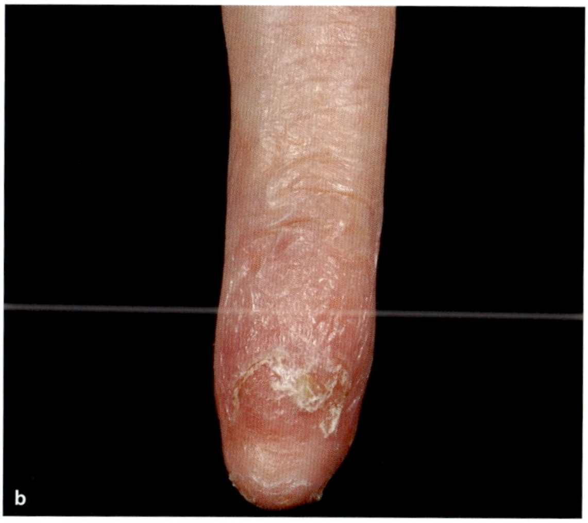

Abb. 39.25a, b Acrodermatitis continua suppurativa (Hallopeau)

mykologische und bakteriologische Nachweisverfahren angezeigt. Bei sehr chronischem Verlauf ist an eine mukokutane Kandidose oder auch an Acrodermatitis enteropathica zu denken. Beide Erkrankungen können mit akraler Pustulation einhergehen, die Sicherung der Diagnose erfolgt dann jedoch aufgrund der weitergehenden Symptomatik.

Histopathologie

Das mikroskopische Bild einer frisch entnommenen Pustel bestätigt die Ähnlichkeit zur pustulösen Psoriasis. So zeigt sich eine unilokuläre spongiforme Pustel, die fast ausschließlich mit intakten neutrophilen Granulozyten gefüllt ist; dazwischen liegen sehr wenige mononukleäre Zellen. Die umgebende Epidermis zeigt spongiotisch verbreiterte Interzellularräume, Keratinozyten in Pustelnähe erscheinen geschwollen und spongiform verändert (spongiforme Pustel). Die Kapillaren der oberen Dermis sind weit gestellt und von gemischtzelligem Infiltrat (Lymphozyten, Makrophagen, Neutrophile) umgeben, Eosinophile fehlen.

Therapie

Die Therapie der Acrodermatitis continua entspricht der Pustulosis palmoplantaris.

39.4 Morbus Reiter und Psoriasisarthritis

39.4.1 Morbus Reiter (Reaktive Arthritis)

[Brodie 1818, Fiessinger und Leroy 1916, Reiter 1916]

Definition

Der Morbus Reiter ist eine reaktive Arthritis mit Uveitis, Urethritis und psoriasiformen Hautveränderungen. Sie wird der Gruppe der Spondylarthropathien zugerechnet. Aufgrund schwerer ethischer Verfehlungen von Hans Reiter als Leiter des Reichsgesundheitsamts (1933–1939) während des Nationalsozialismus, die auch in den Vernehmungsprotokollen der Nürnberger Prozesse dokumentiert sind, sowie früherer Beschreibungen des Krankheitsbildes durch andere Autoren wird der Begriff des Reiter-Syndroms im angloamerikanischen Sprachraum vermieden und durch den Begriff der reaktiven Arthritis ersetzt.

Epidemiologie

Die Erkrankung ist assoziiert mit HLA-B27, das bei über 80% aller Reiter-Patienten vorliegt. Da dieser Marker verstärkt in der kaukasischen Bevölkerung anzutreffen ist, ist die Erkrankung hier besonders häufig. Männer sind infolge der Urethritis häufiger betroffen als Frauen.

Ätiopathogenese

Der Morbus Reiter wild als sterile reaktive Arthritis durch Infektionen an anderen Körperstellen ausgelöst, ohne dass die Erreger selbst im Gelenk nachweisbar sind. Morbus Reiter tritt bevorzugt nach infektiösen Urethritiden oder Enteritiden auf. Auslöser beim postdysenterischen Typ sind Shigellen, Salmonellen, Yersinien oder *Campylobacter*, beim posturethritischen Typ *Chlamydia trachomatis*, Mykoplasmen und *Ureaplasma urealyticum*. Schwer verlaufende Formen des Morbus Reiter kommen auch in fortgeschrittenen Stadien der HIV-Infektion vor. Angaben zur Häufigkeit liegen zwischen 0,5–11%.

Klinik

Kennzeichnend ist die Trias aus **Arthritis**, **Urethritis** und **Konjunktivitis/Uveitis**. Hinzu kommen dermatologische Veränderungen mit **Keratoderma blenorrhagicum**, **Balanitis circinata** und **Erythema nodosum**. Die Ausprägung des Krankheitsbildes kann inkomplett bleiben. Eine exakte

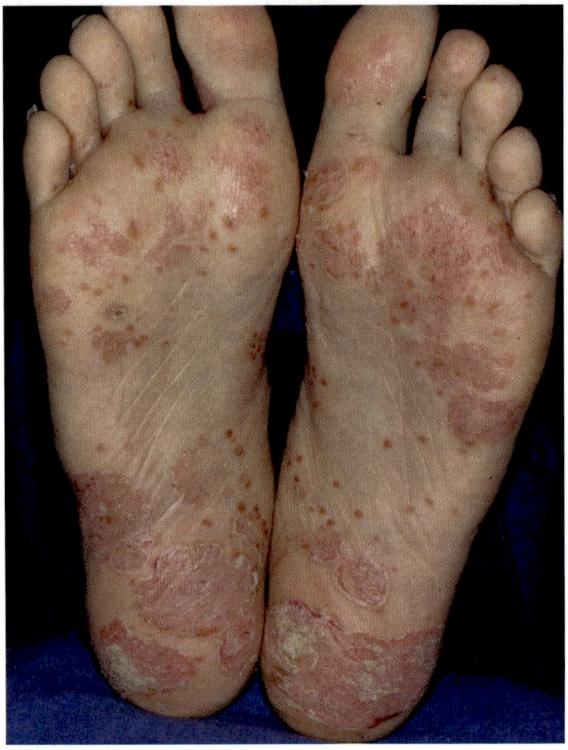

Abb. 39.26 Keratoderma blenorrhagicum bei Morbus Reiter

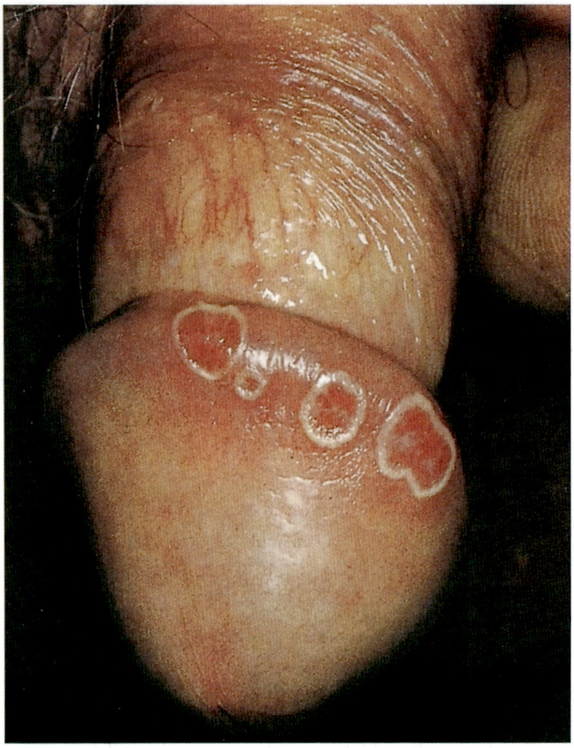

Abb. 39.27 Balanitis circinata bei Morbus Reiter

Abgrenzung von anderen Spondylarthropathien und Arthritisformen ist schwierig. Dermatologisch wegweisend ist der charakteristische Befund an Handflächen und Fußsohlen.

Hautbefund

An Handflächen und Sohlen entstehen pustulöse, bald flächig erythematöse und kräftig schuppende oder hyperkeratotische entzündliche Veränderungen, die von neu entstandenen Pusteln mit starker Konfluenz zu regelrechten Eiterseen durchsetzt sind (**Keratoderma blenorrhagicum**). An anderen Körperarealen, auch am behaarten Kopf, treten gleichzeitig erythematosquamöse Herde auf, die von Psoriasis vulgaris nicht unterschieden werden können. An der Glans penis und am Präputium zeigen sich scharf begrenzte, polyzyklische, scheibenförmige Erytheme: Balanitis circinata. Differenzialdiagnosen in diesen Fällen sind Candida-Balanitis oder pustulöse Psoriasis.

Weitere Befunde

Urethritis Etwa 2–4 Wochen im Anschluss an eine infektiöse Urethritis zeigt sich eitriger oder blutig-eitriger Ausfluss. Urethritische Schmerzen bei der Miktion sind häufig, vielfach aber nur gering ausgeprägt.

Arthritis Fuß-, Knöchel- und Kniegelenke erkranken am häufigsten. Die Symptome gleichen einer akuten Arthritis mit plötzlichem Beginn und schmerzhafter Schwellung betont der Beine, die besonders bei größeren Gelenken von Gelenkergüssen begleitet ist. Charakteristisch sind **Enthesitiden (Tendinopathien)**, schmerzhafte Entzündungen der Ansatzstellen von Sehnen und Ligamenten. Symptome zeigen sich an Achillessehnen, Plantarfaszien, Brustbein, Fingern, Oberschenkeln sowie am Iliakalkamm. Charakteristisch ist ferner eine Beteiligung des Achsenskeletts mit Sakroiliitis und schmerzhafter Bewegungseinschränkung der unteren Rückenabschnitte.

Augen-und Schleimhautveränderungen Häufig ist eine symmetrische, blande Konjunktivitis, seltener das Bild einer Iridozyklitis oder Uveitis. An der Mundschleimhaut zeigen sich vielfach oberflächliche Ulzera und Erosionen, an der Zunge Exfoliatio linguae areata.

Weitere Manifestationen Selten kommen Perikarditis, Neuritis und Glomerulonephritis sowie Erythema nodosum vor.

Histopathologie

Sie ist von einer Psoriasis pustulosa nicht zu unterscheiden. Immer finden sich reichlich neutrophile Granulozyten als Munro-Abszesse, die Epidermis ist insgesamt verdickt mit ausgezogenen Reteleisten, im Papillarkörper sind Kapillaren weit gestellt und von vorwiegend mononukleärem Infiltrat umgeben.

- **Therapie**

Im Vordergrund steht beim Nachweis noch vorhandener intestinaler und urethraler Erscheinungen nach mikrobiologischer Diagnostik eine entsprechende spezifische antimikrobielle Behandlung. Bei posturethritischer Form empfiehlt sich Doxycyclin, 2-mal 100 mg/Tag für mehrere Wochen, unter Mitbehandlung des Partners. Die eigentliche Therapie bleibt symptomatisch, wobei zunächst nichtsteroidale Antiphlogistika verabreicht werden. Bei ausgeprägter Symptomatik des Bewegungsapparats und der Haut kommen Methotrexat, 15–20 mg/Woche, oder Ciclosporin, 3–4 mg/kg/Tag, infrage. An Handtellern und Fußsohlen werden Okklusivverbände mehrtägig für 5–6 h unter Verwendung potenter Glukokortikoide eingesetzt. Bei starker Pustelbildung sind Retinoide (Acitretin, Dosierung wie bei pustulöser Psoriasis) wirksam. Die Erkrankung verläuft in Schüben, wobei die Arthritis über Jahre zunehmend das Bild beherrscht. Bei ausgeprägter Arthritis gelten heute die TNF-α-Antagonisten als Therapie der ersten Wahl.

39.4.2 Psoriasisarthritis

- **Synonyme**

Arthritis psoriatica, psoriatische Arthropathie

- **Definition**

Die Psoriasisarthritis ist eine komplexe seronegative Entzündung des Bindegewebs- und Stützapparats. Manifestationen sind in wechselnder Ausprägung Synovialitis, erosive Arthritis, Enthesitis, Tendinitis, Tenosynovialitis, Spondylitis, Sakroileitis, Ostitis, Periostitis und Daktylitis. Typisch ist ein Befall der distalen Interphalangealgelenke. Grundsätzlich bilden sich nach unterschiedlichen anfänglichen Verteilungsmustern ein distaler, ein axialer und ein kombiniert distal-axialer Verteilungstyp der Arthritis heraus.

- **Epidemiologie**

Die Angaben zu Prävalenz der Psoriasisarthritis bei Psoriasis-Patienten reichen von 6–40%. Eine Studie an deutschen Patienten weist eine Prävalenz von 20% nach. Die Erstmanifestation kann bereits im Kindesalter erfolgen, jedoch werden die meisten Fälle zwischen dem 35.–45. Lebensjahr symptomatisch. Bei etwa 60% der Patienten entsteht zunächst die Hauterkrankung, der durchschnittlich etwa 7 Jahre später die Psoriasisarthritis folgt. Bei etwa 20% kommt es zur gleichzeitigen (±1 Jahr) Manifestation, bei etwa 20% der Patienten mit Psoriasisarthritis bestehen bei Erstmanifestation keine Hautveränderungen (**Psoriasisarthritis sine psoriase**). Hier kann die diagnostische Einordnung schwierig sein und eine gründliche Inspektion des Integuments erfordern zum Nachweis diskreter, aber für die Psoriasisarthritis wegweisender psoriatischer Hautveränderungen besonders periumbilikal, in der Rima ani und am Kapillitium.

- **Ätiopathogenese**

Sie ist unbekannt. Ein genetischer Hintergrund ist wahrscheinlich. Viele der mit Psoriasis assoziierten Genorte wie *HLA-Cw6*, *TRAF3IP2*, *IL12B* und *IL23R* sind auch mit der Psoriasisarthritis assoziiert. HLA-B27 findet sich bei etwas 20% der Patienten und ist insbesondere mit einer Beteiligung des Achsenskeletts verbunden. Bei eineiigen Zwillingen besteht eine Konkordanzrate von 30–40%. Pathophysiologisch wird eine zelluläre Immunreaktion mit einer zentralen Rolle aktivierter $CD4^+$- und $CD8^+$-T-Zellen diskutiert. Wie in den Hautveränderungen finden sich in der Enthesitis sowie der Synovia und der Synovialflüssigkeit ein T-Zell-reiches Infiltrat sowie ein vermehrter Gehalt an neutrophilen Granulozyten. Wie auch bei der kutanen Entzündung sind TNF-α und IL-12/-23 zentrale Mediatoren der Entzündungskaskade. Entzündungen der Ansätze von Sehnen und Bändern am Knochen (**Enthesitis**) sind wichtige frühe Merkmale einer Psoriasisarthritis. Weiterhin typisch ist das Nebeneinander von Knochenabbau (Osteolysen, Erosionen) und Knochenneubildung (**Syndesmophyten**, **Spiculae**, **whiskering**). Veränderungen im Gelenk mit Synovitis sind erst in späteren Stadien nachweisbar.

- **Klinik**

Psoriasisarthritis ist klinisch eine heterogene Erkrankung. Es werden mehrere Formen unterschieden, deren genaue Klassifikation weiterhin schwierig und auch von der Sensitivität der eingesetzten Untersuchungsmethoden abhängig ist. Allen gemeinsam ist der fehlende Nachweis von Rheumafaktor und CCP-Antikörpern. Dieses wichtige Kriterium zusammen mit dem teilweise sehr typischen Befalls-

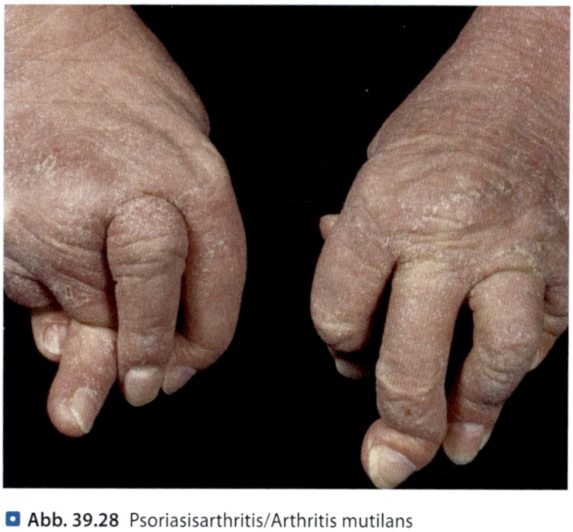

Abb. 39.28 Psoriasisarthritis/Arthritis mutilans

muster, dem gleichzeitigen Vorliegen psoriatischer Haut- und Nagelveränderungen oder einer Psoriasis in der Eigen- oder Familienanamnese grenzt die Psoriasisarthritis von der rheumatoiden Arthritis und anderen Formen seronegativer Spondarthritiden ab. Die Diagnose der Psoriasisarthritis wird durch eine systematische Erfassung verschiedener Krankheitsaspekte beispielsweise im Rahmen der CASPAR-Kriterien (**Clas**sification criteria for the diagnosis of **p**soriatic **ar**thritis) gestellt.

Ursprünglich wurden fünf Formen unterschieden:

1. Überwiegend distale interphalangeale Arthritis (5%)
2. Asymmetrische Oligoarthritis (70%)
3. Polyarthritis (15%)
4. Spondylitis (5%)
5. Arthritis mutilans (5%)

Nach heutigen Erkenntnissen bestehen erhebliche Überschneidungen zwischen diesen Manifestationen. Verlaufsbeobachtungen zeigen zudem, dass sich hieraus langfristig drei Hauptmuster mit peripherer, axialer oder kombiniert peripher-axialer Verteilung entwickeln. Eine periphere Arthritis findet sich bei 95% der Patienten und kann oligo- oder polyartikulär verlaufen. 5% haben nur eine spinale/axiale Beteiligung und zwischen 20–50% eine spinale und periphere Beteiligung. Oft nimmt die Erkrankung einen schweren Verlauf. Etwa 20% der Patienten entwickeln eine destruktive Form der Arthritis, und 10 Jahre nach Beginn der Arthritis zeigen mehr als die Hälfte der Patienten fünf oder mehr deformierte Gelenke.

Verschiedene Symptome sind charakteristisch für die Psoriasisarthritis. Sie können von geringen Beschwerden bis zu schwersten Veränderungen reichen. Es gibt keine erkennbare Korrelation zwischen Schwere von Haut- und Gelenkveränderungen. Die klinischen Manifestationen und Symptome beinhalten:

Enthesitis Sie ist eine Entzündung der Sehnenansätze am Knochen und wird von manchen Autoren als Primärläsion der Psoriasisarthritis angesehen. Klinisch im Vordergrund stehen Enthesitiden der langen Fingerstreckersehnen, der Achillessehne und der Plantarmuskelsehnen. Bedingt hierdurch gehören Schmerzen in der Fußsohle oder an der Ferse zu den Frühsymptomen. Von der Ferse in die Achilles- oder Plantarmuskelsehnen einwachsende dornartige Knochenneubildungen (**Spiculae, whiskering**) werden heute oft noch als Fersensporn fehldiagnostiziert und orthopädisch fälschlicherweise operativ behandelt.

Distale interphalangeale Arthritis/DIP-Arthritis Entzündungen der Interphalangealgelenke sind eine typische Manifestation der Psoriasisarthritis. Hier können entweder die distalen Gelenke der Finger und/oder Zehen betroffen sein oder alle Gelenke innerhalb eines Strahls. Typisch sind Schwellung, Schmerzhaftigkeit und stark eingeschränkte Beweglichkeit. Eine Enthesitis der langen Fingerstreckersehnen, welche das benachbarte **DIP-Gelenk** (DIP = distal interphalangeal joints) erfasst, wird heute als Ursache für dieses Verteilungsmuster gesehen. Diese Enthesitis erklärt auch die bei **DIP-Arthritis** häufig beobachtete Beteiligung.

Nagelmatrixpsoriasis Dazu kommt es, weil die Nagelmatrix am distalen Enthesenapparat fixiert ist. Die Entzündung der Nagelmatrix verursacht eine Störung des Nagelwachstums, die von Tüpfelnägeln bis hin zur schweren Nageldystrophie reichen kann.

Daktylitis Sie zeigt sich als eine wurstförmige entzündliche Schwellung von Fingern und Zehen, bedingt durch Tenosynovialitis, Periostitis und Entzündung des umgebenden Bindegewebes.

Axiale Beteiligung Sie beinhaltet Spondylarthritis und Sakroiliitis. Subjektive Symptome sind Schmerzen und eingeschränkte Beweglichkeit im Rücken- und Lumbalbereich. Eine Beteiligung der Halswirbelsäule mit Versteifung der Gelenke muss bei Narkosen dem Anästhesisten bekannt sein, damit nicht eine zu starke Dorsalflexion bei Intubation zu einem iatrogenen Bruch des Dens axis führt. Die axiale Psoriasisarthritis ist oft schwer von anderen Spondylarthropathien zu unterscheiden. Vor allem radiologische Merkmale werden zu ihrer Diagnose herangezogen.

Arthritis mutilans Besonders an Händen und Füßen, aber auch am Achsenskelett unter Beteiligung des Sakroiliakalgelenke kommt es zu rasch destruierenden, hoch entzündlichen Arthritiden, die schnell zur Zerstörung des Knorpels und zum knöchernen Um- und Abbau führen. Die Finger sind durch die Destruktion der Phalangealknochen oft teleskopartig verkürzt. Starke Schmerzen und rasch drohende irreversible Invalidität kennzeichnen diese Form.

▪▪ Sonderformen der Psoriasisarthritis

Verschiedenen Arthritisformen gehen mit neutrophilen Dermatosen einher und zeigen Hautveränderungen, die einer lokalisierten pustulösen Psoriasis entsprechen. Sie werden teilweise der Psoriasis zugeordnet, obwohl der Zusammenhang nicht eindeutig geklärt ist. Wahrscheinlich handelt es sich um genetisch und pathophysiologisch von der Psoriasis distinkte Krankheitsbilder mit morphologischen Überlappungen. Möglicherweise sind die Grenzen zwischen den einzelnen Krankheitsbildern fließend.

- **SAPHO-Syndrom.** Das gemeinsame Auftreten von Synovitis, Acne conglobata oder palmoplantarer Pustulosis, Hyperostose und Osteitis wird als SAPHO-Syndrom bezeichnet (▶ Kap. 72).

- **CRMO** [Giedion et al. 1972, Bjorksten et al. 1978] Die **c**hronic **r**ecurrent **m**ultifocal **o**steomyelitis ist eine schwere Form der chronischen nichtinfektiösen Osteomylitis. Sie betrifft vor allem die Metaphysen der langen Röhrenknochen. Beteiligung von Augen, Gastrointestinaltrakt und Haut finden sich in unterschiedlichem Ausmaß. Hautveränderungen wie palmoplantare Pustulose oder Psoriasis finden sich bei bis zu 30% der Patienten mit chronischen, nichtbakteriellen Osteomyelitiden.
- **Sonozaki-Syndrom** [Sonozaki et al. 1931] Hierbei handelt es sich um das gemeinsame Auftreten von sterilen, neutrophilen Arthroosteitiden mit einer palmoplantaren Pustulose.
- **POPP** [Fournie et al. 1989]. Die **p**soriatische **O**nycho-**P**achydermo-**P**eriostitis ist ein in Einzelfällen berichtetes Krankheitsbild, Es setzt sich zusammen aus akralen soliden periostalen Reaktionen und ossären Verdichtungen ohne Beteiligung der distalen Interphalangealgelenke, schmerzhafter Schwellung des umgebenden Weichteilgewebes und einer Onycholyse und longitudinalen Onychodystrophie der Nagelplatte.

Differenzialdiagnose

Nicht selten stellt Psoriasisarthritis, vor allem bei fehlenden Hautveränderungen, eine Ausschlussdiagnose dar. Wichtigste Differenzialdiagnosen sind rheumatoide Arthritis, reaktive Spondylarthritiden (wie nach Infektionen mit Yersinien, Arthritis gonorrhoica), Morbus Reiter und, bei Manifestation in einem Strahl oder an den Kniegelenken, auch Gicht.

Diagnostisches Vorgehen

Da die Mehrzahl der Patienten mit Psoriasisarthritis zunächst eine Psoriasis aufweist, kommt der Dermatologie eine wichtige Rolle bei der Frühdiagnose zu. Wichtig ist hierbei die richtige Einordnung scheinbar unspezifischer Beschwerden, wie der durch Enthesitiden verursachten Schmerzen in der Fußsohle oder am Ansatz der Achillessehnen. Hinweisend ist auch die Kinetik der Rückenschmerzen mit einem Maximum in den frühen Morgenstunden sowie Morgensteifigkeit von >30 min. Magnetresonanztomografie, Gelenkultraschall, Röntgen, Computertomografie und Skelettszintigrafie müssen in Abhängigkeit von der jeweiligen Manifestation differenziert zur Diagnose eingesetzt werden. Spezifische serologische Untersuchungen fehlen bislang, da Rheumafaktor und CCP-Antikörper im Regelfall negativ ausfallen.

Diagnostisch wegweisend sind:

- Asymmetrische Beteiligung eines oder einiger weniger Gelenke
- Daktylitis
- Gleichzeitiges Auftreten von Ankylose, periostaler Knochenneubildung, Erosionen und Osteolysen
- Bevorzugung der distalen Interphalangealgelenke oder Manifestation in nur einem Strahl
- Negative Rheumaserologie
- Psoriasis in der Eigen- oder Familienanamnese

Therapie

Sie richtet sich vor allem nach Akuität und Typ der Psoriasisarthritis. Bei leichten Formen kommen nichtsteroidale Antiphlogistika zur Anwendung. Bei isolierten Manifestationen an peripheren Gelenken und Enthesen ist lokalisierte Injektion von Glukokortikoiden möglich. Systemische Medikamente beinhalten aktuell konventionelle DMARDs (disease modifying anti-rheumatic drugs: MTX, Leflunomid, Sulfasalazin, Ciclosporin) und TNF-α-Antagonisten. Diese werden je nach Hauptmanifestation der Psoriasisarthritis differenziert eingesetzt. Therapeutisch werden vier Formen der Arthritis mit unterschiedlichem therapeutischem Ansprechen unterschieden. Bei Vorliegen einer peripheren Arthritis wird wie bei der Psoriasis zunächst das Spektrum der konventionellen DMARDs ausgeschöpft, ehe TNF-α-Antagonisten eingesetzt werden. Bei axialer Erkrankung, Enthesitis und Dactylitis sind konventionelle DMARDs weitgehend unwirksam, sodass hier frühzeitig TNF-α-Antagonisten zum Einsatz kommen. Rheumatologisch werden immer wieder systemische Glukokortikoide eingesetzt. Hierbei sollte aber aus dermatologischer Sicht auch das Risiko einer glukokortikoidinduzierten, generalisierten, pustulösen Psoriasis bedacht werden.

Zur Diagnostik und Therapie empfiehlt sich ein interdisziplinäres Vorgehen vor allem unter Beteiligung von Dermatologen und Rheumatologen.

Literatur

Psoriasis vulgaris mit Unterformen

Brandrup F, Holm N, Grunnet N et al (1982) Psoriasis in monozygotic twins: variations in expression in individuals with identical genetic constitution. Acta Derm Venereol 62: 229–236

Cargill M, Schrodi SJ, Chang M et al (2007) A large-scale genetic association study confirms *IL12B* and leads to the identification of *IL23R* as psoriasis-risk genes. Am J Hum Genet 80: 273–290

Diluvio L, Vollmer S, Besgen P et al (2006) Identical TCR beta-chain rearrangements in streptococcal angina and skin lesions of patients with psoriasis vulgaris. J Immunol 176: 7104–7111

Farber EM, Nall ML, Watson W (1974) Natural history of psoriasis in 61 twin pairs. Arch Dermatol 109:207–210

Gelfand JM, Neimann AL, Shin DB et al (2006) Risk of myocardial infarction in patients with psoriasis. JAMA 296: 1735–1741

Genetic Analysis of Psoriasis Consortium & the Wellcome Trust Case Control Consortium 2, Strange A, Capon F, Spencer CC et al (2010) A genome-wide association study identifies new psoriasis susceptibility loci and an interaction between HLA-C and ERAP1. Nat Genet 42: 985–990

Griffiths CE, Barker JN (2007) Pathogenesis and clinical features of psoriasis. Lancet 370: 263–271

Happle R (2011) Überlagerte lineäre Psoriasis: Revision eines historischen Falles. J Deutsch Dermatol Ges 9: 1027–1029. Aktueller

Kommentar: Ring J (2011) Psoriasiformer ILVEN oder überlagerte lineäre Psoriasis? J Deutsch Dermatol Ges 9: 1029
Henseler T, Christophers E (1985) Psoriasis of early and late onset: characterization of two types of psoriasis vulgaris. J Am Acad Dermatol 13: 450–456
Henseler T, Christophers E (1995) Disease concomitance in psoriasis. J Am Acad Dermatol 32: 982–986
Jenisch S, Henseler T, Nair RP et al (1998) Linkage analysis of HLA markers in familial psoriasis: strong disequilibrium effects provide evidence for a major determinant in the HLA-B/-C region. Am J Hum Genet 63: 191–199
Lowes MA, Bowcock AM, Krueger JG (2007) Pathogenesis and therapy of psoriasis. Nature 445:866–873
Meeuwis KA, de Hullu JA, Massuger LF et al (2011) Genital psoriasis: A systematic literature review on this hidden skin disease. Acta Derm Venereol 91: 5–11
Morar N, Willis-Owen SA, Maurer T, Bunker CB (2010) HIV-associated psoriasis: pathogenesis, clinical features, and management. Lancet Infect Dis 10: 470–478
Mrowietz U, Kragballe K, Reich K et al (2011) Definition of treatment goals for moderate to severe psoriasis: a European consensus. Arch Dermatol Res 303: 1–10
Nast A, Kopp IB, Augustin M et al (2007) S3-Leitlinie zur Therapie der Psoriasis vulgaris. J Dtsch Dermatol Ges 5 Suppl 3: 1–119
Parrish JA, Fitzpatrick TB, Tannenbaum L et al (1974) Photochemotherapy of psoriasis with oral methoxsalen and long-wave ultraviolet light. N Engl J Med 291: 1207–1211
Pathirana D, Ormerod AD, Saiag P et al (2009) European S3-guidelines on the systemic treatment of psoriasis vulgaris. J Eur Acad Dermatol Venereol 23: 1–70
Prinz JC (2011) Autoimmune-like syndromes induced by TNF-α antagonists: Infection-induced autoimmunity or autoimmune mimics? Nature Rev Rheumatol 7: 429–434
Schön MP, Boehncke WH (2005) Psoriasis. N Engl J Med. 352: 1899–1912
Stuart PE, Nair RP, Ellinghaus E et al (2010) Genome-wide association analysis identifies three psoriasis susceptibility loci Nat Genet 42: 1000–1004

Pustulöse Psoriasis

Chalmers R, Hollis S, Leonardi-Bee J et al (2009) Interventions for chronic palmoplantar pustulosis. The Cochrane Library 4: 1–49
Hayashi M, Fujihara K, Beder LB et al (2009) Pathogenic role of tonsillar lymphocytes in associated with HSP60/65 in pustulosis palmaris et plantaris. Auris Nasus Larynx 36: 578–585
Marrakchi S, Guigue P, Renshaw BR et al (2011) Interleukin-36-receptor antagonist deficiency and generalized pustular psoriasis. N Engl J Med 365: 620–628
Mrowietz U, van de Kerkhof PC (2011) Management of palmoplantar pustulosis. Do we need to change? Br J Dermatol 164: 942–946
Seneschal J, Milpied B, Vergier B et al (2009) Cytokine imbalance with increased production of interferon-alpha in psoriasiform eruptions associated with antitumour necrosis factor-alpha treatments. Br J Dermatol 161: 1081–1088

Morbus Reiter und Psoriasisarthritis

Chandran V, Gottlieb A, Cook RJ et al (2009) International multicenter psoriasis and psoriatic arthritis reliability trial for the assessment of skin, joints, nails, and dactylitis. Arthritis Rheum 61: 1235–1242
Reich K, Krüger K, Mössner R, Augustin M (2009) Epidemiology and clinical pattern of psoriatic arthritis in Germany: a prospective interdisciplinary epidemiological study of 1511 patients with plaque-type psoriasis. Br J Dermatol 160: 1040–1047
Ritchlin CT, Kavanaugh A, Gladman DD et al (2009) Treatment recommendations for psoriatic arthritis. Ann Rheum Dis 68: 1387–1394
Veale DJ, Fitzgerald O (2002) Psoriatic arthritis-pathogenesis and epidemiology. Clin Exp Rheumatol 20: S27–S33

Erstbeschreiber

Andrews GC, Birkmar FW, Kelly RJ (1934) Recalcitrant pustular eruptions of the palms and soles. Arch Dermatol Syph 29: 548–563
Auspitz (1870) Über das Verhältnis der Oberhaut zur Papillarschicht, insbesondere bei pathologischen Zuständen der Haut. Arch Dermatol Syph 2: 24–58
Barber HW (1936) Pustular psoriasis of the extremities. Guy's Hospital Reports, London 86: 108–119
Bjorksten B, Gustavson KH, Eriksson B et al (1978) Chronic recurrent multifocal osteomyelitis and pustulosis palmoplantaris. J Pediatr 93: 227–231
Brodie BC (1818) Pathological and surgical observations on diseases of the joints. Longman, London
Crocker HR (ed) (1888) Diseases of the skin, 3rd ed. Lewis, London
Fiessinger N, Leroy E (1916) Contribution à l'étude d'une épidémie de dysenterie dans la Somme (juillet – octobre 1916). Bull Soc Méd Hôp Paris 40: 2030–2069
Fournie B, Viraben R, Durroux R et al (1989) L'onychopachydermoperiostite psoriasique du gros orteil. Rev Rhum Mal Osteoartic 56: 579–582
Galewsky E (1916) Über Cignolin, ein Ersatzpräparat des Chrysarobins. Dermatol Wochenschr 62: 113–115
Giedion A, Holthusen W, Masel LF et al (1972) Subacute and chronic symmetrical osteomyelitis. Ann Radiol (Paris) 15: 329–342
Hallopeau MH (1890) Sur une asphyxie locale des extremities avec polydactylite suppurative chronique et poussées éphémères de dermatite pustuleuse disséminée et symétrique. Bull Soc Fr Dermatol Syph 1: 39–45
Hebra F (1872) Über einzelne während der Schwangerschaft, dem Wochenbette und bei Uterinalkrankheiten der Frauen zu beobachtende Hautkrankheiten. Wien Med Wochenschr 48: 1197–1202
Köbner H (1876) Zur Aetiologie der Psoriasis. Viertelj Dermatol Syph 8: 559–561
Königsbeck M (1917) Über stark exsudative Psoriusis mit Pustelbildung, speziell der Hände, Füsse und Nägel. Medizinische Dissertation, Universität München
Kogoj F (1927–1928) Un cas de maladie de Hallopeau. Acta Derm Venereol 8: 1–12
Munro WJ (1898) Note sur l'histopathologie du psoriasis. Ann Derm Syph 9: 961–967
Reiter H (1916) Ueber eine bisher unerkannte Spirochäteninfektion (Spirochaetosis arthritica). Dtsch Med Wochenschr 42: 1535–1536
Sonozaki H, Mitsui H, Miyanaga Y et al (1981) Clinical features of 53 cases with pustulotic arthro-osteitis. Ann Rheum Dis 40: 547–553
Unna PG (1916) Cignolin als Heilmittel der Psoriasis. Dermatol Wochenschr 62:116–137, 150–163, 175–183
Weinstein GD (1977) Methotrexate. Ann Intern Med 86: 199–204
Willan R(1808) On cutaneous diseases. Vol I. Containing Ord.I Papulae. Ord.II. Squamae. Ord.III. Exanthemata. Ord.IV. Bullae. Johnson, London. Order II. II.Psoriasis; dry or scaly tetter. S 148–188 (Die Legende zu Tafel VIII heißt Lepra vulgaris, zu Tafel IX Lepra Alphos. und Lepra nigricans). Auf S 149 schrieb Willan »Die Bezeichnung Psoriasis ... scheint in jeder Hinsicht geeignet zu sein;« und führte damit den Begriff ein.
Woronoff DI (1926) Die peripheren Veränderungen der Haut, um die Effloreszenzen der Psoriasis vulgaris und Syphilis corymbosa. Dermatol Wochenschr 82: 249–253
von Zumbusch L (1910) Psoriasis und pustulöses Exanthem. Arch Dermatol Syphilol 99: 335–346

Papulöse und lichenoide Erkrankungen

Thomas Vogt

40.1 Einführung

Viele Dermatosen sind durch kleine, oft juckende Papeln charakterisiert. Da der Lichen ruber der Hauptvertreter in dieser Gruppe von Dermatosen ist, spricht man auch von lichenoiden Erkrankungen. Lichen leitet sich vom griechischen Wort geichu (Flechte) her, das die flechtenartige Wachstumstendenz durch Aggregation von Papeln beschreibt.

Einige Erkrankungen werden auch aufgrund histologischer Merkmale, die an den prototypischen Lichen ruber erinnern, als lichenoid bezeichnet, wie lichenoide Mycosis fungoides oder lichenoides Arzneimittelexanthem. Für sie sind insbesondere ein bandartiges lymphozytäres Infiltrat in der dermo-epidermalen Junktionszone und eine Alteration der basalen Keratinozyten typisch. Dagegen wird die klinisch fassbare Vergröberung des Hautreliefs durch lang anhaltendes Scheuern und Reiben, wie beim Lichen simplex chronicus (▶ Kap. 34), als Lichenifikation bezeichnet.

40.2 Lichen ruber

[Wilson 1869]

▪ Synonyme
Lichen ruber planus, Lichen planus

▪ Definition
Der Lichen ruber ist eine nicht kontagiöse, klinisch und histologisch sehr typische, subakut oder chronisch verlaufende, entzündliche papulöse Hauterkrankung, welche meist Juckreiz verursacht. Sie tritt an Haut und oft an den Schleimhäuten auf und kann durch die seltenere Beteiligung von Adnexorganen zu Nageldystrophie und vernarbender Alopezie führen.

▪ Epidemiologie
Lichen ruber ist mit einer Prävalenz um 0,5% relativ häufig. In dermatologischen Kliniken und Praxen bildet die entsprechende Patientengruppe daher einen wesentlichen Anteil. Es besteht eine geringfügige Gynäkotropie. Das Durchschnittsalter liegt bei 40 Jahren, die Erkrankung kann aber in jedem Lebensalter vorkommen.

▪ Ätiopathogenese
Die Ätiologie ist unbekannt. Familiäres Auftreten wurde beobachtet, etwa 100 solche Fälle sind dokumentiert. Eine signifikante Beziehung zu bestimmten HLA-Phänotypen besteht nicht, jedoch eine Assoziation mit Autoimmunerkrankungen wie Dermatomyositis, Lupus erythematodes, Sklerodermie, Alopecia areata, Vitiligo, Colitis ulcerosa, primär biliärer Zirrhose und Diabetes mellitus.

Die molekulare Pathogenese ist nicht vollständig geklärt. Im Wesentlichen scheint es sich um eine zelluläre Autoimmunreaktion gegen basale Keratinozyten zu handeln. Deren fokale Zerstörung zusammen mit einem bandartigen dermal-junktionalen Infiltrat von Th1-Zellen, $CD4^+$-T-Helferzellen und später zytotoxischen $CD8^+$-T-Zellen sind neben weiteren epidermalen Veränderungen das Korrelat der klinisch sichtbaren Papeln. Hier ergeben sich verblüffende klinische, histologische und immunologische Homologien zur Graft-versus-Host-Reaktion (GVHD). Das folgende teils hypothetische Modell zeichnet sich aktuell ab:

In frühen Veränderungen fällt die deutliche Vermehrung von Antigen-präsentierenden Zellen (APZ) auf, im Wesentlichen Langerhans-Zellen. Diese werden möglicherweise von den Keratinozyten selbst durch eine fehlgesteuerte Zytokinproduktion angelockt. Die Natur der Autoantigene ist unklar. Die Antigen-präsentierenden Zellen aktivieren autoreagible T-Zellen, die weitere proinflammatorische Zytokine produzieren. Unter diesen scheint das Th1-Zytokin Interferon-γ eine Schlüsselrolle zu spielen: Es induziert in den Keratinozyten unter anderem die pathologische Expression von HLA-DR(Klasse-II-MHC)-Molekülen, intercellular adhesion molecule (ICAM)-1 und Fas (Zelltodrezeptor, death receptor). HLA-DR verstärkt die T-Zell-Aktivität weiter, während ICAM-1 die Bindung von lymphocyte function associated antigen (LFA)-1, einem

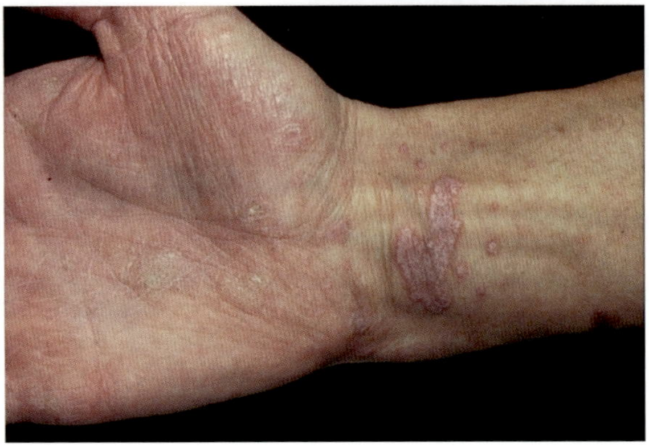

Abb. 40.1 Lichen ruber

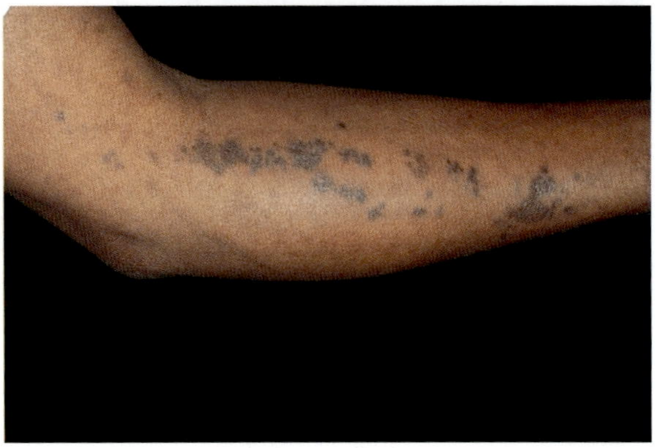

Abb. 40.2 Pigmentierter Lichen ruber

T-Zell-Oberflächenprotein, ermöglicht. Die Keratinozyten werden so zum Ziel der zytotoxischen, also Apoptose induzierenden T-Zell-Aktivität. Keratinozyten gehen schließlich unter durch die Expression von FasL, dem aktivierenden Liganden des Fas-Rezeptors, durch die Expression Membran schädigender Perforine und die Freisetzung von zelltoxischem Granzym B aus den T-Zellen.

Die Frage, warum im Unterschied zur Graft-versus-Host-Reaktion nur Haut und Schleimhaut betroffen sind, ist nicht zu beantworten. Möglicherweise ist ein epidermisspezifisches, noch unbekanntes Autoantigen involviert. Interessant ist, dass in einigen Studien in bis zu 40% eine Assoziation von Lichen ruber mit Lebererkrankungen etwa chronisch aktiven **Virushepatitis B** und **C** sowie primär biliären Zirrhosen berichtet wurde. Man nimmt an, dass alterierte Hepatozyten antigene Epitope mit Homologien zu Keratinozytenantigenen exprimieren und auf diese Weise die autoreaktiven zytotoxischen T-Zellen aktivieren. Auch mag es Überlappungen des Lichen ruber mucosae geben mit der chronisch ulzerativen Stomatitis (CUS), da einzelne Patienten die CUS-typischen stratified epitheliumspezifischen antinukleären Antikörper (SES-ANA) produzieren.

Zusätzlich kommen medikamentöse Auslöser wie etwa Goldsalze vor. Oft ist es klinisch, histologisch – und semantisch – schwierig, lichenoide Arzneireaktionen vom echten Lichen ruber abzugrenzen. Möglich ist auch die Induktion von Lichen-ruber-artigen Mundschleimhautveränderungen durch den Kontakt mit Amalgamfüllungen bei Sensibilisierung mit Quecksilberverbindungen, wahrscheinlich trifft dies auch auf andere Metalle wie etwa Goldverbindungen zu. Im Verdachtsfall sollte ein Epikutantest durchgeführt werden. Eventuell ist im positiven Fall hier jedoch der Terminus lichenoide Kontaktdermatitis zutreffender und rechtfertigt unter Umständen einen Wechsel des Materials.

Oft wurde auch über einen Beginn der Erkrankung nach psychischen Traumen oder in Stresssituationen berichtet. Psychoimmunologische Einflüsse erscheinen also möglich, die Studien dazu müssen jedoch wegen des krankheitsimmanenten Stresses durch den quälenden Juckreiz mit Vorsicht interpretiert werden.

▪ Klinik

Intensiv juckende Papeln und das **Köbner-Phänomen (isomorpher Reizeffekt)** sind Kennzeichen der Erkrankung. Das Köbner-Phänomen bedeutet, dass durch exogene Reize oder Traumen etwa durch Kratzen, an Injektionsstellen, Druckstellen oder Schürfwunden Lichen-ruber-Effloreszenzen entstehen. Allerdings exkoriieren sich die meisten Patienten nicht, sie scheuern eher, oft so massiv, dass die Nägel spiegelnd glänzen (**Glanznägel**). Die Effloreszenzen sind sehr typische Papeln: Die Papeln sind zunächst stecknadelkopf- bis reiskorngroß und derb. Die typische Papel ist durch die natürlichen Hautlinien, feine Furchen, umgrenzt und daher polygonal. Stets steigt sie steil aus dem Hautniveau auf; ihre Oberfläche ist plan, das heißt plateauartig, und spiegelt intensiv bei Gegenlichtbetrachtung (lichenoider Glanz). Nicht selten sind initiale Papeln in ihrer Mitte leicht eingedellt. Benachbarte Papeln können zu größeren Herden unterschiedlicher Konfiguration zusammentreten. Die Wachstumstendenz durch Aggregation der Papeln erklärt den Namen Lichen, Flechte. Die Farbe ist gewöhnlich zunächst mehr entzündlich graurot, nach einigen Wochen tendiert sie mehr zu rötlich-bläulichen Nuancierungen und vielfach, gerade wenn die Erkrankung abheilt, zu braunen Farbtönen (postinflammatorische Hyperpigmentierung).

Bei genauer Betrachtung der Oberfläche der Flechte fällt das diagnostisch wichtige **Wickham-Phänomen** [Wickham 1895] auf: Auf der planen Papeloberfläche, besonders bei aggregierten Papeln, findet sich eine feine, milchig weiße Zeichnung in Form feiner Netze oder mehr randständiger Säume. Das Wickham-Phänomen ist oft bei Lupenbetrachtung besser zu erkennen, besonders gut nach Anfeuchten mit Wasser oder Hautdesinfizienzien

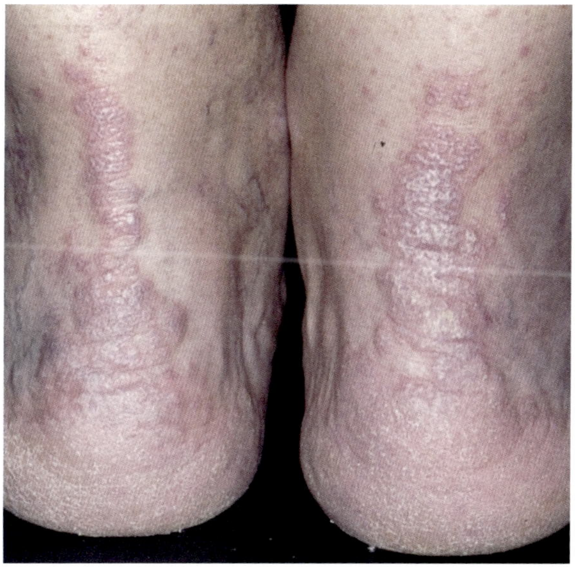

Abb. 40.3 Lichen ruber verrucosus

und Dermatoskopie, weil so die Transparenz der kompakt verdickten Hornschicht erhöht und die typische Hypergranulose (Verdickung der keratohyalinhaltigen Zelllagen des Stratum granulosum) sichtbar wird. Wickham-Netze können die alleinige Morphe bei Lichen ruber der Schleimhaut sein.

Klinisch gibt es viele Spielarten in der Manifestation und Verteilung des Lichen ruber, wobei sich mehrere bei einem Patienten finden können, sodass die Differenzierung von Varianten nicht wechselweise exklusiv zu verstehen ist, sondern die Kategorien didaktisch das vielgesichtige Krankheitsbild simplifizieren.

Exanthematischer oder eruptiver Lichen ruber

Die Erkrankung verläuft vielfach subakut mit zunächst einzeln stehenden, distinkten Papeln, nur wenige konfluieren. Die Verteilung ist dabei meist symmetrisch. Prädilektionsstellen sind die Beugeflächen der Handgelenke und die Fußrücken; andere häufige Lokalisationen sind die seitliche Halsregion, die Unterarme, die Schienbeine und die Genitoanalregion. Bei akuterem Verlauf generalisiert das Bild bis hin zur Erythrodermie mit Beteiligung des Stamms, bevorzugt an Flanken und am Kreuzbein. Immer muss auch nach Mundschleimhaut-, Haar- und Nagelbeteiligung gesehen werden. Fast nie ist das Gesicht betroffen.

Lokalisierter Lichen ruber

Diese Patienten haben nur eine begrenzte Zahl größerer Plaques, oft dick und infiltriert. Die typische Leiteffloreszenz findet sich oft nur am Rand. Prädilektionsstellen sind die Schienbeine, auch Penis, Hals und Rücken sind typisch. Der Verlauf ist chronisch, daher ist meist eine Hyperpigmentierung zu beobachten. Die Mundschleimhaut ist fast nie beteiligt. An den Unterschenkeln muss gerade bei Asiaten der Lichen amyloidosus abgegrenzt werden, der aber typischerweise kuppelförmige Papeln verursacht.

Anulärer Lichen ruber

Nicht selten haben größere Effloreszenzen des Lichen ruber die Neigung zu zentraler Abheilung, oft assoziiert mit Hyperpigmentierung, und gleichzeitig peripherer Progression. So entstehen zunächst gedellte Papeln, später anuläre Herde.

Linearer Lichen ruber

Diese seltene Variante zeigt eine streifenförmige Anordnung von Lichen-ruber-Effloreszenzen, die sich bandförmig beispielsweise von der Achselhöhle bis zum Handgelenk oder von der Glutealregion bis zum Innenknöchel hinziehen können. Gelegentlich kann die Anordnung zosteriform oder segmental sein oder den Blaschko-Linien folgen. Differenzialdiagnostisch muss zur Abgrenzung von anderen linearen Dermatosen, wie linearer Psoriasis, Lichen striatus oder auch vom inflammatorischen linearen verrukösen epidermalen Nävus (ILVEN), nicht selten die Histologie herangezogen werden.

Hypertropher Lichen ruber

Der verruköse oder hypertrophe Lichen ruber ähnelt der lokalisierten Form und bevorzugt die Schienbeine und die Fußrücken. Der Juckreiz ist extrem, hier wird tatsächlich auch exkoriierend gekratzt. Charakteristisch sind die dicken verruziformen Hyperkeratosen, die alle Feinheiten des Oberflächenreliefs zudecken, gelegentlich betont um Follikelostien herum. Nach Abheilung können Narben bleiben. Vielfach ist eine chronisch-venöse Insuffizienz zusätzlich vorhanden. Verruköse Karzinome auf dem Boden eines Lichen ruber verrucosus wurden beobachtet. Zur Abgrenzung gegenüber Lichen simplex chronicus (lichenifiziertes Ekzem) schafft oft eine Biopsie Klarheit.

Knotiger Lichen ruber

Manchmal erscheinen einzelne Läsionen knotig und müssen von der Prurigo nodularis abgegrenzt werden. Der alte Begriff des Lichen ruber obtusus war hierfür früher gängig.

Atrophisierender Lichen ruber

In aller Regel heilt der Lichen ruber abgesehen von der langwährenden Hyperpigmentierung folgenlos ab, aber gelegentlich kann bei ausgeprägter dermaler Entzündung eine atrophisierend-narbige Verlaufsform gesehen werden. Meist sind nur wenige Effloreszenzen vorhanden, die häufig an den Beinen lokalisiert sind. Am Ort der ursprünglichen Papeln entsteht eine unter das Hautniveau eingesunkene, scharf begrenzte, weißliche oder bläuliche, meist linsengroße Hautverdünnung mit Verlust der Haare und Follikelostien. Solche Herde können zusammenfließen und als Endzustand scharf abgesetzte, weißlich-atrophische Flächen bilden. Der Endzustand kann daher klinisch einem Lichen sclerosus et atrophicus oder auch einer kleinherdigen Morphea, auch einem Endzustand nach Incontinentia pigmenti (Sulzberger-Bloch) ähnlich sein. Entscheidend sind die Vorgeschichte und der histologische Befund frischer Effloreszenzen.

V

Bullöser Lichen ruber

Bei dieser seltenen Variante müssen zwei Typen unterschieden werden:

- Bläschen und Blasen können sekundär in Lichen-ruber-Effloreszenzen entstehen durch die entzündliche Infiltration im Bereich der Junktionszone mit starker basaler Keratinozytenapoptose (Interface-Entzündung) mit nachfolgender Kontinuitätstrennung zwischen Epidermis und Dermis.
- **Lichen ruber pemphigoides** bezeichnet dagegen Blasen auch in normaler Haut und repräsentiert eine Überlappung von Lichen ruber und den Autoimmunphänomenen des bullösen Pemphigoids (▶ Kap. 50).

Erosiver Lichen ruber

Eine sekundäre Erosion ist im Mund oder an den Sohlen naturgemäß möglich. Die sehr schmerzhaften Erosionen und Ulzerationen heilen zögerlich ab, auch vernarbend, akral auch unter Verlust von Nägeln. Bei reinen Erosionen kann die Diagnose nur anhand anderer Effloreszenzen und klinischer Zeichen etabliert werden.

Aktinischer Lichen ruber

In subtropischen oder tropischen Ländern, speziell im mittleren Osten, kommen Lichen-ruber-Eruptionen besonders bei Kindern und jungen Erwachsenen an Handrücken, am Hals und naturgemäß, entgegen der Regel, im Gesicht vor. Der Verlauf ist subakut, kann entsprechend der Exposition saisonal exazerbieren. Abgeheilt können die Veränderungen im Gesicht an Melasma erinnern. Die Abgrenzung zur lichenoiden polymorphen Lichtreaktionen ist bis heute unscharf. Sehr kleine weißliche Papeln sollten differenzialdiagnostisch an sonnenlichtprovozierten Lichen nitidus denken lassen.

Palmoplantarer Lichen ruber

Diese Varianten sind besonders beeinträchtigend durch Chronizität, Schmerzen und Einschränkungen gerade manueller Möglichkeiten. Es handelt sich um papulokeratotische oder nodulär-verruköse Herde, die sich vorzugsweise an den Rändern von Fingern und Handflächen, auch Druckpunkten lokalisieren. Sie sind sehr derb und infolge von keratotischen Auflagerungen gelblich gefärbt, was sie wie Schwielen mit entzündlichem Randsaum erscheinen lässt. Erosionen und Ulzerationen treten oft hinzu. Die Differenzialdiagnose ist hier eine Herausforderung. Es kommen folgende Erkrankungen infrage: Kallöse reaktive Hyperkeratosen, Schwielen, vulgäre Warzen, kongenitale palmoplantare Keratosen, makulös-dissipierte Form nach Brauer-Buschke-Fischer, Porokeratosis Mibelli, Lues II, hyperkeratotisch-rhagadiformes Handekzem, Psoriasis vulgaris, Tinea vom hyperkeratotischen Typ und paraneoplastische Hyperkeratosen.

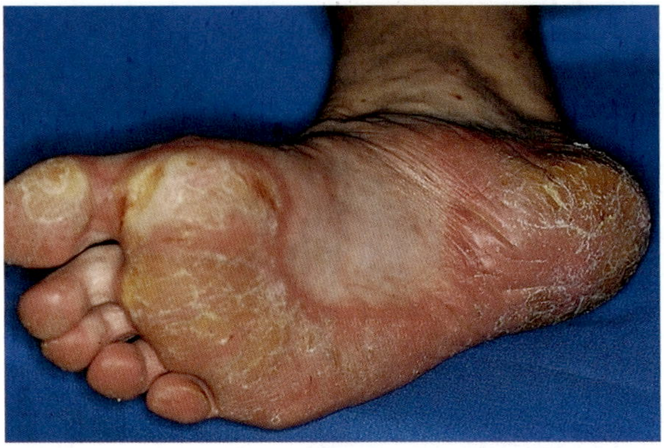

Abb. 40.4 Lichen ruber der Fußsohle

Lichen ruber der Nägel

Nagelveränderungen findet man bei etwa 10% der Patienten (▶ Kap. 75). Sie sind daher nicht selten ein diagnostischer Hinweis, aber auch eine isolierte Erkrankung im Nagelbereich kommt vor und kann schwierig zu diagnostizieren sein. Der klinische Befund ist vielgestaltig mit Längsriffelung, mit Neigung zu Onychoschisis; es werden auch unregelmäßige Grübchen oder Dellen (Onychodystrophie), subunguale Keratosen oder zunehmende Atrophie mit Verdünnung und schließlich völligem Verschwinden der Nagelplatte (**Onychoatrophie**) beobachtet. Als Endstadium kann sich ein **Pterygium unguis**, eine strangförmige Verwachsung von Nagelfalz und Nagelbett, einstellen. Diese Veränderungen sind irreversibel. Ein Teil der Patienten mit **Trachyonychie** (**Zwanzig-Nägel-Dystrophie**) sind dieser Lichen-ruber-Variante zuzuordnen.

Lichen planopilaris

[Kaposi 1895]

Die Haarfollikel sind hier zusätzlicher oder alleiniger Manifestationsort der Erkrankung. Es bilden sich isoliert stehende oder herdförmig aggregierte, stecknadelkopf-

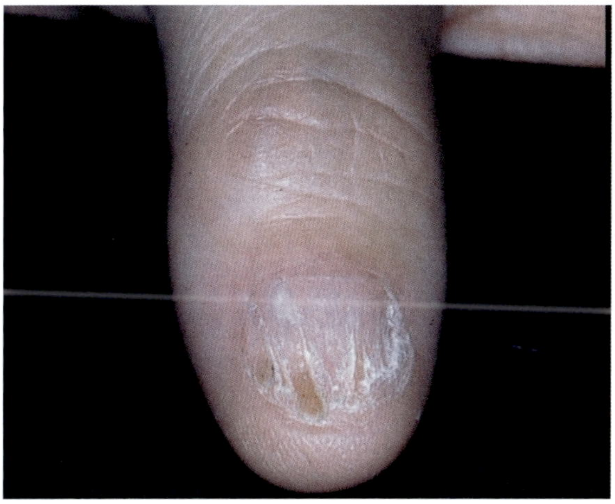

Abb. 40.5 Lichen ruber der Nägel

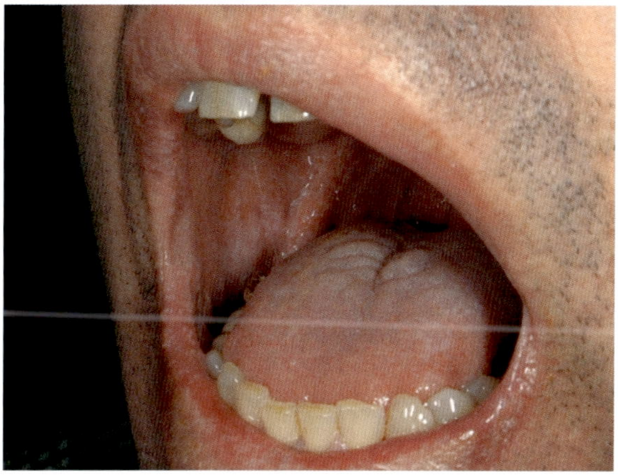

Abb. 40.6 Oraler Lichen ruber mit Befall von Zunge, Wangenschleimhaut und Lippenrot. Wickham-Zeichnung

große, zartrote Knötchen um die zentrierten Haarfollikeln (**Lichen ruber follicularis**), bei konisch zugespitzter Hyperkeratose wird auch vom **Lichen ruber acuminatus** gesprochen. Beim Darüberstreichen entsteht Reibeisengefühl. Oft setzt allmählich eine Pigmentierung im Herdbereich ein. Prädilektionsstellen sind die Gelenkbeugen, der Hals, die Innenseiten der Oberschenkel und die Kreuzbeingegend. Das Kapillitium ist, gerade bei Frauen, nicht selten und dann diffus befallen. Typisch ist hier ein diffuses Erythem mit narbiger Alopezie. Die wichtigste Differenzialdiagnose ist der Lupus erythematodes meist auf Basis von Histologie und Immunhistologie. Die Symptomkombination von nicht vernarbender Alopezie in Axillen und Leiste mit vernarbender Alopezie des Kapillitiums mit kleinen follikulären Papeln am Stamm ist bekannt als **Graham-Little-Syndrom** [Graham-Little 1930].

Lichen ruber der Mundschleimhaut

Im dermatologischen Schrifttum geht man von bis zu 50% Mundschleimhautbeteiligung aus, nicht selten ist der Lichen ruber hier asymptomatisch. Die Zahl wird nicht unwidersprochen akzeptiert; die Untersuchung der Schleimhaut ist essenziell für die Diagnose. Typischerweise findet sich das im feuchten Milieu der Schleimhaut gut sichtbare **Wickham-Phänomen** in Form von streifiger, netzförmiger Zeichnung ohne Papeln an der Wangenschleimhaut, dem Lippenrot, seltener der Gingiva und der Zunge. Oft kommen schmerzhafte Erosionen vor. Langfristig bestehende, narbig-erosive Veränderungen an Mundschleimhaut und Zunge gelten als fakultative Präkanzerose mit einem Risiko im Bereich weniger Prozent (um 5%). Auch hier müssen der Lupus erythematodes und zusätzlich Kontaktallergien gegen Prothesenstoffe abgegrenzt werden, insbesondere metallhaltige Dentalwerkstoffe (Hg, Cr, Co und Ni).

Genitaler Lichen ruber

Etwa 20% der männlichen Patienten zeigen Erscheinungen am Genitale, am häufigsten an der Glans penis. Meist findet man kleine umschriebene Papeln, auch einmal anulär angeordnet, gelegentlich erosiv. Fakultative Beteiligung von Schaft und Skrotum helfen die Diagnose zu sichern. Differenzialdiagnostisch ist bei isoliertem Sitz am Genitale an Morbus Bowen, Erythroplasie Queyrat, Kandidose, Balanitis plasmocellularis und sekundäre Lues zu denken. Am weiblichen Genitale herrschen an den Schleimhäuten mehr streifige, teils erosive, oft schmerzhafte, seltener ju-

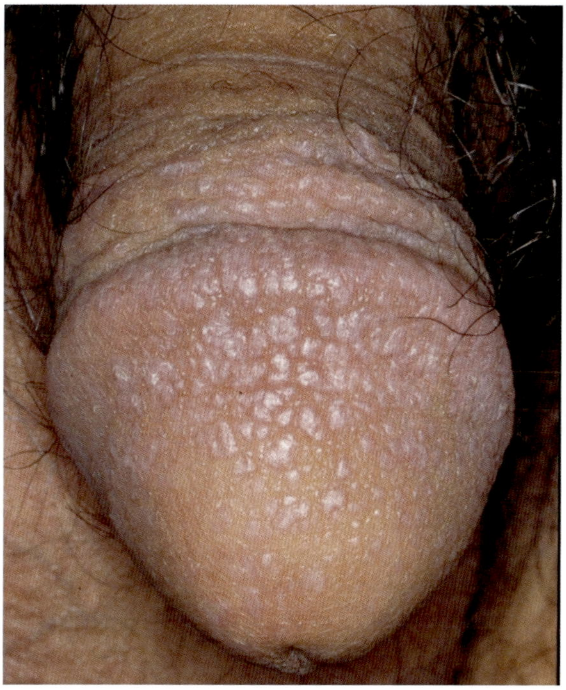

Abb. 40.7 Lichen ruber der Glans penis

ckende Veränderungen vor, die klinisch den Schleimhautveränderungen im Mund entsprechen. Lichen ruber ist somit auch eine mögliche Ursache für Pruritus vulvae.

▪▪ Perinanaler Lichen ruber

Wie an der Mundschleimhaut findet sich eine streifige weißliche Zeichnung. Diese kann oft klinisch recht diskret sein, Papeln fehlen meist. Auch geringe objektivierbare Erscheinungen können Veranlassung für einen unstillbaren Analpruritus sein und verlangen bei isoliertem Vorkommen eine differenzialdiagnostische Abgrenzung gegenüber anderen Ursachen von Pruritus ani, wie Kandidosen, Infestationen, Psoriasis vulgaris, Kontaktekzemen, hämorrhoidalem Symptomenkomplex und Minimalinkontinenz-Syndromen.

▪ Histopathologie

Bei sehr variabler Klinik ist die Histologie recht typisch. Typisch ist ein bandförmiges, betont lymphozytäres entzündliches Infiltrat entlang der Junktionszone ohne wesentlichen Epidermotropismus. Die Epidermis kann atroph oder hypertroph sein, ist immer kompakt und zeigt keine Spongiose; im typischen Fall sieht man eine kompakte Orthohyperkeratose mit durchgehender oder fokal akzentuierter Hypergranulose, dem morphologischen Substrat des Wickham-Phänomens. Parakeratose gehört nicht zum typischen Bild. Basal fallen eine hydropisch-vakuoläre Degeneration und vielfache Apoptose von Keratinozyten auf als Kardinalzeichen mit Ablagerung kleiner rundlicher, hyalin-eosinophiler, auch PAS-positiver zytoider Körperchen (**Kolloidkörperchen** oder **Civatte-Körperchen**) [Sabouraud 1910 und Civatte 1957], die apoptotischen Keratinozyten entsprechen. Die entzündlich alterierten Reteleisten können dadurch sägezahnartig aussehen. Aus den zugrunde gehenden Basalzellen wird Melanin freigesetzt und von Makrophagen im Stratum papillare aufgenommen im Sinne einer sekundären Pigmentinkontinenz. Am Kapillitium liegen die lymphozytären Infiltrate um die Follikel, oft mit follikulären Hyperkeratosen und perifollikulärer Fibrose, später sieht man nur mehr vernarbte Stränge. An der Schleimhaut sollte für die Diagnose wenigstens eine dezente Hypergranulose bei bandartigem Infiltrat gesichert werden, viele andere Zeichen können fehlen. Die Immunfluoreszenz ist von begrenztem Wert und zeigt Ablagerungen von Immunglobulinen.

▪ Verlauf

Der Verlauf ist unvorhersehbar. Subakut oder akut auftretende exanthematische Schübe heilen meist innerhalb 6–12 Monaten, nur selten (<10%) wird eine Persistenz über 2 Jahre hinaus beobachtet. Der Übergang von exanthematischen Verlaufsformen in eine sekundäre Erythrodermie ist sehr selten. Lichen ruber der Mundschleimhaut, besonders in seiner schmerzhaften erosiven Form, und hypertrophe, verruköse Formen können dagegen auch über Jahre bestehen bleiben. Die Prognose des Lichen planopilaris ist durch bleibenden Haarverlust nach Vernarbung, der Lichen ruber der Nägel auch durch narbige Komplikationen und bleibende Nagelwachstumsstörungen belastet. Selten sind sekundäre Karzinome an der Mundschleimhaut oder auf verrukösen Herden.

▪ Differenzialdiagnose

Die Differenzialdiagnose ist vor allem eine Frage der klinischen Variante und dort beschrieben. Problematisch kann die Abgrenzung zu lichenoiden Arzneireaktionen klinisch und histologisch sein. Auftreten von Eosinophilen, gelegentliche Parakeratose und wenig Granulose sprechen für Arzneimittelreaktion.

▪ Therapie

Sie kann große Schwierigkeiten bereiten. Viele Verfahren sind nicht streng evidenzbasiert.

▪▪ Topisch

Rückgrat der topischen Therapie des Lichen ruber sind Glukokortikoide. Es sollten potente Wirkstoffe der Klasse III und IV eingesetzt werden. Insbesondere bei frühzeitiger Anwendung wirken sie gut antiinflammatorisch und stillen vor allem den Juckreiz. Bei hypertrophen und verrukösen Veränderungen bieten sich die Anwendung unter Plastikfolie an (okklusiv) oder, gerade bei umschriebenen Formen, die intraläsionale Gabe. Dazu eignet sich beispielsweise eine 10–40 mg/ml Triamcinolonacetonid-Kristallsuspension 2- bis 5-fach mit physiologischer Kochsalzlösung oder mit einem Lokalanästhetikum verdünnt. Alternativen bei einzelnen lokalisierten Läsionen sind die lokale Kryotherapie oder die operative Abtragung. Am Kapillitium stellt bei Vernarbung die Exzision und Transplantation eine ultima ratio dar. Nagelveränderungen bedürfen in jedem Fall einer Systemtherapie. Bei Lichen ruber verrucosus an den Unterschenkeln können bei Patienten mit zusätzlicher chronisch-venöser Insuffizienz Kompressionsverbände sinnvoll sein. Im Mund kommt in erster Linie die Applikationen von glukokortikoidhaltigen Haftgelen in Betracht, auch mit Creme oder Lösung getränkte Mulltupfer können mehrfach tgl. für 10 min eingelegt werden. Tacrolimus-Salbe 0,1% und Pimecrolimus Creme 1%, beispielsweise in Haftgel eingearbeitet, werden angewandt. Hier muss jedoch die andauernde Diskussion zum karzinogenen Potenzial mit in Betracht gezogen werden. Tretinoin (zum Beispiel 0,05–0,1% als Haftpaste, NRF 7,9) kann gelegentlich ebenfalls zum Erfolg führen. Die lokale Cyclosporin-A-Applikation stellt eine Therapiealternative dar, die aber einer Fluocinolontherapie unterlegen ist. Auf jeden Fall sollte bei schmerzhaften, erosiven Erscheinungen im Mund eine schmerzstillende Behandlung mit entsprechenden Lokalanästhetikaspülungen durchgeführt werden. Adjuvant sind eine

Gebisssanierung und eventuell ein Austausch von Zahnmetallen bei möglicher Provokation zu erwägen. Schonende Zahnreinigung, Meiden von reizenden Speisen, Nikotin und Alkohol sind ratsam.

Insbesondere bei exanthematischen Formen und bei starkem Juckreiz haben sich die Lichttherapie wie etwa Bade-PUVA oder systemische PUVA-Therapie sowie UVB-Bestrahlung bewährt. Bei ausgeprägtem erosivem Schleimhautbefall stellt die extrakorporale Photochemotherapie eine wirksame Alternative dar.

Postinflammatorische Hyperpigmentierungen können mit dem Rubinlaser oder auch hydrochinonhaltigen Bleichmitteln therapiert werden.

▪▪ Systemisch

Bei exanthematischem Lichen ruber, starker Schleimhaut- oder Nagelbeteiligung ist das am besten evaluierte Medikament Acitretin (25–50 mg/Tag). Aber auch Isotretinoin (0,3–0,5 mg/kg KG Tag) kann unter Beachtung des Nebenwirkungsprofils, insbesondere der Teratogenität, eingesetzt werden. Bei Frauen im gebärfähigen Alter ist hormonelle Kontrazeption während und über 2 Jahre nach der Therapie mit Acitretin erforderlich.

Bei Lichen ruber der Schleimhaut, insbesondere genital, hat sich auch Cyclosporin A (1–5 mg/kg KG tgl.) bewährt. Bei subakut oder akut auftretendem exanthematischen Lichen ruber stillen systemisch verabreichte Glukokortikoide den Juckreiz sehr gut und wirken rückbildend. Empfohlen wurden Prednisondosen von 20–40 mg tgl. oder Isodosen anderer Glukokortikoide für etwa 4–6 Wochen mit baldiger Reduktion auf niedrigere Erhaltungsdosen. Auch die ein- oder zweimalige Injektion von Triamcinolonkristallsuspension (40 mg i.m.) kommt in Betracht.

Als Alternativen bei therapierefraktären Verläufen werden niedrig dosiert Methotrexat, Dapson, Azathioprin, Thalidomid und Interferon-α2b diskutiert. Zahlreiche andere Arzneimittel wurden empfohlen, so Antibiotika (Penicillin), Antimalaria, Vitamine und Tuberkulostatika (INH; 5 mg/kg KG tgl.). Allerdings fehlen Studienevidenzen und es ist unklar, ob diese Medikamente wirklich den spontanen Verlauf des Lichen ruber beeinflussen. Antimykotika (Griseofulvin, Itraconazol) mögen bei oralem oder genitalem Lichen ruber und zusätzlicher Candida-Besiedlung sinnvoll sein.

Ob psychovegetativ sedierende Tranquilizer (Meprobamat, Diazepam, Oxazepam, Opipramol) einen rückbildenden Einfluss auf die Hauterscheinungen haben, ist nicht gesichert. Sie passen sich aber in den Therapieplan, besonders bei stressbezogener Symptomatik, gut ein, sofern keine beruflichen Kontraindikationen bestehen (wie Maschinenführer). Unproblematischer ist es, sedierende Antihistaminika der ersten Generation wie Clemastin, Hydroxyzin, oder, mit neuroleptischer Komponente, Promethazin, abends zu verordnen. Der Einsatz nicht sedierender Antihistaminika der zweiten Generation ist nicht evidenzbasiert, Desloratadin oder Levocetirizin können bei stärkerem Juckreiz tagsüber versucht werden.

Offenbar hat niedermolekulares Heparin (niedrig dosiert, nicht antikoagulatorisch wirksam: Enoxaparin, 20 mg s.c. 1-mal/Woche) als immunmodulierende Monotherapie (T-Zell-Invasionshemmung durch Hemmung der T-Zell-Heparanase) bei vielen Patienten innerhalb 1–2 Wochen gute Juckreiz stillende Potenz und führt nicht selten zur Abheilung.

40.3 Graft-versus-Host-Erkrankung

▪ Definition

Die Graft-versus-Host-Erkrankung (graft versus host disease, GVHD) ist die Hauptkomplikation nach hämatologischer Stammzelltransplantation (hämatopoetische Zelltransplantation). Hintergrund ist, dass immunkompetente Lymphozyten eines Spenders insbesondere bei HLA-Inkompatibilitäten eine zelluläre Immunreaktion im Empfänger entfalten, die durch Entzündung und apoptotischen Zelluntergang vor allem in der Haut, den Schleimhäuten, der Leber und im Gastrointestinaltrakt charakterisiert ist. Man unterscheidet eine **akute** (Auftreten innerhalb der ersten 100 Tage) von einer klinisch und pathophysiologisch abgrenzbaren **chronischen GVHD** (Auftreten nach dem 100. Tag). Von **Graft-versus-Host-Reaktion** spricht man, wenn nur ein einzelnes Organ betroffen ist, beispielsweise nur die Haut.

▪ Epidemiologie

Die Voraussetzungen zur Entwicklung einer GVHD sind zahlenmäßig am häufigsten nach allogener (von einem anderen Menschen stammender) Knochenmarktransplantation gegeben, das heißt Übertragung von Knochenmarkstammzellen beziehungsweise allgemein hämatopoetischen Zellen. Die Knochenmarktransplantation erfolgt meist im Rahmen einer Leukämie- oder Lymphomtherapie, gelegentlich nach hoch dosierten Chemotherapien solider Tumoren und seltener bei myelodysplastischen und aplastischen Syndromen. Sehr selten ist die GVHD bei Feten mit angeborenen Immundefekten (beispielsweise dem DiGeorge-Syndrom) nach materno-fetalem Blutübertritt, nach Transplantation T-Zell-haltiger solider Organe oder nach einfachen Transfusionen bei immunsupprimiertem Empfänger, sofern das Blut nicht bestrahlt oder anderweitig die Transplantate leukozytendepletiert wurden.

Bei den genannten Indikationen werden nach ablativer, hochdosierter Chemotherapie und/oder Ganzkörperbestrahlung (Konditionierung) Knochenmarkstammzellen eines Spenders in einen Empfänger infundiert, um ein neues Blut bildendes Organ und ein Immunsystem zu etablieren. Etwa 50% der so behandelten Patienten entwickeln eine akute, 30% eine chronische GVHD. Diese ist, bei derzeit in Deutschland über 3000 Transplantationen pro Jahr mit entsprechend anwachsenden GVHD-Patientenzahlen, ein klinisch bedeutsames und zunehmend häufiges Krankheitsbild geworden. Eine leichte GVHD gilt wegen der assoziierten Graft-versus-Tumor-Wirkung oft als erwünscht. Nicht selten entfaltet die GVHD aber ein lebensbedrohliches Potenzial für den Empfänger. Demgegenüber steht die Tatsache, dass einzelne Patienten teils Jahrzehnte mit transplantiertem Knochenmark überleben können.

Ätiopathogenese

Die molekulare Pathogenese ist nur in Grundzügen erforscht. Es bestehen Homologien zum Lichen ruber. Im Wesentlichen müssen drei Voraussetzungen für die Genese einer GVHD erfüllt sein:

- Histoinkompatibilität
- Immunsupprimierter Empfänger (Host)
- Transfer immunkompetenter Donor-T-Zellen (Graft)

Die **Histoinkompatibilität** von Spender- und Empfängergeweben spielt die wichtigste Rolle. Wie eine Art individueller Barcode exprimiert jedes Gewebe eine Palette von Antigenen zur Unterscheidung von fremd und eigen. Die Haupthistokompatibilitätsantigene (HLA-Antigene) der Klasse I (HLA-A, -B und -C) werden auf nahezu allen kernhaltigen Zellen und die Klasse II (HLA-DR, DQ, DP) auf hämatopoetischen Zellen exprimiert, letztere aber auch auf anderen Zellen, beispielsweise Keratinozyten, unter entzündlichen Bedingungen. Sie werden auf Chromosom 6 kodiert im Bereich des Haupthistokompatibilitätskomplexes (MHC, major histocompatibility complex). Wegen eines hohen Grades von Polymorphie besteht bei nicht verwandten Individuen nur eine Chance von 1:10.000 für MHC-Kompatibilität. Unter Geschwistern ist sie 25%. Die Haupthistokompatibilitätsantigene wurden früher serologisch bestimmt, heute dominiert technisch das high-resolution DNA typing of HLA mittels PCR (polymerase chain reaction). So kann ein idealer Spender ausgewählt werden, der im optimalen Fall HLA A, B, C und mindestens HLA DR B1 identisch sein sollte. Mismatch korreliert direkt mit der Rate an akuter GVHD. Daneben existieren aber an multiplen anderen Genloci kodierte Minorhistokompatibilitätsantigene, wie HY, HA3, polymorphe Zytokine, Keratin-18-Rezeptor, die nur teilweise durch PCR-Voruntersuchungen erfasst werden können und selbst bei eineiigen Zwillingen variieren, sodass eine gewisse Inkompatibilität in der Transplantationsmedizin eher die Regel ist als die Ausnahme.

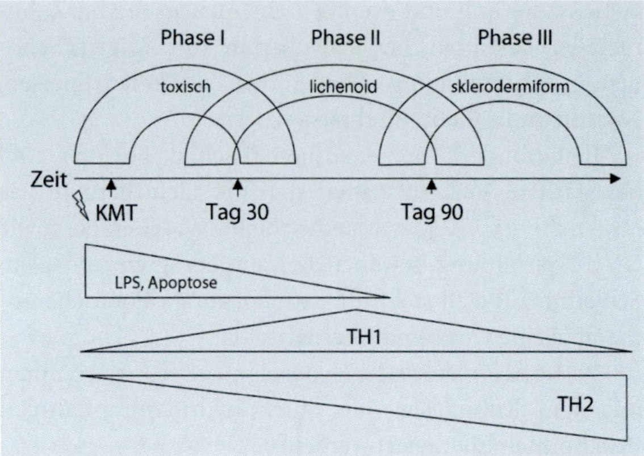

Abb. 40.8 Drei-Phasen-Modell der Ätiopathogenese der Graft-versus-Host-Erkrankung nach Konditionierung und Knochenmarktransplantation (KMT) mit toxischer, lichenoider Th1- und sklerodermiformer Th2-Phase der Erkrankung, LPS Lipopolysaccharid

Die GVHD entsteht nur bei immunsupprimiertem Empfänger, der nicht in der Lage ist, das Transplantat abzustoßen und auch nicht in der Lage ist, autoaggressive T-Zellklone zum Beispiel durch tolerogene Aktivität von Regulatorzellen (Treg-Zellen) zu kontrollieren. Nach einer Transplantation erfolgt meist eine langfristige oft lebenslange medikamentöse Immunsuppression, um der Abstoßungsreaktion vorzubeugen und gegebenenfalls die GVHD zu supprimieren.

Molekularpathogenetisch lassen sich drei Schritte der GVHD-Genese definieren:

- **Konditionierung:** Die Eradikation des Empfängerimmunsystems durch ablative Chemotherapie und Bestrahlung ist bereits ein wesentlicher Kausalfaktor. Beinahe jedes Organ wird durch die Eradikation beschädigt mit der Folge der Produktion proinflammatorischer Zytokine wie Tumornekrosefaktor (TNF)-α, Interferon-γ, Interleukin (IL)-1 und -6. Zusätzlich werden die MHC Moleküle vermehrt exprimiert zusammen mit Adhäsions- und kostimulatorischen Molekülen. Beschädigung der Darmmukosa führt zur Permeation immunstimulierender und proinflammatorischer mikrobieller Produkte wie etwa Lipopolysachariden und CpG-reicher DNA. Letztere aktivieren Toll-like-Rezeptoren auf Makrophagen, was zu weiter vermehrter Produktion von TNF-α, IL-1 und N(itric) O(xide) führt. Es entsteht ein entzündliches APZ (Antigen-präsentierende Langerhans-Zellen) und T-Zellen stimulierendes Milieu
- **Aktivierung von Donor-T-Zellen:** Die Quelle der Donorstammzellen ist das Knochenmark oder man verwendet Stammzellen aus dem peripheren Blut, die durch granulocyte colony-stimulating factor (G-CSF) stimuliert werden. Mit den Stammzellen werden auch Donor-T-Zellen übertragen, die eine entscheidende

Rolle haben: Die durch Konditionierung aktivierten Antigen-präsentierenden Langerhans-Zellen (APZ) des Hosts (Empfänger) zusammen mit diesen Donor-T-Zellen (Spender-T-Zellen) starten die autoreaktive Kaskade: Host-APZ präsentieren Autoantigenene und induzieren so die Aktivierung der Donor-T-Zellen, deren Differenzierung zu $CD4^+$-T-Helferzellen und zytotoxischen $CD8^+$-T-Zellen, sowie die weitere Produktion von proinflammatorischen Zytokinen (IF-γ, IL2) und Chemokinen wie CXCL2, CXCL9,10,11, CCL2-5,17,27, neben Integrinen und MADCAM1, welche in der Summe die Rekrutierung von weiteren autoaggressiven T-Zellen im betroffenen Gewebe steigern. In der Haut spielt die durch Th1-Zytokine wie IF-γ induzierte vermehrte Expression von HLA-DR-Antigenen durch Host-Keratinozyten und nachfolgend deren APZ-vermittelte Präsentation gegenüber Donor-T-Zellen eine zentrale Rolle.

- **Effektorphase:** Schließlich beginnen in der Effektorphase die aktivierten T-Zellen die Organe des Empfängers anzugreifen mit der Folge von Zelluntergang und Gewebedestruktion im Sinne der Apoptose vermittelt durch Fas/Fas L, Perforin- und Granzym, sowie TNF-α-abhängige Kaskaden. In der Haut führt dies zu Keratinozytenuntergang zunächst basal in der Epidermis, dem Kardinalzeichen der GVHD. Das Resultat ist eine toxische exfoliative Dermatitis, deren Schweregrad von milden flexural Erythemen mit Schuppung bis zum Bild einer toxischen epidermalen Nekrolyse (TEN) reicht.

Entsprechend begann man schon in den 1980er Jahren damit, die Grafts (Spenderzellen) in vitro oder in vivo von T-Zellen durch Antikörper zu depletieren. Dies führt dann zwar zu einer geringeren Rate von GVHD, mindert aber auch die erwünschte Graft-versus-Tumor-Aktivität und ist durch eine höhere Rate von Abstoßungsreaktionen belastet. Daher rühren aktuelle Trends einer Konditionierung mit reduzierter Intensität, um dem Empfänger eine Chance zu geben, die Autoaggression auszubalancieren und ein weniger entzündliches Milieu zu schaffen. Ein weiterer Ansatz ist das Graftengineering etwa durch die selektive Anreicherung CD31-positiver Stammzellen oder anderer erwünschter Leukozytensubsets, etwa der $CD8^+$-natürlichen-Killerzellen (NK) mit erhaltener Graft-versus-Tumor- und reduzierter Graft-versus-Host-Aktivität. Ein experimenteller Ansatz ist auch der Einsatz von tolerogenen Regulatorzellen ($CD4^+CD25^+FOXP3^+$-Treg-Zellen) oder mesenchymaler Stromazellen des Donors oder einer dritten Person. Effiziente Technologien zur Selektion und Expansion solcher modulatorischer Zellen und die Anreicherung im Transplantat könnten zu einem besser balancierten GVT-GVHD-Verhältnis führen.

Weniger klar sind die Verhältnisse bei der **chronischen GVHD**. Auch hier nimmt man an, dass autoreaktive T-Zellen wesentlich mitwirken. Wahrscheinlich spielen dabei aber Th2-Zytokine, wie etwa Interleukin-4, eine wichtige Rolle. Diese sind nicht nur pathogenetisch bedeutsam, sondern auch Ausdruck des oft mangelhaft funktionierenden, übertragenen Immunsystems, wegen vorhergehender Schädigung durch Therapie und akute GVHD. Klinisch resultieren in der Frühphase lichenoide Läsionen, später eher sklerosierende Prozesse mit Homologien zur systemischen Sklerodermie. Interessant ist, dass in der Sklerodermiegenese die Persistenz fetaler T-Zellen im mütterlichen Organismus (**Mikrochimärismus**) als kausales, der chronischen GVHD analoges Geschehen diskutiert wird. Ein Risikofaktor für die chronische GVHD scheint auch ein weiblicher Spender bei männlichem Empfänger zu sein. Eine Erklärung könnten geschlechtsspezifische Minorantigene sein oder die durch Schwangerschaften erzeugte Immunisierung gegen fetale Antigene. Weitere Risikofaktoren sind fortgeschrittenes Alter von Spender und Empfänger.

▪ Klinik

Bei der GVHD werden zwei Formen unterschieden: **Akute** und **chronische GVHD** (▶ Abschn. 40.3.1, ▶ Abschn. 40.3.2). Letztere folgt zwar meist der akuten Form, kann aber auch isoliert auftreten. Ebenso muss eine akute GVHD nicht unbedingt eine chronische nach sich ziehen und es gibt spät einsetzende akute GVHD gerade nach Konditionierung mit reduzierter Intensität. Während die Haut die Erkrankung oft gut widerspiegelt, ist sie jedoch nicht das entscheidende Organ. Darm- und Leberfunktionsstörungen bergen das eigentlich bedrohliche Potenzial.

40.3.1 Akute Graft-versus-Host-Erkrankung

▪ Klinik

Trotz optimiertem HLA-match, auch bei Geschwistern, tritt bei 35–45% der Rezipienten eine akute GVHD auf, bei einem HLA-mismatch in bis zu 80%, etwas weniger, wenn Nabelschnurblut als Donorgewebe verwendet wird. Sie tritt während der ersten 100 Tage auf, gewöhnlich nach 2–3 Wochen. Als Prodromalsymptome werden Pruritus und Druckschmerzhaftigkeit oder Spannungsgefühl der Handflächen und Fußsohlen sowie der Retroaurikularregion geklagt. Anschließend entwickelt sich innerhalb von 1–2 Tagen ein makulopapulöses Exanthem mit vorwiegendem Befall der Streckseiten der Extremitäten und seitlichen Partien des Abdomens, generalisierend auf den Stamm spart sie Gesicht und Kapillitium aus. Neben Rötung der Konjunktiven und Schwellungen des Nagelfalzes treten auch Enanthem und Erosionen an Mund- und

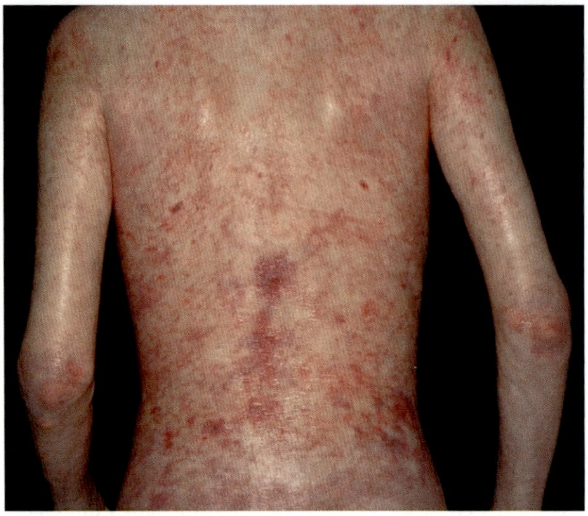

Abb. 40.9 Akute Graft-versus-Host-Erkrankung

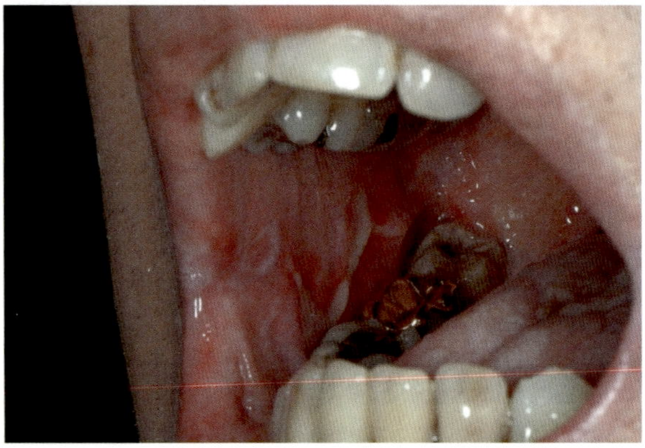

Abb. 40.10 Akute Graft-versus-Host-Erkrankung

Genitalschleimhäuten auf. Die Ausprägung der kutanen Manifestation kann in vier verschiedene Schweregrade eingeteilt werden (Tab. 40.1). Auch wenn viele Vorschläge für die Einteilung der GVHD-Schweregrade existieren, verwenden viele Zentren weiter die nach Glucksberg, da sie auch gut mit der Prognose korreliert. Die Stadien III und IV sind per se akut lebensbedrohlich und kommen bei etwa 6–10% der Knochenmarktransplantationspatienten vor. Es drohen Störungen der Temperaturregulation, des Wasserhaushalts sowie interkurrente Infektionen. Bei leichteren Verläufen kann es zu einem langsamen Verblassen der Hauterscheinungen und Schuppung kommen, die Möglichkeit von Rezidiven schließt das aber nicht aus, besonders dann nicht, wenn die Immunsuppression reduziert wird.

Neben der Hautmanifestation (um 80% der Fälle) tritt in der Regel auch ein Befall des Gastrointestinaltrakts (54%), der Leber (50%) und seltener der Lunge auf. Die Symptomatik umfasst Übelkeit, Erbrechen, Oberbauchschmerzen und Diarrhoe, im ungünstigsten Fall voluminös und blutig, als Ausdruck einer Darmbeteiligung, sowie Ikterus und Hepatomegalie als Hinweis auf eine Lebererkrankung (Tab. 40.1). Die Beteiligung des Respirationstrakts führt zu trockenem Husten und Atemnot.

Differenzialdiagnose

Sie ist sehr schwierig. Bei Grad I und II sind die nahezu identischen viralen Exantheme (vor allem durch Zytomegalieviren) und Arzneimittelexantheme zu bedenken. Dazu kommen toxische Effekte der Konditionierung und Ablationsverfahren mit Zelluntergang und Dyskeratosen der Epidermis. Bis 50% der Transplantierten zeigen Exantheme während der Repopulation der Epidermis mit natürlichen Killerzellen, Lymphozyten und dendritischen Zellen etwa von Tag 14–21 nach der Transplantation (**eruption of lymphocyte recovery**). Diese sehen klinisch und histologisch wie GVHD aus. Zu beachten ist auch, dass die konditionierende Bestrahlung selbst ebenfalls zu Blasen, palmoplantarer Schmerzhaftigkeit und Stomatitis führen kann.

! Die Grade III und IV sind der arzneiinduzierten toxisch-epidermalen Nekrolyse sehr ähnlich. Diarrhoe und Leberbeteiligung (Labor) sind hier für den Dermatologen die besten differenzialdiagnostischen Hinweise auf eine GVHD.

Histopathologie

Sie wird gerne als Instrument der Diagnosesicherung gesehen, hat aber das Grundproblem, dass es keine sichere

Tab. 40.1 Schweregrade der Graft-versus-Host-Erkrankung. (Nach: Glucksberg et al. [1974])

Schweregrad	Haut	Leber	Darm
Grad I	Exanthem <25% der Körperoberfläche	Bilirubin 2–3 mg/dl	Diarrhoe 500–1000 ml/Tag
Grad II	Exanthem >25% der Körperoberfläche	Bilirubin 3–6 mg/dl	Diarrhoe 1000–1500 ml/Tag
Grad III	Erythrodermie	Bilirubin 6–15 mg/dl	Diarrhoe >1500 ml/Tag
Grad IV	Blasen, TEN-artig	Bilirubin >15 mg/dl	Schmerzen/Ileus

Abgrenzung von den auch klinisch ähnlichen Arzneireaktionen und Konditionierungsschäden durch Strahlen- und Chemotherapie gibt. Die Histologie korreliert mit dem Schweregrad der akuten GVHD, hat aber wenig prognostische Bedeutung:

- Grad 0: Normale Haut oder Erkrankung ohne Bezug zur Graft-versus-Host-Erkrankung
- Grad 1: Vakuoläre Degeneration des Stratum basale
- Grad 2: Dyskeratosen basal oder in Follikeln (Satellitenzellphänomen)
- Grad 3: Basal Spalten und Vesikel
- Grad 4: Separation der nekrotischen Epidermis

Nekrosen einzelner zunächst basaler Keratinozyten, die von Lymphozyten umgeben sind (**Satellitenzellen**), sind typisch. Hier sollen T-Zellen direkt im Kontakt mit den Keratinozyten den Zelltod induzieren. Ausgedehnte epidermale Nekrosen charakterisieren Grad 4. Dieser ist klinisch und histologisch identisch mit der toxisch-epidermalen Nekrolyse (Lyell-Syndrom). Im Korium findet sich ein perivaskuläres mononukleäres Infiltrat, das oft relativ spärlich ist. Die Expression von HLA-DR-Antigenen (Klasse II) auf epidermalen Keratinozyten findet sich in etwa 50% der Fälle mit akuter GVHD und kann diagnostisch frühzeitig wegweisend sein.

▪ Labor

Hier stehen im Wesentlichen die Veränderungen der Leberenzyme im Vordergrund mit einem Anstieg der GOT, GPT, alkalischen Phosphatase und vor allem der γ-GT sowie des Bilirubins. Zusätzlich kommt es in der Regel zu einer Eosinophilie, begleitet von einer Thrombopenie. Beide sind prognostisch ungünstig und werden als Ergänzungen des Schweregradsystems diskutiert.

▪ Verlauf

Die Prognose ist ungünstig mit ungefähren 3-Jahres-Überlebensraten: Stadium I etwa 75%, Stadium II etwa 65%, Stadium III etwa 35%, Stadium IV etwa 10%. Günstiger ist die Prognose, wenn bei einer frühen Diagnose und adäquater Therapie initial ein gutes Ansprechen mit Vollremission erzielt werden kann. Todesursachen sind meist Infektionen, sodass der Herpesprophylaxe, dem CMV-Monitoring und der Pneumokokken- und *Pneumocystis carinii*-Prophylaxe besondere Bedeutung zukommt.

▪ Therapie

▪▪ Systemisch

Therapie der ersten Wahl bei akuter GVHD sind Glukokortikoide, üblicherweise Methylprednisolon 2 mg/kg/Tag i.v. für 5–7 Tage. Bei Ansprechern wird die Dosis zügig reduziert, da hier das Risiko der Transplantationsmortalität klein ist. Nicht-Ansprecher (>50%) haben eine unverändert hohe Sterblichkeit.

Neuere Modalitäten, die teils in Studien untersucht werden, umfassen die Verabreichung von monoklonalem Anti-CD52 (Alemtuzumab), die Gabe von polyklonalem Antithymozytenglobulin tierischer Herkunft, Zytokinantagonisten wie Anti-IL2, TNF-α-Antagonisten (lösliche Rezeptorkomponenten wie Etanercept) sowie intensivierte Immunsuppression vorrangig mit Calcineurininhibitoren (Cyclosporin, Tacrolimus) meist in Kombination mit niedrig dosiertem Methotrexat oder Mycophenolat-Mofetil oder Sirolimus. Alle Modalitäten haben die Situation nicht wesentlich verändern können, Infekte und reduzierte GVT-Effektivität sind häufig der Preis für weniger GVHD. Zelluläre Therapien etwa mit Übertragung von in vitro expandierten mesenchymalen Stromazellen des Donors oder einer dritten Person lassen hoffen. Auch die extrakorporale Photopherese wird diskutiert. Einschluss der Patienten in weiterführende Studien ist daher obligat.

▪▪ Topisch

Leichte Formen mögen mit topischen Glukokortikoiden allein kontrollierbar sein. Pflegende Externa wirken bei milden Verläufen ebenfalls lindernd. Das Management der schweren GVHD orientiert sich am Vorgehen bei toxischer epidermaler Nekrolyse beziehungsweise ausgedehnten Verbrennungen.

»Best supportive care« mit Infektionsprophylaxe (Fluconazol, Cotrimoxazol, Aciclovir), früher infektiologischer Diagnostik und Intervention, aktives Nebenwirkungsmanagement und Katheterprophylaxe tragen wesentlich zum Erfolg bei.

40.3.2 Chronische Graft-versus-Host-Erkrankung

▪ Klinik

Sie tritt definitionsgemäß ab dem 100. Tag nach der Knochenmarktransplantation auf, oft jedoch auch wesentlich später oder entsteht aus einer protrahiert verlaufenden akuten Graft-versus-Host-Erkrankung. Das klinische Bild ist sehr vielfältig. Es kann zwischen einer Früh- und einer Spätphase unterschieden werden.

In der Frühphase kann die dermatologische Symptomatik gering ausgeprägt sein, das heißt lokalisiert und sehr diskret in Form von Erythemen oder Pigmentverschiebungen. Häufiger kommt es zu Lichen-ruber-artigen papulösen Läsionen, es werden aber auch persistierende ekzematoide Eruptionen beobachtet. Begleitend treten dann auch Nagelveränderungen mit Onychoschisis, Onychodystrophie und Onycholyse auf. Zusätzlich kommt es zur Schleimhautbeteiligung, die dem Bild eines erosiven

40.4.3 Gianotti-Crosti-Syndrom

[Gianotti 1955, Crosti und Gianotti 1956]

▪ Synonyme

Acrodermatitis papulosa eruptiva infantilis, infantile papulöse Akrodermatitis, infantiles akrolokalisiertes papulovesikulöses Syndrom

▪ Definition

Diese typische akute entzündliche akrolokalisierte Hauterkrankung tritt als Folge von Viruserkrankungen und Impfungen bei Kindern auf. Die frühere Annahme, dass man aufgrund einer zugrunde liegenden Hepatitis die Acrodermatitis papulosa eruptiva infantilis von dem infantilen akrolokalisierten papulovesikulösen Syndrom unterscheiden könnte, konnte nicht bestätigt werden.

▪ Epidemiologie

Die akut eruptive Erkrankung kommt bevorzugt bei Kindern im Alter von 2–6 Jahren besonders im Frühjahr und Herbst vor. Nicht selten findet man zusätzlich in der Anamnese eine 1–6 Wochen zurückliegende Schutzimpfung oder Infekte. Häufig werden Dyspepsie, Rhinopharyngitis, Bronchitis, Tonsillitis oder grippale Infekte angegeben.

▪ Ätiopathogenese

Es handelt sich um eine infektreaktive Erkrankung, die mit der Präsenz meist viraler Antigene verknüpft ist. Das Hepatitis-B-Antigen konnte in vielen Fällen während der Infektion und auch längere Zeit danach im Blut nachgewiesen werden. Im Fall der assoziierten Hepatitiden handelt es sich meist um eine anikterische Virushepatitis, die einige Monate bis Jahre dauert und selten in eine chronisch-persistierende, manchmal aggressive Hepatitis übergehen kann. Epidemiologisch steht das Hepatitis-B-Virus hierzulande eher im Hintergrund. Vielmehr sind das Epstein-Barr-Virus, seltener Coxsackie-Virus A16, Parainfluenza-B-Virus, Echo-Viren und andere relevant. EBV stellt heute in den Industrienationen die häufigste Ursache des Gianotti-Crosti-Syndroms dar. Leberbeteiligung kommt hier nicht vor. Auch eine wenige Wochen zurückliegende Schutzimpfung (Polio, BCG, Keuchhusten, Tetanus) kann auslösend sein. Warum fast ausschließlich Kinder erkranken, ist nicht bekannt.

▪ Klinik

Nach fehlenden oder uncharakteristischen Prodromalerscheinungen (Abgeschlagenheit, Temperaturerhöhung, Kopfschmerzen) kommt es akut, innerhalb von 3–4 Tagen, zu einer einzigen Eruption sukkulenter, deutlich entzündlich geröteter, teils lichenoider Papeln, welche nicht konfluieren und auch keine Rezidivneigung aufweisen. Prädilektionsstellen sind akrale Bereiche wie Wangen, Gesäß und Extremitäten streckseitig, unter Aussparung von Armbeugen und Kniekehlen. Regelmäßig findet sich eine reaktive Polylymphadenitis. Meist ist kein oder wenig Juckreiz vorhanden. Während der Dauer des Exanthems können subfebrile Temperaturen bestehen.

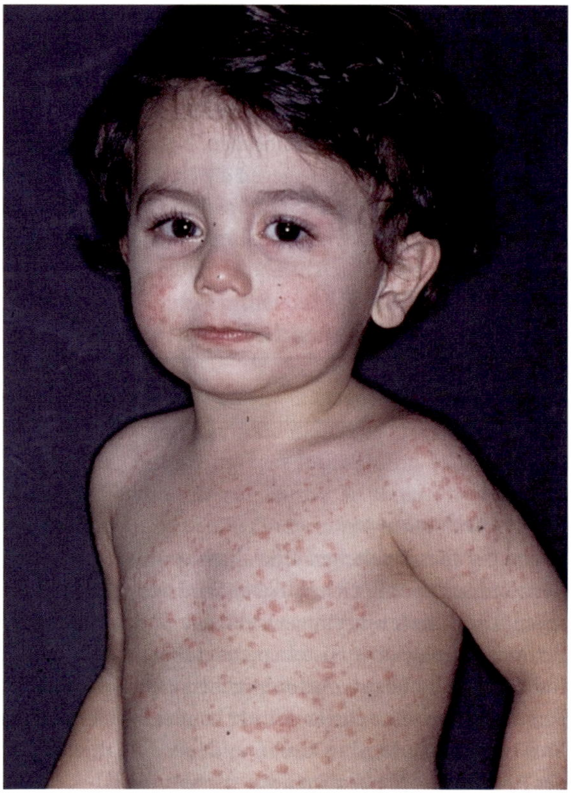

Abb. 40.13 Gianotti-Crosti-Syndrom

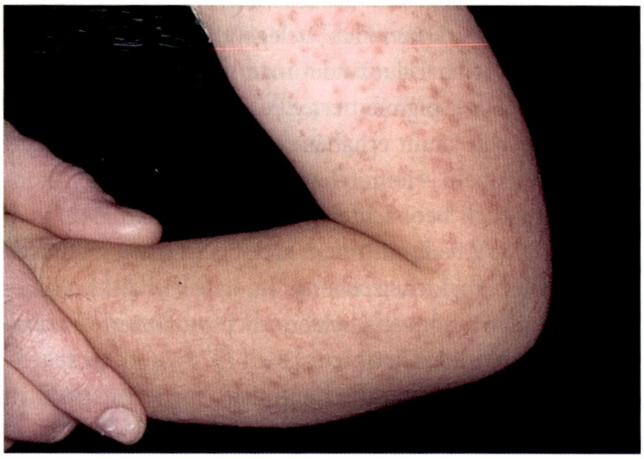

Abb. 40.14 Gianotti-Crosti-Syndrom

▪ Differenzialdiagnose

Lichen ruber, Exantheme bei EBV-Infektion oder Mononukleose (Paul-Bunnell-Reaktion positiv), ECHO-Virus-

Exantheme (Virusnachweis) und unspezifische postvakzinale Exantheme im Kontext von Impfungen sind zu bedenken. Bei Persistenz und erosiver Note gerade genitoinguinal muss auch an maligne Langerhanszell-Erkrankungen gedacht werden.

▪ **Labor**

Wegen besonderer Relevanz sollten im Serum HBV-DNA und Hepatitis-B-Antigene (HBs-AG, HBe-AG) bestimmt werden. Bei Hepatitis-B-Antigen-negativen Erkrankungen erfolgen serologische Spezialuntersuchungen, wenn überhaupt notwendig, je nach klinischem Kontext und Virusverdacht.

▪ **Histopathologie**

Es zeigen sich epidermale Veränderungen mit spongiotischer Auflockerung, geringer Exozytose, sekundärer Akanthose sowie umschriebener Hyper(para)keratose. Dermal finden sich recht ausgeprägte perivaskuläre lymphozytäre Infiltrate mit Erythrozytenextravasation, Gefäßdilatation und endothelialer Schwellung bei papillärem Ödem.

▪ **Verlauf**

Die Hauterscheinungen heilen meist spontan nach 2–3 Wochen, gelegentlich erst nach etwa zwei Monaten ab. Rezidive sind sehr selten.

▪ **Therapie**

Behandelt wird mit Lotio zinci spirituosa. Glukokortikoide sollten, wenn überhaupt, nur niedrig konzentriert vorübergehend in Creme-Grundlagen angewendet werden.

40.4.4 Keratosis lichenoides chronica

[Kaposi 1895, Békam 1938, Bureau et al. 1970]

▪ **Synonyme**

Lichenoide Trikeratose, Kaposi-Bureau-Barrière-Grupper-Syndrom

▪ **Epidemiologie**

Die Erkrankung ist sehr selten und tritt bei Männern wahrscheinlich häufiger auf (2:1).

▪ **Ätiopathogenese**

Sie ist nicht bekannt. Als mögliche Auslöser werden Infektionen (Hepatitiden, Tuberkulose), Lymphome, Glomerulonephritis und Traumen diskutiert.

▪ **Klinik**

Die sehr seltene, chronisch-progrediente Dermatose betrifft meist ältere Männer, obwohl einzelne Patienten in die Jugend oder Kindheit zurückreichende Anamnesen haben. Meist ist der Primärherd, von welchem aus die Erkrankung sich ausbreitet, an einer Extremität lokalisiert.

Nebeneinander kommen drei Morphen vor: keratotische lichenoide Papeln, psoriasiform schuppende Herde und, ganz wesentlich, striäre bis plaqueartige Keratosen. Seltener sind Rötung und Keratosen im Gesicht, die an seborrhoisches Ekzem oder Lupus erythematodes erinnern. Daneben werden palmoplantare oder genitale Herde, Nagel- und aphthoide Mundschleimhautveränderungen beobachtet. Blepharitis und Keratokonjunktivitis können zur Vernarbung und Erblindung führen.

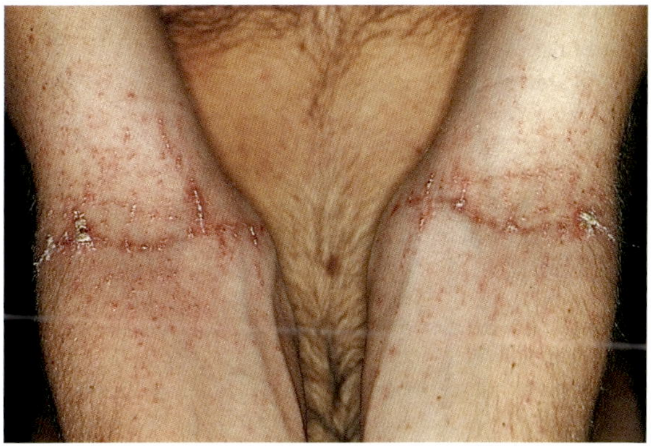

Abb. 40.15 Keratosis lichenoides chronica

▪ **Histopathologie**

Die Papeln zeigen eine an Lichen ruber erinnernde Akanthose mit wechselnder Hypergranulose. Die Hyperparakeratose dringt stellenweise in das Korium ein (in cutem penetrans). Auch follikuläre Keratose sowie Exozytose mit Mikroabszessen, die an Psoriasis erinnern, werden gesehen. Im Korium befinden sich ein bandartiges lichenoides Infiltrat, zytoide Körperchen (abgestorbenen Keratinozyten entsprechend) und Melanophagen. Meist werden mehrere Biopsien zur Etablierung der Diagnose gebraucht.

▪ **Differenzialdiagnose**

Morbus Reiter, Psoriasis vulgaris, Dyskeratosis follicularis (Darier), Lichen ruber, Pityriasis rubra pilaris, Lupus erythematodes, Lichen ruber verrucosus sind zu unterscheiden.

▪ **Therapie**

Sie ist schwierig, PUVA und Acitretin im Sinne der RePUVA-Therapie können versucht werden. Alternativ kommen die UVB-, UVA1-Therapie und auch die PDT in Betracht. Neuerdings wurde über Erfolge mit Calcipotriol topisch berichtet.

Literatur

Lichen ruber

Farhi D, Dupin N (2010) Pathophysiology, etiologic factors, and clinical management of oral lichen planus: facts and controversies. Clin Dermatol 28: 100–108

Berk DR, Mallory SB, Keeffe EB et al (2007) Dermatologic disorders associated with chronic hepatitis C: effect of interferon therapy. Clin Gastroenterol Hepatol 5: 142–151

Le Cleach L, Chosidow O (2012) Lichen planus. N Engl J Med 366: 723–732

Lehman JS, Tollefson MM, Gibson LE (2009) Lichen planus. Int J Dermatol 48: 682–694

Sontheimer RD. (2009) Lichenoid tissue reaction/interface dermatitis: clinical and histological perspectives. J Invest Dermatol 129: 1088–1099

Graft-versus-Host-Erkrankung

Ferrara JLM, Levine EL, Reddy P, Holler E (2009) Graft-versus-host disease. Lancet 373: 1550–1561

Glucksberg H, Storb R, Fefer A et al (1974) Clinical manifestations of graft-versus-host disease in human recipients of marrow from HL-A-matched sibling donors. Transplantation 18: 295–304

Länger F, Puls F, Buchholz S et al (2011) Histopathology of graft-versus-host disease. Pathologe 32: 144–151

Paczesny S, Choi SW, Ferrara JL (2009) Acute graft-versus-host disease: new treatment strategies. Curr Opin Hematol 16: 427–436

Travnik R, Beckers M, Wolff D et al (2011) Graft-versus-Host-Disease (GvHD) – ein Update. Teil 1: Pathophysiologie, Klinik und Stadieneinteilung der GvHD. Hautarzt 62: 139–154

Travnik R, Beckers M, Wolff D et al (2011) Graft-versus-Host-Disease (GvHD) – ein Update. Teil 2: Prognose und Therapie der GvHD. Hautarzt 62: 229–237

Wolff D, Gerbitz A, Ayuk F et al (2010) Consensus conference on clinical practice in chronic graft-versus-host disease (GVHD): first-line and topical treatment of chronic GVHD. Biol Blood Marrow Transplant 16: 1611–1628

Andere lichenoide Erkrankungen

Brandt O, Abeck D, Gianotti R, Burgdorf W (2006) Gianotti-Crosti syndrome. J Am Acad Dermatol 54: 136–145

Böer A (2006) Keratosis lichenoides chronica: proposal of a concept. Am J Dermatopathol 28: 260–275

Caputo R, Gelmetti C, Ermacora E et al (1992) Gianotti-Crosti syndrome: a retrospective analysis of 308 cases. J Am Acad Dermatol 26: 207–210

Cesinaro AM, Sighinolfi P, Greco A et al (2009) Annular lichenoid dermatitis of youth and beyond: a series of 6 cases. Am J Dermatopathol 31: 263–267

Chang SE, Jung EC, Hong SM et al (2000) Keratosis lichenoides chronica: marked response to calcipotriol ointment. J Dermatol 27: 123–126

Chen W, Schramm M, Zouboulis CC (1997) Generalized lichen nitidus. J Am Acad Dermatol 36: 630–631

Gianotti F (1979) Papular acrodermatitis of childhood and other papulo-vesicular acro-located syndromes. Br J Dermatol 100: 49–59

Kanwar AJ, Kaur S (1999) Lichen nitidus actinicus. Arch Dermatol 135: 714

Tilly JJ, Drolet BA, Esterly NB (2004) Lichenoid eruptions in children. J Am Acad Dermatol 51: 606–624

Erstbeschreiber

Annessi G, Paradisi M, Angelo C et al (2003) Annular lichenoid dermatitis of youth. J Am Acad Dermatol 49: 1029–1036

Bedi TR (1978) Summertime actinic lichenoid eruption. Dermatologica 157: 115–125

Bureau Y, Barrière H, Litoux P, Bureau B (1970) Dermatose papulo-hyperkétatosique, en stries. Cas pour diagnostic. bull Soc Franc Dermatol Syphiligr 77: 347–349

Civatte A (1957) Atlas d'histopathologie cutanée. Masson, Paris S 163–177. Anmerkung: Civatte wird nach 1957 oft als Erstbeschreiber zitiert, obwohl Sabouraud bereits 1910 die Kolloidkörperchen in Text und Bild zeigte

Crosti A, Gianotti F (1956) Dermatosi infantile eruttiva acroesposta di probabile orgine virosica. Minerva Dermatol [Suppl 12] 31: 483

Gianotti F (1955) Rilievi di una particolare casistica tossinfettiva caratterizzata da eruzione eritemato-infiltrativa desquamativa a focolai lenticolari, a sede elettiva acroesposta. G Ital Derm Sif 96: 678–697

Graham-Little EG (1930) Lichen planus associated with lichen spinulosum and cicatricial alopecia of the scalp, pubes and axillae. Proc Royal Soc Med 23: 1488–1489

Kaposi M (1895) Noch einmal: Lichen ruber acuminatus und Lichen ruber planus. Arch Dermatol Syphiligr 31: 1–32

Nékam L (1938) Sur la question du lichen moniliformis. Presse Méd 46: 100

Pinkus F (1907) Ueber eine neue knötchenförmige Hauteruption: Lichen nitidus. Arch Dermatol Syphiligr 85: 11–36

Sabouraud R (1910) Sur quelques points de l'anatomie pathologique du lichen plan de Wilson. Ann Dermatol Syphiligr 5e Série, Tome I: 491–505

Wickham LF (1895) Sur un signe pathognomonique du lichen de Wilson (lichen plan) et stries et ponctuation grisatres. Ann Dermatol Syphiligr 6: 517–520

Wilson E (1869) On lichen planus. J Cutan Med Dis Skin 3: 117–132

Pustulöse Erkrankungen

Thomas Bieber

41.1 Einführung

Pustel bildende Erkrankungen sind eine ätiologisch heterogene Gruppe. Aufgrund ihrer Prädilektionsstellen werden sie in **lokalisierte** und **generalisierte Pustulosen** eingeteilt. Außerdem unterscheidet man zwischen Formen, die überwiegend im Kindes- oder Erwachsenenalter auftreten. Pusteln sind nicht zwangsläufig Ausdruck einer Infektion mit Bakterien, Pilzen oder Viren. Die Mehrzahl der Pustel bildenden Erkrankungen der Haut sind primär nicht infektiös bedingt. Das Auftreten steriler Pusteln wird als Ausdruck zahlreicher, mehr oder weniger eigenständiger Dermatosen verstanden. Einen Überblick bietet ◘ Tab. 41.1.

41.2 Lokalisierte Pustulosen

41.2.1 Im Kindesalter

Im Neugeborenenalter werden mehrere pustulöse Hauterkrankungen beobachtet.

Transiente neonatale Pustulose der Kopfhaut

Sie wird auch als Acne neonatorum bezeichnet, kommt im ersten Lebensmonat vor, wird durch *Malassezia furfur* verursacht und ist selbstlimitierend (▶ Kap. 83).

Infantile Akropustulose

Sie kommt überwiegend im ersten Lebensjahr vor und ist an den Akren lokalisiert (▶ Kap. 83).

Parakeratosis pustulosa

[Sabouraud 1931]

Sie sollte mehr als Symptom denn als Krankheitsentität verstanden werden. Sie kann im Rahmen von Psoriasis und als besondere Ausdrucksform einer allergischen Kontaktdermatitis oder eines atopischen Ekzems auftreten. Dabei entwickeln sich periunguale Erytheme mit feiner Schuppung. In einigen Fällen wurden distale subunguale Pusteln beschrieben, die subunguale Hyperkeratosen bilden und schließlich Nageldystrophien und Onycholyse verursachen. Meist ist nur ein Finger, besonders der Zeigefinger, von der Erkrankung betroffen. Die Parakeratosis pustulosa kann spontan abheilen. Rezidive sind häufig. Eine Pilzinfektion sollte ausgeschlossen werden.

- **Therapie**

Zur schnelleren Abheilung sind topische Glukokortikoide sinnvoll.

41.2.2 Im Erwachsenenalter

Erosive pustulöse Dermatose der Kopfhaut

[Pye et al. 1979]

- **Synonym**

Pustulöse ulzerative Dermatose der Kopfhaut

- **Epidemiologie**

Diese bislang relativ selten beschriebene Erkrankung betrifft überwiegend Frauen im Alter zwischen 60 und 90 Jahren. Auch einige afrikanische Männer erkrankten

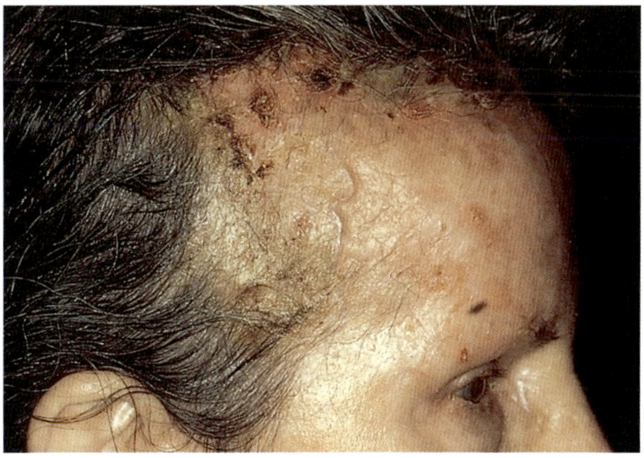

◘ **Abb. 41.1** Erosive pustulöse Dermatose der Kopfhaut

Tab. 41.1 Pustel bildende Erkrankungen

Erkrankungsgruppe	Alter	Erkrankung	Verweis
Lokalisierte Pustulosen	Kindheit	Transiente neonatale Pustulose der Kopfhaut	► Kap. 83
		Acropustulosis infantilis	► Kap. 83
		Parakeratosis pustulosa	
		Incontinentia pigmenti	(► Kap. 59)
	Erwachsenenalter	Erosive pustulöse Dermatose der Kopfhaut	
		Amikrobielle intertriginöse Pustulose	
		SAPHO-Syndrom	(► Kap. 72)
		Acrodermatitis continua suppurativa	(► Kap. 39)
		Pustulosis palmoplantaris	(► Kap. 39)
		Morbus Reiter	(► Kap. 39)
		Pustulöse Vaskulitis	(► Kap. 65)
Generalisierte Pustulosen	Kindheit	Erythema toxicum neonatorum	► Kap. 83
		Transiente neonatale pustulöse Melanose	► Kap. 83
		Eosinophile pustulöse Follikulitis der Kindheit	► Kap. 83
		Psoriasis pustulosa	(► Kap. 39)
		Langerhans-Zell-Histiozytose	(► Kap. 112)
		Hiob-Syndrom	(► Kap. 63)
		Ommen-Syndrom	(► Kap. 63)
	Erwachsenenalter	Pustulosis subcornealis (Sneddon-Wilkinson)	
		Psoriasis pustulosa	(► Kap. 39)
		Eosinophile pustulöse Follikulitis	
		IgA-Pemphigus	(► Kap. 50)
		Impetigo herpetiformis	(► Kap. 39)
		Akute generalisierte exanthematische Pustulose	(► Kap. 35)

daran. Sie kann auch nach Trauma oder Zoster ophthalmicus auftreten.

▪ Ätiopathogenese

Die Genese ist unbekannt. Da bei manchen Patienten initial eine leukozytoklastische Vaskulitis bestand, wurde diese Erkrankung als Pyoderma-gangraenosum-artige Reaktion gesehen. Häufig ist auch die Interpretation als besondere Variante einer chronisch-vegetierenden Pyodermie, da oft *Staphylococcus aureus* und Koagulase-negative Staphylokokken nachgewiesen werden können. Dieser Befund kann jedoch auch als Sekundärinfektion gedeutet werden. Gelegentlich wird sie als Pyoderma gangraenosum der Kopfhaut diskutiert.

▪ Klinik

Die Hautveränderungen am Kapillitium verlaufen chronisch-schubweise. Es treten flache Pusteln, Erosionen und Krusten auf. Die Pusteln sind nicht an die Haarfollikel gebunden. Die Veränderungen gehen in eine umschriebene vernarbende Alopezie vom Pseudopélade-Typ über. Die Schübe können von starkem Juckreiz begleitet sein. Neuerdings wurde eine besondere Variante der **erosiven pustulösen Dermatose der unteren Extremitäten** beschrieben.

▪ Differenzialdiagnose

Das impetiginisierte Kopfekzem ist die häufigste Differenzialdiagnose. Eine primär bakterielle Follikulitis kann durch die mikrobiologische Kultur ausgeschlossen werden.

Dermatomykosen der Kopfhaut sind bei Erwachsenen relativ selten. Weiterhin sollte an chronisch-vegetierende Pyodermie, Pyoderma gangraenosum, Folliculitis decalvans, pustulöse Psoriasis, subkorneale pustulöse Dermatose (Sneddon-Wilkinson) und eosinophile pustulöse Follikulitis gedacht werden.

▪ Histopathologie

Es findet sich eine hyperplastische, teils erosive Epidermis mit subkornealer Pustulation. In der Dermis zeigen sich lymphozytäre, neutrophilenreiche Infiltrate mit Zeichen einer leukozytoklastischen Vaskulitis. Im späteren Stadium kommt es zur Vernarbung mit Verlust der Haarfollikel. Die direkte Immunfluoreszenz ist negativ.

▪ Verlauf

Die Erkrankung verläuft chronisch. Häufig kleben die Haare an getrocknetem Exsudat zusammen, was vom Patienten als schmerzhaft und kosmetisch störend empfunden wird. Letztendlich ist der Übergang in eine Pseudopelade-artige Atrophie der Kopfhaut zu erwarten. Bei einigen Patienten entwickelte sich später ein spinozelluläres Karzinom.

▪ Therapie

▪▪ Topisch

Hochpotente Glukokortikoide führten bei manchen Patienten zu einer deutlichen Befundbesserung, haben jedoch nur morbostatischen Effekt. Topische Antibiotika haben keinerlei Wirkung. Bei Sekundärinfektion sollte mit lokalen Desinfizienzien gearbeitet werden. Fusidinsäure kann versucht werden.

▪▪ Systemisch

Es gibt keine befriedigende systemische Therapie bei dieser Erkrankung. Antibiotika bringen nur wenig Verbesserung. Bei der Behandlung mit Glukokortikoiden zeigt sich zwar prompte Besserung, die aber nach Absetzen der Medikation sofort zum Wiederaufflammen der Erkrankung führt. Die orale Behandlung mit Isotretinoin und Zink hat sich in einigen Fällen als hilfreich erwiesen. Auch Erythromycin und Zinksulfat in mittlerer Dosierung wurden versucht.

Amikrobielle intertriginöse Pustulose

[Oberlin et al. 1991]

▪ Epidemiologie

Sehr seltene, weniger als 50 Fälle wurden publiziert.

▪ Ätiopathogenese

Diese lokalisierte Pustulose ist nur bei Frauen, meist im Rahmen einer Autoimmunerkrankung (serologisch nachweisbare Autoantikörper) zu beobachten. Deshalb sollte bei Patientinnen mit unklaren Pusteln stets eine Kollagenose ausgeschlossen werden.

▪ Klinik

Sie ist durch stecknadelkopfgroße, sterile Pusteln auf der Kopfhaut, im Gehörgang und in der Mundhöhle gekennzeichnet, die zu nässenden Erosionen führen können. Der Verlauf ist chronisch.

▪ Differenzialdiagnose

Bei Befall der Mundschleimhaut ist auch an eine Pyostomatitis vegetans zu denken, die häufig mit einer chronisch entzündlichen Darmerkrankung und einem Pyoderma gangraenosum assoziiert sein kann.

▪ Histopathologie

Es zeigt sich eine psoriasiforme Morphologie mit Neutrophilen und Spongiose sowie subkorneale Pusteln mit diskreten Zeichen einer Vaskulitis. In etwa 30% der Fälle kann auch ein positiver Lupusbandtest als Hinweis auf einen Lupus erythematodes gefunden werden.

▪ Therapie

Die Behandlung der Kollagenose steht im Vordergrund. Neben systemischen Glukokortikoiden, Dapson sowie Cyclosporin A sprechen die meist in Schüben auftretenden Veränderungen topisch gut auf Glukokortikoide und/oder UV-Licht an.

41.3 Generalisierte Pustulosen

41.3.1 Im Kindesalter

Während im Kindes- und Jugendalter dieselben generalisierten Pustel bildenden Erkrankungen wie beim Erwachsenen auftreten können, müssen bei Neugeborenen und Säuglingen **infektiöse Pustulosen** durch Staphylokokken, Streptokokken, Herpes simplex, *Candida albicans* und Skabiesmilben von den **nichtinfektiösen Pustulosen** abgegrenzt werden. Zu ihnen zählen Incontinentia pigmenti und Langerhans-Zell-Histiozytose (Histiozytosis X). Die beiden gutartigen Erkrankungen Erythema toxicum neonatorum und transiente neonatale pustulöse Melanose sind allerdings deutlich häufiger und sollten zunächst ausgeschlossen werden.

Erythema toxicum neonatorum

Bei dieser Erkrankung handelt es sich um eine selbstlimitierende generalisierte Pustulose, die relativ häufig ist (▶ Kap. 83).

Transiente neonatale pustulöse Melanose

Sie wird hauptsächlich bei Kindern mit dunkler Haut beobachtet und ist bei Geburt vorhanden (▶ Kap. 83).

Eosinophile pustulöse Follikulitis der Kindheit

Sie ist klinisch der infantilen Akropustulose ähnlich, histologisch aber durch zahlreiche Eosinophile gekennzeichnet (▶ Kap. 83).

41.3.2 Im Erwachsenenalter

Pustulosis subcornealis

[Sneddon und Wilkinson 1956]

▪ Synonyme

Subkorneale Pustulose, Sneddon-Wilkinson-Syndrom

▪ Epidemiologie

Es handelt sich um eine seltene chronische Erkrankung, überwiegend bei Frauen zwischen dem 30. und 70. Lebensjahr.

▪ Ätiopathogenese

Die Existenz dieser Erkrankung ist umstritten und ihre Ursache unklar. Die Diagnose sollte nur gestellt werden, wenn ein IgA-Pemphigus (▶ Kap. 50) sicher ausgeschlossen werden konnte. Gelegentlich kommt eine Assoziation mit IgA-Gammopathien vor. Dann findet oft ein klinischer Übergang in ein Sweet-Syndrom oder Pyoderma gangraenosum statt.

▪ Klinik

Symmetrisch und disseminiert betroffen sind Rumpf und proximale Extremitätenabschnitte, auch intertriginöse Lokalisation ist möglich. Kopf, Palmae und Plantae sowie Schleimhäute bleiben fast stets erscheinungsfrei. Als Primäreffloreszenzen sieht man bis zu bohnengroße, zunächst pralle, bei Größerwerden mehr schlaffe, trübe oder mehr eitrig gelbe Pusteln, umgeben von einem schmalen entzündlich geröteten Randsaum. Die Pusteln können zu Gruppen zusammentreten. Bei größeren Pusteln setzen sich die Leukozyten hypopyonartig als eitriger Bodensatz in der unteren Pustelhälfte ab. Da die Pusteldecke sehr dünn ist und rasch zerplatzt, beherrschen disseminierte, teils zirzinär oder polyzyklisch ausgeprägte, krustenbedeckte Erosionen mit teilweise Collerette-artigen Blasendeckenresten das klinische Bild.

▪ Differenzialdiagnose

Wegen der hypopyonartigen Ansammlung von Leukozyten im unteren Bereich ist an großblasige Impetigo contagiosa zu denken. Psoriasis pustulosa generalisata vom Typ von Zumbusch führt bei Eruption meist zu Fieber. Erythema-anulare-centrifugum-artige Psoriasis mit Pustulationen und nekrolytisches Erythem bei Glukagonom-Syndrom sollten bedacht werden. Auch Dermatitis herpetiformis, IgA-Pemphigus und Pemphigus foliaceus sind auszuschließen. Akute generalisierte exanthematische Pustulose (AGEP) ist eine akute, meist durch Arzneimittel ausgelöste Erkrankung, die in kurzer Zeit wieder abheilt, die aber subkorneale Pusteln aufweisen kann.

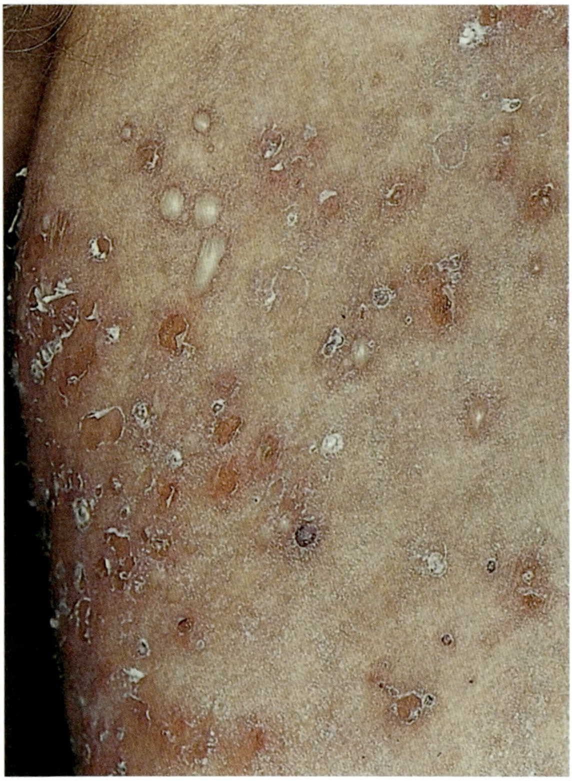

Abb. 41.2 Pustulosis subcornealis: Innenseite des Oberschenkels

▪ Histopathologie

In sonst normaler Haut findet man subkorneal direkt unter der Hornschicht einkammerige Pusteln mit massenhaft neutrophilen Leukozyten. Die Epidermis kann gering akanthotisch verbreitert sein, das Stratum granulosum bleibt intakt. Gelegentlich bestehen geringfügige Spongiose, aber kein Anhalt für Akantholyse. Im oberen Korium treten vorwiegend perivaskuläre zellulär-entzündliche Reaktionen auf.

▪ Therapie

▪▪ Systemisch

Dapson in einer Dosierung von 50–150 mg tgl. hat sich bewährt, ist aber oft nur morbostatisch wirksam. Bei ausbleibendem Rezidiv kann die Behandlung für einige Monate ausgesetzt werden. Glukokortikoide führen nicht zum Erfolg. Ein Versuch mit Acitretin oder Isotretinoin ist vor allem bei Dapson-resistenten Fällen indiziert.

▪▪ Topisch

Pusteln werden eröffnet, Erosionen antiseptisch behandelt. Glukokortikoide in Cremes oder Lotionen als entzündungshemmende Therapie können versucht werden. Es sollten keine fettenden Salben verwendet werden. Ferner sind Phototherapie (UV) oder kombinierte Retinoid-UV-Phototherapie (Re-PUVA) möglich.

Literatur

Lokalisierte Pustulosen

Bernier V, Weill FX, Hirigoyen V et al (2002) Skin colonization by Malassezia species in neonates. Arch Dermatol 138: 215–218

Boms S, Gambichler T (2006) Review of literature on amicrobial pustulosis of the folds associated with autoimmune disorders. Am J Clin Dermatol 7: 369–374

Bull RH, Mortimer PS (1995) Erosive pustular dermatosis of the leg. Br J Dermatol 132: 279–282

Ena P, Lissia M, Doneddu GM et al (1997) Erosive pustular dermatosis of the scalp in skin grafts: report of three cases. Dermatology 194 : 80–84

Gambichler T, Boms S, Hochdorfer B et al (2007) Immunohistology of amicrobial pustulosis of the folds. Clin Exp Dermatol 32: 155–158

Kerl K, Masouye I, Lesavre P et al (2005) A case of amicrobial pustulosis of the folds associated with neutrophilic gastrointestinal involvement in systemic lupus erythematosus. Dermatology 211: 356–359

Laffitte E, Kaya G, Piguet V et al (2003) Erosive pustular dermatosis of the scalp - treatment with topical tacrolimus. Arch Dermatol 139: 712–714

Siegel DH, Holland K, Phillips RJ et al (2006) Erosive pustular dermatosis of the scalp after perinatal scalp injury. Pediatr Dermatol 23: 533–536

Tosti A, Peluso AM, Zucchelli V (1998) Clinical features and long-term follow-up of 20 cases of parakeratosis pustulosa. Pediatr Dermatol 15: 259–263

Generalisierte Pustulosen

Auer-Grumbach P, Pfaffenthaler E, Soyer HP (1995) Pustulosis acuta generalisata is a post-streptococcal disease and is distinct from acute generalized exanthematous pustulosis. Br J Dermatol 133: 135–139

Marchini G, Hultenby K, Nelson A et al (2007) Increased expression of HMGB-1 in the skin lesions of erythema toxicum. Pediatr Dermatol 24: 474–482

Marliere V, Beylot-Barry M, Beylot C et al (1999) Successful treatment of subcorneal pustular dermatosis (Sneddon-Wilkinson disease) by acitretin: report of a case. Dermatology 199: 153–155

Moriuchi R, Shibaki A, Yasukawa K et al (2007) Neonatal vesiculopustular eruption of the face: a sign of trisomy 21-associated transient myeloproliferative disorder. Br J Dermatol 156: 1373–1374

Nijhawan A, Baselga E, Gonzalez-Ensenat MA et al (2001) Vesiculopustular eruptions in Down syndrome neonates with myeloproliferative disorders. Arch Dermatol 137: 760–763

Schwartz RA, Janniger CK (1996) Erythema toxicum neonatorum. Cutis 58: 153–155

Van Praag MC, Van Rooij RW, Folkers E et al (1997) Diagnosis and treatment of pustular disorders in the neonate. Pediatr Dermatol 14: 131–143

Vicente J, Espana A, Idoate M et al (1996) Are eosinophilic pustular folliculitis of infancy and infantile acropustulosis the same entity? Br J Dermatol 35: 807–809

Erstbeschreiber

Oberlin P, Bagot M, Perrussel M et al (1991) Pustulose amicrobienne et lupus erythemateux systémique. Ann Dermatol Venereol 118: 824–825

Pye RJ, Peachey RDG, Burton JL (1979) Erosive pustular dermatosis of the scalp. Br J Dermatol 100: 559–566

Sabouraud R (1931) Les parakératoses microbiennes du bout des doigts. Ann Dermatol Syphiligr 11: 206

Sneddon IB, Wilkinson DD (1956) Subcorneal pustular dermatosis. Br J Dermatol 68: 385–394

Granulomatöse Erkrankungen

Martin Mempel

42.1 Einführung

Die Bildung eines Granuloms stellt einen spezifischen Abwehrmechanismus des Organismus dar. Hierbei kommt es durch einen zentralen Stimulus, der sowohl infektiöser (Mykobakterien) als auch nicht infektiöser Genese (Fremdkörper) sein kann, zur Aktivierung von hautständigen Antigen-präsentierenden Zellen, die nachfolgend sowohl Granulozyten als auch Lymphozyten in das Gewebe anlocken. Diese Entzündungszellen lagern sich typischerweise ringförmig um die Antigen-präsentierenden Zellen und bilden das charakteristische histologische Bild des Granuloms. Die typischen Immunvorgänge und das Vorhandensein einer Erkrankungsform ohne pathologischen Erregernachweis (Sarkoidose, Granuloma anulare [in diesem Buch wird diese Schreibweise verwendet, nicht die auch gebräuchliche Granuloma annulare]) haben verschiedene Autoren veranlasst, die Granulomausbildung als 5. Typ der Überempfindlichkeitsreaktion zusätzlich zu der von Coombs und Gell vorgeschlagenen Einteilung zu klassifizieren.

Essenziell in der Entstehung eines Granuloms ist die Aktivierung von gewebsständigen Makrophagen. Diese Makrophagen phagozytieren Infektionserreger oder inerte Fremdkörper und versuchen so, eine Isolierung und damit Eingrenzung von potenziell virulenten Erregern zu erreichen. Dieser Vorgang induziert die verstärkte Expression von MHC-II und kostimulatorischen Molekülen sowie die Sekretion von Chemokinen und Zytokinen.

Die Besonderheit der granulomatösen Entzündungsreaktion besteht in ihrer Persistenz über einen längeren Zeitraum, bei der es im Verlauf zu einem immunologischen Gleichgewicht zwischen dem zentralen Stimulus und den infiltrierenden Immunzellen kommt. So schaffen es die aktivierten Makrophagen nicht, den Infektionserreger oder das vorhandene Fremdmaterial abzutransportieren, während eine den Wirt potenziell gefährdende Disseminierung durch das entstehende Granulom eingeschränkt wird. Neben dem durch Erreger oder Fremdkörper ausgelösten Granulom existieren in der Haut unterschiedliche granulomatöse Erkrankungen, die bis zum heutigen Tag trotz umfangreicher Suche möglicher Ursachen als idiopathisch eingeordnet werden. Bei einigen dieser Granulome können zelluläre Stoffwechselprodukte wie Muzin im Zentrum des Granuloms nachgewiesen werden, eine kausale Rolle ist aber nie bestätigt worden.

Zentral für die Ausbildung der granulomatösen Reaktion ist TNF-α, der in der initialen Bildungsphase des Granuloms vor allem von Makrophagen in großer Menge produziert wird. Daneben spielen zahlreiche Zytokine, typischerweise vom Th-1 Typ (IL-12, IFN-γ, IL-18) und Chemokine wie MIP-2, MCP-1 eine wichtige Rolle in der weiteren Formation und Persistenz der granulomatösen Hautreaktion. Zunehmende Bedeutung hat in diesem Zusammenhang der Einsatz von anti-TNF-α gerichteten Medikamenten gewonnen, die vor allem durch ihre dissoziierende Wirkung auf latente, klinisch inapparente mykobakterielle Granulome eine Reaktivierung der Mykobakterieninfektion bedingen können. Warum sich die unterschiedlichen TNF-α-Blocker zum Teil wesentlich bei der Granulomdissoziation unterscheiden, ist noch nicht geklärt, diskutiert werden unterschiedliche Halbwertszeiten und eine differenzielle Bindung an das membranständige TNF-α, das von Makrophagen im Granulom exprimiert wird.

Die Einteilung der granulomatösen Erkrankungen ist nicht einheitlich und vorwiegend klinisch historisch geprägt. Im Bereich der Dermatologie existiert neben der Erreger-orientierten Klassifikation eine Einteilung nach dem histomorphologischen Aufbau der Granulome. Unterschieden werden tuberkuloide, sarkoide, nekrobiotische Granulome oder Palisadengranulome, Granulome vom Pseudotuberkulosetyp und Fremdkörpergranulome.

Tuberkuloide Granulome Im Zentrum befindet sich eine verkäsende Nekrose, die durch die aufs Äußerste gesteigerte Immunreaktion mit Sekretion von zytotoxischen Substanzen bedingt ist. Um sie ist ein Wall von Epitheloidzellen angeordnet, in dem auch einzelne geordnete mehrkernige Riesenzellen vom Langhans-Typ vorkommen. Das Granulom ist von einem Mantel aus Lymphozyten umhüllt.

Sarkoide Granulome Sie bestehen aus einer herdförmigen Ansammlung von Epitheloidzellen und geordneten Riesenzellen vom Langhans-Typ und ähneln somit tuberkuloiden Granulomen. Es fehlen jedoch zentrale Nekrose und peripherer Lymphozytenmantel, sodass auch von nackten epitheloidzelligen Granulomen gesprochen wird.

Nekrobiotische oder Palisadengranulome Im Zentrum befindet sich eine fibrinoide Nekrose von Kollagenfasern ohne Nekrose von Fibroblasten, die von Makrophagen und Riesenzellen in palisadenartiger Anordnung demarkiert wird.

Granulome vom Pseudotuberkulosetyp/Suppurative Granulome Die zentrale Gewebenekrose, die massenhaft neutrophile Granulozyten enthält, die zerfallen sein können, ist von einem Wall von unreifen Makrophagen, nur selten Epitheloidzellen, umgeben. Bei manchen Pilzinfektionen, bei Leishmaniasis und lepromatöser Lepra können auch zentral nicht nekrotisierende Makrophageninfiltrate auftreten, die sich zum Teil in Schaumzellen umwandeln.

Fremdkörpergranulome Es handelt sich um eine ungeordnete Aggregation von Makrophagen, die von Fremdkörperriesenzellen begleitet ist. In diesen kann man insbesondere bei kristallinen Fremdkörpern das phagozytierte oder umschlossene Material polarisationsoptisch sichtbar machen.

Ein charakteristisches Merkmal der granulomatösen Entzündung ist die Ausbildung von Riesenzellen aus aktivierten Makrophagen, die bis zu 100 Kerne pro Zelle aufweisen. Die Verschmelzung aktivierter Makrophagen zu den charakteristischen Riesenzellen wird über Rezeptoren wie den macrophage fusion receptor (MFR), seinen Liganden CD47 und ein ursprünglich aus dendritischen Zellen isoliertes spezifisches transmembranäres Protein bedingt (DC-STAMP). Der Vorteil einer solchen Riesenzellbildung scheint für den Wirtsorganismus in einer deutlich gesteigerten Phagozytoseleistung zu bestehen, bei der auch größere Partikel aufgenommen und verarbeitet werden können. Morphologisch lassen sich mehrkernige Riesenzellen vom Fremdkörper- (Anordnung der Zellkerne unregelmäßig im Zytoplasma), Langhans-Typ [1900] (Zellkerne typischerweise in hufeisenförmiger Anordnung) oder Touton-Typ [1885] (Lipideinlagerungen im Zytoplasma) unterscheiden.

Klinisch sehen die granulomatösen Hauterkrankungen oft wie Papeln und Plaques von rötlichbraunem, manchmal bläulich lividem Farbton aus. Bei Glasspateldruck findet sich häufig ein gelblichbräunliches Infiltrat (Apfelgelee-Aspekt). Bei eindeutiger Klinik (Granuloma anulare im Kindesalter) kann die Diagnosestellung klinisch erfolgen. Im Zweifel sollte die Abklärung einer möglichen infektiösen Genese zentrale Aufgabe der weiterführenden Diagnostik sein. Wichtig ist hierfür die Asservierung eines Biopsats zur kulturellen Anzucht, vor allem wenn Mykobakterien als Erreger vermutet werden. Moderne molekularbiologische Analysen (PCR, Sequenzierung) sind sowohl aus dem Primärmaterial als auch nach Kulturwachstum hilfreich. Eine parallel durchgeführte histologische Untersuchung gibt bereits in der HE-Färbung Hinweise auf Art und Zusammensetzung des Granuloms und kann durch Spezialfärbungen auf Mykobakterien (Ziehl-Neelsen-, Acid-fast-, Fite-Färbung), Pilze (PAS-, Grocott-Färbung) und Parasiten wie Leishmanien (Giemsa-Färbung) ergänzt werden. Da einige potenzielle Auslöser nur in sehr geringer Zahl in der Haut nachweisbar sind (Mykobakterien, aber auch verschiedene Fremdkörper) ist die Untersuchung unterschiedlicher Schnitte und mehrerer Gesichtsfelder notwendig. Bei Verdacht auf Fremdkörpergranulome sollte zusätzlich das Präparat im polarisierten Licht untersucht werden.

42.2 Sarkoidose

[Hutchinson 1877, Besnier 1889, Boeck 1899, Schaumann 1916–1917]

▪ Synonyme

Boeck-Sarkoid, Morbus Besnier-Boeck-Schaumann

▪ Definition

Die Sarkoidose ist eine in ihrer Ätiologie und Pathogenese unbekannte Multiorganerkrankung, die feingeweblich durch nicht verkäsende Epitheloidzellgranulome charakterisiert ist.

▪ Geschichte

Hutchinson erwähnte 1877 Hauterscheinungen. Besnier beschrieb 1889 blaurötliche Veränderungen im Gesicht, speziell an der Nase, mit Schwellung der Finger. Er nannte diese Erkrankung **Lupus pernio**, da sie zum einen an Perniosis erinnerte und zum anderen ein lupoides feingewebliches Infiltrat aufwies. Boeck beschrieb 1899 die Hautveränderungen als multiples benignes Sarkoid der Haut oder **benignes Miliarlupoid**. Kuznitzky und Bittorf beschrieben das gleichzeitige Auftreten von kutanen und pulmonalen Granulomen und Schaumann erkannte das Vorliegen einer Systemerkrankung. Er wählte die Bezeichnung **Lymphogranulomatosis benigna**, weil er eine Erkrankung des lymphatischen Systems vermutete. 1920 beschrieb Jüngling die **Ostitis tuberculosa multiplex cystica**, welche sich später als Sarkoidosemanifestation herausstellte. Schließlich wurde erkannt, dass die Erkrankung der mediastinalen Lymphknoten mit und ohne Erythema nodosum eine Frühform der Sarkoidose darstellt. Somit konnte im Rahmen der geschichtlichen Entwicklung gezeigt werden, dass nicht nur ein Organ, sondern viele Organsysteme betroffen sein können.

▪ Epidemiologie

Die Erkrankung wird weltweit beobachtet, wenngleich die Häufigkeit in verschiedenen Ländern deutlich schwankt. Die Prävalenz für eine intrathorakale Sarkoidose ist besonders hoch in Dänemark, Schweden, Uruguay, gefolgt von Deutschland, Norwegen, Kanada und Frankreich; die niedrigsten Zahlen werden aus Russland, Saudi-Arabien und dem Nahen Osten berichtet. Für Menschen mit schwarzafrikanischer Herkunft wurde eine höhere Prävalenz beschrieben. In Deutschland schätzt man die Inzidenz auf 12/100.000 Einwohner/Jahr. Das Geschlechtsverhältnis schwankt in Abhängigkeit von der Bevölkerungsgruppe. Die Sarkoidose im Allgemeinen und auch die Beteiligung der Haut überwiegen beim weiblichen Geschlecht. Der Altersgipfel findet sich in der dritten und vierten Lebensdekade.

▪ Ätiopathogenese

Sie ist auch heute noch unbekannt. Ein Zusammenhang zwischen Sarkoidose und Tuberkulose wurde aufgrund des klinischen Verlaufs und der histologischen Veränderungen immer vermutet. Da Mykobakterien mit konventionellen Methoden nicht immer nachweisbar sind, wurden in den letzten Jahren molekularbiologische Methoden eingesetzt. Bei systemischer Sarkoidose konnte vereinzelt Mykobakterien-DNA, jedoch nicht reproduzierbar in größeren Kollektiven, identifiziert werden. Als weitere Antigene werden diskutiert: Propionibakterien, *Chlamydia pneumoniae*, Corynebakterien, *Yersinia enterocolitica*, Viren wie Hepatitis-B- und -C-Virus, Pilze, organische und nichtorganische Stäube sowie endogene Antigene. Die Analyse der beteiligten Lymphozytenpopulationen legt eine polyklonale Stimulierung nahe, die mit zahlreichen Antigenkonstellationen vereinbar ist, sich im Bereich der Haut aber von mykobakteriellen Granulomen unterscheidet. Das Vorliegen von Th17-positiven Helfer T-Lymphozyten bestätigt zusätzlich den autoimmunen Aspekt dieser Systemerkrankung.

Genetische Faktoren werden seit langem diskutiert. Die Erkrankungswahrscheinlichkeit steigt auf etwa das 5-Fache an, falls ein direkter Verwandter ebenfalls an Sarkoidose erkrankt ist. HLA-Assoziationen wurden beschrieben, sie variieren in Abhängigkeit von der Ethnie der untersuchten Patienten. Die wichtigsten Assoziationen scheinen zu HLA-B8, -DR B1 und -DQ B1 zu bestehen. Darüber hinaus sind bestimmte Verlaufsformen und Organbeteiligungsmuster ebenfalls mit verschiedenen HLA-Mustern assoziiert (HLA-DQ B1*0201 und HLA-DR B1*0301).

▪ Klinik

Hauterscheinungen kommen bei etwa 25–30% aller Patienten vor. Umgekehrt finden sich bei Patienten mit einer nachgewiesenen Hautsarkoidose in etwa 60% Zeichen von extrakutaner Organbeteiligung. Prognostisch erscheint es sinnvoll, die Sarkoidose in eine Frühform und eine chronische Form zu unterteilen, auch wenn der zeitliche Rahmen für den Übergang in eine chronische Form nicht exakt definiert ist. Das Frühstadium verläuft vielfach gutartig und neigt zur Rückbildung. Der Dermatologe sieht hier meistens das Erythema nodosum. Hinzu treten können eine unbemerkte und zur spontanen Rückbildung neigende Schwellung der Hiluslymphknoten, Arthralgien oder akute Iridozyklitis sowie vorübergehende Erscheinungen an Haut oder anderen Organen. Das Frühstadium kann in das chronische Stadium übergehen. Das Spätstadium ist durch die Entwicklung irreversibler Fibrosen im Bereich der epitheloidzelligen Granulome in Organen und Geweben gekennzeichnet. Besonders bei Lungen- oder Leberbeteiligung kann sich daraus eine klinisch manifeste Funktionsstörung ergeben.

▪▪ Erythema nodosum

Es handelt sich um eine typische Manifestation im akuten bis subakuten Frühstadium und wird bei etwa 30% aller Patienten mit Sarkoidose beobachtet. Die klassischen prätibialen knotigen Erytheme werden beim weiblichen Geschlecht häufiger beobachtet, während bei Männern Knöchelschwellungen unter Umständen ohne Hautrötung dominieren. Die Primärmanifestation der Sarkoidose ist mit einem günstigen Verlauf der Systemerkrankung assoziiert.

▪▪ Angiolupoidsarkoidose

▪ Synonym

Brocq-Pautrier-Syndrom [Brocq und Pautrier 1913]

Diese chronische Verlaufsform der Hautsarkoidose betrifft meist Frauen und entwickelt sich im Gesicht, bevorzugt an der Nase. Klinisch werden polsterartige weiche Herde von rötlichbrauner oder mehr blaubräunlicher Farbe und einer deutlichen teleangiektatischen Zeichnung gesehen. Bei Glasspateldruck zeigt sich ein gelblichgraues lupoides Infiltrat. Die spontane Rückbildungsneigung ist gering; die Rezidivneigung, auch nach örtlicher Glukokortikoidtherapie, ist groß.

Differenzialdiagnostisch kommen Pseudolymphom, Granuloma eosinophilicum faciei, lupoide Rosazea und Lupus vulgaris infrage.

▪▪ Kleinknotig-disseminierte Form

▪ Synonym

Benignes Miliarlupoid

Kennzeichnend sind 2–5 mm große fleckförmige, papulöse oder kleinknotige, manchmal auch lichenoide, isoliert stehende Effloreszenzen in dichter, teils gruppierter Aus-

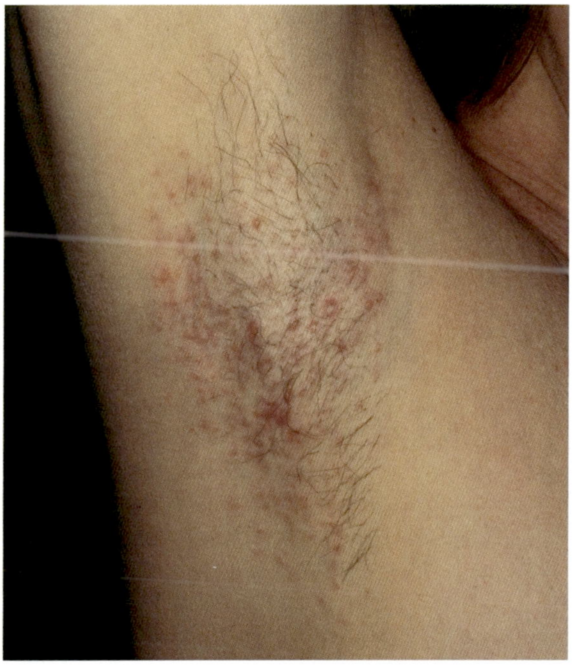

Abb. 42.1 Kleinknotig disseminierte Sarkoidose

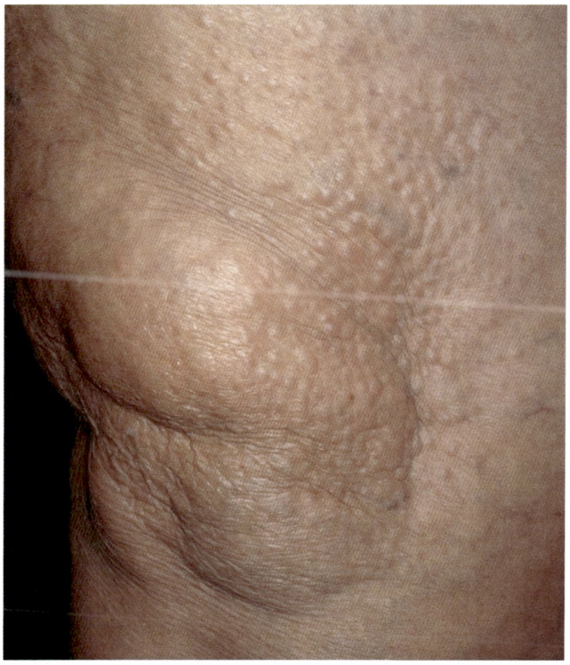

Abb. 42.2 Kleinknotig-disseminierte Sarkoidose (benignes Miliarlupoid)

streuung. Der Farbton ist braun- oder blaurötlich. Unter Glasspateldruck zeigt sich ein feinfleckiges graugelbliches lupoidähnliches Infiltrat. Hiervon leitet sich die Bezeichnung **benignes Miliarlupoid** ab. Sekundäre Veränderungen (Schuppung, Erosion, Ulzeration) sind sehr ungewöhnlich. Bevorzugt befallen sind Gesicht, Streckseiten der Extremitäten, selten auch Rumpf oder Schleimhäute. Gelegentlich manifestieren sich die Papeln oder Knötchen ringförmig (**anulärer Typ**) mit Rückbildung im Zentrum unter Hinterlassung oberflächlicher Atrophie. Die Erscheinungen können allmählich hyperpigmentieren und schließlich einem Lupus vulgaris sehr ähnlich werden. Gelegentlich treten auch zusätzlich Teleangiektasien auf. Bei dieser Form kann eine interne Beteiligung fehlen. Insgesamt ist der Verlauf als günstig anzusehen.

Zirzinäre Sarkoidose

Meist an der Stirn, im Gesicht oder Nacken finden sich bandförmig gyrierte, oft leicht erhabene Veränderungen in zentrifugaler Ausbreitung bei zentraler Abheilung unter Depigmentierung und zarter Atrophie, die eine leichte Schuppung und eine gelblichrote Farbe aufweisen. Bei Glasspateldruck zeigt sich ein typisches lupoides Infiltrat. Differenzialdiagnostisch muss eine Necrobiosis lipoidica bedacht werden.

Großknotige Form

Es bilden sich Knoten oder Plaques, die über mehrere Zentimeter groß werden und einen knollenförmigen Aspekt

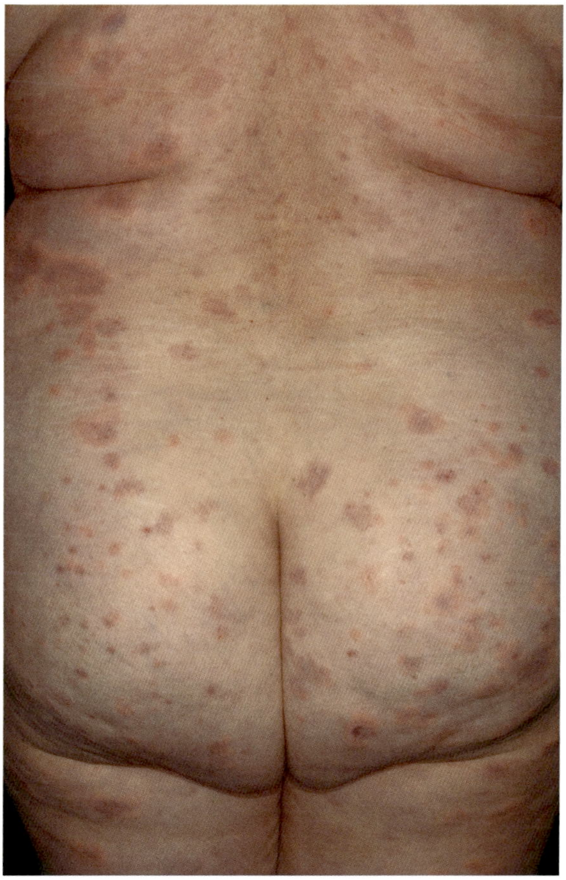

Abb. 42.3 Disseminierte Sarkoidose

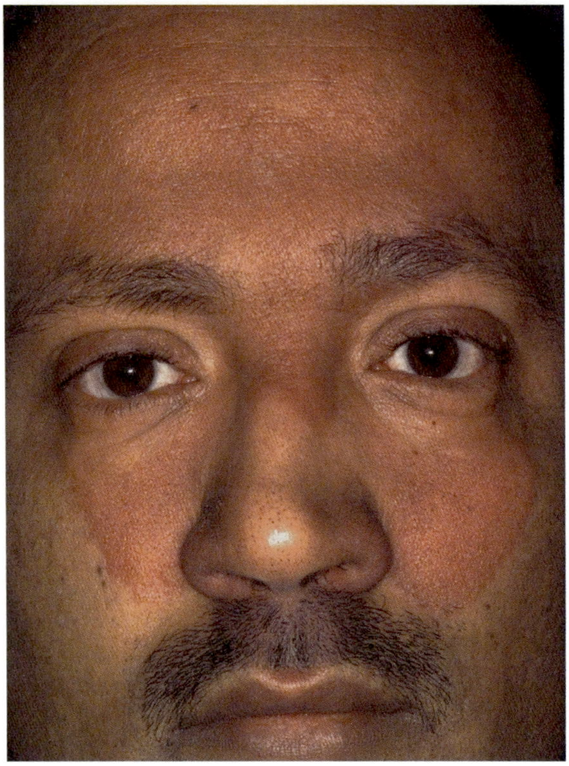

Abb. 42.4 Zirzinäre Sarkoidose

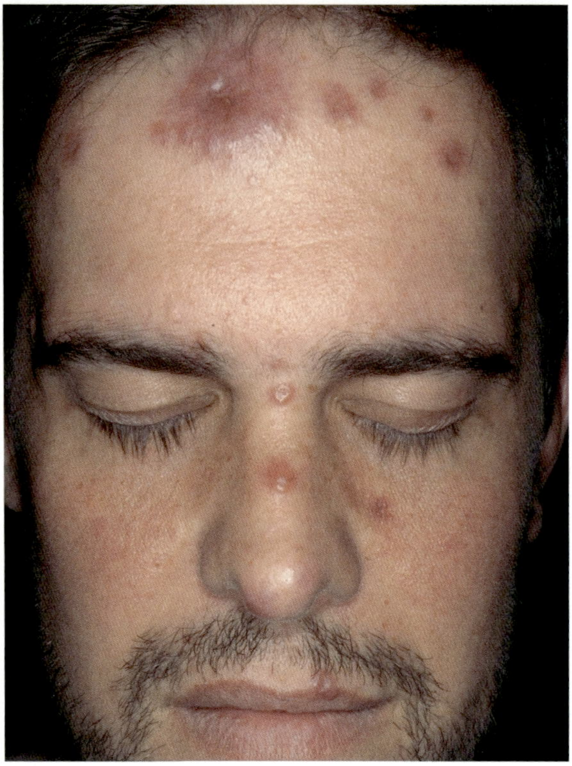

Abb. 42.5 Knotige Sarkoidose

aufweisen können. Der Farbton ist braun- oder blaurot, die Konsistenz derb. Zentrale Rückbildung kann zur Einziehung der Knoten führen. Auch hier ist die Entwicklung von Teleangiektasien möglich. Prädilektionsstellen sind Nase, Wangen, Ohrläppchen und Rumpf. Dabei können massive blaurote Schwellungen auftreten. Diaskopisch findet sich ein feinfleckiges lupoides Infiltrat.

Im Gesicht sitzende Knoten zeigen meist eine tiefblaue bis schiefergraue Farbe und erinnern an Pernionen. Daher wird diese Variante auch als **Lupus pernio** bezeichnet. Innere Organbeteiligung kommt bei diesen Veränderungen häufig vor.

▪▪ Subkutan-knotiger Typ

▪ Synonym

Darier-Roussy-Sarkoidose [1904]

Die Haut über den Knoten ist normal oder leicht livid verfärbt. Typisch ist der Palpationsbefund: knotenförmige Infiltrationen im subkutanen Fettgewebe. Histopathologisch zeigen sich epitheloidzellige Granulome, die von der Dermis bis ins tiefe Fettgewebe hineinreichen und dort die sarkoide Pannikulitis bilden.

▪▪ Narbensarkoidose

Innerhalb einer Narbe – auch nach diagnostischen Hautbiopsien – entwickelt sich eine Sarkoidose. Es zeigen sich

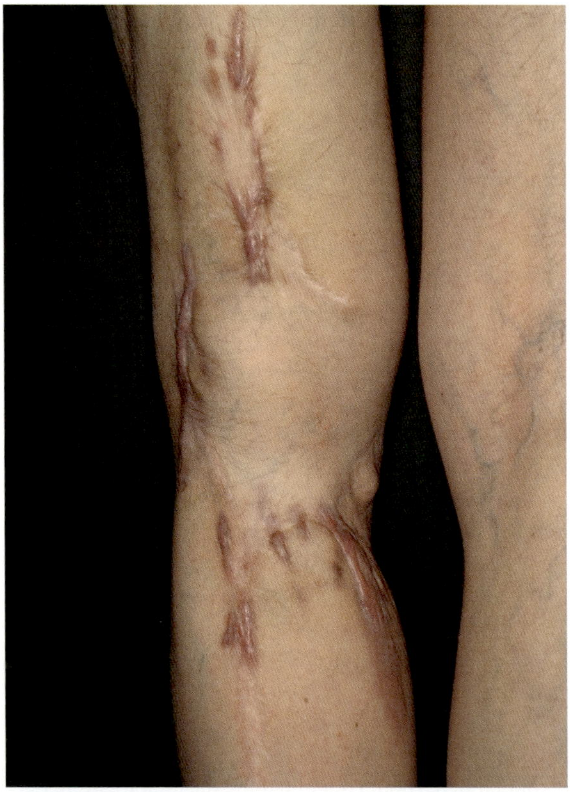

Abb. 42.6 Narbensarkoidose

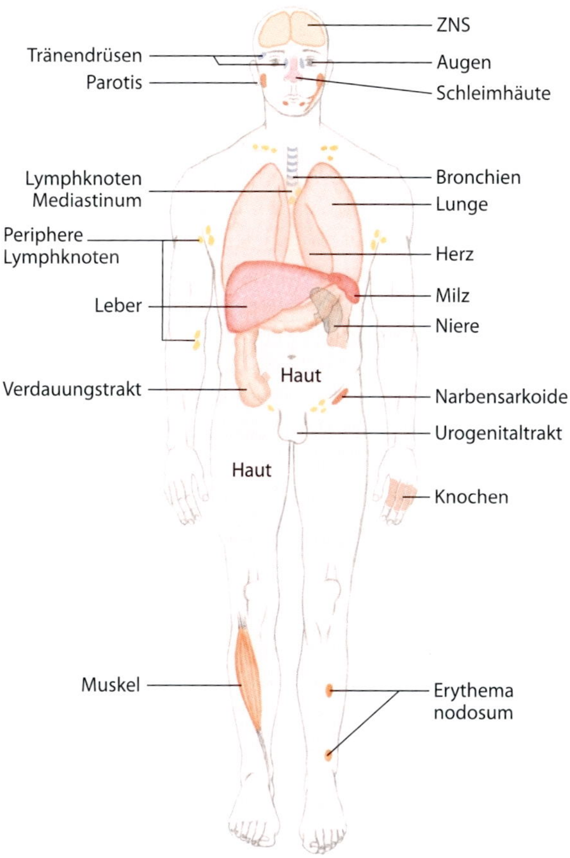

Abb. 42.7 Organbeteiligung bei Sarkoidose (nach Reusch 1982)

gelblichrötliche, im Verlauf der Zeit mehr bräunlichrötliche Infiltrate innerhalb von Narben. Bei Glasspateldruck zeigt sich ein typisches lupoides Infiltrat. Die Narbensarkoidose kann im Früh- oder im chronischen Stadium der Erkrankung vorkommen. Sie verlangt Abgrenzung gegenüber sarkoiden Fremdkörpergranulomen und Lupus vulgaris.

▪▪ Ulzerierende Sarkoidose

Sie ist extrem selten und kommt meist an den unteren Extremitäten vor. Klinisch zeigen sich ausgestanzte Ulzerationen. Differenzialdiagnostisch muss eine ulzerierende Necrobiosis lipoidica abgegrenzt werden.

▪▪ Nagelbeteiligung

Sie kommt in Form von Verdickung, Brüchigkeit, Atrophie, Nagelverlust, Pterygium oder rotbrauner Verfärbung vor, ist jedoch insgesamt selten.

▪▪ Schleimhautbeteiligung

Insbesondere Konjunktiven und Nasenschleimhaut können betroffen sein. Die Sarkoidose des oberen Respirationstrakts stellt eine besondere Situation dar. Überwiegend betroffen sind Frauen mit einem mittleren Alter von 35 Jahren. Nasenschleimhautbeteiligung kann zur Knochen- und Septumperforation sowie Nebenhöhlenbeteiligung führen. Meist weisen die Patienten auch einen Lupus pernio auf. Differenzialdiagnostisch müssen Tuberkulose, Lepra, Lymphome und Wegener-Granulomatose abgegrenzt werden.

▪▪ Weitere Befunde

Bei Sarkoidose kann es zu einer Vielfalt von Allgemeinsymptomen kommen. Im Frühstadium fallen allgemeine Abgeschlagenheit, Gewichtsverlust, Müdigkeit, Fieber, Nachtschweiß und pulmonale Beschwerden auf. Im Verlauf der Erkrankung treten Erythema nodosum, Mediastinallymphknotenschwellung oder Parotitis hinzu. Die wichtigsten Organveränderungen sollen im Folgenden diskutiert werden.

Lungenveränderungen Sie werden radiologisch in vier Stadien eingeteilt:
I. Bilaterale Hiluslymphadenopathie
II. Bilaterale Hiluslymphadenopathie und beginnende parenchymale Infiltration
III. Parenchymale Infiltration
IV. Fibrose und Emphysem

Die pulmonale Funktion zeigt Veränderungen des Lungenvolumens, Atemwegsobstruktion und Diffusionsstörungen.

Augenbeteiligung Sie besteht bei etwa 25–80% aller Patienten. Die okuläre Sarkoidose ist bei Frauen häufiger. Manifestationen sind vor allem die anteriore und seltener die posteriore Uveitis, Chorioretinitis, Makula-Ödem, Retinablutungen und Neovaskularisierung. Die akute Sarkoidiridozyklitis beginnt mit Schmerzen, Lichtempfindlichkeit, verschwommenem Sehen und roten Augen.

Neurosarkoidose Eine neurologische Beteiligung besteht bei etwa 10% der Patienten mit Sarkoidose, laut Autopsieuntersuchungen bei zwischen 15 und 27%. Sie tritt bei mehr als der Hälfte aller Patienten bereits am Anfang auf. Häufig betroffen sind die Hirnnerven, insbesondere der N. facialis; ferner sind Enzephalopathie, lokale Raumforderung, Meningitis, Anfallsleiden und Störungen des peripheren Nervensystems möglich. Der Verlauf der neurologischen Veränderungen ist sehr unterschiedlich und hängt von der Lokalisation ab. Eine Hirnnervenbeteiligung zeigt häufig einen guten Verlauf, während Läsionen des ZNS und der peripheren Nerven oft progredient sind. Akute Verlaufsformen haben eine bessere Prognose als chronische.

Gelenkbeteiligung Eine akute febrile Arthropathie kann im Frühstadium mit bilateraler hilärer Lymphknoten-

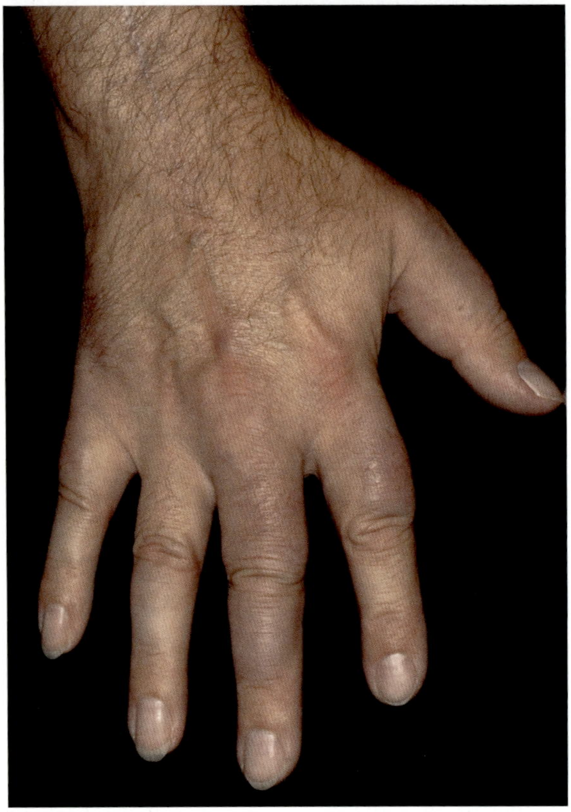

Abb. 42.8 Knochen- und Weichteilsarkoidose (Ostitis multiplex cystoides Jüngling)

schwellung und Erythema nodosum auftreten. Etwa 40% aller Sarkoidosepatienten zeigen als Erstmanifestation eine Arthritis. Hauptsächlich betroffen sind Knöchel, Knie und die kleinen Gelenke der Hände und Füße. Die Ursache der Sarkoidarthritis ist unbekannt. Zirkulierende Immunkomplexe konnten in der Frühphase nachgewiesen werden. Beteiligung der Skelettmuskulatur als akute Polymyositis ist außerordentlich selten. Hierbei sind insbesondere Schulter- und Beckengürtel betroffen. Auch chronische Myopathie kommt vor, ist aber außerordentlich selten.

Knochenveränderungen Sie kommen bei etwa 10% der Patienten mit Hautsarkoidose vor. Klinisch findet man Spina-ventosa-artige Schwellungen der Phalangealgelenke an Händen und Füßen, weniger an den langen Knochen und Wirbelkörpern. Auch eine abnorme Beweglichkeit der Endphalangen bei seitlicher Abduktion ist typisch, allerdings nicht immer sicher zu beurteilen.

Röntgenologisch bietet sich das Bild der **Ostitis multiplex cystoides (Jüngling)**. Dabei handelt es sich zum einen um eine trabekuläre Osteoporose innerhalb der Endphalangen, zum anderen röntgenologisch um sichtbare, kreisrunde Aufhellungen, die mit einem gelochten Billett vergleichbar sind. Totale Knochenzerstörungen sind selten. Erhöhte Werte von Dihydroxycholecalciferol sind bei Sarkoidose häufig und können eine erhöhte osteoklastische Aktivität und Knochenresorption bewirken. Ferner besteht Osteopenie durch granulomatösen Knochenumbau.

Nierenbeteiligung Laut Autopsieuntersuchungen ist sie bei etwa 20% der Patienten vorhanden. Es können zwei Formen unterschieden werden: eine wesentlich häufigere granulomatöse interstitielle Nephritis oder aufgrund der Kalziumstoffwechselstörungen eine Nephrokalzinose und Urolithiasis. Diese Erkrankung tritt langsam über Wochen auf und führt zu hyperkalzämischem Nierenversagen. Laborchemisch tritt bei etwa 40% der Patienten mit Systemsarkoidose eine Hyperkalziurie und bei 11% eine Hyperkalzämie auf.

Sarkoidose mit assoziierten Befunden

Beim **Löfgren-Syndrom** [Löfgren 1946] handelt es sich um eine Kombination von **Erythema nodosum** und/oder **Arthritis** oder **Periarthritis der Knöchel** mit bilateraler **hilärer Lymphadenopathie**. Häufig bestehen Fieber und Abgeschlagenheit. Es stellt die Frühform einer Sarkoidose dar. Frauen zwischen dem 20. und 40. Lebensjahr sollen häufiger betroffen sein.

Das **Heerfordt-Syndrom** [Heerfordt 1909] stellt eine febrile entzündliche granulomatöse Erkrankung an Augen, Parotis und anderen Speicheldrüsen sowie dem ZNS dar. An den Augen findet man Konjunktivitis mit transparenten bräunlichen Knötchen, Keratoconjunctivitis sicca oder Iridozyklitis mit bräunlichen Stippchen, auch Chorioiditis. Die Parotisschwellung ist meist doppelseitig, desgleichen die Erkrankung von Tränen-, Speichel- oder Submaxillardrüsen.

Das **von-Mikulicz-Syndrom** [1892] beschreibt ursprünglich die Kombination aus beidseitiger Parotis- und Tränendrüsenschwellung mit Sicca-Symptomatik. Ob es sich bei der ursprünglichen Beschreibung um eine Manifestation der Sarkoidose handelte ist unklar, retrospektiv kommt eher ein Lymphom in Betracht. Einen Überblick über verschiedene Syndrome bei Sarkoidose bietet Tab. 42.1.

Diagnostisches Vorgehen

Wenn das klinische Bild vereinbar mit einer Sarkoidose ist und ein lupoides Infiltrat bei Glasspateldruck vorhanden ist, können folgende Maßnahmen zur Sicherung der Diagnose durchgeführt werden:

Hautbiopsie, Röntgen, Funktionstest, Labor Eine Röntgenuntersuchung der Lunge sollte in jedem Verdachtsfall durchgeführt werden. Ferner sollten in Abhängigkeit vom

Tab. 42.1 Mit Sarkoidose assoziierte Syndrome

Syndrom	Charakteristische Befunde
Löfgren	(Bi) hiläre Lymphadenopathie, Erythema nodosum und Arthritis
Heerfort	Hirnnervenlähmung, Parotisschwellung und Iridozyklitis
Jüngling	Knochenzysten der distalen Fingerabschnitte (Ostitis multiplex cystoides)
von Mikulicz	Schwellung von Parotis und Tränendrüse, Sicca-Symptomatik

klinischen Bild Lungenfunktionsuntersuchungen, Computertomografie und bronchoalveoläre Lavage veranlasst werden. Jede dieser Techniken hat eine begrenzte Aussagekraft, wobei der Röntgendiagnostik der Lunge die größte Bedeutung zukommen dürfte. Hinzu kommt die Bestimmung des **Angiotensin-converting-Enzyms**, das jedoch keine hohe Spezifität besitzt. Zumindest für die pulmonale Form der Sarkoidose scheint die Bestimmung des löslichen **Interleukin-2-Rezeptors** (sIL-2R) ein besser geeigneter Verlaufsparameter. Ein erhöhter Kalziumspiegel wird bei Sarkoidose beobachtet und sollte daher kontrolliert werden. Alle diese Parameter stellen nur relative Aktivitätsmarker dar. Kooperation mit Internisten, Radiologen und Ophthalmologen wird empfohlen.

Kutane Anergie Ein interessantes Phänomen bei Sarkoidose ist, dass sowohl der zelluläre als auch der humorale Arm des Immunsystems vermindert aktiv sind und dementsprechend eine **kutane Anergie** gegenüber Tuberkulin, aber auch gegenüber verschiedenen anderen Antigenen wie Trichophytin, *Candida albicans*, Histoplasmin, Bakterienantigene wie Tetanustoxoid, Streptokinase-Streptodornase und Viren besteht.

Histopathologie

Sarkoide Granulome finden sich in der oberen, mittleren oder auch tiefen Dermis bis ins subkutane Fettgewebe hineinreichend. Es handelt sich um gut abgegrenzte Ansammlungen von Epitheloidzellen, stellenweise Langhans-Riesenzellen, meist mit nur spärlichem lymphozytärem Infiltrat (nackte Granulome, Epitheloidzellengranulome), das in der chronischen Phase jedoch häufiger stärker ausgeprägt ist. Zentrale Nekrose kommt im Gegensatz zur Tuberkulose nicht vor.

Verlauf

Insgesamt verläuft die Sarkoidose sehr unterschiedlich. Viele Patienten zeigen Spontanremissionen, etwa 25–30% entwickeln einen chronischen Verlauf. Bisher wurde nicht nachgewiesen, dass die Behandlung die langfristige Prognose beeinflusst.

Tab. 42.2 Therapieoptionen der Sarkoidose

Wirksubstanz	Kommentar
Glukokortikoide	Standardmedikament für alle Formen der Sarkoidose, gegebenenfalls auch in Kombination mit anderen Wirkstoffen
Malaria-Präparate	Kutane Sarkoidose
Dapson	Kutane Sarkoidose
Allopurinol	Kutane Sarkoidose
NSAIDs	Erythema nodosum, Iritis und Arthralgie
Methotrexat	Chronische Formen der Sarkoidose, vor allem bei progredienter Lungenbeteiligung
Biologicals	Fallberichte der erfolgreichen Therapie, auch Fälle von Sarkoidose-Induktion durch TNF-α Antagonisten, off-label
Doxycyclin	off-label
Azathioprin	off-label
Cyclophosphamid	off-label
Chlorambucil	off-label

Therapie

Systemisch

Es sollte in Abhängigkeit vom klinischen Bild und unter Abwägung vom Nutzen und Risiko behandelt werden (Tab. 42.2). Ein Großteil der Patienten zeigt Spontanrückbildung. Die Wahrscheinlichkeit einer Abheilung der Sarkoidose innerhalb von 10 Jahren bei alleiniger Lungenbeteiligung beträgt 90%, bei extrapulmonaler Beteiligung 70%. 10% der Patienten weisen einen chronischen und schweren Verlauf auf.

Als Arzneimittel kommen insbesondere Glukokortikoide in Betracht, sowohl bei akuten als auch bei chronischen Verlaufsformen. Obwohl sie einen Rückgang der Lungensymptome bewirken können und auch radiologisch eine Besserung erkennbar ist, ergeben sich keine überzeugenden Langzeitvorteile der Behandlung. Sie sollten daher nur bei schwerer ausgedehnter Erkrankung, insbesondere bei Organgefährdung (Auge) oder bei schwer zu beherrschenden Schmerzen (Arthritis) eingesetzt werden. Auch Lungenfunktionsstörungen, kardiale Symptome, insbesondere Arrhythmien, Nierenbeteiligung und Hepatopathien sind Indikationen für eine systemische Glukokortikoidtherapie. Die Hyperkalzämie ist als absolute Indikation hierfür zu betrachten. Dabei sollten anfangs mittlere oder hohe Dosie-

Tab. 42.3 Blau-Syndrom

OMIM 186580	AD	18q12
NOD2/CARD 15	Nucleotide-binding oligomerization domain protein 2	

rungen (Prednisolon 40 mg/Tag), später niedrige mit 20–5 mg Prednisolon täglich über mehrere Monate gewählt werden. Eine Begleittuberkulose der Lunge sollte ausgeschlossen sein.

Antiphlogistika kommen bei akuten Beschwerden wie Erythema nodosum, Gelenkschmerzen und Iridozyklitis infrage. Chloroquin (Resochin 200 mg/Tag) wird zur Behandlung von Haut- und Lungenveränderungen empfohlen. Hier sollte man auch die Kombination mit Glukokortikoiden erwägen. Alternativ sind Doxycyclin, Methotrexat und Thalidomid in kleineren Fallgruppen beschrieben worden. Belastbare Studienergebnisse liegen jedoch für keine der zur Verfügung stehenden Therapien vor. Einzelfallberichte über die erfolgreiche Behandlung von therapierefraktären Erkrankungsformen nach sicherem Ausschluss einer Mykobakterieninfektion mit TNF-α-Blockern betonen die zentrale Rolle dieses Zytokins. Nicht verstanden ist, warum die Therapie mit TNF-α-Blockern aus anderer Indikation in seltenen Fällen zu sarkoiden Granulomen als Nebenwirkung führt.

Topisch

Die Hauterscheinungen sprechen zum Teil gut auf eine örtliche Behandlung mit glukokortikoidhaltigen Cremes an, besonders unter Okklusivverband. Photochemotherapie wird mit unterschiedlichem Erfolg empfohlen. Gute Ergebnisse bei kutaner Sarkoidose wurden auch mit Balneophotochemotherapie (PUVA-Bäder) erzielt. Für Einzelherde kommt die intraläsionale Injektion von Glukokortikoiden in Betracht.

Blau-Syndrom

[Blau 1985, Jabs et al. 1985]

Es ist eine autosomal-dominant vererbte Erkrankung mit Multisystembeteiligung bereits im frühen Kindesalter (Tab. 42.3). Typisch ist eine Trias mit granulomatösen Veränderungen an Haut, Gelenken und Augen. Die Hautbeteiligung manifestiert sich als rötliche Knoten. Genetisch liegen Mutationen im CARD15/NOD2-Gen zugrunde, die eine adäquate Erkennung bakterieller Zellwandbestandteile verhindern. Das Blau-Syndrom wird auch den autoinflammatorischen Syndromen mit Hautbeteiligung zugerechnet (► Kap. 63). Interessanterweise disponieren Mutationen im CARD15 Gen zu anderen Systemerkrankungen mit immunologischen Fehlfunktionen wie dem Morbus Crohn.

42.3 Granulomatöse Erkrankungen mit Nekrobiose

Nekrobiose ist ein etwas veralteter Begriff, der eigentlich das langsame Zugrundegehen von Zellen und die damit verbundenen irreversiblen Schädigungen beschreibt. Histologisch wird damit die atypische Anordnung von Kollagenen, Muzinen und Glykogen beschrieben, die von Histiozyten umgeben sind. Typischerweise erscheint dieses zentrale, nekrobiotische Material blass in der HE-Färbung. Die Einteilung von Granulomen der Haut als nekrobiotisch stellt keine kausale Klassifizierung dar, sondern beschreibt unterschiedliche Erkrankungen mit ähnlichem morphologischem Bild.

42.3.1 Granuloma anulare

[Fox 1895, Crocker 1902]

Epidemiologie

Meistens erkranken Kinder und junge Erwachsene. Genaue Zahlen zu Inzidenz und Geschlechtsprävalenz existieren nicht. Früher wurde eine Assoziation des Granuloma anulare mit Diabetes mellitus angenommen (generalisiertes Granuloma anulare bis zu 20%), neuere epidemiologische Studien zeigten jedoch keine statistisch signifikanten Korrelationen. Eine Assoziation mit HIV-Infektion ist umstritten. Posttraumatische Entwicklung nach Insektenstichen kommt vor.

Ätiopathogenese

Unbekannt. Vermutet werden immunogene Bestandteile zerfallener Zellen, die CD4-positive T-Zellen aktivieren. IL-2 und andere Zytokine vom TH-1 Typ herrschen im Granulom vor.

Klinik

Prädilektionsstellen sind Handrücken, Fußrücken und Finger, aber auch über Gelenken (Hand-, Fußgelenkknöcheln, Ellenbogen) sowie an Glutäen und im Gesicht können Herde vorkommen. Die nicht juckenden Hauterscheinungen beginnen mit kleinsten, meist erst bei Ausdehnung beachteten flachen, scharf begrenzten und gering geröteten Papeln, die leicht spiegeln. Die schnell auswachsenden Herde können mehrere Zentimeter groß werden, sinken jedoch im Zentrum wieder in das Hautniveau zurück, ohne Residuen zu hinterlassen. Dadurch entstehen ringförmige Herde aus glatten Papeln meist ohne Oberflächenveränderung. Palpatorisch sind die erhabenen Randwülste hart. Sekundäre Veränderungen wie Erosionen, Ulzerationen oder Zerfall sind selten. Die Entwicklung der Dermatose kann sich über mehrere Jahre hinziehen. Bei etwa

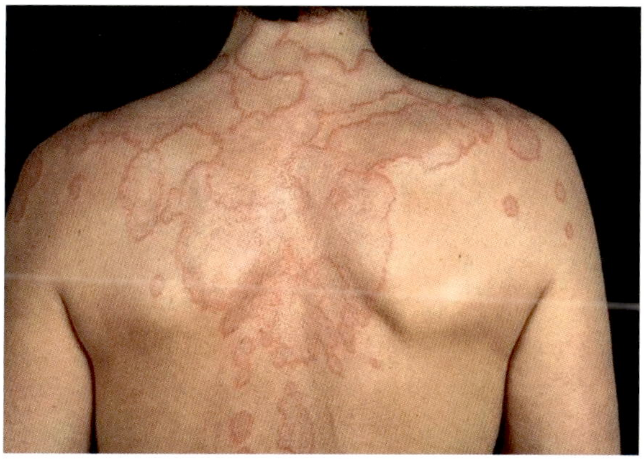

Abb. 42.9 Zirzinäres Granuloma anulare

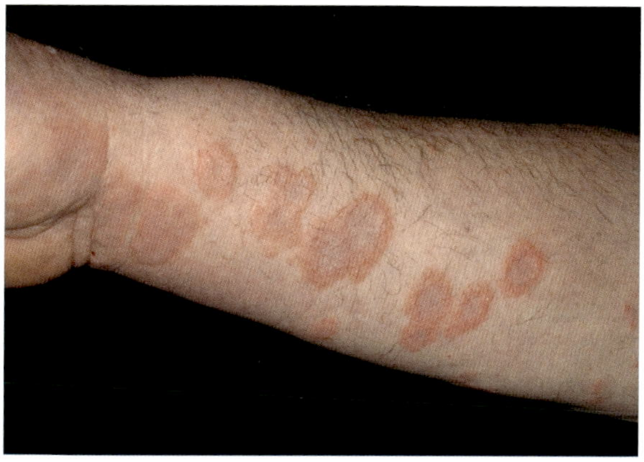

Abb. 42.10 Granuloma anulare

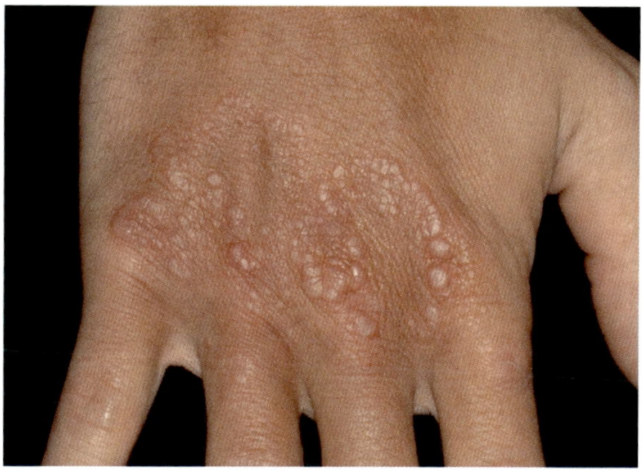

Abb. 42.11 Granuloma anulare

70% der Patienten heilen die Erscheinungen innerhalb von 12 Monaten ab.

Erythematöse Form

Aus disseminierten Erythemen entwickeln sich flache Papeln, die unterschiedliche Konfigurationen annehmen können.

Plaqueform

Die flächenhaft infiltrierten, rötlichen oder rotbraunen Herde erinnern differenzialdiagnostisch an Necrobiosis lipoidica.

Subkutane Formen

Es zeigen sich hautfarbene, derbe, subkutane Knötchen. Wie bei anderen Formen des Granuloma anulare sind Kinder bevorzugt betroffen. Dies sollte in differenzialdiagnostische Erwägungen mit einbezogen werden, um bei der Abgrenzung zu rheumatischen Erkrankungen eine adäquate Diagnostik (klinisches Erscheinungsbild, histologische Sicherung) und Therapie einzuleiten. Histologisch muss diese Verlaufsform von Rheumaknoten oder der subkutan knotigen Sarkoidose abgegrenzt werden.

Granuloma anulare perforans

Diese seltene Verlaufsform des Granuloma anulare tritt insbesondere an den Extremitäten auf. Es kommt zu einer oberflächlichen Ulzeration der Papeln, gelegentlich mit Entleerung einer Flüssigkeit.

Disseminiertes Granuloma anulare

Diese ungewöhnliche Verlaufsform zeigt disseminiert überwiegend papulöse Veränderungen mit einer Tendenz zur anulären Gruppierung. Obwohl diese Verlaufsform selten auch im Kindesalter auftritt, findet sie sich bevorzugt bei Erwachsenen. Die disseminierte Form zeichnet sich durch chronischen Verlauf und schlechtes Therapieansprechen aus. Diabetes mellitus soll bei dieser Verlaufsform in etwa 20% vorliegen. Gelegentlich werden auch Fettstoffwechselstörungen beobachtet.

Differenzialdiagnose

Klinisch und histologisch müssen eine Reihe anderer granulomatöser Erkrankungen abgegrenzt werden, so Sarkoidose, Necrobiosis lipoidica, tuberkuloide Lepra, Lupus vulgaris, Leishmaniasis, interstitielle granulomatöse Dermatitis, Fremdkörpergranulome oder tiefe Mykosen; als Tumor klinisch das Basalzellkarzinom. Bei kleinknotiger Form, sofern nur wenige Veränderungen bestehen, sollte ein epitheloidzelliges Sarkom Enzinger ausgeschlossen werden (► Kap. 107).

Histopathologie

Das Granuloma anulare kommt überwiegend in der Dermis vor. Bei der subkutanen Variante finden sich Veränderungen am Übergang von Dermis zu Subkutis. Es können zwei histologische Varianten unterschieden werden:

Nekrobiotische Form

Histiozyten, zum Teil in Palisadenstellung, umgeben Herde von degeneriertem Kollagen im Sinn einer Nekrobiose.

Muzin lässt sich reichlich nachweisen. Ferner finden sich perivaskuläre lymphozytäre Infiltrate.

▪▪ Granulomatöse, interstitielle Form
Histiozyten zwischen kollagenen Fasern und perivaskuläre lymphozytäre Infiltrate prägen das Bild. Typische Nekrobioseherde kommen nicht vor. Dieser Subtyp des Granuloma anulare wurde daher als interstitielles oder inkomplettes Granuloma anulare herausgestellt und ist mit einer Häufigkeit von mehr als 20% in großen Kollektiven zu finden. Eine Abgrenzung zur interstitiellen granulomatösen Dermatitis bei rheumatischen Erkrankungen ist schwierig.

▪ Verlauf
Spontanheilungen werden häufig beobachtet. Die Prognose ist vor allem im Kindesalter und bei singulären Granulomen gut. Das disseminierte Granuloma anulare zeigt meist einen protrahierten Verlauf.

▪ Therapie
▪▪ Systemisch
Bei der lokalisierten Form des Granuloma anulare kommt meist eine systemische Therapie nicht in Frage. Auch beim generalisierten Granuloma anulare ist sie nicht zwingend notwendig, häufig auch nicht wirklich erfolgreich. Primär kommt die Verordnung von Glukokortikoiden, Dapson, Chloroquin oder Hydroxychloroquin infrage. Gutes Ansprechen wurde unter einer systemischen Retinoidtherapie mit Acitretin gesehen, auch in Kombination mit PUVA, die auch als Bade-PUVA durchgeführt werden kann. Über erfolgreiche Phototherapie mit UVA-1 wurde beim generalisierten Granuloma anulare berichtet. In schweren oder therapieresistenten Fällen wurden Fumarsäureester und Cyclosporin A eingesetzt. Vielversprechend sind Fallberichte über den Einsatz von TNF-α-Inhibitoren.

▪▪ Topisch
Am besten bewährt hat sich die intraläsionale Injektion von Triamcinolonacetonidkristallsuspension (10 mg, 1:3–1:5 verdünnt mit einem Lokalanästhetikum). Auch Glukokortikoide unter Okklusivverband sind möglich.

Einzelne Herde können versuchsweise abgepflastert werden.

42.3.2 Anuläres elastolytisches Riesenzellgranulom

[O'Brien 1975, Hanke et al. 1979]

▪ Synonym
Aktinisches Granulom

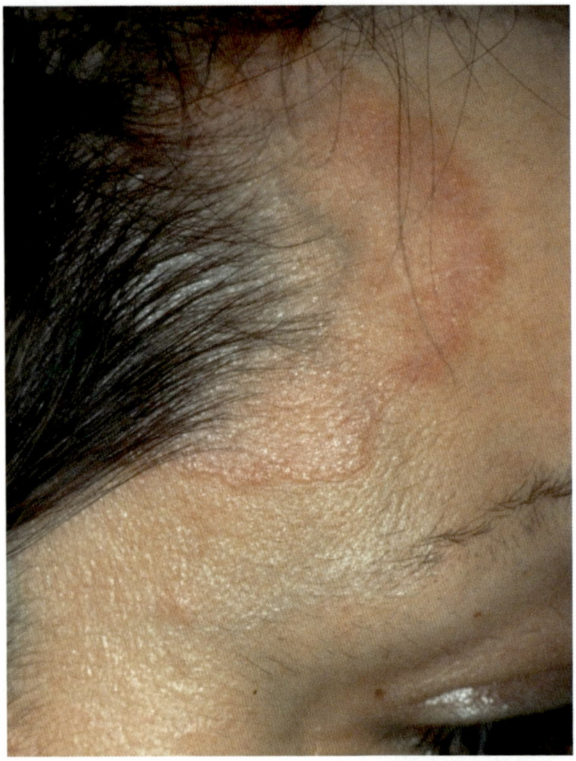

Abb. 42.12 Anuläres elastolytisches Riesenzellgranulom

▪ Ätiopathogenese
Das anuläre elastolytische Riesenzellgranulom wird entweder als UV-induzierte Variante des Granuloma anulare im Gesicht, auf sonnenexponierter Haut oder als Variante der Necrobiosis lipoidica betrachtet und steht dann differenzialdiagnostisch in Konkurrenz zur Granulomatosis disciformis. Durch starke Lichteinflüsse soll elastotisches Material zerstört und phagozytiert werden. Charakteristisch ist die prominente Elastophagozytose. Auch die Abgrenzung zur Sarkoidose ist nicht immer einfach, da Patienten mit Augen- und Lymphknoten- sowie Gastrointestinaltraktbefall beschrieben wurden. Insofern ist fraglich, ob es sich beim anulären elastolytischen Riesenzellgranulom um eine wirklich abgrenzbare Entität handelt.

▪ Klinik
Es treten anuläre Herde, teilweise kleinpapulös mit erhabenem Randwall und zentraler Atrophie auf. Besonders betroffen sind lichtexponierte Areale wie Gesicht und Hals, in seltenen Fällen können auch die unteren Extremitäten befallen sein.

▪ Differenzialdiagnose
Das **Granuloma multiforme** [Leiker et al. 1964], auch als **Mkar-Krankheit** bekannt, kommt fast ausschließlich in

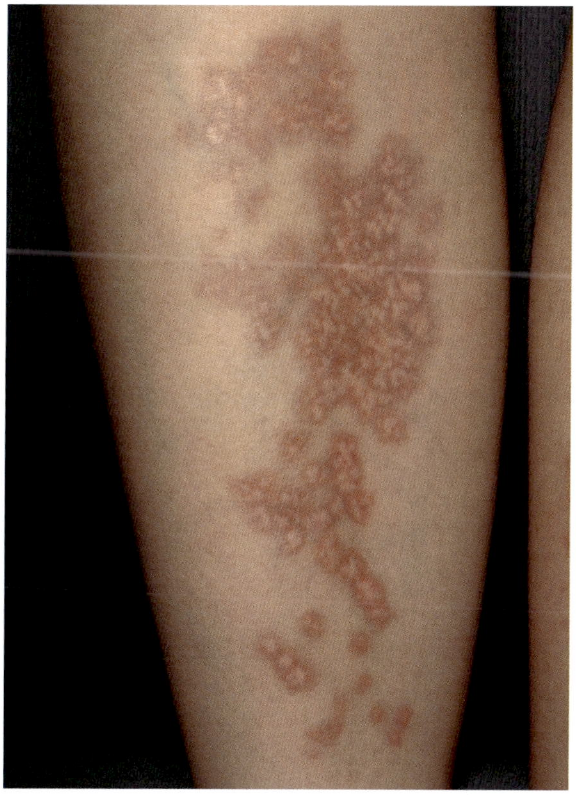

Abb. 42.13 Necrobiosis lipoidica

Afrika vor. Es ähnelt klinisch dem anulären elastolytischen Riesenzellgranulom, wohingegen histologisch die Veränderungen einem Granuloma anulare gleichen.

▪ Histopathologie

In der oberen Dermis finden sich Makrophagen und mehrkernige Riesenzellen. In diesen kann elastotisches Material nachgewiesen werden.

▪ Therapie

Es werden lokal Glukokortikoide oder intraläsionale Glukokortikoidinfiltration angewendet. Systemisch wurden Chloroquin, Dapson, Clofazimine und Cyclosporin A versucht.

42.3.3 Necrobiosis lipoidica

[Oppenheim 1929, Urbach 1932]

▪ Epidemiologie

Die Erkrankung ist nicht selten. Nach unterschiedlichen epidemiologischen Studien haben etwa 10–40% der Patienten gleichzeitig einen Diabetes mellitus. Umgekehrt findet sich jedoch eine Necrobiosis lipoidica nur bei 1% der Patienten mit Diabetes mellitus. Der Necrobiosis lipoidica kann ein Diabetes vorangehen; die Ausprägung ist aber unabhängig von der Schwere der diabetischen Stoffwechsellage. Die Erkrankung kommt in jedem Alter vor, vorzugsweise bei Frauen mittleren Lebensalters.

▪ Klinik

Prädilektionsstellen sind Streckseiten der Unterschenkel, Fußrücken und Fußgelenk. Die Beugeseiten der Unterschenkel sowie Oberschenkel können mit betroffen sein. In etwa 15% sind Veränderungen auch in anderen Hautregionen, besonders an Handrücken und Unterarmen, vorhanden. Bemerkenswert ist der Sitz am behaarten Kopf, wo die atrophisierenden Veränderungen eine Pseudopélade erzeugen.

Man findet an den Unterschenkeln unregelmäßig konfigurierte, scharf begrenzte, plattenförmige, atrophische Herde, die ein gelbes bis braungelbes, sklerotisch-hartes Zentrum aufweisen und von Teleangiektasien durchzogen sind. Der Randsaum ist rötlichviolett oder mehr braunrot. Dadurch entsteht ein Sklerodermie-artiger Aspekt. Mehrere kleinere Herde können zu größeren zusammenfließen. Die Erkrankung kann einseitig beginnen, ist aber später meist symmetrisch ausgeprägt. Bei einem Drittel der Patienten kommt es innerhalb der Herde zur Entwicklung schlecht heilender Ulzera mit gelblich-speckigem nekrotischem Grund. Wenn sich diese über der Tibiakante entwickeln, kann eine Begleitperiostitis starke Schmerzen verursachen. Bei Diaskopie zeigen Herde im Beginn eine gelbliche Eigenfarbe. Die Abheilung erfolgt stets unter Hinterlassung von Atrophie mit Untergang der Anhangsgebilde, besonders der Haarfollikel und Talgdrüsen.

▪▪ Granulomatosis disciformis chronica et progressiva

[Miescher und Leder 1948]

Der Krankheitsbegriff ist synonym mit Necrobiosis lipoidica. Es handelt sich nicht um eine eigene Krankheit, sondern höchstwahrscheinlich um eine Necrobiosis lipoidica bei Patienten ohne Diabetes mellitus, bei der Nekrobiose und Lipidablagerungen stärker in den Hintergrund treten und die tuberkuloide granulomatöse Reaktion ganz im Vordergrund des feingeweblichen Bildes steht.

▪▪ Necrobiosis lipoidica an Stirn und Kopf

In den USA wird unter der Granulomatosis disciformis chronica et progressiva die Necrobiosis lipoidica an Stirn- und Kopf verstanden (Miescher-Granulom). Die Veränderungen manifestieren sich als zirzinäre oder mehr serpiginöse Herde mit zentraler Abheilung und Depigmentierung, besonders an der Haargrenze. Differenzialdiagnostisch muss die zirzinäre Sarkoidose abgegrenzt werden.

▪▪ Necrobiosis lipoidica bei Ataxia teleangiectatica

Patienten mit der seltenen Genodermatose Ataxia teleangiectatica entwickeln häufiger atrophische, ulzerierte

Plaques mit erhabenem Randsaum, die an Necrobiosis lipoidica erinnern. Wegen der schon erhöhten Infektionsanfälligkeit bei dieser Grunderkrankung denkt man auch an eine infektiöse Auslösung. Ein spezifischer Erreger konnte nicht gefunden werden.

▪ Differenzialdiagnose

Die Abgrenzung von Granuloma anulare kann, besonders bei disseminierten Formen, nicht nur klinisch, sondern auch histologisch große Schwierigkeiten bereiten. Sarkoidose und zirkumskripte Sklerodermie können durch Biopsie sicher abgegrenzt werden. Insbesondere am Schienbein muss dabei allerdings postoperativ häufiger mit einem schlecht heilenden Ulkus gerechnet werden. Bei ulzerierten Formen ist auch an ulzeriertes tuberoserpiginöses Syphilid zu denken. Bei anulären oder serpiginösen Herden an Stirn und Kopf sind zirzinäre Sarkoidose und Granuloma anulare auszuschließen.

▪ Histopathologie

In der oberen, mittleren und tiefen Dermis bis an das Fettgewebe heranreichend finden sich nekrobiotische Kollagenbezirke typischerweise ohne Muzinablagerungen, in denen sich jedoch Lipidablagerungen nachweisen lassen (Gefrierschnitt; daher die Krankheitsbezeichnung). Am Rand lassen sich histiozytäre Infiltrate, zum Teil in Palisadenstellung, ferner auch Riesenzellen und Plasmazellen nachweisen. Im Gegensatz zum Granuloma anulare zeigt die Necrobiosis lipoidica eine Beteiligung der gesamten Dermis sowie häufig ein perivaskuläres Entzündungsinfiltrat, in dem sich Plasmazellen finden. Histologisch können zwei Formen unterschieden werden:

- Nekrobiotische Variante mit Palisadenstellung der Histiozyten
- Granulomatöse Variante mit gut umschriebenen sarkoidalen Granulomen mit zahlreichen Riesenzellen ohne Nekrobiose

Die nekrobiotische Variante wird häufig bei Diabetikern gesehen. Die granulomatöse Verlaufsform wird von einigen Autoren auch als Miescher-Granulom bezeichnet.

▪ Verlauf

Er ist häufig chronisch, die Herde selbst sind asymptomatisch. Als Komplikationen können Ulzera auftreten. Die Behandlung des Diabetes mellitus muss nicht zur Rückbildung der Veränderungen führen.

▪ Therapie

Grunderkrankungen wie Diabetes mellitus sollten behandelt werden. Gute Erfahrungen liegen mit topischen Glukokortikoiden besonders unter okklusiven Bedingungen vor. Dabei sind Kompressionsverbände anzuraten. Bei ulzerierender Necrobiosis lipoidica wurde über gutes Ansprechen unter einer Kombination von Azetylsalizylsäure und Dipyridamol berichtet. Pentoxifyllin und Heparin können versucht werden. Auch Thrombozytenaggregationshemmer wie Ticlopidin kommen infrage. Chirurgische Maßnahmen sind nur in Ausnahmefällen indiziert. In kleineren Fallserien wurde auch über die erfolgreiche Behandlung mit Chloroquin, Mycophenolat-Mofetil, Thalidomid, PDT und PUVA berichtet. Für schwere Fälle wurde die erfolgreiche Therapie durch TNF-α-Blockade publiziert.

42.3.4 Nekrobiotisches Xanthogranulom

[Kossard und Winkelmann 1980]

▪ Epidemiologie

Die sehr seltene Erkrankung wurde zwischen dem 17. und 85. Lebensjahr ohne Geschlechtsprädilektion beobachtet.

▪ Ätiopathogenese

Sie ist nicht bekannt. In etwa 80% der Fälle findet sich ein Paraprotein, meist monoklonales IgGκ oder λ. Eine Komplexbildung der Paraproteine mit Lipoproteinen mit anschließender Phagozytose und Ablagerung in der Haut wird angenommen.

▪ Klinik

Frühe Veränderungen bestehen aus harten, rötlichorangen bis violetten Papeln und Knoten, die zu scharf umschriebenen Plaques von einigen bis zu 25 cm konfluieren und einen gelblichen, xanthomatösen Aspekt aufweisen. Häufig ulzerieren diese Plaques im Zentrum oder zeigen eine zentrale Atrophie mit Teleangiektasien. Die Hautveränderungen sind überwiegend symptomlos, können aber auch mit brennendem Schmerz einhergehen. Meist besteht Krankheitsgefühl. Die Prädilektionsstelle liegt in 85% periorbital, in abnehmender Häufigkeit sind Stamm und Extremitäten, teilweise auch die Mundschleimhaut betroffen. Hepatosplenomegalie und Organbeteiligung sind in etwa 20% der Fälle zu beobachten. Die periorbitalen Erscheinungen können zu ophthalmologischen Komplikationen (Konjunktivitis, Keratitis, Uveitis, Iritis) bis zur Erblindung führen.

▪ Differenzialdiagnose

Necrobiosis lipoidica, Granuloma anulare, Sarkoidose, plane Xanthome, Xanthoma disseminatum und multizentrische Retikulohistiozytose sind zu unterscheiden.

▪ Histopathologie

Das nekrobiotische Xanthogranulom durchsetzt die Dermis und das subkutane Gewebe. Hyaline, nekrobiotische

Areale unterteilen konfluierte Knoten. Es finden sich atypische, bizarre Fremdkörperriesenzellen, teilweise vom Touton-Typ. In den Granulomen kommt es zu einer Ablagerung von Lipiden, insbesondere Cholesterinkristallen. Typisch ist eine xanthogranulomatöse Pannikulitis unter dem Bild der Touton-Zellen-Pannikulitis. Ansammlungen lymphoider Zellen und perivaskuläre Plasmazellinfiltrate werden häufig beobachtet. Immunhistochemisch ist das Infiltrat CD15- und CD4-positiv, jedoch CD1a- und S-100-negativ. Elektronenoptisch finden sich Lipidtröpfchen, Cholesterinspalten und Myeloidkörperchen.

- **Labor**

In 80% der Fälle lässt sich eine Paraproteinämie (IgGκ oder λ), in 40% eine Kryoglobulinämie nachweisen. Häufig ist die Blutsenkungsgeschwindigkeit erhöht, es bestehen Neutropenie, Leukopenie und Komplementverbrauch. Die Lipidspiegel im Plasma sind normal. Knochenmarkplasmozytose ist selten.

- **Verlauf**

Er ist meist chronisch mit Neigung zur Progression und abhängig von der Organbeteiligung oder Entwicklung eines multiplen Myeloms.

- **Therapie**

Orale Behandlung mit Prednisolon (20–40 mg/Tag) und/oder Alkylanzien (Chlorambucil 2–6 mg/Tag) führt meist zur Rückbildung der Hautveränderungen und der Paraproteinämie. Vorübergehende Rückbildungen der Hautinfiltrate ließen sich auch mit Strahlentherapie und Plasmapherese erzielen.

Bei einzelnen Patienten waren Thalidomid oder Lenalidomid hilfreich.

42.3.5 Morbus Crohn der Haut

[Crohn et al. 1932, Parks et al. 1965]

- **Synonym**

Metastatischer Morbus Crohn

- **Epidemiologie**

Er kommt meist bei Patienten mit Morbus Crohn des Dickdarms vor. Die Hautbeteiligung tritt unabhängig von Erkrankungsdauer, Geschlecht und Krankheitsaktivität auf. Im englischen Sprachgebrauch wird zusätzlich das Krankheitsbild der **orofazialen Granulomatose** (orofacial granulomatosis) verwendet, das nicht eindeutig vom kutanen Morbus Crohn beziehungsweise von der Cheilitis granulomatosa (zum Beispiel im Rahmen eines Melkerson-Rosenthal-Syndroms) abgegrenzt werden kann.

- **Ätiopathogenese**

Beim Morbus Crohn handelt es sich um eine genetisch bedingte überschießende Immunantwort, möglicherweise auf kommensale Enterobakterien. Es wird spekuliert, dass beim Eindringen derselben in die Haut eine ähnlich abnorme Immunreaktion wie am Darm die Erklärung für das Auftreten metastatischer Herde sein dürfte, zumal der Morbus Crohn der Haut häufig periorifiziell im Gesicht oder anogenital lokalisiert ist.

- **Klinik**

Das klinische Bild ist variabel. Knoten, indurierte Plaques und Ulzera treten perianal, peristomal, perifistulär oder oral auf. Lokalisierte oder generalisierte Veränderungen werden beobachtet.

- **Histopathologie**

Es zeigt sich eine granulomatöse Entzündung der oberen, mittleren und unteren Dermis (granulomatöse Perivaskulitis).

- **Differenzialdiagnose**

Condylomata lata, Pyoderma gangraenosum, Impetigo, Acne inversa, Mykosen, Artefakte sind zu unterscheiden.

- **Therapie**

Primär sollte eine adäquate Behandlung der zugrunde liegenden Darmerkrankung angestrebt werden. Hierzu können Glukokortikoide, Sulfasalazin, Mesalamin und Immunsuppressiva wie Azathioprin, Cyclosporin A sowie TNF-α-Blocker zum Einsatz gebracht werden.

42.3.6 Fremdkörpergranulome

- **Ätiopathogenese**

Innerhalb der nichtinfektiösen granulomatösen Erkrankungen der Haut sind die Fremdkörpergranulome am häufigsten. Sie entstehen durch unterschiedliche Typen von Entzündungsreaktionen, die darauf gerichtet sind, exogenes Material abzubauen, zu eliminieren oder zu isolieren (Tab. 42.4). Während die Anzahl der akzidentell erworbenen Fremdkörpergranulome durch Verbesserung von Arbeitsschutzmaßnahmen eher rückläufig ist, wird eine Zunahme von iatrogen verursachten kutanen Granulomen im Zusammenhang mit ästhetischen Verfahren beobachtet.

- **Histopathologie**

Fremdkörpergranulome können unterschiedliche histologische Muster aufweisen, die von sarkoidalen Granulomen beim Zirkoniumgranulom zu nekrobiotischen Granulomen bei Kollagenimplantaten und zu pseudotuberkuloiden Granulomen bei anderen tierischen oder pflanzlichen

Tab. 42.4 Häufige Auslöser von Fremdkörpergranulomen

Exogen	Endogen
Verbleibende Insektenkörperteile Haare (Friseure, Tierhalter) Stacheln (Kakteen, Seeigel) Glassplitter Silikon Silica-Gel und andere Silicaprodukte Zirkonium- und Berylliumsalze Filler bei kosmetologischen Eingriffen Tätowierungsfarbe Aluminiumsalze als Adjuvans von Impf- oder SIT-Präparaten Paraffin (Augmentationsinjektionen)	Kalziumsalze Harnsäurekristalle (Gicht) Oxalatkristalle Haare und Nägel (Eingewachsene Nägel, Pseudofolliculitis barbae)

Materialien reichen. Inerte Materialien, wie Glassplitter, rufen häufig nur eine geringe Reaktion hervor und weisen eine betonte Fibrose auf, da der Körper versucht, das versprengte Material zu umscheiden. Gerade bei Glaseinsprengungen kann es jedoch im Lauf der Zeit zu Verwitterungserscheinungen mit Freisetzung von Silikaten kommen, die dann nach Jahrzehnten zu einem sarkoiden Granulom führen. Das Fremdkörpermaterial ist häufig im Dunkelfeld oder im Polarisationsmikroskop zu identifizieren, da es doppelbrechend in Erscheinung tritt.

Silikongranulom

Silikon ist ein Komplex organischer Silikonpolymere, die als Flüssigkeiten, Gele oder Festkörper zum Einsatz kommen. In den letzten Jahren wurden direkt injizierte Silikonpräparationen durch formvariable, elastische Kissen aus Silikonkautschuk ersetzt, die nur noch mit hochgereinigten flüssigen Silikonpräparationen oder Silikongelen gefüllt sind. Gelegentlich tritt flüssiges Silikon in kleinen Mengen aus den Kissen aus und kann eine granulomatöse Entzündung hervorrufen. Selten zerreißen diese Kissen. Dann kann Silikon an entferntere Stellen verschleppt werden, wie in die Haut des Arms und die regionären Lymphknoten. Das flüssige Silikon kann dann die Haut nach außen perforieren und austreten.

Festkörper aus Silikon werden in künstliche Gelenke eingesetzt, kleine Partikel werden durch natürlichen Abrieb freigesetzt. Histologisch findet man Pseudozysten unterschiedlicher Größe, die von Histiozyten und Riesenzellen umgeben sind und im Lauf der Zeit eine Fibrose induzieren. Damit scheinen diese festen Silikonpartikel eher ein normales Fremdkörpergranulom hervorzurufen. Das Silikon verbleibt dabei eingekapselt im Gewebe.

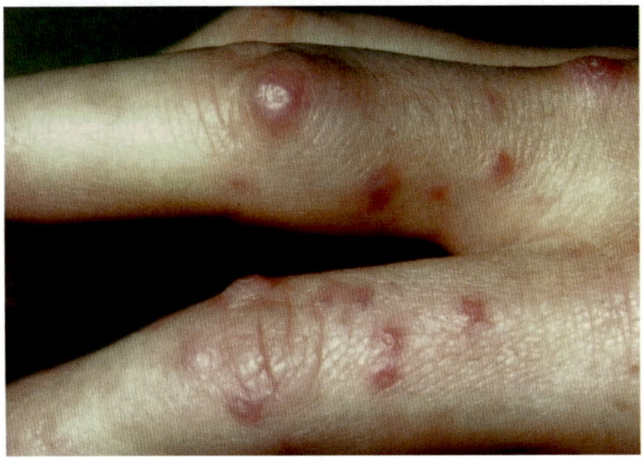

Abb. 42.14 Fremdkörpergranulom nach Verletzung durch Seeigel

Silikonimplantate sind umstritten, da die Möglichkeit diskutiert wird, dass dadurch autoimmunologische Reaktionen in Form von Kollagenosen hervorgerufen werden. Ein epidemiologischer Beweis für diese Vermutung steht aus.

Kollagenimplantate

Rinderkollagen ist in der Vergangenheit am häufigsten zur Korrektur von Gewebeunebenheiten als Füllmaterial verwendet worden. Allerdings ist dies in jüngerer Zeit deutlich rückläufig, da eine Übertragung der bovinen spongiformen Enzephalopathie (BSE) auf den Menschen nicht mit absoluter Sicherheit ausgeschlossen werden kann. Zunehmend kommen Kollagenpräparationen aus humanem oder porcinem Ursprung zum Einsatz.

Bei den Rinderkollagenen handelt es sich um Präparate, die unvernetzt oder durch die Behandlung mit Glutaraldehyd vernetzt sind. Wenn sie injiziert werden, verteilen sie sich zu Beginn als feines, fibrilläres Material zwischen den langen Strängen des humanen Kollagens. Auch Lymphozyten und vor allem eosinophile Granulozyten können während dieser initialen Phase im Gewebe auftreten. Rinderkollagene stimulieren ihrerseits die Neubildung körpereigenen, humanen Kollagens, ein Effekt, der bis zu einem gewissen Ausmaß erwünscht ist, andererseits aber im Übermaß zu fibrotischen Veränderungen führen kann. Darüber hinaus können gelegentlich Abszesse, urtikarielle Reaktionen und granulomatöse Veränderungen hervorgerufen werden. Letztere umfassen sowohl Fremdkörpergranulome als auch Veränderungen, die dem Granuloma anulare ähneln.

Als Zusatz zu den Rinderkollagenen wurden auch Polymethylsiloxanpartikel verwendet. Die hohe Partikelgröße verhindert die Abwanderung aus der Haut in die Lymphknoten oder an andere Stellen. Wenn die Injektion zu oberflächlich erfolgt, kann sich ein geröteter Knoten entwickeln. Mikroskopisch sieht man Gewebehohlräume, die

die Siloxane enthalten, sowie eine umgebende Fibrose und Fremdkörper-Riesenzellen.

Fremdkörpergranulome durch andere Füllmaterialien

Neben den älteren Kollagenpräparaten und Polysiloxanen stehen zur Korrektur von Gesichtsfalten und Aknenarben über 50 verschiedene Füllmaterialien zur Verfügung. Man unterscheidet zwischen alloplastischen (körperfremden) und autologen (körpereigenen) Substanzen mit unterschiedlicher Verweildauer im Gewebe. Injizierbare resorbierbare Füllmaterialien wie Kollagen, Hyaluronsäure oder Poly-L-Milchsäure werden nach einigen Monaten abgebaut, während akrylathaltige Materialien (Mikroimplantate) oder Polytetrafluorethylen lebenslang im Gewebe verbleiben und nach einer vorübergehenden Entzündungsreaktion eingebaut werden. Fremdkörpergranulome stellen eine seltene Nebenwirkung dieser Substanzen dar. Als Ersatz für die bovinen Kollagene wird in Deutschland Hyaluronsäure eingesetzt, die aviaren (Hahnenkämme) oder bakteriellen Ursprungs sein kann. Hyaluronsäurepräparate werden in verschiedenen Partikelgrößen und Vernetzungsgraden verwendet. Hypersensitivitätsreaktionen sind bislang sehr selten. Als weiteres Material wird ein Produkt aus Poly-L-Milchsäuremolekülen verwendet, welches nach mehrmaliger Injektion die Bildung körpereigener, kollagener Fasern in der Dermis stimulieren soll. Die unerwünschte Ausbildung von Granulomen wurde vor allem bei den geringer verdünnten älteren Milchsäurepräparationen gesehen. Falls es zur Granulombildung kommt, sollte die Möglichkeit der Spontanresolution, eventuell verstärkt durch wiederholte Massagen, berücksichtigt werden. Bei persistierenden Knoten muss ein infektiöser Prozess ausgeschlossen und gegebenenfalls behandelt werden, bevor eine lokale Injektion mit Glukokortikoiden erwogen werden kann. Ultima ratio ist die chirurgische Sanierung.

Besondere Vorsicht ist beim Einsatz nicht resorbierbarer Polymethylmetakrylat-haltiger (PMMA) Suspensionen geboten. Gefürchtete Nebenwirkung sind Fremdkörpergranulome, die auch noch mehr als 5 Jahre nach der Implantation als klinisch tastbare, rötliche subkutane Knötchen auftreten. Da sich die sehr kleinen PMMA-Moleküle im dermalen Gewebe verteilen können, ist die Behandlung dieser Komplikation sehr schwierig und chirurgische Intervention oft unumgänglich.

Zunehmend an Bedeutung gewinnen Präparationen aus Eigenfett (Lipofilling) und Plasmagel. Diese Produkte sind vollständig körpereigener Natur und führen praktisch nicht mehr zu Granulomen.

Friseurgranulom und Melkergranulom

Bei Friseuren und Melkern besteht aufgrund ihrer Tätigkeit eine erhöhte Wahrscheinlichkeit, dass Haare in die Haut eindringen. Besonders häufig kommt dies in den Interdigitalräumen der Hände vor. Die eingedrungenen Haare rufen dann ein Fremdkörpergranulom hervor (**Trichogranulom**). Auch körpereigene Haare können ein solches Trichogranulom verursachen, so im Pilonidalsinus, bei abszedierenden Akneknoten, in dermalen melanozytären Nävi oder bei der Pseudofolliculitis barbae.

Reaktionen auf Tätowierungen

Tätowierungen können sehr unterschiedliche Hautreaktionen hervorrufen (► Kap. 71). Üblicherweise sind die Tätowierfarben jedoch inert, und das Material bleibt frei im Korium liegen. Nur unter besonderen Umständen entwickelt sich ein sarkoides Granulom. Diese Reaktion ist analog zur Narbensarkoidose zu sehen und sollte eine Untersuchung des Patienten auf Sarkoidose oder Störung der zellulären Immunantwort veranlassen. Bei anderen Patienten entstehen Pseudolymphom oder allergische Kontaktdermatitis auf Metallsalze wie Zinnober (Quecksilbersalz). Einige Patienten entwickeln ein Fremdkörpergranulom. Eine solche Reaktion kommt häufiger bei Amateurtätowierungen vor und ist meist darauf zurückzuführen, dass bei den Farben größere Partikel verwendet werden.

42.3.7 Morbus Kikuchi

[Kikuchi 1972, Fujimoto et al. 1972]

- **Synonyme**

Morbus Kikuchi-Fujimoto, Histiozytäre nekrotisierende Lymphadenitis

Der Morbus Kikuchi ist eine seltene Erkrankung, die vor allem Frauen im jüngeren und mittleren Lebensalter betrifft. Typischerweise kommt es zur Schwellung der zervikalen Lymphknoten mit Fieber und Abgeschlagenheit. In einem Prozentsatz der Patienten kommt es zu exanthematischen Hautveränderungen. Die Diagnose wird anhand der Lymphknotenhistologie gestellt. Diese zeigt neben der charakteristischen Nekrose zahlreiche Histiozyten sowie Lymphoblasten. Wichtig ist die differenzialdiagnostische Erwägung, da das histologische Bild gelegentlich lymphatischen Neoplasien ähneln kann. Die Therapie ist symptomatisch, in schwereren Fällen können systemische Glukokortikoide eingesetzt werden.

42.3.8 Malakoplakie

[Michaelis und Gutmann 1902]

Die Malakoplakie stellt eine besondere Form der insuffizienten lokalen Infektionsabwehr dar. Im Rahmen von chronischen Infektionen kommt es zu einer nicht vollständigen Abtötung der Erreger durch die lokale Immunabwehr wahrscheinlich durch eine insuffiziente Phagozytose und/oder Prozessierung der eingedrungenen Erreger. Klinisch finden sich gelblich rötliche Papeln, Plaques teilweise mit Ulzerationen, die über einen längeren Zeitraum bestehen. Das Organ Haut ist nur selten betroffen, häufiger tritt die Malakoplakie im Bereich von Urogenitaltrakt, Gastrointestinaltrakt oder Retroperitoneum auf. Bei kutanem Auftreten finden sich Läsionen in der Perianal- und Genitalregion sowie in den intertriginösen Arealen, seltener an Injektionsstellen. Die Reaktion scheint nicht Erreger-, sondern Wirts-spezifisch aufzutreten. Ursprünglich wurden Gram-negative Erreger als Auslöser vermutet, neben *Escherichia coli* wurde aber auch *Staphylococcus aureus* isoliert. Die Malakoplakie wird häufiger bei immunsupprimierten Patienten beobachtet. Histologisch werden Ansammlungen von Histiozyten gefunden, die zum Teil PAS-positives Material im Zytoplasma tragen (**von-Hansemann-Zellen**). Diese granulären Einschlusskörperchen enthalten typischerweise Kalzium- und Eisenablagerungen und sind in der von Kossa-Färbung darstellbar (**Michaelis-Gutmann-Körperchen**). Sie entsprechen wahrscheinlich den nicht funktionsfähigen Phagosomen mit nicht abgebauten Bakterienbestandteilen und dürften das Korrelat der verminderten Infektabwehr darstellen. Therapeutisch wird eine langfristige antibiotische Therapie mit Chinolonen empfohlen, in refraktären Fällen die Exzision.

Literatur

Übersichten

Hawryluk EB, Izikson L, English JC 3rd (2010) Non-infectious granulomatous diseases of the skin and their associated systemic diseases: an evidence-based update to important clinical questions. Am J Clin Dermatol 11: 171–181

Lynch JM, Barrett TL (2004) Collagenolytic (necrobiotic) granulomas: part 1 – the »blue« granulomas. J Cutan Pathol 31: 353–361

Lynch JM, Barrett TL (2004) Collagenolytic (necrobiotic) granulomas: part II – the »red« granulomas. J Cutan Pathol 31: 409–418

Vignery A (2005) Macrophage fusion: the making of osteoclasts and giant cells. J Exp Med 202: 337–340

Wallis RS, Ehlers S (2005) Tumor necrosis factor and granuloma biology: explaining the differential infection risk of etanercept and infliximab. Semin Arthritis Rheum (Suppl) 34: 34–38

Sarkoidose

Badgwell C, Rosen T (2007) Cutaneous sarcoidosis therapy updated. J Am Acad Dermatol 56: 69–83

Baughman RP, Lower EE (2007) Evidence-based therapy for cutaneous sarcoidosis. Clin Dermatol 25: 334–340

Baughman RP, Lower EE, du Bois RM (2003) Sarcoidosis. Lancet 361: 1111–1118

Daïen CI, Monnier A, Claudepierre P et al (2009) Sarcoid-like granulomatosis in patients treated with tumor necrosis factor blockers: 10 cases. Rheumatology (Oxford) 48: 883–886

Facco M, Cabrelle A, Teramo A et al (2011) Sarcoidosis is a Th1/Th17 multisystem disorder. Thorax 66: 144–150

Heffner DK (2007) The cause of sarcoidosis: the Centurial enigma solved. Ann Diagn Pathol 11: 142–152

Iannuzzi MC, Rybicki BA, Teirstein AS (2007) Sarcoidosis. N Engl J Med 357: 2153–2165

Ihrler S, Harrison JD (2005) Mikulicz's disease and Mikulcz's syndrome: Analysis of the original case report of 1892 in the light of current knowledge identifies a MALT lymphoma. Oral Surg Oral Med Oral Pathol Oral Radiol Endod 100: 334–339

Kuznitsky E, Bittorf A (1915) Boecksches Sarkoid mit Beteiligung innerer Organe. Münch Med Wschr 62: 1349–1353

Mana J, Marcoval J, Graells J et al (1997) Cutaneous involvement in sarcoidosis. Relationship to systemic disease. Arch Dermatol 133: 882–888

Reusch G (1982) Klinik der Sarkoidose. Internist (Berlin) 23: 314–324

Schaffer JV, Chandra P, Keegan BR et al (2007) Widespread granulomatous dermatitis of infancy: an early sign of Blau syndrome. Arch Dermatol 143: 386–391

Sharma OP (1972) Cutaneous sarcoidosis: clinical features and management. Chest 61: 320–325

Selim A, Ehrsam E, Atassi MB et al (2006) Scar sarcoidosis: a case report and brief review. Cutis 78: 418–422

Statement on sarcoidosis: joint statement of the American Thoracic Society (ATS), the European Respiratory Society (ERS) and the World Association of Sarcoidosis and Other Granulomatous Disorders (WASOG) adopted by the ATS Board of Directors and by the ERS Executive Committee (1999). Am J Respir Crit Care Med 160: 736–755

Tchernev G (2006) Cutaneous sarcoidosis: the »great imitator«: etiopathogenesis, morphology, differential diagnosis, and clinical management. Am J Clin Dermatol 7: 375–382

Young RC Jr, Rachal RE, Cowan CL Jr (1984) Sarcoidosis – the beginning: historical highlights of personalities and their accomplishments during the early years. J Natl Med Assoc 76: 887–896

Ziegenhagen MW, Benner UK, Zissel G et al (1997) Sarcoidosis: TNF-α release from alveolar macrophages and serum level of sIL-2R are prognostic markers. Am J Respir Crit Care Med 156: 1586–1592

Granuloma anulare

Barzilai A, Huszar M, Shpiro D et al (2005) Pseudorheumatoid nodules in adults: a juxta-articular form of nodular granuloma annulare. Am J Dermatopathol 27: 1–5

Brey NV, Malone J, Callen JP (2006) Acute-onset, painful acral granuloma annulare: a report of 4 cases and a discussion of the clinical and histologic spectrum of the disease. Arch Dermatol 142: 49–54

Eberlein-König B, Mempel M, Stahlecker J et al (2005) Disseminated granuloma annulare--treatment with fumaric acid esters. Dermatology 210: 223–226

Nebesio CL, Lewis C, Chuang TY (2002) Lack of an association between granuloma annulare and type 2 diabetes mellitus. Br J Dermatol 146: 122–124

O'Moore EJ, Nandawni R, Uthayakumar S et al (2000) HIV-associated granuloma annulare (HAGA): a report of six cases. Br J Dermatol 142: 1054–1056

Requena L, Fernandez-Figueras MT (2007) Subcutaneous granuloma annulare. Semin Cutan Med Surg 26:96–99

Tan HH, Goh CL (2000) Granuloma annulare: a review of 41 cases at the National Skin Centre. Ann Acad Med Singapore 29: 714–718

Andere nekrobiotische Granulome

Ling TC, Thomson KF, Goulden V et al (2002) PUVA therapy in necrobiosis lipoidica diabeticorum. J Am Acad Dermatol 46: 319–320
Muller FB, Groth W (2007) Annular elastolytic giant cell granuloma: a prodromal stage of mid-dermal elastolysis? Br J Dermatol 156: 1377–1379
Nguyen K, Washenik K, Shupack J (2002) Necrobiosis lipoidica diabeticorum treated with chloroquine. J Am Acad Dermatol 46 (Suppl): S 34–36
Peyri J, Moreno A, Marcoval J (2007) Necrobiosis lipoidica. Semin Cutan Med Surg 26: 87–89
Spicknall KE, Mehregan DA (2009) Necrobiotic xanthogranuloma. Int J Dermatol 48: 1–10

Weitere Granulome der Haut

Bachmann F, Erdmann R, Hartmann V et al (2011) Adverse reactions caused by consecutive injections of different fillers in the same facial region: risk assessment based on the results from the Injectable Filler Safety study. J Eur Acad Dermatol Venereol 25: 902–912
Burgdorf W (1981) Cutaneous manifestations of Crohn's disease. J Am Acad Dermatol 5:689–695
Campbell H, Escudier M, Patel P et al (2011) Distinguishing orofacial granulomatosis from Crohn's disease: Two separate disease entities? Inflamm Bowel Dis 17: 2109–2115
Chong H, Brady K, Metze D et al (2006) Persistent nodules at injection sites (aluminium granuloma) – clinicopathological study of 14 cases with a diverse range of histological reaction patterns. Histopathology 48: 182–188
Eames T, Landthaler M, Karrer S (2009) Crohn's disease: an important differential diagnosis of granulomatous skin diseases. Eur J Dermatol 19: 360–364
Kuo TT (1995) Kikuchi's disease (histiocytic necrotizing lymphadenitis). A clinicopathologic study of 79 cases with an analysis of histologic subtypes, immunohistology, and DNA ploidy. Am J Surg Pathol 19: 798–809
Dadzie OE, Mahalingam M, Parada M et al (2008) Adverse cutaneous reactions to soft tissue fillers – a review of the histological features. J Cutan Pathol 35: 536–548
Mehregan DR, Mehregan AH, Mehregan DA (2000) Cutaneous malakoplakia: a report of two cases with the use of anti-BCG for the detection for micro-organisms. J Am Acad Dermatol 43: 351–354
Requena L, Requena C, Christensen L et al (2011) Adverse reactions to injectable soft tissue fillers. J Am Acad Dermatol 64: 1–34
Wiest LG (2007) Historie und Anwendung der Filler zur Faltenbehandlung. Hautarzt 58: 224–231

Erstbeschreiber

Besnier E (1889) Lupus pernio de la face; synovites fongueuses (scrofulotuberculeuses) symétriques des extrémites supérieures. Ann Dermatol Syphiligr 10: 333–336
Blau EB (1985) Familial granulomatous arthritis, iritis, and rash. J Pediatr 107: 689–693
Boeck C (1899) Multiple benign sarkoid of the skin. J Cutan Genitourin Dis 17: 543–550
Brocq L, Pautrier LM (1913) L'angio-lupoide. Ann Dermatol Syph 1913: 1–16
Crocker HR (1902) Granuloma annulare. Br J Dermatol 14: 1–6
Crohn BB, Ginzburg L, Oppenheimer GD (1932) Regional ileitis. A pathologic and clinical entity. JAMA 99: 1323–1329
Darier F, G. Roussy (1904) Un cas de tumeurs benigne multiples (sarcoides souscutanées ou tuberculides nodulaires hypodermiques). Bull Soc Fr Dermatol Syphiligr 15: 54–59
Fox CT (1895) Ringed eruption of the fingers. Br J Dermatol 7: 91–95
Fujimoto Y, Kozima Y, Yamaguchi K (1972) Cervical subacute necrotizing lymphadenitis: a new clinicopathologic entity. Naika 35: 920–927 (japanisch)
Hanke CW, Bailin PL, Roenigk HH Jr (1979) Annular elastolytic giant cell granuloma: a clinicopathologic study of five cases and a review of similar entities. J Am Acad Dermatol 1: 413–421
Heerfordt CF (1909) Über eine »Febris uvea-parotidea subchronica«, an der Glandula parotis und an der Uvea des Auges lokalisiert und häufig mit Paresen cerebrospinaler Nerven kompliziert. Arch Ophthalmol 70: 254–273
Hutchinson J (1877) Case of livid papillary psoriasis. In: Illustrations of clinical surgery. Churchill, London p 42
Jabs DA, Houk JL, Bias WB, Arnett FC (1985) Familial granulomatous synovitis, uveitis, and cranial neuropathies. Am J Med 78: 801-804
Jüngling O (1920) Ostitis tuberculosa multiplex cystica. Fortschr Röntgenstr 27: 375
Kikuchi M (1972) Lymphadenitis showing focal reticulum cell hyperplasia with nuclear debris and phagocytosis. Nippon Ketsueki Gakki Zasshi 35: 379–380 (japanisch)
Kossard S, Winkelmann RK (1980) Necrobiotic xanthogranuloma with paraproteinemia. J Am Acad Dermatol 3: 257–270
Langhans W (1900) Über den fibrinosen Placentarpolypen. Monatsschr Geburtsh Gynakol 11: 508–527
Leiker DL, Kok SH, Spaas JJ (1964) Granuloma multiforme. A new disease resembling leprosy. Int J Lepr 32: 368–370
Löfgren S (1946) Erythema nodosum. Studies on etiology and pathogenesis in 185 adult cases. Acta Med Scand Suppl 174: 1–197
Michaelis L, Gutmann C (1902) Ueber Einschlüsse in Blasentumoren (hierzu Tafel III.) Z Klin Med 47: 208–215
Miescher G, Leder M (1948) Granulomatosis disciformis chronica et progressiva. Dermatologica 97: 25–34
Mikulicz J von (1892) Ueber eine eigenartige symmetrische Erkrankung der Thränen- und Mundspeicheldrüsen. In: Beiträge zur operativen Chirurgie. Herrn Hofrath Professor Dr. Theodor Billroth in Wien zu seinem fünfundzwanzigsten Doctor-Jubiläum gewidmet und herausgegeben von Vincenz Czerny. Enke, Stuttgart S 610–630
O'Brien JP (1975) Actinic granuloma. An annular connective tissue disorder affecting sun- and heat-damaged (elastotic) skin. Arch Dermatol 111: 460–466
Oppenheim M (1929) Eigentümliche disseminierte Degeneration des Bindegewebes der Haut bei einem Diabetiker. Zentralbl Haut Geschlechtskrankh 32: 179
Parks AG, Morson BC, Pegum (1965) Crohn's disease with cutaneous involvement. Proc R Soc Med 58: 241–242
Schaumann JN (1916–1917) Etude sur le lupus pernio et ses rapports avec les sarcoides et la tuberculose. Ann Dermatol Syphiligr 6: 357–373
Touton K (1885) Ueber das Xanthom insbesondere dessen Histologie und Histogenese. (Hierzu die Tafeln I und II) Arch Dermatol Syph 17: 3–53
Urbach E (1932) Eine neue diabetische Stoffwechseldermatose: Necrobiosis lipoidica diabeticorum. Arch Dermatol Syph 166: 273–285

Hypereosinophilie-Syndrom

Busse WW, Ring J, Huss-Marp J et al (2010) A review of treatment with mepolizumab, an anti-IL-5 mAb, in hypereosinophilic syndromes and asthma. J Allergy Clin Immunol 125: 803–813

Gleich GJ, Leiferman KM (2009) The hypereosinophilic syndromes: current concepts and treatments. Br J Haematol 145: 271–285

Kleinfeldt T, Nienaber CA, Kische S et al (2010) Cardiac manifestation of the hypereosinophilic syndrome: new insights. Clin Res Cardiol 99: 419–427

Simon HU, Rothenberg ME, Bochner BS et al (2010) Refining the definition of hypereosinophilic syndrome. J Allergy Clin Immunol 126: 45–49

Sheikh J, Weller PF (2009) Advances in diagnosis and treatment of eosinophilia. Curr Opin Hematol 16: 3–8

Tefferi A, Gotlib J, Pardanani A (2010) Hypereosinophilic syndrome and clonal eosinophilia: point-of-care diagnostic algorithm and treatment update. Mayo Clin Proc 85: 158–164

Eosinophile Zellulitis (Wells-Syndrom)

Caputo R, Marzano AV, Vezzoli P et al (2006) Wells syndrome in adults and children: a report of 19 cases. Arch Dermatol 142: 1157–1161

Chung CL, Cusack CA (2006) Wells syndrome: an enigmatic and therapeutically challenging disease. J Drugs Dermatol 5: 908–911

Renner R, Kauer F, Treudler R et al (2007) Eosinophilic cellulitis (Wells' syndrome) in association with angioimmunoblastic lymphadenopathy. Acta Derm Venereol 87: 525–528

Winfield H, Lain E, Horn T et al (2006) Eosinophilic cellulitis-like reaction to subcutaneous etanercept injection. Arch Dermatol 142: 218–220

Ofuji-Syndrom

Ellis E, Scheinfeld N (2004) Eosinophilic pustular folliculitis: a comprehensive review of treatment options. Am J Clin Dermatol 5: 189–197

Nervi SJ, Schwartz RA, Dmochowski M (2006) Eosinophilic pustular folliculitis: a 40 year retrospect. J Am Acad Dermatol 55: 285–289

Ziemer M, Böer A (2005) Eosinophilic pustular folliculitis in infancy: not a distinctive inflammatory disease of the skin. Am J Dermatopathol 27: 443–455

Polymorphe und Pruritische Eosinophile Eruption bei Strahlentherapie

García-Donoso C, Tardío JC, Arias D et al (2007) Eosinophilic, polymorphic and pruritic eruption associated with radiotherapy (EPPER) in two patients with breast tumour. J Eur Acad Dermatol Venereol 8: 1102–1104

Lee JE, Kim SC (2007) Eosinophilic, polymorphic, and pruritic eruption associated with radiotherapy in a patient with breast cancer. J Am Acad Dermatol 56: 60–61

Erstbeschreiber

Ehrlich P (1879) Beiträge zur Kenntnis der granulierten Bindegewebszellen und der eosinophilen Leukozyten. Arch Anat Physiol 3: 166–169

Griffin HZ (1919) Persistent eosinophilia with hyperleukocytosis and splenomegaly. Am J Med 158: 618–629

Hardy WR, Anderson RE (1968) The hypereosinophilic syndrome: clinical features, laboratory findings and treatment. Ann Intern Med 68: 1220–1229

Ise S, Ofuji S (1965) Subcorneal pustular dermatosis. A follicular variant? Arch Dermatol 92: 169–171

Miescher G (1952) Akutes esosinophiles Infiltrat der Haut mit Facialislähmung und hochgradiger Eosinophilie im Blut. Dermatologica 105: 264–267

Nir MA, Westfried M (1981) Hypereosinophilic dermatitis. A distinct manifestation of the hypereosinophilic syndrome with response to dapsone. Dermatologica 162: 444–450

Ofuji S, Ogino A, Horio T et al (1970) Eosinophilic pustular folliculitis. Acta Derm Venereol 50: 195–203

Rueda RA, Valencia IC, Covelli C et al (1999) Eosinophilic, polymorphic, and pruritic eruption associated with radiotherapy. Arch Dermatol 135: 804–810

Wells GC (1971) Recurrent granulomatous dermatitis with eosinophilia. Trans St Johns Hosp Dermatol Soc 57: 46–56

Erkrankungen durch Umwelteinflüsse

Photodermatosen

Percy Lehmann

Die Photobiologie untersucht die komplexen Auswirkungen der Sonnenstrahlung auf biologische Systeme. Der Haut kommt als Grenzorgan zu unserer Umwelt eine ganz besondere Rolle zu. Der Prozentsatz der Dermatosen, deren Entstehung direkt oder indirekt mit der Sonnenstrahlung zusammenhängt, ist groß. Daraus hat sich das Gebiet der Photodermatologie entwickelt, die als Grundlagenwissenschaft und als klinische Spezialität mit der Photodiagnostik (Lichtdiagnostik) und der Phototherapie (Lichttherapie) in den letzten Jahren an Bedeutung gewonnen hat. Akute und chronische Hautreaktionen, die mit der Sonnenstrahlung zusammenhängen, reichen vom Sonnenbrand über phototoxische und photoallergische Erkrankungen bis zu den benignen und malignen chronischen Lichtschäden der Haut (Elastose, Basalzellkarzinome, spinozelluläre Karzinome und zum Teil Melanome).

Tab. 44.1 Elektromagnetisches Spektrum

Strahlenart	Wellenlänge [nm]
Gammastrahlen	0,0001–0,14
Röntgenstrahlen	0,0005–20
Ultraviolette Strahlung:	
– UVC	– 40–280
– UVB	– 280–320
– UVA	– 320–400
– UVA2	– 320–340
– UVA1	– 340–400
Sichtbares Licht	400–800
Infrarotstrahlung	800–10^5
Radiowellen	10^5–10^{15}

44.1 Physikalische Grundlagen

Licht ist ein Teil des elektromagnetischen Spektrums (Tab. 44.1). Die für photobiologische Reaktionen in der Dermatologie relevanten Bereiche dieses Spektrums gehören der optischen Strahlung an und umfassen die ultravioletten Strahlen, sichtbares Licht und Infrarot (IR)-Strahlung. Im Sonnenspektrum machen die UV-Strahlen etwa 10%, das sichtbare Licht etwa 50% und die Infrarotstrahlung etwa 40% aus. Diese Zahlen sind jedoch von geografischer Breite, jahreszeitlichem Sonnenstand, Tageszeit und Bewölkungsverhältnissen abhängig.

Während die Wirkungen der UV-Strahlung auf die Haut gut untersucht sind, sind die biologischen Einflüsse des sichtbaren Lichts noch wenig erforscht. In den letzten Jahren konnten mehrere Arbeitsgruppen signifikante, meist schädigende Wirkungen der IR-Strahlung auf die Haut demonstrieren, die sehr ähnlich den Wirkungen der UV-Strahlung sind, jedoch andere Mechanismen aufweisen.

44.1.1 Unsichtbare UV-Strahlung

Die unsichtbare UV-Strahlung wird in drei Bereiche eingeteilt. Die Unterteilung beruht auf biologisch-physikalischen Gesetzen, beispielsweise der Fähigkeit, Erythem oder Melaninpigment zu bilden, und auf konventioneller Übereinkunft.

UVC

Es kommt an der Erdoberfläche nicht vor, da diese von der Sonne emittierte kurzwellige UV-Strahlung von der Atmosphäre insbesondere durch die Ozonschicht absorbiert wird. Es wird aber von einigen künstlichen Strahlern, so Xenonlampen und Quecksilberverdampflampen, emittiert. Es kann durch Filter abgeblockt werden. Da UVC auf Einzeller letal wirkt, wird es für manche technische Zwecke, beispielsweise für die bakterielle Entkeimung der Luft, verwendet. UVC löst ein Erythem aus, das nach etwa 6 h an der Haut sichtbar wird. Die UVC-bedingte Hautbräunung ist gering. Dagegen reizen die UVC-Strahlen besonders die Bindehäute, sodass bei Umgang mit solcher Strahlung Schutzbrillen getragen werden müssen. Fensterglas blockiert sie.

UVB

UVB kommt im natürlichen Sonnenlicht vor und erreicht die Erdoberfläche. Es ist auch Bestandteil einiger künstlicher Lichtquellen, die zu diagnostischen und therapeutischen Zwecken benutzt werden. So haben Quecksilberverdampflampen kräftige Emissionslinien bei 297, 303 und 313 nm. UVB reizt die Konjunktiven, allerdings etwas geringer als UVC. Jedoch muss beim Umgang mit UVB emittierenden künstlichen Strahlern, ebenso wie bei starker Sonnenexposition, eine Schutzbrille getragen werden. UVB wird durch Fensterglas abgefiltert. Daher ist ein Sonnenbrand durch UVB hinter Fensterglas nicht möglich. Es durchdringt jedoch Quarzglas und Wasser. Daher kann man sich auch beim Schwimmen einen Sonnenbrand zuziehen.

Biologische Wirkungen von UVB sind Erythem (Sonnenbrand), das 12–24 h nach der Exposition auftritt und durch eine Prostaglandinsynthese der Keratinozyten vermittelt wird, sowie Pigmentierung (Sonnenbräune), die 48–72 h nach der Bestrahlung als Spätpigmentierung hinzukommt.

Durch UVB erfolgt eine Photoisomerisierung von 7-Dehydrocholesterin zu den biologisch wirksamen Vorstufen des Vitamin D3.

Zu den negativen Wirkungen zählen akute und chronische Schädigungen der Haut. Die durch UVB induzierten akuten oder chronischen Effekte an den Zellen von Epidermis, Bindegewebe und Blutgefäßen sind DNA-, RNA-, Protein- und Zellmembranveränderungen. Insbesondere mutagene Effekte an der DNA führen zur Kanzerogenese.

UVB-Strahlen von mehr als einer minimalen Erythemdosis (MED) führen histologisch zu einer charakteristischen phototoxischen Veränderung an den epidermalen Keratinozyten. Dosisabhängig treten intra- und interzelluläres Ödem, dyskeratotische Zellen (sunburn cells, Spiegeleizellen) auf. Wahrscheinlich spielt hierbei die Synthese von Tumornekrosefaktor α (TNF-α) durch die Keratinozyten eine Rolle. Die Gefäße im oberen Korium werden weitgestellt; es besteht ein geringfügiges perivaskuläres entzündliches Infiltrat.

UVA

Es kommt im natürlichen Sonnenlicht vor, erreicht die Erdoberfläche und ist weniger toxisch als UVC und UVB. In höheren Dosen bewirkt es ein Soforterythem. Es löst die Sofortpigmentierung aus und induziert die Synthese von Melanin, wodurch eine Spätpigmentierung hervorgerufen wird. Das UVA-Erythem unterscheidet sich biologisch vom Sonnenbrand, da keine Schädigung der Keratinozyten (Sonnenbrandzellen) entsteht. Die Intensität des UVA in der Sonnenstrahlung ist etwa 500- bis 1000-fach höher als die des UVB, sodass bei einer Sonnenexposition unter natürlichen Bedingungen auch durch UVA Erythem und Pigmentierung bewirkt werden. UVA-Strahlung kann weiter in UVA1 (340–400 nm) und UVA2 (320–340 nm) unterteilt werden. UVA2-Strahlung kann in einem geringen Maß UVB-ähnliche Wirkungen erzeugen. Hierzu gehören mutagene Effekte an der DNA und eine stärkere Erythemwirksamkeit. UVA ist ebenfalls Bestandteil zahlreicher diagnostischer und therapeutischer Bestrahlungsgeräte. So haben Quecksilberdampflampen eine kräftige Emissionslinie bei 365 nm und Fluoreszenzlampen, wie sie in Bestrahlungsgeräten für Phototherapie und Photochemotherapie benutzt werden, können ihr Hauptemissionsspektrum im UVA-Bereich haben.

UVA reizt die Konjunktiven in kleinen Dosen nicht, wohl aber in Kombination mit photosensibilisierenden Medikamenten. UVA durchdringt Fensterglas, sodass UVA-bedingte Photodermatosen auch hinter Fenster- oder Autoscheiben ausgelöst werden können.

Im Gegensatz zu UVB-Strahlen führt UVA in Dosen bis zu 100 J/cm^2 histologisch nicht zu phototoxischen Veränderungen in der Epidermis.

Die Gefäße des oberen Plexus in der Dermis werden jedoch weitgestellt, und es entsteht ein geringfügiges lymphohistiozytäres Infiltrat, welches auch eosinophile und neutrophile Granulozyten enthalten kann.

44.1.2 Sichtbares Licht und Infrarotstrahlung

Die biologischen Wirkungen von sichtbarem Licht an der Haut sind gering. Lediglich bei Patienten mit extremer Photosensibilisierung im Rahmen einer Lichturtikaria oder einer chronischen aktinischen Dermatitis (Ekzem) können Hautveränderungen durch sichtbares Licht ausgelöst werden.

Etwa die Hälfte der Strahlungsenergie, die durch Sonnenstrahlung auf die Haut trifft, wird durch Infrarotstrahlung (IR-Strahlung) bedingt. Seit langem ist bekannt, dass IR in hohen Dosen zu einer Hitzeschädigung der Haut führt. In den letzten Jahren wurde zunehmend deutlich, dass die IRA-Strahlung (IRA: 760–1400 nm), die für etwa ein Drittel der Solarenergie verantwortlich ist, ähnlich schädigende Wirkungen auf die Haut haben kann wie UV. Der Spektralbereich der IR-Strahlung wird in drei Wellenlängenbereiche unterteilt:

- IRA: 760–1400 nm
- IRB: 1400–3000 nm
- IRC: 3000 nm bis 1 mm

Für die klassische Wärmeinduktion ist IRB und -C verantwortlich, die bis in die obere Dermis eindringt. IRA dringt hingegen durch die gesamte Dermis bis zur oberen Subkutis. In mehreren Arbeiten verschiedener Gruppen konnte gezeigt werden, dass IRA eine relevante Noxe für die Haut darstellt. Es kommt durch IRA zu einer Veränderung der Genexpression im Sinne der Hautalterung durch Störung des Gleichgewichts von Kollagensynthese und -abbau. Durch erhöhte Matrix-Metalloprotease-Expression (MMP-1) nach IRA-Bestrahlung wird der Kollagenabbau induziert.

In einigen Tierversuchen konnte die Schädigung des Bindegewebes durch UVB durch zusätzliche IR-Strahlung verstärkt werden. Auch sind einige klinische Beobachtungen bekannt, die auf eine mögliche kokanzerogene Wirkung von IR hinweisen. So scheint häufiges Sitzen vor offenem Kaminfeuer die Entwicklung spinozellulärer Karzinome an der Haut der Unterschenkel zu fördern. Auch wurden spinozelluläre Karzinome beschrieben, die an den Kontaktstellen mit auf der Haut getragenen Wärmeöfchen (bei verschiedenen Volksstämmen in Asien) entstanden waren.

44.1.3 Dosimetrie

Ähnlich wie in der Röntgentherapie existieren für UV-Strahlen definierte Einheiten:
- Watt [W]: Leistung oder Intensität des Strahlers
- Wattsekunde [Ws]=Joule [J]
- Joule [J]: Energiemenge

Die Leistung eines Strahlers wird somit in Watt [W] oder Milliwatt [mW] angegeben, die Intensität wird als Leistung pro Flächeneinheit, als W/m^2 [mW/cm^2], ausgedrückt.

Die Einheit der Dosis, das heißt der eingestrahlten Energie [J], wird ebenfalls pro Flächeneinheit (Hautoberfläche) angegeben:

$$\frac{W \times s}{cm^2} = \frac{J}{cm^2}$$

Somit ist bei Lichttestungen oder Lichttherapie die Einheit der Dosis J/cm^2. Die Angabe der Bestrahlungszeit allein dagegen reicht als Dosisangabe nicht aus.

Dosismessgeräte

UVA- und UVB-Messgeräte werden als Handgeräte angeboten. Sie sind meist auf spezifische Bestrahlungsgeräte abgestimmt und für Absolutmessungen an unterschiedlichen Strahlenquellen relativ ungenau. Ein sehr viel exakteres Messgerät im UV-Bereich, mit Messköpfen für UVA und UVB, ist das Gerät Centra (Osram). Ebenfalls genauere Messinstrumente sind Bolometer (Thermopile), die in Verbindung mit einem Anzeigegerät Angaben in W oder J ermöglichen. Abstandsgesetz und Zeitfaktoren müssen berücksichtigt werden.

Tab. 44.2 Klassifikation der Hauttypen, Hautreaktionen auf die erste 30-minütige Sonnenexposition im Sommer. (Aus: Fitzpatrick 1975)

Typ	Hautrötung	Bräunung
I	Immer	Nie
II	Immer	Gelegentlich
III	Gelegentlich	Immer
IV[a]	Nie	Immer
V[a]	Dunkelhäutige Ethnien, Mittelmeerbewohner, Mexikaner, Indianer	
VI[a]	Schwarze	

[a] Nach extremer UV-Exposition sind auch bei diesen Hauttypen Sonnenbrand sowie zusätzliche Pigmentierung möglich

44.2 Hauttypen

[Fitzpatrick 1975]
Unabhängig von der eingestrahlten Energiemenge durch das natürliche Sonnenlicht oder durch künstliche Strahlenquellen hängen die pathobiologischen Reaktionen, wie Erythem, Sonnenbrand, Pigmentierung, Lichtschwiele, phototoxische Reaktionen und auch lichtbedingte Langzeitwirkungen wie aktinische Keratosen, Basaliome, Karzinome und Melanome vom jeweiligen Hauttyp ab. Die Einteilung in sechs Hauttypen entstammt der klinischen Beobachtung (Tab. 44.2).

Typ-I- und Typ-II-Personen haben oft eine helle Hautfarbe, blaue Augen und blondes oder rotblondes Haar sowie Sommersprossen, jedoch weisen manche von ihnen auch dunkelbraunes Haar und braune oder grüne Augen auf. Typ-I- und Typ-II-Personen sind im Hinblick auf die Entwicklung chronischer Lichtschäden der Haut besonders gefährdet.

44.3 Pigmentierung

Durch Stimulation der Melanozyten kommt die Pigmentierung (Bräunung, Sonnenbräune) zustande, die in zwei Arten unterschieden wird:
- Sofortpigmentierung
- Spätpigmentierung

44.3.1 Sofortpigmentierung

[Meirowsky 1909, Haußer 1938]

- **Synonyme**

Direkte Pigmentierung, **i**mmediate **p**igment **d**arkening (IPD)

- **Klinik**

Unmittelbar nach oder während der Bestrahlung im Bereich von 300–450 nm tritt eine aschgraue oder bräunliche Pigmentierung auf (**Meirowsky-Phänomen**), die sich im Farbton deutlich von der kupfer-/kaffeebraunen Pigmentierung durch UVB (Sonnenbräune) unterscheidet. Die maximal wirksamen Wellenlängen für die Sofortpigmentierung liegen bei 340 nm. Meist sind 10–30 J/cm^2 (330–460 nm) zur Auslösung dieses Phänomens erforderlich. Die Schwellendosis liegt umso niedriger, je mehr Pigmentierung bereits in der Haut vorhanden ist. Sofortpigmentierung gibt es nach einem ausgiebigen Sonnenbad während der UVA-reichen Nachmittagsstunden, ebenso nach der Anwendung größerer UVA-Dosen im Rahmen der Phototherapie oder nach Benutzung einer Sonnenliege oder eines Sonnenbetts zur kosmetischen Bräunung der Haut. Die Sofortpigmentierung verliert sich nach Stunden. Einmal applizierte hohe UVA-Dosen oder wiederholt applizierte kleinere UVA-Dosen führen auch zu einer Pigmentierung vom verzögerten Typ. Sofortpigmentierung beruht auf einer Photooxidation nicht gefärbter Melaninvorstufen.

44.3.2 Spätpigmentierung

- **Synonyme**

Indirekte Pigmentierung, verzögerte Pigmentierung, Sonnenbräune

- **Klinik**

Sie tritt etwa 24–72 h nach UV-Applikation durch künstliche Lichtquellen oder natürliches Sonnenlicht auf. Wellenlängen um 297 nm haben die stärkste Pigmentierungskapazität. Das Aktionsspektrum für die Melanogenese reicht jedoch von 250–400 nm. Im UVA-Bereich ist die Pigmentierungswirkung etwa 100- bis 1000-fach geringer als bei 297 nm. Allerdings wird dies durch den sehr viel höheren UVA-Anteil im Sonnenlicht weitgehend ausgeglichen, sodass unter natürlichen Bedingungen auch durch UVA eine Melaninsynthese induziert wird. Die Sonnenbräune bleibt, je nach Ausmaß der Pigmentierung, Tage bis Wochen bestehen. Die Melaninbildung ist in ihrem quantitativen Ausmaß abhängig von genetischen sowie hormonellen Faktoren. Die melaninproduzierenden Zellen (Melanozyten) sitzen in der Basalzellenregion der Epidermis. Etwa jede 5.–8. Zelle in der Basalschicht ist ein Melanozyt. Unter dem Einfluss der pigmentinduzierenden UV-Strahlung werden vermehrt Melanosomenkomplexe gebildet und innerhalb der Melanozyten in die Perikaryonregion und auch in die distalen Abschnitte der Melanozyten dispergiert. Die Melanozytenzellausläufer geben Melanosomenkomplexe an Keratinozyten ab.

Die Anzahl der Melanozyten weist beim Menschen topografische, jedoch keine ethnischen Unterschiede auf. Die Hautpigmentierung hängt von der Zahl und der Aktivität der epidermalen Melanozyten ab. In einer epidermalen Basalzelle finden sich bei einem Schwarzen etwa 400, bei einem hellhäutigen Mitteleuropäer dagegen nur etwa 100 Melanosomen. Bei Europäern, mongoloiden Ethnien und amerikanischen Indianern sind die Melanosomen etwa 0,6 µm bis 0,3 mm groß (▶ Kap. 70).

Die fakultative Pigmentierung hängt von der Fähigkeit des betreffenden Menschen ab, durch Sonne oder künstliches Licht über den konstitutionellen Pigmentgehalt hinaus zu pigmentieren. Bei einigen Tieren unterliegt die Pigmentierung weitgehend hormonellen Einflüssen.

UVA- und UVB-induzierte Pigmentierung der Haut unterscheidet sich in der Pigmentverteilung innerhalb der Epidermis. Bei der UVB-induzierten Melanogenese werden vermehrt Melanosomen in allen Ebenen der Epidermis in die Keratinozyten eingelagert und über die Hornschicht ausgeschleust, sodass über die gesamte Schichtdicke der Epidermis, einschließlich der Hornschicht, Melanin als Schutzpigment zur Verfügung steht. Nach UVA-Bestrahlungen bleibt das neu gebildete Melanin vorwiegend auf die basalen Schichten der Epidermis beschränkt. Die Schutzwirkung gegen toxische UVB-Strahlung ist daher wesentlich geringer, da die Keratinozyten in den höheren Epidermisschichten ungeschützt bleiben.

44.3.3 Lichtschwiele

[Miescher 1930]

Sonnenbestrahlung führt zum Aufbau von Schutzmechanismen, die die Haut vor weiterer Strahlung schützen sollen. Grundlage dieses Schutzes ist die Fähigkeit, die Epidermis zur Melaninbildung und zur Ausbildung von Akanthose und Hyperkeratose nach UV-Bestrahlung (Lichtschwiele) anzuregen. Die wirksame Barriere bildet hierbei das Stratum corneum. Durch wiederholte, Erythem erzeugende UVB-Bestrahlungen lässt sich innerhalb von 2–3 Wochen eine maximale Lichtschwiele erzeugen, die dann nicht mehr gesteigert werden kann.

UVA-Strahlung vermag einen solchen Effekt nicht auszuüben. Sie bewirkt zwar eine kosmetisch ansprechende Bräune, die Schutzwirkung ist aufgrund der fehlenden

Lichtschwiele und der auf die basalen Schichten der Epidermis beschränkten Pigmentverteilung aber vergleichsweise gering.

Die Lichtschwiele bleibt wochenlang bestehen und wird in den sonnenarmen Jahreszeiten wieder abgebaut. Neben dem Schutz vor Erythem erzeugender UV-Strahlung bewirkt die Induktion der Lichtschwiele auch einen Schutz gegenüber unspezifischen Umweltnoxen (Irritanzien). Dies ist möglicherweise auch eine Grundlage für den günstigen Effekt der Phototherapie bei Dermatosen, die eine erniedrigte Reizschwelle gegenüber Umweltreizen haben, wie das atopische Ekzem.

44.4 Photodiagnostik

44.4.1 Strahlenquellen

In der Dermatologie wird eine ganze Reihe von Apparaten zu diagnostischen und auch therapeutischen Zwecken benutzt. Aufgrund neuer Erkenntnisse zum Aktionsspektrum der Phototherapie wurden Geräte mit spezifisch wirksamen Emissionsspektren entwickelt (selektive Phototherapie). Als Beispiel hierfür kann die Phototherapie der Psoriasis dienen, deren wirksamste Strahlung im langwelligen UVB-Bereich liegt (311–313 nm).

Schwierig ist die Applikation hoher UVA-Dosen mit konventionellen Fluoreszenzstrahlern. Um 20–40 J/cm^2 zu applizieren, benötigt man etwa 20–60 min Bestrahlungszeit. Einen Fortschritt haben Hochdruckmetallhalogenidstrahler gebracht, die es erlauben, hohe Dosen UVA ohne UVB- und -C-Kontamination zu applizieren, sodass kein unerwünschtes UVB-Erythem induziert wird.

Monochromatoren als Prismen- oder Gittermonochromatoren liefern wahlweise sehr enge Spektren, die von der Art der Lichtquelle abhängig sind. Der Brenner in einem Monochromator kann eine Quecksilberhochdrucklampe oder Xenonlampe sein. Monochromatoren sind zur Bestimmung von Aktionsspektren, beispielsweise photosensibilisierender Medikamente oder bei Lichturtikaria, geeignet. Nachteilig sind die lange Bestrahlungszeit und das kleine Bestrahlungsfeld. Für diagnostische Zwecke haben sich Gittermonochromatoren (Bausch und Lomb, USA; Dermolum HI, Müller, Moosinning) bewährt.

44.4.2 Photodiagnostische Testverfahren

Lichttreppe

[Wucherpfennig 1931]
Es hat sich als praktisch erwiesen, die Dosis anzugeben, die im UVB-Bereich 24 h nach der Bestrahlung ein gut sichtbares und abgrenzbares Erythem auslöst. Sie wird die **minimale Erythemdosis** (MED) genannt und ist die geringste UVB-Dosis, welche eine gleichförmige Rötung mit scharfer Begrenzung auf der Haut erzeugt. Die Ermittlung der MED erfolgt mit Serien abgestufter Strahlungsdosen (**Lichttreppe**). Für das Verhältnis aufeinander folgender Dosen einer Lichttreppe sind die Faktoren 1,25 oder 1,4 gebräuchlich. Die Ablesung erfolgt nach 12–24 h. Die MED hängt vom Hauttyp und der Körperregion des Patienten ab. Getestet wird an nichtlichtexponierter und nichtgebräunter Haut, beispielsweise am Gesäß. Die Energiemenge, die 1 MED auslöst, hängt ferner von der Wellenlänge ab. Eine MED im Bereich von UVB (300±5 nm) wird im Mittel durch 0,038–0,053 J/cm^2 ausgelöst; für eine MED im UVC-Bereich (250±5 nm) benötigt man 0,02 J/cm^2 und im UVA-Bereich etwa 1000-mal mehr, zwischen 20 und 50 J/cm^2. Liegen keine näheren Angaben vor, bezieht sich die MED auf den UVB-Bereich. An einem sonnigen, wolkenlosen Sommertag kann eine etwa 20-fache MED auf die Haut gelangen.

Die **minimale Phototoxizitätsdosis** (MPD) ist die geringste UVA-Dosis, die in Verbindung mit einer lichtsensibilisierenden Substanz (8-Methoxypsoralen) eine gerade sichtbare gleichmäßige Rötung mit scharfer Begrenzung erzeugt. Auch die nachfolgende Pigmentierung in den Bestrahlungsfeldern kann zur Ablesung dieser MPD herangezogen werden. Die Ermittlung der MPD erfolgt ähnlich wie bei der MED mit Serien abgestufter Strahlungsdosen und Ablesung nach 48–72 h, weil erst dann das phototoxische Erythem seinen Höhepunkt erreicht. Die MPD wird bei der Einleitung der Photochemotherapie, so bei der PUVA-Therapie (**P**soralen+**UVA**-Strahlung) benutzt und liefert einen Anhaltspunkt für die initiale UVA-Dosis. Getestet wird ebenfalls an nicht lichtexponierter und nichtgebräunter Haut (Gesäß). Die MPD wird in J/cm^2 angegeben und liegt bei der PUVA-Therapie gewöhnlich im Bereich von 0,2–2 J/cm^2 bei Hauttyp I–III.

UVA-Lichttreppe

Für sie hat sich polychromatische UVA-Strahlung bewährt, da sich mit monochromatischer UVA-Strahlung wirksame Testdosen nur mit großem Zeitaufwand applizieren lassen. Die Lichttreppe kann beispielsweise mit einem Metallhalogenidstrahler (Dr. Hönle Hochdruckstrahler, Sellas Sellamed, Mutzhas UVASUN und andere) durchgeführt werden, der im Spektrum von 340–460 nm ohne messbaren UVB-Anteil emittiert. Mit der UVA-Lichttreppe können neben der MED-UVA 2 weitere Parameter bestimmt werden:

- Sofortpigmentierung (IPD)
- Spätpigmentierung (**m**inimal **t**anning **d**ose, MPD)

Die Parameter werden sofort (IPD) und 24 h nach der Bestrahlung (MTD, MED-UVA) abgelesen.

Diagnostischer Stellenwert der UVB- und UVA-Lichttreppe

Die MED-UVB ist ein Maß für die Empfindlichkeit eines Patienten gegenüber der Erythem induzierenden Strahlung aus dem UVB-Bereich. Dieser Wert entspricht allerdings nicht immer der nach den anamnestischen Ermittlungen des Hauttyps zu erwartenden Sonnenbrandempfindlichkeit eines Patienten, da die MED-UVB mit den einzelnen Hauttypen nur mäßig korreliert. Die Pigmentierungsfähigkeit der Haut lässt sich durch die IPD beziehungsweise MTD gut einschätzen. Abhängig vom Hauttyp unterliegt auch die MED-UVA starken Schwankungen.

VI

Allgemein verbindliche Normwerte für die Lichttreppen können hier nicht angegeben werden, da die Schwellendosen sehr stark von den eingesetzten Strahlenquellen, der angewandten Dosimetrie, dem Testort sowie dem Hauttyp abhängen. Vor entsprechenden Photoprovokationen können pathologische Reaktionen in der Lichttreppe schon erste Hinweise auf eine bestimmte Photodermatose geben. So zeigen Patienten mit chronisch aktinischer Dermatitis eine herabgesetzte MED-UVB und manchmal auch eine verminderte MED-UVA. Innerhalb weniger Tage bilden sich ekzematöse Hautreaktionen in den Testarealen aus.

Bei Patienten mit einer Lichturtikaria können sich innerhalb von Minuten Quaddeln in den Bestrahlungsfeldern der UVA- und UVB-Lichttreppen ausbilden, wenn das Aktionsspektrum der Erkrankung im UVB- und UVA-Bereich liegt. Der Stellenwert der UVB- und UVA-Lichttreppe zur Diagnostik von Lichtdermatosen ist ansonsten gering, zumal die Schwellenwerte für das UVB-Erythem und die UVA-Pigmentierung bei den allermeisten Lichtdermatosen im Normbereich liegen.

Photoprovokationstestungen

Im Gegensatz zu den Lichttreppen erlangen sie bei der Diagnostik von Lichtdermatosen eine große Bedeutung. Für die meisten Lichtdermatosen wurden Testprotokolle entwickelt, mit deren Hilfe man durch Einmalprovokation oder Mehrfachtestungen die Dermatose in definierten Hauttestarealen reproduzieren kann.

Phototest Manche Dermatosen werden allein durch Strahlung ausgelöst, beispielsweise eine Lichturtikaria oder die polymorphe Lichtdermatose. Daneben gibt es Dermatosen, die nur durch die Kombination von Photosensibilisator und Strahlung ausgelöst werden, so eine photoallergische oder phototoxische Dermatitis. Entsprechend werden Erstere mit UV-Strahlung allein, Letztere mit Sensibilisator und UV-Strahlung zusammen getestet. Ziel der Tests ist die experimentelle Auslösung der pathognomonischen Hautveränderungen.

Minimale Testdosis Die zur Auslösung des Krankheitsbildes unter den täglichen Lebensbedingungen oder im Labor im Testareal erforderliche minimale Dosis wird in J/cm^2 entsprechend der Wellenlänge angegeben, sofern dies möglich ist. Die auslösende Dosis schwankt erheblich, von $<0{,}1\ J/cm^2$ bei Urticaria solaris bis $>40\ J/cm^2$ UVA bei der polymorphen Lichtdermatose.

Photopatchtest (belichteter Epikutantest) Die fraglichen Photoallergene werden im Duplikat wie in einem normalen Epikutantest unter standardisierten Bedingungen (Finn chambers) auf die Rückenhaut aufgetragen. Die häufigsten Photoallergene sind in Photopatchtestblocks zusammengefasst. Hierzu bestehen Empfehlungen durch internationale Arbeitsgruppen. Nach 24 h wird eine Patchtestreihe geöffnet und mit 5 oder 10 J/cm^2 UVA bestrahlt. Ablesungen der Testreaktionen erfolgen unmittelbar vor und nach der Bestrahlung sowie an aufeinander folgenden Tagen bis zu 72 h nach der Bestrahlung. Die Kontrollpatchtestreihe bleibt 24 h oder 48 h geschlossen und wird nach der Abnahme sofort und täglich bis 72 h nach der Applikation bewertet. Insbesondere die Kontrollreihen müssen während der gesamten Testung lichtgeschützt bleiben.

44.5 Lichtprovozierte Hautreaktionen

Sie umfassen photobiologische Reaktionen an normaler Haut. Photodermatosen, die eine pathologische Reaktionsbereitschaft der Haut voraussetzen, und lichtbedingte Verstärkung von anderen Hauterkrankungen im Sinn einer Aggravierung. Unter den Photodermatosen können primäre Lichtdermatosen, bei denen elektromagnetische Strahlung das wichtigste pathogenetische Prinzip darstellt, von sekundären Lichtdermatosen, die Genodermatosen oder Stoffwechselerkrankungen mit einer erhöhten Lichtempfindlichkeit umfassen, abgetrennt werden. Der Wellenbereich, der zu einer bestimmten Reaktion führt, heißt Aktionsspektrum. Es ist wichtig, das Aktionsspektrum zu ermitteln, um entsprechende therapeutische oder prophylaktische Maßnahmen durchführen zu können.

Sonnenbrand kann durch UVB absorbierende und reflektierende Lichtschutzmittel vermieden werden. Phototoxische und photoallergische Reaktionen sowie die überwiegende Zahl der primären Lichtdermatosen werden durch langwelliges UVA ausgelöst, sodass Breitbandlichtschutzmittel mit Absorption im UVA-Bereich angewandt werden müssen. Die erythropoetische Protoporphyrie zeigt ein Aktionsspektrum im sichtbaren Licht (400–410 nm, **Soret-Bande** [1883]); daher ist in diesem Fall ein Lichtschutz durch lichtundurchlässiges Make-up erforderlich. Dies gilt ebenso für die Lichturtikaria.

◘ Tab. 44.3 Lichtprovozierte Reaktionen an normaler Haut		
Verlauf	**Hautreaktionen**	
Akut	Sonnenbrand	
	Sofort-pigmentierung	
	Spätpigmentierung	
	Melanogenese	
	Lichtschwiele	
	Immunsuppression	
Chronisch	Elastose	Altershaut Landmannshaut Seemannshaut Freizeithaut
	Morbus Favre-Racouchot	
	Malignome manche Formen	Basaliom Aktinische Keratose Spinozelluläres Karzinom Lentigo-maligna-Melanom

44.5.1 Lichtprovozierte Reaktionen an normaler Haut

Diese umfassen im Wesentlichen adaptative Vorgänge zur Lichtanpassung der Haut und akute sowie chronische toxische Einflüsse auf das Hautorgan. Sie stellen ein großes medizinisches Problem dar, weil dazu neben Sonnenbrand und lichtbedingter Alterung der Haut insbesondere lichtbedingter Krebs gehört.

Die lichtprovozierten Reaktionen an normaler Haut sind in ◘ Tab. 44.3 zusammengefasst. Bezüglich der chronischen Lichtschäden wie Hautalterung (▶ Kap. 4), Präkanzerosen und Malignome (▶ Kap. 102) wird auf die entsprechenden Kapitel verwiesen.

Die durch ionisierende Strahlen wie Röntgen- und Kobaltstrahlen induzierten Hautreaktionen Radiodermatitis und Röntgenoderm sind in ▶ Kap. 46 beschrieben. Nachfolgend wird kurz auf die immunsuppressiven Effekte der UV-Bestrahlung und auf den Sonnenbrand als die häufigste UV-induzierte Dermatose eingegangen.

Akute lichtprovozierte Reaktionen an normaler Haut

UV-induzierte Immunsuppression

Die Photoimmunologie hat sich als ein neues biomedizinisches Spezialgebiet entwickelt. Richtungsweisend waren Arbeiten über die Antigenität UV-induzierter Tumoren. Experimente an syngenen Mäusen zeigten, dass Vorbestrahlung mit UVB zu einer spezifischen Immuntoleranz gegen UV-induzierte Hauttumoren führt, sodass diese Tumoren in vorbestrahlten Wirtstieren nach einer Transplantation weiterwachsen können, während sie von unbestrahlten Tieren abgestoßen werden. Ebenso gelingt es nicht, auf vorbestrahlten Hautarealen durch Allergenexposition eine Kontaktsensibilisierung zu erzeugen. Stattdessen entsteht eine Toleranz gegenüber dem Antigen. Die spezifische Immuntoleranz gegen tumorassoziierte Antigene und Kontaktallergene wird durch T-Suppressorzellen vermittelt. Durch Vorbestrahlung der Tiere kann auch eine systemische Immuntoleranz gegenüber Tumorantigenen und chemischen Allergenen induziert werden. Ferner kann die zellvermittelte Immunantwort gegen Organtransplantate und gegen bestimmte Mikroorganismen gehemmt werden. Neben UVB wirkt auch UVA in Kombination mit Photosensibilisatoren (Psoralen), beispielsweise als systemische Photochemotherapie, immunmodulierend. Der lokale immunsuppressive Effekt wird unter anderem durch Beeinflussung der Funktion der Langerhans-Zellen in der Epidermis bewirkt. Die Langerhans-Zellen zeigen nach UVB-Exposition sowie nach PUVA-Behandlung einen Verlust ihrer Antigen-präsentierenden Funktion. Diese Wirkung ist innerhalb von 3–4 Wochen reversibel.

Dermatitis solaris

- **Synonym**

Sonnenbrand

- **Epidemiologie**

Sonnenbrand wird durch die am stärksten Erythem erzeugenden Wellenbereiche der UVB-Strahlung ausgelöst. Er ist eine häufige Reaktion der Haut und hängt direkt vom genetischen Hauttyp ab. Der Ausprägungsgrad wird von adaptiven Mechanismen und von Umwelteinflüssen (Tageszeit, Jahreszeit, Witterungsverhältnisse, Dauer der Lichtexposition) beeinflusst. Das Erythem wird durch Prostaglandine vermittelt.

- **Ätiopathogenese**

Sonnenbrand wird durch zu intensive Bestrahlung mit Sonnenlicht oder einer UVB-enthaltenden Lichtquelle bei einer im Übrigen normalen Lichtempfindlichkeit der Haut (Hauttypen I–VI) ausgelöst. Besonders reich an UV-Strahlen ist Sonnenstrahlung an der See und im Hochgebirge. Es fehlen UV-absorbierende Staub- und Dunstteilchen. Mit zunehmender Höhe nimmt die durchstrahlte Schichtdicke der Atmosphäre ab. Hinzu kommt die Reflektion des Erythem erzeugenden UV-Spektrums durch Schnee, Wasser und Sand. Ein Sonnenbrand entspricht meist einer mehrfachen MED. Bei wolkenlosem Himmel im Hochsommer um die Mittagszeit wird als Faustregel eine MED in etwa 20 min erreicht, sodass bei entsprechender Verweildauer

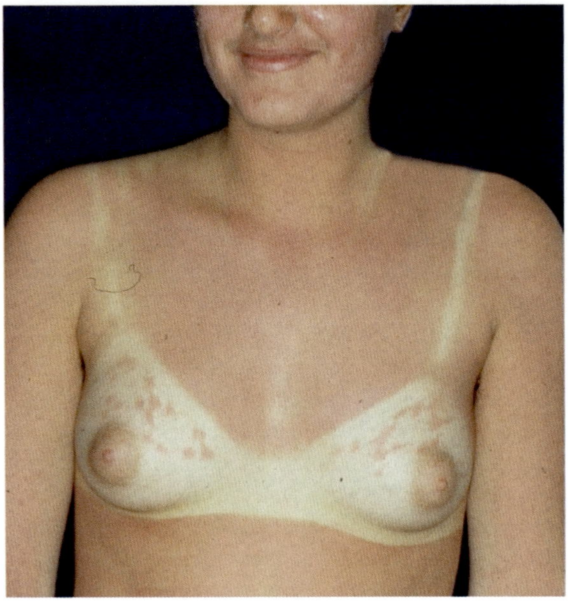

Abb. 44.1 Dermatitis solaris: Stadium erythematosum, auch im oberen Brustbereich durch UV-durchlässige Textilstruktur

in der Sonne während eines ganzen Tages mehr als eine 20-fache MED eingestrahlt werden kann. Die Wellenlänge der am stärksten Erythem erzeugenden Strahlen liegt zwischen 295 und 315 nm. Das sichtbare Hauterythem beruht auf einer Gefäßweitstellung im subepithelialen Bindegewebe. Die UV-geschädigten Keratinozyten sind apoptotische Zellen. Die Induktion der Apoptose durch UV-Strahlung ist ein entscheidender ätiopathogenetischer Faktor für die Entwicklung klinischer Symptome wie Sonnenbrand, aber wahrscheinlich auch anderer UV-bedingter Dermatosen.

▪ Klinik

Sonnenbrand stellt sich akut nach 4–6 h ein, erreicht seinen Höhepunkt nach 12–24 h und klingt nach 72 h wieder ab. Das maximale UV-Erythem nach Bestrahlung mit künstlichen UV-Quellen wird meist nach 24 h gesehen. Zustande kommt eine auf den Ort der Bestrahlung begrenzte toxische Kontaktdermatitis mit metachroner Polymorphie. Zuerst entsteht eine intensive Hautrötung mit ödematöser Schwellung und Hitzegefühl, danach bilden sich Bläschen und Blasen. Es folgt ein nässendes und krustöses Stadium, welches in Schuppung und schließlich in Abheilung übergeht. Bei geringerem Sonnenbrand folgt auf die entzündliche Rötung nur Schuppung. Danach kommt es zur Pigmentierung der Haut. Bei sehr starker Sonneneinstrahlung, verbunden mit Hitzestau, können allgemeines Unwohlsein mit Fieber, Übelkeit, Erbrechen, Kopfschmerzen und Kreislaufkollaps hinzukommen. Die Sofortpigmentierung spielt beim akuten Sonnenbrand keine Rolle. Die Spätpigmentierung, die Sonnenbräune, kommt durch Melaninneubildung zustande.

▪ Differenzialdiagnose

Ein Sonnenbrand kann gelegentlich durch eine phototoxische Medikamentenreaktion überlagert sein. Tetrazykline und Psoralene (8-MOP, 5-MOP oder Trimethylpsoralen) können nach lokaler oder oraler Zufuhr zu massiven phototoxischen Reaktionen führen, einschließlich subungualer Hämorrhagien und phototoxischer Onycholyse an Fingern und Zehen.

▪ Histopathologie

Es kommt zu einer Schädigung epithelialer Keratinozyten: 12–72 h nach Einwirkung der UV-Strahlung finden sich dosisabhängig im oberen und mittleren, weniger im unterem Stratum spinosum, eosinophile dyskeratotische Zellen mit pyknotisch zusammengeschrumpften Kernen und einem blassen, leer aussehenden Zytoplasma. Die fokale Zellnekrose kann bei intensiver UV-Einwirkung in ausgedehnte Epithelnekrosen übergehen und bis zu Blasen führen. Die Blutgefäße im oberen Korium sind weitgestellt. Es besteht ein geringfügiges perivaskuläres, lymphohistiozytäres Infiltrat.

▪ Therapie

▪▪ Topisch

Die Behandlung entspricht der einer toxischen Kontaktdermatitis. Bei initialem Sonnenbrand hat sich die äußerliche Anwendung von Puder oder Glukokortikoiden in Form von Cremes, Schaum oder milchigen Zubereitungen und von feuchten Umschlägen bewährt. Auftragen von Lotio zinci lindert Juckreiz und erzeugt Kühlung.

▪▪ Systemisch

Nur bei schweren Sonnenbrandreaktionen muss systemisch mit Glukokortikoiden oder Antiphlogistika vom Typ Azetylsalizylsäure oder Indometacin behandelt werden.

Keratoconjunctivitis photoelectrica

Bei sehr starker Sonnenbestrahlung kann es zur Schneeblindheit (Keratoconjunctivitis photogenica) kommen. UVB, insbesondere kurzwellige UVB-Strahlen, und das nur von künstlichen Strahlern emittierte UVC (Raumentkeimungslampen, Elektroschweißgeräte) wirken besonders reizend auf die Konjunktiven.

Chronische lichtprovozierte Reaktionen an normaler Haut

Neben der Entwicklung von Präkanzerosen und Karzinomen sowie dem Lentigo-maligna-Melanom und vielleicht auch anderen Melanomformen gehört die lichtbedingte Hautalterung (photoaging) zu den chronischen Lichtschäden. Sowohl UVA- als auch UVB-Strahlung sind für die Photoalterung der Dermis verantwortlich. Obwohl diese extrinsische Alterung durch die intrinsischen chronologischen Alterungsprozesse überlagert wird, lassen sich beide Vorgänge voneinander abgrenzen. Der Lichtschaden entwickelt sich nur in chronisch lichtexponierten Hautarealen, insbesondere bei hellhäutigen, lichtempfindlichen Personen. Bei dunkelhäutigen Menschen sind derartige Veränderungen kaum zu finden.

Zielzellen der chronischen Lichtschädigung sind Melanozyten, Keratinozyten und Fibroblasten. Eine Schädigung der Melanozyten führt zu fleckigen Hyper- und Depigmentierungen, wahrscheinlich auch zur Entwicklung der Lentigines seniles.

Elastosis actinica

▪ Synonyme

Elastosis senilis, Elastosis solaris, solare oder senile Elastose, basophile Kollagendegeneration

▪ Epidemiologie

Die Erkrankung ist relativ häufig, kommt aber bei der pigmentgeschützten Haut von Schwarzen kaum vor. Auch die Tatsache, dass die aktinische Elastose ausschließlich in chronisch sonnenexponierten Hautbereichen auftritt, spricht für die Bedeutung der chronischen Sonnenbestrahlung in der Pathogenese. Besonders gefährdet ist die Haut hellhäutiger Menschen (Hauttyp I und II).

▪ Ätiopathogenese

Chronische Sonneneinwirkung ist eine Grundvoraussetzung. Man vermutet, dass sowohl UVA als auch UVB, aber auch Infrarot für die Entstehung der aktinischen Elastose verantwortlich sind. UV-Strahlung kann in der Haut direkt reaktive Sauerstoffradikale freisetzen sowie antioxidative Schutzmechanismen schwächen. Es kommt nach UV-Strahlung zur Einwanderung von Entzündungszellen in das Bindegewebe der Haut. Weiterhin konnte gezeigt werden, dass durch UVA- und UVB-Bestrahlungen direkt Singulettsauerstoff freigesetzt werden kann, was wiederum zu einer erhöhten Synthese von Kollagen abbauenden Metalloproteasen führt.

▪ Klinik

Vorzugsweise an Schläfen, Stirn und Nacken, seltener an den Wangen zeigen sich netzige feinstreifige oder mehr diffuse elfenbeinfarbene, gelegentlich leicht prominente Einlagerungen. Periorale und periorbitale Hautrunzelungen sind oft mit Elastose verbunden.

▪ Histopathologie

Unter atrophischer Epidermis findet sich infolge des Untergangs des subepidermalen Elastikaplexus ein schmaler Streifen von elastikafreiem Bindegewebe. Darunter kommt es zur Anreicherung grober, teilweise schollig homogener Bindegewebsfasern, die sich wie elastische Fasern anfärben

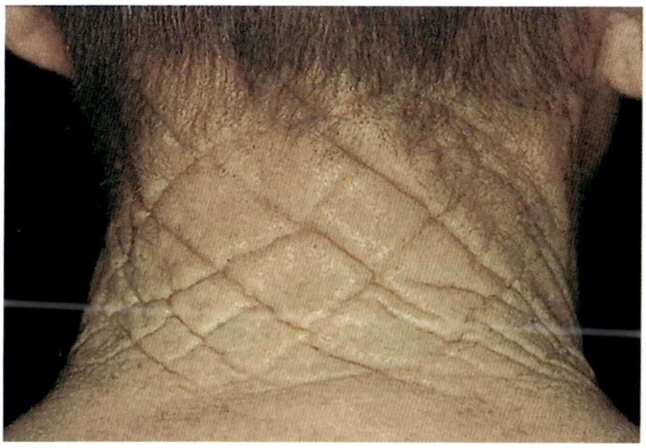

Abb. 44.2 Cutis rhomboidalis nuchae

und im Hämatoxylin-Eosin-Präparat eine starke Basophilie aufweisen; daher die frühere Bezeichnung basophile Degeneration des Bindegewebes. Das faserige oder schollige Material verhält sich biochemisch und histochemisch wie elastische Fasern. Elektronenmikroskopische Untersuchungen weisen darauf hin, dass es entweder de novo oder aus Kollagen entstehen kann.

▪ Verlauf

Die Erkrankung ist chronisch. Bei weiterer Sonnenexposition ist mit einer Zunahme der Veränderungen zu rechnen. Erhöhte Lichtempfindlichkeit, wie sie bei Porphyrien gegeben ist, erhöht auch die Neigung zur aktinischen Elastose. In ausgeprägten Fällen und bei jüngeren Patienten sollten entsprechende Untersuchungen (Porphyrine) durchgeführt werden. Es besteht kein erhöhtes Hautkarzinomrisiko.

▪ Therapie

Sonnenschutz, auch im UVA-Bereich, ist unbedingt notwendig. Retinoide topisch in niedriger Konzentration werden empfohlen.

Cutis rhomboidalis nuchae

[Jadassohn 1925]

Es handelt sich um eine sehr typische Veränderung bei Menschen, die beruflich viel im Freien arbeiten, so Landleute, Seeleute und Sportlehrer, sowie bei Personen mit viel Freizeit. Auch bei Patienten mit erhöhter Lichtempfindlichkeit, besonders bei Patienten mit Porphyrien, wie Porphyria cutanea tarda, ist sie zu beobachten. Bei Frauen ist Cutis rhomboidalis nuchae sehr selten, weil der Nacken meist durch die Haare gegen Belichtung geschützt ist.

Die Haut im Nacken, weniger in den seitlichen dorsalen Halspartien, gelegentlich im V-Ausschnitt des Hemdes, ist verdickt, gelblich gefärbt und durch tief gehende Furchen in Rauten aufgeteilt, die zur Halsseite hin immer kleiner werden. Gelegentlich findet man komedoartige Follikelschwär-

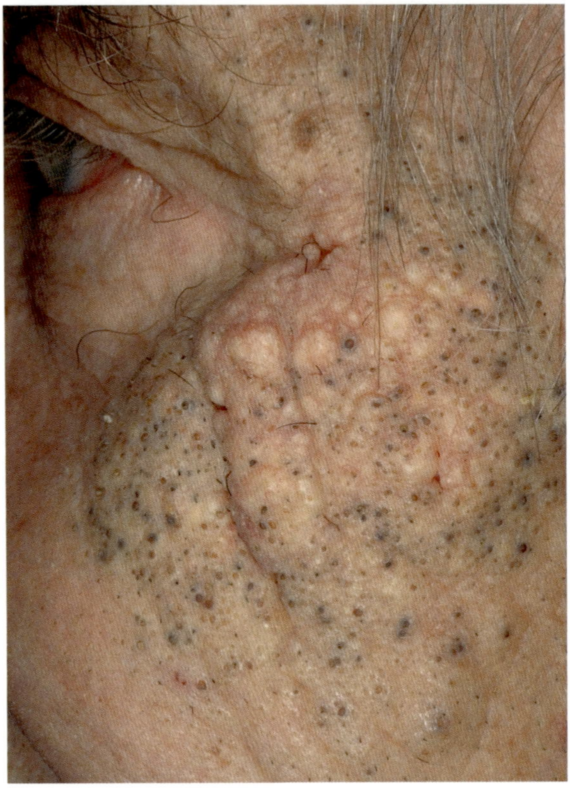

Abb. 44.3 Noduläre Elastose mit Komedonen und Zysten

zungen, nach deren Exprimierung sich mikroskopisch multiple kleine Haare zeigen: **Trichostasis spinulosa**.

Elastoma diffusum

[Dubreuilh 1913]
Dieses Elastom besteht in diffusen, meist aber mehr oder weniger scharf begrenzten, gelben, verdickten Plaques im Gesicht oder im Nacken. Auch einzelne Herde so an der Nase kommen vor.

Noduläre Elastose mit Zysten und Komedonen

[Favre und Racouchot 1951]

Synonym

Morbus Favre-Racouchot

Klinik

Die Prädilektionsstellen dieser auffälligen Variante der senil-aktinischen Elastose sind Jochbögen, Schläfen und der Periorbitalbereich, ferner die Nase, seltener andere chronisch lichtexponierte Hautareale. Bevorzugt betroffen sind ältere Männer. Hier fallen neben den oben beschriebenen Elastoseherden zahlreiche Komedonen sowie kleinere oder größere, gelblich-weißliche oder gelbliche Follikelzysten auf, von denen einige komedoartige schwarze Köpfchen besitzen. Meist lässt sich kein Komedo ausdrücken, wohl aber eine bröckelige hornartige Masse (Follikelkeratose). Auch kommen gruppiert stehende komedoartige Follikelkeratosen vor.

Histopathologie

Neben der massiven dermalen Elastose werden atrophische Talgdrüsen und Haarfollikel mit horngefüllten follikulären Pseudozysten und Zysten gefunden.

Therapie

Die Follikelkeratosen werden erweicht und exprimiert. Ein ausreichender Lichtschutz ist erforderlich. In schweren Fällen ist auch ein Versuch mit Kürettage oder Dermabrasion oder Retinoidpräparaten indiziert.

Zitronenhaut

[Milian 1921]

Ätiopathogenese

Auch diese Hautveränderungen treten nach chronischer Sonnenexposition in Erscheinung und sind charakteristisch. In einigen Fällen wurde familiäres Vorkommen beschrieben.

Klinik

Die Gesichtshaut wirkt verdickt, im Ganzen diffus gelb und zeigt vermehrt Falten (Runzelung).

Elastotische Bänder

[Raimer et al. 1986]
Diese Sonderform weist kordelartige Verdickungen der Haut auf.

Erythrosis interfollicularis colli

[Leder 1944]

Synonym

Erythromelanosis interfollicularis colli

Epidemiologie

Die harmlose, allenfalls kosmetisch störende irreversible Veränderung findet sich häufig bei Menschen, die bei der Arbeit oder in der Freizeit einer starken Lichtexposition ausgesetzt sind.

Klinik

An beiden Halsseiten unterhalb der Ohren, oft auch an der Brust bis zum Rand des Hemdausschnitts findet sich ein scharf abgesetztes, gleichmäßiges teleangiektatisches Erythem mit Aussparung der normalfarbenen stecknadelkopfgroßen Follikel. Die Submental- und Retroaurikularregionen sind stets erscheinungsfrei.

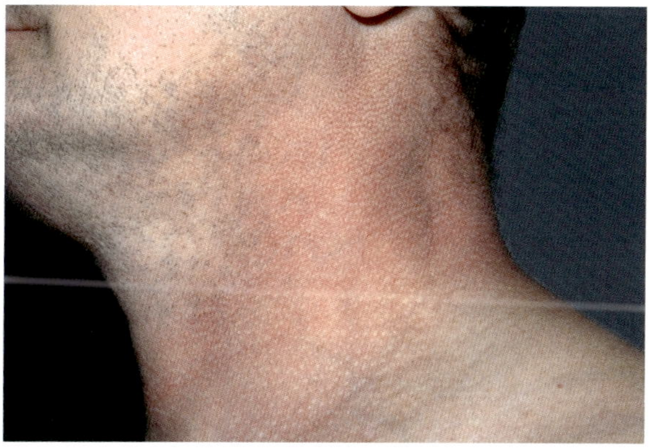

Abb. 44.4 Erythrosis interfollicularis colli

Manchmal ist die interfollikuläre Rötung mit Hyperpigmentierung verbunden: Erythromelanosis interfollicularis colli.

- **Therapie**

Die betroffenen Stellen werden abgedeckt. Eine Lasertherapie (Argonlaser, Farbstofflaser) erfordert Erfahrung. Prophylaktisch wird Lichtschutz eingesetzt.

Andere Formen der Lichtschädigung

Auch bei den sternartigen Pseudonarben und der Purpura senilis (▶ Kap. 69) geht man von einer Lichtschädigung aus, obwohl beide fast ausschließlich an den Unterarmen und nur sehr selten im Gesicht auftreten.

44.5.2 Lichtreaktionen erkrankter Haut

Im Unterschied zu den eigentlichen lichtbedingten Dermatosen (Photodermatosen) repräsentieren lichtprovozierbare Reaktionen an erkrankter Haut Dermatosen anderer Genese, die durch Licht provoziert oder verschlimmert werden können. Dies gilt in besonderem Maß für einige Formen des kutanen Lupus erythematodes. Insbesondere der Lupus erythematodes vom Tumidus-Typ und der subakut-kutane Lupus erythematodes sind lichtsensitiv. Auch der systemische Lupus erythematodes exazerbiert nach Sonnenexposition. Eine eingehende Beratung der Patienten ist hierbei besonders wichtig. Durch standardisierte Phototestungen konnte die Photosensitivität des Lupus erythematodes besser analysiert und die lichtsensitiven Unterformen des komplexen Krankheitsbildes charakterisiert werden.

Auch die lymphozytäre Infiltration Jessner-Kanof und einige dermale Formen der Muzinosen (retikuläre erythematöse Muzinose, papulöse Muzinose, plaqueartige Muzinose) zeigen eine Photoaggravierung. Bekannt ist auch das Auftreten von Herpes simplex (Gletscherbrand) nach Sonneneinstrahlung, wobei hier die UV-bedingte Immunsuppression für das Auftreten der Erkrankung verantwortlich gemacht wird. Weiterhin ist die Verschlechterung der Dyskeratosis follicularis sowie von bullösen Dermatosen durch Sonnenexposition bekannt. Bei manchen Hauterkrankungen kommt es nach stärkerer Lichtexposition zu einem isomorphen Reizeffekt (Köbner-Phänomen), beispielsweise bei Lichen ruber oder Psoriasis vulgaris. Während bei den meisten Fällen das atopische Ekzem durch UV-Strahlung günstig beeinflusst wird, kommt es bei etwa 5% der Atopiker zur Exazerbation des Krankheitsbildes nach Sonnenbestrahlung. Das photoprovozierte, atopische Ekzem ist eine bislang nur ungenügend untersuchte Erkrankung, welche die Lebensqualität der Patienten zusätzlich erheblich einschränkt.

Einige durch Licht provozierbare Dermatosen

- Dyskeratosis follicularis (Morbus Darier)
- Disseminierte, oberflächliche aktinische Porokeratose
- Periorale Dermatitis
- Lichen ruber
- Herpes simplex
- Lupus erythematodes
- Lymphozytäre Infiltration Jessner-Kanof
- Muzinosen (retikuläre erythematöse Muzinose, papulöse Muzinose, plaqueartige Muzinose)
- Rosazea
- Seborrhoisches Ekzem
- Atopisches Ekzem
- Psoriasis (selten)
- Morbus Duhring
- Morbus Hailey-Hailey
- Pemphigus foliaceus
- Pemphigus erythematodes
- Bullöses Pemphigoid

Eine Reihe von Hauterkrankungen spricht gut auf UV-Exposition an. So weisen atopisches Ekzem, Psoriasis vulgaris oder Acne vulgaris in der sonnenreichen Jahreszeit oder unter einer entsprechenden Phototherapie in der Regel eine deutliche Besserung des Hautbefundes auf. Lichttherapeutisch beeinflussbare Hautkrankheiten sind:

- Akne
- Psoriasis vulgaris
- Parapsoriasiskrankheiten
- Mycosis fungoides, Sézary-Syndrom
- Atopisches Ekzem
- Pruritus, Prurigo
- Photodermatosen

- Mastozytosen
- Sklerodermie

Die Ansprechbarkeit mancher Hauterkrankungen auf UV-Strahlen wird therapeutisch genutzt.

44.6 Primäre Lichtdermatosen

Die idiopathischen Lichtdermatosen wie Lichturtikaria (Sonnenurtikaria), polymorphe Lichtdermatose, Hydroa vacciniforme und aktinische Prurigo treten bei sonst gesunden Patienten auf; ihre Ätiologie ist weitgehend ungeklärt. Eine weitere Gruppe von primären Lichtdermatosen wird durch chemische Photosensibilisierung im Rahmen einer phototoxischen oder photoallergischen Dermatitis verursacht. Schließlich kann noch die Gruppe der chronischen persistierenden Photosensibilisierungen (chronische aktinische Dermatitis) unterschieden werden (Tab. 44.4).

44.6.1 Idiopathische Lichtdermatosen

Urticaria solaris

[Merklen 1904]

- **Synonyme**

Lichturtikaria, Sonnenurtikaria, photoallergische Urtikaria

- **Ätiopathogenese**

Die Ätiologie dieser seltenen Erkrankung ist ungeklärt. Das Aktionsspektrum kann von langwelligem UVC bis zum IR reichen. Die meisten Patienten reagieren auf sichtbares Licht, manche entwickeln eine urtikarielle Reaktion an der Stelle, an der ihnen eigenes, vorher bestrahltes Plasma oder Serum injiziert wird. Frühere Klassifikationen beruhen auf Kriterien wie Aktionsspektrum, Transfertests (Prausnitz-Küstner) sowie histologischen Veränderungen. Eine neuere Einteilung schlägt zwei Typen der Lichturtikaria vor. Allgemein wird postuliert, dass einfallendes Licht durch ein **Chromophor** (Vorläuferstufe des vermutlichen Photoallergens) absorbiert wird. Dieses wird aktiviert, das Photoallergen entsteht. Spezifisches, gegen das Photoallergen gerichtetes IgE erscheint an der Oberfläche der Mastzellen der Haut. Durch

Tab. 44.4 Einteilung der primären Photodermatosen

Klinische Diagnose	Klinisches Bild	Häufigkeit	Aktionsspektrum (Wellenlängenbereich)
Idiopathische Photodermatosen			
Urticaria solaris	Urticae	Selten	UVA, UVB, UVC, sichtbares Licht
Polymorphe Lichtdermatose	Distinkt stehende, monomorphe Papeln, Papulovesikeln oder Plaques	Sehr selten	UVA
Hydroa vacciniforme	Blasen, hämorrhagische Krusten, varioliforme Narben	Sehr selten	UVA
Aktinische Prurigo	Prurigopapeln, Plaques, Lichenifikation	Sehr selten	UVA, UVB
Mit bekanntem Photosensibilisator			
Phototoxische Reaktion	Erythem, Blasen, sonnenbrandähnlich	Relativ häufig	UVA
Photokontaktallergie	Dermatitis, Ekzem	Relativ selten	UVA
Hämatogene (systemische) Photoallergie	Dermatitis, lichenoide Papeln	Selten	UVA
Persistierende Photosensitivität (chronische aktinische Dermatitis)			
Persistierende Lichtreaktion	Lichenifiziertes Ekzem	Selten	UVB, UVA, sichtbares Licht
Aktinisches Retikuloid	Lichenifiziertes Ekzem, lymphomartige Infiltrate	Selten	UVB, UVA, sichtbares Licht
Photosensitives Ekzem	Chronisches Ekzem	Selten	UVB
Chronisch photosensitive Dermatitis	Chronisches Ekzem	Selten	UVB, UVA
Photoaggravierte atopisches Ekzem	Chronisches Ekzem	Relativ selten	UVB, UVA

Anlagerung des Photoallergens an dieses spezifische IgE wird die Ausschüttung von Histamin mit der nachfolgenden Entstehung einer Quaddel induziert. Damit entspricht die Lichturtikaria einer allergischen Reaktion vom Soforttyp (Typ I nach Coombs und Gell, ► Kap. 25). Dieser Typ I der Lichturtikaria zeichnet sich folglich dadurch aus, dass der Patient eine spezifische Vorläufersubstanz besitzt. Beim Typ II der Lichturtikaria wird spezifisches IgE gegen ein normalerweise in jeder Haut bei Bestrahlung entstehendes Photoprodukt gebildet. Obwohl Histamin ein wichtiger Mediator für die Lichturtikaria darstellt, wird die urtikarielle Reaktion durch Antihistaminika nur unzureichend blockiert.

▪ Klinik

An allen Körperstellen, vorwiegend jedoch an sonst lichtgeschützten Arealen, tritt meist im Erwachsenenalter unmittelbar nach der Bestrahlung (Sonne, künstliche Strahler) Brennen, Spannen der Haut, danach Erytheme und nach Minuten stark juckende Quaddeln auf. Die urtikarielle Reaktion hält für Minuten bis Stunden an. Dosisabhängig kann es zu großflächigen Quaddeln, Ödem, Herz-Kreislauf-Beschwerden, Hypotonie, Tachykardie oder sogar Schocksymptomatik kommen. Vor einer Ganzkörperbestrahlung zu diagnostischen Zwecken ist daher zu warnen.

Als Sonderform der Lichturtikaria wurde die **fixe Lichturtikaria** beschrieben, bei welcher die Quaddeln nur in bestimmten Körperarealen entstehen. Das übrige Integument bleibt auch nach Bestrahlung erscheinungsfrei. Eine weitere Sonderform ist die **verzögerte Lichturtikaria**, bei der es nicht, wie üblicherweise, wenige Minuten nach der Bestrahlung zur Auslösung von Quaddeln kommt, sondern erst nach Stunden.

▪ Differenzialdiagnose

Erythropoetische Protoporphyrie, urtikarielle phototoxische Reaktion bei Einnahme photosensibilisierender Medikamente, physikalische Urtikaria (Wärme, Kälte), polymorphe Lichtdermatose sind zu unterscheiden.

▪ Histopathologie

Das obere Korium ist ödematös durchtränkt. Bei einigen Patienten werden auch lymphozytäre und granulozytäre perivaskuläre Infiltrate mit Eosinophilen und Kerntrümmern sowie Ablagerungen von Komplementfaktoren 6–35 h nach Auftreten der Quaddeln beobachtet.

▪ Diagnostische Vorgehen

Es wird mit Strahlen unterschiedlicher Wellenlängen (UVC, UVB, UVA, sichtbares Licht und IR) getestet, um das Aktionsspektrum und den Schwellenwert zur Auslösung der Quaddeln (MUD: **m**inimale **U**rtikaria**d**osis) zu erfassen. Weiter kommen In-vitro-Vorbestrahlung des eigenen Plasma oder Serum infrage.

▪ Verlauf

Die Erkrankung ist chronisch, persistiert oft über Jahre und weist eine ungewisse Neigung zur Abheilung auf.

▪ Therapie

▪▪ Systemisch

Viele Antihistaminika haben sich als zumeist nicht ausreichend wirksam erwiesen. Terfenadin oder Astemizol sind jedoch bei einigen Patienten hilfreich. Die erythematöse Frühreaktion kann durch Antihistaminika nicht beeinflusst werden. Einzelfall-Kasuistiken berichten über Erfolge bei ansonsten therapierefraktären Verläufen durch den monoklonalen IgE-Antikörper Omalizumab.

▪▪ Physikalisch

Phototherapie Durch wiederholte Sonnenlicht- und/oder UV-Bestrahlung kommt es zu einem Erschöpfungsphänomen der Haut (Lichtgewöhnung, Hardening, Tachyphylaxie), die dann nicht mehr mit Quaddeln reagiert. Dieses Stadium der Toleranz hält jedoch nur 2–3 Tage an. Deshalb ist eine Lichtgewöhnung zur dauerhaften Behandlung einer Lichturtikaria meist nicht ausreichend. Zur Einleitung der Lichtbehandlung hat sich das Schema einer Schnellhyposensibilisierung unter stationären Bedingungen bewährt, bei der sich innerhalb weniger Tage eine Lichtgewöhnung erreichen lässt.

Photochemotherapie Diese hat sich als Methode der Wahl bei Lichturtikaria etabliert. Vor Beginn der oralen Photochemotherapie mit UVA und 8-Methoxypsoralen, die analog zur Behandlung der Psoriasis durchgeführt wird, empfiehlt es sich, Toleranz durch wiederholte provokative Bestrahlungen am gesamten Integument zu erzeugen. Überlappend mit dieser Lichtgewöhnung wird dann die PUVA-Behandlung initiiert. Sie muss während der sonnenreichen Jahreszeit als Erhaltungstherapie fortgesetzt werden, kann aber abhängig von der Lichtempfindlichkeit des Patienten über die Wintermonate ausgesetzt werden.

Plasmapherese Bei Nachweis eines Serum- oder Plasmafaktors kann durch Plasmapherese eine zumindest vorübergehende Besserung der Lichturtikaria erreicht werden.

Polymorphe Lichtdermatose

[Rasch 1900, Hausmann und Haxthausen 1929]

▪ Synonyme

Prurigo aestivalis, **p**oly**m**orphic **l**ight **e**ruption (PMLE), Sommerprurigo [Hutchinson 1878], Lupus-erythematodes-artige Lichtdermatose, Eczema solare

Definition

Bei der polymorphen Lichtdermatose handelt es sich um besonders in den gemäßigten Zonen häufig vorkommende, ätiologisch ungeklärte, durch Sonneneinwirkung entstehende, stark juckende Hautveränderungen. Morphologisch werden papulöse, papulovesikuläre und plaqueartige Varianten unterschieden. Die Reaktion ist bei den einzelnen Patienten stets monomorph.

Epidemiologie

Die polymorphe Lichtdermatose ist eine in unseren Breiten relativ häufige Erkrankung, die vorwiegend in den Monaten März–Juni vorkommt, außerhalb der Saison auch bei Touristen, die in sonnenreiche Regionen fahren. Ihre Prävalenz wird auf 20% geschätzt. Sie kann in jedem Alter auftreten, auch in der Kindheit. Bei uns kommt sie vorwiegend bei Frauen (9:1) vor, während in Kalifornien die Geschlechtsverteilung 1:1 sein soll. Familiäre Häufung sowie eine Assoziation mit Minorkriterien der atopischen Diathese sind beschrieben. Die polymorphe Lichtdermatose kommt auch bei dunkelhäutigen und negroiden Patienten vor, ist jedoch bei der hellhäutigen Bevölkerung am häufigsten. Eine Sonderform bildet die familiär vorkommende Variante bei Indianern der amerikanischen Kontinente, die jedoch meist der aktinischen Prurigo zugeordnet wird.

Ätiopathogenese

Die Ätiologie ist unbekannt. Als Pathogenese wird eine zellvermittelte immunologische Reaktion vom verzögerten Typ angenommen. Dafür sprechen der klinische Verlauf sowie die Art der Effloreszenzen und das histopathologische Bild. Das auslösende Allergen wurde bislang nicht gefunden. Experimentelle Untersuchungen machen Hitzeschockproteine als antigenwirksame Photoprodukte wahrscheinlich. Die Induktion proinflammatorischer Zytokine durch UVA scheint ein wesentlicher Faktor für die Pathogenese der polymorphen Lichtdermatose zu sein.

Durch UVA-Strahlung werden Substanzen induziert, die entzündliche Prozesse hochregulieren, im Wesentlichen Prostaglandin E2, reaktive Sauerstoffspezies, Tumornekrosefaktor 2, Interleukin-1 und -8 sowie ICAM-1. Ein potenzieller genetischer Polymorphismus in der Regulation dieser Moleküle könnte für die Entwicklung der polymorphen Lichtdermatose mitverantwortlich sein. Auch wenn die Expression von Adhäsionsmolekülen zytokinvermittelt sein kann, induziert UVA direkt den Transkriptionsfaktor AP-2 durch einen von Singulettsauerstoff abhängigen Mechanismus, der letztlich zur Aktivierung von interzellulärem Adhäsionsmolekül 1 führt. Diesem Vorgang wird entscheidende pathogenetische Relevanz beigemessen.

Die Patienten weisen normale Erythem- und Pigmentierungsreaktionen auf. Das Aktionsspektrum wird bei der Mehrzahl der Patienten durch UVA abgedeckt. Wenige Patienten reagieren auf UVA und UVB sowie ausschließlich auf UVB.

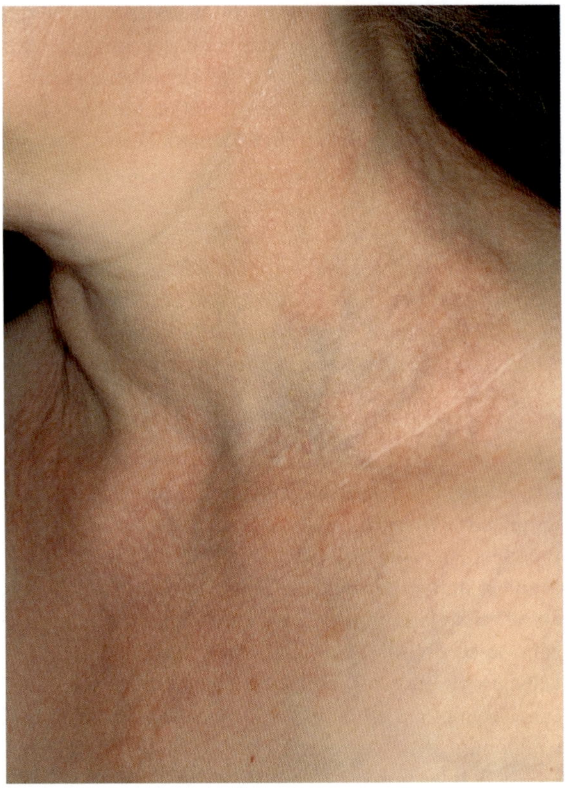

Abb. 44.5 Polymorphe Lichtdermatose

Klinik

Die Hautveränderungen entwickeln sich wenige Stunden bis einige Tage nach intensiver Sonnenexposition als verzögerte Reaktion. Nur sonnenexponierte Haut ist betroffen. Zunächst treten fleckige Erytheme begleitet von Juckreiz auf. Dann entwickeln sich distinkt stehende Veränderungen, die bei starker Lichtexposition auch zur Konfluierung neigen. Eine Vielzahl morphologischer Varianten ist beschrieben.

Ekzemartige Bilder und Narben gehören nicht zur polymorphen Lichtdermatose, können jedoch sekundär als Komplikationen durch Ekzematisation oder Exkoriation auftreten. Trotz der unterschiedlichen morphologischen Varianten ist die polymorphe Lichtdermatose beim einzelnen Patienten stets monomorph. Es entstehen Papeln, Papulovesikel oder Plaques, auch Sonderformen werden unterschieden:

- Papulöser Typ
- Hämorrhagischer Typ
- Plaquetyp
- Erythema-multiforme-artiger Typ

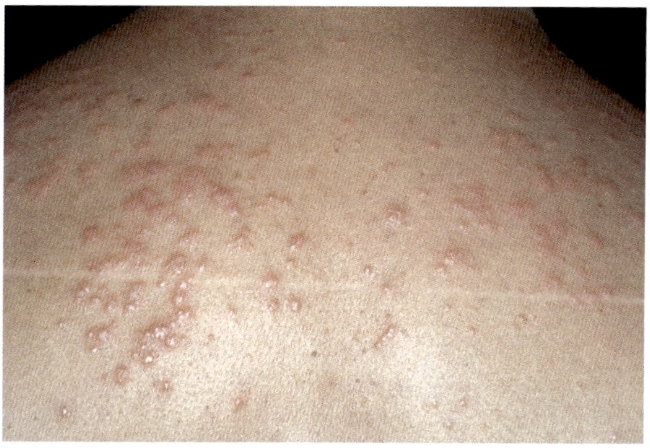

Abb. 44.6 Polymorphe Lichtdermatose: Sternalregion

- Papulovesikulöser Typ
- Iktus(insektenstich-)artiger Typ
- Vesikulobullöser Typ

Bevorzugte Lokalisationen sind Halsausschnitt, laterale Bereiche der Oberarme, Handrücken, Oberschenkel und seitliche Gesichtspartien. Die Hautveränderungen bilden sich spontan bei Lichtkarenz innerhalb von mehreren Tagen zurück. Sie hinterlassen keine Residuen.

Juvenile Frühlingseruption

[Burckhardt 1942]
Dies ist eine Variante der PLE, die hauptsächlich junge Männer oder Kinder im Frühjahr betrifft. Am häufigsten sind die Ohrhelices betroffen, seltener Hände oder Nase. Gelegentlich wurden Ausbrüche dieser ansonsten seltenen Variante bei Soldaten oder Campern beschrieben, nachdem sie sich der Sonne in Kombination mit kühlem Wetter exponierten. Einige Untersucher setzen diese im Englischen als juvenile spring eruption bezeichnete Dermatose der Frühlingsperniose gleich (Keining 1940).

Differenzialdiagnose

Sie ist nach Typ der polymorphen Lichtdermatose unterschiedlich. Beim papulösen oder papulovesikulösen Typ sind diese: Photoallergisches Ekzem, atopisches Ekzem, Iktus, Prurigo simplex acuta oder subacuta sowie hämorrhagische Vaskulitis; beim Plaquetyp: Lichturtikaria, erythropoetische Protoporphyrie sowie Erythema exsudativum multiforme. Sehr schwierig abzugrenzen können photosensitive Formen des kutanen Lupus erythematodes sein, insbesondere der Tumidus-Typ. Lupus erythematodes zeigt jedoch eine Latenzzeit von 1–3 Wochen nach intensiver Sonneneinwirkung und eine langsame Abheilung innerhalb von Wochen nach Sonnenkarenz. Histologische und immunologische Untersuchungen sowie die Suche nach Organmanifestationen von Lupus erythematodes sind differenzialdiagnostisch entscheidend.

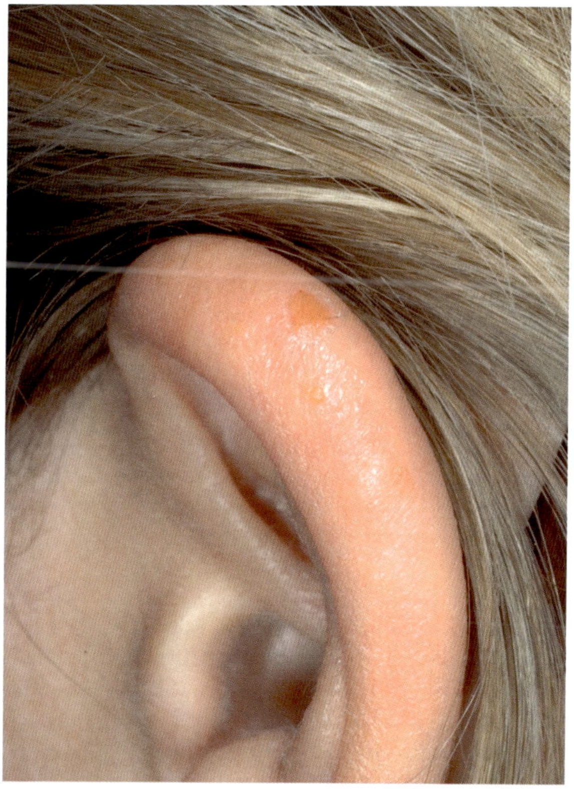

Abb. 44.7 Juvenile Frühlingseruption

Diagnostisches Vorgehen

Monomorphe Eruption in sonnenbestrahlten Hautarealen von Halsausschnitt, Armen, Oberschenkeln und Gesicht, vorwiegend zu Beginn der sonnenreichen Saison und vorwiegend bei jungen Frauen, ist verdächtig. Die Erkrankung weist einen charakteristischen zeitlichen Verlauf auf: Sie beginnt wenige Stunden bis einige Tage nach der Exposition und zeigt eine spontane Remission ohne Hinterlassung von Residuen innerhalb von Tagen. Die Anamnese ist typisch. Durch experimentelle Provokationen in einem Testareal, wobei wiederholt Bestrahlungen mit 60–100 J/cm^2 UVA oder 1,5 MED UVB durchgeführt werden, können die genuinen Hautveränderungen an den Prädilektionsstellen reproduziert werden (Tab. 44.5). Histologische Untersuchungen genuiner oder provozierter Herde sichern die Diagnose.

Histopathologie

Allen morphologischen Varianten gemeinsam ist ein durch die gesamte Dermis reichendes, manschettenförmiges, pe-

Tab. 44.5 Photoprovokation der polymorphen Lichtdermatose

Testprotokoll	
Testort	Streckseiten der Arme, eventuell auch Schulter und oberer Rücken
Testareal	5 cm × 8 cm
Strahlenquelle	Metallhalogenidstrahler (UVASUN 340–400 nm) Fluoreszenzstrahler (Philips TL 20 W/12, 285–350 nm)
Dosis	3- bis 4-mal 60–100 J/cm² UVA; 3- bis 4-mal 1,0- bis 1,5-fache MED UVB
Ablesung	Vor und sofort nach jeder Bestrahlung sowie 24 h nach der letzten Bestrahlung. Zur Abgrenzung eines LE Beobachtung bis 3 Wochen.

Tab. 44.6 Stufentherapie der polymorphen Lichtdermatose

Form	Stufentherapie
Leichte Formen	Allgemeine Lichtschutzmaßnahmen (Aufklärung) UV-Adaption Breitbandlichtschutzfilter Topische Applikation von Antioxidanzien
Mittlere Formen	Zusätzlich: Phototherapie (UVA, UVB)
Schwere Formen	Anstatt UVA-/-B-Phototherapie: PUVA-Therapie

rivaskuläres, lymphozytäres Infiltrat. Hinzu treten subepidermales Ödem und meist eine geringe Vakuolisierung der Basalzellen. Exozytose und Spongiose sind unterschiedlich ausgeprägt, bei vesikulobullösen Varianten kommt es sogar zu Blasen. Umschriebene Epidermisnekrosen sind typisch für den Iktustyp.

Verlauf

Die Erkrankung verläuft insgesamt chronisch rezidivierend, jeweils nach starker Sonnenexposition. Im Verlauf der sonnenreichen Jahreszeit zeigen viele Patienten einen Gewöhnungseffekt, sodass schließlich auch intensivere Sonnenbäder toleriert werden.

Therapie

Sie ist einfach, da bei Vermeidung weiterer Exposition eine spontane Remission eintritt. Sie kann äußerlich durch Glukokortikoide in Cremes oder Lotionen sowie durch Zinkschüttelmixtur beschleunigt werden.

Topische Prophylaxe

Lichtschutzmittel mit Breitbandfilterwirkung sind hilfreich. Sie können durch allgemeine Lichtschutzmaßnahmen wie angepasste Kleidung und vernünftiges Verhalten ergänzt werden. Viele Patienten erzielen hierdurch eine schonende Lichtgewöhnung.

Phototherapie

Die meisten Patienten erfahren während des Sommers eine Lichtgewöhnung. Diese kann durch eine Phototherapie vor der sonnenreichen Jahreszeit vorweggenommen werden. Hierzu eignen sich Ganzkörperbestrahlungen mit UVA und/oder UVB. Gelegentlich werden durch die Phototherapie leichte Schübe der polymorphen Lichtdermatose provoziert. In diesen Fällen sind vorübergehend äußerliche Anwendungen von Glukokortikoiden sowie Therapiepausen hilfreich.

Photochemotherapie

PUVA ist außerordentlich wirksam, sollte jedoch extrem lichtempfindlichen Patienten vorbehalten bleiben (Tab. 44.6).

Systemische Prophylaxe

Die Prophylaxe durch innerliche Arzneimittel ist enttäuschend. Empfohlen wurden β-Karotin, Chloroquin, Nikotinamid, Escherichia-coli-Extrakt, Antihistaminika und Kalzium. Eine Bestätigung in kontrollierten Studien konnte bei keiner dieser Therapien gefunden werden.

Hydroa vacciniforme

[Bazin 1860]

Epidemiologie

Die Erkrankung ist sehr selten. Die Erstmanifestation liegt gewöhnlich vor dem 10. Lebensjahr; wahrscheinlich sind Mädchen häufiger als Jungen betroffen. Erkrankungsschübe werden durch starke Sonnenexposition während der lichtreichen Jahreszeit provoziert.

Ätiopathogenese

Sie ist nicht bekannt. Es wird eine Ähnlichkeit zur polymorphen Lichtdermatose angenommen. Der Verlauf ist jedoch schwerer, da UV-Strahlung zu Blasen mit Vernarbung führt und häufig Augenbeteiligung mit Konjunktivitis und Keratitis beobachtet werden. Die Effloreszenzen können experimentell mit UVA reproduziert werden. In den letzten Jahren wurde über die Assoziation von Hydroa vacciniforme mit latenter Epstein-Barr-Virus-Infektion berichtet. Das Virus wurde sowohl in genuinen Hautveränderungen als auch in photoprovozierten Läsionen gefunden. Es wird po-

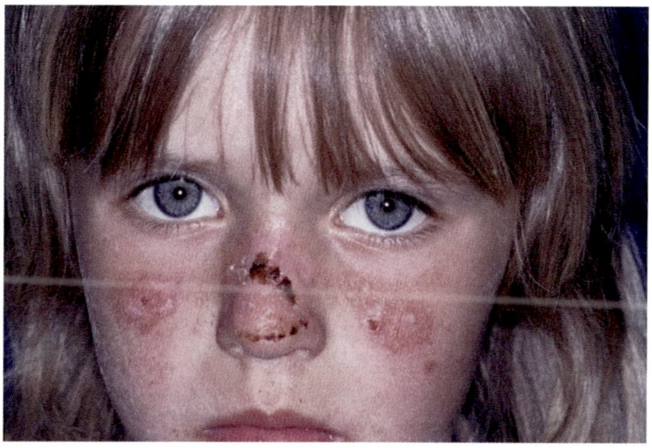

Abb. 44.8 Hydroa vacciniformia

stuliert, dass die Reaktivierung des Virus zum Ausbruch der Erkrankung führt. In diesem Zusammenhang wurde auch über die Kombination mit EBV-assoziierten, lymphoproliferativen Erkrankungen berichtet.

Klinik

Hydroa vacciniforme bietet ein sehr einprägsames Krankheitsbild. Sie beschränkt sich auf unbedeckte Körperareale. Mit der Frühjahrssonne stellen sich an Ohren, Nase, Wangen, Fingern, Handrücken und Unterarmen umschriebene entzündliche Rötungen ein, auf denen sich Blasen mit serösem oder hämorrhagischem Inhalt bilden. Diese trocknen ein, es entsteht ein schwärzlicher Schorf, der abgestoßen wird und schüsselförmige, varioliforme, oft depigmentierte Narben hinterlässt. Hinzu gesellen sich Hyper- und Hypopigmentierungen, sodass eine Hautbeschaffenheit mit vielgestaltigem Anblick resultiert.

Es gibt leichte, schwere und sehr schwere Fälle, die mit Fieber und reduziertem Allgemeinbefinden einhergehen können. Über die Vernarbung hinaus kann es zu Mutilationen an Nase, Ohrmuscheln und Fingern mit erheblicher Entstellung kommen. Auch Hornhautnarben infolge Augenmitbeteiligung sind bekannt.

Differenzialdiagnose

Erythropoetische und hepatische Porphyrien (Porphyrine im Blut und Urin, Erythrozytenfluoreszenz) kommen in Betracht. Bei Hydroa vacciniforme ist der Porphyrinstoffwechsel normal. Akute phototoxische Reaktionen und die vesikulobullöse Form der polymorphen Lichtdermatose müssen ebenfalls abgegrenzt werden.

Histopathologie

Es finden sich eine fokale Epidermisnekrose, intraepitheliale Bläschen und subepidermale Blasen, die mit Leukozyten angefüllt sind, sowie eine perivaskulär orientierte, nekrotisierende Entzündung.

Verlauf

Die Erkrankung rezidiviert in jedem Frühjahr, um oft im Erwachsenenalter spontan abzuklingen.

Therapie

Eine kausale und wirksame Therapie ist nicht bekannt. Direktes und indirektes Sonnenlicht ist zu meiden, gegebenenfalls muss eine UV-Schutzbrille getragen werden.

Topisch

Die Blasen und hämorrhagischen Krusten werden symptomatisch mit Salben und allgemein wundheilungsfördernden Maßnahmen behandelt. Lichtschutz im UVB-Bereich ist wirkungslos. Abdecken mit stark wirkenden Breitbandlichtschutzmitteln, die auch im UVA-Bereich absorbieren oder totale Abdeckung der Haut mit Make-up oder hautfarbener Lotion dagegen sind wirksam.

Systemisch

PUVA-Therapie im Frühjahr vor Beginn der sonnenreichen Jahreszeit kann prophylaktisch wirken. Ein Versuch mit Pyridoxin 600 mg/Tag und β-Karotin, in schweren Fällen mit Glukokortikoiden ist möglich.

Aktinische Prurigo

[Lopez-Gonzáles 1961]

Epidemiologie

Diese idiopathische Photodermatose ist bei der weißen Bevölkerung selten. Größere Serien werden aus England und Skandinavien beschrieben. Der Beginn liegt in der Kindheit, bei mehr als 80% der Patienten vor dem 10. Lebensjahr. Überwiegend sind Frauen betroffen, etwa 50% der Patienten besitzen eine atopische Diathese. Eine familiäre Variante kommt bei Indianern in Nord- und Lateinamerika vor. Sie wird dort als **hereditäre polymorphe Lichtdermatose** oder **familiäre aktinische Prurigo** bezeichnet.

Ätiopathogenese

Die Ursache ist unbekannt. Das Aktionsspektrum für die Provokation pruriginöser Hautveränderungen liegt im UVB- und UVA-Bereich, wobei letzterer überwiegt. Der Pathomechanismus ist weitgehend unbekannt. HLA-Typisierung bei amerikanischen Indianern zeigt eine Bevorzugung von B40 und Cw3 sowie A3, A24 und Cw4, wodurch die Heredität dieser Erkrankung bei der indianischen Bevölkerung unterstrichen wird.

Klinik

Pruriginöse Hautveränderungen, wie lichenifizierte Herde, polsterartige Infiltrationen und Prurigoknötchen an chronisch lichtexponierten Hautpartien, wie Gesicht, häufig zentrofazial, Nacken, Ohren, Handrücken und Unter-

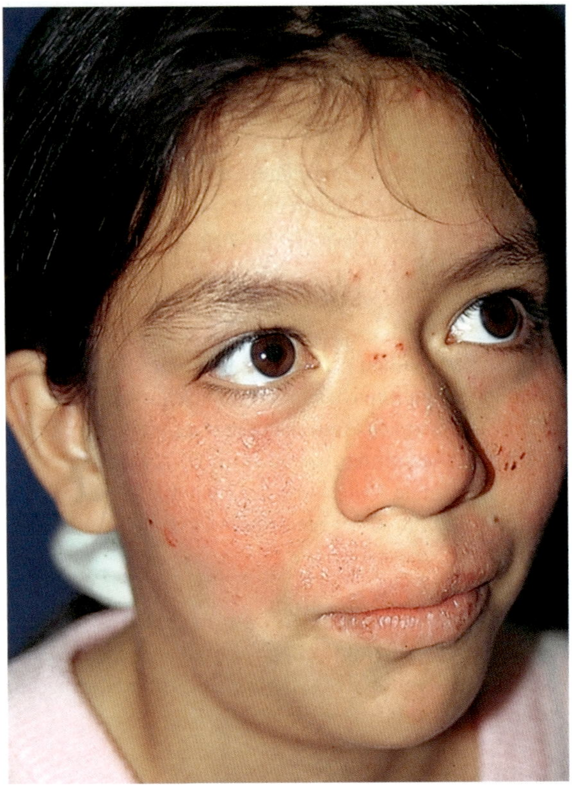

Abb. 44.9 Aktinische Prurigo. (Mit freundlicher Genehmigung von Dr. Juan J. Ochoa, Chihuahua, Mexiko)

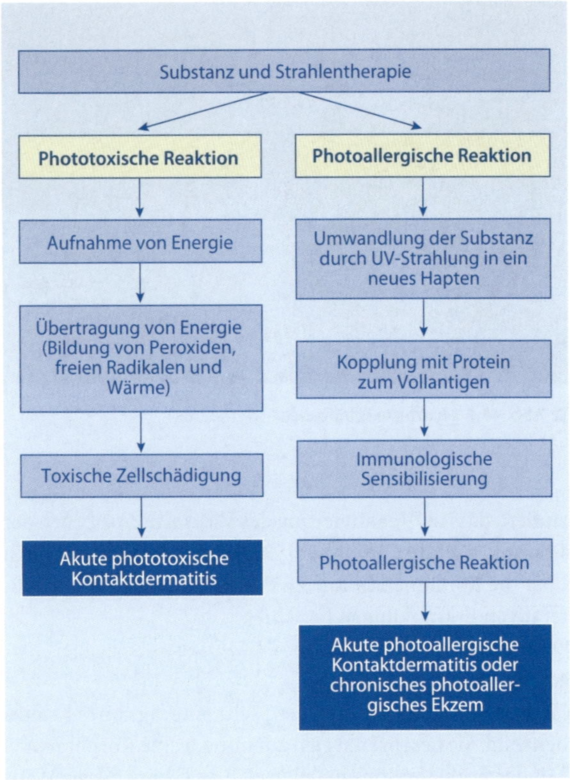

Abb. 44.10 Pathogenese phototoxischer und photoallergischer Hautreaktionen

armen stehen im Vordergrund. Sie finden sich in geringerer Ausprägung auch an bedeckten Körperstellen, insbesondere am Rücken. Häufig besteht eine exsudative exfoliative Cheilitis der Unterlippe besonders bei indianischen Patienten. Juckreiz ist das vorherrschende Symptom, die Lichtempfindlichkeit ist stark ausgeprägt. Unmittelbar nach Sonnenexposition entsteht ein ödematöses Erythem, das sich langsam zurückbildet und allmählich in eine ekzematöse, dann pruriginöse Phase übergeht.

In der Kindheit sind bevorzugt die lichtexponierten Areale befallen und der Verlauf ist überwiegend saisonal. Später sind auch zunehmend bedeckte Körperstellen betroffen, und die Erkrankung nimmt einen perennialen Charakter an. Die aktinische Prurigo persistiert bis in das Erwachsenenalter, bei wenigen Patienten (25%) kommt es in der Adoleszenz zu einer Besserung.

Differenzialdiagnose

Abzugrenzen sind photoaggraviertes atopisches Ekzem, polymorphe Lichtdermatose und chronische aktinische Dermatitis (persistierende Lichtreaktion). Hinweisend sind der pruriginöse Aspekt, die starke Lichtempfindlichkeit sowie der typische Verlauf.

Histopathologie

Die papulösen oder plaqueartigen Herde zeigen diskrete Akanthose, Exozytose und Spongiose in der Epidermis sowie ein lymphohistiozytäres, perivaskuläres Infiltrat in der Dermis, gelegentlich mit eosinophilen Granulozyten.

Verlauf

Die Erkrankung tritt meist vor dem 10. Lebensjahr auf und hält bis ins Erwachsenenalter an.

Therapie

Sie erfolgt symptomatisch. Ein Kennzeichen der Erkrankung ist die sich ausgesprochen schwierig gestaltende Behandlung. Das Mittel der Wahl zur systemischen Therapie ist Thalidomid. Für dieses Medikament liegen auch Langzeiterfahrungen bei der Behandlung der aktinischen Prurigo vor. Darüber hinaus konnte bisher keine lokale oder systemische Medikation eine wesentliche Besserung erzielen. Auch Lichtgewöhnung durch Phototherapie oder PUVA-Behandlung kann das Krankheitsbild häufig nicht beeinflussen.

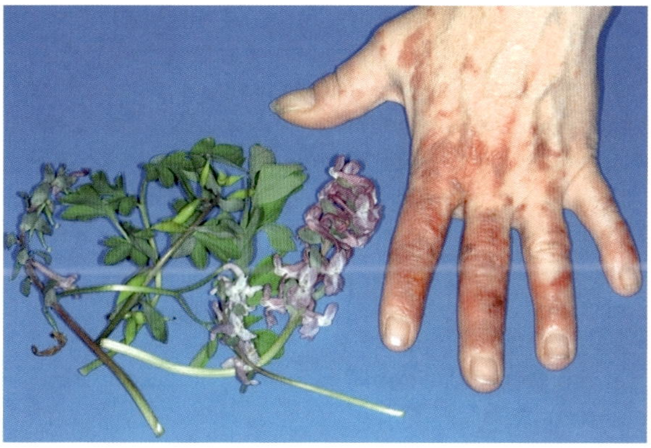

■ **Abb. 44.11** Phototoxische Kontaktdermatitis (8-Methoxypsoralen und Belichtung)

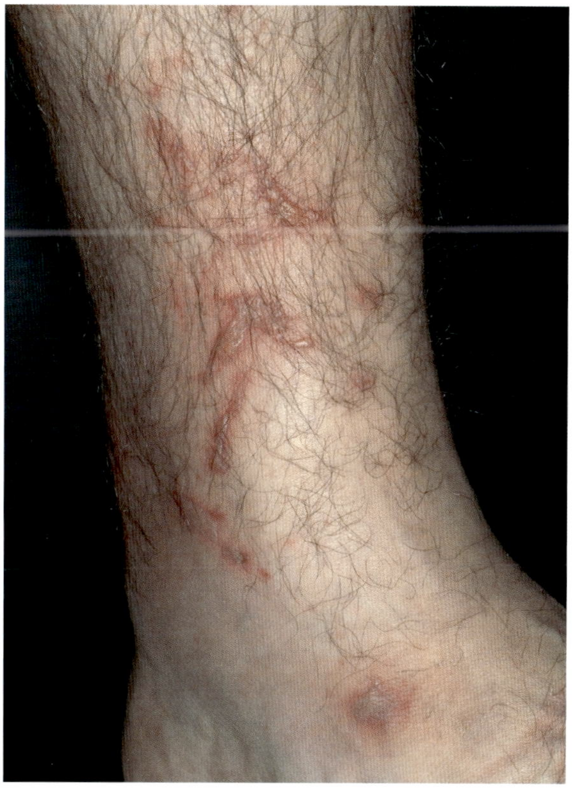

■ **Abb. 44.12** Phototoxische Kontaktdermatitis auf Schierlingskraut

44.6.2 Lichtdermatosen durch exogene Photosensibilisierung

Diese Hautreaktionen werden in zwei große Gruppen eingeteilt: Phototoxische und photoallergische Reaktionen (■ Tab. 44.7).

Phototoxische Reaktionen

■ Epidemiologie

Diese Form ist häufiger als photoallergische Reaktionen. Klinisch wichtig sind die **Phytophotodermatitis (Wiesengräserdermatitis)** und **phototoxische Reaktionen durch Medikamente**. Das Prinzip der Phototoxizität wird auch therapeutisch genutzt (PUVA).

■ Ätiopathogenese

Während beim Sonnenbrand eine rein quantitative Strahlenüberdosierung vorliegt, bedarf es zur Auslösung einer phototoxischen Reaktion eines Photosensibilisators in Gegenwart von UV-Strahlung. Photosensibilisierende Substanzen können endogen entstehen (Porphyrine) oder parenteral (Medikamente) zugeführt werden. Strahlendosen, die bei normaler Lichtempfindlichkeit der Haut reaktionslos toleriert werden, führen in Verbindung mit photosensibilisierenden toffen akut zu entzündlichen sonnenbrandähnlichen Hautreaktionen. Hierbei absorbiert ein Molekül ein Photon, wodurch es in einen kurzlebigen energiereichen Singulett-Zustand gerät. Durch Wärmeabgabe oder Energieübertragung auf andere

■ **Tab. 44.7** Klinische Charakteristika phototoxischer und photoallergischer Reaktionen

Charakteristika	Phototoxizität	Photoallergie
Häufigkeit	Häufig	Selten
Latenz zwischen erster Exposition und Hautreaktion	Fehlt	Vorhanden
Strahlendosis (meist UV)	Meist hoch	Meist niedrig
Aktionsspektrum	Eng, meist langwellige UV-Strahlung	Breit, meist langwellige UV-Strahlung (UVA)
Effloreszenzen	Verstärkter Sonnenbrand, Erytheme, Blasen, Pigmentierung	Polymorph: Erythem, Papulovesikel, Blasen, Pigmentierung, Lichenifikation
Exazerbation	Fehlt	Streuherde in unbestrahlten Hautarealen, Aufflammreaktion in früheren Testarealen

Moleküle wird der Photosensibilisator deaktiviert und erreicht einen niedrigeren Energiezustand. In diesem Stadium kommt es zu Reaktionen mit biologischen Systemen, wie Zellmembranen, Lysosomen, Lipiden, Proteinen und DNA. Diese Reaktionen laufen direkt, das heißt, ohne Sauerstoff oder indirekt durch Sauerstoff vermittelt ab.

Bekannt sind phototoxische Reaktionen nach örtlicher Applikation von Steinkohlenteer, von 8-Methoxypsoralen, 5-Methoxypsoralen, Trimethylpsoralen oder ähnlichen Furokumarinen, beispielsweise aus den Pflanzen Bärenklau oder der Knorpelmöhre (Wirkungsprinzip bei der PUVA-Therapie); Akridinfarbstoffe (Trypaflavin, Rivanol, Flavidin) oder Eosin. Mit Psoralenen behandelte Patienten dürfen sich deshalb dem Sonnenlicht nur wenig exponieren. Phototoxische Reaktionen bei Arbeitern in der Erdölindustrie und Teerverarbeitung sind bekannt.

Medikamente können sowohl phototoxische als auch photoallergische Reaktionen auslösen, die nicht immer einfach voneinander zu unterscheiden sind und auch durch die gleichen Wirkstoffe verursacht werden können. Daher hat sich für diese Substanzen der Oberbegriff Photosensibilisatoren halten können, der nicht zwischen phototoxisch oder -allergisch unterscheidet. Die häufigsten photosensibilisierenden Medikamente stammen aus folgenden Gruppen:

- **Diuretika:** Hydrochlorothiazid, Furosemid, Amilorid, Triamteren, Xipamid
- **Nichtsteroidale Antiphlogistika:** Naproxen, Ketoprofen, Tiaprofensäure, Ibuprofen, Diclofenac, Piroxicam
- **Antibiotika:** Sulfamethoxazol/Trimethoprim, Ciprofloxazin, Ofloxacin, Oxytetracyclin, Tetracyclin, Doxycyclin, Minocyclin
- **Antipsychotica:** Chlorpromazin, Promethazin, Thioridazin, Haloperidol
- **Antidepressiva:** Amitriptylin, Trimipramin, Nortriptylin, Desipramin
- **Kardiaka:** Amiodaron, Nifedipin, Chinidin, Enalapril, Hydralazin, Simvastatin
- **Zytotoxische Substanzen:** Fluorouracil, Vinblastin, Dacarbazin, Procarbazin

Diese Liste erhebt nicht den Anspruch auf Vollständigkeit, zumal viele in der Literatur genannten, photoreaktiven Substanzen lediglich auf Einzelfallkasuistiken beruhen und in der Realität kaum relevante Phototoxizität hervorrufen.

▪ Klinik

Das klinische Bild ist sonnenbrandähnlich und zeigt eine akute toxische Dermatitis in lichtexponierten Hautarealen mit Rötung, Ödem, Bläschen oder Blasen und nachfolgend oft starker Pigmentierung. Besonders durch einzelne Tetrazyklinderivate wird eine phototoxische Onycholyse, die vorwiegend die distalen Bereiche des Nagelbetts betrifft, hervorgerufen. Phototoxische Reaktionen nach Amiodaron können mit einer schiefergrauen, meist irreversiblen Pigmentierung der lichtexponierten Areale einhergehen. Als Sonderformen wird im Folgenden auf die Berloque-Dermatitis und die Dermatitis bullosa pratensis (Wiesengräserdermatitis) eingegangen.

▪ Differenzialdiagnose

Abzugrenzen sind Dermatitis solaris, photoallergische Reaktionen (◘ Tab. 44.7).

▪ Diagnostisches Vorgehen

Anamnese und typischer Befund sind diagnoseweisend. Gegebenenfalls wird der Photosensibilisator durch innerliche Photoprovokation oder Photopatchtest nachgewiesen.

▪ Therapie

Der Photosensibilisator muss gemieden werden.

▪▪ Topisch

Symptomatisch wird mit Glukokortikoid-Creme und Lotio zinci behandelt. Bei großflächigen Blasen erfolgt eine Therapie wie bei Verbrennungen 2. Grades (▶ Kap. 45).

Berloque-Dermatitis

[Freund 1916, Rosenthal 1924]

▪ Epidemiologie

Die Berloque-Dermatitis ist bei Frauen häufiger als bei Männern.

▪ Ätiopathogenese

Zahlreiche Duftstoffe in parfümierten Toilettenwassern, Kölnisch Wasser, Seifen, Cremes und Lotionen aus der Gruppe der Bergamottöle oder ähnliche ätherische Öle sind phototoxisch wirksam. In Verbindung mit Sonneneinstrahlung (UVA) kommt es zu phototoxischen Reaktionen. Starke Transpiration und feuchte Haut fördern die Entstehung.

▪ Klinik

Nach Sonnenbestrahlung kommt es an der benetzten oder behandelten Haut nach Stunden oder Tagen zu entzündlicher Rötung, Bläschen und Blasen. Die Abheilung erfolgt unter lange persistierender Hyperpigmentierung. Bei geringer Strahlendosis kann das vesikuläre entzündliche Stadium auch ausbleiben und langsam direkt eine Hyperpigmentierung entstehen. Sitz der artifiziell wirkenden Erscheinungen sind meistens Gesicht, Hals, Brust und Rücken. Man findet braunrote oder tiefbraune Streifen, die

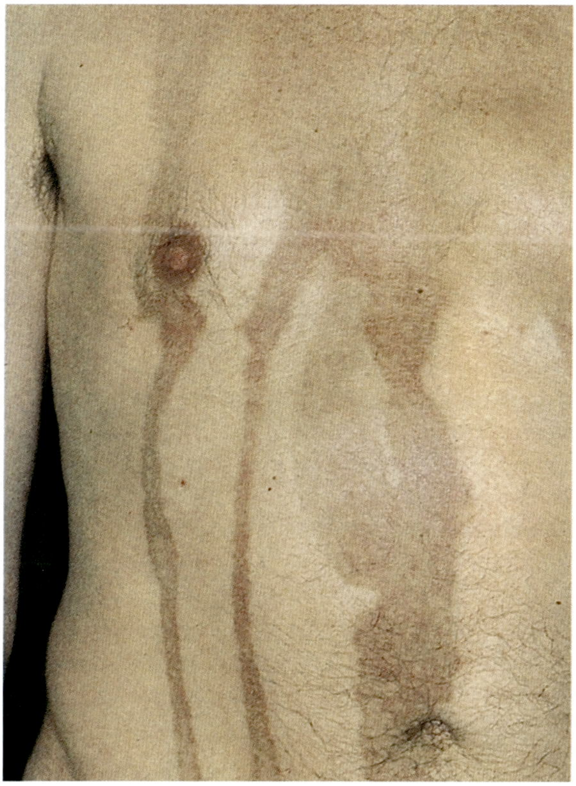

Abb. 44.13 Berloque-Dermatitis

dem Weg des herablaufenden Parfümtropfens oder duftstoffhaltiger Pflegeprodukte entsprechen.

Nach langfristigem Gebrauch von Kosmetika, wie Rasiercreme, Aftershave-Produkten oder Feuchtigkeitscreme, kommt es besonders an Stirn und Jochbogen zu diffuser chloasmaartiger Hyperpigmentierung. Solange der kausale Zusammenhang nicht erkannt wird, besteht die Möglichkeit eines Rezidivs.

Differenzialdiagnose

Bei diffuser Pigmentierung müssen andere Formen von Hyperpigmentierungen und Chloasma in Betracht gezogen werden.

Histopathologie

Im Epithel werden phototoxisch geschädigte Zellen gefunden. In der Basalzellregion ist die Pigmentierung vermehrt, im oberen Korium besteht eine Pigmentinkontinenz mit Melaninaufnahme in Makrophagen.

Therapie

Alle parfümierten und phototoxisch wirkenden Medikamente oder Kosmetika werden abgesetzt und konsequent ein duftstofffreier Lichtschutz angewendet.

Topisch

Mit Retinoiden kann eine Schälbehandlung durchgeführt werden. Auch die Kombination aus Vitamin-A-Säure 0,1%, Hydrochinon 5,0% und Hydrokortison 1% wirkt depigmentierend. Gelegentlich persistieren die Depigmentierungen jedoch und können dann mit Laser (Rubinlaser) behandelt werden.

Dermatitis bullosa pratensis

[Oppenheim und Fessler 1928]

Synonyme

Dermatitis pratensis (pratum: Wiese), Wiesengräserdermatitis, Phytophotodermatitis

Ätiopathogenese

Photosensibilisierende Substanzen, meist Furokumarine aus Wiesengräsern, Schierlingskraut, Knorpelmöhre oder Feigenbäumen, in Verbindung mit dem UVA des Sonnenlichts lösen eine akute bullöse und nachfolgend stark hyperpigmentierende Dermatitis aus. Eine wesentliche Vorbedingung scheint gegeben zu sein, wenn man sich nach dem Baden mit noch feuchter Haut ins Gras legt und damit den Hautkontakt mit dem Photosensibilisator erleichtert. Die Dermatitis bullosa pratensis ist in den Sommermonaten häufig, besonders bei Kindern.

Klinik

Streifen- oder strichartige, bizarr konfigurierte, erythematobullöse, juckende oder brennende Veränderungen lediglich an den Kontaktstellen, besonders an Beinen, Gesicht, Hals und Unterarmen, sind charakteristisch. Es sind keine Streuphänomene vorhanden. Anamnestisch werden Sonnenexposition auf Wiesen nach einem Bad, Wanderungen oder Gartenarbeit angegeben, wobei stets Kontakt mit furokumarinhaltigen Gräsern oder Pflanzen gegeben ist. Später kommt es zu einer starken Hyperpigmentierung.

Differenzialdiagnose

Photoallergische Kontaktdermatitis auf Rhusantigen (*Rhus toxicodendron*, poison ivy: giftiger Efeu; poison oak: giftige Eiche) ist bei uns selten, in Nordamerika sehr häufig; toxische Dermatitis anderer Genese ist ebenfalls auszuschließen.

Histopathologie

In der Epidermis werden phototoxisch geschädigte Zellen, intra- und subepithelial Blasen sowie Epithelnekrosen gefunden. Anschließend kommt es zur Hyperpigmentierung in der Basalzellregion mit Pigmentinkontinenz.

VI

Tab. 44.8 Wichtige Photoallergene (Auswahl)

Ort	Stoffgruppen	Vorkommen
Lokal	Halogenierte Salicylanilide – Tetrachlorsalicylanilid (TCSA) – Tribromsalicylanilid (TBSA)	Seifen, Toilettenartikel, Desinfektionsmittel, Dermatotherapeutika (historisch, halogenierte Salicylaninlide sind bei uns nicht mehr zugelassen)
	Hexachlorophen	Desinfektionsmittel
	Bithionol	Desinfektionsmittel
	Fenticlor	Antimykotikum (bei uns nicht mehr im Handel)
	Buclosamid	Antimykotikum (bei uns nicht mehr im Handel)
	Ambrette Moschus	Duftstoff in Toilettenartikel, weitgehend ersetzt
	Ketoprofen	Nichtsteroidales externes Antirheumatikum
	Paraaminobenzoesäure	Sonnenschutzmittel (UVB)
	4-Isopropyldibenzoylmethan	Sonnenschutzmittel (UVA, UVB)
	2-Hydroxy-4-Methoxydbenzophenon	Sonnenschutzmittel (UVA, UVB)
	p-Methoxyzimtsäure-Isoamylester	Sonnenschutzmittel (UVB)
	Octocrylen	Sonnenschutzmittel (UVA, UVB)
	Bisoctrizol	Sonnenschutzmittel (UVA, UVB)
Oral	Sulfonamide	Chemotherapeutika
	Tiaprofensäure	Antirheumatikum (Surgam)
	Promethazin	Phenothiazin (Atosil)
	Chlorpromazin	Nur noch in der Veterinärmedizin verwendet (Landwirte, Ferkelzüchter)
	Hydrochlorothiazid	Diuretikum (Amilorid, Disalunil, diu-Melusin, Esidrix und Kombinationspräparate)
	Chinidin	Antiarrhythmikum (Chinidin-duriles, Chinidinum sulfuricum, Optochinidin)
	Fenofibrat	Lipidsenker

▪ Therapie

Alle photosensibilisierenden Pflanzen müssen gemieden werden.

▪▪ Topisch

Symptomatisch wird mit Glukokortikoid-Creme und Lotio zinci, bei großflächigen Blasen wie bei Verbrennung 2. Grades behandelt.

Photoallergische Reaktionen

Im Unterschied zu den obligat phototoxisch wirkenden Substanzen, die, sofern sie an die Haut gelangen und genügend UV-Strahlung einwirkt, jedermann in gleicher Weise betreffen, treten photoallergische Reaktionen nur dann auf, wenn eine spezifische Sensibilisierung erworben wurde. Dies trifft unter einer großen Zahl von Menschen immer nur auf Einzelne zu.

Die photosensibilisierenden Substanzen können durch epikutanen Kontakt (photoallergische Kontaktdermatitis) oder durch orale oder parenterale Aufnahme (hämatogene Photoallergie) zur Sensibilisierung eines Patienten führen. Nach Photokontaktsensibilisierung reagieren viele Patienten auf das Allergen, ganz gleich, auf welche Weise es an oder in den Körper gelangt (Tab. 44.8).

Manche Substanzen sind sowohl Kontaktallergene als auch Photo(kontakt)allergene, sodass Testungen kompliziert werden. In seltenen Fällen bewirkt ein Medikament eine Kontaktallergie, eine Photokontaktallergie und eine phototoxische Reaktion (Beispiel: Chlorpromazin, Tiaprofensäure, 8-Methoxypsoralen).

▪ Ätiopathogenese

Nur im unmittelbaren Zusammenspiel von Allergenen und Strahlung kommt die allergische Reaktion zustande. Absorptionsspektrum des Allergens und Aktionsspektrum können identisch sein, häufig sind sie jedoch unterschiedlich, sodass angenommen wird, dass die einfallende Strahlung das Photoallergen ändert. Das Aktionsspektrum liegt

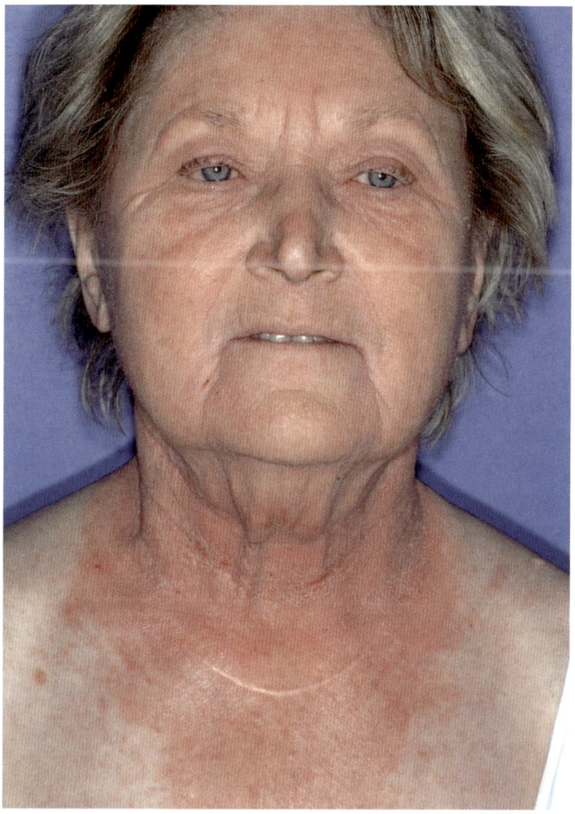

Abb. 44.14 Photoallergische Kontaktdermatitis durch Chlorpromazin

fast immer im UVA-Bereich, nur sehr selten, wie bei einigen Sulfonamiden, auch im UVB-Bereich.

Typische Auslöser einer hämatogenen Photoallergie sind Phenothiazine, Sulfonamide, Hydrochlorothiazid und Chinidinderivate. Eine Photokontaktallergie persistiert wie eine Kontaktallergie ein Leben lang.

Klinik

Das akute Krankheitsbild tritt meist bei Erwachsenen auf und beschränkt sich auf lichtexponierte Hautanteile; bei der photoallergischen Kontaktdermatitis dort, wo zusätzlich der Kontakt mit dem auslösenden Photoallergen stattgefunden hat. Es zeigt Zeichen der **allergischen Kontaktdermatitis** mit relativ scharf begrenzten Erythemen sowie Papulovesikeln und selten Blasen. Das submentale Dreieck ist häufig frei (geringer Lichteinfall). Die erkrankten Hautabschnitte grenzen sich von den durch Kleider lichtgeschützten Körperstellen ab. Bei geringer Lichtexposition (Herbst, Winter) oder geringer Zufuhr des Photoallergens sind die Hautveränderungen gering ausgeprägt und verwaschen.

Das Krankheitsbild geht bei fortgesetzter Allergenzufuhr in eine chronische Form über (**chronisches photoallergisches Kontaktekzem**). Die Haut ist gering entzündlich-gerötet, aber lichenifiziert und schuppt. An unbedeckten und unbelichteten Körperstellen finden sich keine Herde, sofern die Kleidung genügend Lichtschutz bietet; jedoch kommen Streuherde (Ekzemstreuung) vor. Es besteht starker Juckreiz.

Diagnostisches Vorgehen

Bei der hämatogenen Photoallergie durch enteral/parenteral zugeführte Arzneimittel ist der Photopatchtest häufig negativ, da erst ein bestimmter Metabolit das relevante Photoallergen darstellt. Hier erfolgt die Diagnostik durch die systemische Photoprovokation, bei der ein Kontrollfeld mit 10 J/cm^2 UVA bestrahlt und anschließend das entsprechende Medikament systemisch appliziert wird. Zum Zeitpunkt der höchsten Plasmakonzentration wird dann ein weiteres Hautareal mit 10 J/cm^2 UVA bestrahlt und nach 24 und 48 h abgelesen.

Histopathologie

Die charakteristischen perivaskulären, lymphohistiozytären Infiltrate führen zu Exoserose und Exozytose mit Spongiose und Akanthose, Papillomatose sowie Parahyperkeratose. Lichtgeschädigte Zellen im Epithel sind selten.

Therapie

Das Photoallergen wird ausgeschaltet. Die akute oder chronische Krankheit wird wie bei Dermatitis oder Ekzem allergischer Genese behandelt. Lichtschutz erfolgt durch dichte Kleidung und Sonnenschutzmittel, die auch im UVA-Bereich wirken.

44.6.3 Chronische aktinische Dermatitis

[Hawk und Magnus 1979]

Synonyme

Chronisch persistierende Photosensitivität, worunter die zum Teil synonym gebrauchten Begriffe persistierende Lichtreaktion, photosensitives Ekzem, chronische photosensitive Dermatitis und aktinisches Retikuloid zusammengefasst werden.

Epidemiologie

Die chronische aktinische Dermatitis ist relativ selten. Bevorzugt sind ältere Männer betroffen, gelegentlich auch Frauen im mittleren und höheren Lebensalter. Die Erkrankung exazerbiert in sonnenreicher Jahreszeit.

Ätiopathogenese

Ursprünglich wurde die Erkrankung als **persistierende Lichtreaktion** beschrieben. Bekannt wurde das epidemieartige Auftreten infolge Verwendung von halogenierten Salicylaniliden in desodorierenden Seifen. Aus einer pho-

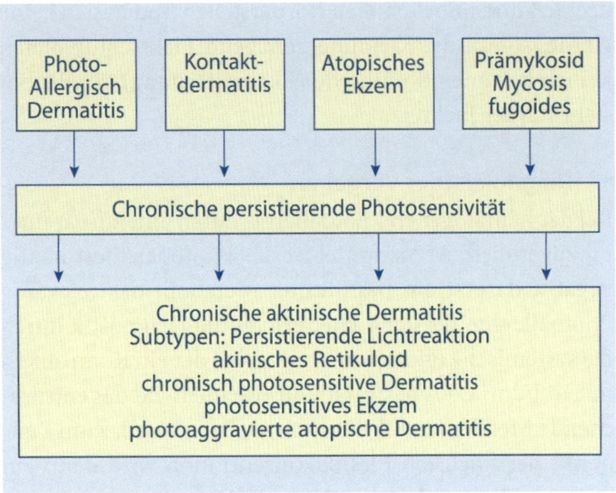

Abb. 44.15 Hypothetische Pathogenese der chronischen aktinischen Dermatitis und Einteilung in ihre Subtypen

toallergischen Dermatitis entwickelt sich eine chronisch-persistierende Photosensitivität. In diesem Stadium genügt elektromagnetische Strahlung allein, ohne weitere Allergenzufuhr, zur Unterhaltung der Dermatitis. Gleichzeitig tritt eine Veränderung des Aktionsspektrums auf. Während die photoallergische Dermatitis durch UVA provoziert wird, entsteht das Ekzem bei der persistierenden Lichtreaktion zunächst durch UVB-Strahlung. Im weiteren Verlauf kann sich das Aktionsspektrum auf UVA und sogar das sichtbare Licht ausweiten. Der Pathomechanismus ist unklar. Es wird angenommen, dass UVB-Bestrahlung zur Entstehung eines antigenen Photoprodukts führt, welches möglicherweise vom ursprünglichen endogenen Trägerprotein abstammt.

Neben der persistierenden Lichtreaktion wurden inzwischen ähnliche Krankheitsbilder unter den Bezeichnungen **aktinisches Retikuloid, photosensitives Ekzem** und **chronische photosensitive Dermatitis** beschrieben. Möglicherweise gehört hierzu auch das **lichtaggravierte atopische Ekzem**. Für den Verlauf der Erkrankung ist charakteristisch, dass zu einer vorbestehenden chronischen entzündlichen Dermatose eine sekundäre Photosensibilisierung hinzutritt und dann elektromagnetische Strahlung allein ausreicht, um die Dermatitis zu unterhalten.

Klinik

Es entsteht eine chronische, meist lichenifizierte Dermatitis (Ekzem) in den lichtexponierten Hautarealen, wobei auch Streuphänomene in von Bekleidung zwar bedeckter, aber ungenügend geschützter Haut vorkommen. Die Haut ist entzündlich gerötet, oft lividrot, diffus polsterartig verdickt, gefurcht und mit Schuppen bedeckt. Der quälende Juckreiz führt zu Exkoriationen. Bei extremem Ausmaß entstehen polsterartige entzündliche Schwellungen wie bei kutanen Lymphomen, entsprechend einer **Facies leontina**. Prädilektionsstellen sind Stirn, Wangen, Ohrmuscheln, Ohrläppchen, Nacken, Hals und Handrücken. Häufig bleiben retroaurikulare Region und submentales Dreieck aufgrund der dort geringen Lichteinwirkung frei oder sind in geringerem Maß befallen. Bei schwerem Verlauf ist das gesamte Integument betroffen. Das Aktionsspektrum kann breit sein und sich dann vom UVB bis in das sichtbare Licht erstrecken.

Die Lichtempfindlichkeit ist hoch. Es genügen kleine Lichtmengen, die auch durch dünne Kleidung hindurchdringen, um die chronische Hautentzündung auch an den bedeckten Körperstellen entstehen zu lassen.

Differenzialdiagnose

Abzugrenzen ist insbesondere eine systemisch ausgelöste, photoallergische Reaktion bei fortwährender Zufuhr des Photosensibilisators, ferner eine aerogene Kontaktdermatitis, die häufig durch Pflanzen aus der Gruppe der Compositae verursacht wird, wobei die allergenwirksamen Sesquiterpenlaktone durch schwebende Pflanzenteile an die Haut gelangen. Weitere Differenzialdiagnosen umfassen Mycosis fungoides sowie chronisches generalisiertes atopisches Ekzem.

Histopathologie

Es zeigt sich eine meist chronische, lichenifizierte, spongiotische Dermatitis mit Hyperkeratose, Parakeratose, geringer Papillomatose und plumper oder psoriasiformer Akanthose (Ekzemmorphologie). Das entzündliche, vorwiegend lymphohistiozytäre Infiltrat ist sehr dicht, oft bandartig und drängt das ältere elastotisch veränderte Bindegewebe in die Tiefe. Starker Epidermotropismus des Infiltrats lässt an initiale Mycosis fungoides denken. In diesen Fällen wird die Bezeichnung aktinisches Retikuloid verwendet, bei welchem anscheinend T-Suppressorzellen überwiegen.

Verlauf

Die Erkrankung ist hochchronisch. Mit längerem Bestand nimmt die Lichtempfindlichkeit zu. Die Patienten sind durch die schweren, schon durch geringste Lichtdosen fortwährend unterhaltenen Ekzeme äußerst stark beeinträchtigt.

Therapie

Topisch

Im Vordergrund steht das Meiden der auslösenden Strahlung. Da das Aktionsspektrum breit sein kann und dann vom UVB- über den UVA-Bereich bis in das sichtbare Licht hineinreicht, muss besonders intensiver Lichtschutz erfolgen. In Extremfällen kann auch die künstliche Beleuchtung am Arbeitsplatz oder in der Wohnung zur kontinuierlichen Ekzemunterhaltung beitragen. Solche Patienten sind schwerst beeinträchtigt. Im Allgemeinen helfen Verlagerung von Freizeitaktivität auf die Abend- und Nachtstunden, Tragen lichtschützender Kleidung sowie abdeckende, getönte Zubereitungen wie Make-up oder hautfarbene Lotionen. Symptomatisch wirksam sind die Calcineurin-Inhibitoren Tacrolimus oder Pimecrolimus.

■ **Systemisch**

Neben immunsuppressiven Maßnahmen durch systemisch angewandte Glukokortikoide, Azathioprin und Cyclosporin A hat sich die PUVA-Therapie als Methode der Wahl etabliert. Die Einleitung der Behandlung kann wegen der möglicherweise bestehenden UVA-Empfindlichkeit schwierig sein. Es müssen dann Initialdosen unterhalb der Ekzemschwellendosis gewählt werden. Eine Kombination mit systemischen Glukokortikoiden oder Immunsuppressiva (Azathioprin) ist in dieser Anfangsphase hilfreich. Im weiteren Verlauf erfolgt die PUVA-Behandlung wie bei der Psoriasis.

Alleinige Phototherapie im Sinn einer Lichtgewöhnung gelingt bei diesen Patienten nicht, da die Dermatitis hierdurch fortwährend verstärkt wird.

44.6.4 Persistierende Lichtreaktion

[Wilkinson 1962]

Die Erstbeschreibung erfolgte im Rahmen einer Epidemie von Photokontaktallergien bei Arbeitern, die beruflich halogenierten Salicylaniliden exponiert waren. Diese Personen entwickelten im weiteren Verlauf eine persistierende Photosensitivität. Die charakteristischen Kriterien der persistierenden Lichtreaktion sind chronisch-ekzematöse Hautveränderungen in lichtexponierter Haut, vorausgehende akute Photokontaktdermatitis, Aktionsspektrum im UVB- oder zusätzlich UVA-Bereich und der Nachweis eines Photoallergens im Photopatchtest.

44.6.5 Aktinisches Retikuloid

[Ive et al. 1969]

Mit diesem Begriff wurde eine der persistierenden Lichtreaktion ähnliche Photodermatose bei älteren Männern bezeichnet, die histologisch Ähnlichkeit zu einem T-Zell-Lymphom zeigte. Das aktinische Retikuloid ist definiert durch infiltrierte Papeln und Plaques in lichtexponierter Haut, ein T-Zell-Lymphom-artiges histologisches Bild, Photosensitivität gegenüber UVB und UVA, oft auch gegenüber sichtbarem Licht, sowie durch einen negativen Photopatchtest.

44.6.6 Photosensitives Ekzem

[Ramsay und Kobza-Black 1973]

Die Autoren beschrieben eine Gruppe älterer Männer, die Lichtempfindlichkeit auf dem Boden lang bestehender Ekzeme unterschiedlicher Genese entwickelten. Photopatchtests waren negativ, das Aktionsspektrum war auf den UVB-Bereich beschränkt. Das photosensitive Ekzem wird daher charakterisiert durch eine vorausgehende chronische Dermatitis (Ekzem), die sich zunehmend in lichtexponierter Haut verstärkt, ein auf das UVB beschränktes Aktionsspektrum und einen negativen Photopatchtest. Im Epikutantest werden häufig Kontaktallergene identifiziert.

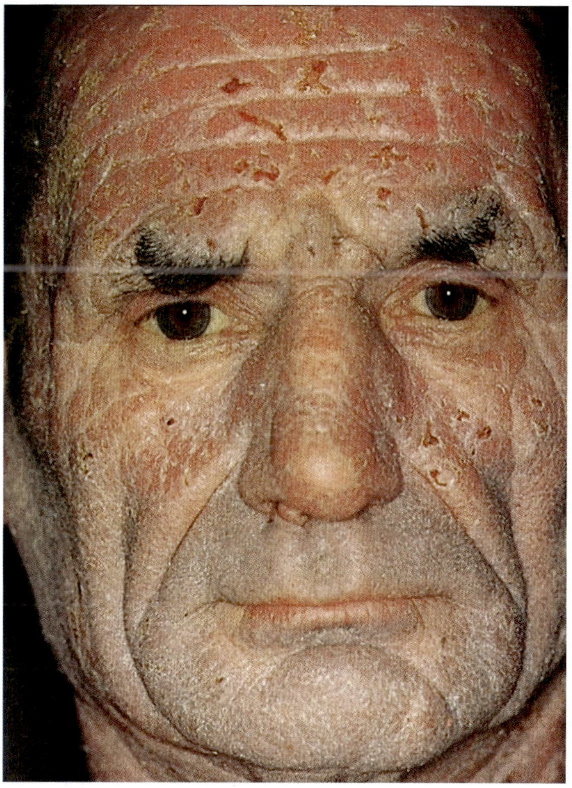

Abb. 44.16 Persistierende Lichtreaktion

44.6.7 Chronische photosensitive Dermatitis

[Frain-Bell et al. 1974]

Wie beim photosensitiven Ekzem wurden ursprünglich ausschließlich ältere Männer mit chronischen Ekzemen in der Vorgeschichte beschrieben. Allerdings zeigten die photodiagnostischen Untersuchungen ein breites Aktionsspektrum und positive Epikutan- sowie Photopatchtests. Dieses Krankheitsbild ist definiert durch eine vorausgehende chronische Dermatitis (Ekzem), klinisch und histologisch chronische Dermatitis in lichtexponierter Haut, meist breites Aktionsspektrum, das UVB mit oder ohne UVA oder sichtbares Licht umfasst, sowie positive Reaktionen in Patch- und/oder Photopatchtest bei einem Teil der Patienten.

Da diese unterschiedlichen Krankheitsbilder große Ähnlichkeiten und überlappende Kriterien aufweisen, hat sich der Gebrauch der Bezeichnung chronische aktinische Dermatitis als Überbegriff durchgesetzt. Die genannten Sonderformen können dann als Subtypen die Diagnose einer chronischen aktinischen Dermatitis ergänzen. Einige Fälle einer photosensitiven Mycosis fungoides sind klinisch nicht von der chronisch aktinischen Dermatitis zu unterscheiden. Hier müssen histopathologische sowie molekularbiologische Untersuchungen zur besseren Differenzierung herangezogen werden.

44.7 Lichtschutz

Ein vernünftiger Umgang mit der Sonnenstrahlung, protektive Kleidung und Applikation von Lichtfiltersubstanzen sind die wesentlichen Säulen geeigneter UV-Protektion. Ziel dieser Maßnahmen ist, die unerwünschten Wirkungen der Sonnenstrahlung zu vermeiden, die vom Sonnenbrand, vorzeitiger Hautalterung (Lichtalterung) bis zur Photokarzinogenese bei gesunden Menschen reicht. Bei Patienten mit Photodermatosen sollten die Symptome durch diese Maßnahmen gelindert werden.

44.7.1 Vermeidung übermäßiger Sonnenstrahlung

Der beste Lichtschutz ist die Meidung der Sonnenstrahlung, jedoch entspricht dies nicht den Wünschen der meisten Menschen. Patienten, die unter Diagnosen mit extremer Lichtempfindlichkeit leiden, wie Xeroderma pigmentosum, Albinismus, chronisch aktinischer Dermatitis und anderen, müssen Sonnenstrahlung vollständig meiden, um deren deletäre Wirkungen zu verhindern. Glasscheiben gewähren Schutz vor UVB-Strahlung, jedoch reicht dies nicht für Menschen mit Photodermatosen, die auf UVA oder sichtbares Licht reagieren. Hier sind bestimmte zusätzlich Vorrichtungen notwendig, wie glasklare UV-undurchlässige Spezialfolien für Fensterscheiben von Haus und Auto, bei Bedarf kombiniert mit Wärmeschutz und Schutz im Bereich des sichtbaren Lichts.

Wichtig ist die Vermeidung der Mittagssonne, das heißt zwischen 11.00 und 15.00 Uhr im Sommer, da hier die UVB-Strahlung am energiereichsten ist. Im Herbst und Winter ist die UVB-Strahlung deutlich weniger wirksam, sodass die Gefährdung signifikant geringer ist. UVA-Strahlung ist weniger von Tages- oder Jahreszeit abhängig.

44.7.2 Kleidung

Neben Meidung der Sonne ist geeignete Kleidung der wichtigste Faktor bei der UV-Protektion, der auch aufgrund der weiten Verbreitung von Lichtschutzfilter nicht vernachlässigt werden sollte. Es ist im Einzelfall nicht einfach, den Schutzfaktor von Textilien zu bestimmen. Grob abgeschätzt bieten Textilien Schutz, wenn sie gegen eine Lichtquelle gehalten werden und dann keine Strahlung durchlassen.

Die Fähigkeit vor UV-Strahlung zu schützen kann genauer durch Bestimmung des Ultraviolett-Protektionsfaktor (UPF) ermittelt werden, der ein Maß der UVB-Protektion darstellt, entsprechend dem Lichtschutzfaktor für Sonnencremes. Im Sommer ist das Tragen von Kleidung mit einem UPF von >30 zu empfehlen. Die Dichte des Gewebes bestimmt die Höhe des UPFs. Weiterhin lässt sich der UPF durch Imprägnierung mit UV-absorbierenden Chemikalien erhöhen. Nasse, dicht anliegende Kleidung bietet geringeren UV-Schutz. Hüte sollten einen breiten Rand haben, Baseballkappen gewähren ungenügenden Schutz, wie durch mehrere Studien belegt.

44.7.3 Sonnenschutzmittel

Grundlagen

Sonnenschutzmittel werden entsprechend ihrem Lichtschutzfaktor (LSF; sun protection factor: SPF) unterteilt. Vereinfachend ausgedrückt drückt der LSF die Verlängerung der Bestrahlungszeit aus, bis ein durch UV induziertes Erythem auftritt. So kann zum Beispiel ein Mensch, der innerhalb von 15 min in der Mittagssonne ein Erythem entwickelt, durch Auftragen einer Sonnencreme mit einem LSF von 15 diese Zeit auf 150 min verlängern. Der Sonnenschutzfaktor wird durch Bestimmung der minimalen Erythemdosis (MED) in ungeschützter und geschützter Haut ermittelt. Der Quotient der Minuten dieser beiden Bestimmungen ergibt den LSF.

In Europa (COLIPA, Cosmetic, Toiletry and Perfumery Association), den USA und Australien existieren leicht divergierende Standards zur Bestimmung des LSFs, Die Unterschiede sind jedoch so gering, dass der Sonnenschutz gegenüber UVB bei allen Methoden ausreichend gut dargestellt wird. Der Sinn extrem hoher LSFs (>60) wird kontrovers diskutiert, sodass man sich allgemein zur besseren Verständlichkeit darauf geeinigt hat, Sonnenschutzmittel in vier Gruppen einzuteilen:

- Niedrig: LSF 6, 10
- Mittlerer Schutz: LSF 15, 20, 25
- Hoher Schutz: LSF 30, 50
- Sehr hoher Schutz: LSF >50

Die Angaben der Lichtschutzfaktoren auf den Packungen sind auf die vorgegebenen Werte begrenzt.

Für die UVA-Protektion existieren keine allgemein akzeptierten gültigen Bestimmungsverfahren.

Weltweit werden sowohl In-vitro- als auch In-vivo-Verfahren angewandt. In Europa wurde das DIN 67502 als Standardverfahren eingeführt, das den UVB- und UVA-Schutzfaktor berücksichtigt. Andere Protokolle wurden entwickelt um die Immunprotektion zu messen (IPF) und den Faktor der Mutationsprotektion zu ermitteln. Diese In-vitro-Testverfahren haben sich allerdings nicht durchgesetzt.

Während die große Mehrheit der Dermatologen und Photobiologen den Gebrauch von Sonnenschutzmitteln empfehlen, existieren auch warnende Stimmen. Diese postulieren, dass die Menschen, im Glauben geschützt zu sein, sich wesentlich länger in der Sonne aufhalten würden und so einen beträchtlichen kumulativen Schaden erleiden. Weiterhin wird vor einem Vitamin-D-Mangel gewarnt, der zu problematischer Osteoporose führt. Für die These, dass Sonnenschutzmittel selbst das Melanomrisiko erhöhen gibt es keinerlei evidenzbasierte Studien. Wir empfehlen den Gebrauch von Sonnenschutzmitteln weiterhin.

Inhaltstoffe

Sonnenschutzmittel enthalten sowohl chemische als auch physikalische Filter (Tab. 44.9). Chemische Filter absorbieren die energiereiche UV-Strahlung und geben sie als energieärmere, langwellige Strahlung wieder ab.

Physikalische Filter sind kleinste Partikel, die Licht abblocken und reflektieren. Sie sind inert und verursachen im Gegensatz zu chemischen Filtern daher keine Kontaktallergien oder Photokontaktallergien. Weiterhin verursachen diese Substanzen kaum Irritationen um die Augen, was vor allem bei Sportlern und Kinder wichtig ist. Diese Partikel können auch zu chemischen Filter hinzugefügt werden, sodass sehr hohe Lichtschutzfaktoren erreicht werden (>60).

Einige Faktoren sollten beim Gebrauch von Lichtschutzmittel berücksichtigt werden:

- **LSF.** Für die meisten Menschen sind Sonnenschutzmittel mit einem LSF von 15–30, die gegen UVB und UVA schützen, ausreichend. Sollte eine sehr intensive Sonnenexposition stattfinden, können höhere Faktoren zur Anwendung kommen. Skifahrer, Bergsteiger, Segler und andere sollten Produkte mit einem LSF von 30–50 benutzen. Dies trifft auch für Patienten mit Photodermatosen zu.
- **Grundlage.** Gele penetrieren besser und wirken schneller, können aber austrocknend wirken. Sie brennen häufiger um die Augen, auch wenn sie vorsichtig appliziert werden. Durch Schwitzen gelangen Gele an empfindliche Hautpartien. Die meisten Menschen bevorzugen Lotionen, da Cremes zwar weniger austrocknen, aber einen okklusiven Effekt haben, der besonders im Sommer stören kann. Lippenstifte mit Lichtschutzfilter sollten empfohlen werden.
- **Besondere Eigenschaften.** Für die Wirksamkeit sind die Stabilität der Lichtschutzmittel auf der Haut und die Wasserfestigkeit wesentlich. Die Wasserfestigkeit wird gewöhnlich bei der Bestimmung des LSFs auch miterfasst. Als Faustregel gilt, dass 50% des LSFs auch nach dem Schwimmen noch erhalten sein sollten. Die Methoden dies zu prüfen sind verschiedenartig, eine Standardregel existiert nicht. Das Risiko für eine Kontaktallergie oder Photokontaktallergie auf Lichtschutzmittel müssen beachtet werden. Daher sollten bei der Evaluation photosensitiver Dermatosen eine Epikutantestung und eine Photo-Epikutantestung auch mit Lichtschutzfilter erfolgen.

Tab. 44.9 Inhaltsstoffe von Sonnenschutzmitteln

Klasse	Beispiel
Chemische UVB-Filter	
Aminobenzoate (280–320 nm)	P-Aminobenzoesäure (PABA Amyldimethyl PABA Octyldimethyl PABA Glyceryl PABA 2-Ethylhexyl PABA Ethylhexyldimethyl PABA (Padimat 0)
Cinnamate (290–320 nm)	2-Ethoxyethyl p-Methoxycinnamat Diethanolamin p-Methoxycinnamat
Salicylate (290–320 nm)	Octylsalicylat Triolaminsalicylat 2-Ethylhexylsalicylat Homomenthylsalicylat Triethanolaminsalicylat
Verschiedene	Digalloyltrioleat Glycerylaminobenzoat Octocrylen Phenylbenzimidazolsulfatsäure
Chemische UVA-Filter	
Benzophenone (250–365 nm)	Oxybenzon Dioxybenzon
Verschiedene	Methylanthranilat Eusolex 2020 Dibenzoylmethan (Avobenzon Parsol 1789)
Physikalische UVB- und UVA-Blocker	Kaolin Magnesiumsilikat Magnesiumoxid Titandioxid Eisenoxid Zinkoxid

44.7.4 Künstliche Bräunungsmittel

Dihydroxyaceton ist das einzige weit verbreitete künstliche Bräunungsmittel. Es wird in Konzentrationen zwischen

2,5–10% (meist 5%) angewandt, bindet an die Hornschicht und färbt durch Oxidation die äußeren Hornschichten braun. Die Farbe ist nicht abwaschbar, sondern verliert sich mit der Zeit durch den natürlichen Vorgang der Abschuppung. Zu empfehlen ist zunächst die Applikation innerhalb eines Testareals, da individuelle Unterschiede bei der Tönung im Einzelfall ästhetisch störend sein könnten. Das Auftragen sollte möglichst uniform auf trockener Haut geschehen. Bei ungenügendem Effekt kann die Applikation nach einigen Stunden wiederholt werden.

Sonstige Bräunungsmittel sind wasserlösliche Pigmente, die als Körper-Make-Up benutzt werden und auch über Duschen oder Bäder aufgetragen werden können.

! Weder Dihydroxyaceton noch sonstige Bräunungsmittel gewähren Schutz vor UV-Schäden. Sie sind zwar harmlos, verführen jedoch die Patienten zu glauben, dass sie geschützt sind und daher setzen sich diese Menschen häufiger und länger schädlicher Strahlung aus.

Betakaroten wird in vielen Ländern als Bräunungspille verkauft. Es führt in ausreichender Dosierung zu einem gelborangenen Hautkolorit, das palmoplantar betont ist und nicht allgemein Gefallen findet. Gegenüber UV-Strahlung bietet die Substanz keinen Schutz, blockiert jedoch zum Teil sichtbares Licht, sodass es bei der erythropoetischen Protoporphyrie therapeutisch eingesetzt wird. Überdosierung führt zur Hyperkarotämie, wovor die Patienten gewarnt werden sollten.

Psoralene wurden ebenfalls früher als Bräunungsmittel verwendet. Aufgrund der unakzeptablen Risiko-Nutzen-Relation ist dies heute obsolet und sollte nur bei strenger medizinischer Indikation verschrieben werden.

44.7.5 Sonnenstudios

Sonnenstudios sind in manchen westlichen Ländern kommerziell sehr erfolgreich. Dieser Trend hat viele Dermatologen alarmiert, da unkontrolliert UV-Dosen appliziert werden, die im therapeutischen Bereich liegen. Die zunehmende Verwendung von UVA-Strahlern hat sowohl bei Betreibern als auch bei Benutzern ein falsches Signal von Sicherheit vermittelt. Sonnenstudios werben mit der Vermittlung von Wohlgefühl und Schutz gegenüber Sonnenbränden, wobei UVA-Bräunung nur sehr gering gegen UVB-Strahlung schützt. Durch reines UVA werden zwar keine Sonnenbrände verursacht, jedoch bestehen Risiken phototoxischer und photoallergischer Reaktionen, vorzeitiger Hautalterung und auch für die Induktion nichtmelanozytärer Tumoren sowie möglicherweise auch von Melanomen. Zur genauen Abschätzung des kanzerogenen Risikos von Sonnenstudios sind bessere Langzeitdaten notwendig, da die verbreitete Nutzung dieser Studios erst um 1980 begann. Patienten mit Photodermatosen tragen das Risiko der akuten Exazerbation der Erkrankung nach dem Besuch von Sonnenstudios. Bislang existieren keine international akzeptierten Regularien bezüglich der Kontrolle von Sonnenstudios.

Während in den USA die Gesetze innerhalb der Bundesstaaten unterschiedlich sind, wurde im Jahre 2009 in Deutschland ein Gesetz verabschiedet, dass Minderjährigen die Nutzung von Sonnenbänken in Sonnenstudios oder ähnlichen Einrichtungen nicht gestattet.

Literatur

Photodermatosen allgemein

Bylaite M, Grigaitiene J, Lapinskaite GS (2009) Photodermatoses: classification, evaluation and management. Br J Dermatol 161: 61–68

Hölzle E (2002) Photodermatosen und Lichtreaktionen der Haut. Wissenschaftliche Verlagsgesellschaft, Stuttgart

Lehmann P, Schwarz T (2011) Lichtdermatosen: Diagnostik und Therapie. Dtsch Ärztebl 108; 9: 135–141

Lim HW, Hönigsmann H, Hawk JLM (eds) (2007) Photodermatology. Informa Healthcare, New York

Photodiagnostische Testverfahren

Bruynzeel DP, Ferguson J, Anderson K et al (2004) Photopatch testing: a consensus methodology for Europe. J Eur Acad Dermatol Venereol 18: 679–682

Bryden AM, Moseley H, Ibbotson SH et al (2006) Photopatch testing of 1155 patients: results of the U.K. multicentre photopatch study group. Br J Dermatol 155: 737–747

Lehmann P, Fritsch C, Neumann N (2000) Photodiagnostische Testverfahren. Teil 2: Die Photoprovokationstestungen. Hautarzt 51: 449–459

Neumann N, Fritsch C, Lehmann P (2000) Photodiagnostische Testverfahren. Teil 1: Die Lichttreppe und Photopatch-Test. Hautarzt 51: 113–125

Neumann NJ, Hölzle E, Plewig G et al (2000) Photopatch testing: the 12-year experience of the German, Austrian, and Swiss photopatch test group. J Am Acad Dermatol 42: 183–192

Roelandts R (2000) The diagnosis of photosensitivity. Arch Dermatol 136: 1152–1157

Lichtprovozierte Hautreaktionen

Berneburg M, Plettenberg H, Krutmann J (2000) Photoaging of human skin. Photodermatol Photoimmunol Photomed 16: 239–244

Faurschou A, Wulf HC (2008) Tropical corticosteroids in the treatment of acute sunburn: A randomized, double-blind clinical trial. Arch Dermatol 144: 620–624

Kligman AM, Lavker RM (1988) Cutaneous aging: the differences between intrinsic aging and photoaging. J Cutan Aging Cosmet Dermatol 1: 5–12

Idiopathische Lichtdermatosen

Batard ML, Bonnevalle A, Segard M et al (2001) Caucasian actinic prurigo: 8 cases observed in France. Br J Dermatol 144: 194–196

Beattie PE, Dawe RS, Ibbotson SH et al (2003) Characteristics and prognosis of idiopathic solar urticaria: a cohort of 87 cases. Arch Dermatol 139: 1149–1154

Beissert S, Stander H, Schwarz T (2000) UVA rush hardening for the treatment of solar urticaria. J Am Acad Dermatol 42: 1030–1032

Faurschou A, Wulf HC (2008) Synergistic effect of broad-spectrum sunscreens and antihistamines in the control of idiopathic solar urticaria. Arch Dermatol 144: 765–769

Frank J (2006) Hereditäre Photodermatosen. Hautarzt 57:1067-1082

Güzelbey O, Ardelean E, Magerl M et al (2008) Successful treatment of solar urticaria with anti-immunoglobulin E therapy. Allergy 63: 1563–1565

Hann SK, Im S, Park YK et al (1991) Hydroa vacciniforme with unusually severe scar formation: diagnosis by repetitive UVA phototesting. J Am Acad Dermatol 25: 401–403

Hölzle E, Plewig G, Kries R von et al (1987) Polymorphous light eruption. J Invest Dermatol 88: 32s–38s

Hönigsmann H (2008) Polymorphous light eruption. Photodermatol Photoimmunol Photomed 24: 155–161

Hughes R, Cusack C, Murphy GM et al (2009) Solar urticaria successfully treated with intravenous immunoglobulin. Clin Exp Dermatol 34: e660–662

Lippert U, Schauder S, Neumann C (2000) Aktinische Prurigo. Hautarzt 51: 597–603

Metz M, Altrichter S, Ardelen E et al (2010) Anti-Immunoglobulin E treatment of patients with recalcitrant physical urticaria. Int Arch Allergy Immunol 154: 177–180

Monfrecola G, Masturzo E, Riccardo AM et al (2000) Solar urticaria: a report on 57 cases. Am J Contact Dermatol 11:89–94

Neumann NJ, Hölzle E, Lehmann P (2004) Polymorphe Lichtdermatose. J Dtsch Dermatol Ges 3: 220

Sonnex TS, Hawk JLM (1988) Hydroa vacciniforme: a review of ten cases. Br J Dermatol 118: 101–108

Uetsu N, Miyauchi-Hashimoto H, Okamoto H et al (2000) The clinical and photobiological characteristics of solar urticaria in 40 patients. Br J Dermatol 142: 32–38

Verneuil L, Gouarin S, Comoz F et al (2010) Epstein-Barr virus involvement in the pathogenesis of hydroa vacciniforme: an assessment of seven adult patients with long-term follow-up. Br J Dermatol 163: 174–182

Worret WL, Vocks E, Frias G et al (2000) Aktinische Prurigo. Hautarzt 51: 474–478

Lichtdermatosen durch exogene Photosensibilisierung

Kerr A, Ferguson J (2010) Photoallergic contact dermatitis. Photodermatol Photoimmunol Photomed 26: 56–65

Milde P, Hölzle E, Neumann N et al (1991) Chronische aktinische Dermatitis. Konzeption und Fallbeispiele. Hautarzt 42: 617–622

Roelandts R (1993) Chronic actinic dermatitis. J Am Acad Dermatol 28: 240–249

Schauder S (2005) Phototoxische Reaktionen der Haut durch Medikamente. Dtsch Ärztebl 102 (34-35) A2314–2319

Victor FC, Cohen DE, Soter NA (2010) A 20-year analysis of previous and emerging allergens that elicit photoallergic contact dermatitis. J Am Acad Dermatol 62: 605–610

Lichtschutz

Lautenschlager S, Wulf HC, Pittelkow MR (2007) Photoprotection. Lancet 370: 528–537

McLaughlin JA, Francis SO, Burkhardt DL et al (2007) Indoor UV tanning youth access laws. Update 2007. Arch Dermatol 143: 529–532

Erstbeschreiber

Bazin E (1860) Leçon théorique et cliniques sur les affections génériques de la peau. Delabrage 1: 132–134

Burckhardt W (1942) Über eine im Frühling, besonders an der Ohren auftretende Lichtdermatose. Dermatologica 86: 85–91

Dubreuilh W (1913) Élastome diffus de la peau. Ann Dermatol Syphiligr 4: 193–199

Favre M, Racouchot J (1951) L'élastéidose cutanée nodulaire à kystes et à comédons. Ann Dermatol Syphiligr 78: 681–702

Fitzpatrick TB (1975) Soleil et peau. J Med Esthet 2: 33

Frain-Bell W, Lakshmipathi T, Roger J et al (1974) The syndrome of chronic photosensivity dermatitis and actinic reticuloid. Br J Dermatol 91: 617–634

Freund E (1916) Über bisher noch nicht beschriebene künstliche Hautverfärbungen. Dermatol Wochenschr 63: 931–933

Hausmann W, Haxthausen H (1929) Die Lichterkrankungen der Haut. Strahlentherapie Sonderband 11: 62–71

Haußer I (1938) Über spezifische Wirkung des langwelligen ultravioletten Lichts auf die menschliche Haut. Strahlentherapie 62: 315–322

Hawk JLM, Magnus IA (1979) Chronic actinic dermatitis – an idiopathic photosensivity syndrome including actinic reticuloid and photosensitive eczema. Br J Dermatol 101 (Suppl 17): 24

Hutchinson J (1878) Summer prurigo, prurigo aestivalis, seu prurigo adolescentium, seu acne-prurigo. Med Times Gazette (London) 1: 161

Ive FA, Magnus IA, Warin RP et al (1969) »Actinic reticuloid«: a chronic dermatosis associated with severe photosensitivity and the histological resemblance to lymphoma. Br J Dermatol 81: 469–485

Jadassohn J (1925) Cutis rhomboidalis nuchae mit kolloider Degeneration. Zentralbl Haut Geschlechtskrankh 17: 272

Keining E (1940) Die »Frühlingsperniosis« zum Unterschied von der Herbstperniosis. Dermatol Wochenschr 110: 26–35

Leder M (1944) Erythrosis interfollicularis colli. Dermatologica 89: 132–138

Lopez-Gonzales G (1961) Prurigo solar. Arch Argentinos Dermatol 11: 301

Meirowsky E (1909) Über Pigmentbildung in vom Körper losgelöster Haut. Frankfurter Z Pathol 2: 438–448

Merklen P (1904) Urticae. In: Besnier E, Brocq L, Jacquet L (Hrsg) La practique dermatologique. Masson, Paris S 728–771

Miescher G (1930) Das Problem des Lichtschutzes und der Lichtgewöhnung. Strahlentherapie 35: 403–443

Milian G (1921) Discussion de Dubreuilh W. Elastome diffus de la face. Bulletin de la Société française de dermatologie et syphiligraphie, 28eme année, 1921, S 247–248

Oppenheim M, Fessler A (1928) Über eine streifenförmige bullöse Dermatitis (Freibad- und Wiesendermatitis). Dermatol Wochenschr 86: 183–187

Raimer SS, Sanchez RL, Hubler WR et al (1986) Solar elastotic bands of the forearm: an unusual clinical presentation of actinic elastosis. J Am Acad Dermatol 15: 650–656

Ramsay CA, Kobza-Black A (1973) Photosensitive exzema. Trans St Johns Hosp Dermatol Soc 59: 152–158

Rasch C (1900) Om et polymorft (erytematost, vesikulost og ekzematoïct) Lysudslet. Dansk dermatologisk selskab. Hospitalstidende 43: 478–480

Rosenthal O (1924) Hauterkrankung in Berlock Form. Dermatol Z 42: 295 (1925)

Soret JL (1883) Recherches sur l'absorption des rayons ultraviolets par diverses substances. Arch Sci Phys Nat 10: 430–485

Wilkinson DS (1962) Further experiences with halogenated salicylanilides. Br J Dermatol 74: 295–301

Wucherpfennig (1931) Biologie und praktische Verwendbarkeit der Erythemschwelle des UV. Strahlentherapie 40: 201–243

Physikalisch und chemisch bedingte Hauterkrankungen

Uwe Wollina

45.1 Mechanische Hautschädigungen

Die Haut ist aufgrund ihrer Struktur dazu befähigt, mechanischen Belastungen zu widerstehen oder sich diesen in einem gewissen Rahmen anzupassen. Mechanische Faktoren beeinflussen Epidermisstruktur (Hornschicht und Epidermisdicke, Reteleistenmuster), Struktur des Bindegewebes und lokale Blutflussregulation, Pigmentierung und Innervation. Die Art der Hautreaktion hängt von der Intensität und Frequenz des einwirkenden Faktors sowie der Richtung der Kraft ab. Bei einem Missverhältnis von Schädigungsfaktor und Hautreaktion ist an kongenitale Störungen zu denken.

45.1.1 Hyperpigmentierung

Hyperpigmentierungen können durch Scheuern oder Reiben (Kleidung oder Prothesen) entstehen. Patienten mit dunkler Hautfarbe und Adipositas sind in besonderem Maße betroffen. In Asien ist die streifige Pigmentierung der Hüftregion bei Frauen durch den klassischen Sari häufig. Es kommt zur Anregung der Melaninsynthese.

- **Therapie**

Reiben und Scheuern sind zu vermeiden, danach ist eine langsame Abblassung möglich, meist jedoch unvollständig.

45.1.2 Blasen

Blasen entstehen durch Scherkräfte und Druck vorwiegend an den Füßen nach längeren Märschen, bei Marathonläufern, bei unpassendem Schuhwerk, aber auch an den Händen bei mechanischer Belastung im Arbeits- (Schaufel, Sense) oder Freizeitbereich (Tennis, Segeln, Rudern). Die schmerzhaften Blasen liegen subepidermal, die Blasendecke ist straff gespannt.

- **Therapie**

Kleine Blasen sollten nicht eröffnet werden, da die intakte Blasendecke den besten Infektionsschutz gewährt und als biologischer Verband die Wundheilung fördert. Größere, unter Spannung stehende Blasen sind steril abzupunktieren oder seitlich zu eröffnen. Die Blasendecke sollte man belassen, gegebenenfalls ist mit desinfizierender Lösung wie PVP-Jod und Pflasterverband behandeln.

45.1.3 Hyperkeratose

Länger andauerndes Reiben geringer bis mäßiger Intensität führt zur Verdickung der Hornschicht. Zugrunde liegt eine Proliferationshyperkeratose. Man unterscheidet verschiedene Formen.

Kallus

- **Synonyme**

Schwiele, Callositas

- **Ätiopathogenese und Klinik**

Ein Kallus ist eine umschrieben Hautverdickung infolge gesteigerter Keratinisierung bei gleichzeitig reduzierter Desquamation. Die keratinozytäre Differenzierung ist inkomplett. Die Expression von Adhäsionsmolekülen ist gesteigert. Schwielen treten bei fortgesetzter Reibung geringer bis mittlerer Intensität als reaktive Hyperplasien der Epidermis mit Hyperkeratosen an mechanisch belasteten Körperstellen auf. Prädilektionsorte sind Handinnenflächen und Fußsohlen. Die Druckstellen bestimmen den Sitz. Deformitäten (Hallux valgus) begünstigen ihre Entstehung. Berufe, Hobbies und Angewohnheiten können zu speziellen Schwielen führen: An den Fingerkuppen bei Gitarristen, dem Daumenendglied bei Kettenrauchern (Feuerzeugschwiele), den Fingergelenken bei tickartigem Kauen, Saugen oder Reiben als **chewing** oder **knuckle pads (Kau- oder Saugschwielen)** oder bei **Bulimie (Russel-Zeichen)** [Russel 1979]. Über die Auslösung durch ständiges Knacken der Gelenke wurde berichtet, aber auch

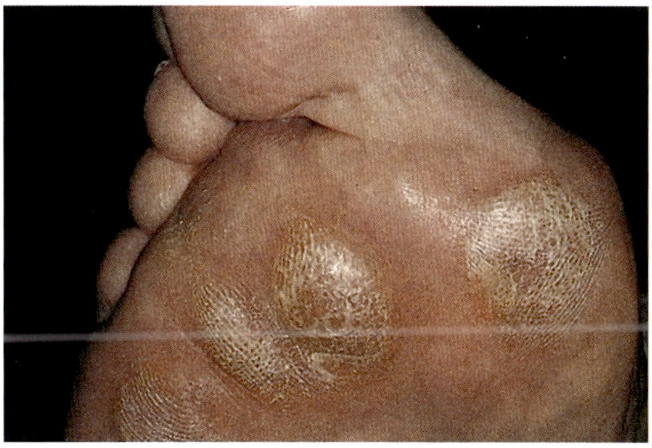

Abb. 45.1 Kallus

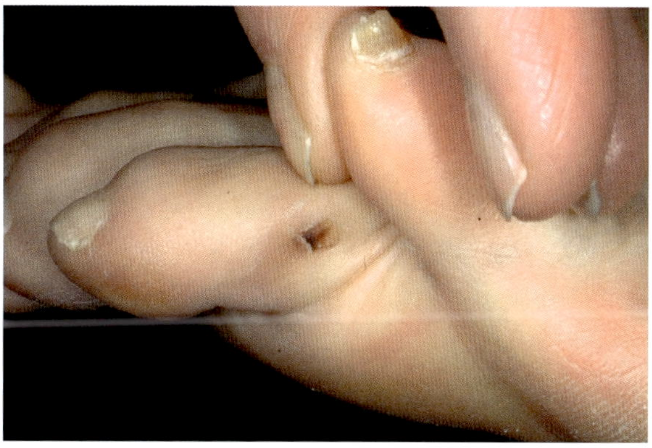

Abb. 45.2 Weicher Klavus mit Einblutung

der Box- oder Segelsport ist als Auslöser bekannt. Vor der Einführung des Wischmop hatten Putzfrauen prätibiale Schwielen (Hausmädchenknie), teils mit mechanisch entzündlich bedingter Hypertrichose. In Kulturen, bei denen häufig die Menschen auf dem Boden im Schneidersitz (Yoga-Sitz) Platz nehmen, kommt es zu seitlichen Sprunggelenk- und Zehenschwielen (**Yoga-sign**). Bekannt sind auch präpatellare graugelbliche Hyperkeratosen bei Ordensschwestern (**Betknie**) oder die glabellären Hyperkeratosen bei Gläubigen (**Betstirn**).

Jogger oder Basketballer zeigen Hyperkeratosen an den medialen Seiten der Großzehen; dazu neigen auch Patienten mit Rheumatoidarthritis. An den Zehenkuppen finden sich Kallusbildungen bei peripheren Neuropathien, dem Tethered-spinal-cord-Syndrom und Syringomyelie.

Differenzialdiagnose

Umschriebene Palmoplantarkeratosen sind aufgrund der Anamnese oder Histologie auszuschließen. Bei Kau- oder Saugschwielen ist an die Pachydermodaktylie zu denken.

Histopathologie

Es zeigt sich eine massive Orthohyperkeratose mit mehr oder minder starker Akanthose.

Therapie

Schwielen lassen sich nach einem heißen Fußbad abhobeln oder mit Bimsstein beseitigen. Auf gut sitzendes Schuhwerk ist zu achten. Stellungsanomalien der Füße sollten korrigiert werden. Nur in diesem Zusammenhang kommt auch eine operative Behandlung der Schwielen in Betracht.

Klavus

Synonym

Hühnerauge

Epidemiologie

Klavi treten häufig, besonders bei Frauen, Rheumatikern und Diabetikern an den Zehen infolge zu engen, drückenden Schuhwerks auf.

Ätiopathogenese

Klavi entwickeln sich als rundliche, scharf geschnittene Hyperkeratosen. Schließlich entwickelt sich ein zentraler pfropfartiger keratotischer Dorn bei fortgesetztem Druck auf der festen Unterlage einer knöchernen Prominenz, wie über Zehengelenken oder seitlich im Interdigitalraum.

Klinik

Klavi sind meist 5–8 mm große, gelbliche, keratotische Plaques mit einem entzündlich-ödematösen Grund, die einen trichterförmig in die Tiefe wachsenden Dorn besitzen, der bei Druck Schmerzen auslöst. Sekundär können schmerzhafte Fistulationen auftreten. Klavi sind häufig Eintrittspforten für schwere Fußinfekte bei Diabetikern.

Differenzialdiagnose

Bei Dornwarzen finden sich charakteristische thrombosierte Kapillarschlingen in Form brauner Punkte und bläulich-schwärzlicher streifenförmiger Einlagerungen im Zentrum.

Histopathologie

Typisch ist die pfropfartige Hyperkeratose der akanthotisch verbreiterten Epidermis. Zudem finden sich unter der Epidermis gelegene degenerative Bindegewebsveränderungen mit Ödem, Verflüssigung und fibrosierender Entzündung.

Therapie

Eine topische Behandlung ist unbefriedigend.

An erster Stelle stehen Druckentlastung (Hühneraugen-Druckschutzringe). Erfahrene Podologen können hilfreich sein. Passendes Schuhwerk und operative Korrekturen der

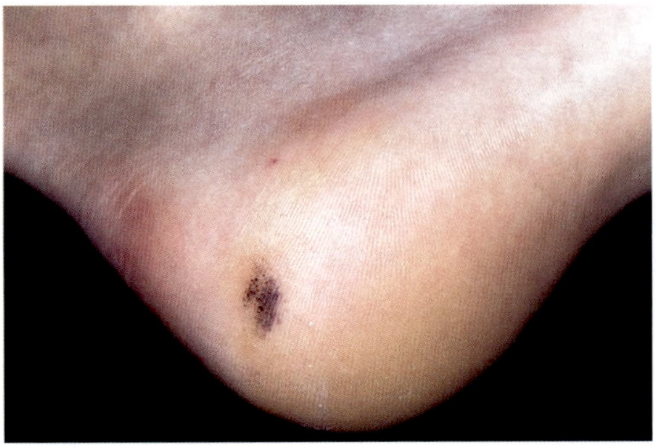

Abb. 45.3 Black heel

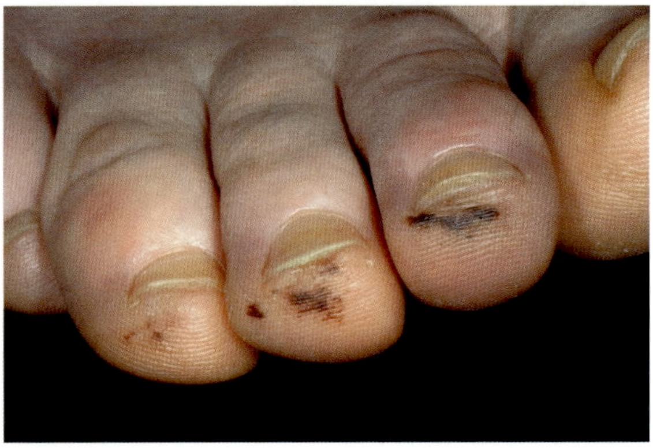

Abb. 45.4 Black toes

VI

Zehenfehlstellungen in enger Kooperation mit dem Orthopäden sind ratsam, um häufige Rezidive zu vermeiden.

Salizylpflaster erhöhen besonders beim Diabetiker die Gefahr von Fußinfekten.

Black heel

[Crissey und Peachey 1961]

Synonyme

Pseudochromidrosis plantaris, kalkaneale Petechien, schwarze Ferse, Hyperkeratosis haemorrhagica

Ätiopathogenese

Es handelt sich um Einblutungen in die Hornschicht als Folge plötzlicher starker mechanischer Belastungen mit Zerreißung kleiner Gefäße, beispielsweise bei Sportarten mit Springen oder plötzlichem Stoppen auf den Fersen oder Zehen.

Klinik

Häufig bei Läufern oder Ballsportlern an schwieligen Fersen oder an den Zehenkuppen vorkommende bläulich-schwärzliche Maculae oder Streifen, überwiegend schmerzlos. Als Pendant am Nagelorgan sind die Splitterblutungen der Nagelplatte anzusehen (▶ Kap. 75).

Differenzialdiagnose

An melanozytäre Veränderungen oder Tätowierungen ist zu denken. Dermatoskopie ist hilfreich.

Histopathologie

Es findet sich im Stratum corneum eine seenartige Einlagerung von koagulierten Blutresten mit positiver Eisenreaktion.

Therapie

Nicht erforderlich; Aufklärung des Patienten.

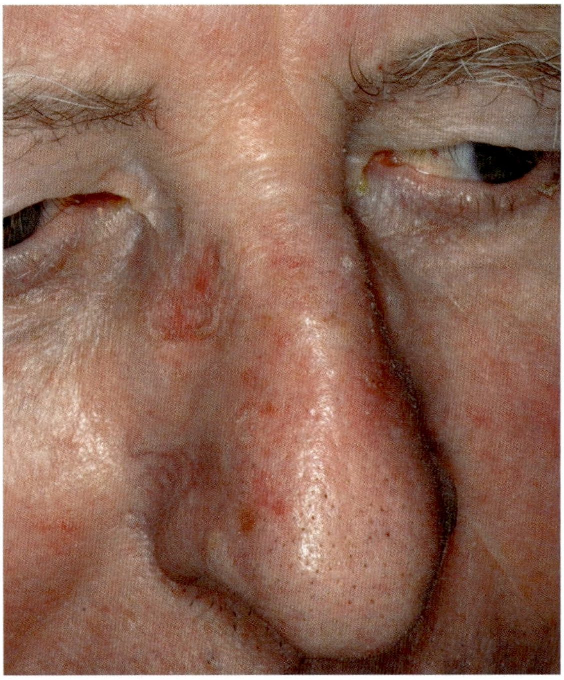

Abb. 45.5 Akanthoma fissuratum am Nasensteg. Aktinische Keratosen als Nebenbefund

Acanthoma fissuratum

[Epstein 1965]

Synonym

Granuloma fissuratum

Ätiopathogenese

Ständige Reizung des Gewebes durch Brillengestell, häufiger auch scharfkantige Bügelenden mit schmerzhaftem Granulations- und Kallusgewebe.

Klinik

Die Läsion tritt häufig retroaurikulär, seltener an Nasenrücken bei Brillenträgern auf. Meist zeigt sich ein einseitiges kaffeebohnenartiges, hautfarbenes oder gerötetes exophytisch wachsendes Knötchen mit zentraler Kerbung oder Fissur, gelegentlich superinfiziert. Bei Palpation besteht Druckempfindlichkeit.

■ **Differenzialdiagnose**

Vegetierende Pyodermie, superfizielles Basaliom sind zu unterscheiden.

■ **Histopathologie**

Granulomatöse bis fibrosierende Entzündung mit pseudoepitheliomatöser Epidermishyperplasie und zentraler Epitheleinstülpung.

■ **Therapie**

Eine Druckentlastung durch Brillenkorrektur ist hilfreich. Topisch eignet sich die Kombination von Fusidinsäure mit einem Glukokortikoid, falls erforderlich erfolgt die Exzision im entzündungsfreien Intervall.

Fingerknöchelpolster und Kauschwielen

[Garrod 1893]

■ **Synonyme**

Chewing pads, knuckle pads, Tylositas paraarticularis

■ **Epidemiologie**

Seltene Erkrankung der Finger

■ **Ätiopathogenese**

Reiben, Kauen oder Massieren der betreffenden Hautpartien als Zeichen eines Tics, einer sonstigen psychischen Störung oder Erkrankung führen zu den Läsionen.

■ **Klinik**

Bei den Fingerknöchelpolstern handelt es sich um umschriebene asymptomatische Hyperkeratosen der Fingerstreckseiten, teils auch am Handrücken. Sie weisen zumeist eine leichte bräunliche Hyperpigmentierung auf. Nicht immer ist den Betroffenen der Zusammenhang zu Tic-artigen Bewegungen bewusst. In Abhängigkeit vom mechanischen Auslöser können neben den epidermalen, schwielenartigen Veränderungen reaktive dermale hinzutreten (besonders beim Kauen oder Beißen der Haut). Stets findet sich jedoch eine äußere Ursache – im Gegensatz zur benignen Fibromatose der Finger. Ohne Unterbrechung des mechanischen Reizes verläuft die Erkrankung chronisch.

■ **Differenzialdiagnose**

Zu differenzieren sind Pachydermodaktylie, Sarkoidose, Polyarthritis und Murray-Syndrom.

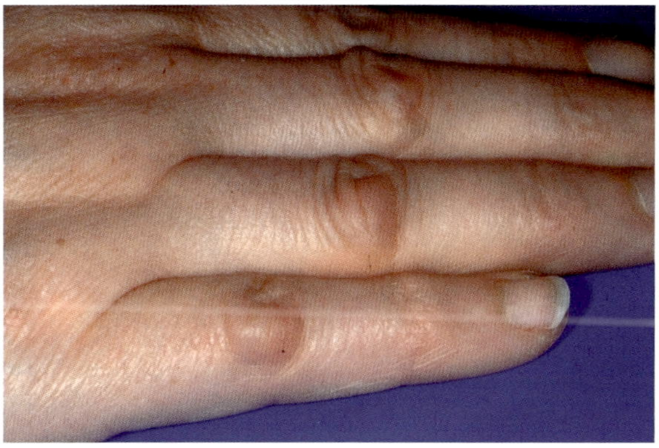

Abb. 45.6 Fingerknöchelpolster

■ **Histopathologie**

Es zeigt sich eine massive Orthohyperkeratose ohne auffälligere dermale Symptome.

■ **Therapie**

Psychologische Betreuung, gegebenenfalls psychiatrische Therapie sind hilfreich. Ein Okklusionsverband kann unterstützend sein, um den mechanischen Reiz zu unterbrechen.

Pachydermodaktylie

[Verbov 1975]

■ **Synonyme**

Digitale Fibromatose, falsche Kauschwielen

■ **Ätiopathogenese**

Sie ist unbekannt; überwiegend sporadisches Auftreten, eher bei Männern, selten familiär gehäuft. Es besteht kein Zusammenhang zu mechanischen Faktoren.

■ **Klinik**

Meist im zweiten Lebensjahrzehnt kommt es zu intradermalen Plaques mit Konsistenzvermehrung: es entwickeln

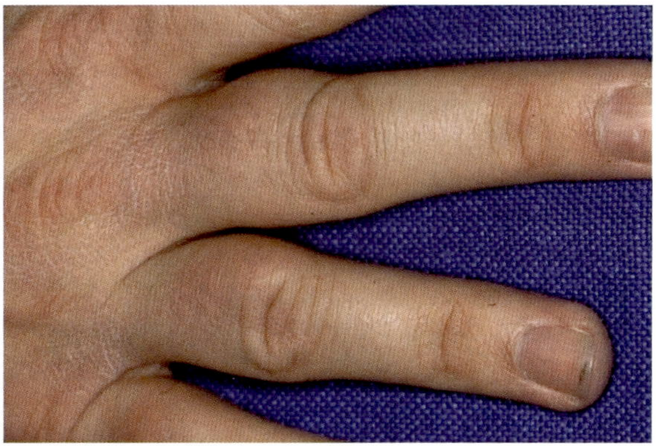

Abb. 45.7 Pachydermodaktylie

sich symmetrischern, akrale, schmerzlose, fibromatöse, progrediente Pseudotumoren mit bindegewebigen Plaques und diffuser Schwellung. Die Plaques sind hautfarben und nicht druckschmerzhaft und zeigen eine Betonung der Fingergelenke. Primäre hypertrophe Osteoarthropathie ist damit vergesellschaftet, auch Arthritiden können auftreten. Zum Teil besteht eine Assoziation zu Seborrhoe, Cutis verticis gyrata, fokaler Hyperhidrose und Trommelschlegelfingern.

- **Differenzialdiagnose**

Knuckle pads, Kauschwielen, Rheumatoidarthritis und Murray-Syndrom kommen differenzialdiagnostisch infrage.

- **Histopathologie**

Typisch sind dicht gepackte, aggregierte und verwobene Bündel aus verbreiterten Kollagenfasern mit relativer Verminderung oder geringfügiger Vermehrung der Fibroblasten. Die Fibrose schließt die Schweißdrüsen ein und kann sich teilweise bis in die Subkutis ausdehnen.

- **Therapie**

Eine wirksame kausale Therapie ist nicht bekannt. Möglich ist eine symptomatische Arthritistherapie mit nichtsteroidalen Antirheumatika.

45.1.4 Dekubitus

- **Epidemiologie**

Ein Dekubitus ist in jedem Alter möglich, meist entwickelt er sich bei Frühgeborenen im Inkubator, Lagerungsfehlern im Operationssaal, längerer Bettlägerigkeit, Marasmus, Lähmungen, Immobilität oder zu engen Verbänden einschließlich Gipsschalen (bei Kindern bereits nach 2–3 Tagen möglich). Ein erhöhtes Risiko besteht für Patienten mit verminderter Sensibilität, Reduzierung des Allgemeinzustandes oder Ernährungsstörungen. In geriatrischen und neurologischen Kliniken häufiger. In den USA rechnet man mit bis zu 3 Mio. Patienten. In der Langzeitpflege in Deutschland konnte die Prävalenzrate von 12,5% (2002) auf 5,0% (2008) gesenkt werden.

- **Ätiopathogenese**

Für die Entwicklung dieser durch Druck und Scherkräfte ausgelöste, primär aseptische ischämische Gewebsnekrose besteht ein Zusammenhang zwischen Druck und Zeit. Durch die Druckeinwirkung entsteht im Gewebe eine anaerobe Stoffwechselsituation mit Anhäufung toxischer Stoffwechselprodukte. Es folgen Ödem und zelluläre Infiltration durch erhöhte Kapillarpermeabilität und Dilatation von Arteriolen und Venolen. Infolge tiefer Gewebsanämie mit paradoxer superfizieller, funktionell fehlerhafter Hyperämie (Steal-Effekt) kommt es zur Nekrose zunächst im subkutanen, später auch im Hautgewebe. Inkontinenz ist ein aggravierender Faktor; auch Infektionen verstärken den Krankheitsvorgang.

Tab. 45.1 Dekubitus-Klassifikation nach Thomas (2001); (Infektionszeichen: a – ohne; b – lokal; c – systemisch)

Grad	Ulkustiefe
I	Epidermis, Dermis
II	Subkutis
III	Faszien, Muskeln
IV	Sehnen, Knochen, Gelenke
V	Unterminierung, Taschen, Fisteln

- **Klinik**

Anfänglich zeigt sich ein unscharf begrenztes persistentes Erythem über Knochenprominenzen (präsakral, Schulterblätter, Hinterkopf, Fersen; bei Rollstuhlfahrern Sitzbeinhöcker). Später kommt es zu scharf begrenzten schmerzfreien Ulzerationen, bei Fortschreiten oft nekrotisch-entzündlich belegt mit teils erheblicher Unterminierung der Wundränder infolge geschwürigen Zerfalls mit der Gefahr sekundärer Wundinfektionen. Eine Ausdehnung auf Faszien, Muskeln und Knochen ist möglich, ebenso können Fisteln auftreten. Die Hautulzeration stellt häufig nur die Spitze des Eisbergs dar, nicht selten sind Mazeration und Rötung der Wundumgebung zu sehen. Sekundäre Amyloidose ist bei chronischem Verlauf möglich. Der Dekubitus wird in fünf Schweregrade eingeteilt (Tab. 45.1). An Symptomen zeigen die Patienten Schmerzen, Sekretion, Mazeration der Umgebungshaut und Sekundärinfektionen.

- **Differenzialdiagnose**

Abzugrenzen sind Pyoderma gangraenosum und ulzerierte Malignome.

- **Therapie**

Der Schwerpunkt besteht in der Prophylaxe durch frühzeitige Mobilisation und Hautpflege. Grundsätzlich ist eine Beurteilung des körperlichen Allgemeinzustandes im Hinblick auf Grunderkrankungen und substitutionsbedürftige Ernährungsmangelsituationen erforderlich. Hierzu gibt es in verschiedenen Ländern nationale Richtlinien für die Pflege. Inkontinenzhilfen, Druckentlastung (Mobilisation, Umlagerung, Lagerungshilfen) und großzügiges mechanisches Débridement vermindern das Risiko der Sekundärinfektion.

Entfettung der Haut (Franzbranntwein) erhöht das Risiko der Ulkusentstehung oder Infektion infolge Schädigung der epidermalen Barriere.

Ein regelmäßiges chirurgisches Débridement ist erforderlich. Die Wundhöhle kann danach mit kochsalzgetränktem Mull, Alginaten, Zellulosefaserverbänden oder Polyurethanschaumkissen tamponiert und somit die Granulation angeregt werden. Grundsätzlich hat sich die phasenadaptierte feuchte Wundbehandlung bewährt. Die Wundumgebung muss vor Mazeration bewahrt werden, was mit Zinkpaste nur ungenügend gelingt. Abschließende Sekundärverbände mit klein- bis mittelporigem Polyurethanschaum sind gut geeignet.

Die Vakuumversiegelung mit intermittierendem Unterdruck kann nach Nekrektomie bei nicht infizierten Ulzerationen zur Granulationsförderung verwendet werden. Infektionen sind systemisch antibiotisch zu behandeln. Tiefe Ulzera bei jungen Patienten können durch myokutane Lappenplastiken gedeckt werden. Die Schmerzbehandlung erfolgt nach WHO-Stufenschema.

Ohne ausreichende Mobilisierung des Patienten ist eine Dekubitusbehandlung selten erfolgreich.

45.1.5 Atypische dekubitale Fibroplasie

[Montgomery et al 1992]

Synonyme
Ischämische Fasziitis

Ätiopathogenese
Es findet sich ein Nebeneinander regenerativer und degenerativer Bindegewebsreaktionen mit Proliferation von Fibroblasten unbekannter Ursache mit oder ohne Dekubitus.

Klinik
Eine schmerzlose, hautfarbene, subkutane, myxoide Schwellung mit langsamer Progredienz mit einer Größe unter 10 cm entwickelt sich vor allem über der Schulter, an der hinteren Thoraxwand, präsakral oder am Trochanter major, gelegentlich an Armen oder Beinen. Zu beobachten ist ein monatelanger Verlauf mit Neigung zu Rezidiven bei chirurgischen Eingriffen, jedoch ohne jegliche Entartungsneigung, gelegentlich mit paraostealer osteochondromatöser Proliferation (**Nora-Reaktion**) [Nora et al. 1983] einhergehend. Überwiegend betroffen sind immobile Patienten mit einem Inzidenzgipfel im 8. und 9. Lebensjahrzehnt.

Differenzialdiagnose
Abzugrenzen sind Sarkom, Dermatofibrosarcoma protuberans und Fasciitis nodularis.

Histopathologie
Lobuläre Veränderungen in der tiefen Subkutis mit sekundärer Einbeziehung der Muskulatur zeigen sich ebenso wie fibrinoide Nekrosezonen in einem prominenten myxoiden Stroma, das einwachsende dünnwandige Gefäßproliferate aufweist. Große atypische Fibroblasten mit hyperchromatischen Kernen und prominenten Nucleoli in Analogie zur proliferativen Fasziitis sind weitere Merkmale. Die Zellen sind Vimentin-, Actin- und CD68-positiv.

Therapie
Chirurgische Exzision ist möglich, aber häufig entwickeln sich Rezidive.

45.1.6 Amputationsbedingte Hauterkrankungen

Epidemiologie
Entsprechende Läsionen treten am häufigsten nach Unterschenkelamputation auf (bei 30–40%). Eine Stumpfdermatitis ist die wichtigste Ursache für Nichtgebrauch von Prothesen und Immobilität.

Ätiopathogenese
Bei der Auslösung amputationsassoziierter Hauterkrankungen spielen vier Faktoren eine wichtige Rolle: Passfähigkeit von Stumpf und Prothese/Prosthese, Hyperhidrose, vorbestehende Dermatosen und hygienische Faktoren. Patienten mit beidseitiger Amputation unterhalb des Knies haben zu mehr als 50% dermatologische Probleme.

Klinik
Schwielen können nach Passungenauigkeiten von Stumpf und Prothese/Prosthese vorkommen. Am Amputationsstumpf wird häufiger nach Verwendung der Saugprothese eine Papillomatosis cutis infolge Lymphabflussstörung mit Ödem (verruziforme Hyperplasie) beobachtet. Am freien Stumpfende können Knötchen und Zystchen auftreten, denen epidermale Zysten und Follikelkeratosen zugrunde liegen. Bei Silikonprothesen ist eine fokale Hyperhidrose, besonders an den Seitenflächen des Stumpfs, häufig und kann zur Infektion wie auch zur Provokation vorbestehender Dermatosen beitragen. Eine deutliche bakterielle Mehrbesiedlung und Mazeration der Haut durch Hyperhidrose verursacht Geruchsprobleme und Hautinfektionen bakterieller und mykotischer Art. Allergische (Leder, Gummi) und irritative, reibungsbedingte Kontaktekzeme werden häufig beobachtet. Eine Akroangiodermatitis kann als Stasisdermatitis vorkommen mit Ausbildung eines Pseudo-Kaposi-Sarkoms. Amputationsbedingte Neurinome zeigen sich als subkutane schmerzhafte Tumoren.

■ **Therapie**

Regelmäßige hygienische Säuberung der Prothese wie des Stumpfs, antibakterielle Lokalbehandlung unter Vermeidung allergisierender Substanzen ist die Basis der Behandlung. Hyperhidrose kann durch Antiperspiranzien, in einzelnen Fällen auch durch Botulinumtoxin-A erfolgen. Wichtig ist die Passgenauigkeit der Prothese/Prosthese. Spezifische Dermatosen werden wie in den entsprechenden Kapiteln dargestellt behandelt.

45.1.7 Subkutanes Emphysem

■ **Ätiopathogenese**

Zu einem subkutanen Emphysem kommt es sehr selten; die Läsion tritt spontan auf, meist nach diagnostischen oder therapeutischen Prozeduren (Katheter), Frakturen (Orbitafrakturen), Zahnwurzelbehandlung und anderen Verletzungen oder Infektionen mit gasbildenden Bakterien (Gasbrand). Bei den nichtinfektiösen Varianten nimmt man einen Ventilmechanismus durch Minortraumen an, der zur Luftinsufflation beiträgt. Am häufigsten ist dies im Zusammenhang mit einem Pneumomediastinum oder Pneumothorax zu beobachten.

■ **Klinik**

Bei nichtinfektiösen Formen ist der Allgemeinzustand weniger beeinträchtigt. Die ödematöse, durch Gasinsufflation bedingte subkutane Schwellung kann jedoch monströse Ausmaße annehmen und den Patienten verängstigen. Die Schwellung geht ohne Erythem einher. Es zeigt sich eine Krepitation; palpatorisch kann ein feines Geräusch des aufsteigenden Gases wahrgenommen werden (Schneeballknirschen). Gelegentlich sind auch Blutungen zu beobachten.

■ **Differenzialdiagnose**

Zu berücksichtigen sind hier Gasbrand, Ödeme und das V. cava-superior-Syndrom.

■ **Therapie**

Behandlung der Grunderkrankung und Beseitigung eventueller mechanischer Ursachen (Kathetersitz) sind indiziert, eine subkutane Katheterisierung zur Entlüftung ist möglich.

45.2 Thermisch bedingte Hauterkrankungen

45.2.1 Erythema ab igne

[Busche und Eichhorn 1911]

■ **Synonym**

Erythema e calore

■ **Ätiopathogenese**

Durch wiederholte längerfristige Erwärmung der Haut kommt es zur Gefäßweitstellung und epidermaler Hyperpigmentierung (**Buschke-Hitzemelanose**). Typischerweise findet sich ein persistentes rötlich-bräunliches, netzförmiges Erythem an den Kontaktstellen.

Klassisches Beispiel ist das Erythema ab igne am Bauch tibetanischer Mönche, welches durch Verwendung eines Wärmeöfchens hervorgerufen wird. In Europa und den USA kommt es etwas häufiger bei geriatrischen Patienten infolge des Gebrauchs von Heizdecken oder -kissen, aber auch bei untergewichtigen Patienten mit Essstörungen vor. Auch das Anlehnen an Öfen oder Heizkörper kann ein Erythema ab igne hervorrufen, ebenso der Laptop-Computer, wenn wiederholt über Stunden ein engerer Hautkontakt an den Oberschenkeln besteht.

■ **Klinik**

Es zeigt sich eine typische netzartige Hyperpigmentierung, anfänglich eher rötlich, später bräunlich. Die Veränderungen sind asymptomatisch. Es besteht keine Entar-

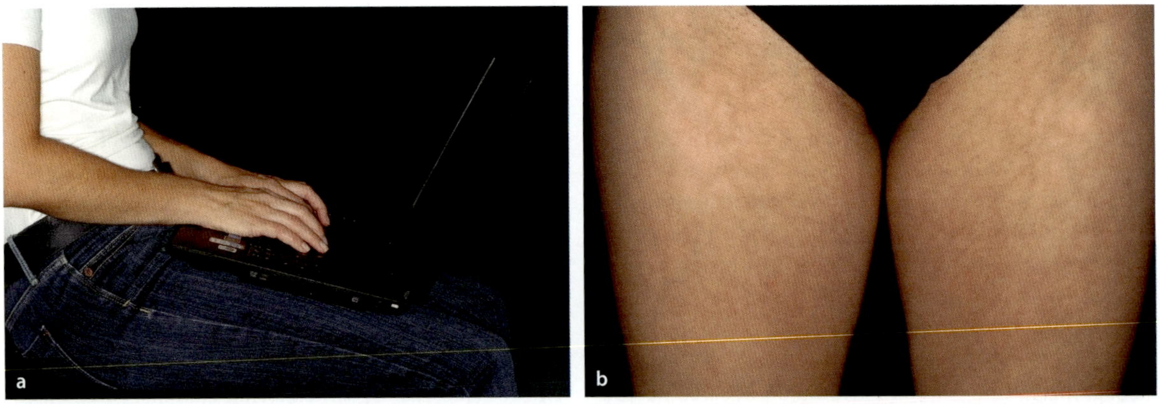

Abb. 45.8a, b Laptop-Dermatitis: Erythema e calore

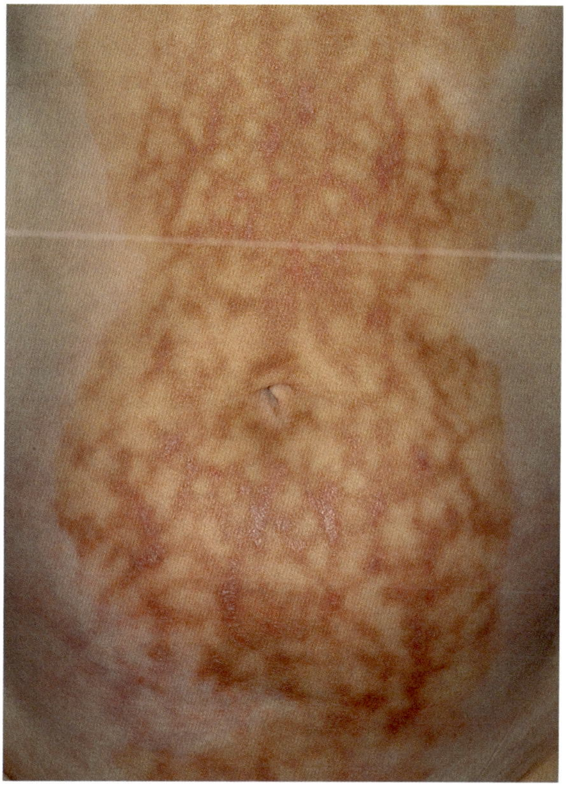

Abb. 45.9 Hitzemelanose: Erythem und Pigmentierung nach Wärmeanwendung

tungsneigung. Die Lokalisation ist variabel (Bauch, Unterschenkel oder Rücken je nach Wärmequelle).

▪ **Histopathologie**

Im persistenten Stadium besteht eine melanozytäre Aktivierung. In der Dermis sind zahlreiche Melanophagen, gelegentlich auch eine dermale Elastose zu erkennen.

▪ **Therapie**

Bis auf die Unterbrechung der Hitzeeinwirkung ist keine Therapie möglich. Nachkontrollen wegen möglicher Karzinomentstehung sind anzuraten.

45.2.2 Combustio und Ambustio

▪ **Synonyme**

Verbrennung und Verbrühung

▪ **Epidemiologie**

Dies sind häufige Unfallschäden durch Unachtsamkeit, meist im Haushalt oder in der Freizeit. Sehr häufig treten Verbrennungen und Verbrühungen im Kleinkindesalter auf, aber auch als Arbeitsunfälle und Kriegsverletzungen.

Tab. 45.2 Neunerregel zur Abschätzung der verbrannten Körperoberfläche (in %)

Körperteil	Neugeborenes	Kleinkind 1 Jahr	Kind 5 Jahre	Erwachsener
Kopf	21	18	14	9
Rumpf ventral	16	18	18	18
Rumpf dorsal	16	18	18	18
Arm	9,5	9	9	9
Bein	14	14	16	18
Genitale	1	1	1	1

Allgemein wird von einer Inzidenz von 6–7/100.000 der Bevölkerung und Jahr ausgegangen.

▪ **Ätiopathogenese**

Ursächlich kommen direkte Flammeneinwirkungen, Gasexplosionen, heiße Metalle, heiße Flüssigkeiten oder Dämpfe, UV-Strahlen, Teer/Asphalt und elektrischer Strom infrage. Aber auch nach Magnetresonanztomografie sind Verbrennungen beobachtet worden. Hitzeschäden von Zellen treten bei Temperaturen ab 65°C auf. Durch Denaturierung von Eiweißen tritt eine Koagulationsnekrose auf. Durch Zerstörung der Kapillaren wird eine Entzündungskaskade initiiert. Es kommt zum Verlust von Plasma und Elektrolyten in das Interstitium, was in ausgedehnten Fällen zum hypovolämischen Schock führt.

> **Von Bedeutung ist, dass der anfänglich festgestellte Verbrennungsgrad durch das Nachbrennen in den nachfolgenden 72 h zunehmen kann.**

▪ **Klinik**

Verbrennungen werden in drei Grade unterteilt, abhängig von Tiefe und Intensität des Gewebeschadens. Die Ausdehnung wird nach der **Neunerregel** nach Wallace [1951] geschätzt (Tab. 45.2). Analog geht man bei Verbrühungen vor.

Verbrennung 1. Grades Eine schmerzhafte Rötung der Haut ohne Blasen spricht für eine Verbrennung 1. Grades. Das Erythem ist Folge einer Hypervolämie, welche von einem Erythem zeitlich verzögert gefolgt wird.

Verbrennung 2. Grades Sie wird in Grad a und b unterteilt. Grad 2a, die oberflächlich dermale Verbrennung, zeigt zusätzlich Blasen. Durch Zerreißen der Blasen kann die Brandfläche glänzend feucht nässen und ist infektions-

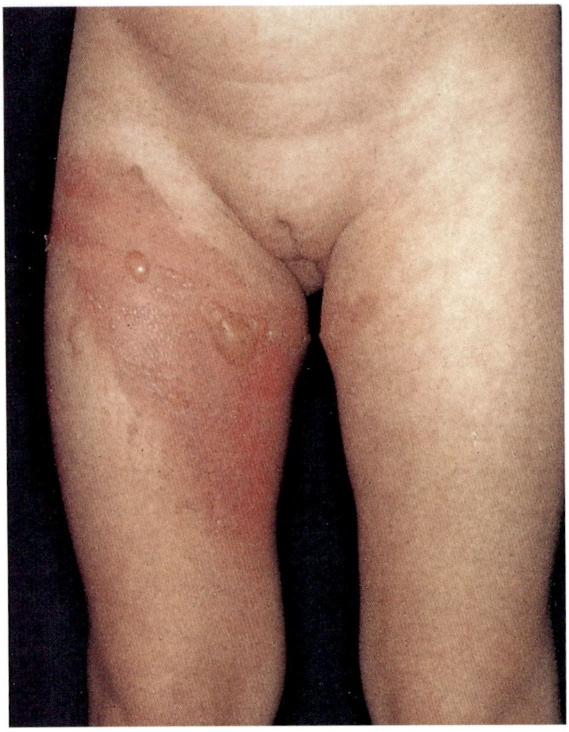

Abb. 45.10 Verbrühung 2. Grades

gefährdet. Haare lassen sich nicht schmerzfrei epilieren. Grad 2b, die tiefe dermale Verbrennung, zeigt einen weißlich-feuchten Wundgrund unter den Blasen. Haare, vor allem Vellushaare, fallen aus. Durch Zerstörung von Nervenendigungen ist die Berührungsempfindlichkeit vermindert. Eine narbenfreie Abheilung ist bei Grad 1 und 2a typisch, bei 2b noch möglich. Pigmentverschiebungen können sich einstellen.

Verbrennung 3. Grades Hier kommt es zur totalen dermalen Verbrennung. Sie zerstört alle Hautadnexe. Durch Denaturierung der Eiweiße wird der Wundgrund weißlich trocken, die Konsistenz ist erhöht. Es besteht keine Berührungsempfindlichkeit. Eine spontane Reepithelialisierung ist nicht möglich.

Verbrennung 4. Grades Sie führt zur Verkohlung aller Hautschichten wie auch der tiefer liegenden Gewebe (Muskeln und Knochen). Die Verbrennung dehnt sich im Verlauf in die Tiefe aus.

Verbrennungsgrad, Verbrennungslokalisation und Verbrennungsausdehnung bestimmen, inwieweit die sofortige Krankenhauseinweisung erforderlich ist.

Die Verbrennungssymptome werden als Verbrennungskrankheit zusammengefasst. Die akute Schockphase beginnt innerhalb der ersten 48 h (Wundschock), danach folgt die latente (katabole) Schockphase in den ersten 2–4 Wochen nach dem Unfall bis zur Abheilung der Wunden. Hier besteht die Gefahr des sekundären Schocks in Relation zur Ausdehnung und zum Grad der Verbrennung. Bei Kindern ist ab 10% und bei Erwachsenen ab 20% verbrannter Körperoberfläche das Risiko hoch. Es handelt sich um einen hypovolämischen Schock mit Freisetzung von vasoaktiven Mediatoren, die auch verbrennungsferne Ödeme auslösen können. Unmittelbar nach dem Unfall und etwa 2 Tage nach dem Ereignis sind die Flüssigkeitsverluste am größten. Metabolische Azidose, Hypoxie und Mikrothromben gefährden die Funktion der Schockorgane Niere, Lunge und Leber. Die Reparationsphase kann sich mit der latenten Phase überlappen und ist zeitlich nicht scharf begrenzt. Zeichen des septischen Schocks können sich durch sekundäre Infektionen einstellen.

Hyperthermie, Blässe, kalte Akren, normotone Tachykardie, Durstgefühl und Unruhe deuten einen drohenden Schock an. Der Schock selbst wird durch Schweißausbruch, hypotone Tachykardien und kalte Akren gekennzeichnet. Singultus, Krämpfe und Erbrechen stellen ungünstige Prognosezeichen dar. Es kommt vor allem innerhalb der ersten 48 h zur Oligämie und zur drohenden Minderversorgung von Hirn, Nieren, Leber, Muskulatur und Gastrointestinum. Es kann eine akute Anurie als Ausdruck des Nierenversagens auftreten. Diese Patienten können an Urämie versterben.

Verlauf

Gefürchtete Komplikationen aller Verbrennungen sind auch heute noch Wundinfektionen. Dabei ist die bakterielle Besiedlung der Verbrennungsherde durch Gram-positive Keime wie Staphylokokken oder Streptokokken, aber auch durch Gram-negative Keime möglich. Bakterielle Endo- und Exotoxine lösen ebenfalls eine Schocksymptomatik aus. Bakterielle Wundbesiedlung führt zur Heilungsverzögerung.

Wunddiphtherie und Scharlach können auftreten. Gefürchtete Komplikationen sind Magen- und Duodenalgeschwüre mit Blutungsneigung. Bronchopneumonie oder Bronchitis werden beobachtet.

Die Prognose ist im Wesentlichen von Ausdehnung und Grad der Verbrennung abhängig. Kritisch sind Verbrennungen von >20% Körperoberfläche beim Erwachsenen und >10% beim Kind. Verbrennungsschock und Wundinfektion, höheres Lebensalter, Organ- und Kreislauferkrankungen, Gravidität und Puerperium sind prognostisch ungünstig.

Therapie

Grundsätzlich sollte jedes Kind mit einer Verbrennung >10% Körperoberfläche und jedes Kleinkind mit >5% Körperoberfläche unverzüglich stationär eingewiesen werden.

Verbrennungen Erwachsener mit >10–15% Körperoberfläche sind ebenfalls stationär zu behandeln.

▪▪ Systemisch

Ausgedehnte und schwere Verbrennungen sind in spezialisierten Verbrennungszentren zu behandeln. Erster Schritt der Sofortbehandlung ist die Volumensubstitution (Schockprophylaxe). Eine ausreichende Tetanusimmunisierung ist besonders bei Kindern und betagten Personen zu überprüfen. Im Zweifelsfall erfolgt die aktive und passive Tetanusimpfung. Im Weiteren sind das Säure-Basen-Gleichgewicht und die Nierenfunktion zu sichern.

▪▪ Topisch

Erstmaßnahmen Die erste Handlung nach einer Verbrennung muss das schnelle Abkühlen der verbrannten Körperregion sein. Puder oder Brandsalben sowie eine prophylaktische Antibiose sind nicht geeignet.

Die unverzügliche Kühlung mit kaltem Wasser verhindert das Nachbrennen und lindert die Schmerzen. Beim brennenden Patienten steht die Löschung des Feuers durch Ersticken der Flammen mit Decke, durch Rollen am Boden oder Feuerlöscher im Vordergrund. Bei Phosphorverbrennungen (Napalm) ist luftabschließende Behandlung erforderlich – kein Wasser. Mit heißer Flüssigkeit getränkte oder angebrannte Kleidung ist vorsichtig zu entfernen. Der Tetanusschutz ist zu überprüfen. Im Zweifelsfall ist zu impfen. Bei Teer- und Asphaltverbrennungen ist die Entfernung der Substanzen von der Haut ein ungelöstes Problem. Vaseline kann versucht werden, organische Lösungsmittel jedoch nicht, da sie selbst durch Resorption eine systemische Toxizität verursachen können.

Ab Grad 2a sind Abstriche für die mikrobiologische Diagnostik zu entnehmen. Bei klinischen Infektionszeichen ist systemische Antibiose erforderlich. Blasen sollten nicht eröffnet werden, um Infektionen vorzubeugen. Erosive Flächen können mit Silbersulfadiazin- oder Fusidinsäure-haltigen Gazen, anti-inflammatorischem ionischen Hydrogel, Wundauflagen mit nanokristallinem Silber oder Karbonatverbänden abgedeckt werden. Das Erregerspektrum bei Brandwundinfektionen umfasst Streptokokken, Staphylokokken, Klebsiellen, Pyozyaneus und Proteus neben anderen, später aber auch Candida.

Tiefere Wunden und ausgedehnte Schädigungen sind in Verbrennungszentren zu behandeln (Nachweisstelle Verbrennungsbetten, Hamburg; Telefon 040-428513998 oder -3999).

Zur passageren Deckung von Wunden nach Nekrosektomie kann kryokonservierte allogene oder xenogene Haut verwendet werden. Die Deckung mit klassischen Transplantaten oder autologen Keratinozytentransplanaten ist von Fall zu Fall zu erwägen. Für die Regeneration von oberflächlichen Verbrennungen der Schleimhaut wird Dexpanthenol als Lösung oder Lutschtablette empfohlen.

▪▪ Weitere Empfehlungen

Die Schmerzbehandlung sollte ab Grad 2 bevorzugt intravenös vorgenommen werden analog dem Stufenschema der WHO für die Tumorschmerzbehandlung. Frühzeitig hochkalorische enterale und parenterale Ernährung unter Berücksichtigung eines erhöhten Bedarfs an Spurenelementen wie Zink und Vitamin C ist empfehlenswert.

Bei der Spontanheilung tieferer (ab Grad 2b) Verbrennungen und nach Hauttransplantaten können narbige Kontrakturen auftreten. Je jünger der Patient ist, desto ausgeprägter sind die Narben. Als Kontrakturprophylaxe sind Schienung, Haltung und intensive Bewegungsübungen erforderlich. Eine langfristige angepasste Kompressionsbehandlung über mindestens 6 Monate (bei Kindern über Jahre) kann hypertrophe Narben oder Keloide verhindern. Es ist eine topische Narbenpflege erforderlich, um die Sprödigkeit und Verletzlichkeit der Haut zu mindern (unparfümierte Cremegrundlagen). Die speziellen Narbenkorrekturen sind dem plastisch-chirurgischen Spezialisten vorbehalten. Verbrennungsnarben stellen fakultative Präkanzerosen dar, insbesondere dann, wenn sie sekundär chronisch ulzerieren.

45.3 Kältebedingte Hautschädigungen

45.3.1 Congelatio

▪ Synomym

Erfrierung

▪ Epidemiologie

Erfrierungen sind häufig und stellen eine charakteristische Erkrankung dar, die meist beim Wintersport, Bergsteigen (kleine Erfrierungen an Ohren, Nase, Zehen), heute aber auch häufiger bei alkoholisierten Obdachlosen auftritt.

▪ Ätiopathogenese

Die Erfrierung ist abhängig von der Intensität der Kälte, Dauer der Einwirkung, Luftfeuchtigkeit und dem Körperschutz durch Kleidung und der körperlichen Bewegung. Erstes Zeichen der Unterkühlung ist die **Gänsehaut (Pes anserinus)**, die infolge einer Kontraktur der Mm. arrectores pili zustande kommt. Erfrierungen beginnen im Bereich der Gefäßendstrombahnen an den Akren. Bei Ausdehnung auf den Gesamtorganismus droht der Erfrierungstod. Der Körper ist dann hartgefroren und steif. Begünstigende Faktoren einer Erfrierung sind Akroasphyxie, palmoplantare Hyperhidrose, abschnürende und zu leichte Kleidung, körperliche Überanstrengung, Erschöpfung, Alkohol und Blutverlust.

Im Gegensatz zur Verbrennung tritt keine Eiweißkoagulation auf. Durch Kälteeinwirkung kommt es zur Ausschüttung histaminartiger Substanzen, die zu Vasodilatation, erhöhter Kapillarpermeabilität mit Extravasation, Entzündung, Blutflussverlangsamung, Sauerstoffmangel und Nekrosen führen. Dabei kommt es zur Summationswirkung von Kälteeinfluss und Ischämie.

Sonderstellungen nehmen Schäden durch Lawinen- oder Schiffsunglücke ein, bei denen das Phänomen des Scheintodes vorkommt. Hier kommt es zur Unterkühlung. Bei Temperaturen <22°C sind die Schäden irreversibel. Rektale Temperaturen <20°C sind ein Todeszeichen infolge Wärmeverlust.

▪ Klinik

Die Einteilung der Erfrierung erfolgt in drei Graden:
1. Dermatitis congelationis erythematosa
2. Dermatitis congelatio bullosa
3. Dermatitis congelatio escharotica

Erfrierung 1. Grades Es finden sich ischämische Engstellungen der (Haut-)Gefäße mit weißlicher Verfärbung und Sensibilitätsverlust. Angefrorene Hautpartien sind schmerzhaft. Nach rascher Kälteausschaltung kommt es temporär zu einem stark juckenden bis brennenden Erythem. Die Heilung erfolgt mit Restitutio ad integrum.

Erfrierung 2. Grades Sie führt nach Wiedererwärmung zu subepidermalen Blasen, teils mit seröser oder hämorrhagischer Note.

Erfrierung 3. Grades Bei sehr intensiver Kälteeinwirkung entstehen Nekrosen. Die erstarrten Körperteile werden blauschwarz, hart und unempfindlich. Es kann danach zur trockenen Nekrose (Mumifikation) in Form eines blauschwarzen lederartigen Schorfs oder unter Einfluss einer bakteriellen Besiedlung zur ungünstigeren feuchten Nekrose (Gangrän) kommen. Eine demarkierende Entzündung trennt nekrotisches und gesundes Gewebe. Die spontane Abstoßung ist langwierig (Monate).

Allgemeinerscheinungen fehlen für gewöhnlich. Subjektive Spätfolgen sind abnorme Kälteempfindlichkeit, Wetterfühligkeit und Missempfindungen.

▪ Verlauf

Die Prognose wird durch Intensität und Ausmaß der Erfrierung bestimmt. Gravierend sind sekundäre Infektionen, ebenso Alkohol, der über die Gefäßweitstellung die allgemeine Unterkühlung fördert und zum Erfrierungstod beitragen kann.

▪ Therapie

Innerlich werden zur allgemeinen Körpererwärmung warme und heiße Getränke gereicht (Tee, Kaffee). Die Amputationsrate soll durch frühzeitige hyperbare Oxygenierung, intravenöse Gaben synthetischer Prostaglandinanaloga sowie von Gewebeplasminogenaktivator gesenkt werden.

Äußerlich ist die allgemeine Erwärmung der gesunden Körperpartien bei relativer Kühlhaltung der erfrorenen Bereiche sinnvoll. Heiße Bäder sind kontraindiziert. Plötzliche Wiedererwärmung des erfrorenen Gewebes führt zur Verstärkung der Ischämie und des Gewebeschadens.

Wärmezufuhr durch temperierte Bäder (35°C), Lichtbögen (30–40°C) oder warme Umschläge ist möglich. Bei Erfrierungen 3. Grades sollte unbedingt die Mumifikation angestrebt werden, deshalb ist hier keine Feuchtbehandlung indiziert. Frühamputation kommt bei feuchter Gangrän infrage. Bei Mumifikation sollte die Amputation erst im entzündungsfreien Intervall erfolgen.

45.3.2 Perniones

▪ Synonyme

Pernionen, Frostbeulen, Perniosis

▪ Epidemiologie

Zu Frostbeulen kommt es vor allem im Frühjahr und Herbst bei Temperaturen wenig über 0°C. Bevorzugt betroffen sind Jugendliche mit Akrozyanose, hauptsächlich bei Arbeiten im Freien, Motorradfahrten, Reiten oder nach Aufenthalt in feuchtkalten Räumen. Nicht selten sind die Läsionen assoziiert mit Cutis marmorata, Erythrocyanosis crurum puellarum oder fokaler Hyperhidrose. Die kumulative Lebenszeitinzidenz ist bei Männern doppelt so hoch wie bei Frauen. In zwei nationalen finnischen Studien waren die kumulativen Inzidenzraten für leichte Erfrierungen 12,9% und für schwere Erfrierungen 10,6%.

▪ Ätiopathogenese

Es handelt sich um ein Zusammenspiel von vegetativ gestörter Gefäßfunktion mit niedrigen Temperaturen. Begünstigend wirken zu enges Schuhwerk, enge Handschuhe, unzureichende Bekleidung und Nässe.

Risikofaktoren sind Diabetes, Digitus mortus, Herzinsuffizienz, Angina pectoris, Schlaganfall, Depression und übermäßiger Alkoholkonsum.

▪ Klinik

Frostbeulen finden sich vorwiegend an den Dorsalseiten von Fingern und Zehen, den Unterschenkeln, den Oberschenkelaußenseiten oder bei Frauen an der Brust. Es handelt sich um kissenartige, knotenförmige oder papulöse,

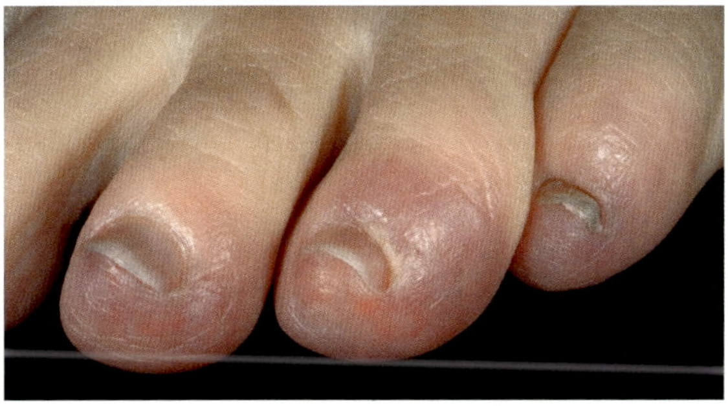

Abb. 45.11 Perniones

bläulich-rötliche Schwellungen, die bei Erwärmung jucken, brennen und schmerzhaft sein können. Durch wärmebedingte Hyperämie wandelt sich die Farbe ins Zinnoberrot. Blasige oder sekundär ulzerierte Perniones kommen vor.

Nicht selten stellt sich juckendes Brennen ein, wenn der Patient in geheizte Räume kommt.

▪ Differenzialdiagnose

Beim Sitz an Fingern und Zehen ist an den Chilblain-Lupus zu denken. Hier besteht jedoch häufig eine Assoziation mit Erythem der Lunula und die Veränderungen verschwinden in den Sommermonaten nicht vollständig. Die Frühlingspernionen gehören zur polymorphen Lichtdermatose. An den Unterschenkeln ist an ein Erythema induratum Bazin oder eine Sarkoidose zu bedenken.

▪ Histopathologie

Typisch ist die Kombination von dermalem Ödem, lymphozytären Infiltraten in der retikulären Dermis sowohl perivaskulär als auch mit tiefreichender periekkriner Betonung. In der Epidermis finden sich nekrotische Keratinozyten und eine Basalzellvakuolisierung. Es kann zu einer Kältepannikulitis kommen.

▪ Verlauf

Bei entsprechender Neigung verläuft die Erkrankung rezidivierend über Jahre. Die Prognose ist günstig, wenn die Betroffenen Kälteexposition durch entsprechende Bekleidung meiden.

▪ Therapie

▪▪ Systemisch

Die periphere Durchblutung lässt sich mit Pentoxifyllin oder Naftidrofuryl fördern.

▪▪ Topisch

Wichtig ist Schutz vor feuchtkalten Umwelteinflüssen durch (Schutz-)Kleidung. Hilfreich sind zudem warme Bäder mit Zusatz von Nikotinsäurebenzylester; Vorsicht bei Wechselbädern.

Pernio follicularis

▪ Synonym

Cutis anserina perpetua rubra

▪ Epidemiologie

Bei pyknischem Habitus kommt Pernio follicularis häufiger vor und tritt auch gemeinsam mit Perniones auf. Jüngere Frauen sind bevorzugt betroffen.

▪ Klinik

Meist finden sich an Unterschenkeln und Füßen dicht gestreute, lividrote, stecknadelkopfgroße Papeln in Kombination mit Aufrechtstellung der Haare durch Dauerkontraktion der Haarbalgmuskeln. Hierdurch kann sich sekundär eine Follikelkeratose entwickeln. Pernio follicularis ist ein Prädispositionsfaktor für follikuläre Infektionen. Die subjektiven Symptome sind eher leichter ausgeprägt als bei Perniones oder können auch komplett fehlen.

▪ Therapie

Angezeigt sind hyperämisierende Maßnahmen wie bei Perniones.

45.3.3 Kälteurtikaria

Es handelt sich um eine durch Kältereiz ausgelöste urtikarielle Reaktion an der Kontaktstelle (Kältekontakturtikaria) oder eine reflektorische Fernreaktion (Kältereflexurtikaria). Nicht selten ist die Erkrankung mit anderen Urtikariaformen kombiniert (▶ Kap. 29).

45.3.4 Kältepannikulitis

Die Kältepannikulitis stellt eine sehr seltene lobuläre Pannikulitis dar und wird verursacht durch umschriebene Kälteeinwirkung (▶ Kap. 78). Die Erkrankung entwickelt sich fast nur bei adipösen Frauen an Gesäß, Oberschenkelaußenseiten, Mammae, Hals oder Doppelkinn. Mit einer Verzögerung von 48 h nach Kälteexposition treten schmerzhafte, entzündliche, subkutane, flächige Indurationen auf, die an ein Erythema nodosum denken lassen.

45.3.5 Kryoglobulinämie

Nach Kälteexposition kommt es mit geringer Verzögerung zur Abblassung der Akren und mit größerer zeitlicher Verzögerung zur Vaskulitis der kleinen Gefäße durch Kryoglobuline (▶ Kap. 91). An den Beinen entwickeln sich häufiger palpable Purpura. Die Erkrankung kann mit Allgemeinsymptomen, wie Fieber, Abgeschlagenheit und Arthralgien und einer Eosinophilie im peripheren Blut einhergehen. Nephropathie und Neuropathie sind möglich.

Die Erkrankung wird in drei Typen unterteilt:

- Typ I: Monoklonale Rheumafaktoren
- Typ II: Mischung monoklonaler (meist IgM) Rheumafaktoren und polyklonaler (IgG) Rheumafaktoren
- Typ III: Mischung aus polyklonalen IgG Rheumafaktoren und polyklonalem IgG

In mehr als 90% aller Fälle ist liegt eine Hepatitis-C-Virus-Infektion zugrunde.

VI

45.3.6 Kryofibrinogenämie

[Korst and Kratochvil 1955]
Die wesentlichen klinischen Symptome sind Purpura, Hautnekrosen und Arthralgien mit Kälteempfindlichkeit. Durch Störungen der Fibrinolyse kommt es zur Kryofibrinogenakkumulation und zur Thrombosierung in kleinen und mittleren Arterien.

45.3.7 Kälteagglutintinkrankheit

Synonyme

Acrocyanosis haemopathica, kryopathisches hämolytisches Syndrom

Ätiopathogenese

Die Erkrankung wird durch Autoantikörper vom Kälteagglutinationstyp mit vergrößerter Wärmeamplitude ausgelöst. Es handelt sich um autozytotrope, gegen das I-Antigen der Erythrozytenoberfläche gerichtete Antikörper, die agglutinierend und in Anwesenheit vom Komplement auch hämolysierend wirken. Sie gelten als IgM-Leichtketten-Paraproteine.

Klinik

Die Erkrankung fällt durch Zyanose und extreme Blässe nach Kälteexposition auf. Man unterscheidet folgende Formen:

- Chronisch idiopathische Kälteagglutininkrankheit
- Sekundäre Kälteagglutininkrankheit:
  Chronische symptomatische Kälteagglutininkrankheit
  Akute passagere Kälteagglutininkrankheit

Der chronisch idiopathische Typ fällt durch Blässe und kalte Akren in Kombination mit netzartiger violetter Livedo-racemosa-artiger Gefäßzeichnung auf und tritt vorwiegend bei Männern im höheren Lebensalter auf. Die chronisch symptomatische Kälteagglutininkrankheit ist Teil maligner lymphoproliferativer Erkrankungen. Die akute passagere Form findet sich ohne Geschlechtsbevorzugung eher in der ersten Lebenshälfte im Zusammenhang mit Infektionskrankheiten wie Mykoplasmenpneumonie, Influenza oder infektiöser Mononukleose.

Therapie

Bei Hepatitis-C-assoziierter Kryoglobulinämie wird heute der monoklonale Anti-CD20-Antikörper Rituximab favorisiert. Ansonsten erfolgt die Therapie je nach Grundkrankheit antiinfektiös oder zytostatisch. Bei Kryofibrinogenämie ist eine Antikoagulation indiziert. Grundsätzlich wichtig ist Kälteschutz.

45.4 Hautschäden durch Elektrizität

45.4.1 Elektrischer Strom

Elektrische Verbrennungen

Epidemiologie

Elektrische Verbrennungen sind nicht selten. Besonders sind Kleinkinder und bestimmte Berufsgruppen wie Elektriker betroffen.

Ätiopathogenese

Ursächlich können Flammenbögen (Joule-Wärme), entzündete Bekleidung oder heiße Metalle sein. Es kommt zu typischen Verbrennungen.

Klinik

Bei Niederspannung entwickeln sich meist keine Hautveränderungen, bei Hochspannung hingegen typische Strommarken mit scharf abgesetzter, wie ausgestanzt wirkender Ulzeration, Schmelzspuren bei Einwirkung auf Metalle (Uhr, Schmuck) oder Metallisation durch elektrolytische Zerstäubung von Elektrodenmetall (Tätowierung). Kinder, die Stromkabel in den Mund nehmen, können Lippenulzera und Blutungen aus den labialen Arterien entwickeln.

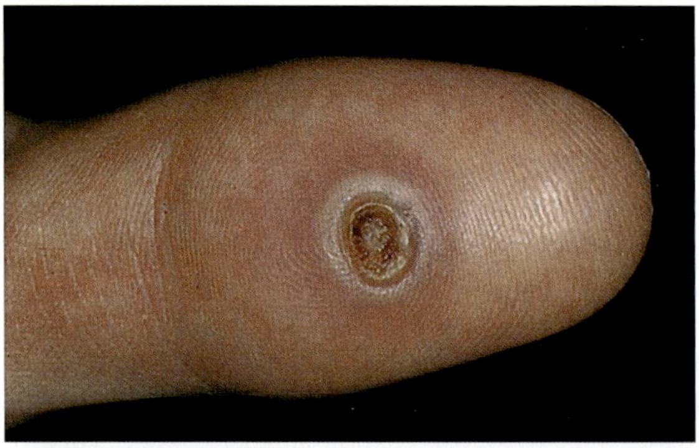

Abb. 45.12 Strommarke

Retikuläre Teleangiektasien wurden nach Implantation eines Kardioverter-Defibrillators beobachtet. Auch bei Anwendung der Elektrokardioversion oder Defibrillation sind elektrochemische Verbrennungen und persistente Erytheme bekannt. Frühzeitig kommt es bei Hochspannung (≥500 V) zur Zerstörung der Hautbarrierefunktion mit Auftreten lokalisierter Transportregionen im Stratum corneum, die den Hautwiderstand dramatisch reduzieren und möglicherweise auch der Absorption von toxischen Stoffen und Infektionen Vorschub leisten. Prognosebestimmend sind Auswirkungen auf innere Organe (Herz, Kreislauf, Niere). In den letzten Jahren wurden vermehrt kombinierte Verbrennungsunfälle durch Explosion von Lithium-Ionen-Batterien, beispielsweise in Handys, beobachtet.

■ **Therapie**

Patienten mit Starkstromunfällen benötigen eine stationäre Überwachung der vitalen Funktionen. Örtliche Behandlung der Strommarken erfolgt bei Ulzerationen durch frühzeitige Exzision und Transplantation. Die Tetanusimmunisierung sollte aufgefrischt werden.

45.4.2 Blitzschlagunfälle

■ **Ätiopathogenese**

Ein Blitz entsteht zwischen zwei Ladungsbezirken in Gewitterwolken. Hat die Vorentladung einen Kontakt zur Erde gefunden, kommt es zur Hauptentladung in entgegengesetzter Richtung. Durch die explosionsartige Ausdehnung der Luft im Blitzkanal entstehen die Schallwellen des Donners. Innerhalb kürzester Zeit entstehen Ströme von mehreren 10.000 A, am Menschen eine Spannung von mehreren 100.000 V. Der größte Teil des Stroms fließt über die Körperoberfläche ab. Durch Kleidung und Haut ergibt sich ein elektrischer Widerstand, der dazu führt, dass letztlich nur Ströme von wenigen A durch den Körper fließen. Aufwärtsblitze (Hauptentladung) können durch Verhinderung des Gleitüberschlags des Stroms zu tödlichen Stromverletzungen führen. Todesursachen sind Herz- und Atemstillstand, Verbrennungen, Frakturen, Zerreißungen und ausgedehnte Blutungen.

■ **Klinik**

An der Stromeintrittsstelle entstehen nicht selten bizarre Blitzfiguren, an der Austrittstelle Erytheme oder Nekrosen. Farnartige, sich verzweigende figurierte Erytheme werden auch als **Lichtenberg-Figuren** bezeichnet [Lichtenberg 1778]. Wundstupor (temporäre Schmerzlosigkeit) ist häufig. Die Abheilung der Wunden infolge Gewebeschädigung ist verzögert. Durch die Auslösung einer Explosionswelle im Körper kann es zu intrakraniellen Blutungen, Zerreißung solider Organe und Schädelbasisfraktur kommen.

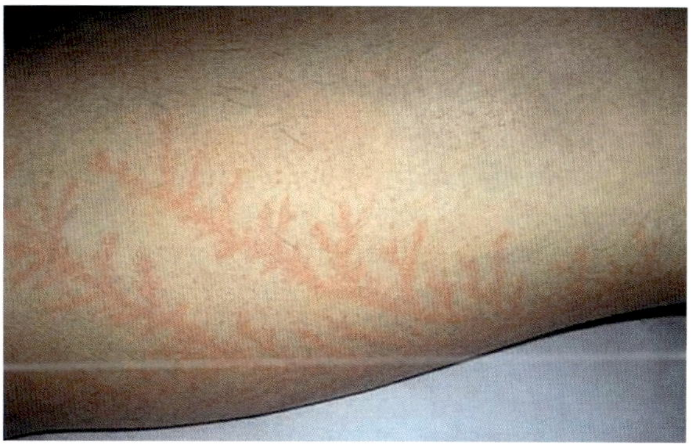

Abb. 45.13 Lichtenberg-Figuren an den Unterschenkelinnenseiten nach einem Blitzschlag. (Aus: Schmidhauser und Azzola 2011, mit freundlicher Genehmigung)

Allgemeinsymptome hängen vom Ausmaß der einwirkenden Energie ab. Eine direkte Folge des Stromflusses durch den Körper sind Kammerflimmern, Herzstillstand, Nerven- und Rückenmarkschädigung, Hirnödem, Seh- und Hörstörungen, Atemstillstand, Anurie und Hämoglobulinurie.

■ **Therapie**

Die Behandlung gleicht der bei Starkstromunfällen.

■■ **Weitere Empfehlungen**

Außerhalb von Gebäuden ist das Auto als Faraday-Käfig die beste Zufluchtsstätte, sofern das Dach aus Metall besteht. Entgegen diverser Bauernregeln ist der Aufenthalt unter Bäumen zu meiden. Weiterhin gilt: Nicht telefonieren, Fernsehantennen und Netzstecker der Fernsehgeräte ziehen.

45.5 Chemische Schädigungen

45.5.1 Komablasen

■ **Ätiopathogenese**

Die Blasen entstehen durch Untergang epidermaler Keratinozyten durch Stoffwechselentgleisung (diabetische Ketoazidose) oder auch infolge zytotoxischer oder arzneimittelinduzierter Vorgänge, wie etwa Barbituratvergiftung in suizidaler Absicht.

■ **Klinik**

Es zeigen sich pralle Blasen auf nichtentzündlichem Grund, meist an den abhängigen Körperpartien.

■ **Histopathologie**

Histopathologische Merkmale sind Vakuolisierung der Basalzellen mit intraepidermaler Blase, fokale bis vollständige Koagulationsnekrosen der Telogenfollikel, Degeneration der Talgdrüsen, Vakuolisierung der ekkrinen Knäuel bis zur kompletten Schweißdrüsennekrose, Gefäßwandödeme der Venolen bis zu fibrinoiden, thrombotischen oder fibrinoid nekrotischen degenerativen Veränderungen von Venolen und Arteriolen. In der direkten Immunfluoreszenz gelingt der Nachweis von Immunglobulin- und Komplementdepots in den Gefäßen. Fibrinoide Thromben sollen bei nicht durch Arzneimittel ausgelösten Komablasen häufiger sein.

- **Therapie**

Indiziert ist die Behandlung der Grunderkrankung. Die Blasen werden wie Spannungsblasen therapiert.

45.5.2 Kohlenmonoxidvergiftung

- **Ätiopathogenese**

Zu dieser Vergiftung kommt es am ehesten in suizidaler Absicht. CO hat eine 225-fach höhere Affinität zum Hämoglobin als CO_2, welches aus der Hämoglobinbindung verdrängt wird. Es kommt zur Carboxyhämoglobinämie (Methämoglobinämie). Hypoxämie, Gewebshypoxie, metabolische Azidose und am Ende irreversible ZNS- und Kreislaufschäden sind die Folge. Ursächlich kommen Autoabgase, Schwelbrände, Hochofenabgase und Gasöfen in Haushalten in Betracht.

- **Klinik**

Bei akuter CO-Vergiftung entwickeln sich kirschrotes Hautkolorit, schwerste Hypoxie, Schwindel, Benommenheit und schließlich Bewusstlosigkeit. Die Nägel lassen ebenfalls kirschrote Färbung der Lunula erkennen.

- **Therapie**

Die Personen müssen durch Helfer in Schutzausrüstung aus der Gefahrenzone entfernt und in eine Klinik gebracht werden. Die Minderung des CO-Gehalts im Blut erfolgt durch Überdruckbeatmung mit reinem Sauerstoff, weiterhin wichtig sind Schockbehandlung und Azidoseausgleich und die Behandlung des Hirnödems. Bei älteren Patienten ist auch bei geringgradiger Vergiftung mit zerebralen und kardialen Intervallschäden zu rechnen.

45.5.3 Biogasvergiftung

- **Ätiopathogenese**

Betroffen sind vor allem Arbeiter in der Landwirtschaft; Ursachen sind Jauchegruben, Biogasanlagen, Klärschlamm, selten auch Thermalquellen.

- **Klinik**

Wichtigstes Gas ist Schwefelwasserstoff (H_2S). Der Geruch wie fauler Eier wird nur bei sehr geringen Konzentrationen kurzzeitig wahrgenommen, in höherer Konzentration ist H_2S ist farb- und geruchlos. Konzentrationen >100 ppm lösen Schleimhautreizungen aus, bei >500 ppm kommt es zu Bewusstseinstrübung und Krämpfen. Weitere Folgen sind Hämolyse, submuköse und subseröse Blutungen, Rötung, Brennen und Schwellung der Bindehaut und Schleimhaut, Hautreizungen und pulmonale Nekrosen. Bei Konzentrationen von >1000 ppm kommt es zum plötzlichen Tod durch neurotoxische Atemdepression und Lungenödem.

- **Therapie**

Die Personen müssen durch Helfer in Schutzausrüstung aus der Gefahrenzone entfernt werden. Bei Hautkontakt sind die Kleider zu entfernen und Haut und Haare mit Wasser zu spülen. Indiziert ist eine stationäre Therapie und ggf. Schockbehandlung.

! Bei einer möglichen Antidotgabe mit 4-Dimethylaminophenol 3–5 mg/k KG i.v. darf kein Thiosulfat gegeben werden.

45.5.4 Säure- und Laugenverätzungen

- **Epidemiologie**

Säureverätzungen kommen häufiger im Berufsleben vor, Laugenverätzungen sind bei nichtsachgemäßem Umgang mit Haushaltchemikalien oder Zement/Beton beim Hausbau nicht selten.

- **Ätiopathogenese**

Säuren führen zur Eiweißfällung und damit zur **Koagulationsnekrose**. Die Säure wird bei diesem Vorgang rasch neutralisiert. Hierdurch wird meist (Ausnahme Flusssäure) eine relativ oberflächliche, selbstbegrenzte Nekrose verursacht. Die Färbung des Schorfs ist abhängig von der Säure und der Einwirkungszeit: anfänglich weiß, später schwärzlich bei Schwefelsäure, gelblich bei Salpetersäure, weißlich bei Salzsäure, gelbgrün bei Flusssäure, braungelblich bei Pikrinsäure. Auch organische Säuren wie Ameisen-, Zitronen- oder Milchsäure können bei entsprechender Konzentration und Einwirkungszeit Nekrosen hervorrufen. Besondere Gefahren drohen bei Einbeziehung der Augen oder Schleimhäute.

Natrium-, Kalilauge, aber auch andere Alkalien wie Zement, Karbid oder Kaliumpermanganat lösen Zellen auf und bilden Alkalialbuminate. Diese bilden keine Penetrationsbarriere oder Neutralisation der Alkaliwirkung aus, sodass die Laugen tief ins Gewebe eindringen können (**Kolliquationsnekrose**).

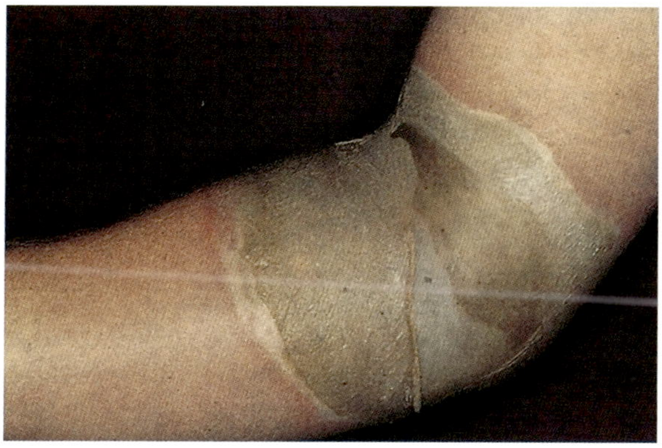

Abb. 45.14 Verätzung 3. Grades durch Essigsäure

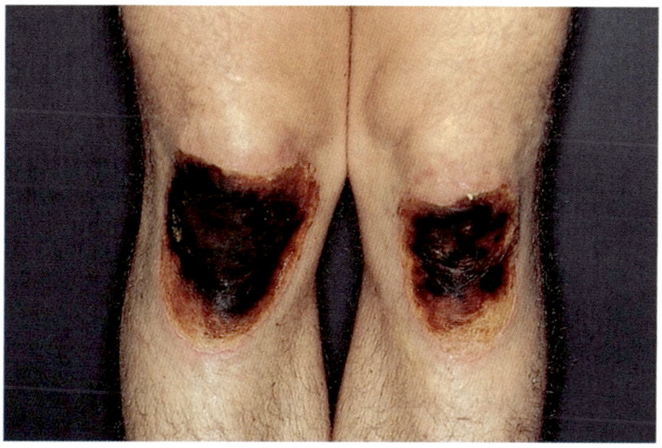

Abb. 45.15 Verätzung nach Kontakt mit Zement

Klinik

Ätzschorfe durch Säuren sind pergamentartig, scharf begrenzt, mit wenig Begleitentzündung. Wunden durch Laugen/Alkalien zeigen einen weicheren Schorf, unscharfe Begrenzung, häufiger randständige Ödeme und Verfärbungen durch Hämoglobinumwandlung. Es finden sich zum Teil Abrinnspuren. Die Wunden neigen besonders nach Alkaliverätzungen zu sekundärer Infektion. Bei Resorption von Säuren oder Alkalien treten auch Allgemeinsymptome (Niereninsuffizienz nach Phenolverätzung) auf. Die Narben neigen zur keloidartigen Wucherung, zu Ulzerationen und nach Jahren dann auch zur Entartung.

Therapie

Topisch

Indiziert ist lang andauerndes und intensives Abspülen mit Wasser, bei Phenol auch 30–50%iges Ethanol in wässriger Lösung als Antidot. Bei Flusssäureverätzung sollte eine baldige Exzision erfolgen. Bei Salpetersäureverätzung Grad I und II ist initial eine topische Behandlung mit panthenolhaltiger Creme oder Feuchtbehandlung mit isotonischer Kochsalzlösung und Silber-Sulfadiazin-Creme sinnvoll. Bei Verätzungen vom Grad IIb und III sollten antiseptische Feuchtverbände mit enzymatischen Salben bis zur Demarkation der Nekrosen Anwendung finden. Eine chirurgische Therapie mit plastischer Deckung ist danach und übrigens auch bei etwa 30% der Patienten mit Zementverätzungen erforderlich. Sonst wird wie bei einer Ulkustherapie vorgegangen. Narbenbehandlung erfolgt mit Kompressionsverbänden, Narbenpflege mit rückfettenden Externa. Im Intervall ist eine operative Narbenkorrektur möglich.

Systemisch

Im Bedarfsfall sind Glukokortikoide und Diuretika indiziert.

45.5.5 Chemische Kampfstoffe

Seit dem ersten Weltkrieg sind chemische Kampfstoffe in militärischen Konflikten oder terroristisch eingesetzt worden.

Man unterscheidet inhalative Kampfstoffe (Zyanidgase, Phosgen, Chlorin), Hautkontaktkampfstoffe (Lost, Lewisit) und Nervengase (Tabun, Sarin, Soman, VX). Bezüglich kutaner Veränderungen sind Hautkontaktkampfstoffe von größter Bedeutung, wenngleich ihre Toxizität vergleichsweise geringer anzusetzen ist.

Ätiopathogenese

Schwefellost (Bis-2-Chlorethylsulfid; HD) bindet sich an das Stratum corneum. Durch Hautkontakt mit Schwefellost kommt es zur Freisetzung von Zytokinen (Interleukin-1-α und Prostaglandin-E2) sowie des Interleukin-1-Rezeptorantagonisten. Schwefellost induziert die proinflammatorische Stickoxidsynthetase maximal 24–48 h nach Hautkontakt. Die perkutane Resorption erfolgt rasch sowohl durch scheinbar intakte wie verstärkt durch wärmegeschädigte Haut.

Klinik

Schwefellost führt etwa 2 h nach Hautkontakt zu einem flächigen Erythem, welches sich innerhalb weniger Tage blasig umwandelt und großflächige Wunden erzeugt, welche außerordentlich schlecht abheilen und zu Sekundärinfektionen neigen. Innerhalb der ersten 30 min nach Hautkontakt entscheidet es sich, ob tiefe Wunden auftreten oder nicht. Es kommt zu Nekrosen. Lewisit wirkt ähnlich, jedoch rascher. Langzeitig ist über eruptive melanozytäre Nävi und Angiome berichtet worden. Bei Kontakt zu **Tränengas** (2-Chlorazetonphenon) sind allergische und irritative Kontaktekzeme beobachtet worden.

■ **Histopathologie**

Schwefellost führt zur Chromatinkondensation in Keratinozyten und zur Retraktion des Zellleibs mit Vakuolisation des Plasmas. Die Veränderungen sind am ausgeprägtesten in der Basalzellschicht. Damit kommt es subepidermal zu Spalten und Blasen. Nekrosen der Epidermis können auftreten. Es entsteht eine dermale akute Entzündungsreaktion mit Blutungen.

■ **Therapie**

Prophylaktische Gabe von Amifostin in Kombination mit S-2(2-Aminoethylamin)Ethylphenyl-Sufit (DRDE-07), S-2(2-Aminoethyl-amino)Ethylpropyl-Sulfit (DRDE-30) oder S-2(2-Aminoethyl)Ethylbutyl-Sulfit (DRDE-35) 30 min vor Exposition verbessert die Erholung der Zellen und Gewebe nach Schwefellost-Kontakt. In praxi ist frühzeitige Dekontamination dringend erforderlich. In der Vergangenheit wurde bei Schwefellost Chloraminlösung, bei Lewisit 2,3-Dimerkaptopropanol (BAL = British Anti-Lewisit) verwendet. 10%ige Iodidlösung ist wirksam gegen Lost, wenn sie innerhalb der ersten Viertelstunde aufgetragen wird. Der Kalziumchelator 1,2,-bis(0-Aminophenoxy)Ethan-N,N,N',N',-Tetraessigsäureacid-Acetoxymethylester (BAPTA AM) scheint über die Senkung der Proliferationsrate und der Stoffwechselaktivität der Keratinozyten die Schädigung begrenzen zu können. Hochreaktive Nanopartikel aus Metallen und Metalloxiden werden in Schutzcremes eingearbeitet. Durch Schwefellost bedingte Nekrosen können mit dem ablativen Laser (CO_2, Erb-YAG) entfernt werden.

Als wirksamste adjuvante Maßnahmen zur Förderung der Wundheilung nach Débridement werden die Vakuumversiegelung (VAC, KCI Int.), Aminoplex-Spray (bi(02) Cosmeceuticals Int.) und autologe Keratinozyten (ReCell Harvesting Device, Clinical Cell Culture Americas LLC) vom U.S. Army Medical Research Institute of Chemical Defense eingestuft.

45.6 Wasserschäden der Haut

45.6.1 Aquadynie

[Misery et al 1997]

■ **Epidemiologie**

Die Aquadynie ist eine sehr seltene Erkrankung.

■ **Klinik**

Leitsymptom ist ein starker lokalisierbarer Schmerz beim Eintauchen der betreffenden Körperpartie in Wasser. Die Haut bleibt makroskopisch unverändert.

■ **Therapie**

Der Wasserkontakt sollte auf ein Mindestmaß reduziert werden. In Einzelfällen reduziert Clonidin 0,05 mg–0,15 mg/Tag die Schmerzen.

45.6.2 Aquagenes syringeales Akrokeratoderm

[English and McCollough 1996]

■ **Synonym**

Transientes reaktives papulotransluzentes Akrokeratoderm

■ **Klinik**

Die Patienten klagen über Stechen und Schmerz an den Händen wenige Minuten nach Wasserkontakt, was bis zu 30 min nach Exposition anhalten kann. Manchmal triggert allein eine fokale Hyperhidrose die Beschwerden. Klinisch sind vermehrt Falten mit ödematösen, weißlichen Papeln der palmaren, weniger der plantaren Hautbezirke, festzustellen. Nach Trocknung der Haut verschwinden Beschwerden und kutane Symptome. In der Hautbiopsie kann sich eine ekkrine Ostienhyperplasie zeigen.

■ **Therapie**

Wasserkontakt ist zu meiden; die fokale Hyperhidrose sollte behandelt werden.

45.6.3 Aquagene Falten

[Moynahan 1974]

■ **Klinik**

Es kommt zu einer ausgeprägten palmaren Faltenbildung nach Wasserkontakt.

Patienten mit aquagenen Falten sollten unbedingt hinsichtlich einer zystischen Fibrose untersucht werden (▶ Kap. 58).

■ **Therapie**

Die Behandlung besteht in der Meidung von Wasserkontakt. Bei Hyperhidrose sollte auch diese behandelt werden.

Literatur

Mechanische Hautschädigungen

Day RD, Reyzelman AM, Harkless LB (1996) Evaluation and management of the interdigital corn: a literature review. Clin Podiatr Med Surg 13: 201–206

Hartford-Beynon JS, Kadambande S, Rassam S (2011) Surgical emphysema of the orbit associated with pneumoperitoneum. Br J Anaesth 106: 151

Kim SH, Kim S, Choi HI et al (2010) Callus formation is associated with hyperproliferation, incomplete differentiation of keratinocytes, and increased expression of adhesion molecules. Br J Dermatol 163: 495–501

Kopera D, Soyer HP, Kerl H (1995) An update on pachydermodactyly and a report of three additional cases. Br J Dermatol 133: 433–437

Lyon CC, Kulkarni J, Zimerson E et al (2000) Skin disorders in amputees. J Am Acad Dermatol 42: 501–507

Montgomery EA, Meis JM, Mitchell MS, Enzinger FM (1992) Atypical decubital fibroplasia. A distinctive fibroblastic pseudotumor occurring in debilitated patients. Am J Surg Pathol 16: 708–715

Thomas DR (2001) Prevention and treatment of pressure ulcers: What works? What doesn't? Cleve Clin J Med 68: 704–707, 710–714, 717–722

Tlougan BE, Podjasek JO, Adams BB (2010) Aquatic sports dermatoses: Part 3 On the water. Int J Dermatol 49: 1111–1120

Verma SB, Wollina U (2008) Callosities of cross legged sitting: »Yoga sign« – an under-recongized cultural cutaneous presentation. Int J Dermatol 47: 1212–1214

Wlotzke U, Hohenleutner U, Landthaler M (1996) Dermatosen bei Bein-Amputierten. Hautarzt 47: 493–501

Wollina U, Abdel-Naser MB, Verma SB (2006) Skin physiology and textiles – consideration of basic interactions. Curr Probl Dermatol 33: 1–16

Wollina U, Konrad H, Graefe T, Thiele J (2000) Botulinum toxin A for focal hyperhidrosis in leg amputees. Acta Dermato Venereol (Stockh) 80: 226–227

Wärmebedingte Hauterkrankungen

Kibbi AG, Tannous Z (1998) Skin diseases caused by heat and cold. Clin Dermatol 16: 91–98

Sheridan RL (2001) Comprehensive treatments of burns. Curr Probl Surg 38: 657–756

Treharne LJ, Kay AR (2001) The initial management of acute burns. JR Army Med Corps 147:198–205

Wollina U, Helm C, Hansel G et al (2007) Two cases of erythema ab igne, one with a squamous cell carcinoma. G Ital Dermatol Venereol 142: 415–418

Kältebedingte Hauterkrankungen

Boada A, Bielsa I, Fernandez-Figueras MT, Ferrándiz C (2010) Perniosis: clinical and histopathological analysis. Am J Dermatopathol 32: 19–23

Ferri C. Zignego AL, Pileri SA (2002) Cryoglobulins. J Clin Pathol 55: 4–13

Prakash S, Weisman MH (2009) Idiopathic chilblains. Am J Med 122: 1152–1155

Saadoun D, Elalamy I, Ghillani-Dalbin P et al (2009) Cryofibrinogenemia: new insights into clinical and pathogenic features. Am J Med 122: 1128–1135

Hautschäden durch Elektrizität

Dinulos JG, Vath B, Beckmann C et al (2001) Reticular teleangiectatic erythema associated with an implantable cardioverter defibrillator. Arch Dermatol 137: 1259–1260

Domart Y, Garet E (2000) Lichtenberg figures due to a lightning strike. N Engl J Med 343: 1536

Lee RC, Zhang D, Hannig J (2000) Biophysical injury mechanisms in electrical shock trauma. Annu Rev Biomed Eng 2: 477–509

Ohashi M, Hosoda Y, Fujishiro Y et al (2001) Lightning injury as a blast injury of skull, brain, and visceral lesions: clinical and experimental evidences. Keio J Med 50: 257–262

Schmidhauser T, Azzola A (2011) Images in clinical medicine. Lichtenberg figures. N Engl J Med 365; 26: e 49

Chemische Hautschädigungen

Firooz A, Komeili A, Dowlati Y (1999) Eruptive nevi and cherry angiomas secondary to exposure to sulfur mustard gas. J Am Acad Dermatol 40: 646–647

Goozner B, Lutwick LI, Bourke E (2002) Chemical terrorism: a primer for 2002. J Assoc Acad Minor Phys 13: 14–18

Graham JS, Stevenson RS, Mitcheltree LW et al (2009) Medical management of cutaneous sulphur mustard injuries. Toxicology 263: 47–58

Hassankhani H, Taleghani F, Mills J et al (2010) The challenges experienced by Iran war veterans living with chemical warfare poisoning: a descriptive, explorative study. Scand J Caring Sci 24: 290–298

Kolios L, Striepling E, Kolios G et al (2010) The nitric acid burn trauma of the skin. J Plast Reconstr Aesthet Surg 63: e358–e363

Oesterhelweg L, Püschel K (2008) Death may come like a stroke of lightening: phenomenological and morphological aspects of fatalities caused by manure gas. Int J Legal Med 122: 101–107

Wasserschädigungen der Haut

Baldwin BT, Prakash A, Fenske NA et al (2006) Aquagenic syringeal acrokeratoderma: report of a case with histologic finding. J Am Acad Dermatol 54: 899–902

Katz KA, Yan AC, Turner ML (2005) Aquagenic wrinkling of the palms in patients with cystic fibrosis homozygous for the delta F508 CFTR mutation. Arch Dermatol 141: 621–624

Lehman JS, Kuntz NL, Davis DMR (2010) Localized aquadynia responsive to clonidine in a 13-year-old girl. Pediatr Dermatol 27: 646–649

Erstbeschreiber

Bart JS, Pumphrey RE (1967) Knuckle pads, leukonychia and deafness. A dominant inherited syndrome. N Engl J Med 276: 202–207

Buschke A, Eichhorn A (1911) Ueber den Einfluss des Lichts auf das Leucoderma syphiliticum und über Cutis marmorata pigmentosa. Dermatol Zschr 18: 109–117

Crissey JT, Peachey JC (1961) Calcaneal petechiae. Arch Dermatol 83: 501

English JC, 3rd, McCollough ML (1996) Transient reactive papulotranslucent acrokeratoderma. J Am Acad Dermatol 34: 686–687

Epstein E (1965) Granuloma fissuratum of the ears. Arch Dermatol 91: 621–622

Garrod AE (1893) On an unusual form of nodule upon the jopints of the fingers. St. Bart Hosp Rev 29: 157–161

Korst DR, Kratochvil CH (1955) Cryofibrinogen in a case of lung neoplasm associated with thrombophlebitis migrans. Blood 10: 945–953

Lichtenberg GC (1778) Commentationes physicae et mathematicae classis. Novi Commentarii Societatis Regiae Scientiarum Gottingensis, tomus VIII. Gottingae, apud Johann Christian Dieterich

Misery L, Bonnetblanc JN, Staniek V et al (1997) Localized pain following contact with liquids. Br J Dermatol 136: 980–981

Montgomery EA, Meis JM, Mitchell MS et al (1992) Atypical decubital fibroplasia. A distinctive fibroblastic pseudotumor occurring in debilitated patients. Am J Surg Pathol 16: 708–715

Moynahan EJ (1974) Letter: Skin wrinkling in cystic fibrosis. Lancet 2: 907

Verbov J (1975) Pachydermodactyly: a variant of the true knuckle pad. Arch Dermatol 111: 524

Wallace AB (1951) The exposure treatment of burns. Lancet 1: 501

Erkrankungen durch ionisierende Strahlen

Ralf U. Peter

Einführung

Die Anwendung ionisierender Strahlung zur Behandlung gutartiger Erkrankungen ist in den letzten Jahren in der Dermatologie zunehmend zurückgegangen. In der Vergangenheit wurde ionsierende Strahlung beispielsweise zur Behandlung der Tinea capitis verwendet, als wirksame antimykotische systemische Therapeutika noch nicht zur Verfügung standen. In medizinischen Museen können heute die alten Helme besichtigt werden, die zur Expositionskontrolle der verschiedenen Quadranten der Kopfhaut mittels Gleitverschlüssen eingesetzt wurden.

In ähnlicher Weise wurde Röntgentherapie zur Behandlung der Akne wegen ihres sebostatischen Effekts eingesetzt, der erst die systemische Retinoidtherapie überlegen war. In fortgeschrittenem Alter weisen diese Patienten ein erhöhtes Risiko für Schilddrüsen- und Brustkrebs auf.

Die Wirkungen einer Langzeitexposition mit erheblich niedrigeren Dosen konnten an den Fingern von Zahnärzten beobachtet werden, die während einer Zahnaufnahme die Röntgenfilme in Position hielten, an den Händen von Kardiologen, die mit den ersten Fluoroskopieanlagen experimentierten und sogar an den Füßen von Schuhverkäufern, die ihren Kunden an Fluoroskopiegeräten den Sitz ihrer Schuhe demonstrierten.

Auch die Anwendung ionisierender Strahlung ohne ärztliche Überwachung kann Probleme verursachen. Wegen der früher gebräuchlichen Epilationsbehandlung wie beim Damenbart durch nichtärztliches Personal sollte bei älteren Frauen mit poikilodermatischen Hautbefunden an Oberlippen und Kinn immer eine diesbezügliche Anamnese erfolgen.

In ähnlicher Weise erhielten Psoriasispatienten insbesondere bei Nagelpsoriasis gelegentlich exzessive Dosen an den Nägeln, entweder wegen eines zu enthusiastischen Einsatzes der Röntgentherapie durch Ärzte erfolgte oder weil die Patienten bei Rezidiven einen neuen Arzt aufsuchten, wenn ihr bisheriger Arzt eine weitere Röntgentherapie wegen Erreichens der weitgehend sicheren Gesamtdosis von 5–7 Gy verweigerte.

Trotz zahlreicher Fortschritte im Strahlenschutz gibt es nach wie vor auch in Krankenhäusern ein Risiko einer unerwünschten Strahlenexposition sowohl für das medizinische Personal wie für die Patienten, wobei sich derartige Effekte oft erst mit langjähriger Verzögerung offenbaren. So zeigten sich erst in den 1990er Jahren, Jahrzehnte nach dem Einsatz von Fluoroskopiegeräten in der Koronarangiografie, die ersten Fälle eines kutanen Strahlen-Syndroms. Diagnostische Maßnahmen unter Einsatz ionisierender Strahlen sind meist von kurzer Dauer und erfordern nur geringe Strahlendosen pro Untersuchung, aber bei therapeutischen Eingriffen einschließlich der Herzkatheterisierung mit perkutaner transluminaler Koronarangioplastie oder einer Radiofrequenzkatheterablation können Oberflächendosen an der Haut erreicht werden, die ausreichen, um ein kutanes Strahlen-Syndrom zu induzieren. Als häufigste Fehldiagnose wird in diesen Fällen ein fixes Arzneiexanthem vermutet, da sich die Überexposition der Haut zunächst als scharf begrenzte, schuppende Macula oder Plaque manifestiert. Besonders adipöse Patienten haben diesbezüglich ein höheres Risiko, da bei ihnen für eine exakte Darstellung der Koronargefäße höhere Dosen benötigt werden. Es sollte hierbei auch bedacht werden, dass auch die kontralaterale Austrittsfläche statt der Eintrittsfläche betroffen sein kann.

Natürlich stellt die Strahlentherapie auch eine wesentliche Komponente zahlreicher onkologischer Therapiekonzepte dar. Der zumindest in Europa und den USA erreichte, sehr hohe technische Standard unter Einsatz von computergesteuerten Linearbeschleunigern mit multiplen Eintrittsfenstern statt Röntgengeräten, führte zu einer deutlichen Reduktion der Oberflächendosis und damit therapiebedingter Nebenwirkungen am Hauteintrittsfenster. Allerdings führen einige Chemotherapeutika zu einer zusätzlichen Sensibilisierung der Haut oder anderer Gewebe gegenüber ionisierender Strahlung. Eine seltene, aber charakteristische Nebenwirkung einer onkologischen Chemotherapie stellt der **radiation-recall** dar, bei dem es während oder nach der Chemotherapie an in der Vergangenheit bestrahlten Lokalisationen zur Ausprägung eines klinischen Bildes kommen kann, das dem kutanen Strahlen-Syndrom ähnelt.

Mehrere Monate bis Jahre nach Brustkrebsbestrahlung, selten aber auch nach diagnostischen Maßnahmen unter Einsatz höherer Dosen ionisierender Strahlung, kann es zur Ausbildung einer Strahlenfibrose im Bestrahlungsfeld kommen, entweder oberflächlich unter dem Bild einer zirkumskripten Sklerodermie oder auch das tiefere Brustgewebe betreffend. In diesen fibrotischen Arealen kann sich selten, auch noch Jahrzehnte nach Bestrahlung, ein sklerodermiformes Spinozelluläres Karzinom oder ein Fibrosarkom entwickeln.

Die vaskulären Veränderungen nach Strahlenexposition der Haut umfassen neben harmlosen und bestenfalls kosmetisch störenden oder Juckreiz verursachenden Teleangiektasien und gutartigen Hämangiomen selten auch Angiosarkome, auf deren Entstehung im Rahmen der onkologischen und strahlentherapeutischen Nachsorge geachtet werden muss.

Eine neue ernst zu nehmende Option der akzidentellen Exposition stellt der gezielte Einsatz nuklearen Materials bei Aktivitäten des internationalen Terrorismus oder des organisierten Verbrechens dar. Hierbei sind drei Varianten denkbar, die für den klinischen Dermatologen von unterschiedlicher Relevanz sind, von denen jedoch keine vernachlässigt werden darf:

- Detonation eines kleinen nuklearen Sprengkörpers, beispielsweise in belebten Innenstädten
- Einbringung radioaktiver Nuklide, meist kurzer Reichweite, in einen konventionellen Sprengsatz
- Gezielter Einbau radioaktiver Quellen in Gegenstände des täglichen Gebrauchs (wie Schreibtischstühle, Autositze) zur Elimination von Einzelpersonen

Bei allen Szenarien resultiert eine inhomogene Teilkörperexposition, in deren Rahmen an der Körperoberfläche absorbierte Dosen von 60–100 Gy und mehr erreicht werden. Je nach Natur des Nuklids oder Nuklidgemischs, insbesondere bei geringem Gamma- und Neutronenanteil, ergibt sich bereits nach wenigen Zentimetern ein rascher Dosisabfall, sodass am Knochenmark keine letalen Dosen erreicht werden. Hieraus resultiert, dass bei derartigen Unfällen vor allem die Haut betroffen ist.

Dies gilt nicht nur für α- und β-Strahlen emittierende Quellen, sondern auch für solche, deren Radioaktivität wesentlich durch γ-Strahlung bestimmt ist (^{137}Cs, ^{60}Co). Charakteristisch für solche Unfälle ist, dass initial nicht an die Strahlenexposition gedacht wird und die frühen, oft abortiven Symptome nicht korrekt eingeordnet werden. Somit entsteht die für den Therapeuten paradoxe Situation, dass sich die Patienten oft mit akut behandlungsbedürftigen Erscheinungen erstmals vorstellen, obwohl seit dem Expositionsereignis Tage oder gar Wochen vergangen sind. Die Kenntnis des Ablaufs der pathophysiologischen Reaktionen ist daher von großer Bedeutung für die korrekte Einordnung solcher Befunde und die rechtzeitige Durchführung diagnostischer und therapeutischer Maßnahmen, die das Auftreten des Vollbildes der kutanen Strahlenreaktion verhindern könnten.

Ätiopathogenese

Ionisierende Strahlung führt nicht nur zur Proliferationshemmung von Stammzellen in regenerativen Geweben, sondern induziert auch die Transkription von proinflammatorischen Zytokinen (Interleukin-1, -3, -5, -6, Tumornekrosefaktor-α, Chemokinen (Interleukin-8, Eotaxin, CCR-3-Rezeptor), Rezeptortyrosinkinasen (EGF-R) und Adäsionsmolekülen (ICAM-1, VCAM und E-Selektin) in epidermalen Keratinozyten, dermalen Fibroblasten und kutanen Endothelzellen.

Die spezifische, durch ionisierende Strahlung induzierte Interaktion dieser Faktoren ruft eine lokale Entzündung hervor, die durch die Rekrutierung und lokale Akkumulation von zirkulierenden neutrophilen und eosinophilen Granulozyten selbst perpetuierend bis zum Gewebsuntergang vonstatten geht. Daneben kommt es zur Hemmung der Proliferation epidermaler Stammzellen.

Pathophysiologisch liegen somit dem früh und dem spät auftretenden Manifestationsstadium zwei völlig unterschiedliche Vorgänge zugrunde. Entsteht das Manifestationsstadium nach nur wenigen Tagen, handelt es sich um eine ausgeprägte entzündliche Reaktion, hervorgerufen durch die radiogene transkriptionelle Aktivierung proinflammatorischer Zytokine in epidermalen und dermalen Zellen. Ein erst nach 3–4 Wochen erkennbares Manifestationsstadium ist durch die Proliferationshemmung epidermaler Stammzellen und der daraus folgenden epidermalen Denudation bedingt. Im weiteren Verlauf kommt es zur Expression hauptsächlich von transformierenden Wachstumsfaktor (TGF) α1 in den dermalen und subkutanen Fibroblasten mit einer konsekutiven Kollageninduktion. Im chronischen Stadium zeigt sich das Bild einer lymphozytären fibrosierenden Entzündung.

Klinik

1993 wurde auf der Second Consensus Development Conference for the Diagnosis and Treatment of Radiation Injuries beschlossen, einheitlich den Begriff **kutanes Strahlen-Syndrom** [Peter 1993] (**cutaneous radiation syndrome**, CRS) mit den Stadien Prodromalerythem (prodromal erythema), Manifestationsstadium (manifestational stage), subakutes Stadium (subacute stage), chronisches Stadium (chronic stage) zu verwenden.

Wenige Stunden nach Exposition erscheint an der betreffenden Lokalisation ein flüchtiges **Prodromalerythem**.

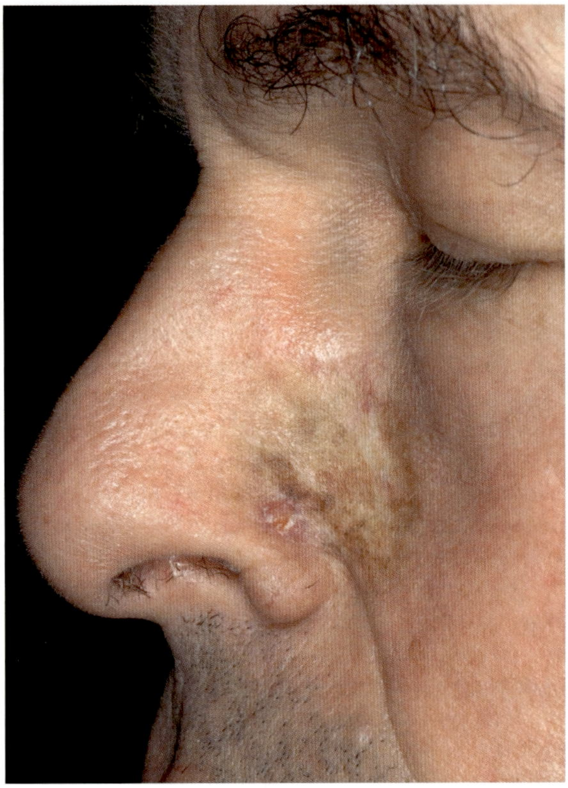

Abb. 46.1 Kutanes Strahlen-Syndrom: Chronisches Stadium nach Röntgentherapie eines Basalzellkarzinoms

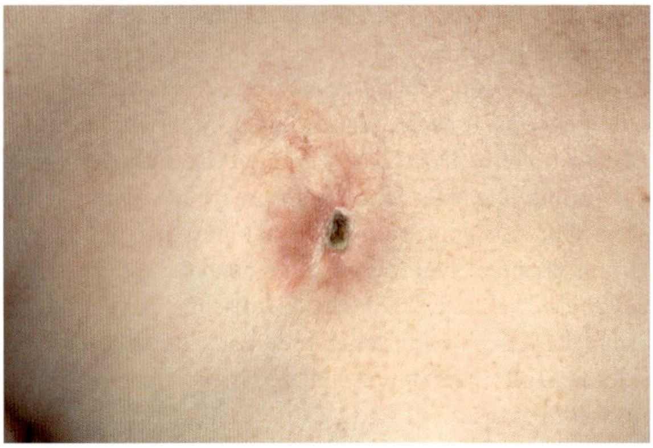

Abb. 46.2 Kutanes Strahlen-Syndrom. Chronisches Stadium mit Ulkus

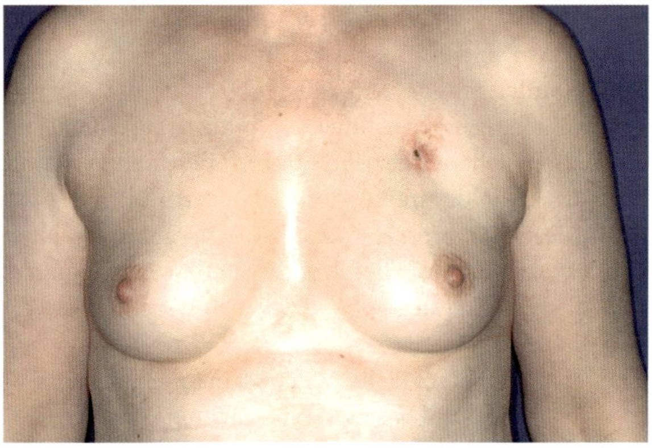

Abb. 46.3 Kutanes Strahlen-Syndrom. Chronisches Stadium nach kardialer Intervention

Es verschwindet nach maximal 36 h und kann von Juckreiz und brennenden Missempfindungen begleitet sein.

Mit einer Latenz von wenigen Tagen bis zu 3 Wochen tritt entweder mit einer intensiven Rötung oder subepidermalen Blase das **Manifestationsstadium** auf, das nahtlos in eine nekrotisierende Entzündung übergehen kann.

Bei ausgeprägter Exposition kann sich mehr oder weniger übergangslos, mit oder ohne zusätzliche Latenzphase, das durch eine radiogene Vaskulitis tiefer subkutaner und muskulärer Gefäße bedingte **subakute Stadium** anschließen. Entgegen dem Manifestationsstadium ist das damit verbundene Erythem lokalisationsbedingt von einer livideren Komponente gekennzeichnet.

Zwischen 3 Monaten und 2 Jahren nach Exposition deutet eine zunehmende Verhärtung der Haut auf die klinische Manifestation des **chronischen Stadiums** hin. Vorherrschendes und klinisch im Vordergrund stehendes Symptom ist die ausgeprägte dermale und subkutane Fibrose, die mit einer Pseudoatrophie des subkutanen Fettgewebes vergesellschaftet ist. Die Fibrose führt zur zunehmenden Einengung der Gefäße mit resultierenden lokalen Zirkulationsstörungen; trophische Ulzerationen sind die Folge. Eine ausgeprägte epidermale Atrophie, fokale Keratosen und mehr oder weniger ausgeprägte Teleangiektasien der oberen dermalen Gefäße ergänzen das klinische Bild Die Haut ist in diesem Stadium aufgrund degenerierter Talg- und Schweißdrüsen außerordentlich trocken und weist einen erhöhten transepidermalen Wasserverlust auf. Der Lipidgehalt ist vermindert.

Jahre und Jahrzehnte nach Exposition können im **Spätstadium** des kutanen Strahlen-Syndroms neue Teleangiektasien und Ulzerationen auftreten.

Lokalisationsspezifische Besonderheiten

Exposition des Gesichts Hier ist besonders an die Mitbeteiligung der Augen und die Gefahr einer Strahlenkatarakt zu denken. Eine radiogene Mukositis der Mund- und Nasenschleimhäute ist auszuschließen.

Exposition des männlichen Genitale Die radiogene Schädigung des Hodens mit der Folge einer temporären oder permanenten Infertilität ist wahrscheinlich. Hinweisend ist ein Anstieg des follikelstimulierenden Hormons FSH im Serum. Bei Arbeitsunfällen mit Strahlenexposition sollte es unmittelbar nach dem Unfall und einige Wochen

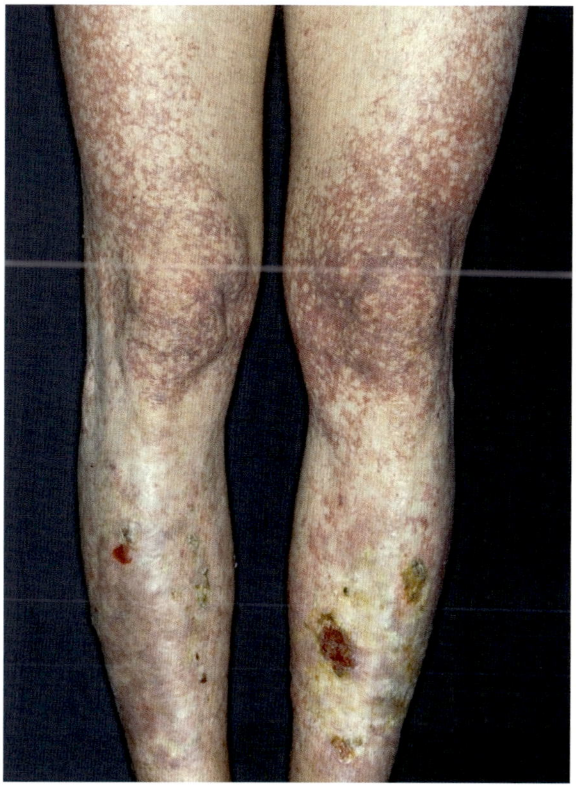

Abb. 46.4 Kutanes Strahlen-Syndrom. Chronisches Stadium mit Teleangiektasien, Keratosen und Ulzerationen bei einem Patienten nach dem Tschernobyl-Reaktorunfall am 26.4.1986

später bestimmt werden, um die Berechtigung entsprechender Entschädigungsansprüche im Rahmen gutachtlicher Stellungnahmen adäquat bewerten zu können. Frühzeitig in den ersten Tagen nach der Exposition sollte eine Kryokonservierung der noch fertilen, in den Nebenhodengängen vorhandenen Spermien angestrebt werden, um im Falle noch bestehenden Kinderwunsches bei einer möglicherweise dauerhaften radiogenen Infertilität eine homologe Insemination zu ermöglichen.

Diagnostisches Vorgehen

Im Prodromalstadium sind die Beschreibung und, wenn möglich, exakte Dokumentation des klinischen Bilds, insbesondere für spätere eventuelle gutachtliche Fragestellungen, von erheblicher Bedeutung, da die Ausdehnung des Prodromalerythems hinweisend auf die zu erwartende betroffene Körperoberfläche, aber nicht auf die zu erwartende Intensität im Manifestations- und das Ausmaß der zu erwartenden Behinderung im chronischen Stadium ist.

> **Die Ausdehnung des Prodromalerythems korreliert nicht mit der zu erwartenden Intensität.**

Im Manifestationsstadium kommen neben der klinischen Befunddokumentation vor allem nichtinvasive Methoden, wie hochfrequente Sonografie, Thermografie, Magnetresonanztomografie (mit Kontrastmittel), zur Diagnosesicherung und zur Beurteilung der zu erwartenden Intensität und des prognoserelevanten Nekroserisikos in Betracht. Der Zeitpunkt des Auftretens nach Exposition (sofern bekannt oder rekonstruierbar) gibt wichtige Hinweise auf die zu erwartende Stärke der Reaktion.

Verlauf

Im Gegensatz zu Verbrennungen ist die Fibrose im chronischen Stadium des kutanen Strahlen-Syndroms im Grundsatz chronisch progredient.

Sekundäre Tumoren kommen wie nach thermischen Verbrennungen, chemischen Verätzungen oder physikalischen Traumen der Haut auch nach akzidenteller Exposition mit ionisierenden Strahlen vor. Sowohl ihre Frequenz als auch ihr Verteilungsmuster werden erfahrungsgemäß erheblich fehleingeschätzt. In Hautarealen mit sehr ausgeprägter Hochdosisexposition sind sekundäre Tumoren sehr selten. In Übergangsregionen zu klinisch unauffälliger Haut werden sie mit einer Frequenz von bis zu 10% der betroffenen Patienten und Latenzen von bis zu 30 Jahren nach Exposition beobachtet.

Die häufigsten kutanen Tumoren nach Exposition der Haut mit ionisierenden Strahlen stellen Basalzellkarzinome und spinozelluläre Karzinome dar, wobei Erstere etwa 5-mal häufiger sind. Sarkome der Dermis oder Angiosarkome sind Raritäten. Melanome wurden nach akzidenteller Strahlenexposition nie beobachtet.

In der Begutachtung ist es wichtig, die Möglichkeit von Kombinationsschäden (wie kutanes Strahlen-Syndrom in sonnenlichtexponierten Arealen) zu berücksichtigen, da sich hierdurch die Risikobewertung insbesondere für maligne Melanome deutlich ändert.

Hinsichtlich der Verteilung strahleninduzierter kutaner Tumoren ergibt sich analog zur Situation bei strahleninduzierten Leukämien eine offenbar fehlende Linearität der Dosis-Wirkungs-Beziehung im Hochdosisbereich. Gerade in Hautarealen, die deutliche Symptome des chronischen Stadiums des kutanen Strahlen-Syndroms zeigten, konnten bei Überlebenden verschiedener Unfälle nie sekundäre Tumoren beobachtet werden. Diese fanden sich bei diesen Patienten vor allem in Hautarealen, die keinerlei klinische Zeichen einer Strahlenexposition zeigten, für die jedoch gut dokumentierte Evidenz bestand, dass Expositionen <2 Gy (Einzeldosis) stattgefunden hatten.

Therapie

Tritt das kutane Strahlen-Syndrom als Folge einer Kontamination der Haut mit radioaktiven Nukliden auf, muss vor Therapiebeginn dekontaminiert werden. Dies erfolgt nach Entfernen der Kleidung (trivial, aber immer wieder vergessen), die oft bereits bis zu 80% der Oberflächenradioaktivität enthält, mittels lauwarmen Wassers, dem bestenfalls ein pH-neutrales Syndet zugesetzt wird. Je nach Zusammensetzung der kontaminierenden Nuklide werden spezifische, topisch anwendbare Ionenaustauscher und Chelatbildner eingesetzt. Hyperämisierende Maßnahmen und lipophile Externa sind vor Dekontamination kontraindiziert, da sie die Resorption radioaktiver Partikel verstärken.

Im Prodromalstadium können topische nicht atrophogene Glukokortikoide und Antihistaminika eingesetzt werden.

Ist angesichts der Ausdehnung des Prodromalerythems ein lebensbedrohliches (mehr als 10% Körperoberfläche betreffendes) Manifestationsstadium zu erwarten, sollten bereits in der Latenzphase hochdosiert topisch und systemisch Glukokortikoide (1–10 mg Methylprednisolon/kg KG/Tag) eingesetzt werden, um die Ausprägung des Manifestationsstadiums zu attenuieren.

Während des Manifestationsstadiums muss die Therapie verbrennungsmedizinische Erkenntnisse berücksichtigen (Flüssigkeitsersatz, Analgesie, Infektprophylaxe). Kommt es zu hämorrhagischen Nekrosen, sind diese häufig mit Problemkeimen kontaminiert – möglicherweise als Ausdruck der reduzierten Immunabwehr.

Demarkierte Nekrosen können chirurgisch abgetragen werden. Für die Defekte kommen die Prinzipien der feuchten Wundbehandlung zur Anwendung. Die früher geübte großzügige Umschneidung lässt sich durch eine effiziente präoperative antiinflammatorische Behandlung oft vermeiden.

Im Gegensatz zu Strahlenulzera nach einer Röntgentiefen- oder Elektronentherapie können operative Defekte nach kontaminationsbedingter Strahlenexposition der Haut durch Nuklide kurzer Reichweite auch mit Spalthaut- und Vollhauttransplantaten gedeckt werden, da die tiefen muskulären und subkutanen Gefäße noch intakt sind.

In der Therapie des chronischen Stadiums wurden erhebliche Fortschritte erzielt. Die Fibrose lässt sich entweder durch eine Kombinationstherapie mit Vitamin E (Tocopherol 500 mg/Tag) und Pentoxyfyllin (3-mal 400 mg/Tag) für 6–18 Monate oder durch die subkutane Injektion von Interferon-γ1b (3–6 Mio. IE subkutan 3-mal/Woche) für 3–12 Monate behandeln. Der Erfolg einer Behandlung mit Interferon-γ setzt schneller, etwa nach 8–12 Wochen ein. Die Therapie mit Pentoxyfyllin und Vitamin E ist erheblich preiswerter und stellt weniger Anforderungen an die Logistik (keine Kühlkette), allerdings ist ein Wirkungseintritt frühestens nach 5–6 Monaten zu erwarten. Dies ist bei der Aufklärung der Patienten zu berücksichtigen.

Keratosen können mit topischen Retinoiden behandelt werden. Ob der Übergang in spinozelluläre Karzinome durch deren Einsatz verhindert oder minimiert werden kann, ist zwar denkbar, bisher aber nicht sichergestellt.

Eine effiziente Rehydratation mit rückfettenden, linolsäure- und harnstoffhaltigen Externa ist entscheidend, um dem ständigen transepidermalen Wasserverlust zu begegnen.

Die im chronischen Stadium häufigen Teleangiektasien sind bei stärkerer Ausprägung oft mit brennenden Missempfindungen und einem ständigen lokalen Hitzegefühl assoziiert, was die Patienten erheblich stören kann. Hieraus ergibt sich eine relative Indikation zur Lasertherapie der Teleangiektasien.

Grundsätzlich bedürfen Patienten, die an einem kutanen Strahlen-Syndrom leiden, einer lebenslangen Therapie und Nachsorge.

Literatur

Ardern-Jones MR, Black MM (2003) Widespread morphoea following radiotherapy for carcinoma of the breast. Clin Exp Dermatol 28: 160–162

Frazier TH, Richardson JB, Fabre VC et al (2007) Fluoroscopy-induced chronic radiation skin injury: a disease perhaps often overlooked. Arch Dermatol 143: 637–640

Hirsch E, Oliveira A, Browne D et al (1996) Consensus statement on the cutaneous radiation syndrome. In: MacVittie TJ, Weiss JF, Browne D (eds) Advances in the treatment of radiation injuries. Proceedings of the Second Consensus Development Conference on the Management of Radiation Injuries, Bethesda, April 12–14, 1993. Pergamon Elsevier, New York

Hopewell JW (1990) The skin: its structure and response to ionizing radiation. Int J Radiat Biol 57: 751–773

Hymes SR, Strom EA, Fife C (2006) Radiation dermatitis: clinical presentation, pathophysiology, and treatment 2006. J Am Acad Dermatol 54: 28–46

Kim HS, Lee JY, Park HJ et al (2005) Two cases of radiation-induced skin injuries occurring after radiofrequency catheter ablation therapy for atrial fibrillation. J Am Acad Dermatol 53: 1083–1084

Koenig TR, Mettler FA, Wagner LK (2001) Skin injuries from fluoroscopically guided procedures: part 2, review of 73 cases and recommendations for minimizing dose delivered to patient. Am J Roentgenol 177: 13–20

Koenig TR, Wolff D, Mettler FA et al (2001) Skin injuries from fluoroscopically guided procedures: part 1, characteristics of radiation injury. Am J Roentgenol 177: 3–11

McClelland M, Van Loock JS, Patterson JW et al (2002) Radiation-induced morphea occurring after fluoroscopy. J Am Acad Dermatol 47: 962–964

Mettler FA, Jr., Voelz GL (2002) Major radiation exposure--what to expect and how to respond. N Engl J Med 346: 1554–1561

Miller DL, Balter S, Noonan PT et al (2002) Minimizing radiation-induced skin injury in interventional radiology procedures. Radiology 225: 329–336

Peter RU, Gottlober P, Nadeshina N et al (1999) Interferon gamma in survivors of the Chernobyl power plant accident: new therapeu-

tic option for radiation-induced fibrosis. Int J Radiat Oncol Biol Phys 45: 147–152
Turai I, Souskevich G (2001) The radiological accident in Lilo, Georgia. Official joint report of the IAEA and the WHO. International Atomic Energy Agency, Vienna
Ullen H, Bjorkholm E (2003) Localized scleroderma in a woman irradiated at two sites for endometrial and breast carcinoma: a case history and a review of the literature. Int J Gynecol Cancer 13: 77–82

Erstbeschreiber

Peter RU (1993) Klinische Aspekte des kutanen Strahlensyndroms nach Strahlenunfall. Akt Dermatol 19: 364–367

Aquatische Dermatologie: Gifttiere

Nanna Schürer und Dietrich Mebs

47.1 Einführung

Gift produzierende Meerestiere applizieren ihr Gift mithilfe eines Werkzeugs zur Abwehr oder zum Beutefang (aktiv giftig) oder entfalten ihre Wirkung nach enteraler Aufnahme (passiv giftig). Beim Baden, Schnorcheln oder Tauchen im Meer sind Kontakte mit giftigen Meerestieren wie Quallen oder Seeigeln nicht selten. Primär mechanischen Hautreaktionen können Vergiftungen mit zum Teil dramatischen Symptomen folgen. Im folgenden Kapitel werden die wichtigsten aquatischen Verletzungen und Vergiftungen mit dermatologischer Relevanz beschrieben.

47.2 Fische

Giftige Fische tragen an den Strahlen ihrer Flossen Giftdrüsen, die beim Eindringen auf diese Weise das Gift in die Wunde einbringen. Die Gifte bestehen aus Proteinen, die überwiegend schmerzhafte Reaktionen auslösen. Einige Knochen- und Knorpelfische benutzen ihre Gifte nur zur Abwehr.

47.2.1 Knorpelfische

Haie, Rochen und Seekatzen zählen zu den Knorpelfischen (Klasse: Chondrichthyes), deren Skelett aus Knorpel besteht. Vor allem Stachelrochen stellen für den Menschen eine nicht zu unterschätzende Gefahr dar.

Stachelrochen

Stachelrochen leben im Küstenbereich aller Meere, aber auch in den Flüssen Südamerikas (Amazonasgebiet), Afrikas und Südostasiens. Da sie oft im Sand eingegraben sind, werden sie leicht übersehen und man tritt beim Waten im seichten Wasser unbeabsichtigt auf sie. Auf dem Schwanzrücken der Rochen befinden sich ein oder mehrere Stachel, die mit Widerhaken versehenen und mit Gift produzierendem Drüsengewebe bedeckt sind. Der Rochen wehrt sich mit einem blitzartigen Schwanzschlag und führt dem Opfer eine tiefe Wunde zu. Die Widerhaken des Stachels reißen das Gewebe auf, Stachelanteile können in der Wunde stecken bleiben, das Gift kann barrierefrei eindringen. Ein sofortiger, brennend-stechender Schmerz, der über mehrere Stunden anhalten kann, ist kennzeichnend. Es tritt ein massives Ödem auf, das die betroffene Extremität erfasst. Sekundärinfektionen sind vor allem bei Unfällen mit Süßwasserrochen häufig, Nekrosen um die Einstichstelle komplizieren den Heilungsverlauf.

- **Therapie**

Sofortmaßnahmen beinhalten die Lokalanästhesie, ein Sondieren der Wunde, um abgebrochene Stachelreste zu entfernen. Bei tieferen Verletzungen ist eine chirurgische Wundversorgung indiziert, vor dem Hintergrund, dass bei Stachelrochenverletzungen der mechanische Anteil im Vordergrund steht. Zu schweren, auch tödlichen Verletzungen kam es, wenn der Stachel in Thorax oder Abdomen eindrang. Weitere Therapiemaßnahmen sind symptomatischer Natur; Tetanusprophylaxe ist stets indiziert.

47.2.2 Knochenfische

Das Skelett der Knochenfische (Klasse: Osteichthyes) ist vollständig oder teilweise verknöchert. Diese Fische sind die artenreichste Gruppe der Wirbeltiere. Für den Menschen gefährlich werden können jedoch nur wenige, wie das Petermännchen, Skorpionsfische, Rotfeuerfische und Steinfische.

Petermännchen (Familie: Trachinidae)

Petermännchen (*Echiiyhthys* spp.) besitzen einen lang gestreckten, seitlich abgeflachten Körper, die vordere Rückenflosse ist kurz, 4–8 Knochenstrahlen sind mit Giftdrüsen versehen. Die Fische kommen an der Atlantikküste, im Mittelmeer und Schwarzen Meer vor. Zur Laichzeit (Frühjahr, Sommer) suchen sie flache Gewässer auf und graben sich in Strandnähe im Sand ein. Ihre Färbung ist dem Bodengrund gut angepasst. Der Strandwanderer tritt im flachen Wasser auf die Fische, der Angler greift beim Abnehmen vom Haken in ihre giftigen Flossenstachel. Das Gift besteht überwiegend aus hitzeempfindlichen Proteinen. Die Vergiftung ist nicht lebensbedrohlich, verursacht aber heftigste Schmerzen. Meist entwickelt sich ein ausgeprägtes Ödem, mitunter bilden sich seröse Blasen und eine lokale Gewebsnekrose.

▪ Therapie

Die Wunde ist zu reinigen, Stachel oder Gewebereste sind zu entfernen. Da das Gift überwiegend aus hitzeempfindlichen Proteine besteht, wird vor allem in Südfrankreich eine Methode empfohlen, bei der das betroffene Hautareal mit einem Föhn 2 min einer lokalen Temperaturerhöhung ausgesetzt und anschließend mit Eis abgekühlt wird. Nicht selten kommt es aber auch bei derartigen lokalen Hitzebehandlungen leicht zu Verbrennungen. Eine lokale Temperaturerhöhung soll auch durch Wärmekissen (Handwärmer, hot pack) erzielt werden. Anschließend wird gekühlt. Präventiv sollten Badende zu den entsprechenden Jahreszeiten Strandschuhe mit dicken Sohlen tragen.

Rotfeuerfische und Skorpionsfische (Familie: Scorpaenidae)

Die farbenprächtigen Rotfeuerfische (*Pterois* spp.) sind im Indopazifik verbreitet und tragen an den Flossenstrahlen ihrer breit ausgefächerten Brust- und Rückenflossen Giftdrüsen. Bei den in allen Weltmeeren vorkommenden Skorpionsfischen sind vor allem die Strahlen der Rückenflosse mit Giftdrüsen bewehrt. Auch bei diesen Fischen werden die Giftdrüsen durch Kontakt mit den Flossenstrahlen entleert. Ein sofort einsetzender, oft über Tage anhaltender Schmerz ist vor allem bei Begegnungen mit Skorpionsfischen charakteristisch, gefolgt von einem sich langsam etablierenden Ödem. Meist jedoch klingen die Symptome, im Fall der Rotfeuerfische oft schon nach Stunden wieder ab, die Vergiftung ist keineswegs lebensbedrohlich.

Steinfische

Steinfische (Familie: Scorpaenidae; *Synanceja* spp.) kommen im Indopazifik vor. Die in Flachwasserzonen von Korallenriffen einzeln lebenden Steinfische lauern hier auf Beute. Mit ihrer warzigen, oft mit Algen bewachsenen Haut und ihrer variablen Färbung sind sie hervorragend dem Untergrund angepasst. Das in Drüsen am Grunde der Rückenflossen-Stacheln produzierte Gift besteht aus großmolekularen Proteinen, darunter eine Hyaluronidase (Stonustoxin), die als so genannter spreading factor die Zellzwischenräume erweitert und die Ausbreitung des Gifts erleichtert.

Wenn Badende auf die gut getarnten Fische treten, penetrieren die Stacheln Badeschuhe mit dünnen Sohlen.

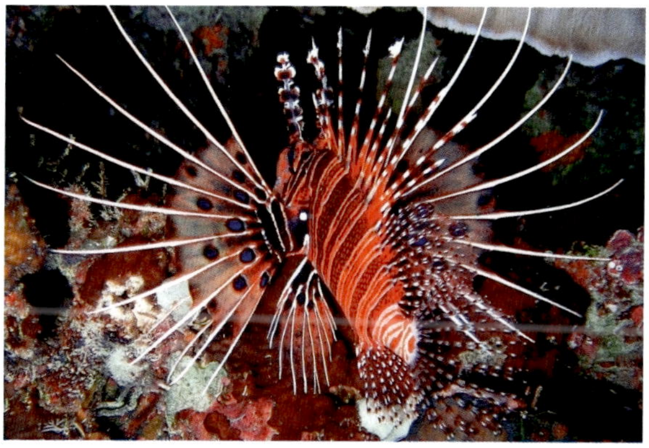

Abb. 47.1 Rotfeuerfisch, *Pterois* spp.; die weit ausladenden Flossen tragen Giftdrüsen

Der Schmerz setzt sofort ein und kann 1–2 Tage anhalten. Es entwickelt sich ein Ödem, das auf die gesamte Extremität übergeht, selten bilden sich Blasen und Nekrosen. Nach 24 h erscheint die Wunde oft taub und gefühllos.

▪ Therapie

Erste-Hilfe-Maßnahmen umfassen die Desinfektion der Wunde, die Entfernung von Stachel und Geweberesten. Die Wirkung von Analgetika ist meist enttäuschend. Da das Gift hitzelabil ist, wird die Heißwassermethode empfohlen: Dabei wird die betroffene Extremität in tolerierbar heißes Wasser (Temperatur ≤45°C) gehalten, wobei die Wirkung durchaus kontrovers beurteilt wird. Nicht selten sind Verbrühungen die Folge. In Australien wurde ein Antiserum (Commonwealth Serum Laboratories, Parkville) entwickelt, das jedoch kaum angewendet wird. Die Vergiftung ist nicht lebensbedrohlich.

47.3 Stachelhäuter

Unter den Stachelhäutern (Stamm: Echinodermata) sind neben dem Dornenkronenseestern vor allem Seeigel medizinisch relevant. Die meisten Seeigel-Arten verursachen durch ihre Stacheln mechanische Verletzungen. Nur wenige Arten sind im Besitz von Greifzangen (Pedicellarien), die kräftig genug sind, die menschliche Haut zu durchdringen und Gift zu injizieren. Unter den Seesternen ist nur eine Art für den Menschen gefährlich, der Dornenkronenseestern.

47.3.1 Dornenkronenseestern

Der Dornenkronenseestern (*Acanthaster planci*) besiedelt die Korallenriffe des Indopazifiks einschließlich des Roten Meers. Das Tier verzehrt Korallenpolypen und kann bei

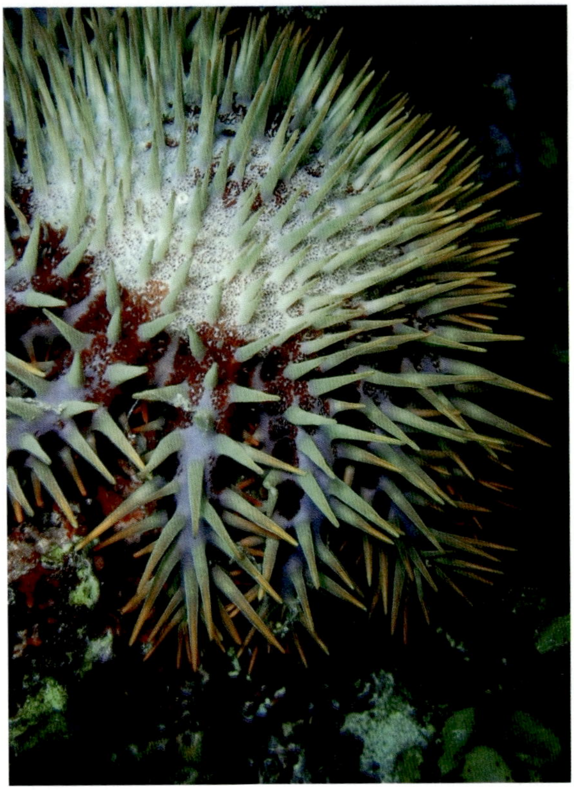

Abb. 47.2 Die Stacheln des Dornenkronenseesterns (*Acanthaster planci*) sind mit einem dünnen Epithel überzogen, das Gift enthält

Masseauftreten ganze Riffe zerstören. Die Oberseite der bis zu 40 cm großen Tiere ist dicht mit 4–6 cm langen, spitzen Kalkstacheln besetzt. Diese Stacheln sind mit Drüsenepithel überzogen, das beim Eindringen in die Haut in der Wunde verbleibt. Die Drüsen enthalten ein Gemisch von schmerzauslösenden Proteinen. Zu Unfällen kommt es, wenn man beim Waten im flachen Wasser auf die Tiere tritt, oder sie beim Tauchen und Schnorcheln anfasst. Die Stacheln des Dornenkronenseesterns können auch die Sohlen von Strand- und Turnschuhen penetrieren.

Die Stacheln dringen durch die Haut in das darunter liegende Gewebe, starke Schmerzen sind die Folge. Zurückbleibende Kalkbruchstücke können schmerzhafte Fremdkörper-Granulome bewirken.

Therapie

Sofortmaßnahmen beinhalten antiseptische Maßnahmen und die vorsichtige Entfernung der Stachelreste, gegebenenfalls durch chirurgische Intervention. Die Stacheln des Dornenkronenseesterns können auch die Sohlen von Strand- und Turnschuhen penetrieren.

47.3.2 Seeigel

Seeigel (Klasse: Echinoidea) kommen in allen Weltmeeren vor. Sie leben tagsüber meist verborgen in Spalten von Riffen und Felsen. Nachts wandern sie häufig in großer Zahl auf dem Sandgrund. Die meisten Seeigel-Arten verursachen durch ihre Stacheln lediglich mechanische Verletzungen, nur wenige Arten sind im Besitz von Greifzangen (Pedicellarien), mit denen sie Gift injizieren. Diademseeigel tropischer Meere (Familie: Diadematidae) haben bis zu 30 cm lange Stacheln, die, wenn sie in die Haut eingedrungen sind, das Gewebe wie eine Tätowierung anfärben. Ungeklärt ist, ob die Flüssigkeit toxische Komponenten enthält. Die Pedicellarien der im Indopazifik beheimateten Giftzangen-Seeigel durchdringen die menschliche Haut und können neben starken Schmerzen Lähmungserscheinungen hervorrufen.

Verletzungen durch Seeigel sind häufig, insbesondere beim Baden, Schwimmen und Tauchen oder wenn man barfuß im seichten Wasser läuft. Die Stacheln brechen in der Haut nach Kontakt leicht ab. Der Stich ist schmerzhaft, Erythem und Ödem folgen. Schmerzhafte Fremdkörper-Granulome sind Langzeitfolgen.

Therapie

Kommt es zu Verletzungen, so ist zu versuchen, die Stachel aus entsprechend weicher, leicht mazerierter Haut zu entfernen, was meist nicht vollständig gelingt, da die Kalkstacheln leicht zerbröseln. Der Einsatz eines Erbium:YAG Lasers scheint sich hierbei zu bewähren.

47.4 Nesseltiere

Nesseltiere (Stamm: Cnidaria) bewirken mithilfe von Nesselkapseln (Nematozysten), mit denen sie Gift in die Haut injizieren, massive Hautreaktionen und zum Teil systemische Vergiftungen. Die Gifte in diesen Kapseln bestehen aus Proteinen mit zytolytischen Eigenschaften und zerstören zum Beispiel die Zellmembranen. Neurotoxine verhindern die Inaktivierung, das Schließen von Natrium- und Kaliumkanälen und bewirken so eine Dauererregung. Zu unterscheiden ist bei Kontakt zwischen der stets auftretenden Lokalreaktion, die Erytheme, Ödeme und Nekrosen nach sich ziehen kann, und der systemischen Wirkung mit vorwiegend kardiovaskulären Symptomen. Möglich ist auch das Auftreten von pruriginösen Effloreszenzen 2–4 Wochen nach Primärkontakt im Sinne einer Sensibilisierung gegenüber noch unbekannten Allergenen.

Nesseltiere sind festsitzend wie **Polypen** (Seeanemonen, Korallen) oder freischwimmend wie **Quallen** (Portugiesische Galeere, Würfelquallen). Polypen sind durch eine Basalscheibe fest mit dem Substrat verankert und bilden

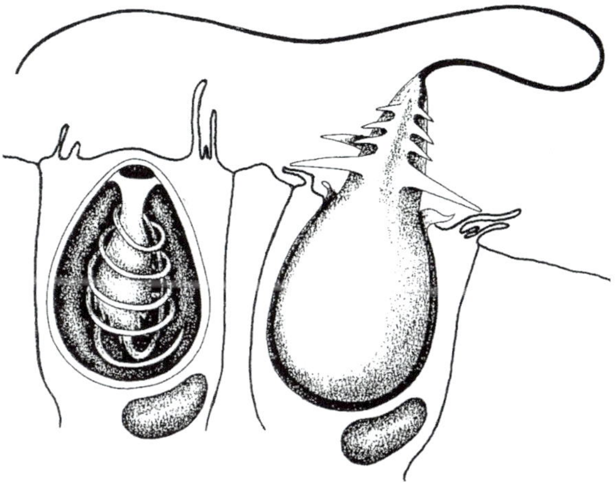

Abb. 47.3 Die Nesselzellen von Quallen enthalten Nesselkapseln, die durch äußeren Reiz ein stilettartiges Gebilde ausstülpen, das sich in die Haut bohrt, woraufhin ein dünner Schlauch das Gift injiziert

oft Kolonien (Korallen). Quallen haben eine glockenförmige Körperform und können sich durch koordinierte Muskelkontraktionen aktiv fortbewegen. Ihre Tentakeln hängen frei nach unten. Sie enthalten Nesselzellen, die Nesselkapseln bilden und die durch einen komplexen Mechanismus Gift injizieren. Bei Berührung baut sich in den Nesselkapseln ein hoher Druck auf, ein stilettartiges Gebilde wird ausgestülpt, verankert sich mit Widerhaken in der Haut und ein Schlauch wird handschuhfingerartig ausgestülpt, der gleichzeitig ein Giftgemisch injiziert.

Therapie

Nach dem Kontakt mit den Tentakeln von Quallen ist das vorsichtige Entfernen der Tentakel mithilfe einer Pinzette die Erste-Hilfe-Maßnahme, falls dies möglich ist. Bei den meisten Quallen ist als Sofortmaßnahme die Inaktivierung der Nesselzellen mit Haushaltsweinessig (5%ige Essigsäure) zu empfehlen. Hintergrund für die Essigapplikation ist die Inaktivierung der nicht entladenen Nesselkapseln. Wenn kein Weinessig griffbereit ist, kann Rasierschaum appliziert (Wirkung nicht gesichert) oder Sand aufgestreut werden, der nachdem er sich vollgesogen hat, vorsichtig mit einem Messerrücken abgestrichen werden kann, um Tentakelreste zu entfernen. Die Anwendung von Essigsäure ist bei Verletzungen nach dem Kontakt mit der Portugiesischen Galeere umstritten. Auf keinen Fall ist jedoch Süßwasser zu verwenden, da so alle noch nicht entladenen Nesselzellen aktiviert werden. Zur Beruhigung des oft überreagierenden Betroffenen können Benzodiazepine verabreicht werden. Pethidin oder Morphin ist bei starken Schmerzen indiziert. Für die Würfelqualle steht in Australien ein spezifisches Antiserum zur Verfügung (Commonwealth Serum Laboratories, CSL, Parkville, VIC, Australia), das bei lebensbedrohlichen Vergiftungen indiziert ist.

> **Bei erwiesener Quallengefahr sollte man nie zum Baden ins Meer gehen, gegebenenfalls sind Neopren- oder dünne Lycra-Anzüge im Wasser zu tragen. Oftmals sind die touristisch erschlossenen Strände bei Quallenalarm gesperrt.**

47.4.1 Portugiesische Galeere

Die Portugiesische Galeere (Klasse Hydrozoa; *Physalia* spp.) ist eigentlich eine Polypenkolonie und kommt im tropischen Atlantik, aber auch in allen Weltmeeren vor. Mittels einer Gasblase treibt sie an der Wasseroberfläche, wird vom Wind verdriftet und zieht ihre bis zu 30 m langen Tentakel nach sich, um kleinere Beute (Krustentiere, Fische) zu fangen. Die Tentakel sind mit einer Vielzahl von Nesselzellen (bis zu 1000/cm^2) versehen. Ihre Kapseln enthalten ein komplexes Gemisch toxischer Proteine, darunter das zytolytisch wirksame Physaliatoxin. Es wird für die starken Schmerzen und Hautnekrosen, die ein Kontakt zur Folge hat, verantwortlich gemacht. Gerät ein Schwimmer oder Schnorchler in die Tentakel von *Physalia*, so zeigt sich bei Berührung auf der Haut ein an Striemen erinnerndes Verletzungsmuster. Ein starker Schmerz setzt sofort ein. Bei intensiver Vernesselung bildet sich ein massives Ödem gefolgt von Blasen und Durchblutungsstörungen, wobei lokale Hautveränderungen im Vordergrund stehen. Systemische Wirkungen (Herz-Kreislauf-Versagen) können, abhängig vom Ausmaß der Verletzung, jedoch auch auftreten.

47.4.2 Würfelquallen

Die Würfelquallen (Klasse: Cubozoa), sind im ganzen westlichen tropischen Pazifik verbreitet. An vier Ausläufern der würfelförmigen Qualle erstrecken sich Bündel mit bis zu 15, 2–3 m langen Tentakeln. Die Seewespe (*Chironex fleckeri*) ist in Australien entlang der Küste von Queensland das gefährlichste Nesseltier, zumal sie sich in Küstennähe, häufig im seichten Wasser aufhält. Sie gilt als das giftigste Meerestier der Welt. In jeder ihrer Tentakel befinden sich Millionen von Nesselzellen. Das Gift besteht aus zytotoxisch wirkenden, die Zellmembran schädigenden Proteinen; außerdem wurde ein Protein Isoliert, das für die kardiotoxische Wirkung des Gifts infrage kommt. Abhängig vom Ausmaß der Vergiftung ist eine Begegnung mit der Würfelqualle potenziell tödlich.

Der Kontakt mit den Tentakeln der Würfelqualle ist sofort extrem schmerzhaft. Striemenartiges Erythem, Vesikulation und Nekrosen folgen im Kontaktareal. Allgemeinsymptome wie Übelkeit, Erbrechen, Bewusstlosigkeit und Herzrhythmusstörungen treten rasch auf, ein plötzlicher Herzstillstand ist letal. Der Patient ist intensivmedi-

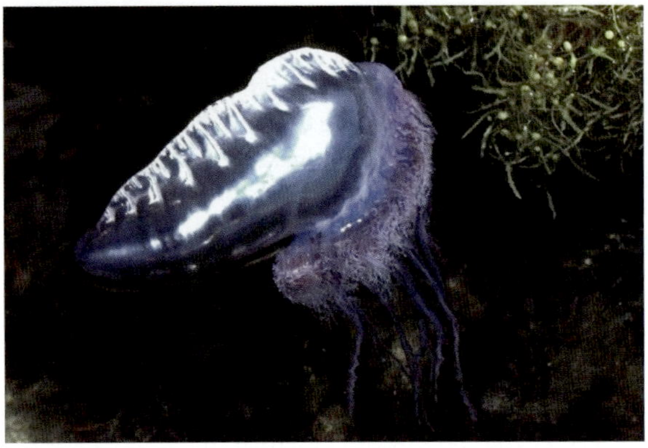

Abb. 47.4 Portugiesische Galeere (*Physalia physalis*)

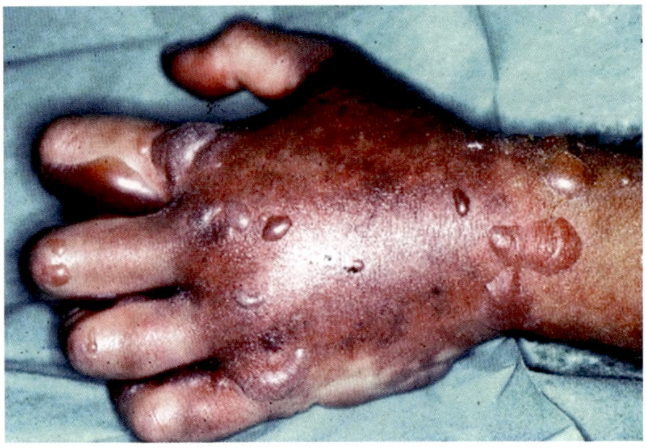

Abb. 47.5 Massives Ödem der Hand und Blasen der livide verfärbten Haut nach Kontakt mit Tentakeln der Portugiesischen Galeere

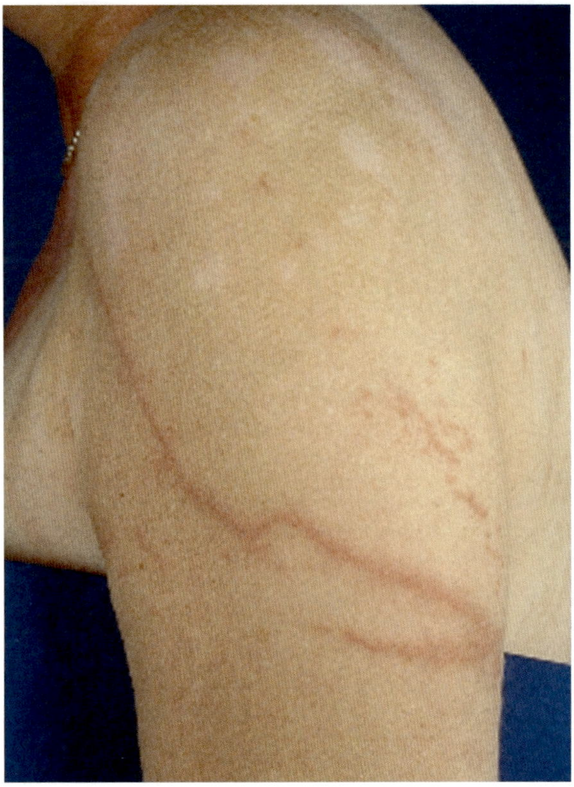

Abb. 47.6 Quallenstriemen

zinisch zu überwachen. Die Abheilung der nekrotischen Hautveränderungen erfolgt unter Narben.

Das **Irukandji-Syndrom** (der Name leitet sich von einem Aborigines-Stamm ab) ist eine Vergiftung durch Nesselgifte einer kleinen Würfelqualle, der 1–3 cm großen *Carukia barnesi*, die in Australien übliche Quallennetze problemlos passiert. Ihre Tentakel können bis zu 100 cm lang sein. Die charakteristische Trias der Vergiftung besteht aus zunächst lokalem starkem Schmerz, verzögert auftretendem Blutdruckanstieg, Lungenödem und letalem Herzversagen.

Andere Quallen

Die **Leuchtqualle** (Klasse Scyphozoa; Familie: Pelagiidae, *Pelagia notiluca*) kommt nicht nur in tropischen Gewässern, sondern auch im Mittelmeer vor und tritt in Schwärmen auf. Unter dem im Durchmesser bis 7 cm großen Schirm hängen die Mundarme und fadenförmige Tentakel bis zu 4 m Länge. Nesselzellen finden sich an den Mundarmen und den Tentakeln. Bei Berührung kommt es zur schmerzhaften Kontakturtikaria, die aber nicht lebensgefährlich ist, unter Umständen treten Übelkeit, Erbrechen und Kopfschmerzen auf. Nach Abheilung der Verletzung können postinflammatorische Hyperpigmentierungen noch lange an die Begegnung erinnern.

Die **Kompassqualle** (Klasse: Scyphozoa; *Chrysaora quinquecirrha*) kommt im Pazifik, tropischen Atlantik, aber auch im Mittelmeer und in der Ost- und Nordsee vor. Unter dem im Durchmesser etwa 25 cm großen Schirm hängen gelappte Mundarme und bis zu 2,5 m lange Tentakeln. Schwimmer, die mit den Mundarmen und Tentakel dieser Qualle in Kontakt kommen, erleiden sofort Stunden anhaltende lokale Schmerzen mit striemenartigem Erythem, Ödem, Urticae und gegebenenfalls Vesiculae.

Feuer- oder Haarquallen (*Cyanea* spp.) sind eher in den kühleren Regionen des Atlantiks und Pazifiks, aber auch in Nord- und Ostsee anzutreffen. Ihr zum Teil über 2 m großer gelappter Schirm trägt vier Mundarme und zahlreiche bis 30 m lange Tentakeln. Kontakte mit den Tentakeln haben ähnliche Folgen wie bei den zuvor genannten Quallen.

47.4.3 Andere Nesseltiere

Seeanemonen (Klasse: Anthozoa; Ordnung: Actiniaria) leben auf Steinen und Felsen in allen Weltmeeren. Da viele dieser Art im Flachwasser leben, kommen Badende leicht mit ihnen in Kontakt. Die Kontakturtikaria steht im Vordergrund der Symptomatik, systemische Symptome (Übelkeit, Erbrechen) sind selten.

Federpolypen (Klasse: Hydrozoa; *Aglaophenia* spp.) sind Polypenstöcke und siedeln auf Felsen und Korallenbänken. Reaktionen nach Hautkontakt sind mit denen durch Feuerkorallen bewirkten vergleichbar.

Feuerkorallen (Klasse: Hydrozoa; Familie: *Millepora* spp.) kommen in Korallenriffen und Korallenbänken der tropischen Meere vor. Ein Kontakt hat ein schmerzhaftes Erythem mit Quaddeln zur Folge.

Steinkorallen (Klasse: Anthozoa; Ordnung: Scleractinia) sind die Baumeister der Korallenriffe der tropischen Meere. Hautkontakte mit Korallen rufen nur selten urtikarielle Reaktionen hervor. Verletzungen an den scharfen Kanten der Riffkorallen brennen im salzigen Meerwasser, zumal die Nesselzellen der Tiere sich in die offenen Wunden entladen können.

47.5 Schwämme

Unter den Schwämmen (Stamm: Porifera) haben viele Arten kleinste Nadeln aus Kalk oder Kieselsäure gebildet. Beim ungeschützten Sammeln und Ausquetschen der Schwämme dringen die Nadeln palmar ein, brechen ab und erleichtern die Penetration ihrer Absonderungen. Wie bei jeder Kontaktdermatitis werden Schmerzen, Erytheme und Ödeme bis hin zur vesikulären Reaktion beschrieben. Glukokortikoide können als Sofortmaßnahme lokal indiziert sein.

47.6 Mechanische/physikalische Verletzungen

47.6.1 Aquagene Urtikaria

Hierbei handelt es sich um eine seltene Form der physikalischen Urtikaria. Diskutiert wird die Bildung von Histaminliberatoren durch Wasserkontakt (▶ Kap. 29).

47.7 Passiv giftige Meerestiere

Zu unterscheiden ist die Vergiftung nach dem Verzehr giftiger Meerestiere als eine besondere Form der Lebensmittelvergiftung von der allergischen Soforttyp-Reaktion gegenüber Meeresfrüchten. IgE-vermittelte Soforttyp-Reaktionen (Nahrungsmittel-Allergien) werden in ▶ Kap. 27 besprochen. Symptomatisch sind für eine Lebensmittelvergiftung Übelkeit, Erbrechen, Durchfälle, Krämpfe und Lähmungen (Kugelfischvergiftung). Hautsymptome stehen nicht im Vordergrund.

47.8 Süßwasserassoziierte Dermatosen

47.8.1 Wasserkeime

Tropische und heimische Gewässer können durch Parasiten und Bakterien (Wasserkeime) verseucht sein.

47.8.2 Cyanobakterien

Oft kommt es zu einer Massenentwicklung von Algen, der so genannten Algenblüte. Dermatologisch relevant sind Blaualgen, die, da sie keinen echten Zellkern enthalten, zur Klasse der Cyanobakterien gezählt werden. Blaualgen kommen im Meer- und Süßwasser vor. Die in tropischen Meeren vorkommende Art *Lyngbya majuscula* bildet zwei Toxine: Lyngbyatoxin A and Debromoaplysiatoxin. Dermatitiden sind bei Schwimmern beschrieben, die Kontakt zu den Algenteppichen hatten. Eine topische antiinflammatorische Therapie ist ausreichend. Prophylaktisch sollte der Kontakt mit Algenteppichen vermieden werden.

47.8.3 Moostierchen

Bei Fischern, die mit Schleppnetzen an der Doggerbank arbeiten, wird häufig ein Handekzem beobachtet, das als **Dogger Bank itch** bezeichnet wird und das auf den Hautkontakt mit Bryozoen zurückgeführt wird. Die Moostierchen-Kolonien (Bryozoa, *Alcyonidium gelatinosum*) gelangen mit den Grundschleppnetzen an Bord, was zum Hautkontakt beim Sortieren des Fangs führt. Der allergischen Kontaktdermatitis gegenüber 2-Hydroxyethyl-Dimethylsulfoxonium, dem Wirkstoff der Bryozoen, geht eine Sensibilisierung voraus.

47.8.4 Weitere süßwasserassoziierte Dermatosen

Bei der Whirlpool-Dermatitis kommt es zu einer Infektion mit *Pseudomonas aeruginosa*, einem weitverbreiteten Gram-negativen Boden- und Wasserkeim (▶ Kap. 13).

Der Erreger des Schwimmbadgranuloms (Aquariumgranulom) ist *Mycobacterium marinum*, der im warmen, beziehungsweise beheizten Süß- oder Salzwasser vorkommt. Die Inokulation erfolgt typischerweise nach Bagatellverletzungen bei Kontakt mit kontaminiertem Wasser (▶ Kap. 15).

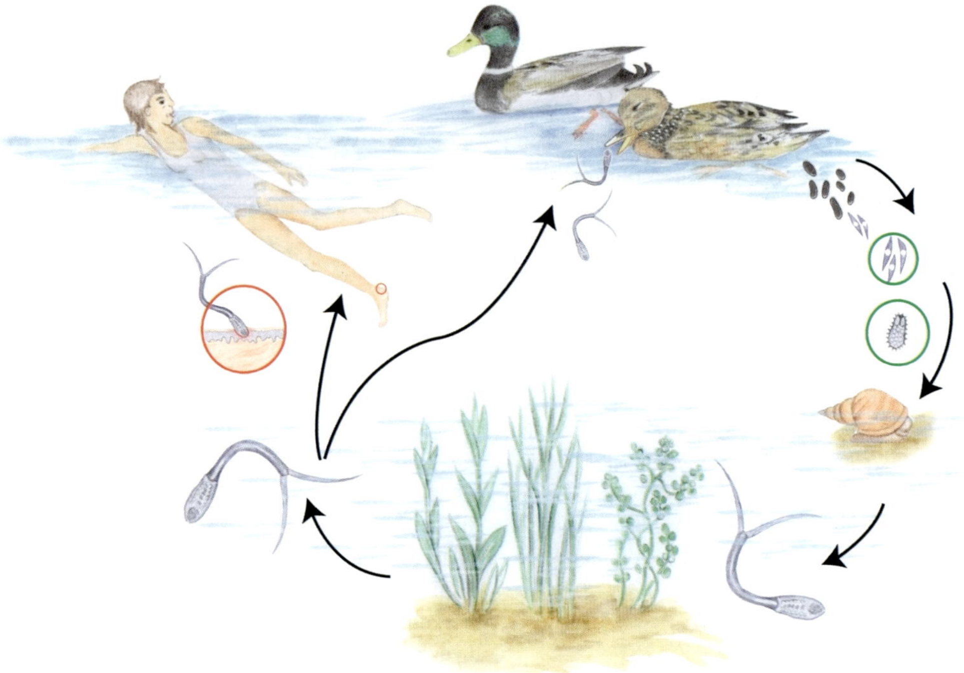

Abb. 47.7 Badedermatitis. Lebenszyklus der Larven von Saugwürmern (Trichobilharzia). Typisch ist die Anamnese. Die Patienten haben sich in der seichten Randzone von Badeseen aufgehalten, in denen oft schwimmende Wasservögel (Enten) zu sehen sind

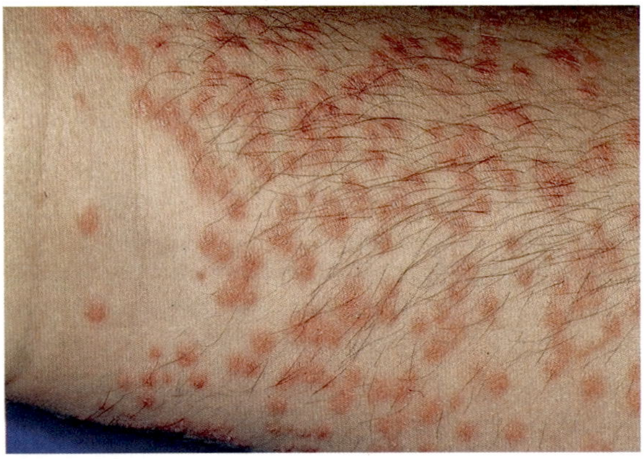

Abb. 47.8 Badedermatitis

47.9 Durch Larven bedingte aquatische Erkrankungen

47.9.1 Badedermatitis

Die Badedermatitis (**swimmer's itch**) wird durch die Larven von Saugwürmern (Trichobilharzia) hervorgerufen, die irrtümlicherweise in die Haut des Menschen eindringen. Der Endwirt (Wasservogel) infiziert sich im Wasser, das die Larven enthält. Die Larven dringen aktiv in die Haut des Wasservogels ein und gelangen über das Blutgefäßsystem in die Mesenterialvenen des Darms. Dort entwickeln sie sich zu Adultwürmern, deren Eier mit den Faeces des Vogels ins Wasser abgegeben werden. Aus den Eiern schlüpfen die Larven, die aktiv Süßwasserschnecken aufsuchen und in diese penetrieren. In diesem Zwischenwirt werden in großer Zahl Larven erzeugt, die aus der Schnecke ins Wasser ausschwärmen. Der Lebenszyklus schließt sich, indem wiederum der Endwirt von diesen infektiösen Larven befallen wird. Versehentlich können die Zerkarien auch in die menschliche Haut eindringen. Dort gehen sie jedoch kurz nach ihrer Invasion zugrunde und verursachen schließlich eine mit starkem Juckreiz verbundene Hautreaktion, die Badedermatitis.

An den Stellen, an denen Zerkarien in die Haut eindringen, erscheinen gerötete Flecken (Durchmesser etwa 2 mm). Diese Primärsymptome treten auch bei Erstbefall auf. Bei sensibilisierten Personen zeigt sich nach 10–25 h die eigentliche Dermatitits: Begleitet von einem sehr heftigen Juckreiz (sehr viel stärker als zum Beispiel nach einem Mückenstich) bilden sich an den Invasionsstellen erythematöse Quaddeln (Durchmesser: 3–8 mm). Diese Quaddeln gehen nach Abklingen des Juckreizes in kleine, derbe Papeln über und heilen im Verlauf von 10–20 Tagen ohne Folgen ab.

47.9.2 Nesseltierlarven-Dermatitis

Nicht zu verwechseln mit der Badedermatitis ist die Nesseltierlarven-Dermatitis (**sea bather's itch**), die durch 2–

3 mm große Larven der Nesseltiere *Edwardsiella lineata* (Seeanemone) und *Linuche unguiculata* (Qualle) hervorgerufen wird. Beobachtet wird die Nesseltierlarven-Dermatitis insbesondere im Frühsommer an der Küste Floridas, aber auch in den Bahamas, Philippinen, Bermuda, Thailand und Brasilien. Die saisonale Häufung der Erkrankung erklärt sich durch die Laichzeit der Tiere. Stark juckende, 1 mm bis 1 cm große Papeln manifestieren sich fast ausschließlich in den behaarten und bekleideten Arealen des Badenden, nachdem er das Meerwasser verlassen hat, die zwischen der Kleidung und Haut haftenden Larven austrocknen und sich dabei ihre Nematozysten entleeren. Bei etwa 10% der Betroffenen, insbesondere bei Kindern, kommt es zur systemischen Erkrankung mit Übelkeit, Kopfschmerzen und abdominalen Krämpfen.

Die Behandlung erfolgt rein symptomatisch. Nach 3–7 Tagen heilt die stark juckende Dermatitis ab. Präventiv soll nach dem Bad die Badekleidung ausgezogen werden. Das Duschen mit Meerwasser ist dem Duschen mit Süßwasser vorzuziehen, da durch Süßwasser die Entleerung der Nematozysten gefördert wird.–

47.9.3 Weitere durch Larven bedingte Dermatitiden

Die Bilharziose ist eine in den Tropen und Subtropen weit verbreitete Erkrankung, die durch Larven der Schistosomen verursacht wird (▶ Kap. 24). Ebenfalls durch Larven, die des Hakenwurms *Ancylostoma brasiliense*, hervorgerufen wird die Larva migrans. Übertragen werden die Larven zumeist beim Barfußlaufen an Stränden, auf denen Hunde und Katzen ihren larvenhaltigen Kot absetzen (▶ Kap. 24). Durch parasitäre Fliegenlarven wird die Myiasis verursacht, die etwa 0,7% der infektiösen Hautveränderungen bei Tropenrückkehrern ausmacht (▶ Kap. 23).

Literatur

Boer A, Ochsendorf FR et al (2001) Effective removal of sea-urchin spines by erbium: YAG laser ablation. Br J Dermatol 145: 169–170

Currie BJ, Jacups SP (2005) Prospective study of Chironex fleckeri and other box jellyfish stings in the »Top End« of Australia's Northern Territory. Med J Aust 183: 631–636

De La Torre C, Toribio J (2001) Sea-urchin granuloma: histologic profile. A pathologic study of 50 biopsies. J Cutan Pathol 28: 223–228

Edwards LP, Whitter E et al (2002) Apparent membrane pore-formation by Portuguese Man-of-war (Physalia physalis) venom in intact cultured cells. Toxicon 40: 1299–1305

Haro de L, Prost N et al (2001) Efficacité du »choc thermique« dans le traitement des envenimations par vives et rascasses: expérience du Centre Antipoison de Marseille au cours de l'été 1999. JEUR 14: 171–173

Isbister GK, Hooper JN (2005) Clinical effects of stings by sponges of the genus Tedania and a review of sponge stings worldwide. Toxicon 46: 782–785

Ishikawa T, Vucenik I et al (2004) Two new actions of sea nettle (Chrysaora quinquecirrha) nematocyst venom: studies on the mechanism of actions on complement activation and on the central nervous system. Toxicon 44: 895–899

Khoo HE (2002) Bioactive proteins from stonefish venom. Clin Exp Pharmacol Physiol 29: 802–806

Mebs D (2010) Gifttiere: Ein Handbuch für Biologen, Toxikologen, Ärzte und Apotheker. Wissenschaftliche Verlagsgesellschaft, Stuttgart

Narvaez K, Zapata FA (2010) First record and impact of the crown-of-thorns starfish, Acanthaster planci (Spinulosida: Acanthasteridae) on corals of Malpelo Island, Colombian Pacific. Rev Biol Trop 58: 139–143

Nelson PA (2001) Behavioral ecology of young-of-the-year kelp rockfish, Sebastes atrovirens Jordan and Gilbert (Pisces: Scorpaenidae). J Exp Mar Biol Ecol 256: 33–50

Osborne NJ, Webb PM et al (2001) The toxins of Lyngbya majuscula and their human and ecological health effects. Environ Int 27:381–392

Pathmanaban ON, Porter JS et al (2005) Dogger Bank itch in the eastern English Channel: a newly described geographical distribution of an old problem. Clin Exp Dermatol 30:622–626

Queruel P, Bernard P et al (2000) Pelagia noctiluca jellyfish poisoning on the Mediterranean coast. Presse Med 29:188

Sando J, Usher JK et al (2010) To swim or not to swim: the impact of jellyfish stings causing Irukandji syndrome in tropical Queensland. J Clin Nurs 19: 109–117

Sato H, Tsuruta Y et al (2008) Case of skin injuries due to stings by crown-of-thorns starfish (Acanthaster planci). J Dermatol 35: 162–167

Tibballs J, Hawdon G et al (2001) Mechanism of cardiac failure in Irukandji syndrome and first aid treatment for stings. Anaesth Intensive Care 29: 552

Trickett R, Whitaker IS et al (2009) Sting-ray injuries to the hand: case report, literature review and a suggested algorithm for management. J Plast Reconstr Aesthet Surg 62: e270–273

Blasen bildende Erkrankungen

Einführung

Leena Bruckner-Tuderman

48.1 Grundlagen

Bullöse Erkrankungen sind eine Gruppe von oft schweren und therapieresistenten Dermatosen, die klinisch durch Blasen und Erosionen an Haut und Schleimhäuten infolge einer Kontinuitätstrennung zwischen Epidermis und Dermis gekennzeichnet sind. Die Pathogenese dieser Erkrankungen wurde in den letzten Jahren mit molekulargenetischen und molekularbiologischen Untersuchungen weitgehend geklärt. Sie beruht auf Anomalien der dermo-epidermalen Junktionszone oder der Desmosomen. Bei den erblichen Epidermolysen sind Strukturproteine der dermo-epidermalen Junktionszone mutiert und dadurch in ihrer Funktion beeinträchtigt. Bei den erworbenen bullösen Autoimmundermatosen binden zirkulierende Autoantikörper an die Strukturproteine der Junktionszone oder der Desmosomen und tragen so zur Entstehung der Blasen bei. Es existieren interessante Parallelen zwischen den erblichen und den erworbenen blasenbildenden Hautkrankheiten, weil in der Pathogenese dieselben Moleküle involviert sind (◘ Tab. 48.1).

Abgesehen von den klassischen bullösen Dermatosen können Blasen auch als Symptom weiterer Krankheiten vorkommen, so bei Porphyrien (▶ Kap. 94), Arzneimittelreaktionen (▶ Kap. 35), bakteriellen oder viralen Hautinfektionen oder bei metabolischen Krankheiten, wie beim Diabetes mellitus (▶ Kap. 98). Ferner können mechanische, chemische oder physikalische Ursachen Blasen induzieren (▶ Kap. 45), wobei die Entstehungsmechanismen jedoch noch weitgehend ungeklärt sind.

◘ **Tab. 48.1** Einteilung der bullösen Erkrankungen

Krankheitsgruppe	Erkrankungen
Erbliche Epidermolysen	Epidermolysis bullosa simplex Epidermolysis bullosa junctionalis Epidermolysis bullosa dystrophica Kindler-Syndrom
Autoimmundermatosen	Pemphigusgruppe Pemphigoidgruppe IgA-Dermatosen Epidermolysis bullosa acquisita Dermatitis herpetiformis Bullöser systemischer Lupus erythematodes
Andere Ursachen	Porphyrien Arzneimittelreaktionen Mechanische, chemische und physikalische Ursachen Infektionen Diabetes mellitus

48.2 Dermo-epidermale Junktionszone

Um die Pathogenese der blasenbildenden Dermatosen zu verstehen, ist eine kurze Einführung in die Struktur der dermo-epidermalen Junktion hilfreich. Diese Zone, die die Epidermis mit der Dermis verbindet, ist bei den mit subepidermalen Blasen einhergehenden Erkrankungen pathologisch verändert.

Im Normalfall weist die dermo-epidermale Junktion eine gut organisierte Basalmembranstruktur auf. Sie besteht aus Proteinnetzwerken, die im Elektronenmikroskop als charakteristische Strukturen deutlich erkennbar sind und einen festen Zusammenhalt zwischen den basalen Keratinozyten und der Dermis bewerkstelligen. Bestandteile der dermo-epidermalen Junktion sind:

- Hemidesmosomen an der basalen Plasmamembran des Keratinozyten
- Verankerungsfilamente unterhalb der Hemidesmosomen (durchqueren die Lamina lucida)
- Basalmembran selbst; besteht aus der Lamina lucida und der Lamina densa
- Verankerungsfibrillen aus Kollagen VII

Hemidesmosomen und Verankerungsfilamente befestigen die basalen Keratinozyten an der Basalmembran, die Verankerungsfibrillen wiederum die Basalmembran mit der

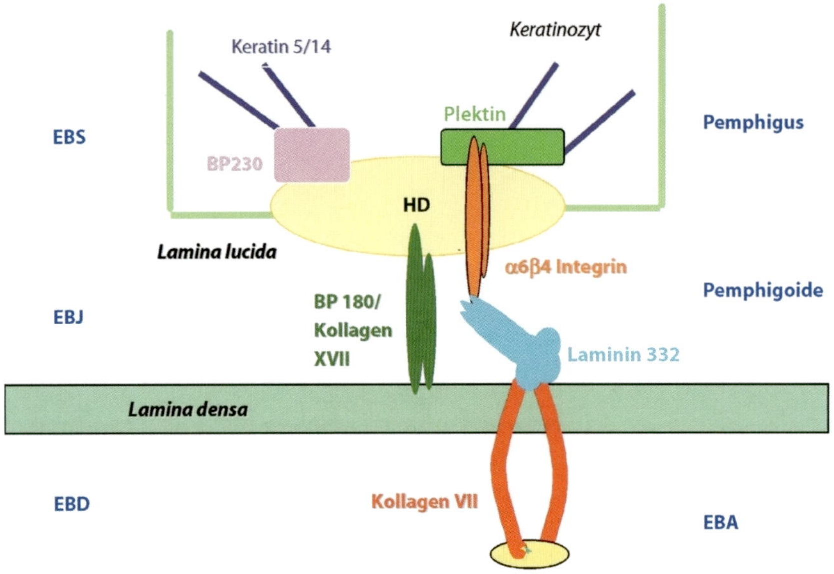

Abb. 48.1 Schematische Darstellung der dermo-epidermalen Junktionszone. Hemidesmosomen (HD) verbinden die epidermalen Keratinozyten mit der Basalmembran, die aus der Lamina lucida und aus der Lamina densa besteht. Verankerungsfilamente, die Laminin 332, Kollagen XVII und α6β4 Integrin enthalten, reichen vom Hemidesmosom bis in die Lamina densa. Die Verankerungsfibrillen aus Kollagen VII (rot) verankern die Lamina densa mit der papillaren Dermis. Links Blasenbildungsebene bei den hereditären Epidermolysen, EBS: intraepidermale Blasen bei Epidermolysis bullosa simplex; EBJ: Blasen entlang der Lamina lucida bei Epidermolysis bullosa junctionalis; EBD: Blasen unterhalb der Lamina densa bei Epidermolysis bullosa dystrophica. Beim Kindler-Syndrom können Blasen auf allen drei Ebenen auftreten. Rechts Blasenbildungsebene bei den bullösen Autoimmunkrankheiten, Pemphigus intraepidermale Blasen; Pemphigoide Blasen entlang der Lamina lucida; EBA: Blasen unterhalb der Lamina densa bei der Epidermolysis bullosa acquisita

papillaren Dermis. Der Zusammenhalt dieser Strukturen beruht auf starken Protein-Protein-Interaktionen zwischen den molekularen Komponenten. Wenn diese gestört sind, kommt es zur verminderten Kohäsion zwischen der Epidermis und der Dermis und zu Blasen als klinischem Symptom.

Die Intermediärfilamente (Tonofilamente) aus Keratin 5 und 14 erhalten die dreidimensionale Struktur der basalen Keratinozyten aufrecht. Die Keratine binden an Plektin und BP230, zwei intrazelluläre Proteine im Hemidesmosom. Weitere Komponenten des Hemidesmosoms sind die Transmembranproteine α6β4 Integrin und Kollagen XVII (BP180), die durch ihre Bindung an Laminin 332 die Zelle mit den Verankerungsfilamenten verbinden. Auf der anderen Seite bindet Laminin 332 als Hauptkomponente der Verankerungsfilamente an Kollagen IV, das zusammen mit Perlecan, Nidogen und anderen Molekülen die Lamina densa bildet. Ein Ende der Kollagen-VII-haltigen Verankerungsfibrillen ist in der Lamina densa eingebettet, das andere im dermalen Bindegewebe. Kollagen VII bindet an Kollagen IV und Laminin 332 und so entsteht eine feste Verbindung zwischen der Basalmembran und der Dermis.

Mehrere dieser Strukturproteine sind Heteromere, die aus zwei oder drei verschiedenen Polypeptidketten bestehen, die von entsprechend vielen Genen kodiert werden. Laminin 332 hat beispielsweise 3 und α6β4 Integrin zwei kodierende Gene. Molekulare Anomalien dieser Proteine und Mutationen in ihren Genen sind bei den hereditären Epidermolysen bekannt (▶ Kap. 49). Bei den bullösen Autoimmundermatosen fungieren die gleichen Proteine als Autoantigene, an die zirkulierende Autoantikörper binden (▶ Kap. 50).

48.3 Desmosomen

Die Desmosomen sind spezialisierte Zell-Zell-Adhäsionsstrukturen in epidermalen Keratinozyten, die im Elektronenmikroskop als charakteristische knopfartige Strukturen an den seitlichen Plasmamembranen deutlich erkennbar sind. Sie bestehen aus aggregierenden intrazellulären und transmembranösen Proteinen. Der Zusammenhalt zweier Desmosomen beruht auf starken Protein-Protein-Interaktionen zwischen den extrazellulären Teilen ihrer Transmembrankomponenten. Wenn diese beeinträchtigt sind, kommt es zur verminderten Zelladhäsion und intraepidermalen Akantholyse, die sich klinisch als Blasen und/oder epidermale Fragilität äußert.

Die Keratinfilamente binden an die intrazellulären desmosomalen Plaques. Die Transmembranproteine der Plaques, Desmoglein 1, Desmoglein 3 und Desmocollin 1 und 3, sind für die Zelladhäsion zwischen benachbarten

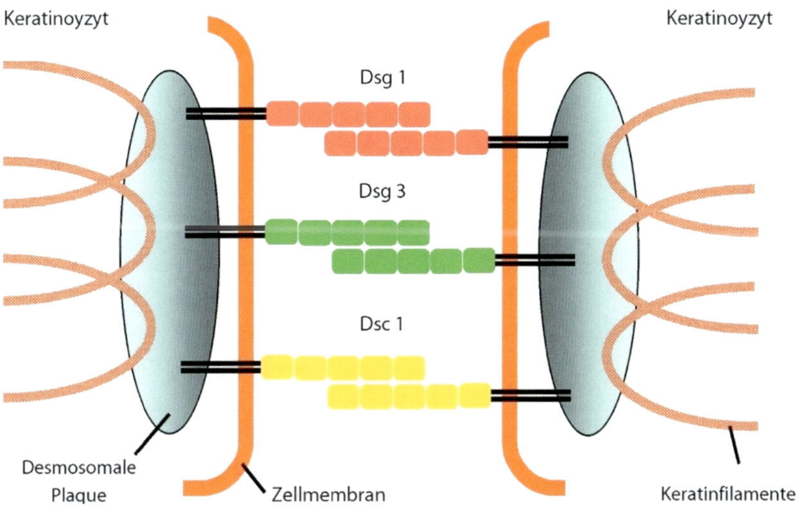

Abb. 48.2 Schematische Darstellung des Desmosoms. An der seitlichen Plasmamembran des epidermalen Keratinozyten haften die Keratinfilamente (Zytoskelett) an der desmosomalen Plaque. Die transmembranösen Plaquekomponenten Desmoglein 1 (Dsg 1), Desmoglein 3 (Dsg 3), Desmocollin 1 (Dsc 1) und Desmocollin 3 (Dsc 3) sichern die Zell-Zell-Adhäsion durch Protein-Protein-Interaktionen zwischen ihren extrazellulären Domänen, die die Autoantigene der verschiedenen Pemphigusformen darstellen. (Modifiziert aus Schmidt et al. 2000)

Keratinozyten verantwortlich. Die extrazellulären Domänen der Desmogleine und der Desmocolline zweier Zellen binden aneinander und verankern somit die Zellen miteinander.

Mutationen in den Genen für Desmosomenproteine einschließlich Desmoglein 1 sind bei verschiedenen Keratodermien und Hautfragilitätssyndromen bekannt (▶ Kap. 61, 62), die mit Erosionen, aber nicht mit eindeutigen Blasen der Haut einhergehen. Desmoglein 1 und 3 stellen die Hauptantigene bei den verschiedenen Pemphigusformen dar, Autoantikörper gegen Desmocolline 1 und 3 kommen seltener vor (▶ Kap. 50).

In den folgenden Kapiteln werden erbliche und erworbene bullöse Erkrankungen dargestellt.

Literatur

Aumailley M, BrucknerTuderman L, Carter WG et al (2005) A simplified laminin nomenclature. Matrix Biol 24: 326–332

Borradori L, Sonnenberg A (1999) Structure and function of hemidesmosomes: more than simple adhesion complexes. J Invest Dermatol 112: 411–418

Bruckner-Tuderman L, Höpfner B, Hammami-Hauasli N (1999) Biology of anchoring fibrils: lessons from dystrophic epidermolysis bullosa. Matrix Biol 18: 43–54

Has C, BrucknerTuderman L (2006) Molecular and clinical aspects of genetic skin fragility. J Dermatol Science 44: 129–144

Hertl M, Niedermeier A, Borradori L (2010) Bullöse Autoimmundermatosen. Ther Umsch 67: 465–482

Lara-Corrales I, Pope E (2010) Autoimmune blistering diseases in children. Semin Cutan Med Surg 29: 85–91

Mao X, Nagler AR, Farber SA et al (2010) Autoimmunity to desmocollin 3 in pemphigus vulgaris. Am J Pathol 177: 2724–2730

Schmidt E, Zillekens D (2009) Forschen für die Praxis: Diagnostik subepidermal blasenbildender Autoimmundermatosen. J Dtsch Dermatol Ges 7: 296–300

Schmidt E, Bröcker EB, Zillikens D (2000) Neue Aspekte zur Pathogenese des bullösen Pemphigoids. Hautarzt 51: 637–645

Stanley JA, Amagai M (2006) Pemphigus, bullous impetigo, and the staphylococcal scaldedskin syndrome. N Engl J Med 355: 1800–1810

Uitto J, McGrath JA, Rodeck U et al (2010) Progress in epidermolysis bullosa research: toward treatment and cure. J Invest Dermatol 130: 1778–1784

Ujiie H, Shibaki A, Nishie W, Shimizu H (2010) What's new in bullous pemphigoid. J Dermatol 37: 194–204

Hereditäre Epidermolysen

Leena Bruckner-Tuderman

49.1 Einführung

Unter der Bezeichnung **E**pidermolysis **b**ullosa (EB) wird eine Gruppe von erblichen Erkrankungen zusammengefasst, bei welchen minimale Traumen zu Blasen der Haut und angrenzender Schleimhäute führen. Das klinische Bild ist heterogen und reicht von früh letalen Formen mit ausgeprägtem Befall bis zu milden akralen Blasen. Neben der Haut- und Mukosabeteiligung können auch extrakutane Symptome, wie Muskeldystrophie, Pseudosyndaktylie, Ösophagusstenosen oder Pylorusatresie, auftreten. Molekulargenetische Fortschritte bezüglich der Pathogenese ermöglichen eine frühe präzise Diagnostik.

Die EB kommt bei allen Rassen und auf allen Kontinenten vor und betrifft Mädchen und Jungen gleichermaßen. Die Prävalenz wurde nicht definitiv bestimmt, dürfte in Europa und in den USA aber etwa 1:20.000 bis 1:100.000 betragen. Diese Zahl gilt für die gesamte EB-Gruppe; die Häufigkeit der einzelnen Subtypen in verschiedenen Populationen ist unterschiedlich.

▪ Ätiopathogenese und Klassifikation

Kausal für die verschiedenen EB-Subtypen verantwortlich sind Abnormitäten der Strukturproteine der dermo-epidermalen Basalmembranzone, die deren Fragilität erhöhen. Bis heute bekannt sind Defekte in 16 verschiedenen Genen, die essenzielle Bestandteile der epidermalen oder der dermo-epidermalen Verankerungsstrukturen, wie der Desmosomen, der Hemidesmosomen, der Verankerungsfilamente und der Verankerungsfibrillen, kodieren (▶ Kap. 48). Der Funktionsverlust oder ein komplettes Fehlen mutanter Proteine führen zum verminderten Zusammenhalt der Hautschichten und klinisch zu Blasen.

Wegen der ausgeprägten genetischen Heterogenität ist eine molekulare Klassifikation der EB nicht praktikabel. Zudem stellen viele der früher aufgeführten klinischen EB-Subtypen nicht eigenständige Krankheitsbilder dar, sondern sind allelische Varianten anderer Subtypen. Deshalb wurde im Jahr 2008 eine neue vereinfachte Konsensusklassifikation eingeführt (◘ Tab. 49.1).

Entsprechend der Blasenbildungsebene wird die EB in vier **Hauptkategorien** unterteilt:

◘ **Tab. 49.1** Vereinfachte Klassifikation der Epidermolysis bullosa. (Aus: Fine et al. [2008])

Hauptkategorie	EB-Subtyp	Betroffenes Gen	Betroffenes Protein
EBS	Suprabasale EBS	*PKP-1, DSP*	Plakophilin-1, Desmoplakin
	Basale EBS	*KRT5, KRT14* *PLEC1* *ITGA6, ITGB4*	Keratin 5, 14 Plektin α6β4 Integrin
EBJ	EBJ Herlitz	*LAMA3, LAMB3, LAMC2*	Laminin 332
	EBJ andere	*COL17A1* *LAMA1, LAMB3, LAMC2* *ITGA6, ITGB4*	Kollagen XVII Laminin 332 α6β4 Integrin
EBD	Rezessive EBD	*COL7A1*	Kollagen VII
	Dominante EBD	*COL7A1*	Kollagen VII
KS	Kindler-Syndrom	*FERMT1*	Kindlin-1

- Epidermolysis bullosa simplex
- Epidermolysis bullosa junctionalis
- Epidermolysis bullosa dystrophica
- Kindler-Syndrom

Auf elektronenmikroskopischem Niveau findet die Spaltung bei der EBS in der Epidermis entweder in den suprabasalen Schichten oder innerhalb der basalen Keratinozyten statt, bei der EBJ in der Lamina lucida der Basalmembran und bei der EBD unterhalb der Basalmembran auf der Ebene der Verankerungsfibrillen. Bei der EBS führen Mutationen im Gen für Keratin 5, Keratin 14, Plektin, Plakophilin-1, Desmoplakin oder α6β4 Integrin zum Kollaps des Zytoskeletts, Trennung der desmosomalen Adhäsion und/oder zur Zytolyse der basalen Keratinozyten. Bei der EBJ sind die Hemidesmosomen, die die Epidermis mit der Basalmembran verknüpfen, anormal. Mutationen in den Genen für Laminin 332, Kollagen XVII und α6β4 Integrin führen zu strukturell und funktional anormalen Hemidesmosomen. Bei der EBD sind die Epidermis und die Basalmembran intakt, aber die Vernetzung mit der darunter liegenden Dermis ist durch defekte Verankerungsfibrillen destabilisiert. Der Defekt wird durch Mutationen im Gen für Kollagen VII, der Hauptkomponente dieser Fibrillen verursacht. Das Kindler-Syndrom wird durch Mutationen des Integrin-assoziierten Proteins Kindlin-1 verursacht. Funktionsdefizite von Kindlin-1 verursachen ein ultrastrukturell vielfältiges Bild, mit dermo-epi-

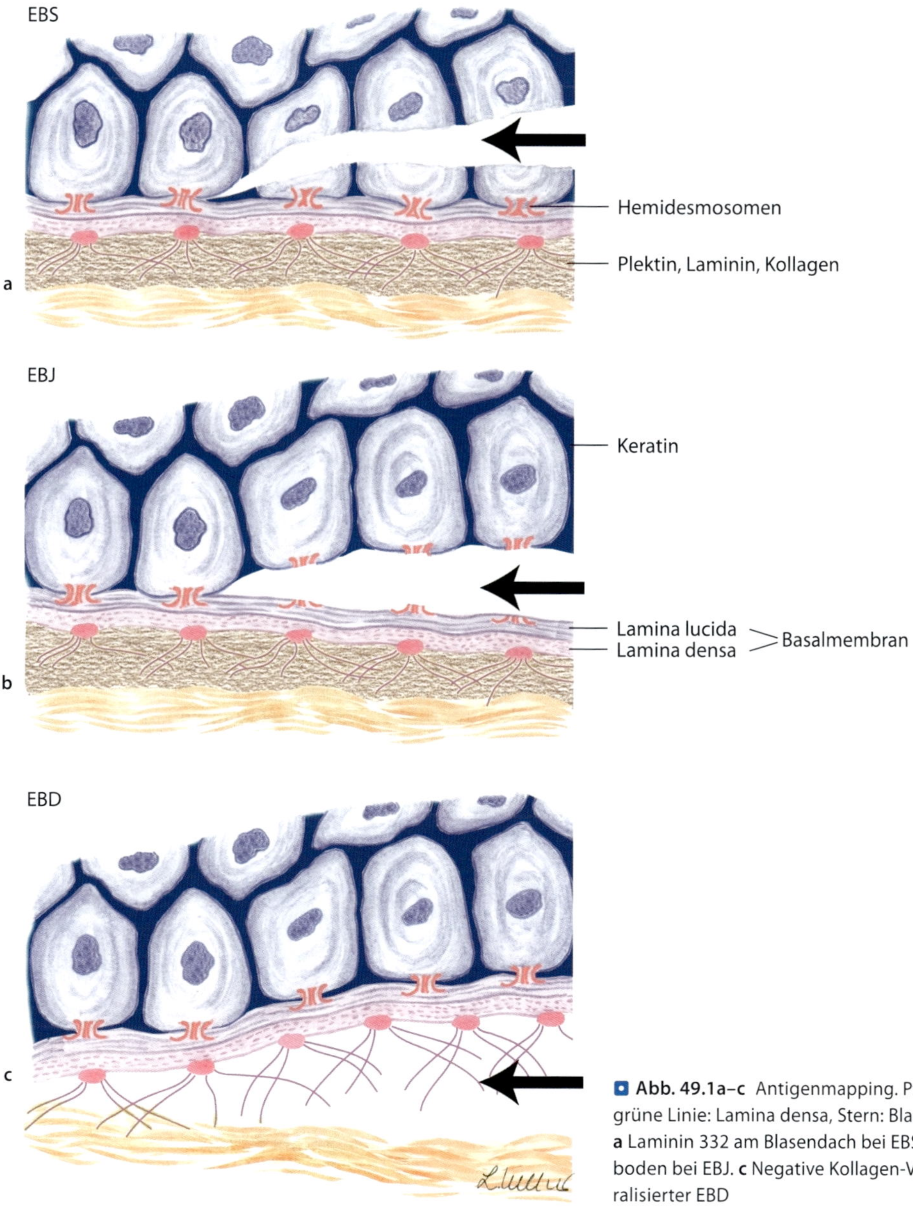

Abb. 49.1a–c Antigenmapping. Pfeil: Blasenbildungsebene, grüne Linie: Lamina densa, Stern: Blase, rot: Verankerungsfibrillen: **a** Laminin 332 am Blasendach bei EBS. **b** Kollagen VII am Blasenboden bei EBJ. **c** Negative Kollagen-VII-Färbung bei schwerer generalisierter EBD

Tab. 49.2 Differenzialdiagnose der Epidermolysis bullosa beim Neugeborenen

Krankheit		Charakteristische Merkmale
Genodermatosen	Bullöse ichthyosiforme Erythrodermie	Rötung, Schuppung, schlaffe Blasen an traumaexponierten Stellen, Hyperkeratose
	Incontinentia pigmenti	In Streifen angeordnete Blasen, wirbelförmige Hyperpigmentierungen, meistens am Stamm
	Aplasia cutis congenita	Angeborene Hautdefekte, häufig am Kapillitium
	Syndrom sich schälender Haut	Oberflächliche akrale Blasen und Erosionen, Schälen der Haut
Infektionen	Herpes simplex neonatorum	Herpetiforme Bläschen und Erosionen, generalisiert
	Impetigo neonatorum	Vesikel, Blasen, Pusteln auf gerötetem Grund, Krusten
	SSSS	Generalisiertes Erythem, Fieber und Exfoliation der Epidermis
	Kandidose	Erythematöse, vesikulöse oder pustulöse Eruption im Windelbereich oder disseminiert
Autoimmunkrankheiten	Bullöse Autoimmunkrankheiten	Immunablagerungen in der Haut? Mütterliche Erkrankung?
Mechanische Blasen	Saugblasen	Nichtentzündliche Blasen am Daumen oder am Handrücken radial

dermaler Trennung oberhalb, entlang oder unterhalb der Basalmembran. Reduplikation der Basalmembran ist auch typisch.

Klinik

Die Symptomatik der Epidermolysis bullosa simplex, Epidermolysis bullosa junctionalis, Epidermolysis bullosa dystrophica und des Kindler-Syndroms sowie weiterer Subtypen wird in ▶ Abschn. 49.2, ▶ Abschn. 49.3, ▶ Abschn. 49.4 und ▶ Abschn. 49.5 beschrieben.

Differenzialdiagnose

Die EB-Subtypen sind im Neugeborenen- und Säuglingsalter nicht nur voneinander, sondern auch von anderen vesikulösen oder bullösen Dermatosen klinisch schwer unterscheidbar. Es kommen infektiös, autoimmunologisch oder genetisch bedingte Blasen infrage, wie Herpesbläschen, bullöse Impetigo, staphylogene toxische Nekrolyse, vesikulopustulöse Kandidose, bullöse Autoimmunkrankheiten (transplazentare Antikörperdiffusion), bullöse Ichthyosen, Incontinentia pigmentii oder das Syndrom sich schälender Haut (Tab. 49.2). Diese Erkrankungen können mit mikrobiologischen Untersuchungen, direkter Immunfluoreszenz, Histologie, Elektronenmikroskopie oder Mutationsanalysen bestätigt oder ausgeschlossen werden.

Diagnostisches Vorgehen

Eine klinische Unterscheidung der EB-Subtypen im Neugeborenenalter ist sehr schwierig, da die Blasen mit bloßem Auge nicht unterscheidbar sind und die charakteristischen sekundären Merkmale und Begleitsymptome erst später entstehen. Die molekulare Diagnostik mittels Antigenmapping und eventuell mit Mutationsanalyse erlaubt jedoch eine frühe Subtypisierung. In Abbildung 49.2 ist das diagnostische Vorgehen skizziert.

Familienanamnese und klinische Diagnose

Sie hilft bei der Bestimmung des Erbgangs. Da die charakteristischen sekundären Merkmale und Begleitsymptome der verschiedenen EB-Subtypen langsam entstehen, wird unter Umständen erst der klinische Verlauf eine endgültige Einordnung erlauben. Man sollte dabei nicht außer Acht lassen, dass das klinische Bild durch sekundäre Ereignisse, wie Ekzematisierung, Kratzen oder sekundäre Infektionen, verändert werden kann.

Hautbiopsie

Sie ist in jedem Fall erforderlich und auch im Neugeborenenalter unproblematisch zu entnehmen, da die Wundheilung bei der EB normal ist. Am besten geeignet sind

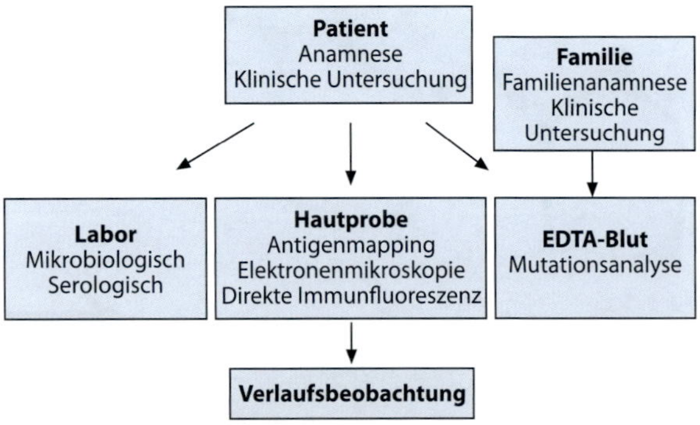

Abb. 49.2 Diagnosefindung bei hereditärer Epidermolysis bullosa

Hautbiopsien aus klinisch nicht befallener periläsionaler Haut, weil sie durch Entzündung und/oder Reepithelisierung nicht sekundär verändert ist. Vor der Probeentnahme wird die Haut leicht (mit einem Operationshandschuh) gerieben, um so eine mikroskopische Blase zu induzieren. Ältere Blasen (mehr als 24 h) sind nicht geeignet, weil die einsetzende Reepithelisierung das Bild schon nach kurzer Zeit verfälschen kann.

▪▪ Histologie und Antigenmapping

Die klassische lichtmikroskopische Histologie ist für die EB-Diagnostik nicht geeignet, weil die Kontinuitätstrennung in einer so schmalen Region ober-, inner- oder unterhalb der Basalmembranzone stattfindet, dass die Blasen der verschiedenen EB-Hauptkategorien am normalen histologischen Schnitt nicht unterscheidbar sind.

Das Antigenmapping (auch Immunfluoreszenz-Mapping genannt) ist eine einfache und schnelle Methode zur Bestimmung der Blasenbildungsebene und eines fehlenden oder abnormalen Proteins. Es wird eine native, nicht fixierte Hautbiopsie benötigt, die in einem Transportmedium oder in physiologischer Kochsalzlösung ins Untersuchungslabor eingesandt werden sollte. Sie bleibt für 24–36 h ohne Einfrieren stabil. Von ihr werden Kryoschnitte angefertigt und mit Antikörpern gegen verschiedene Strukturproteine der Basalmembranzone der Haut mittels Immunfluoreszenz gefärbt. Aus der Konstellation der Markerantikörper am Blasenboden oder Blasendach ergibt sich die Ebene der dermo-epidermalen Trennung. Bei der suprabasalen EBS entsteht die Blase in der mittleren/oberen Epidermis, bei der basalen EBS innerhalb der basalen Keratinozyten zwischen Zellkern und Hemidesmosom, die Keratinfärbung findet sich hauptsächlich am Blasendach. Andere Marker, wie Plektin, Laminin 332 und Kollagen VII sind am Blasenboden.

Bei der EBJ sind die Hemidesmosomenkomponenten Plektin, $\alpha 6\beta 4$ Integrin und Kollagen XVII am Blasendach, die Lamina-lucida-, Lamina-densa- und Verankerungsfibrillenproteine (wie Laminin 332 und Kollagen VII) am Blasenboden. Bei der EBD sind alle Marker am Blasendach.

Das Antigenmapping liefert auch Information über das Fehlen eines Strukturproteins, wie Laminin 332 bei der EBJ Herlitz, $\alpha 6\beta 4$ Integrin bei der EBJ mit Pylorusatresie, Kollagen XVII bei der EBJ-andere oder Kollagen VII bei der schweren generalisierten EBD, und verhilft damit zur schnelleren genauen Diagnose.

▪▪ Elektronenmikroskopie

Sie unterstützt das Antigenmapping und ist in den seltenen Fällen, in welchen dieses nicht aussagekräftig ist, sehr hilfreich. Auffällige Ultrastrukturen und charakteristische Merkmale können beurteilt werden, wie Fehlen von Desmosomen bei der suprabasalen EBS, Zytolyse der basalen Keratinozyten bei der basalen EBS, Fehlen oder die rudimentäre Struktur der Hemidesmosomen bei der EBJ oder abnormale Verankerungsfibrillen bei der EBD. Es ist eine in Glutaraldehyd fixierte Hautbiopsie notwendig.

▪▪ Mutationsanalysen

Sie erlauben eine exakte Diagnose, sind aber technisch aufwendig und werden nur in spezialisierten Laboratorien durchgeführt. Es werden EDTA-Blutproben des Patienten und der Familienmitglieder benötigt.

Die EB weist eine große molekulare Heterogenität auf, fast jede Familie scheint ihre »private« Mutation zu haben. Deshalb muss zuerst mittels Antigenmapping eine möglichst genaue Subtypisierung vorgenommen werden, um das Kandidatengen zu bestimmen.

> **Die Mutationsbestimmung ist für pränatale Diagnostik, Genträgeranalyse und genetische Beratung von Bedeutung.**

▪ Therapie

Auch wenn weltweit aktiv biologische Therapien für die EB entwickelt werden, gibt es bis heute keine kausale Behandlung. Ein grundsätzliches Ziel ist eine möglichst normale Lebensführung. Dabei müssen vor allem bei Kindern Phasen mit vermehrten Blasen inkauf genommen werden, damit eine psychomotorisch altersentsprechende Entwicklung gewährleistet wird. Neben der heimatnahen Versorgung durch Dermatologen, Hausärzte und Kinderärzte ist eine Anbindung an ein spezialisiertes Zentrum von Vorteil. So können interdisziplinäre medizinische Betreuung koordiniert und langfristige Behandlungspläne erstellt werden, um den vielfältigen Problemen hinsichtlich der verschiedenen betroffenen Organe gerecht zu werden.

▪▪ Topisch

Das Vermeiden mechanischer Traumen und eine sorgfältige tägliche Hautpflege bleiben die wesentlichsten Maßnahmen. Aufstechen und Desinfektion der Blasen, Säuberung der Wunden und Rückfettung der Haut mit gut verstreichbaren Lotionen reichen in der Regel als tägliche Behandlung. Das Blasendach sollte nicht entfernt werden, weil es einen guten Infektionsschutz gewährleistet. Topische Antibiotika sollten nur bei Sekundärinfektion und externe Glukokortikoide nur kurzfristig wie bei Ekzematisierung und Juckreiz eingesetzt werden. Beim Verbinden der oberflächlichen Hautdefekte dürfen keine Pflaster oder verklebende Materialien zum Einsatz kommen. Vorteilhaft sind leicht haftende, silikonbeschichtete Verbände, Fettgazen und Schlauchverbände.

VII

▪▪ Systemisch

Es gibt keine wirksame systemische Therapie. Multizentrische Studien haben gezeigt, dass die Gabe von Glukokortikoiden oder Phenytoin überholt ist. Kasuistiken berichteten über erfolgreiche Behandlungen in Einzelfällen mit Retinoiden, Antibiotika oder Vitamin E, aber diese haben sich bisher in größeren Patientengruppen nicht bewährt. Weil die Blasen und Erosionen oft sehr schmerzhaft sind, ist eine systemische individuell abgestimmte Schmerztherapie wichtig. Gegebenenfalls ist eine effektive Juckreiztherapie zur Vermeidung von Kratzen und dadurch induzierten Blasen sinnvoll.

▪▪ Operative Therapie

Die handchirurgische Behandlung der Synechien bei schweren generalisierten EBD kann die Beweglichkeit und Funktion der Finger erheblich verbessern, jedoch muss die Indikation immer individuell gestellt werden. Ebenso kann eine Ösophagusdilatation die Schluckbeschwerden lindern. Nach beiden Operationen ist die Rezidivneigung relativ hoch; es kann schon innerhalb von Monaten bis wenigen Jahren zu erneuter Vernarbung kommen. Der Bedarf und der Nutzen der operativen Behandlung können nicht generell bestimmt, sondern müssen von Fall zu Fall neu erwogen werden. Viele Patienten mit Schluckbeschwerden profitieren von der Einlage einer perkutanen Magensonde (PEG-Sonde), die die Nahrungsaufnahme erleichtert und zum Beseitigen von Mangelzuständen beiträgt.

▪▪ Weitere Empfehlungen

Krankengymnastik Narbige Kontrakturen können mit regelmäßiger sorgfältiger Krankengymnastik erstaunlich effektiv gelockert und damit die Beweglichkeit der Gelenke verbessert werden. Der Wert von Gymnastik zur Vorbeugung von Mutilationen ist unklar.

Ernährung Ein wichtiger Teil der unterstützenden EB-Therapie ist eine ausreichende und korrekte Ernährung. Schmerzhafte Schleimhautbeteiligung kann erhebliche Schwierigkeiten bei der Nahrungsaufnahme verursachen. Deshalb sind EB-Patienten häufig untergewichtig und anämisch. Um einen guten Allgemeinzustand und optimale Wundheilungsverhältnisse zu gewährleisten, sollte auf geeignete Konsistenz und Zusammenstellung der Ernährung mit genügend Kalorien, Vitaminen, Mineralien und Fasern geachtet werden.

Zahnbehandlung Wegen der schmerzhaften Schleimhautbeteiligung sollte eine sorgfältige Mund- und Zahnhygiene von jung an Teil des täglichen EB-Managements sein. Sanfte Zahnreinigung, regelmäßige Zahnarztkontrollen und Zahnarztbehandlungen sind für den Erhalt der Zähne und gute Nahrungsaufnahme unerlässlich.

Psychologische Hilfe Eine Familie mit einem oder mehreren an EB erkrankten Mitgliedern bedarf oft psychologischer Unterstützung. Der Zeitaufwand für die notwendige Hautpflege und den Verbandswechsel ist groß und kombiniert mit normalen täglichen Verrichtungen oft überwältigend. Außerdem stehen Patienten mit negativen Reaktionen der Umgebung oder den Ängsten bezüglich der Krankheit oft allein. Unterstützung durch Patientenselbsthilfegruppen oder durch professionelle psychologische Betreuung ist in diesen Problemsituationen sehr wertvoll.

Genetische Beratung und Pränataldiagnostik Allen betroffenen Familien sollte eine genetische Beratung durch Humangenetiker angeboten werden. Die Kenntnis der genauen Diagnose und der ursächlichen Mutationen erlaubt die präzise Bestimmung des Erbgangs und der Erbprognose des jeweiligen Subtyps. Diese Information wird von vielen Patienten geschätzt, weil sie Unsicherheiten beseitigt und Lebensplanung ermöglicht. Ferner ist eine molekulargenetische Pränataldiagnostik der schweren EB-Subtypen mittels Chorionzottenbiopsien in der 10.–12. Schwangerschaftswoche in Zusammenarbeit mit Gynäkologen und Humangenetikern möglich.

49.2 Epidermolysis bullosa simplex

Die Epidermolysis bullosa simplex (EBS) ist durch intraepidermale, oberflächliche Blasen charakterisiert, die nach Reibung oder mechanischer Belastung entstehen und Folge einer akantholytischen Trennung (suprabasale EBS) oder Zytolyse der Keratinozyten (basale EBS) sind. Die suprabasalen Subtypen sind außerordentlich selten, die basalen dagegen sehr häufig. In der Regel heilen sie ohne Atrophie oder Narben ab. Bei Kindern kommt es jedoch nach sekundärer Traumatisierung der Blasen und Erosionen oft zu Narben, Milien oder Nageldystrophie.

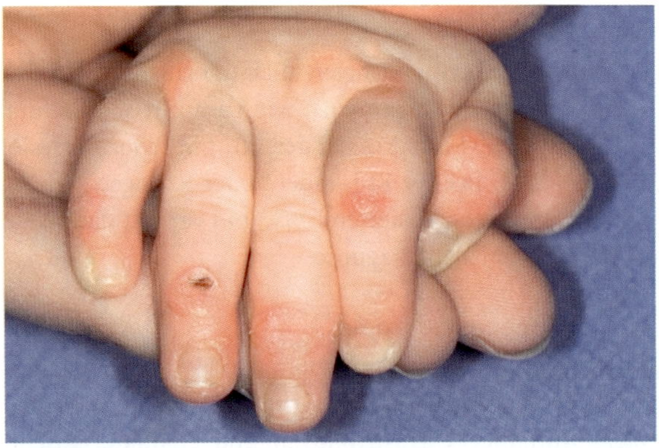

Abb. 49.3 Epidermolysis bullosa simplex

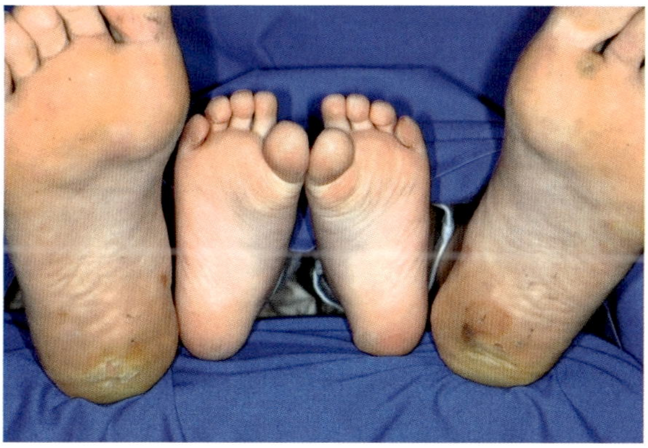

Abb. 49.4 Epidermolysis bullosa simplex bei Vater und Sohn

49.2.1 Suprabasale Epidermolysis bullosa simplex

EBS mit Plakophilin-1-Defizienz

[McGrath et al. 1997]

OMIM 604536	AR	1q32
PKP1	Plakophilin 1	

Synonym
Hautfragilität-ektodermale-Dysplasie-Syndrom

Ätiopathogenese
Diese sehr seltene Erkrankung wird durch Plakophilin-1-Mutationen verursacht, die zu einem Funktionsverlust dieses desmosomalen Proteins führen.

Klinik
Bereits bei Geburt ist die Haut sehr fragil und kann ausgedehnte oberflächliche Erosionen aufweisen.

Histopathologie
Eine HE-Färbung zeigt Hyperkeratose und Akanthose mit Verbreitung der Interzellularräume in der Epidermis. Elektronenmikroskopie zeigt eine reduzierte Anzahl und verminderte Größe der Desmosomen sowie eine Spaltung innerhalb der intrazellulären desmosomalen Plaque. Mit Immunfluoreszenzfärbung ist das Plakophilin-1 stark reduziert oder nicht nachweisbar, weil die meisten Mutationen zu komplettem Verlust von Plakophilin-1 führen.

Verlauf
Mit zunehmendem Alter entwickeln sich assoziierte Symptome, welche die klinische Diagnose erleichtern: Nageldystrophie, Hypotrichose, Palmoplantarkeratosen, periorale Fissuren und eine Wachstumsverzögerung. Schleimhautbeteiligung in Form von Blepharitis, Ösophagusstrikturen und schmerzhafter perianaler Fragilität kann vorkommen.

Letale akantholytische EBS

[Jonkman et al. 2005]

OMIM 609638	AR	6p24
DSP	Desmoplakin	

Ätiopathogenese
Mutationen im Desmoplakin-Gen verursachen diese sehr seltene letale EBS-Form. Desmoplakin ist eines der Hauptbestandteile der Desmosomen.

Klinik
Eine ausgeprägte Fragilität der Haut und der Schleimhäute ist schon bei Geburt vorhanden. Dies führt in den ersten Lebenstagen zu Erosionen fast des gesamten Integuments und zum Tod. Weitere charakteristische Merkmale bei der Geburt sind eine universelle Alopezie und ein Fehlen der Nägel (Anonychie).

Histopathologie
Eine HE-Färbung zeigt Akantholyse und suprabasale Spaltung in der Epidermis. Elektronenmikroskopie zeigt fehlende Verankerung der Keratinfilamente in den inneren desmosomalen Plaques in der gesamten Epidermis. Immunfluoreszenzfärbung zeigt eine reduzierte oder fehlende Desmoplakin-Färbung in der Epidermis.

Verlauf
Tödlich innerhalb von wenigen Tagen.

49.2.2 Basale Epidermolysis bullosa simplex

[Köbner 1896, Weber 1926, Cockayne 1938, Dowling und Meara 1954]

OMIM 131760, 131800, 131900	AD	12q11–q13
KRT5	Keratin 5	
	AD	17q12–q21
KRT14	Keratin 14	

Ätiopathogenese
Die meisten basalen EBS werden durch Mutationen in den Genen für Keratin 5 und 14 verursacht. Das klinische Bild kann variieren, wahrscheinlich aufgrund von epigenetischen und Umwelteinflüssen. Die häufigste Form ist die

lokalisierte basale EBS (früher EBS Weber-Cockayne genannt), die auch die häufigste aller EB-Formen ist. Es sind aber auch generalisierte Formen von basaler EBS bekannt (früher EBS Köbner oder Dowling-Meara genannt). Die Vererbung ist in der Regel dominant, es gibt aber Einzelberichte über Familien mit rezessiv vererbten homozygoten Keratin-5- und -14-Nullmutationen.

Klinik

Die Blasen bestehen seit der Geburt oder den ersten Lebensmonaten und können auch eine starke Ausprägung mit Beteiligung der Mundschleimhaut, Milien und Nagelverlust aufweisen, was differenzialdiagnostische Schwierigkeiten bereiten kann. In den lokalisierten Formen können die Blasen aber auch erst in der Kindheit oder Jugend auftreten. Sie werden durch minimale mechanische Belastung und Wärme hervorgerufen, wie Gehen, Schreiben oder warmes Wetter. Bei den lokalisierten Formen sind meist nur die Akren betroffen, typischerweise im Sommer die Füße nach längeren Märschen: summer blistering. Der Leidensdruck ist häufig so gering, dass die Patienten keinen Arzt aufsuchen. Bei den generalisierten Formen können die Blasen in den ersten Lebensjahren sehr ausgedehnt sein, mit kleineren herpetiform gruppierten Bläschen am Stamm und den proximalen Extremitätenabschnitten. Diffuse, reaktive Palmoplantarkeratosen und Hyperhidrose sind häufige Begleitphänomene. An der Mundschleimhaut treten selten Blasen auf. Haare und Nägel bleiben in der Regel normal. Sekundäre Infektionen stellen eine relativ häufige Komplikation dar. Die Abheilung erfolgt ohne Narben.

Histopathologie

Das Antigenmapping zeigt intraepidermale Blasen mit Hemidesmosomenmarkern am Blasenboden. Elektronenmikroskopisch beobachtet man eine intrazelluläre Zytolyse der basalen Keratinozyten. Der epidermolytische Spalt entsteht zwischen dem Kern und den Hemidesmosomen. Bei den generalisierten Formen kann der Spalt oberhalb der Hemidesmosomen mit einer charakteristischen Verklumpung der Keratinfilamente vergesellschaftet sein.

Verlauf

Die Neigung zu Blasen kann in der Kindheit ausgeprägt sein, ab dem Schulalter tritt gewöhnlich eine deutliche Besserung des Hautzustandes ein.

49.2.3 Epidermolysis bullosa simplex mit Muskeldystrophie

[Niemi et al. 1988]

OMIM 226670	AR	8q24
PLEC1	Plektin	

Ätiopathogenese

Diese seltene Form der basalen EBS wird durch Mutationen im *PLEC1*-Gen verursacht. Es kodiert Plektin, ein Link-Protein, das die Keratinfilamente mit dem Hemidesmosom verbindet.

Klinik

Generalisierte, mechanisch induzierte, nicht vernarbende Blasen seit der Geburt und Entwicklung einer Muskeldystrophie bis zum Schulalter sind die charakteristischen Merkmale. Orale und urogenitale Schleimhauterscheinungen können ausgeprägt sein. Milde Palmoplantarkeratosen, Nageldystrophie und leichte Hautatrophie kommen vor.

Histopathologie

Das Antigenmapping zeigt intraepidermale Blasen mit Hemidesmosomenmarkern am Blasenboden. Typischerweise ist die Färbung mit Plektinantikörpern reduziert oder negativ. Die elektronenmikroskopische Untersuchung zeigt einen intraepidermalen Spalt so knapp oberhalb der Hemidesmosomen, dass diese Form häufig als EBJ fehldiagnostiziert wird.

Verlauf

Die Blasenbildungsaktivität bleibt im Wesentlichen unverändert. Die Stärke der Muskeldystrophie bestimmt die Lebenserwartung.

49.2.4 Weitere seltene Subtypen Epidermolysis bullosa simplex

Bei einigen sehr seltenen, in den früheren Klassifikationen aufgeführten Subtypen sind ursächliche Mutationen inzwischen bekannt. Die **Epidermolysis bullosa simplex mit mottled pigmentation** [Fischer und Gedde-Dahl 1979] (OMIM 131960) wird durch dominant vererbte Keratin-5-Mutationen verursacht und gehört damit in die Gruppe der basalen EBS. Ätiologie und Zusammenhang der fleckigen ephelidenartigen Hyperpigmentierung mit der EB bleiben unklar.

Die in Norwegen von Gedde-Dahl [1970] beschriebene, dominant vererbte **Epidermolysis bullosa simplex Ogna** (OMIM 131950] ist klinisch der lokalisierten basalen EBS ähnlich, die Blasen gehen jedoch mit einer vermehrten Verletzlichkeit und Blutungsneigung der Haut einher. Punktmutationen im Plektingen wurden als Ursache dieser EBS-Form bestimmt. Dieser Subtyp ist nicht mit einer Muskeldystrophie assoziiert.

Die sehr seltenen Fälle von **Epidermolysis bullosa simplex mit Pylorusatresie** [Pfendner and Uitto 2005] gehen mit schwerer, sogar letaler Blasenbildung und einer Pylorusatresie einher. Diese EBS-Form wird durch bestimmte Mutationen im Plektin oder in der intrazellulären Domäne von β4 Integrin verursacht.

Eine differenzialdiagnostisch wichtige Erkrankung ist das **akrale Peeling-skin-Syndrom** [Schwayder et al. 1997] (OMIM 609706), eine autosomal-rezessive Erkrankung, die bei Kindern einer lokalisierten basalen EBS sehr ähnlich aussehen kann. Diese Krankheit weist oberflächliche Blasen und Erosionen an den Extremitäten auf, als Folge von Mutationen des Enzyms Transglutaminase 5, die die epidermale Barriere stabilisiert.

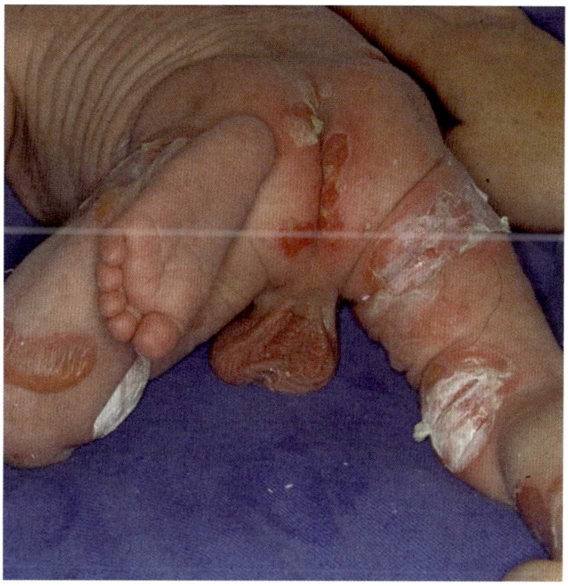

Abb. 49.5 Ausgedehnte Blasen und Erosionen bei Epidermolysis bullosa junctionalis Herlitz

49.3 Epidermolysis bullosa junctionalis

Die Epidermolysis bullosa junctionalis (EBJ) wird rezessiv vererbt. Weil sich Epidermis und Dermis innerhalb der Basalmembran trennen, findet die Heilung grundsätzlich ohne Narben statt, jedoch entstehen nach längerem Verlauf Hautatrophie und Nageldystrophien. Die klinischen Symptome variieren extrem, von milden lokalisierten Manifestationen bis zur früh letalen EBJ Herlitz. Entsprechend komplex ist der genetische Hintergrund mit 6 betroffenen Genen.

49.3.1 Epidermolysis bullosa junctionalis Herlitz

[Herlitz 1935]

OMIM 226700	AR	Verschiedene Loci
LAMA3, LAMB3, LAMC2	Verschiedene Ketten des Laminin 332	

Ätiopathogenese

Diese schwerste EB-Form wird durch Mutationen in den Genen für Laminin 332 verursacht. Die meisten Gendefekte beruhen auf der Entstehung eines Stoppkodons, mit der Folge des Fehlens des Proteins in der Haut und damit einer extremen Hautfragilität. Etwa 40% der EBJ-Herlitz-Patienten haben eine der häufig vorkommenden Mutationen R42X oder R635X im *LAMB3*-Gen. Neue Studien zeigten, dass die Häufigkeit der klinisch gesunden heterozygoten Laminin-332-Mutationsträger in der kaukasischen Bevölkerung höher ist als bisher geschätzt, sie beträgt 1:333.

Klinik

Mit der Geburt treten starke, teilweise hämorrhagische Blasen der Haut und der Schleimhäute auf, gefolgt von schlecht heilenden Erosionen und Granulationsgewebe vor allem an Fingerspitzen, Gesäß und perioral. Hinzu treten Flüssigkeits- und Proteinverlust sowie oberflächliche und systemische Infektionen, die den Allgemeinzustand stark beeinträchtigen.

Histopathologie

Im Antigenmapping ist eine junktionale Blase sichtbar, mit Hemidesmosomenmarkern am Blasendach und Lamina-densa-Markern am Blasenboden. Pathognomonisch ist eine stark reduzierte oder negative Färbung mit Antikörpern gegen Laminin 332. Elektronenmikroskopisch zeigt sich eine junktionale Blase mit intakter Epidermis und rudimentären oder fehlenden Hemidesmosomen am Blasendach. Die von der Lamina densa bedeckte Dermis befindet sich am Blasenboden.

Verlauf

Die Erkrankung ist zumeist innerhalb der ersten 2 Lebensjahre letal.

49.3.2 Epidermolysis bullosa junctionalis-andere

[Hashimoto et al. 1976, Hintner und Wolff 1982]

OMIM 226650	AR	10q24.3
COL17A1	Kollagen XVII	

▪ **Synonyme**
Generalized atrophic benign epidermolysis bullosa (GABEB), epidermolysis bullosa junctionalis Non-Herlitz

▪ **Ätiopathogenese**
Für die nicht letalen Formen, kollektiv EBJ-andere genannt, sind Mutationen im Gen für Kollagen XVII (andere Namen: BP180, BP-Antigen 2), seltener auch in den α6β4 Integrin- und den drei Laminin-332-Genen verantwortlich.

▪ **Klinik**
Obwohl von der Geburt an generalisierte Blasen beobachtet werden und die Krankheitsaktivität erheblich ist, ist der Verlauf insgesamt benigne. Klinisch ist das Bild sehr variabel. Bei den generalisierten Formen finden sich die Blasen meist überall, auch an Handflächen, Fußsohlen und Gesicht. Weitere Symptome sind eine leichte Hautatrophie, Nageldystrophie und Zahnschmelzdefekte. Ein fast pathognomonisches Merkmal ist eine frühe, anfänglich parietale, später oft totale Alopezie. Es kann auch zur Schleimhaut- und gastrointestinalen Beteiligung kommen. Bei den lokalisierten Formen sind späterer Beginn und vorwiegend akrale Blasen, Nageldystrophie und Zahnschmelzdefekte typisch. Die Abheilung findet ohne Narben, Atrophie, Pigmentverschiebungen oder Alopezie statt.

▪ **Histopathologie**
Das Antigenmapping zeigt eine junktionale Blase. Charakteristisch für die generalisierten Formen ist eine reduzierte oder fehlende Färbung mit Antikörpern gegen Kollagen XVII, bei den lokalisierten Formen ist die Färbung mit allen Antikörpern positiv. Die Elektronenmikroskopie zeigt nicht nur einen Spalt entlang der Basalmembran, sondern auch abnormale Hemidesmosomen und Verankerungsfilamente.

▪ **Verlauf**
Bei den generalisierten Formen schreitet die Erkrankung langsam fort, es kommt zur Hautatrophie und nicht vernarbenden Alopezie. Bei den lokalisierten Formen bleibt der Hautzustand weitgehend stabil.

49.3.3 Epidermolysis bullosa junctionalis mit Pylorusatresie

[El Shafie et al. 1979, Vidal et al. 1995]

OMIM 226730	AR	2q24-q31
ITGB4	β4 Integrin	
AR		17q25
ITGA6	α6 Integrin	

▪ **Ätiopathogenese**
Für die EBJ mit Pylorusatresie sind Mutationen in den Genen für das α6β4 Integrin verantwortlich und bedingen Blasen der Haut und der Schleimhäute sowie die Entstehung einer Pylorusatresie während der fötalen Entwicklung. Viele Mutationen erzeugen ein Stoppkodon, dadurch fehlt das Integrin in der Haut und in den Schleimhäuten des Gastrointestinaltrakts. Massive mechanisch induzierte Blasen sind die Folge. Punktmutationen in den *ITGA6*- und *ITGB4*-Genen verursachen mildere Krankheitsbilder im Sinn einer lokalisierten EBJ.

▪ **Klinik**
Dieser seltene Subtyp geht nicht nur mit Pylorusatresie, sondern oft auch mit massiven Blasen der Haut und der Schleimhäute einher. In ausgeprägten Fällen ist der Verlauf letal, weil – wie bei der EBJ Herlitz – Flüssigkeits- und Proteinverlust sowie sekundäre Infektionen als Komplikationen auftreten. In milderen Fällen können die Blasen sehr gering ausgeprägt sein.

▪ **Histopathologie**
Das Antigenmapping zeigt eine junktionale Blase. Typischerweise ist die Färbung mit Antikörpern gegen Integrin α6 und/oder β4 vermindert oder fehlend. Im Elektronenmikroskop zeigen sich eine junktionale Blase mit intakter Epidermis und rudimentären Hemidesmosomen am Blasendach und die von der Lamina densa gedeckte Dermis am Blasenboden.

▪ **Verlauf**
Die Pylorusatresie kann in den ersten Lebenstagen chirurgisch behoben werden, im Übrigen hängt die Prognose von der Art der Mutation und von der Schwere der Hautbeteiligung ab.

49.4 Epidermolysis bullosa dystrophica

Bei der Epidermolysis bullosa dystrophica (EBD) entstehen die Blasen unterhalb der Basalmembran, in der obers-

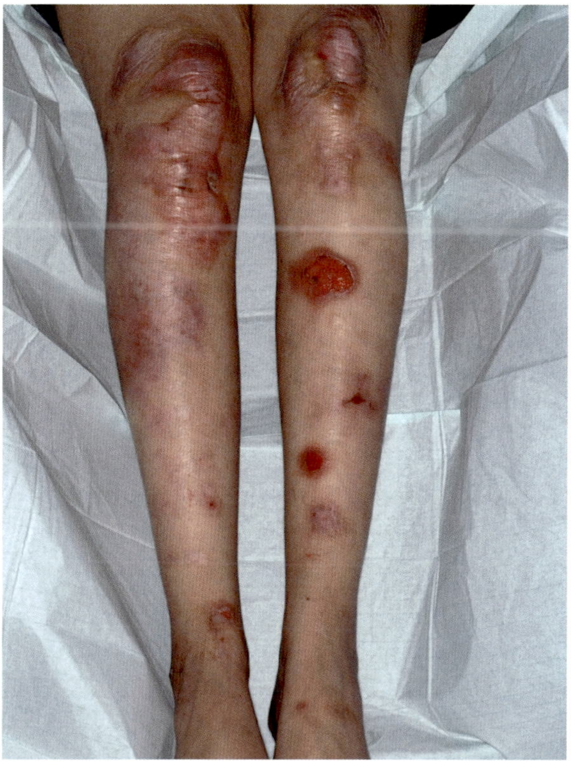

Abb. 49.6 Epidermolysis bullosa dystrophica

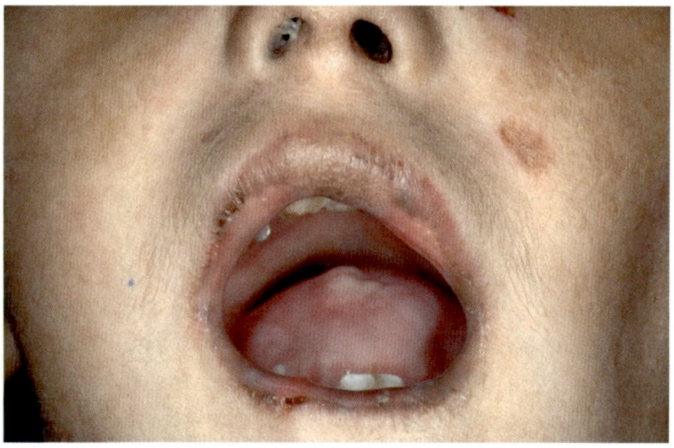

Abb. 49.7 Epidermolysis bullosa dystrophica: verengte Mundöffnung und orale Blasen

ten Schicht der papillaren Dermis, und heilen mit Narben ab. Dominant oder rezessiv vererbte Mutationen im Kollagen-VII-Gen sind für alle EBD-Subtypen verantwortlich, diese könnten somit alle als Varianten derselben Erkrankung betrachtet werden. Bei der neuesten Klassifikation wurde die schwerste Form, die rezessive schwere generalisierte EBD (früher Hallopeau-Siemens Subtyp genannt), aus historischen Gründen als eine separate Entität beibehalten. Bei ihr beruht die extreme Hautfragilität auf dem Fehlen vom Kollagen-VII-Protein. Die übrigen rezessiven Formen werden unter dem Begriff EBD-andere gesammelt und die dominanten Formen kollektiv als dominante EBD bezeichnet.

49.4.1 Schwere generalisierte Epidermolysis bullosa dystrophica

[Hallopeau 1904, Siemens 1921]

OMIM 226600	AR	3p21.1
COL7A1	Kollagen VII	

▪ Synonyme

Epidermolysis bullosa dystrophica Hallopeau-Siemens, Epidermolysis bullosa dystrophica generalisata mutilans

▪ Ätiopathogenese

Dir Erkrankung entsteht meist durch Nullmutationen im Kollagen-VII-Gen, die zu stark reduzierter oder fehlender Synthese von Kollagen VII und Verankerungsfibrillen führen.

▪ Klinik

Es kommt zur Invalidität, hinsichtlich der Lebenserwartung besteht eine eingeschränkte Prognose. Generalisierte Blasen und oberflächliche Ulzerationen sind oft schon bei der Geburt vorhanden und führen während der Kindheit zu Vernarbung, Synechien, Nagelverlust, Gelenkkontrakturen und Mutilation (Pseudosyndaktylie) der Hände und Füße. Schleimhautbefall von Mund, Larynx, Pharynx und Ösophagus verursacht Schluckbeschwerden, schmerzhafte perianale Blasen und Erosionen führen zu Konstipation.

▪ Histopathologie

Im Antigenmapping beobachtet man eine Blase unterhalb der Lamina densa, die Immunfluoreszenzfärbung mit Antikörpern gegen Kollagen VII ist stark reduziert oder negativ. Die elektronenmikroskopische Untersuchung zeigt fehlende Verankerungsfibrillen und Blasen unterhalb der Lamina densa.

▪ Verlauf

Die Beschwerden haben reduzierte Nahrungsaufnahme, Protein-, Blutverlust, Anämie und Wachstumsstörungen zur Folge. Da sich insbesondere im Ösophagusbereich Strikturen ausbilden können, kann die Ernährung sehr große Probleme bereiten.

Statistische Analysen größerer EBD-Patientenkollektive haben eine deutlich erhöhte Inzidenz von spinozellulären Karzinomen bei über 20-jährigen Patienten mit schwerer generalisierter EBD gezeigt. Diese können bei reduziertem Allgemeinzustand aggressiv metastasieren.

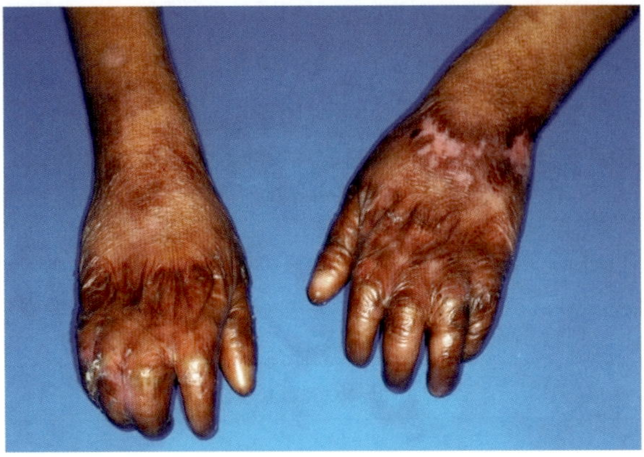

Abb. 49.8 Pseudosyndaktylie bei schwerer generalisierter Epidermolysis bullosa dystrophica

Viele Betroffene sterben auch heute noch vor dem 40. Lebensjahr. Deswegen sind jährliche Hautkrebskontrollen bei über 20-jährigen Patienten mit schwerer generalisierter EBD unerlässlich.

49.4.2 Epidermolysis bullosa dystrophica-andere

OMIM 226600, 226450	AR	3p21.1
COL7A1	Kollagen VII	

Synonyme

Epidermolysis bullosa dystrophica Non-Hallopeau-Siemens, Epidermolysis bullosa dystrophica localisata

Ätiopathogenese

Mutationen im Kollagen-VII-Gen führen zu molekularen Defekten von Kollagen VII und Abnormitäten der Verankerungsfibrillen.

Klinik

Blasenbildung kann schon bei der Geburt vorhanden sein und bleibt in der Regel lebenslänglich bestehen. Das klinische Bild kann sehr variabel sein. Bei einigen Patienten ist der Befall generalisiert, jedoch treten keine Syndaktylien oder Mutilationen auf. Bei anderen Betroffenen überwiegen akrale Blasen oder es werden die inversen Regionen bevorzugt. Alle Blasen heilen mit Narben und Milien ab. Orale Blasen führen zur Vernarbung und Verkürzung des Zungenbändchens. Nageldystrophie, Nagelverlust, Schleimhautbefall, Zahndystrophie und Alopezie sind Begleitsymptome. Perianale Blasen und Fissuren sind möglich. Die lokalisierten Formen sind von der dominanten EBD klinisch nicht unterscheidbar.

Histopathologie

Im Antigenmapping können Blasen unterhalb der Lamina densa nachgewiesen werden, die Immunfluoreszenzfärbung mit Kollagen-VII-Antikörpern ist positiv. Elektronenmikroskopisch zeigen sich eine verminderte Anzahl oder strukturelle Anomalien der Verankerungsfibrillen.

Verlauf

Bei den lokalisierten Formen besteht eine Tendenz zur Besserung im Krankheitsverlauf. Auch bei EBD-andere ist die Inzidenz von spinozellulären Karzinomen erhöht. Nach dem 20. Lebensjahr sind regelmäßige Hautkrebskontrollen notwendig.

49.4.3 Dominante Epidermolysis bullosa dystrophica

[Pasini 1928, Touraine 1942]

OMIM 131750, 131800	AD	3p21.1
COL7A1	Kollagen VII	

Ätiopathogenese

Mutationen im Kollagen-VII-Gen führen zu einer reduzierten Synthese von Kollagen VII und Abnormitäten der Verankerungsfibrillen.

Klinik

Die Symptome manifestieren sich in der Regel im Säuglingsalter oder in der frühen Kindheit, später sind hauptsächlich traumaexponierte Prädilektionsstellen betroffen. In der Regel finden sich akral betonte Blasen, die mit Vernarbung, Milien und Nageldystrophie vergesellschaftet sind. Allerdings kann eine starke mechanische Belastung Blasen am gesamten Integument induzieren. Schleimhautbeteiligung kommt selten vor, die Zähne sind normal. Klinisch ist dieser Subtyp von der rezessiven EBD-andere nicht leicht unterscheidbar. Vorwiegend prätibiale Blasen, mit einem prurigiform-papulösen Bild (früher Epidermolysis bullosa dystrophica praetibialis oder pruriginosa (OMIM 604129) genannt) [McGath et al. 1994] stellen eine Sondermanifestation dar.

Histopathologie

Das Antigenmapping zeigt eine Spaltung unterhalb der Lamina densa. Die Färbung mit Kollagen-VII-Antikörpern ist positiv. Elektronenmikroskopisch beobachtet man eine veränderte Struktur oder verminderte Anzahl von Verankerungsfibrillen.

- **Verlauf**

Es besteht eine Tendenz zur Besserung im Verlauf. Im Allgemeinen scheint der Grad der mechanischen Belastung mit dem Schweregrad der Blasen zu korrelieren.

49.5 Kindler-Syndrom

[Kindler 1954]

OMIM 173650	AR	Chr. 20p13
FERMT1	Kindlin-1	

- **Synonym**

Hereditäre akrokeratotische Poikilodermie (▶ Kap. 58) wird jetzt als Variante des Kindler-Syndroms angesehen.

- **Ätiopathogenese**

Das Kindler-Syndrom (KS), eine seltene Genodermatose, wird als ein EB-Subtyp betrachtet, weil bei Geburt Blasen das Hauptsymptom darstellt. Das *FERMT1*-Gen kodiert für Kindlin-1, ein β1 Integrin assoziiertes Protein, das die Polarität und Adhäsion von basalen Keratinozyten beeinflusst.

- **Klinik**

Charakteristisch sind frühe meist akrale Blasen, progressive generalisierte Poikilodermie und Photosensitivität. In den ersten Lebensjahren dominieren die Blasen, und das Krankheitsbild ist von anderen EB-Formen nicht zu unterscheiden. Die Hautfragilität lässt im Verlauf der Jahre nach und mit zunehmendem Alter treten Trockenheit und Atrophie der Haut, leichte Schuppung, Synechien an den Händen und Füssen sowie Hypo- und Hyperpigmentierungen auf.

- **Histopathologie**

Die HE-Färbung kann Hyperkeratose, epidermale Atrophie und Vakuolisierung der basalen Keratinozyten zeigen sowie Melanophagen und Kolloidkörperchen in der papillären Dermis. Die EM zeigt multiple Spaltbildungsebenen: Innerhalb der basalen Keratinozyten, entlang der Lamina lucida oder unterhalb der Lamina densa. Reduplikationen und fokale Unterbrechungen der Lamina densa sind charakteristisch. Entsprechend zeigt das Antigenmapping breite, unterbrochene und reduplizierte Basalmembranfärbungen.

- **Verlauf**

Das Krankheitsbild ändert sich im Verlauf. Früh stehen Blasen und Photosensitivität im Vordergrund, später eine generalisierte Poikilodermie. Im Allgemeinen ist die Prognose gut, aber auch bei dieser Form ist das Risiko der Haut- oder Schleimhautspinaliome erhöht.

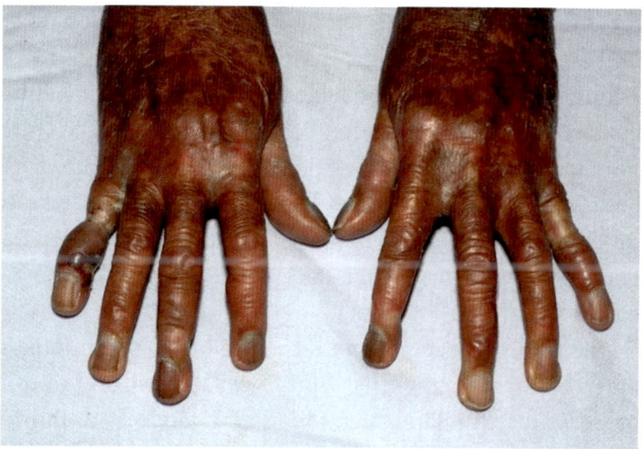

Abb. 49.9 Poikilodermie und dermale Fibrose beim Kindler-Syndrom

49.6 Extrakutane Symptome und Minimalzeichen der EB

Das Spektrum der EB-Manifestationen ist sehr breit (Übersicht).

Spektrum der EB-Manifestationen

- Blasen
- Erosionen
- Haut- und Schleimhautfragilität
- Aphthen
- Pflasterunverträglichkeit
- Narben
- Milien
- Nageldystrophie
- Alopezie
- Karies
- Zahnschmelzdefekte
- Palmoplantarkeratosen
- Gelenkkontrakturen
- Pseudosyndaktylie
- Pylorusatresie
- Ösophagusstenosen
- Muskeldystrophie

Wegen der Ähnlichkeit der Basalmembranzone der Haut mit derjenigen der hautnahen Schleimhäute, der oberen Atemwege, des Ösophagus und des Auges können Abnormitäten in der Basalmembranzone zu Blasen auch in diesen Organen führen. Am Auge manifestieren sie sich als Erosionen, verursachen Entzündung und starke Schmerzen. Weitere extrakutane Symptome stellen schwere Karies und andere Zahnprobleme dar, weil die EB während der Zahnentwicklung zu Schmelzdefekten führt und die Zahnhygiene wegen schmerzhafter Schleimhautblasen und Erosionen schwierig ist. Häufige Probleme sind auch Schluckbeschwerden, bedingt durch Erosionen oder Vernarbung im Larynx-Ösophagus-Bereich, sowie Konstipation als Folge von ballastarmer flüssiger Kost und von schmerzhaften perianalen Erosionen.

Bei Neugeborenen kann sich, wie bei Verbrennungsopfern, durch Flüssigkeits- und Eiweißverlust und durch bakterielle sekundäre Infektionen eine vitale Bedrohung entwickeln. Am anderen Ende des Symptomenspektrums stehen Minimalzeichen der Erkrankung. Patienten oder heterozygote Mutationsträger können isolierte Nageldystrophie, Schleimhaut-»Aphthen«, Zahnschmelzdefekte, Schmelzverfärbung oder gesteigerte Kariesneigung ohne Hautblasen als Minimalzeichen der EB aufweisen.

Literatur

Aumailley M, Has C, Tunggal L et al (2006) Molecular basis of inherited skin-blistering disorders, and therapeutic implications. Expert Rev Mol Med 8: 1–21

Bruckner-Tuderman L, McGrath JA, Robinson EC et al. (2010) Animal models of epidermolysis bullosa: update 2010. J Invest Dermatol 130: 1485–1488

Fine JD, Eady RA, Bauer EA et al (2008) Revised classification of inherited epidermolysis bullosa (EB): report of the Third International Consensus Meeting on Diagnosis and Classification of EB. J Am Acad Dermatol 58: 931–950

Fine JD, Johnson LB, Weiner M et al (2009) Epidermolysis bullosa and the risk of life-threatening cancers: the National EB Registry experience, 1986-2006. J Am Acad Dermatol 60: 203–211

Fine JD, Mellerio JE (2009) Extracutaneous manifestations and complications of inherited epidermolysis bullosa: part I. Epithelial associated tissues. J Am Acad Dermatol 61:367-84; part II. Other organs. J Am Acad Dermatol 61: 387–402

Has C (2009) Kindler Syndrom. Hautarzt 60: 622–626

Has C, Bruckner-Tuderman L (2011) Epidermolysis bullosa – Diagnostik und Therapie. Hautarzt 62: 82–90

Hintner H, Stingl G, Schuler G et al (1981) Immunofluorescence mapping of antigenic determinants within the dermal-epidermal junction in the mechanobullous diseases. J Invest Dermatol 76: 113–118

Kiritsi D, Cosgarea I, Franzke CW et al (2010) Acral peeling skin syndrome with TGM5 gene mutations may resemble epidermolysis bullosa simplex in young individuals. J Invest Dermatol 130: 1741–1746

Lindemeyer R, Wadenya R, Maxwell L (2009) Dental and anaesthetic management of children with dystrophic epidermolysis bullosa. Int J Paediatr Dent 19: 127–134

Natsuga K, Nishie W, Akiyama M et al. (2010) Plectin expression patterns determine two distinct subtypes of epidermolysis bullosa simplex. Hum Mutat 31:308–316

Uitto J, McGrath JA, Rodeck U et al (2010) Progress in epidermolysis bullosa research: toward treatment and cure. J Invest Dermatol 130: 1778–1784

Erstbeschreiber

Cockayne EA (1938) Recurrent bullous eruption of the feet. Br J Dermatol 55: 358–362

Dowling GB, Meara RH (1954) Epidermolysis bullosa resembling juvenile dermatitis herpetiformis. Br J Dermatol 66: 139–143

El Shafie M, Stidham GL, Klippel CH et al (1979) Pyloric atresia and epidermolysis bullosa letalis: a lethal combination in two premature newborn siblings. J Pediatr Surg 14: 446–449

Fischer T, Gedde-Dahl T (1979) Epidermolysis bullosa simplex and mottled pigmentation: a new dominant syndrome. I. Clinical and histological features. Clin Genet 15: 228–238

Gedde-Dahl T Jr (1970) Epidermolysis bullosa, a clinical, genetic and epidemiological study. Universitetsförlaget (Oslo-Bergen-Tromsö). Johns Hopkins Press, Baltimore

Hallopeau MH (1896) Nouvelle etude sur la dermatite bulleuse congenitale avec kystes epidermiques. Ann Dermatol Syph 7: 453–459

Hashimoto I, Gedde-Dahl T Jr, Schnyder UW et al (1976) Ultrastructural studies in epidermolysis bullosa hereditaria. IV. Recessive dystrophic types with junctional blistering (infantile or Herlitz-Pearson type and adult type). Arch Dermatol Res 257: 17–32

Herlitz O (1935) Kongenitaler, nicht syphilitischer Pemphigus. Eine Übersicht nebst Beschreibung einer neuen Krankheitsform (epidermolysis bullosa hereditaria letalis). Acta Paediatr (Stockh) 17: 315–371

Hintner H, Wolff K (1982) Generalized atrophic benign epidermolysis bullosa. Arch Dermatol 118: 375–384

Jonkman MF, Pasmooij AM, Pasmans SG et al (2005) Loss of desmoplakin tail causes lethal acantholytic epidermolysis bullosa. Am J Hum Genet 77: 653–660

Kindler T (1954) Congenital poikiloderma with traumatic bulla formation and progressive cutaneous atrophy. Br J Dermatol 66: 104–111

Köbner H (1886) Hereditäre Anlage zur Blasenbildung (Epidermolysis bullosa hereditaria). Dtsch Med Wochenschr 2: 21–22

McGrath JA, Schofield OM, Eady RA (1994) Epidermolysis bullosa pruriginosa: dystrophic epidermolysis bullosa with distinctive clinicopathological features. Br J Dermatol 130: 617–625

McGrath JA, McMillan JR, Shemanko CS et al (1997) Mutations in the plakophilin 1 gene result in ectodermal dysplasia/skin fragility syndrome. Nat Genet 17: 240–244

Niemi K-M, Sommer H, Kero M et al (1988) Epidermolysis bullosa simplex associated with muscular dystrophy with recessive inheritance. Arch Dermatol 124: 551–554

Pasini A (1928) Dystrophie cutanée bulleuse atrophiante et albo-papuloide. Ann Dermatol Syph 9: 1044–1046

Pfendner E, Uitto J (2005) Plectin gene mutations can cause epidermolysis bullosa with pyloric atresia. J Invest Dermatol 124: 111–115

Shwayder T, Conn S, Lowe L (1997) Acral peeling skin syndrome. Arch Dermatol 133: 535–536

Siemens HW (1921) Zur Klinik, Histologie und Ätiologie der sog. Epidermolysis bullosa traumatica (Bullosis mechanica) mit klinisch-experimentellen Studien über die Erzeugung von Reibungsblasen. Arch Dermatol Syph (German) 134: 454–477

Touraine MA (1942) Classification des épidermolyses bulleuses. Ann Dermatol Syph 2: 138–144

Vidal F, Aberdam D, Miquel C et al (1995) Integrin β4 mutations associated with junctional epidermolysis bullosa with pyloric atresia. Nat Genet 10: 229–234

Weber FP (1926) Recurrent bullous eruption on the feet of a child. Proc R Soc Med 19: 72

Bullöse Autoimmundermatosen

Detlef Zillikens

50.1 Einführung

Bullöse Autoimmundermatosen sind durch das Auftreten von Autoantikörpern gegen Strukturproteine der Haut gekennzeichnet. Diese Proteine sind für den Zell-Zell-Kontakt der Keratinozyten oder für die Adhäsion der Epidermis auf der Dermis wichtig. Bei den Pemphiguserkrankungen liegt die Blasenbildung intra-, bei den übrigen bullösen Autoimmundermatosen subepidermal. Hinsichtlich der Zielstrukturen werden vier Hauptgruppen unterschieden:

- Pemphiguserkrankungen
- Pemphigoiderkrankungen
- Epidermolysis bullosa acquisita
- Dermatitis herpetiformis

Die Ätiologie der Autoantikörperbildung ist bei den meisten bullösen Autoimmundermatosen unklar. Hinsichtlich der Pathogenese haben sich jedoch vor allem durch molekularbiologische Techniken zahlreiche neue Erkenntnisse ergeben.

Für die histopathologische Untersuchung sind bei allen bullösen Autoimmundermatosen die komplette Entnahme eines möglichst frischen Bläschens oder die Biopsie einer Blase zu empfehlen. Die Biopsie sollte neben der Blase einen ausreichend großen Anteil gesunder Haut enthalten, damit die Blasendecke bei der Weiterverarbeitung des Präparats nicht abreißt. Eine zwingende Voraussetzung für die Diagnose einer bullösen Autoimmundermatose stellt der Nachweis der Autoantikörper in der Haut und/oder im Serum der Patienten dar. Für die direkte immunfluoreszenzoptische Untersuchung sollte gesund erscheinende Haut in unmittelbarer Umgebung einer frischen Blase (periläsional) oder prämonitorische, noch nichtbullöse Haut (Urtika, entzündliche Papel) biopsiert werden. Wird die Biopsie für die direkte Immunfluoreszenz aus einer Blase entnommen, ist diese meist falsch-negativ, da die Immunglobuline durch die Entzündung abgebaut werden. Der Nachweis von Autoantikörpern in der Haut (positive direkte Immunfluoreszenz) sichert die Diagnose einer bullösen Autoimmundermatose, auch wenn keine hierfür spezifischen histologischen Veränderungen bestehen. Wenn klinisches Bild und histologisches Substrat eine bullöse Autoimmundermatose vermuten lassen, die direkte Immunfluoreszenz jedoch negativ ist, sollte diese wiederholt werden.

Im Serum zirkulierende Antikörper werden durch indirekte Immunfluoreszenz auf Organschnitten nachgewiesen. Außerdem stehen die Zielantigene verschiedener Erkrankungen als rekombinante Proteine zur Verfügung und werden im Immunoblot oder ELISA eingesetzt. Häufig ist die Diagnose einer bullösen Autoimmundermatose daher bereits durch eine serologische Untersuchung möglich.

50.2 Pemphiguserkrankungen

Der Begriff Pemphigus stellt die latinisierte Form des griechischen pemphix (Blase) dar und fand bereits 1791 seine erste Anwendung für blasenbildende Hauterkrankungen. Beutner und Jordon gelang 1964 der Nachweis von intraepidermal bindenden Pemphigus-Autoantikörpern, die gegen desmosomale Strukturproteine gerichtet sind und zu intraepidermalen Blasen führen. Klinisch, histologisch, immunpathologisch und molekularbiologisch lassen sich verschiedene Pemphiguserkrankungen unterscheiden (■ Tab. 50.1).

50.2.1 Pemphigus vulgaris

[Wichmann 1791]

- **Epidemiologie**

Er ist in Mitteleuropa und Nordamerika die häufigste Form des Pemphigus. Die Inzidenz liegt bei 1–5 Neuerkrankungen pro 1 Mio. Einwohnern und Jahr. In der jüdischen und der mediterranen Bevölkerung tritt er häufiger auf. Es besteht keine Geschlechtsprädilektion. Die Erkrankung manifestiert sich bevorzugt in der 4.–6. Lebensdekade, findet sich jedoch auch im höheren Alter und bei Kindern.

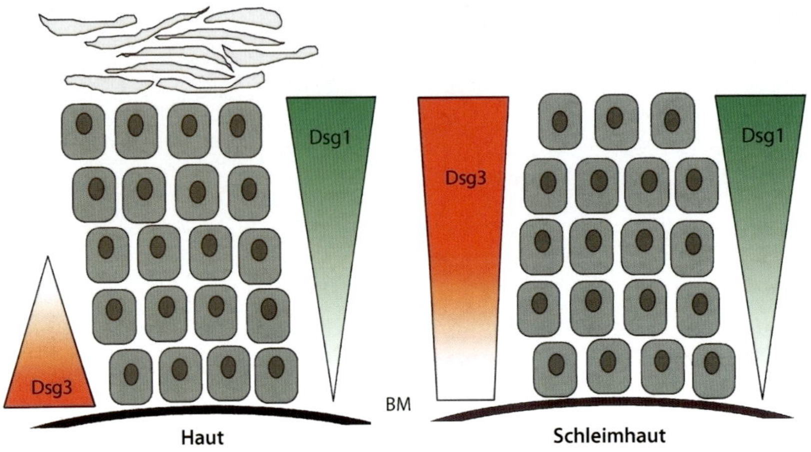

Abb. 50.1 Schematische Darstellung der differenziellen Expression von Desmoglein 1 und Desmoglein 3 an Schleimhaut (rechts) und verhornender Epidermis (links). BM, Basalmembran

Tab. 50.1 Pemphiguserkrankungen und Autoantigene

Erkrankungen	Autoantigene
Pemphigus vulgaris	**Desmoglein 3**, Desmoglein 1, Desmoglein 4, Desmocollin 1, 2 und 3, Plakoglobin, cholinerge Rezeptoren, Pemphaxin, E-Cadherin
Pemphigus vegetans	Wie bei Pemphigus vulgaris, Desmocollin 3
Pemphigus herpetiformis	**Desmoglein 3, Desmoglein 1**, Desmocollin 3
Pemphigus foliaceus	**Desmoglein 1**, Plakoglobin, Desmoplakin 1 und 2, Periplakin, Envoplakin, cholinerge Rezeptoren, E-Cadherin
Endemischer Pemphigus	Desmoglein 1
Pemphigus seborrhoicus	Desmoglein 1
Pemphigus erythematosus	Desmoglein 1, nukleäre Antigene
Arzneimittelinduzierter Pemphigus	**Desmoglein 1, Desmoglein 3**
Paraneoplastischer Pemphigus	**Desmoglein 3**, Desmoplakin 1, BP230, Desmoplakin 2, Envoplakin, Plektin, Periplakin, α-2-Makroglobulin-ähnliches Protein 1, Plakophilin 3, Desmocollin 1, 2 und 3, selten Desmoglein 1
IgA-Pemphigus	
Typ der subkorneal-pustulösen Dermatose	**Desmocollin 1**
Typ der intraepidermal-neutrophilen Dermatose	**Desmoglein 3**, Desmoglein 1

Fett: Hauptantigene

Ätiopathogenese

Es finden sich immer Autoantikörper gegen Desmoglein 3, mitunter auch gegen Desmoglein 1. Beide Desmogleine werden in Epithelien mit geschichtetem Plattenepithel exprimiert und gehören zur Gruppe transmembranöser kalziumabhängiger Adhäsionsmoleküle (Cadherine), die extrazellulär miteinander verbunden sind. Desmoglein 3 wird besonders stark an der Mukosa exprimiert, und zwar in allen Epithelschichten. In verhornender Haut findet sich Desmoglein 3 nur in den basalen Abschnitten. Anders verhält es sich mit Desmoglein 1: An der Schleimhaut wird es nur gering und in den oberen Anteilen des Epithels exprimiert, in der Epidermis reicht die Expression bis in die mittleren Abschnitte der Epidermis. Die Pemphigus-Autoantikörper führen dort zu Blasen, wo das jeweils andere Desmoglein als zusätzliches Adhäsionsmolekül fehlt oder nur schwach exprimiert wird. Intrazellulär binden die Desmogleine an Plakoglobin, das über Vermittlung weiterer

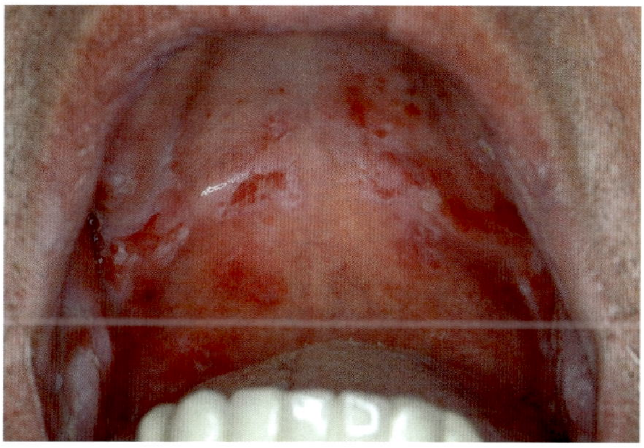

Abb. 50.2 Pemphigus vulgaris

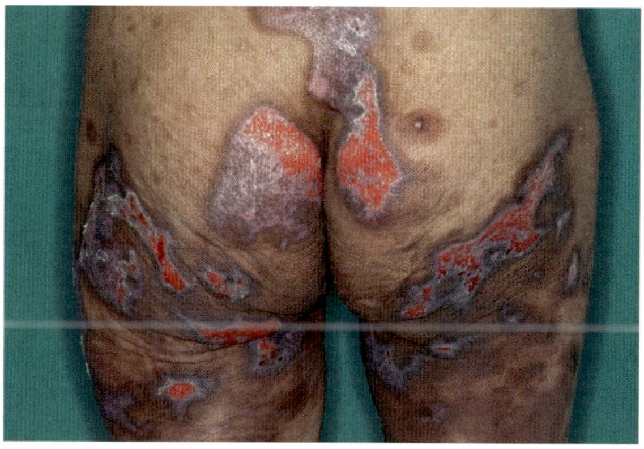

Abb. 50.3 Pemphigus vulgaris

desmosomaler Plaqueproteine eine Verbindung zu den Keratinfilamenten des Zytoskeletts herstellt.

Die pathogenetische Bedeutung der Autoantikörper gegen Desmoglein 1 und Desmoglein 3 zeigt sich durch folgende Beobachtungen:

- Die Konzentration der Autoantikörper im Serum (Titer der indirekten Immunfluoreszenz, Höhe der ELISA-Werte) korreliert häufig mit der Krankheitsaktivität des Pemphigus.
- Neugeborene von Müttern mit Pemphigus vulgaris können als Folge des diaplazentaren Übertritts von mütterlichem IgG transient pemphigustypische Hautveränderungen aufweisen.
- Nach Injektion der aufgereinigten IgG-Fraktion aus Pemphigusseren in neugeborene Mäuse kreuzreagiert das humane IgG mit Desmoglein der Maushaut und führt zu intraepidermalen Blasen. Der pathogenetische Effekt, den das Pemphigus-IgG in der Maushaut hervorruft, kann durch Präadsorption mit rekombinantem Desmoglein 3 oder Desmoglein 1 aufgehoben werden.

Sie finden sich beim Pemphigus vulgaris auch Autoantikörper gegen Desmocollin 1 und 2, weitere transmembranöse desmosomale Adhäsionsmoleküle. Die pathogenetische Bedeutung von Autoantikörpern gegen cholinerge Rezeptoren von Keratinozyten (Pemphaxin, ein Anexinhomolog, und α9-Acetylcholinrezeptor) ist noch unklar. Im Verlauf der Erkrankung werden bestimmte Proteine oder Proteinabschnitte, möglicherweise durch die Gewebedestruktion, demaskiert. Während im Initialstadium der Erkrankung die Immunantwort wahrscheinlich auf eine umschriebene immundominante Region beschränkt ist (wie den N-Terminus von Desmoglein 3), kommt es im Verlauf der Entzündungsreaktion auch zur Autoimmunantwort gegen andere Abschnitte des Autoantigens oder zusätzliche Proteine (wie gegen Plakoglobin, Desmoglein 1 oder Acetylcholinrezeptoren). Dieses Phänomen wird als **epitope spreading** bezeichnet.

Eine genetische Disposition für den Pemphigus vulgaris wird durch eine gehäufte Assoziation mit bestimmten MHC-Klasse-II-Haplotypen deutlich, am häufigsten mit HLA-DRB1*0402 und HLA-DQB1*0503. T-Zellen von Pemphigus-vulgaris-Patienten können mit rekombinanten Formen von Desmoglein 3 stimuliert werden. Die entsprechenden T-Zell-Klone exprimieren vor allem CD4 und sezernieren präferenziell Th2-Zytokine.

Klinik

Der Pemphigus vulgaris beginnt meist in der Mundhöhle. Ausnahmsweise kann zunächst das Integument betroffen sein, wird aber im weiteren Verlauf der Erkrankung von einer Beteiligung der oralen Mukosa gefolgt. Meist finden sich keine Blasen, sondern schmerzhafte Erosionen. Betroffen sind die Wangenschleimhaut, bevorzugt der hintere Anteil, weil hier die durch Kauen verursachten Scherkräfte besonders groß sind, daneben auch Gaumen, Gingiva, Zunge und Mundboden. Die Schleimhäute von Nase, Pharynx, Larynx und Ösophagus können ebenfalls erkranken. Die Erosionen verursachen Schmerzen beim Essen und Schlucken, im Fall der Mitbeteiligung des Larynx auch Heiserkeit. Ausgedehnte Beteiligung der Ösophagusschleimhaut kann zur Dysphagie führen. Seltener betroffen sind die Konjunktiven sowie die Schleimhäute von Penis, Vulva und Anus. Bei länger bestehenden oralen Erosionen besteht Foetor ex ore. Erosionen am Lippenrot sind nicht selten mit hämorrhagischen Krusten belegt.

An der Haut zeigen sich schlaffe, nichtentzündliche Blasen, die aufgrund ihrer dünnen Decke rasch einreißen. Prädilektionsstellen sind Kapillitium und Gesicht sowie mechanisch belastete Areale wie intertriginöse Regionen, Schultern, Rücken, Gesäß und Ellenbogen. Die Epidermis ist sehr verletzlich und kann bereits durch geringfügige mechanische Belastung abgerieben werden. Dadurch ent-

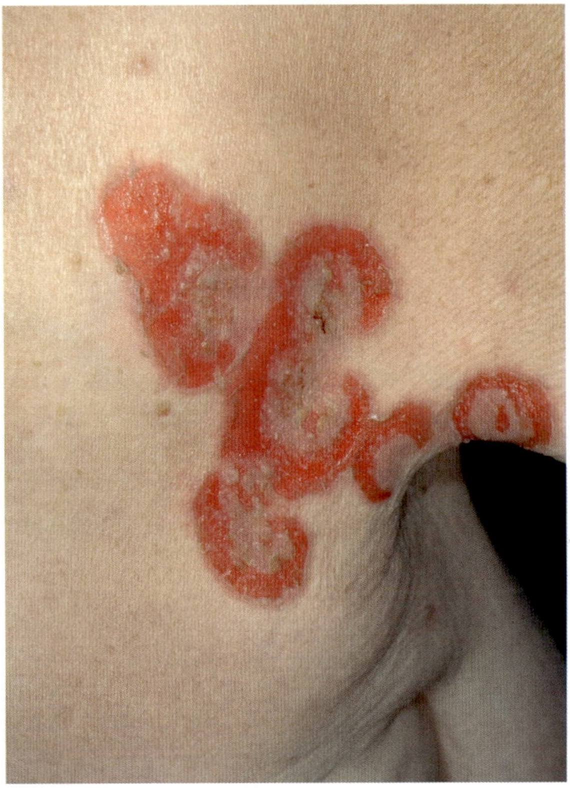

Abb. 50.4 Pemphigus vulgaris

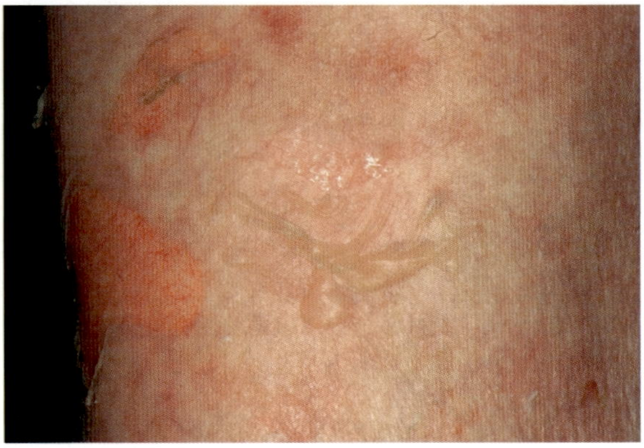

Abb. 50.5 Pemphigus vulgaris mit Nikolski-Zeichen

stehen nässende, hellrote Erosionen, die nicht bluten und brennende Schmerzen verursachen; Juckreiz ist untypisch. Die Blasen und Erosionen tendieren zur Ausbreitung an der Peripherie. Zur klinischen Untersuchung gehört die Prüfung des direkten Nikolski-Zeichens (**Nikolski-Zeichen 1**; Nikolski 1896): Durch tangentialen Zug, wie über dem Handrücken oder dem Schulterblatt, lassen sich die oberflächlichen auf den darunter liegenden Epidermisschichten verschieben. Dieses Zeichen ist auch positiv bei der toxischen epidermalen Nekrolyse, dem staphylococcal scalded skin syndrome (SSSS) sowie Verbrühungen und Verbrennungen. Unspezifischer ist das indirekte Nikolski-Zeichen (**Nikolski-Zeichen 2**) (**Asboe-Hansen-Zeichen**, 1970). Hierbei lässt sich eine intakte Blase durch vorsichtigen Fingerdruck verschieben und vergrößern. In der Remissionsphase sind beide Phänomene nicht auslösbar. Selten ist der Pemphigus vulgaris mit Myasthenia gravis, noch seltener mit bullösem Pemphigoid assoziiert. Bei diesen Assoziationen muss jedoch ausgeschlossen werden, dass ein paraneoplastischer Pemphigus vorliegt.

Differenzialdiagnose

An der Mundschleimhaut sind vor allem chronisch rezidivierende Aphthen, Lichen ruber mucosae, systemischer Lupus erythematodes, Kontaktstomatitis und Infektion mit Coxsackie-Viren zu bedenken. Weitere wichtige Differenzialdiagnosen sind Erythema multiforme majus, toxische epidermale Nekrolyse und SSS-Syndrom. Die Abgrenzung vom paraneoplastischen Pemphigus, der meist mit einer ausgeprägten Stomatitis einhergeht, gelingt durch die direkte Immunfluoreszenz (zusätzlich immunreaktive Ablagerungen an der dermo-epidermalen Junktionszone) und die positive indirekte Immunfluoreszenz auf Harnblasenepithel. Beim Pemphigus foliaceus fehlt immer die Schleimhautbeteiligung. Aus der Gruppe der subepidermal bullösen Dermatosen kommen vor allem das Schleimhaut-Pemphigoid (narbige Abheilung außer an der Mundschleimhaut) und die lineare IgA-Dermatose in Betracht (neben Haut- häufig auch Mundschleimhautveränderungen). Bullöses Pemphigoid und Dermatitis herpetiformis gehen mit ausgeprägtem Juckreiz einher. In der Zusammenschau von klinischen und immunfluoreszenzoptischen Befunden sowie den Ergebnissen der ELISA-Untersuchungen ist die Abgrenzung des Pemphigus vulgaris von den genannten Erkrankungen immer möglich.

Histopathologie

Die typische Veränderung sind intraepidermale, suprabasale akantholytische Spalten. Die Keratinozyten verlieren einzeln oder in Gruppen den Kontakt zur benachbarten Epidermis. Die basalen Keratinozyten bleiben jedoch durch die intakten Hemidesmosomen auf der Dermis verankert und sehen wie eine Reihe nebeneinander stehender Grabsteine aus. Im frühen Krankheitsstadium, vor Beginn der Akantholyse, sieht man mitunter eine eosinophile Spongiose, die jedoch nicht spezifisch für den Pemphigus vulgaris ist und sich unter anderem auch im Frühstadium des bullösen Pemphigoids zeigen kann. In älteren Veränderungen finden sich neben einem gemischtzelligen Entzündungsinfiltrat mitunter auch nekrotische Keratinozyten.

Der **Tzanck-Test** kann eine rasche Hilfe bei der Diagnose des Pemphigus darstellen. Nach vorsichtigem Eröff-

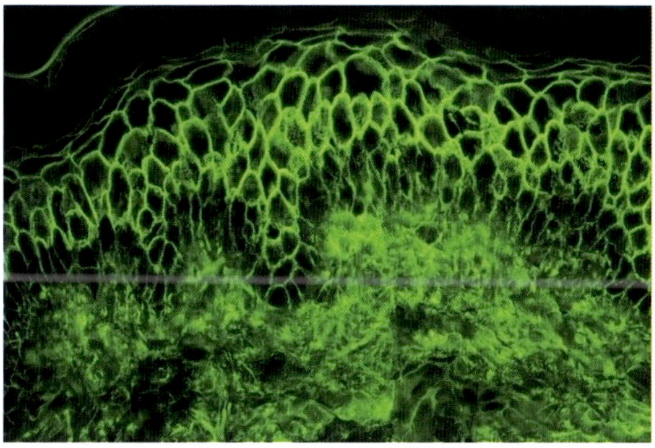

Abb. 50.6 Pemphigus vulgaris: Interzelluläre epidermale IgG-Ablagerungen in der direkten Immunfluoreszenz periläsionaler Haut

nen einer frischen Blase wird vom Blasengrund mit einer Platinöse oder einem Skalpell Gewebematerial entnommen, ausgestrichen und wie ein Blutbild gefärbt. Neben Leukozyten erkennt man akantholytische Zellen. Der Test dient zur Abgrenzung gegenüber subepidermal blasenbildenden Erkrankungen. Durch die Verfügbarkeit spezifischerer Nachweismethoden (Immunfluoreszenz, ELISA) hat die Bedeutung des Tzanck-Tests abgenommen.

Immunpathologie

Die **direkte Immunfluoreszenz** periläsional entnommener Biopsien zeigt stets interzelluläre Ablagerungen von IgG, hauptsächlich von IgG4. Oft finden sich in gleicher Lokalisation auch geringere Ablagerungen von C3, selten von IgM und IgA. Mitunter sind die IgG-Ablagerungen beim Pemphigus vulgaris auf die basalen Epidermisanteile beschränkt, meist finden sie sich jedoch auf der gesamten Höhe der Epidermis beziehungsweise des Epithels.

Sensitivstes Substrat zum Nachweis zirkulierender Serumantikörper mittels **indirekter Immunfluoreszenz** ist Affenösophagus. Im aktiven Stadium der Erkrankung lassen sich hiermit bei fast allen Patienten Autoantikörper im Serum nachweisen. Im Ösophagusepithel wird Desmoglein 3 besonders stark exprimiert, die Autoantikörper binden hier mit einem interzellulären Muster. Der Pemphigus-Antikörpertiter korreliert in der Regel mit der Krankheitsaktivität und kann zur Therapie- und Verlaufskontrolle herangezogen werden. Ähnliche Antikörper wie beim Pemphigus finden sich bei ausgedehnten Verbrennungen, bei der toxischen epidermalen Nekrolyse, beim Erythema multiforme majus, mitunter auch bei Lichen ruber mucosae oder Stomatitis aphthosa. Diese Autoantikörper zeigen ebenfalls ein interzelluläres Muster am Ösophagusepithel, sind jedoch nicht gegen Desmoglein 1 oder 3 gerichtet. In vivo, mittels direkter Immunfluoreszenz, lassen sie sich nicht nachweisen. Daher dürften sie vor allem oder ausschließlich gegen intrazellulär gelegene desmosomale Plaqueproteine gerichtet sein (wie gegen Desmoplakin 1 und 2, Plakoglobin, Periplakin, Envoplakin, Plektin oder Plakophilin 1 und 2).

Die pathogenetische Bedeutung dieser Autoantikörper ist in den meisten Fällen unklar. Möglicherweise stellen sie Epiphänomene im Rahmen eines **epitope spreading** dar, nachdem durch Schädigung der Keratinozyten intrazellulär gelegene Proteine immunogen wirksam werden. Ein pemphigusartiges Muster in der indirekten Immunfluoreszenz kann auch durch Kreuzreaktivität von Serum-IgG mit A- und B-Blutgruppen-Antigenen hervorgerufen werden. Daher sollten die Patientenseren mit diesen Antigenen präadsorbiert werden.

Nach Klonierung der cDNA für Desmoglein 1 und 3 steht inzwischen ein sensitiver und spezifischer ELISA zum Nachweis der Autoantikörper zur Verfügung. Die ELISA-Werte korrelieren meist mit der Krankheitsaktivität und sind als Verlaufsparameter gut geeignet. Die Spezifität der Autoantikörper spiegelt daneben den klinischen Phänotyp des Pemphigus wider. Pemphigus-vulgaris-Patienten, bei denen die Veränderungen auf die Schleimhäute begrenzt sind, zeigen im Serum ausschließlich Autoantikörper gegen Desmoglein 3. Patienten mit Autoantikörpern sowohl gegen Desmoglein 3 als auch gegen Desmoglein 1 weisen neben Schleimhautveränderungen auch Läsionen am verhornenden Integument auf.

Verlauf

Der Pemphigus vulgaris ist eine schwere Erkrankung, die vor der Verfügbarkeit systemischer Glukokortikoide letal verlief. Die mittlere Überlebenszeit betrug 15 Monate. Unbehandelt sterben die Patienten wie Verbrennungsverletzte an Sepsis oder Elektrolytentgleisungen. Durch die Beteiligung der Schleimhäute ist zudem die Nahrungsaufnahme reduziert und führt zum allgemeinen körperlichen Verfall. Auch heute noch stehen systemische Glukokortikoide im Zentrum der Therapie. Da die Erkrankung in zwei Dritteln der Fälle chronisch verläuft, treten zunehmend Nebenwirkungen der langfristigen Glukokortikoidtherapie auf. Die Mortalität des Pemphigus vulgaris liegt heute bei 5–10%. Todesursache ist häufig eine schwere Infektion, deren Entstehung durch die immunsuppressive Therapie begünstigt wird.

Ohne Verwendung von Rituximab gelingt eine komplette Remission des Pemphigus vulgaris (keine Entstehung neuer Blasen und keine Notwendigkeit einer weiteren spezifischen Therapie) bei etwa 30% der Fälle. Mitunter kann die Erkrankung im Verlauf vollständig in einen Pemphigus foliaceus übergehen. Während bei diesen Patienten initial Schleimhautveränderungen im Vordergrund stehen, kommt es im Lauf der Erkrankung zunehmend zu Blasen und Erosionen an der Haut. Nach mehreren Jahren finden sich schließlich nur noch Veränderungen an der

Haut. Mit dem Wechsel des klinischen Phänotyps kommt es auch zu einem veränderten Autoantikörperprofil. Mitunter können Infekte zu einer Verschlechterung oder einem Rezidiv der Erkrankung führen.

▪ Therapie

Je früher ein Pemphigus vulgaris diagnostiziert wird, desto besser ist der Behandlungserfolg.

▪▪ Systemische Glukokortikoide

Sie stehen im Zentrum der Therapie. Es gibt kaum kontrollierte Studien, die verschiedene Dosierungen systemischer Glukokortikoide hinsichtlich Effektivität und Nebenwirkungen bei der Behandlung des Pemphigus vulgaris vergleichen. In Abhängigkeit von der Krankheitsaktivität behandeln wir initial mit 1–2 mg/kg Prednisonäquivalent. Diese Dosis wird beibehalten, bis es 1 Woche lang zu keinen neuen Blasen gekommen ist und etwa 80% der initial vorhandenen Blasen und Erosionen abgeheilt sind. Anschließend wird das Glukokortikoid alle 2 Wochen um jeweils 30% der Ausgangsdosis reduziert, ab einer Dosis von 80 mg/Tag alle 2 Wochen um 20–30% der jeweils zuletzt gegebenen Dosis.

Falls es eine Woche nach Beginn der initialen Gabe des systemischen Glukokortikoids weiterhin zu neuen Blasen kommt, steigern wir die Dosis um 0,5–1 mg/kg/Tag und belassen diese, bis 1 Woche lang keine neuen Blasen beobachtet werden; anschließend erfolgt eine Reduktion um 30% der Dosis, hinsichtlich des weiteren Vorgehens siehe oben. Ein wichtiges klinisches Zeichen für die Beurteilung der Krankheitsaktivität ist das Nikolski-Phänomen I.

Ein weiterer Parameter für die Festlegung der Medikamentendosis können die Serumspiegel der Autoantikörper sein. Nicht immer korrelieren jedoch die Titer der indirekten Immunfluoreszenz und die Konzentration der Autoantikörper gegen Desmoglein 3 (ELISA) mit der Krankheitsaktivität, weil Autoantikörper gegen nicht pathogenetisch relevante Epitope miterfasst werden (falsch hohe Antikörpertiter).

▪▪ Kombination mit weiteren Immunsuppressiva

Obwohl auch hierzu kaum kontrollierte Studien vorliegen, werden systemische Glukokortikoide meist mit anderen Immunsuppressiva kombiniert. Dies geschieht unter der Vorstellung, dass Immunsuppressiva zu einer Reduktion der kumulativen Glukokortikoiddosis und zu einer erhöhten Remissionsrate beitragen.

Azathioprin Es ist am verbreitetsten und wurde früher in einer Dosierung von 1,5–2,5 mg/kg Tag gegeben. Heute wird empfohlen, die Dosis an die individuelle Aktivität der **T**hio**p**urin**m**ethyl**t**ransferase (TPMT) anzupassen. Die Aktivitätsbestimmung wird in Speziallaboren durchgeführt. Patienten mit einer Thiopurinmethyltransferase-Aktivität >19 U/ml erhalten 2,5 mg/kg, mit einer Aktivität zwischen 13,7 und 19 U/ml 1,5 mg/kg und mit einer Aktivität zwischen 5 und 13,7 U/ml 0,5 mg/kg Azathioprin. Patienten mit einer Thiopurinmethyltransferase-Aktivität <5 U/ml sollten kein Azathioprin erhalten. Die Dosierung von Azathioprin bleibt in der Regel so lange unverändert, bis das systemische Glukokortikoid komplett ausgeschlichen ist. Die Wirkung von Azathioprin setzt jedoch erst nach einer Latenzzeit von 4–6 Wochen ein. Nach Absetzen des Glukokortikoids wird Azathioprin entsprechend der Krankheitsaktivität zunächst allein weitergegeben, um ein Rezidiv zu verhindern. Nach 1- bis 2-monatiger Monotherapie wird es auch sukzessive reduziert. Vorausgesetzt, dass keine neuen Blasen auftreten und im Serum keine zirkulierenden Autoantikörper mehr nachweisbar sind, empfehlen wir vor Unterschreiten einer Azathioprindosis von 50 mg/Tag die Entnahme einer Biopsie aus der Wangenschleimhaut für eine direkte immunfluoreszenzoptische Untersuchung. Falls sich hierbei auch in situ keine Autoantikörper mehr nachweisen lassen, ist davon auszugehen, dass der Pemphigus in kompletter Remission ist; dann kann Azathioprin gänzlich abgesetzt werden.

Mycophenolat-Mofetil Es wird in einer initialen Dosierung von 2 g/Tag als Glukokortikoide sparendes Medikament bei der Therapie des Pemphigus vulgaris eingesetzt. Hinsichtlich Effektivität, Glukokortikoide sparendem Effekt und Nebenwirkungen wurden in einer kürzlichen prospektiven, randomisierten Studie keine signifikanten Unterschiede gegenüber Azathioprin gesehen.

Rituximab Bislang gibt es zur Wirkung von Rituximab beim Pemphigus keine kontrollierten Studien. Übersichten fassen jedoch die Wirkung von Rituximab bei mehr als 140 Patienten in zwei prospektiven Studien, Fallserien und Einzelberichten zusammen. Rituximab wurde fast ausschließlich adjuvant eingesetzt, das heißt in Kombination mit systemischen Glukokortikoiden. Hierbei fanden sich in 40% der Fälle komplette Remissionen (klinisch und serologisch), in 40% klinische Remissionen und in 15% partielle Remissionen (mehr als 50%ige Besserungen der Hautveränderungen). Die maximale Wirkung von Rituximab wurde im Mittel nach 3–4 Monaten erreicht. Bei 3% der mit Rituximab behandelten Patienten kam es zu einer Verschlechterung der Erkrankung und bei 12% der Patienten, die zunächst in eine Remission kamen, zu einem Rezidiv des Pemphigus. Die Dosierung von Rituximab erfolgt entweder nach dem onkologischen Protokoll (375 mg/m^2 Körperoberfläche 4-mal in wöchentlichen Abständen) oder nach dem rheumatologischen Protokoll (1000 mg 2-mal mit einem Abstand von 2 Wochen). Vor jeder Infusion wird eine Prämedikation mit einem Antipyretikum, zum

Beispiel Paracetamol p.o. und einem Antihistaminikum, zum Beispiel Clemastin, empfohlen. Außerdem wird vor der ersten Infusion die zusätzliche Gabe von 100 mg Prednison angeraten.

Cyclophosphamid Neben der oralen Gabe (0,5–2 mg/kg Tag) wird es auch pulsweise intravenös verwendet, entweder allein oder in Kombination mit intravenösem Glukokortikoid. Ein publiziertes Protokoll sieht die Gabe von Cyclophosphamid 500 mg intravenös an Tag 1 (unter Schutz der Harnblase mit Mesna) und an Tag 1, 2 und 3 die intravenöse Gabe von Dexamethason 100 mg vor. Der nächste Zyklus dieser Gabe folgt nach 2–3 Wochen. Anschließend werden die Intervalle entsprechend der Krankheitsaktivität jeweils um 1 Woche verlängert. In den ersten 6 Monaten dieser Kombinationstherapie wird außerdem Cyclophosphamid 50 mg oral im freien Intervall verordnet.

Methotrexat Wird auch gelegentlich eingesetzt (20–30 mg, 1-mal pro Woche).

Ciclosporin A, Gold, extrakorporale Photophorese Eine Studie zeigte, dass Ciclosporin A bei der Therapie des Pemphigus vulgaris nicht zur Einsparung von Glukokortikoiden führt. Die Behandlung des Pemphigus vulgaris mit Gold hat heute aufgrund der relativ hohen Nebenwirkungsrate und der schlechten Steuerbarkeit eine untergeordnete Bedeutung. Für die kasuistisch beschriebene extrakorporale Photophorese fehlen überzeugende Daten zum Wirksamkeitsnachweis.

Hochdosierte Immunglobuline intravenös Sie werden adjuvant bei therapierefraktärem Pemphigus vulgaris eingesetzt (an 2–5 aufeinander folgenden Tagen in einer Gesamtdosis von 2 g/kg). Viele Berichte von Einzelfällen und Fallserien sowie eine kürzliche prospektive, multizentrische, randomisierte Studie weisen darauf hin, dass hochdosierte intravenöse Immunglobuline von Nutzen sind. Üblicherweise werden 6–12 Zyklen in 4- bis 6-wöchigen Abständen verabreicht. Mitunter führt dies auch dazu, dass zuvor therapierefraktäre Patienten wieder auf Glukokortikoide und Immunsuppressiva ansprechen.

Plasmapherese Da die pathogenetische Bedeutung der Autoantikörper beim Pemphigus vulgaris sowohl klinisch als auch tierexperimentell unzweifelhaft gezeigt wurde, wird auch sie zur Behandlung des schweren oder therapierefraktären Pemphigus vulgaris eingesetzt. Um ein Reboundphänomen zu vermeiden, muss sie mit hoch dosierten Glukokortikoiden und Immunsuppressiva kombiniert werden.

Immunadsorption Sie ist ein alternatives Verfahren zur Plasmapherese: Das Plasma des Patienten wird über eine IgG-bindende Matrix gegeben (zum Beispiel Protein A, Anti-IgG, Tryptophan). Gegenüber der Plasmapherese haben Trennungsverfahren mit Protein-A- und Anti-IgG-Säulen den Vorteil, dass sie spezifisch die Immunglobulin-Spiegel vermindern, anschließend nicht die Substitution mit Fremdeiweiß erfordern und die Verarbeitung größerer Plasmavolumina ermöglichen. Durch die Immunadsorption, die ebenfalls mit systemischen Glukokortikoiden und Immunsuppressiva kombiniert wird, kommt es zu einem raschen Abfall der Autoantikörper-Serumspiegel. Während die Effektivität dieses Verfahrens bislang nur in Fallberichten und Fallserien dokumentiert wurde, wird hierzu derzeit eine prospektive, multizentrische Studie durchgeführt.

Bei einem zu raschen Ausschleichen von Glukokortikoiden und Immunsuppressiva kann es zu einem Rezidiv mit Blasen kommen. Wenn dieses gering ausgeprägt ist, hilft häufig die Erhöhung der Dosis. Im Fall eines schweren Rezidivs sollte wie bei der Ersterkrankung behandelt werden.

■■ Topisch

Im Bereich der Mundschleimhaut helfen antiphlogistische Spülungen mit Kamillenextrakt oder Tetrazyklin (Tetrazyklinhydrochlorid 1% wässrig), vor dem Essen auch topische Anästhetika. An der Haut werden die Blasen steril eröffnet. Ziel der externen Behandlung ist es, Sekundärinfektionen zu vermeiden und die Heilung der Erosionen zu fördern. Glukokortikoidhaltige Externa sind, wenn überhaupt, nur im initialen Stadium hilfreich. Zur Behandlung der Erosionen helfen sulfadiazinsilberhaltige Cremes und Externa mit anderen Antiseptika (Triclosan, Povidon-Jod). Großflächige Anwendung von Povidon-Jod sollte wegen der Gefahr der Induktion einer thyreotoxischen Krise vermieden werden. Bäder mit Zusatz von Kaliumpermanganat oder Detergenzien sind ebenfalls nützlich. Mitunter verbleiben bei sonst gutem therapeutischem Ansprechen einzelne hartnäckige Erosionen, vor allem in der Mundhöhle. Hier können läsionale Injektionen mit glukokortikoidhaltigen Kristallsuspensionen hilfreich sein.

50.2.2 Neonataler Pemphigus

Neugeborene von Müttern, die während der Schwangerschaft an einem Pemphigus vulgaris erkrankt waren, können die klinischen, histologischen und immunfluoreszenzoptischen Veränderungen eines Pemphigus vulgaris aufweisen. Diese werden durch den diaplazentaren Übertritt des mütterlichen IgG auf das Neugeborene hervorgerufen. Auch wenn die Mutter nur Schleimhautveränderungen und Antikörper gegen Desmoglein 3 aufwies, können diese auch am verhornenden Integument des Neugeborenen Blasen hervorrufen. Dies erklärt sich damit, dass das Expressionsmuster der Desmogleine in der Haut Neugeborener dem Expressionsmuster in der Schleimhaut Erwachsener entspricht. Da beim Neugeborenen keine aktive Pemphiguserkrankung vorliegt, heilen die Veränderungen entsprechend der Halbwertszeit des IgG innerhalb einiger Wochen komplett ab.

Der neonatale Pemphigus ist von einer hereditären Epidermolyse abzugrenzen. Dies gelingt rasch durch den Nachweis von Pemphigus-Antikörpern im Serum des Neugeborenen mittels indirekter Immunfluoreszenz oder ELISA.

50.2.3 Pemphigus vegetans

[Neumann 1886, Hallopeau 1889]

▪ Ätiopathogenese

Er stellt eine seltene Variante des Pemphigus vulgaris dar. Sein Anteil an der Gesamtheit der Pemphiguserkrankungen beträgt 1–2%.

▪ Klinik

Initial bestehen beim **Neumann-Typ** des Pemphigus vegetans Vesikel und Blasen, beim **Hallopeau-Typ** dagegen Pusteln. Auf den erosiven Flächen und am Pustelgrund kommt es nicht zur Heilung, sondern zur Entwicklung von papillomatösen Wucherungen, also Vegetationen. Diese bilden sich besonders intertriginös, wo Mazeration und mikrobielle Besiedelung fördernd wirken, vor allem an Vulva, anal, axillar, inguinal, aber auch in Mundwinkeln und Nasolabialfalten. Daneben kann sich die Erkrankung auch als zerebriforme Zunge oder am Kapillitium manifestieren.

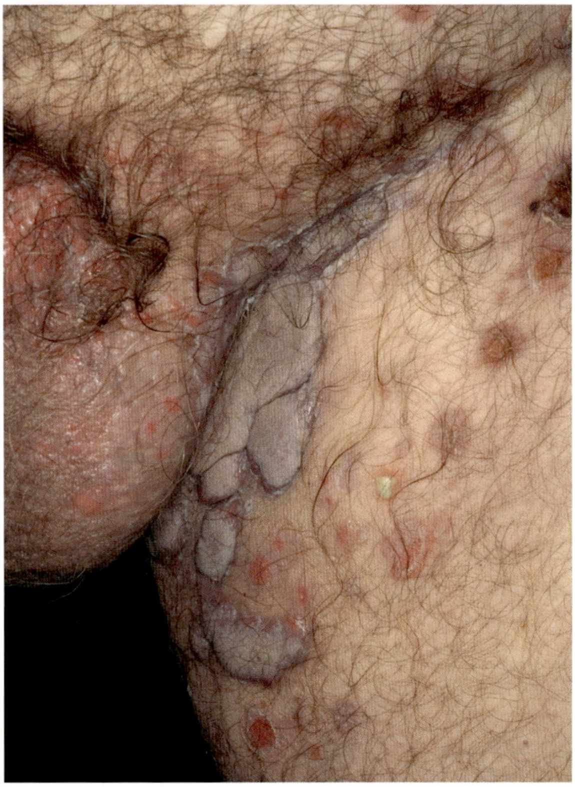

Abb. 50.7 Pemphigus vegetans: Typ Neumann

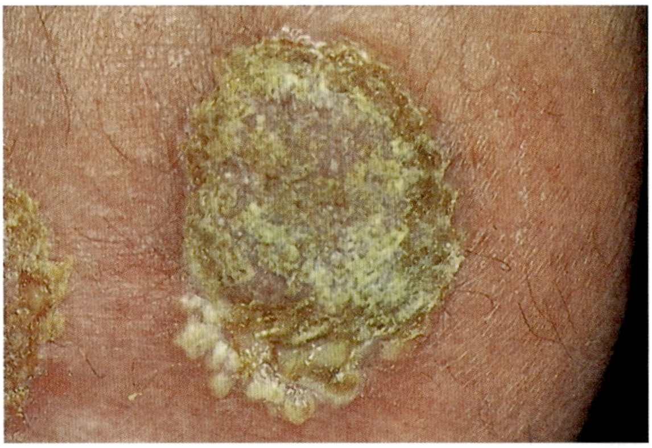

Abb. 50.8 Pemphigus vegetans: Typ Hallopeau

▪ Differenzialdiagnose

Morbus Hailey-Hailey, Condylomata lata bei sekundärer Syphilis, Acanthosis nigricans, Jododerm und Bromoderm sowie die Pyodermatitis-Pyostomatitis vegetans sind auszuschließen. Letztere weist bei ähnlicher Klinik und Histologie keine spezifischen immunfluoreszenzoptischen Befunde auf.

▪ Histopathologie

Man sieht suprabasale, akantholytische Spalte. Hyperkeratose, Akanthose und Papillomatose stellen das histologische Korrelat der verrukösen Plaques dar. Epidermal finden sich häufig eosinophile und neutrophile Granulozyten, stellenweise unter Ausbildung von Mikroabszessen; dermal ein oberflächliches Entzündungsinfiltrat, ebenfalls mit eosinophilen und neutrophilen Granulozyten.

Entscheidend für die Einordnung der Erkrankung in das Spektrum des Pemphigus sind direkte und indirekte immunfluoreszenzoptische Untersuchungen. Hierbei finden sich die gleichen Ergebnisse wie beim Pemphigus vulgaris. Im ELISA lassen sich Autoantikörper gegen Desmoglein 3 nachweisen, manchmal auch gegen Desmoglein 1 sowie Desmocollin 1 und 3.

▪ Therapie

Sie entspricht der des Pemphigus vulgaris. Der Pemphigus vegetans Typ Hallopeau scheint gegenüber dem Typ Neumann eine bessere Heilungstendenz zu haben. Im Bereich der Vegetationen kann ein Versuch mit Injektionen von Triamcinolonkristallsuspension unternommen werden.

50.2.4 Pemphigus herpetiformis

[Jablonska et al. 1975]

Klinik

Es finden sich klinische Veränderungen wie bei der Dermatitis herpetiformis sowie die histologischen und immunpathologischen Veränderungen des Pemphigus. Anders als beim Pemphigus vulgaris klagen die Patienten über heftigen Juckreiz, und man sieht gruppiert stehende Bläschen, häufig auf erythematösem Grund, besonders an den Prädilektionsstellen der Dermatitis herpetiformis. Eine Beteiligung der Mundschleimhaut ist möglich, aber selten.

Differenzialdiagnose

Vor allem Dermatitis herpetiformis, lineare IgA-Dermatose und bullöses Pemphigoid sind abzugrenzen.

Histopathologie

Sie hängt stark vom Entwicklungsstadium der jeweils biopsierten Veränderung ab. Initial sieht man eine eosinophile Spongiose, in späteren Entwicklungsstadien intraepidermale Ansammlungen von Neutrophilen und Eosinophilen, mitunter auch akantholytische Blasen.

Die Befunde der direkten und indirekten Immunfluoreszenz und des ELISA entsprechen denen des Pemphigus vulgaris. Im ELISA finden sich Autoantikörper gegen Desmoglein 1 und/oder Desmoglein 3 und in Einzelfällen gegen Desmocollin 3.

Verlauf

Die Erkrankung verläuft meist milder als der Pemphigus vulgaris und entspricht in dieser Hinsicht eher dem Pemphigus foliaceus. Entwicklungen zum Vollbild von Pemphigus vulgaris oder Pemphigus foliaceus sind möglich.

Therapie

Zunächst ist ein Versuch mit Dapson mit einer initialen Dosierung von 1,5 mg/kg, in Kombination mit Vitamin E, 600 U/Tag, oder mit Folsäure zur Verminderung der dapsoninduzierten Hämolyse, zu empfehlen. Falls eine Dapson-Monotherapie nicht ausreicht, sollte mit systemischen Glukokortikoiden kombiniert werden. In ausgeprägteren Fällen ist eine Therapie wie beim Pemphigus vulgaris notwendig.

50.2.5 Pemphigus foliaceus

[Cazenave 1844]

Epidemiologie

Man unterscheidet eine sporadische (Typ Cazenave) und eine endemische Form (Typ Vieira [Vieira 1940]). Pemphigus foliaceus macht in Mitteleuropa und Nordamerika etwa 20% der Pemphiguserkrankungen aus. Geschlechts- und Altersverteilung entsprechen der des Pemphigus vulgaris.

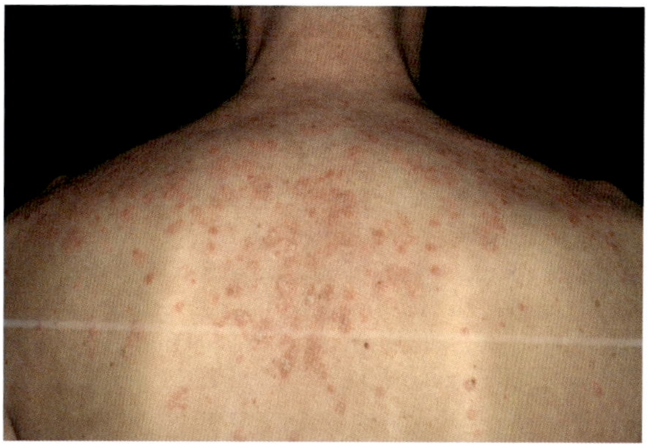

Abb. 50.9 Pemphigus foliaceus

Ätiopathogenese

Bemerkenswert ist die Provozierbarkeit der Erkrankung durch UV-Strahlung. Autoantikörper von Patienten mit Pemphigus foliaceus erkennen Desmoglein 1, ein desmosomales Glykoprotein mit einem Molekulargewicht von 160.000, das anfangs molekularbiologisch als Desmoglein 1 charakterisiert wurde. Die pathogenetische Relevanz von Autoantikörpern gegen Desmoglein 1 wurde analog zu Antikörpern gegen Desmoglein 3 in der Organkultur und durch passiven Transfer in neonatale Mäuse demonstriert. Mitunter werden auch Antikörper gegen desmosomale Plaqueproteine oder cholinerge Rezeptoren nachgewiesen.

Klinik

Schleimhautbeteiligung fehlt. Die Erkrankung beginnt meist am behaarten Kopf, im Gesicht oder in der vorderen und hinteren Schweißrinne. Primäreffloreszenz ist eine schlaffe Blase. Wegen der subkornealen Lokalisation der Spalte und der damit verbundenen dünnen Blasendecke sind intakte Blasen selten. Die schlaffen Blasen platzen und entwickeln sich weiter zu blätterteigartigen Schuppenkrusten. Die Erosionen breiten sich an der Peripherie aus, schließlich kann das Bild einer **sekundären Erythrodermie** entstehen. Die Haut ist universell gerötet und mit klebrig-feuchten, mehr oder minder großen Schuppen versehen, die vor allem intertriginös mazerieren und gerötete, nässende Erosionen freilegen. Bakterielle Sekretzersetzung kann einen unangenehmen Foetor verursachen. Das Nikolski-Phänomen 1 ist positiv. Subjektiv klagen die Patienten über Brennen, gelegentlich auch über Juckreiz.

Der **Pemphigus seborrhoicus** ist eine mildere Verlaufsform des Pemphigus foliaceus, bei der die Hautveränderungen auf die seborrhoischen Areale begrenzt sind.

- **Differenzialdiagnose**

Seborrhoisches Ekzem und subakut kutaner Lupus erythematodes sind abzugrenzen. Die klinische und histologische Ähnlichkeit des Pemphigus foliaceus zum SSS-Syndrom wird dadurch erklärt, dass das Staphylokokkenexotoxin, wie die Autoantikörper des Pemphigus foliaceus, an Desmoglein 1 bindet. Weiterhin ist der medikamenteninduzierte Pemphigus zu unterscheiden, der meist unter dem klinischen Bild eines Pemphigus foliaceus verläuft. Die Abgrenzung vom Pemphigus vulgaris gelingt durch die fehlende Miterkrankung der Schleimhäute (sorgfältige Inspektion der Mundschleimhaut) und den fehlenden Nachweis von Autoantikörpern gegen Desmoglein 3.

- **Histopathologie**

Subkorneal oder im Stratum granulosum werden akantholytische Spalte gesehen, manchmal sind auch subkorneale Pusteln, wie bei der bullösen Impetigo, vorhanden. In frühen Entwicklungsstadien besteht eine eosinophile Spongiose wie beim Pemphigus vulgaris.

- **Immunpathologie**

In der **direkten Immunfluoreszenz** zeigen sich interzelluläre Ablagerungen von IgG, hauptsächlich von IgG4, unter Betonung der mittleren und oberen Epidermisschichten. Sensitivstes Substrat zum Nachweis zirkulierender Serumantikörper mittels **indirekter Immunfluoreszenz** ist Meerschweinchenösophagus. Mittels ELISA können Antikörper gegen Desmoglein 1 nachgewiesen werden. Die Titer der indirekten Immunfluoreszenz und die Höhe der ELISA-Werte korrelieren mit der Krankheitsaktivität.

- **Verlauf**

Pemphigus foliaceus ist chronisch, aber meist benigner als Pemphigus vulgaris. Vor der Verfügbarkeit systemischer Glukokortikoide verlief die Erkrankung in 60% der Fälle letal. Mit den heutigen Therapien ist die Prognose quoad vitam mit einer Mortalität von etwa 10% und auch quoad sanationem bei Pemphigus vulgaris und Pemphigus foliaceus ausgeglichen. Aufgrund der Photosensitivität kann es zu einer Verschlechterung in den Sommermonaten kommen. Sekundärinfektionen können zur Sepsis führen.

- **Therapie**

- - **Systemisch**

Es gelten die gleichen therapeutischen Überlegungen wie beim Pemphigus vulgaris. In der frühen Krankheitsphase und bei geringer Krankheitsaktivität kann ein Therapieversuch mit Dapson unternommen werden (1,5 mg/kg Tag), entweder als Monotherapie oder als Glukokortikoide einsparendes Adjuvans. Auch Antimalariamittel (Chloroquin, Hydroxychloroquin) wurden als wirksam beschrieben. Aufgrund des meist benigneren Verlaufs ist die kumulative Glukokortikoiddosis zur Erzielung einer Remission geringer als beim Pemphigus vulgaris.

- - **Topisch**

Antiseptika in verschieden Grundlagen, auch Bäder, werden angewendet, die Keimbesiedlung sollte durch wiederholte bakteriologische Abstriche geprüft und gegebenenfalls entsprechend behandelt werden.

50.2.6 Endemischer Pemphigus foliaceus

[Vieira 1940]

- **Synonyme**

Brasilianischer Pemphigus foliaceus, Fogo selvagem (portugiesisch wildes Feuer)

- **Epidemiologie**

Eine Sonderform des Pemphigus foliaceus tritt in bestimmten Regionen Südamerikas, vor allem im Zentrum von Brasilien und Kolumbien, Paraguay, Bolivien, Peru, Venezuela und Argentinien sowie in Tunesien endemisch auf. Die Patienten klagen über ein Brennen wie Feuer an der Haut. Die südamerikanische Form unterscheidet sich aber klinisch, histologisch und immunpathologisch nicht von der sporadischen Form des Pemphigus foliaceus. Patienten mit Fogo selvagem weisen eine hohe Prävalenz der HLA-Klasse-II-Allele DRβ1*04** und DRβ1*0101 auf. Bei ihnen wurden autoreaktive CD4-positive T-Zellen identifiziert, die durch die rekombinante extrazelluläre Domäne von Desmoglein 1 stimuliert werden und Th2-Zytokine sezernieren. Der endemische Pemphigus zeigt folgende epidemiologischen Charakteristika:

- Gehäuftes familiäres Auftreten
- Häufigere Erkrankung von Kindern als beim sporadischen Pemphigus foliaceus
- Verbreitung vor allem in ländlichen Gebieten mit abnehmender Prävalenz bei zunehmender Urbanisierung der Regionen
- Verstärktes Vorkommen entlang von Gewässern
- Assoziation mit dem Verbreitungsgebiet der Stechfliege *Simulium pruinosum*

Diese epidemiologischen Beobachtungen weisen darauf hin, dass die Erkrankung durch virale, bakterielle oder parasitäre Antigene getriggert wird.

- **Therapie**

Sie entspricht der des idiopathischen Pemphigus foliaceus. Die Letalität liegt bei 5%. Über 55% der Patienten werden durch systemische Glukokortikoide bei mehrjähriger Anwendung geheilt.

50.2.7 Pemphigus erythematosus

[Senear und Usher 1926]

▪ **Ätiopathogenese**

Er stellt die Koexistenz von Pemphigus foliaceus und Lupus erythematodes dar und ist durch Licht und Arzneimittel provozierbar.

▪ **Klinik**

An Gesicht und Oberkörper finden sich an seborrhoisches Ekzem oder Lupus erythematodes erinnernde, scharf begrenzte, erythematöse, schuppende Erscheinungen.

▪ **Differenzialdiagnose**

Sie entspricht der des Pemphigus foliaceus.

▪ **Histopathologie**

Die Veränderungen entsprechen denen des Pemphigus foliaceus. Zusätzlich werden mitunter vakuolige Degenerationen basaler Keratinozyten gefunden. In der direkten Immunfluoreszenz sind interzelluläre epidermale IgG-Ablagerungen, daneben auch bandförmige IgG- und C3-Ablagerungen an der dermo-epidermalen Junktionszone zu sehen. In der indirekten Immunfluoreszenz binden Pemphigus-Antikörper epithelial an Meerschweinchen- oder Affenösophagus. Auf HEp-2-Zellen werden meist antinukleäre Antikörper nachgewiesen, häufig mit homogener Kernfluoreszenz.

▪ **Therapie**

Sie erfolgt wie beim Pemphigus foliaceus. Systemische Glukokortikoide sollten mit Chloroquin/Hydroxychloroquin oder Dapson kombiniert werden. Topisch ist UV-Schutz von Bedeutung.

50.2.8 Arzneimittelinduzierter Pemphigus

▪ **Epidemiologie**

Etwa 7% der Patienten, die Penicillamin über einen Zeitraum von mehr als 6 Monaten einnehmen, entwickeln einen arzneimittelinduzierten Pemphigus.

Bei allen Patienten, bei denen ein Pemphigus diagnostiziert wurde, sollte eine sorgfältige Arzneimittelanamnese erhoben werden.

▪ **Ätiopathogenese**

Pemphiguserkrankungen können durch eine Reihe von Medikamenten induziert werden, vor allem durch Penicillamin und ACE-Hemmer (Tab. 50.2). Der durch Penicillamin induzierte Pemphigus ist heute jedoch selten, da zur Therapie der rheumatoiden Arthritis neuere und spezifischere Medikamente eingesetzt werden. Für Medikamente mit Sulfhydryl(SH)-Gruppen wird angenommen, dass sie entweder durch direkte Interaktion mit den SH-Gruppen von Desmoglein 1 und/oder 3 eine Akantholyse hervorrufen oder dass die Interaktion Neoepitope verursacht, gegen die Antikörper gebildet werden. Daneben könnte es durch die aufgeführten Medikamente auch zu einer Beeinträchtigung der Immunregulation mit gesteigerter B-Zell-Aktivität und der Produktion von Autoantikörpern kommen. Diese Theorie wird durch Beobachtungen gestützt, dass auch andere autoimmunologische Erkrankungen wie Myasthenia gravis, systemischer Lupus erythematodes und Dermatomyositis durch Penicillamin induziert werden können.

Tab. 50.2 Arzneimittel, die einen Pemphigus auslösen können. Reihenfolge: Häufigkeit der beschriebenen Fälle

Pharmaka mit SH-Gruppe	Pharmaka ohne SH-Gruppe
Penicillamin	Pyrazolonderivate
Captopril	Rifampicin
Enalapril	Phenobarbital
Pyritinol	Interferon α
Piroxicam	Interleukin-2
Penicilline	
Cephalosporine	

▪ **Klinik**

Der arzneimittelinduzierte Pemphigus verläuft meist unter dem Bild eines Pemphigus foliaceus oder Pemphigus erythematosus, in etwa 20% der Fälle unter dem eines Pemphigus vulgaris. Das histologische Substrat entspricht dem des idiopathischen Pemphigus.

▪ **Immunpathologie**

In der direkten und indirekten Immunfluoreszenz finden sich die gleichen Veränderungen wie beim idiopathischen Pemphigus. Es wurden Autoantikörper sowohl gegen Desmoglein 1 als auch Desmoglein 3 nachgewiesen. Bei einigen Patienten fanden sich keine Autoantikörper, wobei vermutet wurde, dass die Bindung der SH-haltigen Arzneimittel an die SH-Gruppen der Pemphigus-Autoantigene eine direkte Akantholyse ohne Vermittlung von Autoantikörpern hervorrufen könnte. Die Entität eines antikörpernegativen, arzneimittelinduzierten Pemphigus ist derzeit nicht gesichert.

▪ **Verlauf**

Bei 40% der durch Penicillamin induzierten Erkrankungen und bei 53% der Fälle, die mit anderen SH-haltigen Präparaten behandelt worden waren, kam es nach Absetzen der

Medikamente zur spontanen Besserung und Abheilung. Demgegenüber beobachtet man nur bei 15% der Patienten, bei denen Pharmaka ohne SH-Gruppen auslösend waren, eine spontane Abheilung.

Therapie

Bei Induktion der Erkrankung durch SH-haltige Arzneimittel genügt alleiniges Absetzen ohne ergänzende Immunsuppression, ansonsten wird ein Versuch mit Dapson unternommen. Vor allem bei Induktion durch andere Arzneimittel kann eine ähnliche Therapie wie beim idiopathischen Pemphigus notwendig sein. Zur Abheilung sind meist niedrigere systemische Glukokortikoiddosen erforderlich.

50.2.9 Paraneoplastischer Pemphigus

[Anhalt et al. 1990]

Epidemiologie

Die Erkrankung ist selten. Möglicherweise sind früher beschriebene Assoziationen von Pemphigus vulgaris mit Myasthenia gravis, Lymphom oder Thymom dieser Erkrankung zuzuordnen.

Ätiopathogenese

Es liegt nicht die einfache Koinzidenz eines Pemphigus mit einem Tumor vor, sondern sowohl klinisch als auch immunpathologisch eine eigene Entität. Meist ist der paraneoplastische Pemphigus mit hämatologischen Neoplasien assoziiert, am häufigsten mit Non-Hodgkin-Lymphomen vom B-Zell-Typ, gefolgt von chronisch-lymphatischer Leukämie, Castleman-Tumor, Makroglobulinämie Waldenström und Thymom (mit oder ohne Myasthenia gravis); Sarkome und Karzinome sind Ausnahmen (▶ Kap. 102). Die Autoantikörper des paraneoplastischen Pemphigus sind gegen verschiedene desmosomale und nicht desmosomale Proteine gerichtet (◘ Tab. 50.1), binden in der Regel aber nicht an Tumorantigene. Noch nicht bekannte Interaktionen zwischen lymphatischen Tumoren und dem Immunsystem der Patienten scheinen eine wesentliche Rolle bei der Erkrankung zu spielen. Die pathogenetisch relevanten Antikörper sind meist gegen Desmoglein 3 gerichtet.

Klinik

Das klinische Bild des paraneoplastischen Pemphigus erinnert an Pemphigus vulgaris, Erythema multiforme majus, Lichen ruber, Lichen ruber pemphigoides und Schleimhaut-Pemphigoid. Es kommt zu ausgedehnten, äußerst schmerzhaften, therapieresistenten Erosionen und Ulzera der Schleimhäute, wobei vor allem Mund, Lippen, Ösophagus und Konjunktiven betroffen sind, oft auch mit Synechien. An der Haut sieht man, vor allem palmar und plantar sowie an den Nägeln, neben Blasen und Erosionen kokardenartige Hautveränderungen wie beim Erythema multiforme. Daneben wurden großflächige Erosionen wie bei toxischer epidermaler Nekrolyse beschrieben.

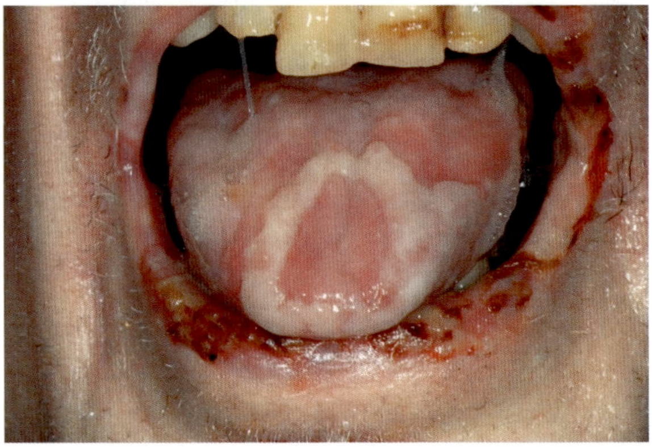

◘ **Abb. 50.10** Paraneoplastischer Pemphigus

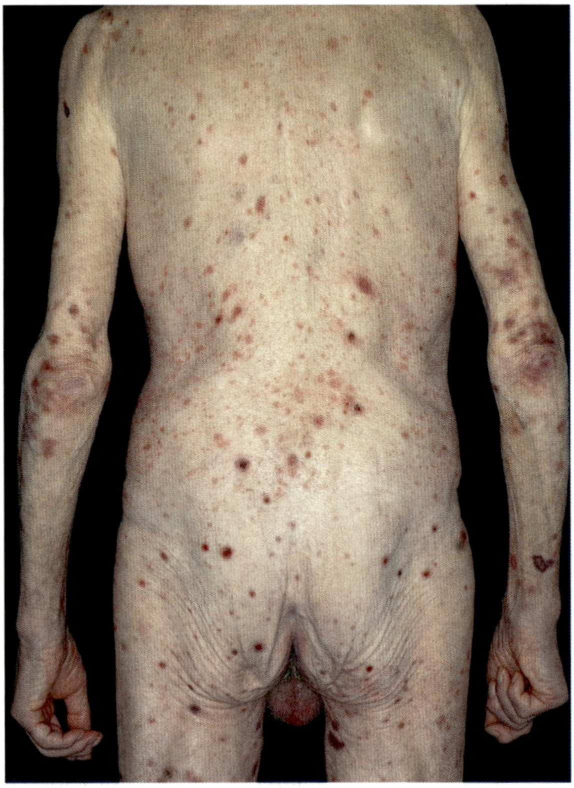

◘ **Abb. 50.11** Paraneoplastischer Pemphigus

Differenzialdiagnose

Neben den beim Pemphigus vulgaris aufgeführten Differenzialdiagnosen ist auch an akute Graft-versus-Host-Erkrankung und Lichen ruber zu denken.

Histopathologie

Dem polymorphen klinischen Bild entspricht die Vielgestaltigkeit der histologischen Befunde. Neben suprabasalen akantholytischen Spalten sieht man dyskeratotische Keratinozyten und vakuolige Basalzellendegeneration. Im oberen Korium sind perivaskuläre lymphohistiozytäre, vereinzelt auch lichenoide Infiltrate zu finden. Manchmal sind mehrfache Biopsien notwendig, um die intraepidermale Akantholyse nachzuweisen.

Immunpathologie

In der direkten Immunfluoreszenz sind interzelluläre Ablagerungen von IgG und C3 sichtbar. Im Gegensatz zum klassischen Pemphigus bestehen zusätzlich lineare Ablagerungen von C3, schwächer von IgG. In der indirekten Immunfluoreszenz binden die Antikörper der IgG-Klasse wie beim klassischen Pemphigus interzellulär auf Affenösophagus und andere geschichtete Plattenepithelien; außerdem aber, im Gegensatz zum idiopathischen Pemphigus, an Übergangs- und Zylinderepithelien von Harnblase, Bronchien sowie Dünn- und Dickdarm, schwächer auch an Herz- und Skelettmuskel sowie Schilddrüsenepithel. Die höchste Sensitivität (etwa 75%) und Spezifität ergibt sich bei Verwendung von Harnblase. Mittels Immunpräzipitation, teilweise auch im Immunoblot zellulärer Extrakte kultivierter Keratinozyten, lassen sich Autoantikörper gegen die in Tab. 50.1 aufgeführte Proteine nachweisen. Die Fluoreszenz auf Harnblasenepithel spiegelt wahrscheinlich die Reaktivität mit intrazellulär gelegenen desmosomalen Plaqueproteinen wider. Im ELISA lassen sich zudem meist auch Autoantikörper gegen Envoplakin/Periplakin und Desmoglein 3, seltener gegen Desmoglein 1 und BP230, nachweisen. Das 170 kDa-Autoantigen wurde kürzlich als α2-makroglobulinähnliches Protein 1 identifiziert.

Verlauf

Die Prognose der Erkrankung hängt wesentlich vom zugrunde liegenden Tumor ab, der dem paraneoplastischen Pemphigus vorausgehen kann oder umgekehrt. Die Patienten versterben meist innerhalb kurzer Zeit entweder an ihrem Tumor oder an den Folgen der mukokutanen Veränderungen (Multiorganversagen, Sepsis, respiratorische Insuffizienz durch antikörperinduzierte Läsionen am respiratorischen Epithel). Wenn ein gutartiger Tumor reseziert wird, ist eine Ausheilung des paraneoplastischen Pemphigus möglich. Maligne Tumoren sind häufiger mit ausgeprägten Blasen assoziiert.

Therapie

Die Mundschleimhautläsionen sind äußerst therapierefraktär und bereiten Schwierigkeiten bei der Nahrungsaufnahme. Es kommen die gleichen immunsuppressiven Arzneimittel wie zur Behandlung des Pemphigus vulgaris zum Einsatz, beim paraneoplastischen Pemphigus sind sie jedoch weniger effektiv. Zur Besserung führen hochdosierte adjuvante Immunglobuline, Plasmapherese und Immunadsorption. Daneben wurden Erfolge mit Rituximab berichtet, das sowohl zur Absenkung der Autoantikörperspiegel als auch zur Besserung des zugrunde liegenden B-Zell-Lymphoms führte. Ob sich die Behandlung des Pemphigus ungünstig auf das Tumorgeschehen auswirkt, kann bislang nicht sicher beurteilt werden. Für Patienten mit kleinzelligem Bronchialkarzinom und paraneoplastischem Syndrom wurde ein günstigerer Verlauf beobachtet als für solche ohne Paraneoplasien.

50.2.10 IgA-Pemphigus

[Wallach et al. 1982, Huff et al. 1985]

Synonyme

Intraepidermale IgA-Pustulose, interzelluläre IgA-vesikulo-pustulöse Dermatose

Definition

Der IgA-Pemphigus ist durch intraepidermale IgA-Ablagerungen gekennzeichnet. Pathologisch lassen sich zwei Formen des IgA-Pemphigus unterscheiden, der subkorneal-pustulöse und der intraepidermal-neutrophile Typ.

Ätiopathogenese

Sie ist unbekannt. Beim subkorneal-pustulösen IgA-Pemphigus binden die IgA-Autoantikörper an Desmocollin 1. Beim intraepidermal-neutrophilen Typ wurden in Einzelfällen Antikörper gegen Desmoglein 3 und 1 nachgewiesen.

Klinik

Man sieht Pusteln und Vesikel, die rasch eintrüben. Durch großflächige Konfluenz kommt es zu anulären und polyzyklisch begrenzten erythematosquamösen Veränderungen. Betroffen sind vor allem die Intertrigines, bevorzugt die Axillen. Mundschleimhautbeteiligung ist die Ausnahme.

Differenzialdiagnose

Bei der Pustulosis subcornealis Sneddon-Wilkinson lassen sich weder in der Haut noch im Serum interzellulär bindende IgA-Autoantikörper nachweisen (▸ Kap. 41). Daneben sind bullöse Impetigo, Pemphigus foliaceus, lineare IgA-Dermatose, Dermatitis herpetiformis und nekrolytisches migratorisches Erythem abzugrenzen.

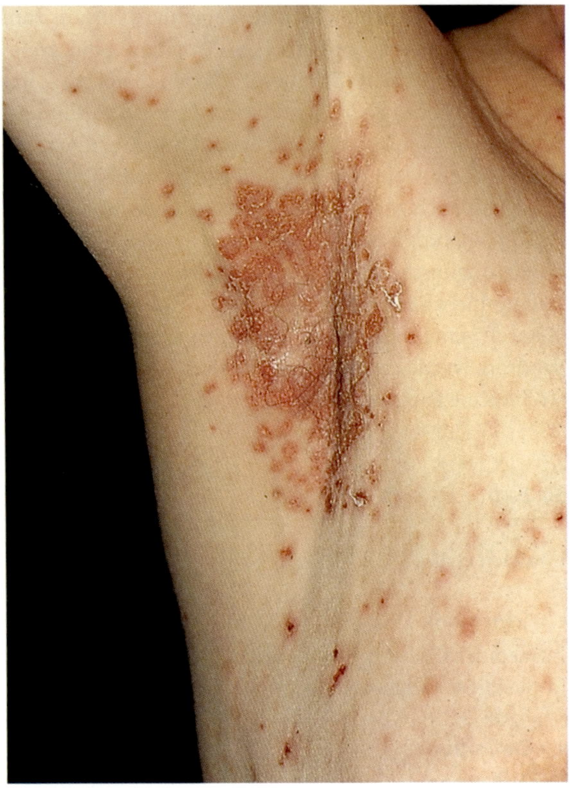

Abb. 50.12 IgA-Pemphigus

Histopathologie

Beim subkorneal-pustulösen Typ sieht man eine subkorneale Pustel, manchmal mit geringer Akantholyse; beim intraepidermal-neutrophilen Typ liegt die Pustel in der mittleren Epidermis.

Immunpathologie

In der direkten Immunfluoreszenz finden sich beim subkorneal-pustulösen Typ interzelluläre Ablagerungen von IgA, mitunter schwächer auch von IgG, bevorzugt im oberen Epidermisdrittel, beim intraepidermal-neutrophilen Typ in der gesamten Epidermis. Bei etwa 50% der Patienten lassen sich in der indirekten Immunfluoreszenz auf Affenösophagus auch zirkulierende IgA-Autoantikörper nachweisen. Beim subkorneal-pustulösen Typ binden diese an rekombinantes Desmocollin 1 oder an Zellen, die mit rekombinantem Desmocollin 1 transfiziert wurden. Beim intraepidermal-neutrophilen Typ konnten mittels ELISA in einigen Fällen IgA-Autoantikörper gegen Desmoglein 1 und 3 nachgewiesen werden.

Verlauf

Dieser ist zwar chronisch, die Erkrankung ist aber therapeutisch meist besser zu beeinflussen als der IgG-vermittelte Pemphigus.

Therapie

Zunächst sollte ein Versuch mit Dapson, 1,5 mg/kg Tag, unternommen werden. Bei unzureichender Wirkung kann die zusätzliche Gabe systemischer Glukokortikoide erforderlich sein. Gute Therapieerfolge wurden auch mit Acitretin, Isotretinoin und Kolchizin berichtet.

50.3 Pemphigoiderkrankungen

Sie sind durch subepidermale Blasen und Autoantikörper gegen hemidesmosomale Strukturproteine gekennzeichnet.

Hemidesmosomen verankern die basalen Keratinozyten in der Basalmembranzone und dem Hautbindegewebe. Klinisch, histologisch, immunpathologisch und molekularbiologisch lassen sich verschiedene Pemphigoiderkrankungen unterscheiden (Tab. 50.3).

Innerhalb der Lamina lucida der dermo-epidermalen Junktionszone entstehen pralle, manchmal auch hämorrhagische Blasen. Die Blasendecke wird durch die gesamte Epidermis gebildet und ist daher stabiler als bei den Pemphiguserkrankungen. Es findet sich keine Akantholyse; Nikolski-Phänomen I und Tzanck-Test sind negativ.

50.3.1 Bullöses Pemphigoid

[Lever 1953]

Lever grenzte aufgrund klinischer und histologischer Beobachtungen das bullöse Pemphigoid erstmals vom Pemphigus ab. 1967 wurden durch Jordon und Mitarbeiter beim bullösen Pemphigoid erstmals gegen die Basalmembran gerichtete Autoantikörper nachgewiesen.

Epidemiologie

Das bullöse Pemphigoid ist in Mitteleuropa und Nordamerika die häufigste bullöse Autoimmundermatose. Die Inzidenz liegt hier bei 14 Neuerkrankungen pro 1 Mio. Einwohner pro Jahr. Das mittlere Alter bei Erkrankungsbeginn beträgt 77 Jahre. Die Inzidenz der Erkrankung nimmt ab dem 60. Lebensjahr rasch zu und liegt bei den über 90-Jährigen bei über 150 Neuerkrankungen pro 1 Mio. Einwohner pro Jahr. Kinder sind selten betroffen: **Juveniles bullöses Pemphigoid**. Im Gegensatz zu den meisten Autoimmunerkrankungen scheinen Männer ein höheres Erkrankungsrisiko zu haben als Frauen.

Ätiopathogenese

Sie ist unbekannt. Die Autoantikörper sind gegen zwei hemidesmosomale Proteine gerichtet, BP180 und BP230. BP180, auch als Typ-XVII-Kollagen oder BPAg2 bezeichnet, ist ein transmembranöses Glykoprotein mit einer Typ-

■ **Tab. 50.3** Pemphigoiderkrankungen: Autoantigene und immunpathologische Befunde

Erkrankung	Autoantigen	Direkte Immunfluoreszenz	Indirekte Immunfluoreszenz auf Spalthaut[b]
Bullöses Pemphigoid	**BP180**, BP230, Plektin	C3>IgG>IgA	IgG>IgA epidermal
Pemphigoid gestationis epidermal	**BP180**, BP230	C3>IgG	Komplement fixierendes IgG
Lichen ruber pemphigoides	**BP180**, BP230, 200 KDa-Protein	C3>IgG	IgG epidermal
Lineare IgA-Dermatose	**BP180**, vor allem proteolytisches Spaltprodukt von BP180 (LAD-1)	IgA>C3>IgG	IgA>IgG epidermal
Schleimhaut-Pemphigoid	**BP180**, Laminin 332 und 331, **α6β4-Integrin**, BP230, Typ-VII-Kollagen, Uncein, 168 kDa-Protein, 45 kDa-Protein	IgG>C3; IgA	IgG und IgA epidermal, IgG dermal
Antiplektin-Pemphigoid	Plektin	IgG, C3	IgG epidermal
Anti-Typ-IV-Kollagen-Pemphigoid	Typ-IV-Kollagen	IgG, C3	IgG dermal
Anti-p105-Pemphigoid	105 kDa-Protein	IgG, C3	IgG dermal
Anti-p200-Pemphigoid (Anti-Laminin-γ1-Pemphigoid)	Laminin γ1	C3>IgG	IgG dermal

Fett: Hauptantigene der jeweiligen Erkrankungen

II-Orientierung, das heißt der N-Terminus liegt intra- und der C-Terminus extrazellulär. Die Ektodomäne umfasst etwa 1000 Aminosäuren und besteht aus 15 kollagenen und 16 nichtkollagenen Domänen. Mit der 16. nichtkollagenen Domäne (NC16A) und der 15. kollagenen Domäne überspannt der extrazelluläre Anteil von BP180 die Lamina lucida, während der verbleibende C-Terminus in die Lamina densa der dermo-epidermalen Junktionszone hineinreicht. Die NC16A-Domäne, die sich extrazellulär unmittelbar an die Zellmembran des basalen Keratinozyten anschließt, stellt einen immundominanten Abschnitt von BP180 dar. BP230 (BPAg1) liegt intrazellulär und ist Bestandteil der hemidesmosomalen Plaques. Das Karboxylende bindet an Keratinfilamente, während der N-Terminus mit BP180 und der α4-Kette von α6β4-Integrin interagiert. Die pathogenetische Bedeutung von Autoantikörpern gegen BP180 wird durch folgende Beobachtungen belegt:

- IgG von Kaninchen oder Hamstern, die mit einer murinen Form von BP180 immunisiert wurden, erzeugen nach passivem Transfer in neonatale Mäuse eine dem Pemphigoid ähnliche Erkrankung. Bei Verwendung des Kaninchenantikörpers bedarf es zur Entstehung von Blasen der Aktivierung von Komplement, der Präsenz von neutrophilen Granulozyten und Mastzellen sowie der Freisetzung von Elastase und Gelatinase B aus Neutrophilen. Inwieweit diese Beobachtungen auf die humane Erkrankung übertragen werden können, ist noch unklar.
- IgG-Autoantikörper von Patienten mit bullösem Pemphigoid, die gegen eine rekombinante Form der immundominanten NC16A-Domäne von humanem BP180 aufgereinigt wurden, erzeugen subepidermale Spalte in Gefrierschnitten humaner Haut.
- IgG-Autoantikörper von Patienten mit bullösem Pemphigoid erzeugen Blasen in Mäusen, bei denen die murine Form von BP180 gegen die humane ausgetauscht wurde (Humanisierung des Autoantigens).
- Wiederholte Immunisierung von Mäusen mit murinem BP180 führt zum Toleranzverlust der Mäuse gegenüber diesem Antigen, zu Autoantikörpern und subepidermalen Blasen.
- Die Serumspiegel der Autoantikörper gegen die immundominante NC16A-Domäne von BP180 korrelieren mit der Krankheitsaktivität des bullösen Pemphigoids.

Die gegen BP180 und BP230 gerichteten Autoantikörper gehören vor allem der IgG1- und IgG4-Subklasse sowie der IgE-Klasse an. Antikörpern gegen BP230 kommt wahrscheinlich eine Verstärkung der Entzündungsreaktion zu, nachdem bereits Autoantikörper gegen den extrazellulären Anteil von BP180 eine initiale Blase und möglicherweise eine Schädigung des basalen Keratinozyten verursacht haben. Der Nachweis von Autoantikörpern mit unterschiedlicher Spezifität gegen verschiedene extra- und intrazelluläre Abschnitte auf BP180 und verschiedene Epitope auf BP230 dürfte auf das Phänomen des epitope spreading zu-

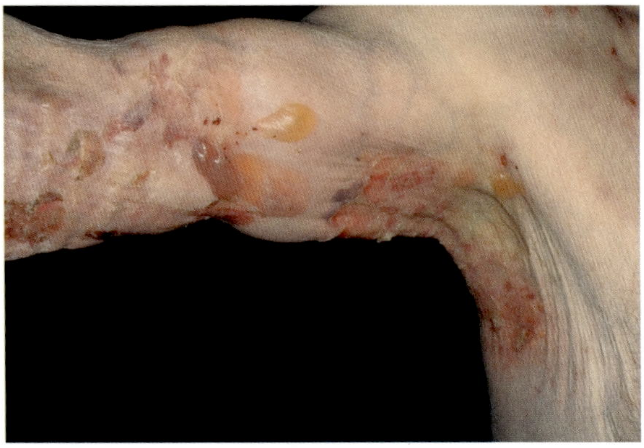

Abb. 50.13 Bullöses Pemphigoid mit prallen, teilweise hämorrhagischen Blasen auf gerötetem Grund

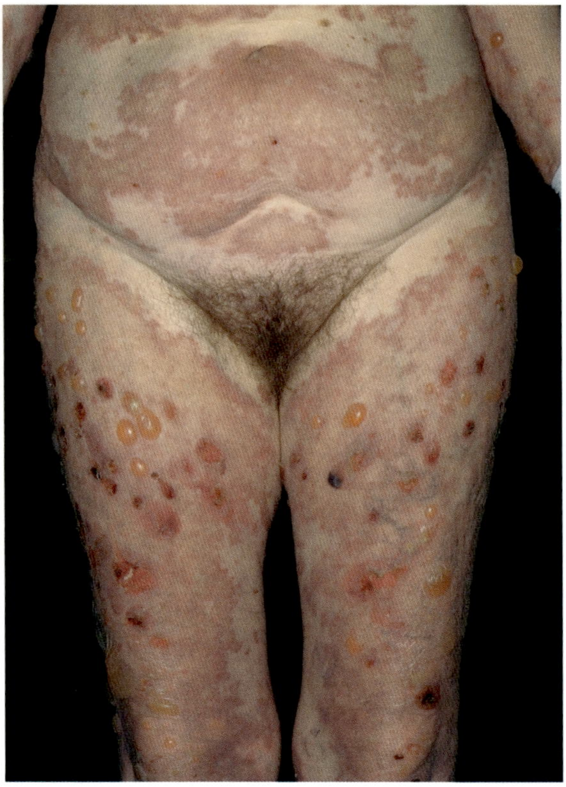

Abb. 50.14 Bullöses Pemphigoid

rückzuführen sein. Man geht davon aus, dass es nach Bindung der Autoantikörper und Aktivierung von Komplement, möglicherweise auch nach Freisetzung von IL-8 aus Keratinozyten, zum Einwandern von Leukozyten in die dermo-epidermale Junktionszone kommt. Deren Aktivierung und die Freisetzung von Proteasen führen schließlich zu Spalten innerhalb der ultrastrukturellen Lamina lucida. Neben Autoantikörpern wurden im Blut der Patienten auch BP180-spezifische autoreaktive T-Zellen identifiziert, die gehäuft den Haplotyp DQ β*0301 aufweisen.

Die Induktion des bullösen Pemphigoids durch Arzneimittel ist weniger gut belegt als beim Pemphigus. Relativ oft scheinen die Patienten Antihypertensiva und Diuretika einzunehmen, allerdings werden diese Arzneimittel von älteren Patienten insgesamt häufiger verwendet. Besser belegt ist die Induktion eines bullösen Pemphigoids durch UV-Strahlung, PUVA-Therapie und Röntgenstrahlen.

Klinik

Das Bild ist vielgestaltig. Den verschiedenen klinischen Manifestationsformen ist gemeinsam, dass sie fast immer mit Juckreiz einhergehen. Bei voller Ausprägung der Erkrankung finden sich pralle Blasen, die meist serös, manchmal auch hämorrhagisch sind. Die Größe der Bläschen und Blasen kann von wenigen Millimetern bis mehreren Zentimetern reichen. Prädilektionsstellen sind unteres Abdomen, Innenseiten der Oberschenkel, Ellenbeugen und intertriginöse Areale. Die prallen Blasen sind widerstandsfähiger als beim Pemphigus. Nach Eröffnung entstehen Erosionen, die vom Rand her meist gut abheilen, daneben hämorrhagische Krusten. Typisch ist das Nebeneinander verschiedener Entwicklungsstadien (Bläschen, Blasen, Erosionen und Krusten). Das Nikolski-Zeichen 1 ist negativ, das Nikolski-Zeichen 2 (seitliches Verschieben einer bestehenden Blase durch Druck) kann positiv sein.

Blasen und Erosionen an den **Schleimhäuten** sieht man in 20% der Fälle, fast ausschließlich an der Mundschleimhaut. Meist sind Patienten betroffen, die eine hohe Krankheitsaktivität und gleichzeitig generalisierte Blasen am übrigen Integument aufweisen. Im Gegensatz zum Schleimhaut-Pemphigoid und Pemphigus vulgaris gehören die Mundschleimhautveränderungen beim bullösen Pemphigoid nicht zu den initialen Veränderungen und heilen nach Einleitung der Therapie rasch ab.

In einem **prämonitorischen Stadium** kann die Erkrankung über Wochen, Monate und manchmal Jahre ohne Blasen verlaufen. Sie äußert sich dann durch ekzemartige Reaktionen, Urticae sowie erythematöse Papeln und Papulovesikel, die häufig exkoriiert werden. In Einzelfällen wurden Assoziationen mit Dermatomyositis, Pemphigus vulgaris/foliaceus, systemischem Lupus erythematodes, rheumatoider Arthritis, chronisch entzündlichen Darmerkrankungen, Lichen ruber, Psoriasis, Myasthenia gravis, amyotropher Lateralsklerose und Morbus Parkinson beschrieben. Hinsichtlich der Assoziation mit malignen Tumoren gibt es widersprüchliche Berichte. Zu bedenken ist, dass das bullöse Pemphigoid in einem Alter auftritt, in dem ohnehin vermehrt Malignome auftreten. Der Vergleich einer großen Patientengruppe mit einer altersgleichen Kontrollgruppe zeigte bei Patienten mit bullösem Pemphigoid kein häufigeres Vorkommen eines Malignoms.

▪▪ Klinische Varianten des bullösen Pemphigoids

Neben der prämonitorischen Phase kann das bullöse Pemphigoid auch längerfristig in Form verschiedener klinischer Varianten verlaufen. Der Nachweis von gewebegebundenen und zirkulierenden Autoantikörpern führt jeweils zur Diagnose. Beim **nichtbullösen Pemphigoid** bleiben die Blasen auch auf Dauer aus und man sieht vor allem juckende pruriginöse Papeln sowie Ekzeme und urtikarielle Plaques.

Beim **lokalisierten bullösen Pemphigoid** [Eberhartinger und Niebauer 1961] entstehen an umschriebenen Stellen vereinzelte Blasen, vor allem an den Unterschenkeln. Diese Variante ist besonders von der Bullosis diabeticorum und von bullösen Iktusreaktionen abzugrenzen. Die lokalisierte Variante kann in die generalisierte übergehen.

Das **dyshidrosiforme Pemphigoid** [Levine et al. 1979] verläuft unter dem Bild einer Dyshidrosis palmoplantaris, selten auch mit einzelnen Blasen am übrigen Körper. Das klinische Bild entspricht dem eines dyshidrosiformen Hand- und Fußekzems bei Kontaktallergie, Atopie oder auch einer Tinea pedum.

Das **vesikulöse bullöse Pemphigoid** [Bean et al. 1976] erinnert an eine Dermatitis herpetiformis mit stark juckenden, kleinen Bläschen. An eine lineare IgA-Dermatose ist zu denken.

Das **bullöse Pemphigoid unter dem Bild einer Prurigo simplex subacuta** manifestiert sich mit exkoriierten Papeln und Papulovesikeln an den Streckseiten der Oberarme, an oberen Rückenabschnitten und an der Brust.

Beim **Pemphigoid nodularis** [Yung et al. 1981] finden sich neben Blasen 1–3 cm große, juckende erythematöse Knoten. Blasen und Prurigoknoten können parallel oder nacheinander auftreten.

Das **seborrhoische Pemphigoid** [Schnyder 1969] betrifft vorwiegend ältere Frauen und zeichnet sich durch krustig belegte Erosionen und Blasenreste in der vorderen und hinteren Schweißrinne aus und erinnert so an Pemphigus erythematosus.

Beim **vegetierenden bullösen Pemphigoid** [Winkelmann und Su 1979] finden sich analog zum Pemphigus vegetans vegetierende erosive Plaques in den Intertrigines, seltener auch am behaarten Kopf.

Das **erythrodermatische bullöse Pemphigoid** tritt gelegentlich nach UV-Exposition auf.

Beim **bullösen Pemphigoid des Kindesalters** sieht man häufiger eine Beteiligung der Mundschleimhaut als im Erwachsenenalter. Bei Patienten unter einem Jahr findet man besonders häufig Blasen an Palmae und Plantae, die vor allem von Skabies abgegrenzt werden müssen. Daneben kommt es wie bei anderen subepidermal bullösen Autoimmundermatosen des Kindesalters häufig zu Blasen und Krusten im Gesicht, die an eine bullöse Impetigo erinnern.

▪ Differenzialdiagnose

Sie ist wie das klinische Bild des bullösen Pemphigoid vielgestaltig. Im prämonitorischen Stadium oder bei den klinischen Varianten helfen oft nur die direkte Immunfluoreszenz oder der Nachweis von Autoantikörpern im Serum. Es ist jedoch zu beachten, dass in der indirekten Immunfluoreszenz, vor allem bei älteren Patienten, länger bestehende Ekzeme oder exkoriierte Papeln mit dem Nachweis von epidermal bindenden Autoantikörpern einhergehen können, mitunter in hohen Titern. Diese stellen ein Epiphänomen dar und sind wahrscheinlich gegen intrazelluläre hemidesmosomale Plaqueproteine (BP230, Plektin) gerichtet. In diesen Fällen sind eine positive direkte Immunfluoreszenz oder der Nachweis von Antikörpern gegen BP180 für die Diagnose eines bullösen Pemphigoids erforderlich. Aus der Gruppe der bullösen Autoimmundermatosen sind vor allem Epidermolysis bullosa acquisita (entzündlicher Typ), lineare IgA-Dermatose, Schleimhaut-Pemphigoid und Pemphigus vulgaris abzugrenzen. Anders als beim bullösen Pemphigoid stehen beim Schleimhaut-Pemphigoid und Pemphigus vulgaris nur zögerlich abheilende Schleimhautveränderungen im Vordergrund. Antikörper der Epidermolysis bullosa acquisita binden in der indirekten Immunfluoreszenz auf Spalthaut dermal, bei der linearen IgA-Dermatose werden vor allem IgA-Autoantikörper nachgewiesen. Daneben sind multiforme und bullöse Arzneimittelexantheme und Erythema multiforme abzugrenzen. Das juvenile bullöse Pemphigoid ist klinisch von den juvenilen Formen der linearen IgA-Dermatose und der Epidermolysis bullosa acquisita kaum zu unterscheiden; hier helfen die spezifischen immunpathologischen Befunde.

Bei allen älteren Patienten mit chronischen, juckenden Hautveränderungen sollte ein bullöses Pemphigoid ausgeschlossen werden.

▪ Histopathologie

Im Vollbild der Erkrankung sieht man eine subepidermale Blase. Die Blasendecke wird von der gesamten Epidermis gebildet. Bei der Biopsie ist darauf zu achten, dass genügend gesunde Haut mit einbezogen wird, damit die Blasendecke bei der Fixierung und Weiterverarbeitung nicht abschwimmt. Hautveränderungen des nicht entzündlichen Typs des bullösen Pemphigoids zeigen nur spärliche Entzündungsinfiltrate aus Lymphozyten und einigen eosinophilen Granulozyten, die des entzündlichen Typs dagegen perivaskuläre Infiltrate aus Lymphozyten sowie eosinophilen und neutrophilen Granulozyten. In der Frühphase der Erkrankung findet sich manchmal eine eosinophile Spongiose wie beim Pemphigus. Häufig sieht man im nichtbullösen Stadium auch Eosinophile in der Dermis. Der Tzanck-Test ist negativ (keine akantholytischen Zellen, vereinzelt Entzündungszellen).

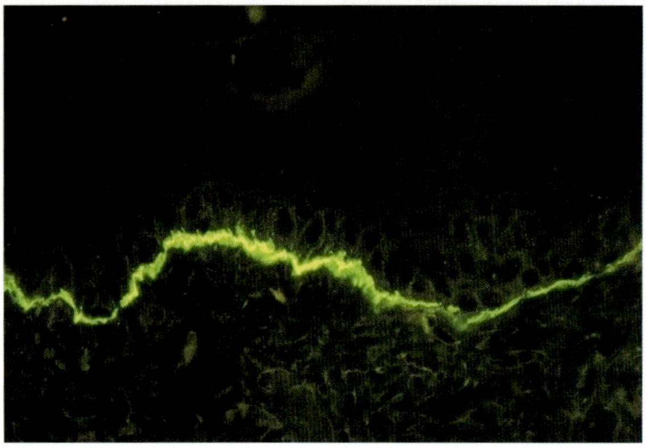

Abb. 50.15 Direkte Immunfluoreszenz beim bullösen Pemphigoid: Lineare IgG-Ablagerungen an der dermo-epidermalen Junktionszone

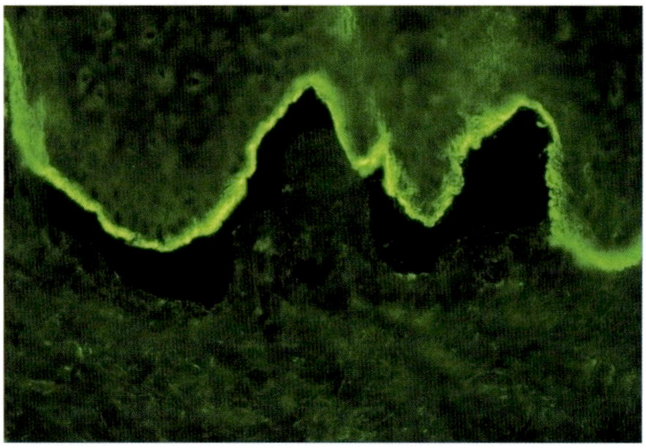

Abb. 50.16 Indirekte Immunfluoreszenz auf NaCl-separierter humaner Spalthaut beim bullösen Pemphigoid: Zirkulierendes IgG bindet im Dach der artifiziellen subepidermalen Blase

Elektronenmikroskopisch liegen die Spalte zwischen der Zytoplasmamembran der basalen Keratinozyten und der Lamina densa der Basalmembran innerhalb der Lamina lucida. In der PAS- oder in der immunhistologischen Färbung mit Antikörpern gegen Typ-IV-Kollagen (Hauptbestandteil der Lamina densa) liegt die Basalmembran daher im Boden der Blase.

Immunpathologie

Die **direkte Immunfluoreszenz** periläsionaler Haut zeigt in praktisch allen Fällen lineare Ablagerungen von C3, in 80–90% der Fälle meist schwächere Ablagerungen von IgG an der dermo-epidermalen Junktionszone. Mitunter sieht man in gleicher Lokalisation auch schwächere Ablagerungen von IgA und IgM.

Sensitivstes Substrat zum Nachweis zirkulierender Serumantikörper mittels **indirekter Immunfluoreszenz** ist humane Haut, die durch Vorinkubation in NaCl-Lösung, 1 M, im Bereich der Lamina lucida gespalten wurde. Mit dieser Spalthaut lassen sich bei etwa 90% der Patienten mit bullösem Pemphigoid zirkulierende IgG-Autoantikörper nachweisen, die an der epidermalen Seite des artifiziell erzeugten Spalts binden, seltener sieht man eine kombinierte epidermale und dermale Bindung. Bei 5–10% der Patienten finden sich zudem zirkulierende IgA-Antikörper an der epidermalen Seite, allerdings mit schwächerer Reaktivität. Auf Affenösophagus liegt die Sensitivität der indirekten Immunfluoreszenz niedriger und beträgt für IgG-Antikörper 60–70%. Die dominierende IgG-Subklasse, die mit den immunfluoreszenzoptischen Untersuchungen nachgewiesen wird, ist IgG4, gefolgt von IgG1 und IgG3. Die Titer der indirekten Immunfluoreszenz korrelieren nicht mit der Krankheitsaktivität. Dies ist wahrscheinlich darauf zurückzuführen, dass die Reaktivität der indirekten Immunfluoreszenz vor allem durch Antikörper gegen BP230 und nur zu einem geringeren Teil durch Antikörper gegen BP180 vermittelt wird. Primär pathogenetische Bedeutung haben jedoch Antikörper gegen BP180.

Unter Verwendung rekombinanter Formen von BP180 stehen inzwischen auch spezifische und sensitive Immunoblot- und ELISA-Verfahren zum Antikörpernachweis zur Verfügung. Hiermit wurde gezeigt, dass die Serumspiegel der IgG-Autoantikörper gegen BP180 mit der Krankheitsaktivität korrelieren. Etwa 80% der Patienten weisen im Immunoblot auch IgA-Reaktivität mit BP180 auf, die jedoch jeweils schwächer ist als die IgG-Reaktivität. Mittels ELISA lassen sich bei etwa 50% der Patienten Antikörper gegen BP230 nachweisen, deren Konzentration jedoch nicht mit der Krankheitsaktivität korreliert. Im akuten Stadium der Erkrankung finden sich in mehr als 50% der Fälle zudem erhöhte Gesamt-IgE-Spiegel, häufig auch eine periphere Eosinophilie. IgE-Autoantikörper gegen BP180 werden in bis zu 50% unbehandelter Patienten nachgewiesen und ihre Serumkonzentration korreliert mit der Krankheitsaktivität.

Verlauf

Im Gegensatz zum Pemphigus hat das bullöse Pemphigoid in bis zu 30% der Fälle einen selbst limitierten Verlauf. Vor allem aufgrund des hohen Alters der Patienten ist es immer noch mit einer erheblichen Mortalität verbunden. Knapp 30% der Patienten versterben innerhalb des ersten Jahrs nach der Diagnose. Ältere Patienten, die mit relativ hohen Dosen systemischer Glukokortikoide behandelt werden müssen und erniedrigte Serumalbuminspiegel aufweisen, haben eine besonders schlechte Prognose.

Therapie

Im Vergleich zum Pemphigus ist das bullöse Pemphigoid eine mildere Erkrankung und erfordert für die Behandlung deutlich niedrigere Glukokortikoiddosen. Häufig genügt die topische Behandlung mit Glukokortikoiden der Klasse IV.

▪ Topisch

Die Blasen werden steril eröffnet und mit Antiseptika behandelt. Für die topische Glukokortikoidtherapie ist vor allem Clobetasolpropionat geeignet. Eine randomisierte, prospektive Studie zeigte, dass die großflächige Anwendung von Clobetasol (40 g der Creme/Tag über 15 Tage, dann monatliche Reduktion) für 1 Jahr den gleichen Erfolg zeigt wie die systemische Gabe von Prednisolon in einer Dosierung von 0,5 mg/kg Tag. Eine Prednisolondosis von 1 mg/kg Tag führte zu einer Steigerung der Mortalität. Bislang ist unklar, inwieweit systemische Effekte durch Resorption des großflächig und über einen langen Zeitraum aufgetragenen, hochpotenten Glukokortikoids für dessen Wirkung zumindest mitverantwortlich sind. Neuere Untersuchungen zeigen, dass mit der initialen Anwendung von Clobetasolproprionat 10–30 g Creme/Tag eine ähnliche Wirkung erzielt wird wie mit der Anwendung von 40 g/Tag.

▪▪ Systemisch

Der Vorteil der systemischen Therapie ist unter anderem der geringere pflegerische Aufwand. Initialdosis ist 0,5 mg Prednisolonäquivalent/kg/Tag. Falls es über den Zeitraum von 1 Woche zu keinen neuen Blasen gekommen ist und die bestehenden Veränderungen zu 80% abgeheilt sind, wird die Dosis alle 14 Tage um etwa 20% der letzten Dosis reduziert, vorausgesetzt, dass es weiterhin zu keinen neuen Blasen kommt. Neben dem klinischen Bild ermöglicht die Höhe der Serumspiegel der Antikörper gegen BP180 eine Einschätzung der Krankheitsaktivität.

Um die Glukokortikoiddosis möglichst niedrig halten zu können, werden Azathioprin und Mycophenolat-Mofetil in der für den Pemphigus angegebenen Dosierung eingesetzt. Daneben scheint Dapson (1,5 mg/kg/Tag) eine gute Glukokortikoide einsparende Wirkung zu haben. Dessen Gabe wird mit Vitamin E, 600 U/Tag (verminderte Hämolyse) bzw. Folsäure kombiniert. Gute Erfolge wurden auch mit Methotrexat oder der kombinierten Gabe von Tetrazyklin/Doxycyclin und Niacinamid berichtet, wie Doxycyclin 2-mal 100 mg tgl. und Niacinamid 3-mal 200 mg tgl. Auch orales Erythromycin wurde in Einzelfällen zur Behandlung eingesetzt. Diese antibiotischen Therapien wirken offensichtlich stärker über die Beeinflussung lokaler Entzündungsmediatoren in der Haut als über eine Reduktion der Autoantikörperproduktion.

Daneben wurden auch Rituximab, der Anti-IgE-Antikörper Omalizumab, Glukokortikoidpulse, Cyclophosphamid, Chlorambucil, Ciclosporin, hochdosierte Immunglobuline intravenös, Plasmapherese und Immunadsorption eingesetzt. Diese Arzneimittel oder Maßnahmen sind jedoch zur Therapie des gewöhnlichen bullösen Pemphigoids nicht notwendig.

50.3.2 Pemphigoid gestationis

[Bunel 1811, Milton 1872]

▪ Synonym

Herpes gestationis

▪ Epidemiologie

Die Angaben zur Häufigkeit schwanken erheblich und liegen zwischen 1:1700 und 1:50.000 Schwangerschaften. In Deutschland liegt die Inzidenz bei etwa zwei Neuerkrankungen pro 1 Mio. Einwohner pro Jahr.

▪ Ätiopathogenese

Patientinnen mit Pemphigoid gestationis weisen gehäuft die Haplotypen HLA-DR3 und -DR4 auf. 50% der Väter sind HLA-DR2-positiv. Die Autoantikörper sind vor allem gegen das bullöse Pemphigoidantigen mit einem Molekulargewicht von 180 kDa (BP180) gerichtet. Hierbei ist die Immunantwort noch stärker auf die NC16A-Domäne restringiert als beim bullösen Pemphigoid. Für ein ausgeprägteres epitope spreading besteht die Erkrankung wahrscheinlich nicht lange genug. Reaktivität mit Abschnitten von BP180 außerhalb der NC16A-Domänie oder mit BP230 findet sich daher selten. Die pathogenetische Bedeutung des mütterlichen IgG wird dadurch deutlich, dass es bei 5–10% der Neugeborenen von Müttern mit einem Pemphigoid gestationis durch diaplazentaren Übergang des IgG zu Urticae und erythematösen Papeln, seltener auch Blasen kommt. Diese Veränderungen heilen wie beim neonatalen Pemphigus innerhalb weniger Wochen ab. Die Ursache der Autoantikörperproduktion der Mutter ist unklar. Verschiedene Beobachtungen weisen darauf hin, dass der Ausgangspunkt der Erkrankung in der Plazenta zu suchen ist:

- Die Erkrankung tritt nur in der Schwangerschaft sowie bei Chorionkarzinom und Blasenmole auf.
- Über eine dem Pemphigoid ähnliche Hauterkrankung bei Männern bei Chorionkarzinom wurde nicht berichtet. Das Chorionkarzinom des Mannes entwickelt sich im Gegensatz zu dem der Frau aus syngenem Gewebe.
- Die zirkulierenden IgG1-Autoantikörper binden nicht nur an die Basalmembran der Epidermis, sondern auch an die des Chorion- und Amnionepithels.
- Ab dem 2. Trimenon kann BP180 im Amnionepithel nachgewiesen werden.
- In der Plazenta der Patientinnen kommt es zur aberranten Expression von MHC-Klasse-II-Molekülen.

▪ Klinik

Das Pemphigoid gestationis ist eine polymorphe, stark juckende, selbst limitierte Autoimmundermatose der

Schwangerschaft und der frühen Postpartalperiode (▶ Kap. 82). Es manifestiert sich meist im 3. Schwangerschaftsdrittel oder unmittelbar postpartal, kann aber in jedem Trimenon beginnen. Oft geht dem polymorphen Exanthem ein intensiver Juckreiz um Tage bis Wochen voraus. Die Hautveränderungen beginnen häufig periumbilikal und können sich auf das gesamte Integument ausbreiten; das Gesicht bleibt meist ausgespart. Typisch sind juckende elevierte Erytheme und Urticae; manchmal werden kokardenförmige, an Erythema multiforme erinnernde Hautveränderungen gesehen. Erst später entstehen im Bereich der polymorphen Veränderungen oder der urtikariellen Plaques Vesikel oder pralle Blasen mit klarer Flüssigkeit. Die Bläschen sind oft gruppiert oder herpetiform angeordnet, was zur früheren Bezeichnung **Herpes gestationis** geführt hatte. Blasen oder Erosionen der Schleimhäute finden sich in weniger als 20% der Fälle.

VII

Das Pemphigoid gestationis verläuft häufig, vielleicht sogar in der Mehrzahl der Fälle, ohne Blasen. Bei juckenden, ekzematoiden, urtikariellen oder multiformen Hautveränderungen der Schwangerschaft sollte daher an Pemphigoid gestationis gedacht werden.

Möglicherweise reicht die Länge der Schwangerschaft nicht aus, um zur vollen Ausprägung des Krankheitsbildes zu führen. Für diese Hypothese spricht, dass auch beim bullösen Pemphigoid den Blasen eine prämonitorische Phase um viele Monate vorausgehen kann.

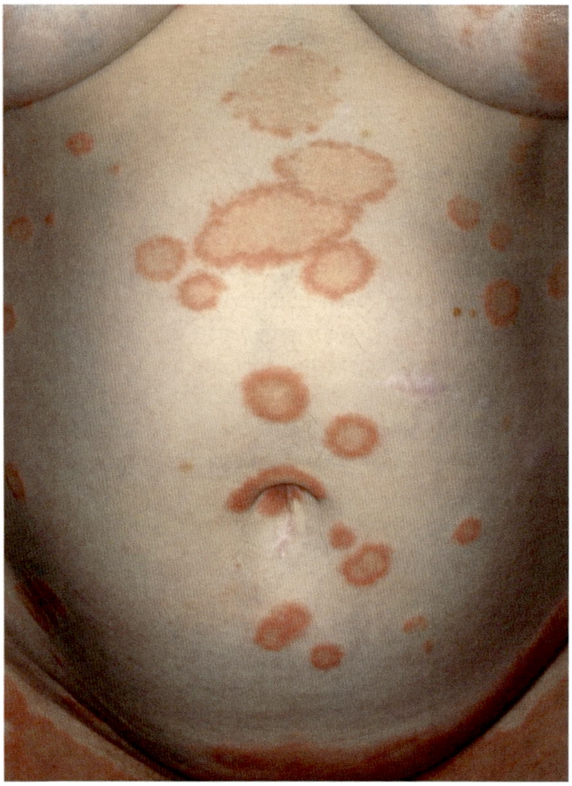

Abb. 50.17 Pemphigoid gestationis

Differenzialdiagnose

Das polymorphe klinische Bild des Pemphigoid gestationis erschwert eine Abgrenzung von anderen Schwangerschaftsdermatosen. Hierzu zählt vor allem die als pruritic urticarial papules and plaques of pregnancy (PUPPP) bezeichnete Erkrankung, die fast immer im 3. Trimenon beginnt, meist Erstgebärende betrifft, in der Regel keine Verschlechterung unter der Geburt zeigt, in den nachfolgenden Schwangerschaften nicht rezidiviert und nicht mit dem Nachweis von Autoantikörpern verbunden ist. Daneben müssen intrahepatische Cholestase der Schwangerschaft, Erythema multiforme, Arzneimittelexantheme, Urtikaria, verschiedene Formen von Ekzem, Skabies, Prurigo simplex subacuta sowie andere bullöse Autoimmundermatosen, vor allem Dermatitis herpetiformis und lineare IgA-Dermatose, abgegrenzt werden.

Histopathologie

Abhängig vom klinischen Bild finden sich Spongiose, fokale Keratinozytennekrosen, Ödem des oberen Koriums und perivaskuläre lymphohistiozytäre Infiltrate mit mehr oder weniger stark ausgeprägter Gewebeeosinophilie. Im Vollbild der Erkrankung sieht man eine subepidermale Blase wie beim bullösen Pemphigoid. Die Spaltebene liegt ultrastrukturell in der Lamina lucida der dermo-epidermalen Junktionszone.

Immunpathologie

In der direkten Immunfluoreszenz periläsionaler Haut lassen sich in allen Fällen lineare C3- und in etwa 30% IgG-Ablagerungen an der dermo-epidermalen Junktionszone nachweisen, während IgM und IgA nur selten gefunden werden. Gleiche Ablagerungen sind im Fall einer Miterkrankung in der Haut des Neugeborenen zu finden.

Mit der üblichen indirekten Immunfluoreszenztechnik auf NaCl-separierter humaner Spalthaut lassen sich bei etwa 30% der Patientinnen zirkulierende IgG-Autoantikörper nachweisen, die im Dach der artifiziellen Blase binden. Wird in einem Mehrschrittverfahren zusätzlich mit einer Komplementquelle inkubiert, kann bei über 90% der Patientinnen ein Komplement fixierender IgG1-Autoantikörper nachwiesen werden, der auch als **Herpes-gestationis-Faktor** bezeichnet wurde.

Die Autoantikörper beim Pemphigoid gestationis sind fast ausschließlich gegen die NC16A-Domäne von BP180 gerichtet. Diese Reaktivität lässt sich im Immunoblot und ELISA im Blut der Patientinnen und der Neugeborenen nachweisen. Die semiquantitative Immunoblotreaktivität und die ELISA-Reaktivität korrelieren mit der Krankheitsaktivität. Die Verfahren sind daher auch zur Verlaufskontrolle und zur Ermittlung der Therapiebedürftigkeit geeignet.

- **Verlauf**

Das Pemphigoid gestationis ist meist selbstlimitiert und heilt innerhalb von 6 Monaten nach Beendigung der Schwangerschaft aus. Sehr selten kann die Erkrankung in ein bullöses Pemphigoid übergehen. Bei Persistenz der Erkrankung oder Erstmanifestation mehrere Wochen oder Monate nach der Entbindung sollte ein Plazentatumor ausgeschlossen werden. Die Erkrankung steht unter hormonellem Einfluss. Häufig wird während der letzten Schwangerschaftswochen Besserung beobachtet. Unmittelbar postpartal kommt es meist zur Exazerbation. Rezidive können während der ersten postpartalen Menstruationen oder nach Einnahme von oralen Kontrazeptiva auftreten. Bei gleicher Vaterschaft besteht in nachfolgenden Schwangerschaften ein hohes Rezidivrisiko, wobei die Erkrankung dann früher beginnt und schwerer verläuft.

Fetales Risiko Das Pemphigoid gestationis begünstigt die Entwicklung einer leichten Plazentainsuffizienz und führt zur erhöhten Inzidenz von für ihr Alter zu kleinen Kindern oder solchen mit niedrigem Geburtsgewicht. Daneben scheint es mit einer erhöhten Frühgeburtenrate assoziiert zu sein. Über eine vermehrte Fehlbildungsrate beim Neugeborenen wurde nicht berichtet. Ein früher angenommenes erhöhtes Risiko von Früh- und Totgeburten hat sich in späteren Untersuchungen nicht bestätigt. Längere und hoch dosierte systemische Glukokortikoidanwendung bei der Mutter kann eine Nebenniereninsuffizienz beim Neugeborenen hervorrufen. Eine sorgfältige Schwangerschaftsüberwachung und Entbindung in einer Klinik mit erreichbarer Säuglingsintensiveinheit sind zu empfehlen.

- **Therapie**

Sie hat bei selbstlimitierten Erkrankung zwei Ziele: Kontrolle des Juckreizes und Unterdrückung der Blasen. Oft reichen hierzu orale Antihistaminika (wie Clemastintabletten) und topische Glukokortikoide aus. In schwereren Fällen werden Glukokortikoide systemisch in einer Dosierung von initial 0,3–0,5 mg Prednison/kg Tag verordnet und anschließend langsam reduziert, solange Juckreiz und Blasen ausbleiben. Die peripartale Exazerbation der Hautveränderungen macht meist eine passagere Intensivierung der Therapie notwendig. Länger dauernde postpartale Krankheitsverläufe sind selten und erfordern eine Therapie wie bei bullösem Pemphigoid. Postpartal sollte möglichst keine hormonelle Kontrazeption durchgeführt werden.

50.3.3 Lichen ruber pemphigoides

[Kaposi 1892]

- **Ätiopathogenese**

Sie ist unklar. Eine Hypothese geht davon aus, dass es durch die zelluläre Entzündung im Rahmen des Lichen ruber sekundär zur Induktion einer Autoimmunantwort gegen hemidesmosomale Strukturen kommt. Diese Sichtweise ist mit der klinischen Beobachtung vereinbar, dass der Lichen ruber in den meisten Fällen den Blasen vorausgeht (▶ Kap. 40).

- **Klinik**

Zunächst treten polygonal begrenzte Papeln im Sinn eines Lichen ruber und anschließend innerhalb von Wochen bis Monaten pralle Bläschen und Blasen auf.

- **Differenzialdiagnose**

Vor allem der bullöse Lichen ruber ist abzugrenzen. Hierbei bilden sich die Blasen nur in bereits bestehenden lichenoiden Papeln. Dagegen entstehen die Blasen bei Lichen ruber pemphigoides sowohl auf den Papeln als auch auf unbefallener Haut. Beim bullösen Lichen ruber lassen sich zudem weder in der Haut noch im Serum Autoantikörper nachweisen. Folgende Beobachtungen sprechen dafür, dass es sich beim Lichen ruber pemphigoides nicht allein um die Koinzidenz eines Lichen ruber mit einem bullösen Pemphigoid, sondern um eine eigene Entität handelt:

- Das Durchschnittsalter der Patienten mit Lichen ruber pemphigoides beträgt 44 Jahre, das derjenigen mit bullösem Pemphigoid 77 Jahre.
- Im Gegensatz zum bullösen Pemphigoid gehen den Blasen beim Lichen ruber pemphigoides lichenoide Papeln voraus.
- Die Autoantikörper des Lichen ruber pemphigoides reagieren innerhalb der BP180-NC16A-Domäne mit C-terminalen Epitopen, was beim bullösen Pemphigoid nur sehr selten vorkommt.
- Lichen ruber pemphigoides zeigt meist einen leichteren klinischen Verlauf und ein besseres therapeutisches Ansprechen als das bullöse Pemphigoid.

- **Histopathologie**

In Biopsien aus den lichenoiden Papeln finden sich die typischen Veränderungen des Lichen ruber. Biopsien der Blasen zeigen dagegen das Bild eines bullösen Pemphigoids.

Die direkte immunfluoreszenzoptische Untersuchung der Biopsie einer Papel zeigt Civatte-Körperchen wie bei Lichen ruber, die Biopsie aus unmittelbarer Nähe einer Blase dagegen lineare Ablagerungen von IgG und C3 wie bei bullösem Pemphigoid. In der indirekten Immunfluoverträglichkeit können Sulfapyridin oder Sulfasalazin (langsame Dosissteigerung, bei Erwachsenen bis 3-mal 1000 mg/Tag) versucht werden. Letzteres hilft auch bei der Behandlung der mitunter assoziierten Kolitis. Ein Glukose-6-Phosphat-Dehydrogenasemangel sollte vor Beginn einer Dapsonbehandlung ausgeschlossen werden. Im Erwachsenenalter wurde auch über Erfolge mit der Gabe von Tetrazyklin und Niacinamid berichtet, in schweren Fällen auch durch hoch dosierte intravenöse Immunglobuline. Generell sprechen bei der linearen IgA-Dermatose die Schleimhautveränderungen therapeutisch schlechter an als die Läsionen am übrigen Integument. Glutenfreie Diät ist bei der linearen IgA-Dermatose nicht indiziert.

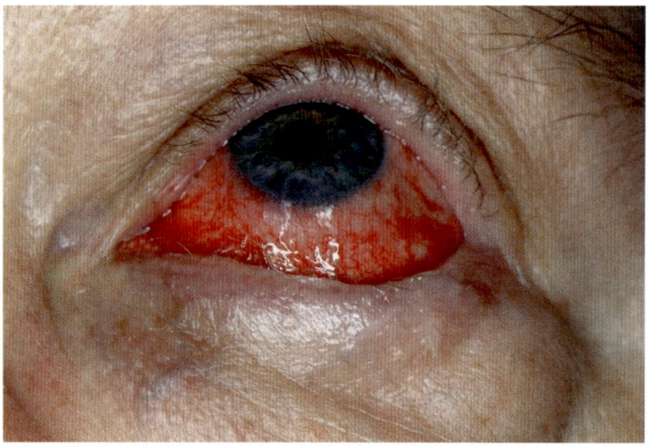

Abb. 50.19 Schleimhaut-Pemphigoid

50.3.5 Schleimhaut-Pemphigoid

[Lever 1953]

Synonym

Vernarbendes Schleimhaut-Pemphigoid

Es ist eine heterogene Erkrankung hinsichtlich des klinischen Bildes, der immunfluoreszenzoptischen Befunde und der Zielantigene. Für die Diagnose sind die folgenden Bedingungen zwingende Voraussetzung:

- Die chronisch-entzündlichen Veränderungen befinden sich überwiegend an den Schleimhäuten. Außer an der Mundschleimhaut heilen sie in der Regel narbig ab.
- Es kommt zu linearen Ablagerungen von IgG, IgA oder C3 an der dermo-epidermalen Junktionszone in der direkten Immunfluoreszenz.

Epidemiologie

Das Schleimhaut-Pemphigoid ist die zweithäufigste subepidermale blasenbildende Autoimmundermatose. Die Inzidenz in Westeuropa liegt bei etwa 1–2 Neuerkrankungen pro 1 Mio. Einwohner und Jahr. Frauen sind etwa doppelt so häufig betroffen wie Männer. Das mittlere Alter bei Erkrankungsbeginn liegt in der 7. Lebensdekade.

Ätiopathogenese

Die Erkrankung scheint gehäuft mit HLA-DR4, DQw7 und DQB1*0301 assoziiert zu sein. Bei der Mehrzahl der Patienten stellt BP180/Kollagen Typ XVII das Zielantigen dar. Im Unterschied zum bullösen Pemphigoid erkennen die Autoantikörper zumeist das an der Grenzschicht von Lamina lucida und Lamina densa gelegene C-terminale Ende des Proteins. Manche Patienten weisen auch ausschließlich Antikörper gegen die zellmembrannahe NC16A-Domäne oder zentrale Abschnitte von BP180 auf. Die Immunantwort gegen BP180 wird durch IgG- und/oder IgA-Autoantikörper vermittelt.

Etwa 25% der Patienten zeigen IgG-Autoantikörper gegen das heterotrimere Ankerfilament Laminin 332 ($\alpha3\beta3\gamma2$); die Immunantwort ist meist gegen die $\alpha3$-Kette gerichtet. Laminin 332 (früher auch als Laminin 5, Epiligrin, Kalinin, Nicein oder BM600 bezeichnet) verbindet BP180 und $\alpha6\beta4$-Integrin mit Typ-VII-Kollagen. Der passive Transfer von Antikörpern gegen Laminin 332 in neonatale Mäuse führt zu subepidermalen Blasen. Laminin 331 ($\alpha3\beta1\gamma1$) verfügt wie Laminin 332 über eine $\alpha3$-Kette. Die gegen diese gerichteten Autoantikörper immunpräzipitieren sowohl Laminin 332 als auch Laminin 331. Vor allem bei Patienten, bei denen eine vernarbende Augenbeteiligung im Vordergrund steht, wurden Antikörper gegen die $\beta4$-Untereinheit des $\alpha6\beta4$-Integrins nachgewiesen. Bei einer Gruppe von Patienten, die ausschließlich Mundschleimhautveränderungen aufwiesen, fanden sich Antikörper gegen die $\alpha6$-Kette des Integrins. Beide Antikörperspezifitäten können in der Organkultur dermo-epidermale Spalte hervorrufen. Seltene Autoantigene beim Schleimhaut-Pemphigoid sind Typ-VII-Kollagen, Uncein sowie auf molekularer Ebene noch nicht charakterisierte Proteine mit Molekulargewichten von 45 kDa und 168 kDa. Wie Autoantikörper gegen die verschiedenen Proteine eine Vernarbung hervorrufen, ist bislang unklar. Möglicherweise sind daran zusätzlich lokale Entzündungsmediatoren beteiligt.

Bei einigen Patienten mit ausgeprägter Augenbeteiligung im Rahmen eines Stevens-Johnson-Syndroms kam es in der Folge zu einem okularen Schleimhaut-Pemphigoid mit Autoantikörper-Ablagerungen. Offensichtlich induziert die schwere Entzündungsreaktion am Auge in diesen Fällen eine Autoimmunerkrankung, wobei das Stevens-Johnson-Syndrom dem Pemphigoid um Monate bis Jahre vorausgehen kann. Bei einer weiteren Gruppe von Patienten können Vernarbungen der Konjunktiven durch lokal am Auge angewandte Medikamente (wie Pilocarpin, Guanethidin oder Ephedrin) induziert werden. Bei der Mehrzahl dieser Patienten können keine Autoantikörper an der dermo-epidermalen Junktionszone nachgewiesen werden

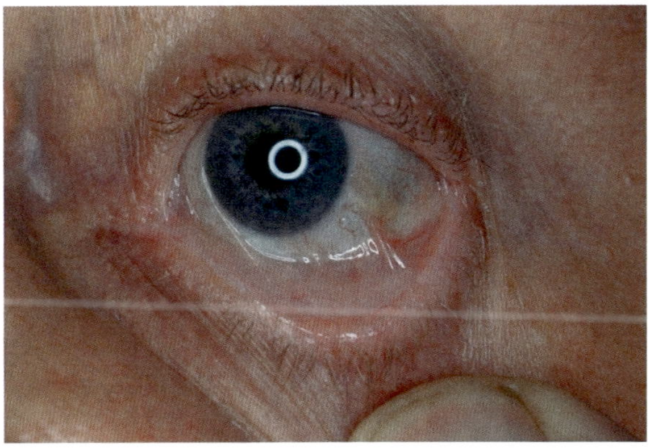

Abb. 50.20 Schleimhaut-Pemphigoid

(**okulares Pseudo-Pemphigoid**). In Einzelfällen scheint ein okulares Schleimhaut-Pemphigoid mit Autoantikörper-Bildung durch Arzneimittel induzierbar zu sein.

Klinik

Alle Schleimhäute mit geschichtetem Plattenepithel können betroffen sein. Die Veränderungen heilen mit oder ohne Narben ab. Am häufigsten ist die Mundschleimhaut betroffen, in abfallender Häufigkeit gefolgt von Konjunktiven und Schleimhäuten von Nase, Nasopharynx, Vulva und Penis sowie Rektum, Larynx und Ösophagus. Die Erkrankung kann im initialen Stadium auf die Mundschleimhaut begrenzt bleiben. Daneben kann es zu einem isolierten Befall der Augen kommen.

In der **Mundhöhle** sieht man Erytheme, Blasen und fibrinbelegte Erosionen. Am häufigsten findet sich eine desquamative Gingivitis, mit fallender Häufigkeit sind auch Gaumen, Innenseite der Unterlippe, Zunge und Wangenschleimhaut betroffen. Die Veränderungen an der Mundschleimhaut heilen fast immer ohne Narben ab.

An den **Augen** beginnt die Erkrankung meist als unilaterale Konjunktivitis mit Fremdkörpergefühl, Brennen und vermehrtem Tränenfluss. Ohne Therapie ist innerhalb von 2 Jahren meist auch das andere Auge betroffen. In der Folge kommt es zu einer Verkürzung der konjunktivalen Umschlagfalten (Fornices), Symblepharon (Synechien zwischen bulbärem und palpebralem Blatt der Konjunktiven), Ankyloblepharon (Narbenstränge zwischen oberem und unterem Anteil der Konjunktiva), Entropion, Trichiasis, kornealer Neovaskularisation, Ulcus corneae und Erblindung. Die Stenose der Ausführungsgänge der Tränen- und Meibom-Drüsen führt zur Xerosis.

Die Erkrankung der **Nasenschleimhaut** äußert sich durch rezidivierendes Bluten. Vernarbungen führen zur Behinderung der Nasenatmung und Sinusitiden. Durch Beteiligung des **Larynx** kommt es zu Heiserkeit bis hin zum Sprachverlust. Eine ernste Komplikation stellt die Larynxstenose dar, die zum inspiratorischen Stridor führt und eine Tracheotomie notwendig machen kann. Vernarbungen der **Ösophagusschleimhaut** führen zu Dysphagie, Gewichtsverlust und Aspiration. Selten wurden Strikturen am **Orificium urethrae** und eine narbige Verengung des **Anus** beschrieben.

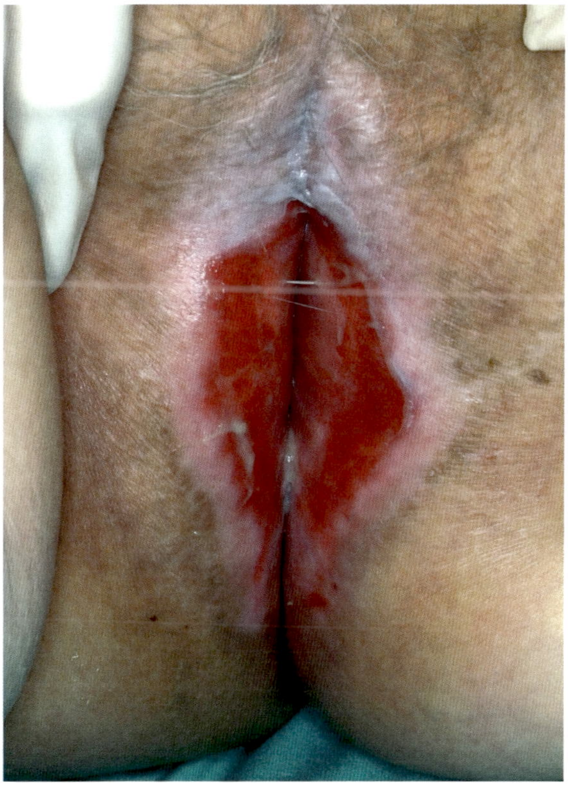

Abb. 50.21 Schleimhaut-Pemphigoid der Vulva

Blasen an der **Haut** treten bei etwa 25% der Patienten auf, vor allem an Kopf, Hals und Thorax mit oder ohne Narben abheilen. Davon ist differenzialdiagnostisch das **lokalisierte vernarbende Pemphigoid** vom **Typ Brunsting-Perry** [1957] abzugrenzen, das nur Haut-, aber keine Schleimhautveränderungen aufweist.

Differenzialdiagnose

Die immunfluoreszenzoptischen Befunde des Schleimhaut-Pemphigoid ermöglichen eine Abgrenzung gegenüber Pemphigus vulgaris, paraneoplastischem Pemphigus, Lichen ruber mucosae, Morbus Behçet, systemischem Lupus erythematodes, Kontaktdermatitis und Erythema multiforme majus. Bei bullösem Pemphigoid, linearer IgA-Dermatose und Epidermolysis bullosa acquisita finden sich ähnliche immunpathologische Befunde. Beim bullösen Pemphigoid steht die Hautbeteiligung im Vordergrund. Nur 20% der Patienten weisen zusätzlich Veränderungen an den Schleimhäuten auf (meist Mundschleimhaut), die im Gegensatz zu denen beim Schleimhaut-Pemphigoid rasch abheilen. Wenn bei linearer IgA-Dermatose oder Epidermolysis bullosa acquisita nur wenige Blasen an der Haut vorliegen und die Schleimhautveränderungen dominieren, sollten die Patienten dem Spektrum des Schleimhaut-Pemphigoids zugerechnet werden. Vernarbend abheilende Blasen ausschließlich an der Haut (ohne Schleimhautbeteiligung) werden als lokalisiertes oder disseminiertes vernarbendes Pemphigoid der Haut bezeichnet. Beim durch Arzneimittel induzierten okularen Pseudo-Pemphigoid finden sich keine Autoantikörper an der dermo-epidermalen Junktionszone.

Histopathologie

Biopsien von Haut oder Schleimhaut zeigen im Vollbild der Erkrankung eine subepidermale Blase und ein gemischtzelliges Entzündungsinfiltrat. An der Haut werden häufig auch Eosinophile und Neutrophile gesehen, an den Schleimhäuten eher Lymphozyten und Plasmazellen. Biopsien älterer Veränderungen können entzündungsarm sein und im oberen Korium eine mehr oder weniger stark ausgeprägte Fibrose mit Angioneogenese aufweisen. Insgesamt sind die histopathologischen Veränderungen nicht spezifisch und stellen kein zwingendes Kriterium für die Diagnose dar. Ultrastrukturell liegen die Spalte innerhalb der Lamina lucida.

Immunpathologie

Die direkte Immunfluoreszenz periläsionaler Haut zeigt lineare Ablagerungen von IgG, C3 oder IgA an der dermo-epidermalen Junktionszone; IgG4 ist die dominierende IgG-Subklasse. Wenn Haut und Schleimhaut betroffen sind, sollte zuerst eine Biopsie der Haut erfolgen. Eine Biopsie der Konjunktiva kann erforderlich werden, wenn sich die Erkrankung nur am Auge äußert. Mitunter lassen sich bei diesen Patienten die immunfluoreszenzoptischen Veränderungen in einer Biopsie von unauffälliger Wangenschleimhaut nachweisen.

Sensitivstes Substrat zum Nachweis zirkulierender Autoantikörper mittels indirekter Immunfluoreszenz ist NaCl-separierte humane Haut (Sensitivität etwa 50%). Hiermit lassen sich IgG- und IgA-Autoantikörper nachweisen, zum Teil auch eine Kombination beider Immunglobulinklassen. Sie binden epidermal, dermal oder kombiniert dermo-epidermal. Die unterschiedlichen Bindungsmuster spiegeln die unterschiedlichen Zielantigene der Erkrankung wider. Im Immunoblot finden sich IgG- und IgA-Autoantikörper gegen C-terminale, zellmembrannahe und intrazelluläre Abschnitte von BP180. Entsprechende rekombinante Peptide stehen zur Verfügung und können teilweise auch im ELISA eingesetzt werden. Etwa ein Drittel der Patienten, bei denen BP180 das Zielantigen darstellt, zeigen ausschließlich IgA-Reaktivität mit diesem Protein. In diesen Fällen wurde früher möglicherweise eine lineare IgA-Dermatose diagnostiziert. Bei etwa 25% der Patienten lassen sich mittels Immunpräzipitation und/oder Immunoblot IgG-Autoantikörper gegen Laminin 332, bei den meisten dieser Fälle auch gegen Laminin 331 nachweisen. Bei der isolierten Erkrankung des Auges wurden IgG-Antikörper gegen die β4-Kette und bei isolierten Erkrankungen der Mundhöhle gegen die α6-Kette von α6β4-Integrin gefunden. Eine Untergruppe von Patienten mit Epidermolysis bullosa acquisita weist ebenfalls überwiegend eine Erkrankung der Schleimhäute auf. Bei diesen lassen sich IgG-, seltener auch IgA-Autoantikörper gegen Typ-VII-Kollagen nachweisen (rekombinant oder aus dermalem Extrakt).

Verlauf

Der Verlauf ist chronisch. Früher wurde die Erkrankung auch als **benignes Schleimhaut-Pemphigoid** bezeichnet, weil eine akute Phase mit ausgeprägten Blasen wie beim bullösen Pemphigoid fehlt. Der Verlauf der Erkrankung und die damit verbundenen Komplikationen sind meist schwerwiegender als beim bullösen Pemphigoid. Die Erkrankung der Augen sowie der Schleimhäute von Nasopharynx, Larynx, Ösophagus und Genitale geht mit stärkeren Vernarbungen und einer schlechteren Prognose einher. Trotz aller therapeutischen Anstrengungen ist die Progression der Erkrankung oft nicht aufzuhalten und führt zur Erblindung oder Obstruktion der oberen Atemwege. Das kombinierte Auftreten von Antikörpern der IgG- und IgA-Klasse scheint mit einem schwereren Krankheitsverlauf assoziiert zu sein. Unklar ist, ob die Spezifität des Antikörpers mit dem Ansprechen auf eine bestimmte Therapieform korreliert. Das Schleimhaut-Pemphigoid mit Antikörpern gegen Laminin 332 scheint gehäuft mit malignen Tumoren assoziiert zu sein.

Therapie

Zum Zeitpunkt der Diagnose ist die Erkrankung oft bereits in einem fortgeschrittenen Stadium. Die therapeutischen Ziele sind Unterdrückung der Entzündung und des Fortschreitens der Narben. Dabei kommen externe und systemische Arzneimittel zum Einsatz. Die Auswahl der Therapie hängt von der betroffenen Region und der Krankheitsaktivität ab. Bei gering ausgeprägten Veränderungen an der Mundschleimhaut und der Haut (Patienten mit niedrigem Risiko) kann eine lokale Therapie mit topischen Glukokortikoiden ausreichend sein. Daneben kann ein Versuch mit Dapson (1–1,5 mg/kg/Tag) unternommen werden. Auch Therapieerfolge mit Tetrazyklinhydrochlorid in Kombination mit Niacinamid in der beim bullösen Pemphigoid beschriebenen Dosierung wurden gesehen.

Bei Beteiligung von Konjunktiven oder Schleimhäuten von Nasopharynx, Ösophagus, Larynx und Genitale (Patienten mit hohem Risiko) werden systemisch Glukokortikoide (1–2 mg/kg/Tag) empfohlen. Aus der Gruppe der Immunsuppressiva liegen die besten Erfahren mit oralem Cyclophosphamid vor (1–2 mg/kg/Tag), daneben kann Cyclophosphamid auch pulsweise intravenös verabreicht werden (500–1000 mg/Tag), beispielsweise in Form der bei Pemphigus beschriebenen Pulstherapie. Alternativ können Azathioprin oder Mycophenolat-Mofetil in der bei Pemphigus angegebenen Dosierung eingesetzt werden. Vor allem bei der okularen Erkrankung scheinen auch hoch dosierte intravenöse Immunglobuline hilfreich zu sein. Neue Arbeiten berichten auch über Erfolge durch die Anwendung von Rituximab oder TNF-α-Inhibition (Infliximab, Adalimumab, Etanercept). Die Behandlung des Schleimhaut-Pemphigoids sollte interdisziplinär unter Einbeziehung von Ophthalmologen, HNO-Ärzten, gegebenenfalls auch Gastroenterologen, Gynäkologen, Urologen und Chirurgen erfolgen.

Bei der topischen Behandlung am Auge kommen häufig glukokortikoid- und/oder Ciclosporin-A-haltige Tropfen zum Einsatz. Daneben wurde die subkonjunktivale Gabe von Mitomycin zur Verhinderung der Fibrosierung empfohlen. Gegebenenfalls muss eine Trichiasis infolge eines Entropions durch wiederholte Epilation behandelt werden. Chirurgisches Lösen der Synechien am Auge kommt nur dann in Betracht, wenn die akut-entzündliche Phase der Erkrankung in eine komplette Remission gebracht wurde.

50.3.6 Anti-p200-Pemphigoid

[Zillikens et al. 1996]

▪ Synonym
Anti-Laminin γ-1-Pemphigoid

▪ Ätiopathogenese
Es wurde über eine zunehmende Anzahl von Patienten mit Antikörpern gegen ein dermales Protein mit einem Molekulargewicht von 200 kDa berichtet.

▪ Klinik
Das Bild erinnert an ein bullöses Pemphigoid, teilweise auch an eine bullöse Arzneimittelreaktion oder eine Dermatitis herpetiformis. Manchmal ist die Erkrankung mit einer Psoriasis assoziiert.

▪ Histopathologie
Es finden sich subepidermale Blasen, oft mit zahlreichen neutrophilen Granulozyten, ähnlich wie bei linearer IgA-Dermatose, Dermatitis herpetiformis, inflammatorischer Epidermolysis bullosa acquisita oder bullösem systemischem Lupus erythematodes.

▪ Immunpathologie
In der direkten Immunfluoreszenz sieht man lineare Ablagerungen von IgG und C3 an der dermo-epidermalen Junktionszone. In der indirekten Immunfluoreszenz auf NaCl-separierter humaner Spalthaut binden die IgG-Autoantikörper (überwiegend IgG4) ausschließlich im Boden der Blase und immunelektronenmikroskopisch in den unteren Anteilen der Lamina lucida. Im Immunoblot reagieren sie mit einem Protein mit einem Molekulargewicht von 200 kDa, das aus der Dermis extrahiert wird. Kürzliche Untersuchungen zeigten, dass die Antikörper in der Mehrzahl der Fälle gegen die Laminin-γ1-Kette gerichtet sind. Für diesen Nachweis steht auch ein ELISA zur Verfügung.

▪ Therapie
Die Erkrankung zeigt ein gutes therapeutisches Ansprechen und heilt in den meisten Fällen innerhalb weniger Wochen unter niedrig dosiertem Glukokortikoid oder Tetrazyklin/Niacinamid ab.

50.3.7 Seltenere Pemphigoiderkrankungen

Jeweils ein bis zwei Fälle von Patienten, die überwiegend das klinische Bild eines bullösen Pemphigoids aufwiesen, wurden mit Autoantikörpern gegen das intrazellulär gelegene, hemidesmosomale Plektin (**Anti-Plektin-Pemphigoid**); Typ-IV-Kollagen, den Hauptbestandteil der Lamina densa (**Anti-Typ-IV-Kollagen-Pemphigoid**); und ein bislang unbekanntes Protein mit einem Molekulargewicht von 105 kDa der unteren Anteile der Lamina lucida (**Anti-p105-Pemphigoid**) beschrieben.

50.4 Epidermolysis bullosa acquisita

[Roenigk et al. 1971]

▪ Epidemiologie
Die Inzidenz beträgt etwa 0,5–1 Neuerkrankung pro 1 Mio. Einwohner und Jahr. Sie zeigt keine ethnische Häufung oder Geschlechtsprädisposition und kann vom Kindesalter bis ins hohe Alter auftreten (am häufigsten zwischen dem 40.–60. Lebensjahr). Die Erkrankung ist gehäuft mit HLA-DR2 assoziiert.

▪ Ätiopathogenese
Die Autoantikörper gehören zur IgG-, seltener zur IgA-Klasse (IgA-Epidermolysis bullosa acquisita) und sind gegen Typ-VII-Kollagen gerichtet, das den Hauptbestandteil der Verankerungsfibrillen bildet. Diese sind für die Adhäsion der Lamina densa (Basalmembran) auf der papillaren Dermis von Bedeutung. Typ-VII-Kollagen besteht aus drei

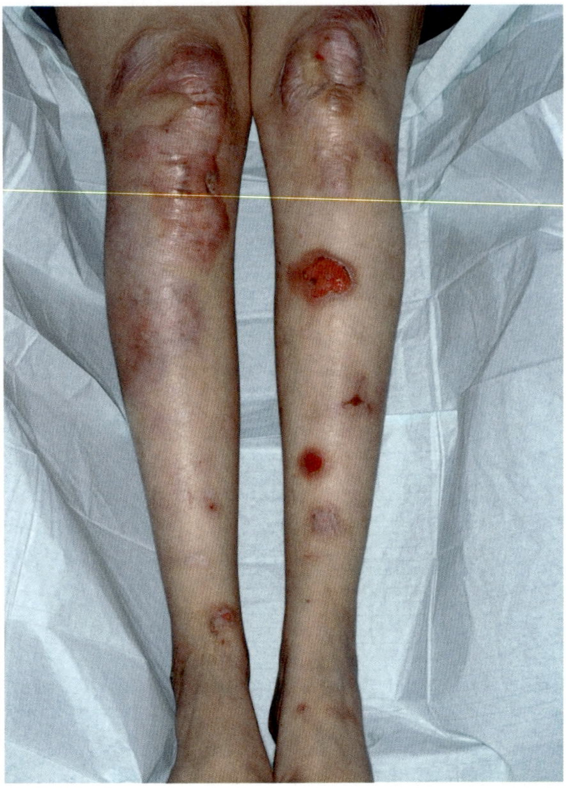

Abb. 50.22 Epidermolysis bullosa acquisita mit Blasen und Vernarbungen

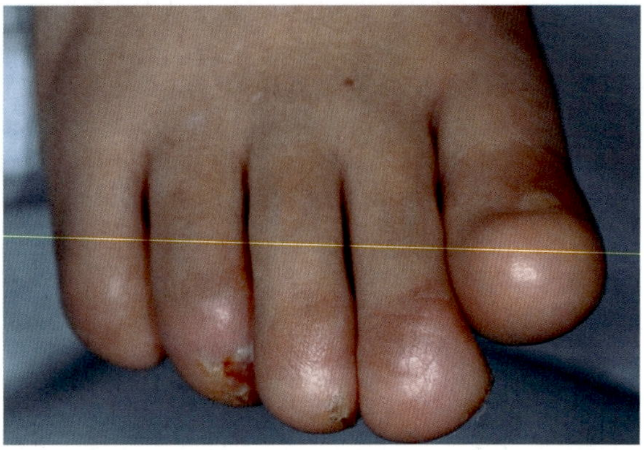

Abb. 50.23 Epidermolysis bullosa acquisita mit Verlust der Nägel

identischen α-Ketten, deren zentrale Kollagendomäne jeweils von einer größeren N-terminalen, nichtkollagenen Domäne (NC1) sowie einer kleineren C-terminalen NC2-Domäne flankiert wird. Jeweils zwei Moleküle verbinden sich über die NC2-Domänen zu einem Dimer. Die Autoantikörper der Patienten reagieren vornehmlich mit vier verschiedenen Epitopen innerhalb der NC1-Domäne. IgG von Patienten, das gegen die NC1-Domäne aufgereinigt wurde, induziert in dosisabhängiger Weise subepidermale Spalte in Gefrierschnitten humaner Haut.

Klinik

Das Bild ist vielgestaltig. Die Erkrankung kann unter folgenden klinischen Varianten verlaufen:
- Mechanobullöse Variante
- Bullös-pemphigoidartige Variante
- Schleimhaut-pemphigoidartige Variante
- Variante unter dem Bild eines lokalisierten vernarbenden Pemphigoids Brunsting-Perry
- Variante unter dem Bild der linearen IgA-Dermatose des Kindesalters

Die klassische Form ist eine nicht entzündliche, **mechanobullöse** Erkrankung, die in ihrer leichten Ausprägung an eine Porphyria cutanea tarda und bei schwererem Verlauf an die rezessiv vererbte Form der dystrophischen Epidermolysis bullosa erinnert. Die Haut weist eine vermehrte Verletzlichkeit auf, man sieht Blasen und Erosionen an mechanisch belasteten Stellen (Handrücken, Ellenbogen, Knie, Sakralregion und Zehen). Die Blasen können hämorrhagisch sein und heilen narbig ab, häufig unter Ausbildung von Milien. Gelegentlich kommt es zu narbiger Alopezie, Nageldystrophie, Verlust der Nägel, Fibrosierung der Hand- und Fingerrücken sowie Ösophagusstenose.

Eine zweite klinische Variante der Epidermolysis bullosa acquisita verläuft unter dem klinischen Bild eines **bullösen Pemphigoids** als generalisierte, juckende, entzündliche, vesikobullöse Erkrankung (etwa 30% der Fälle). Die Blasen heilen vielfach ohne Hinterlassung von Narben oder Milien ab. Etwa 5–10% aller Patienten mit zirkulierenden IgG-Antikörpern, die linear an der dermo-epidermalen Junktionszone binden, leiden an dieser entzündlichen Form der Epidermolysis bullosa acquisita. Zeichen der klassischen und bullös-pemphigoidartigen Variante können beim selben Patienten auftreten.

Die Erkrankung kann sich auch vor allem oder ausschließlich an den Schleimhäuten äußern. Diese Form wurde früher als **vernarbend pemphigoidartige** Variante beschrieben und zählt heute zum Spektrum des Schleimhaut-Pemphigoids.

Die vierte Variante verläuft unter dem klinischen Bild eines **lokalisierten vernarbenden Pemphigoid Brunsting-Perry** [1957] mit Blasen am Kopf und Hals ohne Schleimhautbeteiligung. Möglicherweise gehört das lokalisierte vernarbende Pemphigoid Brunsting-Perry gänzlich zum klinischen Spektrum der Epidermolysis bullosa acquisita.

Die Epidermolysis bullosa acquisita des Kindesalters verläuft unter einem ähnlichen klinischen Bild wie die **lineare IgA-Dermatose des Kindesalters** oder das bullöse Pemphigoid des Kindesalters. Im Gesicht finden sich Blasen und gelbliche Krusten wie bei der bullösen Impetigo, am übrigen Integument rosettenartig angeordnete Bläschen.

Manche Patienten weisen ausschließlich IgA- oder sowohl IgA- als auch IgG-Autoantikörper gegen Typ-VII-Kollagen auf. Diese Erkrankung wurde auch als **IgA-Epidermolysis bullosa acquisita** bezeichnet und manifestiert sich zum Teil wie die lineare IgA-Dermatose, mitunter aber auch mit ausgeprägten vernarbenden Schleimhautveränderungen. Letztere Patienten sind daher dem Spektrum des Schleimhaut-Pemphigoids zuzuordnen.

Eine Reihe anderer Autoimmunerkrankungen scheint gehäuft mit der Epidermolysis bullosa acquisita assoziiert zu sein. Hierzu zählen vor allem Autoimmunthyreoiditis, systemischer Lupus erythematodes und entzündliche Darmerkrankungen, vor allem der Morbus Crohn.

▪ Differenzialdiagnose

Diese ist aufgrund der verschiedenen klinischen Varianten der Erkrankung umfangreich. Bei der mechanobullösen Form müssen vor allem die hereditäre Epidermolysis bullosa dystrophica und Porphyria cutanea tarda ausgeschlossen werden (keine Porphyrine im Urin). Die entzündliche Variante kann vom bullösen Pemphigoid durch indirekte Immunfluoreszenz auf Spalthaut und Immunoblot abgegrenzt werden. Die klinische Variante, bei der Schleimhautveränderungen im Vordergrund stehen, sollte dem Spektrum des Schleimhaut-Pemphigoids zugerechnet werden. Die kindliche Variante muss von der bullösen Impetigo sowie den kindlichen Formen des bullösen Pemphigoids und der linearen IgA-Dermatose abgegrenzt werden.

▪ Histopathologie

Im Vollbild der Erkrankung sieht man subepidermale Blasen. Bei der mechanobullösen Variante findet sich ein nur geringes Entzündungsinfiltrat, im Gegensatz zur bullöspemphigoidartigen Variante, die häufig neutrophile, mitunter auch eosinophile Granulozyteninfiltrate aufweist. Ultrastrukturell liegt die Blase innerhalb der Lamina lucida oder der Sublamina densa, und man erkennt eine Abnahme der Zahl der Verankerungsfibrillen. Die Spaltebene kann auch durch den immunpathologischen Nachweis von Typ-IV-Kollagen identifiziert werden, das sich als Bestandteil der Lamina densa bei Epidermolysis bullosa acquisita an der Blasendecke, bei bullösem Pemphigoid am Blasenboden findet.

▪ Immunpathologie

In der direkten Immunfluoreszenz lassen sich direkte Ablagerungen von IgG, schwächer auch von Komplement an der dermo-epidermalen Junktionszone nachweisen. In seltenen Fällen finden sich nur IgA-Ablagerungen. Im Gegensatz zur Porphyria cutanea tarda sieht man keine Immunablagerungen in den Gefäßwänden.

In der indirekten Immunfluoreszenz ist eine Unterscheidung vom bullösen Pemphigoid nur durch Verwendung NaCl-separierter humaner Haut möglich. Die zirkulierenden IgG- oder IgA-Autoantikörper lassen sich mit einer Sensitivität von etwa 50% im Boden der artifiziellen Blase nachweisen. Immunelektronenmikroskopisch binden die Autoantikörper in der Sublamina densa.

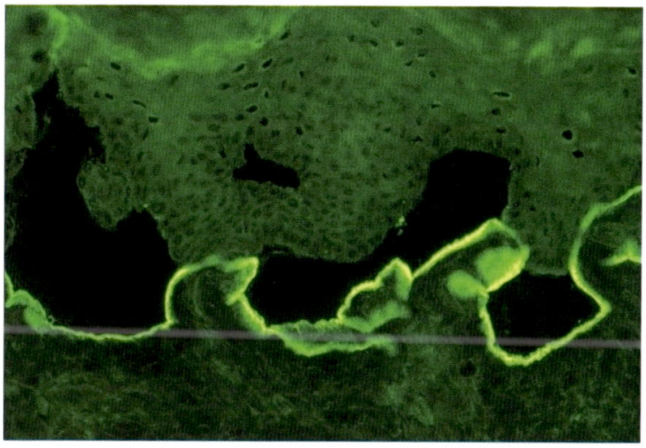

Abb. 50.24 Indirekte Immunfluoreszenz auf NaCl-separierter humaner Haut bei Epidermolysis bullosa acquisita: IgG-Autoantikörper binden im Boden der artifiziellen Blase

Im Immunoblot lässt sich Reaktivität mit Typ-VII-Kollagen durch Verwendung dermaler Extrakte oder einer rekombinanten Form der NC1-Domäne nachweisen. Mit diesem rekombinanten Peptid wurde auch ein sensitiver ELISA entwickelt. Bei der kindlichen Form der Epidermolysis bullosa acquisita wurden Autoantikörper gegen die zentrale kollagene Tripelhelix und die NC2-Domäne beschrieben (Tab. 50.4).

▪ Verlauf

Die mechanobullöse Variante ist meist chronisch und therapeutisch schwer zu beeinflussen, ebenso die Variante mit vernarbenden Schleimhautveränderungen. Die bullöspemphigoidartige Form dagegen zeigt ein besseres therapeutisches Ansprechen und kann nicht selten zur Remission gebracht werden. Die kindliche Variante ist meist selbstlimitiert.

▪ Therapie

Zur Behandlung der mechanobullösen Form werden systemische Glukokortikoide (1–2 mg/kg Tag) empfohlen, auch in Kombination mit anderen Immunsuppressiva. Selten wird hierdurch vollständige Abheilung erzielt. Die entzündliche Form wird ähnlich behandelt wie das bullöse Pemphigoid; oft sind jedoch höhere Glukokortikoiddosen notwendig. Mehrere Autoren berichten über gute Erfolge mit Kolchizin (1–2 mg/Tag) oder Dapson (1,5 mg/kg Tag), einige auch mit Rituximab (1000 mg i.v. 2-mal mit 2 Wochen Abstand), Ciclosporin A (5–6 mg/kg Tag), Photophorese und hochdosierten intravenösen Immunglobulinen (2 g/kg in 2–5 Tagen/Monat). Klinisch kontrollierte Stu-

Tab. 50.4 Autoantigene und immunpathologische Befunde bei Epidermolysis bullosa acquisita, bullösem systemischem Lupus erythematodes und Dermatitis herpetiformis

Erkrankung	Autoantigene	Direkte Immunfluoreszenz[a]	Indirekte Immunfluoreszenz[b]
Epidermolysis bullosa aquisita	Typ-VII-Kollagen	IgG>C3; IgA (selten)	IgG (selten IgA) dermal
Bullöser systemischer Lupus erythematodes	Typ-VII-Kollagen	IgG, C3, IgM, IgA bandförmig	IgG dermal, ANA auf HEp-2-Zellen
Dermatitis herpetiformis	Epidermale Transglutaminase	IgA>C3, granulär in papillärer Dermis	IgA-Antikörper gegen Endomysium auf Affenösophagus

[a] Lineare Ablagerungen an der dermo-epidermalen Junktionszone
[b] Epidermale oder dermale Bindung von IgG oder IgA auf NaCl-separierter humaner Spalthaut

dien zur Effektivität dieser Therapieformen liegen nicht vor. Bei lokalisierter Erkrankung kann topische Therapie mit glukokortikoidhaltigen Externa ausreichend sein. Auf Vermeidung sekundärer Infektionen und sorgfältige Wundpflege ist zu achten.

50.5 Bullöser systemischer Lupus erythematodes

[Gammon und Briggaman 1993]

Ätiopathogenese

Er ist eine sehr seltene Manifestation des Lupus erythematodes (► Kap. 55), die überwiegend junge Frauen betrifft und mit dem gehäuften Nachweis von HLA-DR2 assoziiert ist.

Klinik

Vor allem in nicht lichtexponierten Arealen kommt es zu Vesikeln und Blasen auf unveränderter oder erythematöser Haut, die mit oder ohne Narben abheilen; Schleimhautbeteiligung ist selten.

Differenzialdiagnose

Abzugrenzen ist der systemische Lupus erythematodes mit Blasen, die als Folge einer schweren Schädigung basaler Keratinozyten mit Ablösung der Epidermis von der Basalmembran entstehen. Bei dieser Erkrankung lassen sich in der indirekten Immunfluoreszenz und im Immunoblot keine Autoantikörper nachweisen. Zudem sind Epidermolysis bullosa acquisita (kein Erfüllen der ARA-Kriterien zur Diagnose eines systemischen Lupus erythematodes), Dermatitis herpetiformis, Pemphigoiderkrankungen, bullöse Arzneimittelreaktion und Porphyria cutanea tarda zu bedenken.

Histopathologie

An der Junktionszone befindet sich eine subepidermale Blase mit einem neutrophilenreichen Entzündungsinfiltrat, ähnlich wie bei Dermatitis herpetiformis, linearer IgA-Dermatose oder entzündlicher Form der Epidermolysis bullosa acquisita; in der retikulären Dermis wird häufig Muzinvermehrung gesehen.

In der direkten Immunfluoreszenzuntersuchung finden sich bandförmige Ablagerungen von IgG, meist auch von IgA, IgM und C3 an der dermo-epidermalen Junktionszone.

Bei einem Teil der Patienten binden in der indirekten Immunfluoreszenz auf NaCl-separierter humaner Spalthaut IgG-Autoantikörper im Boden der Blase und erkennen im Immunoblot Typ-VII-Kollagen.

Selten wurden Antikörper gegen Laminin 332, Laminin 331 oder BP230 nachgewiesen.

Therapie

Therapie der Wahl ist die Verordnung von Dapson. Hierunter kommt es meist zum raschen Sistieren der Blasen. In therapierefraktären Fällen können zusätzlich systemisch Glukokortikoide erforderlich sein.

50.6 Dermatitis herpetiformis

[Duhring 1884]

Synonyme

Dermatitis herpetiformis Duhring, Morbus Duhring

Epidemiologie

Die Erkrankung ist in Skandinavien, Schottland, Irland und Ungarn häufiger als in Mitteleuropa. Dort liegt die Prävalenz zwischen 100 und 390 Erkrankten pro 1 Mio. Männer scheinen etwas häufiger betroffen zu sein. Es besteht eine hohe Assoziation mit HLA-B8, HLA-DR3 und HLA-DQw2. Die Erkrankung beginnt meist zwischen der 2.–4. Lebensdekade, kann jedoch bereits bei Kindern auftreten (häufiger in Italien und Ungarn).

▪ Ätiopathogenese

Dermatitis herpetiformis kann als assoziierte Hauterkrankung einer Zöliakie (glutensensitive Enteropathie, einheimische Sprue) aufgefasst werden.

> **Während bei der Dermatitis herpetiformis immer auch eine Zöliakie vorliegt, weist nur ein kleiner Teil der Zöliakiepatienten eine Dermatitis herpetiformis auf.**

Beide Erkrankungen haben den gleichen immungenetischen Hintergrund. Unklar ist, wieso gerade bei Patienten mit Dermatitis herpetiformis die Darmerkrankung besonders leicht und häufig klinisch asymptomatisch verläuft. 1969 wurden granuläre Ablagerungen von Antikörpern der IgA-Klasse in der papillaren Dermis von Patienten mit Dermatitis herpetiformis berichtet, 1983 gelang der Nachweis von IgA-Antikörpern gegen Endomysium von glatter Muskulatur im Serum der Patienten. Dieser Nachweis gilt als spezifisch für die Zöliakie. Kürzlich wurde gezeigt, dass die IgA-Endomysium-Antikörper gegen Gewebetransglutaminase (Transglutaminase-2) gerichtet sind, ein zytoplasmatisches, kalziumabhängiges Enzym, das von einer Vielzahl von Zellen, insbesondere nach einer Schädigung, synthetisiert und freigesetzt wird. Die genaue pathogenetische Bedeutung des Enzyms für die Zöliakie ist noch unklar. Gliadine stellen jedoch ein Substrat der Gewebeglutaminase dar und werden durch diese untereinander und mit anderen Proteinen quervernetzt. Gliadin ist Bestandteil von Gluten, das in verschiedenen Getreidearten vorkommt.

Die epidermale Transglutaminase (Transglutaminase-3) ist ein epidermales Enzym mit großer Homologie zur Gewebetransglutaminase. Patienten mit Dermatitis herpetiformis produzieren zwei IgA-Antikörperpopulationen gegen epidermale Transglutaminase; eine bindet ausschließlich an dieses Enzym, die andere kreuzreagiert mit Gewebetransglutaminase, hat geringere Affinität für das epidermale Enzym und findet sich bei Zöliakiepatienten, die keine Hautveränderungen aufweisen. Die epidermale, aber nicht die Gewebetransglutaminase, kolokalisiert mit den granulären IgA-Ablagerungen in der Haut der Patienten, jedoch ist der Mechanismus, wie diese Ablagerungen letztlich zu Blasen führen, bislang unklar. Möglicherweise kommt es zur Aktivierung von Komplement über den alternativen Weg und zur Chemotaxis von Neutrophilen, die durch die Freisetzung von Enzymen Blasen verursachen. Halogene, vor allem Jod, können zu einer Induktion oder Verschlechterung der Hautveränderungen führen.

▪ Klinik

Die Erkrankung ist durch starken, brennenden, manchmal schmerzenden Juckreiz gekennzeichnet. Prädilektionsstellen der symmetrisch angeordneten Hautveränderungen

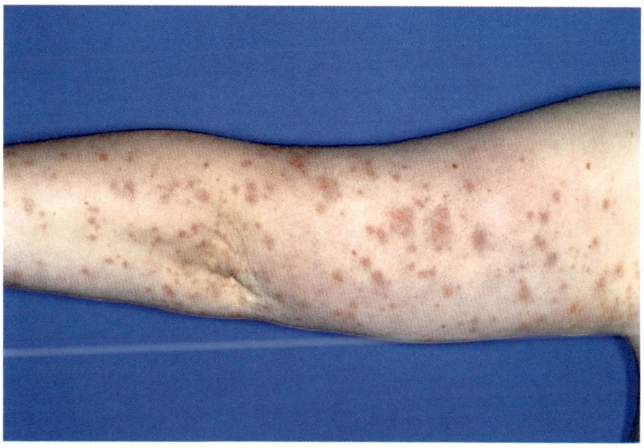

Abb. 50.25 Dermatitis herpetiformis

sind die Extremitätenstreckseiten, Schultern, Sakralregion, Gesäß und Kapillitium. Bei geringer Krankheitsausprägung können ausschließlich Ellenbogen und Knie betroffen sein (**Typ Cottini** [1955]). Die Mundschleimhaut ist nicht befallen. Man sieht zunächst uncharakteristische erythematöse Papeln, Papulovesikel und Plaques, die häufig exkoriiert sind. Sobald gruppiert angeordnete, das heißt herpetiforme Bläschen auftreten, ist die klinische Diagnose leicht zu stellen. Manchmal sind die Bläschen sehr klein und liegen wie Schrotkörner in der Haut. Große, pralle Blasen wie beim bullösen Pemphigoid sind selten: **Großblasige Dermatitis herpetiformis**. Durch den ausgeprägten Juckreiz und Aufkratzen der Effloreszenzen können sich diese impetiginisieren und die Diagnostik erschweren. Manchmal finden sich palmare und plantare Hämorrhagien.

Das Vollbild der Zöliakie ist durch ausgeprägte Fettstühle und Resorptionsstörungen von Vitaminen und wichtigen Mineralstoffen gekennzeichnet. Als Folge können sich Rachitis, Anämie und Osteoporose entwickeln. Bei Dermatitis herpetiformis sind die Symptome der Darmerkrankung meist gering oder fehlen gänzlich. Auch in diesen Fällen kann die Zöliakie durch Dünndarmbiopsien diagnostiziert werden, am einfachsten durch eine Gastroduodenoskopie mit Biopsie aus dem tiefen Duodenum.

Dermatitis herpetiformis und Zöliakie können mit einer Reihe weiterer Autoimmunerkrankungen assoziiert sein. Hierzu zählen Autoimmunthyreoiditis, Typ-I-Diabetes mellitus, Lupus erythematodes, Sjögren-Syndrom und Vitiligo. Die Wahrscheinlichkeit für eine assoziierte Autoimmunerkrankung scheint umso höher zu sein, je länger die Zöliakie zuvor unbehandelt war. Daneben geht diese mit einem erhöhten Risiko zur Entwicklung eines malignen Tumors einher, vor allem von B-Zell-Lymphomen des Dünndarms. Durch eine strikte, glutenfreie Diät kann die Wahrscheinlichkeit für die Entwicklung eines gastrointestinalen Lymphoms vermindert werden.

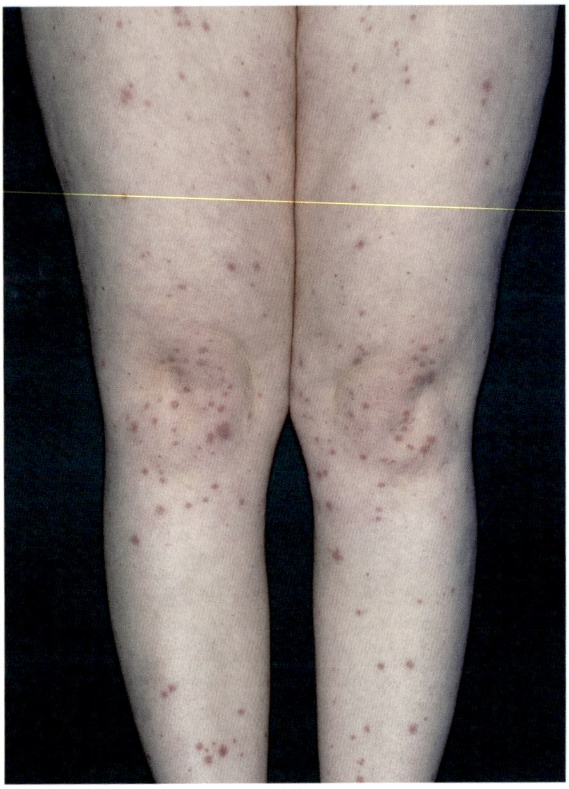

Abb. 50.26 Dermatitis herpetiformis

Differenzialdiagnose

Prurigoformen des atopischen Ekzems, Prurigo simplex subacuta, Skabies, Morbus Grover, lineare IgA-Dermatose und bullöses Pemphigoid sind abzugrenzen. Dies gelingt durch die typischen direkten und indirekten immunfluoreszenzoptischen Befunde sowie den serologischen Nachweis von Antikörpern gegen Gewebetransglutaminase.

Histopathologie

Die Biopsie einer noch nicht vesikulösen Hautveränderung zeigt in der Dermis Ansammlungen von neutrophilen, manchmal auch eosinophilen Granulozyten. Die Neutrophilen können aggregieren und zu intrapapillaren Mikroabszessen führen. Die Biopsie eines Bläschens zeigt subepidermale Spalte, im Blaseninhalt neutrophile und eosinophile Granulozyten und im oberen und mittleren Korium ein perivaskuläres lymphohistiozytäres Infiltrat. Obwohl die IgA-Ablagerungen in der papillaren Dermis lokalisiert sind, bleibt die PAS-reaktive Basalmembran im Bereich der Blase am Korium fixiert. Auch elektronenmikroskopisch liegt die Blase innerhalb der Lamina lucida, die einen Locus minoris resistentiae innerhalb der dermo-epidermalen Junktionszone darstellt. Die histologischen Veränderungen sind nicht spezifisch für Dermatitis herpetiformis und finden sich mehr oder weniger stark ausgeprägt auch bei der linearen IgA-Dermatose, der entzündlichen Form der Epidermolysis bullosa acquisita, dem bullösen systemischen Lupus erythematodes, dem Anti-p200-Pemphigoid und mitunter beim bullösen Pemphigoid.

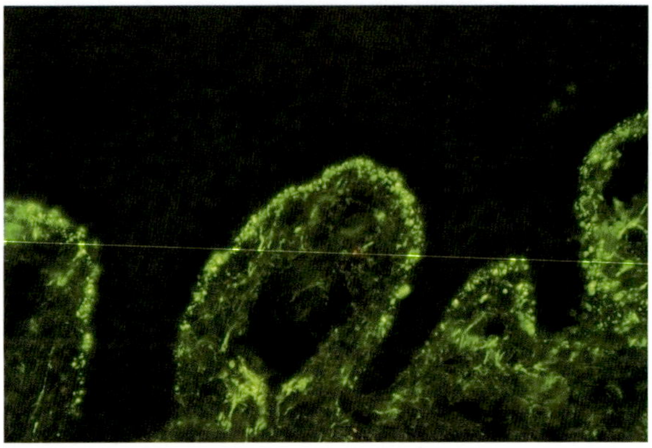

Abb. 50.27 Direkte Immunfluoreszenz bei Dermatitis herpetiformis: Granuläre IgA-Ablagerungen in der papillaren Dermis

Das histologische Bild einer Biopsie des Dünndarms reicht von mononukleären Infiltraten in der Lamina propria und minimaler Zottenatrophie bis hin zum kompletten Zottenverlust mit hyperplastischen Krypten. Mitunter sind mehrere Biopsien notwendig, um die Veränderungen nachzuweisen.

Immunpathologie

Voraussetzung für die Diagnose der Dermatitis herpetiformis ist der Nachweis granulärer IgA-Ablagerungen in der papillaren Dermis in der direkten Immunfluoreszenz. Die Biopsie sollte aus gesund erscheinender, periläsionaler Haut entnommen werden. Die Ablagerungen (überwiegend IgA1) finden sich entweder diskontinuierlich in den Papillenspitzen oder kontinuierlich in der oberen Dermis entlang der dermo-epidermalen Junktionszone. Mitunter sind auch schwächere C3-, selten IgG- und IgM-Ablagerungen in gleicher Lokalisation vorhanden. Die kontinuierlich-granulären IgA-Ablagerungen müssen von den linearen Ablagerungen bei der linearen IgA-Dermatose unterschieden werden. Die granulären Ablagerungen bestehen weitgehend unabhängig von der Krankheitsaktivität, können sich aber unter konsequenter glutenfreier Diät langfristig zurückbilden. Ultrastrukturell entsprechen sie den Dermatitis-herpetiformis-Körperchen, die sich in der Umgebung von Kollagenfasern und elastischen Mikrofibrillen im Stratum papillare finden. Manchmal sind mehrere Hautbiopsien notwendig, um die Diagnose immunfluoreszenzoptisch zu sichern. Biopsien vom Gesäß scheinen eine etwas höhere Sensitivität aufzuweisen.

Mittels indirekter Immunfluoreszenz lassen sich keine Autoantikörper gegen epidermale oder dermale Proteine nachweisen. Typisch für die Zöliakie ist der Nachweis von

IgA-Endomysium-Antikörpern auf Affenösophagus; diese haben eine hohe Spezifität und Sensitivität (nahe 100%) für die Diagnose einer Zöliakie. Sie sind gegen gewebeständige und epidermale Transglutaminase gerichtet und können auch im ELISA nachgewiesen werden. Die Serumspiegel der Antikörper gegen Gewebetransglutaminase korrelieren eng mit den Titern der Antikörper gegen Endomysium auf Affenösophagus und offensichtlich auch mit dem Ausmaß der Zottenatrophie im Dünndarm. Die Serumspiegel der Antikörper gegen epidermale Transglutaminase scheinen ein sensitiverer serologischer Parameter für das Ausmaß der Hautbeteiligung zu sein (▣ Tab. 50.4).

▪ Verlauf

Die Erkrankung beginnt akut oder subakut und zeigt einen chronischen, schubweisen Verlauf, wobei mehrmonatige erscheinungsarme oder erscheinungsfreie Intervalle vorkommen. Akute Infektionen können zu einer Verschlechterung führen. Unter strikter glutenfreier Diät kann es zur kompletten Abheilung sowohl an der Haut als auch am Darm kommen.

▪ Therapie

Es sollten sowohl die Haut als auch der Darm behandelt werden. Systemische Glukokortikoide sind kaum oder nicht wirksam. Dagegen führt Dapson meist innerhalb weniger Tage, mitunter sogar von Stunden, zu einer Besserung von Brennen und Juckreiz. Dieses rasche therapeutische Ansprechen wurde in der Vergangenheit zur Bestätigung der klinischen Verdachtsdiagnose eingesetzt. Nach Ausschluss eines Glukose-6-Phosphat-Dehydrogenasemangels liegt die initiale Dosis bei etwa 1,5 mg/kg Tag. Falls es darunter zu keiner Besserung kommt, kann die Dosis alle 2 Wochen um 25- 50 mg/Tag gesteigert werden. Nach Abheilung der Hautveränderungen wird Dapson langsam reduziert, und die minimale Erhaltungsdosis ermittelt. Wichtige Nebenwirkungen von Dapson sind hämolytische Anämie, Methämoglobinbildung und Agranulozytose; seltener kommt es zu Hypalbuminämie, Kopfschmerzen, peripherer Neuropathie oder dem **Dapson-Syndrom** (Lymphadenopathie und Hepatitis) 2 und 4 Wochen nach Beginn der Therapie. Das Blutbild sollte kontrolliert werden, nach 2 und 6 Wochen auch Methämoglobin, das anschließend ein Gleichgewicht erreicht. Bei Dapsonintoleranz stellt Sulfapyridin (1–1,5 g/Tag) eine Alternative dar, ebenso Sulfasalazin (1,5–3 g/Tag). Die Sulfone wirken möglicherweise über eine Verminderung der Leukozytenchemotaxis und der Leukozytenanheftung an IgA. Bei Intoleranz von Sulfon wurden in Einzelfällen Besserungen durch Cholestyramin, Cromoglycinsäure, Kolchizin, Tetrazyklin plus Niacinamid, Ciclosporin A und Heparin beschrieben.

Wesentlicher Bestandteil der Therapie ist eine glutenfreie Diät. Da die meisten Patienten keine gastrointestinalen Symptome aufweisen und die Hautveränderungen durch Dapson rasch gebessert werden, ist eine entsprechende Motivation des Patienten von Bedeutung. Die Diät ist aufwendig und teuer, bei konsequenter Einhaltung jedoch sehr effektiv, und die Patienten profitieren in mehrfacher Hinsicht:

- Dapson kann reduziert und nach 2–3 Jahren oft gänzlich abgesetzt werden.
- Patienten mit gastrointestinaler Symptomatik (5–10%) erfahren eine Besserung.
- Die Häufigkeit der Entstehung eines malignen Lymphoms wird verringert.

Literatur

Pemphiguserkrankungen

Ahmed AR, Spigelman Z, Cavacini LA et al (2006) Treatment of pemphigus vulgaris with rituximab and intravenous immune globulin. N Engl J Med 355: 1772–1779

Amagai M, Klaus-Kovtun V, Stanley JR (1991) Autoantibodies against a novel epithelial cadherin in pemphigus vulgaris, a disease of cell adhesion. Cell 67: 869–877

Amagai M, Tsunoda K, Zillikens D et al (1999) The clinical phenotype of pemphigus is defined by the anti-desmoglein autoantibody profile. J Am Acad Dermatol 40: 167–170

Amagai M, Ahmed AR, Kitajima Y et al (2006) Are desmoglein autoantibodies essential for the immunopathogenesis of pemphigus vulgaris, or just »witnesses of disease«? Exp Dermatol 15: 815–831

Amagai M, Ikeda S, Shimizu H et al (2009) A randomized double-blind trial of intravenous immunoglobulin for pemphigus. J Am Acad Dermatol 60: 595–603

Anhalt GJ, Labib RS, Voorhees JJ et al (1982) Induction of pemphigus in neonatal mice by passive transfer of IgG from patients with the disease. N Engl J Med 306: 1189–1196

Behzad M, Möbs C, Kneisel A et al (2012) Combined treatment with immunoadsorption and rituximab leads to fast and prolonged clinical remission in difficult-to-treat pemphigus vulgaris. Br J Dermatol 166: 844–852

Chams-Davatchi C, Esmaili N, Daneshpazhooh M et al (2007) Randomized controlled open-label trial of four treatment regimens for pemphigus vulgaris. J Am Acad Dermatol 57: 622–628

Chan LS, Vanderlugt CJ, Hashimoto T et al (1998) Epitope spreading: lessons from autoimmune skin diseases. J Invest Dermatol 110: 103–109

Diaz LA, Sampaio SA, Rivitti EA et al (1989) Endemic pemphigus foliaceus (fogo selvagem). I. Clinical features and immunopathology. J Am Acad Dermatol 20: 657–669

Hashimoto T, Kiyokawa C, Mori O et al (1997) Human desmocollin 1 (Dsc1) is an autoantigen for the subcorneal pustular dermatosis type of IgA pemphigus. J Invest Dermatol 109: 127–131

Hertl M, Eming R, Veldman C (2006) T cell control in autoimmune bullous skin disorders. J Clin Invest 116: 1159–1166

Joly P, Mouquet H, Roujeau JC et al (2007) A single cycle of rituximab for the treatment of severe pemphigus. N Engl J Med 357: 545–552

Nguyen VT, Ndoye A, Shultz LD et al (2000) Antibodies against keratinocyte antigens other than desmogleins 1 and 3 can induce pemphigus vulgaris-like lesions. J Clin Invest 106: 1467–1479

Stanley JR, Amagai M (2006) Pemphigus, bullous impetigo, and the staphylococcal scalded-skin syndrome. N Engl J Med 355: 1800–1810

Wallach D (1992) Intraepidermal IgA pustulosis. J Am Acad Dermatol 27: 993–1000

Zillikens D, Derfler K, Eming R et al (2007) Empfehlungen für die Anwendung der Immunapharese bei der Therapie bullöser Autoimmundermatosen. J Deutsch Dermatol Ges 5: 881–888

Pemphigoiderkrankungen

Chan LS, Ahmed AR, Anhalt GJ et al (2002) The first international consensus on mucous membrane pemphigoid: definition, diagnostic criteria, pathogenic factors, medical treatment, and prognostic indicators. Arch Dermatol 138: 370–379

Dilling A, Rose C, Hashimoto T et al (2007) Anti-p200 pemphigoid: a novel autoimmune subepidermal blistering disease. J Dermatol 34: 1–8

Foster CS (1986) Cicatricial pemphigoid. Trans Am Ophthalmol Soc 84: 527–663

Joly P, Roujeau JC, Benichou J et al (2002) A comparison of oral and topical corticosteroids in patients with bullous pemphigoid. N Engl J Med 346: 321–327

Khumalo NP, Murrell DF, Wojnarowska F et al (2002) A systematic review of treatments for bullous pemphigoid. Arch Dermatol 138: 385–389

Nishie W, Sawamura D, Goto M et al (2007) Humanization of autoantigen. Nat Med 13: 378–383

Rzany B, Partscht K, Jung M et al (2002) Risk factors for lethal outcome in patients with bullous pemphigoid: low serum albumin level, high dosage of glucocorticosteroids, and old age. Arch Dermatol 138: 903–908

Schmidt E, Obe K, Brocker EB et al (2000) Serum levels of autoantibodies to BP180 correlate with disease activity in patients with bullous pemphigoid. Arch Dermatol 136: 174–178

Setterfield J, Shirlaw PJ, Kerr-Muir M et al (1998) Mucous membrane pemphigoid: a dual circulating antibody response with IgG and IgA signifies a more severe and persistent disease. Br J Dermatol 138: 602–610

Zillikens D, Mascaro JM, Rose PA et al (1997) A highly sensitive enzyme-linked immunosorbent assay for the detection of circulating anti-BP180 autoantibodies in patients with bullous pemphigoid. J Invest Dermatol 109: 679–683

Zone JJ, Taylor TB, Meyer LJ et al (1998) The 97 kDa linear IgA bullous disease antigen is identical to a portion of the extracellular domain of the 180 kDa bullous pemphigoid antigen, BPAg2. J Invest Dermatol 110: 207–210

Epidermolysis bullosa acquisita

Gammon WR, Briggaman RA, Woodley DT et al (1984) Epidermolysis bullosa acquisita – a pemphigoid-like disease. J Am Acad Dermatol 11: 820–832

Gammon WR, Woodley DT, Dole KC et al (1985) Evidence that anti-basement membrane zone antibodies in bullous eruption of systemic lupus erythematosus recognize epidermolysis bullosa acquisita autoantigen. J Invest Dermatol 84: 472–476

Kirtschig G, Murrell D, Wojnarowska F et al (2002) Interventions for mucous membrane pemphigoid/cicatricial pemphigoid and epidermolysis bullosa acquisita: a systematic literature review. Arch Dermatol 138: 380–384

Woodley DT, Briggaman RA, O'Keefe EJ et al (1984) Identification of the skin basement-membrane autoantigen in epidermolysis bullosa acquisita. N Engl J Med 310: 1007–1013

Dermatitis herpetiformis

Dieterich W, Laag E, Bruckner-Tuderman L et al (1999) Antibodies to tissue transglutaminase as serologic markers in patients with dermatitis herpetiformis. J Invest Dermatol 113: 133–136

Green PH, Cellier C (2007) Celiac disease. N Engl J Med 357: 1731–1743

Sardy M, Karpati S, Merkl B et al (2002) Epidermal transglutaminase (TGase 3) is the autoantigen of dermatitis herpetiformis. J Exp Med 195: 747–757

Sigurgeirsson B, Agnarsson BA, Lindelof B (1994) Risk of lymphoma in patients with dermatitis herpetiformis. BMJ 308: 13–15

Erstbeschreiber

Anhalt GJ, Kim S, Stanley JR (1990) Paraneoplastic pemphigus: an autoimmune mucocutaneous disease associated with neoplasia. N Engl J Med 323: 1729–1735

Asboe-Hansen G (1970) Diagnosis of pemphigus. Br J Dermatol 83(Suppl): S 81–S 92

Bean SF, Michel B, Furey N et al. (1976) Vesicular pemphigoid. Arch Dermatol 112:1402–1404

Beutner EH, Jordon RE (1964) Demonstration of skin antibodies in sera of pemphigus vulgaris patients by indirect immunofluorescence staining. Proc Soc Exp Biol Med 117: 505–510

Brunsting LA, Perry HO (1957) Benign pemphigoid? A report of seven cases with chronic, scarring herpetiform plaques about the head and neck. Arch Dermatol 75: 489–501

Bunel JBH (1811) Essai sur le pemphigus. Thèse de médecine de Paris n° 103

Cazenave P (1844) Pemphigus chronique, général; forme rare de pemphigus foliacé; mort; autopsie; alteration du foie. Ann Mal Peau Syph 18: 583–585

Chorzelski TP, Jablonska S (1979) IgA linear dermatosis of childhood (chronic bullous disease of childhood). Br J Dermatol 101: 535–542

Cottini GB (1955) Dermatite herpetiforme de Duhring symetrique et localise aux genome et aux condes. Ann Dermatol Syphiligr 82: 285–286

Duhring LA (1884) Dermatitis herpetiformis. JAMA 3: 225–229

Eberhartinger C, Niebauer G (1961) Zur Prognose und Therapie des Pemphigus vulgaris und ähnlicher Erkrankungen. Hautarzt 12: 503–508

Gammon WR, Briggaman RA (1993) Epidermolysis bullosa acquisita and bullous systemic lupus erythematosus. Diseases of autoimmunity to type VII collagen. Dermatol Clin 11: 535–547

Hallopeau H (1889) Sur une nouvelle forme de dermatite pustuleuse chronique en foyers à progression excentrique. In: Congrès International de Dermatologie et de Syphiligraphie tenu à Paris (le session). Masson, Paris S 344–362

Huff JC, Golitz LE, Kunke KS (1985) Intraepidermal neutrophilic IgA dermatosis. N Engl J Med 313: 1643–1645

Jablonska S, Chorzelski TP, Beutner EH et al (1975) Herpetiform pemphigus, a variable pattern of pemphigus. Int J Dermatol 14: 353–359

Jordon RE, Beutner EH, Witebsky E et al (1967) Basement membrane antibodies in bullous pemphigoid. JAMA 200: 751–756

Kaposi M (1892) Lichen ruber pemphigoides. Arch Dermatol Syph 24: 343–346

Lever WF (1953) Pemphigus. Medicine 32: 1–123

Levine N, Freilich A, Barland P (1979) Localized pemphigoid simulating dyshidrosiform dermatitis. Arch Dermatol 115: 320–321

Milton J (1872) The pathology and treatment of diseases of the skin. Hardwicke, London, S 205–209

Neumann I (1886) Ueber Pemphigus vegetans (frambosioides). Arch Dermatol Syph 18: 157–178

Nikolski PV (1896) Contribution à la question du pemphigus foliacé de Cazenave [doctoral thesis]. Kiev

Roenigk HH, Ryan JG, Bergfield WF (1971) Epidermolysis bullosa acquisita. Arch Dermatol 103: 1–10

Schnyder U (1969) Pemphigoide séborrhéique. Entité nosologique nouvelle? Bull Soc Fr Dermatol Syphiligr 76: 320

Senear FE, Usher B (1926) An unusual type of pemphigus. Arch Dermatol 13: 761–781

Vieira JP (1940) Pemphigus foliaceus (fogo selvagem). An endemic disease of the state of São Paulo (Brazil). Arch Dermatol 41: 858–863

Wallach D, Foldès C, Cottenot F (1982) Pustulose sous-cornée, acantholyse superficielle et IgA monoclonale. Ann Dermatol Venereol 109: 959–963

Wichman JE (1791) Beyträg zur Kenntnis des Pemphigus. Keyser, Erfurt

Winkelmann RK, Su WPD (1979) Pemphigoid vegetans. Arch Dermatol 115: 446–448

Yung CW, Soltani K, Lorincz AL (1981) Pemphigoid nodularis. J Am Acad Dermatol 5: 54–60

Zillikens D, Kawahara Y, Ishiko A et al (1996) A novel subepidermal blistering disease with autoantibodies against a 200-kDa antigen of the basement membrane zone. J Invest Dermatol 106: 465–470

Bindegewebserkrankungen

Einführung

Leena Bruckner-Tuderman

51.1 Grundlagen

Das dermale Bindegewebe der Haut ist eine gewebespezifische Variante ubiquitär im Organismus vorkommenden Bindegewebes (▫ Abb. 51.1). Es setzt sich aus verschiedenen Zellen und aus einer extrazellulären Matrix zusammen. Die Matrix besteht aus Strukturproteinen wie Kollagen, Elastin und Fibrillin, multifunktionellen Glykoproteinen wie Laminin und Fibronektin sowie verschiedenen Proteoglykanen (Übersicht). Die epidermalen und vaskulären Basalmembranen stellen spezifische Varianten der extrazellulären Matrix dar.

Proteinfamilien der extrazellulären Matrix

- Kollagene (28 Typen, davon 13 in der Haut)
- Elastin
- Fibrilline (3 Typen)
- LTBP (4 Typen)
- Fibuline (7 Typen)
- Proteoglykane (>10 Typen)
- Laminine (15 Typen)
- Fibronektin
- Vitronektin
- Thrombospondine (4 Typen)
- Matriline (4 Typen)
- Tenascine (4 Typen)

Der hochspezifische Aufbau von Proteinnetzwerken verleiht der Matrix sowohl biomechanische, strukturelle Eigenschaften als auch eine Fähigkeit, Zellfunktionen zu beeinflussen (outside-in-signalling). Diese physiologischen Funktionen (▫ Tab. 51.1) machen die Mitbeteiligung des Bindegewebes an zahlreichen Erkrankungen verständlich. Dazu gehören nicht nur die angeborenen, häufig durch Strukturprotein-Mutationen bedingten Bindegewebserkrankungen, sondern auch die komplexeren und in ihrer Pathogenese bisher viel weniger verstandenen erworbenen Bindegewebserkrankungen, die mit einem

▫ **Tab. 51.1** Physiologische Funktionen der extrazellulären Matrix in der Haut

Biomechanische Funktionen	Dermo-epidermale Adhäsion Zusammenhalt der Gewebekompartimente Zugfestigkeit der Haut Elastizität der Haut
Regulatorische Funktionen	Reservoir für Information: Bindung von Zytokinen und Wachstumsfaktoren Erhalt der Gewebehomöostase Geweberegeneration Zelladhäsion Zellmigration

Zuviel oder Zuwenig der extrazellulären Matrix einhergehen. Zudem fungieren einzelne Matrixproteine als Autoantigene bei Autoimmunkrankheiten, beispielsweise bei bullösen Autoimmundermatosen. Schließlich ist das Bindegewebe auch an pathologischen Vorgängen wie Thrombosen, Tumorangiogenese, invasivem Wachstum und Metastasierung von Tumoren wesentlich beteiligt (▫ Tab. 51.2).

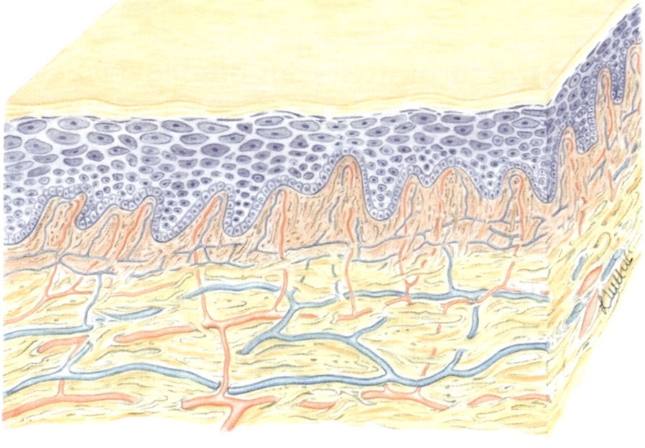

▫ **Abb. 51.1** Die Haut mit den lockeren papillären und dichteren retikulären Komponenten

Tab. 51.2 Bindegewebe bei Erkrankungen der Haut

Merkmal	Erkrankung
Autoantikörper gegen Strukturproteine des Bindegewebes	Autoimmunerkrankungen
Mutationen, die zu fehlenden oder defekten Proteinen führen	Hereditäre Erkrankungen
Regulationsstörungen	Erworbene Erkrankungen: – Fibrose – Atrophie – Alterung – Tumorinvasion – Metastasierung

51.2 Zusammensetzung des Bindegewebes

51.2.1 Bindegewebe synthetisierende Zellen und ihre Rezeptoren

Die in der Haut an der Synthese des Bindegewebes beteiligten Zellen umfassen vor allem Fibroblasten, Keratinozyten und Endothelzellen. Die ersten produzieren vorwiegend Komponenten des dermalen Bindegewebes, die letzten Bestandteile der epidermalen oder der vaskulären Basalmembranen. Alle Zellen in der Haut, auch Melanozyten, Langerhans-Zellen, Makrophagen, T- und B-Lymphozyten, können über ihre Zelloberflächenrezeptoren differenziert unterschiedliche Bindegewebsproteine binden. Die Rezeptoren vermitteln durch die Wechselwirkung ihrer intrazellulären Domäne mit dem Zytoskelett und ihrer extrazellulären Rezeptordomäne das Zusammenwirken zwischen den Zellen und ihrer Umgebung wie bei der Zellmigration. Die wichtigste Rezeptorfamilie für die Komponenten der extrazellulären Matrix sind die Integrine.

51.2.2 Strukturproteine des Bindegewebes

Kollagene

Die wichtigsten Strukturproteine der Haut sind die Kollagene, die 75% des Trockengewichts der Dermis einnehmen. Sie stellen eine Superproteinfamilie mit 28 Mitgliedern (Kollagentypen) dar, die sich durch ihre Primärstruktur und makromolekulare Organisation voneinander unterscheiden, wobei Struktur und Funktionen auf das Engste miteinander verknüpft sind. Mindestens 13 verschiedene Kollagentypen kommen in der Dermis und in den epidermalen und vaskulären Basalmembranen vor (Übersicht, s. oben).

Alle Kollagene bestehen aus drei Polypeptidketten, α-Ketten, die eine charakteristische Triple-Helix bilden. Eine Voraussetzung für die Triple-Helix-Bildung ist eine Aminosäuresequenz mit Glycin (Gly) in jeder dritten Position. Die Primärstruktur eines Kollagens stellt also ein sich wiederholendes -Gly-X-Y-Motiv, (Gly-X-Y)n, dar. Ein weiteres Merkmal der Kollagene ist ein Hydroxyprolin in der Y-Position. Der Prototyp aller Kollagene, Typ-I-Kollagen, enthält eine ununterbrochene, fast 1000 Aminosäuren lange wiederholte -Gly-X-Y-Sequenz und bildet ein rigides, langes triple-helikales Molekül mit 1,5 nm Durchmesser und 300 nm Länge. In vielen anderen Kollagenen sind die -Gly-X-Y-Sequenzen durch eine oder mehrere Aminosäuren unterbrochen. Die Unterbrechungen können zahlreich und auch länger als die -Gly-X-Y-Sequenzen sein; diese Art von Struktur verleiht dem Kollagenmolekül Flexibilität, die bei besonderen Funktionen notwendig sein kann.

Die Biosynthese der Kollagene umfasst zahlreiche posttranslationale Modifikationen, wie die Hydroxylierung eines Prolins in der Y-Position zum Hydroxyprolin. Einige Kollagene werden als Prokollagene synthetisiert, die später am N- oder C-Terminus proteolytisch prozessiert werden. Schon während des Transports aus der Zelle und direkt danach polymerisieren die Kollagenketten miteinander und mit nichtkollagenen Molekülen zu Fibrillen oder netzwerkartigen Strukturen.

Alle dermalen Kollagenfibrillen sind Mischungen von mehreren Kollagenen und anderen Molekülen, wie Proteoglykanen. Reine Kollagenfibrillen existieren nicht, sondern die klassischen im Elektronenmikroskop erkennbaren quergestreiften Fibrillen in der Dermis enthalten Kollagene I, III, V, XII und XIV. Die charakteristische Querstreifung resultiert aus präziser lateraler Aggregation der verschiedenen Moleküle in der Fibrille. Kollagen VI bildet kleine Mikrofibrillen-ähnliche Strukturen in der Dermis.

Kollagen IV ist die Hauptkomponente von Basalmembranen. An der epidermalen Basalmembran sind zusätzlich Kollagen XVII als Bestandteil der Verankerungsfilamente und Kollagen VII als Bestandteil der Verankerungsfibrillen wichtige Strukturkomponenten des dermo-epidermalen Adhäsionskomplexes. Basale Keratinozyten synthetisieren auch ein weiteres Kollagen, Typ XIII, das in den fokalen Kontakten vorkommt. Die vaskulären Basalmembranen enthalten Kollagene VIII und XVIII. Die Kollagen-VIII-Netzwerke verstärken die Gefäßwand. Das C-terminale Fragment von Kollagen XVIII, Endostatin, ist biologisch aktiv bei der Hemmung der Endothelzellmigration und folglich Metastasierung, mindestens im Tiermodell, was für die Entwicklung von neuen Therapien interessant ist.

Elastische Fasern und Mikrofibrillen

Die elastischen Fasern verleihen der Haut die Rückstellkraft und die Elastizität. Die Hauptkomponenten sind

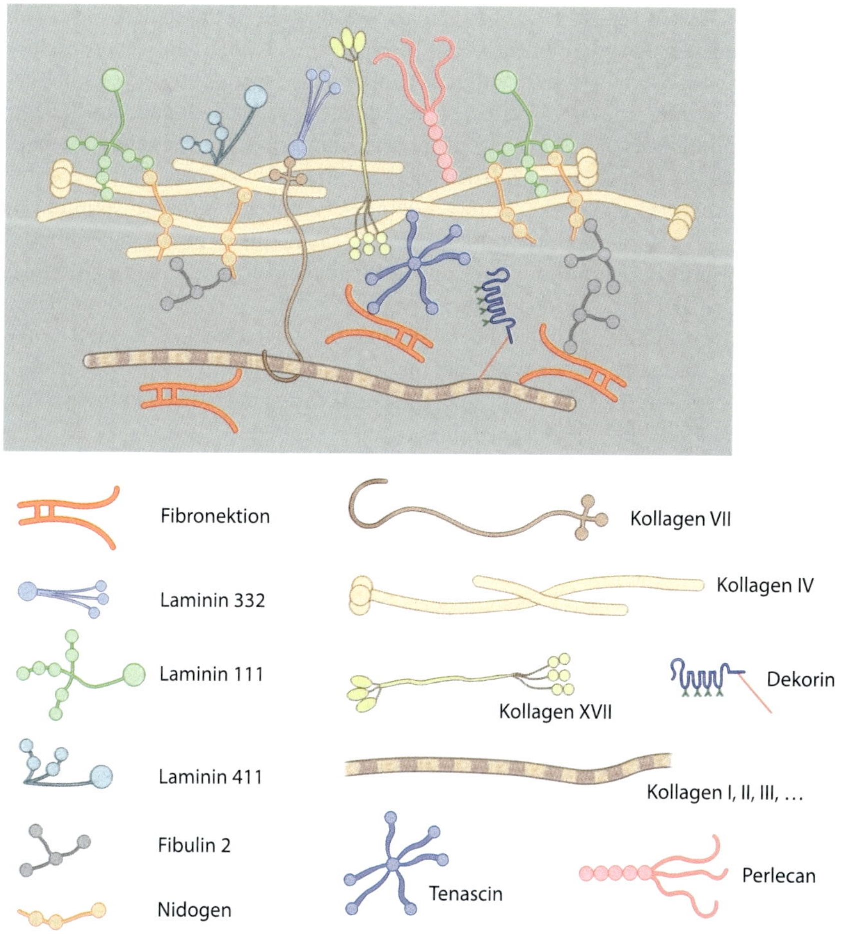

Abb. 51.2 Komponenten der extrazellulären Matrix

Elastin und Mikrofibrillen. Elastin ist ein hoch quervernetztes Strukturprotein und die Hauptkomponente von den reifen elastischen Fasern, die durch stufenweise Polymerisierung mit Mikrofibrillen entstehen. In der papillären Dermis ragen Mikrofibrillen (10–12 nm im Durchmesser) aus der Basalmembran vertikal in die Dermis, wo sie mit Elastin zu Fasern fusionieren und ein Netzwerk parallel zu der dermo-epidermalen Junktion bilden. Dieses Netzwerk stellt ein Kontinuum mit den elastischen Fasern tiefer in der Dermis dar.

Der Hauptbestandteil der Mikrofibrillen ist Fibrillin, aber auch andere Proteine wie Mikrofibrillen-assoziierte Gykoproteine (MAGP), »latent TGF-β binding proteins« (LTBP) oder Fibuline kommen vor (Tabelle 51.1). Fibrilline sind große Kalzium-bindende Glykoproteine. Fibrillin 1 interagiert mit Perlecan an der epidermalen Basalmembran und festigt damit die Mikrofibrillen an der dermo-epidermalen Junktion. Außer der biomechanischen Funktion als Mikrofibrillenkomponenten haben Fibrilline und LTBPs essenzielle regulatorische Funktionen bei Zellsignalübertragung. Der LTBP/TGF-β-Komplex ist mit Mikrofibrillen assoziiert. Gewebeproteolyse kontrolliert die Freisetzung von TGF-β aus den mikrofibrillären Komplexen und damit seine Bioverfügbarkeit. Eine andere Gruppe von Signalmolekülen, die Fibrillin binden kann, sind die bone morphogenetic proteins (BMP). Somit kann die extrazelluläre Matrix latentes TGF-β und/oder BMP lagern, bei Bedarf freisetzen und aktivieren und so Zellfunktionen regulieren.

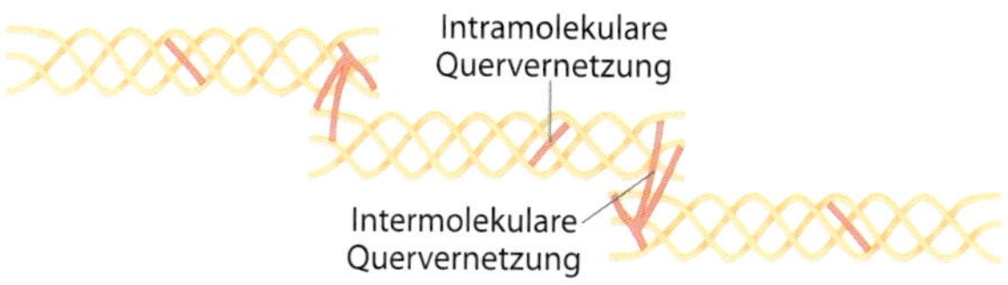

Abb. 51.3 Kollagen-Triple-Helix

Die extrafibrilläre Matrix: Proteoglykane und Glykoproteine

Der extrazelluläre Raum in der Dermis beinhaltet die oben beschriebenen Fibrillennetzwerke in einer amorphen

Matrix, die Wasser bindet und der Haut ihren Turgor verleiht. Im Gegensatz zu der früheren Vorstellung einer amorphen und inaktiven »Grundsubstanz« ist heute bekannt, dass diese extrafibrilläre Matrix molekular und strukturell divers, hochgradig organisiert und biologisch aktiv ist. Gewebespezifisch adaptiert enthält sie unterschiedliche Mengen an Proteoglykanen, Glykoproteinen, Hyaluronsäure und Wasser.

Ein wesentlicher Bestandteil dieser extrafibrillären Matrix sind Proteoglykane, die aus jeweils unterschiedlichen Core-Proteinen mit kovalent gebundenen Glykosaminoglykanseitenketten (Chondroitinsulfat, Dermatansulfat, Keratansulfat oder Heparansulfat) bestehen. Die traditionell bekannte Rolle der interstitiellen Proteoglykane liegt in ihrer Wasser bindenden Kapazität, die durch die starke negative Ladung der Seitenketten bedingt ist. Dadurch werden im Wesentlichen die Diffusion von löslichen Nährstoffen, aber auch die Konsistenz der Haut und ihre Resistenz gegenüber Kompression vermittelt. Versican ist ein Hauptproteoglykan in der Dermis und mit dem elastischen Fasersystem assoziiert. Es bildet Riesenkomplexe mit Hyaluronsäure, die für die Straffheit der Haut sorgen. Perlecan ist das Hauptproteoglykan der Basalmembranen und wichtig für deren Integrität. Dermales Dekorin kann TGF-β binden, genau so wie das Zelloberflächenproteoglykan Biglykan. Außerdem binden Dekorin und Fibromodulin an dermalen kollagenhaltigen Fibrillen und modulieren deren Struktur.

Neben den Proteoglykanen gibt es eine Gruppe von multifunktionellen Glykoproteinen, die an die Zelloberfläche gebunden, aber auch in den Basalmembranen und im interstitiellen Bindegewebe vorkommen. Die am stärksten in den Basalmembranen der Haut vertretenen Glykoproteine sind die Laminine, aber auch Fibronektin, Vitronektin, Thrombospondine, Matriline und Tenascine spielen bei der Gewebehomöostase, Regeneration und Pathologie der Haut eine wichtige Rolle (Übersicht, s. oben).

Die Laminine setzen sich aus drei unterschiedlichen Genprodukten, den α-, β- und γ-Ketten, zusammen, die 18 verschiedene Laminin-Isoformen bilden können. Die revidierte Nomenklatur nennt die Laminine nach der Kettenkomposition, beispielsweise wird ein Laminin, das aus einer α3-, einer β3- und einer β2-Kette besteht, als Laminin 332 bezeichnet. An der epidermalen Basalmembran kommen Laminine 332, 311 und 511 vor, an den vaskulären Basalmembranen in der Dermis hingegen Laminine 411 und 511. Die Laminine sind als Zelladhäsionsmoleküle und Strukturkomponenten der Basalmembranen funktionell wichtig, können aber auch verschiedene zellphysiologische Regulationsschritte beeinflussen.

Zusammenfassend spielt die extrazelluläre Matrix im Bindegewebe – neben seinen biomechanischen und biophysikalischen Funktionen – eine zentrale Rolle bei der Koordination verschiedener zellulärer und molekularer Vorgänge, die für die Homöostase des Gewebes essenziell sind. Mit den angeborenen und erworbenen Bindegewebserkrankungen können klinische Modellerkrankungen untersucht werden, die einen Zugang zum Verständnis des Bindegewebsmetabolismus, aber auch zu dessen Modulation erlauben. Letztlich hat der Vergleich der komplexen molekularen Vorgänge bei unterschiedlichen Regulationsstörungen des Bindegewebes zu einem weiteren Einblick in die Pathogenese, aber auch zu neuen therapeutischen Ansätzen geführt.

Literatur

Aumailley M, Bruckner-Tuderman L, Carter WG et al. (2005) A simplified laminin nomenclature. Matrix Biol 24: 326–332

Bruckner-Tuderman L (2011) Biology of the extracellular matrix. In: Dermatology (Bolognia JL, Jorizzo JL, Rapini RP, eds), Vol 3, Mosby, London, 2011, im Druck

Durbeej M (2010) Laminins. Cell Tissue Res 339: 259–268

Hynes RO (2009) The extracellular matrix: not just pretty fibrils. Science 326: 1216–1219

Moser M, Legate KR, Zent R et al (2009) The tail of integrins, talin, and kindlins. Science 324: 895–899

Myllyharju J, Kivirikko KI (2004) Collagens, modifying enzymes and their mutations in humans, flies and worms. Trends Genet 20: 33–43

Ramirez F, Sakai LY, Rifkin DB et al (2007) Extracellular microfibrils in development and disease. Cell Mol Life Sci 64: 2437–2446

Schaefer L, Schaefer RM (2010) Proteoglycans: from structural compounds to signaling molecules. Cell Tissue Res 339: 237–246

Seppinen L, Pihlajaniemi T (2011) The multiple functions of collagen XVIII in development and disease. Matrix Biol. Epub ahead of print, Dec 2010

Hereditäre Bindegewebserkrankungen

Jürgen Brinckmann

52.1 Ehlers-Danlos-Syndrom

[van Meekeren 1682, Tschernogubow 1892, Ehlers 1901, Danlos 1908]

▪ Definition

Diese heterogene Gruppe von hereditären Bindegewebserkrankungen ist durch Hyperelastizität und erhöhte Verletzlichkeit der Haut sowie Hyperflexibilität der Gelenke gekennzeichnet. Die Erkrankungen werden nach klinischen und pathogenetischen Gesichtspunkten klassifiziert.

▪ Epidemiologie

Exakte Daten zur Häufigkeit fehlen. Schätzungen geben eine Inzidenz von 1:5000 Geburten an. Der klassische Typ des Ehlers-Danlos-Syndroms kommt am häufigsten vor. Einige Subtypen sind extrem selten.

▪ Ätiopathogenese

Bei einigen Subtypen der Erkrankung konnten Mutationen im Gen für die fibrillenbildenden Kollagene I, III und V sowie bei Enzymen der Kollagenprozessierung im Rahmen der posttranslationalen Modifikation nachgewiesen werden (Lysylhydroxylase, N-terminale Prokollagen-I-Peptidase, PPIase). Hierdurch kommt es zu Veränderungen in der Fibrillogenese und in den Quervernetzungen des Kollagens. Auch Mutationen im Gen für Tenascin X können nachgewiesen werden. Tenascin X ist ein Glykoprotein der extrazellulären Matrix, das die Fibrillogenese des Kollagens beeinflusst. Weitere Mutationen betreffen die Synthese von Proteoglykanseitenketten (Dermatan-4-Sulfotransferase, β1,4-Galactosyltransferase) und ein Zinktransportprotein.

▪ Klinik

▪▪ Haupttypen

Das Ehlers-Danlos-Syndrom wird derzeit in sechs verschiedene Haupttypen eingeteilt, die klinisch oder molekulargenetisch gut charakterisiert sind (▣ Tab. 52.1). Die Symptomatik dieser Typen wurde in Major- und Minorkriterien unterteilt, die eine unterschiedliche diagnostische Spezifität haben. Das Erfüllen von mehreren Majorkriterien (zwei Majorkriterien beim vaskulären und drei beim kyphoskoliotischen beziehungsweise klassischen Typ) macht die klinische Diagnose des entsprechenden Typs wahrscheinlich. Nach Möglichkeit sollte dann eine biochemische oder molekulargenetische Abklärung erfolgen. Ein Minorkriterium hat eine geringere diagnostische Spezifität. Das zusätzliche Vorliegen von einem Minorkriterium (zwei beim vaskulären Typ) unterstützt die klinische Diagnose. Minorkriterien allein reichen zur klinischen Diagnose eines Ehlers-Danlos-Syndroms nicht aus.

Die Hauptsymptome betreffen Haut und Gelenke. Die Haut hat eine samtartige weiche Konsistenz, sie lässt sich weit von der Unterlage abziehen und schnellt nach Loslassen wieder in ihre Ausgangsposition zurück. Die vermehrte Dehnbarkeit der Haut wird an einer Körperstelle untersucht, die nicht mechanischen Kräften ausgesetzt ist und an der keine Narben vorliegen. Am besten eignet sich die Beugeseite des Unterarms.

Die erhöhte Verletzlichkeit äußert sich in Hämatomen, die sich spontan oder nach nur geringen äußeren Einwirkungen bilden. Zusätzlich findet man gerade an Stellen, die vermehrt mechanischen Kräften ausgesetzt sind, multiple atrophe Narben mit einer zigarettenpapierartigen Oberfläche. Hier finden sich auch häufig fleischige Pseudotumoren (**molluskoide Pseudotumoren**), die durch Fettgewebshernien entstehen.

Die Hypermobilität der Gelenke variiert nach Alter und Geschlecht der Patienten und sollte nach der **Beighton-Skala** [Beighton et al. 1998] bestimmt werden. Bei einem Teil der Patienten kann ein Mitralklappenprolaps nachgewiesen werden.

Tab. 52.1 Klinische Klassifikation des Ehlers-Danlos Syndroms (nach Beighton et al. [1998] und Steinmann und Royce [2002]

Einteilung (neu)	Einteilung (alt)	Erbgang	Major-Symptome	Minor-Symptome	Bemerkung	Mutationen
Klassischer Typ (130000/ 130010)	I/II	AD	Haut: Hyperelastizität, atrophe Narben Gelenke: Hypermobilität	Haut: weiche, samtartige Haut, molluskoide Pseudotumoren, subkutane Knötchen (Spheroide), Gewebsfragilität mit Hämatomneigung Gelenke: Komplikationen der Hypermobilität (Dislokation, Subluxation, Pes planus) Sonstiges: Hiatushernie, Analprolaps, postoperative Hernien, Zervixinsuffizienz, positive Familienanamnese	Das Ausmaß der Hautbeteiligung kann stark variieren. Im EM können deformierte Kollagenfibrillen in unterschiedlichem Ausmaß nachgewiesen werden (nicht spezifisch). Bei den Patienten mit Mutationen für Kollagen I (*COL1A1*) besteht eine verstärkte Neigung zu Arterienrupturen (EDS-vascular-like type)	In 50% der Fälle Kollagen V (α1-, α2-Kette, *COL5A1*, Chromosom 9q34.3 beziehungsweise *COL5A2*, 2q32.2); selten Kollagen I (α1-Kette, *COL1A1*, Chromosom 17q21.33); in vielen Fällen ist die Ursache unbekannt
Hypermobiler Typ (130020)	III	AD	Haut: Hyperelastizität und/ oder samtartige, weiche Haut. Zeichen der Gewebefragilität fehlen. Gelenke: starke generalisierte Hyperflexibilität	Gelenke: wiederholte Dislokationen, chronische Gelenk- oder Gliederschmerzen Sonstiges: positive Familienanamnese	Das Ausmaß der Hyperelastizität ist unterschiedlich, meistens gering. Atrophe Narben, Spheroide und molluskoide Pseudotumoren sind ein Hinweis auf einen klassischen Typ. Die Gelenkbeteiligung steht ganz im Vordergrund der Erkrankung, Muskelschmerzen sind häufige Beschwerden. Die Abgrenzung zum Hypermobilitätssyndrom kann schwierig sein.	Unbekannt, Einzelberichte mit Mutationen für Kollagen III (*COL3A1*, Chromosom 2q32.2)
Vaskulärer Typ (130050)	IV	AD	Haut: dünne, durchscheinende Haut; starke Hämatomneigung, Gewebefragilität: Arterien-, Darm- und Uterusruptur; Sonstiges: charakteristisches Aussehen	Haut: Akrogerie, frühzeitige Varikosis Skelettsystem: Hypermobilität der kleinen Gelenke; Klumpfuß, Sehnen- und Muskelrisse Gefäßsystem: arteriovenöse und Karotiden-Sinus cavernosus-Fisteln Sonstiges: Pneumothorax, Parodontose, positive Familienanamnese, plötzlicher Tod eines nahen Verwandten	Das Gesicht ist durch eine Verminderung des subkutanen Fettgewebes gekennzeichnet (Vogelgesicht mit Pseudoexophthalmus) Spontane Gefäßruptur (vor allem mittelgroße Arterien) in der 3.–4. Lebensdekade ist häufigste Ursache eines plötzlichen Todes. Das subkutane Venengeflecht ist häufig an Bauch und Brust gut sichtbar. Schwangerschaftskomplikationen mit Uterusrupturen oder starken Blutungen. Bei starker Hämatombildung als initiales Symptom Differenzialdiagnose zur Kindesmisshandlung. Bei Hämatomneigung und abnormer Narbenbildung muss an den klassischen Typ gedacht werden. Im EM findet man starke Kaliberschwankungen der Fibrillen.	Kollagen III (*COL3A1*, Chromosom 2q32.2)

Kyphoskoliotischer Typ (225400)	VIA	AR	Gelenke: Generalisierte Hypermobilität Neuromuskuläres System: schwere muskuläre Hypotonie bei Geburt Skelettsystem: progressive Skoliose bei Geburt Augen: erhöhte Fragilität der Sklera, Bulbusruptur	Haut: vermehrte Gewebsfragilität, atrophe Narben, Hämatomneigung Gefäßsystem: Arterienrupturen Skelettsystem: Marfanoider Hochwuchs, Osteopenie Augen: Mikrokornea	Haut: häufig ist eine Hyperelastizität vorhanden. Urin: Abfall des Hydroxylysylpyridinolin/Lysylpyridinolin-Verhältnisses Haut/Zellkultur: Verminderung des Hydroxylysinlevels.	Lysylhydroxylase (*PLOD1*, Chromosom 1p36.22)
Arthro-Chalatischer Typ (130060)	VIIA/B	AD	Gelenke: schwere generalisierte Hypermobilität, wiederholte Subluxationen; kongenitale bilaterale Hüftluxation	Haut: Hyperelastizität, vermehrte Gewebsfragilität mit atrophen Narben, Hämatomneigung Skelettsystem: Kyphoskoliose, Osteopenie Neuromuskuläres System: Hypotonie	Durch die Mutation in Kollagen I können N-terminal die Propeptide von Kollagen I (α1- [Typ VIIa] oder α-2-Kette [Typ VIIb]) nicht abgespalten werden. Auffällige Kollagenfibrillen im EM.	Kollagen I (*COL1A1*, Chromosom 17q21.33 beziehungsweise *COL2A2* 7q21.3)
Dermatosparaktischer Typ (225410)	VIIC	AR	Haut: ausgeprägte Fragilität, Cutis-laxa-artige Symptomatik	Haut: Weiche, teigige Konsistenz, Hämatomneigung Schwangerschaft: frühzeitiger Blasensprung Sonstiges: Hernien (Nabel, Leisten)	Durch die Mutation des Enzyms werden die N-terminalen Propetide des gesamten Moleküls nicht abgespalten. Haut: Hämatomneigung und Fragilität sind ausgeprägt, wobei es nicht zu einer atrophen Narbenbildung kommt. Auffällige Kollagenfibrillen im EM.	N-terminale Prokollagen I-Peptidase (*ADAMTS2*,Chromosom 5q35.3)
Tenascin X Defizienz (606408) (600985.001)		AR	Nicht definiert	Nicht definiert	Die Symptome ähneln dem klassischen Typ, wobei atrophe Narben und veränderte Kollagenfibrillen im EM fehlen.	Tenascin X (*TNX*, Chromosom 6p21.33)
					Die Symptome ähneln dem hypermobilen Typ. Eine Hyperelastizität fehlt.	Tenascin X (Haploinsuffizienz)

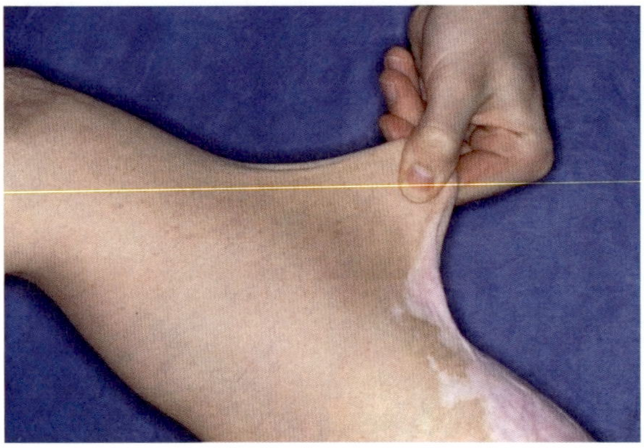

Abb. 52.1 Ehlers-Danlos-Syndrom: Klassischer Typ mit hyperelastischer Haut

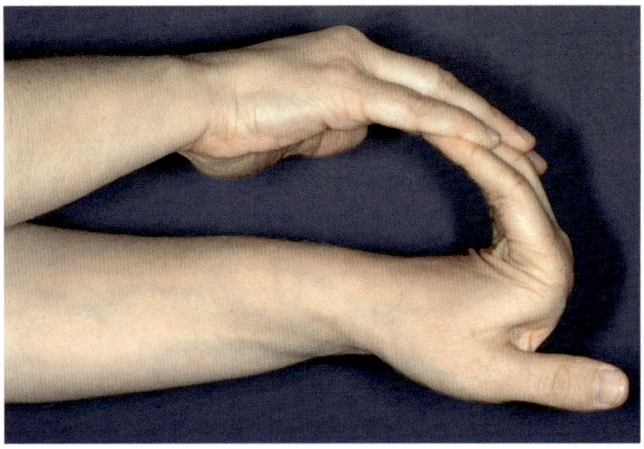

Abb. 52.2 Ehlers-Danlos-Syndrom: Klassischer Typ mit Überstreckbarkeit der Gelenke

52.1.1 Sonstige Ehlers-Danlos-Syndrom-Typen

▪ Klinik

▪▪ Herzklappen Typ

Der Phänotyp ist neben den klassischen EDS-Symptomen durch die Entwicklung von Herzklappenfehlern im Erwachsenenalter gekennzeichnet, die Form wird autosomalrezessiv vererbt (OMIM 225320). Die Ursache liegt in einer Mutation im *COL1A2*-Gen, wodurch die α2-Kette von Kollagen I fehlt.

▪▪ Ehlers-Danlos-Syndrome/Osteogenesis imperfecta overlap Syndrom

Hier finden sich zusätzlich Symptome einer Osteogenesis imperfecta mit blauen Skleren und einer gesteigerten Knochenbrüchigkeit. Mutationen wurden in den Genen *COL1A1* und *COL1A2* nachgewiesen.

▪▪ Progeroider Typ

Neben den typischen Zeichen eines Ehlers-Danlos-Syndroms treten hier noch die Symptome eines Voralterungs-

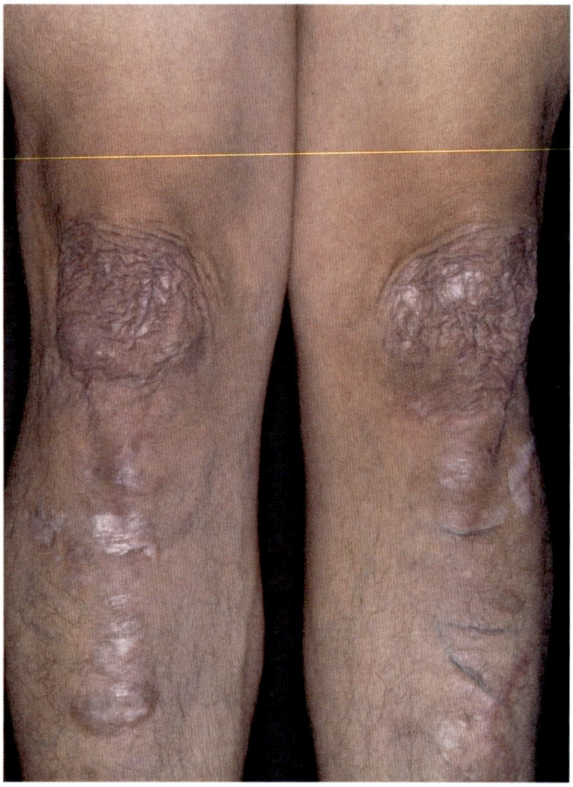

Abb. 52.3 Ehlers-Danlos-Syndrom: Klassischer Typ mit molluskoiden Narben

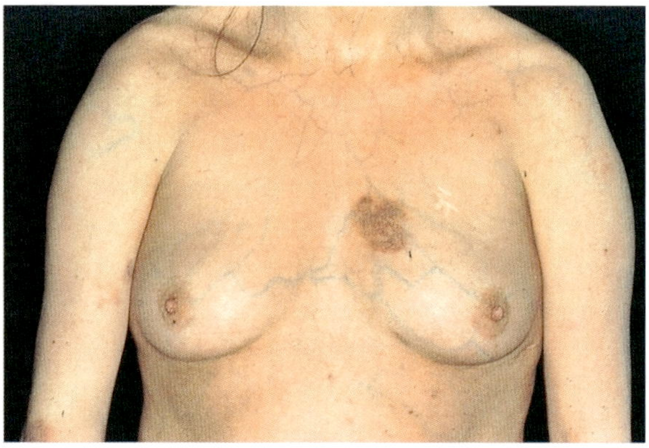

Abb. 52.4 Ehlers-Danlos-Syndrom: Vaskulärer Typ mit prominente Venen und Hämatomen

syndroms hinzu (OMIM 130070). Hier konnte eine Mutation im *B4GALT7*-Gen der β1,4-Galactosyltransferase nachgewiesen werden, die für die Synthese der Glykosaminoglykanketten von Proteoglykanen von Bedeutung ist.

▪▪ Spondylocheiro-dysplastische Form

Neben den Symptomen eines EDS treten hier auch Zeichen einer Skelettdysplasie und Veränderungen an den Händen auf, zu denen eine vermehrte palmare Fältelung, eine konische Form der Finger mit Beugekontraktur und eine Thenarhypotrophie zählen (OMIM 612350). Die Ursache liegt in der Mutation im Gen SLC39A13, das für einen membrangebundenen Zinktransporter kodiert. Im Urin findet man eine Verminderung des Hydroxylysyl- zu Lysylpyridinolin-Verhältnisses, die aber nicht so ausgeprägt ist wie beim kyphoskoliotischen Typ.

▪▪ Muskulokontraktureller Typ (früher EDS VIB)

Dieser Typ ähnelt dem kyphoskoliotischen Typ, weist aber keine Auffälligkeiten der Quervernetzungen des Kollagens im Urin auf (OMIM 601776). Auch weisen eine vermehrte palmare Hautfältelung, eine Beugekontraktur des Daumens, Klumpfüße und faziale Dysmorphien auf diesen Subtyp hin. Die Ursache der Erkrankung liegt in einer Mutation im CHST14-Gen, das die Dermatan-4-sulfotransferase kodiert. Das Enzym katalysiert die Sulfatierung von N-Acetylglukosaminresten in Dermatansulfat.

▪▪ FKBP14-Defizienz Typ

Die Symptome ähneln denen des kyphoskoliotischen Typs. Als Besonderheit tritt aber ein Hörverlust auf (OMIM 614505). Die Ursache der Erkrankung liegt in Mutationen im *FKBP14*-Gen, das ein Protein aus der Familie der FK506-bindenden Peptidyl-prolyl-cis-trans-Isomerasen kodiert. Diese PPIasen sind an der Proteinfaltung beteiligt.

▪▪ Brittle-Cornea-Syndrom (früher EDSVIB)

Diese Erkrankung ähnelt dem kyphoskoliotischen Typ mit einer gesteigerten Korneafragilität, hyperelastischer Haut und einer Hyperflexibilität der Gelenke (OMIM 229200). Als Ursache konnte eine Mutation im Zinkfingerprotein 469 (ZNF469) gefunden werden. Die exakte Funktion des Proteins ist nicht bekannt.

▪▪ Ehlers-Danlos-Syndrom Typ V (der alten Einteilung)

Die Symptomatik entspricht einer leichten Form des klassischen Typs. Der Erbgang ist X-gebunden rezessiv (OMIM 305200). Die Erkrankung wurde bisher bei nur einer Familie beschrieben.

▪▪ Ehlers-Danlos-Syndrom Typ VIII (der alten Einteilung)

Die Symptomatik weist Merkmale des klassischen Typs und des vaskulären Typs auf, wobei zusätzlich eine starke Parodontose auftritt (OMIM 130080). Dieser Typ ist sehr selten.

▪▪ Ehlers-Danlos-Syndrom Typ X (der alten Einteilung)

Hier treten zusätzlich Petechien auf (OMIM 225310). Eine Störung der Fibronektinsynthese wurde als Ursache vermutet. Die Erkrankung wurde nur bei einer Familie beschrieben.

▪ Differenzialdiagnose

Je nach Subtyp muss an Cutis laxa oder an Marfan-Syndrom gedacht werden. Beim vaskulären Typ muss auch das Loeys-Dietz-Syndrom Typ II in Betracht gezogen werden. Hierbei handelt es sich um eine autosomal-dominant vererbte Erkrankung, die vor allem durch Aneurysmen charakterisiert ist. Ursache ist eine Mutation im TGF-β-Rezeptor I oder II.

▪ Diagnostisches Vorgehen

Die Diagnose wird klinisch anhand von Major- und Minorkriterien sowie durch biochemische und ultrastrukturelle Analysen gestellt. Die Verifizierung erfolgt, sofern möglich, über molekulargenetische Untersuchungen. Beim vaskulären Typ kann eine verminderte Typ-III-Kollagen-Synthese auf Proteinebene in der Zellkultur nachgewiesen werden. Der kyphoskoliotische Typ und die spondylocheiro-dysplastische Form können durch eine Quervernetzungsanalyse im Urin diagnostiziert werden.

▪ Histopathologie

Im Lichtmikroskop können bis auf eine dünnere Haut beim vaskulären Typ bei allen anderen Formen keine Veränderungen nachgewiesen werden. Sekundäre posttraumatische Veränderungen sind uncharakteristisch. Im Elektronenmikroskop können zum Teil charakteristische, aber unspezifische Veränderungen von Fibrillengröße und -form (composite fibrils) gefunden werden.

▪ Labor

Spezifische Laborbefunde kommen nicht vor.

▪ Therapie

Eine spezifische Behandlung der Erkrankung existiert nicht. Beim vaskulären Typ scheint eine Therapie mit β-Blockern (Celiprolol) zur Verminderung lebensbedrohlicher Komplikationen durch vaskuläre Ereignisse zu führen. Beim kyphoskoliotischen Typ können durch Vitamin-C-Gabe manchmal Wundheilung und Muskeltonus positiv beeinflusst werden.

▪▪ Weitere Empfehlungen

Das Ausmaß der Prophylaxe richtet sich nach der Schwere der klinischen Symptomatik und dem jeweiligen Subtyp der Erkrankung. Verletzungsgefährdete Körperpartien können durch geeignete Bandagen geschützt werden. Sportarten, die mit einer höheren Verletzungsrate einhergehen (Kontaktsportarten), sollten ebenso wie isometrischer Kraftsport vermieden werden. Eine strenge Indikationsstellung ist bei invasiven diagnostischen Maßnahmen geboten (Katheterisierung, Angiografie), da mit einer erhöhten Komplikationsrate zu rechnen ist. Eine konsequente antitussive Therapie bei Erkältungen sowie eine Regulierung der Stuhlkonsistenz sind wichtige prophylak-

Verlauf

Bei Patienten mit alleiniger Hautbeteiligung ist die Lebenserwartung nicht eingeschränkt. Liegt eine systemische Beteiligung vor, bestimmt häufig das Ausmaß der Lungenbeteiligung die Prognose. Neugeborene können an hypoplastischen Lungen sterben, während im Erwachsenalter die Emphysemfolgen mit Cor pulmonale die Prognose bestimmen.

Therapie

Eine kausale Behandlung existiert nicht. Überschüssige Haut kann aus funktionellen oder kosmetischen Gründen exzidiert werden.

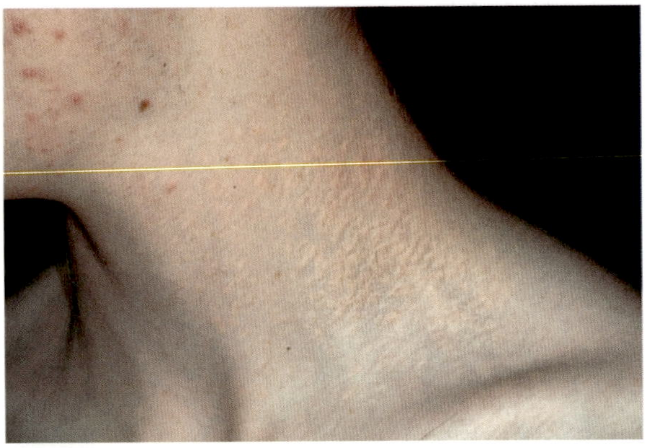

Abb. 52.6 Pseudoxanthoma elasticum

52.6 Ascher-Syndrom

[Laffer 1909, Ascher 1920]

Ätiopathogenese

Die Erkrankung entsteht wahrscheinlich durch dominante Neumutationen. Eine Mutation konnte bisher nicht nachgewiesen werden.

Klinik

Die Kombination aus Blepharochalasis und einer gedoppelten Oberlippe wird als Ascher-Syndrom bezeichnet. Bei den betroffenen Kindern werden die Veränderungen an den Lidern oft als Schwellung im Rahmen eines Angioödems fehlgedeutet, aber später wird die Erkrankung durch Überhängen der Lidhaut mit Gesichtsfeldeinschränkung offensichtlich. Die Doppelung der Oberlippe entsteht durch eine besondere Falte der Mundschleimhaut und wird erst beim Öffnen des Mundes beim Sprechen ersichtlich.

Therapie

Chirurgische Korrekturen sind gut möglich.

52.7 Pseudoxanthoma elasticum

[Darier 1896]

OMIM 264800	AR	16p13.1
ABCC6	ATP-binding cassette, subfamily C, member 6	

Synonyme

Elastorrhexis generalisata et systemica, Grönblad [1993]-Strandberg [1929]-Syndrom

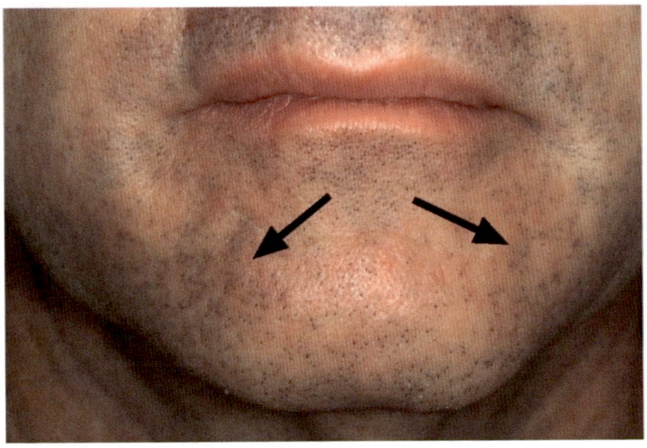

Abb. 52.7 Prominente Falten am Kinn bei Pseudoxanthoma elasticum

Epidemiologie

Die seltene Erkrankung hat eine Prävalenz von etwa 1:25.000 bis 1:100.000.

Ätiopathogenese

Als Ursache der Erkranmung konnten Mutationen im *ABCC6*-Gen nachgewiesen werden. Interessanterweise kodiert dieses kein Matrixprotein. Vielmehr gehört das Genprodukt zur Familie der ABC-Transporterproteine (ATP binding cassette). Die genaue Funktion des ABCC6-Proteins (Synonym MRP6: multidrug resistance protein 6) ist nicht bekannt. Es gehört zur Gruppe der transmembranösen Transportproteine, die für den Transport von Bilirubinmetaboliten aus Hepatozyten verantwortlich sind. Das ABCC6-Protein wird vornehmlich in Leber und Niere exprimiert und rückt die Erkrankung in die Nähe einer metabolischen Erkrankung, auch wenn derzeit weder Substrat noch exakte Funktion bekannt sind.

Hauptmerkmal der Erkrankung sind eine Fragmentierung und Kalzifizierung der elastischen Fasern. Wie diese Veränderungen entstehen, ist nicht bekannt. Der Kalzium- und Phosphatstoffwechsel ist normal, wenngleich bei Patienten mit Hyperkalzämie und Hypervitaminose der Verlauf schwerer ist.

Klinik

Da die Erkrankung generalisiert zu Veränderungen der elastischen Fasern führt, betreffen die Symptome besonders die Haut, die Augen, das kardiovaskuläre System und den Gastrointestinaltrakt. Meist sind die Veränderungen vor dem 30. Lebensjahr vorhanden.

Haut

Die Hautveränderungen sind meist die ersten Symptome der Erkrankung und treten in der Jugend auf. Man findet symmetrisch angeordnet nebeneinander runde bis ovale oder streifenförmige Flecken oder schwach erhabene Papeln, die in Herden zusammenstehen. Erst sind sie gelblichviolett, nach Verlust der entzündlichen Komponente werden sie weißlich bis gelblich: Daher stammt die Bezeichnung **Pseudoxanthoma**. Das Oberflächenrelief der befallenen Haut ist unregelmäßig, ihre Konsistenz weich, schlaff und unelastisch. Das Relief ähnelt einer gerupften Hühnerhaut oder Pflastersteinen. Prädilektionsstellen sind die seitlichen Halspartien, die großen Gelenkbeugen (Axillen, Ellen- und Leistenbeuge, Kniekehle), die seitlichen Rumpfpartien und der Nabel. Typisch ist eine vermehrte Faltenbildung am Kinn (**Lebwohl Zeichen**) [Lebwohl et al. 2003]. Auch an der Schleimhaut können ähnliche Veränderungen auftreten, vor allem an der Innenseite der Unterlippe und der Vaginalschleimhaut.

Bei intensiver Ausprägung können sich der Cutis laxa ähnliche Veränderungen bilden, im Sinne einer **sekundären Dermatochalasis**. Etwa 5% der Patienten entwickeln anuläre Herde mit verkrusteten Papeln, die einer Elastosis perforans serpiginosa ähneln können.

Weitere Befunde

Auge Augenveränderungen haben fast alle Patienten, sie können aber im frühen Lebensalter noch fehlen. Zu den Ersten gehören gesprenkelte Pigmentierungen der Retina. Im weiteren Verlauf kommt es durch Fragmentierung der elastischen Fasern zu Brüchen in der Bruch-Membran, die die Gefäßhaut von der Retina trennt. Es bilden sich bräunliche, verzweigte Streifen verschiedener Größe, die sich von den hell- oder dunkelroten Arterien und Venen abheben (**angioid streaks**). Diese Veränderungen, die stets symmetrisch auftreten, sind symptomlos und können auch bei anderen Erkrankungen nachgewiesen werden (β-Thalassämie, Sichelzellanämie, Marfan-Syndrom, Ehlers-Danlos-Syndrom, Morbus Paget). Durch spontane Neovaskularisation, Hämorrhagien und Narbenbildung kommt es zum Visusverlust. Etwa 60–70% der Patienten haben in der 3.–4. Lebensdekade Visusveränderungen, wobei eine Erblindung selten vorkommt.

Kardiovaskulär Durch Kalzifizierung der Elastica interna und der Media von Arterien kommt es zur Lumeneinengung vor allem der peripheren Gefäße. Die Symptome variieren je nach Lage der betroffenen Gefäße: Claudicatio intermittens, Angina pectoris oder Myokardinfarkt, Schlaganfall, Angina intestinalis, renaler Hypertonus. Treten Symptome wie bei Atherosklerose in einem frühen Lebensalter auf, sollte ein Pseudoxanthoma elasticum ausgeschlossen werden.

Gastrointestinal Bei einem Teil der Patienten kommt es zu gastrointestinalen Blutungen. Die Ursache hierfür ist unklar. Man vermutet, dass die Gefäßveränderungen der Submukosa zu einer erhöhten Fragilität oder einer eingeschränkten Gefäßkonstriktion bei bestehender erosiver Gastritis führen.

Differenzialdiagnose

Frühe Hautveränderungen können mit dünner Haut und prominenten Follikeln beim Ehlers-Danlos-Syndrom verwechselt werden. Wichtig ist die Unterscheidung vom erworbenen Pseudoxanthoma elasticum, das weiter unten erläutert wird.

Diagnostisches Vorgehen

Bei Vorliegen des charakteristischen klinischen Bildes wird der spezielle histologische Befund erhoben. Wichtig ist die Abklärung des Ausmaßes der systemischen Beteiligung. Eine Pränataldiagnose ist zurzeit noch nicht etabliert.

Histopathologie

Die Hautbiopsie zeigt ein charakteristisches Bild. Die Veränderungen beschränken sich auf die elastischen Fasern. Sie sind stellenweise gequollen und in kurze Bruchstücke zerfallen (Elastorrhexis). Oft liegen sie häufchenartig zwischen normal wirkenden Kollagenfasern. Auffälligerweise sind die veränderten elastischen Fasern sehr reich an Kalziumsalzen (von-Kossa-Färbung) und sauren Proteoglykanen (Hale-PAS-Reaktion). Elektronenmikroskopische Untersuchungen zeigen, dass die Kalzifizierung das Elastin betrifft.

Labor

Krankheitsspezifische Laborparameter existieren nicht. Risikofaktoren einer Atherosklerose (Cholesterin, Triglyzeride) sowie das Vorliegen einer Erkrankung des Kalzium- (Kalzium, Phosphat) oder Vitamin-D-Stoffwechsels sollten ausgeschlossen werden. Stuhl- und Harnuntersuchungen dienen dem Ausschluss von Hämorrhagien.

Verlauf

Er ist langsam chronisch-progredient, eine Spontanheilung kommt nicht vor. Die Prognose hängt vom Ausmaß der inneren Beteiligung ab.

▪ Therapie

Eine kausale Behandlung existiert nicht. Die positive Wirkung einer Beschränkung der Kalziumaufnahme (800 mg/Tag) wurde in einer prospektiven Studie nicht bestätigt und gilt als umstritten. Störende Hautveränderungen können operativ behandelt werden.

▪▪ Weitere Empfehlungen

Da eine Therapie der Erkrankung nicht möglich ist, kommt der Prophylaxe von Komplikation besondere Bedeutung zu. Hierzu gehört die Vermeidung von Kontaktsportarten, schwerem Heben und körperlichen Anstrengungen. Vermeidung von Gefäßnoxen wie Rauchen und Übergewicht. Eine konsequente Therapie von Hypertonus oder Fettstoffwechselstörungen erscheint sinnvoll, auch wenn kontrollierte Studien hierzu fehlen. Auf die Einnahme von Azetylsalizylsäure oder nichtsteroidalen Antiphlogistika sollte verzichtet werden wenn möglich. Eine pränatale Diagnostik ist zurzeit noch nicht beschrieben.

52.7.1 Erworbenes Pseudoxanthoma elasticum

Bei verschiedenen Erkrankungen können Symptome vorkommen, die dem Pseudoxanthoma elasticum klinisch oder histologisch ähneln. Bei diesen Formen treten keratotische Läsionen, Ulzerationen und Ausschleusung von nekrotischem kalzifiziertem Material häufiger auf (perforiertes Pseudoxanthoma elasticum.

Salpeterinduziertes Pseudoxanthoma elasticum [Christensen 1978] Aus Skandinavien wurde über Pseudoxanthoma-elasticum-artige Hautveränderungen bei Bauern berichtet, die an eine exogene Auslösung denken lassen. Die Symptome sind auf die Haut beschränkt, eine Beteiligung anderer Organe fehlt. Alle Bauern hatten 30–50 Jahre zuvor Hautveränderungen nach Kontakt mit norwegischem Kalksalpeter beim Düngen. Klinisch und histologisch sind die Veränderungen nicht vom echten Pseudoxanthoma elasticum zu unterscheiden, neigen aber zur Ulzeration. Über ähnliche Veränderungen wurde auch bei anderen beruflichen Expositionen zu Kalziumsalzen, beispielsweise bei Minenarbeitern, berichtet.

Penicillamin-induziertes Pseudoxanthoma elasticum Eine Therapie mit Penicillamin (Morbus Wilson, rheumatoide Arthritis) kann dem Pseudoxanthoma elasticum ähnliche Hautveränderungen hervorrufen. Histologisch fehlt die Kalzifizierung der elastischen Fasern. Penicillamin bindet Kupferionen, die ein Kofaktor der Lysyloxidase sind. Hierdurch wird die Quervernetzung von Elastin und Kollagen beeinträchtigt.

Papillare dermale Elastolyse Es kommt zu einer Pseudoxanthoma elasticum ähnlichen Elastolyse, die sich klinisch auch mit beugeseitig auftretenden weißlichgelben Papeln zeigt. Eine Beteiligung anderer Organe sowie Kalzifizierung fehlen. Die Erkrankung wird den Hautveränderungen durch intrinsische Alterung zugerechnet (▶ Kap. 53).

Hämoglobinopathien Bei Hämoglobinopathien wie β-Thalassämie oder Sichelzellanämie können Hautveränderungen wie beim Pseudoxanthoma elasticum auftreten; auch angioid streaks kommen vor. Eine Mutation im ABCC6-Gen konnte bei diesen Patienten nicht nachgewiesen werden.

Pseudoxanthoma elasticum ähnliche Erkrankung mit multipler Blutgerinnungsfaktordefizienz (OMIM 610842) Bei dieser Erkrankung kommt es zu PXE- und Cutis laxa- ähnlichen Symptomen an der Haut. Auch angioid streaks sind beschrieben, ein Visusverlust tritt nicht auf. In der Hautbiopsie kann eine Kalzifizierung von elastischen Fasern nachgewiesen werden. Bei der Erkrankung konnten Mutationen im GGCX-Gen nachgewiesen werden. γ-Glutamylcarboxylase katalysiert die posttranslationale Modifikation Vitamin-K-abhängiger Proteine.

52.8 Marfan-Syndrom

[Marfan 1896]

▪ Synonyme

Dolichostenomelie (lange, schmale Extremitäten), Arachnodaktylie

OMIM 154700	AD	15q21.1
FBN1	Fibrillin-1	

▪ Epidemiologie

Die Inzidenz des Marfan-Syndroms beträgt etwa 1:10.000, bei milder Ausprägung wird es häufig nicht diagnostiziert. Der Erbmodus ist autosomal-dominant, in etwa 25% treten Spontanmutationen auf. Bei sporadischem Marfan-Syndrom ist das durchschnittliche Alter der Väter erhöht.

▪ Ätiopathogenese

Es liegt eine Mutation im Gen für Fibrillin-1 vor. Nur für wenige Mutationen besteht eine Genotyp-Phänotyp-Korrelation, sodass meistens die Diagnose einer Mutation für den Patienten nur einen geringen prognostischen und therapeutischen Wert hat. Auch kann eine ausgeprägte intrafamiliäre Varianz auftreten. Fibrillin-1 ist Bestandteil der Mikrofibrillen, die für die Synthese und Homöostase des elastischen Fasernetzes und die Sequestrierung und

Aktivierung von TGF-β wichtig sind. Man vermutet, dass es durch die Mutation auch zu einem dominant negativen Effekt auf das Protein des intakten Allels kommt. Hierdurch treten Störungen auf verschiedenen Ebenen auf, zu denen die Proteinfaltung, die Assemblierung der Mikrofibrillen, eine veränderte Proteindegradation und auch eine gestörte TGF-β-Aktivierung zählen. In der Zellkultur können eine verminderte Fibrillinsynthese sowie abnorme Mikrofibrillen nachgewiesen werden.

▪ Klinik

Das Marfan-Syndrom ist eine Multiorganerkrankung, die in erster Linie das Skelett, das kardiovaskuläre System und die Augen betrifft. Die Diagnose wird klinisch anhand von Major- und Minorkriterien gestellt.

▪▪ Hautbeteiligung

Die Hautveränderungen sind nicht spezifisch. Bei den Patienten kommen Striae distensae vor, die ausgeprägt sind oder frühzeitig auftreten. Das subkutane Fettgewebe ist häufig vermindert.

▪▪ Weitere Befunde

Augen Etwa zwei Drittel der Patienten haben eine Linsenektopie, da die Zonulafasern, an denen diese aufgehängt ist, aus Fibrillin-1 bestehen. Als weitere Symptome kommen Myopie und Retinaablösungen vor.

Skelettsystem Die Patienten haben einen asthenischen Habitus. Sie sind groß, haben auffällig lange Extremitätenknochen mit ungewöhnlich langem Becken-Fuß-Abschnitt, der durch eine Kyphoskoliose noch verstärkt wird (Verhältnis von oberem zu unterem Körpersegment < 0,85). Das Verhältnis Armspanne zu Körpergröße ist erhöht (> 1,05). Die Finger sind lang und schlank, spinnenbeinartig (**Arachnodaktylie**). Die Endglieder von Daumen und Kleinfinger überlagern sich, wenn sie um das gegenseitige Handgelenk gelegt werden (**Walker-Murdoch-Zeichen**) [Walker and Murdoch 1970], der opponierte Daumen überragt die ulnare Handkante (**Steinberg-Zeichen**) [Steinberg 1966]. Die Rippen sind lang; ferner kommen Pectus excavatus (Trichterbrust) und Pectus carinatum (Kielbrust) vor. Zusätzlich bestehen Pes planus sowie Hyperflexibilität der Gelenke. Die Fazies ist auffällig mit einem langen, schmalen Gesicht, prominenten Orbitabögen und tief liegenden Augen. Auch ein gotischer Gaumen kommt vor.

Kardiovaskulär Das Ausmaß der kardiovaskulären Beteiligung ist mitentscheidend für die Prognose der Erkrankung. Häufig entwickeln die Patienten Aneurysmen der Aorta ascendens mit der Gefahr der Ruptur oder Dissektion. Zusätzlich können eine Aortenklappeninsuffizienz oder ein Mitralklappenprolaps vorliegen.

Weitere Manifestationen Es können vermehrt Hernien, Lungenzysten, Spontanpneumothorax und ein chronisches Lungenemphysem auftreten.

▪ Differenzialdiagnose

Es gibt eine Reihe von Erkrankungen, die an ein Marfan-Syndrom erinnern:

Kongenitale Arachnodaktylie mit Kontrakturen (Beals-Hecht Syndrom [1971]) (OMIM 121050) Bei dieser Erkrankung liegt eine Mutation von Fibrillin-2 vor. Die Veränderungen betreffen vornehmlich das Skelettsystem mit Arachnodaktylie, Kontrakturen der peripheren Gelenke und einer progressive Skoliose. Eine kardiovaskuläre Beteiligung kommt selten vor, eine Ectopia lentis fehlt.

Homocystinurie Bei den Patienten treten häufig Thrombosen auf, Aneurysmen fehlen. Eine Linsenektopie kommt vor, die Dislokation tritt in der Regel aber nach unten auf. Patienten mit einem Verdacht auf Marfan-Syndrom ohne positive Familienanamnese sollten auf Homocystinurie untersucht werden.

Kyphoskoliotischer Typ des Ehlers-Danlos-Syndroms Zu den Schlüsselsymptomen dieser Erkrankung gehören Hyperelastizität der Haut, muskuläre Hypotonie, Fragilität des Auges und Hämatome.

Multiple endokrine Neoplasie 2B Bei diesen Patienten treten medulläre Schilddrüsenkarzinome, Phäochromozytome und andere Hyper- oder Neoplasien des endokrinen Gewebes auf. Ferner besteht ein marfanoider Hochwuchs. Augen- und Gefäßsymptome des Marfan-Syndroms fehlen.

Loeys-Dietz Syndrom Typ I und II [Loeys et al. 2005] (OMIM 609192, 610168, 608967, 610380) Die Erkrankung ist durch vaskuläre und skelettale Veränderungen charakterisiert. Hierzu zählen zerebrale, thorakale und abdominale Aneurysmen und Dissektionen. Am Skelettsystem können Skoliose, Brustdeformitäten, Hyperflexibilität der Gelenke und Arachnodaktylie auftreten. Beim Typ II können auch Hautsymptome vorkommen, zu denen dünne, durchscheinende, samtartige Haut, atrophe Narben und verstärkte Hämatomneigung zählen. Die Ursache liegt in Mutationen im TGF-β-Rezeptor 1 oder 2. Die Erkrankung ist auch eine Differenzialdiagnose zur vaskulären Form des EDS und zur Akrogerie.

▪ Verlauf

Es besteht eine große klinische Heterogenität. Die Prognose richtet sich nach dem Ausmaß der kardiovaskulären Beteiligung.

Therapie

Eine kausale Behandlung ist nicht möglich. Sorgfältige interdisziplinäre Betreuung der Patienten ist empfehlenswert. Bei Zunahme der Aortendilatation kann eine chirurgische Intervention erforderlich sein. Im Tierversuch hat eine Behandlung mit dem Angiotensin-II-Typ 1-Rezeptorblocker Lorsatan zu einer Verminderung der Aneurysmenhäufigkeit geführt. Derzeit laufen Multicenter-Studien, ob auch eine Behandlung beim Menschen einen positiven Effekt zeigt. Sportarten mit hohem Körperkontakt und Kollisionsrisiko sowie isometrische Belastungen sollten vermieden werden wie Boxen, Basketball, Body-building.

Literatur

Beighton P, De Paepe A, Steinmann B et al (1998) Ehlers-Danlos syndromes: revised nosology, Villefranche, 1997. Ehlers-Danlos National Foundation (USA) and Ehlers-Danlos Support Group (UK). Am J Med Genet 77: 31–37

Bowen AR, Götting C, LeBoit PE et al (2007) Pseudoxanthoma elasticum-like fibers in the inflamed skin of patients without pseudoxanthoma elasticum. J Cutan Pathol 34: 777–781

Chassaing N, Martin L, Calvas P et al (2005) Pseudoxanthoma elasticum: a clinical, pathophysiological and genetic update including 11 novel ABCC6 mutations. J Med Genet 42: 881–892

Gene reviews at www.geneclinics.org

Glaich AS, Martinelli PT, Markus RF et al (2005) Generalized elastolysis following nephrogenic fibrosing dermopathy. J Am Acad Dermatol 53: 174–176

Jablonska S, Blaszczyk M (2004) Stiff skin syndrome is highly heterogeneous, and congenital fascial dystrophy is its distinct subset. Pediatr Dermatol 21: 508–510

Jiang Q, Endo M, Dibra F et al (2009) Pseudoxanthoma elasticum is a metabolic disease. J Invest Dermatol 129: 348–354

Loeys BL, Gerber EE, Riegert-Johnson D (2010) Mutations in fibrillin-1 cause congenital scleroderma: stiff skin syndrome. Sci Transl Med 2: 23ra20

Malfait F, Wenstrup RJ, De Paepe A (2010) Clinical and genetic aspects of Ehlers-Danlos syndrome, classic type. Genet Med 12: 597–605

Markova D, Zou Y, Ringpfeil F et al (2002) Genetic heterogeneity of cutis laxa: a heterozygous tandem duplication within the fibulin-5 (FBLN5) gene. Am J Hum Genet 72: 998–1004

Mayer K, Kennerknecht I, Steinmann B (2010) Clinical utility gene card for: Ehlers-Danlos syndrome types I-VII. Eur J Hum Genet 18: doi:10.1038/ejhg.2009.227 epub

Moulson CL, Go G, Gardner JM et al (2005) Homozygous and compound heterozygous mutations in ZMPSTE24 cause the laminopathy restrictive dermopathy. J Invest Dermatol 125: 913–919

Ong KT, Perdu J, De Backer J et al (2010) Effect of celiprolol on prevention of cardiovascular events in vascular Ehlers-Danlos syndrome: a prospective randomised, open, blinded-endpoints trial. Lancet 376: 1476–1484

Robinson PN, Arteaga-Solis E, Baldock C et al (2006) The molecular genetics of Marfan syndrome and related disorders. J Med Genet 43: 769–787

De Paepe A, Malfait F (2012) The Ehlers-Danlos syndrome, a disorder with many faces. Clin Genet im Druck

Royce PM, Steinmann B (2002) Connective tissue and its heritable disorders, 2nd ed. Wiley-Liss, New York

Sanchez MR, Lee M, May JA et al (1993) Ascher syndrome: a mimicker of acquired angioedema. J Am Acad Dermatol 4: 650–651

Wesche WA, Cutlan RT, Khare V et al (2001) Restrictive dermopathy: report of a case and review of the literature. J Cutan Pathol 28: 211–218

Yanagisawa H, Davis EC, Starcher BC et al (2002) Fibulin-5 is an elastin-binding protein essential for elastic fibre development in vivo. Nature 415: 168–171

Zhang MC, He L, Giro M et al (1999) Cutis laxa arising from frameshift mutations in exon 30 of the elastin gene (ELN). J Biol Chem 274: 981–986

Erstbeschreiber

Antoine T (1929) Ein Fall von allgemeiner, angeborener Hautatrophie. Monatsschr Geburtshilfe Gynaekol 81: 276–283

Ascher KW (1920) Blepharochalasis mit Struma und Doppellippe. Klin Monatsbl Augenheilkd 65: 86–97

Beals RK, Hecht F (1971) Congenital contractural arachnodactyly. A heritable disorder of connective tissue. J Bone Joint Surg Am 53: 987

Chernogubow (Tschernogubow) NA (1892) Dr. Tschernogubow referiert über einen Fall von Cutis laxa. In: Dr. Lanz, Moskau, Moskauer Dermatologische und Venerologische Gesellschaft. Am 1/13. November v.J. (vom vorigen Jahr, 1891) fand im Miasnitzky-Hospital unter dem Vorsitz des Herrn Prof. Pospelow die erste Sitzung der dermatologischen und venerologischen Gesellschaft statt. Monatshefte Prakt Dermatol 14: 74–76

Christensen OB (1978) An exogenous variety of pseudoxanthoma elasticum in old farmers. Acta Derm Venereol 58: 319–321

Danlos M (1908) Un cas de cutis laxa avec tumeurs par contusion chronique des coudes et des genoux (xanthome juvenile pseudodiabetique de MM Hallopeau et Mace de Lépinay). Bull Soc Fr Dermatol Syphiligr 19: 70–72

Darier J (1896) Pseudoxanthoma elasticum. Monatsschr Prakt Dermatol 23: 609–616

Ehlers E (1901) Cutis laxa. Neigung zu Hämorrhagien in der Haut, Lockerung mehrerer Artikulationen. Dermatol Z 8: 173–174

Ekman OJ (1788) Descriptionem et casus aliquot osteomalaciae sistens. Dissertatio Medica, University of Uppsala, Sweden

Esterly NB, McKusick VA (1971) Stiff skin syndrome. Pediatrics 47: 360–369

Graf (1836) Örtliche Erschlaffung der Haut. Wochenschr Ges Heilkd 15: 225–230

Grönblad E (1933) Pseudoxanthoma elasticum and changes in the eye. Acta Derm Venereol 13: 417–422

Laffer WB (1909) Blepharochalasis. Report of a case of this trophoneurosis, involving also the upper lip. Cleveland Med J 8:131–135

Lebwohl M, Lebwohl E, Bercovitch L (2003) Prominent mental (chin) crease: a new sign of pseudoxanthoma elasticum. J Am Acad Dermatol 48: 620–622

Loeys BL, Chen J, Neptune ER et al (2005) A syndrome of altered cardiovascular, craniofacial, neurocognitive and skeletal development caused by mutations in TGFBR1 or TGFBR2 Nat Genet 37: 275–281

Marfan AB (1896) Un cas de deformation congénitale des quatre member, plus prononcées aux extrémitiés, caractérisée par l'allongement des os avec un certain degré d'aminnicissement. Bull Soc Med Hop 13: 220–226

Meekeren JJ van (1682) Observationes medico-chirurgicae. Ex belgico in latinum translatae ab Abrahamo Blasio. Henrici & viduae Theodori Boom, Amstelodami. Kapitel 32

Sartorius CF (1826) Rhachitidis congenitae observationes. Staritz, Lipsiae (Medizinische Doktorarbeit aus der Universität Leipzig)

Steinberg I (1966) A simple screening test for the Marfan syndrome: Am J Roentgenol Radium Ther Nucl Med 97: 118–124

Strandberg J (1929) Pseudoxanthoma elasticum. Zentralbl Hautkrankh 31: 689

Tschernogubow AN (1892) Über einen Fall von Cutis laxa. Monatsschr Prakt Dermatol 14: 76

Vrolik W (1849) Tabulae ad illustrandam embryogenesin hominis et mammalium, tam naturalem quam abnormem. Londinck, Amsterdam

Walker BA, Murdoch JL (1970) The wrist sign. A useful physical finding in the Marfan syndrome. Arch Intern Med 126: 276–277

Witt DR, Hayden MR, Holbrook et al (1986) Restrictive dermopathy: a newly recognized autosomal skin dysplasia. Am J Hum Genet 24: 631–648

- Typ II: Perifollikuläre Papel, dem Bild der peau d'orange ähnlich
- Typ III: Persistierendes retikuläres Erythem, meist den oberen Stamm betreffend

Differenzialdiagnose

Zu unterscheiden sind Anetodermien, symptomatische Dermatochalasis und Cutis laxa aquisita.

Histopathologie

Die Elastika fehlt bandförmig im mittleren Korium, die elastischen Fasern im Stratum papillare und unteren Stratum reticulare bleiben unverändert erhalten. Gelegentlich findet sich perivaskulär ein diskretes lymphohistiozytäres Infiltrat.

Therapie

Es wird äußerlich mit Retinoiden oder initial Glukokortikoiden behandelt, jedoch nicht länger als 3 Wochen. Hochpotenter Sonnenschutz im gesamten UV-Spektrum wird empfohlen, um eine zusätzliche Aktivierung von elastolytischen Matrix-Metalloproteasen zu vermeiden.

53.2.4 Piezogene Knötchen

[Shelley und Rawnsley 1968]

Synonym

Multiple Fettgewebehernien

Epidemiologie

Piezogene Knötchen treten zwischen dem 11. und 60. Lebensjahr auf, mit einem Häufigkeitsgipfel zwischen dem 20. und 30. Lebensjahr. Sie kommen je nach Untersucher bei 20–75% der untersuchten Probanden vor und sind nur selten schmerzhaft.

Ätiopathogenese

Durch den Druck und die histologisch nachgewiesenen fragmentierten elastischen Fasern kommt es zumeist im Fersenbereich zu kleinen Fettgewebehernien durch die Kollagenfasern in die Dermis. Möglicherweise spielt auch eine Rarefizierung und verminderte Stabilität der bindegewebigen Fettgewebesepten eine Rolle. Erhöhtem Druck bei Übergewicht oder belastenden Sportarten wie Tennis oder Squash kommt eine wichtige Bedeutung zu.

Klinik

Es finden sich häufig bilateral zahlreiche hautfarbene bis gelbliche, durch den Druck des Stehens sich hervorwölbende, bis zu 5 mm große Knötchen und Papeln entlang der lateralen und medialen Fußkanten. Sie sind im Stehen

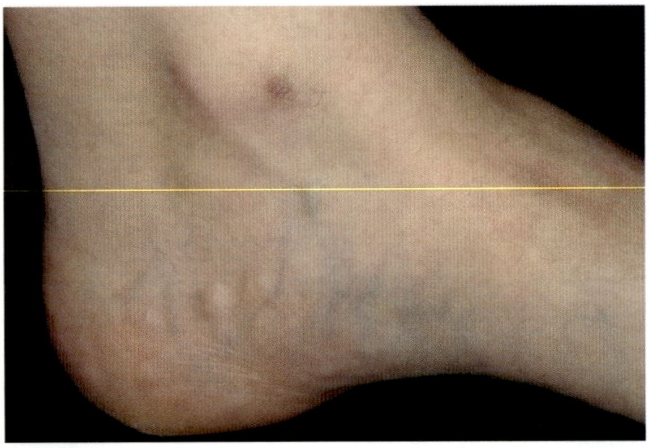

Abb. 53.5 Piezogene Knötchen

von fester Konsistenz und verschwinden, sobald sich der Proband hinlegt und es so zur Druckentlastung kommt. Nur sehr selten wird über schmerzhafte piezogene Knötchen geklagt.

Differenzialdiagnose

Neurogene und ekkrine Tumoren sind auszuschließen, insbesondere dann, wenn es sich um schmerzhafte Knötchen handelt. Das Verschwinden der Knötchen im Liegen oder bei Druckentlastung führen zur eindeutigen Diagnose.

Histopathologie

Gewebebiopsien zeigen subkutanes Fettgewebe im Bereich der retikularen und papillaren Dermis. Die bindegewebige Septierung des Fettgewebes ist gestört und führt daher zur Protrusion der Fettzellen bei Druckbelastung.

Therapie

Sie ist nicht erforderlich, Aufklärung genügt. Bei Schmerzhaftigkeit kommt die Exzision mit Subkutannaht in Betracht.

53.2.5 Weiße fibröse Papulose

[Shimizu et al 1985]

Synonyme

Pseudoxanthoma elasticum-ähnliche papilläre dermale Elastolyse [Rongioletta und Rebora 1992], Fibroelastolytische Papulose [Balus et al. 1997]

Während diese Erkrankung zuerst nur bei Japanern beschrieben war, wurde sie zwischenzeitlich auch in anderen Ethnien beschrieben. Die Ursache ist unbekannt, wahrscheinlich ist eine alterungsassoziierte Entstehung. Die Patienten sind typischerweise im Erwachsenenalter und haben zahlreiche kleine weiße Papeln im Nacken. Unter Um-

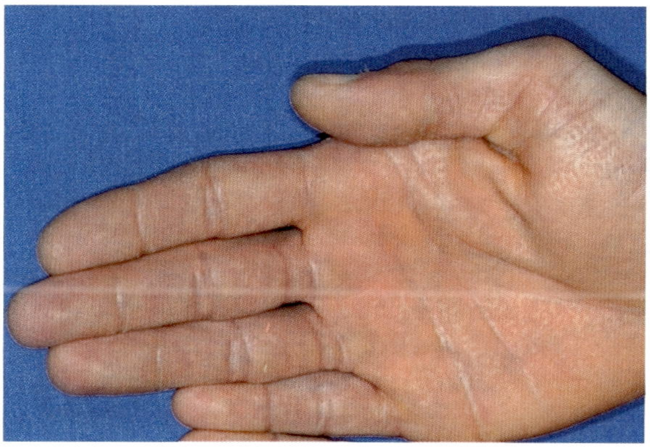

Abb. 53.6 Akrokeratoelastoidosis

ständen konfluieren die Papeln zu Plaques, teilweise mit gelblichem Farbton. Die Läsionen können den Haaransatz überschreiten und sich bis in die Achseln und supraklavikulär ausbreiten. Mikroskopisch fallen eine Fibrose und Homogenisierung der Kollagenfasern in der papillären Dermis auf. Zudem kommt es zu einem Verlust von feinen elastischen Fasern in der retikulären Dermis. Es besteht keine Verbindung zum Pseudoxanthoma elasticum.

Die papuläre Elastorrhexis kann klinisch sehr ähnlich sein, tritt jedoch bei jüngeren Menschen auf und stellt wahrscheinlich eine Variante eines Bindegewebsnävus dar.

- **Therapie**

Einzelne Papeln können exzidiert werden, ansonsten kommt Laser-Resurfacing infrage.

53.2.6 Acrokeratoelastoidosen

Bei einigen vermutlich pathogenetisch unterschiedlichen Erkrankungen wurden ähnliche klinische Charakteristika beobachtet. Diese umfassen das Auftreten von Papeln, Knötchen und Plaques am Übergang der Palmae (Plantae) zur Streckseite von Händen und Füßen. Die Einteilung basiert auf histologischen Kriterien.

Akrokeratoelastoidosis Costa

[Costa 1953]
Sie wurde in Südamerika erstmals beschrieben und kommt dort gehäuft vor. Zumindest in einigen Fällen liegt autosomal-dominante Vererbung vor. An Händen und Füßen am Übergang der Palmae (Plantae) zu den dorsalen Streckseiten finden sich aggregiert stehende, bis 3 mm große, oft diskret genabelte Papeln. Deren Oberfläche ist häufig hyperkeratotisch. Die mikroskopisch massive Ablagerung von elastotischem Material macht eine chronische Sonnenschädigung ursächlich sehr wahrscheinlich. Die **Keratoelastoidosis marginalis** [Kocsard 1965] stellt eine Sonderform des klinischen Spektrums der Akrokeratoelastoidosis Costa dar und zeichnet sich durch größere Plaques mit der Tendenz zur Kalzifizierung aus.

- **Therapie**

Sie ist nicht möglich. Eventuell können topisch Keratolytika angewendet werden.

Fokale akrale Hyperkeratose

[Dowd et al 1983]
Diese Erkrankung ist klinisch identisch mit der Akrokeratoelastoidosis Costa. Sie tritt sporadisch oder mit autosomal-dominantem Erbgang auf. Histologisch zeichnet sie sich durch eine Orthohyperkeratose mit schlüsselförmig eingesunkener atrophischer Epidermis aus. Wesentliches Unterscheidungskriterium gegenüber der Akrokeratoelastoidosis Costa ist die fehlende Veränderung der elastischen Fasern.

53.3 Kolloidmilium

[Wagner 1866]

- **Synonym**

Elastosis colloidalis conglomerata

- **Ätiopathogenese**

Kolloidmilien sind definitiv nicht mit der nodulären aktinischen Elastose identisch. Zumindest wurde in der Elastika-van-Gieson-Färbung kein elastotisches Material nachgewiesen. Ultrastrukturell findet sich ein eher amorphes Material mit feinen, 2 nm dicken Filamenten, deren biochemische Natur bisher nicht bekannt ist.

- **Klinik**

Das klinische Bild umfasst multiple, wächserne, gelbliche, 0,2–2 cm große Papeln und Plaques von weicher Konsistenz insbesondere an sonnenexponierter Haut. Aus diesen lässt sich nach Inzision eine gallertige Masse exprimieren.

- **Differenzialdiagnose**

Sie umfasst noduläre aktinische Elastose, Adnextumoren und noduläre Amyloidose.

- **Histopathologie**

Es zeigt sich eine Atrophie der Epidermis mit massiver Ablagerung von amorphem Material. Die Unterscheidung von der nodulären Amyloidose gelingt in den meisten Fällen durch eine entsprechende Amyloidfärbung (Kongorot). Elektronenmikroskopisch ist die Abgrenzung der Fibrillen des Kolloidmiliums gegenüber den deutlich dickeren Amyloidfibrillen zuverlässiger.

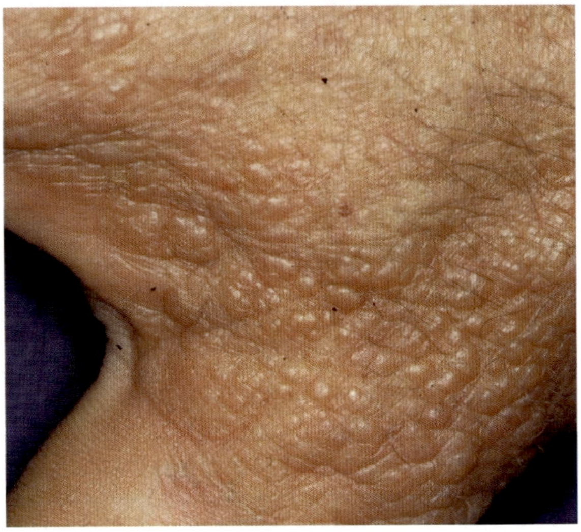

Abb. 53.7 Kolloidmilium

VIII

- **Therapie**

Es kommen Exzision, Kürettage, Dermabrasio und Abtragung mit verschiedenen Lasermodalitäten, wie beispielsweise Erbium:YAG und CO_2-Laser, in Betracht. Aufgrund der Lokalisation wird eine Assoziation mit UV-Belastung vermutet. Daher werden zusätzlich topische Retinoide wie Tretinoin und konsequenter Sonnenschutz empfohlen.

53.3.1 Juveniles Kolloidmilium

[Woolridge und Frerichs 1960]
Diese sehr seltene Erkrankung lässt sich pathogenetisch von der adulten Form des Kolloidmiliums abgrenzen. Der Erbgang ist vermutlich autosomal-rezessiv. Es treten wächserne gelblichbraune Papeln an Nasenrücken, Oberlippe und Jochbogenpartie auf. Manchmal sind auch Hals und Hände betroffen. Gegenüber der adulten Form lässt sich die juvenile Form durch das Fehlen des sonnengeschädigten Bindegewebes und durch die mit 8–10 nm viel dickeren Fibrillen abgrenzen. Diese stellen möglicherweise degenerierte Keratinfilamente dar.

53.4 Perforierende Dermatosen

Es existieren zahlreiche, pathogenetisch unabhängige Dermatosen, die mit einem Defekt der Epidermis oder des Follikelepithels sowie mit Ausschleusung von Kollagen oder elastischen Fasern einhergehen. Diese werden als perforierende Dermatosen zusammengefasst (Tab. 53.1). Ihnen allen ist die transepidermale Elimination von pathologisch veränderten dermalen Fasern gemeinsam, wobei nicht immer eine Perforation von innen nach außen stattfindet, sondern in den meisten Fällen ein Trauma von außen das Austreten des dermalen Gewebes ermöglicht.

Tab. 53.1 Perforierende Dermatosen

Erkrankung	Klinik	Histologie
Elastosis perforans serpiginosa	Anulär gruppierte Papeln mit fest haftenden Keratosen	Elastische Fasern werden transepidermal ausgeschleust
Reaktive perforierende Kollagenose	Teils gruppiert, teils linear stehende Papeln mit teils krustösem, teils genabelten Hornpröpfen, Köbner-Phänomen häufig	Irreguläre epidermale Akanthose, basophil degeneriertes Bindegewebe mit transepidermaler Ausschleusung von teils fragmentierten Kollagenfasern, elastischen Fasern, Neutrophilendebris und keratotischem Material
Perforierende Follikulitis	Follikulär gebundene Papeln mit Entzündung	Dilatierte Follikel mit teils zellulär zerstörten Follikelwänden und einem Pfropf aus keratotischem Material sowie degenerierten neutrophilen Granulozyten
Hyperkeratosis follicularis et parafollicularis in cutem penetrans (Morbus Kyrle)	Zahlreiche, stark juckende hyperkeratotische Knoten, häufig mit Diabetes mellitus oder Nierenerkrankungen assoziiert	Häufig Charakteristika der perforierenden Follikulitis und der Prurigo nodularis, gelegentlich fehlen Follikelstrukturen vollständig
Perforierendes Granuloma anulare	Hautfarbene oder erythematöse, krustös bis keratotisch genabelte Papeln	Transepidermale Ausschleusung von degenerierten Kollagenfasern neben Palisadengranulomen und fokal degeneriertem Kollagen
Perforierendes Pseudoxanthom	Periumbilikal auftretende genabelte Papeln mit zentralem keratotischem Material bei Afroamerikanern	Kalzifikation der elastischen Fasern, unspezifische Kalkablagerungen mit transepidermaler Elimination

Als Prototyp einer perforierenden Dermatose gilt die **Elastosis perforans serpiginosa**. Unumstritten ist die Möglichkeit einer transepidermalen Elimination bei Granuloma anulare (▶ Kap. 42) sowie Pseudoxanthoma elasticum (▶ Kap. 52). Ähnliche Veränderungen, die sekundär perforierenden Dermatosen, können aber auch bei nekrobiotischem Xanthogranulom, Necrobiosis lipoidica, perforierenden Rheumaknoten, Chondrodermatitis nodularis chronica helicis und anderen Dermatosen auftreten. Ebenso neigt jegliche Kalzifizierung in der Dermis zur Perforation, insbesondere die Kalzinose beim CREST-Syndrom (▶ Kap. 54).

Auch wenn im Folgenden die reaktive perforierende Kollagenose, die perforierende Follikulitis und die Hyperkeratosis follicularis et parafollicularis in cutem penetrans einzeln abgehandelt werden, gibt es fließende Übergänge. Diese ähneln alle verschiedenen Stadien der Prurigo nodularis (▶ Kap. 34), welche häufig bei chronischer Nierenerkrankung auftritt. Bei Biopsien findet man in diesen Fällen oft eine Perforation, was als **Morbus Kyrle** oder perforierende Follikulitis bezeichnet wird. Im angloamerikanischen Sprachraum wird dies alles unter dem Begriff **perforating disease of uremia** zusammengefasst.

53.4.1 Elastosis perforans serpiginosa

[Lutz 1953, Miescher 1955]

Synonyme

Miescher Elastoma verucciforme, Elastoma intrapapillare perforans verruciforme [Miescher], Keratosis follicularis serpiginosa [Lutz], perforierendes Elastom

Epidemiologie

Die sehr seltene Erkrankung beginnt meist in der Jugend, sehr selten nach dem 40. Lebensjahr. Es besteht Androtropie.

Ätiopathogenese

Bei dieser reaktiven Dermatose wird elastisches Fasermaterial durch die Epidermis nach außen eliminiert. Sie kommt entweder eigenständig oder bei genetisch determinierten Alterungssyndromen, wie Down-Syndrom (50%), mit Penicillamin behandeltem Morbus Wilson (30%) und anderen Bindegewebserkrankungen (20%) vor, wie Ehlers-Danlos-Syndrom, Marfan-Syndrom, Pseudoxanthoma elasticum oder Osteogenesis imperfecta.

Klinik

Prädilektionsstellen sind Nacken, Hals, Wangen und Extremitäten. Man findet anuläre, zirkuläre oder leistenförmige Herde mit peripherer Ausbreitung und zentraler Abheilungstendenz. Sie bestehen aus eng aneinander stehenden, harten, keratotischen oder verruziformen, entzündlichen, 2–5 mm großen Papeln. Die Erkrankung verläuft meist über Jahre. Spontane Remissionen unter zarter, netzförmiger Atrophie sind möglich. Nicht selten, besonders nach aktiven therapeutischen Eingriffen, kommt es zu Keloiden.

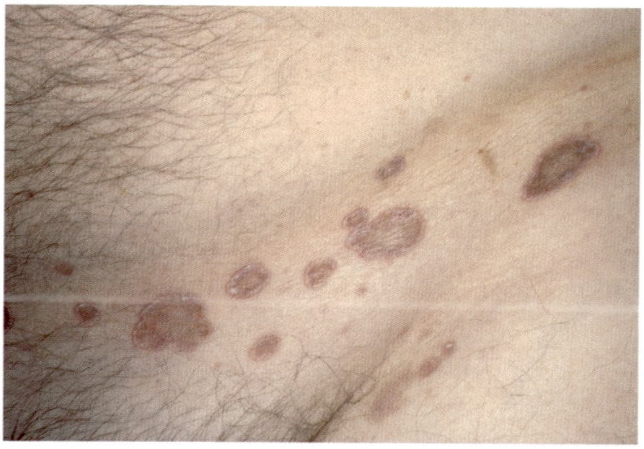

Abb. 53.8 Elastosis perforans serpiginosa

Differenzialdiagnose

An alle perforierenden Dermatosen sowie Porokeratosis Mibelli und perforierendes Granuloma anulare ist zu denken. Histologische Abklärung wird empfohlen.

Histopathologie

Elastikaartiges Material wird transepidermal, häufig peri- oder transfollikulär angeordnet, ausgeschleust. Reaktiv kommt es zur akanthotisch-hyperkeratotischen Epidermisverdickung.

Therapie

Kosmetisch störende Veränderungen können im Gesunden exzidiert oder kürettiert werden. Auch Kryotherapie hat in einzelnen Fällen zu günstigen Ergebnissen geführt. Glukokortikoide können okklusiv oder intrafokal versucht werden. Über die Abtragung mit CO_2-Laser wurde kasuistisch berichtet. Wegen Keloidneigung ist vorsichtiges Vorgehen empfohlen.

53.4.2 Reaktive perforierende Kollagenose

[Laugier und Woringer 1963, Mehregan et al. 1967]

Synonym

Reaktive perforierende Dermatose

Ätiopathogenese

Es handelt es sich um eine Reaktion auf durch externes Trauma entstandene Wunden. Die Unterscheidung in eine

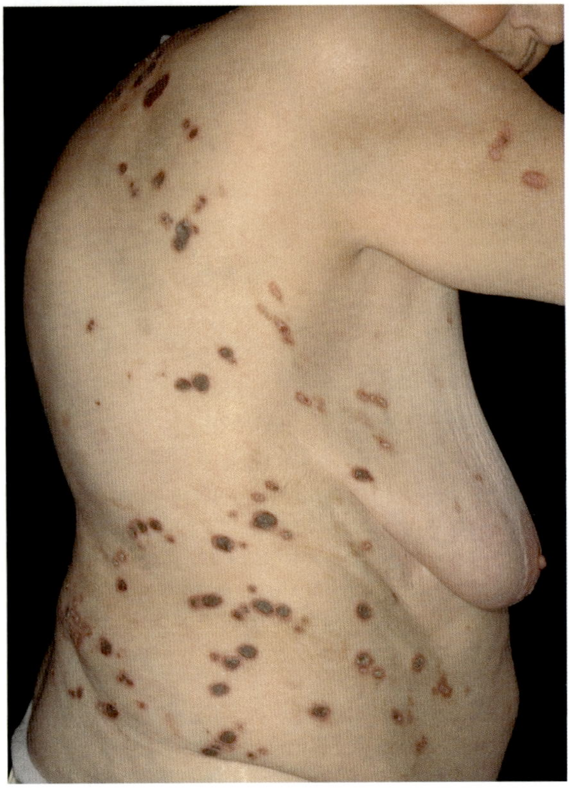

Abb. 53.9 Reaktive perforierende Kollagenose

familiäre und eine erworbene Form ist historisch, aber nicht nachgewiesen. Häufig spielen Juckreiz und nachfolgende Exkoriationen eine Rolle. Vermutlich kommt Letzteren als initialem Ereignis eine wesentliche Bedeutung zu. Bei der transepidermalen Elimination von Strukturproteinen scheinen auch proteolytische Enzyme wie Matrix-Metalloproteasen und/oder Serinproteasen eine wichtige Rolle zu spielen. Vermutlich sind diese Enzyme beim Abbau von Strukturproteinen der Basalmembran der epidermalen Junktionszone bedeutsam. Möglicherweise spielen Modifikationen von Zuckerseitenketten an extrazellulären Matrix- Proteinen, wie Kollagen I und III eine wichtige Rolle. So konnte experimentell gezeigt werden, dass es über modifizierte Zuckerseitenketten zur terminalen Differenzierung von Keratinozyten und zur verstärkten Expression von Metalloproteasen in der Epidermis kommt. Über diesen Mechanismus könnten sowohl die transepidermale Elimination als auch das gehäufte Auftreten der Erkrankung bei Patienten mit Diabetes mellitus und Nierenerkrankungen erklärt werden.

Klinik

Die meist 1–2 mm großen, hautfarbenen, keratotischen Papeln stehen entweder einzeln oder linear und kommen besonders an Streckseiten von Händen, Ellenbogen und Knien vor. Sie wachsen langsam und können dann eine Eindellung mit einem harten, fest haftenden keratotischen Pfropf zeigen. Spontanes Abheilen erfolgt nach 2–6 Wochen unter Hinterlassen von hypopigmentierten Flecken. Eine solitäre Form wird auch als Collagenoma perforans verruciforme bezeichnet.

Differenzialdiagnose

Andere perforierende Dermatosen, Calcinosis cutis, perforierendes Osteom und Molluscum contagiosum sind zu unterscheiden.

Histopathologie

Es liegt eine chronische Entzündung mit basophiler Degeneration des kollagenen Bindegewebes vor, das durch die Epidermis mit keratotischem Material und zahlreichen neutrophilen Granulozyten ausgeschleust wird.

Therapie

Möglich sind topische Anwendung von Glukokortikoiden, PUVA oder Bade-PUVA, auch in Kombination mit Retinoiden. Phototherapie mit UVB kommt in Betracht.

53.4.3 Perforierende Follikulitis

[Mehregan und Coskey 1968]

Epidemiologie

Diese seltene Erkrankung kommt bei beiden Geschlechtern gleich häufig vor, mit einem Häufigkeitsgipfel zwischen dem 20.–40. Lebensjahr. Die Hauptursachen sind chronische Nierenerkrankung oder Trauma.

Ätiopathogenese

Bei jeder Follikulitis kommt es zur Schädigung des Follikelepithels. Daher ist es nicht verwunderlich, dass bei chronischer Follikulitis dermaler Debris transepidermal ausgeschleust werden kann.

Klinik

Die perforierende Follikulitis ist durch 2–8 mm große keratotische, follikulär gebundene, erythematöse Papeln gekennzeichnet, die vorwiegend am unteren Rücken und an behaarten Bereichen der Extremitäten vorkommen.

Histopathologie

Es liegen aufgeweitete Follikelinfundibuli vor, die mit nekrotischem Debris zugrunde gegangener Entzündungszellen sowie ortho- oder parakeratotisch verhornendem Keratin ausgefüllt sind. Im Infundibulum finden sich eine oder mehrere Perforationen und gelegentlich ein aufgerolltes Haar.

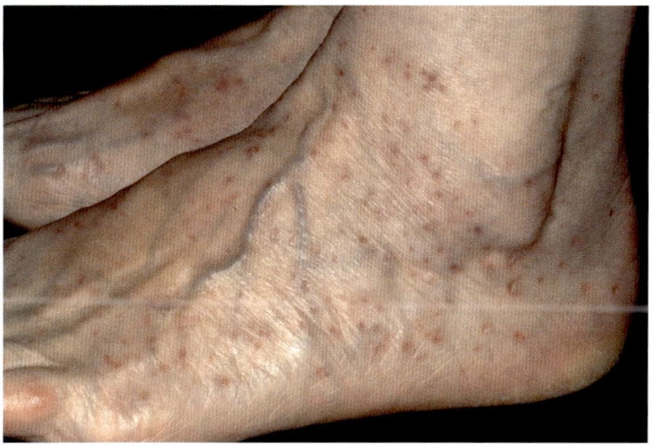

Abb. 53.10 Hyperkeratosis follicularis et parafollicularis in cutem penetrans

- **Therapie**

Gegen den Juckreiz und sekundäre Impetiginisation gerichtete topische Maßnahmen sind indiziert.

53.4.4 Hyperkeratosis follicularis et parafollicularis in cutem penetrans

[Kyrle 1916]

- **Synonym**

Morbus Kyrle

- **Ätiopathogenese**

Entsprechend der Erstbeschreibung von Kyrle wurde diese Erkrankung wegen der Anwesenheit von hyperortho- und parakeratotischem Material als Verhornungsstörung angesehen. Die Eigenständigkeit dieser Entität wird heute angezweifelt. Analogien zu Prurigo nodularis bei Niereninsuffizienz werden gesehen.

- **Klinik**

Es finden sich weitgehend an den Beinen lokalisierte, isoliert stehende, gelegentlich auch gruppierte follikuläre Papeln mit fest aufsitzenden keratotischen Auflagerungen.

- **Differenzialdiagnose**

Perforierende Dermatosen sind abzugrenzen. Die Hyperkeratosis lenticularis perstans (Morbus Flegel) zeichnet sich durch nicht juckende, akral betonte, kleinere und flachere Hyperkeratosen aus.

- **Histopathologie**

Charakteristisches Merkmal ist das ortho- und parahyperkeratotische Material in aufgeweiteten Follikelinfundibula oder Epidermisinvaginationen. Wegen der chronischen Veränderungen ist nicht immer ein Haarfollikel zu sehen. Zusätzlich werden Dyskeratosen, reaktive epidermale Hyperplasie und chronische Entzündung in der subepidermal liegenden papillaren Dermis beobachtet, häufig mit Ansammlungen von teils zugrunde gegangenen neutrophilen Granulozyten.

- **Therapie**

Aufgrund der meist vorliegenden Nierenerkrankung steht die Therapie des nephrogenen Pruritus im Vordergrund. UVB-Behandlung oder Aktivkohle sind oft hilfreich. Auch systemische Retinoide, PUVA- oder Bade-PUVA-Therapie wurden beschrieben.

53.5 Fibrosierende Bindegewebserkrankungen

53.5.1 Morbus Dupuytren

[Platter 1614, Dupuytren 1831]

- **Synonyme**

Aponeurosis fibrosa palmaris, Palmarfibromatose, Dupuytren-Fingerkontraktur

- **Epidemiologie**

Es handelt sich um eine Erkrankung des mittleren Lebensalters. Die Prävalenz liegt in den westlichen Industriestaaten bei 1–17% und ist in Irland und Frankreich am höchsten. Ein variabler autosomal-dominanter Erbgang mit häufigerer Manifestation bei Männern im Vergleich zu Frauen zeichnet sich ab. Neuere Daten legen eine Assoziation mit Chromosomen 6, 11 und 16 nahe. Es ist wahrscheinlich, dass mehrere Gene an der Entwicklung des Morbus Dupuytren beteiligt sind. Die Beziehung zu Alkoholismus wird epidemiologisch gestützt.

- **Ätiopathogenese**

Es kommt zur Beugekontraktur eines oder mehrerer Finger durch knotige Verdickung und Schrumpfung der Palmaraponeurose. Außer der genetischen Disposition und dem Geschlecht spielen vermehrt gebildete Sauerstoffradikale und Wachstumsfaktoren bei der Proliferation von Fibroblasten, deren Differenzierung zu kontraktilen Myofibroblasten und die gesteigerte Matrixsynthese eine zentrale Rolle. Zudem stellt vermutlich das onkofetale glykosylierte Fibronektin einen kausalen Faktor bei der übermäßigen Proliferation der Myofibroblasten dar. Durch Umwandlung der Fibroblasten in kontraktile Myofibroblasten und vermutlich auch durch deren gestörte Apoptose kommt es im Krankheitsverlauf zu Kontrakturen.

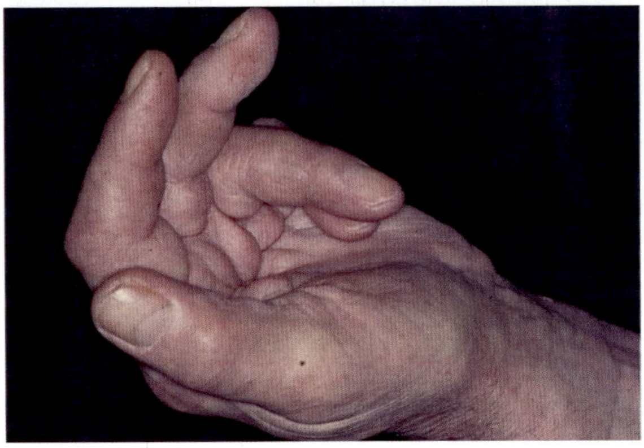

Abb. 53.11 Morbus Dupuytren

Klinik

Man unterscheidet vier Schweregrade:

- Grad I: Umschriebene palpable Knoten an den Palmaraponeurosen, meist in der Hohlhand im Verlauf des IV. Fingerstrahls
- Grad II: Beginnende Kontraktur der Palmaraponeurose mit geringgradiger Behinderung der Fingerstreckung im Grundgelenk
- Grad III: Streckbehinderung im Mittelgelenk oder am Daumen im Grundgelenk
- Grad IV: Beugekontraktur größer als 135°

Der Beginn liegt zwischen dem 30. und 50. Lebensjahr. Meist sind zuerst der 4. und 5. Finger betroffen. Während zunächst nur eine geringe Streckhemmung besteht, liegen die Finger schließlich nach schubweiser Verschlimmerung in stärkster Beugestellung in die Mittelhand eingeschlagen, die Haut ist eingezogen und mit der Aponeurose verbacken, Parästhesien und Schmerzen kommen hinzu. Man sieht und fühlt die derben vorgebuckelten Stränge, die beim Versuch der Fingerstreckung deutlich hervortreten. In schweren Fällen ist im Endstadium die Greiffunktion der Hände kaum noch auszuüben. Sekundäre Intertrigo, auch Candida-Intertrigo, ist in den Hautfalten der beugekontrahierten Finger möglich.

Je nach Untersucher kommen in etwa 5% Kombinationen mit **Plantarfibromatose (Morbus Ledderhose), Induratio penis plastica (Morbus Peyronie)** und **Fibrosis mammae virilis** vor. Zudem wurde vermehrt gemeinsames Auftreten mit Keloiden, Fingerknöchelpolstern, Leberzirrhose oder Periarthritis humeroscapularis beobachtet.

Histopathologie

Im Frühstadium bestehen Knoten mit proliferierenden Fibroblasten im subkutanen Bindegewebe und in der Dermis, die an Fibrosarkome erinnern können, im fortgeschrittenen Stadium fibroblastenarme Fibrose der Palmaraponeurose mit Vermehrung des interstitiellen fibrillären Kollagens Typ III. Ultrastrukturell und immunhistologisch werden kontraktile für α-smooth-muscle-Aktin positive Myofibroblasten nachgewiesen.

Therapie

In Frühstadien mit palpablen Knoten ohne Kontraktur oder sehr diskreten Streckhemmungen von nur 5% ist die Strahlentherapie der Dupuytren-Kontraktur auch langfristig eine effektive Methode. Die Dosierung beträgt an zwei aufeinander folgenden Tagen je 4 Gy mit Wiederholung in 8- bis 10-wöchigen Intervallen bis zur Gesamtdosis von 24 Gy. Bei Therapieversagern in diesen Frühstadien kann nach erfolgter Radiotherapie problemlos operiert werden. Bei deutlichen Funktionsstörungen ist eine chirurgische Intervention mit Entfernung der Palmaraponeurose (Fasziotomie mit Vollhauttransplantation, Z-Plastik oder sekundärer Granulation) indiziert. In einer neueren Studie konnte durch Injektion der aus *Clostridium histolyticum* isolierten Kollagenase eine deutliche Minderung der Kontrakturen und Verbesserung der Fingerbeweglichkeit erreicht werden.

53.5.2 Morbus Ledderhose

[Ledderhose 1895]

Synonyme

Aponeurosis fibrosa plantaris, Plantarfibromatose

Klinik

Die Erkrankung entspricht dem Wesen der Dupuytren-Fingerkontraktur und kann mit ihr zusammen vorkommen. Die Manifestation der Fibromatose an der Plantaraponeurose ist allerdings wesentlich seltener. Oft tritt sie nach Verletzung und Riss im Anschluss an mechanische Traumen auf. Meist findet man die knotige Veränderung am proximalen Ende von Metatarsale I. Schwere Verläufe können zur Gehbehinderung führen.

Therapie

Sie ist identisch mit der bei Morbus Dupuytren.

53.5.3 Induratio penis plastica

[de la Peyronie 1743]

Synonyme

Morbus Peyronie (die Beschreibung erfolgte offenbar erstmals durch François de la Peyronie, den Leibchirurgen Ludwigs XIV), Sclerosis fibrosa penis, Deviatio penis,召nisknochen

Epidemiologie

Die Erkrankung ist relativ selten und tritt meist zwischen dem 40. und 60. Lebensjahr, nur ausnahmsweise bei jüngeren Männern, auf.

Ätiopathogenese

An der Tunica albuginea auftretende bindegewebige, strang- oder plattenförmige Verhärtungen. Genetische Disposition ist wahrscheinlich, zumal gleichzeitig weitere Fibromatosen und innerliche Erkrankungen vorkommen können. Als Realisationsfaktoren werden Urethritis und Periurethritis, Gefäßveränderungen (Mikrohämorrhagien, diabetische Mikroangiopathie, Vaskulitis) und Traumen diskutiert.

Klinik

Typisch ist der Sitz der Indurationen an der Dorsalseite des Penisschafts, beginnend hinter der Eichel und von distal nach proximal fortschreitend. Man palpiert platten-, ring-, spangen- oder bleistiftartige Verhärtungen, die meist von den Corpora cavernosa abgegrenzt werden können. Bei der Erektion führt die fibrotische Verhärtung zur Penisabknickung (Deviatio penis) nach oben oder zur Seite in Richtung auf die Verhärtung. Die Haut darüber bleibt stets unauffällig und gut verschieblich. Die Behinderung kann vielfältig sein. Lokale ausstrahlende Schmerzen bei der Erektion und mechanische Behinderung, daraus folgende Kohabitationsunfähigkeit sowie psychische Belastung mit depressiver Verstimmung können eine sekundäre Impotentia coeundi bewirken.

Diagnostisches Vorgehen

Die klinische Untersuchung wird ergänzt durch Photodokumentation (die der Patient selber durchführt) zur Beurteilung der erektilen Behinderung. Bildgebende Verfahren wie Magnetresonanztomografie ohne und mit Kontrastmittel kommen zum Einsatz.

Histopathologie

Initial findet man entzündlich-vaskulitische Veränderungen unterhalb der Tunica albuginea. Diese zeigt später eine Fibromatose mit zunächst zellreichem, später zellarmem und faserreichem fibromatösem Bindegewebe mit verminderter oder fehlender Elastika. Auch metaplastische Verkalkung, Knorpel- und Knochenbildung kommen vor.

Verlauf

Die Schmerzen lassen meist nach wenigen Monaten nach. Der weitere Verlauf lässt sich nicht sicher abschätzen. Er ist häufig progredient, wobei es zu beträchtlicher Abknickung des erigierten Gliedes kommen kann. Bei etwa 30% der Patienten ist innerhalb von Jahren spontane Rückbildung möglich. Die Erkrankung ist benigne.

Therapie

Stufenweises Vorgehen ist empfehlenswert. In initialen Stadien ohne Deviation, Verkalkung und mit ausschließlicher Schmerzsymptomatik werden nichtsteroidale Antiphlogistika oder Aminobenzoesäure empfohlen. Bei sehr geringer Deviation des Penis ist eine extrakorporale Schockwellentherapie eine mögliche Option, bei stärkerer Deviation kommen operatives Verfahren und bei Endstadien mit erektiler Dysfunktion Penisimplantate in Betracht. Eine operative Behandlung mit Exzision der fibrotischen Plaques und anschließender Deckung mittels Hauttransplantat oder alloplastischem Material ist immer dann indiziert, wenn Schmerzen und/oder Deviation zu Impotentia coeundi führen. Es kann allerdings auch zur postoperativen Impotenz kommen. Auch Iontophorese mit verschiedenen, in die Haut eingebrachten Pharmaka wurde in einer doppelblinden Studie mit Erfolg bei verschiedenen Stadien des Morbus Peyronie eingesetzt. Über die erfolgreiche, wiederholte interläsionale Injektion von Glykokortikoidkristallsuspension 10 mg, 1:5 mit Mepivacain verdünnt, wurde in Initialstadien kasuistisch berichtet. Röntgenweichstrahlentherapie (Dosierung wie bei Morbus Dupuytren) oder Elektronenstrahlung sollen bei 30–50% der Patienten gute Erfolge bringen, werden allerdings in neuerer Literatur nicht mehr erwähnt.

53.6 Keloide und hypertrophe Narben

[Alibert 1816]

Definition

Keloide sind benigne Bindegewebevermehrungen mit erhöhter Synthese von extrazellulären Matrixproteinen der Haut, die nach Verletzung oder auf Grundlage anderer entzündlicher Hautveränderungen entstehen. Im Gegensatz zu hypertrophen Narben dehnen sie sich über die Fläche der ursprünglichen Verletzung hinaus aus.

Epidemiologie

Die exakte Inzidenz von Keloiden und hypertrophen Narben ist ungeklärt. Sie ist allerdings bei dunkelhäutigen ethnischen Gruppen sehr viel höher als bei Kaukasiern und wird mit 5–15% angegeben. Kinder und Jugendliche sind bevorzugt betroffen; Frauen öfter als Männer. Prädilektionsorte sind Gesicht, Ohren, Hals, oberer Rumpf, insbesondere prästernal und die proximalen Extremitäten. Keloide können sowohl einem autosomal-dominanten als auch autosomal-rezessiven Erbgang folgen. Die Inzidenz ist bei Patienten mit anderen Bindegewebserkrankungen wie Ehlers-Danlos-Syndrom und Sklerodermie erhöht.

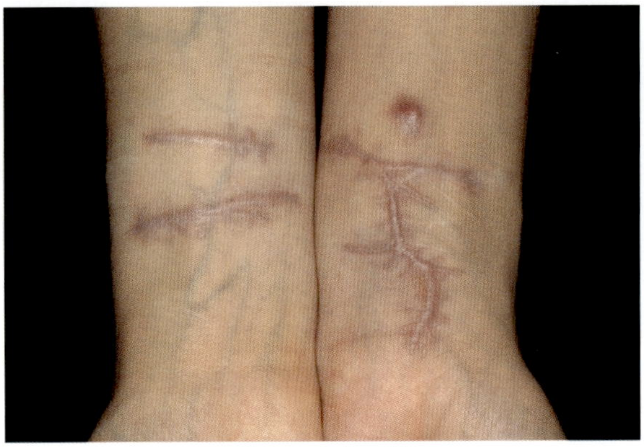

Abb. 53.12 Hypertrophe Narbe

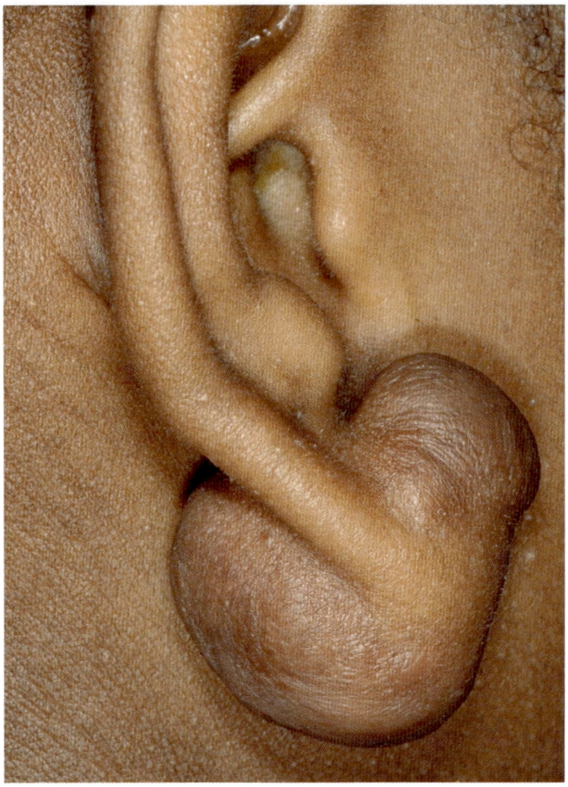

Abb. 53.13 Keloid

Ätiopathogenese

Keloide stellen eine pathologisch überschießende Wundheilung dar. Sie sind durch eine Hyperproliferation von Fibroblasten und eine exzessive Synthese verschiedener Strukturproteine der extrazellulären Matrix, insbesondere der interstitiellen Kollagene, sowie einer persistierenden Entzündung mit vermehrtem Nachweis einer definierten T-Zell-Subpopulation charakterisiert. Dabei handelt es sich um Th2-Zellen mit einem die Kollagensynthese induzierenden Zytokinprofil. Die genaue Ursache ist bisher nicht bekannt, obwohl zahlreiche Wachstumsfaktoren, die ursächlich eine Rolle spielen, vermehrt nachgewiesen wurden. Zudem scheint eine erhöhte genetische Suszeptibilität für die Ausbildung von Keloiden mit Polymorphismen in Genen assoziiert zu sein, die für Proteine des Haupt-Histokompatibilitäts-Komplexe (MHC) und Proteine der TGF-β-Signalkaskade kodieren. Die genauen Loci sind jedoch unbekannt.

Klinik

Keloide entwickeln sich Wochen bis Monate nach dem Trauma. In Operationsnarben sind sie meist wulstartig, oft fingerdick, nach Verbrennung meist plattenartig mit Anteilen unterschiedlicher Härte und Dicke. Ihren Namen haben die Keloide (griechisch: Krebsschere) von den oft krebsscherenartigen Ausläufern an ihren Rändern. Durch den Verlust des Hautreliefs, der Haare und Talgdrüsen spiegelt die Oberfläche. Frische Keloide sind hellrot, später werden sie braunrot, blassrosa und schließlich alabasterfarben; teilweise treten auch Teleangiektasien auf. Wenn eine gewisse Größe erreicht ist, stagniert das Wachstum, spontane Regressionen sind möglich, unbegrenzte Progredienz ist selten. Sie sind meistens indolent, nur selten druckschmerzhaft, gelegentlich besteht Berührungsempfindlichkeit, Juckreiz oder quälender spontaner Schmerz.

Spontankeloide müssen von Narbenkeloiden abgegrenzt werden. Sie treten prästernal als Folge von Mikrotraumen in Follikulitiden oder vorangegangenen Akne-Effloreszenzen auf. Der Begriff des echten Spontankeloids wird heute nicht mehr akzeptiert.

Differenzialdiagnose

Das klinische Bild ist typisch. Hypertrophe Narben reichen nicht über die ursprüngliche Verletzung hinaus.

Histopathologie

Die Epidermis ist meist unverändert oder mäßig verdünnt. In frischen Keloiden finden sich zahlreiche Fibroblasten, vermehrt Grundsubstanz, kollagene Fasern sowie Kapillaren und entzündliche Infiltrate. In voll entwickelten Keloiden bilden sich zellarme Knoten mit homogenisierten kollagenen Fasern.

Haare, Talg- und Schweißdrüsen atrophieren oder sind zerstört. Die regelmäßige Anordnung des Kollagens wie in normalen Narben ist aufgehoben.

Therapie

Exzisionen an Prädilektionsstellen bei Patienten um die Pubertät, an unbedeckten Körperstellen und bei familiärer oder ethnischer Disposition erfordern besonders sorgfältige Indikationsstellung. Sie sind der Elektrokautik vorzuziehen. Spannungsfreie Naht und Infektprophylaxe sind wichtig. Fehlendes Auftreten von Keloiden nach einer Probeexzision an einer anderen Körperstelle bietet keine Gewähr, dass in einer anderen Lokalisation ebenfalls kein Keloid auftritt.

An präventiven weiteren Maßnahmen wird gearbeitet, und die Injektion von rekombinantem TGFβ3 (Avotermin) vor der Operation wurde in Phase-II-Studien erfolgreich überprüft. Eine Studie zur Verhinderung von Keloiden liegt derzeit noch nicht vor.

▪▪ Frische Keloide

In der Literatur wird ein Stufenschema vorgeschlagen. Als erste Maßnahme werden vielfach Silikongelverbände genannt. Bei entsprechender Lokalisation kann über dem sich entwickelnden Keloid ein fester Druckverband unter Verwendung einer 1–2 cm dicken Schaumstoffkompresse und einer elastischen Klebebinde angelegt werden. Spezialangefertigte Kompressionsbandagen beziehungsweise Kompressionswäsche (pressure garments) erlauben je nach Kompressionsklasse einen Druck zwischen 10 und 40 mmHg aufrechtzuerhalten. Diese Kompressionsbandagen sollten möglichst bis zur Reifung der Narbe über 1 Jahr täglich angewendet werden. Eine Kombination mit Silikongelen wird empfohlen. Der genaue Wirkmechanismus der in größeren Fallstudien gezeigten Wirksamkeit von Okklusion und Druckverband ist bisher nicht bekannt.

Alternativ oder, wenn innerhalb von 3 Monaten kein Ansprechen nachgewiesen werden kann, wird die intraläsionale Glukokortikoidinjektion empfohlen. Das Glukokortikoid kann als Kristallsuspension zum Beispiel als Triamcinololonacetonid injiziert (10 mg/ml alle 3–4 Wochen) oder in Creme- und Salbenform mehrmals täglich aufgetragen werden, dabei zeitweilig unter einem Okklusivverband. Die Kombination aus Kryotherapie mit der Glukokortikoidinjektion zeitigt überzeugende Erfolge. Dabei wird empfohlen, die Kryotherapie mit flüssigem Stickstoff direkt vor der Glukokortikoidinjektion vorzunehmen. Diese Kombinationstherapie eignet sich nur für kleinere, nicht zu ausgedehnte Keloide.

Patienten, die auf intraläsionale Glukokortikoidinjektionen nicht ansprechen, haben ein 50%iges Risiko eines Rezidivkeloids nach alleiniger operativer Abtragung. Aus diesem Grund sollte bei ihnen die Exzision mit einer nachfolgenden Röntgenweichstrahlenbehandlung kombiniert werden. Es wird davon ausgegangen, dass durch die Röntgenweichstrahlenbehandlung die Genexpression der dermalen Fibroblasten hinsichtlich der Synthese von Proteinen der extrazellulären Matrix beeinflusst wird. Eine Gesamtdosis von 9–15 Gy wird von einigen Autoren empfohlen.

▪▪ Ältere Keloide

Konservative Maßnahmen zeigen nur wenig Wirksamkeit. Der einfachen chirurgischen Exzision folgt meist ein Rezidiv größeren Ausmaßes. Daher ist entsprechende Zurückhaltung angebracht. Nach Entfernung des Keloids kann eine zusätzliche Behandlung mit Kompressen, insbesondere gummielastischer Dauerkompression, Glukokortikoidkristallsuspension oder fraktionierter Röntgenweichstrahlentherapie erfolgen.

Die Ergebnisse sind nur in der Hälfte der Fälle befriedigend. Die Kombination von Exzision und Röntgentherapie hat sich insbesondere bei Ohrläppchenkeloiden bewährt. Strahlenschutzmaßnahmen wie Abdeckung der Augen, Schilddrüse und Genitalien sind zu beachten. Bei größeren Keloiden kommt auch Elektronentherapie in Betracht.

In randomisierten Studien erwiesen sich intrafokale Interferon-α2b-Injektionen als Erfolg versprechend. Interferon-α2b soll die Kollagensynthese unterdrücken, hat sich klinisch aber nur in Kombination mit Exzision des Keloids und nicht als alleinige Therapie als wirksam erwiesen.

Weitere empfohlene Möglichkeiten, die sich in Einzelfällen und/oder in kleineren Serien bewährt haben, sind Kryotherapie, topisch postoperativ Kolchizin für 3 Monate, Einbringen der topisch aufgetragenen Bleomycinlösung (1,5 UI/ml) in das Keloid durch Lanzettenstiche.

Ein breites Spektrum von Lasermodalitäten mit Farbstoff-, CO_2-, Nd:YAG-Laser und fraktionierten nicht abtragenden Lasersytemen findet Anwendung. Vermutlich führt die Gewebserwärmung zum Kollagenremodelling. Beim Farbstofflaser wird die Wellenlänge hauptsächlich vom Hämoglobin absorbiert, Wärme gebildet und Gefäße koaguliert. Der gepulste Farbstofflaser (585) wird als besonders wirksam beschrieben.

Eine Kombination verschiedener Therapiemodalitäten mit Druck, intraläsionaler Injektion von Glukokortikoidkristallsuspension und Laser zeigt in kleinen nicht kontrollierten Fallserien sehr gute Ergebnisse.

▪▪ Hypertrophe Narben

Die Therapie von hypertrophen Narben ähnelt der von Keloiden, insbesondere Silikongele mit Okklusion und Druckverbände haben sich bewährt. Alternativ können eine Kombination aus Kryotherapie und Glukokortikoidinjektion zur therapeutischen Anwendung kommen. Dabei ist zu beachten, dass sich die hypertrophe Narbe im Rahmen der Maturation innerhalb von 12 Monaten zurückbildet. Deshalb sollte eine chirurgische Exzision nur zurückhaltend, und wenn überhaupt, zu einem späteren Zeitpunkt spannungsfrei durchgeführt werden. Zur Behandlung von jungen hypertrophen Narben eignen sich Lasertherapieverfahren, besonders der 585 nm gepulste Farbstofflaser.

Literatur

Erworbene Hautatrophien

Jansen T, Memmel U, Sander CA et al (2001) Atrophodermia vermiculata: Eine Differentialdiagnose zu atrophischen Aknenarben. Z Hautkr 76: 454–457

Erworbene Erkrankungen des elastischen Bindegewebes

Dummer R, Laetsch B, Stutz S, Schärer L (2006) Elastosis colloidalis conglomerata (adult colloid milium, paracolloid of the skin): a maximal manifestation of actinic elastosis? Eur J Dermatol 16: 163–166

Gambichler T (2010) Mid-dermal elastolysis revisited. Arch Dermatol Res 302: 85–93

Lewis KG, Bercovitch L, Dill SW et al (2004) Acquired disorders of elastic tissue: Part I. Increased elastic tissue and solar elastotic syndromes. J Am Acad Dermatol 51: 1–21

Lewis KG, Bercovitch L, Dill SW et al (2004) Acquired disorders of elastic tissue: Part II. Decreased elastic tissue. J Am Acad Dermatol 51: 165–185

Acrokeratoelastoidosen

Chowdhury MM, Blackford S, Williams S (2000) Juvenile colloid milium associated with ligneous conjunctivitis: report of a case and review of the literature. Clin Exp Dermatol 25: 138–140

Lambiris AG, Newman PL (2001) Marginal papular acrokeratodermas: no racial limitations for a clinical spectrum that responds to acitretin. Dermatology 203: 63–65

Touart DM, Sau P (1998) Cutaneous deposition diseases. Part I. J Am Acad Dermatol 39: 149–171

Perforierende Dermatosen

Abdelbaqi-Salhab M, Shalhub S, Morgan MB (2003) A current review of the cutaneous manifestations of renal disease. J Cutan Pathol 30: 527–538

Theile-Ochel S, Schneider LA, Reinhold K et al (2001) Acquired perforating collagenosis: is it due to damage by scratching. Br J Dermatol 145: 173–174

Fibrosierende Bindegewebserkrankungen

Alster T(2003) Laser scar revision: comparison study of 585-nm pulsed dye-laser with and withoutintralesional corticosteroids. Dermatol Surg.29: 25–29

Brown JJ, Bayat A (2009) Genetic susceptibility to raised dermal scarring. Br J Dermatol 161: 8–18

Gauglitz GG, Korting HC, Pavicic T, Ruzicka T, Jeschke MG (2011) Hypertrophic scarring and keloids: pathomechanisms and current and emerging treatment strategies. Mol Med 17: 113–125

Hurst LC, Badalamente MA, Hentz VR et al (2009) Injectable collagenase clostridium histolyticum for Dupuytren's contracture. N Engl J Med 361: 968–979

Montorsi F, Salonia A, Guazzoni G et al (2000) Transdermal electromotive multi-drug administration for Peyronie's disease: preliminary results. J Androl 21: 85–90

Mrowietz U, Seifert O (2009) Keloid scarring: new treatments ahead. Actas Dermosifiliogr 100: 75–83

Seifert O, Mrowietz U (2009) Keloid scarring: bench and bedside. Arch Dermatol Res 301: 259–272

Yosipovitch G, Widijanti Sugeng M, Goon A et al (2001). A comparison of the combined effect of cryotherapy and corticoid injections versus corticoids and cryotherapy alone on keloids: a controlled study. J Dermatolog Treat 12: 87–90

Erstbeschreiber

Alexander A (1904) Mehrere Fälle von Hautatrophie. Dermatol Zeitschrift 11: 338–351

Alibert JLM (1816) Note sur la kéloide. J Universel Sciences Médicales (Paris) 2: 207–216

Balus L, Amantea A, Donati P et al (1997) Fibroelastolytic papules of the neck: a report of 20 cases. Br J Dermatol 137: 461–466

Burket JM, Zelickson AS, Padilla RS (1989) Linear focal elastosis (elastotic striae). J Am Acad Dermatol 20:633–636

Costa OG (1953) Akrokerato-elastoidosis. Dermatologica 107: 164–168

Dowd PM, Harman RR, Black MM (1983) Focal acral hyperkeratosis. Br J Dermatol 109: 97–103

Dupuytren G (1831) De la rétraction des doigts par suite d'une affection de l'aponévrose palmaire, opération chirurgicale qui convient dans ce cas. J Univ Hebd Méd Chir Prat 5: 352–365

Jadassohn J (1892) Ueber eine eigenartige Form von »Atrophia maculosa cutis«. (Mit Tafel VII.) In: Ergänzungshefte zum Archiv für Dermatologie und Syphilis, Jahrgang 1892. I. Heft. Mit 18 Tafeln und Doppeltafeln. Verhandlungen der Deutschen Dermatologischen Gesellschaft. Dritter Congress, gehalten zu Leipzig 17.–19. September 1891. Im Auftrage der Gesellschaft herausgegeben von Prof. A. Neisser S. 342–358

Kocsard E (1965) Keratoelastoidosis marginalis of the hands. Synonyms: marginal keratoderma of palms; degenerative collagenous plaques of the hands. Dermatologica 131: 169–175

Kyrle J (1916) Hyperkeratosis follicularis et parafolliculatis in cutem penetrans. Arch Dermatol Syph 123: 466–493

Laugier P, Woringer F (1963) Refléxions au sujet d'un collagénome perforant verucciforme. Ann Dermatol Syphiligr 90: 29–36

Ledderhose G (1895) Über Zerreissungen der Plantarfascie. Langenbecks. Arch Klin Chir 48: 853–856

Lutz W (1953) Keratosis follicularis serpiginosa. Dermatologica 106: 318–320

Mehregan AH, Coskey RJ (1968) Perforating folliculitis. Arch Dermatol 97: 394–399

Mehregan AH, Schwartz OD, Livingood CS (1967) Reactive perforating collagenosis. Arch Dermatol 96: 277–282

Miescher G (1955) Elastoma intrapapillare perforans verruciforme. Dermatologica 110: 254–266

Pellizzari C (1884) Eritema orticato atrofizzante atrophia partiale idiopathica della pelle. Gior Ital Malatt Pelle (Milano) 19: 230

Peyronie de la F (1743) Sur quelques obstactles, qui s'oppossent á l'éjaculation naturelle de la semence. Mém Acad Chir, Paris 1: 425

Platter F (1614) Observationes, in hominis affectibus plerique, corpori & animo, functionum laesione, dolore, aliave molestia & vitio incommodantibus. Libri tre. König, Basileae

Rongioletti F, Rebora A (1992) Pseudoxanthoma elasticum-like papillary dermal elastolysis. J Am Acad dermatol 26: 648–650

Schweninger E, Buzzi F (1881) Multiple gutartige geschwulstartige Bildungen der Haut des Rumpfes. In: Internationaler Atlas seltener Hautkrankheiten/ International Atlas of Eare Skin Diseases. Atlas international des maladies de la peau. Morris M, Unna PG, Duhring LA et al (Hrsg) Voss, Hamburg. Teil 5, Tafel 15

Shelley WB, Cohen W (1964) Stria migrans. Arch Dermatol 90: 193–194

Shelley WB, Rawnsley HM (1968) Painful feet due to herniation of fat. JAMA 205: 308–309

Shelley WB, Wood MG (1977) Wrinkles due to idiopathic loss of middermal elastic tissue. Br J Dermatol 97: 441–445

Shimizu H, Nishikawa T, Kimura S (1985) [White fibrous papulosis of the neck; review of our 16 cases]. Nippon Hifuka Gakkai Zasshi 95:1077–1084

Wagner E (1866) Das Colloid-Milium der Haut. Arch Heilkd 7: 463–464

Woolridge WE, Frerichs JE (1960) Amyloidosis. A new clinical type. Arch Dermatol 82: 230–234

VIII

Sklerodermie

Nicolas Hunzelmann und Thomas Krieg

54.1 Einführung

Es handelt sich um chronische Erkrankungen unbekannter Ätiologie, bei denen es nach einer entzündlichen Phase zur Sklerose, das heißt einer bindegewebigen Verhärtung umschriebener Hautareale oder zur generalisierten Sklerose der Haut unter Beteiligung innerer Organe kommt. Die Prognose der erstgenannten Erkrankung ist in den meisten Fällen günstig, die der zweiten Form ernst. Trotz Gemeinsamkeiten des histologischen Bildes ergibt sich daher wegen der unterschiedlichen Ausbreitung, Verläufe und Prognose die Notwendigkeit, zwei eigenständige Krankheiten voneinander abzugrenzen:
- Zirkumskripte Sklerodermie
- Systemische Sklerodermie

Hautveränderungen, die das Bild einer Sklerodermie weitgehend nachahmen, jedoch eine geklärte, andersartige Ätiologie aufweisen, werden als **Pseudosklerodermien** oder sklerodermieartige Syndrome abgegrenzt. An Sklerodermie erinnernde, jedoch mit ihr nicht verwechselbare umschriebene sklerosierende Hautveränderungen werden als **sklerodermiforme Hautveränderungen** beschrieben; Beispiel ist das sklerodermiforme Basaliom.

> **Zirkumskripte und systemische Sklerodermie sind zwei eigenständige, voneinander unabhängige Erkrankungen.**

54.2 Zirkumskripte Sklerodermie

Synonyme
Sclerodermia circumscripta, lokalisierte Sklerodermie, Morphea

Epidemiologie
Die Erkrankung ist relativ selten. Das Verhältnis von weiblichen zu männlichen erkrankten Personen ist 2:1–3:1. Am häufigsten ist das jüngere Erwachsenenalter (20–40 Jahre) betroffen; etwa 15% der Patienten sind Kinder bis zu 10 Jahren.

Ätiopathogenese
Die Ursache ist unbekannt. In Einzelfällen wurden Traumen als auslösende Faktoren angeschuldigt. Genetische, immunologische, hormonelle, infektiöse, toxische, neurogene oder vaskulär wirksam werdende Faktoren wurden diskutiert, sind aber nicht bewiesen. Auch die Vermutung, dass *Borrelia burgdorferi*, zumindest in einigen Fällen, als ätiologisches Agens in Betracht kommt (erhöhte Antikörpertiter, Nachweis von *Borrelia burgdorferi* in erkrankter Haut) hat sich nicht bestätigt.

Klinik
Ein zirkumskripter Sklerodermieherd beginnt mit einer fleckförmigen, sich allseitig ausdehnenden, mäßig entzündlichen Rötung. Bald bildet sich im Zentrum des Herdes unter Schwund des Erythems eine langsam wachsende, gelblich-weißliche harte Platte aus. Es entsteht eine scheibenartige, an der Oberfläche spiegelnde, mit der Unterlage verbackene elfenbeinfarbene Verhärtung der Haut, die ringförmig von einem blauvioletten oder fliederfarbenen Erythem umgeben ist, dem **lilac ring**. Die Verhärtungen sind oft irreversibel. Nach längerem Bestand

Abb. 54.1 Zirkumskripte Sklerodermie

Tab. 54.1 Klassifikation der zirkumskripten Sklerodermie

Typ	Erkrankung
Limitierte Form	Morphea (Plaque-Typ) Morphea guttata Atrophodermia Pasini-Pierini
Generalisierte Form	Generalisierte zirkumskripte Sklerodermie (Befall von mindestens drei anatomischen Arealen) Disabling pansclerotic morphea (schwer verlaufende Sonderform) Eosinophile Fasziitis (Sonderform mit führendem Befall der Faszie)
Lineare Form	Lineare zirkumskripte Sklerodermie (meist Befall der Extremitäten) Lineare zirkumskripte Sklerodermie vom Typ en coup de sabre Progressive faziale Hemiatrophie (Synonym: Parry-Romberg-Syndrom)
Tiefe Form	

kann sich aber auch unter Verlust von Haaren und Talgdrüsen eine Atrophie ausbilden, wobei Pigmentveränderungen (Hyper- und Depigmentierungen) innerhalb der Herde auftreten. Alle Laborwerte sind unauffällig, aber antinukleäre Antikörper können vorkommen, besonders bei linearer und disseminierter zirkumskripter Sklerodermie.

Wechselnde Größe und Form der sklerotischen Bindegewebeverhärtung und wechselnder Sitz der pathologischen Veränderungen in den verschiedenen Etagen der Haut lassen den Dermatologen klinisch verschiedene Formen unterscheiden (Tab. 54.1).

Morphea, Plaque-Typ (Herdförmige zirkumskripte Sklerodermie)

Hier findet man einen oder mehrere 1–10 cm große Herde. Prädilektionsstelle ist der Rumpf.

Morphea guttata (Kleinfleckige zirkumskripte Sklerodermie)

Sie ist durch eine rumpfbetonte Aussaat von gelblich-weißlichen, oberflächlich glänzenden sklerotischen Herdchen mit Randbegrenzung durch einen feinen lilac ring gekennzeichnet. Die klinische Abgrenzung gegenüber Lichen sclerosus et atrophicus kann schwierig sein. Stets fehlen aber follikuläre Hyperkeratosen. Entscheidend ist das histologische Substrat.

Atrophodermia Pasini-Pierini (Erythematöse zirkumskripte Sklerodermie)

[Pasini 1923, Pierini 1936]

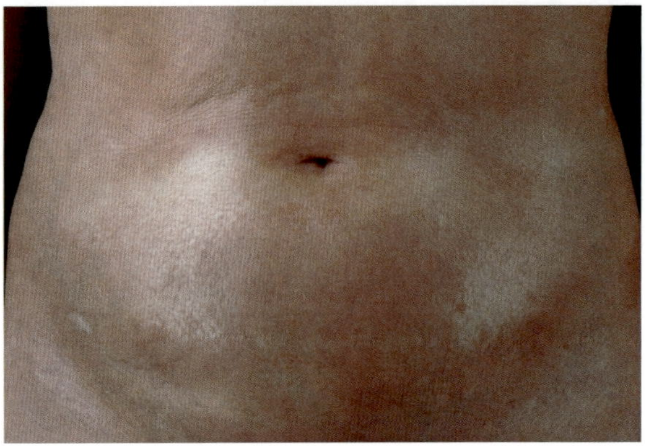

Abb. 54.2 Konfluierende Plaques einer generalisierten Form der zirkumskripten Sklerodermie

Synonym

Atrophodermia idiopathica et progressiva

Diese Form ist relativ selten. Dabei entwickelt sich meist in mehreren rundlichen oder ovalen Herden von 1–2 cm Größe und darüber lediglich ein zyklamenfarbenes Erythem: **lilac ring**. Prädilektionsstelle ist der Rumpf. Die Sklerosierung der Herde bleibt ganz aus oder ist nur sehr geringfügig. Schließlich wird die Haut in den gut abgegrenzten Herden leicht atrophisch und sinkt kahnartig unter das Hautniveau ein. Es handelt sich um eine ganz oberflächlich in der Dermis lokalisierte zirkumskripte Sklerodermie. Nicht selten tritt diese Form gemeinsam mit einer herdförmigen zirkumskripten Sklerodermie in Erscheinung.

Disseminierte zirkumskripte Sklerodermie (Morphea generalisata)

Sie ist durch eine größere Anzahl von zirkumskripten Sklerodermieherden gekennzeichnet, in schweren Fällen tritt sie generalisiert auf. Atemexkursionen und Bewegungsfähigkeit der Extremitäten können deutlich eingeschränkt sein.

Disabling pansclerotic morphea

[Diaz-Perez et al. 1980]

Es handelt sich um eine extrem seltene und schwere Krankheit durch Kombination von linearer und disseminierter zirkumskripter Sklerodermie mit schwerer Behinderung durch die sklerotischen Hautveränderungen, durch sekundäre Beteiligung von inneren Organen, Kachexie, Mutilationen und unaufhaltsame Progression.

Lineare zirkumskripte Sklerodermie

Sie kommt in zwei Varianten vor:

Sclérodermie en coup de sabre Diese nicht seltene Sonderform der bandförmigen zirkumskripten Sklerodermie entwickelt sich frontoparietal meist paramedian von

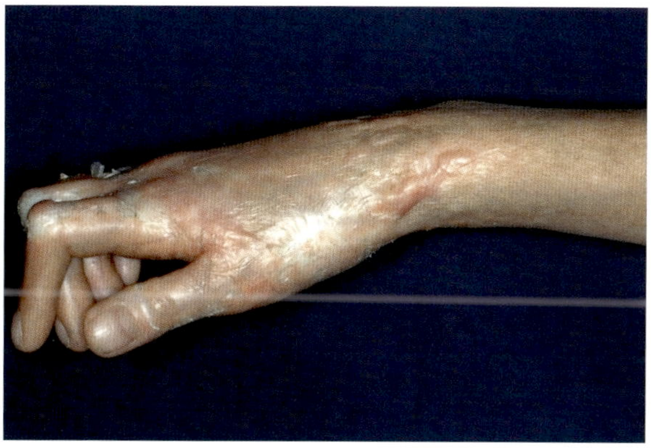

Abb. 54.3 Disabling pansclerotic morphea

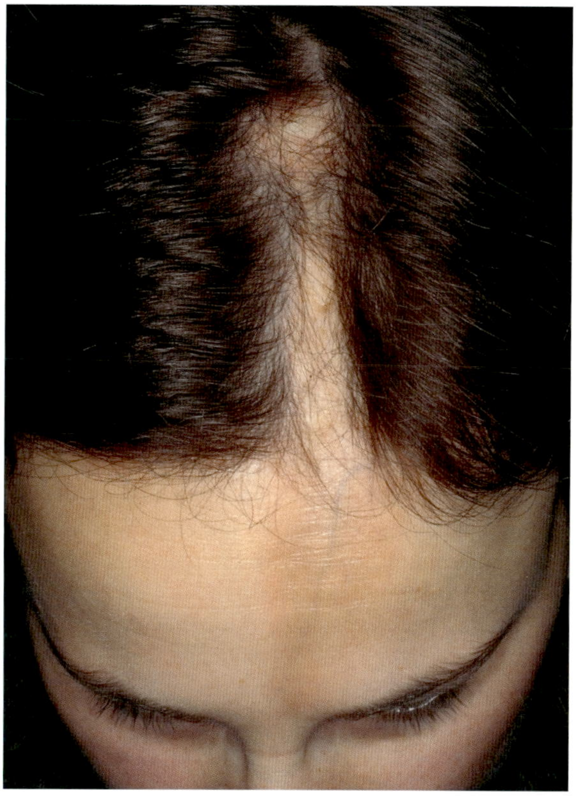

Abb. 54.4 Lineare zirkumskripte Sklerodermie (en coup de sabre)

den Augenbrauen bis in die behaarte Kopfhaut hinein, in der es zu einer permanenten Alopezie kommt. Manchmal findet man eine rinnenförmige Atrophie des darunter liegenden Knochens, sodass insgesamt der Aspekt eines Zustandes nach Säbelhieb (coup de sabre) entsteht. Doppelseitigkeit kommt extrem selten vor. Veränderungen im Elektroenzephalogramm wurden beschrieben. Bei mehr seitlichem Sitz am Kopf oder am Kinn kann ein Bild resultieren, das an Hemiatrophia faciei progressiva erinnert.

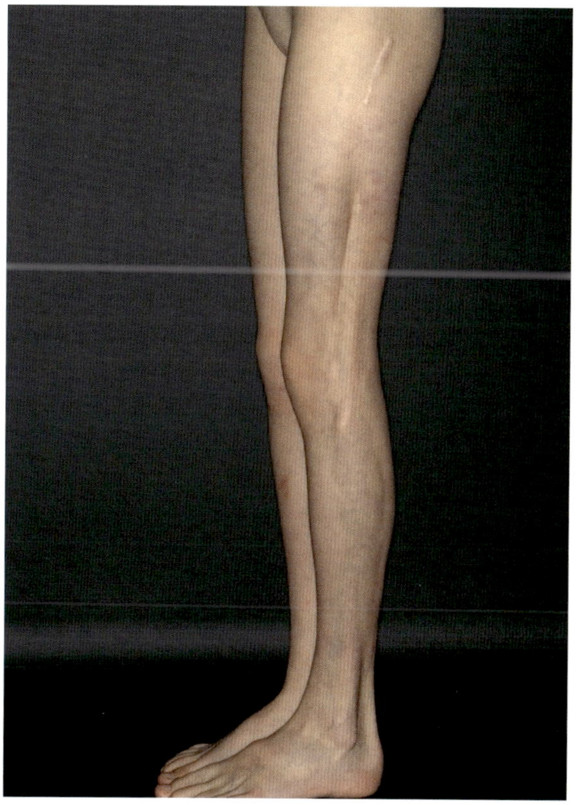

Abb. 54.5 Lineare zirkumskripte Sklerodermie

Lineare zirkumskripte Sklerodermie der Extremitäten Hier treten manchmal lineare, bandförmige oder auch systematisierte Herde mit Verlauf in Längsrichtung auf. Diese können als derbe sklerotische Streifen über Gelenke hinwegziehen und zur Bewegungseinschränkung führen (**dermatogene Kontrakturen**). Bei Kindern kann sich in den betroffenen Hautbereichen eine zum Teil ausgeprägte Muskel- oder Knochenatrophie entwickeln, ebenso wird eine entzündliche Gelenkbeteiligung beobachtet.

Progressive faziale Hemiatrophie

Synonyme

Hemiatrophia faciei, Parry-Romberg-Syndrom
[Parry 1825, Romberg 1846]

Die progressive faziale Hemiatrophie ist charakterisiert durch eine primär atrophische Umwandlung der betroffenen subkutanen Gewebsmuskel und Knochen. Eine Fibrose wird nur selten beobachtet. Die Erkrankung tritt häufig im Jugend- und Kindesalter im Kopfbereich auf und betrifft Wangenmuskulatur, Knochen und Zunge, wodurch im Verlauf eine zum Teil ausgeprägte Asymmetrie des Gesichts entsteht. Eine Beteiligung des zentralen Nervensystems wird beobachtet, ebenso relativ häufig eine Koinzidenz mit einer linearen zirkumskripten Sklerodermie vom Typ en coup de sabre.

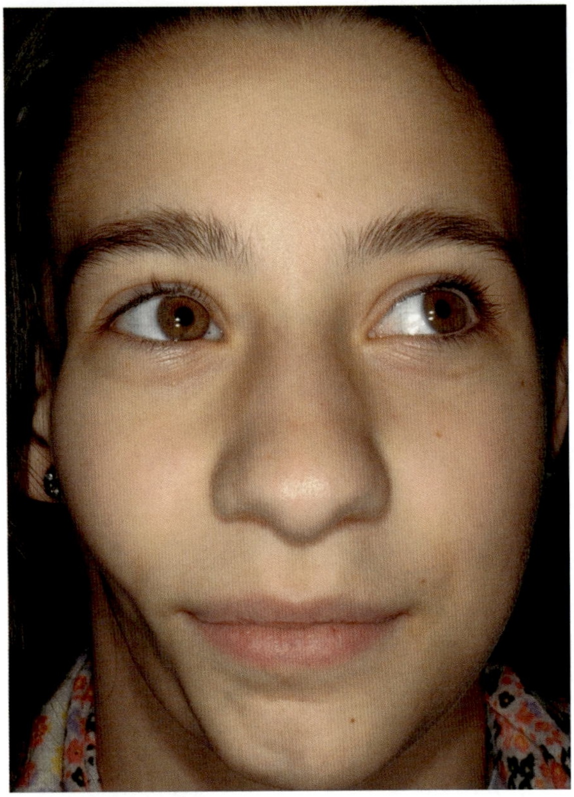

Abb. 54.6 Progressive faziale Hemiatrophie

Noduläre zirkumskripte Sklerodermie

Bei dieser seltenen Variante zeigen sich an Keloide erinnernde knotige Herde, daher auch die Bezeichnung **Keloidmorphea**. Koinzidenz mit typischen Herden von zirkumskripter Sklerodermie kommt vor und ist für die Diagnose hilfreich. Histologisch findet sich, anders als beim Keloid, eine normale Elastika.

Subkutane zirkumskripte Sklerodermie (Morphea profunda)

Diese Variante ist dadurch charakterisiert, dass bevorzugt das subkutane Bindegewebe zwischen Fettläppchen und den tieferen Koriumschichten Sitz der Sklerosierung ist. Daher fehlt an der Hautoberfläche das fliederfarbene Erythem des lilac ring. Klinisch sieht man knotige, strangförmige oder keloidartige Hautveränderungen, die zu Einziehungen oder Vorwölbung und zur Verhaftung der Haut mit tieferen Gewebestrukturen wie Faszien führen.

Zirkumskripte Sklerodermie der Faszie (Sklerofaszie)

Sie kann als eine zirkumskripte Sklerodermie mit Sitz der Krankheitsveränderungen im Bindegewebe der Faszien herausgestellt werden. Bevorzugte Lokalisation sind die Faszien in den Sehnenscheiden der Unterarmbeugeseiten. Durch Schrumpfung und Einmauerung von Muskulatur und Sehnen führt diese Form schließlich zur dermatogenen Fixierung der Gelenke. Auch die Symptomatik eines Karpaltunnel-Syndroms kann resultieren.

Differenzialdiagnose

Hier sind andere sklerosierende Hauterkrankungen, wie die eosinophile Fasziitis, beginnende systemische Sklerodermie sowie Pseudosklerodermien und der Lichen sclerosus et atrophicus, zu nennen. Überlappungen mit einem Lichen sclerosus et atrophicus, insbesondere mit Beteiligung der Genitalschleimhaut, werden häufiger beobachtet.

Histopathologie

Frühveränderungen sind ein dichtes, vorwiegend lymphozytäres, entzündliches Infiltrat, das die Gefäße des oberflächlichen und tiefen Plexus umgibt, eine ödematöse Verquellung der Kollagenfaserbündel und oft eine septale Pannikulitis mit Lymphozyten, Plasmazellen und Eosinophilen. Aus dieser entzündlichen Phase entwickelt sich das sklerotische Stadium, in dem sich das dermale Bindegewebe auf Kosten des subkutanen Fettgewebes ausbreitet. Die Entzündungszellen verschwinden, Fibroblasten sind nur noch spärlich zwischen den meist parallel zur Hautoberfläche angeordneten homogenisierten und verbreiterten Kollagenfaserbündeln nachweisbar. Die Gefäße werden zu Schlitzen verengt, die Adnexe atrophieren. Haarfollikel und Talgdrüsen schwinden fast völlig; lediglich die Mm. arrectores pilorum bleiben übrig. Ekkrine Schweißdrüsen liegen eingemauert in dem hyalin-sklerotischen Korium. Die elastischen Fasern bleiben weitgehend erhalten.

Elektronenmikroskopisch findet man eine regionale Neubildung kollagener Fibrillen mit einer Verringerung des durchschnittlichen Fibrillendurchmessers und einer erhöhten Variationsbreite von deren Dicke bei ansonsten normaler Ultrastruktur. An den kleinen Gefäßen wurden Endothelverdickung und Fenestration, ferner Verdickung der Basalmembran beschrieben.

Labor

Die Werte liegen im Allgemeinen im Normbereich. Eosinophilie kann vorkommen. Antinukleäre Antikörper sind hauptsächlich bei linearer zirkumskripter Sklerodermie beschrieben.

Verlauf

Die Intensität der Erkrankung ist unterschiedlich und unberechenbar. In der Regel kommt sie aber spontan zum Stillstand, und der lilac ring als Zeichen entzündlicher Aktivität verschwindet. Auch die Sklerose kann sich zurückbilden. Angaben der mittleren Erkrankungsdauer liegen bei 1,5–4 Jahren für die herdförmige, bei 5 Jahren für die lineare zirkumskripte Sklerodermie. Verläufe von mehr als 10 Jahren Dauer sind aber möglich. Folgekrankheiten wie sekundäre Hyperpigmentierung, Kalzinose, Kontrakturen oder faziale Hemiatrophie bilden sich allenfalls nur langsam zurück.

Die quoad vitam gute Prognose wird durch bleibende Atrophieherde, mögliche Deformierungen der Haut und funktionelle Behinderungen der Gelenkbeweglichkeit getrübt. Manchmal entstehen trophische, schlecht heilende Ulzera in alten Sklerodermieherden besonders an den Unterschenkeln. Koexistenz mit systemischer Sklerodermie oder Übergänge in diese prognostisch ungünstige Form wurden lediglich in Einzelfällen bei disseminierter oder generalisierter zirkumskripter Sklerodermie beschrieben. Myositische Veränderungen im erkrankten Areal sind dagegen besonders bei Lokalisation der Herde an den Extremitäten häufiger zu beobachten.

▪ Therapie

Bei Patienten mit limitiertem Hautbefall ist in der Regel eine äußerliche Therapie ausreichend. Bei Patienten mit schwerem Hautbefall oder extrakutanem Befall sollte eine systemische Therapie erwogen werden.

▪▪ Topisch

Glukokortikoide können in Salbenform, auch unter Okklusivverband, angewendet werden. Intraläsionale Injektionen von 1:3–1:5 mit Mepivacain verdünnter Triamcinolonacetonid-Kristallsuspensionen können im aktiven Randbereich der linearen Subtypen erwogen werden. Positive Studien liegen weiterhin für den Einsatz von Calcipotriol 0,005% unter Okklusion vor.

▪▪ Phototherapie

Eine Reihe von prospektiven Studien sprechen für den erfolgreichen Einsatz langwelliger UV-Strahlung für die Behandlung der zirkumskripten Sklerodermie. Hierzu zählen insbesondere die Bade-PUVA-Therapie (Bad- oder Cremetherapie, abhängig von befallener Fläche 2- bis 4-mal pro Woche für 30 Bestrahlungen) oder UVA_1-Therapie (20–80 J/cm^2 3- bis 5-mal pro Woche, 30–40 Bestrahlungen).

▪▪ Systemisch

Bei ausgedehntem Hautbefall oder Befall des subkutanen Fettgewebes und der Muskulatur sollte insbesondere in den entzündlichen Stadien auch bei Kindern eine systemische Therapie in Betracht gezogen werden. Der Einsatz von systemischen Glukokortikoiden wird sowohl als Monotherapie (Prednisolon oral 0,5–1,0 mg/kg Körpergewicht täglich) als auch in Kombination insbesondere mit Methotrexat (12,5–25 mg absolut bei Erwachsenen, 0,3–0,6 kg pro kg Körpergewicht bei Kindern für mindestens 6 Monate) beschrieben. Da sich sklerodermieartige Reaktionen auch nach Borrelien-Infektionen manifestieren können, wird hoch dosiert Penicillin (10–20 Mio. Einheiten über 2 Wochen) empfohlen.

▪▪ Physikalisch

Bei bandartigen Formen an den Extremitäten sind zur Erhaltung der Gelenkbeweglichkeit physikalische und krankengymnastische Behandlungen indiziert. Wärmebehandlung, Hautpflege und Massagen können hilfreich sein.

54.3 Eosinophile Fasziitis

[Shulman 1974]

▪ Synonyme

Shulman-Syndrom, diffuse Fasziitis mit Eosinophilie

▪ Epidemiologie

Die Erkrankung ist selten, wahrscheinlich überwiegt das männliche Geschlecht.

▪ Ätiopathogenese

Die Ursache ist unbekannt. Anamnestisch werden vorangegangene örtliche Traumen oder allgemeine körperliche Überanstrengung angegeben.

▪ Klinik

Die manchmal an Scleroedema adultorum erinnernde Erkrankung kann in jedem Lebensalter auftreten, kommt aber meist im mittleren Erwachsenenalter vor. Die eosinophile Fasziitis wird hier separat abgehandelt, obwohl es sich wahrscheinlich nicht um eine Krankheitsentität, sondern um eine Variante der zirkumskripten Sklerodermie handelt (▣ Tab. 54.1). Ohne Raynaud-Symptomatik entwickelt sich relativ rasch eine teigige, sklerodermiforme Induration meist der Extremitäten, seltener am Stamm oder im Gesicht. Die Haut wird hart, wellig (**Matratzenphänomen**) und ist straff an die darunter liegenden Strukturen gebunden, sodass es

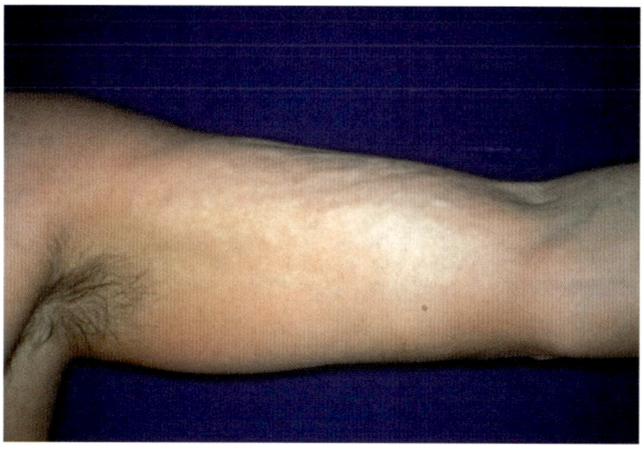

▣ **Abb. 54.7** Eosinophile Fasziitis

in wenigen Wochen zu Kontrakturen kommen kann. Eine Sklerose der Organe wurde in seltenen Fällen beobachtet.

Differenzialdiagnose

Es müssen vor allem systemische Sklerodermie, Eosinophilie-Myalgie-Syndrom und Pseudosklerodermien wie die nephrogene systemische Fibrose abgegrenzt werden.

Histopathologie

In der frühen Phase finden sich dichte Entzündungsinfiltrate von Monozyten, eosinophilen Granulozyten und Plasmazellen am Subkutis-Faszien-Übergang. In der Spätphase findet sich eine zellarme Fibrose mit führendem Befall der Faszie. Nicht selten sind durch direkte Immunfluoreszenz (DIF) an Basalmembran, Blutgefäßen oder diffus im Bindegewebe Immunglobulin-Ablagerungen nachweisbar.

Labor

An Laborwerten fallen im Frühstadium eine Bluteosinophilie (bis 50%), erhöhte BSG und Hypergammaglobulinämie auf. Antinukleäre Antikörper sind gewöhnlich nicht nachweisbar.

Verlauf

Er ist chronisch, spontane Remission ist jedoch möglich. Die Krankheit spricht meist gut auf Glukokortikoidtherapie und Methotrexat an. Endgültige Erfahrungen über ihre Prognose müssen aber noch abgewartet werden. Fälle mit Leukämie wurden berichtet.

Therapie

Glukokortikoide werden in mittlerer Dosierung (um 60 mg Prednisonäquivalent/Tag) mit sehr langsamer Reduktion gegeben, auch Wärmetherapie, Lymphdrainage und vorsichtige Massage werden angewendet.

54.4 Systemische Sklerodermie

[Crusio 1754, Gintrac 1847]

Synonyme

Sclerodermia diffusa seu progressiva, progressive systemische Sklerodermie, diffuse Sklerodermie, systemische Sklerose, Systemsklerose

Epidemiologie

Die Krankheit ist selten. In den USA beträgt die Morbidität 105/1 Mio. Einwohner, die Zahl der Neuerkrankungen pro Jahr wird mit 3–12/1 Mio. Einwohner, die Mortalität mit 2–4/1 Mio. Einwohner angegeben. Klimatische und geografische Unterschiede sind nicht ausgeprägt. Je nach Typ der Erkrankung können unter anderem Assoziationen mit einem bestimmten HLA-Locus nachgewiesen werden. Mit 3:1–5:1 erkranken Frauen viel häufiger als Männer. Die Krankheitshäufigkeit ist bei Kindern sehr niedrig und steigt mit dem Lebensalter an. In über 80% der Fälle suchen die Patienten zwischen der 3.–7. Lebensdekade ärztliche Hilfe.

Ätiopathogenese

Obwohl die Ursache der Erkrankung weiterhin ungeklärt ist, weiß man, dass für die Pathogenese der systemischen Sklerodermie drei Bereiche von zentraler Bedeutung sind:
- Veränderungen der Gefäße
- Frühe entzündliche Reaktion
- Später einsetzende Fibrose und Sklerose

Sicher spielt eine genetische Disposition eine große Rolle. Bestimmte Unterformen der systemischen Sklerodermie zeigen eine hohe Korrelation zu definierten HLA-Allelen. In früheren Arbeiten wurde bei diesen Patienten versucht, Chromosomenanomalien nachzuweisen. Auch wurde die Persistenz von fetalen Zellen bei Frauen mit systemischer Sklerodermie für die Induktion einer chronischen Graft-versus-Host-Reaktion und somit für die Initiierung der Erkrankung verantwortlich gemacht. Diese Untersuchungen beziehen sich auf die große Ähnlichkeit der systemischen Sklerodermie mit Veränderungen, die nach

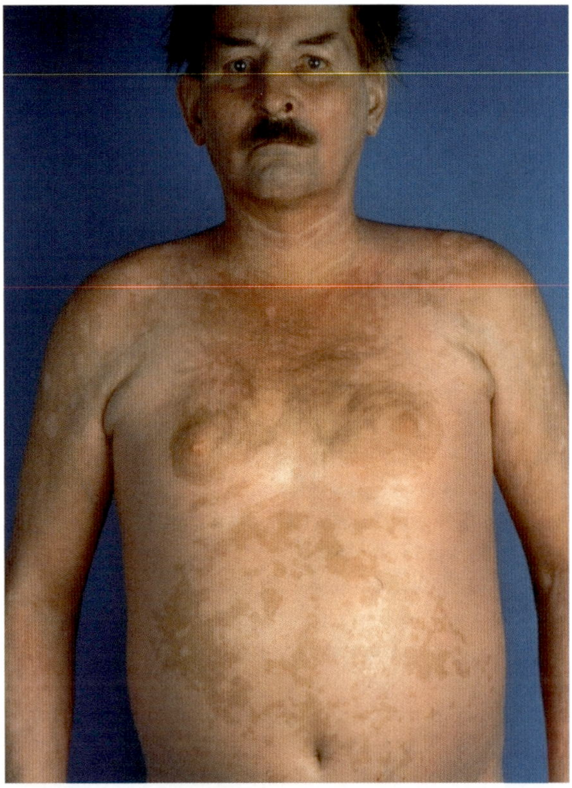

Abb. 54.8 Systemische Sklerodermie mit Rumpfbeteiligung, typische Aussparung der Brustwarzen

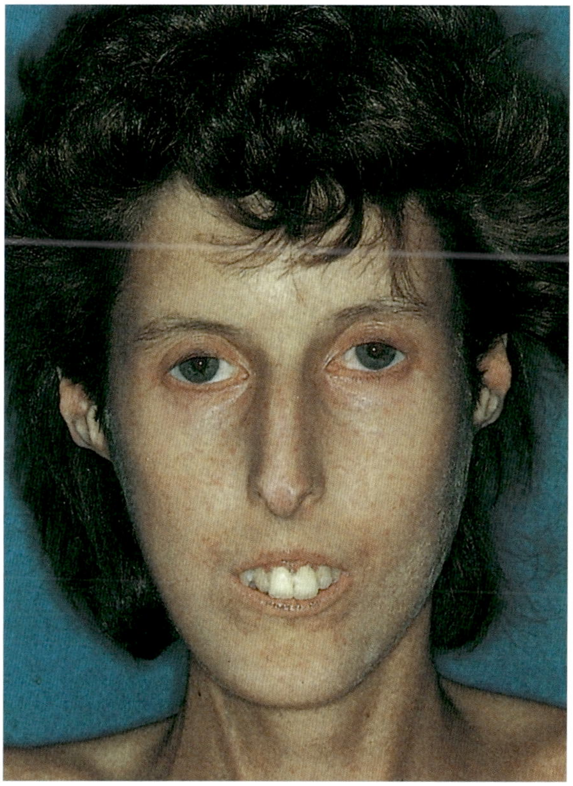

Abb. 54.9 Systemische Sklerodermie vom akralen Typ mit typischer Gesichtsveränderung

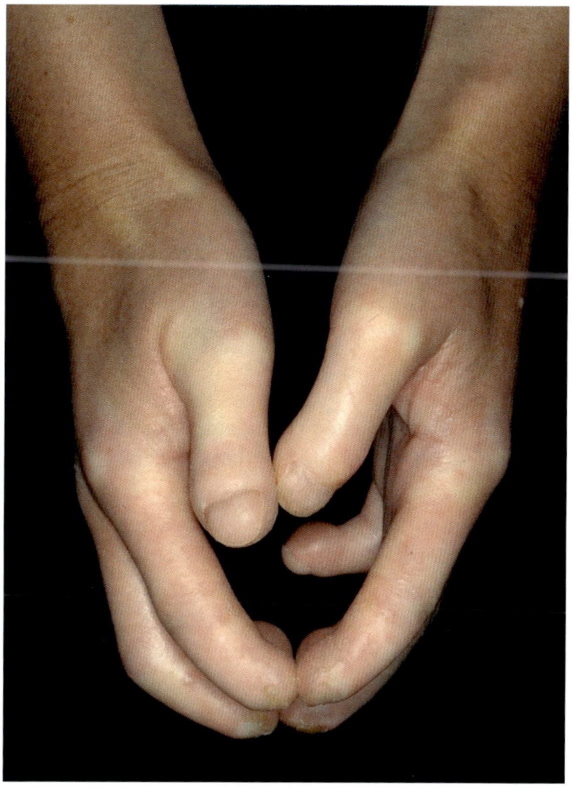

Abb. 54.10 Stadium oedematosum einer Sklerodermie vom akralen Typ

Knochenmarktransplantationen und chronischer Graft-versus-Host-Reaktion auftreten. Potenziell wichtig für die Pathogenese sind eine Reihe von Umweltfaktoren und Chemikalien, die zu sklerodermieartigen Erkrankungen führen können. Hierzu gehören Verunreinigungen von Tryptophan, Substanzen, die für das toxische Ölsyndrom in Spanien verantwortlich waren, ferner Vinylchlorid und Silikatstaub.

Die bei der systemischen Sklerodermie regelmäßig auftretenden zirkulierenden Antikörper werden als pathogenetisch nicht relevant angesehen. Sie charakterisieren aber den Phänotyp, sind genetisch determiniert, deuten auf bestimmte Organbeteiligungen bei solchen Patienten hin und haben somit prognostische Bedeutung.

Unterschiedliche Störungen der zellulären Immunität wurden immer wieder beschrieben. Charakteristisch ist die in den Anfangsstadien oft sehr ausgeprägte lymphohistiozytäre Entzündung um Blutgefäße, die früh von Endothelzellproliferationen und Gefäßverschlüssen gefolgt wird. Eine große Zahl von Zytokinen wird freigesetzt.

Tab. 54.2 Klassifikation der systemischen Sklerodermie. (Nach LeRoy et al. 1988)

Akrosklerodermie	Diffuse Sklerodermie
Limitierte kutane systemische Sklerodermie (LcSSc)	Diffuse kutane systemische Sklerodermie (dcSSc)
Lange Krankheitsgeschichte mit Raynaud-Syndrom	Kurzes Intervall (<1 Jahr) zwischen Beginn von Raynaud-Syndrom und Entwicklung von Hautveränderungen
Limitierte periphere Hautbeteiligung: Akrosklerodermie	Hautveränderungen am Rumpf und an den Akren, Sehnenreiben
Kalzinose, Teleangiektasien, spätes Auftreten einer PAH, Hypertension	Lungenfibrose, gastrointestinale Erkrankung, Myokardbeteiligung, Nierenbeteiligung
Kapillarektasien im Nagelfalz	Kapillarer drop-out im Nagelfalz
Häufig Antizentromer-Autoantikörper	Häufig Scl 70-Autoantikörper

Insbesondere der Familie des Transforming-growth-Faktor β und des CTGF (connective tissue growth factor) wird eine besondere Bedeutung beigemessen. Diese Faktoren scheinen die Fibroblastenaktivität zu induzieren und zu einer sich verselbstständigenden Reaktion zu führen, die in einer langsam fortschreitenden Fibrose mündet.

▪ Klinik

Die systemische Sklerodermie ist eine polymorphe Erkrankung. Innerhalb des vielgestaltigen Krankheitsbildes lassen sich zwei wesentliche Verlaufsformen abgrenzen (◘ Tab. 54.2).

Akrosklerodermie (limited cutaneous systemic scleroderma) Die Akrosklerodermie (limitierte systemische Sklerodermie) ist gekennzeichnet durch eine zunehmende Fibrose der Akren mit zentripetaler Ausbreitung bis unterhalb der Ellenbogen und Kniegelenke. Die Gesichtshaut kann ebenfalls betroffen sein. Bei dieser Erkrankungsvariante gehen dem Beginn der Hautfibrose meist über viele Jahre ein Raynaud-Phänomen und auch der Nachweis von antinukleären Antikörpern voraus. Organmanifestationen treten später auf. Wichtig für die Prognose quoad vitam ist das Auftreten einer pulmonal arteriellen Hypertonie. Charakteristisch ist der Nachweis von Antizentromer-Antikörpern in 50% dieser Patienten.

Diffuse Sklerodermie (diffuse cutaneous systemic scleroderma) Die diffuse systemische Sklerodermie ist die schneller und schwerer verlaufende Variante und häufig durch eine zentrifugale Ausbreitung der Hautsklerosierung gekennzeichnet. Die Hautverhärtung geht über die Ellenbogen hinaus und kann auch in der Reihenfolge Stamm, Gesicht, Akren auftreten, meist in den ersten 1–2 Jahren nach Beginn des Raynaud-Phänomens. Hier kommt es häufig frühzeitig zu Organbeteiligungen unterschiedlicher Ausprägung (Gastrointestinaltrakt, Lunge, Herz, Niere). Bei über der Hälfte der Patienten lassen sich Scl 70-Autoantikörper nachweisen. Weitere Antikörper wie gegen RNA-Polymerase gehen mit einem erhöhten Risiko einer Nierenbeteiligung oder im Falle von Fibrillarin-Antikörpern mit einem erhöhten Risiko einer Lungenfibrose einher.

Es gibt zwei Sonderformen, die inzwischen der Akrosklerodermie zugeordnet werden. Hierzu zählt zum einen das **CREST-Syndrom** (**K**alzinose, **R**aynaud-Krankheit, **Ö**sophagusbeteiligung, **S**klerodaktylie, **T**eleangiektasien), das in der Regel mit Zentromer-Antikörpern einhergeht, und die seltene systemische **Sklerodermie sine scleroderma**. Diese Patienten weisen zwar keine Sklerodermie auf, allerdings leiden sie unter einem Raynaud-Phänomen, pulmonal arterieller Hypertonie oder auch charakteristischen gastrointestinalen Veränderungen, neben dem Nachweis von Antizentromer-Antikörpern.

Eine weitere Gruppe von Patienten können dem Sklerodermie-Overlap-Syndrom zugerechnet werden. Diese Patienten zeigen Hauptsymptome der systemischen Sklerodermie wie Akrosklerose, beidseitige basale Lungenfibrose in Kombination mit Symptomen einer weiteren, nicht organspezifischen Autoimmunerkrankung oder einem Hauptsymptom einer solchen Erkrankung (wie Myositis, Sjögren-Syndrom oder Lupus erythematodes). Häufig sind bei diesen Patienten Antikörper gegen U1-RNP oder PM-Scl nachzuweisen.

Oft stellen sich Patienten schon relativ früh im Krankheitsverlauf vor, ohne sichere Zeichen einer systemischen Sklerodermie entwickelt zu haben. Hier hat es sich als sinnvoll erwiesen, diese Patienten als **undifferenzierte systemische Sklerodermie** zu beschreiben. Sie sind charakterisiert durch das Auftreten eines Raynaud-Phänomens, für Sklerodermie typischen kapillarmikroskopischen Veränderungen, ödematöse Schwellungen der Finger und Hände, einer pulmonal arteriellen Hypertonie und/oder SSc-assoziierten Antikörpern.

▪▪ Raynaud-Syndrom

Das Auftreten eines Raynaud-Phänomens ist ein charakteristisches Frühsymptom der Erkrankung, welches bei mehr als 90% der betroffenen Patienten auftritt und den weiteren Organmanifestationen vorausgeht. Es handelt sich um einen durch Kälte oder emotionalen Stress ausgelösten anfallsartigen Gefäßspasmus, besonders an den Händen, mit der typischen Abfolge der drei Stadien von schmerzhafter Ischämie (weiß), lokaler Zyanose (blau) und arterieller Hyperämie (rot) (**Trikolore-Phänomen**). Das Raynaud-Phänomen kann sehr schmerzhaft sein. Hilfreich zum sicheren Nachweis eines Raynaud-Phänomens kann eine Kälteprovokation sein. Eine Abgrenzung vom sehr viel häufigeren primären Raynaud-Phänomen ohne begleitende Grunderkrankung bietet die Klinik mit einer asymmetrischen Beteiligung einzelner Finger und der Nachweis antinukleärer Antikörper. Der kapillarmikroskopische Nachweis von Kapillarektasien bis hin zu Megakapillaren sowie der Nachweis von avaskulären Arealen sind diagnostisch wegweisend.

▪▪ Hautbeteiligung

Die Hautbeteiligung als häufigste Manifestation beginnt an den Akren oder Fingern. Bereits vor der teigig-ödematösen, gering geröteten Anschwellung der Finger, Hände und Unterarme (**Stadium oedematosum**) tritt das Raynaud-Syndrom auf. Der Faustschluss ist zunehmend eingeschränkt. Befall der Füße ist selten. Im weiteren Verlauf wird die Haut extrem straff, gespannt, wachsartig-spiegelnd und lässt sich nicht mehr in Falten abheben (**Stadium sclerosum**). Für die Bestimmung des Krankheitsverlaufs ist der **modifizierte Rodnan Skin Score (mRSS)** [Clements et al. 1995], der bis-

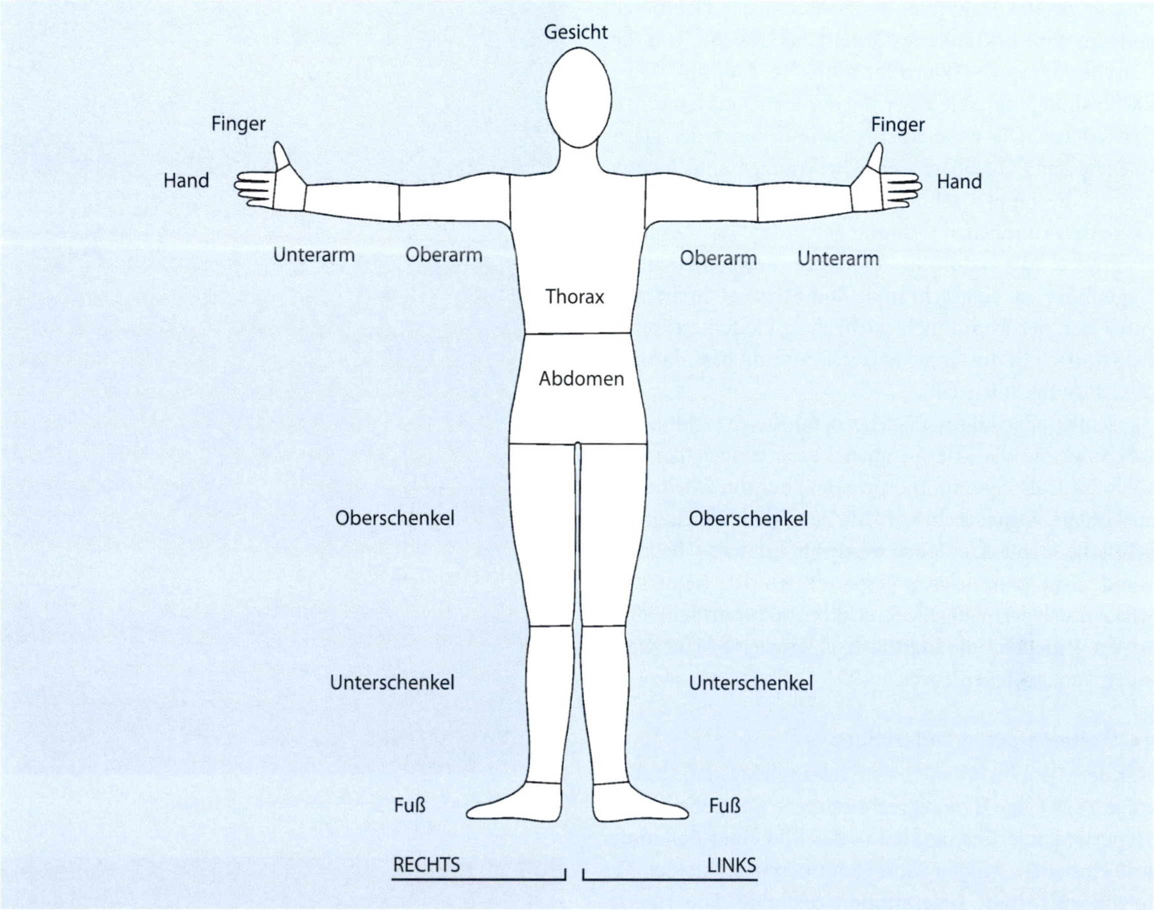

Abb. 54.11 Modifizierter Rodnan Skin Score

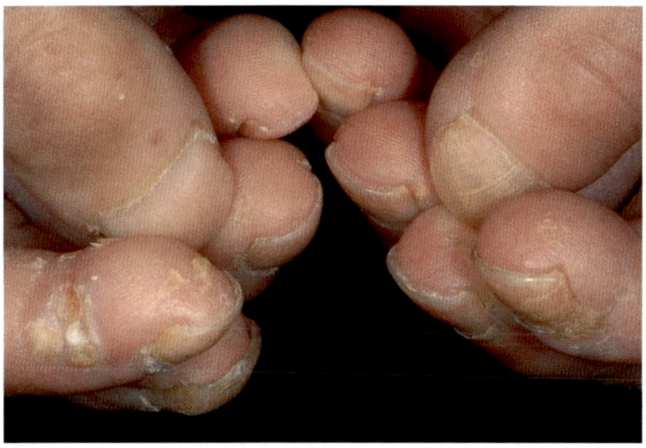

Abb. 54.12 Digitale Ulzerationen

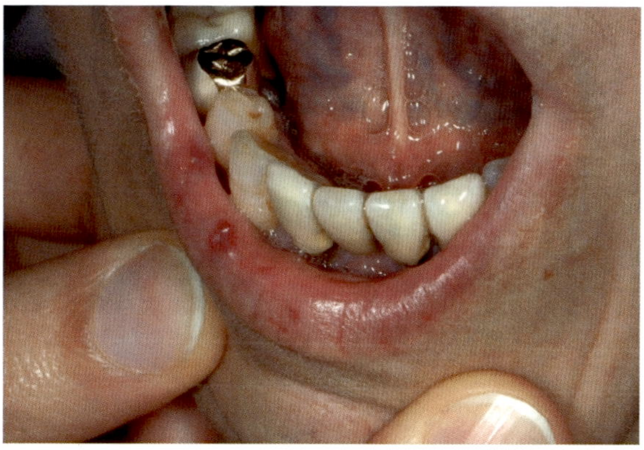

Abb. 54.13 Eingeschränkte Mundöffnung, Verschmälerung des Lippenrots, Teleangiektasien und verkürztes Zungenbändchen

her am besten validierte Parameter. Er zeigt eine relativ gute Korrelation mit der Organbeteiligung, insbesondere der Lunge. Durch die sklerotische Schrumpfung der Haut wird die Beweglichkeit an Händen und Füßen eingeschränkt: **Dermatogene Kontraktur**. Die Finger sind krallenartig in Beugekontraktur gespreizt und werden schließlich völlig unbeweglich. An den Fingerspitzen und über den Gelenken findet man oft kleine Nekrosen (**Rattenbissnekrosen**). Weichteile und Knochen verfallen einer Druckatrophie. In schweren Fällen erscheinen die Endglieder zugespitzt (**Madonnenfinger**) oder verstümmelt. Die Nägel sind durch Querwülste und Querstreifen deformiert.

Ein zweiter Hauptmanifestationsort der Hautbeteiligung für diese Erkrankungsform ist das Gesicht. Es verliert sein Mienenspiel: **Sklerodermatische Amimie**. Durch die Straffung und Sklerosierung der Haut verkleinert sich das Gesicht. Die Nase wird spitz und von einer glatten spiegelnden Haut überzogen. Die Wangen sind faltenlos gerafft, die Lippen schmal. Der Mund ist zu einer verkleinerten rundlichen Öffnung geworden, das Öffnen ist erschwert: **Mikrostomie**. Auch die Beweglichkeit der Augenlider ist eingeschränkt. Die Stirn ist nicht mehr runzelbar, der Mund nicht mehr zum Pfeifen zu spitzen. Palpatorisch ist die Gesichtshaut straff und hart, ihr Farbton ist weißgelblich-fahl.

Zunehmend können sich bei der diffusen systemischen Sklerodermie die sklerotischen Verhärtungen der Haut auch auf Hals, Stamm und proximal auf die Gliedmaßen ausbreiten. Immer mehr wird die Beweglichkeit eingeengt, selbst die Atemexkursionen werden behindert. Die Bauchwand wirkt trommelartig gespannt. An den Beinen entwickeln sich dermatogene Streckkontrakturen. Schließlich ist der Patient in die bretharte sklerosierte Haut wie in einen Panzer eingemauert.

▪▪ Weitere Hautveränderungen

Mit der Atrophie können sich Teleangiektasien, fleckförmige bis streifige Hypopigmentierungen und generalisierte Hyperigmentierung und damit das Bild einer **Poikilodermie** einstellen. An den Akren kommen nach kleinen Verletzungen torpide **Ulzerationen** zustande. Die Hautanhangsgebilde verfallen der Atrophie, am Kapillitium resultiert eine **sklerodermatische Alopezie**. Kutan-subkutan kommt es bei etwa 25% der Patienten in der sklerotischen Haut zu umschriebenen Kalkeinlagerungen (**Calcinosis cutis**).

Kalzinose Subkutane, interstitielle Kalkablagerungen sind bei systemischer Sklerodermie nicht selten. Sie treten besonders bei Frauen (im Vergleich zu Männern im Verhältnis 10:1 häufiger betroffen) an den zugespitzten Fingerbeeren auf, an denen sich krümelige Kalkmassen nach außen entleeren können. Weniger häufig sind grobknotige Kalkablagerungen an der Hüfte, über der Wirbelsäule, an Ellenbogen, Knien und Fußrücken. Die Variante der systemischen Sklerodermie mit ausgeprägter Kalzinose wurde als **Thibièrge-Weissenbach-Syndrom** [1910] herausgestellt, die Kombination von Kalzinose, Raynaud-Syndrom mit Fingerulzerationen, Sklerodaktylie und Teleangiektasien auch als **CRST**- oder bei zusätzlicher Ösophagusbeteiligung als **CREST**- oder als **Winterbauer-Syndrom** [1964].

▪▪ Schleimhautbeteiligung

An der Mundschleimhaut lassen sich kleinfleckige oder großflächige Sklerosierungen und Atrophien nachweisen.

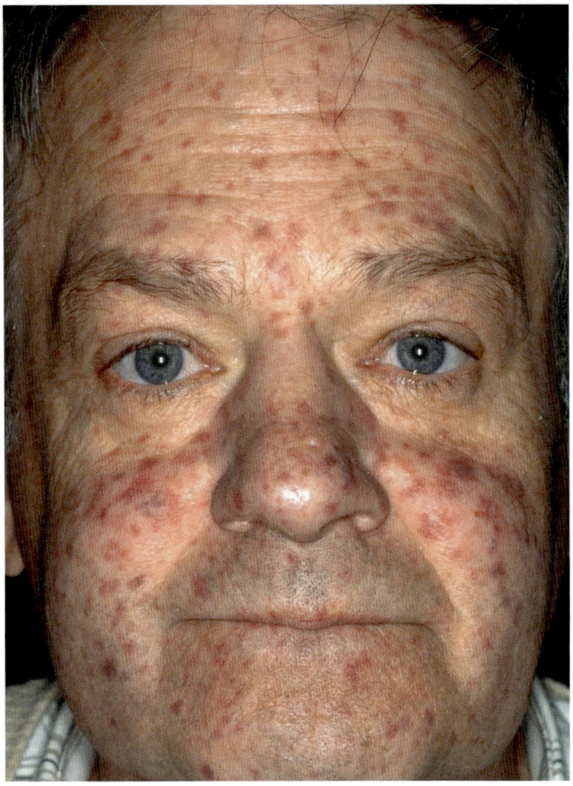

Abb. 54.14 CREST-Syndrom: Teleangiektasien

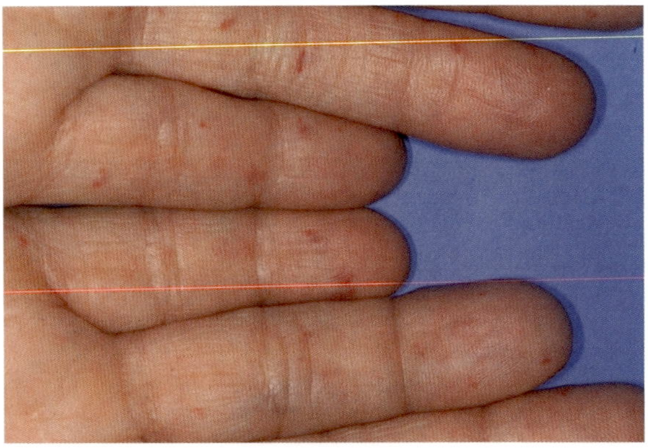

Abb. 54.15 CREST-Syndrom: Teleangiektasien der Handfläche und Finger

Häufig besteht eine **Sicca-Symptomatik**. Mit der Mundverkleinerung entsteht eine Mikrocheilie. Die Zungenoberfläche wird atrophisch glatt, die Beweglichkeit der Zunge durch das sklerotisch verkürzte harte Zungenbändchen (**Frenulumsklerose**) eingeschränkt. Auch die Genitalschleimhaut bleibt nicht verschont.

▪▪ Weitere Befunde

Die unterschiedlichen klinischen Bilder und Verläufe der systemischen Sklerodermie ergeben sich aus dem wechselnden Ausmaß der Beteiligung innerer Organe, die wesentlich die Prognose des einzelnen Patienten bestimmen. Am häufigsten ist die Beteiligung des Ösophagus in bis zu 80% der Patienten, gefolgt vom Bewegungssystem und einer Lungenfibrose mit etwa 50% der Patienten, eine Herzbeteiligung und pulmonale arterielle Hypertonie bei etwa 15–20%. Eine mildere Beeinträchtigung der Nierenfunktion wird bei etwa 15% der Patienten beobachtet. Die renale Krise wird nur noch bei 2% der Patienten beobachtet.

▪▪ Zähne

Sklerosierungen und Zahnfleischschwund im Zahnhalteapparat (ungefähr 30%) können sich auf Knochen (Röntgenaufnahme) und die Zähne (Zahnausfall) auswirken. Wegen Mikrostomie ist eine Zahnbehandlung gelegentlich sehr erschwert.

▪▪ Verdauungstrakt

Bei bis zu 90% der Patienten mit systemischer Sklerodermie ist der Verdauungstrakt ebenfalls in Mitleidenschaft gezogen. Am häufigsten ist der Ösophagus betroffen. Symptome sind Reflux und Dysphagie. Röntgenologisch finden sich atonische Dilatation, Verlust der Peristaltik, Schleimhautatrophie, Ulzerationen, manchmal sklerotische Stenosierung im unteren Ösophagusdrittel. Manometrisch kann eine fehlende Erschlaffung beim Schluckakt und kinematografisch der Entleerung nachgewiesen werden. Im Magen kann es durch Sklerosierungen zu Anazidität, glattem Schleimhautrelief mit Ulzerationen und präpylorischen Spasmen kommen. Auch im Dünn- und Dickdarm finden sich in wechselndem Ausmaß atonische Erweiterungen, Konstriktionen und Dyskinesien. Als Symptome können Diarrhoe sowie Obstipation bis hin zum paralytischen Ileus auftreten.

▪▪ Lungen

Das Ausmaß der Lungenfibrose ist von wesentlicher prognostischer Bedeutung. Röntgenologische Veränderungen, meist diffuse Verschattungen oder Zysten bis zur Honigwabenlunge, werden in etwa 40%, pathologische Funktionstests bei etwa 70% der Patienten und oft bereits vor den röntgenologisch nachweisbaren Veränderungen gefunden. Bei Autopsien lassen sich noch zu einem höheren Anteil pathologische Veränderungen aufdecken. Symptome wie Dyspnoe, Husten und Zyanose treten häufig erst in fortgeschrittenen Stadien auf. Die Neigung zu Bronchopneumonien ist dann groß, besonders nach Nahrungsaspiration. Mittels Bronchiallavage lässt sich das Ausmaß entzündlicher Reaktionen abschätzen.

Die pulmonale arterielle Hypertonie ist eine weitere ernste Spätkomplikation, vor allem bei Patienten mit einer limitierten Form.

▪▪ Herz

Es stellt sich eine diffuse interstitielle Myokardfibrose ein. Die einzelnen Muskelfasern werden von einem Fibrosestrumpf eingeengt, der die diastolische Erschlaffung behindert und damit auch die Kontraktionskraft schwächt. Die Herzbeteiligung kann sich aber auch sekundär als Folge einer Lungenfibrose (Cor pulmonale), der Gefäßveränderungen, des Hochdrucks oder aus einer Kombination der verschiedenen Pathomechanismen ergeben. Auch eine Perikarditis kommt vor. EKG-Veränderungen finden sich bei über 50% der Patienten. Rhythmusstörungen, paroxysmale Tachykardien, partieller oder kompletter Herzblock, Vorhofflimmern und gegenüber Digitalis refraktäre Herzinsuffizienz sind mögliche klinische Symptome.

▪▪ Nieren

Veränderungen werden autoptisch wesentlich häufiger als klinisch nachgewiesen und bestehen in einer Fibrose der Interlobärarterien und Arteriolen, Mikroinfarkten, Atrophie der Tubuli und Entwicklung einer Schrumpfniere. Das erste klinische Zeichen einer Nierenbeteiligung ist meist eine Proteinurie; es folgen Störungen der Kreatininclearance. Eine schwere Komplikation ist die renale Krise. Es entwickelt sich akut eine schwere maligne Hypertonie begleitet von einem zunehmenden Nierenversagen, das nicht selten in einem Verlust der Nierenfunktion mündet.

▪▪ Skelett

Am Skelett sind resorptive Osteolyse, Osteopoikilie, Osteoporose und zystische Aufhellungen röntgenologisch nachweisbar, besonders an den Finger- und Zehenendgliedern. Nicht selten sind Arthralgien (25–50%). Eine radiologisch fassbare Arthritis wird in etwa 5% der Patienten beobachtet. Mit einem schweren Verlauf assoziiert ist die Tendovaginitis (etwa 25%), die bei Bewegung als tastbares Sehnenreiben festzustellen ist.

▪▪ Muskulatur

Schwächegefühl, Schmerzen sowie histologisch, enzymchemisch und elektromyografisch nachweisbare Myositis kommen ebenfalls nicht selten vor. In ausgeprägten Fällen ist differenzialdiagnostisch an Dermatomyositis oder ein Überlappungssyndrom (**Sklerodermatomyositis**) zu denken. Sekundär kann sich als Endzustand unter der sklerosierten Haut und bei fixierten Gelenken eine ausgeprägte Muskelatrophie entwickeln.

▪ Differenzialdiagnose

In ausgeprägten Fällen ist das klinische Bild eindeutig. Die Diagnostik dient der Erfassung des Ausmaßes der Hauterkrankung und der Abklärung der verschiedenen Organbeteiligungen. Bei akutem Beginn ist an Dermatomyositis oder systemischen Lupus erythematodes zu denken, auch an Überlappungssyndrome. Abzugrenzen ist auch die disseminierte zirkumskripte Sklerodermie. Wichtig ist der Ausschluss von Pseudosklerodermien.

▪ Diagnostisches Vorgehen

Folgende Angaben sind für die sichere Diagnosestellung und initiale Basisdiagnostik empfohlen: Angaben über die Raynaud-Symptomatik, das klinische Bild mit Verteilung der fibrotischen Veränderungen (Akren, Gesicht), die antinukleären Antikörper, die histologische Untersuchung und die verschiedenen organbezogenen Untersuchungsverfahren (HR-CT des Thorax, Lungenfunktionsprüfung, Echokardiografie und Verfahren zur Objektivierung der Magen-Darm-Beteiligung wie Ösophagogastroskopie und -manometrie sowie Basisuntersuchungen der Nierenfunktion).

Abgesehen von der Patientengruppe mit einem schnell fortschreitenden Verlauf der Erkrankung können für Patienten mit einem langsameren, schleichenden Verlauf folgende jährlich durchzuführende apparative Kontrolluntersuchungen empfohlen werden: Eine Echokardiografie für die Kontrolle des pulmonalen Arteriendrucks, eine Bodyplethysmografie zur Bestimmung der TLC und der TLCOc/SB und die Eiweißausscheidung.

▪ Histopathologie

Das histologische Substrat der Hautveränderungen bei systemischer Sklerodermie entspricht dem bei der zirkumskripten Sklerodermie beschriebenen Bild. Vielfach nehmen die sklerosierenden Veränderungen von den Bindegewebesepten im subkutanen Fettgewebe ihren Ausgang.

▪ Labor

Außer dem Nachweis entsprechender zirkulierender Antikörper sind die Laborwerte nicht spezifisch und hängen von der Akuität der Entzündung und vom Ausmaß der Organbeteiligung ab:

Entzündungszeichen Sie sind naturgemäß in den entzündlichen Krankheitsschüben nachweisbar: Erhöhung der BSG, CRP, Dysproteinämie mit Hypalbuminämie und relativer Vermehrung der γ-Globuline. Manchmal besteht eine Leukozytose mit Eosinophilie oder Neutrophilie.

Hinweise auf Organbeteiligung Erhöhungen von Transaminasen, Aldolase und Kreatinphosphokinase im Serum weisen im Zusammenhang mit klinischen Symptomen auf Muskelbeteiligung hin. Retention harnpflichtiger Substanzen findet sich im Spätstadium bei manifester Niereninsuffizienz. Nicht selten bestehen eine Anämie (25%) als Folge von Malabsorption oder Magen-Darm-Blutungen.

Tab. 54.3 Zirkulierende Autoantikörper bei Patienten mit systemischer Sklerodermie

Antigene	Klinische Symptome	Häufigkeit [%]
Zentromerproteine	Limitierte systemische Sklerodermie (lSSc)	50
Topoisomerase I (Scl70)	Diffuse systemische Sklerodermie (dSSc)	30
RNA-Polymerasen	Diffuse systemische Sklerodermie (dSSc), Nierenbeteiligung	5–20
Fibrillarin (U3-RNP)	Diffuse systemische Sklerodermie (dSSc), Lungenbeteiligung	2–6
PM-Scl	Sklerodermie-Polymyositis-Überlappungssyndrom	5

> **Abhängig vom Krankheitsverlauf sollte mindestens einmal jährlich eine Verlaufsuntersuchung der von der systemischen Sklerodermie betroffenen inneren Organe erfolgen.**

▪ Immunpathologie

Antinukleäre Autoantikörper (ANA) sind bei systemischer Sklerodermie bei über 90% der Patienten nachweisbar (Tab. 54.3). Die Titer weisen aber unabhängig vom klinischen Bild keine größeren Schwankungen auf und zeigen keine Korrelation zur klinischen Aktivität. Das Fluoreszenzmuster bei der indirekten Immunfluoreszenz (IIF) ist meist nukleolär. Bei der Akrosklerodermie sind Antizentromer-Autoantikörper typisch, in vielen Fällen findet man ein gesprenkeltes Muster (speckled pattern). In der letzten Zeit gelang es, mehrere Antigene genau zu identifizieren, und man konnte durch die Zuordnung der entsprechenden klinischen Symptome die zirkulierenden Antikörper zur Diagnose von Subtypen der systemischen Sklerodermie verwenden.

In bis zu einem Viertel der Patienten werden auch nicht für eine Sklerodermie spezifische Antikörper wie Anti-Ro (SSA) und/oder -La (SSB) nachgewiesen. Der Nachweis von antimitochondrialen Antikörpern (M2) weist auf eine mögliche assoziierte primäre biliäre Zirrhose hin.

▪ Verlauf

Der Verlauf ist im Einzelfall nicht sicher einzuschätzen, jedoch bei Akrosklerodermie wesentlich günstiger zu beurteilen als bei diffuser Sklerodermie. Insgesamt hat sich die Prognose der Erkrankung deutlich verbessert. In großen Studien wird eine 10-Jahres-Überlebensrate von über 80% angegeben. Fulminante, stark entzündliche Verläufe der diffusen Form können jedoch in wenigen Jahren letal enden, meist unter Herz- oder Nierenversagen. Bei Männern sind die Verläufe ungünstiger als bei Frauen. Oft verläuft die Krankheit protrahiert unaufhaltsam über 5, 10, 20 und mehr Jahre ohne Selbstheilungstendenz. Es kommt zu allmählicher dermatogener Einmauerung und zunehmender Kachexie. Todesursachen sind Bronchopneumonie, Herz-, Lungen- oder Nierenversagen, manchmal mit malignem Hochdruck, gelegentlich Perforationen im Magendarmtrakt. Selten kommt die Erkrankung spontan zum Stillstand.

▪ Therapie

Der oligosymtomatische Erkrankungsbeginn, die Vielzahl der betroffenen Organsysteme und der chronische und häufig schwere Verlauf der Erkrankung sind eine besondere Herausforderung für den betreuenden Arzt. Eine fachlich hoch stehende Versorgung ist nur durch die Zusammenarbeit erfahrener Spezialisten, meist der Dermatologie und Rheumatologie in Kooperation mit einer Reihe von Fachdisziplinen wie der Gastroenterologie, Pulmologie, Nephrologie und Kardiologie möglich. Eine nachweisbar wirksame ursächliche Therapie ist bisher nicht bekannt.

Für die symptomatische Therapie der verschiedenen Organbeteiligungen liegen inzwischen teils eindeutig wirksame Therapeutika vor.

Die zur Verfügung stehenden Therapiemöglichkeiten richten sich gegen die drei wesentlichen für die Pathophysiologie entscheidenden Faktoren: die vaskuläre Beteiligung, die Entzündung und die Fibrose.

▪▪ Systemisch

Antientzündlich Der Einsatz von Glukokortikoiden sollte zurückhaltend erfolgen, nicht zuletzt wegen der Assoziation mit dem Auftreten einer renalen Krise bei Dosierungen über 15 mg Prednisolon-Äquivalenten. Bei akut entzündlichen Veränderungen der Lunge, einer Muskel- oder Gelenkbeteiligung ist jedoch häufig der Einsatz von Glukokortikoiden nicht zu umgehen. Für die meisten Immunsuppressiva, die bisher in der Behandlung der systemischen Sklerodermie eingesetzt wurden, fehlen gute prospektive, kontrollierte Studien. Die besten Daten liegen für den Einsatz von Cyclophosphamid vor, das eine Wirkung insbesondere auf die Lungen und Hautbeteiligung zu zeigen scheint. Für eine Überlegenheit der Stammzelltransplantation bei Patienten mit einer schnell fortschreitenden Erkrankung liegen bisher noch keine ausreichenden Daten vor.

Antifibrotisch Eine Vielzahl von systemisch wirkenden Medikamenten wurde für die Behandlung der Fibrose untersucht. Die besten Daten bei einer schnell fortschreitenden Fibrose mit Beteiligung des Rumpfs gibt es für Cyclophosphamid. Eine Reihe von Beobachtungen sprechen auch für eine Wirksamkeit von UVA_1 bzw. PUVA-Therapie in der Behandlung früher fibrosierender Veränderungen.

▪▪ Organspezifische Therapie

Hautbeteiligung Grundsätzlich wird ein Schutz vor Kälte, Verletzungen, eine Hautpflege sowie Lymphdrainage und Physiotherapie empfohlen. Ektope Kalzifizierung oder eine Kalzinose kann, wenn Symptome bestehen oder die Gelenkfunktion beeinträchtigt wird, chirurgisch oder mit CO_2-Laser entfernt werden. Die teils ausgeprägten Teleangiektasien vor allem im Gesichtsbereich sind einer Laserbehandlung gut zugänglich.

Digitale Vaskulopathie Die beste Evidenz in der Behandlung des Raynaud-Phänomens besteht für die Gabe von Kalzium-Antagonisten. Für die Behandlung akut aufgetretener digitaler Ulzerationen wird die intravenöse Gabe von Prostazyklinanaloga empfohlen. Bei Auftreten multipler digitaler Ulzerationen besteht die Möglichkeit einer Prophylaxe mit dem Endothelin-Antagonist Bosentan. Ein Verzicht auf Nikotin ist unabdingbar.

Gastrointestinale Beteiligung Protonenpumpenhemmer und auch H2-Blocker sollten frühzeitig eingesetzt werden, um Beschwerden infolge der Refluxösophagitis zu behandeln. Hier sollte auch auf entsprechende unterstützende Maßnahmen wie Erhöhung des Bettkopfendes, Rauchverbot und kleinere Mahlzeiten hingewiesen werden.

Lungenbeteiligung Eine entzündliche Alveolitis oder aktive interstitielle Fibrose sollten in enger Absprache mit dem Pulmologen immunsuppressiv, vor allem mit Cyclophosphamid behandelt werden. Für die Behandlung der pulmonal arteriellen Hypertonie stehen zugelassene Präparate aus der Gruppe der Endothelinrezeptor-Antagonisten beziehungsweise Phosphodiesterase-5-Inhibitoren zur Verfügung.

Nierenbeteiligung Die renale Krise ist eine gefürchtete, in der Regel akut auftretende Organbeteiligung. Der frühe Einsatz von ACE-Inhibitoren oder Sartanen stellt einen entscheidenden therapeutischen Fortschritt dar. In Zusammenarbeit mit den Nephrologen sollte frühzeitig abhängig vom klinischen Verlauf der Einsatz weiterer gefäßerweiternder Substanzen bedacht werden.

54.5 Pseudosklerodermien

Pseudosklerodermien sind Erkrankungen, die klinisch an Sklerodermien erinnern, jedoch ätiologisch und pathogenetisch anders einzuordnen sind. Die wichtigsten Erkrankungen sind in ◻ Tab. 54.4 zusammengestellt und in den jeweiligen Kapiteln beschrieben.

Tab. 54.4 Differenzialdiagnose der Sklerodermie – Pseudosklerodermien

Krankheitsgruppe	Krankheit	Kapitelverweis
Angeborene Syndrome	Werner-Syndrom Stiff-skin-Syndrom	► Kap. 58 ► Kap. 52
Ablagerungskrankheiten	Amyloidosen Scleroedema adultorum Skleromyxödem	► Kap. 92 ► Kap. 93 ► Kap. 93
Stoffwechselstörungen	Porphyria cutanea tarda Phenylketonurie Glykogenspeicherkrankheit Diabetische Gelenksteife	► Kap. 94 ► Kap. 90 ► Kap. 90 ► Kap. 98
Chronische Veneninsuffizienz	Dermatosklerose der Unterschenkel	► Kap. 67
Exogene Faktoren	Nephrogene systemische Fibrose Eosinophilie-Myalgie-Syndrom (Tryptophan) Toxisches Öl-Syndrom Pseudosklerodermie nach Bleomycin Silikose Vinylchloridkrankheit Trichlorethylenkrankheit	siehe unten siehe unten siehe unten ► Kap. 35
Paraneoplastisches Syndrom	Bronchialkarzinom Plasmozytom Metastasierendes Karzinoid	
Chronische Graft-versus-Host-Krankheit		► Kap. 40
Bindegewebskrankheiten	Systemischer Lupus erythematodes Dermatomyositis Eosinophile Fasziitis Überlappungssyndrom	► Kap. 55 ► Kap. 56 siehe oben ► Kap. 56

54.5.1 Nephrogene systemische Fibrose

[Cowper et al. 2000]

▪ Synonym

Nephrogen fibrosierende Dermopathie

▪ Epidemiologie

Diese Erkrankung wurde erstmals 1997 beobachtet. Weltweit wurde dann über weitere Fälle berichtet; nach Aufklärung des Mechanismus und entsprechenden Vorsichtsmaßnahmen lässt die Häufigkeit wieder nach.

▪ Ätiopathogenese

Die Pathogenese der nephrogen fibrosierenden Dermopathie ist wesentlich durch eine vorbestehende, eingeschränkte Nierenfunktion in Kombination mit der Gabe eines Gadoliniumderivats, insbesondere Gadodiamid, bestimmt. Bei den Patienten kommt es zu einer auch histologisch nachweisbaren vermehrten Einlagerung von Gadolinium in die Haut, das möglicherweise eine direkte Aktivierungsfunktion auf Makrophagen oder Fibroblasten hat.

▪ Klinik

Die Erkrankung beginnt mit einer Schwellung der Extremitäten, meist unter Aussparung der Hände und Füße, die in eine Fibrose übergeht. Betroffene Hautabschnitte sind häufig durch darüber liegende livide Areale gekennzeichnet. Relativ schnell, innerhalb weniger Monate, können sich ausgeprägte Kontrakturen der großen Gelenke wie Ellenbogen und Knie entwickeln. Das Gesicht bleibt ausgespart. Häufig tritt ein ausgesprochener Juckreiz auf. Im Verlauf wird eine Beteiligung innerer Organe beobachtet. Typisch sind eine Beteiligung der diaphragmatischen Muskulatur, Lungenfibrose und Beteiligung der pulmonalen Arteriolen.

▪ Histologie

Es handelt sich um eine zellreiche Fibrose mit weitgehendem Fehlen eines Entzündungsinfiltrats. Die fibroblastären, teils spindeligen Zellen, die strangartig auch auf die Faszien übergreifen können, sind positiv für Glattmuskelaktin und CD34.

■ **Differenzialdiagnose**

Die Abgrenzung von der systemischen Sklerodermie ist durch Fehlen eines Raynaud-Phänomens und von Autoimmunphänomenen einfach. Die Histologie erlaubt die Abgrenzung vom Skleromyxödem oder einer eosinophilen Fasziitis.

■ **Therapie**

Eine wirksame Therapie ist bisher nicht bekannt. Positive Berichte liegen über den Einsatz einer Nierentransplantation oder von Tyrosinkinase-Inhibitoren vor.

54.5.2 Eosinophilie-Myalgie-Syndrom

[Eidson et al. 1990]
Eine der eosinophilen Fasziitis klinisch sehr ähnliche Erkrankung, die allerdings ausgeprägt interne Manifestationen aufweist, wurde nach der Einnahme von L-Tryptophan-haltigen Arzneimitteln beobachtet. Hier kommt es zu einer systemischen eosinophilenreichen Fasziitis mit deutlicher Beteiligung von Haut, Muskulatur, Gelenken, aber auch zu Pneumonie, Myokarditis und Enzephalopathie. Die Erkrankung scheint durch eine noch unbekannte Verunreinigung des Medikaments induziert zu werden, bildet sich aber auch nach Absetzen nur sehr langsam zurück. Differenzialdiagnostisch wichtig ist der Ausschluss von eosinophiler Myositis, eosinophiler Fasziitis, Trichinose und Polyarteriitis nodosa.

54.5.3 Toxisches Öl-Syndrom

[Tabuenca 1981]
Diese Erkrankung, welche 1981 in Spanien epidemisch vorkam und große Ähnlichkeit mit der systemischen Sklerodermie aufweist, ist ebenfalls durch schwere Myalgien, intensive Bluteosinophilie (>1000 Zellen/mm^3), ausgedehnte Hautsklerose, Kontrakturen, Lungen und Leberbeteiligung sowie Enzephalopathie charakterisiert und durch in Speiseöl enthaltene toxische Chemikalien, wahrscheinlich Acetanilid, bedingt.

54.6 Lichen sclerosus et atrophicus

[Hallopeau 1887, Darier 1892]

■ **Synonyme**

Lichen sclerosus, Lichen albus [Johnston und Sherwell 1903]

■ **Epidemiologie**

Die relativ seltene Erkrankung hat epidemiologisch beim weiblichen Geschlecht zwei Erkrankungsgipfel: Vorwiegend erkranken Frauen im 5.–6. Lebensjahrzehnt; seltener weibliche Kleinkinder oder Kinder vor der Pubertät. Nicht selten sind Vulva, Perineum und After betroffen. Bei erwachsenen Männern ist der Erkrankungssitz an Glans und Präputium am häufigsten. Die Krankheit wurde bei Dunkelhäutigen nur ausnahmsweise beobachtet. Familiäres Vorkommen wurde vereinzelt beschrieben. Übergänge oder Koinzidenz mit dem Auftreten einer zirkumskripten Sklerodermie wurden beobachtet.

■ **Ätiopathogenese**

Die Ursache der Erkrankung ist unbekannt. Selten kommt sie auch mit Lichen ruber planus, Morphea, Vitiligo, Lupus erythematodes oder bei chronischer Graft-versus-Host-Reaktion vor, was eine autoimmune Pathogenese vermuten lässt. An hormonelle Einflüsse lässt die Beobachtung denken, dass sich die Dermatose bei Mädchen mit der Pubertät spontan bessert oder abheilt.

■ **Klinik**

Die Erscheinungen sind disseminiert oder örtlich herdförmig aggregiert. Prädilektionsstellen sind seitliche Hals-

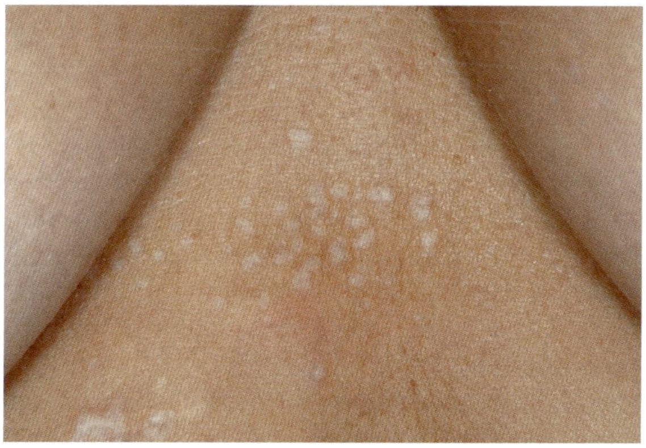

Abb. 54.16 Initialer Lichen sclerosus et atrophicus

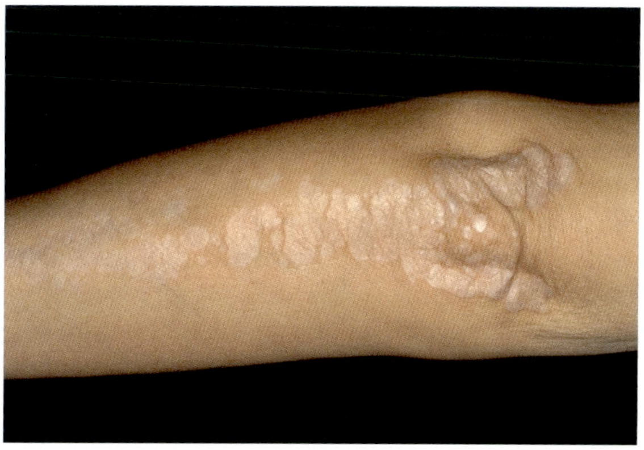

Abb. 54.17 Lichen sclerosus et atrophicus

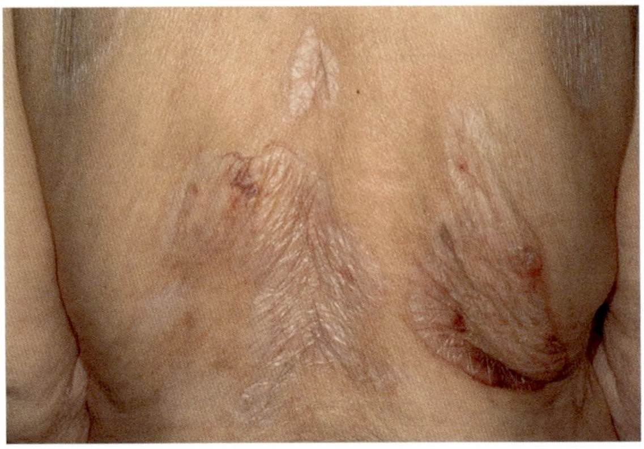

Abb. 54.18 Lichen sclerosus et atrophicus, teilweise bullös und hämorrhagisch

partien, Schlüsselbeingegend, Region zwischen und unter den Brüsten, Beugeseiten der Unterarme, Schultern und Genitale, hier Vulva oder Präputium und Glans penis. Auch perianale und anale Veränderungen sind nicht selten. Bei Krankheitsverdacht müssen daher alle Prädilektionsstellen untersucht werden.

Initialveränderungen in Form von einzelnen erythematösen Papeln werden nur ausnahmsweise beobachtet. Typisch sind dagegen kleinste, bis etwa 0,5 cm große, porzellan- oder mehr bläulichweiße, im Hautniveau oder ganz flach bleibende, runde oder ovale atrophische Herde, die zu unregelmäßig konfigurierten, größeren Arealen zusammentreten können. Gelegentlich weisen sie einen zyklamenfarbenen entzündlichen Randsaum auf. Ältere Herde zeigen eine feine pergamentartige Fältelung der Oberfläche und charakteristische komedoartige follikuläre Hyperkeratosen. Selten kommt es zur Abhebung der Epidermis mit hämorrhagischen Blasen von langzeitigem Bestand mit einem gelatinösen Inhalt. Stärkere Induration, Juckreiz oder andere subjektive Beschwerden fehlen gewöhnlich.

Veränderungen der Schleimhäute sind selten und manifestieren sich als weißliche Herde an der Wangen- oder Gaumenschleimhaut.

Die genitalen Veränderungen an Vulva, Präputium und Glans penis bestehen ebenfalls in weißlich-atrophischen Herden mit oft deutlicher narbiger Schrumpfung (sekundäre Phimose, Frenulumsklerose oder Synechien). Hämorrhagische Blasen, die narbig abheilen, sind nicht selten. Klinisch entsprechen die Erscheinungen der Kraurosis vulvae oder der Kraurosis penis.

Die **Balanitis xerotica obliterans**, die als eigenständiges Krankheitsbild mit narbiger Schrumpfung von Präputium, Frenulum, Glans und Urethralöffnung beschrieben wurde, ist dem Lichen sclerosus et atrophicus zuzuordnen. Bei Erkrankung der Glans in der Umgebung der Urethralmündung kann es zur Stenose mit chronischer Harnverhaltung (Balkenblase) kommen (▶ Kap. 80). Bei Mädchen und Frauen können die Genitalveränderungen starken Juckreiz verursachen (▶ Kap. 79).

▪ Differenzialdiagnose

Disseminierte kleinfleckige zirkumskripte Sklerodermie (histologisch hier aber erhalten bleibende Elastika); ferner kleinfleckiger atrophisierender Lichen ruber planus, der auch histologisch abzugrenzen ist.

▪ Histopathologie

Zunächst kommt es zur Verdickung, dann zur Atrophie der Epidermis mit buchtigen follikulären Hyperkeratosen. Unmittelbar darunter liegt eine Zone mit Schwund der Elastika und ödematöser Durchtränkung der hyalinisierten kollagenen Fasern, an die sich zur Tiefe wallartig ein bandartiges oder mehr perivaskuläres lymphozytäres Infiltrat anschließt. Das massive Ödem führt manchmal zur subepidermalen Kontinuitätsstörung mit Kapillararrosion und Blutaustritten (hämorrhagische Blase). Manchmal sind die Lymphgefäße stark erweitert. In erkrankter Haut können sich IgG, IgM, IgA, Komplementfaktoren und Fibrin ablagern.

▪ Verlauf

Der Verlauf ist chronisch, manchmal schubweise. Spontanes Sistieren ist jederzeit möglich, bei Kindern besonders in der Pubertät. Die Atrophie bildet sich meist nicht zurück. Bei Koinzidenz mit Leukoplakien an der Vulva oder am Penis ist die Entstehung eines spinozellulären Karzinoms möglich. Manchmal ist die Erkrankung mit Diabetes mellitus assoziiert.

▪ Therapie

▪▪ Topisch

Empfohlen wird die äußerliche simultane Anwendung von Glukokortikoiden in Form von Cremes oder Salben und Externa mit Heparin(oid)- und Östrogenzusätzen. Glukokortikoide können auch unter Okklusivverband, Kondom oder als Injektion von Kristallsuspension (1:3–1:5 verdünnt mit Mepivacain) intraläsional angewandt werden. Bei Erkrankung der Glans und der Vulva hat sich die täglich wechselnde Therapie mit Glukokortikoiden und Heparinoiden bewährt. Bei Lichen sclerosus der Vulva kommt auch ein Versuch mit Östrogensalben in Betracht. Eine Reihe von offenen Studien spricht für den Einsatz von Calcineurin-Inhibitoren (Pimecrolimus, Tacrolimus). Wegen der hohen Rückfallrate (80%) ist eine Vulvektomie nicht indiziert.

▪▪ Systemisch

Eine Glukokortikoidtherapie dürfte kaum indiziert sein, zumal die Wirksamkeit unsicher ist. Versuche mit Vitamin A und E, auch mit Chloroquin, brachten keine überzeugenden Ergebnisse. Retinoide (Acitretin oder Isotretinoin) können versucht werden, verlangen aber eine sorgfältige Abwägung von Risiko und Nutzen.

▪▪ Operativ

Bei Verdacht auf die Entwicklung eines spinozellulären Karzinoms an der Vulva oder am Penis sollte eine Biopsie durchgeführt werden und gegebenenfalls eine Resektion der Neoplasie erfolgen. Bei schrumpfenden Präputialveränderungen (sekundäre Phimose) ist die Zirkumzision indiziert, bei Stenosierung der Urethralmündung Meatotomie. Für kleinere Herde wird der Einsatz des CO_2-Lasers beschrieben.

Literatur

Bielsa I, Ariza A (2007) Deep morphea. Semin Cutan Med Surg 26: 90–95
Blaszczyk M, Krolicki L, Krasu M et al (2003) Progressive facial hemiatrophy: central nervous system involvement and relationship with sclerodermaen coup de sabre. J Rheumatol 30: 1997–2004
Clements P, Lachenbruch P, Seibold J et al (1995) Inter- and Intraobserver variability of total skin thickness score (modified Rodnan TSS) in systemic sclerosis. J Rheumatol 22: 1281–1285
Fabri M, Hunzelmann N (2007) Differenzialdiagnose der Sklerodermien und Pseudosklerodermien. J Dtsch Dermatol Ges 5: 977–984
Gabrielli A, Avvedimento EV, Krieg T (2009) Scleroderma. N Engl J Med 360: 1989–2003
Girardi M, Kay J, Elston DM et al (2011) Nephrogenic systemic fibrosis: Clinicopathological definition and workup recommendations. J Am Acad Dermatol 65: 1095–1106
Haustein UF, Ziegler V, Herrmann K et al (1990) Silica-induced scleroderma. J Am Acad Dermatol 22: 444–448
Hunzelmann N, Genth E, Krieg T et al (2008) The registry of the German Network for Systemic Scleroderma: frequency of disease subsets and patterns of organ involvement. Rheumatology (Oxford) 47: 1185–1192
Hunzelmann N, Genth E, Krieg T et al (2008). Organ-specific diagnosis in patients with systemic sclerosis: Recommendations of the German Network for Systemic Sclerosis (DNSS). Z Rheumatol 67: 334-340
Itoh M, Yanaba K, Kobayashi T et al (2007) Taxane-induced scleroderma. Br J Dermatol 156: 363–367
Jablonska S (1975) Scleroderma and pseudoscleroderma, 2nd ed. Polish Medical Publishers, Warsaw
Kahaleh B (2004) Progress in research into systemic sclerosis. Lancet 364: 561–562
Kerscher M, Meurer M, Sander C et al (1996) PUVA bath photochemotherapy for localized scleroderma. Evaluation of 17 consecutive patients. Arch Dermatol 132: 1280–1282
Kowal-Bielecka O, Landewé R, Avouac J et al (2009) EULAR recommendations for the treatment of systemic sclerosis: a report from the EULAR Scleroderma Trials and Research group (EUSTAR). Ann Rheum Dis 68: 620–628
Kreuter A, Hyun J, Stucker M et al (2006) A randomized controlled study of low-dose UVA1, medium-dose UVA1, and narrowband UVB phototherapy in the treatment of localized scleroderma. J Am Acad Dermatol 54: 440–447
Kreuter A, Krieg T, Worm M et al (2009) AWMF-Leitlinie Nr. 013/066. Diagnostik und Therapie der zirkumskripten Sklerodermie. J Dtsch Dermatol Ges 7 (Suppl 6): S1–S14
LeRoy EC, Black C, Fleischmajer R et al (1988) Scleroderma (systemic sclerosis): classification, subsets and pathogenesis. J Rheumatol 15: 202–205
Ling TC, Herrick AL, Andrew SM et al (2003) Keloidal scleroderma. Clin Exp Dermatol 28: 171–173
Powell JJ, Wojnarowska F (1999) Lichen sclerosus. Lancet 353: 1777–1783
Radstake TR, Gorlova O, Rueda B et al (2010) Genome-wide association study of systemic sclerosis identifies CD247 as a new susceptibility locus. Nat Genet 42: 426–429
Sunderkötter C, Herrgott I, Brückner C et al (2009) Comparison of patients with and without digital ulcers in systemic sclerosis: detection of possible risk factors. Br J Dermatol 160: 835–843
Varga J, Abraham D (2007) Systemic sclerosis: a prototypic multisystem fibrotic disorder. J Clin Invest 117: 557–567

Erstbeschreiber

Cowper SE, Robin HS, Steinberg SM et al (2000) Scleromyxoedemalike cutaneous diseases in renal-dialysis patients. Lancet 356: 1000–1001
Crusio C (1754) Included in an untitled letter of Robert Watson. Phil Trans 48: 579–587
Darier J (1892) Lichen plan sclereux. Ann Dermatol Syphiligr (Paris) 23: 833
Diaz-Perez JL, Connolly SM, Winkelmann RK (1980) Disabling pansclerotic morphea of children. Arch Dermatol 116: 169–173
Eidson M, Philen RM, Sewell CM et al (1990) L-Tryptophan and eosinophilic-myalgia syndrome in New Mexico. Lancet 335: 645–648
Gintrac M (1847) Note sur la sclerodermie. Rev Med Chir (Paris) 2: 263–281
Hallopeau M (1887) Leçons cliniques sur les maladies cutanées et syphilitigues. Union Med 60: 729–733
Johnston JC, Sherwell S (1903) White-spot disease. J Cutan Dis 21: 302
Parry CH (1825) Facial hemiatrophy. In: Parry CH (ed) Collections from the unpublished medical writings of the late Caleb Hillier Parry, vol I. Underwood, London
Pasini A (1923) Atrofodermia idiopatica propessiva. Studio clinico ed istologico G Ital Mal Vener Pelle 64: 785–809
Pierini LE, Vivoli D (1936) Atrofodermia idiopática progressiva (Pasini). Gior Ital Dermatosif 77: 403–409
Romberg MH von (1846) Trophoneurosen. In: Romberg MH von (Hrsg) Klinische Ergebnisse. Förstner, Berlin
Shulman LE (1974) Diffuse fasciitis with hypergammaglobulinemia and eosinophilia: a new syndrome? J Rheumatol Suppl 1: 146
Tabuenca JM (1981) Toxic allergic syndrome caused by ingestion of rapeseed oil denatured with aniline. Lancet 2: 567
Thibierge G, Weissenbach RJ (1910) Une forme de concretions calcaires sous-cutanees en relation avec la sclerodermie. Bull Soc Med Hop Paris 30: 10
Winterbauer RH (1964) Multiple teleangiectasia, Raynaud's phenomenon, sclerodactyly and subcutaneous calcinosis: a syndrome uniting hereditary hemorhagic teleangiectatica. Bull Hopkins Hosp 114: 361

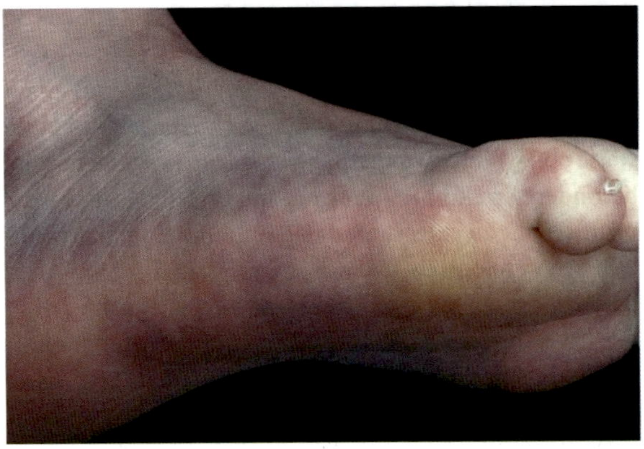

Abb. 55.1 Livedovaskulitis

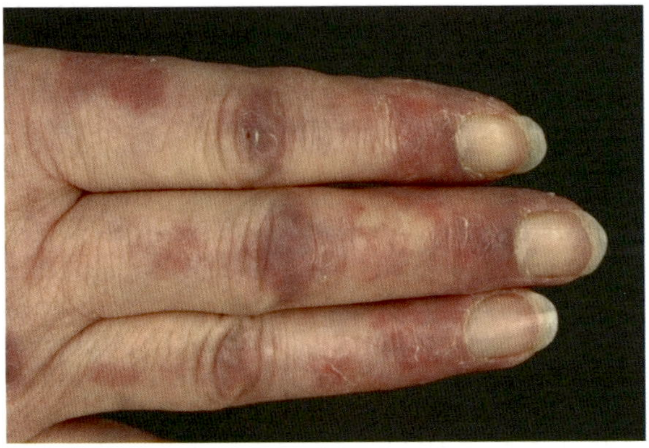

Abb. 55.2 Periunguale Erytheme und Teleangiektasien (hier bei subakut kutanem Lupus erythematodes)

Nichterkrankte und beginnen bereits früh und lange vor Beginn der Erkrankung mit dem Rauchen. Zusätzlich ist der Befall der Haut bei Rauchern ausgedehnter als bei Nichtrauchern und das therapeutische Ansprechen auf Antimalariamittel bei Rauchern geringer, da Nikotin die Wirksamkeit von Antimalariamitteln wahrscheinlich beeinflusst.

Für den SLE ist eine Verstärkung der Symptome in der Schwangerschaft beschrieben worden, sodass Hormone als ein weiterer Faktor in der Pathogenese dieser Erkrankung angesehen werden können. Der Einfluss von weiblichen Geschlechtshormonen auf die kutanen Manifestationen wurde verschiedentlich beobachtet. Im Gegensatz zu früheren Empfehlungen ist eine hormonelle Kontrazeption aber nicht grundsätzlich kontraindiziert. Ein hoher Östrogenanteil sollte jedoch eher vermieden und möglichst niedrig dosierte Gestagene oder östrogenarme Kombinationspräparate bevorzugt werden.

Klinik

Gilliam und Sontheimer haben 1981 eine erste Klassifikation des CLE vorgenommen und zwischen LE-spezifischen und LE-unspezifischen kutanen Manifestationen unterschieden. Zu den LE-unspezifischen kutanen Manifestationen, die häufiger mit einem SLE assoziiert sind, zählen vor allem vaskulitische und vaskulopathische Läsionen (leukozytoklastische Vaskulitis, Livedo racemosa, Thrombophlebitis, periunguale Teleangiektasien und das Raynaud-Phänomen). Weitere unspezifische Symptome wie Juckreiz, Schuppung und trockene Haut sind beim CLE möglich, häufig lassen sich aber therapiebedingte Symptome nur schwer von einer Verschlechterung oder einem Schub der Grunderkrankung abgrenzen.

Die LE-spezifischen Hautläsionen umfassen die verschiedenen Manifestationen des CLE, die nach der Düsseldorfer Klassifikation in vier verschiedene Subtypen eingeteilt werden (Tab. 55.2). Eine detaillierte Beschreibung der Subtypen des CLE einschließlich der Histopathologie folgt in den ► Abschn. 55.2 bis ► Abschn. 55.5 (im Anschluss an die Darstellung der Diagnostik und Therapie des kutanen Lupus erythematodes).

Beurteilung und Klassifikation

Klinische Aktivitätsparameter Zur Beurteilung der Krankheitsaktivität des SLE sind zahlreiche Scores entwickelt worden, die auch einzelne dermatologische Kriterien beinhalten, aber nicht für die Beurteilung der Aktivität von Subtypen des CLE geeignet sind. Um die Effektivität einer Therapie bei Patienten mit CLE zu bewerten, wurde 2005 ein Punktwertsystem entwickelt, das zwischen activity und damage der Erkrankung unterscheidet. Dieser Index (**Cutaneous Lupus Erythematosus Disease Area and Severi-**

Tab. 55.2 Düsseldorfer Klassifikation des kutanen Lupus erythematodes. (Modifiziert nach den AWMF-Leitlinien [Kuhn et al. 2009]

Subtyp	Erkrankung
Akut kutaner Lupus erythematodes (ACLE)	Lokalisierte Form Generalisierte Form
Subakut kutaner Lupus erythematodes (SCLE)	Anuläre Form Papulosquamöse Form
Chronisch kutaner Lupus erythematodes (CCLE)	Diskoider Lupus erythematodes (DLE) Lokalisierte Form Disseminierte Form Lupus erythematodes profundus (LEP; Synonym: Lupus erythematodes Pannikulitis) Chilblain Lupus erythematodes (CHLE)
Intermittierender kutaner Lupus erythematodes (ICLE)	Lupus erythematodes tumidus (LET)

ty Index, CLASI) berücksichtigt sowohl die anatomische Region als auch die Morphe (Erythem, Schuppung, Dyspigmentierung, Vernarbung) der einzelnen Hautläsionen. 2010 wurde der CLASI revidiert, da nicht alle Subtypen und spezifischen Manifestationen des CLE optimal abgebildet wurden, und wird als **Revised Cutaneous Lupus Erythematosus Disease Area and Severity Index (RCLASI)** bezeichnet. Zur Bewertung der Aktivität (activity) von Hautläsionen wurde der RCLASI um die Kategorien Ödem/Infiltrat und subkutaner Knoten/Plaque erweitert. Auch wurde die Beteiligung der Schleimhaut spezifischer definiert, indem zwischen erythematöser und keratotischer Läsion unterschieden und Erosion und Ulzeration hinzugefügt wurde. Die anatomischen Regionen von Mundschleimhautläsionen (bukkale Mukosa, harter und weicher Gaumen, andere Schleimhäute) wurde definiert und die Kategorie Lupus-Haar hinzugefügt sowie die Kategorie der diffusen Alopezie leicht modifiziert.

Zur Bewertung der Schädigung (damage) von Hautläsionen wurden im RCLASI die Kategorien Dyspigmentierung und Vernarbung/Atrophie revidiert beziehungsweise in der Kategorie Vernarbung/Atrophie die Lipoatrophie hinzugefügt. Weiterhin wird beim RCLASI die Fläche der vernarbenden Alopezie nicht in Quadranten eingeteilt, sondern nach dem prozentualen Befall des Kapillitiums bewertet.

ACR-Kriterien Zur Klassifikation des SLE wurden 1977 die **ARA-Kriterien** (American Rheumatology Association) entwickelt, die 1982 und 1997 als **ACR-Kriterien** (American College of Rheumatology) überarbeitet worden sind. Um die Diagnose eines SLE zu bestätigen, müssen vier dieser elf Kriterien gleichzeitig oder im Verlauf positiv sein. Da dermatologische Symptome (Schmetterlingserythem, diskoide Läsionen, Photosensitivität, Schleimhautulzera) schon vier Kriterien umfassen und relativ unspezifisch sein können, ergibt sich keine hohe Spezifität für einen SLE. Ein SLE kann daher häufig überdiagnostiziert werden oder Patienten mit CLE können formal die ACR-Kriterien erfüllen, ohne an einem manifesten SLE erkrankt zu sein. Nach Angaben in der Literatur erfüllen etwa 50% der Patienten mit SCLE und 20% der Patienten mit DLE bis zu vier ACR-Kriterien.

American College of Rheumatology (ACR)-Kriterien zur Klassifikation des systemischen Lupus erythematodes (nach Tan et al. 1982)

- Schmetterlingserythem
- Diskoide Läsionen
- Photosensitivität
- Schleimhautulzera
- Arthritis
- Serositis
- Nierenbeteiligung
- Neurologische Symptome
- Hämatologische Befunde
- Immunologische Befunde
- Antinukleäre Antikörper

Differenzialdiagnose

Je nach Subtyp des CLE können zahlreiche Differenzialdiagnosen in Betracht gezogen werden: Tab. 55.3

Tab. 55.3 Differenzialdiagnose des kutanen Lupus erythematodes. (Modifiziert nach den AWMF-Leitlinien [Kuhn et al. 2009])

Subtyp	Differenzialdiagnose
ACLE	Lokalisierte Form: Dermatomyositis, Erysipel, periorale Dermatitis, Rosazea, seborrhoisches Ekzem, Tinea facei Generalisierte Form: Arzneimittelexanthem, Erythema exsudativum multiforme, toxische epidermale Nekrolyse, Virusexanthem, nummuläres und seborrhoisches Ekzem
SCLE	Arzneimittelexanthem, Erythema anulare centrifugum, Erythema exsudativum multiforme, Erythema gyratum repens, nummuläres Ekzem, Mycosis fungoides, Psoriasis vulgaris, seborrhoisches Ekzem, Tinea corporis, toxische epidermale Nekrolyse
DLE	Lichen ruber/erosivus, Rosazea, aktinische Keratose, Lupus vulgaris, Sarkoidose, Tinea faciei, Plattenepithelkarzinome
LEP	Maligne Lymphome (insbesondere subkutanes pannikulitisches T-Zell-Lymphom), Morphea profunda, Panarteriitis nodosa, subkutane Sarkoidose, subkutanes Granuloma anulare, verschiedene Pannikulitisformen
CHLE	Akrale Vaskulitis/Vaskulopathie, Lupus pernio (chronische Form der Hautsarkoidose an den Akren), Perniones (Frostbeulen), Kryoglobulinämie, Akrozyanose
LET	So genannte lymphozytäre Infiltration Jessner-Kanof/Erythema arciforme et palpabile, polymorphe Lichtdermatose, Lichturtikaria, plaqueartige kutane Muzinose, Pseudolymphom, B-Zell-Lymphom

macht deutlich, dass viele unterschiedliche Erkrankungen hier berücksichtigt werden sollten. Eine detailliertere Darstellung der Differenzialdiagnose findet sich bei der Beschreibung der Subtypen jeweils in den ► Abschnitten 55.2–55.5. Grundsätzlich ist insbesondere eine polymorphe Lichtdermatose abzugrenzen, die aber auch im Verlauf vor oder nach Diagnose häufig in Assoziation mit einem SCLE oder DLE beschrieben wird.

▪ Diagnostisches Vorgehen

Die Anamnese und die dermatologische und allgemeine klinische Untersuchung werden durch die histopathologische Analyse sowie gegebenenfalls durch eine direkte Immunfluoreszenzuntersuchung (DIF) von Hautbiopsien, eine Photoprovokationstestung sowie durch eine serologische und symptomabhängig eine apparative Diagnostik ergänzt.

▪ Histopathologie

Da die Subtypen des CLE nicht immer ein charakteristisches Bild in der dermatologischen Untersuchung zeigen, müssen zur endgültigen Einordnung der Erkrankung klinische und histopathologische Befunde korreliert werden. Die histologischen Befunde werden bei den einzelnen Subtypen beschrieben.

▪▪ Direkte Immunfluoreszenz (DIF)

Für die DIF werden Immunglobulinablagerungen (IgG, IgA, IgM) sowie Komplementfaktoren (zum Beispiel C3) mithilfe von durch Immunfluoreszenz markierten antihumanen Antikörpern an Gefrierschnitten untersucht. Typischerweise finden sich beim LE feingranuläre Ablagerungen in bandförmiger Anordnung entlang der Basalmembran. Der Begriff des **Lupusbandtests** (LBT) wird uneinheitlich verwendet. Im eigentlichen Sinne wird der Nachweis bandförmiger Ig-Ablagerungen in nichtläsionaler, lichtgeschützter Haut (Gesäß und Innenseite der Oberarme) beim SLE als LBT bezeichnet.

▪▪ Läsionale Haut (Läsionaler LBT)

Die Häufigkeit des läsionalen LBT variiert in Abhängigkeit von der Dauer und Lokalisation einer Läsion sowie von dem Subtyp des CLE. Beim SCLE wurde ein besonders spezifisches Fluoreszenzmuster mit granulären Ablagerungen im Zytoplasma und in Kernen der basalen und mittleren Epidermis beschrieben. Dies wurde in Folgearbeiten jedoch nicht durchgehend bestätigt. Die Beurteilung der DIF aus läsionaler, lichtexponierter Haut kann schwierig sein, da auch bei anderen Dermatosen und in lichtexponierter Normalhaut ein falsch-positiver LBT nachgewiesen werden kann.

❯ Durch die Verbesserung der serologischen diagnostischen Methoden hat der nichtläsionale LBT in der Diagnostik des SLE an Bedeutung verloren. In der Differenzialdiagnostik des CLE hat der läsionale LBT weiterhin seinen Stellenwert, beispielsweise an der Kopfhaut bei der Abgrenzung eines DLE von anderen vernarbenden Alopezien (zum Beispiel Lichen planopilaris).

▪ Photoprovokationstestung

Die Indikation zur Durchführung einer Photoprovokationstestung besteht in der Objektivierung der individuellen Photosensitivität eines Patienten mit CLE. Diese ist insbesondere zu empfehlen, wenn Zweifel an der Diagnose eines CLE bestehen und das Vorhandensein anderer Photodermatosen ausgeschlossen werden soll oder die Anamnese bezüglich der Lichtempfindlichkeit des Patienten nicht einwandfrei erhoben werden kann.

Für den CLE ist ein zeitverzögertes Auftreten kutaner Läsionen nach Photoprovokation (8,0±4,6 Tage) und eine längere Persistenz der positiven Testreaktionen im Vergleich zu anderen Photodermatosen, wie der polymorphen Lichtdermatose, charakteristisch. Die anamnestischen Angaben zur Photosensitivität korrelieren aufgrund der zeitlichen Latenz zwischen UV-Exposition und dem Auftreten eines CLE bei den verschiedenen Subtypen des CLE nicht immer mit den Ergebnissen der Photoprovokation.

▪ Labor

Die Blutsenkungsgeschwindigkeit (BSG) und das C-reaktive Protein (CRP) ermöglichen die wichtige Abgrenzung infektiöser von entzündlichen Prozessen (◘ Tab. 55.4). Die BSG ist beim SLE regelhaft erhöht, beim CLE in deutlich geringerem Prozentsatz; das CRP ist beim SLE und CLE hingegen nicht oder nur geringgradig erhöht. Ein erhöhtes CRP spricht in der Regel für eine Infektion oder das Vorliegen einer Arthritis und Serositis.

Neben dem Blutbild (Abklärung Anämie, Leukozytopenie) wird die Bestimmung der Transaminasen (GOT, GPT), der Cholestaseparameter (γGT und AP) sowie der Laktatdehydrogenase (LDH) und Kreatinkinase (CK), insbesondere bei Verdacht auf eine begleitende Myositis, empfohlen. Nierenfunktionsparameter umfassen zunächst das Serumkreatinin und das Sediment des Morgenurins. Beim Nachweis einer Mikrohämaturie ist zum Ausschluss eines glomerulären Ursprungs der Erythrozyturie eine mikroskopische Urinanalyse durchzuführen. Hier erfolgt die Suche nach dysmorphen Erythrozyten, Akanthozyten und Erythrozytenzylindern im Sinne einer glomerulären Erkrankung. Falls Erythrozytenzylinder und dysmorphe Erythrozyten und/oder eine Proteinurie nachweisbar sind, ist zum Ausschluss einer Lupusnephritis eine weitere nephrologische Abklärung indiziert. Bei erhöhtem Serum-

Tab. 55.4 Laboruntersuchungen bei kutanem Lupus erythematodes. (Modifiziert nach den AWMF-Leitlinien [Kuhn et al. 2009])

Basislabor bei Verdacht auf kutanen Lupus erythematodes	– BSG – CRP – Differenzialblutbild – Leberenzyme (GOT, GPT, γGT, AP, LDH) – Serumkreatinin – Gegebenenfalls CK – Urinstatus und Urinsediment – ANA-Titer und ANA-Muster (HEp-2-Zelltest)
Spezielle Laboruntersuchungen (nach histologischer Diagnosesicherung eines kutanen Lupus erythematodes, entsprechend der Anamnese, klinischen Untersuchung und Ergebnissen des Basislabors)	– Anti-dsDNS und Anti-ENA-Screen bei positiven ANA (HEp-2-Zelltest) – Komplementfaktoren C3 und C4 – Antiphospholipid-Antikörper, PTT – Immunglobuline – Rheumafaktor – TSH, Schilddrüsenantikörper – VDRL – Bestimmung der glomerulären Filtrationsrate (bei erhöhtem Kreatinin) – Eiweißausscheidung im 24-h-Urin (bei Nachweis von Eiweiß im Urinstatus) – Glukose-6-Phosphatdehydrogenase Aktivität (vor Therapie mit Antimalariamitteln fakultativ, bei Dapson obligat) – Weitere Laboruntersuchungen abhängig von der klinischen Symptomatik

kreatinin sollte die Kreatinin-Clearance im 24-h-Sammelurin durchgeführt werden und gegebenenfalls durch die Berechnung der glomerulären Filtrationsrate sowie durch die Bestimmung des Cystatin C ergänzt werden.

Der Nachweis von ANA wird mittels indirekter Immunfluoreszenztechnik (HEp-2-Zellen) durchgeführt, je nach Laborstandard werden Titer ab 1:40 bis 1:320 als positiv angesehen, wobei höhere Titer (>1:160) von deutlich größerer Bedeutung sind. Die serologischen Merkmale der einzelnen Subtypen sind in ▫ Tab. 55.5 aufgeführt. Nach histologischer Sicherung der Diagnose eines CLE wird empfohlen, das Basislabor durch weitere Laboruntersuchungen zu ergänzen, insbesondere lassen sich die charakteristischen Muster der ANA (homogen bei Anti-dsDNS oder Anti-Histon Antikörpern, gesprenkelt bei Anti-Ro/SSA- und Anti-La/SSB-Antikörpern) in der indirekten Immunfluoreszenzuntersuchung oder in der weiteren Differenzierung im ELISA/Western-Blot spezifisch analysieren.

Ein Komplementverbrauch von C3 und C4 findet sich beim CLE in der Regel nicht, jedoch kann ein genetisch fixierter Mangel von C2 und C4 in Assoziation mit einem CLE auftreten. In diesen Fällen sollten dann auch C1q- und Anti-C1q-Antikörper bestimmt werden. Die Inzidenz von Anti-Phospholipid-Antikörpern (Anti-Cardiolipin, Anti-β-2-Glykoprotein, Lupus-Antikoagulans) ist beim CLE niedrig und eher mit einer Systemmanifestation assoziiert.

Apparative Diagnostik

Apparative Untersuchungen beim CLE sind initial nicht regelhaft indiziert und werden individuell symptom- und verlaufsorientiert sowie in Abhängigkeit von der einge-

Tab. 55.5 Serologische Parameter der verschiedenen Subtypen des kutanen Lupus erythematodes. (Modifiziert nach Kuhn et al. 2009)

Serologie (Autoantikörper)	ACLE	SCLE	DLE	LET
ANA	+++	++	+	(+)
Anti-dsDNS	+++	0	0	0
Anti-Sm	++	0	0	0
Anti-Ro/SSA	+–	+++	0	(+)
Anti-La/SSB	++ (+)	++ (+)	0	(+)

In dieser Tabelle wurde die Antikörperserologie vereinfacht und auf die wesentlichen Charakteristika reduziert.
+ = Häufigkeit des Vorhandenseins

leiteten Therapie und dem weiteren Verlauf der Erkrankung durchgeführt.

Eine Verschlechterung der Nierenfunktion, ein kontinuierlicher Blutdruckanstieg oder die Entwicklung von Beinödemen sollte eine Duplex-Sonografie der Niere oder eine Nierenbiopsie nach sich ziehen, um eine behandlungsbedürftige Lupusnephritis als Manifestation eines SLE nicht zu übersehen.

Bei Kopfschmerzen verschiedenster Art, Wesensveränderungen, motorischen und sensorischen Ausfällen als Zeichen einer neurologischen Manifestation sollte auch beim CLE eine neurologische beziehungsweise psychiatrische Untersuchung einschließlich Kernspintomogramm des Kopfs durchgeführt werden. In Abhängigkeit von der klinischen Symptomatik sind eventuell Elektroenzephalogramm, Elektromyogramm, Messung der Nervenleitgeschwindigkeit oder Liquorpunktion zu empfehlen.

Verlauf

Die einzelnen Subtypen des CLE können im Verlauf in unterschiedlicher Häufigkeit systemische Organmanifestationen entwickeln und somit in einen SLE übergehen.

Disseminierte Hautläsionen beim DLE sind bei Männern signifikant häufiger als bei Frauen. Während Übergänge in einen SLE beim DLE als häufigstem Subtyp des chronisch kutanen Lupus erythematodes (CCLE) in <5% beobachtet werden, kommt es beim SCLE in etwa 10–15% zum Auftreten von systemischen Organmanifestationen mit meistens eher milden Verläufen. Falls auch Minimalsymptome der Erkrankung erfasst werden, beträgt der Anteil von Patienten mit extrakutanen Manifestationen beim DLE 15–25% und beim SCLE 60–70%; am häufigsten bestehen Arthralgien/Arthritiden und eine Proteinurie. Beim SCLE ist eine akral lokalisierte Vaskulitis häufig mit einer Gelenkbeteiligung assoziiert. Patienten mit disseminiertem DLE zeigen eher extrakutane Manifestationen und haben somit ein höheres Risiko, einen SLE zu entwickeln als Patienten mit lokalisiertem DLE des Gesichts und Kapillitiums. Eine ausgedehnte Hautbeteiligung eines CLE kann als prognostischer Marker zur Vorhersage für den Krankheitsverlauf gesehen werden. Ein deutlich erhöhter ANA-Titer, Antikörper gegen extrahierbare nukleäre Antigene (ENA), Anti-Sm-Antikörper, neu auftretende Anti-dsDNS-Antikörper, eine erhöhte BSG, Proteinurie, Hämaturie sowie eine Arthritis gelten als Indikatoren für einen Übergang in einen SLE – insbesondere, wenn diese Symptome beziehungsweise Parameter gemeinsam auftreten.

Therapie

Der CLE sollte nach Ausschluss einer systemischen Organbeteiligung entsprechend der Aktivität und Ausprägung der kutanen Manifestationen behandelt werden. Ein therapeutisches Vorgehen durch topische Medikamente ist nur bei Befall einzelner Hautareale indiziert; Therapieresistenz, ausgedehnte Beteiligung und Risiko einer Vernarbung oder Dyspigmentierung machen eine frühzeitige systemische Therapie notwendig. Das Ziel der Behandlung des CLE ist die Prophylaxe neuer Hautläsionen durch Lichtschutz und die Therapie bereits vorhandener kutaner Manifestationen.

Topische Therapie

Glukokortikoide

Zum Einsatz topischer Glukokortikoide der Wirkstoffklasse II und III als lokale Behandlung der ersten Wahl besteht beim CLE zwar ein breiter Konsens (Tab. 55.6), der sich jedoch nur auf eine randomisierte Studie stützt. Aufgrund von unerwünschten Wirkungen (zum Beispiel kutane Atrophie, Teleangiektasien) dürfen topische Glukokortikoide aber nicht langfristig angewendet werden, insbesondere nicht im Gesicht.

Am Kapillitium und an Palmae und Plantae sowie bei hyperkeratotischen Manifestationen bedarf es oft einer Behandlung mit Glukokortikoiden der Wirkstoffklasse IV, wobei die Wirksamkeit durch Okklusion noch erhöht werden kann. Hierbei haben sich semiokklusive, selbsthaftende Hydrokolloidverbände bewährt. Insbesondere therapierefraktäre Läsionen des DLE können auch mittels intraläsionaler Injektion von Triamcinolonacetonid behandelt werden. Hierbei werden nur geringe Mengen (0,1–0,2 ml einer Suspension aus 10 mg/ml) intradermal direkt in die Läsion injiziert, eine Wiederholung ist nach 4–6 Wochen möglich. Injektionen in die Subkutis sind wegen des Risikos einer Fettgewebsatrophie zu vermeiden.

Calcineurin-Inhibitoren

Topische Calcineurin-Inhibitoren zeigen eine gute Wirksamkeit bei Erwachsenen mit CLE (vor allem bei ACLE, SCLE und LET sowie frühen Läsionen eines DLE). Da das Risiko einer Atrophie im Vergleich zu topischen Glukokortikoiden fehlt, sind diese – auch okklusiv – besonders zur Therapie des CLE im Gesicht geeignet.

Weitere topische Therapien

Die Anwendung von 0,5% R-Salbutamol-Creme in klinischen Studien führte insbesondere beim DLE zu einer Besserung der Hautläsionen. Da diese Ergebnisse weiterer randomisierter Studien bedürfen, kann dieses Präparat vorerst zur Behandlung eines CLE nicht uneingeschränkt empfohlen werden. Topische Retinoide oder Imiquimod wurden nur in einzelnen Fallberichten beschrieben und können daher aufgrund der Datenlage bisher nicht als Therapie empfohlen werden.

Tab. 55.6 Lokale Therapiemaßnahmen bei kutanem Lupus erythematodes. (Modifiziert nach den AWMF-Leitlinien [Kuhn et al. 2009])

Therapieform	Medikament/Verfahren
Topische Therapien der 1. Wahl	Glukokortikoide: – Topisch – Okklusiv (unter Folie) – Intraläsional Topische Immunmodulatoren: – Tacrolimus-Salbe 0,1% – Pimecrolimus-Creme 1%
Weitere topische Therapien (Berichte von Einzelfällen)	Retinoide (Tazaroten-Gel 0,05%, Tretinoin-Creme 0,025%/0,05%) Imiquimod-Creme 5% R-Salbutamol-Creme 0,5% (bisher keine Zulassung)
Physikalische Therapie	Laser (Argon-, gepulster Farbstoff-, CO_2-Laser) Kryotherapie Dermabrasio

Physikalische Therapiemaßnahmen

Einzelne kutane Komponenten des CLE können mit Laserstrahlen verschiedener Wellenlängen gezielt behandelt werden, insbesondere vaskuläre Veränderungen (Erythem, Teleangiektasien), postinflammatorische Hyperpigmentierungen und hyperkeratotische Hautläsionen. Vor einer Laserbehandlung bei Patienten mit CLE und vor dermatochirurgischen Eingriffen sollte eine Probetherapie unter gleichzeitiger Einnahme von Antimalariamitteln durchgeführt werden und der Verlauf mindestens 6–12 Wochen beobachtet werden, da Komplikationen, wie ein Köbner-Phänomen, auftreten können.

Systemische Therapie

Für die Therapie des SLE und für andere vermutlich immunpathologisch bedingte Hauterkrankungen oder bedrohlich verlaufende Autoimmunerkrankungen haben verschiedene Immunsuppressiva (Azathioprin, Methotrexat, Cyclophosphamid) eine Zulassung, nicht jedoch explizit für den CLE.

! Für die im Folgenden genannten Medikamente ist große Vorsicht im Zusammenhang mit einer Schwangerschaft geboten. Dies ist insbesondere beim SLE zu beachten, da häufig Frauen im jungen Alter betroffen sind. Spezifische Probleme, die im Zusammenhang mit einer Schwangerschaft auftreten können, werden bei den jeweiligen Substanzen besprochen.

Tab. 55.7 Systemische Therapiemaßnahmen bei kutanem Lupus erythematodes. (Modifiziert nach AWMF-Leitlinien [Kuhn et al. 2009])

Therapieform	Medikament/Verfahren
Systemische Therapie der 1. Wahl	Antimalariamittel (Hydroxychloroquin, Chloroquin, Mepacrin) Glukokortikoide
Systemische Therapie der 2. Wahl	Methotrexat Retinoide Dapson Mycophenolsäure und Derivate (MMF/MP-S)
Reservemedikation	Thalidomid Intravenöse Immunglobuline (IVIG) Clofazimin Phenytoin

Antimalariamittel

Antimalariamittel werden weiterhin als Therapie der ersten Wahl bei der Behandlung des CLE angesehen (Tab. 55.7). Während der CLE in früheren Zeiten mit Chinin und auch Mepacrin (Quinacrin) behandelt wurde, werden heute aufgrund der besseren Wirkung vor allem Hydroxychloroquin oder Chloroquin, bei therapieresistentem CLE in Kombination mit Mepacrin, verwendet. Die therapeutischen Äquivalenzdosen der Antimalariamittel liegen bei 400 mg Hydroxychloroquin, 250 mg Chloroquin, und 100 mg Mepacrin.

› Die empfohlenen maximalen Tagesdosen liegen bei 3,5–4,0 mg/kg Ideal-KG für Chloroquin und 6,0–6,5 mg/kg Ideal-KG für Hydroxychloroquin. Falls das aktuelle Gewicht unter dem Idealkörpergewicht liegt, wird Ersteres zur Berechnung verwendet.

Nach 1–2 Wochen einer Therapie mit den Antimalariamitteln Hydroxychloroquin oder Chloroquin kann ein leichtes Abblassen der Hautrötung auftreten, der volle Therapieeffekt wird aber erst nach 4–6 Wochen gesehen. Wenn nach 3 Monaten keine Besserung eingetreten ist, sollte mit Mepacrin kombiniert oder die Therapie beendet werden. Die Dosis von 100 mg/Tag Mepacrin sollte möglichst nicht überschritten werden, allenfalls kann 200 mg/Tag über kurze Zeit gegeben werden. Damit ist eine Besserung der Hautläsionen nach frühestens 3–4 Wochen zu erwarten, die maximale Wirkung wird nach 6–8 Wochen erreicht. Wenn nach 3 Monaten kein Effekt zu sehen ist, kann die Behandlung als unwirksam beendet werden. Bei Auftreten von Diarrhoen oder anderen unerwünschten Wirkungen kann die Tagesdosis auf 25-50 mg/Tag vermindert werden.

Kombination Da Hydroxychloroquin ein Derivat von Chloroquin ist, muss eine Kombination beider Wirkstoffe aufgrund der additiven Toxizität vermieden werden. Beim

Versagen einer Monotherapie kann jedoch durch die Kombination von Hydroxychloroquin oder Chloroquin mit Mepacrin die Wirksamkeit gesteigert werden. Mepacrin wirkt synergistisch mit den beiden genannten Substanzen, erhöht aber nicht das Risiko einer Retinopathie. Antimalariamittel können auch mit anderen Medikamenten kombiniert werden (zum Beispiel Dapson, Methotrexat), spezielle Angaben bei CLE finden sich jedoch nicht.

Unerwünschte Wirkungen Die am meisten gefürchtete unerwünschte Wirkung von Hydroxychloroquin und Chloroquin ist die Retinopathie mit irreversiblem Verlust der Sehfähigkeit, die durch Beachtung einer am Idealkörpergewicht orientierten maximalen Tagesdosis verhindert werden kann. Die kumulative Gesamtdosis von Hydroxychloroquin und Chloroquin ist nicht mit einer Retinopathie assoziiert. Die Medikamente können sich auch in die Hornhaut einlagern, diese Ablagerungen verursachen aber meist keine Symptome und sind nach Absetzen reversibel.

VIII

Gastrointestinale Störungen (Übelkeit, Erbrechen) sind die häufigsten unerwünschten Wirkungen, die zum Absetzen der Antimalariamittel führen. Diese Reaktionen können verringert werden, wenn die Medikamente abends vor dem Schlafengehen eingenommen werden oder die Behandlung in niedriger Dosierung eingeschlichen wird (nur eine halbe Tablette täglich oder alle 2 Tage), die daraufhin alle 1–2 Wochen langsam gesteigert werden kann. Hautläsionen können bei bis zu 10% der Patienten unter Hydroxychloroquin und Chloroquin auftreten und zeigen sich als makulopapulöse Exantheme, Hyper- und Hypopigmentierungen sowie selten als phototoxisch/-allergische Reaktionen. Falls ein Exanthem bei Einnahme von Hydroxychloroquin auftritt, muss dieses bei anschließender Gabe von Chloroquin nicht zwingend wieder auftreten. Kopfschmerzen reduzieren sich in den ersten Wochen beziehungsweise treten nicht mehr auf, gelegentlich ist eine initiale Dosisreduktion erforderlich. Schlaflosigkeit, Nervosität, Krampfanfälle oder Psychosen sowie toxische Neuropathien, Myopathien und Kardiomyopathien treten sehr selten auf.

Die unerwünschten Wirkungen von Mepacrin, wie Kopfschmerzen, gastrointestinale Symptome (Diarrhoe, Anorexie, Nausea, Bauchkrämpfe) betreffen etwa jeden dritten Patienten, sind jedoch mild und verschwinden meist spontan oder nach einer Dosisreduktion. Bei etwa 20% der behandelten Patienten muss die Therapie wegen dieser unerwünschten Wirkung beendet werden. Falls Bauchkrämpfe oder eine Diarrhoe im Vordergrund stehen, können versuchsweise Spasmolytika eingesetzt werden. Mepacrin führt dosisabhängig zu einer reversiblen Gelbverfärbung von Haut und Urin und kann Hyperpigmentierungen an Haut, Schleimhaut und Nägeln hervorrufen, die sich bei Dosisreduktion unter 50 mg/Tag zurückbilden oder deutlich nachlassen. Die wichtigste unerwünschte Wirkung von Mepacrin ist eine aplastische Anämie (bei Beachtung der genannten Empfehlung bei etwa 1:500.000 Behandelten), die ebenfalls von Dosis und Dauer der Therapie abhängig ist. In den meisten Fällen geht der aplastischen Anämie ein Lichen-ruber-Exanthem voraus, als seltene unerwünschte Wirkung wurde auch ein Fall einer Rhabdomyolyse berichtet.

> **Da Rauchen die Wirkung von Antimalariamitteln herabsetzt, sollten Patienten mit CLE motiviert werden, den Nikotinkonsum einzustellen. Mehrere pharmakokinetische und pharmakodynamische Mechanismen werden als Ursache für eine geringere Effektivität der Antimalariamittel bei Rauchern diskutiert, wie die Hemmung einer Akkumulation der Antimalariamittel in Lysosomen, sodass keine effektiven Wirkspiegel erreicht werden.**

Laboruntersuchungen Wenn die maximale Tagesdosis der Antimalariamittel beachtet wird, finden sich, wie in mehreren Studien belegt, keine relevanten hämatologischen oder hepatotoxischen Effekte. In der deutschen Fachinformation von Hydroxychloroquin und Chloroquin wird ein Mangel der Glukose-6-phosphat-Dehydrogenase (G6PD) als absolute Kontraindikation aufgeführt. Im Einzelfall kann daher, insbesondere bei Patienten aus Asien, Afrika und den Mittelmeerländern (Sardinien: Prävalenz des G6PD-Mangels 10–15%) die Bestimmung der G6PDH-Aktivität sinnvoll sein. Es sollte auch bedacht werden, dass in Mittel- und Nordeuropa, beispielsweise in Deutschland (Aachen, Iserlohn, Regensburg) Genmutationen der G6PDH nachgewiesen wurden. In jedem Fall sind, wenn die G6PD-Aktivität nicht bekannt ist, klinische Kontrollen hinsichtlich der Symptome einer hämolytischen Anämie erforderlich.

Auch wenn eine Retinopathie bei Beachtung der am Idealkörpergewicht orientierten maximalen Tagesdosis unwahrscheinlich ist, sind ophthalmologische Kontrollen sinnvoll (Funduskopie, Testung des Gesichtsfelds, Testung des Farbsehens). Jährliche Kontrollen sind ausreichend; bei Patienten >65 Jahren und/oder Nieren- oder Leberinsuffizienz sind halbjährliche Kontrollen zu empfehlen. Bei den klinischen Kontrollen sollte immer nach Sehstörungen gefragt und/oder eine Amsler-Karte verwenden werden. Bei Auffälligkeiten ist eine sofortige ophthalmologische Untersuchung indiziert.

Schwangerschaft Nach der Roten Liste sind Hydroxychloroquin und Chloroquin in der Schwangerschaft kontraindiziert. In der internationalen Literatur wird aber empfohlen, Antimalariamittel bei SLE-ähnlichem Krankheitsbild – wie bei der Malaria – wegen einer möglichen Verschlechterung der Grunderkrankung nicht abzusetzen. Das gleiche gilt für die Laktationszeit, da die Antimalariamittel zwar in die Muttermilch übergehen, die Konzentration dort aber sehr gering ist.

▪▪ Methotrexat

Methotrexat (MTX) ist zur Therapie eines CLE nicht explizit zugelassen, wird aber zur Behandlung therapierefraktärer Manifestationen, insbesondere bei SCLE oder lokalisiertem DLE, angewandt. Eine Dosierung von 7,5–25 mg (0,2 mg/kg KG) 1-mal pro Woche entweder oral, intravenös oder subkutan nach einer Testdosis von 7,5 mg wird empfohlen. Die Resorption bei oraler Applikation unterliegt großen interindividuellen Schwankungen; orales MTX wird häufig nicht gut vertragen. Gastrointestinale Beschwerden können durch eine therapiebegleitende, niedrig dosierte Folsäuresubstitution mit 5 mg am Folgetag gemildert werden. Als weitere unerwünschte Wirkung ist insbesondere die Nephro- und Hepatotoxizität sowie die knochenmarktoxische Potenz von MTX, vor allem in Kombination mit Allopurinol zu beachten. Eine seltene Komplikation ist die MTX-Pneumonitis, bei deren Auftreten MTX sofort abgesetzt werden muss.

Auch niedrige MTX-Dosen können zu intrauterinem Tod, Chromosomenanomalien und Fehlbildungen führen, allerdings sind auch Schwangerschaften mit gesunden Kindern beschrieben worden. Daher sollte insgesamt eine Therapie mit MTX in der Schwangerschaft unterbleiben und eine sichere Kontrazeption durchgeführt werden. Männer sollten entsprechend der Dauer der Spermatogenese eine Karenzzeit von 3 Monaten bis zur Zeugung eines Kindes beachten.

▪▪ Retinoide

Bei Unverträglichkeit oder Therapieresistenz gegenüber Antimalariamitteln können Retinoide eingesetzt werden. Insbesondere der seltene, hyperkeratotisch-verruköse DLE ist eine Indikation für die Gabe systemischer Retinoide. Acitretin und Isotretinoin werden in einer Dosis von 0,2–1,0 mg/kg KG/Tag verabreicht. Der Einsatz ist jedoch bei jungen Frauen angesichts der Teratogenität eingeschränkt, sodass eine sichere und wirksame Kontrazeption auch noch nach Ende der Therapie (Isotretinoin: 1 Monat; Acitretin: 2 Jahre) indiziert ist. Die dosisabhängigen unerwünschten Wirkungen, wie reversible Haut- und Schleimhauttrockenheit, diffuse Alopezie und Störungen des Fett- und Leberstoffwechsels, schränken ebenfalls den Einsatz der Retinoide ein.

▪▪ Dapson

Insbesondere der bullöse Lupus erythematodes (BLE) sowie entzündliche Formen des CLE sind eine Indikation für die Therapie mit Dapson. Weiterhin wird dieses Medikament bei mukokutanen Manifestationen eingesetzt sowie bei der Urtikariavaskulitis. Eine Therapie mit Dapson ist jedoch nur bei etwa 35% der Patienten erfolgreich; die Dosierung bei Patienten mit CLE beträgt 50–200 mg/Tag.

Als obligater, dosisabhängiger Induktor von Methämoglobin und einer hämolytischen Anämie wird empfohlen, Blutbild und LDH, aber auch die Leberenzyme regelmäßig zu kontrollieren. Vor Therapiebeginn ist die Bestimmung der G6PD-Aktivität obligat. Als Antioxidanzien werden Vitamin C oder E empfohlen. Hinsichtlich der unerwünschten Wirkungen ist insbesondere das selten auftretende Dapson-Hypersensitivitätssyndrom (Auftreten von Fieber, Arthralgien, hämolytische Anämie, Hautläsionen) zu erwähnen. Aufgrund der sehr begrenzten Erfahrungen der Anwendung von Dapson in der Schwangerschaft sollte dieses Medikament bei Frauen im gebärfähigen Alter nur unter Kontrazeption angewendet werden.

▪▪ Mycophenolsäure und Derivate

Mycophenolat-Mofetil (MMF) und Mycophenolat-Natrium (MP-S) scheinen bei CLE wirksam zu sein, obwohl die Daten limitiert sind. Die bisher bei Patienten mit CLE verwendete Tagesdosis reicht von 1000–3000 mg MMF/Tag (äquivalent 720–2160 mg MP-S/Tag). Das Spektrum der unerwünschten Wirkungen ist im Vergleich zu anderen Immunsuppressiva gering. Insbesondere bei Patienten mit therapierefraktärem SCLE wurde MP-S als eine viel versprechende Behandlung beschrieben. Für den bevorzugten Einsatz von MP-S spricht das seltene Auftreten von gastrointestinalen unerwünschten Wirkungen.

Zur Anwendung von MMF bei Schwangeren liegen nur begrenzte Daten vor, jedoch sind Missbildungen beschrieben worden, die unter einer Therapie mit MMF in Kombination mit anderen Immunsuppressiva während der Schwangerschaft entstanden sind. Vor Beginn und während der Behandlung mit MMF sowie bis 6 Wochen nach Beendigung der Behandlung muss eine wirksame Kontrazeption durchgeführt werden. Eine Therapie mit MMF beziehungsweise MP-S sollte auch erst dann eingeleitet werden, wenn ein negativer Schwangerschaftstest vorliegt.

▪▪ Weitere Empfehlungen

In offenen Studien oder retrospektiven Analysen wurde über die Effektivität zahlreicher weiterer Medikamente bei Patienten mit CLE berichtet. Zum Beispiel kann Thalidomid unter strengster Kontrazeption bei therapierefraktärem CLE, insbesondere DLE und Lupus erythematodes profundus (LEP), zur Einleitung einer Remission in Einzelfällen für einen kurzen Zeitraum in möglichst niedriger Dosis eingesetzt werden (25–50 mg, nicht mehr als 100 mg/Tag). Es sollte aber eine sorgfältige Abwägung des Nutzen-Risiko-Verhältnisses erfolgen, insbesondere aufgrund des Risikos einer potenziell irreversiblen Polyneuropathie. Auch intravenöse Immunglobuline sollten bei therapierefraktärem CLE erst nach Versagen der Standardtherapien oder bei therapielimitierenden Kontraindikationen in Betracht gezogen werden. Clofazimin und Phenytoin werden nur als Alternativen bei Versagen der Standardtherapie empfohlen. Cyclophosphamid, Ciclosporin, Azathioprin, Antibiotika, Gold, Cytarabin, Anti-CD4-Antikörper, Interferon-α und Leflunomid werden laut der Leitlinie der AWMF nicht empfohlen. Durch die Einführung der Biologika wurde zwar das Spektrum der therapeutischen Möglichkeiten bei Autoimmunerkrankungen bereichert, aber aufgrund der wenigen Berichte über die Abheilung eines CLE wird eine Behandlung mit Biologika bisher nicht empfohlen.

▪ Prophylaxe

▪▪ Lichtschutzmaßnahmen

In zahlreichen Studien wurde bei Patienten mit CLE eine hohe Photosensitivität nachgewiesen, die zu einer Induktion oder Exazerbation der Erkrankung führen; daher sind konsequente Lichtschutzmaßnahmen wichtig. Neben dem Meiden sonnenintensiver Tageszeiten zwischen 11 und 15 Uhr und textilem Lichtschutz, zum Beispiel durch Tragen von lichtundurchlässiger Kleidung, ist die Anwendung von modernen Sonnenschutzpräparaten mit hochpotenten chemischen und/oder physikalischen UVA- und UVB-Lichtschutzfiltern erforderlich. Diese sollten in ausreichender Menge (etwa 2 mg/cm^2) mindestens 20–30 min vor der Sonnenexposition aufgetragen werden (▶ Kap. 44).

Weitere Maßnahmen zur Prophylaxe eines CLE beinhalten, dass diesen Patienten ausdrücklich von Nikotinkonsum abgeraten wird. Auch sollten insbesondere DLE-Patienten über physikalische Provokationsfaktoren (Köbner-Phänomen) aufgeklärt werden. Ferner sollten Patienten mit SCLE auf die am häufigsten beschriebenen Medikamente verzichten, die einen DI-CLE auslösen können (zum Beispiel Terbinafin, Hydrochlorthiazid). Patientinnen mit Kinderwunsch sollten auf Antikörper gegen Ro/SSA sowie gegen Cardiolipin, β-2-Glykoprotein und Lupus-Antikoagulans untersucht werden. Neben nichthormoneller Kontrazeption sollten möglichst niedrigdosierte Gestagene oder östrogenarme Kombinationspräparate gegeben werden. Lebendimpfungen sollten bei Patienten unter immunsuppressiver Therapie vermieden werden, Totimpfstoffe können zu einem verminderten Antikörpertiter führen und müssen im Einzelfall diskutiert werden; eine BCG-Impfung ist kontraindiziert.

55.2 Akut kutaner Lupus erythematodes

Der ACLE ist eine kutane Manifestation des SLE, die bei 20–60% der Patienten auftritt, aber nicht immer als eigenständige Variante angesehen wird, da der akute systemische Krankheitsverlauf im Vordergrund steht.

Klinisch manifestiert sich dieser Subtyp als klassisches Schmetterlingserythem (lokalisierte Form) mit einem makulösen Erythem über den Wangenknochen und dem Nasenrücken, das die Nasolabialfalten ausspart. Da das Erythem auch nur vorübergehend auftreten kann, wird es von den Patienten oft als Sonnenbrand fehlgedeutet. Patienten mit ACLE zeigen eine hohe Photosensitivität, insbesondere das Schmetterlingserythem kann durch UV-Strahlung provoziert werden. Auch kann eine generalisierte Form mit Hautläsionen auch außerhalb des Gesichts auftreten, die sich als ein symmetrisch morbilliformes oder makulopapulöses Exanthem zeigt und häufig mit Nagelfalzerythemen und Befall der Plantae und Palmae assoziiert ist. Bei einzelnen Patienten kann sich diese Form sehr akut entwickeln. Weiterhin kann sich neben einem diffusen, nicht vernarbenden Haarausfall das so genannte Lupus-Haar mit feinen, leicht abbrechenden Haaren peripher am Haaransatz ausbilden. Klinisch zeigen sich meistens auch andere Hinweise auf einen SLE, wie Allgemeinsymptome, Beteiligung systemischer Organe sowie hohe Titer von ANA und Anti-dsDNS-Antikörpern.

▪ Histopathologie

Der histologische Befund ist im Gegensatz zum klinisch oft eindrucksvollen Gesamtbild des ACLE eher gering ausgeprägt. Es zeigen sich eine zellarme Interface-Dermatitis und ein eher spärliches perivaskuläres lymphozytäres Infiltrat mit Muzinablagerungen. Auch können einige neutrophile Granulozyten, teilweise mit Kerntrümmern, vorkommen. Der Bereich um die Adnexe ist meist ausgespart. Unspezifische Läsionen im Rahmen des SLE sind abzugrenzen, da diese auch mit einer deutlich vaskulitischen Komponente einhergehen können.

▪ Differenzialdiagnose

Bei der lokalisierten Form des ACLE sind andere erythematöse und papulöse Erkrankungen des Gesichts abzugrenzen, wie eine Dermatomyositis, Rosazea, periorale Dermatitis, Tinea facei, Erysipel und seborrhoisches Ekzem. Bei der generalisierten Form des ACLE, die ein makulöses Exanthem und periunguale Teleangiektasien aufweisen kann, sollten ein Arzneimittel- und Virusexanthem oder ein Erythema exsudativum multiforme (EEM) bis hin zu einer toxisch-epidermalen Nekrolyse (TEN) in Betracht gezogen werden.

55.3 Subakut kutaner Lupus erythematodes

[Sontheimer et al. 1979]

Beim SCLE lassen sich zwei klinische Formen (anulärer und papulosquamöser/psoriasiformer Typ) unterschieden, die sowohl isoliert als auch gleichzeitig vorkommen können. Die anuläre Form zeigt symmetrisch erythematöse Plaques mit nach innen gerichteter Schuppung, zentraler Abblassung und bogiger oder gyrierter Begrenzung durch polyzyklische Konfluenz, während die papulosquamöse Form konfluierende Plaques mit psoriasiformer Morphe zeigt. Selten können im Randbereich der anulären Läsionen auch bullöse Veränderungen auftreten, die insbesondere nach UV-Exposition einer TEN ähneln können.

Da Patienten mit diesem Subtyp eine sehr hohe Photosensitivität aufweisen, sind die Hautläsionen meistens in symmetrischer Verteilung an UV-exponierten Arealen wie Dekolleté, Nacken und Streckseiten der Arme zu finden, während Kopfhaut und Gesicht eher selten beteiligt sind. Die Hautläsionen des SCLE heilen ohne Narben ab, es zeigen sich aber häufig deutliche vitiligoartige Depigmentierungen, die einen wichtigen Hinweis in der Diagnostik des SCLE darstellen.

Der SLCE steht klinisch zwischen dem CCLE und dem SLE, da 30–50% der Patienten bis zu vier der ACR-Kriterien zur Klassifikation des SLE erfüllen können. Allerdings sind bei diesen Patienten eher milde Systemzeichen wie Arthralgien und Myalgien vorhanden, in nur 10–15% finden sich schwere systemische Organbeteiligungen, wie eine Lupusnephritis. Anti-Ro/SSA-Antikörper lassen sich bei 70–90% und Anti-La/SSB-Antikörper bei 30–50% der Patienten nachweisen, die eng mit einer Photosensitivität korrelieren. Der Rheumafaktor ist bei 30% der Patienten positiv. Beim medikamenteninduzierten DI-SCLE können zusätzlich Anti-Histon-Antikörper sowie auch eine Gewebe- und Bluteosinophilie nachgewiesen werden. Als Auslöser sind zum Beispiel Hydrochlorothiazid, Terbinafin, Kalziumkanalblocker und Angiotensin-Converting-Enzym-Hemmer (ACE-Hemmer) beschrieben worden.

Das Rowell-Syndrom [Scholtz 1922, Rowell et al. 1963] wird häufig als klinischer Subtyp des SCLE genannt und mithilfe von verschiedenen Major- und Minorkriterien bewertet: Klinische Zeichen eines SCLE und EEM-artige Läsionen sowie ein granuläres Muster von ANA werden als Major-Kriterien, das klinische Bild eines CHLE, Anti-Ro/SSA- und Anti-La/SSB-Antikörper sowie ein positiver Rheumafaktor als Minor-Kriterien gewertet. Die Eigenständigkeit der Erkrankung und der Zusammenhang mit einem SLE werden aber bis heute kontrovers diskutiert.

Insbesondere im höheren Erwachsenenalter kann der SCLE mit Malignomen assoziiert sein und dann als paraneoplastische Erkrankung eingeordnet werden. Bis heute ist jedoch unklar, ob es sich um eine reine Koinzidenz oder die Folge einer langfristigen immunsuppressiven Therapie handelt. Insbesondere sollten bei Patienten, die auf eine adäquate Therapie nicht ansprechen, maligne Erkrankungen in Betracht gezogen werden; hierbei sind Lymphome und Karzinome der soliden Organe am häufigsten.

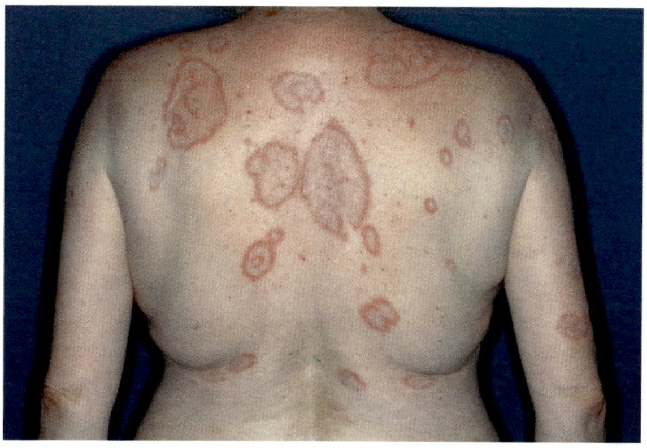

Abb. 55.3 Subakut kutaner Lupus erythematodes (anulärer Typ)

Histopathologie

Der SCLE zeigt nur eine geringe Hyperkeratose bei schmaler bis atropher Epidermis und ist durch eine Interface-Dermatitis mit basaler hydropischer Degeneration sowie Kolloidkörperchen und eher geringerer Verbreiterung der PAS-positiven Basalmembran charakterisiert. Ähnlich wie beim DLE findet sich ein lymphozytär dominiertes Infiltrat, welches aber geringer ausgeprägt ist und sich auf die obere Dermis konzentriert. Die Haarfollikelbeteiligung fehlt beim SCLE weitgehend.

Differenzialdiagnose

Differenzialdiagnostisch sollten folgende Erkrankungen vom SCLE abgegrenzt werden: Arzneimittelexanthem, nummuläres und seborrhoisches Ekzem, Psoriasis vulgaris, Mycosis fungoides, Tinea corporis, Erythema anulare centrifugum, Erythema gyratum repens, EEM oder TEN.

55.4 Chronisch kutaner Lupus erythematodes

Innerhalb dieser Gruppe lassen sich der DLE, der LEP und der CHLE unterscheiden.

55.4.1 Diskoider Lupus erythematodes

[O'Leary 1934]

Der DLE ist nicht nur die häufigste Form des CCLE, sondern stellt auch die häufigste Manifestation aller Subtypen des CLE dar. Charakteristisch für diesen Subtyp sind scharf begrenzte erythematosquamöse, scheibenförmige Plaques, die einen aktiven Randsaum mit Erythem und Hyperpigmentierung aufweisen und im weiteren Verlauf der Erkrankung narbig und mit zentraler Hypopigmentierung abheilen. Im Bereich von Nase und Mund kann es zu Mutilationen kommen und perioral zeigen sich häufig vermi-

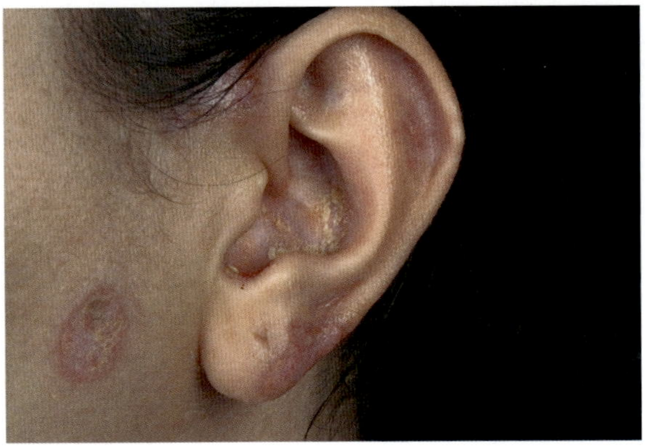

Abb. 55.4 Diskoider Lupus erythematodes

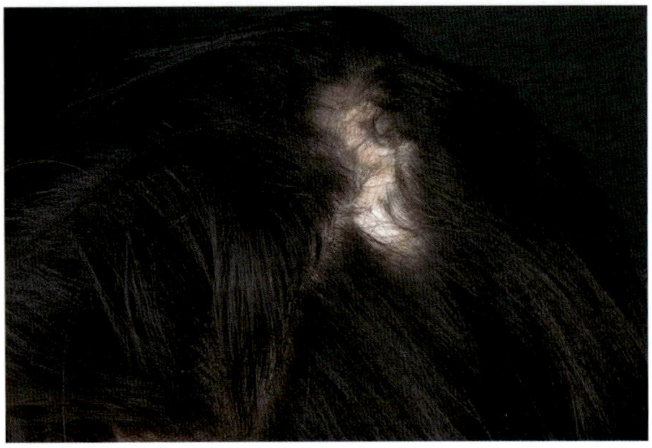

Abb. 55.5 Narbige Alopezie bei diskoidem Lupus erythematodes

kuläre Narben. Die Berührung der fest haftenden follikulären Hyperkeratosen ist schmerzhaft, das als **Tapeziernagelphänomen** bezeichnet wird. Die Hautläsionen des DLE können durch verschiedene irritative Stimuli provoziert werden (Köbner-Phänomen); auch ist dieser Subtyp photosensitiv, sodass die Erkrankung sich meistens im Gesicht und an der Kopfhaut manifestiert. Hier kommt es häufig als erstes oder einziges klinisches Zeichen zu einer atrophen, narbigen Alopezie, die einer frühzeitigen Diagnostik und Therapie bedarf. In 80% der Fälle zeigt der DLE eine lokalisierte Form, die auch die orale Mukosa, insbesondere die Wangenschleimhaut, betreffen kann. Hier finden sich scharf begrenzte Erosionen und Ulzerationen mit unregelmäßigem Randsaum und Teleangiektasien. Die disseminierte Form des DLE tritt auch unterhalb des Halses, am Stamm und Armen auf. Eine Koexistenz des DLE mit anderen Subtypen des CLE ist möglich. Der **hypertrophe oder verruköse DLE** [Bechet 1942] ist eine Form mit ausgesprochen stark hyperkeratotischen Läsionen, die aber nicht mehr als eigene Entität definiert wird.

Auch können diskoide Läsionen bei 25% der Patienten mit SLE auftreten und sind als eines der ACR-Kriterien zur Klassifikation des SLE erfasst, sodass bei Erstdiagnose und im weiteren Verlauf der Ausschluss einer weiteren Organbeteiligung nötig ist. Bei 2% der Patienten kann der DLE in einen SLE übergehen, hier insbesondere bei Patienten mit positiven ANA und disseminierten Hautläsionen auch außerhalb des Gesichts und des Kapillitiums. Im Gegensatz zum SLE ist das Geschlechterverhältnis beim DLE ausgewogen mit einer Erstmanifestation im mittleren Erwachsenenalter.

Histopathologie

Der DLE ist durch eine mäßige Ortho- und Parahyperkeratose sowie eine follikuläre Hyperkeratose charakterisiert. Akanthose und auch Atrophie der Epidermis sind möglich. Lymphozyten dringen basal unter hydropischer Auflockerung ins Epithel ein. Anschnitte nekrotischer/apoptotischer Keratinozyten in der basalen Epidermis (Kolloidkörperchen) kommen zur Darstellung (Interface-Dermatitis). Auch findet sich eine verbreiterte und verschmierte oder aufgesplitterte PAS-positive Basalmembran, im Korium zeigt sich ein dichtes periadnexielles und perivaskuläres lymphozytär dominiertes Infiltrat. Lymphozyten können insbesondere auch basal in Follikelepithelien eindringen, die zerstört werden. Häufig ist Muzin interstitiell deutlich nachweisbar, vor allem in der retikulären Dermis älterer Läsionen.

Differenzialdiagnose

Die differenzialdiagnostische Abgrenzung zu einem Lichen ruber/erosivus kann klinisch zu Beginn des DLE schwierig sein. Im Gegensatz zu der differenzialdiagnostisch bedeutsamen Rosazea mit einem erscheinungsfreien perioralen Saum ist beim CLE typischerweise auch das Lippenrot betroffen. Weiterhin sind Tinea facei, aktinische Keratosen, Lupus vulgaris und Sarkoidose abzugrenzen. Auch ist die Entwicklung von Plattenepithelkarzinomen in abgeheilten Narben eines DLE beschrieben worden.

55.4.2 Lupus erythematodes profundus

[Kaposi 1883, Irgang 1940]
Der LEP ist eine eher seltene Erkrankung, die 1–3% aller Patienten mit CLE aufweisen. Schmerzhafte subkutane Knoten und Infiltrationen der tiefen Dermis (Pannikulitis) im Bereich der oberen und unteren Extremitäten sowie des Gesäßes sind für diesen Subtyp charakteristisch. Die Hautläsionen heilen unter Hinterlassung von schüsselförmig eingesenkten atrophen und narbigen Arealen ab und können im weiteren Verlauf auch kalzifizieren. Der LEP kann durch Traumen und irritative Stimuli im Sinne eines Köbner-Phänomens provoziert werden und sowohl mit einem DLE als auch einem SCLE assoziiert sein. Etwa 75% der

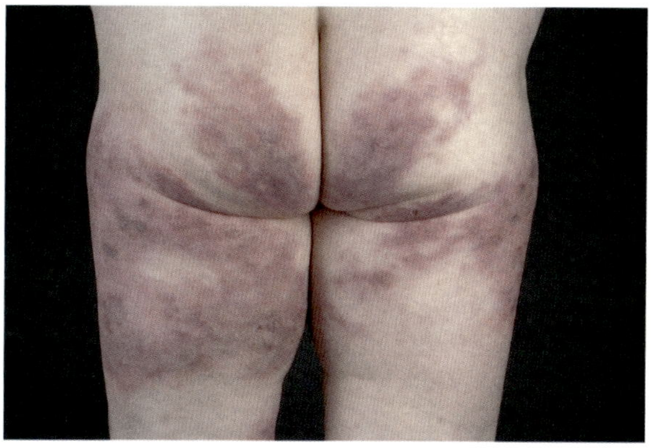

Abb. 55.6 Rötlich-livide Läsionen bei Lupus erythematodes profundus

Patienten zeigen erhöhte ANA, wobei spezifische Autoantikörper jedoch meist nicht nachweisbar sind. Bei 30–50% der Patienten können bis zu vier ACR-Kriterien erfüllt sein.

■ **Histopathologie**

Der LEP ist durch eine lobuläre Pannikulitis mit dichtem lymphoidzelligem Infiltrat und Muzinablagerungen charakterisiert. Fettgewebsnekrosen sowie Histiozyten mit phagozytiertem nukleärem Debris können zur Darstellung kommen. In über der Hälfte der Fälle zeigen sich in den oberen Anschnitten zusätzlich histologische Zeichen anderer Subtypen des CLE (Interface-Dermatitis, koriale perivaskuläre/ periadnexielle lymphozytäre Infiltration, Muzinablagerungen).

■ **Differenzialdiagnose**

Differenzialdiagnostisch sollten Pannikulitiden verschiedener Genese, Panarteriitis nodosa, maligne Lymphome (insbesondere das subkutane pannikulitische T-Zell Lymphom), subkutane Sarkoidose, Morphea profunda und ein subkutanes Granuloma anulare in Betracht gezogen werden.

55.4.3 Chilblain Lupus erythematodes

Die bläulich-rötlichen Knoten und Plaques des CHLE finden sich typischerweise in der kalten, feuchten Jahreszeit und können gelegentlich ulzerieren. Diese Hautläsionen manifestieren sich vor allem an den distalen Extremitätenabschnitten, insbesondere Finger und Zehen, aber auch Nase und Ohren. Eine klinische und histologische Abgrenzung von Perniones ist häufig schwierig. In Einzelfällen finden sich erhöhte Titer von ANA sowie Anti-Ro/SSA-Antikörper und ein positiver Rheumafaktor. In etwa 20% kann ein Übergang in einen SLE erfolgen.

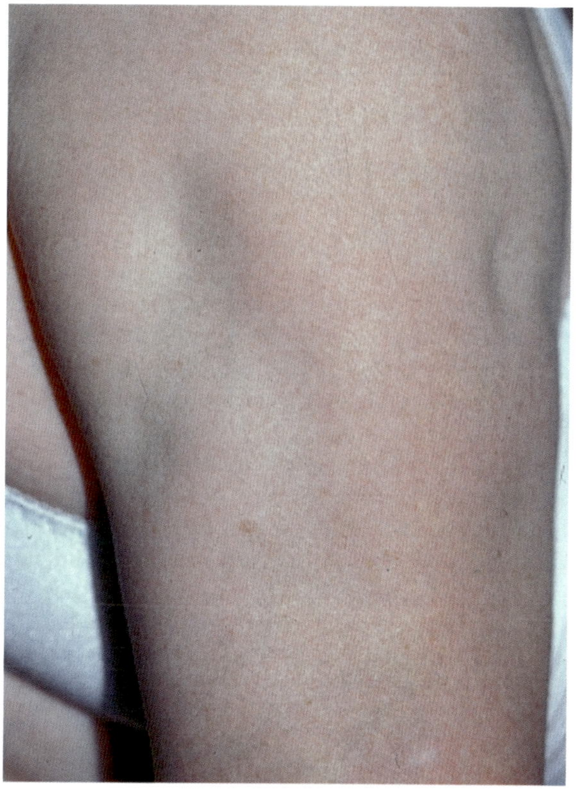

Abb. 55.7 Schüsselförmige Einziehungen bei Lupus erythematodes profundus

Auch ein familiärer Chilblainlupus ist beschrieben worden, der sich auf spezifische Mutationen des Gens *TREX1* (OMIM 610448) auf Chromosom 3 zurückführen lässt. Drei weitere Gene (OMIM 606034, OMIM 610326 und OMIM 610330) wurden im Zusammenhang des Aicardi-Goutieres-Syndroms charakterisiert, das bei knapp 50% der Betroffenen mit Chilblain-Läsionen einhergeht, der Übergang in einen SLE jedoch fehlt.

■ **Histopathologie**

Beim CHLE finden sich dichte, perivaskulär und dermal gelegene lymphozytäre Infiltrate; begleitend sind Fibrinablagerungen im Lumen und der Wand von Gefäßen in der retikulären Dermis nachweisbar. Junktional zeigt sich häufig das Bild einer vakuolisierenden Interface-Dermatitis mit variabler Epidermisatrophie, ähnlich dem Befund eines DLE. Die histologische Abgrenzung eines CHLE von Perniones ist häufig schwierig.

■ **Differenzialdiagnose**

In der Differenzialdiagnose sollten akrale kutane Vaskulitiden, gegebenenfalls im Rahmen systemischer Vaskulitiden, und Kryoglobulinämien ausgeschlossen werden. Die Abgrenzung von Akrozyanose, Perniones und Sarkoidose (Lupus pernio) kann nicht immer eindeutig sein.

55.5 Intermittierender kutaner Lupus erythematodes

[Hoffmann 1909, Gougerot und Burnier 1930]

Synonym

Lupus erythematodes tumidus (LET)
Der LET war in der Vergangenheit zunächst wenig beachtet und wurde erst vor einigen Jahren als eigene Entität im Rahmen des CLE erneut definiert. Mittlerweile ist der LET als eigenständiger Subtyp in die Klassifikation des CLE aufgenommen und aufgrund seines intermittierenden Verlaufs mit der Möglichkeit einer spontanen Abheilung als ICLE bezeichnet worden.

Beim LET finden sich urtikariaähnliche, sukkulente, erythematöse Papeln und Plaques ohne epidermale Beteiligung, die auch ohne Vernarbung oder Pigmentierung abheilen. Bei mehr als 75% der Patienten wurde eine ausgeprägte Photosensitivität nachgewiesen, sodass sich die Hautläsionen meistens im Gesicht und an oberen Thoraxabschnitten manifestieren.

Erhöhte Titer von ANA finden sich in 10–30% der Patienten, Anti-Ro/SSA- und Anti-La/SSB-Antikörper in etwa 5%. Der LET ist durch einen wechselhaften Verlauf mit guter Prognose gekennzeichnet, eine Assoziation mit systemischer Organbeteiligung ist eher selten, und eine spontane Rückbildung ist möglich.

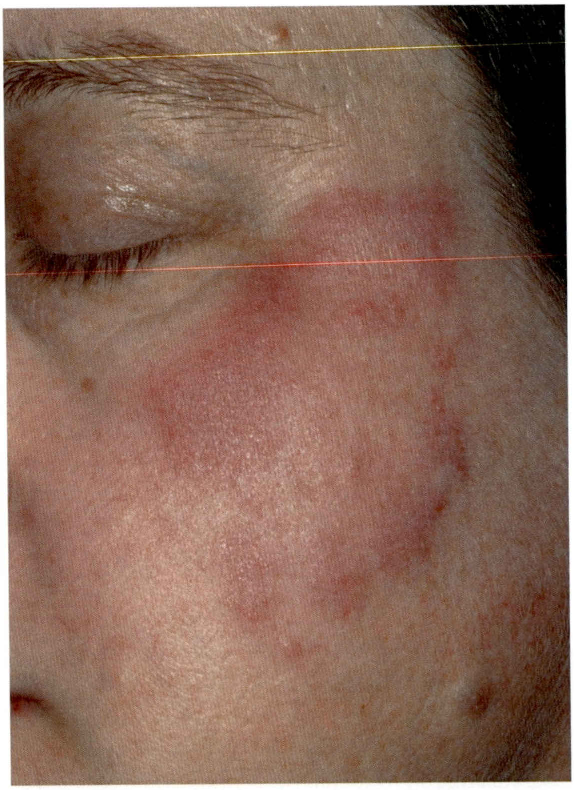

Abb. 55.8 Lupus erythematodes tumidus (anulärer Typ)

Histopathologie

Beim LET stehen dichte, fleckförmige, lymphozytäre, dermale Infiltrate im Vordergrund, die sich vor allem perivaskulär, aber auch periadnexiell finden. Die epidermale Komponente des DLE/SCLE fehlt, eine vakuolige Degeneration der Basalmembranzone kann in sehr geringer Ausprägung fokal auftreten. Charakteristische Zeichen des LET sind ausgeprägte interstitielle dermale Muzinablagerungen.

Differenzialdiagnose

Differenzialdiagnostisch kommen kutane Lymphome und Pseudolymphome, polymorphe Lichtdermatose, plaqueartige kutane Muzinose und Lichturtikaria infrage. Ob die lymphozytäre Infiltration Jessner-Kanof (▶ Kap. 108) und das REM-Syndrom (▶ Kap. 93) in das Spektrum des CLE, insbesondere des ICLE, eingeordnet werden sollen, wird kontrovers diskutiert.

55.6 Sonderformen

55.6.1 Bullöser Lupus erythematodes

[Pedro und Dahl 1973]
Der BLE ist eine seltene Sonderform des SLE, die sich charakteristischerweise mit subepidermalen Blasen meistens im Rahmen einer aktiven Erkrankung zeigt. Die Blasen können klein, vesikulär bis großblasig auf ansonsten normal erscheinender Haut auftreten. Häufig zeigen die Patienten neben einem erhöhten Titer von ANA auch Antikörper gegen Kollagen Typ VII und damit eine Überschneidung zur Epidermolysis bullosa aquisita. Das sehr seltene acute syndrome of apoptotic panepidermolysis (ASAP) ist als eine Maximalvariante des BLE oder eine Sonderform der toxischen epidermalen Nekrolyse diskutiert. Epidemiologisch tritt der BLE insbesondere bei Patienten mit dunkler oder schwarzer Haut auf. Differenzialdiagnostisch sollte an autoimmunbullöse Erkrankungen, eine Porphyria cutanea tarda oder andere blasenbildende Erkrankungen gedacht werden. Das therapeutische Ansprechen auf Dapson ist sehr gut.

55.6.2 Neonataler Lupus erythematodes

[McCuistion und Schoch 1954]
Patientinnen mit SCLE, die Antikörper gegen Ro/SSA und La/SSB aufweisen, können klinisch unauffällig sein, aber Kinder mit einem NLE gebären. Diese zeigen Hautläsionen

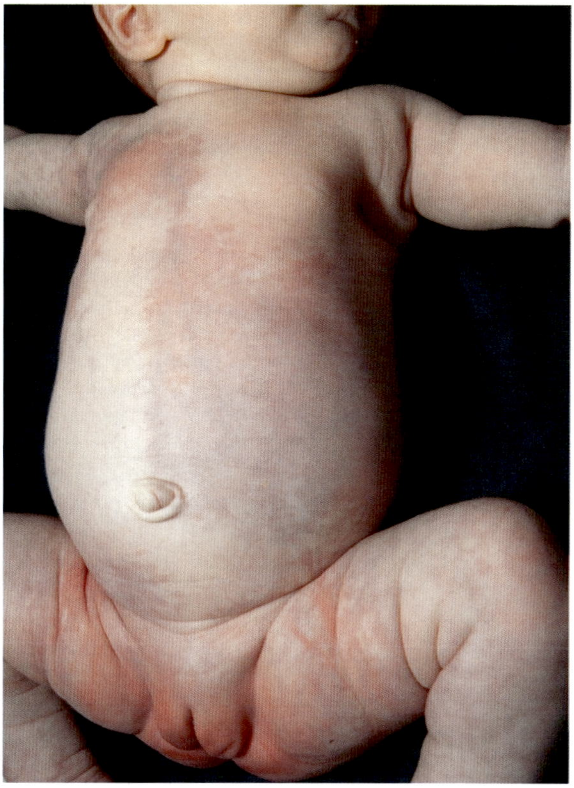

Abb. 55.9 Neonataler Lupus erythematodes

im Sinne eines SCLE mit erythematösen Flecken und Papeln, vor allem an UV-exponierten Arealen. Die Anti-Ro/SSA- und Anti-La/SSB-Antikörper können bereits bei Geburt vorhanden sein oder erst in den ersten Lebenswochen auftreten. Typischerweise heilen die Hautläsionen entsprechend der physiologischen Halbwertzeit der Antikörper innerhalb von 6 Monaten ab, jedoch müssen diese Kinder in regelmäßigen Abständen kontrolliert werden, da die Wahrscheinlichkeit von Autoimmunerkrankungen im weiteren Verlauf vergleichsweise erhöht ist. Eine systemische Organbeteiligung des hämatopoetischen Systems, der Leber oder der Nieren ist sehr selten. Der NLE ist auf die diaplazentare Übertragung von mütterlichen Anti-Ro/SSA- und -La/SSB-Antikörpern zurückzuführen. Da sich diese Antikörper bevorzugt auch am Reizleitungssystem des fetalen Herzen ablagern, kann dies zu kongenitalen und permanenten atrioventrikulären Leitungsstörungen oder Blockierung führen. Auch diese können schon während der Schwangerschaft oder in den ersten Lebenswochen auftreten. Bei schweren Fällen ist die Anlage eines Herzschrittmachers nötig; dennoch versterben bis zu 14% aller Kinder im Verlauf der Erkrankung.

Etwa 2% aller Kinder von Antikörper-positiven Müttern entwickeln einen NLE, wobei das Risiko in Folgeschwangerschaften auf 25% steigt. Daher sollten entsprechende Schwangerschaften als Risikoschwangerschaften eingeordnet und interdisziplinär engmaschig kontrolliert werden.

Literatur

Albrecht J, Taylor L, Berlin JA et al (2005) The CLASI (Cutaneous Lupus Erythematosus Disease Area and Severity Index): An outcome instrument for cutaneous lupus erythematosus. J Invest Dermatol 125: 889–894

Baima B, Sticherling M (2001) Apoptosis in different cutaneous manifestations of lupus erythematosus. Br J Dermatol 144: 958–966

Costner MI, Sontheimer RD, Provost TT (2003) Lupus erythematosus. In: Cutaneous manifestations of rheumatic diseases. Sontheimer RD, Provost TT (eds), Williams & Wilkins, Philadelphia: S 15–64

Crowson AN, Magro C (2001) The cutaneous pathology of lupus erythematosus: a review. J Cutan Pathol 28: 1–23

Franceschini F, Cavazzana I (2005) Anti-Ro/SSA and La/SSB antibodies. Autoimmunity 38: 55–63

Franz B, Fritzsching B, Riehl A et al (2007) Low number of regulatory T cells in skin lesions of patients with cutaneous lupus erythematous. Arthritis Rheum 56: 1910–1920

Gilliam JN, Sontheimer RD (1981) Distinctive cutaneous subsets in the spectrum of lupus erythematosus. J Am Acad Dermatol 4: 471–475

Jessop S, Whitelaw D, Jordaan F (2009) Drugs for discoid lupus erythematosus. Cochrane Database Syst Rev:CD002954

Kuhn A, Sonntag M, Richter-Hintz D et al (2001). Phototesting in lupus erythematosus: A 15-year experience. J Am Acad Dermatol 45: 86–95

Kuhn A, Herrmann M, Kleber S et al (2006) Accumulation of apoptotic cells in the epidermis of patients with cutaneous lupus erythematosus after ultraviolet irradiation. Arthritis Rheum 54: 939–950

Kuhn A, Sontheimer RD (2008) Cutaneous lupus erythematosus: Molecular and cellular basis of clinical findings. Curr Dir Autoimmun 10: 119–140

Kuhn A, Bonsmann G, Aberer E et al (2009) Kutaner Lupus erythematodes (Entwicklungsstufe 1). In: Korting HC, Callies R, Reusch M et al (Hrsg) Dermatologische Qualitätssicherung: Leitlinien und Empfehlungen, 6. Aufl. ABW Wissenschaftsverlag, Berlin S 214–258

Kuhn A, Kuehn E, Meuth AM et al (2009) Development of a core set questionnaire by the European Society of Cutaneous Lupus Erythematosus (EUSCLE). Autoimmun Rev 8: 702–712

Kuhn A, Amler S, Beissert S et al (2010) Revised Cutaneous Lupus Erythematosus Disease Area and Severity Index (RCLASI): a modified outcome instrument for cutaneous lupus erythematosus. Br J Dermatol 163: 83–92

Kuhn A, Ruland V, Bonsmann G (2010) Photosensitivity, phototesting and photoprotection in cutaneous lupus erythematosus. Lupus 19: 1036–1046

Kuhn A, Gensch K, Haust M et al (2011) Efficacy of tacrolimus 0.1% ointment in cutaneous lupus erythematosus: A multicenter, randomized, double-blind, vehicle-controlled trial. J Am Acad Dermatol 65: 54–64

Kuhn A, Ruland V, Bonsmann G (2011) Hautmanifestationen des Lupus erythematodes. Z Rheumatol 70: 213–227

Kuhn A, Ruland V, Bonsmann G (2012) Cutaneous lupus erythematosus: update of therapeutic options Part I, II. J Am Acad Dermatol 65: e179–193, e195–213

Lee-Kirsch MA, Gong M, Schulz H et al (2006) Familial chilblain lupus, a monogenic form of cutaneous lupus erythematosus, maps to chromosome 3p. Am J Hum Genet 79: 731–737

Lin JH, Dutz JP, Sontheimer RD, Werth VP (2007) Pathophysiology of cutaneous lupus erythematosus. Clin Rev Allergy Immunol 33: 85–106

Massone C, Kodama K, Salmhofer W et al (2005) Lupus erythematosus panniculitis (lupus profundus): clinical, histopathological and molecular analysis of nine cases. J Cutan Pathol 32: 396–404

Ochsendorf FR (2010) Einsatz von Antimalariamitteln in der Dermatologie. J Dtsch Dermatol Ges 8: 829–844

Renner R, Sticherling M (2009) The different faces of cutaneous lupus erythematosus. G Ital Dermatol Venereol 144: 135–147

Renner R, Sticherling M (2008) Incidental cases of subacute cutaneous lupus erythematosus in association with malignancy. Eur J Dermatol 18: 700–704

Rothfield N, Sontheimer RD, Bernstein M (2006) Lupus erythematosus: systemic and cutaneous manifestations. Clin Dermatol 24: 348–362

Schmitt V, Meuth AM, Amler S et al (2010) Lupus erythematosus tumidus is a separate subtype of cutaneous lupus erythematosus. Br J Dermatol 162: 64–73

Shinada S, Wallace DJ (2004) Laboratory features of cutaneous lupus erythematosus. In: Kuhn A, Lehmann P, Ruzicka T (eds). Cutaneous lupus erythematosus. Springer, Berlin S 301–322

Smith CD, Cyr M (1988) The history of lupus erythematosus. From Hippocrates to Osler. Rheum Dis Clin North Am 14: 1–14

Sontheimer RD, Henderson CL, Grau RH (2009) Drug-induced subacute cutaneous lupus erythematosus: a paradigm for bedside-to-bench patient-oriented translational clinical investigation. Arch Dermatol Res 301: 65–70

Tan EM, Cohen AS, Fries JF et al (1982) The 1982 revised criteria for the classification of systemic lupus erythematosus. Arthritis Rheum 25: 1271–1277

Vasoo S (2006) Drug-induced lupus: an update. Lupus 15: 757–761

Wenzel J, Zahn S, Tüting T (2010) Pathogenesis of cutaneous lupus erythematosus: common and different features in distinct subsets. Lupus 19: 1020–1028

Erstbeschreiber

Bechet PE (1942) Lupus erythematodes hypertrophicus et profundus. Arch Dermatol Syphilol 45: 33–39

Brocq L (1921) Précis-atlas de pratigue dermatologique. Doin, Paris S 468–477

Cazenave A, Schedel HE (1833) Abrégé pratique des maladies de la peau. 2ième ed. Béchet, Paris

Cazenave A PLA (1851) Lupus érythémateaux (érythéme centrifuge). Ann Mal Peau Syphiligr 3: 297–299

Gougerot H, Burnier R (1930) Lupus érythémateux tumidus. Bull Soc Fr Dermatol Syphiligr 37: 1291–1292

Hebra F (1845) Versuch einer auf pathologische Anatomie gegründeten Einteilung der Hautkankheiten. Zeitschr Gesellschaft Aertze Wien 2/1: 34–52, 141–155, 211–231

Hoffmann E (1909) Demonstrationen: Isolierter Lupus erythematodes tumidus der Gesichtshaut. Derm Zeitschr 16: 159–160

Hutchinson J (1888) Harveian lectures on lupus. The varieties of common lupus. BMJ 1: 113–118

Irgang S (1940) Lupus erythematosus profundus: report of an example with clinical resemblance to Darier-Roussy sarcoid. Arch Derm Syph 42: 97–108

Kaposi (Moriz Kohn) (1872) Neue Beiträge zur Kenntnis des Lupus erythematosus. (Hierzu Tafel I.) Arch Dermatol Syph 4: 36–78

Kaposi M (1883) Pathologie und Therapie der Hautkrankheiten. In: Vorlesungen für praktische Ärzte und Studierende, 2. Aufl. Urban & Schwarzenberg, Wien S 642

McCuistion CH, Schoch EP jr (1954) Possible discoid lupus erythematosus in newborn infant. Report of a case with subsequent development of acute systemic lupus erythematosus in mother. AMA Arch Derm Syphilol 70: 782–785

O´Leary PA (1934) Disseminated lupus erythematosus. Minn Med 17: 637–644

Pedro SD, Dahl MV (1973) Direct immunofluorescence of bullous systemic lupus erythematosus. Arch Dermatol 107:118–120

Rowell NR, Beck S, Anderson JR (1963) Lupus erythematosus and erythema multiforme-like lesions. Arch Dermatol 88: 176–80

Scholtz M (1922) Lupus erythematosus acutus disseminatus hemorrhagicus. Report of a case. Arch Dermatol Syphilol 6: 466–475

Sontheimer RD, Thomas JR, Gilliam JN (1979) Subacute cutaneous lupus erythematosus subset. Arch Dermatol 115: 1409–1415

Dermatomyositis und andere Autoimmunerkrankungen

Rüdiger Eming

56.1 Dermatomyositis

[Wagner 1863, Unverricht 1887]

Definition

Die Dermatomyositis wird zusammen mit der Polymyositis und der Einschlusskörpermyositis in die Gruppe der idiopathischen entzündlichen Myositiden eingeordnet. Entzündliche Hautläsionen treten lediglich bei der Dermatomyositis auf. In Abhängigkeit von der kutanen und muskulären Manifestation werden verschiedene Formen der Dermatomyositis differenziert.

Epidemiologie

Die Dermatomyositis ist eine seltene Erkrankung und die Inzidenz wird für Erwachsene mit 6–10/1 Mio. angegeben, während epidemiologische Untersuchungen für die juvenile Form von 2,5–4/1 Mio. jährlichen Neuerkrankungen ausgehen. Bei Erwachsenen zeigt sich für die idiopathische Form eine Häufung in der 3.–6. Dekade, wobei Frauen etwa 2- bis 3-mal häufiger betroffen sind. Auch bei der juvenilen Form, die einen Altersgipfel im 7. Lebensjahr zeigt, sind ebenfalls mehr Mädchen als Jungen betroffen. Die paraneoplastische Dermatomyositis weist keine Geschlechtsprävalenz auf. Während die Polymyositis in allen Altersgruppen die seltenste Form der entzündlichen Myositiden ist, tritt die Einschlusskörpermyositis jenseits des 50. Lebensjahrs auf.

Ätiopathogenese

Genetische Untersuchungen zeigen, dass bei allen idiopathisch entzündlichen Myositiden eine Häufung der HLA-Klasse-II-Allele, HLA-DRB1*0301 und HLA-DQA1*0501 vorliegt – letzteres insbesondere bei der juvenilen Form der Dermatomyositis. Ein initiales Ereignis in der Pathogenese ist der Endothelschaden endomysialer Kapillaren, mit einer nachfolgenden Kapillarrarefizierung, die schließlich zu einer Ischämie der Muskelfasern führt. Basierend auf einer genetischen Prädisposition werden verschiedene Auslösefaktoren diskutiert, wie Infektionen mit myotropen Viren (Coxsackie-, Picorna-, Echo- und Adenoviren) oder Protozoen (*Toxoplasma gondii*), die im Sinne einer molekularen Mimikry zu einer Autoimmunreaktion führen können. Weiterhin wird das Auftreten einer Dermatomyositis mit der Einnahme von bestimmten Medikamenten in Verbindung gebracht, wie Statinen, Fibraten, Hydroxyurea, nichtsteroidalen Antiphlogistika oder L-Tryptophan. Verschiedene Studien zeigen eine Häufung maligner Erkrankungen bei Patienten mit Dermatomyositis im Vergleich zur Gesamtbevölkerung, wobei die Manifestation der malignen Erkrankung dem Auftreten der Dermatomyositis sowohl vorausgehen als auch bis zu einige Jahre später folgen kann. Die Häufigkeit der assoziierten Malignome entspricht der allgemeinen Verteilung in der jeweiligen Gesamtbevölkerung.

Klinik

Bei etwa 60% der Dermatomyositis-Patienten treten kutane Läsionen und muskuläre Symptome etwa zeitgleich auf. In ungefähr 30% der Fälle werden charakteristische Hautveränderungen manifest, ohne dass die Patienten eine Muskelschwäche angeben. Bei einem geringen Anteil von 10% tritt die Muskelschwäche initial isoliert auf, gefolgt von Hautsymptomen. Erkrankungsformen, bei denen länger als 6 Monate nach dem Auftreten von Hauterscheinungen keine klinischen Anzeichen einer Muskelentzündung auftreten, werden als **amyopathische Dermatomyositis** oder **Dermatomyositis sine Myositis**, bezeichnet (Tab. 56.1).

Hautbefunde

Die charakteristischen Manifestationen der Dermatomyositis sind in den Bereichen der lichtexponierten Hautareale sowie den Streckseiten der Extremitäten einschließlich der Handrücken lokalisiert. Fliederfarbene Erytheme im Bereich der oberen Augenlider und periorbital (**heliotrope Erytheme**) sind pathognomonisch für die Dermatomyositis und können zusammen mit einem meist symmetrisch angeordneten Gesichtsödem auftreten. Im Hals- und Nackenbereich können vergleichbare Erytheme V-förmig

Tab. 56.1 Klassifizierung der Dermatomyositis. (Aus: Sontheimer 1999, Gerami et al 2006)

Untergruppe	Charakteristika
Adulte idiopathische Dermatomyositis	Klassische Kombination aus kutanen und muskulären Manifestationen im Erwachsenenalter
Juvenile Dermatomyositis	Jegliche Manifestationen im Kindes- und Jugendalter
Paraneoplastische Dermatomyositis	Assoziierte Malignome, häufig Bronchial- Mamma-, Ovarialkarzinome, gastrointestinale Tumoren, Non-Hodgkin-Lymphome, (Asien: nasopharyngeale Tumoren)
Amyopathische Dermatomyositis (Dermatomyositis sine Myositis) definitiv (>24 Monate) provisorisch (6–24 Monate) (Sowohl bei der adulten als auch juvenilen Form zu unterscheiden)	Kutane Manifestationen, die klinisch und histopathologisch einer Dermatomyositis entsprechen; keine klinisch manifeste proximale Muskelschwäche und keine Erhöhung der Muskelenzyme; Ausschlusskriterien: a) Systemische Immunsuppression >2 Monate innerhalb der ersten 6 Monate nach Krankheitsbeginn b) Medikamente, die dermatomyositisartige Hautveränderungen induzieren können.
Dermatomyositis als Bestandteil eines Überlappungssyndroms	Zusätzliche Manifestationen einer systemischen Sklerodermie, Mischkollagenose; selten: Lupus erythematodes, rheumatoide Arthritis, Sjögren-Syndrom

VIII

oder schalartig angeordnet sein. Als **Gottron-Papeln** [1954] werden erythematös-violette, flache Papeln und Plaques an den Dorsalseiten der Metakarpophalangeal- und Interphalangealgelenke bezeichnet. Im Bereich der Fingernägel können periunguale Splitterhämorrhagien, Kapillarektasien und eine Hyperkeratose des Eponychiums auftreten, die schmerzhaft beim Zurückschieben ist (Keinig-Zeichen [1939]). Beim Multisynthetase-Syndrom, das zusätzlich eine Lungenfibrose und den positiven Nachweis von Anti-Jo-1-Autoantikörpern beinhaltet, werden hyperkeratotisch-rhagadiforme, hyperpigmentierte Hautveränderungen der Hände als **mechanic's hands** bezeichnet.

Kutane Kalzifikationen (**Calcinosis cutis**) erscheinen als subkutane Knoten, die sekundär ulzerieren und häufiger im Rahmen der juvenilen Dermatomyositis auftreten. Unspezifische Hautläsionen, die unter der Bezeichnung **Poikilodermatomyositis** zusammengefasst werden, beschreiben atrophe, hypo- und hyperpigmentierte Hautareale mit Teleangiektasien, bevorzugt im Nacken- und Schulterbereich sowie gluteal. Selten werden lichenoide Papeln, psoriasiforme Läsionen, bullöse oder nekrotisierende Substanzdefekte beschrieben.

Weitere Befunde

Die Prodromalphase der Dermatomyositis ist durch unspezifische Symptome, wie Fieber, Tagesmüdigkeit, Leistungsabfall und eine Verschlechterung des Allgemeinzustandes gekennzeichnet. Die muskuläre Symptomatik wird durch zunehmende Kraftabnahme der proximalen Extremitätenmuskulatur sowie im Schultergürtel- und Hüftbereich charakterisiert und zeigt eine sehr variable Ausprägung. Die Patienten berichten über Schwierigkeiten bei der Elevation der Arme über die Horizontale, beim Treppensteigen beziehungsweise Aufstehen aus sitzender Position oder Schwäche der Nackenmuskulatur (unfreiwilliges Kopfnicken). Eine Beeinträchtigung der Feinmotorik, die wesentlich durch die distale Extremitätenmuskulatur bedingt ist, wird im Gegensatz zur Einschlusskörpermyositis, nicht oder erst in sehr späten, fortgeschrittenen Stadien der Erkrankung beobachtet. Die Entwicklung der

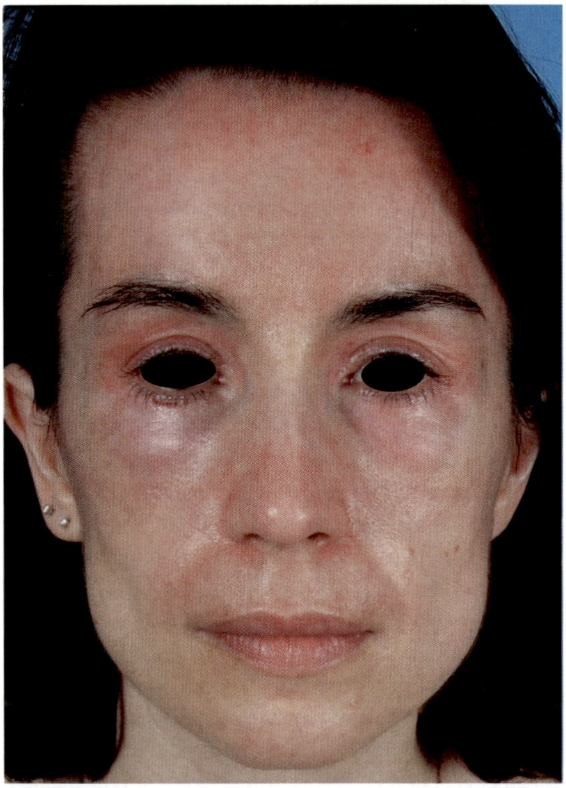

Abb. 56.1 Dermatomyositis

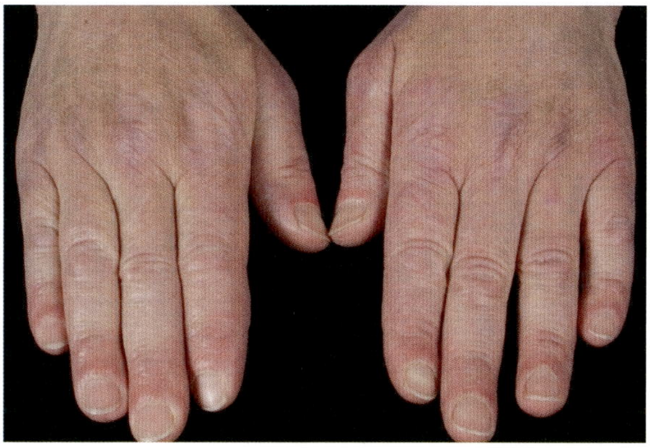

Abb. 56.2 Gottron-Papeln bei Dermatomyositis

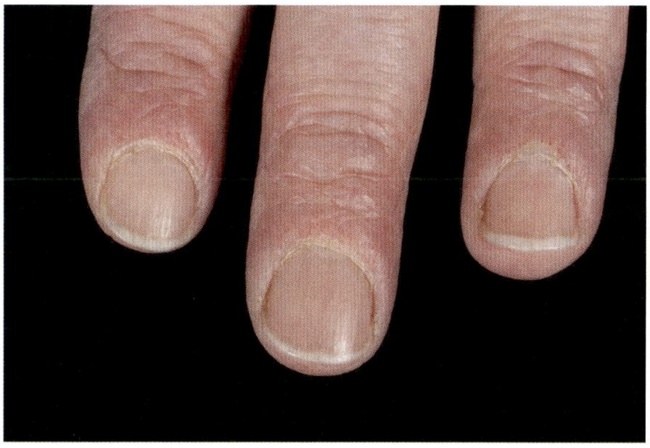

Abb. 56.3 Keining-Zeichen, hyperkeratotisches Eponychium bei Dermatomyositis

Muskelschwäche kann langsam progredient über Wochen bis Monate verlaufen oder seltener in akuten Fällen fulminante Verläufe zeigen. Bei einer Beteiligung der Pharynx- und Ösophagusmuskulatur kommt es zu Dysphagie mit der Gefahr von Aspiration. Eine Dysphonie weist auf eine Beeinträchtigung des Zwerchfells hin und wird als klinisches Anzeichen für einen rapid progressiven Verlauf gewertet.

Bei 15–30% der Patienten mit Dermatomyositis wird eine pulmonale Beteiligung meist in Form einer interstitiellen Pneumonie oder Fibrose gesehen, die bedingt durch eine Funktionseinschränkung der Interkostalmuskulatur zu einer Hypoventilation führt. Es wird angenommen, dass Kardiomyopathien in Form von Reizleitungs- und Rhythmusstörungen bei bis zu 40–50% der Patienten vorliegen, diese aber zu einem weit geringeren Anteil symptomatisch werden. Weiterhin wird eine Beteiligung der Gelenke in 25% der Fälle angenommen, die sich als generalisierte Arthralgien oder als symmetrisch einsetzende, nicht deformierende Arthritiden der Finger-, Hand- und Sprunggelenke mit Morgensteifigkeit, äußern.

Differenzialdiagnose

Symptome einer Dermatomyositis können auch beim Sharp-Syndrom (mixed connective tissue disease) auftreten. Dabei treten in unterschiedlicher Ausprägung zusätzlich klinische Manifestationen des systemischen Lupus erythematodes, der systemischen Sklerodermie oder auch der rheumatoiden Arthritis auf. Generell kann initial die Abgrenzung gegenüber anderen Kollagenosen erschwert sein, speziell bei der juvenilen Dermatomyositis gegenüber der systemischen Sklerodermie, die allerdings wesentlich seltener im Kindesalter auftritt. Während Dermatomyositis und Polymyositis durch eine symmetrisch auftretende progressive proximale Muskelschwäche gekennzeichnet sind, weist die Einschlusskörpermyositis ein asymmetrisches Muster mit Betonung distaler Muskelgruppen auf.

Weiterhin sollten andere Ursachen einer Myositis oder einer progredienten Muskelschwäche ausgeschlossen werden. Neben anderen autoimmun entzündlichen Muskelerkrankungen, wie Polymyalgia rheumatica oder Myasthenia gravis, treten bei der Trichinosis klinisch vergleichbare Symptome auf, mit subungualen Splitterblutungen, periorbitalen Ödemen und Myopathien. Die Trichinosis weist allerdings meist eine ausgeprägte Eosinophilie auf, die bei der Dermatomyositis nicht auftritt. Andere infektiöse Ursachen, die zu Myopathien führen können, sind Toxoplasmose, HIV-assoziierte Myositiden oder Borreliose. Zur Abgrenzung sind in diesen Fällen die kutanen und serologischen Befunde entscheidend.

Diagnostisches Vorgehen

Das klinische Bild der klassischen Dermatomyositis mit den genannten kutanen und muskulären Symptomen ist wegweisend für die weitergehende histopathologische, laborchemische und elektromyografische Diagnostik (Tab. 56.2). Die Elektromyografie weist ein relativ charakteristisches Bild auf mit erhöhter Spontanaktivität in Form von Fibrillationen, positiven, scharfen Wellen und komplexen repetitiven Entladungen. Bei Willküraktivität zeigen sich myopathische Potenziale mit polyphasischen, niedrigamplitudigen Einheiten. Die Magnetresonanztomografie (T2-Gewichtung, Unterdrückung von Fettgewebesequenzen) wird nicht als Routineuntersuchung zur Diagnose einer Dermatomyositis empfohlen, ist jedoch richtungsweisend für die Auswahl des zu biopsierenden Muskels und kann auch zur Objektivierung des Krankheitsverlaufs eingesetzt werden.

Zum Ausschluss anderer nichtentzündlicher Myositiden ist die histopathologische Beurteilung einer Muskelbiopsie die entscheidende Untersuchung (Tab. 56.2). Die Kreatinkinase eignet sich nur bedingt als serologischer Verlaufsparameter, da es auch Patienten mit klinisch ausgeprägter muskulärer Symptomatik und normwertigen Muskelenzymen gibt. Die Kapillarmikroskopie zeigt in

Tab. 56.2 Diagnosekriterien für entzündliche Myositiden (Dermato-/Polymyositis)

Kriterien	Dermatomyositis		Amyopathische Dermatomyositis	Polymyositis	
	Gesichert	Wahrscheinlich		Gesichert	Wahrscheinlich
Erkrankungsalter	Juvenile Form: 5–15 Jahre Adulte Form: 40–65 Jahre			>18. Lebensjahr	
Kutane Manifestationen	Vorhanden	Nicht vorhanden	Vorhanden	Nicht vorhanden	Nicht vorhanden
Myopathische proximale Muskelschwäche	Vorhanden	Vorhanden	Nicht vorhanden	Vorhanden	Vorhanden
Muskelenzyme	Erhöht (bis 50-fach)	Erhöht (bis 50-fach)	Normal oder gering erhöht (<10-fach)	Erhöht (bis 50-fach)	Erhöht (bis 50-fach)
Elektromyografie	Myopathisch	Myopathisch	Normal oder geringe Auffälligkeiten	Myopathisch	Myopathisch
Muskelbiopsie	Lymphozytäre Infiltrate: perivaskulär, perimysial, Atrophie: perifaszikulär; Komplementablagerungen an Gefäßwänden	Lymphozytäre Infiltrate: perivaskulär, perimysial; Atrophie: perifaszikulär; Komplementablagerungen an Gefäßwänden	Meist kein Hinweis auf Myositis	Primäre Entzündung mit $CD8^+$-T-Zellen, HLA-Klasse-positiven Myozyten, keine Vakuolen	Ubiquitäre HCA-Klasse-I-Expression, kein $CD8^+$-Infiltrat, keine Vakuolen

20–30% der Fälle dilatierte und torquierte Kapillaren. Zur Beurteilung einer kardiopulmonalen Beteiligung werden initial orientierende Untersuchungen mit konventioneller Röntgen-Thoraxaufnahme und Elektrokardiomyogramm empfohlen, die bei entsprechender Befundkonstellation durch weitergehende Untersuchungsmethoden ergänzt werden sollten.

Bei der paraneoplastischen Form treten assoziierte Malignome meist innerhalb des ersten Jahres nach Krankheitsbeginn auf. Aufgrund der altersbedingten Häufung wird bei Patienten jenseits des 50. Lebensjahrs eine gründliche und engmaschige Diagnostik während der ersten 3 Jahre nach Beginn der Erkrankung empfohlen. Die Art der assoziierten Malignome entspricht dabei der allgemeinen geschlechts- und altersspezifischen Verteilung.

Histopathologie

Die histopathologischen Veränderungen betroffener Hautareale weisen eine Interface-Dermatitis mit vakuoliger Degeneration der Basalzellen auf. Die Epidermis kann entweder atroph erscheinen oder eine Akanthose zeigen. Im Korium zeigen sich Muzinablagerungen, Ödem und teleangiektatische Gefäße. Insgesamt ergeben sich keine spezifischen histopathologischen Veränderungen bei der Dermatomyositis. Für die Beurteilung von histopathologischen Veränderungen der Muskulatur und die damit verbundene diagnostische Aussagekraft, ist es von entscheidender Bedeutung, die Probeentnahme aus einer klinisch symptomatischen Region zu entnehmen, die zusätzlich pathologische Veränderungen in der Kernspintomografie aufweist. Zur Vermeidung von Artefakten sollte keine Biopsie aus dem Muskel entnommen werden, der für eine Elektromyografie eingesetzt wurde.

Histologisch weist die Dermatomyositis distinkte Veränderungen der Muskulatur im Vergleich zur Polymyositis auf. Dazu zählen perimysiale und perivaskuläre entzündliche Infiltrate, die sich hauptsächlich aus B-Lymphozyten, Plasmazellen, Makrophagen und dendritischen Zellen, zusammensetzen. Nach initialer ödematöser Schwellung zeigen die Muskelfasern zu späteren Zeitpunkten Vakuolen und eine strukturelle Homogenisierung. Atrophe Muskelfasern in peripheren Bereichen des Faserbündels (perifaszikuläre Atrophie) sind pathognomonisch für die Dermatomyositis.

Labor

Eine Erhöhung der allgemeinen Entzündungsparameter (C-reaktives Protein, Blutkörperchensenkungsgeschwindigkeit, Leukozytose) ist in akuten Krankheitsphasen zu finden. Die Bestimmung von Muskelenzymen zeigt bei dem weitaus größten Anteil der Patienten eine deutliche Erhöhung der Kreatinkinase, speziell des für die Skelettmuskulatur relevanten Isoenzyms CK-MM. Aldolase ist ein weiterer Laborparameter, der auch bei normwertiger

Tab. 56.3 Autoantikörper bei der Dermatomyositis

Antikörper (Antigen)	Besonderheiten, klinische Relevanz	Relative Häufigkeit
Myositisassoziierte Antikörper (Vorkommen auch bei anderen Kollagenosen; bei entzündlichen Myositiden im Rahmen von Überlappungssyndromen)		
ANA (antinukleär)	Niedrige Titer (<1:160), unspezifisch	80–90%
U1-RNP (Ribonukleoprotein)	Markerantikörper beim MCTD	12–16%
U3-RNP (Fibrillarin)	Hohe Spezifität für die (diffuse) systemische Sklerose mit Beteiligung der Skelettmuskulatur und pulmonaler Hypertonie	2%
Pm-Scl (nukleärer Proteinkomplex)	Häufige Überlappung mit der systemischen Sklerodermie	8–15%
Ku (ATP-abhängige DNA-Helikase)	Myositis-Sklerodermie-Überlappungs-Syndrome	1–7%
Myositisspezifische Antikörper (Spezifisch für entzündliche Myositiden; geringe Sensitivität)		
Aminoacyl-transfer-RNA-Synthetasen Anti-Jo-1 (Histidyl-) Ant-PL-7 (Threonyl-) Anti-PL12 (Alanyl-) Anti-EJ (Glycyl-) Anti-OJ (Isoleucyl-) Anti-KS (Asparaginyl-) Anti-Ha (Tyrosyl-) Anti-Zo (Phenalanyl-)	Multisystemerkrankung mit zunehmender Myositis im Krankheitsverlauf, Polysynovitis, interstitieller Pneumonie, mechanic's hands (Anti-Synthetase-Syndrom)	20% (Anti-Jo-1) Jeweils 1–5% für die übrigen Antikörper
Mi-2 (Helikase Protein)	Adulte und juvenile Dermatomyositis, Hautbeteiligung im Vordergrund und milde Myositis mit gutem therapeutischen Ansprechen	8–10%
SRP (signal recognition particle)	Nekrotisierende Myositis mit hohen Kreatinkinasewerten, akuter Verlauf	5%
p155/140 (TIF1- α, β, γ–transcription intermediary factor 1-α, β, γ)	Ausgeprägte Hautmanifestationen bei adulter und juveniler Form; paraneoplastische Formen	13–29%
p140 (NXP-2-nuclear matrix protein 2)	Juvenile Dermatomyositis mit Calcinosis cutis	23% (juvenile DM)
Anti-CADM-140 (Zytoplasmatisches MDA5-melanoma-differentiation associated gene 5)	Amyopathische Dermatomyositis (clinically amyopathic dermatomyositis, CADM) mit interstitieller Pneumonie	Unbekannt

Kreatinkinase erhöht sein kann. Transaminasen (GOT, GPT) und Laktatdehydrogenase können im Krankheitsverlauf erhöht sein, sind allerdings unspezifisch. Eine Bestimmung der Kreatininausscheidung im 24 h-Sammelurin kann zu einem frühen Zeitpunkt bereits erhöhte Werte zeigen. Der Nachweis von antinukleären Autoantikörpern (ANA) ist bei bis zu 90% der Patienten mit Dermatomyositis positiv. Die ANA-Titer sind meist niedrigtitrig und eher im Rahmen von Überlappungs-Syndromen höhertitrig. Generell wird zwischen myositisassoziierten Autoantikörpern, die bei Patienten mit Bindegewebeerkrankungen und begleitenden Myositiden auftreten, und myositisspezifischen Antikörpern differenziert, die bei den entzündlichen Myositiden auftreten (Tab. 56.3). Prognostische Aussagen lassen sich aus der Autoantikörperkonstellation nicht ableiten und Therapieverläufe korrelieren nicht mit dem Titer. Anti-Mi-2-Antikörper finden sich bei 20–30% der Dermatomyositis-Patienten und werden auch bei Patienten mit Polymyositis und Einschlusskörpermyositis nachgewiesen. In der Gruppe von Autoantikörpern gegen Aminoacyl-transfer-RNA-Synthetasen zeigen 20–30% der Patienten Reaktivitäten gegen Jo-1, die Histidyl-transfer-RNA-Synthetase. Anti-Jo-1-Antikörper sind häufig nachweisbar im Zusammenhang mit dem Anti-Synthetase-Syndrom, bei dem die Patienten Fieber, Raynaud-Symptomatik, Polyarthritis, interstitielle Lungenbeteiligung und mechanic's hands [Stahl et al. 1979] aufweisen. Weitere Anti-Synthetase-Antikörper können mit jeweils charakteristischen klinischen Symptomen assoziiert sein. Eine weitere Gruppe von Autoantikörpern bei der Dermatomyositis sind gegen signal recognition particles (SRP) gerichtet und werden mit schweren Krankheitsverläufen und kardialer Beteiligung in Zusammenhang gebracht.

■ **Verlauf**

Die Prognose quoad vitam wurde durch den hochdosierten Einsatz von Glukokortikoiden und adjuvanten Immunsuppressiva deutlich gebessert und wird in kleineren Untersuchungen mit einer 5- und 10-Jahresüberlebensrate von 60–70% beziehungsweise 50–55% angegeben. Ein höheres Erkrankungsalter und die paraneoplastische Form sind mit einer schlechteren Prognose verbunden, wobei diese von der assoziierten malignen Erkrankung bestimmt wird.

■ **Therapie**

■■ **Topisch**

Die topische Behandlung der entzündlichen kutanen Läsionen der Dermatomyositis besitzt supportiven Charakter. Mittel bis stark wirksame Glukokortikoide oder alternativ topische Calcineurin-Inhibitoren werden zur antiinflammatorischen Lokaltherapie erfolgreich eingesetzt. Der konsequente Einsatz eines UVA-/UVB-wirksamen Lichtschutzpräparats sowie textiler Lichtschutz werden empfohlen.

■■ **Systemisch**

Hochdosierte systemische Glukokortikoide werden als Therapie der ersten Wahl angesehen. Bis zum Einsetzen einer klinischen Besserung wird entweder hochdosiert (1–2 mg/kg Prednisolonäquivalent per os) täglich gegeben oder bei perakuten Verläufen eine hochdosierte Intervalltherapie mit 1 g/Tag Methylprednisolon intravenös über 3–5 Tage durchgeführt. Die frühzeitige Kombination mit glukokortikoidsparenden, adjuvanten Immunsuppressiva zur Verminderung der glukokortikoidbedingten Komorbiditäten wird empfohlen. Vergleichende klinische Studien zur Beurteilung der Wirksamkeit der verfügbaren Immunsuppressiva fehlen. Die bislang besten Erfahrungen bestehen im Einsatz von Azathioprin (2–3 mg/kg per os täglich, nach Bestimmung der Thiopurinmethyltransferase-Aktivität) oder Methotrexat (7,5–25 mg/Woche per os oder subkutan). Verschiedene Kasuistiken und Kohortenstudien belegen den erfolgreichen Einsatz von Cyclophosphamid, entweder 2–4 mg/kg per os täglich oder als hochdosierte Intervalltherapie (0,5–1,0 g/m^2 Körperoberfläche, intravenös monatlich), speziell bei pulmonaler Beteiligung und bei der juvenilen Form. Weiterhin sind Kombinationstherapien mit Ciclosporin (2,5–5 mg/kg per os täglich) oder Mycophenolat-Mofetil (2 g per os täglich) beschrieben. Aufgrund der hochdosierten Glukokortikoidmedikation sind eine Begleitmedikation mit Antazida und eine Osteoporoseprophylaxe erforderlich.

Bei therapierefraktären Patienten konnte die Wirksamkeit von hochdosierten intravenösen Immunglobulinen (2 g/kg pro Zyklus) in Kombination mit systemischen Glukokortikoiden gezeigt werden. Bei unzureichendem Ansprechen auf eine immunsuppressive Therapie wird die therapeutische Entfernung zirkulierender Autoantikörper mittels Plasmapherese oder Immunapherese, der Einsatz der extrakorporalen Photopherese, der B-Zell-depletierende, monoklonale Anti-CD20-Antikörper Rituximab sowie TNF-α-Inhibitoren kasuistisch oder in kleineren Fallstudien beschrieben. Der Einsatz von Chloroquin beziehungsweise Hydroxychloroquin wird bei insgesamt milderen Formen mit ausgeprägten kutanen Manifestationen als wirksam beschrieben. Alle therapeutischen Maßnahmen sollten von unterstützenden physikalischen und physiotherapeutischen Therapien begleitet werden.

56.2 Gemischte Bindegewebserkrankung

[Sharp et al. 1972]

■ **Synonym**

Sharp-Syndrom, mixed connective tissue disease (MCTD)

■ **Epidemiologie**

Die Erkrankung tritt im Erwachsenen- und Kindesalter auf. Frauen sind deutlich häufiger betroffen.

■ **Ätiopathogenese**

Die Ätiopathogenese der Erkrankung ist unbekannt. Genetische Assoziationen zwischen HLA-DR4-Allelen und dem Nachweis von Anti-U1-RNP-Autoantikörpern werden beschrieben. Obwohl diese Autoantikörper ein wichtiges Diagnosekriterium darstellen, ist die pathogenetische Relevanz von U1-RNP-spezifischem IgG bei der gemischten Bindegewebserkrankung nicht geklärt.

■ **Klinik**

Das Sharp-Syndrom umfasst Multiorganerkrankungen, die übergreifend klinische Symptome eines systemischen Lupus erythematodes, einer systemischen Sklerodermie, einer Dermatomyositis/Polymyositis und einer rheumatoiden Arthritis aufweisen. Die Ausprägung der jeweiligen Symptome ist variabel.

■■ **Hautbefunde**

Das initiale Auftreten eines Raynaud-Phänomens und ödematös geschwollener Finger und Hände, die im weiteren Krankheitsverlauf eine Sklerodaktylie aufweisen können, wird häufig bei der gemischten Bindegewebserkrankung beobachtet. Weitere kutane Manifestationen umfassen Erytheme im Gesichtsbereich, die einen Lupus-ähnlichen Charakter aufweisen können, und bei mehr als 50% der Patienten zeigen sich Veränderungen der Nagelfalzkapillaren, die der systemischen Sklerodermie entsprechen. Erosive oder ulzerierende Substanzdefekte der orogenitalen Mukosa treten selten auf.

Weitere Befunde

Im Bereich des Bewegungsapparats zeigen sich eine Polyarthritis, die erosiv-deformierend sein kann, sowie Myalgien und peritendinöse subkutane Nodi, betont im Bereich der distalen Extremitätenabschnitten. Die Entwicklung einer pulmonalen Hypertonie wird bei etwa 5% der Patienten mit Sharp-Syndrom beobachtet und kann in progredienten Verläufen letal enden. Eine pulmonale Fibrose mit verringerter Diffusionskapazität tritt dagegen bei bis zu 40% der Patienten auf. Obwohl dilatative Veränderungen und Hypomotilität des Ösophagus in einem Viertel der Patienten auftreten, zeigen sich vergleichsweise milde klinische Beschwerden.

Differenzialdiagnose

Von der gemischten Bindegewebserkrankung sind die definierten Bindegewebserkrankungen abzugrenzen.

Diagnostisches Vorgehen

Insgesamt existieren vier publizierte Klassifizierungskriterien für die gemischte Bindegewebserkrankung. In einer klinischen Studie wurden drei Klassifizierungsalgorithmen miteinander verglichen und zeigten eine hohe Spezifität (>98%) und Sensitivität(>90%) sowie eine gute klinische Anwendbarkeit (Tab. 56.4).

Histopathologie

Die histopathologischen Veränderungen sind unspezifisch und weisen häufig Charakteristika des subakut kutanen Lupus erythematodes auf.

Labor

Das entscheidende serologische Kriterium für die Diagnose einer gemischten Bindegewebserkrankung ist der Nachweis von Anti-U1-RNP-IgG-Antikörpern, die in der indirekten Immunfluoreszenz mit Hep-2-Zellen ein charakteristisches grob gesprenkeltes Muster zeigen. U1-RNP-reaktive Autoantikörper sind nicht spezifisch für die gemischte Bindegewebserkrankung, da diese auch bei der systemischen Sklerose (10%) und beim systemischen Lupus erythematodes (12–23%), allerdings meist in einem niedrigeren Titer, vorkommen können. Darüber hinaus sind Autoantikörper mit Reaktivitäten gegen andere Ribonukleinprotein Komplexe und Anti-Kardiolipin-Antikörper, die β-2-Glykoprotein unabhängig sind, beim Sharp-Syndrom nachweisbar.

Tab. 56.4 Diagnostische Kriterien der gemischten Bindegewebserkrankung. (Aus: Alarcón-Segovia und Cardiel 1989)

Serologische Befunde	Klinische Befunde
Anti-U1-RNP-Autoantikörper (Hoher Titer > 1:1600)	Ödeme der Hände Raynaud Symptomatik Akrosklerose Synovitis Myositis

Beurteilung: Zusätzlich zum Autoantikörpernachweis müssen mindestens drei klinische Kriterien, einschließlich Synovitis oder Myositis, erfüllt sein.

Verlauf

Der Krankheitsverlauf der gemischten Bindegewebserkrankung ist allgemein benigne und letale Verläufe treten selten auf. Die pulmonale Hypertonie, respiratorische oder kardiale Insuffizienz sowie Infektionen sind die häufigsten genannten Todesursachen. Assoziiert mit bestimmten HLA-Klasse-II-Allelen zeigt sich im Krankheitsverlauf ein Übergang in einen systemischen Lypus erythematodes (in etwa 25% der Fälle) und in eine systemische Sklerodermie bei etwa einem Drittel der untersuchten Patienten. Initiale Beobachtungen, dass der Krankheitsverlauf bei Kindern schwerer ist, konnten durch aktuelle Studien nicht bestätigt werden.

Therapie

Aufgrund der Seltenheit der Erkrankung fehlen kontrollierte, prospektive Therapiestudien zur Behandlung der gemischten Bindegewebserkrankung. Prinzipiell wird ein gutes Ansprechen auf systemische Glukokortikoide gegebenenfalls in Kombination mit glukokortikoidsparenden, adjuvanten Immunsuppressiva (Azathioprin, Mycophenolat-Mofetil) berichtet. Die individuelle Therapie richtet sich nach der führenden klinischen Symptomatik entsprechend der für die betreffenden Kollagenosen eingesetzten Therapieoptionen.

56.3 Rheumatoide Arthritis

Epidemiologie

Die Prävalenz der rheumatoiden Arthritis wird mit 0,3–2,1% der Bevölkerung angegeben. Der Erkrankungsgipfel liegt zwischen dem 35. und 50. Lebensjahr und Frauen sind etwa 3-mal häufiger betroffen als Männer.

Ätiopathogenese

Die Genese der rheumatoiden Arthritis ist unbekannt. Vergleichbar mit anderen Autoimmunerkrankungen werden genetische Prädispositionen im Kontext mit einem infektiösen Agens diskutiert, das zu einer Kreuzreaktivität mit körpereigenen Strukturen führt (molecular mimicry). Der genaue Pathomechanismus ist bislang ungeklärt. Eine starke genetische Assoziation mit dem Auftreten der rheumatoiden Arthritis ist für bestimmte HLA-Klasse-II-Allele (HLA-DRB1*0401/-DRB1*0404) beschrieben. Genomweite Assoziationsstudien haben darüber hinaus weitere Suszeptibilitätsgene identifiziert, die an der Aktivierung oder Regulation von Lymphozyten beteiligt sind. Die pathogenetischen Mechanismen, die letztlich zur Gelenkdestruktion führen, erscheinen äußerst komplex und obwohl die initialen Ereignisse noch unbekannt sind, scheint das Fortschreiten des Krankheitsprozesses immunologisch bedingt zu sein. Eine polyklonale Aktivierung von T- und B-Lymphozyten, die Produktion von Autoantikörpern mit nachfolgender Bildung von Immunkomplexen sowie die Stimulation von Osteoklasten durch proinflammatorische Zytokine sind nur einige der bislang identifizierten pathophysiologischen Mechanismen.

▪ Klinik

Neben einer chronisch verlaufenden, meist symmetrischen Polyarthritis weisen bis zu 40% der Patienten extraartikuläre Manifestationen auf, wobei das Hautorgan am häufigsten betroffen ist.

Die rheumatoide Arthritis kann mit unterschiedlichen kutanen Symptomen assoziiert sein.

▪▪ Rheumaknoten

[Meynet 1875]

Rheumaknoten treten bei 25% der Patienten mit rheumatoider Arthritis auf und werden als häufigste extraartikuläre Manifestation beobachtet. Das Auftreten ist deutlich häufiger bei Patienten mit Felty-Syndrom und es zeigt sich eine positive Korrelation zwischen dem Erscheinen von Rheumaknoten und dem Titer des Rheumafaktors. Die klinische Symptomatik ist sehr variabel, und Knoten können sowohl solitär als auch multipel betont an den Streckseiten der Extremitäten, den Fingergelenken, lumbosakral und gluteal auftreten. Die hautfarbenen, meist druckindolenten Knoten variieren von wenigen Millimetern bis zu mehreren Zentimetern in der Größe, sind tief subkutan lokalisiert und können an benachbarten anatomischen Strukturen adhärieren. Das Auftreten von Rheumaknoten wird häufig mit schweren systemischen extraartikulären Manifestationen und daher auch einer schlechteren Prognose verbunden. Aufgrund der meist geringen Beschwerdesymptomatik ist eine generelle Entfernung der Knoten nicht erforderlich. Die Exzision ist bei sekundären Komplikationen, so bei Ulzerationen oder Fistelbildung, und mechanischer Behinderung angeraten. Histopathologisch zeigt sich in der tiefen Dermis oder der angrenzenden Subkutis eine homogene eosinophile Degeneration des kollagenen Bindegewebes (fibrinoide Nekrose), die palisadenförmig von Histiozyten, Lymphozyten, Plasmazellen und Neutrophilen umgeben ist.

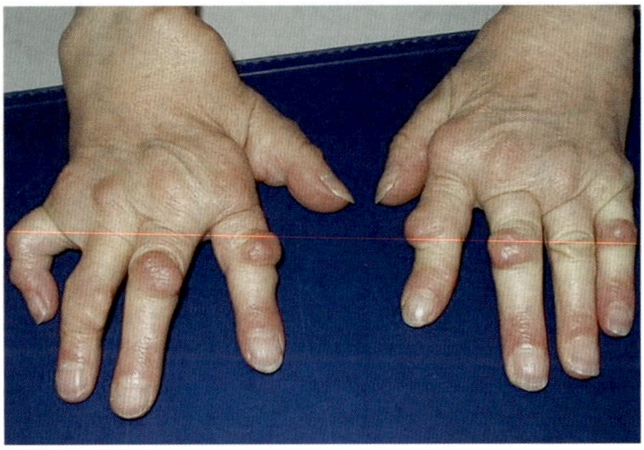

Abb. 56.4 Rheumaknoten und Mutilationen bei rheumatoider Arthritis

▪▪ Rheumatoide Nodulose

[Bywaters 1949, Ginsberg et al. 1963]

Die Bezeichnung rheumatoide Nodulose wird für die Konstellation aus subkutanen Knoten, zystischen Knochenläsionen betont an den Hand- und Fußknochen und einer intermittierenden Arthritis gewählt. Zu über 80% sind männliche Patienten im Alter zwischen 30 und 60 Jahren betroffen. Die rheumatoide Nodulose ist selbstlimitierend und spricht in der Regel gut auf nichtsteroidale Antiphlogistika an. Zahlreiche Kasuistiken beschreiben ein rasches Auftreten multipler, im Vergleich zu klassischen Rheumaknoten kleineren, subkutanen Knoten bei Patienten mit rheumatoider Arthritis unter Therapie mit Methotrexat, die als **methotrexatinduzierte, beschleunigte rheumatoide Nodulose** bezeichnet wird. Die Nodi zeigen eine Verteilung an Händen, Füßen und Ohren und können auch an Herz, Lunge und Meningen auftreten. Dieser Hautbefund ist erst einmal unter einer Therapie mit Azathioprin beschrieben worden.

▪▪ Palisadenförmige neutrophile granulomatöse Dermatitis

[Finan und Winkelmann 1983]

Es handelt sich um eine seltene, klinisch und histologisch nicht klar definierte Dermatose, die gehäuft bei der rheumatoiden Arthritis auftritt, aber auch bei anderen systemischen Bindegewebserkrankungen oder Immunkomplexvaskulitiden (Synonyme: Churg-Strauss-Granulom, nekrobiotische Granulome). Klinische Manifestationen sind heterogen und zeigen sich in Form erythematöser, violetter Papeln und Plaques, initial gelegentlich auch anulär und urtikariell. Im weiteren Verlauf können indurierte lineare Streifen oder dolente, subkutane Nodi auftreten. Histologisch zeigen sich in frühen Läsionen häufig Zeichen einer leukozytoklastischen Vaskulitis mit assoziiertem dichtem neutrophilem Infiltrat und eosinophilen degenerierten Kollagenfasern. Spätere Veränderungen zeigen histologisch Palisadengranulome und Kernstaub.

▪▪ Interstitielle granulomatöse Dermatitis

[Dykman 1965]

Dieses seltene Krankheitsbild ist durch lineare, symmetrisch angeordnete, erythematös-violette kutane Indurationen (**rope sign**) im Bereich der Axillen, des Stamms und der Hüftregion gekennzeichnet. Weiterhin wurden auch subkutane Nodi, erythematöse Plaques und randbetonte erythematöse anuläre Plaques beschrieben. Eine Assoziation mit einer Rheumafaktor-negativen Polyarthritis ist häufig, wobei auch andere Erkrankungen mit zirkulierenden Immunkomplexen, wie Churg-Strauss-Vaskulitis, mikroskopische Polyangiitis, systemischer Lupus erythematodes oder lymphoproliferative Erkrankungen beschrieben wurden. Die histopathologischen Veränderungen sind unspezifisch und weisen ein dichtes histiozytäres Infiltrat in der retikulären Dermis auf mit basophilen, degenerierten Kollagenfasern und palisadenförmig angeordneten Histiozyten.

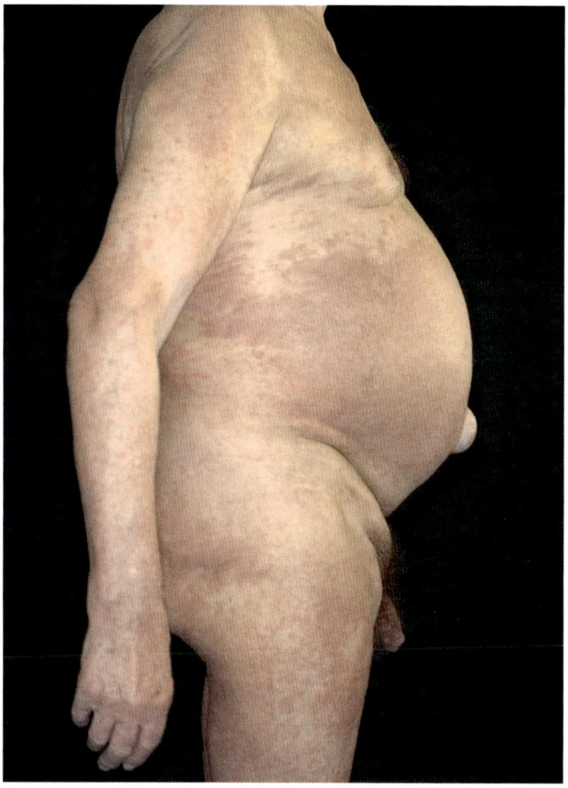

Abb. 56.5 Interstitielle granulomatöse Dermatitis

▪▪ Rheumatoide Vaskulitis

Die rheumatoide Vaskulitis stellt eine extraartikuläre Manifestation der rheumatoiden Arthritis dar, die zu erheblichen systemischen und kutanen Komplikationen führen kann. Epidemiologische Untersuchungen haben gezeigt, dass trotz einer niedrigen Inzidenz von <1% in der Gesamtbevölkerung die systemische rheumatoide Vaskulitis häufiger vorkommt als die Wegener-Granulomatose oder die Polyarteriitis nodosa. Kutane Manifestationen der rheumatoiden Vaskulitis sind häufig, und Schätzungen geben eine Inzidenz von 0,7–5,4% bei Patienten mit rheumatoider Arthritis an.

Die Hautmanifestationen sind vielfältig und entsprechen häufig dem klinischen Bild einer leukozytoklastischen Vaskulitis in Form von Petechien, palpabler Purpura und Substanzdefekten. Häufig treten Infarkte digitaler Gefäße mit nachfolgenden Nekrosen und Ulzerationen an den Fingerendgliedern und im Nagelbereich auf. Es zeigen sich erythematös-bräunliche Maculae im Nagelrandbereich und Nagelbett, sowie meist asymptomatische kleinste Ulzerationen, die eine gute Prognose aufweisen. Systemische Manifestationen der rheumatoiden Vaskulitis beinhalten Mononeuritis multiplex, Polyneuropathien, kardiopulmonale und renale Beteiligungen.

▪▪ Ulzerationen

Patienten mit rheumatoider Arthritis zeigen ein erhöhtes Risiko für die Entstehung von Ulzerationen der Unterschenkel. Während in der Gesamtbevölkerung die Prävalenz von venös bedingten Ulzerationen mit etwa 1% angegeben wird, gehen Studien bei der rheumatoiden Arthritis von 10% aus. Arterielle oder venöse Funktionseinschränkungen sind die häufigste Ursache für die Entstehung eines Ulcus cruris bei der rheumatoiden Arthritis. Weiterhin führt die Bewegungseinschränkung der Beine aufgrund der Gelenkdestruktion zur Entstehung eines chronischen, arthrogenen Lymphödems, welches wiederum einen Risikofaktor für ein Ulcus cruris darstellt. Vergleichsweise seltener treten vaskulitisch bedingte Ulzerationen auf. Für die rheumatoide Vaskulitis sind äußerst schmerzhafte, ausgestanzte Substanzdefekte im Bereich des Malleolus lateralis oder im prätibial distalen Bereich der Unterschenkel charakteristisch. Verschiedene Untersuchungen weisen auf eine erhöhte Prävalenz eines Pyoderma gangraenosum bei rheumatoider Arthritis hin. Dieses ist offensichtlich unabhängig von der Krankheitsaktivität der rheumatoiden Arthritis und ein kausaler Zusammenhang konnte bislang nicht gezeigt werden.

▪▪ Rheumatoide neutrophile Dermatitis

[Ackerman 1978]

Die rheumatoide neutrophile Dermatitis ist eine sehr seltene, in Assoziation mit der rheumatoiden Arthritis beschriebene Dermatose. Die Patienten weisen meist eine schwere, akut progressiv verlaufende, Rheumafaktor-positive Form der rheumatoiden Arthritis auf. Betont am Körperstamm und den Streckseiten der Extremitäten zeigen sich 3–10 mm durchmessende erythematöse oder krustös belegte, meist asymptomatische Papeln und subkutane Nodi. Die Diagnose wird durch charakteristische histopathologische Veränderungen gesichert, die ein dichtes dermales Infiltrat von neutrophilen Granulozyten in der Dermis aufweisen.

■■ Intralymphatische Histiozytose

[O'Grady et al. 1994]
Die Pathogenese dieser seltenen Erkrankung, bei der histologisch in dilatierten Lymphgefäßen der retikulären Dermis Aggregate von mononukleären Histiozyten erkennbar sind, ist unklar. Die histopathologischen Veränderungen treten gehäuft bei Patienten mit rheumatoider Arthritis auf und werden klinisch als unregelmäßig konturierte und unscharf abgrenzbare erythematöse Plaques in Verbindung mit Livedo reticularis ähnlicher Zeichnung beschrieben, die in unmittelbarer Nähe zu den betroffenen Gelenken auftreten.

VIII

■ Differenzialdiagnose

Hinsichtlich der Gelenksymptomatik stellen reaktive Arthritiden, Gelenkinfektionen, Kristallarthropathien, Arthrose, symptomatische Arthropathien bei Stoffwechselerkrankungen und pallindromer Rheumatismus wichtige Differenzialdiagnosen dar. Bei den kutanen Manifestationen, sind Heberden-Knoten, Gichttophi, kutane Kalzifikationen, Xanthoma tendinosum et articulare sowie granulomatös entzündliche Prozesse klinisch und histologisch abzugrenzen.

■ Diagnostisches Vorgehen

Zur diagnostischen Klassifikation einer rheumatoiden Arthritis werden die Kriterien des American College of Rheumatology eingesetzt, die klinische, serologische und radiologische Parameter enthalten.

■ Labor

Der Nachweis von Autoantikörpern gegen citrullinierte Proteine/Peptide (Anti-CCP) ist bei mehr als 70% der Patienten mit rheumatoider Arthritis positiv. Hinsichtlich des klinischen Verlaufs, des Schweregrads der Gelenkerosionen und des Ansprechens auf systemische Therapien zeigen sich Unterschiede zwischen Anti-CCP-positiven oder -negativen Patienten. Der positive Nachweis dieser Autoantikörper korreliert mit ausgeprägteren Knochendestruktionen und einem insgesamt schlechteren Verlauf. Bereits in frühen Krankheitsphasen sind Anti-CCP-Antikörper nachweisbar und haben einen hohen Stellenwert in der Frühdiagnostik. Der IgM-Rheumafaktor kann zu Krankheitsbeginn bei lediglich 40% der Patienten, im weiteren Krankheitsverlauf dann aber bei über 80% der Patienten nachgewiesen werden. Zunehmende Bedeutung gewinnt der Nachweis des IgA-Rheumafaktors bei Frühmanifestationen aufgrund der hohen Sensitivität. Für die Diagnose einer Rheumafaktor-negativen Arthritis sind drei negative Tests innerhalb von 3 Jahren erforderlich.

■ Verlauf

Der Krankheitsverlauf der rheumatoiden Arthritis ist sehr variabel und zeigt ein Spektrum von episodischen Aktivitätsphasen mit residuellen Gelenkschäden, langsam progredienten Verläufen und in selteneren Fällen schwere, akut einsetzende, mutilierende Krankheitsverläufe.

■ Therapie

Die stadiengerechte Therapie der rheumatoiden Arthritis umfasst krankheitsmodifizierende, immunmodulatorische und immunsuppressive Therapieansätze. Die Wahl der Basistherapie richtet sich nach dem individuellen Krankheitsbild und den führenden klinischen Symptomen. Allgemein werden Glukokortikoide, Methotrexat und andere Immunsuppressiva, Sulfasalazin oder Antimalariamedikamente eingesetzt. TNF-α-Antagonisten und der B-Zell-depletierende monoklonale Anti-CD20-Antikörper Rituximab, sind wirksame, für die Behandlung der refraktären Fälle zugelassene Biologika. Bei einem unzureichenden Ansprechen auf die systemische Basistherapie können mechanisch störende oder sekundär ulzerierende Knoten exzidiert werden.

56.3.1 Varianten der rheumatoiden Arthritis

Morbus Still

[Still 1896–1897]
Morbus Still ist eine seltene Variante der rheumatoiden Arthritis des Kindesalters, die durch rezidivierende Fieberschübe, Lymphadenopathie, Hepatosplenomegalie und charakteristische Exantheme charakterisiert ist. Die polymorphen Exantheme bestehen aus meist 3–5 mm durchmessenden, blassrosa- bis lachsfarbenen, unregelmäßig, scharfrandig konturierten Maculae, die bevorzugt an Stamm, proximalen Extremitätenabschnitten und Gesicht und Hals auftreten. Die ausgesprochen flüchtigen Exantheme treten meist parallel zu den Fieberschüben auf und sind leicht durch thermische oder mechanische Reize auslösbar. Ganz selten tritt der Morbus Still im Erwachsenenalter auf.

Differenzialdiagnostisch sollten das Erythema marginatum bei akutem rheumatischem Fieber, welches nach dem Auftreten persistiert, sowie chronisch-rezidivierende Urtikaria und Virus- oder Arzneiexantheme abgegrenzt werden.

Felty-Syndrom

[Felty 1924]

Das Syndrom beschreibt eine seltene, aber schwer verlaufende Variante der rheumatoiden Arthritis mit Splenomegalie und Neutropenie. Das Ausmaß der Splenomegalie ist variabel und korreliert nicht mit dem Schweregrad der Neutropenie. Die meist seit mehreren Jahren bestehende rheumatoide Arthritis weist ausgeprägte Gelenkerosionen mit Deformitäten auf. Am Integument zeigen sich ausgeprägte Ulcera crurum, die eine vaskulitische Genese aufweisen und Rheumaknoten. Aufgrund der ausgeprägten Neutropenie kommt es gehäuft zu sekundären kutanen und pulmonalen Infekten.

56.4 Sjögren-Syndrom

[Gougerot 1925, Sjögren 1933]

▪ Synonym

Sicca-Syndrom

▪ Epidemiologie

Es werden primäre Formen von sekundären unterschieden, die in Verbindung mit anderen Autoimmunerkrankungen, wie rheumatoider Arthritis, systemischem Lupus erythematodes, systemischer Sklerodermie, Poly-/Dermatomyositis oder primär biliärer Zirrhose auftreten.

Das primäre Sjögren-Syndrom weist eine Prävalenz von etwa 0,5% in der Gesamtbevölkerung auf mit einem deutlichen Überwiegen des weiblichen Geschlechts von 9:1. Zwei Erkrankungsgipfel zeigen sich zwischen der 2. und 3. sowie nach der 5. Dekade.

▪ Ätiopathogenese

Die Genese des Sjögren-Syndroms ist unklar. Es wird ein multifaktorielles, autoimmun bedingtes Geschehen angenommen, bei dem Dysregulationen sowohl des angeborenen als auch des erworbenen Immunsystems zu einer entzündlichen Destruktion des Gewebes der Speichel- und Tränendrüsen führen. Eine polygenetische Prädisposition, mit sowohl HLA-Klasse I und II als auch nicht HLA-assoziierten Genpolymorphismen wird beschrieben. Infektionen mit glandotropen Viren werden als auslösende Faktoren diskutiert.

▪ Klinik

Das Sjögren-Syndrom ist durch eine autoimmune, lymphozytäre Entzündung der Speichel- und Tränendrüsen mit nachfolgender Organdestruktion, exokriner Insuffizienz und daraus resultierender klinischer Mund- und Augentrockenheit gekennzeichnet. Es werden glanduläre und extraglanduläre Manifestationen unterschieden. Zusätzlich zu den glandulären Leitsymptomen der Xerostomie und Keratoconjunctivitis sicca können verschiedene Allgemeinsymptome auftreten. Die Symptomatik der zugrunde liegenden Autoimmunerkrankung bestimmt bei Patienten, die ein sekundäres Sjögren-Syndrom aufweisen, das klinische Bild.

▪▪ Hautbefunde

Etwa die Hälfte der Patienten weisen eine Xerosis cutis auf, die möglicherweise auf eine lymphozytäre Infiltration der ekkrinen Schweiß- und der Talgdrüsen zurückzuführen ist. Klinische Anzeichen einer kutanen Vaskulitis in Form von Petechien, palpabler Purpura, urtikariellen und makulopapulösen Läsionen betont im Bereich der unteren Extremität treten bei etwa 9% der Patienten mit primärem Sjögren-Syndrom auf. Bei den Vaskulitiden treten leukozytoklastische Formen, kryoglobulinämische Vaskulitiden und Urtikariavaskulitis auf. Weiterhin werden pernioartige oder multiforme Hautveränderungen und, meist beim sekundären Sjögren-Syndrom, eine Raynaud-Symptomatik beschrieben. Anuläre, erythematös-bräunliche, unregelmäßig konfigurierte Plaques, die großflächig konfluieren, werden gehäuft bei asiatischen Patienten mit einem Sjögren-Syndrom beschrieben. Hier ist eine Abgrenzung zur anulären Form des subakut kutanen Lupus erythematodes bedeutsam.

▪▪ Weitere Befunde

Uncharakteristische Allgemeinsymptome, wie Arthralgien, Myalgien, Leistungsminderung und Tagesmüdigkeit, sind häufig initiale Symptome. Schmerzhafte Parotisschwellungen und die Sicca-Symptomatik, die auch den Pharynx, Larynx, das Bronchialsystem (Tracheobronchitis sicca) und die genitale Mukosa betreffen kann, sind weitere charakteristische Beschwerden. Zusätzliche Organmanifestationen beinhalten interstitielle Infiltrationen der Lunge, der Nieren und des Nervensystems.

▪ Differenzialdiagnose

Andere Ursachen einer Sicca-Symptomatik sind vielfältig und sollten differenzialdiagnostisch ausgeschlossen werden. Dazu zählen Sarkoidose, Virusinfektionen (HIV), GVHD, Radiatio der Hals-, und Kopfregion sowie Einnahme von anticholinergen Substanzen. Im Rahmen eines sekundären Sjögren-Syndroms ist die Klassifizierung der Grunderkrankung entscheidend. Hinsichtlich der kutanen Symptomatik in Kombination mit dem Nachweis von Ro/La-spezifischen Autoantikörpern ist die Abgrenzung zum subakut kutanen Lupus erythematodes wichtig.

▪ Diagnostisches Vorgehen

Die Diagnose des Sjögren-Syndroms basiert auf europäisch-amerikanischen Konsensuskriterien (◘ Tab. 56.5).

Tab. 56.5 Europäisch-amerikanische Klassifikationskriterien des Sjögren-Syndroms (Vitali et al. 2002)

Kriterien	Parameter (Manifestation, Untersuchungsbefunde)
Okuläre Symptome	Unangenehme, tägliche Augentrockenheit (Fremdkörpergefühl) während der letzten 3 Monate Substitution von Tränenflüssigkeit (>3-mal täglich)
Orale Symptome	Tägliche Mundtrockenheit während der letzten 3 Monate Wiederholte beziehungsweise anhaltende Speicheldrüsenschwellung im Erwachsenenalter Schwierigkeiten, trockene Speisen schlucken zu können
Okuläre Zeichen	Schirmertest I <5 mm/5 min (ohne Anästhesie) Rose-Bengalen oder anderer Farbstofftest-Score pathologisch
Histopathologie	Fokale, lymphozytäre Sialadenitis; Fokus-Score ≥1, definiert als Zahl der Lymphozytenfoci (>50 Lymphozyten neben normal erscheinendem Drüsengewebe) pro 4 mm^2 Drüsengewebe
Speicheldrüsenbeteiligung	Sialografie mit diffuser Sialektasie ohne Destruktion der Hauptgänge Speicheldrüsenszintigrafie mit verzögerter Nuklidaufnahme, -speicherung und -ausscheidung Unstimulierter Speichelfluss ≤1,5 ml/10 min
Autoantikörper	Anti-Ro- (SS-A) und/oder Anti-La(SS-B)-Antikörper

Diese beinhalten länger als 3 Monate bestehende charakteristische okuläre und orale Sicca-Symptome, den histopathologischen Befund, die Objektivierung der exokrinen Insuffizienz und den serologischen Nachweis von Ro/La-spezifischen Autoantikörpern. Ein primäres Sjögren-Syndrom liegt vor, wenn vier der sechs Kriterien erfüllt sind, darunter auch der positive Autoantikörper-Nachweis oder der histopathologische Befund. Die Kriterien gelten weiterhin als erfüllt, wenn drei der vier objektiven Kriterien (okuläre Zeichen, Schirmer-Test [1903]), Histopathologie, Speicheldrüsendarstellung oder Autoantikörper-Nachweis) zutreffen. Bei der Anwendung dieser Diagnosekriterien müssen mehrere Ausschlusskriterien berücksichtigt werden.

Histopathologie

Die Biopsie von Mundschleimhaut oder Speicheldrüsengewebe weist eine fokale lymphozytäre Sialadenitis auf, die mittels eines Fokus-Score quantifiziert werden kann (Tab. 56.5). Biopsien von kutanen Läsionen zeigen unspezifische Veränderungen in Form einer Leukozytoklasie oder perivaskulärer Infiltrate.

Labor

Der Nachweis von Autoantikörpern ist ein diagnostisches Kriterium des Sjögren-Syndroms. Autoantikörper gegen Ro/SS-A und La/SS-B lassen sich meist bereits zum Krankheitsbeginn nachweisen und sind häufig mit einem ausgeprägten Krankheitsverlauf und extraglandulären Manifestationen verbunden. Weiterhin sind andere antinukleäre Antikörper, Kryoglobuline und Rheumafaktor (80–90%) nachweisbar. Bei etwa 80% der Patienten ist eine Hypergammaglobulinämie nachweisbar.

Verlauf

Das erhöhte Risiko für Patienten mit einem primären Sjögren-Syndrom an einem Malignom zu erkranken, speziell an einem Non-Hodgkin-Lymphom der B-Zellreihe, ist durch unterschiedliche Studien gut belegt. Gehäuft treten Marginalzonenlymphome auf. Als Risikofaktoren werden erniedrigte C3/C4-Komplementfaktoren, frühe Organmanifestationen, Vaskulitis (palpable Purpura), Splenomegalie, eine gemischte monoklonale Kryoglobulinämie und eine T-Zell-Lymphopenie gewertet. Patientinnen mit Ro/La-reaktiven Autoantikörpern im gebärfähigen Alter sollten über das Risiko eines neonatalen Lupus erythematodes mit kongenitalem AV-Block informiert und während der Schwangerschaft entsprechend überwacht werden.

Therapie

Die Therapie des Sjögren-Syndroms erfordert einen interdisziplinären Ansatz unter Beteiligung von Rheumatologen, Augen- und Zahnärzten. Dabei richten sich die Therapieansätze nach der erhaltenen Drüsenfunktion. Topische Therapien der belastenden Sicca-Symptomatik basieren auf einer Substitutionsbehandlung oder Stimulation der glandulären Restfunktion. Einige Studien belegen einen Therapieeffekt für 0,05%ige Ciclosporin-Augentropfen bei Patienten mit milder bis schwerer Xerophthalmie (in Deutschland nicht zugelassen). Bei ausgeprägter Xerostomie kann der Einsatz von muskarinergen Rezeptoragonisten (Pilocarpinhydrochlorid, Cevimeline) zu einer Beschwerdebesserung führen. Krankheitsmodifizierende Therapien umfassen den Einsatz von Antimalariamitteln, besonders bei Arthralgien und in entzündlichen Phasen hochdosierter Glukokortikoide. Bei extraglandulären Or-

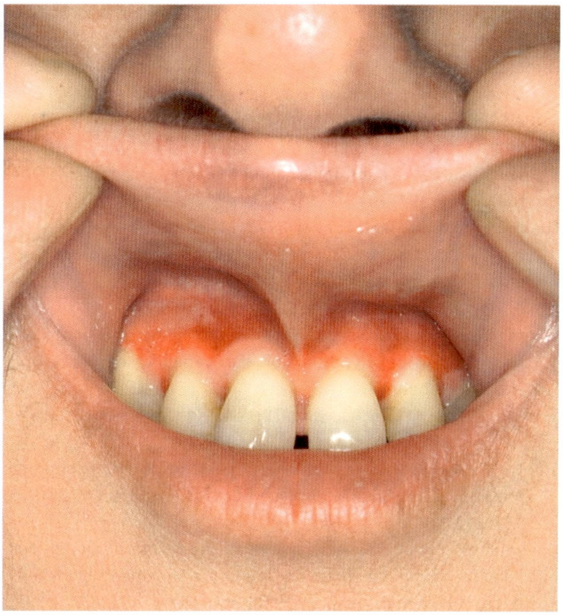

Abb. 56.6 Chronisch ulzerierende Stomatitis

ganmanifestationen werden immunsuppressive Basistherapeutika, vergleichbar mit der Behandlung des systemischen Lupus erythematodes eingesetzt. B-Zell-gerichtete Therapien, unter anderem mit dem Anti-CD20-Antikörper Rituximab, werden derzeit evaluiert und scheinen besonders für Patienten mit extraglandulären Manifestationen und B-Zell Lymphomen geeignet zu sein. Weitere B-Zell-gerichtete Therapieansätze, mit dem Anti-CD22-Antikörper Epratuzumab oder Antikörpern, die mit der B-Zell-Homöostase interferieren (Anti-BAFF), stellen potenzielle Therapieansätze dar.

56.5 Chronisch ulzerierende Stomatitis

[Jaremko et al. 1990, Parodi und Cardo, 1990]
Diese seltene Erkrankung ist klinisch durch das chronisch rezidivierende Auftreten von Erosionen und Ulzerationen der oralen Mukosa gekennzeichnet. Ganz überwiegend sind Frauen im 50.–60. Lebensjahr betroffen. Häufigste Lokalisationen sind Zunge, bukkale Mukosa und Gingiva unter dem Bild einer desquamativen Gingivitis. Das histopathologische Bild ist unspezifisch und ähnelt einem oralen Lichen ruber erosivus mucosae. Die direkte Immunfluoreszenz ist diagnostisch wegweisend und zeigt gewebegebundene IgG-Autoantikörper mit einem nukleären Muster der basalen und suprabasalen Keratinozyten des Epithels und unterscheidet sich somit von antinukleären Fluoreszenzmustern bei anderen Kollagenosen, die betont im Stratum spinosum lokalisiert sind. Die indirekte Immunfluoreszenz unter Verwendung von Affenösophagus zeigt ein vergleichbares Fluoreszenzmuster, während die ANA-Diagnostik auf Hep-2-Zellen meist negativ ausfällt. Neuere Untersuchungen konnten den Transkriptionsfaktor ΔNp63α, der von basalen und suprabasalen Epithelzellen in mehrschichtigem Plattenepithel exprimiert wird, als Autoantigen bei der chronisch ulzerierenden Stomatitis identifizieren.

Während Glukokortikoide und Dapson eher geringe therapeutische Erfolge aufweisen, wird ein gutes Ansprechen auf Hydroxychloroquin beschrieben.

Literatur

Dermatomyositis

Bohan A, Peter JB (1975) Polymyositis and dermatomyositis (first of two parts). N Engl J Med 292: 344–347
Bohan A, Peter JB (1975) Polymyositis and dermatomyositis (second of two parts). N Engl J Med 292: 403–407
Bendewald MJ, Wetter DA, Li X, Davis MD (2010) Incidence of dermatomyositis and clinically amyopathic dermatomyositis: a population-based study in Olmsted County, Minnesota. Arch Dermatol 146: 26–30
Dalakas MC (2010) Immunotherapy of myositis: issues, concerns and future prospects. Nat Rev Rheumatol 6: 129–137
Gunawardena H, Betteridge ZE, McHugh NJ (2009) Myositis-specific autoantibodies: their clinical and pathogenic significance in disease expression. Rheumatology (Oxford) 48: 607–612
Gerami P, Schope JM, McDonald L et al (2006) A systematic review of adult-onset clinically amyopathic dermatomyositis (dermatomyositis siné myositis): a missing link within the spectrum of the idiopathic inflammatory myopathies. J Am Acad Dermatol 54: 597–613
Gerami P, Walling HW, Lewis J et al (2007) A systematic review of juvenile-onset clinically amyopathic dermatomyositis. Br J Dermatol 157: 637–644
Hill CL, Zhang Y, Sigurgeirsson B et al (2001) Frequency of specific cancer types in dermatomyositis and polymyositis: a population-based study. Lancet 357: 96–100
Kaufmann J, Hunzelmann N, Genth E, Krieg T (2005) Das klinische Spektrum der Dermatomyositis. J Dtsch Dermatol Ges 3: 181–194
Mammen AL (2010) Dermatomyositis and polymyositis: Clinical presentation, autoantibodies, and pathogenesis. Ann N Y Acad Sci 1184: 134–153
Mimori T, Imura Y, Nakashima R et al (2007) Autoantibodies in idiopathic inflammatory myopathy: an update on clinical and pathophysiological significance. Curr Opin Rheumatol 19: 523–529
Sontheimer RD (1999) Cutaneous features of classic dermatomyositis and amyopathic dermatomyositis. Curr Opin Rheumatol 11: 475–482

Gemischte Bindegewebserkrankung

Alarcón-Segovia D, Cardiel MH (1989) Comparison between 3 diagnostic criteria for mixed connective tissue disease. Study of 593 patients. J Rheumatol 16: 328–334
Hoffman RW, Maldonado ME (2008) Immune pathogenesis of mixed connective tissue disease: A short analytical review. Clin Immunol 128: 8–17

Rheumatoide Arthritis

Chu P, Connolly MK, LeBoit PE (1994) The histopathologic spectrum of palisaded neutrophilic and granulomatous dermatitis in patients with collagen vascular disease. Arch Dermatol 130: 1278–1283

Magro CM, Crowson AN (2003) The spectrum of cutaneous lesions in rheumatoid arthritis: a clinical and pathological study of 43 patients. J Cutan Pathol 30: 1–10

Peroni A, Colato C, Schena D et al (2012) Interstitial granulomatous dermatitis: a distinct entity with characteristic histological and clinical pattern. Br J Dematol 166: 775–783

Sangueza OP, Caudell MD, Mengesha YM et al (2002) Palisaded neutrophilic granulomatous dermatitis in rheumatoid arthritis. J Am Acad Dermatol 47: 251–257

Sayah A, English JC 3rd (2005) Rheumatoid arthritis: a review of the cutaneous manifestations. J Am Acad Dermatol 53: 191–209

Williams FM, Cohen PR, Arnett FC (1998) Accelerated cutaneous nodulosis during methotrexate therapy in a patient with rheumatoid arthritis. J Am Acad Dermatol 39: 359–362

Sjögren-Syndrom

Kassan SS, Moutsopoulos HM (2004) Clinical manifestations and early diagnosis of Sjögren syndrome. Arch Intern Med 164: 1275–1284

Ramos-Casals M, Tzioufas AG, Stone JH et al (2010) Treatment of primary Sjögren syndrome: a systematic review. JAMA 304: 452–460

Vitali C, Bombardieri S, Jonsson R et al European Study Group on Classification Criteria for Sjögren's Syndrome (2002) Classification criteria for Sjögren's syndrome: a revised version of the European criteria proposed by the American-European Consensus Group. Ann Rheum Dis 61: 554–558

VIII

Chronisch ulzerierende Stomatitis

Solomon LW (2008) Chronic ulcerative stomatitis. Oral Dis 14: 383–389

Erstbeschreiber

Ackerman AB (1978) Histologic diagnosis of inflammatory skin diseases. Lea & Febiger, Philadelphia S 449–451

Bywaters EG (1949) A variant of rheumatoid arthritis resembling palindromic rheumatism. Ann Rheum Dis 8: 1–30

Dykman CJ, Galens GJ, Good AE (1965) Linear subcutaneous bands in rheumatoid arthritis. An unusual form of rheumatoid granuloma. Ann Intern Med 63: 134–140

Felty AR (1924) Chronic arthritis in the adult, associated with splenomegaly and leucopenia. A report of 5 cases of an unusual clinical syndrom. Bull Johns Hopkins 35: 16

Finan MC, Winkelmann RK (1983) The cutaneous extravascular necrotizing granuloma (Churg-Strauss granuloma) and systemic disease: a review of 27 cases. Medicine (Baltimore) 62: 142–158

Ginsberg MH, Genant HK, Yu TF et al (1963) Rheumatoid nodulosis: an unusual variant of rheumatoid disease. Arthritis Rheum 18: 49–58

Gottron HA (1954) Zur Dermatomyositis nebst Bemerkungen zur Poikilodermie mit 8 Abbildungen. Dermatol Wochenschr 130: 923–930

Gougerot H (1925) Insuffisance progressive et atrophie des glandes salivaires et muqueuses de bouche, conjonctives. Bull Soc Fr Dermatol Syphiligr 32: 376–379

Jaremko WM, Beutner EH, Kumar V et al (1990) Chronic ulcerative stomatitis associated with a specific immunologic marker. J Am Acad Dermatol 22: 215–220

Keining E (1939) 3. Casus pro diagnosi bei 59jähr. verheirateter Frau (Abb. 3 u. 4), und 4. Casus pro diagnosi (zu 3. analoger Fall) 58jähr., verheiratete Frau. Dermatol Wochenschr 109: 1198–1199

Meynet P (1875) Rhumatisme articulaire subaigu avec production de tumeurs multiples dans les tissus fibreux périarticulaires et sur le périoste d'un grand nombre d'os. Lyon Med 20: 495–499

O'Grady JT, Shahidullah H, Doherty VR et al (1994) Intravascular histiocytosis. Histopathology 24: 265

Parodi A, Cardo PP (1990) Patients with erosive lichen planus may have antibodies directed to a nuclear antigen of epithelial cells. A study on the antigen nature. J Invest Dermatol 94: 689–693

Schirmer O (1903) Studien zur Physiologie und Pathologie der Tränenabsonderung und Tränenabfuhr. Graefes Arch Klin Exp Ophthalmol 56: 197–291

Sharp GC, Irvin WS, Tan EM et al (1972) Mixed connective tissue disease: an apparently distinct rheumatic disease syndrome associated with a specific antibody to an extractable nuclear antigen (ENA). Am J Med 52: 138–159

Sjögren HSC (1933) Zur Kenntnis der Keratoconjunctivitis sicca (Keratitis filiformis bei Hypofunktion der Tränendrüsen). Acta Ophthalmol (Kopenh) 2: 1–151

Stahl NI, Klippel JH, Decker JL (1979) A cutaneous lesion associated with myositis. Ann Intern Med 91: 577–579

Still GF (1896–1897) On a form of chronic joint disease in children. Med Chir Trans 80: 47–59, Nachdruck in: Am J Dis Child (1978) 132: 192–200

Unverricht H (1887) Über eine eigentümliche Form von akuter Muskelentzündung mit einem der Trichinose ähnelnden Krankheitsbilde. Münch Med Wochenschr 34: 488–492

Wagner E (1863) Fall einer seltenen Muskelkrankheit. Arch Heilkd 4: 282–283

Andere hereditäre Erkrankungen

Fehlbildungen

Henning Hamm

57.1 Aplasia cutis congenita

[Cordon 1767]

Synonyme

Aplasia cutis circumscripta, angeborener Hautdefekt

Definition

Der Begriff wird für eine Gruppe seltener Störungen verwendet, deren gemeinsames Merkmal ein kongenitales Fehlen der Haut in einem oder mehreren umschriebenen oder ausgedehnten Bereichen ist. Die Tiefenausdehnung reicht von oberflächlichem Epidermisverlust bis zu knöchernen Defekten. Kleinere Läsionen können bereits bei Geburt narbig abgeheilt sein.

Epidemiologie

Betroffen sind etwa 1–3 von 10.000 Lebendgeburten.

Ätiopathogenese

Die Ätiologie ist sehr vielgestaltig und hat unter Berücksichtigung von Ursache, Lokalisation und assoziierten Fehlbildungen zur Einteilung in neun Gruppen geführt (Frieden-Klassifikation, Tab. 57.1).

Exogene Faktoren, wie intrauterine Traumen, abgelöste Amnionanhaftungen, virale Infektionen und Teratogene, und endogene Ursachen, wie Gefäßanomalien, genetische Erkrankungen und chromosomale Aberrationen, lassen sich unterscheiden. In vielen Fällen von membranöser Aplasia cutis congenita liegt die Annahme eines mangelhaften Verschlusses embryonaler Fusionslinien oder des Neuralrohrs nahe, während die nichtmembranöse Form eher vaskuläre Ursachen zu haben scheint.

Klinik

Morphologisch können zwei Formen von Aplasia cutis congenita (ACC) unterschieden werden:

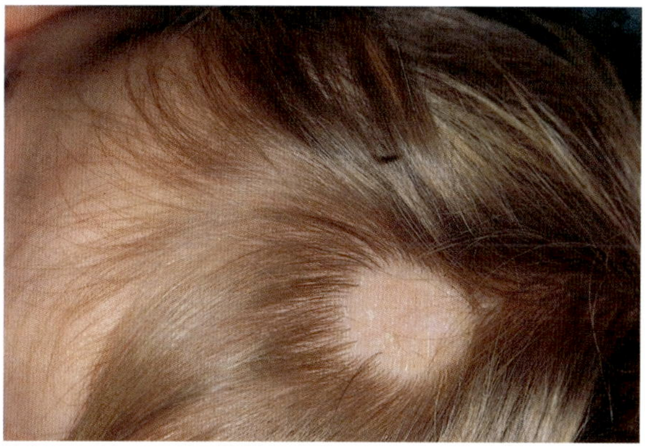

Abb. 57.1 Aplasia cutis congenita

Membranöse ACC

Diese sehr viel häufigere Form ist meist am Vertex oder mittelliniennah an der parietalen Kopfhaut gelegen, seltener im Bereich der Fusionslinien an Schläfe oder Wange. Der Defekt ist mit 1–3 cm relativ klein, rundlich oder oval, scharf begrenzt und meist oberflächlich. Seine Oberfläche ist atroph und membranartig glänzend. Anfänglich kann der Herd bullös wirken und eine zähe, klare Flüssigkeit enthalten. Manchmal ist die haarlose Stelle von einem schmalen Ring kräftiger, pigmentierter Terminalhaare (**Haarkragen**) gesäumt. Meist handelt es sich um eine solitären Defekt, möglich sind aber auch zwei oder mehrere benachbarte Läsionen in linearer Anordnung. Sporadisches Auftreten ist die Regel, autosomal-dominante und seltener autosomal-rezessive Vererbung sind jedoch gut dokumentiert.

Nichtmembranöse ACC

Hierbei sind die Defekte größer, unregelmäßig bis bizarr konfiguriert und tief ulzeriert. An der Kopfhaut sind sie meist mittig gelegen und können bis zum Knochen, zur Dura oder den Meningen reichen. Dann besteht die Gefahr einer Massenblutung aus den venösen Blutleitern, einer Sinusthrombose und Meningitis. Nicht selten sind auch kraniale Missbildungen und Anomalien der intrakraniellen Gefäßversorgung mit großen Defekten vergesellschaftet.

Tab. 57.1 Klassifikation der Aplasia cutis congenita. (In Anlehnung an Frieden 1986)

Gruppe	Bezeichnung	Betroffene Körperregion	Assoziierte Anomalien und Syndrome	Erbgang
1	Nichtsyndromische ACC der Kopfhaut	Kopfhaut, insbesondere Vertexregion	Keine oder mit isolierter Fehlbildung	Sporadisch oder autosomal dominant
2	ACC der Kopfhaut mit Fehlbildung der Gliedmaßen	Mittellinie der Kopfhaut	Adams-Oliver-Syndrom	Autosomal-dominant, autosomal-rezessiv
3	ACC der Kopfhaut mit epidermalen und organoiden Nävi	Kopfhaut	Epidermaler Nävus, Naevus sebaceus	Sporadisch
4	ACC mit darüber gelegener, angeborener Fehlbildung	Abdomen, hintere Körperachse, Kopfhaut	Meningomyelozele, spinale Dysraphie, Omphalozele, Gastroschisis, andere	Variabel, abhängig von der Fehlbildung
5	ACC in Assoziation zu Fetus papyraceus oder Plazentainfarkten	Multiple symmetrische Defekte in verschiedenen Lokalisationen	Verschiedene weitere Anomalien	Sporadisch
6	ACC in Assoziation zu Epidermolysis bullosa	Extremitäten, selten Rumpf	Vor allem Pylorusstenose	Autosomal-dominant oder autosomal-rezessiv, abhängig vom EB-Typ
7	Isolierte ACC an den Extremitäten ohne Blasen	Prätibialregion, Hand- und Fußrücken, Handgelenke	Keine	Autosomal-dominant oder rezessiv
8	ACC aufgrund spezifischer Teratogene	Kopfhaut (Methimazol) oder ohne Prädilektion	Medikamente und Drogen: Methimazol, Misoprostol, Valproinsäure, Benzodiazepine, Heparin, Kokain; intrauterine Herpes-simplex-Virus-Infektion, intrauterine Varizella-Zoster-Virus-Infektion	Sporadisch
9	ACC in Assoziation mit komplexen Fehlbildungssyndromen	Kopfhaut und andere Lokalisationen	Trisomie 13 (Patau-Syndrom), Wolf–Hirschhorn-Syndrom (4p-Deletions-Syndrom), fokale faziale dermale Dysplasie, AEC-Syndrom, EEC-Syndrom, Johanson-Blizzard-Syndrom, Setleis-Syndrom, fokale dermale Hypoplasie, MIDAS-Syndrom, okulozerebrokutanes Syndrom (Delleman–Oorthuys-Syndrom), Epidermalnävus-Syndrome	Variabel, abhängig vom Syndrom

ACC: Aplasia cutis congenita
AEC: Ankyloblepharon, ektodermale Dysplasie, Lippen-Kiefer-Gaumen-Spalte
EB: Epidermolysis bullosa
EEC: Ektrodaktylie, ektodermale Dysplasie, Lippen-Kiefer-Gaumen-Spalte
MIDAS: Mikrophthalmie, dermale Aplasie, Sklerokornea

Selbst tiefe Ulzerationen heilen häufig spontan unter Hinterlassung sklerotischer, manchmal hypertropher Narben innerhalb mehrerer Monate ab. Auch kleinere Knochendefekte können vollständig ossifizieren. Familiäre Fälle kommen häufiger als bei der membranösen ACC vor.

Große, symmetrische, unregelmäßig konfigurierte angeborene Hautdefekte seitlich am Rumpf und den Extremitätenstreckseiten sind verdächtig auf eine Verursachung durch einen Fetus papyraceus (intrauterin mumifizierter Fetus bei Mehrlingsschwangerschaft) oder eine Plazentainsuffizienz. Kongenitale große, flache Erosionen mit Ausdehnung vom Knie über Schienbeinkante bis zum Knöchel oder Fußrücken kommen bei schweren Formen von Epidermolysis bullosa vor (frühere Bezeichnung: Bart-

Syndrom). Bei Abheilung können dermatogene Gelenkkontrakturen entstehen. Bei bilateralen retikulären Defekten in linearer Anordnung am seitlichen Gesicht weiblicher Neugeborener kommt ein MIDAS-Syndrom in Betracht. Intrauterine Herpes-Virus-Infektionen verursachen multiple kleine, narbenartige Defekte.

Differenzialdiagnose

Beim Neugeborenen kommen differenzialdiagnostisch in erster Linie iatrogene Geburtsverletzungen durch Zangen und Elektroden, kongenitaler Kopfhautabszess, Enzephalozele und Meningozele sowie Naevus sebaceus in Betracht. Abgeheilte Läsionen können mit anderen Ursachen einer narbigen Alopezie verwechselt werden, hypertrophe Narben auch mit Tumoren der Kopfhaut.

Diagnostisches Vorgehen

In der Mehrzahl der Fälle sind keine assoziierten Anomalien vorhanden. Immer sollte jedoch eine gründliche Untersuchung des Neugeborenen erfolgen. Besonders zu achten ist auf epidermale und organoide Nävi, Epidermolysis bullosa, ektodermale Dysplasien, kraniale Dysraphien und andere Fehlbildungen sowie anamnestische Hinweise auf weitere Fälle in der Familie, die Einnahme von Medikamenten (Thyreostatika) und Infektionen in der Schwangerschaft (◘ Tab. 57.1).

Bei großen Defekten mit Knochenbeteiligung sind rasch bildgebende Untersuchungen vonnöten, um die Gefahr einer vital bedrohlichen Blutung einschätzen zu können. Hiervon hängt auch die Indikation zu einem operativen Vorgehen ab. Auch ACC-Läsionen mit palpablem Inhalt, Defekte dorsal der Vertexregion und solche mit positivem Haarkragenzeichen machen eine radiologische Diagnostik erforderlich. Vor operativen Eingriffen müssen auch Anomalien der Gefäßversorgung abgeklärt werden.

Histopathologie

Histologische Untersuchungen sind diagnostisch nicht hilfreich. Nach narbiger Abheilung findet sich oft eine schmale Epidermis mit verstrichenen Reteleisten und eine dermale Fibrose mit völligem Fehlen von Hautanhangsgebilden. Bei Verdacht auf Epidermolysis bullosa ist ein Antigen-Mapping periläsionaler Haut indiziert.

Therapie

In den meisten Fällen ist eine antiseptische Lokalbehandlung bis zur Spontanheilung ausreichend. Narbige Residuen, insbesondere störende Alopezieherde an der Kopfhaut, können zu einem späteren Zeitpunkt plastisch korrigiert werden. Bei tief reichenden Defekten mit Gefahr von Komplikationen ist nach radiologischer Abklärung eine frühzeitige operative Deckung indiziert, die auch die Transplantation von Knochen beinhalten kann.

57.2 Cutis verticis gyrata

[Jadassohn 1906, Unna 1907]

Synonyme

Pachydermia verticis gyrata, Cutis verticis plicata, faltenartige Pachydermie

Definition

Cutis verticis gyrata ist ein deskriptiver Begriff für eine Gewebsvermehrung der Kopfhaut oder eines Teils derselben. Die faltenartige Verdickung erinnert an Gyri der Hirnrinde. Unterschieden werden eine **primäre Form (echte Cutis verticis gyrata)**, die wiederum in einen essenziellen und einen nichtessenziellen Typ unterteilt wird, und eine **sekundäre Form (Pseudo-Cutis verticis gyrata)**, der eine Vielzahl von Zuständen zugrunde liegen kann.

Epidemiologie und Ätiopathogenese

Die primäre essenzielle Cutis verticis gyrata ist sehr selten und tritt meist sporadisch auf. Ihre Ursache ist unbekannt. Die primäre nichtessenzielle Form ist mit neurologischen und psychiatrischen Störungen (mentale Retardierung, Entwicklungsverzögerung, Zerebralparese, Epilepsie, Mikrozephalie, Schizophrenie) sowie Augenerkrankungen (Katarakt, Strabismus, Blindheit, Retinitis pigmentosa) assoziiert. Von den primären Formen sollen Männer 5- bis 6-mal häufiger betroffen sein. Die sekundäre Form hat vielfältige Ursachen (◘ Tab. 57.2).

Klinik

Die primäre Cutis verticis gyrata entwickelt sich schleichend ab der Pubertät, in 90% der Fälle vor dem 30. Lebensjahr. Manchmal wird die langsam progrediente Veränderung zuerst vom Friseur oder nahe stehenden Personen bemerkt. Die überreichliche Kopfhaut wirft sich über dem Schädelknochen auf. Schließlich entstehen wulstförmige, bis zu fingerdicke Falten, die durch Furchen getrennt sind und parallel zueinander in sagittaler Richtung verlaufen. Am häufigsten sind Vertex und Hinterkopf, gelegentlich auch gesamte Kopfhaut, Nacken und Stirn betroffen. Auf den weich tastbaren Falten (Gyri) erscheint die Haardichte vermindert, in den Vertiefungen (Sulci) ist sie normal. Abgesehen von der ästhetischen Störung haben die meisten Patienten keine Beschwerden, manche klagen über Juckreiz, Brennen oder Spannungsgefühl. Bei sehr dichter Faltenbildung kann es zur Mazeration und bakteriellen oder mykotischen Besiedlung der tiefen Furchen mit fötidem Geruch kommen. Auch eine Infektion der Kopfhaut kann von hier ihren Ausgang nehmen.

Das klinische Bild der sekundären Cutis verticis gyrata ist vielgestaltiger und abhängig von der zugrunde liegenden Erkrankung. Auch das Manifestationsalter schwankt

Tab. 57.2 Ursachen der sekundären Cutis verticis gyrata

Kategorie	Erkrankungen
Nävi und benigne Hauttumoren	Kongenitaler dermaler melanozytärer Nävus, Naevus sebaceus, Bindegewebsnävus, Naevus lipomatosus, Fibrom, Neurofibrom, Zylindrom
Postinflammatorische Zustände	Nach Ekzemen, Psoriasis, Erysipel, Follikulitis, Impetigo, Erysipel, Acne conglobata, Acne inversa, Acne keloidalis, Pemphigus, Morbus Darier
Systemkrankheiten	Akromegalie, Myxödem, Amyloidose, Diabetes mellitus, Acanthosis nigricans, Morbus Basedow, Syphilis, Anabolikamissbrauch, chronische Lungenerkrankungen, kongenitale Herzerkrankungen, hepatobiliäre Erkrankungen, Hyper-IgE-Syndrom, Leukämien, paraneoplastische Syndrome
Chromosomale Aberrationen und genetische Syndrome	Klinefelter-Syndrom, Ullrich-Turner-Syndrom, Noonan-Syndrom, fragiles-X-Syndrom, Insulinresistenz-Syndrom, Beare-Stevenson-Syndrom, Ehlers-Danlos-Syndrom, tuberöse Sklerose, Apert-Syndrom, primäre hypertrophe Osteoarthropathie

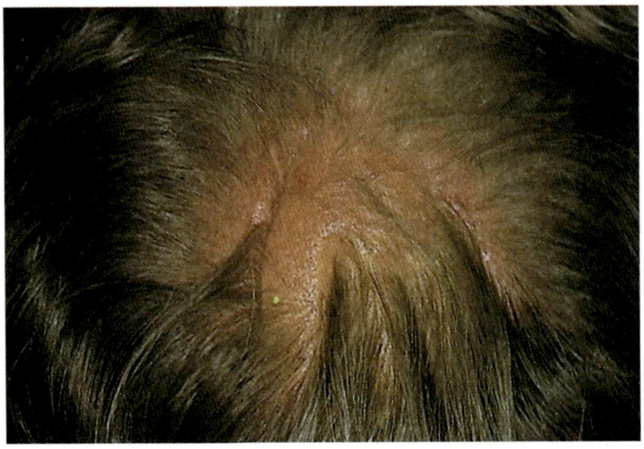

Abb. 57.2 Cutis verticis gyrata, sekundäre Form

je nach Ursache erheblich. Die Falten sind unregelmäßig und meist nicht sagittal ausgerichtet. Systemkrankheiten und postinflammatorische Zustände können die gesamte Kopfhaut in milder Form betreffen, während Nävi wie ein kongenitaler dermaler melanozytärer Nävus von Geburt an eine irregulär-zerebriforme Fältelung eines umschriebenen Bereichs hervorrufen können.

Diagnostisches Vorgehen

Die primäre Cutis verticis gyrata ist eine Ausschlussdiagnose. Sekundäre Ursachen sollten bereits bei der klinischen Untersuchung bedacht werden. Am wichtigsten ist eine histologische Untersuchung der betroffenen Kopfhaut, in unklaren Fällen können auch Labor- und bildgebende Untersuchungen (Computertomografie, Kernspintomografie) erforderlich sein.

Histopathologie

Die histologische Untersuchung ist zur Unterscheidung zwischen primären und sekundären Formen unverzichtbar. Bei primärer Cutis verticis gyrata findet sich im Wesentlichen normale Haut, allenfalls eine Hypertrophie von Bindegewebe und Adnexstrukturen. Der histologische Befund bei sekundären Formen richtet sich nach der Grundkrankheit.

Therapie

Häufige, gründliche Reinigung der Kopfhaut, bei tiefen Furchen auch regelmäßige Desinfektion oder Anwendung topischer Antiseptika dienen der Verhinderung einer Superinfektion. Bei Therapiewunsch oder Therapiebedarf kommen je nach Befund (serielle) Exzision, Exzision mit Einsatz von Hautexpandern, Lifting-Operationen und Reduktionsplastiken in Betracht.

57.3 Beare-Stevenson-Syndrom

[Beare et al. 1969, Stevenson et al. 1978]

Synonyme

Cutis-verticis-gyrata-Syndrom, Cutis-gyrata-Syndrom

Das Beare-Stevenson-Syndrom ist eines von acht Kraniosynostose-Syndromen, die durch Mutationen in *FGFR*-Genen hervorgerufen werden (Tab. 57.3). An der Haut manifestiert es sich vor allem in einer Cutis gyrata und Acanthosis nigricans, die meist von Geburt an bestehen. Die Falten- und Furchenbildung beschränkt sich nicht auf die Kopfhaut, sondern betrifft oft auch Präaurikularregion, Handinnenflächen und Fußsohlen. Weitere Symptome

Tab. 57.3 Beare-Stevenson-Syndrom

OMIM 123790	AD	10q26
FGFR2	Fibroblasten-Wachstumsfaktor-Rezeptor 2	

■ **Tab. 57.4** Primäre hypertrophe Osteoarthropathie

OMIM 259100	AR	4q34-q35
HPGD	15-Hydroxyprostaglandin-Dehydrogenase	

sind mentale Retardierung, Hypertelorismus, Mittelgesichtshypoplasie mit Atresie der Nasenhöhlen, deformierte Ohren, konnatale Zähne, prominenter Nabelstumpf, Fehlbildungen des Genitale und Anus, akzessorische Mamillen und Hautanhängsel.

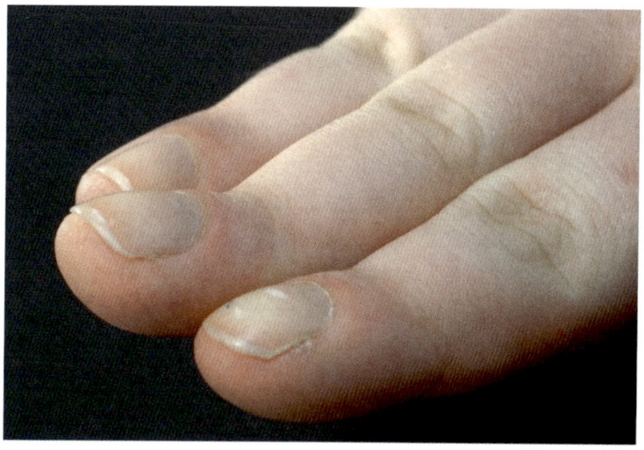

■ **Abb. 57.3** Trommelschlägelfinger und Uhrglasnägel bei primärer hypertropher Osteoarthropathie

57.4 Primäre hypertrophe Osteoarthropathie

[Friedreich 1868, Touraine, Solente, Golé 1935]

■ Synonyme

Pachydermoperiostose, Touraine-Solente-Golé-Syndrom

■ Ätiopathogenese

Seit 2008 wurden homozygote rezessive Keimbahnmutationen im *HPGD*-Gen in einer Reihe von Familien mit primärer hypertropher Osteoarthropathie (PHO) beschrieben (■ Tab. 57.4). Das Gen kodiert für die 15-Hydroxyprostaglandin-Dehydrogenase, das Schlüsselenzym im Prostaglandinabbau. Der Enzymdefekt führt zu erheblich erhöhten Prostaglandin-E2-Werten, die im Urin und Serum nachgewiesen werden können. Warum Männer trotz des autosomen Erbgangs schwerer und 5- bis 7-mal häufiger betroffen sind als Frauen, ist ungeklärt; diskutiert wird eine androgenabhängige Verstärkung der Symptomatik. Heterozygote Familienmitglieder können mildere und später auftretende Symptome entwickeln, eine mögliche, aber molekulargenetisch bislang unbewiesene Erklärung für autosomal-dominante Übertragung (OMIM 167100). Mutationen im *HPGD*-Gen wurden auch bei Kraniosteoarthropathie, einer Variante der PHO, und bei isolierten kongenitalen Trommelschlägelfingern gefunden.

■ Klinik

Die Symptomatik wird durch pleiotrope Effekte des Prostaglandin E2 auf unterschiedliche Organe hervorgerufen. Vorrangig sind Haut und Hautanhangsgebilde, Knochen und Gelenke mit der Trias **Trommelschlägelfinger**, Periostose und Pachydermie betroffen. Mit der Pubertät, gelegentlich aber auch schon früher, kommt es zu einer trommelschlägelartigen Auftreibung der Finger- und Zehenendglieder mit Ausbildung von **Uhrglasnägeln** (▶ Kap. 75), zu einer symmetrischen periostalen Knochenneubildung mit Verdickung und zylindrischer Verformung der langen Röhrenknochen (**Periostose**) und zur Schwellung des periartikulären Gewebes. Diese Symptome sind über 5–20 Jahre progredient und kommen dann zum Stillstand. Die Haut des Gesichts, vor allem der Stirn und Lider, der Kopfhaut, Hände und Füße verdickt und vergröbert sich (**Pachydermie**) und bildet Falten aus (an den Oberlidern als **Blepharoptose**, an der Kopfhaut als **Cutis verticis gyrata**). Zusätzlich können Talgdrüsenhyperplasien, Seborrhö, Akne, Ekzeme und Erytheme über Gelenken auftreten. Häufig besteht eine palmoplantare Hyperhidrose. Führendes Symptom ist meist der Gelenkbefall in Form von Arthralgien und Arthritiden mit möglichen Gelenkergüssen und Einblutungen. An Händen und Füßen können Dysästhesien mit Wärmegefühl oder brennenden Sensationen vorhanden sein. Offener Ductus arteriosus und verzögerter Schluss erweiterter Schädelnähte sind Manifestationen, die bereits im Säuglingsalter auffallen können. Bei einigen erwachsenen Patienten wurde über Myelofibrose und gastrointestinale Erkrankungen berichtet. Die Prognose quoad vitam ist insgesamt günstig, quoad sanationem nicht.

■ Differenzialdiagnose

In erster Linie sind Trommelschlägelfinger und Uhrglasnägel als sekundäre Zeichen einer chronischen Systemerkrankung, insbesondere von Entzündungen und Tumoren der Lunge, abzugrenzen (**hypertrophe pulmonale Osteoarthropathie**, ▶ Kap. 75). Akromegalie und Akropachie bei Schilddrüsenerkrankungen führen ebenfalls zu Verdickung der Haut und knöcherner Strukturen der Hände mit Auftreibung der Endglieder. Akroosteolysen, also ein Knochenschwund durch Strukturauflösung an den Endphalangen, kommen auch bei Lepra, Syphilis, chronischer Polyarthritis, Psoriasisarthritis, Sklerodermie, Hyperparathyreoidismus und in Kombination mit sklerodermiformen Hautveränderungen bei Langzeitexposition gegenüber Vinylchlorid vor. Pachydermodaktylie und Fingerknöchelposter gehen nicht mit knöchernen Veränderungen einher.

▪ Diagnostisches Vorgehen

Röntgenaufnahmen zeigen symmetrische, subperiostale Knochenanbauten an den langen Röhrenknochen, zusätzlich an Mittelhand-, Mittelfußknochen und Phalangen. Die Endphalangen sind lateral verbreitert, oft finden sich eine knöcherne Resorption der Endglieder (**Akroosteolyse**) und eine Verkalkung von Ligamenten. Kernspintomografie und Skelettszintigrafie können diskretere Veränderungen aufdecken. Diagnostisch richtungsweisend ist eine stark erhöhte Prostaglandin-E2-Ausscheidung im Urin. Die Verdachtsdiagnose kann molekulargenetisch durch den Nachweis inaktivierender *HPGD*-Mutationen bestätigt werden.

▪ Histopathologie

Unter einer normalen Epidermis findet sich eine ausgeprägte Verdickung der Dermis durch Fibroblastenproliferation und gesteigerte Kollagensynthese, die an eine Sklerodermie erinnert. Prominente Talgdrüsen können einen diagnostischen Hinweis geben.

▪ Therapie

Die Therapie ist beschwerdeorientiert (Antirheumatika, Krankengymnastik, Lymphdrainage, Therapie der Seborrhoe und Hyperhidrose). Ob die Ausprägung der Symptome durch frühzeitigen, kausalen Einsatz von Prostaglandin-Inhibitoren verringert werden kann, ist noch ungewiss.

57.5 Fisteln und Zysten aufgrund von Entwicklungsstörungen

Insbesondere in der Kopf-Hals-Region können bei gestörter Entwicklung Überreste embryonaler Strukturen mit der Körperoberfläche in Verbindung bleiben und zystisch erweitert sein. Entwicklungsbedingte Zysten und Fisteln sind in ▶ Kap. 99 dargestellt, Lippenfisteln werden in ▶ Kap. 76 besprochen.

57.6 Aurikularanhang

[Meckel 1826]

▪ Synonym

Akzessorischer Tragus

▪ Epidemiologie

Die Anomalie kommt bei einem von 500–1000 Neugeborenen vor, bei etwa 10% beidseitig.

▪ Ätiopathogenese

Es handelt sich um eine Überschussbildung des dorsalen Anteils des ersten Schlundbogens (Branchialbogens), der den Tragus bildet und bei gestörter Migration Knorpel in der Haut zurücklässt. Isoliert kann sie autosomal dominant vererbt sein. Insbesondere multiple Aurikularanhänge können Teilsymptom komplexer Fehlbildungen des ersten Schlundbogens mit Ohrmuscheldeformität, Hörminderung, Lippen-Kiefer-Gaumen-Spalte, branchialen Fisteln und Hypoplasie des Unterkiefers sowie anderer Syndrome sein, unter ihnen Goldenhar-Syndrom (okulo-aurikulo-vertebrales Syndrom), Delleman-Oorthuys-Syndrom (okulo-zerebro-kutanes Syndrom), Treacher-Collins-Syndrom, Townes-Brock-Syndrom, Wolf-Hirschhorn-Syndrom (4p-Deletions-Syndrom) und die VACTERL-Assoziation (vertebrale, anale und aurikuläre Anomalien, Herzfehler, tracheoösophageale Fistel, Ösophagusatresie, Fehlbildungen der Nieren und Gliedmaßen).

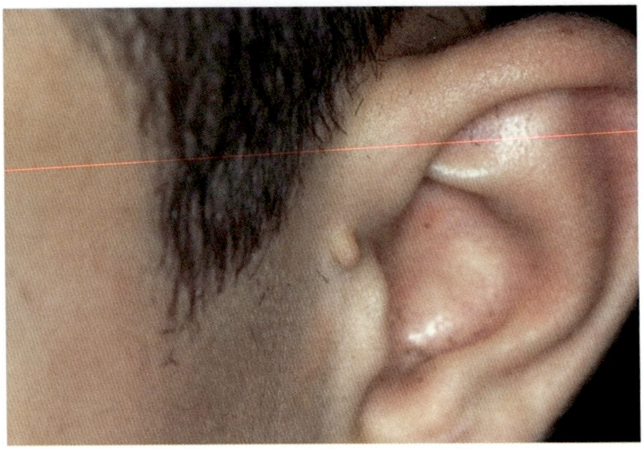

Abb. 57.4 Aurikularanhang

▪ Klinik

Am häufigsten findet sich eine rundliche, hautfarbene, breitbasige oder gestielte Papel oder ein knotiger Höcker vor oder am Tragus . Typischerweise ist der Vorsprung mit Vellushaaren besetzt, und es lässt sich ein knorpeliger Kern tasten. Seltener sind eine bis mehrere Läsionen im Bereich der embryonalen Fusionslinien zwischen Präaurikulärregion und lateralem Mundwinkel oder vor dem M. sternocleidomastoideus (**kongenitaler zervikaler Knorpelrest**) gelegen. Die Bildung kann solitär oder multipel, ein- und doppelseitig auftreten.

> **Aufgrund möglicher Assoziationen ist auf weitere Fehlbildungen insbesondere des Ohrs zu achten. Empfehlenswert sind unter anderem eine Untersuchung des Hörvermögens und eine Nierensonografie.**

▪ Differenzialdiagnose

Klinisch kann ein Aurikularanhang mit einem dermalen melanozytären Nävus verwechselt werden, histologisch mit einem Haarfollikelnävus.

Histopathologie

Histologisch zeigen sich zahlreiche reife Vellushaarfollikel, ekkrine Schweißdrüsen und reichlich Bindegewebe. Nicht immer ist zentrales Knorpelgewebe vorhanden.

Therapie

Bei der Exzision des Aurikularanhangs ist auf eine vollständige Entfernung des manchmal tief reichenden knorpeligen Zentrums zu achten; von einer Ligatur wird daher abgeraten. Bei Anhalt für eine Fistel, Zyste, Ohr- oder andere Fehlbildung ist eine Hals-Nasen-Ohren-ärztliche Konsultation erforderlich.

57.7 Transversale Nasenlinie

[Cornbleet 1951]
Die transversale Nasenlinie ist eine recht häufige, harmlose Fehlbildung zwischen mittlerem und unterem Nasendrittel. Ihre Entstehung wird auf das unterschiedlich rasche Wachstum der lateralen Dreiecksknorpel und der Nasenflügelknorpel in Kindheit und Pubertät zurückgeführt. Typischerweise fällt sie daher erstmals bei Kindern, häufiger bei Mädchen, im Alter von etwa 10 Jahren auf. Das klinische Bild variiert von einer horizontal verlaufenden, schmalen, leicht rötlichen Linie, die sich bei Vasodilatation verstärkt, bis zu einer wenige Millimeter breite und tiefe Querfurche. Bei Dunkelhäutigen kann sie auch hyperpigmentiert sein. Die Nasenlinie kann persistieren oder sich im frühen Erwachsenenalter spontan verlieren. Offenbar besteht eine familiäre Disposition. Im Bereich der Nasenlinie können sich Milien, Zysten und Komedonen bilden. Wenn sich diese entzünden, kommt es zu einer Pseudoakne.

Differenzialdiagnostisch abzugrenzen ist die Querfurche, die sich bei Patienten mit allergischer Rhinitis durch gewohnheitsmäßiges, nach oben gerichtetes Reiben an der Nase ausbilden kann (allergischer Gruß).

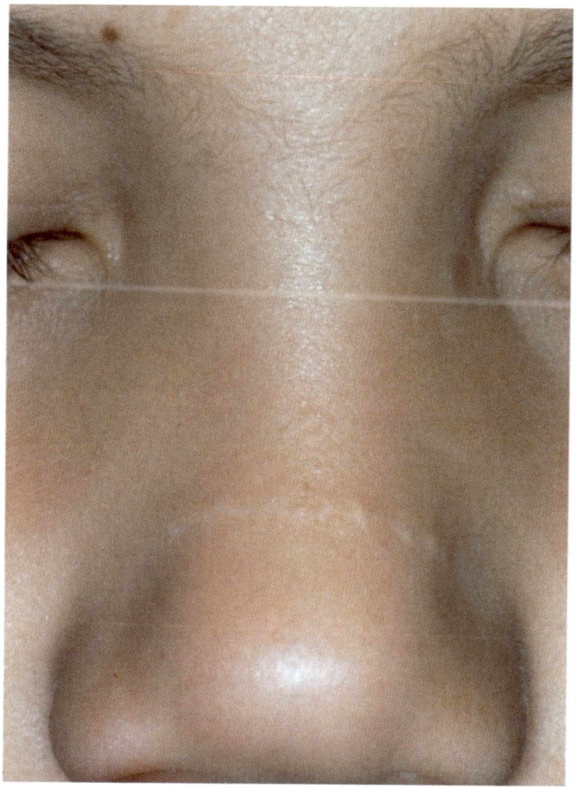

Abb. 57.5 Transversale Nasenlinie

57.8 Grübchen

Grübchen sind angeborene, kleine, ein- oder häufiger beidseitige Einziehungen der Haut. Meist sind sie über Knochenvorsprüngen wie Akromion, Schulterblatt, Kreuzbein, Ellenbogen, Patella oder Tibia lokalisiert. Sie sollen durch frühzeitige Fixierung der Haut an darunter liegende fibröse oder knöcherne Strukturen entstehen, sodass sich an diesen Stellen kein subkutanes Fettgewebe ausbildet. Eine weitere Erklärung ist eine fehlerhafte fetale Positionierung bei Skelettdysplasien. Gewöhnlich handelt es sich um eine isolierte, harmlose Anomalie, die autosomal-dominant vererbt sein kann. Je nach spezieller Lokalisation kommen Hautgrübchen aber auch als Teilsymptom zahlreicher genetischer Syndrome vor, wie symmetrische Schultergrübchen beim 18q-Deletions-Syndrom und kongenitale Grübchen und Fisteln im Unterlippenrot beim Van-der-Woude-Syndrom. Größere, sakral gelegene Einsenkungen, die mindestens 2,5 cm vom Anus entfernt sind, können ein Hinweis auf eine verborgene spinale Dysraphie sein. Grübchenartige Narben entstehen nicht selten nach Amniozentese.

57.9 Akzessorische Mamille

Synonym

Polythelie

Epidemiologie

Mit einer Prävalenz von 0,2–5,6% in verschiedenen Kollektiven handelt es sich um eine der häufigsten angeborenen Fehlbildungen. Beim männlichen Geschlecht und auf der linken Körperseite soll sie häufiger vorkommen.

Ätiopathogenese

Akzessorische Mamillen sind Überbleibsel der embryonalen Milchleiste, die von der vorderen Axillarfalte bis zur inneren Leiste verläuft. Familiäres Auftreten kommt in

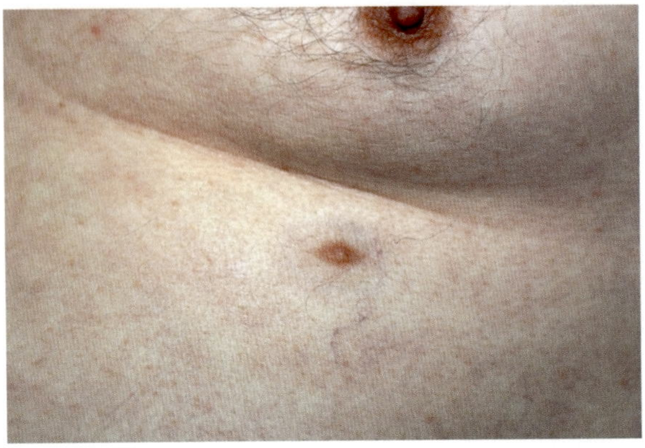

Abb. 57.6 Akzessorische Mamille

etwa 6% der Fälle vor, vornehmlich als isolierte, autosomal dominante Anomalie und im Rahmen seltener Syndrome.

IX

Klinik

Am typischsten ist eine kleine, braune oder rosafarbene, genabelte, gefurchte, elevierte, papillomatöse oder leicht gestielte Papel unterhalb der Mamille an Brustwand oder Oberbauch, die von einem pigmentierten Hof umgeben ist. Die Warze kann eine Erektion zeigen, der Hof einzelne Haare tragen. Warze oder Hof können auch fehlen. Beim Neugeborenen besteht oft nur eine 1–3 mm große, hellbraune Hyperpigmentierung, die leicht übersehen wird. Meist handelt es sich um eine solitäre Läsion, multiple und bilaterale Mamillen sind möglich. Eine mehrfach postulierte Assoziation mit Fehlbildungen der Harnwege und insbesondere der Nieren ist umstritten. Auch mit dem Becker-Nävus und hämatologischen Erkrankungen soll ein Zusammenhang bestehen.

Unter einer akzessorischen Mamille kann sich, vor allem axillanah, auch Brustdrüsengewebe befinden (**Polymastie, akzessorische Brustdrüse**), das meist erst nach hormoneller Stimulation in der Pubertät oder Schwangerschaft bemerkt wird. Der Verdacht lässt sich zytologisch mittels Feinnadelaspiration sichern.

Als **Athelie** wird ein vollständiges Fehlen von Brustwarze und Warzenhof bezeichnet. Fast immer geht es mit einer **Amastie**, einem Fehlen der Brustdrüse, einher und findet sich als Zeichen bestimmter Syndrome, vor allem des Poland-Syndroms. **Hypomastie**, eine Hypoplasie der Brustdrüse, ist ein Symptom des Becker-Nävus-Syndroms.

Differenzialdiagnose

Melanozytäre Nävi, Dermatofibrom, Neurofibrom, Leiomyom und Viruswarze sind abzugrenzen.

Histopathologie

Das Exzidat enthält glatte Muskulatur und duktales Epithel und zeigt oft eine Hyperpigmentierung der Basalschicht.

Therapie

Aus kosmetischen Gründen kann eine Exzision gewünscht sein. Ektopes Brustdrüsengewebe sollte wegen der Möglichkeit einer malignen Entartung vollständig entfernt werden.

57.10 Infantile perineale Protrusion

[Kayashima et al. 1996]

Ätiopathogenese und Klinik

Diese kleine, harmlose, oft kongenitale Weichteilläsion an der Medianraphe des Perineums kommt fast nur bei Mädchen und offenbar häufiger bei Asiaten vor. Klinisch zeigt sich eine solitäre, weiche, hautfarbene oder entzündlich gerötete Erhabenheit. Die 5–12 mm lange, 2–5 mm breite und 1–3 mm hohe Exkreszenz kann die Form einer Erdnuss, eines Hahnenkamms, einer Zungenspitze, eines Blatts oder einer Zigarre haben. Ihre Oberfläche ist glatt bis leicht samtartig. Drei Typen werden unterschieden:

- Konstitutioneller Typ, der auf einer angeborenen Schwäche der Dammregion oder seiner Raphe beruhen soll; dieser Typ kann familiär und/oder kongenital vorkommen.
- Funktioneller Typ, der mit ballaststoffarmer Diät, Diarrhoe und Obstipation zusammenhängt.
- Ein mit Lichen sclerosus assoziierter Typ.

Mechanische Irritation durch Reibung nach der Defäkation sowie Konstipation können zu einer entzündlichen Schwellung und dann zu Schmerzhaftigkeit des ansonsten asymptomatischen Befundes führen.

Differenzialdiagnose

Weiches Fibrom, Mariske, Hämorrhoide, Vorpostenfalte bei Analfissur, Rektalprolaps, Mittellinienfehlbildungen, Genitalwarzen, granulomatöse Veränderungen bei entzündlichen Darmkrankheiten, Hämangiom müssen unterschieden werden. Der Befund kann als Zeichen sexuellen Missbrauchs fehlinterpretiert werden.

Histopathologie

Epidermis und Dermis stellen sich bei fehlender Entzündung unauffällig dar. Entzündliche Protrusionen zeigen Akanthose, Ödem im oberen Korium, Erweiterung der Kapillar- und Lymphgefäße und eine geringe Infiltration von neutrophilen und eosinophilen Granulozyten. Beim Lichen-sclerosus-Typ dominieren die histologischen Zeichen der zugrunde liegenden Dermatose.

■ **Therapie**

Da die meisten Läsionen asymptomatisch sind und zur Spontanregression neigen, ist eine operative Entfernung selten indiziert. Geachtet werden sollte auf die korrekte Reinigung der Analregion von ventral nach dorsal. Bei Entzündung kann der kurzfristige Einsatz eines topischen Glukokortikoids gerechtfertigt sein. Im Falle einer Obstipation werden ballaststoffreiche Diät und ausreichend Flüssigkeitszufuhr empfohlen. Ein assoziierter Lichen sclerosus sollte entsprechend behandelt werden.

57.11 Rudimentäre Polydaktylie

■ **Synonyme**

Überzähliger/rudimentärer Finger, überzählige/rudimentäre Zehe

■ **Epidemiologie, Ätiopathogenese und Klinik**

Die rudimentäre Polydaktylie ist die häufigste angeborene Fehlbildung der Hände und Vorfüße. Entsprechend der Verbindung zum Hand- oder Fußstrahl werden folgende Typen unterschieden:

- Präaxialer Typ (radialer beziehungsweise tibialer Typ, 1. Strahl)
- Zentraler Typ (2.–4. Strahl)
- Postaxialer Typ (ulnarer beziehungsweise fibularer Typ, 5. Strahl)

Am häufigsten ist die isolierte, postaxiale Polydaktylie der Hand, die etwa 10-mal häufiger bei Afrikanern als bei Weißhäutigen vorkommt und oft autosomal-dominant vererbt wird. Bei Kaukasiern ist sie häufiger mit unterschiedlichen Syndromen assoziiert, wie Trisomie 13 und 21. Überzählige Zehen sind mit diabetischer Embryopathie vergesellschaftet.

Das klinische Bild reicht von einer kleinen, hautfarbenen, halbkugeligen oder gestielten Papel in Höhe der lateralen Kleinfinger- oder Kleinzehenbasis bis zu einer voll ausgebildeten Phalanx, die Knochen, Knorpel und Nerven enthält und einen Nagel trägt. Oft findet sich die Veränderung bilateral, gelegentlich auch multipel, das gleichzeitige Vorhandensein von Hand- und Fußpolydaktylie ist jedoch ungewöhnlich.

■ **Differenzialdiagnose**

Überzählige Finger und Zehen erfordern eine weiterführende Diagnostik, um assoziierte Syndrome nicht zu übersehen. Das infantile digitale Fibrom entwickelt sich in den ersten Lebensjahren als breitbasige, weiche Papel oder Knoten in Nagelnähe. Ein ektoper Nagel ist meist an der Volarseite des fünften Fingers gelegen.

■ **Histopathologie**

Wenn das Exzidat Knorpel- oder Knochengewebe enthält, ist die histologische Diagnose bei Kenntnis der Lokalisation leicht. In anderen Fällen sind nur Nervenbündel in der Dermis vorhanden, die einem Amputationsneurom ähneln.

■ **Therapie**

Die operative Korrektur erfolgt aus funktionellen und kosmetischen Gründen meist frühzeitig. Die Art des Vorgehens hängt von der Komplexität der Deformität ab. Ein geeigneter Zeitpunkt für die Operation einer Polydaktylie am Fuß ist das Ende des ersten Lebensjahres, damit das Laufen lernen nicht behindert wird. Vor jedem Eingriff ist eine radiologische Diagnostik erforderlich.

57.12 Amnionband-Syndrom

[Portal 1685, Streeter 1930]

■ **Synonyme**

Amnionruptursequenz, Pseudoainhum

Unter dieser Bezeichnung werden angeborene Fehlbildungen subsummiert, die auf ein Einreißen des Amnions, der gefäßlosen, innersten Schicht der Eihaut, in der Fetalzeit zurückgeführt werden.

■ **Epidemiologie**

Die Häufigkeit wird mit einer auf 1200–15.000 Lebendgeburten angegeben. Afroamerikaner sind häufiger als Kaukasier betroffen. Fast immer handelt es sich um ein sporadisches Ereignis, familiäres Vorkommen ist außergewöhnlich.

■ **Ätiopathogenese**

Bei Ruptur des Amnionsacks und Ablösung der Amnionmembran vom Chorion entstehen unelastische, fibröse Stränge und Falten, welche die Fruchthöhle durchziehen, am Fetus anhaften oder Teile desselben, vor allem Gliedmaßen und Phalangen, umschlingen. Durch das Wachstum des Feten kann es infolge zunehmender Zugwirkung der adhärierenden Bänder zu Ein- und Abschnürungen, Durchblutungsstörungen und Kompression von Körperteilen und Nerven kommen, zumal vermehrte Resorption von Amnionflüssigkeit durch das entblößte Chorion die Beweglichkeit des Feten einschränkt. Die Ursache der Amnionruptur ist im Einzelfall kaum zu klären; angeschuldigt wurden mütterliche Bauchtraumen, Verletzungen bei der Amniozentese, Uterusfehlbildungen, Infektionen, Teratogene, Mangelzustände und die Einnahme oraler Kontrazeptiva bis kurz vor oder über die Befruchtung hinaus.

Klinik

Die individuell sehr unterschiedliche Art und Schwere der Veränderungen richtet sich nach dem Zeitpunkt der Entstehung der Amnionstränge – je früher, umso gravierender – und der durch sie in Mitleidenschaft gezogenen Körperteile. Durch frühzeitige Amnionruptur sollen schwere kraniofaziale Fehlbildungen (Enzephalozele, Meningozele, Anenzephalie, Lippen-Kiefer-Gaumen-Spalte, Nasendeformitäten, Mikrophthalmie), viszerale (Gastroschisis, Omphalozele), Neuralrohr- und Körperwanddefekte entstehen können, die zum Teil nicht mit dem Leben vereinbar sind. Klassischerweise kommt es zu Schnürringen an Phalangen oder Extremitäten, häufiger in den distalen Abschnitten und an den Armen, seltener auch an Hals und Rumpf. Meist sind die Schnürfurchen 1–3 mm breit und 2–4 mm tief und verursachen durch den gestörten lymphatischen und venösen Rückfluss ein peripheres Ödem, gelegentlich auch eine Parese oberflächlich gelegener Nerven. In schweren Fällen können Amputationen oder Atrophien von Fingern, Zehen oder Gliedmaßen ab jeglicher Höhe vorliegen (**Pseudoainhum**; ainhum, ostafrikanische Nagosprache: sägen, schneiden). Weitere, häufiger beobachtete Folgen bestehen in Klumpfüßen (Talipes equinovarus), Handdeformitäten, ungewöhnlichen Syndaktylien mit Betonung der distalen Phalangenabschnitte und angeborenen Hautdefekten.

> **Typisch ist ein asymmetrischer Befall mehrerer Extremitäten.**

Amnionbänder werden häufig bei der routinemäßigen sonografischen Untersuchung in der Schwangerschaft entdeckt. Nur in einem Teil der Fälle kommt es jedoch zu den beschriebenen Komplikationen.

Differenzialdiagnose

Da es sich um eine intrauterin erworbene Störung mit sehr geringem Wiederholungsrisiko für nachfolgende Schwangerschaften handelt, ist die Abgrenzung von hereditären Fehlbildungssyndromen (Adams-Oliver-Syndrom, EEC- und AEC-Syndrom, Brachydaktylien und andere) von erheblicher Bedeutung für die Erbberatung. Michelin-Reifen-Babys weisen symmetrische Rinnen der Haut, aber keine Gliedmaßendefekte auf. Spezifische Teratogene können sehr ähnliche Erscheinungsbilder hervorrufen wie das Amnionband-Syndrom. Das echte **Ainhum** ist eine nicht kongenitale, fast ausschließlich bei Afrikanern vorkommende, ursächlich ungeklärte Erkrankung, die durch Einschnürung der Basis der Kleinzehen, oft mit späterer Autoamputation gekennzeichnet ist. Schnürfurchen kommen auch bei Lepra und anderen Infektionskrankheiten, bei einigen Palmoplantarkeratosen, insbesondere beim Vohwinkel-Syndrom, und bei der linearen zirkumskripten Sklerodermie vor.

Histopathologie

Histologisches Korrelat der Einschnürungen ist eine unspezifische dermale Fibrose.

Therapie

Im Falle einer Konstriktion oder Kompression kann eine plastisch-chirurgische Korrektur dringend indiziert sein. Auch Fehlbildungen, Fehlstellungen und Syndaktylien werden, soweit möglich, operativ behandelt. Bei Gefährdung vitaler Organe werden korrektive Eingriffe zunehmend auch schon in utero durchgeführt.

57.13 Hautzeichen bei okkulter kranialer Dysraphie

Synonyme

Kutane neurale Heterotopie, ektopes/heterotopes Hirngewebe, rudimentäre Enzephalozele/Meningozele, atretische Enzephalozele/Meningozele, primär kutanes Meningeom

Definition

Zephalozele ist ein allgemeiner Begriff für einen kongenitalen Prolaps intrakranieller Strukturen durch einen knöchernen Defekt. Eine **Enzephalozele** oder **Meningoenzephalozele** enthält sowohl Meningen als auch Hirngewebe und steht mit dem Liquor cerebrospinalis in Verbindung. Eine **Meningozele** ist eine Hernienbildung, die nur aus Meningen und Liquor besteht. Wenn sich der knöcherne Defekt wieder vollständig oder weitgehend verschlossen und meningotheliales Gewebe nach außen abgeschnürt hat, spricht man von einer **rudimentären oder atretischen Meningozele**.

Epidemiologie

Kraniale Dysraphien treten mit einer Häufigkeit von etwa 1:2000 Geburten auf.

Ätiopathogenese

Haut und Nervensystem haben einen gemeinsamen, ektodermalen Ursprung. Wenn sich die Trennung von neuralem und kutanem Ektoderm in der 4. Embryonalwoche unvollständig vollzieht, resultieren kombinierte Fehlbildungen. Im Gegensatz zu früherer Annahme erfolgt der Verschluss des Neuralrohrs nicht reißverschlussartig, sondern in segmentaler Weise. Er beginnt an mehreren, wahrscheinlich 5 hotspots, welche die Prädilektionsstellen für einen kranialen oder spinalen Dysraphismus darstellen. Neuralrohrdefekte können isoliert oder in Kombination mit zahlreichen Syndromen und chromosomalen Aberrationen vorkommen. Bei Folsäuremangel in der Frühschwangerschaft ist das Risiko offener Defekte erheblich erhöht.

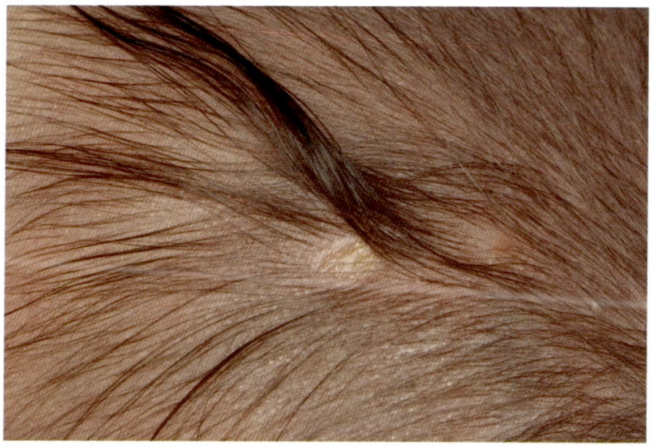

Abb. 57.7 Haarkragenzeichen bei rudimentärer Meningozele

- **Klinik**

Prädilektionsstellen für Zephalozelen sind die frontale, parietale und okzipitale Kopfhaut, meist in der Mittellinie, weniger häufig 1–3 cm davon entfernt. Ausnahmsweise sind sie auch an der Stirn gelegen. Während große Enzephalozelen und Meningozelen bei Geburt auffallen und in der Regel leicht zu diagnostizieren sind, können kleinere und rudimentäre Befunde zunächst unbemerkt bleiben oder für Hauttumoren, Zysten oder eine Aplasia cutis congenita gehalten werden. Solche diskreteren Befunde äußern sich in Form einer kleineren, zystischen, eindrückbaren Vorwölbung oder im Hautniveau liegenden Läsion von ovaler Form und glatter Begrenzung. Die Oberfläche kann aus normaler Haut bestehen oder häufiger – ununterscheidbar von einer membranösen Aplasia cutis congenita – bläulich-transluzent, glänzend und haarlos sein. Die Läsion tritt stärker hervor, wenn das Kind schreit. Umgebend zeigt sich oft ein Kranz dichter, kräftiger, pigmentierter Terminalhaare (**Haarkragenzeichen**), auch ein Haarbüschel und eine anuläre Alopezie sind möglich.

Weitere, auf eine kraniale Dysraphie verdächtige Zeichen sind Naevus flammeus, großes Hämangiom, Einsenkung der Haut (Grübchen), Dermoidzysten und Fistelöffnungen. Fisteln können vor allem am Hinterkopf mit einer Dermoidzyste in Verbindung stehen und erst bei einer Infektion durch Eiteraustritt auffallen. Bei Verbindung zum ZNS besteht die Gefahr einer Meningitis.

> **Ein angeborener, umschriebener Alopezieherd, der in oder nahe der Mittellinie der Kopfhaut lokalisiert ist und von einem Haarkragen gesäumt wird, ist immer verdächtig auf das Vorliegen einer (rudimentären) Enzephalo- oder Meningozele, insbesondere dann, wenn zusätzlich ein Gefäßnävus vorliegt. In etwa einem Drittel der Fälle ist darunter ein knöcherner Defekt nachweisbar.**

- **Differenzialdiagnose**

Sie umfasst Aplasia cutis congenita, zu deren membranöser Form Überschneidungen bestehen, Dermoid- und epidermale Zyste, epidermalen Nävus, Naevus sebaceus und Naevus psiloliparus, Hämangiom, Lipom, Neurofibrom, Pilomatrikom, eosinophiles Granulom und Zephalhämatom.

- **Histopathologie**

Eine rudimentäre Meningozele zeigt eine Proliferation spindeliger, meningothelialer Zellen in lockerem Bindegewebsstroma mit unterschiedlich breiten Spalten und optisch leeren Räumen. Die Spindelzellen exprimieren das epitheliale Membranantigen.

- **Therapie**

Vor einer Exzision muss unbedingt eine Kernspintomografie zur Frage eines Knochendefekts und einer Verbindung zum Gehirn erfolgen. Bei Knochendefekten ist der Neurochirurg zuständig.

57.14 Nasales Gliom

- **Synonym**

Nasale zerebrale Heterotopie

- **Ätiopathogenese**

Das nasale Gliom ist weder ein echtes Gliom noch eine Neoplasie, wie die Bezeichnung fälschlicherweise impliziert. Es besteht aus heterotopem Hirn-, zumeist Gliagewebe, das während der Embryogenese in eine abnorme, extrakranielle Lokalisation gerät und die Verbindung zum ZNS durch Schluss der kraniofrontalen Schädelnähte gewöhnlich komplett verliert. In 15–25% der Fälle bleibt jedoch ein Stiel aus fibroglialem Gewebe, der durch das Foramen caecum verläuft, erhalten. Unterschieden werden extranasale, intranasale und kombinierte Typen.

- **Klinik**

Extranasale Gliome fallen bei Geburt als glatte, feste, nicht eindrückbare Vorwölbung an der Nasenwurzel oder seitlichen Glabella auf. Seltenere Lokalisationen sind Knochen-Knorpel-Grenze der Nase und zentrofaziale Schädelnähte. Die über dem Knoten oder Tumor liegende Haut kann unauffällig, rötlich, livide oder von Teleangiektasien überzogen sein.

> **Im Gegensatz zu Enzephalozelen pulsiert die Bildung nicht und schwillt weder beim Schreien noch bei Anstrengung oder Kompression der Jugularvenen an. Im Gegensatz zu Hämangiomen dehnt sie sich nur größenproportional aus.**

Intranasale Gliome stellen sich als polypoide Masse in der Nasenhöhle oder im Nasopharynx dar und können die Atmung behindern. Kombinierte Formen weisen eine hantelförmige Konfiguration auf.

Durch Pelottierung können nasale Gliome den Knochen deformieren. Bei Kommunikation nach intrakranial kann es zu Liquorrhoe, Meningitis und Enzephalitis kommen.

▪ Differenzialdiagnose

Kongenitale Tumoren in oder nahe der nasalen Mittellinie kommen bei 1:20.000–40.000 Lebendgeburten vor. In etwa 5% liegt ein nasales Gliom zugrunde. Die wichtigsten Differenzialdiagnosen umfassen Hämangiom, das dopplersonografisch von einem nasalen Gliom unterschieden werden kann, Dermoidzyste und Enzephalozele. Auch infektiöse Ursachen (subkutaner Abszess, Dakrozystitis) und maligne Tumoren (Neuroblastom, Rhabdomyosarkom) sind zu bedenken.

▪ Histopathologie

In einem fibrovaskulären Stroma finden sich nicht umkapselte Inseln von Astrozyten und Neurogliafasern. Die Gliazellen färben sich mit Antikörpern gegen gliales fibrilläres saures Protein und S100-Protein an.

▪ Therapie

Vor jedweder Operation ist eine gründliche radiologische Evaluation erforderlich. Mittels Computertomografie lassen sich knöcherne Defekte erkennen, während sich die Magnetresonanztomografie zur Beurteilung einer intrakraniellen Ausdehnung besser eignet. Therapie der Wahl ist die frühzeitige, vollständige Exzision, um Komplikationen zuvor zu kommen. Abhängig vom Einzelfall wird sie vom Hals-Nasen-Ohren-Arzt oder vom Neurochirurgen vorgenommen. Inzisionen und Biopsien sind kontraindiziert.

57.15 Hautzeichen bei okkulter spinaler Dysraphie

▪ Synonym

Spina bifida occulta

▪ Ätiopathogenese

Unter dem Begriff der spinalen Dysraphie werden angeborene Fehlbildungen zusammengefasst, die in der vierten intrauterinen Woche durch unvollständigen Schluss des Neuralrohrs (**Neuralrohrdefekte**) und der Wirbelbögen (**Spina bifida**) in der Mittellinie des Rückens entstehen. Fehlbildungen der Wirbelsäule und des Rückenmarks treten zumeist kombiniert auf. Bei frei liegendem Neuralgewebe spricht man von einer **Spina bifida cystica (offene spinale Dysraphie)**. Wenn der knöcherne Defekt von Haut bedeckt ist, liegt eine **Spina bifida occulta (okkulte spinale Dysraphie)** vor.

▪ Epidemiologie

Schwere Neuralrohrdefekte kommen bei etwa 1:1000 Geburten vor. Ursächlich spielen genetische Faktoren eine Rolle, aber auch Adipositas der Schwangeren und Folsäuremangel. Das Wiederholungsrisiko in künftigen Schwangerschaften ist deutlich erhöht, liegt aber unter 25%. In 50–90% der Fälle von okkulter spinaler Dysraphie finden sich hinweisende, kongenitale Hautbefunde, insbesondere in der Lumbosakralregion und Subokzipitalregion.

▪ Klinik

Folgende Hautzeichen sind verdächtig auf eine okkulte spinale Dysraphie:

Lipome Im Gegensatz zu erworbenen Lipomen sind hiermit weiche, unscharf begrenzte Fettgewebsmassen unterschiedlichen Ausmaßes gemeint, die über dem Defekt liegen, aber auch durch die Knochenlücke bis in den Spinalkanal reichen (**Lipomyelomeningozele**) und am Rückenmark anhaften können. Oft ist die Glutealfalte zur Seite verlagert. Intraspinale Lipome sind eine häufige Ursache des **Tethered-Cord-Syndroms** (tiefstehender Conus medullaris mit gestörter Rückenmarksaszension durch Adhäsion des Filum terminale an der Durawand). Histologisch ähneln die Lipome reifem Fettgewebe des Erwachsenen und sind nicht umkapselt.

Dorsaler dermaler Sinus Die Haut kann durch tiefe Fisteln und Gänge direkt mit dem Spinalkanal in Verbindung stehen. Häufig bestehen im Verlauf des Sinus zusätzlich **kongenitale Dermoidzysten**, die eine Kompression des Rückenmarks bewirken können. Die Mündung des Gangs kann durch eine Einziehung oder Hyperpigmentierung der Haut, Haare oder eine Gefäßanomalie verborgen sein, nicht selten liegt sie außerhalb der Mittellinie. Bei bakterieller Infektion kann es zu Abszessen und zur Meningitis kommen.

Atypische Grübchen Vertiefungen der Analfalte kommen bei 4% aller Neugeborenen vor und sind fast immer harmlos. Atypische, tiefe Grübchen, die einen Durchmesser von über 5 mm haben und mindestens 2,5 cm kranial der Analöffnung liegen, sind jedoch Warnzeichen einer spinalen Dysraphie.

Hypertrichose Charakteristisch ist ein Büschel längerer, samtweicher, pigmentierter Terminalhaare (**Faunenschwanz**) in der Mittellinie der Lumbosakralregion, aber auch andere Muster umschriebener Mehrbehaarung kommen vor. In Kombination mit anderen kutanen Stigmata kann eine lokalisierte Hypertrichose auf ein Tethered-Cord-Syndrom oder eine Diastematomyelie (sagittale Spaltbildung, bei der das Knochenmark durch einen knöchernen oder bindegewebigen Sporn getrennt ist) hinweisen. Unter den Haaren kann sich eine Sinusöffnung verstecken.

Polypoide Veränderungen Hierzu gehören verschiedene Befunde, die klinisch nicht einfach zu unterscheiden sind: **Fibroepitheliale Polypen (Acrochordons)** sind kleine, umhäutete, breitbasige oder gestielte Hautanhängsel. Als **humaner Schwanz** (persistierender vestigialer Schwanz) wird ein fingerförmiges Gebilde bezeichnet, das sich aus der Lumbosakral- oder Steißbeinregion vorstülpt und innen aus reifem Fettgewebe, Muskel- und Nervenfasern besteht. Im Gegensatz dazu ist ein **Pseudoschwanz** ein stummelartiger Vorsprung, der Fett- und häufig Knorpelgewebe enthält.

Vaskuläre Veränderungen Am verdächtigsten sind große (>4 cm), in der lumbosakralen Mittellinie gelegene Hämangiome. Sie neigen zur Ulzeration. Die Assoziation mit Fehlbildungen der ableitenden Harnwege und des Genitale, Lipomyelomeningozele, Analatresie und fibroepithelialen Hautanhängseln wurde als **PELVIS-Syndrom** zusammengefasst. Gefäßnävi (Naevus flammeus, vaskulärer Zwillingsnävus) und Teleangiektasien haben sowohl in nuchaler als auch lumbosakraler Lokalisation eine deutlich geringere Aussagekraft.

Narbige Veränderungen Auch Aplasia cutis congenita und kleine kongenitale Atrophieherde, die an Brandmarken durch Zigarettenglut erinnern, kommen vor.

> **Das Zusammentreffen von zwei oder mehr der genannten Hautzeichen begründet einen hohen Verdacht auf das Vorliegen einer verborgenen spinalen Dysraphie.**

Darüber hinaus gibt es eine Reihe weiterer Befunde von geringem Verdachtswert. Hierzu zählen Pigmentstörungen, Hypertrophie der Haut, Bindegewebsnävi, Hamartome, Teratome, Neurofibrome und kongenitale melanozytäre Nävi.

Diagnostisches Vorgehen

Durch rechtzeitige Erkennung und neurochirurgische Korrektur einer okkulten spinalen Dysraphie können schwerwiegende, irreversible Komplikationen möglicherweise verhindert werden. Hierzu zählen Harn- und Stuhlinkontinenz, Paresen, sensorische Ausfälle mit resultierenden trophischen Störungen, Rückenschmerzen, Skoliose, Gangstörungen, Klumpfuß, Harnweginfektionen und rezidivierende Meningitiden. Bei entsprechendem Verdacht kann bereits eine genaue Anamnese, Familienanamnese und klinische Untersuchung den Verdacht erhärten. Hierbei ist auch auf zusätzliche Fehlbildungen zu achten. In den ersten 4–6 Lebensmonaten ist eine Untersuchung mittels hoch auflösenden Ultraschalls ein gut geeignetes Screening-Verfahren, später ist sie aufgrund zunehmender Ossifikation nicht mehr aussagekräftig genug. Ausgeprägtere Befunde können bereits bei der vorgeburtlichen Sonografie auffallen. Am besten geeignet unter den bildgebenden Verfahren ist die spinale Kernspintomografie, die zur Bestätigung, präoperativen Planung und in Zweifelsfällen eingesetzt wird. Von der Sondierung von Gängen und Sinografien sollte wegen drohender infektiöser Komplikationen unbedingt abgesehen werden.

Literatur

Übersichten

Hamm H (2011) Developmental abnormalities. In: Irvine A, Höger P, Yan A (eds) Textbook of pediatric dermatology, 3rd ed. Blackwell, Oxford S10.1–10.22

Kos L, Drolet BA (2008) Developmental abnormalities. In: Eichenfield LF, Frieden IJ, Esterly NB (eds) Neonatal dermatology, 2nd ed. Saunders Elsevier, Philadelphia S113–130

Aplasia cutis congenita

Baselga E, Torrelo A, Drolet BA et al (2005) Familial nonmembranous aplasia cutis of the scalp. Pediatr Dermatol 22: 213–217

Frieden IJ (1986) Aplasia cutis congenita: a clinical review and proposal for classification. J Am Acad Dermatol 14: 646–660

Cutis verticis gyrata und Beare-Stevenson-Syndrom

Larsen F, Birchall N (2007) Cutis verticis gyrata: three cases with different aetiologies that demonstrate the classification system. Australas J Dermatol 48: 91–94

Schöttler L, Denisjuk N, Körber A et al (2007) Zerebriforme, asymptomatische Furchungen der Kopfhaut. Diagnose: primäre Cutis verticis gyrata (CVG). Hautarzt 58: 1058–1061

Primäre hypertrophe Osteoarthropathie

Castori M, Sinibaldi L, Mingarelli R et al (2005) Pachydermoperiostosis: an update. Clin Genet 68: 477–486

Uppal S, Diggle CP, Carr IM et al (2008) Mutations in 15-hydroxyprostaglandin dehydrogenase cause primary hypertrophic osteoarthropathy. Nat Genet 40: 789–793

Aurikularanhang

Miller TD, Metry D (2004) Multiple accessory tragi as a clue to the diagnosis of the oculo-auriculo-vertebral (Goldenhar) syndrome. J Am Acad Dermatol 50: S11–S13

Transversale Nasenlinie

Wimmershoff MB, Hohenleutner U, Landthaler M (2001) Die transversale Nasenlinie. Ein selten beachteter Webfehler der Natur. Hautarzt 52: 828–830

Grübchen

Beillard C, Guillet G, Vabres P et al (2005) Bi-acromial dimples: a series of seven cases. Pediatr Dermatol 22: 412–414

Akzessorische Mamille

Brown J, Schwartz RA (2003) Supernumerary nipples: an overview. Cutis 71: 344–346

Infantile perineale Protrusion

Khachemoune A, Guldbakke KK, Ehrsam E (2006) Infantile perineal protrusion. J Am Acad Dermatol 54: 1046–1049

Rudimentäre Polydaktylie

Abel CG, McCarthy DM (2008) Supernumerary digit. eMedicine, Jul 31, 2008. http://emedicine.medscape.com/article/1113584-overview

Amnionband-Syndrom

Goldfarb CA, Sathienkijkanchai A, Robin NH (2009) Amniotic constriction band: a multidisciplinary assessment of etiology and clinical presentation. J Bone Joint Surg Am 91: 68–75

Mattheij MA, Kollee LA, Buzing CJ, Seyger MM (2009) Acquired bands of infancy. Eur J Dermatol 19: 390–392

Hautzeichen bei Dysraphien und nasales Gliom

Guggisberg D, Hadj-Rabia S, Viney C et al (2004) Skin markers of occult spinal dysraphism in children: a review of 54 cases. Arch Dermatol 140: 1109–1115

Hedlund G (2006) Congenital frontonasal masses: developmental anatomy, malformations, and MR imaging. Pediatr Radiol 36: 647–662

Held I, Rose C, Hamm H, Fölster-Holst R (2011) Das Haarkragenzeichen – möglicher Hinweis auf einen kranialen Dysraphismus. J Dtsch Dermatol Ges 9: 136–138

Herron MD, Coffin CM, Vanderhooft SL (2005) Vascular stains and hair collar sign associated with congenital anomalies of the scalp. Pediatr Dermatol 22: 200–205

Erstbeschreiber

Beare JM, Dodge JA, Nevin NC (1969) Cutis gyratum, acanthosis nigricans and other congenital anomalies. A new syndrome. Br J Dermatol 81: 241–247

Cordon M (1767) Extrait d'une lettre au sujet de trois enfants de la même mère nés avec partie des extremités denuée de peau. J Med Chir Pharmacie 26: 556–557

Cornbleet T (1951) Transversal nasal stripe of puberty (stria nasi transversa). Arch Dermatol 63: 70–72

Friedreich N (1868) Hyperostose des gesamten Skeletts. Arch Pathol Anat Physiol Klin Med [Virchows] 16: 83–87

Jadassohn (sic) (1906) Eine eigentümliche Furchung, Erweiterung und Verdickung der Haut am Hinterkopf. (Hierzu Taf. XIII.). In: Verhandlungen der Deutschen Dermatologischen Gersellschaft. Neunter Kongreß gehalten zu Bern, 12.–14. September 1906. Im Auftrage der Gesellschaft herausgegeben von Professor Dr. J. Jadassohn, Geschäftsleiter des Kongresses. Mit 15 Tafeln und 2 Abbildungen im Text. Springer, Berlin S 451–453

Kayashima K, Kitoh M, Ono T (1996) Infantile perianal pyramidal protrusion. Arch Dermatol 132: 1481–1484

Meckel JF (1826) Beschreibung einer merkwürdigen Missgeburt. Arch Anat Physiol 1: 37

Portal P (1685) La pratique des accouchemens soutenue d'un grand nombro d'observations. Martin, Paris

Stevenson RE, Ferlauto GJ, Taylor HA (1978) Cutis gyratum and acanthosis nigricans associated with other anomalies: a distinctive syndrome. J Pediatr 92: 950–952

Streeter GL (1930) Focal deficiencies in fetal tissues and their relation to intra-uterine amputation. Contrib Embryol Carnegie Inst 22: 1–41

Touraine A, Solente G, Golé L (1935) Un syndrome ostéodermopathique: la pachydermie plicaturée avec pachypériostose des extrémités. Presse Med 43: 1820–1824

Unna PG (1907) Cutis verticis gyrata. Monatsschr Prakt Dermatol 45: 227–233

Genodermatosen

Mark Berneburg

58.1 Phakomatosen

Der Begriff Phakomatosen und neurokutane Syndrome wird oft synonym verwendet. Phakomatose stammt von den griechischen Silben phak (Linse), oma (Tumor) und osis (Krankheit), was die meist zu beobachtende Beteiligung der Haut außer Acht lässt. Insgesamt bezeichnen beide Begriffe Syndrome, die mit kutanen, neurologischen und möglichen okulären Symptomen einhergehen.

58.2 Neurofibromatosen

Zu den Neurofibromatosen gehören zwei ähnliche, autosomal-dominant vererbte Krankheiten. Zudem existieren ihnen ähnelnde Veränderungen, wie das isolierte Auftreten von Café-au-lait-Flecken.

Es hat sich gezeigt, dass eine Vielzahl der folgenden Erkrankungen somatische Mutationen im RAS/Mitogen-aktivierte Proteinkinase-Stoffwechselweg (MAPK-Stoffwechselweg) aufweisen. Hierzu gehören unter anderem Neurofibromatose 1, Kardiofaziokutanes Syndrom, Costello-Syndrom, Noonan-Syndrom und LEOPARD-Syndrom. Die einzelnen Erkrankungen mit dazugehörigen mutierten Genen werden hier unter den Neurofibromatosen beschrieben.

58.2.1 Neurofibromatose Typ 1

[von Recklinghausen 1882]

OMIM 162200	AD	17q11.2
NF1	Neurofibromin	

▪ Synonyme

Morbus von Recklinghausen, NF-1, Neurofibromatose vom peripheren Typ

▪ Epidemiologie

Die Inzidenz liegt bei etwa 1:3000–1:5000. Bei 50% davon liegen Neumutationen vor.

▪ Ätiopathogenese

NF1 hat ein ausgesprochen langes Transkript (8,6 kb) mit 49 Exonen. Die Länge des Gens erschwert die Mutationssuche. Das Produkt des *NF1*-Gens wird Neurofibromin genannt. Seine wichtigste Funktion ist die Inaktivierung des *ras*-Onkogens, das zum Tumorwachstum beiträgt.

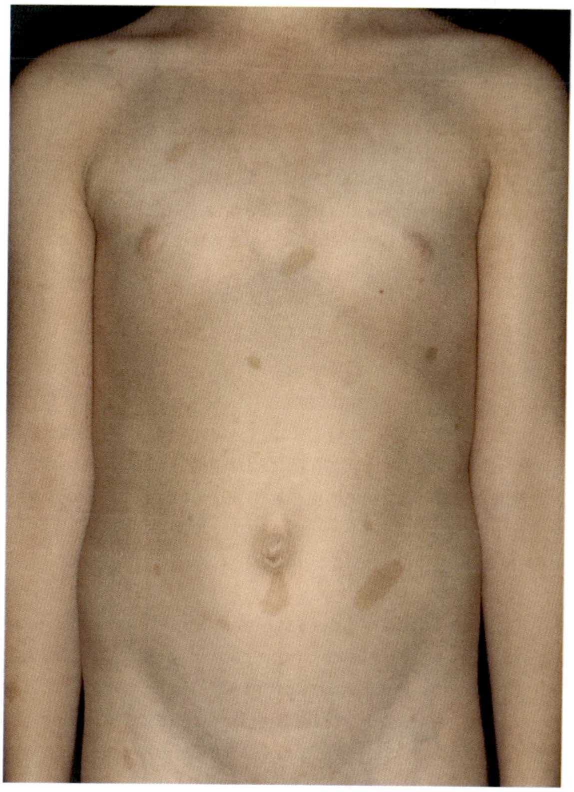

Abb. 58.1 Neurofibromatose Typ 1 mit Café-au-lait-Flecken

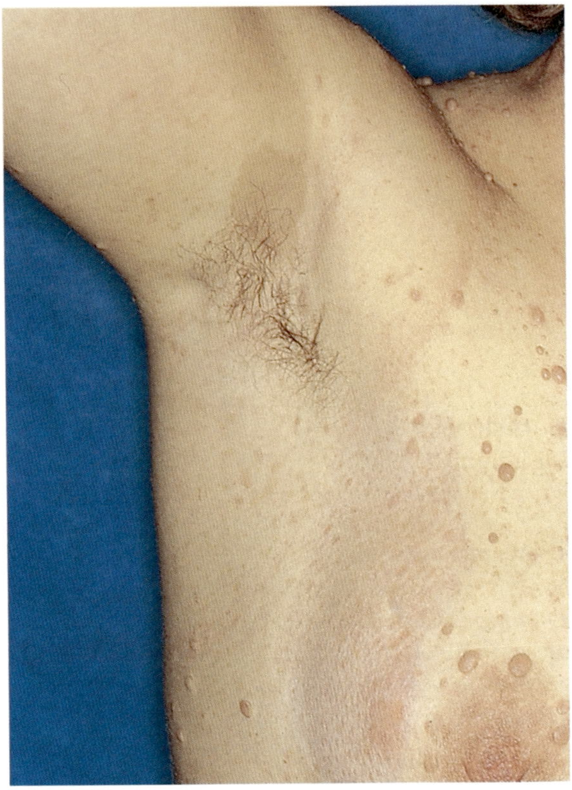

Abb. 58.2 Neurofibromatose Typ 1 mit Café-au-lait-Flecken, gesprenkelter axillarer Hyperpigmentierung und Neurofibromen

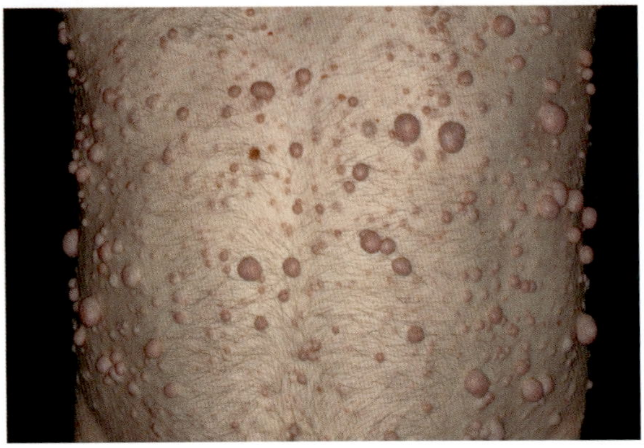

Abb. 58.3 Multiple Neurofibrome

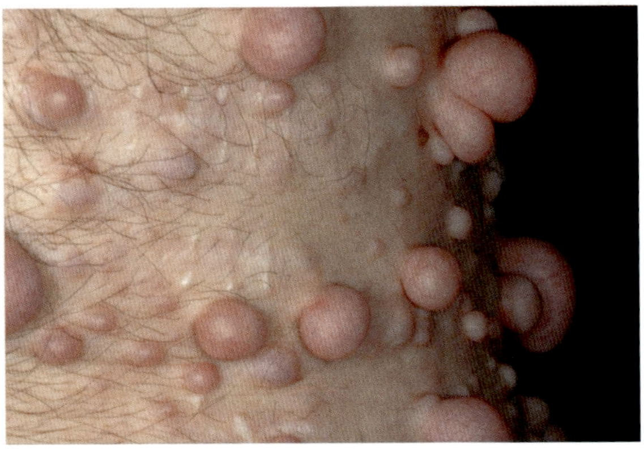

Abb. 58.4 Multiple Neurofibrome

Klinik

Es handelt sich um eine häufige Erbkrankheit mit der Entwicklung von Neurofibromen und Café-au-lait-Flecken sowie weiteren Veränderungen. Es besteht eine hohe Variabilität mit unvollständiger Expressivität und Penetranz auch innerhalb eines Stammbaums.

Hautbefunde

Café-au-lait-Flecken Diese scharf begrenzten milchkaffeefarbenen Flecken sind meist das erste Zeichen einer NF-1 und liegen bei 85% der Patienten vor. Ihre Entstehung im Lauf des Lebens ist möglich. Es besteht keine Korrelation zwischen der Ausprägung von Café-au-lait-Flecken und der Schwere der Neurofibromatose. Fußsohlen, Handflächen und Genitalien sind ausgespart.

Gesprenkelte axilläre oder inguinale Hyperpigmentierung Es handelt sich um kleine, sommersprossenartige Café-au-lait-Flecken in der Achsel und Leiste, die auch als Crowe-Zeichen [Crowe und Schull 1953] bezeichnet werden. Sie entwickeln sich während der Pubertät und bestehen bei 70% der betroffenen Patienten.

Neurofibrome Fast jeder Patient hat wenigstens einige, manche Betroffene sind durch Hunderte Neurofibrome entstellt. Es handelt sich um oft gestielte, weiche, hautfarbene bis rötlich-bräunliche Knötchen, die bevorzugt am Rumpf auftreten. Sie lassen sich oft als Hernien tasten, die in die Haut zurückgeschoben werden können (**Klingelknopfphänomen**). Manchmal sieht man lappenartige Falten, die als Dermatochalasis erscheinen und wammenartig herabhängen. Neurofibrome der Brustwarzen sind für die NF-1 sehr typisch.

Plexiforme Neurofibrome Die Haut über diesen tieferen subkutanen diffusen Tumoren kann dunkler erscheinen, eine vermehrte Behaarung zeigen oder atrophisch sein. Große Tumoren können mit einer vermehrten Hautfaltung einhergehen und als lokalisierte Cutis laxa erscheinen. Es besteht ein geringes Risiko der Entartung, die sich oft durch Schmerzen ankündigt.

Pruritus Starker Juckreiz kann für einige Patienten mit vielen Neurofibromen ein ernstes Problem darstellen. Er kann mit den in den Neurofibromen vorkommenden Mastzellen zusammenhängen.

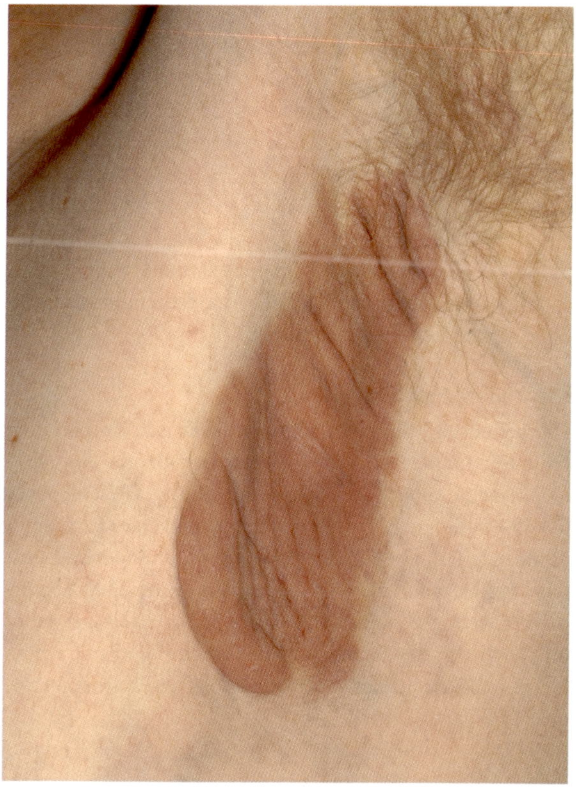

Abb. 58.5 Plexiformes Neurofibrom: Wamme

Pigmentierung Oft ist die gesamte Haut blass olivgrün oder gelb pigmentiert.

Juvenile Xanthogranulome Sie kann bei NF-1 als paraneoplastischer Marker für die Entwicklung einer juvenilen chronisch-myeloischen Leukämie gelten.

Weitere Befunde

Bei NF-1 können viele innere Organe betroffen sein, im Folgenden werden nur die häufigsten erwähnt.

ZNS Häufig besteht ein Gliom des N. opticus (in 15%), das zur visuellen Beeinträchtigung (5%) führen kann. Des Weiteren können Meningeome und Astrozytome bestehen. 5–10% der Patienten sind geistig retardiert; Lernschwierigkeiten (Konzentrationsunfähigkeit, Raumorientierungsstörung) sind häufige Symptome.

Auge Lisch-Knötchen sind asymptomatische, oft bräunliche Hamartome (Nävi) der Iris, die klinisch sichtbar sein können, aber häufig nur bei einer Spaltlampenuntersuchung auffallen. Sie bestehen in über 90% der Fälle; da sie sich aber erst im Lauf des Lebens entwickeln, sind sie nicht zur frühen klinischen Diagnose geeignet.

Ohren Gelegentlich vorkommende Akustikusneurinome sollten an NF-2 denken lassen.

Skelettanomalien Häufig liegt eine Skoliose und bei 5% der Patienten eine dadurch bedingte Behinderung vor. Eine Früherkennung ist wichtig. Manchmal bestehen Pseudarthrosen der Unterschenkel oder Unterarmknochen. Radiologisch kann eine Keilbeinflügeldysplasie bestehen (diagnostisches Kriterium).

Endokrine Veränderungen Sowohl vorzeitige als auch verspätete Pubertät kommen vor. Eine verfrühte Pubertät kann durch einen endokrinen Tumor unter anderem der Hypophyse hervorgerufen sein. Bei 1% der Patienten entwickeln sich Phäochromozytome.

Vaskuläre Komplikationen Sekundärer Hypertonus infolge eines Phäochromozytoms oder einer Nierenarterienstenose sowie eine Aortenisthmusstenose sind möglich, ebenso wie eine Mikroangiopathie vor allem der kleinen Nierenarterien.

Maligne Tumoren und Leukämie Es besteht ein erhöhtes Risiko eine juvenile chronisch-myeloische Leukämie zu entwickeln. Aus plexiformen Neurofibromen können sich maligne Nervenscheidentumoren entwickeln, die als malignes Schwannom oder Neurofibrosarkom bezeichnet werden. Auch Rhabdomyosarkome oder Wilms-Tumoren können auftreten.

Differenzialdiagnose

Häufig sind Café-au-lait-Flecken ein differenzialdiagnostisches Problem, wenn ein junges Kind ohne weitere Hinweise auf eine NF-1 vorgestellt wird. Café-au-lait-Flecken kommen bei einer Reihe weiterer Erkrankungen vor. Bei negativer Familienanamnese und Fehlen weiterer diagnostischer Kriterien ist es oft nicht möglich, das Vorliegen einer NF-1 klinisch zu beurteilen. Multiple Neurofibrome ebenso wie gesprenkelte axillare oder inguinale Hyperpigmentierung und Lisch-Knötchen deuten jedoch auf diese Erkrankung hin. Folgende Syndrome sind Erkrankungen, die teilweise differenzialdiagnostisch abgegrenzt werden können oder als besondere Manifestationsform der NF-1 gelten:

Familiäre Café-au-lait-Flecken Sie können unabhängig von einer Kopplung an das *NF1*-Gen und die Neurofibromatose auftreten.

Watson-Syndrom [Watson 1967] Es handelt sich um eine abgeschwächte Manifestation der NF-1 in Kombination mit Pulmonalstenose, mentaler Retardierung sowie Minderwuchs. Eine Kopplung an das *NF1*-Gen wurde bei einigen Familien gezeigt.

Kardiofaziokutanes Syndrom Das kardiofaziokutane Syndrom zeigt Mutationen in den Genen *BRAF*, *MAP2K1*, *MAP2K2* und *RAS*. Klinisch zeigen die Patienten Ulerythema ophryogenes, Keratosis pilaris, melanozytäre Nävi, infantile Hämangiome, Pulmonalstenosen, hypertrophe Kardiomyopathien und selten auch akute lymphatische Leukämien und Lymphome. Die Patienten zeigen schwere Wachstums- und Entwicklungsretardierungen.

Legius-Syndrom [Pasmant 2009] Beim Legius-Syndrom finden sich Mutationen im *SPRED1*-Gen. Die Patienten zeigen multiple Café-au-lait-Maculae, multiple Lipome und Lernschwäche, aber keine Neurofibrome oder Hinturmoren.

Costello–Syndrom [Costello 1977] Beim Costello-Syndrom finden sich Mutationen im *HRAS*-Gen. Klinisch findet man Papillome der Nase und Perianalregion. Palmoplantare Hyperkeratosen, überschüssige Haut an Händen und Füssen, Pulmonalstenose, hypertrophe Kardiomyopathie, Rhabdomyosarkome, Neuroblastome und andere Karzinome sowie eine milde Wachstumsretardierung und Entwicklungsverzögerung.

IX

LEOPARD-Syndrom Mutationen finden sich in den Genen *PTPN11*, *RAF*, *BRAF*. Neben vielen Lentigines und systemischen Manifestationen, die von der NF-1 sehr verschieden sind, treten multiple Café-au-lait-Flecken auf, EKG-Veränderungen, Pulmonalstenose, hypertrophe Kardiomyopathie und selten hämatologische Neoplasien (▶ Kap. 104).

Carney-Syndrom
Es ist durch multiple Lentigines, kardiale und kutane Myxome sowie endokrine Tumoren charakterisiert (▶ Kap. 104).

McCune-Albright-Syndrom Hier treten größere Café-au-lait-Flecken, die die Mittellinie nicht überschreiten, sowie häufig Knochendefekte auf (▶ Kap. 59).

Westerhof-Syndrom [Westerhof et al. 1978] Es ist sehr selten und geht mit Café-au-lait-Flecken, hypopigmentierten Flecken und mentaler Retardierung einher.

Multiple spinale und gastrointestinale Neurofibrome sind möglicherweise von NF-1 oder NF-2 unterscheidbare Erkrankungen.

▪ Histopathologie
Die pathologischen Veränderungen sind nicht spezifisch. In Café-au-lait-Flecken findet sich eine stärkere Pigmentierung in Form vergrößerter Melanosomen bei normaler Melanozytenzahl.

▪ Verlauf
Oft bestehen schwerwiegende psychosoziale Beeinträchtigungen. Im Laufe des Lebens können sich viele Neurofibrome entwickeln. Lebensbedrohlich können vaskuläre Komplikationen, intrakranielle raumfordernde Tumoren oder Neoplasien werden.

▪ Therapie
Störende Neurofibrome können exzidiert werden. Bei Café-au-lait-Flecken ist bei Bedarf Lasertherapie möglich. Bei Pruritus hilft häufig Ketotifen.

▪▪ Weitere Empfehlungen
Die genetische Beratung sollte konsiliarisch durch einen Humangenetiker erfolgen. Wegen der Größe des *NF1*-Gens ist eine genetische Analyse aufwendig. Es ist oft möglich, die pathogene Mutation bei Patienten einer Familie zu identifizieren, was eine Untersuchung der anderen Familienmitglieder auf das Vorhandensein dieser Mutation ermöglicht. Die genetische Analyse zum Ausschluss einer NF-1 wird in der Regel nicht bei einem Kind mit einem einzelnen Café-au-lait-Fleck ohne positive Familienanamnese erfolgen.

58.2.2 Neurofibromatose Typ 2

OMIM 101000	AD	22q12.2
NF2	Merlin (schwannomin)	

▪ Synonyme
Zentrale, intrakranielle oder Akustikusneurofibromatose, NF-2, Neurofibromatose vom zentralen Typ

▪ Epidemiologie
Mit einer Häufigkeit von 1:40.000 ist sie deutlich seltener als NF-1.

▪ Ätiopathogenese
Merlin gehört einer Familie von Proteinen an, die Elemente der Plasmamembran mit dem Aktinzytoskelett verbinden. Dies spielt vor allem bei der Zellmigration eine Rolle. Außerdem kommt Merlin unter manchen experimentellen Bedingungen eine Kontrolle des Zellwachstums zu.

▪ Klinik
Bei den NF-2-assoziierten Tumoren handelt es sich meist nicht um Neurofibrome, sondern um Schwannome (▶ Übersicht). Diese treten bei fast allen Patienten im Bereich des VIII. Hirnnervs auf und führen zu Taubheit und häufig zu Schwindel. Schwannome können auch bei wei-

teren Hirnnerven und peripheren Nerven auftreten. Bei 30% der Patienten bestehen Café-au-lait-Flecken, die aber weniger zahlreich sind als bei der NF-1. Weitere subkutane Symptome wie Schwannome oder seltener Neurofibrome treten bei mehr als der Hälfte der Patienten auf. Die juvenile posteriore subkapsuläre Linsentrübung/juvenile kortikale Katarakt sind ebenso wie Meningeome und spinale Gliome relativ häufig.

Diagnostische Kriterien der NF-2

NIH Consensus Development Conference Neurofibromatosis 1988: Folgende Punkte müssen zur klinischen Diagnose erfüllt sein:

- Bilaterale vestibuläre Schwannome (Akustikusschwannome), nachgewiesen durch bildgebende Verfahren **oder**
- Ein Verwandter 1. Grades mit NF-2 und entweder ein unilaterales vestibuläres Schwannom (Akustikusschwannom) im Alter von unter 30 Jahren oder zwei der folgenden Kriterien:
  - Meningeom
  - Gliom
  - Schwannom
  - Juvenile posteriore subkapsuläre Linsentrübung/juvenile kortikale Katarakt

▪ **Differenzialdiagnose**

Die kutanen Manifestationen der NF-2 können auf eine NF-1 hindeuten. Die Diagnose einer NF-2 wird in der Regel durch kernspin- oder computertomografische Untersuchungen des Schädels gestellt.

Eine weitere sehr seltene Erkrankung ist die **Schwannomatose** oder **Neurilemmomatose**, bei der in Abwesenheit von Schwannomen des VIII. Hirnnervs multiple kutane Schwannome und intrakranielle Tumoren auftreten. Teilweise konnte bei dieser Erkrankung eine Verbindung zum *NF2*-Gen gezeigt werden. Darüber hinaus gibt es auch Evidenz für eine Eigenständigkeit dieser Erkrankung.

▪ **Verlauf**

Sehr häufig kommt es zum Gehör- und Sehverlust. Intrakranielle Raumforderungen können Komplikationen verursachen.

▪ **Therapie**

Bei Akustikusschwannomen ist eine neurochirurgische Intervention erforderlich.

58.2.3 Segmentale Neurofibromatose

Die segmentale Neurofibromatose ist aller Wahrscheinlichkeit nach ein Mosaikphänomen bei somatischer Mutation des *NF1*-Gens (7 Kap. 59). Es bestehen Café-au-lait-Flecken und Neurofibrome in einem Segment. Kinder dieser Patienten können das Vollbild der NF-1 haben. Zusätzlich zu dieser Form der segmentalen Neurofibromatose gibt es auch das Phänomen, dass bei NF-1-Patienten ein Segment stärker betroffen ist.

58.2.4 Familiäre Café-au-lait-Flecken

Diese sehr seltene Erkrankung zeigt keine weiteren Symptome einer Neurofibromatose. Es besteht keine Verbindung zum *NF1*-Gen. Ein Patient mit Café-au-lait-Flecken sollte beobachtet werden, ob sich weitere Symptome einer Neurofibromatose zeigen. Falls dies bis zur Pubertät nicht der Fall ist, wird sich wahrscheinlich eine Neurofibromatose nicht entwickeln.

58.2.5 Tuberöse Sklerose

[von Recklinghausen 1862, Bourneville 1880, Pringle 1890]

OMIM 191100	AD	9q34
TSC1	Hamartin	
OMIM	AD	16p13.3
TSC2	Tuberin	

▪ **Synonyme**

Morbus Bourneville-Pringle, tuberöse Hirnsklerose

▪ **Epidemiologie**

Mit einer Inzidenz von 1:10.000 ist sie seltener als die NF-1. Bei mehr als zwei Drittel der Fälle ist die Erkrankung durch sporadisch auftretende Mutationen der zugrunde liegenden Gene bedingt.

▪ **Ätiopathogenese**

Aus genetischer Sicht handelt es sich um eine außergewöhnliche Erkrankung, bei der zwei nicht miteinander verwandte Gene in der Keimbahn heterozygot mutiert sein können. Die Genprodukte des *TSC1*- und des *TSC2*-Gens, Hamartin und Tuberin, bilden einen Komplex, der durch das Fehlen eines der Partner inaktiviert wird. Der Phänotyp beider Gendefekte ist sehr ähnlich, sodass aufgrund der bestehenden klinischen Symptome keine Zuordnung zu einem defekten *TSC1*- oder *TSC2*-Gen erfolgen kann.

Klinik

Die tuberöse Sklerose besitzt eine große Variabilität, die von einzelnen Angiofibromen bis zu schwerster mentaler Retardierung, Epilepsie sowie Nieren- und Herzinsuffizienz reichen kann. Diagnostische Kriterien, die die Symptome dieser Multisystemerkrankung berücksichtigen, sind in Tab. 58.1 aufgeführt. Die kutanen Symptome sind für die Patienten nicht immer beeinträchtigend. Sie können diagnostisch hilfreich sein.

Hautbefund

Faziale Angiofibrome Diese wurden früher irrtümlich als Adenoma sebaceum bezeichnet und treten bei fast allen Patienten auf. Die Entwicklung beginnt in der Kindheit. Im Gesicht finden sich in symmetrischer schmetterlingsförmiger Verteilung zahlreiche winzig kleine oder auch etwas größere Knötchen, verstreut über Nase und Wangen, vorwiegend in den Nasolabialfalten und am Kinn. Meist stehen die halbkugeligen prominenten Knötchen isoliert, selten konfluieren sie. Sie besitzen eine feste Konsistenz, sind hautfarben, gelblich oder rötlich. Histologisch zeigen sich Angiofibrome.

Tab. 58.1 Revidierte diagnostische Kriterien der tuberösen Sklerose (Roach et al. 1998)

A	**Hauptkriterien**
1.	Faziale Angiofibrome oder Bindegewebsnävi der Stirn
2.	Nichttraumatische (peri)unguale (Angio)fibrome
3.	3 oder mehr hypomelanotische Flecken
4.	Sakraler Bindewebsnävus
5.	Multiple Hamartome der Retina
6.	Kortikale Dysplasie
7.	Subependymale Knoten
8.	Subependymale Riesenzellastrozytome
9.	Kardiale Rhabdomyome
10.	Pulmonale Lymphangiomyomatose
11.	Renale Angiomyolipome
B	**Nebenkriterien**
1.	Multiple Zahnschmelzdefekte
2.	Hamartöse rektale Polypen
3.	Ossäre Zysten
4.	Radiäre Streifung der weißen Hirnsubstanz
5.	Gingivale Fibrome
6.	Nichtrenale Hamartome
7.	Retinaler achromatischer Fleck
8.	Konfettiartige Depigmentierungen
9.	Multiple renale Zysten
Diagnosen	
Definitive tuberöse Sklerose: Entweder 2 Hauptkriterien oder 1 Hauptkriterium und 2 Nebenkriterien liegen vor.	
Wahrscheinliche tuberöse Sklerose: 1 Haupt- und 1 Nebenkriterium sind erfüllt.	
Mögliche tuberöse Sklerose: Entweder 1 Haupt- oder 2 Nebenkriterien sind vorhanden.	
Bei gleichzeitigem Vorkommen der Kriterien A6 und B4 werden diese nur als ein Kriterium gezählt, bei gleichzeitigem Vorkommen der Punkte A10 und A11 sind zur Stellung der definitiven Diagnose weitere Kriterien nötig, bei den Kriterien B2, B6 und B9 wird eine histologische Sicherung empfohlen.	

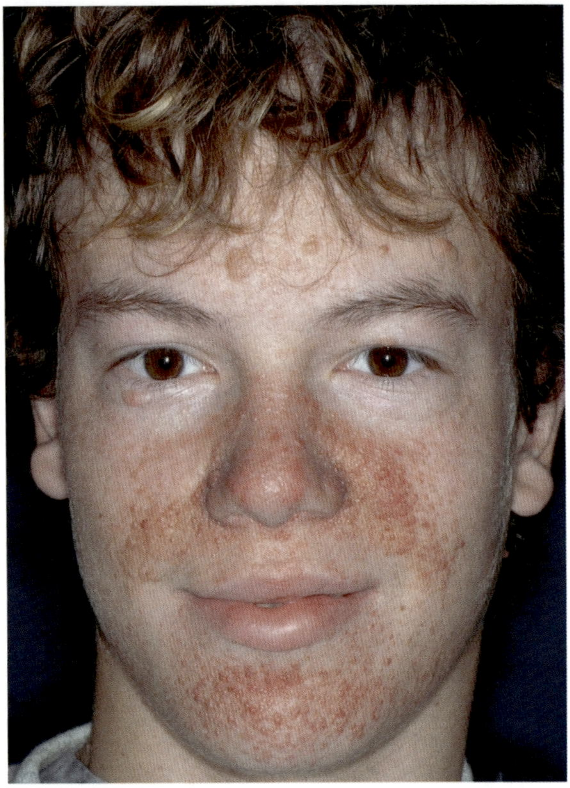

Abb. 58.6 Tuberöse Sklerose: Faziale Angiofibrome (Adenoma sebaceum)

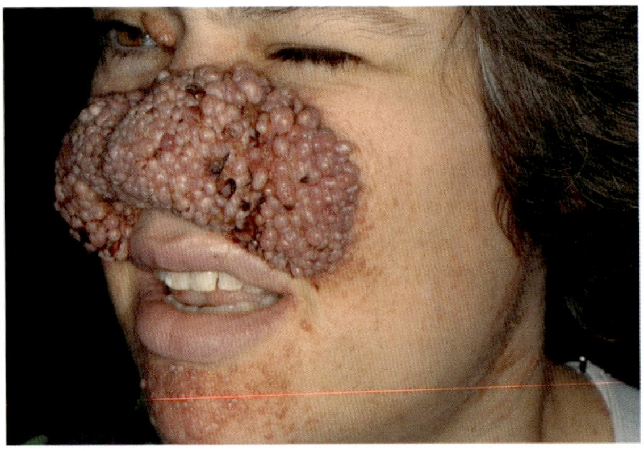

Abb. 58.7 Tuberöse Sklerose: Faziale Angiofibrome (Adenoma sebaceum)

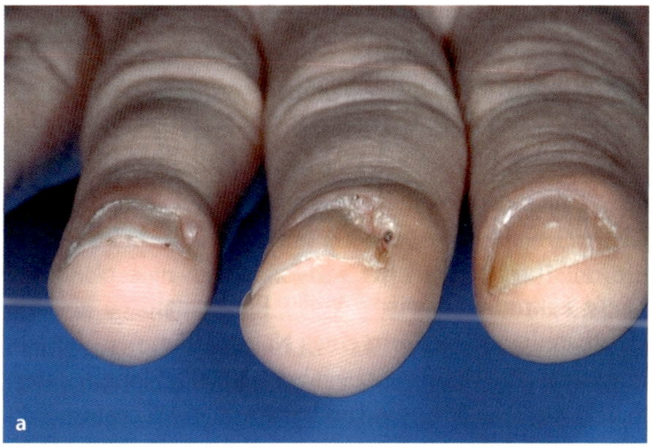

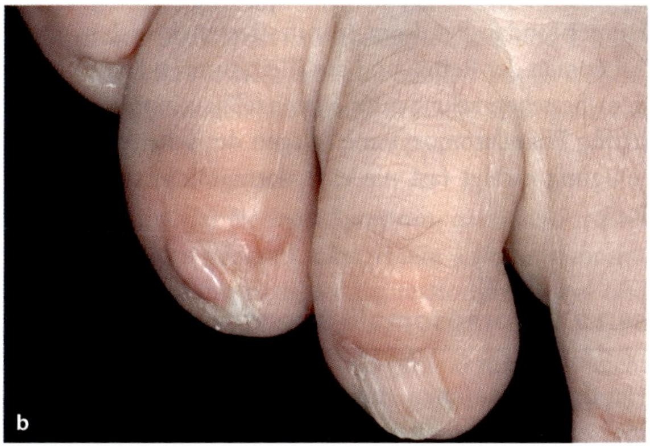

Abb. 58.8a,b Tuberöse Sklerose: Koenen-Tumoren an Fingern und Zehen

Unguale Angiofibrome Sie werden auch Koenen-Tumoren [Koenen 1932] genannt und sind in der Nagelwachstumszone lokalisiert. Sie wachsen ab der 2. Lebensdekade und verursachen oft Nagelrinnen.

Eschenlaubflecken Eschenlaubartige, hypopigmentierte Flecken, die besonders gut im Wood-Licht erkannt werden können, sind häufig das erste Zeichen einer tuberösen Sklerose. Neben elliptisch geformten Flecken, die oft am Rumpf lokalisiert sind, bestehen häufig auch konfettiartige Hypopigmentierungen. Weil hypopigmentierte Flecken im sehr frühen Kindesalter auftreten können, handelt es sich um ein diagnostisch wichtiges Kriterium.

Bindegewebsnävus Die englische Bezeichnung shagreen patch leitet sich wiederum von der ursprünglichen französischen Bezeichnung peau chagriné (Haut wie ungegerbtes Leder) ab. Es handelt sich um unregelmäßig begrenzte, hautfarbene Plaques, die lumbosakral oder an der Stirn auftreten und an ein Kopfsteinpflaster erinnern. Wegen diesem Erscheinungsbild werden sie auch Pflastersteinnävi genannt. Sie sind bei der Hälfte der erwachsenen Patienten vorhanden (▶ Kap. 60).

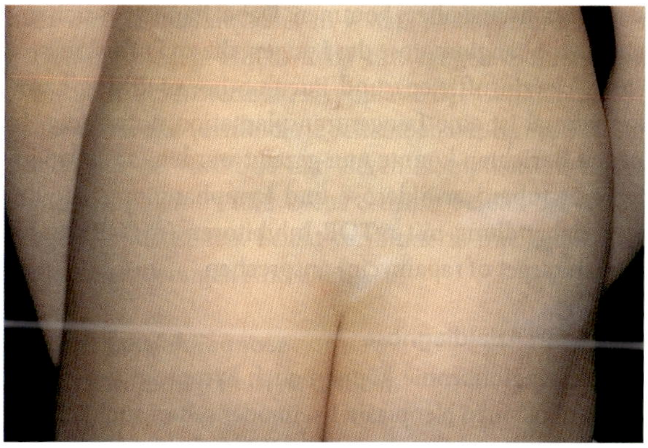

Abb. 58.9 Tuberöse Sklerose mit eschenblattartiger Hypopigmentierung und Bindegewebsnävi

Café-au-lait-Flecken Diese können bei der tuberösen Sklerose gelegentlich vorkommen.

Orale Symptome Häufig bestehen zahlreiche kleinste Zahnschmelzdefekte und fokale gingivale Fibrome. Differenzialdiagnostisch ist zu beachten, dass Antiepileptika zu einer eher diffusen Gingivahypertrophie führen können.

Weitere Befunde

ZNS Im Gehirn kommt es zur Entwicklung von kortikalen Tubera, die der Erkrankung den Namen gegeben haben, und zur Entwicklung von subependymalen Knoten und Riesenzellastrozytomen. Diese organischen Veränderungen sind mit einer oft schwer behandelbaren Epilepsie und schwerer mentaler Retardierung assoziiert. Ein Viertel der Patienten besitzt eine normale Intelligenz und leidet nicht an Epilepsie. Die Riesenzellastrozytome haben meist keine starke Wachstumstendenz, können jedoch die Liquorwege komprimieren.

Herz Rhabdomyome des Herzens können bei ungünstiger Lokalisation den Blutstrom behindern oder zu Überleitungsstörungen führen. Diese Tumoren verschwinden oft im Lauf des Lebens.

Nieren Häufig entwickeln sich multiple Angiomyolipome der Nieren. Sie können gelegentlich Schmerzen verursachen und einbluten oder auch so zahlreich sein, dass sie die Organfunktion beeinträchtigen. Ebenso bestehen Nierenzysten. Sehr selten entwickeln sich Nierenkarzinome.

Augen Die vorhandenen retinalen, glialen Hamartome sind oft ohne klinische Symptome.

Lungen Ausschließlich bei Patientinnen kann es zu einer seltenen, aber schwerwiegenden Komplikation zu Beginn

Tab. 58.2 Formen von Xeroderma pigmentosum

Form	OMIM	Gen	Photosensitivität	Tumoren	Neurologische Beteiligung	Kommentar
A	278 700	XPA	+++ (früh)	SCC	++	DSC
B	610 651	ERCC3	+++		+	XP/CS
C	278 720	XPC	++/+++	SCC, BCC	–	
D	278 730	ERCC2	++	M	–	XP TTD XP/CS XP/TTD
E	278 740	DDB2	+ (spät)	BCC	–	
F	278 760	ERCC4	++		+	
G	278 780	ERCC5	++		+	XP/CS
V	278 750	DNA-Polymerasen	+ (spät)	BCC	–	

XP Xeroderma pigmentosum, ERCC excision-repair cross complementing , DDB damaged DNA binding protein, SCC spinozelluläre Karzinome, BCC Basalzellkarzinome, M Melanome, DSC DeSanctis-Cacchione-Syndrom, CS Cockayne-Syndrom, TTD Trichothiodystrophie

Sonnenbrände bereits nach kurzer Sonnenexposition. Diese Reaktionen können mitunter über Monate persistieren. Klinische Beobachtungen deuten darauf hin, dass hierzu vor allem Patienten mit Komplementationsgruppe XP-A und XP-D gehören, weshalb diese oft frühzeitig selbstständig bereits die Sonne meiden. Andere Komplementationsgruppen weisen diese frühe Erythemreaktion nicht auf und schützen sich nicht selbst vor UV-Exposition. Hierzu gehören vor allem XP-C-Patienten, weshalb diese als erstes klinisches Zeichen Epheliden in der exponierten Haut aufweisen, die im Verlauf in das XP-typische poikilodermatische Bild mit Hypo- und Hyperpigmentierungen sowie Teleangiektasien prägen. Diese Pigmentveränderungen zusammen mit der Xerosis cutis spiegeln sich im Namen der Erkrankung wider.

XP ist mit einem etwa 1000-fach erhöhten Hautkrebsrisiko vergesellschaftet. Das mediane Alter für die Entwicklung dieser Tumoren liegt unter 10 Jahren. Bei leichteren XP-Verlaufsformen können erste Symptome übersehen werden und Hauttumoren in frühem Alter können die ersten Hinweise auf das Vorliegen von XP sein. Basalzellkarzinome und spinozelluläre Karzinome sind die häufigsten Hauttumoren bei XP, aber Melanome sind ebenso vermehrt und auch Tumoren der inneren Organe, beispielsweise Tumoren des ZNS (Astrozytome und Schwannome des N. facialis) und der Lunge bei Rauchern. Andere sonnenexponierte Gewebe können ebenfalls Hauttumoren entwickeln. Neben der Haut sind vor allem Konjunktiva und Kornea der Augen betroffen, aber selbst die Zungenspitze kann involviert sein. Die Augen zeigen häufig trockene Konjunktivitis mit konjunktivaler Injektion, Pinguekula, Keratitis und Katarakten. Symblepharon oder Ektropion werden als Langzeitkomplikationen beobachtet.

Die Tab. 58.3 fasst die klinischen Symptome von XP sowie den verwandten Erkrankungen CS und TTD zusammen.

Etwa 20% der XP-Patienten entwickeln neurodegenerative Veränderungen (**DeSanctis-Cacchione Syndrom** [1932]), mit den Frühzeichen Reduktion der tiefen Muskelreflexe, sensorineuronaler Hörverlust hochfrequenter Töne gefolgt von gestörter Gangkoordination, Intelligenzverlust und Schluckstörungen mit Verschlechterung bis hin zu Tetraplegie. In der Bildgebung zeigen Kernspinuntersuchungen vergrößerte Ventrikel aufgrund von Verlust der grauen Substanz ohne Kalzifizierung.

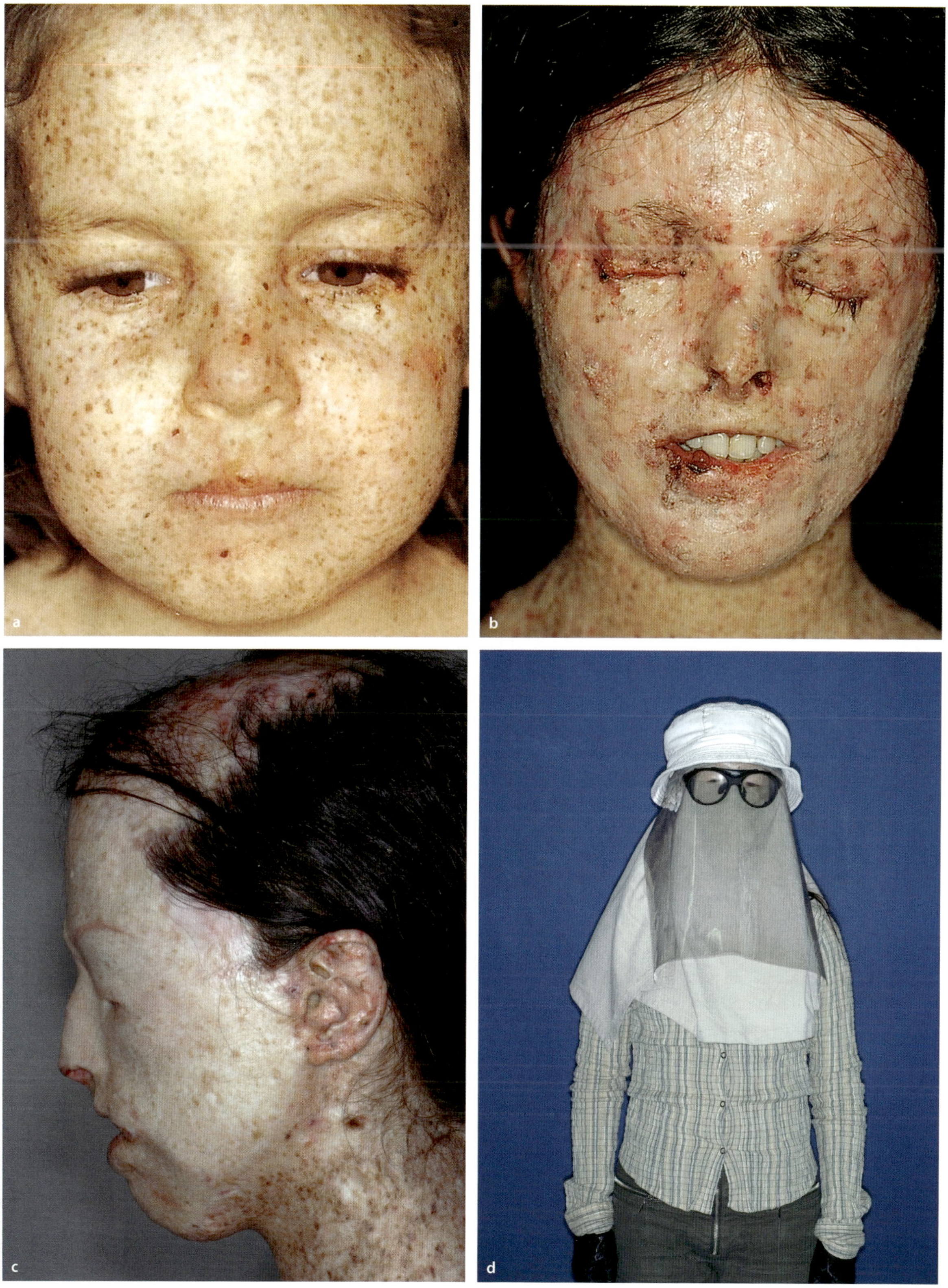

Abb. 58.11a–d **a** Xeroderma pigmentosum bei einem 3-jährigen Mädchen. **b** Xeroderma pigmentosum bei derselben Patientin im 15. Lebensjahr, jetzt mit deutlich mehr UV-Schädigung: Die Patientin hatte inzwischen multiple maligne Hauttumoren. **c** Patientin jetzt im Erwachsenenalter nach operativer Behandlung. **d** Patientin benutzt konsequent Schutzkleidung

Differenzialdiagnose

XP muss von anderen DNA-Reparaturdefizienz-Erkrankungen wie CS und TTD abgegrenzt werden. Andere Erkrankungen mit erhöhter Photosensitivität wie Hydroa vacciniforme oder erythropoetische Protoporphyrie (EPP) (▶ Kap. 94), müssen ausgeschlossen werden. EPP zeigt aber eher Photosensitivität mit Poikilodermie und nachfolgenden Mutilationen zusammen mit Rotfluoreszenz von Zähnen, Erythrozyten und Urin. Im Gegensatz zu XP klagen EPP-Patienten über Schmerzen bei der Sonnenexposition. Weiter resultieren die Mutilationen bei EPP nicht aufgrund von Tumoren, sondern von den porphyrininduzierten phototoxischen Reaktionen und EPP-Patienten haben kein erhöhtes Hautkrebsrisiko. Vermehrte Hauttumoren können auch auf Basalzellnävus-Syndrom hindeuten (▶ Kap. 101). Epidermodysplasia verruciformis zeigt ebenfalls Poikilodermie und multiple spinozelluläre Karzinome ausgehend von HPV-induzierten Warzen. Dyschromatosis universalis hereditaria (▶ Kap. 70) ist eine wichtige Differenzialdiagnose zu XP-A und tritt fast ausschließlich bei Menschen japanischer Herkunft auf. Diese Patienten leiden an Dyschromie der gesamten Haut mit Hyperpigmentierungen und paralleler Xerosis. Im Gegensatz zu XP tolerieren diese Patienten UV-Strahlung und haben kein erhöhtes Hautkrebsrisiko. Patienten mit Carney- oder LEOPARD-Syndrom ▶ Kap. 104) haben multiple Pigmentläsionen ohne Photosensitivität. Anders als bei XP sind die Pigmentierungen mehr uniform ohne Hypopigmentierung oder Telangiektasien

Histopathologie

Die einzelnen Tumoren werden histologisch gesichert. Ansonsten zeigt die Histologie die Korrelate zu Poikilodermie, Xerosis cutis und Teleangiektasien, aber ein für XP pathognomonisches Bild existiert nicht.

Labor

Die klinische Verdachtsdiagnose XP wird durch Messung der zellulären Fähigkeit zur Reparatur von UV-induzierten DNA-Läsionen gesichert. Dies wird in speziellen Zentren durchgeführt und erfolgt durch verschiedene Tests wie survival assays, unscheduled DNA-synthesis (UDS) oder host cell reactivation (HCR) Tests. In allen diesen Tests werden Zellen von Patienten mit ansteigenden UV-C-Dosen exponiert und danach wird die Fähigkeit der Zelle gemessen, dies zu reparieren. Wenige Zentren bieten auch Pränataldiagnostik bei Verdacht auf oder zum Ausschluss von XP an.

Verlauf

Patienten mit XP weisen eine drastisch reduzierte Lebenserwartung auf, wenn kein effektiver Lichtschutz der Patienten durchgeführt wird. Durch frühe Diagnose, effektiven Sonnenschutz und zeitnahe Behandlung von Tumoren kann die Lebenserwartung der Patienten jedoch deutlich verbessert werden und einige Patienten können sogar das Rentenalter erreichen. Der klinische Verlauf im Hinblick auf neurologische Veränderungen scheint nicht durch UV-Schutz beeinflusst zu werden.

Therapie

Als zentrale Maßnahme muss jede Form der UV-Exposition komplett vermieden werden. Hierfür muss die Haut durch UV-dichte langärmelige Kleidung geschützt werden. Kopf, Nacken Ohren und Gesichtshaut sollte durch breitkrempige Hüte, und das Gesicht sollte zusätzlich durch UV-Schutzfolie am Hut geschützt werden. UV-Schutzfolie sollte ebenfalls an allen Fenstern in Wohnung, Schule, Arbeitsplatz und Autos angebracht sein. Moderne Schutzfolien filtern >90% der UV-Strahlung, ohne das normale Tageslicht zu verfärben oder einzudunkeln. Zusätzlich zu den technischen Maßnahmen und textilem Sonnenschutz sollte die Haut durch topischen UV-Schutz mit höchstem Schutzfaktor sowohl im UVA- als auch im UVB-Bereich abgedeckt sein. Einzelne Publikationen konnten einen Schutz oraler Retinoide vor Hauttumoren nachweisen, dies aber zum Preis starker Nebenwirkungen. Spätere Arbeiten zeigten in Einzelfällen auch Wirksamkeit bei niedrigeren Dosen.

Insgesamt sollte die frühe Diagnose ein zentrales Ziel sein, und die Betreuung erfordert die interdisziplinäre Zusammenarbeit von Dermatologen, Ophthalmologen, Neurologen, Pädiatern und Humangenetikern. Dies sollte in Zentren erfolgen, die auf die Betreuung dieser seltenen Erkrankung spezialisiert sind. Die Behandlung der Tumoren beinhaltet dieselben Methoden wie sie in der Normalbevölkerung angewandt werden. Grundsätzlich ist auch hier die mikrografisch kontrollierte Exzision Mittel der ersten Wahl. Allerdings führt dies bei den Patienten aufgrund der Vielzahl der Tumoren häufig zu Narben und Mutilationen, weshalb insbesondere die Patienten selber alternative Behandlungen wünschen. Kryotherapie und topische Behandlungen wie 5-Fluorouracil oder Imiquimod können eingesetzt werden und die Patienten dürfen aufgrund der intakten DSBR durchaus mit Strahlentherapie behandelt werden. Die Hautreaktion auf diese Therapie ist in der Regel normal.

Es gibt therapeutische Ansätze, den Reparaturdefekt bei XP durch zwei unterschiedliche Enzyme aus Bakterien oder Algen zu beheben. Das erste Enzym ist die DNA-Glycosylase/AP-Lyase, auch bezeichnet als T4 endonuclease V (T4endoV). Dieses Enzym repariert UV-induzierten genomischen DNA-Schaden wie Cyclobutylpyrimidindimere. Es konnte gezeigt werden, dass die topische Applikation von T4endoV in Liposomen auf die Haut die Häufigkeit von aktinischen Keratosen und Basalzellkarzi-

Tab. 58.3 Charakteristika von Xeroderma pigmentosum (XP), Cockayne-Syndrom (CS) und Trichothiodystrophie (TTD)

Befund	XP	CS	TTD
Photosensitivität	++	++	++
Pigmentveränderungen	++	–	–
Teleangiektasien	+	–	–
Ichthyose	-	–	+
Hauttumoren	++	–	–
Brüchiges, Cystein-defizientes Haar	–	–	+
Augenveränderungen	+ (Vorderer Augenanteil)	+ (Katarakte, Retinopathie)	+ (Katarakte, Nystagmus)
Hörverlust	+/–	+	–
Mentale Retardierung	+ (zerebral)	++ (zerebellär)	++
Neuropathologie	+/– (neuronale Degeneration)	+ (Dysmyelinisierung)	+ (Dysmyelinisierung)
Wachstumsretardierung	+/–	+	+
Infektionen	–	+	+
Vorzeitige Alterung	+	++	+

nomen signifikant bei XP-Patienten reduziert, was die Wirksamkeit dieser Therapie belegt. Allerdings hat dieses Präparat nie die Zulassung durch die FDA erhalten, weshalb unklar ist, ob es jemals auf den Markt kommen wird. Ein anderes Produkt hingegen ist bereits kommerziell in Cremeform erhältlich. Das Enzym Photolyase aus der Alge *Anacystis nidulans*, repariert ebenfalls UV-induzierte DNA-Schäden. Es wird durch UVA-Strahlung aktiviert und hat einen immunoprotektiven Effekt für die Haut. Ob es bei XP Patienten tatsächlich vor der Entstehung von Hauttumoren schützt, ist bislang nicht gezeigt worden.

58.3.3 Cockayne-Syndrom

[Cockayne 1936, Neill und Dingwall 1950]

Epidemiologie

Cockayne-Syndrom (CS) ist sehr selten mit einer Prävalenz von 1:1.000.000 in Europa und weltweit. Häufig liegt Konsanguinität vor.

Ätiopathogenese

CS wird autosomal-rezessiv vererbt. Es gibt zwei Komplementationsgruppen, CS-A und CS-B. Mutationen im Gen *excision repair cross complementing* (ERCC) 8 führen zu CS-A, während Mutationen in ERCC6 zu CS-B führen. Patienten mit CS weisen eine defekte TCR auf. Es konnte gezeigt werden, dass die Proteine CSA und CSB bei oxidativem Stress im Zellkern und in den Mitochondrien sind und dass sie am Schutz vor oxidativem Stress beteiligt sind. Zusätzlich zu Mutationen in den Genen *ERCC* 6 und 8 können Mutationen in den *XP*-Genen der Komplementationsgruppen XP-B, XP-D und XP-G zu einer Kombination von XP und CS führen. Dies ist meist durch einen schweren klinischen Verlauf gekennzeichnet.

Klinik

CS-Patienten zeigen eine große klinische Varianz (Tab. 58.3). Klassische Symptome beinhalten typische Physiognomie mit vogelartiger Nase, tief liegenden Augen und Verlust des subkutanen Fettgewebes. Aufgrund der ausgeprägten Zeichen vorzeitiger Alterung gehört CS zu den klassischen Voralterungssyndromen (segmentales Progeroid-Syndrom). Weitere klinische Symptome sind Ganganomalie, Zahnkaries, livide Verfärbung und Akrozyanose der Hände und Füße. Insbesondere die ebenfalls vorliegende Kombination von geistiger Retardierung und Wachstumsretardierung sollte an die klinische Differenzialdiagnose CS denken lassen. Neurologische Veränderungen beinhalten Kalzifizierung der Basalganglien und Demyelinisierung der weißen Hirnsubstanz. Letzteres steht im Gegensatz zur primären Neurodegeneration, wie sie bei XP beobachtet wird. Augenveränderungen sind Katarakte und Pigmentretinopathie. Die neurologischen und okulären Veränderungen treten üblicherweise später im Verlauf der Erkrankung auf. Patienten mit CS können Ähnlichkeit zu XP-Patienten mit

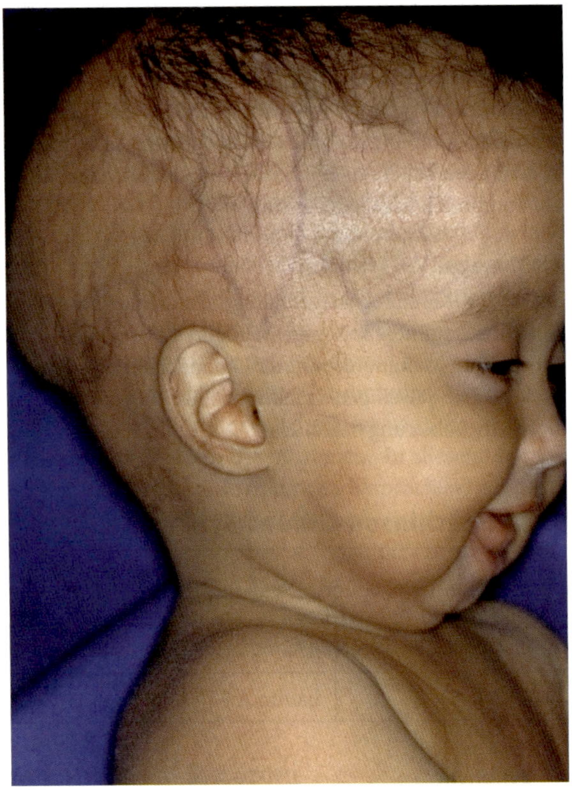

Abb. 58.12 Hutchinson-Gilford-Syndrom (Progeria infantilis)

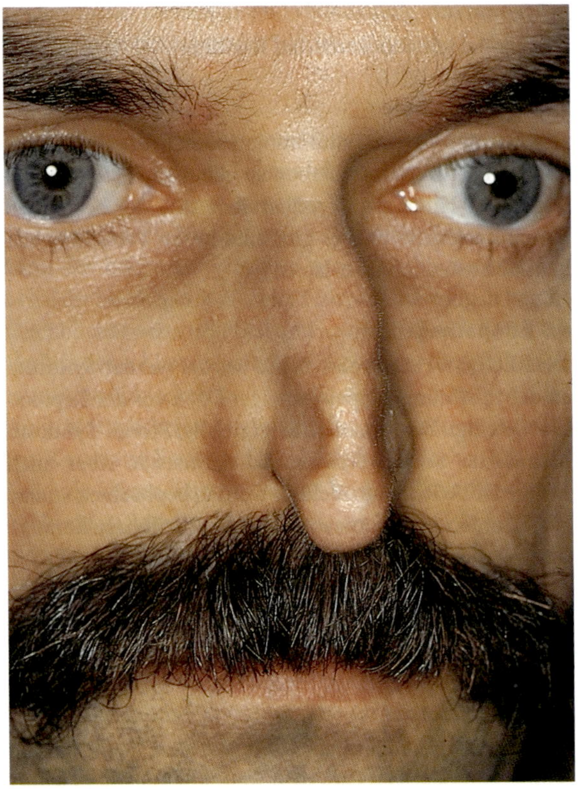

Abb. 58.13 Akrogerie

aufgrund des reduzierten subkutanen Fettgewebes. Sonnenexponierte Haut zeigt Poikilodermie mit Hypo- und Hyperpigmentierung. Über die Haut hinaus zeigen sich multiple Komplikationen wie Osteoporose mit pathologischen Frakturen und daraus resultierender Behinderung sowie regelhaft auftretender Arteriosklerose. Es liegt keine geistige Retardierung vor, aber die Erkrankung führt allein durch ihre Schwere zur sozialen Deprivation. Es entwickeln sich keine Katarakte.

- **Histopathologie**

Es zeigt sich eine Epidermisatrophie mit Vermehrung der Kollagen- und Elastinfasern in der Dermis. Adnexstrukturen und subkutanes Fett sind reduziert.

- **Verlauf**

Die Erkrankung zeigt einen sehr schweren Verlauf und die Patienten versterben in der Regel im 2. Lebensjahrzehnt an myokardialen oder zerebralen ischämischen Insulten aufgrund der ausgedehnten Arteriosklerose.

- **Therapie**

Standardtherapie der kardiovaskulären Beteiligung sollte angestrebt werden. Versuche mit Hormontherapie stellten sich als nicht effektiv heraus.

58.4.4 Akrogerie

[Gottron 1941]

- **Synonym**

Metagerie

- **Epidemiologie**

Die Vererbung dieser sehr seltenen Erkrankung (OMIM 201200) kann autosomal-dominant oder autosomal-rezessiv erfolgen.

- **Ätiopathogenese**

Die Terminologie ist bei dieser Erkrankung nicht einheitlich. Patienten mit vaskulärem Ehlers-Danlos-Syndrom (► Kap. 52) weisen auch eine Akrogerie auf. Aus unserer Sicht sollten Patienten mit vaskulärem Ehlers-Danlos-Syndrom mit nachgewiesener Mutation im Typ-III-Kollagen-Gen von Patienten mit Akrogerie und normalem Kollagen III unterschieden werden.

- **Klinik**

Die Hautveränderungen manifestieren sich bei Geburt oder kurz postpartum. Die akrale Haut der oberen und unteren Extremitäten erscheint atrophisch und gespannt.

Oft geht ein erythematöses Stadium, ähnlich der Akrodermatitis chronica atrophicans voraus, gefolgt vom Verlust des subkutanen Fettgewebes. Auch das Gesicht sieht aufgrund des fliehenden Mentums und der vogelartigen Nase vorgealtert aus. Einige Patienten entwickeln eine Elastosis perforans serpiginosa. Nagelveränderungen, durchscheinende Gefäße und schlecht verheilende Narben können beobachtet werden, was einen graduellen Übergang zu Typ-IV-Ehlers-Danlos-Syndrom darstellt. Es gibt keine Haarveränderungen. Die Patienten sind oft klein, zeigen aber eine normale sexuelle Entwicklung. Keine Katarakte und keine koronare Herzerkrankung.

- **Verlauf**

Diese Erkrankung zeigt einen recht benignen Verlauf, wenn ein vaskuläres Ehlers-Danlos-Syndrom ausgeschlossen ist.

- **Therapie**

Es gibt keine kausale Behandlung.

58.5 Kongenitale Poikilodermien

Eine Poikilodermie ist definiert als die Kombination kutaner Atrophie, Hypo- und Hyperpigmentierungen, die oft netzartig aussehen und Teleangiektasien. Der Prototyp einer Poikilodermie liegt bei der Strahlendermatitis vor, und chronisch durch Sonnenexposition geschädigte Haut kann ebenfalls poikilodermatisch werden. Viele Bindegewebserkrankungen, kutane Lymphome und eine Vielzahl anderer Erkrankungen einschließlich Erkrankungen mit genetischer Instabilität und Progeroid-Erkrankungen können eine Poikilodermie aufweisen. Hauptsächlich aus historischen Gründen wird ein Teil dieser Erkrankungen als kongenitale Pokilodermien bezeichnet.

58.5.1 Rothmund-Thomson-Syndrom

[von Rothmund 1868, Thomson 1923]

OMIM 268400	AR	8q24.3
RECQL4	DNA helicase, RecQ-like, type 4	

- **Synonym**

Poikiloderma congenitale

- **Epidemiologie**

Rothmund-Thomson-Syndrom ist sehr selten mit Berichten von etwa 300 Patienten in der Literatur.

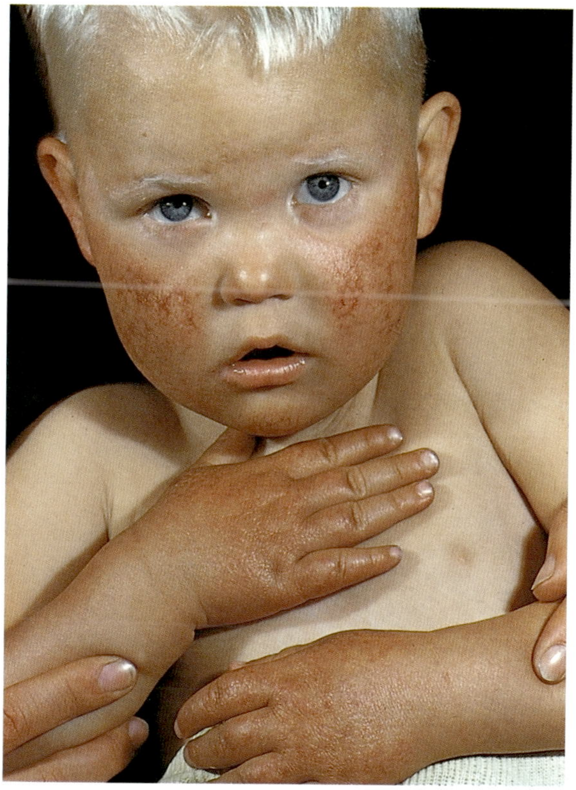

Abb. 58.14 Rothmund-Thomson-Syndrom mit Poikilodermie

- **Ätiopathogenese**

RECQL4 kodiert für eine DNA-Helikase. Mutationen in diesem Enzym wurden in Patienten mit und ohne Katarakten nachgewiesen. Diese Helikase ist mit den Helikasen verwandt, die bei Bloom-Syndrom und Werner-Syndrom eine Rolle spielen. Bei einigen Patienten fehlt diese Mutation. Hier zeigen sich stattdessen Anomalien auf Chromosom 8.

- **Klinik**

Das initiale Symptom ist ein Erythem der Wangen, welches bald das typische grob netzartige Muster entwickelt. Diese Veränderungen beginnen im ersten Lebensjahr und breiten sich im weiteren Verlauf auf Ohren, Stirn und später auf die Extremitäten und das Gesäß aus. Typischerweise wird der Stamm ausgespart. Die Patienten können zusätzlich Photosensitivität und akrale Keratosen aufweisen. Letztere können sich zu spinozellulären Karzinomen und Basalzellkarzinomen entwickeln. Haare und Hautanhangsgebilde können reduziert sein oder fehlen. Alle Patienten weisen eine Wachstumsretardierung auf, und etwa 50% zeigen Katarakte bereits in der Kindheit. Hypogonadismus, Skelettanomlien wie Säbelscheidentibia, kleine Hände und Füße sowie hypoplastische Daumen und Zahnanomalien. Es liegt ein erhöhtes Risiko für Osteosarkome vor. Die Intelligenz ist normal.

▪ **Verlauf**

Die Lebenserwartung ist normal, wenn keine Malignome auftreten.

▪ **Therapie**

Sonnenschutz ist essenziell und regelmäßige Kontrollen einschließlich klinischer Untersuchung und Bildgebung sind zur Früherkennung der Osteosarkome erforderlich.

58.5.2 Dyskeratosis congenita

[Zinsser 1910, Engman 1926, Cole et al. 1930]

OMIM 305000	XLR	Xq28
DKC1	Dyskerin	

[Scoggins et al. 1971]

OMIM 127550	AD	3q21-q28
TERC	Telomerase RNA Komponente	

▪ **Synonym**

Zinsser-Cole-Engman-Syndrom

▪ **Epidemiologie**

Dyskeratosis congenita ist sehr selten.

▪ **Ätiopathogenese**

Zumeist zeigt sich ein X-chromosomal-rezessiver Erbgang mit Mutationen in Dyskerin, einem nukleolären Protein, welches für die ribosomale RNA-Synthese und Telomerasefunktion wichtig ist. Patienten mit autosomal-dominanter Vererbung haben eine abnormale RNA-Komponente der Telomerase und entwickeln häufig eine Lungenfibrose. Darüber hinaus sind in seltenen Fällen Patienten mit anderen Mutationen beschrieben. Telomerasedefekte führen zu einer Reduktion der zellulären Lebensdauer, welche besonders prominent in stammzellreichen Geweben sind. Da die Dyskeratosis congenita eines der chromosomalen Instabilitätssyndrome ist, findet sich auch eine erhöhte Schwesterchromatid-Austauschrate.

▪ **Klinik**

Die meisten Symptome sind auf Haut und Schleimhäute begrenzt. Fast alle Patienten haben eine netzartige braungraue Hyperpigmentierung mit Atrophie und Teleangiektasien, welche sich während der Kindheit manifestieren. Gesicht, Stamm und Oberschenkel sind zumeist betroffen. Da oft der Tränengang hypoplastisch ist, kommt es häufig zu chronischer Konjunktivitis und Blepharitis.

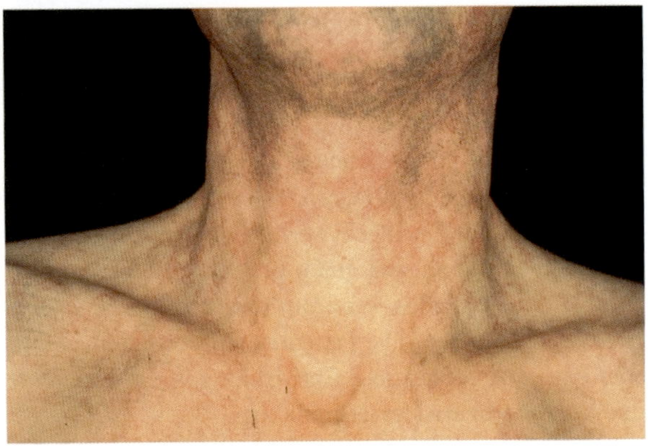

Abb. 58.15 Dyskeratosis congenita mit Poikilodermie. (Mit freundlicher Genehmigung von Prof. Henning Hamm, Würzburg)

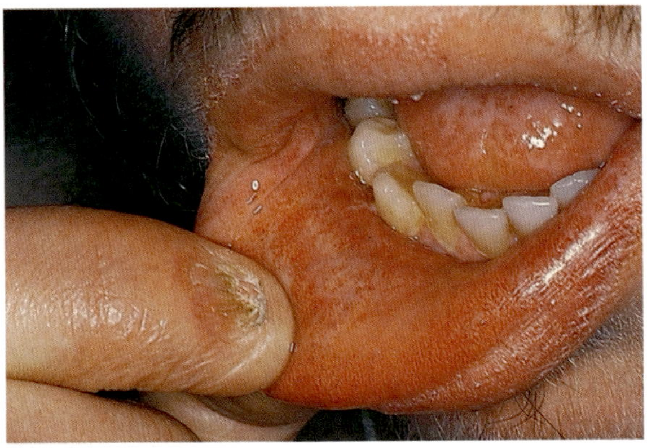

Abb. 58.16 Dyskeratosis congenita mit Nageldystrophie und Schleimhautveränderungen

Die Nägel sind anfangs hypertroph, werden dann aber dystrophisch und enden mit pterygiumartiger Atrophie. Zusätzlich kann es zu leichten palmoplantaren Hyperkeratosen kommen und der Haarwuchs ist dünn und spärlich. Axilläre Hyperhidrose wird häufig beschrieben, möglicherweise als Kompensation für das restliche Integument, das eher trocken ist. Die prominentesten Veränderungen sind an den Schleimhäuten zu beobachten, wo diffus hyperkeratotische Flecken auftreten, die nicht nur den Mund betreffen, sondern auch die genitalen und analen Schleimhäute. Maligne Entartung ist hier zu erwarten, mit hauptsächlich spinozellulären Karzinomen, die im jungen Erwachsenenalter auftreten. Zahnanomalien sind häufig, und etwa die Hälfte der Patienten entwickelt eine Panzytopenie vom Typ der Fanconi-Anämie mit deren Folgen. Die schwere kongenitale Form, die aus *DKC1*-Mutationen entsteht und sich mit intrauteriner Wachstumsretardierung, mentaler Retardierung, Immunodefizienz, und schnellem Auftreten von aplastischer Anämie manifestiert, ist bekannt als **Hoyeraal-Hreidarsson-Syndrom** [Hoyeraal et al. 1970, Hreidarsson et al. 1988].

■ **Differenzialdiagnose**

Die schwierigste Differenzialdiagnose ist die Fanconi-Anämie, welche eher eine diffuse Hyperpigmentierung aber identische Knochenmarkveränderungen aufweist.

■ **Verlauf**

Der Verlauf ist schwer aufgrund der Schleimhautkarzinome und der Knochenmarkaplasie.

■ **Therapie**

Bei einigen Patienten wurde eine Knochenmarktransplantation versucht, wobei dann das Problem besteht, dass das klinische Erscheinungsbild sehr schwer von der Graft-versus-Host-Erkrankung zu unterscheiden ist.

58.5.3 Fanconi-Anämie

[Fanconi 1927]

■ **Ätiopathogenese**

Die Fanconi-Anämie (FA) zeigt eine Frequenz von 1:300.000, wird autosomal-rezessiv vererbt und durch Mutationen in mindestens 12 verschiedenen DNA-Reparatur-assoziierten Genen, jede mit ihrer eigenen OMIM-Kennung, hervorgerufen. Die unterschiedlichen Proteine bilden einen FA-Proteinkomplex, der verantwortlich ist für die nukleäre Translokation des *FANCD2*-Genprodukts und seiner Monoubiquitinisierung. Der FA/BRCA-Komplex ist an der Reparatur von Doppelstrangbrüchen der DNA beteiligt, was erklärt, warum in vitro und in vivo Zellen von Patienten mit Fanconi-Anämie extrem sensitiv gegen Klastogene (Substanzen, die Chromosomenbrüche hervorrufen) wie Mitomycin C sind.

■ **Klinik**

Die Patienten weisen eine Panzytopenie, Skelettanomalien (besonders von Thenar und Radius), Nierenauffälligkeiten, mentale Retardierung und Wachstumsretardierung auf. Ihre Haut zeigt diffuse Hyperpigmentierung mit fokaler Hypopigmentierung und Café-au-lait-Flecken. Die Hyperpigmentierungen sind in den Hautfalten besonders prominent. Die Patienten weisen ein erhöhtes Risiko für Malignome, vorrangig akute myeloische Leukämien, auf.

■ **Verlauf**

Der Verlauf ist schwer aufgrund des um den Faktor 15.000 erhöhten Risikos für eine myeloische Leukämie sowie wegen des erhöhten Risikos für spinozelluläre Karzinome des Kopf-Hals-Bereichs sowie der Perianalregion.

■ **Therapie**

Die Knochenmarktransplantation stellt eine lebensrettende Maßnahme dar. Ansonsten muss durch engmaschige Kontrollen das Auftreten der Tumoren so früh wie möglich erkannt werden.

58.5.4 Kindler-Syndrom

Das Kindler-Syndrom (▶ Kap. 49) wird bei den Erkrankungen der Epidermolysis-bullosa-Familie besprochen. Es zeigt sowohl Poikilodermie als auch Blasen. In den basalen Keratinozyten ist Kindlin 1 beteiligt an der Verbindung von Integrinen mit dem Aktin-Zytoskelett. Poikilodermie mit Blasen [Brain 1952, Marghescu und Braun-Falco 1965] ist mit sehr großer Wahrscheinlichkeit dieselbe Krankheitsentität oder zumindest nah verwandt.

58.5.5 Hereditäre akrokeratotische Poikilodermie

[Dowling 1936, Weary et al.1971]

■ **Synonyme**

Poikilodermie mit Keratosen, Dowling-Syndrom, Greither-Syndrom, Weary-Syndrom I

Dieser Begriff fasst eine Gruppe von autosomal-dominanten Erkrankungen zusammen, die sich häufig durch ein frühes entzündliches Stadium mit akralen Erythemen und Blasen und später durch Beteiligung der Beugen zeigt. Die akrale Haut ist häufig atrophisch und entwickelt viele warzenartige persistierende Papeln, die auch die Knie und Ellenbogen befallen können. Bei einigen Stammbäumen wurden pokilodermatische Veränderungen primär im Gesicht beschrieben, bei anderen eher beugenbetont, was die Frage nach der Heterogenität dieser Erkrankung aufwirft. Ansonsten sind die Patienten normal ohne Katarakte, geistiger Retardierung oder Hypogonadismus. Diese Erkrankung zeigt Überlappung mit dem Kindler-Syndrom (▶ Kap. 49), aber der Erbgang ist anders.

58.5.6 Hereditäre sklerosierende Poikilodermie

[Weary et al. 1969]

■ **Synonym**

Weary-Syndrom II

Die hereditäre sklerosierende Poikilodermie (OMIM 173700) wird autosomal-dominant vererbt und zeigt Akrosklerose und Atrophie assoziiert mit diffuser Hypo-

■ **Klinik**

Das Clouston-Syndrom ist durch dicke, langsam wachsende Nägel, schütteres Haar, Rarefizierung der lateralen Augenbrauen und reduzierte Wimpern charakterisiert. Es zeigen sich Verdickung von Palmae und Plantae, dunkle Streckseiten der Ellenbogen und Knie sowie weiße Maculae an den Wangen. Patienten mit Clouston-Syndrom haben normale Zähne und normale Schweißproduktion, obwohl hiervon auch Ausnahmen berichtet wurden.

58.6.3 Tooth and Nail-Syndrom

[Witkop 1965]

OMIM 189500	AD	4p16.1
MSX1	Muskel segment homeo box, Drosophila homolog 1	

Personen mit Tooth and Nail-Syndrom vertragen erhöhte Temperaturen, schwitzen normal und sie haben normalen Haarwuchs, aber die Nägel sind löffelartig aufgewölbt, dünn und wachsen langsam (Koilonychie). Kongenitale Adontie ist häufig, selten haben die Patienten mehr als 20 bleibende Zähne. Unbetroffene Zähne sind klein, und Milchzähne bleiben oft bis zum Erwachsenenalter anstelle der fehlenden bleibenden Zähne im Kiefer. Andere ektodermale Gewebe sind normal, ebenso wie die Intelligenz der Patienten. Eine zweite Form des Tooth and Nail-Syndroms [Fried 1977] wird autosomal-rezessiv vererbt, im Gegensatz zum klassischen Typ, der autosomal-dominant vererbt wird.

58.6.4 Ektrodaktylie-ektodermale Dysplasie-Syndrom mit Spaltenbildung

[Rudiger et al. 1970]

OMIM129900	AD	7q11.1–q21.3

Ektrodaktylie-ektodermale Dysplasie-Spaltenbildungs-Syndrom (EEC-1) ist eine Form der ED, bei der kongenital einige Finger oder Zehen fehlen, gepaart mit anderen ED-Symptomen und Lippen-Kiefer-Gaumen-Spalten. Während üblicherweise beide Hände oder Füße beteiligt sind, gibt es auch Ausnahmen mit unilateraler Beteiligung. Konjunktivitis, Keratitis oder Entzündung der Augenlider können durch exzessive Epiphora aufgrund von abnormer Entwicklung des Tränengangs verursacht sein. Haut und Haare können hypopigmentiert sein und das Haar kann von schütter bis abnormal dick reichen. Einige Patienten können Nagelanomalien aufweisen. Prominente orale Veränderungen sind Gaumenspalte mit oder ohne Lippenspalte auf einer oder beiden Seiten der Lippe. Adontie oder konische Zähne sind häufig. Oft liegt Schwerhörigkeit vor. EEC wird autosomal-dominant vererbt mit unterschiedlicher Penetranz, selbst in derselben Familie.

58.6.5 Hay-Wells Syndrom

[Hay und Wells 1976]

OMIM 106260	AD	3q27
TP73L	Tumor protein 73-like	

■ **Synonyme**

Ankyloblepharon-ektodermale Dysplasie mit Spaltenbildung, EEC-3

■ **Klinik**

Bei Patienten mit Ankyloblepharon-ektodermaler Dysplasie mit Spaltenbildung (AEC) ist das Haar schütter und dünn. Nägel können Fehlbildungen aufweisen oder ganz fehlen. Zähne können fehlgebildet fragil und klein sein, während die Schweißproduktion erniedrigt sein kann. Ähnlich wie in anderen ED-Syndromen kann es zu Lippen-Kiefer-Gaumenspalten kommen. Das Schlüsselsymptom von AEC ist die Fusion von oberem und unterem Augenlid, das Ankyloblepharon. Oft verbinden hautähnliche Strukturen die Augenlider. AEC-Patienten leiden an chronischer Dermatitis am Kapillitium. Dies ist schwer zu behandeln und oft Ursache von vernarbender Alopezie. Tumor-protein-73-like interagiert mit p53, aber es gibt keine erhöhte Malignitätsrate. Hay-Wells-Syndrom und Rapp-Hodgkin-Syndrom repräsentieren höchstwahrscheinlich unterschiedliche Varianten derselben genetischen Erkrankung.

58.6.6 Rapp-Hodgkin-Syndrom

[Rapp und Hodgkin 1968]

OMIM 129400	AD	3q27
TP73L	Tumor-Protein-73-like	

Das Rapp-Hodkgin-Syndrom zeigt ähnliche Veränderungen wie andere komplexe ED-Syndrome, aber die Probleme mit der Schweißproduktion sind nicht so gravierend. Klinische Zeichen zeigen große Heterogenität im Hinblick auf Form und Schwere der Symptome. Diese sind Dermatitis, Hypohidrose, dünne Haare, Zahnanomalien und unterschiedlich stark ausgeprägte Spaltenbildung bis hin zur Lippen-Kiefer-Gaumenspalte. Auch hier gilt: Tumor-protein-73-like interagiert mit p53, aber es zeigt sich keine erhöhte Malignitätsrate.

58.6.7 Tricho-Dento-Osseous-Syndrom

[Robinson und Miller 1966]

OMIM190320	AD	17q21.3–q22
DLX	Distal less homeobox	

Patienten mit diesem Syndrom zeigen bei Geburt am gesamten Kapillitium verdrehtes Haar, das sich im Laufe des Lebens begradigt. Die Nägel sind dünn mit einer Tendenz zur Raphenbildung und Abschilferung. Die Schweißbildung ist normal. Auf Röntgenbildern erscheinen die Knochen der Patienten ungewöhnlich strahlendicht, aber ohne klinische Beeinträchtigung oder Probleme aufzuweisen. Der Zahnschmelz ist gelblich, dünn und löchrig, und Abszesse treten früh im Leben auf. Röntgenbilder der Zähne zeigen ungewöhnlich große Zahnpulpa (Taurodontie).

58.7 Sonstige Genodermatosen mit dermatologischen Symptomen

Hier werden zwei genetische Erkrankungen besprochen, die nicht typischerweise durch dermatologische Symptome definiert sind, bei denen aber zusätzlich zu den klassischen nichtdermatologischen Symptomen auch noch Veränderungen der Haut beschrieben sind.

58.7.1 Zystische Fibrose

OMIM 602421	AR	7q31.2
CFTR	Zystische Fibrose transmembranärer Leitungsregulator	

Die zystische Fibrose ist die zweithäufigste angeborene Stoffwechselerkrankung kaukasischer Menschen. Die Erkrankungsquote liegt bei etwa 1:2.000 Neugeborenen. Die zystische Fibrose wird durch Mutationen im *CFTR*-Gen hervorgerufen, wodurch es zu defekten Chloridkanälen epithelialer Zellen kommt. Typische klinische Zeichen sind chronische Lungenerkrankungen mit Pneumonien, Pankreasinsuffizienz und abnorm hohe Elektrolytkonzentrationen im Schweiß. Weitere Symptome sind malnutritionsbedingte Ödeme, Anämie und Hypoproteinämie. Die zystische Fibrose ist eine häufige Ursache für männliche Infertilität (▶ Kap. 84).

Über diese Veränderungen hinaus hat sich zunehmend herausgestellt, dass Patienten mit zystischer Fibrose auch Hautveränderungen aufweisen können. Hierzu gehört als häufigste Veränderung das aquagene palmoplantare Keratoderm. Dies ist gekennzeichnet durch ödematöse Schwellung, weißliche Papeln und verstärkt Falten mit vereinzelt Pruritus oder Schmerzen an Palmae und Plantae nach Wasserexposition. Darüber hinaus sind Dermatitiden bei zystischer Fibrose beschrieben. Diese zeigt sich üblicherweise einige Tage bis 15 Monate postnatal als erythematöse, schuppende Papeln, die später in teils erosive Plaques übergehen. Typischerweise zeigt sich diese Dermatitis zunächst im Bereich des Perineums, breitet sich dann jedoch auf die Perioralregion, die Extremitäten und den Stamm aus. Ursächlich wird aufgrund von Malabsorption durch die Grunderkrankung ein kombinierter Mangel von Zink, essenziellen Fettsäuren und Proteinen angenommen.

58.7.2 H-Syndrom

[Molho-Pessach 2008]
Diese autosomal-rezessive Erkrankung wird durch Mutationen im *SLC29A3*-Gen hervorgerufen, welches für den Nukleosidtransporter hENT3 kodiert. Der Begriff H-Syndrom leitet sich ab von den Veränderungen, die bei dieser Erkrankung beobachtet werden können, die zum großen Teil mit H beginnen. Von dermatologischer Seite gehören hierzu Hyperpigmentierungen mit zum Teil sklerodermiformem Aspekt und Hypertrichose. Weiter sind zu beobachten: Hepatosplenomegalie, Hörverlust, Hypogonadismus, Herzanomalien, Minderwuchs (low height), Hallux valgus und sporadische Hypoglykämien. Die Hautveränderungen können dem Rosai-Dorfman-Syndrom ähneln (▶ Kap. 112).

Literatur

Phakomatosen

Crino PB, Nathanson KL, Henske EP (2006) The tuberous sclerosis complex. N Engl J Med 355: 1345–1356

Eichenfield LF, Levy ML, Paller AS et al (1997) Guidelines of care for neurofibromatosis type 1. American Academy of Dermatology Guidelines/Outcomes Committee. J Am Acad Dermatol 37: 625–630

Evans DG, Sainio M, Baser ME (2000) Neurofibromatosis type 2. J Med Genet 37: 897–904

Ferner RE (2007) Neurofibromatosis 1 and neurofibromatosis 2: a twenty first century perspective. Lancet Neurol 6: 340–351

Gutman DH, Aylsworth A, Carey JC (1997) The diagnostic evaluation and multidisciplinarity management of neurofibromatosis 1 and neurofibromatosis 2. JAMA 278: 51–57

Mosaizismus und epidermale Nävi

Rudolf Happle

59.1 Einführung

Als ein Mosaik im biologischen Sinne bezeichnet man einen Organismus bestehend aus genetisch verschiedenen Zellen, die aus einer homogenen Zygote hervorgegangen sind. Im Unterschied hierzu entsteht eine Chimäre aus genetisch verschiedenen Zellpopulationen, die aus verschiedenen Zygoten stammen. Ein genetisches Mosaik kann alle Organe betreffen, ist aber an der Haut besonders leicht zu erkennen. Aus diesem Grund kommt dem Mosaikkonzept in der Dermatologie besondere Bedeutung zu. Bei zahlreichen Dermatosen ist deren Mosaiknatur bereits auf zytogenetischer oder molekularer Ebene bewiesen worden.

So lassen sich heutzutage alle Nävi als genetische Mosaike definieren. Umgekehrt sind aber selbstverständlich keineswegs alle Mosaike als Nävi aufzufassen, denn sonst müsste man beispielsweise ein Basalzellkarzinom oder ein Melanom als Nävus bezeichnen. Andere Beispiele für Mosaike sind die Incontinentia pigmenti, das CHILD-Syndrom sowie segmentale Manifestationen von Neurofibromatose 1, tuberöser Sklerose oder Morbus Darier.

59.2 Fünf verschiedene Mosaikmuster

Kutane Mosaike können in verschiedenen Mustern zutage treten. Bisher sind fünf verschiedene Archetypen beschrieben worden:

Typ 1: Blaschko-Linien Die Blaschko-Linien bilden am Rücken ein eigenartiges Springbrunnenmuster, beschreiben an den Flanken und am Bauch eine S-Figur und verlaufen an Armen und Beinen in vertikaler Richtung. Wahrscheinlich entstehen diese Linien dadurch, dass das transversale Auswachsen zweier funktionell verschiedener Zellklone mit dem Längenwachstum und der zunehmenden Beugung des Embryos interferiert. An Kopf und Hals bilden die Blaschko-Linien ein kompliziertes System, bei dem sich die Linien im Schema kreuzen können.

Typ 1a: Blaschko-Linien in schmalen Bändern Die Blaschko-Linien [Blaschko 1901] in schmalen Streifen manifestieren sich bei so vielen verschiedenen Mosaikzuständen, dass man sie geradezu als Standardmuster bezeichnen kann. Dieses Muster findet sich beispielsweise bei Incontinentia pigmenti, Pigmentmosaik Typ Ito und verschiedenen epidermalen Nävi.

Typ 1b: Blaschko-Linien in breiten Bändern Beim McCune-Albright-Syndrom bestehen segmentale Hyperpigmentierungen in einer solchen Breite, dass der Verlauf der Blaschko-Linien mitunter nur noch zu erahnen ist. Dennoch zeigt die Zusammenschau vieler Beobachtungen, dass auch diese Pigmentstörung den Blaschko-Linien folgt.

Typ 2: Schachbrettmuster Ein angedeutet rechteckiges Muster mit scharfer Trennung in der Mittellinie finden wir bei Naevus spilus, Becker-Nävus und Heterozygotenstatus für die X-chromosomale Hypertrichose.

Typ 3: Phylloides Muster Das griechische Wort *phylloid* bedeutet blattähnlich. Dieses Muster ähnelt den floralen Ornamenten des Jugendstils. Ein klinisches Beispiel ist die phylloide Hypomelanose. Das phylloide Muster kann jedoch auch in Form einer Hypermelanose bei anderen Mosaikzuständen auftreten.

Typ 4: Große Flecken ohne Mittellinientrennung Dieses Muster findet sich beispielsweise beim kongenitalen melanozytären Riesennävus, der in seiner Ausbreitung weder die vordere noch die hintere Mittellinie respektiert.

Typ 5: Lateralisierung Beim CHILD-Syndrom tritt ein eigenartiges Halbseitenmuster zutage, wobei der ipsilaterale CHILD-Nävus eine scharfe Demarkierung entlang der ventralen Mittellinie zeigt. Dieser Halbseitenbefall ist im Vergleich zu anderen Mosaikmustern sehr ungewöhnlich.

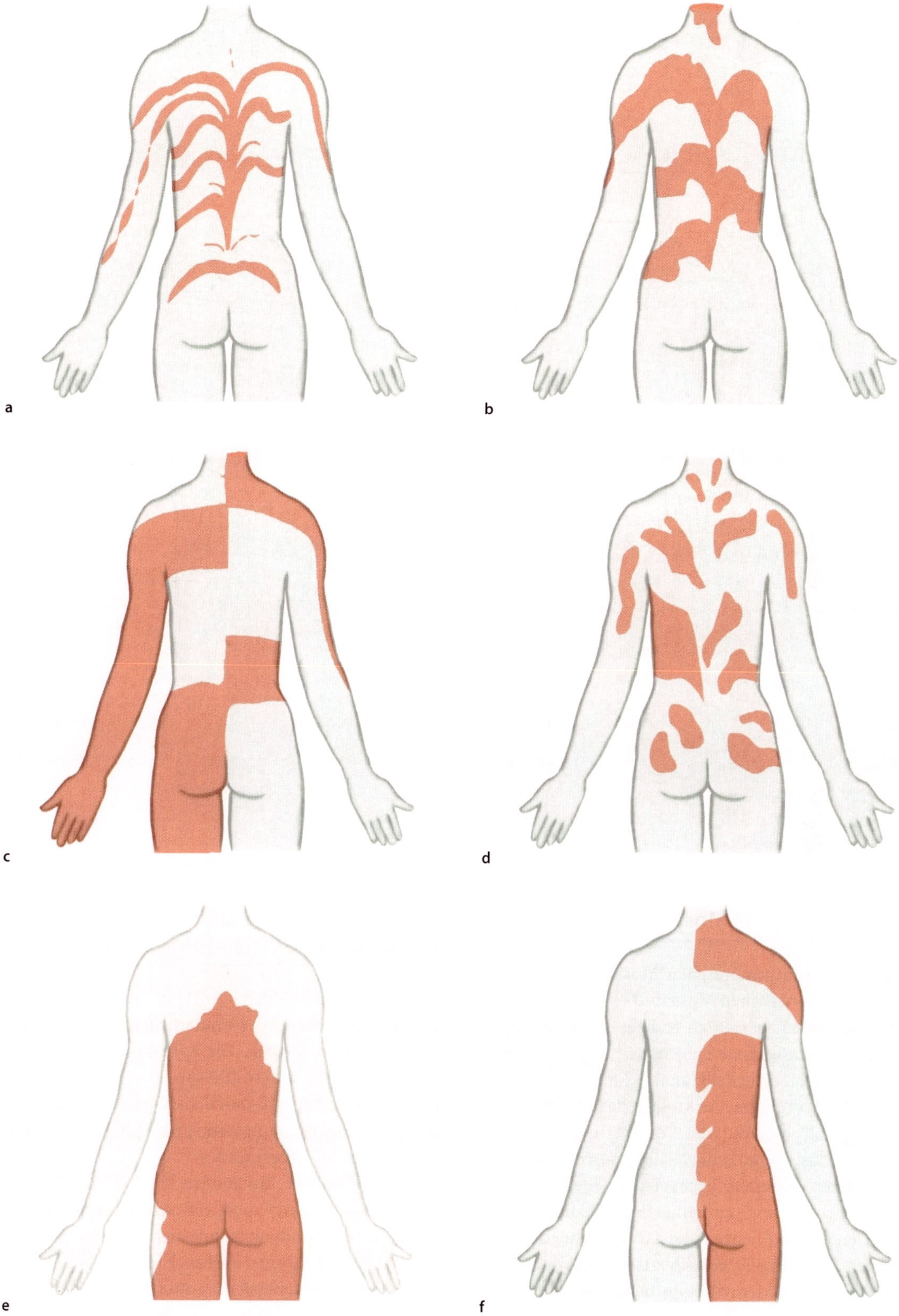

Abb. 59.1 Fünf verschiedene Mosaikmuster. Typ 1a: Blaschko-Linien in schmalen Bändern; Typ 1b: Blaschko-Linien in breiten Bändern; Typ 2: Schachbrettmuster; Typ 3: Phylloides Muster; Typ 4: Große Flecken ohne Mittellinientrennung; Typ 5: Lateralisierung

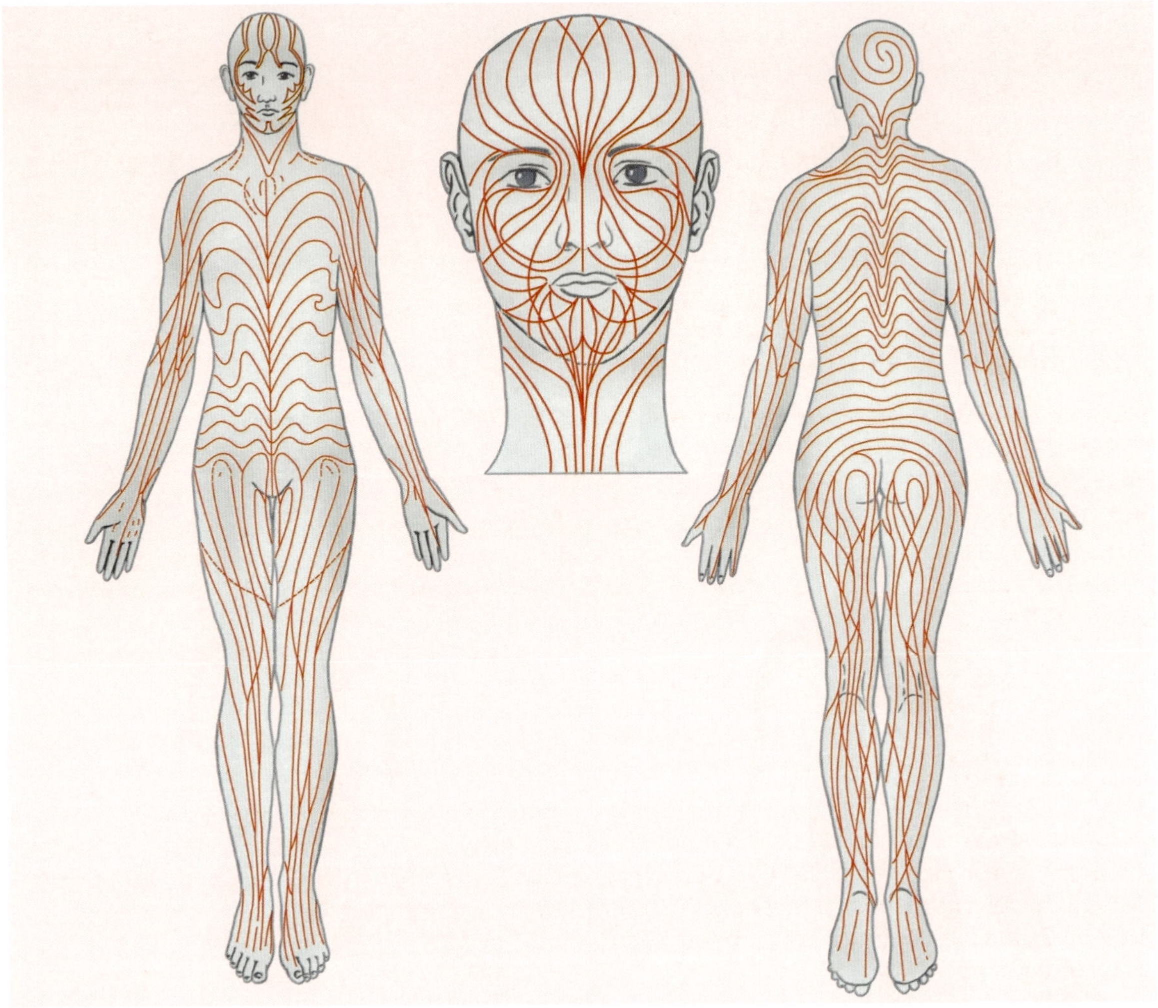

Abb. 59.2 Blaschko-Linien

59.3 Epigenetische Mosaike

Im Gegensatz zum genomischen Mosaik enthalten alle Zellen eines epigenetischen Mosaiks dieselbe genomische Information, wobei aber durch frühzeitige, während der Embryogenese einsetzende epigenetische Einflüsse zwei funktionell verschiedene Zellklone als Mosaik entstanden sind. Ein solches funktionelles Mosaik, das nach heutigem Wissen sehr oft die Aktivität von Retrotransposonen widerspiegelt, kann sowohl die X-Chromosomen als auch die Autosomen betreffen. Transposable Elemente oder Retrotransposonen sind retrovirale Partikel, die in großer Zahl im Genom von Pflanzen und Tieren vorhanden sind. Sie können die Aktivität benachbarter Gene durch Demethylierung oder Methylierung beeinflussen und dadurch die Expression eines bestimmten Gens aktivieren oder abschalten.

59.3.1 Epigenetische X-chromosomale Mosaike

Bei weiblichen Individuen bewirkt die zufällige Inaktivierung des väterlichen oder mütterlichen X-Chromosoms ein funktionelles Mosaik. Die X-Inaktivierung wird gesteuert durch LINE1-Retrotransposonen (**l**ong **i**nterspersed **n**uclear **e**lements), die auf dem X-Chromosom im Bereich des **X-I**naktivierungs**z**entrums (XIC) in besonders großer Menge lokalisiert sind.

X-chromosomale Mutationen können für männliche Embryonen letal oder nichtletal sein. Das funktionelle X-chromosomale Mosaik manifestiert sich zumeist in den Blaschko-Linien, mitunter aber auch in einem Schachbrettmuster oder im Lateralisierungsmuster des CHILD-Syndroms. Bei X-chromosomalen Letalmutationen überleben nur die weiblichen Embryonen, weil sie über den Lyon-Effekt ein funktionelles Mosaik aufbauen können.

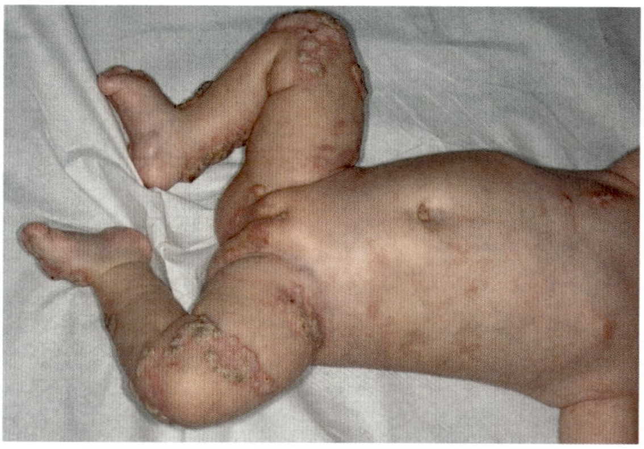

Abb. 59.3 Incontinentia pigmenti: Übergang vom entzündlichen ins verruköse Stadium

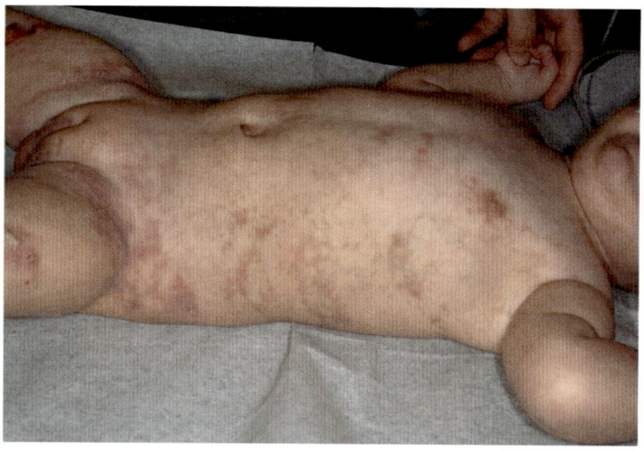

Abb. 59.4 Incontinentia pigmenti: Übergang in hyperpigmentiertes Stadium 3 Monate später

Incontinentia pigmenti

[Bloch 1926, Sulzberger 1927]

OMIM 308300	XLD	Xq28
NEMO	NF-κB essential modulator	

Synonym

Bloch-Sulzberger-Syndrom

Epidemiologie

Mit wenigen Ausnahmen kommt die Erkrankung nur bei Mädchen vor. Sie manifestiert sich entweder schon beim Neugeborenen oder entwickelt sich schubweise in den ersten Lebenswochen.

Ätiopathogenese

Es liegt ein X-chromosomal dominanter Erbgang mit Letalität für männliche Embryonen vor. Mutationen im *NEMO*-Gen bei Xq28 führen zu unkontrollierter Apoptose.

Klinik

Hautbefund

Das entzündliche Stadium ist durch streifenförmig angeordnete Bläschen gekennzeichnet, in denen sich Eosinophile nachweisen lassen. Es folgt das verruköse Stadium mit streifenförmigen Hyperkeratosen, welches durch das Stadium der Hyperpigmentierung abgelöst wird. Dabei finden sich melaninbeladene Makrophagen in der Dermis. Dieses Abtropfen des Melanins hat der Krankheit den Namen gegeben. Das vierte Stadium ist durch streifenförmige Hypopigmentierungen mit Haarlosigkeit gekennzeichnet und tritt besonders deutlich an den Waden zutage.

Weitere Befunde

Während der entzündlichen Phase besteht eine Blut- und Gewebe-Eosinophilie. Im Blutausstrich sind Werte von 50% Eosinophilen nicht ungewöhnlich. Das entzündliche Stadium kann sich ausnahmsweise in späteren Lebensjahren wiederholen, mitunter sogar bei Erwachsenen. Als assoziierte Anomalien finden sich fehlende oder unvollständig entwickelte Zähne, Augenanomalien (Optikusatrophie, Strabismus, Katarakt) und ZNS-Defekte (Epilepsie, Ataxie, mentale Retardierung).

Differenzialdiagnose

Streifenförmige Hyperpigmentierungen findet man auch bei genomischen Pigmentmosaiken sowie bei fokaler dermaler Hypoplasie und Conradi-Hünermann-Happle-Syndrom.

Histopathologie

Typisch sind folgende Merkmale:
- Entzündliche Phase: Spongiose mit Eosinophilen
- Verruköses Stadium: Papillomatose mit ausgeprägter Dyskeratose
- Stadium der Pigmentierung: Melanophagen im oberen Korium
- Stadium der Hypopigmentierung: narbige Atrophie mit reduzierter Zahl von Melanozyten

Therapie

Möglich ist lediglich eine symptomatische Behandlung des Entzündungsstadiums.

Fokale dermale Hypoplasie

[Goltz et al. 1962]

OMIM 305600	XLD	Xp11.23
PORCN	PORC protein	

▪ Synonyme

Goltz-Syndrom. Nicht empfehlenswert ist das Synonym Goltz-Gorlin-Syndrom, weil die Krankheit dann mit dem Gorlin-Goltz-Syndrom verwechselt werden kann.

▪ Epidemiologie

Das Syndrom tritt nahezu ausschließlich beim weiblichen Geschlecht auf.

▪ Ätiopathogenese

Es besteht eine X-chromosomal dominante Vererbung mit Letalwirkung für männliche Embryonen. Zugrunde liegen Mutationen im *PORCN*-Gen, das den zellulären Transport von Wnt-Proteinen ermöglicht.

▪ Klinik

▪▪ Hautbefund

Fleck- und streifenförmige kutane Aplasien in systematisierter Verteilung sind typisch. In diesen Bereichen ist die Haut zigarettenpapierartig verdünnt und braun-rötlich verfärbt. Zusammen mit Teleangiektasien kann sich das Bild einer streifenförmigen Poikilodermie ergeben. In diesen Arealen kann das subkutane Fettgewebe gelb durchschimmern und hernienartig hervorquellen. An Lippen, Vulva und Analring finden sich oft Papillome, die feingeweblich Angiofibrome darstellen. Am behaarten Kopf manifestiert sich die Krankheit in streifen- oder fleckenförmigen Kahlstellen, an den Händen in Form einer Onychodystrophie.

▪▪ Weitere Befunde

Assoziierte Skelettveränderungen umfassen Syndaktylien, Hyperplasie oder Aplasie von Fingern und Zehen oder Dysmelie-artige Veränderungen. Recht typisch ist eine **Hummerscherenhand**. Hypoplasien der Wirbelkörper oder des thorakalen Skeletts können zu entsprechenden Deformierungen mit Skoliose führen. Orale Defekte umfassen Hypodontie, Anodontie sowie Zahnstellungsanomalien. An Augenanomalien finden sich Iriskolobome, Mikrophthalmie, Strabismus, Nystagmus, seltener auch unilaterale Anophthalmie. Eine geistige Retardierung kann, aber muss nicht vorhanden sein.

▪ Differenzialdiagnose

Wenn streifenförmige Hyperpigmentierungen im Vordergrund stehen, kann die Krankheit mit der Incontinentia pigmenti verwechselt werden. Zur Abgrenzung gegenüber anderen kongenitalen Poikilodermien ist die streifig-systematisierte Anordnung der Hauterscheinungen wegweisend.

▪ Histopathologie

Die Dermis fehlt nahezu komplett, sodass die Subkutis mit ihrem Fettgewebe direkt an die Epidermis zu grenzen scheint.

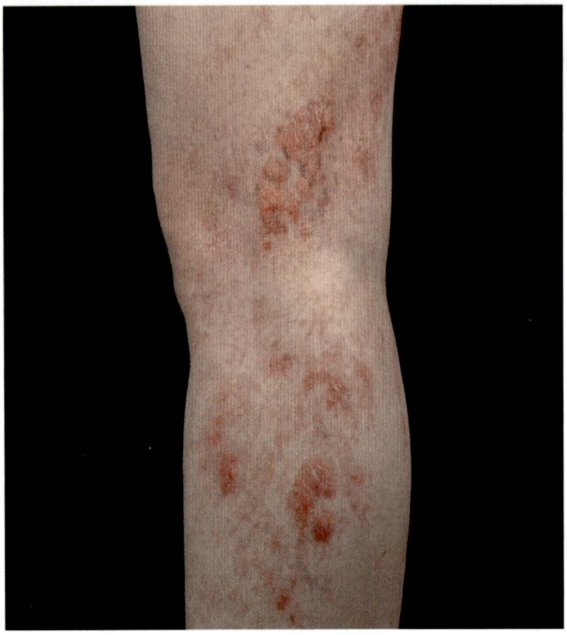

Abb. 59.5 Fokale dermale Hypoplasie mit hernienartiger Vorstülpung des subkutanen Fettgewebes

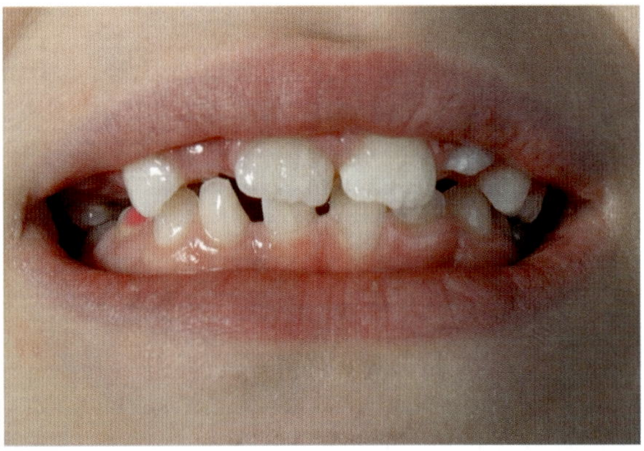

Abb. 59.6 Fokale dermale Hyperplasie mit Zahnstellungsanomalien

▪ Therapie

Diese erfolgt nur symptomatisch.

MIDAS-Syndrom

[Happle et al. 1993]

OMIM 309801	XLD	Xp22
HCCS	Holocytochrome c synthase	

Das MIDAS-Syndrom ist ein Akronym für **Mi**krophthalmie, **d**ermale **A**plasie und **S**klerokornea. Häufig assoziierte Anomalien betreffen Augen, Hirn und Herz. Der Krankheit liegen Mutationen im Gen der Holocytochrom-

Typ-C-Synthetase zugrunde. Im Gegensatz zur fokalen dermalen Hypoplasie findet man beim MIDAS-Syndrom niemals ein hernienartiges Hervorquellen des Fettgewebes.

Orofaziodigitales Syndrom Typ I

[Papillon-Léage und Psaume 1954]

OMIM 311200	XLD	Xp22.3-p22.2
CXORF5	OFD1 protein	

Das orofaziodigitale Syndrom (OFD-Syndrom) Typ I umfasst Spaltdefekte des Mittelgesichts, Zungenlappung, Hypoplasie der Nasenflügelknorpel, Syn-, Brachy- und Klinodaktylie, geistige Retardierung sowie charakteristische Hautanomalien in Form von **Milien**, die während der Säuglingszeit an Wangen und Ohren vorhanden sind, zudem eine fleck- oder streifenförmige Alopezie, in der sich ein funktionelles X-chromosomales Mosaik manifestiert. Die Krankheit wird durch Mutationen im *CXORF5*-Gen verursacht.

Weitere Beispiele X-chromosomal-dominanter, für das männliche Geschlecht letaler Phänotypen sind das Conradi-Hünermann-Happle-Syndrom (▶ Kap. 61) und das CHILD-Syndrom.

X-chromosomale nichtletale Mutationen

Bei diesen Krankheiten zeigen männliche Individuen den Phänotyp in diffuser Verteilung, während die weiblichen Überträgerinnen ein klinisch erkennbares Mosaik aufweisen, und zwar zumeist in Form der Blaschko-Linien. Beispiele sind die anhidrotische Ektodermaldysplasie vom Typ Christ-Siemens-Touraine (▶ Kap. 58), die heute unterschieden werden muss von der ektodermalen Dysplasie Typ Zonana, die ebenfalls durch fehlende Schweißbildung gekennzeichnet ist, jedoch zusätzlich mit einer Immundefizienz einhergeht und paradoxerweise durch spezielle allelische Mutationen im NEMO-Gen der Incontinentia pigmenti verursacht wird. Milde, streifenförmig verteilte Manifestationen findet man auch bei Konduktorinnen für das Menkes-Syndrom (▶ Kap. 96), die Dyskeratosis congenita vom X-chromosomalen Typ (▶ Kap. 58) und das IFAP-Syndrom (Ichthyosis follicularis, Atrichie, Photophobie; ▶ Kap. 61). Bei der X-chromosomalen Hypertrichose zeigen Konduktorinnen ein vermehrtes Wachstum der Körperhaare in einem Schachbrettmuster.

Kutane Manifestation X-chromosomaler Gene, welche der Inaktivierung entgehen

Es gibt auch einige X-chromosomale Hautkrankheiten, bei denen heterozygote Frauen keinerlei Mosaikverteilung aufweisen. Dies lässt sich damit erklären, dass die zugrunde liegenden Genloci der Inaktivierung entgehen, denn man weiß heute, dass das X-Chromosom über seine ganze Länge zahlreiche nichtinaktivierte Loci aufweist. Dermatologische Beispiele sind die X-chromosomal rezessive Ichthyose und die hereditäre bullöse Dystrophie vom Typ Mendes da Costa.

59.3.2 Epigenetische autosomale Mosaike

Beim Menschen wird vermutlich das Muster der Blaschko-Linien mitunter durch die Aktivität eines Retrotransposons bewirkt. Auf diese Weise ließe sich erklären, warum autosomale Mosaikzustände manchmal bei mehreren Familienmitgliedern auftreten können, wie man es etwa bei hypermelanotischen oder hypomelanotischen streifenförmigen Pigmentierungen oder beim ILVEN (**i**nflammatorischer **l**inearer **v**erruköser **E**pidermalnävus) beobachtet hat.

59.4 Genomische Mosaike

Im Gegensatz zum epigenetischen Mosaik kommen genomische Mosaike im Allgemeinen nicht familiär gehäuft vor. Wichtige Ausnahmen sind jedoch der segmentale Typ-2-Befall bei autosomal-dominanten Hautkrankheiten sowie die paradominant erblichen Phänotypen.

59.4.1 Genomisches Mosaik autosomaler Letalmutationen

Zahlreiche autosomale Mutationen sind Letalfaktoren, die betroffene Embryonen in einem frühen Entwicklungsstadium absterben lassen. Solche Mutationen können nur im Mosaikverband überleben, und dies kann erklären, warum diese Phänotypen – von wenigen Ausnahmen abgesehen – nur sporadisch auftreten. Beispiele sind Schimmelpenning-Syndrom und Sturge-Weber-Klippel-Trenaunay-Syndrom (▶ Kap. 60) sowie auch die folgenden Phänotypen.

Pigmentmosaike vom Typ Ito

[Ito 1952]

Der veraltete Begriff Hypomelanosis Ito bezeichnet keine bestimmte Krankheit, sondern bezieht sich auf ganz verschiedene neurokutane Phänotypen, denen eine systematisierte Hypopigmentierung im Verlauf der Blaschko-Linien gemeinsam ist. In manchen Fällen ist das Mosaik zytogenetisch nachweisbar, in anderen Fällen liegt eine postzygotische Punktmutation zugrunde. Die assoziierten extrakutanen Anomalien können von Mosaik zu Mosaik variieren, und deshalb ist eine gründliche genetische und

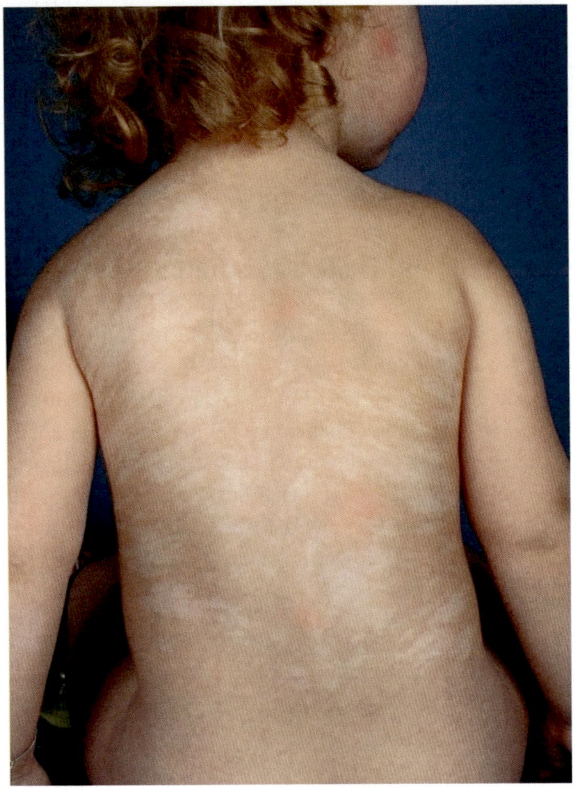

Abb. 59.7 Pigmentmosaik vom Typ Ito

pädiatrische Abklärung angezeigt. Sofern keine extrakutanen Defekte vorhanden sind, spricht man auch von Naevus depigmentosus oder Naevus achromicus (▶ Kap. 70). Differenzialdiagnostisch ist zu denken an Pigmentmosaike vom hypermelanotischen Typ und an die Incontinentia pigmenti, bei der sich die Pigmentstörung aus entzündlichen Vorstadien entwickelt und spritzerartig verteilt ist.

Phylloide Hypomelanose

[Happle 2000]

Dieses neurokutane Syndrom ist durch blattähnliche, an Jugendstilornamente erinnernde Hypopigmentierungen gekennzeichnet. Typischerweise liegt eine Mosaiktrisomie 13q zugrunde.

McCune-Albright-Syndrom

[McCune und Bruch 1937, Albright 1937]

OMIM 174800	Mosaic	20q13.2
GNAS1	GNAS complex locus (G protein)	

- **Synonym**

Polyostotische fibröse Dysplasie

Mutationen im *GNAS1*-Gen (20q13.2) manifestieren sich bei diesem Syndrom an Haut, Knochen und Endokrinium. Das Verteilungsmuster der segmentalen Hyperpigmentierungen entspricht dem Typ 1b. Die fibröse Dysplasie der Knochen ist ebenfalls mosaikartig verteilt. Endokrinologische Störungen umfassen Pubertas praecox (hauptsächlich bei Mädchen), Riesenwuchs und Cushing-Syndrom. Die kutanen Veränderungen bedürfen keiner Behandlung.

Naevus-spilus-papulosus-Syndrom

[Happle 2002]

Dieses Syndrom ist durch einen Naevus spilus vom papulösen Typ (Milchkaffeefleck übersät mit Lentigines und melanozytären Papeln) sowie durch zumeist ipsilateral lokalisierte neurologische Anomalien in Form von Hyperhidrose, Muskelschwäche oder Dysästhesien gekennzeichnet.

Delleman-Syndrom

[OMIM 164180]

[Delleman und Ooorthuys 1981]

- **Synonym**

Okulozerebrokutanes Syndrom

Dieses selten auftretende Syndrom ist durch orbitale Zysten, multiple periorbitale Hautanhängsel und fokale dermale Aplasie gekennzeichnet. Betroffene Patienten leiden an zerebralen Malformationen. Die Läsionen zeigen eine asymmetrische Anordnung, worin sich wahrscheinlich das Mosaik einer Letalmutation manifestiert. Das hierfür verantwortliche Gen ist unbekannt.

Enzephalokraniokutane Lipomatose

[Haberland und Perou 1970]

Für diese Krankheit charakteristisch ist eine glatter, haarloser, aus Fettgewebe bestehender Nävus der Kopfhaut, der als Naevus psiloliparus bezeichnet wird (▶ Kap. 60). Es gibt weiterhin eine Reihe anderer kutaner Läsionen (Lipome, periokuläre Fibrome) sowie eine Beteiligung des zentralen Nervensystems und der Augen.

59.4.2 Genomisches Mosaik autosomaler nichtletaler Mutationen

Autosomal-dominante Hautkrankheiten können sich in einer Mosaikverteilung manifestieren, wobei heute zwei grundsätzlich verschiedene Kategorien unterschieden werden.

Segmentaler Typ-1-Befall bei autosomal-dominanten Hautkrankheiten

Der segmentale Typ-1-Befall, wie er bei tuberöser Sklerose, Neurofibromatose 1 oder Morbus Darier gefunden wird, entsteht aus einer frühen postzygotischen Mutation, die bei einem ursprünglich gesunden Embryo aufgetreten ist. Man

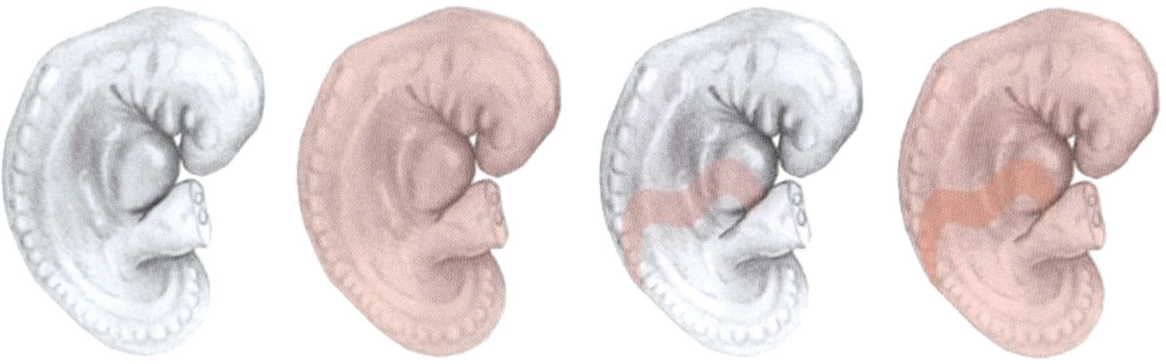

Abb. 59.8 Zwei verschiedene segmentale Manifestationstypen bei autosomal-dominanten Hautkrankheiten. Von links nach rechts: Normaler Phänotyp; diffuse heterozygote Manifestation; segmentale Typ-1-Manifestation, Heterozygotie widerspiegelnd; segmentale Typ-2-Manifestation, Verlust der Heterozygotie widerspiegelnd

sollte nicht von einer somatischen Mutation sprechen, denn die zugrunde liegende postzygotische Mutation kann auch die Gonaden betreffen, sodass für die Nachkommen ein erhöhtes Risiko für das Auftreten desselben Phänotyps in diffuser Form besteht. Eine solche familiäre Konstellation wird bei Neurofibromatose 1 oder bei epidermolytischen Ichthyose Typ Brocq gelegentlich beobachtet.

Segmentaler Typ-2-Befall bei autosomal-dominanten Hautkrankheiten

Im Gegensatz zum segmentalen Typ-1-Befall entsteht ein segmentaler Typ-2-Befall durch Verlust des entsprechenden Wildtypallels in einem Embryo, der für die zugrunde liegende Mutation heterozygot ist. Eine solche segmentale Manifestation pflegt besonders ausgeprägt zu sein und sich dem diffus verteilten, dem gewohnten Bild entsprechenden Phänotyp zu überlagern. Der Beweis für dieses Konzept ist bislang bei sechs verschiedenen Genodermatosen einschließlich Morbus Hailey-Hailey, Morbus Darier und Neurofibromatose 1 erbracht worden. Mögliche weitere Beispiele für eine segmentale Typ-2-Manifestation sind tuberöse Sklerose, Leiomyomatose, Trichoepitheliomatose und Hornstein-Birt-Hogg-Dubé-Syndrom. Nach heutigem Wissen tritt der Allelverlust an verschiedenen Genloci unterschiedlich häufig auf. Dies mag erklären, warum der segmentale Typ-2-Befall bei kutaner Leiomyomatose, Glomangiomatose und disseminierter superfizieller aktinischer Porokeratose ganz besonders häufig beobachtet wird.

59.4.3 Nicht klassifizierbares genomisches Mosaik

Von der folgenden Dermatose lässt sich einstweilen nicht sagen, ob eine letale oder nichtletale autosomale Mutation zugrunde liegt.

Naevus lentiginosus linearis

[Happle et al. 2010]
Dieser Nävus besteht aus dicht stehenden Lentigines, die entlang den Blaschko-Linien angeordnet sind, wobei charakteristischerweise ein hyper- oder hypopigmentierter Hintergrund vollkommen fehlt.

59.5 Überlagerte Segmentmanifestation polygener Hautkrankheiten

Bei den häufigen Dermatosen mit polygenem Hintergrund wie Psoriasis, atopischem Ekzem oder Vitiligo findet sich gelegentlich ein streifenförmiger oder sonstwie segmentaler Befall, der besonders ausgeprägt ist und sich den gewöhnlichen, diffus und beidseitig verteilten Hautveränderungen überlagern kann (► Übersicht). In solchen Fällen muss man annehmen, dass entweder ein früher Allelverlust an einem der zugrunde liegenden Loci stattgefunden hat, oder dass eine frühe postzygotische Mutation an einem zusätzlichen prädisponierenden Genlocus hinzugekommen ist.

Polygene Dermatosen, bei denen eine überlagerte Segmentmanifestation beschrieben worden ist

- Psoriasis vulgaris
- Psoriasis pustulosa
- Atopisches Ekzem
- Lichen ruber planus
- Lichen nitidus
- Disseminiertes Granuloma anulare
- Vitiligo
- Systemischer Lupus erythematosus
- Dermatomyositis

▼

- Pemphigus vulgaris
- Transplantat-gegen-Wirt-Reaktion (Graft versus host disease)
- Erythema exsudativum multiforme
- Arzneimittelexanthem
- Multiple melanozytäre Nävi assoziiert mit melanozytärem Riesennävus

59.6 Andere erworbene Dermatosen im Verlauf der Blaschko-Linien

Paradoxerweise manifestieren sich verschiedene erworbene Dermatosen ausschließlich im Verlauf der Blaschko-Linien. Offenbar hat bei diesen Personen von Geburt an ein zunächst unsichtbares Mosaik bestanden, wobei der mutierte Zellklon einen veränderten Antigenbesatz aufweist. Durch einen Umweltfaktor, sei er viraler oder anderer Natur, tritt dieser aberrante Zellklon als eine streifenförmige erworbene Dermatose zutage. Beispiele sind Lichen striatus und Atrophodermia linearis Moulin.

59.6.1 Lichen striatus

[Fantl 1914]

Klinik

Bei dieser meist bei Kindern vorkommenden Dermatitis treten kleine, entzündlich gerötete oder hautfarbene lichenoide Papeln ohne Wickham-Phänomen und ohne nabelförmige Eindellung auf, die bald zu einem schmalen Band zusammenfließen, das sich entlang den Blaschko-Linien erstreckt. Mitunter sind mehrere Streifen im Sinne einer Systematisierung betroffen. Sofern diese an Fingern oder Zehen enden, kann auch eine Nageldystrophie vorhanden sein.

Der Lichen striatus pflegt sich innerhalb von Wochen oder Monaten auszubreiten, um sich dann innerhalb von 6–12 Monaten wieder spontan zurückzubilden.

Differenzialdiagnose

Der lineare Lichen planus ist klinisch und histopathologisch abgrenzbar. Beim entzündlichen linearen Epidermalnävus (ILVEN) sind Exsudation und Hyperkeratose viel ausgeprägter. Dasselbe gilt auch für die lineare Psoriasis und das lineare atopische Ekzem.

Histopathologie

Subakute Dermatitis mit Akanthose, Hyperkeratose und einzelnen dyskeratotischen Zellen im Stratum granulosum der Epidermis. Leichte Spongiose. Die Blutgefäße im oberen Korium sind erweitert und zeigen ein perivaskuläres Ödem sowie ein lymphohistiozytäres Infiltrat, das auch zur Exozytose neigt.

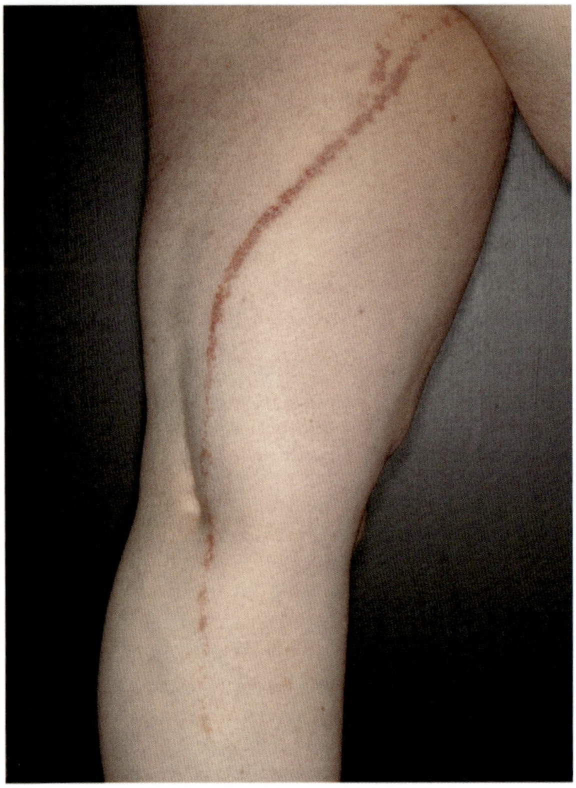

Abb. 59.9 Lichen striatus

Therapie

Wichtig ist Aufklärung des Patienten oder der Eltern über die Harmlosigkeit der Erkrankung. Nur bei stärkerem Juckreiz ist eine kurzfristige örtliche Behandlung mit einem Glukokortikoid oder Calcineurin-Inhibitor indiziert.

59.6.2 Blaschkitis

[Grosshans und Marot 1980]

Die Bezeichnung wird für eine streifenförmige entzündliche Dermatose, die vor allem Erwachsene betrifft, verwendet. Die Krankheit pflegt sich nach ein paar Wochen spontan zurückzubilden. Sie steht dem Lichen striatus sowohl klinisch als auch histopathologisch so nahe, dass man sich fragen kann, ob es sich wirklich um eine eigenständige Entität handelt.

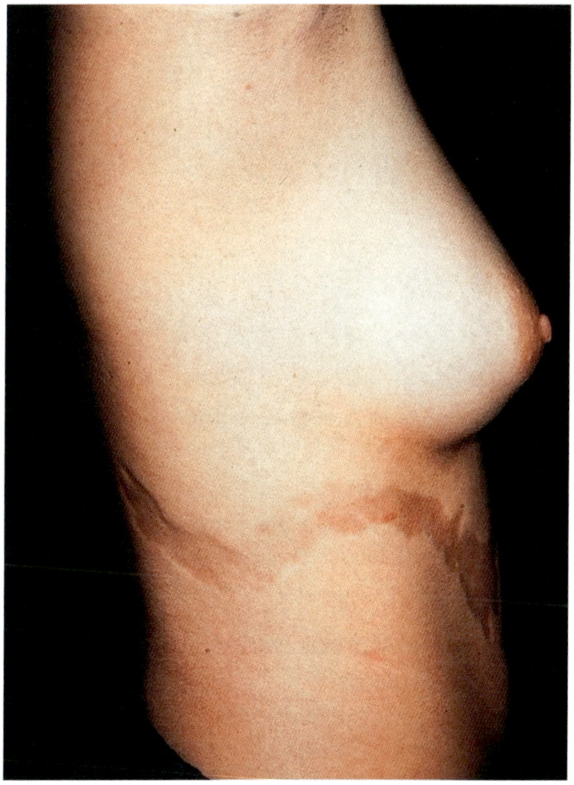

Abb. 59.10 Atrophodermia linearis Moulin

59.6.3 Atrophodermia linearis Moulin

[Moulin et al.1992]
Diese Krankheit unterscheidet sich von der zirkumskripten Sklerodermie (▶ Kap. 54) dadurch, dass ein entzündliches Vorstadium gewöhnlich fehlt und die Haut zu keinem Zeitpunkt verhärtet ist. Die Atrophodermie, die mit einer Hyperpigmentierung einhergehen kann, ist stets im Verlauf der Blaschko-Linien angeordnet. Wenn Hautveränderungen, die an eine oberflächliche Morphaea denken lassen, in Streifen entlang den Blaschko-Linien angeordnet sind, wird es sich am ehesten um eine Atrophodermia linearis Moulin handeln. Eine wirksame Therapie ist nicht bekannt.

59.7 Didymosis

Die Bezeichnung Didymosis (Griechisch didymos = Zwilling) bedeutet **Zwillingsflecken**. Diese lassen sich definieren als das gepaarte Auftreten mutierter Areale, die sich genetisch sowohl voneinander als auch von dem umgebenden heterozygoten Gewebe unterscheiden. Ein Embryo sei heterozygot für zwei verschiedene rezessive Gene, die das Integument verändern. Diese Gene liegen sich auf einem homologen Chromosomenpaar gegenüber, entweder am selben Genlocus (allelisch) oder auf benachbarten Loci (nichtallelisch).

Durch somatische Rekombination kann ein Austausch in der Weise erfolgen, dass die beiden Tochterzellen jeweils für eine der beiden Mutationen homozygot werden und als Stammzellen der Didymosis fungieren.

Mögliche Beispiele für allelische oder nichtallelische Didymosis sind in der folgenden Übersicht aufgeführt.

Beispiele für Didymosis (Zwillingsflecken)

- Allelische Didymosis
- Didymosis capillaris
- Cutis tricolor
- Gepaarte Segmente exzessiv betroffener und gesunder Haut bei Morbus Darier
- Gepaarte Segmente exzessiv betroffener und gesunder Haut bei epidermolytischer Ichthyose Typ Brocq
- Nichtallelische Didymosis
- Phacomatosis caesioflammea
- Phacomatosis spilorosea
- Phacomatosis caesiomarmorata
- Phacomatosis pigmentokeratotica
- Noch nicht klassifizierbar
  Didymosis aplasticosebacea
  Didymosis aplasticopsilolipara [Torrelo et al. 2005]

Bei autosomal-dominanten Hautkrankheiten können durch eine frühzeitige somatische Rekombination gepaarte Hautsegmente entstehen, in denen die Hautkrankheit entweder besonders stark ausgeprägt oder gar nicht vorhanden ist. Diese Form einer Didymosis hat man bei Morbus Darier und bei epidermolytischer Ichthyose Typ Brocq beobachtet.

59.7.1 Formen der Didymosis

Vaskuläre Didymose

Diese Erkrankung ist eine relativ häufig vorkommende Form allelischer Zwillingsflecken, die durch das gemeinsame Auftreten eines teleangiektatischen Nävus und eines Naevus anaemicus gekennzeichnet ist. Gewöhnlich geht diese Erkrankung nicht mit weiteren Anomalien einher, jedoch kann dieser Typ der allelischen Didymose auch bei Patienten mit Phacomatosis caesioflammea (Phacomatosis pigmentovascularis Typ IIa) beobachtet werden.

Cutis tricolor

[Happle et al 1997]
Diese Erkrankung ist durch das gemeinsame Auftreten von hyper- und hypochromen Maculae gekennzeichnet, die

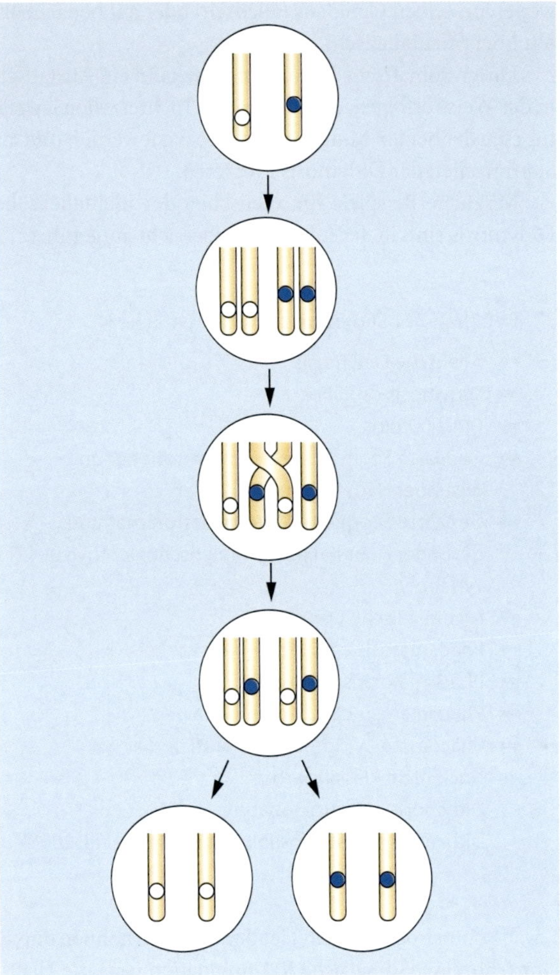

■ **Abb. 59.11** Entstehung einer nichtallelischen Didymose. Von oben nach unten: Homologe DNA-Stränge mit je einer Mutation an unterschiedlichen Loci; semikonservative Replikation; somatische Rekombination; Entstehung homologer Chromosomen mit jeweils zwei verschiedenen Chromatiden; zwei verschiedene homozygote Tochterzellen

normalerweise dicht beieinander liegen. Cutis tricolor ist keine abgegrenzte Krankheitsentität, sondern eher ein kutanes Zeichen für mehrere verschiedene Mosaikzustände, von welchen einige mit Defekten des zerebralen Nervensystems einhergehen, wie bei Cutis tricolor parvimaculata zu beobachten.

Didymose bei epidermolytischer Ichthyose Typ Brocq

[Happle und König 1999]
Happle und König revidierten den Fall eines Jungen mit epidermolytischer Hyperkeratose Typ Brocq. Der Fall wurde ursprünglich als kongenitale ichthyosiforme Erythrodermie mit epidermalem Nävus diagnostiziert. Zusätzlich zu einem diffusen Befund zeigte der betroffene Junge lineare Areale mit entweder ausgeprägtem oder gänzlich fehlendem Befall. Diese Tatsache veranlasste die Autoren zu der Hypothese einer allelischen Didymose.

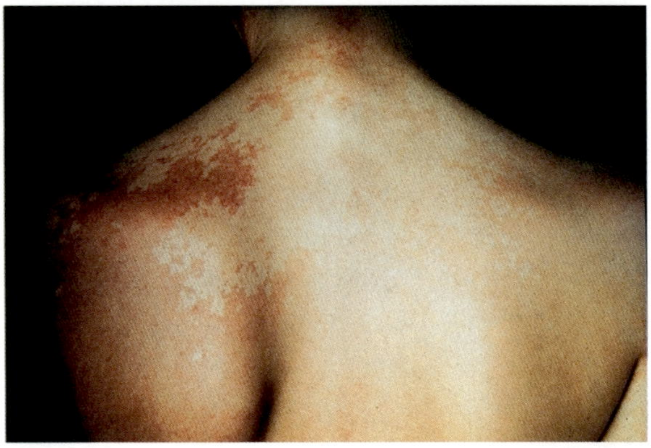

■ **Abb. 59.12** Vaskuläre Zwillingsflecken: Naevus telangiectaticus und Naevus anaemicus als Beispiel einer allelischen Didymose

Didymose bei Morbus Darier

[Itin und Happle 2002]
Bei einem Patienten mit Morbus Darier mit nichtsegmentierten Läsionen am Nacken und an der Stammvorderseite wurden am Rücken paarige Segmente mit jeweils ausgeprägtem und fehlendem Befall beschrieben. Diese linearen Hautveränderungen wurden als allelische Zwillingsflecken interpretiert.

Phacomatosis caesioflammea

[Happle 2005]

■ **Synonym**

Phacomatosis pigmentovascularis Typ II a/b [Ota et al. 1947, Hasegawa und Yasuhara 1985]

Dieses sporadisch auftretende Syndrom ist durch das gemeinsame Auftreten aberrierender Mongolenflecke (caesius = blau, blau-grau) und eines Naevus flammeus gekennzeichnet. Diese Zwillingsnävi können mit Defekten des zentralen Nervensystems, okulären Anomalien (zum Beispiel Melanose des Bulbus, Glaukom), Asymmetrie der Extremitäten, Dysplasie der Venen oder Lymphgefäße oder mit einem Naevus anaemicus einhergehen.

Phacomatosis spilorosea

[Happle 2005]

■ **Synonym**

Phacomatosis pigmentovascularis Typ III a/b [Hasegawa und Yasuhara 1985]

Diese Erkrankung besteht aus der Kombination eines Naevus spilus vom makulösen Typ und einer kapillären Malformation in Form eines Naevus roseus. Wie der Name

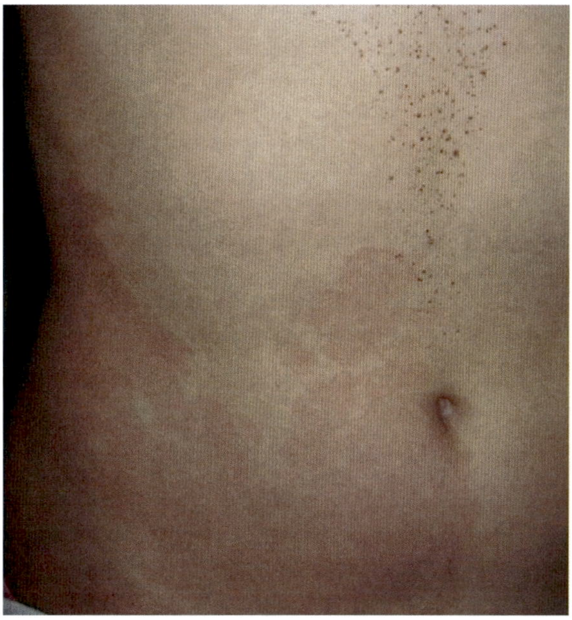

Abb. 59.13 Phacomatosis spilorosea: Naevus spilus maculosus und Naevus roseus als Beispiel einer nichtallelischen Didymose

sagt, ist die Farbe des vaskulären Nävus immer hellrot oder blassrosa. Es sei betont, dass weder Naevi flammei noch Naevi anaemici mit dieser Erkrankung assoziiert sind, obwohl eine Kombination mit diesen Nävi in der traditionellen Klassifikation von Hasegawa und Yasuhara zunächst beschrieben worden war. Die Krankheit kann isoliert auftreten oder mit einseitigem Lymphödem, Hemiparese, epileptischen Anfällen, Asymmetrie der Extremitäten und Skoliose einhergehen.

Phacomatosis caesiomarmorata

[Happle 2005]

- **Synonym**

Phakomatosis pigmentovascularis Typ V a/b [Enjolras and Mulliken 2000, Torrelo et al. 2003]

Dieser Phänotyp ist durch das gemeinsame Auftreten aberrierender Mongolenflecke und einer Cutis marmorata teleangiectatica congenita gekennzeichnet. Als assoziierte Anomalien sind blaue Skleren, verstärktes Wachstum eines Beines sowie Asymmetrie der Hirnhälften und Ventrikel beschrieben worden.

Phacomatosis pigmentokeratotica

[Happle et al. 1996]

Dieser Phänotyp ist durch die Kombination eines Naevus spilus papulosus mit einem Naevus sebaceus gekennzeichnet und könnte deshalb treffender als Didymosis spilosebacea bezeichnet werden. Die assoziierten extrakutanen Anomalien entsprechen jenen des Schimmelpenning-Syndroms und des Naevus-spilus-papulosus-Syndroms. Die beiden Komponenten dieser nichtallelischen Didymose können ipsilateral auftreten oder einander gegenüber liegen.

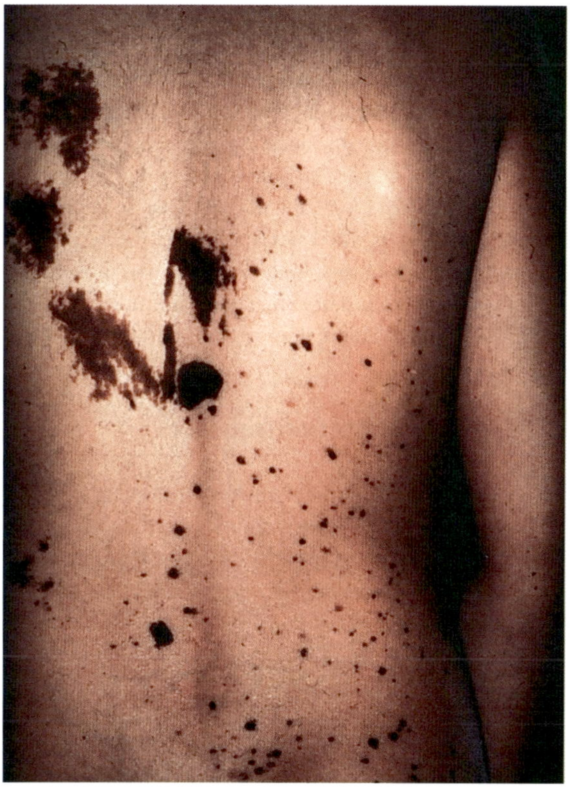

Abb. 59.14 Phacomatosis pigmentokeratotica: Naevus sebaceus und Naevus spilus papulosus als Beispiel einer nichtallelischen Didymose

Didymosis aplasticosebacea

[Happle und König 2001]

Eine Aplasia cutis congenita (▶ Kap. 57) kann mitunter zeitlich und räumlich mit einem Naevus sebaceus vergesellschaftet sein. Das gemeinsame Auftreten lässt sich als ein Zwillingsflecken-Phänomen deuten, woraus sich der Name Didymosis aplasticosebacea ableitet.

59.8 Paradominante Vererbung

Einige Letalmutationen, die sich nur in Form eines Mosaiks und deshalb ganz überwiegend sporadisch manifestieren, können ausnahmsweise bei mehreren Familienmitgliedern zutage treten. Als Erklärung bietet sich das Konzept der Paradominanz an. Im heterozygoten Zustand sind die Genträger phänotypisch gesund, und deshalb kann die Mutation über viele Generationen unerkannt weitervererbt werden. Das Merkmal manifestiert sich nur dann, wenn in einem frühen Stadium der Embryogenese ein Verlust der Heterozygotie eintritt. Da solche Mosaikphänotypen nicht mendeln, aber einen autosomal-dominanten Erbgang mit unvollständiger Penetranz gelegentlich nachahmen, wurde der Begriff der Paradominanz geprägt. Mosaikphänotypen, die möglicherweise paradominant vererbt werden, sind Naevus sebaceus, Becker-Nävus, Naevus spilus papulosus, Naevus spilus maculosus und Naevus flammeus, einschließlich der Syndrome, die durch diese Nävi charakterisiert sind.

59.9 Rückmutationsmosaik

Bei Patienten mit autosomal rezessiven Formen der Epidermolysis bullosa findet man mitunter fleckförmige Areale vollkommen gesunder Haut. Die molekulare Analyse hat ergeben, dass in diesen Arealen eines der beiden defekten Allele rückmutiert war, sodass die Zellen geringe Mengen des normalen Typ-XVII-Kollagens produzierten. Dieses Phänomen stellt sozusagen einen Fall von natürlicher Gentherapie dar. Wahrscheinlich werden sich solche Rückmutationsmosaike in Zukunft auch bei anderen autosomal-rezessiven Genodermatosen, wie beim Xeroderma pigmentosum, beobachten lassen. Eine höchst merkwürdige Form des Rückmutationsmosaiks ist die Ichthyosis variegata (Confetti-Ichthyose), bei der durch postnatalen tausendfachen Verlust des mutierten *KRT10*-Allels unzählige Inseln gesunder Haut entstehen.

59.10 Epidermale Nävi

Als epidermale Nävi bezeichnen wir jene Mosaikmanifestationen, welche die Epidermis oder ihre Anhangsgebilde betreffen und keine benignen oder malignen Neoplasien darstellen. Treffender wäre die Bezeichnung epitheliale Nävi, aber der Begriff der epidermalen Nävi hat sich nun einmal eingebürgert. Jene Nävi, bei denen nur die Epidermis verändert ist, bezeichnen wir als eigentliche Epidermalnävi, während die organoiden Epidermalnävi durch Veränderungen der Hautadnexe gekennzeichnet sind.

59.10.1 Eigentliche Epidermalnävi (Keratinozytennävi)

Die eigentlichen Epidermalnävi sind in der nachfolgenden Übersicht aufgeführt. Mit einer einzigen Ausnahme manifestiert sich in allen diesen Nävi das Muster der Blaschko-Linien. Nur beim CHILD-Nävus beobachten wir auch das Lateralisierungsmuster.

▪ Therapie

Störende epidermale Nävi geringerer Ausdehnung lassen sich durch Exzision entfernen. Bei größeren Nävi ist manchmal eine Exzision in mehreren Teilschritten sinnvoll. Der weiche Typ der epidermalen Nävi eignet sich zur Behandlung mit dem Argonlaser; der harte Typ spricht auf eine Laserbehandlung nicht an. Beim CHILD-Nävus hat sich die lokale Anwendung von Lovastatin als wirksam erwiesen. Eine andere Behandlungsmöglichkeit besteht in Dermabrasion und Deckung mit Spalthaut, die aus einem kontralateralen, nicht betroffenen Gebiet entnommen werden muss.

Eigentliche Epidermalnävi

- Gewöhnlicher Epidermalnävus, weicher Typ
- Gewöhnlicher Epidermalnävus, harter Typ
- Epidermolytischer Epidermalnävus
- Proteus-Nävus
- Linearer Cowden-Nävus
- ILVEN
- CHILD-Nävus
- Naevus corniculatus
- Naevus kerinokeratoticus
- Segmentaler Morbus Darier
- Segmentaler Morbus Hailey-Hailey
- Lineare Manifestation der disseminierten superfiziellen aktinischen Porokeratose
- Lineare Manifestation der plaqueförmigen Porokeratosis Mibelli

Gewöhnlicher Epidermalnävus vom weichen Typ

Er hebt sich von der umgebenden Haut oft durch eine Hyper- oder Hypopigmentierung ab. Seine samtartige Oberfläche erinnert an eine papillomatöse Verruca sebor-

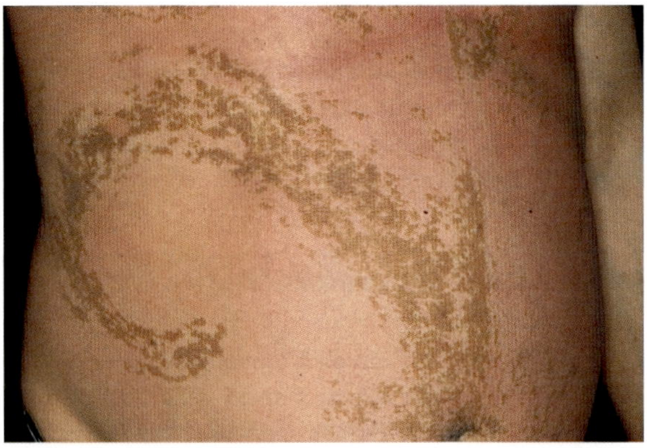

Abb. 59.15 Gewöhnlicher Epidermalnävus vom weichen Typ im Verlauf der Blaschko-Linien

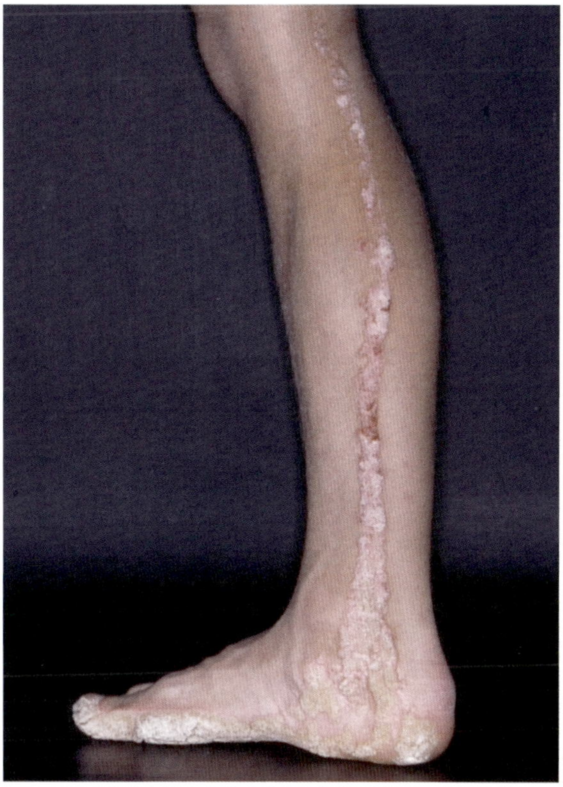

■ Abb. 59.16 Gewöhnlicher Epidermalnävus vom harten Typ

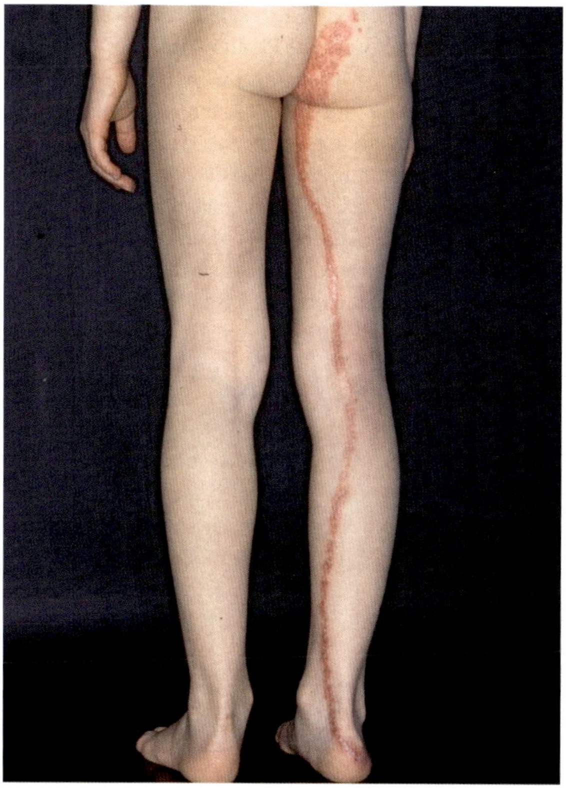

■ Abb. 59.17 Inflammatorischer linearer verruköser Epidermalnävus

rhoica. Histologisch ist er durch Akanthose, Papillomatose und Orthohyperkeratose gekennzeichnet. Zugrunde liegende postzygotische Mutationen sind in den Genen *FGFR3*, *PIC3CA* und *KRAS* nachgewiesen worden.

Gewöhnlicher Epidermalnävus vom harten Typ

Er zeigt eine harte, keratotische, an Warzen erinnernde, schmutzigbraune Oberfläche. Histologisch findet sich eine ausgeprägte Hyperkeratose.

Epidermolytischer Epiermalnävus

Bei dieser Sonderform des epidermalen Nävus vom harten Typ kommt der charakteristische feingewebliche Befund der Akanthokeratolyse durch einen Defekt des Keratins 1 oder 10 zustande. Es besteht ein erhöhtes Risiko, dass das Mosaik auch die Gonaden betrifft und deshalb in der nächsten Generation die epidermolytische Ichthyose Typ Brocq auftreten kann (▶ Kap. 61).

Proteus-Nävus

Dieser nichtorganoide Epidermalnävus vom weichen Typ gehört zu den Kennzeichen des Proteus-Syndroms. Zugrunde liegt eine *AKT1*-Mutation.

Linearer Cowden-Nävus

Dieser Nävus ähnelt einem gewöhnlichen Epidermalnävus vom weichen Typ, ist aber stärker erhaben und auffallend papillomatös. Er stellt das Leitsymptom des Typ-2-segmentalen Morbus Cowden dar. Zugrunde liegt ein frühembryonaler Allelverlust am *PTEN*-Locus.

Inflammatorischer linearer verruköser Epidermalnävus (ILVEN)

[Altman und Mehregan 1971]

Er ist durch Rötung, Schuppung und Juckreiz gekennzeichnet und sollte auf keinen Fall mit dem CHILD-Nävus verwechselt werden. Der ILVEN kann familiär auftreten. Dies lässt sich entweder durch epigenetische Aktivität eines Retrotransposons oder mit dem Konzept der Paradominanz erklären. Der ILVEN ist nach heutigem Wissen noch niemals im Rahmen eines Syndroms aufgetreten.

CHILD-Nävus

[Happle et al. 1995]

Der X-chromosomal dominant erbliche CHILD-Nävus war der erste epidermale Nävus, der molekular aufgeklärt wurde. Zugrunde liegen Mutationen im NSDHL-Gen bei Xq28. Er betrifft nahezu ausschließlich Mädchen, ist zumeist schon bei der Geburt vorhanden und typischerweise von großen, wachsartigen, gelblichen Schuppen bedeckt. Er zeigt eine ausgesprochene **Ptychotropie**, das heißt eine Vorliebe für die Körperfalten. Im Gegensatz zum ILVEN folgt er keineswegs nur den Blaschko-Linien, sondern pflegt ein Lateralisierungsmuster zu zeigen. Die feingewebliche Untersuchung ergibt ein der Psoriasis ähnliches Bild, wobei jedoch zusätzlich das Phänomen des **verruziformen Xanthoms** beobachtet wird, und zwar vor allem dann, wenn die Biopsie aus papillomatösen Läsionen einer Körperfalte entnommen worden ist. Der CHILD-Nävus kann sich im Laufe des Lebens partiell zurückbilden.

Naevus corniculatus

[Happle et al. 1990]
Dieser Epidermalnävus sieht aus wie mit kleinen Hörnern besetzt, daher sein Name. Zusätzlich finden sich filiforme Hyperkeratosen und Veränderungen, die Riesenkomedonen ähneln, sowie hyperkeratotische Plaques in Streifenform. Alle diese Effloreszenzen zeigen mikroskopisch das Phänomen der Akantholyse ohne Dyskeratose.

Segmentale Kerinokeratosis papulosa (Naevus kerinokeratoticus)

[Happle et al. 2004]
Der Naevus kerinokeratoticus ist eine segmentale Manifestation der Kerinokeratosis papulosa und unterscheidet sich von allen anderen bisher bekannten epidermalen Nävi. Bei Kindern mit Kerinokeratosis papulosa (**waxy keratoses of childhood**) ist die Haut mit kleinen, wächsern glänzenden Papeln übersät. Bei dieser Genodermatose ist sowohl ein segmentaler Typ-1-Befall als auch eine segmentale Typ-2-Manifestation beschrieben worden.

Segmentaler Morbus Darier

Bei der segmentalen Typ-1-Manifestation ist der genetische Zusammenhang mit dem gewöhnlichen diffusen Phänotyp molekular nachgewiesen worden. Ein segmentaler Typ-2-Befall, der sich dem gewöhnlichen Phänotyp überlagert, ist ebenfalls beobachtet und auf molekularer Ebene bewiesen worden.

Segmentaler Morbus Hailey-Hailey

Bei dieser Genodermatose ließ sich ein segmentaler Typ-2-Befall molekular beweisen, während ein segmentaler Typ-1-Befall bislang lediglich klinisch beschrieben worden ist.

Lineare Porokeratose als Mosaikmanifestation der disseminierten superfiziellen aktinischen Porokeratose

Ein segmentaler Typ-2-Befall wird recht häufig beobachtet. Eine segmentale Typ-1-Manifestation, die leicht übersehen werden kann, ist inzwischen ebenfalls zweifelsfrei dokumentiert worden.

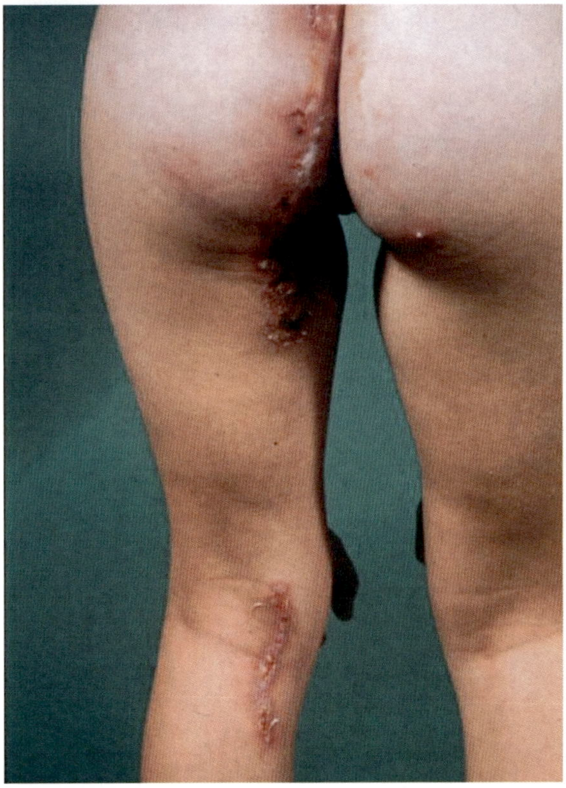

Abb. 59.18 Segmentale Typ-2-Manifestation eines Morbus Hailey-Hailey

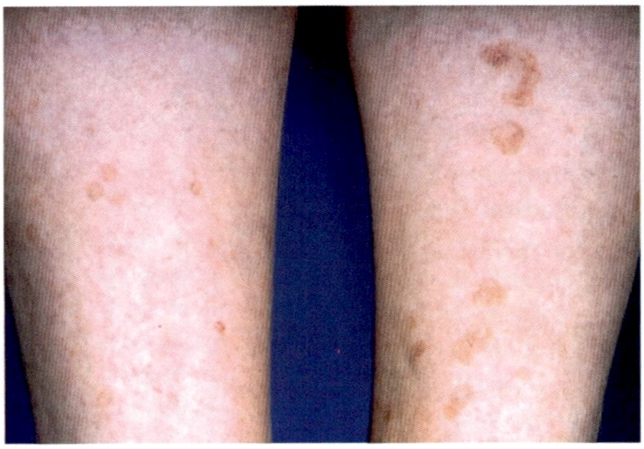

Abb. 59.19 Segmentale Typ-2-Manifestation einer disseminierten superfiziellen aktinischen Porokeratose. Dies ist die häufigste, aber keineswegs die einzige Form einer linearen Porokeratose

Lineare Porokeratose als Mosaikmanifestation der plaqueförmigen Porokeratosis Mibelli

In seiner Erstbeschreibung einer Porokeratose hat Vittorio Mibelli im Jahre 1893 einen segmentalen Typ-2-Befall, der den diffus verteilten Phänotyp überlagerte, exakt beschrieben und fotografisch dokumentiert.

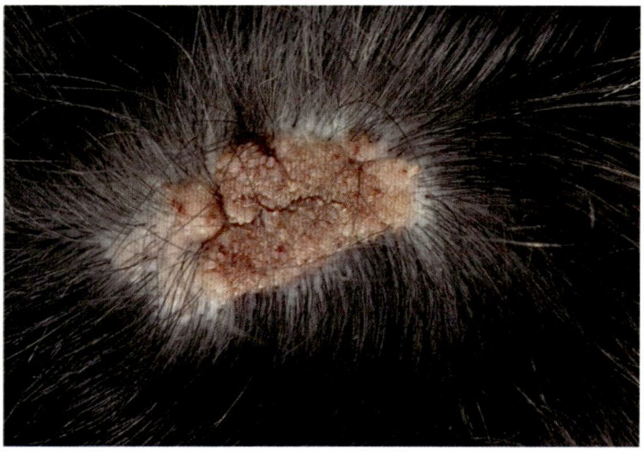

Abb. 59.20 Naevus sebaceus

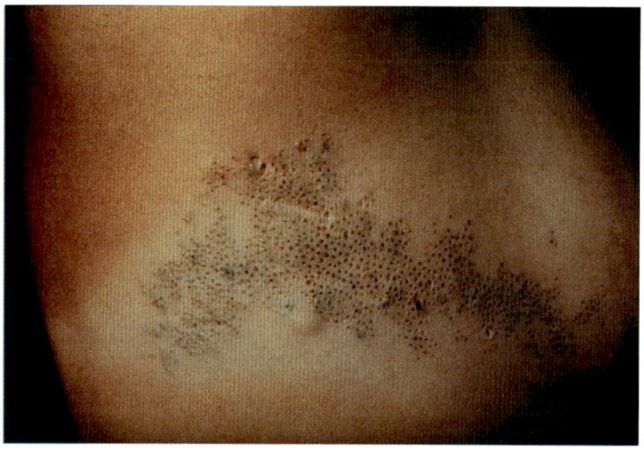

Abb. 59.21 Naevus comedonicus

59.10.2 Organoide Epidermalnävi

Diese Nävi sind durch eine Vermehrung oder Veränderung von Adnexstrukturen der Haut gekennzeichnet (▶ Übersicht).

Organoide Epidermalnävi

- Naevus sebaceus
- Naevus comedonicus
- Porokeratotischer ekkriner Nävus
- Becker-Nävus
- Haarfollikelnävus
- Angorahaarnävus
- Apokriner Nävus
- Naevus trichilemmocysticus
- Munro-Nävus

Naevus sebaceus

[Jadassohn 1895]

Klinik

Bevorzugt am Kapillitium findet sich der Naevus sebaceus als haarlose, etwas erhabene, weich-elastische Plaque von gelblichem Farbton und mit fein gefurchter, orangenähnlicher Oberfläche. Gelegentlich findet sich auch eine Hyperkeratose. Alle Naevi sebacei folgen den Blaschko-Linien, aber wenn der Nävus sehr klein ist, stellt er sozusagen nur einen Punkt auf einer solchen Linie dar.

Histopathologie

Ballungen reifer Talgdrüsenläppchen im oberen und mittleren Korium sind das typische Merkmal. Aber auch weitere epitheliale Strukturen sind oft vermehrt, so apokrine Drüsen und abortive Haarfollikel, und die Epidermis kann akanthotisch-papillomatös verändert sein.

Verlauf

Im Erwachsenenalter können sich ein oder mehrere Adnextumoren, zumeist **Trichoblastome**, auf einem solchen Nävus entwickeln. Diese lassen sich später problemlos entfernen, und zwar auch dann, wenn es sich dabei ausnahmsweise um ein echtes Basalzellkarzinom handelt.

Therapie

Soweit möglich, kann der Naevus sebaceus aus kosmetischen Gründen operativ entfernt werden. Es ist jedoch nicht sinnvoll, ihn im Sinne einer Tumorprophylaxe zu beseitigen.

Naevus comedonicus

[Kofmann 1895]

Dieser Nävus ist durch erweiterte follikuläre Infundibula, die mit Hornpfröpfen gefüllt sind, gekennzeichnet. Oft findet man zusätzlich Hornzysten sowie eine eigenartige Atrophie in der Umgebung der Hornpfröpfe. Die molekulare Ursache ist unbekannt. Der Naevus comedonicus darf nicht mit dem Munro-Nävus verwechselt werden. Niemals liegen *FGFR2*-Mutationen zugrunde, wie gelegentlich behauptet worden ist.

Becker-Nävus

[Becker 1949]

Dieser organoide Epidermalnävus wird an anderer Stelle beschrieben (▶ Kap. 104). Hier sei lediglich daran erinnert, dass es sich keineswegs um einen melanozytären Nävus, sondern vielmehr um einen echten organoiden Epidermalnävus handelt. Die Verteilung des Becker-Nävus entspricht nicht den Blaschko-Linien, sondern einem Schachbrettmuster.

Ekkriner Nävus

Reine ekkrine Nävi sind selten. Viel häufiger findet man eine Vermehrung der Schweißdrüsen in Form des porokeratotischen ekkrinen Nävus.

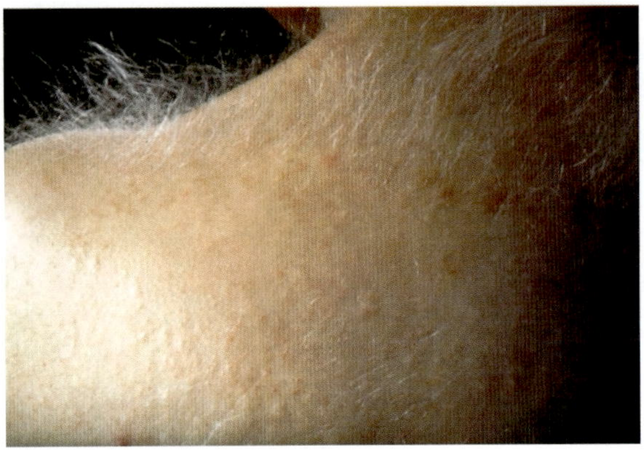

Abb. 59.22 Angorahaarnävus

Porokeratotischer ekkriner Nävus

[Abell und Read 1980]
Dieser Nävus ist durch multiple kleine Hornpfröpfe und filiforme Hyperkeratosen gekennzeichnet. Bei der histologischen Untersuchung finden sich parakeratotische Hornsäulen, die von den Schweißdrüsenostien ausgehen. Die umständliche englische Bezeichnung **porokeratotic eccrine ostial and dermal duct nevus (PEODDN)** ist redundant. Der hier gewählte kürzere Ausdruck enthält alles Wesentliche. Wahrscheinlich stellt dieser Nävus eine Mosaikmanifestation des KID-Syndroms dar.

Haarfollikelnävus

Dieser sehr seltene Nävus ist durch Vermehrung von Haarfollikeln, die sich in einem unreifen Stadium befinden, gekennzeichnet.

Angorahaarnävus

Dieser durch lange, weiche, weiße Haare gekennzeichnete Nävus ist beim Angorahaarnävus-Syndrom (**Schauder-Syndrom**) [Schauder et al. 2000] beschrieben worden. Er kann aber auch isoliert auftreten.

Apokriner Nävus

Er ist selten. Die hautfarbenen Papeln lassen sich nur bei histopathologischer Untersuchung korrekt klassifizieren.

Naevus trichilemmocysticus

[Tantcheva-Poor et al. 2007]
Bei diesem streifenförmigen Nävus finden wir multiple Trichilemmzysten mit filiformen Hyperkeratosen und komedonenartigen Hornpfröpfen vergesellschaftet. Die Dermatose sollte nicht mit einem Naevus comedonicus verwechselt werden.

Munro-Nävus

[Munro und Wilkie 1998]

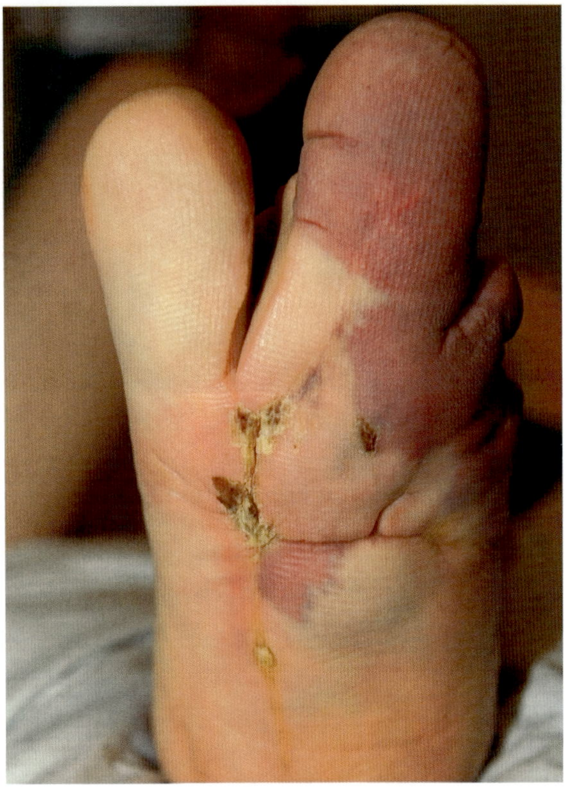

Abb. 59.23 Proteus-Syndrom: Riesenwuchs einzelner Zehen und Naevus flammeus

Dieser streifenförmige Epidermalnävus besteht aus Akne-Effloreszenzen, wobei die molekulare Analyse des Komedoneninhalts ergeben hat, dass eine *FGFR2*-Mutation zugrunde liegt und es sich somit um eine segmentale Typ-1-Manifestation des Apert-Syndroms handelt.

59.11 Epidermalnävus-Syndrome

Verschiedene Epidermalnävi lassen sich als Kennzeichen klar definierter Syndrome auffassen. Dies bedeutet, dass der Begriff Epidermalnävus-Syndrom zur Beschreibung einer einzigen Entität untauglich und veraltet ist.

59.11.1 Proteus-Syndrom

[Wiedemann et al.1983]

OMIM 176920	Mosaik	14q32.33
AKT1	AKT1-Kinase	

Seinen Namen hat das Syndrom von dem Meeresgott Proteus, der nach der griechischen Mythologie viele ver-

Tab. 59.1 Epidermalnävus-Syndrome

	Proteus-Syndrom	CHILD-Syndrom	Schimmelpenning-Syndrom	Phacomatosis pigmentokeratotica	Naevus-comedonicus-Syndrom	Angorahaarnävus-Syndrom (Schauder-Syndrom)	Becker-Nävus-Syndrom	Garcá-Hafner-Happle-Syndrom [Garcia et al 2008]	Typ-2-segmentaler Morbus Cowden	Castori-Syndrom [Castori et al. 2010]
Nävustyp	Gewöhnlicher nichtorganoider Epidermalnävus vom weichen Typ	CHILD-Nävus	Naevus sebaceus	Naevus sebaceus	Naevus comedonicus	Angorahaarnävus	Becker-Nävus	Nicht epidermolytischer Keratinozytennävus vom weichen Typ	Nicht epidermolytischer Keratinozytennävus vom erhabenen, warzenartigen Typ	Komplexer Nävus mit unreifer ekkriner Differenzierung
Verteilungsmuster des Epidermalnävus	Blaschko-Linien	Lateralisierung und Blaschko-Linien	Blaschko-Linien	Blaschko-Linien	Blaschko-Linien	Blaschko-Linien in breiten Bändern	Schachbrettmuster	Blaschko-Linien	Blaschko-Linien	Segmental-streifenförmig
Weitere wesentliche Symptome	Zerebriforme Bindegewebsnävi der Fußsohlen; Makrodaktylie	Ptychotropie des CHILD-Nävus; ipsilaterale Gliedmaßendefekte	Lipodermoid der Bindehaut; Epilepsie	Naevus spilus vom papulösen Typ	Ipsilaterale Katarakt: Knochendefekte	Faziale Dysplasie, Hemihypoplasie, Porenzephalie	Knochendefekte; bei Frauen ipsilaterale Hypoplasie der Brust	Ptychotropie des Epidermalnävus; zerebrale Substanzdefekte; Epilepsie	Bindegewebsnävi, vaskuläre Nävi; Lymphangiome; Lipome;Makrozephalie; zerebrale Defekte; Riesenwuchs einer Gliedmaße; fokale segmentale Glomerulosklerose	Pockenähnliche Narben im Gesicht, Blepharophimose; faziale Dysmorphie; orale Synechien; überzählige Zähne; geistige Behinderung; EEG-Anomalien; Leitungsschwerhörigkeit
Formalgenetische Klassifikation	Nicht erblich	X-chromosomal dominant mit Letalwirkung für männliche Embryonen	Paradominant vererbbar	Nicht erblich (aber beide Didymosiskomponenten jeweils einzeln paradominant vererbbar)	Nicht erblich	Nicht erblich	Paradominant vererbbar	Nicht erblich	Segmentale Typ-2-Manifestation des Cowden-Sydroms	Wahrscheinlich nicht erblich
Molekulare Ursache	*AKT1*-Mutation	*NSDHL*-Mutationen	Unbekannt	Unbekannt	Unbekannt	Unbekannt	Unbekannt	*FGFR3*-Mutationen	*PTEN*-Mutationen	Unbekannt

schiedene Gestalten annehmen konnte. Charakteristische Merkmale des Syndroms sind dysproportionierter Riesenwuchs mit Megadaktylie oder asymmetrischer Makrozephalie und kutane oder subkutane mesodermale Hamartome (Bindegewebsnävi, Lipome, Lymphangiome). Plantare zerebriforme Bindegewebsnävi stellen oft ein Leitsymptom dar. In ungefähr 50% der Fälle besteht ein streifenförmiger systematisierter Epidermalnävus vom weichen Typ. Nicht selten gehen diese hyperplastischen Veränderungen mit umschriebenen Hypoplasien der Dermis, der Subkutis oder einer ganzen Extremität einher. Verursacht wird das Proteus-Syndrom durch eine letale *AKT1*-Mutation, die nur im Mosaikverband überleben kann.

59.11.2 Typ-2-segmentaler Morbus Cowden

[Happle 2007]

Ein Charakteristikum dieses Syndroms ist der lineare Cowden-Nävus, der zumeist systematisiert und einseitig auftritt und mit zahlreichen extrakutanen Anomalien assoziiert ist. Die Krankheit ist bislang als Proteus-Syndrom fehlgedeutet worden. Als Faustregel kann gelten: wenn bei einem vermuteten Proteus-Syndrom eine *PTEN*-Mutation gefunden wird, dann handelt es sich um einen Typ-2-segmentalen Morbus Cowden.

59.11.3 CHILD-Syndrom

[Happle et al. 1980]

OMIM 308050	XLD	Xq28
NSDHL	NAD(P)H steroid dehydrogenase-like protein	

Das CHILD-Syndrom (**c**ongenital **h**emidysplasia with **i**chthyosiform nevus and **l**imb **d**efects) wird X-chromosomal dominant mit Letalwirkung für männliche Embryonen vererbt. Der zugrunde liegende Enzymdefekt betrifft den Cholesterinstoffwechsel. Der CHILD-Nävus manifestiert sich in einem eigenartigen Lateralisierungsmuster, wie oben beschrieben. Ipsilaterale Defekte betreffen Arm oder Bein sowie Hirn, Lunge, Niere oder Herz.

59.11.4 Weitere Epidermalnävus-Syndrome

Weitere klar definierte Epidermalnävus-Syndrome sind:

- Schimmelpenning-Syndrom [Schimmelpenning 1957]
- Phacomatosis pigmentokeratotica [Happle et al. 1996]
- Naevus-comedonicus-Syndrom [Engber 1978]
- Angorahaarnävus-Syndrom (Schauder-Syndrom) [Schauder et al. 2000]
- Becker-Nävus-Syndrom [Happle und Koopman 1997]
- García-Hafner-Happle-Syndrom [García et al. 2008]
- Castori-Syndrom [Castori et al. 2010]

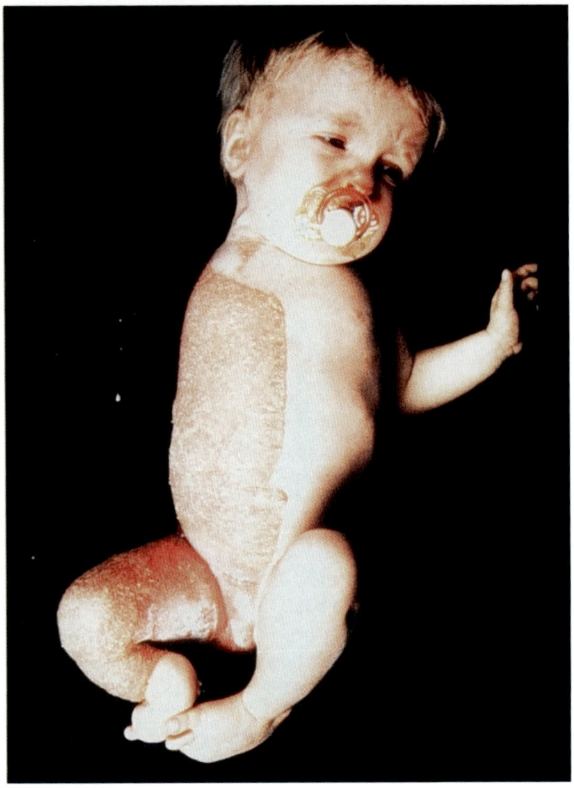

Abb. 59.24 Lateralisierungsmuster beim CHILD-Syndrom

Deren Symptomatik und formalgenetische Klassifikation sind in Tab. 59.1 dargestellt.

Literatur

Muster und Mechanismen kutaner Mosaike

González-Enseñat MA, Vicente A, Poo P et al (2009) Phylloid hypomelanosis and mosaic partial trisomy 13: two cases that provide further evidence of a distinct clinicogenetic entity. Arch Dermatol 14: 576–578

Happle R (1993) Mosaicism in human skin: understanding the patterns and mechanisms. Arch Dermatol 129: 1460–1470

Happle R (1999) Loss of heterozygosity in human skin. J Am Acad Dermatol 41: 143–161

Happle R, Assim A (2001) The lines of Blaschko on the head and neck. J Am Acad Dermatol 44: 612–615

Happle R (2002) Dohi Memorial Lecture. New aspects of cutaneous mosaicism. J Dermatol 29: 681–692

Epigenetische X-chromosomale Mosaike

Happle R (2006) X-chromosome inactivation: role in skin disease expression. Acta Paediatr Suppl 95(451): 16–23

Sun BK, Tsao H (2008) X-chromosome inactivation and skin disease. J Invest Dermatol 128: 2753–2759

Epigenetische autosomale Mosaike

Happle R (2002) Transposable elements and the lines of Blaschko: a new perspective. Dermatology 204: 4–7

Happle R (2009) Monoallelic expression on autosomes may explain an unusual heritable form of pigmentary mosaicism: a historical case revisited. Clin Exp Dermatol 34: 834–837

Genomische Mosaike

Itin PH, Buechner SA, Happle R (2000) Segmental manifestation of Darier disease: what is the genetic background in type 1 and type 2 mosaic phenotypes? Dermatology 200: 254–257

Tinschert S, Naumann I, Stegmann E et al (2000) Segmental neurofibromatosis is caused by somatic mutation of the neurofibromatosis type 1 (NF1) gene. Eur J Hum Genet 8: 455–459

Segmentale Typ-2-Manifestation autosomal dominanter Hautkrankheiten

Happle R (2001) Segmentale Typ-2-Manifestation autosomal dominanter Hautkrankheiten: Entwicklung eines neuen formalgenetischen Konzeptes. Hautarzt 562: 283–287

Happle R (2009) Superimposed segmental manifestation of both rare and common cutaneous disorders: a new paradigm. Actas Dermosifiliogr 100: 77–85

Überlagerte Segmentmanifestation polygener Hautkrankheiten

Happle R (2007) Superimposed segmental manifestation of polygenic skin disorders. J Am Acad Dermatol 5: 690–699

Happle R (2010) Giant melanocytic nevus may be explained as a superimposed patchy manifestation of a polygenic trait. Dermatology 221: 30–33

Happle R (2010) Superimposed segmental dermatomyositis: an emerging new paradigm. Eur J Dermatol 20: 551

Andere erworbene Dermatosen im Verlauf der Blaschko-Linien

Hauber K, Rose C, Bröcker EB et al (2000) Lichen striatus: Clinical features and follow-up in 12 patients. Eur J Dermatol 10: 536–539

Wollenberg A, Baumann L, Plewig G (1996) Linear atrophoderma of Moulin: a disease which follows Blaschko's lines. Br J Dermatol 135: 277–279

Didymosis

Happle R (2005) Phacomatosis pigmentovascularis revisited and reclassified. Arch Dermatol 141: 385–388

Rodríguez-Pazos L, Gomez-Bernal S, Loureiro M, Toribio J (2011) Type 2 segmental Darier disease with twin spot phenomenon. J Eur Acad Dematol Venereol 25: 496–497

Ruggieri M, Roggini M, Kennerknecht I et al (2011) Spectrum of skeletal abnormalities in a complex malformation syndrome with »cutis tricolor« (Ruggieri-Happle syndrome). Acta Paediatr 100: 121–127

Paradominante Vererbung

Happle R, König A (1999) Familial naevus sebaceus may be explained by paradominant transmission. Br J Dermatol 141: 350

Danarti R, Happle R, König A (2001) Paradominant inheritance may explain familial occurrence of cutis marmorata telangiectatica congenita. Dermatology 203: 208–211

Rückmutationsmosaik

Pasmooij AM, Pas HH, Bolling MC, Jonkman MF (2007) Revertant mosaicism in junctional epidermolysis bullosa due to multiple correcting second-site mutations in *LAMB3*. J Clin Invest 117: 1240–1248

Choate KA, Lu Y, Zhou J et al (2010) Mitotic recombination in patients with ichthyosis causes reversion of dominant mutations in *KRT10*. Science 330: 94–97

Epidermale Nävi

Happle R, Rogers M (2002) Epidermal nevi. Adv Dermatol 8: 175–201

Therapie epidermaler Nävi

Hohenleutner U, Landthaler M (1993) Laser therapy of verrucous epidermal naevi. Clin Exp Dermatol 18: 124–127

König A, Skrzypek J, Löffler H et al (2010) Donor dominance cures CHILD nevus. Dermatology 220: 340–345

Paller AS, van Steensel MAM, Rodriguez-Martín M et al (2011) Pathogenesis-based therapy reverses cutaneous anomalies in an inherited disorder of cholesterol metabolism. J Invest Dermatol adv online pub 14 July

Epidermalnävus-Syndrome

Happle R (2010) The group of epidermal nevus syndromes Part I. Well defined phenotypes. J Am Acad Dermatol 63: 1–22

Happle R (2010) The group of epidermal nevus syndromes Part II. Less well defined phenotypes. J Am Acad Dermatol 63: 25–30

Erstbeschreiber

Abell E, Read SI (1980) Porokeratotic eccrine ostial and dermal duct naevus. Br J Dermatol 103: 435–441

Albright F, Butler AM, Hampton AO et al (1937) Syndrome characterized by osteitis fibrosa disseminata, areas of pigmentation and endocrine dysfunction with precocious puberty in females: report of five cases. N Engl J Med 216: 727–746

Altman J, Mehregan AH (1971) Inflammatory linear verrucous epidermal nevus. Arch Dermatol 104: 385–389

Becker SW (1949) Concurrent melanosis and hypertrichosis in distribution of nevus unius lateris. Arch Dermatol 60: 155–160

Blaschko A (1901) Die Nervenverteilung in der Haut in ihrer Beziehung zu den Erkrankungen der Haut. Beilage zu den Verhandlungen der Deutschen Dermatologischen Gesellschaft. 7. Congress zu Breslau. Braumüller, Wien

Bloch BR (1926) Eigentümliche, bisher nicht beschriebene Pigmentaffektion (Incontinentia pigmenti). Schweiz Med Wochenschr 56: 404–405

Castori M, Annessi G, Castiglia D et al (2010) Systematized organoid epidermal nevus with eccrine differentiation, multiple facial and oral congenital scars, gingival synechiae, and blepharophimosis: a novel epidermal nevus syndrome. Am J Med Genet 152A: 25–31

Delleman JW, Oorthuys JWE (1981) Orbital cyst in addition to congenital cerebral and focal dermal malformations: a new entity? Clin Genet 19: 191–198

Enjolras O, Mulliken JB (2000) Vascular malformations. In: Textbook of Pediatric Dermatology. Harper J, Oranje A, Prose N (eds). Blackwell, Oxford S975–976

Engber PB (1978) The nevus comedonicus syndrome: a case report with emphasis on associated internal manifestations. Int J Dermatol 17: 745–749

Fantl G (1914) Lichen striatus: Beitrag zur Kenntnis der strichförmigen Hauterkrankungen. Dermatol Wochenschr 58: 593–599

Goltz RW, Peterson WC, Gorlin RJ et al (1962) Focal dermal hypoplasia. Arch Dermatol 86: 708–171

García AV, Hafner C, Pérez-Rodríguez AG et al (2008) An epidermal nevus syndrome with cerebral involvement caused by a mosaic *FGFR3* mutation. Am J Med Genet 146A: 2275–2279

Grosshans E, Marot L (1990) Blaschkite de l'adulte. Ann Dermatol Venereol 117:9–15

Haberland C, Perou M (1970) Encephalocraniocutaneous lipomatosis: a new example of ectomesodermal dysgenesis. Arch Neurol 22: 144–155

Happle R, Koch H, Lenz W (1980) The CHILD syndrome (congenital hemidysplasia with ichthyosiform erythroderma and limb defects). Eur J Pediatr 134: 27–33

Happle R (1990) Ptychotropism as a cutaneous feature of the CHILD syndrome. J Am Acad Dermatol 23: 763–766

Happle R, Steijlen PM, Kolde G (1990) Naevus corniculatus: a new acantholytic disorder. Br J Dermatol 122: 107–112

Happle R, Daniëls O, Koopman RJJ (1993) MIDAS syndrome (microphthalmia, dermal aplasia and sclerocornea): an X-linked phenotype distinct from Goltz syndrome. Am J Med Genet 47: 710–713

Happle R, Mittag H, Küster W (1995) The CHILD nevus: a distinct skin disorder. Dermatology 191: 210–216

Happle R, Hoffmann R, Restano I et al (1996) Phacomatosis pigmentokeratotica: a melanocytic-epidermal twin nevus syndrome. Am J Med Genet 65: 363–365

Happle R, Koopman RJ (1997) Becker nevus syndrome. Am J Med Genet 68: 357–361

Happle R, Barbi G, Eckert D et al (1997) Cutis tricolor: congenital hyper- and hypopigmented macules associated with a sporadic multisystem birth defect: an unusual example of twin spotting? J Med Genet 34: 676–678

Happle R, König A (1999) Dominant traits may give rise to paired patches of either excessive or absent involvement. Am J Med Genet 84: 176–177

Happle R (2000) Phylloid hypomelanosis is closely related to mosaic trisomy 13. Eur J Dermatol 10: 511–512

Happle R, König A (2001) Didymosis aplasticosebacea: coexistence of aplasia cutis congenita and nevus sebaceus may be explained as a twin spot phenomenon. Dermatology 202: 246–248

Happle R (2002) Speckled lentiginous nevus syndrome: delineation of a new distinct neurocutaneous phenotype. Eur J Dermatol 12: 133–135

Happle R, Fleiner J, Loskamp U (2004) Kerinokeratosis papulosa with a type 2 segmental manifestation. J Am Acad Dermatol 50: S84–S85

Happle R (2005) Phacomatosis pigmentovascularis revisited and reclassified. Arch Dermatol 141: 385–388

Happle R (2007) Linear Cowden nevus: a new distinct epidermal nevus. Eur J Dermatol 15: 767–773

Happle R (2007) Type 2 segmental Cowden disease vs. Proteus syndrome. Br J Dermatol 156: 1089–1090

Happle R (2009) Speckled lentiginous naevus: which of the two disorders do you mean? Clin Exp Dermatol 34: 133–135

Happle R, Metze D, Vera Casaño A (2010) Naevus lentiginosus linearis: a distinct skin disorder. Acta Derm Venereol 90: 210–211

Hasegawa Y, Yasuhara M (1985) Phakomatosis pigmentovascularis type IVa. Arch Dermatol 121: 651–655

Itin PH, Happle R (2002) Darier disease with paired segmental manifestation of either excessive or absent involvement: a further step in the concept of twin spotting. Dermatology 205: 344–347

Ito M (1952) Studies on melanin. XI. Incontinentia pigmenti achromians: a singular case. Tohoku J Exp Med 55: 57–59

Jadassohn J (1895) Bemerkungen zur Histologie der systematisierten Naevi und über »Talgdrüsen-Naevi«. Arch Dermatol Syphiligr 33: 355–394

Kofmann S (1895) Ein Fall von seltener Localisation und Verteilung von Comedonen. Arch Dermatol Syphiligr 32: 177–178

McCune D, Bruch H (1937) Osteodystrophia fibrosa: report of a case in which the condition was combined with precocious puberty, pathologic pigmentation of the skin and hyperthyroidism. Am J Dis Child 54: 806–848

Mibelli V (1893) Forme non commune de Keratodermie: »Porokeratosis«. In: Unna PG, Morris M, Leloir H et al (eds) Internationaler Atlas seltener Hautkrankheiten. Voss, Hamburg; Lewis, London IX (1893:1): 5–10, plate XXVII

Moulin G, Hill MP, Guillaud V et al (1992) Bandes pigmentées atrophiques acquises suivant les lignes de Blaschko. Ann Dermatol Venereol 119: 729–736

Munro CS, Wilkie AOM (1998) Epidermal mosaicism producing localised acne: somatic mutation in *FGFR2*. Lancet 352: 704–705

Ota N, Kawamura T, Ito N (1947) Phacomatosis pigmentovascularis. Jpn J Dermatol Venerol 57: 1–3

Papillon-Léage (Mme), Psaume J (1954) Une malformation héréditaire de la muqueuse buccale et freins anormaux. Rev Stomatol (Paris) 55: 209–227

Schauder S, Hanefeld F, Noske UM et al (2000) Depigmented hypertrichosis following Blaschko's lines associated with cerebral and ocular malformations: a new neurocutaneous, autosomal lethal gene syndrome from the group of epidermal naevus syndromes. Br J Dermatol 142: 1204–1207

Schimmelpenning GW (1957) Klinischer Beitrag zur Symptomatologie der Phakomatosen. Fortschr Röntgenstr 87: 716–720

Sulzberger MG (1927) Über eine bisher nicht beschriebene congenitale Pigmentanomalie (Incontinentia pigmenti). Arch Dermatol Syphilol 154: 19–32

Tantcheva-Poor I, Reinhold K, Krieg T et al (2007) Trichilemmal cyst nevus: a new complex organoid epidermal nevus. J Am Acad Dermatol 57: S72–S77

Torrelo A, Boente MC, Nieto O et al (2005) Nevus psiloliparus and aplasia cutis: a further possible example of didymosis. Pediatr Dermatol 22: 206–209

Torrelo A, Zambrano A, Happle R (2003) Cutis marmorata telangiectatica congenita and extensive mongolian spots: type 5 phacomatosis pigmentovascularis. Br J Dermatol 148: 342–345

Wiedemann HR, Burgio GR, Aldenhoff P et al (1983) The Proteus syndrome: partial gigantism of the hands and/or feet, nevi, hemihypertrophy, subcutaneous tumors, macrocephaly, skull anomalies and possible accelerated growth and visceral affections. Eur J Pediatr 140: 5–12

Infantile Hämangiome und Fehlbildungen von Gefäßen, Fettgewebe und Bindegewebe

Ulrich Hohenleutner

Primär zu unterscheiden ist zwischen vaskulären Fehlbildungen und echten vaskulären Neoplasien (▶ Kap. 107). Obwohl die Hämangiome des Säuglings- und Kindesalters echte vaskuläre, proliferative Tumoren sind, sollen sie in diesem Kapitel behandelt werden, da sie ein ganz anderes biologisches Verhalten zeigen als die anderen Gefäßtumoren und möglicherweise – wie einige Fehlbildungen – eine genetische Basis besitzen.

Im Unterschied zu den Neubildungen zeigen vaskuläre Fehlbildungen primär keine Proliferation von Gefäßen oder von Gefäßwandbestandteilen. Bei Geburt angelegt und hier oft schon erkennbar, jedoch oft auch erst im Laufe der Kindheit oder des Erwachsenenalters klinisch manifest werdend, vergrößern sie sich mit dem Körperwachstum, ohne ein eigenständiges Wachstum zu zeigen. Abzugrenzen ist hier das häufige Pseudowachstum durch zunehmende Gefäßdilatation. Die wichtigsten Unterschiede zwischen Malformation und Hämangiom zeigt ◘ Tab. 60.1.

Die korrekte Einordnung einer vaskulären Veränderung kann schwierig sein und erfordert gegebenenfalls bildgebende Verfahren wie Duplexsonografie, MRT, MR-Angiografie oder CT, ist jedoch prognostisch und therapeutisch wichtig.

Der häufig verwendete Begriff Hämangiom sollte echten Neoplasien vorbehalten bleiben und nicht für Fehlbildungen verwendet werden.

60.1 Infantile Hämangiome

Synonyme

Hämangiom im Säuglings- und Kindesalter, kapilläres Hämangiom, kavernöses Hämangiom, Blutschwamm

Epidemiologie

Hämangiome treten bei 10–12% aller Kinder bis Ende des 1. Lebensjahrs auf, bei Frühgeborenen noch häufiger (bis 22%), und zeigen eine Prädilektion für das weibliche Geschlecht (3–5:1). Mehrfache Schwangerschaften, weiße Rasse und Chorionzottenbiopsie sind zusätzliche Risikofaktoren.

Ätiopathogenese

Die Ätiopathogenese ist ungeklärt. Die derzeitigen Hypothesen umfassen:

- Somatische Mutationen von Endothel- oder Endothelvorläuferzellen mit VEGF-Überstimulierbarkeit und Hyperproliferation

◘ **Tab. 60.1** Unterschiede zwischen Malformation und Hämangiom

Merkmal	Malformation	Hämangiom
Beginn	Bei Geburt vorhanden, aber späte Manifestation möglich	Meist kurz nach Geburt auftretend, selten kongenital
Inzidenz	Selten	8–12% aller Neugeborenen, bei Frühgeburten häufiger
Geschlecht	1:1	w:m = 3:1
Wachstum	Nur mitwachsend, allenfalls Dilatation	Wachstums-, stabile und Regressionsphase
Rückbildung	Keine	Spontan über Jahre
Endothel	Unauffällig	Hyperplastisch
Assoziierte Syndrome	Viele, komplexe Erkrankungen nicht selten	Wenige

- Embolisierte Zellen aus der Plazenta, da die Hämangiomendothelien immunhistochemisch der Plazenta ähneln
- Endotheliale Progenitorzellen aus Knochenmark oder Plazenta, die durch eine lokale Hypoxie mit VEGF-Aufregulation zur Hyperproliferation angeregt werden
- Primitive mesodermale Zellen mit Neuralleisten-Phänotyp, die zu angioblastären Zellen differenzieren, die (unter dem Einfluss des Renin-Angiotensin-Systems?) zum Hämangiom führen

Möglich scheinen auch Kombinationen dieser Mechanismen.

Klassifikation

Unterteilt werden die Hämangiome in oberflächliche, tiefe und gemischte Formen oder nach der Ausdehnung in fokale/umschriebene, segmentale und nicht zuzuordnende/indeterminierte Hämangiome sowie die Hämangiomatose. Die Unterscheidung hat klinische Relevanz, da Hämangiome mit tiefen Anteilen länger wachsen und sich später zurückbilden als rein oberflächliche und segmentale Hämangiome eine schlechtere Prognose besitzen als fokale (Tendenz zu starkem Wachstum, Ulzeration und störenden Residuen). Sonderformen sind kongenitale Hämangiome **(rapidly involuting congenital hemangioma [RICH]/non-involuting congenital hemangioma [NICH])** und Hämangiome im Rahmen von Syndromen.

Klinik

Oft finden sich zunächst Vorläuferläsionen wie Teleangiektasien, anämische, rötliche oder bläuliche Maculae oder feuermalartige Veränderungen. Diese können kongenital sein oder entstehen in den ersten Tagen oder Wochen nach der Geburt. Anschließend folgt die Wachstumsphase: Bei den oberflächlichen Formen kommt es zu dem typischen proliferierenden Wachstum hochroter Papeln, Plaques oder Tumoren, die von weicher Konsistenz und meist nicht vollständig ausdrückbar sind. Die tiefen Formen zeigen ein kutan-subkutanes Wachstum mit rötlich oder bläulich durchscheinenden Knoten oder Tumoren, bei kombinierten Hämangiomen auch beides. Diese Wachstumsphase dauert meist 6–9 Monate, selten länger. Es folgt eine Phase des Wachstumsstillstandes, der sich regelhaft die Rückbildungsphase anschließt. Hierbei ändert sich die Farbe des Hämangioms von hell- oder kräftig rot auf dunkelrot und lividfarben, die Knoten werden weicher und flacher, die Oberfläche zeigt oft eine zunehmende Grauverfärbung. Die hyperproliferierten Gefäße verschwinden zunehmend, es verbleibt (insbesondere bei kleinen fokalen Hämangiomen) entweder nahezu normale Haut oder ein Restzustand

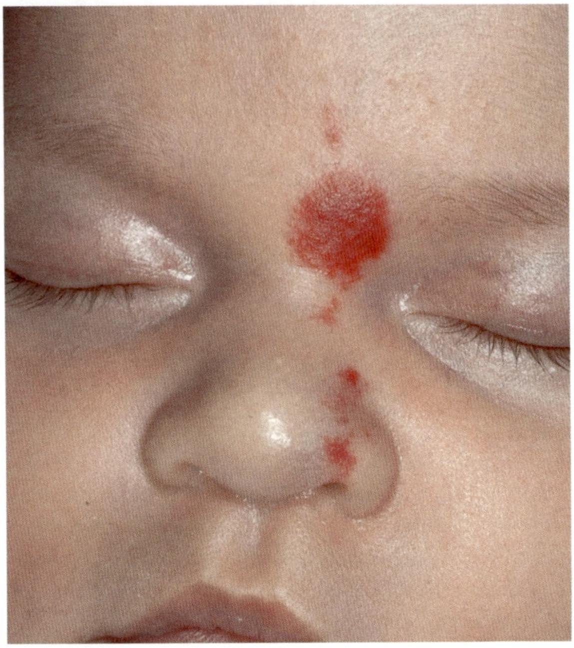

Abb. 60.1 Frühes Hämangiom in den Fusionslinien des Gesichts

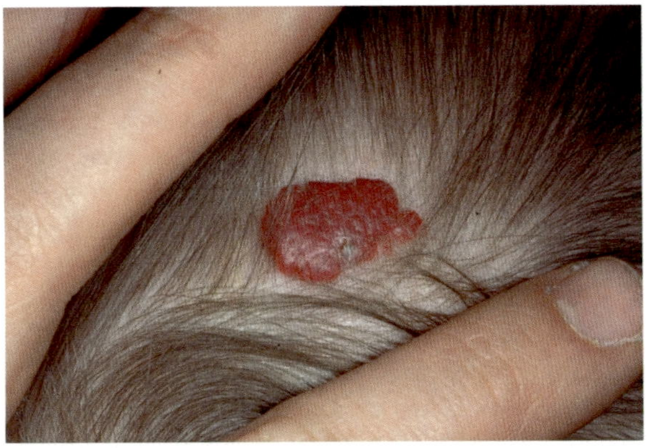

Abb. 60.2 Umschrieben-oberflächliches Hämangiom

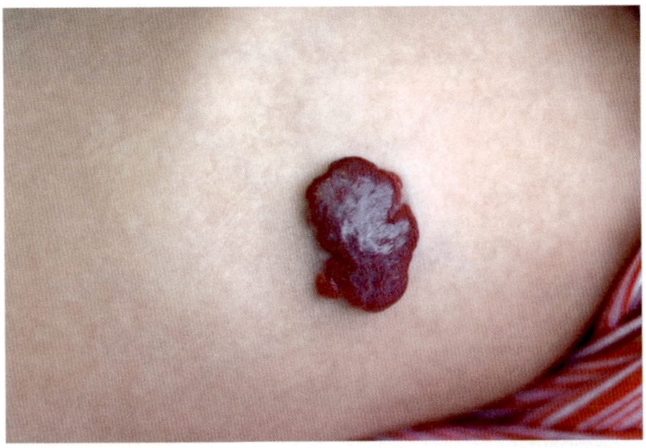

Abb. 60.3 Hämangiom mit Grauschleier, Zeichen für beginnende Regression

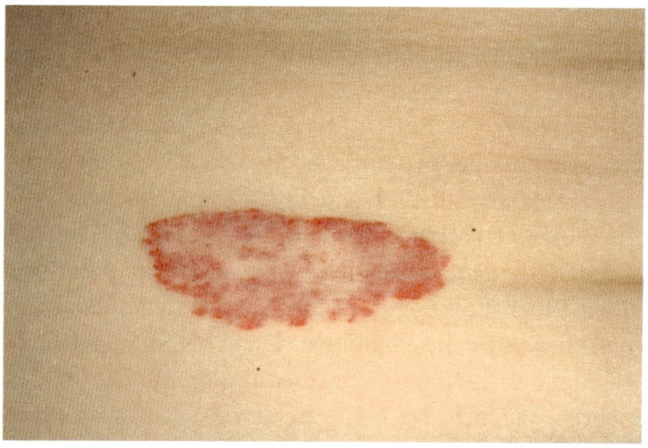

Abb. 60.4 Regressives Hämangiom

mit Hautatrophie, Teleangiektasien und/oder fibrös-lipomatösen Lappenbildungen. Die Rückbildungsphase dauert je nach Hämangiomgröße unterschiedlich lang und ist meist bis zum Schulalter abgeschlossen.

Prädilektionsstellen sind Kopf und Hals, hier insbesondere embryonale Verschlusslinien, Hämangiome können aber an jeder beliebigen Hautstelle vorkommen. Die orogenitalen Schleimhäute sind seltener befallen (Makroglossie, Makrocheilie).

Eine **Ulzeration** kann bei schnell wachsenden, insbesondere segmentalen Hämangiomen und vor allem bei solchen in intertriginöser Lokalisation auftreten und somit zu Superinfektion, Blutung und Schmerzen und letztlich zu Narben führen.

Gesichtshämangiome, insbesondere perioral, nasal und an den Ohren, führen schnell zu dauerhaften Deformitäten (Nasen-, Ohrknorpel, Lippen), die nicht selten chirurgisch korrigiert werden müssen.

Bei perioralen, intraoralen oder prätracheal am Hals lokalisierten Hämangiomen ist stets an eine tracheale Beteiligung zu denken. Lidhämangiome sowie peri- oder intraorbitale Hämangiome können die Augenöffnung behindern und damit zur Amblyopie und Erblindung führen oder durch Bulbuskompression zu Astigmatismus oder Anisometropie.

Über der Mittellinie liegende, vor allem lumbosakrale Hamangiome sollten an Wirbelsäulen-, Skelett- oder urogenitale Defekte denken lassen.

Weitere Komplikationen sind bei den Hämangiom-Syndromen möglich:

Disseminierte Hämangiomatose (OMIM 106070) Man unterscheidet die **benigne neonatale Hämangiomatose** mit multiplen kutanen infantilen Hämangiomen ohne Zeichen einer viszeralen Beteiligung von der **diffusen neonatalen Hämangiomatose** mit multiplen kutanen Hämangiomen und assoziierten viszeralen Hämangiomen. Alle Organe können betroffen sein. Bei ausgedehntem Befall ist die Mortalitätsrate vor allem im Säuglingsalter hoch (Herzinsuffizienz, gastrointestinale oder ZNS-Blutungen).

PHACE(S)-Syndrom (OMIM 606519) [Frieden et al 1996] Hieran ist insbesondere bei segmentalen Hämangiomen der unteren Gesichtshälfte zu denken. Das Akronym bedeutet die Assoziation von **p**osterior fossa brain malformations, **h**emangioma, **a**rterial anomalies, **c**oarctatio aortae beziehungsweise **c**ardiac anomalies, **e**ye anomalies und **s**ternal clefts/supraumbilical raphe.

PELVIS-Syndrom [Girard et al 2006] Hier finden sich anogenitale, oft ebenfalls segmentale Hämangiome mit Ulzerationstendenz in Assoziation mit Fehlbildungen des Urogenitaltrakts, im Einzelnen: **p**erineal hemangioma, **e**xternal genital malformations, **l**ipo-meningo-myelocele, **v**esicorenal malformation, **i**mperforate anus, **s**kin tags.

Differenzialdiagnose

Bei klassischen Hämangiomen eigentlich keine. Plane Läsionen können zu Verwechslung mit Naevus flammeus, Naevus teleangiectaticus oder CM-AVM führen, bei tumorösen oder subkutanen Veränderungen ist an Angiodysplasie-Syndrome, Lymphangiome, vaskuläre Tumoren (Hämangioendotheliom) und selten andere Tumoren zu denken.

Histopathologie

In der Wachstumsphase findet sich ein zellreicher Tumor aus dicht gepackten, regulären kapillären Gefäßen mit plumpen CD31-positiven Endothelien. Die Gefäßlumina sind stark komprimiert, Stroma, bindegewebige Septen und lobuläre Gliederung sind kaum erkennbar. In der stationären Phase dominieren distinkte kapilläre Gefäße mit regulären Lumina. Mit Endothel ausgekleidete Lakunen kommen vor. Charakteristisch ist die lobulär-septale Gliederung. Die Involutionsphase zeigt eine Rückbildung der kapillären und lakunären Gefäße unter Hinterlassung narbiger Fibrose und Fettgewebsmetaplasie.

In allen Phasen exprimieren die Endothelzellen GLUT1 und andere Marker wie die Endothelzellen der Plazenta; bei anderen vaskulären Tumoren ist dies nicht der Fall.

> **GLUT1 ist ein hämangiomspezifischer, histologischer Marker.**

Diagnostisches Vorgehen

Wichtig ist die Abgrenzung zwischen Hämangiom und vaskulärer Malformation. Neben der Klinik ist hier die Anamnese wichtig, drei einfache Fragen können hilfreich sein:

- Bei Geburt vorhanden?
  Ja: eher Malformation, RICH, NICH
  Nein: eher Hämangiom

- Größer geworden?
  Ja: eher Hämangiom
  Nein: eher Malformation
- Kleiner geworden?
  Ja: eher Hämangiom, RICH
  Nein: eher Malformation

Danach sollte die Wachstumsphase des Hämangioms bestimmt werden, da für eine eventuelle Therapieentscheidung wichtig ist, ob sich das Hämangiom noch in der proliferativen Phase befindet. Die Angaben der Eltern sind nicht immer zuverlässig oder unsicher.

! Im Zweifel muss ein Hämangiom, insbesondere bei Risikolokalisation (Gesicht), engmaschig (Tage) kontrolliert werden.

Auch die farbkodierte Duplexsonografie kann hier weiterhelfen (Proliferationsphase: high flow, Rückbildungsphase: low flow) und ist auch zur Verlaufskontrolle, Tiefenbestimmung und Therapiekontrolle geeignet. Bei multiplen Hämangiomen oder Verdacht auf das Vorliegen von Syndromen sind Ultraschall und/oder Magnetresonanztomografie, selten auch andere Untersuchungen, zum Ausschluss einer viszeralen oder zerebralen oder anderen Organbeteiligung erforderlich.

Bei typischen Hämangiomen ist eine histologische Sicherung nicht erforderlich, kann jedoch zur Abgrenzung vaskulärer Tumoren (Hämangioendotheliom) notwendig werden.

Therapie

Bei kleinen, funktionell und kosmetisch nicht störenden Hämangiomen ist beobachtendes Zuwarten aufgrund der zu erwartenden Spontaninvolution gerechtfertigt. Ziel der Behandlung proliferierender Hämangiome ist die Komplikationsprophylaxe beziehungsweise die Minimierung der zu erwartenden Residuen. In der Regel kann nach erfolgreicher Induktion der Stillstands- oder Rückbildungsphase die Behandlung beendet und weiter beobachtet werden.

Die **Kontaktkryotherapie** ist eine einfache, wenig belastende und kostengünstige Methode. Limitierende Faktoren sind begrenzte Eindringtiefe und Schmerzhaftigkeit, sie eignet sich nur für umschriebene Läsionen.

Die **Lasertherapie** mit gepulsten Farbstofflasern oder Blitzlampen ist eine effektive und nebenwirkungsarme Therapieform initialer und oberflächlicher Hämangiome, das Wachstum tiefer Anteile wird hierdurch nicht beeinflusst. Die perkutane und interstitielle Nd:YAG-Laser-Therapie kommt vor allem bei rapide proliferierenden und tiefreichenden Hämangiomen zum Einsatz, kann jedoch zu Narben führen.

Die **operative Resektion** wird nur bei Hämangiomen mit drohenden Komplikationen, gutem zu erwartenden Ergebnis oder als ultima ratio und zur Beseitigung von Residuen eingesetzt. Eine Ausnahme sind kutan-subkutane Hämangiome der Nasenspitze (**Cyrano-Nase**), bei denen eine Resektion ästhetisch gute Ergebnisse verspricht.

Glukokortikoide werden, oft in Kombination mit anderen Methoden, vor allem bei aggressiv wachsenden und vitale Lebensfunktionen beeinträchtigenden Hämangiomen eingesetzt. Die empfohlene Dosis bei Säuglingen und Kleinkindern beträgt 2–5 mg Prednisolon/kg/Tag, oft über mehrere Wochen. Nach zu raschem Ausschleichen kann das Wachstum wieder einsetzen. Eine vorübergehende Wachstumsverzögerung ist typisch, Immunsuppression, Katarakt, Hypertension und Hyperglykämie sind zu bedenken und durch entsprechende Kontrollen auszuschließen. Die Ansprechrate liegt bei 66–85%.

In ähnlicher Indikation wie die Glukokortikoide wird neuerdings **Propranolol** eingesetzt. Es soll über eine Vasokonstriktion, eine verminderte Expression von VEGF und eine Apoptoseinduktion der Endothelzellen wirken. Ansprechraten von bis zu 100% werden beschrieben, insbesondere rasche Erfolge bei bedrohlichen (Atemwegs-), ulzerierten und segmentalen Hämangiomen. Die empfohlene Dosierung liegt zwischen 1,5–3 mg/Tag. Die Behandlung sollte einschleichend unter guter Überwachung begonnen werden, auf Hypotonie, Hypoglykämie, Bradykardie und bronchiale Obstruktion ist zu achten. Die Therapie muss langfristig bis zur Komplettinvolution, mindestens wohl aber bis zum 12. Lebensmonat durchgeführt werden, da sonst Rezidive drohen, die allerdings wiederum auf Propranolol ansprechen. Für geringer ausgedehnte Hämangiome könnte auch eine topische Applikation von β-Blockern wirksam sein.

Als ultima ratio bei nicht beherrschbaren Hämangiomen sind **Zytostatika** einsetzbar (Vincristin, Endoxan).

Aufgrund der Nebenwirkungen (neurologische Symptome, Knochenmarkdepression) sollte eine Behandlung mit **Interferon-α-2a** nur im Ausnahmefall durchgeführt werden.

60.1.1 Kongenitale Hämangiome

Neuerdings werden zwei Sonderformen eines infantilen Hämangioms abgegrenzt, die sich durch Vorhandensein bei der Geburt und atypischen Verlauf auszeichnen, keine Geschlechtsprädilektion zeigen und auch nicht den typischen Marker GLUT1 exprimieren. Sie werden daher von manchen Autoren als eigene Entität gesehen:

NICH (non-involuting congenital hemangioma) Meist solitär, oft am Kopf oder in Gelenknähe, findet sich kongenital wie beim Morbus Fabry (Angiokeratoma corporis diffusum Fabry, α-Galaktosidase-A-Mangel (▶ Kap. 90) oder bei der Fukosidose (▶ Kap. 90).

! Differenzialdiagnostisch ist bei multiplen Angiokeratomen ein Morbus Fabry auszuschließen.

▪ Therapie

Mit koagulierenden oder abtragenden Lasern kann manchmal eine Verbesserung der Hyperkeratose oder einer Blutungsneigung erreicht werden. Die Exzision umschriebener Veränderungen ist möglich. Rezidive aus tieferen subkutanen Anteilen sind jedoch nicht selten.

Teleangiectasia hereditaria haemorrhagica

[Babington 1865, Rendu 1896, Osler 1901]

OMIM 187300 HHT1	AD	9q34.1
ENG	Endoglin	
600376 HHT2	AD	12q11–q14
ACVRL1	Activin A receptor, type II-like kinase 1	

▪ Synonyme

Morbus Osler, Rendu-Osler-Syndrom, HHT

▪ Epidemiologie

Selten, durchschnittlich 1:5000, von 1:3000 bis 1:40.000 je nach Bevölkerungsgruppe

▪ Ätiopathogenese

Es handelt sich um eine autosomal-dominant vererbte Erkrankung mit sehr hoher Expressivität, jedoch sehr variabler altersabhängiger Manifestation, die Mutationen von für die Gefäßentwicklung essenziellen Genen zeigt. Die Hauptformen sind HHT1 (OMIM 187300, Mutation im Endoglin-Gen auf 9q) und HHT2 (OMIM 600376, Mutation der Aktivin-A-Rezeptor-II-like-Kinase auf 12q11–q14). Weitere seltene Formen (HHT3 und 4) sind bekannt. Die einzelnen Formen unterscheiden sich klinisch nur geringfügig (Typ 1 ist früher manifest und zeigt häufiger AV-Shunts der Lunge).

▪ Klinik

Die Hautveränderungen bei Morbus Osler sind keine Gefäßektasien, sondern kleine AV-Malformationen des dermalen Gefäßplexus mit entsprechender Blutungstendenz.

Typisch ist eine starke Neigung zu Haut- und Schleimhautblutungen. Erstsymptom ist oft auffällig häufiges Nasenbluten im Jugendalter. Daneben können auch Hämaturie und Darmblutungen vorkommen. Die Hautveränderungen können spät manifest werden, nach dem 40. Lebensjahr zeigen jedoch fast alle Patienten die typischen dunkelroten, 1–3 mm durchmessenden, knopfförmigen, manchmal sternförmigen Gefäßknötchen vor allem an den Lippen, im Gesicht, an den Ohren sowie an Händen und Füßen, hier besonders an Finger- und Zehenspitzen und auch subungual. Dazu kommt der typische Sitz an Zunge, Mund- und Nasenschleimhaut.

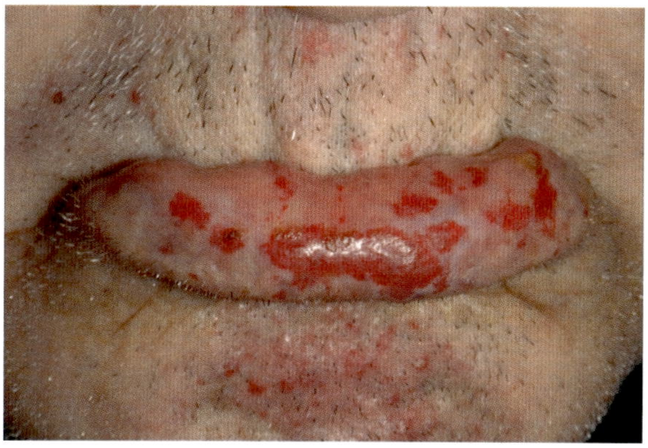

Abb. 60.10 Morbus Osler. Hämorrhagische Teleangiektasien der Haut und blutende Lippenläsion

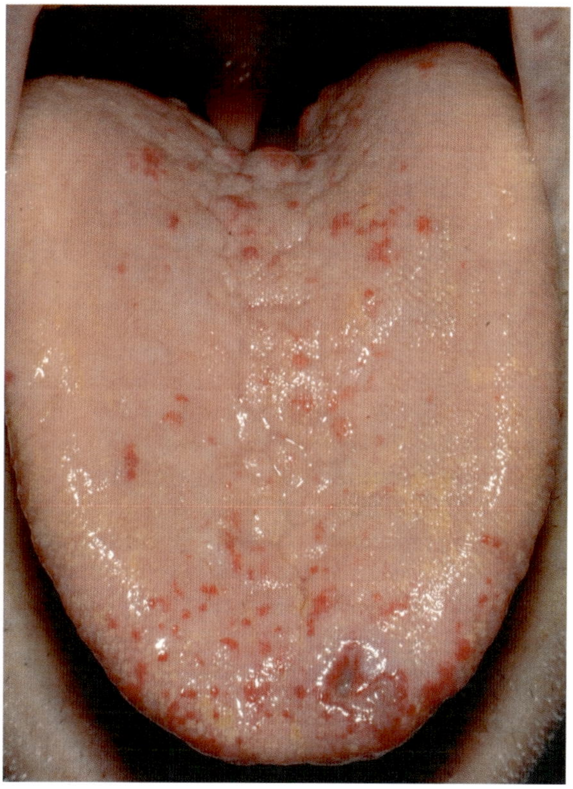

Abb. 60.11 Morbus Osler. Hämorrhagischen Teleangiektasien

Problematisch können die nicht selten assoziierten AV-Malformationen in Organen sein:

- Gastrointestinal (in bis zu 80% nachweisbar, Blutungen nur in 25–30%, meist nach dem 50. Lebensjahr) mit Blutungsgefahr
- In der Lunge (15–50%) mit der Gefahr von ZNS-Embolien, Hirnabszessen und pulmonaler Hypertonie
- Im ZNS (bis zu 23%) mit der Gefahr von Blutungen, Apoplex und Epilepsie
- In der Leber (bis 80%, selten symptomatisch) mit Gefahr der Leberzirrhose

Sehr häufig findet sich eine Eisenmangelanämie durch den chronischen Blutverlust (Epistaxis, gastrointestinal).

Differenzialdiagnose

Abzugrenzen sind eruptive Naevi aranei, multiple senile Angiome und Morbus Fabry.

IX

Diagnostisches Vorgehen

Diagnostische Kriterien sind:

- Epistaxis (spontan, häufig)
- Gefäßknötchen: Organmanifestation mit gastrointestinalen Knötchen bzw. AV-Malformationen in Lunge, Leber, ZNS
- Verwandter 1. Grades mit HHT

Für die genetische Diagnostik wird folgendes Vorgehen empfohlen: Testung eines Indexpatienten zur Identifikation der in der Familie vorliegenden Mutation, dann Testung weiterer Familienmitglieder und insbesondere der Kinder auf diese Mutation. Wird eine Teleangiectasia hereditaria haemorrhagica festgestellt, wird eine MRI-Untersuchung des ZNS auf AVM und zumindest eine Pulsoximetrie (arteriovenöse Malformation der Lunge) empfohlen. Weitere Untersuchungen sollten je nach Klinik oder nach den Richtlinien (www.hht.org) erfolgen.

Histopathologie

Man erkennt subepidermal ektatische Kapillaren und postkapilläre Venolen sowie erweiterte, dickwandige, geschlängelte Blutgefäße (Shuntgefäße) im tieferen Korium.

Therapie

Eine kausale Therapie ist nicht möglich. Individuelle Ektasien können elektrokaustisch oder mit dem Nd:YAG-Laser koaguliert werden. Eine endonasale Koagulation mit Letzterem ist insbesondere auch bei schwerem Nasenbluten erfolgreich. Eventuell ist der Ersatz der Nasenschleimhaut durch Spalthaut zu erwägen. Wichtig ist die Kontrolle der sekundären Anämie, meist durch Eisengabe. Arteriovenöse Malformationen in den Organen sind nur interdisziplinär anzugehen.

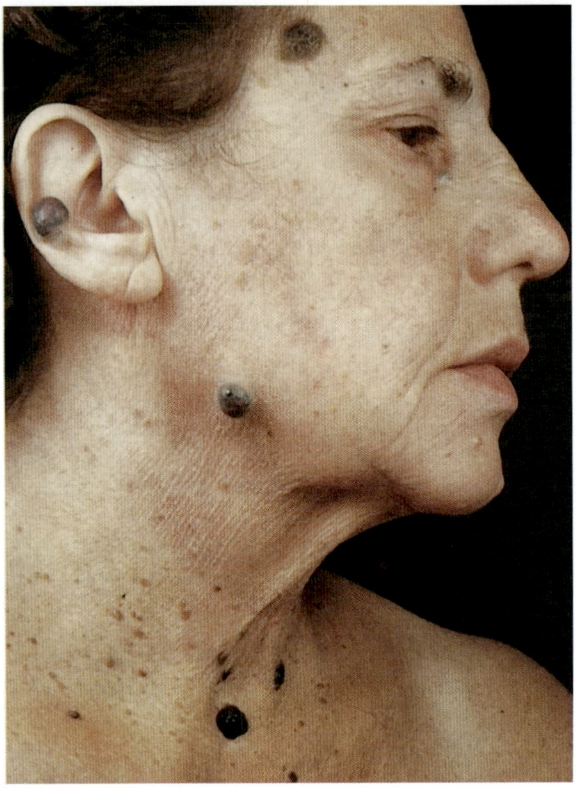

Abb. 60.12 Blaues-Gummibläschen-Nävus-Syndrom (Blue-rubber-bleb-Nävus-Syndrom)

60.2.2 Vorwiegend venöse Fehlbildungen

Blaues-Gummibläschen-Nävus-Syndrom/ Familiäres Venöses-Malformationssyndrom

[Bean 1958, Boon et al. 1994]

OMIM 600195	AD	9p21
TIE2 (TEK)	Receptor tyrosine kinase	

Synonyme

Blue-rubber-bleb-Nävus-Syndrom, venous malformations-multiple cutaneous and mucosal (VMCM)

Epidemiologie

Diese Erkrankung ist sehr selten, meist sporadisch auftretend. Familiäre Untersuchungen legen einen autosomal-dominanten Erbgang nahe. Es besteht Androtropie.

Ätiopathogenese

Es handelt sich um eine aktivierende Mutation einer endothelspezifischen Rezeptortyrosinkinase (TIE2, TEK), die zu disseminierten venösen Low-flow-Malformationen führt. Die ursprünglich von Bean beschriebene Familie mit

Blue-rubber-bleb-Syndrom gehört sehr wahrscheinlich auch hierher.

■ Klinik

Im Verlauf der Kindheit, aber auch später, treten multiple subkutane oder blauschwarze kutane, teils ausdrückbare Knötchen von gummiartiger Konsistenz an Haut und Schleimhäuten auf. Druckschmerzhaftigkeit und lokale Hyperhidrose sind nicht selten. Bei Beteiligung des Magendarmtrakts können diese Angiektasien zu manchmal lebensbedrohlichen Blutungen (Melaena) und zu Anämie führen, Beteiligung anderer Organe ist selten.

■ Differenzialdiagnose

Multiple Glomustumoren, Morbus Osler sind auszuschließen.

■ Therapie

Die Koagulation mit dem Argon- oder Nd:YAG-Laser erzielt sehr gute Ergebnisse. Einzelne Herde können auch exzidiert werden. Bei Magen-Darm-Blutungen ist endoskopische Koagulation empfehlenswert, bei akuten Blutungen kann auch Oktreotid eingesetzt werden.

Nävoide venöse Malformation, venöses Angiom

[Enjolras et al. 1997]

■ Synonym

Kavernöses Angiom

■ Ätiopathogenese

Es handelt sich hierbei um Slow-flow-Malformationen des oberflächlichen und/oder tiefen Venensystems. Die häufig nävoide Anordnung, oft mit Lateralisation oder Mittenbegrenzung, lässt an Mosaizismus denken. Hierbei sind zwei Mechanismen bezüglich der Endothelrezeptor-Tyrosinkinasen denkbar: Inaktivierende Mutationen verhindern die Differenzierung des primitiven embryonalen Gefäßplexus zu distinkten Gefäßen und lassen diesen persistieren; aktivierende Mutationen führen zu Hyperproliferation der Gefäße analog zum VMCM-Syndrom.

■ Klinik

Bei Geburt normalerweise nicht erkennbar, entwickeln sich die typischen blauen bis violetten Knoten oder Plaques im Verlauf der Kindheit, aber auch später. Sie sind meist nicht druckdolent, weich, ausdrückbar und füllen sich langsam wieder. Über die Jahre besteht eine deutliche Tendenz zur progressiven Ektasie, besonders an den Beinen; massiv ektatische Knötchen können stark bluten. Nicht selten treten intraläsional schmerzhafte Thrombosierungen auf, die auch zu Verkalkungen führen, aber kein Embolie-Risiko darstellen.

■ Differenzialdiagnose

Je nach Zeitpunkt der Mutation entstehen sowohl kleine umschriebene Veränderungen wie auch größere Plaques oder Areale bis hin zu Quadranten- oder Halbseitenbefall, hier bestehen Überschneidungen zu den komplexen Malformationen. Je nach klinischem Bild müssen diese sowie auch das Vorliegen von High-flow-Malformationen (AV-Shunts) mittels bildgebender Verfahren (Farbduplex, MRI, MRI-Angiografie) ausgeschlossen werden.

■ Therapie

Exophytische Knoten können gut mit dem Nd:YAG-Laser koaguliert werden, umschriebene Läsionen sprechen auch gut auf intraläsionale Koagulation über Quarzfasern an. Wo möglich, verhindert eine konsequente Kompressionstherapie die zunehmende Ektasie. Bei sehr großen Läsionen ist ein interdisziplinärer Ansatz (Gefäßchirurgie, Embolisation) erforderlich.

60.3 Fehlbildungen der Lymphgefäße

Obwohl oft als Lymphangiome bezeichnet, sind diese Fehlbildungen ebenfalls keine eigentlichen Neoplasien. Sie sind angeboren, können sich aber unterschiedlich spät manifestieren und zeigen häufig ein scheinbares Wachstum durch zunehmende Ektasie der oft weit und diffus infiltrierenden Lymphgefäße. Komplexe Fehlbildungen unter zusätzlicher Beteiligung von Blutgefäßen (Hämatolymphangiome) sind häufig.

Mikrozystische Lymphangiome, die sich wahrscheinlich aus lokalen Lymphangioblasten entwickeln, sind umschriebener und oberflächlicher als makrozystische, welche aus Angioblasten des axialen Mesoderms hervorgehen.

60.3.1 Lymphangioma circumscriptum

[Fox und Fox 1879, Morris 1889]

■ Synonyme

Mikrozystische lymphatische Malformation, mikrozystisches Lymphangiom

■ Ätiopathogenese

Es handelt sich um umschriebene oder diffus infiltrierende extratrunkuläre Fehlbildungen der Lymphgefäße mit oberflächlichen Pseudobläschen, die aus tief, oft intramuskulär liegenden muskelstarken Zisternen gespeist werden und

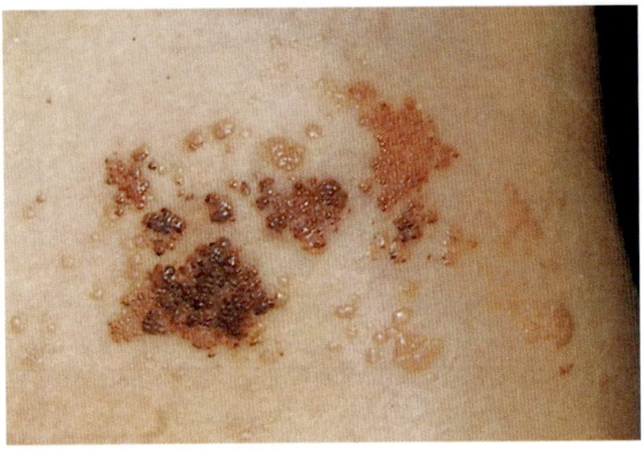

Abb. 60.13 Lymphangioma circumscriptum

durch den Druck der Lymphflüssigkeit oft eine Tendenz zum Größenwachstum besitzen.

Klinik

Es kann an jeder beliebigen Haut- oder Schleimhautstelle auftreten. Von Geburt an kontinuierlich fortbestehend, mit allmählicher Größenzunahme, findet man meist in herpetiformer oder zosteriformer Anordnung hell durchschimmernde, prall-derbe, froschlaichartige Pseudobläschen. An der Oberfläche können auch verruziforme Veränderungen auftreten. Eine Blutbeimischung, insbesondere nach Trauma, ist nicht selten (**Hämatolymphangiom**). Nicht selten besteht eine Beeinträchtigung durch (**Hämato-)Lymphorrhoe** und rezidivierende Infektionen (vor allem Erysipel).

Differenzialdiagnose

Abzugrenzen sind symptomatisches (sekundäres), erworbenes Lymphangioma circumscriptum cysticum (kutane Lymphangiektasien durch Lymphstau), etwa nach operativen Eingriffen (gynäkologische Tumoroperationen, Herniotomie), besonders nach zusätzlicher Bestrahlung.

Histopathologie

Man erkennt subepidermal und lakunenartig in die Epidermis reichende, stark erweiterte Lymphgefäße. In tieferen Abschnitten findet man auch gelegentlich Muskulatur in der Gefäßwand.

Therapie

Durch oberflächliche Vaporisation mit dem CO_2-Laser ist meist eine Besserung der Symptome wie Nässen und Infektionen möglich, Rezidive sind obligat, erneute Therapien dann sinnvoll. Eine operative Therapie ist meist nur dann sinnvoll, wenn auch die tiefen Anteile miterfasst werden können (MRI- oder CT-Diagnostik), da sonst Rezidive unausweichlich sind.

60.3.2 Lymphangioma cavernosum subcutaneum

[Redenbacher 1828 und Wernher 1843]

Synonyme

Zystisches Hygrom, kavernöses Lymphangiom, Makrozystische lymphatische Malformation, makrozystisches Lymphangiom

Ätiopathogenese

Die Veränderungen gehen von den tiefen lymphatischen Zisternen aus und zeigen oft zunächst keine offensichtliche Hautbeteiligung. Übergangs- und Mischformen mit mikrozystischen Lymphangiomen sind möglich. Der Begriff **zystisches Hygrom** wird meist für eine lymphatische Malformation der Halsweichteile verwendet (fehlende Fusion des jugulären Lymphsacks mit der Jugularvene, häufig bei Down-Syndrom).

Klinik

Es findet sich eine umschriebene Hautvorwölbung mit darunter liegender teigiger, etwas ausdrückbarer, scharf begrenzter Geschwulst. Die Diaphanoskopie ist zur Abgrenzung von Hämangiomen manchmal hilfreich, durch Punktion lässt sich Lymphe aspirieren. Die oft recht großen Fehlbildungen können diffus infiltrierend ganze Körperpartien betreffen und Ursache einer Elephantiasis der Extremitäten, einer Makrocheilie oder einer Makroglossie sein. Nach langem Bestand bilden sich sekundär durch den Druck der Lymphe oft Lymphbläschen an der Haut- oder Schleimhautoberfläche.

Therapie

In geeigneten Fällen ist eine ausreichende operative Entfernung möglich, außerdem Teilerfolge durch eine intraläsionale Tetrazyklin-Instillation (interventionelle Radiologie).

60.3.3 Gorham-Syndrom

[Jackson 1838, Gorham et al. 1954, Gorham und Stout 1955]

Synonyme

Vanishing bone disease, Gorham-Stout-Syndrom

Ätiopathogenese

Nicht geklärt. Meist ausgehend von einem Fokus wird Knochen ersetzt durch Gewebe mit angiomatöser wie auch lymphangiomatöser Morphologie. Wahrscheinlich handelt es sich nicht um eine echte Fehlbildung.

■ **Klinik**

Über mehrere Jahre hinweg wird Knochen resorbiert, wobei es zu dessen völliger Auflösung kommen kann. Von der initial befallenen Stelle kann sich die Erkrankung über Gelenke hinweg ausbreiten oder lokal bleiben, chronisch progredient verlaufen oder zum Stillstand kommen. Verlorengegangener Knochen wird nicht ersetzt.

60.4 Kombinierte Gefäßfehlbildungen

■ **Synonym**

Kongenitale Angiodysplasie-Syndrome

Die Kombination von kapillären, venösen, arteriellen und lymphatischen Fehlbildungen untereinander oder mit weiteren, assoziierten Fehlbildungen oder Defekten ist häufig. Die Verteilungsmuster (entlang der Baschko-Linien, phylloid und so weiter) lassen bei vielen Erkrankungen an Mosaizismen denken.

Einige Symptomkombinationen tragen als Syndrome die Namen der Erstbeschreiber; dies mag bei definierten Gendefekten (Von-Hippel-Lindau-Syndrom, Maffucci-Syndrom) sinnvoll sein, bei mehr beschreibenden Syndromen (Sturge-Weber-, Klippel-Trenaunay-Syndrom) sollte jedoch versucht werden, durch spezifische Diagnostik (Farbduplexsonografie, Angiografie, Computer- und Magnetresonanztomografie) jeden Patienten individuell entsprechend der Hamburg-Klassifikation einzuordnen und, wenn möglich, einer Therapie zuzuführen. Dies bedarf meist eines interdisziplinären Ansatzes.

60.4.1 Sturge-Weber-Syndrom

[Schirmer 1860, Sturge 1879, Weber 1922]

■ **Synonym**

Angiomatosis encephalo-trigeminalis

■ **Epidemiologie**

Die Erkrankung ist selten. Bisher besteht kein klarer Hinweis für Erblichkeit; vereinzelt familiäres Auftreten, was durch paradominante Vererbung (Klippel-Trenaunay-Syndrom) erklärbar wäre (OMIM 185300).

■ **Ätiopathogenese**

Der primäre Defekt ist wahrscheinlich die Persistenz des primitiven vaskulären Plexus am Ende des Neuralrohrs unter dem Ektodermanteil, das zu Gesichtshaut differenziert. So erklärt sich die Beteiligung von Leptomeningen, Chorioidea und vom Trigeminus innervierter Gesichtshaut.

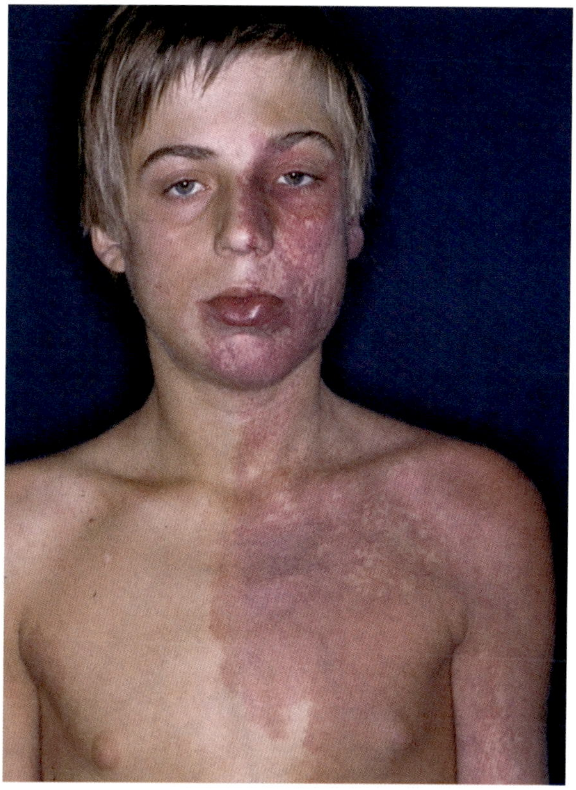

Abb. 60.14 Sturge-Weber-Syndrom

■ **Klinik**

Man findet einen meist unilateralen Naevus flammeus im Gesichtsbereich (zu 15% bilateral), meist im Versorgungsgebiet des 1. oder 2. Trigeminusasts, manchmal unter Einbeziehung der gleichseitigen Mundschleimhaut. Zusätzlich besteht bei etwa 60% der Patienten eine Angiomatose des gleichseitigen Auges mit Glaukom (Buphthalmus) und Erblindungsgefahr (vor allem bei Beteiligung beider Trigeminusäste 1 und 2). Die Beteiligung leptomeningealer Gefäße mit Dilatation und/oder Verkalkungen führt zu ZNS-Symptomen, die zum Vollbild des Syndroms gehören: Epilepsie in etwa 80% der Fälle (Beginn bereits in Kindheit oder frühem Erwachsenenalter) und andere neurologische Störungen in etwa 65% der Fälle (motorische Störungen bis zur Hemiplegie, Oligophrenie bis zur Demenz, psychische Veränderungen). Zur Diagnostik gehören entsprechend der Symptomatik bildgebende Verfahren wie MRT und CT sowie das EEG.

! Ein Naevus flammeus im Trigeminusbereich sollte stets zu einer ophthalmologischen Untersuchung mit Augendruckmessung und mindestens zur Röntgenuntersuchung des Schädels (Gefäßverkalkungen) veranlassen.

60.4.2 Cobb-Syndrom

[Cobb 1915]

▪ **Synonym**

Kutanomeningeale Angiomatose

▪ **Klinik**

Es handelt sich um einen im Bereich der Wirbelsäule auftretenden, umschriebenen Naevus flammeus (selten Lymphangiome, Angiokeratome), oft den Blaschko-Linien folgend, in Assoziation oder hämodynamischer Kommunikation (Valsalva-Manöver kann zu vermehrter Füllung führen) mit einer darunter liegenden vaskulären Fehlbildung der Rückenmarkhäute, mit oder ohne neurologische Symptomatik.

60.4.3 Klippel-Trenaunay-Syndrom

[Klippel und Trenaunay 1900]

▪ **Synonyme**

Naevus varicosus osteohypertrophicus, Haemangiectasia hypertrophicans, Osteoangiohypertrophie-Syndrom

▪ **Ätiopathogenese**

Wahrscheinlich führt eine paradominante Vererbung zu den komplexen Veränderungen: Eine für das Syndrom verantwortliche Genmutation vorausgesetzt, sind hierfür Homozygote nicht lebensfähig (OMIM 149000). Heterozygote sind phänotypisch normal. Ein Verlust des normalen Allels, zum Beispiel durch somatische Rekombination in der frühen Embryogenese, führt zu einer merkmaltragenden Zellpopulation im Sinne eines Mosaiks. Der Gendefekt, welcher zu der kombinierten Malformation von Kapillaren, venösen und lymphatischen Gefäßen führt, ist nicht identifiziert.

▪ **Klinik**

Vielfach ist ein Quadrant des Körpers, selten sind mehrere betroffen. Ein meist die ganze Extremität einnehmender Naevus flammeus, gelegentlich mit eingestreutem Naevus anaemicus, ist kombiniert mit oft atypischen (Lateralvenenpersistenz) Varizen und lymphangiomartigen Veränderungen. Die Entwicklung proliferierender Angiome und anderer vaskulärer Tumoren im Erwachsenenalter ist nicht selten. Meist zeigt sich auch ein partieller Riesenwuchs (Weichteil- und Knochenhypertrophie) der befallenen Extremität. Angiografisch werden zusätzlich meist multiple Fehlbildungen der Arterien, Venen und Lymphgefäße aufgedeckt. Die Theorie, dass der Riesenwuchs Folge eines übermäßigen O_2-Angebots durch die starke

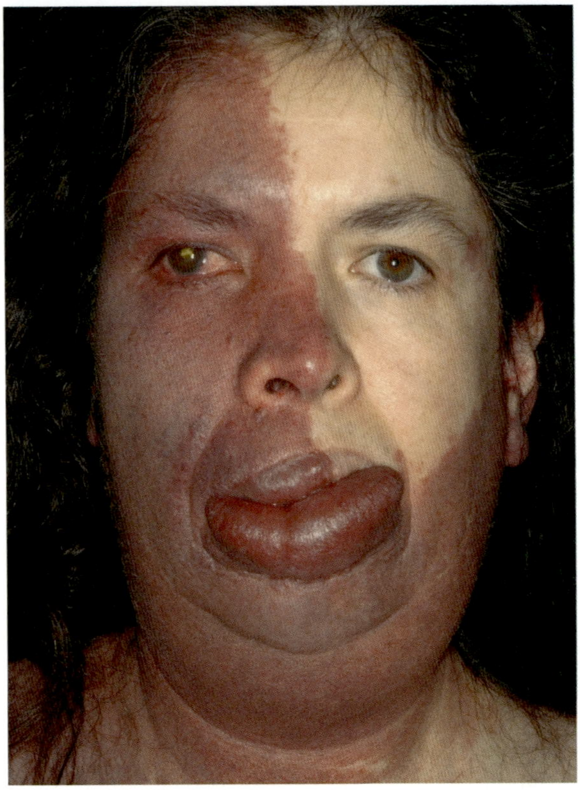

Abb. 60.15 Klippel-Trenaunay-Syndrom

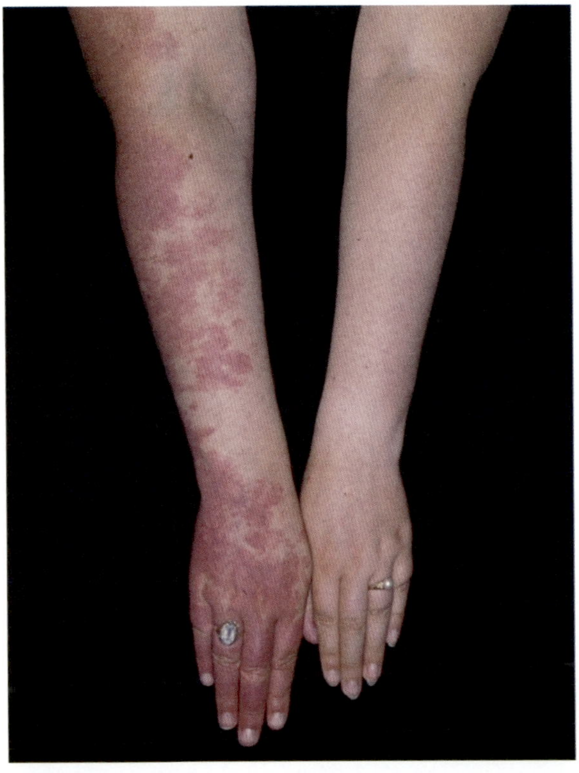

Abb. 60.16 Klippel-Trenaunay-Syndrom mit Gliedmaßenhypertrophie rechts

Vaskularisation ist, erklärt nicht die gelegentlich ebenfalls beobachtete Weichteil- und Knochenatrophie der entsprechenden Extremität. Sekundärfolgen sind Ödeme, trophische Störungen der Haut und orthopädische Probleme. Wegen der hohen Gefahr einer Lungenembolie ist insbesondere perioperativ auf eine exakte Antikoagulation zu achten.

- **Diagnostisches Vorgehen**

Insbesondere in der frühen Kindheit ist ein Klippel-Trenaunay-Syndrom nicht von einem Quadranten-Naevus flammeus zu unterscheiden, da die venösen und lymphatischen Veränderungen und die Hypertrophie spät manifest sind. Beobachtung des Verlaufs und rechtzeitiger Einsatz bildgebender Verfahren sind erforderlich.

- **Therapie**

Der assoziierte Naevus flammeus spricht oft schlecht auf eine Lasertherapie an. Wegen der obligaten orthopädischen Probleme durch das unterschiedliche Längenwachstum ist frühzeitig eine entsprechende Diagnostik und Therapie erforderlich. Interventionelle oder operative Verfahren sind im interdisziplinären Ansatz zu erwägen. Oft bleibt nur eine konsequente Kompressionstherapie zur Komplikationsprophylaxe.

60.4.4 Parkes-Weber-Syndrom

[Weber 1907]

- **Ätiopathogenese**

Bei einigen Patienten konnte eine Mutation des *RASA1*-Gens (siehe CM-AVM) identifiziert werden (OMIM 608355). Es kommt zu einer komplexen, meist quadrantenbezogenen vaskulären Fehlbildung mit arteriovenösen Shunts.

- **Klinik**

Das klinische Bild ähnelt dem bei Klippel-Trenaunay-Syndrom, zeigt jedoch einen schwereren Verlauf. Oft findet sich kein Naevus flammeus. Wenn kapilläre Malformationen vorhanden sind, sind diese oft heller und diffus (cutaneous flush). Fast immer bestehen zahlreiche arteriovenöse Anastomosen mit Gefahr der Herzinsuffizienz infolge starker Erhöhung des Minutenvolumens, die zu tumorartigen Gefäßhyperplasien führen können. Die Präsenz klinisch relevanter arteriovenöser Shunts grenzt das Parkes-Weber- vom Klippel-Trenaunay-Syndrom ab.

- **Therapie**

Im Vordergrund steht die interdisziplinäre Versorgung der AV-Shunts.

60.4.5 Capillary malformation – Arteriovenous malformation

[Eerola et al. 2003]

- **Synonym**

CM-AVM

- **Ätiopathogenese**

Zugrunde liegt meist eine Mutation des Gens für das p120-Ras-GTPase-activating protein (*RASA1*) auf 5q13.3. Wie diese zu den Malformationen führt, ist unklar (OMIM 608354).

- **Klinik**

Typischerweise finden sich relativ kleine, rundliche, multifokale kapilläre Malformationen, die heller und mehr rosafarben als normale Naevi flammei sind, nicht selten mit einem anämischen Halo. Etwa 30% der Patienten zeigen zusätzlich AV-Malformationen, entweder Parkes-Weber-artig oder einzelstehend beziehungsweise multipel in Haut und Subkutis, Muskel, Knochen oder ZNS.

- **Therapie**

Im Vordergrund steht die interdisziplinäre Versorgung der AV-Shunts.

60.4.6 Rankenangiom

Historische Bezeichnung für verschiedene, mehr oder weniger umschriebene nävoide extratrunkuläre Fehlbildungen, oft mit arteriovenösen Shunts. Zugrunde liegt wohl ein Mosaik.

- **Klinik**

Es finden sich stark geschlängelte oder erweiterte, oft pulsierende venöse oder venös-arterielle Gefäßkonvolute, die sich subkutan ausbreiten, größere Körperpartien durchsetzen und unförmig auftreiben sowie blau- oder rubinrot durchscheinen können. Gefäßauskultation, Farbduplexsonografie und bildgebende Verfahren klären die hämodynamische Situation.

60.4.7 Maffucci-Syndrom

[Maffucci 1881]

- **Synonyme**

Chondrodysplasie-Hämangiom-Syndrom, Enchondromatose Typ II

Ätiopathogenese

Es bestehen komplexe vaskuläre Fehlbildungen in Assoziation mit Enchondromen und erhöhtem Sarkomrisiko. Wahrscheinlich besteht ein somatisches Mosaik mit postzygotischen Mutationen der Gene für die Isocitratdehydrogenase (*IDH1* oder *IDH2*) (OMIM 166000).

Klinik

Je nach Ausmaß der vaskulären Beteiligung bestehen ähnliche Befunde wie beim Klippel-Trenaunay-Syndrom. Die betroffenen Gliedmaßen sind stark durch multiple, vorwiegend venöse, diffus infiltrierende extratrunkuläre Fehlbildungen (kapillär, Phlebektasien, Lymphangiome) vergrößert. Neuerdings wurden auch Spindelzellhämangioendotheliome beschrieben. Die Enchondrome, häufig an Händen, Füßen und den Knochen, führen zu Deformitäten und Frakturneigung. Nicht selten (etwa 20%) entwickeln sich maligne Tumoren, vor allem Osteosarkome, aber auch Chondro-, Angio- und Fibrosarkome.

60.4.8 Servelle-Martorell-Syndrom

[Bockenheimer 1907, Servelle 1948, Martorell 1949]

Synonyme

Bockenheimer-Syndrom, genuine diffuse Phlebektasie, Angiomatosis osteolytica, phlebektatische osteohypoplastische Angiodysplasie

Ätiopathogenese

Es finden sich große, diffus infiltrierende, vorwiegend venöse Malformationen mit langsamem Blutfluss (lowflow) und damit ausgeprägter Thrombophilie.

Klinik

Die prominenten venösen Ektasien, oft mit geschlängelten varikösen Venen, scheinen dunkelblau durch die Haut und zeigen lage- oder anstrengungsabhängige Schwellungen. Oft sind Muskel und Knochen durchsetzt, eine Skeletthypoplasie der befallenen Areale ist nicht selten. Im Verlauf kommt es zu Thrombosierungen und zu Phlebolithen. Die Beteiligung knöcherner Strukturen kann zu Knochendeformierung und Knochenzerstörung führen, häufig ist das Kniegelenk betroffen.

Therapie

Essenziell ist eine gute Kompressionstherapie. Gelegentlich sind Sklerosierung, ND:YAG-Laser Koagulation oder gefäßchirurgische Interventionen sinnvoll. Die Thromboseneigung erfordert gegebenenfalls eine exakte Antikoagulation.

60.4.9 Von-Hippel-Lindau-Syndrom

Es finden sich extratrunkuläre kapilläre Fehlbildungen, meist in der Retina und in den zerebellären Leptomeningen, die zu Kleinhirn- und Hirndrucksymptomatik führen können. Daneben besteht gelegentlich ein Naevus flammeus. Im Vordergrund stehen die häufigen malignen Tumoren (ZNS, Niere, Pankreas, Phäochromozytom; ▶ Kap. 58).

60.5 Gefäßektasien

Gefäßektasien sind aufgrund unterschiedlicher Ursachen (Grunderkrankungen, Bindegewebsschwäche, exogene Ursachen wie UV-Licht) erworbene oder passagere Dilatationen physiologischerweise vorhandener Gefäße, also keine echten Fehlbildungen. Da es sich bei bestimmten Entitäten (zum Beispiel van-Lohuizen-Syndrom, Angioma serpiginosum) zwar wohl um genetisch bedingte Erkrankungen handelt, diese jedoch nicht das Verhalten echter Gefäßmalformationen (Rückbildungsmöglichkeit) zeigen, werden diese hier eingeordnet. Der asymmetrische Naevus flammeus gehört insofern ebenfalls hierher (Rückbildung, Rezidiv).

60.5.1 Cutis marmorata teleangiectatica congenita

[van Lohuizen 1922]

Synonyme

Van-Lohuizen-Syndrom, Naevus vascularis reticularis, CMTC

Epidemiologie

Diese Erkrankung ist selten. Sporadisches Auftreten, in Einzelfällen familiär (OMIM 219250).

Ätiopathogenese

Es handelt sich um eine nävoide Fehlbildung unbekannter Ätiologie mit einer umschriebenen Adaptationsschwäche der Hautgefäße an die wärmeregulatorischen Erfordernisse nach der Geburt (gestörte α-adrenerge Innervation der Kapillaren?). Eine paradominante Vererbung mit Manifestwerden des Phänotyps bei Heterozygotenverlust infolge postzygotischer Mutation in der frühen Embryogenese kann sowohl das sporadische als auch das familiäre Auftreten erklären.

Klinik

Eine auffällige Cutis marmorata tritt bereits bei oder kurz nach der Geburt in Erscheinung. Betroffen sein können asymmetrisch lokalisierte Hautregionen oder das gesam-

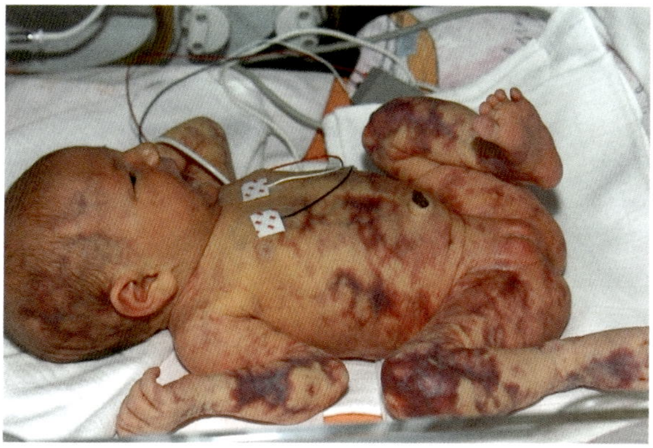

Abb. 60.17 Cutis marmorata teleangiectatica congenita

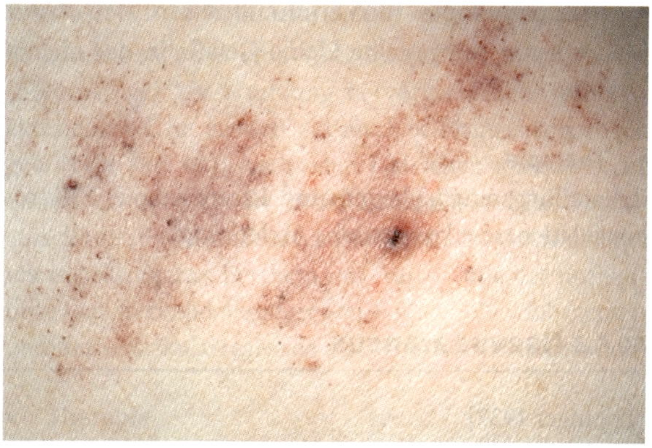

Abb. 60.18 Angioma serpiginosum

te Integument. Gelegentlich ist die grobnetzige, livide Scheckigkeit der Haut kombiniert mit anderen kapillären Malformationen (meist Naevi flammei außerhalb des befallenen Areals) oder Teleangiektasien. Auch (meist kleine und flache) Ulzerationen können auftreten. Eine spontane Rückbildung erfolgt mit Ausbildung des subkutanen Fettpolsters im Verlauf von Monaten bis etwa 2 Jahren (▶ Übersicht). Einzig gesicherte assoziierte weitere Anomalie ist eine Asymmetrie (Hyper-, Hypoplasie) des befallenen Areals im Vergleich zur Gegenseite. Neurologische, okuläre und Anomalien der Schilddrüse sowie Syndaktylien wurden ebenfalls beschrieben.

Differenzialdiagnose

Ein neonataler Lupus erythematodes kann zu ähnlichen retikulären Gefäßmustern führen (Anamnese, ANA). Zu bedenken ist außerdem die funktionelle Cutis marmorata (▶ Kap. 64), die im Unterschied zur CMTC bei Erwärmen verschwindet. Komplexe vaskuläre Fehlbildungen wie das Klippel-Trenaunay-Syndrom zeigen oft Naevi flammei im befallenen Areal und Venektasien, sind aber nur im Verlauf abzugrenzen.

Diagnostische Kriterien (Kienast und Hoeger 2009)

Major
- Kongenitales retikuläres Erythem
- Keine Venektasien
- Keine Reaktion auf Erwärmung

Minor
- Abheilung über 2 Jahre
- Teleangiektasien
- Naevus flammeus andernorts
- Ulzeration
- Atrophie der Haut

Histopathologie

Zu erkennen sind erweiterte dermale Kapillaren und subkutane Venen.

Therapie

Eine Behandlung ist nicht erforderlich und nicht möglich. Schutz vor Unterkühlung ist sinnvoll.

60.5.2 Angioma serpiginosum

[Hutchinson 1889, Crocker 1893]

Ätiopathogenese

Es handelt sich um eine seltene, spätmanifeste nävoide Fehlbildung der Kapillaren der Haut. Möglicherweise besteht eine autosomal-dominante Vererbung mit reduzierter Penetranz. Eine deutliche Gynäkotropie ist zu beobachten.

Klinik

In der Kindheit oder in der Pubertät erscheinen oft einseitig an den Unterschenkeln, am Gesäß oder auch an den Oberarmaußenseiten intensiv rote oder purpurrote Punkte, die <1 mm groß sind, in Gruppen zusammenstehen und sich zur Peripherie ausbreiten können, oft entlang der Blaschko-Linien. Die Rückbildung im Zentrum führt zu anulären oder serpiginösen Formen. Die ektatischen Kapillaren sind mit dem Glasspatel nur teilweise zu komprimieren, da sie durch den Druck schräg abgedrückt werden und sich dann das Blut nicht entleeren kann. Gelegentlich findet man auch ein netzförmiges oder diffuses Erythem, auf dem sich die beschriebenen Veränderungen entwickeln. Der Verlauf ist unterschiedlich, Phasen von Progredienz und Stillstand können abwechseln. Sehr selten kommt es zur langsamen Spontanrückbildung.

Differenzialdiagnose

Progressive, essenzielle Teleangiektasien, Morbus Osler, Morbus Fabry sind abzugrenzen.

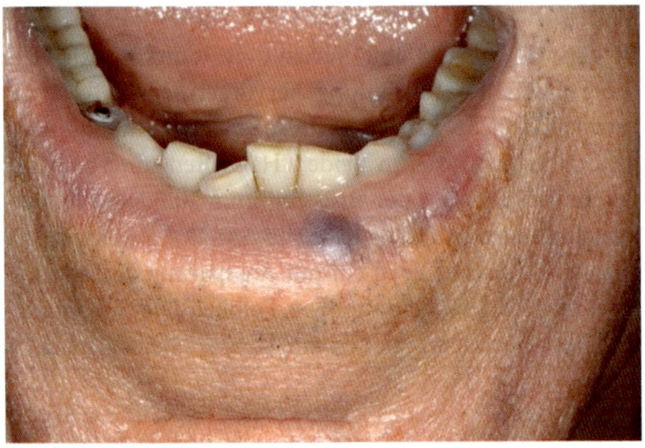

Abb. 60.21 Venous lake

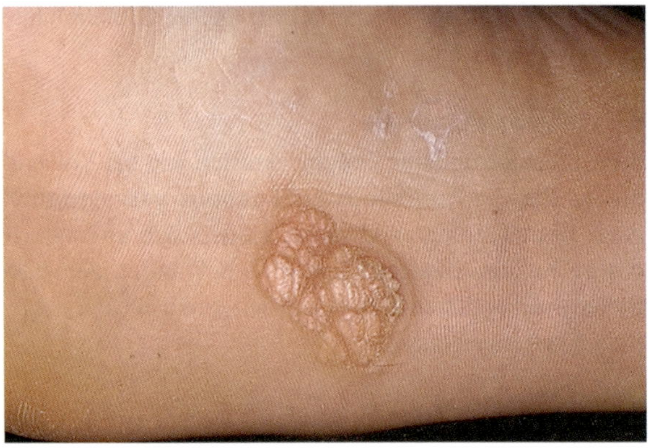

Abb. 60.22 Kollagennävus

Knoten. Bei älteren Personen sind die Veränderungen nicht selten. Es handelt sich um eine varizenartige, umschriebene Gefäßektasie im oberen Korium, also nicht um ein echtes Angiom. Ähnliche Veränderungen können sich auch an den Helices finden.

▪ Therapie

Die Behandlung besteht in der Laserkoagulation (Nd:YAG-Laser, nicht selten Rezidive) oder der Exzision.

60.6 Fehlbildungen des Bindegewebes

Es handelt sich um mesodermale Fehlbildungen mit umschriebener Vermehrung oder Verminderung bestimmter Bindegewebsstrukturen.

60.6.1 Bindegewebsnävi

Eine Gruppe sehr seltener Erkrankungen, teils assoziiert mit Syndromen, deren Nomenklatur nicht einheitlich und teils verwirrend ist. Unterschieden werden Nävi, bei denen mehr das Kollagen betroffen ist, und solche mit Veränderungen der elastischen Fasern. Die histologische Abgrenzung, welche Strukturen vorwiegend verändert sind, kann allerdings schwierig sein.

Kollagenreicher Bindegewebsnävus, Kollagennävus

▪ Synonyme

Naevus collagenicus lumbosacralis, Pflastersteinnävus

▪ Ätiopathogenese

Es handelt sich um eine nävoide, umschriebene Vermehrung von kollagenem Bindegewebe. Solitäre Läsionen sind meist spontan, multiple oft familiär auftretend, dann oft autosomal-dominant.

▪ Klinik

Meist lumbosakral, prinzipiell jedoch an jeder Körperstelle, finden sich flach erhabene, hautfarbene oder weißliche, pflastersteinartige Platten und Knoten, die gruppiert, linear oder systematisiert angeordnet sein können. Der Bindegewebsnävus ist oft Teilsymptom bei tuberöser Sklerose (▶ Kap. 58).

Eine disseminierte, grobknotige Form wird auch als **großknotig disseminierter Bindegewebsnävus**, familiär und vorwiegend am Rumpf auftretende, multiple Läsionen als **familiäres kutanes Kollagenom** (OMIM 115250) bezeichnet.

▪ Histopathologie

Es liegt das Bild eines Kollagenoms vor. Die gesamte Dermis ist durchsetzt durch breite, ineinander verflochtene kollagene Faserbündel, die Adnexe sind rarefiziert. Keine Parallelanordnung der Fasern wie bei Narben oder Keloiden.

▪ Therapie

Exzision ist die Therapie der Wahl. Eine Verbesserung des Oberflächenreliefs durch Laserabtragung mag in Einzelfällen erzielbar sein.

Naevus anelasticus

[Staricco und Mehregan 1961]

▪ Synonym

Ursprünglich von Lewandowsky 1921 als Naevus elasticus (regionis mammariae) beschrieben.

▪ Ätiopathogenese

Entgegen der ursprünglichen Bezeichnung Naevus elasticus besteht hier eine Verminderung der elastischen Fasern. Sowohl kongenitale wie erworbene, solitäre oder multiple Formen sind beschrieben.

■ **Klinik**

Es finden sich flache gelblichweiße, aber auch rötliche perifollikuläre Papeln, häufig aggregiert und asymmetrisch verteilt, vor allem an der oberen Körperhälfte und hier vorwiegend an Brust und Armen.

■ **Differenzialdiagnose**

Kollagennävus, Pseudoxanthoma elasticum und ein Buschke-Ollendorff-Syndrom sind abzugrenzen.

■ **Histopathologie**

Starke Rarefizierung der elastischen Fasern, Fragmentierung der verbliebenen Fasern in oberer und mittlerer Dermis ohne wesentliche Veränderung der Kollagenfasern.

■ **Therapie**

Eine Therapie ist nicht möglich, allenfalls die Exzision störender Knoten.

Elastinreicher Bindegewebsnävus

■ **Synonyme**

Elastom, juveniles Elastom, Naevus elasticus [Weidman et al. 1933]

■ **Ätiopathogenese**

Es besteht eine meist kongenitale, umschriebene Vermehrung der elastischen Fasern. Die Veränderungen können solitär oder multipel auftreten.

■ **Klinik**

Hautfarbene bis gelblichbräunliche weiche, gut umschriebene Papeln oder Plaques, solitär oder disseminiert.

■ **Differenzialdiagnose**

Zu unterscheiden sind Kollagennävus und Pseudoxanthoma elasticum. Manche Autoren sehen die disseminierte Form als Monovariante des Buschke-Ollendorff-Syndroms an.

■ **Histopathologie**

Vermehrung elastischer Fasern an Zahl und Größe im Korium ohne entzündliche Infiltration. Ultrastrukturell scheint die elastische Matrix stark vermehrt, die elastischen Mikrofibrillen scheinen vermindert und durch granuläres Material ersetzt.

■ **Therapie**

Eine Therapie ist nicht möglich, allenfalls die Exzision störender Knoten.

60.6.2 Buschke-Ollendorff-Syndrom

[Buschke und Ollendorff 1928]

OMIM 166700	AD	12q14
LEMD3	LEM-domain-containing 3	

■ **Synonyme**

Dermatofibrosis lenticularis disseminata mit Osteopoikilie, Dermatoosteopoikilosis

■ **Ätiopathogenese**

Es handelt sich um ein autosomal-dominantes, mesenchymales Dysplasie-Syndrom mit disseminierten elastischen oder kollagenösen Nävi und Osteopoikilie (OMIM 166700). Ultrastrukturell sind sowohl die kollagenen als auch die elastischen Fasern verändert.

■ **Klinik**

Es finden sich multiple, meist über den Rumpf und die Oberschenkel ausgestreute, 3–8 mm große, flache Knötchen, die histologisch sowohl Kollagennävi wie auch elastischen Nävi entsprechen können. Sie treten meist im Erwachsenenalter auf, manchmal jedoch auch in der Kindheit. Daneben besteht eine röntgenologisch nachweisbare Osteopoikilie (Skleroseherde meist in den Enden der lan-

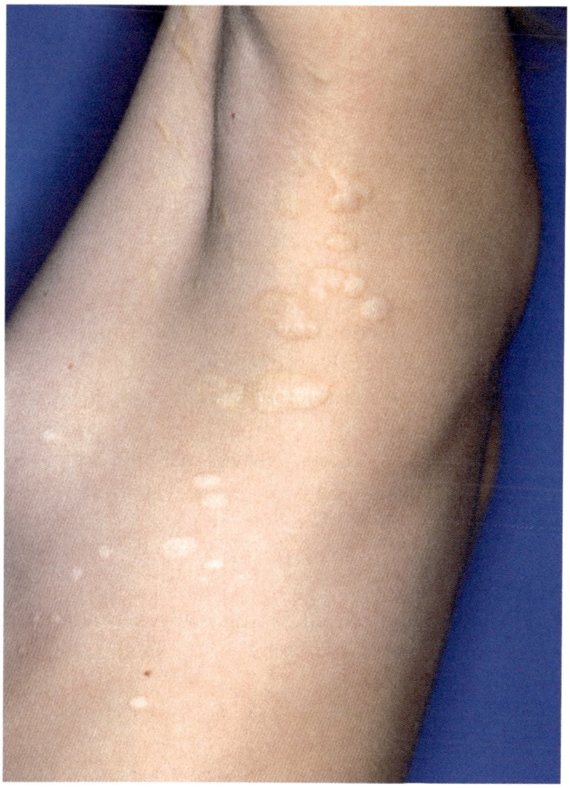

Abb. 60.23 Buschke-Ollendorff-Syndrom

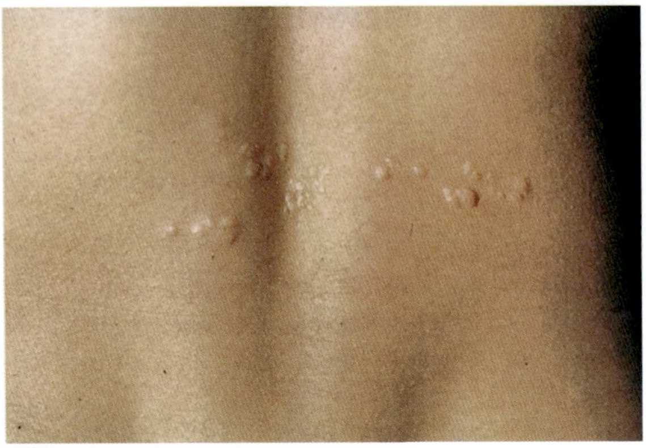

Abb. 60.24 Naevus lipomatosus superficialis

gen Röhrenknochen), die keinen Krankheitswert besitzt. Haut- und Knochenveränderungen können auch isoliert auftreten. Fibrosierung der Muskulatur mit Kontrakturen, Osteogenesis imperfecta, blaue Skleren und ZNS-Abnormalitäten können sehr selten assoziiert sein.

60.7 Fehlbildungen des Fettgewebes

60.7.1 Naevus lipomatosus superficialis

[Hoffmann und Zurhelle 1921]

■ **Synonyme**

Naevus lipomatodes superficialis, Nävus Hoffmann-Zurhelle

■ **Ätiopathogenese**

Es handelt sich um eine nävoide Fehlbildung mit umschriebener Vermehrung von Fettgewebe.

■ **Klinik**

Seit Geburt bestehend finden sich in der Lenden- und Glutealgegend weiche, hautfarbene oder gelbliche Papeln und flache, weiche Knoten mit glatter oder verruziformer Oberfläche.

Eine Variante ist der **Naevus psiloliparus, Fettgewebsnävus** am Kapillitium mit Fehlen von Haarfollikeln.

■ **Histopathologie**

Es finden sich im oberen Korium Läppchen normalen Fettgewebes, beim Naevus psiloliparus zusätzlich isolierte Arrector-pili-Muskeln.

■ **Therapie**

Infrage kommen allenfalls die Exzision sowie die Verbesserung des Oberflächenreliefs durch Laserabtragung.

60.7.2 Naevus psiloliparus

[Happle und Küster 1998]

■ **Ätiopathogenese**

Nävoide Fehlbildung mit umschriebener Vermehrung von Fettgewebe und Fehlen von Haarfollikeln.

■ **Klinik**

Sehr selten. Es finden sich glatte, gelbliche, haarlose Plaques am Kapillitium, typischerweise bei Patienten mit enzephalokranialer Lipomatose.

■ **Histopathologie**

Unter dünner Dermis finden sich eine Vermehrung von Fettgewebe, zusätzlich isolierte Arrektormuskeln und keine Haarfollikel.

■ **Therapie**

Wie Naevus lipomatosus.

60.7.3 Michelin-Reifen-Baby-Syndrom

[Ross 1969]

■ **Synonyme**

Michelin tire baby, multiple benign ring-shaped creases of limbs

■ **Ätiopathogenese**

Meist spontan, gelegentlich familiär auftretendes Syndrom mit exzessiver Hautfaltenbildung wohl durch Vermehrung des Fettgewebes mit typischem klinischem Bild (OMIM 156610). Möglicherweise liegt auch eine Erkrankung der elastischen Fasern vor. Verschiedenste assoziierte Fehlbildungen, häufig mit psychomotorischer Retardierung, sind beschrieben.

■ **Klinik**

Es liegt eine seit der Geburt bestehende, oft den ganzen Körper einnehmende wulstig gefaltete Haut vor – ein Bild, das an das Symbol eines Autoreifenherstellers erinnert. Mit zunehmendem Alter verliert sich die Hautfaltenbildung.

■ **Histopathologie**

Man erkennt eine Vermehrung von subkutanem Fettgewebe, das oft bis unmittelbar unter die Epidermis reicht. Fragmentierte elastische Fasern, Elastinablagerungen, Fibrosierungen und Hamartome der glatten Muskulatur wurden beschrieben.

■ **Therapie**

Eine Behandlung ist nicht möglich.

Literatur

Übersichten

Belov S, Loose DA, Weber J (eds) (1989) Vascular malformations. Einhorn, Reinbek

Bockenheimer P (1907) Über die gemeine diffuse Phlebektasie der oberen Extremität. In: von Borst M (Hrsg) Festschrift für Georg Eduard von Rindfleisch. Engelmann, Leipzig S311–388

Cohen MM Jr (2006) Vascular update: morphogenesis, tumors, malformations, and molecular dimensions. Am J Med Genet A 140: 2013–2038

Garzon MC, Huang JT, Enjolras O et al (2007) Vascular malformations. Part I. J Am Acad Dermatol 56: 353–370

Garzon MC, Huang JT, Enjolras O et al (2007) Vascular malformations. Part II: Associated syndromes. J Am Acad Dermatol 56: 541–564

Stier MF, Glick SA, Hirsch RJ (2008) Laser treatment of pediatric vascular lesions: port wine stains and hemangiomas. J Am Acad Dermatol 58: 261–285

Tannous Z, Rubeiz N, Kibbi AG (2010) Vascular anomalies: portwine stains and hemangiomas. J Cutan Pathol 37: 88–95

Infantile Hämangiome

Itinteang T, Brasch HD, Tan ST et al (2010) Expression of components of the rennin-angiotensin system in proliferating infantile haemangioma may account for the propranolol-induced accelerated involution. J Plast Reconstr Aesthet Surg: epub, doi: 10.1016/j.bjps.2010.08.039

Jinnin M, Ishihara T, Boye E et al (2010) Recent progress in studies of infantile hemangioma. J Dermatol 37: 939–955

Leitlinie Hämangiome im Säuglings- und Kleinkindesalter (2009). AWMF online: www.awmf.org/leitlinien/detail/ll/006-100.html

Mulliken JB, Enjolras O (2004) Congenital hemangiomas and infantile hemangioma: missing links. J Am Acad Dermatol 50: 875–882

Sans V, de la Roque ED, Berge J et al (2009) Propranolol for severe infantile hemangiomas: follow-up report. Pediatrics 124: e423–431

Schwartz RA, Sidor MI, Musumeci ML et al (2010) Infantile haemangiomas: a challenge in paediatric dermatology. JEADV 24: 631–638

Storch CH, Hoeger PH (2010) Propranolol for infantile haemangiomas: insights into the molecular mechanisms of action. Br J Dermatol 163: 269–274

Suh K-Y, Frieden IJ (2010) Infantile hemangiomas with minimal or arrested growth. Arch Dermatol 146: 971–976

Tan ST, Itinteang T, Leadbitter P (2010) Low-dose propranolol for infantile haemangioma. J Plast Reconstr Aesthet Surg: epub, doi: 10.1016/j.bjps.2010.06.010

Vaskuläre und lymphatische Fehlbildungen, Angiodysplasiesyndrome, Angiektasien

Amary MF, Damato S, Halai D et al (2011) Ollier disease and Maffucci syndrome are caused by somatic mosaic mutations of IDH1 and IDH2. Nat Genet 43: 1262–1265

Boon LM, Mulliken JB, Enjolras O et al (2004) Glomuvenous malformation (glomangioma) and venous malformation: distinct clinicopathologic and genetic entities. Arch Dermatol 140: 971–976

Clairwood MQ, Bruckner AL, Dadras SS (2011) Verrucous hemangioma: a report of two cases and review of the literature. J Cutan Pathol 38: 740–746

Dadlani C, Kamino H, Walters RF et al (2008) Unilateral nevoid telangiectasia. Dermatol Online J 14: 3

Faughnan ME, Palda VA, Garcia-Tsao et al (2009) International guidelines for the diagnosis and management of hereditary hemorrhagic telangiectasia. J Med Genet online, doi: 10.1136/jmg.2009.069013

Gloviczki P, Driscoll DJ (2007) Klippel-Trenaunay syndrome: current management. Phlebology 22: 291–298

Gondivkar SM, Gadbail AR (2010) Gorham-Stout syndrome: a rare clinical entity and review of literature. Oral Surg Oral Med Oral Pathol Oral Radiol Endod 109: e41–e48

Kienast AK, Hoeger PH (2009) Cutis marmorata telangiectatica congenita: a prospective study of 27 cases and review of the literature with proposal of diagnostic criteria. Clin Exp Dermatol 34: 319–323

Kubiena HF, Liang MG, Mulliken JB (2006) Genuine diffuse phlebectasia of Bockenheimer: dissection of an eponym. Pediatr Dermatol 23: 294–297

Minkis K, Geronemus RG, Hale EK (2009) Port wine stain progression: a potential consequence of delayed and inadequate treatment? Lasers Surg Med 41: 423–426

Nathan N, Thaller SR (2006) Sturge-Weber syndrome and associated congenital vascular disorders: a review. J Craniofac Surg 17: 724–728

Okazaki T, Iwatani S, Yanai T et al (2007) Treatment of lymphangioma in children: our experience of 128 cases. J Pediatr Surg 42: 386–389

Shepherd V, Godbolt A, Casey T (2005) Maffucci's syndrome with extensive gastrointestinal involvement. Australas J Dermatol 46: 33–37

Fehlbildungen des Bindegewebes

Kim GH, Dy LC, Caldemeyer KS, Mirowski GW (2003) Buschke-Ollendorff syndrome. J Am Acad Dermatol 48: 600–601

Lewis KG, Bercovitch L, Dill SW et al (2004) Acquired disorders of elastic tissue: Part II. Decreased elastic tissue. J Am Acad Dermatol 51: 165–185

Ryder HF, Antaya RJ (2005) Nevus anelasticus, papular elastorrhexis, and eruptive collagenoma: clinically similar entities with focal absence of elastic fibers in childhood. Pediatr Dermatol 22: 153–157

Fehlbildungen des Fettgewebes

Al Mutairi N, Joshi A, Nour-Eldin O (2006) Naevus lipomatosus cutaneous superficialis of Hoffmann-Zurhelle with angiokeratoma of Fordyce. Acta Derm Venereol 86: 92–93

Sato M, Ishikawa O, Miyachi Y et al (1997) Michelin tire syndrome: a congenital disorder of elastic fibre formation? Br J Dermatol 136: 583–586

Erstbeschreiber

Babington BG (1865) Hereditary epistaxis. Lancet 2: 362–353

Bean WB, Walsh JR (1956) Venous lakes. Arch Dermatol 74: 459-463

Bean WB (1958) Vascular spiders and related lesions of the skin. Thomas, Springfield

Boon LM, Mulliken JB, Vikkula M et al (1994) Assignment of a locus for dominantly inherited venous malformations to chromosome 9p. Hum Mol Genet 3: 1583–1587

Buschke A, Ollendorff H (1928) Ein Fall von Dermatofibrosis lenticularis disseminata und Osteopathia condensans disseminata. Dermatol Wochenschr 85: 257–262

Cobb S (1915) Haemangioma of the spinal cord associated with skin naevi at the same metamere. Ann Surg 62: 641–649

Crocker HR (1893) Disease of the skin. Blakiston, Philadelphia S646

Eerola I, Boon LM, Mulliken JB et al (2003) Capillary malformation-arteriovenous malformation, a new clinical and genetic disorder caused by RASA1 mutation. Am J Hum Genet 73: 1240–1249

Enjolras O, Ciabrini D, Mazoyer E et al (1997) Extensive pure venous malformations in the upper or lower limb: a review of 27 cases. J Am Acad Dermatol 36: 219–225 somit die korrekte Funktion der Keratinosomen, die all die Substanzen vom Ort ihrer Synthese in den Keratinozyten über Exozytose in den Interzellularraum befördern.

Im Rahmen des Zelltods der Keratinozyten entsteht darüber hinaus eine Reihe von wasserlöslichen intrakornealen Substanzen, die zusammengenommen als NMF (**n**atural **m**oisturizing **f**actor) bezeichnet werden. Es handelt sich um eine Mixtur von Aminosäuren und ihren Derivaten (Pyrrolidoncarbonsäure, Urocainsäure), Milchsäure, Harnstoff und Zuckern, die nach Art eines endogenen Humectans stark hygroskopisch wirken und somit zusammen mit den interzellulären Lipidmembranen entscheidend zur Hydrationsfähigkeit der Epidermis beitragen. Eine Störung des Hydrolipidfilms findet sich beispielsweise primär bei Filaggrin-Mangel (Ichthyosis vulgaris) oder sekundär bei zu vielen Waschprozeduren. Die Hautoberfläche wird trocken, rau und rissig.

Die Ausbildung des Stratum corneum wird vom allgemeinen Differenzierungsprogramm der Epidermis stark beeinflusst, und lässt sich therapeutisch unter anderem über Retinoid- oder Vitamin-D-Rezeptoren beeinflussen. Retinoide reduzieren beispielsweise eine Hochregulation von Differenzierungsmarkern wie Keratin 1 und 10. Der Abschilferungsvorgang der Korneozyten, der normalerweise ohne sichtbare Schuppung stattfindet (Desquamatio insensibilis), funktioniert mithilfe einer proteolytischen Kaskade, die einer automatischen, enzymatischen Regelungen unterliegt. Unterschiedliche Serinproteasen (Kallikrein-5 und -7) sorgen für den sukzessiven Abbau der interkorneozytären Verbindungen (Korneodesmosomen) und werden von Protease-Inhibitoren (LEKTI, siehe Ätiopathogenese des Netherton-Syndrom) kontrolliert. Offensichtlich spielt der pH-Wert eine ausschlaggebende Rolle bei der Steuerung. Der Säuremantel der Haut [Schade und Marchionini 1928] zeigt einen Gradienten innerhalb des Stratum corneum von 7,4 in den unteren Schichten bis 5,7 in den Äußersten. Über Rezeptoren (beispielsweise den proteaseaktivierten Rezeptor Typ 2, PAR-2) können Prozesse im Bereich des Stratum corneum wiederum Einfluss auf die Differenzierung der viablen Anteile der Epidermis nehmen.

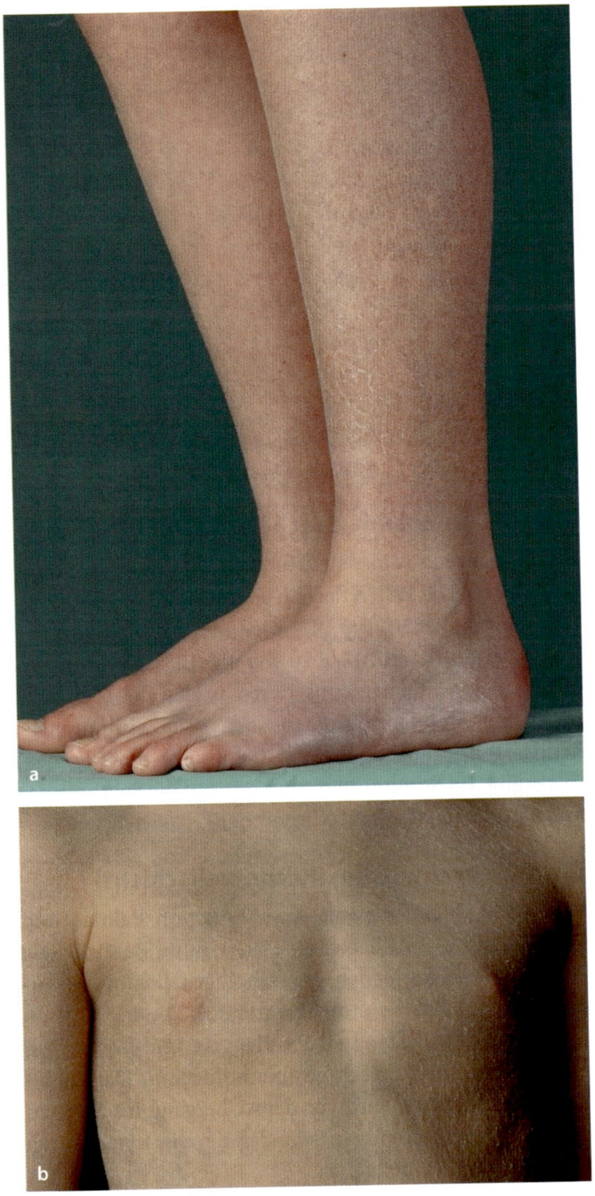

Abb. 61.4a, b Ichthyosis vulgaris. (Mit freundlicher Genehmigung von Prof. Traupe, Münster)

61.4 Häufige Ichthyosen

61.4.1 Ichthyosis vulgaris

▪ **Synonym**

Ichthyosis simplex

▪ **Epidemiologie**

Diese autosomal-semidominante Krankheit gilt als die häufigste erbliche Hauterkrankung (Morbidität 1:250–1000) und beginnt im 1. Lebensjahr.

▪ **Ätiopathogenese**

Seit Mitte der 1980er Jahre wurde ein **Filaggrin-Defekt** vermutet, erst 2005 konnte eine Arbeitsgruppe aus Schottland häufige Nonsense-Mutationen im Filaggrin-Gen (*FLG*) nachweisen. Die Vererbung ist **semidominant**, das heißt bei Betroffenen mit zwei *FLG*-Mutationen finden sich wesentlich deutlichere Krankheitszeichen als bei jenen mit nur einer Mutation.

▪ **Klinik**

Die Hautveränderungen sind entsprechend der semidominaten Vererbung sehr variabel und können minimal

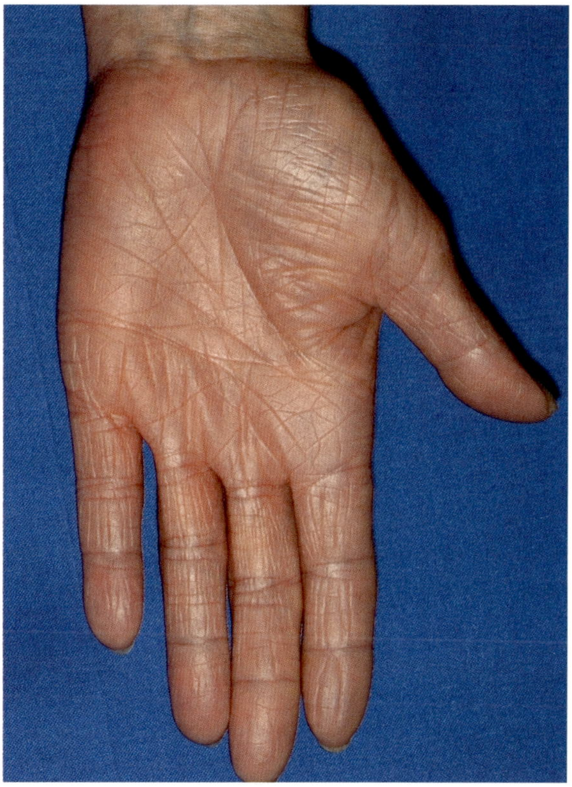

Abb. 61.5 Hyperlinearität der Handinnenflächen bei Ichthyosis vulgaris

ausgeprägt sein. Charakteristisch ist eine vermehrte und vertiefte Linienzeichnung der Palmae und Plantae (**Hyperlinearität, Ichthyosishand**), die die Haut vorgealtert erscheinen lässt. Bei ausgeprägter Ichthyosis vulgaris findet sich eine helle fein- bis mittellamelläre Schuppung. Sitz der symmetrischen Erscheinungen sind vor allem die Streckseiten der Extremitäten und der Rumpf. Gesicht und Kapillitium können eine feine trockene Schilferung zeigen. Charakteristisch ist eine Schuppung der Ohrmuscheln. Am Rumpf, an Ober- wie auch Unterarmen, Ober- und Unterschenkeln zeigt sich bei vielen Betroffenen eine ausgeprägte Keratosis pilaris. Viele Patienten klagen über Hypohidrosis mit Unwohlsein bei Hitze.

Die primär an sich nichtentzündliche Ichthyosis vulgaris weist einen gewissen epidermalen Barrieredefekt auf und ist in ungefähr 50–60% der Fälle mit atopischem Ekzem und/oder allergischer Rhinokonjunktivitis verbunden. *Filaggrin*-Mutationen stellen laut zahlreicher Bevölkerungsstudien den genetischen Hauptrisikofaktor für atopisches Ekzem und allergische Rhinokonjunktivitis dar.

▪ Differenzialdiagnose

Abzugrenzen sind alle übrigen Ichthyoseformen, bei Jungen insbesondere die X-chromosomal-rezessive Ichthyose, bei Auftreten im späteren Alter Refsum-Syndrom oder erworbene ichthyoseähnliche Zustände.

▪ Histopathologie

Histologisch zeigt sich ein unterschiedlich stark ausgeprägtes Fehlen des Stratum granulosum mit geringer Orthohyperkeratose, oft tiefe follikuläre Hyperkeratosen mit Hornpröpfen und -kegeln. Elektronenmikroskopisch lässt sich an der Reduktion der Keratohyalingranula der Filaggrinstatus recht genau abschätzen.

▪ Therapie

Die äußerlich symptomatische Therapie besteht aus der Stärkung des Hydrolipidfilms der Hornschicht sowie milden entschuppenden Maßnahmen. Die keratolytisch/hydratisierende Therapie mit Harnstoff um 5% wird von nicht wenigen Patienten aufgrund Brennens der Haut abgelehnt. Alternativ können Externa mit Polyethylenglykol (Charge 400) 20%, Glycerin 5–10% oder Panthenol 5% verwendet werden. Badekuren an der See oder in anderen Einrichtungen mit Möglichkeit zur Balneotherapie sind sehr empfehlenswert. Die Patienten sollten ebenso wie Atopiker austrocknende Hautreinigungspräparate meiden und diese Empfindlichkeit bei der Berufswahl berücksichtigen.

61.4.2 X-chromosomal-rezessive Ichthyosis

[Wells und Kerr 1965]

▪ Synonym

Geschlechtsgebundene Ichthyosis vulgaris

▪ Epidemiologie

Die Erkrankung ist mit 1:2000–6000 Neugeborenen häufig. Das Vollbild findet sich nur beim männlichen Geschlecht, den Söhnen der weiblichen heterozygoten Überträgerinnen.

▪ Ätiopathogenese

Der biochemische Defekt besteht in einem Fehlen der Steroidsulfatase-Aktivität. Das Gen des Enzyms liegt auf Xp22.3 (kurzer Arm des X-Chromosoms), wobei viele Patienten partielle oder komplette Deletionen des Gens aufweisen. Die Steroidsulfatase wird wie viele andere Substanzen über die Keratinosomen in den Interzellularraum ausgeschleust und hydrolysiert dort Cholesterinsulfat zu Cholesterin. Der Mangel an Steroidsulfatase führt somit zu einer Akkumulation von Cholesterinsulfat, die hemmend auf die Serinproteasen im Stratum corneum wirkt – mit der Folge einer verzögerten Desquamation der Korneozyten im Sinne einer Retentionshyperkeratose.

Klinik

Besonders betroffen sind die Streckseiten der Gliedmaßen und der Stamm, wobei sich in den großen Beugen und Körperfalten auffällige Aussparungsphänomene zeigen können. Ichthyosishand, Ichthyosisfuß und follikuläre Keratosen fehlen. Die Hautveränderungen beginnen in den ersten Lebensmonaten – in manchen Fällen schon im Neugeborenenalter – mit einer diskreten hellen lamellären Schuppung, die sich in der weiteren Kindheit in eine dunkle, polygonale, fest haftende Schuppung umwandelt. Bei etwa einem Drittel der Jungen zeigt sich hingegen eine hellgraue und eher feine Schuppung, sodass es hier sehr schnell zur Verwechslung mit Ichthyosis vulgaris kommen kann. Auffällig ist die spontane Besserung der X-chromosomal-rezessiven Ichthyose zur Sommerzeit oder bei hoher Luftfeuchtigkeit.

Zum Ausschluss eines Kallmann-Syndroms beziehungsweise eines Contiguous-gene-Syndroms mit syndromaler Manifestation der Ichthyose sollte man die Patienten nach dem Riechvermögen befragen.

Bemerkenswert ist die Assoziation der X-chromosomal-rezessiven Ichthyose mit der Aufmerksamkeitsdefizit-Hyperaktivitätsstörung (ADHS). Das Risiko für eine ADHS – vom vorwiegend unaufmerksamen Typ – wird bei XRI auf 20–30% geschätzt.

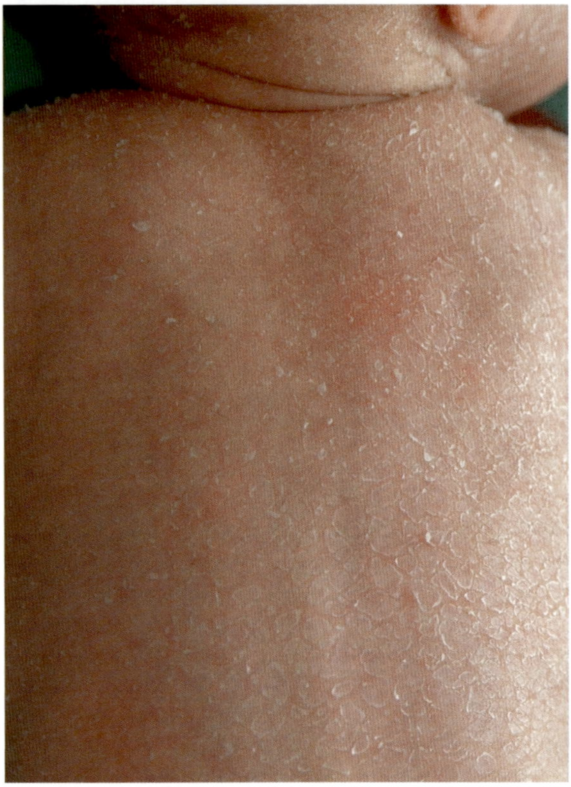

Abb. 61.6 Erstmanifestation der X-chromosomal-rezessiven Ichthyose im Neugeborenenalter

Histopathologie

Neben der deutlichen Orthohyperkeratose wird ein variabel breites Stratum granulosum bei verbreiterter Epidermis gesehen. Ultrastrukturell sind keine spezifischen morphologischen Defekte vorhanden.

Labor

Die Diagnose sollte mittels Bestimmung der Steroidsulfatase-Aktivität (Messung des Isoenzyms Arylsulfatase C der Leukozyten) oder molekular durch FISH-Technik (Nachweis von Gendeletionen) bestätigt werden. In der Serumlipidelektrophorese lässt sich aufgrund des höheren Gehalts an Cholesterinsulfat eine erhöhte Geschwindigkeit der β-Lipoproteine-Bande nachweisen.

Bei leichter Ausprägung ist eine Abgrenzung zur Ichthyosis vulgaris und bei schweren Formen zur kongenitalen/lamellären Ichthyose notwendig. Wertvolle Hinweise auf X-chromosomal-rezessive Ichthyose ergeben Stammbaum (betroffener Großvater mütterlicherseits?) und Anamnese. Als assoziierte Symptome finden sich bei etwa 20% der Jungen ein Maldescensus testis und bei bis zu 50% Hornhauttrübungen, die in der Regel symptomlos bleiben. Bedingt durch den plazentaren Sulfatase-Mangel kann es bei Konduktorinnen unter der Geburt zu einer verlangsamten Öffnung des Muttermundes und einem verzögertem Geburtsverlauf bis hin zum Geburtsstillstand kommen.

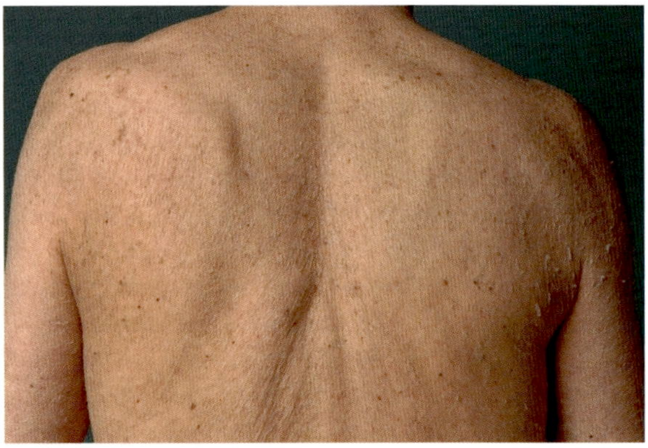

Abb. 61.7 X-chromosomal-rezessive Ichthyose beim erwachsenen Mann

Therapie

Die Behandlung ähnelt der der Ichthyosis vulgaris, jedoch mit folgenden Besonderheiten: Ureahaltige Präparate werden in der Regel als hilfreich und gut verträglich angenommen. Bei schwererem Verlauf ist eine systemische Intervallbehandlung (zum Beispiel im Winter) mit Acitretin etwa 0,5 mg/kg pro Tag bei X-chromosomal-rezessiver Ichthyose eine effiziente Therapiemöglichkeit – unter Nutzung des großen Vorteils, dass bei Männern die Teratogenität der Retinoide als Kontraindikation entfällt.

Rezepturbeispiel für die topische Behandlung:
- Polyethylenglykol (Charge 400) 20%
- Aqua dest. 20%
- Ungt. Cordes ad 100,0
- Zusätzlich kann Urea pura 5% hinzugefügt werden.

61.5 Autosomal-rezessive kongenitale Ichthyosen

Der Begriff der autosomal rezessiven kongenitalen Ichthyose (ARCI) bezieht sich allein auf nichtsyndromale Formen der kongenitalen Ichthyose, das heißt Harlekin-Ichthyose (HI), lamelläre Ichthyose (LI) und kongenitale ichthyosiforme Erythrodermie (CIE). Abgegrenzt wird hiermit beispielsweise das Netherton-Syndrom, das bei Geburt ebenfalls eine kongenitale ichthyosiforme Erythrodermie zeigen kann, im Verlauf aber weitere charakteristische Symptome im Sinne einer syndromalen Ichthyose entwickelt, wie Haarschaftveränderungen.

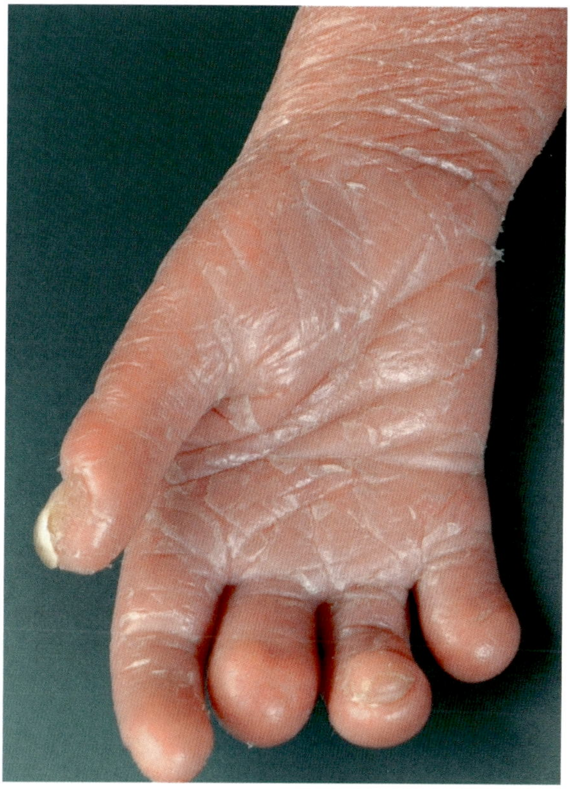

Abb. 61.8 Harlekin-Ichthyose mit Mutilation der Endphalangen der Finger

61.5.1 Harlekin-Ichthyose

[Riecke 1900]

Synonym
Ichthyosis congenita gravis

Ätiopathogenese
Rezessive Nonsense-Mutationen in *ABCA12* verursachen diese sehr seltene Form der Ichthyose (<1:1 Mio.). Funktionell weniger gravierende Missense-Mutationen führen dagegen zu einer milderen Variante des ARCI-Spektrums. *ABCA12* kodiert ein funktionell bedeutsames Membranprotein der Keratinosomen.

Klinik
Sie stellt die wohl schwerste Form einer Verhornungsstörung (MeDOC) und hereditären Ichthyose dar, die bei Geburt ein extremes Ektropium, Eklabium und Konstriktionen, zum Beispiel am Thorax, zeigt. Dicke Hyperkeratosen und Hornplatten mit tiefen Rhagaden können zu dauerhaften Schädigungen der Finger, Zehen oder Ohrmuscheln führen. Manche Kinder versterben intrauterin oder in den ersten Lebenswochen (oft durch Ateminsuffizienz/Infekt). Die Erkrankung geht später in das klinische Bild einer schwer entzündlichen exfoliativen Ichthyose und Erythrodermie über.

Diagnostisches Vorgehen
Der elektronenmikroskopische Befund ist diagnostisch wegweisend und bei fehlendem Mutationsbefund zur Pränataldiagnostik geeignet (Fetoskopie).

Therapie
Die systemische Gabe von Acitretin kann nach der Geburt – zeitlich limitiert – eingesetzt werden und bei manchen Kindern die Prognose quod ad vitam verbessern (Tab. 61.4).

61.5.2 Lamelläre Ichthyose und kongenitale ichthyosiforme Erythrodermie

Synonyme
Ichthyosis congenita, nichtbullöse kongenitale ichthyosiforme Erythrodermie, erythrodermische lamelläre Ichthyose, nichterythrodermische lamelläre Ichthyose

Tab. 61.4 Therapie der Ichthyosen

Therapieoption	Einzelmaßnahme
Topische Therapie	Emolliens/Salben – Routine: Keratolytika in mittlerer Konzentration – Gesicht: Vorsichtige Keratolyse – Problemareale: Stärkere Keratolytika – Kapillitium: Auswaschbare Substanzen – Resorption beachten, besonders bei Kindern
Baden	Reinigung – Wannenbäder (bis zu 2-mal pro Tag) – Natriumbikarbonat, Öl, Salz – Antiseptika – Dampfbäder
Mechanische Keratolyse	Reduktion der Hyperkeratosen – Während des Badens oder Dampfbades vorsichtiges Reiben mit Mikrofasertüchern, Waschhandschuh oder Bimsstein – Auftragen der Salben nach dem Abtrocknen
Systemische Therapie	Retinoide (Acitretin circa 0,5 mg/kg KG pro Tag) – Hilfreich bei HI, LI, CIE, SEI, Sjögren-Larsson-Syndrom, kritisch bei Netherton-Syndrom oder EI – Nachteil: Irritation, Cholesterinerhöhung, Teratogenität bei Frauen – Zurückhaltende Anwendung im Kindesalter
Psychosoziale/medizinische Unterstützung	Selbsthilfegruppen/Internetforen Interdisziplinäres Management: Dermatologie und Pädiatrie, Allgemeinmedizin, Augenheilkunde, HNO, Ergo- und Physiotherapie, Humangenetik

CIE: Kongenitale ichthyosiforme Erythrodermie
EI: Epidermolytische Ichthyose
HI: Harlekin-Ichthyose
LI: Lamelläre Ichthyose
SEI: Superfizielle epidermolytische Ichthyose

Epidemiologie

Die Erkrankungen sind mit einer Häufigkeit von etwa 1:50.000–1:100.000 selten.

> **Lamelläre Ichthyose und kongenitale ichthyosiforme Erythrodermie (LI/CIE) werden als ein Krankheitsspektrum aufgefasst.**

Ätiopathogenese

In klinischen, ultrastrukturellen und molekularbiologischen Untersuchungen zeigt sich eine erhebliche Heterogenität. Die genaue Genotyp-Phänotyp-Korrelation ist bislang nicht abgeschlossen. Insgesamt ergibt sich aber ein hoher Anteil an Mutationen im Gen von **Transglutaminase 1** *TGM1* (etwa 40%) – dem Enzym zum Aufbau des cornified cell envelope. Innerhalb der Transglutaminase-1-Defizienz lässt sich ein Zusammenhang von klinischem Schweregrad und Art der Mutationen erkennen. Bei schwerwiegendem Verlust der Enzymaktivität bestehen massiv ausgeprägte, dunkelgraue Keratosen am gesamten Integument, mit Tendenz zu chronischem Ektropium und Gefahr der ichthyotischen Alopezie (Prototyp der lamellären Ichthyose). Von großer Bedeutung für die kongenitale ichthyosiforme Erythrodermie sind die zwei auf Chromosom 17 liegenden **Lipoxygenase-Gene** *ALOXE3* und *ALOX12B*, deren Mutationen einen ARCI-Anteil von jeweils etwa 7% ausmachen. Beide Enzyme sind im Arachidonsäurestoffwechsel der Epidermis für die Bildung/Umsetzung von Hepoxilinen erforderlich. Im Mausmodell wurde bei Lipoxygenase-Defizienz eine fehlerhafte Prozessierung von Filaggrin festgestellt. Die Rolle von Mutationen in *NIPAL4* (etwa 16% der ARCI-Fälle) ist bisher nicht eindeutig geklärt; vielleicht handelt es sich um einen Rezeptordefekt im Hepoxilinstoffwechsel. Mutationen im Cytochrom-P450-Oxydase-Gen *CYP4F22* wurden bei etwa 8% der ARCI-Fälle entdeckt. Eine neuartige Enzymfamilie zur Regulation des Lipidmetabolismus in der Haut wurde durch die bei ARCI beobachteten Mutationen im *PNPLA1*-Gen entdeckt. Weitere Gene der ARCI-Gruppe werden auf Chromosom 12q vermutet.

Klinik

Im Sinne eines Krankheitsspektrums wird die lamelläre Ichthyose als eine autosomal-rezessive kongenitale Ichthyose verstanden, die häufig mit Kollodiummembranen

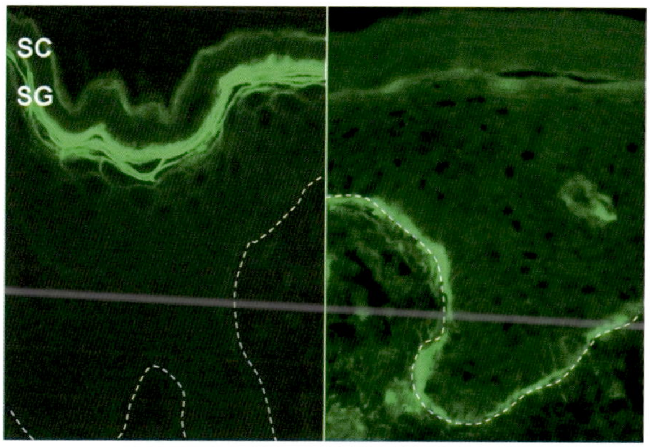

■ **Abb. 61.9** Histochemischer Transglutaminase-Aktivitätstest als Diagnostik bei autosomal-rezessiver kongenitaler Ichthyose (ARCI). In gesunder Epidermis (links) normales Signal im Stratum granulosum, pathologischer Befund bei Tansglutaminase-1 Mangel (rechts). SG Stratum granulosum, SC Stratum corneum

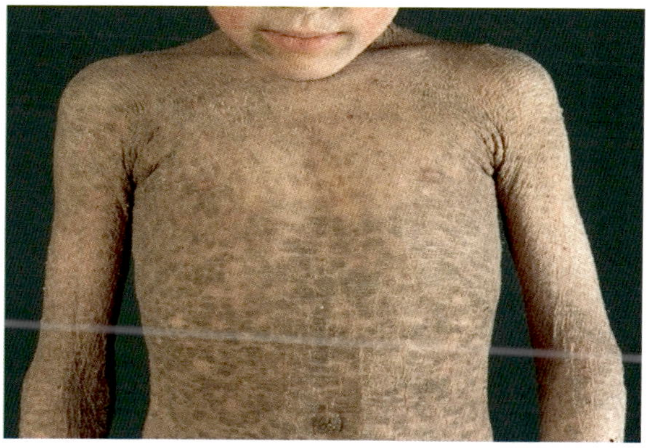

■ **Abb. 61.10** Lamelläre Ichthyose

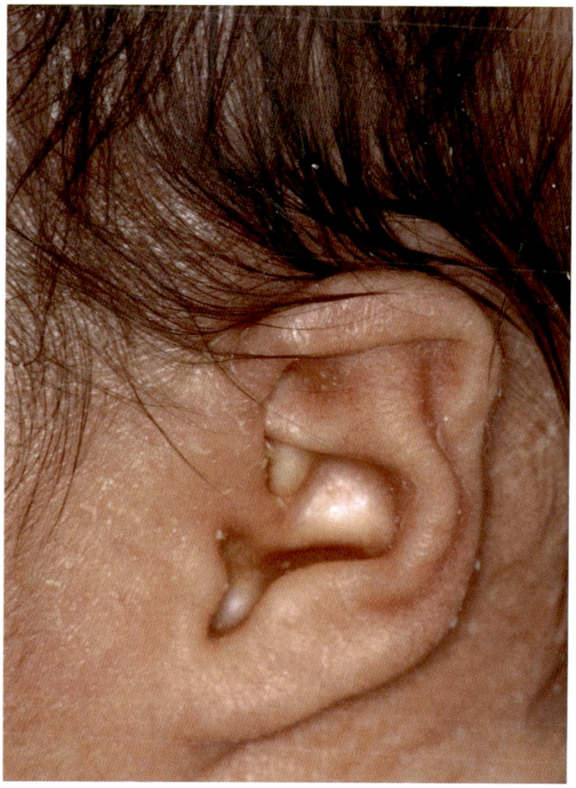

■ **Abb. 61.11** Kongenitale ichthyosiforme Erythrodermie mit auffälligem Knick der Ohrhelix

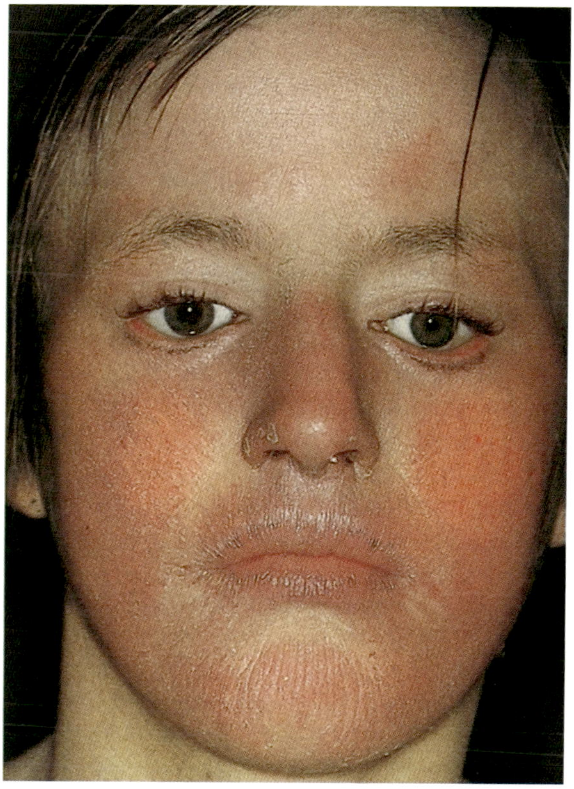

■ **Abb. 61.12** Lamelläre Ichthyose mit mildem Ektropium

(► Übersicht) beginnt und in eine (meist) generalisierte Hyperkeratose mit dunklerer und grob-lamellärer Schuppung mündet. Die kongenitale ichthyosiforme Erythrodermie wird als etwas mildere Verlaufsform angesehen und ist durch eine auffällige generalisierte Hautrötung mit eher heller und feiner Schuppung gekennzeichnet.

Ektropium und Eklabium kommen bei Geburt bei beiden Erkrankungen vor, sind jedoch weit weniger massiv als bei Harlekin-Ichthyose. Ausgeprägt sind die verminderte Schwitzfähigkeit (**Hypohidrose**). Viele Betroffene leiden deshalb an einer ausgeprägten Neigung zu **Hyperthermie**, in manchen Fällen mit wiederholtem Kreislaufkollaps.

Zu beachten ist der je nach ARCI-Typ unterschiedlich ausgeprägte Befund der Palmae und Plantae, die bei manchen Patienten eine verstärkte Linienfurchung ähnlich wie bei Ichthyosis vulgaris zeigen, bei anderen regelrecht eine assoziierte Palmoplantarkeratose mit dicken gelblichen Verhornungen. Bei einigen Patienten zeigen sich Uhrglasnägel. Auffällig ist die Neigung zu rezidivierenden Dermatophytosen.

Kollodiumbaby

Kollodiumbaby ist klinischer Ausdruck verschiedener Verhornungsstörungen der Haut und daher keine eigenständige Erkrankung. Am häufigsten liegen autosomal-rezessiv erbliche lamelläre Ichthyosen vor, jedoch auch bei anderen Ichthyoseformen werden Kollodiummembranen beobachtet. Bei der Geburt ist das gesamte Integument der Kinder von einer straffen Membran umgeben, die an geöltes Pergament oder Kollodium erinnert. Die Desquamation beginnt kurz nach der Geburt und kann mehrere Wochen dauern. Häufig besteht ein Ektropium der Augenlider. Kollodiumbabys sind Risikoneugeborene, die spezieller Betreuung bedürfen, um einem Wärmeverlust, einer Dehydratation mit Hypernatriämie oder generalisierten Hautinfektionen vorzubeugen (Inkubator in den ersten Lebenswochen oder -monaten).

▪ Histopathologie

Es wird eine uncharakteristische Orthohyperkeratose und Akanthose gesehen. Ultrastrukturell zeigen die einzelnen Subtypen unterschiedliche Ablagerungen und Veränderungen der Zellorganellen (Lipidtropfen, Cholesterinspalten, vesikuläre Keratinosomen, trilaminäre Strukturen). Elektronenmikroskopische und histochemische Untersuchungen (Transglutaminasetest) können somit wegweisend für die weitere genetische Untersuchung sein.

▪ Verlauf

Erkrankungen aus der Gruppe der ARCI bestehen lebenslang, zeigen im Erwachsenenalter aber oft eine leichte Besserung. Zu beachten sind bemerkenswerte Sonderfälle wie ARCI-Varianten:

▪▪ Selbstheilendes Kollodiumbaby

Ungefähr bei 10% der Kinder mit Kollodiumhaut oder kongenitaler ichthyosiformer Erythrodermie kommt es innerhalb der ersten 1–3 Lebensmonaten zu einem nahezu kompletten Abheilen der Ichthyose. Als Ursache findet sich eine drucksensitive Mutation im Transglutaminase 1-Gen. In anderen Fällen zeigt sich eine maßgebliche Abheilung mit wechselhaft residual trockenem und/oder etwas gerötetem Hautbefund. Diese Fälle scheinen mit Lipoxygenase-Mutationen assoziiert zu sein. Treffend ist hier die neue Bezeichnung **self-improving congenital ichthyosis** (SICI). Eine wichtige Differenzialdiagnose zum selbstheilenden Kollodiumbaby ist das Ichthyosis-prematurity-Syndrom (► Abschn. 61.8, Syndromale Ichthyosen).

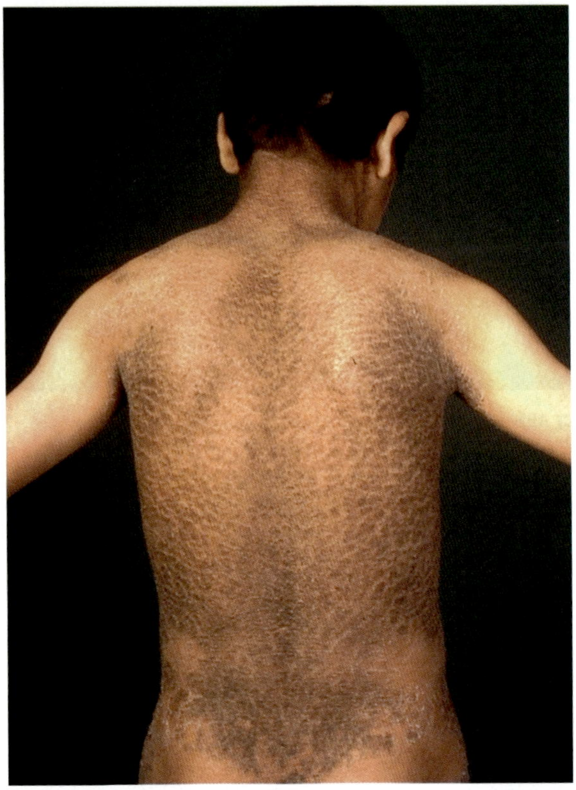

Abb. 61.13 Bathing suit ichthyosis

▪▪ Bathing suit ichthyosis

Aufgrund temperatursensitiver Mutationen im Transglutaminase-1-Gen kommt es hier nach generalisierter lamellärer Ichthyose zu einer Abheilung kühlerer Hautareale (<33°C), und somit zu einer Aussparung der Arme und Beine sowie des Gesichts. Die Betroffenen leiden jedoch weiterhin sehr an Okklusionen des Gehörgangs und ausgeprägter Schuppung am Kapillitium. Übergänge in eine self-improving congenital ichthyosis werden beobachtet.

Die genaue Diagnose ergibt sich bei kongenitaler Ichthyose oft erst durch die Beobachtung des weiteren klinischen Verlaufs.

▪ Therapie

Patienten mit lamellärer Ichthyose sind Extremverbraucher/Innen an Salben/Emolliens (insgesamt etwa 1 Tonne im Leben). Von herausragender Bedeutung ist zudem die Balneotherapie, die notwendig ist, um vermehrtes Schuppenmaterial und Reste aufgetragener Salben durch Hautreinigung zu entfernen. Als Badezusatz bei lamellärer Ichthyose eignet sich Natriumbikarbonat (1–2 Hand voll pro Badewanne, 2- bis 3-mal pro Woche) (Tab. 61.4). Neben der topischen Behandlung ist die systemische Therapie mit Acitretin hilfreich, muss aber wegen der Langzeitanwendung sorgfältig abgewogen werden.

Die Therapie des Gesichts – wichtig zur Vorbeugung des Ektropiums – oder der Kopfhaut benötigt besondere Hinweise (siehe AWFM-Leitlinien Ichthyosen). Aufgrund von Hornmassen im Gehörgang und am Trommelfell kann es zu einer schweren Schallleitungsstörung kommen, die rechtzeitig erkannt und durch regelmäßige Behandlungen HNO-ärztlich beseitigt werden muss. Eltern betroffener Kinder, insbesondere Säuglinge und Kleinkinder, sollten im Zusammenhang der stark verminderten Schwitzfähigkeit zudem auf die Gefahr der Hyperthermie aufmerksam gemacht werden.

Rezepturvorschlag für Körpersalben (W/Ö) (siehe Rezeptur zu X-chromosomal-rezessiver Ichthyose):
- Acid. lact: 1,0
- Natriumlaktat 50%: 4,0
- Aqua dest.: 35,0
- Ungt. Cordes ad 100,0 g
- Zusätzlich kann Urea pura 5% hinzugefügt werden.

! Salizylsäure sollte als Wirkstoff bei Ichthyosen trotz der hohen keratolytischen Eigenschaften vermieden werden. Für Neugeborene und Säuglinge, aber auch ältere Kinder, sind bereits niedrige Konzentrationen an Salizylsäure potenziell lebensbedrohlich. Todesfälle aufgrund metabolischer Azidose sind beschrieben.

Weitere Empfehlungen

Die Möglichkeit, dass innerhalb derselben Familie erneut ein betroffenes Kind geboren wird, liegt entsprechend der autosomal rezessiven Vererbung bei etwa 25%. Den Eltern sollte deshalb eine humangenetische Beratung angeboten werden. Für sehr schwer ausgeprägte Formen ist eine pränatale Diagnostik ist möglich.

61.6 Keratinopathische Ichthyosen

61.6.1 Epidermolytische Ichthyose

[Brocq 1902]

Synonym

Epidermolytische Hyperkeratose, bullöse kongenitale ichthyosiforme Erythrodermie Brocq, exfoliative Ichthyose

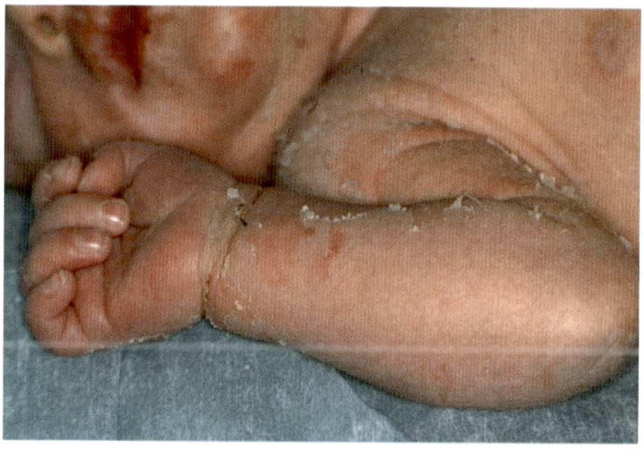

Abb. 61.14 Epidermolytische Ichthyose bei Geburt bei Mutation im Keratin-10-Gen

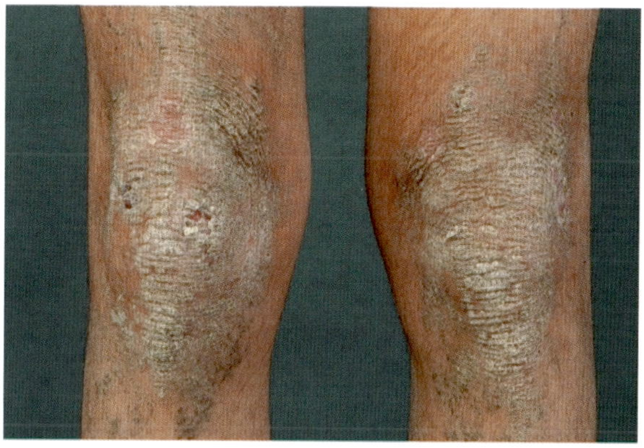

Abb. 61.15 Epidermolytische Ichthyose im späteren Alter

Epidemiologie

Die Erkrankung ist selten, die Häufigkeit wird auf 1:100.000 geschätzt.

Ätiopathogenese

Ichthyosen, verursacht durch eine dominante Mutation im Gen von **Keratin-1** (*KRT1*) oder **Keratin-10** (*KRT10*), zeigen morphologisch epidermolytische Hyperkeratose und werden deshalb als epidermolytische Ichthyose (EI) bezeichnet. Der Defekt ist entsprechend der *KRT1*/*KRT10*-Expression hauptsächlich im Stratum spinosum lokalisiert.

Klinik

Bei der Geburt zeigen sich ein generalisiertes Erythem und teils ausgedehnte oberflächliche Erosionen und Blasen (Bild des verbrühten Kindes). In den ersten Lebenswochen besteht die Gefahr einer bakteriellen Sekundärinfektion und Sepsis. Mit zunehmendem Alter nehmen die Blasen ab (**Verschiebung des Phänotyps**), und es entstehen verruziforme Hyperkeratosen – teilweise massiv – mit Prädilektion des Nackens und der Beugen sowohl an Beuge- wie auch Streck-

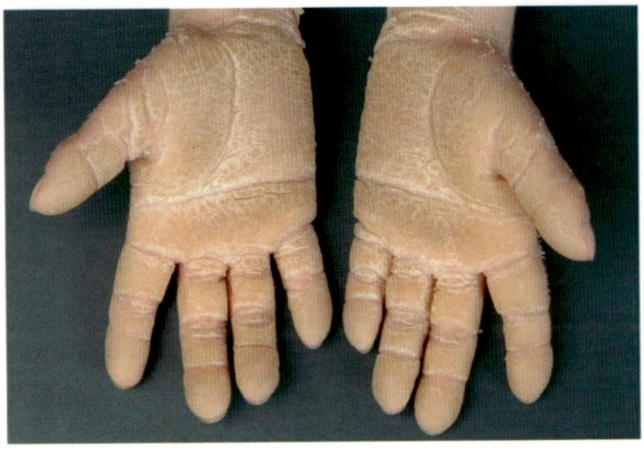

Abb. 61.16 Epidermolytische Ichthyose durch Mutation im Keratin-1-Gen

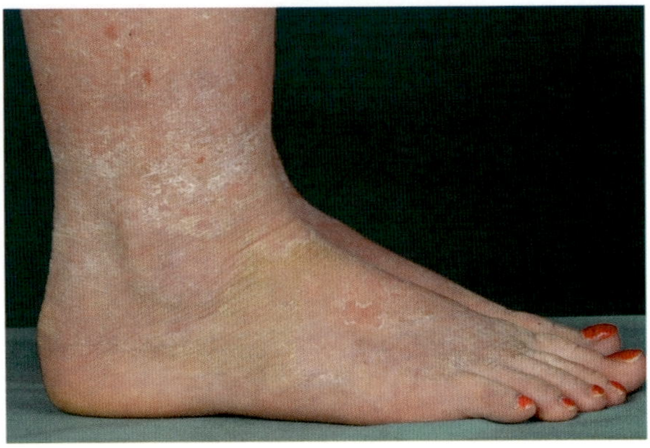

Abb. 61.17 Superfizielle epidermolytische Ichthyose

seiten. Bei Mutationen im Keratin-10-Gen zeigt sich im Gegensatz zu denen von Keratin-1 meistens eine Aussparung der Hand- und Fußinnenflächen.

Histopathologie

Der Begriff der **epidermolytischen Hyperkeratose** (EHK) bezieht sich auf die histologischen Veränderungen bei epidermolytischer Ichthyose, bei epidermolytischen Palmoplantarkeratosen oder Nävi. Hier zeigen sich im Stratum spinosum einsetzend ödematisierte Keratinozyten mit eosinophilen Granula und eine Degeneration des Stratum granulosum mit verplumpten Keratohyalingranula. Elektronenmikroskopisch finden sich als Ausdruck des gestörten Keratinfilamentsystems irreguläre Verklumpungen von Tonofilamenten. Epidermolytische Hyperkeratose findet sich bei epidermolytischer Ichthyose, aber nicht zwangsläufig bei allen keratinopathischen Ichthyosen.

Therapie

Nach der Geburt sind zunächst desinfizierende und austrocknende, dann zunehmend rückfettende und keratolytische Maßnahmen notwendig (Tab. 61.4). Wegen des häufigen mazerierenden Fötors und der Neigung zu Superinfektionen ist eine konsequente antiseptische und bei Bedarf antibiotische Therapie wichtig. Eine systemische Behandlung mit Retinoiden kann versucht werden, muss jedoch niedrig dosiert werden und wird bei Betroffenheit von Keratin-10 unter Umständen besser toleriert als bei Keratin-1 (Gefahr der erneuten Blasenbildung).

Schwierig erscheint die Beratung bei Patienten mit epidermolytischen Nävi (▶ Kap. 59). Diese oft unscheinbaren Hautveränderungen können ein somatisches Mosaik für eine Keratin-1- oder -10-Mutation widerspiegeln, das möglicherweise auch die Gonaden betrifft. Für die Kinder der/des Betroffenen ergibt sich somit ein im Einzelfall schwer zu bezifferndes Risiko für das Auftreten einer generalisierten ausgeprägten epidermolytischen Ichthyose. Der Nachweis einer somatischen Mutation aus dem Nävus ist experimentell aufwendig, jedoch hilfreich für die genetische Beratung.

Vor kurzem wurde eine autosomal-rezessive epidermolytische Ichthyose mit *Keratin-10*-Mutationen beschrieben. Diese Erkenntnis ist für die genetische Beratung von Bedeutung, denn zuvor galten die epidermolytischen Ichthyosen durchweg – wie viele andere Keratindefekte – als autosomal-dominante Erkrankungen.

61.6.2 Superfizielle epidermolytische Ichthyose

[Siemens 1937]

Synonym

Ichthyosis bullosa Siemens

Die seltene, autosomal-dominant erbliche Genodermatose ist durch Mutationen im Keratin-2-Gen verursacht. Sie beginnt oft mit Erythrodermie, die sich später zurückbildet. Die Hyperkeratosen sind dann ausgesprochen lokalisiert, beispielsweise an Armen und Beinen, während der Rumpf mit Ausnahme eines Areals um den Nabel meist ausgespart ist. In den Beugefalten bestehen lichenifizierte, dunkelgraubraune Hyperkeratosen ohne Erythem. Bei mechanischer Belastung und vermehrtem Schwitzen besteht die Neigung zu oberflächlicher Blasenbildung – ähnlich einer **Mauserung**.

Die epidermolytische Hyperkeratose ist im Vergleich zu Keratin-1/10-Mutationen entsprechend der Expression von Keratin-2 in höheren Zellschichten lokalisiert, das heißt eher zum Stratum granulosum hin. Auf dieser Korrelation basiert der neue Name superfizielle epidermolytische Ichthyose (SEI).

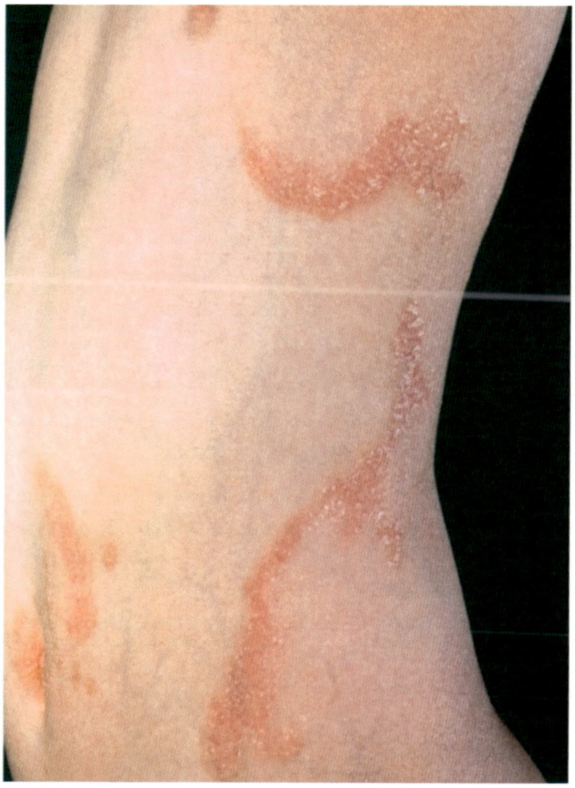

■ **Abb. 61.18** Anuläre epidermolytische Ichthyose

■ **Abb. 61.19** Kongenitale retikuläre ichthyosiforme Erythrodermie

Die Verwendung des Begriffs Ichthyosis hystrix« (Synonyme: Hyperkeratosis monstruosa, Sauriasis) wurde aufgegeben, denn viele Ichthyoseformen können je nach Behandlungszustand stachelige, schwarzbraune Hyperkeratosen aufweisen. Historisch ist die **Ichthyosis hystrix Lambert**, die sich speziell auf die Beschreibung der Lambert-Familie in England bezieht.

61.6.3 Anuläre epidermolytische Ichthyose

Bei dieser seltenen keratinopathischen Ichthyose – ebenfalls bedingt durch Keratin-1- oder -10-Mutationen – kommt es transient oder intermittierend zu sichelförmigen Hyperkeratosen. Diese erscheinen anulär, serpiginös und plaqueartig mit erythematösem Randsaum. Insgesamt ähnelt das Bild einer mild verlaufenden Variante der epidermolytischen Ichthyose. Histologisch zeigt sich epidermolytische Hyperkeratose.

61.6.4 Ichthyosis Curth-Macklin

[Curth und Macklin 1954]
Bei der vormals als Ichthyosis hystrix Curth-Macklin bezeichneten Ichthyose liegen spezifische Mutationen in der variablen tail-domain des Keratin-1-Gens vor. Die Ultrastruktur ist sehr charakteristisch, zeigt jedoch keine epidermolytische Hyperkeratose; Blasen sind auch klinisch normalerweise nicht vorhanden. Es bestehen am gesamten Integument verruköse, hyperkeratotische Hautveränderungen unter Mitbefall der Beugen, Handflächen und Fußsohlen. Therapeutisch ist Acitretin wirksam.

61.6.5 Kongenitale retikulare ichthyosiforme Erythrodermie

[Camenzind et al. 1984, Marghescu et al. 1984]

■ Synonyme
Ichthyosis variegata, Konfetti-Ichthyosis

■ Ätiopathogenese
Diese sehr seltene sporadisch auftretende, keratinopathische Ichthyose sorgte aufgrund der ihr zugrunde liegenden Genetik für großes wissenschaftliches Interesse. Ursächlich sind spezielle Mutationen im Gen von Keratin 10, die neben dem Keratinnetzwerk die Zellregeneration beeinträchtigen. Stammzellen, die durch spontane Rekombinationsereignisse ihre angelegte Keratin-10-Mutation verlieren (**loss of heterozygosity**), stehen offensichtlich in positiver Selektion zu den KRT10-mutanten Zellen und können somit arealweise zu einer Verdrängung der keratinopathischen Anteile führen.

■ Klinik
Betroffene kommen mit einer recht ausgeprägten und entzündlichen ichthyosiformen Erythrodermie auf die Welt. Vom Kleinkindalter ab entwickeln sich auffällige helle Flecken, die an Zahl zunehmen, sich spätestens im Erwachsenenalter auf das gesamte Integument verteilen und jeweils einen Durchmesser von 1–2 cm haben. Sie erscheinen abgesehen von bräunlich gescheckten Dyschromien

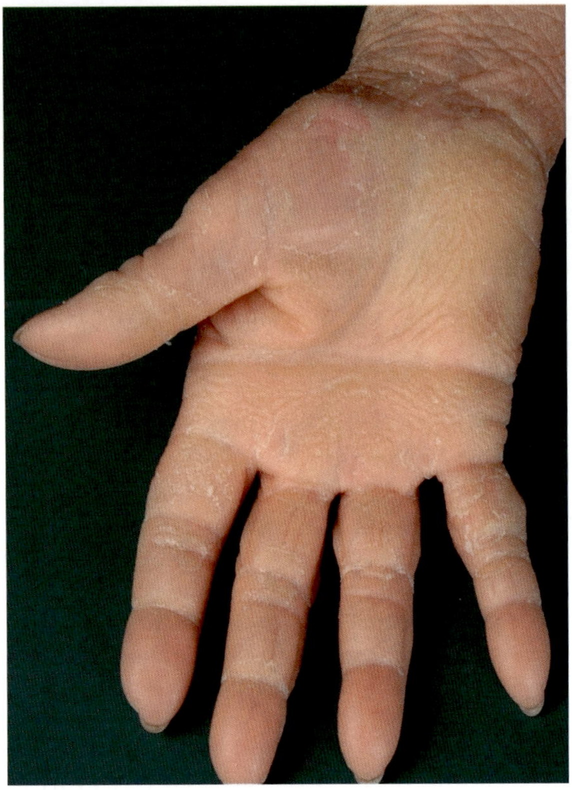

Abb. 61.20 Loricrin-Keratodermie

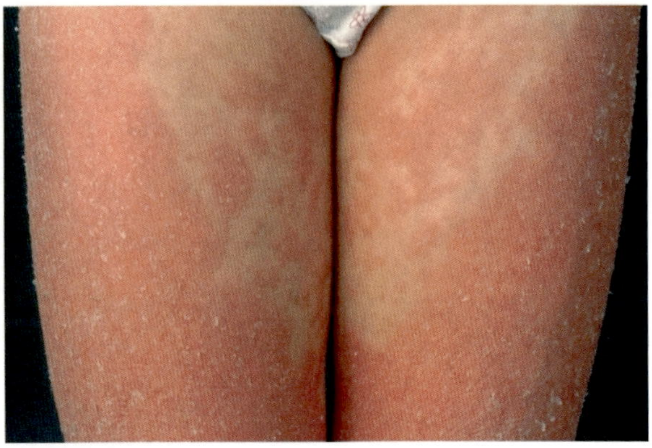

Abb. 61.21 Erythrokeratodermia variabilis

wie kleine Areale gesundeter Haut. Zusätzlich zeigt sich eine Palmoplantarkeratose.

Diagnostisches Vorgehen

Entsprechende Erfahrung vorausgesetzt, lassen sich ultrastrukturelle Marker speziell für diese Erkrankung erkennen.

61.7 Weitere nichtsyndromale Formen der Ichthyose

61.7.1 Loricrin-Keratodermie

Betroffene zeigen eine kongenitale Ichthyose, die eine eher milde Schuppung aufweist, und entwickeln im Verlauf eine ausgeprägte nichtepidermolytische, diffuse Palmoplantarkeratose. Die Ichthyose zeigt eine generalisierte, keratotische Lichenifizierung und leichte weißliche Schuppung. Die Palmoplantarkeratose hat einen leichten honigwabenartigen Aspekt, und wurde oft mit der echten Vohwinkel-Keratodermie verwechselt, eine wichtige Differenzialdiagnose. Im Gegensatz zu dieser Erkrankung, die durch bestimmte Connexin-Mutationen bedingt ist, zeigt die Loricrin-Keratodermie keine derartige Tendenz zur Abschnürung von Finger- oder Zehenendgliedern, auch keine assoziierte Innenohrstörungen (▶ Kap. 62).

61.7.2 Erythrokeratodermia variabilis

[Mendes da Costa 1925, Darier 1911, Gottron 1922]

Synonyme

Erythrokeratodermia figurata variabilis Mendes da Costa, Erythrokeratodermia progressiva symmetrica Darier-Gottron

Die Erythrokeratodermia variabilis (EKV), die mit umschriebenen veränderlichen Keratosen und Rötungen assoziiert wird, wurde in die Gruppe der hereditären Ichthyosen aufgenommen – dadurch begründet, dass es sich um eine potenziell generalisierte Verhornungsstörung handelt.

Ätiopathogenese

Die Erkrankung ist heterogen und beruht oft auf autosomal-dominant vererbten Mutationen in den Connexin-Genen. Diese sind für die Funktion der Kanäle zwischen den Zellen verantwortlich (gap junction). Die betroffenen Gene *GJB3* und *GJB4* codieren Connexin 31, beziehungsweise Connexin 30.3. Bei vielen Patienten lassen sich allerdings keine Mutationen nachweisen, sodass fragliche andere Gene für die Krankheitsgruppe mitverantwortlich sind. Eine klinische Unterscheidung der **progressiv symmetrischen Erythrokeratodermia** von der Erythrokeratodermia variabilis ist schwer durchsetzbar, abhängig vom Zeitpunkt der Betrachtung und molekular bislang nicht belegt worden.

Klinik

Der Beginn der Hautveränderungen liegt in früher Kindheit. Zwei verschiedene Effloreszenzen treten auf: in Lokalisation und Ausdehnung variable, wandernde Erytheme und sich stationär verhaltende Hyperkeratosen. Die Hautveränderungen sind polyzyklisch oder landkartenförmig begrenzt, zeigen keine strenge Symmetrie, bilden sich am gesamten Integument mit Bevorzugung der distalen Extremitätenabschnitte und sind wetter- und temperaturabhängig. Ungefähr die Hälfte der Patienten leidet an einer ausgeprägten diffusen Palmoplantarkeratose.

Eine Variante der Erythrokeratodermia variabilis ist die **Erythrokeratodermia variabilis mit zirzinären Erythemen**, die sich bei Patienten mit *GJB4*-Mutationen fand.

▪ Histopathologie

Hyperkeratose, fokale Parakeratose, Akanthose und Papillomatose, insgesamt uncharakteristische Befunde. Auch in der Elektronenmikroskopie finden sich keine speziellen ultrastrukturellen Marker.

▪ Therapie

Die topische Behandlung erfolgt wie bei Ichthyosen, systemisch kann Acitretin versucht werden.

61.7.3 Peeling-skin-Syndrome

Bei diesen seltenen, autosomal-rezessiven Erkrankungen werden mindestens zwei Formen unterschieden, die die gesamte Haut betreffen. Abzugrenzen ist hiervon das allein an Händen und Füßen ausprägte Akrale Peeling-skin-Syndrom (APSS), das durch Mutationen im Gen von Transglutaminase-5 verursacht wird (▶ Kap. 49).

Peeling-skin-Syndrom Typ A

[Fox 1921]

▪ Synonym

Nichtinflammatorisches Peeling-skin-Syndrom

Betroffene zeigen an der gesamten Haut eine stark ausgeprägte Neigung zu schmerzloser oberflächlicher Schälung. Histologisch finden sich Spalten in den unteren Schichten der Hornschicht. Die Erkrankung tritt oft erst nach dem 1. Lebensjahr auf und ist von nur wenigen Begleitsymptomen gekennzeichnet. Der Pathomechanismus der vermutlich ursächlichen Mutationen im *CHST8*-Gen ist bislang unklar.

Peeling-skin-Syndrom Typ B

[Wile 1924]

▪ Synonyme

Peeling-skin-disease (PSD), inflammatorisches Peeling-skin-Syndrom, Keratolysis exfoliativa congenita

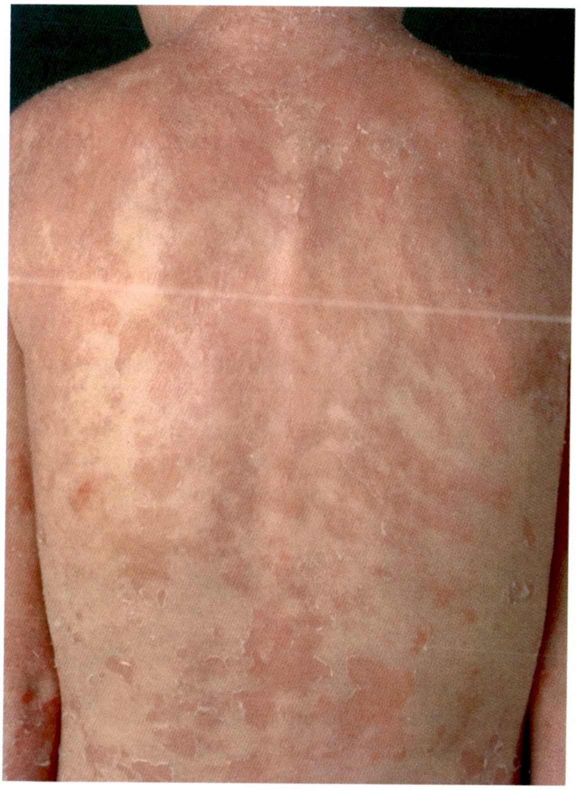

Abb. 61.22 Peeling-skin-Syndrom Typ B

▪ Ätiopathogenese

Ursächlich für die Erkrankung sind autosomal rezessive Mutationen im Gen für **Korneodesmosin** (*CDSN*), die zu einem Fehlen des Proteins und somit zu einer erhöhten Fragilität der Korneodesmosomen führen.

▪ Klinik

Erythrodermie bei der Geburt, einzeln stehende, erythematöse Läsionen, die nach Keratolyse erythematöse Plaques mit colleretteartiger Randschuppung sowie Spalten zwischen Stratum granulosum und Stratum corneum bilden. Betroffene leiden zusätzlich oft an Typ-1-Allergien und neigen insbesondere in der frühen Kindheit zu häufigen *Staphylococcus-aureus*-Superinfektionen. Auffällig ist der assoziierte, periodenhaft auftretende schwere Pruritus.

▪ Differenzialdiagnose

Abzugrenzen ist das Netherton-Syndrom.

61.7.4 KLICK-Syndrom

Die autosomal-rezessive Keratosis linearis-Ichthyosis congenita-Keratoderma (KLICK) zeigt eine generalisierte keratotische Lichenifikation mit auffälliger Palmoplantarkeratose und ist damit einer Loricrin-Keratodermie sehr ähnlich. Auffällig und diagnostisch wegweisend sind zusätzlich bestehende lineare Hyperkeratosen in den Handgelenkinnenseiten, Ellen- und Kniebeugen, wie am Bauchnabel. Biochemische Untersuchungen bei den erst kürzlich beschriebenen Mutationen in *POMP* weisen auf eine Störung des endoplasmatischen Retikulums (ER stress) hin (▶ Kap. 62).

61.8 Syndromale Formen der Ichthyose

Die syndromalen Formen der Ichthyose lassen sich anhand des Vererbungsmodus und der wegweisenden assoziierten klinischen Symptome betrachten (◘ Tab. 61.2).

61.8.1 Assoziierter Steroidsulfatase-Mangel

Mehrere wichtige Gene befinden sich in der Nähe des Genlocus für Steroidsulfatase, wie beispielsweise das Gen für das **Kallman-Syndrom** (hypogonadotroper Hypogonadismus mit Anosmie) und die X-chromosomal-rezessive Chondrodysplasia punctata. Bei einer größeren Deletion entsteht durch den Verlust benachbarter Gene ein Contiguous-gene-Syndrom mit entsprechend kombinierter klinischer Symptomatik.

61.8.2 Chondrodysplasia punctata Typ 2

[Conradi 1914, Hünermann 1931, Happle 1979]

▪ **Synonyme**

Conradi-Hünermann-Happle-Syndrom, X-chromosomal-dominante Ichthyosis

Die seltene Multisystemerkrankung geht mit kongenitaler ichthyosiformer Erythrodermie, systematisierter Atrophodermie, fleckförmiger vernarbender Alopezie, punktförmigen Kalzifikationen der Epiphysen, Skoliose, sektoriellen Katarakten und Gesichtsasymmetrie mit flacher Nase einher. Die Hautveränderungen sind häufig streifenförmig ausgeprägt und folgen den Blaschko-Linien. Es besteht keine psychomotorische Retardierung, die Intelligenz ist normal. Entsprechend dem X-chromosomal-dominanten Erbgang tritt das Syndrom nur beim weiblichen Geschlecht auf. Das zugrunde liegende Gen ist die Sterol-D^8-Isomerase, ein Emopamil-bindendes Protein aus dem Cholesterinstoffwechsel. Pathogenetisch besteht hiermit eine enge Beziehung zum **CHILD-Syndrom**, das bei Geburt jedoch keine generalisierte Ichthyose zeigt (▶ Kap. 59).

61.8.3 Ichthyosis follicularis mit Atrichie und Photophobie

[MacLeod 1909]

Dieses sehr seltene, auch mit dem Akronym **IFAP-Syndrom** bezeichnete Krankheitsbild wird X-chromosomal-rezessiv vererbt. Klinisch bestehen ausgeprägte follikuläre Keratosen, milde Ichthyose, angeborene, nicht vernarbende Alopezie und deutliche Photophobie ohne weitere Augenanomalien. In der Histologie fallen die atrophen Haarfollikel und das Fehlen der Talkdrüsen auf. Mehrere assoziierte Organanomalien sind beschrieben. Der Gendefekt wurde im *MBTPS2*-Gen gefunden.

61.8.4 Comèl-Netherton-Syndrom

[Comèl 1949, Netherton 1958]

▪ **Synomyme**

Ichthyosis linearis circumflexa, Netherton-Syndrom

▪ **Ätiopathogenese**

Ursächlich sind rezessive Mutationen in SPINK5, die zu einem Mangel des Serinprotease-Inhibitors LEKTI führen. Durch die ungeregelte Aktivität von Serinproteasen kommt es zu einem verstärkten/verfrühten Abbau der Korneodesmosomen, zu entzündlichen Vorgängen in der Epidermis und somit zu einer ausgeprägten Barrierestörung der Haut.

▪ **Klinik**

Es finden sich ausgedehnte erythematöse, wandernde Bezirke am Stamm und den Extremitäten mit zirzinärer, anulärer oder serpiginöser Anordnung mit doppeltem Schuppensaum (**Ichthyosis linearis circumflexa**). Bei der Geburt oder im frühen Neugeborenenalter zeigen Kinder zunächst eine unterschiedlich stark ausgeprägte kongenitale, ichthyosiforme Erythrodermie. Assoziiert sind frühkindliche Gedeihstörung, teilweise schwer, mit Wachstumsretardierung, eine starke Neigung zu Typ-1-Allergien mit massiv erhöhtem Gesamt-IgE (>5000 kU/l) und eine Neigung zu HPV-induzierten Hauterkrankungen. Die Abwehr gegenüber Staphylokokken ist beeinträchtigt. Diagnostisch wegweisend sind brüchige Haare, die sich ab der Pubertät bessern, mit typischen Haarschaftstauchungen – **Trichorrhexis invaginata** (▶ Kap. 74).

Der lichtmikroskopische Nachweis einer Trichorrhexis invaginata ist pathognomonisch für das Bestehen eines Netherton-Syndroms.

▪ **Differenzialdiagnose**

Eine wichtige Differenzialdiagnose des Netherton-Syndroms ist das Peeling-skin-Syndrom Typ B, das ebenfalls

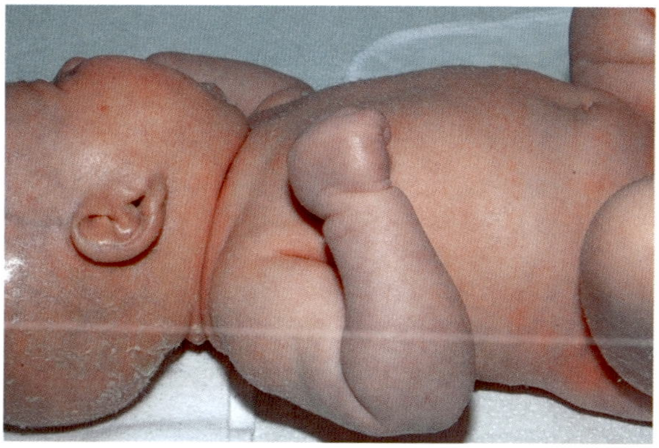

Abb. 61.23 Neugeborenes mit Comèl-Netherton-Syndrom

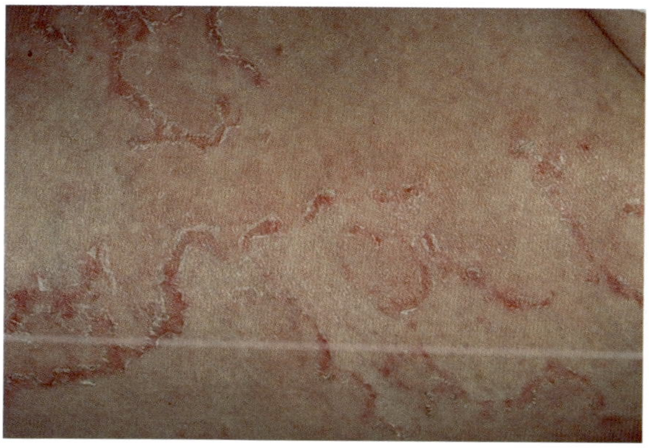

Abb. 61.24 Comèl-Netherton-Syndrom (Ichthyosis linearis circumflexa)

mit Atopie assoziiert ist, jedoch nicht mit Haarveränderungen oder schweren Gedeihstörungen einhergeht.

Therapie

Lokalbehandlungen sollten aufgrund des ausgeprägten Barrieredefekts vorsichtig (siehe Ichthyosis vulgaris) durchgeführt werden, und es sollte großer Wert auf antiseptische Maßnahmen und Stärkung der Hautbarriere gelegt werden. Zeitweise ist der Einsatz von systemischen Antibiotika notwendig. Im ersten Lebensjahr und länger führen viele Eltern bei ihren Kindern eine ausschließliche Lokaltherapie mit dexpanthenolhaltigen Pflegecremes durch.

Die Gedeihstörung verlangt bei manchen Betroffenen den zeitweisen Einsatz hochkalorischer Ernährung, manchmal unter Verwendung einer gastralen Sonde. Bei sehr schwerem Verlauf im Kindesalter hat sich die systemische Therapie mit Immunglobulinen als erkennbare Unterstützung und Hilfe herausgestellt. Die wiederholte Behandlung mit topischen Glukokortikoiden muss unbedingt vermieden werden. Auf systemische Retinoide reagiert die Haut der Patienten sehr empfindlich. Insbesondere Mädchen profitieren bei sehr starker Betroffenheit der Haare von einer Perücke.

61.8.5 Ichthyosis-Hypotrichosis-Syndrom

[Lestringant et al. 1998]

Synonyme

IH-Syndrom, kongenitale Ichthyose-follikuläre-Atrophodermie-Hypotrichose-Hypohidrosis-Syndrom, Lestringant-Syndrom

Initial zeigt diese Erkrankung neben einer mittelschweren oder leichten lamellären Ichthyose mit Hypohidrose eine sehr auffallende Hypotrichose, auch mit fehlenden Augenbrauen und Wimpern. Der Haarwuchs mag sich im weiteren Leben etwas bessern. Ursächlich sind autosomalrezessive Mutationen im Gen für **Matriptase**. Diese Protease spielt im Abschilferungsprozess des Stratum corneums offensichtlich eine initiierende Rolle mit Folge einer Retentionshyperkeratose bei ihrem Ausfall.

61.8.6 Ichthyosis-Hypotrichosis-sklerosierende-Cholangitis-Syndrom

[Gould 1845, Baala et al. 2002]

Synonyme

IHSC-Syndrom, neonatale-Ichthyose-sklerosierende-Cholangitis-Syndrom (NISCH-Syndrom), Ichthyose-Leukozytenvakuolen-Alopezie-sklerosierende-Cholangitis-Syndrom (ILVASC-Syndrom)

Ätiopathogenese

Durch Mutationen im Gen für Claudin 1 kommt es zu einem Defekt der tight junctions, die nicht nur in der Haut, sondern auch im Gallengangsepithel eine wichtige Funktion haben.

Klinik

Neugeborene können aufgrund einer ausgeprägten Gelbsucht und Hepatomegalie auffallen. Die von Fall zu Fall unterschiedliche Beteiligung des Gallengangsepithels bestimmt die Prognose der Erkrankung. Zusätzlich zeigen Kinder eine frontal betonte Alopezie. Die Ichthyose, die bei Geburt vorliegt oder sich etwas später zeigt, ist eher mild und rumpfbetont.

Diagnostisches Vorgehen

Kontrolle der Leberfunktion, Cholangiografie und Leberbiopsie.

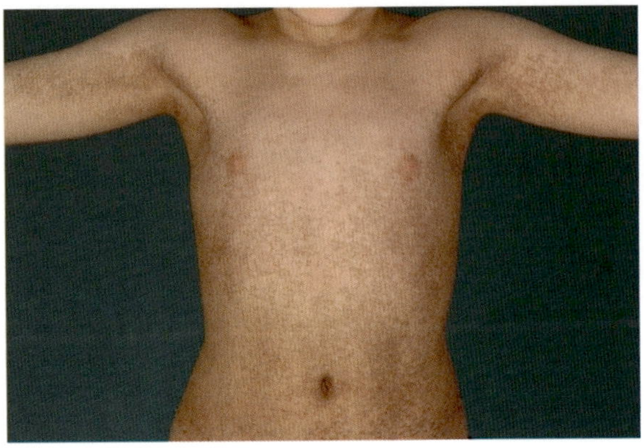

Abb. 61.25 Trichothiodystrophie

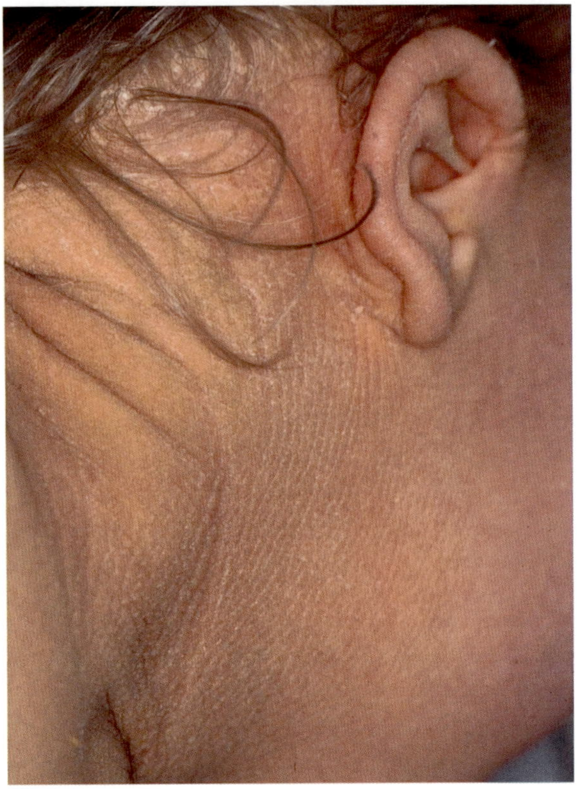

Abb. 61.26 Sjögren-Larsson-Syndrom

61.8.7 Trichothiodystrophie-Syndrome

[Pollitt et al. 1968, Tay 1971, Price et al. 1980]
Diese heterogene, autosomal-rezessiv vererbte Krankheitsgruppe hat als verbindendes Merkmal die Trichothiodystrophie: Brüchiges Haar mit Längsspaltung und unter Polarisationslicht alternierende helldunkle Banden (**Tigerschwanzmuster**) (▶ Kap. 58, ▶ Kap. 74). Chemisch zeigt sich eine Erniedrigung des Cystin- und Schwefelgehalts der Haare.

Ätiopathogenese

Die Erkrankungen gehören pathogenetisch in die Gruppe der DNA-Transkription-/Reparaturstörungen und zeigen somit eine Verwandtschaft zu Xeroderma pigmentosum und Cockayne-Syndrom (▶ Kap. 114). Trichothiodystrophie-Syndrome mit Ichthyose zeigen eine Assoziation mit den Genen *C7Orf11*, *ERCC2/XPD* und *ERCC3/XPB*.

Klinik

Unter dem Namen **Tay-Syndrom** versteht man Erkrankungen im Sinne der Beschreibung des Akronyms IBIDS (**i**chthyosis, **b**rittle hair, **i**ntellectual impairment, **d**ecreased fertility-**S**yndrom). Bei der Geburt besteht eine ichthyosiforme Erythrodermie, häufig mit Kollodiummembran. Klinisch zeigen sich Palmoplantarkeratosen, Nageldystrophien und ein spärliches, abgebrochenes Kopfhaar mit Trichoschisis. In der Polarisation ist das typische Tigerschwanzmuster erkennbar. Weitere assoziierte Merkmale sind progerieähnliches Gesicht, Katarakt, Kryptorchismus, Wachstumsretardierung, psychomotorische Retardierung, Atopie und Immundefizienz. Zu berücksichtigen ist die möglicherweise auch bestehende Lichtempfindlichkeit.

Therapie

Im Kleinkindalter leiden viele Betroffene unter häufigen und teilweise schweren Infekten, mit Stabilisierung ab dem späteren Kindesalter. Allgemein zu empfehlen ist ein intensivierter Lichtschutz, insbesondere wenn die Betroffenen eine erhöhte Lichtempfindlichkeit beschreiben.

61.8.8 Sjögren-Larsson-Syndrom

[Sjögren und Larsson 1957]
Das seltene, autosomal-rezessiv vererbte Syndrom mit vornehmlicher Prävalenz in Schweden geht mit kongenitaler Ichthyose, symmetrischer Spastik besonders der unteren Gliedmaßen und mittelgradiger geistiger Entwicklungsverzögerung einher. Die Erkrankung wird durch Mutationen im Gen für die **Fettaldehyddehydrogenase** verursacht. Typische Retinaveränderungen sind eine graue Eintrübung und weiß glitzernde, punktförmige Einlagerungen (**glistening dots**) durch Degeneration retinaler Glia. Die Keratose ist gelbbraun, erscheint eher verrukös und pflastersteinartig als lamellär und spricht therapeutisch auf die systemische Gabe von Acitretin an. Eine Besserung des Juckreizes, des EEGs und des Wohlbefindens wurde unter Therapie mit Zileuton, einem Leukotrienhemmer, gesehen.

61.8.9 Refsum-Syndrom

[Refsum 1945]

▪ **Synonyme**

Heredopathia atactica polyneuritiformis, Phytansäurespeicherkrankheit

Diese sehr seltene, autosomal-rezessive peroxisomale Stoffwechselstörung kommt durch einen Defekt des Enzyms Phytansäureoxidase zustande, der zu Ablagerungen von Phytansäure im Gewebe führt. Ein sich schleichend entwickelnder Hörverlust und Gleichgewichtsstörungen (Ataxie) und eine symmetrische Polyneuropathie mit motorischen und sensiblen Ausfällen sind gefürchtete neurologische Manifestationen und Spätsymptome der Erkrankung. Das **Nachlassen des Nachtsehens** kann offensichtlich als anamnestisches Frühwarnzeichen angesehen werden, wie auch die sich entwickelnden Hautveränderungen, die einer Ichthyosis vulgaris ähnlich scheinen, ein erster Hinweis für die Erkrankung sein können.

▪ **Therapie**

Die rechtzeitige Diagnose und Einleitung einer phytansäurearmen Diät kann die Progredienz der Erkrankung verhindern.

61.8.10 Neutrallipidspeicherkrankheit

[Dorfman et al. 1974, Chanarin et al. 1975]

▪ **Synonym**

Chanarin-Dorfman-Syndrom

Diese extrem seltene, autosomal-rezessiv erbliche Systemerkrankung kommt durch Mutationen im Gen *ABHD5* zustande. Klinisch zeigt sich eine Ichthyose, die der kongenitalen ichthyosiformen Erythrodermie ähnelt und manchmal mit gering ausgeprägter Kollodiumhaut beginnt. Assoziiert finden sich unterschiedlich stark ausgeprägt Hepatosplenomegalie, Myopathie und Katarakt. Biochemisch besteht ein Defekt im Fettsäurekatabolismus, endogen synthetisierte Triglyzeride können nicht abgebaut werden. Es kommt zur Speicherung von Fettsäuren, die in Triglyzeride eingebaut werden und sich als Lipidtropfen in Leukozyten (**Jordan-Anomalie**), Muskelzellen, Hepatozyten, Fibroblasten und Keratinozyten nachweisen lassen.

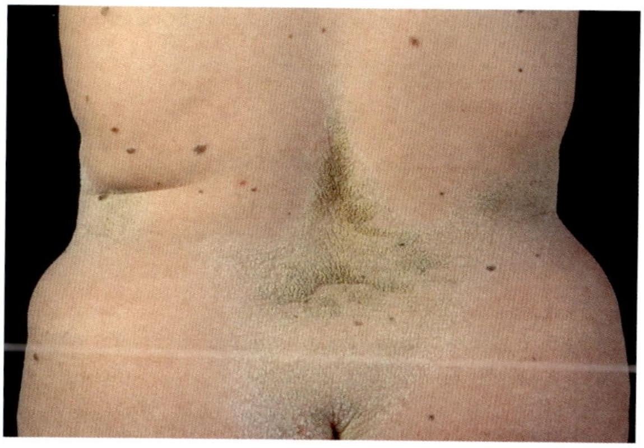

Abb. 61.27 Keratitis-ichthyosis-deafness-Syndrom (KID)

61.8.11 Keratitis-ichthyosis-deafness-Syndrom

[Schnyder und Gloor 1977, Gulzow und Anton-Lamprecht 1977]

▪ **Synonyme**

KID-Syndrom, Ichthyosis hystrix Rheydt, Hystrix-ichthyosis-deafness-Syndrom (HID-Syndrom)

▪ **Ätiopathogenese**

Ursächlich für die autosomal-dominant vererbte Ichthyose sind einzelne Mutationen in *GJB2*, das Connexin 26 kodiert, in besonderen Fällen kommen GJB6-Mutationen infrage (Connexin 30).

▪ **Klinik**

Insbesondere Patienten mit kongenitaler Manifestation zeigen eine schwere generalisierte Verhornungsstörung. Es entwickeln sich pflastersteinartige, teilweise spitze, braune Hyperkeratosen mit Erythrodermie, vernarbender Alopezie und papillomatösen Wucherungen. Palmae und Plantae sind mitbetroffen. Manche Betroffene neigen zu erythrokeratodermieartigen, umschriebenen Hautveränderungen. Die an Taubheit grenzende sensorische Innenohrschwerhörigkeit besteht seit Geburt.

Zur rechtzeitigen Behandlung der Innenohrschwerhörigkeit – innerhalb der sensiblen Phase in den ersten etwa 4 Lebensjahren – ist eine rasche Diagnose erforderlich. Ab dem Jugendlichenalter sollten die Betroffenen bezüglich initialer spinozellulärer Karzinome kontrolliert werden.

▪ **Differenzialdiagnose**

Abgegrenzt werden muss die mit der Ichthyose verwandte Vohwinkel-Keratodermie, die ebenfalls durch GJB2-Mutationen ausgelöst werden kann, und die Loricrin-Keratodermie.

61.8.12 Ichthyosis-prematurity-Syndrom

[Anton-Lamprecht 1992]

- **Ätiopathogenese**

Die ursächlichen Mutationen im Gen SLC27A4 wurden kürzlich beschrieben und betreffen die Lipidsynthese.

- **Klinik**

Die Erkrankung ist durch Frühgeburtlichkeit und kritische perinatale **respiratorische Insuffizienz** durch Verlegung der Atemwege mit Amnionmaterial/-flüssigkeit gekennzeichnet. Im pränatalen Ultraschallbild fällt ein ungewöhnlich verstärktes Echosignal des Fruchtwassers auf. Die Haut ist bei der Geburt von Ichthyose-artigem Hornmaterial bedeckt, das sich bereits wenige Tage später verflüchtigt. Im späteren Lebensalter zeigt sich bei Betroffenen offensichtlich eine Atopieneigung, jedoch keine Ichthyose mehr.

- **Differenzialdiagnose**

Selbstheilendes Kollodiumbaby.

- **Diagnostisches Vorgehen**

Signifikant sind die Ultrastruktur der Haut, sofern die Hautbiopsie frühzeitig nach der Geburt entnommen wurde, und die Immunhistochemie.

- **Therapie**

Neugeborene müssen nach der Geburt rasch abgesaugt werden, um die Atemwege vom zäh-trüben, manchmal krümeligen Fruchtwasser zu befreien.

61.9 Sehr seltene letale Syndrom-Erkrankungen mit Ichthyose

Ein alt bekanntes Beispiel aus der Gruppe der Ichthyose-Syndrome mit fatalem Krankheitsverlauf ist das **Gaucher-Syndrom-Typ 2**, das sich mit dem Bild eines Kollodiumbabys manifestieren kann.

Beim **Multiplen Sulfatase-Mangel** handelt es sich um eine schwer verlaufende neuropädiatrische Erkrankung mit autosomal-rezessivem Erbgang, die durch Defizienz aller sieben bekannten Sulfatasen bedingt ist. Eine ausgeprägte psychomotorische Retardierung entwickelt sich ab dem zweiten Lebensjahr; die Krankheit verläuft zwischen dem 4. und 12. Lebensjahr letal, wobei die Ichthyose nur gering ausgeprägt ist.

Das autosomal rezessive **CEDNIK-Syndrom** [Sprecher et al. 2005] ist extrem selten (Einzelfälle). Das Akronym steht für **ce**rebrale **D**ysgenesie, **N**europathie, **I**chthyosis und palmoplantares **K**eratoderma. Die genetische Ursache betrifft den SNARE pathway und dessen Funktion für die Keratinosomen. Betroffene Kinder versterben innerhalb der ersten 10 Lebensjahre. Pathogenetisch verwand ist das **MEDNIK-Syndrom** [Montpetit et al. 2009] – **me**ntale Retardierung, **E**nteropathie, **d**eafness, **N**europathie, **I**chthyosis, **K**eratodermie, bei dem lebensgefährliche kongenitale Diarrhoen beschrieben sind. Die Überlebensprognose dieser Erkrankung ist jedoch günstig.

Beim **ARC-Syndrom** [Lutz-Richner und Landolt 1973], eine Form der **A**rthrogryposis mit **r**enaler Dysfunktion und **C**holestase, hingegen, dessen Gendefekt ebenfalls den SNARE pathway beeinträchtigt, haben Neugeborene nur eine Lebenserwartung von unter 1 Jahr.

61.10 Unklare Formen der Ichthyose

Autosomal-dominante lamelläre Ichthyose [Traupe et al. 1984] Diese Form lässt sich klinisch und morphologisch nicht sicher von der häufigeren autosomal-rezessiven lamellären Ichthyose abtrennen. Fraglich ist, ob es sich bei den beschriebenen Fällen um Familien mit pseudodominanter Vererbung von ARCI handelt. Ultrastrukturell wurde eine verbreiterte Transformationszone zwischen Stratum corneum und granulosum beschrieben. Die Patienten sprechen auf eine Therapie mit systemischen Retinoiden gut an.

Ichthyosis hystrix Bäfverstedt [Bäfverstedt 1941] Bisher wurden nur wenige Fälle dieser generalisierten nävusartigen Hyperkeratose mit Epilepsie und geistiger Behinderung beschrieben.

Ruzicka-Goerz-Anton-Lamprecht-Syndrom [Ruzicka et al. 1981] Die einzige Patientin zeigte eine kongenitale Ichthyose mit neurosensorischer Taubheit, Oligophrenie, dentaler Aplasie, Brachydaktylie und Klinodaktylie. Auffällig waren zudem akzessorische Halsrippen und ein multizentrisches Schilddrüsenkarzinom im Alter von 14 Jahren. Im Hautbefund zeigte sich eine ausgeprägte Schuppung mit Keratinplatten über den Unterschenkelstreckseiten. Die elektronenmikroskopische Untersuchung wies auf große Mengen an Lipidtropfen im gesamten Stratum corneum. Bislang wurden keine weiteren Fälle mit der Befundkonstellation beschrieben.

■ Tab. 61.5 Ursachen erworbener ichthyoseähnlicher Hautveränderungen

Art	Erkrankung
Paraneoplastisch	Morbus Hodgkin Maligne Lymphome Lymphomatoide Papulose Kaposi-Sarkom Karzinome
Infektionen	Lepra Tuberkulose HIV/AIDS Akute Infektionen
Ernährung	Pellagra Vitamin-A-Mangel
Pharmaka	Retinoide Lipidsenker Nikotinsäure Allopurinol Thalidomid Cimetidin Lithium
Verschiedenes	Morbus Crohn Trisomie 21 Autoimmunthyroiditis Diabetes mellitus Niereninsuffizienz/Dialyse Neurologische Erkrankungen

■ Tab. 61.6 Diagnostik der Ichthyosen: Syndromal oder Nichtsyndromal

Familienanamnese/Stammbaum	
Anamnese und Befund	Erkrankungsbeginn? Kollodiumhaut? Kongenitale ichthyosiforme Erythrodermie? Blasen? Geburtskomplikationen? Frühgeburt? Hodenhochstand? Geruchssinn? Gedeihstörung? Wachstum? Infektionen? Pruritus? Allergische Symptome? Haarveränderungen? Hypohidrose/Hitzeintoleranz? Neurologische Symptome?
Labor	Differenzialblutbild Niere Leber IgE Vitamin-D-Spiegel Steroidsulfatase-Aktivität
Hautbiopsie	Histologie Ultrastruktur Immunfluoreszenz
EDTA-Blut	Mutationsanalyse Genetische Beratung

61.11 Erworbene ichthyosiforme Hautveränderungen

Erworbene ichthyotische Hautveränderungen manifestieren sich im späteren Lebensalter und stellen kein einheitliches Krankheitsbild dar (■ Tab. 61.5). Sie bilden hiermit eine wichtige Differenzialdiagnose zur Ichthyosis vulgaris und X-chromosomal-rezessiven Ichthyose, wie auch zum sehr seltenen Refsum-Syndrom. Zu berücksichtigen ist, dass viele Menschen mit Neigung zu trockener Haut, besonders ältere Leute oder auch Schwarzafrikaner, lamelläre Schuppen an den Beinen oder am Stamm zeigen.

Darüber hinaus kommen ichthyosiforme Hautveränderungen im Rahmen sehr unterschiedlicher Grunderkrankungen vor, die klinisch abgeklärt werden müssen, sofern sich weitere Anhaltspunkte, beispielsweise für ein Lymphom, ergeben.

61.12 Fazit und Hilfestellung für die Praxis

Patienten mit Ichthyose nehmen aufgrund der Seltenheit der Erkrankung oft lange Anreisen auf sich, um Ansprechpartner zur Diagnostik und Therapieberatung zu erreichen. Die diagnostische Abgrenzung der häufigen Formen der Ichthyose, das heißt Ichthyosis vulgaris und X-chromosomal-rezessive Ichthyose oder eines erworbenen ichthyosiformen Hautzustandes von den seltenen meist kongenitalen Ichthyosen ist von großer praktischer Bedeutung. Diese erste Differenzierung beeinflusst die Richtung der ärztlichen Beratung, beispielsweise die Frage, ob weitere spezielle genetische Untersuchungen zu empfehlen sind, aber auch des therapeutische Vorgehen. Bei Hinweisen auf das Vorliegen einer seltenen hereditären Ichthyose empfiehlt sich die Kontaktaufnahme mit einem spezialisierten Zentrum oder einer erfahrenen Ambulanz/Klinik.

Zur Eingrenzung der Ichthyosen bieten sich folgende klinische Fragen an:

- Gibt es Hinweise für ein Ichthyosis-Syndrom? Nichtsyndromale Ichthyosen betreffen allein die Haut, bei syndromalen Ichthyosen sind weitere Organe wie Haare, ZNS, Leber, Gehör oder Immunsystem betroffen.
- Zeigten sich bei der Geburt Kollodiummembranen? An erster Stelle steht im positiven Fall der Verdacht auf lamelläre Ichthyose, zum Beispiel durch Transglutaminase-1-Defizienz. Die im Vergleich seltenere Harlekin-Ichthyose ist durch massivstes Ektropium und ausgeprägte Erythrodermie gekennzeichnet.

- Wie ausgeprägt ist die Erythrodermie?
  Differenzialdiagnostisch kommen bei stark ausgeprägter Erythrodermie ein Netherton-Syndrom, eine epidermolytische Ichthyose oder eine nichtsyndromale kongenitale ichthyosiforme Erythrodermie aus der ARCI-Gruppe infrage.
- Gibt es Tendenzen zu oberflächlichen Blasen?
  Wenn ja, gibt die Histologie oder Elektronenmikroskopie durch den Nachweis einer epidermolytischen Hyperkeratose Hinweise auf keratinopathische Ichthyose.

Spezielle Informationen finden sich in den AWMF-Leitlinien (**A**rbeitsgemeinschaft der **W**issenschaftlichen **M**edizinischen **F**achgesellschaften) zur Diagnostik und Therapie der Ichthyosen. Von unschätzbaren Wert für das Langzeitmanagement bei schwerer ausgeprägten Ichthyose-Formen erweisen sich Patientenvereinigungen, in Deutschland die Selbsthilfe Ichthyose (SI) e.V. Sie bieten wichtige Anlaufstellen bei Fragen zum praktisch-therapeutischen Vorgehen oder bei sozialmedizinischen Problemen, und Informationen zum allgemeinen Umgang mit der Erkrankung. Insbesondere ergeben sich für viele Betroffene und ihre Familien durch die Teilnahme an Veranstaltungen oder durch Mitgliedschaft zahlreiche Möglichkeiten zum Erfahrungsaustausch und zu gegenseitigen emotionalen Unterstützung. Nützliche Internetadressen sind:

- AWFM-Leitlinien Ichthyosen: www.uni-duesseldorf.de/AWMF/ll/013-043.htm
- Netzwerk für Ichthyosen (NIRK): www.netzwerk-ichthyose.de
- Selbsthilfe Ichthyose (SI) e.V.: www.ichthyose.de
- EU-Patientenorganisation: www.ichthyose.eu
- Amerikanisches Patientenregister: www.skinregistry.org
- Portale für seltene Hautkrankungen: www.orpha.net; www.geneskin.eu

Literatur

Choate KA, Lu Y, Zhou J et al (2010) Mitotic recombination in patients with ichthyosis causes reversion of dominant mutations in KRT10. Science 330: 94–97

Eckl KM, de Juanes S, Kurtenbach J et al (2009) Molecular analysis of 250 patients with autosomal recessive congenital ichthyosis: evidence for mutation hotspots in ALOXE3 and allelic heterogeneity in ALOX12B. 0J Invest Dermatol 129: 1421–1428

Elias PM, Williams ML, Holleran WM et al (2008) Pathogenesis of permeability barrier abnormalities in the ichthyoses: inherited disorders of lipid metabolism. J Lipid Res 49: 697–714

Elias P, Williams ML, Crumrine D, Schmuth M (2010) Ichthyoses – clinical, biochemical, pathogenic and diagnostic assessment, Vol 39. Karger, Basel

Fischer J (2009) Autosomal recessive congenital ichthyosis. J Invest Dermatol 129: 1319–1321

Frost P et al (1966) The ichthyosiform dermatoses. II. Autoradiographic studies of epidermal proliferation. J Invest Dermatol 47: 561–567

Grall A, Guaguère E, Planchais S et al (2012) PNPLA1 mutations cause autosomal recessive congenital ichthyosis in golden retriever dogs and humans. Nat Genet 44: 140–147

Kalinin AE, Kajava AV, Steinert PM (2002) Epithelial barrier function: assembly and structural features of the cornified cell envelope. Bioessays 24: 789–800

Kent L, Emerton J, Bhadravathi V et al (2008) X-linked ichthyosis (steroid sulfatase deficiency) is associated with increased risk of attention deficit hyperactivity disorder, autism and social communication deficits. J Med Genet 45: 519–24

Küster W (2001) Handbuch für Eltern und Betreuer von Kindern mit Ichthyose, 2. Aufl. Selbsthilfe Ichthyose, Lauterbach

Küster W (2006) Ichthyosen: Vorschläge für eine verbesserte Therapie. Deutsches Ärzteblatt 103: 1484–1489

Kütting B, Traupe H (1995) Der erworbene Ichthyosis-ähnliche Hautzustand. Hautarzt 46: 836–840

Madison KC (2003) Barrier function of the skin: »La raison d'etre« of the epidermis. J Invest Dermatol 121: 231–241

Oji V, Traupe H (2009) Ichthyosis: Clinical manifestations and practical treatment options. Am J Clin Dermatol 10: 1–14

Oji V (2010) Klinik und Ätiologie der Ichthyosen. Grundlage der neuen Nomenklatur und Klassifikation. Hautarzt 61: 891–902

Oji V, Tadini GT, Akiyama M et al (2010) Revised nomenclature and classification of inherited ichthyoses: Results of the First Ichthyosis Consensus Conference in Sorèze 2009. J Am Acad Dermatol 63: 607–641

Richard G, Brown N, Rouan F et al (2003) Genetic heterogeneity in erythrokeratodermia variabilis: novel mutations in the connexion gene GJB4 (Cx30.3) and genotype-phenotype correlations. J Invest Dermatol 120: 601–609

Schmuth M, Gruber R, Elias PM, Williams ML (2007) Ichthyosis update: towards a function-driven model of pathogenesis of the disorders of cornification and the role of corneocyte proteins in these disorders. Adv Dermatol 23: 231–256

Schweizer J et al (2006) New consensus nomenclature for mammalian keratins. J Cell Biol 174: 169–174

Smith FJ, Irvine AD, Terron-Kwiatkowski A et al (2006) Loss-of-function mutations in the gene encoding filaggrin cause ichthyosis vulgaris. Nat Genet 38: 337–342

Traupe (1989) The ichthyoses. A guide to clinical diagnosis, genetic counseling, and therapy. Springer, Berlin

Traupe H, Burgdorf WHC (2007) Treatment of ichthyosis – There is always something you can do! In Memoriam: Wolfgang Küster. J Am Acad Dermatol 57: 542–547

Vahlquist A, Gånemo A, Virtanen M (2008) Congenital ichthyosis: an overview of current and emerging therapies. Acta Derm Venereol 88:4–14

Van Steensel MA (2004) Gap junction diseases of the skin. Am J Med Genet C Semin Med Genet 15: 12–19

Williams ML, Elias PM (1993) From basket weave to barrier. Unifying concepts for the pathogenesis of the disorders of cornification. Arch Dermatol 129: 626–629

Erstbeschreiber

Anton-Lamprecht I (1992) Diagnostic ultrastructure of nonneoplastic diseases. In: The Skin, Papadimitriou and Spagnolo, Churchill Livingstone, Edinburgh S459–550

Baala L, Hadj-Rabia S, Hamel-Teillac D (2002) Homozygosity mapping of a locus for a novel syndromic ichthyosis to chromosome 3q27–q28. J Invest Dermatol 119: 70–76

Bäfverstedt B (1941) Fall von genereller, Nävusartiger Hyperkeratose, Imbecillität, Epilepsie. Acta Derm Venereol 22: 209–212

Brocq L (1902) Erythrodermie congénitale ichthyosiforme avec hyperépidermotrophie. Ann Dermatol Syphiligr 4: 1–31

Burns FS (1915) A case of generalized congenital keratoderma with unusual involvement of eyes, ears and nasal and buccal mucous membranes. J Cutan Dis 33: 255–260
Camenzind M, Harms M, Chavaz P, Saurat J-H (1984) Ichtyose en confettis. Ann Dermatol Venerol 111: 675–676
Chanarin I, Patel A, Slavin G et al (1975) Neutral lipid storage disease: a new disorder of lipid metabolism. Br Med J 1: 553–555
Comèl M (1949) Ichthyosis linearis circumflexa. Dermatologica 98: 133–136
Conradi E (1914) Vorzeitiges Auftreten von Knochen- und eigenartigen Verkalkungsherden bei Chondrodystrophia fötalis hypoplastica: Histologische und Röntgenuntersuchungen. Z Kinderheilkd 80: 86–97
Cram DL, Lakenheath RAF (1970) Erythrokeratodermia variables and variable circinate erythrokeratodermas. Arch Dermatol 101: 68–73
Curth H, Macklin MT (1954) The genetic basis of various types of ichthyosis in a family group. Am J Hum Genet 6: 371–382
Darier MJ (1911) Erythro-kératodermie verruqueuse en nappes, symétrique et progressive. Bull Soc Fr Dermatol Syph 2: 252–264
Dorfman ML, Hershko C, Eisenberg S et al (1974) Ichthyosiform dermatosis with systemic lipidosis. Arch Dermatol 110: 261–266
Fox H (1921) Skin shedding (keratolysis exfoliativa congenita). Report of case. Arch Dermatol Syphilol 3: 202
Gottron H (1922) Congenital angelegte symmetrische progressive Erythrokeratodermie. Zentralbl Haut Geschlechtskrankh 4: 493–494
Gould AA (1854) Ichthyosis in an infant: hemorrhage from umbilicus: death. Am J Med Sci 27: 356
Gulzow J, Anton-Lamprecht I (1977) Ichthyosis hystrix gravior typus Rheydt: ein otologisch-dermatologisches Syndrom. Laryngol Rhinol Otol 56: 949–955
Happle R (1979) X-linked dominant chondrodysplasia punctata. Review of literature and report of a case. Hum Genet 53: 65–73
Hünermann C (1931) Chondrodystrophia calcificans congenita als abortive Form der Chondrodystrophie. Z Kinderheilkd 51: 1–19
Lestringant GG, Küster W, Frossard PM, Happle R (1998) Congenital ichthyosis, follicular atrophoderma, hypotrichosis, and hypohidrosis: a new genodermatosis? Am J Med genet 75: 186–189
Lutz-Richner AR, Landolt RF (1973) Familiäre Gallengangsmissbildungen mit tubularer Niereninsuffizienz. Helv Paediatr Acta 28: 1–12
MacLeod JMH (1909) Three cases of ›ichthyosis follicularis‹ associated with baldness. Br J Dermatol 21: 165–189
Machin J (1733) An uncommon case of a distempered skin. Phil Trans 37: 299–301
Marghescu S, Anton-Lamprecht I, Rudolph P-O, Kaste R (1984) Kongenitale retikuläre ichthyosiforme Erythrodermie. Hautarzt 35: 522–529
Mendes da Costa S (1925) Erythro- et keratodermia variabilis in a mother and daughter. Acta Derm Venereol 6: 255–261
Montpetit A, Côté S, Brustein E et al (2009) Disruption of AP1S1, causing a novel neurocutaneous syndrome, perturbs development of the skin and spinal cord. Proc Natl Acad Sci USA 4: 1–9
Netherton EW (1958) A unique case of trichorrhexis nodosa – »bamboo hairs«. Arch Dermatol 78: 483–487
Pollitt RJ, Jenner FA, Davies M (1968) Sibs with mental and physical retardation and trichorrhexis nodosa with abnormal ratio acid composition of the hair. Arch Dis Child 43: 211–216
Price VH, Odom RB, Ward WH (1980) Trichothiodystrophy: sulfur-deficient brittle hair as a marker for a neuroectodermal symptom complex. Arch Dermatol 116: 1375–1384
Refsum S (1945) Heredoataxia hemerolopica polyneuritiformis et tidligere ikke beskrevet familial syndrome? En forelobig modelelse. Nord Med 28: 2682–2685
Riecke E (1900) Über Ichthyosis congenita. Arch Dermatol Syph 54: 289–340
Ruzicka T, Goerz G, Anton-Lamprecht I (1981) Syndrome of ichthyosis congenita, neurosensory deafness, oligophrenia, dental aplasia, brachydactyly, clinodactyly, accessory cervical ribs and carcinoma of the thyroid. Dermatologica 162: 124–136
Schnyder UW, Gloor M (1976) Ichthyosis hystrix Typus Rheydt (Fall 19) (Ichthyosis hystrix gravior mit praktischer Taubheit). Gemeinschaftstagung der Südwestdeutschen Dermatologen-Vereinigung und der Vereinigung Rheinisch-Westfälischer Dermatologen in Heidelberg vom 8.–10. Oktober 1967. Z Hautkrankh 52: 763–766
Siemens W (1937) Dichtung und Wahrheit über die »Ichthyosis bullosa«, mit Bemerkungen zur Systematik der Epidermolysen. Arch Dermatol Syph 175: 590–608
Sjögren KGT, Larsson TK (1957) Oligophrenie in combination with congenital ichtyosis and spastic disorders. A clinical and genetic study. Acta Psychiatr Neurol Scand [Suppl 113] 32: 9–105
Sprecher E, Ishida-Yamamoto A, Mizrahi-Koren M et al (2005) A mutation in SNAP29, coding for a SNARE protein involved in intracellular trafficking, causes a novel neurocutaneous syndrome characterized by cerebral dysgenesis, neuropathy, ichthyosis, and palmoplantar keratoderma. Am J Hum Genet 77: 242–251
Tay CH (1971) Ichthyosiform erythroderma, hair shaft abnormalities, and mental and growth retardation. A new recessive disorder. Arch Dermatol 104: 4–13
Traupe H, Kolde G, Happle R (1984) Autosomal dominant lamellar ichthyosis: a new skin disorder. Clin Genet 26: 457–461
Wells RS, Kerr CB (1965) Genetic classification of ichthyosis. Arch Dermatol 92: 1–6
Wile UJ (1924) Familial study of three unusual cases of congenital ichthyosiform erythroderma. Arch Dermatol Syphilol 10: 487–498
Willan R (1808) Icthyoses. In: On cutaneous diseases. Barnard, London S199–208

Andere Verhornungsstörungen

Markus Braun-Falco

»Andere Verhornungsstörungen« umfassen das Spektrum derjenigen zumeist vererbten Erkrankungen mit Störungen in der epidermalen Differenzierung, welche nicht den Ichthyosen zuzuordnen sind. Hierzu zählen palmoplantare Keratosen, Erythrokeratodermien, follikuläre Hyperkeratosen, akantholytische Dyskeratosen, Porokeratosen und andere.

62.1 Palmoplantare Keratosen

Genetisch bedingte palmoplantare Keratosen (PPK) bilden eine klinisch wie genetisch heterogene Krankheitsgruppe, deren Hauptmerkmal eine Hyperkeratose an den Handflächen und Fußsohlen darstellt. Synonym werden sie als Palmoplantarkeratosen oder Keratoderm(a) bezeichnet. Klinisch unterscheidet man diffuse von lokalen Palmoplantarkeratosen, sowie solche als Teilsymptom von ektodermalen Dysplasien (▶ Kap. 58) und solche mit Assoziation zu systemischen Erkrankungen. Diese klinische Einteilung erfährt derzeit eine kritische Überarbeitung aufgrund der vorliegenden molekulargenetischen Erkenntnisse. Sie erlauben eine pathophysiologische Einteilung nach den zugrunde liegenden Gendefekten in Keratinen, Loricrin, Desmosomen, Connexinen, Cathepsinen und anderen (◘ Tab. 62.1). Obwohl diese Gene sehr unterschiedliche Funktionen ausüben, nehmen sie alle Einfluss auf die epidermale Differenzierung und Ausbildung des cornified envelope. Je nach zugrunde liegender Mutation und Expressionsverteilung des Moleküls reicht das klinische Spektrum von ausschließlich auf die Volarseiten der Akren begrenzten Keratosen bis hin zu komplexen Systemerkrankungen. Gerade Letztere erweckten in den vergangenen Jahren wissenschaftliches Interesse, da sich genetische Assoziationen zwischen akraler Haut, Herz und Gehör aufzeigten.

62.1.1 Palmoplantare Keratosen mit Mutationen in Zytokeratinen

Zytokeratine (KRT) gehören zu den intermediären Filamenten, welche als Netzgeflecht das Zytoplasma von Epithelzellen durchziehen und zu deren Stabilität beitragen. Eine detaillierte Beschreibung befindet sich in ▶ Kap. 61. Mutationen in *KRT*1, 6a/b, 9, 14, 16 und 17 sind bislang bei PPKs beschrieben worden. KRT9 ist in akraler Lokalisation anstelle von KRT10 der Bindungspartner von KRT1. KRT6a und 6b sowie deren Bindungspartner KRT16 und KRT17 sind außer akral an Nagelplatte, Mundschleimhaut und Haarfollikel exprimiert. Mutationen in einem dieser Gene führen zu Pachyonychia congenita (▶ Kap. 75), bei der es als Teilsymptom zum Auftreten einer plantar stärker als palmar ausgeprägten fokalen Hyperkeratose mit Akzentuierung an Druckpunkten kommt. Auch bei Naegeli-Franceschetti-Jadassohn-Syndrom (▶ Kap. 70), verursacht durch Mutationen in *KRT*14, kommt es zu palmoplantaren Hyperkeratosen mit punktförmiger oder linearer Akzentuierung.

Keratosis palmoplantaris diffusa mit Mutationen in Keratin 9

OMIM 144200	AD	17q12
KRT9	Keratin 9	

- **Synonyme**

Am ehesten entsprechend der Keratosis palmoplantaris diffusa Typ Unna-Thost-Vörner [Thost 1880, Unna 1883, Vörner 1901], synonym bezeichnet mit epidermolytischer palmoplantarer Hyperkeratose, EPPK oder Morbus Unna-Thost-(Vörner).

- **Epidemiologie**

Bei einer Inzidenz von 1:100.000 ist sie die häufigste hereditäre PPK. In Schweden reicht die Häufigkeit lokal bis 1:200.

Tab. 62.1 Hereditäre palmoplantare Keratosen mit assoziierten Merkmalen und Symptomen

Mutation	Protein	Erbgang	Krankheit	Klinische Merkmale
Keratin-Mutationen				
KRT 9	Keratin 9	AD	Typ Unna-Thost-Vörner	Diffuse gelbliche Hyperkeratosen, palmoplantar begrenzt mit erythematösem Randsaum, Hyperhidrose, Neigung zu Mykosen
KRT1	Keratin 1	AD	Typ Greither Teilsymptom des Morbus Brocq	Diffuse gelbbräunliche PPK eventuell mit Hornperlen und Hornkratern, langsam progredient auf Dorsalseiten und transgredient mit pflastersteinartigen Hyperkeratosen auf Knie, Ellenbogen und andere Körperteile
KRT14	Keratin 14	AD	Naegeli-Franceschetti-Jadassohn-Syndrom	Retikuläre Hyperpigmentierungen, Verlust der Dermatoglyphen, Zahndefekte, Anhidrose
KRT6a, KRT16	Keratin 6a und 16	AD	Pachyonychia congenita Jadassohn-Lewandowski	Pachyonychie, spitze Hyperkeratosen, orale Leukokeratose
KRT6b, KRT17	Keratin 6b und 17	AD	Pachyonychia congenita Jackson-Lawler	Pachyonychie, spitze Hyperkeratosen, orale Leukokeratose
Loricrin				
LOR	Loricrin	AD	Typ Camisa mutilans	Mutilierende PPK; pflastersteinartige Hyperkeratosen, Ichthyose
Desmosomen				
DSG 1	Desmoglein 1	AD	Striärer Typ Brünauer-Fohs-Siemens	Plantar druckpunktassoziierte Hyperkeratose, palmar lineare Hyperkeratosen an den Fingerbeugeseiten mit inselartiger Ausbreitung auf Handteller
JUP	Plakoglobin	AR	Naxos-Syndrom	Diffuse PPK, Wollhaare, rechtsventrikuläre Kardiomyopathie
DSP	Desmoplakin	AR	Carvajal-Syndrom	Striäre PPK, Wollhaare, linksventrikuläre Kardiomyopathie
PKP1	Plakophilin 1	AR	Ektodermale Dysplasie-Hautfragilitäts-Syndrom	Fokale Hyperkeratosen mit schmerzhaften Fissuren, erhöhte Hautabschilferung, Blasen und Erosion, Nageldystrophien, Alopezie, vereinzelt Hypohidrose
17q25	Envoplakin-Promotor?	AD	Tylosis/Howel-Evans-Syndrom	Paraneoplastische PPK mit an Druckpunkten lokalisierten schwielenartigen Hyperkeratosen, enge Assoziation mit Ösophaguskarzinom
Connexine				
GJB2	Connexin 26	AD	Typ mutilans Vohwinkel	Mutilierende PPK mit pflastersteinartigen Hyperkeratosen, Neigung zu Pseudoainhum, Schwerhörigkeit
GJB2	Connexin 26	AD	KID	Milde PPK, Ichthyose, Keratitis, Schwerhörigkeit
GJB6	Connexin 30	AD	Hidrotische ektodermale Dysplasie	Diffuse transgrediente PPK mit Druckpunkt assoziierter Verstärkung, Nageldysplasien, Alopezie, leichte Ichthyose, keine Hörminderung
GJB4, GJB3	Connexin 30.3 Connexin 31	AD	Erythrokeratodermia variabilis	Milde PPK, temporär wandernde figurierte Erytheme, hyperkeratotische Plaques an großen Gelenken, Hyperhidrose
Cathepsin C				
CTSC	Cathepsin C	AR	Papillon-Lefèvre-Syndrom	Diffuse PPK mit Druckpunktassoziation, Peridontitis mit frühzeitigem Zahnverlust, vereinzelt psoriasiforme Plaques am Stamm

Tab. 62.1 (Fortsetzung)

Mutation	Protein	Erbgang	Krankheit	Klinische Merkmale
Andere				
SLURP1	LY6/PLAUR-Proteinfamilie	AR	Mal de Meleda	Massive diffuse PPK mit Transgredienz und Progredienz auf Unterarme und Unterschenkel, Hyperhidrose
TAT	Tyrosinamino-transferase	AR	Okulokutane Tyrosinämie	Hyperkeratosen und Augenentzündungen mit Schmerzen, ▶ Kap. 90
POMP	POMP	AR	Klick-Syndrom	Diffuse gelbrötliche PPK mit Transgredienz, Flexurkontrakturen, Neigung zur Schnürfurchenbildung; Transgredienz auf Beugeseiten größerer Gelenke, leichte Ichthyose
WIN10A	WIN10A	AR	Schöpf-Schulz-Passarge-Syndrom	Im Erwachsenenalter sich entwickelnde palmoplantare Hyperkeratosen; vorausgehend Hypodontie, Nageldystrophie und androgenetische Alopezie, später Auftreten von apokrinen Hidrozystomen, ekkrinen Syringofibroadenomen und kutanen spinozellulären Karzinomen
Gendefekt bislang nicht aufgeklärt				
?	?	AD	Typ Buschke-Fischer-Brauer	Im 2. Lebensjahrzehnt sich manifestierende, wenige Millimeter große punktförmige Hyperkeratosen mit Hornkrater, evtl. erhöhtes Malignomrisiko
?	?	?	Stachelförmige PPK	Aussaat hunderter winziger Keratosestacheln im Erwachsenenalter, eventuell Ausbreitung auf Stamm, erhöhtes Malignomrisiko
?	?	AD	Huriez-Syndrom	Diffuse PPK mit Sklerodaktylie und erhöhtem Risiko für spinozelluläre Karzinome
?	?	AD?	Olmsted-Syndrom	Mutilierende PPK mit perioralen, perianalen, perinealen Hyperkeratosen und enorale Leukokeratosen
?	?	AD	Gingiva-Hyperkeratose-Syndrom	Druckpunktassoziierte fokale PPK mit Leukokeratose der Gingiva
?	?	AD	Akrokeratoelastoidosis	Weiche, schimmernde Papeln vor allem an den Außenkanten von Palmae und Plantae

AD: Autosomal-dominant
AR: Autosomal-rezessiv
PPK: Palmoplantare Keratosen

▪ Ätiopathogenese

Da Keratin 9 ausschließlich palmoplantar exprimiert wird, führen Mutationen nur im Expressionsbereich zu klinischen Veränderungen. Früher wurde die epidermolytische Variante vom Typ Vörner von der nichtepidermolytischen Variante Typ Unna-Thost abgrenzt, bis genetische Untersuchungen die Identität beider Erkrankungen bestätigten.

▪ Klinik

Manifestation bereits in der Kindheit. Die gesamten volaren Flächen von Palmae und Plantae sind von einer flächigen, wachsartigen, gelbbräunlichen Keratose bedeckt. Es zeigt sich eine scharfe seitliche Begrenzung mit charakteristischem, entzündlich gerötetem Randsaum. Dort finden sich gelegentlich Blasen. Immer wieder bilden sich schmerzhafte Rhagaden aus. Die Nägel sind uhrglasartig gewölbt. Vereinzelt findet man bräunliche knöchelpolsterartige Hyperkeratosen (**knuckle pads**). Es besteht eine starke Neigung zu Hyperhidrose und Besiedlung mit Dermatophyten.

▪ Differenzialdiagnose

Bei transgredienter und progredienter Ausbreitung und bei Befall anderer Körperregionen ist an Keratin-1-Mutationen zu denken. Eine epidermolytische Hyperkeratose kann ansonsten auch bei linearer PPK, Ichthyosis bullosa Siemens und Carvajal-Huerta-Syndrom auftreten.

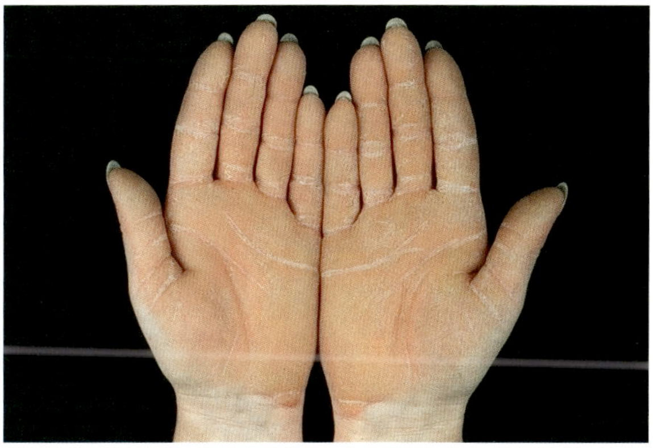

Abb. 62.1 Diffuse Palmoplantarkeratose mit erythematösem Randsaum mit Mutationen in Keratin 9 (Typ Unna-Thost-Vörner)

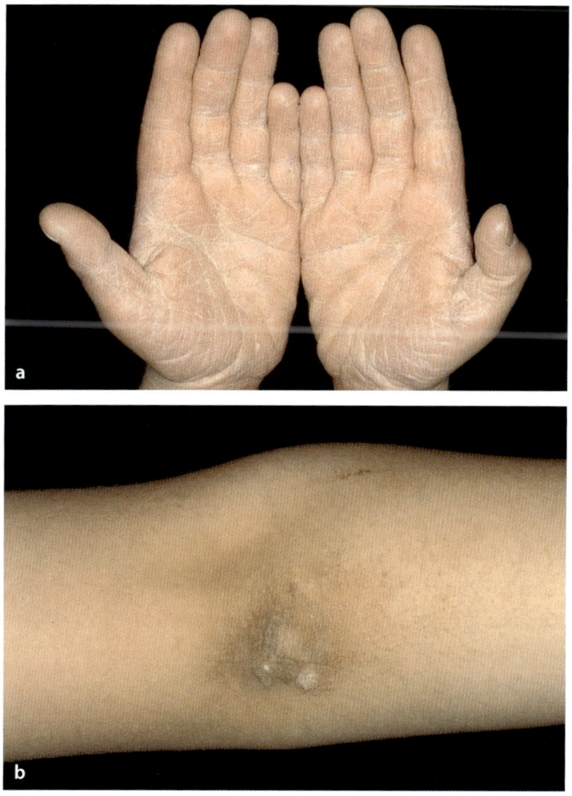

Abb. 62.2a,b Keratosis palmoplantaris diffusa mit Mutationen in Keratin 1

Histopathologie

Es zeigt sich eine massive kompakte Orthohyperkeratose fokal mit epidermolytischer Hyperkeratose.

Therapie

Mechanische Abtragung der Keratosen sowie pflegende und keratolytische Externa sind wichtig. Zur Prophylaxe einer Infektion der Dermatophyten kann eventuell 2-mal wöchentlich lokal ein Antimykotikum angewendet werden. Von systemischen Retinoiden ist abzuraten, da sie zu schmerzhaften Erosionen und Blasen führen können.

Keratosis palmoplantaris diffusa mit Mutationen in Keratin 1

OMIM 148400	AD	12q13
KRT1	Keratin 1	

Synonyme

Am ehesten entsprechend der Keratosis palmoplantaris diffusa transgrediens et progrediens Greither [Greither 1952]. Sie wurde auch als progressives palmoplantares Keratoderm oder nichtepidermolytische PPK bezeichnet.

Ätiopathogenese

Im Gegensatz zu Keratin 9 wird Keratin 1 am gesamten Integument suprabasal in der Epidermis exprimiert. Dies erklärt, warum Mutationen in *KRT1* zu einer Keratosis palmoplantaris diffusa führen, welche mit Ausbreitungserscheinungen auf das restliche Integument assoziiert sein kann.

Klinik

Mit Beginn im ersten Lebensjahrzehnt bildet sich eine Keratosis palmoplantaris diffusa aus mit flächigen, wachsartigen, gelbbräunlichen Keratosen, eventuell mit punktförmigen Grübchen und Neigung zu Hyperhidrose. Es folgt eine langsame Progredienz auf Hand- und Fußrücken, Knöchel und Fersen sowie die Ausbildung von scharf begrenzten, graubräunlichen, pflastersteinartigen, keratotischen Plaques an Knien, Ellenbogen und anderen Körperstellen. Meist im 4. Lebensjahrzehnt sistiert die Ausbreitung, eventuell kommt es sogar zu einer Milderung der Symptome.

Differenzialdiagnose

Das klinische Spektrum der *KRT1*-Mutationen umfasst als maximales Erscheinungsbild die epidermolytische Ichthyose Brocq (▶ Kap. 61), bei der ein diffuses Keratoderm als Teilsymptom auftritt; als Minimalvariante gilt ein epidermolytischer epidermaler Nävus, bei dem eine somatische *KRT1*-Mutation vorliegt.

Therapie

Mechanische Abtragung der Keratosen sowie pflegende und keratolytische Externa. Systemische Retinoide können versucht werden, führen jedoch häufig bereits bei niedriger Dosierung zu Reizungen.

62.1.2 Palmoplantare Keratosen mit Mutationen in Loricrin

Loricrin ist ein Hauptbestandteil des cornified envelope. Das Gen ist auf Chromosom 1q21 zusammen mit Involucrin und Profilaggrin im Bereich des epidermalen Differenzierungskomplexes lokalisiert und an der terminalen Differenzierung der Epidermis beteiligt. Die Expression von Loricrin ist eng an die Kalziumkonzentration gekoppelt.

Loricrin-Keratoderm

[Camisa und Rossana 1984]

OMIM 604117	AD	1q21
LOR	Loricrin	

▪ **Synonyme**

Camisa-Variante der mutilierenden Palmoplantarkeratose, Keratosis palmoplantaris mutilans/camisa, progressive symmetrische Erythrodermie mit Pseudoainhum.

▪ **Epidemiologie**

Sehr selten.

▪ **Ätiopathogenese**

Sehr spezifische Mutationen im Gen für Loricrin, einem wichtigen Bestandteil des cornified envelope, führen zu dieser autosomal-dominanten Erkrankung.

▪ **Klinik**

Befunde sind eine palmoplantar diffuse Keratose mit bienenwabenartiger Oberfläche, dorsalseitig spitze verruziforme Hyperkeratosen und knuckle pads. Häufig zeigen sich Schnürfurchen um einzelne Finger, wobei es nur selten zu einer Autoamputation (**Pseudoainhum**) kommt. Zudem besteht eine generalisierte, milde Ichthyose mit weißlicher Schuppung. Gelegentlich werden die Patienten als Kollodiumbaby geboren.

▪ **Differenzialdiagnose**

Bei der durch Connexin-Mutationen ausgelösten PPK Vohwinkel kommt es wesentlich häufiger zu Mutilationen durch Autoamputation, zudem besteht eine Innenohrschwerhörigkeit.

▪ **Therapie**

Mechanische Abtragung der Keratosen sowie pflegende und keratolytische Externa sind grundsätzlich nötig. Systemisch Acitretin führt gegebenenfalls neben einer Reduktion der Hyperkeratosen auch zu einer Verhinderung der Schnürfurchenbildung führen. Schnürfurchen können operativ saniert werden.

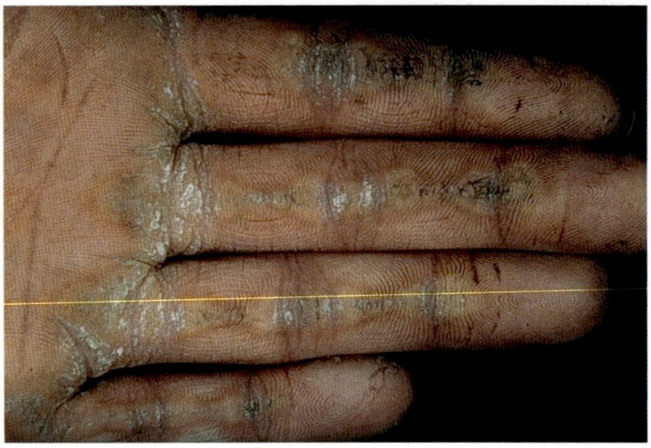

Abb. 62.3 Striäres Keratoderm mit Mutation in Desmoglein 1

62.1.3 Palmoplantarkeratosen mit Mutationen in desmosomalen Proteinen

Desmosomen umfassen eine große Gruppe unterschiedlicher intermediärer Filamente, welche den mechanischen Zusammenhalt benachbarter Zellen unterstützen. Zu den für PPKs relevanten Molekülen zählen Desmoglein, Desmocollin, Desmoplakin, Envoplakin, Plakoglobin, Plakophilin und Periplakin. Interessanterweise sind einzelne dieser Moleküle bei unterschiedlichen Formen einer Kardiomyopathie mutiert, was Palmoplantarkeratosen und Kardiomyopathien genetisch in Verbindung bringt.

Keratosis palmoplantaris striata mit Mutationen in Desmoglein 1

OMIM 148700	AD	18q12.1–q12.2
DSG1	Desmoglein 1	

▪ **Synonyme**

Historisch am ehesten gleichzusetzten mit dem Typ Brünauer-Fuhs-Siemens [Brünauer 1923, Fuhs 1924, Siemens 1929] beziehungsweise dem striata et areata Typ Wachters [Roth et al. 1978, Wachter et al. 1983] (OMIM 114140)

▪ **Klinik**

Im 1–2. Lebensjahrzehnt entwickeln sich plantar oberhalb von Druckpunkten inselförmige, braungelbliche Hyperkeratosen. Erst im Verlauf kommt es entlang der Flexurseiten der Finger zu prominenten linearen Hyperkeratosen, welche sich im Handteller ebenfalls inselartig ausbreiten können. Mechanische Belastung ist schmerzhaft und führt zum Auftreten neuer Herde. Vereinzelt waren *DSG1*-Mutationen auch mit rundlich-fokalen und diffusen Keratosen vergesellschaftet, sodass eine strikte phäno-/genotypische Korrelation zwischen striärer Keratose und *DSG1*-Mutationen nicht gegeben ist.

■ **Differenzialdiagnose**

Striäre palmoplantare Keratosen treten auch mit Mutationen in Desmoplakin und vereinzelt in *KRT1* auf.

■ **Histopathologie**

Es zeigt sich eine prominente Hyperkeratose mit suprabasaler akantholytischer Auflockerung unter Abrundung von Keratinozyten.

■ **Therapie**

Neben topischer Keratolyse kann Acitretin morbostatisch wirken.

Keratosis palmoplantaris mit Mutationen in Plakoglobin

[Protonotarios et al. 1986]

OMIM 601214	AR	17q12–q22
JUP	Plakoglobin	

■ **Synonyme**

Naxos-Syndrom, palmoplantare Keratose mit Wollhaaren und rechtsventrikulärer Kardiomyopathie

■ **Ätiopathogenese**

JUP (junction plakoglobin) kodiert Plakoglobin.

■ **Klinik**

Bei Geburt zeigen sich gekräuselte Wollhaare. Innerhalb der ersten Lebensjahre entwickelt sich eine diffuse Keratose an den Medialkanten von Palmae und Plantae, aber auch an Fingern, Fersen und Vorfüßen. Bereits in der Adoleszenz manifestiert sich eine Kardiomyopathie vom Typ einer arrhythmogenen rechtsventrikulären Dysplasie (ARVD/C), welche mit Synkopen, ausgedehnten ventrikulären Tachykardien, Rechtsherzinsuffizienz und plötzlichem Herztod einhergehen kann.

■ **Differenzialdiagnose**

Das Carvajal-Syndrom kann als striäre Variante aufgefasst werden, welche mit einer Linksherzinsuffizienz einhergeht. Einmalig beschrieben ist ein Naxos-Syndrom mit mildem Keratoderm aufgrund einer Mutation in Desmocollin 2.

■ **Therapie**

Frühzeitige Implantation eines Herzschrittmachers und antiarrhythmische beziehungsweise antitachykarde Medikation. Mechanische Abtragung der Keratosen sowie pflegende und keratolytische Externa sind wichtig.

Keratosis palmoplantaris mit Mutationen in Desmoplakin

[Carvajal-Huerta 1998]

OMIM 605676	AR	6p24
DSP	Desmoplakin	

■ **Synonyme**

Carvajal-Syndrom, Carvajal-Variante des Naxos-Syndrom, Palmoplantare Keratose mit Wollhaaren und linksventrikulärer Kardiomyopathie

■ **Ätiopathogenese**

Sehr selten ist ein autosomal-dominanter Erbgang. Die Mutation führt zu einer verkürzten Form von Desmoplakin, bei dem die C-Domäne der Schwanzregion fehlt.

■ **Klinik**

Die Symptomatik ähnelt sehr dem Naxos-Syndrom, allerdings mit striären Hyperkeratosen und einer linksventrikulären Kardiomyopathie, die problematischer angesehen wird als die rechtsventrikuläre Kardiomypathie bei Naxos-Syndrom. Wichtig ist die frühzeitige Durchführung von elektrokardiografischen und echokardiografischen Untersuchungen zur Vermeidung von Folgeerscheinungen, da einige Patienten bereits im Teenageralter an Herzversagen verstorben sind.

■ **Differenzialdiagnose**

Abzugrenzen ist das Naxos-Syndrom mit rechtsventrikulärer Kardiomyopathie. Selten gibt es eine striäre PPK mit Mutation in *DSP* ohne Assoziation zu Carvajal- beziehungsweise Naxos-Syndrom.

■ **Therapie**

Angezeigt sind eine frühzeitige Implantation eines Herzschrittmachers und antiarrhythmische beziehungsweise antitachykarde Medikation, mechanische Abtragung der Keratosen sowie pflegende und keratolytische Externa.

Keratosis palmoplantaris mit Mutationen in Plakophilin 1

[McGrath et al. 1997]

OMIM 604536	AR	1q32
PKP1	Plakophilin 1	

■ **Synonyme**

Ektodermales Dysplasie-Hautfragilitäts-Syndrom, McGrath-Syndrom

▪ **Ätiopathogenese**

Plakophilin 1 ist normalerweise in der Epidermis und in Haarfollikeln exprimiert.

▪ **Klinik**

Bei Geburt zeigt sich meist eine gerötete Haut mit erhöhter Hautabschilferung. In den Sommermonaten treten Blasen und Erosionen als Zeichen der Hautfragilität auf. Über Jahre bilden sich zunehmende palmoplantare Hyperkeratosen mit schmerzhaften Fissuren sowie Nageldystrophien und Alopezie aus; gelegentlich besteht eine Hypohidrose.

▪ **Differenzialdiagnose**

Die Hautfragilität mag an ein Kindler-Syndrom denken lassen, welches jedoch keine Palmoplantarkeratosen ausbildet, dafür mit einer Parodontopathie einhergeht.

Keratosis palmoplantaris mit Mutationen in TOC

[Howel-Evans et al. 1958]

OMIM 148500	AD	17q25
?	TOC-Region	

▪ **Synonyme**

Keratoderm mit Ösophaguskarzinom, Tylosis, Howel-Evans-Syndrom, Clarke-Howel-Evans-McConnell-Syndrom

▪ **Ätiopathogenese**

Es handelt sich um eine paraneoplastische Genodermatose. Das im Bereich der TOC (tylosis oesophageal cancer)-Region auf Chromosom 17q25 liegende Gen *Envoplakin* wurde als Ursache vermutet, konnte aber bislang nicht bestätigt werden.

▪ **Klinik**

Meist während der Adoleszenz oder im frühen Erwachsenenalter manifestieren sich schwielenartige, wachsgelbliche Hyperkeratosen an mechanisch belasteten Arealen von Palmae und Plantae. Hohlhand und Fußgewölbe sind meist frei. Eine Keratosis pilaris ist häufig zu finden, ebenso eine Leukokeratose. Je nach Studie entwickeln 40–70% der Patienten ein Ösophaguskarzinom.

▪ **Therapie**

Regelmäßige Kontrollen zur Früherkennung eines Ösophaguskarzinoms sind wichtig.

62.1.4 Palmoplantare Keratosen mit Mutationen in Connexinen

Connexine dienen der elektrochemischen Kommunikation zwischen Zellen via gap junctions. Jeweils 6 homo- oder heterotypische Moleküle formen ein Connexon. Connexone benachbarter Zellen bilden gap junctions aus. Obwohl in der Epidermis Connexin 43 überwiegt, wurden Mutationen bei PPKs bislang in den Genen für Connexin 26, 30.3 und 31 gefunden. Die Mutationen führen aufgrund von Störungen bei der interzellulären Signalübertragung zu Dysregulationen des Kalziumaustauschs, der sich auf die Differenzierung und Ausformung des cornified envelope auswirkt. Da Connexin 26 außer in den Basalschichten akraler Epidermis auch in der Cochlea exprimiert wird, verbindet dieses Gen palmoplantare Hyperkeratosen mit Schwerhörigkeit.

Keratosis palmoplantaris mit Mutationen in Connexin 26

OMIM 124500/148210	AD	13q11–q12
GJB2	Connexin 26	

▪ **Synonyme**

Mit Connexin-26-Mutationen gehen die Keratosis palmoplantaris mutilans Vohwinkel [Vohwinkel 1929], das Keratitis-Ichthyosis-Deafness (KID)-Syndrom (▶ Kap. 61) und die hystrixartige Ichthyose mit Taubheit (▶ Kap. 61) einher.

▪ **Epidemiologie**

Sehr selten.

▪ **Ätiopathogenese**

Je nach Lokalisation der Mutation innerhalb des Gens kann es zu einer isolierten Hörschwäche ohne wesentliche Hautveränderung kommen, zu KID-Syndrom oder zu einem mutilierenden Keratoderm Vohwinkel.

▪ **Klinik**

Schon früh entwickeln sich massive, diffuse, gelbliche Keratosen an Handflächen und Fußsohlen, häufig mit bienenwabenartiger Oberfläche und Hyperhidrose. Daneben besteht eine milde Ichthyose, welche an den Dorsalseiten der Akren, an Ellenbogen und Knien in verruziforme Hyperkeratosen übergeht. Im Verlauf von Jahren kann es zu Schnürfurchen mit dem Risiko einer Auto-Amputation (**Pseudoainhum**) kommen (vormals Vohwinkel Keratoderm).

Bei der KID-Variante ist das Keratoderm weniger stark ausgeprägt und es besteht kein Risiko für Mutilationen, dafür tritt die Ichthyose mehr in den Vordergrund mit

Ausbreitung hyperkeratotischer Plaques an Wangen, Kinn, Nase und Ohren. Zudem entwickelt sich eine Keratitis. Bei der Hystrix-Variante steht eine ichthyosisforme Erythrodermie im Vordergrund, welche langfristig persistiert und sich nicht wie im Falle der KID-Variante im Verlauf bessert. Unabhängig von der Ausprägung der Hauterscheinungen besteht eine sensorische **Hörschwäche** mit sekundärer Sprachstörung. Es bedarf einer Überprüfung, ob die Stärke der Hörminderung sich reziprok der Intensität der palmoplantaren Keratosen verhält.

Differenzialdiagnose

Das Verteilungsmuster der Hyperkeratosen lässt an ein Loricrin-Keratoderm denken, welches allerdings nicht mit einer Hörminderung einhergeht.

Therapie

Bei starker Ausprägung des Keratoderms kann Acitretin zu einer Verbesserung führen und vor allem das Risiko einer Auto-Amputation reduzieren. Alternativ können plastisch-operative Eingriffe Kontrakturen und einschneidende Schnürfurchen bessern.

Hidrotische ektodermale Dysplasie mit Mutationen in Connexin 30

Das den ektodermalen Dysplasien (▶ Kap. 58) zuzurechnende Clouston-Syndrom geht auf eine Mutation in Connexin 30 (GJB6) zurück. Das klinische Bild ist variabel und zeigt diffuse transgrediente Hyperkeratosen mit punktförmiger Akzentuierung an den Fußsohlen, prominente Nageldystrophien mit schmerzenden, konvex gekrümmten und verdickten Nägeln sowie dünne brüchige Haare, welche zu einer totalen Alopezie führen können. Eine Hörminderung liegt normalerweise nicht vor und deutet ansonsten auf eine Mutation in GJB2 hin.

Erythrokeratodermia variabilis mit Mutationen in Connexin 31

Obwohl ein überwiegender Teil der Patienten eine prominente palmoplantare Keratose entwickelt, stehen gerade in den frühen Jahren die Kombination aus flüchtigen, figurierten, brennenden Erythemen und dicken hyperkeratotischen Plaques im Vordergrund. Da sich diese Erscheinungen über das gesamte Integument erstecken können, wird die Erythrokeratodermia variabilis den Ichthyosen zugerechnet (▶ Kap. 61).

62.1.5 Palmoplantare Keratosen mit Mutationen in Cathepsin C

Cathepsin C ist das bislang einzige Cathepsin-Gen, welches bei Palmoplantarkeratosen mutiert ist. Es gehört zur Gruppe der papainähnlichen Cysteinproteasen, welche Dipeptide vom aminoterminalen Ende von Proteinen abspalten. Dies ist für die Aktivierung von Serinproteasen wie Leukozyten-Elastase und Granzyme A/B wichtig. Cathepsine katalysieren somit den Abbau von extrazellulärer Matrix, Zellorganellen und Basalmembranen.

Keratosis palmoplantaris diffusa mit Mutationen in Cathepsin C

[Papillon und Lefèvre 1924]

OMIM 245000	AR	11q14.1–14.3
CTSC	Cathepsin C	

Synonyme

Papillon-Lefèvre-Syndrom, Keratosis palmoplantaris diffusa mit Periodontopathie, Haim-Munk-Syndrom [1965] (OMIM 245010)

Ätiopathogenese

Das Verteilungsmuster der Symptome lässt sich durch die normale Expression von Cathepsin C in palmoplantarer Epidermis, Gingiva und Osteoklasten erklären.

Klinik

Früh entwickelt sich eine diffuse palmoplantare Keratose mit Akzentuierung an Druckpunkten und Ausbreitung an Fingergelenken, Ellenbogen und Knien, vereinzelt finden sich am Integument auch psoriasiforme Plaques. Bereits die ersten Zähne weisen eine massive Peridontitis und Karies auf und fallen verfrüht aus. Gleiches gilt für die permanenten Zähne, die meistens bis zum 20. Lebensjahr verloren gehen. Außerdem Verkalkung von Falx und Tentorium cerebri. Bei der Haim-Munk-Variante bestehen zusätzlich Onychogrypose, Arachnodaktylie, Akroosteolyse und Plattfüße.

Therapie

Acitretin verbessert nicht nur die Hyperkeratosen, sondern mildert vor allem die Parodontose, wodurch ein Zahnverlust verhindert werden kann.

Keratosis palmoplantaris transgrediens et progrediens mit Mutationen in SLURP1

[Stulli 1826]

OMIM 248300	AR	8q24.3
SLURP1	SLURP1	

Synonym

Mal de Meleda, da die Erstbeschreibung von der Adriainsel Mljet (Meleda) ausging.

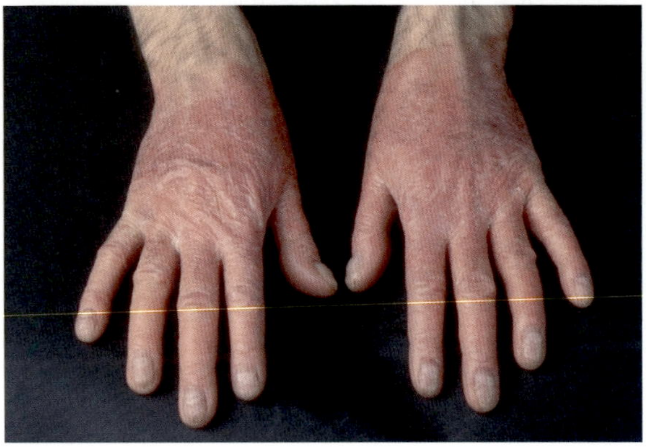

Abb. 62.4 Papillon-Lefèvre-Syndrom, erythrokeratodermieartig und psoriasiform. (Mit freundlicher Genehmigung PD Dr. Vinzez Oji, Münster)

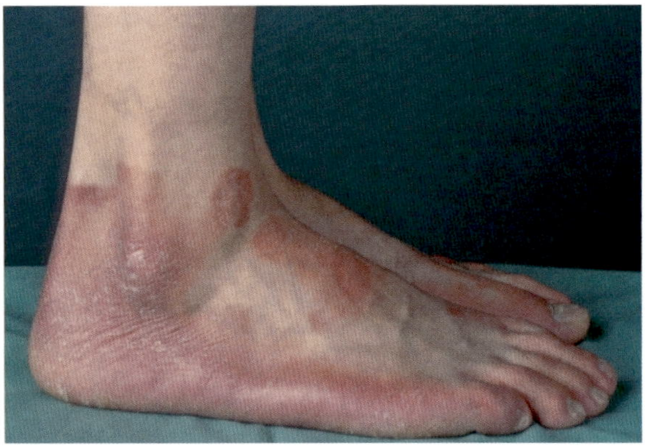

Abb. 62.5 Papillon-Lefèvre-Syndrom, erythrokeratodermieartig und psoriasiform. (Mit freundlicher Genehmigung PD Dr. Vinzez Oji, Münster)

Ätiopathogenese

SLURP1 gehört zur LY6/LLAUR-Proteinfamilie. *SLURP1* potenziert die Wirkung von Acetylcholin an α7-Nicotinsäurerezeptoren. Es wird im Stratum granulosum exprimiert und beeinflusst die späte Differenzierung von Keratinozyten durch Erhöhung von Transglutaminase 1, KRT10, p21 und Caspase 3.

Klinik

Manifestation bereits in den ersten Lebensmonaten. Palmoplantar über einem diffusen Erythem bilden sich prominente, plattenartige, gelbweiße Keratosen aus, die auf Hand- und Fußrücken sowie manschettenförmig auf Unterarme und Unterschenkel übergreifen (Transgredienz). Zusätzlich bestehen periorale Erytheme, Brachydaktylie, Nagelveränderungen und Hyperhidrose.

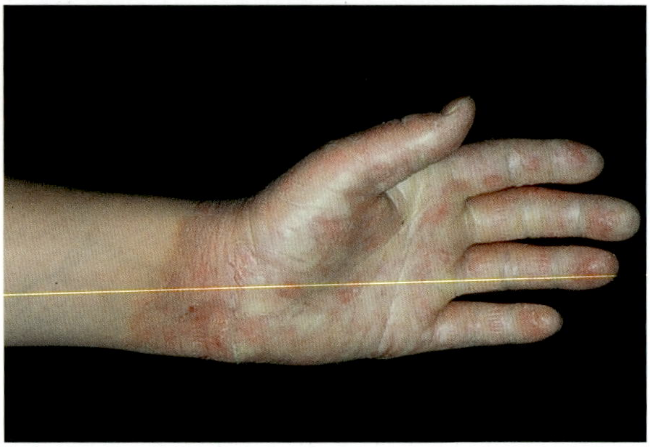

Abb. 62.6 Keratosis palmoplantaris transgrediens et progrediens mit Mutationen in SLURP1 (Mal de Meleda mit *SLURP1*-Mutation)

Differenzialdiagnose

Eine der Mal de Meleda sehr ähnliche, ebenfalls autosomal-rezessiv vererbte Palmoplantarkeratose, jedoch mit schwererer Ausprägung und Neigung zu Mutilationen, ist in der Schwedischen Provinz Nordbotten als Gamborg-Nielsen-Typ [1985] (OMIM 244850) beschrieben worden.

Labor

Nach Stimulation mit Pilocarpin kann SLURP1 aus Schweiß im Western-Blot nachgewiesen werden.

Therapie

Keratolytisch wirksame Externa kommen zum Einsatz. Um mykotische Superinfektionen zu vermeiden, eignet sich prophylaktisch die 2-mal wöchentliche Verwendung eines topischen Antimykotikums. Eventuell verbessert Acitretin die Symptome.

Keratosis linearis-Ichthyosis congenita-Keratoderma mit Mutation in POMP

[Pujol et al. 1989, Vahlquist et al. 1997]

OMIM 601952	AR	13q
POMP	POMP	

Synonyme

KLICK-Syndrom (**k**eratosis **l**inearis with **i**chthyosis **c**ongenita and sclerosing **k**eratoderma), kongenitale ichthyosiforme Dermatose mit linearen keratotischen flexurseitigen Papeln und sklerosierendem Keratoderm

Ätiopathogenese

POMP steht für proteasome maturation protein, welches als Chaperon die Proteasomen-Entwicklung fördert. Die bislang bekannte Deletion führt zu einer Überexpression des Gens in differenzierten Keratinozyten.

■ Klinik
Palmoplantar sowie an den Dorsalseiten der Akren entwickeln sich diffuse gelbrötliche Keratosen, welche an den Fingern zur Schnürfurchenbildung und Flexurkontrakturen führen. Zusätzlich entstehen lineare Hyperkeratosen mit verruziformer oder rillenartiger Oberfläche an den Beugeseiten größerer Gelenke. Es besteht eine leichte generalisierte Ichthyose.

■ Differenzialdiagnose
Abzugrenzen ist das Loricrin-Keratoderm, welchem jedoch die lineare Anordnung der Keratosen fehlt. Ein mutilierendes Keratoderm vom Vohwinkel-Typ kann aufgrund fehlender Hörminderung ausgeschlossen werden.

Schöpf-Schulz-Passarge-Syndrom

[Schöpf et al. 1971]

OMIM 224750	AR	2q35
WNT10A	WNT10A	

■ Synonyme
Palmoplantarkeratose mit Lidzysten, Hypodentie und Hypotrichose

■ Ätiopathogenese
Zugrunde liegt eine autosomal-rezessive Mutation in *WNT10A* mit wiederholt beobachteter vertikaler Transmission wohl durch Pseudodominanz des mutierten Allels. WNT10A ist ein wesentliches Signalmolekül während der Embryogenese und reguliert Zell-Zell-Interaktionen. Mutationen in *WNT10A* sind auch bei Odontoonychodermaler Dysplasie (OMIM 277980) gefunden worden, sodass beide Erkrankungen ein klinisches Spektrum einer Genodermatose abdecken.

■ Klinik
Erst im 3. Lebensjahrzehnt entwickelt sich eine diffuse erythematöse Palmoplantarkeratose mit hyperkeratotischen Plaques an den Streckseiten der proximalen und distalen Metakarpophalangealgelenke. Bis zum Erwachsenenalter stehen Zahnprobleme im Vordergrund mit inkompletter Zahnausbildung und Zahnverlust. In der Adoleszenz zeigen sich eine Nagelplatten-Hypoplasie mit Längsrillen sowie eine androgenetische Alopezie. Erst spät entstehen periokulär und im Bereich der Augenlider multiple hautfarbene bis bräunlichrote glasig-schimmernde zystische Tumoren, welche histologisch apokrinen Hidrozystomen entsprechen. Das ekkrine Syringofibroadenom Mascaro und spinozelluläre Karzinome kommen ebenfalls vor.

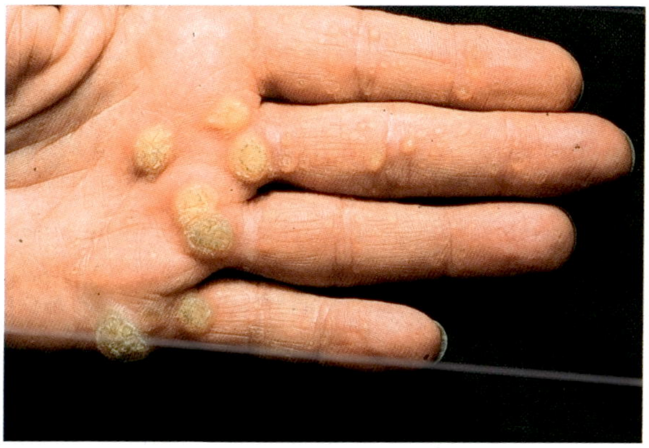

Abb. 62.7 Keratosis palmoplantaris papulosa

62.1.6 Palmoplantare Keratosen ohne bislang aufgedeckte Mutation

Keratosis palmoplantaris papulosa Buschke-Fischer-Brauer

[Buschke und Fischer 1910, Brauer 1913]

■ Synonym
Keratoderma hereditarium dissipatum palmare et plantare (OMIM 148600)

■ Ätiopathogenese
Prävalenz etwa 1,2:100.000. Es besteht ein autosomal-dominanter Erbgang mit variabler Penetranz.

■ Klinik
Langsam über Jahre und häufig erst im 2. Lebensjahrzehnt klinisch manifest entwickeln sich palmoplantar zahlreiche wenige Millimeter große gelbliche, hyperkeratotische Papeln. Diese besitzen zentral kleine Dellen oder Hornperlen, welche nach Entfernung Keratosekrater hinterlassen. An den Fußsohlen im Bereich von Druckpunkten entstehen großflächige rundliche Hyperkeratosen. Nageldystrophien können hinzukommen. Innerhalb einer Familie variiert die klinische Ausprägung deutlich. Da möglicherweise ein erhöhtes Risiko für Lymphome, Darm-, Pankreas-, Nieren- und Mammakarzinom besteht, sollten Betroffene und deren Familienmitglieder engmaschig kontrolliert werden.

■ Differenzialdiagnose
Auszuschließen sind alte Warzen, Kallus, Arsenkeratosen, Morbus Darier sowie unterschiedliche Formen erworbener punktförmiger Hyperkeratosen.

Therapie

Effektiv können keratolytisch wirksame Externa sowie eventuell Acitretin sein.

Stachelförmige Palmoplantare Keratose

Synonyme

Es existieren zahlreiche unterschiedliche Bezeichnungen für wahrscheinlich dieselbe Erkrankung (OMIM 175860). Multiple minute digitate hyperkeratosis entstammt der Erstbeschreibung mit Befall am Stamm [Goldstein 1967], punctate keratoderma der ersten Beschreibung mit Beschränkung auf Palmae und Plantae [Brown 1971]. Darüber hinaus: disseminated spiked keratoderma, minute aggregate keratoses, conical keratosis, hyperkeratotic spicules, music box spine dermatosis, punktförmiges porokeratotisches Keratoderm und filiforme palmoplantare Hyperkeratosen

Ätiopathogenese

Diese ist unbekannt. Eventuell handelt es sich um eine miniziöse Variante einer Keratosis palmoplantaris papulosa. Meist tritt die Krankheit sporadisch auf, in nur etwa 20% liegt eine positive Familienanamnese vor.

Klinik

Bei einer Manifestation im Erwachsenenalter kommt es zu einer Aussaat von Hunderten von 1–3 mm großen weißlichen, stachelförmigen Hyperkeratosen an den Handflächen und Fußsohlen (Typ Brown). Ähnlich Hyperkeratosen können auch am Stamm ohne Beteiligung der Akren auftreten (Typ Goldstein). Bei rund einem Drittel besteht eine Assoziation mit einem Malignom, bei einem weiteren Drittel ein überzufälliges Zusammentreffen mit systemischen Erkrankungen wie Diabetes mellitus, Hyperlipoproteinämie, Herzerkrankungen, Nieren- und Leberzysten, Asthma, Magenulzera, Gicht und Morbus Crohn.

Therapie

Regelmäßige mechanische Abtragung mit einer Rasierklinge.

Keratotische Pits an palmaren Falten

[Phillips 1947, Arnold 1947]

Synonym

Punctate keratoderma of the palmar creases

Es handelt sich um eine besondere Variante eines fokalen, punktförmigen Keratoderms, bei der es zu keratotischen Pits ausschließlich entlang palmarer Faltenlinien kommt. Die Veränderungen treten vor allem bei Schwarzen mit einer Prävalenz von 3–5% auf und werden häufig über Jahre hinweg als Viruswarzen fehlbehandelt. Cole-Syndrom (1976) fasst diese palmaren Pits mit punktförmigen Hypopigmentierungen zusammen. Therapeutisch bietet sich ein Abfeilen der Hyperkeratosen an.

Huriez-Syndrom

[Huriez 1968]

Synonyme

Palmoplantarkeratoderm mit Sklerodaktylie und erhöhtem Hautkrebsrisiko, Sclerotylosis (OMIM 181600)

Ätiopathogenese

Diese ist bislang unbekannt, wobei ein sehr ähnliches Syndrom mit palmoplantaren Hyperkeratosen, Neigung zu kutanen spinozellulären Karzinomen und XX-Geschlechtsumwandlung auf Mutationen in *R-spondin 1* zurückzuführen ist. Der Erbgang ist autosomal-dominant.

Klinik

Seit Geburt bestehendes diffuses Keratoderm mit pseudosklerodermieartig verhärteten Fingern und Händen. Gelegentlich breiten sich die Veränderungen auf die Unterarme aus. Nagelveränderungen mit Furchen und Dystrophien können vorkommen. Es besteht ein deutlich erhöhtes Risiko für die frühzeitige Entwicklung von spinozellulären Karzinomen an der Haut mit erhöhtem Metastasierungspotenzial.

Olmsted-Syndrom

[Olmsted 1927]

Synonym

Mutilierende Palmoplantarkeratose mit periorifiziellen Hyperkeratosen

Klinik

Beginn in der frühen Kindheit mit palmoplantaren Hyperkeratosen, die an den Fingern zu Beugekontrakturen und Schnürfurchenbildung bis hin zur Autoamputation führen können. Gleichzeitig entwickeln sich hyperkeratotische Plaques perioral, perinasal, perianal und im Mund Leukokeratosen. Gelegentlich kommt es auch zu Alopezie, Taubheit, Nagelveränderungen, Zahnanomalien und Hornhautdysplasien. Aufgrund der peripheren und periorifiziellen Hyperkeratosen muss differenzialdiagnostisch eine Acrodermatitis enteropathica und eine Acrokeratosis paraneoplastica Bazex ausgeschlossen werden.

Fokale palmoplantare und gingivale Keratose

[Gorlin 1976]

Synonym

Fokales palmoplantares und orales Mukosa-Hyperkeratose-Syndrom (OMIM 148730)

▪ **Klinik**

Dem Olmsted-Syndrom ähnliche, jedoch weniger stark ausgeprägte autosomal-dominant vererbte Palmoplantarkeratose mit fokalen an Druckpunkten lokalisierten Verhornungen. An der Mundschleimhaut kommt es nur an der fixierten Gingiva zu leukoplakieartigen Hyperkeratosen. Das restliche Integument ist frei.

Akrokeratoelastoidose

Die Akrokeratoelastoidose weist glasig schimmernde Papeln palmoplantar auf, welche durch eine massive Elastose in der Dermis entstehen. Details sind in ▶ Kap. 53 zusammengefasst.

Keratolytisches Wintererythem

[Findley 1977]

▪ **Synonyme**

Erythrokeratolysis hiemalis, Oudtshoorn disease, benannt nach einer Region am Westkap Südafrikas, wo die Erkrankung erstmals beschrieben wurde (OMIM 148370).

▪ **Ätiopathogenese**

Autosomal-dominanter Erbgang mit potenziellem Genlokus auf Chromosom 8p22–23.

▪ **Klinik**

Beginnend in den ersten Lebensjahren kommt es vor allem während kälterer Wetterphasen zu palmoplantaren Erythemen, gefolgt von einer leichten Hyperkeratose, die im Verlauf ohne Juckreiz und ohne Schmerzen abschilfert. Die Unterschenkel und Knie können mitbetroffen sein, nur selten der Stamm. Photodynamische Therapie scheint von Vorteil zu sein.

62.2 Follikuläre Keratosen

Follikuläre Keratosen sind Verhornungsstörungen, bei denen die Hyperkeratose auf die Haarfollikelostien beschränkt oder im Bereich der Haarfollikel besonders prominent ausgeprägt ist.

62.2.1 Keratosis follicularis

[Lutz 1860]

▪ **Synonyme**

Keratosis pilaris, Lichen pilaris, Keratosis suprafollicularis

Abb. 62.8 Keratosis follicularis

▪ **Epidemiologie**

Die Störung kommt nahezu bei der Hälfte der Bevölkerung vor, tritt meistens in der Kindheit auf, häufiger beim weiblichen Geschlecht und im Winter stärker als im Sommer. Sie ist mit zahlreichen Erkrankungen assoziiert, insbesondere mit atopischem Ekzem und Ichthyosis vulgaris.

▪ **Ätiopathogenese**

Unbekannt.

▪ **Klinik**

Häufigste Prädilektionsstellen sind die Außenseiten der Oberarme, ansonsten können die Lateralseiten der Unter- und Oberschenkel und die Glutealregion betroffen sein. Es zeigen sich zahlreiche, an die Follikel gebundene, meist hautfarbene, spitzkegelige, an der Basis etwa stecknadelkopfgroße Keratosen. Beim Darüberstreichen empfindet man ein Reibeisengefühl. Häufig besteht in den befallenen Hautarealen eine Akrozyanose, welche auch als livide perifollikuläre Erytheme in Erscheinung treten kann, die als Pernio follicularis bezeichnet werden.

▪ **Differenzialdiagnose**

Treten follikuläre Hyperkatosen an anderen Körperstellen auf, muss an atopisches Ekzem, unterschiedliche Ichthyosis-Formen oder follikulären Lichen ruber gedacht werden. Follikuläre Keratosen am Kinn sind meist sekundär durch Reiben verursacht und einem Lichen simplex chronicus zuzurechnen (▶ Kap. 34).

▪ **Histopathologie**

Erweiterte und mit Keratin aufgefüllte Follikelostien ohne begleitende Entzündung.

▪ **Therapie**

Therapie wie bei Ichthyosis vulgaris mit keratolytischen, hydratisierenden und rückfettenden Externa.

62.2.2 Lichen spinulosus

[Crocker 1902]

- **Synonym**

Spinulosismus

Eine ausgeprägte Variante der Keratosis follicularis mit deutlich über das Hautniveau herausragenden stachelartigen Hyperkeratosen. Meist betroffen sind Hals, Gesäß, Bauch, Knie und die Außenseiten der Arme. Die Veränderungen sind vor allem bei Kindern zu sehen und verschwinden spontan mit der Pubertät. Sie sprechen gut auf Vitamin-D oder retinoidhaltige Cremes an.

62.2.3 Follikuläre hyperkeratotische Spiculae

Das Auftreten einer Aussaat von dünnen Hornzapfen vor allem an Nase, Gesicht und Kopfhaut wird als paraneoplastisches Zeichen eines multiplen Myeloms gewertet (▶ Kap. 91), kann aber auch im Rahmen von HIV, Morbus Crohn, Vitamin-A-Mangel und Nierenversagen sowie gelegentlich in gesunden Individuen gesehen werden. Differenzialdiagnostisch kommen stachelförmige Hyperkeratosen in Betracht, die auch an nicht palmoplantarer Lokalisation auftreten können; außerdem Trichodysplasia spinulosa (▶ Kap. 11), welche in Phasen einer durch Chemotherapie induzierten Immunsuppression entstehen.

62.2.4 Ulerythema ophryogenes

[Tänzer 1889]

- **Synonym**

Keratosis pilaris rubra atrophicans faciei [Gans 1925]

- **Epidemiologie**

Insgesamt selten und meist sporadisches Auftreten. Nur gelegentlich kann ein autosomal-dominanter Erbgang erkannt werden.

- **Ätiopathogenese**

Diese ist unbekannt, wobei bei einigen Patienten eine partielle Monosomie von Chromosom 18 beobachtet wurde.

- **Klinik**

Meist mit Beginn im Kindes- oder frühen Erwachsenalter entwickeln sich auf entzündlich gerötetem Grund, meist beschränkt auf die seitlichen Augenbrauen, feinste follikuläre Hyperkeratosen, die im Verlauf zu Atrophie und Verlust der Augenbrauen führen. Auch symmetrisch an den lateralen Partien von Stirn und Wangen unter Freilassung des perioralen Bereichs ist die Haut gerötet und weist kleinste follikuläre Hyperkeratosen auf, welche palpatorisch als samtartig wahrgenommen werden. Häufig besteht ein Zusammentreffen mit Keratosis follicularis. Im Verlauf von Jahren bessert sich der Befund.

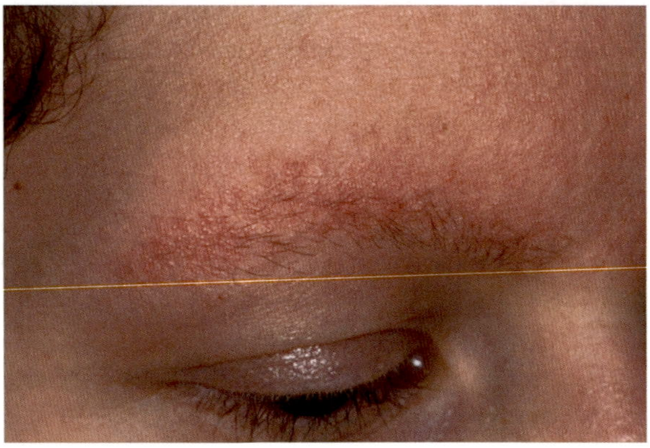

Abb. 62.9 Ulerythema ophryogenes

- **Therapie**

Angezeigt sind keratolytische Externa, bei stärkerer Entzündung temporär topisch Glukokortikoide, eventuell lohnt sich ein Versuch mit topischen Retinoiden.

62.2.5 Atrophodermia vermiculata

[Unna 1894, Darier 1920]

- **Synonyme**

Ulerythema acneiforme, honeycomb atrophy

- **Klinik**

Häufig bis zur Pubertät entwickeln sich symmetrisch an den Wangen unterhalb der Jochbögen reaktionslose, flache, scharf umschriebene streifige oder wurmstrichartige Einsenkungen. Die Differenzialdiagnose zum Ulerythema ophryogenes kann schwierig sein, ebenso die Abgrenzung zu Atrophien im Gesicht im Rahmen eines Lupus erythematodes oder nach Varizellen und Acne vulgaris.

- **Therapie**

Dermabrasion oder Laser-Resurfacing sind Optionen.

62.2.6 Keratosis follicularis spinulosa decalvans

[Lameris 1905, Siemens 1926]

OMIM 308800	XLR	Xp22.1
MBTPS2	Membrane-bound transcription factor peptidase, site 2	

▪ **Synonym**

Siemens-I-Syndrom

▪ **Ätiopathogenese**

MBTPS2 ist eine Zink-Finger-Metalloprotease, welche für zahlreiche zelluläre Entwicklungsschritte notwendig ist.

▪ **Klinik**

Die sehr seltene Verhornungsstörung beginnt in den ersten Lebensjahren und befällt Gesicht, Nacken und Extremitäten mit follikulären Hornstacheln. Zudem entwickeln sich Lichtempfindlichkeit, Epiphora und Hornhauttrübungen. Die follikulären Hyperkeratosen bilden sich langsam unter Hyperpigmentierung und Hinterlassung von Milien und follikulärer Atrophodermie zurück. An Augenbrauen und Kopfhaut führt dies zu einer vernarbenden Alopezie. Das Vollbild ist dem Vererbungsmodus entsprechend nur bei männlichen Betroffenen zu sehen. Die Ichthyosis follicularis mit Atrichie und Photophobie (IFAP, OMIM 308205) weist Mutationen in demselben Gen auf, sodass es sich um ein phänotypisches Spektrum einer Genodermatose handelt.

62.3 Dyskeratotisch-akantholytische Keratosen

62.3.1 Dyskeratosis follicularis

[Darier 1889, White 1889]

OMIM 124200	AD	12q23–24.1
ATP2A2	SERCA2-ATPase	

▪ **Synonyme**

Morbus Darier, Morbus Darier-White

▪ **Epidemiologie**

Mit einer Inzidenz von 1:30.000–100.000 ist es eine relativ häufige Genodermatose mit autosomal-dominantem Erbgang und hoher Penetranz. Die Lebenserwartung ist normal. Männer scheinen schwerer befallen zu sein.

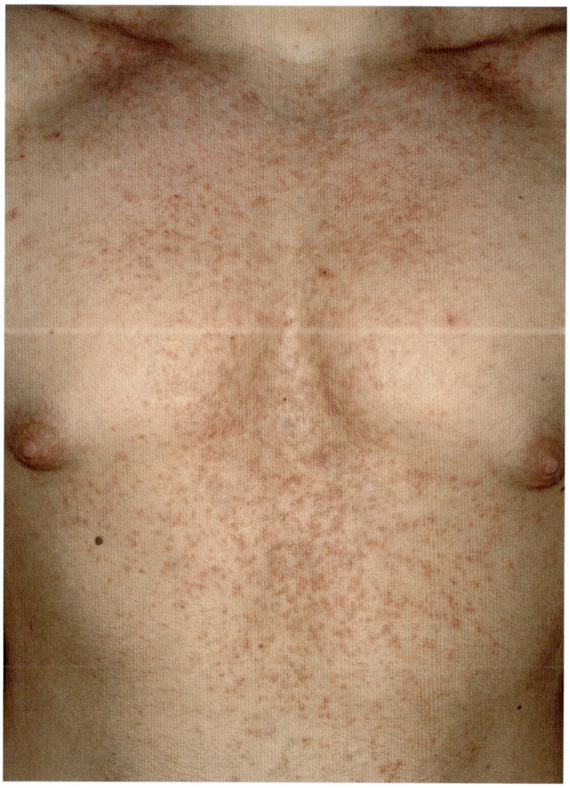

Abb. 62.10 Dyskeratosis follicularis (Darier)

▪ **Ätiopathogenese**

ATP2A2 kodiert eine ATP-abhängige Kalziumpumpe des sarkoendoplasmatischen Retikulums, welche die Kalziumhomöostase kontrolliert. Durch die Mutation kommt es zu Schwankungen der zytosolischen Kalziumkonzentration und dadurch bedingt zu Desmosomendefekten und abnormalen Tonofilament-Desmosomen-Komplexen mit Verlust der epidermalen Zelladhäsion.

▪ **Klinik**

Der Begriff Dyskeratosis follicularis ist eigentlich ein Misnomer, da die Erkrankung am Integument zu nicht strikt follikulär gebundenen Hyperkeratosen führt und Schleimhäute und Nägel miteinbezieht. Sie manifestiert sich in der Adoleszenz oder im frühen Erwachsenenalter. Die Einzeleffloreszenz ist eine kleine Papel mit fest haftender schmutzig-grauer bis gelb-bräunlicher Hyperkeratose. Die keratotischen Papeln stehen entweder isoliert, gruppiert oder konfluieren zu größeren Plaques, welche nässen und mit fettigen Krusten bedeckt sein können. Prädilektionsstellen sind symmetrisch die seborrhoischen und intertriginösen Gebiete sowie die seitlichen Halspartien. Das Kapillitium ist oft mitbetroffen. In den befallenen Arealen wirkt die Haut schmutzig und fühlt sich rau an. In den intergriginösen Räumen entwickeln sich oft sekundär papillomatöse

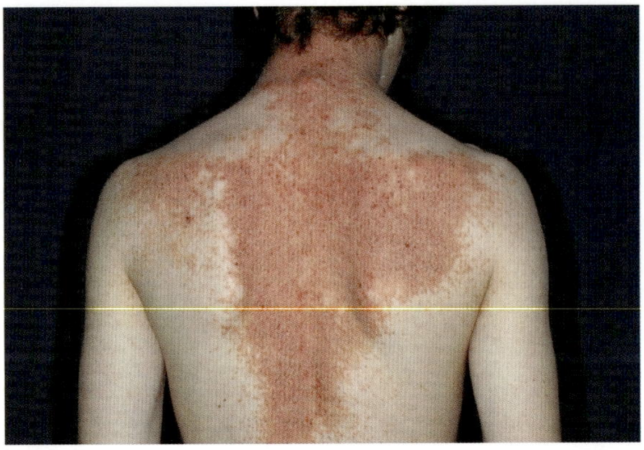

Abb. 62.11 Dyskeratosis follicularis (Darier)

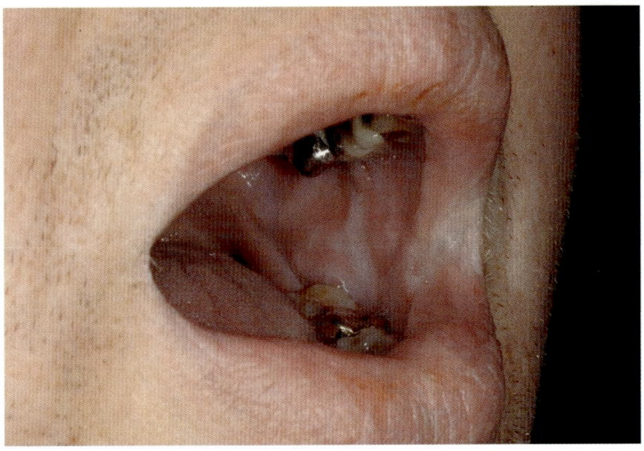

Abb. 62.12 Dyskeratosis follicularis (Darier), weiße Schleimhautläsionen

vegetierende Herde, die mazerieren, infiziert werden und Foetor verbreiten. Kleine Bläschen müssen an Superinfektion mit Herpes-simplex-Viren denken lassen. Es kann Juckreiz bestehen.

Palmoplantar sind Leistenunterbrechungen im Papillarrelief typisch (Dermatoglyphen) sowie kleine Grübchen, in denen sich schüsselförmige Hyperkeratosen entwickeln können. Am Dorsum von Händen und Füßen können sich multiple an plane Warzen erinnernden Papeln befinden, die früher als **Acrokeratosis verruciformis Hopf** [1931] separat bezeichnet wurden, aber nach genetischen Untersuchungen als Teilsymptom dem Morbus Darier identifiziert wurden.

Die Nägel zeigen Längseinrisse, Brüchigkeit, Verdickung oder subunguale Keratosen und rote oder rotweiße Längsbänder.

An den Schleimhäuten sieht man am harten Gaumen dicht stehende weißliche, eingedellte Papelchen, die sich in den Ösophagus fortsetzen können.

Eine lineare, segmentale oder an den Blaschko-Linien ausgerichtete Verteilung spricht für eine mosaikartige postzygotische Mutation.

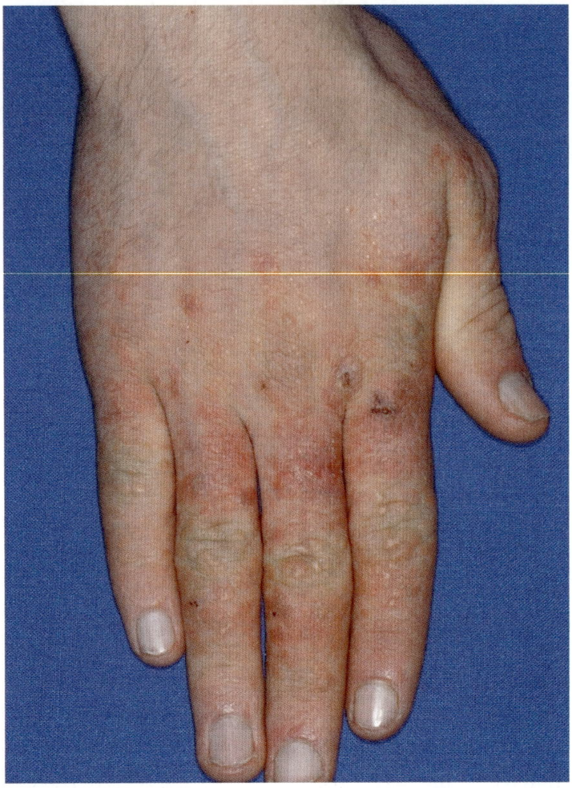

Abb. 62.13 Dyskeratosis follicularis (Darier) mit Acrokeratosis verruciformes Hopf

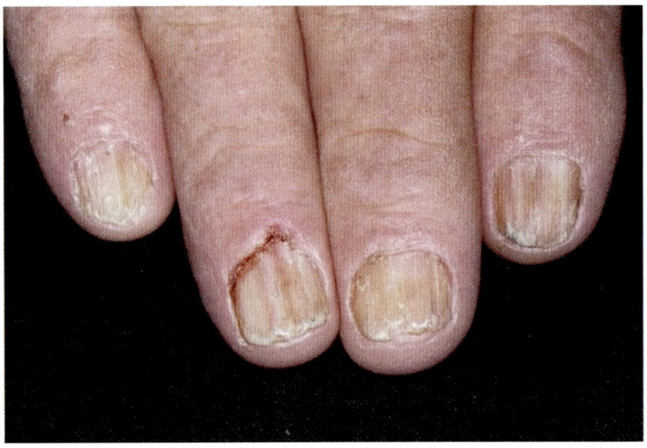

Abb. 62.14 Dyskeratosis follicularis (Darier) mit Nagelbeteiligung

Differenzialdiagnose

Zu unterscheiden sind seborrhoisches Ekzem, Morbus Hailey-Hailey, transitorische akantholytische Dermatose Grover, hyperkeratotische Nävi, Acanthosis nigricans und Pemphigus vegetans.

Histopathologie

Es zeigt sich eine verruziforme Hyperkeratose mit fleckförmiger Parakeratose, zapfenartiger Akanthose, suprabasaler Akantholyse; im Stratum spinosum finden sich große, rundliche, eosinophile, dyskeratotische Zellen (corps ronds) und im Stratum granulosum und corneum kleine dys- und parakeratotische Zellen (grains). Dermal stellt sich ein lymphozytäres Infiltrat unterschiedlicher Dichte dar.

Verlauf

Zu Beginn des Auftretens besteht eine deutliche Progredienz, im späteren Verlauf meist stabiles Bild. Im Sommer häufig Verschlechterung des Zustandes durch UV-Exposition und Schwitzen. Bei schneller und abrupter Verschlechterung muss immer an einen Herpes simplex-Superinfektion gedacht und nach kleinen Bläschen gesucht werden. Erosive Areale neigen zu bakteriellen Superinfektionen.

Therapie

Da die Darier-Haut sehr leicht irritierbar ist, muss die Therapie abgewogen und dem aktuellen Zustand angepasst werden. Die Keratosen können keratolytisch mit niedrig dosierten harnstoff- oder salicylsäurehaltigen Externa und/oder milden topischen Retinoiden eventuell im Wechsel mit niedrig- bis mittelstarken glukokortikoidhaltigen Cremes behandelt werden. Bei bakteriellen Superinfektionen empfehlen sich austrocknende Maßnahmen sowie topisch und systemisch Antibiotika. Systemisch kann niedrig dosiert Acitretin versucht werden. Eine ablative Lasertherapie, Dermabrasion oder Shave-Exzision kann zu einer dauerhaften Verbesserung des klinischen Bildes in umschriebenen Arealen führen.

62.3.2 Transitorische akantholytische Dermatose

[Grover 1970]

Synonyme

Morbus Grover, papulöse Akantholyse

Epidemiologie

Betroffen sind meistens Männer ab dem 60. Lebensjahr, grundsätzlich aber auch jüngere Männer und Frauen.

Ätiopathogenese

Diese ist unklar. Es liegt weder eine genetische oder infektiöse Ursache vor, noch besteht eine Beziehung zum Morbus Darier. Längeres Liegen im Bett, Schwitzen sowie Sonnenexposition können prädisponierende Faktoren sein.

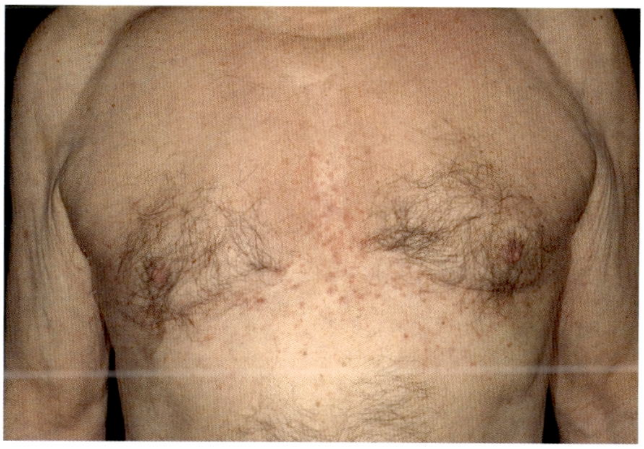

Abb. 62.15 Transitorische akantholytische Dermatose (Morbus Grover)

Klinik

Kardinalsymptom ist quälender Juckreiz. Meist symmetrisch am oberen Rumpf bilden sich zahlreiche grob disseminiert, teils auch gruppiert stehende, kleine gerötete, sukkulente oder keratotische Papeln. Gelegentlich entwickeln sich auch Seropapeln und Papulovesikel.

Differenzialdiagnose

Prurigo simplex subacuta, Skabies, Follikulitiden, follikuläres Ekzem, Trombidiose, Milaria rubra, Dermatitis herpetiformis sind abzugrenzen.

Histopathologie

Umschriebene Akantholyse innerhalb der Epidermis mit suprabasalen oder subkornealen Spalten, fokal Spongiose, retikuläre Epidermisdegeneration und Dyskeratosen. Die Variabilität ist groß und ermöglicht eine Einteilung in vier histologische Typen: Darier-, Hailey-Hailey-, Pemphigus (vulgaris oder foliaceus)- und spongiotisch-akantholytischer Typ.

Verlauf

Bei begrenztem Verlauf tritt gewöhnlich innerhalb weniger Wochen bis Monate eine Spontanheilung auf.

Therapie

Optionen sind Antihistaminika gegen den Juckreiz, topisch Polidocanol- oder glukokortikoidhaltige Cremes, bei gleichzeitiger Sebostase auch Salben eventuell in Kombination mit rückfettenden Pflegepräparaten. Eine UVA- oder PUVA-Bestrahlung kann ebenfalls hilfreich sein. In therapieresistenten Fällen lohnt sich ein Versuch mit systemischen Retinoiden (Isotretinoin oder Acitretin).

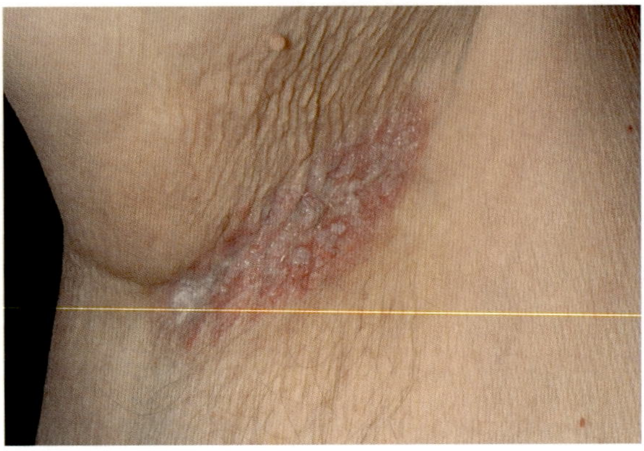

Abb. 62.16 Morbus Hailey-Hailey

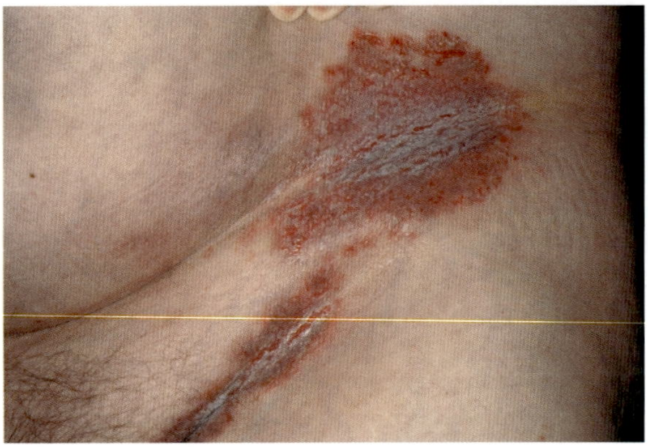

Abb. 62.17 Morbus Hailey-Hailey

62.3.3 Morbus Hailey-Hailey

[Hailey und Hailey 1939]

OMIM 169600	AD	3q21–q24
ATP2C1	P-type calcium transporting ATPase	

Synonym

Pemphigus chronicus benignus familiaris

Ätiopathogenese

Ähnlich dem Morbus Darier handelt es sich um eine defekte Kalziumpumpe, die zu einer Verschiebung der Kalziumhomöostase führt. Triggerfaktoren sind Hitze, Schwitzen, Friktion, Sonnenlichtexposition sowie oberflächige Infektionen mit Bakterien, Viren oder Candida.

Klinik

Vorwiegend an Scheuerstellen, intertriginös oder flexural wie an seitlichen Halspartien, Axillen, Leisten und perianal, kommt es gewöhnlich in der späten Adoleszenz oder im frühen Erwachsenalter zum Auftreten von solitären, aber auch gruppiert stehenden, zur Konfluenz neigenden, oft länglichen, schlaffen Bläschen, die zu geröteten, mit Schuppenkrusten bedeckten, ekzemartigen Herden zusammentreten können, morphologisch aber durch epidermale Fissuren oder Rhagaden gekennzeichnet sind. Die meist symmetrisch angeordneten und oft juckenden Herde sind rundlich, oval oder zirzinär begrenzt. Intertriginös sieht man scharf begrenzte, nässende Flächen mit fötidem Geruch und Neigung zu flachen Vegetationen. Am Rand der Veränderungen zeigen sich häufig kleine Bläschen. Nikolski-Zeichen 1 und 2 können positiv sein.

Differenzialdiagnose

Ein Morbus Hailey-Hailey kann leicht fehldiagnostiziert werden als Intertrigo, intertriginöses Ekzem oder Mykose, besonders Candida-Intertrigo. Ein Pemphigus vegetans kann histologisch und über die negative Immunfluoreszenz ausgeschlossen werden. Die Abgrenzung zum Morbus Darier kann schwierig sein, obwohl klinisch meist ein unterschiedliches Verteilungsmuster und histologisch zahlreiche Dyskeratosen vorliegen.

Histopathologie

Es findet sich eine ausgeprägte Akantholyse, welche an eine geborstene Ziegelmauer erinnert, ganze Retezapfen betrifft und sich über den Papillenspitzen fortsetzt. Nur gelegentlich sieht man Dyskeratosen. Dermal zeigt sich ein relativ dichtes lymphozytendominiertes Entzündungsinfiltrat. In Abgrenzung zum Pemphigus vulgaris fehlen eosinophile Granulozyten im Bereich der intraepidermalen Lumina. Immunfluoreszenzuntersuchungen sind negativ.

Verlauf

Chronisch rezidivierend mit zeitweisen Remissionen. Komplikationen und Verschlechterung treten durch bakterielle und virale (Herpes-simplex-Virus) Sekundärinfektionen auf.

Therapie

Topisch wirkt eine Kombination von Glukokortikoiden und Antibiotika, antiseptischen Bädern und desinfizierenden Umschlägen. Stark verdünnte Vitamin-A-Säure (0,01%)-haltige Cremes können versucht werden, sind aber häufig irritierend. Provozierende Faktoren wie Hitze, Sonnenbestrahlung, Scheuern und bakterielle Infektionen sollten vermieden werden. Auf sekundäre *Candida-albicans*-Infektionen ist zu achten. Bei schweren Verlaufsformen wird systemisch mit Glukokortikoiden in mittlerer Dosierung behandelt, versuchsweise auch mit Isotretinoin oder Acitretin. Antibiotikagabe erfolgt nach Antibiogramm. An Problemzonen können Lasertherapie, Dermabrasion oder Exzision zu einer deutlichen Besserung führen. Gleiches gilt für intrakutane Injektionen mit Botulinumtoxin.

62.3.4 Fokale und disseminierte akantholytische Akanthome

Die solitären oder multiplen Papeln sind histologisch durch Akantholyse und Dyskeratose gekennzeichnet. Je nach Überwiegen des einen oder anderen wird die Bezeichnung akantholytisches oder dyskeratotisches Akanthom verwendet. Im Unterschied zum Morbus Grover jucken die Hautveränderungen nicht, sind größer und permanenter, aber zahlenmäßig geringer. Das weibliche Genitale ist häufig betroffen. Ein lokalisierter Pemphigus vulgaris muss ausgeschlossen werden.

Warziges Dyskeratom

Dieser benigne Tumor zeigt klinisch häufig eine verruziforme Oberfläche und ähnelt histologisch dem Bild einer akantholytischen Dyskeratose. Er wird der Gruppe follikulärer Adnextumoren zugerechnet (► Kap. 103).

Familiäre dyskeratotische Komedonen

[Rodin et al 1967]
Die sehr seltene, autosomal-dominant vererbte Erkrankung (OMIM 124500) ist durch eine disseminierte Aussaat von hunderten oder tausenden Komedonen am gesamten Integument mit Aussparung der Schleimhäute, Kopfhaut, Handflächen und Fußsohlen gekennzeichnet. Sie tritt während der Pubertät im Kontext einer Acne vulgaris auf. Die histologische Untersuchung zeigt eine keratotische Invagination mit dyskeratotischen und akantholytischen Zellen. Die Komedonen sind nicht immer an Haarfollikel gebunden. Sie müssen von echten Komedonen abgegrenzt werden.

62.4 Porokeratosen

Unter dem Begriff Porokeratosen werden Erkrankungen unterschiedlicher Ätiologie zusammen gefasst, die sämtlich das histologische Bild der kornoiden Lamelle zeigen, einer schlotförmigen Parakeratose in einer keratotischen Hautveränderung. Entgegen der Namensgebung entwickelt sich eine kornoide Lamelle nicht aus ekkrinen Poren.

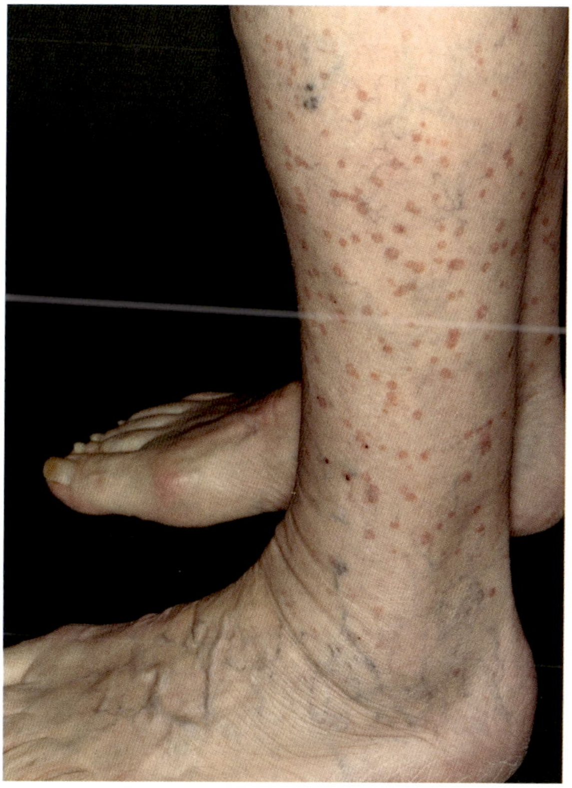

Abb. 62.18 Porokeratosis Mibelli superficialis disseminata. Weniger ausgeprägt an UV-geschützten Arealen

62.4.1 Porokeratosis Mibelli

[Neumann 1875, Mibelli 1893]

- **Synonyme**

Parakeratosis centrifugata atrophicans, Parakeratosis Mibelli

- **Epidemiologie**

Die Porokeratose Mibelli ist normalerweise eine erworbene Erkrankung, die nur vereinzelt einen autosomal-dominanten Erbgang aufweist. Männer sind doppelt so häufig betroffen als Frauen.

- **Ätiopathogenese**

Diese ist letztlich ungeklärt. Eine Immunsuppression scheint ein Triggerfaktor zu sein, da Nierentransplantierte gehäuft Porokeratosen ausbilden.

- **Klinik**

Krankheitsbeginn ist in jedem Lebensalter möglich. Die Extremitäten sind bevorzugt befallen, seltener Stamm, Gesicht oder Glans penis. Initial zeigen sich kleine Papeln mit zentralem Hornstachel. Die Herde breiten sich in die Peri-

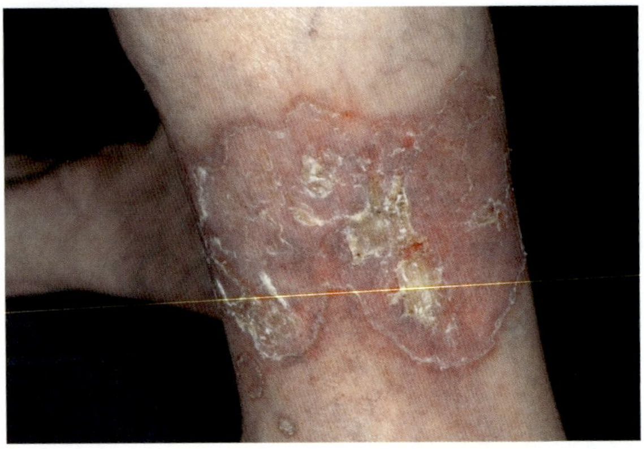

Abb. 62.19 Porokeratosis Mibelli

pherie aus und bilden dann zentral eine Fläche normaler oder leicht atropher Haut, die von einer weißlichen Kerbe umrahmt ist, in welche zaunartig eine Hornlamelle eingesenkt ist. Die Herde sind rundlich zirzinär oder girlandenartig umrandet, stehen distinkt und sind von verschiedener Größe, von wenigen Millimetern bis zu mehreren Zentimetern. Die Beschwerden sind gering.

Zwei Varianten können zusätzlich unterschieden werden:

- **Lineare Porokeratose.** Häufig entlang der Blaschko-Linien ausgerichtet.
- **Porokeratosis gigantea.** Selten erreichen einzelne Herde eine Größe von 10–20 cm im Durchmesser mit dickem Randwall und zentral vernarbender Atrophie.

Differenzialdiagnose

Speziell bei guter Hautpflege kann die kornoide Lamelle nicht auffallen, sodass der Herd einen Morbus Bowen, eine aktinische Keratose oder ein mikrobielles Ekzem vermuten lässt.

Histopathologie

Richtungsweisend ist die kornoide Lamelle in Form einer schlotförmigen Parakeratose, welche schräg zur Hautoberfläche nach außen ragt. Sie kann leider in einer Gewebeprobe nicht repräsentiert sein. Es empfiehlt sich daher eine spindelförmige Probeentnahme durch den Rand der Hautveränderung, welche dann entlang der Längsachse aufgearbeitet werden sollte. Zentral zeigt sich eine atrophe Epidermis mit einem unspezifischen Infiltrat in der oberen Dermis, welche an eine atrophe aktinische Keratose erinnert.

Verlauf

Sehr selten und vor allem bei großen Herden kann ein Übergang in einen Morbus Bowen, ein spinozelluläres Karzinom oder ein Basalzellkarzinom beobachtet werden.

Therapie

Die Behandlung ist insgesamt unbefriedigend. Eine Exzision ist effektiv, jedoch in der Abwägung zu teils problematischen Exzisionsstellen wie Knöchelregion und Unterschenkel und Anzahl der Herde nicht pragmatisch. Kryotherapie, topische Retinoide, 5-Fluorouracil (5-FU) oder Lasertherapie (ablativ oder FRAXEL) kann versucht werden.

62.4.2 Porokeratosis superficialis disseminata actinica

[Chernosky und Freeman 1967]

Die disseminierte Form der Porokeratose entsteht an lichtexponierter Haut an Handrücken, Unterarmstreckseiten, Unterschenkeln sowie Gesicht. Klinik und Histologie sind gleichartig wie bei Porokeratosis Mibelli, gelegentlich mit entzündlicher Note. Betroffen sind vor allem Frauen höheren Lebensalters. Oft bestehen gleichzeitig aktinische Präkanzerosen. Therapeutisch ist Lichtschutz unumgänglich. Ansonsten ähnliche Therapiemaßnahmen wie beim Typ Mibelli.

62.4.3 Porokeratosis palmoplantaris punctata et disseminata

[Guss et al. 1971]

Hierbei handelt es sich um eine autosomal-dominant vererbte Variante einer Porokeratose (OMIM 175850) mit Beginn im 2. Lebensjahrzehnt meist in Form keratotischer Papeln an Handinnenflächen und Fußsohlen. Im Verlauf können auch Papeln am Stamm in nicht lichtexponierten Arealen auftreten. Mikroskopisch zeigt sich eine säulenartige Parakeratose und Veränderungen im Stratum granulosum. Die beschriebenen Veränderungen sind wohl mit der stachelförmigen Palmoplantarkeratose identisch, sodass der Begriff dieser Porokeratose obsolet ist.

62.5 Andere Verhornungsstörungen

62.5.1 Palmoplantare Hypokeratose

[Pérez et al. 2002]

Synonym

Thenare Hypokeratose

Sie ist sehr selten. Es zeigt sich ein einzelner, rundlich-ovaler, scharf umschriebener erythematöser, aber wenig entzündlich veränderter Herd meistens am Thenar oder Hypothenar, welcher einen abrupten Verlust des Stratum corneum aufweist. Der Übergangsbereich zeigt eine nach innen abhebende Schuppung. Histologisch ist der Verlust des Stratum corneums offensichtlich sowie eine leicht atrophe Epidermis. Die Expression von Keratin 2e ist vermindert, was eventuell zur Fragilität der Korneozyten führt.

62.5.2 Hyperkeratosis lenticularis perstans

[Flegel 1958]

▪ Synonyme

Morbus Flegel

Sehr seltene autosomal-dominant vererbte Verhornungsstörung (OMIM 144150), welche häufiger bei Frauen zu sehen ist und im mittleren Lebensalter mit 2–4 mm großen rotbräunlichen, hyperkeratotischen Papeln an den Unterschenkelstreckseiten und Fußrücken auftritt. Nur selten sind andere Körperregionen inklusive der Mundschleimhaut befallen. Histologisch zeigt sich eine kompakte Orthohyperkeratose oberhalb einer atroph verdünnten und im Reteleistenrelief abgeflachten Epidermis mit darunterliegendem fokal lichenoiden Entzündungsinfiltrat.

▪ Therapie

Topische Retinoide oder Vitamin-D-Analoga können versucht werden, haben jedoch meist nur geringen Effekt. Nebenwirkungsreichere Verfahren wie systemische Retinoide oder Laserablation müssen in Relation zur Harmlosigkeit der Hautveränderungen diskutiert werden. Darüber hinaus bieten sich Kryotherapie, PUVA und topisch 5-Fluorouracil an.

62.5.3 Hyperkeratosis areolae mammae naeviformis

▪ Synonyme

Keratosis areolae mammae naeviformis [Tauber 1923], nipple hyperkeratosis

▪ Ätiopathogenese

Hyperkeratotische Exkreszenzen an der Brustwarze sind ungewöhnlich und können durch unterschiedliche Mechanismen entstehen: Morbus Darier, epidermaler Nävus, Acanthosis-nigricans-ähnliche Veränderungen oder mangelnde Hygiene.

▪ Klinik

Die Brustwarzen sind mit warzenartigen, meist schmutzig hyperpigmentierten keratotischen Auflagerungen belegt, welche auch auf die umliegende Haut übergehen können.

▪ Therapie

Keratolytische oder retinoidhaltige Externa sollten versucht werden. Bei Persistenz bietet sich eine Dermabrasion oder tangentiale Exzision an.

Literatur

Palmoplantare Keratosen

Bergman R, Hershkovitz D, Fuchs D et al (2010) Disadhesion of epidermal keratinocytes: a histologic clue to palmoplantar keratodermas caused by DSG1 mutations. J Am Acad Dermatol 62: 107–113

Birkenhäger R, Lüblinghoff N, Prera E et al (2010) Autosomal dominant prelingual hearing loss with palmoplantar keratoderma syndrome: Variability in clinical expression from mutations of R75W and R75Q in the GJB2 gene. Am J Med Genet 152A: 1798–1802

Bolling MC, Jonkman MF (2009) Skin and heart: une liaison dangereuse. Exp Dermatol 18: 658–668

Braun-Falco M (2009) Hereditäre Palmoplantarkeratosen. J Dtsch Dermatol Ges 7: 971–984

Caccetta TP, Dessauvagie B, McCallum D et al (2010) Multiple minute digitate hyperkeratosis: a proposed algorithm for the digitate keratosis. J Am Acad Dermatol: epub

Castori M, Castiglia D, Brancati F et al (2011) Two families confirm Schöpf-Schulz-Passarge syndrome as a discrete entity within the WNT10A phenotype spectrum. Clin Genet 79: 92–95

deZwart-Storm EA, van Geel M, Veysey E et al (2011) A novel missense mutation in GJB2, p.Tyr65His, causes severe Vohwinkel syndrome. Br J Dermatol 164: 197–199

Emmert S, Küster W, Zutt M et al (2003) A new family with the rare genodermatosis keratosis punctate palmoplantaris Buschke-Fischer-Brauer. J Am Acad Dermatol 49: 1166–1169

Gruber R, Hennies HC, Romani N et al (2011) A novel homozygous missense mutation in SLURP1 causing Mal de Meleda with an atypical phenotype. Arch Dermatol 147: 748–750

Kurban M, Wajid M, Shimomura Y et al (2010) A novel mutation I the cathepsin C gene in a Pakistani family with Papillon-Lefèvre syndrome. J Eur Acad Dermatol 24: 967–969

Man XY, Li W, Chen JQ et al (2011) Huriez syndrome with squamous cell carcinoma. Eur J Dermatol 21: 294–295

McGrath JA, Mellerio JE (2010) Ectodermal dysplasia-skin fragility syndrome. Dermatol Clin 28: 125–129

Nofal A, Assaf M, Nassar A et al (2010) Nonmutilating palmoplantar and periorificial keratoderma: a variant of Olmsted syndrome or a distinct entity? Int J Dermatol 49: 658–665

Osawa R, Akiyama M, Izumi K et al (2011) Extremely severe palmoplantar hyperkeratosis in a generalized epidermolytic hyperkeratosis patient with a keratin 1 mutation. J Am Acad Dermatol 64: 991–993

Simon M, Hagedorn M (1998) Das Clarke-Howel-Evans-McConnell-Syndrom: Beobachtungen in einer Familie über fünf Generationen. Hautarzt 48: 800–805

Smith FJ, Morley SM, McLean WH (2002) A novel connexin 30 mutation in Clouston syndrome. J Invest Dermatol 118:530–532

Song S, Shen C, Song G et al (2008) A novel c.545-546insG mutation in the loricrin gene correlates with a heterogeneous phenotype of loricrin keratoderma. Br J Dermatol 159: 714–719

Follikuläre Keratosen

Al'cantara González J, Boixeda P, Truchuelo Díez MT et al (2011) Keratosis pilaris rubra and keratosis pilaris atrophicans faciei treated with pulsed dye laser: report of 10 cases. J Eur Acad Dermatol 25: 710–714

Aten E, Brasz LC, Bornholdt D et al (2010) Keratosis follicularis spinulosa decalvans is caused by mutations in MBTPS2. Hum Mutat 31: 1125–1133

Kim SH, Kang JH, Seo JK et al (2010) Successful treatment of lichen spinulosus with topical tacalcitol cream. Pediatr Dermatol 27: 546–547

Luria RB, Conologue T (2009) Atrophoderma vermiculatum: a case report and review oft he literature on keratosis pilaris atrphicans. Cutis 83: 83–86

Tay LK, Lim FL, Ng HJ et al (2010) Cutaneous follicular hyperkeratotic spicules – the first clinical sign of multiple myeloma progression or relapse. Int J Dermatol 49: 934–936

Dyskeratotisch-akantholytische Keratosen

Bchetnia M, Charfeddine C, Kassar S et al (2009) Clinical and mutational heterogeneity of Darier disease in Tunisian families. Arch Dermatol 145: 654–656

Fernández-Figueras MT, Puig L, Cannata P et al (2010) Grover disease: a reappraisal of histopathological diagnostic criteria in 120 cases. Am J Dermatopathol 32: 541–549

Ko CJ, Barr RJ, Subtil A, McNiff JM (2008) Acantholytic dyskeratotic acanthoma: A variant of a benign keratosis. J Cutan Pathol 35: 298–301

Kukova G, Homey B, Bruch-Gerharz D et al (2011) Pemphigus chronicus benignus familiaris (Morbus Hailey-Hailey): Erfolgreiche Behandlumg mittels CO2-Laser. Hautarzt 62: 258–261

Omulecki A, Lesiak A, Narbutt J et al (2007) Plaque form of warty dyskeratoma – acantholytic dyskeratotic acanthoma. J Cutan Pathol 34: 494–496

Ständer S, Rütten A, Methe D (2001) Familiäre dyskeratotische Komedonen Eine seltene Entität. Hautarzt 52: 533–536

Porokeratosen

Happle R (2010) Mibelli revisited: a case of type 2 segmental porokeratosis from 1893. J Am Acad Dermatol 62: 136–138

Murase J, Gilliam AC (2010) Disseminated superficial actinic porokertosis co-existing with linear and verrucous porokeratosis in an elderly woman: update on the genetics and clinical expression of porokeratosis. J Am Acad Dermatol 63: 886–891

Andere Keratosen

Humphrey S, Crawford RI, Au S (2008) Long-standing spiny papules on the lower extremeties. Flegel disease, or hyperkeratosis lenticularis perstans (HLP). Arch Dermatol 144: 1509–1514

Kanitakis J, Lora V, Chouvet B et al (2011) Circumscribed palmoplantar hypokeratosis: a disease of desquamation? Immunohistological study of five cases and literature review. J Eur Acad Dermatol 25: 296–301

Krause W (2011) Krankheiten der männlichen Brustwarze und Areola. J Dtsch Dermatol Ges: epub

Yasuda M, Abe M, Suto M et al (2011) Circumscribed palmar hypokeratosis on both hands: distinct keratin expression in multiple depressed lesions. Br J Dermatol 164: 211–213

Erstbeschreiber

Palmoplantare Keratosen

Arnold HL (1947) Hyperkeratosis penetrans: report of a case of a possible variant of Kyrle's disease. Arch Dermatol Syphilol 55: 633–638

Brauer A (1913) Über eine besondere Form des hereditären Keratoms (Keratoma dissipatum hereditarium palmare et plantare). Arch Dermatol Syph 114: 211–236

Brown, F (1971) Punctate keratoderma. Arch Dermatol 104: 682–683

Brünauer SR (1923) Zur Vererbung des Keratoma hereditarium palmare et plantare. Acta Derm Venereol 4: 489–503

Buschke A, Fischer W (1906) Keratodermia maculosa disseminata symmetrica palmaris et plantaris. In: Neisser A, Jacobi E (Hrsg) Ikonographia dermatologica, Bd 1, Urban & Schwarzenberg, Berlin S183–192

Camisa C, Rossana C (1984) Variant of keratoderma hereditaria mutilans (Vohwinkel's syndrome). Treatment with orally administered isotretinoin. Arch Dermatol 120: 1323–1328

Carvajal-Huerta L (1998) Epidermolytic palmoplantar keratoderma with woolly hair and dilated cardiomyopathy. J Am Acad Dermatol 39: 418–421

Cole LA (1976) Hypopigmentation with punctate keratosis of the palms and soles. Arch Dermatol 112: 998–100

Findlay GH, Nurse GT, Heyl T et al (1977) Keratolytic winter erythema or ›oudtshoorn skin‹: a newly recognized inherited dermatosis prevalent in South Africa. S Afr Med J 52: 871–874

Fuhs H (1924) Zur Kenntnis der herdweisen Keratosen an Händen und Füssen. Acta Derm Venereol 5: 11–58

Gamborg Nielsen P (1985) Two different clinical and genetic forms of hereditary palmoplantar keratoderma in the northernmost county of Sweden. Clin Genet 28: 361–366

Goldstein N (1967) Multiple minute digitate hyperkeratosis. Arch Dermatol 96: 692–693

Gorlin RJ (1976) Focal palmoplantar and marginal gingival hyperkeratosis: a syndrome. Birth Defects Orig Art Ser 12: 239–242

Greither A (1952) Keratosis extremitatum hereditaria progrediens mit dominantem Erbgang. Hautarzt 3: 198–203

Howel-Evans W, McConnell RB, Clarke CA et al (1958) Carcinoma of the oesophagus with keratosis palmaris et plantaris (tylosis): a study of two families. Q J Med 27: 413–429

Haim S, Munk J (1965) Keratosis palmo-plantaris congenita with periodontosis, arachnodactyly and a peculiar deformity of the terminal phalanges. Br J Dermatol 77: 42–52

Huriez C, Deminatti M, Agache P et al (1968) A propos de 28 cas d'epidermolyse bulleuse dans 11 familles dont une famille etudiee du point de une genetique, sans mise en evidence de linkage. Bull Soc Fr Dermatol Syphiligr 75: 750–755

McGrath JA, McMillan JR, Shemanko CS et al (1997) Mutations in the plakophilin 1 gene result in ectodermal dysplasia/skin fragility syndrome. Nat Genet 17: 240–244

Olmsted HC (1927) Keratodermia palmaris et plantaris congenitalis: report of a case showing associated lesions of unusual location. Am J Dis Child 33: 757–764

Papillon MM, Lefèvre P (1924) Deux cas de kératodermie palmaire et plantaire symétrique familiale (maladie de Meleda) chez le frère et la soeur. Coexistence dans les deux cas d'altérations dentaires graves. Bull Soc Fr Dermatol Syphiligr 31: 82–87

Phillips B (1947) A case of keratodermia punctata. Brit Med J ii: 689

Protonotarios N, Tsatsopoulou A, Patsourakos P et al (1986) Cardiac abnormalities in familial palmoplantar keratosis. Br Heart J 56: 321–326

Pujol R, Moreno A, Alomar A, de Moragas JM (1989) Congenital ichthyosiform dermatosis with linear keratotic flexural papules and sclerosing palmoplantar keratoderma. Arch Dermatol 125: 103–106

Roth W, Penneys NS, Fawcett N (1978) Hereditary painful callosities. Arch Dermatol 114: 591–592

Schöpf E, Schulz HJ, Passarge E (1971) Syndrome of cystic eyelids, palmoplantar keratosis, hypodontia and hypotrichosis as a possible autosomal recessive trait. Birth Defects Orig Artic Ser 7: 219–221

Siemens HW (1929) Keratosis palmaris-plantaris striata. Arch Dermatol Syph 157: 392–408

Stulli L (1826) Di una varieta cutanea. Lettera al direttore dell'Antologia. Estratti dall Antologia di Firenze, No 71–72, Firenze: 1–3
Thost A (1880) Ueber erbliche Ichthyosis palmaris et plantaris cornea. Medizinische Dissertation, Universität Heidelberg
Unna PG (1883) Ueber das Keratoma palmare et plantare hereditarium. Arch Dermatol Syph 15: 231–270
Vahlquist A, Ponten F, Pettersson A (1997) Keratosis linearis with ichthyosis congenital and sclerosing keratoderma (KLICK syndrome): a rare, autosomal recessive disorder of keratohyaline formation? Acta Dermatol Venereol 77: 225–227
Vohwinkel KH (1929) Keratoma hereditarium mutilans. Arch Dermatol Syph 158: 354–364
Vörner H (1901) Zur Kenntnis des Keratoma hereditarium palmare et plantare. Arch Dermatol Syph 56: 3–31
Wachters DHJ, Frensdor EL, Hausmann R et al (1983) Keratosis palmoplantaris nummularis (hereditary painful callosities). J Am Acad Dermatol 9: 204–209

Follikuläre Keratosen

Crocker AC (1902) Society Intelligence Dermatological Society of London April 1902. Brit J Dermatol 14: 127–140 (Auf Seite 132 steht: Dr. Radcliffe-Crocker showed a case of Lichen pilaris seu spinulosa in a boy.)
Darier J (1920) Atrophodermie vermiculeé des joues avec kératoses folliculaires. Bull Soc Fr Dermatol Syphiligr 27: 345–350
Gans O (1925) Histologie der Hautkrankheiten, Bd 1. Springer, Berlin S63
Lameris HJ (1905) Ichthyosis follicularia. Ned Tijdschr Geneeskd 2: 1524
Lutz HC (1860) De l'hypertrophie générale du système sébacé. Paris, Thèse No.65
Siemens HW (1926) Keratosis follicularis spinulosa decalvans. Arch Dermatol Syph 151: 384–386
Tänzer P (1889) Über das Ulerythema ophryogenes, eine noch nicht beschriebene Hautkrankheit. Monatsheft Prakt Dermatol 8: 197–208
Unna PG (1894) Ulerythema acneiforme. In: Die Histopathologie der Hauterkrankungen. Hirschwald, Berlin S1102–1104

Dyskeratotisch-akantholytische Keratosen

Darier J (1889) Psorospermose folliculaire végétante. Ann Dermatol Syphiligr 10: 597–612
Grover RW (1970) Transient acantholytic dermatosis. Arch Dermatol 101: 426–434
Hailey H, Hailey H (1939) Familial benign chronic pemphigus. Arch Dermatol 39: 679–685
Hopf G (1931) Über eine bisher nicht beschriebene disseminierte Keratose (Akrokeratosis verruciformis). Dermatol Z 60: 227–250
Rodin HH, Blankenship ML, Bernstein G (1967) Diffuse familial comedones. Arch Dermatol 95: 145–146
White JC (1889) A case of keratosis (ichthyosis) follicularis. J Cutan Dis 7: 201–209

Porokeratosen

Chernosky ME, Freeman RG (1967) Disseminated superficial actinic porokeratosis (DSAP). Arch Dermatol 96: 611–624
Guss SB, Osbourn RA, Lutzner MA (1971) Porokeratosis plantaris, palmaris et disseminata. A third type of porokeratosis. Arch Dermatol 104: 366–373
Mibelli V (1893) Forme non commune de Keratodermie: »Porokeratosis«. In: Unna PG, Morris M, Leloir H et al (Ed.) Internationaler Atlas seltener Hautkrankheiten. Voss, Hamburg; Lewis, London, Masson, Paris. IX (1893:1): 5–10, Tafel XXVII
Neumann I (1875) Ueber eine noch wenig bekannte Hautkrankheit (Dermatitis circumscripta herpetiformis). Vierteljahresschr Dermatol Syph. Neue Folge Arch Dermatol Syph 7: 41–52

Andere Verhornungsstörungen

Flegel H (1958) Hyperkeratosis lenticularis perstans. Hautarzt 9: 362–364
Perez A, Rütten A, Gold R et al (2002) Circumscribed palmar or plantar hypokeratosis: a distinctive epidermal malformation of the palms or soles. J Am Acad Dermatol 47: 21–27
Tauber (1923) Zentralbl Gynakol 1178 (cited incorrectly in Oberste-Lehn H (1950) Hyperkeratosen im Bereich vom Mamille und Areola. Z Haut Geschlechtskr 8: 388–393

Hereditäre Immundefekte

Eva-Bettina Bröcker

63.1 Einführung

Es gibt zunehmend klarer definierte Gruppen angeborener Immundefekt-Syndrome. Diese Erkrankungen sind auch für Dermatologen relevant, einerseits, weil diese aufgrund früher Hautsymptome eine entsprechende Diagnostik einleiten können, zum anderen wegen der Therapie schwerwiegender Komplikationen am Hautorgan. Beispiele für primäre Immundefekt-Syndrome mit typischen Hauterscheinungen sind das Chédiak-Higashi-Syndrom (▶ Kap. 70) und die Ataxia teleangiectatica (▶ Kap. 58). In diesem Kapitel werden für Dermatologen wichtige primäre Immundekte besprochen-sekundäre Immundefizienzen im Zusammenhang mit der HIV-Infektion (▶ Kap. 21).

■ **Epidemiologie**

Alle im Folgenden besprochenen Krankheiten sind ausgesprochen selten: Insgesamt schätzt man die Inzidenz schwerer Immundefektsyndrome auf 1:10.000 Lebendgeburten. Es gibt aufgrund des X-chromosomal-rezessiven Erbgangs bei den häufigsten Syndromen ein Überwiegen des männlichen Geschlechts. Eine frühe Diagnose ist wichtig für die genetische Beratung der Familien (Risiko bei Geschwistern) und vor allem für die rasche Einleitung lebensrettender Therapien, wie Antikörpersubstitution, allogene Stammzell-/Knochenmarktransplantation oder Gentherapie.

■ **Klinik**

Häufige bakterielle Infekte lassen vor allem an Antikörpermangel denken, Pilz- und Virusinfektionen sowie Infektionen mit eingekapselten Bakterien vor allem an T-Zell-Defizienz oder an Störungen im Phagozytensystem – bei Letzterem kann auch Autoinflammation ein Leitsymptom sein. Kinder mit Komplementdefizienz leiden besonders an *Neisseria*-Infektionen. Im Säuglingsalter präsentieren sich primäre Immundefekte oft mit Ekzemen, verbunden mit Gedeihstörungen (◘ Tab. 63.1). Die frühere Bezeichnung Leiner-Syndrom ist heute obsolet.

◘ **Tab. 63.1** Differenzialdiagnosen von Hautbefunden bei hereditären Immundefizienzen

Hauptbefund	Erkrankung
Schwere Dermatitis	Omenn-Syndrom Wiskott-Aldrich-Syndrom Hyper-IgE-Syndrom Ataxia teleangiectacia
Bakterielle Abszesse	Hyper-IgE-Syndrom Leukozytenadhäsionsdefizienz Chronische Granulomatose Wiskott-Aldrich-Syndrom Chédiak-Higashi-Syndrom Transiente Hypogammaglobulinämie
Orale Ulzera	Zyklische Neutropenie Hyper-IgM-Syndrom
Herpes-Infektionen	Schwere kombinierte Immundefizienz DiGeorge-Syndrom

■ **Labor**

Üblich in der Labordiagnostik ist die quantitative Bestimmung der Immunglobulinklassen, der Impftiter und spezifischer Infektionsantikörper sowie der Komplementkomponenten. Des Weiteren ist eine FACS-Analyse der Lymphozytensubpopulation etabliert, auch spezieller Oberflächenrezeptoren. Speziellere Analysen betreffen die Funktion der Neutrophilen und Makrophagen. Die Diagnosesicherung erfolgt dann mittels Gendiagnostik.

63.2 T-Zell-Defizienzen

63.2.1 Schwere kombinierte Immundefizienz

Bei der schweren kombinierten Immundefizienz (SCID) handelt es sich nicht um eine Krankheit, sondern um eine ganze Reihe genetisch unterschiedlicher Krankheiten. Aufgrund mangelhafter Helfer-T-Lymphozytenfunktion sind außer zellulären Immunreaktionen auch humorale

Immunfunktionen gestört. Die wichtigsten drei Krankheiten dieser Gruppe sind:

- **X-gekoppeltes SCID** (OMIM 300400). Der Defekt befindet sich in der γ-Kette des Interleukin (IL)- 2-Rezeptors; das Gen auf Xq 13. Dies ist mit etwa 50% der Fälle die häufigste Form.
- **Adenosin-Deaminase-Defizienz** (ADA-Defizienz) (OMIM 102700). Diese autosomal-rezessiv vererbte Krankheit stellt weitere 25% der Fälle dar. Fehlt die ADA, so ist der Purin-Zyklus unterbrochen und toxische Stoffe lagern sich vor allem in unreifen Lymphozyten ab.
- **Autosomal-rezessives SCID** (OMIM 601457). Defekte in den RAG1- und RAG2-Genen auf 11p13 führen zu dieser Störung. Für die V(D) J-Immunglobulin-Rekombination sind diese Gene unerlässlich. Auch beim Omenn-Syndrom liegt eine Schädigung dieser Gene vor. Die Swiss-Type-SCID ist als erste primäre Immundefizienz beschrieben worden; es handelt sich um einen historischen Terminus, der inzwischen nicht mehr eine spezifische Krankheit repräsentiert.

Klinik

Schwere Infektionsprobleme treten auf, sobald die mütterlichen Immunglobuline im Säugling wegfallen. Typische Hautbefunde sind schwere chronische Candida-Infektionen und anhaltende Virusinfektionen sowie Pyodermien. Auch gastrointestinale, pulmonale und Ohr-Infektionen sind an der Tagesordnung. Der Einsatz von Lebendimpfstoffen kann fatal sein. Im Normalfall besitzen diese Patienten nur wenig lymphatisches Gewebe. Sie laufen Gefahr, durch diaplazentare Übertragung mütterlichen Bluts oder durch Transfusionen eine Graft-versus-Host-Reaktion zu erleiden.

Verlauf

Die Säuglinge sterben in der Regel innerhalb des ersten Lebensjahres.

Therapie

Patienten müssen in einem keimfreien (gnotobiotischen) Umfeld isoliert werden. Die übliche Therapie ist Knochenmark- oder hämatopoetische Stammzelltransplantation. ADA-Defizienz war die erste Krankheit, die am National Institute of Health erfolgreich mit somatischer Gentherapie behandelt werden konnte. Da Patienten mit zellulärer Immundefizienz selten eine Immunabwehr gegen körperfremde Genprodukte entwickeln, sind sie geeignete Kandidaten für diesen Versuch.

63.2.2 Omenn-Syndrom

[Omenn 1965]

OMIM 603554	AR	11p13
RAG1, RAG2	Recombination activating genes 1 and 2	
	AR	10p
DCLRE1C	Artemis	

Mutationen des RAG1- und RAG2-Gens – wie bei einer der SCID-Formen – sowie Mutationen des ebenfalls für die V(D)J-Rekombination essenziellen ARTEMIS-Gens verursachen das Omenn-Syndrom. Die Patienten leiden an Erythrodermie – ähnlich dem Netherton-Syndrom – und ausgeprägter Eosinophilie. Es gibt Ähnlichkeiten zur angeborenen Graft-versus-Host-Krankheit. Im späteren Verlauf kommt es zu ausgeprägter Lymphadenopathie und Makrophageninfiltration, sodass dieses Syndrom einer der Verursacher der familiären hämophagozytischen Lymphohistozytose ist (► Kap. 106).

63.2.3 Nezelof-Syndrom

[Nezelof et al. 1964]
Dieses Syndrom (OMIM 242700) entsteht durch das Fehlen des Thymus. Daher stellt die zelluläre Immunität das Hauptproblem dar, während die humorale Immunität relativ intakt ist. Patienten sind höchst anfällig für lebensbedrohliche Candida- und Pseudomonas-Infektionen.

63.2.4 DiGeorge-Syndrom

[DiGeorge 1965]

OMIM 188400	AR	22q11.2
TBX1	T-Box1-Protein	

Diese frequente und variable Entwicklungsstörung wird mit einer Vielfalt von genetischen und chromosomalen Defekten, sowie mit Diabetes-, Alkohol- und Retionoid-Embryopathie assoziiert. Die häufigste Form ist verbunden mit einer Mutation der *T-Box 1*, ein für die ordnungsgemäße Entwicklung der dritten und vierten Pharyngealtaschen und -bögen unerlässliches Protein. So kommt es zur Hypo- oder zur Aplasie des Thymus und der Nebenschilddrüsen, was zu Defekten der zellvermittelten Immunität und zu Tetanie führt. Auch kardiale Beteiligung oder charakteristische kraniofaziale Deformationen können bei schwereren Varianten auftreten. Es gibt keine spezifischen Hautbefunde.

63.2.5 Immundysregulation, Polyendokrinopathie und Enteropathie-Syndrome

[Powell et al. 1982]

OMIM 304790	XLR	Xp11.23-q13.3
FOXP3 (1PEX)	Foxhead box P3 (Scurfin)	
AIRE	Autoimmunregulator 210.22.3	

Diesen Jungen fehlt ein für die Entwicklung von $CD4^+$- und $CD25^+$-regulatorischen T-Zellen essenzielles Gen. Die Patienten leiden an Diabetes mellitus (teilweise verbunden mit völligem Fehlen von Langerhans-Inseln), Autoimmunthyreopathien, Enteropathien, mukokutaner Kandidose, Lebensmittelallergie und schwerer atopischer Dermatitis. Diese Symptome verdeutlichen die wichtige physiologische Rolle regulatorischer T-Zellen.

63.2.6 Wiskott-Aldrich-Syndrom

[Wiskott 1937, Aldrich et al. 1954]

OMIM 301000	XLR	Xp11.23-p11.22
WAS	WAS-Protein	

Dieses seltene Syndrom weist eine Inzidenz von 1: 250.000 auf und betrifft fast ausschließlich Jungen. Das WAS-Genprodukt stellt die Verbindung vom Aktin-Zytoskelett zu einer Vielzahl von Energiequellen her. Die klassische klinische Triade besteht aus atopischer Dermatitis, Thrombozytopenie und Immundefizienz. Die Patienten zeigen Petechien oder Ekchymosen sowie rezidivierende Infektionen, vor allem mit polysaccharidverkapselten, Gram-positiven Bakterien, Viren und *Candida albicans*. Das Hautbild gleicht klinisch dem des atopischen Ekzems, allerdings zu einem früheren Zeitpunkt und wesentlich ausgeprägter. Bei Jungen mit schwerer atopischer Dermatitis und Petechien wird zwar immer wieder das Wiskott-Aldrich-Syndrom diskutiert, tatsächlich kommt diese Krankheit aber äußerst selten vor. Wer bis zum Jugend- oder Erwachsenenalter überlebt, hat ein stark erhöhtes Risiko, hämatologische Malignome zu entwickeln. Sowohl die Dermatitis als auch die systemischen Probleme bessern sich nach allogener Knochenmarktransplantation. Kürzlich gelang die genetische Korrektur und Retransfusion autologer Stammzellen, leider kompliziert durch das Auftreten einer Leukämie bei einem von zehn derartig behandelten Patienten.

63.2.7 Cartilage-hair-Hypoplasie

[McKusick et al. 1965]

OMIM 250250	AR	9p21–p12
RMRP	Mitochondriale RNA-verarbeitende Endoribonuklease	

▪ **Synonyme**

Metaphyseale Chondrodysplasie (McKusick-Typ), disproportionierter Zwergwuchs mit Immundefizienz

Die Cartilage-hair-Hypoplasie beschränkt sich hauptsächlich auf die Amish-Bevölkerung Pennsylvanias, wo sie von McKusik entdeckt wurde. Das hierbei beteiligte Gen ist von Interesse, weil es den RNA-Anteil einer Endoribonuklease verschlüsselt, der zu den Mitochondrien transportiert wird. Die RNA wird nie zu einem Protein umgewandelt. Der wesentliche Immundefekt besteht aus einer Lymphopenie, die zu eingeschränkter zellulärer und humoraler Immunantwort führt. Die Patienten sind zwergwüchsig mit kurzen Extremitäten und – vor allem an den Gelenken – überschüssigen Hautfalten, ähnlich dem Bild der Cutis laxa, allerdings ohne Defekt der elastischen Fasern. Die Gelenke können eine Hyperextensibilität aufweisen. Das Haar ist hell, fein und seidig. Das Varizella-Virus wird unzureichend abgewehrt und es kommt oft zu Durchfall und einer Vielzahl von Infektionen. Pyodermie und Dermatitis sind unüblich.

63.3 Krankheiten mit verminderter humoraler Immunität

63.3.1 X-gekoppelte Agammaglobulinämie

[Bruton 1952]

OMIM 300300	XLR	Xq21.3–q22
BTK	Bruton-Tyrosinkinase	

▪ **Synonym**

Bruton-Syndrom

Der Mangel an zytoplasmischer Bruton-Tyrosinkinase führt zu blockierter B-Zell-Differenzierung. Bei einigen wenigen Patienten kommt eine Dermatitis vor. Auch Geschwüre und Abszesse sind eher ungewöhnlich. Es kann zu einem reaktiven, Dermatomyositis-ähnlichen Syndrom kommen, das in der Folge Enterovirus-Infektionen nach sich zieht. Hauptproblem sind wiederkehrende oder sogar anhaltende Infektionen mit eingekapselten Organismen wie *Streptococcus pneumoniae* und *Hemophilus influenzae*. Häufig treten auch Konjunktivitis, Bronchitis, Pneumonie und Otitis auf. Die Behandlung mit Immunglobulin-Substitution und sofortiger Einsatz von Antibiotika haben sich bewährt. Zuvor haben nur wenige Patienten länger als 10 Jahre gelebt.

63.3.2 Hyper-IgM-Syndrom

OMIM 308230	XLR	Xq26
CD40LQ	CD40-Ligand	

Es gibt mehrere Formen dieses Syndroms; die gängigste ist gekennzeichnet durch einen Defekt des CD40-Liganden. Hierbei handelt es sich um ein Oberflächenmolekül auf T-Zellen, das für die Aktivierung von B-Zellen, speziell während des Switches der IgM- auf die IgG und IgA-Produktion, von essenzieller Bedeutung ist. Die Patienten können hartnäckige Warzen, schwere orale Ulzerationen und Dermatitis aufweisen. Verbreitet kommt es auch zu Infektionen des Respirationstrakts; eventuell treten Hepatosplenomegalie, Neutropenie und Lymphadenopathie auf.

63.3.3 Selektive IgA-Defizienz

Selektive IgA-Defizienz (OMIM 137100) ist mit einer Inzidenz von 1:6000 die häufigste primäre Immundefizienz. Ein Fehler bei der Reifung der IgA-produzierenden B-Zellen wird beobachtet, die genaue Ursache ist jedoch unbekannt. Meist haben Patienten einen asymptomatischen Verlauf. Spezifische Hautbefunde gibt es nicht, assoziiert werden jedoch persistierende, bakterielle gastrointestinale oder pulmonale Infektionen. Eine Vielzahl von Autoimmunstörungen wie Lupus erythematodes, Dermatomyositis und Thyreoditis findet sich bei Erwachsenen mit IgA-Defizienz.

! IgA-Substitution kann bei diesen Patienten schwere anaphylaktische Reaktionen auslösen.

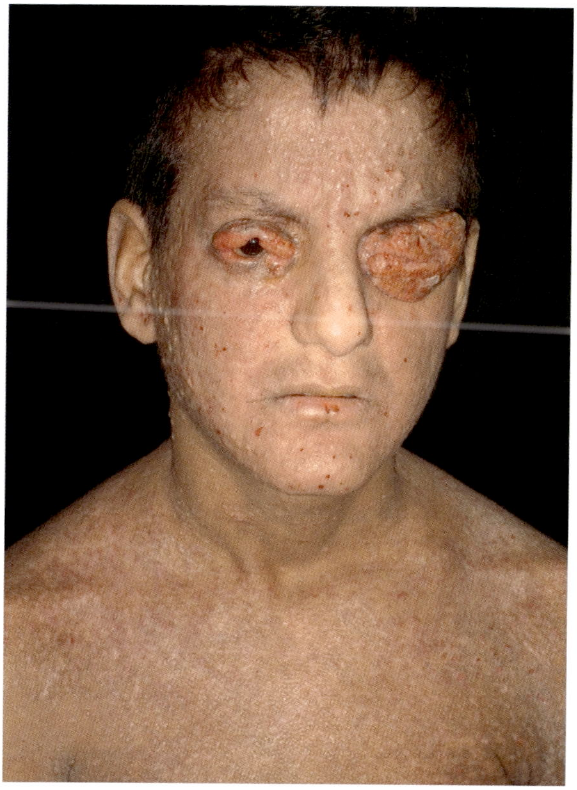

Abb. 63.1 Hyper-IgE-Syndrom mit schweren rezidivierenden Haut- und Schleimhautinfektionen

63.3.4 Hyper-IgE-Syndrom

[Buckley et al. 1972]

OMIM 147060	XD	4q21
HIES	Unbekannt	

- **Synonyme**

Hiob-Syndrom [Davis et al. 1966], Buckley-Syndrom

- **Epidemiologie**

In den USA wurde die Inzidenz auf 1:500.000 geschätzt.

- **Ätiopathogenese**

Die Funktion des HIES-Gens ist unbekannt. Diese Patienten zeigen deutlich erhöhte und oftmals gegen Staphylokokken gerichtete IgE-Spiegel sowie Eosinophilie, erhöhte IgD-Spiegel und Beeinträchtigungen der neutrophilen, chemotaktischen Reaktionen.

- **Klinik**

Die klassische Trias besteht in Ekzemen, Staphylokokken-Infektionen von Haut und Lunge, in Verbindung mit

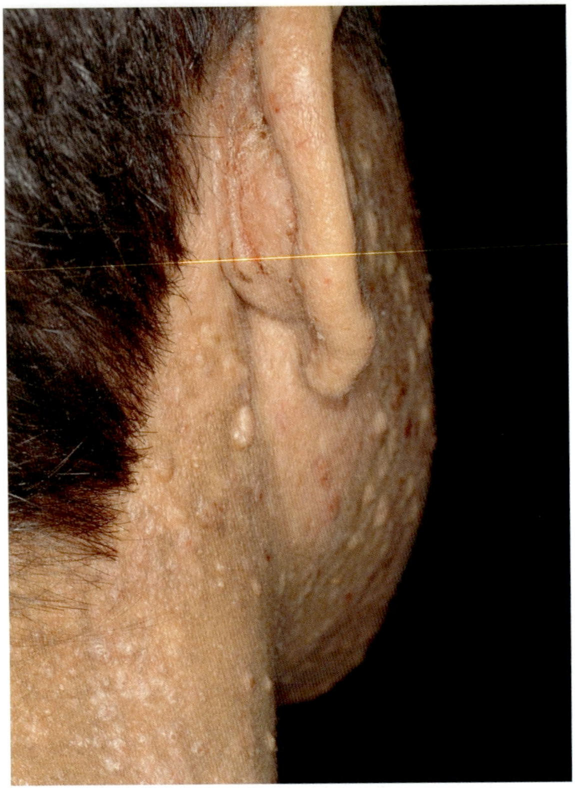

Abb. 63.2 Hyper-IgE-Syndrom mit nässender Ohrmuschelentzündung

exzessiv erhöhten IgE-Werten. Oft finden sich auch kalte Abszesse – eitrige Haut- und Lungeninfektionen ohne angemessene entzündliche Reaktion oder Fieber. Vor allem die Kopfhaut ist betroffen. Neben Infektionen mit *H. influenzae* und *Staphylococcus aureus* werden oft pulmonale Abszesse mit *Aspergillus* beschrieben. Die Mehrzahl der Patienten besitzt derbe Gesichtszüge mit einer breiten Nase. Zahndurchbruch und Zahnwechsel können verzögert sein. Das hauptsächliche Hautsymptom ist eine schwere chronische Dermatitis der Gelenkbeugen und des Gesichts. Obwohl diese dem atopischen Ekzem gleicht, ist sie meist schon bei Neugeborenen zu finden.

Differenzialdiagnose

Die wichtigste Differenzialdiagnose ist das klinisch sehr ähnliche DOCK-8-Defizienz-Syndrom (OMIM 611432).

63.4 Phagoyzytendefekte

63.4.1 Chronische Granulomatose

[Janeway et al. 1954]

Synonym

Chronic granulomatous disease (CGD)

Ätiopathogenese

Für diese gestörte Phagozytenfunktion zeichnet sich eine große Vielfalt von Genen verantwortlich. Fast alle diese Gene behindern die Funktion des Cytochroms P558, das für die Oxidation während der Phagozytose sorgt. In 90% der Fälle wird die Mutation auf CYBB des X-Chromosoms verursacht, sodass es sich meist um männliche Patienten handelt. Andere autosomale Gene können dieses System ebenfalls beeinflussen.

Klinik

Meist kommt es zu rezidivierenden *Staphylococcus aureus*-Pyodermien, die sich als perianale oder axilläre Abszesse präsentieren. Es wurden auch vesikuläre Läsionen beschrieben, deren Ätiologie jedoch unklar ist. Kopfhautabszesse sind ebenfalls häufig. Die typische periorifizielle Dermatitis sollte an die Diagnose denken lassen. Gleichzeitige Stomatitis und Gingivitis zeigt, dass die normale Bakterienflora des Mundes nicht adäquat toleriert wird. Oftmals tritt eine suppurative Lymphadenopathie auf. Die systemischen Befunde sind ausgeprägt und beinhalten Osteomyelitis, pulmonale Abszesse und Granulome und Hepatoplenomegalie. Meist sind Katalase-positive Erreger wie etwa *Serratia, Klebsiella* und *Aspergillus* hierfür verantwortlich.

Die Mütter, die das verantwortliche Gen tragen und deren Söhne betroffen sind (Konduktorinnen) weisen oft ringförmige Erytheme auf, ähnlich dem subakuten kutanen Lupus erythematodes. Weit seltener wurde auch von systemischem Lupus berichtet.

Labor

Der NBT-Reduktionstest fällt meist negativ aus. Genauere Tests des oxidativen Metabolismus der Leukozyten stehen neuerdings zur Verfügung.

Therapie

Eine Langzeit-Antibiotikagabe stellt die Hauptsäule der Behandlung dar. Einige Patienten wurden auch mit Interferon-γ (IFN)-γ, andere mit Knochenmarktransplantation therapiert.

63.4.2 Leukozytenadhäsionsdefizienz

OMIM 116920	AR	21q22.3
ITGB2	CD18 (β-2 Integrinkette)	

Neben anderen Formen ist dies die häufigste Leukozytenadhäsionsdefizienz. Den Patienten fehlt die β-2-Integrinkette CD18, welche sich mit CD11a oder CD11b zu jeweils einem funktionsassoziierten Antigen-1 (LFA-1) oder zu Komplementrezeptor 3 (CR 3) oder Komplementrezeptor 4 (CR4) vereint. Diese Strukturen sind für die Zell-Zell- und die Zell-Matrix-Interaktionen unerlässlich; es sind Makrophagen, natürliche Killerzellen (NK), Neutrophile und Lymphozyten beteiligt. Somit sind Chemotaxis, Phagozytose und Killerzellenfunktion beeinträchtigt. Die Patienten zeigen eine exzessive Leukozytose, da ihr Körper eine zunehmende Zahl ineffektiver Zellen produziert. Im Neugeborenenalter kommt es oft zu Nabelinfektionen mit *Pseudomonas aeruginosa,* die zu schwerer Hautnekrose führen können. Ein verzögerter Nabelabfall mit Ulzeration ist ein Indikator. Ebenso findet sich häufig Periodontitis und verzögerte Wundheilung. Bei CD18-defizienten Mäusen wurden psoriasisartige Läsionen gefunden, diese wurden jedoch an Menschen nicht beobachtet. Einige Patienten therapierte man mit Knochenmarktransplantation.

63.4.3 Myeloperoxidase-Defizienz

OMIM 254600	AR	17q23.1
MPO	Myeloperoxidase	

Fehlende Myeloperoxidase führt zu lysosomalen Störungen und somit zur eingeschränkten Abtötung von Mikroorganismen. Diese Störung kommt offenbar vor allem *Candida albicans* zugute und bei manchen Patienten mit chronischer mukokutaner Kandidose liegt ein Mangel an Myeloperoxidase vor. Sowohl schwere Akne, als auch pustulöse Psoriasis wurden bei den Betroffenen beobachtet, wobei diese Probleme in der Regel nicht schwerwiegend sind.

63.4.4 Tuftsin-Defizienz

Tuftsin ist ein schweres Kettenmolekül, das in der Milz zu einem Tetrapeptid umgewandelt wird und Phagozytose stimuliert. Seinen Namen hat es von der Tufts University in Boston, wo es entdeckt wurde. Splenektomie-Patienten fehlt es an Tuftsin und sie haben daher Probleme mit Organismen, die phagozytiert werden müssen. Eine seltene, kongenitale Tuftsin-Defizienz (OMIM 111150) wird autosomal-dominant vererbt.

63.4.5 Lazy leukocyte Syndrome

Man weiß nur wenig über Ursache und Vererbung dieses Syndroms (OMIM 150550). In der Regel weisen die Patienten im Knochenmark normwertige Neutrophile auf, können diese aber nicht mobilisieren, was zu peripherer Neutropenie führt. Sowohl die ungerichtete Spontanbewegung (random migration) als auch die chemotaktische Migration der Zellen sind daher beeinträchtigt. Klinische Symptome sind meist wiederkehrende Stomatiden und Gingivitiden. Ebenso kann es zu bakteriellen Infektionen und Dermatitis kommen. Varianten sind die Onychotrichodysplasie und das Neutropenie-Syndrom (OMIM 258360), die mit der Trichothiodystrophie überlappen können (▶ Kap. 58). Die Patienten zeigen spärlichen Haarwuchs, hypoplastische, spröde Fingernägel und Neutropenien mit Werten zwischen 1000–2000/ml. Sie entwickeln häufig Konjunktividen, die sich durch ihre nach innen gedrehten, kurzen Wimpern und weitere bakterielle Infektionen noch verschlimmern.

63.4.6 Zyklische Neutropenie

[Hahnemann und Alt, 1958, Torrioli-Riggio 1958]

OMIM 162800	AR	19p13.3
ECA2	Neutrophilen-Elastase	

Die Bezeichnung ist irreführend, denn Betroffene leiden etwa alle 3 Wochen an einem dramatischen Abfall sämtlicher zirkulierender hämatopoetischer Zellen – Neutrophile, Lymphozyten, Monozyten und Thrombozyten. Man weiß nur wenig über den Mechanismus. Neutrophilen-Elastase greift die Außenwand vieler Bakterien an und interagiert auch schützend mit dem HI-Virus. In den zyklisch auftretenden Phasen der niedrigen Blutwerte leiden die Patienten typischerweise an Fieber, Krankheitsgefühl und schweren oralen Ulzerationen. Sie entwickeln verschiedene bakterielle Infektionen, darunter Pyodermien. Der Gendefekt lässt das Fell von Hunden der Collie-Rasse ergrauen, beim Menschen wurde jedoch kein Bezug zur Melanogenese gefunden.

korrigiert werden kann. Klinisches Symptom der Immundefizienz sind chronische Kandidosen.

- **Biotinabhängige Carboxylase-Defizienz.** Patienten mit Abweichungen in der Biotinidase und anderen Carboxylasen ähneln denen mit Acrodermatitis enteropathica. Sie leiden oft an Kandidose.
- **Incontinentia pigmenti.** Bei dieser Erkrankung wurden Störungen von Chemotaxis und T-Zell-Funktionen beschrieben.

Literatur

Baumann U, Belohradsky B, von Bernuth H et al (2010) Primäre Immundefekte – Warnzeichen und Algorithmen zur Diagnosefindung, Uni-Med Verlag, Bremen

Boztug K, Schmidt M, Schwarzer A et al (2010) Stem-cell gene therapy for the Wiskott-Aldrich syndrome. N Engl J Med 363: 1918–1927

Braun-Falco M, Ruzicka T (2011) Hautbeteiligung bei autoinflammatorischen Syndromen. J Deutsch Dermatol Ges 9: 232–246

Chu EY, Freeman AF, Jing H et al (2012) Cutaneous manifestations of DOCK8 defiociency syndrome. Arch Dermatol 148: 79–84

Drenth JP, van der Meer JW (2006) The inflammasome – a linebacker of innate defense. N Engl J Med 353: 730–732

Eberting CL, Davis J, Puck JM et al (2004) Dermatitis and the newborn rash of hyper-IgE syndrome. Arch Dermatol 14: 1119–1125

Farasat S, Aksentijevich I, Toro JR (2008) Autoinflammatory diseases: Clinical and genetic advances. Arch Dermatol 144: 392–402

Goldbach-Mansky R, Dailey NJ, Canna SW et al (2006) Neonatal-onset multisystem inflammatory disease responsive to interleukin-l beta inhibition. N Engl J Med 323: 581–592

Hacein-Bey-Abina S, Le Deist F, Carlier F et al (2002) Sustained correction of X-linked severe combined immunodeficiency by ex vivo gene therapy. N Engl J Med 346: 1185–1193

Hawkins PN, Lachmann HJ, McDermott MF (2003) Interleukin-1-receptor antagonist in the Muckle-Wells syndrome. N Engl J Med 348: 2583–2584

Hoffman HM, Rosengren S, Boyle DL et al (2004) Prevention of cold-associated acute inflammation in familial cold autoinflammatory syndrome by interleukin-1 receptor antagonist. Lancet 364: 1779–1785

Katugampola RP, Morgan G, Khetan R et al (2008) Omenn's syndrome: Lessons from a red baby. Clin Exp Dermatol 33: 425–428

Kilcline C, Shinkai K, Bree A et al (2005) Neonatal-onset multisystem inflammatory disorder: the emerging role of pyrin genes in autoinflammatory diseases. Arch Dermatol 141: 248–253

Leslie KS, Lachmann HJ, Bruning E et al (2006) Phenotype, genotype, and sustained response to anakinra in 22 patients with autoinflammatory disease associated with CIAS-IINALP3 mutations. Arch Dermatol 142: 1591–1597

Löhrer R, Eming R, Wolfrum N et al (2011) Autoinflammatorische Erkrankungen als Ursache von Wundheilungsstörungen. Hautarzt 62: 524–533

Ochs HD, Smith CIE, Puck J (2007) Primary immunodeficiency diseases: A molecular and genetic approach. 2nd ed. Oxford University Press, Oxford

Paller AS (2006) Immunodeficiency syndromes. In: Harper J, Oranje A, Prose N (eds) Textbook of pediatric dermatology, 2nd ed. Blackwell, London S2052–2073

Rudd CE (2006) Disabled receptor signaling and new primary immunodeficiency disorders. N Engl J Med 354: 1874–1877

Schedel J, Bach B, Kümmerle-Deschner JB, Kötter I (2011) Autoinflammatorische Syndrome/Fiebersyndrome. Hautarzt 62: 389–402

Schuetz C, Huck K, Gudowius S et al (2008) An immunodeficiency disease with rag mutations and granulomas. N Engl J Med 358: 2030–2038

Shinkai K, Kilcline C Connolly MK et al (2005) The pyrin family of fever genes: unmasking genetic determinants of autoinflammatory disease. Arch Dermatol 141: 242–247

Stiehm ER, Ochs HD, Winkelstein JA (2004) Immunology disorders in infants & children, 5th ed. Elsevier Saunders, Philadelphia

Erstbeschreiber

Aldrich RA, Steinberg AG, Campell M (1954) Pedigree demonstrating a sex-linked recessive condition characterized by draining ears, eczematoid dermatitis and bloody diarrhea. Pediatrics 13: 133–139

Bouroncle BA, Doan CA (1957) Periodic fever: occurrence in five generations. Am J Med 23: 502–506

Bruton OC (1952) A gamma globulinemia. Pediatrics 9: 722–728

Buckley R, Wray BB, Belmaker EZ (1972) Extreme hyperimmunoglobulinemia E and undue susceptibility to infection. Pediatrics 49: 59–70

Davis SD, Schaller J, Wedgood RJ (1966) Lob's syndrome. Recurrent cold, staphylococcal abcesses. Lancet 1:1013–1015

DiGeorge AM (moderator) (1965) New concept of cellular basis of immunity. (Discussion of Cooper MD, Peterson RDA, Good RA). J Pediatr 67: 907–908

Hahneman BM, Alt HL (1958) Cyclic neutropenia in a father and daughter. JAMA 168: 270–272

Janeway CA, Craig J, Davidson M et al (1954) Hypergammaglobulinemia associated with severe recurrent and chronic nonspecific infection. Am J Dis Child 88: 388–392

Kile RL, Rusk HA (1940) A case of cold unicaria with unusual family history. JAMA 114: 1067–1068

McKusick VA, Eldridge R, Hastetler JA et al (1965) Dwarfism in the Amish. II. Cartilage-hair hypoplasia. Buli Johns Hopkins Hops 116: 285–326

Van der Meer JW, Vossen JM, Radl J et al (1984) Hyperimmunoglobulinaemia D and periodic fever: a new syndrome. Lancet 1: 1087–1090

Muckle TJ, Wells M (1962) Urticaria, deafness, and amyloidosis: a new heredo-familial syndrome. Q J Med 31: 232–248

Nezelof C, Jammet ML, Lortholary P et al (1964) L'hypoplasiesie héréditaire du thymus: sa place et sa responsabilité dans une observation d'aplasie lymphocytaire, normoplasmocytaire et normoglobulinémique du nourisson. Arch Fr Pediatr 21: 897–920

Omenn GS (1965) Familial reticuloendotheliosis with eosinophilia. N Engl J Med 273: 427–432

Powell BR, Buist NR, Stenze P (1982) An X-linked syndrome of diarrhoe, polyendocrinopathy, and fatal infection in infancy. J Pediatr 100: 731–737

Prieur AM, Griscelli C (1981) Arthropathy with rash, chronic meningitis, eye lesions and mental retardation. J Pediatr 99: 79–83

Siegal S (1945) Benign paroxysmal peritonitis. Ann Intern Med 23: 1–22

Torrioli-Riggio G (1958) Considerazioni su una famiglia di granulopenici. Acta Genet Med Gemellol 7: 237–248

Wiskott A (1937) Familiärer, angeborener Morbus Werlhof. Monatsschr Kinderheilkd 68: 212–216

Stichwortverzeichnis

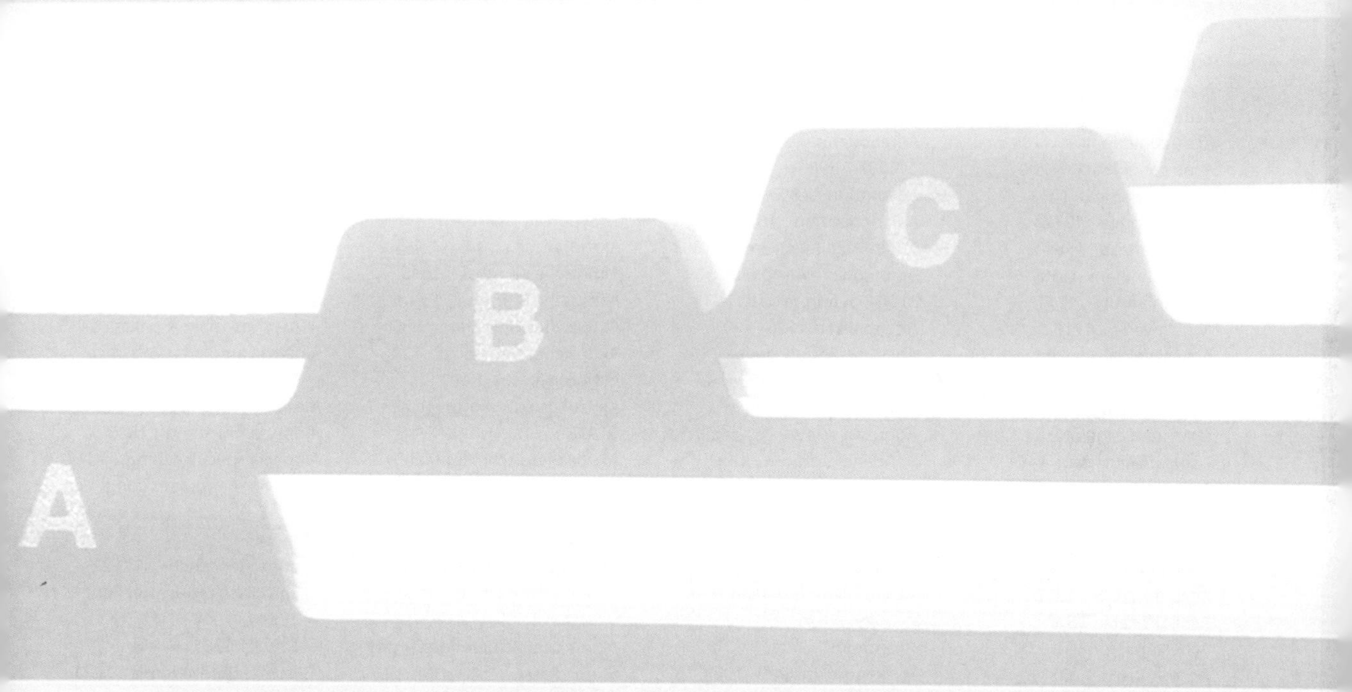

A

B

C

F

G

J

K

L

M

O

P

Q

R

S

T

U

W

X

Y

Z